神经科学

（第三版）

主　编　韩济生

副主编　［美］蒲慕明　饶　毅

编　委　（按篇排序）

鞠　躬　鲁　白　韩济生

饶　毅　赵志奇　陈道奋

陈宜张　蒲慕明　贺　林

主编助理　万　有　罗　非　刘清华

北京大学医学出版社

图书在版编目（CIP）数据

神经科学/韩济生主编．—3版．—北京：北京大学医学出版社，2009.1（2019.10重印）

ISBN 978-7-81116-605-7

Ⅰ．神… Ⅱ．韩… Ⅲ．神经生理学 Ⅳ．R338

中国版本图书馆CIP数据核字（2008）第108318号

神经科学（第三版）

主　　编： 韩济生

出版发行： 北京大学医学出版社

地　　址：（100191）北京市海淀区学院路38号　北京大学医学部院内

电　　话： 发行部 010－82802230；图书邮购 010－82802495

网　　址： http：//www.pumpress.com.cn

E - mail： booksale@bjmu.edu.cn

印　　刷： 中煤（北京）印务有限公司

经　　销： 新华书店

责任编辑： 韩忠刚　刘　燕　　**责任校对：** 杜悦　　**责任印制：** 罗德刚

开　　本： 889mm×1194mm　1/16　　**印张：** 76　　**插页：** 12　　**字数：** 2283千字

版　　次： 2009年1月第3版　2019年10月第2次印刷

书　　号： ISBN 978-7-81116-605-7

定　　价： 298.00元

本书由
北京大学医学部科学出版基金
资助出版

主编简介

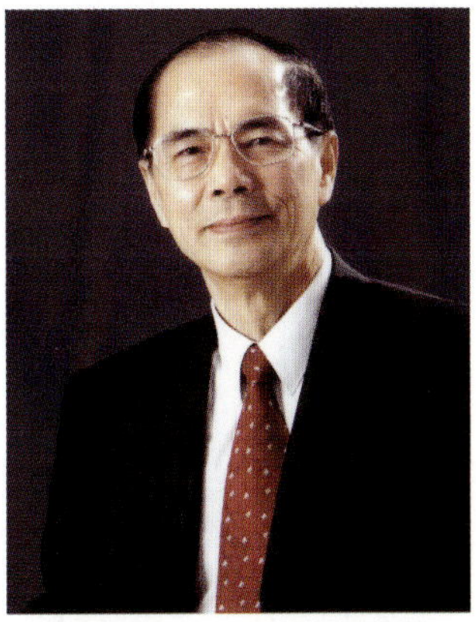

韩济生，1928年生，浙江省杭州市人。生理学教授，北京大学神经科学研究所所长，中国科学院院士。1988年创建北京神经科学学会，1989年创建国际疼痛学会中国分会。任《中国疼痛医学杂志》主编，《生理科学进展》名誉主编。

1965年开始从事针刺镇痛原理研究，连续12年获得美国国立卫生研究院(NIH)科研基金资助。1990年开始研究海洛因成瘾机制。研制穴位神经刺激仪(HANS)用于镇痛和戒毒，并在治疗失眠、抑郁症等方面取得显著进展。在国内、外学术刊物上发表论文400余篇，主编有《神经科学纲要》(1993)，《神经科学原理》(1999)，《神经科学》(2008)，《针刺镇痛的神经化学原理》第一卷(1987)、第二卷(1998)、第三卷(2008)等。获部委以上奖20余项，包括国家自然科学二等奖及三等奖、国家科技进步三等奖、何梁何利科技进步奖、首届立夫国际中医药(针灸)奖、首届北京大学蔡元培奖等。已毕业博士68名，博士后16名，进修生80余名。

编者名单

（以姓氏笔画排序）

于龙川　北京大学生命科学学院
于英心　北京大学神经科学研究所
于常海　北京大学神经科学研究所
万　有　北京大学神经科学研究所
王小勤　美国约翰霍普金斯大学生物工程系
王以政　中国科学院神经研究所
王玉田　加拿大英属哥伦比亚大学脑研究中心
王克威　北京大学神经科学研究所
王佐仁　中科院上海生命科学院研究院神经科学研究所
王建军　南京大学生命科学学院
王建枝　华中科技大学同济医学院
王晓民　首都医科大学神经生物学系
王　强　美国密苏里大学堪萨斯分校医学院
王　韵　北京大学神经科学研究所
邓云平　华中科技大学同济医学院基础医学院神经生物学系
甘文标　美国纽约大学医学院
叶玉如　香港科技大学
冯平福　美国 Case Western Reserve 大学医学院呼吸重症监护与睡眠学系
伍龙军　加拿大多伦多大学
任安经　第二军医大学生理学教研室
刘先国　中山大学中山医学院生理教研室
刘青松　美国威斯康辛医学院药理毒理系
刘国松　清华大学医学院学习与记忆中心
关新民　华中科技大学同济医学院神经生物学系
许绍芬　复旦大学医学院医学神经生物学国家重点实验室
纪如荣　美国哈佛大学医学院 Brigham 妇女医院
孙凤艳　复旦大学医学神经生物学国家重点实验室
孙　宁　华中科技大学同济医学院神经生物学系
杜久林　中国科学院上海生命科学院神经科学研究所
杨　锋　美国国立卫生研究院儿童发育研究所
李云庆　第四军医大学人体解剖与组织胚胎学教研室
李至浩　美国 Emory 大学生物医学工程系
李　武　北京师范大学认知神经科学与学习研究所
李　胜　中科院上海生命科学研究院营养科学研究所
李晓江　美国 Emory 大学人类遗传学系
李　量　北京大学心理学系

李　锦　军事医学科学院毒物药物研究所
吴希如　北京大学第一医院
吴建永　美国乔治城大学医学中心
吴建屏　中国科学院上海生命科学院神经科学研究所
吴政星　华中科技大学生物物理与生物化学研究所
利　民　美国约翰霍普金斯医学院神经生物学系
何士刚　中国科学院生物物理研究所
何志刚　美国哈佛大学医学院
余　刚　重庆医科大学一附院神经内科
邹益民　美国加州大学圣地亚哥分校生物部
汪小京　美国耶鲁大学医学院神经生物系
张玉秋　复旦大学脑科学研究院神经生物学研究所
张　旭　中国科学院神经科学研究所
张旺明　南方医科大学珠江医院神经外科
张景渝　美国北卡罗来纳神经科学研究所
陆　林　北京大学中国药物依赖性研究所
陈传升　美国加利福尼亚大学 Irvine 分校
陈　林　中国科技大学生命科学院
陈宜张　第二军医大学神经生物学教研室
陈道奋　美国国立卫生研究院神经疾病和脑卒中研究所
陈舜燕　美国国立老年医学研究中心
林龙年　华东师范大学脑功能基因组学研究所
卓　敏　加拿大多伦多大学
罗　非　中国科学院心理研究所
罗振革　中国科学院上海神经科学研究所
罗跃嘉　北京师范大学认知神经科学与学习国家重点实验室
罗敏敏　北京生命科学研究所
金国章　中国科学院上海生命科学研究院上海药物研究所
周　专　北京大学分子医学研究所
郑　强　美国 Emory 大学医学院细胞生物系
房季冬　美国宾夕法尼亚州立大学医学院精神卫生系
赵志奇　复旦大学脑科学研究院神经生物学研究所
胡三觉　第四军医大学神经生物学教研室
胡小平　美国 Emory 大学生物医学工程系
胡新天　中国科学院昆明动物研究所
钟伟民　美国耶鲁大学分子、细胞与发育生物系
钟　南　北京大学医学遗传中心
段树民　中国科学院神经科学研究所
饶　毅　北京大学生命科学学院
施　静　华中科技大学同济医学院神经生物学系
姜玉武　北京大学第一医院
贺　林　上海交通大学 Bio－X 生命科学中心

秦新月　重庆医科大学一附院神经内科
袁文俊　第二军医大学生理学教研室
晏日强　美国克利夫兰医学中心
钱　卓　美国乔治亚医科大学大脑与行为研究所
倪　鑫　第二军医大学生理学教研室
徐天乐　中国科学院上海生命科学院神经科学研究所
徐　林　中国科学院昆明动物研究所
徐晓明　美国印第安那大学医学院
徐造成　美国印第安那大学医学院
徐　涛　中国科学院生物物理研究所
梅　兵　华东师范大学脑功能基因组学研究所
梅　林　美国乔治亚大学医学院
崔彩莲　北京大学神经科学研究所
崔德华　北京大学神经科学研究所
鹿炳伟　美国斯坦福大学
章纪放　美国杰佛逊医学院
董为伟　重庆医科大学一附院神经内科
韩济生　北京大学神经科学研究所
程建国　美国克利夫兰医学中心
鲁　白　美国国立卫生研究院儿童发育研究所
曾凡钢　美国加利福尼亚大学 Irvine 分院
蒲慕明　美国加州大学伯克利分校神经生物学系
路长林　第二军医大学神经科学研究所
鲍　岚　中国科学院生物化学与细胞生物学研究所
蔡景霞　中国科学院昆明动物研究所
翟海峰　北京大学中国药物依赖性研究所
薛　贵　美国南加利福尼亚大学心理学系
鞠　躬　第四军医大学神经生物学教研室
魏仁榆　美国加利福尼亚大学洛杉矶分院

第三版序

本书第一版系《神经科学纲要》，出版于1993年。问世后受到读者好评，先后获得国家教委科技著作特等奖（1995）、卫生部十年来科技书刊一等奖（1996）和国家科技进步三等奖（1998）。

我国神经科学创始人之一的张香桐教授为本书第一版写的序中提出了三点意见和希望：一是"把它称为《纲要》，似乎也未免过于谦虚了一些"。二是"在未来的年代里，继续出版"。三是"逐渐增加我国神经科学工作者自己的研究成果在世界神经科学知识宝库中的份量"。我们按照这些建议一一加以落实。

首先是书名。从第一版的《神经科学纲要》改为第二版的《神经科学原理》，一是表明内容比"纲要"更为详尽，二是以介绍神经科学的基础理论为主。在编写第三版时，我们考虑到神经科学的基础和临床两个方面不能偏废，着力加强了与临床有关的部分，这也符合当今科学技术发展的总趋势。因此将第三版的书名改为《神经科学》。

其次是将此书作为一个书系不断再版。在1993、1999两版基础上，2008推出第三版。全体编者深信，在我国神经科学队伍不断壮大的现实下，本书必将在中华大地继续展现其旺盛的生命力。

第三是在书中更多体现我国神经科学工作者的贡献。为此我们在全世界范围内邀请卓越的华人神经科学工作者参加本书的编写队伍。蒲慕明教授和饶毅教授在国际神经科学领域有广泛联系，熟知海外华裔神经科学家的发展情况，两位教授加盟作为副主编，更有助于使华裔神经科学工作者的科研成果能在本书中得到充分反映。

在结构和内容上，第三版与前两版相比做了一些调整。把第二版的"神经元的结构与功能"和"神经元通讯"两篇合并成一篇，称为"神经系统的细胞生物学"；并对"中枢神经系统的发育与可塑性"一篇的内容加以大幅度扩展。"神经系统高级功能"一篇是神经科学与认知科学的结合点，"神经系统疾病的基础研究"则是神经科学与神经内、外科和精神科的结合点，这两篇都得到了重点加强。调整之后，使本书在神经科学基础知识及其与实际联系方面更好地反映出当代神经科学发展的热点。在方法学方面，新增了光学成像和行为学方法的内容，旨在及时反映无创的脑功能成像与行为结合的最新进展。在不少章节的内容及参考文献中，力求体现出我国神经科学发展的进步与特色。

在增加海外学者参与编写工作后，不可避免地增加了再版的难度，包括稿件的及时收集、文字的编辑加工等，在各方面共同努力下这些困难都一一得到了克服，保证了本书的及时出版，并使其继续保持了较高水平的"可读性"。

在本版编辑过程中，主编助理万有、罗非两位教授付出了巨大努力。在编辑后期，特别是在双色图的设计制作以及修饰方面，刘清华副教授协助万有教授进行了大量工作。北京大学医学出版社领导和韩忠刚、刘燕两位编辑，以及早期张彩虹编辑，都为本书的出版倾注了极大精力，在此一并表示最诚挚的感谢！

衷心希望广大读者对本书中的缺点和问题提出批评和建议，以便再版时改正。

韩济生

二零零八年八月八日

第二版序

《神经科学纲要》1993 年出版以来，得到了广大读者的肯定，曾荣获 1995 年国家教委优秀学术著作特等奖、1997 年卫生部科技图书一等奖、1998 年国家科技进步三等奖。这是对全体作者和出版工作者的极大鼓励。正如我在第一版序言中所述“1993 年出书之日，也即着手准备改版之时”。5 年来，每位作者就本人所写章节的内容不断思考和积累新资料，按预定计划于 1998 年交出第二版书稿，使本书第二版得以在 1999 年如期出版发行。

1993—1998 这 5 年正是国际学术界对脑科学予以高度重视的 5 年，美国国会关于将 20 世纪最后 10 年确定为“脑的十年”（The decade of brain）的决定取得了世界范围的响应，我国也将脑功能研究列为“八五”期间基础研究“攀登计划”的项目之一，予以重点支持。在神经科学蓬勃发展的热潮中，初版 5000 册《神经科学纲要》无疑起到了推波助澜的作用。

正如我国神经科学界元老张香桐教授为本书第一版所写的序言中所说：“当然，我们现在出版的这部书不是‘手册’，不论从哪个方面讲，都不能与德国的或美国的‘手册’一类书籍相比。但是，如果把它称为‘纲要’，似乎也未免过于谦虚了些。因为它具有一定的广度和深度，肯定不仅只是一个大‘纲’，也不仅只是列举了一些‘要’点”。根据张先生的中肯评论，许多作者和读者来信建议本书改名为“神经科学原理”。经征求 60 余位作者的同意，从本版起书名作以上更改，当然，这一更名也使我们感到肩头的责任更重，压力更大。

为了适应 5 年来神经科学的发展，特别是分子生物学与神经科学相结合而带来的巨大进展，本版各章内容都做了较大幅度的调整，每章参考书目的篇数从 10 篇增至 20 篇以内，总篇幅也做了适当的增加（20%）。在 10 个篇的总架构不变的情况下，增加了 5 个章（受体，转运体，大脑联合皮层与功能一侧化，计算神经科学，神经系统疾病细胞治疗和基因治疗的基础研究），取消或合并了 4 个章（神经元的生存环境与神经元一章合并，中枢神经递质的神经通路分散到各相应神经递质专章中讨论，神经系统再生与移植合并为一章，老年痴呆与锥体外系疾病合并为神经系统变性病）。因此总数增加了一章（由 68 增为 69）。

特别要指出的是本书的作者群体在保持相对稳定的基础上，增加了年轻血液，全部 82 位作者中 45 岁以下的占 26%，他们都是活跃在科研教学第一线的中坚力量。此次在老一代科学家帮助下初试锋芒，在下一版中必将构成本书作者群体的主力部队。

如同在第一版时一样，我的助手罗非博士和北京医科大学出版社的王凤廷责任编辑在第二版的编审工作中付出了很多时间和精力。没有他们的帮助，本书将不可能在这样短的时间内如期出版。

我代表全书作者衷心期望广大读者能一如既往对本书从形式到内容提出宝贵意见，这种帮助是至为重要的、极其可贵的，预致最诚挚的谢意！

韩济生

一九九八年三月

第一版序1

最近一二十年间，神经科学在各发达国家，尤其在美国，有了极为迅速的发展。这一方面是反映自然科学本身发展的必然趋势。神经系统，特别是高等动物和人的脑是自然界最复杂的一种系统。在二十世纪的头六七十年间，物理学、化学和分子生物学等基础学科以及从它们引申出来的各种技术科学相继取得了长足的进步。有了这个基础后，脑这个自然界最复杂的系统自然地成为越来越多的研究者的注意对象。众所周知，近年来有许多在物理学、化学或分子生物学的研究中已经作出重要贡献的科学家转而研究神经系统。另一方面，神经科学的大发展也是反映人类社会继续发展和生存的需要。人类社会发展到今天，人有巨大的创造力，又有极大的破坏力，在许多方面对人类前途的最大威胁来自人自己。人类越来越需要学会更明智地控制自己的活动。这要求人对自己有更多的了解。人的脑是主司人的行为的，因此，了解人在自然科学意义上基本上就是了解人的脑。如何更好地保证脑的健康发育，如何更有效地增进脑的正常功能和防治脑的各种病变，在现今社会成为日益迫切需要神经科学加以研究解决的问题。

在我国，在生理科学中，神经生理学有其较受重视的历史传统。这对于在我国促进神经科学的发展是一个有利因素。我国神经科学与一些发达国家的神经科学相比，在发展深度和广度上存在着很大差距。怎样逐步地较快地缩短这个差距，是摆在我国神经科学界面前的一个严重课题。这里显然有密切相关的两个方面的问题，即教学方面和研究方面，以目前情况论，两者都大有改进、提高和新开拓的余地。我们要做的工作很多，有的可由个人或小的集体分头去做，有的则需要许多人合作进行。韩济生教授组织 69 位神经科学家合作编写《神经科学纲要》，是我国神经科学界的一件大事，这样一部相当全面地介绍神经科学的各个重要领域的教科书和参考书的出版，在我国填补了一个空白，可以预期，它将对我国神经科学的发展起着有力的促进作用。

冯德培

一九九二年七月九日于上海

第一版序2

这本一百多万字的巨著，是以韩济生教授为首的六十余位神经科学专家呕心呖血共同努力的结果，从最初孕育出书之念开始，至付梓之日为止，所需时间，统共不过年余。在这期间，把各地专家组织在一起，草拟出编写大纲，分别征求意见，取得一致同意，并争取到各方支持、经济补助以及出版厂家的优惠条件等，其任务之艰巨是令人望而生畏的。但由于韩教授为祖国神经科学事业而献身的精神和他过人的精力，使他居然创造出了这一奇迹，实足令人钦佩。

据约略估计，全世界关于神经科学的专业期刊，为数当在百种以上，每年发表的研究报告和综述文章，层见叠出，与日俱增。新技术的发现，新概念的产生和新知识的积累，正在以惊人的速度向前发展。从事神经研究的人们不禁产生一种共同的感觉，即：抱怨自己总是赶不上时代前进的步伐。从事培养青年的教师们也深感教学材料的匮乏，找不到一本真正及时的、最新的、可靠的、适用的神经科学教科书。目前，我国虽然也有不少较好的供大专院校使用的课本，但由于科学发展速度如此之快，而写一本教科书，往往需要较长时间才能出版。尤其是在我国目前经济匮乏，“出书难”的情况下，从写成一本书到出版问世，往往需要很长时间。再加以一本教科书在写成后还需要得到政府部门的审查批准，才能广泛发行，供学校采用。这样，又要花费很长时间。所以过去曾有人估计过：一项在实验室诞生的新知识，往往需要至少十年，才能进入教科书，在课堂上正式讲授。即使是在现今信息技术异常发达的时代，一项新知识的诞生、发展和成熟、直至为人们所普遍接受，也往往需要很长时间。在这漫长的时间里，即从实验室到教室这一过程中，有一个重要环节，那就是：一项新发现或新知识，必须有人去进行搜集、筛选、跨学科的联系贯通，和学术上的评价，才能最后被确认为颠扑不破的真理，有资格进入教科书内。要做到这一点是一项十分艰巨的任务。它要求编著者们在学术上具有真正的远见卓识和判断能力，在某一专业上是一个当代权威。

严格地说：现在编写的这本“神经科学纲要”，不能算教科书，而只能算是一本教师们使用的教学参考资料。它起到为教科书编写所需要的新知识进行搜集、筛选、联系、评价的作用。科学的发展是无止境的，而个人的寿命与精力却极为有限。要想完成如此巨大的教学使命，显然不是任何一个个人所能为力的；必然依靠集体力量才行。关于这个道理很早就有人注意到了。只要你到图书馆书库里去转一转，就会发现：本世纪初就已开始出现的德国式的Handbuch往往是由多数作者围绕着某一个专题进行广泛而深入的阐述，并且连续出版达数十年之久，执笔者往往是有关学科的权威人物，而且是跨时代的，跨国界的。每卷的长度甚至超过千页，卷序亦连续不断，自成系统。成为传布科学知识的重要宝库。当然，出这样卷帙浩繁的《手册》是困难的，有时可能也是不现实的。但是这种精神和作法，甚至在现代仍然是被肯定的。举例来说，美国生理学会主编的Handbook of Physiology，就是在这种精神影响之下进行编辑的。在该书的序言里就曾明确到这一点。这套书关于神经生理学部分，在1957年初次出版，迄今已有三十余年的历史，连续出版了十余巨册，参加写作的神经科学专家数逾百人，在学术界产生了巨大影响。

当然，我们现在出版的这部书不是“手册”，不论从哪个方面讲，都不能与德国的或美国的“手册”一类书籍相比，但是，如果把它称为“纲要”，似乎也未免过于谦虚了些。因为它具有一定的广度和深度，肯定不仅只是一个大“纲”，也不仅只是列举了一些“要”点。书内各章的执笔者，在某一专业领域内都是名家，他们除搜集、筛选、评价现有的关于神经科学上的知识之外，有些人还介绍了我国其他学者及其本人的学术贡献，叙述详尽，评论得当。甚至有些篇章的作者对某些有争议的问题，明确地阐述了自己的独到见解，使读者耳目一新，有拨云雾而见青天之感。

笔者诚恳地希望：这个“纲要”也能像欧美各国出版的“手册”一类书籍一样，随着我国神经科学研究的发展，在未来的年代里，继续出版，并逐渐增加我国神经科学工作者自己的研究成果在世界神经科学知识宝库中的份量。科学知识是全世界人类的共同财富，也是由世界各国科学家共同创造的。我们必须分担我们自己应尽的职责。是为序。

张香桐

一九九二年五月于上海

目 录

第一章 绪 论 …………………………………………(1)
第一节 揭示人脑的奥秘：人类面临的最大挑战之一 ……………………………………(1)
一、确立思维和行为的物质基础……………………(1)
二、现代神经科学的崛起……………………………(2)
第二节 "神经科学"的编写思路 …………(4)
一、神经系统的现代研究方法………………………(4)
二、神经系统的细胞生物学…………………………(4)
三、神经递质及其受体………………………………(5)
四、神经系统的发育与可塑性………………………(5)
五、感觉、运动和自主性活动………………………(5)
六、神经系统的高级整合功能………………………(5)
七、神经系统的疾患和治疗的希望…………………(6)

Ⅰ 神经系统现代研究方法

第二章 形态学方法…………………………………(11)
第一节 神经束路追踪法 …………………………(11)
一、轴浆运输追踪法 ………………………………(11)
二、变性束路追踪法 ………………………………(18)
第二节 化学神经解剖学方法 ……………………(20)
一、化学神经解剖学、神经递质和神经活性物质 …………………………………………(20)
二、酶组织化学法和荧光组织化学法……………(20)
三、免疫组织化学法 ………………………………(21)
四、免疫电镜技术 …………………………………(26)
五、原位杂交组织化学法 …………………………(27)
六、受体及转运体定位法 …………………………(28)
七、神经系统功能活动形态定位法 ………………(29)
八、激光扫描共聚焦显微镜技术 …………………(30)
第三章 生理药理学方法 …………………………(33)
一、脑立体定位 ……………………………………(33)
二、脑内微量注射 …………………………………(35)
三、在体脑组织推挽灌流与微透析 ………………(36)
四、脑组织定点损毁 ………………………………(40)
五、神经细胞外微电泳 ……………………………(40)
六、脊髓水平给药与灌流 …………………………(42)
第四章 电生理学方法 ……………………………(46)
第一节 脑电图与诱发电位 ………………………(47)
第二节 胞外记录…………………………………(48)
一、单个神经细胞电活动的记录 …………………(48)
二、神经纤维电活动的记录 ………………………(49)
三、神经干电活动的记录 …………………………(50)
第三节 细胞内记录………………………………(50)
一、玻璃微电极 ……………………………………(51)
二、微电极放大器 …………………………………(51)
三、引导细胞膜电位 ………………………………(51)
第四节 膜片钳 ……………………………………(52)
一、膜片钳的基本工作原理 ………………………(52)
二、膜片钳的基本记录模式 ………………………(53)
三、膜片钳实验的仪器设备 ………………………(54)
四、膜片钳实验的准备工作 ………………………(54)
五、分散细胞膜片钳技术 …………………………(55)
六、脑片膜片钳技术 ………………………………(57)
第五节 神经元单位放电多通道同步记录技术 …………………………………………(62)
一、多通道记录技术的基本原理 …………………(62)
二、多通道记录所需的硬件设备 …………………(62)
三、多通道记录系统的软件系统 …………………(64)
四、多通道记录数据的分析 ………………………(65)
五、多通道记录技术的广泛应用 …………………(65)
第六节 其他细胞水平的电生理检测方法 ……………………………………………(66)
一、单细胞分泌活动的膜电容检测 ………………(66)
二、采用碳纤电极检测单个囊泡的释放 …………(66)
三、单个神经元膜片钳与体外扩增分析的结合方法 …………………………………………(67)
四、动态钳 …………………………………………(67)
第五章 光学成像方法 ……………………………(70)
第一节 观测神经系统结构的光学成像方法 ……………………………………(70)
一、荧光探针及其对神经元结构的标记 …………(72)
二、荧光显微成像方法 ……………………………(72)
三、利用光学成像研究神经系统结构实例 ………(73)
第二节 观测神经元电活动的光学成像方法 ……………………………………(74)

一、电压敏感染料 …………………………………… (75)
二、电压敏感染料信号记录原理和仪器 ……… (76)
三、内源性光信号记录电活动的原理和仪器 … (77)
四、利用光学成像研究神经系统电活动实例 … (77)
第三节 控制生物活性分子释放和神经元电活动的光学方法 ………………………………… (81)
第四节 光学成像方法中的信号、噪声与光毒性 …………………………………………… (82)
第六章 脑功能成像……………………………………… (85)
第一节 引言 ………………………………………… (85)
第二节 磁共振成像的基本原理 …………… (86)
一、磁共振现象 ………………………………………… (86)
二、磁共振图像的空间编码 ……………………… (86)
三、磁共振图像对比 ……………………………… (87)
第三节 脑功能磁共振成像的机制………… (88)
一、物理机制 ………………………………………… (89)
二、生理机制 ………………………………………… (91)
第四节 脑功能磁共振成像的基本方法 … (92)
一、成像数据的采集 ……………………………… (92)
二、成像数据的分析 ……………………………… (93)
三、功能成像的一些潜在问题 ………………… (95)
第五节 脑功能磁共振成像应用举例……… (96)
一、矩形设计——关于 MT - MST 脑区活动受自主性注意调节的实验 ……………………… (96)
二、事件相关设计——关于工作记忆下的注意转移 ……………………………………………… (97)
第六节 脑功能磁共振成像的最新发展 … (97)
一、趋向采用高场 ………………………………… (97)
二、利用磁共振成像的早期降低信号 ……… (97)
三、利用大脑区域之间的联系 ………………… (98)
四、利用非血氧依赖性的信号 ………………… (98)
五、与电生理信号记录（EEG、EMG 等）联合应用…………………………………… (100)
第七节 非磁共振脑功能成像手段 ……… (100)
一、正电子发射断层成像……………………… (100)
二、脑电和脑磁图………………………………… (101)
三、穿颅磁刺激……………………………………… (102)
第七章 遗传学方法 …………………………… (104)
第一节 正向遗传学方法 …………………… (104)
第二节 反向遗传学方法 …………………… (107)
一、转基因技术……………………………………… (107)
二、基因打靶与基因剔除技术………………… (109)
三、条件性基因剔除技术……………………… (111)
四、诱导性条件基因剔除技术………………… (113)
五、诱导性蛋白剔除技术……………………… (114)
第三节 展望…………………………………………… (116)
第八章 行为学方法 …………………………… (118)
第一节 行为学的神经基础………………… (118)
一、条件反射………………………………………… (118)
二、奖励与惩罚……………………………………… (119)
第二节 普通行为学指标 …………………… (120)
第三节 学习记忆和痴呆症动物模型 …… (120)
一、空间记忆模型………………………………… (120)
二、工作记忆模型………………………………… (122)
三、非陈述性记忆动物模型…………………… (127)
第四节 精神疾病模型 ……………………… (129)
一、抑郁症模型……………………………………… (129)
二、焦虑症模型……………………………………… (130)
三、创伤后应激综合征模型…………………… (131)
四、精神分裂症模型……………………………… (131)
第五节 毒品成瘾模型 ……………………… (132)
一、毒品成瘾分类………………………………… (132)
二、位置偏爱………………………………………… (133)
三、敏感化…………………………………………… (134)
四、自给药…………………………………………… (134)

Ⅱ 神经系统的细胞生物学

第九章 神经元的细胞生物学…………………… (139)
第一节 神经元的基本结构与功能 ……… (139)
一、基本组成部分………………………………… (139)
二、结构特征——神经元具有上皮细胞的基本特征……………………………………… (146)
三、分类……………………………………………… (146)
第二节 神经元的细胞器及其功能 ……… (147)
一、在细胞核内编码蛋白质合成的信息……… (147)
二、依靠游离核糖体在胞体合成蛋白质……… (148)
三、在粗面内质网中合成分泌蛋白、囊泡装置和膜蛋白……………………………………… (149)
四、在高尔基器分泌蛋白进一步加工………… (151)
五、蛋白质在胞浆内进行修饰………………… (152)
六、不同的分泌泡介导蛋白质向外周的输出 ……………………………………………… (153)
七、通过内吞将膜表面和细胞外物质摄取到细胞内…………………………………………… (154)
八、细胞骨架影响神经元形状并决定细胞器和

蛋白质的不均匀分布…………………………(154)
第三节 神经元的轴浆运输…………………(156)
一、快速轴浆运输……………………………(157)
二、慢速轴浆运输……………………………(160)
第四节 不同神经元的结构和功能 ………(160)
一、感觉神经元………………………………(160)
二、运动神经元………………………………(162)
第十章 神经胶质细胞生物学………………(165)
第一节 神经胶质细胞的分类、起源与分化 ……………………………………(165)
一、神经胶质细胞的分类……………………(165)
二、神经胶质细胞的起源与分化……………(168)
第二节 神经胶质细胞的理化特性 ………(170)
一、膜电位……………………………………(170)
二、离子通道…………………………………(170)
三、受体………………………………………(171)
四、释放胶质递质……………………………(172)
五、生长因子和细胞因子……………………(173)
六、缝隙连接…………………………………(173)
七、细胞骨架…………………………………(174)
第三节 神经胶质细胞的功能………………(175)
一、与神经元之间的相互作用………………(175)
二、免疫功能…………………………………(179)
第四节 神经胶质细胞与疾病………………(181)
一、星形胶质细胞的病理损伤………………(181)
二、少突胶质细胞的病理损伤………………(182)
三、小胶质细胞的病理损伤…………………(182)
四、神经胶质细胞与疼痛……………………(183)
第十一章 膜的电学性质 …………………(185)
一、膜电容和膜电阻…………………………(185)
二、Nernst 电位………………………………(186)
三、膜电位……………………………………(187)
四、膜的电学模型……………………………(187)
五、导电通路的基本电流方程………………(188)
六、静息电位…………………………………(188)
七、动作电位…………………………………(188)
八、动作电位的传播…………………………(193)
九、轴突的被动膜性质………………………(193)
十、动作电位的传播…………………………(194)
十一、动作电位的反向传播…………………(195)
第十二章 神经元的离子通道………………(196)
第一节 钾离子通道 ………………………(197)
一、α 亚基的结构特征和命名 ………………(197)
二、选择性离子传导…………………………(200)
三、K^+ 通道的门控机制 ……………………(201)
四、膜电位感受器……………………………(202)
第二节 电压门控钠离子通道………………(204)
一、Na^+ 通道亚基特点……………………(204)
二、Na^+ 通道分类和命名 …………………(205)
三、Na^+ 通道基因 …………………………(206)
四、Na^+ 通道的分子药理学 ………………(207)
第三节 电压门控钙离子通道………………(208)
一、Ca^{2+} 通道的基因和命名…………………(208)
二、Ca^{2+} 通道亚基特点………………………(209)
三、Ca^{2+} 通道电流……………………………(210)
四、Ca^{2+} 通道的分子药理学…………………(211)
第四节 氯离子通道 ………………………(212)
一、$GABA_A$ 受体亚基的结构 ………………(213)
二、$GABA_A$ 受体组成类型的多样性 ………(213)
三、电压门控 Cl^- 通道：CLC 氯通道家族 ……(214)
四、CLC 氯通道亚基结构特点 ………………(216)
五、CLC 氯通道阴离子的选择性……………(217)
六、CLC 氯通道的单通道电导与门控过程 …(217)
七、CLC 氯通道的功能 ………………………(218)
第十三章 神经递质的释放及其调控 ………(220)
第一节 神经信号突触传递研究的里程碑 ………………………………………(220)
一、神经信号的突触传递……………………(220)
二、离子通道型受体和代谢型受体的发现……(221)
三、神经递质由突触前终末的囊泡释放——量子学说…………………………………(222)
四、递质释放的钙离子学说和 SNARE 学说 ………………………………………(223)
五、神经递质的失活和回收…………………(223)
六、神经递质载体与囊泡递质填充…………(223)
第二节 轴突末梢神经递质的释放 ………(224)
一、神经递质释放的兴奋-释放偶联 ………(224)
二、突触囊泡释放的钙离子依赖性…………(225)
三、突触活性区………………………………(225)
第三节 神经递质释放的细胞和分子机制 ………………………………………(226)
一、囊泡动力学………………………………(226)
二、囊泡的生成和循环………………………(228)
三、囊泡的募集………………………………(228)
四、囊泡的拴系和锚定………………………(229)
五、囊泡激活或成熟…………………………(229)
六、囊泡融合…………………………………(230)
第四节 囊泡融合的分子机制和调控 ……(231)
一、SNARE 蛋白 ……………………………(231)
二、Ca^{2+} 感受蛋白—Synaptotagmin …………(234)

三、G 蛋白对胞吐活动的调控…………………（236）
第五节 突触传递的可塑性与神经递质释放的调控 …………………………（238）
一、突触囊泡融合的调控与突触可塑性………（238）
二、“量子”递质释放量的调节与突触可塑性……………………………………（239）
第十四章 神经元的受体和信号转导 ………（242）
第一节 神经元的受体 ……………………（243）
一、受体的基本概念…………………………（243）
二、离子通道偶联受体………………………（245）
三、G 蛋白偶联受体…………………………（246）
四、神经元的其他受体………………………（247）
第二节 G 蛋白及其靶分子 ………………（249）
一、三聚体 G 蛋白 …………………………（250）
二、小分子量 G 蛋白（单聚体 G 蛋白）……（252）
第三节 第二信使 …………………………（253）
一、环核苷酸作为第二信使…………………（254）
二、膜磷脂代谢产物 DAG 及 IP_3 作为第二信使……………………………………（255）
三、胞内 Ca^{2+} 作为第二信使 ………………（257）
第四节 蛋白激酶和磷酸酶作为第二信使的最后靶分子 …………………………（257）
一、主要蛋白激酶的激活通路和作用…………（258）
二、蛋白磷酸化酶参与调节…………………（262）
第五节 信息传导系统之间的相互调节 …………………………………（263）
cAMP 和 G 蛋白对 MAPK 通路的调节 ………（264）
第六节 细胞核内的信号转导………………（265）
一、CREB 在调节神经元基因表达过程中起重要作用…………………………………（265）
二、c-*fos* 作为即刻早期基因调控迟反应基因的表达………………………………（266）
第十五章 突触信号的整合 …………………（270）
第一节 突触电位 …………………………（270）
一、兴奋性突触后电位………………………（271）
二、抑制性突触后电位………………………（271）
第二节 突触电位的离子基础………………（272）
一、谷氨酸受体介导的兴奋性突触后电位……（272）
二、γ-氨基丁酸和甘氨酸受体通道介导的抑制性突触后电位……………………（274）
第三节 突触电位的整合 …………………（276）
一、时间总和与空间总和……………………（276）
二、突触电位在树突上的传播和整合…………（276）
三、动作电位的产生…………………………（278）
第四节 突触电位的整合在神经信号运算的意义 ……………………………………（279）

Ⅲ 神经递质及其受体

第十六章 乙酰胆碱 ………………………（283）
第一节 乙酰胆碱的生物合成………………（284）
一、胆碱乙酰基转移酶………………………（284）
二、乙酰基的供给……………………………（284）
三、胆碱的供给和代谢………………………（285）
四、乙酰胆碱合成的调控……………………（286）
五、乙酰胆碱库………………………………（286）
第二节 乙酰胆碱的突触释放………………（287）
一、囊泡假说…………………………………（287）
二、闸门假说…………………………………（288）
第三节 乙酰胆碱的失活 …………………（288）
一、胆碱酯酶…………………………………（288）
二、胆碱酯酶的生物学功能…………………（289）
三、乙酰胆碱水解反应机制…………………（290）
第四节 中枢乙酰胆碱分布及胆碱能神经通路……………………………………（290）
一、胆碱能局部环路神经元…………………（290）
二、胆碱能投射神经元………………………（290）
第五节 胆碱能受体 ………………………（291）
一、烟碱受体…………………………………（291）
二、毒蕈碱受体………………………………（296）
第六节 胆碱能系统的生理与病理作用 ……………………………………（299）
一、生理功能…………………………………（299）
二、ACh 系统功能紊乱引起的疾病 …………（300）
第十七章 兴奋性氨基酸 …………………（304）
第一节 中枢神经系统的兴奋性递质——谷氨酸 ………………………………（304）
一、谷氨酸的脑内分布………………………（304）
二、谷氨酸的合成、贮存和释放………………（305）
三、谷氨酸的摄取……………………………（305）
第二节 谷氨酸受体 ………………………（307）
一、非 NMDA 受体 …………………………（307）
二、NMDA 受体 ……………………………（311）
三、代谢型谷氨酸受体………………………（314）
第三节 谷氨酸受体介导的生理功能和神经疾病 ………………………………（315）
一、正常的生理功能…………………………（315）

二、神经疾病……………………………………（317）
第十八章　抑制性氨基酸……………………………（319）
第一节　GABA是一种重要的抑制性神经递质……………………………………（319）
一、GABA的发现历史………………………………（319）
二、GABA的代谢过程………………………………（320）
三、GABA受体分型…………………………………（323）
四、GABA分布及其生理功能………………………（329）
五、GABA与疾病……………………………………（330）
第二节　甘氨酸　…………………………………（332）
一、甘氨酸合成与降解………………………………（332）
二、甘氨酸转运………………………………………（332）
三、甘氨酸受体………………………………………（334）
四、甘氨酸的生理功能………………………………（338）
五、甘氨酸与疾病……………………………………（338）
第三节　GABA与甘氨酸共释放及其相互作用……………………………………（339）
一、突触前GABA和甘氨酸的共释放　………（339）
二、突触后$GABA_A$受体和甘氨酸受体的相互作用……………………………………（340）
第四节　牛磺酸　…………………………………（341）
第十九章　儿茶酚胺　……………………………（343）
第一节　儿茶酚胺　………………………………（343）
一、儿茶酚胺的脑内分布……………………………（343）
二、合成儿茶酚胺的酶促反应………………………（346）
三、儿茶酚胺主要贮存于神经末梢的囊泡中………………………………………（349）
四、儿茶酚胺的钙依赖量子释放……………………（350）
五、转运体介导的儿茶酚胺再摄取和再利用………………………………………（350）
六、儿茶酚胺最终可以通过酶解失活………………（352）
第二节　肾上腺素受体　…………………………（353）
一、α肾上腺素受体…………………………………（353）
二、β肾上腺素受体…………………………………（356）
第三节　肾上腺素受体的生理功能　………（358）
一、调节心血管功能…………………………………（358）
二、调节吗啡镇痛作用………………………………（358）
三、引起痛觉过敏……………………………………（359）
四、参与调控体温……………………………………（359）
五、参与调控下丘脑摄食中枢………………………（359）
六、参与维持醒觉状态………………………………（359）
七、参与神经保护作用………………………………（360）
第二十章　多巴胺　………………………………（362）
第一节　DA的生命史　……………………………（363）
一、DA的代谢产物　………………………………（363）
二、DA转运体和囊泡转运体　……………………（363）
第二节　DA的神经通路　…………………………（364）
第三节　脑内DA受体亚型的特征　………（364）
一、D_1和D_2受体与选择性配体的作用关系………………………………………………（365）
二、DA受体亚型的信号转导系统　………………（366）
第四节　DA受体的分子结构　……………………（368）
一、分子克隆的D_2样受体　…………………………（368）
二、分子克隆的D_1样受体　…………………………（370）
三、DA的受体结合小囊　…………………………（371）
第五节　DA受体亚型的功能　……………………（372）
一、DA受体亚型的分布　…………………………（372）
二、D_1和D_2受体功能表现的异同性和协同作用……………………………………………（373）
第六节　DA自身受体对DA神经元的反馈调控作用　………………………………（374）
一、胞体DA自身受体对神经元放电活动的调节作用……………………………………………（374）
二、突触前DA自身受体的负反馈调节作用……………………………………………（375）
第七节　多巴胺转运体的重要作用　………（376）
一、DAT是可卡因和苯丙胺的作用靶部位………………………………………………（376）
二、DAT调节DA受体的反馈调控作用　……（377）
三、DAT阻滞剂能抑制DA神经元摄取毒物MPTP　…………………………………………（377）
四、DAT阻滞剂的临床应用　………………………（377）
第八节　脑内DA神经系统的重要生理功能……………………………………………（378）
一、SNC-纹状体DA系统调节锥体外系运动功能与帕金森症的关系………………………（378）
二、VTA-大脑皮质-边缘叶DA系统与精神分裂症的关系……………………………………（379）
三、D_3受体异常表达与PD和精神分裂症的关系……………………………………………（379）
第九节　展望………………………………………（380）
第二十一章　5-羟色胺…………………………（382）
第一节　5-羟色胺的合成和代谢　…………（382）
一、生物合成…………………………………………（382）
二、储存和释放………………………………………（383）
三、消除………………………………………………（384）
四、影响5-羟色胺合成和代谢的药物　……（385）
第二节　中枢5-羟色胺功能活动的测定法……………………………………………（386）
一、更新率的测定……………………………………（386）

二、临床上观察中枢5－HT功能的方法 …………………………………………………… (387)
第三节 5-羟色胺受体 …………………………… (387)
一、5－HT_1受体 …………………………………… (388)
二、5－HT_2受体 …………………………………… (389)
三、5－HT_3受体 …………………………………… (390)
四、5－HT_4受体 …………………………………… (391)
五、5－ht_5受体 …………………………………… (391)
六、5－HT_6受体 …………………………………… (392)
七、5－HT_7受体 …………………………………… (392)
第四节 5-羟色胺神经元及其通路 ……… (394)
一、5－HT神经元的分布 ……………………… (394)
二、5－HT神经元的投射 ……………………… (395)
三、5－HT神经元的特性 ……………………… (395)
四、5－HT对各类神经元的影响 …………… (396)
第五节 5-羟色胺的生理作用 ……………… (396)
一、5－HT与疼痛 ………………………………… (396)
二、5－HT与精神活动 ………………………… (398)
三、5－HT与药物依赖 ………………………… (399)
四、5－HT行为症候群 ………………………… (399)
五、5－HT与学习记忆 ………………………… (399)
六、5－HT与摄食 ………………………………… (400)
七、5－HT与体温调节 ………………………… (400)
八、5－HT与性行为 …………………………… (400)
九、5－HT与睡眠 ………………………………… (400)
第二十二章 逆行信使 ……………………………… (402)
第一节 反馈调节是神经系统功能的重要调控机制 ………………………… (402)
第二节 逆行信使：脑中重要的一类可扩散分子 ………………………… (403)
一、NO担当逆行信使 ………………………… (403)
二、CO担当逆行信使 ………………………… (405)
三、内源性大麻素 ……………………………… (406)
第三节 NO、CO和内源性大麻素的分子靶点及其下游信号通路 …… (406)
一、可溶性鸟苷酸环化酶 ……………………… (406)
二、cGMP依赖的蛋白激酶 …………………… (407)
三、cGMP相关的磷酸二酯酶 ………………… (407)
四、cGMP门控的离子通道 …………………… (408)
五、非cGMP依赖性通路 ……………………… (408)
六、大麻受体及其信号通路 …………………… (408)
第四节 NO、CO和内源性大麻素参与突触可塑性的调节 ………………… (409)
一、长时程增强 ………………………………… (409)
二、长时程抑制 ………………………………… (411)
三、内源性大麻素抑制神经递质释放 ………… (411)
第五节 NO、CO和内源性大麻素的生理功能和病理意义 ………………… (411)
一、学习记忆 …………………………………… (411)
二、慢性痛 ……………………………………… (412)
三、药物成瘾 …………………………………… (412)
第二十三章 神经肽及其受体 …………………… (414)
第一节 神经肽总论 ……………………………… (414)
一、神经肽研究的历史 ………………………… (414)
二、神经肽可分为许多大家族 ………………… (414)
三、神经肽由前体大分子酶切产生 …………… (415)
四、神经肽释放需要较高的刺激频率 ………… (417)
五、神经肽的失活靠酶解 ……………………… (417)
六、神经肽的作用方式多样 …………………… (418)
七、神经肽受体多数为G蛋白偶联受体 …… (418)
八、不同神经肽受体细胞内第二信使不同 …… (419)
九、神经肽受体的配体可以是非肽类 ………… (419)
十、神经肽可与经典神经递质共存 …………… (419)
第二节 神经肽各论 ……………………………… (421)
一、速激肽家族 ………………………………… (421)
二、下丘脑神经肽 ……………………………… (422)
三、垂体神经肽 ………………………………… (425)
四、胰高血糖素相关肽家族 …………………… (429)
五、神经肽Y基因家族 ………………………… (429)
六、降钙素基因肽超家族 ……………………… (430)
七、内皮素家族 ………………………………… (431)
八、心房肽家族 ………………………………… (431)
九、铃蟾肽样肽家族 …………………………… (432)
十、其他神经肽 ………………………………… (433)
第二十四章 神经肽Ⅱ：阿片肽及其受体 ………………………………………………… (438)
第一节 阿片受体 ………………………………… (439)
一、阿片受体的发现 …………………………… (439)
二、阿片受体的种类 …………………………… (439)
三、阿片受体激动剂和拮抗剂 ………………… (439)
四、阿片受体的分子生物学 …………………… (441)
五、阿片受体的分布 …………………………… (444)
六、孤儿阿片受体的结构特点 ………………… (444)
七、阿片受体相关的信号途径 ………………… (445)
八、阿片受体结构与功能的关系 ……………… (445)
九、阿片受体的寡聚化及其对受体功能的影响 ……………………………………… (446)
十、阿片受体的生理学意义 …………………… (446)
第二节 阿片肽 …………………………………… (447)
一、阿片肽的发现 ……………………………… (447)

二、阿片肽的分类和结构……………………………(447)
三、阿片肽的前体……………………………………(448)
四、阿片肽的受体选择性……………………………(450)
第三节　阿片肽的生理和药理作用 ………(451)
一、参与痛觉信息调制………………………………(451)
二、自主神经功能调节………………………………(451)
三、内分泌和免疫功能调节…………………………(452)
四、性行为与妊娠……………………………………(452)
五、摄食的调节………………………………………(452)
六、神经元发育的调控………………………………(452)
七、细胞保护…………………………………………(452)
八、学习与记忆………………………………………(452)
九、精神异常和情绪的调节…………………………(453)
十、惊厥与卒中………………………………………(453)
十一、阿片耐受和阿片成瘾…………………………(453)
第四节　阿片肽研究的展望……………………(453)

Ⅳ　神经系统的发育与可塑性

第二十五章　神经系统的发生与分化 ………(459)
第一节　概述……………………………………(459)
第二节　神经细胞类型 …………………………(460)
第三节　邻近的非神经细胞诱导神经系统产生并影响其型式发生 …………(461)
一、神经诱导的概念…………………………………(461)
二、神经诱导是因为对表皮命运的抑制………(462)
三、非神经细胞决定神经系统型式发生………(462)
第四节　诱导分子可以通过浓度梯度决定多种细胞命运 ………………………(463)
第五节　神经细胞的多样性是外源性和内源性机制共同作用的结果 ………(465)
一、环境因素可以影响神经细胞的命运………(465)
二、细胞之间可以通过“对话”（直接相互作用）来选择不同的命运…………………………(466)
三、前期细胞可通过不对称分裂产生多种神经细胞………………………………………(467)
四、一个神经细胞的“生日”（出生时刻）可决定其命运……………………………………(469)
五、神经细胞的多样性是由不同的内源性和外源性机制共同作用的结果………………(471)
第二十六章　神经营养因子：神经元存活与凋亡的调节因子 ……………(474)
第一节　概述……………………………………(474)
第二节　发育过程和神经系统退行性疾病中的神经元死亡 ……………………(475)
一、发育过程中的神经元凋亡………………………(475)
二、细胞凋亡程序……………………………………(475)
三、病理条件下的神经元死亡………………………(475)
四、神经营养因子是发育神经元中重要的存活信号……………………………………………(477)
第三节　神经营养因子 …………………………(477)
一、神经营养因子：不同的作用位点和表达谱……………………………………………(478)
二、神经营养因子的蛋白质合成和加工………(478)
第四节　神经营养因子受体…………………(478)
一、Trk家族受体的结构……………………………(479)
二、Trk受体：同源体和表达谱……………………(479)
三、p75的结构 ………………………………………(480)
四、p75：同源体和表达谱 …………………………(481)
五、配体特异性………………………………………(481)
第五节　神经营养因子受体的下游信号传导通路…………………………………………(482)
一、Trk受体的激活…………………………………(482)
二、Trk受体下游信号通路的启动………………(482)
三、与其他信号通路的交叉对话…………………(483)
四、逆向运输…………………………………………(484)
五、Trk受体信号通路的负调控……………………(484)
六、p75NTR受体下游信号传导通路的启动 ……(484)
七、p75NTR受体衔接分子的招募…………………(484)
八、与其他共受体的相互作用………………………(485)
第六节　神经营养因子既调节细胞存活又调节细胞死亡 ………………………(486)
一、Trk受体：介导存活信号通路 ………………(486)
二、p75NTR受体：介导促凋亡信号 ……………(486)
第七节　神经营养因子：促存活和促凋亡的两面者…………………………………(487)
第二十七章　轴突导向 …………………………(490)
第一节　轴突导向研究回顾……………………(490)
第二节　轴突导向的研究模型…………………(491)
一、中线模型…………………………………………(492)
二、视神经顶盖图谱对应投射模型………………(493)
第三节　导向分子 ………………………………(495)
一、细胞粘接分子……………………………………(497)
二、导素………………………………………………(497)
三、缝素………………………………………………(497)
四、号志素……………………………………………(498)

五、爱芙素和爱芙…………………………………………（498）
六、翅整素…………………………………………………（498）
七、化动素…………………………………………………（498）
八、转化生长因子（TGF-β）……………………………（499）
九、刺猬素…………………………………………………（499）
第四节　轴突导向机制 ………………………………（499）
一、信号转导和细胞骨架…………………………………（499）
二、钙离子和环核苷酸……………………………………（500）
第五节　轴突导向和神经细胞迁移 ………………（501）
第六节　轴突导向和神经可塑性 …………………（502）
第二十八章　突触的形成和发育 ……………………（504）
第一节　神经肌肉接头 ………………………………（504）
一、神经肌肉接头的结构…………………………………（505）
二、突触基底层的突触分化信号…………………………（505）
三、聚集素（agrin）假说…………………………………（505）
四、Rapsyn …………………………………………………（508）
五、突触特异性转录………………………………………（508）
六、ARIA和神调素 ………………………………………（509）
七、神经递质与突触形成…………………………………（510）
第二节　中枢神经系统突触形成 ……………………（511）
一、Neurexin-neuroligin复合物 …………………………（511）
二、免疫球蛋白超家族成员………………………………（513）
三、其他细胞粘附分子……………………………………（513）
四、调节突触形成的胞外信号……………………………（513）
五、中枢突触的组装………………………………………（514）
第三节　突触的去除 …………………………………（515）
第二十九章　突触可塑性及其分子机制 ……（518）
一、突触可塑性种类………………………………………（518）
二、突触前可塑性机制……………………………………（519）
三、突触后可塑性机制……………………………………（523）
四、突触效能的长时程增强………………………………（525）
五、突触效能的长时程抑制………………………………（531）
六、神经营养因子与突触可塑性…………………………（535）
七、LTP/LTD相关的突触结构变化 ……………………（536）
八、电活动依赖性突触连接精细修饰……………………（537）
九、动作电位时间依赖性的突触可塑性…………………（537）
十、神经元兴奋性的可塑性………………………………（537）
十一、树突兴奋性与整合的可塑性………………………（538）
十二、神经可塑性与脑的高级功能………………………（539）
第三十章　再生与移植 ………………………………（541）
第一节　中枢神经系统与周围神经
　　　　系统的区别 ……………………………………（542）
第二节　成年中枢神经不能再生的
　　　　机制 ……………………………………………（543）
一、成年中枢神经的抑制机制……………………………（543）
二、神经营养因子的缺乏…………………………………（547）
三、成熟神经元本身的再生能力下降……………………（547）
第三节　促进轴突再生的可能途径 ………………（547）
第四节　移植介导的CNS轴突再生………………（548）
一、周围神经………………………………………………（548）
二、胚胎组织………………………………………………（549）
三、雪旺细胞………………………………………………（549）
四、嗅鞘细胞………………………………………………（550）
五、激活的巨噬细胞………………………………………（551）
六、神经干细胞和胚胎干细胞……………………………（552）
七、少突胶质前体细胞……………………………………（553）
八、骨髓基质细胞…………………………………………（554）
第五节　联合修复在CNS损伤中的
　　　　应用 ……………………………………………（554）

V　感觉系统

第三十一章　感觉系统总论…………………………（561）
第一节　感觉和感觉器官 ……………………………（561）
第二节　感受器信号及感觉信息的编码
　　　　……………………………………………………（562）
一、感受器换能和感受器电活动…………………………（562）
二、感受器的兴奋和感觉纤维的脉冲
　　活动……………………………………………………（563）
第三节　感觉通路及其信号编码
　　　　和处理 …………………………………………（564）
一、中枢通路和感觉皮质…………………………………（564）
二、特异神经能量定律……………………………………（564）
三、感觉回路组织方式的共同特点………………………（565）
四、感受野…………………………………………………（565）
第四节　感知觉的一般规律…………………………（566）
一、刺激强度和感觉的关系………………………………（566）
二、感觉的空间辨别和对比………………………………（566）
三、感觉通路中的侧向抑制………………………………（566）
四、感觉的时间特性………………………………………（567）
第三十二章　视网膜 …………………………………（568）
一、眼睛的演化……………………………………………（568）
二、视网膜的结构…………………………………………（570）
三、视网膜细胞的反应特性………………………………（571）
四、视网膜中的神经环路及信号处理……………………（572）
第三十三章　视觉中枢机制…………………………（575）

第一节　视觉中枢通路 ……………………… (575)
第二节　外膝体 ……………………………… (577)
一、解剖学结构 ……………………………… (577)
二、神经回路 ………………………………… (577)
三、感受野特征 ……………………………… (577)
四、功能 ……………………………………… (578)
五、信号的平行处理 ………………………… (578)
第三节　初级视皮质 ………………………… (578)
一、解剖学结构 ……………………………… (578)
二、神经回路 ………………………………… (580)
三、感受野特征 ……………………………… (581)
四、双眼性 …………………………………… (581)
五、功能柱 …………………………………… (581)
六、视觉信息串、并型处理方式 …………… (585)
第四节　外纹状皮质 ………………………… (586)
一、大、小细胞通路 ………………………… (586)
二、捆绑问题 ………………………………… (586)
第五节　色觉 ………………………………… (588)
一、色觉理论的发展 ………………………… (588)
二、视色素和视锥细胞 ……………………… (588)
三、色觉的神经机制 ………………………… (588)
第六节　视觉系统的发育和可塑性 ………… (589)
一、视觉系统的发育 ………………………… (589)
二、神经元自发活动影响视觉系统发育 …… (590)
三、幼年视觉系统具有高度可塑性 ………… (591)
四、成年视觉系统的可塑性 ………………… (592)
第三十四章　听觉系统 …………………… (594)
第一节　听觉系统的外周部分 ……………… (595)
一、耳的组成 ………………………………… (595)
二、耳蜗 ……………………………………… (596)
三、听觉神经的电生理 ……………………… (601)
第二节　耳蜗核 ……………………………… (603)
一、细胞类型和连接性 ……………………… (603)
二、腹侧耳蜗核（VCN） …………………… (605)
三、背侧耳蜗核（DCN） …………………… (605)
四、各种细胞类型的基本电生理特性 ……… (605)
第三节　听觉脑干 …………………………… (606)
一、上橄榄复合体 …………………………… (606)
二、外侧丘系 ………………………………… (609)
三、下丘 ……………………………………… (610)
四、内侧膝状体 ……………………………… (614)
第四节　听皮质 ……………………………… (615)
一、听皮质的解剖结构 ……………………… (615)
二、听皮质的功能结构 ……………………… (617)
三、听皮质对时域信号的处理 ……………… (617)
四、听皮质对频域信号的处理 ……………… (617)
第三十五章　嗅觉与味觉 ………………… (620)
第一节　嗅觉与味觉对动物行为极端重要 … (620)
第二节　嗅觉 ………………………………… (620)
一、气味首先由鼻腔内的嗅上皮细胞所检测 … (621)
二、嗅球是嗅觉信号处理的第一级中枢 …… (624)
三、嗅球的下级投射 ………………………… (627)
四、副嗅觉系统探测外激素信号 …………… (627)
第三节　味觉 ………………………………… (629)
一、味觉感受器的解剖结构 ………………… (629)
二、味觉识别的信号转导机制 ……………… (631)
三、味觉信息在神经系统中的传递和整合 … (632)
四、味觉灵敏性的调节 ……………………… (633)
第三十六章　痛觉及其调制 ……………… (636)
第一节　痛觉 ………………………………… (637)
一、损伤性刺激引起伤害性感受器兴奋 …… (637)
二、脊髓背角：伤害性刺激进入中枢的第一站 … (641)
三、胶质细胞：控制疼痛的新靶点 ………… (648)
四、丘脑是最重要的痛觉整合中枢 ………… (650)
五、前扣带皮质和慢性痛 …………………… (651)
第二节　痛觉调制 …………………………… (655)
一、脊髓伤害性信息传递的节段调制 ……… (655)
二、脑高级中枢对背角伤害性信息传递的下行调制 … (657)
三、外周刺激镇痛：针刺镇痛和跨皮电刺激神经镇痛 … (660)
四、中枢刺激镇痛和应激镇痛 ……………… (662)
第三十七章　触压觉与温度觉 …………… (666)
第一节　触压觉 ……………………………… (666)
一、皮肤触压觉机械感受器的分型及功能 … (666)
二、触压觉敏感性的指标：触觉阈和两点阈 … (668)
三、触压觉感受器换能的机制 ……………… (669)
四、触压觉信息传递的途径 ………………… (671)
五、丘脑与触压觉 …………………………… (672)
六、躯体感觉皮质与触压觉 ………………… (672)
第二节　温度觉 ……………………………… (676)
一、皮肤温度感受器 ………………………… (676)
二、皮肤温度感觉的传导通路和感觉中枢 … (679)

第三十八章 内脏感觉：内源性感觉 ……… (681)
第一节 内脏传入 ………………………… (682)
一、内脏初级传入神经元………………………… (682)
二、内脏感受器的种类………………………… (684)
三、发生在初级传入神经元上的反射………… (686)
四、脊髓外反射回路………………………… (689)
第二节 内脏传入的中枢投射……………… (690)
一、迷走内脏传入的外周分布和中枢投射……………………………………… (690)
二、脊髓内脏传入的中枢投射………………… (693)
三、内脏痛和牵涉性痛………………………… (697)
第三节 内源性感觉 ……………………… (700)
一、实验技术………………………………… (700)
二、内脏感觉和内源性感觉………………… (701)

Ⅵ 运动系统

第三十九章 运动系统总论………………………… (707)
第一节 反射运动、随意运动和节律性运动 ………………………………… (707)
第二节 运动控制的方式、所需要的控制参数和反馈信息 ……………………… (707)
第三节 控制运动的主要神经结构 ……… (710)
一、分级组织和平行联系，以及功能性躯体定位分布……………………………… (710)
二、脊髓……………………………………… (711)
三、脑干……………………………………… (712)
四、大脑皮质运动区………………………… (712)
五、小脑和基底节…………………………… (713)
第四节 运动控制的主要研究方法 ……… (713)
第四十章 肌肉、外周感受器和脊髓对运动的调节 ………………………… (715)
第一节 肌小节是运动的动力之源 ……… (716)
一、肌动蛋白和肌球蛋白间横桥连接的构型变化产生粗丝和细丝的相互滑动………… (716)
二、肌肉长度和收缩速度，以及胞内钙浓度和ATP酶活动影响或调控横桥动态 ……… (717)
第二节 运动单位是运动输出的最小功能单位 …………………… (720)
一、运动单位的神经元的活动决定肌纤维的类型………………………………… (720)
二、运动神经元的募集和放电频率决定肌肉收缩的张力………………………………… (721)
三、下行通路调控运动神经元池输入—输出关系………………………………………… (722)
第三节 肌肉和关节、皮肤感受器传入反映机体静息与运动状态，其与脊髓神经元的联系是反射活动的基础 …… (725)
一、肌梭感受肌长度，腱器官感受肌张力………………………………………… (725)
二、感觉传入纤维在脊髓中的特征性投射及突触联系是反射多样化的基础……………… (728)
第四节 脊髓的神经网络是脊髓反射的整合和产生协调性肌收缩的结构基础 ………………………… (732)
一、牵张反射阻止肌肉被伸长，由单突触的反射通路完成……………………… (732)
二、脊髓反射通路中的各类中间神经元是反射活动协调和多样化的结构基础……… (732)
三、屈肌和对侧伸肌反射使机体躲避伤害，经多突触的反射通路完成……………… (734)
四、“汇聚”和“扩散”模式使脊髓反射具有多样性、广泛性和可变性……………… (734)
第五节 脊髓反射受外周传入和中枢运动指令的协调控制……………… (735)
一、牵张反射受肌梭传入和中枢功能性活动的调节和影响……………………… (736)
二、γ运动神经元对肌梭感受器灵敏度的调节可强化中枢运动指令………………… (736)
三、长环路本体反射通过脊髓上结构……… (738)
四、高位中枢的下行调控发生在脊髓反射的各个环节………………………………… (739)
第六节 脊髓损伤产生特征性的肌张力和脊髓反射改变 ……………… (740)
一、阻断脑至脊髓的下行通路产生肌张力异常增高………………………………… (741)
二、人脊髓横断导致脊休克和随后的反射亢进……………………………………… (742)
第四十一章 脑干运动控制 ………………… (744)
第一节 网状结构是控制躯干运动和姿势的重要中枢 ………………………… (745)
一、脑干网状结构与上下周围神经结构的广泛联系是其整合功能的形态基础……… (745)
二、运动控制的下行系统可分成功能上不同的内侧和外侧两个系统………………… (745)
三、脑干网状结构传递走步运动启动和调控的

下行控制信息……………………………………（746）
第二节　前庭系统为控制躯体运动和姿势提供重要的头部方向的感觉信息……………………………………（747）
一、前庭器官感受头部的活动和转向…………（747）
二、前庭传入的独特性分布和突触联系赋予其功能性协调和双侧交互作用……………（750）
三、中枢前庭神经核与其他感觉和运动结构有复杂的传入和输出关系…………………（751）
四、前庭脊髓束包括两组在结构和功能上有重要差异的下行投射…………………………（752）
五、多种外周感觉传入同时协调和影响维持站立和躯体姿势的运动控制………………（752）
第三节　脑干是控制眼肌及眼球运动的重要中枢……………………………………（753）
一、眼球和眼肌的独特形态结构为眼动的神经控制提供了结构基础…………………………（753）
二、眼球运动有不同的形式和功能……………（754）
三、快速扫视是高度刻板的眼球运动…………（757）
四、快速眼动控制信号的产生有其神经形态和生理学基础……………………………………（759）
五、快速扫视控制中多种感觉传入在上丘受到整合………………………………………（765）
第四节　前庭眼反射使视网膜的视觉信息图像在头部转动时保持稳定……（769）
一、前庭眼反射的控制回路包括两侧脑干神经核团协调双眼视线的维持运动………（769）
二、小脑在调节 VOR 的适应性控制和增益变化中起关键作用…………………………（771）
第四十二章　大脑皮质和随意运动的控制……………………………………（776）
第一节　随意运动的策划、启动和组织控制的指令产生于大脑皮质运动区……（777）
一、大脑皮质主运动区是最早被研究的神经结构之一……………………………………（777）
二、大脑皮质的四个运动区参与不同方面的运动控制…………………………………………（777）
第二节　运动皮质区有独特的神经网络结构、功能布局和输出、输入特征……（778）
一、主运动皮质内的功能布局按躯体部位排列组织………………………………………………（778）
二、主运动皮质有具长轴突的大锥体神经元………………………………………………（780）
三、皮质脊髓纤维通过直接和间接联系影响脊髓运动神经元……………………………………（780）
四、各皮质运动区接受来自皮质下结构的特殊传入并与其他皮质部位互相联系…………（785）
五、主运动皮质和皮质脊髓束被损毁后会产生不同程度的运动障碍…………………………（785）
第三节　主运动皮质发出运动控制指令和为运动参数编码……………………（786）
一、主运动皮质单个神经元的活动常与运动时产生的肌力有关……………………………（787）
二、运动的方向是由神经元群体的活动来编码的……………………………………………（788）
三、运动皮质神经元时刻接收和处理关于运动执行情况的反馈信息……………………（789）
第四节　其他皮质运动区具有多方面、复杂而高层次的运动控制功能…………（791）
一、辅助运动区在运动的编程、学习掌握运动的顺序及运动控制的许多方面起重要作用……………………………………（791）
二、前运动区控制将手臂指向目标的肢体近侧肌肉的运动……………………………（792）
三、前运动区对运动的选择和感觉运动转化起作用……………………………………（792）
四、后顶叶皮质汇总视觉和躯体感觉信息以参与随意运动空间控制的编程……………（793）
五、背侧前额叶的部分神经元参与决定做哪一类随意运动……………………………（794）
第四十三章　小　脑……………………………（796）
第一节　根据外形和结构特征可将小脑分成三个前后向的叶和三个内外侧的纵区…………………………（797）
一、根据表面形态学特征可将小脑划分为前后向的三个叶……………………………（797）
二、根据皮质-核团投射规律可将小脑划分为内外侧的三个纵区……………（797）
第二节　小脑神经元环路的组成及其活动具有高度的规律性……………………（798）
一、浦肯野细胞是小脑皮质神经元环路的主神经元和小脑皮质的唯一传出途径……（798）
二、苔状纤维和爬行纤维构成了小脑皮质两个结构和功能各不相同的传入系统……（800）
三、小脑皮质中的抑制性局部中间神经元调制浦肯野细胞的活动…………………………（804）
四、小脑皮质和小脑核团共同完成了小脑的运动整合功能…………………………………（804）
五、单胺能多层纤维传入系统广泛地调节小脑皮质和小脑核团神经元的活动……………………（805）

六、微带是小脑皮质的基本功能单位…………（805）
第三节　小脑的三个功能部分具有不同的神经连接、进化起源和功能 ……（807）
一、前庭小脑调节躯体的平衡和眼球的运动 …………（808）
二、脊髓小脑利用感觉反馈信息控制肌肉的张力和适时地调节进行中的运动…………（808）
三、皮质小脑参与随意运动的发起和计划，并可能为运动定时…………（810）
第四节　小脑具有运动学习功能 …………（812）
第五节　小脑也具有调节内脏活动的非躯体功能 …………（815）
第四十四章　皮质基底节回路对运动的调节 …………（819）
第一节　基底神经节的概念与组成 ……（819）
一、纹状体的解剖结构与细胞构筑…………（820）
二、苍白球…………（823）
三、黑质…………（823）
四、丘脑底核…………（823）
五、脚桥核…………（824）
六、伏核…………（824）
七、纹状体边缘区…………（824）
第二节　基底神经节与锥体外系统是两个不同的概念 …………（825）
第三节　基底神经节的纤维联系…………（825）
一、主要传入纤维…………（825）
二、主要传出纤维…………（826）
三、基底节核团内部的纤维联系…………（826）
第四节　皮质基底节回路与运动调节 ……（827）
一、与运动功能相关的主要基底节回路…………（829）
二、皮质基底节回路对运动的调节机制…………（830）
第五节　基底节回路紊乱与运动功能失调 …………（832）
一、基底节核团损害部位与运动失调表现……（833）
二、基底节回路紊乱与运动障碍性疾病…………（834）

Ⅶ　自主神经和神经内分泌调节

第四十五章　自主神经系统…………（839）
第一节　外周自主神经系统…………（840）
一、交感神经系统…………（840）
二、交感肾上腺轴和肾上腺…………（841）
三、副交感神经系统…………（841）
四、内脏传入神经…………（842）
五、肠神经系统…………（843）
六、自主神经节…………（843）
第二节　自主神经系统的中枢结构与功能 …………（843）
一、中枢自主神经系统的解剖…………（843）
二、中枢自主神经控制的整合水平…………（845）
第三节　自主神经效应器传递…………（846）
一、自主神经效应器接头…………（846）
二、自主神经平滑肌传递…………（847）
三、曲张体、囊泡相关蛋白和钙内流…………（847）
第四节　自主神经系统的递质…………（848）
一、乙酰胆碱（ACh）…………（848）
二、去甲肾上腺素（NA）…………（848）
三、三磷酸腺苷（ATP）…………（848）
四、一氧化氮（NO）…………（849）
五、肽能递质…………（850）
六、多巴胺（DA）…………（850）
第五节　自主神经系统的受体…………（850）
一、胆碱能受体…………（850）
二、肾上腺素能受体…………（851）
三、多巴胺能受体…………（853）
四、腺苷受体…………（854）
第六节　自主神经系统的发育…………（855）
一、神经嵴细胞的迁移通路和演化…………（855）
二、神经嵴迁移期间起作用的因子…………（856）
三、神经轴突长出和目标接触…………（856）
四、神经元存活和轴突、树突生长的因素…………（856）
五、突触形成和神经元分化…………（857）
第七节　中枢自主神经功能失调 …………（857）
一、疾病时的自主神经功能失调…………（857）
二、脊髓损伤和病变引起的自主神经功能失调…………（858）
第四十六章　神经内分泌与内环境恒定 ……（861）
第一节　神经-体液整合作用是高等动物实现内环境恒定所必需 …………（861）
一、下丘脑是神经内分泌的高级整合中枢，对内环境恒定十分重要…………（862）
二、下丘脑-垂体门脉系统是一个独特的神经-血液接触面 …………（864）
第二节　从神经分泌到肽能神经元 …………（865）
一、下丘脑神经分泌大细胞分泌神经垂体激素 …………（865）

二、下丘脑通过垂体门脉管理腺垂体的功能 ……………………………………………… (869)
第三节 脑是激素作用的靶器官 ………… (873)
一、脑的性别特征是由性激素所决定的 ……… (873)
二、甾体激素可通过其核受体——基因组机制广泛地影响神经系统功能 ………………… (874)
三、甾体激素对神经元的快速作用可能是经过膜受体的 ………………………………… (876)
第四节 神经内分泌反应与其他神经反应及行为的整合 …………………… (876)
一、应激反应与战斗逃跑反应 ……………… (876)
二、脂肪细胞产生的激素作用到下丘脑调节摄食行为和能量自稳态 …………… (877)
三、室周器官使血液活性物质作用到神经系统的窗口 ……………………………… (878)
四、血管紧张素经过穹窿下器官引起协调的神经内分泌反应及饮水行为 ………… (879)
第五节 内环境恒定的维持需要一定形式的节律性活动 ……………… (880)
一、视交叉上核、松果腺与神经内分泌 ……… (880)
二、下丘脑弓状核的节律发生器与 LHRH 的近小时节律性释放 ………………… (881)

Ⅷ 高级神经功能

第四十七章 情绪的认知理论与神经基础 ……………………………………………… (887)
第一节 情绪与情感的基本概念 ………… (887)
一、定义 ……………………………………… (887)
二、情绪评定的标准 ………………………… (888)
第二节 情绪的心理学理论 ……………… (889)
一、情绪的生理理论 ………………………… (889)
二、情绪的中枢神经系统理论 ……………… (889)
三、情绪的认知理论 ………………………… (889)
四、情绪的多水平理论 ……………………… (890)
第三节 情绪的神经生物学基础 ………… (891)
一、边缘系统和情绪紧密相关 ……………… (891)
二、具有先天的情绪价值的刺激及其生理基础 ……………………………………………… (892)
三、扣带前回对情绪认知起关键作用 ……… (892)
四、杏仁核在情绪体验方面起着重要作用 …… (894)
五、杏仁核对情绪学习的重要性 …………… (895)
第四节 情绪与认知 ……………………… (897)
一、情绪与注意 ……………………………… (897)
二、情绪与记忆 ……………………………… (898)
三、情绪与执行功能 ………………………… (899)
第五节 心境障碍 ………………………… (900)
一、焦虑症 …………………………………… (900)
二、抑郁症 …………………………………… (901)
三、焦虑和抑郁的遗传学研究 ……………… (902)
第四十八章 睡眠和觉醒 …………………… (904)
第一节 睡眠的周期和表现 ……………… (904)
一、睡眠的两种状态：快眼动睡眠和非快眼动睡眠 ……………………………………………… (904)
二、伴随睡眠和觉醒的生理和心理变化 ……… (905)
三、睡眠的昼夜分布 ………………………… (906)
四、睡眠的个体发育 ………………………… (907)
五、睡眠的种属差异 ………………………… (907)
第二节 产生睡眠和觉醒状态的神经机制 ……………………………………… (908)
一、觉醒的神经机制 ………………………… (908)
二、非快眼动睡眠的神经机制 ……………… (910)
三、快眼动睡眠的神经机制 ………………… (910)
第三节 睡眠的调节 ……………………… (912)
一、调节正常睡眠的三个主要因素：睡眠稳态、近日节律和超日节律 ……………………… (912)
二、睡眠的稳态调节 ………………………… (912)
三、睡眠的近日节律 ………………………… (914)
四、睡眠的超日节律 ………………………… (915)
第四节 睡眠的功能 ……………………… (916)
一、睡眠对生长和发育的作用 ……………… (916)
二、睡眠对保存机体的能量的作用 ………… (916)
三、睡眠对脑糖原储备的作用 ……………… (917)
四、睡眠对记忆巩固的作用 ………………… (917)
第五节 总 结 …………………………… (918)
第六节 展 望 …………………………… (918)
第四十九章 学习与记忆 …………………… (920)
第一节 人类记忆研究简史 ……………… (920)
一、潘非尔德（Penfield）的研究 ………… (921)
二、颞叶与失忆症 …………………………… (921)
第二节 记忆的分类 ……………………… (922)
一、陈述性记忆与程序性记忆 ……………… (922)
二、短时记忆和长时记忆 …………………… (922)
第三节 学习和记忆的分子机制 ………… (923)
一、Hebb 规则与突触可塑性 ……………… (923)
二、NMDA 受体和突触可塑性的诱导 ……… (924)
三、突触可塑性维持的分子机制 …………… (926)

四、其他形式的突触可塑性：长时程压抑和非 NMDA 依赖的 LTP …………………… (926)
五、Hebb 规则与学习、记忆关联的实验证据 ……………………………………………… (927)
六、人工诱导的 LTP 与记忆功能的分离 …… (928)
第四节 记忆巩固的分子机制……………… (929)
一、海马在记忆巩固中的作用………………… (929)
二、突触再激活强化——记忆痕迹巩固的可能细胞过程………………………… (929)
三、海马无用记忆的清除——成熟大脑新生神经元的作用………………………… (930)
第五节 学习和记忆的神经编码机制 …… (930)
一、神经编码学说……………………………… (931)
二、海马位置细胞与空间记忆编码…………… (932)
三、海马神经元网络与情景记忆编码………… (933)
第五十章 语 言 ………………………… (939)
第一节 人类语言是一个复杂系统 ……… (939)
一、语言是人类交流的特殊手段……………… (940)
二、语言是人类进化的产物…………………… (941)
三、婴儿具有不可思议的语言学习能力……… (942)
四、语言学习和使用影响大脑的结构和功能……………………………………………… (943)
五、揭示脑与语言的关系面临重要的挑战…… (944)
第二节 语音解码和听觉语言加工 ……… (945)
一、大脑左右听觉皮质加工不同的声音信息……………………………………………… (945)
二、语音辨别能力受到早期语言经验影响…… (947)
三、言语刺激加工包含语音-语义和听觉-运动两种表征………………………………… (949)
四、耳蜗植入改变听觉神经系统的可塑性…… (950)
第三节 运动控制和言语产出……………… (952)
一、言语产出需要精细的运动控制…………… (952)
二、言语产出是一个增量过程………………… (953)
第四节 视觉解码和阅读加工……………… (954)
一、阅读加工可以经由词汇和亚词汇通路…… (954)
二、梭状回负责整体字形识别………………… (955)
三、颞顶联合区负责亚词汇水平的阅读加工……………………………………………… (956)
四、额下回激活反映了阅读加工的自动化程度……………………………………………… (956)
第五节 语义与句法加工 ………………… (957)
一、语义是分布式表征的系统………………… (957)
二、句法加工包含了复杂的认知神经机制…… (958)
第六节 中文和中英双语 ………………… (960)
一、汉字加工具有独特性和跨语言的一致性……………………………………… (960)
二、学习起始时间、熟练程度、母语经验影响双语皮质表征………………………… (961)
第五十一章 注意与决策 ……………… (965)
第一节 注意调节着信息在大脑中的加工过程……………………………… (966)
一、注意根据其方式、对象和起因可以划分为不同的类型………………………………… (966)
二、知觉的形成需要选择性注意的控制……… (967)
三、注意对感觉信息加工进行调节的机制…… (968)
四、注意与其他认知功能之间存在着复杂的相互影响……………………………………… (974)
第二节 注意是由大脑的注意系统产生和控制的 ………………………… (974)
一、定向网络负责选择注意的对象…………… (974)
二、警惕网络负责产生和维持大脑的警惕状态……………………………………………… (975)
三、执行网络负责指挥和协调大脑的各种自主控制活动……………………………………… (975)
四、注意系统与工作记忆和眼动控制系统有相当的重叠……………………………………… (976)
第三节 决策的神经机制 ………………… (977)
一、决策过程中对感觉证据进行整合的神经基础：知觉决定的神经机制……………… (977)
二、决策过程中对结果进行权衡和监测的神经基础……………………………………… (980)
三、情绪与决策有密切的关系………………… (980)
四、对决策的神经机制的定量考虑：神经经济学……………………………………………… (981)
第五十二章 动机与奖赏 ……………… (984)
第一节 摄食、能量平衡与肥胖 ………… (986)
一、能量代谢的平衡…………………………… (986)
二、下丘脑与摄食行为………………………… (987)
三、脂源性激素对摄食行为的控制…………… (987)
四、瘦素与摄食行为调节……………………… (988)
五、肥胖………………………………………… (989)
六、摄食行为的短期调节……………………… (990)
七、奖赏机制对摄食行为的影响……………… (991)
第二节 饮 水 ………………………………… (991)
第三节 性活动 ……………………………… (992)
一、性活动的神经调节………………………… (992)
二、性活动的激素调节………………………… (992)
三、性奖赏……………………………………… (993)
第四节 体温恒定 …………………………… (994)
第五节 药物成瘾与动机奖赏……………… (995)

一、脑内奖赏系统……………………………………（995）
二、中脑皮质边缘多巴胺系统 ………………（995）
三、多巴胺神经元对奖赏信号的反应…………（996）
四、成瘾药物的作用位点…………………………（998）
五、药物成瘾的心理生理学机制………………（999）
第五十三章　理论神经科学 …………………（1003）
第一节　单个突触和神经元的适应性计算
……………………………………………………（1004）
一、短时程突触可塑性 …………………………（1004）
二、神经元的适应性 ……………………………（1006）
三、去关联 …………………………………………（1006）
第二节　耦合神经元与脑的节律 …………（1007）
一、细胞节律发生器 ……………………………（1008）
二、同步化的机制 ………………………………（1010）
第三节　交互连接性神经网络 ……………（1012）
一、工作记忆和持续放电活动 ………………（1012）
二、知觉决策 ……………………………………（1013）
三、时间整合 ……………………………………（1015）

Ⅸ　神经系统疾病的基础研究

第五十四章　中枢神经系统脱髓鞘疾病 …（1021）
第一节　多发性硬化…………………………（1022）
一、流行病学 ……………………………………（1022）
二、病因及发病机制 ……………………………（1022）
三、病理 …………………………………………（1024）
四、临床症状和体征 ……………………………（1024）
五、预后 …………………………………………（1025）
六、实验室检查 …………………………………（1025）
七、诊断 …………………………………………（1026）
八、治疗 …………………………………………（1028）
第二节　急性播散性脑脊髓炎 ……………（1030）
一、发病机制 ……………………………………（1031）
二、临床表现 ……………………………………（1031）
三、诊断 …………………………………………（1031）
四、多相病程的 ADEM 和 MS …………………（1032）
五、治疗 …………………………………………（1032）
六、预后 …………………………………………（1032）
第三节　脑桥中央髓鞘溶解症 ……………（1033）
一、病因和发病机制 ……………………………（1033）
二、临床特点 ……………………………………（1034）
三、CPM 诊断……………………………………（1035）
四、CPM 干预和低钠血症的治疗………………（1035）
五、预后 …………………………………………（1036）
第五十五章　脑卒中……………………………（1038）
第一节　脑缺血研究的常用动物模型……（1039）
一、全脑缺血模型 ………………………………（1039）
二、局部缺血模型 ………………………………（1039）
三、离体缺血模型 ………………………………（1040）
第二节　离子通道与缺血性细胞死亡 …（1040）
一、钙离子和缺血性神经损伤 ………………（1040）
二、钾离子和缺血性神经元损伤 ……………（1041）
三、其他离子 ……………………………………（1043）
第三节　谷氨酸诱导的兴奋性毒 …………（1044）
一、谷氨酸浓度在缺血过程中升高 …………（1044）
二、谷氨酸受体活动和缺血性神经元死亡
……………………………………………………（1044）
三、谷氨酸受体拮抗剂的临床实验 …………（1045）
第四节　氧化损伤 …………………………（1046）
一、自由基的正常代谢 …………………………（1046）
二、自由基参与缺血性神经细胞损伤的病理
过程 ………………………………………………（1046）
第五节　凋亡及其调节机制 ………………（1048）
一、缺血性神经元的凋亡现象 ………………（1048）
二、Caspases 家族蛋白与缺血性神经元凋亡
……………………………………………………（1049）
三、Bcl-2 家族凋亡蛋白与缺血性神经元凋亡
……………………………………………………（1050）
四、线粒体在缺血性神经细胞凋亡中的作用及
其机制 ……………………………………………（1052）
五、丝裂原活化的蛋白激酶 …………………（1054）
第六节　免疫炎症 …………………………（1055）
一、IL-1β 和 TNF-α 的神经元损伤作用 …（1055）
二、IL-1 和 TNF-α 对神经调节作用的
调节信号转导机制 ……………………………（1056）
第七节　神经细胞的内源性保护反应……（1058）
一、内源性保护因子 ……………………………（1058）
二、内源性修复机制 ……………………………（1062）
第八节　外源性神经保护药物的研究与展望
……………………………………………………（1063）
第五十六章　癫　痫……………………………（1065）
第一节　癫痫的病因及临床表现 …………（1065）
一、病因 …………………………………………（1065）
二、临床特点及分类 ……………………………（1067）
三、脑电图的基本原理 …………………………（1068）
第二节　癫痫的发生机制 …………………（1069）
一、部分性发作 …………………………………（1069）

二、全身性发作 …………………………………… (1070)
第三节　癫痫性脑损伤 …………………………… (1072)
一、发生机制 …………………………………… (1072)
二、发育中脑癫痫性脑损伤 ……………………… (1073)
第四节　癫痫研究展望 …………………………… (1073)
第五十七章　帕金森病 …………………………… (1077)
第一节　帕金森病的病因学 ……………………… (1078)
一、遗传学因素 ………………………………… (1078)
二、环境毒素学说 ……………………………… (1079)
三、遗传易感性 ………………………………… (1080)
第二节　帕金森病的病理学 ……………………… (1080)
第三节　帕金森病的症状学 ……………………… (1081)
一、基底神经节结构与功能 ……………………… (1081)
二、帕金森病症状的病理生理 …………………… (1082)
第四节　帕金森病的发病机制 …………………… (1083)
一、氧化应激 …………………………………… (1083)
二、兴奋性神经毒性 …………………………… (1083)
三、线粒体的损伤 ……………………………… (1083)
四、多巴胺转运体和囊泡转运体 ………………… (1083)
五、神经营养因子缺乏 ………………………… (1083)
六、免疫功能异常 ……………………………… (1084)
七、神经肽异常 ………………………………… (1084)
八、蛋白质异常修饰和错误折叠 ………………… (1084)
第五节　帕金森病的早期诊断学 ………… (1085)
一、用单光子发射计算机断层扫描研究 DAT 在纹状体内的分布 ………………………… (1085)
二、用正电子发射断层扫描技术研究 ^{18}F-DOPA 在纹状体内的分布变化 ………………… (1085)
三、家族性帕金森病早期诊断的遗传学检测 ……………………………………………… (1086)
第六节　帕金森病的实验性动物模型的制备 ……………………………………… (1086)
第七节　帕金森病的治疗 ………………………… (1087)
一、药物治疗 …………………………………… (1087)
二、外科治疗 …………………………………… (1088)
三、细胞治疗 …………………………………… (1088)
四、基因治疗 …………………………………… (1090)
五、其他治疗手段 ……………………………… (1091)
第八节　帕金森病研究的展望 ………………… (1091)
第五十八章　阿尔茨海默病 …………………… (1094)
第一节　Aβ与阿尔茨海默病 ………………… (1095)
一、Aβ的生成途径及其生物学特性 ………… (1095)
二、Aβ假说的依据 ……………………………… (1096)
三、Aβ的神经毒性作用 ………………………… (1096)
四、Aβ发挥毒性作用的机制 ……………………… (1098)
第二节　Tau 蛋白与阿尔茨海默病 ……… (1099)
一、Tau 蛋白异常磷酸化机制及其对细胞的毒性作用 …………………………………………… (1100)
二、Tau 蛋白异常糖基化机制及其细胞毒性 ……………………………………………… (1103)
三、Tau 蛋白基因异常及构象改变 ……………… (1104)
四、Tau 蛋白其他修饰及其对细胞的影响 … (1104)
第三节　早老素与阿尔茨海默病 ………… (1106)
第四节　ApoE 与阿尔茨海默病 ………… (1108)
一、ApoE 基因多态性与阿尔茨海默病 …… (1108)
二、ApoE 在阿尔茨海默病神经变性中的作用 ……………………………………………… (1109)
第五节　阿尔茨海默病的实验模型 ……… (1110)
一、老年斑 ……………………………………… (1111)
二、神经原纤维缠结 …………………………… (1111)
三、其他病理改变 ……………………………… (1111)
第六节　阿尔茨海默病的研究趋势与未来治疗的策略 …………………………… (1113)
一、针对 Aβ的药物 …………………………… (1113)
二、针对 tau 异常磷酸化的药物 ………………… (1114)
三、针对轴突转运功能的药物 ………………… (1114)
四、针对胆固醇的药物 ………………………… (1114)
五、其他治疗策略 ……………………………… (1114)
第五十九章　神经遗传病 ……………………… (1116)
第一节　概　述 ………………………………… (1116)
一、Canavan 病 ………………………………… (1116)
二、腓骨肌萎缩症 ……………………………… (1117)
三、遗传性压迫易感神经病 …………………… (1117)
四、共济失调伴单纯维生素 E 缺乏症 ………… (1117)
五、先天性低髓鞘化神经病 …………………… (1117)
六、Angelman 综合征 …………………………… (1117)
七、朊病毒病 …………………………………… (1118)
第二节　肌萎缩性脊髓侧索硬化 ………… (1119)
一、ALS 的遗传学基础 ………………………… (1119)
二、散发型 ALS 的遗传基础 …………………… (1123)
三、基因与环境相互作用 ……………………… (1124)
四、ALS 治疗的进展 …………………………… (1124)
五、未来工作方向 ……………………………… (1125)
第三节　脆性 X 染色体综合征 …………… (1125)
一、临床症状和神经学表型 …………………… (1125)
二、致病机制 …………………………………… (1125)
三、分子遗传学诊断 …………………………… (1127)
四、遗传咨询 …………………………………… (1127)
第四节　Duchenne 假肥大肌营养不良 … (1128)
一、DMD 的致病基因 …………………………… (1128)

二、DMD的基因检测 …………………………… (1129)
第五节 弗雷德里希共济失调 ……………… (1129)
一、FRDA的基因型 ………………………… (1129)
二、致病机制 ……………………………… (1130)
第六节 多聚谷氨酰胺神经退行疾病…… (1130)
一、PolyQ疾病的遗传基础 ……………… (1131)
二、PolyQ疾病的神经病理机制 ………… (1132)
三、PolyQ依赖性的异常折叠和聚集 ……… (1132)
四、PolyQ疾病的发病机制 ……………… (1133)
第六十章 精神分裂症和双相情感障碍 … (1137)
第一节 精神分裂症……………………… (1138)
第二节 精神分裂症的神经发育性疾病假说 …………………………………… (1138)
第三节 精神分裂症的生化病理假说…… (1142)
一、多巴胺假说 …………………………… (1142)
二、5-羟色胺假说 ………………………… (1142)
三、γ-氨基丁酸假说 ……………………… (1142)
四、谷氨酸假说 …………………………… (1143)
五、其他假说 ……………………………… (1143)
第四节 精神分裂症的分子遗传学……… (1143)
一、从连锁分析到连锁不平衡（关联）分析 ………………………………………… (1144)
二、精神分裂症的候选基因 ……………… (1144)
三、基因表达调控与精神分裂症 ………… (1146)
四、精神分裂症的动物模型 ……………… (1147)
第五节 双相情感障碍 …………………… (1148)
第六节 双相情感障碍的神经病理机制 …………………………………… (1148)
第七节 双相情感障碍的生化病理假说 …………………………………… (1149)
一、儿茶酚胺类递质假说 ………………… (1149)
二、5-羟色胺假说 ………………………… (1149)
三、共同作用假说 ………………………… (1149)
第八节 双相情感障碍的分子遗传学…… (1149)
一、从连锁分析到连锁不平衡（关联）分析 ………………………………………… (1150)
二、双相情感障碍的候选基因 …………… (1153)
三、基因表达调控与双相情感障碍 ……… (1154)
四、双相情感障碍的动物模型 …………… (1154)
第九节 全基因组关联分析 ……………… (1155)
第十节 精神分裂症与双相情感障碍…… (1155)
第六十一章 药物依赖性与成瘾 …………… (1159)
第一节 药物依赖性的概念、分类及依赖性表现特征 ………………………… (1159)
一、药物依赖性的有关概念 ……………… (1159)
二、依赖性药物的分类 …………………… (1161)
三、几类代表性药物的依赖性表现特征 …… (1161)
第二节 影响药物滥用和药物依赖的因素 ……………………………………… (1162)
一、依赖性药物的物理、化学性质 ……… (1162)
二、个性特质与精神因素 ………………… (1162)
三、遗传因素 ……………………………… (1162)
第三节 依赖性药物的作用机制及其与成瘾的关系 ……………………… (1163)
一、拟神经递质作用 ……………………… (1163)
二、依赖性药物作用机制与成瘾的关系 …… (1164)
第四节 药物成瘾的神经生物学机制研究进展 ……………………………… (1166)
一、药物成瘾与脑内奖赏相关神经环路的适应性改变 ………………………… (1166)
二、药物成瘾与敏化 ……………………… (1168)
三、药物成瘾引起的主要神经递质改变 …… (1168)
四、药物成瘾的细胞和分子机制 ………… (1172)
五、小结 …………………………………… (1175)
第五节 药物成瘾的治疗 ………………… (1176)
一、药物疗法 ……………………………… (1176)
二、非药物疗法 …………………………… (1177)

第一章　绪　论

韩济生

第一节　揭示人脑的奥秘：人类面临的最大挑战之一…………………………………… 1
一、确立思维和行为的物质基础………………………… 1
二、现代神经科学的崛起………………………………… 2
第二节　"神经科学"的编写思路 ……………………… 4
一、神经系统的现代研究方法…………………………… 4
二、神经系统的细胞生物学……………………………… 4
三、神经递质及其受体…………………………………… 5
四、神经系统的发生与可塑性…………………………… 5
五、感觉、运动和自主性活动…………………………… 5
六、神经系统的高级整合功能…………………………… 5
七、神经系统的疾患和治疗的希望 …………………… 6

第一节　揭示人脑的奥秘：人类面临的最大挑战之一

人的嗅觉不如犬，视觉不如鹰，爬树不如猴，奔跑不如豹，但人却成为"万物之灵"，这是因为人类具有世界上最复杂最精密的物质结构，即具有思维功能的脑！揭示脑的工作原理，进而提高和充分开发人的聪明才智，并为防治复杂难治的神经系统疾病开辟新途径，一向是生物医学界一项极其艰巨的任务，成为历代科学界先行者的梦想。随着有关知识的积累和科学技术的发展，研究脑的科学终于被提上了日程。

一、确立思维和行为的物质基础

由神经细胞构筑成脑，由脑产生思维和控制行为，这已成为当今生物医学界的共识。但实际上这一看法只是在20世纪才渐趋明确。

无论中外，几千年来人们一直认为，心是思想的器官（"心之官则思"）。直到公元前4世纪，希腊哲人希波克拉底（Hippocrates，460—379 BC）才明确表示"人生喜怒哀乐全部产生于脑"，但这种推测并无确切证据，以至几乎同时代的亚里士多德（Aristotle，384—322 BC）仍然坚持心脏是智慧之源，而头脑只是一个"散热器"。希腊医生盖伦（Galen，130—200）继承了希波克拉底的观点，他不仅从医疗业务中总结经验，也进行了大量动物解剖，发现羊脑可分为大脑和小脑，推测前者司理感觉，后者管理运动。盖伦还发现脑内有一个空腔称之为脑室，其中充满液体。他类比心脏中的液体经过血管营养全身，推测脑中的液体经过神经支配肢体。这种"液体机械论"（fluid - mechanical theory）观点统治医学界长达千余年。文艺复兴时代的笛卡尔（Descartes，1596—1650）一面继续鼓吹液体机械论，另一方面又认为上述论点只能解释躯体的感知和运动功能，而不能解释"灵魂"的归宿，认为后者存在于脑之外，通过松果腺指挥脑的活动。好在17—18世纪有许多学者开始将注意力从脑室转移到脑实质，关注脑的灰质和白质的不同、不同的脑回和脑叶功能各异等，最终导致19世纪对脑研究的大发展。

有人认为，19世纪脑科学的进步超过了历代知识进展的总和。这可从下列三方面表现出来。

（一）解剖学方面

在显微镜发明之后，一个最重要的进展是意大利解剖学家Golgi发明了选择性显示神经细胞的银染法。该法可以在组织切片上显示出少数几个完整的神经元，包括其胞体、树突和轴突。生活在 Golgi 同时代的西班牙科学家 Cajal 接过这一方法做了大量系统的观察，于 1907 年出版了《人和脊髓动物神经系统组织学》，确认了神经系统的结构并不是一团其胞浆互相联通的合体细胞，而是由许多互相分开的、边界明确的细胞即神经细胞或神经元组成的，他们还把神经元进行分类，描述了细胞之间的相互关系。基于这些成就 Golgi 和 Cajal 于 1906 年共享了诺贝尔生理学或医学奖。

（二）神经生理学方面

19 世纪末英国生理学家 Sherrington 对脊髓的生理功能进行了大量研究。他推想如果 Cajal 关于神经元的认识是正确的，那么感觉神经元到达中枢形成的游离末梢必然会以某种特异的接点与运动神经元的胞体或树突相联系。他在 1897 年出版的生理学教科书中首次把这种接点称为“突触”（synapse），从而在神经科学中立下了一个划时代的碑石。英国的另一位生理学家 Adrain 于 1925 年首次在单根神经纤维上记录下电脉冲，从而开创了现代生理学的新纪元。Sherrington 和 Adrain 于 1932 年共获诺贝尔奖。在周围神经方面，苏格兰医生 Bell 和法国生理学家 Magendi 共同发现了脊髓后根负责信号传入、前根司理传出的规律。中枢方面，法国神经内科医师 Broca 从一名左额叶受损引起失语的病例总结出脑分区具有特定功能的概念，后者进一步得到脑局部损毁和局部电刺激实验结果的支持。

（三）心理学方面

达尔文（Darwin，1809—1882）的进化论思想为应用动物实验阐明人脑功能打下了坚实基础，并使心理学从哲学范畴转入到实验科学的范畴。但这方面经历了漫长反复的过程。19 世纪初奥地利医生 Gall 认为脑内至少有 35 个区域分别司理模仿、希望、理念、破坏性等各种心理活动，他认为某些特别发达的脑区会使与该区相应的颅骨凸出，因此根据颅骨的形状可以推断其人格，此即所谓“颅相学”（phrenology）。相反，法国的神经病学家 Flourens 则认为脑的任何一部分都管理所有的功能，没有真正的分工。这些争论虽然受时代的限制而未能触及要害，但也不同程度地推动着神经科学的进步。

二、现代神经科学的崛起

（一）现代神经科学的兴起

在 19 世纪脑科学大发展的基础上，20 世纪初期在神经生化药理学方面又有了突破性进展。1904 年英国牛津大学 Elliot 首先提出交感神经末梢释放肾上腺素作为传递物质的概念。次年英国剑桥大学生理学教授 Langley 也指出神经支配骨骼肌引起的兴奋是由与尼古丁有关的化学物质所传递。1920 年德国的 Loewi 用蛙心灌流实验显示迷走神经末梢释放“迷走物质”使心脏抑制。在这些工作的基础上，关于神经末梢化学传递的理论才逐渐建立，并由神经肌肉接点逐渐转移到神经接点上来，同时建立了配体与受体相互作用的一整套理论。

“神经科学”（neuroscience）是 20 世纪出现的一个新名词。神经科学作为一门统一的综合性学科开始出现于 20 世纪 50 与 60 年代之交。1960 年国际脑研究组织（International Brain Research Organization，IBRO）宣告成立，该组织的目的在于促进神经科学的发展和世界各国研究脑的工作者之间的交流。1962 年美国麻省理工学院创建了“神经科学研究计划”（Neuroscience Research Program，NRP）这样一个跨学科、跨校、跨国的组织。1969 年美国成立了神经科学学会（Society for Neuroscience）。这些组织发展极为迅猛，目前 IBRO 在全世界各国有 5 万余会员。自 1983 年开始，每 4 年轮流在各国举办一次世界性学术大会。美国神经科学学会会员 1970 年仅 500 余名，至 1990 年达到 2 万，20 年增加了 40 倍，目前已达 3.87 万会员，成为该国生物科学界最庞大的学术组织之一。2007 年参加美国神经科学学会年会的人数已超过 3.2 万。作为参比的数字：美国数学会成立于 1888 年，现有会员 3 万人；美国物理学会成立于 1899 年，现有会员 4 万人。这样看，神经科学的规模已经不在数理科学亚学科的规模，而是与数学、物理学等大学科的规模在一个数量级了。从这些数字中可以反映出神经科学研究人员和梯队的发展规模和趋势。

神经科学发展史中一个里程碑式的事件是 1989 年美国参众两院通过立法，把 1990 年 1 月 1 日开始的十年确定为“脑的十年”（Decade of

Brain），两院决议案中提到一系列数字，美国每年有 5 000 万人罹患涉及脑的疾病和残废，有关治疗康复费用高达 3 050 亿美元，表明医学对神经科学的强力需求；提到信息和技术科学的发展已经有可能对脑开展有重大意义的研究；还提到近 20 年中已有 15 名神经科学家荣获诺贝尔医学或生理学奖，表明人力资源已相对集中，大发展的时机已相对成熟。这一倡议一经通过，立即得到 IBRO 等许多国际组织及世界许多国家相应学术组织的响应。例如，欧洲推出“欧洲脑十年”，日本有二十年“脑科学时代”等计划。美国国立卫生研究院（NIH）1997 年度投入直接与神经科学有关的经费为 18 亿美元，是其人类基因计划的 10 倍多。美国国家科学基金会年经费总共 22 亿中，用于神经科学的经费与其对数学、物理和化学这种大学科的研究经费相近。日本“脑科学时代”计划年投入 1 000 亿日元（约 8 亿美元）。这些经费的投入更促进多学科的科学家加盟神经科学，形成神经科学大发展的良性循环。这一科学动向一方面直接有助于增进人的健康，一方面也推动了药物工业和生物技术产业的开展，以及人工智能、先进计算机的开发等。有鉴于此，有人甚至建议将 21 世纪定为“脑的世纪”。

在我国的生命科学界，神经生理和神经药理具有良好的基础。蔡翘、林可胜、冯德培、张香桐、陈克恢、张昌绍教授等老一辈生命科学先行者均在神经科学领域中做出过重要贡献。由林可胜创办的中国生理学杂志（1927—）曾经发表过一系列神经科学方面的重要著作，受到国际学术界的高度重视。科研机构方面，中国科学院的生理研究所和生物物理研究所向来以神经生理和神经发育作为研究重点，80 年代初期又成立了上海脑研究所，此后许多医学院校也相继成立了神经科学研究所和神经生物学系，神经科学的队伍迅速壮大。研究领域相对集中在痛觉、视觉、发育神经生物学和学习、记忆、决策等高级神经活动方面，研究成果在世界范围产生较大影响。90 年代末在上海成立了中国科学院神经科学研究所，进一步推动了我国神经科学的发展。学会活动方面，1988 年北京和上海分别成立了神经科学学会，并迅速扩展至其他城市。在此基础上，1992 年开始筹备成立全国性学会，1995 年 10 月中国神经科学学会正式成立，并积极开展学术活动，每隔一年举办一次全国学术大会。历届大会到会人数均超过 500 人。在科研基金资助方面，我国国家自然科学基金委员会 1997 年组织了“神经科学发展战略调研报告”，对我国神经科学发展的过去和未来进行了客观的评估，并提出加强对这一领域科研的支持。近 10 年来国家自然科学基金委员会和科技部对神经科学有关项目的支持度每年均有大幅度提高。在出版界，1993 年“神经科学纲要”（本书第一版）问世，对中国神经科学的发展起到一定的推动作用。1998 年本书第二版（神经科学原理）的出版和“中国神经科学杂志”的正式发行，标志着中国的脑研究进入了一个稳步发展的时期，而进入新世纪后又呈现腾飞之势。希望 2008 年本书第三版的发行，能对中国神经科学的飞跃发展再助一臂之力。

（二）神经科学的特点

神经科学是研究人与动物神经系统（主要是脑）的结构与功能，在分子水平、细胞水平、系统（复杂的神经回路或神经网络）水平、行为水平以至认知水平（自我意识、想象、思维）阐明神经系统特别是脑的活动规律的学科群。按照美国神经科学学会所下的定义，神经科学的研究目的在于了解神经系统内分子水平、细胞水平及细胞之间的变化过程，以及这些过程在中枢功能控制系统内的综合作用。这一定义强调了神经科学多学科、多水平综合研究的特点。

神经科学研究是多学科的综合研究 在神经科学的旗帜下，研究脑的形态结构、正常生理功能、神经系统疾病的发生和治疗等各方面的研究者进行着密切的配合协作。在这里，不是强调某种方法的特殊性，而是鼓励多学科的交叉合作，甚至鼓励一名科学家在精通一两种技术的基础上会使“十八般武艺”，以便从不同的角度来解决一个问题。以嗅觉为例，通过分子克隆发现啮齿类动物约有 1 000 种嗅受体，人类有 350 种，通过这些受体的不同组合，可以分辨无数种气味。对于这样复杂的感觉系统，没有现代分子生物学与其他学科的合作肯定是不可能的。还可以举出一个最新的事例，我国科学家杨勇等（2004）首先报告遗传性疼痛疾病“原发性红斑肢痛症”为一种钠通道亚单位 SCN9A 的功能增强型突变所引起；在此基础上 Fertleman 等（2006）确认 SCN9A 的另一种功能增强型突变可引起阵发性直肠剧痛症；与此同时 Cox 等（2006）又发现该基因功能缺失型突变可引起先天性无痛症。这一系列发现互相配合，无形中将 SCN9A 基因置于痛与镇痛研究突出的靶点地位，预计将会引发一场研发新型镇痛药的热潮。

神经科学研究是多层次的综合研究 机体对外来刺激任何一个最简单的反应，都可分解为神经通路和系统水平的活动、脑内局部回路水平的活动、单个神经元（细胞）水平的活动和分子水平的活动。反过来说，科学家从脑内克隆出一种受体的 DNA 序列，立即就会试图翻译出它的肽链结构，确定它所支配的离子通道和电生理行为，继而找出它特异的激动剂和拮抗剂，推测它的临床应用可能性等。这种从分子到行为的顺向或逆向的“一条龙”研究，已不是罕见的事例 。目前认为，要认识生命和智力的本质，只有通过分子与细胞生物学、基因组学和蛋白质组学、计算科学与医学、精神心理学等多学科的集成研究，才有可能。神经科学与医学、药学、信息技术和计算科学等学科进行交叉渗透，是科学发展的必然趋势，将有可能为神经科学带来理论和实际上的真正突破。

神经科学是了解自身进而完善自身的研究 人脑的奥秘是否能由人脑自身来加以揭示，这是一个长期争论的哲学问题。实践证明，回答是肯定的——即使不能彻底了解，也可无限地逼近。特别是近十年来的进展，使我们加强了这方面的信心。例如，由于膜片钳技术的发展，可使我们知道一秒钟内有多少个离子通过一个通道，帮助导致细胞的兴奋；由于脑片膜片钳技术的应用，使得实时研究在位的神经元之间的突触联系成为可能；由于发生生物学的研究进展，使我们了解到有什么化学物质引导着一束神经纤维的生长锥经过长途跋涉奔向它的靶细胞；由于在果蝇等模式动物上进行分子遗传学的研究，使我们得知某一基因上一个或几个碱基的突变可以引起一些特殊的行为变化，从而模拟人体的某些“不治之症”，而基因治疗法的诱人前景又为这些“不治之症”投来了希望之光；由于 PET 和 fMRI 等脑影像技术的发展，竟使我们能在屏幕上看到人脑思维行进的轨迹；甚至像瞬间顿悟、有意欺骗、决策中的思想冲突、存在于下意识中的印象等，都能在特定的脑影像图像中得到反映。考虑到现代神经科学的发展只是半个世纪的过程，可以毫不夸张地认为，我们是人类神经科学高速发展期的见证者和参与者，并以此而兴奋和自豪！

第二节 “神经科学”的编写思路

本书由 9 篇 61 章组成，这些篇章的安排遵循下列思路：

一、神经系统的现代研究方法

正由于神经科学研究有“多学科、多层次”的特点，在研究一个问题时可能需要用很多不同的方法，因此我们在本书开宗第Ⅰ篇中辟出 7 个章首先介绍神经科学中常用的一些方法及其原理，包括形态学、生理学、电生理学、生物化学和分子生物学方法以及脑成像技术等。在这些章节中我们并不试图描述具体操作的细节，也不是企图编写一份方法手册。而是通过介绍每种代表性方法的原理，帮助读者了解该方法的概貌，并对其可能的用途和存在的限度有一个初步的概念。进入 21 世纪，纳米技术、生物技术（包括生物制药和基因工程）、信息技术（包括计算机与通信）和认知科学（包括认知神经科学）都有飞跃发展，而这些科学之间的协同和融合，产生了“NBIC 会聚技术”（nanotechnology - biotechnology - information technology - cognitive science），在未来的十年中必将在神经科学中有出色的表现。

二、神经系统的细胞生物学

神经元（neuron）是构成脑的基本单位，人脑内神经元的总数估计为 $10^{10}\sim10^{12}$ 个，胶质细胞（glia）数较此至少多出一个数量级。值得注意的是，虽然脑的各区功能不同，高等动物和低等动物神经系统的复杂程度不可同日而语，但构成神经组织的基本单位——神经元的基本特征却非常相似，从而使人们有可能在很广的范围内选择合适的标本为某一研究服务。用枪乌贼的巨大神经纤维研究动作电位，用海兔研究学习记忆的细胞和分子机制，即是其中著名的成功例证。在本书第Ⅱ篇中分7个章讨论了神经元和神经胶质细胞的基本特征，特别是神经元膜的分子构造和电学特性，各种离子通道的生理功能，以及物质沿着漫长的突起在胞体与神经末梢之间转运的动力学，神经递质从突触前膜释放，通过突触间隙作用于受体，以及受体后的信号转导过程。

三、神经递质及其受体

神经元的最主要功能是传递信息，这包括电信号和化学信号的传递。本书第Ⅲ篇主要对化学传递进行了深入讨论。神经递质（包括为数不多的小分子的经典递质和种类繁多的肽类物质）作为第一信使作用于神经元膜上的受体（receptor），可直接启闭离子通道（ion channel），或间接地通过G蛋白和胞内第二信使，影响离子通道和其他功能蛋白的磷酸化，引起即时效应；有一些神经递质还会进一步激活核内的原癌基因，生成第三信使，作用于核内的靶基因，产生延时效应。本篇中分为9个章分别介绍6种经典神经递质，3种逆行信使（retrograde messenger），若干种神经肽特别是5类阿片肽，及其与对应受体之间相互作用的规律。

四、神经系统的发育与可塑性

第Ⅱ至Ⅲ篇的内容描述了单个神经元活动和多个神经元之间相互作用的基本规律。一个饶有兴趣的问题是在神经系统的发育过程中，神经元之间是如何建立这种复杂联系的雏形，并逐渐演变成为最后的模式的？第Ⅳ篇将讨论神经系统细胞的生与死，以及相互联系的建立和修饰，包括神经生长的导向和诱导，程序性死亡在发育过程中所发挥的作用等。这方面的研究受益于多种技术的联合应用，特别是转基因技术和基因剔除技术的引入有力地推动了神经发育的研究。随着人群寿命的延长，人们迫切需要了解脑的老化能否推迟？受损的神经元能否再生？缺失的功能是否能用移植的方法加以修复？可以预期，关于神经生长因子和干细胞的研究，将给这些问题的解答带来新的希望。

五、感觉、运动和自主性活动

神经系统通过分布于躯体和内脏的无数感受器感知内外环境的变化，并分辨该刺激的各项细节；然后通过简单的或复杂的反射活动，一方面经躯体运动系统支配骨骼肌的收缩，另一方面通过自主性（植物性）神经支配内脏和免疫系统，做出相应的反应。如果说第Ⅱ和Ⅲ篇只涉及单个或几个神经元的活动，那么第Ⅴ和第Ⅵ篇是在局部回路和神经通路的水平来描述神经系统的功能活动。耐人寻味的是，无论是感（知）觉系统或运动系统，进化的过程都选择了同样的工作原理，即存在着一个有利于做出迅速反应的快递系统和一个比较缓慢但具有更复杂的协调功能的辅助系统，它们都由一些前馈（feed forward）和反馈（feed back）机制来保证其功能的稳定性和精确性。这一规律无论在感觉系统（第Ⅴ篇，8个章）和运动系统（第Ⅵ篇，6个章）中都得到了体现。至于“自主神经和神经内分泌调节”这一网络系统（第Ⅶ篇，2个章），情况似更复杂。这个既古老又新兴的领域，还有大片处女地有待开发。

六、神经系统的高级整合功能

本书第Ⅷ篇（7个章）中所讨论的问题，涉及动机及情绪、学习和记忆、语言与思维等“高级神经活动”，需要有边缘系统和大脑皮质的参与才能完成。这些活动与人类的社会性行为关系十分密切，也是神经科学想要探索的终极目标之一。我们希望了解，由基本的细胞和分子事件为基础的局部神经回路，如何能组装成为巨大的神经网络和复杂的功能系统，也就是希望从“产品”中推测其设计原理。但至今我们还缺乏必要的手段来破译其原理，缺乏恰当的模式来加以表达。由于现代计算机的运算速度越来越快，容量越来越大，人们试图用计算机来模拟这些神经活动，当然这是一个充满争议和具有哲学意味的课题。但通过仿生模拟，初步发现与一般计算机的串行演算不同的是，神经系统的活动更多采用了并行信息处理的模式和许多非线性的反应模式。这些研究一方面试图为解释神经系统活动方式提供模型，同时也为智能神经计算机的研制创造条件。1997年IBM“深蓝”计算机（或称RS/600大型并行计算机）在与国际象棋冠军卡斯帕罗夫交锋中获胜，引起全世界的瞩目，表明拥有32个处理器的计算机加上适当的软件和大量的数据存储，是可以与上千亿个神经元组成的人脑相抗衡的——至少在一个特定的领域是如此。自1997年至今，还未有人再度挑战电脑成功。这一发现更促进了人们对计算机与神经科学的兴趣。“计算神经科学导论”一章反映了这一领域的进展。

总之，神经科学的研究沿着两条途径发展，一是把复杂的脑功能分解为神经元、分子、基因的活动，即分析与还原的道路；另一方面是把分析所得的结果返回到脑的高级功能中去，走综合与整合的道路。这两个方面的研究也许难以由同一个科学家来完成，但可以由几个实验室分别发展，通力合作，加以推进。

七、神经系统的疾患和治疗的希望

由于脑的疾患而必须支付的治疗、康复和有关费用是社会的沉重负担，对一个老龄化的社会更是如此。如前所述，1989年7月25日美国总统批准174号议院联合决议案成为美国法律，命名1990年1月1日开始的10年为“脑的十年”，其理由之一就是美国每年有5 000万人罹患脑的疾病，为此每年支出费用超过3 000亿美元。按照美国20世纪90年代初的统计结果，65岁以上的人患老年痴呆占11%，每年消耗1 131亿美元，精神疾病每年消耗351亿，脊柱损伤消耗226亿，卒中消耗179亿，癫痫和多发性侧束硬化消耗55亿。中国这方面统计尚不全，在北京、上海的初步统计显示65岁以上的人患老年痴呆占4.9%。从健康史上看，中国人群脑疾患的整个趋势可能会不断接近发达国家。具体到一个家庭来说，一位患有精神、神经方面慢性疾病的患者确实给家庭生活带来极大的痛苦。解决这些问题的出路何在？一个最主要的出路是进行神经科学的深入研究，从根本上提出防治措施。例如，是否能研制更好的药物或方法以便选择性地矫正脑的病患部分神经递质的缺陷（不足或过多），而不影响身体其他部分该神经递质的正常功能？是否能应用适当的神经营养因子防止脑细胞的退行性病变，或促使神经细胞的再生？是否能阐明遗传性神经系统疾病的缺损基因的定位，从而加以基因治疗，等等。实际上有些内容已不是科学的幻想，而是某些神经科学研究基地中在襁褓中成长的婴儿。在第Ⅸ篇的8个章中将根据迄今为止的最新知识试图回答这些问题。

※ ※ ※

让我们从细胞和分子的“科学幻想”中返回到现实。说到底，人脑毕竟不是受体、离子通道、骨架蛋白……的机械堆集，而是生物界亿万年进化过程发展而成的一台精美的机器。我们有幸生活在21世纪初叶生物技术爆炸性发展的年代，有机会亲眼目睹或亲身参与这场揭示人脑奥秘的大会战，可以毫不夸张地说，这是千载难逢的机遇。但是对一个年轻的科学工作者来说，要花费这么多时间、用这么多看似“枯燥”的基础知识武装自己才能参与这场会战，确实需要有足够坚强的毅力和足够浪漫的想象力！让我们回顾科学泰斗爱因斯坦的一句名言：“在科学思维中常常伴随着诗的因素。真正的科学和真正的音乐要求同样的想象过程”。人类的整部历史就是从人脑中涌现出的诗歌、音乐和创造性的想象力所构成的。那么，探索人脑自身奥秘的整个过程，难道不是更富有诗意的壮举吗？

参考文献

1. Bear MF，Cannors BW，Paradiso MA. Introduction to neuroscience. In：Neuroscience，Exploring the Brain. Philadelphia：Lippincott Williams & Wilkins Inc，2001：2-21
2. Kandel ER. Brain and behavior. In：Kandel ER，Schwartz JH，Jessell TM，eds. Principles of Neural Science，4th ed. New York：Elsevier，2000. 5-18
3. Yang Y，Wang YL，Li S，et al. Mutation in SCN9A，encoding a sodium channel alpha subunit，in patients with primary erythermalgia. J Med Genetics，2004，41：171-174
4. Cox JJ，Reimann F，Nicholas AK，et al. An SCN9A channelopathy causes congenital inability to experience pain. Nature，2006，444：894-898
5. Fertleman CR，Baker，MD，Parker KA，et al. SCN9A mutations in paroxysmal extreme pain disorder：Allelic

variants underlie distinct channel defects and phenotypes. Neuron，2006，52：767-774
6. 国家神经和交谈疾病及中风顾问委员会. 脑的十年. 王书荣，魏舜仪译 . 北京：科学出版社，1992：1-43
7. 饶毅. 神经科学：脑研究的综合学科. 二十一世纪，1999，(4)：101-108
8. 李文琪，范少光. 嗅觉研究进展——2004 年诺贝尔生理学或医学奖介绍. 生理科学进展，2006，37：83-96
9. 裴钢，熊燕，高柳滨. NBIC 会聚技术：中国的新机遇? 中国医药生物技术，2007，2：46-50

I 神经系统现代研究方法

鞠 躬

第二章 形态学方法 …………………………………………………………………… 李云庆 鞠躬 (11)
第三章 生理药理学方法 ……………………………………………………………………… 于龙川 (33)
第四章 电生理学方法 …………………………………………………… 胡三觉 罗非 王文挺 (46)
第五章 光学成像方法 ………………………………………………………………… 甘文标 吴建永 (70)
第六章 脑功能成像 …………………………………………………………………… 胡小平 李至浩 (85)
第七章 遗传学方法 ……………………………………………………………………… 梅兵 钱卓 (104)
第八章 行为学方法 …………………………………………………………………… 徐林 蔡景霞 (118)

翻开神经科学的发展史，有多少创造历史的里程碑是基于方法学的突破！每一项重要方法的发明把打开神经系统这个巨复杂系统的奇妙世界中一片园地的大门钥匙交给了神经科学家。从 19 世纪末近代神经科学萌芽时期起，这种例子举不胜举。如：今天对于中枢神经系的细胞构筑学的认识，从大脑皮质的分层、分区，到各核团的划分，竟至今仍主要依据 F. Nissl 于 19 世纪 90 年代发明的方法；Cajal 用 Golgi 法及他自己发展的镀银方法创立了神经元学说，成为神经科学的基石；上世纪 50 年代电子显微镜的应用把我们带入了爱丽丝的世界。从 J. Sherrington，J. Eccles，H. H. Dale，O. Loewi，J. Erlanger，H. S. Gasser 等早期神经生理学大师诺贝尔奖获得者的贡献到现代神经生理学的发展，每一跨越都可以找到赖以攀登的方法学台阶。J. Eccles 曾于 1958 年写道："In the nervous system，we physiologists are more dependent upon what the anatomists tell us than we are anywhere else."神经形态学家当初又何尝不是从生理学家的研究中去寻找形态学发现的功能意义。今天的神经科学已远非上世纪 50 年代的神经科学，其各分支学科的发展早已互相渗透、融合，各有彼此，难分难解的了。试简单地回顾一下半个世纪以来神经科学的进展，我们对于神经系单胺类及氨基酸经典递质的认识、对众多的神经肽的认识、对各种受体及离子通道的认识、对神经元及胶质细胞间关系的认识、对神经系发育的认识，对中枢神经系可塑性及再生的认识、对记忆及认知的研究、神经系的细胞、分子、基因等研究，哪一项不是各学科综合的研究成果?

神经系统太复杂，涉及的面极广，其相应的方法众多。每一位神经科学家都有自己的专攻方向，不需要也不可能掌握各种方法。但如仅仅熟悉自己专业的方法，而不知，甚少了解，其他专业的主要方法，尤其是各主要方法能解决及不能解决的问题，我恐怕作为一位现代神经科学家在进行深层次的思考时，常常会感到一种局限性的无奈，这种局限性或无奈常常可以从许多论文中觉察出来。

本书的第一章正是希望为正在向，或已经在神经科学研究的修远漫道上迈进的学者（指广意的 student）提供一个较全面地认识现代神经科学方法的材料，它不是一份"方法手册"。

第二章　形态学方法

李云庆　鞠　躬

第一节　神经束路追踪法 …………………………… 11
一、轴浆运输追踪法 …………………………………… 11
二、变性束路追踪法 …………………………………… 18
第二节　化学神经解剖学方法 ………………………… 20
一、化学神经解剖学、神经递质和神经活性物质 … 20
二、酶组织化学法和荧光组织化学法 ……………… 20
三、免疫组织化学法 …………………………………… 21
四、免疫电镜技术 ……………………………………… 26
五、原位杂交组织化学法 ……………………………… 27
六、受体及转运体定位法 ……………………………… 28
七、神经系统功能活动形态定位法 ………………… 29
八、激光扫描共聚焦显微镜技术 …………………… 30

第一节　神经束路追踪法

研究神经元之间的纤维联系是神经科学研究领域的一个基本问题。目前应用于神经元之间纤维联系的最常用研究方法是利用神经元轴浆运输现象的神经束路追踪法。

一、轴浆运输追踪法

（一）轴浆运输及其类型

神经元与其他细胞的主要区别之一是有长短不等的突起，这些突起又可以分为轴突和树突。由于轴突内缺乏参与蛋白质合成的核糖体，所以轴突的功能之一就是从神经元胞体将各种成分不断地运输至轴突及其分枝以维持其代谢。在神经末梢释放的神经肽及合成经典递质的酶需在胞体合成，神经末梢也含有影响细胞代谢的物质（如神经营养因子）需逆向转运至胞体，这种运输现象称为轴浆运输（axoplasmic transport）。从胞体向轴突及其终末的运输称为顺行运输（anterograde transport）；反之，从轴突及其终末向胞体的运输称为逆行运输（retrograde transport）（图2-1）。轴浆运输是一个需要能量（ATP）的过程，虽然其机制尚未完全阐明，但现已明确微管（microtubule）、微丝和一些特殊的蛋白质在轴浆运输中起关键作用。已知有若干种轴浆运输类型，其速度因运输机制而异（见第九章）。树突也有类似的运输现象。

（二）利用轴浆运输原理追踪神经纤维联系的常用方法

1. 辣根过氧化物酶追踪法

1971 年 Kristenson 等及 1972 年 LaVail 等先后将辣根过氧化物酶（horseradish peroxidase，HRP）用于追踪周围神经系统和中枢神经系统的纤维联系，创造了 HRP 追踪技术。从辣根中提取的 HRP 是由一分子的五色酶蛋白与一分子的棕色铁卟啉辅基结合形成的一种结合酶，其分子量为 40 kD，直径约为 3.0 nm。HRP 是一组同工酶的混合物，从中可分离出 A_1、A_2、A_3、B、C、D、E 七种同工酶，仅 B 型和 C 型同工酶能作为神经纤维联系的追踪剂，故选择同工酶的类型是用 HRP 追踪神经纤维联系的重要问题，如 Sigma 公司的Ⅵ型 HRP 中的 80%以上为 C 型同工酶，比较适宜用作追踪剂。HRP 的纯度通常用 RZ 值（reinheit zahl，德语纯度值）表示。用紫外光分光光度计检测 HRP 时，在 275 nm 及403 nm处各有一吸收峰，RZ 值等于 403 nm 处吸收度与

275 nm处吸收度的比值，故 RZ 值也称吸收比。作为追踪剂的 HRP 的 RZ 值最好在 3.0 以上。

最初，HRP 仅被当作逆行追踪剂使用，也就是将 HRP 注射于神经末梢所在部位，HRP 随即通过非特异性整体胞饮（bulk endocytosis）的方式被摄入，包裹在直径为 50 nm 的小泡或 100～125 nm 的大颗粒囊泡中，小泡可融合成较大泡或连接于其他细胞器上，以便逆向运送。可用组织化学方法显示逆向运送至胞体的 HRP。后来的研究观察到 HRP 也可以被神经元的胞体摄入，顺向运送至末梢部位，因而也可用作顺向追踪（图 2-1）。即 HRP 在神经元中的运输无方向特异性，进入神经的 HRP 可向两端运输。

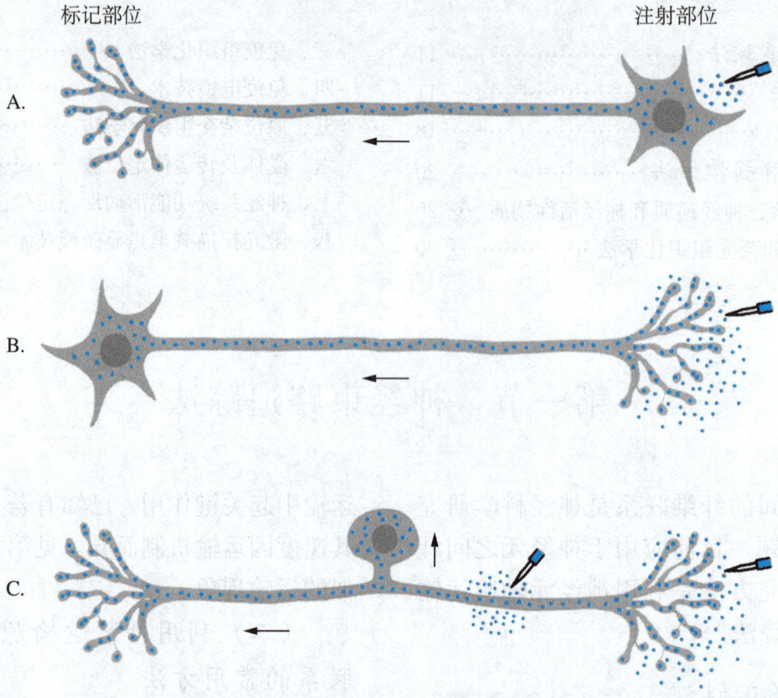

图 2-1　利用轴浆运输原理进行神经纤维束路追踪的基本方式

A：顺行标记；B：逆行标记；C：跨节标记。箭头示追踪剂的运输方向

除单纯的游离 HRP 之外，还有结合型 HRP。HRP 和麦芽凝集素（wheat germ agglutinin，WGA）共价偶联后形成 WGA-HRP，可大大提高追踪的灵敏度，原因可能是 WGA 属于植物凝集素，经与神经元细胞膜的特异性受体结合的介导被胞饮入神经元。HRP 还可与霍乱毒素（cholera toxin，CT）结合，HRP 通过 CT 与细胞膜受体结合的介导进入神经元。霍乱毒素的 B 亚单位（CB）无毒性，故现多用 CB。结合型 HRP 除了灵敏度高和用量较少之外，还可使 HRP 在胞内的降解时间明显延长，并能清晰地显示包括细微分支在内的整个神经元的全貌。由于游离 HRP、WGA-HRP 和 CB-HRP 被摄入神经元的机制不同或受体种类不同，故可将几种 HRP 混合应用，它们通过不同的途径进入胞体，可以明显加强 HRP 的标记程度。

将 HRP 注射于周围神经感觉末梢部或神经干逆向标记背根神经节细胞后，HRP 还可进一步沿背根节细胞的中枢突顺向标记其在脊髓的中枢终止部位，称作跨节标记（transganglionic labeling）（图 2-1）。运送至末梢的 HRP，尤其是灵敏度高的 WGA-HRP 或 CB-HRP，如果浓度高且密集，还可能出现跨突触标记（transynaptic labeling）。如，在眼球内注入 WGA-HRP 后，其在外侧膝状体内的浓密的终末可造成下一级神经元的标记。

HRP 方法的问世在神经通路及其功能的研究中具有划时代的意义。与以往的用选择性镀银染色溃变纤维的追踪方法（Nauta 法）相比，HRP法具有明显的优势，除 Nauta 法难以掌握外，主要因为纤维溃变是基于手术造成的束路或核团破坏，而破坏范围难以精确定位。HRP法在精确性方面，尤其是局部环路追踪上，显著优于纤维溃变。

HRP法的基本步骤是：将 HRP 注射至中枢核团或周围器官、神经的一定部位；存活一定时间后灌注固定动物，取材，切片；用双氧水（H_2O_2）及呈色剂四甲基联苯胺（tetramethylbenzidine，TMB）或二氨基联苯胺（diaminobenzidine，DAB）显示标记结果。

向中枢注入 HRP，可以采用压力注射和电泳两种方法。压力注射时，一般用蒸馏水或生理盐水将 HRP 配成30%～50%的溶液，WGA-HRP或 CB-HRP 则用1%～3%的浓度，可将溶液直接用微量注射器或拉制的微玻管注入，其注射量因所需浸渍范围而异。注射速度应很慢。为了减少 HRP 沿针道扩散，注射完毕后应注意留针10～15分钟后再缓慢拔针。电泳时，应用生理盐水将 HRP、WGA-HRP 或 CB-HRP 配制成浓度为2.5%或1%的溶液。电泳多采用间断式通电，HRP 溶液接阳极，动物接阴极。因泳入的只有 HRP、WGA-HRP 或 CB-HRP，而无液体渗出，故电泳法的主要优点是泳入的范围很小，同时不会形成液体压力而损伤组织。

HRP被摄入的过程很快，但其到达预定部位的时间决定于运输速度及距离，运输速度因动物种类及纤维系统而异。HRP可在轴突内被快速运送，通常认为顺行运输的速度较快，每天可达300～400 mm，逆行运输的速度约为顺行运输速度的一半，但有人证明两种运输的速度基本接近。HRP在标记部位有一个聚集过程，同时 HRP 运至胞体后即被送入溶酶体内水解。因此，每组实验必须具体测试，在聚集和降解两个相反的过程中求得最佳存活期和得到最佳标记效果。

选择适当的固定液进行固定是 HRP 追踪方法成功的关键之一。目前 HRP 追踪方法常用的固定液是戊二醛和多聚甲醛（多聚甲醛不溶于水，加热解聚后得甲醛溶液。因要求纯度高，不能用Formalin 配制甲醛）。多采用灌注加浸泡（后固定）的措施来保证固定的效果。在弱碱性环境下固定液对组织的固定效果较好，故一般将固定液的 pH 值调节至7.4左右。由于戊二醛和多聚甲醛都对 HRP 的酶活性有影响，所以固定后应及时切片，切片后也应充分清洗。最初使用联苯胺和 H_2O_2作为显示 HRP 的呈色剂，H_2O_2在 HRP作用下放出原子氧，在低温或弱酸环境下为蓝色反应，在室温或弱碱条件下呈棕色，可用明视野或暗视野光镜观查，也可用于电镜观察。其后，Graham 及 Karnovsky 介绍了用 DAB 和 H_2O_2进行棕色反应的方法，该反应产物的电子密度较大，利于作电镜观察。1978年，Mesulam 又提出了TMB法，并将 TMB 法与 DAB 法作了比较，认为若用于光镜水平的观察还是 TMB 法的蓝色反应更为灵敏，且 TMB 为非致癌性物质（联苯胺及 DAB 均可能致癌）。在进行呈色反应时，将切片在 H_2O_2及 DAB 或 TMB 溶液中孵育，使组织中的 HRP 与 H_2O_2结合成［HRP-H_2O_2］络合物。此络合物可氧化供氢的 DAB 或 TMB，使之形成有色的沉淀物，堆聚在 HRP 周围。DAB 的氧化产物呈棕色颗粒，在暗视野下反射出金黄色光；TMB 氧化产物呈深蓝色颗粒，在暗视野下呈橙色。TMB 的反应产物不如 DAB 者稳定，较易褪色，在 pH 7 溶液中很快消失，但可用重金属盐（如钴、镍、钼、钨）等使之稳定。由于 TMB反应时的 pH 值为3.3，因而细微结构保存不佳，虽可作电镜观察，但结构不如 DAB 法细致和清晰。DAB 反应产物在神经元胞体内呈褐色圆粒，联苯胺法或 TMB 法的反应颗粒呈蓝色。反应产物的大小及分布均较均匀，可扩展至树突近段内。

HRP组织化学反应常分两步进行，先预反应，将切片浸入不含 H_2O_2的呈色剂中使呈色剂浸透组织。为了定位标记神经元的位置和辨认核团的轮廓，可用焦油紫或中性红复染。

现在，已有市售的抗 WAG 或 CT、CB 的抗体，故也可以应用免疫组织化学的方法（见本章）来显示 WGA-HRP、CB-HRP 的追踪结果。

HRP追踪法与其他技术的结合应用：①与免疫组织化学技术的结合应用，既显示具体的纤维联系，还可阐明投射神经元的神经活性物质或其受体和转运体等；②与顺行追踪技术的结合应用，常用于研究两级以上的神经元所构成的纤维联系，尤其便于电镜水平观察；③与荧光素逆行追踪技术的结合应用可以观察神经元轴突的分支投射。

分析 HRP 标记结果时的主要注意事项：①有效注射范围：HRP 的注射范围从注射中心向周围扩散，浓度递减，其注射区的有效范围是一难以确定的问题，影响对结果的分析。一般认为，注射中心深染而不能辨明其结构的区域为有效区；②过路纤维问题：路经注射区的纤维也可摄取 HRP 并随着轴浆流被顺、逆行运输。因此，标记部位所出现的神经元或终末可能并非起于或终止于注射部位，在分析结果时应注意；③侧支标记：HRP 标记被一轴突末梢摄入后，在其被逆行运输的过程中，有一些可以沿该轴突的侧支被顺行运送至侧支的末梢，在侧支的末梢部造成终末标记。因此，在一个部位发现终末标记，并不能说明发出这些纤维的胞体必然位于注射区内；④跨突触标记。解决这些问题的办法是进行反向追踪，即在标记部位注射顺行或逆行追踪剂，与原来的标记结果互相印证。

2. 放射自显影神经束路追踪

放射自显影术（简称自显影，autoradiography，ARG），可用于多方面的研究，其在研究神经元联系方面的应用称为放射自显影神经追踪法（autoradiographic nerve tracing method，ARNT）。ARNT 法于 1972 年由 Cowan 等首先用于中枢神经系纤维联系的研究，此法比较灵敏，最大优点是不标记过路纤维，而这是 HRP 法和早期的神经纤维溃变法难以避免的。该方法的原理是利用放射性核素标记的氨基酸被神经元摄入后合成入蛋白质并被通过轴浆运输运送到神经元的不同部位，达到标记的目的。因为需放射性核素标记，目前已少用。

3. PHA－L 顺行轴突追踪法

菜豆凝集素（*phaseolus vulgaris* agglutinin，PHA）属于植物凝集素，它是由 4 个亚单位组成的糖蛋白。4 个亚单位均为 E 者为 PHA－E；4 个亚单位均为 L 者为 PHA－L；也有由 E 和 L 亚单位混合组成的 PHA。用于神经束路追踪时，仅 L 亚单位有效，故应使用 PHA－L。PHA－L 能通过与神经细胞膜特异性受体结合的介导而被胞饮入神经元内，随轴浆流向末梢运输，故 PHA－L 只能用于顺行追踪。PHA－L 法由 Gerfen 及 Sawchenko 于 1984 年首先报道，此法的主要优点是所显示的神经纤维末梢形态非常细致，基本上没有过路纤维标记的问题。

通常用含电解质的偏碱性溶剂，如 0.01 mol/L 的磷酸盐缓冲液（PBS，pH 7.4），将 PHA－L 配制成 2.5％的溶液。电泳注入 PHA－L 时，应以正极接触 PHA－L 溶液，方能将 PHA－L 导入脑内，并可得到很局限的注射区。在注射区内，PHA－L 标记的神经元可被完整显示，包括它们的树突及其分支和部分轴突。电泳时的电流强度及通电时间因所需注射范围的大小而异，一般常用 2～4μA，通电 15～30 min。通直流电后电极的阻抗可能很快增高，故一般通以 7 s 通电和 7 s 断电的间歇电流。电泳的范围及注射区标记的深度与微玻管尖端的粗细、电流强度及通电时间均有一定的关系。压力注射 PHA－L 的标记效果差，且易造成逆行标记，原因尚不清楚。因 PHA－L 进入神经元后，轴浆运输速度约为 4～6 mm/d，比较缓慢，故 PHA－L 电泳后动物应该设定较长的存活时间（1～3 w）。另外，PHA－L 在脑内可维持 4～5 w 而不会被降解，所以 PHA－L 可有效地用于追踪很长的神经束路。可用 4％多聚甲醛固定动物，固定后的脑组织用冰冻或振动切片机切片，片厚 30～50 μm。用抗 PHA－L 抗体通过免疫组织化学方法显示其顺行标记的结果。

由于 PHA－L 的标记结果是用免疫组织化学方法定位，因而可与其他的神经解剖学方法结合应用：①PHA－L 法与 ARNT 法相结合可了解不同细胞群投射的形态学关系，如将 PHA－L 和 [^{3}H] 氨基酸注入脑内同一核团的两个不同区域，能比较准确地了解其传出投射纤维的分布及定位关系；②PHA－L 法结合逆行神经束路追踪剂（如荧光染料、HRP 等）或结合靶神经元的免疫组织化学染色，可确定传入纤维与靶神经元的联系及其化学性质。

4. 生物素葡聚糖胺顺行轴突追踪法

葡聚糖（dextran）是由肠系膜明串珠菌（*leuconostoc mesenteroides*）产生的多聚体。葡聚糖的分子量大小不一，用作神经束路示踪研究的分子量一般在 3 kDa。葡聚糖与不同的标记物结合形成各种追踪剂，生物素葡聚糖胺（biotinylated－dextran amine，BDA）为其典型代表。

BDA可用于顺行和逆行追踪，但顺行追踪的结果优于逆行追踪。BDA顺行追踪法的基本步骤与PHA-L法基本相似。与ABC法中的生物素(biotin)一样，切片上神经元（注射区）和神经纤维终末（标记区）内的BDA与卵白素（avidin）之间有特别强的亲和力，常用结合了过氧化物酶（如HRP）或荧光素（如Texas red）的avidin与之孵育结合，通过组化反应或荧光显微镜观察来显示标记结果。BDA用于顺行追踪法的优点是：注射部位局限、动物存活时间较PHA-L法短（2 d～2 w）、显示反应程序较PHA-L法简单、灵敏度高、能充分显示轴突的分支及终末，且所显示的神经纤维末梢形态比较细致、能在光镜和电镜水平进行多重追踪标记。BDA标记法可能标记损伤的过路纤维，也可能标记注射区周围完好无损的纤维。BDA用于逆行标记时，常常难以取得恒定的结果。

BDA法能够较好地与其他逆行追踪标记结合应用，如与HRP逆行追踪法结合应用，可以观察两级神经元之间的间接纤维联系；如果在此基础上再结合应用免疫组化方法，还可以观察两级神经元的神经活性物质及其受体。

此外，与生物素属于同一家族的追踪剂还有生物胞素（biocytin）和神经生物素（neurobiotin)，它们具有许多与BDA相似的特点，也主要用于顺行追踪。一般用Tris缓冲液（pH 8.0）将生物胞素配成5%的溶液，可用电泳或压力注射导入脑内，其注射范围很小，但分解快，注射后仅在动物存活24～48 h期间有效。常温下生物胞素不易溶解，溶解时需加温。有时生物胞素也可用作逆行追踪，但结果不稳定。由于生物胞素不会引起细胞内的生理变化，所以它是细胞内标记的有效工具，特别适用于脑片的细胞内标记。生物胞素可以标记出树突棘、轴突侧支和膨体，得到与Golgi法相同的标记结果，还可在电镜下观察。神经生物素也可用于细胞外和细胞内标记，其标记的结果比PHA-L法还要细致；顺行运输标记的结果比生物胞素好，但注射范围较大，注射后的分解速度比生物胞素慢。神经生物素在细胞内标记时有可能通过突触间隙，导致跨神经元运输。

5. 霍乱毒素B亚单位追踪法

霍乱毒素（cholera toxin，CT）由A、B两个亚单位构成；A亚单位为毒素的毒性单位，B亚单位为该毒素与细胞受体结合的单位，对机体无毒性，故常用B亚单位（cholera toxin subunit B，CB或CTB）作追踪剂，且能得到良好的标记效果。CB是一种灵敏的顺行、逆行和跨节标记的追踪剂。基于以上特点，将CB注入某个核团，虽然可以同时观察该核团的传入和传出联系，但其传入联系的标记结果更好；在跨节标记的研究中，有人认为CB能够比较特异地标记初级传入中的C纤维及其终末。

CB追踪法的步骤与PHA-L顺行标记法基本相同。将1%的CB导入脑内的某个核团或区域，可用电泳或压力注射的方法，注射区的范围小且标记细胞淡染，有时不易与周围的结构划出明确的界限。用于电泳的CB溶液的配制，是能否得到满意标记结果的关键，常用的溶剂为0.1 mol/L磷酸缓冲液（pH 6.0）。CB导入脑内后的动物存活期主要取决于注射区和标记区之间的距离，由于CB的运输速度较快，在体内分解慢，所以术后动物的存活期常选择3～7 d，且能用于长距离纤维联系的研究。CB的标记结果用免疫组织化学方法显示，可在光镜和电镜水平观察。

CB追踪法可与免疫组织化学方法结合应用。当用荧光素结合的第二抗体的免疫荧光法显示时，CB几乎具有所有荧光追踪剂的性能。现在已有CB与异硫氰酸荧光素（fluorescein isothiocyanate，FITC）或罗达明（rhodamine）结合形式的追踪剂，但这些结合形式追踪剂的标记结果比单独用CB的标记结果稍差；优点是切片的处理很省时，并可同时追踪两条神经纤维通路。因为CB的受体在不同种属或不同通路神经元上的分布不均匀，导致动物种类不同，CB标记的效果可能不同，甚至同种动物不同通路的标记效果也不一样，所以利用CB进行束路追踪时，对结果的判断要谨慎。

6. 荧光素追踪法

1977年，荷兰著名神经解剖学家Kuypers及其同事首先发现部分荧光化合物可被神经纤维的末梢摄取，并通过轴浆流逆行运输到各自的神经元胞体，切片后在荧光显微镜下可直接观察到这些胞体的定位，从而建立了研究神经纤维联系的荧光素逆行追踪法（fluorescien fluorescent tracing method)。

荧光素追踪剂是一种暴露在一定激发波长光照下，以一定发射波长发出一定颜色荧光的化合物。每一种荧光素都有各自的激发波长和发射波长，不同的发射波长决定了这些荧光素发出的荧光颜色各异。荧光素用于神经通路追踪，除了具有可靠性和灵敏性之外，其更突出的特点则是利用其不同颜色可同时追踪和显示多重神经联系，也可用于发育、移植和细胞内标记。用于细胞内标记时，荧光素可将单个神经元的形态特点与其电生理特性的研究结合起来。荧光素主要用于逆行追踪，顺行标记的荧光很弱，但也有例外，如四甲基罗达明-葡聚糖胺（TMR-DA）的顺行标记纤维和终末则比较明亮。

荧光素（fluorescein）类的神经通路追踪剂，主要用于逆行标记。由于荧光素的种类很多，不同荧光素的激发光波长和发射光波长不同，荧光颜色各异，不同荧光素在神经元内的标记特征不同（绝大多数标记细胞质，只有少数仅标记细胞核，如 nuclear yellow、diamidino yellow 等）。因此，可选择一种或两种以上的荧光素分别对神经元进行单标、双标或多重标记，如荧光金（fluorogold）在紫外光激发下发金黄色荧光，是目前比较常用的一种逆行追踪剂；若选择分别标记细胞质和细胞核的荧光素则更便于进行双重标记或多重标记研究。双重标记和多重标记可用来研究神经元轴突的分支投射。若在脑内不同核团或区域分别注射两种（或三种）不同荧光素，在同一神经元胞体内能观察到两种（或三种）不同颜色的荧光，即说明该神经元的轴突分支分别投射到注射这些荧光剂的两个（或三个）脑内不同核团或区域。揭示神经元轴突的分支投射，对深入认识和理解神经系统的结构和功能具有重要意义。

一般用蒸馏水配制荧光素追踪剂。有些荧光素较易溶于水，可选用较细的微玻管（约 50 μm）注射；但大部分荧光素不易溶于水，只能用其悬浊液，注射时可选用较粗的微玻管（约 100 μm）。每支微玻管只用一种荧光素，以免污染。注射速度不宜过快，注射后应注意留针，以防溶液外溢。荧光素追踪剂宜现用现配，避光保存。

需要特别提醒注意的是各种荧光素逆行运输的速度不同，所以脑内注射荧光素后，动物的存活时间也有差异。双重标记时，有时需要做两次手术先注射运输慢的荧光素，过一定的时间之后，再注射运输较快的荧光素。存活时间过长，荧光素运输到胞体后容易溢出，并污染周围的胶质细胞，干扰实验结果；时间过短，标记神经元太少，甚至看不到标记神经元。另外，荧光素在脑内运输的距离也不相同，脑内注射两种以上的荧光素时，要注意不同荧光素之间的配伍，选择在同一激发波长下能同时观察的两种荧光素进行双标研究则更佳。术后动物的灌注固定、取材和切片与其他方法基本相同，但切片后应尽快贴片，以防荧光素从标记神经元中溢出。由于荧光容易褪色，裱片后应立即观察。

荧光素追踪法的主要优点是可作双重或多重标记，步骤简便，节省，易与组织化学方法结合应用。虽然有些双标法，如 HRP 和 CB 双标法也能用于追踪神经元轴突的分支投射，但繁琐、耗时和费用较高。荧光素追踪法易与各种神经递质组织化学（包括单胺荧光组织化学、酶组织化学和免疫组织化学）结合，便于研究投射神经元的化学性质。荧光素标记法的共同缺点是荧光素易扩散，切片不能长久保存，也不易避免过路纤维的摄取，在激发光照射下容易褪色。针对荧光素褪色的问题，已有防淬灭封片剂的商品。采用光转换（photo-conversion）法，将有荧光标记的切片浸泡在含有 DAB 的溶液中，经激发光照射后 DAB 的反应物可沉积在原荧光素部位长期保存下来。

7. 其他特殊荧光素追踪剂

最新应用的荧光素追踪剂包括亲脂碳花菁染料（lipophilic carbocyanine dye）、荧光素葡聚糖胺（fluorescent dextran amine）和荧光微球（fluorescent microsphere）。这些新荧光素追踪剂兼具顺行和逆行标记的特性，大大扩充了它们在研究中的应用范围。

（1）亲脂碳花菁染料

这类染料是利用它们能溶于细胞膜脂层内并在膜内扩散的特点，对无髓纤维的标记更有效，缺点是扩散的距离有限，故常用于胚胎的神经纤维追踪。亲脂碳花菁染料包括一系列追踪剂，其中 DiI、DiA（也称 Di-Asp）和 DiO 最常用。它们既标记活细胞也标记固定组织的细胞，可以用于研究细胞膜的结构和动态变化。颜色不同的亲脂碳花菁染料能用多套滤光片和双重曝光（double exposure）观察，可追踪同一脑区内的多条通路。除了在原位（*in situ*）追踪神经纤维联系外，亲脂碳花菁染料也用于研究薄片培养中的神经元、分离神经元（DiI 和 DiO）和固定培养神经元（DiI 和 DiA）的联系，甚至还用于标记移植物。用于活薄片培养时，DiI 在使用定时连续显微摄像术（time-lapse microscopy）观察轴突发育的研究中很有用。

亲脂碳花菁染料的突出优点是能使离体固定组织靶区内沉积的追踪剂比活体更精确，并可避免活体外科手术。与其他追踪剂通过轴突运输的特点不相同，亲脂染料可在固定组织中向外侧扩散，有时能到达内部的细胞器并最后通过间隙而扩散。用于活体时，这些染料与其他荧光素相似，它们经质膜扩散，在体内通过内吞（endocytosis）很快内化，标记的膜被颗粒状细胞质标记所取代，以至于妨碍了最远端的轴突和树突分支的标记。这些染料无细胞毒性作用，其标记结果可与其他追踪剂的标记效果相媲美。

亲脂碳花菁染料可与其他追踪剂结合应用，如荧光微球、荧光素葡聚糖胺、Lucifer yellow 等，也可与原位杂交、免疫组织化学等方法结合使用，但如在体内保存时间较长，组织的抗原性可能降低。

(2) 荧光素葡聚糖胺类追踪剂

葡聚糖的分子构成特点详见前述。葡聚糖的水溶解度很好，无毒。现在常用的产品是与赖氨酸残基共价键结合的葡聚糖，该残基经醛类固定后可键合周围的生物分子，使之不易在液体内丢失。荧光素葡聚糖胺的分子量不同，用于追踪研究的分子量一般为 3 kD，该分子量的荧光素葡聚糖胺的运输速度较快，能够标记神经元胞体和比较粗的突起。以下以四甲基罗达明葡聚糖胺（tetramethylrhodamine dextran amine，TMR-DA；分子量 3 kD，橘红色）为代表进行叙述。

使用 TMR-DA 标记的优点是能进行顺行和逆行追踪，标记结果比较明亮，在体内的存留时间久，荧光显微镜观察时不易褪色。TMR-DA 的水溶解度很好，一般配成 10%的溶液。用常规的中性缓冲液配制的 TMR-DA 在注射区的吸收效果差；如果用酸性（pH 3.0）的 0.2 mol/L 枸橼酸钠-氢氧化钠缓冲液配制 TMR-DA，酸性缓冲液破坏注射区局部的组织，使 TMR-DA 在注射区的吸收和靶区的标记效果明显增强。使用酸性溶质溶解 TMR-DA，虽然有助于其吸收和标记，但伴随而来则是过路纤维非特异性标记的问题，故标记结果应设立与 TMR-DA 的标记方向相反的对照实验予以证实，即用 TMR-DA 逆标时，应设立顺标对照实验；用 TMR-DA 顺标时，应设立逆标对照实验。在分析实验结果时，也应充分考虑过路纤维非特异性标记的可能性。

TMR-DA 来自植物，其抗原性比较强，容易得到特异性很强的抗体。虽然切片后 TMR-DA 标记的结果在荧光显微镜下可以直接观察，但往往仅能观察到颗粒状的标记产物位于神经元胞体和粗大的树突内；如果用抗 TMR-DA 的特异性抗体经过免疫荧光组化或免疫组织化学方法对标记产物予以加强，可以清楚地见到标记的细小树突，甚至树突棘，尤其是在标记发出皮质脊髓束的锥体细胞时（Kaneko 等，1996）。

注射 TMR-DA 后，应注意注入的剂量和留针的时间。如果注入的量过大和拔针过快，造成 TMR-DA 自针道溢出，进入脑脊液或血液，常常导致脉络组织和血管内皮细胞的标记，血管内皮细胞的标记极易与标记神经元混淆，此点在观察结果时应特别注意。

(3) 荧光微球类追踪剂

荧光微球（fluorescent microsphere）是用不同颜色的荧光素标记聚苯乙烯（polystyrene，一种分子探针）或乳胶（latex）微球制成的荧光素追踪剂。荧光微球可用于移植物、细胞培养和神经束路追踪。荧光微球对组织几乎无损伤，对神经元无毒；不被过路纤维摄取，并很快被胶质突起所包围，仅在有限时间内的逆行运输才有效，致使注射区的范围很小；能标记比较细致的结构；对光照的耐受力强，不易消褪；即使在动物体内长期（至少 2 年以上）存在，也不会影响标记的范围和强度，属于永久性的标记物。同时使用不同颜色（主要是红色和绿色）的荧光微球，可同时追踪脑内某个核团或区域的两条以上的神经纤维联系通路。以上特点决定了荧光微球在研究发育期或不同年龄段动物脑内神经纤维联系方面，可以作为有益的工具。但荧光微球对酒精和有机溶剂敏感，此点应特别注意。荧光微球可与细胞内注射（如 luicifer yellow）、免疫组织化学、免疫荧光等方法结合使用，甚至可与 Golgi 法或原位杂交组织化学以及其他分子生物学技术结合应用。

8. 病毒追踪法

活病毒（virus）是一类比较新、并得到公认的神经束路追踪和神经元标记工具。它们以神经营养性病毒为代表，如单纯疱疹病毒（herpes simplex virus，HSV）、伪狂犬病毒（pseudorabies virus，PrV）、腺病毒（adenovirus）、禽病毒（sindibis virus）、弹状病毒（rhabdovirus）等。病毒与神经元上的特异受体结合，如 PrV 以其外糖蛋白 G（external glycoprotein G）结合于细胞的受体。有些神经元可能缺乏某种特异的病毒受体，如在嗅觉系统中 PrV 不产生跨突触感染，而 HSV-1 和 HSV-2 可跨突触运输。病毒可逆行地从周围运输到中枢神经系统，或从中枢内部的一个核团运输到另一个核团；也可跨越性地标记通路中的多级突触。在跨突触转运中，所涉及突触的级数与注射后动物存活时间的长短有关，存活较长时能标记出通路中最远端的细胞群。病毒可在神经元中增殖，即使第二级神经元中最初的病毒数量很少，经一定时间后可以有很强的标记，甚至可以顺次标出通路中的各级神经元，这是病毒作为追踪剂的独有特点。虽然 WGA-HRP 也可能跨突触标记，但经过突触后第二级神经元之后，其浓度已很低，不足以引起标记。因此，在所有的追踪剂中，唯有病毒可作为通路的多突触追踪。病毒标记的结果通常使用免疫细胞化学法观察。病毒可与免疫组织化学、细胞化学或其他标记物结合使用，但须考虑它们可能干扰感染神经元的代谢。

近年来，许多研究者开始尝试使用分子生物学方法制作基因重组病毒，常用的是将绿色荧光蛋白（green fluorescent protein，GFP）基因通过基因重组的手段整合入病毒的基因。虽然这些病毒往往不具备跨突触标记的特点，但却能通过病毒的增殖，将 GFP 基因整合入病毒感染的神经元并在其内表达，有时可以特定地将 GFP 表达在细胞膜上，在荧光显微镜下能直接观察到 GFP 基因重组病毒在单个神经元范围内进行顺行或逆行追踪的结果。当然，如果使用抗 GFP 抗体的免疫细胞化学和免疫荧光细胞化学方法，则能更充分地显示 GFP 基因重组病毒在单个神经元范围内的追踪结果，完整地显示感染神经元的胞体和树突（逆行追踪）或轴突及其分支和终末（顺行追踪）的全貌，标记结果与 Golgi 法或细胞内标记的结果相似，但操作步骤却简单得多。对于神经系统来说，主要的长距离传导通路都已经基本清楚了，困扰我们的主要是那些具有重要功能的局部神经回路，如大脑皮质不同层次之间的联系、脊髓背角Ⅱ层（也称胶状质）内的联系等。由于上述特点，基因重组病毒在研究这些局部神经回路的纤维联系中，将会发挥重要的作用。

病毒追踪法的局限性主要有：①标记结果依赖于病毒的浓度。跨突触标记时，用高浓度的病毒虽可得到良好的标记结果，但易导致非特异性标记，对神经元的毒性大，往往影响神经元的代谢，引起神经元的死亡；用低剂量病毒虽可得到良好的标记，减少假阳性结果，但易致跨突触标记的能力降低。值得注意的是，使用 GFP 基因重组病毒标记时，通常非常低的浓度也能得到良好的标记结果；使用高浓度的 GFP 基因重组病毒，反而容易引起标记神经元的死亡或使后续的神经活性物质或受体的显示变得困难；②星形胶质细胞和巨噬细胞内吞病毒和感染神经元死亡后分解的细胞碎片，在标记神经元周围聚集，限制病毒的扩散；③使用病毒追踪时，除了病毒的顺行、逆行和跨神经元追踪的特性外，还应注意动物种属、年龄的特异性；④预防和避免感染。尽管作为追踪的活病毒基本上为无毒或减毒的病毒（部分病毒除外），但在处理过程中，除了对病毒进行特别的生物安全（biosafety）检测和注意防护（如注射疫苗等）外，仍需要一定的设备、环境和防护条件。

二、变性束路追踪法

变性神经束路追踪法（degeneration nerve tract tracing technique）具有悠久的历史。当神经元的轴突被损伤之后，在损伤轴突的近侧端和远侧端分别发生逆行和顺行溃变，甚至逆行和顺行跨神经元溃变；当神经元的胞体被损伤后，其发出的轴突从胞体向终末方向的远侧端发生顺行溃变；当神经元的终末被损伤后，由于损伤较小，往往不发生逆行溃变。引起神经元及其轴突损伤的方法有物理性、化学性手段两大类。锐器的切割、电凝、电离破坏、超声破坏等均属物理性破坏手段。物理性破坏的共同问题是无选择性，除了损伤神经元及其发出的纤维以外，也能破坏通过此损伤部位的纤维，导致非特异性标记。

轴突运输追踪方法出现之前，神经系统内纤维联系的结果几乎都是依靠变性神经束路追踪法取得的。20世纪40年代，研究神经纤维联系的最主要手段是镀银染色法，该法是根据银染溃变纤维的形态变化来判断、追踪溃变纤维的行径。但在密集的神经纤维网中发现单根溃变纤维，尤其是纤维接近终末部位的纤细部分绝非易事。20世纪50年代出现了Nauta法，这种方法也是一种镀银法，但能抑制正常纤维的染色而仅染出溃变纤维，曾经极大地推动了神经束路学的研究。到了20世纪70年代，变性束路追踪法逐渐被轴浆运输追踪法所代替，但变性法仍有一定的使用价值，主要用于一些局部环路的研究。神经纤维溃变时，其纤维及终未出现特征性超微结构变化，可用于在电镜下的超微结构水平分析某些核团的传入纤维来源及其终末的突触关系，并可结合其他标记方法来研究此类传入纤维和特定形态的细胞（Golgi法）、特定传出投射细胞（逆行标记法）、特定的其他传入纤维（顺行标记法），或含特定化学成分的神经元（免疫组织化学）之间的关系。还可以将变性法与免疫组织化学方法或原位分子杂交技术结合，观察当切断束路（或神经）后起始神经元胞体内化学成分的变化，切断的神经纤维近侧端和远侧端的形态学及组织化学变化，破坏起源核团后该核靶区内神经纤维及末梢的组织化学变化。

在神经通路特别是化学通路及其功能的研究中，化学损伤技术具有重要意义。早在19世纪，就有人尝试用化学毒性物质对神经组织进行损毁，但这种方法与物理破坏法一样，也存在损伤范围不易控制、目的损毁区及其周围组织（如血管、神经胶质）和过路纤维都被损伤等缺点。随着针对含特定化学物质神经元的化学损毁剂的出现和应用，化学性破坏的特异性才明显增强。化学性破坏主要有三类试剂，单胺类和胆碱类神经毒剂可分别选择性地损毁单胺能和胆碱能神经元，另一类是不具选择性损伤的兴奋性氨基酸类神经毒剂。

单胺能神经毒剂包括6-羟多巴胺（6-hydroxydopamine，6-OH-DA）、6-羟多巴（6-OH-DOPA）、6-NH_2-DA和木胺（xylamine），但6-OH-DA的应用最广。6-OH-DA可选择性地被儿茶酚胺（catecholamine，CA）类神经元摄入，经过自氧化形成若干具有细胞毒性的产物。由于整个神经元的细胞膜均可摄入6-OH-DA，故CA能神经元的任何部位都可被6-OH-DA破坏，但轴突末梢部最敏感，轴突次之，胞体最差。静脉注射6-OH-DA可以破坏外周的肾上腺素能神经纤维，但它不易通过血脑屏障，如欲造成中枢性破坏，需做脑室、脑池或脑内注射。上述损毁CA能神经元的化学毒剂又称为化学切割剂，用这些切割剂作为工具，是选择性地损毁中枢和外周单胺能神经元系统的有效手段。5-羟色胺（5-hydroxytryptamine，5-HT）的同系物5，6-双羟色胺（5，6-DHT）和5，7-双羟色胺（5，7-DHT）具有选择性地损毁5-HT能神经元的作用，其作用途径与6-OH-DA相似。5，6-DHT及5，7-DHT均不能通过血脑屏障，故需直接向中枢给药。5，6-DHT的特异性较强，而5，7-DHT对去甲肾上腺素能及多巴胺能神经元也有一定的毒性作用。另外，对氯苯丙胺（p-chloroamphetamine，p-CAM）对不同5-HT能神经元系有选择性毒性作用，主要作用于上行5-HT系。p-CAM可通过血脑屏障，但其作用机制不明。

与胆碱相似的乙基胆碱氮芥丙啶正离子（ethylcholine mustard aziridinium ion），简称AF64A或ECMA，可选择性地损毁胆碱能神经元。

兴奋性氨基酸类神经毒剂的化学结构均与谷氨酸相似，能够非选择性地损伤神经元的细胞体，而不损伤轴突，故无过路纤维受损问题，这是其在神经束路学研究中的主要优点。常用作化学损毁的兴奋性氨基酸有红藻氨酸（或称海人酸，kainic acid）和鹅膏蕈氨酸（ibotenic acid）。红藻氨酸提取自日本的一种海草，其神经兴奋作用比谷氨酸强 30～100 倍。红藻氨酸的神经毒性依赖于其兴奋作用，但其造成神经元损害的机制尚不清楚，可能不单是作用于兴奋受体的结果。不同神经元对红藻氨酸的敏感度不同，不同动物种属及不同年龄的动物之间也有差别。因此不同情况下应用的剂量应有所不同，并且应仔细检查注射部位及其周围神经元死亡情况。此外，麻醉剂有保护神经元免受其损害的作用，在实验时应避免使用长效麻醉药。鹅膏蕈氨酸是从一种蕈中提取的神经毒剂，是 NMDA（N-methyl-D-aspartate）受体的激动剂。鹅膏蕈氨酸的作用机制比红藻氨酸单纯，它能模拟内源性兴奋性氨基酸的作用，过度的兴奋导致神经元死亡。鹅膏蕈氨酸的毒性比红藻氨酸弱，能获得比较局限的注射部位（损害灶），不同神经元间敏感性的差别也较小。

第二节 化学神经解剖学方法

一、化学神经解剖学、神经递质和神经活性物质

20 世纪 70 年代，免疫组织化学技术被引入脑研究领域，它以特异性强、灵敏度高的特点，使神经元内所含的神经活性物质、受体和转运体（transporter）可视化（visualization），给形态学研究开辟了新的途径，形成了化学神经解剖学（chemical neuroanatomy）这一崭新的领域。化学神经解剖学主要研究各类神经活性物质在脑内的分布、投射状态及相互作用，可以通过定位、定性结合的手段探索脑的结构和机能关系，并对各种神经活性物质的合成酶及受体、转运体开展研究。用原位分子杂交技术在基因水平对神经活性物质及其受体 mRNA 的表达进行观察，使神经解剖学在分子生物学渗透方面取得了划时代的发展。

神经元中所含的具有生理活性的物质，可以统称为神经活性物质。人们开始认识的神经活性物质曾命名为化学传递物质（chemical transmitter substance）或神经传递物质（neurotransmitter，递质），并认识到突触部位的神经信息传递是由这些化学物质为媒介而实现的。一般将早期发现的活性物质称为经典传递物质（经典递质 classical transmitter），而将与神经传递有关的神经肽称为肽类递质（peptide transmitter）。神经肽和经典递质的一个重要区别点是经典神经递质不仅在胞体也可以在神经末梢合成，而神经肽必须在胞体内合成，经轴浆运输到神经终末。经典递质存在于小突触泡内，释放到突触间隙中；神经肽存在于大致密芯突触泡内，释放到突触活性区外的细胞间隙中，此差别决定了两者作用方式的不同。很多神经激素也在神经传递中起作用，它们既是激素又是递质。

以往曾根据经典递质在合成、运输、储存、释放、作用及灭活等方面的特性，提出了作为神经传递物质的必备条件。神经活性物质种类繁多，其生物学特征及作用机制也不相同。因而，有人将具备神经传递物质条件的活性物质总称为神经递质，而将不完全具备条件者称为神经调制物质（神经调质，neuromodulator）。也有人将传递物质和调制物质合称为神经调节物质（neuroregulator）。近年来还发现神经递质也可在细胞间隙内扩散作用于远处靶细胞上的受体，称容积传递（volume transmission）。因此，有人建议将在神经元与神经元及效应器之间进行信息传递的物质总称为神经信息物质（neural informational substance）。

二、酶组织化学法和荧光组织化学法

组织（细胞）化学是介于细胞学与化学之间的一门科学。细胞化学的目的是使用细胞学和化学的方法使细胞（组织）内的某些化学成分发生反应，在局部形成有色反应物，藉此对各种活性物质在显微镜水平进行定性、定位和定量分析，这是神经解剖学的基本研究手段之一，也是神经解剖学研究的基本内容之一。

酶组织化学法（enzymohistochemistry）的特点不是显示酶本身，而是利用酶对底物的催化作

用，使底物发生颜色变化，藉此对该酶进行定位、定量分析。在进行酶组织化学法反应时，保存完好的形态结构和保留最大的酶活性很重要。

1. 乙酰胆碱酯酶组织化学法和 NADPH 法

乙酰胆碱酯酶（acetylcholine esterase，AChE）是乙酰胆碱的分解酶，分布于神经组织和肌组织等，如肌肉运动终板的突触后膜上、神经元胞体及突触后膜上。以往在形态学上常将组织化学显示 AChE 作为胆碱能传递部位的标志。AChE 法的原理是 AChE 分解底物，然后还原重金属盐捕获剂形成有色沉淀。AChE 法的具体方法较多，但自从抗胆碱乙酰转移酶（ChAT）抗体问世后，AChE 法已较少使用。

一氧化氮（NO）是一种广泛存在于细胞内并具有多种功能的气体，NO 由一氧化氮合酶（nitric oxide synthase，NOS）催化精氨酸产生。已证实 NOS 就是硫辛酸脱氢酶（diaphase），该酶的活性又依赖于还原型辅酶Ⅱ（NADPH）。NADPH 法的基本原理是 diaphase 氧化底物，从底物将氢传递给 NADPH，通过 NADPH 使受氢体硝基四氮唑蓝（NBT）还原为 formazan，形成蓝色沉淀，以此确定 diaphase 的位置并间接地反映 NO 的分布。将组织切片用含 NADPH 和 NBT 的反应液浸泡 20 min（37℃）即可显示结果。

2. 单胺类物质的荧光组织化学方法

最初致力于神经活性物质可视化并对各种单胺类物质进行定位研究工作的是瑞典学派。1962 年 Falck 和 Hillarp 创建了一种灵敏的组织荧光法（Falck - Hillarp 法），用甲醛（formaldehyde，FA）诱发神经组织内的单胺类物质发出荧光，并使之能在荧光显微镜下观察。儿茶酚胺类物质发绿色荧光，5 - 羟色胺（5 - HT）发黄色荧光。1964 年 Hillarp 的学生 Dahlström 和 Fuxe 用此方法观察 5 - HT 及儿茶酚胺类的分布，并对各核团进行了编号，开创了观察脑内神经活性物质的定位分布（mapping）的先河。1972 年 Börjklund 等又建立了用乙醛酸（glyosylic acid，GA）诱发荧光的方法，提高了此技术的灵敏度。20 世纪 60 - 70年代的诱发荧光法对神经组织内单胺类神经元的发现及分布做出了重要的贡献，进而推动了单胺类递质的功能及临床研究。其后，随免疫组织化学法的发展，单胺类递质及其合成酶的显示多用免疫组织化学法。

三、免疫组织化学法

免疫组织（细胞）化学（immunohistochemistry）是利用免疫学抗体与抗原结合的原理以及组织化学技术对组织、细胞特定抗原或抗体进行定位和定量研究的技术。因为抗原与抗体的结合是高度特异的，所以免疫组织化学方法具有高度的特异性、灵敏性和精确性。免疫组织化学染色的抗原通常是肽或蛋白，有数量不等的抗原决定簇。抗原决定簇由暴露于抗原表面、在空间上相邻的 3～8 个氨基酸组成。一个抗原上可以有多个抗原决定簇。故由此而产生的抗血清中可能含有针对不同决定簇的多克隆（polyclonal）抗体。用杂交瘤技术可以制成针对单个决定簇的单克隆（monoclonal）抗体。因为抗体仅识别特定的抗原决定簇，而不识别抗原本身，因此不同物质只要有相同的抗原决定簇，均可被同一抗体识别，所以在免疫组织化学法中应注意抗体的特异性及交叉反应。

由于在组织和细胞进行的抗原抗体反应一般是不可见的，需要用标记的方法将某种标记物（如酶、荧光素）结合到抗体上，再用组织化学方法显示此标记物或在荧光显微镜下观察荧光素发出的荧光。标记抗体的物质还有铁蛋白、生物素、金颗粒及同位素等。用这些标记的抗体可以在组织切片上鉴别是否发生了特异的抗原抗体反应，并可对与抗体结合的抗原物质进行定位。

（一）免疫细胞化学常用染色方法

1. 免疫荧光细胞化学染色法

免疫荧光细胞化学是现代生物学和医学研究中广泛应用的技术之一。免疫荧光技术由 Coons 等（1950）建立，经过多年的发展，免疫荧光技术与形态学技术相结合发展成免疫荧光细胞（或组织）化学技术。由于免疫荧光细胞化学的特异性、快速性和在细胞水平定位的准确性，该方法在神经生物学研究领域发挥着重要的作用。

（1）直接法（direct method）：将荧光素直接标记在特异性第一抗体上，荧光素标记的抗体直接与组织切片上相应的抗原结合，一次孵育成功，在荧光显微镜下观察，以鉴定抗原的部位（图

2-2)。此法简单，需时短，特异性强，但灵敏度低，而且必须分别标记每一种抗体，需要的抗体量大。在神经生物学研究领域，该法现已被间接法代替，几乎无人使用。

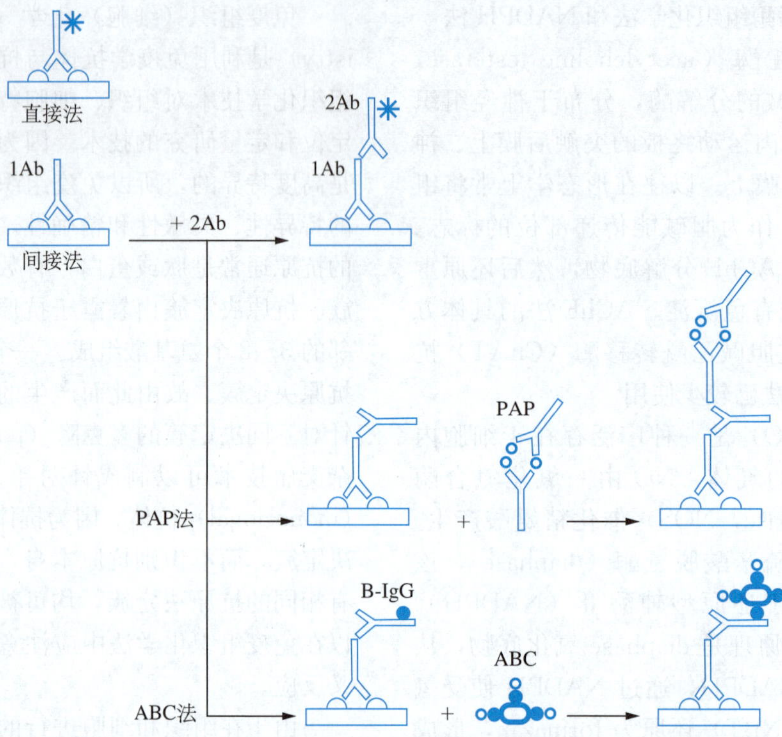

图 2-2 免疫组织（细胞）化学的反应方式

（2）间接法（indirect method）：该法先用第一抗体孵育组织切片，在第一抗体与组织中的抗原结合后，再用荧光素标记的第二抗体孵育，第二抗体是抗产生第一抗体的动物（如兔、羊、小鼠等）的 IgG 的抗体（图 2-2）。通过上述步骤用荧光素标记的第二抗体与第一抗体结合的方法来间接显示抗原的所在部位。间接法较直接法灵敏，经过二次甚至多次反应，标记强度得到放大，而且只需标记一种抗 IgG 抗体即可鉴定多种抗原。

此外，还可将荧光素标记到卵白素（avidin）上，用 ABC 法的染色程序进行孵育和反应。由于 ABC 法的敏感性更高（详见后述），所以使用得也更广泛。

2. 免疫酶组织化学染色法

此法是在免疫荧光组织化学法基础上发展起来的，属于间接法，所不同的仅是用酶标记抗体和用组织化学方法显示结果，间接地对抗原物质进行定位。标记抗体常用的酶有辣根过氧化物酶（HRP）、碱性磷酸酶等。免疫酶法经过多次改进后，Sternberger（1970）在此基础上创建了过氧化物酶-抗过氧化物酶（peroxidase anti - peroxidase，PAP）法。PAP 是一种可溶性酶-抗酶血清复合物，可作为特异性显色基团。PAP 法简化了操作步骤，提高了灵敏度，是目前免疫组织化学染色中最常用的方法之一。

PAP 复合物是 HRP 的抗体和 HRP 结合而生成的一种复合物。每个 PAP 复合物含 2 个抗 HRP 的 IgG 分子及 3 个 HRP 分子。PAP 法需用三级抗体。首先用特异的第一抗体（多为兔、羊或小鼠 IgG）孵育组织切片，其次用抗第一抗体的抗体（如羊抗兔 IgG 或驴抗小鼠 IgG）作桥接（故第二抗体又称桥抗体），然后用 PAP 复合物与桥抗体结合。桥抗体 IgG 分子有两个 Fab 段，一个与第一抗体结合，另一个与 PAP 复合物结合。桥抗体的两个 Fab 段是相同的，因此第一抗体及 PAP 复合物中的抗 HRP 抗体必须来自同一种动物（图 2-2）。最后，用 HRP 的底物来显示 PAP

复合物。有若干种底物可供选择，不同底物可以产生不同的颜色反应。HRP最常用的特异性底物是H_2O_2，二氨基联苯胺（3，3’-diaminobenzidine，DAB）作为供氢体，HRP在H_2O_2存在的情况下，能使DAB发生氧化，生成不溶性棕褐色反应产物沉淀，定位在抗原所在处。应当注意的是在无HRP时，DAB也能被H_2O_2慢慢氧化。经PAP法制成的标本可在光镜及电镜下观察，并能长期保存。

PAP法比间接荧光法灵敏，所用第一抗体的浓度可低于间接荧光法10倍左右。也可用其他酶代替HRP与相对应的抗体组成复合物，如碱性磷酸酶-抗碱性磷酸酶（alkaline phosphatase anti-alkaline phosphatase，APAAP）等。

3. ABC法

ABC法与PAP法相似，也属于间接法，不同点是用ABC复合物替代了PAP复合物（Hsu等，1981）。ABC是卵白素（抗生物素）-生物素结合的HRP复合物（avidin-biotinylated horseradish peroxidase complex）的简称。生物素（biotin）为一小分子维生素，易于与很多生物分子交联。卵白素（avidin）是存在于蛋清中的一种糖蛋白，每一分子上有4个同生物素亲和力极高的结合点，可以结合4个生物素。ABC复合物是先将HRP与生物素结合，然后按一定比例将此复合物与卵白素反应，使每一个卵白素分子上结合3个带HRP的生物素，留出一个能与其他生物素结合的空位。复合物上携带的HRP越多，则酶催化的组织化学反应也越强烈，阳性结果也越明显。

ABC法是在第一抗体反应后，用生物素结合的IgG抗体（biotinylated IgG）桥接。然后用ABC孵育，使桥抗上的生物素与ABC中卵白素上的空位结合（图2-2）。最后仍用HRP的底物呈色。由于生物素及卵白素间的亲和力极强，故ABC方法比PAP法更灵敏，有时又称为亲和细胞化学。在ABC法中，第一级抗体是特异性的，第二级抗体是生物素标记的二抗，第三级是ABC复合物。ABC复合物与桥抗体之间是通过生物素结合的，因此ABC复合物没有种属特异性，可适用于任何种类的第一抗体。当然，生物素结合的第二抗体必须是针对第一抗体种属的。ABC法与PAP法相比，具有操作时间短、灵敏度更高等优点。

4. 其他免疫细胞化学染色法

除上述方法外，还有利用金黄色葡萄球菌细胞壁上的一种抗原提取物——A蛋白（staphylococcal protein A，PA）能和多种哺乳动物血清中的IgG的Fc片段结合而产生沉淀的特点进行反应的方法——蛋白A法。此方法是事先将HRP与A蛋白交联，此后通过孵育使HRP与A蛋白交联的复合物与切片上的第一抗体结合，随后进行呈色反应。此方法简便，效果也较好。也可把胶体金（colloidal gold）粒子作为标记物吸着在A蛋白或第二抗体上，通过孵育使胶体金颗粒与A蛋白的复合物或胶体金标记的第二抗体与第一抗体结合，通过对胶体金粒子进行银增感反应（silver enhancement），可以分别在光镜和电镜下观察到反应后的黑色颗粒状沉着物，但胶体金标记第二抗体的方法常被用于包埋后染色的电镜观察。

如果把直径很小的纳米金（nano-gold）颗粒交联到第二抗体上，通过孵育使纳米金颗粒标记的第二抗体与第一抗体结合，再对纳米金颗粒进行银增感反应，也可以分别在光镜和电镜下观察到黑色颗粒状沉着物。由于纳米金的直径很小，易随抗体穿过细胞膜，故该方法的敏感性和抗原定位能力均极佳。

蛋白G（PG）是从G类链球菌中分离出来的胞壁蛋白，它能与多数哺乳动物的IgG的Fc段结合，但不与狗IgG及人IgM、IgD和IgA结合。使用基因工程技术得到的重组蛋白G可以除去其与白蛋白及细胞表面的结合位点，故能减少交叉反应和非特异性结合。因此，重组蛋白G比天然蛋白G和蛋白A有更大的亲和力和稳定性，可以代替二抗，应用于免疫组织化学染色等领域。

以上所举，只是免疫组织化学染色技术中常用的几种基本方法。为了提高特异性和敏感性，不断地有一些改进的技术方法问世，也创建了一些免疫组织化学和标记法相结合的双标记法，以便进行定位、定性研究。1975年单克隆抗体技术发明后，陆续产生了一些特异性很强的单克隆抗体，大大提高了抗体特异性。因其只能结合一个抗原决定簇，因此要求抗体有较高的滴度。

5. 免疫组织化学双重染色技术

为了研究两种物质在同一神经元或其突起和终末内的共存现象，或含不同化学物质的两种结构之间的相互关系，可以用相邻切片法、免疫荧光或免疫组织化学法进行双重染色，就染色结果而言，后两者比前者有更大的优越性，更有利于研究两种物质的相互关系。

（1）相邻切片法：该法比较简单。将组织切成薄片使被观察的神经元分布在两张以上的切片上。相邻的切片用不同的抗体进行免疫组织化学染色。比较相邻切片上同一神经元的染色结果，就可以判断两种物质是否共存于同一神经元内。这种方法适用于研究大神经元和两种特异性抗体（第一抗体）均来自同一种属的情况。

（2）不同颜色呈色的双标法：组织切片用第一种特异抗体孵育后，按 PAP 法或 ABC 法反应，在重金属盐（钴、镍等）存在的情况下用 DAB 和 H_2O_2呈色，此时 DAB 氧化产物呈黑色或蓝黑色。然后再用第二种抗体孵育，重复 PAP 法或 ABC 法，用单纯的 DAB 呈色，得到棕色反应产物。这种方法特别适用于观察含某种物质的终末与另一种神经元之间的联系或分别存在于胞核和胞浆内的不同物质在同一神经元内的共存关系。

（3）免疫荧光组织化学双标法：按免疫荧光组织化学染色的步骤，将不同抗体和显示系统混合起来孵育。其条件是两种第一抗体需来自不同种属的动物。将两种第一抗体混合后与组织孵育，然后用不同荧光素（如 FITC 及 Texas Red）标记的二抗混合孵育，各自与其一抗结合。两种荧光素在荧光显微镜下发出不同荧光，可以更换滤色片系统分别进行观察。对于显示神经元、纤维、终末内的共存现象以及神经元与终末的联系来说，这种方法的效果最好。这种双重（或多重）染色的结果最好用激光扫描共聚焦显微镜观察（详见本节）。由于荧光素及激光扫描共聚焦显微镜的发展，目前此类研究大多应用免疫荧光组织化学法。

6. 秋水仙素对免疫组织化学染色结果的影响

神经肽及其合成酶在神经元胞体内合成后经轴浆运输至终末部位释放发挥作用，它们在神经末梢内比较丰富，无需特殊处理就可以用免疫组织化学染色法显示出来，但胞体染色则不然。轴浆运输与细胞骨架系统，尤其是微管有密切关系。秋水仙素（colchicine）可以破坏微管结构，阻止轴浆运输，使在神经元胞体内合成的物质在胞浆内堆积起来，从而使胞体染得更加清楚，这是进行神经元胞体免疫组化染色的常用手段。秋水仙素的给药方式因观察部位而异。对于脑的研究通常经侧脑室给药（成年大鼠约需 100μg/只）；而在研究脊髓时，最好注入脊髓蛛网膜下腔内；体外培养活体组织时，在培养液中加入秋水仙素也能增加胞体内神经肽及其合成酶的含量。给予秋水仙素后，动物需存活 1～2 d。秋水仙素对神经元也是一种刺激，甚至是病理性刺激。注射秋水仙素后动物的状态明显变差，容易死亡，应经常观察和随时准备灌流固定。

7. 抗体的选择、稀释度和效价

影响抗体质量最关键的因素是特异性，其次是其效价。应该知道，抗体除与其特异的抗原决定簇结合外，还可与组织内的蛋白质有非特异性理化结合。因此，过浓的抗体会增加非特异性着色。但抗体稀释度也不是越低越好。合适的抗体稀释度，对提高染色的阳性率和获得良好的对比条件十分重要。抗体在稀释液中的浓度称为抗体工作滴度，每毫升溶液中所包含的抗体分子愈多，则溶液的滴度亦愈高，可配制高稀释度的工作液。抗体的工作滴度称为效价。效价高，说明抗体的质量好。

一般情况下，将切片置于稀释的抗体中，或将抗体滴加于裱于载玻片上的切片后，置稀释抗体于湿盒内孵育。染色的效果与孵育的温度（如室温或 4℃）及时间有关。最佳效果需具体摸索。

鉴于标本的固定、切片的种类和稀释液种类等具体条件均可影响稀释度，每次实验均应根据实际情况来决定合适的抗体稀释度。常用的以 0.01 mol/L PBS（pH 7.4）配制的抗体稀释液的组成如下：2%～5%正常血清、0.3%Triton X-100、0.05%叠氮化钠（NaN_3）、0.25%角叉菜胶（carrageenan）。此稀释液具有减少非特异性染色、增加抗体渗透和防止真菌污染的特点。但叠氮化钠有抑制 HRP 活性的缺点，故在稀释 PAP 或 Avidin-HRP 时不宜使用。Triton X-100 和角叉菜胶较难溶解，溶解时需要加热，待溶解后温度降至正常时，才能溶解正常血清，以防其中的蛋白变性。Triton X-100 能破坏超微结构，免疫电镜时不能使用。配好的抗体工作液，应保存于4℃，切忌反复冻融。

（二）免疫细胞化学的非特异性染色、交叉反应和对照实验

1. 非特异性染色及其消除方法

在进行免疫细胞化学染色时，组织中非抗原抗体反应出现的着色称为非特异性染色。非特异性染色的来源主要有以下五个方面：

（1）内源性过氧化物酶：主要存在于红细胞和中性粒细胞，固定效果较差时胶质细胞也是内源性过氧化物酶的来源之一，因此可能影响免疫酶组织化学染色的分析。组织的良好冲洗和固定是消除内源性过氧化物酶的先决条件。内源性过氧化物酶的活性可用甲醇-H_2O_2封闭，但H_2O_2预处理对一些抗原可能有破坏作用。

（2）第一抗体：如果制备第一抗体的抗原纯度不高，其他蛋白产生的非特异抗体会结合或吸附到组织细胞上造成非特异性染色。除去的方法：①尽可能高地稀释抗体，以减低非特异抗体的浓度；②一抗孵育之后用PBS充分冲洗，因非特异抗体结合并不牢固，充分冲洗能使其解离；③在加入一抗之前，首先或与一抗同时用正常血清孵育，以便封闭非特异结合位点。

（3）第二抗体：将IgG从血清中分离出来时，其中同时存在四种成分：①特异性抗IgG；②抗原不纯所产生的非特异性抗IgG；③供体血循环中的其他IgG；④非IgG蛋白。上述成分中除特异性抗IgG外，其他成分可以通过交叉反应或非特异的疏水键与组织或细胞结合，产生非特异性染色。除去方法与除去第一抗体的非特异性染色方法基本相同。

（4）植物凝集素：主要来源于神经胶质细胞，多发生在ABC法染色过程。使用2-甲基-D-甘露糖苷饱和生物素可大大减低由植物凝集素造成的非特异性染色。

2. 免疫组织化学染色中的交叉反应

如前所述，抗体仅识别特异的抗原决定簇而不识别抗原本身，具有相同抗原决定簇的不同物质可以与同一种抗体结合。例如，甲硫氨酸-脑啡肽（Tyr-Gly-Gly-Phe-Met）与亮氨酸-脑啡肽（Tyr-Gly-Gly-Phe-Leu），5个氨基酸中只有一个不同，因此如抗体识别整个脑啡肽分子，或其N端，则抗甲硫氨酸-脑啡肽的抗体可能与亮氨酸-脑啡肽起交叉反应。吸收试验不能判断这种交叉反应，仅能证明抗体确系抗甲硫氨酸-脑啡肽或亮氨酸-脑啡肽抗体。一种常用的方法是用不同来源的抗体，或针对抗原不同片段（如只识别脑啡肽C端）的抗体来验证。使用Western Blot法可以帮助鉴别抗体的特异性。如果用原位杂交组织化学方法在mRNA水平得到与免疫组织化学染色相同的结果，也能印证免疫组织化学染色结果的正确性。

3. 免疫组织化学染色的对照实验

进行免疫组织化学染色时，必须证实组织内显示的荧光或有色产物确实是抗原与相应的特异性抗体结合所产生的。如前所述，影响免疫组织化学染色过程的因素很多。因此，必须要有严格的对照才能对染色结果作出正确的评价，常用的对照实验方法有：

（1）阳性对照：用已知含靶抗原的组织切片与待检标本同样处理，免疫组织化学染色结果应为阳性，称阳性对照。通过阳性对照可证明靶抗原有活性，抗体的特异性高，染色过程中各个步骤以及所使用的试剂都合乎标准，染色方法可靠。尤其当待检标本为阴性时，阳性对照切片呈阳性反应可排除待检标本假阴性的可能。所以，若预期染色结果为阴性时，就必须设阳性对照。当阳性对照亦不显色，就证明在抗原保存、染色方法和/或抗体效价等某一方面存在问题。

（2）阴性对照：用已知不存在相应靶抗原的组织标本染色，结果应为阴性。阴性对照可排除在染色过程中由于非特异性染色或交叉反应等因素造成的假阳性结果。阴性对照包括空白对照（常用缓冲液替代第一抗体）及替代对照（相同动物的免疫前血清或相同种属的正常血清），染色结果均应为阴性。

（3）自身对照：用同一组织切片上与靶抗原无关的其他抗体的染色作对照。阳性与阴性结构同在一个视野中，相互印证，这本身就是对阳性反应的特异性对照。

（4）吸收实验：先将抗体与过量的与其针对的抗原（通常用10^{-6} M）混合孵育，两者形成特异性结合，再用结合后的混合物孵育切片，染色结果应为阴性。若染色结果仍为阳性，则为非特

异性染色。此法可证明待检组织切片的阳性结果是该抗体与组织内靶抗原特异性反应的结果。

免疫组织化学染色结果常常需要进行定性及定量分析，需要强调的是，用于定性或定量分析时，最好将对照组及实验组的切片贴裱在同一张载片上或将切片以相同条件同时孵育，以尽可能保证染色条件相对一致，使染色结果具有可比性。

但无论用什么方法，免疫组织化学无绝对的对照实验，其结果也是相对的。因此，免疫组织化学染色的阳性物质均称作某某免疫反应（- immunoreactive）或某某样免疫反应（- like immunoreactive）物质。

（三）免疫细胞化学方法的基本过程及注意事项

成功的免疫细胞化学染色既要求保持组织细胞的结构，又要求酶反应有精确、稳定的定位并且有高度的特异性和可重复性，因此，对结构和化学反应有影响的任何一种因素都会给染色造成不利影响。免疫组织化学染色的基本过程是固定、制片和反应。

1. 固定

神经系统内很多物质是可溶的，必须首先用固定剂将之交联起来，以免在染色过程中丢失。最常用的是 0.1 mol/L 磷酸缓冲液（pH 7.4）配制的 10%福尔马林或 4%多聚甲醛与 0.2%苦味酸（picric acid）的混合液，适用于多数情况。但不同物质对固定剂的反应不同，没有一种适用于一切物质的固定剂。固定剂同时又有可能破坏抗原性。因此，选择合适的固定剂及合适的浓度、固定时间和方法十分重要。

在电镜细胞化学标本制备过程中，在固定液中常需加入戊二醛。此外，在酶与底物充分反应之后，为了满足电镜观察的需要还要用 1% 四氧化锇（OsO_4）进行后固定，如固定时间得当，OsO_4 不仅起到后固定作用，还有促进反应产物进一步锇化的作用，如固定时间过长，OsO_4 对酶活性的终产物反而有助溶作用。

2. 制片

一些薄层组织可以铺片，如视网膜，但大多数材料需作切片。因目的不同可以制成石蜡切片、树脂切片、冰冻切片及振动切片。石蜡切片在神经生物学研究领域使用较少。光镜研究用的树脂切片主要是利用树脂包埋后可以将组织切成很薄切片的特点，一个神经元可以被切成若干张切片，用以做不同抗体的染色，以研究不同物质的共存现象。这种切片还可清楚地显示两个结构的关系，如轴突终末与神经元的关系。由于石蜡包埋和树脂包埋过程对抗原都有一定程度的破坏作用，所以常用冰冻切片，冰冻切片对抗原具有较好的保存能力。为了避免冰冻过程中组织和细胞内形成的冰晶对神经元结构的破坏，组织块在切片前必须在蔗糖溶液内浸泡。振动切片较厚，但可以切较软的组织，能避免组织内形成的冰晶对超微结构的破坏和影响，故电镜标本必须用振动切片。

3. 反应

免疫组织化学反应可以将组织切片铺贴在载玻片上反应，也可将切片漂浸于反应液中进行，两者之间无实质差别。虽然漂染法的操作步骤比较烦琐，但染色效果往往优于片染法。在实际操作过程中，除了借鉴他人的成功经验以外，还应根据自己的条件和经验探索最为合适的反应条件。需要注意的是向反应液内加入 H_2O_2 时，一定要循序渐进地缓慢进行，使反应液中 H_2O_2 的浓度由低到高，以保证组织化学反应能够比较完全地进行。这样做不仅能得到良好的染色结果，而且能减轻非特异性反应和得到清亮的背底。

为了使 HRP 催化的反应缓慢进行，可以使用葡萄糖氧化酶-葡萄糖法替代 H_2O_2 进行反应（Shu 等，1988）。在葡萄糖氧化酶-葡萄糖反应体系中，前者催化后者氧化并释放出游离氧，HRP 在游离氧存在的情况下，使 DAB 发生缓慢的氧化，生成有色反应产物，沉淀在发生反应的部位。

四、免疫电镜技术

免疫电子显微镜（电镜）技术是在超微结构水平定位抗原的方法。该方法具有较高的特异性。在免疫电镜技术中，可用酶、金颗粒和铁蛋白等标记抗体，而且标记过程不影响免疫反应的特异性。但由于铁蛋白分子量太大，难于进入细胞，只适用于细胞表面抗原的定位。近年来，随着胶体金标记的第二抗体在免疫电镜技术中的应用，使免疫电镜技术在抗原定位方面更加准确。胶体金有不同直径的纳米颗粒，适合于不同用途，1～1.4 nm 的胶体金通常称为纳米金。

电镜的样品制备主要有包埋前染色和包埋后染色两种方法。

（一）包埋前染色法

由于一般的电镜的样品包埋过程可破坏抗原性，因此通常采用包埋前染色。用振动切片机（vibratome）将组织切成厚约 10～50μm 的切片（不能用冰冻切片，因为冰冻处理可在切片的组织和细胞内形成冰晶，破坏超微结构）。振动切片可用冻-融法来增加膜的通透性，而不能加入 Triton X-100 等有损超微结构的表面活性物质。经冻-融处理后，用 PAP 法或 ABC 法对切片进行免疫组织化学染色，最后用 DAB 和 H_2O_2 显色。平片包埋染色后的切片，在体视显微镜下选出并切下所需观察的部位，以便做超薄切片。DAB 的氧化反应产物电子密度高，在电镜下易于辨认。也可用针对第一抗体 IgG 并标有纳米金颗粒的第二抗体作免疫金染色。不宜用大颗粒的胶体金，因其难以深入切片。

在酶免疫法反应过程中，组织中的 HRP 与孵化液中的 H_2O_2-DAB 反应，在孵化液中产生沉淀，沉积在组织中的 HRP 上及其周围，甚至扩散到较大范围，因此不能精确定位。免疫金法用已商品化的针对不同动物 IgG 的二抗来标记，可直接在电镜下观察，定位精确。还可以用银加强试剂使银堆积在纳米金颗粒上，更易于观察，但减弱了定位的精确性。

（二）包埋后染色法

一般的包埋后染色法将组织块或振动切片作常规包埋，制成超薄切片，在超薄切片上进行免疫细胞化学染色，通常用胶体金技术。由于超薄切片厚约 60 nm，其上的细胞结构大多被切开，不存在膜通透性问题，故标本无须冻-融或用表面活性物质处理。但由于标本是被包埋在树脂中，而树脂不利于抗体的透入，抗体只能染切片的表层。包埋后染色的最大优点是标记定位的精确性，但如常规包埋过程一样，对抗原有较强的破坏作用，因此其适用范围受限。冷冻置换（freeze-substitution）法不使用常规包埋剂，可很好地保存抗原。此法在液氮提供的低温条件下用梯度酒精逐步置换组织中的水分，然后用特殊的包埋剂包埋，作超薄切片。冷冻置换法的缺点是其设备很昂贵，过程复杂，染色后的反差弱。

胶体金有不同大小的金颗粒，因此可作双标。但应用两种以上不同直径的金颗粒进行标记的技术难度较大。

五、原位杂交组织化学法

原位杂交组织化学（*in situ* hybridization histochemistry，ISHH）法创于 1969 年。在神经形态学研究中，ISHH 法主要用于显示细胞内的 mRNA。此法目前已很成熟，其灵敏度已达到可以显示细胞内仅几个拷贝的 mRNA 的程度。

ISHH 法是用标记的单链核酸探针与组织切片反应的方法。探针有 cDNA 探针、RNA 探针、寡核苷（oligonucleotide）探针，分别与组织内相互补的 mRNA 结合，形成 DNA-RNA 或 RNA-RNA 杂交体。cDNA 指与 mRNA 互补的（complementary）DNA 链，由克隆技术产生，原位杂交的特异性强，比 RNA 探针简便，应用较广。主要缺点是 cDNA 探针通常为双链的，必须在使用前加温，使之分离成两条单链，其中之一条为 cDNA 链，能参与杂交。但无关 DNA 链可以和 cDNA 链重新结合（退火，annealing），在杂交过程中与 mRNA 争夺 cDNA，而且其与 cDNA 的结合可能比与 mRNA 的结合更容易。RNA 探针也由克隆技术产生，技术上比 cDNA 困难。其优点是所产生的探针是单链的，不存在退火问题，因此灵敏度更高，RNA-RNA 结合还比 DNA-RNA 结合稳定。寡核苷探针是人工合成的一段与 mRNA 互补的短核苷链。短探针有利于透入组织，寡核苷探针的制备容易，针对性强，因而交叉反应小、特异性强。但由于探针短，其与 mRNA 结合不够牢固，故杂交及杂交后清洗的条件不能太苛刻。

探针的标记物有放射性同位素及非同位素两类。同位素中可供选择的有 ^{32}P、^{35}S 及氚（^{3}H），利用其放射性在杂交后进行放射自显影，使紧贴在组织切片上的底片或涂于切片上的感光核子乳胶曝光。非同位素标记是近年来发展的方法，如可用生物素、碱性磷酸酶等物质标记探针，但灵敏度不及同位素。此外，还可用地高辛-抗地高辛抗体显示杂交结果。非同位素法与同位素法结合，能同时显示两种 mRNA。放射自显影法灵敏度高，结果的定量研究比组织化学方法容易进行。

原位杂交反应需在有利于探针结合的条件下进行。但在此条件下可能产生较多非特异结合，造成背底过高。因此，原位杂交时应注意增强组织的通透性、减少杂交时非特异结合的程度、减少背底标记。

显示放射性同位素标记探针的杂交结果，可用将X线感光胶片与组织切片紧密接触，进行曝光的宏观放射自显法；也可用将感光乳胶直接涂在组织切片上进行曝光的微观放射自显法。后者比前者的分辨率要高。碱性磷酸酶标记探针杂交结果用硝基四氮唑蓝等底物显示。地高辛标记的探针则用免疫组织化学法显示。

由于mRNA分子仅由4种核苷组成的，显然存在着不同mRNA分子有某些相同核苷片段的可能性。因此，原位杂交也存在与免疫组织化学相类似的交叉反应问题。探针愈短，交叉反应的可能性愈大，但原位杂交尚无可靠的对照实验。首先，在决定探针的碱基序列时，必须用计算机预先检索是否有类似序列，也可用Northern Blot法检查该探针能否识别正确的mRNA位置。在组织切片上的对照可采用：①用核糖核酸酶进行杂交前处理，mRNA信号应不再出现；②用有意义探针在相邻切片进行杂交，应为阳性结果；③用过量的未标记探针作竞争试验，标记探针的特异结合将大为减弱；④在相邻切片对同一mRNA使用数种针对不同片段的探针进行杂交，能否得到同样结果。

原位杂交法及免疫组织化学法都是显示细胞化学成分的方法，各有其适用范围及优缺点，两种方法相辅相成。原位杂交及免疫组织化学两种方法的一个共同问题是反应的特异性问题。两种方法的互相印证可以彼此作为其特异性的证据。原位杂交法优于免疫组织化学法的一个重要方面是其能更确切地反映某种物质表达的调节。mRNA量的消长通常反映了其表达的下调或上调，而免疫组织化学虽然也能反映细胞内物质的量的变化，但这种变化可以是由于其在细胞内合成量的变化，也可以是其从胞体释放或被代谢、分解量的变化。例如，神经元中某种神经肽免疫反应的增强可以是其合成增加的结果，也可能是其末梢释放减少的结果，不一定是表达上调现象，反之亦然。原位杂交法不如免疫组织化学方法的一个重要方面是后者可以显示整个神经元，直至其轴突终末，而mRNA仅存在于胞体及近端树突内，因此原位杂交法不适于研究神经纤维。

六、受体及转运体定位法

神经活性物质担负着在神经元间传递信息的作用，在其所作用的神经元上（内）存在着特异性地与某一具有特定构造的神经活性物质特异性结合，而使其发挥调节效应的物质，称为受体（receptor）。受体是神经活性物质发挥作用的结构基础。受体不仅分布在细胞体的胞膜上，也存在于树突、轴突等的膜上，还存在于胞核和胞浆内（儿茶酚胺类和肽类等亲水性物质的受体存在于胞膜上，类固醇激素等疏水性物质的受体存在于胞核或胞浆内）。转运体（transporter）在神经系统内充当着特异性神经活性物质及其分解和代谢产物运输的角色。一般来说，受体和转运体都是蛋白质。一个神经元上可同时存在多种受体和转运体。制备针对某一受体或转运体的特异性抗体，可以用免疫组织化学方法定位它们的分布。如已知受体或转运体的氨基酸序列，也可人工合成针对它们的特异性分子探针，用原位杂交组织化学的方法定位它们的分布。但后者的定位常常不如前者精确。

用免疫组化方法显示受体分布的另一种方法是利用受体的抗独特型抗体（anti-idiotypic antibody）。独特型指在抗体分子（Ab1）可变区中抗原结合位点内及其邻近的一些抗原决定簇。用某种抗体作抗原来免疫动物后，其所产生的针对这些独特型决定簇的抗体为抗独特型抗体。这种方法的特异性和敏感性均不如人工合成受体的多肽片段作为抗原制备针对受体的特异性抗体的方法，现已几乎弃置不用。

配体（ligand）是与受体有亲和力的物质的总称，其中也包括着常用的受体阻断剂（antagonist）和激动剂（agonist）。可用标记配体的方法，利用配体和受体结合来检测受体存在的部位。但在用针对配体的抗体作免疫组织化学时，并不能定位受体之所在。这是因为配体和受体的结合是可逆的，在水性环境下配体可从受体脱落下来。使用配体法时，首先是标记配体的选择，应尽可能选择高亲和力及特异性强的拮抗剂或激动剂。

配体通常用放射性同位素标记。其次，应尽可能减少切片与水的接触。此法目前已少用。

七、神经系统功能活动形态定位法

对于神经系统全面的了解，需要将功能学研究和形态学研究结合起来。但在方法学上，功能学研究方法和形态学研究方法是本质上不同的两类方法。通常针对同一目标，分别用不同方法进行研究，然后综合分析其结果，但下列这些方法能直接将两者结合起来。

（一）2-脱氧葡萄糖法

用^{14}C-2-脱氧葡萄糖（[^{14}C]-2-deoxyglucose，2-DG）定量测定大脑局部葡萄糖的消耗情况，简称^{14}C-2-DG法。该法的基本原理是神经元活动时能量代谢增加，而其能量代谢主要依赖于葡萄糖。在脑内存在2-DG时，神经元可不加区别地将2-DG与葡萄糖一起摄入细胞内，两者都是己糖激酶的底物。但2-DG在被磷酸化成2-DG-6-PO_4后，由于其第二碳原子上的羟基脱氧，2-DG-6-PO_4不能被磷酸己糖异构酶转化为果糖-6-PO_4而继续在糖酵解循环中代谢。2-DG-6-PO_4也不能被葡萄糖-6-磷酸脱氢酶作用而进入磷酸己糖旁路代谢。因此，2-DG-6-PO_4就在神经元内积聚，同位素的堆积程度反映了神经元的活动程度。该法利用此特点，在一定的实验条件下引起中枢神经某项功能系统活动增加的同时，将用^{14}C标记的2-DG注入体内。^{14}C即在活动的神经元内积聚，可用放射自显影的方法显示积聚的结果。神经元的各部分均需利用葡萄糖，但神经末梢在神经元兴奋时代谢率最高，因此2-DG法能更好地反映神经终末的功能状态。由于2-DG法不是基于轴浆运输原理，因此不受突触级数的限制，可以显示出特定条件下整个神经系活动的部位。此法的缺点是其解析度很低，仅约200 μm左右，而且试剂价格昂贵。

^3H-2-DG法是在^{14}C-2-DG法之后建立的，不同点是用^3H代替^{14}C。该法的优点是灵敏度较^{14}C-2-DG法高500倍，分辨率可达细胞水平。多采用放射自显影方法显示标记结果。

（二）*c-fos*（Fos）法

*c-fos*是一种原癌基因（proto-oncogene），属于即刻-早期基因（immediate-early gene）家族。在很多刺激条件下，通过不同的第二信使导致神经元内*c-fos*的表达增强，形成*fos* mRNA。由*fos* mRNA翻译成的Fos蛋白与另一即刻早期基因*c-jun*所产生的Jun蛋白构成二聚体，立即转移至细胞核内，调节其靶基因的表达，引起细胞的一系列反应。因此，即刻早期基因的产物常被视为第三信使。促使*c-fos*基因表达的机制尚不完全清楚，多种因素都可以引起*c-fos*表达；但有时即使某些神经元在功能上的确受到了刺激，也难以检查出Fos蛋白反应。可见*c-fos*表达的增加仅仅说明在特定条件下，有关神经元的活动发生了变化，而其活动的性质及结果可以是多种多样的。*c-fos*的反应很快，具体速度因不同刺激及不同神经元系而异。在神经元受刺激后，一般在30min以内胞体中的*fos* mRNA很快就积聚起来，甚至达到高峰，在1～2 h后恢复到正常水平。Fos蛋白的出现稍晚，1 h内出现明显反应，2 h的表达基本上达到高峰，但具体实验的最佳取材时间，需通过预实验确定。*c-fos* mRNA可用原位杂交法显示，Fos蛋白应用免疫组织化学法显示。由于Fos蛋白是在细胞核中积聚的，免疫组织化学法染出的仅为神经元的核。如需观察细胞形态，还应进行复染。仅有核染色有利于免疫组化双重染色，因为核染色和胞浆染色是互不干扰的。

由于引起*c-fos*反应的条件比较复杂，所以设立各种刺激条件及组织化学的对照就显得十分重要，对于阳性结果的解释应谨慎，对于阴性结果的分析尤其应注意。尽管目前对*c-fos*的认识不足，在解释结果上有一些陷阱，但其仍是一种非常方便、解析度很高（达到单个细胞水平）、有很好应用前景的方法。

（三）细胞色素氧化酶法

该法与2-DG法出现于同一时期。神经元线粒体内的细胞色素氧化酶（cytochrome oxidase）是提供神经元能量的重要酶。细胞色素氧化酶的水平与神经元能量需求密切相关，反映了神经元功能活动的相对程度。对于神经元来说维持膜电位是至关重要的，而该过程是需能的。细胞膜不断处于去极化、复极化的活动中，其能量需求也大。神经元不同部分细胞膜的活动不同，能量需求也不同。例如树突内线粒体多，细胞色素氧化酶活动性高。与 2-DG 法及 *c-fos* 法不同，细胞色素氧化酶的变化比较缓慢。因此，细胞色素氧化酶法所检出的是由某种慢性刺激所致细胞氧化活动维持相对稳定的一种状态。可以用酶组织化学、免疫组织化学或原位杂交组化等方法显示细胞色素氧化酶。

八、激光扫描共聚焦显微镜技术

光学显微镜作为细胞生物学的研究工具仅可分辨出小于其照明光源波长一半的细胞结构。随着光学、视频、计算机等技术飞速发展而诞生的激光扫描共聚焦显微镜（laser scanning confocal microscope，LSCM，简称共聚焦显微镜）有划时代的意义，使显微镜的分析能力有了质的飞跃，并且随着技术的不断发展和完善，超出了一般形态学观察的范畴，可用于功能学观察。

（一）基本原理

激光的特点为单色性好、相干性好。共聚焦显微镜的激光束经照明针孔由分光镜反射至物镜，并通过物镜聚焦于样品上，在 X-Y 面上逐行扫描。激发出的荧光经原入射光路直接返回，滤去激发光高峰以外部分，以除去或减轻同时被激发的荧光的混杂（bleed through），再通过探测针孔，经光电倍增管调节后输送到计算机。在这条光路中，只有在聚焦平面上的光才能穿过探测针孔，即所谓共聚焦，排除了切片中非焦平面的图像。因此，其所采取的图像仅为原切片的一薄层。这种功能称作光学切片（optic sectioning），其厚度决定于物镜的分辨率，用一般 40 倍物镜，其光学切片厚度约为 0.6 μm（作为参考，一个红血球的直径约为 6～8 μm）。移动 Z 轴做若干层 X-Y 扫描后，可利用计算机软件对图像进行叠加、三维重构或仅显示 Z 轴切面的图像。

LSCM 采用激光作光源，常用的激光为氦氖绿（543 nm）、氦氖红（633 nm）和氩离子激光（488 nm）。目前多选购多线氩离子激光（458 nm、488 nm、515 nm），还有其他激光可供选择，LSCM 的紫外光源附件特别昂贵，除特殊需要外一般不配置。作为替代常增加波长为 405 nm 的激光器。对 405 nm 激光的使用范围，厂家多仅说明可用于观察 DAPI（一种标记细胞核的荧光素）。其实它还可用于神经形态学研究常用的荧光金（FG），也可用于标记细胞核更常用的的荧光素 Hoechst。Hoechst 有几种型号，其中的 34580 型更适用于 405 nm 激光。

由于激光扫描共聚焦显微镜采用点扫描，样品暴露在激光下的时间极短，因此样品的荧光不易淬灭。

（二）激光扫描共聚焦显微镜的主要功能及其在神经科学研究中的应用

1. 荧光物质标记结构间的形态关系

图像的厚度对于分析不同荧光物质标记结构间的关系极为重要。例如，分析荧光标记的两种递质的关系，在普通荧光显微镜下观察一般切片时，如含有不同递质的两个细胞重叠在一起，则看似两种递质共存于一个细胞内，而共聚焦显微镜光学切片很薄，两个细胞重叠一起的可能性很小，很容易分辨每种递质的分布，因此共聚焦显微镜已成为递质共存研究的常规工具。值得注意的是，尽管在 0.6 μm 的光学切片上两个细胞重叠的可能性很小，但这种现象不是不可能的，譬如两个相邻的细胞各被切了一薄片，或两条神经纤维的重叠等，所以在分析结果时仍应加以注意。

2. 细胞间通讯研究

多细胞生物体中，细胞间相互影响和控制的生物学过程称为细胞间通讯。细胞之间有多种连接方式，其中缝隙连接是细胞间直接交通的渠道。相邻细胞膜的缝隙连接部位的亲水性通道允许小分子物质（如无机离子、糖、氨基酸等）双向流动，并与电生理反应和代谢变化偶联。LSCM 对细胞间通讯的研究可用于以下几个方面：①观察细胞间连接以及某些连接蛋白、粘附因子的变化，阐明细胞间通讯的形态学基础；②测量由细胞缝隙连接介导的分子转移；③测定某些因子对神经元间通讯的影响，如胞内 Ca^{2+}、pH 值、cAMP 水平对缝隙连接的调节；④用荧光漂白后恢复（FRAP）技术监测荧光标记分子通过缝隙连接的情况；⑤通过测定某些物质对神经元通讯的影响，寻找新的药物。

3. 免疫荧光定量定位测量

LSCM 借助免疫荧光标记方法，可对细胞内荧光标记的物质进行定量、定性、定位的监测。如需要检测细胞膜、细胞核、细胞质内 3 种不同的物质，采用 3 种不同荧光标记的抗体标记样品，在LSCM下对3个相应的部位进行观察和测量，对神经元进行全方位的定量分析。在作定量分析时，每次扫描的参数必须一致，并需要配备荧光负反馈系统和光电倍增管（PMT）增益控制系统。

4. 细胞内离子分析

使用针对不同细胞内离子的荧光探针能选择性地与特定离子结合，导致荧光探针的荧光强度发生变化，激发光和发射光的波峰偏移，因而能准确地区别结合态和游离态探针。由于荧光强度的变化与细胞内离子的浓度呈比例关系，所以在LSCM下测量荧光探针的荧光强度变化之后，再经过一定的校准步骤，即可计算出细胞内离子的浓度。LSCM可以准确地测定神经元内 Ca^{2+}、K^{+}、Na^{+}、Mg^{2+} 等离子的含量，用得较多的是 Ca^{2+} 的测定。Ca^{2+} 在细胞代谢反应中发挥第二信使的作用。神经系统的兴奋、神经元内外环境的变化或病理状态等因素均可使细胞代谢产生相应的反应，导致细胞内外的游离 Ca^{2+} 浓度发生移动，而胞内 Ca^{2+} 的周期性变化是细胞生理功能的体现。使用 Ca^{2+} 的荧光探针，如Fura-2、Fluo-3等，通过对钙振荡（calcium oscillation）与钙波（calcium wave）的监测记录，可以间接了解 Ca^{2+} 对刺激介质，如化学因子、生长因子、药物及各种激素的反应和作用，对揭示神经元活动的机制有重要意义。

5. 细胞膜流动性的测定

细胞膜荧光探针受到激发后，其发射光为偏振光，其光极性的改变依赖于荧光分子周围的膜流动性产生消偏振的性质，故极性测量可间接反映细胞膜的流动性。通过专用计算机软件，LSCM可对细胞膜流动性进行定量和定性分析。细胞膜流动性的测定在膜磷脂脂肪酸组成分析、药物效应和作用位点、温度反应测定等方面有重要作用。

6. 控制生物活性物质的作用方式

许多生物活性物质（神经递质、细胞内第二信使、核苷酸等）均可形成笼锁化合物。当处于笼锁（caged）状态时，其功能被封闭；一旦被特定波长的瞬间光照射，则因光活化而解笼锁（uncaged），恢复其原有活性和功能，从而在生物代谢过程中发挥作用。LSCM具有光活化测定功能，可以控制使笼锁化合物探针分解的瞬间光波长和照射时间，从而人为地控制多种生物活性物质发挥作用的时间和空间。

LSCM技术正在快速发展，将不断有更多新功能出现。

参考文献

综述

1. 李云庆. GFP基因重组病毒在神经解剖研究中的应用. 解剖学报，2002，33：307-311
2. Fay RA，Norgren R. Identification of rat brainstem multisynaptic connections to the oral motor nuclei using pseudorabies virus. Brain Res Rev，1997，25：255-275
3. 蔡文琴，王泊云. 实用免疫细胞化学与核酸分子杂交技术. 成都：四川科学技术出版社，1994
4. 鞠躬，饶志仁. 形态学方法. 韩济生主编：神经科学原理. 第二版. 北京：北京医科大学出版社，1999：8-26
5. 李楠，王凤翔，周春喜. 激光扫描共聚焦显微术. 北京：军事医学科学出版社，1997
6. 李继硕. 神经科学基础. 北京：高等教育出版社，2002
7. 朱长庚. 神经解剖学. 北京：人民卫生出版社，2002：3-128
8. Heimer L，Robards MJ. Neuroanatomical tract-tracing methods. 2nd ed，New York：Plenum，1990
9. Mesulam MM. Tracing connections with horseradish peroxidase. New York：John Wiley and Sons，1982
10. Polak JM，Van Noorden S. Immunocytochemistry：Modern methods and applications. Bristol：Wright，1986

原始文献

1. Coons AH，Kaplan MH. Localization of antigen in tissue cell. Ⅱ. Improvements in a method for the detection of antigen by means of fluorescent antibody. J Exp Med，1950，91：1-13
2. Ericson H，Blomqvist A. Tracing of neuronal connections with cholera toxin subunit B：Light and Electron microscopic immunohistochemistry using monoclonal antibodies. J Neurosci Methods，1988，24：225-235
3. Fort P，Luppi P-H，Sakai K，et al. Nuclei of origin of monoaminergic，peptidergic，and cholinergic afferents to the cat trigeminal motor nucleus：A double-labeling study with cholera-toxin as a retrograde tracer. J Comp Neurol，1990，301：262-275
4. Gerfen CR，Sawchenko PE. An anterograde neuroanatomical tracing method that shows the detailed mor-

phology of neurons, their axons and terminals: Immunohistochemical localization of an axonally transported plant lectin, Phaseolus vulgaris-leucoagglutinin PHA-L. Brain Res, 1984, 290: 219-238

5. Hsu SM, Raine L, Fanger H. Use of avidin-biotin-peroxidase (ABC) in immunoperoxidase techniques: a comparison between ABC and unlabeled antibody (PAP) procedures. J Histochem Cytochem, 1981, 29: 577-580
6. Kaneko T, Saeki K, Lee T, et al. Improved retrograde axonal transport and subsequent visualization of tetramethylrhodamine (TMR) -dextran amine by means of an acidic injection vehicle and antibodies against TMR. J Neurosci Methods, 1996, 65: 157-165
7. Katz LC, Iarovici DM. Green fluorescent latex microspheres: A new retrograde tracer. Neuroscience, 1990, 34: 511-520
8. Kristensson K, Olsson Y, Sjöstrand J. Axonal uptake and retrograde transport of exogenous proteins in the hypoglossal nerve. Brain Res, 1971, 32: 399-406
9. Kuypers HG, Catsman-Berrevoets CE, Pad RE. Retrograde axonal transport of fluorescent substances in the rat's forebrain. Neurosci Lett, 1977, 6: 127-135
10. Lasek R, Joseph BS, Whitlock DG. Evaluation of radioautographic neuroanatomical tracing method. Brain Res, 1968, 8: 319-336
11. LaVail JH, LaVail MM. Retrograde axonal transport in the central nervous system. Science, 1972, 176: 1416-1417
12. Mesulam MM. Tetramethyl benzidine for horseradish peroxidase neurohistochemistry: a non-carcinogenic blue reaction product with superior sensitivity for visualizing neural afferents and efferents. J Histochem Cytochem, 1978, 26: 106-117
13. Nance DM, Burns J. Fluorescent dextrans as sensitive anterograde neuroanatomical tracer: Applications and pitfalls. Brain Res Bull, 1990, 25: 139-145
14. Schmued LC, Fallon JH. Fluorogold: A new fluorescent retrograde axonal tracer with numerous unique properties. Brain Res, 1986, 377: 147-154
15. Shu SY, Ju G, Fan LZ. The glucose oxidase-DAB-nickel method in peroxidase histochemistry of the nervous system. Neurosci Lett, 1988, 85: 169-171
16. Yoon H, Enquist L, Dulac C. Olfactory inputs to hypothalamic neurons controlling reproduction and fertility. Cell, 2005, 123: 1-14

第三章　生理药理学方法

于龙川

一、脑立体定位 …………………………………… 33
二、脑内微量注射 ………………………………… 35
三、在体脑组织推挽灌流与微透析 ……………… 36
四、脑组织定点损毁 ……………………………… 40
五、神经细胞外微电泳 …………………………… 40
六、脊髓水平给药与灌流 ………………………… 42

在神经科学的研究中，生理学和药理学的实验方法得到广泛的应用。本章简要介绍一些常用的生理、药理学实验方法，包括脑立体定位方法、在体脑组织推挽灌流和微透析技术、脑内神经化学物质的检测、脑内定点刺激与损毁、细胞外微电泳药物、脑内定点给药、脊髓蛛网膜下腔内给药和灌流等方法。20 世纪 70 年代发展起来的脑组织微透析技术，以及脑内神经递质和神经肽的显示与测定等方法，在神经科学研究中发挥了重要的作用，大大推动了人类对神经系统功能的了解，本章也做简要的介绍。

一、脑立体定位

在神经科学的研究工作中常常需要对脑内某一个特定脑区或核团进行精确定位，然后采取某些处理措施，例如在这个脑区内进行微透析或注射药物，或记录这个脑区内的神经细胞的电活动，或定点损毁某一个特定脑区或核团等，然后观察神经细胞功能状态的变化或机体各种生理生化指标的变化。上述实验都需要使用脑区或核团定位的方法。本节简要介绍脑立体定位的基本原理和立体定位仪的使用方法。

（一）立体定位的原理

按照各种动物相应的脑立体定位图谱可以查找并确定脑内某一个特定脑区或核团的立体定位坐标。现在已经有多种动物的脑立体定位图谱，如大白鼠、兔、猫、豚鼠等的脑立体定位图谱。实验室常用的大鼠的脑立体定位图谱也有多个不同的版本。脑立体定位的基本原理大致一样，由彼此相互垂直的三个平面组成空间立体直角坐标系，按这一坐标系对脑内部的结构进行定位。在脑立体定位仪上按照一定的方法固定大鼠的头部，在这种情况下颅骨表面的一些解剖学标志与脑内各个结构的位置是相对固定的，从而可以以颅骨表面某些解剖学标志的坐标来确定脑内某一个脑区或核团的定位坐标。国外出版了许多不同的大鼠脑立体定位图谱，常用的有 Paxinos 和 Watson 编写的“The rat brain in stereotaxic coordinates”（1982，1986，1998），Pellegrino 等编写的“A stereotaxic atlas of the rat brain”（1979）等。国内常用的中文图谱有包新民和舒斯云编写的“大鼠的脑立体定位图谱”（1990）等。Paxinos 与 Watson 编写的大鼠脑立体定位图谱和包新民与舒斯云编写的图谱都是 Sprague Dawley 大鼠的脑立体定位图谱，图谱定位采用水平颅骨位，有耳间线和前囟中心两套立体定位坐标，有冠状和矢状两种切面，便于使用者学习和使用。

（二）立体定位仪的使用方法

大鼠等啮齿类动物的脑立体定位方法是通过耳杆和上颌固定器将其头部固定，然后参考颅骨表面的矢状缝、冠状缝、前囟中心（bregma）、人字缝尖（lamda）等解剖学标志（图 3－1），以确定脑内部结构的位置。

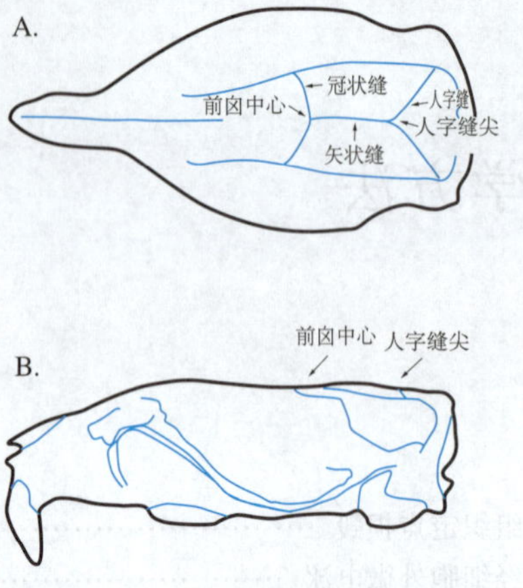

图 3-1 大鼠颅骨表面的解剖学标志

实验室常用啮齿类的脑立体定位仪，它的主要部件包括一个主框，一或两个电极移动架以及动物头部固定装置（图 3-2）。主框架为 U 形的方楞不锈钢制成，上面有可以沿主框架移动的电极移动架。电极移动架上有一组三维立体移动滑尺，可以左右、前后和上下定量地移动。通过这种三维立体移动滑尺的导向，参考图谱中某一脑区或核团的立体定位坐标，可以将电极准确地插到这个脑区或核团。

在实验中尽管所用大鼠的种系可能与图谱上用的不同，但只要体重相近，其头部和脑的差异并不太大。选用 200～350g 的 SD 大白鼠，用耳杆和上颌固定器将大鼠头部固定在脑立体定位仪上（图 3-2）。首先通过电极移动架上的针电极测定大鼠头部的矢状缝是否在正中线上，然后检测固定在立体定位仪上的大鼠头部是否左右对称。移动电极移动架使电极尖端位于前囟中心，然后向后移动电极移动架到人字缝尖，反复调节齿槽板使前囟中心和人字缝尖处于同一高度。下一步确定三维立体定位系统，通过前囟中心及人字缝尖与主框架平行的平面为标定平面，通过前囟中心与上述标定平面垂直的冠状平面为 APO 平面，因此前囟中心的立体定位坐标为 AP0、L0、H0。例如该图谱中伏核的定位坐标为 AP+1.7 mm，L 或 R1.8 mm，H7 mm 或 V7 mm（由颅骨面向下 7 mm）。其中：A，anterior to Bregma；P，posterior to Bregma；L or R，left or right to midline；H，high；V，ventral to the surface of skull（下同）。

由于各种脑立体定位图谱使用的定位方法不同，所使用的三维立体坐标也不同，而且有时同一个立体定位坐标在不同图谱中使用的名称还不同，所以实验者必须按照所参照的图谱上的方法固定大鼠头部和定位。Paxinos 与 Watson 以及包

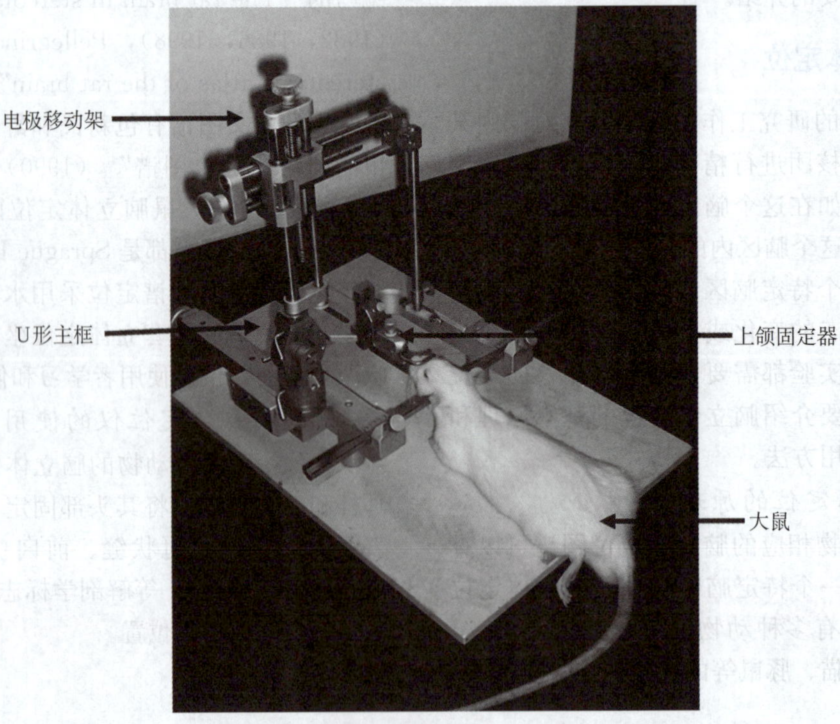

图 3-2 脑立体定位仪及其使用图示

新民与舒斯云编写的这两本大鼠脑立体定位图谱中使用了两种定位坐标，一种定位坐标是将前囟中心（Bregma，B）定为0，即B系统，从这点向前（又称嘴侧或头端）的冠状切面为B，或AP＋，而从这点向后（又称尾侧）的冠状切面为B－，或AP。另一种定位坐标是两耳间连线的中点为0，即A系统。还有一些图谱中将前囟向前的冠状切面称为AP＋，或A，而从这点向后的冠状切面称为AP－，或P。所以实验前必须仔细阅读所用脑立体定位图谱的说明。

脑立体定位仪应经常进行校正。在新安装、搬动或长期不使用等情况下必须进行校验后再使用，避免由于定位仪误差而导致实验结果出现误差。

二、脑内微量注射

在中枢神经系统内注射药物的实验方法主要包括脑室注射，脑组织内注射和脊髓蛛网膜下腔内注射。从实验持续的时间上可分为急性实验和慢性实验两种方式。在慢性实验中首先需要做脑内埋管手术，待动物从手术恢复后才能进行脑内注射药物的实验。本节以大鼠为例首先介绍脑内埋管及慢性注射药物的方法，然后介绍脑内定点急性注射药物的方法。

（一）脑内埋管和慢性注射药物

进行脑内埋管手术前要先查阅脑立体定位图谱，确定目标核团的立体定位坐标，根据立体定位坐标制做套管，然后进行脑内定点埋管手术。

1. 查阅脑立体定位图谱和制作脑内埋植的套管

脑立体定位图谱有许多种，按实验动物的种属分别有大鼠、家兔、豚鼠、猫等的脑立体定位图谱，同一种属内还有不同品系的区别，如Wistar大鼠和Sprague Dawley大鼠的脑立体定位图谱。在图谱中查找到目标核团的立体定位坐标，然后根据核团大小，选定注射点的位置。例如在Paxinos and Watson的大鼠图谱中伏核的立体定位坐标为：B 1.0～2.7 mm，L或R为1～3 mm，V为颅骨下5.5～7.5 mm（图3－3上图所示），可以选AP＋1.7 mm，L 1.8 mm，H 6 mm作为大鼠伏核的立体定位坐标（Paxinos and Watson，1998；Xiong and Yu，2006）。

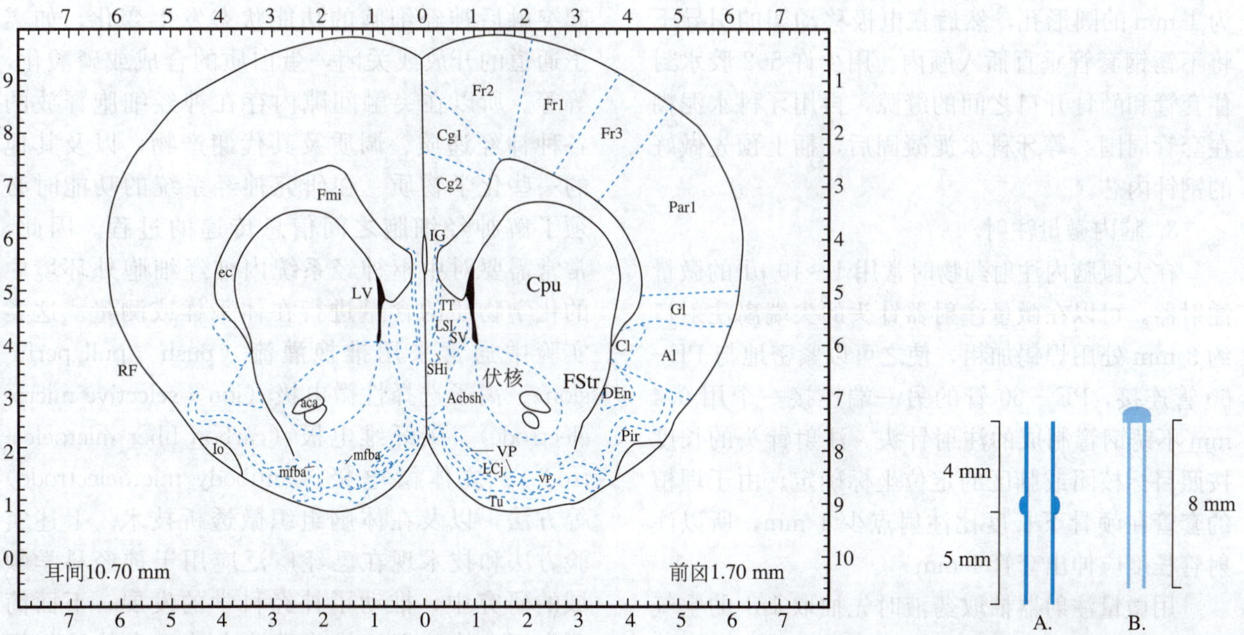

图3－3 大鼠脑立体定位图谱中伏核的立体定位坐标（Paxinos and Watson，1998）与埋植用的不锈钢套管（A）和套管的不锈钢内芯（B）的示意图

制做脑内埋植的套管时首先要确定套管的长度，根据目标核团的定位坐标和颅骨外套管的长度确定其总长度。通常套管需要露出颅骨外约4 mm以便用牙科水泥将其固定在颅骨上以及插注射针头。套管在颅内深度要比给药点的深度减少1～2 mm以防止注射药液顺套管回流。例如在大鼠伏核内给药点深度的定位坐标为 H 6 mm，则套管在颅骨下长度可为5 mm，即比注射点少1 mm，再加上颅骨外面的长度 4 mm，则套管的总长度为9 mm。为了避免脑组织感染，在埋植的套管中插入一个内芯。制成的套管及内芯见图3-3。

套管和内芯做好后可以浸泡在 75%的医用酒精中，等进行埋管手术时将其放入灭菌生理盐水中备用，在手术完成后将内芯插入到套管中。

2. 脑内埋植套管

大鼠腹腔注射戊巴比妥钠麻醉后将其头部固定在立体定位仪上。对大鼠头皮进行消毒后，纵向切开头皮，暴露颅骨，用生理盐水棉球或双氧水棉球清理颅骨顶部表面。调节门齿杆和耳杆，使颅骨顶部表面处于水平位置（图 3-1）。根据目标核团的立体定位坐标，确定在颅骨表面上钻孔的位置。用骨钻在这一标定点处钻一直径大约为1 mm 的圆形孔，然后在电极移动架的引导下将不锈钢套管垂直插入颅内。用少许 502 胶水封住套管和颅骨开口之间的缝隙，再用牙科水泥糊在套管周围。等牙科水泥凝固后，插上预先做好的钢针内芯。

3. 脑内微量注射

在大鼠脑内注射药物时常用 1～10 μl 的微量注射器。可以在微量注射器针头的尖端离注射口约 3 mm 处用焊锡加粗，使之可以紧密地与 PE-60 管连接，PE-60 管的另一端连接一个用 0.4 mm 不锈钢管制成的注射针头。注射针头的长度按照目标核团或脑区的定位坐标确定。由于埋植的套管在颅骨下长度比注射点少 1 mm，所以注射管长度应伸出套管 1 mm。

用微量注射器抽取药液时先抽取 1μl 的空气以形成一个气泡作为标志，然后再抽取适量药液。在注射药物的过程中要观察气泡是否向前移动，以确定药物是否注射到脑组织内。一般说来，脑组织内注射时药物的体积为 0.1～0.5μl，最多不超过 1μl，注射时间不少于 1min。

4. 检查药物的注射部位

在全部实验结束后，向目标核团内注射 0.1 μl染料或墨水，然后用过量的麻醉药将大鼠处死，取鼠脑冷冻后进行厚切片，观察注射点是否位于目标核团内，剔除注射点位于目标核团外的实验动物的数据。

（二）脑内急性注射药物的方法

脑内注射药物的急性实验是在立体定位仪上完成的。动物的手术过程如前所述，按照大鼠脑立体定位图谱，将固定在电极移动架上的微量注射器针头按照目标核团的坐标垂直插入脑组织中，进行微量注射。药物注射后停留数分钟再取出注射针，然后进行后续的实验。

三、在体脑组织推挽灌流与微透析

中枢神经系统内神经细胞之间通过突触（synapse）进行信息的传递。在哺乳动物的中枢神经系统内，几乎所有的突触均为化学性突触。当动作电位到达突触前末梢时，突触前膜去极化，Ca^{2+}内流，引起突触前膜内神经递质的释放，神经递质进入突触间隙后，通过扩散到达突触后膜，与位于突触后膜上的受体结合，引起突触后神经细胞的功能状态发生变化，如离子通道的开放或关闭，蛋白质的合成或磷酸化，等等。所以在突触间隙内存在神经细胞释放的各种神经递质、调质及其代谢产物，以及其他的一些化学物质。在研究神经系统的功能时必须了解神经细胞之间信息传递的过程。因此，常常需要对中枢神经系统内神经细胞外环境中的化学物质的含量进行在体采样或测量。这类实验中通常采用推挽灌流（push-pull perfusion）、离子选择性微电极（ion-selective microelectrode）、碳纤维电极（carbon fiber microelectrode）、抗体微电极（antibody microelectrode）等方法，以及在体脑组织微透析技术。上述实验方法和技术现在已经广泛应用于神经科学领域的研究中，推动了神经科学的发展。下面简要介绍在体脑组织推挽灌流方法和在体脑组织微透析技术，以及常用的几种测定灌流液中神经化学物质的方法。

（一）脑组织推挽灌流

在体脑组织推挽灌流是一种采集特定脑区

或核团内的神经细胞外液中所含有的神经化学物质的方法。实验装置由三部分组成：灌流液泵和进液系统、灌流探头、灌流液收集系统。实验仪器装置图如图 3－4 所示。

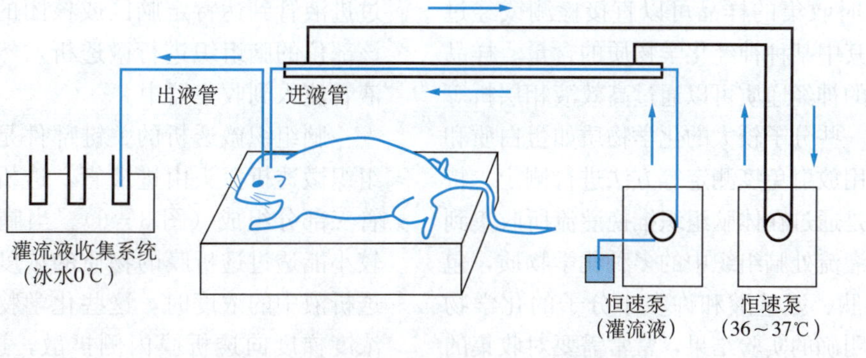

图 3－4　大鼠脑内推挽灌流实验装置图示

灌流液泵和进液系统由一个恒速泵和进液管组成。灌流液在恒速泵的推动下通过进液管进入到灌流探头内。灌流液通常为人工脑脊液。为减轻对脑组织的刺激，灌流时灌流液通常维持在 36～37℃。通常在进液管外套一根粗管，粗管内有循环加热的液体以使进液管中的灌流液温度维持在这一水平。

灌流探头有多种形式，图 3－5 所示为并列式和同心式推挽灌流探头。并列式推挽灌流探头结构较简单（图 3－5A），但对脑组织损伤较大。同心式推挽灌流探头对脑组织损伤较小（图 3－5B），是目前国内外常用的灌流探头。目前市场上已有微型的推挽灌流装置出售，其探头直径小于 1 毫米，灌流速度为每分钟微升级，从而显著减轻了对脑组织的损伤。

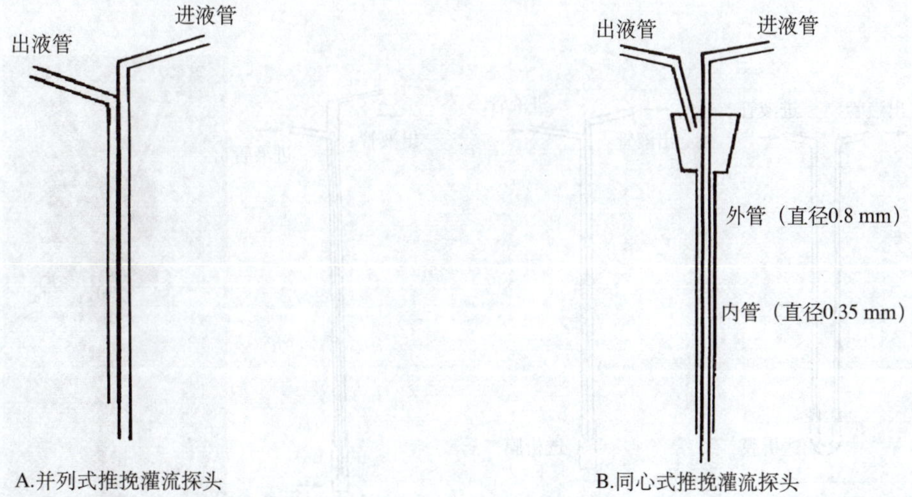

图 3－5　推挽灌流探头

灌流液收集系统由出液管和收集器组成。为了避免样品中一些神经化学物质在室温下降解从而影响实验结果的准确性，常常在出液管外套一根粗管，粗管内有循环使用的 0～4℃的液体以降低出液管中的灌流液温度。

当需要进行脑组织灌流时，在立体定位仪三维电极移动架的引导下将灌流探头插入特定脑区或核团，在灌流泵的推动下灌流液通过进液管到达特定脑区或核团的脑组织，持续对该部位的脑组织灌流。然后灌流液进入到出液管中，再流入到收集器中。

脑内灌流时收集的样品可以直接检测或经过处理后再检测其中某种神经化学物质的含量。样品中一些小分子的神经递质可以通过高效液相层析等进行测定，而一些分子较大的化学物质如蛋白质和多肽则可以应用放射免疫测定等方法进行测定。特别需要注意的是通过在体脑组织推挽灌流所收集到的样品中含有灌流处脑组织中的多种化学物质，包括蛋白质、多肽、氨基酸和许多小分子的化学物质。为了得到明确的实验结果，常常需要对收集的灌流液进行预处理，如加热、浓缩等。

（二）脑内微透析

进行脑组织推挽灌流时常常遇到两个问题：一是脑组织推挽灌流可能造成灌流部位脑组织的损伤；二是脑组织所释放的各种化学物质，包括各种蛋白质、多肽、氨基酸和小分子的化学物质均可进入灌流液中，为测定灌流液中的特定神经化学物质带来干扰。为了避免上述问题，发展起来一种新的脑组织灌流技术，即脑组织微透析方法。

1. 微透析的原理

当需要进行脑组织微透析实验时，在立体定位仪三维电极移动架的引导下将微透析探头插入特定脑区或核团，在微透析泵的推动下透析液通过进液管到达特定脑区或核团的脑组织，持续对该部位的脑组织进行微透析，然后透析液通过出液管流入到收集器中。

脑组织微透析的关键部件是微透析探头。脑组织微透析探头由进液管，透析膜（管）和出液管三部分组成（图 3-6）。当脑组织中某些分子较小能透过透析膜的物质的浓度高于透析膜内侧透析液中的浓度时，这些化学物质的分子就会顺浓度梯度向透析膜内侧扩散，进入到透析液中，然后随之流出透析探头，样品收集后可以直接或经一些预处理后再检测其中某种神经化学物质的含量。脑内微透析时可以选用通透性不同的透析膜，以选择性地允许分子量在某一范围内（小于透析膜孔径）的化学物质通过透析膜进入灌流液中。所以，脑内微透析所能监测的神经化学物质主要是一些分子较小的神经递质和较小的神经肽，当需要检测一些分子较大的神经化学物质如蛋白质和多肽时，因为这些大分子的化学物质不能通过透析膜所以不能通过脑组织微透析方法进行检测。

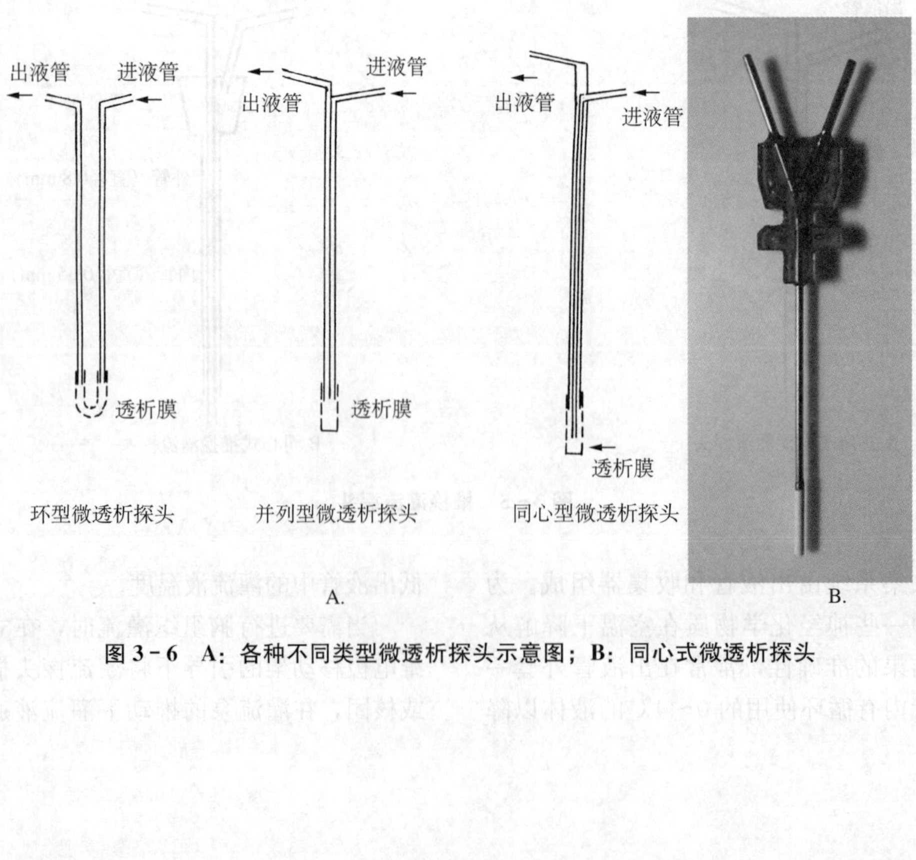

A.　　　B.

图 3-6　A：各种不同类型微透析探头示意图；B：同心式微透析探头

2. 微透析探头

在体微透析探头一般有两类：水平式和垂直式。水平式微透析探头是由入液管、透析膜和出液管以串行的方式连接，而垂直式微透析探头是入液管、透析膜和出液管以并行的方式连接（图3-6）。水平式探头通过横穿脑植入脑内，简便易行，但对脑组织的损伤较大，很少应用。垂直式在体微透析探头分为环型、并列型和同心型三种（图3-6）。环型微透析探头的尖端由环状透析膜构成，内部衬以金属细丝防止变形。这种形式的微透析探头制作简单，有效透析部位较大，但因探头直径较大所以对组织的损伤也大。并列式微透析探头类似于在并列式推挽灌流管尖端套上一个透析管，透析管的另一端封闭。这种探头的直径较小，对脑组织的损伤较小，但是制做难度较大。同心式微透析探头与同心式推挽灌流探头结构基本相同，只是在灌流管粗管尖端套上一个一端封闭的微透析管。同心式微透析探头是目前应用比较广泛的一种，可以自制，也可以从仪器公司定购。

3. 脑内微透析实验中的一些注意事项

脑内微透析实验所使用的透析液为人工脑脊液，透析的速度一般为0.1～10 μl/min。提高透析液的流速并不一定能够增加物质的跨膜透析量，透析速度过大时还可能增加透析处脑组织的损伤。透析样品的采集一般在透析开始后30～60min开始，这时透析液中的神经化学物质的回收率趋于稳定。

微透析方法特别适用于测定脑内那些分子较小、含量极低的神经化学物质，如去甲肾上腺素、多巴胺、脑啡肽等。理论上小分子的肽应该能被检出，但对于含碱性氨基酸较多的肽（如强啡肽），因其容易附着在透析膜上，透析效率往往较低。另外，在慢性实验中，埋植的微透析探头需要在脑组织内存在较长时间，常常引起探头周围的组织增生，从而导致微透析的效率降低。此外，在分析脑内微透析实验结果时应注意，所得实验结果表示的仅仅是信息传递过程中神经末梢释放到突触间隙的神经递质浓度的平均变化，这是以分钟或小时为单位时间的变化，目前尚不能直接检测突触间隙神经递质浓度的瞬时变化。

在体微透析既可以通过透析膜收集脑组织中的神经化学物质，还可以将某些分子较小的试剂或药物加到透析液中，这些试剂或药物就可以通过透析膜进入到透析部位的脑组织中。所以这是一种结合了脑组织定点给药和透析的实验方法。

（三）脑内神经化学物质的检测

1. 离体标本生物测定（bioassay）

离体标本生物测定是生理学和药理学研究中常用的一种方法，可以测定透析液、灌流液或组织提取液中某种神经化学物质的含量和作用，以及检测药物的效价和浓度等。离体标本生物测定方法具有以下突出特点：①灵敏度很高，例如用水蛭背肌标本测量乙酰胆碱含量时其灵敏度可以达到 10^{-10}～10^{-9} g 水平；②所用的仪器简易，如测量肌肉收缩的幅度所用的是普通的常规生理仪器，包括张力换能器、生理记录仪等。

神经生物学中常用的离体标本有豚鼠回肠、小鼠或大鼠输精管、家兔输精管、水蛭背肌、蛙腹直肌等。水蛭背肌富含乙酰胆碱受体，可以用来检测样品中是否含有乙酰胆碱以及所含乙酰胆碱的浓度。当用毒扁豆碱处理水蛭背肌标本后，水蛭背肌标本对乙酰胆碱反应的灵敏度明显提高，即使样品中乙酰胆碱的含量在 10^{-10}～10^{-8} M 的低浓度水平也能引起水蛭背肌标本的明显收缩。

豚鼠回肠平滑肌含有大量的 μ 阿片受体和少量 κ 阿片受体，小鼠输精管富含 δ 阿片受体以及少量的 μ 和 κ 阿片受体，大鼠输精管富含 μ 和 δ 阿片受体，家兔输精管含有大量的 κ 阿片受体。以上几种离体生物标本可以用来检测样品中阿片类物质的含量。

2. 放射免疫测定

1960 年 Yalow 等建立了一种应用放射性同位素测定蛋白质和多肽的方法。这种方法的原理是利用放射性同位素标记的抗原与样品中含有的同种抗原竞争与相应抗体的特异性结合，从而测定样品中抗原含有量。Yalow 等利用胰岛素抗体和放射性同位素标记的胰岛素为试剂，应用放射免疫测定方法第一次对血浆中的胰岛素的进行了测定。放射免疫测定方法的特异性强，灵敏度可以达到 10^{-12}～10^{-9} g/ml（pg～ng/ml）水平，是测定蛋白质、多肽等神经化学物质的一种快速灵敏的方法。

3. 反相高效液相层析（RP-HPLC）

反相高效液相层析（reversed phase HPLC，RP-HPLC）是分离检测化学物质的一种常用方法，常常与脑内微透析联合使用，以检测透析样品中神经化学物质的含量或浓度。脑组织灌流液或透析液中的多肽、氨基酸以及单胺类神经递质，不论是否带电荷、带电荷的正负以及带电荷的量，都可以应用反相高效液相层析进行检测。

除了以上几种检测方法外，毛细管电泳和质谱分析等一些技术也可以检测脑组织透析液中的某些化学物质。在检测透析液中的氨基酸类时，可以应用灵敏度更高的结合激光诱发荧光的毛细管电泳（capillary electrophoresis with laser induced fluorescence detection，CE-LIF）进行检测。在检测透析液中的某些神经肽如脑啡肽时，可以应用质谱分析进行检测。

四、脑组织定点损毁

（一）物理性损毁

物理性损毁分为机械性（切除局部脑组织或切断某一神经通路）、高温性射频损伤（radiofrequency lesion）与微波损伤以及电解损毁。

电解损毁特定的脑区或核团的方法是在脑立体定位上将金属电极插到特定的脑区或核团，按照需要损毁组织的大小通以毫安级阳极电流（一般为数毫安到数十毫安），通电时间约为数秒到数十秒。实验结束后通过组织学方法检测电解损毁部位的范围。

（二）化学损毁

化学损毁法是通过脑立体定位仪，将微量注射器插到特定的脑区或核团内注射某些神经毒剂，引起局部组织内神经细胞或神经纤维的坏死。

神经组织化学损毁时常用的神经毒剂有兴奋性神经毒性氨基酸，如海人酸（kainic acid）、鹅膏蕈氨酸（ibotemic acid）、使君子酸（quisqualic acid）等，它们都是兴奋性氨基酸受体的激动剂，属于非选择性化学损毁剂。向出生后的幼鼠特定脑区或核团内注射兴奋性神经毒性氨基酸，引起神经细胞长时间过度兴奋，从而导致该脑区或核团内的神经细胞死亡。兴奋性神经毒性氨基酸对神经细胞的损毁没有选择性，对各种神经细胞均有损伤作用，这是一种常用的非选择性化学损毁神经细胞的方法。

单胺类毒剂是一种选择性化学损毁剂，这类毒剂能够选择性损毁单胺类能神经纤维，所以也称为神经末梢化学切断剂。单胺类毒剂是在20世纪60年代发展起来的，常用的有6-羟基多巴胺（6-hydroxydopamine，6-OH-DA）、6-羟基多巴、5，6-双羟色胺等。

在中枢神经系统内6-羟多巴胺选择性损毁单胺能神经纤维，主要损毁单胺能神经纤维末梢，而对单胺能神经细胞胞体的影响较小。6-羟基多巴胺能够选择性损毁单胺能神经纤维，包括去甲肾上腺素能神经纤维、肾上腺素能神经纤维、多巴胺能神经纤维。这种损伤的选择性较高，对乙酰胆碱能和5-羟色胺能纤维的损伤很小。关于6-羟多巴胺引起单胺能神经纤维损毁的机制尚不很明了，可能是6-羟多巴胺被摄入到单胺能神经纤维内，发生氧化作用产生有毒物质，导致神经纤维的坏死。

近年来发展起来一种免疫毒素损毁神经细胞的方法。例如利用免疫毒素192-IgG saporin选择性地损毁基底前脑的胆碱能神经细胞，引起大鼠的学习记忆能力明显下降。但是，应用上述毁损方法建立的动物模型，虽然其学习记忆的能力明显下降，但并不一定同时出现老年性痴呆患者的其他的典型病理学改变，如出现老年斑等。

五、神经细胞外微电泳

（一）多管微电泳的原理

神经元在兴奋时其细胞膜电位出现脉冲性的变化，称为动作电位或神经放电。通过微电极可以在细胞外记录到神经细胞的放电活动。多管微电泳方法建立于20世纪50—60年代，是在单管玻璃微电极记录神经细胞放电活动的方法上发展起来的一种药理学方法，即在应用多管微电的中心电极记录神经细胞放电活动的同时，通过一定强度的电流将中心电极周围的其他玻璃微电极中的药物以分子或离子的形式电泳到所记录的神经细胞附近，对所记录的神经细胞施加药物，然后观察所记录的神经细胞功能状态的变化。多管微电泳方法具有三大特点。第一，与离体实验相比，应用这种方法得到的实验结果能够提供整体条件下目标细胞功能状态的信息。第二，药物的作用范围很小，可以精确定位到一个或几个细胞的反应，所以用来研究药物对单个神经细胞的直接作用。第三，可以通过改变微电泳电流的大小来调节所施加药物的量。尽管多管微电泳药物的剂量不能非常精确，但是这种极微量的给药方法是生理学和药理学的其他给药方法难以达到的。

应用多管微电泳方法可以直接对所记录的神经细胞施加多种受体的激动剂或拮抗剂，确定该神经细胞膜上是否存在这种受体，激活或阻断这种受体引起神经细胞发生兴奋还是抑制。另外，在记录神经细胞放电活动的同时，应用多管微电泳的技术还可以研究信息的跨膜传导通路。将跨膜信号传导通路中某些关键因子如 G-蛋白、第二信使等的激动剂或抑制剂通过微电泳方法施加到记录的神经细胞处，药物透过细胞膜进入到细胞内，就能阻断或加强跨膜信号传导，改变所记录的神经细胞的功能状态，从而研究受体激活后的信号传导通路。

（二）多管微电极的制做与灌注

1. 多管玻璃微电极的制备

多管玻璃微电极由多根玻璃管组成，通常有 3 管、5 管和 7 管等几种（图 3-7）。可以自行拉制，也可购买多管玻璃微电极毛胚再进一步拉制。

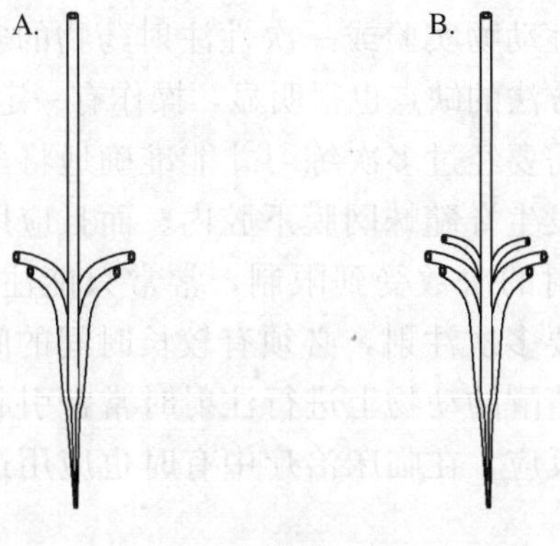

图 3-7　多管玻璃微电极

A. 五管玻璃微电极；B. 七管玻璃微电极

2. 多管玻璃微电极的灌注和电极阻抗的测量

电极溶液的灌注可以在实验前几个小时或十几个小时进行。灌注了电极液的多管玻璃微电极放置的时间不应太久，以防止电极液在电极尖端结晶。多管玻璃微电极中心记录管和对照管（电流平衡管）的灌充方法如下：用 1 ml 的注射器，其针头连接一段拉细的塑料管，吸入一定量的 2 M NaCl 溶液，将塑料管尖端伸入到中心记录管和电流平衡管内，慢慢注射直至电极内充满溶液。许多药物如乙酰胆碱、去甲肾上腺素、多巴胺等可以按照实验要求配成溶液直接灌注电极。有些化学物质的溶液需要通过调节其 pH 值使之产生最佳离子化，成为合适的电极液以便于进行微电泳给药。

灌注后的多管玻璃微电极需要测量中心记录管的阻抗。将灌注后的微电极尖端浸入 2 M 的 NaCl 溶液中，将万用电表的两个接头，一个与用银丝制成的针形电极连接，插到微电极内的溶液中，一个与银片连接，浸在 2M 的 NaCl 溶液中。接通后万用电表上的读数就是微电极的电阻数。多管玻璃微电极记录管的阻抗一般以 2～20MΩ 为宜。

（三）神经细胞外微电泳给药

1. 药物的微电泳

神经细胞外微电泳给药的实验装置见图 3-8。多管玻璃微电极除了中心记录管用于记录神经元的放电活动外，其他各个管均可灌充药物。实验中通过操纵微电泳仪上的控制键，迅速接通或改变通过这根管的电流方向，并按照实验的要求调节施加到该加药管的电流强度，促使药物的分子或离子在电场力的作用下泳出微电极进入到细胞间隙中。实验中常常通过改变电流的大小来调节多管微电泳施加到细胞外的药物剂量。

2. 滞流电流的施加和电流平衡管的应用

在应用多管微电泳的实验中，多管微电极的各给药管中分别灌注了含有药物的溶液。由于浓度的差异，即使未施加电泳电流，电极液中的药物也会在浓度差的推动下向电极周围的神经组织扩散，作用于神经细胞后就会引起某些效应而对实验结果造成影响。为了避免这种药物泄漏的影响，在应用多管玻璃微电极记录神经细胞放电信号以及微电泳药物时，需要在各给药管中分别施加并维持一个 5～10 nA 的滞流电流，以防止药物的泄漏。可以按照欧姆定律计算滞流电流的大小，即施加的电压除以电极电阻，就可得到滞流电流的数值，一般约在 5～20 nA。

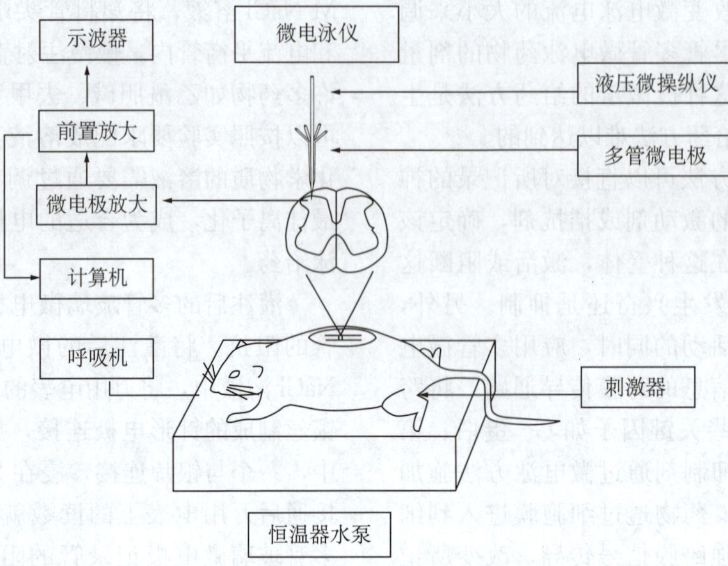

图 3-8 细胞外微电泳药物实验装置图

在实验中还要注意多管微电泳中除记录管与给药管外，还应有一根作为电流平衡管。在电流平衡管内灌注 2M 的 NaCl 溶液，它的作用主要是在微电泳药物时作为给药管的对照，同时它还有保持电极周围的神经组织的电学中性的作用。

3. 微电泳部位的组织学定位

由于多管微电泳方法是通过一定的电流将药物的分子或离子电泳到记录的神经细胞附近，因此可以在实验中通过中心记录管施加染料以确定药物的作用部位。用 2 M 的 NaCl 溶液配制 2%的 1M 快绿作为电极液灌充到记录管中，在记录一个神经细胞放电活动结束时，通过中心记录管施加 5～10 nA 的电流进行电泳，持续约 20～30min，然后取出记录部位的神经组织，放进多聚甲醛溶液中固定 12～24h，再依次放入梯度酒精（过夜），二甲苯（1～2h）脱水，浸蜡后包埋，做连续切片，然后用苏木精-伊红染色，观察记录点位置。

在脊髓背角也可应用多管微电泳进行实验，全部实验装置见图 3-8。

六、脊髓水平给药与灌流

在生理学和药理学实验中常常需要研究药物在脊髓水平的作用及其作用机制，所以建立了多种脊髓水平给药的方法。在临床治疗中常常也使用一些类似的脊髓水平给药方法，其中有的是在动物脊髓水平给药方法的基础上发展起来的。

在腰部穿刺注射药物是一种常用的脊髓水平给药方法，这种给药方法简单快速，可以在麻醉或清醒的动物（大鼠、小鼠、狗等）上进行，在蛙或蟾蜍实验中也可进行。这种给药方法尤其适用于急性动物实验或一次性注射药物的实验。这种注射方法的缺点也很明显，操作有一定的难度，初学者需要经过多次练习才能准确地将药物注射到动物发生脊髓蛛网膜下腔内。而且应用这种方法时注射的次数受到限制，常常只能注射一次，如果需要多次注射，必须有较长时间的间隔。另外，在清醒的动物上进行注射时常常引起动物发生应激反应。在临床治疗中有时也应用这种注射方法。

如果需要在动物的脊髓蛛网膜下腔内多次给药，常常应用脊髓蛛网膜下腔埋植套管的方法。这种方法是 Yaksh 在 1976 年建立的。在大鼠的脊髓蛛网膜下腔内植入柔软无毒的细导管（PE-10），将微量药物沿导管注射到指定的脊髓阶段，药物就会随脑脊液扩散到该部位的脊髓组织中去，从而观察药物在脊髓水平的作用并研究其作用的机制。这种给药方法的优点之一就是在实验中可以经导管多次给药。这种方法还可以在一次实验中反复多次给药，例如先给受体的激动剂，再给受体的拮抗剂等，这是腰部穿刺注射药物的方法做不到的。其缺点一是需要通过手术埋管，术后需要数天的恢复期；二是插管过程中易引起脊髓组织的损伤。所以在实验结束后应对每一只动物进行解剖，确定套管的位置以及对脊髓的损伤情况。这种慢性给药方法，在神经生理学和神经药理学的研究中得到广泛的应用，正如 2003 年 Fairbanks 的评述中所讲到的，这种给药方法从动物实验推广的临床治疗，在脊髓蛛网膜下腔内埋管和慢性注射药物如吗啡等阿片类或 α_2 受体激动剂等已经是临床治疗慢性痛的最常用的方法之一。

本节主要以大鼠脊髓蛛网膜下腔埋植导管和注射药物为例，说明脊髓蛛网膜下腔给药的方法，然后简单介绍脊髓灌流的方法。

（一）脊髓蛛网膜下腔内埋管

1. PE-10 管的预处理

在大鼠脊髓蛛网膜下腔内埋植的导管是 PE-10 管（polyethylene-10）。PE-10 管的外径为 0.61 mm，内径为 0.28 mm。PE-10 管选取的长度应按照实验目的不同而有所区别。例如从大鼠的枕骨大孔到脊髓腰膨大部位的长度约为7.5 cm，PE-10 管在体外应留下一段以连接微量注射器，所以应该截取一段长度为 12.5～13.5 cm 的 PE-10 管。由于购买的 PE-10 管处于弯曲状态而影响插管，所以常常需要将 PE-10 管烫直。可用两把在钳部缠有胶布的止血钳夹住 PE-10 管的两侧，将其置入盛有热水的烧杯中浸烫数秒钟迅速取出并拉直，然后立即用冷水降温。

剪取一小片封口膜（约 3mm×60 mm），沿长轴拉开，在 PE-10 管的 7.5 cm 处缠绕，由于韧性使封口膜变薄并且具有粘性，在 PE-10 管的 7.5 cm 处缠绕成一个宽度约 3～5 mm 的小结。封口膜一定要缠紧（图 3-9A）。因为这个小结是将 PE-10 管固定到组织中的关键部位，如果这个小结没有紧紧粘在 PE-10 管上，注射药物过程中 PE-10 管可能会从脊髓蛛网膜下腔内脱出，实验将无法正常进行。

近年来国外的公司生产一种新的比 PE-10 管更细的大鼠用脊髓蛛网膜下腔埋植的导管，称为 CS-1 intrathecal catheter system32G，如图 3-9B所示。这种导管由两部分组成，植入脊髓蛛网膜下腔的是一根很细的导管，其外径为

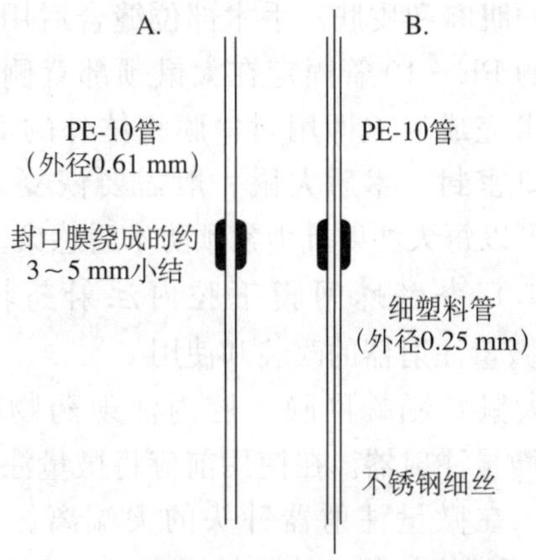

图 3-9　大鼠脊髓蛛网膜下腔埋植的 PE-10 导管（A）和一种新的大鼠用脊髓蛛网膜下腔埋植用的导管（CS-1 intrathecal catheter system，B）

0.25 mm，内径为 0.12 mm，中间有一根不锈钢丝，其目的是为了加强这根非常细的导管的强度，以便能够顺利地将它插入到大鼠的脊髓蛛网膜下腔内。这根不锈钢丝在埋管手术完成后立即抽出。这种导管的另一部分为 PE-10 管，这是留在枕骨大孔外的。这种导管已经过消毒处理，打开包装即可使用，它主要特点就是很容易插到大鼠的脊髓蛛网膜下腔内，而且对脊髓的损伤很小，只是价格较高。

2. 脊髓蛛网膜下腔埋管

在大鼠腹腔内注射戊巴比妥钠麻醉，常规消毒后剪去手术部位的毛发，沿大鼠两耳尖连线的中点垂直线切开皮肤，正中切开肌肉，纵向分离肌肉，充分暴露枕骨大孔。用手术刀尖或弯头注射针头在枕骨大孔硬膜中部轻轻划开一小口，清亮透明的脑脊液就会迅速涌出。

手术前用 75%的酒精浸泡 PE-10 管，插管时用生理盐水将其冲洗干净并将 PE-10 管内充满生理盐水。使大鼠头部向下倾斜，沿着脊髓尾侧的方向把充满生理盐水的 PE-10 管缓缓从枕骨大孔开口处插入到脊髓蛛网膜下腔内。边插边观察大鼠肢体的反应，将 PE-10 管一直插到封口膜形成的小结处。插管过程中如果大鼠的肢体出现颤动，说明 PE-10 管已经插入到脊髓的组织中，必须立即退出，然后重新插管。插管完成后立即进行缝合并固定导管，注意在缝合底层肌肉后用缝合线将 PE-10 管固定在肌肉上，再缝

合上层的肌肉和皮肤。手术部位缝合后用缝合线将露出的 PE-10 管固定在大鼠颈部背侧的皮肤上。手术完成后立即用封口膜将体外的 PE-10 管的管口密封。术后大鼠一般需要恢复 3～5d，这期间可以每天注射抗生素预防术后感染。

（二）脊髓蛛网膜下腔内注射药物

1. 微量注射器的改装和使用

在大鼠脊髓蛛网膜下腔内注射药物时常用 50 μl的微量注射器。在使用前应将微量注射器进行改造，在微量注射器针头的尖端离注射口约 3 mm处用焊锡加粗，使能够紧密地与 PE-60 管连接。截取一段长度为 20～30 cm 的 PE-60 管，一端与微量注射器针头连接，另一端与一个外径为 0.35 mm 不锈钢管制成的注射针头连接，针头的长度约为 1 cm 左右。这个注射针头连接 PE-60管的一端也用焊锡加粗，以便能够与 PE-60 管紧密地连接。在进行脊髓蛛网膜下腔注射时将注射针头与大鼠埋植的 PE-10 管连接。

在抽取药液前必须检查整个注射系统是否漏液。特别需要强调的一点是整个注射系统要用蒸馏水灌注，不能用生理盐水灌注，因为生理盐水中的水分蒸发后会出现 NaCl 结晶，引起微量注射器的针栓堵塞，导致微量注射器无法使用。

为了便于观察药物是否顺利地注射到蛛网膜下腔内，在抽取药液前通常先抽取 2～3μl 的空气，这样就可以在塑料管中形成一个气泡作为标志，在注射药物的过程中应观察气泡是否向前移动，以确定药物是否顺利地注射到蛛网膜下腔内。

2. 脊髓蛛网膜下腔内注射药物

在脊髓蛛网膜下腔内注射药物的体积一般为 5 或 10μl。用微量注射器抽取药液前应先用蒸馏水排除 PE-60 管内的空气。在抽取药液时应先抽取少量空气形成气泡作为标志，再抽取 10 μl 的生理盐水，最后抽 10 μl（或 5 μl）的药物，然后将不锈钢针头插进 PE-10 管。注射时先将 10 μl（或 5 μl）药物缓缓注射到蛛网膜下腔，继续推动针栓使后续的 10 μl 生理盐水冲刷 PE-10 管内的药液，使之全部进入脊髓蛛网膜下腔内。整个注射过程持续约 1 min。

3. 注射部位的确定

全部实验结束后，为了鉴定注射位点，可在蛛网膜下腔内注射 0.1μl 染料或墨水。然后处死动物，解剖后观察脊髓腰膨大部位染料渗透情况，从而确定药物在脊髓扩散的范围。初学者有时会将 PE-10 管插到脊髓内部，所以实验结束后应一一解剖实验所用的大鼠，剔除 PE-10 管插到脊髓内部或注射部位不正确的动物的实验数据。

（三）脊髓蛛网膜下腔内灌流

许多实验需要在脊髓的不同节段采集脑脊液，以检测在某些病理条件下或不同处理后脑脊液中某些神经化学物质的含量及变化。可以按照实验的目的和要求，采用在不同节段脊髓蛛网膜下腔内灌流，然后应用高压液相色谱或放射免疫测定等方法检测灌流液中这些神经化学物质的含量和变化。

本文以大鼠为例介绍在蛛网膜下腔内灌流的方法。手术过程详见本节脊髓蛛网膜下腔埋管的内容。首先向大鼠脊髓蛛网膜下腔插入一根 PE-10 管作为灌流的入液管，然后向大鼠脊髓蛛网膜下腔再插入一根 PE-50 管作为灌流的出液管。入液管和出液管的长度按照实验需要在脊髓哪些节段灌流而定，例如实验将在脊髓 L3～L5 处灌流，PE-10 管总长度可在 13 cm 左右，PE-50 的总长度为 7～8 cm。灌流泵联接 PE-10 管将灌流液推入到脊髓蛛网膜下腔冲洗脊髓，然后通过 PE-50 管将灌流液由脊髓蛛网膜下腔导出体外，收集待检测。

参考文献

综述

1. 韩济生主编. 神经科学原理. 北京：北京医科大学出版社，1997：7-92
2. 包新民，舒斯云. 大鼠的脑立体定位图谱. 北京：人民卫生出版社，1991：1-137
3. Benveniste H. Brain microdialysis. J Neurochem，1989，52：1667-1679
4. Fairbanks CA. Spinal delivery of analgesics in experimental models of pain and analgesia. Advanced Drug Delivery Reviews，2003，55：1007-1041
5. Hammarlund-Udenaes M. The use of microdialysis in CNS drug delivery study. Pharmacokinetic perspectives and results with analgesics and antiepileptics. Advanced Drug Delivery Reviews，2000，45：283-294
6. Paxinos G，Watson C. The rat brain in stereotaxic coordinates，Sydney：Academic Press，1998. ⅸ-ⅹⅵ，

figure 1-117

7. Stiller C-O, Taylor BK, linderoth B, et al. Microdialysis in pain research. Advanced Drug Delivery Reviews, 2003, 55: 1065-1079
8. Ungerstedt U, Hallstrom A. In vivo microdialysis--a new approach to the analysis of neurotransmitters in the brain. Life Science, 1987, 41: 861-864
9. Ungerstedt U, Rostami E. Microdialysis in neurointensive care. Curr Pharm Des, 2004, 10: 2145-2152

原始文献

1. Bonansco C, Buno W. Cellular mechanisms underlying the rhythmic bursts induced by NMDA microiontophoresis at the apical dendrites of CA1 pyramidal neurons. Hippocampus, 2003, 13: 150-63
2. Drew KL, Pehek EA, Rasley BT, et al. Sampling glutamate and GABA with microdialysis: suggestions on how to get the dialysis membrane closer to the synapse. J Neurosci Methods, 2004, 140: 127-131
3. DeMattos RB, Cirrito JR, Parsadanian M, et al. ApoE and clusterin cooperatively suppress Abeta levels and deposition: evidence that ApoE regulates extracellular Abeta metabolism in vivo. Neuron, 2004, 41: 193-202
4. Kong LL, Yu LC. It's AMPA receptors, not kainate receptors, that contributes to the NBQX-induced antinociception in the spinal cord of rats. Brain Research, 2006, 1100: 73-77
5. Li JJ, Zhou X, Yu LC. Involvement of neuropeptide Y and Y1 receptors in antinociception in the arcuate nucleus of hypothalamus, an immunohistochemical and pharmacological study in intact rats and rats with inflammation. Pain, 2005, 118: 232-242
6. Soto C, Martin-Cora F, Leiras R, et al. GABAB receptor-mediated modulation of cutaneous input at the cuneate nucleus in anesthetized cats. Neurosci, 2005, 137: 1015-1030.
7. Tzavara ET, Bymaster FP, Davis RJ, et al. M4 muscarinic receptors regulate the dynamics of cholinergic and dopaminergic neurotransmission: relevance to the pathophysiology and treatment of related CNS pathologies. FASEB J, 2004, 18: 1410-1412
8. Wu X, Yu LC. Plasticity of galanin in nociceptive modulation in the central nervous system of rats during morphine tolerance: a behavioral and immunohistochemical study. Brain Research, 2006, 1086: 85-91
9. Yaksh TL, Rudy TM. Chronic catheterization of the spinal subarachnoid space. Physiol Behav, 1976, 17: 1031-1036
10. Yan Y, Yu L-C. Involvement of opioid receptors in CGRP8-37-induced inhibition on the activity of wide dynamic range neurons in the spinal dorsal horn of rats. J Neurosci Res, 2004, 77: 148-152

第四章　电生理学方法

胡三觉　罗非

第一节　脑电图与诱发电位 …… 47
第二节　胞外记录 …… 48
一、单个神经细胞电活动的记录 …… 48
二、神经纤维电活动的记录 …… 49
三、神经干电活动的记录 …… 50
第三节　细胞内记录 …… 50
一、玻璃微电极 …… 51
二、微电极放大器 …… 51
三、引导细胞膜电位 …… 51
第四节　膜片钳 …… 52
一、膜片钳的基本工作原理 …… 52
二、膜片钳的基本记录模式 …… 53
三、膜片钳实验的仪器设备 …… 54
四、膜片钳实验的准备工作 …… 54
五、分散细胞膜片钳技术 …… 55
六、脑片膜片钳技术 …… 57
第五节　神经元单位放电多通道同步记录技术 …… 62
一、多通道记录技术的基本原理 …… 62
二、多通道记录所需的硬件设备 …… 62
三、多通道记录系统的软件系统 …… 64
四、多通道记录数据的分析 …… 65
五、多通道记录技术的广泛应用 …… 65
第六节　其他细胞水平的电生理检测方法 …… 66
一、单细胞分泌活动的膜电容检测 …… 66
二、采用碳纤电极检测单个囊泡的释放 …… 66
三、单个神经元膜片钳与体外扩增分析的结合方法 …… 67
四、动态钳 …… 67

众所周知，神经系统的基本功能是通过传导、加工与贮存信息，实现感觉、运动、学习记忆以及认知思维等复杂活动。在这里，神经系统的基本结构与功能单位-神经元的电活动是进行神经信息传导与加工的基本方式。以引导与测量神经元电位及通道电流变化为基础，在不同层次记录与分析各种电活动的电生理方法（图 4－1）构成了研究与认识神经系统活动规律最重要的手段之一。近代电生理方法发展有两个重要阶段，一是 20 世纪 40 年代出现的微电极细胞内记录技术，二是 70—80 年代膜片钳技术的问世。前者打开了检测单个神经元的基本性质，研究电活动规律及其与兴奋和抑制等基本功能活动内在联系的大门。后者则启动了深入研究神经元电活动离子通道机制的探索过程，从而将电生理方法提高到记录与研究单个蛋白质功能活动的分子水平。Hodgkin，Huxley，Eccles 和 Neher，Sakmann 因利用与发展微电极和膜片钳技术作出的巨大贡献，分别获得了 1963 年与 1991 年诺贝尔生理学或医学奖。近年随着形态学、神经化学、分子生物学、免疫技术以及计算机技术的迅速发展，有机地将电生理方法与之结合起来，必将为开拓神经科学的新前景提供广阔的途径。

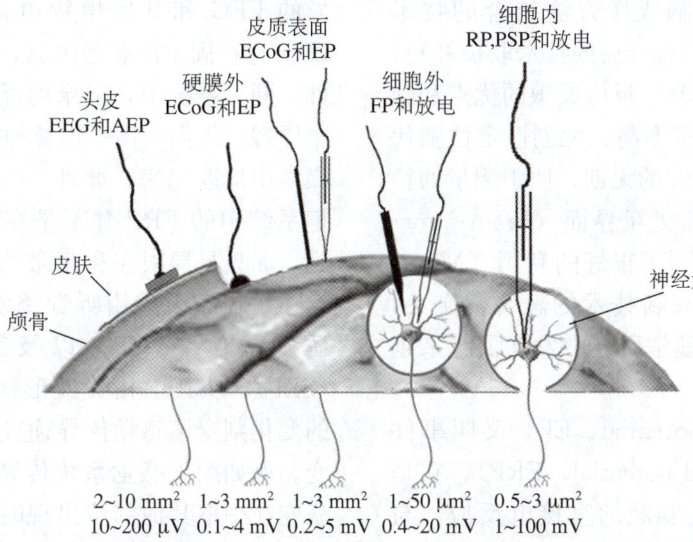

图 4-1 不同层次电活动记录的电极的安排

EEG&AEP：记录脑电图和听觉诱发电位；ECoG &EP：皮质电图和硬膜外电图；FP&spike：场电位和单位动作电位；RP，PSP&spike：静息电位，突触后电位和跨膜动作电位。模式图下的数字为电极的记录范围和检测信号的幅度

（引自 Windhorst U，et al. *Modern Techniques in neuroscience*，1999，130）

第一节 脑电图与诱发电位

脑电图（electroencephalogram，EEG）是指在人或其他动物颅骨表面安置电极，记录大脑整体电活动的电生理记录方法。Hans Berger 在 1924 年首先记录到人的脑电图（Berger H，1929）。此后，脑电图在临床诊断和神经科学基础研究中得到广泛的应用。严格来讲，人们通常所说的 EEG 特指记录到大脑皮质的综合电位。EEG 产生的原理是由于脑内大量神经元（如皮质Ⅲ and Ⅴ锥体神经元）树突排列方向一致，这些神经元兴奋产生的突触后电位在细胞外总和形成 EEG。因此，EEG 的幅度、频率等特征与脑内群体神经元的细胞结构和环路特征以及细胞外电场密切相关，这也是 EEG 用于诊断和研究的基础。

EEG 主要有五种节律：δ，2～4 Hz；θ，4～8 Hz；α，8～13 Hz；β，13～30 Hz；γ，大于 30 Hz。五种节律产生部位、动力学状态，和当时的行为都有所不同。例如在安静松弛闭眼状态下，正常 EEG 以 α 节律为主，在顶-枕叶最明显；而觉醒时则以 β 节律为主。根据参考电极（reference electrode）的位置，EEG 记录方法有三种：一种是单极记录法，即将记录电极放在皮质等活动区域，而将参考电极放在所谓的非活动区（inactive zone），如耳垂。这种方法记录的电位是相对于非活动区的值，可近似看作脑电的绝对值，较为真实地反映脑电地形图（topography EEG）的情况；一种是双极记录法，即将记录电极放在皮质等活动区域，记录到的电位是电极之间的电位差，是相对值。这种方法临床常用于需要精确定位局部的电位变化时；还有一种方法就是通过计算将所有记录电极的电位作个平均，得到的值作为参考电位。这种方法避免了单极记录的 EEG 的非对称问题，而且使得不同实验室的结果具有了进行比较的可能，但该方法不适合用来定位。EEG 的优点是对大脑电活动的直接测量，而且是无创的，有较好的时间分辨率，可以应用于多种不同环境。而其缺点也显而易见，由于电信号很弱（μV 级），信噪比较低，易被头部运动、身体肌肉运动等造成的伪迹所淹没。所得到的结果在受试者之间，实验内部，以及不同实验间的变异很大。这种情况在工程信号处理方法和非线性理论运用于EEG的分析后得到较大的改善。此外，目前出现了将EEG和脑成像方法结合的技术(Stern JM，2006)。这种整合后的技术取长补短，综合了EEG时间分辨率高、反应灵敏的优点和脑成像（如MRI）空间分辨率高、无创性定位脑代谢性变化的特点。而EEG的无创、便于测量的特点在近年来出现的脑机交互界面（brain - machine interface）技术得到了很好的利用（Mussa - Ivaldi，2003）。EEG和新技术的融合、交叉，使其在现代医学以及心理学研究中发挥了越来越大的作用。

诱发电位（evoke potential，EP）又叫事件相关电位（event related potential，ERP）。它是指中枢神经系统对感觉刺激的直接电反应。与EEG相比，其产生的基础是一样的，都是由突触后电位总和的结果。所不同的是，EEG是外界环境安静情况下记录的大脑自发电活动，而ERP则是保持某种外界刺激记录到的脑电诱发活动。ERP的特点是具有一定的潜伏期，即在实验条件不变的同一系统中，潜伏期应该是恒定的。而自发的EEG则不具有这个特点。与EEG相比，ERP的幅值更小（0.1～20μV），因此常常被自发的EEG和其他生物电信号所掩盖。但由于ERP存在固定的刺激因素，理论上在同一实验条件，同一系统中，记录的反应是相同的，根据这个原理，人们利用平均叠加技术，将ERP从背景噪声中提取出来。此外，当刺激因素固定时，中枢系统中的ERP并不是在所有部位都可以记录到，而只是局限在和刺激的感觉系统相关的部位存在。临床上应用听觉诱发电位（AEP）、视觉诱发电位（VEP）以及躯体感觉诱发电位(SEP)，从其中相关波形（包括幅度与时程等）的变化判定该感觉传导途径中特定部位的功能改变。例如用于感觉系统传导疾病的诊断；脱髓鞘病变在中枢其他部位出现时检查感觉系统亚临床状况；某些疾病解剖分布和病理生理的辅助诊断；监测病人的神经功能状态变化等。与普通的神经科检查相比，ERP具有更客观、更敏感的优点，而且可以在病人麻醉或者昏迷的时候进行。其缺点是特异性不够高，这需要结合其他检查方法以及病人体征进行判断（Walsh，2005）。

第二节　胞外记录

细胞外记录（extracellular recording）是把引导电极放置在神经细胞或神经组织的表面或邻近部位，引导与记录有关放电活动。由于神经细胞或组织发生兴奋性活动时，细胞膜发生短促的去极化（动作电位），在细胞膜表面与组织的兴奋部位显示负电位，而邻近未发生兴奋的部位却保持静息膜电位状态，这样在兴奋区（引导电极部位）与静息区（参考电极部位）之间形成电位差，可以通过胞外电极、放大器、示波器与计算机等进行引导与记录。这种方法在神经科学领域主要用于检测神经动作电位产生的部位，时间以及放电序列的频率与模式，一般不用于判定动作电位的幅度与波形。因实验的标本、部位以及研究的目标不同，可以利用不同类型的引导电极，采用不同的方法进行检测，现就常用的几种细胞外记录方法的技术要点简介如下：

一、单个神经细胞电活动的记录

当需要引导与记录中枢某些核团的单个细胞放电活动时，可采用细胞外引导的方法。首先需制备与选择适用的玻璃微电极或金属微电极，在颅脑定向仪上确定待检测核团的立体坐标方位，然后在颅骨钻孔，撕开硬脑膜，在微推进器的操纵下将电极尖端送到该核团部位，寻找引导的细胞。电极尖端定位是否准确是实验成功的关键，往往需要通过反复尖端标记与切片检查核对才能确定。关于各种引导电极的制备方法与标准已有多种专著详尽介绍，除了玻璃微电极外（见后）在此从略。其中用于胞外引导玻璃微电极的尖端直径，可在0.5～2 μm，相当于电极电阻值5～15 MΩ范围。金属微电极尖端因裸露（无绝缘层）多少不恒定，其直径可在10～20 μm，有时可同时引导出多个神经细胞的放电活动。由于微电极的尖端电阻值较大，常给实验记录带来较大的交流与噪声干扰，在记录基线上显示幅度不等的 50 Hz 正弦波或随机杂波。减小交流干扰的手段首先是找到并移开或屏蔽产生交流干扰的源头。其次是在引导个体或标本选择适宜的接地点，应尽可能采用一点接地，其中引导电路接地点的选择对干扰程度影响极大，往往需要在实验过程中反复测试选定。此外可制作一个将测试标本（包括实验动物）与引导电路包围的屏蔽罩，以减小周围交流电场的干扰。屏蔽罩可选用双层紫铜网制作，通过良导体接地。凡与交流电源直接连接的导线或电器都不应置放于屏蔽罩内，防止在引导电路附近形成交流干扰源。

二、神经纤维电活动的记录

引导与记录周围神经单纤维的传入放电脉冲，是早期用以判定传入纤维类型及脉冲数与不同感受器活动关系的一项经典技术。由于其记录稳定，可以长时间引导单根神经纤维的放电脉冲，足以提供充分的采样数据进行放电序列时间模式的分析，近年在神经放电的非线性分析和神经信息传导方式以及慢性痛信号的研究中再次受到重视（图 4－2）。其基本方法是在体视显微镜放大（×40）条件下，通过精心修磨的游丝镊在石蜡油槽中轻巧撕去严密包围神经干的外膜，然后逐条撕离神经细束，再将分离的神经细束的一端悬挂在单根或双根铂金丝（直径约 30 μm）引导电极上。经过放大器将神经纤维的放电脉冲显示在示波器上，并通过计算机分析处理。其中分离神经细束的优劣是个关键。分离细束的直径因检测纤维类型而异，检测 A 类纤维的细束直径约为 20～50 μm，检测 C 类纤维的细束约小于 20 μm，分离细束的长度约 500 μm。一根细束中常含有多条神经纤维，引导时只需其中有一条纤维具有放电活动，就可实现引导单纤维放电脉冲的要求。有时尽管有几条纤维同时显示放电活动，只要其幅度不影响单纤维放电的引导即可。

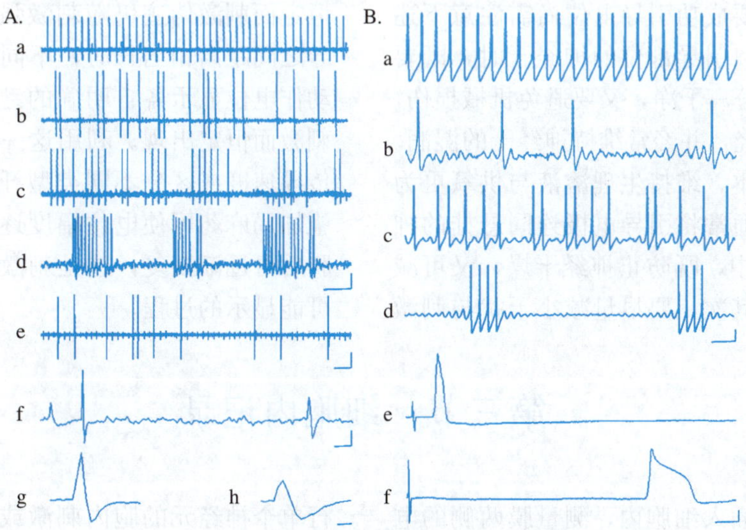

图 4－2　细胞外和细胞内记录的电活动

A. 细胞外记录的神经单纤维的放电：a－d，A－类纤维放电的不同模式，标尺：幅度 0.1 mV，时间 200 ms；e，C－类纤维的放电，标尺：幅度 0.05 mV，时间 200 ms；f，A－类与 C－类纤维的诱发放电，传导速度分别为 12m/ s 与 1.03m/ s，标尺：幅度 0.1 mV，时间 5 ms；g，h，上图（f）时间标尺扩大到 1ms。B. 细胞内记录的神经元胞体电活动：a－d，A－类细胞放电的不同模式，标尺：幅度 10 mV，时间 30 ms；e，f，A－与 C－类背根节细胞的诱发放电，传导速度分别为 6.7m/ s 与 0.6 m/ s，标尺：幅度 10 mV，时间 3 ms

成功分离与引导单纤维放电的要点是：首先要设法维持好实验动物的全身状态，如麻醉深度、体温与呼吸等，以便保证施加细束分离的神经干处于良好供血状态，分离成功率会显著提高。在离体神经干标本引导单纤维放电时，需及时维持充氧生理溶液的灌流，溶液温度以32℃为宜。第二，选择与修磨两把适用的不锈钢游丝镊，其尖端既要细尖又要严密合缝，以便准确而灵巧地钳夹与分离神经细束。此时实验者在镜下操作的熟练程度与经验至关重要。第三，分离细束过程应尽量减少对神经干与神经细束的损伤，将细束悬挂到引导电极时避免过大牵张力。通常，分离成功的神经细束可以连续稳定引导放电超过3～5个小时。

三、神经干电活动的记录

通常在神经干上主要记录的是多条神经纤维同步活动叠加的复合动作电位，也就是说只有由同一刺激诱发的复合动作电位才足以在神经干表面引导出来。在体与离体两种情况下都可以引导。引导电极多采用直径约200～500 μm的铂金丝或银丝（外镀氯化银）将神经干悬挂，进行双极引导记录，参考电极（地线）置于刺激与引导电极之间。尽管在神经干引导与记录电活动的设备及电路较为简单，但要成功引导电位尚需注意下述要点：首先，在分离引导部位的神经干时，既要将神经干周围组织分离干净，又要避免机械损伤，特别是过分牵拉神经，并经常维持神经干的湿润。对于离体神经干标本，维持生理溶液与供氧更为重要。在引导时，通常将引导电极连同悬挂的神经干浸入温石蜡油中，既防止神经干燥，又可减小电极间的短路。其次，要尽量减小干扰与刺激伪迹，以便清晰显示动作电位。干扰包括机械牵拉与交流干扰，例如实验台和电极的振动、呼吸波动或肌肉的颤抖以及交流电干扰波，其中以交流干扰波最为常见，也难以完全消除（见后）。刺激伪迹也是防碍真实显示动作电位的一个常见因素。实验中可通过尽量增大刺激部位与引导部位的距离（宜大于3～5 cm），选择适宜的接地点（多选择在刺激与引导电极之间）以及通过刺激隔离器输出刺激脉冲等措施减小刺激伪迹。另外，还可以设法减小刺激电流在周围组织的扩散，例如将刺激电极部位神经干的远侧端切断，使之与邻近组织不形成电路，只剩下与引导电极端的神经联系，必要时也可将刺激部位的神经干浸浴在石蜡油槽中。若刺激伪迹的幅度小于引导电位幅度的1/10时，可以认为达到了相当满意的要求。第三，要识别引导神经电位与假象。通常可以根据下述特征确认引导的神经干电位：不同神经干或不同类型纤维（如A与C类）的复合电位有其相应的波形与宽度，其电位幅度在一定范围内可随刺激强度而增高，超过该范围，电位幅度维持恒定而刺激伪迹仍随刺激强度增大。当刺激与引导之间距离相当长时，不同类型神经纤维的复合动作电位显示各自明确的潜伏期，而且可因重复刺激而恒定出现。利用这一特点可以测量神经干传导速度或区分不同类型纤维的活性。在神经干施加局麻药可使电位幅度逐渐减小乃至消失，洗脱后可逐渐恢复，这是刺激伪迹或其他干扰波不可能显示的过程。

第三节　细胞内记录

将微电极尖端插入细胞内，测量膜两侧的电位差值，称为细胞内记录法（intracellular recording）。由于可以准确测量细胞的膜电位，细胞内记录已成为研究与检测神经元电生理性质与膜电位变化的一项经典的基本技术。运用这一技术可以真实地引导与显示动作电位的波形（幅度、波宽与斜率），局部反应（如突触后电位、发生器电位）以及阈下膜电位波动的微小变化（图4-2B）。通过微电极输入不同方向与强度电流，还可以测量膜电阻，显示Ⅰ～Ⅴ关系曲线，以及进行单个神经元的胞内刺激或标记。传统采用的玻璃微电极尖端很细，插入细胞对膜的损伤以及细胞内容物的扰动较小，还可在整体条件或离体组织标本检测不同深度与位置的细胞膜电位，较真实地反映细胞的电生理性质变化。这也是近年发展起来的膜片钳技术不能完全取代之处。由于微电极在细胞内记录中处于关键位置，下面侧重介绍制备玻璃微电极和使用微电极放大器的技术要点。

一、玻璃微电极

选择制备微电极的微管，除了质地型号适合外，挑选口径一致的微管，以减少制备尖端口径的差异。微管内放置有毛细管，有助于促进尖端的快速充液。在微电极拉制仪上选择适宜的拉制参数，以保证尖端的口径与肩部的斜率达到标准值。除了特殊要求，一般进行胞内引导的微电极尖端口径小于 0.5 μm，相当于电极电阻 30～100 MΩ。管内充灌 3 mol/L KCl 或 2 mol/L 醋酸钾。管内联接导线的金属丝可用铂金丝或镀氯化银的银丝，此时作为参考电极地线的材料应与微电极金属丝相同，可减小其间的金属溶解电势差。

二、微电极放大器

微电极放大器是微电极与一般放大器（或称主放大器）之间不可缺少的联接装置，其主要用途是提高输入阻抗与降低输出阻抗，实际是个阻抗转换器。由于微电极的阻抗非常大（10～100 MΩ），而主放大器的输入阻抗比较小，多在 1～2 MΩ 范围，当微电极与神经元及主放大器输入电路串联时，神经元产生的膜电位或动作电位必然将大部分电压降分配在微电极上，输入到放大器的信号仅是其中很小的一部分，显然不能真实反映被测神经元的膜电位变化。微电极放大器的主要特征是具有极高的输入阻抗，可达 10^{11} Ω 以上，而输出阻抗则小于 500 Ω，因而可将微电极采集的细胞电信号大部分输入到主放大器，进而显示与测量。此外，微电极放大器还具有电容补偿，测量微电极电阻，通过微电极向细胞输入去极化或超极化电流以及滤波等功能。其实际放大倍数（或称增益）较低，通常为 1 倍或 10 倍。在使用微电极放大器时特别需注意的是保护其探头的信号输入端，因为该输入端受到较高电压信号时有可能击穿探头内的高阻抗场效应管，失去原有的功用。

三、引导细胞膜电位

细胞内记录方法的主要用途是准确引导与测量神经细胞的膜电位及其变化的数值。包括动作电位全过程与阈下膜电位，如突触后电位、发生器电位、膜电位振荡、逆转电位等。还可以用于细胞内刺激与标记等。

在制备好细胞标本（在体或离体）之后，将已充灌导电液的微电极安装在脉冲调控式微推进器上，在体视显微镜监视下将微电极尖端调整到准备检测的部位。通常从推进微电极到引导膜电位有三个步骤：首先将微电极尖端推进并浸入覆盖标本的生理溶液中，此时需测量微电极阻抗，可在 30～100 MΩ 之间选择；施加检测方波脉冲（由刺激器输出）并通过微电极放大器的桥式平衡电路使脉冲幅度与基线持平；另外尚需将放大器输出调至零电位。第二步将微电极尖端推进到与标本接触，此时由于尖端电阻增大使得原先已调至消失的方波脉冲显现出来，可以此作为判定微电极刺入标本深度的起始指标。第三步在微推进器调控下，以每步 3～5 μm 的步长向标本内推进，直至刺入欲检测的细胞。微电极刺入细胞的主要标志是测量的直流电位由零值突然增大至 −40～−70 mV，并维持相对平稳的水平。由于施加了检测脉冲或者稍微增大该脉冲幅度对神经细胞产生的刺激作用，往往可引发高达 50～70 mV 的峰电位。

细胞内记录的主要困难是获得稳定记录的成功率较低。影响成功记录的主要因素有下述几方面：一是细胞状态，特别在离体标本有相当多的神经元处于“非正常”状态。二是机械移动，这种情况在体记录经常遇到，通过悬吊动物、打开小脑延髓池、肌松等措施，尽可能减少呼吸运动、脑脊液或血流波动以及肌肉抽动的影响。三是微电极尖端的阻塞，造成阻抗过大不能真实反映膜电位的数值。近年配合红外线显微镜，在高倍放大直视神经元条件下，通过选择状态良好的细胞，将微电极尖端刺入细胞中央部，显著提高了胞内记录的成功率。

第四节 膜片钳

一、膜片钳的基本工作原理

膜片钳技术是一种记录单个或多个离子通道电流的技术，就是将玻璃微管一端拉细并抛光，尖端直径约1～2 μm，管内充灌电极内液，施加负压使管尖与细胞膜表面形成紧密封接，其电阻值可达数个或数十个千兆欧（Gigaohm seal），也称巨阻封接。实际上将吸附在管尖的小片膜与其余部分从电学上完全隔开。由于紧密封接显著降低了记录中的背景噪声，提高了信噪比，因而可以记录到小片膜上仅有几个pA的单个通道电流。然后将膜电位钳制到不同水平，记录电流的变化，便可分析离子通道的功能。

测量通道电流的膜片钳放大器原理电路如图4-3所示，主要由I-V（电流-电压）转换器（I-V converter）和差分放大器（DA）组成。I-V转换器包括一个反馈电阻（R_F）和一个运算放大器（OA）。当发出指令电压（V_c）时，通过运算放大器使微管电位（V_P）与V_c维持相等，实际上等于把细胞膜电位钳制在指令电压水平。此时，微管电流（I_P）通过一个高阻值的反馈电阻，产生较大的电压降，完成了I-V转换，进而通过差分放大器（DA）测得电压降值（V_{out}）。输出电压值（V_{out}）除以反馈电阻（R_F）便可得到微管电流（I_P），该微管电流实际上反映细胞膜通道电流值。据此，可以分别记录到不同膜电位水平的通道电流值。由于细胞具有膜电容、串联电阻等特性，影响到电压钳制的准确性，在膜片钳放大器中还设有相应的电容与电阻补偿电路（康华光，2003）。

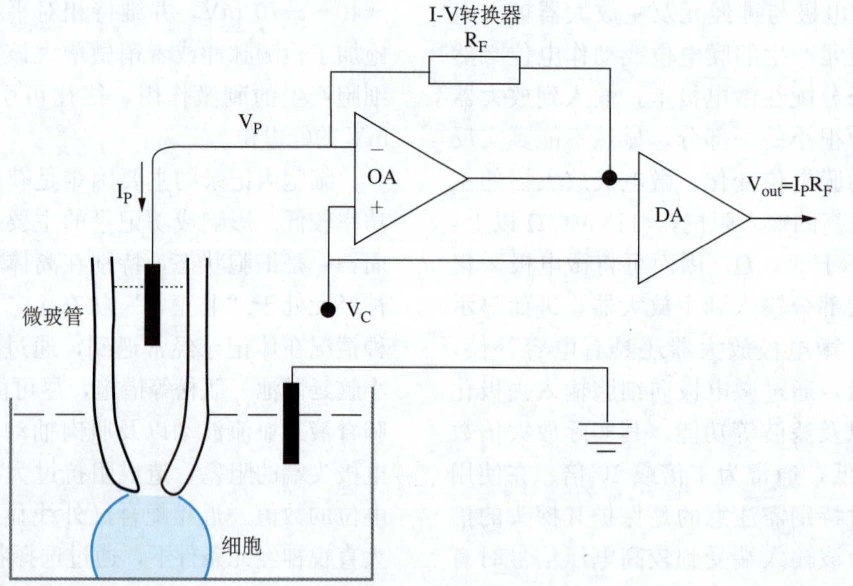

图4-3 膜片钳放大器工作原理图

膜片钳放大器电路中最重要的部分就是I-V转换器和差分放大器（DA），I-V转换器包括一个反馈电阻（R_F）和一个运算放大器（OA），V_P是微管电位，V_c是指令电压，I_P是微管电流，V_{out}是输出电压值。差分放大器测得I-V转换器输出两端的电压差，运算放大器保持其自身输入两端电压基本相同

二、膜片钳的基本记录模式

膜片钳有四种基本记录模式（图 4-4）。玻璃微电极尖端与细胞膜接触后，通过给电极轻微的负压吸引形成紧密封接，此为细胞贴附式（cell-attached）。紧密封接形成后，进一步给电极以短促的负压吸引，使其吸附的细胞膜破开，但仍保持封口边缘的密闭，此为全细胞记录式（whole-cell recording）。全细胞式形成后，轻提电极，可将一小片膜从细胞上分离出来，并在电极尖端形成闭合的囊泡，此时细胞膜的外表面对应的是浴液，内表面对应的是电极内液，此为膜外面向外式（outside-out）。细胞贴附式形成后，轻拉电极，可获得一小片膜，此时细胞膜的内表面对应的是浴液，外表面对应的是电极内液，此为膜内面向外式（inside-out）。细胞贴附式、膜外面向外式及膜内面向外式用于研究细胞膜上单通道的功能；全细胞记录式则记录了细胞膜所有通道的电流。

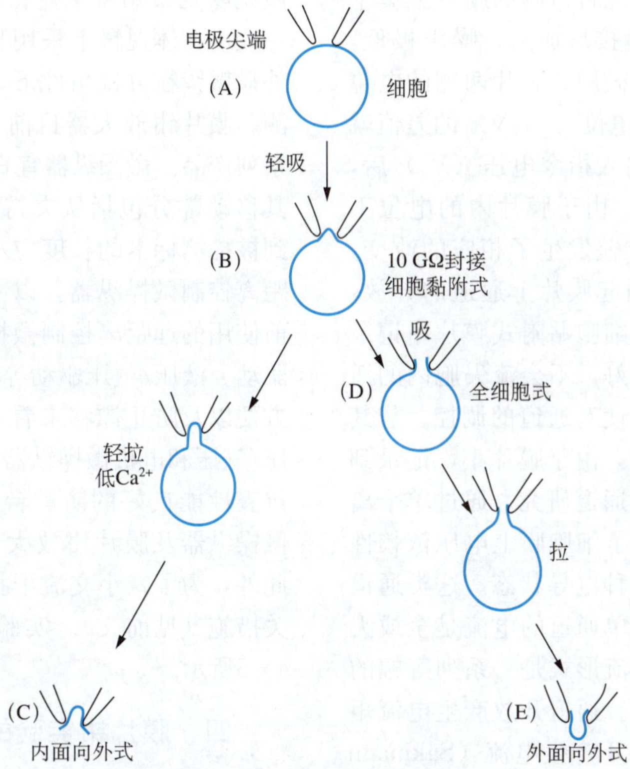

图 4-4　膜片钳记录模式示意图

A. 电极与细胞膜接触。B. 轻吸形成 GΩ 封接，形成细胞贴附式。C. 封接后轻拉电极，电极与小块膜紧密接触，形成膜内面向外式。D. 封接后吸电极以破开细胞膜，电极与细胞内相通，但仍保持封口的完整，此为全细胞记录式。E. 全细胞式形成后，轻提电极，可形成膜外面向外式（引自 Kuffler SW，et al. from neuron to Brain，1984；162.）

1. 全细胞记录式

是目前常用的一种膜片钳记录方式。与传统的胞内记录不同的是，不仅有记录膜电位的电流钳模式，还有记录通道电流的电压钳模式。在全细胞电压钳模式下可记录全细胞电流，通过调整电极内液（细胞内液）和浴液的成分，可以分离出各种离子的电流；在电流钳下，可记录细胞膜电位在外加刺激下的变化，包括动作电位等。但这种方式也具有自身的缺点。在破膜后，随着胞内成分（如第二信使物质）向电极的流失（wash out），所记录到的电流出现缓慢的衰减（run down），使细胞逐渐失去某些生理特性。为弥补这种缺点可以在电极内液中加入 cAMP、ATP 等。另外，还可采用穿孔膜片钳方法（perforated patch clamp）记录，即在电极内液中加入穿孔药-制霉菌素（nystatin）或二性霉素 B（amphotericin

B）等，在细胞膜上形成微小孔道，只通过单价小分子量的离子，如K^+、Na^+、Cl^-，而较大颗粒成分不能通过，维持了细胞的相对完整性。穿孔药容易给紧密封接的形成造成困难，可用两步法充灌电极内液，即电极尖端浸入的液体内不含穿孔药，尾灌用含穿孔药的液体，有助于封接过程的迅速完成。

2. 细胞贴附式

电极内液及浴液均为细胞外液。形成1～100 GΩ的紧密封接后，不破膜，电位钳制在0 mV，直接进行记录。记录到的是封口内的膜片上单个通道的电流变化。紧密封接形成后，噪声极低，适合单通道记录。由于不破膜，膜片两侧的电位差即膜片内的电位与电极电位（0 mV）的差值就是膜电位。当向电极内输入指令电压（V_c）后，电极电位由0改变到V_c，由于膜片内的电位不变，所以膜片两侧的电位差发生了相应的改变，相当于膜片受到刺激，引起膜片上通道的开放，产生电流，被记录下来。细胞贴附式膜片钳记录由于未破膜，细胞状态完好，不会流失胞内的活性物质，可以研究第二信使对通道的调控。与其他单通道记录的标本比较，由于膜片小，记录到的通道数目最少，适合单通道研究。通过单个离子通道电流的记录，证明了细胞膜上电压依赖性离子通道有开放和关闭两种电导状态。这类通道被称为门控型通道。通过单通道的电流是全或无的形式，通道开放时，电流形式是一系列等幅的矩形脉冲，脉冲时间不等。通道开放产生电流矩形脉冲。通道在关闭状态不产生电流（Sakmann B，Neher E. 1995）。该膜片钳模式的缺点在于无法直接记录到静息膜电位V_m，但可以在实验结束后破膜补充记录。

3. 膜外面向外式

膜片内侧面对应电极内液（细胞内液），膜片外侧面对应浴液（细胞外液）。该膜片钳模式形成后，膜外侧面的电位等于浴液电位0 mV，膜内侧面施加电压钳制，电流记录的过程同全细胞式。由于该方式吸附的膜片比较大，常分布多个通道，不适合单通道研究，但可用于研究不同细胞外液下，通道电流的改变及通道的特性。

4. 膜内面向外式

细胞膜的内表面对应的是浴液，因此电位与参考电极电位相同。外表面对应的是电极内液（细胞外液）。在该膜片钳模式中，由于细胞膜的内侧面向外，可以通过改变浴液（细胞内液），研究通道的功能。

三、膜片钳实验的仪器设备

实验室所需的主要仪器有：显微镜、膜片钳放大器、A/D转换器、三维微操纵器、计算机，显像系统及实验台等。

在分散细胞膜片钳实验中，显微镜为倒置显微镜以观察贴壁细胞；而在脑片膜片钳实验中，一般可在体视镜下采用盲插的方式，或者利用红外显微镜在可视条件下，对各层次的细胞进行检测。膜片钳放大器目前多采用AXON和HEKA系列产品。微操纵器宜直接安装在显微镜平台上，其移动部分包括从夹持器（Holder）、电极尖端到被检测标本的长度应尽可能短，并通过使用远距离控制微操纵器，以减小或消除微小震动。目前使用的远距离控制微操纵器有压电驱动、电机驱动、液压/气压驱动等方式。从结构性能、操作方便以及防止漂移来看，压电微操纵器较优，液压/气压和电机微操纵器次之。实验台宜采用一个抗震性能良好的防震台。将实验标本、显微镜、微操纵器及膜片钳放大器的探头等放置在台上。此外，为了减小交流干扰，可选用电屏蔽罩与有关措施（见前文）。实验仪器的连接与布置如图4-5所示。

四、膜片钳实验的准备工作

1. 内液及外液的配制

根据实验目的，选择相应的电极内液及细胞浴液的配方，同时需注意以下几点：

（1）调节渗透压，防止损伤细胞。

（2）单细胞标本的浴液中pH缓冲对宜用HEPES-NaOH，组织片标本的液体中为缓冲pH宜用HCO_3^-，并充以5% CO_2、95% O_2。

（3）电极内液中Ca^{2+}浓度要低，所以应加入一定浓度的EGTA。

（4）电极内液一定要过滤，0.2或0.45 μm的滤膜均可。

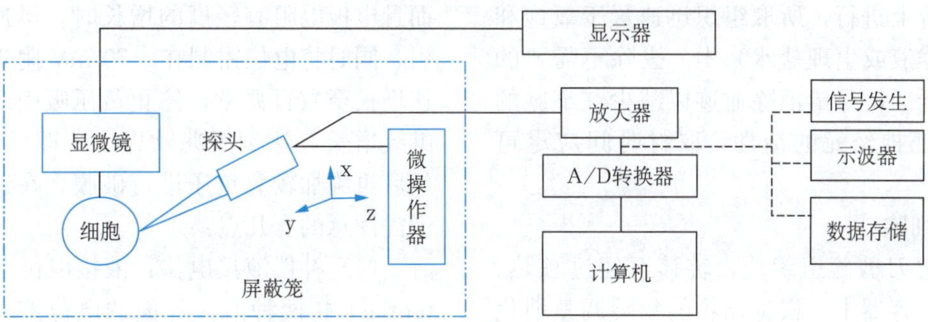

图 4-5　膜片钳实验室的仪器连接图

倒置显微镜用以观察培养细胞和离散细胞，具有水镜的正置显微镜用以观察组织片中的细胞。X，Y，Z 代表微操纵器具有三维操作性。

（5）由于地线和电极内的银丝均以氯化部分与细胞浴液及电极内液接触，两种液体中应至少含有 10 mmol/L 的 Cl^-。

2. 玻璃微电极的制备

玻璃微电极是用玻璃毛细管通过电极拉制仪两步拉制法制成。玻璃毛细管的材料种类比较多，有厚壁、薄壁，软质、硬质，有芯、无芯之分。有芯和无芯玻璃毛细管均可用，但充灌电极内液的方法有所不同。薄壁、软质玻璃毛细管易拉制成低电阻的电极，但其噪声和介电弛豫效应较大，厚壁、硬质玻璃毛细管与之相反。在全细胞记录中，降低串联电阻比降低噪声更重要，而单通道记录中，则降低噪声更重要。因此可根据实验目的选择相应的玻璃毛细管。记录单通道电流时，微电极尖端表面应涂敷疏水性树脂以降低电极与细胞外液之间的分布电容及背景噪声，拉制后和涂敷的电极尖端一般需要加热抛光以保持微电极尖端的光滑和干净，有助于顺利稳定的封接，以及减轻对细胞膜的损伤。玻璃微电极要防尘，通常在使用当天拉制，放置在有盖的容器中。

充灌电极内液的微管可用市售的微细塑料管，也可将去针头的注射器或微量移液枪头前端通过热加工，拉成细管。有芯玻璃电极易于充灌电极内液，从电极尾端灌入即可。无芯玻璃电极充灌内液为两步法，第一步：电极尖端浸入液体中，靠毛细管的虹吸作用将电极尖端充满液体；第二步：从电极尾端灌入。电极充灌的液体不宜多，浸没银丝即可，电极内如有气泡，用手指轻弹电极可去除。全细胞记录中，玻璃微电极的电阻宜在 2～5 MΩ，单通道记录中，玻璃微电极的电阻宜在 5～30 MΩ。

3. 银/氯化银电极的制备

银丝氯化方法有多种，如将待氯化的银丝和另一根银丝或铂丝插入含氯的溶液中（如 100 mmol/L KCl 溶液或生理盐水），通以直流电流（如 1mA），正极连接待氯化的银丝，负极连接另一银丝，通电后可见银丝表面逐渐形成一层灰色的氯化银涂层。另一简便方法是将待氯化的银丝浸入次氯酸钠溶液中，数小时后完成氯化。通常浸入电极内液的银丝以及浸入浴液的地线均应采用氯化银电极，以减小金属极化电流的影响。由于更换玻璃微电极时可能刮掉银丝外的氯化层，在实验中应经常注意观察银丝的色泽及时对电极进行重新氯化。

4. 标本的准备

分散细胞标本包括培养细胞及急性离散细胞，可进行全细胞记录和各种单通道记录；脑片，脊髓片等主要进行全细胞记录，适于研究突触传递的特性。下面就这两种标本制备与钳制记录技术分别予以介绍。

五、分散细胞膜片钳技术

急性分离细胞的过程与细胞原代培养过程基本一致，但前者不必在无菌条件下操作。二者膜片钳记录的基本步骤如下：

1. 取材

动物的年龄、性别、体重以实验要求为准。通常动物的年龄越小，细胞耐受力越强，活性越好。适于神经元存活及膜片钳记录的取材应该是胚胎动物的神经元，幼年鼠及成年动物次之。取材过程在冰台上进行，所取组织迅速置于氧饱和冰盐水（培养液或生理盐水）中。去除不需要的部分，冲洗干净，尽量消除血迹以减少红细胞的污染。为保证神经元的活性，取材时间应尽可能短。

2. 分离细胞

用精细剪刀剪碎组织块，转移至经过预热、含有消化酶的容器中。根据动物的年龄调整消化酶的种类和量。胎鼠的神经组织中纤维很少，仅用胰蛋白酶消化即可；随着幼鼠的成长，神经组织中神经纤维逐渐增多，需要辅以胶原酶消化。另外还有DNA酶、木瓜蛋白酶等可以帮助消化。胶原酶及DNA酶、木瓜蛋白酶等消化能力弱，而胰蛋白酶消化能力强，所以要注意调整消化酶的比例，胰蛋白酶的量可以少些。消化酶的分型很多，具体实验中应参考相关文献，根据神经组织的不同，调整消化酶的类型和量。

通常消化酶溶解在培养液中，消化的适宜温度在32～37℃，消化时间在25～40 min。消化过程中，每5～10 min轻轻吹打几下，使酶的作用均匀。消化过程结束时，用胰酶抑制剂或血清终止消化酶的作用，通过离心，去上清，吹打，将分离的细胞转移至35 mm培养皿中，以备膜片钳记录。急性分离细胞30 min～2 h贴壁，即可进行记录。

细胞标本制作不当，可对膜片钳记录带来不利的影响：如消化不够，则细胞表面粗糙，被附着物覆盖，巨阻封接困难。消化过度则细胞表面光滑，胞体色泽发暗，封接容易，但细胞膜的弹性差，破膜及记录过程中细胞容易和电极分离，细胞存活时间也短。若吹打过度，细胞表面不光滑，不均匀，有颗粒感，贴壁困难，存活概率低，时间短，不易封接及记录。

3. 细胞的选择

形状规则；无空泡和颗粒；细胞膜光滑，无毛刺感；表面均匀，色泽发亮与透明，可见细胞核；周围有光晕，有立体感；急性分离细胞中，细胞一侧有纤维（残余的轴突或树突）连接者，状态更好。

4. 膜片钳的封接

选择好细胞后，将玻璃电极逐渐靠近细胞表面。当观察到电极尖端在细胞表面压出浅凹陷，而且电极电阻有轻度的增长时，迅速给予负压吸引，同时将电位钳制在－70 mV附近，当电阻迅速增长至数百兆欧，停止负压吸引后，电阻值仍继续增长并达到千兆欧以上，即巨阻封接完成，然后再施加较大负压进行破膜。在这一封接过程中需注意的有几点：

（1）补偿液接电位：液接电位（junction potential）指两种溶液界面的电位差。在电极入水后完成封接前，由于电极内液与浴液的离子成分有别，电极内相对浴池的电位并非0mV，通常显示为负值，可通过offset输入相反的电压以调节电极电位为0mV。但在全细胞模式形成后，细胞内和电极内液体达到扩散平衡，液接电位便不再存在，此时放大器显示的膜电位却是补偿后的电位，所以应加上液接电位后才是细胞的实际膜电位。

（2）封接过程中的电阻变化：电阻变化可通过电脑在记录软件中显示，电极入水后，仪器测得并显示的是玻璃电极的电阻（electrode resistance），即微管电阻（pipette resistance，R_p）。影响电极电阻的因素包括玻璃毛细管的材质、种类及拉制的形状。一般对同一种材质而言，电极电阻的大小意味着电极尖端口径的粗细。在给予负压吸引形成封接过程可观察到封接电阻的变化。封接电阻（seal resistance,）指电极尖端与细胞膜之间的连接电阻。当成功封接时，封接电阻可达几个或几十GΩ，称为巨阻封接（gigohm seal）或紧密封接。若封接电阻小于1GΩ，可视为巨阻封接失败。巨阻封接形成后，再施加负压吸引破膜便形成全细胞式，此时电极和细胞形成串联电路，通过测试仪器可分别显示膜电阻（membrane resistance，R_m）和串联电阻（series resistance，R_s）。膜电阻通常约为几百MΩ，如果该电阻值过低（＜100 MΩ），说明电极与细胞膜的封口密闭性已破坏，应放弃该细胞。串联电阻包括电极电阻，吸入电极尖端的膜片，部分胞质电阻的总和，约为电极电阻的2～5倍。由于微管电流（I_P）经过电极尖端的串联电阻会产生电压降，导致放大器发出的指令电压与实际的膜电压值有差异，其差值恰好等于$I_P R_S$，如电路图4-6所示。当所测的离子电流I_P比较大时，$I_P R_s$也会比较大，使得对细胞的电位钳制产生较大的误差，造成电流I-

V曲线的偏移，因而需要进行串联电阻补偿。

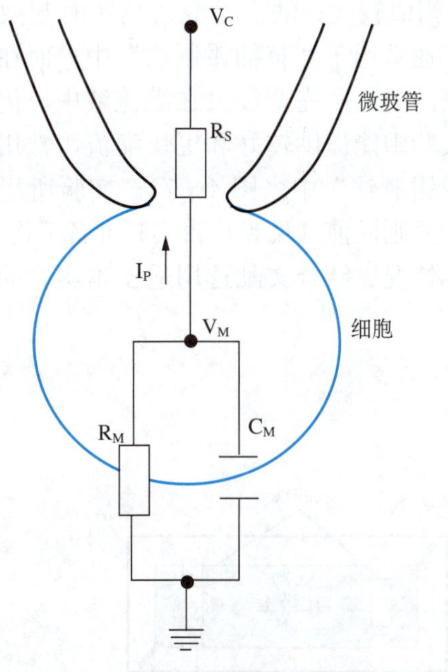

图 4-6　全细胞模式下电路简图

V_c是指令电压，V_M是膜电位，I_P是微管电流，R_s是串联电阻，R_M是膜电阻，C_M是膜电容。由于R_s的存在，I_P经过电极尖端产生电压降，导致放大器发出的V_c与实际的V_M不同，其差值恰好等于$I_P R_s$（引自 Windhorst U，et al. Modern Techniques in neuroscience，1999，184）

(3) 漏电流的大小：巨阻封接形成后，由于膜片与周围浴池有良好的绝缘性，所以基本没有漏电流。但破膜后，细胞膜与玻璃电极之间的封口有所松动，则管内与周围浴池有漏电流形成。放大器可测出并显示该漏电流。漏电流的大小与封口松开的程度有关，而且漏电流会影响电压钳位下对电流的测量，导致数据不准确。一般选择漏电流小于 100 pA 的细胞作为进一步实验的标本。

膜片钳实验过程中，特别对于初学者，常会遇到微电极封接过程中的问题，可结合具体情况参考下述处理措施予以解决。首先易遇到的问题是封接困难，即不能形成巨阻封接。可检查浴液的清洁程度，如有混浊、灰尘、杂质等，更换液体；或保持浴液的流动。玻璃微电极应在拉制后的 2～3h 之内使用，并防尘，电极内液必须经过滤后充灌。检查电极夹持器，电极，负压吸引管组成的系统的密闭性，如果负压吸引管无漏气，说明密闭性良好，很可能是电极夹持器中的橡皮垫不完整，应更换，注意橡皮垫的孔径与电极外径要匹配。如细胞表面不光滑，也可造成封接困难，需提高单细胞标本制备中酶消化的程度。其次遇到的问题是破膜时，细胞容易与电极分开，这表明细胞膜的韧性和弹性差，细胞状态可能不好，需改进标本制备方法，保证细胞的活性。也可将电极抛光后使用或者采用穿孔膜片钳记录。再一个问题是电极入液后，封接测试的电流基线不稳定，抖动剧烈：应检查并调节浴液的灌流系统，排除液面的震动。检查夹持器的稳定性，保证电极夹住后不活动。检查浴池地线的银丝部分及夹持器中的银丝色泽是否发白，及时氯化，保证浴液地线导电良好（Sherman - Gold，R. 1993）。

六、脑片膜片钳技术

膜片钳技术发明后的数年内，人们普遍认为在完整的中枢神经系统的神经元上进行膜片钳记录是不可能的。因为没有办法在保证脑组织结构完整的同时又使细胞膜表面保持干净、光滑，而后者对于形成紧密封接至关重要。原代培养的细胞可能存在基因表达和突触传递改变的问题；急性分离的细胞由于酶消化的作用可能影响到膜上的离子通道或者受体，同时也无法进行突触传递的研究，使得膜片钳技术在神经系统研究上受到了较大的制约。与此同时，在 20 世纪 80 年代，在脑片上进行微电极胞内记录得到了很大的发展，但这种技术由于较低的信噪比使其应用也受到限制。这种情况在 80 年代末通过脑片膜片钳（patch clamping in brain slices）技术的应用得到了改观（Blanton M. G.，1989）。脑片膜片钳技术与分散细胞膜片钳相比，具有的优点是组织薄片中的细胞更接近在体的原始环境，保持了神经元之间的突触联系。此外，应用该技术记录的信噪比优于经典的微电极胞内记录技术。因此一出现就得到了广泛的应用，包括中枢神经系统许多脑区、脊髓以及垂体腺细胞和心肌细胞等。该技术可以用于突触传递的机制研究，也可以用于确定神经元的受体功能的研究或者单通道记录。同时，可以与其他技术，如胞内离子荧光检测、单细胞 PCR 等结合进行研究。目前，脑片膜片钳技术常用的方法包括“盲插钳制法”和“红外可视钳制法”（Ogden D，1994）。

1. 系统组建

脑片膜片钳系统主要构成和单细胞膜片钳系统类似，包括营养灌流，细胞光学成像，机械稳定和电信号的记录和储存几个部分。营养灌流涉及的主要部件是记录槽。脑片用记录槽主要分成两大类：界面式（Interface）和浸没式（Submerge）。两者的区别在于界面式记录槽中的脑片位于灌流液和一层温暖湿润的95% O_2～5% CO_2的混合气形成的云雾层之间。其优点是能较好地观察神经结构，记录到的场电位（field potentials）幅值较大；缺点是灌流药物时起效和洗脱较慢，通常用于“盲插钳制法”中；而在浸没式记录槽的脑片则完全浸没在灌流液中，优点是在药理实验中能提供较好和更快灌流，常用于“红外可视钳制法”中（图 4-7）。实验所用内外液的配制原则同前（见膜片钳实验准备工作），应根据实际情况、结合文献选用适于本实验的内外液配方。

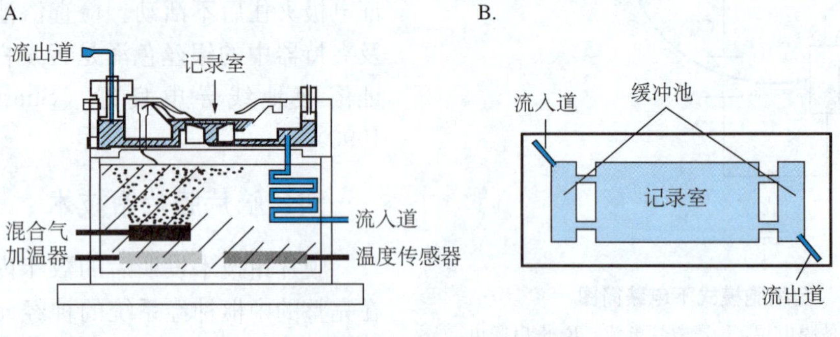

图 4-7 两种不同形式的记录槽

A图为界面式记录槽侧视图，B图为浸没式记录槽俯视图

细胞光学成像部分中主要由显微镜-摄像头-监视器组成。显微镜：“红外可视钳制法”需要配备微分干涉相差（differential interference contrast，DIC）正置显微镜。DIC显微镜又称诺马斯基相差显微镜（Nomarki contrast microscope），其优点是能显示结构的三维立体投影影像。为了保证诺马斯基照明的成像效果，脑片的最大厚度应在300 μm左右。脑片越厚，通过脑片散射的光线越多，成像的解析度越低。另一方面，太薄的脑片很难保证细胞的正常状态。因此200～300 μm的厚度是使用该种显微镜观察脑片较好的折衷方案。在选用物镜时要结合物镜的较好成像效果（高数值孔径，大于0.7）和最佳的工作距离（至少1.5 mm，以保证电极有足够的角度进入脑片）综合考虑。要注意的一点是：由于聚光镜（condenser lens）数值孔径要比物镜的高，意味着聚光镜的工作距离很小，因此记录槽底部仅仅允许用一层薄的盖玻片，以保证光线能很好地集中在脑片表面。而塑料的槽底尽管有很好的透光率，但会破坏DIC照明的效果，也不能采用。摄像头一般要求对红外线敏感的CCD摄像头（事实上，专业的红外CCD摄像头价格很高。而普通的CCD对达1 000 nm的红外线范围也很敏感，而且价格相对较低，可以根据实际情况采用）。“盲插钳制法”所用的显微镜为体视显微镜，不需要配备摄像头和监视器。机械稳定以及信号采集和记录的要求和单细胞膜片钳技术系统相同。此外，脑片膜片钳需要配备一个振动切片机，如果实验要进行突触传递功能的研究，还要配备刺激器和刺激隔离器。

2. 脑片制作过程

由于涉及的脑区不同，脑片的制作过程在各个实验室可能不太一样，但大致的步骤是一致的。

（1）动物麻醉后快速断头并取出脑组织放入冰冻的人工脑脊液（artificial cerebrospinal fluid，ACSF）。这一步的关键是断头取脑的时间尽量短，小于1min为宜。如果所取的部位很难在1min以内取出，应降低局部环境温度，可在冰块上进行取材，取材过程中及时用冰冻的ACSF湿润所取部位。ACSF预先用95% O_2 和5% CO_2 进行饱和，冰冻的程度以冰水混合液为好。

(2) 取出的脑组织在冰冻的 ACSF 中放置 5～8min，使组织整体温度降到 4℃左右。如果组织块较大，可在保留所用部位的基础上进行修块，以使组织内部温度迅速降下来。

(3) 将组织块修整，使之便于粘接在切片台。如果组织块面积很小，可以考虑用琼脂块（2%～4%，用 ACSF 或生理盐水溶解）包埋组织，再把琼脂块粘在切片台上。有的实验室为了尽量多地保留所做组织中神经元的突触联系，在修块的时候带有一定的角度，以保证切片时刀片行进的方向和突触走行方向一致。这样做可以尽可能多地保留神经元的树突，提高神经元的存活时间（例如，海马的横切片可以保留尽可能多的锥体神经元顶树突）。修块时注意不要使组织块受到挤压和扭曲，时间尽量短。

(4) 用氰基丙烯酸盐粘合剂（cyanoacrylate glue，俗称 502）将组织块沿着正确的方向粘在切片台上。通常是将感兴趣的区域靠近刀片一侧，或者尽量避免首先切到白质。然后迅速将冰冻的 ACSF 倒入切片槽内直至淹没组织，向液体内持续通 95%O_2 和 5% CO_2 混合气。

(5) 用振动切片机将组织切成 200～300μm 厚的组织片。须根据组织质地和所切厚度综合考虑进刀的频率和速度。振动幅度/进刀速度比（amplitude-to-advance speed ratio，A/AS）是其中一个关键指标。一般来说，对于质地致密的标本，用低 A/AS 比较好（即进刀速度要快）；对于质地较软的组织，则用高 A/AS 较好。刀片越锋利越好，高碳钢刀片优于不锈钢刀片。但对于质地柔软的组织，市售普通双面不锈钢刀片就可以满足需要。刀片使用前需要清洁，通常用二甲苯浸泡 10 min，再用丙酮冲洗后晾干。

(6) 将切下来的脑片移至孵育槽进行孵育，常用孵育温度 24℃，持续给混合气，至少孵育 30 min。一个好的孵育槽可以给脑片提供充分的氧饱和液体环境，能使脑片保持较好的状态达 10～12h 之久。同时，要保证脑片在槽中不受扰动，取脑片时其他脑片不受影响。简易的孵育槽可用一柱状塑料管制成，底部内径略小，用一个和塑料管内径相同的塑料环将一张纱布卡在塑料管的底部。再将孵育槽放在烧杯中部，混合气管放置在烧杯底部，气体从底部升起再从顶部循环到底部，使 ACSF 充分饱和，脑片放在纱布上。孵育中注意用于放置脑片的棉纱底部不要有气泡。每次实验最好随用随换。

3. 脑片的观察

脑片的固定：灌流液通过记录槽可能引起脑片的飘动。为了保证记录的稳定，这时需要将脑片制动。通常用一个铂金丝（直径 0.8 mm 左右）做成一个开口的矩形框，间隔一定距离用 502 胶将单股尼龙丝绷在框上粘牢。矩形框的大小略大于所要记录组织片的大小即可。做成的铂金框能很有效地将脑片压在记录槽底部。同时，为了减小灌流引起的液面波动，灌流的速度应控制在每分钟 1～3ml。

脑片的状态：对于“盲插钳制法”来说，判断脑片是否健康，只能对照所记录的神经元的生理参数（如静息膜电位、动作电位时程、群峰电位等）与在体记录到的结果是否相近。这样花费时间较多，而且不能在实验前了解脑片健康状况。“红外可视钳制法”由于有 IR-DIC 系统，解决了这个问题。以海马脑片为例：健康的海马脑片上可以看到很多形态不同，带有突起的发亮的细胞。如果发现脑片在镜下发暗，细胞肿胀，胞核清楚，这样的脑片应放弃。

4. 脑片中的膜片钳记录

电极的选择：根据所要记录的电信号选择合适材质的电极，拉制方法遵循标准过程，与分散细胞膜片钳相同。以全细胞记录为例，对于胞体（直径 10～20 μm），电阻 1～2MΩ 的电极就可以使用；对于小的神经元突起（直径 1～2 μm）则需要电极尖端口径较小，电阻 8～10 MΩ 为宜。

细胞的选择：选择健康的细胞进行钳制是保证实验高效，结果准确的一个关键因素。不同的脑区健康细胞具有特定的选择标准，这需要实验者在实践中摸索。一个可以借鉴的标准是：健康的细胞在显微镜下表面光滑，有清晰的轮廓和柔和的外观，电极尖端压在表面很容易出现凹陷。而受损伤的细胞可以表现为轮廓粗糙，表面皱缩或者肿胀，对比度透亮，有时胞核清晰可见，电极尖端压在表面不易出现凹陷。这样的细胞即使形成了紧密封接和全细胞模式，细胞的基本生理特性也很差，应果断弃之。

目前，脑片膜片钳记录的两种方法为许多实验室广为采用。这两种方法有各自的优缺点，实验者根据实验的实际情况选择合适自己的实验方法。

红外可视钳制法与操作流程：红外可视钳制法最大一个优点是可以根据细胞位置、形状、胞体大小和树突分布等预先判定细胞类型，再进行钳制。该方法使钳制细胞突起（直径 1μm，如树突）成为可能，而且可以钳制同一细胞的不同部位。钳制成功率高，不依赖记录区域的细胞密度。它的缺点就是由于受照明方法的限制，只有靠近脑片表面的细胞（约 50 μm 以内）观察最清楚，适于可视钳制记录。这要求在制作脑片的过程中尽量减小近脑片表面的细胞损伤。其操作流程如下：

（1）显微镜低倍镜下选择所感兴趣的区域，换至高倍镜找到该区域内健康的细胞。重新换到低倍镜，此时切忌移动脑片。

（2）向微电极充灌电极内液并固定在电极夹持器。

（3）通过夹持器侧孔给电极注入少量正压（1 kPa）并维持之。

（4）移动电极尖端入液，观察电极电阻，调整监测窗口（seal test）基线至 0 水平。电极下降到接近脑片的地方。

（5）降低操作器的步进速度（μm/sec），在监视器观测下将电极进入脑片到达所要钳制的细胞上方。注意：电极进入脑片应该看到正压将周围的细胞和碎片吹离电极尖端，否则就是正压没有给上，或者系统漏气。

（6）将电极压在细胞表面上，一面观察监视器中细胞表面是否出现凹陷，一面观察监测窗口方波和电阻的变化。当观察到电阻增加了 10%左右，细胞表面也出现凹陷，撤除正压，迅速给予持续轻柔的负压吸引。负压可以用 1 ml 注射器或者直接用口吸，根据实验者个人习惯采用。

（7）给予持续负压的同时将膜电位钳制到所记录细胞的静息电位水平，观察监测窗口电阻的变化，一般巨阻封接（>1GΩ）应在 1 min 内形成。如果给负压的时候电阻上升很慢，或者要很大的负压才能使电阻增加，以及巨阻封接时间很长，应放弃该细胞。

（8）巨阻封接形成后电极稍微回撤以减轻对细胞的压迫，稳定 3～5 min。对快电容进行补偿。

（9）根据实验需要选择合适的记录模式进行记录。

盲插钳制法与操作流程：盲插钳制法仅仅需要简单的光学设备（体视显微镜）和相对简便的微操作器。可以记录到脑片深层的细胞，因此所用的脑片可以切到 500 μm 厚，使保留的突触环路更完整。显微操作器的工作空间较大。但是这种方法不能在记录细胞之前选择细胞类型，可靠性低于红外可视钳制法，其钳制成功率与欲研究部位的细胞密度相关。其操作流程如下：

（1）镜下选择所感兴趣的区域。

（2）向微电极充灌电极内液并固定在电极夹持器。

（3）通过夹持器侧孔给电极注入少量正压（1～2 kPa）并维持之。

（4）移动电极尖端入液，观察电极电阻，调整监测窗口基线至 0 水平。电极下降到接近脑片的地方。

（5）降低操作器的步进速度（μm/sec），观察监测窗口方波和电阻的变化。当观察到测试方波幅度在数秒内突然减少 20%～50%左右，迅速撤除正压，给予持续轻柔的负压吸引。负压可以用 1ml 注射器或者直接用口吸。

（6）给予持续负压的同时将膜电位钳制到所记录细胞的静息电位水平，观察监测窗口电阻的变化，一般巨阻封接（>1GΩ）应在 1min 内形成。如果给负压的时候电阻上升很慢，或者要很大的负压才能使电阻增加，以及巨阻封接时间很长，应放弃该细胞。

（7）巨阻封接形成后电极稍微回撤以减轻对细胞的压迫，稳定 3～5min。对快电容进行补偿。

（8）根据实验需要选择合适的记录模式进行记录。

影响脑片膜片钳成功率的因素：充灌微电极和将电极固定在夹持器的时间要小于 1 min。在红外可视钳制法中，应事先选择好细胞，再进行电极充灌等步骤。从电极入水到移到细胞膜上方的时间应小于 1 min。撤除正压和负压吸引形成封接的时间应控制在 10～20s 内，最大不能超过

1 min。在盲插钳制法中，电极进入脑片后测试方波的突然变小预示电极接近细胞。如果没有出现这种现象的话，应更换电极、重新钳制。保证钳制的顺利进行的另一个重要因素是从夹持器、与夹持器侧孔相连给正压和负压的管道整个系统密闭性的应该完好（Crawley JN，1997）。

5. 脑片膜片钳的应用

脑片膜片钳的主要优点是信噪比高，没有酶消化对细胞的损伤，细胞内液的可调控性，所记录到的细胞的反应与在体情况下接近。使用全细胞模式，神经元可以快速被荧光染料充灌，使得在活体组织进行神经元结构研究成为可能，同时也为研究所记录细胞形态特征和电生理特性之间的关系提供证据。调控细胞内液可以对突触传递引起的神经元第二信使转导通路进行研究。细胞也可以用 Ca^{2+} 敏感染料充灌，测量细胞内局部 Ca^{2+} 浓度的变化。此外，脑片膜片钳可用于神经系统发育过程中细胞的离子通道和受体的特性研究，如 NMDA 受体。图 4－8 是在脑片上进行膜片钳记录的同时进行细胞染色的一个例子。实验在海马脑片上记录锥体神经元的电生理特性，同时在电极内液里充灌了 lucifer yellow 对所钳制的细胞进行标记。实验完毕后进行组织学处理后在共聚焦显微镜下观察所记录的神经元的形态结果，显示该神经元在去极化刺激下诱发产生动作电位，超极化刺激下有明显的下陷（sag）和反跳（rebound）。形态学结果显示顶树突较长，而基树突伸展的范围则较局限，表明该神经元为锥体神经元。

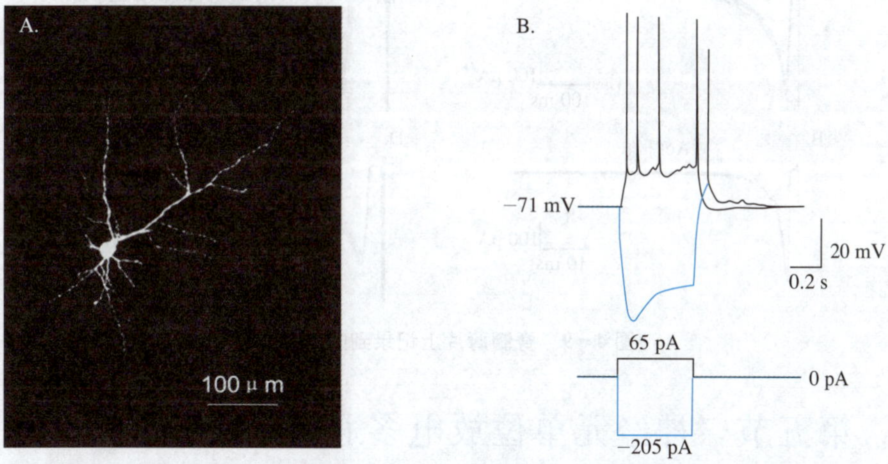

图 4－8　应用膜片钳电极进行细胞内标记和电生理记录

A. 共聚焦显微镜下观察到细胞用 lucifer yellow 染色后的形态。B. 电流钳记录到该神经元对超极化和去极化刺激的反应

脑片膜片钳的另一个重要用途是进行突触传递的研究，为了解在体情况下突触的可能功能提供线索（Edwards FA，1989）。可以通过突触前刺激，记录引起的突触后神经元的反应，结合药理学方法，调控所记录的细胞的内外液成分，准确而有效地进行突触传递功能的分析。此外，脑片上使用膜片钳的全细胞模式，记录到的突触电流的幅度比传统的细胞内记录要大一到二倍，因此有更好的信噪比。在脑片膜片钳实验中，进行突触传递研究是通过刺激突触前神经元或轴突，记录和分析突触后电位或电流。为了刺激单个突触前神经元或轴突，通常将刺激电极放在所记录细胞附近，给予短的方波电压刺激（如：5～50 V，50～500 ms，20 Hz），观察在刺激伪迹后是否很快出现突触电流，缓慢调整刺激电极的位置直到发现一单个突触连接（随刺激电极移动产生的突触电流潜伏期不变，直至能产生该电流的最远距离）。这个过程比同时钳制单个突触前、后神经元更简单和有效，但后者可能是唯一确保所记录的突触后反应是由单个突触前神经元引起的方法。此外，目前应用较广泛的一个刺激方法是使用双极铂金电极同时激活脑片整个区域或整束纤

维，这种方法在某些情况下（如刺激海马脑片中的 Schaffer 侧枝）较为方便、有效。其优点是不需要移动刺激电极，产生的刺激伪迹也很小。缺点是激活的范围广，即使将刺激的电压调整到能够引起反应的最小强度，所引起的突触反应仍然可能涉及多个轴突的作用。

图 4-9 显示的是在脊髓薄片上进行突触传递的研究结果。刺激保留的脊神经背根，可记录到刺激引起的 EPSCs（evoked EPSCs）。根据纤维传导速度与引起 PSCs 的刺激阈值二个指标，可将刺激背根引起的 EPSCs 分为 Aβ、Aδ、C 纤维介导引起的 EPSCs。而在一些神经元上，还可以同时记录到两种纤维成分介导引起的 EPSCs（Wan YH，2004）。

近年有许多实验室用脑片膜片钳进行单通道记录，其优点是受体和通道的分布可能和在体情况下一致。由于了解受体和离子通道数目、分布和功能特性对深入认识神经元水平信息处理的过程具有重要意义，使得在脑片上进行单通道记录可能成为阐明受体和离子通道在中枢神经元（包括细胞突起）功能的重要方法。另一方面，在脑片上进行单通道记录还可以通过提取神经元原位 mRNA 或进行抗体标记来获得细胞表达特异性受体或通道蛋白的相关信息，有助于在接近在体环境中对不同受体结构和功能之间的关系进行研究。

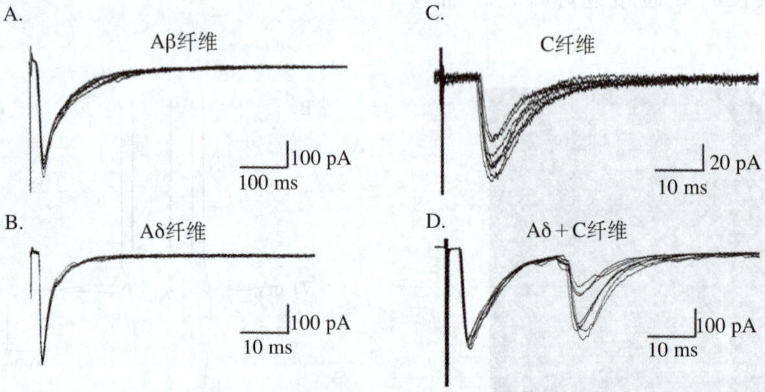

图 4-9 脊髓薄片上记录到的 EPSCs

第五节 神经元单位放电多通道同步记录技术

清醒动物在体神经元单位放电多通道同步记录（multiple channel single-unit recording in awake freely-moving animals）技术，简称多通道记录，是在清醒动物脑内利用细胞外记录法同步记录不同脑区大量神经元的新兴技术。在 20 世纪最后十年中由 Donald J. Woodward，Sam A. Deadwyler 和 John K. Chapin 三个实验室合作研制成功。它的问世为研究神经元集群（neuronal ensembles）活动提供了现实的可能性。本节将简单地介绍该技术的方法和原理，以及它在神经科学领域中的一些常见的应用。

一、多通道记录技术的基本原理

多通道记录是一种细胞外记录方法。它使用金属或硅晶微电极组成阵列，预先埋置在动物的指定脑区中。待手术恢复后，动物可以在清醒状态下接受各种感觉刺激或完成各种行为任务，并同步记录各脑区的神经活动。为了完成这一过程，需要制作一系列的硬件设备和软件界面。

二、多通道记录所需的硬件设备

完整的多通道记录系统的硬件设备包括三大部分：①微电极阵列（microarray）及其接口；②神经信号数字化与分检（sorting）系统；③动

物行为控制与记录系统。三部分各自包含一定数量的硬件设备，分别介绍如下。

1. 微电极阵列及其接口

微电极阵列是指将金属微电极尖端制作成特定的排列模式并固定下来，以便其可以适应所记录脑区神经元的分布。所用的微电极最常见的是不锈钢电极丝；其特点是价格低廉，且便于标记电极尖端位置。若电极同时也作刺激之用，可采用铂铱合金电极。电极丝直径一般在 30～60 μm，表面用特氟龙绝缘。一组（常见的是 8 根）这样的电极丝焊接在特制的连接器（connector）上，并用可溶于温水的树脂固定成所需的阵列，例如 2×4、3∶3∶2 等，以适应不同脑区的形状。由于尖端只裸露出很短的电极丝，可以保证它有足够的强度垂直进入脑组织。在植入过程中用温生理盐水逐渐溶解树脂，就可以将电极尖端顺利送入较深层的核团。微电极阵列在达到脑内指定深度后，用牙科水泥封固，并将连接器排列固定在颅骨上形成插座。在实验中，与该插座相连接的插头上带有场效应管（field effect transistor，FET）电路，可将电极丝传出的信号加以初步放大（图 4－10）。

2. 神经信号的放大与传输

从 FET 电路中传出的信号，再经过前置放大器（pre－amplifier）的放大，就可以送到数字信号处理器（digital signal processor，DSP）内进行下一步的模/数转换与神经信号分检工作了。由于所记录的是清醒并自由活动的动物，在信号进入前置放大器之前通常都需要经过一个换向器（commutator），以便保证在传输电缆连续旋转的情况下仍时刻保持畅通。

3. 数字信号处理器

这是一种专用的电路，它负责将前置放大器送来的模拟信号转换成数字信号，然后从中将不同神经放电单位的信号分离出来。在该技术发展的早期，DSP 板体积通常较大，因此放在与计算机分离的箱子中，称为“Harvey box”，以纪念第一个制造成功的工程师 Harvey Wiggins。此后，随着计算技术的进展，该板的体积逐渐小型化，现在已经可以缩减为标准的 PCI 插卡，置入计算机机箱中。

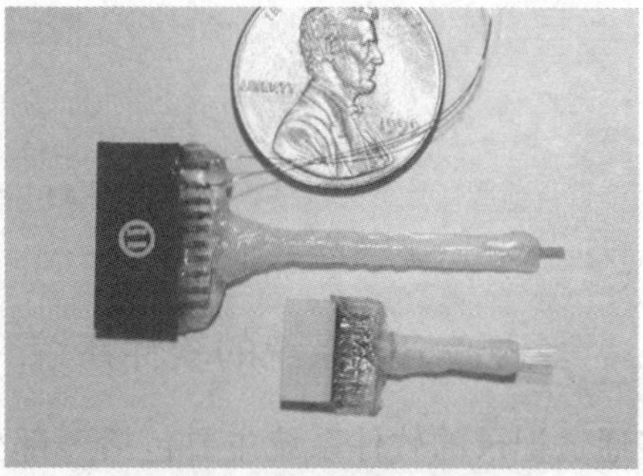

图 4－10　微电极阵列实物图

上方为 **1** 美分硬币，中央为大鼠用 **8** 通道阵列，下方为小鼠用 **16** 通道阵列

4. 动物行为控制系统

最早该系统使用的是摩托罗拉公司所开发出来的专用行为控制计算机。目前，这类产品已经比比皆是。其要点是，可以根据需要产生标准的 TTL 控制信号，操纵动物周围的行为控制装置，如信号灯、声音提示、图像提示、杠杆的出入、跑步机的启动和停止、食物和水的给予等。同时，动物的操作行为也被转换成标准的 TTL 语言，与上述控制信号一道被记录下来，以便与神经信号同步加以分析（图 4－11）。

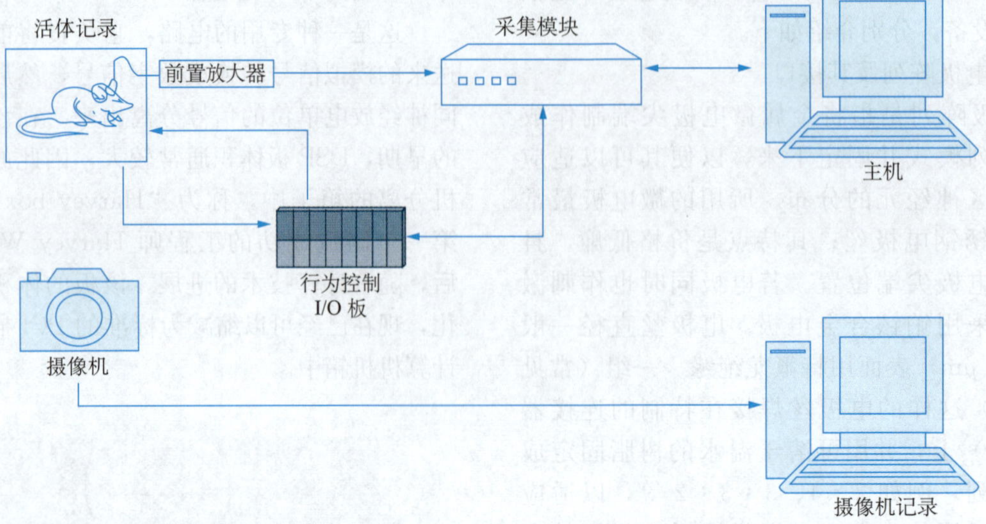

图 4－11　多通道记录系统硬件连接示意图

三、多通道记录系统的软件系统

多通道记录的软件系统主要包括三部分：①神经信号分检；②神经信号的记录；③动物行为的记录。以下分别叙述。

1. 神经单位放电的在线分离

来自记录电极的神经电信号，在经过放大器放大和滤波后，成为在基线背景上的一串锋电位。经典的电生理方法是在这串记录上设定一个阈值，将真实的放电信号与背景噪声分开。然而，在体内的电生理记录中，由于无法在目视下引导电极尖端接近神经细胞，因此不能保证一个电极尖端附近只有一个神经元。这样，上述记录痕迹中很可能包括一个以上的神经细胞活动。这就违背了“单位放电”（single unit）记录的初衷，即只记录来自同一个放电单位的活动。混杂了多个神经元的放电称为 multiple unit 放电，它的数据在此后分析中的作用要大打折扣。

解决这个问题的方法其实也很简单。如果将记录痕迹在时间轴上拉长，那么每个痕迹其实都是一个漂亮的波形。由于电极与神经元的相对位置不同，该波形也是多种多样的，但通常都会包括一个尖锐的锋电位和一个由相对缓慢的负后电位及正后电位组成的复合波。由于神经细胞放电的“全或无”特性，不同相对位置的神经元通常都会在记录电极上产生不同的波形，而每个神经细胞本身的波形通常都是比较稳定的。因此，有可能根据波形的特征将来自同一个记录电极上的不同神经细胞的电位波形分检出来，从而得到纯粹的单位放电数据。一般而言，这种分检所依据的方法有三类：

（1）参数分检：利用神经信号波形的一些参数，例如峰值、负电位谷值、下降支斜率等，将多单位的神经信号分检开。利用这些设定就可以得到并区分不同的放电单位及背景噪声。

（2）窗口分检：上述方法适用于单一电极所记录到的波形比较规则而且相对单一的情形。对于比较复杂而重叠较多的情形，单纯利用参数分检往往难以获得满意的结果。此时可以采用窗口分检。即在波形显示界面上规定一些小窗口，并指定凡同时出现在某几个窗口内的波形均定义为同一个放电单位。窗口分检的计算量随着规定窗口数目而增加，因此要实现有效的分检，计算机必须具有足够的运算速度。

（3）主成分分检：对于更为复杂的情形，上述两种分检都显得无能为力了。此时就可以利用主成分分检技术，将放电波形转化为其主成分空间内的散点，再利用聚类分析的方法将属于不同放电单位的散点区分开来，进而分辨出每个放电究竟属于哪个单位。这种方法要求更高的运算速度，并且要求实验者更多的介入和判断。

2. 神经放电信号的高速记录

记录神经放电信号有两种可能的方案。一是记录来自各个电极的原始电位活动，待实验结束后再做离线（offline）分析；二是对记录到的电信号进行在线的数字化和分检，从而只需要记录每个单位放电发生的时间标记（time stamp）。前者的优点是同样的数据可以通过设置不同的神经元分检参数，获得不同神经元的活动数据；而且还可以在分析中随时调整参数，以期获得尽可能多的信息。其缺点是将会记录到极其庞大的数据文件，存储非常不便；而且这种分析方式无法用于在线（online）监控。后者的优势是存储文件小，而且可以做到在线监控。但它要求必须在开始正式实验记录前完成神经元的分检，且在实验当中不易调整分检的设置。而且没有实际波形的记录，很难判断记录数据的质量。

由于两种方案各有优劣，所以很多情况下都在混合使用。最简单的办法是，在记录时间标记数据的同时，抽样记录部分原始波形。这样就可以达到既保证在线监控的速度和控制存储文件的大小，又可以检验和控制神经信号记录质量的目的。

3. 清醒动物的行为记录与控制

与电生理记录同时发生的行为学事件也需要详细的记录。为此，需要在动物的实验箱内安装一些行为记录装置。同时，为了训练动物的行为任务，还可以配置上给水、给食、给药等装置。这些装置的输入信号和输出控制也都需要计算机的支配。通常，在计算机和外部设备之间会有一块作为中介的输入/输出电路板（I/O board），作为计算机和外部设备之间的隔离界面。这样，就可以使用计算机的 TTL 语言信号控制各种不同负载的外部设备了。各种行为控制和反应信号也像神经元放电信号一样以时间标记形式记录在数据库之中，便于此后的分析工作。

四、多通道记录数据的分析

尽管采用了时间标记方式和精巧的数据库压缩技术，多通道记录仍然可以在几个小时的实验中产生数十兆字节的实验数据。由于同步记录了多个行为事件和多个通道的单位放电事件，因而该数据是以高维度、大容量、多模式的形式存在的。相应地，也需要发展一些独特的数据分析方式加以分析。由于篇幅的限制，本节仅对常见的分析技术做提名式的介绍。读者可以从其他专门著作中寻找这些方法的具体实施途径。

1. 单个神经元的常规分析

如同以往单通道单位放电记录一样，多通道记录的数据可以按照经典的方式进行若干分析，诸如考察放电速率随时间的变化规律的放电频率直方图（rate histograms）、考察峰间期分布的峰间期直方图（interspike interval histograms）、考察单位放电振荡特性的自相关直方图（autocorrelograms）、考察放电时刻的光栅图（rasters）、考察放电频率分布特性的功率谱密度（power spectral densities）、考察簇状放电特征的簇放电分析（burst analysis）。将这些分析与行为事件相结合，就可以得到环事件直方图（perievent histograms）、环事件光栅图（perievent rasters）以及其他各种环事件分析。

2. 神经元间相互作用分析

由于可以同步记录多个神经元，因此可以应用多种考察神经元间相互作用的分析技术，如交互相关直方图（cross correlograms）、联合环刺激时间直方图（joint peri－stimulus time histograms，jPSTH）、交叉功率谱密度（cross spectral densities）、相干分析（coherence analysis）等。

3. 神经元集群活动分析

由于同步记录了大量神经元，因此可以采用某些方式描述神经元群整体的特性，及不同脑区之间的相互作用。常用的方法有：主成分分析（principle component analysis）、独立成分分析（independent component analysis），以及利用所分离出来的成分所做的事件相关分析、判别分析（discriminant analysis）、回归分析、交互相关分析、定向相干分析（directed coherence）等。

五、多通道记录技术的广泛应用

多通道记录技术自创立以来，已经在感觉、运动、情绪、认知等领域的研究中获得了广泛的应用，并取得了极为丰硕的成果。它向人类证实了从 Lashley 到 Hebb 所提出的中枢等效性原理和神经细胞群落（cell assembly）学说的正确性，揭示了脑内同步放电链（synfire chains）和精确放电序列（precise firing sequences）的存在，从而获得了神经科学研究的重大理论进展。同时，它还揭示了感觉编码、运动控制、学习记忆等过程中的一些重要信息，从而促成了人类脑机交互界面（brain-computer interface）技术的重大进展，具有无比广阔的实用前景。

第六节　其他细胞水平的电生理检测方法

一、单细胞分泌活动的膜电容检测

膜片钳技术不仅可以记录离子通道的电流，还可测量其他电生理指标以反映细胞的相关功能。可兴奋细胞在外来刺激信号下可诱发相应的响应，包括胞吞、胞吐、胞内 Ca^{2+} 和其他第二信使对其分泌活动的调控。膜片钳技术通过对膜电容检测可应用于监测细胞分泌活动。细胞膜作为脂质双分子层，相当于电容器，具有膜电容的性质，而膜电容的大小与膜的表面积成正比。细胞发生分泌活动时，在胞吞和胞吐的过程中，由于分泌囊泡与细胞膜的分离和融合可导致细胞表面积会发生减小和增加，故细胞表面积的变化间接反映了细胞的分泌活动。而细胞表面积的变化又能通过膜电容的改变得到反映，所以通过监测膜电容的变化就可以分析细胞的分泌活动全过程。膜片钳技术中，时间分辨率达到 ms 级；膜电容的分辨率可达 fF 级（$f=10^{-15}$），相当于单个分泌囊泡与细胞膜融合时引起的电容变化量，因此可以完成对单细胞的胞吞和胞吐过程的实时监测以及研究突触的分泌活动。

单细胞膜电容检测方法主要在全细胞模式下进行，也可在贴附模式下进行。检测方法有多种，包括利用膜片钳放大器的电容补偿电路、方波刺激和正弦波刺激等方法。常用的电容检测是基于正弦波刺激的锁相放大方法。原理就是在全细胞模式下钳制细胞于超极化电位，给予一定幅度和频率的正弦波刺激，在全细胞模式下，电流通过的电路相当于一串联电阻（R_s）串联于膜电阻（R_m）和膜电容（C_m）的并联电路上，参见图 4-6。由于 R_s、R_m 和 C_m 的特性，记录到的电流会发生幅度和相位的变化，在已知记录电流的直流电导，幅度衰减和相位偏移后，可计算出 R_s、R_m 和 C_m 的值，这就是“Lindau - Neher”方法。其优点是膜电容的检测在较大的 R_s、R_m 和 C_m 变化下仍有效。另一种是“Piecewise - Linear”方法，其通过设置锁相放大器，使输出与膜电容的变化成线性关系，而对 R_s 和 R_m 的变化不敏感。其优点是检测方便，但 C_m 是相对值，而且只在一定范围内的 R_s、R_m 变化下仍有效，超过范围，输出与膜电容的变化就不成线性关系了。这两种方法都是在 R_m 相对稳定下有效。在单细胞膜电容检测中，为了降低噪声，除了前文提到的方法，正确地选择刺激正弦波的参数包括峰值、频率和采样点数也非常重要。

二、采用碳纤电极检测单个囊泡的释放

上文所述单细胞膜电容检测方法的结果反映的是胞吞和胞吐的综合过程，其主要缺点就是无法区分开胞吞和胞吐的过程，同时有些非分泌活动也会引起膜电容的变化。采用碳纤电极的电化学检测方法可以直接检测囊泡的分泌物质，克服了上述缺点。细胞分泌的可氧化的递质及调质，包括儿茶酚胺类物质等均可用碳纤电极直接定量分析，有些物质如脑啡肽、生长抑素等虽是可氧化物质，但它们的释放量少，扩散慢，不适用于电化学检测方法。检测方法的原理是将碳纤电极直接置于单细胞周围，在电极上施加可使被测物质快速氧化的正向电压，周围形成很强的电场，其正向电场将吸引分泌物质氧化过程中释放的电子，形成电信号，可用计算机进行定量的检测。电极上施加的电压通常为恒定电压和周期电压。采用恒定电压的安培测量法具有最高的时间分辨率；采用周期电压的快循环电压测量法可区分被氧化物质的类别。电化学检测方法具有很多优点：不需要钳制电压，可应用于各种形状和大小的细胞，而且对细胞无损伤。

除了碳纤电极，单细胞电化学检测方法的仪器设备与膜片钳技术的基本相同。碳纤电极的一端与放大器导通，另一端靠近细胞，其余部分应有电绝缘性。碳纤维一般为 5～10μm，碳纤电极应能牢固地固定碳纤维以减少振动。一般用玻璃

毛细管固定碳纤维。碳纤维插入玻璃毛细管后，经过拉制仪拉制，在电极尖端用胶粘接玻璃毛细管和碳纤维，碳纤维表面经过绝缘处理，电极尖端的碳纤维用精细剪切成合适长度，碳纤电极就制成了。

由于碳纤电极只能接触部分细胞膜，电化学检测只能测量局部而非整个细胞的分泌活动。因此可将单细胞电化学检测方法与膜片钳膜电容检测技术结合用于单细胞分泌活动或神经递质释放的研究。两种技术一为直接测量，一为间接反应，二者结合后可得到更全面的信息。在贴附式记录中，碳纤电极置于玻璃微电极内，可以同时检测膜片电容和电流信号，以分析膜片的分泌活动及递质浓度等。在全细胞记录中，为保持细胞的完整性，可采用穿孔膜片钳，将碳纤电极直接置于单细胞附近。

三、单个神经元膜片钳与体外扩增分析的结合方法

近年随着膜片钳，红外可视（IR-DIC）显微镜以及单细胞聚合酶链式反应（PCR）技术的发展，使之分析脑片不同类型细胞的离子通道生物物理特征与通道亚型的 mRNAs 特殊表达模式的关系成为可能。在细胞水平实现膜片钳技术与分子生物学技术的结合，通常可分为三个步骤：第一步是识别与选择细胞进行电生理特征的检测，如在电流钳条件下检测放电反应的模式，在电压钳条件下检测有关通道电流的特征。第二步是抽吸与排出细胞内容物。第三步对内容物进行 PCR 反应等分子生物学分析与测定。由于其中第一步与第三步均已具备较成熟的技术操作规范，所以要使两者成功结合，关键在于尽可能全部与无污染地抽吸与排出细胞内容物。为此，首先应建立全细胞膜片钳模式。采用的玻璃微管尖端直径需大一些，其电阻值可在 1.0～2.5 MΩ 范围，管壁可选用厚一些，以便实现较理想的高阻抗封接。为了避免抽吸微管被 RNA 降解酶以及邻近物质的污染，玻璃管在拉制前应加热处理（200℃，4 h），每次实验应配制新的管内溶液并经高压消毒处理，电极固定器需用酒精清洗，连接细胞内液的银丝每次需电镀氯化银，实验用的微管、固定器与溶液要通过镊子或戴手套操作。

当全细胞膜片钳模式建立之后，可向吸管内施加轻微负压（约 5kPa），通过红外显微镜可清楚见到细胞浆被吸入微管尖端内。此时常见细胞核阻塞在尖端，输入电阻随之突然升高，为了尽量吸入较多的细胞浆，可将吸管内负压增大到 20 kPa 左右，连同细胞核与剩余的胞浆同时被吸入微管。然后，在操纵器控制下将该微管尖端小心移入准备好的反应管内，突然给管内施加正压（400 kPa），将内容物直接推入反应管。约 10 sec 之后，将微管尖端向前移动并轻微触及反应管的底部，折断约 5 μm 的尖端，以保证吸取的内容物全部被推入反应管内。

四、动态钳

动态钳（dynamic clamp）是 20 世纪 90 年代初，计算神经科学和膜片钳技术结合诞生的一项新技术。近十多年来，该项技术被广泛应用于神经系统研究的细胞水平乃至网络水平，成为神经电生理学一项有力的研究工具。所谓动态钳，简而言之，就是用一系列软件和硬件在实际的神经元上人工制造电导，换句话说就是模拟细胞膜上的某种离子电流。和传统的电压钳或电流钳技术钳制电压或电流不同的是，动态钳可以有效地改变或者说钳制神经元的电导（Prinz AA，2004）。为了模拟某种电导，动态钳计算测量到的膜电位和该电导的逆转电位之间的差值，即驱动力，乘以方程计算得到的电压和时间依赖性电导，将所得的电流注入到神经元。事实上，任何已经用数学公式描述、通过计算机模拟的时间依赖性和电压依赖性电导都可以用动态钳在神经元上实现。对于细胞膜上某种电压依赖性电导，动态钳注入的电流由一系列微分方程决定，这些方程描述了该电导的电压和时间依赖性。对于一种突触电导，动态钳注入的电流则要根据突触前输入为基础进行计算。这种突触前的输入既可以来自于实际神经元真实记录的结果，也可以由模型神经元计算产生，在此基础上，通过调变这种“人造”的突触的参数可以进行突触传递功能的研究。

对神经元进行准确的动态钳制需要对膜电位不间断的、高速的采样，快速计算需要注入的电流。理论上来讲，如果采样率和计算速度足够快的话，任何类型的离子通道的电生理特性都可以

通过动态钳再现出来。这对计算机和数据采集技术提出了很高的要求。因此，早期的动态钳程序用机器语言编写（machine language），有些方案使用的是数字信号处理器（digital signal processing，DSP）和 look - up 系统以达到所需要的采样速度。如今，计算机和数据采集等硬件的速度已经不再是动态钳的主要制约因素，已有数家实验室正在应用和发展不同的动态钳系统，包括 windows 操作系统控制式、Linux 操作系统控制式、使用植入式芯片或者 DSP 板的系统和模拟元器件组成的系统几类。运用这些不同的动态钳系统进行了非电压依赖性电导、电压依赖性电导和神经元间突触的模拟，构建生物-计算机混合神经网络，以及在体突触传入的模拟。

和其他技术一样，动态钳也具有其自身的缺点。其主要的缺点是模拟的电导仅限制于记录的部位，离记录的部位越远，模拟的效果越差；另一个缺点是动态钳只能模拟某种离子电流所引起的电信号的变换，而不能模拟该电流引起的化学信号传导的变换；最后，动态钳和电压钳、电流钳具有一个共同的缺点，即电极电阻和电容带来的伪迹问题。知道动态钳技术的缺点可以使我们在实际应用中采用多种手段尽可能减少这些问题对实验结果的影响，甚至利用这些缺点进行某些特定情况下的实验分析。

作为一项新兴技术，动态钳最令人兴奋的一点是打破了长期以来存在于数学模型和实验电生理之间的壁垒，使理论学家可以在实际神经元上建模，实验科学家通过理论学家那样改变真实神经元中某种电流的特性。相信这项技术将有更广阔的前景（图 4 - 12）。

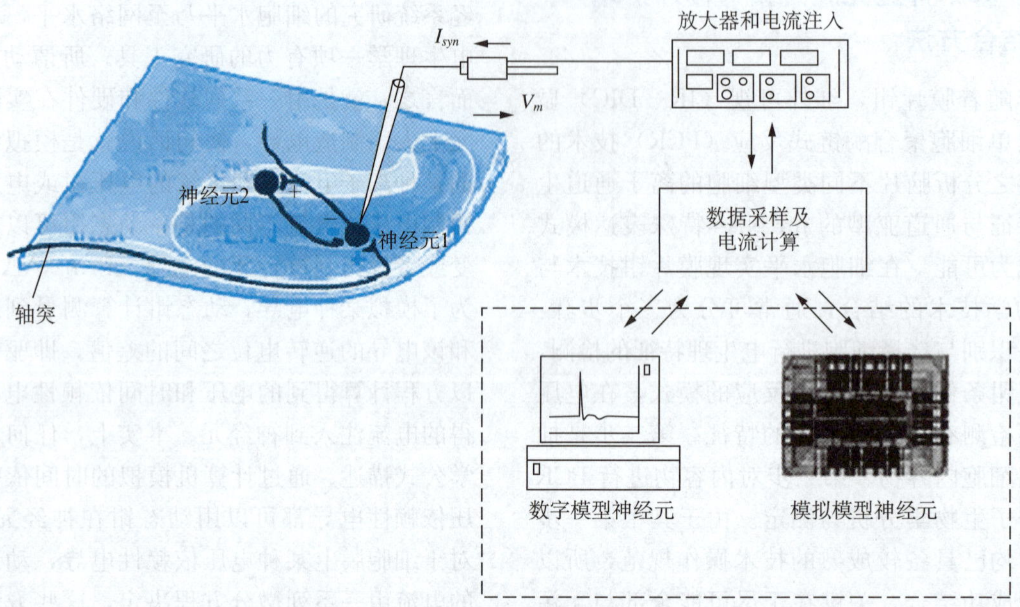

图 4 - 12　动态钳模式图

放大器记录细胞膜电位（V_m），通过数据采样和公式计算得到模拟该电导需要注入的电流大小（I_{syn}），再通过放大器回输到细胞上。此外，如虚线框中所示，可以将模型神经元和真实神经元建立模拟的突触联系甚至混合神经网络（hybrid neural networks）进行突触传递和神经网络的研究（引自 Nature，2002，20：854 - 858）

※　　※　　※

近百年来，电生理方法在推动神经科学乃至生物科学的发展上，特别在深刻认识神经系统功能活动的基本性质方面起到了无可替代的巨大作用，至今仍不失为研究与探索大脑奥秘的最重要手段之一。然而，随着科学技术的迅速发展与实际应用的需要，也显露出电生理方法的不足与问题。首先是检测方法给被检测对象造成的损伤。例如无论是胞内记录还是膜片钳检测都可能在神经元上造成不同程度的损伤，使之离开原本的真实状态。其次是检测的效率较低。通常电生理检测往往需要逐个对神经元或通道进行测量，而神经环路与组织却是众多神经元复杂组合而成，单个神经元或通道的电生理检测与整体功能活动的判断往往存在较大的距离。近年，已有多电极、高通量电生理记录系统问世，试图从不同侧面提高检测的效率。再者是长期以来对电生理方法检测结果的分析多局限在线性统计学的范畴。实际上，无论是单个神经元还是整个神经系统的功能活动都是多因素相互作用的复杂性表现，具有显著的非线性特征，若能结合运用现代非线性理论与手段进行分析，必将为深刻揭示神经元与神经系统活动的真实面目与内在规律开辟新的途径。此外，与生物学以及其他领域先进技术的有机结合，也是电生理方法发展中不可忽视的重要方向。

（王文挺老师和王玉英老师参加了本章部分内容的编写工作，特此致谢!）

参考文献

综述

1. Lalley PM，Moschovakis AK，Windhost U. Electrical activity of individual neurons in situ：Extra-intracellular recording. In：Windhorst U，Johansson H，eds. Modern Techniques in neuroscience. Berlin：Springer-Verlag，1999：127-172
2. Ogden，D. Microelectrode Techniques - the Plymouth Workshop Handbook. 2nd ed. London：The Company of Biologists，Cambridge 1994：255-274
3. Prinz AA，Abbott LF，Marder E. The dynamic clamp comes of age. Trends Neurosci，2004，27：218-224
4. Safronov BV，Vogel W. Electrical Activity of Individual Neurons：Patch-Clamp Techniques. In：Windhorst U，Johansson H，eds. Modern Techniques in neuroscience. Berlin：Springer-Verlag，1999：173-192
5. Sakmann B，Neher E. Single-Channel Recording. 2nd ed. London：Plenum Press，1995：95-197，357-373
6. Sherman-Gold，R. The Axon Guide for Electrophysiology and Biophysics Laboratory Techniques. Foster City，CA：molecular Devices Corporation，1993：67
7. 王绍，徐涛. 电生理方法. 见：韩济生主编. 神经科学原理. 北京：北京医科大学出版社，1999：46-67
8. 康华光. 膜片钳技术及其应用. 北京：科学出版社，2003：71-82

原始文献

1. Chang JY，Janak PH，Woodward DJ. Comparison of mesocorticolimbic neuronal responses during cocaine and heroin self-administration in freely moving rats. J Neurosci，1998，18：3098-3115
2. Chapin JK. Using multi-neuron population recordings for neural prosthetics. Nat Neurosci，2004，7：452-455
3. Edwards FA，Konnerth A，Sakmann B，et al. A thin slice preparation for patch clamp recordings from synaptically connected neurones of the mammalian central nervous system. Pflug Arch Eur J Physiol，1989，414：600-612
4. Hampson RE，Simeral JD，Deadwyler SA. Distribution of spatial and nonspatial information in dorsal hippocampus. Nature，1999，402：610-614
5. Hu SJ，Xing JL. An experimental model for chronic compression of dorsal root ganglion produced by intervertebral foramen stenosis in the rat. Pain，1998，17：15-23
6. Wan YH，Jian Z，Wen ZH，et al，Synaptic transmission of chaotic spike trains between primary afferent fiber and spinal dorsal horm neuron in the rat. Neuroscience，2004，125：1051-1060
7. Wang JY，Luo F，Chang JY，et al. Parallel pain processing in freely moving rats revealed by distributed neuron recording. Brain Res，2003，992：263-271
8. Wessberg J，Stambaugh CR，Kralik JD，et al. Real-time prediction of hand trajectory by ensembles of cortical neurons in primates. Nature，2000，408：361-365
9. Xing JL，Hu SJ，Long KP. Subthreshold membrane potential oscillation of type A neurons in injured DRG. Brain Res，2001，901：128-136

第五章　光学成像方法

甘文标　吴建永

第一节　观测神经系统结构的光学成像方法 … 70
一、荧光探针及其对神经元结构的标记 …………… 72
二、荧光显微成像方法 ………………………………… 72
三、利用光学成像研究神经系统结构实例 ………… 73
第二节　观测神经元电活动的光学成像方法 … 74
一、电压敏感染料 ……………………………………… 75
二、电压敏感染料信号记录原理和仪器 …………… 76
三、内源性光信号记录电活动的原理和仪器 ……… 77
四、利用光学成像研究神经系统电活动实例 ……… 77
第三节　控制生物活性分子释放和神经元电活动的光学方法 ……………………………………… 81
第四节　光学成像方法中的信号、噪声与光毒性 ……………………………………………… 82

光学显微技术是大脑结构与功能研究最重要的基本工具之一。从 19 世纪末至 20 世纪初，Ramony Cajal 等神经解剖学家利用光学显微镜和高尔基染色方法系统地研究了神经细胞的形态及其相互间的联系。他们的一系列工作为我们提供了有关神经系统结构的丰富信息，并奠定了现代神经生物学的基础。早期的光学显微技术主要依靠化学染色后被染细胞和未染组织对光的吸收不同或细胞结构对光造成的相差不同来检测神经细胞的形态和结构。在过去的二三十年中，荧光染料和荧光蛋白的出现以及荧光显微成像技术的发展，使我们可以利用众多荧光探针来实时观察神经元结构和电活动的变化，以及细胞内生物分子之间的动态相互作用。荧光显微技术凭借其高灵敏、高时间及空间分辨率的特点已成为现代神经生物学研究中最强有力的实验工具之一。近年来，光学显微技术不仅用来观测并可调控活体神经系统的结构与电活动，使得我们在细胞及分子水平上研究大脑的结构和功能跃上了一个新台阶。在这个章节中，我们将阐述光学显微技术在神经系统研究中的应用以及一些常见的问题。

第一节　观测神经系统结构的光学成像方法

哺乳动物的神经系统由数十亿的神经元组成，每个神经元都与其他成百上千的神经元相联系。由巨大数量的神经元组成的复杂神经网络是学习及记忆等大脑功能的基础。从细胞及分子水平上研究神经元结构的发育与变化是理解大脑如何工作的前提条件。神经元结构如胞体、轴突、树突、突触等直径很小，为微米量级。由于一般光学显微镜的最小分辨距离可达 0.2μm，光学显微成像因而成为研究大脑神经结构必不可少的工具。根据样品和研究问题的不同，一般需要选择以下不同的光学成像方法。

明场、暗场、相差及微分干涉差显微镜成像：明场显微镜是以样品的颜色及其透射率为基础并通过物镜和目镜系统放大来观察细胞结构的显微镜，在生物研究中被广泛应用。因为神经细胞无色透明，细胞内各种结构间的反差很小，在明场显微镜下一般难以观察到细胞的轮廓及内部结构。所以利用透射式明场显微镜观察神经元的形态以及结构上的相互联系需通过各种染色方法（如高尔基染色，辣根过氧化物酶或燕麦凝集素染色）

来增加被染细胞和未染组织的反差。在透射式明场显微镜基础上发展的暗场、相差及微分干涉差显微镜，利用不同结构成分之间厚度和折射率的差别，可探测未染色薄样品或活细胞的精细结构如细胞的形态、细胞核以及细胞器等。明场和相差显微镜在生物学中的应用历史悠久且有许多光学专著叙述（Augustine et al.，2001；Murphy，2001），由于篇幅限制，在此章节中将不详细讨论。

荧光显微镜成像（fluorescence microscopy）：荧光显微镜利用一定波长的激发光照射荧光分子标记的样品，使用合适的滤光器滤掉所有的激发光而只探测样品被激发后发射的荧光（Lichtman and Conchello，2005）。荧光标记的样品背景常常可以很低，即使荧光很微弱也易探测，因而荧光显微成像具有敏感性高、特异性强等特点。20 世纪 70 年代以来，针对神经递质及蛋白质的抗体的出现让我们可以用荧光免疫组织化学技术在分子水平上来研究神经系统的结构和组成。利用荧光标记的特异性抗体在组织细胞原位的抗原抗体反应，荧光显微镜可用于定性、定位、定量测定神经系统中具有特定分布的神经递质、离子通道、酶及蛋白信号受体等。近年来，众多荧光探针和荧光蛋白的发展，其中最令人瞩目的是绿色荧光蛋白（green fluorescent protein，GFP）及其衍生物的出现，使我们可以利用分子生物学方法标记活体神经系统中的各种细胞和分子，荧光显微成像因而成为活细胞结构和功能变化研究的基本工具。常用的落射荧光显微镜可用于快速灵敏地检测薄样品中荧光标记的结构，但如果样品的厚度大，其非焦平面结构发射的荧光可严重干扰焦平面结构的荧光，从而大幅度降低图像的对比度。厚样品的荧光探测需要利用激光共聚焦扫描显微镜或双光子激光扫描显微镜。

激光共聚焦扫描显微镜成像（confocal laser scanning microscopy，CLSM）：80 年代在荧光显微镜成像的基础上发展起来的激光共聚焦扫描显微镜，用可见或紫外波长的激光作点光源在物镜焦平面上扫描成像（Conchello and Lichtman，2005）。因在检测器前方放置一个针孔（pinhole）来阻止样品焦平面以外的荧光到达检测器，可大大提高图像的分辨率和清晰度。此外，通过对不同焦平面的扫描，可得到样品不同深度细胞或组织三维结构的荧光图像。由于激光共聚焦扫描显微镜可以以较好的信噪比对低浓度分子进行选择性、特异性地同时检测，它已逐渐成为检测神经系统结构和分子组成的一种普遍且重要的工具。

双光子激光扫描显微镜成像（two－photon laser scanning microscopy，TPM）：双光子激光扫描显微镜结合了双光子激发荧光原理和激光扫描共聚焦显微镜技术，是一种探测深层生物样品荧光的成像技术（Helmchen and Denk，2005）。它利用两个红外或远红外激光光子来同时激发单个荧光分子并在物镜焦平面上扫描成像。由于生物组织对红外和远红外光比对短波长的紫外和可见光的吸收与散射少，双光子扫描显微镜的红外激光可以穿透深层生物组织而激发荧光分子。此外，双光子扫描显微镜成像可提高荧光的探测效率并减少光毒性。双光子激光扫描显微镜的发展使我们首次可对活体深层组织荧光标记的细胞和分子进行高分辨率的动态观察（在组织内可深达 500～800μm），大大促进了对活体大脑结构与功能的理解。

综上所述，针对样品和研究问题的不同，需选用不同的光学显微成像方法来研究神经系统的结构。需要指出的是，尽管光学显微成像在神经生物学研究中的应用已有上百年的历史，至今我们对于大脑结构及变化的大部分知识都来自于用光学显微技术对固定组织的观察。鉴于大脑的复杂性及个体多样性，常常很难通过固定的生物组织去理解大脑在细胞和分子水平上的变化快慢和程度。比如大脑中许多新突触的形成会伴随着旧突触的消失，而突触的总数在很长时间内可能基本不变。固定的生物标本只能告诉我们突触的总数而不能反映突触形成和消失的速度和多少。为了更好地理解大脑的变化及机制，神经生物学家们在过去常用光学显微技术对培养的神经细胞和活脑切片进行动态观察。但培养的神经细胞和组织缺少动物体内错综复杂的神经联系和电活动，究竟大脑结构在学习与记忆等过程中是如何变化的仍然是一个谜团。彻底解开这个谜团需要在活体实验动物上长期跟踪神经细胞、突触和分子的变化。近年来众多荧光探针和荧光显微探测技术的发展让我们开始能够对活体大脑的细胞和分子动态进行高分辨率的实时观察。由于荧光显微技术发展飞速并在未来活体大脑研究中具有广阔的前景，以下我们将进一步阐述荧光探针及荧光显微探测技术的基本原理，并以实例来说明它们在正常及病变大脑结构研究中的应用。

一、荧光探针及其对神经元结构的标记

在过去的几十年里，科学家们合成了数以千计的水溶性和脂溶性的有机荧光分子。根据它们的不同化学和物理性质，许多荧光分子可以用来标记细胞膜、细胞器、蛋白质并用于测量离子浓度等。近年来发现的多种荧光蛋白质，如绿荧光蛋白，可结合分子生物学方法来标记神经系统中特定的细胞与分子。这些荧光分子的共同特点是能够被能量较高，波长较短的光激发而在几纳秒内发射出能量较低，波长较长的荧光。彩图 5-1A 中的雅布隆斯基（Jablonski）图表显示了荧光分子激发和发射的过程。当荧光分子吸收某些频率的光子以后，可由基态跃迁至电子激发态中的不同振动态。处于电子激发态的分子可通过无辐射弛豫首先降落至激发态的较低振动能级，然后再由这个低振动能级以辐射弛豫的形式跃迁到基态中不同的振动能级，发出荧光。在单光子激发的情况下，分子内振动弛豫会导致较低能量的荧光光子被发射出来。由于激发态和基态有相似的振动能级分布，荧光分子的激发及发射谱呈镜像对称关系并有一部分重叠（彩图 5-1B）。荧光探针也可用两个单光子同时激发而发出荧光。在双光子激发情况下，单个激发光子的能量比荧光光子能量低一半左右，这种激发方式的优点是易对深层组织荧光分子激发（见以下双光子扫描显微镜）。无论单或双光子激发方式，都可用合适的滤光器滤掉激发光而只探测发射的荧光，这样就可以观察到荧光标记的结构了。

与许多非荧光探针相比，荧光染料不仅可以用于标记固定后的生物样品，也可以方便地用于标记和观测活体样品。例如，亲脂的羰花青（carbocyanine）染料（如 DiI），通过电极注射或“基因枪”的方法可标记神经细胞膜以观察神经树突和轴突的形态与变化，既适用于固定组织也适用于活体细胞（彩图 5-2；Gan et al.，2000；Honing and Hume，1989）。有些荧光染料通过突触小泡的循环直接标记突触，从而可以用来研究在突触传递过程中突触小泡的释放量和速率（如 FM1-43，Cochilla et al.，1999）。此外，很多荧光分子通过化学耦联来标记生物分子（如荧光抗体），可用于观察细胞内分子的表达含量与变化。利用荧光分子定点标记蛋白质需要慎重考虑所用的化学标记方法，提高标记效率并且避免蛋白活性因荧光标记而受到影响。近年来，荧光蛋白被普遍用在细胞或转基因动物中标记神经元结构和特定的分子，大大促进了对神经细胞和分子变化的观察研究（Chalfie et al.，1994；Feng et al.，2000）。

荧光分子的另一个特性是它的吸收和发射特性会因为外界环境的变化而改变。例如，有些化学荧光分子和荧光蛋白的激发及发射光谱会因为结合了钙离子、钠离子或氢离子等而改变。另外有些荧光分子对电场敏感，如果被定位到膜上就可以提供光学信号来显示膜两侧的电位变化。基于这些发现人们发明了一些可用于检测神经细胞各种离子浓度和电位变化的荧光探针。值得指出的是，细胞内一些富含色氨酸的蛋白质或有机分子，如 NADH 或 flavin（黄素）尽管没有标记，也会发射荧光。根据 NADH 和 flavin 在氧化还原反应中的作用，它们发射的荧光可用于测量细胞和组织的能量代谢。但内源蛋白和分子的自主荧光也会导致荧光图像的背景，常需注意和避免。

随着荧光探测技术的发展，许多荧光探针都可以在较低的生理浓度下被观测到。显而易见，因为这些灵敏度高、选择性强的荧光探针，神经生物学家们有了前所未有的机会通过光学显微技术来研究大脑在细胞和分子水平上的变化。

二、荧光显微成像方法

根据样品和实验问题的不同，我们可选择不同的荧光显微技术来灵敏有效地检测样品被激发光照射后发射的荧光。落射荧光显微镜（epifluorescence microscopy）是目前实验室最常用的荧光样品检测装置（Lichtman and Conchello，2005）。如彩图 5-1C 所示，其主要部件包括弧光灯（arc lamp）、激发滤色镜（excitation filter）、分色镜（dichroic mirror）、吸收滤色镜（barrier filter）和显微镜物镜、目镜以及电荷耦合器件图像传感器（charge-coupled device，CCD）。落射荧光显

微镜的主要特点是：①显微镜物镜不仅用于激发也用于搜集样品的荧光；②依荧光激发及发射谱来选用的特定滤色镜组（激发滤色镜、分色镜和吸收滤色镜）可有效地激发和检测荧光。激发滤色镜用于选择激发光的波长和范围，分色镜用于反射激发光但透过被激发的荧光，吸收滤色镜用于进一步阻断透过分色镜的少量激发光而让荧光通过至 CCD；③一般采用电荷耦合器件图像传感器把光信号转换成电信号，输入至计算机中经软件处理后显示图像。研究用的薄型背照式 CCD 光电转换量子效率可近 90%，具有灵敏度高、信噪比较高的特点。

落射荧光显微镜可用来灵敏地检测薄样品中荧光标记的结构并可获得高帧率的清晰图像。但如果样品的厚度大，激发光不仅会导致焦平面上结构发出荧光也会导致大量非焦平面结构发出荧光。取决于样品的厚度和类型，对于一个特定的二维图像，CCD 接收的荧光中有超过 90%的荧光来自于焦平面以外的结构是很常见的。这些非焦平面结构发出的荧光会让聚焦平面上结构的细节模糊，大幅度降低图像的对比度。另外，样品的荧光在到达物镜的途中会发生散射，使其看起来像从发生散射的最后一个位点发出的，而不是来自于荧光分子的实际位置。由于样本的成像位置越深，发生散射的几率越高，因此厚样品离表面较近的平面发出的光会显得较亮，不能反映荧光标记的真实情况。

去掉焦平面以外的发射光和减少散射的一个重要手段是使用激光共聚焦扫描显微镜（彩图 5-1C）(Conchello and Lichtman，2005)。该显微镜用激光作光源，逐点、逐行、逐面扫描成像。激光扫描采用一对电流计镜（galvanometer-mounted mirrors）或声光偏转器（acousto-optical deflectors）来控制激光聚焦点在样品焦平面的扫描位置和速度。这种形式的激发并不选择性地激发焦平面上的荧光或是防止散射发生，但是通过在检测器前方与样品光斑焦点共轭的位置放置一个针孔，就可以在很大程度上阻止来自于样品焦平面以外的荧光到达检测器（彩图 5-1C），从而提高图像的分辨率和清晰度，进而看到较厚生物标本焦平面上的细节。除此之外，利用一个微动步进马达，共聚焦扫描显微镜可以改变焦平面位置而逐层获得样品二维横断面图像。将各层的光学图像经计算机三维重建软件处理后，可以得到其三维图像立体结构。共聚焦显微镜一般使用光电倍增管（photomultiplier tubes，PMT）把通过针孔的光信号转变为电信号传输至计算机进行光子检测。选用多个滤色镜组和光电倍增管，共聚焦显微镜可实现对多种荧光标记样品同时进行清晰成像。因需扫描成像，共聚焦显微镜的成像速度通常比 CCD 成像慢。

激光共聚焦扫描显微成像因为有效地排除了聚焦点以外的光信号干扰，提高了分辨率和反差，已经成为三维图像获取不可或缺的工具。然而，因为生物样品对短波长激光的强烈吸收和散射，激光共聚焦扫描显微镜对于离样品表面超过 150μm 的深处结构很难清晰成像。近年来发展的双光子显微镜在很大程度上解决了较厚的样本和活体组织的成像问题（彩图 5-1C；Helmchen and Denk，2005）。与激光共聚焦扫描显微镜的单光子激发不同，双光子显微镜使用两个激光光子来激发同一个荧光分子。双光子激发取决于荧光分子对两个低能光子的近乎同时的吸收。由于使用红外或远红光子激发荧光分子，可大幅度降低生物样品对激发光的吸收和散射。另外，激发光子的密度只有在焦平面处才增强到能够激发出荧光（焦平面外的荧光分子因激发光子的密度不够而不被激发），可减少荧光漂白和光损伤，从而延长了对活体的观察时间，这对于观测活体细胞而言是至关重要的。因为没有焦平面外的荧光被激发，发射的荧光不再需要经过共聚焦的针孔和扫描系统而被探测，使得双光子显微镜对于荧光的检测比激光共聚焦扫描显微镜更为有效。由于以上原因，双光子显微镜可以对较厚的生物样品如脑片和脑组织进行深达 500～800μm 的荧光成像，成了目前活体脑成像的重要工具。

三、利用光学成像研究神经系统结构实例

1. 用荧光显微成像观测神经细胞的结构与发育

利用不同的荧光标记和成像技术，我们可以观测固定后或活神经细胞的形态，细胞器和特定分子的分布等。如彩图 5-2A 所示，使用亲脂的羰花青染料（DiI，DiO and DiD）标记神经细胞

膜并以激光共聚焦扫描显微成像，可观察鼠脑片神经树突和轴突的复杂形态（Gan et al.，2000）。使用特定的线粒体染料（MitoTracker）和落射荧光显微镜，我们可以观测培养的神经细胞中线粒体的分布和运动（彩图 5 - 2B）。使用不同荧光标记的抗体，可以灵敏地探测到培养的神经细胞内不同蛋白激酶的分布（彩图 5 - 2C）。除使用荧光染料外，荧光蛋白可用于活体标记神经细胞的形态并观测。彩图 5 - 2D 显示了用两种不同的荧光蛋白来标记活斑马鱼视网膜视神经节轴突和突触前膨体（Meyer and Smith，2006）。用双光子显微镜间隔拍摄成像可观察到轴突分支和突触前膨体在体内的发育期间快速形成或消失，以及神经元电活动的影响。

2. 用活体成像研究鼠脑突触结构可塑性

在哺乳动物脑部，绝大多数的兴奋性轴-树突触联系出现在称为“棘”的特殊树突结构上。树突棘的可塑性在发育、学习与记忆过程中具有重要的作用。然而，对于它们在发育或成熟的活体动物中的变化知之甚少。甘文标实验组利用经颅双光子显微成像技术（transcranial two - photon imaging）和表达黄色荧光蛋白（YFP）的转基因小鼠对活体大脑皮质神经元的树突棘进行了观察（Grutzendler et al.，2002）。通过磨薄头骨的窗口，可以对树突的单个树突棘进行高分辨率光学成像并长期跟踪。对成年鼠体感皮质（barrel cortex）的研究表明，＞70％的树突棘数目和位置都极为稳定，至少可以存在 19 个月以上，表明成年以后树突棘非常稳定并在长期信息存储方面可能有重要作用。此外，他们还研究了感觉体验对小鼠体感皮质树突棘的影响。体感皮质是小鼠接受胡须信号的部位，其感觉体验可以通过修剪胡须而轻易地剥夺。如彩图 5 - 3A - D 所示，通过修剪小鼠一侧面部的所有胡须，发现感觉剥夺对年轻动物感觉皮质树突棘的可塑性具有明显影响，对成年动物树突棘的影响则十分有限（Zuo et al.，2005）。这些高分辨率光学成像研究首次让我们了解到了活体大脑突触联系的发育与变化情况。

3. 用活体成像研究阿尔茨海默综合征（Alzheimer's diseases，AD）动物模型中的突触病理

神经元联系的结构及功能病变在一些神经退化性疾病的病理发生中一般都出现较早，在 AD 中尤其如此。用双光子显微成像和 AD 动物模型，可以对 AD 病理发展过程中神经联系的紊乱进行直接观察。通过把一种 AD 模型的小鼠和表达黄色荧光蛋白的转基因小鼠交配繁育，可用双光子显微镜来研究 AD 大脑中淀粉样物质沉淀对突触连接的损伤在时间和程度上的影响。从几天到几星期的间隔拍摄成像表明在淀粉样物质沉淀周围半径 15μm 以内有大量的树突棘和轴突膨体的形成和去除，表明淀粉样物质沉淀导致了其附近神经元结构的变化（彩图 5 - 3E - F，Tsai et al.，2004）。这项研究还显示了淀粉样物质沉淀的形成对大脑回路的影响大大超过了以前人们的预测，并提供了清除早期淀粉样物质沉淀的治疗方法的基础。

第二节 观测神经元电活动的光学成像方法

大脑的功能包括感觉、运动、知觉、意识、学习和记忆等，都是通过神经元的群体活动来实现的。从单个神经细胞的活动到群体神经元的活动之间存在着多层次由量变到质变的过程。因此研究神经元的群体电活动不能只从观察单个神经元入手。如果能把神经元电活动转化为光，就可用成像的方法更好地了解神经元群体活动。20 世纪著名生理学家谢灵顿（Sir Charles Sherrington）于 20 世纪 40 年代初曾想像如果神经元的电活动能被眼睛看到，这样在活动的大脑皮质中就应该见到大小不同的光点，有的在规则闪烁，有的像波一样流动：从各处聚集到一处，又从一处分散到各地。在 60 年前想看到神经元群体的动态活动是不可能的。但几十年来经过神经科学家的不懈努力，谢灵顿的梦想已逐渐成真，今天我们已经可以把神经电活动转换成光信号，并用光学成像的方法观察和研究神经元的电活动。光学成像的方法使研究大脑电活动的方法由点记录发展

到观察三维的动态图像，这样能更全面地观察和研究大脑多个神经元的群体行为和功能。

劳伦斯·科恩（Lawrence Cohen）的实验组是发展光学记录神经元电活动的先驱。他们开始的时候用强光透过枪乌贼的巨大神经，可直接测量伴随着动作电位的光信号。不久就发现这样直接观察到的信号太小了，而通过染料的帮助可大大提高信号的幅度（Davila et al.，1973）。这种染料又称“电压敏感染料”。它的分子通过范德华引力粘附在细胞膜上。在膜电位变化时染料的颜色（对其波长的吸收或荧光波长）会随之改变。这样跨膜电位变化的信号就可转变为光信号。科恩小组在随后的探索中还发现有些染料在进入细胞之后可以与钙离子结合而成为对钙浓度敏感的光指示剂。随后罗杰钱（Roger Tsien）实验组于80年代中期发明了一些新钙敏感荧光染料如FURA-2等（Grynkiewicz et al.，1985），这些新的钙敏感染料的荧光光谱当钙离子浓度的变化时有较大的改变，用普通半导体照像机就可观察。由于细胞内钙离子浓度的变化有极其重要的生理功能，并可间接反映神经元的电活动，很快得到广泛应用。现在钙成像已成为光学成像方法中最重要的组成部分。除了利用染料测量大脑皮质中神经细胞的活动，由于脑组织的血供流量与其中神经细胞的活动程度有密切的关系，脑组织中血液的颜色（氧饱和度）可以用来间接地测量神经细胞的活动情况。这种不用染料的光学成像方法又称内源性光学信号成像（intrinsic optical imaging）是80年代中由格林沃德等人（A. Grinvald）发展起来的（Grinvald et al.，1986）。

综上所述，目前光学成像的方法记录神经电活动至少可以分为两大类。一类是利用电压敏感染料把神经电活动转变为光信号，或者用钙敏感染料显示细胞内钙含量的变化；另一类是不用染料，直接观察大脑活动时光学性质或血流量的变化。这两类方法中后者较简单，没有染料带来的毒性，但只能间接地观察大脑活动时耗能的变化。前一种方法可直接记录神经细胞的电活动，但方法较复杂，且使用染料存在一定的毒性。以下将阐述电压敏感染料和成像方法，并用实例说明用这些方法探测神经电活动的实验。

一、电压敏感染料

把神经电活动变为光信号的关键环节是电压敏感染料。这种染料可溶解在细胞外溶液中，然后通过其分子中的亲脂部分结合在神经细胞膜上。染料与膜结合实际上是其溶解在双层质膜的液晶层内。染料一旦与膜结合就不容易再返回亲水相而在细胞外溶液中被洗去，也不会通过脂膜进入细胞。染料的分子中存在着隔离双烯（大π键）的电子云结构。这种电子云结构可与可见波长的光子相互作用，吸收一定波长的光子，使染料呈现一种颜色；或者吸收短波光子，放出长波长光子，使之呈现荧光。

神经细胞的双层脂膜的厚度只有四毫微米左右，一个动作电位造成的跨膜电位变化约一百毫伏。这100mV的电位变化在这么薄的细胞膜两侧形成一个巨大的变化电场，强度达到40万伏特/厘米。这样强的电场足以影响电压敏感染料分子与光子的相互作用，使其吸收或荧光的波长发生改变。换句话说，膜电位的变化可使染料的颜色发生改变。同时，只有结合在神经细胞外溶液中的染料分子才能受到动作电位的影响，改变其颜色或荧光，而在非兴奋膜和细胞外溶液中的染料分子却对光的波长变化无贡献。因之所测到的光信号直接反映了跨膜电位的变化。

图5-4A为几种常用电压敏感染料的分子结构。耶鲁的科恩实验室自70年代起筛选了5000多种染料，最后选出几种最好的，标准是低毒性，信号大，容易染色和化学性质稳定。格林沃德（A. Grinvald）后来合成了几种十分优秀的染料（Grinvald et al.，1986；Shoham et al.，1999）。目前已被广泛应用并有商家合成供应。值的一提的是，电压敏感染料如RH155（又称NK3041）在高浓度时可能与离子通道相作用，使被染的细胞轻度去极化而改变神经细胞的兴奋性。由于这种原因，需尽量使用较低浓度的染料以降低染料的药理作用。目前常用电压敏感染料共同的最大缺点是信号太小，信号只是照明光的强度的万分之几。要从这样小的强度变化中提取信号正是这一技术的复杂之处，也是限制其方法普及的主要障碍。近五年一种新的电压敏感染料技术，“荧光共振能量转移”（FRET）开始发展。这种技术有

潜力使光信号提高百倍至万倍以上，并可利用分子遗传学方法在特定的细胞中表达“染料”（发光的蛋白分子），达到专门研究皮质中某一类细胞的目的。但这一技术尚处在早期阶段，其反应速度太慢，约 0.5 秒左右。

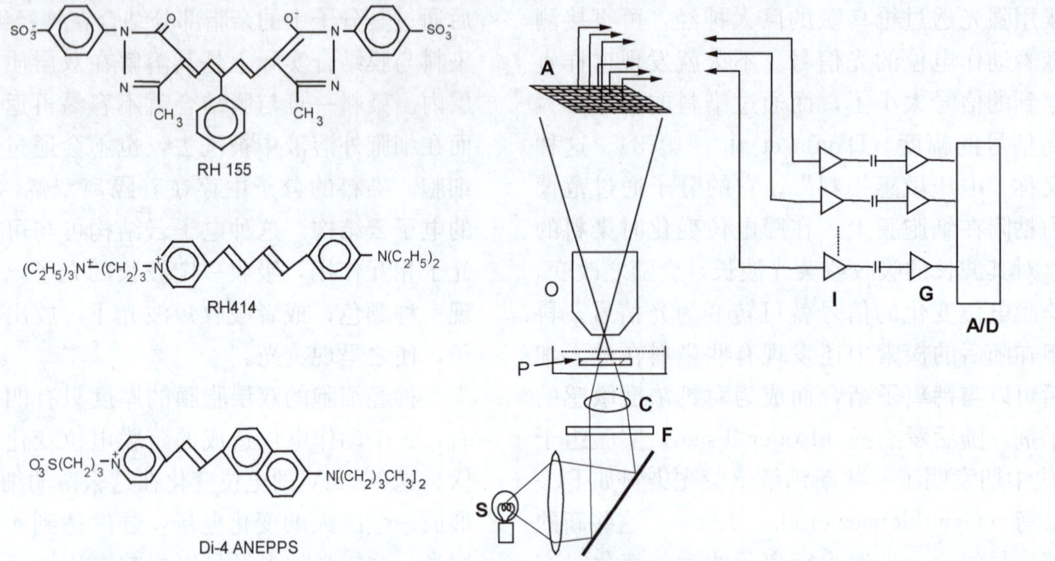

图 5-4 电压敏感染料与光信号记录

A. 几种常用电压敏感染料的化学结构式。RH155 是光吸收形染料，另两种是荧光形染料。B. 记录脑片中兴奋波的装置。A. 光电二极管阵列；O. 显微镜目镜；P. 生物标本（脑片）；C. 集光镜；F. 干涉滤光片；S. 卤钨灯光源；I. 电流-电压转换器；G. 电压放大器；A/D 模数转换器和计算机

二、电压敏感染料信号记录原理和仪器

电压敏感染料的信号太小，动作电位又是极快的信号，因此对记录仪器的要求有较高的采样速度和动态范围。迄今大多数专用照相机的采样速度都很快，足够记录生物信号。但目前只有光电二极管阵列动态范围最高，可以达 19 比特，以满足记录 10^{-4} 这样的小信号。下面以光电二极管阵列为例说明光记录的工作原理（图 5-4B）。标本（脑片）P 被光源 S 通过滤光片 F 和集光器 C 照明。通过显微镜物镜 O 聚焦，将标本的实像投射在二极管阵列 A 上，二极管阵列由数百个光电二极管紧密排列组成。每个二极管将光信号独立转变为电流信号，并把电信号送到电流-电压转换器 I（I/V converter）。后者将信号转换成电压再送至后级放大器 G 进一步放大，并由模数转器（A/D）转变为数字信号，最后用计算机进行采样。在记录装置中由于标本被单色光照明，因此信号也由颜色的变化转变为光强的变化。光电二极管的光电流输出与光强度的变化成正比。由于神经细胞在兴奋时标本的光强度改变，因此信号的定义是光强度变化 dI 与静息光强度 I 之比或 dI/I。一般染料的 dI/I 极小，大约只有千分之一到万分之一左右，意即在标本兴奋时，光强度只在原静息值之上改变千分之一至万分之一（10^{-3}～10^{-4}）。如果静息时光电流转换成的电压是 5.0V，那么兴奋时的输出就只变到 5.001V 左右。从工程的观点看这一电压中大部分是无用的直流信号，真正有意义的信号只占很小的成分，因此在电路设计上需要进行特殊处理，用一个高通滤波器把直流成分滤去。滤波后得到的交变电压再经过一后级放大器放大后再转换成数字信号。由于这一独特的隔直流和后级放大过程，每个光电二极管（即每个成像的像素）都需要有独立的电流-电压转换器、隔直流电容和后级放大器。一幅粗糙的图像至少需要几百个像素，这样成像装置就需要由几百个放大器构成，每个放大器都要求像膜片钳（patch clamp）放大器那样高度敏感和低噪声。这就使光电二极管阵列复杂且价格昂贵。

电荷耦合器件图像传感器（CCD）作为成像

仪器比二极阵列简单得多，但CCD相机的动态范围是十分有限的。这是由于CCD只能在弱光下工作，因为CCD器件中每个像素上的光电子是储存在一个“电子井”内。用一般的半导体技术，这个井的储存量大约只能在50万至100万光电子左右。在100万个光电子时，光子散粒噪声（shot noise）约占1000光电子，亦即噪声是照明光的1/1000，即10^{-3}，与信号差不多，或信号/噪声比只有1左右，即刚能见到信号。二极管阵列可在比CCD饱和光强万倍以上的光强下工作。在光强为1亿光电子/毫秒时，噪声上的散粒将降到照明光的$1/10^{-5}$。对于10^{-3}的信号来讲，最佳信噪比就可达100左右。近十年来，由于半导体技术的发展新的照相机如CMOS器件等已有很高的动态范围，性能已逐渐接近光电二极管阵列。

三、内源性光信号记录电活动的原理和仪器

除用电压敏感染料之外，我们也可用内源性光信号来观察大脑活动电活动的变化。其基本原理如下：当大脑皮质某一局部区域有许多神经元活动时，神经元的耗能增加并产生较多的二氧化碳，二氧化碳可使局部的毛细血管扩张从而使脑组织中的血流量增加。血流量的增加使脑组织“变红”（就像脸部组织充血使脸色变红一样），产生可以检测的光学信号。脑组织颜色的变化（即吸收波长的改变）是一复杂的动态过程。由于毛细血管网的一侧是动脉，另一侧是静脉，毛细血管中血流量增加时血管中动脉血（鲜红）的成分增加。在神经元刚一开始活动时（以初级视皮质为例，当眼睛刚看到物体时）神经元的耗氧量已经增加但血管网还未扩张。这时局部脑组织中毛细血管血氧含量下降，静脉血（暗红）含量上升。之后神经元产生的二氧化碳使血管扩张，血流增加并且动脉血的成分增加。这两个过程在点达到平衡，之后由于血管扩张。局部区域中动脉血成分继续升高直到饱和。这样从视觉刺激开始到光学信号最大（饱和）大约需要2秒钟。

在具体测量时，用一单色光（例如530nm）照明皮质，即可使颜色的变化转换到光强度变化。在实验动物的视觉皮质外颅骨开窗。用绿光照明皮质，并用一电视照相机或CCD摄取图像。在动物眼前放一电脑荧屏以提供视觉刺激。当视觉刺激是移动的条型图案时视觉皮质上某些区域中神经元的活动增加。对于某一种活动方向敏感的神经元聚集在一处，称为Orientation Column。Orientation Column的分布情况可以用光学方法测量。若用各种运动方向的条型图像进行刺激并把不同方向的Orientation Column用彩色表示，复合到一张图上，就可见到视皮质功能柱的结构是十分有规律的（Bonhoeffer and Grinvald，1991）。

四、利用光学成像研究神经系统电活动实例

图5－5A中的电压敏感染料信号取自科恩小组于70年代发表的文章（Ross et al.，1977），对比电记录和光记录的信号。实验标本是枪乌贼的巨大神经轴突。图中实线为用细胞内电极记录到的动作电位。同时神经轴突也被电压敏感染料染色，并通过波长为700 nm的单色光进行记录。在动作电位发生时染料对700nm波长的吸收改变。这一改变被一光电二极管接收并转变为电流。图中虚线是光二极管记录到的光电流。从这一对比可见记录与电记录可以十分准确地吻合。用工程的术语讲就是其具有足够的反应速度和线性。反应速度是指当膜电位跳变时电压敏感染料改变颜色所需的时间。线性是指在膜电位变化时，亮度变化与电位变化成正比。更仔细的研究指出，电压敏感染料的反应时间远低于10微秒，用于测量毫秒级的动作电位绰绰有余。线性范围则大于正负三百毫伏，在测量从－90～＋30毫伏的电生理信与时线性是很好的。

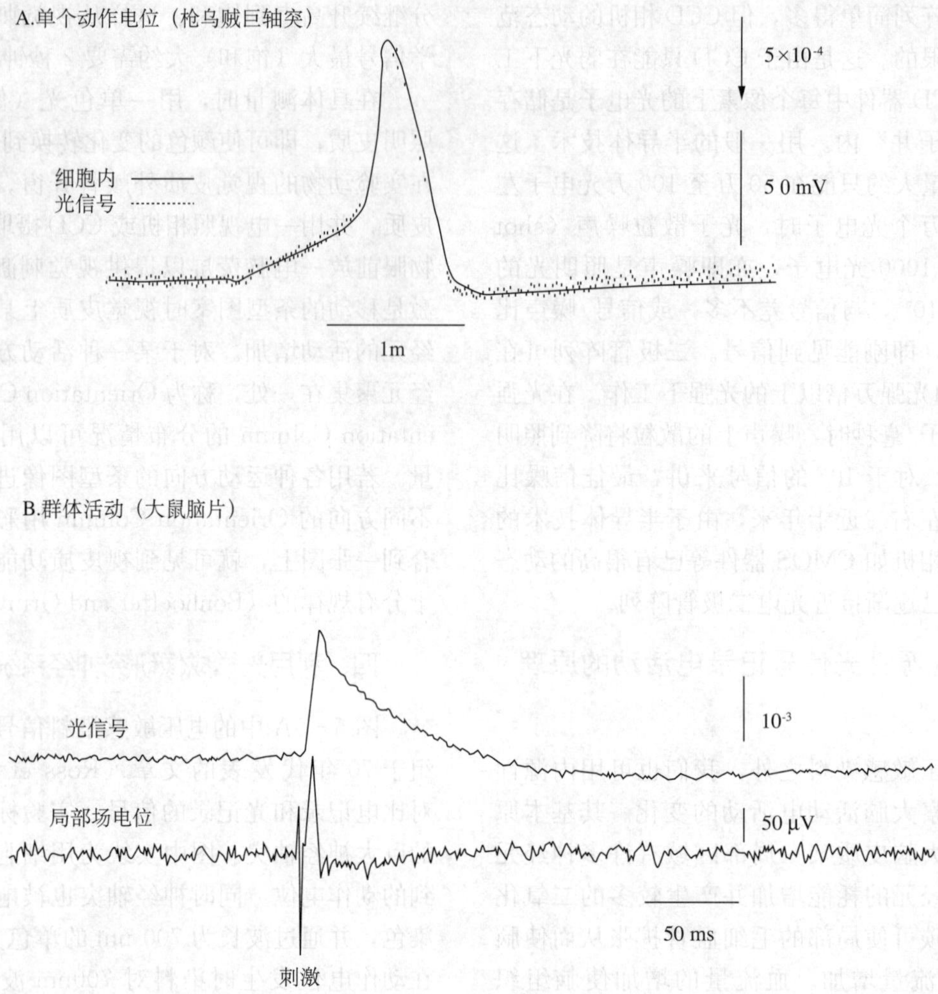

图 5-5 电压敏感染料的信号

A. 单个动作电位的光信号（点线）与电信号（实线）的比较。由文献（Ross et al.，1977）改画。B. 脑片中的群体电活动，由千万个神经元的协同活动形成。由文献（Jin et al.，2002）修改

图 5-5B 显示了大脑皮质组织（脑片）用电压敏感染料染色后的光学（上）和电学（下）信号。这两道记录是在同一个地点同时记录到的，但其波形并不相同。光记录明显地比电记录（细胞外场电位）的时程长。这一波形区别源于两种记录性质的不同：光记录相当于细胞内记录，其幅度与神经细胞群体的跨膜电位变化之和成正比。每一个光检测器下面有近百万个神经元，它们的膜电位变化总和构成光信号；而局部场电位是细胞外记录，其幅度与电极下各方向的局部电流之和成正比。在脑组织诱发反应时，大量神经元被输入信号激活而出现动作电位（峰电位）。开始的几毫秒中，大批的神经元同步发放一至二个峰电位。同步发放造成了光记录和电记录信号的快速上升相。此时光记录与电记录的波形相似，其幅度都与同步发放的神经元的数量成正比。之后的几十至一百毫秒中，神经元活动的同步性逐渐变差，即虽然神经元还在活动，但彼此不再同步。在非同步发放时段，光和电的波形出现差别。在场电位记录中，细胞峰电位的去极化和复极化电流方向相反，因此在不同步发放时段各神经细胞峰电位的离子流在容积导体中彼此抵消，对场电位信号的贡献亦彼此抵消，这样场电位记录在非同步发放时幅度迅速下降。由于皮质中大量神经元定向地排列，对场电位波形的解释可能更为复杂，而对光信号波形解释就相对简单多了。光信号是神经群体跨膜电位之和，在去极化和复极化时对信号都不得有贡献，因此，在非同步发放时

信号呈现一平台区，其幅度随群体中峰电位个数的变化而变化，与局部容积导体电流之和无关。光信号的幅度可以作为神经元群体活动同步程度的线性指标。这一点对研究大脑皮质中神经元群体的同步活动（如振荡、癫痫）是很有用的。在对比光记录和场电位记录时可见光记录的灵敏度很高，往往高于场电位记录的灵敏度（Jin et al.，2002）。以这样的灵敏度足可以利用光记录在一个几毫米直径的小区域内排布数百个记录点，对皮质中局部神经网络中的兴奋波的起始及扩布进行研究。对这类多点记录，用光记录方法要比用电极阵列简便多了。

1. 用电压敏感染料测量单个神经元不同部位的电位波形

在一个神经元放电时不同结构单位如胞体，轴突和树突等处电位的波形可能是不同的，比如动作电位可能在树突的远端消失。要用微电极同时记录一个神经元的许多不同部位在技术上是很困难的。若把电压敏感染料注入一个神经元，就可用光成像的办法同时记录多个区域的电位波形（Zecevic，1996），对研究单个神经元上的突触整合过程提供很多信息（图 5-6）。

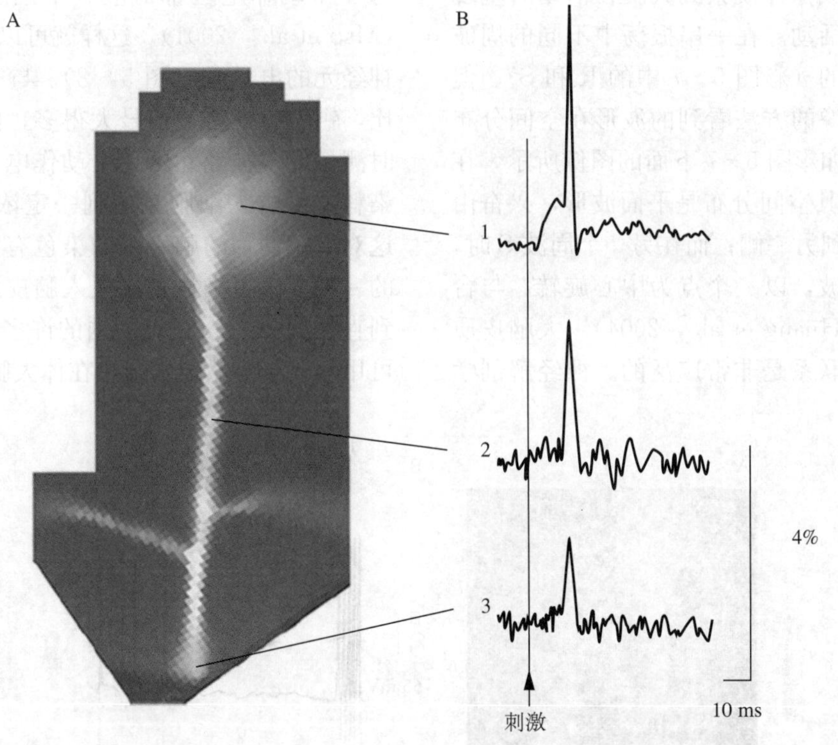

图 5-6 用电压敏感染料记录一个神经元上多个部位的电活动

A. 为脑片中一个神经元的照片，其荧光为胞内注射的电压敏感染料所产生。B. 为神经元上三个不同部位的电位波形。由耶鲁大学 Zecevic 博士提供

2. 用电压敏感染料同时测量多个神经元的电活动

在无脊椎动物的神经系统中神经元的数目较少，可以利用电压敏感染料成像技术同时记录许多神经元的电活动。海兔（aplysia）的缩鳃反射（gill withdrawal reflex）是研究简单行为的经典模型系统。海兔的腹神经节有大约 2 000 个神经元。用电压敏感染料染色后可以同时记录其中上百个神经元的放电情况。一般认为产生和控制缩鳃反射的神经元通路是由感觉神经元，运动神经元和少数中间神经元组成的简单线路。但是光成像实验发现当缩鳃行为发生时，有几百个神经元

发放，提示即使一个很简单的行为也需要很多神经元的协同作用（Wu et al.，1994）。在对另一种无脊椎动物蚂蟥行为控制的研究中，光学成像也起了重要作用。当蚂蟥受到刺激时，它可以出现游泳或爬行两种不同的规避性行为。由于蚂蟥的神经节中有300个左右的细胞，用常规微电极记录的方法无法找出产生决策（游泳或爬行）的神经通路。最近发展起来的FRET电压敏感染料具有很高的灵敏度。用FRET和光学成像研究后发现游泳或爬行两种行为的决策最先产生于一个神经元（Briggman et al.，2005）。

近期吴建永实验组用电压敏感染料对脑组织中的兴奋波进行成像并观察到大脑在活动时呈现各种各样的振荡活动。在一串振荡中不同的周波看起来是很相似的（彩图5-7中的R和S）。但用光敏感染料成像的方法看到的波形在空间分布却有很大不同。如彩图5-7下面的图像所示，在周波R出现时，其空间分布是平面波形，兴奋由视野的一侧扩布到另一侧；而在另一个周波S时，空间分布是螺旋波，以一个点为中心旋转，与台风的波形类似（Huang et al.，2004）。大脑皮质中神经元之间的联系是非常广泛的。神经解剖学发现每一立方毫米中轴突接起来竟有几十公里长，构成一个复杂的神经网络。兴奋波在这一网络上的扩布也是动态的，如彩图5-7所示有时是平面波有时是螺旋波。也许在任一瞬间，在这一相对固定的神经网路中形成对某一事件处理的特异信息流。在对不同的外界事件处理中，脑皮质中信息波的流向和流速可以不同。这种动态的非特异通路的假设能更好地解释脑皮质的复杂性和可塑性。这种兴奋波在脑皮质上的传播现象在整体实验中也可见到（Prechtl et al.，1997）。

3. 用钙敏感染料测量单个神经元的电活动

当脑皮质的神经细胞被钙敏感染料染色后，每一个动作电位都对应一个细胞内钙浓度突变（Mao et al.，2001）。这样就可以用钙染料来记录神经元的电活动（图5-8）。与电压敏感染料相比，钙敏感染料的信号大得多，因此可以作到同时测量许多神经元的单个动作电位。但是钙敏感染料需要进入细胞并达到一定浓度后才有效果。这对成年动物的脑组织的染色有困难。最近发展的一种方法将染料直接注入脑皮质中这样可以染到直径约300μm的范围内的许多神经元。这样就可用双光子显微技术观察在体大脑皮质神经元

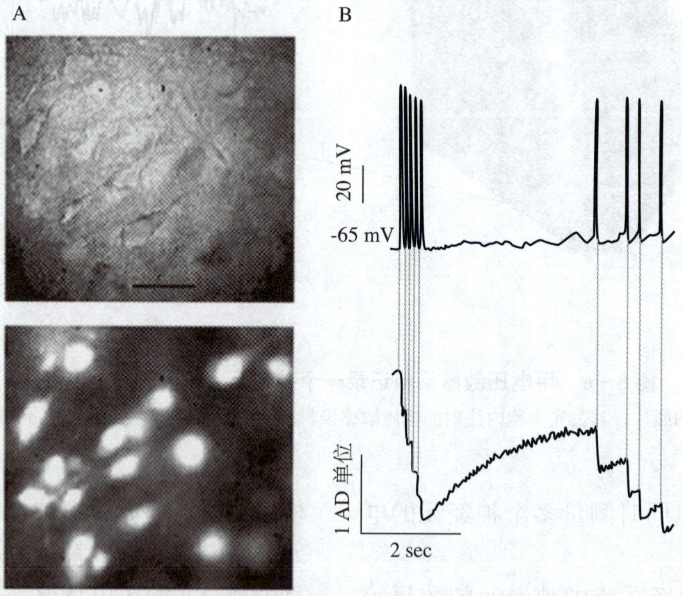

图5-8 用钙敏感染料记录神经电活动

A. 上为脑片的普通光照片；下为钙敏感染料（FURA）的荧光照片，可见许多被染色后的神经元。B. 上为其中一个神经元的电活动，由微电极记录；下为用光电二极管阵列记录到的光信号，可见每个动作电位对应一个钙信号 选自（Mao et al.，2001）

的电活动。用此方法发现大鼠的视皮质中并无功能柱结构，对不同视这运动方向敏感的神经元是混合在一起的。而用同样的方法观察猫的初级视皮质，则发现对相同视运动方向敏感的神经元聚集在一起，形成明显的功能柱（Bosking et al.，2002）。

从以上应用实例中可见光学成像方法探测神经元电活动已经是较成熟的研究技术，弥补了传统电生理方法的不足。与其他成像方法如核磁成像（FMRI）相比，光成像有明显的优缺点。其最大的缺点是它是一种损伤性测量法。而 FMRI 是非创性的，可以用于研究人脑。但光成像的时间和空间分辨率远比 FMRI 高，且电压敏感染料可以对神经系统电活动进行更直接的分析。

第三节　控制生物活性分子释放和神经元电活动的光学方法

光学显微技术的发展使我们能够越来越详细地观察到神经元结构，电活动以及与动物行为之间的关联。但理解大脑的工作机制不仅需要仔细观察，还需要精确地改变神经元的活动并与相应的动物行为联系起来。虽然我们可以利用直接电刺激或神经递质信号通路中的激动剂和阻断剂来增加或降低神经元的电活动，但这些方法在时间及空间的准确控制上（尤其在体内的情况下应用）存在着很大的局限性。近年来，结合化学合成与分子生物学技术，用光学方法来控制生物活性分子释放和神经元电活动逐渐发展了起来。这些光学方法使我们开始能够在时间及空间上准确控制神经系统细胞和分子的活动，从而更好地理解神经系统活动与行为之间的因果关联。以下我们将介绍这些新发展的光控分子释放和神经电活动的方法。

在过去的二十多年中，很多神经递质及信号传导分子的螯合剂被发展了起来。这些螯合剂可结合谷氨酸、三磷酸腺苷 ATP 及自由钙离子等形成螯合物，并使螯合物处于非活性状态。但一经瞬时光照，有生物活性的被螯合物（如谷氨酸）可即刻被释放。利用这种特性，用光学显微技术可做到定时定点地释放生物活性分子（Shoham et al.，2005；Wang and Augustine，1995）。近年来这种光控分子释放技术（uncaging）被广泛用于研究谷氨酸及自由钙离子对体外神经细胞结构与功能的影响。在体内实验中，因为几乎所有的神经元都有谷氨酸和 ATP 受体，为了用光释放螯合物来准确地控制神经元活动，Gero Miesenbock 实验组在果蝇特定的神经元（控制逃跑反射）异位表达了来自大鼠的 ATP 受体 P2X2。注射被螯合的 ATP 进入果蝇之后对果蝇进行光照，那些表达 P2X2 的神经细胞就会被 ATP 激活而放电，并引起与这些细胞功能相对应的行为（上下跳动及迅速扇动翅膀；Lima and Miesenbock，2005）。目前，光控分子释放成为了研究和改变神经细胞结构与功能的一种重要方法。但应用到哺乳动物的大脑研究时，光控释放活性分子作用的特异性和准确性仍需提高。

除了用光释放螯合物来间接激活神经元外，近几年的研究发现可直接用光来控制一种 Channelrhodopsin-2（ChR2）的通道蛋白质并导致神经元放电。ChR2 是来自一种名叫 Chlamydomonas reinhardtii 的绿藻的光控七次跨膜通道蛋白质。它在基于维生素 A 的辅基帮助及特定波长光的光照下，通道可迅速打开，随之大量非选择性的正电荷离子会内流。Karl Deisseroth 实验组发现表达 ChR2 通道蛋白质的神经元在 488 纳米波长光的光照下，可以在毫秒范围内导致神经元去极化并产生动作电位（Boyden et al.，2005）。最近 Karl Deisseroth 及 Ed Boyden 实验组分别报道了一种来自高盐地带名为 Natronomas pharaonnis 细菌的光控氯离子泵 NpHR。NpHR 在黄光的刺激下，会将细胞外的氯离子大量泵入胞内导致神经元超极化（Han and Boyden，2007；Zhang et al.，2007）。由于 ChR2 和 NpHR 两种分子可以使用不同波长的光分别激活，所以可以将它们同时表达在同一个（组）神经元中，用不同波长的光来增加或降低神经元的电活动。ChR2 和 NpHR 两种分子的发现，让我们开始有了既可激活又可失活神经元的光控开关。最近冯国平实验组成功地构造了在大脑表达 ChR2 的转基因鼠

(Arenkiel et al., 2007)。在这种转 ChR2 基因鼠中，人们可以选择性地用光激活大脑内某个特定区域的神经元，并在其他的相关区域内检测神经元兴奋性的变化。ChR2 和其转基因鼠的出现使得我们在活体研究大脑复杂神经回路的连接与功能有了强有力的工具。随着分子生物学及工程学的发展，可以预计在不久的将来我们可以用光选择性地在大脑内激活或失活某一类或某一群神经元，并同时用光学显微技术来研究它们的结构变化。

第四节　光学成像方法中的信号、噪声与光毒性

由于光信号很小，在进行光成像实验时，我们需要尽量减少噪声。下面讨论三类主要的噪声源：暗噪声、光散粒噪声和机械—光噪声。在进行不同的实验和使用不同的装置时，主要影响信号/噪声比的只是这三类噪声之一。因为总噪声之平方等于三种噪声的平方之和。因此，如果三种噪声中某一种的幅度是其他的 3.3 倍，它的影响就会比其他两类大十倍左右，因而其他噪声则可忽略不记。在讨论噪声时只考虑噪声的绝对幅度是没有实际意义的。例如，有一记录的信号是 10^{-3}，总噪声幅度是 10^{-4}，信噪比就是 10。而另一记录的信号是 10^{-4}，而噪声幅度是 5×10^{-6}，其信噪比则为 20。在这里后者信号虽小，但噪声更小，故信号质量超过前者的信号大噪声亦大的情况。这说明讨论信噪比更有意义。

1. 暗噪声

又称系统噪声或仪器噪声（instrument noise)，指在没有光照时，从成像系统输出的噪声。制冷 CCD（cool CCD）相机的暗噪声最小，大约只有几个光子/秒。而二级管阵列的暗噪声要高得多，达到几千至几万光电子/秒的水平。

2. 散粒光噪声（shot noise）

散粒噪声是光子流的理论涨落噪声。它的值是不随记录技术和标本而改变的，只与光强度有关。散粒噪声的强度是照明之平方根。若照明强度是 100 万光子/毫秒，散粒噪声即为 1000 光子/毫秒。在此光强下最小可见信号是 0.1%，即照明光的千分之一。因此要看到更小的信号（10^{-4}～10^{-5}），只能让散粒噪声低于信号，这时唯一的办法是提高照明光强度。只有在照明强度为一亿光子/毫秒以上时，才有可能看到 10^{-5} 的信号。散粒噪声是一种白噪声，意即在不同的频率上分布的噪声功率相同。在记录快信号时，散粒噪声的影响比记录同一幅度较慢的信号影响要大。在处理数据时，可进行数学滤波以去除信号主要分布之外的频带以增加信噪比。对白噪声与频率的关系及信号的功率-频率谱，请参考有关的电子工程学书籍，由于篇幅限制，这里不能详细讨论。

3. 光-机械噪声

光-机械噪声是一种实验性干扰，是由于标本的影像与光探测器的相对位移造成的。大多数标本的光密度不均匀（即有些部位较亮，有些部位较暗），在进行光记录时，由于标本与成像器之间的机械运动，当较亮的区域移入/移出同一个像素时，其光电流就会随之变化，造成信号的干扰。例如，测量装置的振动造成标本与相机之间的相对位移，则成像器的光电流输出就含有与振动同步的噪声。由于光敏感染料的信号一般很小，微不足道的振动也可造成与信号相比极大的噪声。例如，一般实验室建筑的地板都含有一定的振动（工作人员的走动，建筑内空调马达等）。这样的振动在经过一般空气隔离桌后，其幅度已降低到微米以下，但其造成的振动光噪声仍可以比光信号大。在进行整体动物实验时，心跳和呼吸造成的大脑表面移动常常是记录时最大的干扰源。

在暗噪声和振动噪声都较小的情况下（如离体脑片的实验），光记录的信噪比的最大值是被散粒噪声限制的，增加照明强度能有效地增加信噪比。由于光记录信号的振幅与照明光强度成正比，而散粒噪声则与光强的平方根成正比，因此记录的信噪比与光强的平方根成正比。在振动噪声和标本机械位移较大的情况下（如整体实验时），增加照明光强并不能增加信噪比。

4. 光毒性

光学成像中除了要克服噪声外，还要注意避免光毒性（photo - toxicity）和光漂白（photo -

bleach）等现象。光毒性是由于染料分子受到光照时产生的自由基损伤细胞膜和蛋白分子等造成的。光毒性是限制光成像记录时间的主要因素。照明光越强，所能用的记录时间就越短。此外染料在成像中还会被漂白，使光信号减小。其机制与有色的衣服被阳光漂白类似，是染料分子直接被光子裂解的结果。光漂白作用的实验定义是随光照标本的荧光或吸收信号减少，标本经再染后，信号可能恢复。

所有的荧光分子都有光毒性和光漂白现象，但其程度因不同荧光分子而异。由于光毒性和漂白的影响，电压敏感染料光学记录很少可以做连续记录。一般都是每隔几分钟做一个几秒的记录。因为细胞内具有对抗光毒性损害的能力，这类间歇式的记录可以大大减少光记录造成的损害。在进行间歇式的记录时，光漂白对总记录时间的限制往往超过光毒性损害的限制，在用脑片的实验中一个脑片标本可接受总量约 30 分钟的照射。如果分成每次 10 秒的间断记录，则一个标本可在4～5小时内进行 180 次记录。这对于一般电生理和药理记录实验已是足够了。普遍使用的绿色荧光蛋白及其衍生蛋白光毒性低且不易被光漂白，可用来对神经元的结构作长期观察。

※　※　※

近年来光学显微成像技术（尤其是荧光显微成像）形成了一个覆盖广阔且飞速发展的领域，运用光学显微技术来认识大脑已经扩展到细胞及分子神经生物学的所有分支。众多的荧光染料及荧光探针可用来标记及检测活体组织，细胞或分子的动态变化。与此同时，激光共聚焦扫描显微镜和双光子显微镜等成像技术的发展让我们可以更加清楚地观察大脑内发生的细胞及分子动态事件。很多荧光显微技术如荧光共振能量转移检测技术（fluorescence resonance energy transfer，FRET），全内角反射荧光显微镜（total internal reflection fluorescence system，TIRF），荧光寿命成像技术（fluorescence lifetime imaging，FLIM），荧光漂白后回复技术（fluorescence recovery after photobleaching assay，FRAP），荧光关联谱分析（fluorescence correlation spectroscopy，FCS），受激发射损耗显微技术（stimulated emission depletion，STED）等也不断发展并逐渐应用于神经生物学领域（Michalet et al.，2003）。现代的光学显微成像技术已远远超越了一般意义上成像的简单概念。由于光学显微技术的特异性及敏感性，人们对于大脑的结构及功能的观察甚至调控有了前所未有的机会（Miesenbock and Kevrekidis，2005；Niell and Smith，2004）。随着新的探针、成像技术及数据分析的不断发展与完善，光学显微成像技术将在人们认识大脑的过程当中发挥着越来越重要的作用。

参考文献

综述

1. Cochilla AJ，Angleson JK，Betz WJ. Monitoring secretory membrane with FM1-43 fluorescence. Annu Rev Neurosci，1999，22：1-10
2. Conchello JA，Lichtman JW. Optical sectioning microscopy. Nat Methods，2005，2：920-931
3. Augustine G，Lichtman J W，Smith SJ. Imaging：Optical Microscopy in the Biological Sciences. Oxford：Oxford University Press，2001.
4. Helmchen F，Denk W. Deep tissue two-photon microscopy. Nat Methods，2005，2：932-940
5. Honig MG，Hume R I. Carbocyanine dyes. Novel markers for labelling neurons. Trends Neurosci，1989，12：336-338
6. Lichtman J W，Conchello J A. Fluorescence microscopy. Nat Methods，2005，2：910-919
7. Miesenbock G，Kevrekidis IG. Optical imaging and control of genetically designated neurons in functioning circuits. Annu Rev Neurosci，2005，28：533-563
8. Murphy DB. Fundamentals of Light Microscopy and Digital Imaging. New York：Wiley-Liss，2001.
9. Michalet X，Kapanidis A N，Laurence T，et al. The power and prospects of fluorescence microscopies and spectroscopies. Annu Rev Biophys Biomol Struct，2003，32：161-182
10. Niell C M，Smith SJ. Live optical imaging of nervous system development. Annu Rev Physiol，2004，66：771-798

原始文献

1. Arenkiel BR，Peca J，Davison IG，et al. In vivo light-induced activation of neural circuitry in transgenic mice expressing channelrhodopsin-2. Neuron，2007，54：205-218

2. Bonhoeffer T，Grinvald A. Iso-orientation domains in cat visual cortex are arranged in pinwheel-like patterns. Nature，1991，353：429-431
3. Bosking WH，Crowley JC，Fitzpatrick D. Spatial coding of position and orientation in primary visual cortex. Nat Neurosci，2002，5：874-882
4. Boyden ES，Zhang F，Bamberg E，et al. Millisecond-timescale，genetically targeted optical control of neural activity. Nat Neurosci，2005，8：1263-1268
5. Briggman KL，Abarbanel HD，Kristan WB. Optical imaging of neuronal populations during decision-making. Science，2005，307：896-901
6. Chalfie M，Tu Y，Euskirchen G，et al. Green fluorescent protein as a marker for gene expression. Science，1994，263：802-805
7. Davila HV，Salzberg BM，Cohen LB，et al. A large change in axon fluorescence that provides a promising method for measuring membrane potential. Nat New Biol，1973，241：159-160
8. Feng G，Mellor RH，Bernstein M，et al. Imaging neuronal subsets in transgenic mice expressing multiple spectral variants of GFP. Neuron，2000，28：41-51
9. Gan WB，Grutzendler J，Wong W T，et al. Multicolor′DiOlistic′ labeling of the nervous system using lipophilic dye combinations. Neuron，2000，27：219-225
10. Grinvald A，Lieke E，Frostig RD，et al. Functional architecture of cortex revealed by optical imaging of intrinsic signals. Nature，1986，324：361-364
11. Grutzendler J，Kasthuri N，Gan W B. Long-term dendritic spine stability in the adult cortex. Nature，2002，420：812-816
12. Grynkiewicz G，Poenie M，Tsien RY. A new generation of Ca2＋ indicators with greatly improved fluorescence properties. J Biol Chem，1985，260：3440-3450
13. Han X，Boyden ES. Multiple-color optical activation，silencing and desynchronization of neural activity，with single-spike temporal resolution. PLoS ONE，2007，2：99
14. Huang X，Troy WC，Yang Q，et al. Spiral waves in disinhibited mammalian neocortex. J Neurosci，2004，24：9897-9902
15. Jin W，Zhang RJ，Wu JY. Voltage-sensitive dye imaging of population neuronal activity in cortical tissue. J Neurosci Methods，2002，115：13-27
Lima SQ，Miesenbock G. Remote control of behavior through genetically targeted photostimulation of neurons. Cell，2005，121：141-152
16. Mao BQ，Hamzei-Sichani F，Aronov D，et al. Dynamics of spontaneous activity in neocortical slices. Neuron，2001，32：883-898
17. Meyer MP，Smith SJ. Evidence from in vivo imaging that synaptogenesis guides the growth and branching of axonal arbors by two distinct mechanisms. J Neurosci，2006，26：3604-3614
18. Prechtl JC，Cohen LB，Pesaran B，et al. Visual stimuli induce waves of electrical activity in turtle cortex. Proc Natl Acad Sci USA，1997，94：7621-7626
19. Ross WN，Salzberg BM，Cohen LB，et al. Changes in absorption，fluorescence，dichroism，and Birefringence in stained giant axons：optical measurement of membrane potential. J Membr Biol，1977，33：141-183
20. Shoham D，Glaser DE，Arieli A，et al. Imaging cortical dynamics at high spatial and temporal resolution with novel blue voltage-sensitive dyes. Neuron，1999，24：791-802
21. Shoham S，O'Connor DH，Sarkisov DV，et al. Rapid neurotransmitter uncaging in spatially defined patterns. Nat Methods，2005，2：837-843
22. Tsai J，Grutzendler J，Duff K，et al. Fibrillar amyloid deposition leads to local synaptic abnormalities and breakage of neuronal branches. Nat Neurosci，2004，7：1181-1183
23. Wang SS，Augustine GJ. Confocal imaging and local photolysis of caged compounds：dual probes of synaptic function. Neuron，1995，15：755-760
24. Wu JY，Cohen LB，Falk CX. Neuronal activity during different behaviors in Aplysia：a distributed organization? Science，1994，263：820-823
25. Zecevic D. Multiple spike-initiation zones in single neurons revealed by voltage-sensitive dyes. Nature，1996，381：322-325
26. Zhang F，Wang L P，Brauner M，et al. Multimodal fast optical interrogation of neural circuitry. Nature，2007，446：633-639
27. Zuo Y，Yang G，Kwon E，et al. Long-term sensory deprivation prevents dendritic spine loss in primary somatosensory cortex. Nature，2005，436：261-265

第六章 脑功能成像

胡小平 李至浩

第一节 引言 …… 85
第二节 磁共振成像的基本原理 …… 86
一、磁共振现象 …… 86
二、磁共振图像的空间编码 …… 86
三、磁共振图像对比 …… 88
第三节 脑功能磁共振成像的机制 …… 88
一、物理机制 …… 89
二、生理机制 …… 91
第四节 脑功能磁共振成像的基本方法 …… 92
一、成像数据的采集 …… 92
二、成像数据的分析 …… 93
三、功能成像的一些潜在问题 …… 95
第五节 脑功能磁共振成像应用举例 …… 96
一、矩形设计——关于MT-MST脑区活动受自主性注意调节的实验 …… 96
二、事件相关设计——关于工作记忆下的注意转移 …… 97
第六节 脑功能磁共振成像的最新发展 …… 97
一、趋向采用高场 …… 97
二、利用磁共振成像的早期降低信号 …… 97
三、利用大脑区域之间的联系 …… 98
四、利用非血氧依赖性的信号 …… 98
五、与电生理信号记录（EEG、EMG等）联合应用 …… 100
第七节 非磁共振脑功能成像手段 …… 100
一、正电子发射断层成像 …… 100
二、脑电和脑磁图 …… 101
三、穿颅磁刺激 …… 102

近年来，脑成像技术，尤其是磁共振脑成像技术的发展大大推动了神经科学的研究。自从20世纪90年代早期出现功能磁共振成像（functional magnetic resonance imaging，fMRI）以来，这种技术已逐步发展成为进行无创性脑成像的有力手段，它被广泛地应用于各种基础和临床神经科学研究中。在这一章里，我们将主要介绍fMRI的一般原理，采用fMRI技术进行脑功能成像的方法，以及fMRI的最新进展。另外，我们也将简要介绍其他的一些脑功能成像手段，如正电子发射断层成像（positron emission tomography，PET），脑电/磁图（electro/magnetoencephalogram，EEG/MEG）以及穿颅磁刺激（transcranial magnetic stimulation，TMS）。

第一节 引言

大脑是主宰我们生命活动的最高级中枢，其特殊的地位和重要的功能一直激发着神经科学家们对它的研究兴趣。同时，也正是因为大脑在我们生命中的特殊性，对它的研究存在着特殊的困难。首先它作为我们生命活动的中枢，对每一个人都是头等重要的，研究者不能随便地将其打开，直接地监测到它的活动，这使得大脑在物理上对我们来说成为一个黑匣子；更重要的是，大脑功能机制的复杂性使我们即使面对完全暴露的大脑也全然不能窥见它的运作机制，这一点对我们来说构成一个真正的，完全的黑匣子。

脑功能成像技术是我们打开这一黑匣子，研究其内在工作机制的重要手段。总的说来，其作用就是使得我们可以在无损伤的条件下观察到大脑的功能分布和联接。实验研究中常用的脑功能成像方法有：①功能磁共振成像（fMRI），它主要依靠检测血氧水平变化来获得功能信号；②正电子发射断层成像（PET），它能依赖事先注入的放射性示踪物质检测脑的血流和葡萄糖代谢，从而获得大脑活动的信息；③脑电和脑磁图（EEG，MEG），它们分别检测伴随大脑活动发生的电场和磁场改变；④穿颅磁刺激（TMS），它通过短暂地施加外部磁场来干扰特定脑区的神经活动，从而获得结构和功能之间联系的信息。

相对于其他的脑功能成像技术，磁共振成像出现得较晚但却发展迅速，且应用广泛。在过去的十几年中，这项技术的不断进步使得研究者可以不用外加造影剂就能无损伤地对人脑中神经元活动的区域进行成像。迄今为止，fMRI 已经被运用于各种神经活动的研究。它们包括初级感觉和运动皮质的活动以及注意、语言、学习和记忆等高级认知功能。自从功能磁共振成像技术出现以来，它已成为研究脑功能的强有力工具，引起了神经科学家、医学成像研究者和临床医生的极大兴趣。我们在本章中将重点介绍功能磁共振成像的基本原理，应用方法和最新进展。对于其他的脑功能成像手段，限于篇幅，我们仅作简要介绍。

第二节　磁共振成像的基本原理

一、磁共振现象

磁共振成像（magnetic resonance imaging，MRI）来源于核磁共振（Nuclear Magnetic Resonance，NMR）现象。在 NMR 研究中，将物体（在脑成像研究中为人体）置于通常被称为 B_0 的的主磁场中（例如，磁场强度为 1.5 Tesla），在这一外部磁场的作用下，物体中的原子核自旋发生磁化，倾向于沿着磁场的方向排列。若自旋初始不是沿着 B_0 方向，它就会绕 B_0 按一定的频率进动（precession）。这个频率被称作 Larmor 频率，它与 B_0 的强度成正比，其比例常数与原子核的种类有关。对于 MRI，主要感兴趣的原子核是氢核（也就是质子），在场强为 1 Tesla 的磁场中，氢核的 Larmor 频率是 42.53 MHz 。在主磁场 B_0 之外，通过再施加一个按 Larmor 频率变换的射频磁场（RF 场），被磁化了的原子核就能够吸收射频能量发生共振，从而被转离它沿着 B_0 的平衡位置。其磁场在垂直于主磁场方向上的分量会以 Larmor 频率旋转，这使得附近射频接收线圈中的磁通量发生变化产生感生电动势，此即 MRI 信号的来源。总信号的振幅依赖于许多参数，这些参数将决定最终图像的明暗对比。

二、磁共振图像的空间编码

为了形成一幅图像，需要对激发所引起的 NMR 信号进行空间编码。在 MRI 中，这是通过磁场梯度来实现的。即，施加空间上线性变化的磁场。由于 Larmor 频率和 B_0 之间的线性关系，它让我们得以在空间上区分采集到的 NMR 信号。首先，我们采用选择激发来激发在特定位置上具有一定厚度的层片。这是通过在有外加（与层片垂直的）磁场梯度的时候施加有一定带宽的高频脉冲来实现的。选择激发后我们可以用很多种方法进行空间编码，在空间频率域（spatial frequency space）中采集数据。空间频率域也叫 k 空间（k-space）。在 MRI 术语中，k 空间指的是二维或三维矩阵数据点，这些数据是在图像采集过程中获得的，它相应于成像物体的傅立叶变换（Fourier transformation）。当只从一个切片获得图像，k 空间数据属于二维，它表示沿着切片的两个正交方向的编码。通过运用一个二维反傅立叶变换可将测得的数据转换成切片图像。

在自旋回波序列或梯度回波序列这样的技术中，每个 RF 激发后只能收集一排沿着一维 k 空间的数据，花数秒到数分钟的时间才可以完成一幅图像。在平面回波成像（echo-planar imaging，EPI）或螺旋成像（spiral imaging）技术中，需要的 k 空间数据点是在单个 RF 脉冲之后收集的，这些信号采集程序被称作单次激发序列（single-shot sequences）。用单次激发方法对一个切片成像大约需要 30～100 msec（具体速度与成像硬件的性能有关），这样整个脑的多层成像就可以在几秒钟之内完成。fMRI 研究通常采用单次激发的方法，因为这种方法成像速度快，有利于监测脑激活期间信号的连续动态变化。此外，单次激发的方法还有一个优点是不受单个成像时间内（intra-image）被试运动的影响。

当然，单次激发技术下高速成像的实现是要付出一定代价的。事实上，存在许多与这些序列有关的固有局限性。它们包括图像伪影和低信噪比。单次激发成像中的一个重要问题是磁场的不均匀性。因为 MRI 图像的形成是基于对磁场人为的空间调制，磁场的任何其他非人为空间变化都会产生空间编码中的错误，从而导致 EPI 图像中的几何失真和螺旋图像中随空间变化的模糊。这个问题的严重性与具体的成像参数、实验条件以及磁场强度有关。因为脑组织和空气之间的磁化率差异，磁场的不均匀性在接近空气-组织交界处（air-tissue interfaces）非常严重。这种变化与磁场强度成正比。幸好，我们有许多方法可以矫正这个问题所带来的图像失真。

单次激发成像的另外一个问题是数据获得过程中的 NMR 信号衰减。这种衰减由一个时间常数 T_2^*（T_2^* 的物理意义见下文）来决定。因为通常为了获得功能对比，实验中采集的是 T_2^* 加权像。但由于组织和气腔之间磁化率的不同会造成 T_2^* 变短，在邻近两种介质交界的区域可能会发生很大的信号遗失。这个问题对于整个大脑功能的研究可能带来很大的限制，我们可以通过应用不同的数据采集策略或成像序列来减少信号遗失，将这种局限性减到最小。或许其中最简单的方法是采用薄的轴向切片。因为大多数磁场空间变化是沿着头的轴方向（即头顶-脚底方向），减小这一方向上切片的厚度可以缩小这种磁场变化的范围。图 6-1 举例说明了这种方法。对于单次激发成像序列，T_2^* 衰减也限制了数据采集的时间窗口，因而很难获得高分辨率图像。如果想得到高的空间分辨率，常常需要运用半傅立叶采集和多次激发方法，或减小视野。

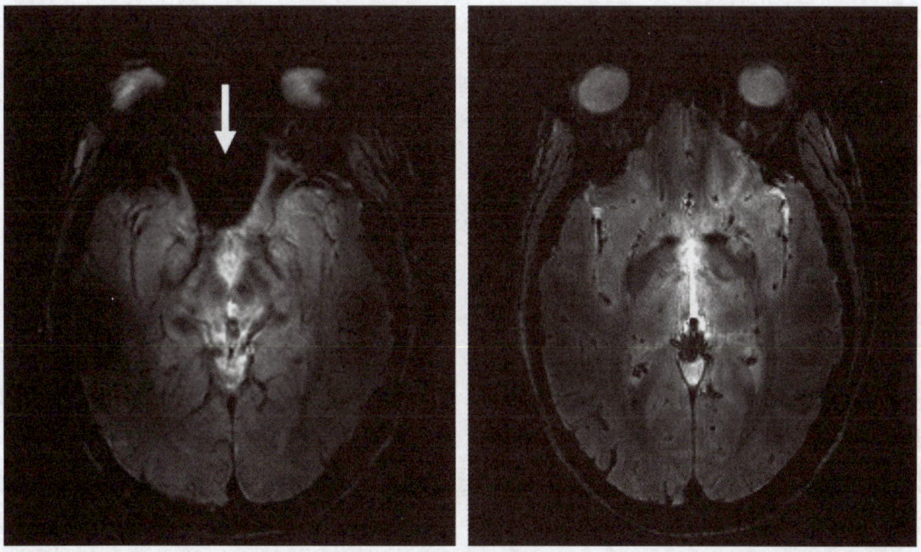

图 6-1 在 7T，TE=15 msec 条件下 FLASH 图像显示的 T2* 相关信号损失效应。左半边是一张 5 mm 的切层，箭头标示出前额区域的显著信号损失。右半边是同一个区域 5 张 1 mm 切层的加和。采用薄层图像叠加可以弥补信号损失

三、磁共振图像对比

在磁共振成像里，水分子中的质子被射频脉冲所激发。被激发的质子随后经历一个弛豫过程而恢复到热平衡状态。一个质子在弛豫过程中可以和周围环境交换能量，这称为纵向弛豫（其时间常数为 T_1），它也可以和其他质子交换能量，这称为横向弛豫（其时间常数为 T_2）。

当激发脉冲序列的重复时间（TR）比较短的

时候，纵向磁化强度（沿外加磁场方向，用 Mz 表示）在下一个激发脉冲到来之前往往不能完全恢复到平衡态。这样一来，T_1较短组织的 Mz 相对于 T_1较长的组织就恢复得多一点，前者从而在下一个激发周期中得到的 MR 信号就相对比较大。例如，在较短的 TR 下，大脑白质由于 T_1较短而显得比 T_1较长的脑脊液更加明亮。这种依赖于不同组织具有不同 T_1特性而实现图像对比的方法就称为 T_1加权。

除了纵向弛豫，核磁共振信号也受横向弛豫过程的影响。一个非常重要的序列参数是从激发点到数据采集点之间的时间，被称作回波时间或 TE（echo time）。在 TE 期间，可以运用回波聚焦的脉冲（refocusing pulse），也可不用。当不用回波聚焦的脉冲时，场梯度脉冲将被用于形成回波以成像，这样的回波因此被称作“梯度回波”（gradient－recalled 或 gradient echo）；当采用回波聚焦的脉冲时，探测的是自旋回波序列信号（spin－echo signal），这个信号以 $\exp(-TE/T_2)$ 形式作指数衰减，这里的 T_2被称作横向弛豫时间（transverse relaxation time）。T_2表征了这个本征弛豫过程的时间特性，它是由于自旋的随机运动造成的。若两种组织具有不同的 T_2，那它们之间这种横向磁化强度衰减的速率就会不同。同样比较大脑白质和脑脊液，因为前者的 T_2比后者要短，在一个 TE 较长的序列中，大脑白质将由于横向磁化强度比脑脊液衰减得多而在图像中显得较暗。这种依赖于不同区域具有不同 T_2特性而实现图像对比的方法就称为 T_2加权。在梯度回波中，本征弛豫过程（relaxation processes）以及失相效应（dephasing）共同导致信号衰减。失相效应是由于磁场不均匀时不同自旋进动频率不一样造成的相位不一致引起的，它可以通过回波聚焦的脉冲去除。在梯度回波成像中，相应的弛豫常数是 T_2^*，它体现了本征的 T_2弛豫效应和失相效应综合造成的信号衰减时间特性。T_2^* 加权的成像是 BOLD（Blood Oxygene Level Dependent）脑功能成像的主要方法。

小结

原子核自旋在外加磁场中会发生磁化。它们受特定频率的射频脉冲激发后可以通过一定的弛豫过程回复到基态（核磁共振）。磁共振信号被外加梯度场空间编码后而成像。通过调节 TE，TR 等参数，在具体的成像过程中我们可以获得（T_1 加权，T_2^* 加权等）不同的图像对比度。

第三节 脑功能磁共振成像的机制

大多数的 fMRI 实验是基于依赖血氧水平（blood oxygenation level dependent，BOLD）的对比原理。这是因为脱氧血红蛋白是顺磁性的，而氧合血红蛋白则与脑组织类似，是反磁性的，因此脑中局部脱氧血红蛋白浓度的改变能够导致 MRI 图像灰度的变化。大家普遍认为神经元的活动会导致局部血流量增加，但局部耗氧率（oxygen consumption rate，CMR_{O2}）增加的幅度相对较小。因此，在神经元活动时局部毛细血管和静脉中的脱氧血红蛋白浓度降低，它导致 T_2^* 和 T_2 增加，继而这种增加表现为 T_2^* 和 T_2加权的核磁图像中局部像素信号强度增强。基于这一原理，在研究神经元的功能时，我们可以在被试静息或进行特定作业或者受到特定的刺激时连续地采集 T_2^*（或 T_2）加权像，随后用统计学方法对作业/刺激呈现时期与休息时期的图像进行分析，确定信号变化有统计意义的脑区，这些区域被认为是激活区域。图 6－2 和彩图 6－3 举例说明了这种类型的成像实验。图 6－2 显示了相应于一种运动任务（motor task）的皮质活动。彩图 6－3 在一个三维头像的冠状切面中显示了进行注意转换作业任务时，顶叶皮质、梭状区以及小脑的激活。

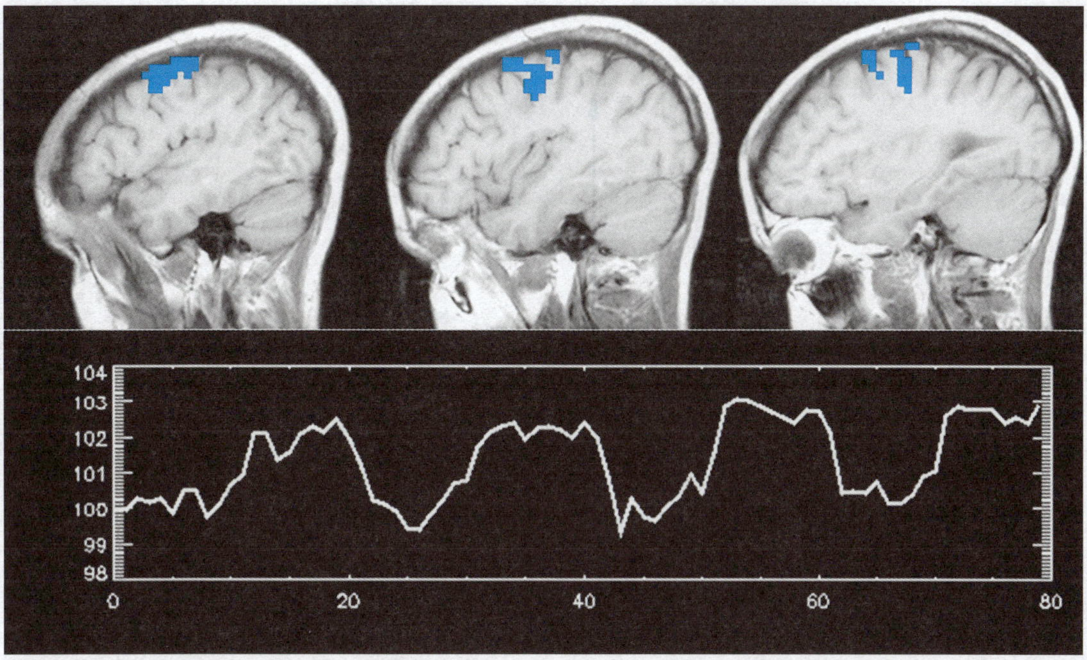

图 6-2 点手指运动时的激活区（上半部分）以及相应的信号-时间曲线（下半部分）（此图为杨一鸿博士提供）

一、物理机制

（一）血氧水平依赖性（BOLD）的图像对比

BOLD 对比与那些 T_2 或 T_2^* 依赖的血氧合状态有关，而血氧合状态可以改变血红蛋白的磁敏感性。氧合血红蛋白是抗磁性的（diamagnetic），这类似于脑组织。相反，脱氧血红蛋白是顺磁性的（paramagnetic），它的出现会导致含有这些分子的区域和其他没有这些分子区域之间很大的磁化率差异。这样在脱氧血红蛋白或含脱氧血红蛋白血管的周围就会有因磁化率差异引起磁场的不均匀性，这种磁场不均匀性缩短 T_2 和 T_2^*。十多年前 Ogawa 和他的同事首次在活体内观察到了 BOLD 现象。但是，BOLD 现象的基础，即脱氧血红蛋白的顺磁特性（或血红蛋白的磁性随着氧合状态变化）在 1936 年就已经被发现了。血红蛋白的氧合状态对横向弛豫的影响也在更早就被揭示。

（二）血管内外的磁场差异与对比

脱氧血红蛋白位于脑血管内，它对水质子的影响依赖于质子相对于血管的位置。如果将一个无限长的圆柱体看作血管的近似物，这个血管具有磁敏感性差异（在它的周围）$\Delta\chi$，那么在空间上的任何点，以共振频率表示的磁场将与施加的磁场 ω_o 偏离。在圆柱体内，偏离 $\Delta\omega_B$ 可以有下面的公式算出：

$$\Delta\omega_B^{in}=2\pi\Delta\chi_o\ (1-Y)\ \omega_o\ \{\cos^2(\theta)-1/3\} \quad (1)$$

在圆柱体外的任何点，磁场根据下面的公式变化：

$$\Delta\omega_B^{out}=2\pi\Delta\chi_o\ (1-Y)\ \omega_o\ (r_b/r)^2\sin^2(\theta)\cos(2\phi) \quad (2)$$

在这些公式中，$\Delta\chi_o$ 指的是完全去氧血的最大磁化率差异，Y 是氧化血占的分数，r_b 是圆柱体半径，r 是感兴趣点和圆柱体中心之间的距离（参见图 6-4 中标明的角度和相关距离）。需要注意的是在圆柱体外，磁场在一个相当于圆柱体半径的距离内快速变化，在等于圆柱体直径的距离上，$\Delta\omega_B^{out}$ 已经减小到它在圆柱体边界时值的 25%。如果这样一个血管出现在一个特定的体素（voxel，也就是三维图像的基本体积单位）中，这个体素内的磁场就会不均匀。这种不均匀效应对核磁共振的影响可以用动态平均和静态平均（dynamic and static averaging）理解，前者是由水分子的弥散运动造成的，后者由在不同场强下自旋的相位差别而引起的。

关于 BOLD 场不均匀性对 MR 信号的影响，

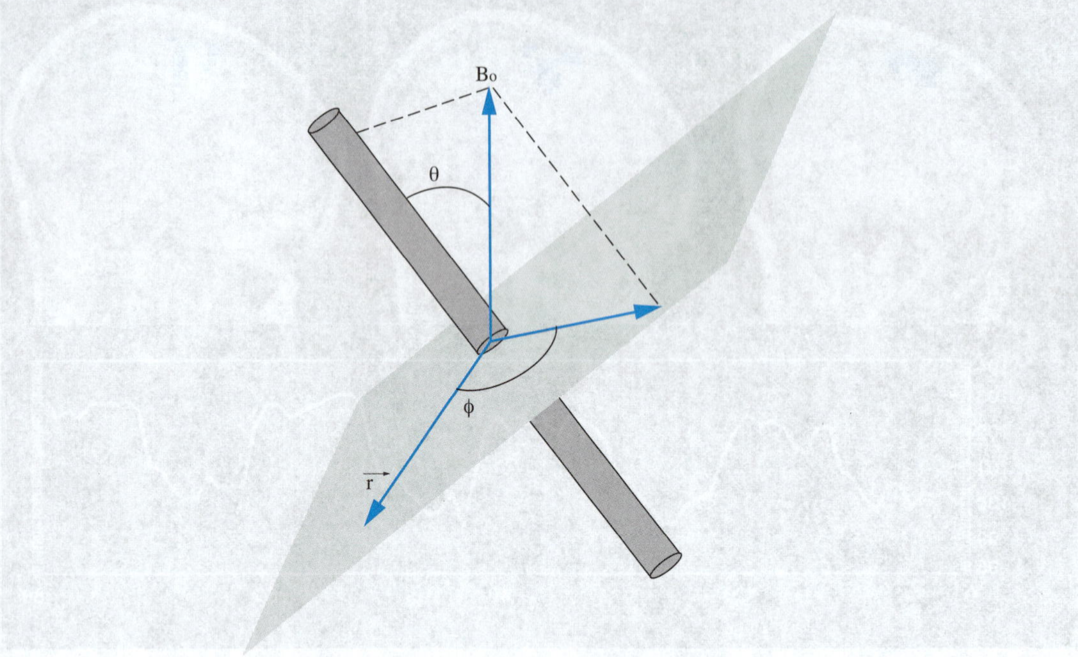

图 6-4 血管相对于磁场的几何位置。这里的角度和距离对应于文中的方程 1 和方程 2

其他文献已经从理论上进行了详细的讨论，在这里我们只作一个简单的总结。对于血管外（即组织）的自旋，存在动态平均（dynamic averaging）效应，这种效应是由于回波时间（echo time，TE）内的弥散引起的。因为典型 TE 内的弥散距离小，所以这种动态平均主要在小血管明显，比如直径小于 50 μm 的毛细血管。动态平均导致一个 T_2 的变化，从而产生自旋回波（spin-echo）和梯度回波（gradient-echo）图像中的 BOLD 对比。对于大血管，血管外自旋的动态平均效应可以忽略，但是如果不用回波聚焦的脉冲或采集不对称的自旋回波，静态平均（static averaging）就会起作用。数学模拟显示，动态平均主要以小血管（在~4T 的场强下，直径<8μm）为主，而静态平均主要为大血管（在~4T 的场强下，直径>10μm）。当然这种血管大小的依赖也是场强的函数。

前面提到的观点（不包括血管内效应）可以用下面的公式表达（R_2^* 也就是 $1/T_2^*$）

$$R_2^* = \alpha \{\Delta_{\chi o}\omega_o (1-Y)\} b_{ve} \quad (\text{大血管}) \tag{3}$$

$$R_2^* = \eta \{\Delta_{\chi o}\omega_o (1-Y)\}^2 b_{vs} p \quad (\text{小血管}) \tag{4}$$

在这里 α 和 η 是常数，ω_o 是以频率为单位（rad/sec）的外加磁场，$\{\Delta_\chi \omega_o (1-Y)\}$ 是频率差异，是由于圆柱体与其周围之间的磁化率差异造成的，圆柱体模拟含有去氧血红蛋白的血管，b_{ve} 是大血管的血容量（4T 时半径大于 5 μm 的静脉和小静脉），b_{vs} 是小血管的血容量（毛细血管和小静脉，半径小于 5 μm，允许动态平均），p 是部分起作用的小血管（也就是充满含有脱氧血红蛋白的红细胞的血管）。这些理论的一个重要推论是受动态平均影响的小血管效应虽然由于动态平均本质上较小，但是它随 B_0 的平方增加，而大血管效应随 B_0 线性增加。虽然这两种效应都随 B_0 增强，但是在高场条件下微血管的作用变得相对更加重要，这是由于它对 B_0 的二次依赖性。这说明高场可以提高 BOLD fMRI 的空间特异性，因为毛细血管均匀地分布于组织中，密度非常高，并且临近神经元活动的部位，而大血管可能在空间上离神经活动部位比较远。

当然，如果不考虑 BOLD 现象对血管内（也就是血液）信号的影响，关于它的描述将是不完全的。在血液内，脱氧血红蛋白的磁化效应被完全地动态平均，并且缩短了含脱氧血红蛋白血液的 T_2。T_2 效应受到了人们的注意，随后的研究显

示这种效应随 B_0 二次增加。因此，即使忽略以前描述的血管外效应，当脱氧血红蛋白含量由于神经元活动增强而改变时，小血管和大血管内血液本身的 T_2 将变化，导致 T_2 或 T_2^* 加权像中的强度变化。当血液占据体素体积的大部分时，将产生血液的另一个作用。因为血液中的水对磁场的反应不同于体素其余部分对磁场的反应，导致 TE 时血液信号和组织信号之间相位的不同，因此使体素信号降低。我们称这个为 fMRI 中的类型 2 血液效应（type-2 blood effect）。若一个体素只包含毛细血管，其血液容量是 1%～2%，因此对于这样一个体素可以忽略类型 2 血液效应。然而，当大血管出现在体素中时，类型 2 效应可以很重要或占优势。类型 2 血液效应和静态平均控制的血管外 BOLD 效应在本质上是相似的，因为它们都起因于体素内失相（intravoxel dephasing）。主要的区别是大血管成分的存在，并且在类型 2 血液效应中信号可能会随着 TE 震荡。

虽然在 T_2^* 或 T_2 加权成像序列中都能探测到 BOLD 反应，但是对这些序列反应的特征是不同的。在 T_2^* 加权的图像中，BOLD 信号来自于由大血管和小血管引起的血管内和血管外效应。在一个基于 BOLD 的 T_2 fMRI 图像中，信号变化来自于：①大血管和小血管的血管内血液 T_2 变化，和②只与微血管（毛细血管和小的毛细血管后静脉）有关的血管外效应。因此，这两者之间的主要的差别是在 T_2 像中血管外 BOLD 效应只能来自于微血管系统，而在 T_2^* 像中，它能来自于所有大小的血管。人们常常认为基于 fMRI 的 T_2 避免了大血管的作用。严格地说，这种观点是不正确的，因为它忽视了与血液 T_2 变化相关的血管内 BOLD 效应。这种血液作用可以来自于大血管和小血管。事实上，只有在场强非常高的情况下，比如 9.4 Tesla，或者可能在 7 Tesla 时，基于 BOLD fMRI 的 T_2 才可能主要与毛细血管有关，因为血管内的血液作用被非常短的血液 T_2 削弱了。当然，既然 T_2 加权的 fMRI 中大血管的作用主要是血管内的，那么用扩散梯度可以容易地抑制它。因为这些差异，两种类型的序列有时可以提供互补的信息。

二、生理机制

虽然对于神经活动时发生的生理过程的确切本质还不完全清楚，但是大家普遍认为，正如 PET 研究显示的那样，神经活动时脑血流量（cerebral blood flow，CBF）大量增加，超过了氧利用（$CMRO_2$）的小量增加。结果是兴奋的神经元活动发生时 $CMRO_2/CBF$ 降低，导致 R_2^*（$=1/T_2^*$）的降低，因此对 T_2^*（或 T_2）敏感的图像中信号强度增加。因为 BOLD 对比依赖于对血氧水平的检测，尤其是静脉血，在脑中它与 CBF、$CMRO_2$、以及脑血容量（cerebral blood volume，CBV）密切相关。事实上，这三个生理参数之间相互影响，共同决定 BOLD 反应。可以用下面的公式描述这种现象：

$$\Delta R_2^* = -\frac{\Delta BOLD}{BOLD}\cdot\frac{1}{TE} = -\alpha^*\left\{\frac{\Delta Y}{1-Y}-\beta^*\frac{\Delta CBV}{CBV}\right\} \quad (5)$$

在这里 α^* 和 β^* 是常数，Y 是血的氧化常数。氧化水平的变化，即 ΔY，通过下面的公式与 $CMRO_2$ 和 CBF 的变化相关：

$$\frac{\Delta Y}{1-Y}=1-\frac{1+\Delta CMRO_2/CMRO_2}{1+\Delta CBF/CBF} \quad (6)$$

通过测量 ΔR_2^* 和 ΔCBF，可以利用上面的公式，以及 Grubb 关系（Grubb's relationship），$\Delta CBV/CBV=\{(\Delta CBF/CBF+1)^{0.38}-1\}$，估计 ΔCMR_{O2}。

小结

脑功能磁共振成像的主要机制是血氧依赖（BOLD）的图像对比。其生理基础是脑活动引起的血氧供应增加超出了神经元代谢耗氧的增加。血管内脱氧血红蛋白对水质子核磁共振信号的影响表现为动态和静态平均效应。

第四节 脑功能磁共振成像的基本方法

一、成像数据的采集

（一）成像参数的选取

重复时间（repetition time，TR）、回波时间（echo time，TE）、切片厚度（slice thickness）、空间分辨率以及切片数目是一些在fMRI实验中需要考虑的重要的MRI序列参数。TR是对每个切片重复的RF脉冲之间的时间，相当于使用单次激发序列（single-shot sequence）时体积的每次采集所需时间。为了维持适当的时间分辨率，TR不能设得很长。但是一个TR时间内可采集的图像层数是有限的，TR越短则层数越少。所以选择TR时应当考虑到要允许有足够数量的切片。例如，当TR为3s时，如果每个切片的采集时间是100 ms，则最多可以获得30张切片。切片数应该足够多以覆盖所感兴趣的区域。TR也受质子自旋的纵向弛豫时间（～1 s）影响，一般选在几秒的范围。TE决定BOLD对比，并且影响获得信号的信噪比（signal-to-noise ratio，SNR）。在一个T_2^*加权像中BOLD相关的信号变化由下面的公式表示：

$$\Delta S = -S_0 e^{\frac{TE}{T_2^*}} \Delta R_2^* \cdot TE \quad (7)$$

在这里S_0是一个常数。注意ΔR_2^*反应脑活动，它通常是负值，因此信号变化ΔS是正值。从公式（7）可以看出，当将TE设为T_2^*时，可以得出一个最大的信号变化。切片厚度以及切片的空间分辨率决定图像体素（voxel/ volume element）的大小和SNR。切片的厚度一般在3～10 mm，图像分辨率一般设为1.5～4 mm/voxel。把切片数目乘以切片之间的距离（≥切片厚度）可以得到总的采集体积。

（二）实验刺激范式

1. 矩形设计

在功能脑成像研究中，通常是比较大脑的两种工作状态，比如静息状态和活动状态。活动状态下被试可以是在感觉刺激，完成运动或认知任务。一般的fMRI实验方法是矩形设计，或称组块式设计（block design）。这样的称呼可能是因为在描述实验设计时通常会用到类似于图6-5的矩形。在矩形实验设计下，当被试交替处于两种任务状态的同时，我们采集一系列的T_2^*（有时为T_2）加权像。有时在fMRI数据采集的过程中我们还记录被试的行为数据。

在矩形实验范式下我们需要确定的参数是刺激重复的次数以及静息和活动区组持续的时间。刺激重复次数的选择是基于信噪比需要的数据量以及被试的实际耐受性。每次扫描（each run）持续的时间通常在分钟级的范围。由于BOLD反应的上升和下降时间一般需要5～10s，每个活动或静息区间的时间通常为数十秒。

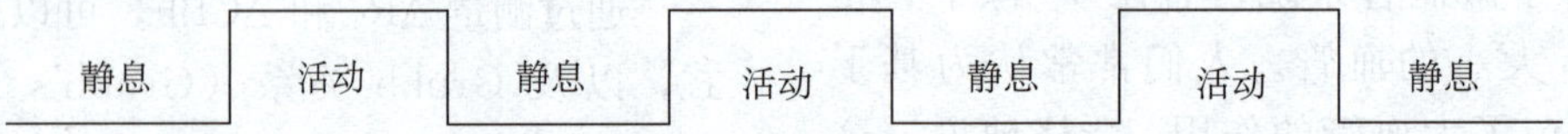

图6-5 矩形实验设计图示

2. 事件相关（event-related）设计

在矩形设计中我们通常需要把相同类型的刺激集中放在一起（Block）连续呈现。这种设计对于很多研究大脑高级认知功能（例如记忆）的实验来说是不合适的。因为很多实验需要测量每个被试对单个刺激的而不是连续刺激的反应。另外很多实验要求被试根据呈现的不同刺激做出相应不同的反应，若同类型的刺激都集中在一起而不是混合交替呈现的话就会带来预期效应。即被试在未来刺激呈现之前就已经知道将会发生什么并试图做好准备，而这往往是实验者不希望发生的。还有，将多个刺激集中在一起也使我们难以取得大脑活动的时间信息。

基于上述原因，我们引入事件相关的实验设

计。即把独立或短暂的刺激单元分散呈现，每一个刺激单元就称为一个事件。事件与事件之间的时间（inter - stimulus interval，ISI）可以选为一个常数，也可以随机变化。如图 6 - 6 所示（根据 Chen 等报告的方程：$y(t) = w_1 (t/\alpha_1) \wedge \beta_1 \exp(-t/\alpha_1) - w_2 (t/\alpha_2) \wedge \beta_2 \exp(-t/\alpha_2)$ 绘制），脉冲刺激之后 fMRI 的信号需要 2～3s 才开始上升，4～6s 后才达到峰值，十多秒钟之后才能恢复到基线。另外在很多实验中，fMRI 信号在下降到基线后还可能有一段低于基线（post stimulus undershoot）。因为这种比较缓慢的血氧动力学函数，事件相关实际中的 ISI 一般应该不小于 5 秒钟。当然，在 ISI 可随机变化的时候，其平均值可以取得更短。

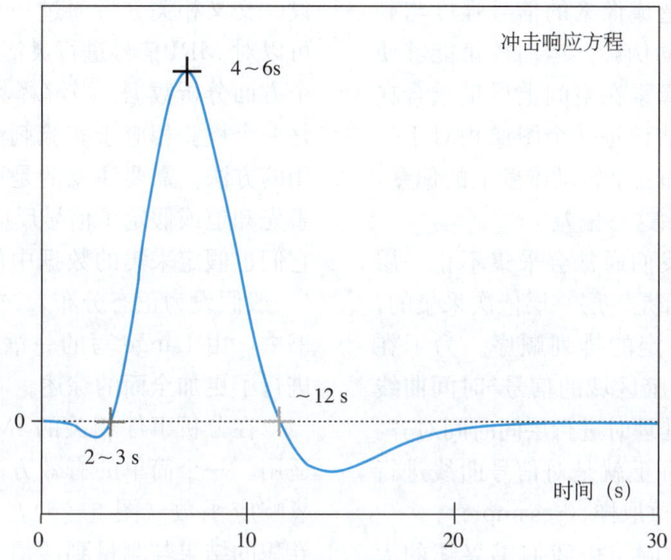

图 6 - 6　fMRI 冲击响应方程图示

图中所标的时间只是大概的估计，其具体的值将因不同的人、不同的脑区而异。

事件相关 fMRI 的引进是功能脑成像发展中革命性的一步。在矩形设计中，典型的任务周期是一分钟或更长，被试执行任务许多次。因此，基于矩形设计的实验结果可以看作是一种稳态反应（steady - state response），这种研究得到的图像是对参与特定任务脑区的一个平均观察。因此会丢失与脑不同部位神经元活动的时间序列，以及像学习或过度重复作业引起的习惯化这样的认知效应有关的重要信息。相反，事件相关的 fMRI 通过增加一个维度——时间，提供了研究神经活动事件（或更加精确的血液动力反应和代谢反应）的进一步研究途径。单个神经活动事件的 BOLD 反应可能显示脑激活的短暂变化和不同脑区之间潜在的可辨别的时间关系。事件相关的 fMRI 除了能提供关于单个神经活动事件的时间信息，还允许非传统的实验范式设计，比如那些用来研究偶然事件（infrequent events）的实验范式。

相对于矩形设计，事件相关设计的优点包括：①研究者可以在数据收集完毕之后根据被试的行为学指标区分不同的事件。例如把相同类型的刺激再分为“反应正确”和“错误反应”来进行进一步的分析；②使研究者能够较为细致地研究大脑对于各种事件响应/加工的时间特性。因为在矩形设计下对各个刺激的响应信号在时间上是叠加重合在一起的，相互之间不易区分；③研究者可以根据反应函数的不同来区分不同的区域；④有的事件是不能重复连续呈现的，只有使用事件相关的设计才能对其进行研究。

二、成像数据的分析

（一）数据的预处理

与脑活动相关的 MRI 信号变化只有基线信号的百分之几。为了可靠地检测到这样的信号变化，常常要采用一些统计学方法。MRI 数据除了固有的信号变化幅度较小外，一些其他的噪声也可能影响 fMRI 数据的质量（即信噪比）。因此，在运用统计方法进行常规数据分析之前，我们常常还需要进行一些预处理。数据的预处理通常包括运动矫正（motion correction）、层间时间对齐、时间滤波（temporal filtering）和空间滤波（spatial filtering）。

因为被试头部在数据采集过程中难免会有轻微的运动，这种运动会造成像素的信号强度与刺激无关的改变，导入运动伪影。运动校正能够使得代表相同大脑结构的像素在空间上尽量重合在一起。其基本过程就是估计每一个图像相对于一个基准图像在三个平动和三个转动维度上的偏差，然后移动前者以尽量消除这一偏差。

在一个 TR 时间内我们通常会采集不止一层的图像数据。因为图像都是一层一层依次采集的，它们在时间轴上存在一定的排列顺序。为了在 fMRI 数据分析时不同大脑区域的信号-时间曲线都同步，我们需要在预处理时进行层间时间对齐。这一步骤比较简单，实际上就是对信号曲线进行插值（interpolation）和重取样（resample）。

fMRI 信号的变化中除了由我们感兴趣的大脑活动所引起的部分之外通常还带有由机器基线不稳所引起的线性漂移，由被试自身呼吸和心跳所带来的生理噪声等干扰成分。若这些干扰在频率上与我们感兴趣的信号差别较大，我们可以使用时间滤波来减弱它们的干扰。

fMRI 信号的空间滤波又称为空间模糊（blur）或空间平滑（smooth）。它把一个像素的信号替换为它附近一定范围内多个像素信号的加权平均值。这一过程实际上减弱了相邻像素间信号变化的差别（差别被模糊化了），或者说 fMRI 激活图的空间分辨率被降低了。这样做的好处在于增加了信噪比，同时减小了不同被试间激活部位的空间差别，方便我们把多个被试的激活结果平均起来。这样做的根据是大脑中两个较为邻近的区域在激活特性的相似程度上应当比两个分得较开的区域要高。

（二）常用的激活检验方法

检测激活最常采用的方法是 student t 检验（student's t - test）、交叉相关（cross - correlation）和一般线性模型（general linear model, GLM）。假定活动期间和静息期间获得的数据曲线是平台状的，并且它们之间的差异反应了大脑活动导致的信号变化，通过检查来自于强度差异和这种差异的估计方差（estimated variance）之间比的统计量 t，t 检验试图检测活动时体素信号表现出的显著性变化。t 检验的优点是容易使用，缺点则来自于它对静息和活动条件下信号曲线呈平台状的假设以及数据中的噪声是正交分布的假设。交叉相关分析通过一个预定的响应曲线方程可以对 MRI 信号进行灵活的模拟，从而可以从多个方面分析数据。当解释其他混淆因素时，GLM 是一个检验相应于实验刺激的效应显著性更加常用的方法。需要注意的是所有这些方法都依赖于事先知道或假定了信号反应形式这个前提。此外，它们也假定采集的数据中的噪声的统计分布已知（一般假设为正态分布）。在 Functional MRI 这本书中，由 Lange 写的一章对 fMRI 数据分析方法进行了更加全面的综述。

在分析事件相关的 fMRI 数据时，t - test 不适用。一个简单的有效方法是假设一个特定的血氧响应函数（图 6 - 6），将它和刺激模式卷积，卷积的结果与测量到的信号曲线做相关分析而得到统计激活图。另外一个方法是所谓的“反卷积”，其实质是假设血氧反应函数是有一定宽度的离散函数，这些离散点上的值可以被假设为未知变量。这个离散函数和刺激方程的卷积可以与测量到的实际数据拟合而求出那些未知量，即未知的反应函数。拟合的统计置信度用来找出激活区。同时这种方法还能让我们找出内在的（可能与空间有关的）反应函数，以便我们对事件相关的反应做更深入的定量分析（如峰宽、峰值和达到峰值时间）。

（三）无模式假设（model free）的分析方法

常规的 fMRI 数据分析都是基于一定的激活模式假设。在通常情况下这样的假设是合理的，其应用在较为简单的实验设计中也是非常简洁且有效的。但是在一些特殊的情况下，例如神经活动相当复杂或者对 fMRI 信号响应的时间特性知之甚少，我们还需要用到一些无模式假设的分析方法。根据具体的实验设计和需要研究问题的不同，无模式假设分析的具体方法有很多，其中常常可以看到的是主成分分析（principle component analysis，PCA），独立成分分析（independent component analysis，ICA），模糊集簇（fuzzy clustering）以及自我组织图（self - organizing map）等。

独立成分分析是近年来发展较快，使用较多的 fMRI 数据分析新方法。在不需要对激活信号特征作出事先设定的条件下，它可以把采集到的数据分解为若干统计意义上独立的子成分。每一个子成分都具有特定的空间激活分布以及相应的信号时间曲线。这些成分有的来自于真实的任务相关的大脑活动，有的则来自于其他的噪声干扰（如头动）。实际应用表明 ICA 方法不但能够重复出类似于常规分析方法得到的结果，在噪声干扰较大的条件下（如头动，任务完成正确率较低），它能够得到更为精确的激活图。ICA 作为一种数据驱动（data driven）的分析方法，我们可以预见它在未来的研究中将发挥更多的作用。

三、功能成像的一些潜在问题

（一）大血管污染（large vessel contamination）

虽然 fMRI 已被广泛地运用于神经科学研究的许多领域，但是它还有些值得注意的问题，尤其重要的是它的空间特异性。研究者们对这个特性产生怀疑是因为大的静脉能产生 BOLD 反应，而这些静脉往往远离神经活动部位。的确，实验研究表明 fMRI 像受大血管作用的影响，这些大血管在血管图像中能够很容易地看出来。大血管的影响可能来源于流入效应（inflow effect），也可能来源于前面提到的大血管本身的 BOLD 信号。这两种作用都不是我们所想要的，因为大血管与神经活动部位有一定的距离（可达到 1 cm）。采用一个小的翻转角（flip angle）和/或长的 TR，或运用能够破坏血管内信号的双极梯度（bipolar gradients）可以消除流入效应。大血管本身的 BOLD 可以同时是血管内和血管外的，它相当复杂，不容易消除。

（二）生理噪声（physiological noise）

功能 MRI 依赖于对 T_2^*（或 T_2）加权像中局部信号强度（intensity）变化的监测。在理想条件下，我们希望只有与神经活动相关的信号变化被监测到。但实际上，许多信号变化是由图像到图像的波动（image - to - image fluctuations）造成的。这种波动导致了合成功能图像中的伪影，并且妨碍了与神经活动相关的信号变化的监测。神经活动引起的信号变化幅度一般在百分之几的范围，在许多情况下，伪影波动（～2%）的幅度与其相当甚至更大。因此，伪影的存在为我们确定与神经活动相关的血流动力学变化的真正位置和空间范围造成了困难，同时也阻止了我们检测细小的效应（subtle effects）。为了可靠地检测到 fMRI 信号变化，我们需要消除或至少减少伪影波动。

除了由于 NMR 物理特性产生的噪声以外，fMRI 数据的波动还有两个重要的来源：被试运动（gross subject motion）和生理相关的变化。通过在一定程度上固定被试可以减少被试运动。同时我们已经有了许多数据的后处理技术来减小被试运动带来的信号噪声。这些技术现在已经被广泛应用。通过数据的后处理技术也能减小生理噪声效应。导航者回波方法（navigator echo approach）是最初被提出来减小由于呼吸和心跳引起的 fMRI 数据波动。后来，我们又有了回顾校正方法（retrospective correction method）。这种技术需要在 MR 数据采集的同时监测呼吸和心跳。在后期数据分析时，在呼吸周期和心动周期内根据它们的位置截出相应的 MR 数据。通过将截出的数据拟合到一个周期的函数我们可以估计由于相应的生理活动引起的信号变化。这个变化最后可以从测得的数据中减去。研究证明这种方法对于减除原始数据中的生理噪声波动是有效的，噪声消除率可以达到 80%，数据的信噪比因此得到了提高。因为这不是一种滤波方法（filtering approach），所以其优越性在于不要求生理活动严格的周期性，不要求采样比生理活动快，也不会歪曲激活的时程曲线。

小结

脑功能磁共振成像的基本参数包括 TE、TR、切层数目、切层厚度、图像分辨率等。通常的实验模式分为矩形式的设计和事件相关的设计。实验获得的数据先经过一些预处理（如头动校正）然后再由有（如 t - test）或无（如 ICA）激活前提假设的数据分析手段产生激活图。除了脑功能活动的基本信息之外，采集到的信号中还夹杂有来自于物理和生理等各方面的噪声。这些噪声值得注意或消除。

第五节 脑功能磁共振成像应用举例

一、矩形设计——关于 MT - MST 脑区活动受自主性注意调节的实验

这一实验来自于 Kathleen 及其同事。他们研究大脑 MT - MST 区域对运动的感知是否受自主性注意的调节。如图 6 - 7 左上方所示，这一实验中给被试呈现的刺激为灰色背景中散布着的一些小点。这些小点分为两类：一类是黑色的，它们相对于背景是静止的；另一类是白色的，它们不断地向视野中心作汇聚运动。实验的两种条件非常简单，即被试要么注意观看黑色静止的点，要么注意观看百色运动的点。根据一个声音提示，被试就在这两种状态间来回切换，每种状态持续 20s。

MT - MST 区域是大脑皮质中对运动敏感的地方。图 6 - 7 下方显示的结果表明尽管被试一直可以看到白色的点在运动，但 MT - MST 区域对这一运动的响应却受到自上而下的注意调节。当被试注意观看这一运动时其响应信号增加，而当被试不注意观看运动时其响应信号下降。被试在两种实验条件下来回切换的同时，这一区域的 fMRI 信号也显示出相应的矩形方波样变化。这一实验设计虽然简单，但却为注意的早期选择理论提供了较强的证据。

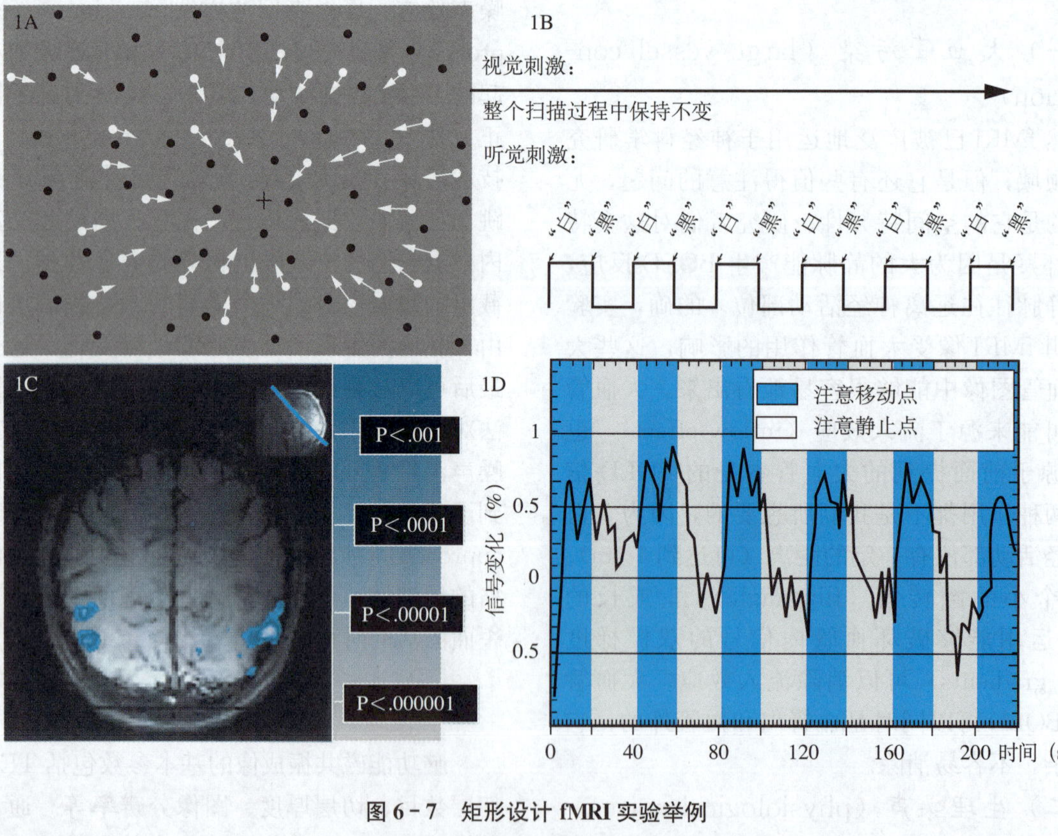

图 6 - 7 矩形设计 fMRI 实验举例

左上图为视觉刺激，右上图为实验任务设计，左下图为任务激活区域，右下图为信号-时间曲线（引自 Neuron，Vol. 18，O' Craven et al.，'Voluntary attention…'，p. 591 - 598，Copyright（1997）with permission from Elsevier.）

二、事件相关设计——关于工作记忆下的注意转移

这一实验来自于我们最近对于工作记忆下注意转移时的大脑活动的研究。我们在对工作记忆中存储的不同信息进行访问时需要把注意在各个记忆子项上来回移动。这种注意移动反映了重要的大脑自上而下的执行控制（executive control）功能。我们把注意移动和不移动两种类型的任务随机混合在一起进行事件相关的 fMRI 实验。在分别把对应于注意转移和不转移的两种信号分类叠加平均时发现至少有三个重要的大脑区域表现出注意转移条件下的激活增强。它们是左侧背外前额叶，扣带回以及内侧枕叶区（彩图 6－8 上部绿色箭头标出的激活）。事件相关的实验设计同时提供了关于大脑激活时间特性方面的信息。数据分析结果显示，左侧背外前额叶在注意转移与不转移两种条件下信号达到峰值的时间差与各被试自身的反应时延长存在显著的正相关（彩图 6－8 下部的拟合直线）。因为这一正相关只存在于左侧背外前额叶而非其他的激活区域，这一结果说明在参与注意转移功能的神经网络中左侧背外前额叶可能具有独特的支配或主导作用。

在这项实验工作中我们利用到了一些前面提到的关于事件相关 fMRI 的优点：扫描中把不同类型的任务随机混合；根据任务类型的不同把信号分类处理进行比较；提取脑激活时间特性方面的信息。

小结

矩形设计和事件相关设计各自具有自身的一些优点。以上例子分别显示了它们的应用。我们应当根据实验的具体目的和条件进行灵活的选择应用。

第六节　脑功能磁共振成像的最新发展

一、趋向采用高场

目前普遍认为 MR 图像本身的信噪比（signal－to－noise ratio，SNR）与磁场强度成线性关系。而且，作为一种磁化现象，BOLD 对比随着磁场强度增加。事实上，由于静态和动态平均，上面描述的理论显示 BOLD 对比随着磁场强度超线性（supralinearly）增加。因为 SNR 和 BOLD 对比都随磁场强度增加，所以尽管在高场下横向弛豫（T_2 和 T_2^*）时间缩短，fMRI 的敏感性仍然随着场强增加。这一点已经在以人和动物为实验对象的研究中，在场强分别为 7T 和 9.4 T 的条件下得到证实。此外，大小血管对 BOLD 信号的影响也依赖于磁场强度。大血管对信号的影响作用与场强呈线性关系，而小血管对信号的影响作用与场强的平方成正比。由于微血管作用与 B_0 平方的正比关系，在高场条件下它对功能图像的贡献相对增加。如前面所述，微血管贡献的增加将改善基于 BOLD fMRI 的空间特异性。

二、利用磁共振成像的早期降低信号

血流动力学反应的范围可能在空间上比实际的神经元活动部位大，因此可能会影响 fMRI 的空间特异性。这种观点得到内源信号光学成像研究的支持。内源信号光学成像能够达到高空间分辨率和时间分辨率，并且能够评定血红蛋白的氧合状态。光学成像研究显示神经元兴奋发生后的脱氧血红蛋白浓度变化分两个阶段，首先是一个小的增加，持续约 4s，在 2s 时达到最高，然后浓度开始下降，持续到神经元兴奋停止后几秒。Malonek 和 Grinvald 在一项对猫视皮质中皮质柱的光学成像研究中报告：延迟的反应扩展到超过了真正的神经兴奋区域，这表明延迟反应的空间分辨率被限制在约 2～3 mm 。另外，他们也证明，当初始脱氧血红蛋白浓度增加被选择性地测定，差别光学成像信号（the differential optical imaging signal）显示了皮质功能柱的特异变化，这说明检测这个初始反应可能克服目前 fMRI 方法学的空间局限性。因为大多数的 fMRI 研究是基于对延迟反应的检测，所以这些研究可能在空

间特异性或空间分辨率上受到固有的限制。一个更加有效的选择可能是检测初始脱氧血红蛋白浓度的增加，它表现为 fMRI 信号降低。

初始脱氧血红蛋白的增加应该造成 BOLD 信号的降低。从功能 MR 波谱和 fMRI 都观察到过这个初始 MR 信号降低。更加有意思的是，这种由 fMRI 监测到的早期反应与光学成像观察到的反应非常一致。最初的 fMRI 信号下降实验（the initial fMRI dip experiments）证明存在早期反应，随后的研究继续探讨了它对于刺激持续时间（stimulus duration）、回波时间（echo time）、刺激间隔（interstimulus interval）以及在 1.5 T 的探测能力的依赖。这些研究的结果表明，这种 fMRI 信号降低与光学成像研究显示的脱氧血红蛋白浓度的增加一致，而且对于微血管的作用可能更敏感，因为相对于阳性 BOLD 反应（信号上升）微血管的作用随场强增加得更快。更进一步的研究表明这种监测到的信号减低不是有限的刺激间隔造成的假象。微血管的作用随场强的平方增加，因为早期反应很可能与微血管的作用有关，所以可以预料它随场强增加得更快。最近的一项在 7T 条件下进行的研究证明这确实是事实。此外，在猫模型中已经成功运用这种早期反应定位皮质方向柱（orientation columns）。

三、利用大脑区域之间的联系

以往的 fMRI 实验研究在很大程度上可以归结为一种模式，即“这里激活，那里没激活”。这种定性式的，把各大脑区域孤立开来分别对待的研究理念近来正在发生改变。因为作为一个超级神经网络，大脑神经元之间，各皮质区域之间在客观上存在着繁复的联系。因此，近年来功能连接方面的研究与日俱增。

应用功能成像技术研究大脑区域之间功能联系的主要方法之一是基于静态下脑区间低频信号的相关分析。有研究表明低频信号波动（小于 0.08Hz）在功能相关的大脑区域之间（如双侧运动，听觉，视觉以及感觉皮质之间）存在时间上的相关性。它反映了在空间上各自独立的大脑区域间存在着的联系。根据 Hebb 的理论，这样的联系可能源自于具有较强突触连接的不同区域之间的同步电活动。近来的一些实验表明脑区之间的低频信号相关在一些病理条件下会减弱，如可卡因成瘾、脑损伤、多发性硬化（multiple sclerosis）、阿尔茨海默病（Alzheimer's disease）。综合起来这些证据均说明了低频信号相关是正常大脑神经活动的一项重要指标，通过它我们可以得到不同脑区功能联系的重要信息。

另外一种研究功能联系的方法是用结构方程分析来确定所谓的有效连接（effective connectivity）。这个方法一般使用于激活的数据。不同脑区的激活随着实验条件的变化被用来做相关分析，得到一个相关矩阵。同时这些脑区之间被假设有一些由连接系数确定的定量连接关系。从这个定量连接关系中各个区之间的相关关系可以根据连接模型来确定。结构分析的方法就是根据测量到的相关矩阵和假设的连接模型来确定这些连接系数。这样的结果使我们能从这些连接系数中确定出各个区在执行任务时的有效连接。

四、利用非血氧依赖性的信号

由于较好的信噪比和时间分辨率，当前多数的功能磁共振成像研究是基于血氧依赖的（blood pxygen level dependent，BOLD）信号。然而 BOLD 信号并不直接反映神经元的活动，它是脑血流（cerebral blood flow，CBF），脑氧代谢率（cerebral metabolic rate of oxygen，$CMRO_2$），以及脑血体积（cerebral blood volume，CBV）三者变化的一个综合体现，因此其信号本身并不具有直接的生理意义。另外，我们对于 BOLD 信号是否具有足够的空间分辨能力，可以对真实的神经活动区域（例如皮质方向柱，cortical orientation columns）进行毫米级甚至更为精确的定位还不太肯定。因为在时间上较为滞后的血氧动力学响应往往在空间范围上会超出初始的神经激活区域。BOLD 信号的这些缺点使得利用非血氧依赖信号的脑成像技术受到了研究者的欢迎。在这里我们简单介绍 CBF 和 CBV。

CBF 是检测神经代谢和功能的重要方法，当前无损伤测量 CBF 的成像技术主要是利用动脉自旋标记（arterial spin labeling，ASL）。当动脉血流经脑组织时会与组织发生水交换。若事先用射频翻转脉冲对动脉血进行了标记，则随后水交换所导致的组织磁化强度变化与血流成正比。基于这一原理，有自旋标记和没有标记的相继两次成像之差就定量地反映了CBF。

CBF fMRI 一个突出的优点在于其较高的空间特异性。图6-9显示了4.7T条件下CBF fMRI检测到的皮质方向柱。上半图中的“+”和“—”分别代表对应于45°和135°刺激的功能区。它们只对自身敏感的刺激表现出信号增强（表现为图中的白色亮斑）。下半图中的曲线显示了两种功能区在自身敏感和非敏感条件下的信号变化，敏感刺激条件下信号强度大。需要指出的是视觉皮质方向功能柱的检测是需要亚毫米量级（submillimeter）空间分辨率的，这对于梯度回波BOLD fMRI是难以达到的。

除了较高的空间分辨率，CBF fMRI的优点还有①能定量测量静息CBF以及CBF的变化，有利于长期实验研究或者在不同的实验人群之间进行比较；②CBF变化在理论上与场强无关。在信噪比足够的情况下，CBF变化检测可在低场条件下完成；③BOLD信号对于组织-空气交界处的磁场不均匀较为敏感，因此对于下额叶/外颞叶区域的成像质量很差。而对于CBF信号则不存在这样的问题；④fMRI信号由于生理或系统原因常常会发生基线漂移，CBF检测原理中的邻图像相减则有助于减弱这种缓慢的基线漂移。

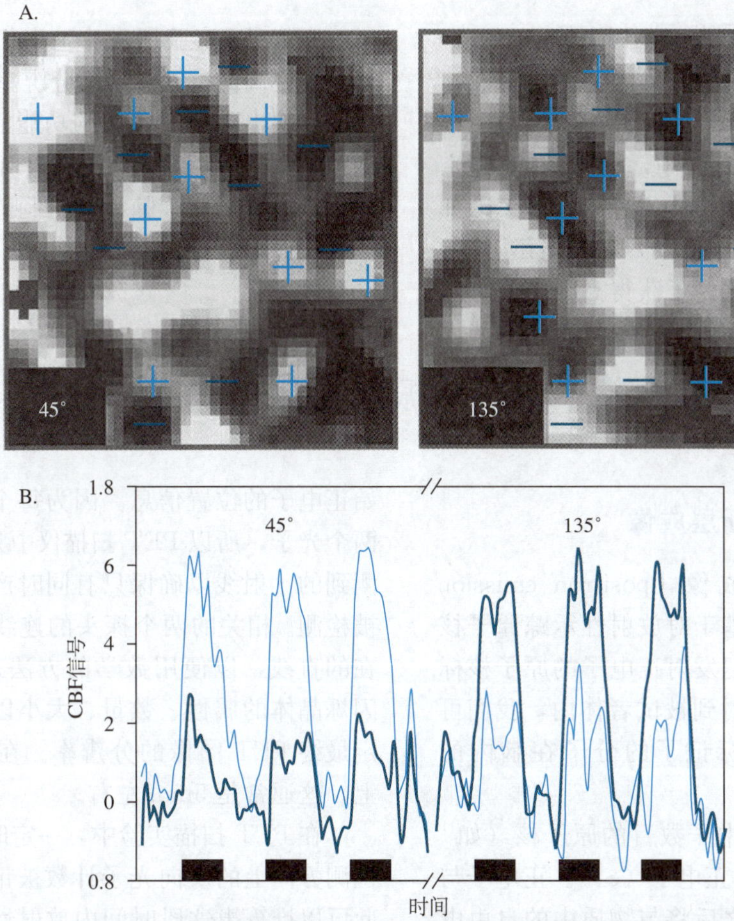

图6-9 CBF fMRI显示的皮质方向柱

两个方向（135°和45°）的光刺激分别具有各自敏感的皮质区域（上图中的白斑）和相应的信号时间曲线（下半图）（引自PNAS, Vol. 98, Duong et al., 'Localized cerebral…', p. 10904-10909, Copyright（2001）with permission from National Academy of Sciences, U. S. A.）

与CBF类似，基于CBV的fMRI同样具有较高的空间特异性。在一定程度上这是因为包括毛细血管上游小动脉在内的小血管在神经活动时表现出比大血管更为强烈的舒张。在使用外源性造影剂（contrast agent）的条件下，CBV fMRI在中低场的信噪比通常比BOLD fMRI要高（1.5～2T约为5倍，4.7T约为1.5到2倍）。但若不使用外源性造影剂，则其信噪比会减少到BOLD信号的约1/3。

除了CBF和CBV以外，基于非血氧依赖信号的fMRI技术还可检测脑激活时的水分子弥散，电流干扰以及钙离子内流。Kim和Ogawa的文章对这些技术作了更为详细的综述。

五、与电生理信号记录（EEG、EMG等）联合应用

在各种脑功能成像方法中，fMRI具有高空间分辨率的优点。但是与电生理方法（比如EEG、MEG或记录细胞电活动）比较，fMRI的时间分辨率比较低。因此为了获得高的空间分辨率和时间分辨率，人们希望能够将fMRI和电生理方法结合起来。为了增加EEG源定位（source localization）的空间分辨率，在根据EEG数据重建与脑活动相关的电流偶极子时利用fMRI信息作为前提知识的方法已经出现。由于MRI扫描的特殊环境，同时记录fMRI和EEG很困难，但这是有可能实现的。例如，可以通过同时记录fMRI数据和EEG研究像睡眠期间或癫痫发作时脑的自然活动。一个非常有趣的研究是fMRI数据与在动物模型中侵入性电记录的直接相关，这对于阐明BOLD反应和相应的电生理活动之间的关系提供了重要依据。

小结

在fMRI实验研究中，人们总希望得到的信号具有更高的空间和时间分辨率，更好的信噪比，以及反映出更多有关大脑功能活动的信息。关于这项技术的所有最新发展无一不是在朝着这些方面迈进。我们对于脑活动机制的认识也正随着这些发展而不断得到丰富和加深。

第七节 非磁共振脑功能成像手段

一、正电子发射断层成像

正电子发射断层成像（positron emission tomography，PET）是基于对放射性示踪原子核进行检测的成像技术。把发射正电子的原子核标记于目标生物分子并注射到被试者体内，我们可以用PET显示这些被标记了的分子在脑内的分布。

含有质子数目超过中子数目的原子核（如^{11}C、^{13}N、^{15}O等）能够发射正电子（e^+）。正电子与周围粒子碰撞失去动能之后将与物质中的自由电子结合发生湮灭过程，从而释放出一对反向的（anti-parallel），能量为511千电子伏特（keV）的光子（γ射线）。这样的光子能够被周围含有闪烁晶体（scintillator）的γ射线探头所检测到。闪烁晶体的发光经过后继的光电倍增管放大就成为我们所得到的PET信号，我们能从中提取出初始正电子的位置信息。因为每个正电子湮灭产生两个光子，所以PET扫描仪中只采用两个同时探测到的γ射线以确保只有同时产生的反向光子才被检测。相关的两个探头的连线确定了正电子所在的直线，以便用数学的方法来重构出断层图。闪烁晶体的属性、数量、大小以及光电倍增管决定最终PET图像的分辨率。在每一个检测方向上，这通常是5mm左右。

在PET扫描实验中，一定时间间隔内每一个检测方向上的反向光子计数被记录下来。我们据此可以推算出这段时间内放射性物质在三维空间里的平均密度分布。进一步地，由放射物质的密度分布（及其随时间的变化）我们可以推算出最终所感兴趣的，与脑功能活动密切相关的生物特征参数，像脑灌注，脑葡萄糖代谢率，或者受体密度等。

PET实验中的放射性药剂一般在正式扫描前

几分钟通过静脉注射（也有少数采用气体吸入的方式）进入受试体内。关于脑血流的研究一般使用^{15}O标记的水。把实验中测量到的组织，动脉以及静脉中放射性同位素浓度的数据代入到已有的代谢模型公式中，血流速度可以很容易地求得。关于葡萄糖代谢率的研究一般使用^{18}F标记的氟代脱氧葡萄糖（fluorodeoxyglucose，FDG），它是葡萄糖的类似物，其代谢率的测量经常被用于肿瘤分级及手术后的疗效追踪。关于受体密度研究使用的示踪物较多，例如使用［^{11}C］-Raclopride研究多巴胺受体，使用［^{11}C］-WAY-100635研究5-羟色胺受体等。

和基于BOLD信号的fMRI相比，PET在时间和空间分辨率上并没有优势。但它有两个显著的优点值得我们注意：能够提供绝对的生理参数值以及适合于对神经信号转导进行在体研究。结合PET和fMRI各自的特点和优势，两者的联合应用有助于为我们带来在脑功能研究中这几个方面的进展：关于认知活动中神经血管耦合的机制，关于药物对皮质网络的调节，关于神经信号转导参数的分布与认知功能的关系，以及关于认知活动中内源性神经递质的释放。

二、脑电和脑磁图

一般来说，大脑中神经细胞的功能是以电活动的形式体现的。因而伴随着神经细胞的活动，必然存在局部电场和磁场性质的改变。若这种电磁场的改变幅度足够大，能够被设置在头皮附近的电极或线圈检测到，这就是我们所记录到的脑电或脑磁信号。通常的实验条件下，脑电和脑磁图（electro/magnetoencephalogram，EEG/MEG）信号主要来自于大脑皮质的锥体细胞，因为它们的同向柱状排列结构使得电磁场的变化能够叠加而不是互相抵消。

EEG信号的记录使用的是一组置于头皮上的电极，它们和头皮之间的间隙一般需要用导电的电极膏来填充。在单极导记录联模式下，我们选择一个固定的电极作为参考电极，其电位恒定义为零，其余所有电极上记录到的电位变化皆是相对于参考电极的相对值。有时在少数情况下（例如监视眼动信号）我们也会用到双极导联模式，这时每一对电极各自连接到差模放大器的两个输入端，互为参考。为了方便不同研究结果之间进行比较，国际间制定有标准的电极放置位置，称为10/20系统。

相对于EEG电极，用于MEG信号记录的“线圈”则复杂和昂贵得多。这是因为脑活动磁场变化的强度仅在“皮”（10^{-12}）特斯拉的量级，为地磁场的数亿分之一。它需要极度灵敏的超导量子干涉元件（superconducting quantum interference device，SQUID）才能够被检测到。这样灵敏的元件当然也需要在良好的电磁屏蔽条件下才能正常工作。

通常的EEG/MEG数据分析一般包括滤波，基线校正，叠加平均等步骤，最终得到的是与不同刺激条件对应的事件相关电位/磁场（event-related potentials/magnetic files）波形。把每个电极/线圈位置上的波形信息综合到一起就可以绘制出头皮表面电/磁场强度随时间变化的地形图。许多研究者还希望从记录到的EEG/MEG信号中计算出产生这些信号的电流“源”（source）在脑内的空间分布。严格地从数学意义上说，这种“逆向问题”（inverse problem）的解是无穷多的，即我们不可能从记录到的信号里反推出产生信号的源。然而在实际研究中，通过合理地应用一些边界条件，我们确实能够从“源”分析中获得关于神经活动空间分布的有意义信息。根据“源”分析中事先所设定的边界条件多少，我们通常可以在研究论文中看到“偶极子定位”（dipole localization）和“电流密度分布”（current density distribution）两种“源”分析模型。前者一般应用于仅涉及大脑初级知觉加工的研究，而后者则更适合于应用在大脑高级认知加工的研究中。这里需要指出的是，无论使用哪一种“源”分析模型，由于原始信号仅仅是由头皮表面有限的位置上记录到的，其结果的空间分辨率将远远不及fMRI或PET。然而EEG/MEG的最大优点就在于其时间分辨率极好。正如前面所述，使用fMRI结果来指引“源”分析过程可以把两种脑功能成像方法的长处都发挥出来。

三、穿颅磁刺激

脑功能成像的实验模式一般可以表达为任务→激活。即，任务为脑区激活的充分条件，而脑区激活为任务的必要条件。在实际中，我们希望通过实验设计来控制一定的输入变量，但在很多情况下，除了我们能控制的实验变量外，同时还存在一些我们难以控制或根本就被我们忽略了的额外变量（例如噪声）。它们同样作用于大脑，也可能引起脑区激活。这样一来我们的实验模式就变成了任务$_{控制}$＋任务$_{额外}$→激活$_{任务}$＋激活$_{附加}$，激活不一定由感兴趣的任务引起，有的激活不见得对于我们设计的任务是必要的。拿一个简单例子作比，看书→灯亮着，但一盏灯亮时既发光又发热，是否两者都是看书的必要条件呢？同样，脑功能成像也面临这样的问题：哪些激活区对于实验任务为必要呢？

逻辑上，要证明命题$\overline{A}\rightarrow\overline{B}$，也可以证明其逆否命题：$\overline{B}\rightarrow\overline{A}$。回到上面的例子，想确定发光与发热哪一个是看书的必要条件，那只需分别干扰其一，看哪种情况会干扰看书。显然，没有光不能看书，发光是看书的必要条件。类似地，穿颅磁刺激，简单地说，就是在特定的时刻，特定的头皮位置上，施加具有一定强度和持续时间的单个或多个磁脉冲作用于我们感兴趣的皮质。其目的就是暂时地，一般无损伤地干扰该皮质的功能活动，从而干扰特定实验任务的完成。用 TMS 选择性地干扰某皮质区域发挥正常功能，同样也就能证明其对实验任务是否必要。

穿颅磁刺激（transcranial magnetic stimulation，TMS）有单脉冲（single-pulse TMS）和多脉冲（repetitive TMS）两种模式。其工作时，刺激器中多个电容同时放电，电流流过位于被试头皮上的线圈，感应出的磁场穿入头皮和颅骨，作用于目标皮质。变化的磁场感应出干扰神经活动的电流，这可以被视作“神经噪声”（neural noise）。即，在有序的皮质神经元活动基础上加入的随机电活动。它能延滞或干扰特定的皮质功能，在这个意义上 TMS 被视为一种人为的皮质损伤。当然，脉冲作用的时间很短，一般不会带来真正的伤害。

TMS 的空间分辨率为厘米量级。一方面这是因为头皮定位的准确性相对较低；更重要的另一方面，即使刺激只作用于某皮质位点，但通过突触传递，其影响却也可以很广泛。虽然 TMS 的空间分辨率不如 fMRI，时间分辨率为几十毫秒，不如 EEG/MEG，但作为脑功能研究手段，它具有独特的“功能分辨率”（将各个皮质的功能加以区分），这使我们可以在其他手段所能达到的目的范围之外研究更为广泛的问题。

小结

脑功能成像的手段是多样的。除了 fMRI 以外，PET、EEG/MEG、TMS 等也在目前的神经科学研究中发挥着重要的作用。研究者应当熟悉各种成像手段各自的特点，在研究实践中灵活合理应用以使得它们之间的优势互补。

※　※　※

功能磁共振成像技术（fMRI）是 20 世纪 90 年代初兴起来的一项新技术，虽然发展至今才不到 20 年的时间，但已经在脑科学和医学中成为一片非常活跃的研究领域。和其他无创伤的脑成像技术一道，它们的应用使得研究者能够较为精确地观察到大脑内部的功能活动（或者说对功能活动进行精确地定位），探讨各个功能域之间的相互联系。正如 Posner 和 Raichle 所说的，通过脑功能成像技术，神经科学家就能回答长期困扰人们的几个关键问题：脑功能事件到底发生在大脑的哪一位置、发生于何时、脑响应有多强、以及在我们经历某事件时脑区各部分之间有何相互关联的变化。

纵观现代神经科学发展的历程，人们对自身神经系统认识的每一次飞跃都伴随有相关先进技术的辅助。多种成像手段各自的优点决定了它们在大脑高级功能研究中均具有不可为其他手段所替代的重要位置，它们为我们研究大脑的复杂行为如学习和记忆等提供了良好的技术支持。在加深对各种脑成像信号实质的理解以及建立可靠数据分析方法的前提下，我们相信并期待多种技术的联合应用将为神经科学的发展带来新一轮的飞跃。

参考文献

综述

1. Cohen MS，SY Bookheimer. Localization of brain function using magnetic resonance imaging. Trends Nrurosci，1994，17：268-277
2. Hashemi RH，WG Bradley. MRI：the basics. Baltimore：Williams&Wilkins，1997
3. Jezzard P，PM Matthews，SM Smith. Functional magnetic resonance imaging：an introduction to methods. Oxford：Oxford University Press，2001
4. Lange N. Statistical procedures for functional MRI. In：CTW Moonen，P. Bandettini，eds. Functional MRI. Berlin：Springer，1999：301-336
5. Moonen CTW，P Bandettini. Functional MRI. Berlin：Springer，1999

原始文献

1. Ogawa S. Intrinsic signal changes accompanying sensory stimulation：Functional brain mapping with magnetic resonance imaging. Proc Natl Acad Sci USA，1992，89：5675-5679
2. Kim SG，K Ugurbil. Functional magnetic resonance imaging of the human brain. J Neurosci Methods，1997，74：229-243
3. Lauterbur PC. Image formation by induced local interaction：Examples employing nuclear magnetic resonance. Nature，1973，242：190-191
4. Kadah Y，X Hu. Simulated phase evolution rewinding SPHERE：A technique for reducing B0 inhomogeneity effects in MR images. Magn Reson Med，1997，38：615-627
5. Ogawa S. Oxygenation-sensitive contrast in magnetic resonance image of rodent brain at high magnetic fields. Magn Reson Med，1990，14：68-78
6. FoxPT. Nonoxidative Glucose consumption during focal physiologic neural activity. Science，1988，241：462-464
7. Pauling L，C Conyell. The magnetic properties and structure of hemoglobin，oxyhomoglobin and carbon monoxyhemoglobin. Proc Nat Acad Sci USA，1936，28：210-216
8. Thulborn KR，JC Waterton，PM Matthews. Dependence of the transverse relaxation time of water protons in whole blood at high field. Biochem Biophys Acta，1992，714：265-272
9. Chen C. Lateral modulation of BOLD activation in unstimulated regions of the human visual cortex. NeuroImage，2005，24：802-809
10. Friston KJ，P Jezzard，R Turner. Analysis of functional MRI time-series. Human Brain Mapping，1994，1：153-171
11. O′Craven KM. Voluntary attention modulates fMRI activity in Human MT-MST. Neuron，1997，18：591-598
12. Li ZH. Behavioral and functional MRI study of attention shift in human verbal working memory. NeuroImage，2004，21：181-191
13. Malonek D，A Grinvald. The imaging spectroscopy reveals the interaction between electrical activity and cortical microcirculation：Implication for optical，PET，and MR functional brain imaging. Science，1996，272：551-554
14. Hebb DO. The organization of behavioral：A neuropsychological theory. New York：Wiley，1999
15. Wong EC，RB Buxton，LR Frank. Implementation of quantitative perfusion imaging techniques for functional brain mapping using pulsed arterial spin labeling. NMR Biomed，1997，10：237-249
16. Duong TQ. Localizaed cerebral blood flow response at submillimeter columnar resolution. Proc Natl Acad Sci USA，2001，98：10904-10909
17. Kim SG，Ogawa S. Insights into new techniques for high resolution functional MRI. Curr Opin Neurobiol，2002，12：607-615
18. Crivello F，Mazoyer B. Positron emission tomography of the human brain. In：H Johansson，U Windhorst，eds. Modern techniques in neuroscience research. New York：Springer，1999：1083-1097
19. Walsh V，Rushworth M. A primer of magnetic stimulation as a toll for neurospychology. Neuropsychologia，1999，37：125-135
20. Posner MI，Raichle ME. The neuroimaging of human brain function. Proc Natl Acad Sci USA，1998，95：763-764

第七章　遗传学方法

梅兵　钱卓

第一节　正向遗传学方法 …………………………… 104
第二节　反向遗传学方法 …………………………… 107
一、转基因技术 …………………………………… 107
二、基因打靶与基因剔除技术 ……………………… 109
三、条件性基因剔除技术 ………………………… 111
四、诱导性条件基因剔除技术 …………………… 113
五、诱导性蛋白剔除技术 ………………………… 114
第三节　展望 ………………………………………… 116

在人类的3万多个基因中，约有70%的基因特异性或高水平地在大脑表达，因此对大脑基因功能的分析，不仅是神经科学领域的重要使命，对整个生命科学的发展也有巨大的带动作用。

现代遗传学诞生100多年来，伴随着与分子生物学的相互渗透与促进，已发展出了一系列有效研究基因及其功能的分子遗传学方法。相对于神经科学的其他研究方法，分子遗传学方法为研究基因、蛋白质等分子的功能提供了更为直接和特异性的手段，正越来越广泛地应用于现代神经科学的研究工作中。分子遗传学方法的不断完善，以及与形态学、生理药理学、电生理学、行为学及功能成像等方法的交织应用，使研究者能够在分子-细胞-神经环路-神经网络-行为等不同层次全面展开对神经系统工作原理的探索；与此同时，新的研究需要也推动了遗传学方法本身的发展。

根据研究策略的不同，遗传学方法一般可以分为正向遗传学方法（forward genetics）和反向遗传学方法（reverse genetics）。正向遗传学方法是指从表型变化研究基因功能的方法，以表型突变的生物个体或群体（含自发突变和非特异诱导突变）为研究对象，探索与特异的表型或性状改变相关联的基因型改变，进而推论出相关基因及其产物的生化生理功能。反向遗传学方法则着眼于研究者选定的某个已知序列的基因，运用遗传学手段（如转基因或基因剔除等）对这些基因进行特异性操作，通过观察由此引发的突变个体的表型变化，揭示基因及其产物的生化生理功能。

根据不同的研究目的和实验对象，分子遗传学方法的应用也多种多样。本章主要介绍各重要阶段中分子遗传学方法的基本原理和基本技术路线，以及在神经科学研究中的应用实例。

第一节　正向遗传学方法

正向遗传学方法是从突变生物的表型（phenotype）变化入手寻找引起该表型变化的基因。由于自然发生的生物体表型突变比较罕见，研究者通常采用物理、化学或生物的方法对受试生物进行处理，使生物体内的基因发生随机突变，然后根据研究者的兴趣筛选出突变体（如生长、形状或行为突变体等），最终找出相应的突变基因并推测其功能。

目前最为有效的化学诱变剂包括烷化剂和叠氮化物两类。烷化剂中以甲基磺酸乙酯（ethylmethanesulfonate，EMS）和N-乙基-N-亚硝基脲（N-ethyl-N-nitrosourea，ENU）较为常用。诱导产生突变体时可直接将EMS或ENU注射入小鼠体内，或以这些诱导剂喂食线虫、果蝇、斑马鱼等低等动物。ENU和EMS中的活性烷基能使雄性动物精母细胞DNA中的鸟嘌呤碳6位或胸腺嘧啶碳 4 位上的氧烷化，当精子的 DNA 进行复制时，烷化的鸟嘌呤或胸腺嘧啶分别与胸腺嘧啶或鸟嘌呤错配，导致 DNA 上原本的 GC 碱基对被 AT 替代，或 AT 被 GC 替代（图 7－1）。这种由碱基随机突变而引起的碱基错配所导致的基因突变，最终可引发其后代的表型发生改变。叠氮化物中以叠氮化钠（sodium azide，NaN_3）应用最广，NaN_3在生物的遗传物质进行复制时因能使 DNA 的碱基发生替换，从而导致突变体的产生。NaN_3本身是动植物的呼吸抑制剂，毒性较强，目前主要用于植物（如大麦、玉米等）的诱导突变中。

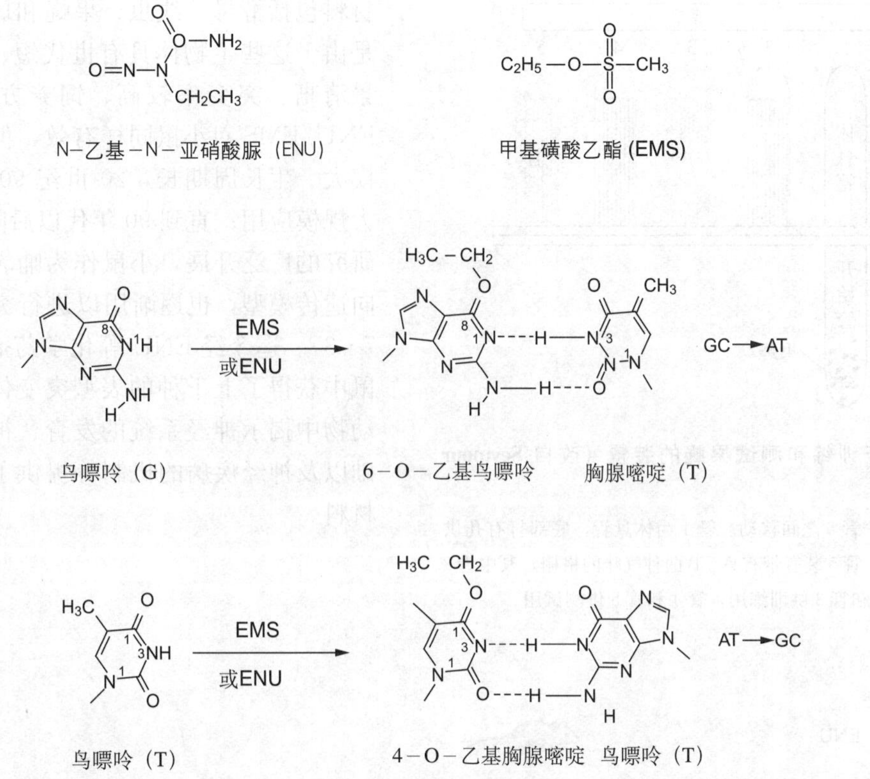

图 7－1　ENU 和 EMS 诱导突变的原理

借助正向遗传学的手段，研究者们发现了许多控制与调节重要生物功能的基因，为理解生命现象的分子机制打开了新的视野。其中比较典型的例子，是自 20 世纪 70 年代初以来，Seymour Benzer 研究小组利用化学诱导随机产生突变体的方法，在果蝇中发现了调节生理节律的 Period 基因及与学习记忆功能密切相关的 dunce 基因。下面我们以 dunce 基因的发现为例，来理解正向遗传学方法的基本技术路线。

为了研究学习与记忆的生物机制，Benzer 小组首先用化学诱导剂 EMS 喂食正常的雄果蝇（*D. melanogaster*）（基因型 XY），使其基因产生诱导突变后与野生型雌果蝇（基因型：XXY）交配。由于雌果蝇带有一个额外的 X 染色体（attached－X），则 F1 代可能出现以下四种基因型：XXY，YY，XXX，XY，其中 YY 与 XXX 型果蝇不能存活，因此实际得到的 F1 代雄果蝇带有来自父本的 X 染色体，雌果蝇则带有父本的 Y 染色体，而来自父本的 X、Y 染色体均具有突变的可能性。Benzer 小组将 F1 代雄果蝇与野生型雌果蝇进行大量交配，然后对其后代中的雄果蝇进行行为测试。

他们采用经典的条件反射学习模式（classic conditioning paradigm）对果蝇进行训练，即分别用不同的气味 A 和 B 作为条件性刺激，给予气味 A 时伴以非条件性刺激（轻微电击），作为联合型学习（associative learning）的对照，给予气味 B 时则不伴随非条件性刺激（图 7－2）。在行为测试时，如果果蝇具有正常的学习记忆能力，在遇到气味 A 时将产生逃避行为；而在遇到气味 B 时，不产生逃避行为。通过这种行为学的筛选，Benzer 小组于 1976 年成功地获得了一个学习记忆能力缺损的突变果蝇系，命名为 dunce+/+（dnc）。

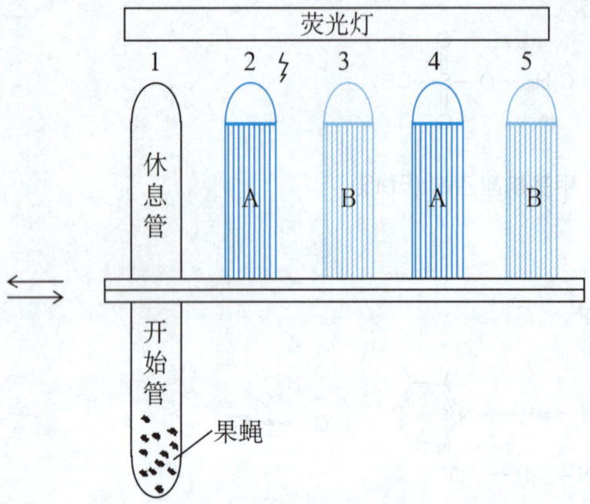

图 7-2 用于训练和测试果蝇的装置（改自 Seymour Benzer 等）

开始管可在管 1-管 5 之间移动。管 1 为休息管，底部打有孔供空气流通。管 2-管 5 装有带有 A、B 两种气味的格栅，其中管 2 有电刺激，管 2 和管 3 供训练用，管 4 和管 5 供测试用。

1989 年 Ronald L. Davis 研究小组克隆了 dunce 基因，发现该基因所编码的是 cAMP 磷酸二酯酶（cAMP phosphodiesterase，PDEase），由于该酶是调节 cAMP 水平的重要信号分子，因此 dunce 基因的发现，为阐明 cAMP 在学习与记忆过程中的重要性提供了依据。

利用正向遗传学方法进行研究最常用的实验材料包括酵母、线虫、果蝇和斑马鱼等物种，这是由于这些生物体具有世代短、后代多、遗传背景清晰、突变率较高、饲养方便等特点。虽然 ENU/EMS 对小鼠同样有效，但因小鼠的饲养规模大、生长周期长，20 世纪 90 年代以前并未被大规模应用；直到 90 年代以后随着功能基因组学研究的广泛开展，小鼠作为哺乳类动物唯一的正向遗传模型，也逐渐用以进行突变体的诱导（图 7-3）。迄今经 ENU 等化学药剂的处理，已在小鼠中获得了上千种的表型突变体，为在高等哺乳动物中揭示神经系统的发育、神经活动的分子基础以及神经疾病的机制等提供了极为有用的实验材料。

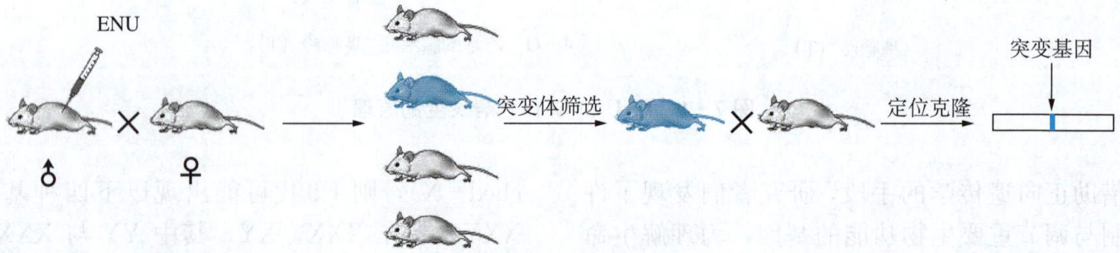

图 7-3 正向遗传学方法技术路线示意图

人类在几万年的进化过程中，也自然地积累了各种的突变基因，这些可遗传的基因突变引起的不同的遗传性疾病，为利用正向遗传学方法研究人类的基因功能提供了宝贵的资源。利用定位克隆等方法（positional cloning，即依靠连锁分析进行基因的染色体定位），许多与疾病密切相关的基因被分离和克隆，而人类基因组序列图谱的完成则为这项工作带来了极大的方便。例如，通过对早老性痴呆症患者（30～40 岁而不是通常的 60 岁以上）进行家系分析并进行遗传学作图，发现了早老基因 1（presenilin-1，PS1）和早老基因 2（presenilin-2，PS2）等与老年痴呆症的发生密切相关的基因。随着对 PS1、PS2 基因的克隆和功能研究，研究者对 PS 基因在β淀粉样前体蛋白代谢等的生化过程以及成年神经元新生、神经元衰老等方面的生理作用有了深入的了解。

在实际工作中，对以化学诱导剂为手段的正向遗传学方法所产生的诱变体基因进行克隆，需要经过极为复杂的步序，耗时甚长，因此依靠此类手段发现功能基因的进展较为缓慢。最近，复旦大学许田研究小组成功地利用转座子（transposon）系统建立了高效的哺乳动物正向遗传学筛选方法。其原理是对甘蓝环蛾（*Trichoplusia* ni）中的转座子基因 piggyBAC（PB）进行改造，使 PB 在高效插入小鼠基因组时，不仅可引起大量的基因突变，还由于 PB 携带的标志基因，使研究者很容易发现突变基因的位置从而迅速对其进行定位克隆。同时，PB 转座子基因还可在人等哺乳动物的细胞株中高效导入外源基因并稳定表达，为体细胞遗传学研究和基因治疗等提供了新的手段。

第二节　反向遗传学方法

分子生物学技术在过去 20 多年的飞速发展，特别是人类及其他物种基因组测序的完成，使人们对基因数量和基因序列有了较为确切的描述，对各种基因功能的认识也因此显得更加迫切。由于正向遗传学方法中诱导突变的随机性，研究者无法对基因组中的各个基因进行有选择地研究；而反向遗传学方法则可通过对选定基因进行修饰、对其表达水平进行调高或调低并研究因之出现的表型变化，判断该基因的功能，因此是功能基因组学研究的主要手段。反向遗传学又可分为转基因技术（调节基因的表达量或改变基因的作用方式）和基因剔除技术（降低或消除基因的表达）两大类。

一、转基因技术

转基因技术是指将外源的基因导入生物体，使其在生物体的染色体基因组内稳定地整合并遗传给后代的一种方法。利用这一技术，研究者可以将任何感兴趣的基因转入受体生物。1980 年 Jon W. Gordon 研究小组首次成功地将含有猿猴病毒（SV40）和人单纯疱疹病毒（HSV）基因的胞苷激酶（thymidine kinase）基因整合后的质粒 DNA 直接注射到小鼠受精卵原核中，得到了带有这种外源 DNA 的转基因小鼠，由此开辟了利用转基因技术研究生物学问题的新领域。

由于遗传学家对小鼠的生殖生理有较为深刻的了解，因此小鼠是转基因哺乳动物最常用的受体生物，其中 C57BL6（简称 B6）、FVB 等纯种系以及 B6/CBAF1 等杂交系小鼠由于其受精卵原核较为清晰，便于进行显微注射，成为构建转基因小鼠的常用品系。研究表明，受体生物品系不同的遗传背景（如内源基因发生隐性或显性的突变），可影响转基因的表型变化，因此研究者除了考虑外源基因整合的效率、转基因动物的存活率之外，还需要考虑小鼠品系内源性的功能差异。比如，FVB 和 129 纯种小鼠的学习记忆行为较差，因此很少被选来进行神经科学的研究；B6 纯种系也因在出生 6 个月后，部分小鼠往往出现听力障碍，而不适合用以进行与听力相关的转基因研究。

构建转基因小鼠的程序一般如下（图 7－4）：

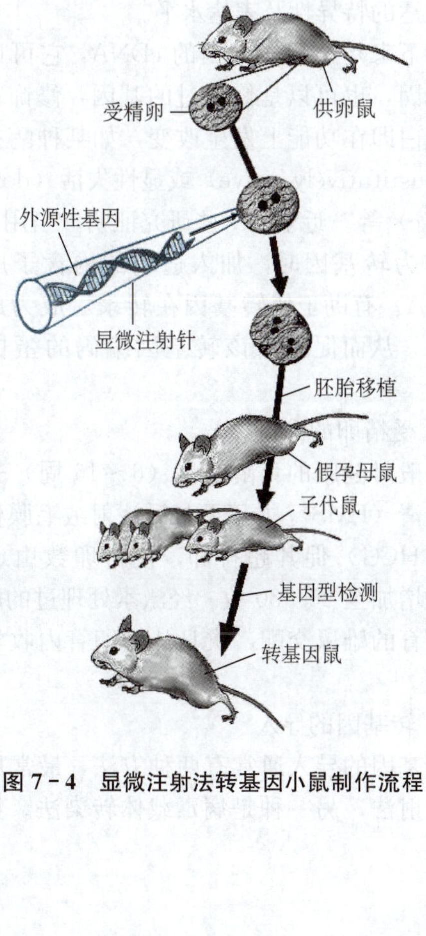

图 7－4　显微注射法转基因小鼠制作流程

1. 转基因的载体构建

转基因载体的结构一般含有启动子、转基因（transgene）及多聚腺苷尾端（Poly（A）tail）等。根据实验的目的和要求首先需要选择启动子（promoter），它可以是转基因的原启动子也可以是外源的启动子。启动子的强度、组织特异性及在发育过程中的活性变化等在很大程度上决定了研究者对转入基因功能研究的效率，因此发现新的、特异性的启动子目前也正是许多研究者们的重要目标。为了使转基因的表达具有组织或区域特异性，研究者一般利用具有组织或区域特异性基因的5’端作为控制转基因表达的启动子，这些启动子的长度一般在几 kb 至十几 kb 之间；但由于一些控制基因表达的调节子往往位于这个长度之外，有时可直接利用长达数百 kb DNA 的 BAC（bacterial artificial chromosome）或 YAC（Yeast artificial chromosome）作为启动子。BAC 和 YAC 都是人工合成的克隆载体，由于在载体上分别含有细菌染色体的复制子和酵母染色体的中心粒，这类载体可以包容巨大的 DNA 片段（1MB 以上，YAC 甚至更可大至若干 MB）。使用 BAC 和 YAC 作为转基因载体可以更好地控制转基因表达的特异性及表达水平。

接下来是选择转基因的 cDNA，它可以是正常的基因，也可以是修饰过的基因，修饰基因编码的蛋白即在功能上发生改变，如某种酶持续活化（constitutively active）或显性失活（dominant negative）等。近来的一些研究证明，当用 cDNA 序列作为转基因时，加入适当的内含子序列和 Poly（A）有助于使转基因在转录后成为成熟的 mRNA，从而促使由该转基因编码的蛋白质的表达。

2. 受精卵的准备

一般对健康的育龄雌鼠（6～16 周）先注射孕马血清（PMS），并于两日后注射绒毛膜促性腺激素（HCG）促其超排卵，使排卵数由通常的 6～8枚增加至 20～30 枚。经激素处理过的雌鼠与健康可育的雄鼠交配，次日从输卵管内收集受精卵备用。

3. 转基因的导入

转基因的导入通常有两种方法，最常用的是显微注射法，另一种是病毒载体转染法。显微注射法是在显微镜下用玻璃微注射针将外源基因直接注射入受精卵原核内。由于雄原核较大，一般注射入雄原核相对容易些。外源基因导入后，在一部分的受精卵中被随机整合到其染色体的基因组中，随着受精卵的发育而表达和遗传。显微注射的优点通常有如下几方面：第一，外源基因的大小几乎不受限制，转基因可以为几 kb 至几百 kb。第二，转基因整合到宿主染色体上的拷贝数较高（几到几十个拷贝），并整合到同一位点，有利于转基因在传代过程中保持稳定的高表达。第三，除对注射技巧有较高的要求外，显微注射法转基因技术已很成熟。

病毒载体转染法是近年来开始尝试的一种新方法，通常用经修饰过、已失去致病毒性的逆转录病毒介导外源基因的转移。逆转录病毒可以较容易地纯化出滴度（titer）较高的病毒，从而能有效地生成转基因胚胎。如近来由 David Baltimore 研究小组所报道的慢病毒载体（lentivirus vector），其优点是对受精卵的转染成功率较高，技术操作简单，可直接注射到受精卵的透明带下或细胞胞浆内，或与受精卵进行共培养。但病毒载体的转基因包容量较小，最大不超过 9kb，同时，病毒在转染过程中有时会在数个不同的染色体位点上同时整合外源基因（每个整合位点通常只有一个拷贝），因此通过这一方法获得的转基因首建鼠（founder）常常需要进行多代繁殖，才能获得稳定的、单整合位点的转基因小鼠品系。另外，利用这一方法转入的外源基因在动物体内的拷贝数通常没有显微注射的高（常常只有一个拷贝），转基因的蛋白表达量因此常低于显微注射的方法。这些因素使病毒载体转基因法在显微注射技术较为成熟的动物（如小鼠）中未得到广泛应用，但由于其整合的高效性，在构建受精卵供应数量受限制的转基因动物中（如狗、猴等）可能具有较好的前景。

4. 胚胎移植

这一步是将已接受显微注射的受精卵植入假孕雌鼠的输卵管内。假孕雌鼠（亦称孕育鼠，foster mother）是指与输精管结扎的雄鼠交配过的育龄雌鼠，因交配刺激而发生了一系列妊娠反应，可以为受精卵的进一步发育提供一个合适的环境。假孕雌鼠经过正常的 19 天怀孕过程，生出小鼠，待小鼠断乳后（通常在产后21天后）可对其进行基因型检测（genotyping）。

5. 对幼鼠进行分析与鉴定

因为只有部分出生的小鼠会在它们的基因组中携带转基因，研究者需要通过基因型分析从而鉴定出转基因鼠。转基因小鼠基因型的分析，一般是在幼鼠断乳后从尾尖或耳部获取少许组织用于提取DNA，用PCR或Southern blotting等方法检测转基因的整合情况；而转基因的mRNA和蛋白表达情况可用原位杂交、Northern blotting、Western blotting、免疫组织化学等方法进行分析。

在神经科学领域中转基因技术较有影响的应用实例，是1999年Joe Z. Tsien（钱卓）研究小组构建的转基因的“聪明小鼠”（又称杜奇鼠，Doogie mouse）。为了证明NMDA受体的NR2B亚基是调控学习记忆过程的关键分子，该小组选择α-CaMKⅡ启动子，将NR2B转基因表达在与学习记忆密切相关的大脑皮质和海马等前脑区域的兴奋性神经细胞中。α-CaMKⅡ启动子只在小鼠出生数周后才开始启动，从而使转基因的表达具有一定的时间特异性，排除了转基因对胚胎发育过程的影响。由此可见，选用适当的启动子对准确解释NMDA受体NR2B亚基在控制突触可塑性及学习记忆中的功能有重要意义。

为了使启动子具有更加灵活的在时间上的可控性，Hermann Bujard研究小组利用细菌特有的四环素操纵子中的四环素阻遏蛋白（tetR）与单纯疱疹病毒的VP16转录活化域（transaction domain）组成融合蛋白，构建了一个可通过四环素或其类似物进行调节的人工反式转录活化因子tTA（Tc-controlled transactivator）。当这一活化因子tTA与四环素操纵子序列tetO结合后，可促使转基因的表达。但在tTA与四环素或其类似物（如强力霉素doxycycline，简称doxy）结合后，tTA的构象发生变化，导致tTA与tetO启动子的相脱离，从而关闭转基因的表达（图7-5）。Eric Kandel研究小组利用tTA/tetO系统构建了在时间上可调控的CaMKⅡ转基因小鼠，为阐述CaMKⅡ在学习与记忆分子过程中的重要作用提供了实验模型。

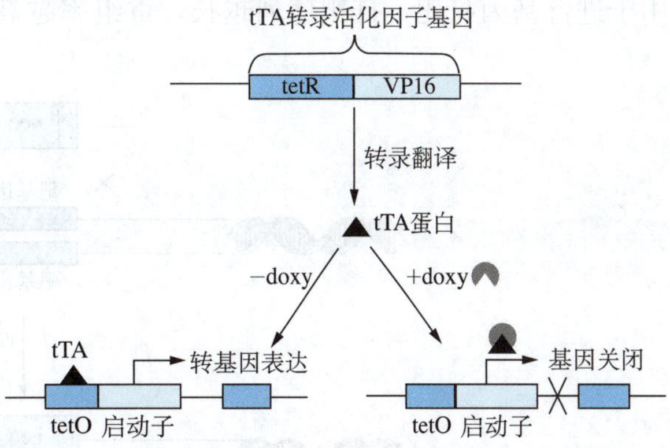

图7-5　通过四环素操纵子（tTA/tetO系统）实施对转基因的诱导性调控

二、基因打靶与基因剔除技术

虽然转基因技术可通过引进外源基因来干扰内源基因活动的平衡状态，从而揭示内源基因的生理功能，但在许多情况下，基因的功能需要通过剔除的手段而予以确认，此类手段称为基因剔除（gene knockout）。

基因剔除须通过胚胎干细胞（embryonal stem cells）中的同源重组予以实现。同源重组（homologous recombination），是指因包含相近的DNA序列（同源顺序）而引起的发生在DNA分子之间的重组互换。Mario Capecchi和Oliver Smithies研究小组分别于1980年代初建立了同源重组技术，发现同源重组发生的频度受同源顺序的相同性及同源顺序长短的影响，相同的DNA片段越长，同源重组发生的几率越高。胚胎干细胞是动物胚胎发育早期囊胚中未分化的细胞团，具有向各种组织细胞分化的潜能，首先从小鼠囊胚中分离出胚胎干细胞并在体外培养成功的是Martin Evans研究小组。由于在高等动物细胞内外源基因与宿主基因之间自然发生同源重组的几率很低，Capecchi研究小组又发展了称之为“正-负选择法”（positive-negative selection）的方法用于较方便地筛选发生了基因同源重组的细胞。基于以上的技术，研究者可以将一种新基因或修饰后的基因定点引入真核生物的胚胎干细胞基因组中，使之随胚胎干细胞的发育和分化成为受体生物的生殖细胞并遗传给后代，这种对胚胎干细胞特定的内源性基因进行剔除或修饰的技术称为基因打靶（gene target），一般大于2kb的序列可用于进行基因打靶，打靶序列越长，重组率越高（图7-6）。基因打靶可分为基因剔除和基因敲入两种情况。

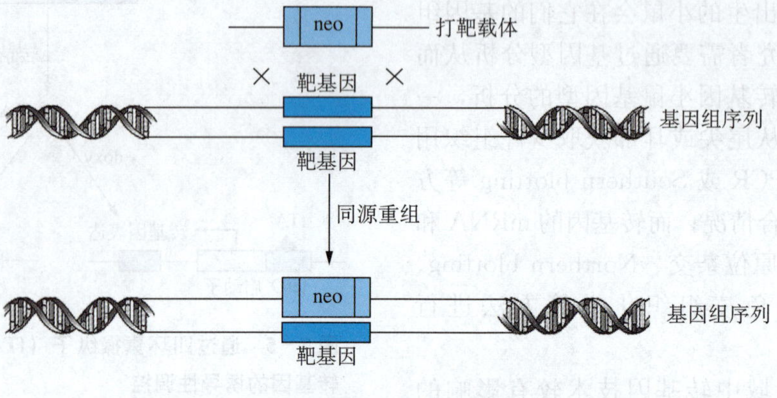

图7-6 胚胎干细胞介导的基因打靶原理示意图

构建基因打靶小鼠的过程一般如下：

1. 打靶基因的修饰

修饰的方法可以分为两种。一种是通过剔除靶基因的全部序列，或关键部分的序列，从而使该基因失去功能，称为基因剔除。另一种是对靶基因的关键部位进行点突变以改变其功能特性，或用另一基因取代靶基因，这类方法称为基因敲入（gene knockin）。

2. 打靶载体在胚胎干细胞中的重组

打靶载体通过电转移法（electroporation）导入胚胎干细胞（一般来源于毛色为麻黄色的129纯种系）。由于打靶载体通常带有抗新霉素的neo基因，因此整合了打靶载体的胚胎干细胞能够在新霉素的环境下继续进行生长，由此这些胚胎干细胞可被筛选出来。通过酶切位点与Southern blotting的结合，或应用PCR的方法对打靶位点进行分析，进一步确定带有同源重组的胚胎干细胞株。

3. 嵌合体小鼠的产生

将筛选出来的重组胚胎干细胞扩增后，通过显微注射导入毛色为黑色的B6小鼠的囊胚中，再将此囊胚通过子宫转移植入假孕母鼠体内，使其发育成嵌合体小鼠（chimeric mice）。由于来自B6小鼠囊胚发育而来的表皮组织为黑色，而来自129小鼠胚胎干细胞的表皮组织为麻黄色（agouti colour，也称刺豚鼠色），因此可根据嵌合体小鼠体表麻黄色毛覆盖的面积来估算小鼠有多少组织器官来源于129小鼠的胚胎干细胞。麻黄色毛覆盖面积越大的（例如90%）的嵌合体小鼠，其生殖器官的组织细胞发源于129小鼠胚胎干细胞的可能性就越大，因而可用于进一步的繁育与筛选。

4. 获得基因打靶纯合子小鼠

将通过以上方法选择出的嵌合体小鼠与野生型B6小鼠交配，在其后代中选择麻黄色小鼠（因麻黄色相对于黑色是显性的）进行进一步的基因分析，以确认这些小鼠是否含有被修饰过的靶基因。含有修饰基因的小鼠（或靶基因被剔除的小鼠）即为基因打靶的杂合小鼠。通过基因打靶杂合小鼠间的侧交，可获得基因打靶小鼠的纯合子。对照正常鼠和基因打靶鼠表型或生物性状的改变，则可达到研究靶基因功能的目的。

由于纯合子小鼠中靶基因的修饰发生在受精卵阶段，因此修饰过的靶基因的功效不仅在胚胎发育的整个过程中显现，还表现在生物体成体的各种组织细胞中。因此，20世纪90年代应用基因打靶技术构建基因剔除小鼠以用于神经科学研究领域时，研究者即发现面临两个问题：一方面，某种基因一旦被剔除，在受体生物的所有组织中、在其各种发育阶段都不再有这种基因的存在。由于许多基因的表达与生物个体的发育密切相关，它们在胚胎早期被剔除后，靶生物的受精卵往往在未能发育完全时就夭折；或者因发育不正常而无法得到实验动物对基因在成年期中的功能进行研究。另一方面，这种传统的基因剔除缺少组织或器官的特异性，对于一些在各种组织中广泛表达的基因，它的剔除由于可能产生多种的行为缺陷而使分析复杂化，不利于精确解释靶基因在生物特定的组织或区域中的功能。

三、条件性基因剔除技术

为了克服传统的基因剔除技术在神经科学研究中的局限，钱卓研究小组发展出了条件性基因剔除技术（conditional gene knockout）。1996 年，他们首先利用 Cre/LoxP 系统通过区域特异性表达的 Cre 重组酶“切除”被同向 LoxP 包裹的基因序列，从而达到在某一特定组织或细胞类型，或者在组织细胞发育的特定阶段剔除靶基因。这种有条件地剔除基因的技术，又称为第二代基因剔除技术。

Cre/LoxP 系统利用细菌噬菌体 P1 中的 Cre 重组酶，以 LoxP DNA 为靶序列，能特异地引起两个 LoxP 之间的同源序列进行互换。当一个 DNA 上有两个同向的 LoxP 时，这种互换会导致两个 LoxP 之间的 DNA 被“圈除”（loop out）即剔除。LoxP 是一段长 34bp 的 DNA 序列，包括 8bp 的核心区和两个 13bp 的互补重复序列，两段 13bp 序列是与 Cre 重组酶相结合的部位，结合后重组发生在 8bp 的核心区域。研究证实这种位点特异性的重组系统可以使 Cre 重组酶在体外或哺乳动物的细胞内切除由 LoxP 夹裹的 DNA 片段，被切除的 DNA 片段的大小可以从几百个碱基对到 3～4mm 长的染色体（图 7－7）。

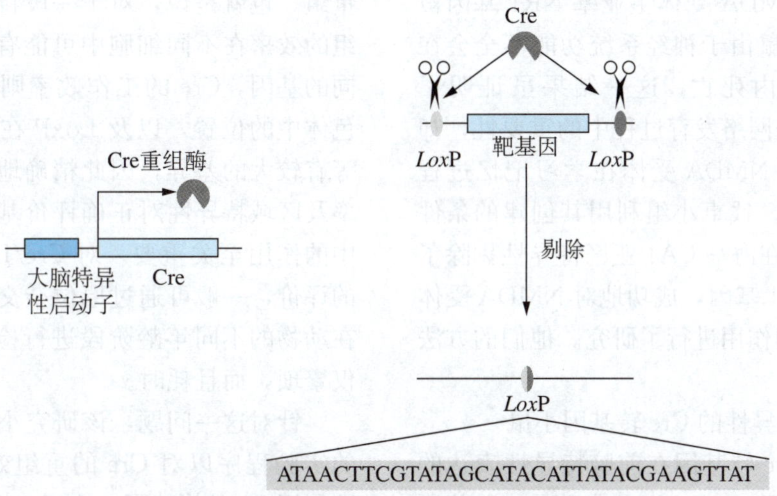

图 7－7 利用 Cre－LoxP 重组系统剔除靶基因

利用 Cre/LoxP 重组系统构建区域特异性（region specific）的基因剔除小鼠通常需要构建两种遗传工程小鼠：第一，利用基因打靶技术在胚胎干细胞中通过同源重组将 LoxP 序列放入靶基因的特定位置，LoxP 放入的位置通常是在内含子中，并且远离重要调控序列。与此同时，作为正选择的 neo 基因也一般是置于不影响基因表达的位置，或者在同源重组后被 Cre 除去，最终要求是除了含 LoxP 序列之外，靶基因及其他基因均能正常表达。将打靶后的胚胎干细胞注射入受体小鼠的囊胚，并通过小鼠的繁育获得带有靶基因被 LoxP 夹裹的纯合子小鼠（称夹裹小鼠，floxed mouse）。第二，构建带有区域特异性或/和细胞类型特异性启动子的 Cre 转基因小鼠系。Cre 转基因小鼠与靶基因夹裹小鼠杂交后，在既携带有夹裹基因又携带有 Cre 基因的后代中，夹裹的靶基因即被 Cre/loxP 重组系统“切除”，而这种切除只发生在 Cre 有较好表达的区域或细胞类型中（图 7－8）。

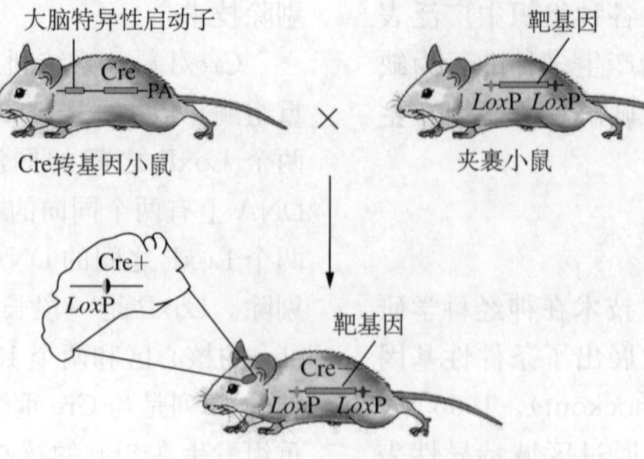

图 7-8 利用 Cre/LoxP 系统构建区域特异性基因剔除小鼠

许多实验揭示 NMDA 受体在神经可塑性中起着极其重要的作用，而原位杂交等技术显示 NMDA 受体在中枢神经系统中具有广泛的表达。正因为如此，当 NMDA 受体主亚基 NR1 基因被剔除后，纯合子小鼠由于神经系统功能不全会在出生后的 12 小时内死亡，这一结果虽证明了 NMDA 受体在神经网络发育过程中的重要性，却也让研究者无法对 NMDA 受体在学习记忆过程中的作用进行研究。钱卓小组利用其创建的条件性基因剔除技术，在海马 CA1 亚区特异性剔除了 NMDA 受体的 NR1 基因，成功地对 NMDA 受体在海马 CA1 亚区的作用进行了研究。他们的方法如下：

1. 构建前脑特异性的 Cre 转基因小鼠

为了达到使 Cre 转基因在前脑特异性表达的目的，该小组选择了 α-CaMKⅡ启动子。如前所述，该启动子只在皮质和海马等前脑区域的神经细胞中特异性表达，且在小鼠出生前的大部分发育期间缺乏转录活性。因此使用这一启动子可以避免由于在早期发育过程剔除 NMDA 受体基因所带来的弊端。

以显微注射的方法构建带有 α-CaMKⅡ启动子-Cre-Poly（A）的转基因小鼠，并用多种方法证实了 Cre 只在前脑表达。

2. Cre/LoxP 重组效率的检测

由于 Cre/LoxP 重组系统的作用导致两个同向 LoxP 之间 DNA 序列的丢失是一个酶介反应，并非所有的有 Cre 表达的细胞都能高效率地进行重组。也就是说，对于一段特定的基因序列，重组的效率在不同细胞中可能有所不同；而对于不同的基因，Cre 的工作效率则可能因为基因在染色体中的位置，以及 LoxP 在基因上的相对距离等有较大的差异，因此精确地描述重组系统的效率及区域特异性对正确评价基因在特定生物过程中的作用至关重要。对 Cre/LoxP 重组系统效率的评价，一般可通过原位杂交或组织化学等手段在动物的不同年龄阶段进行检测，但这些方法不仅繁琐，而且耗时。

针对这一问题，该研究小组设计了一个简化的实验程序以对 Cre 的重组效率进行粗略评估，即利用 LacZ 构建了一个 Cre/LoxP 重组的报告基因，在这里 LacZ 基因的表达受到 LoxP 位点夹裹的 1.5kb“停止”序列的抑制，没有 Cre 表达的其他区域或组织由于“停止”序列（包括转录停止序列和翻译停止序列）的抑制作用不能被 Cre 解除，LacZ 基因则不能表达；而当在细胞里发生了 Cre/LoxP 介导的重组、从而剔除了“停止”序列后，LacZ 基因得以表达出来（图 7-9），LacZ 的表达方式可以很容易地通过 X-gal 染色或组织化学方法显示出来（图 7-10）。

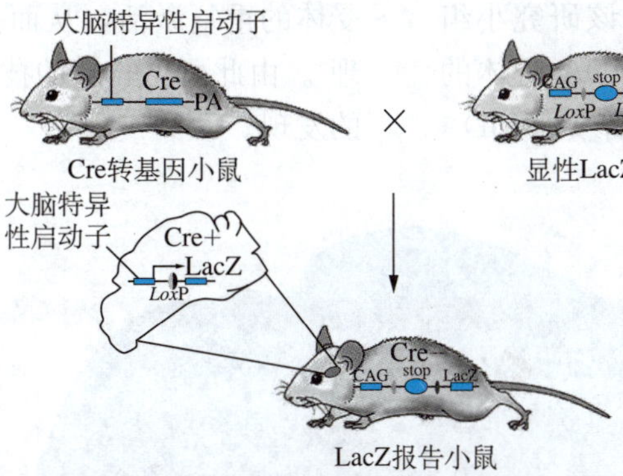

图 7-9　快速检测 Cre/LoxP 重组的报告小鼠构建原理

3. 构建 LoxP-NR1-LoxP 基因打靶小鼠

在 NMDA 受体已鉴定的亚基中，NR1 是形成有功能受体所不可或缺的亚基，其缺损将导致 NMDA 受体离子通道功能的丧失，其他亚基则对 NMDA 受体起调节作用。因此，为达到剔除 NMDA 受体基因的目的，研究小组克隆了小鼠 NR1 基因的基因组 DNA，获得含有 22 个外显子、40kb 的基因组 DNA。在构建打靶载体时，他们将第一个 LoxP 位点插入 NR1 基因外显子 10 和 11 之间的最大内含子（约 5kb）的中间，第二个 LoxP 位点和 Neo 基因插入 NR1 基因 3' 端的下游区，因此这两个 LoxP 位点夹裹了 NR1 基因中长达 12kb 的区间。由于这段区间编码 NR1 的所有 4 个跨膜区以及多肽链的整个 C 末端顺序，Cre/ LoxP 系统对 NR1 靶基因的剔除，则导致 NMDA 受体的功能完全丧失。同时，这一插入方式也可降低损坏外显子与内含子的结合位点以及转录终止信号的风险。

利用这一打靶载体构建了 LoxP-NR1-LoxP 打靶小鼠。通过杂合子小鼠侧交产生 LoxP-NR1-LoxP 纯合子小鼠（fNR1/ fNR1，即内源性 NR1 基因被 LoxP 包裹）。由于 LoxP 的插入位点不影响 NR1 亚基的正常表达，fNR1/ fNR1 纯合子小鼠与同笼的野生型小鼠相比，其生化生理功能及行为等一切正常。

一旦将 fNR1/ fNR1 纯合子小鼠与选择出来的 CA1-Cre 转基因小鼠（Cre 仅在海马 CA1 区特异性表达）进行杂交，在带有 Cre 基因的 fNR1/ fNR1 纯合小鼠中，Cre/LoxP 的重组作用导致 NR1 基因在海马 CA1 区的特异性剔除。利用 CA1 区特异性 NR1 基因剔除小鼠进行的一系列生理和行为研究，首次证明了海马 CA1 亚区的 NMDA 受体是控制学习与记忆的关键性分子开关。目前，条件性基因剔除技术已被广泛应用于生物医学的各个领域。

四、诱导性条件基因剔除技术

条件性基因剔除技术实现了组织或区域特异性的基因剔除，为揭示神经科学的分子和细胞机制引入了有效的方法。但这种基因剔除是永久性、不可逆的，因此不便对生命活动过程中特定时间阶段的分子活动进行精确分析。比如，记忆的形成大致可包括学习、巩固、储存以及提取等四个过程，如果要研究 NMDA 受体分别在不同过程中的作用，研究者不仅需要在区域和细胞类型上，还需要在时间上能控制基因的剔除。

2000 年钱卓小组率先开发了可诱导、可逆转的条件性基因剔除技术（又称为第三代基因剔除技术）。其原理是在内源性 NR1 基因被剔除的特异区域，利用可诱导的转基因技术表达外源性的 NR1，以补救 NMDA 的功能。诱导性转基因技术是基于四环素操纵子（tTA/tetO 系统）的调控，当没有四环素或其类似物时，转基因（外源性 NR1）的表达将弥补内源性被剔除基因的功能，因此这个细胞会显示正常的表型；而当有四环素或其类似物存在时，这些化合物与 tTA 相结合，导致 tTA 从 tetO 启动子上脱离，使转基因的表达被关闭，此时由于内源性靶基因在细胞中已被剔除，该细胞（或区域）进入了基因剔除状态（图 7-10）。

利用第三代基因剔除小鼠技术，该研究小组发现不仅在记忆的获取阶段需要 NMDA 受体的激活，在记忆的巩固和储存阶段也需要 NMDA 受体的重复激活，从而揭示了长期记忆的分子机理。由此可见，新的技术往往能给研究者带来新的发现。

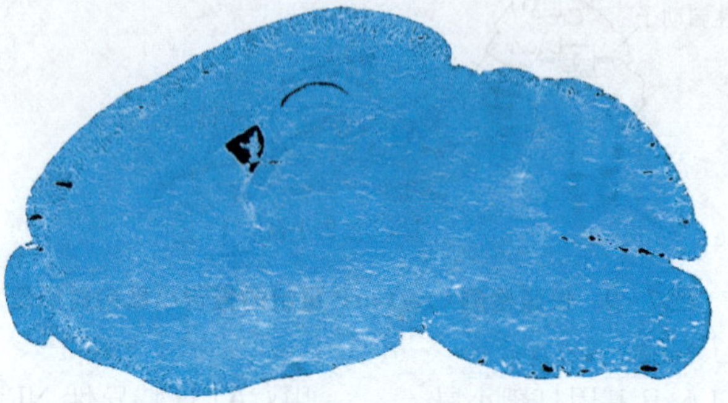

图 7-10 Lacz 报告小鼠中 X-gal 染色仅在海马 CA1 亚区出现

构建可诱导、可逆转的区域性 NR1 基因剔除小鼠，需要分别构建三种转基因小鼠（即区域特异性 Cre 转基因小鼠、“停止”序列夹裹型 tTA 转基因小鼠、tetO 启动子所调控的外源 NR1 转基因小鼠）及 LoxP 夹裹的 NR1 基因打靶小鼠（即 fNR1 小鼠）。为了便于识别外源性的 NR1 与内源性的 NR1，研究小组构建的 NR1 转基因为与绿色荧光蛋白（GFP）相融合的 NR1 基因（NR1-GFP），这一融合基因的产物具有与 NR1 相同的生理生化特性，而它所携带的 GFP 可通过荧光显微镜或通过 GFP 抗体进行检测，从而使 NR1 转基因在受体小鼠中表达的型式和动力学可通过检测 GFP 来进行估算。

“停止”序列夹裹型 tTA 转基因小鼠中的 tTA 的表达依赖于与 Cre 转基因小鼠的交配而予以实现，即 tTA 的表达只有在 Cre/LoxP 重组系统将置于该基因前的“停止”序列剔除后才能进行。tTA 的表达继而启动了 CA1 区外源性 NR1-GFP 转基因的表达，从而补偿了 CA1 区被剔除的内源 NR1 基因。当给 iCA1-KO 小鼠饮用含有 doxy 的水后，造成 tTA 从 tetO 启动子上脱离，从而关闭了外源性 NR1 的表达，使小鼠的 CA1 亚区进入了没有 NR1 的基因剔除状态。当给小鼠恢复正常饮水（不含 doxy）后，又恢复了 NR1 在 CA1 中的表达。该方法实现了对 NR1 基因的功能性剔除的可诱导性和可逆转性。

五、诱导性蛋白剔除技术

虽然诱导性基因剔除技术为在不同的时间阶段分析基因功能提供了较为灵活的手段，但由于生物功能的实施通常是基于已有蛋白质的表达，也就是说，在运用基因剔除方法研究某一选定的基因时，虽然基因被剔除了，但该基因剔除前所表达的蛋白质仍继续发挥着作用，而已合成蛋白质的完全降解一般需要几天或数个星期。因此，运用上述剔除基因的方法对通常发生在几分钟到几小时的快速生物过程就无法展开精确的分析。

为了进一步提高遗传操作时间调控的灵敏度，2003 年钱卓小组与 Kevan Shokat 小组联合开发了诱导性蛋白剔除技术，又称为第四代剔除技术。这一技术的基本原理是：针对某一感兴趣的靶蛋白（一般多为蛋白激酶），利用定点突变技术（site-directed mutagenesis）对编码靶蛋白的基因进行定点改变，从而改变该蛋白的结构域（structural motif），使之具有不同于野生型蛋白的结合位点而本身的功能又不受影响。然后筛选针对该修饰过的结构域的抑制剂，通过特异性抑制剂达到在几秒至几分钟内快速剔除蛋白功能的目的。

这一技术运用的首例实验，是对 α-CaMKⅡ 蛋白激酶（α-Ca^{2+}/calmodulin-dependent protein kinase Ⅱ）在记忆巩固过程中的研究。蛋白激酶（protein kinases）在生物信号传导过程中起着极其重要的作用，基因组测序表明，在生物体中约有六百多种蛋白激酶，由于激酶的催化亚区都必须与 ATP 结合，因此几乎所有的蛋白激酶的催化结构域都非常相似，这使传统的药物抑制剂无法特异性抑制某一激酶的活性。Tsien－Shokat 小组利用这一结构域的相似性，通过点突变技术使 α－CaMKⅡ催化结构域中的苯丙氨酸残基 Phe－89 突变为甘氨酸 Gly－89，导致在 α－CaMKⅡ与 ATP 相结合的部位挖出了一个隐性空穴（hidden cavity），而这一空穴的存在却不影响 α－CaMKⅡ本身的催化活性（图 7－11）。在将这一修饰过的 α－CaMKⅡ通过转基因技术引入前脑区域后，再将筛选出的高特异性的空穴结合抑制剂（bulky inhibitor）进行腹腔注射，在数分钟内实现了对该蛋白功能特异性、快速地剔除（acute knockout）。研究者也可通过在小鼠的饮水中加入空穴结合抑制剂，对该蛋白酶的功能进行长时期地剔除（chronic knockout）。通过快速、可诱导的蛋白剔除技术的应用，该小组发现学习后的第一个星期是长期记忆进行巩固的关键时间窗，期间 α－CaMKⅡ的精确的重复激活对记忆巩固至关重要。

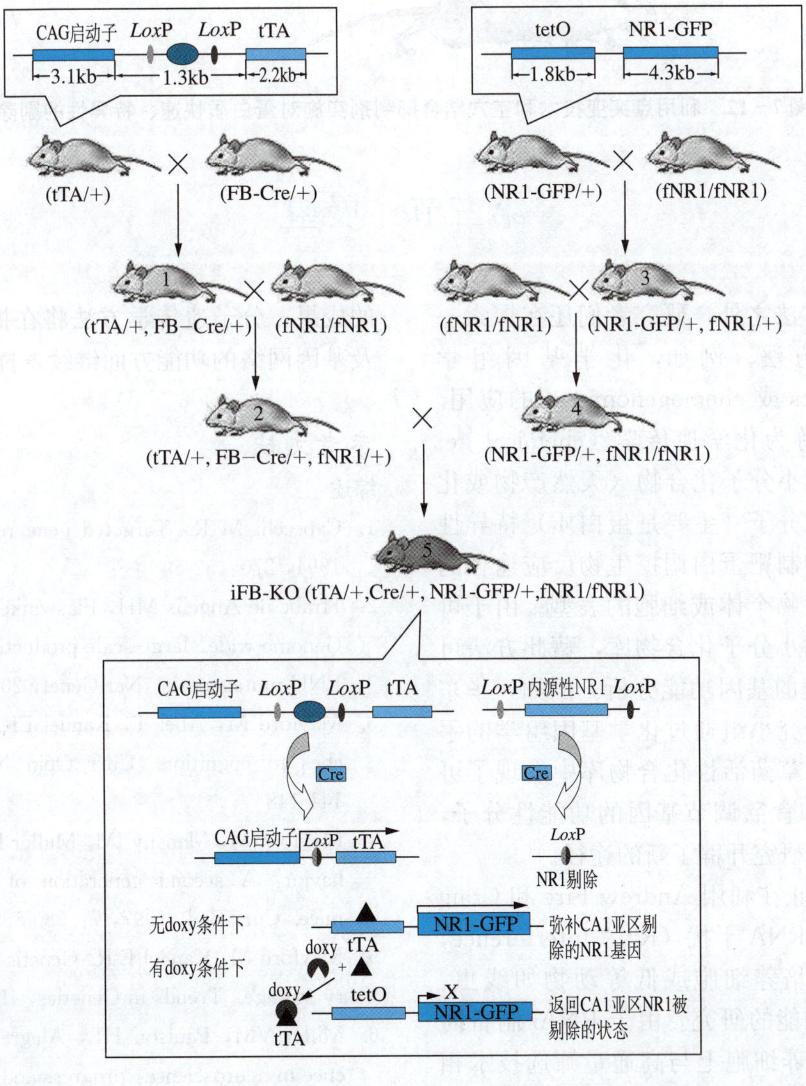

图 7－11　诱导性、可逆转的海马 CA1 亚区特异性 NR1 基因剔除小鼠（iCA1－KO）制作策略及原理

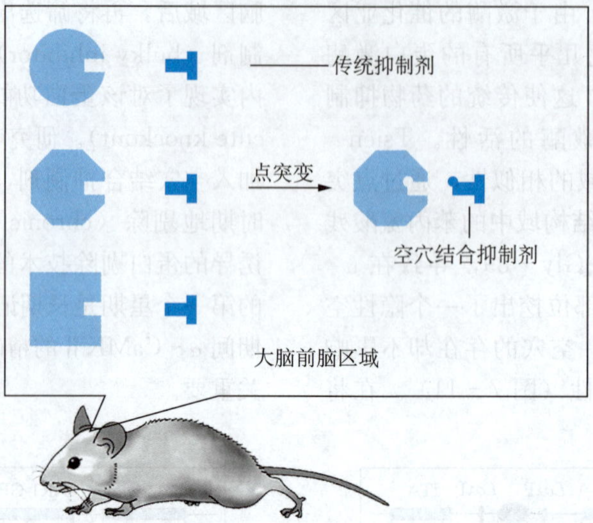

图 7-12 利用点突变技术和空穴结合抑制剂实施对蛋白质快速、特异性的剔除

第三节 展望

除了上述的方法之外，研究者们还在探索一些新的遗传学方法。例如，化学基因组学（chemical genomics 或 chemogenomics）的应用。化学基因组学也称为化学遗传学（chemical genetics），主要利用小分子化合物（天然产物或化学合成）与生物大分子（主要是蛋白质）特异性的结合可促进或抑制靶蛋白调控生物反应途径的能力，从而影响生物个体或细胞的表型。由于可以构建一个巨大的小分子化合物库，藉此方法可实现大规模的快速的基因功能分析。例如，华东师范大学胡应和研究小组通过化学基因组学的手段，在其构建的中草药活性化合物库中发现了可以调节衰老基因和食欲调节基因的功能性分子，为中草药现代化的研究开辟了新的途径。

另外，研究者正在利用 Andrew Fire 和 Craig Mello 小组发现的 RNA 干扰（RNA interference，RNAi）技术，在培养细胞或低等动物如线虫、果蝇中开展基因功能的研究。由于 RNAi 制备简单，非常适合在培养细胞上与高通量筛选技术相结合，以对基因组的功能进行大规模研究。但对哺乳类动物来说，这一方法的特异性和有效性还有待于进一步探索。

可以想象，随着不断吸收其他新技术新方法的成果，分子遗传学方法将在揭示基因的功能以及基因网络的功能方面继续发挥出巨大的作用。

参考文献

综述

1. Capecchi M R. Targeted gene replacement. Sci Am, 1994, 270: 52-59
2. Hrabe de Angelis MH, Flaswinkel H, Fuchs H, et al. Genome-wide, large-scale production of mutant mice by ENU mutagenesis. Nat Genet, 2000, 25: 444-447
3. Mayford M, Abel T, Kandel ER. Transgenic approaches to cognition. Curr Opin Neurobiol, 1995, 5: 141-148
4. Mayford M, Mansuy IM, Muller RU. Memory and behavior: A second generation of genetically modified mice. Curr Biol, 1997, 7: 580-589
5. Mayford M, Kandel E R. Genetic approaches to memory storage. Trends in Genetics, 1999, 15: 463-470
6. Miller VM, Paulson HL, Alegre PG. RNA interference in neuroscience: progress and challenges. Cell Mol Neurobiol, 2005, 25: 1195-1207
7. Müller U. Ten years of gene targeting: targeted mouse mutants, from vector design to phenotype analysis. Mech Dev, 1999, 82: 3-21

原始文献

1. Albertsen H M, Abderrahim H, Cann HM, et al. Construction and characterization of a yeast artificial chromosome library containing seven haploid human genome equivalents. Proc Natl Acad Sci USA, 1990, 87: 4256-4260
2. Araki K, Araki M, Yamamura K. Targeted integration of DNA using mutant lox sites in embryonic stem cells. Nucleic Acids Res, 1997, 25: 868-872
3. Cui Z, Wang H, Tan Y, et al. Inducible and Reversible NR1 knockout reveals crucial role of the NMDA receptor in preserving remote memories in the brain. Neuron, 2004, 41: 781-793
4. Ding S, Wu X, Li G, et al. Efficient transposition of the piggyback PB) transposon in mammalian cells and mice. Cell, 2006, 122: 473-483
5. Dudai Y, Jan Y, Byers D, et al. Dunce, a mutant of Drosophila deficient in learning. Proc Natl Acad Sci USA, 1976, 73: 1684-1688
6. Forrest D, Yuzaki M, Soares HD, et al. Targeted disruption of NMDA receptor 1 gene abolishes NMDA response and results in neonatal death. Neuron, 1994, 13: 325-338
7. Gordon JW, Scangos GA, Plotkin DJ, et al. Genetic transformation of mouse embryos by microinjection of purified DNA. Proc Natl Acad Sci USA, 1980, 77 1: 7380-7384
8. Hummler E, Cole TJ, Blendy JA, et al. Targeted mutation of the CREB gene: compensation within the CREB/AFT family of transcription factors. Proc Natl Acas Sci USA, 1994, 91: 5647-5651
9. Li Y, Erzurumlu R, Chen C, et al. Whisker-related neuronal patterns fail to develop in the trigeminal brainstem nuclei of NMDAR1 knockout mice. Cell, 1994, 76: 427-437
10. Marshall J, Molloy R, Moss G W J, et al. The jellyfish green fluorescent protein: a new tool for studying ion channel expression and function. Neuron, 1995, 14: 211-215
11. Morris R G M. Synaptic plasticity and learning: selective impairment of learning in rats and blockade of long-term potential in vivo by the N -Methyl-D-Aspartate receptor antagonist AP5. J Neuroscience, 1989, 9: 3040-3057
12. Nakazawa K, Quirk MC, Chitwood RA, et al. Requirement for hippocampal CA3 NMDA receptors in acquisition and recall of associative memory. Science, 2002, 297: 211-218
13. Shimizu E, Tang Y, Rampon C, et al. NMDA receptor- dependent synaptic reinforcement as a crucial process for memory consolidation. Science, 2000, 290: 1170-1174
14. Tang Y P, Dube G R, Rampon C, et al. Genetic enhancement of learning and memory in mice. Nature, 1999, 401: 63-69
15. Timmons L, Tabara H, Mello C, et al. Inducible Systemic RNA Silencing in Caenorhabditis elegans. Mol Biol Cell, 2003, 14: 2972-2983
16. Tsien J Z, Chen D F, Gerber D, et al. Subregion- and cell type-restricted gene knockout in mouse brain. Cell, 1996, 87: 1317-1326
17. Tsien J Z, Huerta P T, Tonegawa S. The essential role of hippocampal CA1 NMDA receptor-dependent synaptic plasticity in spatial memory. Cell, 1996, 87: 1327-1338
18. Wang H, Shimizu E, Tang Y, et al. Inducible protein knockout reveals temporal requirement of CaMKII reactivation for memory consolidation in the brain. Proc Natl Acas Sci USA, 2003, 100: 4287-4292
19. Wong P C, Cai H, Borchelt D R, et al. Genetically engineered mouse models of neurodenerative diseases. Nat neurosci, 2002, 5: 633-639
20. Yang L, BaileyL, Baltimore D, et al. Targeting lentiviral vectors to specific cell types in vivo. Proc Natl Acad Sci USA, 2006, 103: 11479-11484

第八章　行为学方法

徐林　蔡景霞

第一节　行为学的神经基础 ························ 118
一、条件反射 ························ 118
二、奖励与惩罚 ························ 119
第二节　普通行为学指标 ························ 120
第三节　学习记忆和痴呆症动物模型 ························ 120
一、空间记忆模型 ························ 120
二、工作记忆模型 ························ 122
三、非陈述性记忆动物模型 ························ 127
第四节　精神疾病模型 ························ 129
一、抑郁症模型 ························ 129
二、焦虑症模型 ························ 130
三、创伤后应激综合征模型 ························ 131
四、精神分裂症模型 ························ 131
第五节　毒品成瘾模型 ························ 132
一、毒品成瘾分类 ························ 132
二、位置偏爱 ························ 133
三、敏感化 ························ 134
四、自给药 ························ 134

大脑具有非凡的信息处理、计算和创造能力，调控运动、心跳、呼吸、情绪、决策、学习、记忆、感觉等生物活动，甚至调控免疫系统功能，影响临床疾病的治疗效果。因此，观测生物体的行为，就可探索正常和病理状况下脑的功能及其机制。至今在多种模式生物上进行的行为学研究，广泛地融合了现代神经科学的研究技术和手段，得到的结果对神经科学产生了巨大的影响。但不可否认，动物模型所反映的脑功能和疾病与人类的有很大差异，也许只能反映某个或某些方面，但是人类正在利用各种动物模型进行脑功能的研究，试图构建人类脑功能和疾病机制的全貌。

动物的行为背后隐藏着复杂的原因，需要考虑环境因素、神经过程、奖励和惩罚机制、以及生命演化的基本法则，最后通过生物统计学方法得出结论。这是行为学研究的方法论和根本基础。值得强调的是，动物行为学研究所揭示的正常脑功能和脑疾病的机制，虽然和人类疾病存在某种程度上的差异，但是相关的神经通路和过程、受体和信号转导及信号通路、相关的基因及调控机制却绝非大相径庭。

第一节　行为学的神经基础

理论上，通过巴甫洛夫条件反射范式和奖励与惩罚动机，可以自由地建立任何感兴趣的动物模型来研究人类脑功能和脑疾病。

一、条件反射

（一）经典条件反射

经典或巴甫洛夫（Pavlov，1849—1936）条件反射是一种联合型学习。巴甫洛夫给狗进食时，检测狗唾液分泌。巴甫洛夫把食物定义为非条件刺激，唾液分泌定义为非条件反射。然后在给狗进食前打铃声，刚开始铃声并不导致狗分泌唾液（铃声此时是中性刺激），狗只是在进食时才分泌唾液。经过不断地重复打铃声后立即给狗进食，狗学会了铃声和进食的关联，此时仅有铃声就能导致狗分泌唾液。巴甫洛夫把铃声定义为条件刺激，而铃声导致的唾液分泌定义为条件反射。

（二）操作式条件反射

经典条件反射是两种刺激之间的关联，而操作式条件反射是操作行为与该行为结果的关联。任何一种操作式行为有四种可能结果：奖励的呈现或终止；惩罚的呈现或终止。对于动物实验来说，操作式行为需要立即呈现结果，才能形成操作式条件反射，而对人类来说可以通过语言理解行为和结果的关联，因此结果的呈现不一定需要紧接行为操作。

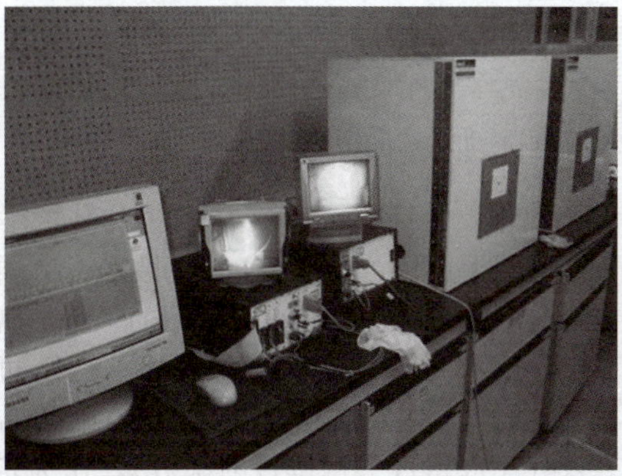
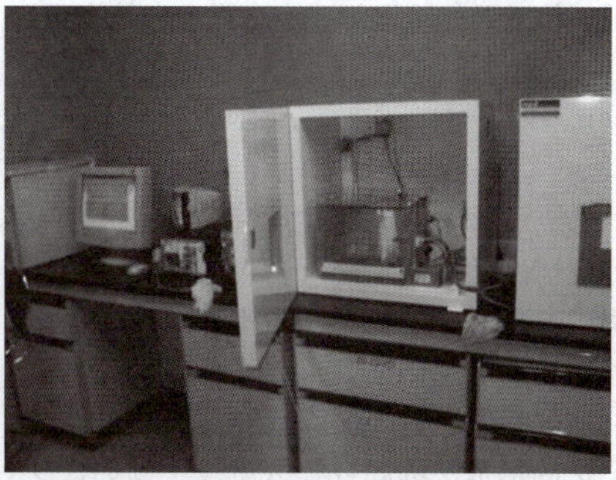

图 8-1　操作式条件反射箱（Operant test chamber）又称为斯金纳箱（Skinner box）

大鼠在箱中能自由活动，当它压杆时计算机会作出反应，驱动电磁阀在食物槽中给大鼠水或食物奖励。红外摄像系统可记录和观测动物在斯金纳箱中的行为。

二、奖励与惩罚

斯金纳（Skinner，1904—1990）是行为主义心理学的奠基人之一，他对行为心理学的一个重要贡献是提出强化理论。奖励使某种行为趋于反复或习惯化，奖励就是正性强化物，其过程称为正性强化。惩罚使人或动物回避某种行为，惩罚就是负性强化物，其过程称为负性强化。中脑多巴系统腹侧背盖核（ventral tegmental area，VTA）和伏隔核（nucleus accumbens，NAc）被广泛认为在奖励与惩罚中起着关键性作用。在此值得强调的是，任何正性强化或负性强化，没有记忆系统的参与是不可能实现的。工作记忆相关的前额叶皮质，情绪记忆相关的杏仁核，陈述性记忆和空间记忆相关的海马，程序记忆相关的纹状体、尾核等记忆系统与 NAc 都有双向纤维投射（图 8-2）。最近海马-VTA（腹侧背盖区）环路被认为是联结了记忆与奖励系统，与永久性记忆形成有着密切关系。

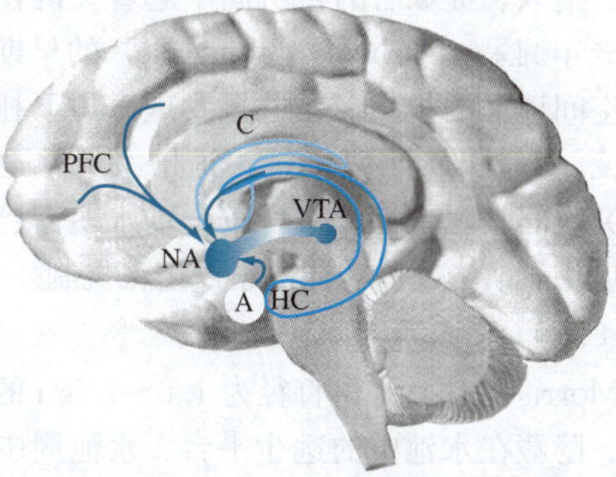

图 8-2　PFC＝前额叶；NA＝腹隔核；VTA＝腹侧背盖区；C＝尾状核；A＝杏仁核；HC＝海马。（Robbins and Everitt，1999）

第二节 普通行为学指标

通常任何行为学动物实验都需要的数据是年龄、体重、饮水进食、自发运动量，它们很大程度上反映动物身体状况是否正常。因此需要定期记录年龄、体重及体重增加速度，进食和饮水量，自发运动量及运动平衡（姿势和步态或通过转棒法实验），呼吸频率和深度，血压和体温，脑电和心电等，详细情况根据实验目的不同而不同。

第三节 学习记忆和痴呆症动物模型

学习记忆的动物模型非常多，从低等动物昆虫、鱼类到高等非人动物灵长类都有。在学习记忆的实验动物模型基础上，根据实验目的，利用药理学、脑区损毁、基因敲除或转基因技术，可以干扰记忆的形成、巩固或提取阶段。例如，受体拮抗剂或耗竭神经递质、阻断蛋白合成或神经营养因子的信号通路、缺氧缺血手术、转基因表达人类老年痴呆相关基因等，可相应地导致各种类型的记忆障碍或痴呆症动物模型。

一、空间记忆模型

空间记忆在日常生活中起着重要的作用。空间记忆可分为短时和长时记忆。其中长时记忆是属于陈述性记忆，海马结构在空间记忆的形成、巩固、提取、提取后的再巩固中起着关键性的作用。老年痴呆（Alzheimer's disease）的早期症状就有空间记忆的损伤，磁共振发现海马下托的结构病变。自 1982 年 Morris 报道了大鼠水迷宫模型研究空间学习记忆以来，Morris 水迷宫已经广泛地应用于研究海马功能的学习记忆机制。

（一）基本原理

Morris 水迷宫是由直径为 1.0～2.5m 的圆型水池、隐藏在水池中的逃生平台、水池周围的环境线索组成（为了使环境线索可控，可用黄色布帘加上黑色的标记物围绕水池）、自动轨迹跟踪系统组成。在 Morris 水迷宫的空间学习记忆任务模型中，大鼠由于逃生动机的驱使，很快学会记住平台位置并上平台。上平台所花的时间（逃生潜伏期）或游泳距离被广泛应用于定量评价大鼠学习能力或短时记忆的好坏（图 8－3）。大鼠学会很快上平台后，间隔一定时间如 24h，再次放入水池中，此时移去隐藏在水下的平台，观察大鼠定位原有平台位置的能力（如首次跨过平台位置的时间，在一定时间内平台象限所占的时间百分比或跨过平台位置的次数），作为定量评价大鼠长时记忆（通过记忆提取，评价记忆保持的好坏）的指标。因此，Morris 水迷宫是逃生动机驱使下的空间学习记忆动物模型。大、小鼠实验的区别是水池直径大小的区别。小鼠研究通常应用 1.0～1.5m 直径的水池；大鼠研究通常应用 1.5～2.5m 直径的水池（图 8－3）。

（二）实验流程

1. 空间学习任务

以往关于海马与空间记忆关系的资料几乎都来自动物实验，最近人类 fMRI（功能磁共振）的研究表明，空间记忆和工作记忆确实与人类大脑的海马活动有关。

（1）适应阶段：移去隐藏平台，让鼠在水迷宫中自由游泳 3min（free swim），每天 2～4 次，连续进行 2～4d。

（2）学习或记忆形成阶段：固定的隐藏平台位于任意象限的中央。把鼠从假想的东、南、西、北四个方位放入水中。放入水中时把鼠的头面向水池壁，鼠的起始行为就是转身，避免操作者对动物的暗示。通常设定最长游泳时间为 90s（或 120s）。超过 90s 鼠没有找到隐藏平台，就用杆引导鼠到平台位置。鼠找到或被引导到平台上时，让其在平台上停留 30s，随后用网兜把鼠捞起，用毛巾轻轻擦干鼠身。整个过程就是 1 次训练（trial）。间隔至少 30min 后，从另一个位置

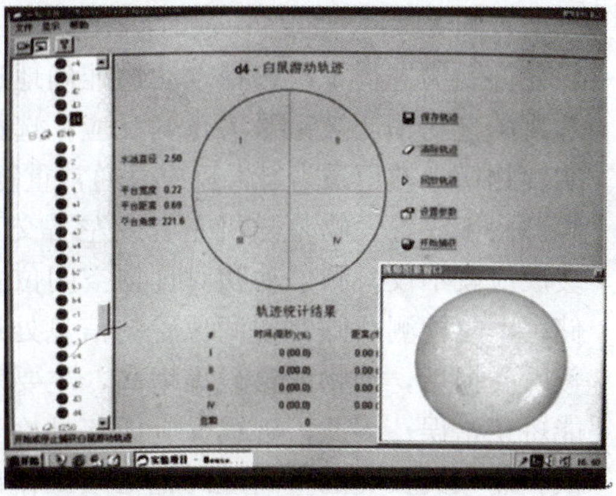

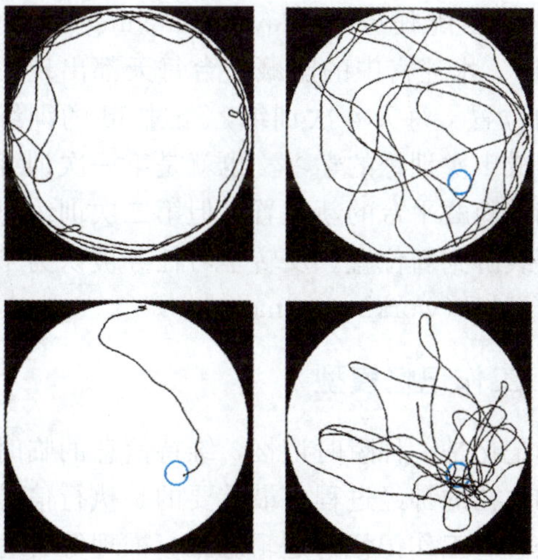

图 8-3　自动跟踪软件记录动物的运动轨迹和相应的时间

第 1 次进入水迷宫的动物出现典型的趋边行为（应激）。记住隐藏平台的动物表现为直线上平台或在平台象限反复搜寻

把鼠放入水池中开始下 1 次训练。根据需要，1 天训练 6 或 8 次；或每天训练 4 次，连续 3d 或 4d；或每天训练 1 次，连续 12d。下水后游到隐藏平台上所花的时间，称为逃生潜伏期（escape latency）。随着训练进展，鼠学习定位隐藏平台空间位置的能力逐渐提高，逃生潜伏期逐渐缩短。水池直径大小决定了最短的潜伏期，也就是鼠下水后直线游到隐藏平台的时间，可作为空间学习能力或记忆形成好坏的定量指标。需要注意的是，如果没有同时进行实验的正常对照组，实验组的结果是毫无意义的。

（3）记忆测试阶段：记忆测试有探测实验（probe test）和保持实验（retention test）两种。探测实验通常是学习训练结束后 30 分钟时进行，测试的是短时记忆的提取。移去隐藏平台，把鼠放入水池中游泳 90s。经典的 Morris 方法是把水池假想上分为四个象限，统计鼠在隐藏平台所在象限化的累积时间和其他象限的时间。通常发现记忆能力好的动物，在隐藏平台所在象限花的时间远远大于在其他任何一个象限的时间。然而这样的指标不能完全客观地代表记忆的提取，因为动物寻找隐藏平台的根本基础是逃生。当动物在隐藏平台位置没有发现平台时，求生动机驱使它到其他象限去寻找。因此，首次到达隐藏平台位置的时间才是最客观的。这样的数据在自动轨迹跟踪软件中可自动获得。另外一个指标就是统计 90s 内动物跨过隐藏平台位置的次数。同样的指标（象限平台的时间、首次到达隐藏平台位置的时间、跨过隐藏平台位置的次数）也可用于检测 24 小时后动物的长时记忆提取。

2. 可视平台任务（visible platform task of the Morris water maze）

许多因素可影响动物的空间学习任务，例如视觉辨别和运动能力。因此在完成空间学习任务后，根据需要可继续进行可视平台任务的实验，排除视觉辨别和运动能力的干扰，并且了解动物上平台是采用空间记忆还是视觉辨别策略。

水迷宫分为四个象限，平台放在其中一个象限的中央，平台插上旗杆使其可见。把鼠面向水池壁从假想的东、南、西、北四个方位放入水中，90s 内如动物没有登上可视平台，用杆引导上平台。每天训练 4 次，连续 2～4d。由于此时平台可视，检测出的游泳速度反映出动物的运动能力。几次的训练动物就应该学会直线上平台，以后的训练中保持潜伏期不变，说明利用视觉线索逃生。第 5d 把可视平台移到相邻象限的中央。鼠的入水点离新、旧平台位置距离相等。如果鼠直接游到新的可视平台，说明视觉线索起关键作用。如果鼠先游泳到旧平台位置，然后游到可视的新平台位置，说明鼠的逃生仍然选择了空间记忆的逃生策略。

3. 其他学习记忆任务（other tasks of the Morris water maze）

反转学习任务（reversal learning task）或称

为延缓位置匹配任务（delayed matching - to - place task)。水迷宫中的隐藏平台每天都出现在一个新的位置。每天 4 次训练，经过 5d 的训练后，鼠形成 1 次训练的学习。也就是第一次训练时鼠不知道隐藏平台的新位置，但第二次训练时就已经直线游到新位置。反转学习任务被认为是一种工作记忆（working memory)。

二、工作记忆模型

工作记忆是一种瞬时记忆，维持信息的临时性储存和内在的神经过程，最重要的是执行信息的加工处理。工作记忆与逻辑思维、推理等有着密切的关系，是脑解决各种问题的平台，也是认知功能和智力的根本基础。虽然近年来发现工作记忆与海马结构存在相关性，但通常认为工作记忆与前额叶关系密切。1935 年 Jacobsen 利用 WGTA（Wisconsin General Test Apparatus）装置进行延缓反应任务（delayed response task）发现，非人灵长类的前额叶切除可导致短时空间记忆损伤。至今延缓反应任务被广泛地应用于研究前额叶短时记忆或工作记忆的机制。

（一）基本原理

延缓反应是食物奖励驱使的动物行为。食物呈现后被盖子隐藏起来，为了获得食物，动物必须要记住食物被放置的位置，位于左还是右的食物槽（图 8 - 4)。延缓一定时间（例如 10s）后，只允许动物进行 1 次选择。动物准确地选择了有食物的食物槽，被记录为正确反应；选择了错误的食物槽，被记录为错误反应。通常重复 30 次训练。由于放置食物是随机左右或左右交互的，延缓反应就不仅检测了动物对食物空间位置的短时储存，也检测了脑对空间位置的信息处理。当前额叶受损后，动物的错误率增高，主要表现为不能矫正错误。因此，延缓反应任务是检测动物如鼠、非人灵长类的空间短时记忆或工作记忆，在一定程度上反映了奖励驱使的注意、信息的短时储存、决策、执行等脑高级功能。实际上，延缓反应任务不仅可应用于鼠和猴上，也广泛地应用于人类脑功能和临床疾病如精神分裂症的研究和诊断之中。

（二）直接延缓反应任务（direct delayed response task）

该任务广泛应用于检测前额叶皮质依赖的短时记忆或工作记忆。许多环境因素会干扰测试，如声音、光照、昼夜节律等，测试要求在每天的同一时间进行，并且在隔音安静的试验环境中进行。

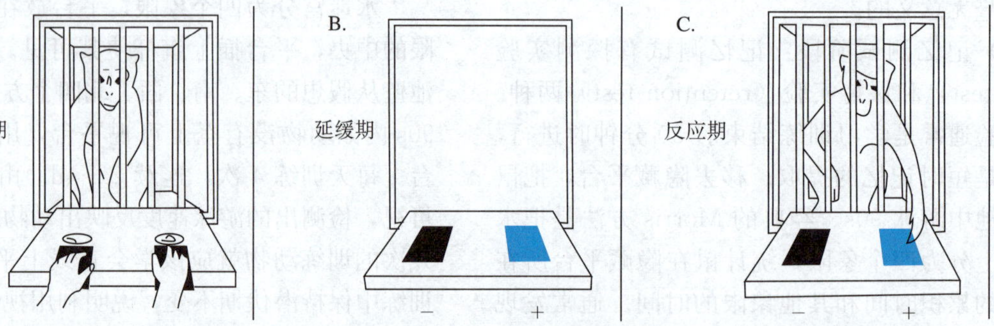

图 8 - 4　空间延缓反应作业实验程序

A 为暗示期，隔板升起，让猴看见放置食物的位置。B 为延缓期，隔板降下，进行一定时间的延缓。C 为反应期，隔板升起，让猴选择。＋代表有食物，－代表无食物

适应阶段：连续一段时间让实验猴熟悉测试猴笼、测试房间、试验者、进行试验的食物（花生、苹果等)、以及在食物槽中取食等。

测试阶段：分为暗示期、延缓期和反应期。在暗示期，测试者按半随机表将食物放入一食物槽内，并让猴看见，然后用两个形状，大小和颜色完全相同的不透明盖片分别遮盖左右两食槽，并立即放下活动隔板，此时延缓期开始，经过几秒的延缓后，隔板被拉起，开始反应期，猴面对两个相同的盖板，只允许猴选择其中一个。选择

放有食物的盖板为正确反应（图 8－4）。每天测试一个单元，每单元包含 30 次测试，测试之间间隔 25～30s。根据预训练的最长延缓时间可设计一个单元含 5 种不同延缓期的实验，用以检查动物的工作记忆能力。若检查测试药物对工作记忆的影响，可通过调整 5 种延缓，让其服安慰剂的正确反应率连续 2d 稳定在 60％～70％左右后，给猴服受试药，若为口服则 1 小时后测试，记录正确反应率。给药后第二天及其以后继续给猴口服安慰剂，1h 后测试，延缓时间不变，直至反应正确率恢复到服药前的水平，才开始第二次给药。比较猴服药前后在该作业中的正确反应次数以及错误反应的规律。

计算机软件控制系统的操作方法与此相似，在猴的正前方放置红外触摸屏，作业开始时在屏幕正中显示一小方块，提示测试开始，2s 后在小方块的左侧或右侧依照半随机顺序呈现一个实心圆，触摸该圆会得到奖励，此为暗示期；2s 后圆消失，屏幕变黑，此为延缓期，延缓期结束后在小方块两侧同时呈现两个与暗示期相同的实心圆，猴选择触摸其中一个圆，此即反应期。猴做出反应后，触摸屏显示的图像立即消失，该次测试结束，15s 后开始新的测试。如果猴在反应期触摸的圆与暗示期的圆位置相同，即为反应正确，给食物奖励；反应错误则没有奖励。整个测试过程由运行延缓反应软件的计算机，控制触摸屏上信号的显示和食盒的开启，自动记录猴反应的正误以及反应时。

该作业采用食物奖励，因此，测试前不饲喂动物，测试后定量定时喂动物。每天在同一时间测试，以此稳定动物操作作业的动机。测试环境保持安静，一般用白噪声（60dB）消除声音干扰。

（三）交互延缓反应作业（Delayed alternation task）

实验装置：同空间延缓反应作业。

实验方法：第 1 个测试在隔板降下的情况下，在左右两个食槽中均放置食物，并在食槽上盖上形状、大小和颜色均相同的盖片，延缓一定时间后（如 10s）提升隔板，允许猴选择其中任一盖片，然后降下隔板，开始正式测试。在 10 秒延缓期放置食物和盖片，此次的食物位置为上次动物没触及的位置，延缓期结束立即升起隔板，动物若选择上次测试不曾触及的盖片则为正确反应，可获得奖赏；反之则为错误反应，无奖赏。反应结束后立即降下隔板，开始又一次延缓期，并放置食物和盖片，若上次为正确反应则将食物放在另一食槽内，若为错误反应则食物位置不变，直到动物反应正确才将食物放到另一侧。当测试单元的正确反应率达 90％及以上时，在下一个单元增加延缓时间。有的研究者采用训练次数固定的方法，即动物的每次反应都算作 1 次测试（不纠正错误法）；有的研究者采用训练次数不固定的方法，即纠正错误的次数排斥在测试次数之外（纠正错误法）。前者每只动物在每天的训练单元中接受的训练次数相同，后者每只动物在每天的测试单元中接受的训练次数不同，在进行统计分析时应注意。

（四）非空间工作记忆作业

研究结果表明，猴前额叶主沟区以下的外侧前额叶皮质被损毁，其非空间工作记忆下降，操作该作业的正确反应率显著较正常猴低。

该实验的原理是：动物能短时记住在暗示期见过的食物的外貌特征（颜色或形状），并提取相关的长时记忆信息（如操作方法和程序），经在线处理后做出行为反应。

（五）刺激物重复使用的延缓配对或非配对作业（repeated delayed match or non-match to sample task）

1. 颜色延缓配对或非配对作业

实验方法如图 8－5 所示，猴坐在不锈钢笼内，面对计算机软件控制的测试面板。测试面板上有三个被透明有机玻璃遮住的形状、大小相同的孔，孔的直径为 3cm 左右，每孔的有机玻璃后面有三种不同颜色的灯光可同时或分别单独呈现。三个孔组成一个等边三角形，每边边长 15cm 左右。在反应孔下方有一食槽，动物触摸正确时，一粒食物自动进入食槽内供动物取食。每次测试由三个阶段组成，第一阶段为暗示期，等边三角形顶上的样本孔被三种颜色光中的任一种照明，直到猴触摸该孔光才熄灭，此时，一粒食物掉进食槽让猴取食，该期暗示动物触摸该颜色有奖励。接下来为延缓期，三孔的灯光均熄灭。延缓期结束后，位于等边三角形下部供动物选择的两个反应孔中的任一孔发出与样本孔相同颜色的灯光，另一孔发出其余两种颜色光中的任一种，让动物选择触摸，此为反应期。配对作业要求动物从两反应孔中选择与样本孔灯光颜色相同的孔为正确反应，否则为错误反应。非配对作业则要动物从两反应孔中选择出与样本孔灯光颜色不同的孔为正确反应。动物反应正确时给予食物奖励，动物选择错误无食物奖励也无惩罚。由于猴探究反应强，喜欢新物体，较配对作业而言，猴易学会非配对作业。每天测试 96 次，为一个训练单元。延缓时间可以设计为 5 种或 3 种等不同的间隔，也可由一种延缓组成，应根据实验目的确定。每次测试结束后（即反应期结束后）休息 25s 或 30s，再开始下次测试。动物学会该作业的指标一般定为“零秒”延缓测试的平均正确反应率达到 95%左右，（所谓“零秒”实际包含了动物获取样品孔食物的时间），对较短的延缓反应正确率达到 70%～80%，对较长的延缓反应正确率达到 60%左右。动物的非空间工作记忆能力个体差异较大，应在训练过程中根据动物的反应情况和实验要求个别设定延缓间隔。

该作业采用食物奖励，因此测试前不能喂食，测试结束后定量给食，每天定时测试。各种延缓时间及作为样本光和反应光的三种颜色光在 96 个测试中呈现的次数应相等（图 8-5）。

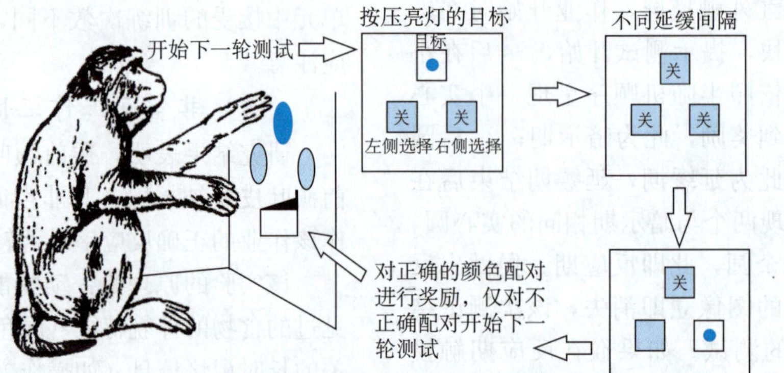

图 8-5　刺激物重复出现的颜色配对或非配对作业示意图

（引自 W. J. Jackson & J. J. Buccafusco，In Pharmacology Biochemistry & Behavior，Vol. 39，79-84，1991）

2. 物体延缓配对或非配对作业

在此作业中，选用 3 个形状不同但颜色相同的物体作为样本和选择对象，以代替颜色配对或非配对作业中三种颜色光，实验原理、操作方法和注意事项同颜色配对或非配对作业。

（六）刺激物非重复使用的延缓配对或非配对作业（trial unique stimuli delayed match or nonmatch to sample task）

这是一种依赖工作记忆的辨认记忆（recognition memory）作业。猴腹内侧前额叶（ventromedial prefrontal cortex）受损使该作业的成绩明显降低。

猴面对 WGTA 装置测试台上的三个食槽，食槽之间的间距为 10cm。一个可升降的不透明的活动板可将猴与测试台隔离。

每次测试包含暗示期、延缓期和反应期。在暗示期，用一个物体（样本）盖住测试台中间放有食物的食槽，升起隔板后，猴会移开食槽上的物体取食食物。之后立即将不透明隔板放下，开始 10s 的延缓期。在延缓期，按半随机表将样本物体和新物体分别放在左右食槽上，新物体的食槽下有食物，而样本物体下的食槽内没有食物。延缓期结束时立即升起活动隔板，开始反应期，猴面对两个物体，被允许选择其中一个。猴若选择新物体则为正确反应，获得食物奖励，反之则为错误反应，无奖赏。每天测试一个单元，每单元包含 20 次测试，测试之间间隔 25 或 30s。动物学会的指标为正确反应率达 90%及以上，比较达标所需训练次数。也可固定训练次数（如 1 000 次），比较动物在延缓期相同的训练中的正确率。

当动物学会10s的延缓作业后，可将延缓时间增加到30s，训练100次后增加到60s，依次类推增加延缓时间；也可增加一次测试中的样本数量，如第一个样本呈现后间隔20s又呈现一个样本，再间隔20s后又呈现一个样本（图8-6），然后与新物体逐一配对，检测猴的正确反应率。

本实验需要上千个形状不同的刺激物，每次测试呈现给猴的刺激物都是新的形状不同的物体。其余同空间工作记忆作业。

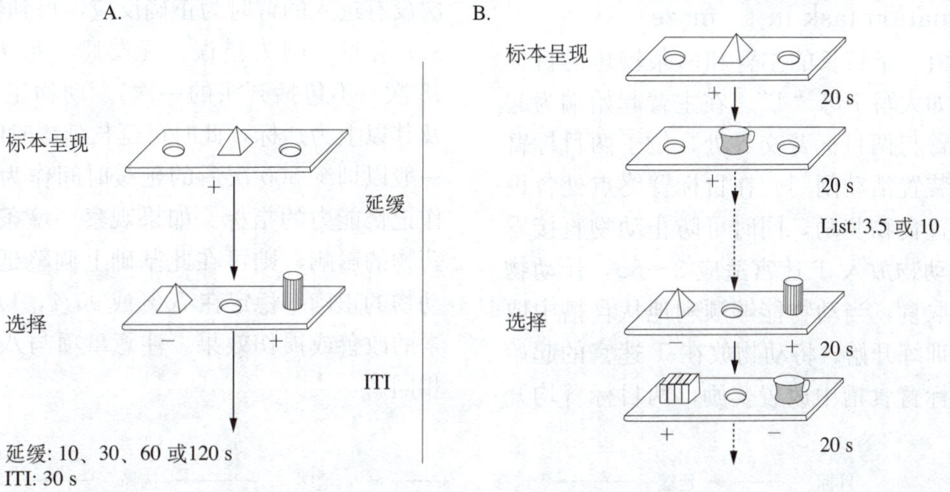

图8-6　刺激物仅呈现一次的延缓非配对作业

A为延缓时间增加的物体非配对延缓反应作业。B为多个样本物体逐步呈现的非配对作业。+代表有食物，−代表无食物。

（七）八臂迷宫任务（radial arm maze task）

1. 基本原理

Olton和Samuelson于1976年首次建立该作业。啮齿类动物必须在延缓期记住延缓前曾取食的臂，延缓期结束后选择未曾进入的食物臂为正确反应，获得食物奖励。

2. 实验流程

Olton和Papas 1979年提出的固定四臂取食的程序可同时测定大鼠的空间工作记忆和参考记忆（reference memory），使用较为广泛（图8-7）。第一阶段为学习阶段，八个臂的末端均放置食粒，让大鼠学习从八臂的末端取食。每天学习训练1次，每次10min。经3d学习，大鼠能在10min内取完八臂末端的食物。第二阶段为训练阶段，仅在其中四个臂的末端放置食物，让大鼠选择进入臂。对同一只大鼠而言，放置食物的四个臂是固定的，但对不同大鼠而言，放置食物的四个臂是不同的。每天训练大鼠一次，每次10min。动物在10min训练中完成取食四臂食物，或进入各臂总次数达14次，连续错误次数不超过1次为达到学会标准。动物首次进入无食物臂为参考记忆错误，重复进入放置食物的臂为工作记忆错误。也有人采用插板延迟程序测试动物的工作记忆，该方法难度较大。

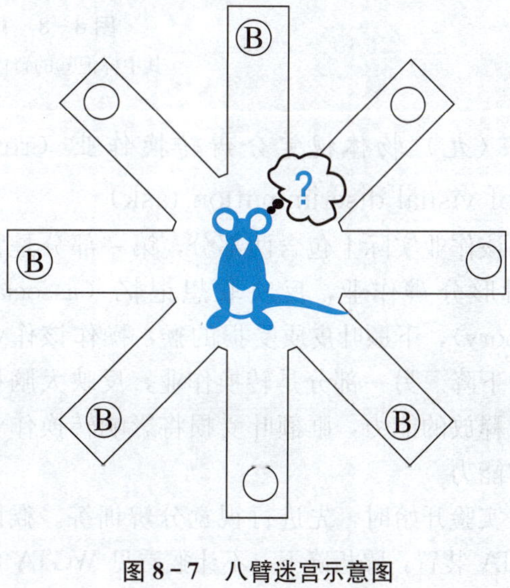

图8-7　八臂迷宫示意图

标记Ⓑ的4个臂放置食物，标记○的臂内无食物，用以测试动物的空间工作记忆和参考记忆能力。

先将动物放在实验室适应一周，实验者每天应接触并抓握动物多次，以消除动物的紧张情绪。训练前一周开始控制动物食量，使动物体重维持在自由取食时的85%左右。实验室保持安静，温湿度适宜。注意消除气味和方向偏好的影响。

（八）T迷宫交互延缓反应作业（delayed alternation task in t-maze）

T迷宫由一条较长的主臂和两条较短的目标臂组成，形如大写字母“T”。在主臂起始端为起始箱，在主臂与两目标臂交界处，位于两目标臂的入口处也装置活动闸门。在目标臂终点处各设一凹槽以放置食物奖励，同时可防止动物直接看到食物。将动物放入T迷宫适应3～5d，让动物自由探索并取食，当动物能够顺利地从食槽中取食后，正式训练开始。将动物放在T迷宫的起始箱中，两目标臂食槽中放置奖励，两目标臂均开放，或者关闭其中一个，然后打开起始箱闸门，动物就会跑向目标臂，当动物四肢均进入目标臂之后，即判断为其已经做出了选择，关闭该臂的闸门，动物进入目标臂取食后4s钟，将其拿回起始箱，并打开目标臂的闸门，间隔一段时间（延缓期）后，再打开起始箱闸门，当动物进入前一次没有进入的臂时为正确反应，得到奖励（图8-8）；相反，则为错误，无奖励。每天测试10或15次（不包括开头的一次）。动物正确率达90%及其以上为达标，此时可延长延缓时间继续训练。一般以训练500次后的延缓时间作为评价动物工作记忆能力的指标。如果观察环境条件、应激或药物的影响，则可在此基础上调整延缓时间，使动物的正确率稳定在70%或90%，以观察理化因素的改善或损伤效果。注意事项与八臂迷宫任务相同。

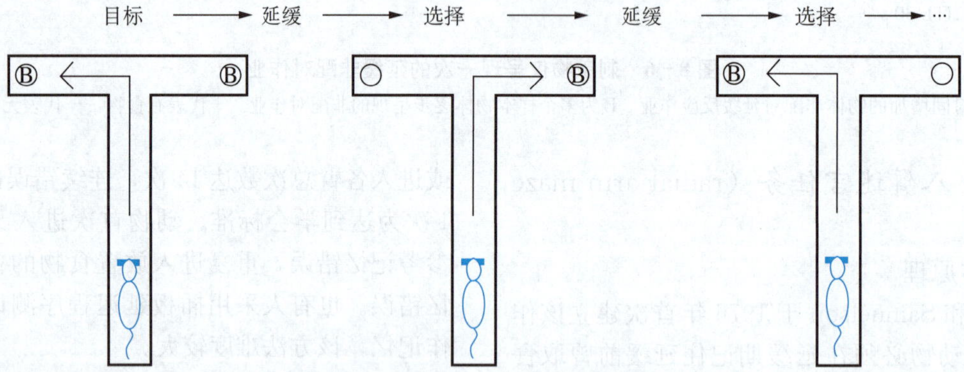

图8-8 T迷宫交互延缓任务示意图

其中标记Ⓑ的臂内放置食物，标记○的臂内无食物。

（九）物体视觉分辨转换作业（reversal of visual discrimination task）

该作业实际上包含两部分，第一部分是物体或图形分辨作业，反映联想记忆（associative memory），下颞叶皮质受损的猴，操作该作业的能力下降。另一部分是转换作业，反映大脑抑制行为释放的能力，眶额叶受损将影响转换作业的操作能力。

实验开始时，先进行视觉分辨训练。猴面对WGTA装置，隔板降下，不让猴看见WGTA的测试台，训练者将两个形状不同的物体（如白色圆柱体和白色正方体）半随机分别放在测试台上的左右两个食槽上并升起隔板，当猴选择其中一个物体（如白色圆柱体）后，隔板降下，间隔30s后开始下一次训练。每次训练均为圆柱体下方有食物，而正方体下方无食物，每天训练30次，为一个训练单元。动物选择圆柱体为正确反应而得到食物奖励，反之则无。当动物正确反应率连续2～3d达到90%及其以上后，视为物体分辨成功。接着进行转换训练，即正方体下的食槽内有食物，而圆柱体下方的食槽内无食，训练方法同前，当动物正确反应率再次达到90%及其以上时，视为转换成功。比较动物在物体分辨作业和转换作业中所需训练次数的差异。可用来观察脑损伤或各种神经递质受体激动剂、拮抗剂以及药物对转换学习的影响。该作业中两刺激物可为颜色相同而形状不同的物体，也可为形状相同而颜色不同的物体。也有人用几何图形不同的盖片作为刺激物。训练时两刺激物在左右食槽上分别呈现的次数相等，即 30 次训练中，各在左或右食槽上呈现 15 次。

三、非陈述性记忆动物模型

非陈述性记忆是指刺激、经验或条件反射导致的习惯化、敏感化等行为改变。涉及纹状体、杏仁核、小脑等脑结构。

（一）眨眼条件反射（eye - blink conditioning）

非陈述性记忆的典型模型是巴甫洛夫条件反射。广泛使用的动物模型有眨眼条件反射、被动回避（passive avoidance）、恐惧条件反射（fear conditioning）等。在延迟眨眼条件反射（delay eye - blink conditioning）中，条件刺激 CS 先于非条件刺激 US，但它们在时间上有重叠，这种反射与海马系统无关。当 CS 结束和 US 开始之间间隔了 500 ms，称为痕迹眨眼条件反射（trace eye - blink conditioning），依赖于海马系统。美国科学家 Thompson 最早开展了兔子的眨眼条件反射研究。用吹气作为非条件刺激，声音作为条件刺激。建立眨眼条件反射后，单独的声音刺激引起的眨眼就称为眨眼条件反射。

（二）回避任务（avoidance task）

以厌恶刺激为非条件刺激建立的条件反射。该法广泛用于促智药药效试验。

1. 被动回避任务（passive avoidance task）

被动回避又称为抑制回避，动物通过学习训练后，抑制先天习惯行为来逃避厌恶刺激。可用于研究记忆获得、保持和提取的机制和防治对策。

（1）一次性训练步入法（One trail step trough test）

实验原理：利用啮齿类动物具有避明趋暗的习性，将电刺激与暗室结合而建立的回避厌恶性刺激的条件反射。

实验装置称为回避系统，由连成一体的明箱和暗箱、恒流刺激器和电脑软件组成（图 8 - 9）。明箱和暗箱之间有一小门供动物进出，当动物进入暗室被电击时，小门自动关闭。可根据实验需要将各刺激参数输入电脑软件，以调整刺激器的电流输出强度和刺激时间。

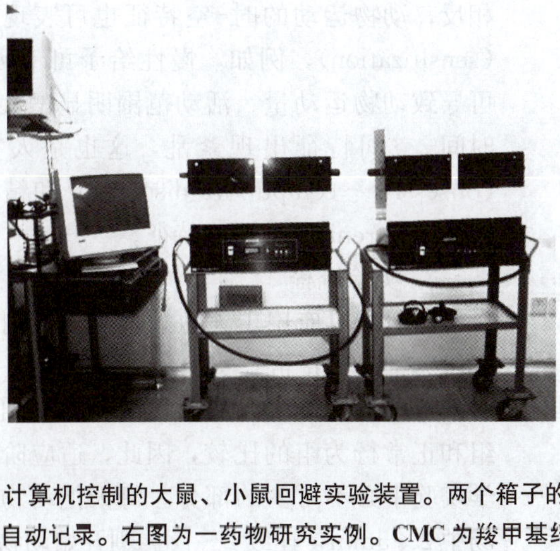

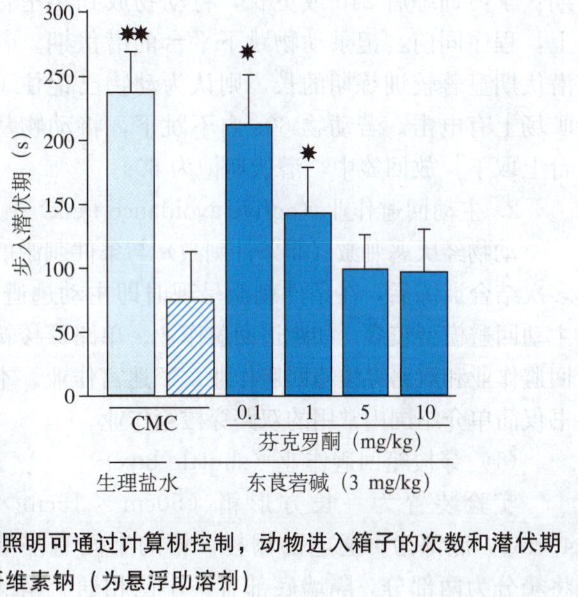

图 8 - 9　计算机控制的大鼠、小鼠回避实验装置。两个箱子的照明可通过计算机控制，动物进入箱子的次数和潜伏期等参数可自动记录。右图为一药物研究实例。CMC 为羧甲基纤维素钠（为悬浮助溶剂）

正式实验的第 1d 为适应期，动物逐只被放入明室，让其熟悉实验箱；第 2d 为训练期，动物一旦四足全部进入暗室，即受到电击，同时小门关闭。电流强度小鼠为 0.32mA 左右，大鼠为 0.7～1mA 左右，持续 3 秒。电击结束后立即将动物从暗室取出，放回饲养笼。第 3d（电击后 24h）重测试，记录动物从明室进入暗室的潜伏期，动物若300s不进入暗室则终止实验，潜伏期记为300s。此期暗室无需设置电击。我们的经验为正常对照组动物受电击后24h重测试时，进入暗室的平均潜伏期在180～260s时，为最适电击强度。

（2）一次性训练跳台法（one trail step down box）

齿类动物在空旷的空间中，习惯在场地的边缘及角落活动，害怕呆在高处。若将动物放在空场地中央的一个小高台上，动物会立即跳下并到边缘地带活动。

实验装置是一个方形盒子，底部（大鼠可为50cm×50cm）为电栅栏，底部中央有一可升高到35cm的小平台（大鼠可为6cm×5cm）。底部栅栏与一恒流直流电刺激器相连。

典型的实验方法分为三步：①适应期：将动物握在手中放在中央平台上，平台升到35cm高后，松开手，记录动物跳下的潜伏期。让动物在箱中自由探索10s后，放回饲养笼。此时无电刺激；②训练期：熟悉实验箱后的第2d将动物再次放到平台上，过程同适应期。当动物从平台上跳下后，立即受到电刺激（1mA左右，2～3秒）。刺激结束后，立即将动物放回饲养笼；③重测试期：学习训练后24h或更长，将动物放到小平台上，程序同前，记录动物跳下平台的潜伏期。若潜伏期显著较训练期的长，则认为动物已记住了旷场上有电击。若动物60s内不跳下，将动物从台上取下，放回笼中，潜伏期记为60s。

2. 主动回避作业（active avoidance task）

动物经厌恶刺激（非条件刺激）与条件刺激的多次结合训练后，在条件刺激呈现时即主动逃避。主动回避模型较多，如跑道回避作业、单路穿梭箱回避作业和双路穿梭箱回避作业，Y迷宫作业。本书仅简单介绍国内常用的双路穿梭箱作业。

（1）穿梭箱回避作业（shuttle box）

实验装置为一长方形箱（50cm×15cm×40cm），底部为可通电的栅栏，箱的中间有隔墙将箱分为两部分，隔墙底部有一小门相通。箱的每一端有一可控信号灯。动物在箱内自由活动5min后，动物所在侧的灯光开启，5s后底部栅栏通电，持续到动物跑到对侧（无灯光）安全区，电击停止。间隔30s或90s后，动物所在侧的灯光开启，照明5s后出现电击，如此重复训练动物，每天10次。最后，动物在灯光信号刚出现便会立即逃到对侧（无灯光）安全区，此时条件反应建成。记录动物学会回避电击所需的训练次数和每日的错误（未回避）次数。以动物连续10次实验中有9次成功回避作为学会标准（正确率为90%）。动物学会后间隔一定时间如24h后，检测动物的记忆保持能力。可用于检测药物或神经毒对学习和记忆保持的影响。该法难度较大，所需训练次数较多。

（三）开放场行为（open field）

在行为心理学或实验心理学研究领域中，开放场行为是最为广泛使用的动物模型。开放场常用于啮齿类动物的一般行为学评价。

1. 基本原理

开放场涉及到习惯化、敏感化等简单的非陈述性学习记忆。用于研究动物探索行为或新颖寻求行为的舞台稍小一些（80～160 cm×120～240 cm），而用于研究动物运动的时间-空间行为时舞台大一些（220～260 cm×340～400 cm）。在开放场中受好奇心驱使，动物表现出新颖探索行为、以及相应的情绪行为（如焦虑、恐惧等）。随着对开放场的熟悉程度增加，动物还表现出适应性行为或习惯化学习（habituation learning）。此时可不断地放入新的物体，激发动物的新颖探索行为。相反，动物运动的时-空特征也可表现为敏感化（sensitization），例如，慢性给予可卡因或吗啡，可导致动物运动量、活动范围明显增大。运动的时间-空间特征出现紊乱，这也是人类强迫症（obsessive－compulsive disorder）和精神分裂症（schizophrenia）的行为特征。

2. 实验流程

开放场可应用于无数条件下，检测动物的一般行为学是否正常。实验分两阶段：

（1）适应阶段：行为学实验的基础在于试验组和正常行为组的比较，因此，适应阶段是行为学实验中必不可少的部分。每天把动物放入开放场中2～5min，连续2～7d。刚开始动物一进入开放场就出现大、小便，随着适应的进程这种现象可完全消失。此时动物不仅对环境适应，也对抓握有了适应。

（2）实验阶段：把动物放入开放场的中央或

一角，15min 至 1h，连续观测动物的运动。通过动物的运动轨迹，统计出动物总运动距离，运动轨迹的空间分布，运动和停止不动的时间比例。活动量通常是由活动的累计时间，活动的累计距离来表示。时间特征可以用运动和停止不动的时间间隔和距离表示。空间特征可以用动物在开放场周遍和中央活动距离或时间的比例表示。图 8-10 显示野生型小鼠和基因敲除小鼠在开放场中的活动轨迹。

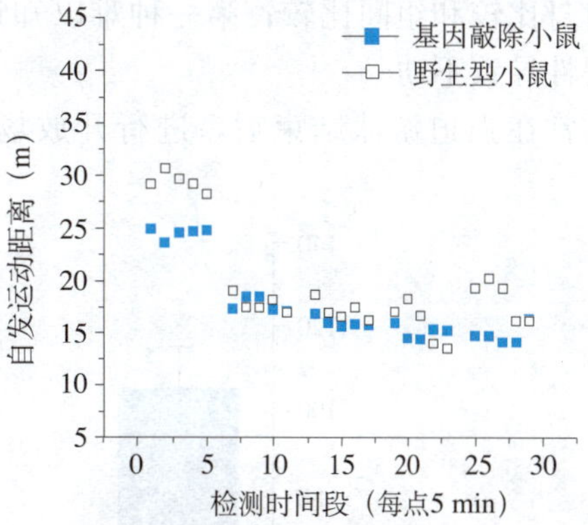

图 8-10　小鼠在开放场中的自动跟踪轨迹图。基因敲除小鼠在开放场中的时间-运动量分布

第四节　精神疾病模型

建立恰当的精神疾病动物模型是神经行为学的具大挑战。精神疾病的分类可参见“国际疾病分类第 10 版”（International Classification of Diseases，tenth version，ICD-10）和美国精神病学会的诊断标准“精神障碍诊断与统计手册第 4 版”（Diagnostic and Statistical Manual，forth version，DSM-Ⅳ）。

一、抑郁症模型

抑郁症是情绪疾病。抑郁症的大、小鼠模型主要是从习得性绝望、奖励等待方面模拟人类抑郁症。

（一）强迫游泳（forced swim）

最广泛应用于抗抑郁症药物筛选的动物模型就是强迫游泳，也是临床前新药的药效学指标模型（图 8-11）。

1. 基本原理

观察动物在强迫游泳中面对不可逃避的危险而做出的适应性行为。被动行为反映动物的习得性无助或绝望情绪，也就是说，生存动机驱使动物不断地试图逃出水环境，但经过不断尝试学会这是不可能的；因而导致不再挣扎，也就是不动的时间延长。通过一定时间如 5min 内，观测动物不动的时间，定量衡量动物的抑郁状态和鉴定某种药物的抗抑郁药效（图 8-12）。

2. 实验流程

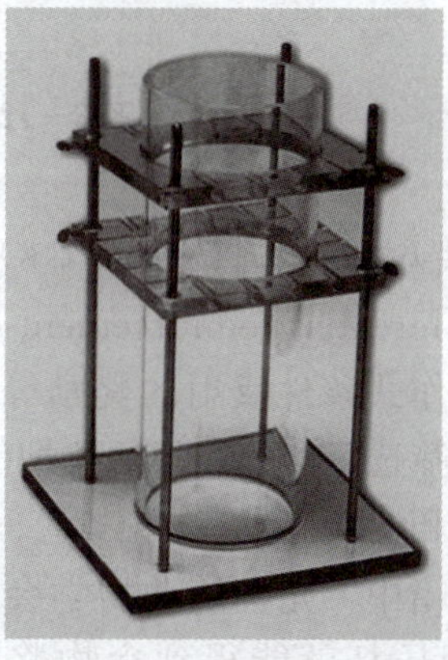

图 8-11　强迫游泳常用的透明玻璃缸，便于观测动物挣扎和不动的时间，以评价动物的习得性绝望行为

在高 45 cm，直径 28 cm 的玻璃缸中灌入自来水至 35 cm 深，水温控制在 25±1℃。每只或每次测试后，玻璃缸都需要彻底地清洗，以免对另一只动物或下次测试的影响。有两种方案进行测试。第一种，15min 的强迫游泳，记录动物在水缸中的三种行为：a. 挣扎，典型的逃生行为，前肢会高出水面。b. 游泳，动物主动地游动。c. 不动，前肢或四肢几乎不动，既没有挣扎也没有主动的游动行为。把这三种行为各占的时间进行统计。第二种，先进行 15min 的强迫游泳，此时只统计前 5min 的三种行为时间。24h 后再进行 5min 的强迫游泳，同样统计 5min 的三种行为时间。第二种方法的好处在于动物习得性绝望前后进行自身比较和组间比较；第一种难以知道是否由习得性导致不动。

通常在强迫游泳结束后，进行开放场实验，验证是否因不可逃避的强迫游泳导致了时间-运动量下降。相反，如果是焦虑模型通常在随后的开放场实验中，动物的时间-运动量增加。

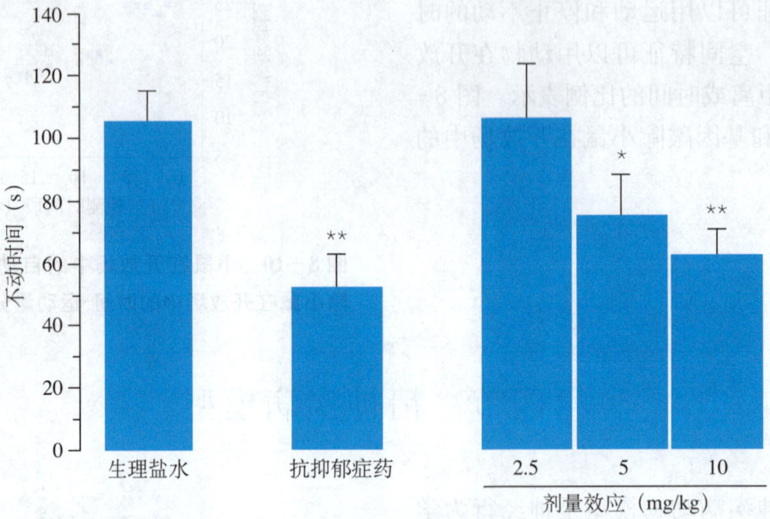

图 8-12 利用强迫游泳进行抗抑郁症药物的筛选

（二）奖励等待（DRL 72 s）

DRL（differential reinforcement of low rate）是一种基于操作式条件反射的奖励等待模型。被广泛地应用于筛选经典的和新的抗抑郁症药物。

基本原理和实验流程

在斯金纳箱中，先训练动物学会在灯光或声音提示下立即压杆就能得到食物奖励。在达到90%的正确率后，训练动物学会在看见灯光或听见声音时要耐心等待 18 s 以上才去压杆，获得食物奖励；短于 18 s 就压杆，得不到食物奖励。18 s的奖励等待训练 4 周，然后进行 72 s 的奖励等待训练。一直训练到动物的正确率保持稳定为止，约为 70%左右。将连续三天的成绩作为基线（100%）。注射抗抑郁症药物后进行正确率的检测，会发现正确率明显提高。可以理解为抗抑郁症药物使食物的奖励效果增强；而抑郁症可以理解为奖励系统紊乱，因此体验不到奖励的快感或没有期待得到奖励的动机。

二、焦虑症模型

焦虑和抑郁症动物模型在方法上和机制有许多共同性。许多抗抑郁症药物也具有抗焦虑的效果。常用的焦虑模型有高台十字迷宫和开放场行为。各种急性应激方案也是常见的焦虑动物模型。

高台十字迷宫（elevated plus-maze）

高台十字迷宫的研究原型，最早来自 1958 年关于恐惧对新颖刺激和探索行为的影响。高台十字迷宫放置在离地面 50～70 cm 的高度，提供动物自由探索：两个封闭的和两个开放的臂，交叉成十字。

1. 基本原理

高台十字迷宫利用了啮齿类的恐高行为。由于焦虑和恐惧，动物花更多的时间在两个封闭的臂进行探索，而回避进入两个开放臂。检测指标是动物停留在开放臂和封闭臂的时间和进入次数。

2. 实验流程

大鼠或小鼠放入高台十字迷宫的中央，面向其中一个封闭的臂。让动物自由探索四个臂 5 分钟。四肢都进入一个臂算一次进入，并记录动物第一次进入任何臂的潜伏期。统计进入封闭臂和开放臂的次数，以及在封闭臂和开放臂所探索的时间。还要统计动物在每个臂中的运动距离或跨过的格子数，以及结束后进行开放场实验，检测动物运动的时间-运动量，以排除因为运动能力影响动物进入开放臂的次数和停留时间。此外，检测动物的焦虑水平的实验还有：黑白穿梭箱、开放场行为、新颖探索后的进食潜伏期、孔探索行为（hole board）、在新颖环境中的社会交流行为（social interaction）。另外，检测抑郁的模型也常用于检测焦虑。

三、创伤后应激综合征模型

记忆使我们的生活充满亲情和友情，使我们的生活和工作具有延续性和持续性。然而，记忆也可使我们感到伤痛。创伤后应激综合征（Post-traumatic stress disorder，PTSD）的典型征状是灾难、创伤等危及生命的强烈应激事件导致的恐惧记忆的反复闯入和再现，并伴随着认知功能的损伤。经历尴尬、羞辱或亲友去世的事件所带来的痛苦折磨会伴随我们终身。最典型的记忆相关疾病是 PTSD，还有毒品成瘾等其他精神疾病。中国有句谚语：一朝被蛇咬，十年怕井绳，充分地阐明了这种记忆相关的精神障碍。脑不是对任何事件都产生同样牢固的记忆，只对危及生命、情绪相关的重要事件形成牢固的记忆。

恐惧条件反射（fear conditioning）

恐惧条件反射被广泛地应用于焦虑、抑郁和 PTSD 的研究中，同时也应用于学习记忆的基础研究中。

1. 基本原理

恐惧条件反射是经典的巴甫洛夫条件反射。根据条件反射建立的方案可分为延迟（delay）和痕迹（trace）两种恐惧条件反射。根据不同的条件刺激，可分为声音（tone）、光（light）和背景（context）恐惧条件反射。一般认为，恐惧条件反射涉及到杏仁核、海马等记忆脑区。

2. 实验流程

适应阶段：尽管恐惧条件反射的实验过程对动物就是一种强烈的应激。但是其他应激因素或对新颖环境的反应会使实验结果复杂化。因此，在实验之前最好进行适应操作。把啮齿类动物放入斯金纳箱中自由探索 30min，每天 1 次连续 2 天。如果想尽量减小背景条件反射（contextual fear conditioning）的影响，就需要回避适应操作，不让动物有任何机会进行斯金纳箱环境的探索。相反如果着重研究背景恐惧条件反射，则适应操作和条件反射建立前给予动物自由探索环境就非常必要。

简单的恐惧条件反射是声音或光和高强度的电刺激（例如 2 s 的 2 mA 的足底电刺激）一次配对，光或声音先呈现，和电刺激一起结束。这种方案可应用于 PTSD 的研究。恐惧条件方案还有光或声音和电刺激进行多次配对（例如 20 次，每次间隔 1～4min），条件刺激和非条件刺激在时间上同时结束。足底电刺激的强度需要控制在 0.5 s，小于 1.5 mA 的电流。如果不是以 PTSD 为实验目的，例如以条件反射学习记忆、以抑郁或焦虑模型为目的，建议电刺激的电流强度保持在 0.5 s，0.8～1 mA 范围内。

恐惧条件反射后，常用的行为学检测方法是声音惊跳模型。声音惊跳模型的最佳参数是 10 Hz，85 dB 的声音。动物的惊跳反射最简单的记录方法是地震仪，它能定量地检测动物惊跳的程度。建立恐惧条件反射后，声音惊跳反射大大增强。类似于“惊弓之鸟”的表现。然而最简单的方法是进行恐惧记忆提取实验。把动物放回经历过条件反射的斯金纳箱或环境上类似的斯金纳箱，观测动物表现出的僵立行为（图 8-13）。

四、精神分裂症模型

与其他疾病动物模型相比，发展精神分裂症动物模型更是困难。不能奢求任何疾病动物模型能完全模拟人类疾病。通常疾病动物模型只能从某些生理学方面或神经化学机制去模拟精神分裂症的病理生理。

前脉冲抑制（prepulse inhibition，PPI）

前脉冲抑制（PPI）啮齿类动物模型广泛应用于精神疾病的研究。它是基于声音惊跳反射的前脉冲抑制实验动物模型构建的。

1. 基本原理

惊跳反射是突然的、相对强的声音导致的躯体肌肉收缩。在声音刺激前 30～500 ms，给 1 次强度相对低的声音（prepulse），可导致惊跳反射的抑制（inhibition）。这种实验模型的优势在于，PPI 是一种感觉运动门控，适用于人类和实验动物。精神分裂症的感觉门控假说认为，感觉门控障碍使感觉信息负荷超载，导致认知功能损伤和思维的支离破碎。

2. 实验流程

在持续的 70 dB 白噪声的情况下，给予前脉冲声音刺激，强度是 85 dB，持续 20 ms。声音刺激是 115 dB，持续 40 ms。前脉冲和声音刺激间的时间间隔可以是 30、60、90、120 或 150 ms。每次惊跳反射之间间隔 5min，伴随着持续的白噪声。先进行只有声音刺激，无前脉冲刺激实验，作为基础水平。随后进行前脉冲刺激-惊跳反射刺激实验。一般来说 10 次单独声音惊跳反射，10 次前脉冲-声音惊跳反射实验就足够。声音刺激会导致眨眼反射。记录右眼肌电，测量肌电幅度可反应惊跳反射的强度。实际上，更直接的方法可用地震仪，检测动物惊跳反射的反应强度。PPI 值是前脉冲导致惊跳反射减小（以基础水平为参照）的百分率。前脉冲和声音刺激的间隔为 120 ms 是动物实验和临床实验常用的参数，同时，此时的 PPI 值也是最大。

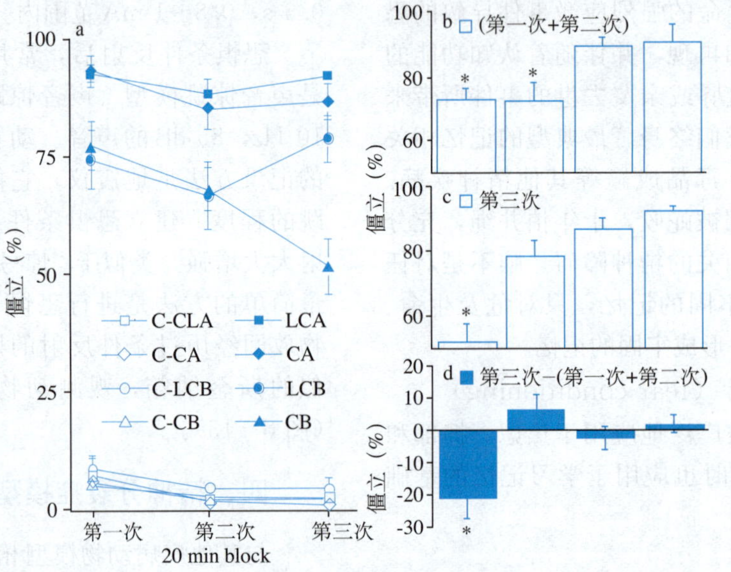

图 8-13　在条件反射箱（CA）和类似箱中（CB），背景和光条件刺激（L）导致的僵立行为。僵立（%）是指动物僵立行为所占的百分比

第五节　毒品成瘾模型

按照美国精神障碍诊断与统计手册第 4 版，毒品成瘾是一种慢性脑疾病。成瘾者失去控制地、不顾后果地寻求毒品和复吸，复吸率高于 90%。可卡因成瘾的大鼠模型在很大程度上模拟了这些特征。

一、毒品成瘾分类

许多药物反复使用，均可产生成瘾行为。危害最严重的是可卡因和海洛因成瘾，常伴有严重疾病（如艾滋病、肝炎等）的传播、暴力犯罪、沉重的经济损失等。可卡因成瘾和海洛因成瘾具有许多不同之处，但又具有许多完全相同的行为和神经基础。可卡因是单氨类神经递质转运体阻断剂；海洛因是阿片受体激动剂。可卡因主要导致心理依赖性；海洛因则既有躯体依赖性，也有心理依赖性，即戒断后出现严重的戒断症状和对毒品的渴求。环境线索、心理应激以及小量用药是这两类成瘾者复吸的共同触发因素。毒品成瘾的核心脑区是 NAc 和 VTA，但与所有记忆相关脑区如前额叶、纹状体、杏仁核、海马都有密切关系。

二、位置偏爱

条件化位置偏爱实验是基于经典的巴甫洛夫条件反射，是一种背景条件反射（contextual conditioning）。普遍认为背景条件反射依赖于海马记忆系统。

（一）基本原理

理想的 CPP 实验装置是有 2 个箱子和 1 个启始过道（图 8－14）。给动物注射可卡因或吗啡后，立即把动物放入其中一箱（例如光滑地面的箱子）。在箱中毒品的效果发生。通过反复，动物就建立了光滑地面/竖黑白条纹和毒品效果之间的关联，表现为停留在该箱中的时间远远大于停留在另一侧箱子的时间，因此称为位置偏爱。这是毒品的奖励/强化效果驱使的条件反射行为。按照毒品成瘾的概念，成瘾是指失去控制地、不计后果的毒品寻求和复吸，严格说来该模型不能完全说是成瘾行为，恰当地说是一种慢性毒品奖励/强化导致的行为。重要的是，长期摄取毒品的人类和动物中，只有约 15%～17%的群体最终形成毒品成瘾。而能形成 CPP 的概率远远高于此。因此对于 CPP 实验结果的保守说法应该是反映了毒品成瘾问题中毒品的奖励和强化效应。

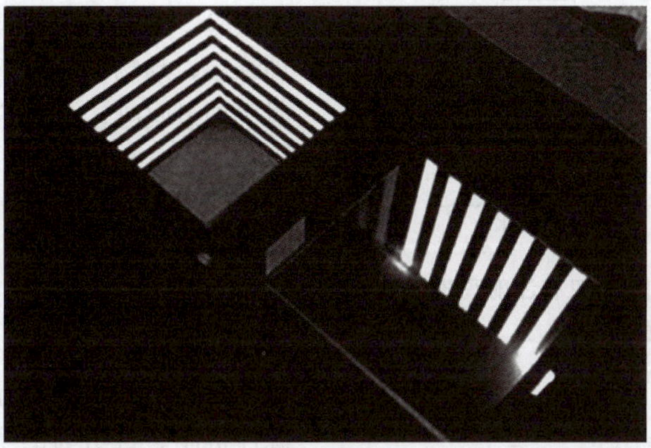

图 8－14　CPP 实验箱，两箱尺寸，光照度完全一样。区别主要在于 A 箱地面光滑，B 箱地面粗糙，以及壁上的黑白条纹的方向。两箱之间有一过道，动物可自由地在两箱之间来回探索

（二）实验流程

不同的实验目的有不同的操作流程。最关键的是如何做好对照实验。应该是在完全一样的条件下进行组间对照，以及完全一样条件下做自身对照。

1. 适应阶段

需要让动物适应 CPP 箱子。方法就是让动物每天自由探索 CPP 箱 30min，至少连续 2d，然后才开始实验。每只动物的普通行为学观测是非常重要的，要判断动物是否处于应激状态，适应的程度是否好。因为，应激可能是导致成瘾易感性的基础，同时应激本身也会干扰成瘾的形成。

2. 训练检测阶段

训练的开始，最重要的是得到基础水平的数据。也就是在 15min 的自由探索中，动物本身对 A 和 B 箱本身是否有偏爱。实验操作者需要注意的是，每次把动物放入启始通道时，让动物面向两侧的壁，避免人为暗示导致动物表现为偏爱 A 或 B 箱。例如，如果把动物面向 A 箱，动物很可能接受操作者暗示，花更多的时间在 A 箱中。把动物放入启始通道，最好通过自动轨迹记录系统，观测动物在 A 和 B 箱中的时间和进入次数。把出现明显偏爱的动物淘汰出行为学实验。进入训练阶段时关闭 A 和 B 箱间的通道。假如注射吗啡后把动物放入 A 箱 30min，那么注射生理盐水后就把动物放入 B 箱中。对照组（只注射生理盐水）和实验组每天进行两次实验，实验组动物 1 次注射生理盐水，1 次注射吗啡。注射完后分别放入 A 和 B 箱中 30min。对照组注射生理盐水后，1 次放 A 箱，1 次放 B 箱。连续四天的训练。第

5d，打开A和B箱间的通道，把动物放入启始通道中，让其自由探索A和B箱。15min内，实验组动物在A和B箱中所停留时间的差异，是由注射生理盐水和吗啡的不同导致的。对照组在A和B箱中的停留时间应该没有差异，但可能会受应激的影响。所有的结果需要平均后进行统计分析，以排除动物个体差异，或有些动物没有形成CPP的影响。通常每个组的动物数需要在7～10只左右才能很好地满足统计的要求（图8-15）。

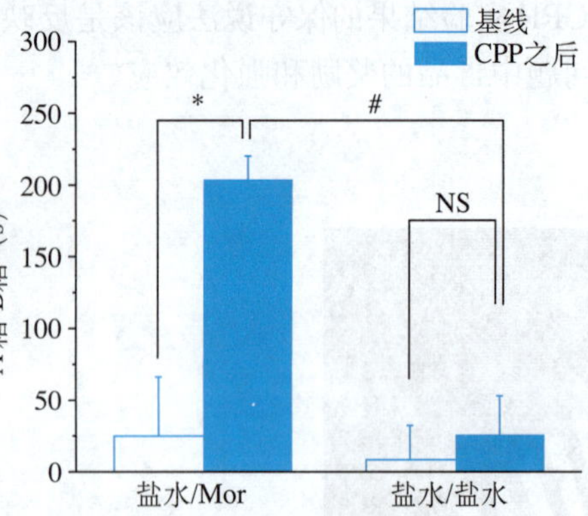

图8-15 通过四天的CPP训练，只有注射吗啡后放入A箱的动物对A箱产生偏爱

三、敏感化

注射可卡因导致NAc释放多巴氨的增加，使动物的运动量增大。利用开放场动物实验模型，就能检测多次注射同样剂量的可卡因，是否会导致更多的多巴氨释放，致使动物的运动量逐渐提高。

基本原理和实验流程

每次注射完毒品后，把动物放入开放场1小时，让其自由探索。多次给予毒品，反复把动物放入开放场中，动物就形成背景条件化的运动量增强，也称为敏感化学习。

四、自给药

毒品成瘾动物模型中，自给药（self-administration）模型是最广泛被认可的动物模型。

（一）基本原理

自给药的基本原理是斯金纳操作式条件反射。通过手术，把注射导管埋置到大鼠颈静脉，注射管从背部皮肤伸出，连到注射泵。由计算机控制可卡因或海洛因的注射量。动物压1次杆，计算机就驱动微量注射泵将毒品注入大鼠颈静脉，迅速进入大脑产生效应。由于可卡因或海洛因的奖励强化效应，使大鼠不断地压杆获得奖励。是一种正性强化形成的习惯化学习。

（二）实验流程

动物每天训练两小时，连续训练14d。操作奖励比例开始是1∶1（FR1），也就是压1次杆立即给予1次奖励（注射100～250μg可卡因或60～100μg海洛因，0.02～0.1 ml进入大鼠静脉，4 s完成注射）。然后逐渐加大比例为1∶2（FR2）或甚至更高（FR10），要求动物不断地压杆才能得到足够的毒品。两小时内动物自给药15次就认为是形成了自给药模型。形成后可给予条件化消退实验，把自给药改成自给生理盐水，通过几天训练后，动物的压杆行为会逐渐消失。此时，注射小剂量吗啡，心理应激或直接向海马下托施加6～8 Hz的电刺激等，都会导致动物虽然得不到奖励，但不断压杆的行为。因此，压杆行为被认为是寻求毒品的行为。最近在模型的构建（construct）方面得到验证，表明自给药前很短瞬间和自给药期间，NAc脑区有多巴胺的释放增加，表明了自给药和人类毒品摄取具有多巴胺释放的同源性机制。自给药的实验证据可以认为毒品成瘾是习惯化行为。

参考文献

综述

1. Baddeley AD, Hitch GJ. Working memory. The psychology of learning and motivation. New York: Academy Press, 1974
2. Becker JT, Morris RG. Working memorys. Brain Cogn, 1999, 41: 1-8
3. Borsini F, Meli A. Is the forced swimming test a suitable model for revealing antidepressant activity? Psychopharmacology 1988, 94: 147-160
4. Goldman-Rakic PS. Cellular basis of working memory. Neuron, 1995, 14: 447-685
5. First MB, Spitzer RL, Gibbon M, et al. Structured Clinical Interview for DSM-IV Axis I Disorders. Washington: American Psychiatric Press, 1996
6. Flint J. Animal models of anxiety and their molecular dissection. Semin Cell Dev Biol, 2003, 14: 37-42
7. Lisman JE, Grace AA. The hippocampal-VTA loop:

controlling the entry of information into long-term memory. Neuron, 2005, 46: 703-713
8. Robinson TE, Berridge KC. The psychology and neurobiology of addiction: an incentive-sensitization view. Addiction 95, 2000, 2: S91-117
9. Walsh RN, Cummins RA. The open field test: a critical review. Psychol Bull, 1976, 83: 482-504
10. Hyman SE, Malenka RC. Addiction and the brain: the neurobiology of compulsion and its persistence. Nat Rev Neurosci, 2001, 2: 695-703

原始文献

1. Abrahams S, Morris RG, Polkey CE, et al. Hippocampal involvement in spatial and working memory: A structural MRI analysis of patients with unilateral mesial temporal lobe sclerosis. Brain Cogn, 1999, 41: 39-65
2. Cai JX, Ma YY, Xu L, et al. Reserpine impairs spatial working memory performance in monkeys: reversal by the alpha 2-adrenergic agonist clonidine. Brain Res, 1993, 614: 191-196
3. Deroche-Gamonet V, Belin D, Piazza PV. Evidence for addiction-like behavior in the rat. Science, 2004, 305: 1014-1017
4. Geyer MA, Braff DL. Startle habituation and sensorimotor gating in schizophrenia and related animal models. Schizophr Bull, 1987, 13: 643-686
5. Jackson WJ, Buccafusco JJ. Clonidine enhances delayed matching-to-sample performance by young and aged monkeys. Pharmacol Biochem Behav, 1991, 39: 79-84
6. Kubota K. Prefrontal unit activity during delayed-response and delayed-alternation performances. Jpn J Physiol, 1975, 25: 481-493
7. Kumari V, Soni W, Mathew VM, et al. Prepulse inhibition of the startle response in men with schizophrenia: effects of age of onset of illness, symptoms, and medication. Arch Gen Psychiatry, 2000, 57: 609-614
8. Li Y, Acerbo MJ, Robinson TE. The induction of behavioural sensitization is associated with cocaine-induced structural plasticity in the core (but not shell) of the nucleus accumbens. Eur J Neurosci, 2004, 20: 1647-1654
9. Li Z, Zhou Q, Li L, et al. Effects of unconditioned and conditioned aversive stimuli in an intense fear conditioning paradigm on synaptic plasticity in the hippocampal CA1 area in vivo. Hippocampus, 2005, 15: 815-824
10. McCormick DA, Thompson RF. Cerebellum: essential involvement in the classically conditioned eyelid response. Science, 1984, 223: 296-299
11. Montgomery KC. The relation between fear induced by novel stimulation and exploratory behaviour. J Comp Physiol Psychol, 1958, 48: 254-260
12. Morris RG, Garrud P, Rawlins JN, et al. Place navigation impaired in rats with hippocampal lesions. Nature, 1982, 297: 681-683
13. O'Donnell JM, Seiden LS. Effect of the experimental antidepressant AHR-9377 on performance during differential reinforcement of low response rate. Psychopharmacology (Berl) 1985, 87: 283-285
14. Park S, Puschel J, Sauter BH, et al. Spatial working memory deficits and clinical symptoms in schizophrenia: a 4-month follow-up study. Biol Psychiatry, 1999, 46: 392-400
15. Phillips PE, Stuber GD, Heien ML, et al. Subsecond dopamine release promotes cocaine seeking. Nature, 2003, 422: 614-618
16. Presty SK, Bachevalier J, Walker LC, et al. Age differences in recognition memory of the rhesus monkey (Macaca mulatta). Neurobiol Aging, 1987, 8: 435-440
17. Steinmetz JE, Lavond DG, Ivkovich D, et al. Disruption of classical eyelid conditioning after cerebellar lesions: damage to a memory trace system or a simple performance deficit? J Neurosci, 1992, 12: 4403-4426
18. Vanderschuren LJ, Everitt BJ. Drug seeking becomes compulsive after prolonged cocaine self-administration. Science, 2004, 305: 1017-1019
19. Yang Y, Ma Y, Ni L, et al. Lead exposure through gestation-only caused long-term learning/memory deficits in young adult offspring. Exp Neurol, 2003, 184: 489-495
20. Yang Y, Zheng X, Wang Y, et al. Stress enables synaptic depression in CA1 synapses by acute and chronic morphine: possible mechanisms for corticosterone on opiate addiction. J Neurosci, 2004, 24: 2412-2420

Ⅱ 神经系统的细胞生物学

鲁 白

第九章 神经元的细胞生物学 …… 鲍岚 关新民 邓云平（139）
第十章 神经胶质细胞生物学 …… 于常海 刘爽 段树民（165）
第十一章 膜的电学性质 …… 章纪放（185）
第十二章 神经元的离子通道 …… 王克威 利民（196）
第十三章 神经递质的释放及其调控 …… 吴政星 徐涛 周专（220）
第十四章 神经元的受体和信号转导 …… 纪如荣 李锦（242）
第十五章 突触信号的整合 …… 刘国松 刘先国（270）

早在 100 多年前，神经科学的鼻祖卡哈尔（Ramon y Cajal）就提出了所谓“神经元学说”，认为单个神经元是神经系统最基本的功能单位。这可能是神经科学发展历史中具有突破性意义的事件，它为后继的一系列脑科学相关的研究奠定了基础。我们知道神经系统所有的神奇而复杂的功能，都是通过神经元之间错综的突触联系完成的。自卡哈尔理论的提出，尤其在 DNA 双链结构发现之后，神经科学又走过了一段很长的历史。其中分子生物学的发展为理解神经元各个部分，包括轴突、树突以及突触等的结构、功能和其相关的细胞分子机制奠定了基础。

对于神经元来说，除了一些基本的细胞生物学过程（包括增殖、存活、凋亡、分化、运动及细胞内和细胞间的信号转导）以外，还拥有一些非常有意思且具有挑战性的、为神经元特有的细胞生物学现象。例如，神经元发放动作电位，且放电的时程和模式都受到各种具有复杂调控机制的离子通道的调节和控制。和其他细胞不同，神经元具有纵横交错的轴突和树突结构。它们的生长发育调控及其机制，也是很多神经细胞生物学家研究和关心的焦点。通过突触结构相互联系的神经元形成的神经网络，也在不断被外界活动所调节着。神经递质如何从神经末稍释放以及突触电流如何被突触后神经细胞整合等问题，一直是过去十几年来神经科学领域的热门话题。信号转导在神经元中有其特殊性，这是由于它和神经递质释放相关分子元件、离子通道、递质受体间的紧密的耦联。所有这些研究的发展都得益于现代神经科学多学科交叉的研究。此外，研究手段的突破，例如膜片钳技术、细胞培养、抗体标记、PCR、基因转染等，也对推动神经科学研究的前进有重要的影响。

虽然细胞神经生物学如今已有了相当大的进展，但是仍然有很多尚待解决的问题。举例来说，人们对占了神经组织一半以上的胶质细胞的功能，至今没有透彻而全面的了解。但是我们相信，在理论和方法学发展的不断推进下，胶质细胞生物学的突破性进展指日可待。

第九章　神经元的细胞生物学

鲍岚　关新民　邓云平

第一节　神经元的基本结构与功能 …………… 139
一、基本组成部分…………………………………… 139
二、结构特征——神经元具有上皮细胞的基本特征 … ………………………………………………… 146
三、分类…………………………………………… 146
第二节　神经元的细胞器及其功能 …………… 147
一、在细胞核内编码蛋白质合成的信息 ………… 147
二、依靠游离核糖体在胞体合成蛋白质 ………… 148
三、在粗面内质网中合成分泌蛋白、囊泡装置和膜蛋白 ………………………………………………… 149
四、在高尔基器分泌蛋白进一步加工 …………… 151
五、蛋白质在胞浆内进行修饰 …………………… 152
六、不同的分泌泡介导蛋白质向外周的输出……… 153
七、通过内吞将膜表面和细胞外物质摄取到细胞内 … ………………………………………………… 154
八、细胞骨架影响神经元形状并决定细胞器和蛋白质的不均匀分布 ……………………………… 154
第三节　神经元的轴浆运输 ……………………… 156
一、快速轴浆运输 ………………………………… 157
二、慢速轴浆运输 ………………………………… 160
第四节　不同神经元的结构和功能 …………… 160
一、感觉神经元 …………………………………… 160
二、运动神经元 …………………………………… 162

神经元是神经系统的基本结构和功能单元。与其他组织的细胞相比，神经元具有许多共同的结构和功能，但同时也有其独特的形态和特征，主要表现在其结构上高度的极性化和细胞功能上的可兴奋性。这些特征也不仅存在于神经元，上皮细胞和其他分泌细胞也可以呈现极性化，肌肉等非神经元细胞也具有可兴奋性。然而，神经元的极性化和可兴奋性都发展到了一个较高的程度，因此神经元在接受信号后，可以将信号在较长的距离内进行加工和传导。本章描述神经元的基本结构、神经元的细胞器及其功能、神经元的轴浆运输，最后讨论不同的神经元结构和功能间的差异和相互联系。

第一节　神经元的基本结构与功能

一、基本组成部分

神经元主要的组成和功能部分分为细胞体、树突、轴突和终末，各部分相互延续，也常相隔一定的距离（图 9-1）。大部分神经元的胞体体积只占了整个神经元总体积的小部分，少于十分之一，在胞体内含有合成 RNA 和蛋白质的核和各类细胞器。神经元的树突和轴突分别从胞体发出，组成神经元其余的特殊结构部分。从胞体可以发出多根树突，与胞体相比其体积较薄，并且在其延伸过程中多次分叉，以利于接受其他神经元广泛的信息传入。从胞体通常只发出单根轴突，在其终末部分可以发出许多分支，通过轴突可以传导电冲动，经较长的距离传递到神经元的终末，与其他的神经细胞或靶器官形成突触连接，对其功能进行调控。

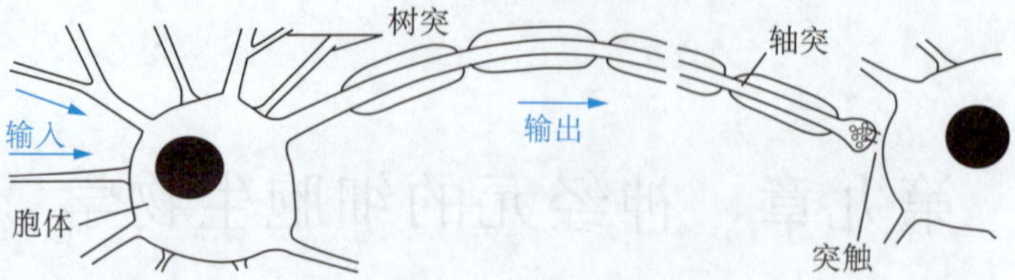

图 9－1　神经元结构模式图

（一）细胞体是神经元的代谢活动中心

神经元的胞体结构与其他细胞的结构基本一致，由细胞核、细胞质和细胞膜组成，细胞质中含各种细胞器，包括核糖体、内质网、高尔基复合体、线粒体、溶酶体、蛋白酶体、分泌泡和内吞体等（图 9－2），还有大量的细胞骨架成分，包括微管、神经丝和肌动蛋白微丝。神经元胞体是整个神经元的代谢和功能活动中心。细胞核内含有基因信息，生成的 mRNA 转运到神经元的胞浆内，胞体内含有蛋白质翻译和合成所需的底物和酶，这一过程要在蛋白质的合成装置中完成，这些合成装置是各种细胞器，包括核糖体、内质网和高尔基复合体等。蛋白质的合成仅发生在胞体和树突，轴突的蛋白质主要在胞体和近端树突合成，再通过轴浆运输等途径运到末梢。

神经元胞体的形状多种多样，可以呈圆形、锥体形和多角形，胞体大小也相差较大，小的横截面积只有几十平方微米，大的有数千平方微米。

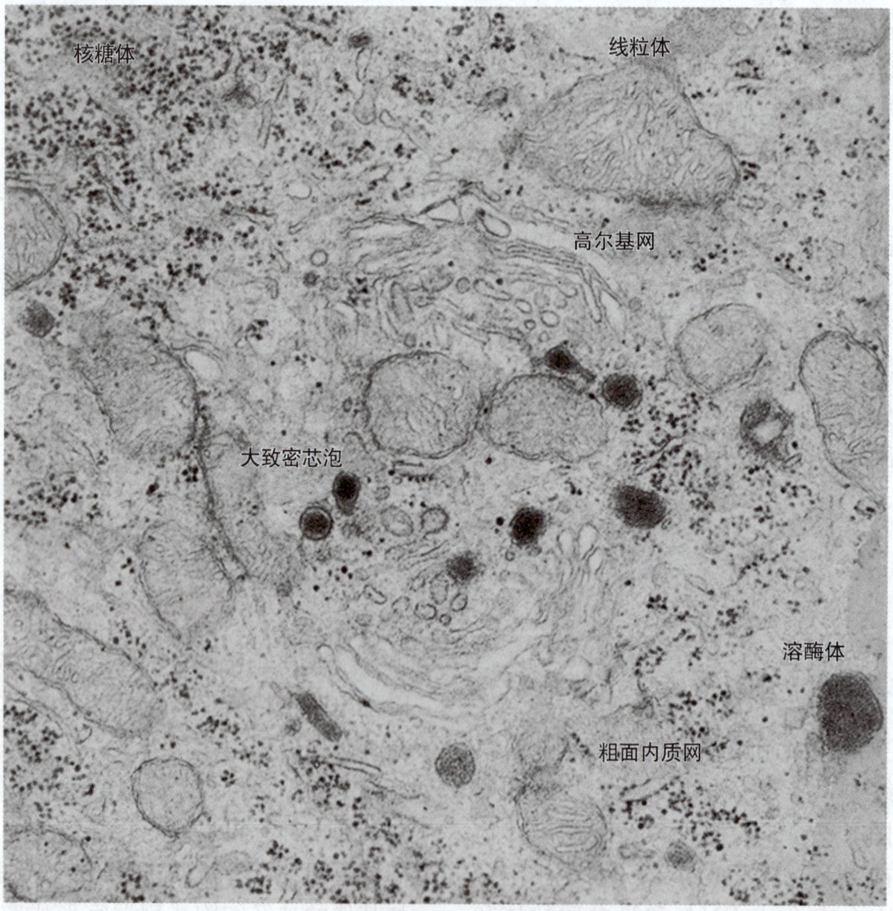

图 9－2　神经元细胞体电镜图

各种属动物中神经元胞体的大小也有较大的变化，但形状差异较小。在许多神经元中，胞体是突触传入的一个重要的位置，胞体接近触发区，在这里抑制性输入特别有效，但在一些神经元，如背根节的初级感觉神经元，通常认为胞体不接受突触传入。近年来认为胞体也可以接受非突触传递的神经递（调）质，从而使其功能受到调控。

（二）树突是神经元信号传入的主要部位

树突是神经元胞体向外周的延伸，在光镜和电镜下很难区分胞体的止点和树突的起点，胞体中所含有的细胞器大多可进入树突，在树突近段可见用于蛋白质合成的细胞器，包括粗面内质网、游离核糖体和高尔基复合体等，到远端会越来越少。核糖体和mRNA通过轴浆运输可以主动运到树突，因此在树突可以进行蛋白质的一些翻译。通常一个神经元可以有多根树突（图9-3），树突在向外生长的过程中不断发出分支，一般其分支比主干细，分支数量和次数多者可以形成树突树。树突的全长都可以与其他神经元的轴突末梢形成突触，广泛接受信号的传入，树突是神经元信号传入的主要部位。

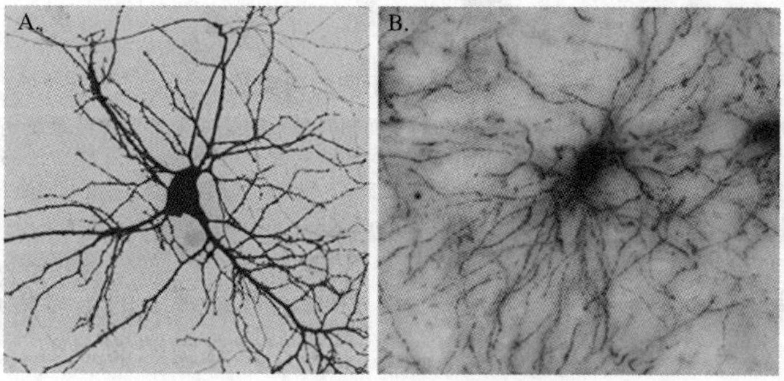

图9-3　中枢神经系统神经元的树突

（A）培养海马神经元（中国科学院神经科学研究所于翔研究员提供）；（B）用高尔基染色法显示的猫丘脑神经元（中国科学院神经科学研究所毛金标高级实验师提供）

神经元的树突表面会生长出一些细小的突起，称为树突棘（dendritic spine）。树突棘是树突接受信号传入的重要部位，在此处与其他神经元的末梢形成突触连接，树突棘的表面形成突触连接的突触后成分，有多种受体和离子通道，在树突棘内也有蛋白质的合成。树突棘分为简单和复杂的两种，简单的树突棘是中枢神经系统神经元中最常见的形式，主要由一个泡状的头通过一根狭窄的茎与树突相连，复杂的树突棘呈多叶的瘤状，常形成多个突触，树突棘可短而粗或长而细（图9-4），其形状的主要差别在于颈的直径、长度、体积和表面积。树突棘的形状、大小和数量与其离胞体的距离、神经的支配、机体的发育阶段直接相关，当神经元处于活动状态时树突棘的数量和形状都会发生可塑性改变，因此树突棘在学习和记忆以及神经元可塑性方面都有重要作用。在各种类型的脑疾病状态下，树突棘的分布和结构也会发生变化（图9-4）。

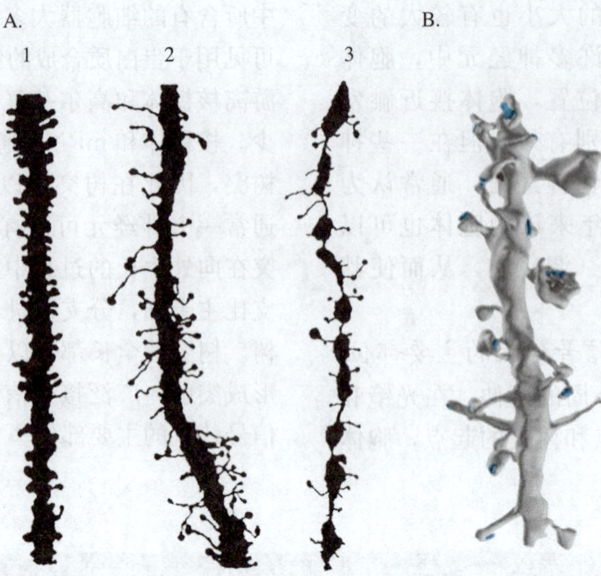

图 9-4 各种不同的树突棘

(A) 人体大脑皮质锥体细胞顶树突显微镜下所画的平面图，显示的是 6 个月无神经系统病史（1）、10 个月智力障碍（2）和 5.5 个月有神经行为异常儿童（3）的树突棘（引自 Purpura DP. Science 1974，186：1126-1128 和 Purpura DP et al. Dev. Brain. Res. 1982，5：287-297）；(B) 成年大鼠海马区锥体细胞重构的树突棘（引自 Fiala JC，et al. Brain Res. Rev. 2002，39：29-54）。

（三）轴突是神经元信号传出的主要部位

轴突可由神经元的胞体或主干树突的根部发出，发出轴突的细胞体的锥形隆起称为轴丘（axon hillock）。一般神经元都有一根细长、表面光滑而均匀的轴突，长度有的可达 1 米多。轴突在延长的途中很少分支，若有分支常自主干呈直角发出，形成侧支，其与主干的粗细基本一致。轴突到达要支配的神经元或其他效应细胞时，末端常会发出许多细小的分支，形成庞大的网络，称为终末，可与其他神经元的胞体、树突或轴突形成突触，也可与效应细胞如肌肉或腺细胞形成突触，神经元发出的指令或冲动可通过突触传递到下级神经元或效应细胞。大部分轴突外有胶质细胞包绕而形成髓鞘（图 9-5），在髓鞘之间形成郎飞结，此处是一些钠通道、钾通道和其他分子特异性分布的区域（图 9-6），易于激活，信号在有髓纤维上主要通过郎飞结呈跳跃状传递，因此有髓纤维上的信号传递较快。在轴突的终末分支中没有髓鞘的覆盖。另外，在部分轴突外没有髓鞘，如背根神经节小神经元形成的 C 纤维，称为无髓纤维，也有部分轴突外的髓鞘较薄，如背根神经节小神经元形成的 δ 纤维，称为薄髓纤维。信号在这两类纤维上的传导速度都比有髓纤维慢。

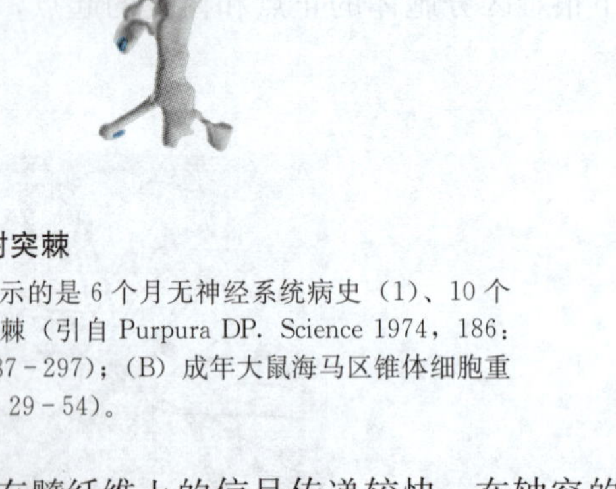

图 9-5 有髓纤维冠状面的电镜图

(引自 Arroyo EJ，Scherer SS. Histochem Cell Biol 2000，113：1-18)

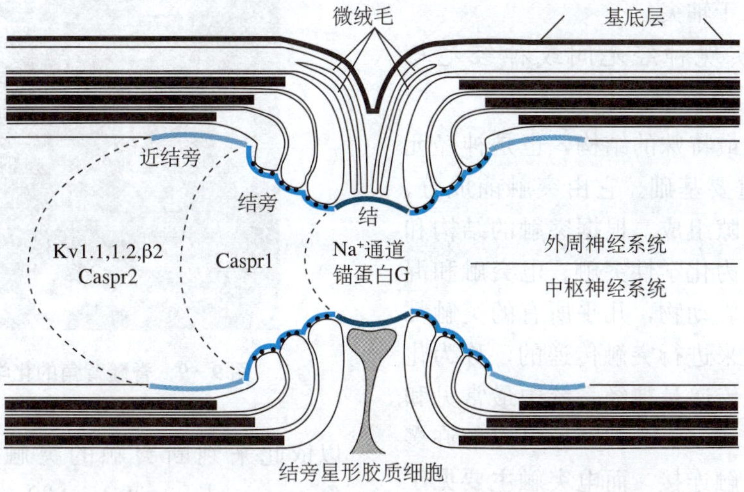

图 9-6 郎飞结的结构和分子模式图

(引自 Arroyo EJ，Scherer SS. Histochem Cell Biol 2000，113：1-18)

轴突的起始段（initial segment）是指轴丘的顶端到开始有髓鞘之间的节段，形成了一个特殊的结构（彩图 9-7），此结构的轴膜内面有薄层致密的内衣，与有髓纤维的郎飞结处有类似的结构。另外，轴突的起始段中细胞骨架蛋白聚集，肌动蛋白和微管集合成束，相邻的微管间有横桥相连（图 9-8）。无髓的轴突也有与之相对应的一段起始段。已经发现有些分子可以特异性地分布在轴突的起始段，包括钠通道和膜上的一些分子，起始段膜的兴奋阈最低，是神经冲动的发起部位，可能与这些分子在该区域的特殊分布有关。另外，也由于这段的特殊结构和分子分布使得轴突与胞体中所含的分子有一些差异，轴丘是一个很明显的两者之间的边界，在轴突中不存在核糖体、粗面内质网和高尔基复合体等主要的蛋白质合成装置。

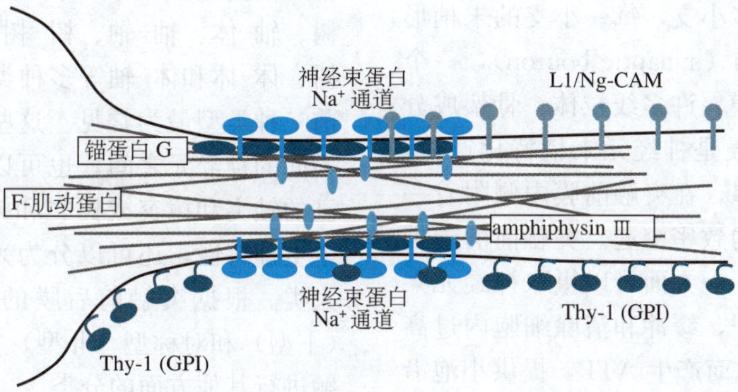

图 9-8 轴突起始段所形成的分子栅模式图

轴突起始段限制了轴突中和胞体树突中膜蛋白相互间的扩散，但不限制膜内脂质的扩散（引自 Winckler B and Mellman I，Neuron 1999，23：637-640）。

虽然轴突和树突都含有三种相同的细胞骨架（微管、神经细丝和肌动蛋白微丝），但其排列方式和生化特性有些区别。在轴突中微管的正端指向末梢，而负端朝向胞体；在树突中，微管极性的方向是双向的，方向相反的微管各占一半。因此所有由微管正端运向负端的细胞器都被运到树突，而不能运到轴突。轴突和树突内微管的相关蛋白也不尽相同，MAP2 只存在于胞体和树突，而Tau蛋白则主要位于轴突。

（四）突触是实现神经元间或神经元与效应器间信息传递的部位

突触是神经元中最特殊的结构，也是神经元实现其特异功能的重要基础。它由突触前成分、突触后成分及突触间隙组成。根据突触的结构和电生理特点，可以分为化学性突触、电突触和混合性突触三种。在哺乳动物，几乎所有的突触都是通过神经递质释放来进行突触传递的，称为化学性突触，此类突触传递是神经系统中最常见和最重要的信息传递方式，一个神经元可以与许多神经元形成这样的突触连接。而电突触主要见于鱼类与两栖类。

电突触为缝隙连接，直径在0.1～10 μm之间，突触前和后膜厚度基本相等，中间的缝隙为2～4 nm，该缝隙由6个蛋白亚基组成的六角形小颗粒搭桥，形成细胞间的通道，使得离子和小分子通过，但阻止大分子进入该通道。缝隙连接的信号传递速度比大多数化学性突触要快。电突触多见于低等动物，在哺乳动物的神经系统中也有其一定的功能，使得相邻的神经活动同步化。

化学性突触（图9-9）的突触前成分（presynaptic elements）多由轴突的末梢组成，在每个轴突的终末都要分成许多小支，每一小支的末梢形成球状，称为突触终扣（synaptic bouton），一个终扣内包括了突触前膜、许多线粒体、骨架成分及突触囊泡。突触前膜是神经元末梢特化产生，比一般的神经元膜稍厚，在突触前膜内侧附着一种呈斑点状向胞质内的致密突起。突触前的末梢内有许多线粒体存在，一方面可以摄取神经元兴奋时内流进入的钙离子，缓冲和清除细胞内过高的钙离子水平；另一方面产生ATP，提供小泡沿微管滑行而释放递质的能量。在电镜下突触前膜附近含有较多的突触小泡（synaptic vesicle），可以依此来判断突触的突触前成分。突触间隙（synaptic cleft）宽15～30 nm。间隙内常见糖蛋白和细丝等中等度致密物质，这些物质将前后膜牢固地联系起来。突触后成分（postsynaptic elements）常由神经元胞体或树突分支构成，包括突触后膜及其膜下结构。突触后膜与突触前膜一样也是神经元胞膜特化而成，厚7 nm左右，盘状的突触后致密带（postsynaptic density，PSD）是突触后膜最主要的特征，直径300～500 nm，厚50～60 nm，由几十种蛋白质组成，最主要的成分有肌动蛋白和血影蛋白（fordrin），最重要的成分包括许多受体和通道。

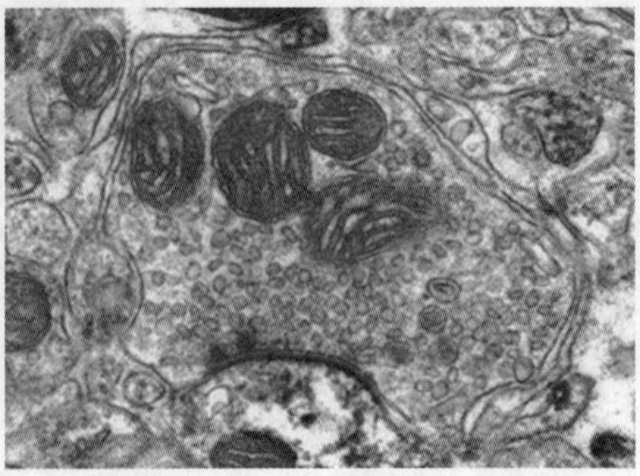

图9-9　脊髓背角的化学性突触电镜图

化学性突触根据其结构和功能分为不同的类型。依据组成突触结构的不同，将突触分为轴-树、轴-体、轴-轴、树-树、树-体、树-轴、体-树、体-体和体-轴等多种类型（图9-10），其中前三种类型最为常见。这些突触连接可以发生在不同的神经元之间，也可以发生在一个神经元自己的轴突和树突或树突和树突之间。根据突触的电生理特性，还可以分为兴奋性和抑制性突触两大类。根据突触前后膜的特征可分为不对称型（Ⅰ型）和对称型（Ⅱ型）突触。此外，还可对突触进行其他方面的分类。

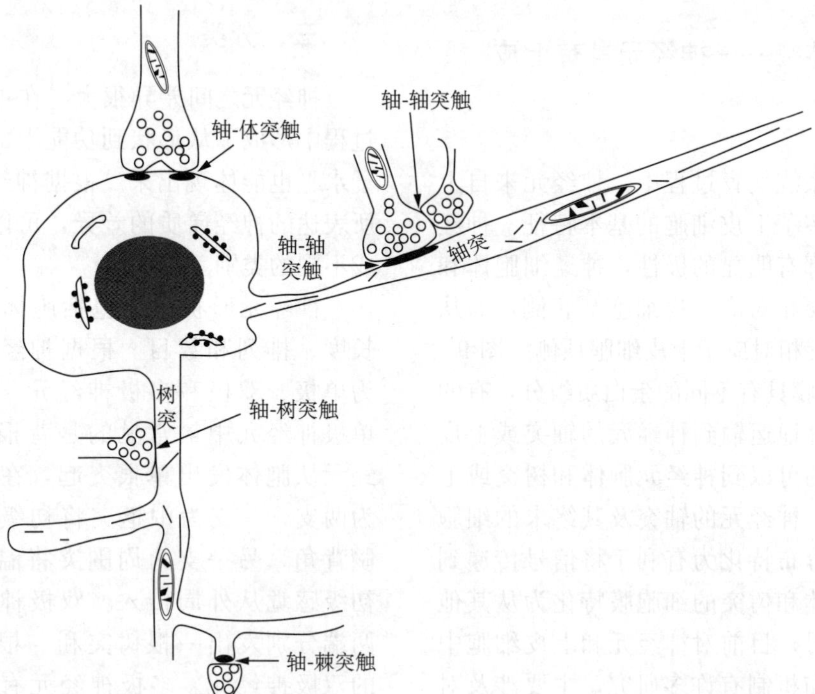

图 9-10　化学性突触中常见的突触类型

化学性突触中除了以上常见的突触种类外，还包括一些特殊结构的突触（图 9-11）。交互性突触（reciprocal synapse）中含有突触前后膜方向恰好相反的两个突触，共存于同一突触间隙，发挥侧抑制功能；连续性突触（series synapse）由三个以上的末梢连成串组成，中间终末既是前一突触的突触后成分又是后一突触的突触前成分；突触球（synaptic glomerulus）是由一层胶质细胞膜包绕的一组突触，呈球形结构，包括了轴突-树突、树突-树突和轴突-轴突等多种突触成分，常见于脊髓Ⅱ层的胶状质、小脑和丘脑等部位，内含抑制性和兴奋性突触。

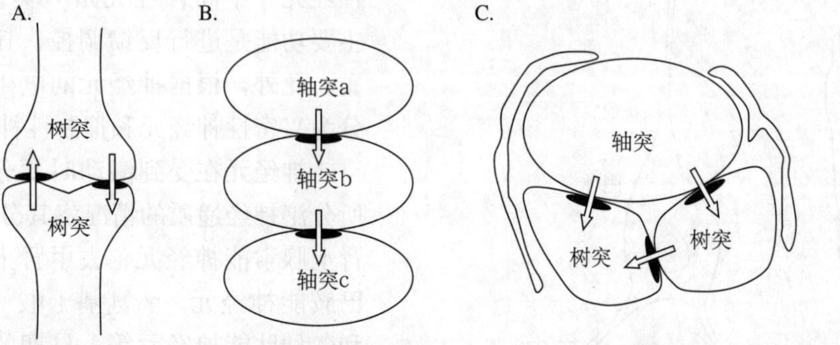

图 9-11　特殊形态的突触中的交互性突触（A）、连续性突触（B）和突触球（C）

二、结构特征——神经元具有上皮细胞的基本特征

在胚胎神经系统发育过程中，神经元来自上皮细胞，因此保留了上皮细胞的基本特征。神经细胞和上皮细胞都有明显的极性，神经细胞体和由胞体发出的树突相对应上皮细胞基底侧，而从神经元发出的轴突相对应于上皮细胞顶侧（图9-12），两处的细胞膜具有不同的蛋白质组分，有的蛋白质可以选择性地运输到神经元的轴突或上皮细胞的顶侧，有的可以到神经元胞体和树突或上皮细胞的基底侧。神经元的轴突及其终末的细胞膜的结构和分子分布特化为有利于将信号传递到其他细胞，而胞体和树突的细胞膜特化为从其他神经细胞接受信号，目前对神经元和上皮细胞中分子的选择性分布机制有许多研究，主要涉及对不同蛋白质的选择性运输、保留和去除机制。

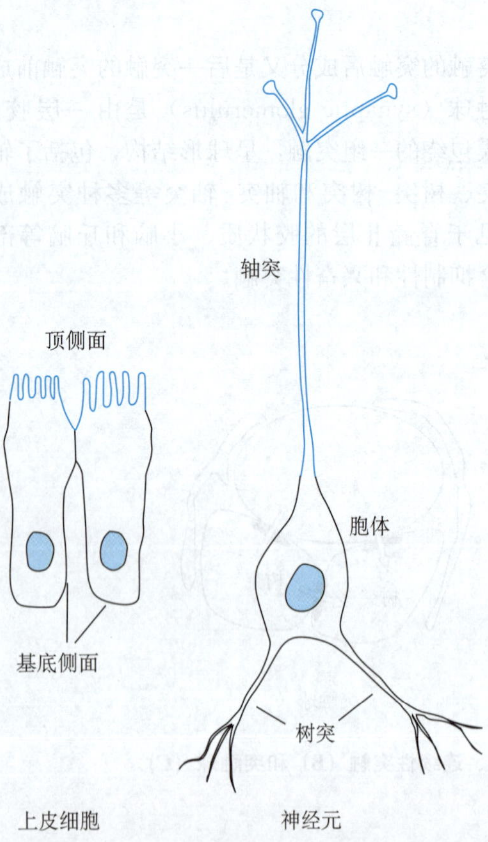

图9-12 比较神经元和上皮细胞两类极性化细胞

三、分类

神经元之间差异很大，在神经元的发育分化过程中形成了从形状到功能上的差异，同时在分子水平也能体现出来。根据神经元形状、功能和所表达的神经递质的差异，可以初步把神经元分成不同的类别。

神经元形状主要包括胞体的形状和突起的长度、排列和数目。根据神经元突起的数目分为单极、双极和多极神经元。单极神经元或假单极神经元中最常见的是背根节神经元，此神经元从胞体发出单根突起，在离胞体不远处分为两支，一支为中枢突将初级感觉信号传向脊髓背角，另一支为周围突将温、痛和触压觉等初级感觉从外周传入。双极神经元是从胞体的两端分别发出一根树突和一根轴突，如视网膜的双极神经元。多极神经元有一根轴突和多根树突，如脊髓前角的运动神经元、海马和大脑皮质的锥体细胞等。此外，还可以根据轴突的长短、树突野的形状进行分类。

不同部位的神经元所行使的功能是不一样的，据此将神经元分为感觉神经元、运动神经元和中间神经元。感觉神经元是将人体从外界所获得的各种感觉向高级中枢传递，如背根神经节、脊髓和脑干感觉核团中的神经元。运动神经元是将高级中枢所发出的指令向外周肌肉细胞传递，如大脑皮质的锥体细胞、脑干运动核和脊髓前角中的神经元。中间神经元是一类体积较小的神经元，主要功能是进行反馈调控，丘脑和脊髓内均有分布。此外，根据神经元的电生理特征，将神经元分为兴奋性神经元和抑制性神经元。

神经元在受到激动时要分泌神经递质，根据所分泌神经递质的情况将其分为：胆碱能神经元、肾上腺素能神经元、去甲肾上腺素能神经元、多巴胺能神经元、γ氨基丁酸（GABA）能神经元和各种肽能神经元等。早期的研究认为一个神经元中只有一种神经递质存在，后来发现在一个神经元中可以有多种神经递质共存，建立了神经元中的递质共存理论。胆碱能神经元主要是副交感神经的节后神经元和脊髓运动神经元，去甲肾上腺素能神经元主要是交感神经的节后神经元，γ氨基丁酸能神经元主要是许多中间抑制性神经元，

各种肽能神经元分布较广，各种神经肽通常与其他神经递质共存于同一突触内。

小结

神经细胞有四个不同的部分组成：从其他神经元接受信息的树突、神经元蛋白质编码、合成和代谢的细胞体、长距离投射到靶细胞的轴突和释放神经递质的神经终末。这些部分从结构上有机地联系在一起，实施整个神经元的完整功能。

第二节　神经元的细胞器及其功能

神经元与其他细胞一样内含细胞核、细胞浆和细胞膜，细胞浆中包含一些大小不等、形状不规则的囊管状结构，且被膜所包围，称为膜性细胞器，其中包括细胞核、线粒体、蛋白酶体、粗面和滑面内质网、高尔基复合体、分泌泡、内吞体、溶酶体、囊泡和空泡装置（cisternae）以及功能性地连接这些细胞器的运输泡。

膜性细胞器的膜来自于细胞外膜的内陷，它们的腔相当于细胞的外面，其脂质双层内叶相当于细胞膜的外叶，这样组成了细胞的内膜系统。这些膜性细胞器在结构上是不连续的，但通过运输泡可以进行高效和特异性地运输。在粗面内质网中合成的蛋白质和磷脂可以运输到高尔基复合体，通过分泌泡，经外排与细胞膜融合，构成了细胞内的分泌途径。另一方面，细胞进行内吞时，细胞膜成分及其蛋白质经内吞泡进入细胞内，融合入早期内吞体，或者通过囊泡再循环运回细胞膜，或者运往晚期内吞体到溶酶体降解，构成了细胞的内吞途径（图 9-13）。从简单的单细胞（酵母）到复杂细胞（神经元），细胞内的分泌和内吞机制非常保守。

一、在细胞核内编码蛋白质合成的信息

粗面内质网一部分特化的结构形成了核包膜，围绕着染色体 DNA 和其相关的蛋白，称为细胞核，细胞核是细胞内最主要的细胞器。核包膜上有核孔，是内外层膜融合所形成的亲水通道，这是一个由 100 多个不同蛋白质组成的精细结构，通过这里胞浆与核浆中的物质可以进行交换。

人体内不同种类细胞的细胞核含有相同的基因信息，在细胞增殖的过程中这些信息从父代细胞传递到子代细胞。但是，在每一种细胞内所含的蛋白质种类和数量却各不相同。在一个细胞中究竟要表达何种蛋白质，主要是通过结合到 DNA 上的转录因子来调控，这些因子在细胞浆内合成，通过核孔摄入到细胞核内。某些细胞特异性地表达某些转录因子，就能选择性地转录某些分子的 mRNA，最终选择性地合成某些蛋白质，形成了神经系统中各种不同亚型的神经元。在中枢和周围神经系统都发现了一些特异性的转录因子，这些转录因子通过调控某些受体和神经递质的合成，使一些神经元转变成具有特定功能的细胞亚型。

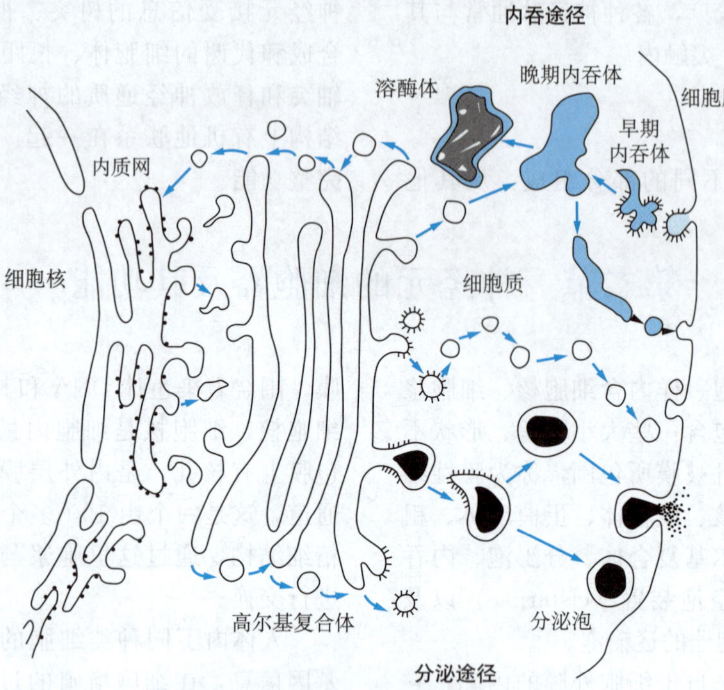

图 9-13 细胞的分泌和内吞途径

大脑中表达 200 000 多种 mRNA 序列，是肾脏或肝脏的 10～20 倍。一方面是大脑中有大量不同类型的细胞，每一类型的细胞需要表达一组调控其功能的转录因子，促进特定类型的 mRNA 的表达；另一方面是在大脑的 10^{11} 个神经细胞中，由于每一个神经元功能的相对复杂性，需要更多的分子来完成，因此每一个细胞比其他组织的细胞表达更多的基因信息，合成更多的分子来完成其复杂的功能。在成熟的神经元中，细胞分裂已经停止，染色质不再复制自己，仅以基因表达的方式产生各种分子，通过调控分子表达的种类和数量来产生每个细胞共同和独特的功能。

二、依靠游离核糖体在胞体合成蛋白质

蛋白质的合成在细胞浆中进行，从核内输出的 mRNA 分子与游离核糖体相连，从而把核糖体连成小丛，称为多核糖体。蛋白质的翻译从 mRNA 的 5’端开始，先生成蛋白质的 N 端，一个一个密码子地向前翻译，最后生成的是 C 端。新合成的蛋白质分成两部分，大部分留在胞浆中，另一部分要输入到核、过氧化物酶体和线粒体内，在蛋白质的氨基酸序列中编码了其最终要到达目的地的信号，如核定位信号、输入到过氧化物酶体的信号和输入到线粒体的信号（图 9-14）。在神经元内含量最丰富的胞浆蛋白质包括两类，即组成细胞骨架的各类亚基和催化细胞内代谢反应的酶类。

蛋白质的一级氨基酸序列决定了其部分的特定功能，然而多肽链进行折叠形成二级和三级的空间结构对其特有功能的实现也是至关重要的。一个蛋白质的正确折叠需要伴侣分子，其作用是稳定蛋白质，直到形成合适的区域进行正确折叠，这样就有效地防止了蛋白质的错误折叠。两个常见的伴侣分子是热休克蛋白 hsp70 和 hsp60，在许多蛋白质的合成过程中发挥作用，然后伴侣分子以一种能量依赖的方式从多肽中释放出来。通常情况下只有正确折叠的蛋白质才能进行有效地输出，到细胞其他的部位发挥功能。在细胞内不是所有的蛋白质都发生了正确的折叠，部分折叠错误的蛋白质会被清除出去，进行降解，这样防止了没有功能或者功能异常的蛋白质被错误地输出，从而导致某些疾病的发生。

要入核的蛋白质首先要在胞浆中进行折叠，然后一部分通过核孔输入到核内，不涉及膜运输，但核孔只允许小于 10 nm 的分子通过，因此许多蛋白质不能通过核孔自由地移动。在核内发挥作

用的DNA聚合酶、RNA聚合酶和剪切酶等只能依赖于其氨基酸序列中的核定位信号，与胞浆内的入核受体结合，帮助它们进入到核内，那些进入细胞核后又需要回到胞浆的蛋白质，在其氨基酸序列有核输出信号。蛋白质通过核孔的运动需要ATP的能量。

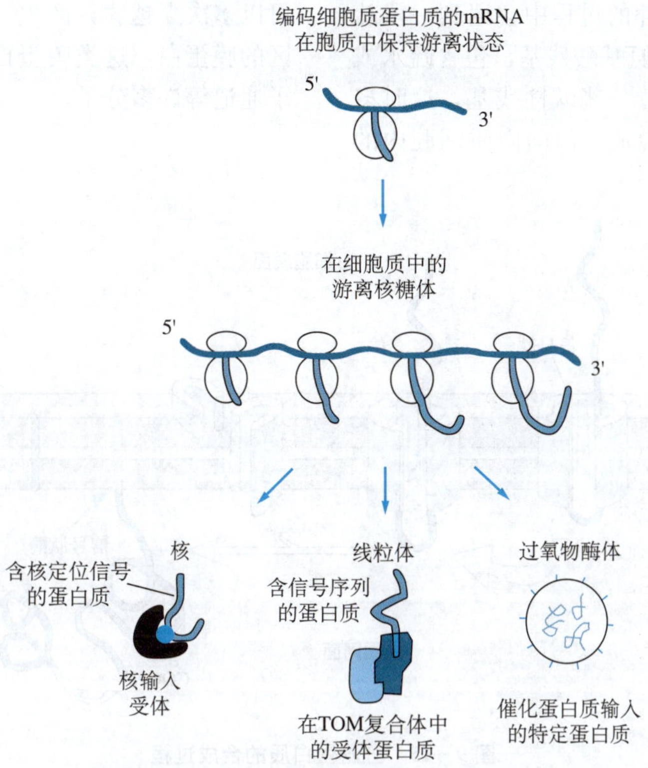

图9-14　在胞浆内游离核糖体合成的蛋白质

要进入线粒体和过氧化物酶体的蛋白质在胞浆中不进行折叠，在通过膜运输时必须是伸展的，到靶器官后才进行，并达到其成熟的结构。经典的线粒体输入信号位于蛋白质的N端，长为20～80个氨基酸，此序列形成一个两性分子的螺旋，亲水的碱性正电荷残基在一面和疏水的非极性残基在另一面。但仅仅依靠蛋白质分子内部的序列是不够的，一个蛋白质进入线粒体时，还需要线粒体膜两侧特定的伴侣分子，帮助蛋白质进入线粒体内，在蛋白质与伴侣分子相互作用的过程中会引起ATP的水解而释放能量，帮助了蛋白质的正确折叠，使其能够行使正常的功能。在线粒体内，蛋白质的输入处内外膜接触到一起，便于蛋白质直接地进入到线粒体基质内。

三、在粗面内质网中合成分泌蛋白、囊泡装置和膜蛋白

除了在细胞浆游离多核糖体内合成的胞浆蛋白外，一些分泌蛋白、细胞膜蛋白、组成囊泡装置的膜上和腔内的蛋白质都在内质网内合成。粗面内质网由多核糖体附着在内质网表面形成，要合成这些蛋白质的mRNA与核糖体相连，蛋白质在合成过程中同时穿过内质网膜进入其腔内，这一过程称为协同翻译转运（图9-15），需要ATP作为能量。

要进入内质网内的蛋白质的N端都有一个信号肽序列，由8个或8个以上的疏水氨基酸构成，引导核糖体与内质网接触，不断延伸的多肽以能量依赖的方式穿膜进入内质网腔中，这时信号肽序列常通过蛋白质水解剪切被去除。如果新生成

的是分泌蛋白或组成囊泡装置腔内的蛋白，合成的多肽不断地延伸，直到整个序列进入到腔内，成为自由蛋白质（图 9-15）。

膜蛋白的合成也要经过协同翻译转运，当多肽 N 端在内质网腔内延伸的过程中会遇到一段疏水序列，长度约为 20 个氨基酸残基，包含疏水或不带电的氨基酸，紧接着一些碱性残基，这时多肽链在内质网膜内继续合成，但向内质网腔内的转运停止，这段疏水的序列合成结束后会在内质网的胞浆面合成其余的多肽，形成了一个膜蛋白的 C 端（图 9-16）。如果在一个单链中有多个插入和停止转运的疏水序列，多肽在生成过程中就可以多次穿越膜，产生一个完整且具有多次跨膜区的膜蛋白，这类膜蛋白包括神经递质受体和离子通道等许多分子。

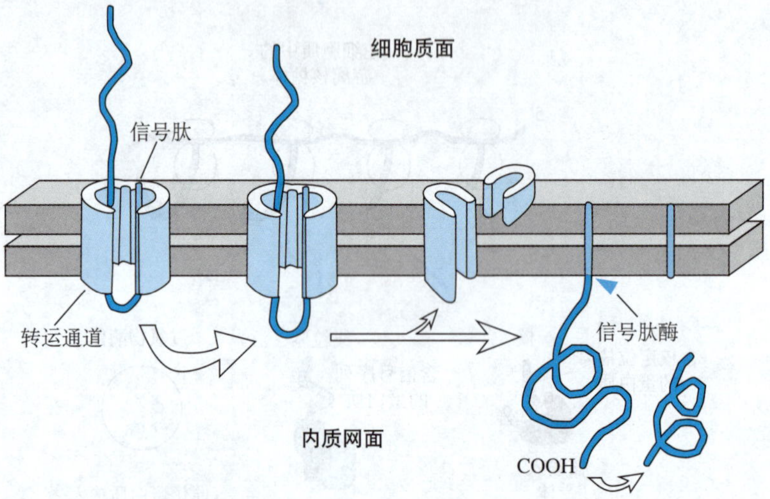

图 9-15　分泌蛋白质的合成过程

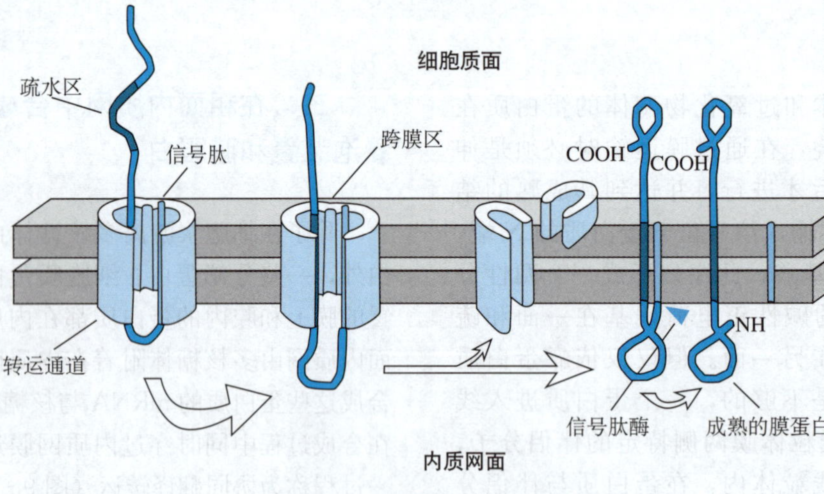

图 9-16　膜蛋白的合成过程

分泌蛋白、膜蛋白和囊泡装置蛋白在进入内质网后也要进行正确的折叠，也需要伴侣分子的帮助，其中有热休克蛋白的同族体 Bip 等，主要稳定蛋白质的结构，以利于正确折叠。这些蛋白质在内质网腔内进行了广泛的修饰，包括形成分子间的二硫键（Cys-S-S-Cys），这是由半胱氨酸侧链氧化产生，这种修饰对于稳定蛋白质的三维结构至关重要，而且这种修饰只能在内质网腔内特定的微环境中进行，因为在胞浆内的还原环境中不能发生这样的修饰。另一种重要的修饰是糖基化，由在内质网中特有的糖基化酶实现，在天冬酰胺残基的氨基上添加一个复杂的多聚糖链，称为 N 连接的糖基化（图 9－17），该糖链在内质网腔内进行修剪和修饰，调控这一过程的伴侣分子包括 calnexin 和 calreticulin。在高尔基复合体中，蛋白质还会发生进一步的糖基化，包括复杂寡糖和高甘露糖寡糖糖基化。糖基化修饰有多重功能，保护蛋白质不被降解，使其能够正确折叠，也有利于蛋白质进入运输泡，从而进入到适当的细胞器。有通常情况下膜蛋白都有一定程度的糖基化，对于某些膜蛋白来说这是成熟与否的标志，膜蛋白糖基化后使其更易插入到膜上，也防止了蛋白质被蛋白酶降解。此外，由于同一蛋白质有一些不同的多糖链，增加了一个蛋白质结构的多样化，也使其功能多样化。

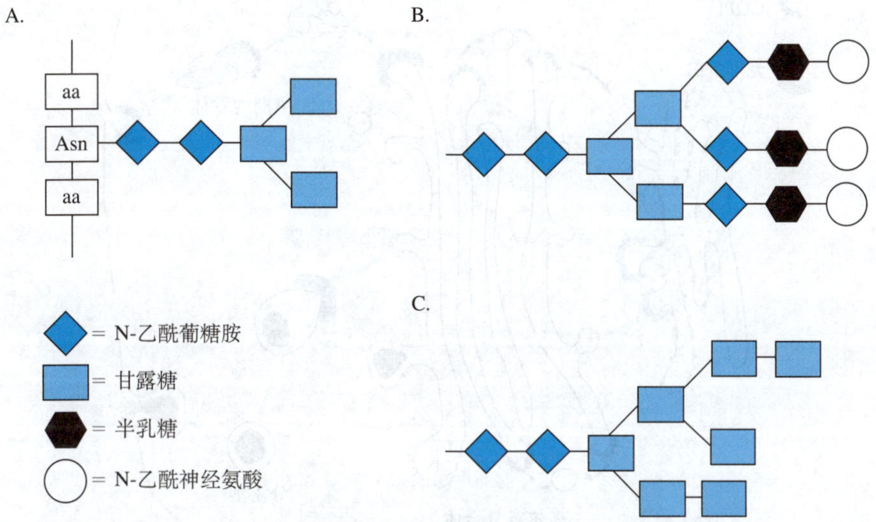

图 9－17　蛋白质的糖基化

在成熟的糖蛋白中两类不同的 N 连接的寡糖。（A）两类不同的糖基化所依赖的内质网中形成的共同核心区域，包括两个乙酰氨基葡萄糖（GlcNAc）和三个甘露糖（Man）；（B）复杂寡糖基化；（C）高甘露糖糖基化

滑面内质网在结构上和粗面内质网是连续的，它是表面没有核糖体的内质网，它的功能之一是在整个神经元胞浆中作为一个可调控的钙库，缓冲胞浆内的钙浓度，当神经元受到外界刺激时，内质网是内钙释放的主要来源，同时在刺激过后也可以快速摄取钙，防止过度的钙响应，使细胞对下一个刺激重新获得反应性，以此来保证整个细胞的正常生理功能。

四、在高尔基器分泌蛋白进一步加工

高尔基器由顺面（入口）和反面（出口）高尔基网组成，在电镜下，高尔基复合体位于核附近，靠近细胞中心，由一堆扁平的池相互排列成长带，在光镜下用细胞化学标记看似细丝状的结构。从内质网合成的蛋白质，通过囊泡首先到达高尔基复合体的顺面，与高尔基池的膜融合，把内容物转移给高尔基复合体，在那里它们被修饰，然后蛋白质通过一系列的囊泡运输，从一个池运输到下一个，从顺面高尔基网再到反面高尔基池（图 9－18），最终形成囊泡进行分泌或转运到细胞内的其他部位。

在内质网到高尔基器、高尔基池相互间转运和从高尔基器转运出来，都涉及囊泡运输（图 9－18），这些囊泡的形成都借助于蛋白质外套，这些外套有两个功能：一方面它们介导膜进入和产生初始的囊泡，另一方面它们对要装入囊泡的蛋白质进行选择。在这些转运过程中形成各种囊泡的外套是不一样的，COPⅡ外套帮助囊泡从内质网到高尔基器的运输，COPⅠ外套帮助囊泡在高尔基池之间的运输，笼形蛋白（clathrin）外套帮助从反面高尔基输出和回收的囊泡，也介导胞膜的内吞过程。外套在囊泡形成后迅速脱落。囊泡生成后要融合到目的地，需要膜与膜之间的表面分子的相互识别。

在高尔基复合体内还会对蛋白质进行进一步的加工，除了前面已经介绍的糖基化，还包括加在氨基酸羟基上的O连接的糖基化，另外还会进行磷酸化和硫酸盐化，这些修饰增加了分泌蛋白的亲水性，精细地调控它们结合大分子伴侣的能力，加强了分子的稳定性。许多分泌蛋白在反面高尔基池和分泌泡中经历了蛋白质的水解和剪切，以产生具有生物活性的蛋白质和多肽，分泌到胞外发挥生理功能。

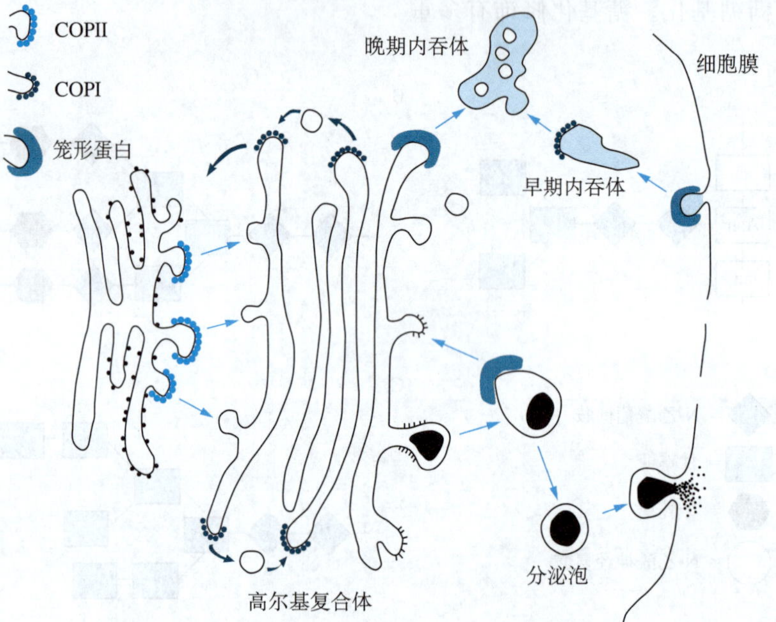

图 9-18　以蛋白质外套产生的膜上运输泡

五、蛋白质在胞浆内进行修饰

在胞浆合成的蛋白质可以经过两个过程的修饰，一是在翻译过程中修饰，称为协同翻译修饰；另一是在合成后再进行修饰，称为翻译后修饰。最常见的协同翻译修饰是在蛋白质N端的酰基化，80%的蛋白质要进行这种修饰，是在蛋白质的N端转移上一个酰基，常见的有肉豆蔻酰化和巯酰基化。酰基化的主要功能是通过脂链使蛋白质能够与膜相联系，因此至关重要。进行肉豆蔻酰化的蛋白质包括G蛋白的α亚基和钙依赖蛋白磷脂酶等分子。巯酰基化发生在GABA合成酶、钙调蛋白和生长相关蛋白等分子。

翻译后修饰常见的有异戊烯化和泛素化。前者发生在蛋白质合成后的即刻，对锚定蛋白质到细胞膜的胞浆面也很重要。ATP-泛素-蛋白酶体途径存在于神经元所有部位，是胞浆蛋白选择性和可调节性水解的一种机制。泛素化是在蛋白质分子上加一个高度保守的含76氨基酸的泛素化蛋白，随后泛素单体就可以连续地加到此泛素基团上，此多泛素化链可以引导蛋白质通过蛋白酶体进行降解，通常认为当一个蛋白质发生折叠不良、变性或老化时会发生这类水解。因此，泛素化蛋白酶体功能异常与许多神经系统退行性疾病发生有关。然而，有证据表明蛋白质的泛素化还可以介导包括突触传递和长时程记忆等神经元的正常生理功能。

磷酸化是一种最常见的可逆性翻译后修饰，蛋白质在丝氨酸、苏氨酸或酪氨酸残基的羟基位置上被蛋白激酶磷酸化，也可以被蛋白质磷酯酶去磷酸化。通常是在细胞受到激动的情况下蛋白质被磷酸化，从而使其活性发生改变，也可能影响其与其他分子的结合，可以在瞬间来调节一个蛋白质的功能。在一个蛋白质的序列中并不是所有的丝氨酸、苏氨酸或酪氨酸位点都可以被磷酸化，这些位点的磷酸化是由其周围的序列所决定的，要有利于蛋白激酶的结合。通过蛋白质的磷酸化和去磷酸化反应可以调节离子通道的动力学和在胞内的运输，可以调节受体的激活状态和内吞后的分选途径，可以引导某些分子入核调节其他蛋白质的转录。

六、不同的分泌泡介导蛋白质向外周的输出

各类蛋白经过高尔基复合体后，需要通过囊泡的形式运输出去，或分泌到细胞外，或运输到细胞膜、内吞体和其他的膜性细胞器。通常从功能上把囊泡分为两类，一类是持续分泌途径中的囊泡，可以携带新合成的膜蛋白和持续分泌的蛋白，持续不断地与细胞膜融合，将囊泡内的物质分泌到细胞外，将囊泡膜上蛋白直接融合到细胞膜上，这一分泌途径不受细胞外刺激物的调控。另一类是可调节分泌途径中的囊泡，受细胞外刺激物刺激而发生分泌（图 9－19）。这类囊泡在各类神经细胞中都可以见到，更多见于神经内分泌细胞，内含神经肽等许多神经递（调）质，也发现一些受体也可以通过这类囊泡进行转运。这类囊泡在电镜下具有电子致密的芯，因此称为大致密芯泡（large dense－core vesicle）（图 9－2），囊泡内含的物质在功能和生物合成上与内分泌细胞所含的肽颗粒相似。大致密芯泡主要运往轴突，在突触前的致密带旁区多见，受钙调控而外排，对其释放的最佳刺激与突触泡有所不同。

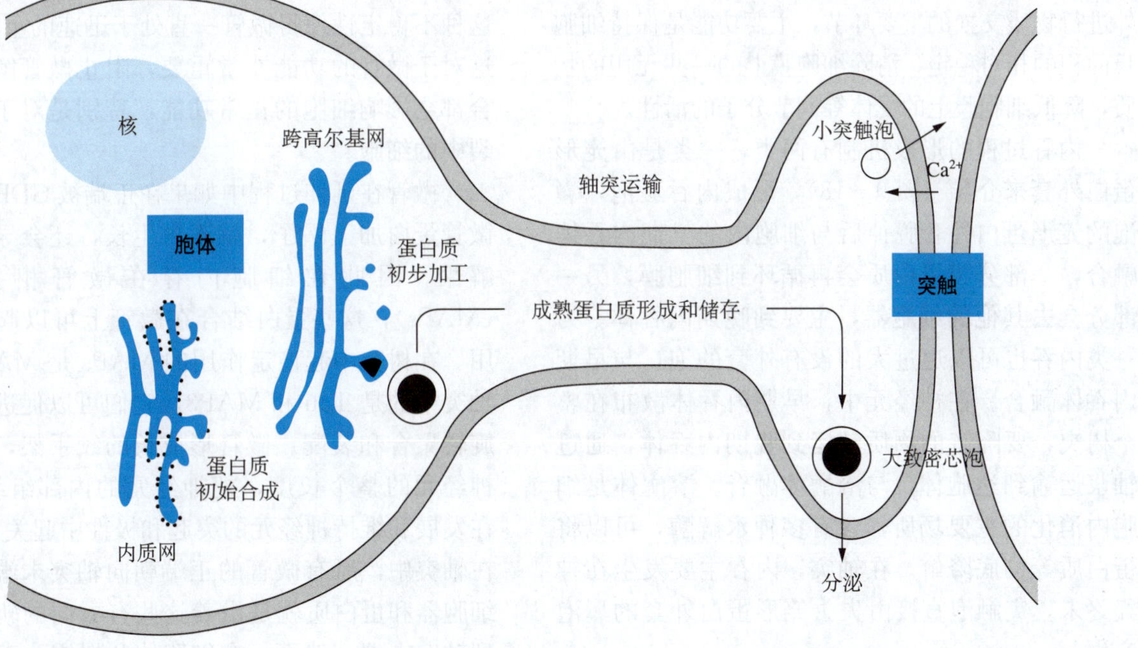

图 9－19　大致密芯泡和突触泡的产生、运输和分泌途径

突触泡（synaptic vesicle）是小而清亮的囊泡，直径较大致密芯泡小，分布在突触前紧靠致密带，负责神经递质的释放，虽然在神经递质的释放时突触泡具有可调节分泌的特性，但它不在反式高尔基网组装而是在轴突终末，因此它不经过胞体高尔基器的蛋白质可调节分泌途径。目前在轴突终末突触泡组装的确切机制仍不完全清楚，一般认为形成突触泡的蛋白质被带到内吞体，以前体膜的形式融合到神经终末的膜上，在神经终末膜的内吞过程中突触泡形成，突触泡上有一些

神经递质的转运体，可以主动地摄取终末内的神经递质，完成对突触泡内神经递质的补充。突触泡中的小分子神经递质释放是神经元信号传递的主要方式，当有信号传递到突触终末，通过钙离子内流，突触内钙离子浓度升高，调节突触泡的释放（图 9-19）。在突触囊泡释放神经递质的过程中，目前认为 SNARE 复合体在其中承担了很重要的作用，这一复合体包括了囊泡膜上的 VAMP-1 形成的囊泡 SNARE（v-SNARE）、胞浆膜上的 syntaxin 和胞浆内 SNAP25 形成的目标 SNARE（t-SNARE），在递质释放时，胞浆膜上的 syntaxin 首先和胞浆内的 SNAP25 形成 t-SNARE，然后 v-SNARE 引导囊泡向其靠拢，形成完整的 SNARE 复合体，从而实现囊泡膜和细胞膜的融合。

七、通过内吞将膜表面和细胞外物质摄取到细胞内

神经元的内吞途径是与分泌途径并行的与细胞外进行物质交换的重要环节，主要功能是保持细胞膜面积的相对稳定，清除细胞膜上的一些无用的物质，降低细胞膜上的受体等调节分子的活性。

内吞过程的形成机制有两类，一类是由笼形蛋白外套来介导（图 9-18），形成内吞囊泡，囊泡的笼形蛋白外套脱掉后与细胞内的早期内吞体融合，一部分膜蛋白质会再循环到细胞膜，另一部分会去其他的细胞器，主要到晚期内吞体。另一类内吞也可以通过大的没有外套的泡，与早期内吞体融合。在神经元中，早期内吞体散布在整个树突，要降解的物质转运到晚期内吞体，通过轴浆运输到达胞体，与溶酶体融合。溶酶体是细胞内消化的主要场所，含有多种水解酶，可以将蛋白质等彻底降解。在轴突，内吞主要发生在神经终末，突触泡直接由失去笼形蛋白外套的囊泡产生。

八、细胞骨架影响神经元形状并决定细胞器和蛋白质的不均匀分布

细胞骨架是影响一个神经元形状的最主要因素，决定了细胞浆内细胞器的不均匀分布，它把胞内的各种内含物整合成一体，以形成神经元各部位各种不同的形状，并产生协调的运动。细胞骨架包括三种主要的丝状结构：微管、神经丝（在非神经细胞中称中间丝）和肌动蛋白微丝，这些丝和它们的相关蛋白占神经元总蛋白量的 25%，并在神经元的胞浆内形成了一张复杂的网络，不仅具有“刚性”，而且呈高度的动态。

微管（microtubule）中的单根微管可以长达 0.1 mm，由 13 根原丝组成管状距阵，外径为 25～28 nm（图 9-20），每一根原丝由数对 α 和 β 微管蛋白亚单位线性排列而成，且都有极性，暴露在一头的是 α 微管蛋白（负极），另一头的是 β 微管蛋白（正极），原丝的方向性造成了整体微管的正极和负极。微管蛋白由一个多基因家族编码，在脑中由于不同基因的表达和翻译后修饰，存在有多于 20 个亚型的微管蛋白。微管蛋白是一种 GTPase，一半以游离态存在，另一半总是以形成微管存在，微管通过增加 GTP 结合的微管蛋白二聚体而延长，多聚化的 GTP 水解成 GDP 影响了相互间的结合而缩短。微管蛋白二聚体可以加到微管的任一端，但加到正端的速度比负端要快。这种不稳定性使得微管一直处于迅速的重建状态，这对于微管的功能非常重要，阻止微管解聚或聚合都会影响细胞的正常功能，特别是对于处于分裂中的细胞。

微管在延伸过程中如果在正端被 GDP 结合的微管蛋白加上帽子，就不再生长，还会导致快速解聚。因此在细胞内存在微管相关蛋白（MAPs），这些蛋白结合在微管上可以起稳定作用。在树突中起稳定作用的 MAPs 是 MAP2，在轴突中的是 Tau 和 MAP3，它们可以促进微管的旋转聚合和装配。微管形成长的绞手架，延伸到神经元的整个长度，把神经元的内部组织起来，在发展和维持神经元的突起和极性中起关键作用。在轴突中，所有微管的正端朝向轴突末端，大量细胞器和蛋白质就是沿着这些有方向的轨道运输到轴突末端。然而，在细胞体和树突，正向和反向极性的微管混合在一起，因此细胞体和树突的细胞器是同样的（图 9-20）。

神经丝（neurofilament）是神经元中的中间丝，直径 10 nm，每一个中间丝的亚基是长长的纤维蛋白，其两端各有一个球状末端，中央是一个 α 螺旋区构成的细长棒状域，两个亚基可以相互缠卷形成稳定的二聚体，成对的二聚体再以非

共价键结合形成四聚体，四聚体再通过非共价键首尾或旁侧结合最后产生绳状的中间丝（图 9-21）。神经丝具有很强的抗拉强度，是细胞骨架的骨，使细胞在被牵拉过程中能承受机械力的作用，是三类细胞骨架丝中最为坚韧和耐久的。同时，它们是神经元中最丰富的纤维成分，形成满布在胞浆中的网络，包围着细胞核，延伸到细胞膜的边沿，锚定在细胞膜上，通过桥粒间接地与相邻细胞中的丝连接。在轴突中神经丝平均比微管多 3～10 倍，与微管不同，神经丝非常稳定，在细胞内几乎总是呈聚合状态。神经丝排列紊乱可见于一些疾病中，例如阿尔茨海默病等退行性疾病，这种特征性的损伤称为神经丝紊乱（neurofibrillary tangle）。

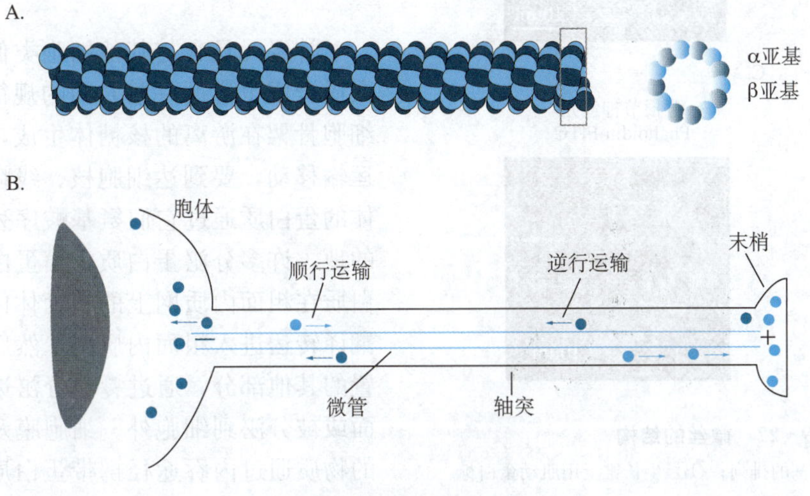

图 9-20　微管的结构

（A）微管蛋白分子亚基的组成和排列；（B）神经元轴突内微管排列的方向

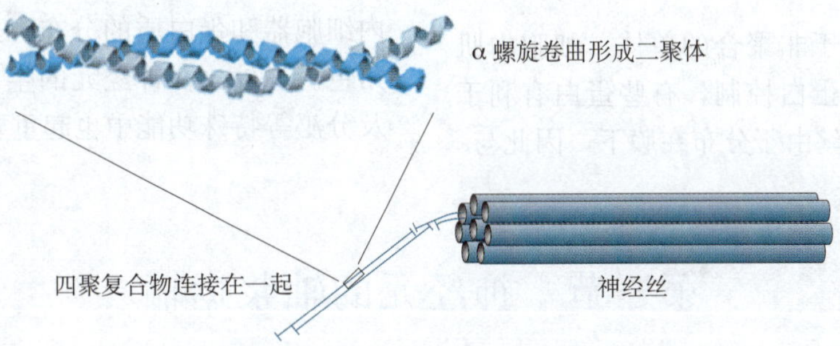

图 9-21　神经丝的结构

微丝（microfilament）直径 3～5 nm，在组成细胞骨架的三种纤维中最细（图 9-22），像肌肉中的细丝一样纤细而富柔韧性，微丝是球型肌动蛋白单体绕成的双链螺旋，其中所有的球形肌动蛋白分子都朝向沿链轴的同一方向，因此肌动蛋白像微管一样在结构上有极性，有正负两端。肌动蛋白是所有细胞的一个主要成分，可能是自然界最丰富的动物蛋白。肌动蛋白包括数个分子形式：α、β和γ亚型，神经细胞的肌动蛋白是β和γ亚型的混合体，许多肌动蛋白分子呈高度保守，在不同细胞和不同种生物间均如此。

与微管和神经丝不一样，肌动蛋白丝形成短的多聚体，其数目比微管蛋白多得多，总长度至少是微管总长度的 30 倍，它们位于细胞浆接近于细胞膜下，与大量的肌动蛋白结合蛋白一起形成一张很密和坚固的网。像微管一样，微丝处于动态状态，处于聚合和解聚的循环中。微丝的肌动蛋白和微管蛋白具有相同的聚合机制，神经元大

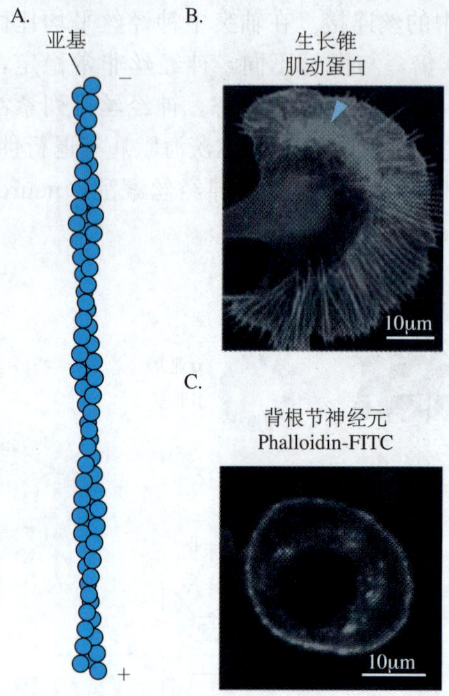

图 9-22 微丝的结构

(A) 微管蛋白分子亚基的排列；(B) 生长锥上用肌动蛋白标记的微丝分布 (Zhou FQ, et al., J. Cell Biol. 2002, 157: 839-849)；(C) 在神经元用 Phalloidin-FITC 标记的近细胞膜的微丝

约一半的肌动蛋白处于非聚合的单体，细胞内肌动蛋白的状态由结合蛋白控制，有些蛋白有利于肌动蛋白的组装。微丝由于分布在膜下，因此与这个区域有关的动力功能中起关键作用，如在发育过程中的生长锥运动性、细胞表面特化的微区 (microdomain) 产生、突触前和后特化结构的形成。肌动蛋白丝还可以被用作细胞膜下运送膜性细胞器的轨道，动力分子是肌浆球蛋白 (myosin)，这在神经元的分泌中有重要作用，在神经元缩回老的突起和伸出新的突起中也起关键作用。

小结

神经元具有与其他细胞类似的细胞器，其蛋白质合成也遵循一些共同的规律。胞浆蛋白质和细胞骨架在游离的核糖体生成，通过弥散或轴浆运输移动，要到达细胞核、线粒体和过氧化物酶体的蛋白质通过它们氨基酸序列上的信号运到目的地。许多分泌蛋白质、膜蛋白和囊泡装置的蛋白质在粗面内质网上的核糖体内合成，通过协同翻译转运进入粗面内质网，然后被转运到囊泡装置的其他部分，通过囊泡分泌途径转运到细胞表面或被分泌到细胞外。细胞膜及其蛋白或细胞外的物质通过内吞途径携带蛋白质去降解，或者回到分泌装置再使用。

神经元的细胞骨架由微管、神经丝和微丝组成，不仅维持了神经元的基本形状，而且在细胞内细胞器和蛋白质的分布和运输中承担了重要的角色。另外，在神经元的生长锥形成和囊泡运输及分泌等特殊功能中也起重要作用。

第三节 神经元的轴浆运输

在许多神经元中，轴突构成了细胞总体积和表面积的大部分，可以伸展成细胞体直径的数千倍。但几乎合成蛋白质的所有装置都在细胞体，而实现神经元主要功能的部位却在神经末梢，因此新合成的膜蛋白和分泌蛋白必须从高尔基复合体主动运输到轴突，以供应轴突生长、维持的需要和轴突终末神经递质的分泌。

最早提出物质必须从细胞体运往轴突假说的是 Ramony Cajal 等，但直到 20 世纪 60 年代使用同位素追踪剂才真正显示了轴浆中物质运输的存在，确定了通过轴浆运输的物质包括了快速和慢速运输两种状态，同时还有顺向和逆向两个方向。如果将一根坐骨神经结扎，可以观察到在神经纤维中的轴浆随时间的延长蓄积到结扎的近侧端。轴浆以稳定的速率从胞体向终末移动，称为轴浆流 (axoplasmic flow)。目前，也可以用视频增强的光学显微镜 (video-enhanced light microscopy) 实时观察细胞器在轴突中的运输，也可以实时地观察带荧光蛋白标签的蛋白在轴浆中的运输。

通过快速轴浆运输 (fast axonal transport) 将膜性细胞器顺向运输到神经终末，也可以使其逆向回到胞体。胞浆和细胞骨架蛋白质则以更慢的形式进行顺向的慢速轴浆运输（slow axonal transport），有时需要一个星期或更多天才能到达轴突终末。这类主动运输比自由扩散要快且效率高，单靠自由扩散蛋白质分子需一年以上才能到达轴突终末。轴浆运输是阐明细胞器在细胞中如何运动的一个很好的实验模型，这一机制也被神经解剖学家用来标记神经元的投射，以及上一级神经元与下一级神经元间的联系。

一、快速轴浆运输

膜性细胞器在轴突内通过快速轴浆运输进行顺向和逆向运动。在培养条件下观察神经元的轴突，可见大的颗粒在不停地急速运动，移动一段距离、停下、再开始移动，以这种跳跃（stop-and-start）方式沿着轴突的微管轨导主动运输。

轴浆运输方面的早期实验是追踪在背根节神经元细胞体合成的蛋白质，背根节神经元是假单极神经元，发出外周支和中枢支，外周支可长达1 m多。将^{35}S标记的甲硫氨酸注射到背根神经节，神经元在合成蛋白质的过程中摄取同位素标记的氨基酸，合成的蛋白质经轴浆不断运输到神经终末，在注射后不同的时间内沿着一根神经分段获取标本，运动的速率通过检测各段神经中被标记蛋白质的放射活性来计算。该研究显示，顺行运输依赖ATP的能量提供，将胞体和神经断开，在神经中这种顺行运输也同样发生。此外，运输还可以发生在体外重构的轴浆中，用这种方法已经阐明膜和其他的细胞结构沿着神经突起如何移动。要检测某一蛋白质在神经轴浆中的顺行和逆行运输情况，比较简单的方法是结扎神经，同时检测该蛋白质在被结扎部位离胞体的近侧段和远侧段的不对称分布，如果蛋白在近侧段积聚表明其主要为顺向运输，如果蛋白在远侧段积聚表明其主要为逆向运输。

快速顺行运输以每天200～400 mm或每秒2～5 μm速度运送膜性细胞器，包括许多小囊泡、囊管状结构、线粒体和大致密芯泡，这些结构和所运输的物质为细胞膜的更新、分泌产物、轴突代谢维持所必需（表9-1）。在快速顺行运输中还包括与膜相联系的酶、神经递质、神经肽和膜脂，大部分在胞体已经合成并进行了修饰和剪切，但也有一些在运输过程中进行了进一步的加工，如神经肽类在运输过程中其前体肽被降解成小的具有生物活性的多肽。顺行轴浆运输依赖于微管，为特别的细胞器通过分子马达运输提供了一个基本固定的轨迹，其跳跃状的运动是由于细胞器从轨迹上周期性的解离或者与其他结构发生碰撞。最初是从秋水仙素、长春碱和生物碱的实验中发现了微管参与顺行轴浆运输，它们在破坏微管和阻断有丝分裂的同时干扰了快速轴浆运输。在这方面非常著名的一项工作是用电子显微镜观察到在微管和囊泡颗粒间的交叉桥（图9-23），这一结构在移动颗粒时起重要作用，现在证明这些交叉桥的一部分由动力分子组成。

快速顺行运输是将膜性细胞器从微管的负端运输到正端的过程，其动力分子是kinesin及其相关蛋白，称为KIFs——ATPases的一大家族。kinesin是由两个重链和两个轻链组成的异源四聚体，重链通过其球形头（ATPase区域）与微管接触，在上面行走，轻链与细胞器发生相互作用完成运输任务。目前发现有的KIF分子比较专一地运送含某个膜蛋白的囊泡，有的在许多分子和细胞器的运输过程中起作用（图9-24）。微管在轴突的排列是单向的，因此kinesin运输的方向是单向的，但是由于微管在树突中的排列方向是双向的，所以在树突中kinesin运输的方向也是双向的。

表 9-1 轴浆运输组成、速率和主要运输成分

分类	速率（mm/d）	运输的结构和成分
快速轴浆运输		
顺行	200～400	小囊管状结构、神经递质、膜蛋白和脂
线粒体	50～100	线粒体
逆行	200～300	溶酶体囊泡和膜
慢速轴浆运输		
慢速运输成分 b（SCb）	2～8	微丝、代谢酶、笼形蛋白复合体
慢速运输成分 a（SCa）	0.2～1	神经丝和微管

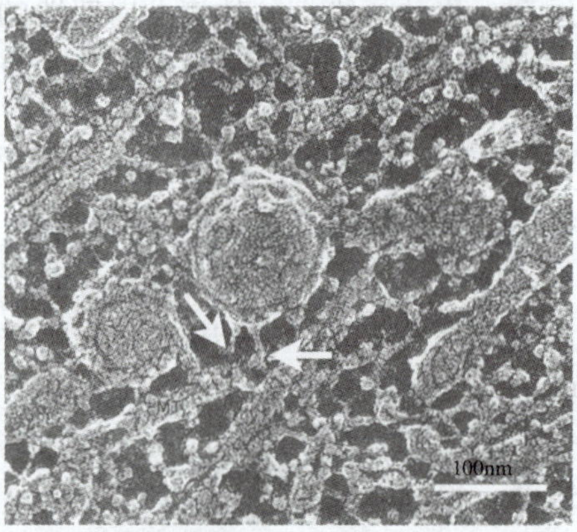

图 9-23 微管和囊泡颗粒之间的交叉桥

（引自 Hirokawa N，et al. Cell 1989，56：867-878）

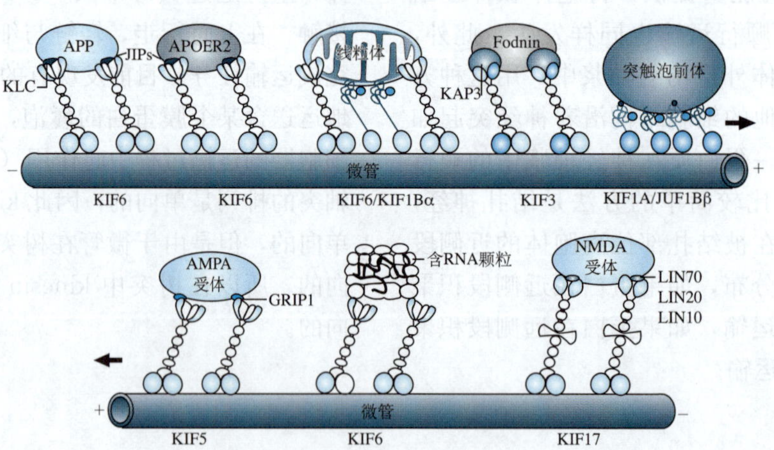

图 9-24 KIFs 家族在轴突和树突中运输不同种类的细胞器和蛋白质

（引自 Hirokawa N and Takemura R，Nat. Rev. Neurosci. 2005，6：201-214）

快速逆向运输是指从神经末梢到细胞体的运输过程，运输速度在每天 200～300 mm，在这个方向运输的细胞器主要是在神经末梢通过内吞活动产生的内吞体和溶酶体，还包括线粒体和内质网的成分。逆行运输的物质到达细胞体后，部分被送到溶酶体去降解，部分进核调控基因表达，部分进入高尔基器去重包装，如大致密芯囊泡的膜被运回重复使用。利用逆行运输输送营养物质和生长因子到细胞体有重要的意义，这些因子保证了神经元的生存，调控了基因的表达，在神经突起的发育和再生中营养因子逆行运输起重要作用。一些（破伤风毒素）毒素沿着轴突也被运到胞体，产生毒性作用。此外，还有一些病原体（单纯疱疹、狂犬和灰质炎病毒）也可经过这一途径进入体内，在细胞内进一步扩增和传播。

像在顺行快速运输一样，细胞器沿着微管逆行移动。逆向运输的动力分子是 dynein 家族中的成员，包括微管相关蛋白 1C（MAP－1C）和细胞浆 dynein1。dynein 由一个重链、中间链、轻中间链和轻链组成，重链由一个基底部结构、两个茎和两个球形头形成一个多聚体蛋白复合体，球形头附着在微管上，作为动力分子，向微管的负端移动，轻链负责结合所运载的货物，即不同的细胞器（图 9－25）。

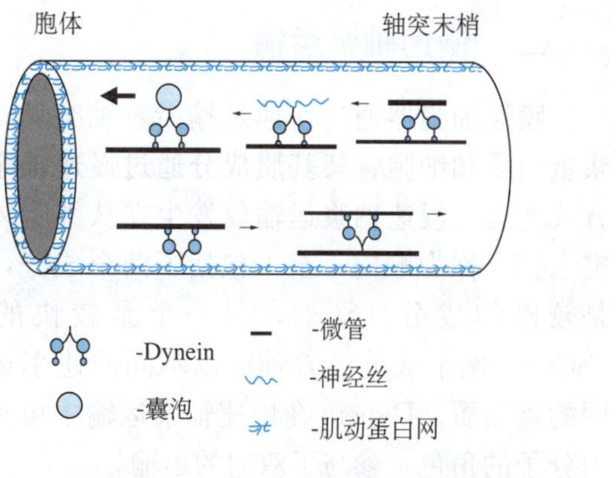

图 9－25　细胞浆内 dynein 参与的轴浆双向运输模型
（引自 Vallee RB，et al. J. Neurobiology 2003，58：189－200）

利用神经元轴浆运输的机制，神经解剖学家可以对神经元胞体、轴突和末梢之间的关系进行分析，将染料、表达的荧光蛋白、同位素标记的蛋白、标记的神经递质进行微注射，注射位置可以是胞体部位，也可以是神经干和神经末梢，经神经元内吞摄入，再通过轴浆运输到末梢或胞体，有些物质还可以跨神经节运输，标记下一级与之有关的神经元。经常被用来进行束路追踪的是辣根过氧化物酶，它被神经元摄取后易被逆行运输，观察其化学反应产物可以知道神经元的路径和投射关系。有的追踪剂特异性地被某一类神经元摄取，如霍乱毒素 B 亚单位（CTB）特异性地被背根节神经元的大细胞所摄取，这类神经元表面表达与之相结合的神经节苷脂（GM1），因此在坐骨神经内注入 CTB，可以特异性地标记背根节大细胞和在脊髓背角的传入神经纤维投射的区域（图 9－26）。

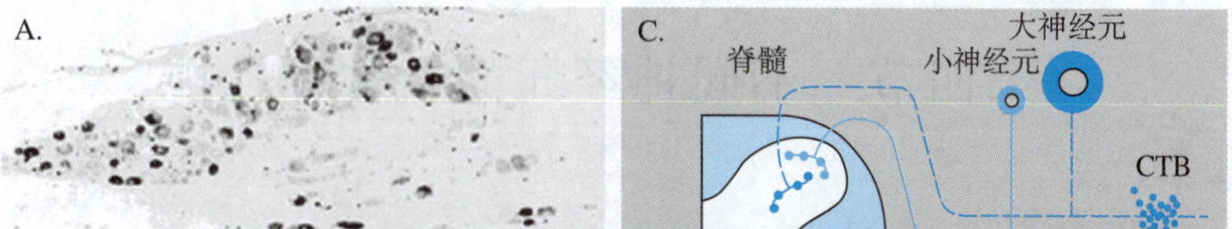

图 9－26　霍乱毒素 B 亚单位特异性地标记背根节神经元和其脊髓背角的传入纤维
（A，B）坐骨神经注入霍乱毒素 B 亚单位后 3 天在背根节神经元被标记的大细胞，标尺为 100 μm（A）、50 μm（B）；（C）标记路径的模式图；（D）脊髓背角霍乱毒素 B 亚单位标记的纤维，标尺为 100 μm。（A，B，D 引自 Tong YG，et al. J. Comp. Neurol. 1999，404：143－158）

二、慢速轴浆运输

膜性细胞器通过快速运输沿着轴突移动，胞浆蛋白质和细胞骨架基质成分通过慢速轴浆运输方式转运，慢速轴浆运输仅发生在从细胞体向轴突末梢，称为顺向，至少包括了两个成分，一个是较慢的成分（SCa），另一个是较快的成分（SCb），两个成分沿着轴突以不同的速率运输不同的蛋白质。Dynein 在慢速轴浆运输中也担当动力分子的角色，参与了双向的运输。

较慢速运输成分 a（SCa）的速度是每天 0.2～1 mm，主要携带制造细胞骨架的蛋白质。另外，短的微管和神经丝亚基或短的多聚体也以原有的微管轨道被移动。SCa 在整个慢速运输中所占比率的可变性较大，在大的轴突中，如坐骨神经的 α 运动神经元，大部分的慢速运输为 SCa；而在较小的轴突中，如眼轴突，SCa 所占的比率就下降。在轴突中 SCa 蛋白的数量和磷酸化状态是轴突直径的主要决定因素。

较慢速运输成分 b（SCb）的速度为每天 2～8 mm，比 SCa 快两倍，通过这一成分携带的蛋白质更复杂，包括笼形蛋白、肌动蛋白和肌动蛋白结合蛋白，还有各种胞浆酶和蛋白质。肌动蛋白占了此成分的 5%～10%，在 SCb 成分中许多蛋白质组装成可变的聚合体，可以瞬间与细胞骨架结合，在运输过程中热休克蛋白 70（HSC70）可以组织这些复合体。

抑制轴浆运输可以很快地导致远侧轴突的功能丧失，用神经毒素可以抑制轴浆运输，一些毒素作用在执行轴浆运输的动力分子上，如发现丙烯酰胺能抑制 kinesin 的功能，一些毒素影响能量代谢，另有一些毒素抑制从顺行到逆行运输的转换，从而作用于物质的输送。这些常引起由外周向胞体发展的神经病变。目前发现轴浆运输涉及各种神经系统疾病，如运动神经元疾病中的肌萎缩性（脊髓）侧索硬化（ALS），其中快速和慢速轴浆运输都受到了影响，这类疾病可以有许多不同的发病机制，但全部形成运动神经元特征性的神经丝堆积和由外周向胞体发展的神经死亡性病变。其他各种神经退行性病变也有类似的机制，包括糖尿病性神经病变和阿尔茨海默病，最初的发病原因只是间接地影响运输，但是最终任何危及轴浆运输功能的疾病都有可能引起神经元退行性变。

小结

在胞浆内各种动力分子沿着细胞骨架形成的轨道驱动细胞器，导致其在神经元内不均匀的分布状态。通过顺行轴浆运输使轴突末梢大致密芯泡和突触泡的浓度得到持续补充，神经元的分泌和信号传递功能得以进行。正常轴浆运输对神经元生长信号的传递、突起的生长和维持等功能都有重要作用。

第四节　不同神经元的结构和功能

在整个神经系统，不同神经元的结构和功能都存在很大差异，这部分通过比较介导牵张反射的感觉和运动神经元，可以部分理解神经元结构和功能上的关系，牵张反射是这样组成的：背根节中的大感觉神经元通过其分布于肌肉细胞中传入神经末梢收到信息，经其在脊髓水平的中枢支与运动神经元形成单突触联系，由运动神经元引起肢体骨骼肌的收缩，从而形成一个简单的回路（图 9-27）。

一、感觉神经元

初级感觉神经元位于背根节中，是初级感觉传入的第一级神经元，与脊髓紧密相邻，它们的细胞体是圆形的，依据细胞的大小把初级感觉神经元初分为两类，一类是传递本体感觉和触压觉直径较大的大细胞，另一类是传递痛温觉直径较小的小细胞。在牵张反射中传递肌肉收缩状态信息的是大细胞，在人体这类细胞的直径为 60～120 μm，在大鼠直径为 30～50 μm，这类神经元中所表达的受体和神经递（调）质与小神经元有所不同，与它承担的功能有关。初级感觉神经元是假单极神经元，在成熟时发出单根突起，离胞体不远就分叉成两支，大细胞的外周支投射到肌肉，中枢支部分与运动神经元的树突形成突触，组成牵张反射回路。

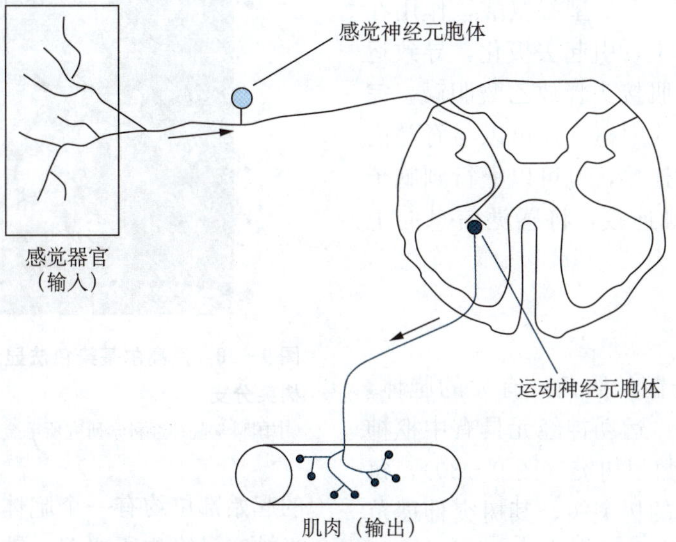

图 9－27　牵张反射环路

大细胞中传递肌肉收缩信息的外周支直径为 14～18 μm，为有髓纤维，由雪旺细胞形成的髓鞘厚 8～10 μm，髓鞘间形成雷诺结，此处特别分布有钠和钾等离子通道和其他分子（图 9－6），这样的结构和分子基础使信号通过跳跃传递从一个雷诺结传给另一个，增加了神经沿着轴突传导的速度。大细胞外周支的末梢在肌梭里盘绕着一根细而特化的肌纤维（图 9－28），肌梭是对牵张敏感的感觉受体，当肌肉发生收缩时，肌梭受到牵拉，环绕在肌梭上的神经末梢将信号向上传递。与之不同的是传递皮肤上痛温觉的背根节小神经元的外周支，此为无髓鞘的 C 纤维，在末梢处分支成许多细小的游离神经末梢，分布在皮下（彩图 9－29）。

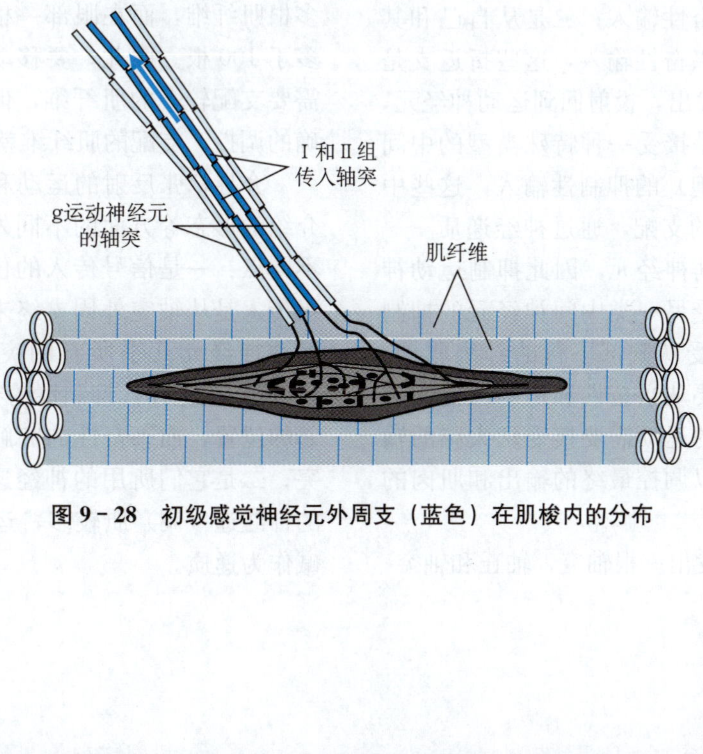

图 9－28　初级感觉神经元外周支（蓝色）在肌梭内的分布

由背根节大细胞所发出的感觉轴突中枢支形成背根，进入脊髓背角，可以分叉在脊髓中上行或下行，部分纤维与脊髓腹角的运动神经元形成突触。当完成牵张反射时，感觉神经元受到刺激，释放兴奋性氨基酸递质——L型谷氨酸，作用在位于运动神经元的受体上，引起去极化，导致运动神经元兴奋，在神经肌接头释放乙酰胆碱，完成肌肉运动。感觉传入的中枢支还可以与脊髓内的中间神经元发生突触连接，也可以上行到脑干与上级神经元发生突触连接，将感觉信息向上传递。

二、运动神经元

运动神经元位于脊髓的腹角，有大的胞体，核明显且大，核仁显著。运动神经元具有中枢神经元的显著特征，具有数根树突（图9-30），每根树突具有复杂和广泛的树突树，其树突伸展范围广，树突干上分布有许多树突棘。从数量来看，每个细胞终末树突分支的总数常多于100支，投射范围距胞体直径为2～3 mm的面积，细胞体和树突膜的四分之三被突触终扣所覆盖，这样的分布特征增加了运动神经元接受外界信号的区域，加强了对功能的调节作用。一般一个运动神经元可以接受许多感觉神经元的信息，要达到发放的阈值至少需要接受100个感觉神经元的输入，当然一个感觉神经元也会与500～1 000个运动神经元形成突触，这样形成了信息的会聚与发散。

运动神经元可以接受四方面的输入：一是从初级感觉神经元的兴奋性输入；二是从自己和其他运动神经元折返的兴奋性输入，这些折返支是从接近胞体处的轴突发出，投射回到运动神经元，修饰细胞的活性；三是接受一种特殊类型的中间神经元（Renshaw细胞）的抑制性输入，这些中间神经元接受折返支的支配，通过神经递质——L型甘氨酸超极化运动神经元，因此抑制运动神经元的发放；四是接受另一类中间神经元的抑制性输入，这类神经元受从脑部下行的纤维驱动。简单的反射活动只需要从兴奋性和抑制性输入的相互协调，而有目的的运动需要接受从大脑的输入进行更多的整合，以调控最终的输出和肌肉的运动。

每个运动神经元发出一根轴突，轴丘和轴突

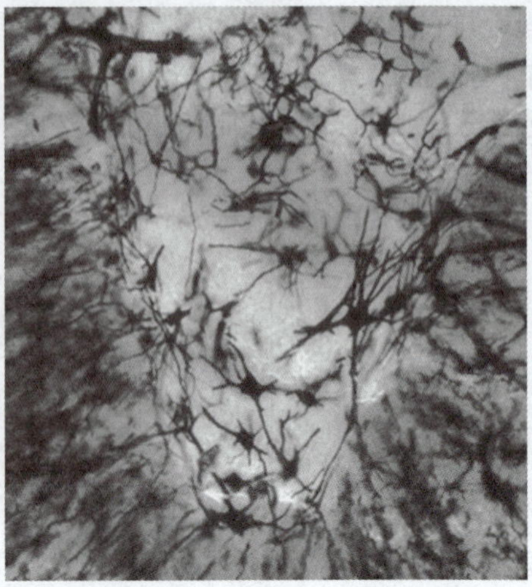

图9-30　用高尔基染色法显示的猫脊髓运动神经元及其树突分支

（中国科学院神经科学研究所毛金标高级实验师提供）

的起始部位约有一个胞体直径长，轴丘表面的一半被突触终扣所覆盖，轴丘和轴突的起始部是作为一个主要的触发区域，对从其他神经元来的许多信号进行整合，并输出动作电位。介导牵张反射的轴突从腰骶部脊髓发出，加入到股神经，经过很长的距离到达肌肉，进入肌肉时分叉成许多无髓细小分支，沿着一条肌纤维的表面行走，形成许多突触连接，称为神经肌接头（neuromuscular junction）（彩图9-31）。每一条肌纤维仅与单根轴突形成突触连接，而单根轴突支配数根肌纤维。单根运动轴突可以支配的肌纤维数量在体内差异很大，在腿部单根运动轴突可以支配1000多根肌纤维，而在眼部一根轴突接触的肌纤维不多于100根。因此，要移动的身体重量越重，就需要支配较多的肌纤维，但如果对运动要进行精确的调控，支配的肌纤维就不能太多。

介导牵张反射的运动和感觉神经元除了以上介绍的形态等方面的不同外，另有两方面显著的不同点：一是信号传入的位置，感觉神经元的初级传入是从轴突外周支终末的感觉受体来的，而运动神经元几乎所有的突触位于树突上，仅有5%位于细胞体，抑制性的突触分布在细胞体或相邻的位置，而兴奋性的突触分布在远离胞体的树突；二是它们所用的神经递质，感觉神经元所用的神经递（调）质较多，运动神经元利用乙酰胆碱作为递质。

小结

两类神经元既有相同处，又有不同处。形态学和分子组成上的差异直接与神经元的功能相关。背根节感觉神经元和脊髓运动神经元因其胞体的大小、形状、树突树的分布和轴突分支的不同，在整体神经网络上位置的不同，所分泌的神经递质不同，导致了这两类神经元分别行使感觉和运动功能。

（注：关新民和邓云平参编了本章的第一节）。

参考文献

综述

1. Arroyo EJ, Scherer SS. On the molecular architecture of myelinated fibers. Histochem Cell Biol, 2000, 113: 1-18
2. Asbury CL. Kinesin: world's tiniest biped. Current Opinion in Cell Biology, 2005, 17: 89-97
3. Gallo G, Letourneau PC. Regulation of growth cone actin filaments by guidance cues. J Neurobiol, 2004, 58: 92-102
4. Fiala JC, Spacek J, Harris KM. Dendritic spine pathology: cause or consequence of neurological disorders? Brain Research Reviews, 2002, 39: 29-54
5. Hirokawa N, Takemura R. Molecular motors in neuronal development, intracellular transport and diseases. Current Opinion in Neurobiology, 2004, 14: 564-573
6. Hirokawa N, Takemura R. Molecular motors and mechanisms of directional transport in neurons. Nature Reviews Neuroscience, 2005, 6: 201-214
7. Horton AC, Ehlers MD. Neuronal polarity and trafficking. Neuron, 2003, 40: 277-295
8. Keller A. Use-dependent inhibition of dendritic spines. Trends in Neurosciences, 2002, 25: 541-543
9. Lichtman JW, Sanes JR. Watching the neuromuscular junction. J Neurocytology, 2003, 32: 767-775
10. Oiwa K, Sakakibara H. Recent progress in dynein structure and mechanism. Current Opinion in Cell Biology, 2005, 17: 98-103
11. Schwartz JH, Westbrook GL. The cytology of neurons. In: Kandel ER. et al. Eds. Principles of Neural Science. 4th ed. New York, McGraw-Hill, 2000: 67-87
12. Schwartz JH, Decamilli P. Synthesis and trafficking of neuronal protein. In: Kandel ER. et al. Eds. Principles of Neural Science. 4th ed. New York, McGraw-Hill, 2000: 88-104
13. Vallee RB, Williams JC, Varma D, Barnhart LE. Dynein: An ancient motor protein involved in multiple modes of transport. J Neurobiol, 2004, 58: 189-200
14. Winckler B, Mellman I. Neuronal polarity: controlling the sorting and diffusion of membrane components. Neuron, 1999, 23: 637-640

原始文献

15. Asbury CL, Fehr AN, Block SM. Kinesin moves by an asymmetric hand-over-hand mechanism. Science, 2003, 302: 2130-2134
16. Burgess SA, Walker ML, Sakakibara H, et al. Dynein structure and power stroke. Nature, 2003, 421: 715-718
17. Challacombe JF, Snow DM, Letourneau PC. Dynamic microtubule ends are required for growth cone turning to avoid an inhibitory guidance cue. J Neurosci, 1997, 17: 3085-3095
18. Chen J, Kanai Y, Cowan NJ, et al. Projection domains of MAP2 and tau determine spacings between microtubules in dendrites and axons. Nature, 1992, 360: 674-677
19. Coetzee T, Fujita N, Dupree J, et al. Myelination in the absence of galactocerebroside and sulfatide: normal structure with abnormal function and regional instability. Cell, 1996, 86: 209-219
20. Craig AM, Wyborski RJ, Banker G. Preferential addition of newly synthesized membrane protein at axonal growth cones. Nature, 1995, 375: 592-594
21. Homma N, Takei Y, Tanaka Y, et al. Kinesin superfamily protein 2A (KIF2A), functions in suppression of collateral branch extension. Cell, 2003, 114: 229-239
22. Kaseda K, Higuchi H, Hirose K. Alternate fast and slow stepping of a heterodimeric kinesin molecule. Nat Cell Biol, 2003, 5: 1079-1082
23. Kasthuri N, Lichtman JW. The role of neuronal identity in synaptic competition. Nature, 2003, 424: 426-430
24. Keller P, Toomre D, Diaz E, et al. Multicolour imaging of post-Golgi sorting and trafficking in live cells. Nat Cell Biol, 2001, 3: 140-149
25. Kirov SA, Harris KM. Dendrites are more spiny on mature hippocampal neurons when synapses are inactivated. Nat Neurosci, 1999, 2: 2878-883

26. Knott GW, Quairiaux C, Genoud C, et al. Formation of dendritic spines with GABAergic synapses by whisker stimulation in induced adult mice. Neuron, 2002, 34: 265-273
27. Jareb M, Banker G. The polarized sorting of membrane proteins expressed in cultured hippocampal neurons using viral vectors. Neuron, 1998, 20: 855-867
28. LaMonte BH, Wallace KE, Holloway BA, et al. Disruption of dynein/dynactin inhibits axonal transport in motor neurons causing late-onset progressive degeneration. Neuron, 2002, 34: 715-727
29. Lendvai B, Stern EA, Chen B, et al. Experience-dependent plasticity of dendritic spines in the developing rat barrel cortex in vivo. Nature, 2000, 404: 876-881
30. Polley DB, Chen-Bee CH, Frostig RD. Two directions of plasticity in the sensory-deprived adult cortex. Neuron, 1999, 24: 623-637
31. Winckler B, Forscher P, Mellman I. A diffusion barrier maintains distribution of membrane proteins in polarized neurons. Nature, 1999, 397: 698-701
32. Zhou FQ, Waterman-Storer CM, Cohan CS. Focal loss of actin bundles causes microtubule redistribution and growth cone turning. J Cell Biology, 2002, 157: 839-849
33. Zylka MJ, Rice FL, Anderson DJ. Topographically Distinct epidermal nociceptive circuits revealed by axonal tracers targeted to Mrgprd. Neuron, 2005, 45: 17-25

第十章　神经胶质细胞生物学

于常海　段树民

第一节　神经胶质细胞的分类、起源与分化 …………………………………… 165
一、神经胶质细胞的分类 …………………………………… 165
二、神经胶质细胞的起源与分化 …………………………………… 168
第二节　神经胶质细胞的理化特性 …………………………………… 170
一、膜电位 …………………………………… 170
二、离子通道 …………………………………… 170
三、受体 …………………………………… 171
四、释放胶质递质 …………………………………… 172
五、生长因子和细胞因子 …………………………………… 173
六、缝隙连接 …………………………………… 173
七、细胞骨架 …………………………………… 174
第三节　神经胶质细胞的功能 …………………………………… 175
一、与神经元之间的相互作用 …………………………………… 175
二、免疫功能 …………………………………… 179
第四节　神经胶质细胞与疾病 …………………………………… 181
一、星形胶质细胞的病理损伤 …………………………………… 181
二、少突胶质细胞的病理损伤 …………………………………… 182
三、小胶质细胞的病理损伤 …………………………………… 182
四、神经胶质细胞与疼痛 …………………………………… 183

神经胶质细胞（neuroglia 或 glia）是神经系统内除神经元外的另一大类细胞，它们分布在神经元和神经纤维束之间，其数目是神经元的 10～50 倍。“Glia”来自希腊语，原意为胶水，生动地反映了传统观点对其功能的认识，即神经胶质细胞仅起网络支架作用，将神经元粘合在一起。但随着研究的深入，人们发现神经胶质细胞除具有支持、营养作用外，还参与形成髓鞘、构成血脑屏障（blood - brain barrier）；维持神经元生存微环境的稳定和调节神经系统的发育；具有免疫调节作用，而且在多种病理情况下均发挥重要作用。最新的观点认为，星形胶质细胞与神经元之间存在双向的信息交流（cross - talk）。神经元可以通过释放神经递质（neurotransmitter）激活星形胶质细胞；星形胶质细胞也可以释放胶质递质（gliotransmitter）反馈作用于神经元，从而提出了“三重组分突触结构”（tripartite synapse）的概念，即突触由突触前膜、突触后膜和突触旁星形胶质细胞的突起共同构成。这使得人们对神经胶质细胞具有了全新的认识，即神经胶质细胞与神经元共同构成中枢神经系统中的信息网络。

第一节　神经胶质细胞的分类、起源与分化

一、神经胶质细胞的分类

神经胶质细胞大体分为两类：大胶质细胞（macroglia）和小胶质细胞（microglia），其中大胶质细胞在中枢神经系统（central nervous system）和周围神经系统（peripheral nervous system）中均有分布，小胶质细胞仅在中枢神经系统分布。中枢神经系统中的大胶质细胞包括星形胶质细胞（astrocyte）和少突胶质细胞（oligodendrocyte），而某些分布在特定脑区的星形胶质细胞有其特殊的名称，如室管膜细胞（ependymal cell）、小脑的 Bergmann 细胞和视网膜的 Müller 细胞等，它们均属于星形胶质细胞的特殊类型。周围神经系统的大胶质细胞主要为雪

旺细胞（Schwann cell）和卫星细胞（satellite cell）。

（一）中枢神经系统的神经胶质细胞

1. 星形胶质细胞（astrocyte）

星形胶质细胞是胶质细胞中体积最大、数量最多、分布最广的一种。星形胶质细胞呈星形，具有大量由胞体向外伸出的放射状突起，部分突起末端膨大形成终足（end - foot），附着在毛细血管基膜上，或伸到脑和脊髓的表面形成胶质界膜（glia limitans）。与神经元不同，星形胶质细胞的突起不分树突和轴突，而且不具备传导动作电位的功能。

光镜下，星形胶质细胞直径 9～10 μm，核大，呈圆形或卵圆形，常染色质多，异染色质少而分散，核仁不明显。电镜下，星形胶质核周体轮廓不规则，胞质内游离核糖体、粗面内质网和高尔基体等细胞器较少，但含有丰富的糖原颗粒及大量的胶质丝（glial filament）。胶质丝是构成星形胶质细胞骨架的主要成分，它属于中间丝（interfilament），直径 8～10 nm，由分子量为 47～50 kD 的胶质细胞源性纤维酸性蛋白（glial fibrillary acidic protein，GFAP）构成。由于 GFAP 仅存在于星形胶质细胞中，因此被认为是其特异性的标志物。此外，星形胶质细胞的特异性标志物还包括：S100 蛋白、谷氨酸转运体（glutamate/aspartate transporter，GLAST）和谷氨酰胺合成酶（glutamine synthetase，GS）。

根据形态不同，可将星形胶质细胞分为 3 个主要类型：辐射状星形胶质细胞（radial astrocyte）、纤维性星形胶质细胞（fibrous astrocyte）和原浆性星形胶质细胞（protoplasmic astrocyte）。辐射状星形胶质细胞分布在垂直于脑室轴的平面上，跨越整个白质，胞体及突起表面多刺，突起不分支。成年动物的室管膜细胞、小脑 Bergmann 细胞和视网膜 Müller 细胞均属此类。纤维性星形胶质细胞多分布在白质，突起细长，表面光滑，分支少，内含丰富的胶质丝。原浆性星形胶质细胞多居于灰质，突起粗而短，分支多，成灌木丛状，细胞内的胶质丝较少（图 10 - 1）。

星形胶质细胞具有广泛分布的突起，构成神经组织的网架。星形胶质细胞的突起参与构成血脑屏障，能从血液中摄取营养物质供给神经元。此外，星形胶质细胞还具有调节 K^+、神经递质和能量代谢的平衡，调节突触的发生与活动，参与免疫反应等多种功能（详见第三节）。

2. 室管膜细胞（ependymal cell）

室管膜细胞是星形胶质细胞的一种特殊类型。细胞呈柱形或立方形，分布在脑室及脊髓中央管的腔面，形成单层上皮，称室管膜（ependyma）（图 10 - 1）。室管膜细胞表面有许多微绒毛，有些细胞表面有纤毛。某些地方的室管膜细胞，其基底面有细长的突起伸向脑及脊髓深层，称伸长细胞（tanycyte）。

室管膜细胞具有保护和支持作用。室管膜细胞之间具有紧密连接，构成脑-脊液屏障，在脑脊液和神经组织屏障中均起重要作用。目前的研究认为，室管膜细胞还具有成年动物神经干细胞的潜能，它们可进行非对称性分裂，其中一个子细胞能转变为神经前体细胞并分化为嗅神经元，沿特异的迁移轨迹移动到嗅球，补充凋亡的嗅神经细胞。

3. 少突胶质细胞（oligodendrocyte）

少突胶质细胞比星形胶质细胞小。先前认为它的突起少，分支亦少，故命名为少突胶质细胞。但随着实验技术的发展逐渐发现其突起并不少，而且具有许多分支。

光镜下，少突胶质细胞直径 6～8 μm，核较小，大致呈圆形，异染色质多。电镜下，少突胶质细胞的染色质浓缩成块，核仁难以看清。胞浆内含较多游离核糖体、粗面内质网、高尔基体和线粒体等细胞器以及大量的微管，含糖原颗粒较少，无胶质丝。此外，少突胶质细胞膜表面特异性表达髓鞘碱性蛋白（myelin basic protein，MBP），半乳糖脑苷脂（galactocerebroside，GC），O_1 - O_4 抗原及 NS（1（non - structure protein 1）抗原。常用的少突胶质细胞特异性标志物为 MOSP（myelin/oligodendrocyte - specific protein），半乳糖苷酶（galactosidase，GalC）和碳酸苷酶Ⅱ（carbonic anhydraseⅡ，CAⅡ）等。

根据其所在部位不同，可将少突胶质细胞分为束内少突胶质细胞（intrafascicular oligodendrocyte）、神经元周围少突胶质细胞（perineuronal oligodendrocyte）和血管周围少突胶质细胞（perivascular oligodendrocyte）。根据少突胶质细胞在电镜下的不同致密度和细胞核异染色质聚集情况，又可将其分为亮型、中间型和暗型。其中亮型少突胶质细胞分裂最为活跃，并很快分化为中间型细胞，因此数量最少；中间型少突胶质细胞逐渐成熟转变为暗型，所以暗型少突胶质细胞的数量最多。最近的研究发现，除了髓鞘形成的少突胶质细胞外，还有另外一类非髓鞘形成的少突胶质细胞，它们在中枢神经系统的脱髓/再髓化，退行性疾病及神经再生中具有重要的作用，因此越来越引人关注。

少突胶质细胞主要功能是参与形成及维持髓鞘，以其突起与轴突接触，并以一种“蛋卷”的样式包裹轴突，直至形成紧密的多层结构即髓鞘（图 10-1）。一个少突胶质细胞可以伸出多个突起分别和 5～12 个轴突接触。其包裹的方向也是不定向的，可以顺时针，也可以逆时针。少突胶质细胞合成髓磷脂的量比较稳定，但根据包裹轴突的粗细不同，形成不同厚度的髓鞘。少突胶质细胞的发育或功能异常与许多中枢神经系统疾病密切相关（详见本章第四节）。

4. 小胶质细胞（microglia）

小胶质细胞是中枢神经系统中最小的胶质细胞，胞体扁长或呈多角形，从胞体发出细长具有分支的突起，表面有大量棘刺（图 10-1）。与其他类型的胶质细胞相比，小胶质细胞的数量少，仅占全部胶质细胞的 5%～10%。

光镜下，小胶质细胞的直径仅 4μm 左右，胞核扁或呈卵圆形、三角形，内有较多的块状异染色质及一个核仁。胞浆少，围绕核形成一薄层，内含小空泡，胞浆密度与少突胶质细胞相似。电镜下，小胶质核呈扁平或锯齿状，胞质内溶酶体较多，所含微管少。常用的小胶质细胞特异性标志物为 CD11b，CD45，ED1（只存在于激活的小胶质细胞）等。

在中枢神经系统发育时期或病理情况下，根据小胶质细胞的不同形态将其分为 3 种类型：静止或分枝的小胶质细胞（resting or ramified microglia），存在于正常的中枢神经系统中；激活的或反应性小胶质细胞（activated or reactive microglia），常见于病理情况下，但无吞噬作用；吞噬性小胶质细胞（phagocytic microglia），具有巨噬细胞的功能，在脑损伤、脑退行性病变及脑出血等病理情况下大量出现在损伤部位，执行吞噬功能，参与炎症反应。

（二）周围神经系统的神经胶质细胞

1. 雪旺细胞（Schwann cell）

又称神经膜细胞（neurolemmal cell），是周围神经系统中主要的胶质细胞，它们排列成串，一个接一个地包裹着周围神经纤维的轴突，形成髓鞘（图 10-1）。雪旺细胞形状不规则，细胞核多呈卵圆形，核仁明显，细胞膜有包卷或凹陷现象，细胞质中含少量线粒体和高尔基复合体。有髓神经纤维髓鞘即是由雪旺细胞的细胞膜在轴突周围反复包卷形成的同心圆板层，无髓神经纤维的一层薄的髓鞘亦是由雪旺细胞的胞膜深度凹陷形成。

雪旺细胞可以分为包裹直径较大的轴突的髓鞘形成雪旺细胞（myelinating Schwann cell）、包裹直径小的轴突的非髓鞘形成雪旺细胞（nonmyelinating Schwann cell）和新发现的第三种类型，即分布在神经-肌肉接头处的突触周围雪旺细胞（perisynaptic Schwann cell），可能参与运动终板定位和神经-肌肉信号传递过程。

雪旺细胞除包裹轴突形成髓鞘外，还形成郎氏节（node of Ranvier）结构，使动作电位的传导以一种跳跃式、快速、不间断的方式进行。在胚胎发育时期雪旺细胞的迁移与神经元轴突的生长密切相关。在周围神经损伤后，雪旺细胞对周围神经再生过程中神经元的形态和功能的修复起着不可替代的作用。

2. 卫星细胞（satellite cell）

又称被囊细胞（capsular cell），是神经节内包绕在神经元周围的一层扁平形细胞，核圆形。卫星细胞的功能类似于中枢神经系统内的星形胶质细胞，具有营养和保护神经节细胞的功能。卫星细胞的增生性改变可能是为受损伤的神经元提供更多的营养，以利于损伤的修复。

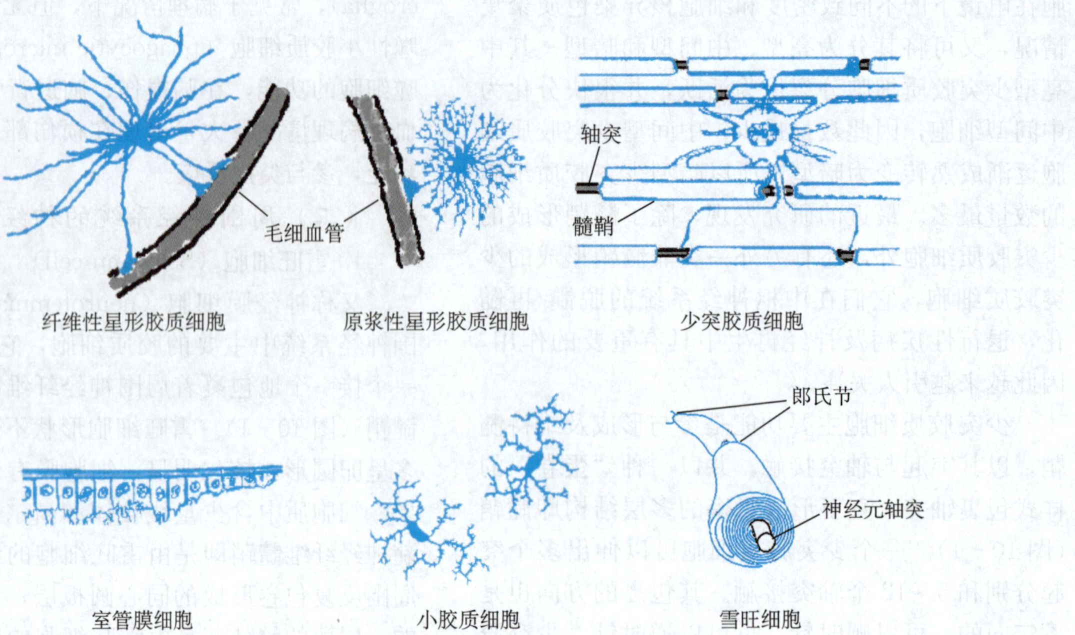

图 10-1 神经系统胶质细胞示意图

二、神经胶质细胞的起源与分化

神经胶质细胞和神经元均起源于胚胎神经上皮细胞。中枢神经系统中，这类细胞分布于神经板。胚胎时期神经上皮细胞可分为室层（ventricular zone，VZ）、室下层（subventricular zone，SVZ）、中间层（intermediate zone，IZ）和边缘层（marginal zone，MZ）。其中室层细胞为最原始的神经上皮细胞，围绕脑室区，是神经元和胶质细胞的主要来源。

由于高等动物中枢神经系统具有非常复杂的解剖结构，星形胶质细胞、少突胶质细胞、小胶质细胞等组成的细胞网络在不同脑区呈现不同的细胞比例。发育学的研究表明，各个脑区的胶质细胞起源、分化也呈现不同的方式。尽管如此，中枢胶质细胞的发育仍然遵循以下几个原则：①胶质细胞主要起源于胚胎时期的室层细胞；②少突胶质细胞的前体细胞为室层细胞，但在发育过程中迁移到不同的区域；③星形胶质细胞至少具有两种前体细胞——辐射状胶质细胞（radial glial cell）和室下层来源的细胞；④部分辐射状胶质细胞可以分化为神经元；⑤胶质细胞的发生受到一系列可溶性分子和细胞膜蛋白的调控，这些分子可以特异性地结合不同转录因子，从而决定前体细胞的分化（图 10-2）。

（一）星形胶质细胞

大脑皮质神经元开始发育分化的时候，VZ 区的一些细胞表现星形胶质细胞的某些特性，如表达谷氨酸转运体 GLAST、GFAP 等，细胞形态也呈现细胞延展等特性，这些细胞即被命名为辐射状胶质细胞。在中枢神经系统发育阶段，这些细胞分布于中枢神经系统的所有区域，并可以分化为神经元。当神经元迁徙结束后，一些未分化的辐射状胶质细胞即转化为星形胶质细胞。尽管这种转化现象目前仅在前脑中广泛存在，但有观点认为在整个神经系统内均存在这样的转化现象。星形胶质细胞不仅可以由 VZ 区来源的细胞经过辐射状胶质细胞阶段分化，室下层的未成熟细胞在围产期也可以迁移到灰质或白质中，发育成为星形胶质细胞。

（二）少突胶质细胞

少突胶质细胞前体细胞（oligodendrocyte precursor cells，OPCs）可以分为两种类型：表达 DM-20 的细胞和 PDGFRα 阳性细胞。它们主要分布于前脑腹侧围绕第三脑室的区域。胚胎发育终末阶段，少突胶质细胞前体细胞从腹侧向背侧迁徙，最终发育成为不同种类的成熟少突胶质细胞。

尽管成体中枢神经系统已经停止发育，但一些证据表明，成熟星形胶质细胞和少突胶质细胞仍然维持低速更新的能力。其中，少突胶质细胞的数量缓慢增长，而星形胶质细胞总数量维持基本恒定。成体中新生成的胶质细胞从何而来一直受到关注。一些观点认为，成熟的星形胶质细胞和少突胶质细胞可以自我更新。但越来越多的证据表明，这些新生成的细胞是由各自的前体细胞发育而来。

（三）小胶质细胞

对小胶质细胞的起源尚有争议，主要存在两种假说：① 起源于中胚层：包括起源于脑膜中胚层，毛细血管壁的周细胞（pericyte）或血循环中的单核细胞；②起源于神经外胚层：胚胎时期中枢神经系统内发现存在一种未成熟的巨噬细胞称为阿米巴样小胶质细胞（ameboid microglia），它是目前能够观察到的最原始的小胶质细胞前体细胞。围产期时这些细胞成团成簇分布于部分脑区，出生后维持分裂，并在出生后 2 周内迁移到整个大脑皮质，同时发育为成熟的小胶质细胞。

（四）雪旺细胞

雪旺细胞起源于胚胎时期的神经嵴，经雪旺细胞前体细胞发育为未成熟雪旺细胞（immature Schwann cell），而后分化为两种类型的雪旺细胞，即前文提到的髓鞘形成雪旺细胞和非髓鞘形成雪旺细胞。目前还不清楚是什么分子机制决定这两类细胞的分化命运，但已有研究发现了一些重要的信号分子参与该过程：如内皮素（endothelin）和神经调节素-1（neurregulin-1）被认为是重要的胞外信号分子调节雪旺细胞的发育；Sox-10 决定雪旺细胞品系的建立；Krox-20 和 Oct-6 等信号分子也参与髓鞘的形成过程。

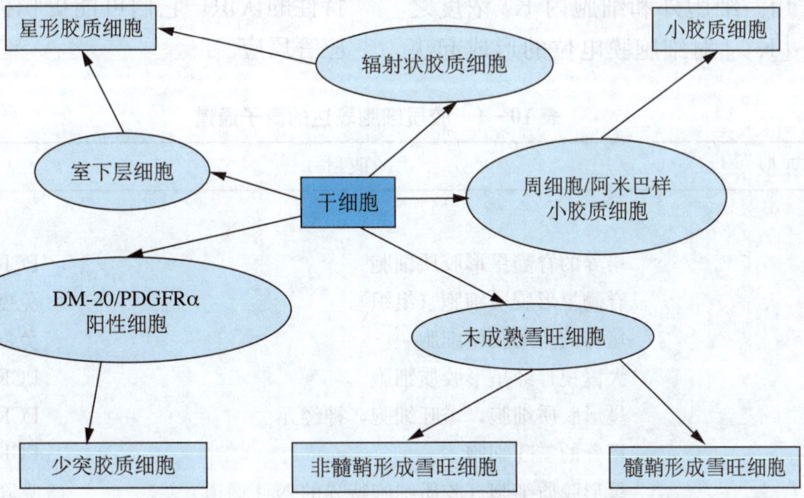

图 10-2　神经胶质细胞的起源与分化示意图

小　结

1. 神经胶质细胞是神经系统内除神经元之外的另一大类细胞，是神经元数目的 10 倍以上。

2. 神经胶质细胞分为大胶质细胞和小胶质细胞，中枢神经系统的大胶质细胞包括星形胶质细胞、少突胶质细胞；周围神经系统的大胶质细胞包括雪旺细胞和卫星细胞。

3. 各种类型的神经胶质细胞形态各异，功能不同，而且起源、分化方式各有异同。

4. 对各类神经胶质细胞分类、起源与分化的研究，不仅有助于我们了解这些细胞的基本生物学特性，更有助于今后探讨其在生理和病理情况下的重要功能。

第二节 神经胶质细胞的理化特性

一、膜电位

神经胶质细胞无神经元突触样突起，也不产生轴突那样“全或无”式的动作电位。神经胶质细胞膜对 K^+ 的通透性很高，而对 Na^+ 的通透性比神经元还要低。神经胶质细胞间是由低电阻的缝隙连接（gap junction）彼此连接的，这种电偶合的连接方式有助于保持细胞内的离子浓度平衡。为了研究神经胶质细胞膜电位发生的原因，有学者测定了在不同［K^+］下神经胶质细胞的膜电位，发现膜电位值完全服从 Nernst 方程。神经胶质细胞膜如同是一个理想的“钾电极”。［Na^+］$_o$ 或［Cl^-］$_o$ 的改变不能使膜电位发生明显变化，即除 K^+ 外，其他离子对神经胶质细胞膜电位的形成不起重要作用。细胞外和细胞内 K^+ 浓度之比，即［K^+］$_o$/［K^+］$_i$ 对细胞膜电位的形成起决定作用。

二、离子通道

1984 年 Ritchie 等人首次利用膜片钳（patch clamp）技术确定了培养的雪旺细胞和星形胶质细胞表达电压门控的 Na^+ 和 K^+ 通道。这一发现掀起了胶质细胞电生理研究的热潮。随后，众多实验室相继通过在体和离体实验发现，胶质细胞与神经元一样表达离子通道（表 10－1），如电压门控的 Ca^{2+} 通道、阴离子通道等。与神经元不同，这些离子通道的意义不仅仅在于产生短暂的电信号，更重要的是参与调节细胞内外的 pH 值，对于维持内环境的稳定具有重要作用。胶质细胞离子通道的发现极大地改变了研究者对胶质细胞膜特性的认识，它们可能更积极地参与了神经元的应答反应。

表 10－1 胶质细胞表达的离子通道

通道及亚型	取材	方法
Na^+ 通道		
rNav1.1－1.3	培养的脊髓星形胶质细胞	PCR
rNav1.1	脊髓星形胶质细胞（组织）	免疫组化
rNav1.1－1.3	培养的星形胶质细胞	免疫组化
rNav1.1－1.3	大鼠视神经星形胶质细胞	PCR
Nav1.6	星形胶质细胞，雪旺细胞，神经元	PCR
Nav1.2，1.3	培养的雪旺细胞	PCR
rNa_x	星形胶质细胞（胶质细胞特异的 Na^+ 通道）	克隆
rH1	脊髓饼状星形胶质细胞	PCR
Ca^{2+} 通道		
L－type	损伤激活的星形胶质细胞	免疫染色
α_1D，$\alpha_2$2 and β_3	Müller 细胞	RT－PCR
K^+ 通道		
K_{ir}4.1	小鼠 Müller 细胞	基因敲除小鼠
K_{ir}4.1	Müller 细胞	免疫金电镜
K_{ir}4.1	成年大鼠中枢神经系统灰质星形胶质细胞	免疫组化
K_{ir}4.1	白质星形胶质细胞	免疫组化
K_{ir}2.1	Müller 细胞	免疫组化

续表

通道及亚型	取材	方法
K_{ir}2.1，2.2，2.4，3.1，3.2，4.1 and 6.1	视网膜及培养 Müller 细胞	RT-PCR
K_{ir}6.1	海马，皮质，小脑星形胶质细胞，脑室膜细胞，Bergman 细胞	免疫组化
Kv1.1，1.2，1.5，2.1，3.1b and 3.1	雪旺细胞	免疫杂交
Kv1.1 and 1.5	雪旺细胞	免疫组化
Kv1.2，1.4，1.5 and 1.6	培养的少突胶质细胞前体细胞	免疫杂交
Kv1.1，1.4，1.5 and 1.6	培养的脊髓星形胶质细胞	免疫杂交
Kv1.4	培养的坐骨神经雪旺细胞	免疫杂交
Kv1.4	少突胶质细胞及前体细胞	RT-PCR
BK	坐骨神经髓鞘雪旺细胞	免疫染色
BK	大脑和脊髓星形胶质细胞	免疫染色
Cl^-通道		
ClC2 and ClC3	培养的皮质星形胶质细胞	PCR
BR1-VDAC	牛脑	克隆
ClC2	星形胶质细胞	免疫组化

(引自 Kettenmann H.，Ransom B.R. 2005)

三、受体

长久以来，表达各种受体尤其是神经递质受体一直被认为是神经元独有的特性，然而近年来通过免疫细胞化学、原位杂交、膜片钳等技术研究发现，一些在神经元表达的受体如谷氨酸（glutamate，Glu）、γ-氨基丁酸（gamma-aminobutyric acid，GABA）、嘌呤（purine）、乙酰胆碱（acetylcholine，ACh）、5-羟色胺（serotonin，5-HT）、肾上腺素（adrenalin）、肽（peptide）受体等，在胶质细胞中也有表达。

1. 谷氨酸受体

星形胶质细胞表达离子型谷氨酸受体（ionotropic glutamate receptor，iGluR）和代谢型谷氨酸受体（metabotropic glutmate receptor，mGluR）。AMPA（α-amino-3-hydroxy-5-methylisoxazole-4-proprionic acid）受体在皮质、海马、小脑等脑区的星形胶质细胞中均有表达，它的激活导致 K^+ 通道由外向电流转变为内向电流，与星形胶质细胞的增殖及维持 K^+ 平衡有关。最近研究发现，AMPA 受体的激活可以导致星形胶质细胞释放 ATP。尽管原位杂交和免疫组化的结果都显示红藻氨酸（kainate）受体在星形胶质细胞上有表达，但其是否具有功能还需要进一步的研究。星形胶质细胞是否表达 NMDA（N-methyl-D-aspartate）受体一直具有争议。星形胶质细胞主要表达 mGluR1、3、5，激活这些代谢型受体，将导致星形胶质细胞内的 Ca^{2+} 浓度升高、细胞间钙波的传递、Ca^{2+} 依赖的 K^+ 通道激活和 ATP 释放等，影响星形胶质细胞增殖，诱导星形胶质细胞迅速形成丝足（filopodia）等。少突胶质细胞也表达四种谷氨酸受体，在少突胶质细胞及其前体细胞的增殖、发育中具有重要的作用。小胶质细胞表达 AMPA 受体、红藻氨酸受体和 mGluR。AMPA 和红藻氨酸受体的激活增加细胞合成 TNF-α；mGluR 的激活则抑制脂多糖（lipopolysaccharide，LPS）对细胞的激活作用。

2. GABA 受体

在体和离体实验都表明星形胶质细胞表达离子型的 $GABA_A$ 受体和代谢型的 $GABA_B$ 受体。星形胶质细胞的 $GABA_A$ 受体激活后，Cl^- 外流，使细胞膜发生去极化。在发育阶段，$GABA_A$受体激活可以促进星形胶质细胞的分化。激活海马中星形胶质细胞的 $GABA_B$受体可以加强锥体神经元的抑制性突触后电流。少突胶质细胞仅表达 $GABA_A$受体，该受体的激活导致细胞膜去极化，Cl^-外流和电压门控的 Ca^{2+}通道激活。

3. 嘌呤受体

星形胶质细胞表达所有三种腺苷受体（adenosine receptor）A_1，A_2和 A_3。激活 A_2受体促进星形胶质细胞的增殖，而 A_1和 A_3受体的作用则相反。A_1受体的激活导致细胞合成神经营养因子增多，如 NGF 和 TGF－β 等。A_2a 受体激活抑制谷氨酸转运体 GLT－1 介导的谷氨酸摄取，并促进谷氨酸释放；A_2b 受体激活则促进 IL－6 的合成与释放。ATP 受体 P2X 和 P2Y 在星形胶质细胞上也有表达，其中 P2X 受体参与细胞的增殖调控和控制趋化因子的合成；P2Y 受体的激活导致细胞内 Ca^{2+}库的释放，参与细胞的增殖和胶质瘢痕的形成。少突胶质细胞表达 P2Y 受体，ATP 可以通过激活该受体引起细胞内 Ca^{2+}库的释放。小胶质细胞也表达 P2X 和 P2Y 受体，其中 $P2X_7$的激活导致细胞释放细胞因子 IL－1β；P2Y 受体参与调节细胞的趋向性。雪旺细胞具有腺苷受体和 ATP 受体的表达，其中 P2X 和 P2Y 在神经元与雪旺细胞之间的信号传递具有重要的作用。

4. 乙酰胆碱受体

星形胶质细胞表达烟碱型 ACh 受体（nicotinic ACh receptor，nAChR）和 M1—M5 型毒蕈型 ACh 受体（muscarinic ACh receptor，mAChR）。nAChR 的激活可以导致 Ca^{2+}内流及咖啡因敏感的 Ca^{2+}库的释放。激活星形胶质细胞上的 M1 受体可以刺激磷酸肌醇水解，增加细胞内 Ca^{2+}库的释放，参与星形胶质细胞的生长发育过程。神经元活动的增强可以导致星形胶质细胞 mAChR 的表达上调。而且，在发育过程中 mAChR 的表达也呈上升趋势。少突胶质细胞同样具有 nAChR 和 mAChR，其激活的结果也使细胞内 Ca^{2+}浓度升高。目前的研究显示，小胶质细胞仅表达 mAChR。

5. 5-羟色胺受体

较多证据表明星形胶质细胞表达 5－HT_2受体，在某些情况下可能表达 5－HT_{1A}和 5－HT_{1B}受体。5－HT_2受体偶联磷酸肌醇水解通路，参与 Ca^+的运动。5－HT_{1A}受体可能促使星形胶质细胞释放胶质源性因子如 S－100β 蛋白等，参与调节神经元和星形胶质细胞的生长分化。5－HT 还可以激活星形胶质细胞的 Na^+泵，抑制高 K^+诱导的谷氨酸的释放。在某些情况下，5－HT 可以引起星形胶质细胞的糖原分解。

6. 肾上腺素受体

星形胶质细胞表达 α 和 β 肾上腺素受体。α 受体的激活导致细胞内 Ca^{2+}库释放，影响星形胶质细胞谷氨酸的摄取、乳酸的合成以及细胞间的缝隙连接。β 受体主要在胶质瘢痕的形成过程中发挥作用，此外还参与调节 K^+的平衡。少突胶质细胞仅表达 α 受体，而小胶质细胞则以表达 β 受体为主。

7. 肽受体

星形胶质细胞表达的肽受体主要包括血管紧张素（angiotensin，AT）、血管活性肠肽（vasoactive intestinal peptide，VIP）、缓激肽（bradykinin，BK）、鸦片样物质（opioid）、促生长激素抑制素（somatostatin，SST）、催产素（oxytocin，OXT）和加压素（vasopressin，VP）等受体。血管紧张素受体 AT1 和 AT2 仅在白质的星形胶质细胞中检测到表达。AT 受体激活的主要功能为促进细胞增殖，增加葡萄糖的摄取和前列腺素的释放。研究体外培养细胞发现 VIP 受体在星形胶质细胞上的表达，该受体的激活参与细胞的增殖、谷氨酸摄取以及能量代谢的调解。但这些受体在星形胶质细胞上的功能仍需探索。缓激肽受体 B1 和 B2 在星形胶质细胞上均有表达，其中激活 B2 受体可以促进星形胶质细胞释放谷氨酸和天冬氨酸。SST 受体的激活导致胞内 cAMP 水平下降，促进细胞增殖。神经元释放的 TGF－β 可以上调星形胶质细胞内催产素受体的 mRNA 水平。加压素受体与星形胶质细胞上的水通道共同调节细胞的体积和容量。少突胶质细胞表达的肽受体包括：缓激肽和 μ 型鸦片受体。小胶质细胞表达 P 物质（substance P）和内皮素（endothelin）受体。

四、释放胶质递质

早在 19 世纪 80 年代就已经发现胶质细胞可

以合成和释放一些化合物，1990年首次报道胶质细胞能够释放谷氨酸。因此认为，胶质细胞同神经元一样具有可兴奋性，通过分泌胶质递质（gliotransmitter）如谷氨酸、ATP、D-丝氨酸、牛磺酸、同型半胱氨酸、心钠素和TNF-α等，参与和神经元之间的信息交流。

关于星形胶质细胞释放谷氨酸、ATP等信号分子的机制还不很清楚，目前主要有以下几种模型：①谷氨酸和一些带负电荷的较小的分子可以通过容量敏感性的阴离子通道（volume-sensitive anion channel）释放，这种释放过程多在细胞外低渗引起的细胞水肿时发生，也称为低渗释放（hypoosmotic release，HOR）；②有些细胞表面表达的缝隙连接蛋白（connexin）不与对侧细胞相应的蛋白形成缝隙连接，而是独立形成跨膜通道，这些半通道（hemichannel）在一定条件下可以开放，介导一些较大的分子包括谷氨酸的通透和分泌；③星形胶质细胞表面受体$P2X_7$，可以形成较大的孔道，直接通透谷氨酸等较大分子的分泌，并且$P2X_7$介导的谷氨酸释放与低渗释放存在协同效应；④有些证据表明星形胶质细胞内表达一些囊泡分泌蛋白及囊泡谷氨酸转运体，可能具有像神经元那样的囊泡递质分泌功能。

星形胶质细胞分泌谷氨酸的功能尚不明确。对于单个星形胶质细胞，各种来源的谷氨酸均能激活其表面谷氨酸受体包括AMPA受体和mGluR，继而分泌胶质递质影响周围细胞。通过这样的机制，谷氨酸的释放可以在星形胶质细胞群体中形成广泛而持久的信号，并发挥一定功能。

五、生长因子和细胞因子

神经胶质细胞可以合成和释放多种生长因子及细胞因子，并表达这些因子的受体，以自分泌或旁分泌的形式，参与对神经系统功能活动的调节。

1. 成纤维细胞生长因子（Fibroblast growth factor，FGF）

星形胶质细胞均能表达aFGF和bFGF及其受体。体外培养的星形胶质细胞能够合成bFGF，并且已证实定位在细胞核内。FGF能够刺激星形胶质细胞的繁殖、分化和成熟，表现为谷氨酰胺合成酶和S-100蛋白水平的上调。中枢神经系统受损时，激活的星形胶质细胞高表达aFGF和bFGF。

2. 表皮细胞生长因子（epidermal growth factor，EGF）

星形胶质细胞表达的EGF可以刺激人的胶质细胞系787CG的增殖，也能刺激原代培养的星形胶质细胞的增殖与分化。目前，人们对此因子的了解还是比较少的。

3. 细胞因子（Cytokine）

激活的星形胶质细胞和小胶质细胞可以合成和释放多种细胞因子，包括有IL-1（interleukin-1）、IL-6（interleukin-6）、干扰素-γ（interferon-γ，IFN-γ）、肿瘤坏死因子（tumor necrosis factor，TNF）α和β（TNF-α、TNF-β）、转化生长因子β（transforming growth factor β，TGF-β）、集落刺激因子（colony stimulating factor，CSF）和趋化因子（chemokine），参与中枢神经系统内的免疫和炎症反应。已知$P2X_7$受体激活是引起这些细胞因子分泌的重要原因，它们对胶质细胞的主要作用是：①调节其增殖和分化；②诱导、增强/抑制其细胞表面抗原，如Ⅰ类和Ⅱ类主要组织相容性复合体（major histocompatibility complex，MHC）的表达；③刺激细胞分泌其他细胞因子。例如IL-1和TNF-α能刺激体外培养的星形胶质细胞增殖；TNF-α和IFN-γ能诱导星形胶质细胞表达Ⅰ和Ⅱ类MHC抗原；TNF-α还能诱导星形胶质细胞表达某些粘附分子，以利于炎症反应中白细胞的迁移。

六、缝隙连接

星形胶质细胞具有丰富的缝隙连接，不同的星形胶质细胞之间、星形胶质细胞与少突胶质细胞以及室管膜细胞之间都可以形成缝隙连接。构成缝隙连接的是一种直径较大的通道，跨越相邻的两个细胞和细胞外间隙。这种通道可以允许无机离子和一些小分子量的有机分子在细胞间通过。参与形成缝隙连接的蛋白分子是connexin，它属于一个多基因家族，其成员同源性为50%左右。不同类型的胶质细胞表达不同亚型的connexin，如星形胶质细胞主要表达connexin 43，也可表达26，30；少突胶质细胞表达connexin 29，32，47；有研究显示激活的小胶质细胞也可表达connexin

43。最近研究表明 connexin 也可形成一端直接暴露在胞膜外的半通道（hemichannel），可能具有膜通道的功能。

细胞通过缝隙连接偶联起来形成胶质细胞集合体主要具有几方面的作用：①当神经活动时，星形胶质细胞通过偶联的集合体可以更快地缓冲摄入细胞内的 K^+；②星形胶质细胞集合体可以提供一个更快更有效的细胞内容量，以防止因摄取神经递质而导致的细胞内递质浓度变化过大；细胞集合体还可以保证递质释放的均一性；③在信号传导方面，谷氨酸可以导致星形胶质细胞内 Ca^{2+} 波的升高，它可以通过缝隙连接传播。当配体与细胞膜上的受体结合产生第二信使时，缝隙连接的存在可以使第二信使在细胞间扩散而作用于更多的细胞；④此外，缝隙连接在发育过程中还具有决定细胞命运和限制细胞增殖的作用。谷氨酸、花生四烯酸、K^+ 以及炎性细胞因子均可以调节星形胶质细胞缝隙连接的表达和功能。

七、细胞骨架

神经胶质细胞具有微管（microtubule）、微丝（microfilament）、中间丝（intermediate filament，IF）等细胞骨架成分。这些骨架蛋白在调节细胞运动，维持细胞形态，以及细胞极性的建立等方面具有重要的功能。其中微管和微丝在不同种属，不同细胞中都十分保守，而中间丝则具有细胞特异性。因此我们将详细介绍胶质细胞的中间丝 GFAP 和波形蛋白（vimentin）。

1. GFAP

作为成熟星形胶质细胞的特异性标志物，GFAP 在星形胶质细胞分化、成熟过程中表达量逐渐增多。在星形胶质细胞中 GFAP 对于白质正常结构及血脑屏障完整性都是不可或缺的，缺乏 GFAP 也将会引起迟发性脱髓鞘性疾病。GFAP 还具有其他重要的生理功能，如 GFAP 单基因敲除的小鼠，长时程抑制（long term depression，LTD）的诱导与维持以及运动的协调都会受到影响。星形胶质细胞的一个特点是在中枢神经系统损伤时被激活。在体的挫伤模型（模拟机械损伤）、实验性炎症性脑脊髓炎（模拟多发性硬化）、毒物溶解（模拟化学损伤）以及离体的划伤模型，均可见星形胶质细胞内 GFAP 的含量增高和免疫染色活性增强。培养的大鼠视神经星形胶质细胞的研究显示，GFAP 含量与定位对于细胞突起的伸长和细胞结构的稳定有重要作用。GFAP 反义核酸稳定转染星形胶质细胞瘤 U251 细胞，使其不能合成 GFAP，并在其彻底失去 GFAP 后与神经元共培养，结果发现神经元不能形成突起。透射电镜显示，GFAP 单基因敲除小鼠的星形胶质细胞超微结构中中间丝数量明显减少。这种小鼠的实验性炎症性脑脊髓炎研究显示，GFAP 对于控制受损病理区域的范围以及调节反应性胶质瘢痕中间丝的组成都有重要的作用。

2. 波形蛋白

波形蛋白是中间丝的一个主要类型，和 GFAP 可共存于未成熟的星形胶质细胞、Bergmann 胶质细胞、伸长细胞的突起和退行性视网膜神经胶质肉瘤的 Müller 氏纤维中。通过免疫荧光和电子显微镜观察发现，波形蛋白呈单束或微卷曲的松弛束。在鸡胚胎的发育中，波形蛋白存在于所有早期神经管的神经上皮细胞中。随着细胞的分化，成熟星形胶质细胞中的波形蛋白逐渐被 GFAP 代替。在培养的星形胶质细胞、成年小脑的 Bergmann 放射胶质纤维和胼胝体中，GFAP 和波形蛋白可以以不同的比例共存。在人胶质瘤和培养的小鼠星形胶质细胞中，用免疫电镜可观察到 GFAP 和波形蛋白之间形成异聚体。与 GFAP 相似，在中枢神经系统损伤时，星形胶质细胞中波形蛋白的含量也会显著增加。

小结

1. $[K^+]_o/[K^+]_i$ 对神经胶质细胞膜电位的形成起决定作用。

2. 神经胶质细胞表达各种离子通道，不仅产生短暂的电信号，而且参与调节细胞内外的 pH 值，对于维持内环境的稳定具有重要作用。

3. 和神经元一样，神经胶质细胞也能表达很多受体如谷氨酸、GABA 受体等；

4. 已经发现星形胶质细胞能够释放胶质递质，但对其功能尚不清楚。

5. 神经胶质细胞可以合成和释放多种生长因子、细胞因子，并表达这些因子的受体，以自分泌或旁分泌的形式，参与对神经系统功能活动的调节。

6. 神经胶质细胞之间具有缝隙连接。

7. 神经胶质细胞具有特异性的细胞骨架成分GFAP和波形蛋白，对于调节细胞运动，维持细胞形态，以及细胞极性的建立具有重要的意义。

第三节 神经胶质细胞的功能

不同种类的神经胶质细胞根据其形态特征和组织分布的不同，有不同的功能。神经胶质细胞除具有支持、营养的作用，还参与构成血脑屏障、形成和维持髓鞘结构（详见第一节）。本节主要介绍胶质细胞与神经元之间的相互作用及免疫功能。其中相互作用主要包括维持离子平衡、调节神经递质、能量代谢、影响突触的发生、活动和调节神经元的发育等功能。

一、与神经元之间的相互作用

电镜观察发现，神经胶质细胞几乎包被了神经元上除突触接触以外的所有部位。提示神经胶质细胞与神经元有着动态的和广泛的联系。二者之间的功能和活动密切相关。

（一）调节 K^+ 代谢

星形胶质细胞膜对 K^+ 有很高的通透性，具有缓冲细胞外 K^+ 作用。在正常 $[K^+]_o$ 情况下，星形胶质细胞膜内外的 $[K^+]$ 处于或接近于 K^+ 的电化学平衡电位。当神经元兴奋时 K^+ 外流，$[K^+]_o$ 升高，导致星形胶质细胞的膜电位差形成，促使 K^+ 内流入细胞。胶质细胞通过空间缓冲和直接摄取两种途径来维持 K^+ 的平衡。

1. 空间缓冲

通过对胶质细胞的研究发现，其细胞膜对 K^+ 具有通透性，能从细胞间液中摄取 K^+。当细胞膜的某一局部区域 $[K^+]_o$ 升高时，K^+ 可通过空间缓冲作用而到达远处的细胞间液。当神经元复极化并通过 Na^+，K^+-ATPase 重新摄取细胞间液中的 K^+ 时，才能恢复最初状态。此时，局部 $[K^+]_o$ 低于远处区域的 $[K^+]_o$，空间缓冲作用又使 K^+ 发生方向相反的移动。因此通过空间缓冲进出胶质细胞的 K^+ 量是相等的。空间缓冲作用主要发生在星形胶质细胞，通过细胞间缝隙连接使电流从一个细胞流入另一个细胞，为实现缓冲 K^+ 创造了有利条件。胶质细胞还可通过与毛细血管的连接参与 K^+ 的代谢，主要通过胶质细胞上的钾通道 Kir4.1。另外 Müller 细胞膜也具有高 K^+ 电导。

2. 直接摄取

神经胶质细胞可以直接摄取 K^+，引起细胞内 $[K^+]$ 增高。一方面，细胞内电荷的平衡可通过 Cl^- 内流来抵消额外 K^+ 所携带的正电荷。Cl^- 主要通过两种途径进入胞内：通过专门特异的 Cl^- 通道；通过 K^+-Cl^- 协同转运体与 K^+ 一起被摄取。K^+ 和 Cl^- 的摄取，使细胞内渗透压升高，可引起细胞水肿，并导致细胞间液浓缩。另一方面也可以通过钠泵排出 Na^+，维持细胞内电荷和渗透压的平衡。在成年大鼠的视神经中，当所有的轴突处于高频放电时，钠泵的活动起主要作用。

（二）参与神经递质的代谢

神经胶质细胞可以摄取神经递质，发挥及时迅速地清除神经递质和保持突触传递敏感性的作用。星形胶质细胞、少突胶质细胞和小胶质细胞均表达神经递质转运体，目前研究较多的是星形胶质细胞。而星形胶质细胞中，又以对谷氨酸、GABA 的摄取研究最为详尽。

星形胶质细胞主要表达 GLAST 和 GLT-1 (glutamate transporter-1) 两种谷氨酸转运体，它们与谷氨酸的亲和力基本相同。谷氨酸进入星形胶质细胞后主要有以下两条代谢通路：①参与合成谷氨酰胺；②进入三羧酸循环（tricarboxylic acid cycle，TCA cycle）。谷氨酸常伴随 3 个 Na^+、1 个 H^+ 进入细胞，并且有 1 个 K^+ 释放到细胞外，整个过程是耗能的（图 10-3）。因此，能量匮乏导致 ATP 不足（如严重缺血）或者细胞内低 K^+ 和高 Na^+ 等情况，均抑制星形胶质细胞对谷氨酸的摄取。此外还有许多因素参与调节星形胶质细胞的谷氨酸转运体的表达和功能，如 Zn^{2+}、花生四烯酸、活性氧类物质及谷氨酸本身等。星形胶质细胞对谷氨酸的摄取具有稳定细胞外环境，保护神经元和调节突触活动的功能。

神经胶质细胞摄取 GABA 主要依靠高亲和力

的转运体 GAT1、2、3 和低亲和力转运体 BGT-1。GABA 的摄取也是依靠 Na^+ 浓度梯度驱动的，同时伴随 2 个 Na^+ 进入细胞。GABA 被胶质细胞摄取后，经 γ-氨基丁酸转氨酶降解灭活，生成谷氨酸和琥珀酸半醛。可见神经胶质细胞可以通过与细胞间液的物质交流参与神经元内谷氨酸和 GABA 的代谢。

神经胶质细胞还可以摄取甘氨酸（glycine）、组胺（histamine）、腺苷、单胺类物质（monoamine）和 5-羟色胺等。此外，神经胶质细胞还能影响神经肽的代谢。

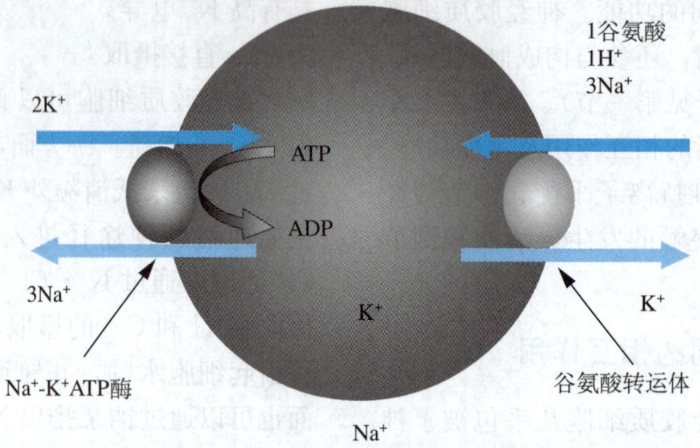

图 10-3　星形胶质细胞摄取谷氨酸的过程

（三）对突触的调节

很久以来，胶质细胞被认为是一类惰性细胞，缺乏类似神经元那样的细胞间信息传递机制。但近年来的研究表明，胶质细胞膜上存在多种神经递质的受体及各种离子通道，可以感受来自神经元的各种信息。随着钙成像技术的发展，人们在星形胶质细胞中发现了不同于神经元动作电位的另一类型的信息传递方式：细胞内 Ca^{2+} 浓度变化（钙波）。各种刺激，包括来自神经元活动的刺激，可经过星形胶质细胞的膜受体、离子通道等使细胞内 Ca^{2+} 浓度升高，而细胞内 Ca^{2+} 浓度的变化又以钙波的方式向邻近星形胶质细胞或神经元传播，通过这种方式完成细胞间信息传递。有证据表明钙波向邻近细胞的传播可能通过两种机制：一是细胞内 Ca^{2+} 和第二信使物质 IP3 通过缝隙连接向邻近细胞的直接扩散，另一机制是细胞内 Ca^{2+} 浓度升高引起活性物质（谷氨酸、ATP、NO 等）释放，后者作用于邻近细胞膜受体，继而引起相邻细胞内 Ca^{2+} 浓度升高，完成细胞间钙波的传递。突触旁胶质细胞（星形胶质细胞和雪旺细胞）与突触前后神经元紧密联系并形成“三重组分突触结构”（图 10-4），这些结构上的联系有利于胶质细胞主动参与神经系统的信息整合与传递。胶质细胞可以通过释放和摄取神经递质、调节离子平衡和影响突触发生等方式，在突触的发生、突触传递效率的调节和突触可塑性等方面起重要的调节作用。

1. 对突触发生的影响

最新的研究发现，胶质细胞参与调节突触的形成。在体外纯化培养的视网膜神经节细胞（retina ganglion cells，RGCs）中发现，在缺乏胶质细胞的情况下，RGCs 形成很少的突触；而在有胶质细胞存在的情况下，突触形成的数量和活性显著增强，提示胶质细胞具有促进突触形成的作用。该结果与雪旺细胞促进脊髓神经元突触形成相一致。而且有趣的是，星形胶质细胞与雪旺细胞的促进突触形成的能力是可以互换的，即雪旺细胞不但可以促进脊髓神经元的突触形成，而且对 RGCs 也具有同样的作用，而星形胶质细胞也是如此。提示胶质细胞参与神经系统内的突触形成可能是一个普遍存在的现象，但机理还不很清楚，可能通过分泌各种信号分子和营养因子，如胆固醇，血栓粘合素等来完成。激活的星形胶质细胞释放的 TNF-α 通过激活和上调神经元表

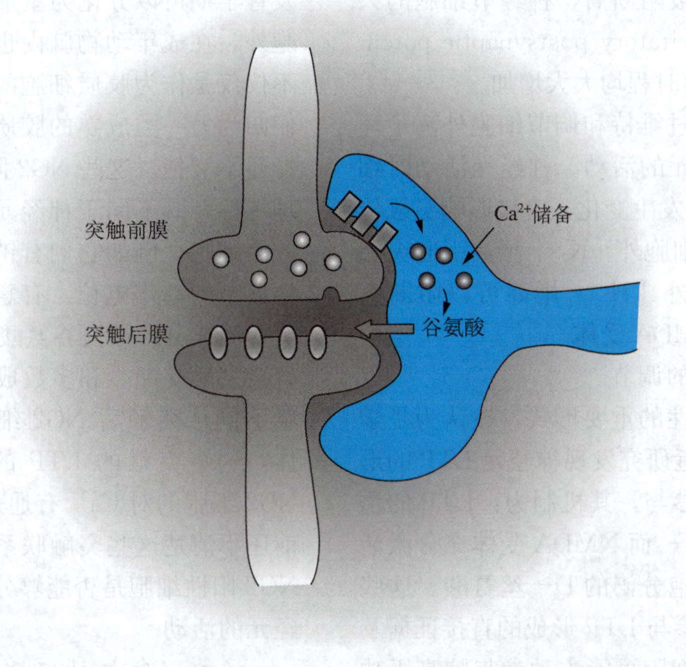

图 10－4　三重组分突触（tripartite synapse）结构示意图

面 AMPA 受体的表达，增强突触传递的效率，稳定突触间的联系，以促进突触形成。星形胶质细胞和神经元之间也可以建立突触联系，如在发育过程中形成的轴突-胶质突触，以及在海马内发现的神经元的轴突终末和少突胶质细胞前体细胞之间存在直接的化学突触。

2. 对突触传递效率和神经元兴奋性的调节

神经元释放的递质可以激活胶质细胞上相应受体引起胶质细胞内 Ca^{2+} 的增加，并释放活性分子，调节突触传递的效率。最近研究发现谷氨酸能突触活动激活邻近星形胶质细胞上的非 NMDA 受体，并诱导这些细胞释放信号分子 ATP 及其代谢产物腺苷。这些分子作用于突触前膜相应的受体，反馈抑制神经元谷氨酸释放。有意思的是，这种抑制作用不但发生在原来引起胶质细胞释放的突触——同突触，也发生在其他邻近的突触——异突触。提示神经元之间即使没有直接的突触联系，也可以通过胶质细胞的介导，而产生相互作用。这种神经元-胶质细胞间的相互对话可能在神经网络中的信息处理和神经可塑性中起重要作用。胶质细胞释放的 ATP 及其代谢产物腺苷对维持神经元基础活动的平衡具有重要作用。最近利用转基因动物实验表明：阻断胶质细胞 ATP 的释放，可引起神经元兴奋性显著升高和神经元产生长时程增强（long - term potentiation，LTP）能力的下降，动物并有惊厥的发作。还有研究表明，海马抑制性神经元反复放电引起中间神经元和锥体细胞之间的突触传递效率增强，主要机制是中间神经元放电释放的 GABA，激活星形胶质细胞表面的 $GABA_B$受体，导致其细胞内 Ca^{2+} 浓度增高和谷氨酸的释放，释放出的谷氨酸通过激活中间神经元的 AMPA 和 NMDA 受体，增强突触前膜神经递质的释放，最终引起中间神经元和锥体细胞之间的突触传递效率增强。谷氨酸还可以通过激活突触前膜/后膜的 mGluR，影响兴奋性/抑制性突触后电流（excitatory/inhibitory postsynaptic current，EPSC/IPSC）。目前认为，胶质细胞释放谷氨酸是通过一种 Ca^{2+} 介导的胞吐（exocytosis）作用。突触周围的雪旺细胞在突触前膜释放的乙酰胆碱和 ATP 的刺激下，释放谷氨酸，导致突触后膜内一氧化氮的合成增多，从而减弱突触前膜神经递质的释放。同时也有研究报道，雪旺细胞可以增强神经-肌肉接头处的突触传递。

神经胶质细胞通过谷氨酸转运体摄取突触间隙的谷氨酸，调节突触传递。如当视网膜 Müller

细胞的谷氨酸转运体被阻断后，神经节细胞的兴奋性突触后电位（excitatory postsynaptic potential，EPSP）的幅值和时程均大大增加。

星形胶质细胞通过维持和调节细胞外离子环境的稳定性调节神经元的活动。神经元活动时细胞外的 K^+ 和 H^+ 浓度发生变化，直接影响突触传递的效率和活性，如细胞外［K^+］增高引起突触末梢的去极化。细胞外［H^+］增高可以阻断突触前膜的钙通道和 NMDA 受体。

3. 对突触可塑性的调节

LTP 是突触可塑性的重要形式，被认为是学习和记忆的基础。最近研究发现神经元 LTP 的形成需要星形胶质细胞参与，其机制为：LTP 的诱导需 NMDA 受体激活，而 NMDA 受体充分激活则依赖于星形胶质细胞分泌的 D－丝氨酸。这些研究提供了胶质细胞参与 LTP 形成的直接证据及分子机制，提示胶质细胞可能主动参与脑高级功能活动的调节。

4. 神经元与胶质细胞之间的突触联系

脑内存在一类表达 NG2 糖蛋白的胶质细胞，过去把这一类细胞称为少突胶质前体细胞。最近研究表明这类表达 NG2 糖蛋白的胶质细胞除了在发育早期可以分化为星形胶质细胞和少突胶质细胞外，在成年动物脑内也大量存在，其功能可能不仅仅是作为胶质细胞的前体细胞。现倾向把它们归为另一类成熟的胶质细胞，但其在脑内的功能还不清楚。这些 NG2 阳性细胞具有特殊的电生理特性，既不同于神经元，也不同于其他类型的胶质细胞。例如它们有钠通道的表达，但不能产生典型的动作电位。有意思的是，它们可以作为突触后成分，接受谷氨酸能和 GABA 能神经元的直接突触支配。和多数成熟神经元的谷氨酸能突触不同，突触后 NG2 细胞膜不表达 NMDA 受体，这些突触的 LTP 的诱导和表达都依赖于 NG2 细胞的对 Ca^{2+} 有通透性的 AMPA 受体。目前还不清楚这些突触联系的意义，也不清楚这些 NG2 阳性细胞是否能够分泌信号分子反馈调节神经元的活动。

（四）参与神经元的能量代谢

星形胶质细胞和神经元之间的代谢是高度偶联的，主要体现在谷氨酸的循环与合成，为神经元提供糖酵解产物等方面（图 10－5）。

1. 谷氨酸－谷氨酰胺循环

细胞外、突触间隙的谷氨酸经谷氨酸转运体

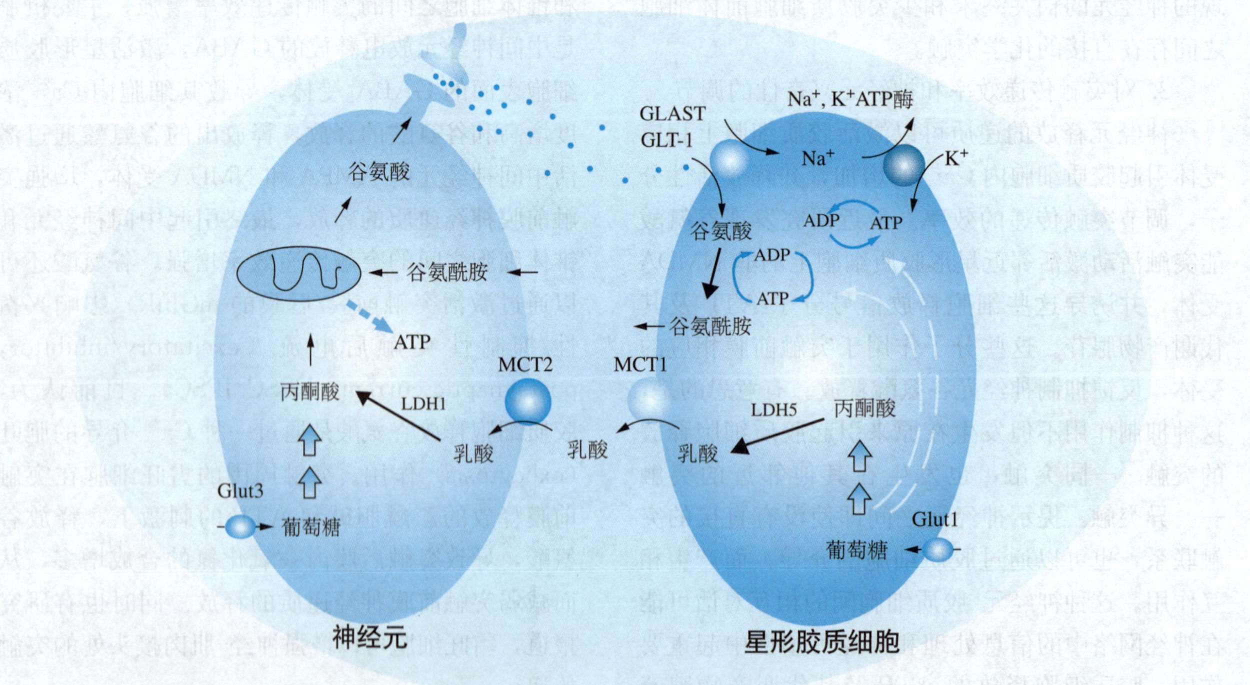

图 10－5　星形胶质细胞与神经元之间的能量代谢偶联

被星形胶质细胞摄取，一部分经细胞内的谷氨酰胺合成酶催化，生成谷氨酰胺。谷氨酰胺由星形胶质细胞释放后，被神经元摄取，作为谷氨酸的前体在神经元中积累，并在突触前末端转变成谷氨酸，进入小泡准备新一轮的兴奋反应。该过程对于及时终止谷氨酸对神经元的兴奋性毒性和谷氨酸的循环利用具有重要价值。由于谷氨酸不能穿过血脑屏障，星形胶质细胞摄取的谷氨酸还可以通过三羧酸循环氧化降解，既可以为细胞提供能量，又防止兴奋性谷氨酸在中枢神经系统中的积聚。星形胶质细胞内谷氨酰胺经水解变成谷氨酸后，也以相同的途径氧化降解。

2. 谷氨酸的合成

谷氨酸-谷氨酰胺循环并不是完全封闭的。星形胶质细胞内的 TCA 循环中间产物 α-酮戊二酸通过转氨作用可以生成谷氨酸，为转氨作用提供氨基的主要有游离氨，丙氨酸，或其他支链氨基酸，如亮氨酸、异亮氨酸或缬氨酸。新合成的谷氨酸经谷氨酸-谷氨酰胺循环转化为谷氨酰胺被释放。另外，星形胶质细胞也可以直接释放 α-酮戊二酸给神经元，在神经元细胞内合成谷氨酸。

3. 糖酵解

星形胶质细胞伴随谷氨酸的摄取，糖酵解和乳酸合成增加。同时胶质细胞通过释放乳酸为神经元提供能量物质。长期以来，葡萄糖一直被认为是神经元的唯一能量来源，主要通过循环系统经细胞外间隙提供给神经元的。但最新的研究表明，除葡萄糖外神经元也可以摄取乳酸。并且已有实验证据表明，星形胶质细胞和神经元均表达可以转运乳酸的蛋白——MCT（monocarboxylate transporter），其中胶质细胞为 MCT1，神经元为 MCT2。

4. 糖原代谢

脑中的糖原主要分布在星形胶质细胞中。培养的星形胶质细胞在多种神经调节因素下，可进行广泛的糖原降解，用以维持细胞外 H^+，K^+，Na^+ 的稳态，神经递质的摄取和代谢等。糖原降解不仅为神经元提供能量物质，最近发现它也是星形胶质细胞本身的能量储存库。有研究显示，睡眠缺乏的大鼠脑内糖原的水平降低，因此提出睡眠过程中可能发生脑内糖原的补充的观点。

（五）在神经元发育中的作用

胶质细胞在神经系统发育中扮演重要的角色。辐射状胶质细胞不仅起到支持神经元的作用，而且还为神经元轴突提供导向。在胚胎时期，胶质细胞能够分泌一些细胞外基质，被神经元上的特异受体所识别，以利于轴突的生长和迁移。成熟的星形胶质细胞由于细胞外基质分泌成分的改变，丧失了这种诱导轴突迁移的能力。成熟哺乳动物中枢神经系统受到损伤后，胶质细胞的细胞外基质分泌会发生改变。星形胶质细胞会分泌硫酸软骨素蛋白聚糖（chondroitin sulfate proteoglycan，CSPG）等细胞外基质，少突胶质细胞也会表达 Nogo，MAG 等分子。这些都是中枢神经系统中抑制轴突生长的主要因素。

绝大部分哺乳动物的突触形成于出生早期，此时正是星形胶质细胞大量形成的时期。星形胶质细胞能够分泌出血栓粘合素（thrombospondin），以促进形态上正常而功能不完备的突触形成；它们还可能分泌另一种未知物质以促进突触在功能上的成熟。

新近的研究证实，辐射状胶质细胞还具有神经干细胞的潜能。在发育过程中，辐射状胶质细胞会进行非对称性分裂（asymmetric division），分裂出来的一个子细胞进而分化为神经元，并沿着辐射状胶质细胞的长突起进行迁移。不仅在发育时期，在成熟的哺乳动物中枢神经系统，如海马区和室管膜下区也存在有具有胶质细胞特征的神经干细胞，如第一节中提到的室管膜细胞。

二、免疫功能

星形胶质细胞、小胶质细胞和雪旺细胞被认为是神经系统内细胞因子的主要来源和作用的主要靶细胞。它们合成和释放多种细胞因子，参与维持神经系统组织内环境的稳定，并在免疫和炎症反应中发挥重要作用（表 10-2）。

表 10-2 不同类型胶质细胞释放的细胞因子

细胞类型	不同种类的刺激	细胞因子	细胞因子的作用
星形胶质细胞	病毒	IFN-α/β	抗病毒活性
	巨噬细胞、小胶质细胞	IL-6	急性期损伤、炎症、胶质细胞的激活
	T细胞	TGF-β	抑制炎症，神经保护作用，组织修复
		M-CSF，GM-CSF	促进小胶质细胞的增殖
		chemokine	吸引白细胞
		NGF，GDNF，CTNF，ect.	神经保护作用，组织修复
小胶质细胞	损伤的细胞	IL-1，TNF	炎症、组织损伤与修复
	病毒、细菌、寄生虫	IL-6	急性期损伤、炎症、胶质细胞的激活
	病原性分子（LPS，细菌 DNA 等）	TGF-β	抑制炎症，神经保护作用，组织修复
	免疫系统（T细胞、B细胞）	IL-10	抑制炎症，神经保护作用
		IL-12，IL-15，IL-18	激活细胞介导的免疫反应
		chenmokines	吸引白细胞
		NGF，BDNF，GDNF	神经保护作用，组织修复
雪旺细胞	神经损伤	IL-6	急性期损伤、炎症
	巨噬细胞、小胶质细胞	TGF-β	抑制炎症，神经保护作用
		chemokine	吸引白细胞
		NGF，BDNF，GDNF，CTNF	神经保护和修复

（引自 Kettenmann H.，Ransom B. R. 2005）

在中枢神经系统的炎症反应中，小胶质细胞 CD4 抗原、粘附分子等免疫分子的表达增加，在趋化因子如 fractalkine 等作用下向炎症反应区聚集，发挥免疫功能；也通过吞噬作用参与机体的免疫反应。小胶质细胞还会表达 MHC Ⅰ和Ⅱ类分子，发挥抗原提呈作用。

星形胶质细胞除具有抗原的调节和提呈作用外，新近的研究发现，由星形胶质细胞合成的诱导型一氧化氮合成酶（inducible Nitric Oxide Synthase，iNOS），以及 MMP-2（Matrix Metallo Proteinases-2），MMP-9 等在炎症反应中也发挥作用。

小结

1. 神经胶质细胞与神经元之间存在动态的联系，包括离子水平的调节、神经递质的代谢、神经元突触活动的调制；神经元的能量代谢和神经元发育中的相互作用。神经胶质细胞与神经元共同构成中枢神经系统中的信息网络。

2. 最新的观点认为，在中枢神经系统的信息传递过程中，胶质细胞与神经元之间存在双向的信息交流。胶质细胞与神经元之间形成“三重组分突触结构”，在突触的发生、突触传递效率的调节和突触可塑性等方面起重要的调节作用。

3. 神经胶质细胞在神经系统组织内环境的稳定，免疫和炎症反应中发挥重要作用。

第四节 神经胶质细胞与疾病

神经胶质细胞在正常情况下具有重要的生理功能，因此在病理情况下，其功能的改变与疾病的发生、发展关系密切。已有研究报道，胶质细胞与脑缺血、机械损伤、神经退行性疾病、脱髓鞘疾病以及遗传等多种神经系统疾病相关（详见相关章节）。本节主要就胶质细胞在病理情况下的反应、作用机制和意义进行介绍。

一、星形胶质细胞的病理损伤

星形胶质细胞在多种损伤情况下的突出表现就是被激活，激活的星形胶质细胞表现为细胞增殖与肥大、RNA 合成增多、GFAP 含量增高、谷氨酰胺合成及糖原合成增加，并伴随多种基因表达的改变和细胞迁移等，统称为胶质化（astrogliosis）。最近的研究表明，星形胶质细胞的激活并不仅仅存在于损伤情况下，在正常的衰老过程中也有星形胶质细胞的激活。

激活的星形胶质细胞不仅参与损伤过程，还影响损伤的程度及损伤后组织修复与再生，主要具有以下功能：清除损伤部位的髓磷脂和神经元碎屑；包裹受损中枢以避免其与非中枢神经系统组织接触；调节中枢神经系统内细胞外分子和离子浓度；缓冲受损时大量释放的 ATP、K^+、谷氨酸、GABA 等递质以及各种代谢废物；释放神经营养因子以保护受损的神经元；释放细胞因子，参与炎症反应；分泌细胞外基质，参与损伤后的修复过程。

1. 缺血损伤

星形胶质细胞在缺血情况下，由于电压门控的 Ca^{2+} 内流和细胞内 Ca^{2+} 库的释放，星形胶质细胞内 Ca^{2+} 浓度迅速上升。缺血损伤引起细胞外 K^+ 离子浓度升高，引发 K^+、Cl^-、HCO_{3-} 离子内流造成星形胶质细胞水肿。星形胶质细胞内具有高亲和力的谷氨酸转运体 GLAST 和 GLT-1，正常时负责摄取突触后间隙的谷氨酸，在缺血时由于膜电位的下降及细胞内外离子梯度的破坏，反而引起细胞内谷氨酸反向转运到细胞外，加重兴奋毒性损伤。在缺氧缺血过程中星形胶质细胞还会大量产生自由基。在体和离体实验均表明，星形胶质细胞相对于神经元具有较强的抗缺血损伤能力。而且年轻细胞与成熟细胞相比具有更强的耐受性。

星形胶质细胞在缺氧缺血损伤中具有双重作用：①星形胶质细胞通过平衡细胞外的［K^+］，摄取细胞外的谷氨酸和合成释放一些神经营养因子等方式发挥保护作用；②严重缺血引起星形胶质细胞自身发生肿胀，产生炎性细胞因子，谷氨酸反向转运，从而加重缺血损伤。

2. 机械损伤

胶质化是机械损伤后星形胶质细胞最突出的表现，形成胶质瘢痕保护受损区域；但由于其反应过快、过强，占据受损空间而不能被及时降解，因而影响残存神经通路的功能，阻止轴突再生和重新髓鞘化。星形胶质细胞抑制中枢神经系统再生的因素很多，如星形胶质细胞营养神经元功能缺失；大量合成、分泌抑制轴突生长和神经元迁徙的细胞外基质，如 KS-PG、CS-PG 等抑制性蛋白多糖，它们对轴突生长的抑制作用强于诱导神经元轴突生长的细胞外基质的作用。

3. 脑水肿

在生理条件下，星形胶质细胞可以感知细胞外环境的渗透压，并由此调节自身细胞体积；然而在病理情况下，这种容量调节机制受到抑制，造成星形胶质细胞水肿，最终引起脑水肿。

星形胶质细胞水肿也是多种因素共同作用的结果。细胞外液渗透压改变、Donnan 效应、酸中毒，氨中毒和花生四烯酸等均参与病理状态下星形胶质细胞的水肿。AQP4 和 AQP9 是定位在星形胶质细胞表面的水通道蛋白（aquaporin，AQP），可以在渗透压梯度的作用下双向通透水分子。当过度摄水引起脑脊液渗透压下降时，水分子通过 AQP4 和 AQP9 进入细胞内，引起星形胶质细胞水肿。

星形胶质细胞的水肿会导致细胞外空间减少，脑脊液 K^+、谷氨酸水平升高；水肿的星形胶质细胞终足压迫微血管造成进一步的脑缺血，加剧脑水肿。因此，有关星形胶质细胞水肿机制的研究，对于治疗各种疾病引起的脑水肿具有重要意义。

二、少突胶质细胞的病理损伤

少突胶质细胞功能异常与缺血、机械损伤、免疫、感染、代谢以及遗传等多种疾病相关，进而涉及髓鞘的损伤，轴突传导障碍，轴突的二次损伤及永久性功能障碍。尽管这些疾病的病理特征不尽相同，但其造成中枢神经系统的白质损伤具有共同之处。少突胶质细胞参与损伤的分子机制包括：

1. 氧自由基

少突胶质细胞对氧自由基十分敏感，因为其清除自由基能力差、细胞内铁离子浓度高、半胱氨酸含量低、抗氧化反应的酶含量低。处于不同发育阶段的少突胶质细胞对氧自由基的敏感性不同。也有些自由基对细胞具有双重作用，如 NO 形成 peroxynitrite，导致脂质氧化，抑制 PKC 和抗氧化酶的活性；NO 也可以引起 DNA 断裂，激活多聚（ADP-核糖）聚合酶［poly（ADP-ribose）polymerase PARP］，诱导细胞凋亡；NO 还可以阻止免疫细胞的炎症反应，对细胞发挥保护作用。

2. 兴奋毒性

谷氨酸对少突胶质细胞具有兴奋毒性，主要是通过 AMPA 和红藻氨酸受体发挥作用。使用 AMPA 的抑制剂或拮抗剂可以保护少突胶质细胞免受损伤。最近有报道少突胶质细胞也有 NMDA 受体表达，并对介导谷氨酸兴奋毒性损伤起重要作用。

3. 免疫系统疾病或炎症反应

中枢神经系统中的免疫细胞、激活的小胶质细胞和星形胶质细胞释放的细胞因子（TNF-α，IFN-γ），以及抗体、补体、特异激活的死亡受体（Fas/FasL、NGF 的低亲和受体 p75、TRAIL）等都可以介导少突胶质细胞的损伤。

4. 营养因子匮乏

中枢神经系统发育过程中常见少突胶质细胞凋亡，可能是竞争轴突来源的营养因子所致。少突胶质细胞的营养因子包括：BDNF、IGF、CT-NF、NT-3 等。过表达这些营养因子可以减少发育过程中少突胶质细胞前体细胞的凋亡。很多白质损伤疾病都是通过破坏正常的营养因子供给造成少突胶质细胞生长停止或诱导细胞凋亡所致。给予营养因子可以保护少突胶质细胞避免凋亡。

三、小胶质细胞的病理损伤

损伤或病理情况下，小胶质细胞是最早发生反应的神经细胞，其改变主要包括：① 形态改变，很多生长因子、氨基酸、胶质细胞外基质以及膜蛋白都参与调节小胶质细胞的形态改变；② 细胞表面抗原、受体及细胞外基质蛋白的表达上调，如在阿尔茨海默病、多发性硬化症、脑缺血等病理情况下，脑中的小胶质细胞 MHC Ⅰ类和Ⅱ类分子，CR-3，Fc 受体表达上调；③细胞增殖，集落刺激因子 M-CSF、GM-CSF 以及 IL-1、3、4、5、10 和 TNF-α 等细胞因子也可刺激小胶质细胞的增殖。

小胶质细胞在病理损伤中具有双重作用：一方面小胶质细胞可以表达趋化因子受体 CCR1-5 和 CX3CR，在趋化因子的作用下迁移至损伤部位，转化为具有吞噬能力的细胞，清除受损的细胞。同时分泌一些因子如 ROS、TNF-α，以及兴奋性递质——谷氨酸等使神经元和少突胶质细胞发生凋亡。另一方面，小胶质细胞也分泌一些保护因子或细胞因子，如神经营养因子 NGF、BDNF、NT-3 以及 TGF-β1、GDNF、IL-6，FGF 等。激活的小胶质细胞包绕神经元末端，造成小胶质细胞与受损神经元的密切接触。这种接触有利于小胶质细胞源性的营养因子向受损神经元的分配。小胶质细胞参与组织的重建和血管形成：如分泌趋化因子吸引星形胶质细胞形成胶质瘢痕；分泌 MMPs 参与组织重建；分泌的 TGF-β、PDGF 参与血管形成，此外还可以分泌一些促进少突胶质细胞增殖的因子。

损伤部位的小胶质细胞激活后，常发生凋亡，这可能是机体调节和维持小胶质细胞数量的一种形式。通过凋亡可以减轻炎症反应的程度，避免炎症反应过度对神经组织造成进一步的损伤。有研究表明，ATP 可以通过激活 $P2X_7$ 受体诱导小胶质细胞的凋亡。也有报道认为，在这一过程中干扰素调节因子-1（interferon regulator factor-1，IRF-1）和 caspase-11 是重要的必需分子。

四、神经胶质细胞与疼痛

越来越多的研究表明，神经胶质细胞特别是星形胶质细胞和小胶质细胞与疼痛关系密切。

在致痛物质如谷氨酸、P 物质的作用下，星形胶质细胞被激活，通过释放前炎性细胞因子、神经营养因子等，参与疼痛的维持、放大以及痛敏。如给予抑制星形胶质细胞功能的药物 CNI-1493、氟代柠檬酸等可以镇痛；鞘内联合给予 IL-1受体拮抗剂和重组的可溶 TNF 受体，可降低脊髓 L5 神经离断引起的痛敏。用神经营养因子特异性受体——原肌球蛋白相关激酶受体（tropomyosin-related kinase receptor，TrkR）的抗体可以明显减弱由足底注射福尔马林引起的伤害性行为反应。星形胶质细胞表面还表达神经激肽-2 受体（neurokinin-2 receptor，NK-2R）等与疼痛关系密切的受体。此外，星形胶质细胞通过彼此之间的缝隙连接可以介导疼痛的传递，参与形成"镜影痛"。星形胶质细胞正有望成为治疗疼痛的新靶点。

小胶质细胞在神经源性痛中也发挥关键作用。作用于神经元的镇痛药物如吗啡等并不能缓解神经源性痛，而脊髓内注射特异性阻断小胶质细胞受体 $P2X_4$ 的药物却可以快速缓解大鼠的神经源性疼痛症状。神经损伤时，小胶质细胞特异性表达的 TLR4 受体（Toll-like receptor 4）被激活。TLR4 基因敲除的小鼠在神经损伤后，小胶质细胞活性显著降低，同时对神经源性痛的敏感性也显著降低，在损伤之前阻断该受体具有同样的效果。

小结

1. 星形胶质细胞功能的改变不仅参与损伤过程，还影响损伤的程度及损伤后修复。

2. 少突胶质细胞功能异常，导致髓鞘损伤和轴突传导障碍，引起轴突的二次损伤及永久性功能障碍。

3. 小胶质细胞在病理损伤中具有双重作用：一方面由于过度地维持炎症反应，加重组织损伤；另一方面发挥"清道夫"和保护的作用。

4. 病理情况下的神经胶质细胞在形态，功能上都会发生变化；深入研究神经胶质细胞与疾病的关系将有利于加深对疾病的认识，为临床治疗提供理论依据。

※ ※ ※

1846 年，德国病理学家 Rudolf Virchow 首次提出了神经胶质（neuroglia）的概念，认为可能是脑内的"结缔组织"。此后，如何定义胶质细胞一直是一个挑战性的问题。虽然胶质细胞占神经细胞的比例随着生物进化程度的升高而升高，在人类，胶质细胞的数量超过神经元的 10 倍，但长期以来，人们对脑的功能活动的研究只从神经元的角度去分析讨论，忽略了胶质细胞的作用。近年来，不断涌现并且日益完善的新技术为研究胶质细胞的结构与功能提供了强大的支持。越来越多的实验证据提示，胶质细胞尚具有很多尚未为人所知的重要功能。"三重组分突触结构"和"胶质递质"概念的提出，以及胶质细胞参与突触传递、发生和可塑性的调节，使人们认识到中枢神经系统中整合信息的网络是由神经元和胶质细胞共同完成的。胶质细胞与疼痛的研究使得胶质细胞成为疼痛研究和治疗的新靶点。胶质细胞在各种神经系统疾病中扮演的重要角色，为今后开发新的治疗和干预药物提供了新的线索。虽然现阶段我们对胶质细胞的认识还只是冰山一角，但可以乐观地展望，随着对胶质细胞研究的日益深入，我们对脑的认识也将日臻完善。

致射

特别感谢刘爽博士以及周烨、赵睿、高凯等几位博士生在本章的编辑、校对及制图过程中付出的辛勤劳动！

参考书目

1. Kettenmann H，Ransom BR. Neuroglia 2nd ed. New York：Oxford University Press，2005. 1-240，285-443，501-586
2. 左伋主编. 医学分子细胞生物学. 上海：复旦大学出版社，2005. 291-306
3. 韩济生主编. 神经科学原理（第二版）. 北京：北京医科大学出版社，1999. 137-169，971-1151
4. 蔡文琴，李海标主编. 发育神经生物学. 北京：科学出版社，2001. 142-176，259-283

原始文献

1. Allen NJ，Barres BA. Signaling between glia and neu-

rons：focus on synaptic plasticity. Curr Opin Neurobiol，2005，15：542-548

2. Araque A，Parpura V，Sanzgiri RP，et al. Tripartite synapses：glia，the unacknowledged partner. Trends Neurosc，1999，22：208-215
3. Bergles DE，Roberts JD，Somogyi P，et al. Glutamatergic synapses on oligodendrocyte precursor cells in the hippocampus. Nature，2000，405：187-191
4. Bouzier-Sore AK，Merle M，Magistretti PJ，et al. Feeding active neurons：(re) emergence of a nursing role for astrocytes. J Physiology - Paris 96，2002，273-282
5. Brown AM. Brain glycogen re-awakened. J Neurochem，2004，89：537-552
6. Cataldo AM，Broadwell RD. Cytochemical identification of cerebral glycogen and glucose-6-phosphatase activity under normal and experimental conditions：I. Neurons and glia. J Electron Microscop Techn，2004，3：413-437
7. Duan S，Neary JT. $P2X_7$ receptors：Properties and relevance to CNS function. Glia，2006，54：738-746
8. Ge W，Yang X，Zhang Z，et al. Long-term potentiation of neuron-glia synapses mediated by Ca^{2+}-permeable AMPA receptors. Science，2006，312：1533-1537
9. Gladden LB. Lactate metabolism：a new paradigm for the third millennium. J Physiol，2004，558：5-30
10. Haydon PG. Glia：Listening and talking to the synapse. Nat Rev Neurosci，2001，2：185-193
11. Hertz L，Yu AC，Kala G，et al. Neuronal-astrocytic and cytosolic-mitochondrial metabolite trafficking during brain activation，hyperammonemia and energy deprivation. Neurochem Int，2000，37：83-102
12. Hutchins DA，Roger KJ. Physiological and drug-induced changes in the glycogen content of mouse brain. Br J Pharmacol，2004，39：9-25
13. Kimelberg HK，MacVicar BA，Sontheimer H. Anion channels in astrocytes：Biophysics，pharmacology，and function. Glia，2006，54：747-757
14. Levine JM，Reynolds R，Fawcett JW. The oligodendrocyte precursor cell in health and disease. Trends Neurosci，2001，24：39-47
15. Nedergaard M，Dirnagl U. Role of glial cells in cerebral ischemia. Glia，2005，50：281-286
16. Paukert M，Bergles DE. Synaptic communication between neurons and $NG2^+$ cells. Curr Opin Neurobiol，2006，16：515-521
17. Pascual O，Casper KB，Kubera C，et al. Astrocytic purinergic signaling coordinates synaptic networks. Science，2005，310：113-116
18. Pellerin L. How astrocytes feed hungry neurons. Mol Neurobiol，2005，32：59-72
19. Potter RL，Yu AC，Schousboe S，et al. Metabolic fate of ^{14}C-labeled glutamate in primary cultures of mouse astrocytes as a function of development. Dev Neurosci，1982，5：278-294
20. Spray DC，Ye ZC，Ransom BR. Functional connexin hemichannels：A critical appraisal. Glia，2006，54：758-773
21. Swanson RA，Yu AC，Sharp FR，et al. Regulation of glycogen content in primary astrocyte culture：effects of glucose analogues，Phenobarbital，and methionine sulfoximine. J Neurochem，1989，52：1359-1365
22. Ventura R，Harris KM. Three-dimensional relationships between hippocampal synapses and astrocytes. J Neurosci，1999，19：6897-6990
23. Volterra A，Meldolesi J. Astrocytes，from brain glue to communication elements：the revolution continues. Nat Rev Neurosci，2005，6：626-640
24. Wieseler-Frank J，Maier SF，Watkins LR. Glial activation and pathological pain. Neurochem Int，2004，45：389-395
25. Yang Y，Ge W，Chen Y，et al. Contribution of astrocytes to hippocampal long-term potentiation through release of D-serine. Proc Natl Acad Sci U S A，2003，100：15194-15199
26. Yu AC，Lee YL，Eng LF. Astrogliosis in culture：I. The model and the effect of antisense oligonucleotides on glial fibrillary acidic protein synthesis. J Neurosci Res，1993，34：295-303
27. Yu AC，Schousboe A，Hertz L. Metabolic fate of ^{14}C-labelled glutamate in astrocytes in primary cultures. J Neurochem，1982，39：954-960
28. Yu AC，Lee YL，Eng LF. Glutamate as an energy substrate for neuronal astrocytic interactions. Prog Brain Res，1992，94：251-259
29. Zhang J，Wang H，Ye C，et al. ATP released by astrocytes mediates glutamatergic activity-dependent heterosynaptic suppression. Neuron，2003，40：971-982
30. 李卉丽，秦绿叶，万有，韩济生，于常海. 疼痛研究的新亮点：星形胶质细胞. 生理科学进展，2003，34：45-48
31. 胡波，隋建峰. 神经胶质细胞调节突触可塑性机制的研究进展. 中华神经医学杂志，2005，4：306-308

第十一章　膜的电学性质

章纪放

一、膜电容和膜电阻 ………………………………… 185
二、Nernst 电位………………………………………… 186
三、膜电位……………………………………………… 187
四、膜的电学模型……………………………………… 187
五、导电通路的基本电流方程………………………… 188
六、静息电位…………………………………………… 188
七、动作电位…………………………………………… 188
八、动作电位的传播…………………………………… 193
九、轴突的被动膜性质………………………………… 193
十、动作电位的传播…………………………………… 194
十一、动作电位的反向传播 ………………………… 195

在神经元内，迅速的长程信息传递是以电信号为主要载体的。包括受体电位、突触电位和动作电位在内，电信号由膜电位的短暂变化产生。而这些变化，来自神经元上电流的流入流出。关于可兴奋膜的电学性质，我们的很多知识都来自1952 年 Hodgkin 和 Huxley 在枪乌贼巨轴突上的杰出工作。电学模型包含膜电容，对 Na^+ 和 K^+ 的非线性电导和线性的漏电流成分。

一、膜电容和膜电阻

质膜是由脂质双层构成的绝缘体，把细胞内外的导电介质（conducting medium）分开。两导电介质间的窄隙构成电容器（electrical capacitor），这里细胞内外的介质即电容器的极板（conducting plate），细胞膜即其间的电介质（dielectric）。电容（ capacitance，C）是当极板间存在一定电压（V）时，每一极板上贮存电量（Q）的测度，定义为：

$$C=\frac{Q}{V} \tag{1}$$

电容的单位是法拉（Farad，F）。依如下关系，电容随极板面积增加而随极板间距下降：

$$C=\frac{\varepsilon A}{d} \tag{2}$$

这里 A 是膜面积，d 是极板间距即膜厚度，ε 是介电常数。对细胞膜，膜电容（C_m）常定义为单位面积上的电容值（C/A）。从而方程 2 变成：

$$C_m=\frac{\varepsilon}{d} \tag{3}$$

C_m的单位是 F/cm^2。由于膜的厚度（d）约23Å，膜电容很高，接近 1 $\mu F/cm^2$。膜具有电容器的性质，可以通过两侧阴阳离子数目的差异，把电荷分离开来。这一分离，进而产生一个跨膜的电势差（a potential difference across the membrane）。对细胞膜来说，少量的电荷分离即可产生较大的跨膜电势差。比如，要产生 100 mV 的膜电位，被分离的电量（Q）等于 C_m（1 $\mu F/cm^2$）和 V（0.1 Volts）的乘积，即 Q ＝ 0.1 μCoulombs/cm^2。以单价离子为例，要被分离的离子数目（n）为：

n＝0.1×10^{-6}（Coulombs/cm^2）/1.6×10^{-19}（Coulombs /ion）＝6.25×10^{11}（ions/ cm^2）

这等于每平方厘米膜上有 6 250 个单价离子被分离。

直接驱动离子通过脂质双层耗能甚多，因而膜实际上是对离子不通透的。然而，实验表明细胞膜对阴阳离子存在一定的通透性（permeability）。一些特化的蛋白质可以作为荷价分子通过的载体或通道（关于 ion channel 离子通道，详见第12 章），从而介导这一通透性。离子通道提供了离子穿越细胞膜的途径，构成膜电导（membrane electric conductance，G；电导是电阻的倒数）。电导是细胞膜的等效电路中又一基本元件，其单位是西门子（Siemens，S）。

二、Nernst 电位

如何实现电荷的跨膜分离呢？略示如下。假设一张膜分开容器两侧，100 mM NaCl 加于左侧，10 mM 于右侧（图 11－1A）。因为 NaCl 是电中性的盐，此刻左侧有同样数目的阴离子和阳离子，右侧也是这样（虽然左侧离子总数高达右侧的 10 倍）。两侧都是电中性的，则膜两侧电荷差异为零，于是跨膜电势差也是零。方程 1 中，V 表示电势差，Q 是跨膜的电荷差异，于是上面结果显而易见。离子虽然会由于持久的热运动（thermal motion）而随机游走，却并不能跨过不通透的膜。

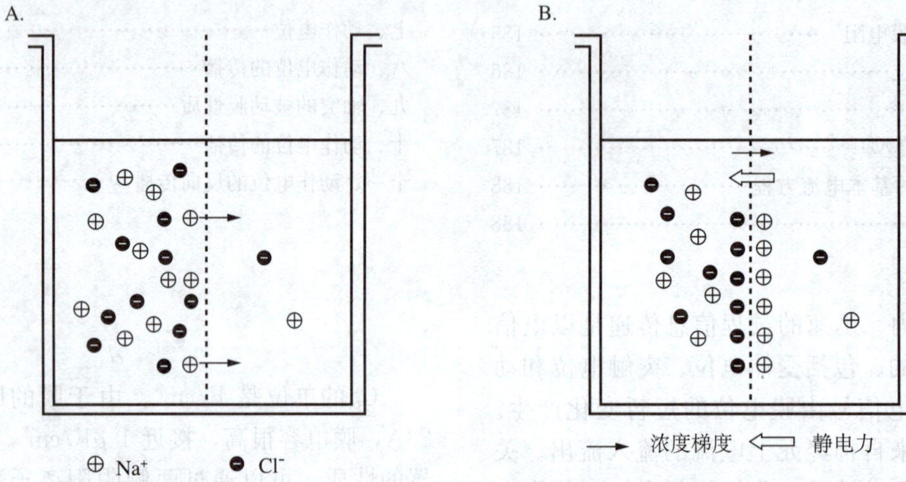

图 11－1　膜电位的产生

但是，当膜对 Na^+ 通透而对 Cl^- 不通透时，情形就不一样了。由于左侧 Na^+ 多达右侧的 10 倍，如图 11－1A 所示，左侧一个 Na^+ 跨膜进入右侧的机会是相反方向运动的 10 倍。此时 Cl^- 被留在了左侧。这一正比于 Na^+ 浓度梯度（concentration gradient）的钠离子流，导致右侧正电荷数目和左侧负电荷数目的增加（图 11－1B）。然后电荷分离产生一作用于钠离子的静电力（electrostatic force）。该静电力（电学梯度，electrical gradient）倾向于驱使钠离子从右侧往左侧移动，从而阻碍顺浓度梯度的钠离子流。最终，电荷分离建立起的跨膜电势差（V＝Q/C）持续增加，直到静电力平衡了浓度梯度的作用，两个方向上的钠离子流趋于一致。这样，任何 Na^+ 在某一方向上的跨膜移动，都会被另一方向上其他 Na^+ 的移动所抵消，从而保持平衡情形。这一电势差被称为平衡电位（equilibrium potential），或 Nernst 电位（Nernst potential）。

离子流可以用化学梯度和电学梯度定量表示为

$$j=-D\left[\frac{dC}{dx}+C\frac{zF}{RT}\frac{dV}{dx}\right] \quad (4)$$

这里 D 是扩散系数，C 是浓度，R 为普适气体常数，V 是电压，z 是通透离子的化合价，F 是法拉第常数，T 是绝对温度。当 j＝0（没有净流量）时，方程（4）变作：

$$V=\frac{RT}{zF}\ln\frac{C_o}{C_i} \quad (5)$$

此即 Nernst 方程，其中 C_o 和 C_i 分别是细胞内外的离子浓度。电压 V，是某一特定离子“N”的平衡电位，常记作 E_N，如 E_{K^+} 或 E_{Na^+}。室温（25℃）下钠离子的平衡电位为，

$$E_{Na}=\frac{RT}{zF}\ln\frac{145}{12}=58.2\log\frac{145}{12}=65\ (mV)$$

表 11－1 列举了枪乌贼巨轴突或哺乳类神经元上一些最常见离子的 Nernst 电位。

如上所述，要建立细胞上的平衡电位，必须满足如下两个条件：①存在跨膜的离子浓度梯度；②存在对某些离子选择性通透的膜。离子通道的存在使得膜可以选择性地通透不同的离子。

三、膜电位

可兴奋细胞的膜上有许多类型的离子通道，各自对一特定离子，如 Na^+、K^+ 具选择性。因而，净的跨膜离子流量为零并不取决于某一特定离子的浓度梯度，而是与不同通透离子的浓度及其相对通透性有关。膜电位用 Goldman - Hodgkin - Katz（GHK）方程描述：

表 11 - 1 自由离子浓度和平衡电位

离子	枪乌贼巨轴突			哺乳类神经元		
	胞外浓度 (mM)	胞内浓度 (mM)	平衡电位 (mV)	胞外浓度 (mM)	胞内浓度 (mM)	平衡电位 (mV)
Na^+	440	50	+55	145	12	+65
K^+	20	400	-75	5	140	-84
Ca^{2+}	10	0.4	+40	2	0.0001	+125
Cl^-	560	52	-60	125	9	-67

$$E_m=\frac{RT}{zF}\ln\frac{P_{Na}Na_o+P_K K_o+P_{Cl}Cl_i}{P_{Na}Na_i+P_K K_i+P_{Cl}Cl_o} \quad (6)$$

这里，P（介于 0 和 1 之间）表示对某一离子的通透性，不同离子的浓度以其化学式表示，以下标区别膜的两侧，i 记内侧，o 记外侧。依照 GHK 方程，跨膜电压由所有离子的浓度和通透性决定，受通透性最高的离子影响最剧。Nernst 方程（方程 5）可视作 GHK 方程（方程 6）的特例。如果 GHK 方程中的 E_m 等于某一离子 Nernst 方程的 E_N，就说明该离子的跨膜流动已达平衡。这一特例中，膜电位即等于该离子的平衡电位。神经元的静息膜电位接近钾离子的平衡电位。

离子通道的选择性并非绝对。拿钾通道来说，每 20 个钾离子通过该通道，就会有一个钠离子通过。因此，跨膜流量为零时的电位关系到不止一种离子，不能用 Nernst 方程来计算膜电位。而应该用 GHK 方程（对钾通道，$P_K/P_{Na}=20$）。GHK 方程所预期的电位称为反转电位（reversal potential），而非平衡电位。在此电位下，跨通道的静电荷流量为零。

习惯上，膜电位（V）由胞内电位减去胞外电位的差表示。正电荷的离子从胞内向外流动，膜电流为正。是以，阳离子外流为正而内流为负。阴离子的外向流动则产生内向（负的）电流。

四、膜的电学模型

如前所述，膜电容来自脂质双层而膜电阻来自离子通道。由于化学梯度和电学梯度导致离子的重新分布以及电荷分离，即使在没有刺激和外加电场的情况下也存在电势差。静息条件下，该电压称为静息电位（resting potential，E_m）。E_m，R_m，以及膜电容 C_m，可以被视作神经元膜的等效电路。该电路包括了不同类型离子通道产生的所有膜电阻和电池。

图 11 - 2 中的回路，包括一个电容（细胞膜），一个电阻（离子通道）和电池（膜电位），是细胞膜等效电路的简化形式。特别要指出的是，这一表示仅适用于很小尺寸的膜，从而膜两侧的电位分别是恒定的。等电势假设仅对无限小的膜单元（element）成立，任何有限尺寸都会因为介质的电阻和轴突的几何形状而导致电位不等。对轴突来说，回路最终变得十分复杂。然而，要了解构成轴突膜的基本单元的行为，了解基本回路的性质还是很有益的。

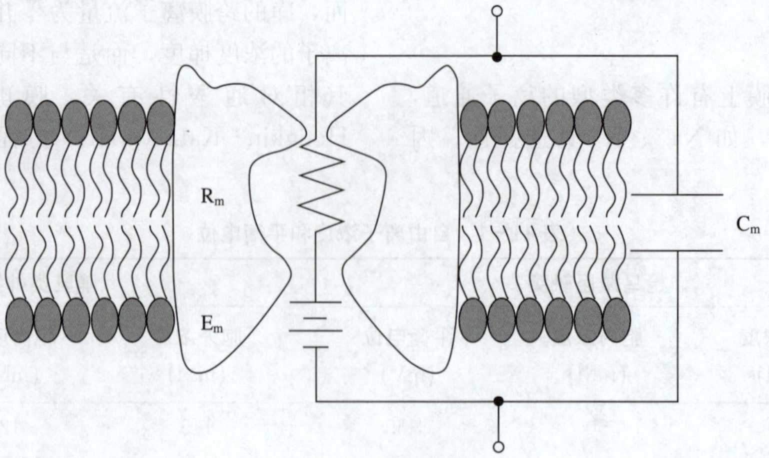

图 11-2 膜的等效电路

五、导电通路的基本电流方程

通过膜导电部分的电流，可以表示为电导和驱动力的乘积：

$$I=g(V-E_N) \tag{7}$$

其中，$(V-E_N)$ 是驱动力，g 是膜电导（膜电阻的倒数，R=1/g）。V 是膜电位，E_N 是通路的反转电位。如果该通路仅对一种离子具选择性，E_N 即是该离子 N 的平衡电位（Nernst 方程所预期的电位）。一个神经元上存在多种电导，按照相应的离子通道类型进行分类（详见第 12 章）。通常，膜电导包括对 Na^+ 具选择性的钠电导（g_{Na}），对 K^+ 具选择性的 g_K，对 Cl^- 具选择性的 g_{Cl}，和对 Ca^{2+} 具选择性的 g_{Ca}。通过这些不同类型电导的离子流分别记作 I_{Na^+}、I_{K^+}、I_{Cl^-} 和 $I_{Ca^{2+}}$。

六、静息电位

在静息膜上，静息电位 V 是恒定的，细胞上没有净的电流出入，虽然各种电导可能个别地承载净电流。神经元静息膜电位的值，主要由对 K^+、Cl^- 和 Na^+ 具选择性的离子通道决定。因此：

$$I=I_{Na}+I_K+I_{Cl}=0 \tag{8}$$

以方程 7 代入方程 8：

$$g_{Na}(V-E_{Na})+g_K(V-E_K)+g_{Cl}(V-E_{Cl})=0 \tag{9}$$

解出 V：

$$V=\frac{E_{Na}g_{Na}+E_Kg_K+E_{Cl}g_{Cl}}{g_{Na}+g_K+g_{Cl}} \tag{10}$$

方程 10 跟 GHK 方程（方程 6）有些类似，但它考虑了电导和反转电位对膜电位的贡献。静息时，膜电位接近钾离子的 Nernst 电位，因为膜对钾离子的通透性最高（图 11-3）。较之 g_k，g_{Na} 和 g_{Cl} 都很小，常被和其他电导一起不加区别地算作漏电导（g_l）。

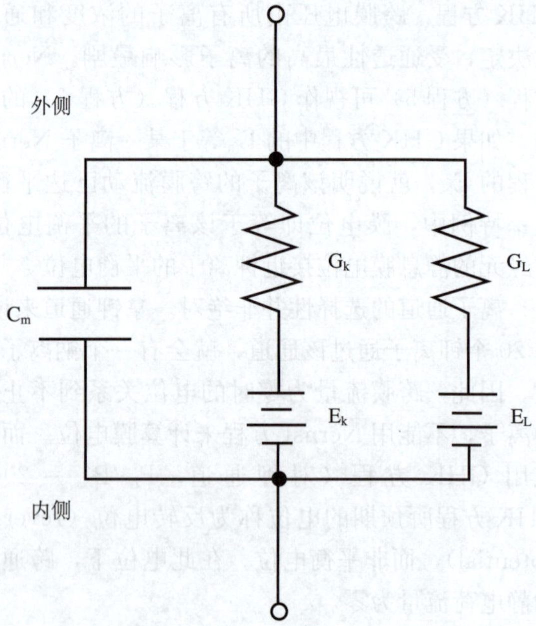

图 11-3 静息膜电位的等效电路

七、动作电位

神经元的一个独特性质是它们可以在长距离

上迅速地传递信息。这是通过产生一种可再生的电信号——动作电位（action potential）实现的。动作电位是膜电位在一瞬间的迅速去极化（图 11-4），由通过电压门控离子通道（voltage-gated ion channels）的离子流产生。动作电位在沿轴突下传过程中，幅度并不衰减。动作电位的基本性质可以用尖锐电极记录（sharp electrode recording）或电压钳记录（voltage clamp recording）进行研究。

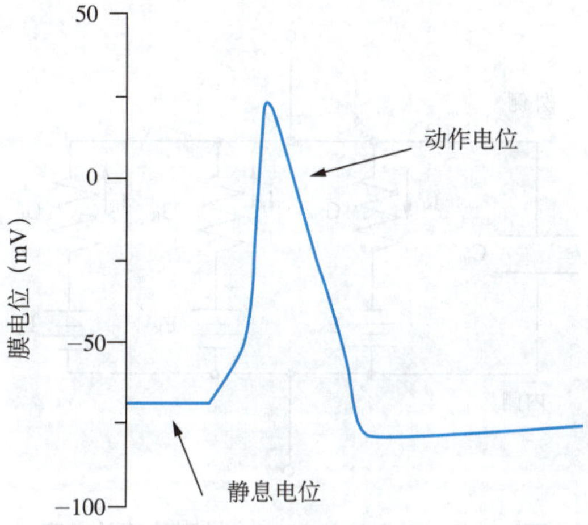

图 11-4 膜的动作电位

关于动作电位的机制，最初的线索来自离子替换实验（ion substitution experiments），结果表明 Na^+ 和 K^+ 离子在动作电位的产生中起主要作用。早年间这些实验还进一步揭示了膜电导，而非膜电容，在动作电位过程中发生变化（图 11-5）。Hodgkin 和 Huxley（1949）发现，当胞外 Na^+ 浓度降低时，动作电位幅度减小，提示 Na^+ 内流对动作电位上升相的贡献。Hodgkin 和 Katz 进而揭示了钾电导的延迟增加造成了动作电位的下降相。

因此，动作电位的产生归结为被特异性电导变化所驱使的钠离子流和钾离子流。

钠电导和钾电导是动作电位的基础，为了检验它们是否为膜电位变化所“门控”（“gated”，即打开或关闭），发展了电压钳技术。当膜电位被电压钳稳定在一给定值时，钠离子流和钾离子流可以通过操纵离子浓度（以及平衡电位）或使用电导特异的阻断剂分离开来。采用这些技术，Hodgkin 和 Huxley（1952）在枪乌贼巨轴突上进行了一系列实验（图 11-6）。他们系统地改变膜电位并测量膜上钠电导和钾电导的相应变化，观察到一个小的去极化不能激活（漏电流以外的）任何电流；相反，大的去极化阶梯先引起一个内

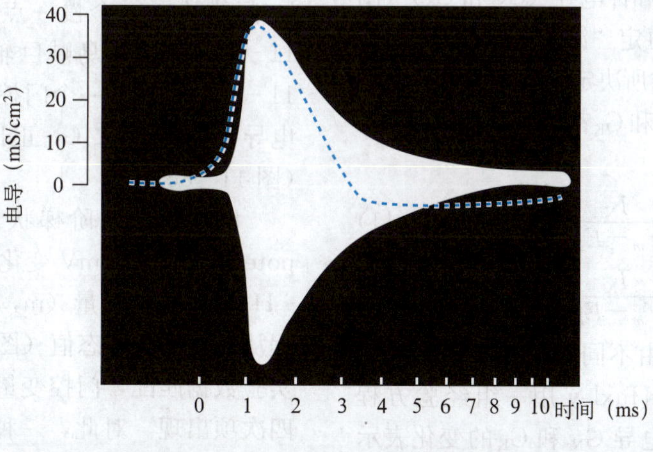

图 11-5 一个动作电位中膜电导的变化

这一历史记录是 Cole 和 Curtis（1939）完成的。动作电位（虚线）和离子电导变化并置

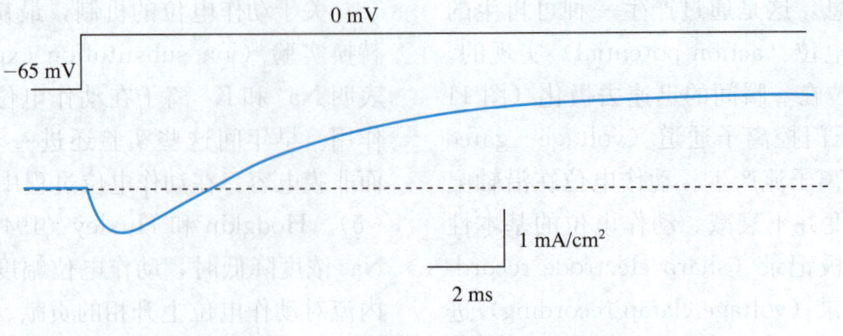

图 11-6 枪乌贼巨轴突的电压钳记录

膜电位保持在−65mV，然后去极化到0mV。（采自 Hodgkin 和 Huxley 等，1952）

向电流，继之以一个持续整个去极化区间的外向电流。离子替换实验表明，开始的内向电流为钠离子所介导，而延迟的外向电流为钾离子所介导。

如同假设的一样，膜上钠电导和钾电导的变化是电压依赖的，电导随膜电位增加。然而，钠电导和钾电导在两个重要方面有所区别。首先，钠电导开放（“激活”）较钾电导快很多。其次，钠电导在短时间去极化后自我关闭（“失活”），钾电导则在膜去极化过程中一直保持激活状态。这表明，除了电压，膜电导还依赖于时间。根据枪乌贼巨轴突上电压钳研究的结果，Hodgkin 和 Huxley（1952）发展了一个简单的数学模型来说明动作电位的产生和传播。Hodgkin-Huxley 模型用一个电路来描述细胞膜，其中包括膜电容 Cm，电压门控的钠电导和钾电导（G_{Na}和G_K）（图 11-7），与电压无关的恒定“漏”电导（G_L）；以及每种电导各自平衡电位所决定的一些电池。在一定膜电位（V_m）下，G_{Na}和G_K都可由重排方程 7 推出：

$$G_{Na}=\frac{I_{Na}}{V_m-E_{Na}} \tag{11}$$

$$G_K=\frac{I_K}{V_m-E_K} \tag{12}$$

I_{Na}、E_{Na}、I_K和E_K由不同膜电位下的实验获得。然后，Hodgkin 和 Huxley 用一组经验方程对数据进行拟和，把膜电导G_{Na}和G_K的变化表示为膜电位和时间的函数。最后，他们解一组非线性微分方程，从而模拟了动作电位。

数学上，Hodgkin-Huxley 模型描述了膜电位和门控变量（gating variables，介于 0 和 1 之间）如何决定个别离子通路的电导（如G_{Na}和G_K）。两个时间和电压依赖的门控变量，m-门和

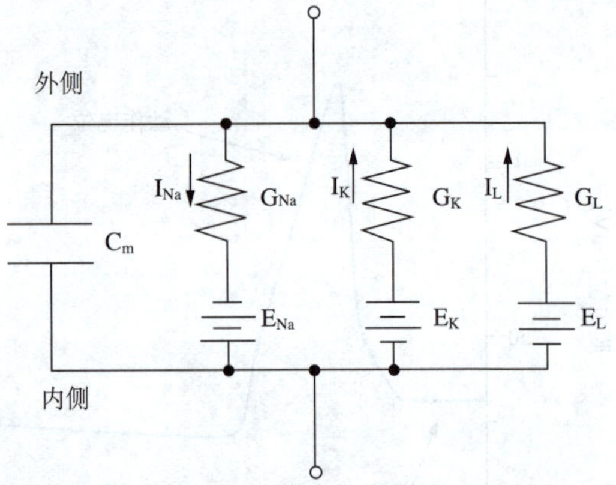

图 11-7 Hodgkin-Huxley 模型的等效电路

h-门，决定了钠电导的大小（图 11-8）。m-门决定钠电导在去极化阶梯施加后激活的速率，而 h-门描述了一个慢一点的钠电导失活过程（图 11-8）。因为枪乌贼巨轴突上的G_K不失活（图 11-6），只需要一个门控变量，n-门，来描述钾电导G_K的激活。G_{Na}正比于m^3h，G_K正比于n^4（图 11-8c）。

随着膜电位阶梯状地从保持电位（holding potential）−65 mV 变化到 0 mV，每个 Hodgkin-Huxley 门控变量（m，h 和 n）都依指数时间过程从初值变为稳态值（图 11-8）。为了更好地跟实验数据匹配，门控变量 m 和 n 分别以三次项和四次项出现。对此，一种解释是枪乌贼巨轴突上钠电导的激活涉及三个激活粒子（m-门）和一个失活粒子（h-门）。钾电导的激活则涉及四个激活粒子（n-门）。门控变量的初值由保持电位决定。稳态值，m_∞、h_∞和n_∞由不同V_m下得到的电流相对大小决定（图 11-9）。膜去极化使 m-门和 n-门激活，使 h-门失活。

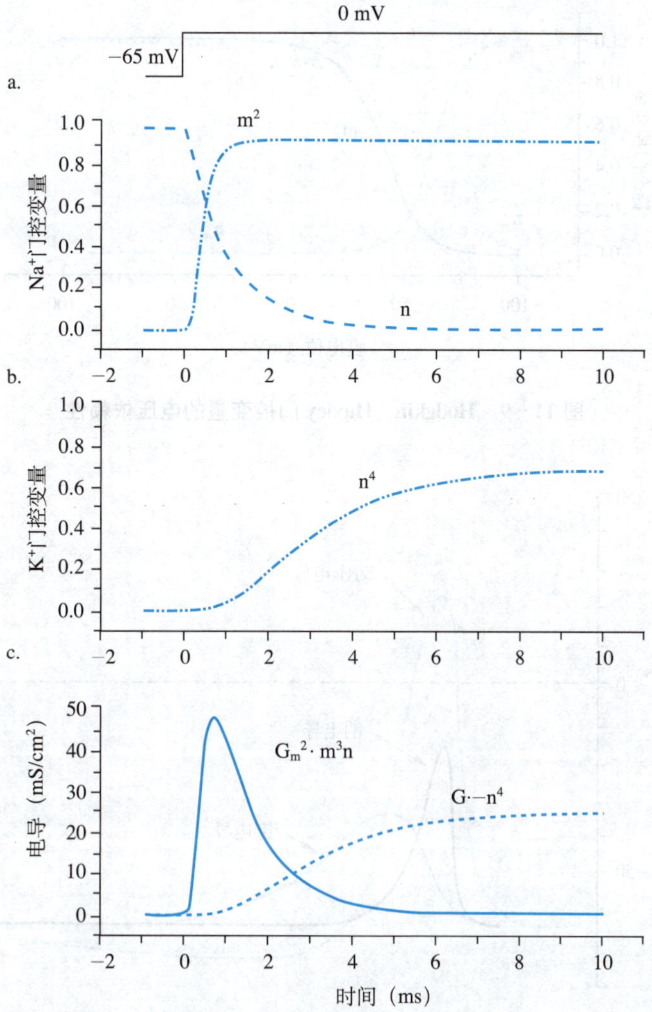

图 11-8　门控变量 m、h 和 n 对去极化的反应及其对 Na^+ 和 K^+ 电导变化的贡献

(a&b) m、h 和 n 对一个从−65mV 到 0mV 的去极化阶梯信号的反应。(c) G_{ya} 由 m-门和 h-门决定，G_r 由 n-门决定

根据 Hodgkin-Huxley 模型，一个动作电位包括如下一系列事件：膜去极化导致 m-门迅速激活和内向钠电流迅速增加。m-门的激活产生进一步去极化（正反馈）。这一再生性过程把膜电位迅速驱向 E_{Na}，从而形成动作电位快速的上升相（rising phase）。通过①G_{Na} 由于 h-门的失活而逐渐失活；②G_K 由于 n-门激活而产生延迟激活（图 11-9），这一去极化状态进而限制了动作电位的持续时间。随后，内向钠电流被外向钾电流赶上，而钾电流导致膜电位复极化（图 11-10）。后来，Armstrong 及其同事的研究表明在枪乌贼巨轴突内应用蛋白分解酶 Pronase 能够除去 h-门（1973）。在 Pronase 存在的情况下，G_{Na} 不再失活，表明 h-门是钠离子通道蛋白的组成部分。

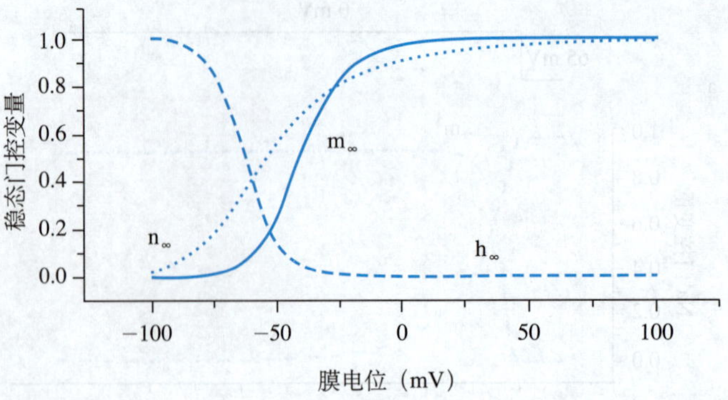

图 11－9　Hodgkin－Huxley 门控变量的电压依赖性

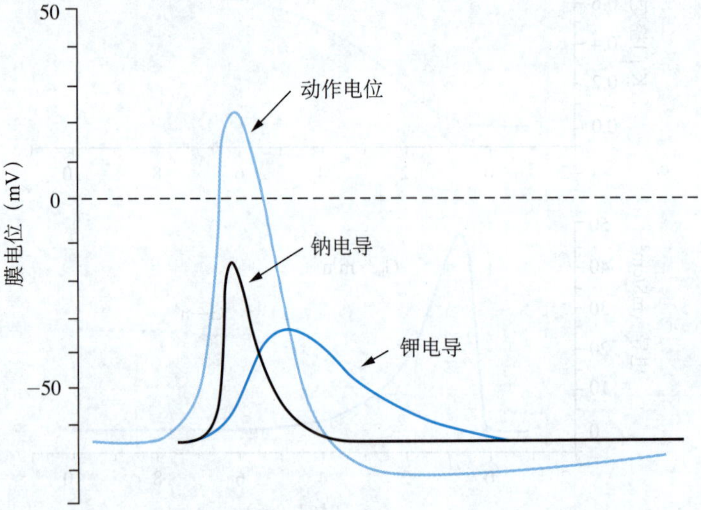

图 11－10　动作电位来自钠电导和钾电导的相继增加

Hodgkin－Huxley 模型十分成功，在于从电压钳实验得到的这个简单的模型，能够成功地说明动作电位的许多方面，甚至成功地预期了动作电位传播的速度和其间的形状（图 11－11）。过去二十年来，由 Sakmann 和 Neher 引领的记录技术的创新，以及分子与结构生物学方面的知识拓展，更加直接地表明离子通道是神经元及其他可兴奋细胞上电压门控电导的基础（详见第 12 章）。虽然细节上偶有差别，现今的模型和 Hodgkin－Huxley 的相差无几。比如，Hodgkin－Huxley 模型中，门控变量 n 以四次项出现，提示钾电导激活涉及四个独立的门控粒子。如第 12 章所述，电压依赖的钾通道有四个亚基构成，为 Hodgkin－Huxley 模型提供了分子基础。因为他们的工作，Hodgkin 和 Huxley 于 1963 年授予诺贝尔奖。这些工作是现代神经科学的基础。

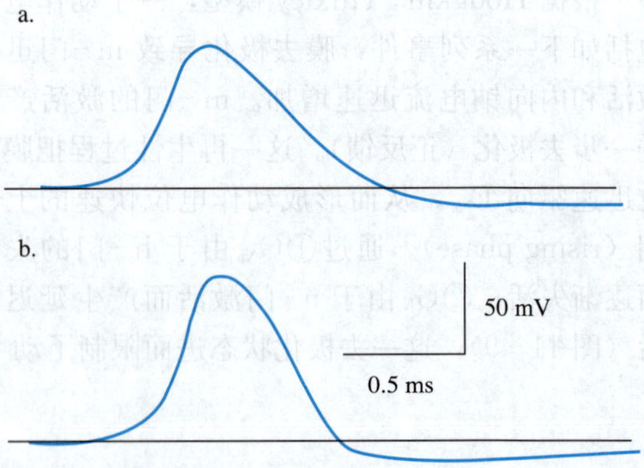

图 11－11　Hodhkin－Huxley 模型对动作电位的预期

(a) Hodhkin－Huxley 模型预期的动作电位。

(b) 枪乌贼巨轴突上记录到的动作电位。

(采自 Hodgkin 和 Huxley，1952)

八、动作电位的传播

产生之后，动作电位沿轴突传播到神经终末，并在那儿触发递质（neurotransmitter）释放。由GHK方程（方程6）预期膜电位，要求跨膜电位保持恒定且跨膜离子流达于稳态。然而，神经元传导电信号时，跨膜电位总是在变化的。因此，GHK方程不能描述作为时间与空间函数的膜电位变化是如何对刺激做出响应的。要理解动作电位的传播，重要的是知道轴突的被动膜性质，即（没有动作电位的情况下）没有钠电导和钾电导变化的膜的电学性质。

九、轴突的被动膜性质

如前所述，简化了的电容-电阻回路（图11-2）仅当整块膜上电压保持一致时，适用于有限尺寸的膜。这样，简单的回路时不足以描述轴突电学性质，因为这里的情形很是复杂，比如存在沿轴突的轴向电阻（图11-12）。于是，沿轴突存在电压降。轴突的等效电路可以简化为由电阻r_a连接起来的一系列电容-电阻回路，r_a表示一段轴突膜的轴向电阻。因此，轴突上的电活动受到三个不同成分的影响：膜电阻（r_m）、膜电容（C_m）和轴向电阻（r_a）。

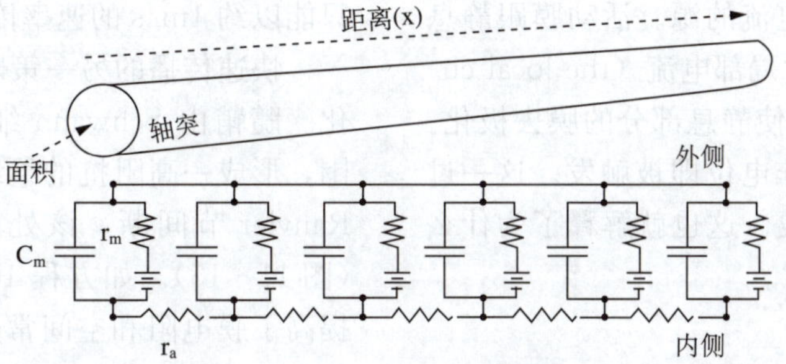

图11-12 轴突的等效电路

膜电阻（r_m，Ω·cm）由离子通道的密度和电导决定。按Ohm定律（$\Delta V = I \times r_m$），它影响电信号的幅度。改变膜电阻会产生跨膜电位的瞬时变化（图11-13，虚线）。然而，由于电容器充放电需要时间，膜电容（C_m）的存在妨碍了这种瞬时变化的发生。于是膜电容减缓膜电位的变化，使电信号拖长（图11-13，实线）。膜电容正比于膜面积（方程2）。膜电位的上升向可以如下方程描述：

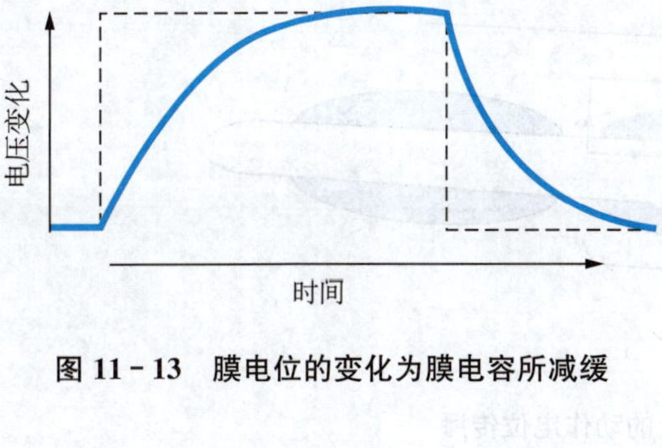

图11-13 膜电位的变化为膜电容所减缓

$$\Delta V(t) = I \times r_m \left(1 - e^{-t/\tau}\right) \qquad (13)$$

这里，τ是膜的时间常数，等于膜电阻和膜电容的乘积（$\tau = r_m \times C_m$）。（$I \times r_m$）是恒定电流注入轴突时，膜电位变化的极大值（ΔV_{max}）。$t = \tau$时，$\Delta V = 0.63\Delta V_{max}$。换言之，时间常数（τ）是膜电位变化到极大值的63%所需时间。

对单位长度的一段轴突，轴向电阻（r_a，Ω/cm）由轴突膜的电阻率（specific resistivity），ρ（Ω·cm），和半径为a的轴突截面积决定：

$$r_a = \frac{\rho}{\pi a^2} \qquad (14)$$

由此，轴突的直径对轴向电阻有着显著影响。当恒定电流从位置0注入轴突时，ΔV由于膜电阻（r_m）和轴向电阻存在而随距离（x）下降。ΔV的变化可以如下方程描述：

$$\Delta V(x) = \Delta V_0 \times e^{-x/\lambda} \qquad (15)$$

这里，ΔV_0是电流注入点的膜电位变化，x是到注入点的距离，而λ是膜的空间常数，等于：

$$\lambda = \sqrt{\frac{r_m}{r_a}} \qquad (16)$$

和膜的时间常数一样，空间常数是 ΔV 减小到初值 ΔV_0 的 37%处的距离。如方程 16 所示，膜电阻（r_m）和轴向电阻（r_a）都影响信号传导的速率。尤其是阈下信号，如突触电位，随距离衰减。膜的绝缘性更好导致 r_m 增加，会使空间常数 λ 变大，而电流在漏出膜以前扩布更远。因此，r_m 和 r_a 的变化对突触电位的整合有显著影响（详见第 14 章）。

十、动作电位的传播

在无髓鞘的轴突，动作电位以连续波的形式把膜去极化从起始处向外传播（图 11－14）。动作电位起始之后，有钠离子内流的活动膜即成为传播前方静息膜上刺激电流的源。活动膜跟静息部分之间的电压差异产生局部电流（the local circuit current flow），进而使静息部分的膜去极化。去极化达到阈值后，动作电位即被触发。这一过程在传播中不断自我重复。这也就解释了为什么动作电位是全或无的事件。

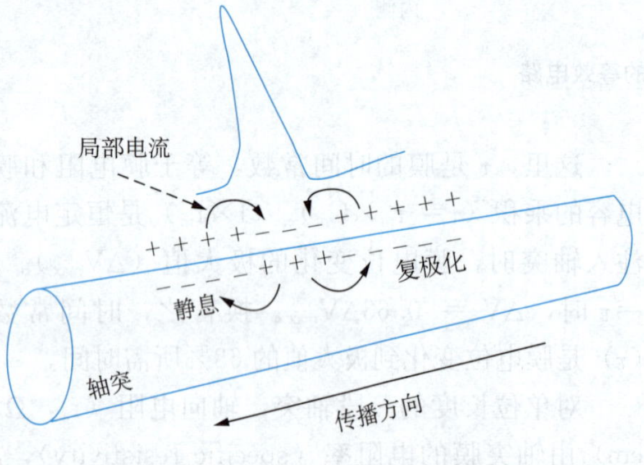

图 11－14　无髓鞘的轴突上局部电流导致动作电位传播

特别要认清的是，上面描述的相邻膜片间的局部电流是连续而非离散的。实际上，去极化区域是一大段没有明确边界的轴突。如前所述，空间常数 λ 表示电流能够被动地沿轴突传递多远。大的空间常数允许活动膜片的去极化传递得比小的空间常数下更远，从而导致动作电位更快的传播。影响 λ 的因子，如膜电阻（r_m）也会影响传导速率。从方程 14 和 16 可见，λ 的值正比于轴突的直径。所以，如果其他因子，如电阻率（resistivity）、膜电导和膜电容，保持一定，增加轴突直径就提高了传导速率。例如，枪乌贼巨轴突的直径约 500μm，能以约 18m/s 的速率传播动作电位；相反，脊椎类的 C 纤维大约 1μm 粗细，就只能以约 1m/s 的速率传播动作电位。

快速传播的另一策略是脊椎类神经元的髓鞘化。髓鞘由 Schwann 细胞形成，包被于轴突周围，形成一高阻抗的绝缘鞘。髓鞘层周期性地被 Ranvier 节间断，该处表达电压门控的钠通道（图 11－15）。如方程 16 所预期的，髓鞘化显著提高了膜电阻和空间常数。从而，电流在两个相邻的 Ranvier 节之间流动，动作电位沿着轴突从一个 Ranvier 节跳到另一个，从而导致传导速率有相当的提高（图 11－15）。因此，这种传播被称为跳跃式的（saltatory，来自拉丁文 saltare，意即舞蹈）。

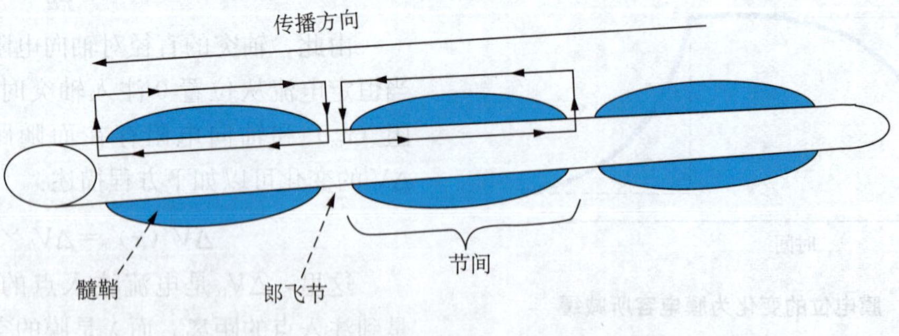

图 11－15　髓鞘包被的轴突上的动作电位传播

十一、动作电位的反向传播

经典观念认为神经元内的信息流是单向的：树突接受突触前神经元的突触输入；胞体整合信息；动作电位发放与否在轴丘（axon hillock）决定；动作电位沿轴突传导至终末，产生递质释放。近年来，由于新发展了同时从神经元多个位置（如胞体和初级树突（primary dendrite））进行记录的新技术，这一观念已得到了修订。比如在新皮质第五层的锥体神经元，顶树突处的阈上突触前输入导致胞体附近动作电位的起始。然后这个动作电位从胞体回传向顶树突的远端。考虑到树突去极化在突触整合和突触可塑性方面的关键作用，动作电位的回传可能对学习与记忆中经验依赖的神经回路改变很是重要。

参考文献

综述

1. Hille B. Ion channels of excitable membranes. 3rd eds. Sunderland，MA：Sinauer，2001：1-60
2. Huxley AF. Hodgkin and the action potential. J Physiol，2002，538：2
3. Johnston D，Magee JC，Colbert CM，et al. Active properties of neuronal dendrites. Annual Review of Neuroscience，1996，19：165-186
4. Kandel ER，Schwartz JH，Jessell TM. Principles of neural science，4th ed ，McGrw-Hill，NY：2000：125-170

原始文献

1. Armstrong CM，Bezanilla F，Rojas E. Destruction of sodium conductance inactivation in squid axons perfused with Pronase. Journal of General Physiology，1973，62：375-391
2. Cole KS，Curtis HJ. Electrical impedance of the squid giant axon during activity. Journal of General Physiology，1939，22：649-670
3. Hodgkin AL，Huxley AF，Katz B. Measurement of current-voltage relations in the membrane of the giant axon of Loligo. J Physiol，1952，116：424-448
4. Hodgkin AL，Huxley AF. Currents carried by sodium and potassium ions through the membrane of the giant axon of Loligo. J Physiol，1952，116：449-472
5. Hodgkin AL，Huxley AF. The components of membrane conductance in the giant axon of Loligo. J Physiol，1952，116：473-496
6. Hodgkin AL，Huxley AF. The dual effect of membrane potential on sodium conductance in the giant axon of Loligo. J Physiol，1952，116：497-506
7. Hodgkin AL，Huxley AF. A quantitative description of membrane current and its application to conduction and excitation in nerve. J Physiol，1952，117：500-544

第十二章　神经元的离子通道

王克威　利民

第一节　钾离子通道 ……………………………… 197
一、a 亚基的结构特征和命名 …………………… 197
二、选择性离子传导 ……………………………… 200
三、K^+ 通道的门控机制 ………………………… 201
四、膜电位感受器 ………………………………… 202
第二节　电压门控钠离子通道 …………………… 204
一、Na^+ 通道亚基特点 …………………………… 204
二、Na^+ 通道分类和命名 ………………………… 205
三、Na^+ 通道的基因 ……………………………… 206
四、Na^+ 通道的分子药理学 ……………………… 207
第三节　电压门控钙离子通道 …………………… 208
一、Ca^{2+} 通道的基因和命名 ……………………… 208
二、Ca^{2+} 通道亚基特点 …………………………… 209
三、Ca^{2+} 通道电流 ………………………………… 210
四、Ca^{2+} 通道的分子药理学 ……………………… 211
第四节　氯离子通道 ……………………………… 212
一、$GABA_A$ 受体亚基的结构 …………………… 213
二、$GABA_A$ 受体组成类型的多样性 …………… 213
三、电压门控 Cl^- 通道：CLC 氯通道家族 ……… 214
四、CLC 氯通道亚基结构特点 ………………… 216
五、CLC 氯通道阴离子的选择性 ……………… 217
六、CLC 氯通道的单通道电导与门控过程 …… 217
七、CLC 氯通道的功能 ………………………… 218

离子通道（ion channels）是大分子膜蛋白在细胞膜上围成的含有水分子的孔道。在电化学梯度下，离子通道以超高的速率（10^7 离子/秒）有选择性地转运离子。离子通道是神经、肌肉细胞电活动的物质基础，它存在于所有细胞膜上并发挥着多种生物学功能，如建立细胞膜静息电位、产生电信号、调节钙离子信号和多种离子流动以及控制细胞容量等。离子通道根据它们不同的门控（gating，即离子通道的开放和关闭）的机制，大致可分为三大类（表 12－1）。第一类是电压门控（voltage－gated），又称电压依赖（voltage－dependent）或电压敏感（voltage－sensitive）离子通道。这是一类有众多成员的超大家族。它们的开启和关闭受膜电位变化的调节和控制。根据选择通过的离子，可分为 K^+、Na^+、Ca^{2+}、Cl^- 四种主要类型通道，而且各型又分若干亚型。第二类 为配体门控（ligand－gated），又称化学门控（chemical－gated）离子通道。该类通道多为非选择性阳离子通道。当化学配体与通道结合后，导致通道的开放，同时允许 Na^+、K^+、Ca^{2+} 和 Cl^- 通过。第三类是机械门控（mechano－gated）或机械敏感（mechano－sensitive）和容量调节离子通道。该类通道的开放和关闭受细胞膜表面应力变化的控制和调节，是实现胞外机械信号向胞内转导的通道，它们有离子选择性和非离子选择性通道。根据功能作用它们又可分为张力激活型和张力失活型离子通道。由于篇幅的限制，本章将主要介绍四种主要类型的通道：K^+、Na^+、Ca^{2+} 和 Cl^- 离子通道。

表 12-1　离子通道的一般分类

电压门控离子通道	配体门控离子通道	机械门控和细胞容量调节通道
钾通道（Kv）	胞外配体门控：	VRAC
钠通道（Na_v）	nAChR	KCNK
钙通道（Ca_v）	GABA	CLICs
ClC 氯通道	Glycine	
	5-HTNMDA，	
	AMPA	
	胞内配体门控：	
	ATP-K	
	CFTR	
	ROMK	
	IP_3 受体 Ryanodine 受体（RyR）	
	ENaC	
	ASICs	
	SK	
	BK	
	cGMP 通道（CNG 通道）	
	HCN	
	CRAC	
	P2X	

第一节　钾离子通道

K^+通道是分布最广、类型最多的一类通道，它存在于所有的真核细胞并发挥着多种至关重要的生物学功能。简单地讲，反映细胞生死存亡的一个客观指标就是判断该细胞是否还存在着细胞膜负电位。K^+通道的活动不仅负责建立细胞膜的负电位，同时也参与调节各种细胞的电活动并决定着动作电位的发放频率、幅度和重复放电活动的模式。

K^+通道的分子生物学研究起始于果蝇 Shaker K^+通道基因的发现。在乙醚麻醉下，带有缺陷基因的果蝇自发地、强烈地抖动肢体。这种表型的果蝇取名为 Shaker（颤抖）突变子。Shaker 突变子表现为过宽的神经纤维动作电位以及多发的神经放电。在神经肌肉接头，Shaker 突变子还表现为过长时间的神经递质释放。1988 年，Jan 研究组根据对果蝇 Shaker 突变子表型的观察，首次从果蝇脑中克隆出了 Shaker K^+通道基因。这一突破性成果，曾掀起了一场空前的离子通道分子生物学研究的热潮。自 Shaker K^+通道基因发现后的短短几年里，从人到不同种属的动物，人们克隆并发现了上百种 K^+通道基因。以 Shaker K^+通道作为代表，在分子结构与功能方面的研究取得了极大的进展。更令人鼓舞的是 1998 年 R. MacKinnon 和同事利用 X 射线晶体成像技术，首次观察到取自青链霉菌的钾通道 KcsA 的分子结构，从原子层次揭示了离子通道的工作原理。由此，再次掀起了离子通道蛋白质结构与功能方面研究的新浪潮。本节将对 K^+通道结构与功能方面的研究成果作一概括介绍。

一、α 亚基的结构特征和命名

K^+通道是目前发现最多的一类通道，至少有百种以上，其命名比较复杂。电压门控 K^+通道是拥有众多成员的大家族，它的分类和命名是基于果蝇 Shaker 钾通道的同源性，将哺乳类动物克隆的 Shaker 类钾通道命名为 Kv 通道。目前文献上普遍公认的命名和分类系统是基于通道的种系发生。与此平行，人们更能接受的是由人类基因组机构（HUGO，Human Genome Organization）基于基因名称而发展的KCN命名分类系统，见表12-2。根据跨膜和孔道区的不同，钾通道可简单地分为6TM/1P，7TM/1P，2TM/1P和4TM/1P四种。

表12-2 钾通道的KCN分类系统

跨膜结构	基因名称	蛋白名称	样例
6TM/1P	KCNA1-KCNA7	Kv1	Kv1.1，Shaker
	KCNB1，KCNB2	Kv2	Kv2.1，Shab
	KCNC1-KCNC4	Kv3	Kv3.1，Shaw
	KCND1-KCND3	Kv4	Kv4.1，Shal
	KCNH1	Kv10.1	EAG-1
	KCNH5	Kv10.2	EAG-2
	KCNH2	Kv11.1	ERG-1
	KCNH3	Kv12.2	ELK-2
	KCNH14	Kv12.3	ELK-3
	KCNN1	KCa2.1	SKCa1
	KCNN2	KCa2.2	SKCa2
	KCNN3	KCa2.3	SKCa3
	KCNN4	KCa3.1	IKCa1
	KCNQ1-KCNQ5	Kv7	Kv7.1-Kv7.5
7TM/1P	KCNMA1	KCa1. 1	Slo（Maxi-KCa）
	KCNMB2	KCa4. 1	Slack
	KCNMC1	KCa5. 1	Slo-3
2TM/1P	KCNJ1	Kir1.1	Kir1.1
	KCNJ2，-4，-12，-14	Kir2.1，-2.3，-2.2，-2.4	Kir2.1
	KCNJ3，-5，-6，-9	Kir3.1，-3.4，-3.2，-3.3	Kir3.1
	KCNJ10，KCNJ15	Kir4.1，Kir4.2	Kir4.1
	KCNJ16	Kir5.1	Kir5.1
	KCNJ8，KCNJ11	Kir6.1，Kir6.2	Kir6.1
	KcsA	KcsA	KcsA
4TM/2P	KCNK1-KCNK15	K2P1-K2P15	TWIK

电压门控K^+通道家族庞大，是最常见的一类钾通道（彩图12-2）。所有电压门控钾通道家族成员的α蛋白亚基结构都颇为相似，均含有六个跨膜（6TM）的α螺旋（S1至S6），一个K^+孔道区（pore domain，P）。K^+孔道区含所有钾通道必有的保守序列，由TxGYG氨基酸组成，亦称指纹序列（signature sequence）。α蛋白亚基的N-和C-末端分别在胞浆内。目前认为，电压门控离子通道（K^+、Na^+和Ca^{2+}）有着共同的进化起源。电压门控Na^+和Ca^{2+}通道是有4个重复的同源区（homologous domain）连接在一起的一条连续多肽。它们的同源区在结构上与Shaker类K^+通道α亚基有着共同的特点，但是各自有不同的门控（gating，即通道的开放与关闭）机制。K^+通道的构建（subunit stoichiometry）即指功能性通道的亚基组成，多年来曾是离子通道结构与功能研究的重要课题。应用电生理及分子生物学点突变技术，人们得出了K^+通道是由四个α亚基组成的四聚体的结论。1998年MacKinnon研究组运用X线衍射技术，首次解析了细菌KcsA钾通道的晶体结构，并进一步证实功能性钾通道由四个亚单位组成。

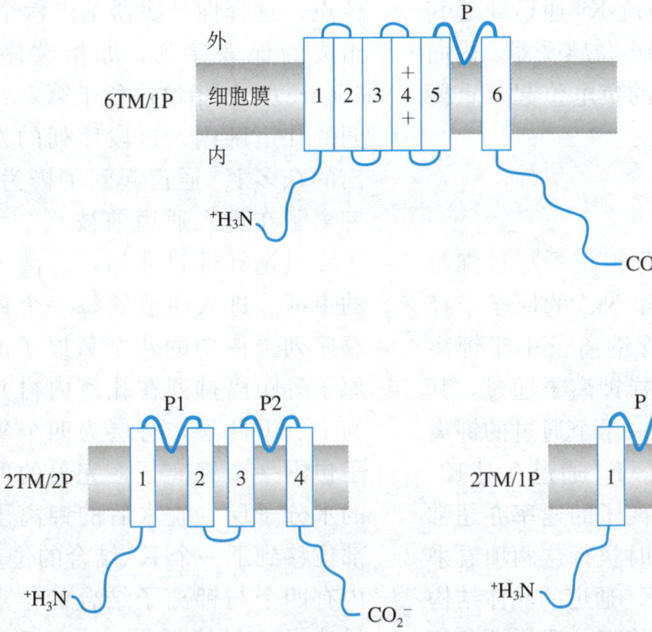

图 12-1　三种不同 K^+ 通道的跨膜结构

Shaker 或 Kv K^+ 通道由四个 α 亚基组成。每个 α 亚基由 6 个跨膜亲脂段 α 螺旋 S_1 至 S_6 和在第 S_5 和 S_6 跨膜段之间的 P（pore）孔道区组成，即 6TM/1P。电压门控 K^+ 通道 S_4 α 螺旋含有多个带正电荷的精基酸，是膜电位变化的感受器（voltage sensor）。双孔道 K^+ 通道每个亚基是由 4 个跨膜段和两个 P 孔道组成（4M/2P），如 TWIK1。内向整流类 K^+ 通 K_{IR}（2M/1P）有一个 P 孔道以及两侧的跨膜 α 螺旋。除 BK 钾通道外，所有 K^+ 通道的氨基和羧基末端都位于细胞内

双孔区外向整流 K^+ 通道 TOK1（two P domains outwardly rectifying K^+ channel），是 1995 年发现的新一类 K^+ 通道。TOK1 的发现在基因克隆方法学上有着独特之处，超出了传统基因筛选的克隆手段。它的一级结构不同以往的 K^+ 通道，是一条连续多肽链上（一个蛋白亚基）含有 8 个跨膜的 α 螺旋和两个孔道区（P domain）。TOK1 是从网上“克隆”的第一个双孔 K^+ 通道家族成员。将 P 孔道指纹序列的氨基酸多肽序列通过输入到 Blast（Basic Local Alignment Search Tool）程序中，然后在 NCBI（National Center for Biotechnology Information，属于美国的 NIH）的基因库中寻找与输入序列匹配的相似基因。经 Blast 程序的比较，一段未曾报道过功能的 DNA 序列从 S. cerevisiae 酵母中被发现。延长该序列的阅读框架，显示出翻译的“理论”蛋白含有两个 K^+ 通道的孔区。亲脂分析表明，这条“理论”多肽含有 8 个跨膜的 α 螺旋，在结构上很像一个连在一起的电压门控 Shaker K^+ 通道和内向整流 K^+ 通道。通过 PCR 扩增，TOK1 基因从酵母基因组 DNA 中分离出来，再用 Northern 杂交确定，2.2kb 的转录子存在于酵母的 RNA 中。再将体外转录的 TOK1 cRNA 微量注射到蟾卵细胞中进行表达。随着计算机技术在后基因组时代的广泛应用，寻找新的 K^+ 通道基因在方法学上已不再是从提取组织中的 mRNA 到制成 cDNA 文库，再结合探针杂交、转录合成 cRNA 到功能筛选的传统方法。近些年来，直接、有效地从 Internet 网上“克隆”了多种新的 K^+ 通道基因。仅双孔类 4M/2P K^+ 通道基因就发现了几十个。例如有功能表达的基因产物如 TWIK1（人），ORK（果蝇）和 TERK（大鼠）等双孔钾通道。

内向整流类 K^+ 通道（inward rectifier）是 Kv 或 Shaker 类通道的另一种简单化形式。它并非受膜电压门控，有一个 P 孔道以及孔道两侧各有一个跨膜的 α 螺旋（图 12-1）。内向整流是指 K^+ 流入细胞内的效率远远比流向细胞外容易的多。这种整流现象（电子元件二极管是个整流器，电流只能从一个方向通过）目前认为是细胞内带正电荷的 Mg^{2+} 离子、多聚胺类物质（polyamine）

如亚精胺（spermidine）在细胞膜去极化时堵塞离子孔道所致。在结构上内向整流 K^+ 通道缺乏其他电压门控通道所具有的 S_4 膜电位感受器。内向整流类 K^+ 通道对建立细胞膜的负电位起着重要的作用。

二、选择性离子传导

K^+ 通道的基本功能是传导钾离子穿过细胞膜。钾离子大于钠离子。K^+ 和 Na^+ 的原子半径分别为 1.33Å 和 0.95Å。尽管钠离子小于钾离子，但 K^+ 通道却能有效地选择钾离子通过，其选择性是钠离子的一千倍，即一千个通过的钾离子中只可能有一个钠离子混入。K^+ 通道在对 K^+ 有高度选择的同时，它转运钾离子的速率亦超常的高。那么，钾通道是如何同时执行这两项看来相互矛盾的使命呢？近年来，K^+ 通道的晶体结构研究向人们初步展示了钾通道的离子选择性和离子高速转运过程的原子基础。

钾通道的孔道（pore）是由四个相同的 α-亚基以对称的方式围成的离子传导通路。彩图 12-2 显示了四个青链霉菌 KcsA 钾通道亚基中的两个亚基。每个亚基（160 个氨基酸）包含近中央通路的跨膜 α 螺旋 M2 和一个远离中央通路并靠近脂膜的 α 螺旋 M1，以及由 30 个氨基酸组成并连接 M1 和 M2 的孔道螺旋（彩图 12-2a 中的红色呈倾斜状 α-螺旋）。该孔道螺旋（pore helix）插入细胞膜深度的一半，其负电荷的 C-末端指向离子的通路。细胞膜上的离子通路（ion pathway）呈宽约 10Å 长为 12Å 充满水分子的桶柱状。桶柱状离子通路的下面连接呈倒置状锥体形的空腔（cavity）。从晶体结构看，通过了通道的 K^+ 在空腔的中部被水分子包裹水化。空腔内充满水分子的特性可以解释钾通道的一个重要生物学特性：即为了实现离子超高的传导速率需要，钾通道首先要排除离子进入细胞膜后的低电介环境的静电排斥力。通过孔道的离子在细胞膜的中部被水化（加上水分子），以及孔道螺旋 C 端的负电荷朝向离子通路的特点，这样钾离子就会被稳定在细胞膜的中心部，由此来实现离子的超高传导速率。

钾通道的离子通路外三分之一部分为选择性过滤器（selectivity filter）。选择性过滤器决定着离子选择的特异性，有四个钾离子结合的位点。选择性过滤器是由六个氨基酸 TVGYGD 组成的保守序列，亦指纹序列（signature sequence）。该指纹序位于第 5、6 跨膜的 α 螺旋之间的孔道区内。这段序列的发现对于后来克隆出的众多 K^+ 通道起到了极为重要的指导作用。钾离子在进入通道前被八个水分子所包围。为了穿过选择性过滤器，钾离子必须摆脱水分子的束缚。进入通道的每一个钾离子首先遭遇指纹序列蛋白中的八个氧原子的包围。这八个氧原子等距离排列在孔道内衬并朝向通道中心分为上、下两层，每层为四个氧原子。八个氧原子包围一个钾离子，完美的取代了通常情况下的水分子层。脱水后的钾离子沿着孔道从一个部位移到下一个 K^+ 结合的位点。选择性过滤器内有四个与钾离子结合的位点。一旦钾离子通过选择性过滤器后，它又重新被水分子包裹。水化后的 K^+ 在起到降低静电排斥力的同时，亦为 K^+ 的高效率转运提供了基础，使离子转运过程重复地进行。钠离子虽然小于钾离子，但不易通过。原因是钠离子无法与通道内衬的氧原子相互作用，而导致钠离子不能有效地通过钾离子通道。在细胞外钠 150 mM 的正常条件下，如果钾离子降低到 3 mM 将会导致通道蛋白的构象变成“倒塌”的状态。

钾通道的离子高度选择性和超高的传导速率似乎自相矛盾。高度的离子选择性不仅需要离子间相互作用的精确协调、离子与结合位点非过紧的结合，同时又要防止离子过快地扩散。从结构上看，目前有以下两个原因可以解释离子高度选择性和超高传导速率似乎矛盾的现象。第一，离子传导过程中选择性过滤器含有一个以上的离子。相同离子之间由此所产生的排斥作用可以克服并降低离子与其结合位点的内在亲和力。选择性过滤器有四个钾离子结合位点。在特定的时间点，两个钾离子可与其受点结合，即结合在 1、3 或 2、4 的位置上。此传导过程重复进行，致使钾离子不断地从细胞外运送到细胞内，反过来亦如此。这一结果与 50 年前 Hodgkin 等提出的单排列离子传导学说恰好吻合。第二个解释是在高度选择性下的超高转运速率取决于选择性过滤器的结构与细胞内 K^+ 浓度。当细胞内 K^+ 远低于正常浓度时，选择性过滤器内的钾离子由原来的两个降低为一个，并伴有过滤器结构构象的改变。正常过滤器传导离子的结构构象需要两个钾离子的维持，当第二个 K^+ 一旦进入通道时便引起构象的变化。这一现象是简单的热力学结果，即极少部分离子结合的能量用来改变过滤器的结构，其结果是离子轻松地与过滤器结合。而不像构象改变之前离子结合的那样紧密。这种微弱的离子结合是超高转运速率的前提。

三、K^+ 通道的门控机制

对外部信号的刺激，离子通道的反应是开放或关闭，此过程称为门控（gating）。简单化的门控过程可由下面的公式表示：即通道从关闭到开放，开放的通道再回到关闭的状态。通道从关闭到开放的过程中，还需通过关闭中的失活过程（closed - state inactivation）然后再进入开放的状态。除此之外，开放的通道还可以失活后再回到关闭的状态。

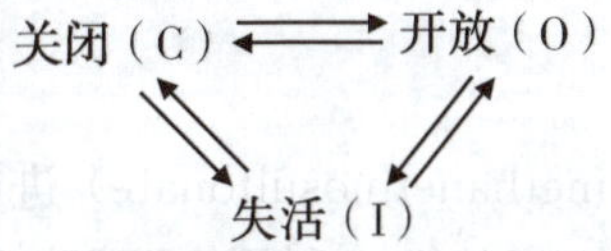

门控过程对细胞电活动的产生和调节起着重要的作用。在这个过程中，Kv 电压门控 K^+ 通道在细胞膜去极化时受到激活（activation）而突然开放，而开放后的 K^+ 通道在瞬间内（数毫秒至数十毫秒）自身失活（inactivation）而关闭。电压门控 Kv 通道的激活和失活的速率受膜电压的影响而改变。

Shaker K^+ 通道的氨基末端（N-末端）是控制快速失活的多肽段，其快速失活（通道关闭）通常发生在毫秒级水平。1990 年 Zagotta 等首次描述了 Shaker K^+ 通道快速失活分子机制的“球-链”（ball and chain）学说。这一学说的基本内容是：Shaker K^+ 通道的游离 N 末端（特别是前 20 个氨基酸）在细胞内为球-链状结构，在通道从关闭到迅速开放的同时，N 末端的“球-链”也随即快速摆动，将通道内侧堵塞而导致正在开放的通道关闭，即称为 N 类型失活。

除了上面的“球-链”学说所阐述的门控机制外，钾通道蛋白的跨膜 α 螺旋还通过本身构象的改变参与门控过程。那么什么样的构象变化才能导致钾通道的孔道开放或关闭呢？MacKinnon 和同事近年来的对通道晶体结构的观察为回答钾通道的门控机制提供了有意义的线索。青链霉菌 KcsA 钾通道是在有利于通道关闭的条件下生长的晶体，因此它是通道关闭时的结构。受钙离子调节的 MthK 钾通道的结构则向人们展示了通道开放的状态，因为它是在钙离子与通道结合的条件下生长的晶体。比较 KcsA 和 MthK 两个晶体结构可以看出，除了连接孔道螺旋通道外部的环形脊角（turret）在 KcsA 上比较长之外，KcsA 和 MthK 在结构上的主要区别在于选择性过滤器的细胞内衬 α 螺旋的位置，即两个 M2（或第六跨膜 α 螺旋 S6）之间的间距的差异。KcsA 呈笔直的衬内 α 螺旋在细胞膜内表面附近形成交叉。交叉处的孔道直径变窄大约为 3.5Å，狭窄处的亲脂氨基酸对钾离子的流动形成阻碍。与 KcsA 明显不同的是，MthM 内衬 α 螺旋在转折处弯曲而外展，其结果是充满胞浆的中央空腔变大，使 K^+ 在胞浆和选择性过滤器之间的流动有更大的自由空间。从 KcsA 和 MthK 蛋白结晶的条件来推测，它们的结构应该分别为关闭和开放构象，结晶的结果与此推测恰好吻合。

无论是何种原因引起了通道的开放，KcsA 和 MthK 的三维结构很可能代表了其他钾通道孔道的关闭和开放的两种构象变化。很多钾通道的内衬 S6α 螺旋都有一个保守的甘氨酸。该甘氨酸很可能起到了像门折叶的作用，控制内衬 α 螺旋朝开启与关闭的方向转换（图 12 - 3）。

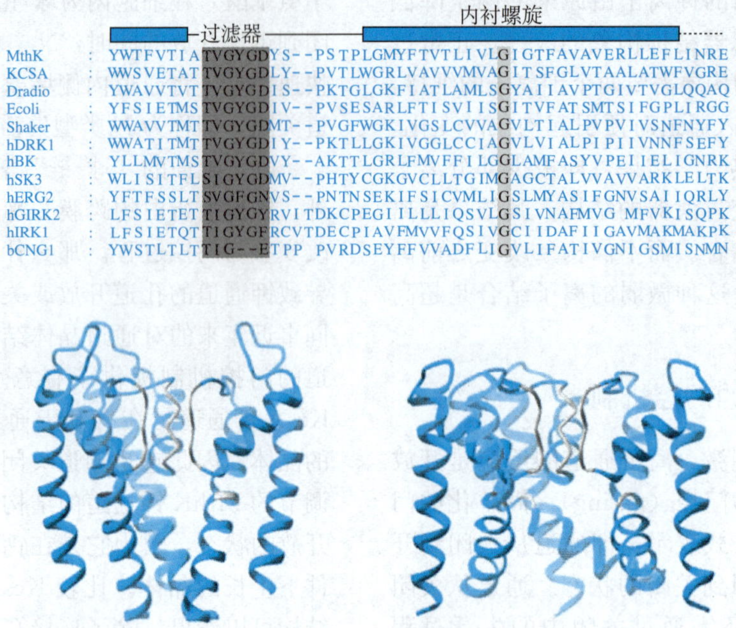

图 12-3 钾通道孔道关闭和开启的构象变化

图上部展示了几种电压门控和配基门控的钾通道选择性过滤器孔道区和 S6α 螺旋的氨基酸排列。下图左侧为 KcsA 孔道关闭的结构（仅示出三个亚基），与右面开放的 MthK 孔道开放的结构（三个亚基）呈明显的对比。MthK 孔道内部以甘氨酸为支点向两侧扩展（开放）（引自 Jiang 等，nature，2003）

四、膜电位感受器

细胞膜离子通道对不同离子的通透性决定了细胞膜的膜电位。对电压门控离子通道来说，细胞膜电位也控制着通道的开放或关闭。因此，离子通道的活动对细胞膜电位的调节提供了一个反馈的机制，这对细胞电信号的产生起着至关重要的作用。从理论上讲，膜电位调节通道开放的原理非常简单。当电压门控通道开放时，S_4 内带正电荷的氨基酸亦称门控电荷在细胞膜电场中移动。移动的电荷除了产生门控电流外还导致通道构象的改变而引起通道的开放，即电荷的移动功与通道开放的偶联过程。

Shaker 电压门控 K^+ 通道的膜电位"感受器"位于通道的第四跨膜段（S_4）。Shaker 通道的 S_4 跨膜区段排列着多个（每隔两个氨基酸）带正电荷的精氨酸。这些埋在细胞膜内带有正电荷的精氨酸在细胞膜去极化时（膜内电压相对为正），受到巨大膜电场力的排斥作用而被推向细胞膜外。通过点突变（point mutagenesis）手段 可将精氨酸突变成半胱氨酸（cysteine）。半胱氨酸可被工具药 MTS（methanethiosulfonate）进行化学修饰而形成特异的巯基键。利用 MTS 与半胱氨酸的特异结合以及测定门控电流（gating current）的电生理手段所进行的大量研究表明，在膜电场的作用下由于赖氨酸的正电荷移动引起了通道蛋白亚基在构象上的改变。据测定，需要来自四个 S_4 跨膜段约 12 到 14 个正电荷的相对移动，才能引起单通道的开放。

电压门控 KvAP 钾通道是从喜温远古细菌 Aeropyrum pernix 分离得出。KvAP 与 Shaker 等所有真核细胞的电压门控钾通道的氨基酸序列以及电生理的功能特点极为相近（彩图 12-4）。

2003 年，MacKinnon 和同事 Jiang 等将从细菌纯化的 KvAP 蛋白连接到单克隆抗体蛋白的 Fab 段，在体外没有脂膜支持的非自然环境下生长晶体。他们根据电压门控 KvAP 通道蛋白的三维晶体结构，对膜电位感受器电一机械偶联的结构基础提出了膜电位感受器工作的"船桨"（paddle）学说，即 KvAP 的 S4 和 S3b 段的 α 螺旋形成船桨式的结构。该学说认为，电压门控 KvAP 通道的结构代表了典型的由膜电位感受器 α 螺旋围成的通道结构。当受到电场力的作用，平卧并埋在脂膜内的 S4 和 S3b 段“船桨”由膜内向膜外的上方摆动，而导致 KvAP 通道开放。图 12 - 5 比较了传统和 KvAP 两种膜电位感受器 S4 电荷移动的模式。传统模式认为，在细胞膜内 S4 位于内衬蛋白围成的管道中与脂膜并无接触。在膜电位改变时，S4α 螺旋的正电荷以独立方式向外移动。而 KvAP 模式则强调，在膜电位改变时埋在膜内形为船桨样的 S4 电荷要克服脂膜的阻力由里朝外象船浆样地摆动。

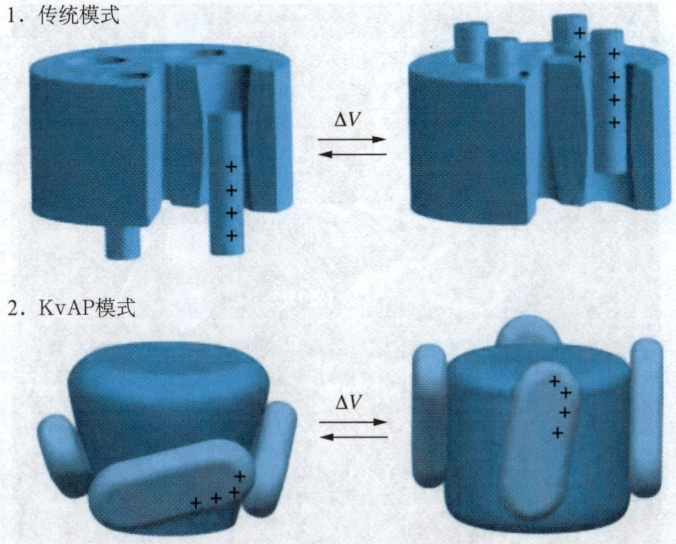

图 12 - 5　传统和 KvAP 两种膜电位感受器 S4 电荷移动的运动模式

图 1 为传统的电荷移动模式。传统模式认为，S4 位于细胞膜的保护壳洞内与脂膜并无接触。在膜电位改变时 S4 电荷（加号）呈独立方式的跨膜向外移动与其周围的 α 螺旋无关。图 2 的 KvAP 模式则强调，埋在膜内型为船浆样的 S4 电荷在膜电位改变时，要克服脂膜的阻力由里朝外摆动（引自 Jiang 等，nature，2003）

为了进一步观察 KvAP 膜电位感受器“船桨”在脂膜内的摆动情况，Jiang 等又将生物素（biotin）联接到“船桨”不同的位置上，然后再加入与生物素能够特异结合的卵白蛋白（avidin）来探测“船桨”上生物素的位置。实验结果表明，当 KvAP 通道呈关闭状态时，细胞膜内侧的生物素能够与卵白蛋白结合，提示“船桨”的静止的位置接近于细胞膜的内侧。当 KvAP 通道呈开放状态时，avidin 只能在细胞膜外与标记的生物素结合。这一结果说明，在通道呈开放状态时，“船桨”朝脂膜外摆动。这一结论恰好与看到的 KvAP 蛋白晶体结构相一致。然而，由于 KvAP 的膜电位感受器“船桨”学说与传统的膜电位感受器移动的模式区别甚大，而且 KvAP 是在无脂膜的非自然条件下生长出的结晶，因此它的提出立即在学术界引起了不小的争论。持不同观点的学者认为“船桨”的移动距离远远大于利用 FRET（fluorescence resonance energy transfer）和化学工具药 MTS 所探测到的 S4 上精氨酸与孔道中心的距离，而且它很可能是扭曲非真实的结构。因此，该学说受到了质疑和挑战。

在笔者编写本章节的同时，MacKinnon 研究组最近又成功地结晶了电压门控 Kv1. 2 钾通道。与 KvAP 不同的是，Kv1. 2 钾通道的纯化和结晶是在细胞膜存在的自然条件下完成的。根据 Kv1. 2 膜电位感受器的晶体结构，MacKinnon 等对“船桨”学说在一定程度上做了三点修订和补充。第一，膜电位感受器在细胞膜内，除了通过局部的 S4 和 S5 之间的系带（S4 - S5 linker）与孔道的连接之外，并非埋在由内衬蛋白围成的管道中，它基本上是独立的功能单位。第二，膜电位感受器 S4 通过 S4 和 S5 之间的连接襻与孔道内侧 S6 形成机械的连接。膜电位感受器 S4 的移动对通道激活门（activation gate）有直接的调节作用。第三，通道开放时，膜电位感受器带正电的四个精氨酸中的两个（第一、二位）面对脂膜表面（图12-6中的R294和R297），另外两个精氨酸R300和R303则埋在膜电位感受器内。

在KvAP的基础上，Kv1.2的晶体结构对一些实验结果提供了比较合理的解释，并在一定程度上改进了膜电位感受器工作的假说。然而，Kv1.2膜电位感受器从开放转换到关闭的过程和机制仍不清楚。随着新问题的出现和研究的不断深入，相信该工作假说将会不断地得到完善。

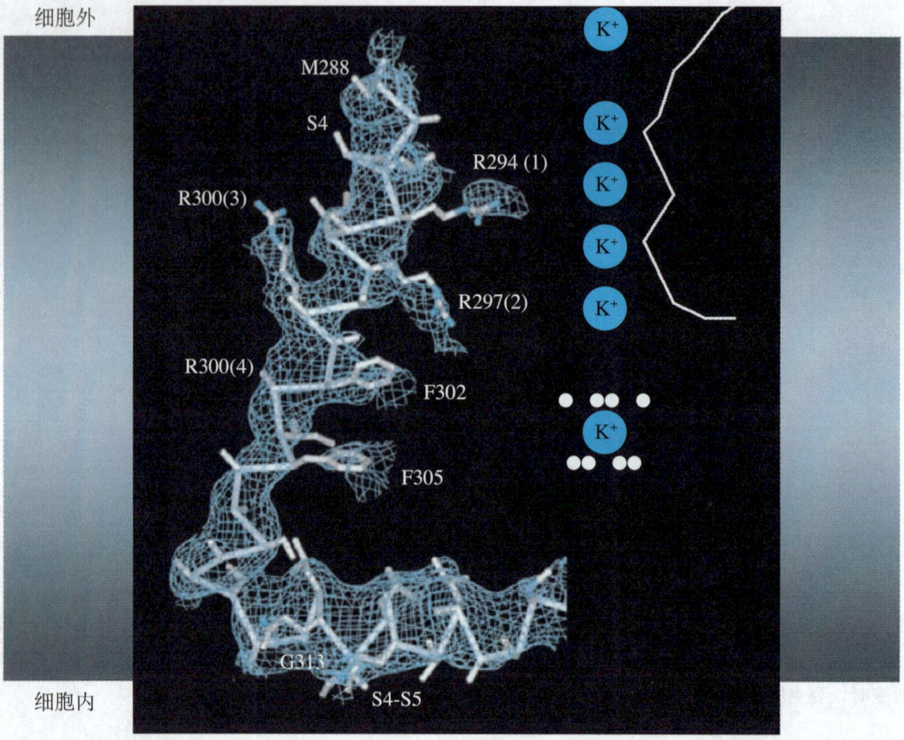

图12-6 Kv1.2通道开放时的S4和S4-S5之间连接襻的电子密度图以及与孔道的相对位置

图中显示了S4的四个精氨酸中的3个精氨酸侧链的密度，第四个精氨酸的侧链密度未能显示。第1，2精氨酸（R294和R297）朝向孔道的四个钾离子。水分子包围的K^+显示进入腔内的K^+离子。第3，4精氨酸（R300和R303）则埋在S4膜电位感受器内。该图取自Long等2005 <科学>，为显示S4与孔道的相对位置作了修改

第二节 电压门控钠离子通道

神经元动作电位（action potential）是神经细胞兴奋的主要标志和携载信号的基础。动作电位是细胞膜电位的迅速去极化（depolarization）、然后再回到静息膜电位（repolarization）的电位变化过程。电压门控Na^+通道则是动作电位产生、传播的物质基础。本章主要介绍与神经细胞电活动有关的电压门控Na^+通道，至于电压门控上皮细胞Na^+通道将不在此讨论。

一、Na^+通道亚基特点

Na^+通道是由大约分子量260kD（～1 800氨基酸）的α亚基蛋白和辅助β亚基组成。成人中枢神经系统的Na^+通道含有α亚基和三种β辅助亚基（约33kD），而成人骨骼肌的Na^+通道却只有β1亚基。构成孔道（pore forming）的α亚基自身可以组成功能性的Na^+通道，但仅由α亚基组成的通道缺乏与β辅助亚基相关的电压门控

和动力学特征。Na^+通道α亚基是一条连续的多肽含有四个重复的同源区（homologous domain），Ⅰ至Ⅳ。每个功能同源区包括6个跨膜的α螺旋（S1－S6）和位于S5和S6之间的孔道襻（pore loop）。孔道襻排列在孔道的外部，S5和S6围成孔道的内部。每个同源区的S4跨膜段含有距离相间的正电荷氨基酸。在细胞膜去极化时，这些氨基酸的正电荷作为膜电位感受器在膜电场中移动，导致通道的构象变化而引起通道的激活（开放）。在持续的膜去极化过程中，连接第Ⅲ和第Ⅳ功能区的胞内短襻作为失活门（inactivation gate），堵住开放通道的孔道。

β辅助亚基不参与Na^+孔道的组成。但β亚单位通过各种不同的方式与α亚基结合，对Na^+通道功能起着重要的调控作用。例如β亚基能够调节通道的门控过程、电压依赖性、激活和失活等特性，以及锚定通道于特定的质膜位点等。目前文献报道有三种β辅助亚基，研究最多的是β1（SCN1B）和β2（SCN2B）亚基（图12－7）。

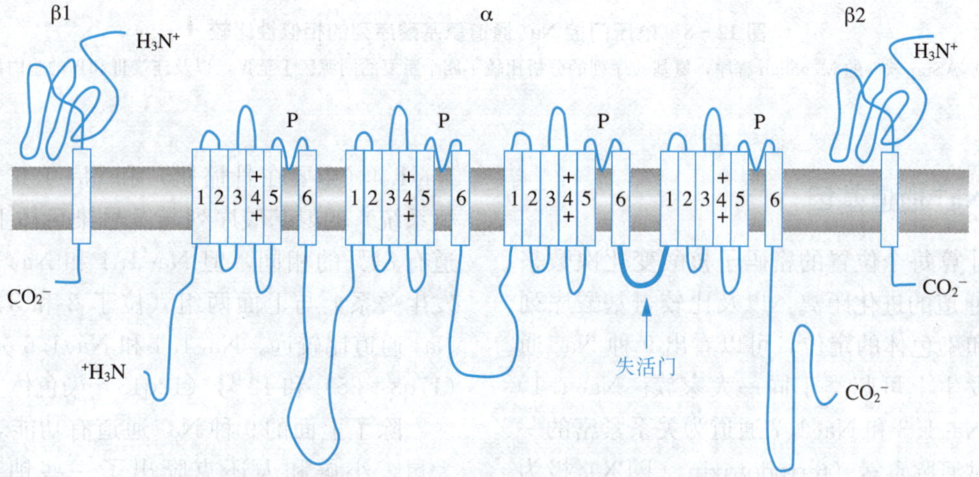

图12－7　电压门控钠离子通道的亚基结构

α亚基是一条连续的多肽含有四个重复的同源区，Ⅰ至Ⅳ。每个功能同源区包括6个跨膜的α螺旋（S1－S6）和位于S5和S6之间的孔道襻。孔道襻排列在孔道的外部，S5和S6围成孔道的内部。每个同源区的S4跨膜段含有距离相间的正电荷氨基酸，构成膜电位感受器。β1和β2为跨膜辅助亚基较长的胞外区。P表示为孔道，其中外部的氨基酸EEEE和构成内环的DEKA组成Na^+选择性过滤器和河豚毒素（TTX）的结合位点

二、Na^+通道分类和命名

通过分子克隆、生物化学提纯和电生理学记录等手段，已发现了多种不同的Na^+通道。Na^+通道是电压门控通道超大家族（包括钾和钙通道）的最早成员。与钾和钙通道不同的是，已知Na^+通道的功能特点相对一致。尽管Na^+通道的功能相似，但它们当初命名的方式很多而且混乱，即使对不同的同源体（isoforms）也缺乏一致的命名。为澄清多个名称引起的混乱，通过借鉴K^+通道的命名方式，目前对Na^+通道的命名已被标准化，即根据氨基酸序列的相似程度采用数字系统来定义亚家族及其亚型。该命名系统采用通道透过的离子的化学元素符号（Na）名称和受生理因子电压（voltage）调节而标记为下角注字母v组成，即合并为Na_V。下角注后的数字如Na_V1表示亚家族基因，而小数点后的数字如$Na_V1.1$表明通道的同源体。每个家族基因的剪接易变体由数字后的小写字母表示如$Na_V1.1a$。9种功能表达的电压门控Na^+通道的跨膜和胞外区的氨基酸序列有很高的同源性，至少在50％以上相同（图12－8）。相比之下，K^+或Ca^{2+}通道家族成员之间的差别较大，它们的氨基酸序列一致性在50％以下。就此意义而言，9种Na^+通道可以归结成一个家族。

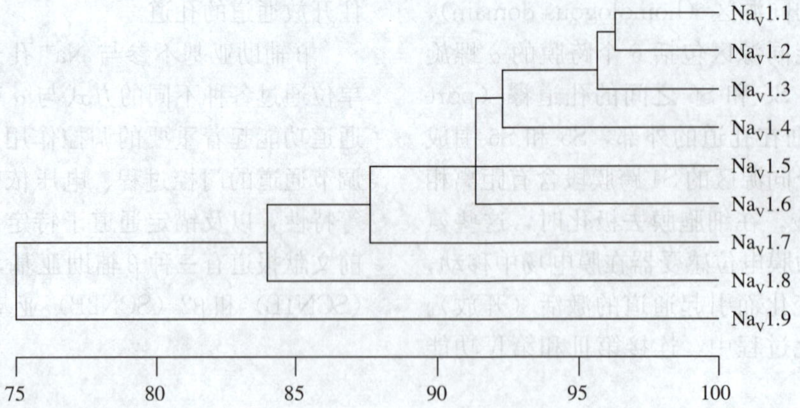

图 12-8 电压门控 Na^+ 通道氨基酸序列的相似性比较

采用 DNAStar 软件的 Megalign 程序，氨基酸序列的分析比较了四个重复的同源区Ⅰ至Ⅳ，以及连接Ⅲ和Ⅳ的胞内襻

三、Na^+ 通道基因

通过计算每个位置的密码子核酸变化次数来推测 Na^+ 通道的进化距离，以及比较氨基酸序列的一致性和染色体的定位，可以看出 9 种 Na^+ 通道从种系发生上可归类于同一大家族。$Na_V1.1$，$Na_V1.2$，$Na_V1.3$ 和 $Na_V1.7$ 通道为关系紧密的一组，它们对河豚毒素（tetrodotoxin，TTX）极为敏感（TTX-S），并在神经元有广泛的分布和表达。该四种 Na^+ 通道的基因有相同的进化起源，全都分布在人类 2 号染色体 2q23-24 上。

$Na_V1.5$，$Na_V1.8$ 和 $Na_V1.9$ 三个通道的关系紧密，进化起源相同，位于人类 3 号染色体 3q21-24 上（图 12-9）。它们的氨基酸序列与上面提到的位于 2 号染色体的四个钠通道的同源性高达 64%以上。由于这三个 Na^+ 通道的第一同源区氨基酸序列的改变，它们对河豚毒素不敏感（TTX-R）。$Na_V1.5$，$Na_V1.8$ 和 $Na_V1.9$ 在心脏和脊髓背根结（DRG）神经元有高表达。尽管 $Na_V1.4$（主要在骨骼肌）和 $Na_V1.6$（主要在中枢系统）的氨基酸序列与 2 号染色体上的 Na^+ 通道有 84%的相同，但 $Na_V1.4$ 和 $Na_V1.6$ 在种系发生关系上与上面两组（位于 2 和 3 号染色体）Na^+ 通道比较远。$Na_V1.4$ 和 $Na_V1.6$ 分别位于 17（17q3-25）和 12 号（12q13）染色体上。

除了上面的 9 种 Na^+ 通道有功能表达外，从大鼠、小鼠和人还克隆出了一些钠通道蛋白，但它们却得不到功能的表达。这些通道蛋白相互之间有 80%相同，与 Na_V1 也有大约 50%相近。这些不表达蛋白在氨基酸序列上如电压感受器、失活门和孔道区等 Na^+ 通道的关键部位等尚存在着明显的差别。这些差别的存在亦可能改变了通道对钠离子选择性和电压门控的特性，最终导致它们在功能上无法表达。猜测认为，这些非典型的通道蛋白可能是第二类钠通道家族存在的证据。

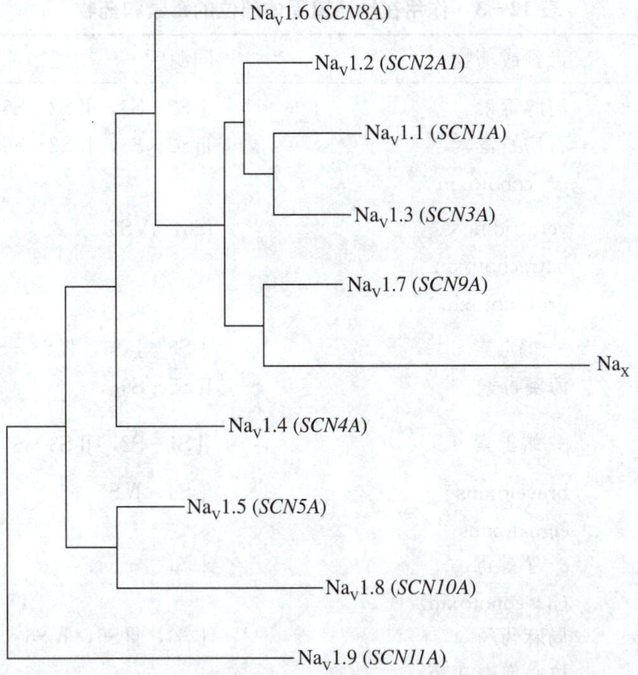

图 12－9　电压门控 Na^+ 通道 α 亚基的种系发生关系

$Na_V1.1$，$Na_V1.2$，$Na_V1.3$ 和 $Na_V1.7$ 通道为关系紧密的一组，对河豚毒素（tetrodotoxin，TTX）极为敏感（TTX－S）。$Na_V1.5$，$Na_V1.8$ 和 $Na_V1.9$ 为河豚毒素不敏感（TTX－R）组。括号内为人钠通道的基因名。所有氨基酸序列的分析采用 ClustalW 软件

四、Na^+ 通道的分子药理学

所有作用在 Na^+ 通道的毒素或药物受体均位于通道的 α 亚基。目前发现，α 亚基至少有 6 种不同的神经毒素受体和 1 种麻醉剂受体（表 12－3）。表中列出的神经毒素和药物对鉴别电压门控 Na^+ 通道和 Na^+ 通道电压依赖的通道激活特性、失活和单通道电导等生物物理功能的研究有着极其重要的诊断和药理学价值。以河豚毒素（TTX）和石房蛤毒素（saxitoxin，STX）为例，这两种毒素作为诊断工具广泛地用于计数细胞膜上 Na^+ 通道的数目和通道生化分离的标记物。

河豚毒素和石房蛤毒素为非肽类孔道阻断剂，它们与肽类孔道阻断剂 μ－芋螺毒素（μ－conotoxin）都与神经毒素 1 受体结合。神经毒素 1 受体是由孔道襻和孔道襻外的氨基酸构成。脂溶性类神经毒素如蟾毒素（batrachotoxin），藜芦定（veratridine）、乌头碱（aconitine）和木藜芦毒素（grayanotoxin）则与神经毒素 2 受体结合，它们的作用是激活 Na^+ 通道。光亲和标记及点突变的研究证实，Na^+ 通道第Ⅰ和第Ⅳ功能同源区的第 6 跨膜 α 螺旋，即 IS6 和 IVS6，是蟾毒素的受体部位。

α－蝎毒素（α－scorpion toxin）和海葵毒素（sea anemone）通过与神经毒素 3 受体结合使 Na^+ 通道的激活-失活偶联变慢。神经毒素 3 受体位于第Ⅳ同源区的膜电压感受器（第 4 跨膜 α 螺旋）S4 外侧的 S3－S4 的连接襻。β－蝎毒素激活 Na^+ 通道，与第Ⅱ同源区的 S3－S4 连接襻的神经毒素 4 受体结合。Brevetoxin 和 ciguatoxin 来自海洋的腰鞭毛虫，它们能引起温海水呈红色的毒潮。这些毒素与神经毒素 5 受体结合。第Ⅰ同源区的 S6 和第Ⅳ同源区的 S5 的部分，很可能是 Brevetoxin 和 ciguatoxin 的结合部位。与 α－蝎毒素的作用相似，δ－conotoxin 延缓 Na^+ 通道失活的速度。δ－conotoxin 与神经毒素 6 受体结合。然而，神经毒素 6 受体结合的部位尚不清楚。局部麻醉药受体由至少三个同源区（以第四同源区为主）的第 6 跨膜 α 螺旋 S6 的氨基酸构成。局部麻醉药、抗癫痫药和抗心率失常药都与 Na^+ 通道孔道区内的受体结合。局麻药受体为复合药物受体。

表 12-3 作用在钠通道受体部位的毒素和药物

受体部位	毒素或药物	同源区
神经毒素受体部位 1	河豚毒素 石房蛤毒素 μ-conotoxin	ⅠS2-S6，ⅡS2-S6 ⅢS2-S6，ⅣS2-S6
神经毒素受体部位 2	veratridine batrachotoxin grayanotoxin	IS6，IVS6
神经毒素受体部位 3	α-蝎毒素 海葵毒素	ⅠS5-ⅠS6，ⅣS3-S4 ⅣS5-S6
神经毒素受体部位 4	β-蝎毒素	ⅡS1-S2，ⅡS3-S4
神经毒素受体部位 5	brevetoxins ciguatoxins	ⅠS6，ⅣS5
神经毒素受体部位 6	δ-芋螺毒 （δ-conotoxin）	未知
局麻药受体部位	局麻药药 抗心率失常药 抗癫痫药	ⅠS6，ⅢS6，ⅣS6

第三节 电压门控钙离子通道

电压门控钙离子通道（Voltage-Dependent Calcium Channels，VDCCs）在细胞膜去极化时开放而引起钙内流。细胞内增高的钙离子则导致一系列如收缩、分泌、神经递质传递和基因表达等细胞内的生理过程。电压门控钙离子通道的活动是偶联细胞表面电信号和胞内生理功能的重要基础。Ca^{2+} 以及 Ba^{2+} 均能通过钙通道进入细胞内，但对其他离子的通透率甚低。当膜电位接近-40 mV 时，钙通道开放概率开始明显地增加。

一、Ca^{2+} 通道的基因和命名

哺乳类动物钙通道 α_1 亚基由至少十个不同的基因编码构成。钙通道的命名曾采用了以钙通道 α_1 亚基的命名方式。例如，α_{1S} 亚基是指来源于骨骼肌（skeletal muscle）的钙通道 α_1 亚基。随后，按钙通道 α_1 亚基发现的时间顺序以大写字母表示，分别命名为 α_{1A} 到 α_{1E} 亚基。借鉴钾通道的命名，自 2000 年起钙通道的名称采用了更为规范的命名方法。按每个通道透过离子的化学元素符号（Ca）名称，和主要的生理调节因子电压标记为下角注的 v（voltage）共同组成，合并为 Ca_V。下角注（v）后面的数字如 Ca_V1 表示亚家族基因成员（目前有 1 到 3）。在同一家族中，小数点后的数字则表示 α_1 亚基被发现的先后顺序如 $Ca_V1.1$（α_{1S}）、$Ca_V1.2$（α_{1C}）、$Ca_V1.3$（α_{1D}）和 $Ca_V1.4$（α_{1F}）（图 12-9）。

四个 Ca_V1 通道成员都构成 L 型钙电流。Ca_V2 亚家族含有三个成员，即 $Ca_V2.1$（α_{1A}）、$Ca_V2.2$（α_{1B}）和 $Ca_V2.3$（α_{1E}），分别介导 N 型，P/Q 型和 R 型钙电流。Ca_V3 亚家族亦含三个成员，分别为 $Ca_V3.1$（α_{1G}）、$Ca_V3.2$（α_{1H}）和 $Ca_V3.3$（α_{1I}）。Ca_V3 三个成员都介导 T 型钙电流。

同一亚家族成员之间钙通道 α_1 亚基的氨基酸序列至少有 70% 相同。不同亚家族之间内 α_1 亚基的相同序列则不足 40%（图 12-10）。α_1 亚基的跨膜段和孔区的序列相对比较保守。划分这三个亚家族的界限主要是根据它们种系发生的起源。编码不同的 α_1 亚基的基因分散上在整个基因组，即使同一家族关系最近的成员也并非集中在同一条染色体上。

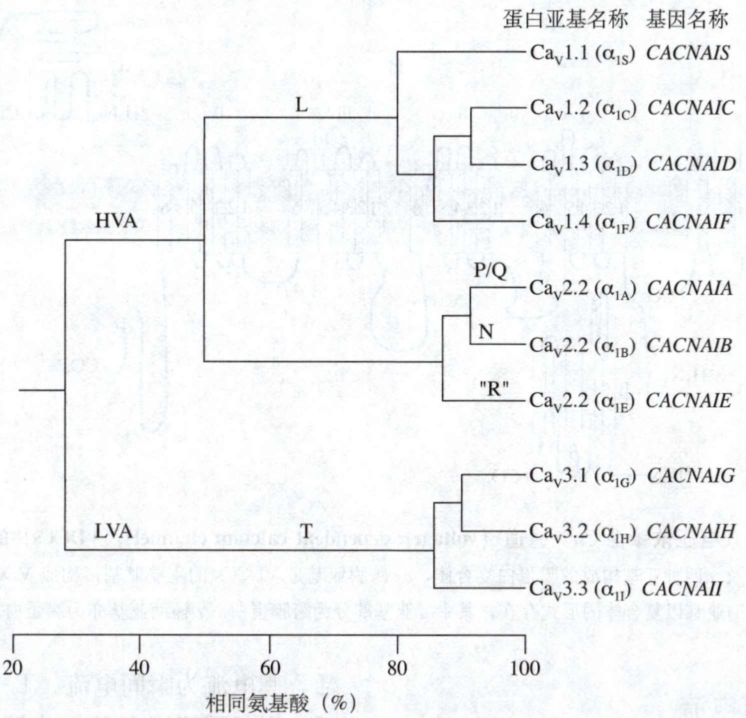

图 12-10　电压门控 Ca^{2+} 通道 α_1 亚基氨基酸序列的相似性比较

该图仅比较了 α_1 亚基跨膜部分和孔襻区氨基酸（约 350 个）一级序列的种系发生关系。Ca_V1 与 Ca_V2 家族之间的序列大约有 80%相同。Ca_V1 或 Ca_V2 与 Ca_V3 之间的相同序列却只有 28%的相同

二、Ca^{2+} 通道亚基特点

VDCCs 亦是离子通道超大家族的家族成员，它们是由多种基因编码的蛋白复合体。其中 Ca^{2+} 通道 α_1 亚基是主要的功能单位，它能单独发挥钙通道的功能。α_1 亚基蛋白的分子量在 190－250kDa 之间，它构成钙离子传导的孔道、电压感受器和门控调节的装置。α_1 亚基蛋白还是第二信使、药物和毒素等作用的部位。与 Na^+ 通道相似，电压门控 Ca^{2+} 通道 α_1 亚基是一条连续的多肽含有四个重复的同源区（homologous domain），Ⅰ至Ⅳ。每个功能同源区包括 6 个跨膜的 α 螺旋（S1－S6）和位于 S5 和 S6 之间的孔道襻（pore loop）。孔道襻排列在孔道的外部，S5 和 S6 围成孔道的内部，决定离子传导和离子选择性。有趣的是，改变 Na^+ 通道的同源区Ⅰ、Ⅲ和Ⅳ孔道襻的三个氨基酸，便可使 Na^+ 通道对 Ca^{2+} 有选择性。由此可见 Na^+ 通道和 Ca^{2+} 通道在种系发生关系上很相近。钙通道 α_1 亚基的每个同源区 S4 跨膜段含有距离相间的正电荷氨基酸，起着膜电位感受器的功能。在膜电场的作用下，移动的 S4 导致通道的构象变化而引起通道的激活（开放）。β 亚基与跨膜 α2－δ 亚基复合体通过二硫键相连是大多数 Ca^{2+} 通道的重要组成部分。γ 亚基亦被发现存在于骨骼肌的 Ca^{2+} 通道。有些 γ 亚基还存在于心脏和脑组织中。尽管辅助亚基调节 Ca^{2+} 通道的特性，但 Ca^{2+} 通道的不同药理学和电生理学特性则主要取决于各种不同的 α_1 亚基。对钙通道的分子结构研究最多的是骨骼肌横管中的 L 型通道，目前已知它由 5 种亚单位所组成，即 α_1（175kD）、α_2（143kD）、β（54kD）、γ（30kD）和 δ（27kD）。其中，α_1 与 β 亚单位胞内侧有磷酸化部位，α_2、γ 和 δ 亚单位胞外侧有糖基化部位（图 12－11）。

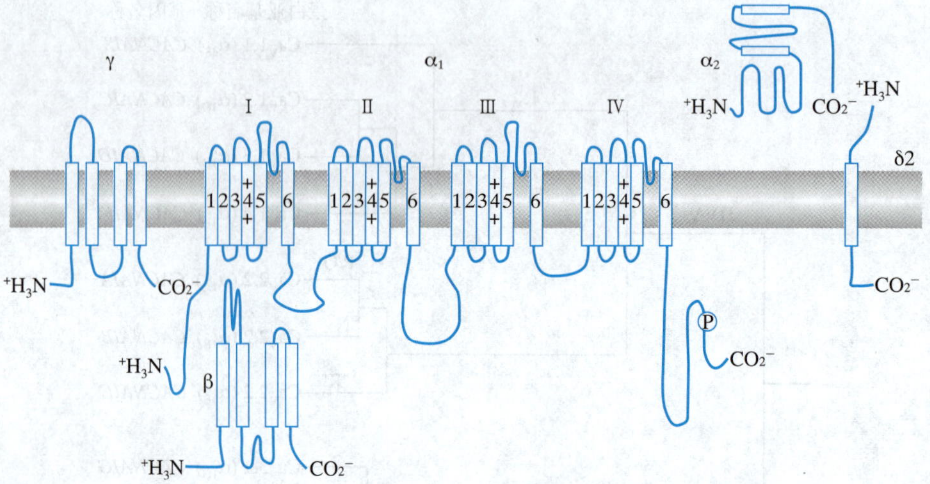

图 12-11 电压依赖性 Ca^{2+} 通道（voltage-dependent calcium channels，VDCCs）的亚基结构

VDCCs 是由 α_1、β、$\alpha_2\delta$ 以及 γ 四种亚基构成的膜蛋白复合体，α_1 跨膜亚基是 VDCCs 的主要亚基，构成 VDCCs 传导 Ca^{2+} 的孔道。β 辅助亚基为胞浆蛋白。$\alpha_2\delta$ 辅助亚基以复合体的形式存在，其中 δ 亚基部分为跨膜蛋白。γ 辅助亚基亦为膜蛋白。

三、Ca^{2+} 通道电流

不同细胞类型记录到的 Ca^{2+} 通道电流有明显不同的生理学和药理学特征（表 12-4）。按字母顺序命名，根据电导值、动力学特性的不同可将钙电流分成几种不同的亚型，现知有 L、N、P/Q、R 和 T 型。L-型（long-lasting）钙电流的激活需要较强的细胞膜去极化刺激。L-型通道开放时间久，约 10～20 ms，表现为持续长时钙内流，电导值 25 pS，激活电位−10 mV，失活电位−60～−10 mV，衰变时间大于 500 ms。该长时间持续的钙电流可被如二氢吡啶（dihydropyridines），苯烷基胺（phenylalkylamines）和苯并噻氮䓬类（benzothiazepines）等有机拮抗剂所阻断。骨骼肌和内分泌细胞记录到的 Ca^{2+} 电流主要为 L-型钙电流。L-型钙电流的功能是启动肌细胞收缩和内分泌细胞的分泌。中枢神经系统 L 型电压门控钙通道 由 α_1C（D）亚基和辅助亚基组成。α_1C 亚基的 C-端包含多个功能结构域，可分别与钙调素、钙调蛋白酶、cAMP 依赖性蛋白激酶 等相互作用，从而参与 L-VGCCs 的功能调控。L-VGCCs 的过度激活与脑缺血、脑肿瘤、癫痫和神经退行性疾病等的病理过程有着密切的关系。

T-型（transient）钙电流被弱的去极化所激活，其电流为瞬间电流。T-型电流的开放时间短暂，引起瞬间短小 Ca^{2+} 电流，电导值 9 pS，激活电位−70 mV，失活电位−100～−60 mV，衰变时间为 20～50 ms。T-型钙电流不能被 L-型钙电流的有机拮抗剂所阻断，也不受肽类毒素的抑制。T-型钙电流广泛表达于多种类型的细胞，其功能主要在于调整动作电位和控制重复放电的形式。

N-型（neuronal）钙电流具有高电压激活、较快速失活的特点，其电压依赖性介于 L 型和其他高电压激活的（P/Q、R 型）VDCCs 之间。N-型 VDCCs 的 α_1 亚基标准命名为 Ca_V2.2（曾有文献以 α_{1B} 表示）。Ca_V2.2 的基因命名为 CACNA1B。N-VDCCs 的激活电位−10mV，失活电位−100～−40mV，衰变时间 50～80 ms。N-VDCCs 的电导大小介于 L-型和 T-型 VDCCs 之间。如当 100mmol/L Ba^{2+} 为负载离子时，电导值为 15～20 pS 之间。N-VDCCs 对 Ba^{2+} 的选择性高于 Ca^{2+}。N-VDCCs 在组织中的分布不同于其他 VDCCs 亚型。N-型 VDCCs 主要分布于神经元以及与疼痛传递和调控通路的神经元突触末梢。采用分子生物学及放射性配体结合实验方法研究表明，颈上神经节、背根神经节（dorsal root ganglia，DRG）、脊髓、延髓、中脑、小脑分子层、丘脑、黑质、豆状核尾侧、海马分子层、大脑皮质浅层等突触分布密集区域均有 N 型 VDCCs 分布。N-型钙电流被肽类毒素所阻断。分布在突触末梢的 N 型 VDCCs 的主要功能是通过诱导 Ca^{2+} 内流而触发神经递质释放。在炎症性痛或神经病理性痛等慢性痛中，机体对伤害性刺激敏感性增强，表现为"痛觉过敏（hyperalgesia）"和"触诱发痛（allodynia）"。因此，研发特异的 N-型阻断剂有可能减少疼痛介质的释放，而达到镇痛的效果。目前已有一些研究单位和公司正在研发针对伤害感受性神经元上的特异性 N-型 VDCCs 的小分子阻断剂。

四、Ca^{2+} 通道的分子药理学

三个亚家族 Ca^{2+} 通道的药理学特征有很大的不同（表 12-4）。有机钙通道阻断剂是治疗心血管疾病的有效药物，α_1 亚基是 Ca^{2+} 通道阻断剂的分子靶点。这些药物通常作用在三个不同的受点上而改变通道构象。苯烷基胺类（phenylakyamines）是作用于胞内受点的孔道阻断剂，其作用方式在于苯烷基胺从胞内侧进入通道并阻断通道的孔道。苯烷基胺类的受点部位是由第Ⅲ和第Ⅳ同源区 S6 跨膜段的氨基酸组成。该受点的氨基酸与钠通道局麻药受点序列极为相近。二氢吡啶类（dihydropyridines）作用于 Ca^{2+} 通道的两种不同受点，并通过构象的改变来促使通道朝着开放或关闭状态的方向转变，而并非占据通道的孔道区。因此，二氢吡啶类既可是 Ca^{2+} 通道的激活剂，亦是阻断剂。二氢吡啶类的受点包括Ⅲ和Ⅳ同源区的 S6 跨膜段以及第Ⅲ同源区 S5 跨膜段的氨基酸。二氢吡啶类和苯烷基胺类受点相互之间的距离极为相近，它们共享部分的氨基酸。另一类钙通道阻断剂冠脉扩张药地尔硫䓬（Diltiazem）和苯并噻氮䓬类（benzothiazepines）被认为是结合在第三个受点上，但这些受点结合所必需的氨基酸亦与苯烷基胺类结合的氨基酸在很大程度上相互重叠。

钙通道的 Ca_v2 亚家族对二氢吡啶类钙通道阻断剂相对不敏感。这些通道可被高亲和力的肽类蜘蛛毒素所特异阻断。$Ca_v2.1$ 可被 ω-agatoxin IVA 所特异地阻断。$Ca_v2.2$ 可被 ω-芋螺毒素（ω-conotoxin GIVA）所特异地阻断。$Ca_v2.3$ 通道可被合成的 tarantula venom 肽类毒素 SNX-482 所特异地阻断。由于对 Ca_v2 成员的特异阻断作用，因此这些肽类毒素是突触传递的强效阻断剂。

Ca_v3 亚家族即 T 型钙通道对阻断 Ca_v1 的二氢吡啶和阻断 Ca_v2 的肽类毒素均不敏感，目前尚缺乏有效地阻断 T 型钙电流的药理学工具药。与阻断 L 型钙电流相比，有机钙通道阻断剂米贝拉地尔（mibefradil）似乎对阻断 T 型钙电流有一定的特异性（三到四倍）。肽毒素 kurtoxin 可抑制 $Ca_v3.1$ 和 $Ca_v3.2$ 通道的激活。因此，寻找和研发特异的和具有高亲和力的 Ca_v3 通道阻断剂不仅对阐明 Ca_v3 通道的生理功能起到重要的辅助作用，而且有可能用于治疗与神经元重复放电活动有关的多种疾病。

表 12-4 Ca^{2+} 通道的生理功能和药理学

通道类型	通道电流	分布	特异性拮抗剂	细胞功能
Cav1.1	L	骨骼肌跨膜微管	二氢吡啶类 苯烷基胺类 苯并噻氮䓬类	兴奋-收缩偶联
Cav1.2	L	心肌细胞 内分泌细胞 神经元胞体和近端树突	二氢吡啶类 苯烷基胺类 苯并噻氮䓬类	兴奋-收缩偶联，激素释放，转录调节和突触整合
Cav1.3	L	内分泌细胞 神经元胞体和树突	二氢吡啶类 苯烷基胺类	激素释放，转录调节和突触整合
Cav1.4	L	视网膜	苯并噻氮䓬类 尚不知	视杆和双极细胞的神经递质释放
Cav1.2	N	神经末梢和树突	ω-agatoxin IVA ω-芋螺毒素	神经递质释放和树突钙内流
Cav1.3	P/Q	神经末梢和树突	SNX-482（合成的芋螺毒素）	神经递质释放和树突钙瞬变
Cav1.4	R	神经元胞体和树突		重复放电
Cav1.2	T	心肌细胞以及神经元的胞体和树突	无	节律，重复放电
Cav1.3	T	神经元胞体和树突，心肌细胞	无	节律，重复放电
Cav1.4	T	神经元胞体和树突，心肌细胞	无	节律，重复放电

第四节　氯离子通道

神经递质（或配基）门控与电压门控两大类离子通道决定着神经细胞电活动信号的产生、传导以及功能的调节。神经递质门控离子通道（transmitter or ligand gated ion channels）是一类在化学突触中将化学信号转换成电信号的特殊化膜蛋白。这类通道蛋白主要集中在突触后膜，一旦神经递质分子与其结合，通道瞬间开放使细胞膜局部的离子通透性发生短暂的变化，从而改变局部膜电位。尽管递质门控离子通道对细胞膜电位并不敏感，但由于它可以引起局部膜电位改变而使得邻近的电压门控阳离子（或阴离子）通道开放，进而触发（或终止）细胞膜动作电位。这两大类离子通道相互协调作用，在神经系统发挥着极其重要的生理功能。

在神经系统，通过化学突触传递的化学信号分为兴奋型和抑制型两类（表 12-5）。兴奋性神经递质如 ACh、谷氨酸和 5-HT 打开阳离子通道引起以 Na^+ 为主的阳离子内流，造成突触后膜去极化产生动作电位。相反，抑制性神经递质如 GABA 和甘氨酸，则开启以氯离子为主的阴离子内流，使得细胞处于极化状态（静息状态）而达到抑制作用。由于细胞外 Cl^- 浓度（110mmol/L）

远远高于细胞内（5～10mmol/L），Cl^-在通道开放时顺着离子梯度流入细胞内导致细胞膜超极化或终止去极化。对多数神经元来讲，Cl^-的平衡电位接近或甚至低于细胞膜静息电位。

表 12-5　常见的神经递质门控离子通道

通道类型	神经递质	通道受体	离子通透性
抑制性	GABA	$GABA_A$	阴离子
	甘氨酸	甘氨酸	阴离子
兴奋性	ACh	ACh	阳离子
	5-HT	5-HT	阳离子
	谷氨酸	kainate	阳离子
	谷氨酸	AMPA	阳离子
	谷氨酸	NMDA	阳离子

一、$GABA_A$受体亚基的结构

γ氨基丁酸（γ-aminobutyric acid，GABA）作为主要抑制性神经递质广泛分布于哺乳动物的中枢神经系统。GABA 通过激活两类受体发挥其紧张性抑制性调节作用：$GABA_A$受体和$GABA_B$受体。后者并非离子通道，其基因已被克隆。目前认为$GABA_B$受体的功能是通过 G 蛋白激活细胞内的第二信号系统，该受体将不做为本章讨论的内容。$GABA_A$受体本身即作为递质门控Cl^-通道，又含有 GABA 和多种药物配基受点，是一个通道-受体复合体，它在神经生理及药理学研究中占有重要的地位。

$GABA_A$受体是 1987 年从牛大脑皮质利用苯二氮䓬（benzodiazepine）亲和层析柱而达到分离和纯化。在弄清蛋白质一级序列之后，用合成的探针将$GABA_A$受体的α_1、β_1亚基的基因从牛脑 cDNA 文库中钓出，其阅读框架分别为 456 和 474 个氨基酸的多肽。将体外反转录合成的 mRNA（也称 cRNA，互补 RNA）注射到蛙卵细胞胞浆内，证实了α_1和β_1受体亚基的功能表达（Schofield et al，1987）。

以α_1和β_1亚基为突破点，用类似的分子克隆方法随后筛选出了至少有 13 个成员组成的$GABA_A$受体亚基家族，并根据它们之间相同氨基酸序列归类为几个组。组内的氨基酸序列有 70%～80%相同，组间的相同序列也在 30%以上。亲脂分析表明，每个$GABA_A$受体亚基含有 4 个α螺旋跨膜亲脂段M_1至M_4。从起始的 N 末端到M_1之间是一条较长的暴露于细胞外并含有多个糖化位点的亲水性多肽。这段多肽以及 4 个跨膜区段的各个亚基之间在序列上享有高度的一致性。同时，在这段区域发现有多个磷酸化位点（如 PKC、PKA）的保守序列。

$GABA_A$受体亚基之间的另一个共同特点是M_2跨膜段含有多个极性和带电荷的氨基酸。这段序列构成了$GABA_A$通道的Cl^-电导（即通道的孔区）。M_2跨膜段是所有递质门控类离子通道（它们在进化发生上有共同的起源，同属一个家族）构成离子电导孔区的共同结构。

二、$GABA_A$受体组成类型的多样性

$GABA_A$受体组成的种类繁多，是哪种类型的受体真正存在于脑内？采用分子克隆方法，目前发现存在 13 个不同的亚基，6 种α、3 种β、3 种γ、1 种δ和 1 种ρ。每种不同类型的亚基在脑内有明显的区域差异。目前的研究结果认为，$GABA_A$受体结构的功能方式是由不同亚基组成的五聚体（这一结论主要得自同类的 nACh 受体的五聚体结构）。理论估计，13 个亚基在不受任何限制的情况下自由组合，可以组成13^5（371 293）种不同类型的$GABA_A$受体。如果功能性$GABA_A$受体至少由 1 个α、1 个β和 1 个γ亚基组成，即使这样也可能会有近万种（6×3×3×13×13＝9126）种不同类型的受体。无疑，对任何药理学工作者来说，这都将是一堆永远理不出头绪的乱

麻。实际上，不同的亚基按规律组合只构成脑内有限种类的 $GABA_A$ 受体。问题是哪种或哪些种组合才能真正代表脑内自然形式的 $GABA_A$ 受体。对这一问题的探讨一直是神经药理学的研究热点，其原因在于 $GABA_A$ 受体不仅具有多种神经药物的受点，而且不同组合类型的受体（用体外细胞作功能表达，如蛙卵细胞）对药物作用的敏感性差异也很巨大。

应用不同亚基的抗体来免疫沉淀（immunoprecipitation）、原位杂交（in situ hybridization）、Western 杂交以及免疫定位（immunolocalization）等方法证明，脑内近一半 $GABA_A$ 受体主要类型由 α、β_2 和 γ_2 这三种亚基组成（表 12-6）。由 α、β 和 γ 三种亚基组成的五聚体即 2α2βγ 是脑内 $GABA_A$ 受体类型的典型结构。这种组合方式与应用放射标记配体的方法（在克隆 $GABA_A$ 受体基因之前）所得到的苯二氮䓬型受体（BZ_1）研究结果相一致，同时也符合 BZ_1 受点存在于 α_1 亚基上的结论。临床上应用广泛的镇静催眠药唑吡旦（zolpidem）对 BZ_1 受点有高选择性，从其药理学作用机制看来，亦支持上面 $GABA_A$ 受体呈五聚体即 2α2βγ 类型的组合方式。

表 12-6 主要类型 $GABA_A$ 受体在脑内的分布

受体类型	大鼠脑内相对比例（%）	存在部位
α1β2γ2	43	多数脑区、海马、皮质中间神经元以及小脑 Purkinje 细胞
α2β2/3γ2	18	脊髓运动神经元和海马锥体细胞
α3βγ1/γ3	17	胆碱和单胺能神经元
α2βγ1	8	Bergmann 胶质细胞和边缘系统核团、胰腺
α5β3γ2/γ3	4	海马锥体细胞
α6βγ2	2	小脑颗粒细胞
α6βδ	2	小脑颗粒细胞
α4βδ	3	胸腺和海马回
其他少数类	3	全脑

$GABA_A$ 受体本身作为通道受体复合体含有多种药物结合的受点，这些药物受点与 GABA 识别位点在构象上相互作用直接或间接参与 Cl^- 通道的门控过程，发挥着加强或抑制 GABA 的药理学作用。

三、电压门控 Cl^- 通道：CLC 氯通道家族

在 Miller 等 20 世纪 80 年代对电鳗鱼（Torpedo）电压门控 Cl^- 通道的生物物理学研究工作的基础上，Jentsch 等在 1990 年成功地从电鳗鱼神经组织中分离得到了 cDNA 克隆，并在蟾卵母细胞系统获得了功能表达而命名为 CLC-0（Cl^- channel）氯通道，由此诞生了电压门控 CLC Cl^- 通道家族。电压门控 CLC 通道是至今为止所发现的第一类受细胞膜电位调控的 Cl^- 通道，它在神经系统的兴奋和抑制性电活动方面发挥着极其重要的生理调节功能。CLC 氯通道作为一个大家族，目前发现有 9 个成员基因（表 12-7）。各成员之间有 50% 的氨基酸序列相一致。图 12-12 比较了几种 ClC 通道的氨基酸的同源和 Cl^- 选择性过滤器的保守序列。

表 12-7　电压门控 CLC 氯通道家族成员的功能特征

家族成员	氨基酸残基数	组织分布	功　能	相关疾病
ClC-0	801	电鳗电器官，脑和骨骼肌	稳定电器官和骨骼肌细胞膜电位	基因突变导致的肌强直
ClC-1	988	骨骼肌、平滑肌和心肌	稳定骨骼肌细胞膜电位	基因突变导致的肌强直
ClC-2	898	在哺乳类动物普遍分布	细胞体积调节、维持 GABA 的反应、细胞间相互作用	自发性全身性癫痫；基因敲除可引起男性不育
ClC-3	762	脑、肾、骨骼肌、肺、视网膜、突触囊泡	突触囊泡酸化、细胞体积调节	基因敲除影响突触囊泡和海马神经元减少
ClC-4	760	在哺乳类动物广泛分布	内含体氯离子重吸收和囊泡运输	可能与肾脏疾病有关
ClC-5	746	普遍存在胞内	肾的内吞作用，与氯离子重吸收有关	基因敲除可引起肾疾病
ClC-6	869	广泛分布在胞内	未知	未发现
ClC-7	805	脑、骨骼肌、肾；溶酶体	未知	CLC-7 基因敲除引起骨硬化病
ClC-K	687	肾脏	氯离子重吸收，与尿的浓度有关	巴特（Bartter）综合征；肾尿崩症

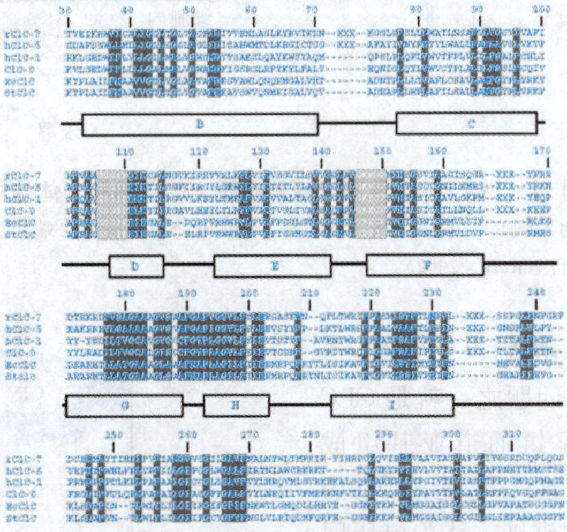

图 12-12　不同种属 ClC 通道氨基酸同源序列的排列比较

图中氨基酸序列下面标有字母的方框表示 ClC 通道的跨膜段。氨基酸序列上面数字代表氨基酸的位置。真核细胞的 ClC 通道的一段插入序列（XXX）未包括在排列中。图中氨基酸序列分别为：大鼠 rClC-7（GenBank 号 Z67743）；人 hClC-5（NM_000084）；人 hClC-1（M97820）；电鳗 ClC-0（X56758）；大肠杆菌 EcClC（NC_00913）；沙门菌氯通道 StClC（AE008704）

四、CLC 氯通道亚基结构特点

从蛋白质一级结构的亲脂分析来看，推测CLC氯通道可能有12或13个跨膜区。2002年，MacKinnon实验室首次从两种原核细胞成功纯化并结晶体了CLC-0氯通道结构。采用X-射线衍射的方法，分别以3.0Å和3.5Å的分辨率解析了两个原核生物沙门菌（*S. typhimurium*）和大肠杆菌的氯通道三维结构。从CLC（0晶体结构可见，CLC氯通道含有两个相同的亚单位。亚单位之间呈二重对称与膜平面垂直。沿着对称轴从细胞外看，每一个亚单位呈一个三角形，它的长轴和短轴分别为100Å和55Å。它占有的面积大约2300Å^2，以及通道跨膜的厚度大约65Å（包含在液相中的部分）。每个亚基有18个α螺旋，标记为A-R。A和R两个α螺旋位于细胞膜内，其余16个α螺旋为跨膜结构。结构还显示，CLC-0通道亚基由一条多肽相似的两个半截段连接而成，即N端的α螺旋B至I以及C端α螺旋J至Q对接而形成一个反向平行的假二重对称结构（图12-13）。

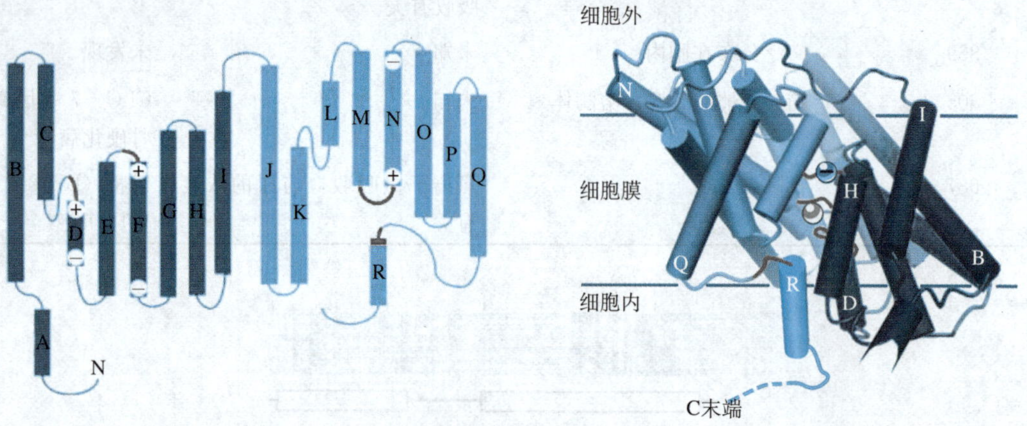

图12-13 StClC亚基α螺旋在膜上的平面和立体结构

圆筒状结构表示亚基的**α**螺旋（命名为**A**到**R**）。它由一条多肽链的**N**端的**9**个**α**螺旋和**C**端的**9**个（螺旋组成结构相似、方向相反的假二重对称结构，即**18**个**α**螺旋（引自**Nature，2002**）

CLC氯通道的“双筒式”结构：CLC氯通道的结构与功能研究中最基本的问题之一就是CLC氯通道的构建方式，即CLC氯通道亚基组成（subunit stoichiommtry）。对这一问题的研究，两个实验室最近取得了一致的进展，认为电压门控CLC-0氯通道在没有任何其他“帮助亚基”的情况下，其功能形式是由两个完全相同的亚基所组成的二聚体。每个亚基本身能形成完整的氯离子孔作为功能单位。这个功能性二聚体是由两个相互独立的Cl$^-$孔所组成。如果更形象地描述，这个二聚体结构就像一把双筒猎枪，枪筒本身是由两个功能独立的枪管（Cl$^-$孔）组成（图12-14）。

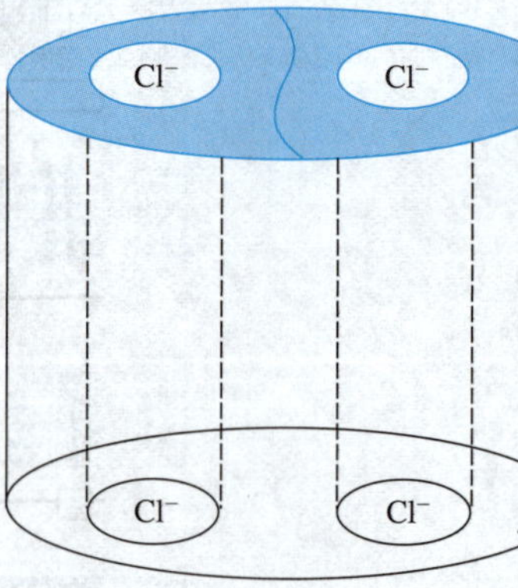

图12-14 二聚体CLC氯通道的双筒式结构示意图

完整的CLC氯通道由相互独立传导Cl$^-$的孔道构成。单个亚基的孔道由两半部分各9个α螺旋组成

ClC-0的每个Cl$^-$电导孔的单通道电导值为8.0pS。其中的“单管”或“双管”同时开放时，单通道电导值仍保持不变。ClC-0通道的构造之独特，不同于所有已知真核细胞离子通道的结构。

目前熟悉的电压门控、递质（或配基）门控离子通道都是由4或5个亚基呈对称方式围成的中央孔结构；而CLC-0二聚体的每一个独立Cl^-电导是由一条连续的多肽构成。研究表明，这条多肽的许多部分都参与Cl^-孔的构成。ClC-0二聚体双筒结构代表了CLC家族其他成员的功能方式。

五、CLC氯通道阴离子的选择性

CLC氯通道的阴离子孔道是由前α螺旋的四个不同部分的重要氨基酸在膜中心围成。这四个不同部分的氨基酸序列在CLC家族中相当保守（图12-13）。这些氨基酸是D-α螺旋前的DGSGIP（106-110），F-α螺旋前的G（K/R）EGP（146-150），N-α螺旋前的GXFXP（355-359）以及在D-α螺旋前第445位的Tyr氨酸。这四段氨基酸的N-末端共同朝向氯离子的结合位点，这种排列方式所产生的静电环境有利于阴离子的结合。CLC氯通道的晶体结构显示，Ile356和Phe357两个氨基酸主链的氮原子以及Ser107和Try445的两个侧链氧原子共同协调构成Cl^-的结合部位。Ser107和Try445的侧链与Cl^-的一侧接触，而Ile356和Phe357的主链在另一侧与Cl^-接触。Try445的羧基不仅是氢离子的供体，亦是Cl^-极好的配体。同样，盖冒在D-α螺旋的Ser107羧基亦是Cl^-极好的配体。通过与Ile109的氮酰胺形成氢键，极化的Ser107羧基与Cl^-的相互作用也更强。除Cl^-与极性功能基团相互作用外，Cl^-还被多个亲脂氨基酸的侧链所包围。值得一提的是，在氯通道内Cl^-并非与精氨酸或赖氨酸的带正电荷直接接触。有利于Cl^-的静电环境还来自双极跨膜螺旋相互作用所产生的部分正电荷。完全的正电荷环境则会产生能量深井，并导致Cl^-结合过紧以至离子转运效率降低。因此，Cl^-通道在进化过程中的部分正电荷环境在起到了稳定Cl^-的同时，亦保留了离子高效率转运的基本特点。

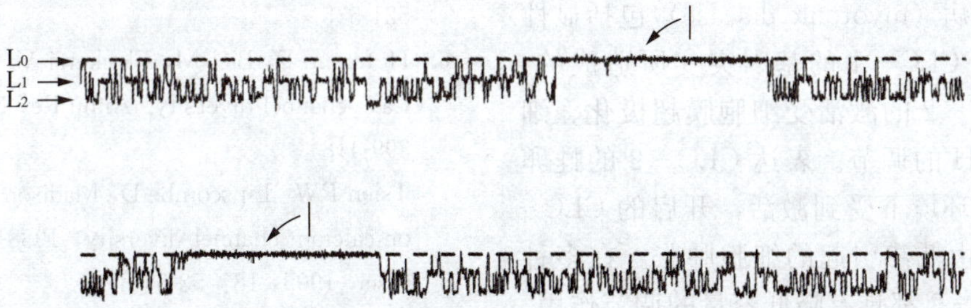

图12-15 采用膜片钳技术记录到的野生型CLC-0氯通道的单通道电流

该记录为内朝外膜片的连续10秒钟曲线图。记录溶液为对称的120 mM Cl^-，记录电压为-60 mV。L0表示单通道的关闭水平，L1和L2分别表示1各或2各开放的单通道。该单通道记录曲线显示了CLC氯通道的双筒式结构特点。字母I表示“慢”门的关闭。

六、CLC氯通道的单通道电导与门控过程

CLC通道对Cl^-离子具有高度的选择性（$Cl^->Br^->I^-$）。碘化物则不同程度地阻断Cl^-电导。CLC通道的另一个共同特点是，它们的单通道电导值都相当小。应用膜片箝制技术记录到的torpedo电器官CLC-0单通道电导为8.0pS。骨骼肌型CLC-1单通道电导较小，只能用非稳态噪声分析（non-stationary noise analysis）测定，其电导值小于1.0pS。

CLC通道的门控过程具有依赖时间和电压的特点。细胞膜超极化可缓慢增加通道开放的概率（慢门控过程）。去极化则增加通道的开放时间（快速门控）。在细胞膜超极化和去极化时，CLC-0的开启分别经慢、快两种门控过程。CLC-1只有快速门控，当去极化时引起快速门控的门迅速开放，随之启动并延长CLC-1的开放时间。一旦细胞膜超极化，快速门控的“门”立即自动关闭。CLC通道的这种时间、电压依赖性门控过程在神经元兴奋与抑制的生理功能上起着重要的作用。CLC-2仅存在慢门控，生理条件下的超极化对该门控过程不起任何作用，只有非生理条件的数秒钟强超极化才能启动慢门控。野生型CLC-0由于电压依赖的慢门控，在负电位时通

道则缓慢激活，但是突变型S123T则失去了慢门控缓慢激活通道开放的功能（图12－15）。

七、CLC氯通道的功能

CLC氯通道广泛分布于机体的兴奋性细胞和非兴奋性细胞膜以及溶酶体、线粒体、内质网等细胞器的质膜上。CLC氯通道在神经元、骨骼肌等细胞的电兴奋性调节、跨上皮转运水和盐、细胞容积调节和细胞器酸化等方面发挥着重要的作用。研究发现，CLC氯通道的遗传缺陷则导致多种家族性的先天性肌强直、隐性遗传全身性肌强直、囊性纤维化病、遗传性肾结石等疾病。

CLC－0和CLC－1都具有稳定细胞膜电位的生理功能。在电鳗电器官，CLC－0开放产生的Cl^-电流维持着神经支配表面持续不变的负膜电位。而在神经支配的另一面由于去极化时细胞膜保持着正电位，导致了电器官两个不同的神经支配面产生巨大的电场。在骨骼肌，CLC－1的活动是维持兴奋性细胞膜电稳定的重要环境。人类遗传性肌强直疾病（myotonic disease）包括显性及隐性，均是由CLC－1的基因突变所造成的。分布广泛的CLC－2的激活受细胞膜超极化、细胞容量和酸性pH的调节。表达CLC－2的蛙卵细胞在胞外低渗环境下受到激活，开启的CLC－2参与调节降低由低渗引起的细胞肿胀。在多种组织细胞，CLC－2都具有降低容量的调节作用。CLC－2氨基末端的20个氨基酸对低渗条件下通道的激活起着重要的作用。ClC－2基因敲除的研究表明，ClC－2通道在维持神经元对GABA的抑制性反应、细胞间相互作用和癫痫性放电起着重要的作用。ClC－2基因敲除还可引起的雄性小鼠不育。

CLC－3分布于内质网和突触等细胞器的质膜上。CLC－3基因敲除影响突触囊泡酸化和导致海马神经元明显减少。CLC－4通道基因目前尚未能在体外细胞系统表达，其功能有待进一步研究。CLC－5与肾脏细胞内吞功能有关。基因敲除可引起肾脏疾病如X连锁遗传的肾小管疾病（Dent氏疾病）。CLC－6的功能尚不清楚。溶酶体氯通道CLC－7主要在骨骼肌等组织中表达，它的突变如P249L，则造成骨硬化病。

由此可见，氯通道是生物体内一类重要的离子通道，发挥许多重要的生理功能。目前已发现氯通道的功能与多种重要的遗传性疾病有关。随着对ClC氯通道的结构和功能调节机制的深入研究，相信在未来研发和设计特定的药物用来治疗氯通道的功能异常引起的疾病方面会出现突破。

参考文献

综述

1. Swartz KJ. Towards a Structural View of Gating in Potassium Channels. Nature Review Neuroscience，2004，5：905-916
2. Roux B. Ion Conduction and Selectivity in K^+ Channels，Annu Rev Biophys Biomol Struct，2005，34：153-71
3. Goldin A L. Resurgence of sodium channels research. Annu Rev Physiol，2001，63：871-94
4. Catterall WA. Structure and function of voltage-gated ion channels，Annu Rev Biochem，1995，65：493-531
5. Catterall WA. Structure and regulation of voltage-gated Ca^{2+} ion channels. Annu Rev Cell Dev Biol，2000，16：521-555
6. Hofmann F，Biel M，Flockerzi V. Molecular basis for Ca^{2+} channel diversity. Annu Rev Neurosci，1994，17：399-418
7. Tsien RW，Lipscombe D，Madison D et al. Reflections on calcium channel diversity，1988-1994. Trends Neurosci，1995，18：52-54
8. Jentsch TJ，Stein V，Weinreich F. Molecular structure and physiological function of chloride channels. Physiol Rev，2002，82（2）：503

原始文献

1. Heginbotham L，Z Lu，Abramson T，et al. Mutations in the K^+ channel signature sequence. J Biophys，1994，66（4）：1061-7
2. Lu，Z，R MacKinnon. Electrostatic tuning of Mg^{2+} affinity in an inward-rectifier K^+ channel. Nature，1994，371（6494）：243-6
3. Doyle DA，Cabral JM，Pfuetzner RA，et al. The structure of the potassium channel：molecular basis of K^+ conduction and selectivity. Science，1998，280：69-77
4. Jiang Y，Lee A，Chen J，et al. Crystal structure and mechanism of a calcium-gated potassium channel. Nature，2002，417：515-522
5. Jiang Y，Yuta V，Chen J，et al. X-ray structure of a voltage-dependent K^+ channel. Nature，2003，423：

33-41

6. Long SB, Campbell EB, MacKinnon R. Crystal structure of a mammalian voltage-gependent shaker family K^+ channel. Science, 2005, 309: 897-903
7. Long SB, Campbell EB, MacKinnon R. Voltage sensor of Kv1. 2: Structural basis of electromechanical coupling, Science, 2005, 309: 903-908
8. Catterall WA. From ionic currents to molecular mechanisms: the structure and function of voltage-gated sodium channels. Neuron, 2000, 26: 13-25
9. Goldin AL, Barchi RL, Caldwell JH, et al. Nomenclature of voltage-gated sodium channels. Neuron, 2000, 28: 365-368
10. Cestele S, Catterall WA. Molecular mechanisms of neurotoxin action on voltage-gated sodium channels. Biochimie, 2000, 82: 883-892
11. Ertel EA, Campbell KP, Harpold MM, et al. Nomenclature of voltage-gated calcium channels. Neuron, 2000, 25: 533-535
12. Wang MC, Dolphin A, Kitmitto A. L-type voltage-gated calcium channels: understanding function through structure FEBS Letters. 2004, 564: 245-250
13. Jeziorski MC, Greenberg RM, Anderson PAV. The molecular biology of invertebrate voltage-gated Ca^{2+} channels. Journal of Experimental Biology, 2000, 203: 841-856
14. McGivern JG, McDonough SI. Voltage-gated calcium channels as targets for the treatment of chronic pain. Current Drug Targets, 2004, 3: 457-478
15. Pietrobon D. Function and dysfunction of synaptic calcium channels: insights from mouse models, Current Opinion in Neurobiology, 2005, 15: 257-265
16. Miller C, White MM. Dimeric structure of single chloride channels from Torpedo electroplax. PNAS, 1984, 81: 2772-2775
17. Pusch M, Ludewig U, Rehfeldt A, et al. Gating of the voltage-dependent chloride channel CIC-0 by the permeant anion. Nature, 1995, 373: 527-531
18. Dutzler R, Campbell EB, Cadene M, et al. X-ray structure of a ClC chloride channel at 3. 0 A reveals the molecular basis of anion selectivity. Nature, 2002, 415: 287-294

第十三章　神经递质的释放及其调控

吴政星　徐涛　周专

第一节　神经信号突触传递研究的里程碑 …… 220
一、神经信号的突触传递 …… 220
二、离子通道型受体和代谢型受体的发现 …… 221
三、神经递质由突触前终末的囊泡释放——量子学说 …… 222
四、递质释放的钙离子学说和 SNARE 学说 …… 223
五、神经递质的失活和回收 …… 223
六、神经递质载体与囊泡递质填充 …… 223
第二节　轴突末梢神经递质的释放 …… 224
一、神经递质释放的兴奋-释放偶联 …… 224
二、突触囊泡释放的钙离子依赖性 …… 225
三、突触活性区 …… 225
第三节　神经递质释放的细胞和分子机制 …… 226
一、囊泡动力学 …… 226
二、囊泡的生成和循环 …… 228
三、囊泡的募集 …… 228
四、囊泡的拴系和锚定 …… 229
五、囊泡激活或成熟 …… 229
六、囊泡融合 …… 230
第四节　囊泡融合的分子机制和调控 …… 231
一、SNARE 蛋白 …… 231
二、Ca^{2+} 感受蛋白—Synaptotagmin …… 234
三、G 蛋白对胞吐活动的调控 …… 236
第五节　突触传递的可塑性与神经递质释放的调控 …… 238
一、突触囊泡融合的调控与突触可塑性 …… 238
二、"量子"递质释放量的调节与突触可塑性 …… 239

第一节　神经信号突触传递研究的里程碑

一、神经信号的突触传递

19 世纪末，人们认识到神经元之间信号的传递发生在细胞接触处的特定区域，1897 年英国生理学家 Charles Sherrington 将此区域命名为突触 (synapses)。突触处神经信号的传递过程称为突触传递 (synaptic transmission)。但突触传递的性质和机制在当时不清楚，对此人们争论了几乎一个世纪。考虑到突触信号传递速度很快，一个很有吸引力的假说是电流直接由一个神经元流到另一个神经元，即突触的电传递，该类型突触为电突触 (electrical synapses)；另外一个可以追朔到 19 世纪的假说是突触的化学传递，即神经信号经过化学物质的中介由突触前细胞传递到突触后细胞，此类型突触为化学突触 (chemical synapses)。1921 年，Otto Loewi 提供了化学突触存在的确切证据。Loewi 的蛙心搏动神经支配实验表明，电刺激支配蛙心脏的迷走神经能够引起化学物质的释放，并且该化学物质可以模拟神经抑制的效应，引起蛙心跳减慢。Loewi 将这种化学物质称为 vagusstoff (迷走神经物质)，随后该物质被证明是乙酰胆碱。其后，Bernard Katz 和他的同事们证明神经与骨骼肌之间神经信号的快速传递也是经由化学物质中介的。1951 年，John Eccles 使用一个新的工具——玻璃微电极研究哺乳动物中枢神经系统突触传递的性质，实验证明，Fatt 和 Katz 在外周突触发现的突触化学传递原则上适用于中枢神经系统的突触信号传递。中枢和外周突触信号的化学传递得到证实后，神经生物学家猜想所有的突触传递均为化学传递。然而，在 1957 年，Edwin Furshpan 和 David Potter 发现，螯虾巨大轴突的突触传递为电传递。其后，Michael Bennett（1972）和其他学者的工作表明突触电传递广泛存在于脊椎动物和无脊椎动物的突触传递过程中。如今，突触信号传递的这两种主要方式已得到普遍承认。突触电传递是通过直接流经连接突触前和突触后细胞的“膜间通道”（junction channel）的电流实现的，两细胞的胞浆通过膜间通道直接连通；而在化学传递突触，突触前和突触后细胞没有直接的胞浆联系，它们中间由突触间隙分隔开来。

二、离子通道型受体和代谢型受体的发现

Fatt 和 Katz（1952）在神经肌肉接点的运动终板发现配体门控离子通道，即兴奋性 N 型乙酰胆碱受体。乙酰胆碱与受体的结合导致通道开放，通透阳离子 Na^+、K^+ 和 Ca^{2+}。在抑制性突触，抑制性神经递质，通常为 γ-氨基丁酸（γ-aminobutyric acid，GABA）和甘氨酸使通透 Cl^- 的通道开放。1960 至 1970 年期间，对经由乙酰胆碱、谷氨酸、GABA 和甘氨酸介导的突触后反应的性质进行了广泛的研究和分析。在上述的所有化学突触传递过程中，均发现神经递质与直接调节离子通道开放的突触后膜受体蛋白结合。1976 年 Neher 和 Sakmann 创立的单通道电流记录技术为配体门控通道的研究提供了新的研究手段，并带来了对这些通道的全新认识。例如，在配体乙酰胆碱的存在下，脊椎动物神经肌肉接点的乙酰胆碱门控通道短暂开放（通常为 1 至 10ms）并形成一个大致相当于每个通道每秒流过 20,000 Na^+ 的内向电流的方波脉冲（图 13-1）。

20 世纪 70 年代，Paul Greengard 等人的研究表明，神经递质如乙酰胆碱、γ-氨基丁酸和 5-羟色胺等，除了激活突触后膜的配体门控通道（也称为离子型受体，*ionotropic receptor*），产生持续时间为数毫秒的快速突触后电位外，还可以与另外一大类称为代谢型受体（*metabotropic receptors*）结合，产生持续时间为数秒或数分钟的缓慢突触后反应。因而，某一突触前神经元释放的某种神经递质通过激活不同的离子型或代谢型受体在不同的靶细胞产生不同的生理作用。代谢型受体是具有七个跨膜区的 G 蛋白偶联受体（G-protein coupled receptor，GPCR），其种类比离子型受体多。递质与该类受体结合后，激活其偶联的相应 G 蛋白，被激活的 G 蛋白再作用于效应酶，产生如 cAMP、cGMP、二酯酰甘油和花生四烯酸代谢产物等细胞内第二信使物质。G 蛋白和第二信使物质能够直接激活某些通道。但更普遍的是，第二信使物质进一步激活下游的信号分子，通常为蛋白激酶，通过磷酸化通道蛋白或通道复合体的调节部分来调节通道的功能。G 蛋白偶联受体是一个很大的蛋白家族，它们不仅作为小分子和肽类神经递质的受体起作用，也是视觉和嗅觉的感受器分子。第二信使物质介导的突触信号缓慢传递具有以下一些重要特性：

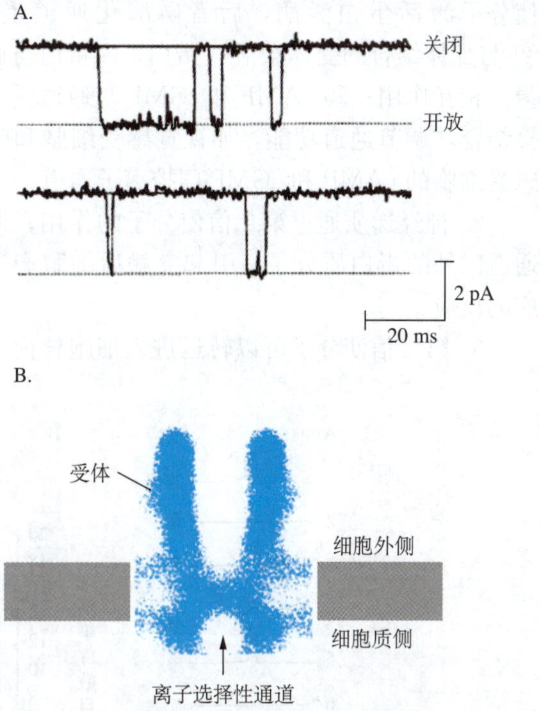

图 13-1　单个乙酰胆碱门控通道的电导和通道结构示意图

（A）膜片钳记录的单个乙酰胆碱门控通道开放时的电流。（B）电鳐乙酰胆碱受体复合物电镜照片重构图。由复染的电镜照片经过计算机处理重构得到。分辨率为 1.7 nm。由于分辨率太低，不能显示受体分子的详细结构。受体复合物直径为 8.5 nm。通道的内外表面部分较宽，位于脂分子层的通道中间部分较窄。通道向胞浆内伸出一段距离（引自 Cell，V100，P：1-，2000）

1. 第二信使物质系统通过作用于通道的胞内结构域（cytosolic domain）来调节通道的功能，这种调节作用可以通过三条途径实现：① 第二信

使分子激活蛋白激酶，后者磷酸化通道蛋白；② 与配体结合的受体激活 G 蛋白，G 蛋白与通道蛋白相互作用；③ cAMP 和 cGMP 与通道蛋白直接结合，调节通道功能，如视觉感受细胞和嗅觉感受细胞的 cAMP 和 cGMP 门控离子通道。

2. 神经递质通过第二信使分子的作用，调控通道以外的蛋白质分子，引起突触后细胞产生相应的反应。

3. 第二信使分子可以转运进入细胞核内，调控转录调节蛋白的活动从而调控基因的表达，因而第二信使分子既可以调节已有蛋白分子的活动，又可以调控新蛋白质的合成，后一作用可以导致突触的结构改变。

4. 突触信号的快传递和慢传递的作用不同，快传递为通常的神经信号传递所需要，而慢传递通常对神经网络起调节作用，调控信号传递的强度、反应类型和反应的持续时间。

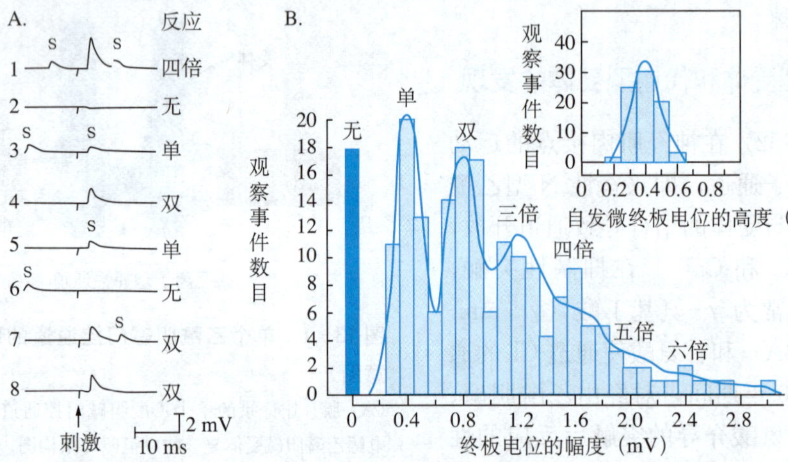

图 13 - 2　神经递质释放的量子性质

神经递质以一相对恒定的单位增量——或称为量子进行释放。每个量子的递质产生一个相对恒定幅度的突触后电位。突触后电位的幅度基本等于每个量子单位的幅度乘以量子数目。

(A) 八个相同强度的连续电脉冲刺激运动神经时，细胞内记录到的电位变化。为减少递质的释放和使终板电位较小，将神经组织浸浴于含镁离子的无钙溶液中。对刺激的各次反应不同。其中两次刺激无反应，两次为单倍反应，其余产生幅度为两至四倍单位电位的反应。刺激前的自发微终板电位（S）与单位量子电位相似。

(B) 神经递质释放的量子性质。终板电位幅度的频率分布的统计分析，0mV 处的第一个峰为无反应（不释放递质，无终板电位）事件的频次，0.4mV 的峰代表单位终板电位，为最小的诱发反应。这种单位反应的电位幅度与自发微终板电位相同（右上角插图）。柱状图的其他各峰代表电位幅度为单位电位的多倍数反应。实线为各反应高斯分布的拟合曲线。各整倍数反应电位峰的周围正态分布的非整倍反应电位反映了单个量子递质的释放量沿峰值的随机分布。插图所示的自发终板电位的分布也符合正态（高斯）分布

(引自 Cell，V 100，P：1-，2000)

三、神经递质由突触前终末的囊泡释放——量子学说

Katz 和 Fatt 除了对突触后配体门控受体结构和功能的认识做出了突出贡献外，他们的神经递质释放的量子学说也奠定了对神经递质释放的分子机制认识的坚实基础。Katz、Fatt 和 Jose del Castillo 等人的工作表明：化学递质，如乙酰胆碱（ACh）并不是以单个递质分子的形式释放的，而是以称为“量子”的多分子包裹（即囊泡，vesicle）的形式释放。在神经-肌肉接点，每个量子包含有约 5 000 递质分子。每个乙酰胆碱量子（以及其他诸如谷氨酸和 γ-氨基丁酸等小分子递质及肽类递质）包装在单个小细胞器——即囊泡中，在突触前终末称为活性区（active zones）的特定位点由囊泡胞吐（exocytosis）活动释放（图 13 - 2）。

Fatt 和 Katz 发现，突触前膜在没有兴奋的情况下，也能够自发地进行递质的量子释放，产生自发的微突触后电位。单个活性区自发释放的速

率很低，为 10^{-2}/s。当动作电位传导至轴突终末时，递质释放速率瞬时性地急剧升高，达到每秒1000个囊泡。数秒内，递质释放速率又降低恢复至静息水平。

四、递质释放的钙离子学说和SNARE学说

Bernard Katz对神经科学的另一个重要贡献是神经递质释放的钙学说（calcium hypothesis）。Katz，Ricardo Miledi和Rodolfo Llinas的研究工作表明钙离子是触发神经递质大量释放的关键信号。当兴奋（动作电位）抵达轴突终末时，造成聚集在活性区的钙离子通道开放，细胞外液中的钙离子内流，使通道附近（距通道口约20nm）的局部钙离子浓度由静息状态下的100nM左右升高至大于100μM，并使囊泡融合的几率极大地增加，囊泡与质膜融合并释放神经递质。许多突触前膜也含有通道型和代谢型递质受体，递质与突触前受体的结合反过来调控兴奋时的钙离子内流，因而反馈性调节递质的释放。

递质释放研究的一个重要进展是对参与囊泡释放和循环各过程的相关蛋白质的生物化学纯化和分子克隆。Paul Greengard对synapsins及其在突触短期可塑性的作用研究，Thomas Südhof和Richard Scheller对囊泡蛋白、Pietro De Camilli对囊泡回收的研究为认识囊泡转运（translocation）、锚定（docking）、激活（priming）和融合（fusion）等动力学过程做出了贡献。通过囊泡循环系统的体外重建研究，James Rothman和他的同事们成功地对为囊泡的出芽（budding）、靶向（targeting）、识别（recognition）和融合（fusion）所必需的蛋白质进行了鉴定。基于以上研究成果，Rothman和同事们提出了影响深远的模型–即SNARE（soluble N-ethylmaleimide-sensitive attachment protein receptor）学说。该学说认为囊泡融合需要位于囊泡膜上的特殊供体蛋白（囊泡SNARE蛋白，vesicle SNARE，v-SNAREs）与靶膜上的特异性受体蛋白（靶SNARE，target SNARE，t-SNARE）相互识别和结合。Rothman、Scheller和他们的同事们发现位于神经轴突终末质膜上的syntaxin（突触融合蛋白）和SNAP-25（synaptosome-associated protein of 25 kDa）具有t-SNARE的特性，而位于突触囊泡膜上的VAMPs（vesicle-associated membrane proteins，也称为synaptobrevins）具有供体蛋白或v-SNARE的特性。能特异地降解SNANE蛋白的蛋白酶的应用，推动了对SNARE蛋白在递质释放活动中的功能的认识。VAMP、syntaxin和SNAP-25可以分别被破伤风毒素、肉毒毒素和金属蛋白酶（metalloprotease）特异性降解，从而不可逆性地抑制突触传递，因此SNARE蛋白在神经递质释放过程中的作用得以认识。Rothman等人的体外重构实验表明，分别含有v-SNARE和t-SNARE蛋白的脂质体能够融合。最后，Reinhard Jahn等人基于快速冰冻/深蚀刻电子显微镜技术和X-射线衍射技术的研究证明VAMP与syntaxin和SNAP-25形成将囊泡与质膜拉近并促进囊泡融合的超螺旋（coiled-coil）核心复合体。

五、神经递质的失活和回收

乙酰胆碱是第一个鉴定的神经递质，在对其功能研究过程中，很快就搞清楚了它由突触后膜的胆碱脂酶分解而灭活。1950年代，绝大部分神经生物学家推测所有的神经递质都是通过酶解的机制灭活。1959年，Julius Axelrod和他的同事们发现，释放到突触间隙的去甲肾上腺素通过突触前膜的“泵”机制重新摄取回收到轴突终末。以后又很快发现5-羟色胺、其他单胺类递质和氨基酸递质也通过同样的机制摄取回收，而乙酰胆碱的酶解机制却成为了特例。递质的摄取回收机制为一些精神药物（如抗抑郁药物）提供了“靶点”。

六、神经递质载体与囊泡递质填充

突触囊泡以主动运输的方式聚集和储存高浓度的神经递质。突触囊泡的递质载体复合物由质子泵和递质载体组成，质子泵产生为囊泡递质填充所需的跨膜电化学势能，载体蛋白介导递质的主动转运。囊泡质子泵是由至少13个亚基组成的大分子复合物（约1百万道尔顿），大小为14nm×14nm×24nm，大部分囊泡只有单个质子泵分子。递质载体蛋白可分为7个类型：谷氨酸由3类载体蛋白转运至突触囊泡内，所有单胺类递质

（包括儿茶酚胺、组胺和5-羟色胺）由2类载体转运，γ-氨基丁酸和甘氨酸由1类载体转运，乙酰胆碱载体为1类。有证据表明递质载体的表达可能是决定神经元递质种类的主要决定因素；此外少部分神经元可以表达多种递质载体，因而在同一突触终末内存在多种经典神经递质。质子泵或递质载体的表达水平可能影响囊泡递质的填充，单胺类载体的过量表达可以使单个囊泡释放的递质增加，而此载体基因表达下调后，单个囊泡的递质减少，表明载体的表达水平对突触前的量子化释放具有重要的调控作用，至少在萼状突触（calyx of Held synapse）谷氨酸的转运没有饱和，简单地增加胞浆内的谷氨酸浓度就可以促进递质向囊泡的转运。囊泡质子泵和递质载体的活动是否受到调节和怎样调节，目前还不清楚。

第二节 轴突末梢神经递质的释放

一、神经递质释放的兴奋-释放偶联

在中枢和周围神经系统，神经元间信号的传递通过突触的化学传递和电传递两条途径来完成，突触信号的化学传递是主要的方式。在电传递突触，突触前和突触后细胞间存在膜间通道，两细胞的细胞质是直接连通的，动作电位可以直接从突触前细胞传导到突触后细胞。因而，在突触的电传递过程中，不存在信号延迟和调制，有利于兴奋在细胞间的迅速扩散并使这些细胞同步活动。在化学传递突触，突触前和突触后细胞间没有直接的胞浆联系，它们中间由突触间隙分隔开来。突触前细胞的兴奋引起递质释放，递质经过在突触间隙的扩散后与突触后膜上的受体结合，使突触后膜的膜电位发生变化，即产生兴奋性或抑制性突触后电位，使突触后细胞产生兴奋性或抑制性反应。突触信号的化学传递涉及突触前和突触后细胞一系列的反应过程，涉及信号的多次转换，因而存在一个延迟。许多因素参与了对突触信号化学传递的调控。正是突触信号化学传递的高度可调节性，使得神经信号的传递过程可以受到精确的调控和得以整合，也是突触传递可塑性的生理基础。

在突触前细胞的动作电位（兴奋）触发递质释放——即兴奋-释放偶联过程中，关键的信号是钙离子（Ca^{2+}）。Ca^{2+}触发递质释放，是兴奋-释放偶联的中介物。突触前膜电压依赖性钙离子通道密集分布在突触活性区，在空间上与突触囊泡紧密相邻。因而突触囊泡接受的钙离子信号来源于单个或多个钙离子通道。在大部分突触，突触前膜的钙离子通道为P/Q或N型钙通道，小部分还具有R型钙通道。其中的一些钙离子通道受到某些分泌关联蛋白和细胞内的一些调节因子的调控。钙离子通道的密度约为每平方微米1 500个。轴突胞浆的Ca^{2+}除了来源于胞外Ca^{2+}内流外，也可以来自突触的胞内钙离子贮存库。突触终末内的主要钙贮存细胞器有内质网、囊泡和线粒体。当兴奋传导至末梢时，突触活性区的钙离子通道开放。钙离子内流开始于动作电位的顶峰，在突触前膜完全复极化后结束，使局部区域的钙离子浓度由静息状态的100nM左右快速升高到>10～100μM，由于轴突终末胞浆的钙离子缓冲能力很强并且非常迅速，钙离子浓度的升高表现为瞬时性，持续时间为大约400～500μs，时程与钙离子电流相对应。这种瞬时的钙离子脉冲信号触发锚定在活性区的可释放囊泡与突触前膜融合并释放神经递质。突触递质的释放至少分为同步的快速释放和异步的慢速释放两种方式。同步快速释放的延迟非常短（50～500μs，取决于突触类型和温度）并且持续时间也较短（与钙离子脉冲信号时程基本相当），异步的慢速释放可以持续1s以上。通常，这两种突触囊泡释放形式都是严格钙离子依赖的，但它们对钙离子的依赖性和所受到的调控可能不同。

快速的钙信号和囊泡的快速释放是神经信号快速传递的基础。钙离子通道活动的精确调节和胞内钙贮存库钙离子释放的可控性使得轴突终末的钙离子信号在强度、空间和时间上受到严格的调控，因而使得神经递质的释放受到精确的调控。

神经递质释放的可控性是突触传递可塑性的主要机制，也是神经系统高级功能，如学习和记忆等的生理基础之一。

二、突触囊泡释放的钙离子依赖性

突触囊泡融合或递质释放的钙离子依赖性，包括囊泡融合的钙离子敏感性（sensitivity，囊泡融合的钙离子浓度阈值）和协同性［cooperativity，囊泡融合分子构件（molecular machinery）中的钙离子感受蛋白需要结合多少个钙离子才能启动囊泡融合］。由于突触体积微小和目前所用技术的限制，对突触囊泡释放的钙依赖性的认识主要来自于耳蜗听毛细胞、视感细胞、视网膜的双极细胞和脑干听觉通路的巨大谷氨酸能突触-萼状突触的研究。当钙离子浓度小于 1μM 时，没有突触囊泡释放，1～2μM 开始释放，囊泡的释放速率（单位时间内囊泡释放的数量）随胞浆内钙离子浓度（$[Ca^{2+}]_i$）的升高而增加，当 $[Ca^{2+}]_i >$ 20μM 时囊泡的释放速率达到饱和，其钙离子亲和常数为 5～25μM。对囊泡融合速率的钙离子协同性的分析表明，突触囊泡融合的分子构件需要结合 4～5 个钙离子才能触发囊泡融合或释放。最近实验发现，结合 1～5 个钙离子的突触囊泡均可以释放，当钙离子浓度降低时，囊泡融合的钙离子协同性降低（主要为异步释放）；蛋白激酶 C 可以降低这种协同性。突触快速囊泡释放的高钙离子协同性表明囊泡融合速率与游离钙离子浓度之间不具有线性关系，这种非线性关系使得突触囊泡融合对钙离子浓度的变化极为敏感并且限制在一个很窄的钙离子浓度区间和很短的期间内。

三、突触活性区

突触活性区是指突触前膜增厚的圆盘状特殊结构。电子显微镜观察表明，突触的活性区不大，通常面积为 0.1μm^2，中枢神经系统内的突触活性区具有规则排列成六边形网格的细胞骨架，突触囊泡被限定在网格内。而在神经肌肉接点，活性区为细长的脊状结构，突触囊泡成串珠状排列。活性区是突触囊泡进行拴系、锚定、激活和融合的主要部位。

突触活性区具有三大类蛋白质，这些蛋白质在突触的结构、功能和突触的形成与发育过程中起关键作用。第一类为与突触囊泡的激活和融合所必需的 SNARE 蛋白，包括突触前膜的 syntaxin 和 SNAP-25，以及突触囊泡膜上的 synaptobrevin。第二类蛋白主要为 Munc18/Unc18、Munc13/Unc13 和 synaptotagmin（突触结合蛋白），这类蛋白质与 SNARE 蛋白及 SNARE 复合物相互作用，调节 SNARE 蛋白的结构和聚合反应，参与突触囊泡的激活与融合过程或/和对这些活动起调节作用。第三类蛋白是起着形成活性区胞浆网格、拴系囊泡、募集胞吐所需蛋白的作用，并形成蛋白相互作用的分子构架，限定胞吞和胞吐分子构件的分布部位。这是在结构上差异较大的一大类蛋白质，包括 Piccolo、Bassoon、Rab3-interacting molecules（RIMs/Unc10）、Liprin/synapse defective-2（SYD-2），CAZ（presynaptic cytomatrix at the active zone）-associated structural proteins（CAST/ERC），Velis（vertebrate LIN-7 homolog）和 Mints（Munc18-interacting proteins）。Munc18/Unc18 和 Munc13/Unc13 也与 RIM、Bassoon 和其他胞浆网格蛋白复合物相互作用。这三类蛋白质内部各蛋白质之间及各类型蛋白质间的相互作用，形成了为突触活性区结构和功能所需的复杂而高度有序的分子相互作用。活性区的这些蛋白质是由特定囊泡（Piccolo/Bassoon transport vesicle，PTV）转运到轴突终末，通过与突触前膜特定部位的融合而定位到活性区。定量研究表明，并不是每个 PTV 都包含所有活性区蛋白，因而需要有 2～3 个 PTV 整合到新生的突触才能提供为形成活性区所需的所有成分。但 PTV 向新生突触转运的靶向（targeting）的基本机制和如何对这些囊泡与质膜的融合进行调节，目前还不清楚。

第三节 神经递质释放的细胞和分子机制

神经元的神经递质释放是通过 Ca^{2+} 依赖性的快速调节性囊泡胞吐过程来完成的。囊泡胞吐是一个涉及许多蛋白质和脂质分子，并有多个细胞器参与的复杂过程。囊泡的前体在高尔基体出芽形成后，通过顺行性轴突转运向神经末梢转运。囊泡在运输过程中不断成熟（maturation），并在突触前膜附近拴系（tethering）和锚定（docking）。然后囊泡还要经过激活或称预成熟（priming），才能与突触前膜融合并将其内含物通过融合孔释放至细胞外。囊泡胞吐后，部分细胞膜发生胞吞（endocytosis）形成胞吞囊泡。胞吞囊泡可以通过囊泡循环而形成新的囊泡，实现囊泡的循环利用。

根据电子显微镜的观察，囊泡分为清亮小囊泡（small clear vesicles，SCVs）和致密核心大囊泡（large dense core vesicles，LDCVs）。小囊泡的直径为数十纳米，囊泡内没有电子致密物质，主要为小分子物质。神经元轴突末梢的小囊泡又称为突触囊泡（synaptic vesicles，SVs）。大囊泡直径为数百纳米，囊泡核心含有电子致密颗粒。这两类囊泡分泌过程的基本分子机制相似，但在分泌动力学、所受的调节和调节的分子机制等方面均存在差异。

根据囊泡胞吐的调节和动力学特性，可分为 Ca^{2+} 依赖的快速调节性胞吐（regulative exocytosis）和基础态胞吐（constitutive exocytosis）。调节性囊泡胞吐活动具有以下特征：囊泡释放过程即囊泡与细胞膜的融合受到 Ca^{2+} 的严格调控，囊泡融合和内含物的释放速度很快，单位时间内融合的囊泡数量多，即囊泡融合速率高，延迟短——囊泡在胞浆内钙离子浓度升高后数十到数百微秒内即行融合。这种快速囊泡融合是神经元间信号化学传递的生理基础。而基础态胞吐过程不受动作电位和 Ca^{2+} 的调控，囊泡融合速率低。细胞内各细胞器间的蛋白质与膜转运（trafficking）是通过基础态胞吐活动来完成的。尽管这两类胞吐活动的生理意义、动力学特性和所受到的调节不同，但它们的基本过程及分子机制基本相同。囊泡胞吐活动的完成依赖于蛋白质、脂类物质和信号分子的相互作用。近 20 多年来，对参与胞吐活动各步骤的分子机制已有广泛和深入的研究，取得了显著进展。

一、囊泡动力学

整个囊泡胞吐的动态过程，包括囊泡在细胞内的生成、募集、拴系和锚定、囊泡激活、与细胞膜融合形成融合孔并将内容物释放到胞外等步骤，其后伴随着细胞胞吞活动和囊泡的循环利用。囊泡的这些活动组成一个连续的动态过程。尽管各步骤之间难以截然分开，但各步骤中参与反应的分子有所不同，所受到的调控也不同，因而可将整个过程分为不同的功能阶段。

囊泡在与细胞膜融合前，需要经历多个发育成熟阶段。首先是囊泡的发生，随后囊泡转运到细胞膜附近（囊泡募集）并附着在细胞膜上（即拴系与锚定），囊泡锚定后，需要“激活”后才能与细胞膜融合。这些过程很慢，因而细胞必须储存有已经经历了这些缓慢发育阶段的囊泡才能对刺激做出迅速反应。显而易见，细胞需要储存有处于不同发育成熟阶段的囊泡才能持续地对长时间刺激做出反应。在大多数神经细胞和快反应的分泌细胞，存在着历时几十到数百毫秒的“快速胞吐相”，其后跟随着缓慢的持续胞吐相。快速胞吐相代表“可释放”囊泡库（releasable pool，RP）的释放，即那些不需要再经历成熟阶段就能非常迅速地对胞浆内游离 Ca^{2+} 浓度的升高做出反应的那部分囊泡的释放过程。在囊泡的快速胞吐过程，可释放囊泡迅速耗竭，囊泡的释放速率随时间呈指数函数衰减。缓慢的持续分泌相代表那些在刺激开始时处于发育成熟的较早期阶段并随使用而动员（use - dependent mobilization）的那部分囊泡的释放过程，即未激活囊泡被激活并与细胞膜融合。电生理测量到的快速释放囊泡数目只占形态学上锚定囊泡的一部分。这意味着在锚定囊泡成为可释放囊泡前还需要经历另外一个成熟过程，通常将这个成熟过程称为囊泡的“激活”

(priming)。因而，至少可以根据囊泡的状态和在细胞内的空间分布将它们区分三大类型：即未锚定囊泡也称为储存囊泡、已锚定但未激活的囊泡和已激活的可释放囊泡，并将这些不同类型的囊泡归纳于不同的囊泡库。

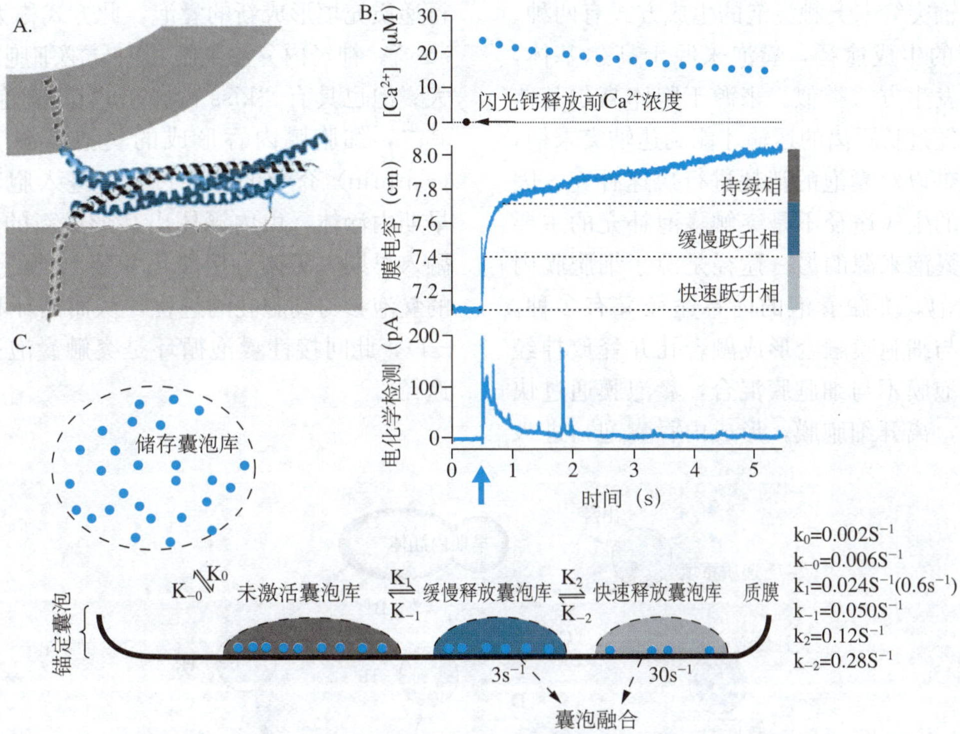

图 13-3　嗜铬细胞囊泡胞吐动力学与光解钙释放触发的囊泡释放反应

(A) SNARE复合物结构示意图。(B) 用短暂的强紫外光裂解钙离子络合物（箭头所指），将嗜铬细胞内的钙浓度由约300nM的基础钙浓度上升到20μM时（上方曲线）引起的典型的细胞分泌反应。中间曲线为记录到的膜电容变化，下方曲线为微碳纤电极电化学检测所测得的电流信号。膜电容的增加与融合的囊泡数目成正比。膜电容曲线的快速跃升相代表快速释放囊泡库（rapidly releasable pool，RRP）囊泡的融合；慢速跃升相代表缓慢释放库（slowly releasable pool，SRP）囊泡的融合；持续相代表未激活囊泡库（unprimed pool，UPP）囊泡缓慢激活后的释放。碳纤维电极记录到的信号为囊泡释放的儿茶酚胺类物质被氧化时所产生的电流信号。尖锋代表靠近碳纤电极的囊泡释放时产生的信号，而离碳纤较远的儿茶酚胺产生的信号为较平滑的曲线。(C) 囊泡的四种状态。当储存囊泡库（大约2000囊泡）中的部分囊泡转运和锚定到细胞膜上时，即成为未激活囊泡库中的囊泡。电子显微镜所观察到的形态学上锚定的囊泡总共大约为850个，分为未激活囊泡库（大约650个囊泡）和激活囊泡库。激活囊泡库又可分为缓慢释放囊泡库和即刻释放囊泡库（各约为100个囊泡）。囊泡的激活定义为囊泡从功能上转变为可释放状态的过程。激活囊泡可以在游离钙离子浓度跃升后一秒钟内释放完（修改自 Science 298，781-，2002）

位于胞浆中，离细胞膜距离大于100nm左右的未锚定囊泡称为储存囊泡，构成储存囊泡库（reserve pool）；靠近细胞膜，距离小于100nm的囊泡为拴系和锚定囊泡，其中距离为5～10nm左右的为锚定囊泡，归属于锚定囊泡库（docked vesicle pool，DV）。锚定囊泡库可以从功能上再划分为不能释放的未激活囊泡库（unprimed pool，UPP）和已经激活的可释放囊泡库（releasable pool，RP）。在内分泌细胞和神经内分泌细胞，可释放囊泡库又根据释放的速率分为缓慢释放囊泡库（slowly releasable pool，SRP）和快速（或即刻）释放囊泡库（rapidly releasable pool或readily releasable pool，RRP）。在神经元，突触囊泡的释放分为同步的快速释放和非同步释放，同步囊泡释放相当于RRP的释放，而非同步释放对应于未激活囊泡的激活和随后的融合过程。肾上腺嗜铬细胞是一种神经内分泌细胞，它的囊泡融合分子构件与神经元的基本相同，因而常作为神经分泌的模型，其囊泡的动力学过程研究得比较清楚（图 13－3）。

二、囊泡的生成和循环

神经元轴突终末突触囊泡的生成方式有两种。其一是全新的生成途径，囊泡来源于高尔基体，与大囊泡的发生方式类似。来源于胞体高尔基体的囊泡需要经过长距离的运输才能到达轴突末梢，径耗时长，难以对囊泡的消耗进行快速补充。因而，此全新的生成途径不是突触囊泡补充的主要方式。突触囊泡来源的另一途径是源于细胞膜内吞形成的囊泡。突触囊泡的内吞途径又有多种。其一为囊泡与细胞膜融合形成融合孔并释放神经递质后，囊泡膜不与细胞膜混合，囊泡膜通过快速内吞作用，离开细胞膜，形成内吞囊泡，进入胞浆后不与早期内涵体融合，直接装填神经递质并酸化，成为新的递质囊泡，此囊泡胞吐和循环方式称为“kiss and run”；甚至还有部分囊泡释放神经递质后不离开细胞膜，关闭融合孔后即进行递质充填形成新的囊泡，此方式称为“kiss and stay”。神经内分泌细胞和内分泌细胞的致密核心大囊泡也具有“kiss and run”的囊泡循环方式。其二，细胞膜内吞形成的囊泡来源于笼形蛋白（clathrin）介导的胞吞过程，进入胞浆后融合到早期内涵体，由内涵体出芽形成新的囊泡，或不融入早期内涵体直接酸化并装填神经递质，形成的囊泡参与到胞吐的过程，从而循环利用（图 13－4），此间接性囊泡循环是突触囊泡补充主要的途径。

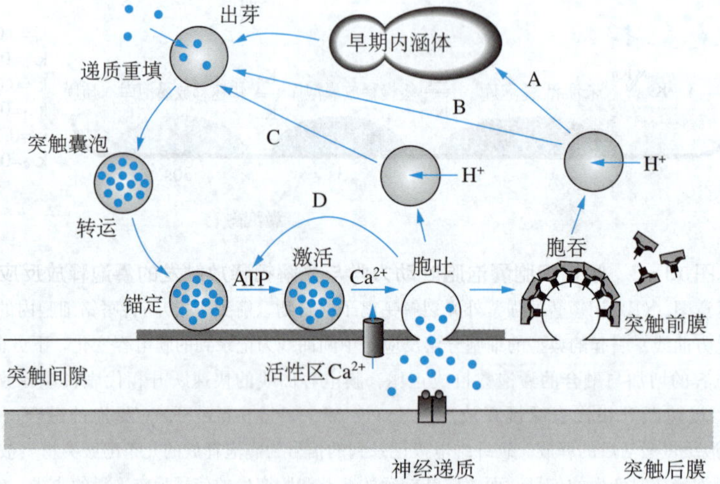

图 13－4 突触前膜囊泡胞吐和胞吞-即囊泡循环

突触囊泡（SVs）转运到突触前膜的活性区（active zone）后，拴系和锚定到突触前膜并被激活。当钙离子内流使囊泡附近的局部区域钙浓度升高时，发生囊泡胞吐并将其包含的神经递质释放到突触间隙。在突触间隙，神经递质分子与突触后膜上的受体结合，以完成神经信号的化学传递。囊泡的胞吞有多条途径。(A) SVs 完全与突触前膜融合，其膜成分整合到突触前膜，细胞膜以笼形蛋白介导的胞吞方式回收到胞内。内吞囊泡与早期内涵体融合，然后由内涵体出芽形成新的囊泡，完成囊泡循环。(B) 笼形蛋白介导的胞吞囊泡不经过早期内涵体，直接酸化和充填递质后形成新的囊泡，完成囊泡循环。(C) SVs 也可能不完全性地与突触前膜融合，通过融合孔释放递质后快速内吞而进入胞内并酸化和充填递质。此方式称为“kiss－and－run”，其分子机制还不清楚。(D) 还可能存在“kiss－and－stay”囊泡循环模式。在这种方式中，囊泡不离开活性区，融合孔关闭后立即进行递质充填，此方式可能用于囊泡的快速循环利用（引自 Nat. Rev. Mol. Cell Biol. V 4:，P127－，2003）

三、囊泡的募集

囊泡募集是指细胞内部的囊泡向细胞周边部位定向转运的过程。其分子机制涉及包括动力蛋白、Rab 蛋白和 SNARE 蛋白等多种囊泡蛋白与细胞骨架的相互作用以及多种调节因子的调控。微管、肌动蛋白微丝和多种动力蛋白（myosin，kinesin，dynein）为囊泡的定向转运提供了通路和动力。从高尔基体到细胞周边部位的囊泡转运依赖于微管系统；在细胞周边部位的致密肌动蛋白网络层，囊泡依赖于肌动蛋白-肌球蛋白Ⅴ的相互作用而附着在肌动蛋白网上并向细胞膜转运。ATP提供了囊泡运输所需要的能量。在轴突终末，肌动蛋白网络可能是突触囊泡转运的通路，但其本身可能不为囊泡的运输提供推力；也可能是参与囊泡运输的其他多种分子的募集者和相互作用的构架。蛋白激酶和单体G-蛋白的Rho、Rab家族参与了对囊泡转运的调节。Ca^{2+}激活CaMKⅡ，将synapsin的C末端磷酸化，使囊泡从细胞骨架上释放出来，促进囊泡转运，加速囊泡募集。

四、囊泡的拴系和锚定

拴系是指囊泡定位和松散地附着于靶膜的过程或状态。拴系状态下，囊泡膜与靶膜的距离约为75～150nm。拴系后囊泡进一步靠近靶膜，两层膜之间的距离约为5～10nm，此过程或状态即囊泡的锚定。细胞内囊泡与其他膜结构的融合过程（即胞内的蛋白质和膜转运过程）以及囊泡的胞吐过程都存在着囊泡的拴系和锚定，此过程对囊泡与靶膜的特异性融合、细胞在正确的时间和空间内进行膜与蛋白质的转运具有重要意义，对维持各细胞器的特异性也十分关键。

对囊泡锚定过程分子机制的认识，目前还存在争论。参与囊泡锚定过程的分子可能包括拴系蛋白（tethering proteins）、Munc18和Rab等蛋白质。过去，SNARE学说曾认为囊泡的锚定是由于各SNARE蛋白聚合形成SNARE聚合物引起的，现在已经基本排除了SNARE蛋白参与囊泡锚定过程的可能性。目前囊泡锚定的研究工作认为，拴系蛋白复合物与其他蛋白（如Rab、Munc18蛋白等）的相互作用可能直接牵引囊泡接近细胞膜并将其附着和固定在细胞膜附近（锚定囊泡的运动速度及与质膜的距离都很小），即将囊泡锚定在细胞膜上。小G蛋白Rab参与了突触囊泡拴系和锚定过程，它能够募集与囊泡拴系与锚定有关的蛋白质，调节囊泡的拴系和锚定。

拴系和锚定因子保证了囊泡在正确的时间与空间内与靶膜融合，即使得膜融合具有空间和时间特异性，但其作用机制还不清楚。囊泡锚定后，Munc-13使Munc18-1从Syntaxin-1上释放出来并使Syntaxin-1形成开放构象，解除Munc18-1对Syntaxin-1的抑制，启动SNARE复合体的形成，使囊泡进入激活阶段。

五、囊泡激活或成熟

锚定囊泡需要激活或预成熟后才能与靶膜融合。囊泡的“激活”是囊泡获得（与靶膜）融合能力的过程。囊泡的“激活”是一个耗能过程，消耗ATP，并且依赖于低浓度的钙离子和磷脂酰肌醇，在整个胞吐过程中，“激活”过程是限速性步骤。激活囊泡的总数代表可释放囊泡库（releasable pool，RP）。较大RP的存在是区分Ca^{2+}触发的快速分泌与基础态胞吐的主要标志。RP的大小取决于未激活囊泡库（UPP）的大小以及激活（priming）、去激活（depriming）和消耗（即囊泡融合）的速率。RP的存在使得神经元、神经内分泌细胞（如嗜铬细胞）和内分泌细胞能够对刺激做出反应而迅速释放足够量的神经递质或激素，以保证神经信号的有效传递和对机体的生理功能进行调控；RP的大小与突触可塑性（synaptic plasticity）有关，因而RP及其调控对神经元间的信息传递具有十分重要的意义。

目前的主要观点认为囊泡激活过程是形成囊泡膜融合所必须的trans（异位）-SNARE蛋白复合体的过程。但目前对SNARE蛋白聚合反应的调节还不是十分清楚。已知最重要的囊泡激活调控蛋白是Munc-13。在绝大多数突触中，囊泡的激活依赖于Munc-13的作用。Munc13-1是研究得较多的囊泡激活因子。Munc13-1与RIM1的结合将结合在RIM1上的Rab3A置换出来，并使syntaxin-Munc18-1复合物解聚，syntaxin游离出来并稳定于开放构象，使之能与synaptobrevin和SNAP-25结合，三者聚合形成SNARE复合体，从而使囊泡具有融合能力。Synaptotagmin是囊泡融合分子构件中的重要蛋白，有实验表明它能够促进SNARE蛋白的聚合反应，可能参与了囊泡的激活过程。NSF通过其适配蛋白SNAP解聚cis（同位）-SNARE复合体，间接促进trans-SNARE核心复合物的形成，也可能解聚trans-SNARE，加快SNARE蛋白循环，从而继发性地促进囊泡激活和加速激活囊泡的补充。基态钙离子浓度的增加促进囊泡的激活过程，使 RRP 和 SRP 增大。Ca^{2+} 对囊泡的激活效应有一部分是通过激活 PKC 的作用产生的，PKC 通过对 SNARE 蛋白及相关蛋白的磷酸化作用，促进囊泡的激活；在嗜铬细胞，PKA 对 SNAP－25 的 138 位苏氨酸的磷酸化作用使 RRP 和 SRP 增加，表明囊泡的激活过程受到细胞信号转导通路的调控。

六、囊泡融合

囊泡与靶膜的融合是膜融合的一种重要方式。囊泡膜与细胞膜融合及融合孔的形成是分泌过程的最后步骤，亲水性的囊泡内容物必须通过囊泡融合所形成的融合孔才能释放到胞外（图 13－5）。膜融合是在时间和空间上存在巨大差异的一种普遍反应。如酵母液泡间的相互融合，其接触面积是突触囊泡胞吐时接触面积的 10 000 倍，融合时间为数秒，比突触囊泡与突触前膜间的融合时间（毫秒级）长约 10 000 倍。尽管存在多种多样的膜融合，但所有的膜融合反应均包括膜的接触、膜的混合和亲水性融合孔的形成这三个阶段。膜融合过程存在较大的能量障碍，SNARE 核心复合体形成过程所释放的能量用于克服膜融合过程的能障（图 13－6）。

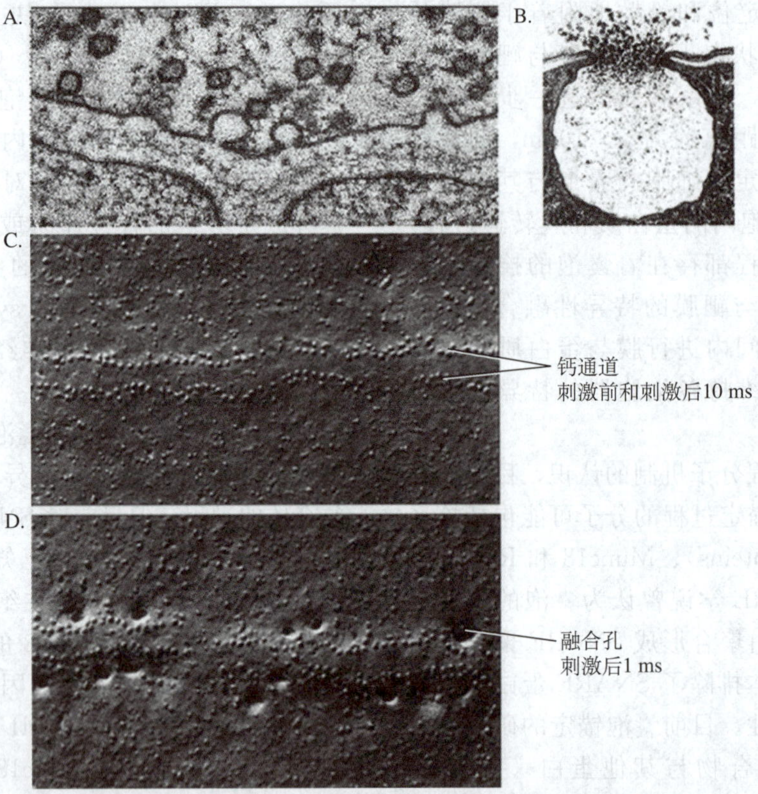

图 13－5 刺激后神经–肌肉接点囊泡融合的电镜照片

（A）图像显示强烈刺激后的神经–肌肉接点神经递质的释放，可清晰地见到突触活性区囊泡与突触前膜的融合，囊泡形成“Ω”形状。（B）囊泡内容物通过融合孔释放的透射电子显微镜照片。（C 和 D）囊泡融合所形成的融合孔的冰冻蚀刻扫描电子显微镜照片。C 为刺激前和刺激后 10ms，无融合孔。D，刺激后 1ms 的图像，可清楚地见到孔径大小不等的融合孔。融合孔部位的钙通道密度较高（修改自 J. Cell Biol. V88，：P564－，1981）

水环境中脂质双分子层的融合经历两个步骤。首先，两层膜在相对的两个半层之间发生相互作用以前，在 SNARE 聚合物的作用下克服静电排斥力而相互靠近。其后，脂质双分子层的亲水和疏水部分的界限被打破，产生非双分子层的中间过渡状态，最终钙离子触发 synaptotagmin 的 C2A 和 C2B 结构域插入细胞膜，使囊泡与细胞膜进一步靠近并促进融合孔的形成和扩张。

融合孔（fusion pore）为膜融合过程形成的跨膜亲水性孔道（图 13-5）。对致密核心大囊泡融合孔的研究表明，融合孔可以在膜融合形成后的数毫秒时间内突然打开，形成直径大约 2nm 的孔道；在其后的 10～20ms 内，其孔径可扩大或缩小，形成具有不同电导的相对稳定的中间状态。也常常可以观察到持续时间为几毫秒到数十毫秒的融合孔不规则地开放和关闭，即融合孔闪烁（flickering），用碳纤维电化学测量检测神经元多巴胺的释放，也观察到了融合孔闪烁现象。最后，融合孔通常会逐渐扩大直至不可逆开放，也可能关闭。在不含蛋白质的脂质体融合过程中，也能观察到融合孔的初始孔径具有不同的电导和融合孔闪烁现象，是支持 SNARE 蛋白复合体介导的囊泡膜融合过程的融合孔主要为脂质分子组成的间接证据。

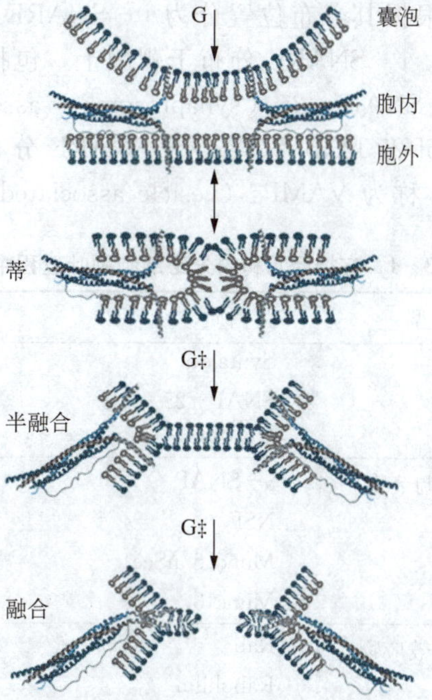

图 13-6　SNARE 复合体诱导的膜融合的模型及膜融合各阶段示意图

SNARE 复合物牵拉囊泡使之靠近靶膜。“蒂”（stalk）阶段的形成需要自由能。能障在膜融合的“蒂”阶段、半融合阶段和融合阶段均存在。SNARE 复合物的形成可能降低了“蒂”阶段的自由能障，也可能减少或增加与其他因子（如参与钙依赖性胞吐过程的 synaptotagmin）结合的能障。突触囊泡和细胞膜的特殊脂质成份也可能改变囊泡融合能障。G，将两膜拉拢靠近所需的自由能；G‡，完成膜融合所必须克服的自由能障；（引自 Curr. Opin. Struct. Biol. V11:，P163-，2001）

第四节　囊泡融合的分子机制和调控

囊泡融合作为细胞的基本生理功能，其分子机制在进化过程中高度保守。对参与分泌过程的主要蛋白质的鉴定和分离始于酵母细胞非调节性分泌的遗传和生物化学研究。参与神经元和内分泌细胞胞吐过程的关键性蛋白质有：SNARE 蛋白、SNARE 调节蛋白、Rab 蛋白及效应物和钙结合蛋白等，见表 13-1 和图 13-7。其中 SNARE 蛋白是介导囊泡融合的核心分子，钙离子结合蛋白 synaptotagmin 是钙信号的感受分子。其余的蛋白质对 SNARE 蛋白的构象或聚合过程进行调节，从而调控囊泡的激活和融合过程，或介导囊泡的出芽、转运、募集、拴系和锚定等过程的分子间相互作用或/和参与对这些过程的调节。

一、SNARE 蛋白

SANRE（soluble N-ethylmaleimide-sensitive attachment protein receptor）蛋白是启动囊泡融合的最基本分子，参与胞内蛋白质与膜转运、调节性和非调节性囊泡胞吐活动的激活和融合过程。SNARE 蛋白是一类具有由大约 60 个氨基酸残基组成的 SNARE 模体（motif）的小分子膜蛋白。SNARE 蛋白组成一个蛋白质超家族，其已知成员，在酵母中有 24 个，在哺乳动物中超过

35 个。根据其分布位置分为 t-SNARE 和 v-SNARE。t-SNARE 分布于靶膜上，包括 syntaxin 和 SNAP-25（synaptosome-associated protein of 25 kDa）家族；v-SNARE 分布于囊泡膜上，称为 VAMPs（vesicle associated membrane proteins）或 synaptobrevin。SNARE 蛋白可被破伤风毒素（tetanus toxin，TeNT）和肉毒杆菌毒素（botulinum toxin，BoNT）裂解，其裂解部位见图 13-8。

表 13-1 在神经元和内分泌细胞胞吐过程中起作用的关键性蛋白质（引自 Physiol Rev. V83，P581-，2003）

蛋白质类型	蛋白质	神经元	内分泌细胞	其他细胞
SNARE	Syntaxin	有	有	Syntaxin 同功型
	SNAP-25	有	有	SNAP-23
	VAMP	有	有	有
SNARE 调节物	α-SNAP	有	有	有
	NSF	有	有	有
	Munc18/nSec1	有	有	同功型
	Munc13	有	有	?
Rab 及其效应物	Rab3	有	有	其他 Rab
	Rabphilin	有	有	有
	Rim	有	有	内分泌细胞
	Noc2	有	有	有
钙结合蛋白	Synaptotagmin	有	有	有
	Calmodulin	有	有	有
	CAPS	有	有	?
其他	Csp	有	有	有
	Synapsin（神经元特有）	有	无	神经元特有

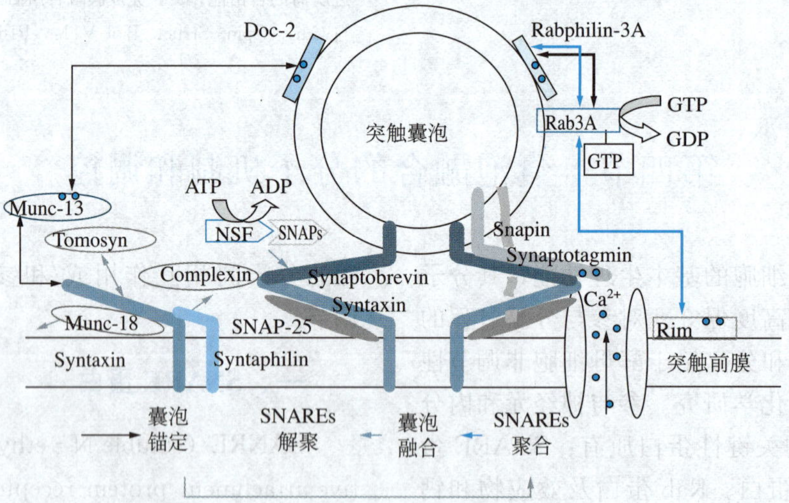

图 13-7 由 SNARE 蛋白及 SNARE-相互作用蛋白共同完成和调节的细胞胞吐过程的模式图

目前最简单的突触囊泡胞吐模型是钙离子与囊泡融合分子构件，即 synaptotagmin-SNARE 蛋白复合物中的 synaptotagmin 结合，引起锚定在突触活性区钙离子通道附近的囊泡与细胞膜融合。图中所示的大部分 SNARE-相互作用蛋白的功能是调节 SNARE 蛋白的聚合和解聚。箭头所示为参与下面所表示的突触囊泡不同活动状态的蛋白质-蛋白质相互作用。每种箭头的颜色对应于表示囊泡胞吐过程的锚定和融合步骤的箭头颜色。根据对突触蛋白的研究成果，人们提出了更复杂的胞吐模型。钙离子与钙结合蛋白结合后，促进囊泡进入下一活动阶段。此外，SNARE-相互作用蛋白，如 snapin、complexin 和 rab3A 可能调节 SANRE 聚合体的形成，从而调节突触可塑性过程中的神经递质释放强度（引自 Neurosci. Res. V36：P175-，2000）

（一）SNARE蛋白质的结构域

SNARE蛋白的特征是具有由60个氨基残基组成的SNARE模体，所有SNARE蛋白都具有这种结构域。此外SNARE蛋白质的结构域还有：syntaxin的氨基末端域、SNAP-25的中间棕榈酰化区（富含半胱氨酸残基，因而也称为富含半胱氨酸结构域）、VAMP氨基末端的富含脯氨酸域以及syntaxin和VAMP的跨膜域。

Syntaxin的长氨基末端域具有三个α-螺旋（α-helix），称为H_{abc}。H_{abc}可以与其羧基末端SNARE模体的α-螺旋结合，即形成所谓的封闭结构。H_{abc}能够减少溶液中SNARE蛋白核心复合体的形成，抑制具有SNARE蛋白的脂质体的融合。n-Sec1（或称为Munc-18）能够识别和结合Syntaxin的H_{abc}结构域与SNARE模体α-螺旋所形成的封闭结构，当Munc-18的构象变化时（可能是其与Rab效应物或Rab蛋白的相互作用造成）能够使syntaxin的H_{abc}与其自身SNARE模体的α-螺旋解离，形成开放结构，启动SNARE蛋白的聚合物反应。因此，syntaxin的氨基末端域对囊泡激活和融合过程的调控具有重要的意义，也是SNARE蛋白之所以成为调节性胞吐过程膜融合基本分子构件的结构基础。尽管SNAP-25两α-螺旋中间的连结区即富含半胱氨酸的中间结构域对其囊泡融合功能来说不是必要的，但连结区的四个半胱氨酸残基棕榈酰化后能够将SNAP-25结合到细胞膜上，提高了SNAP-25的局部浓度，因而形成足够的SNARE复合物，对调节性分泌可能很重要。

（二）SNARE核心复合体与囊泡激活和膜融合

囊泡胞吐过程的膜融合由SNARE蛋白质介导的观点已得到普遍承认。SNARE蛋白是细胞内部蛋白质与膜转运以及囊泡胞吐过程中参与囊泡与靶膜融合的关键性蛋白质。在SNARE模体的介导下，各SNARE蛋白聚合形成核心复合体。溶液中游离的SNARE模体为无定形结构，当适合的SNARE模体混合在一起时就能够自发地聚合形成平行排列的超螺旋束（coiled coil）。Synaptobrevin和syntaxin具有一个SNARE模体，SNAP-25有两个SNARE模体。Synaptobrevin、syntaxin及SANP-25按1∶1∶1的比例形成三聚体，这三类蛋白的四个SNARE模体的α-螺旋束平行排列聚合形成核心复合体（图13-6和图13-8）。SNARE蛋白的聚合从远离膜的氨基末端开始，以闭合拉链的形式向靠近膜的羧基端发展，通过synaptobrevin及syntaxin的连接区和跨膜域的传递，使囊泡膜和靶膜变形弯曲并相互靠拢，最终促使两膜融合，此为囊泡膜融合的“拉链”模型。SNARE蛋白聚合过程中，其构象发生改变并释放能量，所释放的能量用于克服囊泡膜与靶膜融合时的能量障碍。SNARE蛋白的聚合是一个可逆过程，且存在着紧密结合和松散结合两种物理状态。紧密结合的SNARE蛋白聚合体对梭菌毒素不敏感，而松散结合的SNARE蛋白聚合体对梭菌毒素敏感且为可逆结合状态。多个SNARE蛋白复合体或SNARE蛋白多聚体与磷脂一起形成融合孔。其后，SNARE蛋白扩散，融合孔扩大。融合孔形成后，t-SNARE和v-SNARE插在同一膜上，成为cis（同位）-SNARE聚合体，NSF水解cis-SNARE复合物，使各SNARE蛋白游离开来，以便SNARE蛋白的循环利用。Ca^{2+}为囊泡融合过程的触发信号，synaptotagmin是Ca^{2+}感受器分子。Ca^{2+}、蛋白激酶、G蛋白、Munc18和synaptotagmin等还可能参与对膜融合和融合孔动力学的调节。

SNARE核心复合体具有15个疏水层和一个亲水层。中间层（0层）为由亲水性的三个谷氨酰胺和一个精氨酸残基组成的离子层。属于t-SNARE蛋白的syntaxin和SNAP-25形成中间层的氨基酸残基为谷氨酰胺残基（简写为Q），因而称为Q-SNARE；v-SNARE的synaptobrevin为精氨酸残基（简写为R），也称为R-SNARE。SNARE聚合物极其稳定，能够抵抗SDS的灭活作用、蛋白酶的消化、神经毒素的裂解，并且具有高达约90℃的热稳定性。因而，核心复合体各SNARE模体间的相互作用力很强大。SNARE核心复合体的晶体结构揭示这些相互作用力包括疏水性相互作用、氨基酸残基侧链的氢键和盐桥作用力。

最近用碳纤测量峰前足（prespike foot，PSF）信号的电流幅度、膜片钳测量单个融合孔电导和syntaxin跨膜区点突变实验表明，syntaxin的跨膜α-螺旋是融合孔的主要组成成份，细胞

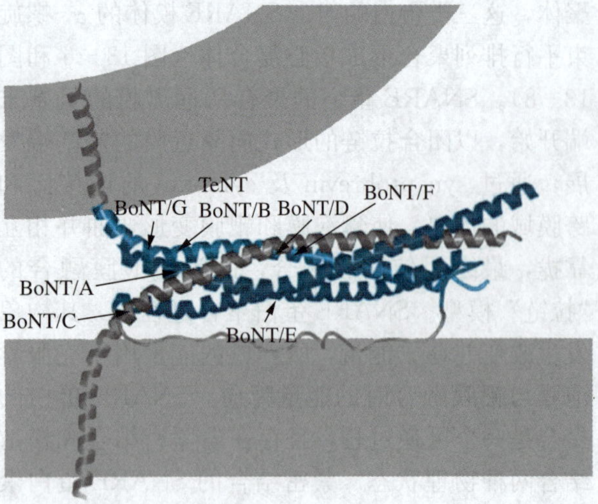

图 13-8 介导突触囊泡膜融合的融合复合体模型及其神经毒素裂解位点

图中除了显示各 SNARE 蛋白的 SNARE 模体骨架结构外，还显示了其跨膜域和连接区的结构。跨膜域及与 SNARE 模体 α-螺旋相连的连接区用 α-螺旋表示。假想的 syntaxin 和 synaptobrevin α-螺旋的弯曲设想为靠近脂质双分子层。4 个 α-螺旋束组成核心复合体。Synaptobrevin-Ⅱ的破伤风毒素（tetanus toxin，TeNT）和肉毒杆菌毒素（botulinum toxin，BoNT）B 型（BoNT/B）裂解位点为 Gln76 和 Phe77 之间；BoNT/F 的位点为 Gln58 和 Lys59；BoNT/G 为 Ala 81 和 Ala82；BoNT/D 为 Lys59 和 Leu60。Syntaxin-1A 的 BoNT/C 裂解位点为 ALys253 和 Ala254 之间。SNAP-25B 的 BoNT/E 裂解位点为 Asp193 和 Glu194；其 BoNT/A 裂解位点是 Arg176 和 Gln177（引自 Nature V395:，P347-，1998）

膜上的融合孔至少部分地由 5～8 个 syntaxin 跨膜段组成。可以推测 synaptobrevin 的跨膜区也参与囊泡膜融合孔的形成，两者组成完整的融合孔，因而囊泡融合孔可能与间隙连接的孔道结构类似。一些蛋白质能强烈影响融合孔的特性，例如病毒的融合蛋白突变，synaptotagmin Ⅰ和Ⅳ、半胱氨酸串列蛋白、complexin 和突变型 Munc-18 的过度表达均影响融合孔动力学。这些蛋白质究竟是直接参与融合孔的过渡状态还是通过与 SNARE 蛋白的相互作用而间接影响融合孔？现在还不清楚。

（三）SNARE 蛋白复合物的解离

囊泡与靶膜融合后，各 SNARE 蛋白位于同一膜上，称为同位-SNARE（cis-SNARE），用以区分融合前的位于不同膜上的异位-SNARE（*trans*-SNARE）。同位-SNARE 必须解聚成为游离的单体才可再用于新的囊泡激活和融合过程，SNARE 蛋白的循环利用可能是保证分泌细胞特别是神经元对高强度重复刺激做出反应的重要因素之一。同位-SNARE 的解聚是由 NSF 完成。胞浆中的 NSF（N-ethylmaleimide-sensitive factor）在其适配蛋白 α/β-SNAPs（soluble N-ethylmaleimide-sensitive attachment protein，与 SNAP-25 无关）的协助下，水解 ATP，将同位-SNARE 聚合体解离。蛋白质重构实验表明，NSF/SNAPs 只解聚同位-SNARE，但对酵母菌液泡融合的研究显示，酵母的 NSF/SNAPs 同系物 Sec18/Sec17 能够将异位-SNARE 解聚。此外，NSF/SNAPs 能解聚由 syntaxin 和 SNAP-25 形成的四螺旋束，这种同位的螺旋束阻碍 SNARE 核心复合体的形成。有研究工作表明 SNARE 蛋白的解离为 SNARE 蛋白的循环利用所必需，且 SNARE 蛋白循环对维持神经递质的持续释放具有重要作用。

二、Ca^{2+} 感受蛋白—Synaptotagmin

细胞内存在许多的钙结合蛋白，如钙调蛋白（calmodulin）、钙/钙调蛋白依赖性蛋白激酶Ⅱ（Ca^{2+}/calmodulin-dependent protein kinase Ⅱ，CaMKⅡ）、annexin 和 CAPS 等。Synaptotagmins、（M）unc13、（M）unc-18、Doc2 和 rabphilin 等多种蛋白均含有 C2 域，这些蛋白质能够结合 Ca^{2+} 并参与对分泌功能的调节。分泌过程的不同步骤或不同类型的囊泡融合过程，可能具有不同的钙离子感受分子。现在普遍认为，促使囊泡与细胞膜融合的钙离子感受蛋白为 synaptotagmin。

（一）Synaptotagmin 对钙离子的结合和与蛋白及脂质分子的相互作用

Synaptotagmin 是位于囊泡膜和细胞质膜上的跨膜蛋白，其胞浆域含有两个串列的称为 C2 域的钙离子结合模体。第一个 C2 域（从氨基端到羧基端）称为 C2A 域，羧基端的称为 C2B 域。现在已鉴定的 synaptotagmin 同功型有 15 个，所有这些同功型都有一个跨膜区、一个短的 N 端囊泡腔内结构域和一个大的胞浆域，胞浆域的两个 C2 域由较短的连接片段连接起来（图 13-9）。

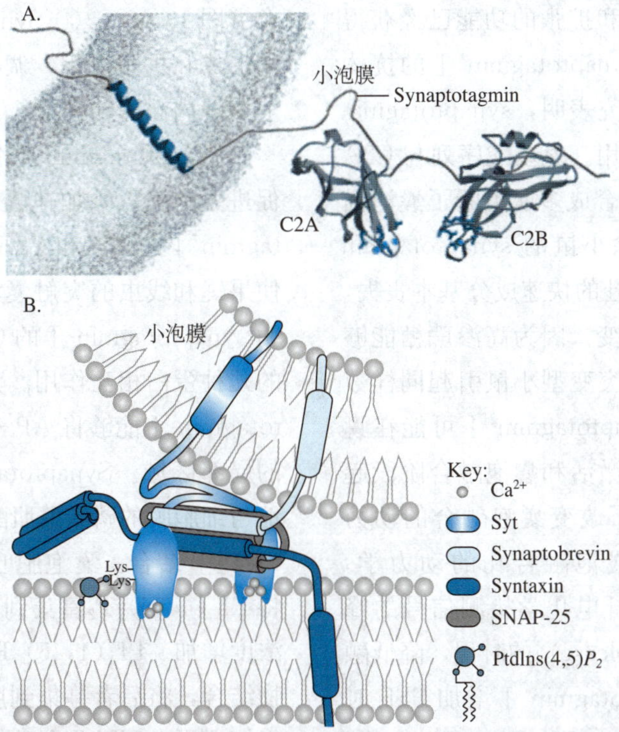

图 13-9 Synaptotagmin 的结构及在囊泡膜融合过程中的功能

(A) Synaptotagmin 结构示意图。(B) 在钙离子存在的情况下，synaptotagmin I (syt I) C2A 和 C2B 结构域的钙离子结合环插入脂质双分子层。磷脂酰肌醇-4，5-二磷酸（位于靶膜的内层）引导 syt I 的 C2 域插入靶膜。这些相互作用使得相对的双分子层靠拢。此外，syt I 与游离的 t-SNARE、二聚体 t-SNARE 复合物和三聚体 SNARE 复合物直接相互作用。通过调节 t-SNARE 复合体的聚合过程和/或融合孔的打开和扩张期间的 SNARE 复合体的排列，Syt-t-SNARE 间的相互作用可能将 synaptotagmin 的钙离子感受作用直接与膜融合偶联起来（A 引自 Nat Rev Mol Cell Biol V3:，P498-，2002；B 引自 Trends Biochem Sci，V29:，P143-，2004）

Synaptotagmin Ⅰ是突触囊泡膜上含量最丰富（占总囊泡蛋白质的 7%）的钙离子结合蛋白。一个 Synaptotagmin Ⅰ分子能够结合五个 5 个钙离子，C2A 结合 3 个，C2B 结合 2 个。C2 域与钙离子的结合主要是通过从 C2 结构域顶部伸出来的两个柔韧的环来完成。这些环类似于可弯曲的颚，与钙离子结合后其结构更为稳定。Synaptotagmin 对钙离子的配位结合主要由 5 个保守酸性氨基酸残基的侧链（并在其他氨基酸残基的配合下）来完成。游离的 Synaptotagmin Ⅰ对钙离子的亲和力较低，C2A 与 3 个钙离子结合的 K_d 值分别约为 60μM、400μM 和＞1mM，C2B 的 2 个钙离子结合 K_d 值分别约为 300～600μM。Synaptotagmin 对钙离子的亲和力受到 synaptotagmin 结合蛋白和细胞膜脂质成分的调控和影响。在与细胞膜磷酯分子结合的情况下，synaptotagmin 的 C2A 结构域的钙离子亲和力极大增加，达到 5～10μM，与囊泡融合的 Ca^{2+} 亲和力接近。

Synaptotagmin 能够形成同源或异源多聚体，其功能可能是通过多聚复合体的形式来实现。其钙非依赖性的多聚化主要取决于氨基末端区域，钙依赖性的多聚化通过其胞浆域中 C2A 和 C2B 的相互作用来完成。破坏 synaptotagmin 的钙依赖性多聚化会减少细胞的分泌活动，表明 synaptotagmin 的多聚化是细胞刺激-分泌偶联的一个步骤。目前还不清楚 synaptotagmin 寡聚体的结构和其分子数目。

（二）Synaptotagmin 在细胞胞吐和胞吞中的功能

Synaptotagmin 可能参与囊泡激活、融合以及细胞胞吞过程，对其功能及作用机制还存在争论。目前对其在囊泡融合过程的钙离子感受作用和触发囊泡融合孔的形成和扩张的功能已经获得较普遍的认可。采用抗 synaptotagmin Ⅰ的抗体和其重组片断所进行的研究表明，synaptotagmin Ⅰ在分泌过程中起关键作用。氨基酸序列与 C2A 和 C2B 域保守区域相同的合成多肽阻断了囊泡锚定以后的胞吐步骤。敲除小鼠的 synaptotagmin Ⅰ基因，能够引起细胞胞吐的快速成分基本丧失，但总的可释放囊泡数目不变，因为高渗蔗糖能够在野生型小鼠和基因剔除突变型小鼠引起同样数目的囊泡释放，表明 synaptotagmin Ⅰ可能在囊泡锚定后的分泌步骤，即激活和囊泡融合阶段起作用。Synaptotagmin 除了改变囊泡融合的动力学特性外，还可能影响囊泡融合孔的动力学。Synaptotagmin Ⅳ缩短碳纤电化学检测信号的峰前足（PSF，Spell it out please）的时程，降低融合孔的稳定性，而 synaptotagmin Ⅰ增加 PSF 时程，使融合孔更为稳定。表明 synaptotagmin 可能直接作用于分泌的分子构件，或通过与其分子间的相互作用而影响融合孔动力学。

Synaptotagmin 触发囊泡与靶膜融合的分子机制还不甚清楚，虽然目前已提出多种模型，但都难以全面解释 synaptotagmin 的作用机制。Synaptotagmin 的以下几种可能的作用对阐明 synaptotagmin 的作用机制十分重要：① Synaptotagmin 的 C2 结构域在钙离子的作用下插入靶膜，并同时直接作用于 SNARE 蛋白使之完全聚合，牵拉囊泡使之进一步靠近靶膜，并改变膜局部区域的张力，触发膜融合。② Synaptotagmin 能够与游离的 t-SNARE、t-SNARE 异源二聚体和完全聚合的 SNARE 聚合体相结合，促进 SNARE 蛋白的聚合反应，促进囊泡激活。其结合位点位于 t-SNARE 蛋白的超螺旋结构域，也即 SNARE 模体。这样的结合位点使得 synaptotagmin 处于调节 SNARE 聚合反应的理想地位。③ 在低浓度钙离子存在的情况下，synaptotagmin 与 SNARE 复合体形成环形排列的高分子聚合体，使囊泡膜和靶膜紧密接触并可能形成半融合中间体。高浓度的 Ca^{2+} 触发 C2 结构域插入靶膜的 PIP_2 脂筏中，改变膜的局部张力，触发膜融合（图 13-9）。④ Synaptotagmin 作用于融合孔的形成和扩张过程，调控融合孔动力学，从而调节囊泡内涵物的释放。

Synaptotagmin 也作用于细胞的胞吞过程，促进囊泡胞吞，加速囊泡的循环利用。Synaptotagmin Ⅰ的敲除和 C2B 删除突变体的过量表达，使果蝇和线虫的突触囊泡循环受损。生化工作表明 synaptotagmin Ⅰ的 C2 结构域与囊泡胞吞所需的几种蛋白相互作用。其作用机制可能是 synaptotagmin Ⅰ能够将 AP-2 复合物募集到囊泡胞吞的局部区域。Synaptotagmin Ⅰ也能够高亲和力地与细胞膜的磷脂酰肌醇-4，5-二磷酸［PI（4，5）P_2］结合。囊泡胞吐后，synaptotagmin 可能将 PI（4，5）P_2富集到即将胞吞的膜片上，使其浓度增加。PI（4，5）P_2能够直接与 AP-2 复合物结合，将后者募集到胞吞位点，AP-2 又介导将笼形蛋白网被聚集到囊泡膜的反应，笼形蛋白网被使胞吞的细胞膜变形，与其他蛋白（如 dynamin 和 actin 等）一起使内吞膜片成为胞吞囊泡并从细胞膜上脱离出来。

三、G 蛋白对胞吐活动的调控

G 蛋白又称为 GTP 酶，是能够结合和水解 GTP，对细胞的广泛生理功能起调控作用的蛋白质信号分子。根据其结构分为三聚体 G 蛋白和单体小 G 蛋白。G 蛋白参与了对囊泡动力学过程几乎所有步骤的调控。

（一）胞内小 G 蛋白对囊泡运输、拴系和锚定及融合的调节

单体小 G 蛋白存在于从酵母到人类的所有真核细胞中，是一个有超过 100 个成员的超家族。至少可以分为 Ras、Ran、Rad、Rab、Arf（ADP-ribosylation factor）和 Rho（Ras homolog）家族。Rho 家族包括有 Cdc42（cell division cycle 42）、Rac（Ras-related C3 botulinum toxin substrate 1）和 Rho 亚家族。参与对囊泡活动调节的单体小 G 蛋白主要为 Rho、Rab 和 Arf 家族。Rho 家族调节细胞骨架的重构和基因表达，Rab

和 Arf 家族调节囊泡转运、锚定、激活和融合。

Rho 家族包括 Rho、Rac 和 Cdc42 亚家族，其成员在人类超过 23 个。它们主要调节细胞骨架的重构，调节细胞的极化和形态，也参与对细胞的贴附、生长、发育、基因表达、膜转运、轴突引导和伸长等众多细胞功能的调节。笼形蛋白（clathrin）依赖性胞吞和非笼形蛋白依赖性胞吞（包括吞噬作用和吞饮作用）过程依赖于肌动蛋白的多聚化，Rho 为肌动蛋白的多聚化所必须，有证据表明 Rho 参与胞吞过程的调节。Rho 家族是肌动蛋白的调节因子，对细胞内囊泡转运起着重要的调节作用。

Arf 家族由六个小分子量（20kD）的 GTP 结合蛋白组成。根据结构和功能可将哺乳动物的 Arf 家族分为三个类型：第一类包括 Arf1、Arf2 和 Arf3，第二类有 Arf4 和 Arf5，第三类有 Arf6。除 Arf6 外，活化状态的 Arf 与高尔基体结合，将衣被蛋白复合物（coatomer）和笼形蛋白的适配蛋白复合物募集到高尔基体，是高尔基体囊泡出芽的必需因子。Arf6 位于细胞膜，其活性循环在细胞膜上完成，参与了对胞吞活动和细胞膜附近细胞骨架重排的调节。Arf6 可能是神经元递质释放的重要调节因子，促进神经递质的快速释放，其促分泌功能的作用机制可能是通过调节细胞膜囊泡胞吐位点的磷脂酰肌醇二磷酸的局部浓度来实现。

Rab 存在于所有真核细胞中，是小 G 蛋白超家族中最大的分支，在人类基因组中，可能有多达 63 个基因编码 Rab 蛋白。Rab 蛋白分布于细胞器膜上，且 Rab 蛋白在细胞内的分布具有细胞器特异性，即不同的 Rab 蛋白特异性地存在于不同的细胞器膜上，这种空间分布特异性决定了它们的功能特异性，使得细胞的膜与蛋白质转运过程的时间和空间特异性得以保证。Rab 和其效应物并非随机地分布于细胞器膜上，而是聚集于功能微区——即 Rab 微区（Rab domain）。

Rab 蛋白参与对囊泡的拴系、锚定、激活和膜融合过程的调节，但分子机制目前还不是很清楚。Rab 效应物种类繁多，拴系蛋白是其中研究得最清楚的一类蛋白。包括有 exocyst（在囊泡与细胞膜的拴系过程起作用）、HOPS 蛋白复合物（酵母细胞内调节囊泡向液泡转运的 Ypt7 效应物）、p115（参与调节高尔基体内部运输的 Rab1 效应物）和 EEA1（内含体拴系蛋白，为 Rab5 效应物）等。Rab 与其效应物的相互作用使囊泡特异性地拴系到靶膜，但机制还不很清楚。Rab 的另一类重要效应物，Rim（Rab3 - interacting molecule）、DOC2 和 Rabphilin 等通过与 Sec1/Munc - 18 蛋白的相互作用调节 SNARE 蛋白的构象及 SNARE 核心复合体的聚合反应，从而调节囊泡激活和融合过程。其可能的作用机制包括：Rab 蛋白可能将拴系蛋白募集到 Rab 微区，也可能在囊泡拴系锚定后将适合的 cis - SNARE 蛋白选择性地募集到 Rab 微区，以便 trans - SNARE 复合物的聚合；也可能通过其效应物调节 SNARE 蛋白的构象（如 Sec1/Munc18 对 syntaxin 构象的调节）和 trans - SNARE 的聚合反应过程，甚至可能使多个 trans - SNARE 复合物聚合起来，构成融合孔的结构骨架。Rab 蛋白及其效应物是囊泡空间和时间特异性拴系和锚定的主要因子，因而是保持细胞器特异性的主要因素。它们直接或间接地参与对囊泡出芽、囊泡与细胞骨架成分的相互作用过程的调节，调节囊泡的定向运输，也直接调节囊泡融合过程。在哺乳动物，Rab3 以 A - D 四种亚型存在，是参与调节神经元和分泌细胞胞吐的主要 Rab 蛋白。

（二）三聚体 G 蛋白对囊泡胞吐活动的调节

三聚体 G 蛋白为位于细胞膜上的跨膜蛋白，由 α、β 和 γ 三个亚基组成，其中 β 和 γ 无论在三聚体 G 蛋白的失活或激活状态下均紧密结合在一起，形成 βγ 亚基复合物。三聚体 G 蛋白与细胞膜上的 G 蛋白偶联受体（G protein - coupled receptors，GPCRs）在功能上偶联在一起。G_α 亚基和 $G_{\beta\gamma}$ 亚基复合物具有各自的效应物，两者在功能上可以相互独立，也可能相互协同或拮抗。

愈来愈多的实验证据表明异源三聚体 G 蛋白直接或间接地参与了对囊泡胞吐各环节的调节。

三聚体G蛋白存在于包括突触囊泡、内吞囊泡和分泌囊泡等多种细胞膜结构上。G蛋白活化解离后的 α_{GTP} 和 $\beta\gamma$ 亚基复合物分别作用于细胞内的许多效应物，如离子通道、腺苷酸环化酶、磷酯酶和激酶，此外，$G_{\beta\gamma}$ 亚基可能是组织蛋白质相互作用的构架。许多神经递质和激素通过GPCR-G蛋白信号系统的跨膜信号传递作用，调节细胞内的第二信使（cAMP、IP_3 和DAG等）水平，间接地作用于胞吐的多个过程，以确保细胞胞吐活动在时间、空间和强度上的精确性。三聚体G蛋白也可能直接作用于胞吐的分子构件，调节细胞胞吐活动。在嗜铬细胞的最新证据表明 $G_{\beta\gamma}$ 调节融合孔动力学，从而调节囊泡内含物的释放。在神经元轴突终末，一些G蛋白偶联受体蛋白能够与下游的磷脂酶相互作用，降低融合分子构件的钙敏感性。G蛋白和syntaxin的相互作用能够调节突触前膜钙通道的活动。钙通道是已知的异源三聚体G蛋白的靶蛋白，也可能是神经元中突触囊泡的锚定位点。在神经元中，游离的 $G_{\beta\gamma}$ 亚基可能直接作用于分泌的分子构件，抑制神经递质的释放。在神经内分泌细胞中，三聚体G蛋白与SNARE蛋白之间存在相互作用，因而SNARE蛋白也可能是三聚体G蛋白的靶分子之一。

第五节 突触传递的可塑性与神经递质释放的调控

广义的突触可塑性（synaptic plasticity）是指突触传递强度、突触发育和突触形态的可变性，一般如未作特殊说明，即指突触传递可塑性。突触传递过程是突触短时程和长时程记忆形成和保持过程中信号传递强度改变和调节的主要对象。突触传递可塑性包括突触前神经递质释放的可塑性和突触后细胞反应的可塑性，这里我们只讨论突触前神经递质释放的可塑性。突触前膜神经递质释放量的改变可以由以下几种途径引起：释放的囊泡数目的变化、囊泡融合速率的变化、单个囊泡递质充填量的改变从而继发性引起递质释放量的改变、囊泡融合方式或/和融合孔动力学的变化造成递质释放的改变。在突触后细胞对递质反应性或敏感性不变的情况下，递质释放量增加的结果是突触传递的增强，而递质释放量的减少造成突触传递的减弱。突触前递质释放的改变和调控是短时程突触可塑性，如易化（facilitation）、强化（augmentation）、强直后增强（post-tetanic potentiation）和短时程抑制（short-term depression）的重要机制。

一、突触囊泡融合的调控与突触可塑性

突触可塑性的突触前机制源于神经递质释放的变化和调节，包括突触囊泡与膜融合的数量、速率、以及单个囊泡递质释放量的改变及调控。囊泡融合数量决定于轴突终末可释放囊泡的数量和囊泡的释放几率，这两个参数不是固定的，而是高度动态可调的。

从囊泡的动力学过程可知，可释放囊泡的数目决定于未激活囊泡数目、囊泡激活和去激活速率、囊泡耗竭或融合速率三个因素，其中囊泡激活是一个速率限制性步骤。突触传递时累积的钙离子残留（residual Ca^{2+}，轴突终末胞浆内基础钙离子浓度增加）是影响突触囊泡激活，从而改变可释放囊泡数量的重要因素。有很多证据表明神经元兴奋引起的钙离子残留造成短时程突触传递增强，其可能的机制包括：① 促进囊泡激活，增加可释放囊泡的数目。② 钙离子浓度影响突触囊泡的融合和胞吞方式。突触囊泡的胞吐方式有完全融合（full fusion）和两种不完全融合形式kiss and run与kiss and stay，后两种囊泡融合方式释放的递质量随融合孔扩张的程度及时间而改变，能够在较大范围内变动；囊泡胞吞方式的变化会影响囊泡循环和重新利用的速率，从而最终改变突触递质释放的强度。③ 钙离子残留还可能使钙离子高敏感性（囊泡融合的钙离子浓度阈值

低）和低协同性（只需要结合较少，如1～2个钙离子）的囊泡数目增加，从而增加后续兴奋触发的突触递质释放强度。④ 激活钙依赖的蛋白激酶，调节可释放囊泡数目、囊泡融合几率和融合孔动力学。

除残留钙离子外，轴突终末第二信使物质激活的蛋白激酶也参与了对突触囊泡递质释放的调节。如蛋白激酶A（protein kinase A，PKA）、钙/钙调蛋白依赖激酶Ⅱ（Ca^{2+}/calmodulin-dependent kinase Ⅱ，CaMK Ⅱ）、酪蛋白激酶ⅱ（casein kinase Ⅱ，CK Ⅱ）、蛋白激酶C（protein kinase C，PKC）、细胞周期蛋白依赖激酶5（cyclin-dependent kinase 5，CDK 5）和丝裂原激活蛋白激酶（mitogen-activated protein kinase，MAPK），参与了短时程和长时程突触传递效率变化和调控的诸多方面，囊泡激活、融合和循环的分子构件中的多个必需蛋白和调节蛋白是这些蛋白激酶的作用底物。其中，已知CaMK Ⅱ、PKA和PKC的激活促进神经递质的释放。CaMK Ⅱ的主要作用机制可能是：使synapsin Ⅰ磷酸化，促使稽留在轴突终末胞浆网格内或肌动蛋白网络内的囊泡动员出来，促进囊泡向活性区募集，增加可释放囊泡的数量。PKC是突触可塑性的重要调节因子，但其作用机制还不甚清楚。PKC能够磷酸化与囊泡的锚定、激活和融合所需的SNAP-25和Munc18，增加可释放囊泡的数量，增强突触传递的强度；还可能通过对囊泡融合分子构件的某些蛋白如synaptotagmin和SNAP-25的磷酸化，增加囊泡融合的钙离子敏感性和降低协同性，从而增强轴突终末对钙信号的反应，增加递质释放的强度。在许多类型的突触，PKA使囊泡的释放几率增加。PKA的作用底物包括RIM、SNAP-25、snapin、cysteine string protein（CSP）等，这些蛋白的磷酸化增加可释放囊泡的数量，或/和增强囊泡融合分子构件对钙信号的反应，增加递质释放。

二、“量子”递质释放量的调节与突触可塑性

递质以囊泡的方式释放，各囊泡的递质释放量并不是恒定的，而是在一定范围内呈随机分布。囊泡递质释放量的改变取决于释放动力学（决定于囊泡融合的方式和融合孔动力学）和每个囊泡的递质充盈量，受到多种因子的影响和调节。Katz等人观察到的微终板电位幅度（图13-2）呈连续的正态分布，而并非单一幅值，反映了单个囊泡递质释放量的变异。在嗜铬细胞的微碳纤电化学测量结果表明，致密核心大囊泡儿茶酚胺的释放量为连续分布，释放动力学取决于囊泡的融合方式和融合孔的动力学特性；融合孔动力造成神经递质释放动力学变化的现象也在脑干多巴胺能神经元观察到。突触囊泡融合孔动力学受哪些因子调节及其调节机制，目前还知之不多。Ca^{2+}浓度变化、G蛋白和PKC及细胞膜磷脂成分的改变可能引起囊泡融合孔动力学的变化，从而调节单个囊泡的递质释放量。

囊泡递质充填量受到以下几种因素的影响：囊泡的跨膜电化学势能，囊泡膜上的递质转运体的性质、种类和数量，以及囊泡周围胞浆的递质浓度。例如，破坏递质载体复合物的H^+-ATP酶活动显著减少突触囊泡谷氨酸的充填，囊泡的递质载体的种类和数量的变化改变了递质填充的种类和动力学，人为改变胞浆递质的浓度影响了囊泡填充，此外如果囊泡在未完全充填前融合，其递质释放量必然减少。目前，不知道囊泡的充填是否受到调控和受到什么样的调节。

参考文献

综述

1. Bear MF, Connors BW, Paradiso MA. Synaptic Transmission. In: Neuroscience: Exploring the Brain. Philadelphia: Lippincott Williams, Wilkins Inc, 2001: 99-161
2. Burgoyne RD, Morgan A. Secretory granule exocytosis. Physiol Rev, 2003, 83: 581-632
3. Jahn R, Lang T, Sudhof TC. Membrane fusion. Cell, 2003, 112: 519-533
4. Kandel ER, Siegelbaum SA. Overview of synaptic transmission and Transmitter release. In: Kandel ER, Schwartz JH, Jessell T M, eds. Principles of Neural

Science. New York: McGraw-Hill, 2000: 175-186, 253-279

5. Rettig J, Neher E. Emerging roles of presynaptic proteins in Ca^{2+}-triggered exocytosis. Science, 2002, 298: 781-785
6. Rizo J, Sudhof TC. Snares and Munc18 in synaptic vesicle fusion. Nat Rev Neurosci, 2002, 3: 641-653
7. Rizo J, Chen X, Arac D. Unraveling the mechanisms of synaptotagmin and SNARE function in neurotransmitter release. Trends Cell Biol, 2006, 16: 339-350
8. Schneggenburger R, Neher E. Presynaptic calcium and control of vesicle fusion. Curr Opin Neurobiol, 2005, 15: 266-274
9. Stevens CF. Neurotransmitter release at central synapses. Neuron, 2003, 40: 381-388
10. Sudhof TC. The synaptic vesicle cycle. Annu Rev Neurosci, 2004, 27: 509-547
11. 娄雪林，徐涛，瞿安连，等. 细胞分泌的分子机制研究进展. 科学通报，2001，46：1-8
12. 吴政星，娄雪林，周专，等. 胰岛素分泌及调节的分子机制. 生物化学与生物物理进展，2002，29：342-347
13. 蔡倩，陆佩华，盛祖杭. 神经末梢突触囊泡释放神经递质过程的调控蛋白. 生理科学进展，2003，34（1）：6-10

原始文献

1. Augustin I, Rosenmund C, Sudhof T C, et al. Munc13-1 is essential for fusion competence of glutamatergic synaptic vesicles. Nature, 1999, 400 (6743): 457-461
2. Betz A, Thakur P, Junge HJ, et al. Functional interaction of the active zone proteins Munc13-1 and RIM1 in synaptic vesicle priming. Neuron, 2001, 30 (1): 183-196
3. Bhalla A, Chicka MC, Tucker WC, et al. Ca^{2+}-synaptotagmin directly regulates t-SNARE function during reconstituted membrane fusion. Nat Struct Mol Biol, 2006, 13 (4): 323-330
4. Chen XK, Wang LC, Zhou Y, et al. Activation of GPCRs modulates quantal size in chromaffin cells through Gβγ and PKC. Nat Neurosci, 2005, 8 (9): 1160-1168
5. Fasshauer D, Sutton RB, Brunger AT, et al. Conserved structural features of the synaptic fusion complex: SNARE proteins reclassified as Q- and R-SNAREs. Proc Natl Acad Sci USA, 1998, 95 (26): 15781-15786
6. Fremeau RT, Jr. Troyer MD, Pahner I, et al. The expression of vesicular glutamate transporters defines two classes of excitatory synapse. Neuron, 2001, 31 (2): 247-260
7. Gillis K D, Mossner R, Neher E. Protein kinase C enhances exocytosis from chromaffin cells by increasing the size of the readily releasable pool of secretory granules. Neuron, 1996, 16 (6): 1209-1220
8. Han X, Wang CT, Bai J, et al. Transmembrane segments of syntaxin line the fusion pore of Ca^{2+}-triggered exocytosis. Science, 2004, 304 (5668): 289-292
9. Heuser JE, Reese TS. Structural changes after transmitter release at the frog neuromuscular junction. J Cell Biol, 1981, 88 (3): 564-580
10. Junge HJ, Rhee JS, Jahn O, et al. Calmodulin and Munc13 form a Ca^{2+} sensor/effector complex that controls short-term synaptic plasticity. Cell, 2004, 118 (3): 389-401
11. Lou X, Scheuss V, Schneggenburger R. Allosteric modulation of the presynaptic Ca^{2+} sensor for vesicle fusion. Nature, 2005, 435 (7041): 497-501
12. Misura KM, Scheller RH, Weis WI. Three-dimensional structure of the neuronal-Sec1-syntaxin 1a complex. Nature, 2000, 404 (6776): 355-362
13. Pfeffer SR. Transport-vesicle targeting: tethers before SNAREs. Nat Cell Biol, 1999, 1 (1): E17-E22
14. Poirier MA, Xiao W, Macosko JC, et al. The synaptic SNARE complex is a parallel four-stranded helical bundle. Nat Struct Biol, 1998, 5 (9): 765-769
15. Schoch S, Castillo PE, Jo T, et al. RIM1α forms a protein scaffold for regulating neurotransmitter release at the active zone. Nature, 2002, 415 (6869): 321-326
16. Smith C, Moser T, Xu T, et al. Cytosolic Ca^{2+} acts by two separate pathways to modulate the supply of release-competent vesicles in chromaffin cells. Neuron, 1998, 20 (6): 1243-1253

17. Sutton RB，Fasshauer D，Jahn R，et al. Crystal structure of a SNARE complex involved in synaptic exocytosis at 2. 4Å resolution. Nature，1998，395（6700）：347-353
18. Tian JH，Wu ZX，Unzicker M，et al. The role of Snapin in neurosecretion：snapin knock-out mice exhibit impaired calcium-dependent exocytosis of large dense-core vesicles in chromaffin cells. J Neurosci，2005，25（45）：10546-10555
19. Tucker W C，Weber T，Chapman E R. Reconstitution of Ca^{2+}-regulated membrane fusion by synaptotagmin and SNAREs. Science，2004，304（5669）：435-438
20. Voets T，Toonen RF，Brian EC，et al. Munc18-1 promotes large dense-core vesicle docking. Neuron，2001，31（4）：581-591
21. Wu Y，He Y，Bai J，et al. Visualization of synaptotagmin I oligomers assembled onto lipid monolayers. Proc Natl Acad Sci USA，2003，100（4）：2082-2087
22. Xu T，Bajjalieh S M. SV2 modulates the size of the readily releasable pool of secretory vesicles. Nat Cell Biol，2001，3（8）：691-698
23. Xu T，Rammner B，Margittai M，et al. Inhibition of SNARE complex assembly differentially affects kinetic components of exocytosis. Cell，1999，99（7）：713-722
24. Zhu H，Hille B，Xu T. Sensitization of regulated exocytosis by protein kinase C. Proc Natl Acad Sci USA，2002，99（26）：17055-17059

第十四章　神经元的受体和信号转导

纪如荣　李锦

第一节　神经元的受体 …………………………… 243
一、受体的基本概念……………………………… 243
二、离子通道偶联受体…………………………… 245
三、G蛋白偶联受体……………………………… 246
四、神经元的其他受体…………………………… 247
第二节　G蛋白及其靶分子 ……………………… 249
一、三聚体G蛋白 ……………………………… 250
二、小分子量G蛋白（单聚体G蛋白） ………… 252
第三节　第二信使 ………………………………… 253
一、环核苷酸作为第二信使……………………… 254
二、膜磷脂代谢产物DAG及IP_3作为第二信使 … 255
三、胞内Ca^{2+}作为第二信使 ……………………… 257
第四节　蛋白激酶和磷酸酶作为第二信使的最后靶分子 …………………………………………… 257
一、主要蛋白激酶的激活通路和作用…………… 258
二、蛋白磷酸酶参与调节………………………… 262
第五节　信息传导系统之间的相互调节 ……… 263
cAMP和G蛋白对MAPK通路的调节 …………… 264
第六节　细胞核内的信号转导 ………………… 265
一、CREB在调节神经元基因表达过程中起重要作用 ……………………………………………… 265
二、*c*-*fos*作为即刻早期基因调控迟反应基因的表达 ……………………………………………… 266

神经元之间的信息交换主要是通过各种化学信使物质实现的。这些神经元间的信使物质如何被细胞膜蛋白识别并通过胞内信号转导产生特定的效应，是神经科学的基本问题之一。事实上，上述信息物质除源于神经元产生的经典的神经递质外，还包括很多非源于神经细胞的化学物质（如细胞因子等）。细胞外界的信息分子特异地与细胞膜表面的受体结合，刺激细胞产生胞内调节信号，并传递到细胞特定的反应系统而产生生理应答，这一过程称为细胞跨膜信息传递（transmembrane signaling）。具有信息传递功能的分子称为信使物质，细胞外信使物质称为第一信使，包括经典的神经递质，多肽激素，及目前研究较多的生长因子和细胞因子。大多数第一信使不进入细胞，而是与靶细胞膜表面的特异受体结合，进而改变受体的构象。激活的受体能引起细胞某些生物学特性的改变，如膜对某些离子通透性变化及膜上某些酶活性的变化等，从而调节细胞功能。另外有一小部分信息物质如甾体激素，它们可以通过膜的脂双层，自由进入细胞，与胞浆或细胞核内的相应受体反应，从而调节基因的表达。

细胞膜上的受体（receptor）能以很高的特异性识别信使物质（配体），而且一旦与配体结合后，即能影响神经元的活性。由于这种识别、激活双重作用，受体本身也参与了信息物质的产生和放大。尽管信使物质种类繁多，它们都各有其特异性的受体，有的受体还有各种不同的亚型。由于分子生物学的进展，我们已经清楚上述所有膜受体都是膜蛋白。根据受体本身的结构及其效应体系的不同，可以把受体分成五大类：①配体与受体结合后改变离子通道的活性。以乙酰胆碱N-型受体和谷氨酸NMDA受体为典型。受体本身由配体结合部位与离子通道两部分构成。当激动剂与受体结合时，离子通道开放，细胞膜通透性增加。这一类受体被称为配体门控性离子通道受体（ligand-gated ion channels或ionotropic receptors）。这类受体激活后可以产生延续仅几毫秒的快速突触后反应；②受体和离子通道不是同一个蛋白。受体与其配体结合后即与膜上的G蛋白偶联，使其激活并释放出活性因子，调节效应器（如离子通道或蛋白激酶）的活性。这一类受体称为 G 蛋白偶联受体（G protein coupled receptors）或代谢型受体（metabotropic receptors）。它们被激动剂激活后可以产生持续较长的慢突触后反应。以这种 G 蛋白偶联的受体种类繁多，都由一条肽链组成并含有 7 个跨膜区段；③受体本身具有某种酶的活性，其催化部位在细胞膜的内侧。配体与受体结合后改变酶活性，从而导致一系列效应。这一类的典型是一些具有酪氨酸激酶（tyrosine kinase）活性的生长因子受体；④细胞因子受体；⑤激素核内受体。

第一信使作用于靶细胞后在胞浆内产生的信息分子称为第二信使，是胞外信息与细胞内效应之间必不可少的中介物。目前已发现的第二信使有 cAMP、cGMP 等环核苷酸类，细胞膜肌醇磷脂代谢产物 IP_3、DAG 以及 Ca^{2+} 组成的第二信使联合体。细胞信息传递是以一系列蛋白质的构型和功能改变引发的瀑布式级联反应。一个胞外信号，逐级经过胞浆中雪崩式的酶促放大反应，迅速在细胞中扩布到特定的靶系统。大量胞外信息通过对靶细胞中蛋白质磷酸化的特异调节，而产生各种各样的细胞效应。蛋白质磷酸化作用是生物调节最基本和最重要的公共通路。蛋白质磷酸化系统由蛋白激酶、蛋白磷酸酶和它们相应的底物蛋白组成。蛋白激酶催化底物从脱磷酸转变为磷酸化，蛋白磷酸酶则使磷酸化蛋白变回脱磷酸状态。脑组织具有活跃的蛋白磷酸化活动，蛋白激酶（如 PKA、PKC、CaMK 及 MAPK）的活化是细胞外信号调节蛋白质磷酸化的重要环节。

多种细胞内信号转导通路可以进一步产生长时程变化。这些变化经常是通过基因转录来实现的。基因的诱导表达是由转录因子激活的，因而转录因子是细胞外信号转导的最后一站。转录因子是一种核蛋白质，它能与特定的 DNA 序列或位点结合而启动基因表达。转录因子共有三类。第一类是预先存在于核内的蛋白质，在信号到来时被蛋白激酶磷酸化后直接发生转录激活作用，如 CREB、ATF 等。细胞外刺激可使 MAPK 磷酸化，从而进入核内激活这类转录因子。第二类是在受刺激后能迅速表达，然后进入核内激活转录的蛋白质，例如 c-Fos。有人将这一类称为核内第三信使。第三类是配体激活的转录因子，它们是激素的核内受体。

虽然受体的偶联方式有限，但是由于受体调节不同的靶分子，以及各种受体间在各水平上的相互作用（受体间相互作用、转导过程中的相互作用、效应体系之间的相互作用），最终产生了复杂纷纭的生理调节。特别是通过调节各种靶基因的表达，进一步产生了复杂的长时程调节。

第一节　神经元的受体

一、受体的基本概念

多数受体结合胞外第一信使分子后，通过跨膜信息传递产生胞内生理效应。实际上受体是胞内外信号进行分子换元的中转站或分子传感器。一个世纪以来，从一个假设的受体概念到定量构效关系分析，继之是受体的克隆和受体后信号转导系统的阐明，这一切对神经递质和激素的生理功能研究，对生命本质的认识都产生了深远的影响。受体是指首先与内源性配体或药物特异结合并产生效应的细胞蛋白质。受体负责识别和结合神经递质、激素以及药物和毒素等细胞外第一信使物质，对第一信使信号进行初步的也是必不可少的加工转换，并将其传入胞内。

（一）受体的发展历史

1907 年英国生理学家 Langley 发现，烟碱能物质可使去神经的肌肉收缩，而美洲箭毒可拮抗这一作用，因而引入受体分子的概念来解释此类特异物质对神经和肌肉的强烈作用。他指出，许多药物和毒物都以类似的方式起作用，不同类型的细胞存在不同的接受物质，因而能产生不同的效应。上述思想逐渐为药物化学家所接受，对药物和神经递质的研究产生了深远影响。Dale（1914）则通过实验把胆碱受体分为毒蕈碱样（muscarine-like，M 型）和烟碱样（nicotine-like，N 型）两大类。随着分子生物学技术的发展，1982年第一个经典的烟碱样乙酰胆碱受体（nAChR）基因被成功克隆。目前所有重要的受体和离子通道蛋白的基因和氨基酸序列均已被阐明。已知所有的膜受体都是蛋白质。

（二）受体的基本特征

生物化学的发展使受体的涵义不断泛化，不同学科对此的解释差别很大。生理学关注的仍是经典意义上的受体：能识别和结合内源性配体，通过信息转换和一系列的信号转导过程产生生理效应。配体（ligand）是指能与受体特异结合的生物活性物质，包括内源性配体如递质和激素，以及外源性配体如药物和毒素等化学物质。根据放射性同位素标记配体与受体的结合特性，受体应具备下列特征：①具有与内源性配体如神经递质和激素或外源性配体如药物和毒物结合的能力；②可饱和性：受体是细胞的功能蛋白，在生理条件下组织细胞中受体分子的数目基本不变。不断增加配体浓度，效应强度呈剂量依赖性增加。当配体浓度升高到某一临界值时将出现两种情况，一是可被占领的有效受体已全部被占领，二是配体-受体的结合与解离速率达到平衡。此时继续增加配体浓度，效应强度已不再增加，即表现出受体与配体结合的可饱和性；③高亲和性：受体与配体结合呈高亲和性。通常用配体-受体复合物的平衡解离常数K_D表示亲和力的大小。K_D值是亲和力的倒数。K_D值越小，亲和力愈高；④高选择性：指受体对配体的选择性，也可理解为受体的立体专一性，取决于受体和配体分子两方面的因素。受体蛋白复杂的空间结构是立体专一性的分子基础；⑤可逆性：在大多数情况下，配体与受体通过氢键、离子键、范德华力等非共价键相结合，这种结合服从能量定律。在一定剂量或浓度范围内，配体受体复合物形成的多少与单位容积内受体和配体的浓度成正比。受体的可逆性还表现为已结合的配体能被高亲和力或高浓度的同类配体竞争性拮抗并被置换出来。极少数天然配体如α-银环蛇毒素或某些药物与受体呈不可逆的共价结合，是受体研究的重要工具；⑥特定的组织定位：受体在组织、细胞和亚细胞中的分布和定位与其生物效应呈规律性的相关，这是受体检定中最具有说服力的功能指标。

分子克隆技术初步阐明了受体的一级结构特征，它们都可以被划分为三个区域：①在膜外侧面的肽链末端：通常这部分常常被多糖修饰。这一区域多是由亲水性氨基酸组成，而且有时形成S-S键，以联系同一受体的不同部分或其他受体；②跨膜部分：这部分多由疏水性氨基酸组成，形成α-螺旋结构。每个结构大约20～25个残基，有的受体肽链存在多个跨膜螺旋。而这一区域与一些受体和配基的结合常有密切联系。此外，与离子通道的形成也密切相关；③受体肽链的细胞内末端。受体与效应器偶联的部位或本身的效应部位（如酪氨酸激酶）都在细胞膜内。

（三）膜受体的分类与亚型

分子克隆研究指出受体亚型的生物多样性和复杂性。尽管信使物质种类繁多，它们都各有其特异性的受体，有的受体还有各种不同的类型。受体的一个重要功能在于信号识别，所以对神经递质和激素等信使分子的选择性成为受体分类的基础，如分别将识别接受乙酰胆碱（ACh）或5-羟色胺（5-HT）递质的受体叫AChR或5-HTR。在不同的组织中同一种受体产生的效应有一定的差别，预示受体存在不同的类型（type）。如毒蕈碱和烟碱可分别模拟ACh在自主神经系统和神经肌肉接头的作用，因而将AChR分为mAChR（M型）和nAChR（N型）两种亚型。阿托品和箭毒分别是两者的拮抗剂。根据肾上腺素和去甲肾上腺素在不同组织中的效应差别，将肾上腺素受体分为αAR和βAR两种亚型。根据不同组织中的受体的效应差别以及受体与高选择性配体的敏感性的差别建立的受体药理学分类方法，又可将不同类型的受体分为各种亚型（subtype），如α受体可分为α_1和α_2亚型，α_1亚型又可分为α_{1A}和α_{1B}亚型等。

受体分子克隆研究支持受体的药理学分类，但也指出药理学分类低估了受体亚型的多样性和复杂性。氨基酸序列分析表明，受体的亚型通常由氨基酸序列略有差异的同源蛋白质组成，但如ACh的M和N、肾上腺素的α和β、GABA受体的$GABA_A$和$GABA_B$等不同类型受体之间并无亲缘关系，其分子结构和生理效应均有很大的差别。应该认识到，并非因为药物的选择性使受体分为不同的亚型，而是因为确实存在不同的受体亚型分子，它们能找到不同的配体。以α_1AR的α_{1A}、

α_{1B}亚型为例，α_{1B}亚型基因首先被克隆和定位。继之在克隆α_{1A}时发现α_{1C}、α_{1D}亚型，并证明α_{1C}在体内的组织分布和药理学特性与药理学分类中的α_{1A}亚型一致，随后在1994年正式确定α_1受体分为α_{1A}、α_{1B}、α_{1D}三种亚型。目前受体亚型的发现已不再单纯依赖于药理学规则，其多样性和复杂性使人困惑不已。一种内源性激动剂可激活同一受体的多个亚型，也可激活完全不同的受体。更进一步，生物胺类递质能与所有脊椎动物的同源受体结合，也能与非脊椎动物甚至低等生物的同源受体结合，而这些种族同源受体之间存在很大差异。现有的分类方法无助于理解激动剂和受体结合的选择性和多态性。因此，根据分子种系进化史建立了一种新的受体分类方法，可以得到更多的与亚型有关的信息。从生物胺类受体家族的种系进化树形图上可以看到，与同一递质结合的受体亚型如α_1和α_2、D_1和D_2、5-HT_1和5-HT_2之间的亲缘关系，并不比它们与其他种类受体的亲缘关系更密切。这意味着上述受体亚型的分化可能是一个古老的早期事件，或者是这几种受体的起源基因分别独立分化，并且趋于被同一内源性递质活化或偶联同类G蛋白。

根据受体所偶联的效应体系，首先我们将经典的神经元受体分成两大类：①配体与受体结合后改变离子通道的活性。受体本身由配体结合部位与离子通道两部分构成。当激动剂与受体结合时，离子通道开放，细胞膜通透性增加（图14-1）。这一类受体称为离子通道偶联受体（ionotropic receptors）。激活后可以产生延续仅几毫秒的快速突触后反应；②受体和离子通道不是同一个蛋白。受体与其配体结合后即与膜上的G蛋白偶联，使其释放出活性因子，调节效应器，产生生物学活性。这一类受体称为G蛋白偶联受体（G protein coupled receptors）或代谢型受体（metabotropic receptors），激活后可以产生持续较长的慢突触后反应。

二、离子通道偶联受体

由于这类受体直接操纵离子通道的开关，改变细胞膜的离子通透性（图14-1A），它们大都介导快速的信号传递，而无需通过其他细胞内信使物质。“tropic”来自希腊词根“tropos”，意思是“在刺激后移动”。这类受体的一个典型例子就是肌肉的N-乙酰胆碱受体。它由4种亚单位组成$\alpha_2\beta\gamma\delta$五聚体。每个亚单位都由若干跨膜区段组成，共同围成一个离子通道。乙酰胆碱的结合位点在α亚单位的细胞膜外侧。

其他许多受体门控离子通道，如谷氨酸受体（AMPA，NMDA，和Kaniate型），甘氨酸受体、γ-氨基丁酸A型受体等（表14-1），都是由数目和种类各异的亚单位组成的离子通道。值得指出的是，根据通道对离子的选择性，可以将其分成阳离子通道和阴离子通道两类。这与各亚单位靠近通道出、入口处的氨基酸残基所带电荷密切相关。阳离子通道（如N乙酰胆碱受体——Na^+通道）入口处的氨基酸多带负电荷；反之，阴离子通道（GABA受体的Cl^-通道）入口处的氨基酸则多带正电荷。除了细胞外的信使物质以外，一些细胞内的信使物质如1，4，5-三磷酸肌醇（IP_3）等，其受体位于细胞内的各种膜结构之上，也属于离子通道型，它的激活常常可引起细胞内Ca^{2+}储池的Ca^{2+}释放，提高胞浆中游离Ca^{2+}浓度。IP_3受体在本质上与细胞膜上的离子通道是一样的。

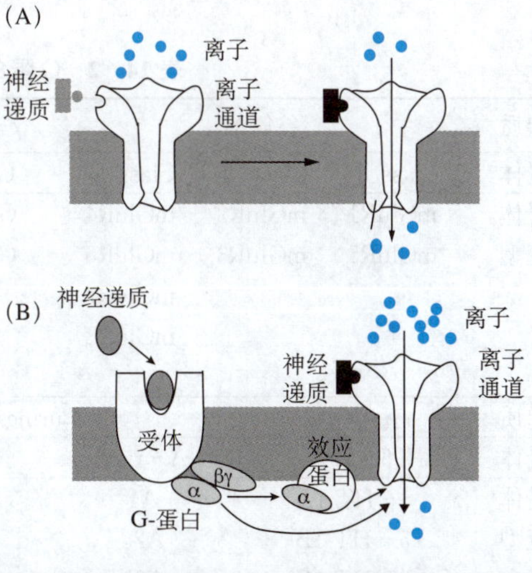

图14-1　神经递质可以通过两类不同的受体蛋白来调节突触后神经元的活性

（A）离子通道偶联受体（配体门控的离子通道）集受体和离子通道于一体。（B）G蛋白偶联受体（或代谢型受体）通常激活G蛋白，通过G蛋白来直接调节离子通道活性或通过胞内第二信使间接调节离子通道活性

表 14-1 离子通道偶联受体有各自不同的亚型组成

递质	谷氨酸			γ-氨基丁酸	甘氨酸	乙酰胆碱	5-羟色胺	嘌呤
受体	AMPA	NMDA	Kainate	GABA-A	Glycine	N-type-Ach	5-HT	P2X
受体	GluR1	NR1	GluR5	α (1-7)	α1	α (2-9)	5-HT3	P2X1
亚型	GluR2	NR2A	GluR6	β (1-4)	α2	β (1-4)		P2X2
	GluR3	NR2B	GluR7	γ (1-4)	α3	γ		P2X3
	GluR4	NR2C	KA1	δ	α4	δ		P2X4
		NR2D	KA2	ε	β			P2X5
		NR3A		ρ (1-3)				P2X6
		NR3B						P2X7

三、G 蛋白偶联受体

这是目前已发现种类最多的受体。受体和离子通道不是同一个蛋白。受体与其配体结合后即与膜上的G蛋白偶联，使其释放出活性因子。这种活性因子与效应器发生反应，并调节其活性（图 14-1B）。这类受体又称为代谢型受体（metabotropic receptors），因为它们需要中间代谢产物来介导其作用。尽管以这种方式偶联的受体种类繁多，但偶联蛋白都属于结构和功能极为类似的一个家族。由于它们都能结合并水解三磷酸鸟苷（GTP），而且其功能也受 GTP-GDP 转换的调节，所以通常称之为G蛋白。因此，这类受体就被统称为G蛋白偶联受体。其效应器（effector）可以是离子通道，也可以是某些酶（如腺苷酸环化酶等）（图 14-1B）。这一类受体被激动剂激活后可以产生持续较长的慢突触后反应。以这种方式发挥作用的受体种类见表 14-2。事实上，这类受体遍布机体的各个器官组织，其激动剂的种类包括生物胺、蛋白激素、多肽激素、肠多肽、花生四烯酸系列的活性物质、光、嗅觉以及其他许多因子。

表 14-2 G蛋白偶联受体（代谢型受体）的亚型

递质	谷氨酸			γ-氨基丁酸	多巴	（去甲）肾上腺素	组氨酸
受体	Class Ⅰ	Class Ⅱ	Class Ⅲ	GABA-B	Dopamine	NE，Epi	Histamine
受体	mGluR1	mGluR2	mGluR4	$GABA_BR1$	$D1_A$	α2	H1
亚型	mGluR5	mGluR3	mGluR6	$GABA_BR2$	$D1_B$	α2	H2
			mGluR7		D2	β1	H3
			mGluR8		D3	β2	
					D4	β3	

递质	五羟色胺	Purines		乙酰胆碱	鸦片样物质	大麻样物质
受体	5-HT	A-type	P-type	M-type-Ach	Opioid	Cannabinoid
受体	5-HT 1A	A1	P2Y1	M1	μ	CB1
亚型	5-HT 1B	A2a	P2Y2	M2	δ	CB2
	5-HT 1C	A2b	P2Y4	M3	κ	
	5-HT 1D	A3	P2Y6	M4		
	5-HT 2A		P2Y11	M5		
	5-HT 2B		P2Y12			
	5-HT 2C		P2Y13			
	5-HT 4		P2Y14			

这些受体在结构上也有很大的相似性。最明显的就是，所有这些受体都由一条肽链形成，其N末端在细胞外，C末端在细胞内；而且肽链形成7个跨膜螺旋结构（TM）和相应的三个细胞外和三个细胞内环（图14-2）。即使是不同配基的受体，其一级结构（氨基酸序列）也表现出相当大的相似性。尤其是跨膜螺旋部位更为明显。正是利用这种特点，很多这类受体之一级结构得以阐明。特别值得提出的是，分子生物学技术不仅应用于受体一级结构的阐明，同时也应用于受体功能及构效关系的研究。例如，可以相应改变克隆基因的特定位点，在基因中嵌入一段序列，使之形成杂合体，或截短一段基因序列使之形成短截体。经过这样改变的受体基因在一定条件下得以表达后，通过研究其功能的改变，即可得到受体构效关系的直接证据。此外，根据受体的一级结构，制备某些关键片段肽链的特异抗体，观察这些抗体对受体功能的影响，也同样是很有效的方法。由于这些方法的应用，我们对受体与配基的结合，与G蛋白及效应器的偶联机制等，都有了不少新的认识。

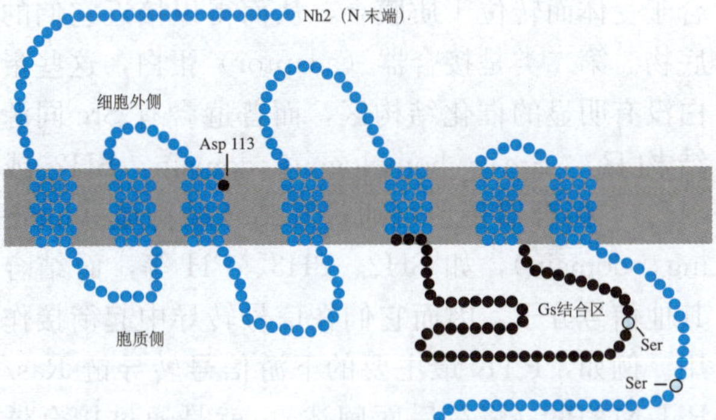

图14-2　G蛋白偶联受体含有7个跨膜区

β2AR在结构上与其他G蛋白偶联受体诸如β1AR，M-AchR，视紫红质（rhodopsin）很类似。一个重要的特点是神经递质的受体结合部位是在若干跨膜螺旋构成的袋状结构之中，并有氨基酸Asp113参与。图中黑色部分的氨基酸序列（胞内第3亲水环）参与G蛋白与受体的结合。而图中两个蓝色的丝氨酸（Ser）残基则参与受体的灭活。黑色氨基酸显示胞内第3亲水环

G蛋白结合位点位于受体胞内的亲水环上　G蛋白偶联受体的胞内第2、3亲水环（loop）上都有一些高度保守的氨基酸残基。αAR和βAR的胞内第3亲水环是G蛋白结合部位（图14-2）。缺失和定点突变研究还表明，β_2AR的第二亲水环、跨膜区TM3、TM5和TM6中少数嵌入膜表面的残基也与G蛋白识别有关。它们可能形成一个以第3亲水环为中心的结构域，负责识别G蛋白。mAChR和阿片受体的G蛋白结合部位也定位在胞内侧第3亲水环上。

G蛋白偶联受体的配体结合部位埋藏在膜内　G蛋白偶联受体的胞外亲水环上不存在配体结合位点，但胞外亲水性结构参与配体分子的初步识别，也可影响配体的特异结合活性。如δ阿片受体第1或第3亲水环分别被μ受体第1或第3亲水环取代后，前者使δ受体对μ受体特异激动剂DAMGO的亲和力增加，后者使δ受体对其特异激动剂DPDPE的亲和力降低。配体结合部位由跨膜区的一些氨基酸残基组成，埋藏于膜的脂类双层结构中以配体结合小袋（ligand binding pocket）的形式存在。跨膜区的一些氨基酸残基在所有G蛋白偶联受体中都是高度保守的，如第三跨膜区（TM3）中的Asp残基及其侧翼的氨基酸残基高度保守，见于δ阿片受体、m_1AChR和所有的胺类递质受体。β_2AR的TM3中的Asp113的羧基可与儿茶酚胺分子的氨基形成离子键（图14-2），同时其TM5的Ser204和Ser207与儿茶酚核上的羟基相互作用。位于两个不同跨膜区的三个残基可能共同构成儿茶酚胺配体的结合位点。

四、神经元的其他受体

分子生物学对受体研究最重要的贡献之一就是阐述了这样一个事实：许多看起来毫不相干的受体竟然来源于共同的祖先，属同一个受体基因超家族。除了前面提到的离子通道偶联受体和G蛋白偶联受体外，还有生长因子受体、细胞因子受体、胞内激素受体等。

（一）生长因子受体是酪氨酸激酶

这一类受体包括神经生长因子（NGF）受体、脑源性神经生长因子（BDNF）受体、表皮生长因子（EGF）受体、血小板源性生长因子（PDGF）受体、成纤维细胞生长因子（FGF）受体、胰岛素（insulin）受体和胰岛素样生长因子

(IGF) 受体等。它们只有一个跨膜区段，共同特征是受体的细胞内结构具有酪氨酸激酶活性，而位于细胞膜外侧的结构则各不相同，这一部分决定其与配体结合的特异性（图 14 - 3）。因此这类受体被称为酪氨酸激酶受体，或受体酪氨酸激酶 (receptor tyrosine kinase，RTK)。它们几乎都是原癌基因（proto - oncogene）产物。

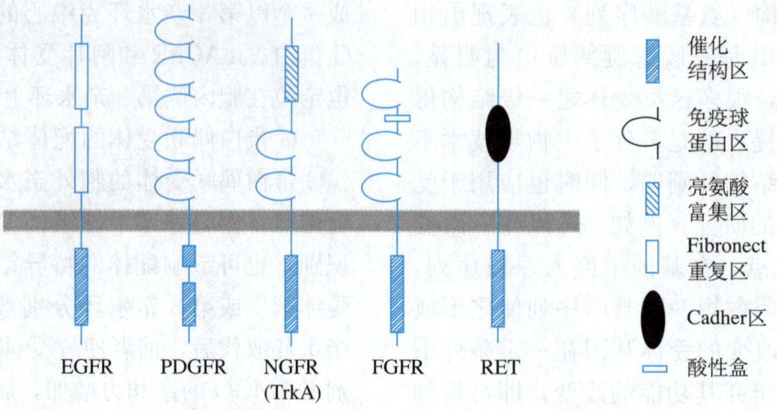

图 14 - 3　受体酪氨酸激酶的一些代表结构

EGFR：表皮生长因子受体；FGFR：成纤维细胞生长因子受体；NGFR：神经生长因子受体；PDGFR：血小板源性生长因子受体；RET：GDNF 受体

（二）RTK 的激活

配体与 RTK 结合后，依次引起以下的反应来激活受体：①受体二聚化。这一作用可能是由于配体结合后引起受体细胞外部分的构型改变所致；②受体分子自身的酪氨酸磷酸化。目前认为此改变的模式是，受体细胞膜外侧部分的二聚化引起胞浆部分的并列，使彼此的空间距离变小，发生相互接触而引起构型变化。发生构型变化后的 RTK 将刺激 RTK 内在的酪氨酸激酶活性，从而导致两个 RTK 之间的相互磷酸化。RTK 自身磷酸化的酪氨酸位点有数个，它们多数位于催化结构区之外；③自身磷酸化后，RTK 具备对底物磷酸化的能力；④磷酸化的酪氨酸召集细胞内的各种靶信号分子，启动细胞内信号转导。RTK 除被自身的配体激活外，还可通过其他因素激活，例如激活 G 蛋白偶联受体的血管紧张素等（见后面阐述），膜去极化以及紫外线应激等，都可能激活 RTK。

（三）RTK 的靶分子（效应器）及生理功能

在 RTK 被磷酸化的酪氨酸上，可结合多种靶信号分子，这些分子按照功能可分为三大类。第一类是酶，如磷脂酶 C（PLC）、肌醇磷脂 3 激酶（PI3K）、蛋白磷酸酶（SH - PTP）、非受体酪氨酸激酶 Src 和 GTP 酶激活蛋白（GAP）等。这些酶的活性或者可受 RTK 的激活，或者因为结合于受体而转位于质膜上，从而得以接近它们的底物。第二类是接合器（adaptor）蛋白，这些蛋白没有明显的催化结构区，而普遍含有 Src 同源结构区（Src - homologous domain，SH2 或 SH3)。接合器蛋白可通过其结合结构域（binding - domain），如 SH2、SH3、PH 等，而结合其他信号分子，因而它们在信号转导中起衔接作用。例如，RTK 最主要的下游信号转导链 Ras/Raf/MAPK（将在后面阐述），就是通过接合器蛋白 Shc 和 Grb2 与 RTK 的磷酸化酪氨酸相互作用而启动的。第三类是结构蛋白，或称细胞骨架（cytoskeleton）蛋白，被 RTK 磷酸化后将导致细胞膜或细胞内结构的重排，如 annexins Ⅰ和Ⅱ、clathrin，paxillin，fibronectin 和 cadherins 等。

RTK 经典的功能是参与细胞存活和轴突生长。近十年的研究显示 RTK，尤其是 Trk 受体，在调节神经可塑性活动中起重要作用。例如脑源性神经生长因子 BDNF 通过 TrkB 受体可以调节大脑海马的学习记忆，大脑的药物成瘾和脊髓的痛觉敏感化等。又如 NGF 通过 TrkA 受体可以提高外周感觉神经元的敏感性从而产生对热刺激的痛敏。除了产生快速反应之外，RTK还能通过调节基因表达对细胞发挥长时效作用。其对DNA合成等方面的作用，常常在数小时之后才出现。例如NGF和BDNF可以通过MAPK/CREB信号通路分别在感觉和海马神经元诱导多种基因表达（见后面进一步阐述）。

（四）细胞因子受体（cytokine receptor）

过去认为细胞因子的功能局限在免疫系统。但现有的证据表明细胞因子在神经系统也有很重要的功能，尤其是和神经系统的疾病密切相关。细胞因子包括以下几类：白细胞介素（interleukins，IL-1至IL-18），干扰素（interferons，IFN-α，β，γ），肿瘤坏死因子（tumor necrosis factor，TNF-α，β，γ）和转移生长因子（transforming growth factor β，TGFβ）。它们的受体与生长因子受体结构相似，但无酪氨酸激酶活性。根据其结构，细胞因子受体可分为五大类：免疫球蛋白超家族（如IL-1受体等），I-类细胞因子受体（包括大多数细胞因子，如IL-2、IL-6受体），II-类细胞因子受体（如IFN-α、β、γ受体），TNF受体（如TNF-α、β受体）和chemokine受体（如IL-8受体等）。大多数Ⅰ-和Ⅱ-类细胞因子受体含有细胞因子特异识别的亚单位和信号转导的亚单位。细胞因子和受体结合后使受体形成二聚体，结合并激活蛋白激酶JAK（Janus kinase）。JAK进一步激活转录因子STAT（signal transducers and activators of transcription），通过诱导基因表达而产生效应。

神经元一般不合成细胞因子，但神经元周围的胶质细胞合成和释放多种细胞因子，尤其是在神经系统受到创伤的时候。这些细胞因子可作用于神经元上的细胞因子受体而影响神经元的功能。已知IL-1β，IL-6，TNF-α可在很短的时间内（数分钟）增加感觉神经元的敏感性，从而诱发痛觉敏感。细胞因子已成为胶质细胞和神经元相互作用的纽带。细胞因子通过基因和非基因方式调节感觉神经元的兴奋性已成为病理性疼痛（慢性痛）的主要发病机制。细胞因子同时也和多种神经退行性疾病（如老年性痴呆）的形成 有关。

（五）激素细胞内受体

甾体激素与位于细胞内的受体结合，易位进入胞核产生转录调节活性。这类受体是一类配体依赖的转录调节因子，又称核受体（nuclear receptor）。它们属于同一受体超家族，具有4个相似的功能结构区域，其中DNA结合结构域是这类受体的结构标志。在结合配体前，甾体激素受体与热休克蛋白Hsp90结合为无活性的复合物存在于胞浆内。Hsp90作为分子伴娘参与新生受体蛋白的折叠并使受体停泊于细胞内的特定位置。配体与受体结合后，Hsp90同受体解离，受体转化为活化态并易位进入胞核。随后活化受体以二聚体形式与靶基因的特定DNA序列结合，产生转录活性。该特定DNA序列又称激素反应元件HRE（hormone response element），多位于启动子附近，约20bp长。受体与之结合后具有增强子的特性，对启动子有顺式激活作用，但与增强子不同的是其作用是激素或配体依赖性的。

第二节　G蛋白及其靶分子

G蛋白的发现

根据Sutherland提出的第二信使学说，一些激素（如肾上腺素、胰高血糖素等）激活膜上的腺苷酸环化酶（adenylate cyclase，AC），产生第二信使物质cAMP，并以之调节细胞内的代谢。药理学的研究表明，AC的活性受各种特异受体的调制。当时据此提出的模式认为受体与AC是直接偶联的。Rodbell等（1971年）发现，只有存在GTP时，胰高血糖素才可能激活AC；同时，GTP也影响胰高血糖素受体与其结合的亲和力。显示了GTP对受体及其效应器的双重调节作用。随后，Schramm等使用细胞融合技术证实β肾上腺素受体与AC是两个不同的蛋白。Gilman在随后一系列的研究表明GTP对受体-腺苷酸环化酶体系的调节需要另外一种蛋白（偶联蛋白）的参与。当这种蛋白被分离纯化之后，人们发现它具有特异的GTP结合位点，而且其活性受GTP调控，故称之为G蛋白。G蛋白的发现及其结构和功能的深入研究，开辟了跨膜信息传导机制研究的新时代。

不管是G蛋白偶联的受体还是激酶（RTK）联接的受体，受体和效应器之间的偶联均是通过GTP结合的蛋白。总的来说，G蛋白可以分为两大类：一类是由α、β、γ亚单位组成的三聚体G蛋白，另一类是单聚体G蛋白，又称小分子G蛋白。

一、三聚体G蛋白

这类与跨膜信息传递有关的G蛋白种类繁多。但它们无论在结构还是功能上都有许多共性。①G蛋白都是膜蛋白；②G蛋白都由3个不同的亚单位组成：α亚单位分子量在39～46 kD；β、γ亚单位通常组成紧密的二聚体，共同发挥作用；③不同G蛋白在结构上的差别主要表现在α亚单位。正因为有了α亚单位的多样化才能实现G蛋白对多种功能的调节。例如受体对腺苷酸环化酶（AC）的调节有两种结果：激活（如通过β肾上腺素受体）或抑制（如通过阿片受体）该酶。介导这两种作用的G蛋白也不相同，前者称为G_s，后者则称之为G_i。即使是G_s和G_i也有许多不同的类型。G蛋白α亚单位的共性是十分明显的。它们都具有特异的GTP结合位点，有GTP酶活性。同时，都能被细菌毒素催化发生ADP核苷化。然而不同的G蛋白可被不同的毒素催化：G_s只能被霍乱毒素催化，G_i则只能被百日咳毒素催化，而G_t则既能被百日咳也能被霍乱毒素催化发生ADP-核苷化（ADP-ribosylation）。百日咳毒素与G蛋白反应后，使G蛋白与受体和效应器脱偶联，从而阻断了G蛋白介导的效应。

（一）三聚体G蛋白的调节机制

当外环境中不存在受体激动剂时，G蛋白的3个亚单位呈聚合状态，α亚单位与GDP结合（$G_{\alpha\beta\gamma}$·GDP）。而当外环境中存在受体的激动剂时，受体与之结合，同时释放GDP。在Mg^{2+}存在的条件下，GTP取代GDP，并使整个复合体解离为三部分，即受体、βγ复合体以及被激活的α_s·GTP亚单位（图14-4）。α_s·GTP可激活效应器。由于α_s亚单位本身具有GTP酶活性，因而GTP被水解成为α_s·GDP，后者再与βγ亚单位形成G_s三聚体。由于α亚单位上的GTP酶催化速度很慢，所以，一般认为GDP的释放是这个循环中的限速步骤。在这一反应中，实际上包括了两种调节机制，即受体调节和G蛋白调节；前者受控于相应的激动剂与其受体结合，而后者则受控于GTP-GDP的转换。在实验研究中，常使用一些不易被水解的GTP衍生物，比如GTPγS，Gpp（NH）p，Gpp（CH）p，以便观察G蛋白的作用机制。这些化合物与G蛋白结合后，会使它较长时间保持解离状态，持续地影响其效应酶。

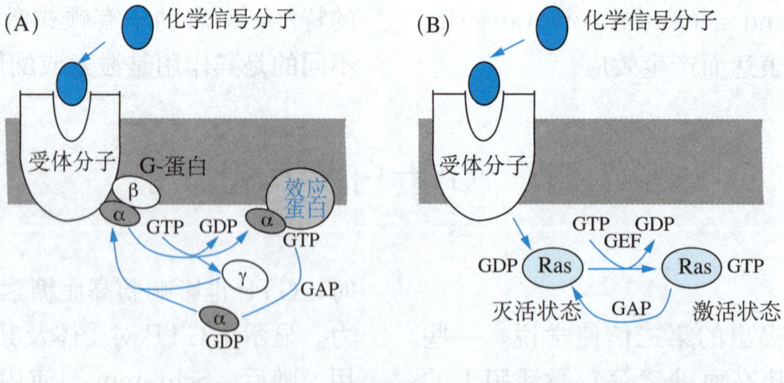

图14-4 多聚体（A）和单聚体（B）G蛋白的激活和灭活

（二）G蛋白βγ亚单位的结构

到目前为止，在哺乳动物中，已发现有21种α亚单位（39～52kD）。此外，还存在5种β亚单位（35kD）和9种γ亚单位（6～8 kD）。βγ亚单位在体内以异源二聚体形式存在。以往认为，α亚单位在信号传导中起主要作用，而$G_{\beta\gamma}$（G蛋白βγ二聚体）并不直接调节效应器活性，仅对Gα功能起调节和终止作用。但近来的研究发现，

βγ 亚单位同样作为一个功能单位参与整个信号传导过程。在 G 蛋白三个亚单位中，β 亚单位保守性最高，$β_1$、$β_2$、$β_3$ 和 $β_4$ 由 340 个氨基酸残基组成，同源性高达 79%～90%。$G_{βγ}$复合体通过 $G_γ$ 的羧基末端连接到细胞膜上，目前已发现的 9 个 γ 亚单位，氨基酸序列变异较大，从而决定了 $G_{βγ}$ 功能的特异性。$G_β$和 Gγ 紧密结合，两者都有多个区域的氨基酸残基参与连接。在 $G_α$、$G_{βγ}$解离前后，$G_{βγ}$无构象改变，$G_α$可能作为 $G_{βγ}$的负性调节物限制 $G_{βγ}$的游离或覆盖 $G_α$与效应器结合的界面。近来研究证实，$G_{βγ}$可调节腺苷酸环化酶、磷脂酶 C、离子通道及 G 蛋白偶联受体激酶。更有甚者，近年来的研究结果表明 $G_{βγ}$是 G 蛋白偶联受体和受体酪氨酸激酶两种跨膜转导系统的交叉点，将两者有机地联系起来（见后面阐述）。

（三）三聚体 G 蛋白的功能

1. 调节腺苷酸环化酶（adenylate cyclase，AC）活性

很多激素或递质的受体通过调节细胞膜上的 AC 活性产生效应。参与受体与 AC 偶联的有两类 G 蛋白：介导激活 AC 作用的 G_s和介导抑制 AC 的 G_i（图 14－5）。G_s对 AC 的激活是通过生成活性状态的 αGTP。某些激素或递质与受体结合后会导致 AC 活性降低。人们也分离和纯化了另外一种 G 蛋白 G_i。它的 β 和 γ 亚单位与 G_s基本相同，只是 α 亚单位有较明显的差别。AC 的活性主要取决于被激活的 $G_{αs}$的数量。由于 G_i的含量往往比 G_s高 5～10 倍，因此 G_i被激活后释出的 βγ 亚单位会远远高于被激活的 $G_{αs}$，并使之被灭活。近年来的研究发现 G 蛋白对不同亚型的 AC 有不同的作用方式。同时 G 蛋白的 βγ 亚单位也参与对它的直接调节。$G_{βγ}$对 AC 有激活作用。深入研究发现，$G_{βγ}$与 AC－Ⅱ靠近羧基末端的第 965～982位氨基酸结合，其中以 QXXER 片段最为重要，在 AC－Ⅳ、AC－Ⅶ及 β－ARK、GIRK 和 $PLC_β$上均有类似片段。因此有的实验室用人工合成的 AC－Ⅱ（956～982）多肽片段作为 $G_{βγ}$抑制剂用于研究 $G_{βγ}$的功能。

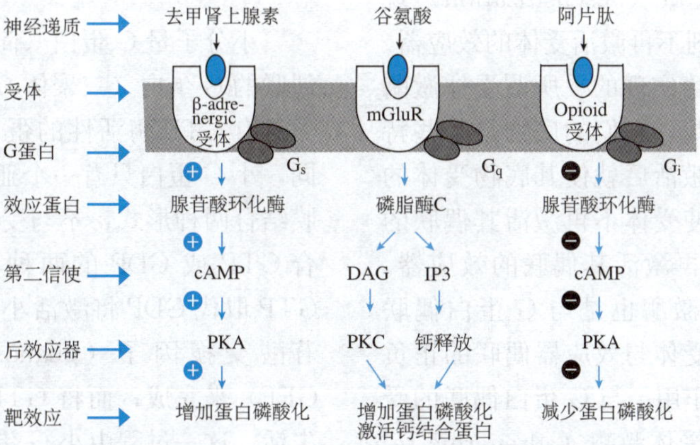

图 14－5　G 蛋白偶联受体的传出通路

在所列出的三种情况下，神经递质和受体结合后激活 G 蛋白并进一步激活第二信使通路。G_s，G_q，和 G_i代表三种不同的三聚体 G－蛋白

2. 通过 cGMP 磷酸二酯酶来调节视网膜光感传导

视网膜的视杆细胞通过视紫红质（rodopsin）辨别微弱的光线。杆状细胞膜的电兴奋状态受细胞内 cGMP 的调节。在黑暗中，杆状细胞的 cGMP 浓度较高，促使细胞膜上的钠通道开放，产生暗电流。而光照使视紫红质被激活，从而降低细胞内的 cGMP 浓度，关闭钠通道，使细胞膜逐步处于超级化状态。而 cGMP 的浓度是由 G_t来调节的。在黑暗的条件下，几乎所有的 G_t都与 GDP 相结合，这时它不具有影响 cGMP 的活力。但光照使视紫红质被激活，G_t与 GTP 结合，进一步结合和活化 cGMP 磷酸二酯酶，使之水解 cGMP，从而降低细胞内的 cGMP 浓度。一个被

光激活的视紫红质分子可以被反复使用500次之多，光信号在这一过程中被放大了500倍。

3. 调节磷脂酶C的活性

细胞膜上的肌醇磷酸酯是很多第二信使物质的前体。实验证实多种递质和激素的受体都与膜上肌醇磷脂特异的磷脂酶C（phospholipase C）偶联，调节其活性，从而影响诸如1，4，5-三磷酸肌醇（IP_3）和甘油二酯（diacylglycerol，DAG）等第二信使物质的产生。IP_3和DAG则分别调节胞浆中Ca^{2+}浓度和蛋白激酶C（protein kinase C，PKC）活性，影响多种细胞功能。近年来大量实验表明，磷脂酶C的活性是受G蛋白调节的。参与这种调节的G蛋白G_q和G_{11}已被克隆。磷脂酶C分为β、γ、δ三个亚型，其基本功能都是水解细胞膜上的磷酸肌醇脂，使之生成三磷酸肌醇和甘油二酯。$G_{\beta\gamma}$对PLC_β有调节作用，其兴奋作用不依赖于G_α。

4. 通过G蛋白偶联受体激酶（G-protein coupled receptor kinases，GRKs）

调节受体的活性如果长期使受体暴露于激动剂，就会发生受体的失敏（desensitization）现象，即同样水平的激动剂不再激活受体的效应器。这种现象是通过受体激酶实现的。所谓受体激酶实际上也是一类蛋白激酶，它们的底物是某些特定的受体。受体激酶被激活后就使其底物受体的特定部位发生磷酸化，使受体不再激活其偶联的G蛋白，结果也就不能再激活其偶联的效应器。有意思的是，一些受体激酶也是与G蛋白偶联的。换言之，G蛋白在受体与效应器偶联的正负两个方向都起关键性的作用。与G蛋白偶联的受体激酶包括β肾上腺素受体激酶（adrenergic receptor kinase：（ARK_1、（ARK_2）、GRK_5及视紫红质激酶（RK）等。（ARK_1可使激活的α_2、β_2肾上腺素受体、M_2乙酰胆碱受体、P物质受体的丝/苏氨酸残基磷酸化，使其失去活性。以往的研究多集中在α亚单位对受体激酶的作用。最近的研究发现，βγ亚单位对受体激酶同样有调节作用。$G_{\beta\gamma}$使βARK_1活性提高10倍。

5. 调节受体门控的离子通道的活性

以上所述G蛋白的功能都涉及到酶活性的变化。但G蛋白也可以另一种调节方式来直接改变细胞膜的离子通透性或膜电位。已经积累的证据表明，膜上的一些离子通道例如钾、钙通道受激素或递质的调节。以心房肌和心脏节律细胞为例，迷走神经释放ACh后，激活M型胆碱受体，导致钾通道开放，形成细胞膜超极化状态从而使细胞的节律性去极化减慢。人们很早以前即已注意到，给予乙酰胆碱后，膜电流的变化并非即刻发生。目前认为，这种延搁的原因是M胆碱受体与钾通道之间需要G蛋白的介导，这种G蛋白也对百日咳毒素敏感。一般采用膜片钳（patch clamp）电生理技术来研究G蛋白与离子通道之间的作用机制。在G蛋白对离子通道的调节方面，内向整流钾通道（GIRK）是研究最完善的。Clapham等（1987）首次提出$G_{\beta\gamma}$可以使心房肌细胞钾通道开放频率提高150倍。随后，大量实验证实，G蛋白偶联受体对内向整流钾通道的调节主要由$G_{\beta\gamma}$介导。$G_{\beta\gamma}$可直接兴奋GIRK，而G_α作用微弱。近年对GIRK功能调节的研究主要集中于$G_{\beta\gamma}$对重组的GIRK的调节方面。$GIRK_1$与G_β和G_γ共同表达后出现持续激活的钾通道活性。

二、小分子量G蛋白（单聚体G蛋白）

小分子量G蛋白（简称小G蛋白）是继受体偶联的G蛋白（三聚体G蛋白）之后发现的另一类具有GTP酶活性的蛋白。与三聚体G蛋白不同，小G蛋白只有一个亚单位，具有胞浆游离与膜结合两种形式，不与受体偶联。小G蛋白有结合GTP或GDP的两种状态（图14-4B），用GTP取代GDP将激活小G蛋白，这一作用由鸟苷酸交换因子（guanosine-exchange factor，GEF）来完成；而将GTP水解为GDP将使它们失活，这一过程由小G蛋白的内在GTP酶催化，内在GTP酶的活性可被GTP酶激活蛋白（GTPase-activating protein，GAP）激活。

小G蛋白是一类含有70多个成员的超家族，根据其结构与功能的同源性可分为几个家族：Ras、Rho、Rab和Arf以及Ran家族。这些蛋白参与多种细胞功能，如有丝分裂、基因表达、细胞骨架的构成、囊泡的运输、离子通道的调节以及蛋白质核转运等，它们在各种驱动这些功能的分子机器（molecular machine）中，是最基本的控制元件，因而也被称为信号转导的分子开关。下面以Ras为例阐述小G蛋白参与信号转导的机制。

Ras蛋白是一组分子量在21 000的小分子量G蛋白。大量的研究表明，此类蛋白在细胞的增生与分化过程中都是关键的调节因子。编码Ras蛋白的基因突变或调节失常与许多人类肿瘤有关。最近的资料表明，30%的人类肿瘤细胞中可以检出突变的*ras*基因。体外培养细胞的转化实验及转基因动物实验也都表明，突变的Ras蛋白的确能干扰细胞的生长与分化。此外，能使受体酪氨酸激酶活性增加的某些细胞外因子或刺激，同样也使Ras蛋白被激活，提示两者之间的某些联系。正是由于Ras蛋白的这种重要性，人们对其功能及调节机制进行了大量深入的研究。发现它在跨膜信息传递过程中起着重要的作用。这种作用主要通过Ras/Raf/MAPK信号通路来实现的。

小分子量G蛋白活性的调节

1. 鸟苷酸交换因子（GEF）的正向调节。

GEF的作用是使Ras-GDP变成Ras-GTP而激活Ras。GEF的作用机制是首先与Ras(GDP结合，使GDP从Ras上解离，留下与GEF结合的Ras，后者迅速与GTP结合，然后GEF从Ras脱离（图14-4B)。哺乳动物的RasGEF有三类：第一类是smgGDS，它可作用于smgp21、Rap1A、Krevs-1、K-Ras和Rho等小G蛋白，对Ras无特异性；第二类是Ras-GRF，包括$CDC25^{M}$、$CDC25^{H}$和$CDC25^{Mm}$。$CDC25^{M}$来源于小鼠，$CDC25^{H}$来源于人类，而$CDC25^{Mm}$仅表达于脑内。RasGRF可被细胞内钙所激活，在神经系统中起重要作用。第三类是mSos1和mSos2，它们与果蝇的Sos同源，表达于所有组织。第二类与第三类GEF对Ras都是特异的。

2. GTP酶激活蛋白（GAP）的负向调节

离体情况下，Ras仅具有较低的内在GTP酶活性。基于此，人们从细胞内寻找能刺激GTP酶活性的因素，从而导致一类GAP的发现。GAP的作用是刺激小G蛋白的内在GTP酶活性，加速GTP的水解，从而加快小G蛋白的失活。GAP刺激GTP酶活性的机制尚不清楚。哺乳动物主要有两种RasGAP，它们是p120GAP和成神经纤维素（neurofibromin，NF1）。p120GAP是第一个发现的RasGAP。NF1基因突变将引起成神经纤维瘤病（neurofibromatosis 1)，是一种常见的人类遗传病，其主要临床表现为发生在神经末梢的成神经纤维瘤和雪旺细胞瘤、角膜小结、色素沉着及学习记忆力低下等，并具有较高的恶变倾向，因而NF1基因是肿瘤抑制基因。NF1与p120 GAP在调节Ras活性的功能上具有重叠性，双重突变将导致严重的致死性胚胎发育障碍。

受体偶联G蛋白的活性也受GAP的调节。其GAP称为RGS（regulators of G protein（signaling)，它们能刺激G蛋白内在的GTP活性，促使G蛋白由GTP结合向GDP结合形式转化，从而催化G蛋白的失活。

第三节　第二信使

Sutherland及其同事在研究肾上腺素对肝糖原的分解效应时，发现了激素作用于细胞膜而产生出一个热稳定、可透析的因子，即3'，5'-环单磷酸腺苷（cAMP)，它继而促进胞浆内活性糖原磷酸化酶的形成。如果说激素（如这里的肾上腺素）是把化学信息带到细胞表面的第一信使，那么cAMP则是把信息接力传递到细胞内部的第二信使。Sutherland由此提出了著名的cAMP-第二信使假说，为日后更多的胞浆内信使的研究奠定了基础。1975年，Michell提出了细胞膜肌醇磷脂降解可打开Ca^{2+}通道的观点。随后的研究证明，细胞内钙动员与胞外信号刺激引起的细胞膜磷脂转变密切相关。而后发现钙调蛋白（calmodulin）与Ca^{2+}结合后可调节多种蛋白激酶的功能，逐渐认识到Ca^{2+}作为一种信息分子，可独立地或与其他信息分子相互作用，共同参与信息传递的整个过程。几十年来，人们在细胞信息传递领域已发现的胞内第二信使有：环核苷酸类成员cAMP、cGMP，细胞膜肌醇磷脂代谢物IP_3和DAG及胞内Ca^{2+}等。

从分子生物学角度看，细胞信息传递是以一系列蛋白质的构型和功能改变引发的瀑布式级联反应。一个胞外信号，逐级经过胞浆中雪崩式的酶促放大反应，迅速在细胞中扩布到特定的靶系统。而第二信使的产生在瀑布式信息级联反应中是重要的一环（图 14-6）。

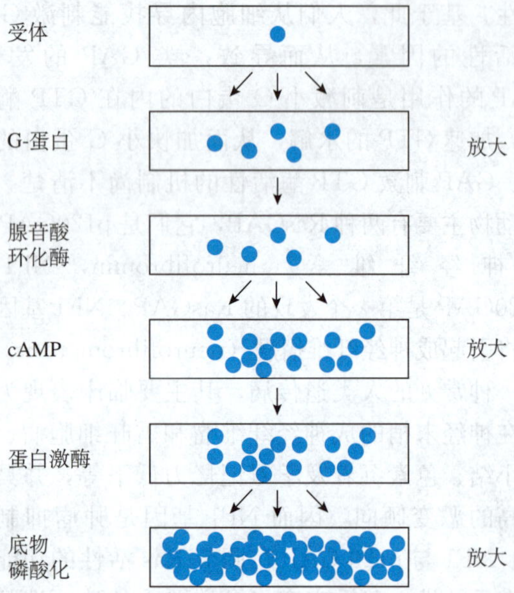

图 14-6 信号转导通路的放大

一个信号分子诸如去甲肾上腺素激活一个受体分子，但随后可以激活许多个 G 蛋白。这些 G 蛋白分子可以结合其他信号分子如腺苷酸环化酶。每一个活化的酶分子可以产生大量的 cAMP 分子。cAMP 结合并激活蛋白激酶。一个激酶分子可使多个底物分子磷酸化。尽管不是信号通路的每一步都有放大作用，总的来说信号转导的强度得到极大的放大

一、环核苷酸作为第二信使

（一）cAMP

3'，5'-环单磷酸腺苷（3'，5'-cyclic adenosine monophosphate），即 cAMP，作为最早被发现的经典第二信使，自然成为学者们研究得最广泛、最深入的信使物质之一。cAMP 作为瀑布式信息级联反应中的第二信使（图 14-6），调节众多激素、神经递质和神经活性物质对细胞的作用。在神经系统中最经典的功能之一为介导儿茶酚胺类神经递质的作用。腺苷酸环化酶是生成 cAMP 的主要效应酶，所以催化亚单位 C 在该系统中处于中心地位。腺苷酸环化酶（AC）为一种跨膜糖蛋白，主要分两类：一类主要存在于脑组织，被 Ca^{2+}-钙调蛋白激活；另一类广泛分布，其活性由 G_s 介导。AC 催化亚单位 C 与 G_s 形成复合体，催化底物 Mg^{2+}-ATP 生成 cAMP。在神经系统中，大部分神经递质和激素是通过刺激或抑制 cAMP 合成来调控细胞功能。细胞内 cAMP 的正常浓度为 0.1～1μM。磷酸二酯酶（phosphodiesterase，PDE）可水解 cAMP 为 5'-AMP。PDE 对控制胞内信使 cAMP 水平起决定性作用。目前已知的 PDE 有 7 种。其中除Ⅴ型、Ⅵ型是 cGMP 特异性的，其余均为 cAMP 特异性的。

一般认为绝大多数 cAMP 的生理功能都是通过 PKA 来介导的，PKA 由催化亚单位 C 和调节亚单位 R 组成。全酶时无活性，只有在 cAMP 与调节亚单位 R 结合后，才能释放出被激活的催化亚单位 C，促使靶蛋白磷酸化，进而产生多种生理、生化效应（见后面进一步阐述）。但 cAMP 的生理功能，不都是通过 PKA 来介导的。最近的研究表明 cAMP 通过 Epac（exchange protein activated by cAMP）可激活 MAPK 信号转导通路。

急性或持续使用某些受体激动剂（如吗啡）可造成迅速的 cAMP 水平的不应答性，称为脱敏或耐受现象（desensitization or tolerance），其机制涉及受体蛋白磷酸化及解偶联。这一现象成为 G 蛋白偶联受体系统的共同特性。这种调节过程促进了细胞对信息的整合及对环境的适应性。

（二）cGMP

许多年来 cGMP 一直被认为是一种潜在的第二信使，但是直到近十多年来随着对一氧化氮（NO）的研究才进一步揭示出 cGMP 在信息传递中的重要地位。最早阐明的 cGMP 的生理功能是在体外引起多种平滑肌的舒张。这些制备的平滑肌标本中 cGMP 的升高可直接激活 cGMP 依赖的蛋白激酶（cGMP-dependent protein kinase，PKG），改变许多内源性平滑肌蛋白的磷酸化状态。

cGMP 是由鸟苷酸环化酶（guanylyl cyclase，GC）催化 GTP 生成的。GC 以膜结合颗粒型和胞浆可溶型两种形式存在。可溶型 GC 由 α 和 β 形成二聚体。基因表达实验已证实 αβ 两个亚基对

于 GC 的催化活性都是必需的。目前已克隆出 α_1、α_2 和 β_1、β_2 各两种亚型。cGMP 的水解受 cGMP 特异的磷酸二酯酶催化。在完整细胞中，许多递质刺激的 cGMP 效应依赖于胞外 Ca^{2+}；但在钙调蛋白存在时，Ca^{2+} 又可激活 cGMP 特异的 PDE。因此，胞内 Ca^{2+} 的升高既促进 cGMP 的效应，又能增加它的水解。cGMP 还能激活或抑制 cAMP 特异的 PDE，参与对 cAMP 代谢的调节。cGMP 发挥效应主要是通过 cGMP 依赖的蛋白激酶（PKG）。cGMP 还可直接调控某些离子通道，如前面所述的视杆细胞上的 Na^+ 通道，来调控视觉信号的传导。

气体信使一氧化氮（NO）的作用也是通过 cGMP 来实现的。NO 可和 GC 上的一个铁血红素基团结合。20 世纪 80 年代，Furchgott 和 Zawadzki 发现，乙酰胆碱引起动脉舒张依赖于血管内皮衍生的舒张因子（EDRF）。随着人们对 EDRF 本质即一氧化氮（NO）的揭示，NO 成为一种新型的信使。NO 的独特之处在于它是一种气体信使，由 NO 合成酶形成。NO 的作用不仅仅局限于局部解剖结构，或是于循环血液中，而是以跨细胞扩散方式产生一个暂时性的功能区域。NO 不能被贮存于囊泡，而是应急生成；它不与质膜上受体结合，而是利用扩散达到胞内的靶分子。NO－cGMP 通路可调节突触传递和一些神经可塑性变化。关于 NO 的具体功能在第 22 章有具体阐述。

二、膜磷脂代谢产物 DAG 及 IP_3 作为第二信使

除了环核苷酸通路作为第二信使外，许多重要的第二信使是通过膜磷脂代谢而产生。多种激动剂作用于受体后，是通过肌醇磷脂的降解来介导细胞效应。肌醇磷脂只占质膜总脂质的 5%～10%，但却是最具活性的一类。其分布大多位于质膜内侧。肌醇磷脂降解产生的两个最重要的第二信使三磷酸肌醇（inositol－1，4，5－triphosphate，IP_3）和甘油二酯（diacylglycerol，DAG）它们均来自磷脂肌醇－4，5－二磷酸［phosphatidylinositol 4，5－bis－phosphate，PtdIns（4，5）P_2，简称 PIP_2］。如图 14－7 所示，PIP_2 含磷脂酰基及肌醇残基，第二个碳原子多结合花生四烯酰基，易溶于有机溶剂而不溶于水，在体内可被多种特异性磷脂酶水解。当激动剂与质膜上的特异性受体（图 14－5 所示的 mGluR）结合后，激活磷脂酶 C（phospholipase C，PLC），催化底物 PIP_2 生成 IP_3 和 DAG，发挥第二信使作用（图 14－7B）。而后肌醇磷酸酶水解 IP_3 为无活性的 IP_2，第二信使作用即终止。IP_2 继续水解失去磷酸根成为 IP_1，最终成为游离肌醇，重新进入肌醇磷脂循环。磷酸肌醇主要存在于胞质中，易溶于水。

肌醇磷脂的合成及分解受磷脂酶 C（PLC）和肌醇磷酸酶的调节。PLC 主要存在于胞质中，而其底物肌醇磷脂均位于细胞膜中，故认为 PLC 必须先结合于质膜上，与 GTP 结合生成复合物后才能被激活。PLC 具有底物特异性，它对肌醇磷脂以外的任何磷脂均不产生水解作用，因此又被称为肌醇磷脂特异的磷脂酶 C。迄今为止，在哺乳动物中已发现 10 种 PLC。所有 PLC 均为单肽链酶，分为 β、γ 和 δ 三种类型。PLC－γ 含有 Src 同源区域（Src homology domain）SH2 和 SH3。不同类型 PLC 独特的结构特征决定其特异的激活机制。PLC 的激活是受体引起的细胞跨膜信息传递中极普遍而重要的事件。除了谷氨酸受体外（图 14－5），激活 PLC 的受体还包括毒蕈型胆碱 m_1、m_2、m_3 受体，肾上腺素 α_1 受体，缓激肽 B_1、B_2 受体，P 物质 NK_1 受体，神经营养因子 TrkA、TrkB、TrkC 受体，细胞因子 IL－1、IL－6受体等。PLC 的激活主要有以下三种机制：①G 蛋白 G_q 的 α 亚基介导 PLC－β 的激活（通过 mGluR、m_{1-3} AchR、NK_1R 等受体）；②由 $G_{\beta\gamma}$ 二聚体介导的 PLC－β 的激活（通过 IL－8 等受体）；③生长因子受体酪氨酸激酶（RTK）介导 PLC－γ 的激活：NGF、BDNF、EGF 及 FGF 等生长因子受体具备内在 RTK 活性，其胞内区酪氨酸磷酸化位点与 PLC－γ 的 SH2 区特异性作用，使 PLC－γ 被磷酸化而激活。除 G 蛋白外，Ca^{2+}、pH、脂质环境也可影响 PLC 的活性。新霉素、庆大霉素对 PLC 有抑制作用。

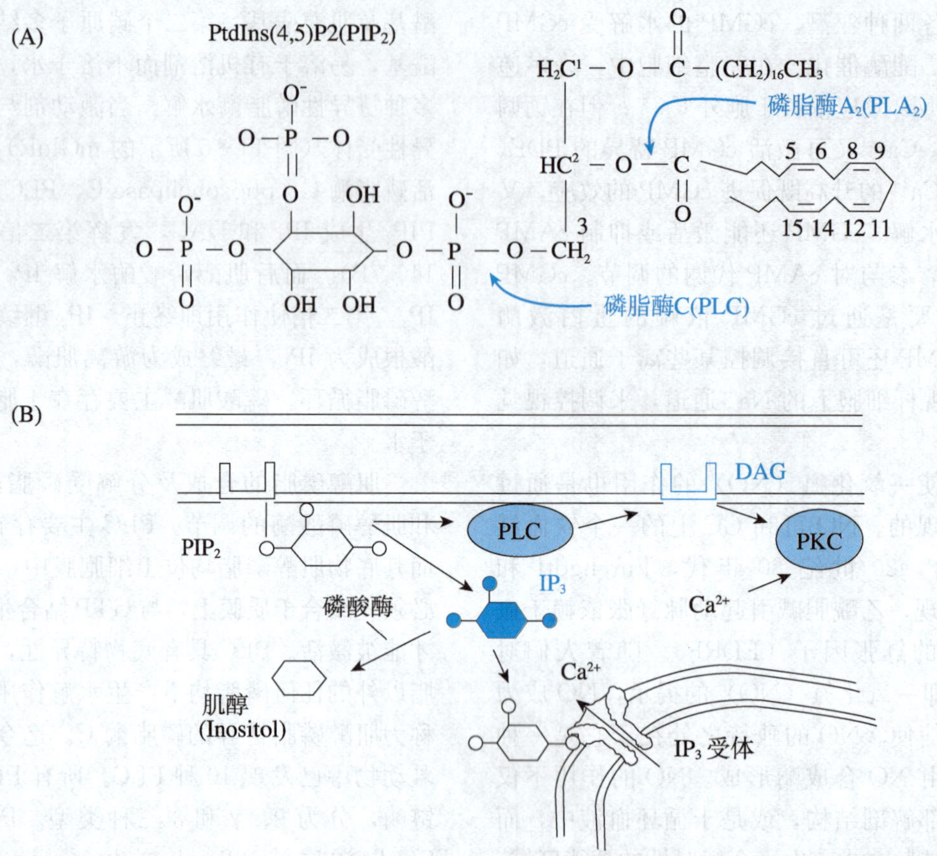

图 14－7 （A）磷脂肌醇的结构及特异性磷脂酶的作用部位。磷脂肌醇由磷脂酸与肌醇通过磷酸二脂键形成。各种特异性的磷脂酶都有其特定的作用部位。（B）涉及 IP_3 和 DAG 的第二信使通路。

目前认为 IP_3 主要作用于内质网上 Ca^{2+} 通道偶联的 IP_3 受体。IP_3 受体的序列同源性及三级结构与负责肌浆网钙动员的 ryanodine 受体类似。两者均为结构庞大的四聚体 Ca^{2+} 通道，并享有许多共同的调节因子和与质膜钙通道的通讯联系。当 IP_3 结合到其特异性受体后，打开钙通道（3 个 IP_3 打开一个钙通道），使 Ca^{2+} 从内质网中进入胞浆。K^+ 是 IP_3 引起 Ca^{2+} 释放所必需的。IP_3 受体介导钙动员的最初反应，是引起短暂的胞内钙储池释放 Ca^{2+}，随后是由内钙释放诱导的、作用较长的外钙内流。IP_3 通过这种钙动员作用，导致胞内 Ca^{2+} 的升高；Ca^{2+} 进一步激活 Ca^{2+}/CaM 依赖的蛋白激酶，引起特异的蛋白质磷酸化而介导细胞效应。

PIP_2 的另一代谢产物 DAG 特异地激活蛋白激酶 C（protein kinase C，PKC），使效应蛋白磷酸化而发挥生理功能。一般认为，IP_3/Ca^{2+} 和 DAG 两个反应系统共同调节着 PKC 的活化和失活。DAG 和 IP_3 相伴而生，分别作为第二信使，构成两条独立的信号传递通路，故称为“分叉信号通路”。但是这两条通路既可单独作用又可协同作用。

值得一提的是大多数引起肌醇磷脂降解水解的激动剂亦能激活磷脂酶 A_2（PLA_2）（图 14－7A），其水解磷脂的产物是花生四烯酸（arachidonic acid）。花生四烯酸的代谢产物可以进一步作为信使。尤其重要的是花生四烯酸通过 cyclooxygenase（COX）酶解可以产生前列腺素（prostglandin，PG）。前列腺素 E_2（PGE_2）参与炎症的产生，并可刺激外周神经元末梢引起痛觉敏感。许多常用的抗炎镇痛药作都用于 COX 酶，如阿司匹林（Aspirin）、indomethacin。COX 酶主要分为两种，COX1 和 COX2。其中 COX2 的表达可以被炎症等刺激所诱导。新型的抗炎镇痛药可以特异性地阻断 COX2 的功能，从而避免抑制 COX1 产生的胃肠道副作用（如胃溃疡）。

三、胞内 Ca^{2+} 作为第二信使

最早发现 Ca^{2+} 的信使作用是作为一种偶联因子，在肌肉组织的兴奋-收缩及腺体的刺激-分泌中起偶联作用。随后的研究发现 Ca^{2+} 广泛地参与了体内多种生理效应的调节，尤其是在 IP_3/Ca^{2+} 和 DAG/PKC 第二信使系统中具有特殊地位。Ca^{2+} 和 IP_3，DAG 一起可以被看作第二信使联合体。从现有的资料不难看出，Ca^{2+} 已经成为神经元内最重要的信使。几乎所有神经元的功能，直接或间接地受到 Ca^{2+} 调节。在所有的情况下，信息是通过短暂的胞浆内 Ca^{2+} 增加，激活各种钙结合蛋白，而得以传递。

Ca^{2+} 的细胞生物学功能在很大程度上是建立在细胞内外 Ca^{2+} 的不平衡分布上。胞外液（如脑脊液和血液）中 Ca^{2+} 的浓度为几个 mM 水平，而胞浆内游离 Ca^{2+} 浓度仅为 0.05～0.1μM。内质网、肌浆网以及线粒体都具有聚集 Ca^{2+} 的能力，其中 Ca^{2+} 的浓度类似胞外 Ca^{2+} 浓度，相当于胞内 Ca^{2+} 浓度的 10 000 倍，为胞浆内 Ca^{2+} 参与多种生理功能提供了取之不竭的源泉。正是这种明显的浓度差，成为 Ca^{2+} 发挥第二信使作用的生理基础。因而，$[Ca^{2+}]_i$ 的测定已成为现代生物技术的一个重要的部分。Tsien 等近年来发展的新一代 Ca^{2+} 荧光显示剂 Quin-2、Fura-2、Indo-1、Fluo-3 等，已能精确、灵敏地测定单个细胞 $[Ca^{2+}]_i$ 水平的变化。这无疑有助于人们对 Ca^{2+} 的重要生理作用机制进行更深入的研究。

维持胞内外 Ca^{2+} 浓度梯度主要依靠两个分子：一个是钙泵（ATPase），还有一个是 Na^+/Ca^{2+} 交换器（exchanger）。Ca^{2+} 通过一个或多个 Ca^{2+} 通透的离子通道（参考第 12 章）可顺着浓度梯度进入胞浆作为胞内信使。这些通道是位于质膜上的电压或配体门控的 Ca^{2+} 通道。此外，其他离子通道可以让 Ca^{2+} 是从内质网释放，包括 IP_3 受体和 ryanodine 受体。这些胞内 Ca^{2+} 离子通道是受胞内信使门控的。另一方面，Ca^{2+} 可反馈调节 IP_3 的产生。细胞外 Ca^{2+} 内流所诱发的胞内储 Ca^{2+} 释放机制，在传递和放大外来信号中所起的重要性也日益受到重视。胞外信号刺激而产生的胞内 Ca^{2+} 信号并不是恒定的，而是呈现重复的峰状变化（spikes）。这种 Ca^{2+} 峰在传导神经冲动诱导的突触后细胞内信号过程中起重要作用。

Ca^{2+} 的效应多数是通过几种钙结合蛋白或某些受 Ca^{2+} 调节的酶或蛋白，如 PKC、磷脂酶、肌动蛋白和离子通道蛋白来介导。研究的最多的是钙调蛋白（calmodulin，CaM）。几乎所有真核细胞都含有 CaM，它在神经组织中含量较高。CaM 内部有 4 个结构相似的 Ca^{2+} 结合位点，Ca^{2+} 与之结合后使其构象发生改变，易于和各种酶及蛋白结合从而修饰它们的活性。现在认为 CaM 是细胞内的 Ca^{2+} 受体，Ca^{2+} 是以 CaM-Ca^{2+} 复合物方式启动靶酶而引起生理效应。$[Ca^{2+}]_i$ 的微小变化即能引起 CaM 活性的改变：Ca^{2+} 浓度改变会使 CaM 发生构象的改变，形成不同的构型，从而识别不同的酶系统，引起不同的生物效应。例如，低浓度 Ca^{2+} 通过 CaM 激活 AC，而高浓度 Ca^{2+} 则通过 CaM 抑制 AC 同时激活 PDE，从而调控 cAMP 和 cGMP 的浓度。一些受 CaM 调节的酶类，如 PDE、PKC、NOS、Ca^{2+}/Mg^{2+}-ATP 酶都有一相同的抑制亚单位，此亚单位与 CaM 和 Ca^{2+} 形成三元复合物，使酶蛋白处于激活状态。

第四节　蛋白激酶和磷酸酶作为第二信使的最后靶分子

大约在五十年前，蛋白质磷酸化就被认为是糖元代谢的一个调节机制。但很多年以后，磷酸化的重要意义才得到认识。现认为第二信使是通过调节胞内蛋白的磷酸化状态而影响神经元的功能。大量胞外信息通过对靶细胞中磷酸蛋白的特异调节，而产生各种各样的细胞效应。因此，蛋白质磷酸化作用是生物调节最基本和最重要的公共通路（图 14-8）。

脑组织具有活跃的蛋白磷酸化活动。蛋白质磷酸化系统由蛋白激酶、蛋白磷酸酶和它们相应

的底物蛋白组成。蛋白激酶催化底物从脱磷酸转变为磷酸化，蛋白磷酸酶则使磷酸化蛋白变回脱磷酸状态。所有蛋白激酶都催化 ATP 的 γ 磷酸基团转移至相应底物氨基酸残基的羟基部位上（图 14－8）。第一类蛋白激酶以底物蛋白的丝氨酸或苏氨酸残基为磷酸化部位，被称为丝/苏氨酸蛋白激酶。第二类为蛋白酪氨酸激酶，它仅磷酸化底物的酪氨酸残基。蛋白磷酸酶则催化磷酯键的裂解。

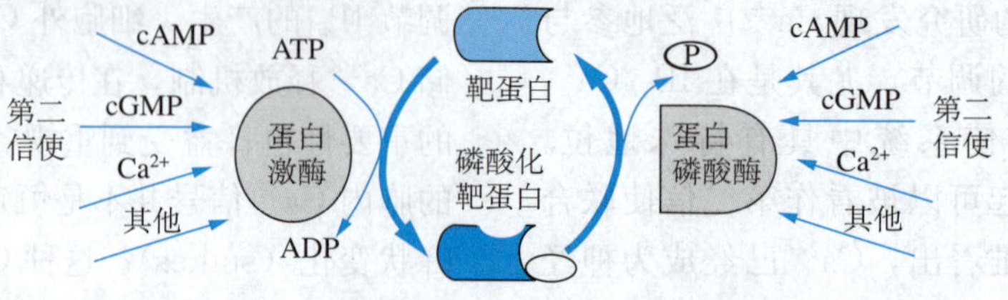

图 14－8 磷酸化对细胞蛋白的调节

蛋白激酶将 ATP 上的磷酸基团转移到底物蛋白的丝氨酸、苏氨酸或酪氨酸残基上。这种磷酸化可逆性地改变细胞的结构和功能。而磷酸酶则可去除磷酸基团。蛋白激酶和磷酸酶均受到各种胞内第二信使调节

一、主要蛋白激酶的激活通路和作用

早在 1932 年，Lipnamm 和 Levene 就证实了蛋白质肽链中的丝氨酸和苏氨酸残基可以共价键的方式与磷酸结合，具有调控细胞活动的意义。继 cAMP－第二信使概念提出后，Krebs 发现了 cAMP 依赖的蛋白激酶系统在信号转导中的作用。Greengard 又于 1970 年证明了 cGMP 依赖的蛋白激酶系统的存在。继而日本神户大学的西泰美报道了蛋白激酶 C 的作用。之后人们又发现了钙调蛋白与 Ca^{2+} 依赖的蛋白激酶系统。各种蛋白激酶在细胞结构中的分布，以及底物特异性都具有很大的差异。经典的蛋白激酶均以激活物命名，如受 cAMP、cGMP、Ca^{2+} 和 DAG 激活的蛋白激酶。在一些特定神经元内注射 cAMP、cGMP、Ca^{2+}/CaM、Ca^{2+}/DAG 依赖的蛋白激酶，可模拟某些已知神经递质的生理效应。而特异的激酶抑制剂则抑制此种效应。由此证明，蛋白激酶活化是第二信使产生特异效应的一个必要的步骤。

现已知道人类基因组中共有 518 个基因编码蛋白激酶，占人类基因总数的 1.7%。这些蛋白激酶可以互相影响，几乎调节细胞功能的每一个方面，尤其是有丝分裂激酶（MAPK）可以和所有主要的蛋白激酶系统发生对话（cross－talk）。下面介绍一些主要的蛋白激酶系统，重点介绍非受体酪氨酸激酶和有丝分裂激酶。

（一）cAMP 和 cGMP 依赖的蛋白激酶 A 和 G（PKA 和 PKG）

蛋白激酶 A（protein kinase A，PKA）在脑内存在两种亚型：PKA－Ⅰ和 PKA－Ⅱ。在没有 cAMP 的情况下，PKA 为四聚体，包括两个调节亚基和两个催化亚基。该酶被激活时，cAMP 结合到调节亚基，引起催化亚基的释放而发挥催化作用（图 14－9A）。该酶有较广泛的底物特异性，可使许多蛋白的丝氨酸或苏氨酸残基磷酸化。虽然 PKA 的催化亚基和许多其他蛋白激酶的催化亚基很相似，其调节亚基上不同的氨基酸仍可使 PKA 和多种不同的蛋白结合。

蛋白激酶 G（protein kinase G，PKG）有两个相同的亚基，每个亚基上都具有 cGMP 结合位点和催化单位。cGMP 与酶结合后激活全酶，其过程不伴有亚基的游离。该酶在脑中的分布及底物的特异性极其有限。受 PKG 催化的底物有 cAMP 特异的 PDE、G 激酶、Ca^{2+}－ATP 酶。

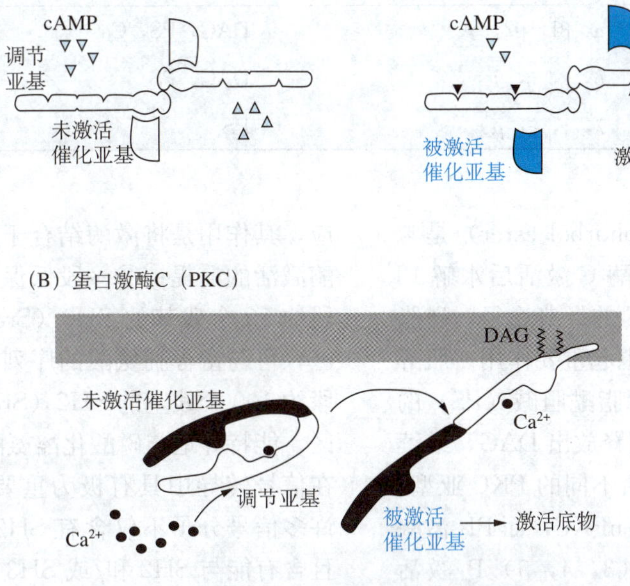

图 14-9　PKA 和 PKC 的激活

蛋白激酶含有催化亚基，负责转移磷酸基团到底物蛋白。由于存在自身抑制区域，这些催化亚基一般处于被抑制状态。当第二信使（cAMP、Ca^{2+}、DAG）和调节亚基结合后，覆盖于催化亚基上的自身抑制区被移走，从而使催化亚基被激活

（二）Ca^{2+} 和钙调蛋白依赖的蛋白激酶（CaMK）

Ca^{2+} 和钙调蛋白（Calmodulin，CaM）结合可调节蛋白质的磷酸化和脱磷酸化。在神经元内含量最高的 Ca^{2+} 和钙调蛋白依赖的蛋白激酶（CaMK：Ca^{2+} and calmodulin - dependent kinase）是 CaMK - Ⅱ。CaMK - Ⅱ 是一个多功能的丝/苏氨酸蛋白激酶。CaMK - Ⅱ 在脑内含有 α 和 β 两种类型，各自含有调节亚基和催化亚基。类似 PKA 和 PKC 的激活，Ca^{2+} 和钙调蛋白的结合使 CaMK - Ⅱ 的催化亚基暴露出来，从而磷酸化大量的底物蛋白。CaMK - Ⅱ 在调节神经元的可塑性变化过程中起关键作用。例如，CaMK - Ⅱ 可磷酸化谷氨酸 AMPA 受体 GluR1 亚型，从而提高该受体的活性，增强兴奋性突触的传递，成为学习记忆的分子基础。和 CaMK - Ⅱ 的分布完全不同，CaMK - Ⅳ 主要分布于神经元的细胞核内，参与调节神经元的基因表达。

（三）蛋白激酶 C（PKC）

PKC 是一类由 Ca^{2+} 与磷脂一起激活的蛋白激酶。由于 PKC 的发现，阐明了 DAG 的第二信使功能，DAG 可促进 PKC 与 Ca^{2+} 和磷脂的亲和力，使该激酶在 Ca^{2+} 的生理浓度下即可被激活。PKC 具有广泛的底物特异性，对细胞内的多种功能进行调控。PKC 为单体蛋白多肽链，继最初发现的“经典”的 4 种 PKC 亚型（α，β_{I}，γ_{II} 和 γ）之后，迄今已发现 12 种亚型（表 14-3）。其中 PKC - γ 为脑/脊髓组织所特有。PKC 含有一个调节活性的疏水区及一个催化活性的亲水区，调节单位具有 DAG、磷脂和 Ca^{2+} 的结合部位（图 14-9B）。根据顺序的相似性及激活的模式，PKC 家族可以分为三类。经典的（conventional）PKC 亚型均可被磷脂，尤其是 phosphatidylserine（PS）、及 DAG 和 Ca^{2+} 所激活。新型的（novel）PKC 亚型需要磷脂和 DAG 来激活。非典型（a typical）PKC 亚型仅被磷脂所激活。PKC 可使许多蛋白的丝氨酸或苏氨酸残基磷酸化。

表 14-3 蛋白激酶 C（PKC）家族

Subfamily	Isoforms	Requirement for activation
Conventional（cPKC）	α，β1，β2，γ	DAG，PS，Ca^{2+}
Novel（nPKC）	δ，ε，η，θ	DAG，PS
Atypical（aPKC）	λ，τ，ξ，μ	PS

肿瘤促进剂佛波醇酯（phorbol ester）是常用的 PKC 激动剂。虽然磷脂酶 C 激活后水解 PI 生成 DAG 被公认为激活 PKC 的经典途径，磷脂酶 D（PLD）在 PKC 激活中也起重要作用。肌醇磷脂外的其他磷脂，特别是磷脂酰胆碱（PS）的水解，能够在细胞效应的晚期释放出 DAG，继续激活 PKC。不同的脂类可激活不同的 PKC 亚型。如花生四烯酸可激活 cPKC 和 nPKC，而 PI_3 激酶可通过 PI（3，4）P_2 或 PI（3，4，5）P_3 激活 nPKC（PKCδ，PKCε）。PKC 催化的底物包括 GAP-43（neuronal growth cone associated protein，43kD，被所有 PKC 亚型调节）、谷氨酸受体、EGF 受体、胰岛素受体、组胺、髓磷脂碱性蛋白、某些癌基因（如 pp60src，p21ras）和 PKC 本身。各种原因造成的［Ca^{2+}］i 降低以及 DAG 与 PKC 脱离，都能降低 PKC 的活性。

（四）非受体酪氨酸激酶

除经典的蛋白激酶外，还存在一些不需要第二信使介导的蛋白激酶，具代表性的有酪氨酸蛋白激酶（protein tyrosine kinase，PTK）。脑中含有较高的 PTK 活性和内源性底物，对于神经元的生长、存活和分化具有重要的调控作用。

目前已经发现的胞浆 PTK 有 9 个家族，其划分是根据分子内的催化结构区的相似性以及其他功能结构区的存在与否。非受体酪氨酸激酶 Src 是目前所有胞浆 PTK 中结构功能了解的最为清楚的一个。*v-Src* 是第一个从分子水平上被阐明的原癌基因，是罗氏肉瘤病毒（Rou's sarcoma virus）的转化基因产物。Src 家族有 9 个成员（Src、Fyn、Yes、Fgr、Lyn、Hck、Lck、Blk 和 Yrk），它们具有共同的结构特征，从氨基（N）端到羧基（C）端的顺序为：①一段短的 N 端膜结合（anchor）序列或 SH4 结构区。在这一序列中有两个酰化位点，可以发生两种转酰基反应，其作用是将激酶结合于质膜，这一作用是激酶激活的前提；②一段低保守的独特序列；③一段约 50 个残基的 SH3（Src homologue 3）结构区，可与富含脯氨酸的序列发生特异结合；④一段约 100 个残基的 SH2（Src homologue 2）结构区，能特异地与磷酸化酪氨酸结合。SH2 与 SH3 在信号转导中具有极为重要的作用。这是因为，许多信号分子不仅含有 SH2 和 SH3 结构区，并且含有能与 SH2 和/或 SH3 相结合的区域；⑤一段约 250 个残基的 PTK 催化序列（激酶区）。该序列高度保守，但却决定其底物的特异性，决定被 PTK 磷酸化的蛋白质类型；⑥一段约 15～17 个残基的 C 末端尾巴，含有一个酪氨酸位点（Tyr527），该位点在各种不同的 PTK 中的相对位置是恒定的，其磷酸化对激酶活性起抑制作用，可以抑制 Src 活性达 98%以上。Tyr527 在基础状态下具有较高的磷酸化程度，用以控制 Src 活性，以免活性过高导致功能失调而引起转化。

Src 对突触的可塑性变化具有重要的调控作用。例如 Src 可使谷氨酸 NMDA 受体的 NR2B 亚基磷酸化，从而提高该受体的活性和突触传递的效率。通过这一分子机制，Src 可参与调节学习记忆和痛觉敏感。

（五）有丝分裂激酶（MAPK）及其信号转导通路

有丝分裂激酶（mitogen-activated protein kinase，MAPK）也是一类不直接被第二信使激活的丝/苏氨酸蛋白激酶。MAPK 最初仅被认为与细胞生长有关，但随后的研究显示 MAPK 在调节胞内各种信号转导过程中起着至关重要的作用。MAPK 在正常情况下处于非激活状态，但可以被其他激酶磷酸化而激活。MAPK 家族主要有三个成员：ERK（extracellular singal-regulated kinase，细胞外信号调节的激酶），p38，JNK（c-

Jun N－terminal kinase）。这三个 MAPK 代表三条独立的信号通路。ERK 是发现最早也是研究最多的家族成员，包括 ERK1（p44MAPK）和 ERK2（p42MAPK）。MAPK 最初的命名与 ERK 有关。由图 14－10 可看出，MAPK 由 MAPK 激酶（MAPKK，又称 MEK）激活，而 MEK 由 MAPK 激酶的激酶（MAPKKK，如 Raf）所激活。而 Raf 则由小 G 蛋白激活。Ras－Raf－MEK－ERK 是研究最清楚的一条 MAPK 通路。已知 ERK 通路参与调节神经系统的可塑性，而 p38 和 JNK 通路参与调节神经系统损伤后的反应，例如应激反应和神经元的凋亡。

激动剂	ERK通路	p38通路	JNK通路
交换因子	Sos		TRAF2?
GTP-结合蛋白	Ras	Rac/Cdc42	Rac/Cdc42
蛋白激酶 MAPKKK	Raf	Ask1/TAK	Ask
蛋白激酶 MAPKK	MEK1,2	MEK3,6	MEK4,7
蛋白激酶 MAPK	ERK1,2	p38	JNK
转录因子	ELK-1 CREB	ATF-2 CREB	c-Jun ATF-2

图 14－10　MAPK 家族（ERK，p38，JNK）的三条信号转导通路

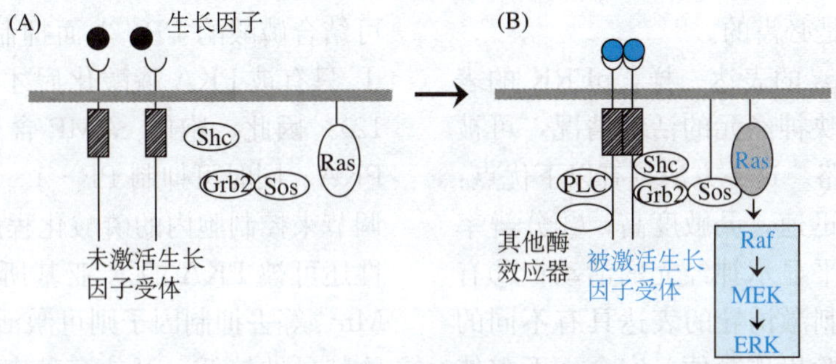

图 14－11　通过生长因子受体（酪氨酸蛋白激酶）激活 Ras/ MAPK 信号转导通路

（A）未激活状态，（B）激活状态。生长因子受体除激活 Ras/ MAPK 信号通路外，还可激活 PLC 通路和 PI3K 通路

1. Ras/MAPK 通路的激活

多种刺激可通过鸟苷酸交换因子（GEF）Sos 的交换作用激活 Ras，其中受体酪氨酸激酶（RTK）激活 Ras 是研究最多的途径。RTK 激活后，其磷酸化的酪氨酸能召集接合蛋白 Shc，Shc 再通过其 SH 结构区吸引结合另一种接合蛋白 Grb2，Grb2 也能与 RTK 的磷酸化酪氨酸结合。此时的 Grb2 能将 GEF Sos 吸引到质膜上并与之结合，进而激活 Sos（图 14－11）。Sos 结合于质膜对其激活既是必要的也是充分的。用分子手段将 Sos 结合于质膜上，就能直接导致 Ras－MAPK 通路的激活。

Raf－1 是 Ras 最主要的靶分子。Raf－1 是一种丝氨酸/苏氨酸蛋白激酶，其氨基端直接与 Ras－GTP 相互作用，这一作用能将 Raf－1 结合到质膜，是 Raf－1 激活的必要但不是充分条件。Ras 依赖的 Raf－1 激活还需要另一种蛋白质 14－3－3 的作用。14－3－3 的作用是帮助 Raf－1 形成二聚体，这一过程也是 Raf－1 激活的前提。Raf－1 的效应器是 MEK，进一步激活 MAPK（ERK）。ERK 也有许多效应器，如核糖体 S6 激酶（p90RSK），Kv4.2 钾离子通道，与细胞骨架有关的微管相关蛋白，受体酪氨酸激酶，鸟苷酸交换因子和多种转录因子如 Elk1、CREB、Fos 等。

有报道显示去极化引起的钙内流能在大脑皮质神经元上通过钙调蛋白激活 Ras/MAPK 通路，Pyk2 和 Src 等酪氨酸激酶可能参与这一过程。由于去极化刺激在神经系统中的普遍性，这一方式激活 Ras 在神经系统中具有重要功能意义。

2. 中枢磷酸化 ERK（pERK）的诱导做为神经元活性的标志物

前面提过 MAPK 通路的激活是由磷酸化来实

现的。研制磷酸化位点特异的 MAPK 抗体对 MAPK 研究至关重要。磷酸化 ERK（phospho ERK，pERK）抗体可特异性地辨认 ERK 上的两个磷酸化位点（Thr202/Tyr204）。这两个位点的磷酸化对 ERK 的活性是必需的。注射辣椒素（capsaicin）于大鼠脚掌可刺激 C-类纤维，激活伤害性感受器产生强烈的烧伤痛（burning pain）。辣椒素可进一步诱导 pERK 在脊髓的表达。这一磷酸化过程在数分钟内即可实现。pERK 的诱导非常特异：pERK 阳性神经元仅出现在刺激的同侧脊髓，这些细胞分布在伤害性纤维支配的脊髓背角内侧。除了化学性伤害性刺激，其他伤害性刺激如温度和机械伤害性刺激均可诱导 pERK。重要的是 pERK 的诱导可被各种镇痛药（如吗啡）所抑制。同时，pERK 在背角神经元内的诱导对痛觉敏感的形成是必需的。

和原癌基因 c-*fos* 的表达一样，pERK 的表达能在很大程度上反映神经元的活动情况，可被用于示踪神经功能通路。这一方法具有以下优点：①基础水平低：反应迅速，灵敏度高；②分辨率高：可在单个细胞水平显示神经元的活动；③有较好的特异性：不同刺激诱导的表达具有不同的时空分布特征；④实验操作简便，安全，无需使用同位素，周期较短；⑤易于与束路追踪及神经递质或受体的原位杂交或免疫组化等方法结合。与 c-*fos* 的表达相比，pERK 的表达更加特异。

二、蛋白磷酸酶参与调节

第二信使通过蛋白激酶催化底物磷酸化而发挥调节效应，而这种调节效应则可被蛋白磷酸酶催化的脱磷酸反应而终止（图 14-12）。和蛋白激酶一样，蛋白磷酸酶也可分为丝/苏氨酸磷酸酶和酪氨酸磷酸酶两大类。目前了解较多的蛋白磷酸酶主要包括丝/苏氨酸磷酸酶 PP-1（protein phosphatase-1），PP-2A（protein phosphatase-2A），和 PP-2B（protein phosphatase-2B，也称做 calcineurin）。总的来说，蛋白磷酸酶对底物的特异性较低（与蛋白激酶相比）。PP-1 含有四个不同的催化亚单位（α，β，γ1，γ2），在脑内均有分布。PP-1 和 PP-2A 在药理学上较相似，均可被细胞膜通透的毒素 Okadaic acid 和 Calyculin A 所抑制。PP-2A 的底物包括多种蛋白激酶（PKA，PKC，CaMK-Ⅱ，CaMK-Ⅳ，ERK 等）。PP-2B 在药理学上和 PP-1 及 PP-2A 不同，对它们的抑制剂不敏感，但免疫抑制剂 FK506 和 cyclosporin A 可抑制 PP-2B 的活性。

最初认为，神经递质的作用集中在调节蛋白激酶的活性，而磷酸酶则类似 house keeping（看家）酶，不受调节。最近的研究显示磷酸酶的活性也是受到严格调控的。PP-1 受到调节蛋白抑制因子-Ⅰ（inhibitior-1）的控制。抑制因子-Ⅰ可结合磷酸酶 PP-1 而抑制其活性。抑制因子-Ⅰ只有被 PKA 磷酸化后才表现出活性（图 14-12）。因此，胞内 cAMP 含量升高不仅可以激活 PKA，同时可抑制 PP-1。这提供了一个正反馈调节来控制胞内的磷酸化程度。此外 PP-1 的活性还可被 PKA 的 R 亚基所抑制，Mg^{2+}、ATP、Mn^{2+} 等去抑制因子则可激活 PP-1。PP-1 的底物特异性较低，可使多种底物蛋白脱磷酸化，参与众多生理功能。例如 PP-1 可使 CaMK-Ⅱ 脱磷酸化而灭活，也可和 NMDA 受体 NR1 亚单位结合。

PP-2B 在神经元内含量很高。该酶被 Ca^{2+}/CaM 激活，进而使抑制因子-Ⅰ脱磷酸化而灭活（图 14-12）。在基底神经节的多巴能神经元内，多巴胺通过 D1 多巴受体激活 PKA，从而磷酸化抑制因子-Ⅰ（在这些细胞内又称为 DARPP-32），抑制神经元内 PP-1 的活性，提高神经元磷酸化水平。在这些细胞内激活 NMDA 受体引起的 Ca^{2+} 内流可激活 PP-2B，从而刺激磷酸酶的活性。PP-2B 的底物还包括 IP_3 受体，Ryanodine 受体和突触蛋白 PSD-95 等。

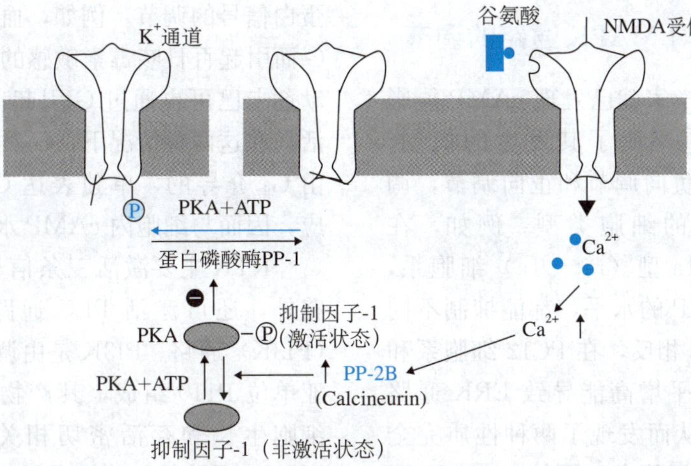

图 14－12　蛋白磷酸酶通过终止蛋白激酶的作用对神经元兴奋性进行调节。磷酸化的强度和时程可被磷酸酶抑制因子-Ⅰ调控。PKA 通过磷酸化抑制因子-Ⅰ可抑制磷酸酶 PP－1 的活性。抑制因子-Ⅰ的磷酸化程度则受磷酸酶 PP－2B 调节。激活谷氨酸 NMDA 受体引起 Ca^{2+} 内流，激活 PP－2B，通过抑制因子-Ⅰ激活 PP－1，进而开放钾通道

第五节　信息传导系统之间的相互调节

我们已经介绍了大多数目前已知的受体、效应器以及细胞内重要的信使物质。现已知与 G 蛋白偶联的受体仅在哺乳动物中即已超过百种，其中包括各种受体的亚型。同一递质不同亚型的受体通常与不同的第二信使通路偶联，或者调节不同种类的离子通道。事实上，某种受体亚型可能与若干不同的效应器偶联，而若干不同种受体又可能影响同一效应器。除了受体的多型性之外，近年来的研究表明效应器也是有多型性的，例如目前已确定了多种腺苷酸环化酶、蛋白酶 C，磷脂酶 C 和多种磷脂酶 A_2。此外，与 G 蛋白偶联的离子通道也存在不同亚型。因此可以想见，如此众多种类的受体与效应器之间在特定情况下的正确交联与相互作用是多么复杂。但每一种信息体系与多种信号系统在细胞水平上的整合相比，就正如每一颗小小的螺丝钉之于正常运转的复杂机床，要产生协调一致的整体作用，在更大程度上有赖于整合交联机制。

但我们也可以看出，细胞外的信号物质数目种类远远超过已知的细胞内信使物质。多种细胞外信号物质必然共用有限的效应体系和细胞内信使物质发挥作用。因此，多种递质、激素及调节物质作用于同一细胞的情况，就可以部分地归结为有限的几种细胞内信使物质之间的相互作用。信号系统之间的相互作用发生在各个不同的水平。除了细胞内信使物质的相互作用之外，还发生在受体-G 蛋白偶联的水平、受体水平、乃至细胞外信使水平。设想某细胞受到特定作用之后，必然会影响它的递质释放或激素分泌，这又反过来影响其他细胞释放或分泌的水平，发生更为复杂的变化。而蛋白磷酸化是信使系统相互作用的基础。

cAMP、cGMP 和包括 DAG、IP_3、Ca^{2+} 的第二信使联合体除了参与多种细胞活动的调节过程，它们彼此还密切联系，相互作用和制约，共同将胞外信号精确地传递并逐级放大，发挥生理效应。Ca^{2+}－CaM 是细胞内 Ca^{2+} 信息通路和 IP_3，DAG 系统中的重要组分，而 Ca^{2+}－CaM 还能在不同的细胞中抑制或活化 AC，以改变 cAMP 的浓度；相反，胞内 cAMP 则通过影响电压控制的 Ca^{2+} 通道促进 Ca^{2+} 跨膜内流，激活膜上 Ca^{2+} 泵和 Na^+ 泵，促进 Ca^{2+} 外流和内质网摄取 Ca^{2+}，从而调节胞内 Ca^{2+} 浓度。

cAMP 和 G 蛋白对 MAPK 通路的调节

多年以来细胞生物学家就已发现 cAMP 能影响细胞的生长，但一直不明了其发生的机制。cAMP 增高对 Raf 具有负向调节和正向调节，调节的方向取决于不同的细胞类型。例如，在 NIH3T3 细胞和大鼠-1a 型（rat-1a）细胞系，采用各种手段升高 cAMP 的水平，都能抑制不同刺激引起的 ERK 激活。相反，在 PC12 细胞系和神经细胞中，cAMP 水平增高能导致 ERK 通路的激活（图 14-13），从而发现了两种性质完全不同的信息传导体系之间的交叉调控。cAMP 可通过 PKA 激活 ERK。需要指出的是，cAMP 的作用不都经过 PKA。现已知 cAMP 可激活 Epac（exchange protein directly activated by cAMP）进一步激活 ERK 通路（图 14-13）。

传统观点认为，G 蛋白介导的信息传递系统和受体酪氨酸激酶（RTK）系统，在构成和功能上都相互独立。但近年来的研究发现，G 蛋白通过激活 Ras、MAPK 或 PI3K，将两个系统有机地联系在一起。生理情况下，细胞内 cAMP 的水平主要受 G 蛋白调节。如 G_s可以直接刺激 AC 的活性而升高 cAMP 水平，而 G_i的作用则与 G_s相反，因而 G_s和 G_i对 ERK 的调节似乎应与 cAMP 的调节相吻合。但实际上并不这么简单，因为 RTK/Ras/Raf/ERK 通路的每个环节都可能受 G 蛋白信号的调节。例如，血栓素和 LPA 可作用于 G_i而引起百日咳毒素敏感的 Ras 激活，M_2受体激动剂卡巴可也通过 G_i引起 Ras 依赖的 Raf-1 激活。在这两种情况下，G_i对 Ras/Raf-1 的激活是由 $G_{\beta\gamma}$介导的，单独表达 $G_{\beta\gamma}$也可达到同样的效应，因而与细胞内 cAMP 水平无关。

RTK 主要激活三条信号通路：除 MAPK 通路外，还可激活 PLC 通路和肌醇磷脂 3 激酶（PI3K）通路。PI3K 是由调节亚单位 P85 和催化亚单位 P110 组成，其产物三磷酸肌醇磷脂，与细胞生长和存活密切相关。$G_{\beta\gamma}$活化除了激活 MAPK 通路外，还能激活 PI3K 通路。$G_{\beta\gamma}$敏感的 PI3K 与传统的 RTK 激活的 PI3K 不同，特异性 PI3K 强抑制剂 Wortmanin 对 $G_{\beta\gamma}$敏感的 PI3K 抑制作用很弱。$G_{\beta\gamma}$敏感的 PI3K 被认为是 $PI3K_\gamma$。

G_q对 ERK 的调节也很复杂。在表达 M_1受体（与 G_q偶联）的 COS-7 细胞中，卡巴可激活 ERK，该作用依赖于 Ras。但是，在 COS-7 细胞中过量表达有活性的 G_q或 PLC-β2，或用 PKC 激动剂 TPA 处理 COS-7 细胞，也能激活 ERK，提示 G_q的作用可能是通过 PKC 介导。直接将 cAMP 类似物或 PKA 激动剂 forskolin 加入 COS-7 细胞，也能激活 ERK，提示 Gq 偶联的 M_1受体也可能通过升高 cAMP 的水平而激活 ERK（图 14-13）。

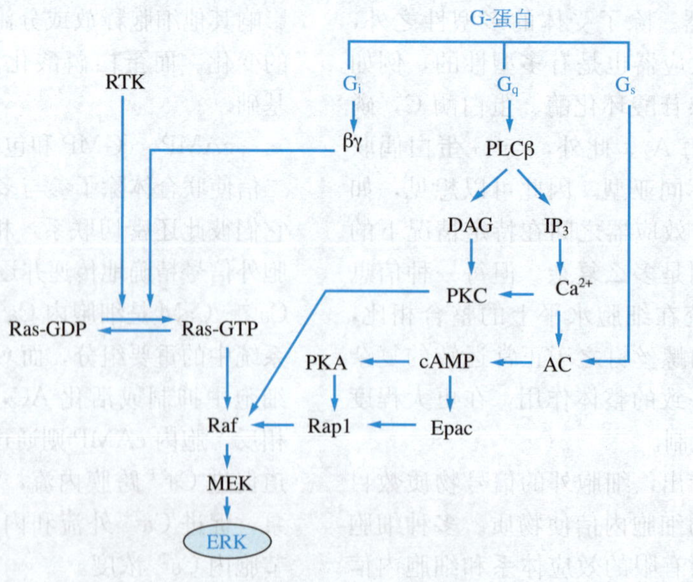

图 14-13 信号通路间的相互作用：各种 G-蛋白和 cAMP/PKA 对 MAPK 通路的调节模式图

AC：adenylate cyclase；Epac：exchange protein directly activated by cAMP；RTK，receptor tyrosine kinase

通过G-蛋白激活MAPK通路的另外一个途径被称为"transactivation"（图14-14）。激活卡巴可和血栓素的受体可导致EGF-样生长因子从膜结合的形式释放，然后通过旁分泌或自分泌的方式刺激EGF受体（RTK），从而激活MAPK通路。这种交换过程是通过金属蛋白酶（metalloproteinase）的激活来实现的。金属蛋白酶可切割未激活的生长因子前体（Pro HB-EGF）（图14-14）。这样，第一个配体可诱导毫不相干的第二个配体的产生，从而激发第二配体的信号传导通路。这种"transactivation"的调节方式可使细胞整合多样化的刺激。这一机制有助于解释前列腺癌的产生，因为前列腺素可通过MAPK通路致癌，而COX-2抑制剂也许可通过抑制前列腺素产生而治疗前列腺癌。这种"transactivation"的方式在调节神经元的信号转导过程中也起到重要作用。

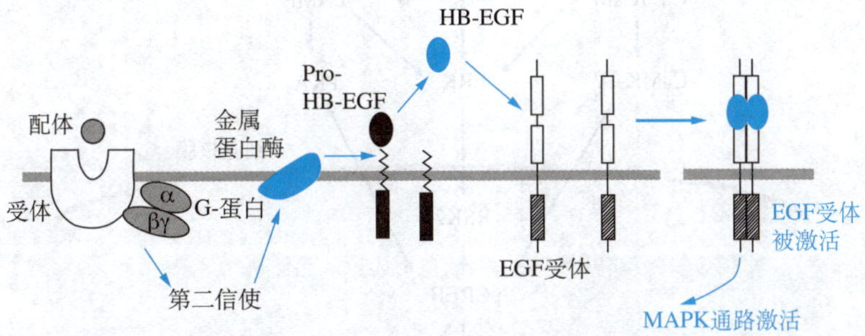

图14-14　G-蛋白偶联受体通过金属蛋白酶切割激活受体酪氨酸激酶和MAPK通路。

第六节　细胞核内的信号转导

第二信使可通过促进合成新的RNA和蛋白质而产生神经元功能的长时程变化。基因的诱导表达是由转录因子激活的，因而转录因子是细胞外信号转导的最后一站。通过转录产生新的蛋白至少需要30～60分钟，如即刻早期基因（immediate early gene，IEG）蛋白（c-Fos等）的合成。但一般的新蛋白合成需要数小时。因此这种转录引起的反应比离子移动或磷酸化引起的反应慢许多（差几个数量级）。同样，翻转这样的转录反应需要数小时乃至数天。在某些情况下，这种基因反应，如引起神经元分化的反应，可永久改变一个神经元。

转录因子是能与特定的DNA序列或位点结合而启动基因表达的核蛋白质，共有三类。第一类是预先存在于核内的蛋白质，在信号到来时被蛋白激酶磷酸化后直接发生转录激活作用，如CREB、ELK、ATF等。第二类是在受刺激后能迅速表达，然后被磷酸化，进入核内激活转录。这一类主要是即刻早期基因的产物，如Fos、Jun、Zif268等，有人将这一类称为核内第三信使。第三类是配体激活（ligand-activated）的转录因子，它们是激素的核受体，与激素结合后发生构象改变而被激活。下面重点讨论转录因子CREB和c-Fos。

一、CREB在调节神经元基因表达过程中起重要作用

cAMP反应元件结合蛋白（cAMP response element binding protein，CREB），是一个几乎分布于所有神经细胞的重要转录因子。CREB通常结合在其特异的DNA位点（CRE：TGACGTCA）上。在没有刺激的情况下，CREB处于非磷酸化状态。但是CREB可在丝氨酸133位点被磷酸化而激活。已知在多种情况下，例如神经递质和生长因子的刺激及神经元去极化等，均可诱导CREB磷酸化（pCREB）。多条信号传导通路参与CREB磷酸化（图14-15）。PKA被激活后可进入细胞核激活CREB。CREB也可被胞内钙浓

度升高而磷酸化，在这种情况下 CRE 又被称作 CaRE（calcium response element）。钙依赖的 CREB 磷酸化主要是由钙调蛋白激酶-Ⅳ（CaMK-Ⅳ）调控的，因为该激酶分布于细胞核内。最近的研究表明 MAPK 通路在调节 CREB 磷酸化过程中是必需的。ERK 通过一个 CREB 激酶 RSK2 可诱导 CREB 磷酸化。重要的是 cAMP 和钙离子浓度升高及 PKA 同样可激活 ERK 通路（图 14-15）。磷酸化的 CREB 可形成二聚体。CREB 诱导基因转录还需要 CREB 结合蛋白 CBP（CREB binding protein）共同参与。

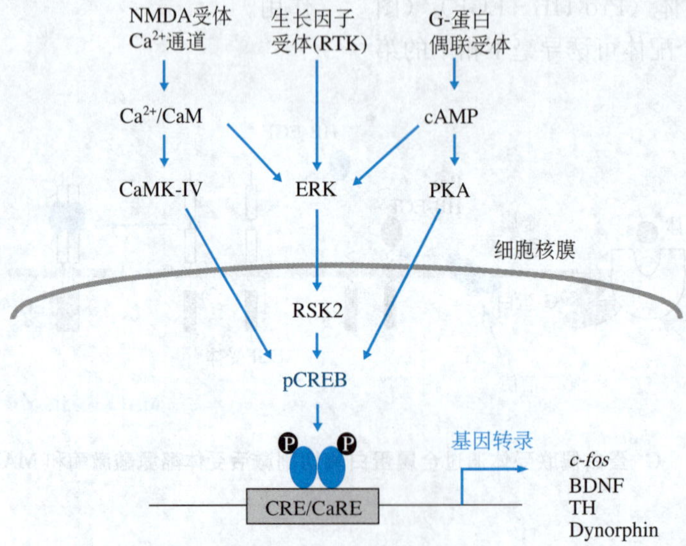

图 14-15　转录因子 CREB 调节基因表达

多条信号通路，如 CaMK-Ⅳ，PKA，和 MAPK 通路，可引起 CREB 磷酸化，从而诱导许多基因的表达而维持神经元的长时程可塑性变化

许多神经元的基因表达受到 CREB 调控，这些基因的启动子区（promoter）含有 CRE 元件。这些基因包括即刻早期基因 *c-fos* 和 *zif*-268，神经营养因子 BDNF 及其受体 TrkB 基因，合成儿茶酚胺神经递质的关键酶酪氨酸羟化酶（tyrosine hydroxylase，TH）基因，调控神经元凋亡的 BCl-2 基因，以及多种神经肽（如 dynorphin，somatostatin，enkephalin）基因。因此，CREB 不仅可调节神经元的生长和存活，还可调节神经元的长时程可塑性变化，例如神经活性依赖的突触形成，学习和记忆，药物成瘾，和慢性疼痛。伤害性（疼痛）刺激在数分钟内可在脊髓激活 ERK 和 CREB，并且磷酸化的 ERK 和 CREB 共存于同一神经元内。ERK/CREB 通路在调节脊髓产生的疼痛和海马诱导的记忆过程中有类似的作用，尽管这条通路在脊髓和海马的靶基因可能不同。

值得一提的是上述信号通路，尤其是 MAPK 通路不仅可激活 CREB，还可激活其他转录因子，如 ELK-1，ATF-2，c-Jun 等。

二、c-*fos* 作为即刻早期基因调控迟反应基因的表达

即刻早期基因（immediate early gene）c-*fos* 具有如下特点：①未刺激的情况下基础表达较低，但刺激后可在数十分钟内迅速表达；②转录是短暂的，只有几十分钟；③蛋白产物受丝氨酸/苏氨酸蛋白激酶（如 PKA）等的磷酸化修饰；④成熟的蛋白质一经合成就进入核内，因而很难在胞浆内检测到。已经发现的即刻早期基因有 c-*fos* 和 c-*jun* 家族、*egr* 家族和 *myc* 家族，其中 Fos 和 Jun 是首先被鉴定的核内第三信使，也是研究得比较清楚的转录因子。Fos 和 Jun 都属于碱性亮氨酸拉链（basic-zipper，bZip）蛋白，其共同结构特点是都含有一个碱性区和与之相邻的

亮氨酸拉链区。碱性区富含碱性氨基酸；亮氨酸拉链区含有每隔 6 个氨基酸出现一次的亮氨酸。Fos 家族的成员与 Jun 家族的成员可形成异源二聚体。形成二聚体是它们与 DNA 结合和激活转录的前提。Fos－Jun 的二聚体被称为转录激活蛋白 1（activating protein，AP－1），与它们结合的 DNA 启动子区特殊位点称为 AP－1 位点。作为神经元的核内第三信使，AP－1 调节的神经系统靶基因包括强啡肽和神经降压素、酪氨酸羟化酶、神经生长因子和加压素等。相对于即刻早期基因，这些基因又被称为迟反应基因（late response gene）。

在 c－*fos* 基因的启动子区，有三个特别的调节序列，分别称为 sis 诱导元件（sis－inducible element，SIE），血清反应元件（serum－responsive element，SRE）和前面提到的 CRE/CaRE cAMP/Ca^{2+} 反应元件。不同的刺激通过不同的信号转导通路作用于不同的调节序列而诱导 c－*fos* 的表达。各种第二信使通路（cAMP，Ca^{2+}，DAG（PKC 等）的激活均可引起 c－*fos* 表达。加上该基因的诱导非常明显和迅速，c－*fos* 已被作为神经系统研究基因调控的一个典范。c－Fos 蛋白的表达也已被作为显示神经元活动和神经功能通路的常用标志物。

c－*fos* 基因又被称为原癌基因（proto－oncogene），是一类广泛存在于原核细胞和真核细胞基因组内的高度保守基因，由于它们可被逆转录病毒转导后变成有致癌活性的病毒癌基因而得名。原癌基因产物众多，除转录因子类（c－*fos*，c－*jun*，*zif*－268），还包括如下类型：生长因子类、酪氨酸激酶和非酪氨酸激酶受体类、胞浆酪氨酸激酶类、小分子量 G 蛋白类。从细胞外到细胞内信号转导的各个环节中，原癌基因产物都扮演着至为重要的角色。

※　※　※

神经元内存在着错综复杂的信号转导通路。激活这些通路通常是由胞外化学信号如神经递质和激素来诱发的。受体接收胞外第一信使分子，通过跨膜信息传递产生胞内生理效应，实际上是胞内外信号进行分子换元的中转站或分子传感器。根据受体本身的结构及其效应体系的不同，可以把受体分成五大类：离子通道门控的受体，G－蛋白偶联的受体，酪氨酸激酶类受体，细胞因子受体和激素核内受体。许多用于治疗神经系统相关疾病的药物都是针对受体设计的。经受体转导的跨膜信息传递机制包括三个主要环节：信使物质首先被特异的受体识别，并与之结合，经过一系列复杂的介导过程，导致细胞内效应器活性变化，调节细胞的各种活动，即所谓识别、转导和效应这三个主要环节。

各类受体主要激活三聚体或单聚体 G 蛋白，从而调节胞内各种蛋白酶通路或离子通道。激活受体的一个共同结果是产生第二信使。由核苷酸类 cAMP/cGMP，肌醇脂质代谢产物 DAG、IP_3 和 Ca^{2+} 所组成的第二信使联合体独立或相互作用，通过结合效应器，介导着大量胞外信号对神经系统各种功能的调控。而蛋白磷酸化则是各信使作用的最后公共通路，同时又是各信使进行调控的枢纽。蛋白激酶和磷酸酶通过调节底物的磷酸化来改变底物功能。这些底物类型繁多，可以是离子通道，代谢酶或其他蛋白激酶，以及控制基因表达的转录因子。

结构和功能高度进化的生命体本身，就决定了机体信息传递及调控机制的精妙和复杂。这种繁复的调控机制保证神经元内信号转导通路在一个很大的时空范围内产生反应，极大限度地放大和精细调节神经环路的信息处理能力。对细胞信号转导的研究大致可以分为三个阶段：第一阶段以受体的发现为标志，第二阶段以第二信使和 G 蛋白的发现为里程碑，第三阶段则以原癌基因产物在信号转导中作用的阐明为热点。由受体酪氨酸激酶启动的，由 Ras 介导的 MAPK 信号转导链的各个环节，都已基本解开。G 蛋白和第二信使信号对 MAPK 通路的调节，也是这些发现中的一个闪光点。这些发现的意义不仅在于揭示了细胞信号转导的机制，而且对神经系统基因转录的调节机制方面也有了进一步的发现，为长时程神经元可塑性变化提供了分子机制，有助于解释学习记忆，药物成瘾和痛觉敏感等。

一切生命活动，包括高级神经活动，实际上都是在细胞信息的传递和调控下进行的。这种复杂而微妙的信息传递和调控机制，是机体细胞应付瞬息万变的环境的基础，其中任何一环节出现障碍，都会引起疾病。因此，对神经元信息传递和调控的研究，将成为神经科学的主旋律。这些研究将极大地促进神经系统疾病的诊断和治疗。

参考文献

综述

1. Dohlman HG, Slessareva JE. Pheromone signaling pathways in yeast. Sci STKE, 2006, 364: cm6
2. Francis SH, Corbin JD. Structure and function of cyclic nucleotide-dependent protein kinases. Annu Rev Physiol, 1994, 56: 237-272
3. Gilman AG. Nobel lecture. G proteins and regulation of adenylyl cyclase. Biosci Rep, 1995, 15: 65-97
4. Ji RR, Strichartz G. Cell signaling and the genesis of neuropathic pain. Sci STKE, 2004, 252: reE14
5. Levitan IB. Modulation of ion channels by protein phosphorylation and dephosphorylation. Annu Rev Physiol, 1994, 56: 193-212
6. Lonze BE, Ginty DD. Function and regulation of CREB family transcription factors in the nervous system. Neuron, 2002, 35: 605-623
7. Manning G, Whyte DB, Martinez R, et al. The protein kinase complement of the human genome. Science, 2002, 298: 1912-1934
8. Strader CD, Fong TM, Tota MR, et al. Structure and function of G protein-coupled receptors. Annu Rev Biochem, 1994, 63: 101-32
9. Sweatt JD. Mitogen-activated protein kinases in synaptic plasticity and memory. Curr Opin Neurobiol, 2004, 14: 311-317
10. West AE, Griffith EC, Greenberg ME. Regulation of transcription factors by neuronal activity. Nat Rev Neurosci, 2002, 3: 921-931

原始文献

1. Berthet J, Rall TW, Sutherland EW. The relationship of epinephrine and glucagon to liver phosphorylase. Effect of epinephrine and glucagon on the reactivation of phosphorylase in liver homogenates. J Biol Chem, 1957, 224: 463-475
2. Daub H, Wallasch C, Lankenau A, et al. Signal characteristics of G protein-transactivated EGF receptor. EMBO J, 1997, 16: 7032-7044
3. Greenberg ME, Ziff EB, Greene LA. Stimulation of neuronal acetylcholine receptors induces rapid gene transcription. Science, 1986, 234: 80-83
4. Hamill OP, Bormann J, Sakmann B. Activation of multiple-conductance state chloride channels in spinal neurones by glycine and GABA. Nature, 1983, 305: 805-808
5. Heo WD, Inoue T, Park WS, et al. PI (3, 4, 5) P3 and PI (4, 5) P2 lipids target proteins with polybasic clusters to the plasma membrane. Science, 2006, 314: 1458-1461
6. Hunt SP, Pini A, Evan G. Induction of c-fos-like protein in spinal cord neurons following sensory stimulation. Nature, 1987, 328: 632-634
7. Impey S, McCorkle SR, Cha-Molstad H, et al. Defining the CREB regulon: a genome-wide analysis of transcription factor regulatory regions. Cell, 2004, 119: 1041-1054
8. Impey S, Obrietan K, Wong ST, et al. Cross talk between ERK and PKA is required for Ca2＋ stimulation of CREB-dependent transcription and ERK nuclear translocation. Neuron, 1998, 21: 869-83
9. Inoue M, Kishimoto A, Takai Y, et al. Studies on a cyclic nucleotide-independent protein kinase and its proenzyme in mammalian tissues. II. Proenzyme and its activation by calcium-dependent protease from rat brain. J Biol Chem, 1977, 252: 7610-7616
10. Krebs EG, Fischer EH. The phosphorylase b to a converting enzyme of rabbit skeletal muscle. Biochem Biophys Acta, 1956, 20: 150-157
11. Kuo JF, Greengard P. Cyclic nucleotide-dependent protein kinases. VI. Isolation and partial purification of a protein kinase activated by guanosine 3′, 5′-monophosphate. J Biol Chem, 1970, 245: 2493-2498
12. Li N, Batzer A, Daly R, et al. Guanine-nucleotide-releasing factor hSos1 binds to Grb2 and links receptor tyrosine kinases to Ras signalling. Nature, 1993, 363: 85-88
13. Logothetis DE, Kurachi Y, Galper J, et al. The beta gamma subunits of GTP-binding proteins activate the muscarinic K^+ channel in heart. Nature, 1987, 325: 321-326
14. Moodie SA, Willumsen BM, Weber MJ, et al. Complexes of Ras GTP with Raf-1 and mitogen-activated protein kinase kinase. Science, 1993, 260: 1658-1661
15. riyoshi K, Masu M, Ishii T, et al. Molecular cloning and characterization of the rat NMDA receptor. Nature, 1991, 354: 31-37
16. Noda M, Takahashi H, Tanabe T, et al. Primary

structure of alpha-subunit precursor of Torpedo californica acetylcholine receptor deduced from cDNA sequence. Nature，1982，299：793-797

17. Rodbell M，Birnbaumer L，Pohl SL，et al. The glucagon-sensitive adenyl cyclase system in plasma membranes of rat liver：An obligatory role of guanylnucleotides in glucagon action. J Biol Chem，1971，246：1877-1882

18. Scher CD，Scolnick EM，Siegler R. Induction of erythroid leukaemia by Harvey and Kirsten sarcoma viruses. Nature，1975，256：225-226

19. Slessareva JE，Routt SM，Temple B，et al. Activation of the phosphatidylinositol 3-kinase Vps34 by a G protein alpha subunit at the endosome. Cell，2006，126：191-203

20. Yin JC，Wallach JS，Del Vecchio M，et al. Induction of a dominant negative CREB transgene specifically blocks long-term memory in Drosophila. Cell，1994，79：49-58

第十五章　突触信号的整合

刘国松　刘先国

第一节　突触电位 …………………………………… 270
一、兴奋性突触后电位……………………………… 271
二、抑制性突触后电位……………………………… 271
第二节　突触电位的离子基础 ………………… 272
一、谷氨酸受体介导的兴奋性突触后电位………… 272
二、γ-氨基酸和甘氨酸受体通道介导的抑制突触后电位……………………………………………… 274
第三节　突触电位的整合 ………………………… 276
一、时间总和与空间总和…………………………… 276
二、突触电位在树突上的传播和整合……………… 276
三、动作电位的产生………………………………… 278
第四节　突触电位的整合在神经信号运算的意义 ……………………………………………………… 279

神经元之间主要通过化学性突触来进行快速、准确的信息传递，并进行一定程度的的信息整合。突触前膜释放入突触间隙的神经递质，经扩散作用于突触后膜的受体，引起突触后神经元活动的改变。在突触后膜上有两类神经递质受体：离子通道型受体（ionotropic receptor），又称配体门控通道（ligand - gated channel）和代谢型受体（metabotropic receptor），又称 G 蛋白偶联受体（G - protein coupling receptor）。离子通道型受体激活时直接引起离子通道的开放，使突触后膜发生快速的电位变化。代谢型受体激活时可刺激细胞内第二信使的形成，如 cAMP 等。许多第二信使通过激活蛋白激酶，直接或间接地使离子通道磷酸化，引起离子通道的开放或关闭。代谢型受体可改变神经元的兴奋性和突触传递的效率，变化持续数秒到数分钟。本章将着重介绍离子通道型受体介导的快速突触后电位的形成机制和整合规律。

第一节　突触电位

20 世纪初，Sherrington（1906）根据对脊髓反射活动的大量研究，提出运动神经元表面有许多兴奋性和抑制性突触，两者的作用相互拮抗。同理，任何传入信息都会引起中枢神经系统内一些神经元的兴奋和另一些神经元的抑制。膝反射就是一个典型的例子（图 15 - 1）。20 世纪 50 年代初，Eccles 使用胞内微电极技术，首次在脊髓前角 α 运动神经元上记录到两种变化相反的突触后电位：兴奋性突触后电位和抑制性突触后电位，它们分别使突触后神经元产生快速的兴奋或抑制。

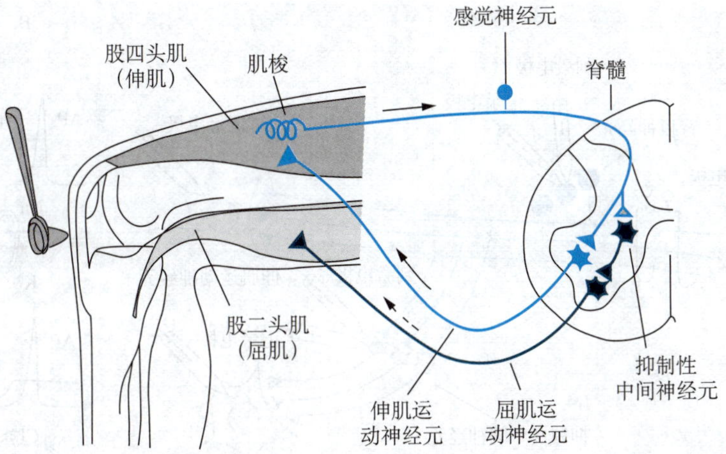

图 15－1　膝反射的神经环路

扣击膑腱兴奋股四头肌（伸肌）的肌梭。传入纤维（Ia 类）与支配同一肌肉的脊髓前角 α 运动神经元形成兴奋性突触。同时，Ia 类传入纤维也发出侧枝与抑制性中间神经元形成兴奋性突触。抑制性中间神经元的活动引起支配二头肌（屈肌）的运动神经元的抑制。从而完成反射活动

一、兴奋性突触后电位

如图 14－2 所示，如将微电极插入支配伸肌的脊髓前角 α 运动神经元胞体内，可测得其静息电位约为－65mv。当刺激支配该伸肌的肌梭传入神经时，经过约 0.5ms 的潜伏期，在 α 运动神经元胞体可记录到一个短暂的电位变化。由于该电位是在突触后神经元记录到的，且使膜电位去极化，向阈电位靠近，因此被称为兴奋性突触后电位（excitatory postsynaptic potential，EPSP）。EPSP 的上升相较快，约在 1.0～1.5ms 时达到最大值，然后呈指数下降，整个电位持续约 10～20 ms。EPSP 是一个小的分级反应电位，其幅度取决于对传入纤维的刺激强度。由于技术的进步，现在我们可以刺激背根神经节内单个感觉神经元，同时记录感觉神经元的动作电位和脊髓前角 α 运动神经元的突触电位。试验发现，单个感觉神经元兴奋引起的 EPSP 通常仅为 0.2～0.4 mV，远远低于产生动作电位的阈值（一般需去极化 10 mV或以上）。

二、抑制性突触后电位

在上述实验中，如果把微电极插入支配屈肌的脊髓前角 α 运动神经元内，电刺激伸肌的肌梭传入纤维，可记录到一个短暂的超极化电位，膜电位从－65 mV 向－80mV 水平靠近，即膜电位远离阈电位，使该运动神经元的兴奋性降低。因此，把这种超极化的电位变化称为抑制性突触后电位（inhibitory postsynaptic potential，IPSP）(图15－2)。刺激肌梭传入引起的 IPSP 的潜伏期较 EPSP 的潜伏期长，一般为 1～1.25ms。说明兴奋伸肌肌梭的传入纤维不能直接使屈肌运动神经元产生 IPSP，其间必须经过一个抑制性中间神经元转递。

EPSP 和 IPSP 由于方向相反而产生不同的生理作用。前者使神经元兴奋，后者则使其抑制。但两者其他性质相同，如幅度可变、能被动扩布、可总和，而且只有通过总和才能生效等，这些特点都与突触的整合作用相适应。

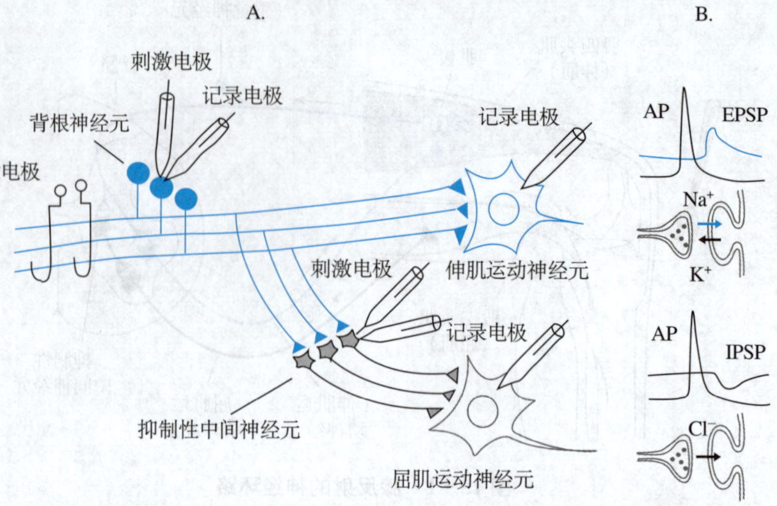

图 15-2 兴奋性突触后电位和抑制性突触后电位的记录及产生机制

A：刺激电极和记录电极的位置，最左侧的刺激电极用于刺激多根肌梭传入纤维；刺入细胞（背根神经节和中间抑制神经元）内的刺激电极和记录电极分别用于刺激单个神经元和记录其产生的动作电位（AP）。B：刺激伸肌的肌梭传入纤维（多根）可在伸肌运动神经元记录到 EPSP，在屈肌运动神经元记录到 IPSP。用微电极刺激支配伸肌的单个肌梭传入神经元的胞体可在支配同一肌肉的 α 运动神经元记录到 EPSP；刺激单个中间抑制性神经元在屈肌运动神经元记录到 IPSP。EPSP 的形成是由于肌梭传入末梢释放 Glu，引起突触后膜对 Na^+ 和 K^+ 的通透性增高（Na^+ 内流大于 K^+ 外流）；而 IPSP 则是由于抑制性中间神经元释放 GABA，引起突触后膜对 Cl^- 的通透性增高，导致 Cl^- 内流

第二节 突触电位的离子基础

在突触后致密斑（postsynaptic density，PSD）存在大量的配体门控离子通道。这类离子通道与受体偶联于同一个跨膜蛋白大分子上，当受体未与递质结合时，通道是关闭的，一旦受体被递质激活，蛋白大分子突然变构，出现瞬时的贯穿细胞膜的水相通道，于是可通透的离子顺电-化学梯度跨膜移动而产生电流。突触激活时，离子经所有开放着的离子通道跨膜移动所形成的电流之和称为突触电流，并按它们所形成的突触后电位的类型分为兴奋性突触电流（excitatory synaptic current，EPSC）和抑制性突触电流（inhibitory synaptic current，IPSC）。

一、谷氨酸受体介导的兴奋性突触后电位

谷氨酸（glutamate，Glu）是哺乳动物 CNS 最重要的兴奋性递质，分布极为广泛。谷氨酸门控离子通道有三个主要类型，即 α-氨基羟甲基异噁唑丙酸（α-amino-3-hydroxy-5-methyl-4-isoxazole propionic acid，AMPA）受体、海人藻酸（kainic acid，KA）受体和 N-甲基-D-门冬氨酸（N-methyl-D-aspartate，NMDA）受体。APV（2-amino-5-phosphonovalerate）可选择性地阻断 NMDA 受体通道。而 CNQX（6-cyano-7-nitroquinoxaline-2，3-dione）可阻断 AMPA 和 KA 受体通道，因此二者合称非 NMDA 受体通道。

1. 非 NMDA 受体通道介导快突触电位

现已基本证实，刺激肌梭传入纤维诱发的脊髓运动神经元的单突触 EPSP 是由 AMPA 受体通道介导的。Glu 与 AMPA 受体结合直接引起通道的开放。该通道的电导较低（＜20 pS），允许 Na^+ 和 K^+ 通过，但通常对 Ca^{2+} 没有通透性。EPSP 的产生机制是：Glu 作用于突触后膜上的 AMPA 受体使其开放，引起 Na^+ 内流和 K^+ 外流。由于 Na^+ 内流量大于 K^+ 外流，形成了净的内向离子电流，导致突触后膜去极化（图 15-2）。

通道的开放为离子的跨膜移动提供了可能性，不同离子跨膜移动的方向和程度则取决于特定离

子在膜两侧的电-化学梯度。AMPA 受体通道开放后，由于膜外 Na^+ 浓度高于膜内，膜内 K^+ 浓度高于膜外，因此导致 Na^+ 内流和 K^+ 外流。而 Na^+ 内流和 K^+ 外流的多少是由通道开放时的膜电位水平决定的。

判断形成突触电流的离子类别，常用的方法是研究突触后电位的 I－V 曲线，并由此确定突触电流的反转电位（reverse potential，V_{res}）。反转电位是指突触电流消失时的膜电位，也就是突触电位的极性反转时的临界膜电位。在实验中，若将突触后神经元的膜电位（V_m）分别钳制于不同水平，并刺激突触前神经元，可记录到一组大小不等的突触后电流，将其绘制成 I－V 曲线，就能测出突触电流反转电位的具体值。若突触电流由一种离子运载，其反转电位应等于该离子的平衡电位，如果突触电流是由两种离子运载，如 AMPA 受体通道对 Na^+ 和 K^+ 都有通透性，则反转电位介于 K^+ 的平衡电位和 Na^+ 的平衡电位之间，在 0 mV 附近（图 15－3）。因此，可用反转电位来推断运载突触电流的离子类别。

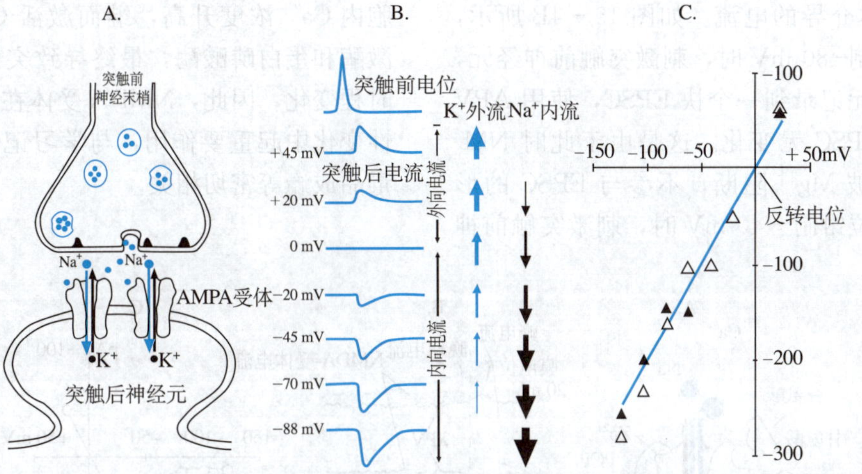

图 15－3　AMPA 受体通道介导的突触后电流

A：当 Glu 与 AMPA 受体结合时，其通道开放，允许 Na^+ 和 K^+ 跨膜移动。B：在不同膜电位（或钳制电位）下，AMPA 受体介导的 EPSC 及其离子机制。实验在用 APV 阻断 NMDA 受体的条件下进行。当膜电位被钳制在静息膜电位水平时（－65 mV），刺激突触前神经元可在突触后神经元上记录到一个较大的 EPSC，这是由于通过 AMPA 受体通道的 Na^+ 内流大于 K^+ 外流所致；当钳制电位负值增大（－70 mV 或－80 mV）时，在膜内增大的负电位作用下，Na^+ 内流逐渐增多，K^+ 外流逐渐减少，以至消失，因此 EPSC 的幅度逐渐增大；当钳制电位负值逐渐减小时，Na^+，K^+ 的跨膜移动发生相反的变化，EPSC 幅度逐渐变小。当钳制电位为 0 时，Na^+ 内流和 K^+ 外流大体相等，EPSC 消失；当钳制电位为正值时，Na^+ 内流减少，而 K^+ 外流增多，突触电流的方向反转。C：通过 AMPA 受体通道的电流与膜电位的关系，即 *I－V* 曲线

2. NMDA 受体通道介导慢突触电位

在 NMDA 受体上至少存在 5 个不同的内源性配体结合位点。它们分别是：2 个不同的神经递质谷氨酸和甘氨酸（Gly）结合位点，1 个苯环利定（phencyclidine，PCP）调制位点和 Mg^{2+}、Zn^{2+} 两个识别位点（15－4A）。因此，NMDA 受体有以下重要特征：①NMDA 受体除了结合 Glu 外，还必须同时结合 Gly 才能被激活，单独 Glu 或 Gly 都不能激活 NMDA 受体。Gly 虽然是一种抑制性递质，但它与 NMDA 受体结合引起的变构作用能明显增强 Glu 的效应。因此，Gly 是 NMDA 受体的协同激动剂（co－agonist）。②在细胞膜处于静息电位时，细胞外液的 Mg^{2+} 与通道内 Mg^{2+} 识别位点结合，阻断通道的开启。因此在静息膜电位下，它几乎不参与突触后电位的形成。只有当细胞膜去极化达一定水平，去除了 Mg^{2+} 的阻断作用，Glu 与 NMDA 受体结合，才能引起离子通道的开放。也就是说，要激活 NMDA 受体，除需要激动剂与之结合外，还需要突触后膜去极化到一定水平。因此，NMDA 受体是一种化学和电压双重门控的通道。③NMDA 受体通道对 Na^+、K^+ 和 Ca^{2+} 都有通透性，但对 Ca^{2+}

的通透性大于对 Na^+ 和 K^+ 的通透性。由于 NMDA 受体通道的开放和关闭都相对缓慢，该通道介导的电流主要构成 EPSC 的晚成分（图 15-4）。

在成年哺乳类神经元的突触后膜同时存在 AMPA 和 NMDA 受体通道。在一定程度的膜去极化状态，二者都参与 EPSP 的形成。在离体脑片实验中，采用药理学方法可以把它们分开，即在灌流液中加入 NMDA 受体特异性阻断剂 APV，可记录到仅由非 NMDA 受体介导的突触电流；而加入非 NMDA 受体阻断剂 CNQX，可记录到由 NMDA 受体介导的电流。如图 15-4B 所示，当把膜电位钳制-80 mV 时，刺激突触前神经元，在突触后神经元记录到一个快 EPSC，使用 APV（50 μM）后 EPSC 无变化。这是由于此时 NMDA 受体通道被 Mg^{2+} 阻断，不参与 EPSC 的形成；当把膜电位钳制－40 mV 时，刺激突触前神经元在突触后神经元引起一个持续时间较长的 EPSC，加入 APV 后再行记录，发现同样刺激引起的 EPSC 的时程缩短，与膜电位钳制－80 mV 时记录到的 EPSP 相当。说明此时 Mg^{2+} 阻断已部分去除，NMDA 受体通道参与了 EPSP 的形成。因此，非 NMDA 受体通道介导 EPSC 的早成分，NMDA 受体通道介导 EPSC 的晚成分。当钳制电压为＋20 mV 时，突触电流的晚成分显著增大，且变成外向电流。图 15-4C 示 NMDA 受体通道的Ⅰ-Ⅴ曲线。

NMDA 受体通道开放，引起 Ca^{2+} 内流，使胞内 Ca^{2+} 浓度升高，继而激活 Ca^{2+} 依赖的蛋白激酶和蛋白磷酸酶，最终导致突触传递效率的长时程变化。因此，NMDA 受体在突触传递的可塑性变化中起重要作用，与学习记忆、慢性疼痛及毒品成瘾等密切相关。

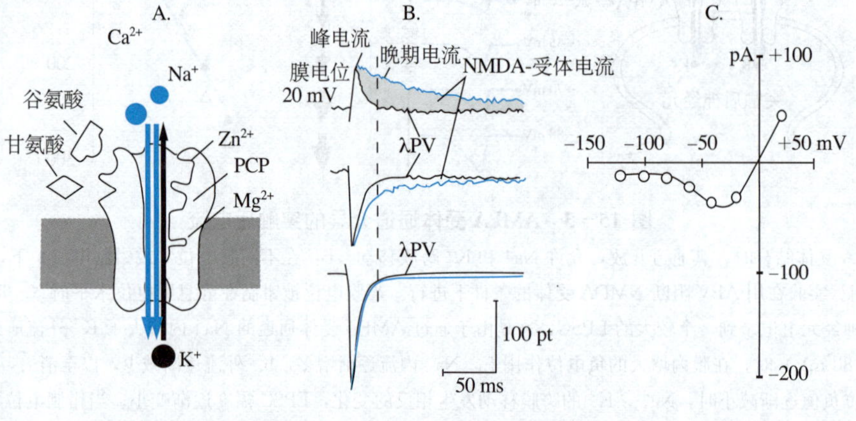

图 15-4 NMDA 受体介导的突触后电流

A：NMDA 受体的结构示意图．B：Glu 引起的兴奋性突触后电流由非 NMDA 受体介导的早成分和 NMDA 受体介导的晚成分组成。图中蓝线记录线为 Glu 引起的 EPSC；黑线记录线为在用 APV 阻断 NMDA 受体的情况下记录到的 EPSC；二者之差（虚线表示的区域）为 NMDA 受体成分。C：NMDA 受体通道的Ⅰ-Ⅴ曲线。注意：与图 15-3 所示的 AMPA 受体通道的Ⅰ-Ⅴ曲线不同，通过 NMDA 受体通道的电流是非线性的。当膜电位在－80mV 到－40mV 之间时，电流增大。这是由于 Mg^{2+} 阻断逐渐消失的缘故。

二、γ-氨基丁酸和甘氨酸受体通道介导的抑制性突触后电位

在脊髓前角运动神经元和大多数中枢神经元，IPSP 是由抑制性神经递质 GABA 和 Gly 作用于突触后膜的相应受体引起的。其中 GABA 是中枢神经系统中最主要的抑制性递质。它作用于两种受体，即 $GABA_A$ 和 $GABA_B$ 受体。$GABA_A$ 受体为配体门控受体通道，开放时允许 Cl^- 通过；$GABA_B$ 受体为代谢型受体，通过激活第二信使使 K^+ 通道开放。Gly 受体通道也对 Cl^- 有通透性。脊髓前角运动神经元的轴突在离开脊髓前发出侧枝，兴奋抑制性中间神经元（闰绍细胞），后者通过释放 Gly 抑制劼抗肌运动神经元。

刺激脊髓前角的抑制性中间神经元，可在运

动神经元记录到突触后电流（图 15－2）。该电流是由于抑制性中间神经元释放 GABA，使运动神经元上的 $GABA_A$受体的 Cl^-通道开放所致。突触后电流的大小和方向取决于突触兴奋时的膜电位。如图 15－5 所示，当膜电位钳制在静息电位水平（－65 mV）时，刺激中间抑制性神经元在运动神经元上引起一个向上的外向电流，致使膜电位超极化。这是由于膜电位的负值小于 Cl^-的平衡电位（－70mV），Cl^-顺着电化学梯度内流所致。当钳制电位相当于 Cl^-的平衡电位时，刺激中间神经元不会在运动神经元上引起任何电流和电位变化，因为此时几乎没有 Cl^-的跨膜移动；当钳制电位负值大于 Cl^-的平衡电位时，$GABA_A$受体通道开放导致 Cl^-外流（而非内流），刺激在运动神经元上引起内向电流，引起去极化电位。因此，在静息膜电位下，抑制性中间神经元释放的 GABA 作用于运动神经元的 $GABA_A$受体引起 Cl^-内流，引起 IPSP。突触后膜的超极化使膜电位远离阈电位，不易产生动作电位，从而表现为抑制。

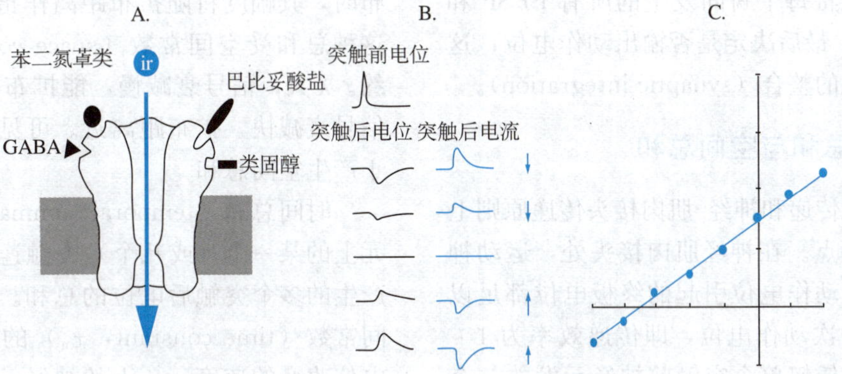

图 15－5　$GABA_A$受体介导的突触后电位

A：在 $GABA_A$受体上，除存在 GABA 的结合位点外，还存在苯二氮䓬类、巴比妥类和固醇类结合位点。B：不同钳制电位下，刺激中间抑制性神经元在运动神经元上引起的电位和电流变化及 Cl^-跨膜移动的方向和程度。C：$GABA_A$受体通道的 Ⅰ－Ⅴ 曲线，反转电位为－70mV，相当于 Cl^-的平衡电位。

然而，某些中枢神经元的静息电位水平与 Cl^-的平衡电位相等，Cl^-通道的开放不能引起突触后膜电位的变化。在这种情况下，Cl^-通道的开放又如何影响细胞的兴奋性？在 EPSP 形成时，去极化的幅度（ΔV_{EPSC}）取决于兴奋性突触电流（I_{EPSP}）和局部膜电导的大小（g_t），g_t由所有可数的离子通道数量决定。二者之间关系如下：

$$\Delta V_{EPSP} = I_{EPSC} / g_t$$

$$g_t = g_E + g_I + g_L \qquad (15.1)$$

这里，g_E代表兴奋性递质引起的膜电导变化，g_I代表抑制性递质引起的膜电导变化，g_L是静息膜电导。显然，Cl^-通道开放可使 g_I增大，突触后膜去极化的幅度减小，最终降低突触后神经元的兴奋性。这种形式的抑制被称为分流型抑制（shunting inhibition）。

除作用于 $GABA_A$受体，引起 Cl^-通道开放外，在某些神经元 GABA 还可通过激动 $GABA_B$受体引起 K^+通道开放。由于 K^+的平衡电位（－80 mV）总是大于静息电位，K^+通道开放引起的超极化作用甚至大于 Cl^-通道开放。$GABA_A$受体含有苯二氮䓬类、巴比妥类和固醇类的结合位点（图 15－5A），因此是多种药物的作用靶点。尽管这些药物作用的位点不同，但都能引起 Cl^-通道的开放，抑制突触传递。

在某些特殊的情况下，GABA 门控的 Cl^-通道开放引起突触后神经元的兴奋而非抑制。例如，反复兴奋抑制性中间神经元引起突触后神经元内 Cl^-显著升高，以至于 Cl 通道开放时，Cl 外流，引起去极化。这种情况在新生动物常见，但在成年动物亦可发生。如癫痫放电时可记录到 GABA 门控的很大的同步化去极化反应。

Gly 受体通道的电导（46pS）大于 $GABA_A$受

体通道（30 pS）。敲除 Gly 受体的亚单位引起 startle disease，表现为肌紧张异常增高和对噪声的过度反应。这与 Gly 受体在脊髓水平抑制作用下降有关。

第三节 突触电位的整合

一个脊髓运动神经元的膜表面约有 10^4 个突触小体，前脑单个神经元的突触小体数可多达 4×10^4 个。这些突触小体与神经元形成的突触有兴奋性的也有抑制性的，它们的活动有强有弱，与轴突始段（initial segment）间的距离有近有远。神经元必须将每个瞬间发生的所有 EPSP 和 IPSP 进行整合，最后决定是否输出动作电位，这一过程称为突触的整合（synaptic integration）。

一、时间总和与空间总和

中枢的突触传递和神经-肌肉接头传递原则上相同，但各有特点。在神经肌肉接头处，运动神经纤维的每一个动作电位引起的终板电位都足以触发肌纤维的一次动作电位，即传递效率为 1∶1。但在 CNS 内任何单个突触前神经元发放一个动作电位所引起的 EPSP 或 IPSP 的幅度都很小（一般为 μV 级），对突触后神经元的放电活动几乎没有影响，它们必须通过总和才能发挥作用。突触后电位的总和有两种形式：

空间总和（spatial summation） 指神经元上相邻区的几个突触同时活动所产生的多个突触后电位的总和。当 EPSP 或 IPSP 从其发生处被动扩布时，其幅度将随扩布距离作指数性衰减。因而这种总和受空间常数（space constant，λ）的制约。λ 大，信号衰减慢，能扩布的距离远。λ 小，信号衰减快，扩布距离近。可见 λ 大的神经元易于产生空间总和

时间总和（temporal summation） 是指神经元上的某一个（或几个）突触连续激活时，相继产生的多个突触后电位的总和。它受神经元膜时间常数（time constant，τ_m）的制约。τ_m 反映膜电位改变的速度，τ_m 大的神经元，其突触后电位的时程相对较长，易于产生时间总和（图 15-6）。

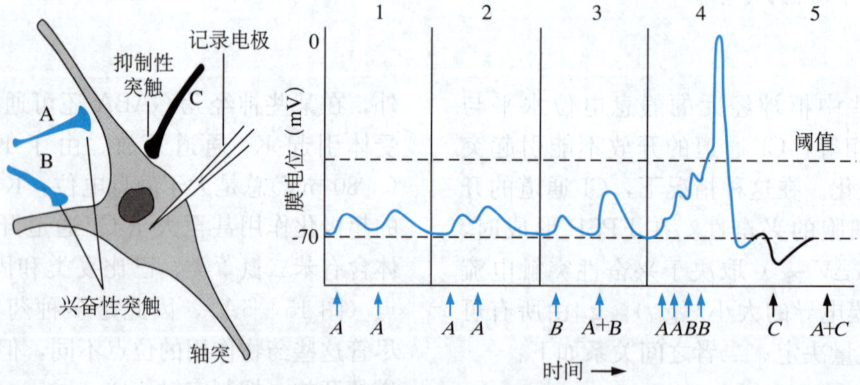

图 15-6 突触电位时间和空间总和的示意图

A：兴奋性突触和抑制性突触的分布和记录电极的位置。B：突触电位不同程度的时间总和和空间总和

二、突触电位在树突上的传播和整合

大多数兴奋性和抑制性突触分布在神经元的树突树上，因此，突触电位在树突上的整合具有重要意义。在突触电位的整合过程中，树突树的电学特性起关键作用。早期的研究结果表明，树突树上存在有大量的非电压依赖性离子通道，这些通道将决定树突树的被动电学特性，兴奋性突触电位在沿着树突扩布时，由于突树的被动电学

特性，其幅度将会衰减（图 15-7A)。衰减的程度决定于

$$\lambda = (R_m / r_i)^{1/2} \qquad (14.2)$$

其中 r_i 为树突的内阻，其大小由树突的直径和胞浆的电学性质决定。而 R_m 取决于树突上的非电压依赖性的离子通道的密度。

但是，最近的研究结果表明，树突上同时也存在有相当数量的电压依赖性离子通道，如 Na^+、K^+ 和 Ca^{2+} 通道。EPSP 在树突上扩布所引起的局部去极化可能导致这些电压依赖性离子通道的开放。而这些通道的开放引起的 Na^+、Ca^{2+} 的内流，对 EPSP 的幅度有放大作用（图 15-7B)。由于放大作用是由电压依赖性离子通道开放所致，因此当刺激较弱，突触电位较小，不足以引起电压依赖性离子通道开放时，整合后的突触电位的幅度是其各个突触电位的线性相加，因而不具备放大作用。由于这种放大现象取决于树突局部电位的幅度，所以，如果两个兴奋性突触分别位于树突树的不同侧枝，它们的突触电位将不能在同一树突枝上叠加，局部电位将达不到驱动电压依赖性 Na^+、Ca^{2+} 通道开放的程度，也就不会产生放大现象（图 15-7C)。

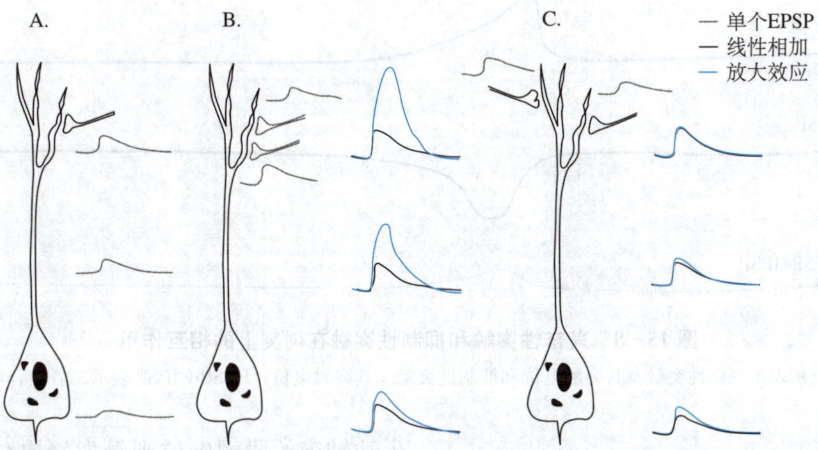

图 15-7 兴奋性突触电位在树突上的放大现象

A：树突上单个突触兴奋时，突触电位向胞体扩布过程中逐渐变小。B：如果位于同一树突侧枝的两个兴奋性突触同时兴奋，可出现两种情况。一是突触电位线性相加（粗黑)；二是突触电位的放大（蓝线)。C：位于树突不同侧枝的两个兴奋性突触同时兴奋不会产生放大效应。注意：在任何情况下，突触电位在扩布过程中都会衰减

从上面的例子可以看出，兴奋性突触在树突上的位置决定它们从树突到胞体传递电信号的效率。由于神经元的动能运算取决于兴奋性与抑制性突触的相互作用，因此我们也应考虑抑制性突触在神经元表面的分布。早期的研究表明，兴奋性突触主要分布在树突树上，而分布在神经元胞体区的多为抑制性突触。电子显微镜和免疫组织化学的试验结果表明，在神经元胞体区，90%的突触为抑制性突触。这样使人们产生一种错觉，即抑制性突触主要位于胞体区。但是，通过深入分析人们发现，虽然胞体区含有高密度的抑制性突触，但是，树突的表面积远大于胞体的表面积。因此，尽管抑制性突触在树突表面的密度远小于胞体，但大多数抑制性突触实际上分布在树突上。

分布在神经元不同部位的抑制性突触在神经信号的运算中起不同的作用。由于神经元的动作电位主要起源于轴突的始段（见下文)，位于胞体区的抑制性突触对于动作电位的发生起决定性的调控作用，刺激胞体的抑制性突触可以完全阻止动作电位的产生。

与此相反，位于树突上的抑制性突触主要是与局部的兴奋性突触相互作用，共同决定树突上的局部电位的幅度（图 15-8)。有趣的是，兴奋和抑制性突触的相互作用并非简单的线性相减。抑制性突触电位对兴奋性电位具有相除的作用。这是因为在树突上，膜电位一般接近抑制性突触电位的反转电位。抑制性突触电位对兴奋性突触电位的作用主要是通过开放 Cl^- 通道，增加膜电导，从而削弱兴奋

性突触电流对膜电位的影响来完成的。从前述的式15.1可知，EPSP的幅度取决于兴奋性突触后电流与局部膜电导之商。这种关系对于增强神经信号处理的动态范围具有重要的作用。

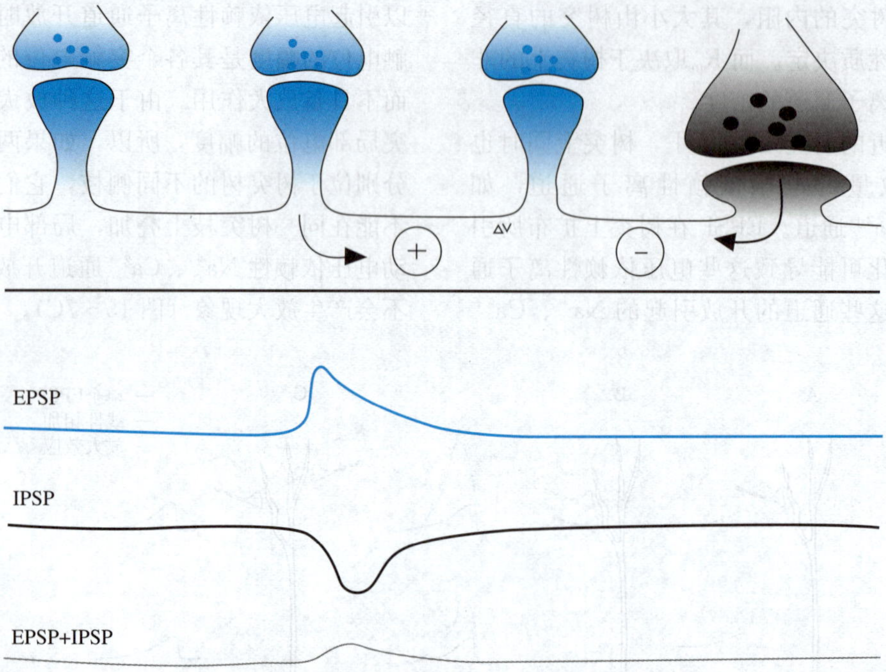

图 15-8 兴奋性突触和抑制性突触在树突上的相互作用

蓝色和黑色分别表示兴奋性突触及其突触电位和抑制性突触及其突触电位；EPSP＋IPSP表示二者整合后的突触电位

三、动作电位的产生

在轴突始段分布着高密度的电压依赖性 Na^+ 通道。当突触电位扩布到此处时，容易使它们激活，引起 Na^+ 内流。因此，在轴突始段一般只需在其静息电位基础上去极化10 mV左右就能达到阈电位，而在胞体则须去极30 mV才能达到阈电位。至于同样存在电压依赖性离子通道的树突有否可能成为动作电位的始发区尚有争议。最近在海马CA1神经元的树突和胞体各作膜片钳记录的结果表明，轴突始段是触发动作电位的最低阈值区。小脑浦肯野细胞的双膜片钳实验则显示电压依赖性 Na^+ 通道的密度随着树突离胞体的距离增加而降低。这些都支持 Na^+ 依赖性动作电位首先发生在轴突始段。轴突始段膜电位的改变（ΔV_{IS}）将最后决定动作电位的发生与否。当有多个突触同时活动时，ΔV_{IS} 与所有扩布至轴突始段的EPSC和IPSC的代数和成正比而和膜的总电导（g_m）成反比。若最后结果 ΔV_{IS} 为去极化电位并达轴突始段阈电位则触发锋电位；若去极化达不到阈电位，神经元将保持阈下兴奋状态；若 ΔV_{IS} 为超极化电位，则将使神经元终止或减少冲动的发放。轴突始段处发生的动作电位顺向传导可完成神经元间的通讯，而逆向传导则引起胞体和树突产生逆向的动作电位，与输入的突触电位相互作用，调节该突触的信号传导能力。

综上所述，突触后电位的总和是整合作用的基础，但必须指出，整合作用不只是突触后电位数学意义上的总和。对某特定神经元来说，各突触性输入的生理意义的相对重要性并不同，如突触所在位置距轴突始段的远近、突触的几何形状及其可塑性等因素，均可使某种突触性输入对该神经元的控制作用强于其他突触性输入。此外，许多突触性输入所释放的递质，不仅能开启递质门控离子通道，而且还能激活G蛋白偶联受体产生其他慢突触效应，而不一定以动作电位为其唯一输出形式。

第四节　突触电位的整合在神经信号运算的意义

突触信号整合的生理意义在于完成神经信号在单个神经元的输入和输出的信号转换。这一转换的特性决定神经元自身的运算特性。当多个突触信号在神经元上进行时空叠加时，最终到达轴突始端的电位将决定动作电位的发生时间和数量。在这种情况下，神经元的运算主要体现为空间和时间的积分功能。

如前所述，由于神经元树突上存在大量的电压依赖性离子通道，兴奋性和抑制性突触在树突表面是有序分布的，这些因素使单个神经元有可能进行复杂的神经信号的运算。

在神经系统，大量神经元构成神经线路。在神经线路中，更为复杂的神经信号运算，如视觉神经元的方向选择性和听觉神经元的并存检测，又是如何完成的？这是当今神经科学研究的重要问题。这些运算可能通过神经元之间的特异性连接方式，加上神经元本身的基本运算功能（简单时空整合）来完成。但也可能是单个神经元就具有这些运算特性。

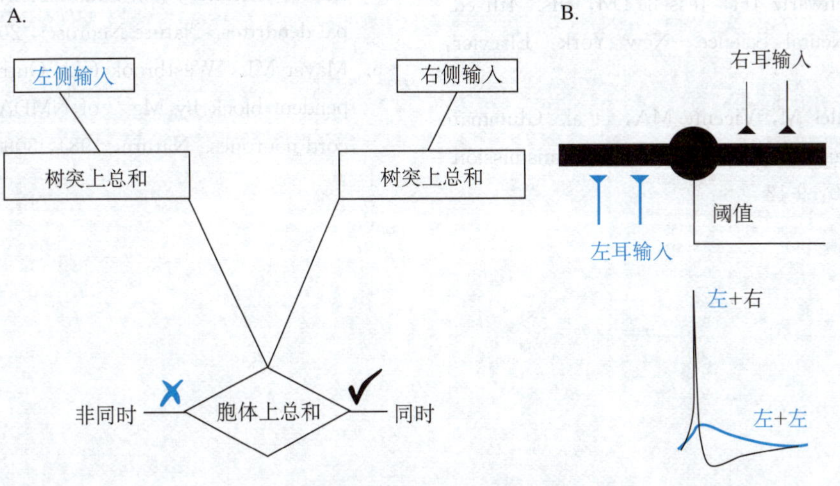

图 15－9　神经信号在树突上的运算

鸟的声源定位系统是由脑干的听觉神经元完成的。只有当声源同时到达左右耳（相差 10～100 微秒）时，这些细胞才会放电。A：实现该运算的可能算法示意图。仅到一侧耳的输入只会在胞体区进行线性总和，而同时到两侧耳的输入则进行非线性整合。这样，只有当两侧耳同时收到输入信号时，总和电位才会超过阈值。B：Agmon－Snir（1998）提出神经元的树突可能完成类似的运算。两侧的输入分别到达特定的树突分枝上。信号在树突分枝上进行阈下总和

图 15－9 显示，突触电位可能通过在树突上的整合来完成信号的并存性检测运算。当一侧耳的神经元接受到输入信号时，位于脑干的听觉神经元产生突触后电位，它们将汇集到神经元树突的同一枝的上，进行时空整合。由于树突的电学特性，这些信号将不足以产生足够的电流以触发胞体产生动作电位。但是，如果另一侧耳同时收到输入信号，则神经元的另一树突也产生突触电位。当两侧的突触电流同时到达胞体时，这些信号将会产生足够的膜电位变化，从而诱发动作电位。这样，树突的电学特性和突触在树突上的特殊分布，使得神经元具有并存性检测的运算功能。

总之，经过多年的研究，我们已对突触电位的形成和扩布有了比较深入的了解。由于兴奋性突触和抑制性突触主要存在于树突干上，因此树突具有强大的信号整合功能。现已发现，神经元树突形态复杂多样，且存在大量的电压依赖性和电压非依赖性的离子通道，这些因素在突触信号的整合中有重要作用。但是突触信号在树突上究竟如何整合尚不清楚，是目前该领域研究的重点。

参考文献

综述

1. Bormann J. Patch-clamp analysis of GABA-and glycine-gated chloride channels. In：Biggio G，Costa E，eds. Chloride Channels and Their Modulation by Neurotransmitters and Drugs. New York：Raven Press，1988：47-60
2. Edmonds B，Gibb AJ，Colquhoun D. Mechanisms of activation of glutamate receptors and the time course of excitatory synaptic currents. Annu Rev Physiol，1995，57：495-519
3. Johnston D，Magee JC，Colbert CM，et al. Active properties of neuronal dendrites. Annu Rev Neurosci，1996，19：165-186
4. Kandel ER，Schwartz JH Synaptic integration. In：Kandel ER，Schwartz JH，Jessell TM，eds. 4th ed. Princples of Neural Science. New York：Elsevier，2001：207-228
5. Lerma J，Morales M，Vicente MA，et al. Glutamate receptors of kainate type and synaptic transmission. TINS，1997，20：9-12

原始文献

1. Agmon-Snir H，Carr CE，Rinzel J. The role of dendrites in auditory coincidence detection. Nature，1998，393：268-272
2. Colquhoun D，Jonas P，Sakmann B. Action of brief pulses of glutamate on AMPA/KAINATE receptors in patches from different neurones of rat hippocampal slices. J Physiol，1992，458：261-287
3. Hestrin S，Nicoll RA，Perkel DJ，et al. Analysis of excitatory synaptic action in pyramidal cells using whole-cell recording from rat hippocampal slices. J Physiol，1990，422：203-225
4. Lester RAJ，Jahr CE. NMDA channel behavior depends on agonist affinity. J Neurosce，1992，12：635-643
5. Liu G. Local structural balance and functional interaction of excitatory and inhibitory synapses in hippocampal dendrites. Nature Neurosci，2004，7：373-379
6. Mayer ML，Westbrook GL，Guthrie PB. Voltage-dependent block by Mg^{2+} of NMDA responses in spinal cord neurones. Nature，1984，309：261-263

Ⅲ 神经递质及其受体

韩济生

第十六章 乙酰胆碱 …………………………………………………… 施静 孙宁 关新民（283）
第十七章 兴奋性氨基酸 ………………………………………………… 王强 王以政（304）
第十八章 抑制性氨基酸 ……………………………………………………… 徐天乐（319）
第十九章 儿茶酚胺 ……………………………………………………… 张旭 许绍芬（343）
第二十章 多巴胺 ……………………………………………………………… 金国章（362）
第二十一章 5-羟色胺 ………………………………………………… 韩济生 张玉秋（382）
第二十二章 逆行信使 ………………………………………………… 伍龙军 卓敏（402）
第二十三章 神经肽及其受体 ………………………………………………… 路长林（414）
第二十四章 神经肽Ⅱ：阿片肽及其受体 ……………………………………… 王韵（438）

一般神经生理学中，谈到突触传递的神经递质，都是指外周神经系统中传出神经的递质，例如乙酰胆碱（ACh）是运动神经和自主神经节前纤维的递质，去甲肾上腺素（NA）是交感节后纤维的递质，等等。本篇中讨论的是在中枢神经系统中发挥作用的神经递质，它的范围比较广，大致可分三类：一是经典神经递质，除 ACh、NA 以外，还包括另外两种单胺类物质，多巴胺（DA）和 5 羟色胺（5-HT），以及兴奋性递质谷氨酸（Glu）和抑制性递质 γ 氨基丁酸（GABA）。它们都是分子量 100 左右的小分子，由突触前神经末梢释出，经过突触间隙，作用于突触后膜上的受体发挥信号传递作用，本书中将分 6 章予以介绍。二是逆行信号传递分子，由突触后细胞产生，逆向作用于突触前末梢。其中内源性大麻样物质（2AG 和 anadamide）作用于突触前膜上的大麻样受体（CB1 和 CB2），而一氧化氮（NO）和一氧化碳（CO）则穿过突触前细胞膜，进入胞浆发挥作用。这类递质分子量特别小，通过弥散悄然行动，在信号传递中起到负反馈作用。三是神经肽，多数是 5～31 个氨基酸残基组成的小肽。分子量远大于经典神经递质，起效较慢，持续时间较长，类似突触调制物质（调质）。神经肽种类繁多，将近三位数。本书中将其分为 2 章介绍，即一般神经肽和阿片肽。

正如上文所述，神经递质种类何止百种，由于篇幅有限，只能择其代表性者予以介绍。在各种递质中，按照其在脑内含量丰富和功能确切作为重要性的标准，应该首推兴奋性递质 Glu 和抑制性递质 GABA。按照简单推理，有了这两种递质应该可以满足一切需要。但中枢信号化学传递的特点之一就是递质设置的重复性和多样性。即使同一种递质还可以作用于多种受体，产生不同作用。以 5-HT 为例，已鉴定的受体至少有 7 种，每种又有几种亚型，在脊髓中，根据其末梢分布部位不同，既可引起镇痛，又可导致痛敏。考虑到上述复杂情况，似乎很难设想有关知识如何能应用于临床。研究者的对策，一是采用各种手段细分受体亚型，合成各自的激动剂和拮抗剂，在特定部位发挥特定作用；另一方面也可设计各种嵌合分子，发挥其有利作用，抑制其不利作用，是另一种研究趋向。

本篇中我们把注意力集中到化学性突触传递上，但事实上，具有化学传递功能的分子可能还有其他作用。例如，脑啡肽是第一个被发现的内源性阿片肽，具有明确的镇痛作用，但很少有人注意到甲硫脑啡肽还有抑制细胞复制的作用。后者可能不利于损伤组织的修复，但未尝不是合成新型抑癌物质的契机。

第十六章　乙酰胆碱

施静　孙宁　关新民

第一节　乙酰胆碱的生物合成 …………………… 284
一、胆碱乙酰基转移酶……………………………… 284
二、乙酰基的供给…………………………………… 284
三、胆碱的供给和代谢……………………………… 285
四、乙酰胆碱合成的调控…………………………… 286
五、乙酰胆碱库……………………………………… 286
第二节　乙酰胆碱的突触释放 …………………… 287
一、囊泡假说………………………………………… 287
二、闸门假说………………………………………… 288
第三节　乙酰胆碱的失活 ………………………… 288
一、胆碱酯酶………………………………………… 288
二、胆碱酯酶的生物学功能………………………… 289
三、乙酰胆碱水解反应机制………………………… 290
第四节　中枢乙酰胆碱分布及胆碱能神经通路 …
…………………………………………………………… 290
一、胆碱能局部环路神经元………………………… 290
二、胆碱能投射神经元……………………………… 290
第五节　胆碱能受体 ……………………………… 291
一、烟碱受体………………………………………… 291
二、毒蕈碱受体……………………………………… 296
第六节　胆碱能系统的生理与病理作用 ……… 299
一、生理功能………………………………………… 299
二、ACh 系统功能紊乱引起的疾病 ……………… 300

胆碱能神经的化学递质是乙酰胆碱（acetylcholine，ACh）。它广泛地分布于生物界，发挥着多种不同的作用。归纳起来至少有四种功能：①主要功能是作为神经信息传导的化学递质；②局部激素作用：在神经发育的前期及无神经支配组织中非常重要；③某些细菌、真菌或植物的氮代谢产物之一；④毒物作用：如黄蜂刺及刺草中均含大量 ACh。

在种族进化中，胆碱能神经的定位形成两个分支。脊椎动物脊髓的感觉神经元是非胆碱能的，只有传出神经及其相应的神经元是胆碱能的，如运动神经元、自主神经节前神经元、副交感节后神经元及少数交感节后神经元。而节足动物恰恰相反，其感觉神经元是胆碱能的，传出神经元是非胆碱能的。

ACh 是最古老的神经递质，大致出现在 4 亿年前神经系统雏形刚一出现的时候。在高等动物高度发达的中枢神经系统中，因为有一系列新递质出现，胆碱能神经的比重相对下降了。这种变化使得高度发达的脑更易于执行其多种复杂的功能。许多神经元，如在脊椎动物的初级感觉神经元及视神经中，既无 ACh 又无胆碱乙酰化酶，却有乙酰胆碱酯酶存在。这些神经在进化早期可能也是胆碱能的，只是在进化过程中逐渐失去了其递质 ACh。

ACh 是胆碱和乙酸形成的酯。含季铵离子，呈强碱性，在任何 pH 都充分呈离子状态。它极易成盐。其卤化物有吸湿性，易溶于水，也易水解。但其过氯酸盐不吸湿，可作为标准化合物。ACh 最稳定的 pH 为 3.8～4.5。在 pH 7 及 37℃时，水解半衰期为 20d。碱中易破坏，pH 10 及 100℃时，可全部水解。

X 衍射研究表明，ACh 结晶呈平面环形构象，因其带部分负电荷的醚氧原子与带正电荷的季铵氮原子间有相互吸引。核磁研究证明 ACh 在水溶液中也呈此构象。

第一节 乙酰胆碱的生物合成

连续神经冲动可引起 ACh 从神经末梢反复地释放。胆碱能神经元必须及时合成足够的新的 ACh 才不致使末梢中的 ACh 耗竭，才能保证胆碱能神经突触的正常传递。

ACh 生物合成需要乙酰辅酶 A（Acetyl coenzymeA，AcCoA）及胆碱。在胆碱乙酰基转移酶（choline-O-acetyltransferase，EC 2.3.1.6，俗名胆碱乙酰化酶，简称 ChAT）催化下完成如下的反应：

$$(CH_3)_3N^+ CH_2CH_2OH + AcCoA \xrightarrow{ChAT} (CH_3)_3N^+CH_2CH_2OCOCH_3 + CoA$$

ACh 主要在神经末梢中合成，只有少量来自胞体。神经轴突钳夹试验发现，ACh 堆积在钳夹部位近心端，表明 ACh 有正向轴突转运，速度约 120mm/d。依此速度计算，由胞体转运的 ACh 不足末梢 ACh 周转率的千分之一，故经此途径所补给末梢 ACh 储备的量是极少的。神经末梢可以合成全部 ACh 需要量。脑中 ACh 的合成速度为 10～20nmol/（g·h）。脑内每分钟可合成占总储备量 3%的 ACh，这与刺激大脑皮质释出 ACh 的最大速度相当。

一、胆碱乙酰基转移酶

ChAT 是一个蛋白质家族，有不同基因编码的多种亚型。

ChAT 的活性区域有咪唑基和阴离子结合部位，AcCoA 的乙酰基先转运至咪唑基上，胆碱的一个带正电荷季胺离子与阴离子结合部位相结合，然后胆碱再转移至乙酰基生成 ACh。

ChAT 广泛分布于神经系统中，主要在突触前神经末梢。但无神经支配的胎盘却也有丰富的 ChAT，人怀孕 18～34 周时胎盘中含量最多，比尾状核中高 4 倍，而后逐渐减少。此外，ChAT 还存在于精子及一些植物和细菌中。

ChAT 在神经元胞体中合成，尔后藉轴突转运机制运送到神经末梢的胞浆中。轴突转运是指物质及细胞器从胞体到轴突末梢（正向转运）和由轴突末梢到胞体（逆向转运）除藉单纯扩散及布朗运动以外的全部转运机制。神经细胞中的 ChAT 大部分是静止的，只有 5%～20%是移动的。兔、猫、大鼠、小鼠及蛙的 ChAT 的正向转运速度为 1～20mm/d，电鳐神经中可达 50～140mm/d。

二、乙酰基的供给

活的神经细胞中 ACh 乙酰基的直接前体是 AcCoA。AcCoA 的合成酶类主要位于线粒体内，少量存在于胞浆中。就 ACh 生成量来说，AcCoA 最重要的来源是线粒体内丙酮酸的氧化脱羧反应及脂肪酸的 β 氧化反应，即主要由糖酵解及脂肪酸氧化途径生成。但也可来自一些氨基酸的降解代谢。AcCoA 在糖、脂肪及一些氨基酸主要代谢通路中占重要地位。它把糖酵解、脂肪酸氧化及氨基酸降解代谢与三羧酸循环连接起来（图 16-1）。AcCoA 在大鼠及小鼠脑中的含量约 3～17nmol/mg。

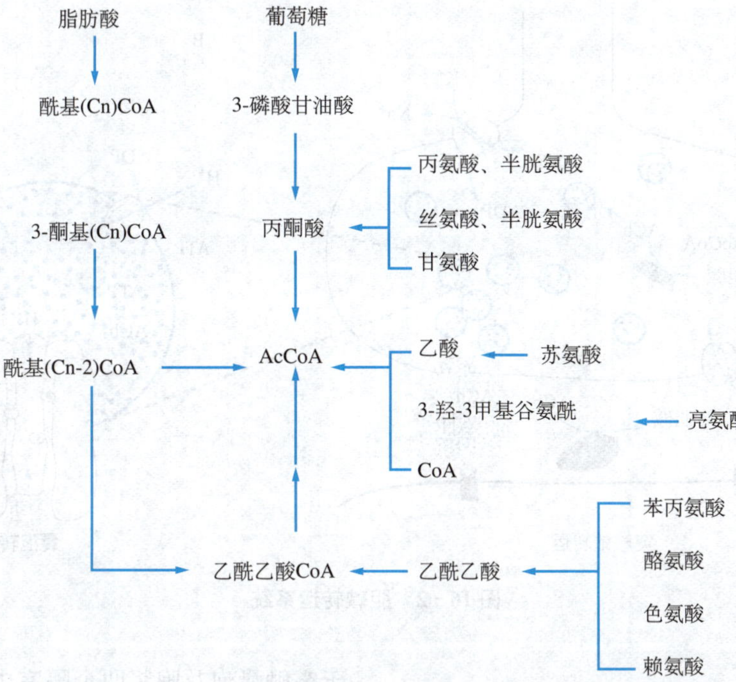

图 16-1　AcCoA 在葡萄糖、脂肪酸及氨基酸降解代谢中的地位

三、胆碱的供给和代谢

虽然胆碱是一个简单的化合物，为细胞生命所必需，但神经细胞却不能合成它，只能靠分解胆碱酯类来获得释出的胆碱。神经细胞中的胆碱主要靠血循环供给，借助细胞膜上的专一性载体摄取到细胞中。

当食物中缺乏胆碱时，血中胆碱浓度下降，而脑中变化不大。血浆中的胆碱库可以补充脑中的胆碱库。肝脏中合成的胆碱酯、胶质细胞中储备的胆碱及神经末梢释放的 ACh 水解产生的胆碱都可成为 ACh 合成中胆碱的来源。

胆碱有一个季胺离子，带正电荷，因为有专一的汲取系统，很容易由血液进入神经细胞。胆碱汲取有两种方式：①胆碱专一性载体系统。此载体转运系统存在于血脑屏障及神经元末梢、突触囊泡及胶质细胞膜上，具有可饱和性和需能性，需有葡萄糖和氧的供给，反应遵循米氏方程。胆碱专一性载体系统至少分为两种，即高亲和性摄取系统（$K_m = 0.4 \sim 0.8\mu mol/L$）及低亲和性摄取系统（$K_m = 40 \sim 120\mu mol/L$）。两者存在于所有神经元、胶质细胞、肝细胞、红细胞及细菌。②胆碱非饱和性汲取。胆碱分子带正电荷，而细胞膜内侧面带负电荷，胆碱依电化学梯度被动地平衡分布。这种摄取即便在高浓度胆碱存在时也不被饱和，也不需能量供给（图 16-2）。

哺乳类动物体内胆碱的代谢主要为磷酰化和氧化反应。胆碱的磷酰化反应受胆碱激酶催化，以 ATP 为磷酸供体。胆碱的氧化反应分两步，先被胆碱脱氢酶转化为甜菜醛，而后在甜菜醛脱氢酶催化下转化为甜菜酸。

胆碱的代谢可以影响组织中游离胆碱的浓度，由于胆碱的供给是 ACh 生物合成的限制性因素，所以通过对胆碱可利用性的调节、又可间接地影响 ACh 的合成。例如，神经末梢微环境中胆碱的利用率及其穿越神经膜的能力，在 ACh 代谢调节中起重要作用，从而影响神经元的活动。人类食物中胆碱虽不缺少，但内源性胆碱的利用率，则会受到病理和药物的影响。

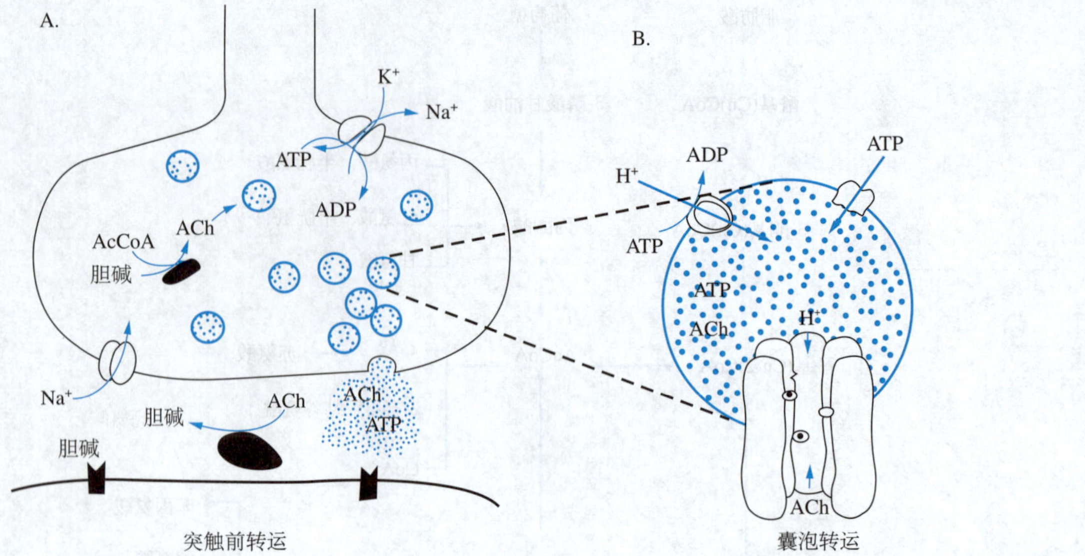

图 16-2 胆碱转运系统

四、乙酰胆碱合成的调控

在神经细胞，ACh 的生物合成持续存在——神经末梢自发地随机少量释放 ACh 和神经冲动到达时 ACh 的大量释放都需要新合成的 ACh 补偿。突触活动增加时，ACh 释放增多，随即 ACh 合成加快使末梢中的 ACh 迅速恢复至正常水平，或出现短暂的轻微的升高，但最终 ACh 总量并不增多。

ACh 的生物合成受多种因素的调控，如：①ACh 释放后，依质量作用定律使胆碱乙酰化过程加快；②突触前合成的 ACh 达到正常水平后，与高亲和性胆碱载体结合，使载体在 ACh 高浓度一侧（膜的一侧）固定化，胆碱转运不能从另一侧进行。待 ACh 释放后，突触前 ACh 浓度降低，载体的固定化解除，载体又能转向膜的外侧，作为胆碱摄取的媒介；③ACh 降低末梢电化学梯度，减少胆碱的非饱和性摄取，从而减少 ACh 的合成；④神经冲动导致 Ca^{2+} 内流，胞浆内 Ca^{2+} 浓度升高可以增加丙酮酸脱氢酶系的活性，使线粒体提供的 AcCoA 增多，而线粒体外的 AcCoA 浓度是 ACh 生物合成的限速因素之一，AcCoA 浓度升高增强 ACh 的合成。

五、乙酰胆碱库

胆碱能神经元末梢中有两个 ACh 库，分别位于突触囊泡及胞浆两个隔室中。ACh 在胞浆合成后，进入囊泡储存，尚有部分 ACh 存在于胞浆。囊泡和胞浆中 ACh 的含量大致各占一半。囊泡中 ACh 和囊泡蛋白结合在一起。ACh 能够在囊泡内储存，有赖于囊泡乙酰胆碱转移体（vesicular acetylcholine transporter，VAChT）的存在。VAChT 基因位于 ChAT 基因的第一个内含子之内，而且这两个基因在同一个起点开始转录。因囊泡在末梢中的位置不同、又可分为活动囊泡和储存囊泡。靠近突触前膜的活动囊泡中，ACh 的周转速度比远离前膜的储存囊泡快得多。刺激神经导致前膜附近新囊泡形成，新合成的 ACh 使新囊泡先充盈，距突触前膜远的囊泡未能参与。所以新囊泡中含大部分新合成的 ACh。神经冲动到达末梢时，先动员新囊泡，使新合成的递质先释放。

远离突触前膜的囊泡负责储存囊泡外表面附着的 ChAT 所合成的 ACh。储存囊泡中不是均匀的隔室，囊泡中的 ACh 也不是均一的库。位于囊泡内边缘区域的是新合成的 ACh，位于囊泡中心区域的是早先合成的 ACh，两者之间没有严格的界限，而是一个由中心向边缘展开的旧新 ACh 梯度壳，其交换是缓慢的。囊泡中心 ATP 浓度高，向外逐渐递减。ACh 与 ATP 的摩尔比值在中心区域为 4∶1，在边缘区域为 9∶1。

生理学研究也表明，神经末梢有两个 ACh 功能性隔室。20Hz 电刺激时，每个刺激释出的 ACh 量起初很高，而后降至恒态。即刺激先引起小隔室 ACh 大量释放，耗竭后由大隔室中的 ACh 补充小隔室，维持恒速释放，强直刺激时也有类似现象。

骨骼肌细胞也有自己的 ACh 库，它与神经元 ACh 库是分开的。切断神经导致的退行性变只破坏神经细胞库，而不影响骨骼肌细胞库。骨骼肌细胞库是静止状态下去神经肌肉发生 ACh 自发释放的源泉。ChAT 也有与 ACh 相应的两个库。

第二节　乙酰胆碱的突触释放

神经末梢中存在着囊泡内及囊泡外（胞浆）两个 ACh 隔室。末梢中的 ACh 大约 50%存在于囊泡中，浓度约 150mmol/L，另外 50%存在于胞浆中，浓度约 20～30mmol/L。因此突触释放 ACh 的机制就有两种可能，即从囊泡释出 ACh、和从胞浆释出 ACh。这样也就产生了两种假说，即囊泡假说和闸门假说。

一、囊泡假说

囊泡假说（vesicle hypothesis）的基本论点是，突触囊泡相当于递质量子，囊泡内含物的释放相当于量子的释放，囊泡外排作用和递质释放是同步的，1 个囊泡释出 1 个量子的 ACh。突触囊泡有两类：一类叫活动囊泡，靠近突触前膜，处于递质释放及再充盈的活动区，亚细胞分离时出现在 H 段落；另一类叫储存囊泡，比较远离突触前膜，亚细胞分离时存在于 D 段落。H 囊泡是准备释放的递质的场所，D 囊泡是递质的储存库。H 囊泡比 D 囊泡致密，体积也较后者小 25%，新合成的 ACh 及 ATP 优先地被新形成的空囊泡汲取，而这些新囊泡正位于活动区。因而出现这样的现象，总是 H 囊泡先释放，又总是 H 囊泡先充盈。新合成的 ACh 先释放，而早合成的 D 囊泡中的 ACh 在非连续性刺激时却保持不变，只有在连续刺激时才被动员（图 16-3）。

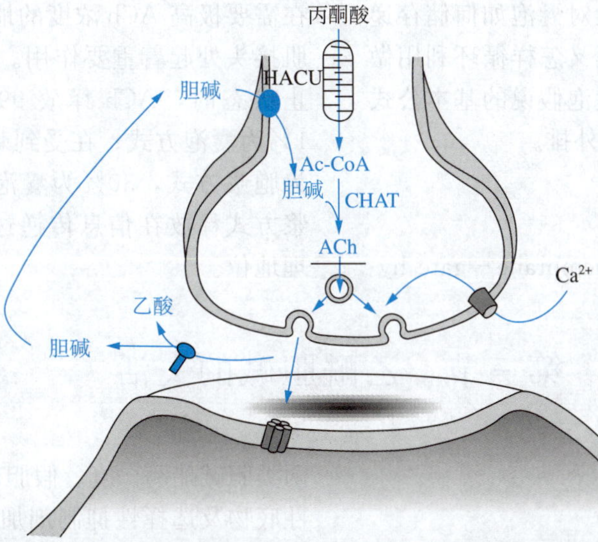

图 16-3　ACh 量子的释放

HACU：高亲合性胆碱摄取，CHAT：乙酰胆碱转移酶

胞浆中合成的 ACh 可被突触囊泡膜上的汲取系统汲取到囊泡中，以充盈新生的囊泡。囊泡汲取 ACh 受囊泡膜电位的影响，是 Na^+ 依赖性汲取过程。突触囊泡汲取是一个缓慢的过程，刺激引

起 ACh 释放后，尽管囊泡数已恢复至正常值，但 ACh 的装填却需较长时间。

囊泡假说还提出囊泡膜的循环机制。认为参与囊泡膜循环的主要是活动区的 H 囊泡。装载递质的囊泡释放递质以后，空囊泡膜有两个去向：①可逆性外排，即排空的囊泡立即重新封闭，退回到胞浆中；②不可逆性外排，即空囊泡与突触前膜融合并掺入其中。尔后在远离突触间隙的地方藉内陷作用再回到末梢中。突触前膜上存在 AChE 及 Na^+，K^+-ATP 酶，而突触囊泡膜上存在 Ca^{2+}，Mg^{2+}-ATP 酶，故囊泡不是突触浆膜简单的翻板。假若内陷的是融合的原囊泡膜，则形成新的突触囊泡。假若内陷的是突触浆膜，则被包被蛋白捕获而形成包被囊泡，与浆膜分离，再逐渐脱去包被成为突触囊泡。包被囊泡也可相互融合成池，池又生“芽”，形成突触囊泡。这样，囊泡膜的特异组分得以保留，保证了囊泡组分在循环中的恒定性。

包被蛋白包括包涵素（clathrin，分子量 180 000，占包被囊泡总蛋白量的 40%～70%）及其他一些分子量为 55 000 及 125 000 的蛋白质。以 2Hz 刺激神经-肌接头时，囊泡膜循环周期为2～3h。

囊泡假说不但对微小终板电位及动作电位的量子释放给了圆满的解释，又对囊泡如何储存递质及做好释放的准备、囊泡膜又怎样循环利用做了一整套自圆其说的描述。囊泡假说的基本公式是：囊泡＝量子，释放＝囊泡外排。

二、闸门假说

囊泡假说和闸门假说（membrane - gate hypothesis）尽管对递质释放的机制说法不一，但囊泡和量子存在的事实，是两种假说都承认的。分歧的焦点是囊泡和量子的关系。闸门假说的主要立论根据是：末梢胞浆中存在高达总量 50%的 ACh；ChAT 位于胞浆，ACh 在胞浆中合成；电刺激时胞浆 ACh 优先释放，胞浆中 ACh 耗竭又再充盈而不伴有 ACh 向囊泡的转移；囊泡中 ACh 的量在非连续刺激时保持不变。闸门假说的基本论点是，自发的及刺激神经释放的 ACh 直接来自胞浆中新合成的 ACh 库。闸门假说也承认 ACh 是以量子方式释放，但量子并非囊泡，释放不是囊泡外排。递质释放和囊泡外排不是同义语。递质释放是从蛋白质介导的膜闸门直接迸出的过程。闸门假说承认有囊泡，但认为囊泡只是 ACh 的储存库。需要时可补充胞浆隔室中的 ACh。闸门假说的基本公式是：量子≠囊泡，释放≠囊泡外排。

ACh 的胞浆方式（非囊泡）释放可能是一种古老的外排形式。当靶细胞远离末梢时，扩散过程使 ACh 浓度稀释，囊泡释放在受体局部造成极高浓度的优点将不再存在。在这种情况下，胞浆释放在维持有效浓度方面将起重要作用。囊泡方式释放是一种更加精致的外排形式。在需要极高 ACh 浓度的地方，如在骨骼肌神经-肌接头处起着重要作用。在神经-肌接头区，静止状态时，ACh 释放 99%为胞浆方式，只有 1%为囊泡方式；在受到刺激时，ACh 释放 70%为胞浆方式，30%为囊泡方式。可见 ACh 的胞浆方式释放在信息传递过程中仍然具有重要生理地位。

第三节 乙酰胆碱的失活

一、胆碱酯酶

胆碱酯酶可分为两大类，即乙酰胆碱酯酶（acetylcholinesterase，EC3.1.1.7，又叫真性胆碱酯酶，简称 AChE）和丁酰胆碱酯酶（butyryl cholinesterase，EC3.1.1.8，又叫假性胆碱酯酶，简称 BChE）。随着胆碱酯酶生物化学及分子生物学研究的深入，在结构上已经证明它们是不同的两类胆碱酯酶。真、假胆碱酯酶的活性可用选择性底物及选择性抑制剂加以区别。AChE 不催化苯甲酰胆碱的水解，BChE 不催化 β-甲基-乙酰胆碱的水解。AChE 选择性抑制剂有 BW 284C51 及石杉碱甲（福定碱）；BChE 选择性抑制剂有 TIPP，它们对 AChE 及 BChE 的抑制强度分别相差 3～5 个数量级。故可先与 10μmol/L TIPP 温孵，而后以 β-甲基-乙酰胆碱为底物测量 AChE

活性；或先与 10μmol/L 284C51 或石杉碱甲温孵，而后以 BCh 为底物测量 BChE 活性。

AChE 不仅存在于胆碱能神经，也存在于非胆碱能神经及其他组织中，如脊髓背根非胆碱能感觉神经轴突、胎盘、红细胞及不含 ChAT 的神经母细胞瘤。

AChE 在神经元胞体中合成，而后转运到整个神经细胞，其正向转运速度可达 100～480mm/d，AChE 有少量逆向转运。轴突中的 AChE 只有 5%～20%是移动性的，轴突中不移动性 AChE 位于内质网及细胞膜上。

胆碱酯酶的活力中心已经得到较好的阐明。它主要由酯解部位（esteristic site）及阴离子部位（anionic site）构成。酯解部位中有 3 个功能基团，即酸性基团（酪氨酸的酚羟基）、酰化基团（丝氨酸的羟基）及碱性基团（组氨酸的咪唑基）。阴离子部位为二羧酸（门冬氨酸或谷氨酸）的游离羧基。阴离子部位周围还有疏水区。

胆碱酯酶的一级结构中有许多丝氨酸残基，但只有活力中心酯解部位的丝氨酸能参与酰化反应。这是因为分子内部电荷接力系统（charge relay system）的存在使酯解部位丝氨酸活化的缘故。电荷接力系统是由胆碱酯酶催化亚基多肽链上相距很远的门冬氨酸、组氨酸及丝氨酸在三维结构中相互靠近形成的。门冬氨酸的游离羧基吸引组氨酸咪唑基氮原子上的质子，通过共轭效应使咪唑基上另一个氮原子吸引丝氨酸羟基的质子形成氢键，从而使丝氨酸羟基活化。活化的羧基氧原子带有负电荷，具有很强的亲核性，可以对底物乙酰胆碱的羰基碳原子或有机磷毒剂的磷原子发生亲核攻击，使酶乙酰化或磷（膦）酰化。

乙酰胆碱酯酶活力中心不仅能高效地催化酰化反应，而且是一个构象抗原决定簇，显示明显的抗原活性。因而乙酰胆碱酯酶活力中心具有催化及诱导抗体产生的双重功能。

胆碱酯酶的氨基酸组成及一级结构已经弄清的有：人真性胆碱酯酶、人假性胆碱酯酶、电鳐（*Torpedo californica*，*Torpedo marmorata*）电器官 AChE、果蝇（*Drosopila melanogaster*）AChE 等。

人血清 BChE 和人胎脑及人胎肝 BChE 的氨基酸组成及排列顺序无差别，说明同一种属不同组织中的 BChE 的一级结构完全相同，是由同一个基因编码的。电鳐电器官 AChE、果蝇脑 AChE 及人 AChE 一级结构有很大的相似性，说明在分子进化中它们有共同的祖先。

二、胆碱酯酶的生物学功能

ACh 的失活有三种方式：酶水解、扩散及再摄取。AChE 存在于突触前后膜及突触栅里，它可以迅速地催化末梢释出的 ACh 的水解，是 ACh 失活的主要方式。其次是扩散失活，经计算 ACh 从突触栅通过扩散降低浓度一半所需进间为 0.5～2ms。ACh 再摄取在其生理失活过程中是微不足道的，只在依色林或有机磷毒剂抑制 AChE 的条件下才表现得明显起来。ACh 摄取与胆碱共用同一载体，两者可以产生竞争性抑制。但胆碱摄取比 ACh 摄取活跃得多，而且大多数组织中 AChE 催化 ACh 水解的速度比 ACh 再摄取的速度大 3 个数量级，所以 ACh 再摄取的几率是很小的。

在 ACh 释出的瞬间，突触前膜邻近处 ACh 浓度很高，对前膜上的乙酰胆碱酯酶产生过量底物抑制效应，使 ACh 有机会到达突触后膜、而无明显损失。待突触前膜附近的 ACh 浓度下降时，底物抑制效应解除，ACh 开始大量被酶催化水解。AChE 的催化效率极高，1 个酶分子 1 秒内可以催化分解 ACh 25 000μmol（K_{cat}值）。一次神经冲动释放到突触间隙的 ACh 可被分布在突触处的 AChE 在数毫秒内全部分解掉。ACh 水解生成乙酸和生理作用很弱的胆碱，从而维持了正常的神经功能。其水解反应式如下：

$$(CH_3)_3N^+CH_2CH_2OCOCH_3 + H_2O \xrightarrow{AChE} (CH_3)_3N^+CH_2CH_2OH + CH_3COOH$$

乙酰胆碱　　　　　　　　　胆碱

BChE分布在许多系统中，如脑的白质、心血管系统、呼吸系统、消化系统、生殖泌尿系统及一些内分泌和外分泌腺中。BChE的生理功能尚不十分清楚，可能起以下几种作用：①防止突触栅乙酰胆碱的外漏；②脂肪酸在肝中代谢过程中产生丁酰辅酶A，在有胆碱存在时可生成丁酰胆碱。丁酰胆碱有强烈的烟碱样作用，若不立刻被破坏掉，则可能引起毒性反应。BChE可以将丁酰胆碱在其生成部位就地分解。脂肪酸代谢还可生成其他有毒性的胆碱酯类物质，如棕榈酰胆碱，BChE也可使之迅速水解；③BChE与脂蛋白代谢密切相关。

三、乙酰胆碱水解反应机制

胆碱酯酶催化反应中有两个底物，即ACh和水。水是过量的，故符合单分子反应动力学，为假一级反应。但从反应方程来看，它实际上是双分子反应，先生成乙酰化酶，再水解释出乙酸，属于乒乓反应模式。

$$E \xrightarrow{+ACh} E\cdot ACh \xrightarrow{-Ch} E\cdot AC \xrightarrow{+OH} E\cdot AC\cdot OH \xrightarrow{-AC} E$$

（四面体中间体）　　（四面体中间体）

乙酰化酶水解反应的活化能低。ACh水解反应的总平衡常数（[ACh] [H_2O]）/（[Ch] [AC]）在23℃时约为0.25，自由能约3kcal/mol。

AChE以ACh为底物时的最适底物浓度为1～10mmol/L，大于此浓度则出现过量底物抑制效应。AChE催化反应的最适pH约7.8～8.2。米氏常数在0.3～0.5mmol/L之间。

第四节　中枢乙酰胆碱分布及胆碱能神经通路

脑内胆碱能神经元分为两类：局部环路神经元和投射神经元。

一、胆碱能局部环路神经元

这类神经元在核团内部组成局部环路，不向核外发出投射纤维，属于中间神经元。主要位于纹状体、伏隔核、嗅结节、大脑皮质Ⅱ～Ⅳ层和海马。纹状体的胆碱能神经元参与黑质-纹状体多巴胺系统对运动的调节。

二、胆碱能投射神经元

这类神经元主要分布在基底前脑和脑干，这些神经元向其他脑区发出投射纤维，分别形成基底前脑胆碱能系统和脑干胆碱能系统。

基底前脑胆碱能系统：胞体位于隔内侧核（相当于Mesulam和Perry分类的Ch1细胞群）、斜角带（Ch2、Ch3）、苍白球腹侧Meynert基底核（Ch4）。它们的投射纤维形成下列通路：①隔内侧核、斜角带-海马通路；②斜角带-杏仁核复合体通路；③隔区、视前区-缰内侧核、中脑脚间核通路；④Meynert基底核-大脑皮质通路。由此可以看出，接受这些胆碱能输入的脑区主要是大脑皮质和海马。其中感觉皮质和边缘皮质接受了来自基底核以及斜角带的投射，它们被认为参与了情绪状态的影响和感觉输入的皮质整合。而接受来自隔内侧核以及斜角带胆碱能神经投射的海马则与学习记忆功能密切相关。

脑干胆碱能系统：胞体位于脚桥被盖核（Ch5）、背外侧被盖核（Ch6）、内侧缰核（Ch7）、二叠体旁核（Ch8）。脚桥被盖核和背外侧被盖核的纤维分背、腹束，向头端投射至丘脑、下丘脑、苍白球和尾壳核。它们的纤维与其他上行纤维组成上行网状激活系统，引起警觉和觉醒。内侧缰核、二叠体旁核则分别投射于脚间核和上丘（图16-4）。

延髓中的胆碱能神经元：分布在舌下神经核、

迷走神经背核、面神经核、三叉神经脊束核等，参与脑干对躯体运动和内脏运动的调节。

脊髓中的胆碱能神经元：包括脊髓前角运动神经元，侧角和骶部的交感、副交感神经节前神经元。脊髓背角还有胆碱能中间神经元。

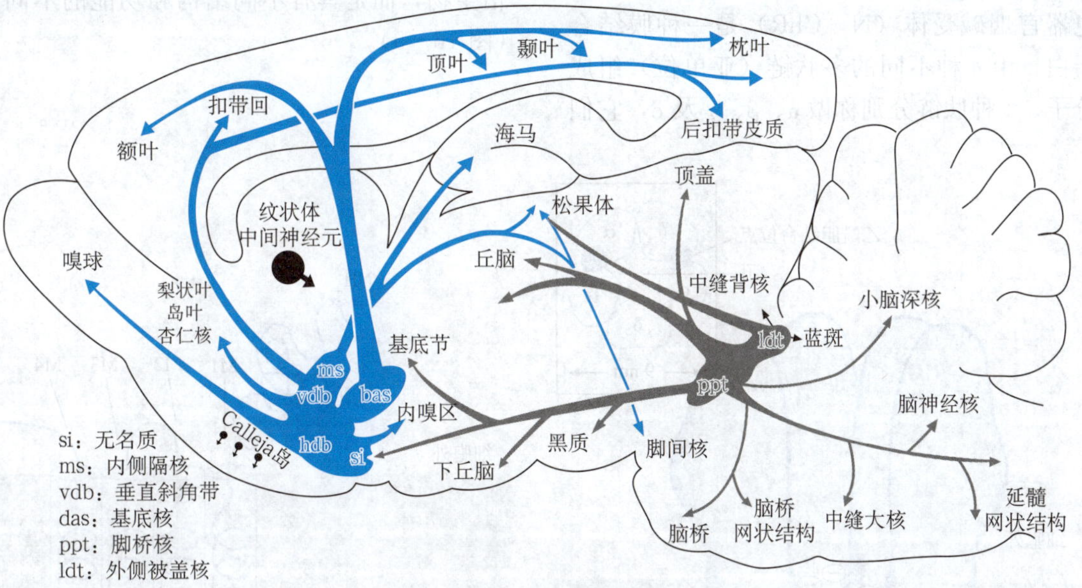

图 16-4 中枢胆碱能系统

第五节 胆碱能受体

根据配基药理学特异性的不同，可以将胆碱能受体分为烟碱受体和毒蕈碱受体。烟碱受体属于配体门控离子通道受体，而毒蕈碱受体则属于G蛋白偶联受体。

一、烟碱受体

烟碱受体是一个受体家族，它广泛地分布在不同种属动物的中枢及周围神经系统中，骨骼肌及电器官烟碱受体分别发现于脊椎动物骨骼肌神经-肌接头及电鱼的电板；神经元烟碱受体发现于脊椎动物脑、神经节、Renshow 细胞、嗜铬细胞及由肾上腺瘤衍生而来的 PC12 细胞。

自主性神经节、神经-骨骼肌接头及中枢神经元的烟碱受体虽然都受烟碱作用而统称烟碱受体，但却表现出不同的药理学性质。如配体多次甲基双季铵盐 $(CH_3)_3N^+(CH_2)_nN^+(CH_3)_3 \cdot 2X$ 的 $n=5\sim6$ 时，两个氮原子间的伸长距离约为 1nm，对神经节的阻断作用强；而 $n=10$ 时，两个氮原子间的伸长距离约 1.4nm，对神经-骨骼肌接头的阻断作用强。所以把它们分别称为 N_1 受体及 N_2 受体。至于 $n=16\sim18$ 时又出现阻断作用强的现象，可能是配体跨受体单位结合所致。中枢神经元烟碱受体的药理学性质则又有许多不同点，特别是 α-银环蛇毒素（α-BGT）可以阻断骨骼肌烟碱受体的激活，却不能阻断中枢神经元烟碱受体的激活。但 α-BGT 在神经元上有其专一性结合部位，而烟碱也可阻断 α-BGT 与这种专一性结合部位的结合，只不过需要高浓度的烟碱。这种结合部位属低亲和力结合部位，所以这类分子被称为 α-BGT/烟碱结合分子。这类分子是不同于中枢神经元烟碱受体的另一类分子，功能尚不清楚。烟碱受体的分类如下：

- 烟碱受体
  - 周围烟碱受体
    - 骨骼肌/电器官烟碱受体
    - 神经节烟碱受体
  - 中枢烟碱受体
    - 中枢神经元烟碱受体
    - α-BGT/烟碱结合蛋白

1. 电器官及骨骼肌烟碱受体

(1) 电器官烟碱受体

电器官烟碱受体（N-ChR）是一种膜结合的糖蛋白，由4种不同的多肽链（亚单位）组成的大分子。4种肽链分别称做α、β、γ及δ，它们在N-ChR分子组成中的摩尔比为2∶1∶1∶1。N-ChR分子组成以亚单位表示时为$\alpha_2\beta\gamma\delta$，5个多肽链构成一个单体。单体具有N-ChR的全部活性。不同来源的N-ChR的氨基酸组成成分相似，4种肽链有共同的祖代基因，但不是彼此的衍生物，而是具有不同结构和功能的不同亚单位（图16-5）。

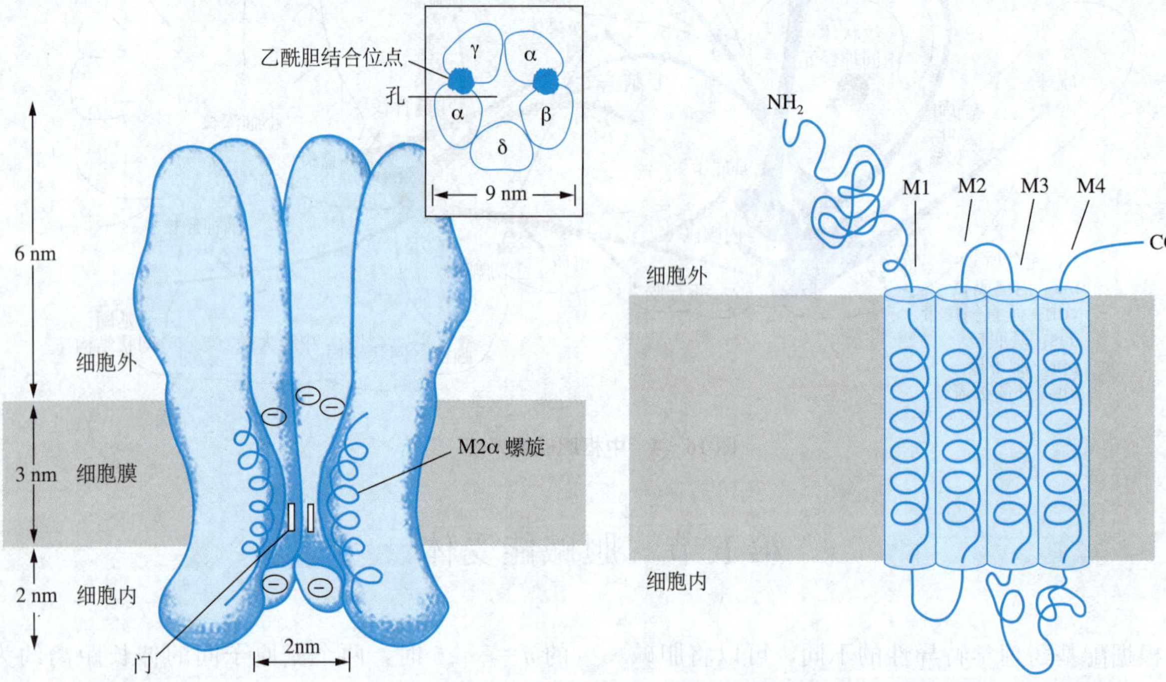

A：亚基排列模式　　B：N-胆碱受体单个亚基结构

图16-5　烟碱受体（N-ChR）模式图

(2) 骨骼肌烟碱受体

哺乳类动物骨骼肌纤维由许多单个肌细胞融合而成。在其融合过程中，烟碱受体经历了结构、性质、代谢及分布等一系列变化，出现两种亚型，即胚胎型及成年型。胚胎初期，烟碱受体较慢地掺入整个膜面，以大鼠为例，密度只有200个/μm^2，尔后掺入浆膜速度加快。融合1d后，运动神经元与肌细胞接触，开始有功能性突触形成。神经支配促使烟碱受体在突触区簇集，密度可达10 000个/μm^2。神经支配肌细胞成熟后，突触外区的烟碱受体逐渐减少，出生3周后，每平方微米只剩下几个甚至消失。在骨骼肌突触发育阶段，烟碱受体代谢率也发生变化。起初周转很快，半寿期约1d。突触成熟后，烟碱受体变得稳定，半寿期大于10d。烟碱受体蛋白的等电点向偏酸侧位移。乙酰胆碱引起的离子通道开放时间由数毫秒缩短到约1ms。受体的免疫学性质也有改变。这些变化主要因为烟碱受体的分子结构发生了变化，即五聚体中的γ亚单位随着神经-肌接头的成熟逐渐地被ε亚单位代替。骨骼肌中有α、β、γ、δ、ε亚单位编码的5种基因。

胚胎型烟碱受体向成年型烟碱受体的转换在一定程度上是可逆的。切断轴突阻断突触活性或用药物毒物阻断烟碱受体功能，都可使烟碱受体的合成及代谢加快，新生的烟碱受体又出现在整个肌细胞膜上，这就是去神经肌肉出现对乙酰胆碱超敏的原因。新生的烟碱受体的生物化学、生物物理、电生理及免疫学性质又和肌肉被神经支配前的胚胎型一样。最有趣的是若用电直接刺激去神经肌肉，又可抑制胚胎型受体的合成。说明生理的或外加给肌肉的电活动可以调控烟碱受体的生物合成，调控发生在基因水平。去神经的肌肉中，烟碱受体各个亚单位的 mRNA 的确大大增多了，而电刺激又可使之减少。

骨骼肌烟碱受体在神经肌肉接头形成过程中胚胎型与成年型共存于同一肌肉细胞上，其相对含量取决于运动神经元对肌肉的支配程度。电器官烟碱受体不经历亚型的转变，始终是 $\alpha_2\beta\gamma\delta$ 五聚体。看来，α 亚基出现在种族进化的高级阶段。

表 16-1　周围烟碱受体的激动剂及拮抗剂

激动剂	拮抗剂
烟碱（小剂量）	美加明
氨甲酰胆碱	四乙铵
β-甲基乙酰胆碱	烟碱（大剂量）
乙酰胆碱	筒箭毒，季铵酚，α-cobrotoxin（α-眼镜蛇突触后神经毒素），C5（五烃季铵）

（3）烟碱受体的结构与功能

电镜下，神经肌接头处的烟碱受体位于突触后的肌细胞膜上，呈直径 8～9 nm 的玫瑰形，中间为直径 1.5～2.5 nm 的低密度区。该低密度区是受体蛋白的通道部分。每一个玫瑰形受体蛋白都由五个高电子密度区组成，它们围绕着与质膜平面相垂直的轴心排列。

烟碱受体通常是通过电鳐或电鳗的电器官纯化得来。应用胆碱能配体琼脂糖凝胶亲和柱可以纯化得到 290～300 kD 的糖蛋白。在去垢剂 SDS 存在条件下，可以将这种蛋白解离成四种不同的亚单位，其分子量分别为 38 kD（α）、49 kD（β）、57 kD（γ）和 64 kD（δ）。根据计量化学方法定量分析可知，每一个烟碱受体蛋白都是由两个 α 亚单位以及 β、γ、δ 各一个亚单位组成。

从 α、β、γ、δ 亚单位的 DNA 序列可以推演出它们的氨基酸序列，结果显示，这些亚单位具有高度的同源性和非常相似的构象：①N 末端有一段长达 210～224 个氨基酸残基的亲水性结构域，其中含有糖基化位点；②从 N 末端到 C 末端依次为 M1、M2 和 M3 三个疏水性序列，其间由 20～30 个氨基酸残基的短的亲水链相连接；③M3 之后是另一个大约 150 个氨基酸残基的亲水性结构域，其中含有功能性的磷酸化位点；④其后是第四个疏水序列和较短的 C 末端。每一个亚单位的 N 末端都位于细胞膜的胞外侧（突触间隙），第二个亲水性结构域则位于胞浆侧，四个疏水序列都是跨膜片断，而 C 末端也朝向突触间隙。

从富集烟碱受体的膜上分离出 α 亚单位，或者将 α 亚单位的 mRNA 表达于卵母细胞上，可以进行胆碱能激动剂与 α 亚单位的共价结合实验。结果显示，在 α、β、γ、δ 四个亚单位中，α 亚单位存在胆碱能激动剂的结合位点。应用标记的胆碱能配体 MBTA 可以证明，α 亚单位上含有半胱氨酸 192 和 193 残基的区域是与胆碱能配体相互作用的重要位点之一。为了获得更为确切的天然受体蛋白的乙酰胆碱结合位点图，一种光激活性的物质 ^3H-DDF 被用来做为胆碱能配体。^3H-DDF 是乙酰胆碱的竞争性拮抗剂，它一旦被光激活，就能与 α 亚单位的乙酰胆碱受体结合位点形成共价结合。结果显示 tyr93、trp149、tyr190、cys192 和 cys193 都标记上了 ^3H-DDF。

同样的，光激活的非竞争性抑制物也可以用来标记那些参与构成离子通道壁的氨基酸残基。应用放射活性的氯丙嗪经过紫外线照射后，能标记电鳐乙酰胆碱受体各种亚单位 M2 跨膜区上的丝氨酸、亮氨酸和苏氨酸残基。这表明 M2 跨膜片断，构成了离子通道的孔壁。

烟碱受体是阳离子通透性受体。当两个乙酰胆碱分子结合到受体上时，触发了离子通道的开放。细胞外离子替换实验显示，烟碱受体对 Na^+、K^+、Ca^{2+}、Mg^{2+} 等阳离子具有通透性。其中，Na^+ 的进胞量大于 K^+ 的出胞量，所以在膜电位为负时，用膜片钳技术可以记录到一个内向电流，而 Ca^{2+} 与 Mg^{2+} 仅构成此内向电流的一小部分（图 16-6）。

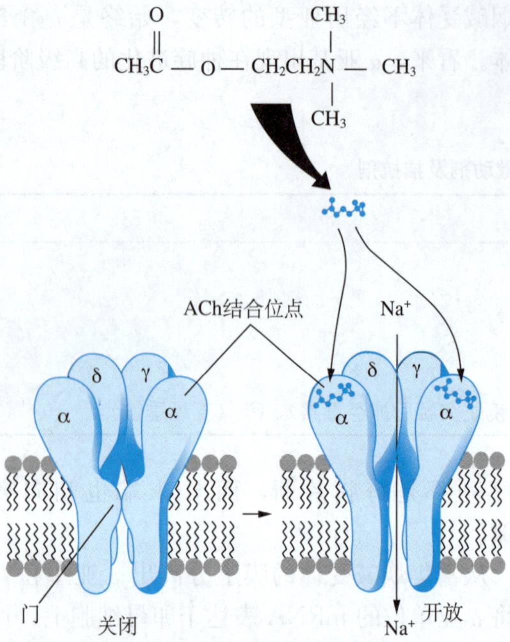

图 16-6　ACh 激活 N 受体模式图

2. 神经元烟碱受体

哺乳类中枢及周围神经元上，那些对 α-BGT 不敏感的能被低浓度（nmol/L）烟碱识别的具有烟碱传递功能的烟碱高亲和性结合部位，称做神经元烟碱受体；而另一些能与 α-BGT 高亲和性地结合却仅能与高浓度（μmol/L）烟碱结合，又无烟碱传递功能的烟碱低亲和性结合部位，称做 α-BGT/烟碱结合蛋白。烟碱受体和烟碱结合蛋白是各自独立的，可以共存于同一类型细胞上，也就是说一种类型的神经元上可以有一种以上的烟碱结合部位。

（1）神经元烟碱受体的性质不同于骨骼肌烟碱受体

烟碱结合部位亚单位基因家族编码了一系列不同的烟碱结合部位。神经元烟碱受体及 α-BGT/烟碱结合部位与骨骼肌烟碱受体的药理学性质、免疫学性质及分子结构均不相同。

抗神经元烟碱受体抗体可阻断神经元烟碱受体的激活效应，却不与 α-BGT/烟碱结合蛋白结合。α-BGT 专一性地几乎是不可逆地与脊椎动物骨骼肌烟碱受体结合，竞争性地拮抗乙酰胆碱的作用，但 α-BGT 对高等脊椎动物的神经元烟碱受体的传递却不能阻断，而只能与功能不明的 α-BGT/烟碱结合蛋白结合。α-BGT 对低等脊椎动物，如金鱼、蜥蜴、蟾蜍及龟的神经元烟碱受体则有阻断作用。

高等脊椎动物骨骼肌烟碱受体 α 亚单位的乙酰胆碱结合部位有一对保守的相邻的半胱氨酸残基，这个区域有一个 32 肽“毒素结合序列”（第 173 至 204 位氨基酸），是 α-BGT 的高亲和力结合部位。此毒素结合序列在神经元烟碱受体 α 亚单位上保守性不高，与其相应区的同源性很低，说明神经元烟碱受体不是 α-BGT 结合蛋白。这是 α-BGT 能阻断运动终板烟碱传递而不能阻断神经元烟碱受体的分子基础。低等脊椎动物神经元烟碱受体所以能被 α-BGT 拮抗，其 α 亚单位上很可能有此毒素结合序列。

（2）神经元烟碱受体的分子结构

神经元烟碱受体与骨骼肌烟碱受体的分子结构明显不同。神经元烟碱受体只有两种亚单位构成（α^- 及 β^-），其亚单位分子量约 50 000～70 000，受体分子量约 250 000。故推测神经元烟碱受体是由 α 及 β 亚单位组成的杂合五聚体。

脊椎动物烟碱受体的各个亚单位之间有相似的框架，它们都有细胞外区，M_1～M_3 跨膜区，胞浆区及含 M_4 的 C 端区。各亚单位长度不同，α_4 含很长的胞浆区。所有 α 亚单位的细胞外区均保留以双硫键连接的相邻的 2 个半胱氨酸残基。形成的这一小环是乙酰胆碱启动烟碱受体构象变化导致离子通道开放的“分子开关”。此双硫键可被 [^{3}H] MBTA 标记。若将此键还原，或以丝氨酸置换任一半胱氨酸，均使受体功能改变。

各 α 及 β 亚单位在细胞外区的氨基酸序列也有相似性，特别是被 13 个氨基酸分开的 2 个半胱氨酸及双硫键形成的大环在神经元烟碱受体及运动终板受体各亚单位中都保留着。此环为 β 结构，在脯氨酸处有一转折。各亚单位的疏水跨膜区序列也极相似，每个亚单位均提供相应片段组成离子通道。跨膜结构保守性极强，经不起突变，各亚单位的胞浆区则是多变的。胞浆区受进化的制约比细胞外区及跨膜区少，无论氨基酸顺序或序列长度均有很大变化。尤其是 M_3 和 M_4 之间的胞浆段，它是亚单位中变异最多的区域。其 B－B－X－S 肽段（B 为碱性氨基酸，S 为丝氨酸，X 为任一氨基酸）称做磷酰化序列，是 cAMP 依赖性蛋白激酶的作用部位，在神经元烟碱受体及骨骼肌烟碱受体多个亚单位中均有保留。α_2 亚单位胞浆区出现一段含 17 个氨基酸残基的特有的聚谷氨酸序列（第 371 至 387 位氨基酸），其生理意义尚不清楚。聚（谷）序列在电压门控钠通道的胞浆区段中也存在。

鉴于神经元烟碱受体亚单位的结构域、亲水度图谱及氨基酸序列与骨骼肌烟碱受体亚单位的同源性，推测也有相似的二级结构及组装方式。

（3）神经元烟碱受体的亚型

不同的 α 亚单位与 β 亚单位以不同的排列顺序及数目可构成众多的可能的组合体（亚型），其中哪些是功能性的，哪些是“非功能性”的，哪些是机体实际存在的亚型，尚待一一确定。

神经元烟碱结合部位的亚单位并不都参与功能性配体离子通道的构成。β_2 或 β_4 分别与 α_2、α_3、α_4 均可构成烟碱受体离子通道，而 α_5、α_3 与任何其他亚单位均不能构成功能性烟碱受体。因而推测 α_5 及 α_3 或许是构建 α－BGT 结合蛋白的亚单位，但尚待证实。

银环蛇毒毒液中除含 α－BGT 外，还含有另一类神经毒素，含量很少，叫做神经元 BGT（n－BGT）。这是一类对许多脊椎及无脊椎动物神经元烟碱受体有高度选择性的高亲和性拮抗剂。n－BGT 对骨骼肌烟碱受体的亲和力极低，只有 α－BGT 的 1/500 至 1/200。另外，n－BGT 也可与 α－BGT/烟碱结合蛋白结合。烟碱受体竞争性拮抗剂 d－筒箭毒及咪噻芬（trimethaphan）可防止 n－BGT 对神经元的作用，而非竞争性烟碱受体拮抗剂美加明不能防止 n－BGT 的作用。

中枢神经系统中已经发现的几种亚型的功能性烟碱受体具有不同的药理学性质。亚型 1 的代表为大鼠海马及脑干神经元及内侧缰核神经元烟碱受体。亚型 2 的代表为大鼠视网膜神经节烟碱受体。神经元烟碱受体并非全被 n－BGT 阻断，脑中有被 n－BGT 阻断的亚型，还有不被 n－BGT 阻断的亚型存在。成年脊椎动物脑中可能主要为 $\alpha_4\beta_2$ 亚型烟碱受体，而神经节中主要为对 n－BGT 敏感的 $\alpha_3\beta_2$ 亚型，其次为对 n－BGT 不敏感的 $\alpha_3\beta_4$ 亚型。

受体离子通道亚型的多样性是接收化学或电信号的受体的普遍性特征。信号接收蛋白多型的生理意义在于可增加神经元信息处理的能力，是神经元可塑性的物质基础。

受体亚型是由不同基因编码或不同剪接而产生的。翻译后加工与修饰及细胞内调控机制所造成的药理学及生理学性质的变化不应该视为不同亚型的表现，如最常见的磷酰化反应介导的脱敏作用对受体离子通道的调节。磷酰化反应对受体功能的调控属于“态”的变化，而不是亚型的差异。

（4）神经元烟碱受体的配体

神经元烟碱受体的选择性配体常用的有骏河鰕虎鱼毒素（surugatoxin）、新骏河鰕虎鱼毒素（neosurugatoxin）、K－毒素（K－toxin）。非选择性配体有烟碱、乙酰胆碱、d－筒箭毒、双氢 β 刺酮酊（DHEE）、柳珊瑚毒素（lophotoxin）、α 蜗牛毒素（α－conotoxin）及变性毒素 a（anatoxin－a）。

（5）神经元烟碱受体除对 Na^+、K^+ 通透外，对 Ca^{2+} 的通透性也很大

神经系统的烟碱受体对 Ca^{2+} 的通透性比骨骼肌烟碱受体大，不同的受体亚型之间差别也很大，由 α 亚单位构成的神经元烟碱受体对 Ca^{2+}/Na^+ 的通透比例接近 20，该类受体的 M2 跨膜区段氨基酸残基谷氨酸 237 被丙氨酸替换可以消除这种 Ca^{2+} 的通透性，但不影响受体的其他功能，因此此类受体的激活可以导致胞内 Ca^{2+} 水平显著增加，而不伴有电压门控 Ca^{2+} 通道的开放，其他亚单位组合的神经元烟碱受体对 Ca^{2+}/Na^+ 的通透比例大约是 1.0～1.5。

（6）突触前烟碱受体做为自身受体或异源受体

神经元烟碱受体分布在突触前和突触后。突触前烟碱受体可以做为自身受体，位于突触区，或邻近突触的末梢前部分，正反馈调节 ACh 释放。在脑内，突触前烟碱受体主要做为异源受体，增加去甲肾上腺素、多巴胺、谷氨酸和 γ－氨基丁酸的释放。突触前烟碱受体正反馈调节的机制是受体激活后，Na^+ 的内流使膜去极化，从而开放电压门控 Ca^{2+} 通道。某些类型的神经元烟碱受体

对 Ca^{2+} 的高通透性（如 α 类型）也导致 Ca^{2+} 内流，细胞内 Ca^{2+} 水平的提高促进递质的释放。目前认为突触前烟碱受体对激动剂的敏感程度至少比突触后烟碱受体大 10 倍，所以很容易被低浓度的激动剂激活。

二、毒蕈碱受体

1. 毒蕈碱受体亚型

毒蕈碱受体（M 受体）目前可分为三种药理学亚型，即 M_1、M_2 和 M_3。它们分型的主要依据是与不同的选择性 M 受体拮抗剂的亲和力的差别。

M_1 受体与 perenzepine（PZ）呈高亲和力结合，K_d 约 10nmol/L。主要分布在神经组织中，脑中 M_1 受体占 M 受体的 50%～80%。

M_2 受体与 AFDX116 呈高亲和力结合，K_d 约 100nmol/L。主要分布在心脏，在神经和平滑肌上也有少量分布。

M_3 受体主要分布在外分泌腺体上，平滑肌和神经组织中也有少量分布。它与 AFDX116 结合的亲和力很低，K_d 约 3 000nmol/L。与 PZ 结合的亲和力也显著低于 M_1 受体，K_d 约 200nmol/L。已发现一些抗胆碱能药物能与 M_3 受体选择性地结合，如 Hexahdrosiladifenidol（HHSD）与 M_3 结合的 K_d 约 2nmol/L。

阿托品及甲基东莨菪碱等经典抗胆碱能药物以及二苯羟乙酸喹宁酯（QNB）等对三种受体亚型的结合无选择性。PZ、AFDX116 和 HHSD 虽有一定选择性，但也不够专一，只是程度上的差别（表 16-2）。

表 16-2　M 受体亚型与不同配体结合的解离常数 (nmol/L) 比较

[^{3}H] -配体	M_1	M_2	M_3
阿托品	1	1	1
Pirenzepine	10	50	200
HHSD	40	200	2
AFDX-116	800	100	3 000

从牛大脑和心脏中可以分离、纯化 M_1 和 M_2 受体。将这些受体进行酶解，根据所获肽链的氨基酸序列，合成寡核苷酸，作为探针，从牛脑的 cDNA 库中钓取 M 受体的 mRNAs，经克隆和表达后，可以获取 5 个亚型的受体，即 m_1、m_2、m_3 和 m_4、m_5。

从配体结合的药理学特性上看，M_1、M_2 和 M_3 分别与基因克隆所获的 m_1、m_2、m_3 相当，而 m_4 和 m_5 与 M_1 有相似之处，它们与 PZ 有中等强度的结合。

2. 毒蕈碱受体的分子结构

使用 SDS-PAGE 电泳法和蔗糖梯度离心法测定溶脱纯化的 M 受体的分子量为 52～ 70kD，根据 M 受体的 cDNA 推导的受体的氨基酸序列估算 m_1、m_2 和 m_4 的分子量约为 52kD，m_5 为 60kD，m_3 为 64kD。

表 16-3　M 胆碱受体的激动剂及拮抗剂

激动剂	拮抗剂
muscarine（毒蕈碱）	atropine（阿托品）
carbachol（碳酰胆碱）	methylatropine（甲基阿托品）
methacholine（乙酰甲胆碱）	scopolamine（东莨菪碱）
pilocarpine（毛果芸香碱）	methylscopolamine（甲基东莨菪碱）
arecoline（槟榔碱）	3（quinuclinodinyl benzilate（QNB，二苯羟乙酸喹宁酯）
oxotremoline（氧化震颤素）	Pirenzepine
	Himbacine

M 受体含有 460～590 个氨基酸，其中约 170 个氨基酸组成 7 个跨膜区，其余的组成 4 个细胞外区段和 4 个细胞内区段，其中细胞内第 3 区段最长，含 157～203 个氨基酸。各亚型的跨膜区段

氨基酸序列相似程度较高。各亚型的差别主要是细胞外的氨基端段、细胞内的羧基端段和细胞内的第三区段中的氨基酸序列。

M受体蛋白属糖蛋白，糖基化部位在氨基端的3个门冬酰胺基上。在羧基端有3个可磷酰化的苏氨酸残基。受体蛋白与配体结合部位推测是在第三跨膜区段上的门冬氨酸残基上。细胞内第3区段位于第Ⅳ和Ⅴ跨膜区段细胞内根基部位的氨基酸段，推测为与G蛋白的结合部位（图16－7）。

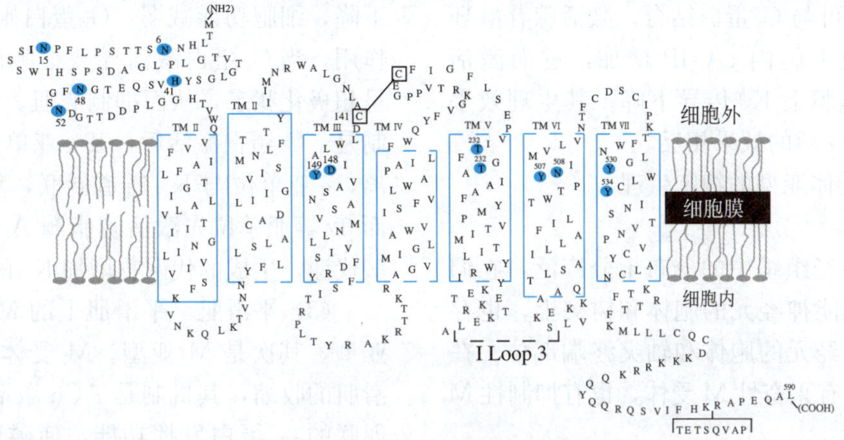

图16－7　M受体结构图

3. 毒蕈碱受体亚型的组织分布

M受体的组织分布有如下规律：

（1）m_1～m_5受体在脑内呈不均匀分布，含量较多的脑区有：皮质、边缘区（膈区、海马、杏仁核、缰核、齿状回）、丘脑、下丘脑、嗅球、嗅结节、黑质、纹状体、脑桥和小脑。

（2）交感神经节中除不含m_5受体外，m_1～m_4受体均有分布。

（3）外周组织中未检出m_5受体及其mRNA。

（4）心脏只检测出m_2受体及其mRNA。

（5）外分泌腺主要含m_1和m_3受体。

（6）各种组织的平滑肌主要含m_2和m_3受体，只有输精管平滑肌不含m_2和m_3受体，却含m_1和m_4受体。含有m_4受体的还有肺和子宫平滑肌。

（7）血管内皮细胞中含有m_1、m_2、m_3受体。

4. 毒蕈碱受体的信号转导

M受体在配体的作用下首先与G蛋白结合，诱导一系列生化反应，再经过第二信使或直接调节细胞膜上的离子孔道的功能状态，导致一系列反应。

到目前为止已知有7种G蛋白，其中4种从脑中已分离出来，它们均可与各亚型M受体结合。不同种类的G蛋白具有不同的功能，M受体亚型可分别与至少一种G蛋白结合。

M_2受体（包括m_2和m_4）在ACh作用下可以和G_i和G_k蛋白结合，M_1和M_3受体（包括m_1、m_3和m_5）则与G_p和G_s蛋白结合。

M_2受体与G_i蛋白结合后，抑制细胞内的腺苷酸环化酶（AC），细胞内cAMP含量下降，导致蛋白激酶A（PKA）活性下降，从而使心肌细胞膜上Ca^{2+}传导下降，造成心肌细胞膜超极化，或使平滑肌细胞膜K^+传导下降，造成平滑肌细胞膜去极化。

M_2受体与G_k蛋白结合后，激活磷脂酶A_2（PLA_2），促使花生四烯酸（AA）代谢，又经酯氧化酶作用生成一列衍生物（LODC），导致细胞膜上K^+传导增加。一般认为这是位于突触前的M_2受体发挥突触前抑制的机制。

M_1或M_3受体与G_p蛋白结合后，激活磷脂酶C（PLC），分解磷酸肌醇生成二酰基甘油（DAG）和三磷酸肌醇（IP_3），它们作为第二信使又引起下述变化：

DAG可激活蛋白激酶C（PKC），导致细胞膜K^+传导增加和Ca^{2+}传导下降，产生去极化效应，一般认为这是突触后神经元兴奋和平滑肌收缩的机制。

IP_3做为第二信使作用在细胞内肌浆网质上，使胞内Ca^{2+}浓度增加，进而激活对Ca^{2+}和钙调素敏感的蛋白激酶，导致细胞膜上Ca^{2+}和Na^+传导增加或肌浆球蛋白磷酸化，引发多种多样的生理功能——平滑肌收缩、腺体分泌、前突触抑制等。

M_1和M_3还可与G_s蛋白结合，激活腺苷酸环化酶（AC），使细胞内cAMP增加，进而激活PKA，导致细胞膜上K^+传导下降。其生理效果与M_2受体结合G_i后的效果相反。

5. 毒蕈碱受体亚型的细胞生理

（1）神经元

M受体在神经组织中的分布十分广泛，它们不但存在于胆碱能神经元的胞体和树突上，也存在于非胆碱能神经元的胞体和轴突终端部位。在一个神经元上既有兴奋性M受体，也有抑制性M受体。

M受体引起的神经元兴奋作用系K^+传导降低所致，包括三种机制：①使维持膜电位的K^+通道关闭；②与M电流有关的K^+通道功能下降，出现突触膜慢的去极化、簇式发放和重复发放的易化；③与细胞膜超极化有关的K^+通道关闭，导致峰形发放后超极化作用减弱和重复发放的易化。已证明M_1和M_2受体激活后M电流受抑。

M受体引起的神经元抑制作用系K^+通道开放及细胞膜超极化的结果。调节这种作用的是M_2受体。

在一些胆碱能神经突触上，M_2受体位于突触前膜，其功能是对ACh的释放进行负反馈调节。M_2受体也与M_1受体以及烟碱受体共存于突触后膜上，与N受体激活时出现快兴奋性突触后电位（fast EPSP）不同；M_2受体激活时出现抑制性突触后电位（IPSP），M_1受体激活时出现慢兴奋性突触后电位（slow EPSP）。

必须指出，M受体亚型的结构和功能因神经元所在部位不同而有差别，例如在神经肌肉接头上，位于突触前膜上的是M_3受体，其功能也是负反馈调节ACh释放。

（2）心肌

M_2受体存在于窦房结、房室结和心肌上。小剂量ACh（nmol/L水平）首先兴奋起搏点上的M_2受体，通过抑制超极化电流引起心率减慢。提高ACh浓度后，心肌上的M_2受体激活，降低心肌收缩力和速率。G_i和G_k蛋白参与调节M_2受体抑制心肌的作用。这两种蛋白调节机制不同。G_i蛋白通过抑制Ca^{2+}通道起作用，当G_i蛋白激活后，心肌内cAMP浓度下降，浆膜上Ca^{2+}通道磷酸化过程减慢，Ca^{2+}通道关闭，细胞内Ca^{2+}浓度下降，细胞功能减弱。G_k蛋白则通过K^+通道起作用，当G_k蛋白激活导致细胞内K^+浓度增高，呈超极化状态，从而抑制心肌。G_k蛋白的作用机制是，G_k蛋白激活后，其α亚单位与βγ亚单位分离，α亚单位与K^+通道偶联，增加K^+的传导；而βγ等亚单位先激活磷脂酶A_2，促使花生四烯酸代谢，生成的代谢物增加K^+的传导。

（3）平滑肌　平滑肌上的M受体主要是M_3亚型，其次是M_2亚型。M_3受体的功能是调节平滑肌的收缩，其机制是ACh激活M_3受体，与其偶联的G_p蛋白发挥功能，使磷脂肌醇转换率增加，生成DAG和IP_3，作为第二信使调节Ca^{2+}和K^+通道功能，使细胞膜去极化。

平滑肌上的M受体可以拮抗β去甲肾上腺素受体的肌肉松弛作用，其机制是通过G_i蛋白起作用，G_i蛋白激活可使细胞内cAMP浓度下降和K^+通道关闭，从而缓冲了β受体激活后引起的cAMP浓度增加和K^+通道开放。调节这一作用的M受体亚型尚不清楚，一般认为M_2受体与G_i蛋白偶联。

（4）腺体分泌细胞

在外分泌腺上，如泪腺、颌下腺、腮腺、胃及肠黏膜上的分泌细胞均含有M_3受体。胰腺β细胞也含M_3受体。

M_3受体对腺体分泌功能的调控主要通过G_p蛋白通路，即增加磷脂肌醇代谢和细胞内Ca^{2+}水平来实现。

6. 毒蕈碱受体亚型的选择性激动剂和拮抗剂临床治疗学展望

M受体在体内分布十分广泛，功能十分复杂，例如中枢M受体主要是调控学习、记忆、锥外运动、前庭功能和镇痛等。现存的M样受体激动剂和拮抗剂大多数缺乏受体亚型选择性，故副作用很大也很多，极大地限制了药物治疗效应的发挥和临床使用，寻找M受体亚型的选择性激动剂和拮抗剂已成为当今药学研究的热点之一，也是临床治疗学的期望所在。例如，M_1受体拮抗剂更适合于治疗帕金森病，而M_1受体激动剂治疗早老痴呆将会优于现有的药物。因为已发现早老痴呆患者脑内梅奈特基底核中的胆碱能神经变性，突触前膜的M_2受体减少，突触后膜M_1受体密度增加。

心脏中M_2受体的主要功能是负性节律和负性肌力作用。M_2受体激动剂可以像β阻断剂一样起到相应的临床治疗效应。而M_2受体拮抗剂可以代替阿托品治疗窦性或结性心动过缓和房室传导阻滞。值得指出的是血管平滑肌中的M受体是M_3亚型，因此，在用M_2受体拮抗剂或激动剂治疗时，不必担心外周血管反应的副作用。

呼吸系统中也有较多M受体，肺的通气道主要是M_3受体，肺组织中M_1和M_3受体约各占一半，M_3受体略多于M_1受体。临床上如用阿托品治疗气管收缩性哮喘或呼吸困难，常有很多副反应，现已证实 pirenzepine 治疗慢性阻塞性呼吸困难效果好，副作用小。

在胃肠道神经组织中含有M受体，在腺体和平滑肌上有较多的M_3受体。最近发现M_1受体在胃酸分泌中起重要作用，所以M_1受体拮抗剂 pirenzepine 是一个较好的胃溃疡治疗药。M_1受体激动剂 dicyclomine 可用来治疗肠激惹综合征。

可以预期新的M受体亚型的选择性激动剂和拮抗剂的发现，对临床治疗的发展将具有十分重要的意义。

第六节 胆碱能系统的生理与病理作用

一、生理功能

1. 学习与记忆

动物注射拟胆碱药能增进学习记忆的能力，而抗胆碱药则减弱之。对于人类，东莨菪碱也降低正常人的近期记忆能力。这可能由于东莨菪碱阻断了信息由第一级记忆向第二级记忆的转移过程。此外，胆碱能系统阻滞引起的学习记忆的减退，与正常老年人的健忘症极为相似。提示老年人的记忆障碍很可能与中枢胆碱能活动减退有关。

2. 觉醒与睡眠

中枢胆碱能活动参与慢波和快波睡眠，在觉醒和睡眠中起着多方面的调节作用。中枢 ACh 抑制中缝背核 5-羟色胺能系统触发的慢波睡眠。在快波睡眠时皮质和纹状体 ACh 释放增加，表明 ACh 促进快波睡眠。毒扁豆碱诱发快波睡眠，而密胆碱、抗胆碱药则延缓或减弱快波睡眠。目前认为网状结构胆碱能上行激动系统和皮质胆碱能系统，对激活并维持脑电和行为觉醒有重要作用(详见第 49 章)。

3. 体温调节

脑内 ACh 对体温调节的作用较复杂，存在种属差异。在猴的实验中观察到，在寒冷环境中猴下丘脑前区和视前区 ACh 的释放增多，同时体温上升；在温热环境中 ACh 则释放减少，体温下降。将 ACh 或拟胆碱药注入小脑延髓池和下丘脑，可使鼠的体温降低，而对猫、豚鼠、羊、猴等引起体温升高。此外，M、N 型胆碱受体在体温调节中可能起不同的作用，如猫 M 受体兴奋时体温升高，N 受体兴奋时则体温降低。ACh 在发热过程中可能具有重要作用。在下丘脑前区和视前区注射前列腺素引起体温升高，同时伴有 ACh 释放增加。若事先注射阿托品阻断胆碱受体，可对抗前列腺素引起的发热作用。

4. 摄食和饮水

中枢 ACh 对摄食和饮水活动是分别调节的，但往往两者同时发生，并存在着种属差异。在大鼠实验中，将氨甲酰胆碱注入边缘系统许多部位(下丘脑外侧区、穹隆、隔区、扣带回、海马、丘脑、乳头体等)都可以引起饮水反应，继之以摄食活动。这些脑区之间通过纤维联系形成回路，称为胆碱能渴饮回路。在这一回路上的任一部位注射阿托品或东莨菪碱，都可阻断 ACh 或氨甲酰胆碱引起的饮水活动；注射毒扁豆碱引起内源性 ACh 蓄积，也可以产生饮水活动。另外，在隔区注射阿托品可抑制摄食活动。上述结果提示，ACh 通过边缘系统促进大鼠的饮水和摄食活动。在家兔实验中，下丘脑外侧区注入小剂量氨甲酰胆碱引起饮水，而大剂量产生摄食活动。在猴的实验中，把 ACh 或氨甲酰胆碱注入下丘脑可阻止饿猴的摄食和饮水，这一作用可以被阿托品所对抗。

5. 感觉和运动

在感觉特异投射系统中，第一级肯定不是胆碱能的。第二级可能是胆碱能的；第三级很可能是胆碱能的，如刺激视神经，可引起大脑皮质有关区的 ACh 释放增加。在感觉非特异投射系统中，脑干网状结构上行激动系统中有大量胆碱能纤维参与。在运动功能方面，锥体系及大脑皮质的大锥体细胞是胆碱敏感细胞；脑干和脊髓发出的自主神经、运动神经都是胆碱能的。在锥体外系，尾核的 ACh 和多巴胺之间的平衡，对维持机体的运动有重要意义。

6. 镇痛与针刺镇痛

中枢胆碱能系统参与镇痛。Chen 等报道，小鼠腹腔注射拟胆碱药震颤素产生镇痛作用，这种镇痛作用可为胆碱受体拮抗剂阿托品、东莨菪碱所拮抗，而不为阿片受体拮抗剂丙烯吗啡或苯巴比妥等拮抗。外周给与能透过血脑屏障的阿托品能拮抗拟胆碱药的镇痛作用，而外周注射难透过血脑屏障的甲基阿托品则不能拮抗之。难透过血脑屏障的拟胆碱药氨甲酰胆碱外周给药无镇痛作用，而脑室注射有镇痛作用。这些结果说明拟胆碱药的镇痛作用部位在中枢而不是外周。

中枢胆碱能系统在针刺镇痛中也起着重要作用。

（1）针刺镇痛时中枢 ACh 释放和更新率的变化

应用脑室灌流或推挽灌流方法，可以动态观察递质释放的变化。发现针刺镇痛时家兔尾核的 ACh 释放增加，其增加量与针刺镇痛效应相关。更新率能定量地反映递质代谢的变化。已观察到针刺镇痛时，大鼠尾核、丘脑 ACh 更新率升高，此时 ACh 的合成率和利用率均升高。

（2）应用药物改变中枢胆碱能活动观察对针刺镇痛的影响

动物脑室或尾核内注射密胆碱，抑制 ACh 的生物合成；脑室或尾核内注射阿托品或东莨菪碱阻断中枢胆碱受体，均减弱针刺镇痛效果。反之，动物皮下或尾核内注入毒扁豆碱，抑制胆碱酯酶，使 ACh 积蓄，可加强针刺镇痛作用。

（3）针刺镇痛时胆碱酯酶活性变化

一些实验室在针刺镇痛时观察到某些脑区如蓝斑、丘脑、下丘脑、尾核、扣带回等的胆碱酯酶活性增高；而在脊髓罗氏胶质、三叉神经脊束核的胆碱酯酶活性下降。胆碱酯酶分布广泛，针刺镇痛时胆碱酯酶活性变化的确切意义有待研究。

二、ACh 系统功能紊乱引起的疾病

1. 肌无力综合征

肌无力综合征（Eaton-Lambert syndrome）的产生是由于动作电位到达运动神经轴突末梢时，ACh 释放量不足所致。该病与重症肌无力症病因不同，但症状相似。患者常有癌症发生。肌无力综合征的发病机制与肉毒素中毒类似，可能干扰了 ACh 释放所必需的 Ca^{2+} 的供给。ACh 释放不足，则肌无力，易疲劳。患者体内 ACh 的生物合成及胆碱的摄取均正常。抗胆碱酯酶剂治疗此症的效果不如重症肌无力症，而治疗肉毒素中毒的药物盐酸胍（guanidine hydrochloride）对肌无力综合征有效。

2. 假性胆碱酯酶缺陷症

假性胆碱酯酶缺陷症是一种遗传性疾病，至少涉及两个染色体位点。人血清 BChE 已发现 3 种非典型变异，即地布卡因抗性型（EaEa）、氟化物抗性型（EfEf）及沉默基因型（EsEs）。患者 BChE 无活性或活性很低。此症患者平日无症状，但手术使用去极化型肌松剂琥珀酰胆碱时，因它不能被 AChE 水解，而血浆又缺乏 BChE，故使琥珀酰胆碱长时间在体内存留，与 ACh 竞争烟碱受体，造成骨骼肌持久的瘫痪，波及呼吸肌时，则导致窒息。正常人手术用琥珀酰胆碱后，2～10min内自动呼吸恢复，而此患者可数小时不恢复。此时，静脉给入含 BChE 的人血浆或人 BChE 提纯制品，可达到治疗的目的。

3. 有机磷毒剂中毒症

有机磷毒剂是真性及假性胆碱酯酶的强烈抑制剂，被用作农业杀虫剂或化学战剂。有机磷毒剂可以经过胃肠道、呼吸道、皮肤、注射等各种途径侵入机体，抑制全身各个组织中及体液中的胆碱酯酶。急性中毒时，神经性毒剂靠近 AChE 的活性表面，依靠亲脂性（疏水性）吸附或静电

引力与 AChE 的疏水区或负性部位结合，使神经毒剂固定在最有利与酯解部位发生作用的位置。同样，在酯解部位的酸基和碱基协助下，神经性毒剂的膦酰基上的磷原子与 AChE 丝氨酸的氧原子形成共价键结合，同时酯键断裂，膦酰基与 AChE 结合形成稳定的膦酰酶（phosphorylated enzyme），这一过程称酶的膦酰化（phosphorylation）。神经突触的乙酰胆碱酯酶被有机磷毒剂膦酰化后，失去水解乙酰胆碱的能力。神经冲动达到末梢引起递质释放，释出的 ACh 因不被水解，便长时地存在于突触间隙，持续地作用在下一级神经元或效应器的胆碱受体上，导致中枢及外周毒蕈碱受体和烟碱受体功能的极度亢进。患者出现缩瞳、胸闷、呼吸困难、心动过缓或过速、流涎、流涕、多汗、恶心、呕吐、腹痛、肌颤、无力、紧张、焦虑、眩晕、头痛、嗜睡，严重者还出现紫绀、抽搐、惊厥、昏迷、窒息、麻痹，最后死亡。慢性中毒发生在长期低剂量暴露的环境中，还可能出现一些迟发性神经症状。

对有机磷毒剂的治疗已经有了一套有效的措施。生理对抗剂阿托品及胆碱酯酶重活化剂氯磷啶都是常用的单药，“解磷针”则是我国市售的有机磷农药中毒的特效复方注射液。

4. 胆碱酯酶自身免疫性疾病

1990 年 Brimijoin 发现抗大鼠脑 AChE 的一些单克隆抗体给大鼠静脉注射后，可以与血液中的 AChE 结合，少量抗体可穿越血脑屏障及血脑脊液屏障与中枢神经系统中的 AChE 结合，形成的抗原抗体复合物被网状内皮系统迅速地清除，造成 AChE 含量减少。由于 Brimijoin 使用的单克隆抗体是非抑制性抗体，只能与 AChE 结合而不影响酶活性，故受注射大鼠的大体状态正常，运动功能良好，不出现 AChE 抑制症状，无副交感神经功能障碍出现。但大鼠在静脉注射特异抗体后 4h 内均出现明显的眼睑下垂，持续 10 余天仍不恢复。这意味着眼肌 AChE 或交感神经功能选择性地受损，或优先受损。如果机体长期暴露于抗 AChE 抗体的环境中，很可能在神经系统更广泛的部位造成免疫性损伤，诱发出其他的生化改变和功能异常。AChE 自身免疫反应性可能是某些尚未被发现的神经精神疾病的病因。人类的胆碱酯酶自身免疫性疾病有待临床学家去发现。

5. 胆碱酯酶交叉免疫性疾病

牛甲状腺球蛋白第 2210 位氨基酸的下游序列与电鳐电器官 AChE 等 30 位氨基酸的下游序列有惊人的相似之处。特别是 AChE 第 144～195 位氨基酸之间的肽段与甲状腺球蛋白相应肽段间相同性高达 60%。疏水度图谱也显示二者可能有共同的抗原决定簇。Grave 病又叫突眼性甲状腺肿，是一种甲状腺自免疫性疾病。患者血清与电鳐 AChE 有交叉免疫反应，抗甲状腺球蛋白抗体与眼肌 AChE 也有选择性的交叉免疫反应。这种选择作用被认为是 Grave 眼病的病因。

阵发性夜间血红蛋白尿是一种补体介导的血细胞膜蛋白疾病，由患者的骨髓干细胞产生的红细胞、粒细胞及血小板均对补体介导的裂解异常敏感。红细胞 AChE 可减少 70%。

Chagas 病是因克鲁斯锥虫（*Trypanosoma cruzi*）感染而产生抗宿主组织抗体的免疫性疾病。抗体针对横纹肌的特异组分、神经元及结缔组织，并与红细胞及基底膜蛋白有交叉免疫反应。患者血清中可检出抗 AChE 抗体，说明人 AChE 与锥虫表面抗原有共同的抗原决定簇。可导致宿主 AChE 减少。

6. Alzheimer 病

基底前脑中胆碱能神经元广泛支配着大脑皮质及有关结构，在识别和记忆功能中起重要作用。Alzheimer 病患者的这些胆碱能神经元发生选择性退行性变。海马及新皮质中的胆碱能神经出现老年斑、单个纤维损伤及神经元纤维缠结。皮质 AChE 活性减低，红细胞及脑脊液中的 AChE 活性也降低。但皮质、血浆及脑脊液中的 BChE 活性却有所增高。

7. 帕金森病

帕金森病痴呆及非痴呆患者额叶皮质中的 AChE 活性明显低于正常人。痴呆患者脑中有生化异常及病理改变，与 Alzheimer 痴呆患者相似，如海马及大脑皮质出现老年斑及神经元纤维缠结，无名质中胆碱能神经元发生退行性变。

8. 重症肌无力症

重症肌无力症（myasthenia gravis）是一种常见病，发病率约 1/20 000，是骨骼肌烟碱受体的自身免疫性疾病。大多数重症肌无力患者的胸腺不正常，胸腺髓质生发中心组织增生，其中十分之一的人有胸腺瘤，胸腺中T淋巴细胞和B淋巴细胞异常增多，并有肌样细胞出现。这些细胞表面有烟碱受体存在，参与烟碱受体自身免疫反应。病人血中出现抗烟碱受体抗体，可与全身骨骼肌表面的烟碱受体结合。抗原抗体复合物的形成妨碍ACh接近受体结合部位，导致烟碱受体功能障碍，这是重症肌无力症产生的初始病因。

抗血清中的IgG使烟碱受体产生交联，继而集聚。细胞对集聚的烟碱受体优先识别及降解。一部分集聚的受体先内陷进入胞体，后被溶酶体中的蛋白水解酶消化掉，另一部分只是简单地脱落，在此过程中有补体C_3和大量吞噬细胞参加。患者肌细胞烟碱受体不断地交联、集聚和内陷，那些新生的烟碱受体也遭到同样的命运，长此下去最终导致肌细胞上烟碱受体数目的减少，即所谓的灶性溶解（focal lysis）。

抗血清对烟碱受体的直接阻断在病因学中只起很小的作用，致病的主要机制是灶性溶解导致的受体数的减少。因为主动免疫过程需要时间产生抗体，抗体生成后又需要时间造成烟碱受体的缺失，因此烟碱受体的功能性障碍是逐渐形成的。

患者肌细胞表面烟碱受体可以减少到正常人的11%～30%，但每次神经冲动引起乙酰胆碱释放的量是正常的，乙酰胆碱降解速度也不加快。正常释放的乙酰胆碱作用于数量剧减的烟碱受体不足以引起突触后膜的激发，造成传递阻滞。烟碱受体的减少是影响神经传递的原发性损伤。这种损伤导致的突触后膜皱褶结构的简单化，又造成烟碱受体天然分布致密区与乙酰胆碱释放部位之间原有的匹配定向发生扭曲，进一步加剧这种损伤产生的后果。

重症肌无力患者的症状是骨骼肌反复收缩时迅速出现无力现象。骨骼肌障碍可以是全身性的或局部性的，后者常累及外侧动眼肌肉。晚期产生肌肉瘫痪，若涉及呼吸肌则危及生命。患重症肌无力症的母亲的新生儿可出现暂时性重症肌无力症状。

重症肌无力症可用抗胆碱酯酶剂治疗或胸腺切除法治疗。

参考文献

综述

1. Brown DA. Slow cholinereic excitation－a mechanism for in neuronal excitability. Trends Neurosci，1983，6：36-307
2. Caulfield MP，Birdsall NMJ. Classification of muscarinic acetylcholine receptors. Pharmacol Rev，1998，50：279-290
3. Changeux JP. The nicotinic acetylcholine receptor：An allosteric protein prototype of ligand-gated ion channels. Trends Pharmacol. Sci，1990，11：485-492
4. Changeux JP，Bertrand D，Corringer PJ，et al. Brain nicotinic receptors：structure and regulation，role in learning and reinforcement. Brain Res Rev，1998，26：198-216
5. Cordero-Erausquin M，Maruhio LM，Klink R，et al. Nicotinic receptor function：new perspectives from knockout mice. Trends Pharmacol Sci，2000，21：211-218
6. Eglen RM，Watson N. Selective muscarinic receptor agonists and antagonists. Pharmacol Toxicol，1996，78：59-78
7. Flentge F，Venema K，Koch T，et al. An enzyme-reactor for electrochemical monitoring of choline and acetylcholine. Applications in high-performance liquid chromatography，brain tissue，microdialysis and cerebral fluid. Annal Biochem，1997，204：305-311
8. Hulme EC，Birdsall NJM，Buckley NJ. Muscarinic receptor subtypes. Ann Rev Pharm Toxicol，1990，30：633-673
9. Jones S，Sudweeks S，Yakel JL. Nicotinic receptors in the brain：correlating physiology with function. Trends Neurosci，1999，22：555-562

原始文献

1. Caffe AR，Hawkins RK，De Zeeuw CI. Coexistence of choline acetyltransferase and GABA in axon terminals in the dorsal cap of the rat inferior olive. Brain Res，1996，724（1）：136-40
2. Sacco KA，Bannon KL，George TP. Nicotinic receptor mechanisms and cognition in normal states and neuropsychiatric disorders. J Psychopharmacol，2004，18：457-74
3. Ellis JM. Cholinesterase inhibitors in the treatment of dementia. J Am Osteopath Assoc，2005，105：145-58
4. Hersch SM，Guten Kunst CA，Rees HD，et al. Distribution of M_1-M_4 muscarinic receptor proteins in the rat

striaturn. Light and electron microscopic immunochemistry using subtypespecific antibodies. J Neurosci, 1994, 141: 3351-3363

5. Levey A, Kitt CA, Simmonds WF, et al. Identification and localisation of muscarinic acetylcholine receptor proteins in brain with subtype specific antibodies. J Neurosci, 1991, 11: 3218-3226

6. Li Y, Camp S, Taylor P. Tissue-specific expression and alternative mRNA processing of the mammalian acetylcholinesterase gene. J Biol Chem, 1993, 268 (8): 5790-7

7. Unwin N. Acetylcholine receptor channel imaged in the open state. Nature, 1995, 373 (6509): 37-43

第十七章 兴奋性氨基酸

王强 王以政

第一节 中枢神经系统的兴奋性递质——谷氨酸 …… 304
一、谷氨酸的脑内分布 …… 304
二、谷氨酸的合成、贮存和释放 …… 305
三、谷氨酸的摄取 …… 305
第二节 谷氨酸受体 …… 307
一、非 NMDA 受体 …… 307
二、NMDA 受体 …… 311
三、代谢型谷氨酸受体 …… 314
第三节 谷氨酸受体介导的生理功能和神经疾病 …… 315
一、正常的生理功能 …… 315
二、神经疾病 …… 317

第一节 中枢神经系统的兴奋性递质——谷氨酸

谷氨酸（L－glutamate or L－glutamic acid）是一种脊椎动物脑内含量很高的氨基酸，半个世纪以前就已发现谷氨酸具有显著的兴奋中枢神经系统的作用。以传统的神经递质检定标准为准，谷氨酸业已符合充当一个兴奋性神经递质的基本条件：①谷氨酸可在突触前末梢中合成和贮存；②能够在生理刺激下以 Ca^{2+} 依赖的方式释放；③谷氨酸诱发的反应和内源性兴奋性递质诱发的反应相同并通过特定谷氨酸受体介导；④选择性谷氨酸受体拮抗剂可以阻断谷氨酸诱发的反应；⑤突触间隙内存在迅速终止谷氨酸作用的机制。谷氨酸属於脑内分布最广的氨基酸递质之一，存在于大多数主要神经通路中，通过对神经元兴奋性以及脑内代谢性活动的调节，谷氨酸作为一个至关重要的递质介入了多种生理及病理细胞活动的调节。天冬氨酸（L－aspartate 或 L－aspartic acid）在早年文献中曾被认为是一种兴奋性氨基酸神经递质，近年来由于缺乏足够的证据支持其符合上述检定神经递质的标准，其充当脑内兴奋性氨基酸神经递质的可能性已大大降低。

一、谷氨酸的脑内分布

谷氨酸在中枢神经系统内分布极广，几乎所有的神经元都具有相对应的谷氨酸受体。早期多用生理或药理学的方法研究脑内利用谷氨酸为递质的主要神经通路，这些方法包括电刺激某些假设的神经通路时测定脑灌流液中谷氨酸的释放，以及损毁这些神经通路后谷氨酸释放量的变化，还有利用神经末梢高亲和性摄取谷氨酸的特性进行放射自显影追踪。20 世纪 80 年代利用初步研制成功的谷氨酸专一性抗血清，开始应用光、电镜观察谷氨酸免疫反应性神经通路在中枢神经系统内的分布。综合现有的资料，中枢神经系统内绝大多数兴奋性突触都以谷氨酸为递质。主要的哺乳类脑内以兴奋性氨基酸为递质的神经通路包括感觉和运动投射系统、皮质内神经网络、皮质至基底节神经核团和丘脑结构的投射通路、以及几乎全部环节的视觉传导通路（图 17－1）。

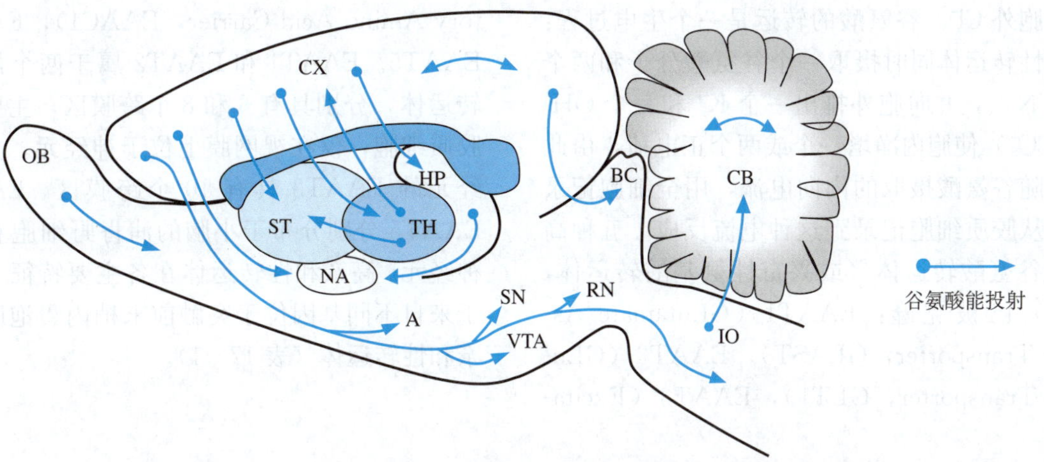

图 17-1 哺乳类脑内以兴奋性氨基酸为递质的主要神经通路

A：杏仁核；CB：小脑；CX：大脑皮质；HP：海马；IO：下橄榄核；NA：伏隔核；OB：嗅球；RN：红核；SC：上丘；SN：黑质；ST：纹床核；TH：丘脑；VTA：腹侧被盖区

二、谷氨酸的合成、贮存和释放

谷氨酸是由糖代谢三羧酸循环的中间产物 α-酮戊二酸（α-ketoglutarate），在转氨酶（aminotransferase）的作用下加氨基而生成，也可由谷氨酰胺（glutamine）经谷氨酰胺酶（glutaminase）脱氨基产生。

谷氨酸能神经末梢胞浆内的谷氨酸经由低亲和性的谷氨酸转运体（glutamate transporter）不断转运入特异性的突触前小囊泡内贮存。这种主动转运过程可使囊泡内谷氨酸浓度达到 100 mmol/L，大大高于胞浆内谷氨酸的浓度（10 mmol/L）。谷氨酸囊泡转运是由囊泡膜质子泵（H^+-ATP 酶）产生的囊泡膜电位驱动的，质子泵利用水解 ATP 所获得的能量驱动 H^+ 进入囊泡内，形成膜电位及囊内酸性环境。两者驱动谷氨酸转运入囊泡内，另外，H^+ 内流也带动 Cl^- 的被动转运。因此，低浓度 Cl^-（1～5 mmol/L）可促进谷氨酸囊泡转运。H^+ 和 Cl^- 的依赖性构成低亲和性谷氨酸转运体的主要电化学特征。目前已发现囊泡膜谷氨酸转运体具有三种亚型，它们在脑内分布、合成及功能上均有特异性。

囊泡内聚集的谷氨酸即成为待释放的神经递质。神经末梢去极化时囊泡内的谷氨酸即以 Ca^{2+}-依赖的胞裂外排（exocytosis）方式释放。单个囊泡的释放能使突触间隙内谷氨酸浓度由 1 μmol/L升至 1.1 mmol/L，足以使突触后受体和谷氨酸的结合达到饱和；接着谷氨酸浓度迅速降低，时间常数仅 1.2 ms。近年研究发现了众多突触前末梢蛋白，具有调节小囊泡递质释放的作用，比如 synaptobrevin，syntaxin 和 SNAP-25 蛋白参与了囊泡膜与突触前膜的融合，而 Ca^{2+}-结合蛋白 Synaptotagmins 可经 Ca^{2+} 激活后介导囊泡与突触前膜融合蛋白的结合。越来越多的资料表明，谷氨酸的释放是一系列由 Ca^{2+} 内流启动、经多种蛋白质调节下的囊泡释放过程。

三、谷氨酸的摄取

释放至突触间隙内的谷氨酸在激活突触后膜或前膜谷氨酸受体时，通过向周围弥散，被突触前神经末梢和毗邻的胶质细胞摄取，迅速终止其作用（灭活）。由质膜高亲和性转运体承担的谷氨酸摄取，不仅避免了过长时间谷氨酸受体的刺激，而且适时调节突触传递。通过调节突触间隙内谷氨酸的浓度，谷氨酸转运体可以调节谷氨酸所兴奋的受体的量、范围和时程。这些调制作用同时又取决于突触的结构、谷氨酸的释放量和频率以及周围胶质细胞的分布情况。总之，通过谷氨酸转运体的有效运作，静息状态下胞外体液中谷氨酸的含量得以维持在 1 μmol/L 或以下。

位于突触前末梢膜及胶质细胞膜上的高亲和性转运体属于 Na^+/K^+ 依赖性神经递质转运体，其活动以胞内外 Na^+ 和 K^+ 的浓度梯度为能源，

不依赖胞外 Cl^-。谷氨酸的转运是一个生电过程：高亲和性转运体同时摄取一个谷氨酸分子和两个或三个 Na^+，并向胞外排出一个 K^+ 和一个 OH^-（或 HCO_3^-）使胞内净增一个或两个正电荷，由此产生伴随谷氨酸摄取的内向电流，用全细胞记录技术可从胶质细胞记录到这种电流反应。五种高亲和性谷氨酸转运体（或兴奋性氨基酸转运体，EAAT）已被克隆：EAAT1（GLutamate/Aspartate Transporter，GLAST），EAAT2（GLutamate Transporter，GLT1），EAAT3（Excitatory Amino Acid Carrier，EAAC1），EAAT4 和 EAAT5。EAAT1 和 EAAT2 属于两个最主要的转运体，分别具有 6 和 8 个跨膜区，主要分布在胶质细胞，仅在视网膜上位于神经元。分布于神经元的 EAAT3 具有 10 个跨膜区。EAAT4 和 EAAT5 分别分布于小脑的浦肯野细胞和视网膜神经元。高亲和性转运体在各主要特征上均有别于来自不同基因位于突触前末梢内囊泡膜上的低亲和性转运体（表 17－1）。

表 17－1　高亲和性和低亲和性谷氨酸转运体的比较

	高亲和性转运体	低亲和性转运体
分布部位	质膜	囊泡膜
亲和性（*Km*）	2～20 μmol/L	1.6 mmol/L
Na^+ 依赖性	＋	－
Cl^- 依赖性	－	＋
专一性	L，D－Glu、L，D－Asp 等	仅 L－Glu
生理功能	降低胞外谷氨酸浓度（灭活）	囊泡内积聚谷氨酸以备释放

摄入胶质细胞的谷氨酸在谷氨酰胺合成酶的作用下转变成谷氨酰胺，后者在突触前末梢中经谷氨酰胺酶的作用脱氨基生成谷氨酸，形成神经元和胶质细胞之间的“谷氨酸-谷氨酰胺循环”（图 17－2）。需要指出的是胶质细胞的谷氨酸摄取是灭活突触内谷氨酸递质的主要机制。并且，谷氨酸-谷氨酰胺循环是重复利用谷氨酸的最主要途径。

传统的高亲和性谷氨酸转运体抑制剂包括 DHK（二氢红藻氨酸）、THA（苏式-3-羟基天冬氨酸）、1-氨基环丁烷-反式-二羧酸、L-CCG-Ⅲ（2S，3S，4R-2-羧基环丙基甘氨酸）和 L-trans-2，4，-PDC（L-反式-吡咯烷-2，4-二羧酸）。近年发展的 L-CCG-Ⅳ（2S，1’S，2’S-2-羧基环丙基甘氨酸）、L-trans-2，3-PDC（L-反式-吡咯烷-2，3-二羧基）和 3-TMG［（±）-苏-3-甲基谷氨酸］则对 EAAT2 具有一定的选择性抑制作用。上述抑制剂在一定实验条件下可有效地抑制谷氨酸的摄取，增大或延长微电泳谷氨酸诱发的去极化反应。

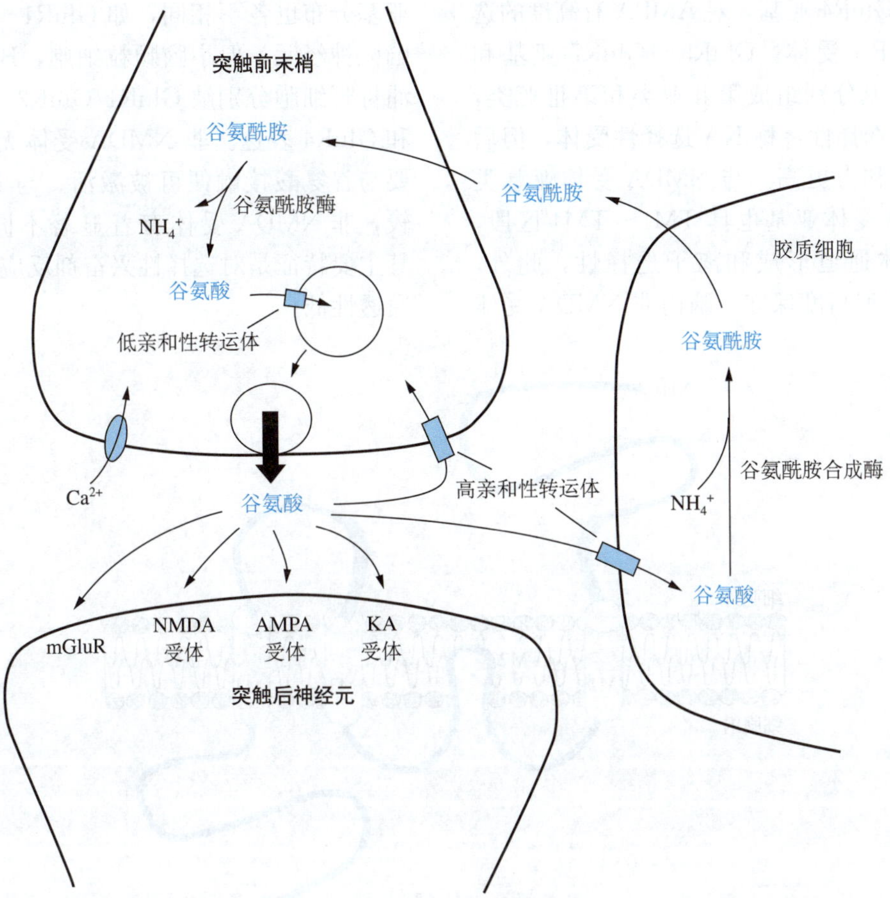

图 17-2 谷氨酸的释放和摄取，以及神经元和胶质细胞之间的“谷氨酸-谷氨酰胺循环”

第二节 谷氨酸受体

谷氨酸受体有两类，促离子型谷氨酸受体（ionotropic glutamate receptors，iGluRs）和代谢型谷氨酸受体（metabotropic glutamate receptors，mGluRs）。促离子型谷氨酸受体（iGluRs）的结构主要是由4个或5个亚基组成具有功能性的受体-通道复合物，每个亚基包含一个细胞外N-端区域，三个（M1、M3和M4）疏水跨膜片段以及位于胞内的C-端区域（图 17-3），C端区有被多种蛋白激酶磷酸化的位点，离子通道主要由M2片段发夹环凹面的两臂组成。iGluRs一经活化即发生构象改变，导致各自的通道开放和阳离子内流，并引起突触后膜去极化，这种突触后反应是阳离子进入和/或电压-门控离子通道的打开及更多阳离子内流的结果。根据其药理学特点，iGluRs又可分为NMDA受体（N-methyl-D-Aspartic acid receptor）、AMPA受体（α-amino-3-hydroxy-5-methyl-4-isoxazoepionate receptor）和KA受体（kainic acid receptor）。研究发现NMDA受体与其他两种iGluRs有很大区别，故AMPA受体和KA受体又称为非NMDA受体。脑内正常谷氨酸能突触传递多由快时程的AMPA受体来完成。代谢型谷氨酸受体与鸟苷酸调节蛋白（G蛋白）耦联，属G蛋白耦联受体。mGluR家族经G蛋白-第二信使介导谷氨酸能突触神经传导。

一、非NMDA受体

非NMDA受体家族成员是介导快速兴奋性神经传递的重要受体。按序列同源性和兴奋剂选择性，非NMDA受体可分为三亚类：第Ⅰ亚类包括GluR1～GluR4亚基，对AMPA有高度的选择性，称AMPA受体；GluR5～GluR7亚基和KA1、KA2亚基分别组成第Ⅱ亚类和第Ⅲ亚类，对KA均具有选择性，称KA选择性受体，但后者对KA的亲和力更高。与NMDA受体亚基类似，非NMDA受体亚基也具TM1～TM4区段，TM2决定受体通道形成和离子选择性，此外，TM3～TM4序列高度保守。脑内非NMDA受体亚基分布也各不相同，如GluR1～GluR4遍及各脑区神经元，但小脑颗粒细胞，Bergman胶质和浦肯野细胞分别缺GluR1/GluR3、GluR2/GluR3和GluR4表达。非NMDA受体无需去极化，只要与谷氨酸接触便可被激活。与NMDA受体比较，非NMDA受体有着显著不同的功能方式，其主要特征是对选择性兴奋剂反应更快而对Ca^{2+}通透性低。

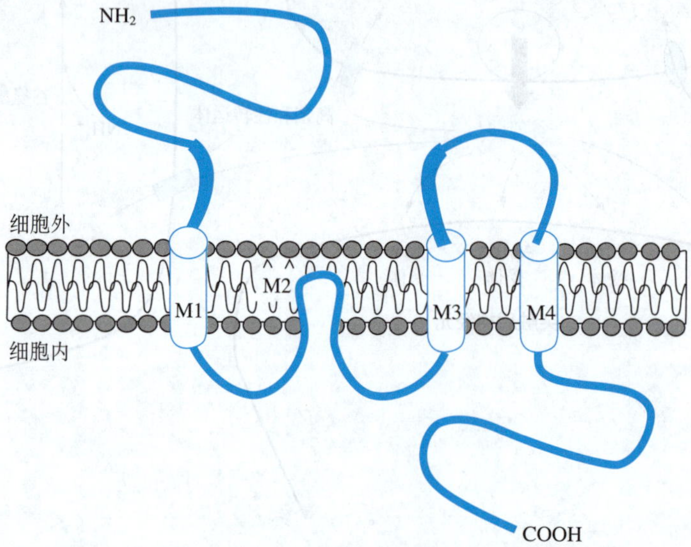

图17-3 促离子型谷氨酸受体亚基的跨模结构

（一）AMPA受体

AMPA受体广泛分布于大脑皮质、边缘系统和丘脑。AMPA受体是由四种亚基（GluR1-4）组成同四聚或异源四聚体。如所有离子型谷氨酸受体一样，GluR亚基有一个胞外N-末端和一个胞内C-末端，S1和S2区组成配体结合区，而C-末端则有与胞内活性蛋白质（如NSF和PICK1等）的结合位点，这些蛋白质可能在AMPA受体的流动和定位中发挥作用。AMPA受体介导的谷氨酸能兴奋性突触后电流，主要以快时程为特征。谷氨酸和AMPA可以诱发其快速的脱敏反应，在AMPA受体上至少已确定三个结合位点，包括受体激动剂结合位点、影响受体脱敏作用的位点以及通道内结合位点。所有的AMPA受体都存在flip和flop两个剪切变异体。在AMPA受体的第三和第四跨膜所形成的细胞内环的C-末端的尾部有剪切部位。受体亚基很小的改变（几个氨基酸改变）都可引起明显的受体效应变化，呈现失敏动力学状态。大多数的AMPA受体不允许Ca^{2+}通透，GluR2亚基决定了AMPA受体对Ca^{2+}的通透性，不含GluR2亚基的AMPA受体对钙及其他二价离子的通透性增高。GluR2亚基对Ca^{2+}通透性是由GluR2 mRNA转录后编辑决定的。这就是所谓的GluR2亚基Q/R位点编辑（>99%），受体的第二跨膜区586位残基的谷氨酸（Q）可转变为精氨酸（R），GluR2（Q）对Ca^{2+}有通透性，而GluR2（R）则没有。

1. AMPA受体的转运

LTP被认为是学习和记忆的神经基础。NMDA受体和AMPA受体对于LTP都起着重要的作用，但NMDA受体和AMPA受体在突触后膜上的行为是不同的。NMDA受体在后膜上相对稳定，突触后NMDA受体的激活开放，钙离子内流，对于LTP的产生起着重要的作用。而AMPA

受体在兴奋性突触处其分布是动态的，在膜上含量是高度可变的，甚至发现有部分突触后膜只有NMDA受体，却不含有AMPA受体，AMPA受体的缺乏使突触失去AMPA受体介导的快时程的突触后电流，故突触难以完成正常的兴奋性突触传递功能，这种突触因而称为沉寂突触（silent synapse）。在LTP过程中，有大量的AMPA受体被募集到突触中来，使沉寂突触转化为有功能的兴奋性突触。除了LTP以外，LTD也是突触可塑性的重要形式之一。AMPA受体在此过程中起着重要的作用，AMPA受体的内吞及膜上数量的减少被认为与LTD的表达有关。

2. AMPA受体合成，转录调节和运输

受体蛋白的合成直接调节受体在突触部位的含量，脑内许多类型的神经元以及胶质细胞中都有AMPA受体的mRNA。GluR1和GluR2基因的启动子区域含有一些调控序列，如GluR2的REST（RE1 - silencing transcription factor）调控位点就可以抑制GluR2在非神经细胞中的表达。抑制神经元的突触活性可以增加AMPA受体的转录活性，具体的机制还不清楚。AMPA受体在粗面内质网翻译，在内质网中经过糖基化等修饰再运输出来，AMPA受体亚基的二聚化也是发生在内质网的。GluR2亚基Q/R位点编辑对于其在内质网中的运输起着重要的作用。在内质网中翻译修饰之后，再经过高尔基体进行修饰，成熟的受体就运输到树突或轴突。受体亚基的C-末端对AMPA受体的运输产生很大影响：AMPA受体的亚基有个很重要的不同就在于它们细胞内C-末端的长短，GluR1亚基具有长的C-末端，而GluR3亚基具有短的C-末端，GluR2和GluR4根据不同的剪接可以具有或长或短的C-末端。含有GluR1亚基的AMPA受体向突触的运输是依赖于突触活性的，而含有GluR2亚基的AMPA受体在突触属于组构性（constitutively）运输。这可能是由于与不同AMPA受体亚基C-末端相互作用的蛋白质存在差异，形成不同的AMPA受体复合物，导致运输方式及功能的差异。

3. AMPA受体在突触后部位的运输

在发育早期，AMPA受体通常在树突中的分布是比较弥散的，而在发育晚期AMPA受体高度集中在相关神经元的突触后膜，并成簇分布。在细胞内可以分离出含有AMPA受体的囊泡，这些囊泡对于受体的运输起作用。AMPA受体是如何从囊泡运输到突触部位的还不很清楚。受体是直接插入到突触部位，还是先插入到突触外的质膜（extrasynaptic plasma membrane）上，然后再扩散到突触部位的，许多实验支持后一种观点。AMPA受体在细胞膜上可以随意的移动，但当它们靠近突触形成的部位时，这种运动性明显降低，而且这种AMPA受体侧向移动活性是被调控突触强度的信号所调节的。在GluR1基因敲除的小鼠，突触部位的AMPA受体数目没有什么变化，而突触外的质膜上的AMPA受体数目大量地减少，表明突触外的质膜是AMPA受体上膜和下膜的主要发生部位。也有实验认为根据亚基组成的不同，存在AMPA受体插入部位的选择性，GluR1亚基的插入主要先发生在突触外的质膜部位，而GluR2亚基的插入却是直接发生在突触部位的。突触部位聚集的AMPA受体的数量对与突触强度有决定作用。不同形态的树突棘上AMPA受体的数量也不相同，在比较大的成熟的蘑菇体形状的树突棘分布的AMPA受体比较多，而在比较小的树突棘（认为是蘑菇体形状的树突棘的前体）上AMPA受体分布也比较少或几乎没有。表明AMPA受体突触部位的数量在树突棘的发育过程中是受调节的。

4. 与AMPA受体相互作用的蛋白

AMPA受体的运输不是靠它自己完成的，必须有和它相互作用的其他蛋白质参与。①PDZ蛋白：突触后致密区（PSD）多种含有PDZ区的胞浆蛋白通过与AMPA受体亚基的羧基末端PDZ结合区相互作用，同时，这些含有PDZ区的胞浆蛋白也和其他蛋白质相互作用，形成一个大的含有AMPA受体的多蛋白复合体，调节受体的突触定位和通道功能，传导AMPA受体的信号。含有PDZ区的蛋白质与受体的结合是精确调控的，不同PDZ区的蛋白质结合不同的受体亚单位，形成不同的蛋白复合体。②和具有长羧基末端的AMPA受体相互作用的蛋白质：GluR1亚基可以通过C-末端的ATGL肽段（主要和Ⅰ型的PDZ区结合）与SAP-97的PDZ区结合，其他蛋白质如PSD-95，PSD-93或SAP-102都不可以直接和GluR1亚基相互作用。SAP-97和GluR1亚基可以共定位在内质网上，集中分布在轴突尖端和突触后致密区，SAP-97只是在含有GluR1亚基的突触部位才有分布。③和具有短羧基末端的AMPA受体相互作用的蛋白质：GluR2和GluR3亚基C-末端是SVKI肽段，主要和Ⅱ型的PDZ区结合。两个和GluR2的C-末端相互作用的蛋白是，GRIP（glutamate receptor interacting protein）和ABP（AMPA receptor binding protein）。它们都含有7个PDZ区，通过第3、5和6位的PDZ区可以和AMPA受体结合，其他的PDZ区可以和另外一些蛋白质相互作用，而且GRIP/ABP自身可以相互聚合，GRIP/ABP可以把AMPA受体和其他的蛋白聚合形成一个大的信号复合体。GluR2亚基C-末端还和PICK1的PDZ区相互作用。在神经元中PICK1也能和蛋白激酶C相作用。APMA受体的GluR2亚基C-末端也可以和不含PDZ区的NSF（N-ethylmaleimide-sensitive fusion protein）蛋白相互作用，NSF是一种在膜融合过程中起重要作用的ATP酶，GluR2亚基与NSF的相互作用对于含有GluR2亚基的囊泡运输插入到突触质膜是很重要的。

5. 与AMPA受体亚基胞外段相互作用的蛋白

AMPA受体亚基的细胞外段对于受体的运输和成簇也发挥作用。Narp（neuronal activity-regulated pentraxin）蛋白可以和AMPA受体亚基细胞外段的NTD（N-terminal domain）结构域相互作用。在细胞中同时表达Narp和AMPA受体，Narp蛋白可以招募AMPA受体形成大的聚合体，在培养的神经细胞中过表达Narp蛋白可以增加兴奋性突触的数目，而对于抑制型突触的数目却没有影响。

6. Stargazin和PSD-95对AMPA受体的调节

Stargazin是一个跨膜蛋白，可以和AMPA受体亚基相互作用，它的胞内C-末端有PDZ结合区，可以和PSD-95蛋白相互作用。Stargazin基因缺陷的stargazer鼠表现出小脑功能共济失调(Ataxia)，同时发现在stargazer鼠的小脑颗粒细胞膜表面上没有AMPA受体存在，转入Stargazin使AMPA受体重新分布在细胞膜上，Stargazin与PSD-95的相互作用，在Stargazin使AMPA受体在突触后膜重新分布这个过程是必需的，而钙通道是不参与这个过程的。PSD-95可以被泛素化降解，进而来减少突触后膜上AMPA受体的数目。

7. 蛋白磷酸化的调制作用

与NMDA受体类似，蛋白磷酸化也为调节AMPA受体活动的重要机制。现已发现GluR1亚基C端的S831和S845为两个敏感的磷酸化位点，此外，GluR2亚基C端的3个位点（S863，S880和Y876）以及GluR4亚基C端的2个位点（T830和S842）均可磷酸化。GluR3亚基似乎缺乏磷酸化的调节。上述磷酸化位点的磷酸化主要是受PKA、PKC、CaMK以及酪氨酸激酶的调节，细胞正常或病理活动可经这些磷酸激酶调节受体的磷酸化。现有资料表明，AMPA受体磷酸化的变化可以具有至少下列几项生理学意义：①影响离子通道的电生理学特性；②影响受体的膜内外转运和聚集；③调节受体亚基C端与各类膜内外蛋白的相互结合和作用。

8. 突触前的AMPA受体

虽然AMPA受体主要分布在突触后膜上并发挥其功能，但是在突触前膜也分布着有功能的AMPA受体。在神经细胞发育过程中，轴突末梢生长锥会长出丝状伪足样突起，这些伪足样突起具有极高的运动活性，是突触连接发生的部位。谷氨酸可以通过作用于突触前膜上的AMPA受体来抑制这些丝状伪足样突起的运动，而且去极化可以快速招募AMPA受体分布到突触前膜上。突触前膜上的AMPA受体对于神经递质的释放也有作用。

（二）KA受体

KA（红藻氨酸）受体是谷氨酸受体中的另一种非NMDA受体。KA受体不同于AMPA受体的最早依据是：脊髓初级传入C类纤维能被KA，却不能被使君子酸（QA）去极化。KA受体可以由5种亚基GluR5、GluR6、GluR7（低亲和力KA结合位点）和KA1、KA2（高亲和力结合位点）组成多聚体，GluR5、GluR6和GluR7也可以形成同聚体，表达为功能性的离子通道。而KA1、KA2只可与GluR5、GluR6异聚组合，单独的KA1和KA2并不形成功能性的离子通道。KA亚基也有一个细胞外的N-末端，并与第3和第4跨膜之间的外环形成配体结合区。KA受体的 GluR5 和 GluR6 亚基也存在剪切变异和 mRNA 的 Q/R 位点编辑，但是发生几率比 GluR2 亚基（99%）低，分别为 35%和 75%，经过编辑后的亚基组成的 KA 受体对 Ca^{2+} 的通透性降低，而且发现在胚胎发育过程中主要是表达没有编辑过的 GluR5 和 GluR6 亚基，而在成年的动物主要表达编辑过的 GluR5 和 GluR6 亚基。KA 受体药理学特性与 AMPA 受体亚型较为相似，激活后也是主要通过门控 Na^{+} 通道而产生快速的 EPSP，目前的拮抗剂尚难以将两者明确区分开来。

1. 分布和功能

KA 受体广泛分布于中枢和周围神经系统内，但在不同区域的亚基组成具有较大的差异，GluR5 主要存在于背根节（DRG）细胞、大脑下脚、隔核、扣带皮质以及小脑的浦肯野细胞中。GluR6 在小脑颗粒细胞中分布最多，也存在于纹状体和海马的齿状回以及 CA3 区。GluR7 mRNA 在全脑都呈低水平表达。KA1 几乎局限于海马的 CA3 区，但在海马齿状回、杏仁核、内嗅皮质中也有低水平表达。KA2 在神经系统中的分布最为广泛。

AMPA 受体和 KA 受体均可被经典的非 NMDA 受体拮抗剂 CNQX 阻断。KA 受体不仅存在于突触后膜在突触传递中发挥作用，而且存在于突触前膜调节神经递质的释放，在突触可塑性中发挥作用。KA 受体与癫痫的发生有关。腹腔注射 KA 被用来制备短暂脑卒中模型。KA 受体在诱导海马 CA3 区苔状纤维非 NMDA 受体依赖性 LTP 中发挥关键作用。在躯体感觉皮质突触可塑性中也发挥多种重要作用。在 LTP 形成过程中，当 AMPA 受体介导的突触传递增加，KA 受体介导的突触传递则减少。

2. 与 KA 受体相互作用的蛋白质

目前，对与 KA 受体相互作用的蛋白质的研究仍较少。KA 受体可以和 PSD－95/SAP－90 发生相互作用，其中 G1uR6 亚基的胞内区域可以和 PSD－95 的第一个 PDZ 结构域结合，而 KA2 亚基可以和 PSD－95 的 SH3 及 GK 结构域结合。这种结合可能导致 KA 受体对激动剂的脱敏下降。

二、NMDA 受体

中枢神经系统中广泛表达 NMDA 受体，它介导兴奋性突触传递中的慢成分。NMDA 受体参与突触可塑性修饰：长时程增强（LTP）和长时程抑制（LTD），是当前理解学习、记忆活动的重要分子机制。病理情况下，NMDA 受体的过度激活参与癫痫诱发和神经退行性疾病的发病，如脑缺血、卒中等。NMDA 受体复合物至少有 4 个结构性亚单位，形成复合中空孔道，可介导水合阳离子流动。

1. 受体亚单位

功能性 NMDA 受体必需含有 NR1 亚单位（基因名 Nmdar1）；有八个剪切变异体。一个或多个 NR2 亚单位与 NR1 共同形成四聚体复合物。NR1 同 NR3 亚单位也可形成功能性受体。NR2 亚基又可分为 NR2A、2B、2C 和 2D 四种。形成功能型离子通道必须同时表达两种亚基。NMDA 受体具有明显的亚基依赖特征，通常认为 NR1 是形成 NMDA 受体的基本亚单位，而 NR2 则为调节亚单位，不同亚基组成的 NMDA 受体表现出不同的脑区分布和生理学特性（如单通道电导，细胞外 Mg^{2+} 对它们的阻断，以及受体通道的失活时间常数）。在静息电位时，NMDA 被 Mg^{2+} 以电压依赖方式阻断而失活，神经细胞膜的去极化可解除 Mg^{2+} 对通道的阻滞作用，NMDA 受体才被激活（图 17－4）。除谷氨酸外，NMDA 受体需要一个共同的激动剂-甘氨酸存在方可有功能。

NMDA 受体和非 NMDA 受体激活后均可引起细胞膜对离子通透性的变化，但与非 NMDA 受体不同的是，NMDA 受体激活后除引起 Na^{+} 和 K^{+} 通透性增加外，还引起 Ca^{2+} 通透性增加，使 Ca^{2+} 大量入胞。故 NMDA 受体激活后产生一种慢时程 EPSP。而非 NMDA 受体激活时由于不增加 Ca^{2+} 的通透性，只使 Na^{+} 和 K^{+} 通透性增加，产生一种作用快、消失也快的短时程的 EPSP。但要注意的是不含 GluR2（R）的 AMPA 受体激活也可增加 Ca^{2+} 的通透性。

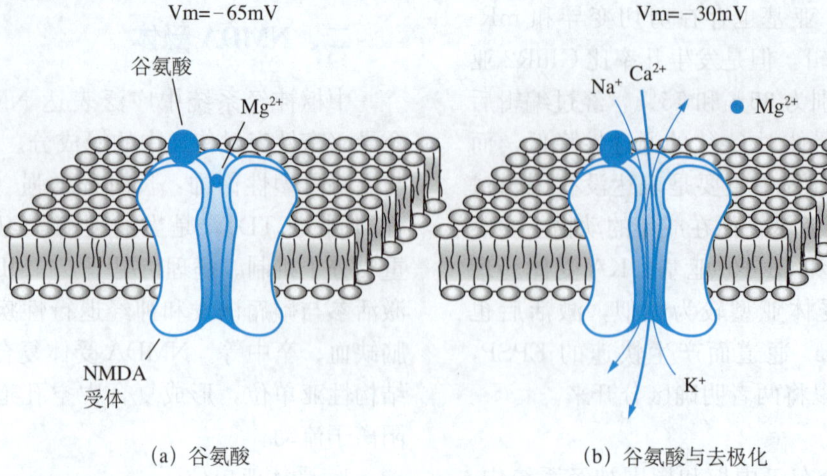

图 17-4 NMDA 受体通道模式图

在静息电位时，NMDA 被 Mg^{2+} 以电压依赖方式阻断而失活，神经细胞膜的去极化可解除 Mg^{2+} 对通道的阻滞作用，经与配体结合后，NMDA 受体才被激活，因此 NMDA 受体激活受配体和膜电位的双重调节

NR3 亚单位是 NMDA 受体中较新发现的亚家族，已报道有 NR3A 和 NR3B 两个成员。NR3A 或 NR3B 可同 NR1 一起形成受甘氨酸调节的兴奋性受体，该受体不受谷氨酸和 NMDA 影响，可被 D-丝氨酸（经典 NMDA 受体的共活化剂）所抑制。NR1/NR3A 或 NR1/NR3B 形成的受体是 Ca^{2+} 相对不通透的阳离子通道，该通道对经典 NMDA 受体的通道阻滞剂 Mg^{2+}、MK-801 和 memantine 以及竞争性拮抗剂均不敏感。含 NR3 亚单位的大脑皮质神经元，甘氨酸可诱发出阵发式发放，单通道记录结果表明该甘氨酸诱发的反应被 D-丝氨酸抑制。NR3A 可能通过调节 NMDA 受体的活动在树突发育过程中起作用。

NR1/NR2B 组成的 NMDA 受体，在谷氨酸刺激时单通道的门控研究表明，NMDA 受体孔区的充分开放可区分为截然不同的快和慢两种动力学构象变化过程，这样的两种过程是由 NR1 和 NR2B 两种亚单位分别介导，表现为亚单位特异的激活速率和激动剂结合位点依赖性。表明胞内磷酸化调节或胞外异构调节因子具有对受体亚单位调节的特异性。Nmdar1 全基因敲除导致胚胎致死；表达生存所必需量的 5%Nmdar1 基因时，小鼠存活，但行为表现异常，呈现过度的运动活动，以及社会、性行为缺陷和呆板，减少的功能性 NMDA 受体活动可导致类精神分裂症行为。在海马 CA1 区基因的特异敲除，该鼠可正常生长至成年，但表现为 CA1 区 NMDA 受体介导突触电流的丧失，缺乏形成 LTP 的能力，空间记忆能力受损，但其他非空间相关的学习能力无显著变化。提示 CA1 区 NMDA 受体在空间记忆中的重要作用。高等哺乳动物脑的记忆存储涉及神经元间突触联系的修饰，NMDA 受体在这一突触联系的修饰中起到不可或缺的作用。

2. 受体的转运

NMDA 受体存在基础（Constitutive）型内吞和激动剂诱导、笼型蛋白介导内吞两种方式。激动剂诱导、笼型蛋白介导内吞，是细胞表面受体普遍存在的脱敏机制，但这样的一种简单脱敏现象为下游信号的级联提供了怎样的分子基础，还不清楚。

对于基础型内吞的研究表明，30 分钟内成熟神经元表面的 AMPA 受体就会以 15%～20%的速率内吞，而对应 NMDA 受体内吞的速率只有 5%，甚至更低；但对于发育中的神经元，以离体培养第 8 天的神经元为例，30 分钟内 NMDA 受体的内吞速率高达 22%与 AMPA 受体内吞速率大致相仿。NMDA 受体的高内吞速率会伴随神经元的成熟而丢失。与此相关的在体研究表明，在前脑和中脑发育过程中，NMDA 受体亚单位的组成会存在由富含 NR2B 向 NR2A 亚单位的切换，这一过程可能伴随骨架蛋白 PSD-95 同 NR2A 亚单位、SAP-102 同 NR2B 亚单位优先锚着而发生。在视上丘和视皮质的浅表层细胞，伴随发育的进程，同样存在活动依赖性的受体亚单位表达切换。

3. 受体与胞浆蛋白的相互作用

NR1 和 NR2 各自与特异的胞浆蛋白相互作用。连接于 NMDA 受体 C-末端的蛋白分支网络像树根一般延伸入胞内。这些胞浆蛋白就其与受体的结合方式和作用大致可以分为两类：直接结合于 NMDA 受体亚单位的 C-末端，参与受体通道活性的调节，如 Ca^{2+}/钙调蛋白和 CaMKII；通过接头或支架蛋白 PSD-95 间接连接于 NMDA 受体，参与受体的突触定位、细胞骨架锚着、细胞膜表面的局部成簇及介导的信号传导机制。

（1）NR2/PSD-95 复合物：NR2 亚单位其胞内长羧基端大约由 644 个氨基酸组成。NMDA 受体通过 NR2 羧基末端的保守序列与突触后致密区蛋白 PSD-95/SAP90 的 PDZ1 或 PDZ2 结合。PDZ 区因最早克隆的 3 个均含该同源区的基因而得名，它们是 PSD-95、Dlg 和 ZO-1。NR2 亚单位/PSD-95 蛋白复合物可能有 4 个功能。①受体的定位：NMDA 受体通过 NR2 亚单位与 PSD-95 的结合后共定位于兴奋性突触后。Shaker 型 K^+ 通道通过直接结合 Dlg 的 PDZ 区而共定位于谷氨酸能突触。②信号传导复合物装配：NR2/PSD-95 复合物参与了调节 NMDA 受体相关的信号传导功能。PSD-95 的敲除改变海马 NMDA 受体依赖的 LTP。③成簇/聚集：在膜上的聚集。④细胞骨架的锚着：PSD-95 通过结合细胞骨架，可以将 NMDA 受体和其他相关的信号分子连接于细胞骨架。

（2）与 NR1 相互作用的蛋白质：NR1 是 NMDA 受体的必需组分，其 C-末端存在剪接变体，并且比 NR2 亚单位的 C-末端短许多。一般而言，NR1 不会与 PSD-95 结合，但已知有数个胞浆蛋白与 NR1 的 C-末端相互作用。这些蛋白质包括 α-actinin、钙调蛋白、Yotiao 和低分子量神经丝亚单位 NF-L。

4. 与 NMDA 受体相互作用的其他蛋白

血影蛋白（Spectrin）和肌动蛋白结合蛋白与 NR1、NR2A 和 NR2B 的 C-末端都可结合。Neuroligin 是分布于突触后膜的一种跨膜蛋白，其 C-末端可以与 PSD-95 的 PDZ 区结合，而其位于细胞外突触间隙的 N-末端可以与突触前膜的跨膜蛋白 β-Neurexin 相互作用，β-Neurexin 的细胞内末端又锚着于突触前神经元的细胞骨架上，强化了突触后与突触前的联系。

（1）甘氨酸的增强作用

甘氨酸明显增强由 NMDA 诱发的电流反应，对由 AMPA 或红藻氨酸诱发的反应无影响。此增强作用对士的宁不敏感，但可被犬尿喹啉酸（kynurenic acid）、7-氯犬尿烯酸和环亮氨酸（cycloleucine）等药物阻断。D-丝氨酸和 D-丙氨酸产生类似的增强作用。在单通道记录中甘氨酸明显增加 NMDA 受体通道的开放频率，不改变平均开放时间和单通道电流幅度。在海马神经元，NMDA 受体通道必须同时结合 2 个谷氨酸分子和 2 个甘氨酸分子才能开放。在爪蟾卵母细胞表达的 NMDA 受体，若灌流液中不加甘氨酸，NMDA 几乎不能诱发电流反应。因此，甘氨酸被认为是激活 NMDA 受体的"辅助激动剂"（co-agonist）。但是 NMDA 受体上甘氨酸受点和谷氨酸受点之间存在负变构效应。NMDA 受体 NR1 亚基中 3 个部位的突变明显减弱甘氨酸的增强作用，对谷氨酸的激动作用无影响，这些部位包括：①第 370 位残基附近的甘氨酸结合区（苯丙氨酸-X-酪氨酸）；②第 448 位苯丙氨酸残基；③TM3 和 TM4 之间的区域。

（2）多胺的调制作用

精氨酸降解产生精胺、亚精胺、腐胺等多胺中间产物，细胞具备调节这些多胺释放、摄取和代谢的机制。在生理 pH 条件下，多胺分子中每个氮原子都变成带正电荷的季铵盐基团，使多胺成为多价阳离子，能和带负电的生物大分子如核酸、酸性磷脂质、膜蛋白等结合，并可连接胞内带负电荷的不同成分，形成复合物，产生复杂的生理效应，包括调制 NMDA 受体通道的作用。应用体外重组 NMDA 受体发现多胺产生两种增强 NMDA 受体活动的作用：①依赖甘氨酸的增强作用，在甘氨酸浓度未饱和时（$<1\mu mol/L$）增加 NMDA 受体对甘氨酸的亲和性；②不依赖甘氨酸的增强作用，在甘氨酸浓度饱和时通过变构效应改变通道蛋白的构象，增大通道的开放频率。增强作用的机制可能是解除 H^+ 对 NMDA 受体的紧张性抑制，因为带正电荷的多胺离子，相当于 NR2B 亚基上带正电荷的胞外环，能对 H^+ 作用部位起屏蔽作用。多胺还对 NMDA 受体的

活动产生两种抑制性作用：①在通道外口形成电流屏障减小通道电导，或在 Mg^{2+} 作用部位阻滞通道开放（电压依赖性抑制）；②减小 NMDA 受体对激动剂的亲和性。由于 NMDA 受体蛋白上存在多胺的不同作用部位，多胺的作用显得十分复杂。

（3）蛋白磷酸化的调制作用

激活某些与 G 蛋白偶联的受体（如代谢型谷氨酸受体和 μ-阿片受体）通过 PKC 信号转导系统增强 NMDA 受体的活动。PKC 增强 NMDA 受体通道活动的机制是减弱 Mg^{2+} 的阻滞作用。海马神经元胞内注射磷酸酶-1 和磷酸酶-2A 使受体蛋白去磷酸化，能使 NMDA 受体通道的开放频率显著降低；注射这两种酶的抑制剂则产生相反的作用。由此可见，NMDA 受体的活动受蛋白激酶和磷酸酶之间平衡的调节。现有证据表明磷酸化主要发生在 NR1、NR2A 以及 NR2B 亚基的 C 端。在 NR1 亚基的细胞内 C 端，S890 和 S896 可被 PKC 促磷酸化，S897 可被 PKA 促磷酸化。NR2B 亚基 C 端 S1303 可被 CaMKⅡ磷酸化。这些 S 位点磷酸化的变化均有明确的生理学意义。利用磷酸化受体特异性抗体可以对受体磷酸化在各种生理和病理条件下的变化进行较准确的定量分析。

三、代谢型谷氨酸受体

代谢型谷氨酸受体（mGluR）属于一组 G 蛋白偶联性受体。根据其序列相似性，激动剂的作用强度次序，尤其是胞内信号转导机制，8 种已克隆的代谢型谷氨酸受体可进一步分成三组。第一组（mGluR1，5）受体与 Gαq 蛋白偶联，通过活化磷脂酶 C（PLC），水解膜内磷酸肌醇（PI）为第二信使甘油二酯（DAG）和 1，4，5-三磷酸肌醇（IP_3），后者进一步刺激 IP_3 受体介导的内 Ca^{2+} 释放。第二组（mGluR2，3）和第三组（mGluR4，6，7，8）受体与 Gαi 蛋白偶联，受体激活时抑制腺甘酸环化酶，从而降低胞内 cAMP 累积。代谢型谷氨酸受体除具备 7 个特征性的跨膜结构外，和其他各种 G 蛋白偶联受体之间并无同源性，因此代谢型谷氨酸受体应属于 G 蛋白偶联受体中的一个新家族，其 N-端位于胞外，有 500 多个残基，形成谷氨酸受点。第一和第三胞内环高度保守，与激活 G 蛋白有关。C 端游离于胞内，可与众多结构蛋白和信使蛋白偶联，调节受体的表达、转运和 G 蛋白偶联信号的转导。现已发现，mGluR1/5 长 C-端可与 Homer 偶联蛋白的 N-端结合。利用 Homer 蛋白 C-端的卷曲螺旋结构，Homer 可调节 mGluR1/5 的膜内聚合。而且，Homer 还可与其他信使蛋白偶联结合，促进 mGluR1/5 与 Homer 结合蛋白间的信号转导。代谢型谷氨酸受体的功能与促离子型谷氨酸受体不同，受体本身并不直接激活跨膜离子通道，而是通过激活胞内多种信号转导通路间接参与细胞生化活动的调节。

mGluR 受体在脑内分布不同，互有重叠。第一组的 mGluR 多见于突触后膜，而第二及第三组 mGluR 可分布于突触前及后膜，具有较强的调节神经递质释放的功能。突触后膜的 mGluR 多分布于突触周边，因此较突触中央的离子型受体激活慢，并受突触递质释放量的影响。这种 mGluR 在突触内的分布规律具有重要的生物学意义，使其 mGluR 成为一个在突触信息传递和突触可塑性变化中的重要调节型受体。

代谢型谷氨酸受体的内源性激动剂是谷氨酸。近年来，代谢型谷氨酸受体的选择性激动剂和拮抗剂的发展有了长足进步。DHPG（3，5-二羟基苯甘氨酸）已成为广泛应用的第一组受体的选择性激动剂，CHPG（2-氯基-5-羟基苯甘氨酸）可用作 mGluR5 的选择性激动剂，CPCCOet［7-（羟基亚胺）环丙烷-1a-羧基乙基酯］和 MPEP［2-甲基-6（苯乙炔基基）吡啶］则分别为 mGluR1 和 mGluR5 的非竞争性拮抗剂。DCG-Ⅳ［2-（2，3-二羧基环丙基）甘氨酸］主要用于第二组受体的激动剂，EGLU［（2S）-α-乙基谷氨酸］和 LY341495［（2S）-2-氨基-2［（1S，2S）-2-羧基环丙基］-3-（黄原酸-9-yl）丙酮酸］为第二组受体的对抗剂。L-AP4（L-2-氨基-4-磷酸基丁酸）为第三组受体激动剂。上述激动剂和对抗剂是选择性相对较高和应用相对广泛的试剂。其他还有众多针对不同组受体或 8 个亚型受体的新旧选择性激动剂和拮抗剂。不过，这些激动剂和拮抗剂在实际药理学实验中的选用以及实验资料的解释，取决于对这些工具药在选择性、受体亲和力、毒性以及在整体或培养细胞上使用时其理化和代谢特征的进一步检验和完善。

第三节 谷氨酸受体介导的生理功能和神经疾病

一、正常的生理功能

1. 兴奋性突触传递

神经元通过突触来传递信息和进行交流。谷氨酸受体对于正常突触的传递功能是必要的。谷氨酸受体激活以后，通过下游信号传导通路，影响到细胞的很多方面，如：突触联系、形成神经网络，细胞兴奋性，细胞的存活，以及轴突导向分子的基因表达等。谷氨酸受体最重要的功能之一是介导兴奋性突触后电流（EPSC）。EPSC有两个组分，一个由AMPA受体介导而另一个由NMDA受体介导（图17－5）。在突触传递过程中，AMPA受体和NMDA受体都会被激活。由于AMPA受体自身快速的失活激活动力学特性，从而使得它们更适合于介导快的突触传递过程。相比之下，由NMDA受体介导的突触传递则慢得多而且持续时间更长，这是因为它们的失活或激活比AMPA受体要慢些。

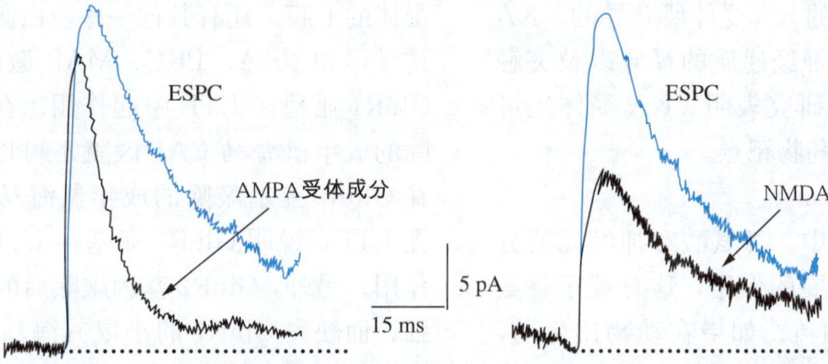

图17－5 用全细胞记录技术从海马神经元记录的兴奋性突触后电流（EPSC）

用选择性拮抗剂能将两种受体介导的成分分开：加D－AP5阻断NMDA受体后出现AMPA成分（左侧）；加CNQX阻断非NMDA受体后出现NMDA成分（右侧），注意两种成分的上升速率和时程不一样（引自Siegel GJ，et al. Basic Neurochemistry：Molecular，Cellular and Medical Aspects，5th ed. New York：Raven Press，1994：367）

AMPA受体介导的EPSC随时间的变化情况有赖于两个因素：其一，突触内的瞬间谷氨酸浓度；其二，突触后膜上受体的特性。突触前的谷氨酸释放量以及扩散或重吸收的速度共同决定了突触间隙谷氨酸的浓度。受体对谷氨酸的亲和力以及它们的失活和脱敏情况控制着由突触间隙神经递质引起的突触电流的时间变化情况。AMPA受体不同亚基的表达决定了其失活或脱敏的动力学特性。因此，在不同的突触部位，不同亚基的组合调节着快EPSC的随时间而变化的情况。内源性的AMPA受体很可能是由GluR1－GluR4构成的异聚体。在海马和皮质的非锥体神经元以及脊髓背角神经元中，对钙离子通透的AMPA受体可以参与兴奋性突触传递过程；AMPA受体对活动依赖性的突触功能的增强或减弱有修饰作用。

NMDA受体也介导EPSC，所不同的是，NMDA－EPSC比AMPA－EPSC要慢得多而且持续时间长得多。另外，NMDA受体的激活需要甘氨酸或D－丝氨酸（与NR1亚基结合）和谷氨酸（与NR2亚基结合）的协同作用。NMDA受体对谷氨酸有较高的亲和力，因此突触间隙仅少量的谷氨酸就可以使NMDA受体开放并且持续时间较长。NMDA受体的生理功能方面有三个特点：①在静息膜电位时候，NMDA受体一直被镁离子阻断，在神经元细胞膜去极化的情况下离子流通过受体；②NMDA受体激活后，大量的胞外钙离子进入细胞；③由NMDA受体介导的神经递质传递较慢并且持续时间较长。基于以上特性，

NMDA受体可以作为一个分子敏感元件，它可以在突触部位探测突触前活动与突触后去极化的一致性，并引入足够量的钙离子作为第二信使到突触后细胞内，从而引发突触联系以及强度的可塑性变化。此外，NMDA受体的下游与胞内许多的信号通路有着广泛而密切的联系，这些对行使细胞正常生理功能非常必要。

目前为止，对于KA受体的功能研究非常局限，主要是因为缺乏特异的药理学工具可以把KA受体和AMPA受体完全区分开来。内源性的有功能的KA受体首先在大鼠背角神经节细胞中发现，该处GluR5和KA2的mRNA表达水平很高。KA受体和AMPA受体一样，也可以介导兴奋性突触信号的传递；高频刺激海马的mossy fiber而在CA3区域神经元中产生的慢的兴奋性突触后电流就是由其表达的KA受体所介导的。KA受体还可以调节突触前神经递质的释放以及突触联系的增强或减弱。有研究表明，KA受体还可以作为治疗痛和癫痫的药物靶点。

2. 脑发育

在大脑的发育过程中，谷氨酸对神经元的分化、迁移和存活有很重要的作用，这有赖于谷氨酸受体介导的钙离子内流。如果在动物出生前，用MK801等药物阻断NMDA受体，则会引起部分神经元的凋亡，并且神经元凋亡的情况与其所处的发育阶段有很大的相关性。动物出生前后，NMDA受体介导的自发和诱发突触电活动对突触的发育成熟以及神经元网络的选择性完善至关重要。

3. 突触可塑性和学习记忆

离子型谷氨酸受体除了介导快速的细胞间信息传递外，在突触可塑性中也有很重要的作用。受体的特性、定位和数量的变化均可以影响经由神经回路的信息传递。哺乳动物中有两种突触可塑性，即LTP和LTD。一直以来，LTD和LTP的分子机制都被广泛研究，因为这种活动依赖性的突触功能的长时程变化很可能是大脑学习记忆的物质基础。

LTP有几种截然不同的形式：①依赖NMDA受体的LTP；②与通透钙离子的AMPA受体相关的LTP；③海马mossy fiber处的LTP。依赖NMDA受体的LTP被诱导出来以后，在NMDA受体激活的下游事件中包括好几个蛋白激酶的活化，其中CaMKII备受注目。阻断CaMKII或者基因敲除该激酶后，就不能诱导出LTP。同时，通过NMDA受体的钙离子内流，激活胞内的CaMKII，然后CaMKII可以磷酸化GluR1亚基的S831位点，而这种磷酸化可以增加开放通道的电导。在诱导LTP过程中，大量的AMPA受体被募集到突触中来，许多细胞内信号蛋白以及和AMPA受体亚基相互作用的蛋白都参与了这个过程。蛋白激酶参与LTP的诱导和早期维持，但不参与LTP的晚期维持，LTP的晚期维持需要有新蛋白的合成。LTP的产生激活CaMKII是必须的。CaMKII可以通过两方面来调节AMPA受体，一方面可以直接使AMPA受体亚基磷酸化，从而使其功能增强，另一方面也可以帮助AMPA受体的上膜。还有其他一些蛋白激酶参与LTP的诱导，如PKA、PKC、MAP激酶和PI3激酶。GluR1亚基在LTP中起作用，在GluR1基因敲除的成年鼠海马CA1区就不可以产生LTP，而在GluR2亚基敲除的成年鼠海马CA1区仍然存在LTP，说明GluR1亚基在LTP中起着重要的作用。另外，GluR2基因敲除后的小鼠其LTP增强；而缺失GluR1的小鼠其海马CA1区的LTP消失。表明，某些突触部位表达可以通透钙离子的AMPA受体，并且可能由这些受体介导其突触可塑性。

LTD主要有两种形式：一种依赖于NMDA受体的激活和钙离子内流，并且需要下游的蛋白磷酸酶的作用；而另一种则依赖于代谢型谷氨酸受体的激活。除以上两种LTD外，还存在一种不寻常的LTD：位于海马的中间神经元，其突触部位含有通透钙离子的AMPA受体；该处LTD的诱导既需要突触后钙离子的内流，同时又需要突触前代谢型受体的激活。AMPA受体的内吞及膜上数量的减少被认为与LTD的表达有关。许多刺激因素都可以引起AMPA受体在突触部位的减少。NMDA受体，代谢型谷氨酸受体以及胰岛素受体的激活都可以下调突触膜上AMPA受体的数目。泛素化调节参与了AMPA受体内吞的过程。一些与AMPA受体相互作用的蛋白质（如PSD-95），甚至是受体本身都可能受泛素化调节，进而来调节突触膜上AMPA受体的数目。在LTD的过程中，AMPA受体亚基也通过自身的修饰或与其相互作用的蛋白起作用。GluR1亚基的S845位点可以被PKA磷酸化，而S831可以被CaMKII磷酸化，这两个位点的磷酸化在LTD的过程中都是需要的。GluR2亚基的S880位点被磷酸化后，阻止GluR2亚基与GRIP1/ABP蛋白的相互作用，同时却可以增加GluR2亚基与PICK1蛋白的结合。LTD的发生伴随着GluR2亚基的S880位点的磷酸化的增加，导致GluR2亚基与GRIP1/ABP和PICK1蛋白选择性作用变化，从而影响突触部位的AMPA受体数目。

研究海兔（Aplysia）的收缩反射（withdrawal reflexes）发现，其感觉运动突触的可塑性在学习记忆中有很重要的作用。这一感觉运动突触是谷氨酸能的。尽管在突触传递本质上AMPA受体有着更普遍的重要性，然而一般认为NMDA受体在学习记忆中起主要作用。不同的动物实验都表明，NMDA受体参与到学习过程中（主要是信息的编码过程）。AMPA受体在学习记忆中扮演怎样的角色还并不是十分清楚，因为阻断AMPA受体，会影响很多对学习记忆至关重要的成分。至于代谢型谷氨酸受体，其对新信息的获取作用不大，但是，在记忆的形成方面却有一定作用，它可能参与信息的调节、巩固和再提取。总之，代谢型受体的功能因大脑结构和学习任务而有所不同。

二、神经疾病

“兴奋性毒”（excitotoxicity）是指过多的兴奋性氨基酸会对神经元造成毒性作用，这也是急性中枢神经系统疾病，如脑缺血、脑外伤和癫痫，导致细胞死亡的主要机制。另外，兴奋性毒也可能在一些慢性疾病中起作用，如肌萎缩侧索硬化症（ALS）。在突触间隙，兴奋性氨基酸释放过多或者对其重吸收不足都可能导致谷氨酸受体的过分激活，最终神经元发生兴奋毒样死亡。很多研究表明，谷氨酸受体介导的钙离子内流是发生神经退行性病变的关键。

Olney最初提出“excitotoxicity”这一名词是为了说明其观察到的谷氨酸可以导致神经元胞体树突明显膨胀的现象。当把谷氨酸注入未成年小鼠时，会破坏视网膜的内神经层。Olney的工作证实了谷氨酸对视网膜的毒性作用并且指出（红藻氨酸盐）可以导致脑损伤。另外，谷氨酸兴奋毒作用在缺血性细胞死亡中也已得到证实。

目前还没有证据表明代谢型受体可以直接参与谷氨酸引起的兴奋性毒信号通路。一般认为，NMDA受体过度激活引起的钙超载是导致兴奋性毒的主要原因。由NMDA受体介导的兴奋性毒作用，是通过其下游的信号通路实现的。在突触后致密区，NMDA受体和脚手架蛋白（如：PSD-95）有相互作用，通过这些中介分子把外界信号与下游的信号通路相联。阻断NMDA受体和PSD-95的相互作用可以对大鼠脑缺血起到保护作用，因为在谷氨酸的刺激下，NMDA受体可以通过PSD-95激活一氧化氮信号通路从而实现其毒性作用。神经元在谷氨酸的兴奋性毒作用下，激活一系列信号通路，使得胞内钙离子浓度升高，进而产生大量的活性氧分子（ROS）、氧自由基（O_2^-）、一氧化氮以及高活性的过硝基化合物（$ONOO^-$）等有害物质，导致神经元的损伤；而且，胞内过多的一氧化氮和过硝基化合物可以造成DNA损伤，这使得PARP-1蛋白（核DNA修复酶）被激活；缺血时，PARP的激活会消耗细胞过多的ATP，而引起神经元死亡；而且，PARP-1和过硝基化合物可以促进AIF（apoptosis-induce factor）的入核，AIF是一个促凋亡蛋白，它可以造成DNA的大规模片段化。

尽管“兴奋性毒”主要可能是由NMDA受体来介导的，非NMDA受体也参与许多神经系统疾病过程。在敏感的神经元，钙通透性高的AMPA受体可导致过量钙内流，这在一些神经退化性疾病的发生过程中发挥着重要作用。尤其是许多神经损伤因素，可使神经元GluR2表达降低，继而导致通过AMPA受体通道的钙内流增高，产生细胞毒性作用。所以对AMPA受体的研究也将有助于找到预防和治疗神经系统疾病的方法。对中枢神经系统中KA受体功能和生理特性还知之甚少。一般认为KA受体与癫痫的发生有关。实验表明kainate通过激活海马的KA受体，可使神经元产生高度兴奋性而导致癫痫，另外发现KA受体也参与痛觉形成过程。

参考文献

综述

1. Barnard EA. Ionotropic glutamate receptors：new types and new concepts. Trends Pharmacol Sci，1997，18：141-148
2. Conn PU，Pin JP. Pharmacology and function of metabotropic glutamate receptors. Annu Rev Pharmacol Toxicol，1997，37：205-237
3. Danbolt NC. Glutamate uptake. Prog Neurobiol，2001，65：1-105
4. Dingledine R，Borges K，Bowie D，et al. The glutamate receptor ion channels. Pharmacol Rev，1999，51：7-61
5. Erreger K，Chen PE，Wyllie DJ，et al. Glutamate receptor gating. Crit Rev Neurobiol，2004，16：187-224
6. Hollmann M，Heinemann S. Cloned glutamate receptors. Annu Rev Neurosci，1994，17：31-108
7. Loftis JM，Janowsky A. The N-methyl-D-aspartate receptor subunit NR2B：localization，functional properties，regulation，and clinical implications. Pharmacol Ther，2003，97：55-85
8. Schoepp DD，Jane DE，Monn JA. Pharmacological agents acting at subtypes of metabotropic glutamate receptors. Neuropharmacology，1999，38：1431-1476
9. Wollmuth LP，Sobolevsky AI. Structure and gating of the glutamate receptor ion channel. Trends Neurosci，2004，27：321-328

原始文献

1. Yang Y，Ge W，Chen Y，et al. Contribution of astrocytes to hippocampal long-term potentiation through release of D-serine. Proc Natl Acad Sci USA，2003，100：15194-15199

第十八章　抑制性氨基酸

徐天乐

第一节　GABA 是一种重要的抑制性神经递质 …………………… 319
一、GABA 的发现历史 …………………… 319
二、GABA 的代谢过程 …………………… 320
三、GABA 受体分型 …………………… 323
四、GABA 分布及其生理功能 …………………… 329
五、GABA 与疾病 …………………… 330
第二节　甘氨酸 …………………… 332
一、甘氨酸合成与降解 …………………… 332
二、甘氨酸转运 …………………… 332
三、甘氨酸受体 …………………… 334
四、甘氨酸的生理功能 …………………… 338
五、甘氨酸与疾病 …………………… 338
第三节　GABA 与甘氨酸共释放及其相互作用 …………………… 339
一、突触前 GABA 和甘氨酸的共释放 …………………… 339
二、突触后 $GABA_A$ 受体和甘氨酸受体的相互作用 …………………… 340
第四节　牛磺酸 …………………… 341

抑制性和兴奋性氨基酸类神经递质活性之间的阴-阳平衡对维持正常脑功能非常重要。脑内主要的抑制性氨基酸神经递质有 γ-氨基丁酸（γ-aminobutyric acid，GABA）和甘氨酸（glycine）。GABA 主要在大脑皮质、海马、丘脑、基底神经节和小脑中起重要作用。甘氨酸主要在脊髓和脑干发挥作用。此外，有证据表明，牛磺酸（taurine）也可能是脑内一种重要的抑制性神经递质或调质。

第一节　GABA 是一种重要的抑制性神经递质

一、GABA 的发现历史

γ-氨基丁酸（GABA）最初是从微生物或植物的代谢产物中发现的，在 1883 年首次被人工合成。1950 年 Awapara，Roberts 和 Udenfriend 所在的三个独立研究小组同时从哺乳动物脑内发现了 GABA。同年，Bessman 和 Roberts 分别发现了 GABA 的合成酶——谷氨酸脱羧酶（L-glutamic decarboxylase，GAD）。3 年后，Roberts 等人又发现了 GABA 的降解酶——GABA 转氨酶（GABA transaminase，GABA-T）。1953 年 Florey 从哺乳动物脑组织中提取出一种当时称之为抑制因子的物质，发现它可以抑制甲壳类神经肌肉接头的信息传递，后证明其中主要的有效物质是 GABA。1966 年 Krnjevic 将 GABA 微电泳到猫的大脑皮质，引起神经元的超极化，其平衡电位与抑制性突触后电位（inhibitory postsynaptic potential，IPSP）相同，由此证明 GABA 是神经组织释放的抑制性氨基酸。1970 年 Curtis 等发现荷包牡丹碱（bicuculline）能阻断 GABA 引起的 IPSP 及抑制效应，并证明荷包牡丹碱是 $GABA_A$ 受体的竞争性拮抗剂。在 20 世纪 70 年代中期，Enna 和 Snyder 以及 Richard 等人利用放射性配体结合到 GABA 受体结合位点，为研究受体的生化和药理特性提供了有力工具。1978 年 Braestrup 和 Mohler 等人分别发现了 $GABA_A$ 受体上苯二氮䓬类药物的特异性结合位点。1987 年 Kaufman 等人鉴定出 GAD67 的 cDNA 和它的基因，后命名为 *GAD*1。1991 年 Erlander 等人克隆了 GAD65 的 cDNA 并发现了它的基因并将其命名为 GAD2。1992 年 Cutting 等首先从人类视网膜成功地克隆了 $GABA_C$受体的 ρ 亚单位，其 cDNA 序列与 $GABA_A$受体亚单位仅有 30%～38% 同源性。虽然 $GABA_B$受体的概念在 20 世纪 70 年代已经提出，并对其功能也有了一定的了解，但直到 1997 年才克隆出它的基因。

由上可知，GABA 是广泛存在于神经系统中、具有独立的合成与降解酶系统、作用于特异的受体产生抑制效应的神经递质。

二、GABA 的代谢过程

GABA 是由谷氨酸脱羧而成，主要存在于神经元内，释放后被降解成琥珀酸进入三羧酸循环，或被转运体重摄取而终止其效应（图 18－1）。

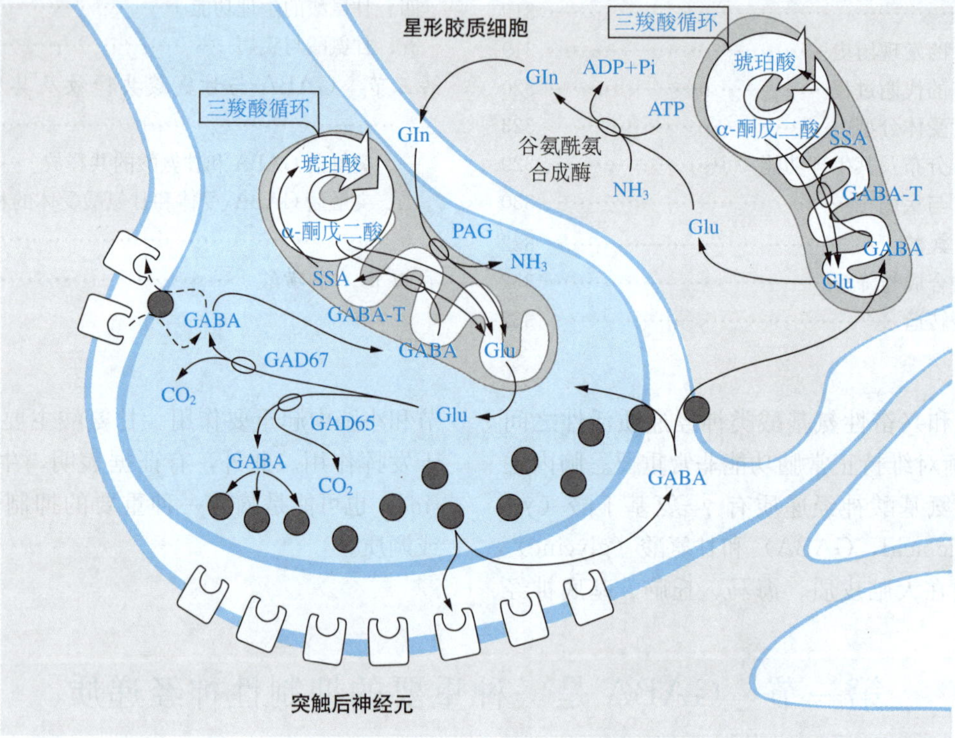

图 18－1　GABA 代谢过程示意图

（一）GABA 合成

在神经元中，GABA 主要由脑内含量极高的谷氨酸经 GAD 的脱羧作用生成（图 18－1）。该反应以磷酸吡哆醛（PLP，pyridoxal 5' - phosphate）为辅酶，PLP 与 GAD 的结合对酶活性的快速调控起非常重要的作用。GAD 以谷氨酸为 GABA 合成的直接前体，其反应式如下所示：

$$\underset{\text{谷氨酸}}{\mathrm{COOH\overset{\overset{\displaystyle NH_2}{|}}{C}HHCH_2CH_2COOH}} \xrightarrow[\text{PLP}]{\text{GAD}} \underset{\text{GABA}}{\mathrm{H\overset{\overset{\displaystyle NH_2}{|}}{C}HCH_2CH_2COOH}} + CO_2$$

由于在神经胶质细胞中不存在 GAD，所以在成熟的脑内只有神经元才能合成 GABA。神经元中谷氨酸的主要来源是星形胶质细胞提供的谷氨酰胺，后者经线粒体膜上磷酸化激活的谷氨酰胺酶（phosphate - activated glutaminase，PAG）催化脱氨基而生成谷氨酸（图 18－1）。除此之外，谷氨酸还可以来源于三羧酸循环（TCA）和糖酵解的中间产物。某些氨基酸如脯氨酸、鸟氨酸和精氨酸等也可以通过多步代谢反应生成谷氨酸。这些来源共同维持着体内稳定的谷氨酸和GABA的供应。

GABA合成酶GAD的分子量约为130 kDa，其特异性及稳定性较高，且在大部分脑区GAD的分布与GABA相平行，所以通常情况下都用GAD作为GABA的标记酶。

在GABA能神经元中，GAD广泛存在有两种形式，按分子量分为GAD67（67 kD）和GAD65（65 kD），有时也按其发现的先后顺序称为GAD1（GAD67）和GAD2（GAD65）。它们由不同的基因编码，在人类染色体的定位分别为10p11.23和2q31。GAD一般以二聚体的形式存在，且大多是同聚体，少数也能形成异聚体。同时GAD有脱辅酶（不含PLP，apoGAD）和全酶（holoGAD）两种形式，后者具有催化活性。

GAD的N末端与酶的胞内定位相关，C末端由五个基序组成，与其催化活性相关。由于分子结构上的差异，GAD65和GAD67具有不同的酶学特性，它们在细胞内和脑区的分布及调节方式也不尽相同。GAD65在神经末梢较多，其合成的GABA主要储存在突触囊泡中，以胞吐的形式从突触前释放，负责快速抑制性突触传递。而GAD67则广泛分布于胞体和树突内，经其合成的GABA主要储存在胞浆中。在大脑新皮质、小脑和基底核中，GAD67 mRNA的含量较GAD65多；而在视觉系统和神经内分泌系统，则GAD65的mRNA含量较多。在发育过程中大部分脑区内的GAD67 mRNA出现早于GAD65 mRNA，但GAD65/GAD67 mRNA比值随着突触的形成而逐渐增高。脑组织受损后会诱导GAD67及其mRNA的显著增加，而GAD65及其mRNA变化较小。这些事实说明GAD67和GAD65的表达受到不同机制的调控。最近运用GAD基因敲除小鼠进行的研究提示，经二者催化合成的GABA可能具有不同的功能。GAD65基因敲除纯合子小鼠（GAD65 -/-）是非致死的，其表型、运动能力、脑重量和组织结构与同窝野生小鼠（GAD65+/+）相比无明显差别。与GAD65+/+小鼠相比，GAD65 -/-小鼠，杂合子突变小鼠（GAD65+/-）脑中GABA含量并没有明显的下降。但从出生后12周开始GAD65 -/-小鼠会出现易受惊并引发癫痫的行为特征。电生理研究表明，GAD65 -/-小鼠神经元GABA的释放量不能维持最大，其出生后视皮质的可塑性也受到影响。GAD67基因敲除纯合子小鼠（GAD67 -/-）有正常的出生率，但在出生后表现出呼吸系统紊乱并于第一天早晨（P 0.5）死亡。但其脑组织结构、细胞排列形式并无明显异常。免疫组化研究表明，其大脑皮质中GAD的表达量降为同窝野生型小鼠的20%，GABA的含量减少为正常的7%。另一有趣的现象是GAD67 -/-小鼠出生时伴有严重的唇裂。

GAD蛋白表达水平具有稳态的（homeostatic）负反馈调节特性，表现为当GABA生成过多时，GAD蛋白水平会显著下降，其机制可能是基因翻译水平下降或蛋白质降解水平上升。同时，长期的实验研究发现3-巯基丙酸（3-mercaptopropionic acid，3-MP），磷酸吡哆醛谷氨酰-γ-腙（pyridoxal phosphate glutamyl-γ-hydrazone）及烯丙基甘氨酸（allylglycine）对GAD都有较特异的抑制作用，这些都为进一步深入研究提供了便利。

（二）GABA降解

与合成途径不同，GABA的降解酶系存在于线粒体中。GABA首先在GABA-T（以维生素B_6为辅酶）作用下去除氨基产生琥珀酸半醛（succinyl semialdehyde，SSA），后者经琥珀酸半醛脱氢酶（succinyl semialdehyde dehydrogenase，SSADH）氧化成琥珀酸（SA），然后进入三羧酸循环；或经琥珀酸半醛还原酶（succinic semialdehyde reductase，SSAR）还原成γ-羟基丁酸（γ-hydroxybutyric acid）。由于SSADH的活性很强，所以氧化反应部分往往占据优势。SA参加三羧酸循环又产生α-酮戊二酸（α-ketoglutarate，α-KG），后者氨基化后又成为GABA的前体谷氨酸。所以该GABA的代谢路径可以看作是三羧酸循环的旁路，称为GABA旁路（图18-1）。GABA旁路存在于神经元和神经胶质细胞中。神经胶质细胞膜上的GABA转运体可以摄取由突触释放的GABA，并通过GABA旁路参与GABA的降解。

GABA-T分布很广，主要存在于中枢和周围神经细胞的线粒体内。此外，GABA-T还分布在肝、肾、睾丸、卵巢和胰腺。GABA-T的抑制剂有羟胺（hydroxylamine）和氨氧乙酸（aminooxyacetic acid，AOAA）等，前者抑制效应较后者强100倍。由于GABA-T抑制剂可以减少GABA的降解，提高脑内GABA含量，因此在动物实验中常被用来观察内源性GABA的作用。而AOAA在高浓度时可以使细胞内、外GABA的浓度都升高，产生广泛的抑制效应。

GABA-T也可以与SSADH组成多酶复合体，其作用可能是有利于辅助SSA的生成。SSADH是由4个54 kD亚基组成的四聚体，目前已纯化出人类和大鼠的cDNA，人类编码SSADH的基因定位在6p22。

GABA的合成和降解在亚细胞水平是高度区域化的，GAD65和GAD67位于囊泡膜上或胞浆中，而GABA-T和SSADH则位于线粒体中。这为胞内GABA含量的维持和精细调控提供了重要的结构基础。除代谢降解途径外，分布在GABA能神经末梢的高亲和力GABA转运体具有高效的重摄取功能，是终止GABA能突触传递的另外一种重要机制。

（三）GABA转运

GABA的转运主要是通过GABA转运体（GAT）来实现的。GAT是一类600个氨基酸左右的糖蛋白，根据其动力学特征和抑制剂敏感性的不同可分为4类，在大鼠中分别为GAT1、GAT2、GAT3和GAT4（又称BGT1）。作为Na^+、Cl^-偶联转运体家族的成员，它们都具有12个跨膜的疏水螺旋结构，胞外表面有一个大的具有糖基化位点的环状结构，其N、C两端都位于膜内侧并带有磷酸化位点（图18-2）。通过将底物转运与顺电化学梯度的Na^+、Cl^-流动相偶联，GAT可以逆化学梯度将GABA跨膜转运至细胞内。化学计量法研究发现，三者的转运存在一定的比例关系，通常是$2Na^+$∶$1Cl^-$∶1GABA。

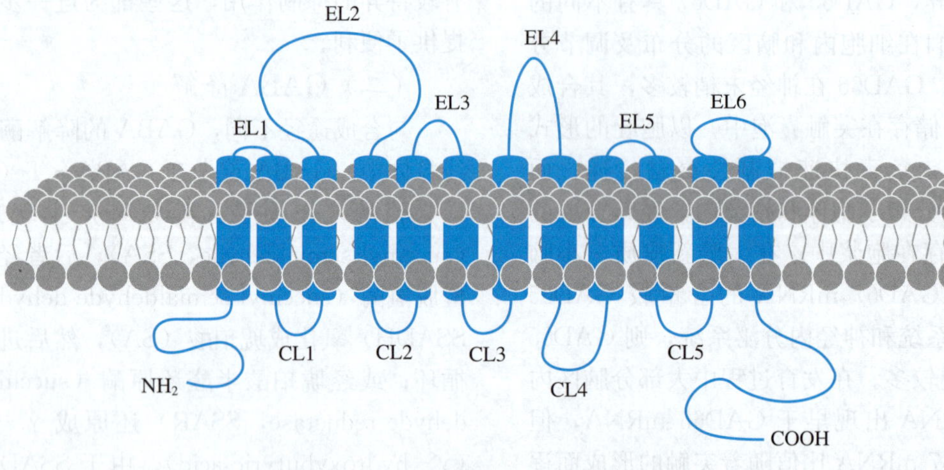

图18-2 GABA转运体拓扑结构示意图

EL：胞外环，CL：胞内环

GAT在神经元和胶质细胞都有表达，通常分布于突触周围的膜上。不同的转运体的脑区分布并不相同。GAT1主要分布在大脑皮质、海马、嗅球、丘脑、小脑、视网膜、纹状体等脑区，与底物GABA分布相一致，是神经系统中最重要的GABA转运蛋白。GAT3主要分布在视网膜、脑干、嗅球、下丘脑等脑区，在大脑皮质不表达，海马中只有非常低的表达。GAT2主要表达在软脑膜、脉络丛、室管膜、视网膜和小脑，其在新生鼠中的表达丰度远比成年鼠高，因此被认为可能与发育有关。BGT-Ⅰ在脑中分布广泛，各脑区的表达丰度很相近，同时在培养系统中发现BGT－Ⅰ主要在Ⅰ型和Ⅱ型星形胶质细胞上表达，在神经元上未检测到它的表达，它可能是胶质细胞特有的转运体，它在脑中的作用和渗透压调节有关。此外，GAT2和BGT1除分布在中枢外，在外周组织（主要在肝脏和肾脏）也有分布。

由于转运体通过清除突触间隙的神经递质调节神经递质的活性，特异性转运体抑制剂有可能通过增加突触间隙内GABA的含量，成为治疗某些神经系统疾病的新药。例如GAT1特异性阻断剂tiagabine目前已经作为临床治疗惊厥的药物。但是tiagabine在临床上表现出了多种副作用，主要表现为震颤、运动性共济失调、头昏、意识衰弱，也可能发生神经过敏。这些副作用到底是不是因为GAT1阻断导致的GABA浓度升高所引起呢？最近发展的GAT1基因敲除小鼠为了解这些问题提供了帮助。研究发现，GAT1基因敲除的小鼠可以正常存活，并且表现出了正常的繁殖能力和生命周期，但是，在行为学上，GAT1基因敲除小鼠表现出了多种异常。首先在提尾时，GAT1敲除小鼠表现出震颤，以及四肢收缩反应，而不同于正常小鼠的伸展姿势；其次，GAT1基因敲除小鼠表现出了运动能力异常，包括行走的步态中带有震颤的表现，平衡能力降低等；另外，在旷场实验中，GAT1基因敲除小鼠探究能力降低，显示出明显的焦虑和神经紧张状态。在电生理实验中发现，不论是海马还是小脑中，GAT1基因敲除小鼠由突触外$GABA_A$受体介导的电流持续增大，提示GAT1敲除后引起细胞间隙中GABA浓度增加。由于GAT1基因敲除小鼠的异常行为与tiagabine在临床使用的副作用十分相似，进一步揭示了GAT1的重要作用，以及作为药物靶点时可能存在的问题，并为开发以GAT1为靶点的新治疗策略提供了重要参考。

三、GABA受体分型

根据GABA受体对激动剂及拮抗剂的敏感性的不同，目前将GABA受体分为A、B和C三型，这三种受体的分子结构、药理学特性各有所不同。$GABA_A$受体是配体门控受体，被GABA激动，通过开启Cl^-通道产生突触后抑制，其效应能被特异性拮抗剂荷包牡丹碱阻断；$GABA_B$受体也可被GABA激动，通过G蛋白和K^+、Ca^{2+}通道偶联，产生突触前或突触后抑制，对荷包牡丹碱不敏感，但能被氯苯氨丁酸（baclofen）激活；$GABA_C$受体也是被GABA激动，但它对荷包牡丹碱及氯苯氨丁酸都不敏感，其结构与$GABA_A$受体相似，且也是通过开启Cl^-通道产生抑制效应，该效应能被直接关闭Cl^-通道的印防己毒素（picrotoxin，PTX）阻断。

（一）$GABA_A$受体分子结构

$GABA_A$受体与甘氨酸受体、N型乙酰胆碱受体及5－HT_3受体等共同组成配体门控离子通道超家族，它们均具有类似的拓扑结构（图18－3），都不经过第二信使系统，直接开启跨膜的离子通道，传递信息。$GABA_A$受体分布在整个神经系统，由五个亚基围成一个完整的Cl^-通道复合物。其亚基包括α（1～6）、β（1～4）、γ（1～4）、δ、ε及π和θ亚基，ρ（1～3）。它们在结构上均含有长的N末端细胞外结构域（extracellular domain，ECD）、4个保守的跨膜区（TM1～4）及一个短的C末端胞外结构域。配体一般和ECD中的结合域结合，引发受体构象改变，使门控通道打开。而TM2则构成了受体的Cl^-通道内壁，TM2中的氨基酸残基决定了受体对Cl^-的选择性。此外$GABA_A$受体亚基还具有TM2和TM3之间的一段小的胞外结构域以及TM3和TM4之间的一个大的胞内环状结构域，后者包含多个受体转运相关骨架蛋白的作用位点，也含有不同的丝氨酸、苏氨酸和酪氨酸蛋白激酶作用位点，是磷酸化调节的主要区域。$GABA_A$受体胞内结构域是各个亚基间序列差异最大的区域。

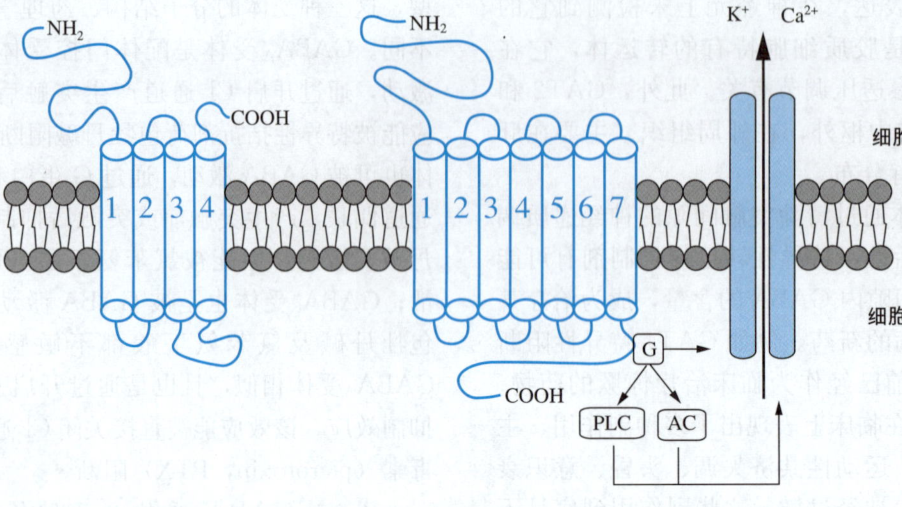

图 18-3 $GABA_{A/C}$（左）和 $GABA_B$（右）受体拓扑结构

$GABA_A$受体主要分布在突触后膜，负责介导中枢快速抑制性突触传递。此外，也有证据表明$GABA_A$受体在突触前调节其他神经递质的释放。研究发现，$GABA_A$受体必须同时含有α和β亚单位时才能表达其受体特性，绝大多数$GABA_A$受体由α、β和γ以2∶2∶1的比例构成，在某些受体中δ、ε和θ等亚基可以替代γ亚基，但数量较少。神经细胞膜上的$GABA_A$受体既可以定位于突触内介导相位性（phasic）抑制，也可以定位于突触外部位介导紧张性（tonic）抑制。近年来的研究证明，γ亚基是调节$GABA_A$受体在突触后聚集（clustering）和定位（targeting）的关键亚基。在γ2亚基敲除的3周龄小鼠（此时野生型小鼠$GABA_A$受体在突触后已高度聚集）中发现，该突变小鼠突触后$GABA_A$受体明显丢失，并发生致死性癫痫发作。相反，δ亚基在突触外$GABA_A$受体介导的紧张性抑制中发挥作用。

像许多其他膜受体或离子通道一样，$GABA_A$受体的表达、亚基构成、分布以及膜转运（membrane trafficking），常常受种系发生、个体发育以及某些生理和病理条件的调节。由于篇幅所限，本文未做重点介绍。有兴趣的读者请阅读文后的参考文献。

（二）$GABA_A$受体药理学特性

1. 胞外调控

经分离提纯及受体结合特性的分析，证明$GABA_A$受体是一个由GABA识别位点、苯二氮䓬（benzodiazepine，BDZ）识别位点及Cl^-通道组成的复合体。其激动剂有GABA及其类似物，如蝇蕈醇（muscimol）及其衍生物（dihydromuscimol和thiomuscimol），以及THIP（4，5，6，7-tetrahydroisoxazolo［5，4-c］pyridin-3-ol））等，它们结合并活化$GABA_A$受体，从而调节离子通道的开启或闭合，产生相应的生物学效应。其拮抗剂有荷包牡丹碱（竞争性）和印防己毒素（非竞争性）。同时，$GABA_A$受体还受胞外其他多种物质的调控，如巴比妥类（barbiturates）、Zn^{2+}、pH、神经活性甾体激素、某些麻醉药和乙醇等。它们与$GABA_A$受体的结合位点及产生的药理作用各不相同（图18-4）。

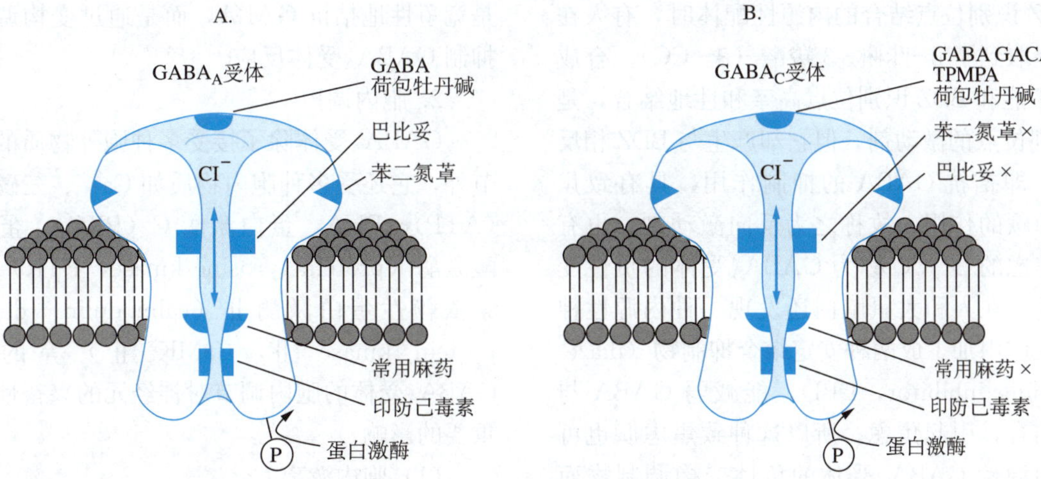

图 18-4 GABA$_A$受体（A）和 GABA$_C$受体（B）胞内外位点模式图

（1）苯二氮草类药物

苯二氮草类药物（BDZ）如安定（diazepam）、氯硝安定（clonazepam）、氟硝安定（flunitrazepam）、咪唑安定（midazolam）等能与 GABA$_A$受体 BDZ 识别位点高亲和力地、稳定地结合，K_d为 2.6～3.6 nmol/L。这类药物既不直接激动 GABA 识别位点，也非间接通过加速 GABA 的释放或抑制 GABA 的降解和重摄取而加强 GABA 的作用，而是通过变构调节作用，增加低亲和性的 GABA$_A$受体的亲和力或增加高亲和性和低亲和性 GABA$_A$受体的数量，以增强 GABA 与识别位点的结合。当 GABA 不存在时，BDZ 本身对 Cl^-通道没有影响，但能增加 GABA 开启 Cl^-通道的频率（不影响每个 Cl^-通道开启的时间），增强 GABA 的抑制效应，因此导致突触后膜的超极化程度增加，产生抗焦虑、镇静的作用。因此 BDZ 是 GABA$_A$受体的正性变构调节物。

BDZ 在 GABA$_A$受体上的结合位点是在 α 亚基（α_1、α_2、α_3 或 α_5）和 α_2 亚基的界面上。α 亚基中保守的组氨酸残基（H）对 BDZ 的结合起着至关重要的作用。BDZ 不敏感型受体中，组氨酸残基被精氨酸残基（R）取代；而 α1 亚基点突变小鼠（H101R）失去对安定、氯硝安定和酒石酸唑吡坦（zolpidem）等药物的敏感性。BDZ 结合位点不仅需要 α 亚基，同时还需要 γ 亚基。最新的研究表明，γ_2 亚基 N 末端影响 GABA$_A$受体对苯二氮草类药物的高亲和力，而 γ_2 亚基的 T281、I282 和 S291 这三个氨基酸则是 BDZ 结合后 GABA$_A$受体变构所必需的残基。

BDZ 与 GABA$_A$受体的结合是 Cl^-依赖的，同时还受 GABA 和蝇蕈醇或其他激动剂的影响，主要起增加激动剂亲和力的作用，但不改变结合位点的数目。此效应能被荷包牡丹碱所阻断。氟马西尼（Ro15-1788）是 BDZ 识别位点的拮抗剂，分别拮抗 BDZ 或 β-咔啉-3 羧酸（β-carboline-3-carboxylic acid，β-CC）与 BDZ 识别位点的结合，从而阻断它们的正性或负性变构调制作用，但它本身对受体没有作用。

BDZ 在临床上主要用于治疗焦虑症、癫痫、肌肉痉挛、失眠和疼痛等。BDZ 与受体结合后产生的效果很复杂，主要取决于配体的种类以及受体中 α 和 γ 亚基的类型。不同的配体化合物既可以作为激动剂（加强 GABA 的反应，产生抗惊厥的作用），也可以作为反向激动剂（inverse agonist），负向调节 GABA 的反应，产生促惊厥的作用。

三唑哒嗪（triazolopyridazine，CL218872）也是 BDZ 结合位点上的配体，其增强 GABA$_A$受体的亲和力不如 BDZ 强，但它不易耐受，且没有镇静与催眠等副作用。有人根据 CL218872 与 BDZ 识别位点结合的亲和力不同，将 BDZ 识别位点分为Ⅰ、Ⅱ两型。BDZ Ⅰ型与 CL218872 结合的亲和力较 BDZ Ⅱ型高 21 倍，BDZ Ⅰ型介导较强的抗惊厥效应，而 BDZ Ⅱ型则主要介导较强的镇静作用。

在寻找作为 GABA$_A$受体的正性变构调制物

及与 BDZ 识别位点结合的内源性配体时，有人在人尿中提取到了β-咔啉-3 羧酸（β-CC）。合成的β-CC 能和BDZ 识别位点高亲和性地结合，是BDZ 识别位点的激动剂，但它却产生与BDZ 相反的作用，即拮抗 GABA 的抑制作用，具有致焦虑、致惊厥的作用，故称之为反向激动剂。也有人把致焦虑的β-CC 称为 $GABA_A$受体的负性变构调制物。在人和大鼠脑内还发现一种内源性神经肽，在体内加工成两种安定结合抑制物（diazepam binding inhibitor，DBI），能减弱 GABA 与受体的结合，引起焦虑。所以这种致焦虑肽也可以作为内源性 $GABA_A$受体的负性变构调制物而发挥作用。

（2）巴比妥类药物

巴比妥类药物如戊巴比妥（pentobabital）和苯巴比妥（phenobabital）在临床上主要用于催眠、镇静、麻醉、抗惊厥等。巴比妥类药物与BDZ 的作用机制不同，在低浓度时，巴比妥类药物通过变构机制正性调节对 GABA 的反应，增强突触后膜超极化；在高浓度时，巴比妥类药物可以作为GABA 类似物，能够在没有 GABA 的情况下直接激活 $GABA_A$受体。因而，巴比妥类药物是$GABA_A$受体的正性变构调节物，可以通过变构作用加强 GABA 的抑制效应。单通道分析进一步表明，巴比妥类药物可以增加 $GABA_A$受体通道的平均开放时间，而对单通道的电导值和开放频率均无影响。

（3）神经活性甾体激素

多数内源性或人工合成的神经活性甾体激素如黄体酮、孕烯醇酮等都具有镇静作用。他们可以直接作用于 $GABA_A$受体，开放 Cl^-通道。同时，他们也可以通过变构调节作用提高 $GABA_A$受体和GABA 的亲和力。神经甾类激素在单通道水平既可以延长 $GABA_A$受体通道的开放时间，又可以增加其开放的频率，但它们不影响$GABA_A$受体通道的导电值。

（4）Zn^{2+}

Zn^{2+}是生物体内必需的微量元素之一。在神经系统中，类似神经递质能参与突触传递及细胞兴奋性的调节。研究表明，Zn^{2+}能阻断GABA 与$GABA_A$受体结合的反应，由于 Zn^{2+}在 $GABA_A$受体上的作用位点与 GABA 并不相同，因而它并不是竞争性地拮抗 GABA，而是通过变构调节作用抑制 $GABA_A$受体反应。

2. 胞内调控

$GABA_A$受体除了接受多种胞外物质的变构调节外，它还受多种胞内物质如 Ca^{2+}、三磷酸腺苷（ATP）、PKA、蛋白激酶 C（PKC）、蛋白酪氨酸激酶（protein tyrosine kinase，PTK）和钙调素依赖性蛋白激酶Ⅱ（calmodulin - dependent protein kinase Ⅱ，CaMK Ⅱ）等的调节。$GABA_A$受体的胞内调节对神经元的兴奋性也有着重要的影响。

（1）胞内游离 Ca^{2+}

Ca^{2+}是介导神经细胞跨膜信号转导和控制细胞基本功能的重要因子。有研究表明胞内游离Ca^{2+}（$[Ca^{2+}]_i$）的升高可以抑制 $GABA_A$受体介导的反应。$[Ca^{2+}]_i$可以通过多种途径增高，如胞外 Ca^{2+}通过谷氨酸受体 NMDA 受体亚型以及电压依赖性 Ca^{2+}等进入细胞或通过胞内钙库的Ca^{2+}释放等。Ca^{2+}对 $GABA_A$受体的抑制作用的靶区可能是一个潜在的细胞内 Ca^{2+}结合位点，此位点位于 $GABA_A$受体-Cl^-通道复合体的附近。但也有人认为$[Ca^{2+}]_i$的升高主要是激活了 Ca^{2+}-依赖性的蛋白磷酸酶（calcineurin，CaN），通过脱磷酸化来抑制 $GABA_A$受体的反应。此外有研究显示，在小脑浦肯野细胞上，$[Ca^{2+}]_i$的升高对$GABA_A$受体的反应是增强作用而非抑制作用。

（2）磷酸化调节

磷酸化调节是受体和离子通道的一种重要的调节方式。如前所述，$GABA_A$受体亚基在跨膜区TM3～TM4 之间有一个大的胞内结构域，其上有许多磷酸化的调控位点。$GABA_A$受体的磷酸化调节具有亚基差异性，许多研究表明，$GABA_A$受体的β和γ亚基对于磷酸化调节更为敏感。许多胞内的蛋白激酶如 PKA、PKC、PTK 以及CaMK Ⅱ等均对$GABA_A$受体有磷酸化调节作用，可能对控制神经元兴奋性有重要影响。

（3）ATP

胞内的 ATP 也可以对 $GABA_A$受体进行调节。在全细胞膜片钳记录电极内液中加入 ATP能有效阻止 $GABA_A$受体反应的衰减。鉴于在急性分离的大鼠孤束核神经元中，$GABA_A$受体反应的维持并不依赖于 ATP 及其衍生物参与的磷酸化过程，Shirasaki 等推测 ATP 的作用可能是由于细胞内的嘌呤能受体被激活的结果。然而，Amico 等人在大鼠小脑颗粒细胞上的研究却发现，ATP 和酪氨酸磷酸酶阻断剂均可阻止 $GABA_A$受体反应衰减。但若加入酪氨酸激酶阻断剂时，即使电极内液中含有 ATP，$GABA_A$受体反应仍有部分衰减。同时，他们还发现在膜外面向外的单通道记录模式中，ATP 也可阻止反应衰减。因此，他们认为 ATP 可能通过磷酸化 $GABA_A$受体亚基的酪氨酸残基而阻止 $GABA_A$受体反应的衰减，而且不需要其他可溶性蛋白质的参与。

（三）$GABA_B$ 受体分子结构和药理学特性

$GABA_B$受体作为一种 G 蛋白偶联受体（GPCR），属于 GPCR 中的 C 家族。它具有胞外 N 末端结构域（ECD）、七次跨膜结构域和胞内 C 末端结构域（ICD）（图 18 - 5）。同时 $GABA_B$受体具有 C 家族 GPCR 的结构特点：很长的胞外 N 末端结构域。它的激动剂主要有 GABA、baclofen、APPA 和 SKF97542（3aminopropyl methylphosphinic acid）等，拮抗剂主要有 phaclofen、2 - hydroxysaclofen、5 - methoxybenzo（b）furan - 2 - ylbutanoic acid、δ - AVA（δ - amino valeric acid）、CGP 35348（（3 - amino - propyl - diethoxy - methyl）phosphinic acid）和 CGP 52432（3 -（3，4 - dichlorophenyl）methyl）amino - propyl（diethoxy - methyl）phosphinic acid）等。

根据其对激动剂和拮抗剂敏感性的不同，从药理学上可以分为 $GABA_{B1}$ 和 $GABA_{B2}$ 两种亚型。在大脑皮质，$GABA_B$受体对激动剂氯苯氨丁酸和 3 - APPA（3 - aminopropyl phosphinic acid）都敏感，被归为 $GABA_{B1}$受体；脊髓水平的 $GABA_B$受体则对 3 - APPA 敏感而对氯苯氨丁酸不敏感，属于 $GABA_{B2}$受体。至今，在人和大鼠中已有七种 $GABA_{B1}$ 剪切变异体被鉴定，而人的 $GABA_{B2}$ 剪切变异体已发现有三种，在大鼠只发现了一种 $GABA_{B2}$。

$GABA_B$受体由 $GABA_{B1}$ 和 $GABA_{B2}$ 形成异二聚体才能形成有完整功能的受体。其中 $GABA_{B1}$ 与配体结合相关，起着受体的作用；而 $GABA_{B2}$ 与 G 蛋白相偶联，与受体正确转运到细胞表面以及活化 G 蛋白下游的信号反应有关。它们通过各自的 C 末端形成了由螺旋-螺旋联结而成的异二聚体。这样当 GABA 结合到 $GABA_{B1}$ 的 N 末端配体的结合域时，就可以通过与 $GABA_{B2}$ 的偶联活化 G 蛋白，从而激活下游信号传导途径（图 18 - 5 A）。

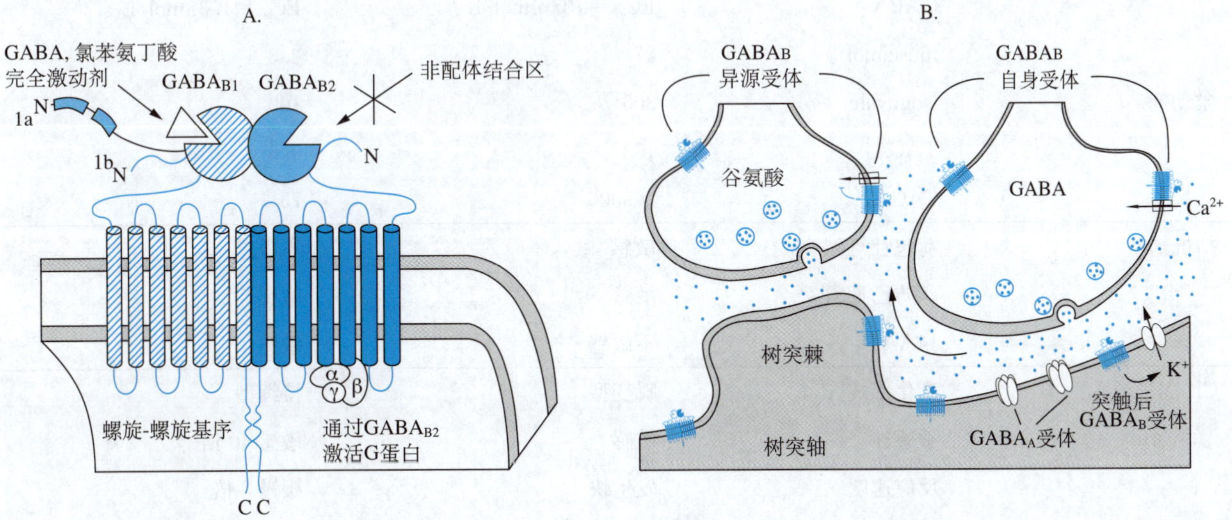

图 18 - 5　$GABA_B$受体活化过程（A）以及突触前、突触后效应（B）

$GABA_B$受体分布在整个神经系统，多数脑区$GABA_A$受体多于$GABA_B$受体，但在小脑分子层及中脑脚间核等则主要是$GABA_B$受体。$GABA_B$受体主要通过G蛋白调节电压依赖型Ca^{2+}通道（主要是N、P/Q、L型）和内向整流型K^+通道（Kir）。在突触前膜，$GABA_B$受体通过降低电压门控Ca^{2+}的钙内流来调节神经递质和神经肽的释放，起着类似调质的作用；在突触后膜，$GABA_B$受体主要与Kir相偶联，介导慢抑制性突触后电位（图18－5 B）。

$GABA_{B1}$和$GABA_{B2}$的mRNA广泛分布于啮齿类和人的中枢神经系统中，而且其分布与配体结合实验得到的受体分布相一致。其中$GABA_{B2}$的mRNA是神经元特异表达的，而$GABA_{B1}$的mRNA在神经元和神经胶质细胞都有表达。在二者表达的区域中，有95%的区域具有两者mRNA分子的共分布。而在那些不共分布的区域或许还有其他功能性$GABA_B$受体存在。

$GABA_B$受体参与许多生理过程例如LTP诱导的调节，调节成神经细胞的迁移以及海马的节律活动。此外，通过对$GABA_B$受体的干预，可以对多种疾病起治疗作用，如药物成瘾、痉挛、认知障碍、疼痛和癫痫等。

（四）$GABA_C$受体分子结构和药理学特性

在GABA受体家族中，除了$GABA_A$受体和$GABA_B$受体外，在神经系统某些部位，如小脑、海马、大脑皮质及脊椎动物的视网膜存在另一种GABA受体，与$GABA_A$和$GABA_B$受体不同的是，它对baclofen和荷包牡丹碱都不敏感，所以称为$GABA_C$受体。$GABA_C$受体和$GABA_A$受体相似，其抑制效应也由Cl^-通道介导，但其药理反应特性却和$GABA_A$受体明显不同（表18－1）。$GABA_C$受体对GABA激动剂的敏感性较$GABA_A$受体为高，GABA、蝇蕈醇、异四氢烟酸激动$GABA_C$受体的EC_{50}分别是1.3、2.3、100 μmol/L，而激动$GABA_A$受体的EC_{50}分别是107、27、305μmol/L；GABA类似物TACA、CACA的EC_{50}分别是0.6和75μmol/L，而激动$GABA_A$受体的EC_{50}分别是133和5000 μmol/L。它们对$GABA_C$受体激活的效应不能被荷包牡丹碱阻断，但可被印防己毒素所阻断，只有大鼠视网膜的$GABA_C$受体对印防己毒素不敏感。$GABA_C$受体的竞争性拮抗剂有14AA（imidazole－4－acetic acid），可强有力地阻断其效应。

表18－1 $GABA_A$和$GABA_C$受体药理特性的区别

		$GABA_A$受体	$GABA_C$受体
激动剂	GABA	EC_{50}＝107 μmol/L	EC_{50}＝1.3μmol/L
	muscimol	27	2.3
	isoguvale	305	100
	TACA	133	0.6
	CACA	＞5000	75
拮抗剂	荷包牡丹碱	敏感	不敏感
	印防己毒素	敏感	敏感
	14AA	不敏感	敏感
Cl^-离子流	变化形式	瞬变型	持续型
	敏感性	敏感	敏感40倍
	反应速度	发生快	缓慢8倍
	持续时间	反应持续短	反应持续长8倍

$GABA_C$受体是由 ρ 亚基围绕而成的 Cl^- 通道。目前已经在视网膜、丘脑、海马、垂体和消化道等部位都检测到了 ρ 亚基的表达。已被确认的 ρ 亚基有五种：ρ1～5 亚基。其中部分亚基已经从人类、大鼠、小鼠、河鲈（perch）和鸡的视网膜上克隆得到，如从人类克隆得到的 ρ1 和 ρ2 亚基，以及从大鼠克隆得到的 ρ1～3 亚基。研究发现，不同来源的亚基在基因序列上具有高度保守性，如人源和鼠源的亚基有大于 92％的基因序列高度保守。同样，不同亚基之间也具有很高的序列保守性（60％～74％）。然而，即使是细微的序列差别也常常导致了亚基药理学特性的差异，如 ρ1 和 ρ2 亚单位就是在 M2 区上有一个氨基酸不同，决定着它们对印防己毒素的敏感性。如果对印防己毒素敏感的 ρ1 亚单位 M2 区上的一个苏氨酸被甲硫氨酸所替代，就变成对印防己毒素不敏感的 ρ2 亚单位。

由于一直以来缺乏 $GABA_C$受体的特异激动剂，使得我们对它的生理病理作用的研究变得非常困难，目前有关 $GABA_C$受体的生理药理特性大多是从视网膜上的研究获得。在金鱼视网膜的内核层有多种 GABA 能的水平细胞和无长突细胞，其轴突多作用于视觉感受器视锥细胞、视杆细胞和双极细胞形成的突触联系上，在双极细胞的轴突上存在大量 $GABA_C$受体（80％～90％），GABA 通过它抑制钙内流，对视觉信息传递进行突触前调制作用；也作用于神经节细胞，起到突触后调节作用。另有报道，在河鲈的视网膜上视杆细胞驱动的水平细胞（H4）是由 $GABA_C$受体单独介导的，而视锥细胞驱动的水平细胞的反应则既可以由 $GABA_A$受体介导，也可以由 GABA 的转运体所介导。由此说明 $GABA_C$受体可能在视杆通路的信息传递和调制中起重要作用。

随着 $GABA_C$受体特异拮抗剂 TPMPA（1，2，5，6－tetrahydropyridine－4－yl－methylphosphinic acid）的应用，研究者们发现 $GABA_C$受体除了在视觉信息传递过程中发挥重要作用外，它还与昼夜节律调节、痛觉感受、学习/记忆以及激素/胃肠内分泌调节等密切有关。

四、GABA 分布及其生理功能

哺乳动物体内 GABA 分布广泛，在脑内含量较高，周围神经和肾脏、肝脏和血管等其他器官和组织中也有微量的 GABA。脑内 GABA 的含量约为单胺类递质的 1 000 倍以上。早年对各脑区 GABA 含量的测定，发现以黑质、苍白球最高（>9μmol/g），下丘脑其次（6.2μmol/g），其余依次为中脑的上丘、下丘、中央灰质及小脑的齿状核（均为 4μmol/g 以上），尾核、壳核及内侧丘脑（均为 3μmol/g 以上），大脑与小脑皮质含量较低（均为 2μmol/g 以上），脑的白质最少，小于 1μmol/g。后用放射自显影显示 GABA 神经元或其受体的分布，能更准确地定位，所测结果与生化测定相似。近年来，由于制备出高纯度的抗体，用特异性更高的免疫细胞化学方法，不仅能在光镜下将 GABA 定位到细胞内、神经末梢内，还可在电镜下精确定位到突触，发现脑内约有 30％ 的突触以 GABA 为递质。由于双标记技术的应用，还可观察到 GABA 与其他神经递质、神经肽等的共存现象。

在发育过程中，GABA 和 $GABA_A$受体在啮齿动物胚胎的第 14 天就已经出现，因此研究者们推测，GABA 在调节脑发育过程中可能通过 $GABA_A$受体发挥着重要作用。同时，在脊髓背根神经节细胞（DRG）以及未成熟的中枢神经系统神经元中，GABA 具有兴奋性作用。有意思的是，不论 GABA 引起的是抑制效应还是兴奋效应都能被荷包牡丹碱阻断，说明都是 $GABA_A$受体被激活而产生的效应。此外，在神经系统发育过程中，GABA 能效应从兴奋性转变为抑制性，也主要是由内源性 GABA 自身所介导的。

在未发育成熟的大脑中，细胞内部 Cl^-浓度很高，GABA 起着兴奋性作用。而且 GABA 能突触在很广的区域和结构中先于谷氨酸能突触的产生。目前普遍认为，GABA 能的早期兴奋性，促进了神经元生长和突触形成，而后期随着谷氨酸能兴奋性突触的形成，GABA 能效应变为抑制性，从而避免了神经兴奋毒性的产生。

NMDA 受体是谷氨酸受体家族中的一员。在发育过程中，由于内源性 GABA 分泌并作用于 GABA 受体（主要是 $GABA_A$受体），引起神经元胞内 Cl^-外流，从而产生去极化效应。这种去极化作用，一方面使得 NMDA 受体的 Mg^{2+} 阻断作用易于解除，从而易化了 NMDA 受体的激活；另一方面则激活 L 型电压依赖性 Ca^{2+} 通道（VD-CC），引起胞外 Ca^{2+} 内流，从而通过一系列胞内信号通路影响着细胞核内 mRNA 的表达水平，使得 K^{+}-Cl^{-}共转运体（KCC2）mRNA 表达水平升高，Na^{+}-K^{+}-Cl^{-}共转运体（NKCC1）mRNA 表达水平降低，从而导致胞内 Cl^{-}浓度降低，Cl^{-}平衡电位向负的方向移动。因此，随着发育的成熟，GABA 作用于其相应受体就引起 Cl^{-}内流，产生超极化效应，从而抑制神经细胞的兴奋性。

多数 GABA 能神经元属于中间神经元，有的脑区内或脑区间还存有 GABA 能的投射神经元，它们的轴突终扣围绕着行使各种功能的非 GABA 能神经细胞，如皮质的锥体细胞、嗅球的僧帽细胞、海马的锥体细胞、黑质的多巴胺能神经元、中缝背核的 5-HT 能神经元、蓝斑的去甲肾上腺素能神经元以及脊髓背角的投射神经元及腹角的运动神经元，起着突触后的抑制性调控作用。部分 GABA 神经元终扣与突触前终末形成轴-轴突触，产生突触前抑制作用。有的 GABA 神经元也接受 GABA 能的中间神经元的支配。此外，GABA 能神经元还可接受 GABA 通过自身受体的反馈调节。目前公认的 GABA 能通路主要包括：①纹状体-黑质径路：由纹状体（主要是苍白球）至黑质；②隔区-海马径路；③小脑-前庭外侧核径路；④小脑皮质-小脑深核往返径路；⑤下丘脑乳头体-新皮质径路；⑥黑质-上丘径路；⑦广泛存在的局部固有径路。

总起来看，GABA 不论作用于突触前末梢还是突触后膜上的受体，不论是由 $GABA_A$ 受体还是 $GABA_B$ 受体介导的都是抑制作用。不论是通过 GABA 中间神经元的紧张性控制，还是通过 GABA 投射神经元的位相性控制也都是抑制性调控。可以认为，GABA 是产生中枢抑制作用的主要递质，在神经系统兴奋-抑制平衡中起重要作用。

五、GABA 与疾病

1. GABA 与癫痫

实验表明，在癫痫和癫痫样状态下，$GABA_A$ 受体的亚基组成以及药理学特性都会发生不同程度的变化，导致 GABA 能抑制性系统的脱抑制（disinhibition），影响着中枢神经系统的兴奋-抑制平衡，从而参与到疾病的发展中。首先，癫痫发作后，GABA 受体亚基会产生不同程度的修饰。研究显示，齿状回颗粒细胞上 $GABA_A$ 受体 α1、α2 亚基有上调现象，导致 GABA 和 Zn^{2+} 的受体敏感性上升，而 BDZ Ⅰ型调节剂唑吡坦（zolpidem）的敏感性降低。与此相反，海马 CA1 区锥体细胞上 γ5 亚基在癫痫后出现下调，该亚基下调对海马的信息处理会产生重大的影响。其次，有研究发现癫痫病人发作间期（interictal）放电能被 $GABA_A$ 受体激动剂蝇蕈醇所抑制。由此可见，$GABA_A$ 受体在癫痫病人脑组织中可能通过脱抑制来参与癫痫的发生与发展。癫痫导致的这种 $GABA_A$ 受体的脱抑制效应还可能与癫痫后细胞膜上 Cl^{-}转运体 KCC2 的表达减少有关。另外，不同途径导致的突触间隙 GABA 浓度的变化在癫痫发病过程中也发挥一定的作用。有报道表明，促肾上腺皮质激素释放激素诱发大鼠癫痫发作 24 小时后，新皮质 GAT1 中间神经元数量增加。此外，还有报道称在小鼠癫痫发作 1 小时后，GAT3 的 mRNA 表达量明显升高，但未见蛋白质水平的变化。GABA 转运体的上调导致了突触间隙 GABA 浓度的降低，也可能导致 GABA 能的脱抑制。因此，GATs 的表达上调有可能参与了癫痫的发病过程。但也有研究表明在有些实验动物模型，GATs 的表达也可能下调。因此 GATs 在不同类型的癫痫过程中的变化有所不同。目前在癫痫治疗中多采用 $GABA_A$ 受体正向调节剂以及 GATs 阻断剂等提高 GABA 能抑制性系统功能，纠正 GABA 能脱抑制导致的兴奋-抑制平衡紊乱，以达到治疗的目的。

此外，癫痫病人 $GABA_A$ 受体的遗传学研究发现，$GABA_A$ 受体亚基突变与先天性癫痫有很明显的相关性。目前已经发现的可能位点有：γ_2 K289M、γ_2 R43Q、γ_2 Q351X 和 γ_2 A322D。

2. GABA 与焦虑

焦虑症是一种普遍的心理障碍，其患者约占人群总数 5%左右。在神经官能症患者中，焦虑症患者几乎占了一半。流行病学研究表明城市人口中大约有 4.1%到 6.6%在他们的一生中会得焦虑症。

焦虑症能导致神经系统的永久性失调。正电子发射断层扫描和单光子发射断层扫描研究伴有恐慌症状的焦虑病人表明，在病人颞叶甚至是整个脑区都有 $GABA_A$ 受体 BDZ 结合位点的减少现象。另外，用抵触行为训练小鼠，也观察到了 $GABA_A$ 受体亚型（主要是 α_1 和 α_2 亚基）的选择性改变。同样人们还发现在恐慌患者的脑区中 GABA 表达水平也比健康对照组的要低。GABA 能抑制性系统的相应降低，就使得中枢神经系统兴奋-抑制平衡向兴奋性方向偏移，从而参与了焦虑症的产生。

3. GABA 与脑缺血损伤和保护

脑血管疾病是常见病、多发病，是目前危害人们健康的三大主要疾病之一，其发病率随年龄增长而增高。在脑血管性疾病当中又以缺血性血管疾病最为常见。

脑缺血损伤过程中，除了具有谷氨酸兴奋性毒性、钙超载、细胞凋亡、炎症、自由基、一氧化氮以及线粒体损伤等通路外，机体内可能同时也存在着相应的保护通路，而 GABA 系统的抑制作用可能在其中起着极其重要的作用。研究发现，缺血能改变 GABA 神经递质传递，如再灌早期的 GABA 神经传递的丢失会引起神经兴奋，并可能导致神经元死亡。通过增强 GABA 能抑制性效应，如增加 GABA 在突触前和突触后的结合，防止 GABA 的重新摄取、代谢以及通过运用激动剂和变构剂增强 $GABA_A$ 受体的活性等，可以起到神经保护的作用。

4. GABA 与抑郁症

抑郁症目前已经是一种十分常见的精神疾病，世界上有千千万万人深受抑郁之苦，其中约有 1/5 终身生活在抑郁中。据统计，美国有将近 20%的妇女和约 10%的男性患有抑郁症，而且近年来在世界各国的发生率都有明显的上升趋势。

作为中枢神经系统的主要抑制性神经递质，GABA 在抑郁症诱发中扮演着重要的角色。临床前实验研究表明抑郁模型动物脑内 GABA 水平减少，临床情绪紊乱病人的血浆和脑脊液中也能观察到 GABA 水平的降低。在自杀的抑郁症患者脑中可以检测到 GABA 水平的下调，以及 $GABA_B$ 受体结合位点的减少。同时有研究显示抗抑郁药以及 GABA 激动剂可通过增强脑内 GABA 能活性发挥抗抑郁作用。目前有研究提示 GABA 在抑郁症发病中的作用可能是通过它与肾上腺素能和 5-羟色胺能终末的相互作用，影响神经系统兴奋-抑制平衡。

5. GABA 与痛觉调制

GABA 作为抑制性神经递质在脊髓及脑中广泛分布。研究表明，GABA 在痛觉调制中有着重要作用。如在闸门控制学说（gate-control theory）中，脊髓 GABA 能中间神经元对痛敏神经元的抑制可以减轻痛感受，而其脱抑制则会导致痛敏。

GABA 的痛觉调制作用可以同时由 $GABA_A$ 和 $GABA_B$ 受体来介导。如研究表明，$GABA_A$ 受体拮抗剂荷包牡丹碱可以使痛阈降低，导致非痛刺激转化为痛刺激。相反，$GABA_A$ 受体激动剂则可降低神经损伤导致的痛反应。另外，$GABA_B$ 受体药物的行为学实验也支持了该受体在痛觉中的作用。令人感兴趣的是，在慢性痛模型中 GABA 及其相关的合成酶被上调，提示 GABA 递质系统可能通过抑制痛觉传入而发挥内源“镇痛剂”的作用。

6. GABA 与药物成瘾

实验研究表明，氯苯氨丁酸以及特异性的 $GABA_B$ 受体激动剂 CGP44532 能抑制大鼠对可卡因、酒精以及海洛因的主动摄取，但对大鼠的摄食无影响。故 GABA 可能通过 $GABA_B$ 受体参与药物成瘾和戒毒的过程。近年来，有关酒精对 $GABA_A$ 受体的作用的研究越来越多，许多药理和行为实验表明，$GABA_A$ 受体可能也参与了大鼠对酒精摄取的调节。

此外，GABA 浓度的变化以及相关的 GABA 受体的变化，还参与了睡眠障碍、精神分裂症、女性经前期综合征、肿瘤、僵人综合征等疾病的发病机制。

第二节 甘氨酸

甘氨酸是结构上最简单的氨基酸，它在机体中具有许多重要的功能。中枢神经系统中，甘氨酸是一种在抑制性和兴奋性突触传递中都非常重要的神经递质，具有复杂的生理作用。在脊髓、脑干和视网膜，它主要通过甘氨酸受体 Cl^- 通道起作用。与 $GABA_A$ 受体 Cl^- 通道类似，成年动物体内甘氨酸受体的激活可以引起 Cl^- 内流以及神经元的超极化，从而发挥抑制性神经递质的作用。通过阻断甘氨酸受体，士的宁（strychnine）可以引起严重的癫痫发作。而在神经发育早期，由于细胞内高氯的原因，甘氨酸受体的激活介导 Cl^- 外流。此时，甘氨酸受体的激动剂，如甘氨酸、牛磺酸和β-丙氨酸等使细胞去极化，甚至引起兴奋性效应和细胞内 Ca^{2+} 升高。因此，它们和 GABA 一样，能够在发育早期发挥神经营养作用。直到发育晚期，随着外排 Cl^- 的转运体 KCC2 的出现和表达增多，胞内 Cl^- 水平会降到成年低氯的状态，从而使受体介导的去极化作用转变为超极化作用。

除了作用于甘氨酸受体外，微摩尔浓度的甘氨酸还可以作为 NMDA 受体的共同配体（co-agonist），结合到对士的宁不敏感的 NMDA 受体/甘氨酸结合位点上，增强谷氨酸介导的兴奋作用，从而参与调控兴奋性突触传递。但是更高浓度的甘氨酸（≥100μmol/L）则可以启动突触后膜上 NMDA 受体的内吞，从而可能负性调节兴奋性突触的功能。此外，甘氨酸也可以作用于 NR3 谷氨酸受体亚型，直接开放非选择性阳离子通道。

一、甘氨酸合成与降解

在机体中，甘氨酸主要用来合成蛋白质，而在神经系统中，一些神经元将小部分甘氨酸包裹进突触前的突触囊泡中作为神经递质。哺乳动物中枢神经系统中，大多数甘氨酸是从葡萄糖经过丝氨酸全程合成的。丝氨酸由丝氨酸羟甲基转移酶（serine hydroxymethyltransferase，SHMT）催化转化为甘氨酸，其中 SHMT 以磷酸吡哆醛（维生素 B_6 的衍生物）为辅酶（图 18-6）。一般认为这种转化发生在线粒体中，因为线粒体中 SHMT 的分布与甘氨酸的分布相一致。甘氨酸的降解主要通过甘氨酸裂解系统（glycine cleavage system，GCS）来完成（图 18-6）。GCS 位于线粒体内膜上，它的缺失会引起一系列代谢紊乱，称作非酮性高甘氨酸血症（nonketonic hyperglycinemia），表现为脑脊液中甘氨酸浓度过高。

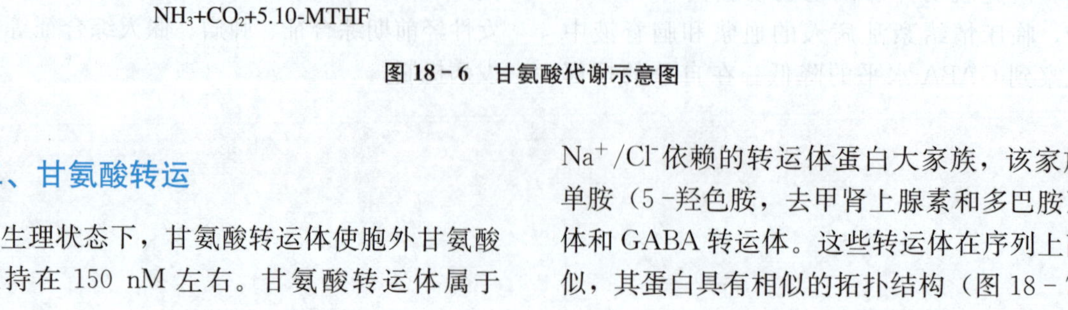

图 18-6 甘氨酸代谢示意图

二、甘氨酸转运

在生理状态下，甘氨酸转运体使胞外甘氨酸浓度维持在 150 nM 左右。甘氨酸转运体属于 Na^+/Cl^- 依赖的转运体蛋白大家族，该家族包括单胺（5-羟色胺，去甲肾上腺素和多巴胺）转运体和 GABA 转运体。这些转运体在序列上高度相似，其蛋白具有相似的拓扑结构（图 18-7）：拥有12个跨膜区域，由6个胞外环（EL1-EL6）和5个胞内环（IL1-IL5）连接起来，其N-末端和C-末端都位于胞内。到目前为止，已有两种甘氨酸转运体亚型被克隆：GLYT1和GLYT2。甘氨酸的两种转运体拥有大约50%的氨基酸序列同源性，但是它们在化学计量学、组织分布和药理特性方面存在差异。

1. 甘氨酸转运体化学计量学

在能量上，甘氨酸转运体介导的甘氨酸摄取与Na^+/K^+泵维持的跨膜Na^+梯度相耦联。据推测，胞外Na^+、Cl^-以及甘氨酸的结合引起甘氨酸转运体构象的改变，导致转运体从“外向”到“内向”的朝向状态改变。这时，甘氨酸结合位点向胞质暴露，从而释放结合的甘氨酸和离子。随后，“空”转运体恢复为外向构型。甘氨酸转运体底物（substrate）/离子共转的化学计量（stoichiometry）已经确定，其中GlyT2是$3Na^+/1Cl^-/1$甘氨酸，而GlyT1是$2Na^+/1Cl^-/1$甘氨酸（图18-7）。在生理情况下，一个Na^+的差异使得GlyT2转运甘氨酸的驱动力比GlyT1大得多。因此，在维持胞内毫摩尔量级和胞外微摩尔量级甘氨酸水平方面，GlyT2相比GlyT1更为有效。相反，低Na^+转运化学计量使得GlyT1的反向转运更容易实现，也就是说，在底物、离子梯度或者膜电位改变的情况下，神经递质可以从胞内释放到胞外（图18-7）。

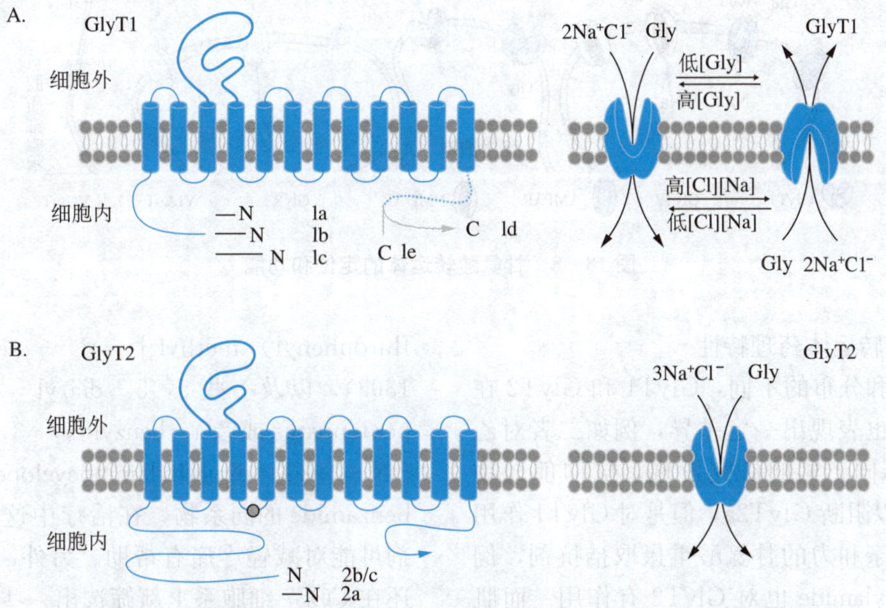

图18-7 甘氨酸转运体GlyT1（A）和GlyT2（B）拓扑结构和转运特性

2. 甘氨酸转运体分布

GlyT1的分布遍及全脑，除了在有甘氨酸能抑制性作用的区域，如脊髓、脑干和小脑等有表达，在缺少甘氨酸受体的区域，如间脑、视网膜、嗅球和大脑半球，GlyT1也有表达，说明在这些区域GlyT1可能参与调控NMDA受体附近甘氨酸浓度。药理学研究结果表明，在大脑皮质GlyT1行使转运甘氨酸的职能，而在小脑则是两种转运体共同起作用。与GlyT1的广泛分布相比，GlyT2的分布就很局限，后者主要分布在脊髓、脑干和小脑。在脊髓背角和前角、听觉系统以及脑神经核这些区域有较高的GlyT2表达。另外，在青蛙的视网膜上，有报道表明存在GlyT1和GlyT2两种亚型。

甘氨酸转运体在细胞与亚细胞水平上的定位更进一步显示了其与神经传递相关的特定功能（图18-8）。GlyT2主要位于神经元的细胞膜上，在甘氨酸能神经末梢以及轴突上都有高水平的GlyT2表达。因此，GlyT2已被作为具有甘氨酸免疫反应的神经元的标记（marker），在终止甘氨酸能神经传递的过程中发挥重要作用。虽然GlyT2主要表达在神经元上，但是在小脑，它在胶质细胞上也有表达。另外，少突胶质细胞前体细胞（oligodendrocyte progenitor cells）上可能也有 GlyT2 的表达。GlyT1 主要存在于胶质细胞的核周体（perikarya）和突起（processes），围绕在甘氨酸能或非甘氨酸能神经元周围。胶质细胞上的 GlyT1 与 NMDA 受体具有共定位，提示 GlyT1 不仅在甘氨酸能系统中起作用，还参与了谷氨酸能突触传递。分析其 mRNA 水平发现，除了脊髓、脑干和小脑，在一些前脑区域，如皮质、海马、丘脑、下丘脑和嗅球，神经元上都有中等或高水平 GlyT1 mRNA 的表达，而这些区域并没有甘氨酸能神经元。

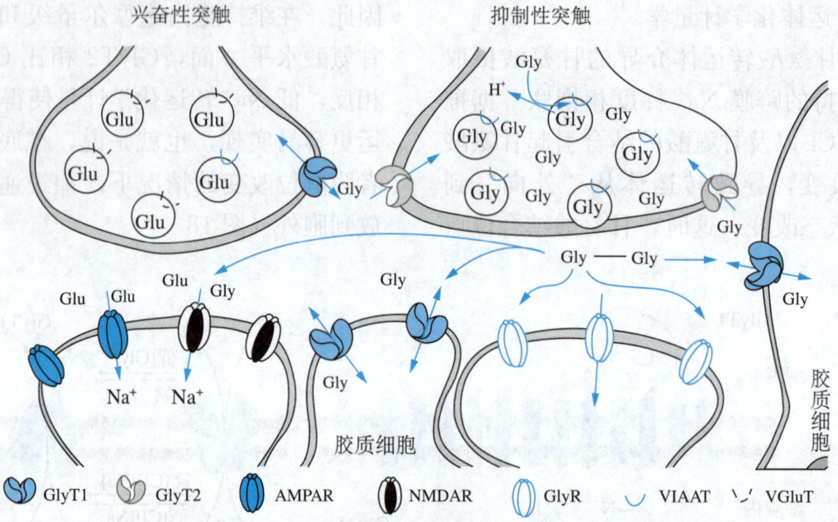

图 18－8 甘氨酸转运体的定位和功能

3. 甘氨酸转运体药理特性

除了结构和分布的不同，GlyT1 和 GlyT2 在药理学特性上也表现出一定差异，例如二者对乙醇的敏感性不同。早期研究发现，抗抑郁药物 amoxapine 可以阻断 GlyT2a，但是对 GlyT1 作用甚微。一些低亲和力的甘氨酸重摄取拮抗剂，例如 glycyldodecylamide 也对 GlyT2 有作用。而肌胺酸（N－甲甘氨酸）则只对 GlyT1 有效。另外，花生四烯酸和酸性 pH 也具有阻断胶质细胞转运体 GlyT1 的作用。但是上述这些药物对转运体的亲和力都不甚高。近期研究出了一些专一的高亲和力抑制剂。其中，肌氨酸的衍生物 N－［3－（4'－fluorophenyl）－3－（4'－phenylphenoxy）propyl］sarcosine（NFPS），也叫作 ALX－5407，就是一种 GlyT1 选择性的强效拮抗剂，它的 Ki 为 5 nmol/L，而对 GlyT2 无效，同样，对其他的氨基酸转运体，例如脯氨酸、谷氨酸或者是 GABA 的转运体，NFPS 也没有明显作用。针对 GlyT2 的高亲和力的专一性拮抗剂的研究也有了新的进展，例如 *O*－［（2－benzyloxyphenyl－3－flurophenyl）methyl］－L－serine（ALX－1393），以及一些 5，5－diaryl－2－amino－4－pentenoates 或者 4－benzyloxy－3，5－dimethoxy－N－［（1－dimethylaminocyclopentyl）methyl］benzamide 的同系物，在治疗中这些 GlyT2 拮抗剂可能对减轻疼痛有帮助。另外，一些研究小组还在 COS7 细胞系上新筛选出一些 GlyT2 的拮抗剂，例如 2－（Aminomethyl）－benzamide 的同系物，benzoylpiperidine 的衍生物以及各种氨基酸的衍生物。

三、甘氨酸受体

甘氨酸受体 Cl^- 通道是配体门控离子通道型受体家族成员。该家族受体由五个亚基组成，是神经递质和药物的重要靶点。尽管最近的证据提示甘氨酸受体可能也有其他功能，包括在胚胎神经元中介导兴奋性神经传递，但其广为人知的功能是在脊髓和脑干介导抑制性神经传递。到目前为止，已有四个 α 亚基（$\alpha_1 \sim \alpha_4$）和一个 β 亚基被鉴定。甘氨酸受体亚基表达的不同决定了其药理学特性的多样性。甘氨酸受体亚基的表达随发育而改变，就大鼠而言，从 α_2 向 $\alpha_1\beta$ 的转化大约在生后 20 天左右完成。α 亚基通过胞质蛋白 gephyrin 负责甘氨酸受体与突触部位细胞骨架的锚定（anchoring）。因为甘氨酸受体参与脊髓运动反射环路并向痛觉感觉神经元提供抑制性调节，所以对甘氨酸受体具有强效调节作用的化合物可能成为开发肌松剂和镇痛药的首选。

1. 甘氨酸受体亚基组成和分布及其在发育中的变化

甘氨酸受体是第一个从哺乳类中枢神经系统中分离的神经递质受体蛋白，它最先是在成年大鼠脊髓突触膜上作为士的宁结合位点而被纯化的。甘氨酸受体是由两个独立的多肽——分子量分别为 48 kD 和 58 kD 的糖蛋白组成的五聚体复合物，这两个多肽分别被称为 α 和 β 亚单位。成年的甘氨酸受体结构组成主要是 $3\alpha_1 \cdot 2\beta$。在重组体系中，由 α 亚基组成的同聚体也是有功能的。甘氨酸受体与乙酰胆碱受体（nAChR）、$GABA_A$ 受体、5-HT_3 受体以及线虫 C. elegans 的谷氨酸（Glu）门控 Cl^- 通道（GluCl）具有很大的同源性，它们共同构成一个配体门控离子通道超家族，其亚基均含有一个长的 N-末端细胞外区（含配体结合位点）、一个短的 C 末端、两个末端之间的四个跨膜片断（TM1-TM4），在跨膜区 TM3-TM4 之间有一个大的细胞内环，其中包含有多个磷酸化位点。与甘氨酸受体共纯化出来的还有一种胞浆蛋白，即 93 kD 的 gephyrin。它的主要功能是通过与胞浆中的微管蛋白相结合从而将甘氨酸受体锚定在突触后的细胞骨架上，同时还可以在突触后膜的胞内面修饰甘氨酸受体。甘氨酸受体的 β 亚基 TM3-TM4 之间有一段 18 个氨基酸序列负责 gephyrin 与甘氨酸受体的结合。另外，β 亚基还有影响受体药理学和功能的特性，比如通道电导，门控动力学，对激动剂、阻断剂和调控剂的敏感性等。在人体中已经鉴定出 3 个不同基因编码的甘氨酸受体 α 亚基（α_3-α_3）；在啮齿类中已鉴定出 4 种，这些 α 亚基之间的同源性高达 80%以上，编码人 α_1、α_2 亚基的基因分别位于 5 号染色体的 p32 和 X 染色体的 p21.1-22.1，两者都有 9 个外显子。目前只发现一种 β 亚基，其编码基因位于 4 号染色体的 q32。

甘氨酸受体 α 亚基的跨膜区 TM2 与其他配体门控离子通道有显著的序列同源性，是离子通道壁的重要组成部分，其特定残基的突变可影响通道的电导和对印防己毒素的敏感性。甘氨酸受体的特征之一是其单通道不是处于单一的电导状态，而是表现为多态性，即有一个主电导及若干个次电导，主电导由 TM2 区残基 G254 决定，因此甘氨酸受体介导的全细胞电流表现为显著的外向整流特性。由 α1 亚基同聚而成的甘氨酸受体的单通道主电导值是 86 pS，而与 β 亚基共表达时为 44 pS。

不同甘氨酸受体亚基编码基因的表达具有显著的时间和空间差异性。编码 β 亚基的基因在胚胎和成体中枢神经系统中广泛表达；而编码 α_1 和 α_3 的基因主要在成体的脑干和脊髓中表达。编码 α_2 亚基的基因在胚胎期和初生的中枢神经系统中表达较多。编码 α_4 的基因被发现在低等脊椎动物中有表达，可能是人体中的一个假基因。在出生后的两周内，可以观察到一个更快速的受体失活动力学，这种动力学上的变化可能就反映了甘氨酸受体亚基组成上的改变。在成体的脊髓中，甘氨酸受体是一个异聚体的膜蛋白，由 α_1 和 β 亚基组成。相比起来，胚胎期的甘氨酸受体主要是 α_2 亚基组成的同聚体。胚胎期和初生期合成的同聚体受体蛋白可能主要是突触外受体。

2. 甘氨酸受体药理学

（1）拮抗剂

士的宁是一种经典的甘氨酸受体拮抗剂，少量应用可以导致运动紊乱，增加肌肉紧张性，感觉、视觉和听觉系统过度活跃，大剂量时会导致抽搐和死亡。在对喹啉衍生物的研究中发现了更多的甘氨酸受体选择性拮抗剂。在重组表达的甘氨酸受体中，4-羟基-喹啉和 4-羟基-喹啉-3-羧基酸都可以抑制微摩尔量级的甘氨酸诱导的反应。喹啉环的 5-和 7-位被 Cl 取代或被三氟甲基取代后可以增强其抑制能力。

$GABA_A$ 受体拮抗剂印防己毒素也能抑制甘氨酸受体 Cl^- 通道，并可以用来区分同聚和异聚的甘氨酸受体：$\alpha_1\beta$ 型甘氨酸受体对于印防己毒素有抗药性，而 α1 同聚体型甘氨酸受体在低微摩尔浓度就可以被印防己毒素抑制。大阴离子氰三苯硼酸根离子（XTB）是含 α_1 亚基甘氨酸受体的使用依赖性抑制剂，在膜电位为正时更加有效，这与开放通道阻断剂效应是一致的。

（2）Zn^{2+}

Laube 等运用 α1 嵌合体模型证明，α_1 亚单位 N 末端胞外结构域中位于 95～105 之间（一种决定受体表达和组装的"组装盒"）或/和 148～151 之间的残基，对于 Zn^{2+} 介导的增强甘氨酸激活电流的作用是至关重要的。但是，这些区域似乎与较高浓度 Zn^{2+} 引起的电流抑制没有关系，推测 Zn^{2+} 对甘氨酸电流的双向调节作用可能是由高亲和力和低亲和力 Zn^{2+} 结合位点分别介导的。我们在新生大鼠脊髓神经元上观察到，较高浓度 Zn^{2+}（10 μmol/L～1 mmol/L）明显抑制甘氨酸和牛磺酸激活的电流。然而，低浓度 Zn^{2+}（<10 μmol/L）对二者均无明显作用。该结果是否由于脊髓神经元甘氨酸受体只表达低亲和力 Zn^{2+} 结合位点所致，值得深入研究。

3. 甘氨酸受体调控

配体门控离子通道型受体可被 PKA、PKC、CaMKII 和 PTK 磷酸化。对于 nAChR，上述激酶的调节位点分布在 nAChR 亚单位的不同区域，但它们都位于 M3 和 M4 之间大的胞内环。甘氨酸受体亚单位也受上述这些激酶调节。同配体门控离子通道超家族的其他成员一样，甘氨酸受体的磷酸化可能与长时程突触可塑性和受体在突触的簇集有关。此外，甘氨酸受体功能还受一些生理相关因素，如细胞内 Ca^{2+}、pH、神经活性甾体激素以及一些药物，如麻醉剂的调控。

（1）PKA 磷酸化

Vaello 等（1994）运用生化分析方法，在体外表达的甘氨酸受体 α 亚单位和脊髓神经元上证实，甘氨酸受体可直接被 PKA 磷酸化。运用全细胞和单通道膜片钳记录技术，Huang（1990）和她的同事在培养的三叉神经元中观察到 PKA 以增加通道开放概率的机制显著增强甘氨酸激活的电流。在重组表达的 α 亚单位甘氨酸受体中，也观察到了 PKA 类似的增强作用。相反，在下丘脑，黑质和脊髓新鲜分离神经元上，PKA 均抑制甘氨酸受体介导的电流。我们（1999）在脊髓背角神经元的研究发现，去甲肾上腺素（NA）通过激活 α2 受体，抑制腺苷酸环化酶，减少 cAMP 生成，使 PKA 活性降低，导致甘氨酸受体"脱抑制"和功能上调。以上结果提示 PKA 磷酸化效应具有脑区或/和甘氨酸受体亚型选择性。最近有证据表明，致炎因子前列腺素 PGE_2 抑制脊髓背角神经元甘氨酸受体的功能由 PKA 磷酸化作用介导，并且该抑制作用是通过 α3 亚基实现的。

（2）PKC 磷酸化

业已证明，甘氨酸受体 α1 亚单位的胞质结构域的 Ser－391 处存在 PKC 磷酸化位点。运用佛波酯激活 PKC，可使甘氨酸激活的电流减小，这与在 nAChR 中观察到的结果相似。然而，越来越多的资料表明，PKC 增强中枢神经系统神经元甘氨酸受体介导的电流。运用制霉菌素穿孔膜片钳方法，我们观察到 PKC 激动剂 PMA 和 OAG 均增强甘氨酸电流。PKC 的这一作用可能具有重要的生理意义。因为在脊髓新鲜分离神经元中，5－HT 激活与 IAP 耦联的 5－HT_2受体，激活磷脂酶 C（PLC），增加甘油二酯（DAG）的生成，DAG 增强 PKC 的活性，从而也使甘氨酸受体的功能上调；而在 PKC 抑制剂 chelerythrine 存在下，5－HT 增强甘氨酸电流的作用被阻断。

（3）CaMKII 磷酸化

虽然在迄今鉴定的甘氨酸受体的 4 个 α 亚单位和 2 个 β 亚单位上均未发现 CaMKII 磷酸化的位点，但是 Randic 研究小组（1995）报道，向新鲜分离的脊髓背角神经元内注射 CaMKII 的 α 亚单位可增强甘氨酸激活的电流。我们发现激活 AMPA 和 NMDA 受体分别增强脊髓背角神经元甘氨酸激活的电流，AMPA 和 NMDA 受体介导的效应均依赖于细胞外 Ca^{2+} 浓度，提示经 AMPA 或 NMDA 内流的 Ca^{2+} 可以上调甘氨酸受体的功能。我们还进一步发现，以钙调素（CaM）抑制剂 CPZ、TFP 和 W－7 或 CaMKII 抑制剂 KN－62 预处理细胞后，Ca^{2+} 的增强作用被取消，提示 Ca^{2+} 对甘氨酸受体的增强作用是由 Ca^{2+}/CaM 和 CaMKII 介导的。此外，在钙调神经磷酸酶（calcineurin，CaN）抑制剂 okadaic acid 或 FK 506 存在下，CaMKII 对甘氨酸电流的增强作用不能恢复，提示 CaMKII 和 CaN 活性的平衡是协同调节甘氨酸受体通道的功能所必需的。

（4）PTK 磷酸化

在甘氨酸受体 β 亚单位 Tyr－431 处也有一个

潜在的 PTK 磷酸化位点，但它的功能仍未查明。据推测可能也与受体集簇有关，因为β亚单位增加功能性甘氨酸受体的表达。

(5) Ca^{2+}

通过谷氨酸激活的通道的 Ca^{2+} 内流引起甘氨酸电流幅度快速（<100 ms）而短暂的增加，这在调节甘氨酸能传递增益方面可能具有重要的生理意义。基于大鼠脊髓背角神经元上甘氨酸受体的药理学分析，我们提出该效应由 CaMKII 和 CaN 介导。Fucile 等在培养的脊髓神经元和重组 α1 甘氨酸受体上研究了同样的效应，然而他们发现该效应不受磷酸化、去磷酸化以及 G 蛋白依赖过程的影响。这种差异可能由于所研究神经元的来源不同所致，同时也表明多重机制参加该效应。最近的另一项在中脑腹侧被盖区（VTA）神经元上进行的研究发现 Ca^{2+} 依赖的增强可以被乙醇拮抗。

(6) pH

配体门控性阴离子通道的激活会导致胞外 pH 的短暂升高，其机制很可能与阴离子通道对 HCO_3^- 的通透性有关。当通道开放，HCO_3^- 流出细胞，引起胞内酸化和胞外碱化。我们运用带活性突触终扣的急性分离脊髓背角神经元标本，研究了 pH 改变对甘氨酸受体以及甘氨酸能抑制性突触后电流 mIPSCs 的影响，发现胞外酸性 pH 抑制甘氨酸受体功能以及甘氨酸能突触传递，碱性 pH 产生相反的作用。对于重组的 α_1 和 $\alpha_1\beta$ 甘氨酸受体，当 pH 从 7.5 降为 6.0 时，甘氨酸 EC_{50} 显著升高。这种效应似乎由甘氨酸受体胞外结构域某个特定的相互作用所介导，因为该效应被 α_1 亚基的突变 H109A、T112A 和 T112F 消除。突变为对应于 T112（如 T135A）的 α 亚基残基，H^+ 敏感性也有所降低。

(7) 神经活性甾体激素

神经活性甾体激素就是中枢神经系统胶质细胞和神经元以胆固醇和血液中的甾类前体为底物合成的激素类物质。尽管外周生成类固醇的腺体产生的甾体激素很容易进入大脑，但是中枢神经系统生成的神经活性甾体激素具有很重要的旁分泌作用。虽然神经活性甾体激素产生的复杂的行为效应主要归因于 $GABA_A$ 受体和 NMDA 受体，神经活性甾体激素对天然和重组甘氨酸受体也有显著作用。在培养的脊髓神经元上，孕酮（前体为孕烯醇酮，PREG）和硫酸孕烯醇酮（PREGS）对甘氨酸电流均有抑制作用。

尽管神经活性甾体激素对甘氨酸受体起作用的分子机制还不确定，对 $GABA_A$ 受体而言却已经取得一定进展。基于 alphalaxone 敏感和不敏感 $GABA_A$ 受体亚基的嵌合研究，人们认为决定神经活性甾体激素作用的氨基酸序列在 TM2 跨膜区的氨基端。与此相一致，$GABA_A$ 受体 α_1 亚基的 V2’S 突变降低 PREGS 阻断效率达 30 倍。对于甘氨酸受体而言，2’残基是许多其他调节因子发挥作用所必需的，因此，它很可能也与神经活性甾体激素调节甘氨酸受体的机制有关。

(8) 麻醉剂

麻醉浓度下的三氯乙醇、醚和吸入性麻醉药卤化烃如氟烷、异氟醚、甲氧基氟烷和七氟烷等可增强甘氨酸受体对低浓度（EC_{10}）甘氨酸的反应。此外，临床相关浓度时，氙气（1~2 μmol/L）可使其反应增加约 50%，笑气（20~30 μmol/L）也可使甘氨酸（EC_{10}）反应增加约 75%，氟烷的作用最强，可增加超过 200%，而异氟烷、安氟烷、甲氧基氟烷、七氟烷的增强作用分别为 177%、163%、100%、63%。氯仿和乙醚对甘氨酸反应的增强作用为 100% 和 200%。在浓度较高时，氙气和笑气增强作用将显著上升，如笑气在校正的水相浓度达到 300 μmol/L 时，其增强作用可达 1400%，并且在应用最大浓度（EC_{100}）甘氨酸（1 mmol/L）时仍显示有明显的增强作用。

能够增强同聚体甘氨酸受体介导的 Cl^- 电流的麻醉药主要是挥发性吸入麻醉药。醇类也能增强甘氨酸激发的电流。相比之下，戊巴比妥、异丙酚和 alphaxalone 对甘氨酸激发电流仅有微弱影响。由不同亚基组成的重组受体与神经元上的天然受体对全麻药有相似的反应性，α_1 亚基同聚体与 $\alpha_1\beta$ 异聚体对全麻药的敏感性几无差别。我们的实验结果显示，静脉全麻药戊巴比妥、依托咪酯和异丙酚均能延长新生大鼠脊髓背角神经元甘氨酸能 mIPSCs 的时程。通过甘氨酸受体药理学分析，表明临床相关浓度的戊巴比妥通过变构调控抑制甘氨酸电流的幅度，同时能够减慢甘氨酸受体的脱敏（desensitization）和去活化（deactiation)。依托咪酯和异丙酚则能增强大鼠脊髓背角神经元甘氨酸受体的反应，使其甘氨酸反应浓度曲线向左移，并且二者也能够明显减慢甘氨酸受体的脱敏和去活化。因此，在甘氨酸受体上即存在吸入麻醉药的作用位点，也可能存在静脉全麻醉药的作用位点。

四、甘氨酸的生理功能

甘氨酸在神经系统中具有复杂的生理作用，它在抑制性和兴奋性突触传递中都非常重要。作为一种抑制性神经递质，它参与运动和感觉信息的处理，调节运动功能和痛觉、视觉和听觉功能。对于成年神经元而言，突触前释放的甘氨酸或细胞外施加的激动剂激活甘氨酸受体开放阴离子选择性通道，进而导致 Cl^- 内流进入细胞。由此产生的突触后细胞膜的超极化稳定细胞的静息电位，从而抑制神经元的发放。而在早期发育过程中，由于胚胎神经元相对正的 Cl^- 平衡电位的缘故，甘氨酸担当兴奋性神经递质。此时，甘氨酸受体的激活导致 Cl^- 外流，从而引起神经元膜的去极化以及电压门控 Ca^{2+} 通道的开放。由此产生的胞内 Ca^{2+} 的升高在突触形成中可能具有重要作用，因为已经发现 Ca^{2+} 通道拮抗剂阻碍甘氨酸受体在甘氨酸能突触终末的正确定位。出生后，K^+/Cl^- 共转运体 KCC2 介导 Cl^- 主动外排，使得 Cl^- 平衡电位相对较负。出生后的前两个星期，还观察到衰减动力学变快的转变。这种动力学特性的转变反映了甘氨酸受体亚基组成的改变。在成年脊髓，甘氨酸受体是由 α_1 和 β 亚基组成的异源五聚体。而胚胎甘氨酸受体主要是 α_2 亚基组成的同源五聚体。

除了在抑制性甘氨酸能突触中作为神经递质，甘氨酸作为除 D-丝氨酸之外的另一种 NMDA 受体必需的共同配体，通过增强 NMDA 受体的功能调节兴奋性神经传递。虽然甘氨酸结合位点在 NMDA 受体的 NR1 亚基上，但是决定其亲和力的是 NR2 亚基，其中主要的两种 NR2 亚基 NR2A 和 NR2B，NR2A 对甘氨酸的亲和力比 NR2B 低 10 倍。因此，随着神经发育过程中 NR2A 表达量的增多，NMDA 受体对甘氨酸的亲和力也将下降。

甘氨酸与 NMDA 受体结合的亲和力比甘氨酸受体高大约 100 倍。因此，据推测，在生理条件下，NMDA 受体甘氨酸结合位点是饱和的，因为脑脊液中甘氨酸浓度达到微摩尔量级。然而，外加 0.5～20 μmol/L 甘氨酸，仍然可以增强 NMDA 受体的电流，提示 NMDA 受体甘氨酸结合位点并没有达到饱和。

五、甘氨酸与疾病

抑制性甘氨酸能突触传递的缺陷可以导致脑功能异常。亚惊厥剂量的士的宁引起感觉过敏，而急性士的宁中毒导致全身肌张力过高。人和动物中几种遗传性疾病也产生类似症状。这些疾病的一个显著特征是夸大的惊厥反射。最近分子水平的研究已经证明抑制性甘氨酸能通路的缺陷是多种惊厥综合征的病理学基础。

1. 家族性惊厥病

家族性惊厥病（hyperekplexia）谱系的基因分析表明此病基因位于 5q 染色体的末端，此处恰是甘氨酸受体 α_1 亚单位基因所在地。Shiang 等（1993，1995）的研究表明，α_1 亚单位基因有两处突变，即由 Leu 或 Gln 代替 Arg-271，以及以 Cys 代替 Tyr-279。由于此病是以常染色体显性等位基因模式遗传的，包含 Arg-271 突变型的同聚体甘氨酸受体实际上不会在体内发生。在一个既含有正常甘氨酸受体 α_1 基因又含有病变的甘氨酸受体 α_1 基因的惊厥病染色体上，三个 α_1 亚单位中平均只含有一个或两个突变基因。Langosh 等（1994）给非洲爪蟾胚胎以 1∶1∶8 的比例注射野生型 α_1、R271L 或 R271Q α_1 以及野生型 β 亚单位 cRNA，以形成同时表达正常和病变 α_1 亚单位的 α_1/β 异聚体。他们在该异聚体上发现，甘氨酸的敏感性减少 5～6 成，甘氨酸激活的电流减少 26%～29%。另一个家族性惊厥病突变基因与此病一个常染色体隐性突变有关，导致 α_1 亚单位 M1-M2 胞内环中 Asn 代替了 Ile-244。体外重组实验表明，含有此突变的 α_1/β 甘氨酸受体对甘氨酸的敏感性以及甘氨酸电流均与野生型 α_1、R271L 或 R271Q α_1 和 β 亚单位共表达的 α_1/β 甘氨酸受体相似。

作为家族性惊厥病病理学基础的基因缺陷研究查明了在三个位点上的四个突变。有趣的是，这些突变通常集中在受体的通道口附近，即在

M1 - M2 胞内环或 M2 - M3 胞外环。毫无疑问，这些结果将进一步推动对包括马来西亚的拉塔病（latah），美国缅因州和加拿大的 jumping 病，西伯利亚和亚洲、非洲的部分地区的痉跳病（myriachit），日本的伊姆病（imu），非洲的 bantu 病，缅甸的 jauns 病，泰国的 bah - tsche 病，菲利宾的 silok 病和 lapp panic 病等其他人类惊厥病的分子机制的深入研究。

2. 鼠惊厥综合病

这一类型惊厥病的表型类似于鼠的常染色体隐性突变，共有三种类型：spasmodic、oscillator，spastic。Spasmodic、oscillator 和 spastic 纯合子突变体对意外刺激反应呈现肌张力过强、肌痉挛、摔倒后不能站立等。病鼠直到出生两周后表型还正常，但到第三周时出现症状。这段时间正好与胎儿 α_2 甘氨酸受体亚型被成体 α_1/β 甘氨酸受体替代相对应。spasmodic 是甘氨酸受体 α_1 亚单位无义突变引起的，使得亚单位的胞外 N - 末端 Ala - 52 被 Ser 代替。具有此突变的重组 α_1 亚单位同聚体甘氨酸受体对甘氨酸敏感性减小 6 倍。oscillator 属于 spasmodic 的等位基因突变体，由于移码突变引起 α_1 亚单位 M3 结构域改变，产生不完整的蛋白质，因而不能组装成有功能的甘氨酸受体。尽管有些资料提示惊厥病可能与突发性婴儿死亡有关，但是只有 oscillator 型惊厥病是迄今为止可以确定的致死性惊厥综合征。与已描述过的两类鼠惊厥综合征不同，甘氨酸受体 β 亚单位基因的缺陷是引起 spastic 的原因。由于内含子 LINE - 1（一种独特的重复序列 motif，经常被发现在不活动假基因样序列中）的插入，引起 β 亚单位的 mRNA 异常拼接，从而导致外显子略读（或跳读）和蛋白质的早熟，以及脊髓与脑中 β 亚单位水平急剧减少。尽管 spastic 脊髓甘氨酸受体功能正常，但与野生型动物相比受体数量明显减少。这说明 spastic 突变阻碍了协助甘氨酸受体有效组装的 β 亚单位的表达。缺少 β 亚单位时，spastic 动物中枢神经系统中表达的甘氨酸受体亚型可能主要是 α_1 同聚体，执行与 α_1/β 甘氨酸受体类似的功能。

3. 肌阵挛

脊髓中甘氨酸受体表达减少也与牛和马肌阵挛（myoclonus）有关。然而，至今人们还不知这是否同样是由于某个 α 或 β 亚单位缺陷所引起的。有趣的是，肌阵挛牛脊髓和脑中 GABA 结合位点增加。在 *spastic* 小鼠的中枢神经系统中也发现 GABA 结合位点增加。增强的 GABA 能抑制性神经传递可能是对惊厥综合征引起的甘氨酸能抑制性神经传递减弱的一种补偿性反应。

4. 遗传性惊厥病的生理趋同现象

惊厥病分子基础的研究说明了不同的突变是怎样在生理上趋同的。惊厥病影响甘氨酸能中枢传递的机制可归纳为两类：①通过降低激动剂敏感性和/或效能而削弱甘氨酸受体功能；②阻碍或减少甘氨酸受体表达。这两种机制趋同于中枢神经系统中甘氨酸能抑制性活动的破坏，最终导致惊厥综合征。

第三节　GABA 与甘氨酸共释放及其相互作用

中枢神经系统中单个神经元释放单一的快递质是为人们普遍接受的观点。GABA 和甘氨酸是两种完全不同的抑制性神经递质，在中枢神经系统中各自发挥着重要作用。然而有趣的是，最近的研究表明，在中枢神经系统的某些区域（如脊髓、脑干和小脑），GABA 和甘氨酸可能作为共递质（cotransmitter），从而发挥共传递（contransmission）的作用。同时，$GABA_A$ 受体和甘氨酸受体可以在突触后膜共存，并且 GABA 能反应与甘氨酸能反应之间并不是简单的叠加，而是具有交互作用。

一、突触前 GABA 和甘氨酸的共释放

免疫组织化学、电镜、电生理等方法都证实同一突触前末梢存在不同递质共释放现象。递质共释放可以表现为相同性质的递质共释放，如抑制性递质和抑制性递质的共释放；也可以表现为不同性质的递质共释放，如抑制性递质和兴奋性递质的共释放。Triller 等用免疫细胞化学观察到在脊髓腹角神经元的突触上 $GABA_A$ 受体反应与

甘氨酸受体反应并存，因而推测甘氨酸和GABA可在同一末梢共同介导突触传递。Todd和Sullivan的结果也支持这一假设，依据是在部分脊髓中间神经元上甘氨酸阳性细胞（释放甘氨酸的细胞）数比GABA阳性细胞数少，且凡是甘氨酸阳性细胞均表现GABA阳性，即双阳性样反应在胞体和终扣上共存，并且突触后$GABA_A$受体、甘氨酸受体和gephyrin共存。在此基础上，Jonas等则采用电生理记录方法将脊髓运动神经元上自发性抑制性突触后电位（mIPSCs）区分为三类，两类为单相衰减（decay），但时程不同，另一类为双向衰减特性。在施加$GABA_A$受体或甘氨酸受体的特异阻断剂荷包牡丹碱和士的宁后，具不同特性的三类mIPSCs转变为近似甘氨酸能或GABA能特性的mIPSCs。这一结果有力地表明了甘氨酸和GABA可在同一突触前共释放，突触后$GABA_A$受体和甘氨酸受体共存，双向衰减特性的mIPSCs为同一囊泡释放的甘氨酸和GABA，即同一囊泡释放两种神经递质。因为单一神经递质不可能激活结构和功能不同的$GABA_A$受体和甘氨酸受体，而单个mIPSCs只能反映突触前单个囊泡所致的突触后事件。这一现象被更多的电生理结果支持。我们在带突触终扣的脊髓背角神经元上也观察到GABA和甘氨酸的共释放。在小脑Golgi传入纤维的Lugaro突触也存在甘氨酸和GABA共释放，用GAD65和GlyT2特异地标记GABA和甘氨酸，结果显示GAD65和GlyT2反应存在同一囊泡，$GABA_A$受体和甘氨酸受体抗体双标也证实两种受体在Golgi突触后膜上共存。脑干运动神经元也有$GABA_A$受体和甘氨酸受体共存，并同时接受GABA和甘氨酸能输入，电生理记录结果则表明这种输入也是GABA和甘氨酸共释放。

二、突触后$GABA_A$受体和甘氨酸受体的相互作用

早在1979年，Barker和McBurney就报导在小鼠脊髓神经元上，预加甘氨酸或GABA抑制随后施加的GABA或甘氨酸电流，即交互抑制。进一步研究表明交互抑制与驱动力的改变，即胞内外Cl^-浓度梯度和钳制电压无关。在大鼠脊髓神经元和七鳃鳗的脊髓神经元上也报导存在甘氨酸和GABA间的交互抑制，即甘氨酸和GABA共同作用时的电流幅度小于二者分别作用之和。另外，在大鼠嗅球的部分神经元上，预加一种递质可抑制另一递质诱导的电流，反之亦然。尽管很多证据都表明甘氨酸和GABA之间存在交互抑制，但其作用机制并不清楚。有人推测存在一种同时结合两种递质的受体，一种递质的结合阻碍了另一递质与受体的结合。我们在大鼠脊髓神经元上对这种机制进行了深入探讨。同时施加甘氨酸和GABA时，记录到的电流值小于分别施加时的电流值的和，这种交互抑制不依赖Cl^-流动方向或跨膜Cl^-浓度梯度，而依赖于激动剂的浓度，表明是由受体活化的数量决定。并且这种交互抑制呈现明显不对称性，予加甘氨酸对GABA电流的抑制强于GABA对甘氨酸电流的抑制。进一步探求其机制发现甘氨酸对GABA电流的抑制依赖于蛋白磷酸酶2B（PP2B），PP2B抑制剂可阻断甘氨酸受体激活对GABA电流的抑制，却对$GABA_A$受体激活引起的甘氨酸电流的抑制无影响，表明甘氨酸对GABA电流的抑制依赖于PP2B的活化。非选择性蛋白激酶抑制剂使甘氨酸对GABA电流的抑制不可恢复，但对甘氨酸电流的恢复无影响，表明激酶的活性对$GABA_A$受体从抑制状态中的恢复是必需的，而甘氨酸受体却不需要。结论是甘氨酸受体的激活导致PP2B的活化或$GABA_A$受体磷酸化位点的暴露，前者使$GABA_A$受体脱磷酸化，电流被抑制；$GABA_A$受体抑制状态的恢复则依赖于$GABA_A$受体的再次磷酸化。甘氨酸受体的激活引起PP2B依赖$GABA_A$受体脱磷酸化的机制可能是直接通过受体与受体间的相互作用改变$GABA_A$受体的构象，暴露其磷酸化位点。虽然甘氨酸受体的功能也受磷酸化调节，但$GABA_A$受体激活引起的甘氨酸电流的抑制似乎不依赖磷酸化作用，因为蛋白磷酸酶和蛋白激酶抑制剂均不影响GABA对甘氨酸电流的抑制。

第四节 牛磺酸

牛磺酸（taurine）即2-氨基乙磺酸，是一种含硫的β-氨基酸。哺乳动物中枢神经系统中，牛磺酸是含量最为丰富的游离氨基酸之一，具有许多特定的脑功能。例如，对于成年动物而言，牛磺酸可以超极化神经元和减少神经元动作电位发放，是一种抑制性氨基酸；在损伤情况下，牛磺酸具有神经保护作用。在神经系统发育过程中，牛磺酸也具有重要作用。此外，牛磺酸还具有调节渗透压、稳定细胞膜以及调节钙稳态等作用。

牛磺酸具有神经抑制性，关于这一点，有大量文献报道。早在20世纪60年代初，Curtis及其同事就发现牛磺酸能抑制脊髓神经元，增加膜电导和超极化神经细胞膜。随后的研究显示，牛磺酸在大脑皮质、小脑和海马都具有抑制性。在这些神经组织中，离子电渗法施加的外源性牛磺酸都具有抑制神经元动作电位发放的作用。胞内记录表明，牛磺酸诱导的超极化和胞外Cl^-浓度成比例。也就是说牛磺酸的抑制作用是Cl^-依赖的。在海马CA3神经元和颗粒细胞，牛磺酸介导的抑制也源于Cl^-电导的增加。当用蒽9-羧化酶（anthracene 9-carboxylase）阻断Cl^-通道，牛磺酸不再超极化肌肉细胞或者增加其膜电导。除了表现出神经抑制性，Lombardini的研究还表明，在神经终末有牛磺酸分布。此外，在哺乳动物中枢神经系统中，也发现了高亲和力牛磺酸转运体（TAUT）。基于这些实验证据，有人认为牛磺酸是一种抑制性神经递质。只不过，这种观点没有得到普遍认同，因为牛磺酸并不满足经典神经递质的全部条件。首先，去极化引起的牛磺酸释放主要是以Ca^{2+}不依赖的方式进行。其次，到目前为止，还没有发现特异性牛磺酸受体。牛磺酸究竟是不是一种抑制性神经递质，还有待进一步的研究。

随着膜片钳技术的应用，人们对牛磺酸在细胞水平上的作用有了更深入的了解。对于大鼠嗅球僧帽细胞，牛磺酸显著增加膜电导，而对膜电位的影响则取决于钳制电位和Cl^-平衡电位的相对大小。同样，对于海马、黑质、视上核、小脑、伏隔核以及新皮质等许多脑区的神经元，牛磺酸也具有同样的效应。通过对牛磺酸激活电流的受体药理学研究进一步表明，牛磺酸是通过激活$GABA_A$受体和/或甘氨酸受体从而开启Cl^-通道的，至于具体激活受体的类型却具有脑区特异性。幼年大鼠海马，伏隔核和成年大鼠视上核神经元，低浓度牛磺酸激活甘氨酸受体，而高浓度牛磺酸同时激活甘氨酸受体和$GABA_A$受体；对于大鼠嗅球中的僧帽细胞和tufted细胞，Belluzzi等则证明，尽管这两类细胞都表达甘氨酸受体，牛磺酸却只激活$GABA_A$受体而不激活甘氨酸受体。另外，Yoshida等还发现，对于小鼠新皮质神经元，介导牛磺酸作用的受体随发育过程发生改变，发育早期（P2-7）主要激活甘氨酸受体，而晚期（P27-36）主要激活$GABA_A$受体。

我们的研究显示，在大鼠脊髓背角神经元上，外源性牛磺酸可以诱导Cl^-电流。该电流能被士的宁有效阻断，提示牛磺酸直接作用于脊髓神经元甘氨酸受体。此外，在大鼠听觉脑干下丘神经元上，牛磺酸也能直接作用于士的宁敏感的甘氨酸受体开放Cl^-通道，从而降低神经元兴奋性和突触传递效能。这些结果提示，牛磺酸在痛觉和听觉信息加工中可能具有重要作用。

参考文献

综述

1. Conti F, Minelli A, Melone M. GABA transporters in the mammalian cerebral cortex: localization, development and pathological implications. Brain Res Brain Res Rev, 2004, 45 (3): 196-212
2. David LM, Richard WO. GABA in the Nervous System: The view at fifty years. Philadelphia: Lippincott, Williams & Wilkins, 2000
3. Eulenburg V, Armsen W, Betz H, et al. Glycine transporters: essential regulators of neurotransmission. Trends Biochem Sci, 2005, 30 (6): 325-333
4. Huxtable RJ. Physiological actions of taurine. Physiol Rev, 1992, 72 (1): 101-163
5. Johnston GA. GABA (A) receptor channel pharmacol-

ogy. Curr Pharm Des, 2005, 11 (15): 1867-1885
6. Kriegstein AR, Owens DF. GABA may act as a self-limiting trophic factor at developing synapses. Sci STKE, 2001, 2001 (95): PE1
7. Lynch JW. Molecular structure and function of the glycine receptor chloride channel. Physiol Rev, 2004, 84 (4): 1051-1095
8. Marshall FH, Jones KA, Kaupmann K, et al. $GABA_B$ receptors - the first 7TM heterodimers. Trends Pharmacol Sci, 1999, 20 (10): 396-399
9. Marty A, Llano I. Excitatory effects of GABA in established brain networks. Trends Neurosci, 2005, 28 (6): 284-289
10. Moss SJ, Smart TG. Constructing inhibitory synapses. Nat Rev Neurosci, 2001, 2 (4): 240-250
11. Payne JA, Rivera C, Voipio J, et al. Cation-chloride co-transporters in neuronal communication, development and trauma. Trends Neurosci, 2003. 26 (4): 199-206

原始文献

1. Chiu CS, Brickley S, Jensen K, et al. GABA transporter deficiency causes tremor, ataxia, nervousness, and increased GABA-induced tonic conductance in cerebellum. J Neurosci, 2005, 25 (12): 3234-3245
2. Fiumelli H, Cancedda L, et al. Modulation of GABAergic transmission by activity via postsynaptic Ca^{2+}-dependent regulation of KCC2 function. Neuron, 2005. 48 (5): 773-786
3. Ganguly K, Schinder AF, Wong ST, et al. GABA itself promotes the developmental switch of neuronal GABAergic responses from excitation to inhibition. Cell, 2001, 105 (4): 521-532
4. Gomeza J, Hulsmann S, Ohno K, et al. Inactivation of the glycine transporter 1 gene discloses vital role of glial glycine uptake in glycinergic inhibition. Neuron, 2003, 40 (4): 785-796
5. Gomeza J, Ohno K, Hulsmann S, et al. Deletion of the mouse glycine transporter 2 results in a hyperekplexia phenotype and postnatal lethality. Neuron, 2003, 40 (4): 797-806
6. Grenningloh G, Rienitz A, Schmitt B, et al. The strychnine-binding subunit of the glycine receptor shows homology with nicotinic acetylcholine receptors. Nature, 1987, 328 (6127): 215-220
7. Jonas P, Bischofberger J, Sandkuhler J. Corelease of two fast neurotransmitters at a central synapse. Science, 1998, 281 (5375): 419-424
8. Li Y, Wu LJ, Legendre, P, et al. Asymmetric cross-inhibition between $GABA_A$ and glycine receptors in rat spinal dorsal horn neurons. J Biol Chem, 2003, 278 (40): 38637-38645
9. Li YF, Wu LJ, Li Y, et al. Mechanisms of H^+ modulation of glycinergic response in rat sacral dorsal commissural neurons. J Physiol, 2003, 552 (Pt 1): 73-87
10. Liu QS, Pu L, Poo MM. Repeated cocaine exposure in vivo facilitates LTP induction in midbrain dopamine neurons. Nature, 2005. 437 (7061): 1027-1031
11. Lu H, Xu TL. The general anesthetic pentobarbital slows desensitization and deactivation of the glycine receptor in the rat spinal dorsal horn neurons. J Biol Chem, 2002, 277 (44): 41369-41378
12. Rivera C, Voipio J, Payne JA, et al. The K^+/Cl^- cotransporter KCC2 renders GABA hyperpolarizing during neuronal maturation. Nature, 1999, 397 (6716): 251-255
13. Schofield PR. Darlison MG, Fujita N, et al. Sequence and functional expression of the $GABA_A$ receptor shows a ligand-gated receptor super-family. Nature, 1987, 328 (6127): 221-227
14. Stein V, Nicoll RA. GABA generates excitement. Neuron, 2003, 37: 375-378
15. Xu TL, Nabekura J, Akaike N. Protein kinase C-mediated enhancement of glycine response in rat sacral dorsal commissural neurones by serotonin. J Physiol, 1996, 496 (Pt 2): 491-501

第十九章　儿茶酚胺

张　旭　许绍芬

第一节　儿茶酚胺 ………………………………………… 343
一、儿茶酚胺的脑内分布 …………………………… 343
二、合成儿茶酚胺的酶促反应 ……………………… 346
三、儿茶酚胺主要贮存于神经末梢的囊泡中 ……… 349
四、儿茶酚胺的钙依赖量子释放 …………………… 350
五、转运体介导的儿茶酚胺再摄取和再利用 ……… 350
六、儿茶酚胺最终可以通过酶解失活 ……………… 352
第二节　肾上腺素受体 ………………………………… 353
一、α肾上腺素受体 ………………………………… 353
二、β肾上腺素受体 ………………………………… 356
第三节　肾上腺素受体的生理功能 …………………… 358
一、调节心血管功能 ………………………………… 358
二、调节吗啡镇痛作用 ……………………………… 358
三、引起痛觉过敏 …………………………………… 359
四、参与调控体温 …………………………………… 359
五、参与调控下丘脑摄食中枢 ……………………… 359
六、参与维持醒觉状态 ……………………………… 359
七、参与神经保护作用 ……………………………… 360

第一节　儿茶酚胺

神经系统内有一些胺类化合物，它们都含有儿茶酚（catechol）的结构，总称为儿茶酚胺(catecholamines，CAs)。中枢和周围神经系统的儿茶酚胺类神经递质/激素有：去甲肾上腺素（noradrenline，NA或norepinephrine，NE）、多巴胺（dopamine，DA）和肾上腺素（adrenaline，A或epinephrine，E)。在儿茶酚胺类神经递质/激素的生物合成过程中最先产生的是多巴胺，多巴胺可以进一步合成去甲肾上腺素的前体，自身还可以作为神经递质发挥重要的作用。去甲肾上腺素一方面是大脑和交感节后神经元中的神经递质，另一方面通过N端甲基化生成肾上腺素，但这一过程主要发生在肾上腺，因此体内主要释放肾上腺素的器官是肾上腺，通过血液循环作用于体内其他的器官，中枢神经系统也可以合成少量的肾上腺素。

儿茶酚胺是经典神经递质中研究得最为详细的一种，它在体内的生物合成、储存、释放和消除以及影响这些环节的工具药都已有较为详细的研究。近年来应用重组DNA技术，对儿茶酚胺受体亚型（α_{1A}、α_{1B}、α_{1D}、α_{2A}、α_{2D}、α_{2D}、β_1、β_2、β_3）进行了分子克隆，初步搞清了它们的氨基酸序列和蛋白的一级结构，其精细结构和构效关系的研究仍在进行。此外，在儿茶酚胺受体功能方面的研究也有不少进展。本章重点介绍去甲肾上腺素和肾上腺素、肾上腺素受体及其功能，多巴胺在书中另外的章节有详细介绍。

一、儿茶酚胺的脑内分布

最早用来观察儿茶酚胺神经元的方法是用化学发光法，Falck和Hillarp发现组织切片经甲醛处理后能够发出荧光，甲醛能够使儿茶酚胺环化，形成了密集的荧光产物。但甲醛处理后所发出的荧光弱且不稳定，用乙醛酸处理可以提高检测的灵敏度，观察到更加精细的结构。

随着对儿茶酚胺合成和转运途径有详细的了解，免疫组织化学和原位杂交检测技术有进一步的发展，通过寡核苷酸和cRNA探针可以在mRNA水平对儿茶酚胺合成途径中的酶和转运途径中的转运体进行检测，通过制备特异性的抗体在蛋白水平对它们进行定位，从而确定儿茶酚胺类物质在脑内的分布。由于儿茶酚胺在释放后可以被高选择性地重摄取，因此也可以用放射性同位素标记的 5-羟多巴胺或去甲肾上腺素孵育脑片，通过放射自显影的方法定位儿茶酚胺能的神经元和末梢。因此，用各类分子和各种方法进行的研究使儿茶酚胺的脑内分布得到不断的证实和修正。

（一）中枢去甲肾上腺素能神经元的通路

1. 胞体定位

中枢去甲肾上腺素能神经的胞体主要集中在延脑和脑桥。Fuxe 等将之分为 A1－A7 等 7 个细胞群（图 19－1）。具体定位是：A1 位于延髓外侧网状核内及其周围；A2 位于舌下神经核的背外侧、孤束核和迷走神经背核附近；A3（仅见于大白鼠）位于下橄榄复合体及其背侧；A4 是由室管膜下神经元组成，呈带状沿小脑上脚至 A6 细胞群的尾侧；A5 位于面神经核周围和上橄榄核外侧；A6 位于蓝斑内；A7 位于脑桥外侧网状结构内，这群细胞的边缘与 A4 和 A6 细胞群相连续，有人认为 A4、A6 和 A7 合在一起共同组成一个复合体。

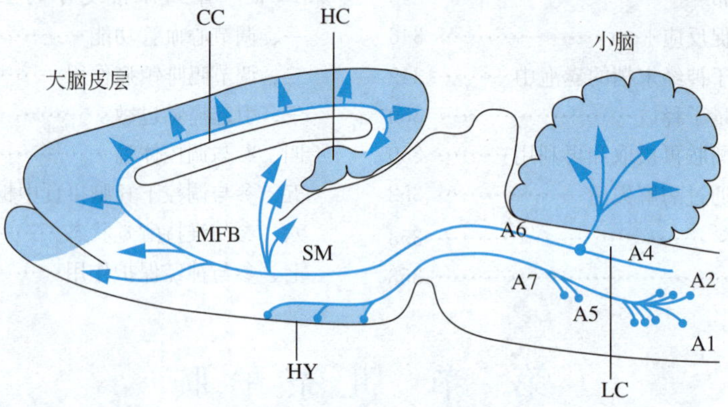

图 19－1　大鼠脑内的去甲肾上腺素能神经元通路

CC，胼胝体（corpus callosum）；HC，海马（hippocampus）；HY，下丘脑（hypothalamus）；LC，蓝斑（locus ceruleus）；MFB，内侧前脑束（median forebrain bundle）；SM，纹髓（stria medullaris）

2. 纤维投射

脑内去甲肾上腺素能神经元分布非常广泛，自前述的细胞群发出的上行纤维几乎遍及全脑各个部位；下行到脊髓者投射到脊髓的前角、后角、中间外侧柱和中央管周围。

3. 去甲肾上腺素能上行投射系统

又分背侧束和腹侧束两大通路。

（1）背侧束通路：起源于蓝斑，向上投射到全部端脑，其粗大的上行纤维即被盖背侧束由后向前，在中脑被盖的顶部横过，大部分纤维加入内侧前脑束，继续前进到隔区，然后转向背侧上行，绕胼胝体进入扣带回，其末梢广泛投射到新皮质。此外，蓝斑还发出部分纤维至小脑，终止于小脑皮质。

（2）腹侧束通路：由 A1、A2、A4、A5、A7 神经元发出的纤维，分布到中脑、间脑和端脑的边缘系统。其上行纤维起源于 A1 和 A2，到脑桥后与源于 A4－A7 的纤维汇合，再一起通过小脑上脚的腹侧进入中脑。此束纤维主要分为三支：①部分纤维与中缝背核及其附近的儿茶酚胺能纤维联系，分布于Ⅲ脑室背侧周围；②有较多的纤维分布于中脑网状结构；③部分纤维进入间脑，加入内侧前脑束，进而分成腹侧支、内侧支、背侧支和腹内侧支，分布于下丘脑。此外，腹侧束还有部分纤维进入小脑。

4. 去甲肾上腺素能下行投射系统

从延脑和脑桥的 A1－A2 和 A5－A7 的神经元发出，走行于脊髓的去甲肾上腺素能通路。该系统有两个主要纤维束：

（1）背侧束通路：起自蓝斑和部分 A7，纤维下行分布于延脑的孤束核、迷走神经背核、三叉神经脊束核和下橄榄复合体，然后汇成大的下行通路，最后直达脊髓侧角与背角，行使调节交感神经及感觉传入的作用。

（2）腹侧束通路：起自延脑的 A1－A2，纤维下行分成两支进入脊髓，其一经脊髓的前束下行，终止于前角；另一经侧束下行，止于侧角，A1、A2还可能发出纤维投射到延脑迷走神经背核和孤束核。

5. 末梢的分布

自各去甲肾上腺素细胞群发出上行或下行纤维，分成许多大小分支，形成去甲肾上腺素末梢，分布于各核团。就其分布情况，大致归纳如下：

（1）前脑：在视前区、杏仁核和终纹等核团，接受来自A1和A2纤维的投射，它们参与心血管和呼吸功能的调控。隔核、海马以及嗅球的外颗粒层也有去甲肾上腺素末梢的分布。在大脑皮质上，去甲肾上腺素纤维呈弥散性分布，尤以扣带回较多。这些纤维主要在大脑皮质的外层，特别是分子层，与锥体细胞的顶树突构成轴突-树突型突触。至于大脑皮质内层，很少有去甲肾上腺素纤维终止。

（2）间脑：下丘脑有很多去甲肾上腺素末梢，主要分布于视上核、室旁核、腹内侧核和正中隆起等，这些核团的去甲肾上腺素可能对垂体激素的分泌起调控作用。其中视上核和室旁核接受来自A1的去甲肾上腺素末梢，与垂体后叶加压素释放的调控有关；而腹内侧核与正中隆起接受来自A1和A2的去甲肾上腺素末梢，参与调控多种腺垂体激素，如促肾上腺皮质激素和黄体生成素等的神经分泌过程；室旁核者还影响心血管功能。丘脑含去甲肾上腺素末梢较少，其中以前腹核等核团（主要是向扣带回投射的细胞）上相对较多。

（3）中脑：有中央灰质、中缝背核、上丘和下丘等，都有去甲肾上腺素末梢的分布，它们参与痛觉的调制，尤其是中央灰质。

（4）脑干：去甲肾上腺素纤维比较密集地支配内脏感觉和内脏运动有关的核团，如孤束核和迷走背核等，它们与一些内脏的功能有关，如心血管和呼吸活动等；而躯体感觉和躯体运动核团则很少接受去甲肾上腺素纤维的支配。

去甲肾上腺素神经还与脑干的许多其他神经元系统发生联系。如属5-羟色胺（5-HT）系统的B1、B2、B8和B9核团，属于乙酰胆碱系统的锲状核等，都受到密集的去甲肾上腺素末梢的分布，这些发现为不同神经递质的神经元之间的联系提供了形态学基础。

（5）脊髓：从脑干下行的去甲肾上腺素纤维与脊髓后角胶状质细胞构成平行的轴突-树突型突触，并支配侧角细胞和前角细胞的α和γ运动神经元。脊髓的去甲肾上腺素下行通路对行使和调节交感神经的作用，如心血管和胃肠等功能，以及痛觉的调制均起着重要作用。

6-羟基多巴胺（6-hydroxydopamine，6-OHDA）是选择性损毁多巴胺、去甲肾上腺素和肾上腺素能神经元的神经毒，而不损毁5-羟色胺神经元，属于选择性的化学切割剂。6-OHDA易被儿茶酚胺能神经元摄取，在神经元内自身氧化成很活泼的代谢物，如游离的羟基和醌型化合物，这两者均为细胞毒物，可导致细胞死亡。神经末梢对6-OHDA很敏感，而胞体对它的敏感性较差，给药后约5～7 d神经元发生变性，与儿茶酚胺含量减少和酪氨酸羟化酶活性下降有平行关系。此作用首先发生在末梢，因轴浆不能运输到末梢，儿茶酚胺荧光物在胞体端堆积，因此6-OHDA已成为追踪儿茶酚胺神经末梢分布和通路的良好工具。除6-OHDA外，6-氨基多巴胺（6-aminodopamine）和6-羟多巴（6-hydroxydopa）也有相似的作用。6-羟多巴可透过血脑屏障，在脑内转成6-OHDA而起作用，另两者则不能透过血脑屏障。

（二）中枢肾上腺素能神经元的通路

Von Euler（1946）首先提出哺乳类动物的脑内存在肾上腺素，但由于含量极微，仅为去甲肾上腺素的1/100～1/50，用一般的荧光组化技术难以区分肾上腺素能和去甲肾上腺素能神经元，因此很难肯定脑内是否单独存在肾上腺素能神经元通路。至70年代以后，免疫荧光组化技术的发展，才肯定了脑内存在肾上腺素能神经元及其通路，并提出肾上腺素能系统的功能与血压、呼吸的调节及内分泌功能有关，并发现肾上腺素能系统功能的异常与高血压的发病有关。

1. 胞体定位

肾上腺素能神经元的胞体主要位于延髓，分为C1、C2和C3三个细胞群：C1位于下橄榄复合体的外侧，相当于腹外侧网状核，与A1相邻；C2位于延髓背侧、第四脑室底的迷走神经背核、舌下神经核和孤束核处，与A2相连续；C3位于延脑中缝的背侧和舌下神经起始部的内侧，胞体分散于内侧纵束之间（图19-2）。

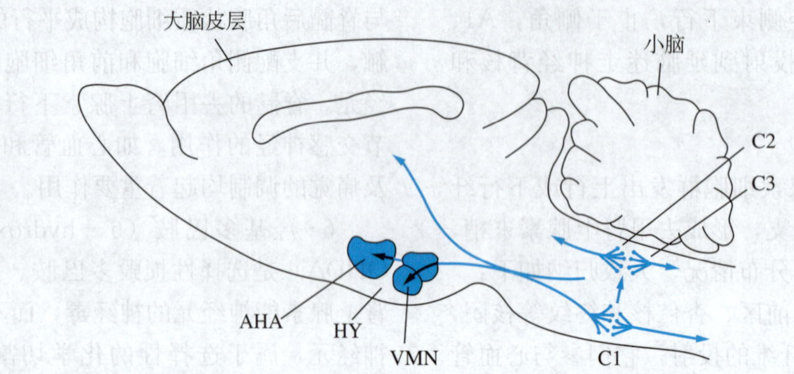

图 19-2 大鼠脑内的肾上腺素能神经元通路

AHA，下丘脑前区（anterior-hypothalmic area）；HY，下丘脑（hypothalamus）；VMN，腹内侧核（ventral medial nucleus）

2. 纤维投射

C1～C3 细胞发出的纤维，经网状结构和被盖腹侧区，纵贯延脑、脑桥、中脑和下丘脑外侧区，与去甲肾上腺素能的腹侧束混合，经内侧前脑束上行，其纤维沿途支配迷走神经背核、孤束核、蓝斑的腹侧部、中脑导水管周围灰质腹侧部、丘脑的缰核、中线核、下丘脑背内侧核、室旁核、视前区、弓状核和正中隆起，部分纤维可达到杏仁核、伏隔核和隔区，另外还发出下行纤维至脊髓中间外侧核。

二、合成儿茶酚胺的酶促反应

儿茶酚胺合成的酶反应过程已经十分清楚，通过对这些酶成分进行纯化，可以对它们的底物、辅酶、动力学特性和抑制剂进行详细的分析。儿茶酚胺合成过程中所需要酶的功能是非常重要的，敲除酪氨酸羟化酶或多巴胺羟化酶的基因均可造成小鼠胚胎致死。也可以进一步发展针对这些酶的药物，用以治疗相关的疾病。

体内儿茶酚胺的合成系由酪氨酸（L-Tyrosine）开始（图 19-3）。去甲肾上腺素能神经元、肾上腺素能神经元和肾上腺髓质的嗜铬细胞可以从细胞外摄取酪氨酸，在胞浆内经酪氨酸羟化酶（Tyrosine hydroxylase，TH）催化形成多巴（L-DOPA），再经多巴脱羧酶（DOPA decarboxylase）催化而形成多巴胺。多巴胺被摄入囊泡，经多巴胺 β-羟化酶（Dopamine DβH）而生成去甲肾上腺素（图 19-4）。在肾上腺髓质尚有苯乙醇胺氮位甲基移位酶，在此酶催化下，去甲肾上腺素可进一步形成肾上腺素。脑内某些部位也有苯乙醇胺氮位甲基移位酶的存在。最近，应用免疫荧光组织化学或放射酶学法测定脑内该酶的分布，已获得脑内肾上腺素能神经分布图。

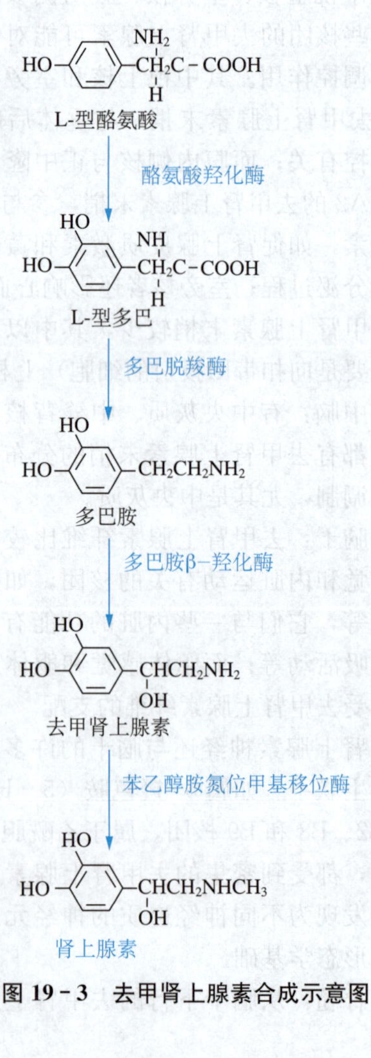

图 19-3 去甲肾上腺素合成示意图

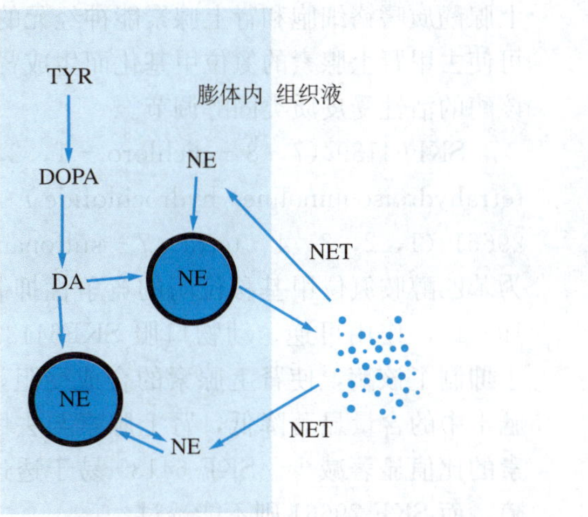

图 19-4 去甲肾上腺素在神经元膨体内的合成示意图

TYR，酪氨酸；DOPA，多巴；DA，多巴胺；NE，去甲肾上腺素；NET，去甲肾上腺素转运体

（一）酪氨酸羟化酶（tyrosine hydroxylase，TH）

该酶由 4 个分子量为 59 000 的亚基组成同源四聚体，其功能是使酪氨酸羟化成多巴，需要 Fe^{2+} 和 O_2 等要素和还原型的喋啶（如：四氢喋啶）作为辅酶才能正常工作：

二氢喋啶还原酶

$$\text{酪氨酸}+O_2+\text{四氢喋啶}\xrightarrow{TH}\text{多巴}+H_2O+\text{二氢喋啶}$$

此酶专一性强，特异性地作用于 L-酪氨酸，活性较低。存在于去甲肾上腺素能和肾上腺素能神经元以及肾上腺髓质嗜铬细胞的胞浆内，在神经元胞浆中的含量较少，因此在儿茶酚胺的合成过程中成为一个限速因子，提高或抑制该酶活力即可大幅度影响儿茶酚胺的合成。而在血液中酪氨酸供应比较充裕。该酶主要是一个可溶性的酶，与膜上的成分如磷脂酰丝氨酸发生相互作用可以改变其动力学特征。该酶的磷酸化位点主要存在于 N 端，通过调控其磷酸化使酶的活性发生改变。

酪氨酸的类似物 α-甲基（对位）酪氨酸（α-methyl tyrosine，α-MT）是酪氨酸羟化酶的竞争性抑制剂（表 19-1）。α-MT 可在几个方面干扰儿茶酚胺的合成：①与酪氨酸羟化酶产生竞争性抑制，此为其阻断儿茶酚胺合成的主要环节，由于酪氨酸羟化酶是儿茶酚胺合成中的关键酶，因而 α-MT 可有效地抑制儿茶酚胺的合成；②一部分 α-MT 在酪氨酸羟化酶作用下进一步变成 α-甲基多巴，后者又对多巴脱羧酶产生竞争性抑制；③合成的部分 α-甲基多巴又可在多巴脱羧酶和多巴胺 β-羟化酶的作用下变成 α-甲基去甲肾上腺素，成为“伪递质”。

（二）多巴脱羧酶（DOPA decarboxylase，DDC）

该酶以磷酸吡哆醛（pyridoxal phosphate）为其辅酶，使多巴脱羧成多巴胺。此酶对底物要求不太专一，凡包括组氨酸、酪氨酸和色氨酸等芳香族左旋氨基酸均可作为其底物而进行脱羧，其中包括 5-羟色胺的前体 5-羟色胺酸（5-HTP），因此将其称作芳香族左旋氨基酸脱羧酶（aromatic L-amino acid decarboxylase，AADC）更为恰当。若将此酶完全抑制，则不仅儿茶酚胺合成受阻，5-羟色胺的合成也将受到影响。该酶广泛存在于含儿茶酚胺和血清素的神经元内，也存在于包括肾脏和血管等非神经元组织中，其亚细胞定位于细胞浆中。在含多巴胺的神经元中，该酶是多巴胺合成通路中的最后一步。

多巴脱羧酶的抑制剂分为可逆与不可逆两种（表 19-1）。α-氟甲基多巴（α-fluoromethyl dopa）是多巴脱羧酶的不可逆抑制剂，可作为多巴脱羧酶的基质，被摄入儿茶酚胺能神经元，并与该酶以共价键的形式牢固结合，最后使其失活，作用不可逆，并能透过血脑屏障进入中枢神经系统。α-二氟甲基多巴（α-difluoromethyl dopa）的作用与之相似，但较弱，且不易透过血脑屏障，主要对外周组织中的多巴脱羧酶产生不可逆抑制。α-甲基多巴（α-methyl dopa）和苄丝肼（carbidopa）等是多巴脱羧酶的可逆抑制剂，后者不易透过血脑屏障，这些抑制剂由于抑制作用不强，选择性不高，且易于影响 5-羟色胺等其他递质的合成，从阻断儿茶酚胺合成来考虑，不是理想的工具药。

（三）多巴胺 β-羟化酶（dopamine β-hydroxylase，DβH）

该酶是一个四聚体组成的糖蛋白，由分子量约为 71 kD 和 73 kD 的亚基组成，总分子量约 290 000。与酪氨酸羟化酶一样是一个具有混合功能的氧化酶，利用分子氧来形成加到侧链 β 位碳上的羟基，在反应过程中将抗坏血酸盐还原成二氢抗坏血酸来提供电子。此酶含 Cu^{2+}，参与了反应过程中的电子交换。多巴胺β-羟化酶还需要维生素C和富马酸（fumaric acid）作为辅酶。多巴胺β-羟化酶完全存在于囊泡内，它大部分附着于囊泡膜内层，一部分为可溶性，存在于囊泡内含液中，因此去甲肾上腺素合成的最后一步只能在囊泡内进行。在儿茶酚胺从神经元和肾上腺中释放时，该酶一同被释放，因此该酶也存在于血浆中。

双硫醒（disulfiram，antabuse）和 FLA-63 [bis—（1-methyl-4-homopiperazinyl thiocarbonyl）disulfide] 是多巴胺β-羟化酶的抑制剂（表19-1）。由于多巴胺β-羟化酶中的 Cu^{2+} 起着极为重要的作用，故能与 Cu^{2+} 结合的药物即可抑制此酶的活性，以上药物即通过螯合 Cu^{2+} 而抑制多巴胺β-羟化酶，从而阻断去甲肾上腺素的合成。

（四）苯乙醇胺氮位甲基移位酶（phenylethanolamine-N-methyl transferase，PNMT）

该酶的分子量为 38 000～40 000，存在于肾上腺髓质嗜铬细胞和肾上腺素能神经元的胞浆内，可使去甲肾上腺素的氮位甲基化而生成肾上腺素。该酶的活性受皮质类固醇调节。

SKF64139（7，8-dichloro-1，2，3，4-tetrahydroisoquinoline hydrochlofide）和 SKF 29661（1，2，3，4-tetra-7-sulfonamide）均为苯乙醇胺氮位甲基移位酶的竞争性抑制剂（表19-1），作用可逆。动物口服 SKF64139 后，由于抑制了该酶，使肾上腺素的合成受阻，表现为脑干中的含量显著降低，肾上腺素与去甲肾上腺素的比值显著减少。SKF 64139 易于透过血脑屏障，而 SKF 29661 则不能透过。

将儿茶酚胺合成过程中的四种酶进行比较，多巴脱羧酶含量最多且活性最高，多巴胺β-羟化酶和苯乙醇胺氮位甲基移位酶次之，酪氨酸羟化酶含量最少且活性最低。从合成速度看，也以多巴脱羧酶最快，多巴胺β-羟化酶较慢，酪氨酸羟化酶则最慢。故酪氨酸羟化酶成为儿茶酚胺合成中的限速因子。

表 19-1 儿茶酚胺合成酶的特异性抑制剂

儿茶酚胺合成酶	抑制剂	功 能
酪氨酸羟化酶	α-甲基（对位）酪氨酸	竞争性抑制
多巴脱羧酶	α-氟甲基多巴（不可逆）	与酶共价键结合使其失活
	α-甲基多巴、苄丝肼（可逆）	
多巴胺β-羟化酶	双硫醒、FLA-63	螯合 Cu^{2+}
苯乙醇胺氮位甲基移位酶	SKF64139、SKF 29661	竞争性抑制剂

体内存在着有效的机制调节儿茶酚胺合成的速率。这种调节分短周期和长周期调节两种。长周期调节在神经元的胞体水平进行，当交感神经活性在较长的时间内增加时，神经元的酪氨酸羟化酶和多巴胺β-羟化酶的 mRNA 量增加，新合成的酶经轴突运输到神经终末，此调节作用发生慢而持久。短周期调节多在突触水平进行，对神经元活性的即时变化作出反应，作用发生快而维持时间短。通过短周期和长周期调节，使神经末梢中儿茶酚胺的量保持相对稳定。

在儿茶酚胺的生物合成中，酪氨酸羟化酶是限速因子，易受各种生理因素的调节。这种调节有下列几方面：①终端产物抑制调控。胞浆内游离的儿茶酚胺增多，可以竞争酪氨酸羟化酶与喋啶辅酶的作用位点，反馈抑制酪氨酸羟化酶的羟化作用。当神经元激活时，引起儿茶酚胺的释放和胞浆内浓度的降低，去除了对酪氨酸羟化酶的抑制作用；②神经冲动到来时，神经末梢发生的去极化激活酪氨酸羟化酶，酶的动力学特征发生变化，与喋啶辅酶具有高亲和力，对终端产物的抑制作用不敏感。酪氨酸羟化酶的激活与该酶N端的丝氨酸磷酸化有关，PKA 磷酸化第 40 位的丝氨酸，Ca^{2+}/PKC 磷酸化第 40 位的丝氨酸，

Ca^{2+}/钙调蛋白激酶 II（CaM K II）磷酸化第 19 位的丝氨酸和少量第 40 位的丝氨酸，导致酶活性的增加。

三、儿茶酚胺主要贮存于神经末梢的囊泡中

细胞液中含有包括单胺氧化酶在内的酶，可以代谢儿茶酚胺，因此浓度较低。多巴胺 β-羟化酶存在于囊泡中，因此需要多巴胺转运到囊泡中才能合成去甲肾上腺素，合成后的去甲肾上腺素就储存于囊泡中，不会被胞浆中的单胺氧化酶所破坏。而合成肾上腺素的苯乙醇胺氮位甲基移位酶主要位于胞浆中，将去甲肾上腺素在 N 端甲基化，合成肾上腺素并转运回嗜铬颗粒中贮存。

Dahlstrom（1965 年）和 Kapeller（1967 年）在结扎轴突后发现其近侧端积聚了很多致密芯大囊泡，首次提供了大囊泡起源于神经细胞体，沿轴突向远端运输的证据。一般认为大囊泡在胞体的高尔基体生成，沿着神经微管的外壁向神经末梢转运。若用秋水仙碱或长春碱将微管破坏，则大囊泡的转运受阻。至于小囊泡的来源是否也如此，无明确证据。部分学者认为大囊泡释放后的空泡形成小囊泡，其壁上尚有不溶性的苯乙醇胺氮位甲基移位酶可继续合成新的去甲肾上腺素，并可从胞浆中摄取游离的去甲肾上腺素进行储存。有证据认为轴突内光面内质网也可形成小囊泡。小囊泡可重复使用几次，最后为多囊体所吞噬而消灭。

储存儿茶酚胺的囊泡在电子显微镜下呈现一致密中心，因此称“大致密芯囊泡（large dense-core vesicle）”。囊泡按其大小不同可分为两种：大囊泡直径约 70～100 nm，小囊泡直径约 45～50 nm。在神经元中，两种囊泡的分布不同，大囊泡多存在于轴突和末梢，而小囊泡几乎全部集中于末梢。至于神经元内所含大、小囊泡的比例，种属差异颇大。如鼠类（大鼠、豚鼠）的输精管中，大囊泡仅占 5%，小囊泡则占 95%；在牛脾脏神经中，大囊泡占 40%～50%，小囊泡占 50%～60%，几乎各占一半。在人类，大囊泡的比例也较高。

大囊泡主要的组成成分为去甲肾上腺素、ATP、苯乙醇胺氮位甲基移位酶和神经肽。将自牛脾脏神经轴突中分离得到的大囊泡直接进行分析，含去甲肾上腺素量约为 250～500 nmol/mg，相当于每个大囊泡含 3600～6500 个去甲肾上腺素分子。在轴突运输过程中，大囊泡内去甲肾上腺素不断合成，去甲肾上腺素量不断增加，到末梢时去甲肾上腺素量增至 700～1200 nmol/mg，相当每个大囊泡含 9000～16000 个去甲肾上腺素分子。此外，大囊泡也含多巴胺，其含量约为去甲肾上腺素的 7%～8%，为合成去甲肾上腺素的原料。在大囊泡内，去甲肾上腺素与 ATP 形成复合物，以较为稳定的形式储存于囊泡内。早期的研究认为，去甲肾上腺素与 ATP 的结合之比为 4∶1，即 4 分子去甲肾上腺素与 1 分子 ATP 相结合。以后发现大囊泡易受某些细胞器内的 ATP 污染（如线粒体富含 ATP），去除这些污染，则神经末梢内大囊泡的去甲肾上腺素与 ATP 之比为 30∶1～60∶1。每个大囊泡含多巴胺 β-羟化酶的总量约为 5～12 个分子。

大囊泡内含有多种嗜铬颗粒蛋白（chromogranin），如嗜铬颗粒蛋白 A 和嗜铬颗粒蛋白 B 等，其中以嗜铬颗粒蛋白 A 的含量最多。嗜铬颗粒蛋白 A 和 B 是可溶性蛋白，在囊泡的生成中起调节作用。此外，尚有 Mg^{2+}、Ca^{2+} 以及 Mg^{2+} 激活的 ATP 酶等。应用蔗糖密度梯度和分级离心技术分离大囊泡，并除去囊泡外污染的阿片肽，发现大囊泡内含有阿片肽，其分子量较小，估计为甲硫氨酸脑啡肽（M-ENK）和亮氨酸脑啡肽（L-ENK）等。此外，在大囊泡内还发现有 P 物质、血管活性肠肽（VIP）和神经紧张素（NT）的存在，它们的功能与调制去甲肾上腺素的作用有关。

小囊泡从大鼠输精管中分离，测得去甲肾上腺素含量为 230 nmol/mg，相当于每个小囊泡含 900 个去甲肾上腺素分子。小囊泡内多巴胺含量甚少，仅为去甲肾上腺素的 1%。小囊泡中是否含有多巴胺 β-羟化酶尚有争议，测得每个小囊泡仅含 0.1 个 DβH 分子，从这个数字看，小囊泡可能不含多巴胺 β-羟化酶。但也有人认为小囊泡也分为两种，少量小囊泡含多巴胺 β-羟化酶，大部分小囊泡则不含该酶。

四、儿茶酚胺的钙依赖量子释放

器官灌流实验证明，刺激交感神经时，灌流液中流出的去甲肾上腺素增多，说明交感神经兴奋时末梢释放去甲肾上腺素。在中枢神经系统内也有这种释放。目前，多数学者认为儿茶酚胺的释放也是一种量子释放。

在儿茶酚胺的释放过程中，囊泡承担了一个双重角色，既提供了儿茶酚胺在末梢释放的量，又介导了释放的整个过程。动作电位到达神经末梢时，突触前膜的通透性发生改变，Ca^{2+} 进入细胞内，促进囊泡附着突触前膜，并使两层膜融合，继而形成小孔，将囊泡内容物排到突触间隙，然后两层膜各自重新弥合分开。近来的研究认为在静息神经元，一部分小囊泡簇集于“突触前膜活动区”，称为“入坞（docking）”，当动作电位到达神经末梢时，膜去极化，激活钙通道，使细胞内该部的 Ca^{2+} 浓度上升到 1 mmol/L 左右，Ca^{2+} 浓度升高使入坞的囊泡与突触前膜融合，然后有囊泡内容物——递质等的释放。大囊泡的释放部位可以在突触前膜之外，大囊泡释放的阿片肽等可以调节去甲肾上腺素等经典递质的功能。

儿茶酚胺的释放受到反馈性调节。当儿茶酚胺释放过多，突触间隙的浓度过高时，可通过负反馈抑制儿茶酚胺的释放。这种负反馈的调节来源于突触前膜的 α_2 受体，使负反馈可以非常及时而有效。此外当交感神经长期受刺激后，神经末梢及突触后细胞有前列腺素（prostaglandin，PG）的释放，前列腺素可抑制儿茶酚胺的释放。这一负反馈机制可以部分解释长期刺激交感神经时去甲肾上腺素释放的减少。有人认为，不论是突触前 α 受体或前列腺素调节的负反馈作用，可能都是由于影响了 Ca^{2+} 的转运，从而抑制儿茶酚胺的释放。

五、转运体介导的儿茶酚胺再摄取和再利用

儿茶酚胺的消除是通过重摄取和酶解失活两条途径进行。儿茶酚胺在体内的消除是一个比较复杂的过程，它涉及酶对它们的破坏和儿茶酚胺从生物活性部位（突触间隙）转运到非生物活性部位（神经元内），即重摄取这两种过程。

重摄取是儿茶酚胺终止其生理作用的主要方式。在单胺类神经末梢，重摄取的量占释放总量的 3/4，因此这是单胺类神经递质终止其生理作用的主要方式。儿茶酚胺属单胺类递质，其重摄取也如此。

突触间隙或血液中的儿茶酚胺可被突触前的神经组织摄取，也可被突触后膜和非神经组织摄取（表 19-2），前者称为第一类摄取（μ_1），后者称为第二类摄取（μ_2）。μ_1 是高亲和力和能量依赖的主动转运，能逆浓度梯度摄取并聚集儿茶酚胺，因而在低浓度时即有摄取能力，另外其摄取的特异性也较高，例如去甲肾上腺素神经末梢对去甲肾上腺素的摄取能力大于肾上腺素，对 L 型去甲肾上腺素的摄取能力大于 D 型。相反，μ_2 的亲和力较低，必须在高浓度时才有较多的摄取，而且对各种单胺类神经递质的选择性较小，对去甲肾上腺素与肾上腺素、L 型与 D 型去甲肾上腺素均无差别。一般来说，神经末梢释放的儿茶酚胺主要被突触前膜所摄取，即以 μ_1 为主，血液中的儿茶酚胺则有较大部分被非神经组织所摄取，即以 μ_2 为主。如以摄取总量而论，无疑 μ_2 大于 μ_1。

表 19-2 神经和非神经组织儿茶酚胺转运体的底物特异性和抑制剂

转运体	底物的特异性	抑制剂
神经元转运体		
NET	DA > NE > E	Desipramine，cocaine，nisoxetine
DAT	DA >> NE > E	Cocaine，mazindol，GBR-12909
非神经元转运体		
OCT1	DA≈E >> NE	Isocyanines，corticosterone
OCT2	DA >> NE > E	Isocyanines，corticosterone
EMT（OCT3）	E >> NE > DA	Isocyanines，corticosterone

注：NET，去甲肾上腺素转运体；DAT，多巴胺转运体；OCT，器官阳离子转运体；EMT，单胺转运体。

神经组织对儿茶酚胺的摄取又分为两个步骤，首先通过细胞膜进入胞浆，称为膜摄取（μm），其次再由胞浆进入囊泡称为囊泡摄取（μg）。前已提及神经末梢释放的去甲肾上腺素大部分经膜摄取重新摄入末梢内（图 19－5），以供再次释放，膜摄取的生理意义已十分清楚。但摄入神经末梢胞浆内的去甲肾上腺素如不及时处理，必将遭到胞浆内单胺氧化酶的破坏，因此必需通过囊泡摄取，主动地将其摄入囊泡内。Von Euler 等用肾上腺素能神经中分离得到的囊泡与^{3}H－去甲肾上腺素孵育，后者即被囊泡快速摄取，这有助于在生理情况下突触传递的快速进行。即使在高频刺激下，神经末梢仍有充分的去甲肾上腺素可供释放。

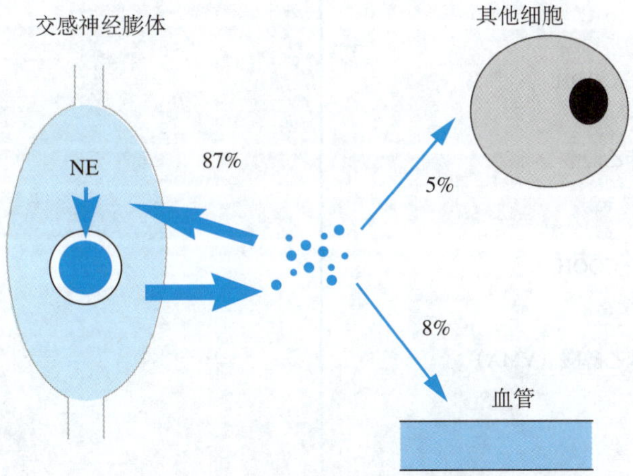

图 19－5　大鼠交感神经系统释放的去甲肾上腺素被神经和非神经组织摄取相对量的模式图

膜摄取和囊泡摄取分别在儿茶酚胺能神经末梢和囊泡的膜上进行，它们都需要不同的载体来完成，转运体（transporter）便是转运递质的一种载体。存在于去甲肾上腺素能神经末梢上的去甲肾上腺素转运体已被克隆，是一种分子量为69 000的蛋白质，由 617 个氨基酸组成，具有 12 次跨膜区域。根据 RNA 杂交实验，这种去甲肾上腺素转运体的 mRNA 分布于肾上腺和脑干等处。去甲肾上腺素回收到神经末梢内还要经过第二次转运才能进入囊泡，存在于囊泡膜上的单胺类转运体亦已克隆，也有 12 次跨膜区域。此种转运体为 H^+ 依赖的，每重摄取一个单胺类分子入囊泡便要驱出 2 个 H^+，这个过程也是耗能的，需 ATP 供能。囊泡转运体基因敲除引起小鼠胚胎致死。

三环类抗抑郁剂是膜泵抑制剂，包括丙咪嗪（imipramine）、去甲丙咪嗪（desimipramine）、阿米替林（amitriptyline）、去甲替林（nortriptyline）、氯丙米嗪（chlorimipramine）、去甲氯丙米嗪（desmethyl chlorimipramine）和 maprotiline 等。三环类化合物进入人体后，可经酶促反应脱去甲基成为活性代谢产物而继续发挥作用。活性代谢产物抑制儿茶酚胺摄取的作用一般大于母体，如去甲丙咪嗪和去甲替林的作用分别大于丙咪嗪和阿米替林。去甲基的代谢产物还可在体内进一步代谢，成为羟基代谢产物，如羟基-丙咪嗪和 10－羟基-去甲替林等，后者对儿茶酚胺的摄取仍有抑制作用，可以说明三环类药物作用的持久性。三环类化合物除对儿茶酚胺重摄取有抑制作用外，对 5－羟色胺的重摄取也有抑制作用。后来发现体内脱甲基的代谢产物如去甲丙咪嗪等抑制去甲肾上腺素的摄取较专一，而含双甲基的三环化合物如阿米替林和氯丙咪嗪等抑制 5－羟色胺的摄取较专一，maproptiline 为专一的去甲肾上腺素摄取抑制剂。低浓度的可卡因对中枢和周围神经儿茶酚胺的摄取均有抑制作用。从器官灌流实验可见，低浓度（<1 μg/ml）的可卡因可抑制去甲肾上腺素的重摄取，增加组织^{3}H－去甲肾上腺素的外流，可卡因对儿茶酚胺增敏作用的原理即在于此，而高浓度的可卡因因局麻作用而减少^{3}H－去甲肾上腺素的外流。

利血平（reserpine）是囊泡摄取和储存的抑制剂，是临床上常用的影响囊泡摄取特异性较高的药物，利血平不影响膜摄取。同位素标记法证明，利血平对囊泡膜有极高的亲和力，能与其形成牢固的结合，其主要作用为：①选择性地阻断囊泡膜上 Mg^{2+}－ATP 酶系统，以阻断囊泡对儿茶酚胺的摄取。因此，不论是新合成的多巴胺或是由突触间隙重摄取回到胞浆的去甲肾上腺素都难以进入囊泡。②阻止囊泡内的去甲肾上腺素和 ATP 与嗜铬颗粒蛋白相结合。因此，已经存在于囊泡中的去甲肾上腺素也逐渐渗漏至胞浆内。大量停留于胞浆内的去甲肾上腺素在线粒体表面的单胺氧化酶的作用下逐渐被破坏，其结果使囊泡储存的去甲肾上腺素逐渐减少至耗竭，使突触传递受阻。受利血平作用后的囊泡很难再恢复其功能，必须待到新的囊泡由轴浆运输至末梢，以代替功能受损的囊泡才能恢复神经功能。因此，利血平一次大量应用后脑内单胺类大幅度降低，往往需几天或十几天后才能完全恢复。利血平在耗竭儿茶酚胺的同时也耗竭5-羟色胺。在利血平的基础上，合成了一系列作用相似的药物，四苯嗪（tetrabenazine）是较常用的一个，其特点是作用维持较利血平短，对脑内单胺类神经元的作用较外周强，耗竭去甲肾上腺素的作用较5-羟色胺为强。

六、儿茶酚胺最终可以通过酶解失活

去甲肾上腺素释放后生理作用的消失主要由于重摄取，但其最终失活仍取决于两种酶的作用，即单胺氧化酶和儿茶酚胺氧位甲基移位酶（图19-6）。

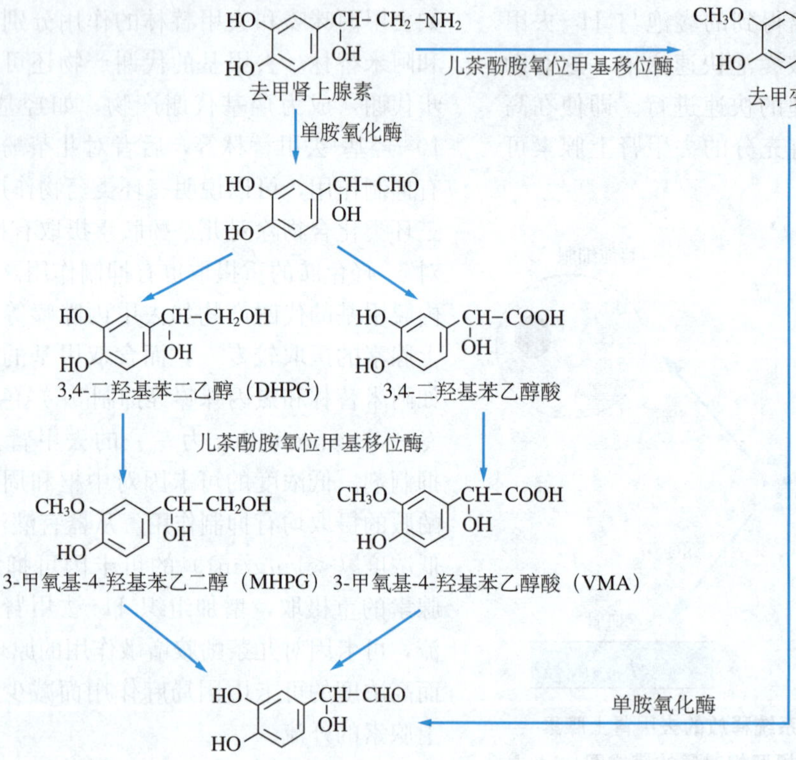

图19-6 去甲肾上腺素降解途径

（一）单胺氧化酶（monoamine oxidase，MAO）

是一种分子量为120 000～125 000的黄素蛋白，该酶广泛存在于神经和非神经组织。MAO的作用是促使单胺类物质氧化脱氨基成为醛，但以这一形式存在的时期甚为短暂，很快地经醛还原酶还原为醇，或经醛脱氢酶氧化成酸。在神经元内，MAO主要存在于线粒体膜上，由于它特定的细胞内定位，因此该酶使神经末梢游离的儿茶酚胺失活。目前已知MAO至少有A和B两种类型：A型主要存在于交感神经末梢，作用于去甲肾上腺素和5-羟色胺；而B型存在于松果体等组织，主要作用于苯乙胺。对多巴胺、酪胺和色胺等，则A型和B型的MAO均有作用。脑内A型和B型MAO同时存在。

单胺氧化酶抑制剂分为两类：氯吉宁（clorgyline）是选择性地针对A型单胺氧化酶的抑制剂，harmaline和harmine也能进行专一和可逆性的抑制；deprenyl是针对B型单胺氧化酶的专一而不可逆的抑制剂，优降宁（pargyline）小剂量时优先抑制B型，大剂量时也抑制A型。此外，对A型和B型MAO均有抑制作用的尚有苯乙肼（phenylzine）、异丙烟肼（iproniazid）和苯环丙胺（ranylcypromine）等。单胺氧化酶在胃肠道和肝脏也有重要的保护作用，可以防止食物中所含的酪胺和苯乙胺被吸收后进入体循环，当用单胺氧化酶抑制剂治疗抑郁和高血压时，胃肠道和肝脏中的单胺氧化酶不能发挥作用，在摄入含大量酪胺的食物时可能有发生严重高血压的危险。

（二）儿茶酚胺氧位甲基移位酶（Catechol－O－methyl transferase，COMT）

该酶广泛存在于神经和非神经组织内，特别是肝和肾等组织中含量尤多。有人认为在突触间隙，特别是突触后膜上也有儿茶酚胺氧位甲基移位酶的存在。这种酶的作用是将甲基转移到儿茶酚胺环上3位的氧上，成为3－甲氧基4－羟基衍生物，其中需要Mg^{2+}的参与。这种酶具有广泛的底物识别性，从而使所有的含侧链的儿茶酚均被甲基化。目前，具有药理学意义的该酶的竞争性抑制剂尚未被开发出来。

体内儿茶酚胺代谢中单胺氧化酶与儿茶酚胺氧位甲基移位酶这两种酶究竟何者起主要作用？这要根据不同情况做具体分析。神经末梢释放至突触间隙的去甲肾上腺素大部分为突触前膜重摄取，当其进入胞浆后立即与线粒体表面的单胺氧化酶相遇，因此先由单胺氧化酶，再经儿茶酚胺氧位甲基移位酶代谢。血液中的去甲肾上腺素则主要在肝和肾等组织内，先由儿茶酚胺氧位甲基移位酶，再经单胺氧化酶而代谢。在中枢神经中去甲肾上腺素的最终代谢产物以3－甲氧基－4－羟基苯乙二醇（MHPG）为主；在外周组织中去甲肾上腺素的最终代谢产物以3－甲氧基－4－羟基苯乙醇酸（VMA）为主。肾上腺素的降解代谢过程和步骤与去甲肾上腺素相同，氧化脱氨和氧位甲基化过程对两者是完全一样的。

测定儿茶酚胺的代谢产物可反映脑内的释放率或更新水平。在临床研究中一般测定脑脊液中儿茶酚胺的代谢产物，因为尿液中的浓度大量地来自于外周肾上腺髓质系统。然而，酸性代谢产物主要从脑脊液中排泄，用丙磺舒（probenecid）预处理阻断其运输过程，可以对儿茶酚胺在脑中更新率得到更可靠的估计。

第二节　肾上腺素受体

肾上腺素受体（adrenoceptors）是指与去甲肾上腺素或肾上腺素结合的受体总称。由于脑内去甲肾上腺素的含量比肾上腺素高出50～100倍，应用一般技术难以将两者区分。自1974年以来，免疫组织化学和放射酶学等技术不断问世，确实证明灵长类脑内存在肾上腺素能神经元及其通路，这些神经元参与血压调节。由此，从理论上说，在肾上腺素能神经元支配及其形成的突触中，应有肾上腺素受体的存在。依据药理学作用，最早将去甲肾上腺素受体分为α与β两类，后来又进行了更精细的分类。近年来受体亚型不断发展，特别是分子生物学技术在受体研究中的应用，新的去甲肾上腺素受体亚型不断发现。众多去甲肾上腺素受体亚型的分出，至今尚缺乏功能方面的证据来支持，这可能与这些受体尚缺乏高选择性的激动剂或拮抗剂有关。总之，去甲肾上腺素受体亚型的分类还有待于进一步的研究来检验。

一、α肾上腺素受体

（一）α受体的分型

最早根据解剖学受体的定位将α肾上腺素受体分为突触后α_1受体和突触前α_2受体，后来发现突触后也有α_2受体。现在根据受体对特异性激动剂或拮抗剂选择性的不同（表19－3），将α受体分为α_1与α_2。α_1受体的亚型近年来颇多争论，有3种α_1受体的亚型已被克隆，即α_{1B}、α_{1C}和α_{1D}，但与药理学分类相对应的α_{1A}亚型尚未克隆。最近经多个实验室更为深入的研究，以及国际药理学会上充分的讨论，证明α_{1C}克隆受体的药理特性以及在体内的分布均与药理学分类中的α_{1A}亚型相一致，因而在1995年经国际药理联合会公布，将α受体分为α_{1A}、α_{1B}和α_{1D}三种亚型。α_2又分成α_{2A}、α_{2B}、α_{2C}三种亚型，均已克隆。后来又报道了一种不同于上述的α_2亚型，建议称为α_{2D}亚型，还需进一步的证实。

表 19-3　α受体激动剂和拮抗剂

激动剂		拮抗剂	
α_1受体选择性：		α_1受体选择性：	
苯肾上腺素（phenylephrine）	$\alpha_1>\alpha_2$	酚苄明（phenoxybenzamine）	$\alpha_1>\alpha_2$
甲氧胺（methoxamine）	$\alpha_1>\alpha_2$	哌唑嗪（prazosin）	$\alpha_1>\alpha_2$
st587	α_1	Corynanthine	α_1
α_2受体选择性：		α_2受体选择性：	
氯压啶（可乐宁，clonidine）	$\alpha_2>\alpha_1$	妥拉唑啉（tolazoline）	$\alpha_2>\alpha_1$
右美托咪啶（dexmedetomidine）	$\alpha_2>\alpha_1$	育亨平（yohimbine）	α_2
guanfacine	$\alpha_2>\alpha_1$	rauwolscine	α_2
azepexole（B-HT 933）	α_2		
B-HT 920	α_2		
UK 14303	α_2		
非选择性α受体：		非选择性α受体：	
去甲肾上腺素	$\alpha_1+\alpha_2+\beta_1$	酚妥拉明（phentolamine）	$\alpha_1+\alpha_2$
肾上腺素	$\alpha_1+\alpha_2+\beta_1+\beta_2$		

（二）α受体的分子结构

为了解肾上腺素受体的化学本质，多年来应用各种方法进行提取和纯化，近年来又通过重组DNA技术，分别搞清了各种去甲肾上腺素受体的化学结构。α受体的提取和纯化工作进展较β受体稍晚，用亲和层析法从平滑肌细胞中纯化得到了α_1受体的部分氨基酸序列，用它制备探针进一步得到了叙利亚仓鼠的α_1受体的一级结构，用人的血小板纯化的α_2受体的序列制备探针得到了其一级结构。迄今为止，应用重组DNA技术，已将α_1和α_2受体各种亚型进行克隆，其中组成α_{1A}、α_{1B}和α_{1D}受体的氨基酸数分别为466（牛）、515（大鼠、田鼠）和560（大鼠），组成α_{2A}、α_{2B}和α_{2C}受体的氨基酸数分别为450（人）、450（人）和461（人）。进一步的研究发现它们与M胆碱受体一样，同属具有七次跨膜螺旋的受体（图19-7），它们的功能均通过G蛋白的介导，称为G蛋白偶连受体。α_2受体与α_1受体结构上的差别为其第三个胞内环更大，而羧基末端较短。

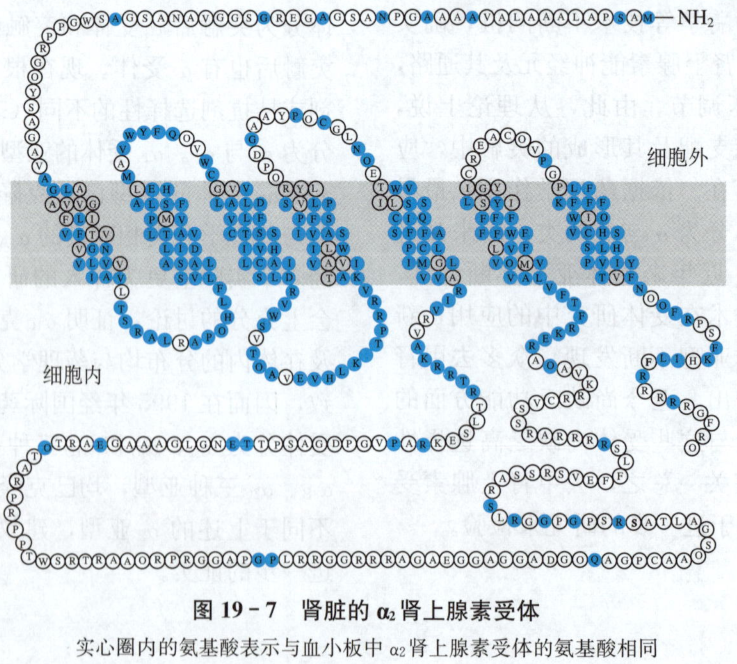

图 19-7　肾脏的α_2肾上腺素受体

实心圈内的氨基酸表示与血小板中α_2肾上腺素受体的氨基酸相同

(三)α受体在脑内的分布

早年用放射自显影技术直接显示了脑的去甲肾上腺素受体,但放射配基的选择受到很大的限制,一是新的去甲肾上腺素受体亚型不断发现,而与其相应的配基常常缺乏,二是现有配基对受体亚型的特异性和选择性不高。曾经认为^{3}H-rauwolscine对α_{2C}受体特异,但后来发现对5-羟色胺$_{1A}$受体也有结合,因此结果常随所用的药物而发生偏差。近年来去甲肾上腺素受体各种亚型序列不断被阐明,因此可以用原位杂交技术来检测脑内去甲肾上腺素各受体的mRNA水平,该方法取一段受检测受体亚型最特异的序列作为探针,在组织切片上进行原位杂交,从而得到该亚型mRNA在脑内分布的图像。优点是可以在细胞水平较为系统地观察各去甲肾上腺素受体亚型mRNA在脑内的分布,其选择性高,分辨力强,可弥补放射自显影的不足。缺点是只能得到该受体mRNA在神经元胞体的表达,由于只有少量的mRNA从胞体输向轴突和树突,因此难于检测在末梢分布的受体,而放射自显影则可得到胞体和末梢的受体分布。所以用两种技术所得的结果可能会有某些差异。目前用受体某部分的特异性的多肽序列做成抗体,应用免疫组织化学技术也可得到胞体和末梢的受体分布。

根据原位杂交技术所得结果(表19-4),发现α_1受体亚型mRNA水平在中枢的分布区域:α_{1B}受体mRNA密集分布在大脑皮质、丘脑、中缝核和松果体;α_{1D}受体mRNA主要分布在嗅球、大脑皮质、海马、下橄榄复合体和脊髓。α_2受体亚型mRNA在中枢的分布:α_{2A}受体mRNA分布在大脑皮质第Ⅳ层、蓝斑、下丘脑室旁核、孤束核、延脑、脊髓背角和中间外侧柱;α_{2B}受体mRNA主要分布在丘脑;α_{2C}受体mRNA主要分布在嗅球、大脑皮质、小脑皮质、海马、纹状体、背根神经节和交感神经节。

表19-4 大鼠中枢神经系统内肾上腺素受体mRNA的分布

结构	肾上腺素受体mRNA						
	α_{1B}	α_{1D}	α_{2A}	α_{2B}	α_{2C}	β_1	β_2
嗅球	+	+++	+(-)	(-)	+++	+(-)	++
大脑皮质	+++	++	++	(-)	++	++	++
海马	(-)	+++	+(-)	(-)	+++	+(-)	+
纹状体	(-)	(-)	(-)	(-)	+++	(-)	(-)
丘脑	+++	+(-)	+(-)	+	+	+	+
下丘脑	+	(-)	++	(-)	+	(-)	+
中缝背核	+++	(-)	(-)	(-)	(-)	(-)	(-)
松果体	+++	+(-)	(-)	(-)	+	+++	+
小脑皮质	++	+	+++	++	++	+(-)	+(-)
蓝斑	(-)	(-)	+++	(-)	(-)	(-)	(-)
延脑	++	(-)	++	(-)	(-)	(-)	(-)
孤束核	(-)	(-)	++	(-)	(-)	(-)	(-)
下橄榄核复合体	(-)	+++	(-)	(-)	(-)	(-)	(-)
脊髓	++	++	++	(-)	+	+(-)	+
脊髓中间外侧柱	+	(-)	+++	(-)	(-)	(-)	(-)
背根神经节	(-)	(-)	+	(-)	+++	(-)	(-)
交感神经节	+(-)	+(-)	(-)	(-)	+++	+	(-)

（四）α受体信号通路

α肾上腺素受体为G蛋白偶连受体超家族成员。激活α去甲肾上腺素受体，通常需通过G蛋白（guanine nucleotide regulatory protein）的介导，与第二信使偶联，然后产生一系列的信号转导和生理效应。与α去甲肾上腺素受体有关的第二信使系统主要为腺苷酸环化酶（adenyl cyclase，AC）系统和磷脂酰肌醇（phosphotidyl inositol，PI）系统（图19－8），腺苷酸环化酶系统由三部分组成，即受体、G蛋白和腺苷酸环化酶，它们都位于细胞膜上。激活α_2受体（包括α_{2A}、α_{2B}、α_{2c}），通过G蛋白（Gi/o）的介导，抑制腺苷酸环化酶（cAMP）活力，使腺苷酸环化酶减少，从而产生生理效应。另一方面，激活α_1受体（包括α_{1A}、α_{1B}、α_{1D}），通过G蛋白（Gx或Go）的介导，导致磷脂酰肌醇的水解，产生重要的化学信使物质三磷酸肌醇（IP_3）和二脂肪酰甘油酯（DAG）等。三磷酸肌醇可使细胞内非线粒体钙库释放钙，钙又直接或间接地调控细胞功能，二脂肪酰甘油酯可激活蛋白酶C（PKC），从而调控细胞的功能，产生受体的生理效应。

α肾上腺素受体和其他受体一样，根据生理变化而有所增减。用利血平等药物造成神经元的去甲肾上腺素耗竭，使α_1受体的结合力升高。

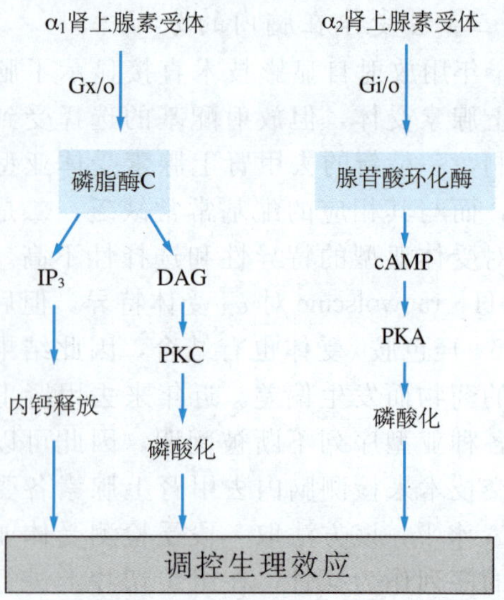

图19－8 与α肾上腺素受体有关的第二信使系统

二、β肾上腺素受体

（一）β受体的分型

依据不同药理学特性和发挥的生理功能，可以将β受体分为β_1、β_2和β_3受体。β_1和β_2受体的激动剂和拮抗剂见表19－5。β_3受体的药理学特性与前两种受体不同，受到激活后可引起机体非寒颤性的生热作用，并与遗传性的肥胖、脂代谢的控制和糖尿病的发展有关。β_1受体基因敲除小鼠大部分胚胎死亡，存活者心血管反应异常；β_2受体基因敲除小鼠在激动剂处理后瘦素（leptin）和胰岛素浓度异常。

表19－5 β肾上腺素受体激动剂和拮抗剂

激动剂		拮抗剂	
β_1受体选择性：	$\beta_1>\beta_2$	β_1受体选择性：	$\beta_1>\beta_2$
Dobutamine		心得宁（practolol）	
Tazolol		atenolol	
Nebivolol		metoprolol	
β_2受体选择性：	$\beta_2>\beta_1$	β_2受体选择性：	$\beta_2>\beta_1$
Terbutalin		butoxamine	
Albuterol		IPS 329	
Sulbutamol			
Metaproterenol			
非选择性β受体：		非选择性β受体：	$\beta_1+\beta_2$
去甲肾上腺素	$\alpha_1+\alpha_2+\beta_1$	心得安（propranolol）	
异丙肾上腺素（isoprenaline）	$\beta>\alpha$	心得平（oxoprenolol）	
		心得静（pindolol）	

（二）β受体的分子结构

迄今为止，三种β受体均已被克隆。β_1和β_2受体的纯化较早，在80年代初Venter等应用单克隆抗体、免疫亲和层析和SDS聚丙烯酰胺凝胶电泳等技术，从火鸡红细胞膜纯化了β_1受体，接着又从人肺纯化了β_2受体，分别得到了β_1和β_2受体蛋白。近年来通过重组DNA技术进一步搞清了各种β受体亚型的氨基酸顺序，人和大鼠的β_1受体分别由477和466个氨基酸组成，人和大鼠的β_2受体分别由413和418个氨基酸组成。新近发现的β_3受体由402（人）或388（小鼠）个氨基酸组成。这三种受体的结构非常相似，在细胞膜上的拓扑图（topograph）也完全相同，有7次跨膜结构，同属G蛋白偶连受体超家族。这一类受体不但有相同的结构，其作用特点也类同，即它们的作用都通过G蛋白的介导。

这类受体的氨基端较短，面向细胞外，上面有两个加糖基的部位；而羧端较长，伸入细胞内，这里有着丰富的丝氨酸和苏氨酸，可能是进行磷酸化的部位。其与配基结合的部位，主要与受体的跨膜片段有关，删除β_2受体的细胞外环或细胞内环各片段，对配体结合并无影响，但当删除跨膜片段中的氨基酸时，则见配体结合力明显减弱，改变β_2受体第Ⅱ、Ⅲ或Ⅳ跨膜区中若干高度保守的氨基酸之一时，配基结合性质也发生变化。与G蛋白结合的部位，与连接Ⅴ-Ⅵ跨膜片段的第三胞内环有关。此外，细胞内羧基末端的近端也参与G蛋白的偶联。2007年人类β_2肾上腺素受体的晶体结构得到解析，这将推动特异性激动剂和拮抗剂的筛选。近年来在人体发现了一些肾上腺素β_1受体的变异体（polymorphic variation），占了总量的5%以上，如β_1受体的49位丝氨酸被甘氨酸代替，389位的精氨酸被甘氨酸代替，这些变异体在介导其配体的作用和对其拮抗剂的药理作用上都存在着较大的差别，对机体发生心血管疾病的危险性也有贡献。

（三）β受体在脑内的分布

β受体亚型mRNA在中枢的分布（见表19-4）：β_1受体mRNA主要分布于大脑皮质、松果体、脊髓和交感神经节。β_2受体mRNA主要分布于嗅球、梨状皮质、海马、小脑皮质和脊髓，颈上神经节和背根神经节也有分布。关于β_3受体，根据免疫组织化学等研究的结果，发现主要分布在周围组织，如脂肪、胆囊和结肠等。用放射自显影的方法研究β_1和β_2受体的相对比率，发现β_1受体主要分布在小脑以外的部位，β_2受体在全体脑部位有同等程度的分布，因此β受体在脑内分布的差异可能主要由β_1受体的分布多少决定。

（四）β受体的信号通路

激活β受体（包括β_1、β_2、β_3），通过Gs的介导，使腺苷酸环化酶活力增加，cAMP产生增加，使细胞内的一些酶及蛋白磷酸化。磷酸化能显著增强酶的活性，从而产生生理效应。此外，cAMP依赖的受体磷酸化对激动剂引起的受体本身的回收和失敏都是重要的，目前也发现了非cAMP依赖的受体磷酸化。

（五）β受体的调控

β肾上腺素受体是在生理和病理条件下研究受体调节最多的一种受体。对该受体的调节分为“同系调节”和“异系调节”两大类。同系调节是指受体受到自身的激动剂激动所引起的调节作用，常在较短时间内发生，目前主要发现在β_2受体，当受体受到激动剂激动时，在数分钟内受体被β受体激酶磷酸化，促进β-arrestin与受体的结合，受体与G蛋白解离终止下游信号，同时发生受体内吞进入细胞内，然后再循环到膜表面，此时通常没有新蛋白质的合成。异系调节是指除了受体自身激动剂以外的其他物质对受体的调节作用，需要较长时间，甾类激素、甲状腺激素和抗抑郁药物对该类受体的调节就属于这类调节，一般都伴随着蛋白质合成的改变。甾类化合物中的氢化可的松可增加异丙肾上腺素对心肌的影响，甲状腺素功能亢进时β受体的数量和对激动剂的亲和性都提高，缓慢给予抗抑郁药后β受体数量减少。

第三节 肾上腺素受体的生理功能

一、调节心血管功能

脑内α受体参与去甲肾上腺素的降压效应。脑内去甲肾上腺素的降压作用主要与α_2受体的活动有关，而其心率减慢作用则可能与α_1受体有关。给猫椎动脉注入苯丙胺，使脑内儿茶酚胺释放增加，引起血压明显降低，这种降压作用可为α_2受体拮抗剂育亨平或哌嗪氧烷（piperoxane）所抑制，脑内注入α_2受体激动剂氯压啶引起血压降低，这些结果充分说明脑内去甲肾上腺素的降压作用与α_2受体有关。

在自发性高血压大鼠（spontaneous hypertensive rat，SHR）的实验中，还观察到氯压啶的降压作用为纳洛酮所阻断，并能使这种大鼠的离体脑片释放β内啡肽，在正常大鼠则无此现象。最近发现大鼠脑室内注入β内啡肽抗体或强啡肽抗体也可对抗脑室注射去甲肾上腺素的降压效应，提示激活α_2受体引起降压的机制中，还有内阿片肽（β内啡肽和强啡肽）的参与。

脑内β受体参与去甲肾上腺素的升压作用。将微量去甲肾上腺素注入动物下丘脑的后区引起血压升高，电刺激下丘脑后区可见下丘脑去甲肾上腺素释放增加，同时血压也升高，提示参与去甲肾上腺素升压作用的中枢神经系统结构可能为下丘脑的后区，并通过β受体来实现。

激活脊髓α受体使血压降低和心率减慢。大鼠脊髓蛛网膜下腔注射去甲肾上腺素或氯压啶，引起血压降低、心率减慢及腹腔神经节后交感神经放电的抑制。α_1受体拮抗剂哌唑嗪（prazosin）和α_2受体拮抗剂育亨宾可防止上述效应，而β受体拮抗剂心得安则不能，说明去甲肾上腺素通过激活脊髓中的α_1和α_2受体，使交感神经张力降低，从而使血压降低和心率减慢。应用脊髓蛛网膜下腔灌流技术，收集蛛网膜下腔注射氯压啶前后的灌流液，测定强啡肽的含量，发现注射氯压啶后脊髓释出的强啡肽比注射前增加4倍以上。强啡肽可导致降压，因而脊髓α受体激动而引起的降压作用可能有强啡肽的参与。

在对心血管功能的调节中，肾上腺素能神经元可能起着比去甲肾上腺素能神经元更为重要的作用。孤束核内微量注入去甲肾上腺素或肾上腺素，均可引起降压作用，而肾上腺素的作用大于去甲肾上腺素。从SHR的实验中还发现肾上腺素参与SHR的发病。SHR是一种患有遗传性高血压病的大鼠，是研究高血压病的良好模型。出生4～6周龄的SHR延脑孤束核附近肾上腺素的更新已明显降低，并伴有外周交感神经活动增强和血压升高，表明幼年的SHR该部位肾上腺素能神经元的功能就有缺损，以致减压反射减弱，血压升高。这种肾上腺素能神经元功能的缺损被认为是SHR遗传性高血压的病因。

关于肾上腺素受体和功能的研究都还很不成熟，因为脑内去甲肾上腺素的含量比肾上腺素大50～100倍，又缺乏特异的拮抗剂，因而肾上腺素的作用容易被去甲肾上腺素所掩盖，造成研究工作中的困难。

二、调节吗啡镇痛作用

脑内去甲肾上腺素拮抗吗啡镇痛作用。脑室注射去甲肾上腺素拮抗吗啡镇痛，用6-OHDA损毁大鼠去甲肾上腺素上行背束或腹束纤维，均可增强并延长吗啡镇痛，说明脑内去甲肾上腺素能神经元拮抗吗啡镇痛。小鼠脑室注射α受体拮抗剂酚妥拉明可加强吗啡镇痛，而β受体拮抗剂心得安则对吗啡镇痛未见明显影响。对α受体的作用作进一步分析，发现α_1受体拮抗剂酚苄明可使吗啡镇痛的ED_{50}显著降低，即增强了吗啡镇痛，而α_2受体拮抗剂对吗啡镇痛无明显影响，说明脑内去甲肾上腺素主要通过α_1受体拮抗吗啡镇痛。

脊髓内去甲肾上腺素加强吗啡镇痛。大鼠吗啡镇痛时发现：①去甲肾上腺素代谢产物normetanephrine（NM）在脊髓的背侧增加，腹侧不增加。已知脊髓背侧存在痛觉传导通路——背外侧束，脑内去甲肾上腺素下行纤维经背外侧束下行达脊髓背角。提示吗啡镇痛时去甲肾上腺素下行系统的功能极为活跃。②吗啡使脊髓 NM 增加的作用可为阿片受体拮抗剂纳洛酮（1 mg/kg）所拮抗，说明这种作用通过阿片受体而起作用。⑧高位脑干横断，该作用仍存在，而在颈 l 处横断脊髓则该作用消失，提示作用部位在脑干下部。下脑干为脊髓去甲肾上腺素能纤维发源之处，该处有 A7、A5、A2 和 A1 等核团发出下行纤维至脊髓。吗啡激活了位于下脑干的去甲肾上腺素下行系统，使去甲肾上腺素释放增加。Yaksh 等将去甲肾上腺素注入大鼠脊髓蛛网膜下腔产生镇痛作用，且呈量效关系。吗啡激活去甲肾上腺素下行系统成为吗啡镇痛中的主要环节之一。吗啡镇痛的下行抑制系统除有去甲肾上腺素参与外，尚有 5-羟色胺和内阿片肽系统的参与。

三、引起痛觉过敏

在周围神经切断和损伤时，初级感觉神经元中部分肾上腺素受体亚型的 mRNA 水平发生明显变化。在大鼠坐骨神经切断模型中，肾上腺素受体 α_{2a}、α_{1b}、α_{2d} 和 β_2 的 mRNA 水平显著上调，同时在背根神经节神经元上去甲肾上腺素显著增强 ATP 诱发的电流，因此推测这些受体的变化可能在神经损伤引起痛的产生和发展中起作用。临床上发生的“灼性神经痛”也与肾上腺素受体有关。

外周脚掌给予肾上腺素引起痛觉过敏，应用 β_2 受体拮抗剂可以明显削弱肾上腺素引起的痛觉过敏，表明外周的肾上腺素主要通过 β_2 受体致痛。肾上腺素作用于周围神经可以通过 PKA 和 PKCε 信号通路，增大河豚毒素不敏感的钠离子通道的电流，提示钠离子通道在肾上腺素外周致痛中起重要作用。肾上腺素引起痛觉过敏有性别特异性，在雄性大鼠上可导致较强的痛觉过敏。说明性激素对肾上腺素引起的痛觉过敏有调节作用。

四、参与调控体温

哺乳类动物下丘脑存在着体温调节中枢，而这个部位含有丰富的单胺类神经末梢。给猫和狗等脑室注入去甲肾上腺素或肾上腺素，可使动物体温降低 0.5～2.0℃，同时伴有外周血管舒张，其作用部位可能在下丘脑的前区和视前区，因微量去甲肾上腺素注入此区可引起体温降低，而注入其他部位则不引起体温的变化。去甲肾上腺素可能是作用于下丘脑的 α 受体而影响体温，因为如事先注入 α 受体拮抗剂，再从脑室注入去甲肾上腺素便不能引起体温的降低，反有轻度的升高；注入 β 受体拮抗剂则无效应。脑室注射去甲肾上腺素引起体温变化有明显的种属差异，与猫狗相反，给羊、兔和大鼠脑室内注入去甲肾上腺素可引起体温的升高，α 受体拮抗剂也可阻断其升温作用，可见这种升温作用也是通过 α 受体而实现的。

五、参与调控下丘脑摄食中枢

存在于下丘脑与摄食有关的结构统称为摄食中枢，下丘脑外侧区（lateral - hypothalmic area）与动物饥饿和摄食有关。破坏下丘脑外侧区，动物拒食、消瘦甚至饥饿而死。相反，下丘脑腹内侧核（ventromedial nucleus of hypothalamus）与动物饱食而停止摄食有关，损毁下丘脑腹内侧核，动物不停地摄食不知饱足。因此有人称下丘脑外侧区为“饿中枢”，下丘脑腹内侧核为“饱中枢”，两者在功能上相互拮抗，调节着动物的摄食活动。

60 年代初，在动物实验中通过埋藏瘘管将去甲肾上腺素晶粒（1～5 μg）置于下丘脑外侧区附近，经 5～8 min 的潜伏期，动物开始摄食，作用维持 20～40 min。肾上腺素也有增加摄食的作用，但不如去甲肾上腺素明显。放置异丙基肾上腺素使动物摄食减少。目前多数研究认为下丘脑外侧区放置去甲肾上腺素增加动物摄食的作用是通过 α 受体起作用，因为从瘘管中预先放置 α 受体拮抗剂酚妥拉明或酚苄明，均可对抗去甲肾上腺素的作用，β 受体拮抗剂心得安则无效。但有些研究认为在下丘脑外侧区附近放置去甲肾上腺素引起的摄食增加，并不是由于去甲肾上腺素直接激活了下丘脑外侧区的 α 受体，而是作用于下丘脑腹内侧核的 α 受体，抑制了下丘脑腹内侧核功能活动的结果。放置异丙基肾上腺素抑制摄食则是作用于下丘脑外侧区的 β 受体，抑制了下丘脑外侧区活动的结果。

六、参与维持醒觉状态

在动物实验中，注入苯丙胺加强中枢神经系

统的儿茶酚胺活动时可观察到一般活动、激醒和防御反射加强等行为表现，而用药物阻断去甲肾上腺素的作用时，则往往观察到动物一般活动减少，提示儿茶酚胺的中枢作用以兴奋为主。儿茶酚胺类的兴奋作用表现在脑电和行为两个方面。从去甲肾上腺素脑内通路可知，上行背束分布到广大皮质区域与海马，电刺激上行背束引起脑电低幅快波，损毁此束则慢波睡眠增加。在酚苄明和酚妥拉明等 α 受体拮抗剂的作用下，脑电也出现高幅慢波。这些事实提示去甲肾上腺素上行背束与紧张性激醒作用有关，即有助于中枢神经系统维持觉醒状态。但损毁此束后给予较强的感觉刺激仍能引起脑电激醒，后者称为位相激醒，似与去甲肾上腺素无关。

七、参与神经保护作用

大脑缺血时脑内交感的激活和过量的儿茶酚胺会加重对神经系统的损害，因此抑制儿茶酚胺的释放可以减轻缺血引起的损伤。肾上腺素 α_2 受体是突触前的儿茶酚胺自身受体，它的激活可以抑制突触前儿茶酚胺的释放。在不完全性大脑缺血模型，给予大鼠 α_2受体的激动剂可乐宁，通过降低缺血引起的血中儿茶酚胺量，改善神经损伤。实验表明，缺血前给予 α_2受体的选择性激动剂右美托咪啶具有显著的神经保护作用，并且呈现剂量依赖性，该作用可以被选择性的 α_2受体拮抗剂所阻断，尾状核和海马的病理检测也提供了充分的证据。右美托咪啶对缺血引起的神经保护作用是通过直接作用于神经元引起的，而不是间接的作用，因为产生神经保护作用的右美托咪啶剂量不引起平均动脉压、心率和体温的变化。α_2受体右美托咪啶的神经保护作用比谷氨酸受体拮抗剂的功效更强。

参考文献

综述

1. Eisenhofer G. The role of neuronal and extraneuronal plasma membrane transporters in the inactivation of peripheral catecholamines. Pharmacology & Therapeutics，2001，91：35-62
2. Grase AA，Gerfen CR，Aston-Jones G. Catecholamines in the central nervous system. Adv Pharmacol，1998，42：655-670
3. Hein L. Adrenoceptors and signal transduction in neurons. Cell Tissue Res，2006，326：541-551
4. Kalsner S. Autoreceptors do not regulate routinely neurotransmitter release：focus on adrenergic systems. J Neurochem，2001，78：676-684
5. Kitayama S，Sogawa C. Regulated expression and function of the somatodendritic catecholamine neurotransmitter transporters. J Pharmacol Sci，2005，99：121-127
6. Kuhar MJ，Couceyro PR，Lambert PD. Catecholamine. In：Siegel GJ eds. Basic Neurochemistry. Sixth ed.，Philadelphia：1999：244-261
7. Johnson M. Molecular mechanisms of beta（2）-adrenergic receptor function，response，and regulation. J Allergy Clin Immunol，2006，117：18-24
8. Perl ER. Causalgia，pathological pain，and adrenergic receptors. Proc Natl Acad Sci USA，1999，96：7664-7667
9. Sandilands AJ，OShaughnessy KM. The functional significance of genetic variation within the beta-adrenoceptor. Br J Clin Pharmacol，2005，60：235-243
10. Starke K. Presynaptic autoreceptors in the third decade：focus on alpha$_2$-adrenoceptors. J Neurochem，2001，78：685-693

原始文献

1. Aley KO，Martin A，McMahon T，et al. Nociceptor sensitization by extracellular signal-regulated kinases. J Neurosci，2001，21：6933-6939
2. Dina OA，Aley KO，Isenberg W，et al. Sex hormones regulate the contribution of PKCε and PKA signalling in inflammatory pain in the rat. Eur J Neurosci，2001，13：2227-2233
3. Grujic D，Susulic VS，Harper ME，et al. β_3-Adrenergic receptors on white and brown adipocytes mediate β_3-selective agonist-induced effects on energy expenditure，insulin secretion，and food intake. A study using transgenic and gene knockout mice. J Biol Chem，1997，272：17686-17693
4. Iwai C，Akita H，Shiga N，et al. Suppressive effect of the Gly389 allele of the β-1 AR gene on the occurrence of ventricular tachycardia in dilated cardiomyopathy. Circulation J，2002，66：723-728
5. Khasar SG，Dina OA，Green PG，et al. Estrogen regulates adrenal medullary function producing sexual dimorphism in nociceptive threshold and β_2-adrenergic recep-

tor-mediated hyperalgesia in the rat. Eur J Neurosci, 2005, 21: 3379-3386

6. Khasar SG, McCarter G, Levine JD. Epinephrine produces a β-adrenergic receptor-mediated mechanical hyperalgesia and in vitro sensitization of nociceptor-like neurons in the rat. J Neurophysiol, 1999, 81: 1104-1112
7. Khasar SG, Lin YH, Martin A, et al. A novel nociceptor signaling pathway revealed in protein kinase Cε mutant mice. Neuron, 1999, 24: 253-260
8. Link RE, Stevens MS, Kulatunga M, et al. Targeted inactivation of the gene encoding the mouse $\alpha_{(2C)}$-adrenoceptor homol. Mol Pharmacol, 1995, 48: 48-55
9. Ma D, Hossain M, Rajakumaraswamy N, et al. Dexmedetomidine produces its neuroprotective effect via the α_{2A}-adrenoceptor subtype. Eur J Pharmacol, 2004, 502: 87-97
10. Mantzoros CS, Qu D, Frederich RC, et al. Activation of $\beta_{(3)}$ adrenergic receptors suppresses leptin expression and mediates a leptin-independent inhibition of food intake in mice. Diabetes, 1996, 45: 909-914
11. Rasmussen SGF, Choi HJ, Rosenbaum DM, et al. Crystal structure of the human β_2 adrenergic G-protein-coupled receptor. Nature, 2007, 450: 383-387
12. Rohrer DK, Desai KH, Jasper JR, et al. Targeted disruption of the mouse β_1-adrenergic receptor gene: Developmental and cardiovascular effects. Proc Natl Acad Sci USA, 1996, 93: 7375-7380
13. Small KM, Wagoner LE, Levin AM, et al. Synergistic polymorphisms of the α_1 and α_{2c} adrenergic receptors and the risk of heart failure. N Engl J Med, 2002, 347: 1135-1142
14. Takahashi N, Miner LL, Sora I, et al. VMAT2 knockout mice: Heterozygotes display reduced amphetamine-conditioned reward, enhanced amphetamine locomotion, and enhanced MPTP toxicity. Proc Natl Acad Sci USA, 1997, 94: 9938-9943
15. Sanders JD, Happe HK, Bylund DB, et al. Development of the norepinephrine transporter in the rat CNS. Neuroscience, 2005, 130: 107-117
16. Szot P, Weinshenker D, White SS, et al. Norepinephrine-deficient mice have increased susceptibility to seizure-inducing stimuli. J Neurosci, 1999, 19: 10985-10992
17. Thomas SA, Palmiter RD. Disruption of the dopamine beta-hydroxylase gene in mice suggests roles for norepinephrine in motor function, learning and memory. Behav Neurosci, 1997, 111: 579-589
18. Zhou QY, Quaife CJ, Palmiter RD. Targeted disruption of the tyrosine hydroxylase gene reveals that catecholamines are required for mouse fetal development. Nature, 1995, 374: 640-643

第二十章 多 巴 胺

金国章

第一节 DA的生命史 …… 363
一、DA的代谢产物 …… 363
二、DA转运体和囊泡转运体 …… 363
第二节 DA的神经通路 …… 364
第三节 脑内DA受体亚型的特征 …… 364
一、D_1和D_2受体与选择性配体的作用关系 …… 365
二、DA受体亚型的信号转导系统 …… 366
第四节 DA受体的分子结构 …… 368
一、分子克隆的D_2样受体 …… 368
二、分子克隆的D_1样受体 …… 370
三、DA的受体结合小囊 …… 371
第五节 DA受体亚型的功能 …… 372
一、DA受体亚型的分布 …… 372
二、D_1和D_2受体功能表现的异同性和协同作用 … 373
第六节 DA自身受体对DA神经元的反馈调控作用 …… 374
一、胞体DA自身受体对神经元放电活动的调节作用 …… 374
二、突触前DA自身受体的负反馈调节作用 …… 375
第七节 多巴胺转运体的重要作用 …… 376
一、DAT是可卡因和苯丙胺的作用靶部位 …… 376
二、DAT调节DA受体的反馈调控作用 …… 377
三、DAT阻滞剂能抑制DA神经元摄取毒物MPTP …… 377
四、DAT阻滞剂的临床应用 …… 377
第八节 脑内DA神经系统的重要生理功能 …… 378
一、SNC-纹状体DA系统调节锥体外系运动功能与帕金森症的关系 …… 378
二、VTA-大脑皮质-边缘叶DA系统与精神分裂症的关系 …… 379
三、D_3受体异常表达与PD和精神分裂症的关系 …… 379
第九节 展望 …… 380

多巴胺（dopamine，DA）是当前研究得最有成效的脑内神经递质之一。追溯人们对DA的研究，始自1958年瑞典药理学家Carlsson首先报道纹状体内DA含量占全脑的70%，提出DA可能是脑内独立存在的神经递质。后有奥地利临床学家Hornykiewicz（1960，1962）发现帕金森症（Parkinson disease，PD）的病因与DA相关。继之，成功地应用L-DOPA替代治疗PD。这些创造性成就赋予人们极大的鼓励和启迪。20世纪60年代又发现安定剂（neuroleptics）与阻滞DA受体功能相联系，可治疗精神分裂症（schizophrenia），它的DA学说为揭开人类思维活动的奥秘相联系。近年来，又发现阿片类毒品的成瘾性亦与脑内DA神经系统有密切关系，也涉及人类的精神活动。这些事实表明人类生命所依赖的躯体运动和思维活动都与DA功能紧紧地联系在一起，充分表明DA的重要性。脑内DA神经通路的确定（Dahlstrorn，Fuxe，1964）、放射配体结合试验和自显影技术证明脑内DA受体的存在，均为脑内DA神经系统的形态结构提供依据。近年来，分子生物学技术成功地阐明DA受体和DA转运体微观的化学结构，为探索DA作用规律性创造了更好的实验条件。本章将介绍DA的生命史、脑内DA通径、DA受体的生化特性、药理作用、生理功能等内容。

第一节 DA的生命史

脑内DA在NA神经元中是生物合成的前体，在DA神经元中是有独立作用的神经递质。DA生物合成的酶系和药理调节作用与NA相似（见第19章），酪氨酸羟化酶（TH）是生物合成的限速酶，DOPA的积累含量是反馈调控DA生物合成的重要标志。在DA生命史中，与NA相似的内容本章从略，仅对不相同之处加以阐述。

一、DA的代谢产物

DA在神经元中被MAO氧化为双羟苯乙酸（dihydroxyphenylacetic acid，DOPAC），转运到神经元膜外，被COMT转化为高香草酸（homovanillic acid，HVA）；DA被神经冲动释放到突触间隙，先被COMT代谢，成为3-甲氧基酪氨酸（3-methoxy-tryramine，3-MT），后被MAO氧化脱胺，最终成为HVA（图20-1）。DOPAC是反映神经元内DA的代谢，应用伏安法（voltammery）或高效液相-电化学（HPLC-ECD）检测法易于测量，而3-MT是被释放的DA代谢产物，不易测量；最终产物HVA易从脑组织、CSF或血浆中测量。

二、DA转运体和囊泡转运体

DA神经元膜上有DA转运体（DAT），在囊泡膜上有囊泡单胺转运体（vesicular monoamine transporter，VMAT），两者均含有12个跨膜区的分子结构。DA囊泡转运体属于依赖H^+的转运体家族，把胞浆中的DA摄入囊泡贮存起来。DAT是属于依赖Na^+和Cl^-相偶联的转运体家族（详见图20-9），DAT的功能是重摄取被释放到突触间隙的DA，主要回收DA进入胞浆终止它的生理效应。

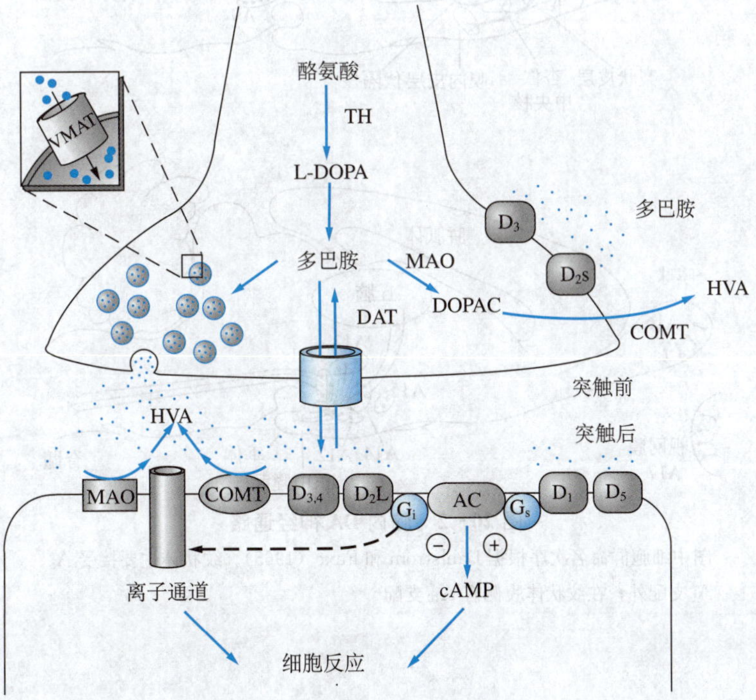

图20-1 DA的生命史和信号转导的示意图

D_2L在突触后膜上，D_2S在突触前膜，DAT在突触前膜，VMAT在囊泡膜上

第二节 DA 的神经通路

脑内 DA 神经元主要集中在中脑的黑质致密区（substantia nigra zona compacta，SNC，A9）、中脑腹侧被盖区（ventral tegmental area，VTA，A10）、下丘脑及其脑室周围。根据其神经纤维支配脑区情况，把脑内 DA 神经元分为 4 类：长轴上行性神经元（A8～A10）支配纹状体、边缘叶皮质、大脑皮质等脑区，长轴下行性神经元（A11）支配脊髓，下丘脑和视前区短轴神经元（A11～A15）支配第 3 脑室周围和下丘脑垂体等组织，以及超短轴神经元（A16～A17）在嗅球和视网膜等部位（表 20-1，图 20-2）。这些通径首先从大鼠脑内发现，以后的研究工作证实人类的脑内 DA 神经系统也相似。近年来，又证实 VTA 在人类大脑皮质的分配区域比大鼠要广，扩展到顶叶、颞叶等脑区（图 20-2）。为人类复杂的神经活动提供更多的依据。

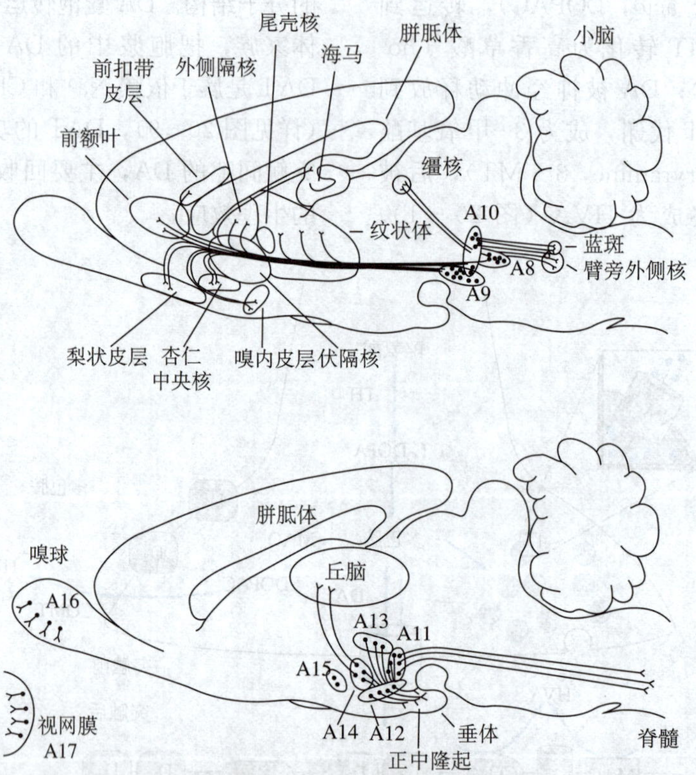

图 20-2 脑内 DA 神经通路

图中细胞群命名次序根据 Dahlström 和 Fuxe（1965）。纹状体主要接受 A_8、A_9 支配外，在纹状体腹侧有 A_{10} 支配

第三节 脑内 DA 受体亚型的特征

应用生理功能、电生理反应、药理作用，以及放射自显影技术，证实 DA 受体存在于 DA 神经元的胞体-树突或末梢上、突触后非 DA 神经元上、以及与 DA 神经元无突触联系的非 DA 神经

元上。确定DA受体有D_1和D_2两种亚型的关键性指标有：对腺苷酸环化酶（adenylate cyclase，AC）活力和G蛋白的不同影响，对信号转导过程中表现出不同的生理功能和生化效应，以及它们与选择性配体（激动剂和拮抗剂）的作用关系（表20-2）。

一、D_1和D_2受体与选择性配体的作用关系

脑内DA受体对配体的亲和力（affinity）是不匀一的，呈多态性。受体的激动剂与DA受体结合后易于解离，而拮抗剂与其结合后较稳定。所以，在受体结合试验中，要求选择性高、亲和力强的拮抗剂为放射配体，进行竞争抑制试验。D_2选择性拮抗剂有丁酰苯类（butyrophenones）的螺哌酮（spiperone）、有替代基的苯甲酰胺（substituted benzamides）类的左旋舒必利[(-)-sulpiride]。舒必利作用更专一，但亲和力强度不及螺哌酮。D_1受体的专一性配体直到1984年才发现，苯氮杂类（benzazepines）对D_1受体有很强的亲和力，SKF-38393是高选择性的激动剂，SCH-23390是高选择性拮抗剂（表20-2）。

DA受体激动剂和拮抗剂与受体结合的作用机制显然不同。拮抗剂只有一个结合位点，而激动剂常有两个结合位点，称为高亲和（K_H）和低亲和（K_L）结合位点。DA是D_1/D_2混合型内源性激动剂，分别作用于D_1或D_2的K_H和K_L，外源性激动剂R(-)-去水吗啡（apomorphine，APO），和R(-)-N-丙基去水吗啡（N-apomorphine，NPA）对D_1和D_2亦有同样的作用，而NPA的作用比APO强50倍。D_1选择性激动剂SKF-38393，D_2的选择性激动剂（+）-ADTN，LY-171555（quinpirole）和（±）LY-141865都有两个结合位点。

应用K_H/K_L的比值可以预测激动剂的内在活性（intrinsic activity）。DA和NPA对D_1和D_2的K_H/K_L比值都很大，是全激动剂（full agonist），而APO对D_2的K_H/K_L比值较小，可能是部分激动剂（partial agonist）。然而，APO作用于D_2受体，抑制催乳素（prolactin，PRL）和促黑激素（MSH）的分泌，是全激动剂的作用特性。在结合试验时，激动剂双位点的竞争结合曲线的斜坡较平坦些，Hn<1，可用计算机拟合程序绘出图形，能算出它们的K_H和K_L及参数值。

表20-1 哺乳动物脑内DA神经通径

系统	神经核部位	末梢分布
1. 黑质-纹状体	黑质致密区（A9），黑质后区（A8）	尾核、壳核、苍白球
2. 中脑-边缘叶	中脑腹侧被盖后区（A10）	内嗅脑、嗅球、嗅结节、膈区、伏膈核、杏仁核
3. 中脑-大脑皮质	A10、A9	额叶、扣带回、梨区皮质、顶叶、颞叶
4. 中脑-丘脑	A10	缰核
5. 间脑-脊髓	室周核（A11）	脊髓
6. 中脑-脑桥	A9，A10	蓝斑
7. 下丘脑-垂体	弓状核（A12）	正中隆起腹中部、垂体中间叶、前叶
8. 下丘脑内	下丘后部室周核（A11～A15）	下丘脑背部、下部和后部
9. 延脑室周	迷走神经运动背核，孤束核导水管和脑室周围灰质	丘脑，下丘脑Ⅳ脑室周围灰质导水管周围灰质
10. 嗅球	僧帽细胞周围（A16）	僧帽（mital）细胞
11. 视网膜	视网膜网间细胞（A17）	视网膜内、外网状细胞层

表 20-2 DA 受体亚型的特性

D_1（外周为 DA-1）	D_2（外周为 DA-2）
1. 受体与 AC 的作用由 G_s 介导，激动剂对受体（R）亲和力依赖于 R 与 G_s 的结合程度，由 GTP 和二价阳离子所调节	1. 受体与 AC 的作用由 G_i 介导，激动剂的亲和力依赖于 R 与 G_i 的结合程度，由 GTP 和单价阴离子所调节
2. R_H 代表 D_1 受体与 G_s 结合，由 Ca^{2+} 或 Mg^{2+} 所促进。GTP 促使 D_1 与 G_s 解离	2. R_H 代表 D_2 受体与 G_i 结合，GTP 和 Na^+ 使 D_2 与 G_i 解离
3. 激动剂对 R_L 亲和力与激动剂产生 cAMP 的强度相符合	3. 激动剂对 R_H 亲和力与抑制 AC 活力和垂体释放 PRL 有很好的相关性，R_L 与增加纹状体 ACh 水平或降低 AC 活力有很好的相关性
4. 激动剂使 cAMP 增加，DARPP-32 蛋白磷酸化	4. 激动剂使 cAMP 形成减少
5. 选择性激动剂 SKF38393	5. 选择性激动剂 LY17155（quinpirole）
6. 选择性拮抗剂 SCH 23390	6. 选择性拮抗剂 spiperone，sulpiride
7. 激动剂引起啮齿动物理毛行为和定型活动；拮抗剂引起木僵症，并阻滞 D_2 激动剂的行为反应，设想 D_1 和 D_2 有功能上交互作用	7. 激动剂增加运动活动和定型活动，拮抗剂产生木僵症。D_1 和 D_2 拮抗剂为安定剂，并伴有肌肉强直
8. 舞蹈症病人 D_1 密度减少，帕金森症者 D_1 密度增加，精神分裂症病人 D_1 减少与 AC 酶活力变化相联系	8. 精神分裂症病人 D_2 密度增加，PD 病人治疗后也增加 D_2，舞蹈症病人纹状体 D_2 减少

应用 GTP 或 GPP（NH）P（不水解的 GTP 同类物）后，使两位点结合曲线转化为陡峭的单位点结合曲线，竞争抑制曲线右移，亲和力降低，K_i值明显增大。GTP 改变 DA 激动剂的结合曲线，实际上促使 AC 参与作用，形成所谓激动剂（A）-DA 受体（R）-G 蛋白（G）（ARG）三位一体的复合作用模型。激动剂对 RG 的亲和力大于对游离 R 的亲和力，而阻滞剂对 RG 或 R 的亲和力是一样的。DA 激动剂和拮抗剂能识别受体的结合部位（R），形成配体-受体复合物，但只有激动剂（A）才能促进 R 和 G_s或 G_i相结合，形成 A-R-G_s或 A-R-G_i。这代表激动剂的高亲和状态（K_H）。加入 GTP 后，促进 R 和 G_s或 G_i的解离，这代表激动剂的低亲和状态（K_L）。这就是应用体外受体结合法预测激动剂或拮抗剂的原理。然而，D_2激动剂溴隐停（bromocriptine）是一个例外，它的竞争抑制曲线很陡峭，Hn 近于 1，没有 K_H和 K_L两结合位点。它本身可能产生某种模式，形成一个位点的竞争结合。

二、DA 受体亚型的信号转导系统

Kebabian 等人证实 DA 能激活腺苷酸环化酶（AC）酶活力，使 cAMP 的含量增加。近年来，分子生物学的研究证明 DA 受体有 D_1、D_2、D_3、D_4和 D_5五种亚型，均属于 G 蛋白偶联受体（GPCR）。根据它们与 G 蛋白的偶联和信号转导特性分为 D_1样 DA 受体（D_1和 D_5）和 D_2样受体（D_2、D_3和 D_4）两大类（图 20-1）。当 DA 激活 D_1受体亚型（简称 D_1），由兴奋性 G 蛋白（G_s）介导，增强 AC 酶活力。反之，当 D_2受体亚型（简称 D_2）激活后，由抑制性 G 蛋白（G_i）介导，抑制 AC 酶活力。G_s和 G_i蛋白本身是 GTP 酶，霍乱毒素（cholera toxin，CT）能激活 G_s作用，增加 cAMP 水平；而百日咳毒素（pertussis toxin，PT）阻滞 G_i的激活作用。毛喉萜（forskolin）是 AC 酶活力的激活剂。

1. D_1样受体的信号传导途径

D_1样受体通过 G 蛋白的 α_s亚基（$G\alpha_s$）激活 AC。在纹状体的 α_s表达非常低，而 D_1受体的表达量高。后来发现，伏隔核和嗅结节的 D_1受体通过 $G\alpha_{olf}$来激活 AC。$G\alpha_s$与 $G\alpha_{olf}$的氨基酸同源性达 88%，两者有相同的功能。如将这些脑区 $G\alpha_{olf}$基因剔除后，激活 D_1受体的后续功能则缺失，不能增加纹状体及伏隔核的 *c-fos* 表达，此外，D_1受体也能与 $G\alpha_o$和 $G\alpha_q$相结合，而 D_5受体能与 $G\alpha_z$结合。

G 蛋白的 βγ 两个亚基也参与 D_1样受体的 AC 活化作用。剔除 G 蛋白 γ_7亚基后，D_1受体对 AC 的活化作用被明显抑制，而 D_5受体功能不受影响；γ_7亚基的表达被抑制后导致脑内 G 蛋白 β_1亚基表达量也减少。这提示，D_1受体活化 AC 过程

中起作用的是 $\alpha_S\beta_1\gamma_7$ 三聚体。D_1受体信号转导途径有 3 条（图 20-3）。

（1）由 $G\alpha_s$ 介导 D_1受体的 PKA 途径。激活 D_1样受体使 $G\alpha_s$或 $G\alpha_{olf}$活化 AC_5，胞内 cAMP 含量上升，催化 PKA 磷酸化某些底物，如 DARPP-32、离子通道和 CREB。DARPP-32 有双重功能，当它的 Thr34 被磷酸化后，抑制蛋白磷酸酶 1（protein phosphatase 1，PP1）的去磷酸化作用，增强 PKA 的效应；这就是 D_1样受体激活 PKA ⟶DARPP-32 磷酸化⟶抑制 PP1 的去磷酸化作用，修饰许多电压门控和配基门控的离子通道，达到减弱或增强离子通道的作用。激活 D_1样受体⟶引起 PKA 依赖的 CREB 的活化⟶激活核内基因的表达。另一方面当 DARPP-32 的 Thr75 被 CDK_5磷酸化后，可抑制 PKA 的效应。这抑制作用又为 PKA 激活的蛋白磷酸酶 2A（PP2A）所对抗。这种平衡作用是 DA 信号传导中的一种反馈机制。CREB 的活化同时可由 Ca^{2+}调控，提示 DA 与 NMDA 受体之间的联系。CREB 调控的基因表达对突触可塑性过程起了重要作用。

（2）$G\alpha_q$介导 D_1受体的 PLC 途径。这是一条不依赖 cAMP，而依赖磷脂酶 C（phospholipase C，PCL_β）信号转导途径。激活 D_1受体，与 $G\alpha_q$亚基偶联，使 PLC_β活化，水解磷酯酰肌二磷酸（PIP_2）成为肌醇三磷酸（inositol triphosphate，IP_3）和二酰甘油 diacylglycerol，DG）。IP_3作用于亚细胞器 Ca^{2+}通道，释放 Ca^{2+}。DG 可以激活 PKC，活化 CDK5，CaMKⅡ（DKⅡ）和 CREB。这种 PI-偶联的 D_1受体激动剂 SKF83959 可能对学习记忆有关的突触可塑性起重要作用。新近又发现 PI-偶联的 D_1受体对纹状体调控的运动行为有作用，提示这条 D_1⟶PLC_β⟶IP_3的通路可以作为抗帕金森症（PD）研究中的一个新靶点。

（3）丝裂原活化蛋白激酶（MAPK）途径。D_1样受体介导的 MAPK 通路有两条。一是 PKA 磷酸化激活 p38MAPK 和 c-Jun N-terminal kinase（JNK）；D_1激动剂 SKF38393 可以诱导 p38MAPK 和 JNK 的活化，而 PKA 抑制剂 H-89 能抑制 p38MAPK 和 JNK 的活化，PKC 的抑制剂 calphostin C 则没有这种作用，这条途径与学习相关。另一条是依赖 cAMP 活化 Epac（cyclic AMP-activated guanine nucleotide-exchange factor，cAMPGEF/Epac），激活 Rap GTPase，使 ERK（extracellular signal-regulated protein kinase，P42MAPK/P44MAPK）活化，继而诱导各种即早基因的表达，MEK（MAP kinase kinase）抑制剂可以阻止这种表达。这条途径可能是 DA 对诱导基因表达的关键性调控作用。

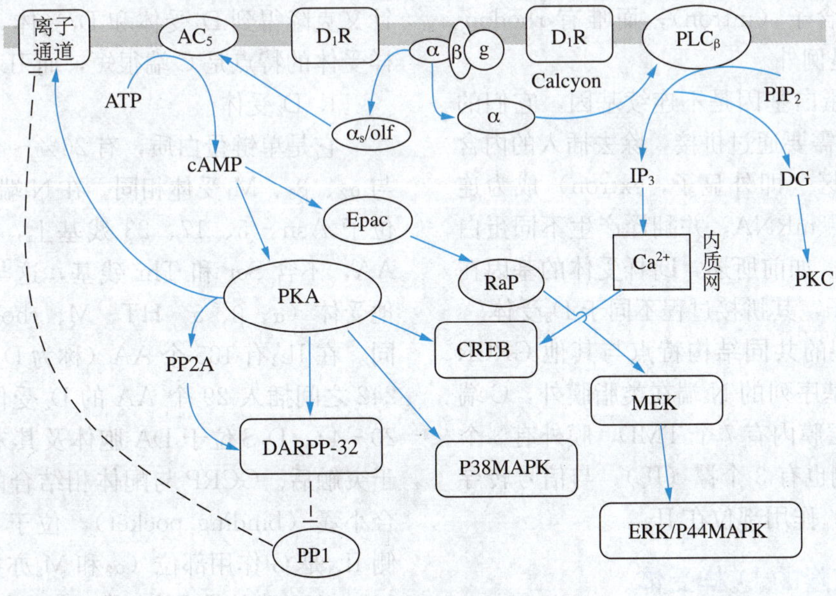

图 20-3 D_1受体的信号通路

实线表示兴奋，虚线表示抑制

2. D_2样受体信号转导途径

D_2样受体的信号转导是由PT（pertussis toxin-sensitive）敏感的$G\alpha_{i/o}$（包括$G\alpha_{i2}$、$G\alpha_{i3}$和$G\alpha_o$）亚基介导。同时D_2样受体也能与PT不敏感的$G\alpha_z$亚基偶联。这两者的作用都是抑制cAMP的合成。D_3受体有其自身的特殊性，与$G\alpha_{i/o}$可结合，与$G\alpha_z$亚基的结合很弱，但能与$G\alpha_{q/11}$亚基进行信号传导。$G\beta\gamma$亚基在D_2受体的传导中也有其独立的作用。

D_2受体激活后，由$G\alpha_{i/o}$抑制AC_5，随之AC活性下降、cAMP水平、PKA活性下降，DARPP-32和CREB等底物的活性也降低。此种作用与D_1受体G_s的增强作用刚相反。D_3受体对这条途径的作用不清楚。

D_2样受体被激活，使G蛋白的$G\alpha_{i/o}$与$\beta\gamma$分离，$G\beta\gamma$两亚基也有调控其信号转导的功能，共有4种方式：激活AC_2和AC_4的催化作用（但D_3受体没有此作用）；激活PLC_β，促进IP_3释放内质网的Ca^{2+}，作用于CREB；调控细胞膜上K^+、Ca^{2+}通道；值得重视的是，$G\beta\gamma$能激活MAPK通路，由两个同工酶ERK和SAPK/JNK（Stress-activated protein kinase/Jun amino-terminal kinase）参与作用。MAPK被激活后可以刺激核内DNA合成及细胞的增殖、分化和生存等。D_3、D_4受体可以激活ERK，由此兴奋细胞核，产生细胞增殖效应。采用［^{3}H］Thymidine incorporation的细胞增殖试验，可判断D_3受体药物是激动剂还是阻滞剂。

第四节　DA受体的分子结构

DA受体是属于G蛋白偶联受体（GPCR）的超基因家族成员。在GPCR中有rhodopsin，β_2-AR两种受体基因研究得较为清楚。它们都有7个有保守性结构的跨膜区（TMD）。利用共享的氨基酸序列重组技术，已克隆得到5种DA受体亚型，D_1、D_5称为D_1样受体，D_2、D_3、D_4称为D_2样受体（表20-3）。在GPCR家族中，受体的基因编码区无内含子（intron），而唯有rhodopsin和D_2样受体是例外。

D_2样受体的蛋白基因是不连续基因，它们的原始转录mRNA需要通过拼接，除去插入的内含子序列，使编码区（即外显子，extron）成为连续序列，形成成熟mRNA，并翻译产生不同蛋白质，即D_2样受体。如前所述，D_1样受体的基因在编码区没有内含子，其拼接过程不同于D_2受体。

DA受体亚型的共同结构特点与其他GRCR一样：氨基酸残基序列的N端在类脂膜外，C端在膜内侧，在双层膜内有7个TMD，膜外有3个襻（EL），膜内侧也有3个襻（IL）；与信号转导有关G蛋白偶联，作用部位在IL_3。

一、分子克隆的D_2样受体

D_2受体是第一个被克隆得到的DA受体。1988年，Bunzow等以仓鼠β_2受体基因为探针，筛选大鼠的基因组文库，得到一个不完整片段，再以此片断作为标记探针，从大鼠的cDNA文库中获得一个全长的克隆受体。核苷酸序列分析表明，它所编码的蛋白由415个氨基酸组成，是GPCR家族的成员，能与D_2受体的配体相结合；它的mRNA组织分布与已知的D_2受体分布相吻合，表明是D_2受体。其后，用D_2的cDNA为探针又克隆得到D_3受体和D_4受体（表20-3）。D_2样受体的特点是C端很短，而IL_3很大。

1. D_2受体

它是单链蛋白质，有26%～48%氨基酸顺序与α_2、β_2、M_1受体相同。在N端有3个糖蛋白链位于Asn-5、17、23残基上，C端只有14个AA，不含Ser和Thr残基，这与GPCR家族其他受体（α、β、5-HT、M、rhodopsin等）不相同。在IL_3有135个AA（称为D_2S）；在其241～242之间插入29个AA的D_2受体称为D_2L（图20-4）。D_2S位于DA胞体及其末梢，而D_2L位于突触后。GCRP与配体相结合的受点被称为结合小囊（binding pocket），位于TMD内。膜内侧IL_3是G_i作用部位（α_2和M_2亦如此），其中Ser 228～229残基是PKA磷酸化部位。

2. D_3受体

它的基因前体与D_2相同，特性与D_2很相似，

AA 顺序有 45%与 D_2 相同，在 TMD 部分有 70%～80%是相同的，对配体 DA 识别部位亦相同，膜内侧 IL_3 肽链很大，C 端肽链很短。D_3 受体分布在突触前和胞体上。

3. D_4 受体

从人的神经瘤杂交细胞（SK－N－MC）中获得克隆 D_4 受体，与 D_2 受体同源性达 60%。它的特点在 IL_3 的 AA 数目变化较大（166～186 个），有 16 个 AA 序列（PAPGLPPDPCGSNCAP）重复出现 7 次。D_4 受体只分布于少数脑区（例如海马、基底节、大脑皮质），含量又较低，在丘脑和下丘脑 A_{11}～A_{14} DA 神经元支配的脑区也有。在心血管系统中的 D_4 mRNA 比中脑多 20 倍，尤以左心室和血管平滑肌上很丰富。

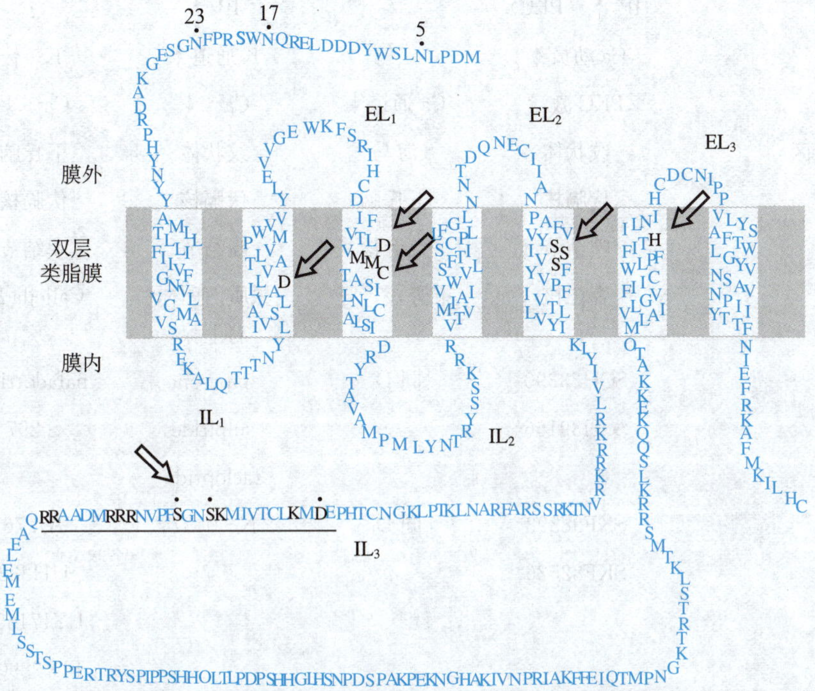

图 20－4 D_2L 受体的分子结构示意图

双层类脂膜内有 TMD－1～7，TMD－3 中的 Met－116，117，Cys－118 和 TMD－6 的 His－394 为 D_2 类受体的保守 AA 序列；TMD－2 的 Asp－80 与感受胞内环境如 Na^+，pH 等有关；TMD－3 的 Asp－114 与 DA 的 $-NH_2$ 成离子对结合；TMD－5 的 Ser－193，197 与配基结合的位点，Ser－194 突变后会影响受体对 AC 的抑制作用；在胞内 IL_3 环的下划线区域是 D_{2L} 比 D_{2S} 多出的 29 个 AA，其中的 Asp－249，Ser－259，262（有·标志）与 G 蛋白的结合中有重要作用

表 20－3 克隆的 DA 受体亚型的特性

	D_1	D_5	D_2S/D_2L	D_3	D_4
别名	D_1A	D_{1B}	D_2A－S/D_2A－L	D_2B	D_2C
AA 数目					
人	446	477	414/443	400	387
大鼠	446	475	415/444	446	385
TMD 中 AA 相同顺序（%）		95%		80%	
与 D_2 相比基因同源性	40%	47%	100%/100%	45%	60%
内含子数	无	无	5/6	5（鼠）	4

续表

	D_1	D_5	D_2S/D_2L	D_3	D_4
外显子数	1	1	6/7	6（鼠）	5
位于人染色体	5q35 - 1	4p15.1 - 16.1	11q22 - 23	3p13.3	11p
信号转导					
GTP 参与	有	有	有	无	有（?）
AC 酶活力	cAMP↑	cAMP↑	cAMP↓	无	?
其他	IP_3↑（PLC）	/	IP_3↑	?	?
	Ca 动员↑	/	K 通道↑	K^+↑	?
	PKC 激活	Ca 通道↓	Ca^{2+}↓	Ca^{2+}↓	
mRNA 分布高含量区	纹状体	海马	纹状体	下丘脑	额叶
	伏膈核	下丘脑	伏膈核	伏膈核	中脑-延脑
	嗅结节	束旁核	嗅结节	嗅结节	杏仁核
选择性脑区	杏仁核	束旁核，肾	黑质，垂体，肾上腺	Callejla 岛	边缘叶，心脏
选择性阻滞剂	SCH23390	同 D_1	spiperone	nafadotride	
	SCH39166		sulpiride	S 297	氯氮平
			raclopride		
选择性激动剂	SKF38393	同 D_1	N - 0437	AJ.76	
	SKF82526			UH232	
				LY171555	
				PD_1 28907	

二、分子克隆的 D_1 样受体

1990 年，4 个实验室同时报道了 D_1 受体的同源克隆，通常认为蛋氨酸（methionine）是 D_1 受体 mRNA 翻译的起始位点。人的 D_1 受体基因上有 2 个蛋氨酸，大鼠 D_1 受体基因上有 3 个蛋氨酸。把人 D_1 受体基因上的第一个蛋氨酸和大鼠 D_1 受体基因上的第二个蛋氨酸作为翻译起始位点，获得 D_1 受体克隆成功，全长为 446 个氨基酸。

此后，有三个实验室利用人的 D_1 受体或 5 - HT_{1A} 受体的 cDNA 片断作为探针，筛选人的基因库，所得到的克隆能编码 477 个氨基酸的蛋白，称为 D_5 受体。另外两个实验室得到克隆编码 475 氨基酸的蛋白质，称为 D_{1B} 受体。实际上，D_{1B} 和 D_5 的序列同源性有 85%，而在 TMD 的同源性则高达 95%，表明 D_{1B} 是 D_5 的种族同系物。

三个实验室同时报道（*Nature* 1990，347：72（83）相似的 D_1 分子结构结果，共计 446 个 AA，其中 40%～43% AA 顺序与 D_2 相同，在 TMD - 2 和 3，几乎有 57% AA 顺序与 D_2 相同。D_1 的 N 端有 2 个糖蛋白链，位于 Asp 5 和 Asp 175 残基，后者位于膜外 EL_2 上（图 20 - 5）。D_1 的 IL_3 肽链短，C 端肽链长（图 20 - 5），这刚好与 D_2 相反。与 G_s 偶联区在 IL_3 的 AA 216～228 片段（RIYRIAQKQIRRI），依赖 cAMP 的 PKA 的磷酸化部位为 AA 133～136 和 AA 265～268。细胞外信号作用于 D_1，通过 G_s 偶联区，加强 AC 酶活力，增加 cAMP 水平，然后影响胞内效应酶（即 PKA 和 PKII 两激酶系统），在膜内侧 IL_2、IL_3 的 Ser 和 Thr 残基进行磷酸化，放大信号，完成转导的作用。

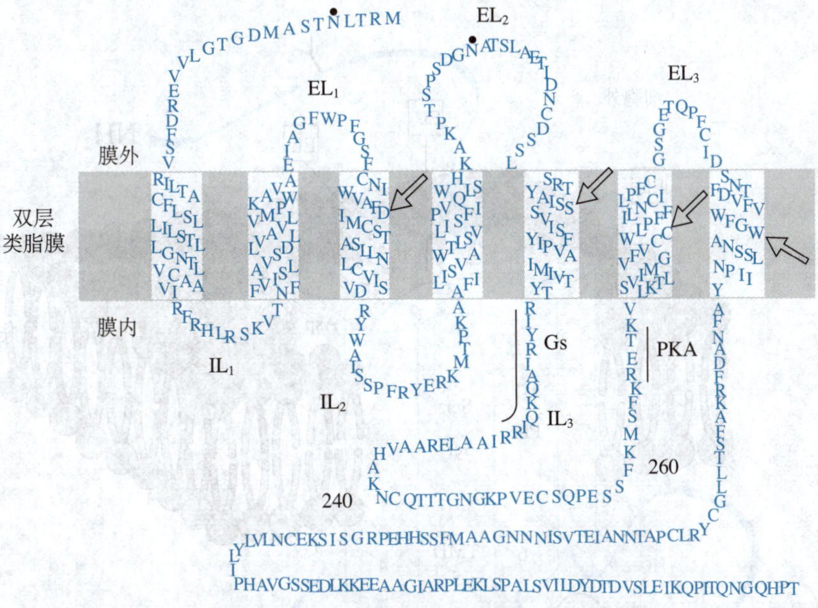

图 20-5　D_1受体的分子结构示意图

双层类脂膜中 TMD-3 的 Asp-103 和 TMD-5 的 Ser-198 或 199，202 是 DA 的结合位点；TMD-3 的 Cys-106，Ser-107，TMD-5 的 Ser-198 突变（箭头）使 D_1受体对 [^{3}H] SCH23390 的结合减弱；TMD-6 的 Cys-283 和 TMD-7 的 Phe-319，Trp-321 突变（箭头）后也影响了 D_1受体与配基的结合

三、DA 的受体结合小囊

DA 受体“结合小囊”（binding pocket）应是三维的分子结构，证实 TMD-1 和 TMD-7 靠拢，TMD-2 和 TMD-4 通过膜外双硫键拉紧，使 7 个 TMD 排列成圆筒形（图 20-6），留下中心空间供配体进入结合位点。结合小囊由 TMD-3 的天冬氨酸（Asp103，D_1；Asp114，D_2）的 COOH，与 DA 分子的-NH_3^+阳离子头成离子键结合（-COO^- ·$^+$N—）；TMD-5 的丝氨酸（S198～199，202 为 D_1；S193、194 或 197 为 D_2）的羟基与受体成氢键结合；DA 的苯环与 TMD-5 和 TMD-6 的苯丙氨酸（Phe 203，289）的苯环，静电相吸效应，稳定上述离子键和氢键的结合；TMD-3 和 TMD-6 有三个芳香基（Phe108，208，Try 284）围绕离子键（-COO^- ·$^+$N—）形成串珠样保护作用。受体膜外侧的 EL_1 和 EL_2 有双硫键（S 96，186，D_1；S107，182，D_2）参与 DA 受体与配体结合时，稳定构象变化。

把 TMD-5 丝氨酸点突变，以丙氨酸代替 S202，则完全失去亲和力，而 S（198，199）却无关；TMD-2 天冬氨酸（Asp70，D_1；80，D_2）和 TMD-7 天冬酰胺（Asn321，D_1；390，D_2）也参与 DA 受体激动剂的结合作用；当 Asp 80 点突变，导致配体的亲和力下降，并对 AC 酶活力的抑制作用消失。

上述分子生物学研究已揭示了 DA 受体的一级和二级分子结构，又提出“结合小囊”的三维结构的设想，加深人们对 DA 受体的微观结构的理解。

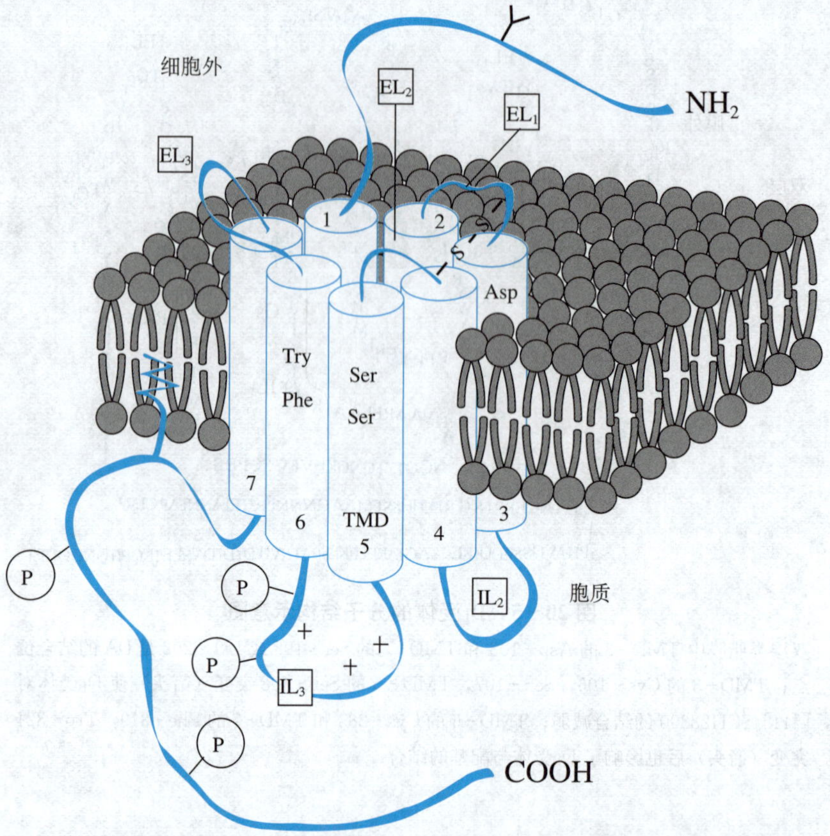

图 20-6 DA 在 D_1 样受体"结合小囊"示意图

糖基化位点在 N 端，磷酸化位点（P）在 IL_3 和 C 端，EL_1 和 EL_2 有双硫键拉紧，使成为圆筒状；DA 结合位点为 TMD-3 Asp-103，和 TMD-5 的 Ser-198 或-199，202；TMD-6 有 Phe，Try 保护结合位点

第五节 DA 受体亚型的功能

一、DA 受体亚型的分布

应用生理功能、生化效应和放射自显影及其伪彩色定量比较，所获得的结果提示，D_1，D_2 分布于突触前、突触后和非突触的部位，它们的功能有所不同（表 20-4）。D_2 的专一性分布部位有突触前末梢和胞体上 DA 自身受体、垂体、呕吐中枢；D_1 专一性分布部位有甲状旁腺、眼眶睫状肌和小梁（调控眼内压）以及脑血管脉络丛、肾血管（表 20-4）。

然而，在大部分脑区中，D_1 和 D_2 共存，而受体密度不相同。当以［^{3}H］-spiperone 和［^{125}I］iodosulpiride 为 D_2 放射自显影配体时，共同显示出 D_2 分布在纹状体、嗅结节、SNC、VTA、黑质网质区（SNR）；分布最浓的脑区有：尾壳核头端和侧面；其次为伏隔核、嗅结节、SNC、VTA、垂体中叶；再次为中隔、中央杏仁核、海马、缰核、下丘脑、大脑额叶、扣带回、四迭体、SNR、三叉神经脊髓核等。当用［^{3}H］-SCH-23390 为 D_1 受体的配体时，D_1 分布最高浓度的脑区是：尾壳、伏隔核、嗅结节、SNR、杏仁内核；其次是杏仁侧核、丘脑下部、额叶；再次之为杏仁前皮质、内侧中央丘脑、上迭体等。上述结果均指出黑质-纹状体 DA 系统的 D_1 和 D_2 的密度很高，并且 D_1 比 D_2 约多 1.5～36 倍。

表 20-4　D_1 和 D_2 受体亚型定位分布和功能的差异

D_1	D_2
1. 脑内突触后 DA 敏感神经元：功能见 DA 受体亚型特征	1. 突触前和胞体-树突自身受体的负反馈：调控 DA 合成、释放和放电活动
2. 视网膜的水平细胞：减弱对光反应	2. 黑质-纹状体突触后：抑制 ACh 和 CCK 释放
3. 眼眶的小梁网络和睫状突起：调节眼内压	3. 皮质-纹状体末梢：调节纹状体 GABA 和 ACh 神经元活动
4. 血管平滑肌：肾、肠系膜血管床、脑血管，使血管舒张	4. 垂体前叶：抑制 cAMP 形成和 PRL 释放，调节 Ca^{2+} 通道和 PI 更新
5. 牛甲状旁腺：增加甲状腺素分泌	5. 垂体中叶：抑制 cAMP 形成和 α-MSH 释放
6. 黑质网质区：增加 GABA 释放	6. 兴奋呕吐中枢化学感受器：致呕吐
7. 使蜗牛内分泌细胞放电	7. 黑质致密区：抑制 DA 神经放电
	8. 颈动脉窦：抑制化学感受器自发放电
	9. 交感神经末梢：抑制 NA 释放

二、D_1 和 D_2 受体功能表现的异同性和协同作用

关于受体激动剂或拮抗剂的药理作用，从动物行为最容易观察到 D_1 和 D_2 受体的功能表现，有三种方式：首先，D_1 和 D_2 各有独立的专一作用，各自单独执行，不相互影响，例如，致呕吐，突触自身受体的负反馈调控，抑制 PRL 分泌过多症（hyperprolactinema）都属于 D_2 受体的作用，而理毛行为（grooming）和不正常的嘴部运动是 D_1 受体的作用。

第二，由 D_1 和 D_2 受体协同完成的功能有：D_2 激动剂常有明显的走动活动（locomotor）、定型活动（stereotypy）、旋转行为等，而 D_1 激动剂常不能出现上述反应；D_1/D_2 激动剂 APO 引起定型活动，比 D_2 激动剂要明显。这表明 D_1 激动剂有支持（enabling）的作用。特别有趣的是，由 D_2 激动剂所诱导的定型活动、走动活动、旋转行为，既为 D_2 拮抗剂也能被 D_1 拮抗剂所阻滞，表明 D_1 阻滞剂能单独显示其作用，有力地支持 D_1 受体参与 D_2 的行为反应。

第三，D_1 和 D_2 功能的相互拮抗作用，例如，嘴巴（嚼肌和舌肌的颤抖性运动）和四肢不正常周期性的紧张动作由 D_1 激动剂 SKF-38393 引起，而为 D_2 激动剂 LY-171555 所阻滞，实际上是 D_1 和 D_2 两者平衡着嘴部的运动功能。

从生化效应也能呈现 D_1 和 D_2 功能的相互作用。例如 AC 酶活力影响 GABA、ACh 和 CCK 的释放，均为 D_1 所增强，而被 D_2 所抑制；然而，唯独对 Na^+、K^+-ATP 酶活力，D_1 和 D_2 两受体起协同作用，已知 K^+ 和 Na^+ 的穿透神经元膜是维持神经静息电位和动作电位的基础，当应用纹状体神经元制备作试验时，DA（D_1 和 D_2 激动剂）能慢慢抑制 K^+、Na^+-ATP 酶活力（ED_{50} 为 10nmol/L）。单独应用选择性 D_1 激动剂 SKF-82526，或 D_2 激动剂 LY-171555，两者均不能抑制该酶活力，而 D_1 和 D_2 激动剂合用时，就显示出具有 DA 样的作用，能抑制该酶活力，表明 D_1 和 D_2 受体功能的协同作用。D_1 拮抗剂 SCH-23390（10mmol/L），D_2 拮抗剂 YM-09151（10mmol/L）或舒必利（10mmol/L），要两者合用才能阻滞 DA 的抑制作用。这实验反映了 D_1 和 D_2 的协同作用发生在单一细胞水平上，为细胞水平观察 D_1 和 D_2 受体的协同作用提供有价值的模型，并与 D_1 和 D_2 受体对动物的行为和电生理活动的协同作用相平行。

第六节 DA 自身受体对 DA 神经元的反馈调控作用

DA 自身受体存在胞体部位，由 D_2 和 D_3 受体参与反馈调控 DA 神经元放电活动。DA 自身受体位于末梢者称突触前 DA 受体，能负反馈抑制 DA 的生物合成和释放。

一、胞体 DA 自身受体对神经元放电活动的调节作用

SNC 和 VTA 是 DA 神经元集中的主要神经核。DA 神经元为无髓鞘纤维，传导速度为 0.58m/s。在胞外记录 DA 神经元的自发放电活动，有明显不同于其他神经细胞的特征：①动作电位（AP）时程宽（2～5ms），在上升相有切迹（notch）；②自发放电频率较慢（1～10Hz）；③有单放电（single firing）和串放电（burst firing）两种型式（图 20-7）；单放电时，AP 的形状和波幅无明显改变，AP 间的间隔较均一；串放电时每串由 3～12 个 AP 组成，AP 幅度逐个减低而 AP 间隔逐渐延长，伴有 AP 时程逐个加宽，每串放电之间有较长的间隔，VTA 区的 DA 神经元串放电的比例较 SNC 高。SNC 和 VTA DA 神经元的放电活动用于研究药物的作用机制，有三方面内容：一是区分药物为 DA 受体的激动或阻滞作用；二是比较药物对 SNC 和 VTA 两核团 DA 的敏感性，区分药物对单放电和串放电的不同作用特征；三是比较药物作用的短反馈和长反馈环路的关系。

（1）在 DA 神经元胞体-树突上存在 D_2S 和 D_3 自身受体，DA 激动剂作用于 D_2/D_3 自身受体，负反馈抑制 DA 神经元的放电活动，其敏感性比纹状体突触后 D_2L/D_3 受体高 6～10 倍。因此，小剂量的 DA 激动剂优先作用于 DA 胞体的自身受体，抑制 DA 神经元的放电活动，而拮抗剂能阻滞这种抑制作用，并增强放电活动，以此作用评价 DA 受体药物的作用特性。

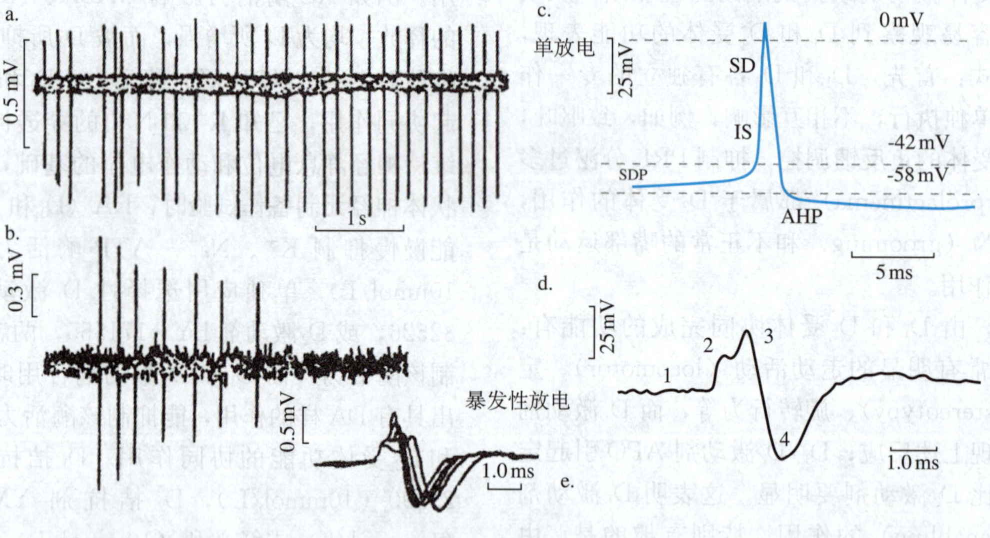

图 20-7 DA 神经元放电的两种模式

DA 神经元放电的两种模式：胞外记录的单放电（single firing，a）和暴发式（或串）放电（burst firing，b）。胞内记录的 DA 神经元动作电位（c）显示出，由慢去极化电位（SDP）、始段电位（IS）、胞体-树突电位（SD）和超极化电位（AHP）组成。d 为单放电胞外记录，2 代表切迹。e 示串放电的重叠图

（2）系统给予 D_2 拮抗剂，不能抑制 VTA 区 DA 神经元放电，而只能增强放电，不断给予拮抗剂，累积剂量增加到一定程度，可以突然出现放电停止，这是 DA 神经元去极化失活（depolarization inactivation，DI）的抑制作用。非经典的安定剂，如 clozapine 选择性使 VTA DA 神经元

出现DI，而不使SNC出现DI，因此DI作为有疗效而不伴锥体外系运动副作用的论据。然而，经典安定剂，如HAL，对SNC和VTA的DA神经元均产生DI，虽有疗效，亦有锥体外系副作用。因此，对VTA的选择性DI特性是非经典安定剂的作用指标。药物影响串放电频率比影响单放电为敏感，有些药物易影响VTA的串放电，而不易改变SNC的串放电。

（3）上述的DA神经元自身受体影响放电是近距离反馈，而长反馈作用可在SNC-纹状体-SNR（或SNC）环路中观察DA神经元放电影响，它的反馈下行纤维主要是GABA能的，微电泳GABA可抑制SNC DA神经元电活动，而系统给予GABA是增强SNC DA神经元电活动。这种相反作用是由于SNC DA神经元去抑制的兴奋作用。因为纹状体的下行GABA能神经纤维主要部分先到达SNR的GABA中间神经元，构成GABA-GABA两神经元相联机制的去抑制作用。GABA中间神经元对GABA的敏感性比SNC DA神经元高数十倍，系统给予小剂量的GABA优先抑制SNR的GABA中间神经元，从而影响SNC的DA神经元电活动。

二、突触前DA自身受体的负反馈调节作用

突触前DA自身受体反馈调控DA生物合成，作用的中心环节是酪氨酸羟化酶（TH）的活力变化。TH的C端为酶催化区，在O_2和四氢生物蝶呤（tetrahydrobiopterine）作用下，使底物酪氨酸转化为L-DOPA→DA→反馈抑制TH活力；TH的N端为调节区是磷酸化的作用部位，在Ser 8、19、31、40的残基上（图20-8），由细胞内信号转导系统调节TH的磷酸化。磷酸化的TH（TH-PO_4）代表活化的状态，对四氢蝶啶有高亲和力，而对DA低亲和力，可增加酶活力。影响TH磷酸化作用有三条途径：依赖AC/cAMP的PKA激酶系统（Ser 40），依赖去极化的Ca^{2+}/DG和PKC激酶系统（Ser 40），以及依赖去极化的Ca^{2+}/CaM（钙调素）和PKⅡ激酶系统（Ser 19）。

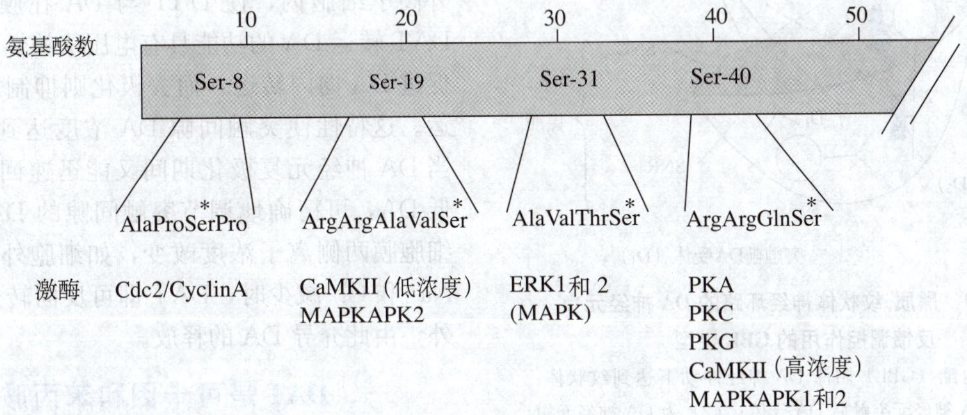

图20-8 酪氨酸羟化酶N端调节区

Cdc2：细胞周期蛋白依赖性激酶2；CaMKII：Ca^{2+}/钙调蛋白依赖性蛋白激酶II；MAPKAPK：MAP激酶激活的激酶；ERK：细胞外信号调节激酶

由激动剂激活突触前D_2受体→与Gi负偶联→抑制AC→减弱PKA→减少TH-PO_4→减少L-DOPA→负反馈调控DA生物合成。与此相反，D_2拮抗剂通过PKA系统增加TH-PO_4，翻转D_2激动剂的负反馈抑制，以量效方式增强TH酶活力。应用γ-butyrolactone（GBL）模型（图20-9），研究这种负反馈调控作用，由GBL选择性阻滞DA神经传导，排除环路神经冲动的干扰，由脱羧酶抑制剂阻滞L-DOPA脱羧，增加L-DOPA累积含量，表明DA生物合成增强，呈量效关系，能观察到D_2拮抗剂阻滞负反馈抑制作用，但不适用于D_1受体药理学的研究。

神经冲动和 K^+ 刺激引起去极化与突触前 D_2 受体不偶联，主要依赖于 Ca^{2+}/DG 的 PKC 系统和依赖于 Ca^{2+}/CaM 的 PK-Ⅱ系统参与信号转导，增强 TH 活力。

第七节　多巴胺转运体的重要作用

多巴胺转运体（DA transporter，DAT）位于 DA 神经元突触前膜中，重摄取 DA，终止生理效应，是毒物 MPP^+ 进入 DA 神经元的闸门，也是成瘾药物的作用靶点之一。

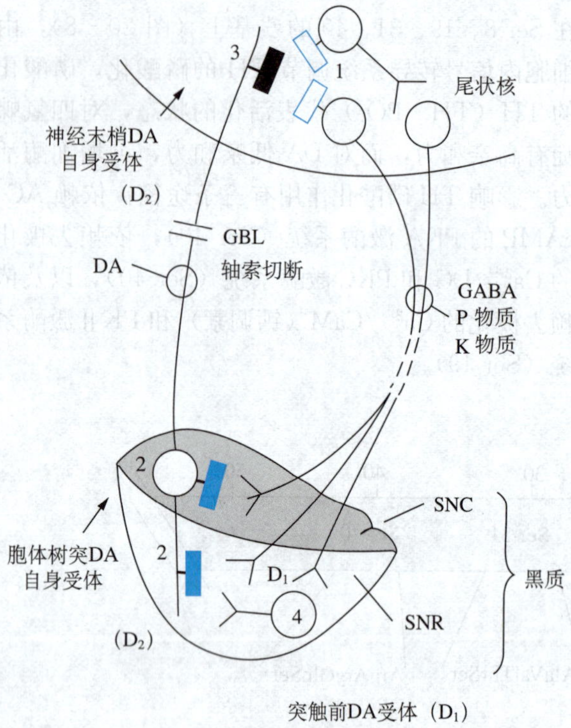

图 20-9　黑质-纹状体神经环路的 DA 神经元负反馈调控作用的 GBL 模型

应用 γ-丁内酯（GBL）阻滞 DA 神经冲动下达到纹状体。（1）为非 DA 神经元突触后 DA 受体；（2）为 DA 神经元树突的自身受体；（3）为突触前 DA 末梢的 D_2 自身受体，反馈性调控 DA 神经末梢的生物合成；（4）为 SNR 的 GABA 能中间神经元。在 SNR 的非 DA 神经末梢上有 D_1 受体

DAT 分子结构有 12 个疏水跨膜区（membrane-spanning domain）（图 20-10）。DAT 对底物有高度选择性和立体结构专一性，这由 C 端跨膜区决定，而 N 端跨膜区则主要与转运过程中的离子依赖性和再摄取有关。DAT TMD_1 上的天冬氨酸（Asp）是 DA 结合位点，与 DA 的-NH^{3+} 以离子键结合，故称为离子依赖性摄取位点。位于 TMD_3-TMD_4 之间的细胞外大袢有 2 个半胱氨酸残基，形成二硫键，参与维持 DAT 的功能构象，此大袢上有 3 个 N-糖基化位点，对 DAT 运输和定位于细胞膜表面起关键作用。TMD_7 的残基与 DA 的儿茶酚基团相互作用，改变这些基因也可显著减少 DAT 与 DA 的结合。DAT 的 2 个结合位点相当于 DA 受体的结合位点，但跨膜区结构不相同。DAT 存在 PKA、PKC 和 PKII 等蛋白激酶磷酸化位点的共同序列（consensus sequence，即功能相同而组成不完全一致的序列），提示 DAT 的功能可由不同的信号转导途径调节。

DAT 转运 DA 时需要 2 个 Na^+ 和 1 个 Cl^-，转运过程对膜两侧的电位产生影响，同时也受到跨膜电位的调节。与 Na^+ 的结合对 DAT 起定向作用，并促进 DA 的转运。跨膜 Na^+ 梯度是细胞外高于细胞内，使 DAT 与 DA 在膜外侧结合。DAT 转运 DA 的功能具有电压依赖性，膜超极化促进 DA 向内转运，而去极化则抑制 DA 向内转运。这特性使突触间隙 DA 浓度达到最大程度。当 DA 神经元复极化期间又能迅速回收 DA，降低 DA，可精确地调节突触间隙的 DA 浓度。当细胞膜两侧离子浓度改变，如细胞外 K^+ 增加或 Na^+ 和 Cl^- 减少时，DAT 即可反向转运 DA 到胞外，由此介导 DA 的释放。

一、DAT 是可卡因和苯丙胺的作用靶部位

可卡因可产生精神性欣快感和依赖性，苯丙胺兴奋能产生类似精神病症状。它们的作用位点均在 DAT 上。DAT 基因敲除的小鼠不能重摄取 DA，使 DA 滞留在突触间隙的时间增长 100 倍，使可卡因和苯丙胺的作用完全丧失，动物不再呈现活动亢进，表明 DAT 是它们至关重要的作用靶部位。但是，两者的作用机制不相同，可卡因是 DAT 的阻滞剂，而苯丙胺的主要促进 DA 释放和阻滞 DA 的摄取，是逆转 DAT 的转运过程。

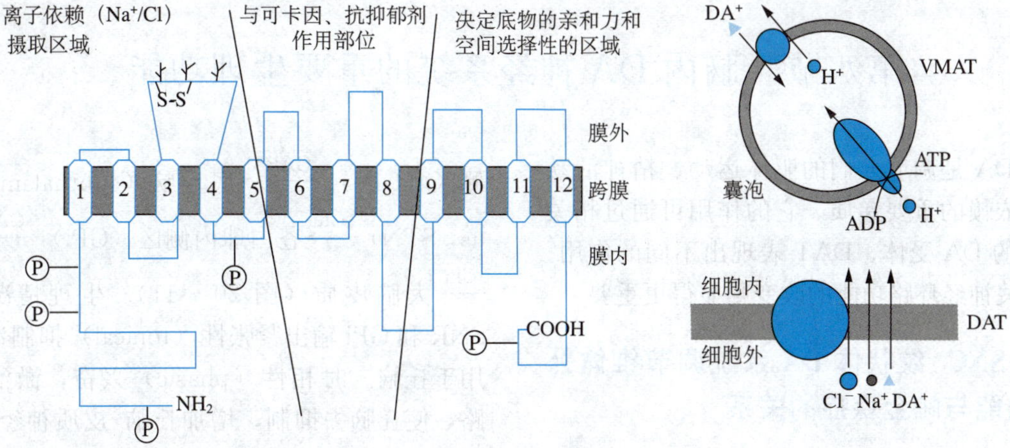

图 20-10 DAT 的分子结构示意图

左侧为 DAT 的结构，右侧下图为 DAT 转运时离子作用；右侧上图为囊泡转运体（VMAT）的 H^+ 作用

二、DAT 调节 DA 受体的反馈调控作用

应用上述的 DAT 基因缺损的小鼠的纹状体做原位杂交实验，证实 D_1 和 D_2 受体 mRNA 下调 55%和 45%，这是任何损毁方法或药理方法无法达到的幅度；由 D_2 受体抑制性调节的前脑啡肽原（PPE）mRNA 减少 66%，而受 D_1 受体兴奋性调节前强啡肽原（PPD）mRNA 增加 50%。由于突触前 DA 受体减少，使 DA 的负反馈调控作用减弱，表明 DAT 直接影响 DA 转运作用是非常有意义的。这提示 DAT 抑制剂对帕金森症（PD）的防治将有重大的潜在意义。

三、DAT 阻滞剂能抑制 DA 神经元摄取毒物 MPTP

MPTP 使人产生典型的 PD 症状。MPTP 通过血脑屏障，进入脑内胶质细胞中，由 MAO-B 转化为 $MPDP^+$ 和 MPP^+ 两种自由基。MPP^+ 是一种极性分子，不能自由进入细胞，有赖于质膜载体 DAT 摄取进入 DA 神经元。DAT 特异性拮抗剂马吲哚（mazindol）可完全阻止 MPP^+ 入内。缺乏 DAT 基因的突变小鼠，不能转运 MPP^+，对 MPTP 的毒性作用很弱；而 DAT 表达增加的转基因小鼠，对 MPTP 毒性则更敏感。由于黑质部位 DA 神经元和树突有高表达的 DAT，能受到 MPTP 高度选择性损害。

MPTP 进入 DA 神经元后有 3 条途径：①与囊泡单胺转运体（VMAT）结合而将 MPP^+ 转运入突触囊泡；②通过主动过程集聚在线粒体内；③可存留在胞质内与不同的酶相互作用。MPP^+ 主动聚集于线粒体内，与电子传递链中的复合物 I 结合，抑制线粒体呼吸链的辅酶 Q 催化 NADH 的氧化作用。MPP^+ 抑制复合物 I 的另一后果是 MPP^+ 接受电子，形成自由基 $MPP^{\cdot}$，又被 O_2 还原为 MPP^+，同时产生超氧阴离子（$O_2^{-\cdot}$）和 NO。由于 MPP^+ 和 $MPP^{\cdot}$ 在 DA 神经元内反复循环，产生能量代谢障碍，当复合物 I 活性降低 70%后，严重耗竭 ATP，可导致 DA 细胞中毒死亡。DA 神经元内的神经黑素（neuromelanin）是儿茶酚胺和含自由基的氧化还原多聚体，参与 MPP^+ 自由基反复循环的中毒过程。黑质的 DA 神经元内含有的 Fe^{2+}/Fe^{3+}，是氧化应激的内在催化条件。选择性 DAT 阻滞剂是防治 MPTP 产生 PD 的重要途径。

四、DAT 阻滞剂的临床应用

Bupropion 是 DAT 的选择性阻滞剂，能使突触间隙 DA 浓度增加，成为新型的抗抑郁药，打破了抑郁症只由于 NA 和 5-HT 两系统功能失调的概念。应用放射性 DAT 选择性阻滞剂与纹状体的 DAT 相结合，经 PET 或 SPECT 扫描后，可以肉眼观察 PD 病人的脑内病变发展的实况。

第八节 脑内 DA 神经系统的重要生理功能

脑内 DA 是调节人们的躯体运动、精神活动以及精神依赖的重要递质。它的作用可通过相关神经环路的 DA 受体、DAT 表现出不同的作用。与 DA 相关神经环路功能的改变则显得更重要。

一、SNC-纹状体 DA 系统调节锥体外系运动功能与帕金森症的关系

锥体外系运动受到基底神经节（basal ganglia）的神经环路调控（图 20－11），黑质-纹状体 DA 系统是其中的重要的环节，纹状体是调控中心部位。基底神经节内含直接和间接两种神经环路。直接环路由：大脑皮质 $\xrightarrow{Glu}$ 纹状体 $\xrightarrow{GABA}$ 黑质网质区（SNR）$\xrightarrow{GABA}$ 丘脑 $\xrightarrow{Glu}$ 大脑皮质；间接环路由：大脑皮质 $\xrightarrow{Glu}$ 纹状体 $\xrightarrow{GABA}$ 苍白球外侧区（GPe）$\xrightarrow{GABA}$ 底丘脑（subthalamic nucleus，STN）$\xrightarrow{Glu}$ 苍白球内侧区（GPi）$\xrightarrow{GABA}$ 丘脑 $\xrightarrow{Glu}$ 大脑皮质（图 20－11）。生理情况下，由 SNR 和 GPi 输出紧张性（tonical）抑制冲动，作用于丘脑。时相性（phasic）兴奋，激活直接环路，使丘脑去抑制，增加丘脑-皮质神经元活动；而激活间接环路，进一步抑制丘脑-皮质神经元活动。其结果是，直接环路能增强运动功能，而间接环路抑制运动功能。它们受到黑质-纹状体 DA 系统调控，D_1 受体易化直接环路传递，而 D_2 受体减弱间接环路传递。虽然突触功能不相同，DA 对两环路产生的效果是一致的，减弱丘脑-皮质神经元的抑制，易化从皮质始发的运动功能。PD 的病因是由于黑质 DA 神经元退变，

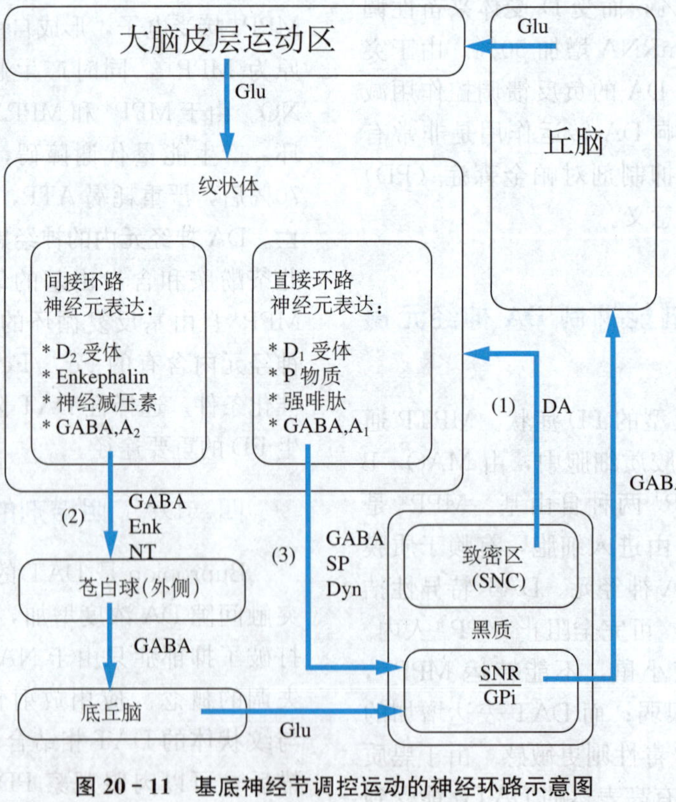

图 20－11 基底神经节调控运动的神经环路示意图

（1）为黑质-纹状体 DA 神经通路；（2）为抑制运动的间接环路；（3）为易化运动的直接环路

超过 80%以上，锥体外系运动功能失去自我平衡调控，使间接环路的苍白球（GPe）的 GABA 抑制功能过强，导致运动功能受到明显的抑制。另有长期服用安定剂的精神病人，阻滞间接环路功能而引起迟缓性运动困难（tardive dyskinesia，TD）乃致脸、咽喉、舌头的运动功能失调。

纹状体的直接和间接环路都为 GABA 神经元能，同时，还能表达不同的神经肽递质，分别为 Dyn、P 物质和 Enk、NT；它们各有 D_1 和 D_2 受体，DA 能调控这些神经肽的基因表达。新近发现，腺苷 A_1 和 A_2 受体分别参与直接环路或间接环路的调节作用（图 20－11）。

二、VTA－大脑皮质－边缘叶 DA 系统与精神分裂症的关系

中脑-边缘叶 DA 系统（伏膈核、嗅结节、杏仁核、隔区等）主要调控情绪；中脑-大脑皮质前额叶（PFC）DA 系统主要参与学习、记忆和认知功能（cognition）。精神分裂症的阳性症状是夸大正常功能（例如妄想、幻觉、情感障碍等）。精神分裂症的阴性症状是减弱正常功能，降低识别事物能力（包括感觉、理解、推理和生命活力萎缩为特征）。新近认为该症的病因是脑区的 DA 功能不平衡，即 PFC 的 D_1 功能低下，而皮质下结构的 D_2 功能亢进。Glu 受体拮抗剂苯已啶（phenylcyclidine，PCP）引起阳性和阴性精神分裂症状。因此提出 PFC 的 Glu 功能低下是端因，而 DA 功能亢进是后随的病因。但是治疗仍以 DA 系统为主，故提出“DA－NMDA 学说”。在 PFC 的 D_1 受体多于 D_2 受体约 4～6 倍，分布在 PFC 的第Ⅰ～Ⅲ，Ⅳ～Ⅴ层，而 D_2 受体仅分布于第Ⅴ层。D_1 激动剂能改善阴性症状，而 D_2 阻滞作用是治疗阳性症状必须的条件。由此提出，D_1 激动－D_2 阻滞匹配治疗的设想，富有新意，需扩大验证（图 20－12）。

此外，VTA－边缘叶 DA 系统与药物成瘾有密切联系，其中伏膈核是参与动物“奖赏活动（reward）”重要部位，亦是各种药物滥用成瘾性的共同通路。

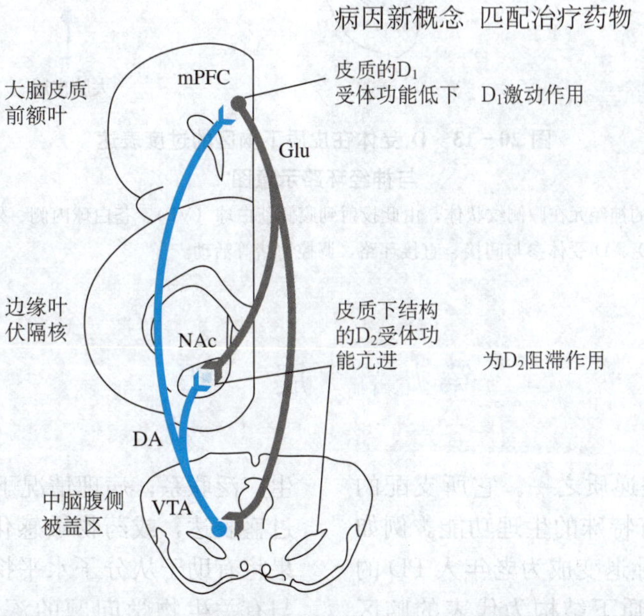

图 20－12 精神分裂症病因新假说与匹配治疗药物的作用示意图

（Jin GZ，TiPS 2002）

三、D_3 受体异常表达与 PD 和精神分裂症的关系

在正常生理情况下，脑内 D_3 受体表达甚弱。21 世纪以来，人们才发现 D_3 受体的表达与病变有密切联系，极富新意。精神分裂症病人出现阳性症状时，皮质下结构 D_2 功能亢进；与此同时 D_3 受体表达也明显增强，主要在伏隔核、腹侧纹

状体（亦称边缘系统纹状体）、腹侧苍白球、黑质网质区（SNr）、壳核。与 D_2 一样，这些部位的 D_3 受体高表达参与病人阳性症状的病因过程。应用安定剂治疗后，D_3 受体表达恢复正常。与此相反，PD 病人在上述脑区的 D_3 受体表达低于正常，应用 L－DOPA 替代治疗 2～5 年后，药物失效，病人出现运动功能失调（dyskinesia），称之为 L－DOPA 诱导的运动失调（LID），也是由于上述脑区的 D_3 受体过度表达所致（图 20－13），还有直接环路的 D_1 受体参与作用。D_3 受体的过度表达受到非 DA 能的神经信号调节，例如由大脑 Glu 纤维投射到纹状体释放的 BDNF。拮抗 D_3 受体成为治疗上述疾病药物的新靶点。

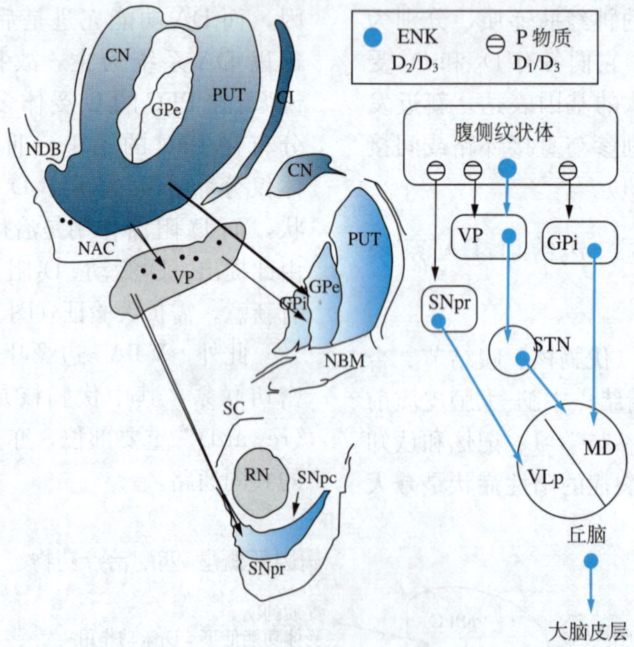

图 20－13　D_3 受体在皮质下脑区的过度表达与神经环路示意图

左侧图：　表达 D_3 受体的神经元在腹侧纹状体，由此投射到腹侧苍白球（VP）、苍白球内侧、外侧（Gpi，GPe）、SNr。

右侧图：D_3 受体分别与 D_2、D_1 受体参与间接、直接环路，调控情绪等活动。

第九节　展　望

DA 是最诱人的神经递质之一。它所支配的脑区较局限并专一，而有特殊的生理功能。例如 SNC 的 DA 神经元选择性退变成为老年人 PD 的主要病因；以 PFC 和皮质下结构为代表的脑区 DA 功能不平衡成为精神分裂症病因的重要假说；NAc 的 DA 系统成为阿片和其他毒品成瘾的最后共同通径。它们的作用机制是神经科学需要研究的热点。

新近，DA 领域研究取得不少进展。例如，D_1 受体的 MAPKs 信号转导途径与细胞核功能发生广泛联系；病理情况下，D_3 受体在特定脑区的过盛表达，或药物敏感化的过分表达等。这些结果将有助于从分子水平探索 DA 受体的作用及其与有关生物学问题的深层联系。Goldman-Rakic 阐述 PFC 的 D_1 受体与学习、记忆、认知功能的密切关系，为解决精神分裂症治疗的核心难题，即阴性症状和认知功能缺陷，提供了极重要的理论基础。安定剂治疗精神分裂症的作用机制是多元论的，可归纳为两个作用靶位，一个是共同靶位（common site）是位于皮质下结构的 D_2 受体，

阻滞 D_2 功能亢进是安定剂必需的基本条件；另一个是合作靶位（partner site）位于 PFC（或相关脑区），激活 D_1 受体是其中的重要环节。此外，还有 $5HT_{2A}$ 阻滞、$5HT_{1A}$ 激动、α_2 阻滞、D_3 阻滞以及 NMDA、ACh 等，为研究工作留下极大的空间（见文献 3）。

参考文献

综述

1. 金国章. 脑内多巴胺的生物医学. 上海：上海科技教育出版社，1999
2. 和友，金国章. 多巴胺 D3 受体的神经科学新进展. 生命的科学，2005，17：170-175
3. 金国章，金昔陆. 非经典安定剂作用机制多元学说的汇聚点. 药理学进展. 2005，277-290
4. Bezard E，Brotchie JM，Gross C. Pathophysiology of L-Dopa-induced dyskinesia：potential for new therapies. Nature Rev/Neuroscience，2001，2：577-588
5. Davis KL，Charney D，Coyle JT，et al. eds. Neuropsychopharmacology，-the 5th generation of progress. Lippincott Williams & Wilkins，2002：120-132；819-832；727-739
6. Fluckiger E，Muller EE，Thorner MO，eds. The Dopaminergic System. Berlin：Springer-Verlag，1985. 1-26
7. Goodman-Rakic PS，Castner SA，Svensson TH，et al. Targeting the dopamine D1 receptor in schizophrenia：insights for cognitive dysfunction. Psychopharmacology，2004，174：3-16
8. Jin GZ，Zhu ZT，Fu Y.（-）-Stepholidine：a potentoal noval antipsychatic drug with dual D1 receptor agonist and D2 receptor antagonist actions. TiPS. 2002，23：4-7
9. Joyce JN，Millan MJ. Dopamine D3 receptor antagonists as therapeutic agents. Drug Discovery Today，2005，10：917-925
10. Kandel R，Schwartz JH，Jessell TM. Principles of neural science. 4th ed. New York：McGraw-Hill Companies，2001：852-867
11. Nestler EJ，Hyman SE，Malenka RC，eds. Molecular pharmacology. New York：The McGraw-Hill Companies，2001：167-187
12. Neve KA，Neve RL，eds. The dopamine Receptors，Human Press，1997
13. Neve KA，Seaman JK，Trantham-Davidson H. Dopamine receptor signaling. J Receptors and Signal Transduction，2004，24：165-205
14. Sokoloff P，Schwartz JC. Noval dopamine receptors half a decade later. TIPS，1995，16：270-275

原始文献

1. Dong ZJ，Chen LJ，Jin GZ，et al. GTP regulation of (-) -stepholidine binding to RH of D1 dopamine receptor in calf striatum. Biochem Pharmacol，1997，54：227-232
2. Gerfen CR，Miyachi S，Palatzki R，et al. D1 dopamine receptor supersensitivity in the DA-depleted striatum results from a switch in the regulation of ERK1/2MAP kinase. J Neuroscience，2002，22（12）：5042-5052
3. Kim DS，Palmiter RD，Cummins A，et al. Reversal of supersensitive striatal dopamine D1 receptor singaling and extracellular signal regulated kinase activity in dopamine-deficient mice. Neuroscience，2006，137：1381-1388
4. Lee FJS，Xue S，Pei L，et al. Dual regulation of NMDA receptor functions by direct protein-protein interactions with the dopamine D1 receptor. Cell，2002，111：219-230
5. Zhang XX，Sun BC，Jin GZ. Atypical neuroleptic properties of（-）-stepholidine. Science China［C］，1997，40：531-538
6. Yang CR，Chen L. Targeting prefrontal cortical Dopamine D1 and N-Methyl-D-Aspartate receptor interactions in Achizophrenia treatment. The Neuroscientist，2005，11（5）：1-19
7. Zhen XC，Goswami S，Friedman E. The role of the phosphatidyinosital-link D1 receptor in the pharmacology of SKF-83959. Pharmacol Brochem Behav，2005，80：597-601

第二十一章　5-羟色胺

张玉秋　韩济生

第一节　5-羟色胺的合成和代谢 …………… 382
一、生物合成 …………… 382
二、储存和释放 …………… 383
三、消除 …………… 384
四、影响5-羟色胺合成和代谢的药物 …………… 385
第二节　中枢5-羟色胺功能活动的测定法 … 386
一、更新率的测定 …………… 386
二、临床上观察中枢5-HT功能的方法 …………… 387
第三节　5-羟色胺受体 …………… 387
一、$5-HT_1$受体 …………… 388
二、$5-HT_2$受体 …………… 389
三、$5-HT_3$受体 …………… 390
四、$5-HT_4$受体 …………… 391
五、$5-HT_5$受体 …………… 391
六、$5-HT_6$受体 …………… 392
七、$5-HT_7$受体 …………… 392
第四节　5-羟色胺神经元及其通路 …………… 394
一、5-HT神经元的分布 …………… 394
二、5-HT神经元的投射 …………… 395
三、5-HT神经元的特性 …………… 395
四、5-HT对各类神经元的影响 …………… 396
第五节　5-羟色胺的生理作用 …………… 396
一、5-HT与疼痛 …………… 396
二、5-HT与精神活动 …………… 398
三、5-HT与药物依赖 …………… 399
四、5-HT行为症候群 …………… 399
五、5-HT与学习记忆 …………… 399
六、5-HT与摄食 …………… 400
七、5-HT与体温调节 …………… 400
八、5-HT与性行为 …………… 400
九、5-HT与睡眠 …………… 400

5-羟色胺（5-hydroxytryptamine，5-HT），又名血清紧张素（serotonin，或 enteramine），是脑内含量较低的一类神经递质，但却占据非常重要的地位。位于脑干中缝核群的5-HT神经元几乎投射到整个中枢神经系统（CNS），广泛涉及多种生理功能，包括摄食、体温调节、昼夜节律、运动、性行为、记忆、觉醒、疼痛和精神活动。尽管5-HT最初是从血清和胃肠道中分离出来的，且在这些组织中的含量高达人体5-HT总量的95%以上，但真正获得广泛关注和研究的却是CNS中的5-HT。由于血脑屏障的存在，血液中的5-HT很难进入CNS。因此，中枢和外周的5-HT可以看作是两个独立的系统，CNS的5-HT只能在中枢5-HT神经元内合成。

第一节　5-羟色胺的合成和代谢

一、生物合成

5-HT在化学上属吲哚胺类化合物，由吲哚和乙胺两部分构成。在生理pH条件下，5-HT不能通过血脑屏障，也不能从细胞外间隙进入细胞内。所以，它的合成只能在5-HT神经元内。

5-HT是由色氨酸（tryptophan，Trp）经两步生化反应合成。第一步是在色氨酸羟化酶

（Trp hydroxylase，TPH）的作用下将 Trp 转化为 5-羟色氨酸（5-hydroxytryptophan，5-HTP），这一步反应是限速的。5-HTP 在芳香族氨基酸脱羧酶（aromatic amino acid decarboxylase，AAAD，又名 HTP decardoxylase，HTPD）作用下脱羧而生成 5-HT（图 21-1）。

Trp 是一种人体必需氨基酸，哺乳类动物体内不能自行合成，只能从食物中获取。血浆中的 Trp 有游离的（占总量的 10%～20%）和与血浆蛋白结合的（占总量的 80%～90%）两种形式，前者更易被载体（carrier）转运进入脑内。由于转运 Trp 的载体同样也可转运其他中性氨基酸（如苯丙、丝、甘、缬、亮氨酸等），因此决定 5-HT 神经元中 5-HT 水平的一个重要因素就是饮食中 Trp 和其他中性氨基酸的相对含量。其结果是，与 5-HT 功能相关的行为特别易受饮食的影响。

血中的 Trp 必须先经过血脑屏障进入脑内，进入脑内的 Trp 还需要通过神经细胞膜的主动转运机制才能进入 5-HT 神经元。突触体和胶质细胞上都存在对 Trp 的主动转运机制。当脑内 5-HT 含量增高时，转运机制便受抑制，对 Trp 的亲和力降低；反之，当脑内 5-HT 降低时，转运效能提高，Trp 转运速度加快，以保证 5-HT 的合成。

TPH 存在于 5-HT 神经末梢的胞浆内，是一种氧化酶，血液中氧饱和度降低时，该酶的活性下降。与酪氨酸羟化酶（TP）一样，TPH 也需四氢生物蝶呤作为辅酶，起电子传递体的作用。TPH 的米氏常数（K_m）为 5×10^{-5} mol/L，而脑内实际 Trp 浓度为 3×10^{-5} mol/L，说明在正常情况下脑内 TPH 并未被饱和，因此提高脑内 Trp 水平可增加 5-HT 的合成。但由于 TPH 含量少，活性低，因此 5-HT 合成量的增加通常不会超过两倍。

5-HTP 脱羧酶（AAAD）与 DA 脱羧酶性质极为相似，其活力强，组织中含量高。Trp 一旦羟化成 5-HTP 后，即被迅速脱羧而生成 5-HT，因此脑内 5-HTP 的含量极低，几乎不能测出。由于 AAAD 数量多、特异性差，在脑内广泛分布，因此外源性注射 5-HTP 可在许多神经元内被转化为 5-HT，对于原来不含 5-HT 的神经元，它就成了"伪递质"。一个明显的例子是尾壳核中含 TPH 很少，正常情况下 5-HT 含量极低。但由于 AAAD 很多，注射 5-HTP 后，尾壳核内 5-HT 的含量明显升高，这显然是一种非生理现象。

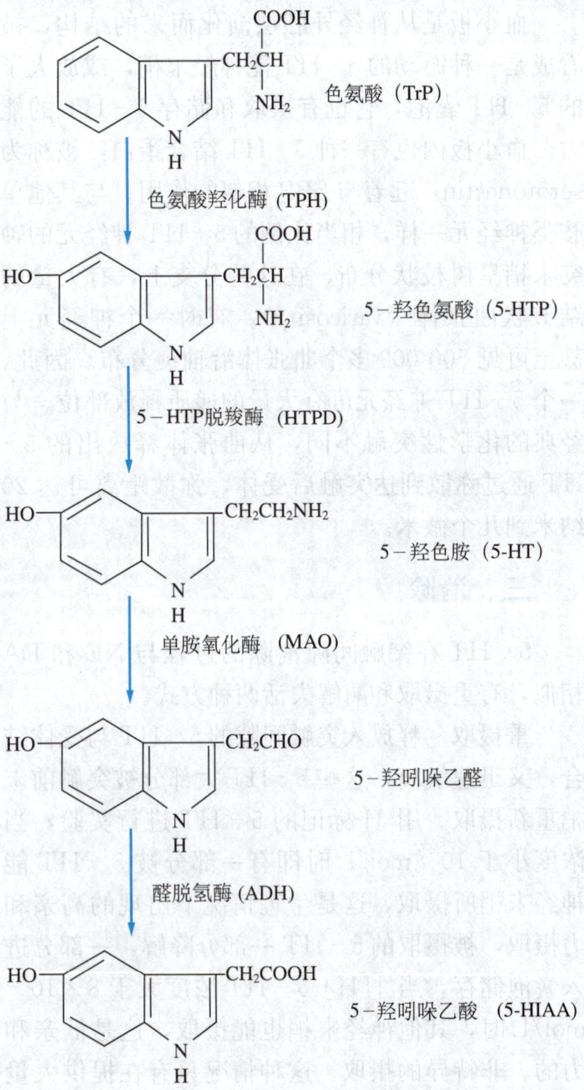

图 21-1　5-HT 的生物合成和代谢

二、储存和释放

储存　5-HT 神经末梢摄取和储存 5-HT 的过程与儿茶酚胺（catecholamines，CAs）有很多相似之处。5-HT 能末梢也含有致密中心囊泡，在电镜下与 CAs 囊泡不易区分，在胞浆中合成的 5-HT 很快被囊泡摄取和储存。最近的研究表明，囊泡内有一种分子量为 45 000 的蛋白质，被称为特异的5-HT结合蛋白（specific 5-HT binding protein，SBP）。在囊泡内的高K^+环境中，SBP能与5-HT紧密结合形成复合体；当囊泡的内容外排时，SBP/5-HT复合物与低K^+高Na^+的细胞外液接触，5-HT即与SBP解离而发挥递质作用。

血小板是从神经外胚层演化而来的结构，被看成是一种游动的5-HT能神经末梢，或放大了的5-HT囊泡，它也有摄取和储存5-HT的能力。血小板内也有一种5-HT结合蛋白，被称为serotonectin，起着与SBP相似的作用。与其他单胺类神经元一样，相当比例的5-HT神经元的轴突末梢呈树枝状分布，在这些分支上，有大量的结节状曲张体（varicosity）。有时一个神经元上甚至可见500 000多个曲张体沿轴突分布。因此，一个5-HT神经元可有大量的递质释放部位。与经典的化学性突触不同，从曲张体释放出的5-HT通过弥散到达突触后受体，弥散距离可达20纳米到几个微米。

三、消除

5-HT在突触间隙消除的过程与NE和DA相似，有重摄取和酶解失活两种方式。

重摄取　释放入突触间隙的5-HT与受体结合，又迅速解离，这些5-HT大部分被突触前末梢重新摄取。用^3H标记的5-HT进行实验，当浓度小于10^{-7} mol/L时即有一部分被5-HT能神经末梢所摄取，这是生理情况下出现的高亲和力摄取，被摄取的5-HT一部分降解，一部分进入囊泡储存。当［^3H］5-HT浓度大于8×10^{-6} mol/L时，其他神经末梢也能摄取，这是低亲和力的、非特异的摄取。这种情况只有在提供大量5-HTP引起5-HT大量生成和释放的情况下才会发生，被摄取的5-HT大部分在胞浆内被降解。

与NE和GABA一样，5-HT的重摄取也依赖于突触前轴突末梢和胞体上的5-HT转运体（5-HT transporter，5-HTT），它与DA和NE转运体同属Na^+/Cl^-依赖的神经递质转运体大家族。现已克隆的大鼠5-HTT由607个氨基酸组成，具有12个跨膜结构、多个糖基化位点，主要分布在中脑中缝核群、脑干等5-HT丰富的区域。最近的研究发现，神经胶质细胞膜上也存在这种转运体。

5-HTT受多种调节蛋白调控。激活PKC可快速下调5-HTT介导的5-HT重摄取，并伴有转运体从细胞表面到细胞内的转位。这种PKC依赖的转运体下调和亚细胞再分布可能与某种特异性调节蛋白相关。Haase等（2001）证明，突触蛋白syntaxin 1A（Syn1A）可抑制5-HTT向细胞膜转运，从而减少功能转运体在细胞表面的数量。他们采用酵母双杂交技术鉴定了三类新的转运体结合蛋白（serotonin transporter binding proteins，STBP），分别是STBP1、STBP13和STBP14。

降解　被摄取入神经末梢的5-HT一部分进入囊泡储存和再利用，一部分被线粒体表面的单胺氧化酶（monoamine oxidase，MAO）所作用。首先氧化脱氨基而成5-羟吲哚乙醛，后者又迅速被醛脱氢酶作用而氧化成5-羟吲哚乙酸（5-hydroxyindole acetic acid，5-HIAA）。这虽不是CNS 5-HT代谢的唯一方式，但却是最重要的方式（图21-1）。

MAO在5-HT代谢中所起的作用，较其在NE代谢中的作用更为重要。因而MAO抑制剂的应用，可使脑内5-HT的含量显著升高，这种效应在多种实验中几乎无一例外。MAO有两种亚型，MAO-A和MAO-B。在成年脑，MAO-A主要代谢单胺类神经递质，包括5-HT、DA和NE。MAO-B主要代谢酪胺和β-苯乙胺。有些令人不解是，MAO-A在大鼠NE神经元的分布却明显高于5-HT神经元，MAO-B则大量表达于5-HT和组胺神经元上。当然，这种分布上的差异也不是绝对的，除单胺类神经元外，两种MAO也表达在非单胺类神经元和胶质细胞上。

近年来发现，除MAO外，脑内还有两种甲基移位酶也可使5-HT代谢失活。一是羧基吲哚氧位甲基移位酶（hydroxyindole O-methyl transferase，HIOMT），使5-HT的5位羟基转化成甲氧基，再在MAO的作用下生成5-甲氧基吲哚乙酸（5-methoxyindole acetic acid，5-MIAA）；另一种是芳香烃胺氮位甲基移位酶（aromatic alkylamine N-methyl transferase，AAN-

MT)，使5-HT的胺基转化成为N-甲基衍生物，即N-甲基5-HT。这两种酶在脑的正常5-HT代谢中不起主要作用，但在松果体内则起主要作用。松果体内5-HT浓度较脑内高50倍，HIOMT浓度极高，还存在一种5-HT氮位乙酰化酶，在这两种酶的联合作用下，使5-HT转变成5-甲氧基-N-乙酰基5-HT，即褪黑素（melatonin）。

四、影响5-羟色胺合成和代谢的药物

1. 合成酶抑制剂

由于TPH是合成5-HT的限速酶，因此抑制TPH是阻断5-HT合成的最佳选择。自从Koe和Weissman 1966年报告对氯苯丙氨酸（parachloro phenylalanine，pCPA）可以选择性抑制TPH、阻断5-HT的合成以来，沿用20余年，至今仍是这方面最理想的工具药。给大鼠腹腔注射300mg/kg，或每日100mg/kg连续3d，可使脑内5-HT含量降低80%～90%。给药第2～3d达最低点，1周后开始恢复，2周基本恢复。需要指出的是，pCPA只抑制TPH而不抑制AAAD，因此在注射pCPA后若注射5-HTP则可使消失了的5-HT重新出现，从而逆转pCPA的作用，这就更使pCPA成为一种理想的工具药。该药的不足之处是对于酪氨酸羟化酶（TH）也有轻度的抑制作用，注射pCPA后1～6d内，脑内NE含量降低10%～20%，这是在解释实验结果时应加注意的。

除pCPA外还有另一些合成酶抑制剂，如6-氟色氨酸、α-正丙-多巴酰胺（H22/54）和对氯苯丙胺（PCA）等。6-氟色氨酸阻断5-HT合成的效果与pCPA相近，但作用维持时间较短，H22/54的作用较pCPA为弱。PCA一次给药10 mg/kg即可使脑内5-HT含量降低60%，且作用可持续4个月之久。但该药降低5-HT的幅度较小，且作用环节较复杂，不是理想的工具药。

抑制AAAD也可阻断5-HT的合成，但该类药物应用较少，有效的抑制剂有α-甲基-5-HTP和α-甲基多巴。其中以α-甲基-5-HTP较为可靠。由于AAAD不像TPH那样只存在于5-HT能神经元内，而是广泛存在于多种神经元内，因此不是首选的用药对象。

2. 5-HT神经的化学切断剂

继6-OHDA破坏CAs神经纤维这一发现之后，Baumgarten等（1971）试用5，6-双羟色胺（5，6-dihydroxy tryptamine，5，6-DHT）作为5-HT神经纤维的化学切断剂获得成功，该药对5-HT神经元胞体的毒性较小。给大鼠脑室注射75μg，使脊髓5-HT含量降低85%以上，持续6个月仍未完全恢复，而脑内5-HT受损较轻。如欲选择性降低脑内5-HT的含量，则可将小剂量5，6-DHT注入中脑被盖的腹内侧以损毁5-HT上行纤维，该法可使前脑5-HT含量降低70%～80%，而延桥脑和脊髓不受影响。该种用药方法的缺点是前脑DA的含量发生一过性下降（下降30%，5d恢复），NA含量则升高50%。

随后发现的5，7-DHT毒性较5，6-DHT低，因此剂量可增加一倍。大鼠脑室注射150μg可使脊髓5-HT含量降低90%以上，前脑和脑干分别降低80%和60%；缺点是对NE神经纤维也有较强的亲和力，使脑内NE含量下降50%，54d仍未恢复。

5，6-DHT的应用促进了中枢5-HT神经元的形态学研究。注射1～3d后5-HT纤维及其末梢被破坏，接近末梢处的轴索变粗，直径可达3～15μm，有大量黄、橙或棕色荧光物质堆积，据此可追踪5-HT纤维的走行。

总之，为降低CNS 5-HT含量，①pCPA是首选的药物；②5，6-DHT可以定位地损毁5-HT纤维，并促进了形态学研究；③生理学中常用的通直流电或注射海人酸等损伤神经核团的方法也可加以选用。

3. 5-HT耗竭剂

抑制5-HT储存的药物有利血平和四苯嗪，它们不但耗竭5-HT，而且还耗竭CAs。目前尚未发现专一的5-HT耗竭剂。

4. 促5-HT释放剂

芬氟明（fenfluramine）选择性地促进5-HT释放，并抑制其重摄取，使突触间隙内5-HT的含量增加，从而加强了5-HT的作用，产生镇痛和降食欲（减肥）效应。但长期服用此药使脑内5-HT的储量降低，甚至使中缝核群神经

元受损，临床慎用。

5. 5－HT 重摄取抑制剂

能阻断 5－HTT 的药物，就能阻断 5－HT 的重摄取。这类药物有三环类化合物、氟氧苯丙胺、芬氟明和可卡因。

三环类化合物可抑制膜泵，阻断神经末梢对 CAs 和 5－HT 的重摄取，从而加强单胺递质的功能活动。不同的药物对 5－HT 和 CAs 略有偏重，以抑制 5－HT 重摄取为指标，三环类药物的强度次序依次为氯丙咪嗪＞丙咪嗪＞阿米替林＞普鲁替林＞去甲咪嗪＞去甲替林；而阻断 NE 重摄取的效价次序大体相反。

氟氧苯丙胺（fluoxetine）是一种新型的高效 5－HT 重摄取抑制剂，它不影响 CAs 的再摄取。大鼠腹腔注射 10mg/kg，作用可维持 24h 以上，是一种较理想的工具药，临床上有促眠、镇痛、减肥的作用。

6. 单胺氧化酶抑制剂（MAOI）

MAO－A 抑制剂氯吉宁（clorgyline）使脑内 5－HT 含量显著增高，而 MAO－A 抑制剂 deprenyl 并不影响 5－HT 含量。多数 MAOI 对 A、B 两型 MAO 都有抑制作用，常用的有优降宁（pargyline）、苯乙肼（phenylzine）和苯环丙胺（tranylcypromine）（图 21－2）。

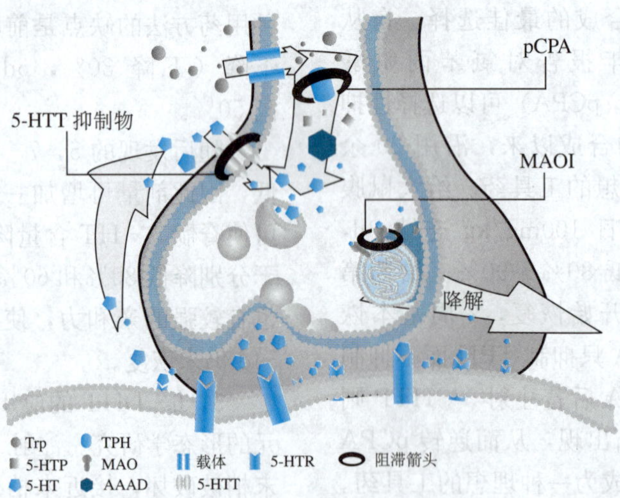

图 21－2　影响 5－HT 合成和代谢药物的作用环节

AAAD，芳香族氨基酸脱羧酶；MAO，单胺氧化酶；MAOI，单胺氧化酶抑制剂；Trp，色氨酸；TPH，色氨酸羟化酶；5－HT，5－羟色胺；5－HTP，5－羟色胺酸；5－HTT，5－HT 转运体；5－HTR，5－HT 受体；pCPA，对氯苯丙氨酸

第二节　中枢 5－羟色胺功能活动的测定法

一、更新率的测定

从理论上讲，测定某一神经递质的更新率（turnover rate）是研究该递质代谢速度的较好指标，但实际测定时由于方法学上的一些困难，各家报告的结果往往很不一致，难以比较。

在动物实验中测定更新率的方法很多，例如①用 TPH 抑制剂后观察脑内 5－HT 含量降低的速度；②用 MAOI 抑制 MAO 后观察 5－HT 含量的增长速度；③用丙磺舒（probenecid）阻断 5－HT 的代谢产物 5－HIAA 转运入血，观察 5－HIAA 在组织内积聚的过程，等等。但没有一种堪称是最满意的。多数作者认为，大鼠脑内 5－HT 的更新半衰期小于 1h，与 NE（3～4h）和 DA（2h）相比，5－HT 的更新率是较高的。但 5－HT 的更新中有相当大的一部分是无功能的，在阻断了神经冲动的情况下仍能进行，而真正神经冲动到达时所引发的有功能的5-HT更新只占一小部分。特别是在注射大量的5-HT前体（如5-HTP）时，情况更是如此。

在摄食、昼夜节律、环境温度变化、应激和内环境变化时，脑内5-HT更新率会发生改变。在药物的影响下这种变化就更为显著。例如服用MAOI使脑内含量升高时，常由于终产物的负反馈机制使更新率降低。

二、临床上观察中枢5-HT功能的方法

与动物实验相比，要观察人体中枢5-HT功能的变化，困难更大。常用的方法有：①给人注射或服用大量丙磺舒，观察CSF中5-HIAA的蓄积量（Emanuelsson et al，1987），以反映5-HT的释放和代谢速度；②测定神经内分泌系统对5-HT的反应，已知垂体中某些激素（如ACTH、催乳素、生长激素等）的分泌受5-HT控制。注射5-HT的前体（TP或5-HTP），或特定的5-HT激动剂后测定血中垂体激素的浓度，可作为观察脑内5-HT突触后功能的一个窗口。例如静脉注射TP后血中催乳素升高的幅度，抑郁病人低于正常对照组；③各种药物对血小板中5-HT含量的影响，被认为可间接地反映中枢5-HT末梢对5-HT的摄取、储存和释放功能。例如利血平不仅耗竭中枢的5-HT，也耗竭血小板中的5-HT。据报告抑郁病人血小板对5-HT摄取的能力和对［^{3}H］丙咪嗪的结合力降低，但其确切临床意义有待深入研究。

第三节 5-羟色胺受体

5-HT产生的效应是通过多种5-HT受体介导的。5-HT及其受体广泛存在于中枢和周围神经系统（CNS/PNS）以及许多非神经组织，如胃肠道、心血管系统和血液。

对5-HT受体的分类始于1957年。Gaddum和Picarelli发现，5-HT对豚鼠回肠的收缩作用是通过两种不同的机制：①直接作用位于平滑肌细胞的受体引起回肠收缩，该作用可被dibenzyline（D）阻断；②通过位于神经元的受体间接作用于回肠平滑肌，吗啡（M）可阻断这一作用。据此，前者得名D受体，后者称为M受体。1979年，随着放射性配体结合技术的发展，5-HT受体研究进入了新的纪元。Perontka和Snyder采用放射性配体［^{3}H］5-HT，［^{3}H］spiperone和［^{3}H］LSD鉴定了两个不同的5-HT受体结合位点。由于5-HT是唯一能够置换这些放射性配体的神经递质，因此命名为5-HT_1（与［^{3}H］5-HT有较高亲和力）和5-HT_2（与［^{3}H］5-HT亲和力较低，具有D受体特征）。根据对［^{3}H］spiperone亲和力的高低，Pedigo等（1981）将5-HT_1又分为5-HT_{1A}和5-HT_{1B}两个亚型。1984年，Pazos等证明了能够被［^{3}H］mesulergine标记的第三个5-HT_1受体亚型，称5-HT_{1C}受体。鉴于5-HT_2和5-HT_{1C}受体分享着共同的信号通路，后分别更名为5-HT_{2A}和5-HT_{2C}受体。随着分子克隆技术的推广和应用，1992年，5-HT_2受体家族的第三个亚型5-HT_{2B}受体成功克隆，具有D受体的药理学特性。对5-HT M受体的确认和重新分类得益于更为特异的5-HT受体激动剂、拮抗剂和放射性配体的发现。1986年，Bradley等将M受体归类为5-HT_3受体。1988年Dumuis在小鼠的胚丘（embryo colliculi）和海马神经元描述了一种对5-HT_1、5-HT_2和5-HT_3受体拮抗剂均不敏感的受体亚型，激活该受体可增加而不是抑制cAMP的生成。1995年，Gerald等在大鼠脑组织中克隆了该受体的两个亚单位，即5-HT_{4A}和5-HT_{4B}受体。随后，通过对5-HT受体同源序列的扫描分析，5-ht_5、5-ht_6和5-HT_7受体相继被确认和克隆。

根据1997年国际药理学会受体命名协会（NC-IUPHAR）公布的“受体和离子通道的命名”标准，5-HT受体现统一分为两大家族，7个亚家族（图21-3）。按照IUPHAR受体分类原则，对功能尚待阐明的重组受体的命名应当用小写字母表示，如5-ht_{1E}、5-ht_{1F}、5-ht_{3C}、5-ht_{5A}、5-ht_{5B}和5-ht_6。

1. G蛋白相关受体大家族：①与Gi/o蛋白偶联，抑制腺苷酸环化酶（AC）的有：5-HT_{1A}、5-HT_{1B}、5-HT_{1D}、5-ht_{1E}、5-ht_{1F}和5-ht_{5A}；②与Gs蛋白偶联，激活AC的有：5-HT_4、5-ht_6和5-HT_7；③与Gq蛋白偶联，激活磷脂酶C（PLC）的有：5-HT_{2A}、5-HT_{2B}、5-HT_{2C}。

2. 配体门控离子通道大家族：5-HT_{3A}，5-HT_{3B}和5-ht_{3C}。

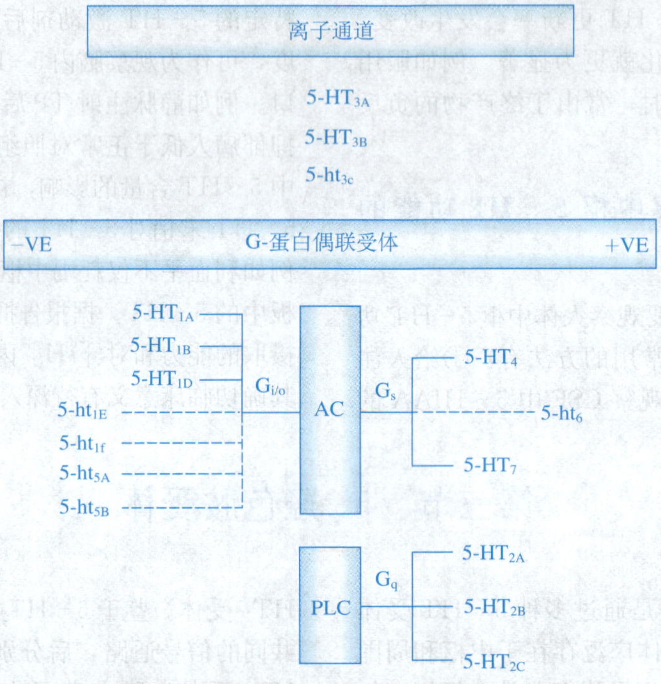

图21-3 5-HT受体的分类

+VE，正反应（激活腺苷酸环化酶）；-VE，副反应（抑制腺苷酸环化酶）；AC，腺苷酸环化酶；PLC，磷脂酶C

一、5-HT_1受体

5-HT_1受体是5-HT受体最大的亚家族。包括5个亚型：5-HT_{1A}、5-HT_{1B}、5-HT_{1D}、5-ht_{1E}和5-ht_{1F}。由于原名为5-HT_{1C}受体的分子结构和信号转导与5-HT_2受体相似，现已归类到5-HT_2受体家族，更名为5-HT_{2C}受体，故5-HT_{1C}牌号空缺。5-HT_1受体各个亚型的氨基酸序列有40%～60%同源性，均有7个跨膜结构，与$G_{\alpha i}/G_{\alpha o}$蛋白偶联，抑制AC活性，调节其他信号通路或离子通道（表21-1）。

1. 5-HT_{1A}受体

人5-HT_{1A}受体是第一个被克隆的5-HT受体。在比较宽松的杂交实验条件下它与全长的β_2肾上腺素受体cDNA有交叉杂交，曾命名为"G-21"。该克隆是一个无内含子基因，位于人5q11.2-13染色体，所编码的5-HT_{1A}受体由422个氨基酸组成。大鼠和小鼠5-HT_{1A}受体于1990和1993年相继被克隆，与人5-HT_{1A}受体有85%～89%的同源性。

5-HT_{1A}受体是哺乳动物脑内分布最多的亚型，广泛分布于大鼠CNS，以边缘系统为多。原位杂交、免疫组织化学和放射性配体结合位点检测结果一致显示：5-HT_{1A}受体高密度分布在外侧隔区、海马CA1区和齿状回、额叶皮质、内嗅皮质、缝核、脚间核和脊髓。在豚鼠，肠神经丛也表达5-HT_{1A}受体，对快的兴奋性突触后电位进行抑制性调制。中枢5-HT_{1A}受体激活可引起5-HT行为综合征、焦虑、抑郁和低血压。最近的研究显示，5-HT_{1A}受体激活还可降低皮肤血管收缩和炎症性发热反应，导致体温降低。

5-HT_{1A}受体的跨膜信息传递主要是通过$G_{\alpha i}/G_{\alpha o}$蛋白介导抑制AC活性，激活钾通道和失活钙通道（图21-4）。在重组的细胞系上，5-

HT_{1A}受体也被报道可调节 PI-PLC、PKC 和 ERK/MAPK 活性。5-HT_{1A}受体与几种 G 蛋白结合的顺序是：$G_{\alpha i3} > G_{\alpha i2} \geqslant G_{\alpha i1} \geqslant G_{\alpha o} > G_{\alpha z}$。在额叶皮质，5-$HT_{1A}$受体主要与$G_{\alpha o}$和$G_{\alpha i3}$相偶联；在海马、中缝背核和下丘脑则分别与$G_{\alpha o}$、$G_{\alpha i3}$和$G_{\alpha i1}$、$G_{\alpha i3}$、$G_{\alpha z}$相偶联。

2. 5-HT_{1B}受体

对5-HT_{1B}和它的相似物5-HT_{1D}受体的认识经历了一个复杂而充满矛盾的过程。最初曾以为5-HT_{1B}受体是啮齿类动物（大鼠、小鼠、田鼠）所特有的受体，但随后的分子克隆研究发现，啮齿类5-HT_{1B}受体与人5-$HT_{1D\beta}$受体有97%的同源性，故大鼠5-HT_{1B}受体又名 r5-HT_{1B}，人5-$HT_{1D\beta}$又名 h5-HT_{1B}。

编码5-HT_{1B}受体的基因位于人 6q13 染色体和小鼠 9E 染色体，r5-HT_{1B}和 h5-HT_{1B}受体分别由 386 和 390 个氨基酸组成。两者有 32 个氨基酸不同，其中 8 个位于跨膜区。r5-HT_{1B}受体与β肾上腺素受体拮抗剂 pindolol 的亲和力明显高于 h5-HT_{1B}受体。导致这一药理学特性差别的原因在于第 7 个跨膜区的一个氨基酸。r5-HT_{1B}受体分子的第 355 位氨基酸是苏氨酸，而 h5-HT_{1B}受体在这个位置上是天门冬氨酸。

免疫组织化学和放射性配体结合实验显示：5-HT_{1B}受体主要分布在基底神经节，尤其是苍白球和黑质。在间脑、上丘、背侧下脚、尾壳核、导水管周围灰质、大脑皮质、杏仁核、下丘脑和脊髓背角也有低到中等密度的分布。除神经系统之外，5-HT_{1B}受体也分布在脑动脉或其他血管组织，参与对血管舒缩的控制。5-HT_{1B}受体与多种行为和精神疾病相关，如偏头痛、运动能力、药物滥用、焦虑、抑郁和攻击行为等。

与5-HT_{1A}受体相类似，5-HT_{1B}受体的跨膜信号传递也是通过 Gαi/Gαo 蛋白介导抑制 AC 活性，调节 PLC 和 ERK 活性，控制内向整流钾通道。

3. 5-HT_{1D}受体

5-HT_{1D}受体（曾名5-$HT_{1D\alpha}$）位于人 Ip34.3-36.3 染色体，与5-HT_{1B}受体有63%的同源性。所编码的受体蛋白由 377 个氨基酸组成。

与5-HT_{1B}受体在 CNS 的高密度分布相比，5-HT_{1D}受体在脑内的表达水平很低。放射性配体结合实验显示，5-HT_{1D}受体结合位点主要分布在苍白球、尾壳、底丘脑核、间脑、黑质和额顶叶皮质。有研究显示，5-HT_{1D}和5-HT_{1B}受体具有生理性联合作用。单独表达时，两者均可以单体或同二聚体形式存在；在转染的细胞系上共表达时，可表现为单体或异二聚体。5-HT_{1B}和5-HT_{1D}受体在某些脑区的共存提示在生理条件下也可能形成两者的异二聚体。5-HT_{1D}受体可能与5-HT_{1B}受体一同参与介导神经源性炎症和三叉神经痛。

像其他5-HT_1受体一样，5-HT_{1D}受体也通过与$G_{\alpha i}/G_{\alpha o}$蛋白偶联抑制 AC 活性，调节钾通道和钙通道。

4. 5-ht_{1E}和5-ht_{1F}受体

与其他5-HT_1受体亚型所展现的对5-HT和5-CT 的高亲和力不同，5-ht_{1E}和5-ht_{1F}仅对5-HT 具有高亲和力，而对5-CT 的亲和力极低。

5-ht_{1E}受体基因位于人 6q14-15 染色体，所编码的受体蛋白由 365（人）或 366（大鼠）个氨基酸组成。5-ht_{1F}受体由 366 个氨基酸组成，编码它的基因位于人染色体 3q11。两者间的同源性大于 70%。

原位杂交结果显示，5-ht_{1E}受体 mRNA 主要表达在皮质、尾壳核和杏仁核。5-ht_{1F}受体 mRNA 在脑内集中表达在中缝背核、三叉神经节、海马、皮质、纹状体、丘脑和下丘脑。5-ht_{1F}受体主要与偏头痛的发生机制有关。

选择性5-HT_1受体激动剂和拮抗剂见表 21-1。

二、5-HT_2受体

5-HT_2受体介导中枢和外周5-HT 的多种生理功能，因此在临床上备受关注。5-HT_2受体有三个亚型：5-HT_{2A}、5-HT_{2B}和5-HT_{2C}（原名5-HT_{1C}）。它们也属于 G 蛋白偶联受体大家族，具有典型的 7 次跨膜结构。三种5-HT_2受体亚型之间有70%的同源性，对5-HT 有相似的高亲和力。5-HT_2受体通过与 Gq 蛋白偶联，激活磷脂酶 C（PLC）、PLA2、和 PLD 等，产生胞内第二信使，介导神经元的多种功能活动。

1. 5-HT_{2A}受体

大鼠、田鼠、小鼠、猪、羊、猴和人等多个种属的5-HT_{2A}受体cDNA均已被克隆。人5-HT_{2A}受体基因位于13q14-21染色体，由三个外显子、两个内含子组成，编码471个氨基酸长度的蛋白质。

5-HT_{2A}受体广泛分布在CNS和外周组织中。在CNS，5-HT_{2A}受体分布甚广，以大脑皮质密度最高。在外周组织，5-HT_{2A}受体主要分布在血小板、血管平滑肌、子宫平滑肌和胃肠道平滑肌。中枢5-HT_{2A}受体与GABA、ACh、DA、内啡肽和强啡肽神经元，以及$GABA_A$和NMDA受体均有共存，提示5-HT_{2A}受体可能是维持皮质正常神经兴奋和抑制活动所要求的。外周组织的5-HT_{2A}受体主要介导血小板积聚、血管和血管外平滑肌收缩等反应。

5-HT_{2A}受体的跨膜信号传递是通过与$G_{q/11}$蛋白偶联，激活PLC，水解磷脂酰肌醇-4，5二磷酸（PIP_2），产生三磷酸肌醇（IP_3），动员胞内钙库释放，进而可引起L-型Ca^{2+}通道和PKC的激活。5-HT_{2A}受体还可通过两个平行的信号级联系统激活PLA_2，导致花生四烯酸（AA）的释放：①通过激活百日咳毒素敏感的$G_{\alpha i}/G_{\alpha o}$蛋白引起$G_{\beta\gamma}$释放，启动Ras-Raf-MEK-ERK信号级联，导致ERK介导的PLA_2磷酸化；②通过与百日咳毒素不敏感的$G_{\alpha 12/13}$蛋白偶联激活Rho-p38，引起PLA_2磷酸化。此外，5-HT_{2A}受体激活也可刺激ERK/MAPK、PLD、cAMP-PKC、Jak_2/STAT3h和Ca^{2+}/CamKⅡ等信号通路，激活Ca^{2+}通道以及Ca^{2+}依赖钾通道。

2. 5-HT_{2B}受体

5-HT_{2B}受体是最后一个被克隆的5-HT_2受体。在人、小鼠和大鼠，它分别由481、504和479个氨基酸组成。编码5-HT_{2B}受体的基因位于人Iq36.3-37.1染色体，有两个内含子。

5-HT_{2B}受体主要表达在外周组织中，胃、肠、心脏、肾脏、肺，尤其是胃底部和肺动脉。脑内5-HT_{2B}受体表达水平很低，主要局限在小脑、外侧隔区、下丘脑、中央杏仁核和中缝背核。激活大脑动脉内皮细胞的5-HT_{2B}受体可引起NO释放，导致血管舒张，参与偏头痛的发病。肺动脉5-HT_{2B}受体可能涉及肺动脉高压。胃肠系统5-HT_{2B}受体参与肠激惹综合征（IBS）的发病。分布在脑内的5-HT_{2B}受体介导的功能尚不知晓。

除激活PLC和PLA_2外，5-HT_{2B}受体也快速、短暂地激活原癌基因P21 ras，进而活化ERK/MAPK。5-HT_{2B}受体刺激还可激活cD1/cdk4、cE/cdk2激酶通路和NO-cGMP信号通路。

3. 5-HT_{2C}受体

5-HT_{2C}受体是第一个被克隆的5-HT_2受体亚型，曾名5-HT_{1C}受体。在人、小鼠和大鼠，该受体分别由458、459和460个氨基酸组成，其编码基因位于人Xq24染色体，有三个内含子。

5-HT_{2C}受体在脑内的分布较5-HT_{2A}受体更多、更广。分布密度最高的是脉络丛，其次是大脑皮质。海马、纹状体、隔区、伏核、杏仁核、尾壳核、黑质、丘脑、中脑和脑干的多个核团以及脊髓也都有较高水平的表达。外周组织曾被认为不表达5-HT_{2C}受体，但目前知道，大鼠Ⅱ型肺细胞和人淋巴细胞也存在5-HT_{2C}受体。中枢5-HT_{2C}受体涉及脑脊液生成和转运、运动、摄食、焦虑、性行为和认知等多种功能。

与其他5-HT_2受体相似，5-HT_{2C}受体也通过G蛋白偶联激活PLC、PLA_2和PLD信号级联通路。

选择性5-HT_2受体激动剂和拮抗剂见表21-1。

三、5-HT_3受体

5-HT_3受体，即Gaddum和Picarelli在1957年命名的M受体，是5-HT受体家族中唯一的配体门控离子通道大家族成员。刺激该受体引起一个短暂的内向电流，进而打开非选择性阳离子通道（Na^+、Ca^{2+}内流和K^+外流），启动快速去极化。

人5-HT_3受体基因位于11q23.1-23.2染色体，编码一个由487个氨基酸组成的五聚体蛋白质。5-HT_{3A}亚单位首先从神经源细胞系（neuronally derived cell line）分离，它的两个剪切变异体随后从神经母细胞瘤-神经胶质瘤细胞（NCB-20，NG 108-15）和大鼠自然细胞获得，它们具有类似的药理学和电生理学特性。1999

年，Davies 等克隆出 5－HT_3受体的第二个亚单位 5－HT_{3B}。电生理学研究显示：单独表达 5－HT_{3A}或 5－HT_{3B}亚单位的受体仅表现很低的电导和反应幅度，提示 5－HT_{3A}和 5－HT_{3B}受体亚单位的异聚结合是 5－HT_3受体获得其完整功能特性所必需的。5－HT_{3A}亚单位表达在细胞表面，是一个具有 4 个跨膜结构和一个细胞外 N 末端的蛋白质，在细胞外 N 末端含有 5－HT 及其激动剂的识别位点。5－HT_{3B}亚单位存在于细胞的内质网中，不表达 5－HT 结合位点。当 5－HT_{3B}亚单位与 5－HT_{3A}亚单位共表达时，5－HT_{3B}亚单位从内质网转运到细胞表面与 5－HT_{3A}亚单位形成功能性异聚体。尽管第三个 5－HT_3受体亚单位 5－ht_{3C}已于 2001 年克隆，但它的功能、分布和药理学特性等细节尚不清楚。

5－HT_3受体广泛分布在中枢和周围神经系统及外周组织中。在外周，5－HT_3受体主要存在于自主神经系统节前、节后神经元和感觉系统神经元。在 CNS，5－HT_3受体免疫阳性物质和受体结合位点主要表达在海马 CA1 区、迷走神经背核、孤束核、纹状体、杏仁核、小脑和脊髓。5－HT_3受体涉及多系统功能活动，如疼痛、胃肠运动、感觉和分泌、焦虑、神经性贪食、药物滥用和戒断、睡眠紊乱、认知及神经精神疾病等。肿瘤化疗和放疗引起的恶心和呕吐也被报道由 5－HT_3受体介导。

5－HT_3受体激动剂和拮抗剂见表 21－1。

四、5－HT_4受体

Dumuis（1988）首次在小鼠的胚丘（embryo colliculi）和海马神经元描述了一种能够刺激 cAMP 生成的 5－HT 受体。该受体对 5－HT_1、5－HT_2和 5－HT_3受体拮抗剂均不敏感，但可被 Benzamides 刺激激活，微摩尔浓度的 Tropisetron 能阻断之。1995 年，Gerald 等在大鼠脑组织中克隆了该受体的两个亚型，命名为 5－HT_{4S}－5－HT_4short，387 个氨基酸）和 5－HT_{4L}－5－HT_4 long，406 个氨基酸），5－HT_{4L}后被证明有测序错误。事实上，5－HT_{4L}受体在多个种属包括大鼠、小鼠和人都是由 388 而不是 406 个氨基酸残基组成。根据 NC－IUPHAR 推荐的分类法，5－HT_{4S}和 5－HT_{4L}现已更名为 5－ht_{4A}和 5－ht_{4B}。

人 5－HT_4受体基因是最长的 G 蛋白偶联受体基因（700kb），有 38 个外显子，位于 5q31－33 染色体。它所编码的蛋白质自 Leu^{358}（所有 5－HT_4受体亚型最后一个共同的氨基酸）之后，其 C 末端不同长度和组成的剪切异构体共有 9 个被克隆，即 5－ht_{4A-H}。

5－HT_4受体在脑和外周组织均有分布。在外周主要分布于胃肠道、膀胱和心脏，参与胃肠平滑肌收缩和心脏收缩动力学过程。在 CNS，5－HT_4受体高表达在基底神经节、海马、额顶叶皮质、内嗅皮质、Calleja 岛、隔区、下丘脑、伏核、杏仁核、嗅球、苍白球、纹状体和黑质。中枢 5－HT_4受体主要参与调制神经递质的释放（如 DA、ACh、5－HT 和 GABA），增强突触传递功能，在学习记忆、认知评价、疼痛、焦虑、运动和奖赏等过程中发挥重要作用。

5－HT_4受体的信号转导是通过 G_s蛋白激活 AC，增加 cAMP 的形成。以 5－HT_4受体介导的 ACh 释放为例：刺激 5－HT_4受体，通过 G 蛋白介导增加 cAMP 生成，进一步激活 PKA，磷酸化并抑制电压激活钾通道，导致电压依赖钙通道的激活，Ca^{2+}内流启动 ACh 释放。除刺激 AC 外，5－HT_4受体也可通过 G_s蛋白直接与钾通道和电压依赖的钙通道偶联，引起一系列受体后事件。

选择性 5－HT_4受体激动剂和拮抗剂见表 21－1。

五、5－ht_5受体

1992 年，小鼠 5－ht_5受体首先被克隆。Plassat 等对 G 蛋白偶联受体亚家族的 5－HT 受体同源序列进行扫描时发现了这一新的 5－HT 受体亚型，即 5－ht_5受体。1993 年，Matthes 等分离出另一个相似受体，命名为 5－ht_{5B}受体，并将初始命名的 5－ht_5受体更名为 5－ht_{5A}受体。小鼠 5－HT_{1A}和 5－HT_{1B}受体基因之间 77%的同源性，分别编码 357 和 370 个氨基酸组成的蛋白质。人 5－ht_{5A}受体基因位于 7q36 染色体，有一个内含子，编码一个 357 个氨基酸长度的蛋白质。该受体对 5－carboxamidotryptamine（5－CT）较 5－HT 有更高的亲和力。人 5－ht_{5B}受体基因位于 2q11－13 染色体，由于终止码的干扰，该基因在人体不能编码功能蛋白。

5-ht_{5A}主要存在于神经系统，在神经元和胶质细胞均有表达。在下丘脑、海马和胼胝体 5-ht_{5A}主要分布于星型胶质细胞；在皮质、嗅球、视交叉上核、小脑、中缝背核和中缝大核主要分布于神经元。部分中缝核 5-HT 神经元胞体和轴突表达 5-ht_{5A}自身受体。外周 5-ht_{5A}受体主要分布在主动脉体Ⅰ型细胞和颈上神经节细胞。5-ht_{5A}受体激活主要介导运动功能。在应激状态下，适应性行为的习得也涉及 5-ht_{5A}受体。由于人 5-ht_{5B}受体不表达功能蛋白，对该型受体的研究极少。有限的资料显示，啮齿类 5-ht_{5B}受体仅在中枢神经系统有较少的分布。

5-ht_{5A}受体的信号转导是通过 Gi/Go 蛋白偶联抑制 Forskolin 刺激的 AC 活性，减少 cAMP 的产生，抑制 ADP-核糖体环化酶，激活外向电流。表达于爪蟾卵母细胞的 5-ht_{5A}受体也可与内向整流钾通道相偶联。

目前，尚无特异性 5-ht_{5A}和 5-ht_{5B}受体激动剂和拮抗剂。

六、5-HT_6受体

5-ht_6受体也是在对 G 蛋白偶联受体大家族的 5-HT 受体进行同源基因扫描时发现的。该受体由 438 个氨基酸组成，包括两个内含子。人 5-ht_6受体基因位于 1p35-36 染色体，编码的蛋白质有 440 个氨基酸，与大鼠有 89%的同源性。5-HT_6受体蛋白有相对较短的 N 末端和第三胞内环以及一个较长的 C 末端。

5-ht_6受体主要分布在 CNS，外周组织少有分布，仅在大鼠免疫器官（如脾脏和淋巴结）和胃表达有少量 5-ht_6 mRNA。在神经系统，分布密度较高的脑区有：纹状体、嗅球、伏核、海马、尾壳核和皮质。5-ht_6受体在不同脑区的分布及其药理学功能研究提示其可能涉及摄食、认知、情绪紊乱和癫痫发作等过程。

5-ht_6受体与 5-HT_4和 5-HT_7受体一样，通过与 G_s蛋白偶联刺激 AC，增加 cAMP 的产生，引起一系列胞内信号转导过程。与其他 5-HT 受体亚型相比，5-ht_6受体与 5-HT 的亲和力相对较低，与多种色胺化合物结合的顺序为：LSD ＞ 5-methoxytryptamine ＞ 5-HT ＞ 2-methyl-5-HT ＞ 5-CT。表达在 HEK 293 细胞的大鼠 5-ht_6受体可快速脱敏，在受体表达量不变的情况下，受体的反应性在 1 小时内降低 50%。有研究显示，PKA 介导的受体蛋白磷酸化可能是该受体脱敏的主要机制。

目前尚缺乏有效的 5-HT_6受体选择性激动剂，选择性 5-ht_6受体拮抗剂见表 21-1。

七、5-HT_7受体

大鼠、小鼠、豚鼠和人的 5-HT_7受体均已被克隆，各种属间的同源性大于 90%。人 5-HT_7受体基因位于 10q23.3-24.4 染色体，编码 445 个氨基酸的蛋白质。编码区有两个内含子，一个位于第二胞内环，另一个位于 C 末端。依 C 末端的不同，5-HT_7受体基因有 4 个剪切异构体，5-$HT_{7A,B,C}$存在于大鼠，5-$HT_{7A,B,D}$存在于人体。目前尚未发现这些剪切异构体在药理学特性方面的差异。

5-HT_7受体在 CNS 的分布主要在有丘脑、下丘脑、皮质、海马、杏仁核、黑质、中缝背核、导水管周围灰质和脊髓。除神经系统外，5-HT_7受体也广泛表达于外周平滑肌组织，包括血管和非血管平滑肌。5-HT_7受体的药理学研究显示其主要涉及昼夜节律、睡眠、体温调节、偏头痛、情绪和认知等功能。

与 5-HT_4和 5-ht_6受体相类似，5-HT_7受体也通过 Gs 蛋白激活 AC，导致 cAMP 水平上调。5-HT_{7A}受体亚单位主要与 Ca^{2+}-钙调蛋白敏感的 AC，即 AC_1和 AC_8偶联，引起胞内 Ca^{2+}增多。此外，刺激 5-HT_7受体也可激活 MAPK/ERK 信号通路。

目前尚缺乏有效的选择性 5-HT_7受体激动剂，选择性 5-HT_7受体拮抗剂见表 21-1。

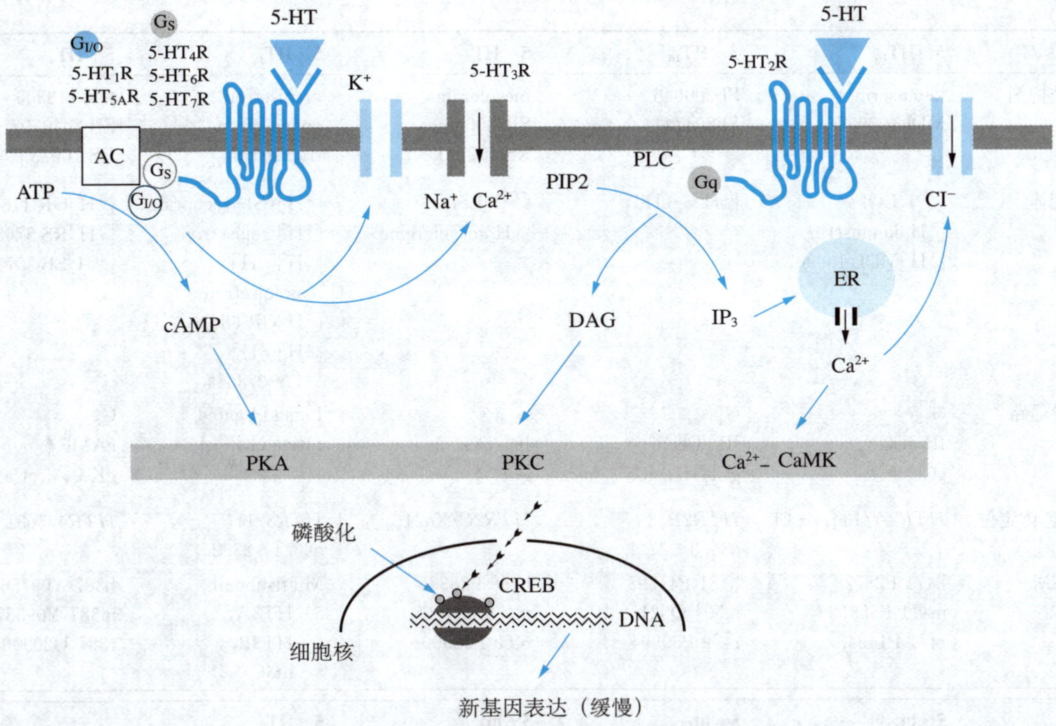

图 21 - 4　5 - HT 受体及受体后机制示意图

AC 腺苷酸环化酶；Ca^{2+} - CaMK 钙-钙调蛋白激酶；CREB cAMP 反应元件蛋白；DAG 二酰甘油；ER 内质网；IP_3 三磷酸肌醇；PIP_2 磷脂酰二磷酸肌醇；PKA 蛋白激酶 A；PKC 蛋白激酶 C；PLC 磷脂酶 C

表 21 - 1　5 - HT 受体的类型和亚型

命名	5 - HT_{1A}	5 - HT_{1B}	5 - HT_{1D}	5 - ht_{1E}	5 - ht_{1F}
曾用名	—	5 - HT_{1Db}	5 - HT_{1Da}	—	5 - $HT_{1E\beta}$，5 - HT_6
选择性激动剂	8 - OH - DPAT	Sumatriptan L 694247	Sumatriptan PNU 109291	—	LY334370 LY 344864
选择性拮抗剂	(±) WAY100635	GR55562 SB 224289 SB 236057	BRL 15572	—	—
放射性配体	[^{3}H]WAY100635 [^{3}H]8 - OH - DPAT	[^{125}I]GTI [^{125}I]CYP (rodent) [^{3}H]sumatriptan [^{125}I]GTI	[^{125}I]GTI [^{3}H]sumatriptan [^{125}I]GTI	[^{3}H]5 - HT	[^{125}I]LSD [^{3}H]LY334370
信息转导通路	$G_{i/o}$ CAMP↓，gK$^+$↑	$G_{i/o}$ cAMP↓	$G_{i/o}$ cAMP↓	$G_{i/o}$ AMP↓	$G_{i/o}$ cAMP↓
基因/染色体定位	*HTR*1A/5q11. 2 - 13	*HTR*1B/6q13	*HTR*1D/1 q34. 3 - 36. 3	*HTR*1E/6q14 - 15	*HTR*1F
结构- 7TM	h421 P08908 m421 Q64264 r422 P19327	h390 P028222 m386 P28334 r386 P28564	h377 P28221 m374 Q61224 r374 P28565	h365 P28566	h366 P30939 m366 Q02284 r366 P30940

命名	5 - HT_{2A}	5 - HT_{2B}	5 - HT_{2C}	5 - HT_3	5 - HT_4
曾用名	D/5 - HT_2	5 - HT_{2F}	5 - HT_{1C}	M	—
选择性激动剂	DOI	BW 723C86	Ro 600175	SR 57227 m - CPBG	BIMU8, RS 67506 ML 10302

续表

命名	5－HT_{2A}	5－HT_{2B}	5－HT_{2C}	5－HT_3	5－HT_4
选择性拮抗剂	ketanserin MDL100907	SB200646 SB204741	mesulergine SB200646 RS 102221	granisetron ondansetron tropisetron	GR 113808 SB 204070 RS 100235
放射性配体	[^{125}I]DOI [^{3}H]ketanserin [^{3}H]MDL 100907	[^{3}H]5－HT	[^{125}I]LSD [^{3}H]mesulergine	[^{3}H](S)－zacopride [^{3}H]tropisetron [^{3}H][^{3}H] granisetron [^{3}H]GR 65630 [^{3}H][^{3}H] LY 278584	[^{3}H]GR 113808 [^{3}H]RS 57639 [^{125}I]SB 207710
信息转导通路	$G_{q/11}$ IP_3/DG gCl^- ↑	$G_{q/11}$ IP_3/DG gCl^- ↑；gCa^{2+} ↑	$G_{q/11}$ IP_3/DG gCl^- ↑	Ligand－gated cation channel	G_S cAMP ↑ gK^+ ↓，gCa^{2+} ↑
基因/染色体定位	*HTR2A*/13q14－21	*HTR2B*/2 q36.3－37.1	*HTR2C*/Xq24	*HTR*3/11 q23.1－23.2	*HTR*4/5q31－33
结构-7TM	h471 P28223 m471 P35362 r471 P14842	h481 P41595 m504 Q02152 r479 P30994	h458 P28335 m459 P34968 r460 P08909	Multisubunit 5－HT3A， 5－HT3B， 5－ht3C	h387 Y09756 m387 Y09587 r387 U20906

命名	5－ht_{5A}	5－ht_{5B}	5－ht_6	5－HT_7
曾用名	5－HT_{5a}	5－HT_{5b}	－	5－HT_X，5－HT_1－like
选择性激动剂	－	－	－	－
选择性拮抗剂	－	－	Ro 046790 Ro 630563 SB 271046 SB 357134	SB 258719 SB 269970 SB 656104－A
放射性配体	[^{3}H]5－CT [^{125}I]LSD	[^{3}H]5－CT [^{125}I]LSD	[^{3}H]5－CT [^{125}I]LSD [^{125}I]SB 258585	[^{3}H]5－CT [^{3}H]SB 269970 [^{3}H]5－HT [^{125}I]LSD
信息转导通路	$G_{i/o}$ cAMP ↓	None identified	G_S cAMP ↑	G_S cAMP ↑
基因/染色体定位	*HTR5A*/7q36.1	*HTr5b*/2q11－13	*HTR*6/1p35－36	*HTR*7/10 q23.3－24.3
结构-7TM	h357 P47898 m357 P30966 r357 P35364	m370 P31387 r370 P35365	h440 P50406 m440 NP_067333 r436 P31388	h445 P34969 m448 P32304 r448 P32305

第四节 5－羟色胺神经元及其通路

一、5－HT 神经元的分布

脑内 5－HT 神经元主要分布于低位脑干的中线上，被称为中缝核群（raphe nuclei），由 8 个核团所组成。瑞典学者 Dahlström 和 Fuxe 用醛诱发荧光法将 5－HT 能神经元的聚集地分为 9 个细胞群（B1～B9），此外还有些散在的 5－HT 细胞分布于附近区域。

B1 主要在中缝苍白核内，位于延髓尾侧，锥体束腹侧，自锥体交叉至面神经核平面。

B2 主要在中缝隐核内，与 B1 在同一平面，位于 B1 腹侧。

B3 主要在中缝大核内，位于延-脑桥交界处，尾侧与 B1 延续。

B4 位于第 IV 脑室底的灰质内，展神经核和前庭神经内侧核的背侧。

B5 主要在中缝脑桥核内，位于三叉神经运动核水平。

B6 在脑桥吻侧中缝的两侧，中央上核及其邻近区。

B7 主要在中脑中缝背核内，在中脑导水管周围灰质（PAG）的腹侧，内侧纵束的内侧。

B8 位于中央上核内，在中脑下丘尾端到脚间核尾侧平面。

B9 主要位于下丘平面的中脑被盖部，脚间核的背侧，内侧丘系内侧。

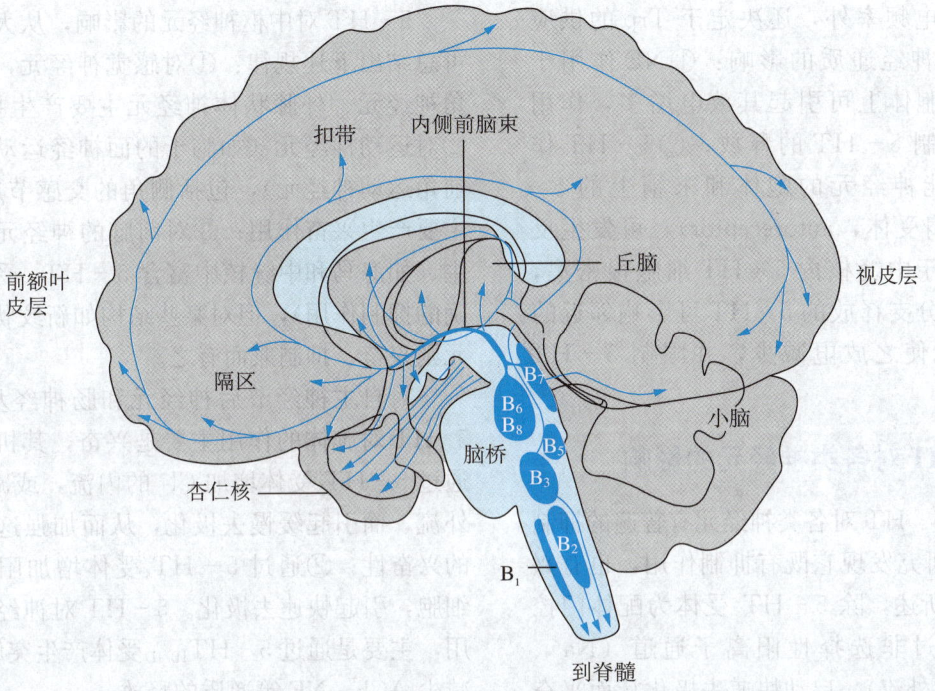

图 21-5 5-HT 神经纤维投射

B1 中缝苍白核；B2 中缝隐核；B3 中缝大核；B5 中缝脑桥核；B6+8 中央上核；B7 中缝背核。

二、5-HT 神经元的投射

相对于 5-HT 神经元的数量来说，5-HT 在 CNS 的投射范围相当广大。大鼠中缝核群内 16 万个 5-HT 神经元与脑和脊髓内数十亿神经元发生联系。前述的 5-HT 神经元树枝样轴突分布正是 5-HT 这种弥散投射的解剖学基础。5-HT 神经元的纤维投射分上行和下行两部分，上行纤维又分为腹束（较大）和背束（较小）两支。5-HT 上行腹束起自 B6 和 B8 核群，参加内侧前脑束，分布到很多脑区（图 21-5），包括脚间核、黑质、缰核、丘脑内侧核、束旁核、下丘脑后核、下丘脑内、外侧核、下丘脑前核、视交叉上核、弓状核、视前区、隔核、嗅结节、斜角带、杏仁核、尾壳核、海马、内嗅皮质、梨状皮质、额、顶、枕叶皮质等。上行背侧束主要起自 B3、B5 和 B7，投射到 PAG 和下丘脑后区。此外还有一部分 5-HT 纤维投射到小脑。5-HT 下行纤维束主要发源于 B1～B3，纤维束自脊髓侧索下行，分布于脊髓背角、侧角和前角。

三、5-HT 神经元的特性

在电生理方面，5-HT 神经元的一个最大的特点是放电缓慢而规律，从不出现成簇放电。中缝背核（B7 核团）放电率为 0.5～3Hz，困倦时放电减慢，睡眠（特别是快波睡眠）时可减少到零；当给视、听刺激时可暂时增加到 5～6Hz。这种有规则的放电被比拟为心脏的起搏器放电。细胞外记录发现动作电位时程长（2～3ms）。在一次动作电位后，由于细胞内 Ca^{2+} 浓度升高引起 K^+ 通道开放，而发生一个较长的超极化时期（可以比拟为心肌的较长的不应期），因此排除了成簇放电的可能性。这种放电特征与蓝斑的放电特征极为相似，提示脑内 5－HT 和 NE 系统都有一种紧张性的活动。

脑内 5－HT 的释放量除了决定于 5－HT 能神经元的放电频率外，还决定于 Trp 的供应量，以及其他神经递质的影响：①NE 作用于 5－HT 神经元胞体上可引起其放电增多，作用于末梢上可抑制 5－HT 的释放；②5－HT 作用于 5－HT 能神经元的胞体和末梢上的 5－HT 受体（自身受体，autoreceptor），可发生反馈性抑制。由于中缝核内 5－HT 细胞很密集，从树突及轴突分支释放的 5－HT 可影响邻近的 5－HT 神经元使之放电减少，并限制 5－HT 的过量释放。

四、5－HT 对各类神经元的影响

早期认为 5－HT 对各类神经元有普遍的抑制作用。进一步研究发现它既有抑制作用，也有兴奋作用。如前所述，除 5－HT_3 受体为配体门控离子通道，通过非选择性阳离子通道（Na^+、Ca^{2+} 内流和 K^+ 外流），启动快速去极化从而兴奋神经元之外，其余 5－HT 受体均属 G 蛋白偶联受体家族。根据其信号转导途径，G 蛋白偶联的 5－HT 受体又可分为三大类：抑制 AC，降低 cAMP，对神经元产生抑制作用的 5－HT_1 和 5－ht_5 受体；激活 AC，增加 cAMP，对神经元产生兴奋作用的 5－HT_4、5－ht_6 和 5－HT_7 受体；以及激活 PLC，增加 IP_3，引起神经元兴奋的 5－HT_2 受体。

5－HT 对中枢神经元的影响，从大量研究中可总结出下述规律：①对感觉神经元，如脊髓背角神经元、外膝状体神经元主要产生抑制作用；②对运动神经元（如脑干的面神经运动核、脊髓前角运动神经元），包括侧角的交感节后神经元，主要产生兴奋作用；③对前脑的神经元以抑制为主（如海马和中缝核中富含 5－HT_{1A} 受体，有明确的抑制作用），但对某些结构如新纹状体的神经元则兴奋、抑制兼而有之。

对自主神经节后神经元和肠神经丛神经元，5－HT 对胞体的作用主要是兴奋，其机制是：①通过 5－HT_2 受体增加 Cl^- 的内流，或减少 K^+ 的外流，而引起缓慢去极化，从而加强这些神经元的兴奋性；②通过 5－HT_3 受体增加阳离子进入细胞，引起快速去极化。5－HT 对神经末梢的作用，主要是通过 5－$HT_{1B/1D}$ 受体产生突触前抑制，减少 ACh、NE 等递质的释放。

第五节　5－羟色胺的生理作用

一、5－HT 与疼痛

在外周，5－HT 是一种致痛物质，将微量 5－HT 置入人前臂内侧的皮泡内，可导致剧痛，预先在皮泡内置入低浓度 5－HT_3 受体阻断剂 ICS 205930 可阻断该作用，提示 5－HT_3 受体参与 5－HT 的外周致痛作用。

将微量 5－HT 直接注入动物脑内，可产生镇痛作用。用 pCPA 耗竭 5－HT 可引起痛觉过敏。补充 5－HTP 后，痛觉恢复正常。在不同水平破坏脑干上行 5－HT 投射通路，也能引起痛觉过敏。提示脑内 5－HT 可能主要介导镇痛作用。

在脊髓，早期的研究也显示 5－HT 主要介导镇痛作用。20 世纪 80 年代以后，人们开始注意一种新的现象，即根据实验中所用的脑刺激强度、给药方式、用药剂量以及动物模型的不同，5－HT 对脊髓伤害性信息的调制具有明显的双重性。5－HT 受体的激活不仅可以产生痛觉抑制作用，还可以引起痛觉易化，提示 5－HT 对脊髓伤害性信息的调制可能是经由多种 5－HT 受体亚型的介导实现的。目前，5－$HT_{1\text{-}7}$ 受体亚型均已在脊髓背角发现。

1. 5－HT_1 受体

在脊髓的分布密度最高，占全部 5－HT 受体的 50%。皮下注射 5－HT_{1A}/5－HT_{1B} 受体激动剂

5-Me-ODMT 可明显抑制大鼠甩尾反射。联合应用 5-HT 和多种 5-HT 受体阻断剂进一步证明，5-HT 对甩尾反射的抑制作用是经由 $5-HT_1$ 受体介导实现的。小鼠鞘内注射 $5-HT_{1A}$ 受体激动剂 8-OH-DPAT 和 $5-HT_{1B}$ 受体激动剂 RU24969 等也明显抑制甩尾反射，如鞘内预先给予 SP，8-OH-DPAT 和 RU24969 对甩尾反射的抑制作用则明显减弱。与以上结果相悖，另一些实验结果显示，激活脊髓的 $5-HT_1$ 受体可明显易化脊髓的伤害性反射，在脊髓大鼠 $5-HT_1$ 受体激动剂均可明显易化大鼠的甩尾反射和脊髓背角神经元对伤害性刺激的反应。卓敏等人的系列研究工作也提示，脑干下行易化系统对脊髓伤害性反射的易化作用是通过 $5-HT_1$ 受体介导实现的。鞘内注射 $5-HT_{1A}$ 受体激动剂 8-OH-DPAT 可明显易化脊髓背角神经元对伤害性刺激的反应。此外，鞘内注射 $5-HT_{1A}$ 还能明显减弱皮下注射吗啡所引起的抗伤害作用。以上两类互相矛盾的实验结果有待进一步工作加以澄清。

形态学研究显示，$5-HT_{1A}$ 受体广泛分布在脊髓背角神经元，包括抑制性中间神经元和兴奋性投射神经元。如前所述，$5-HT_{1A}$ 受体可通过与 G 蛋白偶联抑制 AC 活性，激活 K^+ 通道，对神经元的兴奋性产生抑制性影响。这样，分布在抑制性中间神经元（如 GABA 和 ENK）上的 $5-HT_{1A}$ 受体可通过去抑制作用易化脊髓伤害性反应，而分布在投射神经元上的 $5-HT_{1A}$ 受体可直接抑制脊髓伤害性反应（图 21-6）。与 $5-HT_{1A}$ 受体不同，$5-HT_{1B}$ 受体的分布位点主要在突触终末，包括初级传入末梢和下行投射神经元的轴突末梢，少量分布在脊髓兴奋性投射神经元。在 Aδ 和 C 类初级传入末梢均分布有 $5-HT_{1B}$ 受体，主要与 SP 和 CGRP 共存。$5-HT_{1B}$ 受体激活可通过抑制初级传入末梢伤害性递质的释放或直接抑制脊髓兴奋性投射神经元产生镇痛作用。$5-HT_{1D}$ 和 $5-ht_{1F}$ 受体的分布与 $5-HT_{1B}$ 相似，提示其可能具有类似的功能。另外，分布在脑血管内膜和三叉神经传入终末的 $5-HT_{1B}$，$5-HT_{1D}$ 和 $5-ht_{1F}$ 受体所介导的抗伤害作用可能参与偏头痛的缓解。如三环类抗抑郁药可通过激活 $5-HT_{1B/1D}$ 受体缓解偏头痛。

2. $5-HT_2$ 受体

实验观察到，激活 $5-HT_2$ 受体既可引起痛觉抑制，又可产生痛觉易化作用。Solomon 等人在观察 5-HT 受体亚型在介导降压和镇痛时发现，鞘内注射 $5-HT_2$ 受体激动剂 MK-212 和 quipazine 等可明显抑制大鼠的甩尾反射。此外，$5-HT_2$ 受体在介导阿片肽的抗伤害作用中也具有重要作用。与此相反的结果是，激活脊髓 $5-HT_2$ 受体可明显易化甩尾反射和撕咬、搔扒等伤害性反应，而阻断脊髓 $5-HT_2$ 受体则明显提高痛阈。

形态学观察显示，分布于脊髓背角的 $5-HT_2$ 受体主要是 $5-HT_{2A}$ 和 $5-HT_{2C}$。这两种受体亚型在初级传入末梢、脊髓抑制性中间神经元和兴奋性投射神经元上均有分布。由于 $5-HT_2$ 受体通过激活 PLC 和抑制 K^+ 电流对神经元活动产生兴奋性影响，所以分布在初级传入末梢和兴奋性投射神经元的 $5-HT_2$ 受体主要介导 5-HT 的促痛作用，而分布在抑制性中间神经元的 $5-HT_2$ 受体则参与 5-HT 的镇痛过程（图 21-6）。

3. $5-HT_3$ 受体

与 $5-HT_1$ 和 $5-HT_2$ 受体相比，对 $5-HT_3$ 受体在痛觉调制中作用的研究所获得的结果较为一致。Willis 实验室的研究发现，电刺激或微量注射兴奋性氨基酸于 PAG 所引起的脊髓背角伤害感受性神经元的抑制效应可被 $5-HT_3$ 受体阻断剂所阻断，提示脊髓的 $5-HT_3$ 受体在痛觉下行抑制中具有重要意义。Glaum 曾报道，鞘内注射 $5-HT_3$ 受体激动剂 2-Me-5-HT 可模拟鞘内注射 5-HT 所引起的大鼠甩尾反射和热板反射的抑制作用，而 $5-HT_3$ 受体阻断剂 ICS205-930 和 MDL72222 则可阻断 5-HT 和 2-Me-5-HT 的抗伤害效应。Wilcox 小组的系列研究也表明，鞘内注射 $5-HT_3$ 受体激动剂 2-Me-5-HT 可明显抑制由鞘内注射 SP 和 NMDA 所引起的小鼠撕咬和搔扒行为，由伤害性刺激和 SP、NMDA 所诱发的脊髓背角神经元的伤害性反应也可被微电泳 2-Me-5-HT 所抑制，该抑制效应可被 $5-HT_3$ 受体阻断剂 ICS205-930 和 GABA 所阻断，提示 5-HT 对脊髓伤害感受性信息的抑制是经由 $5-HT_3$ 受体介导 GABA 的释放，进而通过对初级传入纤维终末的突触后抑制而实现的。

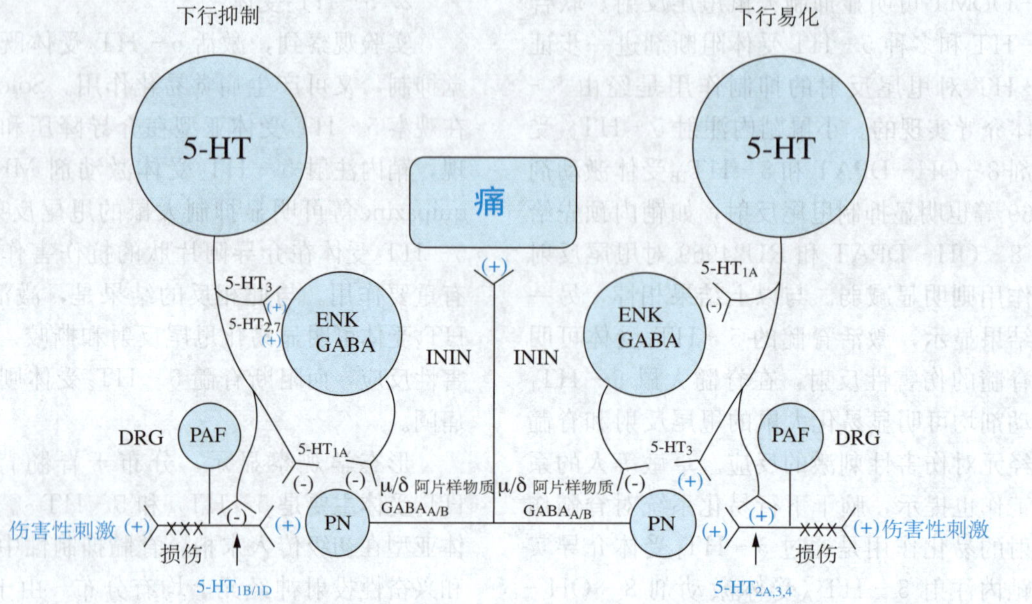

图 21－6　5－HT 受体在脊髓痛觉信息调制中的作用示意图

DRG 背根神经节；ENK 脑啡肽；ININ 抑制性中间神经元；PAF 初级传入纤维；PN 投射神经元

但也有研究发现，激活脊髓 5－HT_3受体可增加伤害性行为和电生理反应。该作用可能是通过激活初级传入末梢，释放伤害性神经递质或直接激活兴奋性投射神经元的 5－HT_3受体介导的(图 21－6)。

4. 5－HT_4、5－ht_6和 5－HT_7受体

均通过激活 AC 对神经元产生兴奋性效应。在脊髓兴奋性投射神经元和初级传入末梢分布有少量的 5－HT_4、5－ht_6和 5－HT_7受体，参与介导 5－HT 的促伤害作用。

5－HT 受体在调制脊髓伤害感受性信息中的上述种种相互矛盾的作用，目前尚难解释清楚，是否由于所选动物的种属、给药方式、用药剂量、激动剂或阻断剂的特异性以及观察指标和实验过程等不同造成的，还需进一步研究探讨。

最近刘风雨等（Liu et al，2007）用电生理方法记录刺激大鼠坐骨神经 C 纤维引起的脊髓背角广动力神经元放电作为伤害性感受的指标，在脊髓表面给以 5－HT 或 5－HT 受体各种亚型的激动剂或拮抗剂，系统地观察其对伤害感受的影响。结果表明，在基础情况下，下行 5－HT 系统对背角广动力神经元没有紧张性抑制作用。当下行抑制系统激活时，5－HT 的抑制性作用是通过 5－HT_{1B}，5－HT_{2A}，5－HT_{2C}和 5－HT_4 型受体介导的。5－HT_{1A}受体的作用尚待肯定。

二、5－HT 与精神活动

1. 焦虑

大量临床和实验证据表明，5－HT 与焦虑有关。增加 5－HT 释放或抑制 5－HT 重摄取引起突触间隙 5－HT 浓度增高可导致焦虑症，相反，耗竭脑内 5－HT 或阻断 5－HT 受体具有缓解焦虑的作用。

5－HT_{1A}、5－HT_{1B}受体和 5－HTT 基因敲除小鼠在多种动物模型，如旷场、十字迷宫和对抗测试中均显示增强的焦虑样行为。药理学研究也显示，海马内给予 5－HT_{1A}受体激动剂 8－OH－DPAT 可引起焦虑样行为，但中缝核内注射则具有抗焦虑作用，提示 5－HT_{1A}自身受体可能涉及抗焦虑作用，而 5－HT_{1A}突触后受体可能参与焦虑过程。最近的研究显示，5－HT_{1B}受体也可能参与对焦虑状态的调控，如隔-海马通路的 5－HT_{1B}受体可通过抑制 ACh 的释放减轻焦虑样行为；背侧 PAG 和杏仁核通路上的 5－HT_{1B}受体可通过 GABA 释放抑制焦虑状态；中缝背核过度表达的 5－HT_{1B}受体则通过减少 5－HT 的释放抑制小鼠的焦虑样行为。

2. 抑郁

抑郁症患者脑脊液中 5－羟色胺和 5－羟吲哚乙酸（5－HIAA）含量较正常人为低，尸检发现

中缝核内5-HT含量减少。应用5-HTP、三环类化合物或5-HT重摄取抑制剂有较好的抗抑郁作用，提示CNS的5-HT功能降低可能导致抑郁症。

5-HT_{1A}、5-HT_{1B}、5-HT_{2A}、5-HT_{2C}、5-HT_3、5-HT_6和5-HT_7受体都可能涉及抑郁症。临床观察显示，抑郁症患者前脑5-HT_{1A}受体介导的反应明显降低，因抑郁症自杀者的脑内5-HT_{1A}受体结合力显著下降，提示5-HT_{1A}受体有抗抑郁作用。与此相反，5-HT_{1B}受体拮抗剂能明显增强5-HT重摄取抑制剂的抗抑郁作用。5-HT_{2A}和5-HT_{2C}受体拮抗剂是临床上重要的抗抑郁药。5-HT_3受体拮抗剂所产生的中枢效应也被考虑用于抗精神病和抗抑郁。动物实验证明，临床上一些抗抑郁药与5-ht_6受体有很高的亲和力，具有5-ht_6受体拮抗剂的作用。5-HT_7受体基因敲除小鼠在强迫游泳抑郁症模型显示出抗抑郁样表现。

3. 攻击行为

对于脊椎动物的攻击性行为的神经化学研究显示，高水平的5-HT总是和低水平的攻击性相伴随。5-HT对攻击行为的抑制主要是通过5-HT_{1B}受体介导的，因为5-HT_{1B}受体基因敲除小鼠显示出很强的攻击性，而给予5-HT_{1B}受体激动即可明显抑制攻击行为。

三、5-HT与药物依赖

药物依赖是一种与皮质有关的条件刺激和非条件刺激结合的记忆过程。额皮质可储存和加工成瘾性药物的欣快感和精神刺激作用，海马和杏仁核对条件刺激进行处理，并通过伏核对腹侧纹状体活动的调控，影响药物依赖者的行为活动，特别是觅药行为。现已明确，药物依赖与脑内DA神经元功能改变密切相关。大多数成瘾性药物（例如可卡因、安非他明、烟碱、阿片等）均可通过不同的机制，程度不同地引起伏核DA水平的升高，而伏核DA神经元的激活与觅药行为关系最为密切。许多实验和临床资料表明，5-HT_3受体拮抗剂可有效减轻吗啡和酒精依赖者的戒断症状和对吗啡和酒精的渴望（craving）。形态学已证实5-HT_3受体在脑内与机体的精神行为活动密切相关的皮质和边缘系统等脑区有丰富的分布。5-HT_3受体激动剂可增加DA在这些脑区的释放，而阻断5-HT_3受体可抑制DA活性。5-HT_3受体拮抗剂能对抗由于DA升高或酒精摄入引起的过度活动（hyperactivity）。5-HT_3受体拮抗剂抗阿片类和乙醇依赖的机制目前尚不清楚。可能与5-HT_3受体参与调节中枢DA的释放以及长期使用成瘾性药物影响5-HT_3受体配体门控离子通道的功能有关。

另一个与药物依赖和成瘾密切相关的5-HT受体是5-HT_{1B}。在酒精偏爱大鼠，脑内5-HT_{1B}受体结合位点明显减少。敲除5-HT_{1B}受体基因，小鼠的酒精摄入量显著增加。给予5-HT_{1B}受体激动剂可降低酒精的摄入量，抑制酒精摄入引起的攻击行为。此外，5-HT_2受体也被报道与酒精成瘾有关。

四、5-HT行为症候群

给小鼠、大鼠、豚鼠、兔、猫、狗等动物大量5-HT前体（如5-HTP）及/或重摄取抑制剂（如fluoxetine），可引起一系列特殊行为。在大鼠主要是摇头、前肢踏步样动作、后肢僵硬外展、尾竖起、颤抖和肌肉紧张度加大。通过各种实验方法（中枢局部损毁、微量注射等）证明引起这些症候群的中枢作用部位在脑干和脊髓，其中缓慢摇头、前足踏步和颤抖已明确是通过5-HT_{1A}受体，而颈部迅速抽动（类似于湿狗样抽动）和抽搐则可能是通过5-HT_2和5-ht_6受体对运动神经元的兴奋作用引起。据报道人类也可出现5-HT行为症候群（5-HT behavioral syndrome），并可有幻觉产生（5-HT_2受体为主）。

五、5-HT与学习记忆

多种5-HT受体亚型涉及学习记忆和认知过程，但不同的5-HT受体作用很不一致。5-HT_{1B}基因敲除小鼠显示出比野生型小鼠更强的学习能力，5-HT_{1B}受体拮抗剂可改善由于胆碱能神经递质丢失所致的认知障碍。5-HT_{2C}基因敲除小鼠的空间学习能力出现异常。阻断5-HT_3和5-ht_6受体可增强空间学习和认知能力。激活5-HT_4和5-HT_7受体增强动物的记忆能力和对以往记忆的唤醒。5-ht_{5A}受体也被报道与应激状态下的适应性行为的习得有关，5-ht_{5A}受体基因敲除小鼠的探究能力明显增强。

六、5-HT与摄食

给大鼠5-HTP、flouxetine、fenfluramine等都可减少摄食，说明从总体上来说，5-HT可抑制摄食。但详细研究其作用机制，发现：①激动5-HT_{1B}受体抑制摄食，而激动5-HT_{1A}受体则增加摄食；②阻断5-HT_{2C}受体或基因敲除可增加摄食；③5-ht_6受体拮抗剂可抑制摄食；④5-HT注入下丘脑PVN核抑制摄食，注入中缝核则促进摄食；⑤外周注射5-HT也可抑制摄食，表明外周的5-HT受体也参与抑制摄食。

七、5-HT与体温调节

研究任何一种中枢神经递质在体温调节中的作用都受各种实验条件的影响，包括动物种属、药物剂量、室温高低等，5-HT也不例外。激活5-HT_{1A}和5-HT_{1B}受体使体温降低。激活5-HT_2受体则使体温升高。5-HT_7受体基因敲除不影响小鼠的基础体温，但明显减弱5-CT引起的低温反应。另外，不同脑区的5-HT在体温调节方面的作用也有所差别，例如5-HT注入中缝核群使体温升高，5-HT_{1A}受体激动剂8-OH-DPAT注入小鼠脑室则使体温下降。

八、5-HT与性行为

总的来说，中枢5-HT对性行为有抑制作用，这与中枢DA增强性行为形成鲜明对比。但新近的分析性研究表明：①对雌鼠的性行为，5-HT_{1A}激动剂有抑制作用，而5-HT_2激动剂有促进作用；②对雄鼠，则5-HT_{1A}、5-HT_{1B}和5-HT_2激动剂都有促进作用。

九、5-HT与睡眠

破坏猫的中缝核，或注射pCPA后，猫出现严重失眠，尤以慢波睡眠减少更为明显；pCPA的作用可被5-HTP所翻转。单独应用5-HTP或fenfluramine可产生促眠作用。总之，多数动物研究资料说明中枢5-HT与慢波睡眠有关。

研究人类5-HT与睡眠的关系发现，中枢5-HT的功能活动与快波睡眠有密切关系，抑制5-HT生成或阻断5-HT受体主要影响快波睡眠。

药理学实验和临床观察显示，5-HT_7受体在调节昼夜节律和睡眠结构中具有重要作用。5-HT_7受体拮抗剂可选择性地抑制大鼠快速动眼睡眠（REM sleep），该作用可能是通过调节下丘脑视交叉上核GABA的释放来控制胆碱能REM启动神经元的活动。

※　※　※

5-HT是经典神经递质之一。脑内5-HT神经元胞体主要集中在低位脑干的中线附近，称为中缝核群（raphe nuclei）。从中缝核群发出的纤维几乎投射到整个中枢神经系统。

一个世纪以来的研究逐渐形成了对中枢5-HT功能的总体认识，特别是在镇痛、促进睡眠、抑制摄食、抑制性行为、稳定精神活动等方面形成了共识。

近十年来的研究进展主要在于大量5-HT受体的克隆，以及对这些受体亚型的功能鉴定。目前有至少7个家族14种亚型的5-HT受体已全部被克隆。除5-HT_3受体直接引起阳离子通道开放，属配体门控离子通道外，其余亚型所介导的生物效应均与G蛋白有关，属G蛋白相关受体大家族。其中，5-$HT_{1A\text{-}F}$、5-HT_4、5-ht_6和5-HT_7受体与腺苷酸环化酶（AC）偶联，5-$HT_{2A\text{-}C}$与磷脂酶C（PLC）偶联。

通过这些研究发现，5-HT作用于不同种类的受体可以产生截然不同、甚至相反的作用。从而使人们对中枢5-HT的功能产生了难以把握的迷茫。但另一方面，正是由于5-HT在中枢的分布广，各类受体亚型功能差异大，更为其生理、病理、药理研究提供了巨大的空间。可以预期，各种影响5-HT代谢的工具药与专一性受体激动剂和拮抗剂的研制开发，将为未来数十年的5-HT研究开辟出一片新的天地。

在将本章有关中枢5-HT功能的知识应用于临床时，还应该注意到除受体多样性以外的许多复杂的因素，例如：影响5-HT代谢的药物可能会转而对其他递质（如儿茶酚胺）发生影响；同是在5-HT系统内部，5-HT含量的大幅度改变可能会影响受体的数量和功能；甚至从中缝背核和从中缝正中核发出的5-HT纤维所起的作用可能不同或相反。了解这些背景，可能有助于进一步开展有关 5-HT 的科学研究和更有效的实际应用。

参考文献

综述

1. Bockaert J，Claeysen S，Compan V，et al. 5-HT_4 receptors. Curr Drug Targets，2004，3：39-51
2. Celine F，Ouissame MF，Nasser H. Long-term adaptive changes induced by serotonergic antidepressant drugs. Expert Rev Neurother，2006，6：235-45
3. Costall B，Naylor RJ. 5-HT_3 receptors. Curr Drug Targets，2004，3：27-37
4. Esposito E. Serotonin-dopamine interaction as a focus of novel antidepressant drugs. Curr Drug Targets，2006，7：177-85
5. Grimaldi B，Fillion G. 5-HT-moduline controls serotonergic activity：implication in neuroimmune reciprocal regulation mechanisms. Prog Neurobiol，2000，60：1-12
6. Haase J，Killian AM，Magnani F，et al. Regulation of the serotonin transporter by interacting proteins. Biochem Soc Trans，2001，29：722-728
7. Hooft JA，Vijverberg HPM. 5-HT_3 receptors and neurotransmitter release in the CNS：A nerve ending story? TINS，2000，23：605-610
8. Horschitz S，Hummerich R，Schloss P. Structure，function and regulation of the 5-hydroxytryptamine (serotonin) transporter. Biochem Soc Trans，2001，29：728-732
9. Hoyer D，Clarke DE，Forzard JR，et al. International union of pharmacology classification of receptors for 5-Hydroxytryptamine (serotonin). Pharmacol Rev，1994，46：157-203
10. Hoyer D，Hannon JP，Martin GR. Molecular，pharmacological and functional diversity of 5-HT receptors. Pharmacol Biochem Behav，2002，71：533-554
11. Lanfumey L，Hamon M. 5-HT_1 receptors. Curr Drug Targets，2004，3：1-10
12. Lechin F，van der Dijs B，Hernandez-Adrian G. Dorsal raphe vs. median raphe serotonergic antagonism. Anatomical，physiological，behavioral，neuroendocrinological，neuropharmacological and clinical evidences：Relevance for neuropharmacological therapy. Prog Neuropsychopharmacol Biol Psychiatry，2006，30：565-85
13. Leysen JE. 5-HT_2 receptors. Curr Drug Targets，2004，3：11-26
14. Millan MJ. Descending control of pain. Prog Neurobiol，2002，66：355-474
15. Nelson DL. 5-HT_5 receptors. Curr Drug Targets，2004，3：53-58
16. Oh SJ，Ha HJ，Chi DY，et al. Serotonin receptor and transporter ligands-current status. Curr Med Chem，2001，8：999-1034
17. Rocha-Gonzalez HI，Meneses A，Carlton SM，et al. Pronociceptive role of peripheral and spinal 5-HT_7 receptors in the formalin test. Pain，2005，117：182-192
18. Sari Y. Serotonin1B receptors：from protein to physiological function and behavior. Neurosci Biobehav Rev，2004，28：565-582
19. Thomas DR，Hagan JJ. 5-HT_7 receptors. Curr Drug Targets，2004，3：81-90
20. Woolley ML，Marsden CA，Fone KCF. 5- HT_6 receptors. Curr Drug Targets，2004，3：59-79
21. 张玉秋，吴根诚. 内源性下行抑制/易化系统和 5-羟色胺调制脊髓伤害性信息. 生理科学进展，2000，31：211-216

原始文献

1. Nagatomo T，Rashid M，Muntasir HA，et al. Functions of 5-HT_{2A} receptor and its antagonists in the cardiovascular system. Pharmacol Thera，2004，104：59-81
2. Ramadan NM，Skljarevski V，Phebus LA. 5-HT_{1F} receptor agonists in acute migraine treatment：A hypothesis. Cephalalgia，2003，23：776-785
3. Zhang YQ，Gao X，Ji GC，et al. Expression of 5-HT_{1A} receptor mRNA in rat lumbar spinal dorsal horn neurons after peripheral inflammation. Pain，2002，98：287-295
4. Liu FY，Xing GG，Qu XX，et al. Role of 5-HT receptor subtyes in the inhibitory effects of 5-HT on C-fiber response of spinal wide dynamic range neurons in rats. JPET，2007，321：1046-1053

第二十二章 逆行信使

伍龙军 卓 敏

第一节 反馈调节是神经系统功能的重要调控机制 …… 402
第二节 逆行信使：脑中重要的一类可扩散分子 …… 403
一、NO 担当逆行信使 …… 403
二、CO 担当逆行信使 …… 405
三、内源性大麻素 …… 406
第三节 NO、CO 和内源性大麻素的分子靶点及其下游信号通路 …… 406
一、可溶性鸟苷酸环化酶 …… 406
二、cGMP 依赖的蛋白激酶 …… 407
三、cGMP 相关的磷酸二酯酶 …… 407
四、cGMP 门控的离子通道 …… 408
五、非 cGMP 依赖性通路 …… 408
六、大麻受体及其信号通路 …… 408
第四节 NO、CO 和内源性大麻素参与突触可塑性的调节 …… 409
一、长时程增强 …… 409
二、长时程抑制 …… 411
三、内源性大麻素抑制神经递质释放 …… 411
第五节 NO、CO 和内源性大麻素的生理功能和病理意义 …… 411
一、学习记忆 …… 411
二、慢性痛 …… 412
三、药物成瘾 …… 412

第一节 反馈调节是神经系统功能的重要调控机制

逆行信号的反馈控制对于神经网络的信号传递具有重要作用（图 22-1）。①在神经系统水平，大脑对于感觉传入的反馈调节能控制感觉信号在脊髓水平的传递，即下行调节系统。这种下行调节是双相的，下行抑制性调节通过激活下行抑制通路减少脊髓对外周感觉刺激的反应，而下行易化性调节则通过下行易化通路产生相反的效果。这种双相的调节有着重要的生理意义。例如，下行抑制具有内源性的镇痛作用，而下行易化则使机体对于痛觉更加敏感，从而使机体对于潜在的危险和刺激的反应更为灵敏。②在局部的神经回路水平，神经递质或神经调质（包括神经肽）可以对突触前末梢产生作用，从而对突触前神经递质的释放进行逆行的控制。这些控制可以是正反馈，也可以是负反馈。如果是正反馈，神经递质的释放将被进一步地增强，而负反馈则神经递质释放减少，从而增强或减弱突触传递。③在细胞和分子水平，胞内信使蛋白之间的反馈控制调节着信号转导通路。

在中枢神经系统中，神经信号的传导通常是顺行的，即突触前神经元兴奋，动作电位由轴突传导到末梢，神经递质在突触前末梢释放，然后突触后细胞通过受体感受到此信号，再将该信号整合加工后传递给下一级神经元。然而，近几十年以来，越来越多的证据表明神经信号在突触水平的传递是双向的，突触后的细胞也可以产生各种逆行信号分子，即逆行信使影响突触前神经元。从广义上说，逆行信使是由突触后神经元产生，并作用到突触前神经元的信号分子。逆行信使的功能在于影响突触前神经元的发育分化、突触形成、突触传递及其可塑性等。根据其发挥信号作用的方式的不同，可以把逆行信使分为以下三类：

①可以穿透细胞膜的可扩散性逆行信使。它们可以直接扩散到突触前末梢，作用于突触前受体或穿过突触前膜作用于细胞内的靶点而发挥功能。该类逆行信使包括气体类逆行信使一氧化氮（NO）和一氧化碳（CO）、内源性大麻素、花生四烯酸、PAF（血小板激活因子）等。②不可以直接跨膜，但通过突触后细胞以胞吐的形式释放并作用于突触前受体而发挥作用。与经典的神经递质类似，它们被包装在囊泡中，通常需要 Ca^{2+} 的协助在突触后膜释放至突触间隙。该类逆行信使包括各种神经营养因子如 NGF、BDNF 等。③逆行信号也可以通过突触后分子和突触前分子直接相互作用而实现。突触前膜和突触后膜并不是孤立的，各种跨膜蛋白和胞外基质的相互作用使它们成为有机的整体。因此，突触后的蛋白可以通过物理变构的方式将信号逆行传递至突触前神经元。如在突触间隙，突触后的跨膜蛋白 neuroligin 可以和突触前跨膜蛋白 neurexin 直接作用，调节突触前神经递质释放和突触前末梢的分化。

在本章中，我们将着重讨论第一类逆行信使，即局部作用于突触前末梢和突触后棘突之间的可扩散性的逆行信使：NO、CO 和内源性大麻素。与经典神经递质不同的是，它们作为逆行信使并不通过囊泡释放，并且也不需要特化的释放装置。NO、CO 和内源性大麻素在突触传递和可塑性、学习与记忆、感觉信号传递与痛觉以及皮质神经回路中具有重要的生理功能和病理意义。

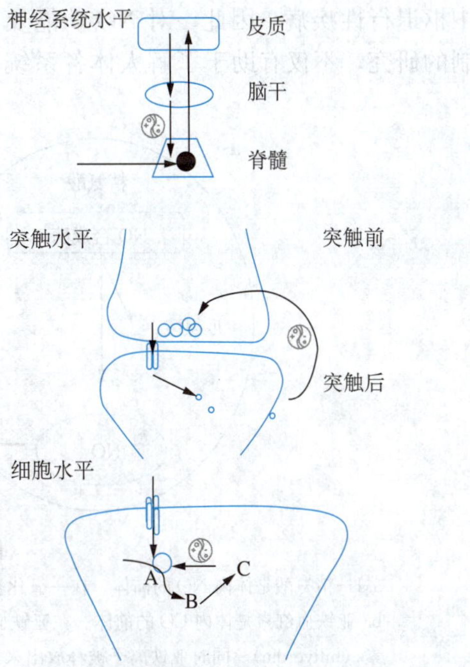

图 22－1　反馈控制是神经系统水平、突触水平、及细胞内的重要机制

a. 脊髓中感觉传递的下行调节系统。从皮质、中脑及脑干发出的下行投射系统对脊髓的感觉传递具有双相调节作用。通过激活下行易化或抑制系统，动物能够增强或者减少其对外周刺激的反应。

b. 突触水平的反馈控制。由可扩散的小分子对突触前神经递质释放实施逆行调节。

c. 细胞内的胞内信使及蛋白质之间的反馈控制。由激活 A 蛋白质（如，环化酶）引起的 B 分子的生成，激发了下游 C 蛋白的活性；C 活性的增强继而调节 A 的活性

第二节　逆行信使：脑中重要的一类可扩散分子

一、NO 担当逆行信使

NO 是一种自由基性质的气体，具有一个额外电子，化学性质活泼。作为一个细胞内及细胞间的信号分子，NO 受到了广泛的关注。与传统的神经递质和调质不同，NO 有着独特的性质：①通过非囊泡机制释放；②能透过细胞膜；③半衰期非常短（1～5 s）；④作用的靶点不是特异受体，而是与一些酶或蛋白结合转而激活下游信号通路。这些性质使得 NO 能够快速释放和快速失活，而且不需要任何受体就可以从各个方向扩散到达靶蛋白，因此 NO 在机体的各种生理功能中发挥着”魔力般”的作用。如众多研究表明 NO 参与中枢神经系统、免疫系统、心血管系统、感觉系统、消化系统的生理功能。NO 也参与了很多病理过程，如高血压、卒中、败血症以及一些

中枢退行性疾病。因此，对 NO 功能及其作用机制的研究，不仅有助于了解人体各系统分子水平的工作机制，而且可以为疾病的临床诊疗提供重要的信息。

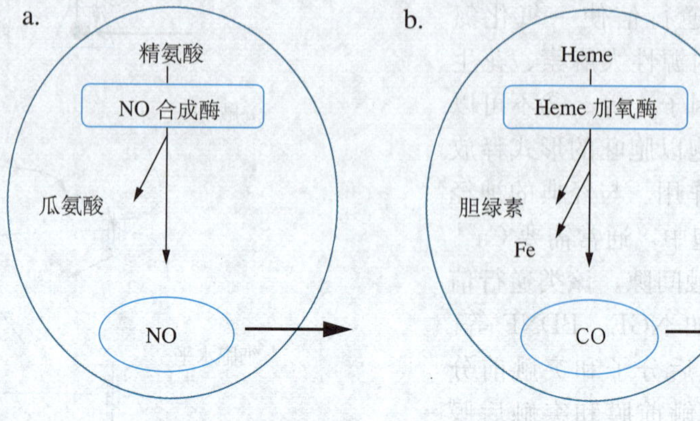

图 22－2 NO 和 CO 的生成

a. L－精氨酸是体内 NO 的前体。在一氧化氮合成酶（NOS）的催化下，L－精氨酸分解为 NO 和 L－瓜氨酸。

b. 亚铁血红素是体内 CO 的前体。在亚铁血红素加氧酶（HO）的催化下，亚铁血红素的卟啉环被切断并生成胆绿素（biliverdin）。同时亚铁离子被释放出来，并且一个碳原子最终形成了 CO

L－精氨酸是体内 NO 的前体。在一氧化氮合成酶（NOS）的催化下，L－精氨酸分解为 NO 和 L－瓜氨酸（图 22－2a 和表 22－1）。在哺乳动物中有着多种 NOS 的同工酶，根据纯化时间的先后，称之为 NOSⅠ、NOSⅡ和 NOSⅢ。①NOSⅠ最早是在大鼠和猪小脑中被发现（1990），又称为神经元型 NOS（nNOS）。免疫组化研究表明，这类 NOS 也存在于其他各种神经组织和非神经组织中。②NOSⅡ最早从啮齿类巨噬细胞中分离出来（1991），它是在细胞因子、脂多糖以及多种药物的诱导下表达，所以又称为诱导型 NOS（iNOS）。除巨噬细胞外，多种细胞类型均可表达 iNOS，包括血管内皮细胞、心肌细胞和神经细胞等。③NOSⅢ最初是在内皮细胞中被发现和纯化的（1991），所以又称为内皮 NOS（eNOS）。

Bredt 及 Snyder 的研究表明，NOS 的激活是钙－钙调蛋白（CaM）依赖的（图 22－3a），这个发现大大促进了对 NO 的研究。进一步的研究表明，NMDA 或谷氨酸可在不同脑区通过激活 NMDA 受体和随后的钙内流诱导 NO 的生成。如在海马或脊髓给予 NMDA 均能诱导 NO 释放。在小脑中，谷氨酸可诱导 NO 的快速释放，该过程对小脑的 LTD 十分重要。除谷氨酸外，NOS 也受到其他神经递质的调节，比如乙酰胆碱、缓激肽甚至神经生长因子。NOS 在中枢神经系统中广泛表达。在新皮质，NOS 存在于浅层神经元中并与其他的神经递质如神经肽 Y 和生长抑素（somatostatin）共存；在海马，NOS 存在于 CA3 和 CA1 锥体细胞和齿状回（DG）颗粒细胞中。有趣的是，不同类型的 NOS 分布在海马不同区域。如在 CA1 锥体细胞中，eNOS 大量分布，而 nNOS 则较少。在脊髓，NOS 主要分布在脊髓背角，特别是Ⅱ层神经元中。NOS 的广泛分布提示 NO 在神经系统中具有重要的生理功能和病理意义。

表 22－1 中枢神经系统中可弥散性气体逆行信使

信使	前体	基因异构体	激活途径	靶蛋白
NO	arginine	nNOS；eNOS	Ca^{2+}－CaM	sGCs；S－nitrosylation
CO	heme	HO_1；HO_2	Ca^{2+}－CaM；PKC	sGCs

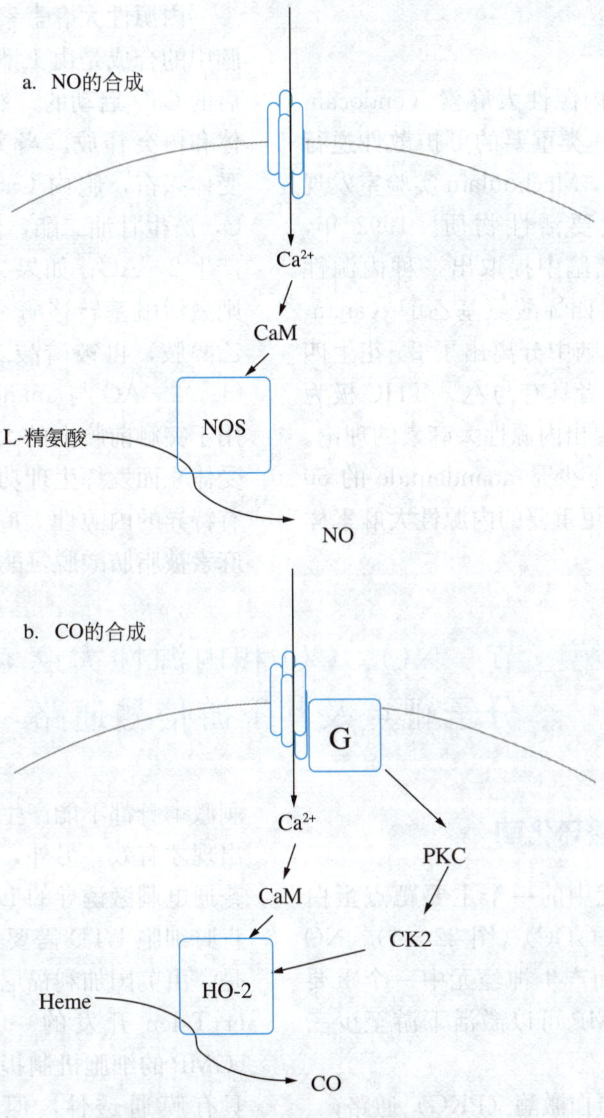

图 22-3 NOS 和 HO-2 的激活

a. NOS 是以钙-钙调蛋白依赖的形式激活的。由于其对钙-钙调蛋白的敏感性，NOS 因此能被多种受体信号通路激活，比如 NMDA 受体，L-型电压门控 Ca 通道以及胆碱能受体。

b. 在神经元中，HO-2 像 NOS 一样，以钙-钙调蛋白依赖的形式激活。HO-2 能被酪蛋白激酶-2（CK2）磷酸化，继而被激活

二、CO 担当逆行信使

内源性 CO 来自亚铁血红素的降解（图 22-2b 及表 22-1）。在亚铁血红素加氧酶（HO）的催化下，亚铁血红素的卟啉环被切断并生成胆绿素（biliverdin），胆绿素进而被胆绿素还原酶还原成胆红素。亚铁离子被释放出来，并且一个碳原子最终形成了 CO。

HO 有两种形式：HO-1 和 HO-2。HO-1 的表达可以由机械压力等细胞刺激而诱导，因此 HO-1 称为诱导型 HO。HO-1 在肝脏和脾脏有高浓度的表达，这些部位与红细胞的破坏有关。HO-2 广泛分布于体内，在脑中有高密度的表达。HO-2 是不可直接诱导的，所以称为结构型 HO。目前的研究表明，HO-2 可以被多种方式激活（图 22-3b）。如最近有报道 CaM 以一种钙依赖的方式与 HO-2 有着很高的亲和力，其结合可激活神经元中的 HO-2。HO-2 也可被酪蛋白激酶 2（CK2）所磷酸化，从而被激活。另外，在神经元中，蛋白激酶 C（PKC）也可激活 CH2。多种信号通路调节 CO 的生成，提示 CO 在脑的多种生理功能中的重要作用。

三、内源性大麻素

最近的研究表明，内源性大麻素（endocannabinoids）也是体内的一类重要的可扩散性逆行信号分子。早在1964年，Mechoulam实验室发现△^{9}-THC是大麻的主要活性物质。1992年，Raphael实验室首次从猪脑中提取出一种内源性大麻素样物质：N-花生四烯酸氨基乙醇（anandamine），随后又从大鼠脑中分离出了2-花生四烯酸甘油（2-AG），二者具有与△^{9}-THC极为相似的三维结构，从而提出内源性大麻素的理论。脑内的2-AG的含量至少是anandamide的50倍，表明2-AG可能是更重要的内源性大麻素样物质。

内源性大麻素素（2-AG和anandamide）在脑中的合成是由Ⅰ型代谢性谷氨酸受体激活和随后的Ca^{2+}启动的，然后再由突触后神经元上的胞体和树突释放。当突触后神经元兴奋时，mGlu受体兴奋，胞内Ca^{2+}浓度升高，并激活磷脂酶C，产生甘油二酯，然后被甘油二酯脂肪酶裂解，产生2-AG；如果二者作用于细胞膜上的磷脂，则激活酰基转移酶裂解为N-花生四烯酸磷脂酰乙醇胺，再被磷酸二酯酶裂解，产生anandamide。2-AG与anandamide释放到突触间隙后作用于突触前膜上的大麻素受体（CB1受体和CB2受体）而发挥生理功能。神经元和胶质细胞膜上有特异的内源性大麻素转运体，在胞内内源性大麻素被脂肪酸脱氢酶分解而失活。

第三节 NO、CO和内源性大麻素的分子靶点及其下游信号通路

一、可溶性鸟苷酸环化酶

NO和CO在神经元中的一个主要靶点蛋白是可溶性鸟苷酸环化酶（sGC）（图22-4）。NO和CO可激活sGC，从而产生神经元中一个重要的第二信使cGMP。cGMP可以激活下游至少三条信号通路：

（1）cGMP依赖的蛋白激酶（PKG）通路；

（2）cGMP相关的磷酸二酯酶（PDE）通路；

（3）cGMP门控的离子通道。

另外，cGMP本身参与了突触可塑性。有报道表明，NOS敏感的LTP需要sGC和cGMP的参与。在海马中，抑制sGC会剂量依赖性地抑制LTP的产生；而当给以细胞膜可通透性cGMP类似物如8-Br-cGMP时，弱的突触刺激也会产生LTP。在小脑中，cGMP对于长时程抑制（LTD）具有重要作用。当灌流8-Br-cGMP或给浦肯野细胞直接注射cGMP，同时给以突触前平行纤维弱刺激，可以产生一个平行纤维-浦肯野细胞突触反应的LTD。cGMP诱导的LTD是活性依赖（activity dependent）的，仅仅cGMP类似物或弱刺激本身都不能产生明显的LTD，必须两者同时出现才有效。另外，cGMP诱导的LTD可以阻断普通电刺激诱导的LTD，从而进一步表明小脑浦肯野细胞LTD需要cGMP的参与。值得一提的是，由美国加利福尼亚大学圣地亚哥分校的Roger Tsien开发的一系列cGMP类似物为研究cGMP的细胞机制提供了很大帮助。这些类似物具有膜通透性，但一旦进入神经元内，会被cGMP磷酸二酯酶所降解成cGMP，因此它们能够模拟神经元激活时cGMP的增加。

sGC也被PKC和cAMP依赖的蛋白激酶（PKA）磷酸化并激活。由于PKC在LTP中被激活，因此在海马的LTP中，sGC有可能不仅被NO和CO等逆行信使所激活，而且有可能被PKC引起的磷酸化所激活。对sGC的活性研究表明，强直刺激可以诱导瞬时的cGMP水平升高，在10秒钟时达到最高值，但在强直刺激后5分钟降低到基础水平之下，并一直持续到刺激后的60分钟。cGMP的减少是由强直刺激诱发的cGMP磷酸二酯酶活性的持续增强引起的。

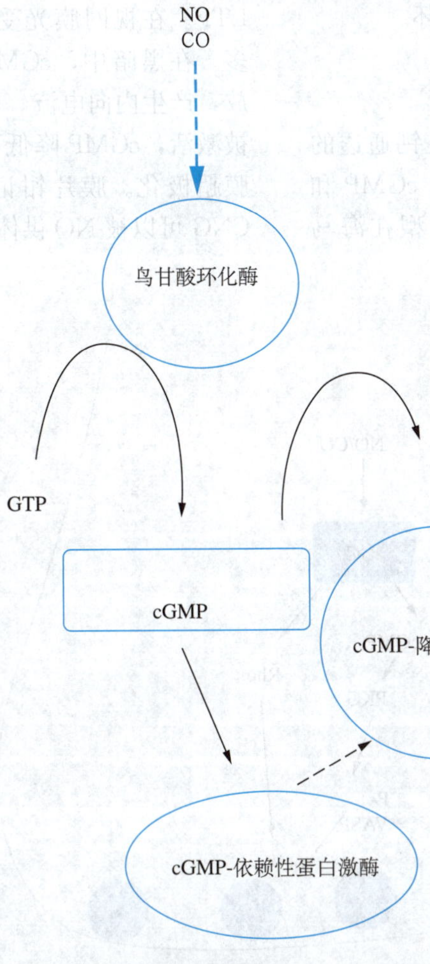

图 22-4 cGMP 信号通路是 NO 和 CO 信号通路的主要下游通路

神经元中 NO 和 CO 的主要靶点蛋白是 sGC。由 NO 和 CO 导致的 sGC 激活使 cGMP 的生成上调。cGMP 再激活 cGMP 依赖的蛋白激酶 PKG，并被 cGMP 相关的磷酸二酯酶 PDEs 所降解

二、cGMP 依赖的蛋白激酶

cGMP 依赖的蛋白激酶（PKG）是 cGMP 一个重要的下游蛋白（图 22-4 和 22-5）。在小脑中，cGMP 被认为通过激活 PKG 而发挥作用。PKG 存在于胞浆中，它在小脑中的浓度比脑其他区域的浓度要高出 20 到 40 倍，特别在浦肯野细胞中 PKG 浓度很高。研究表明，PKG 对小脑浦肯野细胞 LTD 的诱导十分重要。PKG 的选择性抑制剂 KT5823 可以阻断由 8-Br-cGMP 诱导的 LTD。KT5823 也能阻断由 tACPD 诱导的 LTD。进一步的研究表明，KT5823 仅对 PKG 诱导的 LTD 有作用，因为如果在 LTD 诱导之后给以 KT5823，并不能阻止 LTD，说明 LTD 的维持并不要求 PKG 的持续激活。在海马中，卓敏（Min Zhuo）和 Kandel 发现 PKG 阻断剂阻止了 LTP 的诱导，而 PKG 选择性激活剂可以诱导产生 LTP。另外，PKG 基因敲除显著地减弱了海马中的 LTP，这个结果进一步支持 PKG 在海马 LTP 中具有重要的作用。

三、cGMP 相关的磷酸二酯酶

除了 PKG 以外，cGMP 相关的磷酸二酯酶（PDE）也是 cGMP 重要的下游信号蛋白。PDE 可以降解胞内的 cGMP，从而调节 cGMP 水平。在哺乳动物的脑中发现了多种类型 cGMP 特异性磷酸二酯酶的转录。由强直刺激引起的神经活性导致 NO 和/或 CO 的激活，并增加 cGMP 的量，从而进一步激活 PKG。而与此同时，cGMP 相关的 PDE 又

能降低细胞内 cGMP 的水平。因此，这种相互作用的形式产生了神经元中 sGC 激活的反馈环。

四、cGMP 门控的离子通道

环核苷酸门控（CNG）离子通道是钙通透的非特异性阳离子通道。它们可以被胞内 cGMP 和 cAMP 直接激活。两种 CNG 通道的亚型在海马的神经元中均被发现，CNG 基因敲除可以降低 LTP。在视网膜光受体细胞上，CNG 研究的较多。在黑暗中，cGMP 门控的 Na 和 Ca 通道开放，产生内向电流。而在光线作用下，由于 PDE 被激活，cGMP 降低而导致通道关闭，引起细胞膜超极化。膜片钳记录显示，视网膜节细胞的 CNG 可以被 NO 供体和 cGMP 激活。

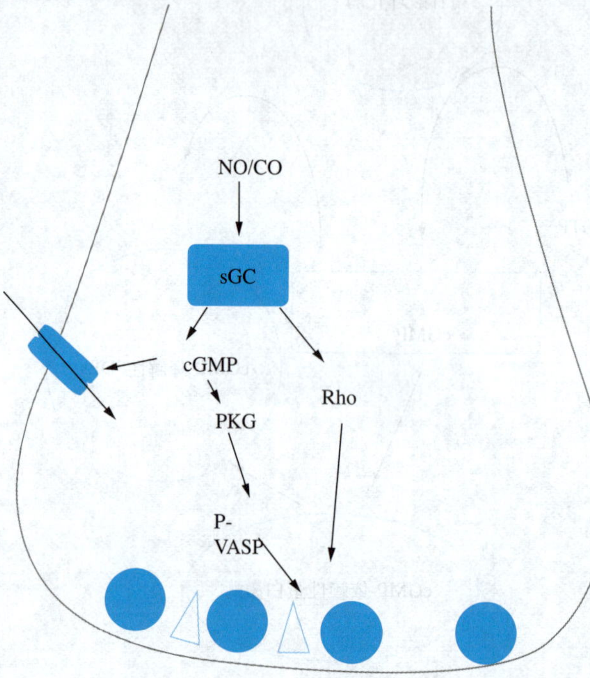

图 22－5　NO 和 CO 增强突触前递质释放的分子机制

在兴奋性神经末梢，NO 和/或 CO 能激活 sGC，导致 cGMP 的增加；cGMP 能激活 PKG，进而诱发 VASP 的磷酸化。磷酸化的 VASP 和 Rho 协同作用，增强神经递质的释放

五、非 cGMP 依赖性通路

除了 cGMP 依赖的信号通路，NO 还会影响突触前囊泡释放相关的蛋白，增强递质释放（图 22－5）。NO 增加了 VAMP/SNAP－25/syntaxin 1a 核心结构的形成，并抑制 n－src1 与 syntaxin 1a 的结合。这两种效应都会增强囊泡向突触前末梢移动并和突触前膜融合，从而增强神经递质的释放。该调节可能是非 cGMP 信号通路依赖的。但是，NO 和 CO 也能通过 sGC 和 PKG 通路调节 VASP（vasodilator－stimulated phosphoprotein，血管扩张刺激磷蛋白）的磷酸化，并进而增强突触前末梢 synaptophysin 的聚集而调节神经递质的释放。

当激活诱导型 NOS，生成高浓度 NO 时，NO 几乎能与细胞内各种蛋白起反应。在这种情况下，NO 的靶分子包括氧自由基、含铁蛋白、含硫蛋白、含巯基蛋白。多数情况下这些反应会引起细胞毒性作用，导致酶的功能丧失，甚至细胞死亡。

六、大麻受体及其信号通路

大麻受体分为 CB1 受体和 CB2 受体，介导了内源性大麻样物质 2－AG 与 anandamide 的生理功能。基因克隆研究发现这两种受体有 44％的氨基酸序列同源。人类与大鼠的 CB1 受体氨基酸序列有 97.3％同源，分子量大约为 52 kD 左右。CB1 受体主要位于脑、脊髓与周围神经系统中，脑内 CB1 受体主要分布于基底神经节（黑质、苍白球、外侧纹状体)、海马CA锥体细胞层，小脑和大脑皮质。CB1受体的这种分布可能与大麻素对记忆、认知、运动控制的调节有关。而CB2受体主要分布于外周，如脾脏边缘区、免疫细胞、扁桃体等，它的这种分布则可能与大麻素免疫抑制作用有关。

和NO、CO类似，内源性大麻素样物质在脑内可作为可扩散性的逆行信使直接由突触后神经元释放。释放至突触间隙的内源性大麻素主要作用于突触前膜受体而发挥功能。目前的研究表明，突触前CB1受体的激活可以抑制神经递质的释放。当内源性大麻素与CB1受体结合后，激活CB1受体耦联的Gi/Go蛋白转导信号通路，抑制腺苷酸环化酶（AC），使cAMP含量减少，再进一步抑制了依赖于cAMP的蛋白激酶（PKA)。PKA抑制后则兴奋了外向性K^+流。同时CB1受体还可以抑制N和Q/P型电压依赖Ca通道开放，进而使突触前神经递质，如GABA或谷氨酸的释放减少。内源性大麻素样物质的这种作用已经被$\triangle^9$-THC和一些合成的CB1受体激动剂所模拟。外周的CB2受体激活时也通过抑制AC和N型Ca通道而发挥抑制作用。

第四节　NO、CO和内源性大麻素参与突触可塑性的调节

一、长时程增强

支持NO参与长时程增强（LTP）的证据包括：①使用选择性NOS抑制剂可以抑制场记录的EPSP的LTP。但传统的电生理和药理学实验难以定量地显示抑制剂的作用。例如NOS的活性究竟被抑制了多少。②来自于遗传学突变小鼠的实验也支持NO在LTP中作用。NOS的单核苷酸遗传学敲除并不导致LTP变化，而完全敲除NOS则产生了明确的LTP抑制。与药理学方法不同，在这些实验中，NOS的整体活性都被完全去除了。③最后，NO作为逆行信使参与LTP的证据来自于直接将NO施加于脑片实验。同时给予NO和弱的突触刺激可以导致LTP（图22-6)。用此方法诱导的LTP不能被NMDA受体阻断剂所阻断，说明NO的效应处于NMDA受体效应的下游。

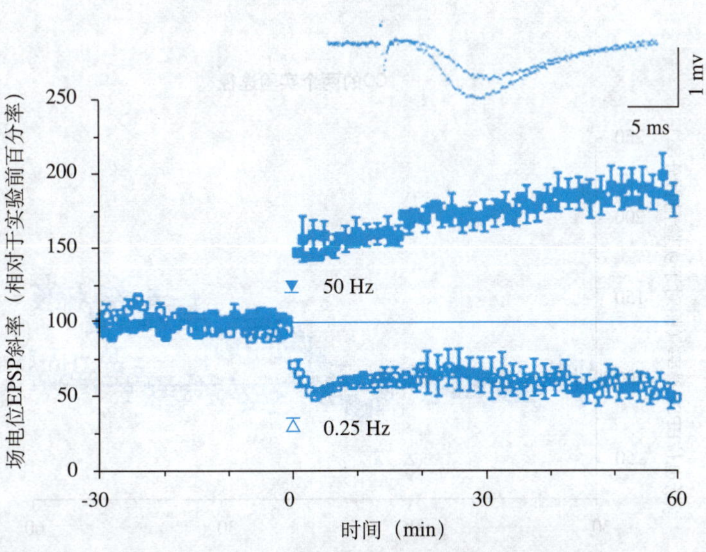

图22-6　海马CA1中NO对突触可塑性的调节

在弱的强直刺激下同时给以NO产生了能持续至少45分钟的突触增强，即LTP。而在低频刺激时同时给以NO产生了突触反应抑制的延长，即LTD

CO是另一个逆行信使。用ZnPP抑制CO合成酶的活性可以阻断LTP的诱导（图22-7)。但是HO-2的基因敲除并不影响LTP，这提示HO-2在LTP中作用可能被其他的信号蛋白所

代偿。可惜目前还没有进一步的对于双重或三种基因敲除小鼠的研究，因此，还不清楚另外的与 HO-2 通路相关的基因删除是否会导致 LTP 的完全抑制。另外，同时给以 CO 和突触活性刺激可诱导 LTP，进一步支持了 CO 在 LTP 中的作用（图 22-8）。

由于记录条件和技术的限制，大部分的 LTP 研究都仅限于诱导后的 45～60 分钟。有一种长程 LTP（L-LTP），是记录诱导后 2～3 小时的突触反应的增强，它需要更强的诱导刺激，但是它被认为是更接近长期记忆的一种突触可塑性形式。对于 L-LTP 的研究表明，NO 的抑制并不能显著抑制 L-LTP，而 CO 的阻断则能对 L-LTP 产生更大的抑制。

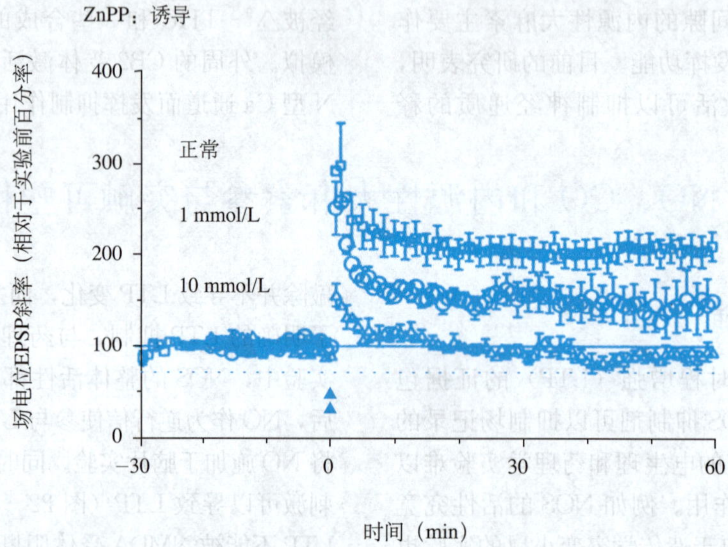

图 22-7 CO 活性是海马 LTP 所必需的

CO 合成抑制剂 ZnPP 灌流给药，能产生对海马 LTP 诱导的剂量依赖性抑制

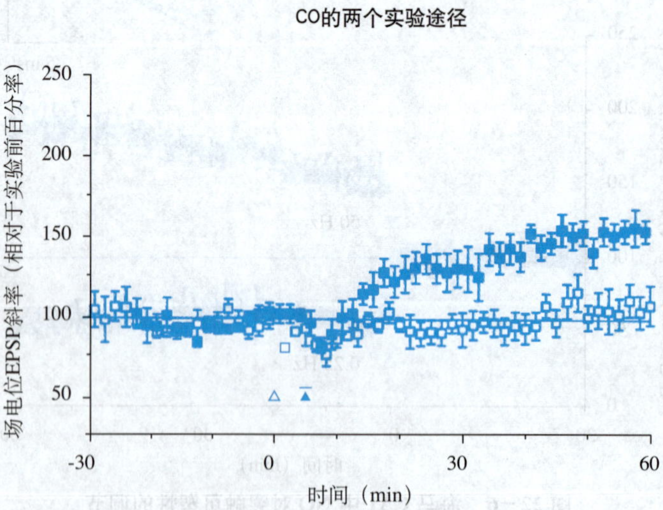

图 22-8 海马中低频刺激同时给予 CO 可诱导 LTP

CO 诱导的 LTP 是通路选择性的。Paired：伴有低频刺激，能产生 LTP；unpaired：没有给低频刺激的的通路不能产生 LTP

二、长时程抑制

长时程抑制（LTD）最初也在海马中发现。人们推测这种突触抑制可能是为了防止因LTP引起的突触传递产生的饱和。最近的研究表明一些逆行信使可能会参与LTD：①在电生理研究发现LTD的同时，用神经化学方法发现从突触前末梢释放的神经递质释放也随之减少；②LTD的诱导要求突触后NMDA受体和/或代谢性谷氨酸受体的激活。1994年，Bolshakov及Siegelbaum的研究发现，虽然海马CA1区域的LTD的诱导是突触后的，它们的表达和维持却是突触前的，因此，类似于海马CA1区域的LTP。在LTD的诱导中，突触后的激活可能释放一些可以扩散的信使来作用于突触前末梢，从而产生突触前递质释放减少和随后的LTD。NO是首先被想到的候选逆行信使分子。但实际上，NO作为逆行信使在LTD中的作用还存在争议。如有实验表明，NOS的抑制剂L-MMNA的预处理能够阻止海马LTD的诱导。但另一个实验小组的研究却发现，给予更长的L-MMNA预处理时，却没有得到相同的结果。我们的结果表明，在低频刺激（0.25赫兹）突触前纤维的过程中给以NO能够产生LTD（图22-6）。这种抑制是不依赖于NMDA受体的，并且不被GABA受体阻断剂所影响。迄今为止，并没有报道表明CO参与LTD。

三、内源性大麻素抑制神经递质释放

内源性大麻素通过逆向传导作用于突触前神经元，抑制突触前神经递质的分泌，从而调节突触传递及其可塑性。例如在海马中，CB1受体位于GABA能神经的突触前神经末梢上，其激活可直接抑制GABA的释放，而降低对兴奋性突触的抑制作用。由于突触后神经元的去极化可以激活内源性大麻素的合成和分泌，而作为逆行信使的内源性大麻素可以抑制突触前GABA的释放，该现象被称为去极化诱导的脱抑制（depolarization-induced suppression of inhibition，DSI）。在海马中，内源性大麻素和CB1受体所介导的DSI可以促进LTP的诱导。另外的证据也表明，在CB1受体基因敲除的小鼠，mGlu受体激活后不能引起GABA的释放的抑制，这表明mGlu受体激活诱导的内源性大麻素是也通过CB1受体而调节GABA的释放。

同样，当CB1受体存在于兴奋性突触末梢时，CB1受体激活可以抑制谷氨酸的释放。因此，也存在去极化诱导的脱兴奋（depolarization-induced suppression of excitation，DSE）的现象。另外，也有报道表明，CB1受体激活可减少突触前的谷氨酸释放，从而引起兴奋性突触的LTD（表22-2）。

表 22-2　气体逆行信使与脑功能

	脑区	突触功能	生理功能
NO	大脑皮质	LTP	认知；头痛；
	海马	LTP/LTD	记忆；慢性痛；
	脊髓	GPCR的第二信使	脊髓损伤；吗啡耐受
CO	大脑皮质	LTP	老年；早老性痴呆；
	海马	GPCR的第二信使	记忆；慢性痛；
	脊髓		脊髓损伤

第五节　NO、CO和内源性大麻素的生理功能和病理意义

一、学习记忆

海马LTP可能是空间记忆的分子基础。全身性给予NOS抑制剂，可以影响大鼠在水迷宫行为测试中空间记忆的形成。但是，由于NOS的分布广泛，很难因此而做出结论认为这种空间记忆的缺失是由于抑制剂对海马LTP的抑制，还是抑制剂的一些副作用引起的。将NOS抑制剂局部地注射到海马中的实验可以解决这个问题。实验表明，将NOS抑制剂局部注射到海马区域，能够影响大鼠在训练过程中寻找水面下的平台的方式，但是并不影响其寻找平台位置的效率。如果在同一个水域中挪动平台的位置，海马NOS活性的抑制也并不影响学习的能力。另外，海马局部给药也不影响大鼠对于平台的空间记忆，说明NOS抑制剂L-MMNA存在下，大鼠仍能学习到平台的空间位置。这些实验结果都是在海马区域中NO合成酶的活性被抑制的情况下得到的。因

此，可以认为海马中的NO对大鼠的空间记忆并不是很重要。然而，这些研究的缺陷在于并没有相对应的生化实验确认NOS活性抑制了多少。确实，很多非选择性的NO合成酶的抑制剂在学习实验中产生了互相矛盾的结果。另外，因为NO是一种内皮源性的降压因子，这些药物同样也可以引起血压的改变，从而使对实验结果的解释更为复杂。最近报道一个新的NO合成酶抑制剂7-NI，腹腔注射剂量为30 mg/kg，能够阻断85%的NO合成酶活性，但是并不影响血压。该实验研究表明，7-NI能够使大鼠在水迷宫和八臂放射迷宫实验中产生记忆缺失。

巴甫洛夫条件反射可以作为研究恐惧记忆的模型。在该模型中，腹腔注射NOS的抑制剂并不能阻断恐惧记忆的获得或表达。但是，NOS的抑制确实减弱了动物的运动活性，并且导致了相应的恐惧反应的增加。这些实验结果所得到的结论是，nNOS并不参与恐惧记忆。

二、慢性痛

已有报道，NO对外周和中枢神经系统中的伤害性信息传递十分重要。在脊髓中，NMDA受体激活可引起NO的生成。另外有报道表明，NMDA可通过NO引起谷氨酸释放的增加。因此，在脊髓水平突触后产生的NO扩散至突触前末梢，激活可溶性GC并提高cGMP的水平，最后，cGMP以活性依赖的方式导致了突触前末梢神经递质释放的增强。有意思的是，在脊髓中，既有报道NO镇痛，也有报道NO致痛。还不清楚NO的双相效应是否是依赖于突触前纤维的活性（频率）。这个活性依赖的机制可能能够解释在脊髓中“上发条（Windup）”现象和LTP依赖于传入冲动的特异性。

天然的大麻素及其合成品在急、慢性疼痛的动物模型中具有明显的镇痛作用。$\triangle^9$-THC、anandamide、CB1受体激动剂CP-55490都能明显提高动物的痛阈，并且这种镇痛作用可被CB1受体拮抗剂Sk41716A所拮抗。电刺激大鼠中脑导水管灰质（PAG）所引起的镇痛作用也可被SRl41716A所阻断，提示痛觉通路中的下行抑制系统可能通过内源性大麻素及其受体而发挥作用的。

三、药物成瘾

中脑-边缘多巴胺系统是药物成瘾产生的神经解剖学基础。大麻中的化学成分能够增加中脑边缘多巴胺系统的神经传递。已有研究表明，阿片类药物成瘾形成时大脑伏隔核内的多巴胺含量明显升高，而应用大麻也可引起伏隔核内多巴胺含量的增加。在CB1受体敲除小鼠中，长期应用吗啡后伏隔核内未见多巴胺含量的增加。这些结果表明，CB1受体与阿片受体在药物成瘾的形成上具有相互作用。

※　※　※

反馈控制机制对于保持神经回路的稳定十分重要。在各种信号分子中，可扩散的信号分子，如NO、CO和内源性大麻素是中枢神经突触重要的逆行信使。由于这些信号分子能够快速合成，并且不依赖于囊泡释放，它们在突触信号传递，特别是在可塑性中发挥着重要的作用。在本章中，我们着重以NO、CO和内源性大麻素作为逆行信使家族中的主要例子，来讨论它们在神经系统中的作用和功能。我们讨论了NO、CO和内源性大麻素的合成、作用靶点、下游信号蛋白以及它们的生理功能和病理意义。

逆行信使对突触传递的精细调节影响了神经信号在神经网络内的通讯和存储，因此，对逆行信使的研究为神经网络水平的信号传递和整合提供了重要的信息。虽然在本章中我们只着重探讨了可扩散性逆行信使，其他逆行信号分子如神经营养因子，突触间隙的细胞粘附分子等都对神经系统的功能具有重要的调节作用。另外，除了对突触传递的急性调节，逆行信使对于突触前神经元的长期营养支持，以及细胞识别、突触形成、神经元成熟分化等都有重要的作用。因此，逆行信使所产生的信号并不仅局部地作用在突触前末梢，而且这些信号或逆行信使自身能扩散到突触前神经元的其他部位，甚至是细胞核内而长距离地发挥其功能。逆行信号在突触前神经元扩散可能依赖于胞内信号通路的传递，如Ca^{2+}波、Ca^{2+}-cAMP波等。这些信号可由局部启动，然后迅速扩布到整个细胞。另外，胞内的分子转运系统也一定参与了逆行信号在突触前神经元的远距离传导。

参考文献

综述

1. Alger BE. Retrograde signaling in the regulation of synaptic transmission: focus on endocannabinoids. Prog Neurobiol, 2002, 68: 247-286
2. Fizsimonds R, Poo MM. Retrograde signaling in the development and modification of synapses. Physiol Rev, 1998, 78: 143-170
3. Poo MM. Neurotrophins as synaptic modulators. Nat Rev Neurosci, 2001, 2: 24-32
4. Tao H, Poo MM. Retrograde signaling at central synapses. Proc Natl Acad Sci USA, 2001, 98: 11009-11015
5. Wilson RI, Nicoll RA. Endocannabinoid signaling in the brain. Science, 2002, 296: 678-682
6. Zhuo M. Canadian Association of Neuroscience review: Cellular and synaptic insights into physiological and pathological pain. Can J Neurol Sci, 2004, 32: 27-36

原始文献

1. Boehning D, Sedaghat L, Sedlak TW, et al. Heme oxygenase-2 is activated by calcium-calmodulin. J Biol Chem, 2004, 279: 30927-30930
2. Boehning D, Moon C, Sharma S, et al. Carbon monoxide neurotransmission activated by CK2 phosphorylation of heme oxygenase-2. Neuron, 2003, 40: 129-137
3. Bredt DS, Hwang PM, Snyder SH. Localization of nitric oxide synthase indicating a neural role for nitric oxide. Nature, 1990, 347: 768-770
4. Dinerman JL, Dawson TM, Schell MJ, et al. Endothelial nitric oxide synthase localized to hippocampal pyramidal cells: implications for synaptic plasticity. Proc Natl Acad Sci USA, 1994, 91: 4214-4218
5. Frisch C, Dere E, Silva MA, et al. Superior water maze performance and increase in fear-related behavior in the endothelial nitric oxide synthase-deficient mouse together with monoamine changes in cerebellum and ventral striatum. J Neurosci, 2000, 20: 6694-6700
6. Gelperin A. Nitric oxide mediates network oscillations of olfactory interneurons in a terrestrial mollusc. Nature, 1994, 369: 61-63
7. Ingi T, Chiang G, Ronnett GV. The regulation of heme turnover and carbon monoxide biosynthesis in cultured primary rat olfactory receptor neurons. J Neurosci, 1996, 16: 5621-5628
8. Ingi T, Cheng J, Ronnett GV. Carbon monoxide: An endogenous modulator of the nitric oxide-cyclic GMP signaling system. Neuron, 1996, 16: 835-842
9. Kleppisch T, Wolfsgruber W, Feil S, et al. Hippocampal cGMP-dependent protein kinase I supports an age- and protein synthesis-dependent component of long-term potentiation but is not essential for spatial reference and contextual memory. J Neurosci, 2003, 23: 6005-6012
10. Klyachko VA, Ahern GP, Jackson MB. cGMP-mediated facilitation in nerve terminals by enhancement of the spike afterhyperpolarization. Neuron, 2001, 31: 1015-1025
11. Knowles RG, Palacios M, Palmer RM, et al. Formation of nitric oxide from L-arginine in the central nervous system: A transduction mechanism for stimulation of the soluble guanylate cyclase. Proc Natl Acad Sci USA, 1989, 86: 5159-5162
12. Meffert MK, Premack BA, Schulman H. Nitric oxide stimulates Ca (2+) -independent synaptic vesicle release. Neuron, 1994, 12: 1235-1244
13. Meffert MK, Calakos NC, Scheller RH, et al. Nitric oxide modulates synaptic vesicle docking fusion reactions. Neuron, 1996, 16: 1229-1236
14. Michel T, Li GK, Busconi L. Phosphorylation and subcellular translocation of endothelial nitric oxide synthase. Proc Natl Acad Sci USA, 1993, 90: 6252-6256
15. Nathanson JA, Scavone C, Scanlon C, et al. The cellular Na^+ pump as a site of action for carbon monoxide and glutamate: a mechanism for long-term modulation of cellular activity. Neuron, 1995, 14: 781-794
16. Savchenko A, Barnes S, Kramer RH. Cyclic-nucleotide-gated channels mediate synaptic feedback by nitric oxide. Nature, 1997, 390: 694-698
17. Wang HG, Lu FM, Jin I, et al. Presynaptic and postsynaptic roles of NO, cGK, and RhoA in long-lasting potentiation and aggregation of synaptic proteins. Neuron, 2005, 45: 389-403
18. Williams SE, Wootton P, Mason HS, et al. Hemoxygenase-2 is an oxygen sensor for a calcium-sensitive potassium channel. Science, 2004, 306: 2093-2097
19. Zhuo M, Hu Y, Schultz C, et al. Role of guanylyl cyclase and cGMP-dependent protein kinase in long-term potentiation. Nature, 1994, 368: 635-639
20. Zhuo M, Small SA, Kandel ER, et al. Nitric oxide and carbon monoxide produce activity-dependent long-term synaptic enhancement in hippocampus. Science, 1993, 260: 1946-1950

第二十三章　神经肽及其受体

路长林

第一节　神经肽总论 …… 414
一、神经肽研究的历史 …… 414
二、神经肽可分为许多大家族 …… 414
三、神经肽由前体大分子酶切产生 …… 415
四、神经肽释放需要较高的刺激频率 …… 417
五、神经肽的失活靠酶解 …… 417
六、神经肽的作用方式多样 …… 418
七、神经肽受体多数为G蛋白偶联受体 …… 418
八、不同神经肽受体细胞内第二信使不同 …… 419
九、神经肽受体的配体可以是非肽类 …… 419
十、神经肽可与经典神经递质共存 …… 419
第二节　神经肽各论 …… 421
一、速激肽家族 …… 421
二、下丘脑神经肽 …… 422
三、垂体神经肽 …… 425
四、胰高血糖素相关肽家族 …… 429
五、神经肽Y基因家族 …… 429
六、降钙素基因肽超家族 …… 430
七、内皮素家族 …… 431
八、心房肽家族 …… 431
九、铃蟾肽样肽家族 …… 432
十、其他神经肽 …… 433

第一节　神经肽总论

一、神经肽研究的历史

神经肽是生物体内的一类生物活性多肽，大多分布于神经组织，也存在于其他组织，按其分布不同分别起递质（transmitter）、调质（modulator）或激素（hormone）的作用。

神经肽研究可追溯至20世纪30年代初期。1931年von Euler和Gaddum从动物肠和脑组织提取出一种可引起肠平滑肌收缩、血管舒张及血压降低的粉状物质，称为P物质（substance P，SP），1936年被确定为肽，是最早发现的神经肽，但其结构直到1973年才被阐明。1954年，Du Vigneaud测定了垂体后叶血管升压素（vasopressin，VP）和催产素（oxytocin，OT）的结构并人工合成。在20世纪60年代后期和70年代初期，随着下丘脑激素的陆续发现，并证明它们也属于肽类物质，进而逐步提出了神经肽的概念，将分泌肽类物质的神经元称为肽能神经元，将这类神经元分泌的肽类物质称为神经肽。20世纪70年代中期，Hughes等人发现了脑啡肽，以及随后发现的内啡肽和强啡肽等一大类内源性阿片肽，加速了神经肽研究。由于1969年Berson和Yalow创立了放射免疫分析技术（radioimmunoassay，RIA），使体内微量的神经肽及其动态变化得以测出；以及后来出现的免疫细胞化学技术（immunocytochemistry，ICC），可精确地描绘神经肽的分布及其细胞内定位；特别是多肽化学和分子生物学技术的引进，促进了神经肽研究的蓬勃发展。从20世纪30年代至60年代后期，仅发现几种神经肽，而此后的20多年却发现了几十种神经肽。神经肽研究目前已成为当今生物医学界最活跃的研究领域之一。

二、神经肽可分为许多大家族

神经肽种类繁多，分类方法至今尚无统一。以往曾按功能、发现部位或所属家族分类，但均不够全面，本文加以综合（表23-1）。

表 23-1　神经肽的分类

类　别	名　称
速激肽	P 物质（substance P，SP）
	神经激肽 A（neurokinin A，NKA）
	神经激肽 B（neurokinin B，NKB）
	神经肽 K（neuropeptide K，NPK）
	神经肽 γ（neuropeptideγ，NPγ）
下丘脑神经肽	促皮质激素释放激素（corticotropin releasing hormone，CRH）
	生长激素释放激素（growth hormone releasing hormone，GHRH，GRH）
	生长抑素（somatostatin，SS）
	促性腺激素释放激素（gonadotropin releasing hormone，GnRH）
	促甲状腺激素释放激素（thyrotropin releasing hormone，TRH）
垂体后叶激素	血管加压素（vasopressin，VP），曾称抗利尿激素（antidiuretic hormone，ADH
	催产素（oxytocin，OT）
内阿片肽	甲硫-脑啡肽（met-enkephalin，M-Enk）
	亮-脑啡肽（leu-enkephalin，L-Enk）
	α-内啡肽（α-endorphin，α-EP）
	β-内啡肽（β-endorphin，β-EP）
	强啡肽 A（dynorphin A，Dyn A）
	强啡肽 B（dynorphin B，Dyn B）
	α-新内啡肽（α-neo- endorphin）
	内吗啡肽（endomorphin，EM）
高血糖素相关肽	胰高血糖素（glucagon，G）
	血管活性肠肽（vasoactive instestinal peptide，VIP）
	组异肽（peptide histidine isoleucine，PHI）
	组甲肽（peptide histidine methionine，PHM）
	垂体腺苷酸环化酶激活肽（pituitary adenylate cyclase activating polypeptide，PACAP）

续表

类　别	名　称
	生长激素释放激素（growth hormone releasing hormone，GHRH，GRH）
神经肽 Y 基因家族	神经肽 Y（neuropeptide Y，NPY）
	胰多肽（pancreatic polypeptide，PP）
内皮素家族	内皮素 1（endothelin-1，ET-1）
	内皮素 2（endothelin-2，ET-2）
	内皮素 3（endothelin-3，ET-3）
心房肽家族	心房肽（atrial natriuretic peptide，ANP）曾称心房钠尿肽、心钠素
	脑钠素（brain natriuretic peptide，BNP），曾称脑钠尿肽
	C 型钠尿肽（C-type natriuretic peptide，CNP）
铃蟾样肽家族	铃蟾肽（bombesin，Bn），曾称蛙皮素
	胃泌素释放肽（gastrin releasing peptide，GRP）
	neuromedin B（NMB）
其他神经肽	缓激肽（bradykinin，BK）
	缩胆囊素（cholecystokinin，CCK），曾称胆囊收缩素
	神经降压肽（neurotensin，NT）
	血管紧张素（angiotensin，Ang）
	甘丙肽（galanin，Gal）

三、神经肽由前体大分子酶切产生

神经肽是在特定的细胞内合成，首先由其基因转录成 mRNA，然后再翻译成无活性的前体蛋白，装入囊泡，经酶切、修饰等加工成有活性的神经肽（图 23-1）。神经肽的生物合成与经典递质不同，即不是在神经末梢合成，而是在胞体核糖体合成前体大分子，装入囊泡经轴浆运输至神经末梢，在转运的过程中完成酶切等翻译后加工，形成有活性的神经肽。

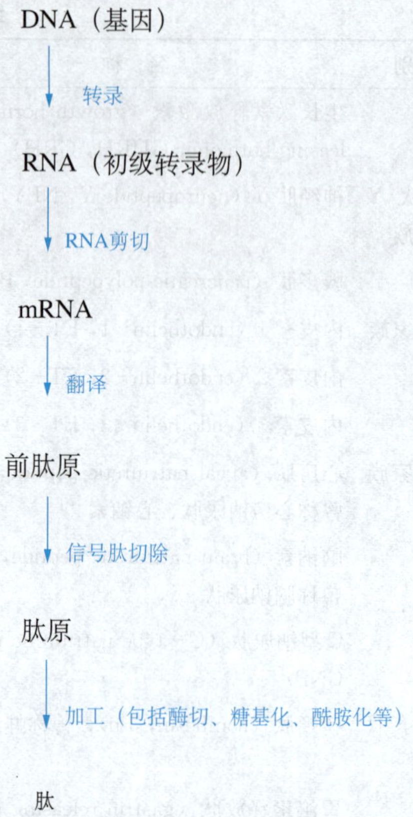

图 23－1　神经肽生物合成过程的模式图

神经肽的基因，除含有神经肽的编码区外，在其上游还有一段控制其转录的区域即启动子区。对神经肽基因的研究发现，不同的神经肽可来源于同一基因。在不同的组织中，由于加工的不同，同一基因可产生不同的神经肽。如前阿黑皮素原（pre-pro-opiomelanocortin，POMC）基因，可产生 ACTH、β－促脂解素（β－lipotropin，β－LPH）、α－LPH、γ－MSH、α－MSH、促皮质激素样中间肽（corticotropin-like intermediate peptide，CLIP）和 β－EP（图 23－2）。

神经肽前体在核糖体合成时，先合成一段有 18～25 个氨基酸组成的信号肽序列，其中有连续的疏水性氨基酸残基。因疏水性强，可穿透粗面内质网的磷脂层结构，附着在核糖体上的新生肽边延长边穿透粗面内质网膜层，最后整个肽链都进入内质网池。信号肽在引导多肽链进入内质网后，即被特异的蛋白水解酶切除，余下的部分为肽原。

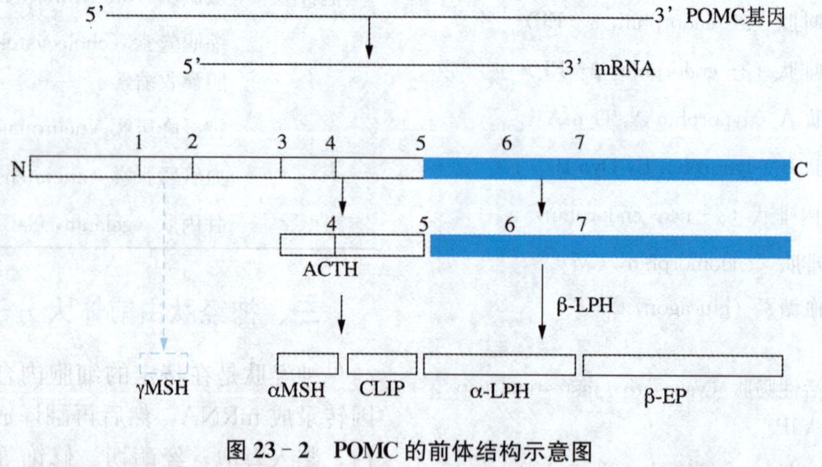

图 23－2　POMC 的前体结构示意图

POMC 以及酶切后的终产物，其中 1，2，3，4，5，6，7 为酶切位点；

（引自：Akil H. Annu Rev Neurosci，1984，7：233～255）

神经肽前体的翻译后加工是经过一系列的酶切，切割的部位常在成对的碱性氨基酸处。例如赖氨酸-精氨酸（K－R）或赖氨酸-赖氨酸（K－K）等，它们也是胰蛋白酶样转化酶的酶切加工信号，其切割产物又经羧肽酶 H 将羧基端的碱性氨基酸依次切除。半数以上的神经肽羧基端为酰胺，从前体的氨基酸顺序看，它们的羧基端一定有一甘氨酸残基与成对的碱性氨基酸相联，当这两个碱性氨基酸被羧肽酶 H 切除后，剩下的甘氨酸经 a－甘氨酸酰化酶（peptidyl glycine a－amidating enzyme，PAM）作用形成酰胺。以上 3 种酶互相配合依次作用是由前体生成神经肽的主要方式（图 23-3）。

在两个半胱氨酸的巯基（SH）形成二硫键，也是常见的一种翻译后的修饰，这在血管升压素（VP）、催产素（OT）和生长抑素（SS）等神经肽的分子结构中均可见到。此外，N 端谷氨酸形成焦谷氨酸、N 端的乙酰化、酪氨酸残基的硫酸化以及糖基侧链的形成，也是常见的翻译后修饰。

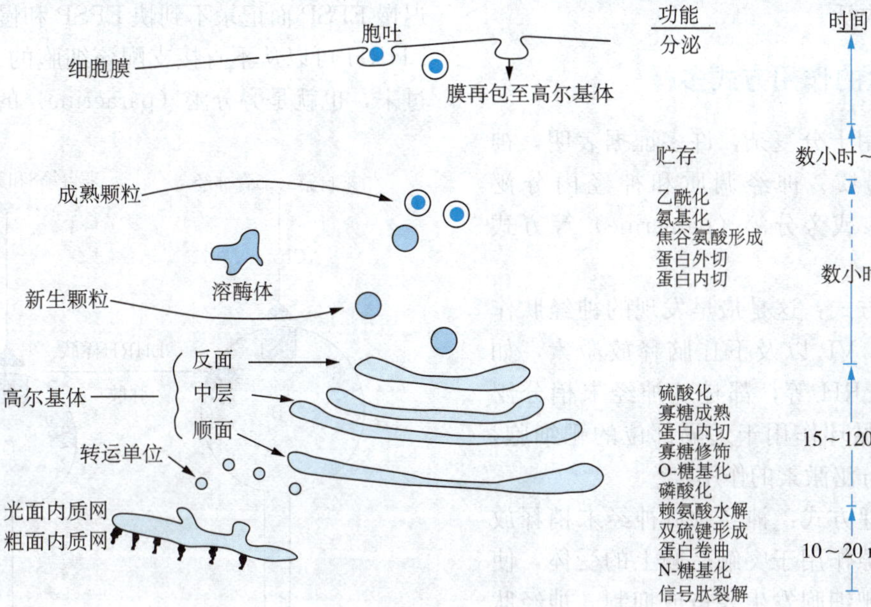

图 23-3　神经肽前体翻译后加工的细胞内过程示意图

前体在粗面内质网上的核糖体合成、加工到分泌的各个过程在亚细胞结构的定位

（引自：Meltzer HY ed. Psychopharmacology. Third generation of progress. New York：Raven Press，1987，451～457）

四、神经肽释放需要较高的刺激频率

中枢神经系统神经肽的释放与经典递质的释放相似，电刺激或高钾引起的去极化都可使神经肽释放，但在周围神经系统，高频电刺激才可使神经肽释放，而对于神经递质，单个或低频电刺激就可引起释放。另外，高频电刺激引起的神经肽释放不及递质释放持久，说明神经肽与神经递质释放的机制可能不同。神经末梢含有两种囊泡，其中小囊泡（30～40nm）即突触囊泡含经典神经递质，另一种是大致密核心囊泡（大于 70nm）含神经肽和经典神经递质。电刺激或高钾引起的去极化所致的神经肽或神经递质的释放都依赖于细胞外钙离子的存在。神经末梢上有几种钙离子通道，T 型和 N 型钙离子通道存在于突触区，而 L 型存在于突触外区。小囊泡的释放与 N 型离子通道有关；大致密核心囊泡的释放与 L 型钙通道有关。

五、神经肽的失活靠酶解

酶促降解是神经肽的主要失活方式。神经肽与神经递质不同，一般无重摄取机制。神经肽释放后可经氨肽酶、羧肽酶和一些内肽酶降解而失活。如脑啡肽的失活，主要通过氨肽酶，其次是脑啡肽酶。β-EP 通过 N 端的乙酰化而失活。有些内肽酶能识别不同的神经肽，而有些神经肽可抑制一些内肽酶的活性。例如有一种含金属的内肽酶，它可识别 P 物质（SP）中相当长的一段氨基酸序列，从而在第 7 和第 8 位两个苯丙氨酸的两侧切断，这种酶称为 SP 内肽酶。降钙素基因相关肽（CGRP）可抑制该酶，使 SP 作用延长。还有一种可识别肽结构中的脯氨酸而切除羧基的酶，称为脯氨酸内肽酶，它可将 SP N 端的 4 个氨基酸残基切去，留下的羧基七肽仍可保留 SP 的活性，需经氨肽酶进一步降解才能失活。

神经肽释放后的酶促降解在少数情况下也可使神经肽的活性增加，例如血管紧张素（angiotensin，Ang）。Ang Ⅰ是十肽，经 Ang 转化酶的作用切去 C 端的 2 个氨基酸而形成 Ang Ⅱ，其缩血管作用增强。Ang Ⅱ经天冬氨酸肽酶作用切去天冬氨酸 N 端形成活性更强的 Ang Ⅲ，后者需经进一步降解才失活。

六、神经肽的作用方式多样

神经肽的作用十分复杂，许多证据表明，神经肽能以神经递质、神经调质和神经内分泌（neuroendocrine）或旁分泌（paracrine）等方式起作用。

神经内分泌方式：这是最早发现的神经肽作用方式。如 OT、VP 以及下丘脑释放激素，如 TRH、CRH、GnRH 等，都是从神经末梢分泌释放后，经血液循环作用于远隔部位的靶细胞，起神经激素或内分泌激素的作用。

神经递质传递方式：神经肽从神经末梢释放后，通过突触间隙作用于突触后膜上的受体，使突触后神经元或靶细胞发生兴奋或抑制。神经肽的发现使神经递质的概念进一步扩展。Snyder 建议，凡是位于神经细胞内的神经肽，神经末梢去极化能使其释放，并引起突触后神经元电活动的变化，就可列为神经递质。按此标准，多种神经肽可列为神经递质，如 SP 就是痛觉传入的初级感觉神经纤维的递质。

神经调质的作用方式：神经肽在多数情况下是作为调质（modulator）对靶细胞发挥作用。神经肽本身不直接使靶细胞产生动作电位，但可改变突触前终末递质的释放或改变靶细胞对释放递质的敏感性。虽然神经递质和调质均由神经细胞合成并由突触前终末释放，作用于相应的受体，所不同的是神经调质本身无信息功能，它仅改变神经元对神经递质的反应，而并不改变神经元的膜电位。有关神经肽的调质作用，研究较清楚的例子是 LHRH 在牛蛙交感神经节中的传递（图 23-4）。

牛蛙交感神经节的主要特点是：在第 9 和第 10 神经节内，其节后神经元 B 细胞和 C 细胞的节前神经支配是分开的；刺激第 7 和第 8 对脊神经可在 C 细胞记录到快 EPSP、慢 EPSP 及迟慢 EPSP 等 3 种兴奋性突触后电位。前两种分别可被烟碱样阻断剂双氢 β-刺桐啶（dihydro β-erythroidine）及毒蕈碱样胆碱阻断剂（如阿托品）所阻断；而迟慢 EPSP 系由 LHRH 引起，可被 LHRH 阻断剂所阻断。切断同段节前纤维后，刺激来自其他节段的节前纤维，在 C 细胞可记录到迟慢 EPSP 而记录不到快 EPSP 和慢 EPSP。说明 LHRH 可以从不直接支配该细胞的节前纤维弥漫过来，也就是旁分泌（paracrine）的作用。

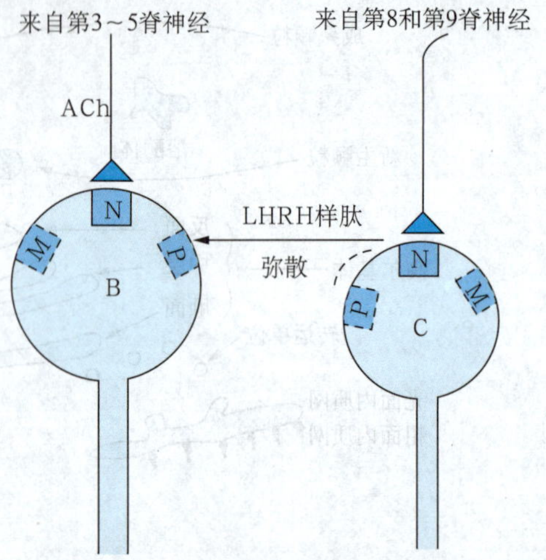

图 23-4 牛蛙交感神经节细胞 LHRH 的旁分泌和自分泌作用

B 和 C 为交感神经节后神经元；M 为乙酰胆碱 M 型受体；N 为乙酰胆碱 N 型受体；P 为 LHRH 受体，由第 8、9 脊神经释放的 LHRH 除作用于 C 细胞外，还可作用于 B 细胞上的 P 受体

神经肽免疫细胞化学和神经肽受体放射自显影的研究发现，某些神经肽含量高的区域其受体的含量不一定高，反之亦然，说明存在着配对不准（mismatch）的现象。这可能是神经肽旁分泌的又一证据。由于神经肽无重摄取失活机制，因此，与神经递质相比，神经肽的作用缓慢而持久；其作用的特异性依赖于其受体的特定分布。

此外，近年的研究表明，多种神经肽具有神经营养作用。神经肽对免疫细胞可能还具有细胞因子样作用。

七、神经肽受体多数为 G 蛋白偶联受体

现已发现，除心房钠尿肽（ANP）受体外，所有已克隆的神经肽受体都属于鸟核苷酸调节蛋

白，即G蛋白偶联的受体。与非肽类G蛋白偶联的受体一样，此类受体的共同特征是受体蛋白的肽链形成7个α螺旋区段并跨膜7次，在大多数情况下要通过细胞内的第二信使产生效应。ANP受体由于其本身就是膜上的鸟苷酸环化酶（cGMP），该受体激活时直接引起细胞内cGMP含量增加，勿需G蛋白的介导。

八、不同神经肽受体细胞内第二信使不同

现已证明cAMP、三磷酸肌醇（IP_3）、二酰甘油（DG，又称甘油二酯、Ca^{2+}和花生四烯酸及其代谢产物，通过G蛋白与某种神经肽受体相连成为该神经肽受体的细胞内第二信使。由神经肽与非肽类介导的细胞内第二信使的信使效应并无本质的区别。

某些神经肽受体可激活2条信号传递支路，它们之间有协同作用。如IP_3和DG就是由同一受体激活，PKC是它们之间协同作用的中心环节。还有些神经肽受体的不同亚型所激活的第二信使传递系统不同，生理效应是由这些信使之间的相互作用而介导的。在神经肽受体和非肽类受体激活的第二信使之间也有相互作用。不同信使之间的作用也往往经PKC而相互调控。

九、神经肽受体的配体可以是非肽类

由于天然神经肽易被降解，因此寻找稳定的神经肽受体的配体更为重要。研究发现，神经肽受体配体可以是肽类，也可以是非肽类。肽类类似物的合成，可将已知的神经肽缩短一段序列，或以非天然的氨基酸，如D型氨基酸置换某一天然氨基酸，或形成环状衍生物以达到能防止酶解的作用。经改造的神经肽类似物，对受体有激动或抑制作用，并对受体的亚型有选择性，成为受体的激动剂或抑制剂。如阿片受体μ型激动剂DAGO、δ型激动剂DPDPE、速激肽NK1受体拮抗剂spantide等。肽类配体由于不能通过血脑屏障，因而有一定的限制性；而非肽类配体的结构稳定，易通过血脑屏障，有的还可以口服，因此非肽类配体的研究日益受到重视。

十、神经肽可与经典神经递质共存

神经肽和经典神经递质的神经元，在形态上无明显差别。细胞可大可小，可为多极或单极。但神经肽和经典神经递质尚有各自的特点（表23-2）。基于上述的不同特点，经典递质适宜于完成迅速而精确的神经调节；而神经肽似乎多适宜于调节缓慢而持久的功能变化。但许多神经肽也具有神经递质的功能。

表23-2　神经肽和经典神经递质的比较

	神经递质	神经肽
相对分子量	一般小于数百	几百到几千
中枢含量	一般为10^{-9}～10^{-10} mol/mg	10^{-12}～10^{-15} mol/mg
合成	在胞体的末梢由小分子的前体，在合成酶的作用下合成	只能在胞体合成，首先由基因转录，形成大分子前体，再由酶加工生成有活性的神经肽，并通过轴浆运送到末梢
储存	大、小囊泡内	大囊泡内
降解	释放后，可被重吸收，重复利用；也可被酶降解	酶促降解是主要的降解方式，无重摄取
作用	典型的作用是在突触处完成点对点的快速传递，迅速引起突触后膜的电变化和功能变化，有时也可扩散到较远的部位	大多作用缓慢，影响范围较广，不一定直接接触发效应细胞的电变化和功能改变；也有一些神经肽可完成快速的突触传递

1935年Dale提出，由于神经细胞是一个统一的代谢体，它在各末梢所释放的递质应是同样的。这一化学传递的重要概念后经Eccles（1975）概括为一种神经元释放一种递质的“Dale法则”而被广泛接受。随着神经肽的陆续发现和免疫组织化学技术的发展，1980年Hökfeld首先发现，同一神经元可含有2种以上的活性物质，通常是一种经典神经递质和一种神经肽，也有一种递质和2种以上神经肽。例如，免疫组织化学方法证明，在中枢神经系统，主要有NA神经元组成的蓝斑核中，有25%的神经元含有NPY。延髓中缝大核5-HT神经元与SP共存，其中有一部分还同时含有TRH。周围神经系统中的神经肽大多与经典递质共存（表23-3）。

表 23-3 神经肽和经典神经递质的共存

经典递质	神经肽	共存部位
DA	ENK	颈、主动脉体（猫）
	CCK	中脑腹侧被盖（猫、鼠、人）
	NT	下丘脑弓状核（鼠）
NA	ENK	蓝斑（猫）
		交感神经节（鼠）
		肾上腺髓质（猫）
	SS	交感神经节（豚鼠）
		SIE 细胞（猫）
	NT	肾上腺髓质（猫）
	NPY	蓝斑（猫）
		交感神经节（鼠）
		肾上腺髓质（猫）
		延髓（人、鼠）
Adr	ENK	肾上腺髓质（猫）
	NT	延髓（鼠）
5-HT	ENK	延髓、脑桥（猫）
	SP	延髓（猫、鼠）
	TRH	延髓（鼠）
	CCK	延髓（鼠）
	TRH+SP	延髓（鼠）
ACh	ENK	节前纤维（猫）
	VIP	自主神经节（猫）
		皮质（鼠）
	LHRH	交感神经节（牛蛙）
	SS	心（蟾蜍）
GABA	SS	丘脑（猫）、皮质、海马（鼠、猫）
	CCK	皮质、海马结构（猫、猴、鼠）
	NPY	皮质（猫、猴）
	SP	下丘脑（鼠）

Pears 等于 1976 年提出的 APUD 概念，从细胞发生学解释了神经肽与神经递质共存现象。胺前体摄取和脱羧（amino percursor uptake and decarboxylation，APUD）作用细胞大多起源于神经外胚层，在胚胎发育期移行到神经系统、内分泌腺、胃肠道和皮肤等。因此，同一种神经肽和胺类神经递质一起存在于上述完全不同的器官中。

共存的神经肽和神经递质共同释放后，两者分别作用于突触前或突触后，起相互协同作用，更有效地调节细胞或器官的功能。典型的例子是猫颌下腺副交感神经元内 VIP 和 ACh 的共存（图 23-5）。实验发现，用低频电刺激（2Hz）引起猫唾液腺的分泌和血管舒张可被阿托品所阻断，提示此效应系刺激引起 ACh 释放的作用，但高频刺激时释放大量 VIP 引起的血管舒张不能被阿托品所阻断；相反，阿托品能进一步促进高频刺激时 VIP 的释放，VIP 释放增多可导致血管舒张时间的延长。说明突触前 M 受体参与 VIP 释放的调节，阿托品阻断了突触前负反馈机制，导致 VIP 释放急剧增加。VIP 虽无明显的促唾液分泌的作用，但加强 ACh 的促唾液分泌作用。受体结合实验表明，VIP 可加强胆碱能受体对 ACh 的亲和力。因此，VIP 和 ACh 的共存，其相互作用的方式，包括突触前和突触后作用。它们共同参与对颌下腺的调节，其作用相辅相成。

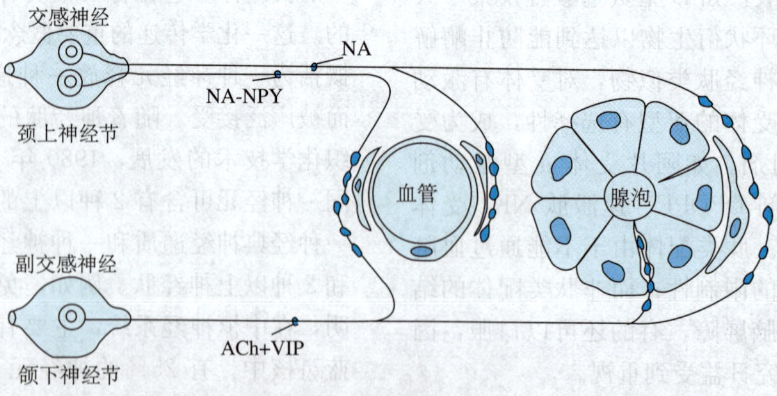

图 23-5 猫颌下腺自主神经神经肽和递质的共存

副交感神经中 ACh 和 VIP 共存，交感神经中 NA 和 NPY 共存，神经中共存的两种物质起相互协同作用

第二节 神经肽各论

本节以各神经肽家族中的典型、常见、重要的神经肽为代表，扼要介绍该神经肽家族的组成、结构特点、受体及亚型和重要的生理功能。内阿片肽家族不包括在内。

一、速激肽家族

速激肽（tachykinin）家族是由14个成员组成，在哺乳动物主要有5种，非哺乳动物有9种。速激肽家族中最早发现的是P物质（substance P，SP）。Leeman等于1971年才确定了其结构，并成功合成。Maggio等于1980年发现了K物质（substance K，SK），后来发现的NK-α及神经介素L（neuromedin L）实际上也是SK，现统称NKA。NK-β与后来发现的神经介素K（neuromedin K）为同一物质，现统称为NKB。

SP与NKA、NKB是哺乳动物速激肽的代表。它们共同的C端序列，即FXGLM＊（X代表可变换氨基酸，＊代表酰胺末端），此末端是速激肽作用于受体的基本结构。三者的氨基酸序列为：

SP	R	P	K	P	Q	Q	F	F	G	L	M ＊
NKA		H	K	T	D	S	F	V	G	L	M ＊
NKB		D	M	H	D	F	F	V	G	L	M

速激肽来源于前速激肽原。哺乳动物组织有2个速激肽基因：① 前速激肽原A基因（preprotachykinin-A，PPT-A），PPT-A又分为α、β和γ-PPT-A。PPT-A编码SP、NKA、neuropeptide K（NPK）和neuropeptide γ（NPγ）。② 前速激肽原B基因（preprotachykinin-B，PPT-B），它编码NKB。参与速激肽失活的酶主要有血管紧张素转换酶（angiotensin converting enzyme，ACE）和中性内切酶（neural endopeptidase，NEP）。

根据各种速激肽与其受体亲和力不同，其受体可分为NK1R、NK2R和NK3R三种亚型。NK1R对SP和泡蛙肽亲和力较高；NK2R对NKA、Kassinin和章鱼涎肽（eledoisin）亲和力较高；而NK3R对NKB亲和力较高。三种受体中，SP与NK1R受体结合力最强，因而NK1R特称SP受体（SPR），NK2R和NK3R分别称为SK受体（SKR）和神经调节肽K受体（NKR）。人类NK1R、NK2R、NK3R分别由407、398和456个氨基酸残基组成，它们均属于G蛋白偶联受体。

在中枢神经系统和周围组织器官均有NK1R的分布，例如在纹状体、脊髓、胃肠道、泌尿系统和呼吸道。NK2R及其mRNA主要分布于外周组织，包括胃肠道和呼吸道，也见于中枢神经系统。NK1R和NK2R也可在同一靶细胞共同表达。NK3可能仅限于中枢内。

根据速激肽与受体结合的结构效应关系，已合成了一些受体激动剂和拮抗剂。Spantide Ⅱ是一种很强的受体拮抗剂，主要拮抗NK1R，对NK2R较弱。CP-96345、CP-9994和PR-67580等是一类小分子非肽类受体拮抗剂。

SP广泛分布于中枢和外周组织。脑内SP最高浓度见于皮质下区，如黑质、下丘脑、苍白球、尾壳核及中央灰质；脊髓背侧比腹侧浓度高5～10倍。外周组织中以回肠、结肠、腮腺和颌下腺含量较高，主要分布在这些器官的感觉神经末梢、血管内皮细胞、免疫细胞及成纤维细胞中。在多数细胞SP与NKA共存。NKB也广泛分布于中枢神经系统，但在外周组织几乎没有NKB。

速激肽的生理功能包括：在中枢神经系统，SP可调节神经元的活动，兴奋大锥体细胞；增强垂体激素分泌；SP可刺激多巴胺、去甲肾上腺素和5-HT在脑内的合成和释放。SP参与痛觉传导，目前SP被认为是第一级伤害性传入纤维末梢释放的兴奋性神经递质，但在中枢神经系统的较高级部位，SP却具有明显的镇痛作用。SP和

NKA 存在于约 50% C 类纤维神经元和约 20% A_{δ}类纤维。椎管内注射 NK1 受体激动剂可使痛阈下降，若注射 SP 受体拮抗剂可使痛阈提高。

越来越多的证据表明，SP 及其 NK1R 在调节应激相关情感和焦虑行为中起重要作用。首先，SP 和 NK1R 在与应激相关的脑区表达，如杏仁核、海马、下丘脑及前额叶。给予应激刺激时，该区 SP 含量发生明显变化，中枢给予 SP 可产生一系列恐惧相关的行为。另外，SP/NK1R 系统的空间分布与 5-HT 和 NA 有明显的抗重叠，而后者与应激、情感及焦虑的调节密切相关。因此，应用 SP 受体拮抗剂可有望成为抗焦虑药和抗抑郁药。另外，NK1R 拮抗剂还可有望成为抗恶心和呕吐药。

二、下丘脑神经肽

下丘脑是重要的神经内分泌器官，分泌多种神经激素参与神经内分泌功能调节，如 CRH、GHRH、SS、TRH、GnRH 等经典内分泌激素。本文选择一些进展较快的下丘脑神经肽作一简介。

1. 促皮质激素释放激素

促皮质激素释放激素（corticotropin releasing hormone，CRH）为下丘脑分泌、由 41 个氨基酸残基组成的神经内分泌激素。其氨基酸顺序为：S Q E P P I S L D L T F H L L R E V L E M T K A D Q L A Q Q A H S N R K L L D I A。人和大鼠的 CRH 结构完全相同。它能促进腺垂体前阿黑皮素原（pre-pro-opiomelanocortin，POMC）来源的肽类激素释放，如促肾上腺皮质激素（adrenocorticotropic hormone，ACTH）、β-促脂解素（β-LPH）和 β-EP。

CRH 广泛分布于中枢及周围神经组织，中枢内下丘脑含量最高。下丘脑中主要存在于室旁核的小细胞，其纤维主要投射至正中隆起，通过垂体门脉系统调节腺垂体 ACTH 的分泌。CRH 可与多种神经肽共存于室旁核神经元，如血管升压素、催产素、脑啡肽、强啡肽和神经降压肽等。CRH 也广泛存在于其他外周组织，如垂体中间叶、肾上腺皮质和髓质、睾丸间质细胞、胃肠道中胰腺分泌胰高血糖素的内分泌细胞、胃上皮细胞和小肠的神经纤维、胎盘等。正常人外周血浆 CRH 的水平很低，平均为 6.2ng/L。

CRH 受体（CRH-R）可分为两种亚型，即 CRHR-1 与 CRHR-2，CRHR-2 又可分为 CRHR-2α 和 CRHR-2β。根据对 CRHR 的选择性，可将 CRH 家族分为 3 个亚家族，即选择 CRHR1 的 CRH；选择 CRHR2 的 Urocortin Ⅱ 和 Urocortin Ⅲ，及无选择性的 Urocortin Ⅰ、Urotensin Ⅰ 和 Sauvagine。

CRHR-1 主要分布于中枢神经系统，主要介导经典的 CRH 促进垂体 ACTH 释放作用，参与应激反应。CRHR-2 主要分布于外周组织，如心血管和骨骼肌，介导 CRH 的扩张血管作用等。

DMP696 和 DMP904 是非肽类 CRHR 的拮抗剂，其与人 CRHR1 的亲和力比 CRHR2 强 1000 倍，二者可阻断 CRH 激活的腺苷酸环化酶活性，阻止 CRH 引起的 ACTH 释放，并具有抗焦虑效应。

CRH 及相关肽的主要生理作用包括激活垂体-肾上腺轴，激活焦虑相关的行为，以及调节心血管和胃肠道功能。它们还具有很强的厌食和产热效应。CRH 能促进腺垂体 ACTH 的合成和释放、促进 POMC mRNA 表达及其他 POMC 来源的肽类释放、抑制腺垂体生长激素的释放。CRH 还可以间接通过 β-内啡肽抑制 GnRH 的释放，从而抑制腺垂体黄体生成素（LH）的释放。CRH 产生过多及应激系统的异常都可见于精神疾病，如抑郁症、焦虑、摄食障碍及成瘾。

CRH 的其他作用包括：对免疫功能的调节作用，淋巴细胞存在 CRH 及其 mRNA，其释放的 CRH 可通过旁分泌影响其他免疫细胞的功能。CRH 还可以促进白细胞 POMC 来源的肽类释放。CRH 对应激行为也具有调节作用，中枢注射 CRH 可诱发类似应激时的行为反应，包括失眠、摄食减少、体重降低、性欲降低等。CRH 对摄食的影响是通过下丘脑室旁核的 CCK 和单胺类等递质所介导。CRH 对性功能的影响可能与下丘脑的腹内侧核和弓状核及中央灰质有关。CRH 与应激导致的抑郁症和恐惧症有关。

CRH 分泌的调节，除 HPA 轴的产物（CRH、ACTH、糖皮质激素）对下丘脑的 CRH 合成与释放具有负反馈调节外，心房钠尿肽（ANP）、P 物质（SP）、γ-氨基丁酸（GABA）

和阿片肽类物质均可抑制下丘脑 CRH 的合成与释放；而经典神经递质 ACh、5-HT、肾上腺素、去甲肾上腺素及多肽类激素，如血管升压素、血管紧张素-Ⅱ、神经肽 Y（NPY）等对下丘脑 CRH 分泌起促进作用。一些细胞因子，如白介素 1（IL-1）、IL-6 也有促进下丘脑 CRH 分泌作用，NO 对去极化和 IL-1β 诱导的下丘脑 CRH 分泌具有抑制作用。

2. Urocortin（UCN）

Vaughan 等于 1995 年在大鼠发现具有 UrotensinⅠ样免疫活性的另一 CRH 家族成员 Urocortin。Donaldson 等于 1996 年克隆了人 UCN 基因，该基因编码 123 个氨基酸残基组成的人 UCN 前体，后者经裂解为 40 个氨基酸残基的 UCN，其氨基酸序列为 D N P S L S I D L T F H L L R T L L E L A R T Q S Q R E R A E Q N R I I F D S V。后来又发现了 UCNⅡ和 UCNⅢ。

UCN 可与所有 CRHR 结合，其与 CRHR2β 的亲和力是 CRH 的 40 倍，与 CRHR1 的亲和力是 CRH 的 6 倍。UCN mRNA 见于脑内 Edinger-Westphal 核、上橄榄核及隔区。脑内给予 UCN 可引起类似 CRH 对应激引起的行为及生理效应，在体内与体外可引起 ACTH 的分泌，也是一很强的摄食和饮水的抑制剂。在外周是心血管功能的调节者。

UCNⅡ和 UCNⅢ是 CRHR2 的选择性配体，它们具有明显的分布特点，都见于脑和胃肠道，具有与 CRH 相似的介导应激反应效应。中枢或外周给予 UCNⅠ可抑制胃排空及刺激结肠运动功能，类似于应激或外源性 CRH 效应。中枢给予 UCNⅡ也抑制胃排空，其强度类似 CRH，但 UCNⅠ和 UCNⅢ则不太强。外周给予 UCNⅠ和 UCNⅡ，其作用强于 CRH。因此，无论在中枢还是外周，UCH 在调节胃肠道运动、应激时痛反应及应激相关的病理生理变化起重要作用。

3. 生长抑素

生长抑素（somatostatin，SS）主要是下丘脑神经细胞分泌的 14 肽激素，其氨基酸顺序为：C S T F T K W F F N K C G A。Brazeau 等人于 1973 年从羊下丘脑分离提取，并确定了其结构。它能抑制腺垂体 GH 的释放，故又称 GH 释放抑制激素。14 肽是 SS 的主要分子形式，此外还有 SS-28，亦称生长抑素原或大生长抑素。

SS 分子的环状结构中，在第 3 位与 14 位的半胱氨酸之间有一双硫键，这种共价键连接，增强了结构稳定性。SS 类似物奥曲肽（octreotide）是含有环状结构的合成 8 肽，它几乎具有 SS 的全部生物活性，其半衰期为 SS 的 30 倍。人下丘脑中 SS 前体基因为单拷贝基因，该基因编码 116 个氨基酸的 SS 前体。

目前已发现 SS 受体有 5 种亚型，分别命名为 sstr1、sstr2、sstr3、sstr4 和 sstr5。这些受体的基因内均无内含子，它们之间有高度的同源性，并与阿片受体也有 30％同源性，这也可能是 SS 类似物具有阿片受体拮抗作用的原因。5 种 SS 受体均为 G 蛋白偶联受体，有 7 个跨膜段，其细胞内信号转导途径有以下几种：与 Gi 蛋白偶联，抑制腺苷酸环化酶的活性，使细胞内 cAMP 含量降低；与 Go 蛋白偶联，抑制 Ca^{2+} 通道。其中 sstr2 和 sstr5 的细胞内信使是 Ca^{2+}，sstr2 不与 Gi 偶联，与 Go 偶联，抑制 Ca^{2+} 通道。也有人发现，sstr2 的细胞内信号系统可与酪氨酸激酶系统相联系而抑制细胞的增殖。

中枢内 SS 神经元主要分布于下丘脑前部室周核及室旁核小细胞部，弓状核、视交叉上核及下丘脑外侧区。SS 免疫反应阳性神经元还见于海马、纹状体、杏仁核、扣带回及新皮质等区域。SS 阳性纤维分布比胞体分布更广泛。外周主要见于消化系统，SS 在胃肠道的分布占全身 70％以上，主要分布在黏膜上皮细胞、黏膜下肌间神经丛及胃肠道的外来神经纤维。胰腺中的 SS 主要存在于 D 细胞中。

SS 生理作用包括：抑制垂体生长激素的分泌。电刺激前部室周核，垂体门脉血中 SS 含量升高，同时 GH 分泌受到抑制；脑室注射 SS 抗血清，血中 GH 含量明显升高。SS 可抑制 TSH 释放，降低 TSH 基础水平。垂体水平的 TSH 分泌，受 TRH 和 SS 相互作用的调节。SS 对催乳素和 ACTH 的分泌也有抑制作用。

SS 在神经系统中，可影响中枢神经元电活动，包括对大脑、小脑、脑干和下丘脑的神经元的电活动均有明显的抑制作用，但对海马某些区域的神经元有兴奋作用。SS 还参与机体多种行为的调节。脑室或核团注射 SS 可引起运动失调、肌肉强直自发运动减少、癫痫样脑电图表现。

4. 促甲状腺激素释放激素

促甲状腺激素释放激素（thyrotropin releasing hormone，TRH）是下丘脑神经细胞合成和分泌的肽类激素，由3个氨基酸残基组成，即焦谷氨酰胺-组氨酰胺-脯氨酰胺。氨基端的焦谷氨酸及羟基端的酰氨基虽然对维持TRH的生物活性很重要，但位于中间的组氨酸残基则是决定TRH活性的关键结构。人和动物TRH的化学结构相同，无种属特异性。

Schally等人1966年首先从猪下丘脑分离出一种能调节垂体分泌促甲状腺激素的物质，称为TRH。后经进一步纯化，并确定其化学结构。脑内下丘脑正中隆起TRH含量最高。TRH神经元胞体密集在下丘脑的室旁核和室周核的小细胞区，其神经终末投射到正中隆起外侧带及神经垂体。TRH也见于中枢神经以外的组织，如消化道、胎盘、视网膜及肾上腺组织。TRH受体分布较TRH本身更广泛。

TRH的生理功能主要是刺激腺垂体促甲状腺激素细胞释放促甲状腺激素（TSH）。TRH也能促进催乳素（PRL）释放，并受甲状腺激素水平的调节。现已证明，三磷酸肌醇可能是TRH刺激TSH和PRL分泌的第二信使。TRH不仅调节TSH的合成与分泌，而且通过糖基化作用调节TSH的分子结构。TRH还具有垂体外作用，特别是对中枢神经系统，它既可以作为一种神经激素通过受体调节其他递质起作用，也可以作为一种神经递质直接起作用。动物实验表明，TRH可引起行为改变，如兴奋、精神欣快及情绪暴躁等。TRH具有升高血压作用，该作用可能是通过中枢影响自主神经对心血管活动的调节而实现的。

TRH的分泌受TSH和甲状腺素的反馈调节。TSH可经门静脉血管，使TRH分泌减少，起短反馈作用。T_3和T_4可通过酶的作用使TRH分泌减少，也可通过减少或下调垂体TRH受体影响TRH分泌。实验表明，神经递质释放NE、DA、5-HT及组胺均可刺激TRH释放。急性寒冷可刺激TRH分泌并引起垂体TSH释放增加，某些应激还可反射性抑制TSH分泌。SS可抑制TRH引起的TSH分泌，因此，TRH在应激中的反应可能是由于SS作用而引起的一系列变化。

5. 促性腺激素释放激素

促性腺激素释放激素（gonadotropin releasing hormone，GnRH）又称促黄体生成激素释放激素（luteinzing hormone releasing hormone，LHRH），是下丘脑合成和释放的10肽激素，其氨基酸序列为：p H W S Y G L R P G。GnRH通过垂体门脉系统作用于腺垂体GnRH受体，促使垂体合成并释放LH、FSH。

GnRH为单拷贝基因。GnRH神经元在人类主要分布于下丘脑内侧基底部、内侧视前区及终板等处。GnRH纤维以正中隆起最密集，主要位于外侧带。GnRH受体为含有7个跨膜区、由327个氨基酸组成的糖蛋白，存在于垂体促性腺激素细胞。GnRH受体mRNA水平随性周期变化，大鼠动情前期下午的GnRH受体mRNA水平比动情间期早晨的高3倍。授乳也明显影响GnRH受体mRNA水平，吮乳可明显抑制GnRH受体mRNA的表达。

GnRH的生理功能主要包括：促进性成熟。下丘脑GnRH脉冲式启动，能不依赖性激素即可促进性成熟。在月经周期，这种启动并不具有固定的、有规律的周期性调节，而主要依赖于月经周期各阶段LH各个峰值之间以及其他生理情况而随机地产生信号，但在男性、阉割动物与绝经期妇女，其生成信号比月经时较有规律。实验发现，给妊娠早期狒狒应用GnRH拮抗剂，可干扰GnRH的活性而导致死胎，提示妊娠早期GnRH对控制胎盘激素的产生和胎儿的生长发育有一定的生理作用。生理剂量GnRH脉冲式释放，可激活垂体-性腺轴，引起LH和FSH的阵发性释放，在青春期男性可引起血浆雄激素水平升高以及性器官和第二性征的发育；在成年男性则维持血浆促性腺激素及性激素水平，并维持正常的男性性功能。

下丘脑GnRH的释放受多种神经递质的调节。单胺类神经递质中以NA系统对GnRH的调节最重要。NA可通过两条途径影响GnRH的释放，一是NA神经末梢经突触联系直接控制GnRH神经元的活动；二是改变中间神经元的活动，从而间接影响GnRH的分泌。有证据表明，NA对GnRH的分泌具有刺激作用，此作用与体内性激素水平有关。在成年或青春期大鼠，NA 的 α1 受体激动剂苯肾上腺素对 GnRH 释放有刺激作用；但在未成熟和去性腺大鼠，则为抑制作用。

鉴于 GnRH 对垂体-性腺轴的重要作用，GnRH 衍生物获得深入研究。发现 His^2、Trp^3 和 Gly^6 的取代具有拮抗剂作用，Gly^6、Leu^7 取代则有很强的激动作用。现已合成多种可模拟 GnRH 多方面生物活性的高效激动类似物。这些激动剂生物活性的增加是由于它们与垂体 GnRH 受体亲和力增加，以及相对地延缓了其降解所致。

三、垂体神经肽

垂体是体内重要的内分泌器官，分泌多种激素。本文主要介绍腺垂体分泌的 ACTH 和 PRL，神经垂体释放的 AVP 和 OT。AVP 和 OT 实际上是由下丘脑产生，经下丘脑垂体束运送至神经垂体储存与释放。

1. 促黑皮素肽

促黑皮素肽（melanocortin peptide，MC peptide）或称促黑皮素系统（melanocortin system，MC system）是其前体分子 POMC 经翻译后加工形成的一组多肽，包括促肾上腺皮质激素（Adrenocorticotropic hormone，ACTH）、α-，β-，及 γ-促黑素细胞激素（melanocyte-stimulating hormones-α、-β、-γ；α-、β-、γ-MSH）。MC 具有多种生物学效应，从发热和炎症的调节到参与调控摄食、自主神经功能及外分泌腺的分泌功能，最近还发现某些 MC 具有抗菌作用。

人 POMC 基因含有 3 个启动子区控制转录，P1 在某些肿瘤是重要的启动子，P2 控制正常垂体腺的转录，P3 在不同的周围组织激活。POMC 基因在其表达细胞内形成含 265 个氨基酸的前体蛋白-POMC。除垂体外，POMC 还广泛见于神经及周围组织。POMC mRNA 近年还见于淋巴细胞、单核细胞、角质形成细胞及黑色素细胞。在腺垂体，POMC 经前体转换酶 PC1 生成 ACTH 及 β-LPH；在垂体中间叶，经 PC2 生成 α-MSH 和 β-EP。在垂体和垂体外，POMC 也可经弗林蛋白酶 4（furin-4，PACE4），生成 ACTH 及 β-LPH。

人促黑皮素肽的氨基酸序列如下：

ACTH（1-39）	NH_2S Y S M E H F R W G K P V G K K R R P V K V Y P N G A E D E S A E A F P L E F
α-MSH	Ac S Y S M E H F R W G K P V NH_2
β-MSH	NH_2 A E K K D E G P Y R M E H F R W G S P P K D
$γ_1$-MSH	NH_2 Y V M G H F R W D R F
$γ_2$-MSH	NH_2 Y V M G H F R W D R F G
$γ_3$-MSH	NH_2 Y V M G H F R W D R F G R R N G S S S G V G G A A Q

促黑皮素肽都是通过其受体（melanocortin receptor，MCR）发挥作用，现已有 5 种 MCR 被克隆，即 MC1R、MC2R、MC3R、MC4R 和 MC5R。它们的氨基酸组成有很大的同源性，都属于 G 蛋白偶联受体，通过激活腺苷酸环化酶增加 cAMP 浓度而发挥生理作用：① MC1R 又称 α-MSH 受体或 MSH 受体（MSHR）。人 MC1R 由 317 个氨基酸组成。α-MSH 是 MC1R 的自然激动剂，其次为 ACTH，而 β-MSH 和 γ-MSH 的激动剂作用很弱。MC1R 不仅存在于皮肤黑色素细胞膜，还广泛存在于中枢神经系统和外周器官。α-MSH 与 MC1R 相互作用调节皮肤生理及黑色素生成。② MC2R 因其天然激动剂为 ACTH，故又称为 ACTH 受体（ACTHR），人 MC2R 由 297 个氨基酸组成，与 MC1R 的氨基酸有 39%相同。ACTH 与 MC2R 相互作用，主要分布于肾上腺皮质，调节肾上腺皮质甾类激素的生成和释放。③ 人 MC3R 由 361 个氨基酸组成，主要分布于下丘脑、边缘系统、海马及中脑、胎盘及消化道，也见于心脏、单核细胞等。MC3R 的天然激动剂是 γ-MSH，其次是 α-MSH 和 ACTH（4-10）。在 γ-MSH 中，其激动剂作用强度依次为：$γ_2$-MSH＝$γ_1$-MSH＞$γ_3$-MSH。MC3R 参与调节自主神经功能、摄食和炎症，可能还介导心肌缺血再灌注引起心律紊乱的保护效应。④ 人 MC4R 由 332 个氨基酸组成，主要分布

于脑，包括皮质、丘脑、下丘脑、脑干和脊髓。MC4R 的天然激动剂是 α-MSH 和 ACTH，其次是 β-MSH 和 γ-MSH。MC4R 参与调节自主神经和神经内分泌功能，α-MSH 通过 MC4R 可抑制摄食。MC4R 可能还参与能量平衡和性行为的勃起功能。⑤ 人 MC5R 由 325 个氨基酸组成，主要分布于外周组织，包括肾上腺、脂肪细胞、肾、肝、肺、淋巴结、骨髓及乳腺等。MC5R 类似于 MC1R 和 MC4R，为 α-MSH 和 ACTH 识别，而不是 γ-MSH。MC5R 高表达还见于多种外分泌腺组织，参与外分泌腺功能的调节。

内源性 MCR 拮抗剂 Agouti 及 Agouti 基因相关蛋白（Agouti Gene-Related Protein，AgRP）参与 MC 的信号转导。Agouti 广泛分布于外周器官，如脂肪组织、睾丸、卵巢及心脏等。Agouti 具有竞争性拮抗 MC1R 作用，其次拮抗 MC4R，它在炎症反应中起重要作用。AgRP 具有竞争性拮抗 MC3R 和 MC4R 作用，仅分布于中枢神经系统，如下丘脑后部邻近 POMC 神经元的细胞胞体内。AgRP 与 POMC 系统其生理功能截然相反，如前者增加食欲，而后者降低食欲。

MC 系统生理功能广泛，包括调节黑色素生成、甾体激素功能、能量平衡、摄食、肥胖、心血管功能、性功能及腺体分泌。α-MSH 可促进 MC1R 的表达，并与其结合促进黑色素细胞的分化、发育及黑色素的生成。由于 MC1R 也识别 β-MSH 和 ACTH，所以二者也具有促进色素沉着作用。在肾上腺皮质，ACTH 可刺激糖皮质激素和盐皮质激素的合成。在人类，ACTH 主要促进皮质醇的分泌；在大鼠，则主要为皮质酮的分泌。ACTH 也能促进肾上腺皮质分泌雄激素和雌激素。ACTH 还能增强肾上腺髓质的肾上腺素和去甲肾上腺素释放。在体及基因敲除实验都证明，中枢 MC 系统是摄食和体重的重要调节者之一，将中枢 MC3R/MC4R/POMC 基因敲除可致小鼠肥胖，其中 MC4R 起重要作用，从而为肥胖和消瘦的药物治疗提供了一种途径。MC 在血细胞、免疫细胞及其他细胞具有抗细胞因子及抗炎效应，其中 MC1R 起重要作用，α-MSH 可减轻发热，但对正常体温无作用。MC 可易化性刺激引起的勃起活动，其中 MC4R 起重要作用。α-MSH 还具有神经营养作用，它既可以促进胚胎期神经组织的分化和发育成熟，又对维持成年期神经细胞的生存及受伤神经的再生或修复具有重要作用。

正常情况下，MC 的分泌受下丘脑的调节。下丘脑通过 CRH 调节 ACTH 分泌，通过 MIF 和 MRF 调节 MSH 的分泌，其他神经肽也参与调节 ACTH 和 MSH 的分泌，如 NPY、TRH、ANG Ⅱ及 SS 等。脑内其他神经元也参与 MC 分泌的调节，如 DA、GABA 及 NA 神经元。外界其他因素也影响 MC 的分泌，如应激刺激、昼夜节律、吸吮刺激及体内水平衡状态等。

2. 催乳素

催乳素（prolactin，PRL）是相关激素 GH、胎盘催乳素（placental lactogen，PL）家族中的一员。它是腺垂体分泌含有 199 个氨基酸残基的多肽激素。李卓浩于 1969 年与 Lewis 等于 1971 年分别完成了人类 PRLd 的分离工作，确定了其结构。PRL 分子呈多态性，已证实在人垂体、血清和羊水等体液中，至少存在 4 种形态的 PRL 分子。

PRL 受体为仅含一个跨域的跨膜蛋白，跨膜域由 24 个氨基酸残基组成，膜外域含 210 个氨基酸残基，受体蛋白的 N 端位于其中，是 PRL 分子的识别和结合部位。按膜内域氨基酸组成数目，PRL 受体可分为 3 种形式：由 291 个氨基酸残基组成的“短型”受体；由 598 个氨基酸残基组成的“长型”受体及由 393 个氨基酸残基组成的 PRL 受体突变体。不同类型的 PRL 受体在 PRL 的激素信息传递过程中不尽相同，“长型”受体和“突变型”受体都具有将 PRL 信息传递给乳蛋白基因的功能，而“短型”受体不具有此种功能。研究表明，PRL 受体的膜内域本身不具有激活靶基因的独立活性，只有当 PRL 与受体膜外域结合后，再与膜内域相互作用，才能完成 PRL 受体的信息传递过程，进而对相关基因的表达进行调控。

PRL 和 GH 一样不需通过靶腺，可直接引起生物效应，其主要生理功能是促进乳腺发育生长，发动和维持泌乳。青春期乳腺发育主要是由于雌激素的刺激，而妊娠期是在 PRL、雌激素、孕激素及绒毛膜生长素共同作用下，乳腺组织进一步发育。由于此时血中雌激素与孕激素浓度过高，与 PRL 竞争乳腺上皮细胞的受体，使 PRL 不能发挥催乳作用。分娩后，血中雌、孕激素浓度大大降低，PRL才发挥发动和维持泌乳的作用。在低等动物，PRL对卵巢激素的合成、黄体生成及溶解等有一定作用。在人类，卵巢卵泡内PRL含量随卵泡发育成熟而增加，月经周期晚期急剧下降至接近血清水平。PRL影响黄体功能包括：调控LH的数量，刺激LH的受体生成；促进孕酮生成及降低孕酮的分解过程。

PRL的释放受以下因素调节：PRL释放因子、PRL释放抑制因子、神经肽与神经递质及外周激素等。一般情况下，PRL的分泌处于DA的较强抑制下。在某些条件（如应激、吸吮、雌激素）下，也可出现PRL的分泌。一般认为，PRL的分泌与抑制因子的降低或释放因子的升高有关。

下丘脑中含有多种调节腺垂体活动的活性肽，其中具有PRL释放因子活性的神经肽有TRH、VIP、ANGⅡ。神经垂体中具有PRL释放因子活性的物质有OT、VP相关糖类和一些性质不明的小分子肽。PRL释放抑制因子主要指DA。与PRL分泌有关的DA受体为D_2受体，存在于腺垂体和中间叶。DA受体兴奋可抑制PRL分泌，DA受体拮抗剂能逆转此作用，使PRL分泌增加。GABA和促性腺激素释放激素相关肽（GAP）对PRL释放也起抑制作用。5-HT作用于脑内，可直接刺激PRL的释放，抑制DA分泌。内原性阿片肽可刺激动物的PRL分泌。刺激PRL分泌的物质还有：CCK、甘丙肽、SP、褪黑素和组胺；抑制PRL分泌的物质还有：促胃液素、NT、缓激肽MRH和ACh。

3. 血管升压素

血管升压素（vasopressin，VP）因具有抗利尿作用，又称抗利尿激素（antidiuretic hormone，ADH）。VP为九肽激素，其氨基酸序列为：C Y F Q N C P R G。因VP成分中含有精氨酸，故也称精氨酸升压素（arginine-vasopressin，AVP）。血管升压素在下丘脑合成后，经投射纤维至垂体后叶释放。

AVP是由下丘脑AVP神经元首先合成大分子AVP前体，该前体包含AVP和神经垂体素Ⅱ，在转运过程中经酶的作用，裂解为AVP和神经垂体素Ⅱ，它们在神经垂体的神经末梢储存以备释放。

AVP与体内AVP受体（VPR）结合而发挥生理作用，AVP与OT受体（OTR）也有一定的结合能力。VPR和OTR都属于G-蛋白偶联受体，有人将VPR和OTR称为VP-OT受体家族。根据受体的结构序列、药理学特性及它们在体内的分布和功能，将VPR分为V1-VPR和V2-VPR，近来又将V1R区分为V1aR和V1bR。因此，VPR有V1aR、V1bR和V2R三种亚型。中枢神经系统内主要是V1R。V1aR和V1bR分布脑区不完全相同。

AVP在体内分布十分广泛。血液中的AVP是由神经垂体释放而来，脑脊液内的AVP是由脑内AVP神经元伸向脑室的末梢释放的。下丘脑是AVP神经元最集中的部位。AVP神经大分泌细胞集中在下丘脑室旁核（PVN）和视上核（SON），AVP神经小分泌细胞也见于室旁核和视上核，还分布在视交叉上核、下丘脑室周区、外侧区等脑区。室旁核和视上核的AVP神经元其纤维与催产素神经元的纤维一起组成下丘脑-垂体束至神经垂体。

AVP的主要生理功能是促进肾集合小管和远曲小管后段对水的重吸收，从而具有抗利尿作用。AVP在中枢调节心血管功能的作用比外周AVP作用大，即在某些特殊情况下，AVP可能发挥重要作用，如失血、脱水导致血容量减少时，体内AVP释放增加，血和脑内AVP含量升高，可使血压升高。因此，某些AVP受体拮抗剂则可治疗充血性心力衰竭。腺垂体ACTH细胞膜上有V1bR，AVP与其受体结合，激活细胞内机制，可直接促进ACTH的释放。AVP也可通过促进CRH的释放，间接促进ACTH的释放。AVP与CRH还可在垂体水平发挥协同作用，促进ACTH的释放。生理浓度的AVP可促进腺垂体细胞释放TSH。表明在TSH分泌中，AVP是一种生理性调节因素，但在下丘脑AVP对TSH的释放起抑制作用。AVP可促进动物被动逃避行为的获得，延缓主动逃避行为的消退，故AVP具有加强记忆的作用。因脑外伤、慢性乙醇中毒及老年性痴呆等引起的记忆力减退病人，给予AVP后，其记忆力有一定改善。中枢AVP具有镇痛作用，还增强电针镇痛作用，其中室旁核的AVP系统发挥主导作用，而视上核的AVP系统不明显。中枢AVP的镇痛效应不依赖于内源性阿片肽系统。AVP 的镇痛作用与中脑导水管周围灰质、中缝核群和尾核等部位有密切关系。AVP 和 CRH 是机体对应激的神经-适应性反应的重要调节者。AVP 通过垂体和中枢的 V1bR 参与控制 HPA 轴功能及不同的情绪反应过程。

SSR149415 是人工合成的非肽类口服选择性 V1bR 拮抗剂，它可阻断应激引起的一些内分泌功能，如 ACTH 的释放；神经递质的释放，如 NA；自主性反应，如发热等。除此之外，它还具有抗焦虑、抗抑郁作用。

下丘脑 AVP 神经元直接受胆碱能神经支配，也接受儿茶酚胺和 γ-氨基丁酸（GABA）能神经支配。NA 可通过 α 受体抑制 AVP 的释放。内源性阿片肽可抑制 AVP 的释放，AngⅡ可促进 AVP 的释放。正常情况下，血浆渗透压变化是影响 AVP 释放的主要因素。水负荷增加时，血浆渗透压降低，AVP 释放减少，肾对水的重吸收减少，尿量增加；而当禁水或失水时，情况相反，尿量减少。下丘脑外侧视前区的渗透压感受器与渴-摄水机制有关，SON 和 PVN 及其附近和第三脑室腹侧的渗透压感受器与控制 AVP 释放机制有关。正常情况下，容量感受性调节对 AVP 的释放不发挥作用，只有当血容量发生剧烈变化，如失血达 10%以上时，可明显影响 AVP 的释放。严重失血时，不仅 AVP 释放增加，AngⅡ释放也增加，从而 AVP 释放增加更明显。颈动脉化学感受器也参与 AVP 释放的调节，当血中氧分压低于 8 kPa，或 CO_2 分压升高时，都能促进 AVP 的释放。其他如应激、疼痛、肌肉运动等都可影响 AVP 的释放。

4. 催产素

催产素（oxytocin，OT）是下丘脑 OT 神经元产生的 9 肽激素，是一最早被阐明一级结构并能人工合成的肽类激素。其氨基酸序列为：C Y I Q N C P L G。OT 神经元在下丘脑首先合成大分子 OT 前体，该前体包含 OT 和神经垂体素 I。同 AVP 一样，在转运过程中经酶裂解为 OT 和神经垂体素 I，并经下丘脑-垂体束运送到神经垂体储存以备释放。OT 的经典作用是促进妊娠末期子宫平滑肌收缩和泌乳期乳腺肌上皮收缩（排乳）。OT 在体内还发挥其他广泛的生理作用。

OT 结构中，由于 2 个半胱氨酸残基结合而形成 1 个胱氨酸，因此有些文献称 OT 为 8 肽。OT 和 AVP 的结构相似，不同之处在于第 3 位和第 8 位的氨基酸不同，OT 分别是异亮氨酸和亮氨酸，而 AVP 分别为苯丙氨酸和精氨酸。由于 OT 和 AVP 的分子结构既相似而又有差异，因此，在生物效应方面也既有共同点，又各有特点。

人、大鼠和猪的 OT 受体（OTR）已被克隆，分别由 388、389 和 386 个氨基酸残基组成，都属于 G 蛋白偶联受体。人 OTR（hOTR）氨基酸序列与大鼠 OTR（rOTR）有 93%同源。由于 VPR 与 OTR 有部分同源性，因此 VPR 也能识别 OT。OTR mRNA 在子宫内膜及肌层、乳腺、卵巢和中枢神经系统内均有表达。OT 与子宫内膜及肌层、乳腺内 OTR 结合可使子宫平滑肌和乳腺管肌上皮细胞收缩，通常将此种受体称为子宫型 OTR。中枢神经系统内广泛存在 OTR，其性质与子宫型 OTR 类似，中枢 OTR 不仅对 OT 及其类似物有很高的亲和力，而且对 AVP 也有一定的亲和力。

OT 神经元主要集中在下丘脑 SON 和 PVN，还见于视前区、下丘脑前区、外侧区、第三脑室室周区及其侧壁室管膜下区。SON 和 PVN 内，除大细胞 OT 神经元外，一些小细胞也分泌 OT。OT 神经元还和缩胆囊素（CCK）及亮脑啡肽（L-Enk）分别共存。SON 和 PVN 的 OT 神经元发出纤维投射到神经垂体的血管周围，部分 OT 纤维进入正中隆起、室周器官、穹隆下器官及松果体。

OT 的生理功能包括：OT 参与人的分娩过程。刺激外生殖器、吸吮乳头与刺激子宫均可反射性促使 OT 分泌，引起子宫收缩，这对精子运行具有促进作用。OT 可促进 ACTH 的分泌，促进 PRL 的释放，促进大鼠 GnRH（LH 和 FSH）的释放。中枢 OT 与镇痛密切相关，并且不依赖内源性阿片肽系统，可能与 5-HT 系统和 NA 系统有密切关系。在吗啡依赖大鼠，外周（大剂量）或中枢（微量）给予外源性 OT，都可抑制、减轻或延迟戒断症状的发生，并促使吗啡作用的恢复。OT 对雄性动物性行为有明显的易化作用，外周给予 OT，增加家兔的交配行为，缩短大鼠的射精潜伏期，脑室注射也有类似作用。OT 对雌性动物性行为及母性行为也有促进作用。OT

还能促进逃避反射的消退，增强退行性遗忘。

OT 的释放受神经递质的调节。NA 可促进 PVN 和 SON OT 神经元释放 OT，DA 在中枢通过 D_1 受体促进 OT 释放，在外周通过 D_2 受体抑制 OT 释放。脑室注射 ACh 可促进授乳和非授乳雌性大鼠 OT 的释放。脑内 OT 可发挥正反馈自我调节作用，促进 OT 神经元活动，使 OT 释放增加。内源性阿片肽，如 M-Enk 和 β-EP 抑制下丘脑 OT 的释放。CCK 可选择性增强 OT 神经元活动，促进 OT 的释放。CRH 可能通过 MSH 间接促进 OT 的释放。吸吮-射乳反射是调节 OT 释放最重要的经典反射。中枢内 OT 对 OT 神经元的正反馈自我调节机制，在吸吮-射乳反射中也发挥重要作用。雌性动物扩张阴道、触压子宫颈、刺激生殖器等都可使 OT 释放增加。体液渗透压和容积的变化也可引起血和脑脊液内 OT 含量的变化。

四、胰高血糖素相关肽家族

1. 血管活性肠肽

Bayliss 和 Starling 于 1902 年在发现促胰液素的同时，首次从十二指肠和空肠的提取物中发现一种能引起血压下降的物质。Said 和 Mutt 于 20 世纪 70 年代，从猪的小肠组织也分离出此物质，并证明是一种肽类物质，因其具有很强的血管扩张作用，故命名为血管活性肠肽（VIP）。它与胰泌素（secretin）、胰高血糖素（glucagon）、垂体腺苷酸环化酶激活肽（PACAP）、胰高血糖素样肽-1（glucagonlike peptide-1，GLP-1）、胰高血糖素样肽-2（glucagonlike peptide-2，GLP-2）、糖依赖性胰岛素释放肽（glucose-dependent insulinotropic polypeptide，GIP）、生长激素释放激素（GHRH）、组氨酸异亮氨酸肽（peptide histidine-isoleucine，PHI）及组氨酸甲硫氨酸肽（peptide histidine-methionine，PHM）等在结构上相似，统称胰高血糖素相关肽超家族。本文主要介绍 PACAP。

2. 垂体腺苷酸环化酶激活肽

垂体腺苷酸环化酶激活肽（pituitary adenylate cyclase activating polypeptide，PACAP）是由 38 个氨基酸残基组成的多肽，其氨基酸序列为：H S D G I F T D S Y S R Y R K Q M A V K K Y L A A V L G K R Y K Q R V K N K。1989 年，人们在研究下丘脑促垂体激素时，从牛的下丘脑组织中提取出一种具有广泛活性的多肽，因其能强烈激活垂体细胞腺苷酸环化酶，升高细胞内 cAMP 含量而得名。它是促胰液素-胰高血糖素-VIP 家族的新成员。

PACAP 受体属于促胰液素受体家族，也是 G 蛋白偶联受体。该家族包括：PACAP-1 受体（PAC_1-R）、VIP/PACAP-1 受体（$VPAC_1$-R）及 VIP/PACAP-1 受体（$VPAC_2$-R）。VIP 和 PACAP 是 $VPAC_1$ 受体和 $VPAC_2$ 受体的内源性配体，而 PAC_1 受体则选择性与 PACAP 结合，其与 PACAP 的亲和力比 VIP 高 100～1000 倍；$VPAC_1$-R 和 $VPAC_2$-R 与 PACAP 及 VIP 的亲和力相似，对两者无选择性。VPAC 受体可通过刺激腺苷酸环化酶触发 PKA-cAMP 及 PLC 和 PLD 信号通路。$VPAC_1$-R 在肺内表达最高，$VPAC_2$-R 主要在周围组织。

PACAP 生理和功能包括：参与调节多种细胞的分裂、分化及细胞凋亡。特别是在中枢神经系统，PACAP 在细胞转化为神经元和非神经元中起重要作用，在神经元凋亡过程中起保护作用，促进神经系统的发育。PACAP 具有明显的扩张血管作用，其降压作用与 VIP 相当。PACAP 及其受体广泛分布于免疫系统，参与保护免疫细胞、促进淋巴细胞成熟及 IL-6 的释放、增强吞噬作用及通过白介素抑制或激活炎症反应。

五、神经肽 Y 基因家族

Tatemoto 和 Mutt 于 1982 年从猪脑组织中提取和纯化出一种新的含 36 个氨基酸的多肽，称为神经肽 Y（neuropeptide Y，NPY）。NPY 与胰多肽（pancreatic polypeptide，PP）和酪酪肽（peptide YY，PYY）的基因来源于同一原始基因，基因复制产生了 NPY 基因和 PYY 基因，PYY 基因又产生了 PP 基因。它们具有相似的胰多肽折叠结构，故将上述 3 个肽称为神经肽 Y 基因家族，亦称胰多肽家族。人的 NPY 基因为单拷贝基因。

NPY 是由 36 个氨基酸残基组成的多肽，其氨基酸序列为：Y P S K P D N P G E D A P A E D M A R Y Y S A L R H Y I N L I T R E R Y。NPY 的 N 端和 C 端各有一个酪氨酸和酪氨酰胺

残基，C端的酰基化对NPY的生物活性至关重要。N端的酪氨酸残基参与稳定NPY三级结构和NPY与受体的结合。

该家族在人有4种G蛋白偶联受体，即Y1、Y2、Y4和Y5受体。Y1受体由384个氨基酸组成，NPY与Y1受体的短肽亲和力类似于与其全长的亲和力。Y2受体基因编码381个氨基酸蛋白，Y2受体与Y1和Y4受体仅有30%序列相同。NPY的C端NPY13-36、NPY18-36对Y_2受体的亲和力较高。Y4受体基因具有高度多态性，在人有7种。Y4受体与PP具有高度亲和力。Y5受体基因编码446个氨基酸蛋白，人PP与Y5受体具有高度亲和力。Y1受体激活可通过磷酸酰肌醇系统动员细胞内钙离子。Y2受体激活可以抑制N型钙离子通道开放。NPY还可通过磷脂酶A_2-环氧化酶-前列腺素途径发挥作用。除上述受体外，在某些动物还存在NPY受体的其他亚型(y6)。

NPY是中枢神经组织含量最高的神经肽之一，它广泛存在于除小脑以外的脑组织和脊髓等。NPY还和SS或GABA共存于海马结构的中间神经元。下丘脑的NPY主要存在于弓状核神经元，大脑皮质中与摄食活动调节有关的嗅沟周围NPY含量最高，脊髓NPY存在于各段，但以骶段、胸段和腰段含量较高。外周组织中，呼吸、循环、消化和泌尿系统均有NPY的存在。

NPY的生理作用广泛。① 中枢作用：NPY是作用最强的食欲肽之一，脑室注射可引起摄食，NPY也参与调节能量代谢；其他通过中枢介导的效应包括：降低产热、抗惊厥、抑制镇静、情感及记忆。NPY还参与神经发育的调节，通过刺激LHRH释放调节生殖功能。中枢注射NPY可降低血压、减慢心率和呼吸频率，且可能通过孤束核起作用；视交叉上核注入NPY可改变昼夜节律；NPY可加强CRH促进ACTH释放的作用，影响GH、PRL、TRH和LH的释放。② 在周围神经系统，NPY主要存在于交感节后神经元中，一般与NA共存。NPY通过突触前膜的Y2受体可抑制神经递质的释放，通过突触后膜的Y1受体起类似肾上腺素能α1受体的效应。NPY对呼吸道主要起舒张作用，并认为是通过突触前膜Y2受体抑制迷走神经乙酰胆碱和非肾上腺素能、非乙酰胆碱能的感觉神经纤维的递质释放起作用。小剂量NPY主要通过突触后膜NPY受体对呼吸道平滑肌起收缩作用。由于NPY受体的分布和作用类似于肾上腺素α1、α2受体，故促使交感活动增强的刺激如运动、出血、缺氧等均可促进支配心脏和肾上腺的交感神经NA和NPY的释放，从而可诱发血管收缩、血压升高、心输出量和血管阻力增加。NPY的缩血管作用不能被肾上腺素α或β受体阻断剂所阻断。NPY能抑制胃的收缩和排空，对小肠和结肠也有舒张作用。

六、降钙素基因肽超家族

降钙素基因肽超家族是由降钙素（calcitonin，CT）、降钙素基因相关肽（CGRP）、肾上腺髓质素（adrenomedullin，ADM）和淀粉多肽（amylin，AMY）组成。前三者的基因都位于第11对染色体，后者位于第12对染色体，因为第12对染色体是第11对染色体进化的复制品，故四者属于同一家族。它们的氨基酸序列有很强的同源性，并具有相似的生物活性。近年又发现一些家族新成员，如降钙素受体刺激肽（calcitonin receptor-stimulating peptide，CRSP）和intermedin。本文仅以CGRP为代表作一简介。

降钙素基因相关肽（calcitonin gene related peptide，CGRP）是1982年发现、由37个氨基酸残基组成神经肽。其氨基酸序列为：A C D T A T C V T H R L A G L L S R S G G V V K N N F V P T N V G S K A F。CGRP虽来自降钙素（calcitonin，CT）基因，但其分子结构和生理功能与CT不同。正常情况下，CT基因在甲状腺滤泡旁细胞内转变成CT mRNA，而在脑和神经组织内则转变为CGRP mRNA，两者分别经翻译后产生各自的终产物CT类肽和CGRP类肽。

上述3种肽通过CGRP受体家族起作用，包括降钙素受体样受体（calcitonin receptor-like receptor，CRLR），它与受体活性修饰蛋白-1（receptor activity-modifyingproteins - 1，RAMP1）共表达，形成CGRP受体；CRLR与RAMP2共表达形成ADM受体；CRLR与RAMP3共表达形成CGRP/ADM受体。CGRP受体有效的阻断剂是$\alpha CGRP_{8\text{-}37}$，$\beta CGRP_{8\text{-}37}$和$ADM_{22\text{-}52}$。有人根据对$\alpha CGRP_{8\text{-}37}$的敏感性将CGRP受体分为

$CGRP_1$和$CGRP_2$受体亚型，其中$CGRP_1$受体的亲和力高于$CGRP_2$受体。

CGRP生理作用包括：CGRP从感觉神经释放，ADM是由刺激血管细胞产生，而AMY是由胰腺分泌，它们都具有舒张血管活性。CGRP扩张血管作用的强度比ACh、ATP、5-HT和SP至少大1000倍，比异丙肾上腺素强10～100倍。CGRP受体拮抗剂BIBN4096BS可治疗偏头痛。脑内注入CGRP可引起心率加快、血压升高和血浆肾上腺素含量增加。CGRP广泛表达于肺气道、血管及淋巴组织的特殊上皮细胞及C纤维，从而介导多种效应，包括血管调节、支气管保护、抗炎及组织修复等作用。CGRP对胃肠道平滑肌主要起抑制性作用。在脊髓水平，CGRP能促进痛信号的传递，在脊髓背根神经节初级传入神经元CGRP与SP共存。脑内注射CGRP可提高痛阈，纳洛酮不能阻断此作用。CGRP在维持正常的妊娠功能中也具有重要作用。

糖皮质激素与辣椒素能促进CGRP的释放。雄激素与δ阿片及μ阿片受体激动剂均能抑制CGRP的释放。

七、内皮素家族

Yanagisawa等于1988年从猪主动脉内皮细胞中分离提取了内皮素，具有很强的血管收缩作用。内皮素家族包括ET-1、ET-2和ET-3，它们在结构上非常相似，为同分异构体。

内皮素（endothelin，ET）是由21个氨基酸残基组成的多肽，其氨基酸的序列为：W I I D L H C F Y V C E K D M L S S C S C。经典的ET是指ET-1，是目前所知作用最强的内源性长效血管收缩因子。ET也是先合成肽前体，通过翻译后加工形成有活性的ET。不同的ET来自各自的前体，即前ET-1原、前ET-2原和前ET-3原。人的前ET-1原含有212个氨基酸。

ET结构与功能研究发现，其二硫键是维持其生物活性的重要结构，二硫键的断裂，可使其活性降低99.9%，去除21位的Trp后，ET活性也降低99.9%以上；去除17～21位氨基酸后，ET活性完全丧失。

ET受体是与G蛋白偶联的膜受体，N端糖基化位于细胞膜外，C端位于细胞内。C端磷酸化可调节ET受体的敏感性。ET受体有两种亚型，即ETR_A和ETR_B。ETR_A主要与ET-1和ET-2结合，与ET-3亲和力较低。ETR_B与3种ET的亲和力相同。两种ET受体所介导的药理学作用不尽相同，ETR_A可能与血管收缩有关，ETR_B则与血管舒张有关。ET受体可与多种G蛋白偶联，如Gq、Gs、Gi和Go偶联。人ETR_A含427个氨基酸，ETR_B含440个氨基酸，它们都是单拷贝基因。ET受体广泛分布于机体各个器官。在脑内，ET受体主要集中在灰质部分。此外，脑毛细血管细胞、胶质细胞也有ET高度特异的结合部位。在外周器官，ET受体还见于肺、心脏、肝脏、肾上腺、肾脏以及子宫和胎盘等组织。

ET存在于神经系统的一些血管内皮细胞中，但更多（3/4）分布于神经元内。脑内的ET主要集中在小脑浦肯野细胞、大脑皮质、侧脑室及下丘脑视上核神经元。在脊髓ET还见于运动神经元、背角神经元及背根神经节细胞。ET与CGRP还共存于脊髓运动神经元，与SP共存于脊髓感觉神经元。

ET的生理作用包括：① 在中枢神经系统，ET可使新生鼠脊髓腹侧根发生剂量依赖性去极化。ET还可使神经细胞钙含量升高。ET还影响动物行为活动。脑室注入ET可引起大鼠明显的运动失调。② 在循环系统，静脉注射ET可引起明显的高血压反应，ET的升压作用不易被α、β受体阻断剂或5-HT、组胺受体阻断剂所影响，不为前列腺素合成抑制剂所阻断。ET升压作用主要是直接缩血管作用，增加外周阻力。ET缩血管作用比NA强1 000倍，且不依赖血管内皮细胞存在。ET还可引起毛细血管和静脉收缩。ET对心肌具有正性变力作用，其作用强而持久。因此，ET受体拮抗剂可用于治疗原发性高血压、肺动脉高压、心衰及动脉粥样硬化。③ 对肾功能，静脉注射ET可明显增加肾血管阻力，降低肾血流量和肾小球滤过率。ET还可降低尿钠的排出，导致水、钠潴留。

八、心房肽家族

1970—1985年间，陆续发现了由心脏和脑分泌的一个肽类激素新家族，即心房肽系统。Debold、Currie及Matsuo等于1984年分别在鼠和人的心房肌细胞分离纯化了心房肽（atrial natriuretic peptide，ANP），Tanaka 也于同年发现中枢神经系统存在 ANP 神经元及其纤维。心房肽家族主要包括心房肽、脑钠素（brain natriuretic factor，BNF）和 C 型钠尿肽（C-type natriuretic peptide，CNP），它们的结构有很高的同源性，具有共同的舒张血管作用。本文仅以心房肽为代表作介绍。

心房肽（atrial natriuretic peptide，ANP）又称心房钠尿肽、心房利钠肽、心钠素等。ANP 是具有很强的利钠、利尿、交感及抑制肾素和醛固酮活性，因此，与调节血容量、电介质平衡及血压密切相关。人的 ANP 有 α、β、γ 三种，分别为 28 肽、56 肽和 126 肽。一般认为 γ-ANP 是 α-ANP 的前体。人 α-ANP 的氨基酸序列为：S L R R S S C F G G R M D R I G A Q S G L G C N S F R Y。

ANP 受体至少有 3 种：$ANPR_1$、$ANPR_2$ 和 $ANPR_3$。ANP 主要与 $ANPR_1$ 和 $ANPR_3$ 结合；BNP 主要与 $ANPR_3$ 结合，与 $ANPR_1$ 亲和力较低；CNP 主要与 $ANPR_2$ 和 $ANPR_3$ 结合。ANP 和 BNP 通过激活鸟苷酰环化酶 A，作为内分泌激素调节血压及血容量，而抑制心脏肥大；CNP 则以自分泌和旁分泌形式引起血管舒张和血管重塑，并通过鸟苷酰环化酶 B 调节骨生长。

ANP 受体存在于肾脏、肾上腺、血管壁、肝细胞、胆囊、结肠平滑肌、小肠绒毛成熟上皮细胞、眼睫状肌上皮细胞、肺和中枢神经系统。在肾脏，ANP 受体集中在肾大血管、肾小球和肾髓质，肾皮质也存在 ANP 受体。在肾上腺，ANP 受体分布于肾上腺皮质部球状带细胞及髓质部肾上腺素能细胞和去甲肾上腺素能细胞。在脑内，大鼠穹隆下器、极后区、孤束核和嗅球内，ANP 受体分布密度最高。

血脑屏障使中枢和外周的 ANP 成为 2 个各自的独立系统。外周 ANP 主要来源于心房组织。肺组织也可合成 ANP，主要存在于呼吸道上皮细胞、肺泡和较大的肺静脉平滑肌细胞内。脑内 ANP 细胞体在下丘脑分布广泛，从内侧视前区至下丘脑内侧区最为密集。脊髓全长均含有 ANP，且以骶髓含量最高。ANP 神经纤维的分布与神经元分布一致。

ANP 生理作用包括：① 在心血管系统，ANP 具有降低血压的作用。ANP 可直接舒张血管，降低外周阻力。ANP 的舒张血管作用是有选择性的，对主动脉、肾动脉和颈动脉的作用最强，而对额动脉、股动脉和基底动脉作用最弱。ANP 可拮抗 NA 和 AngⅡ的缩血管作用，使心输出量减少。ANP 还可直接抑制心肌收缩力，也可通过中枢作用使血压下降。② 肾功能方面，ANP 具有强大的利钠、利尿作用，这与肾小球滤过率增加、肾小管对钠和水的重吸收减少有关。ANP 的利钠、利尿作用比速尿强 5000 倍以上，但作用时间较短。ANP 还可通过抑制醛固酮的分泌而使钠和尿的排出增加。ANP 还可抑制 AVP 的释放，从而使肾小管对水的重吸收减少。③ 在中枢神经，脑室注射 ANP 可抑制因脑内注射 AngⅡ引起的饮水行为；可明显抑制动物摄盐；对 AVP 高水平的释放及 AngⅡ引起的 ACTH 释放都有抑制作用；也抑制 AngⅡ引起的血压升高。目前认为，ANP 在中枢神经系统内作为神经递质直接作用于 AV3V 和 PON 区，发挥对水盐代谢的调节作用。

缺氧可引起 ANP 表达增强及释放增加，从而可防止产生缺氧性肺动脉高压。心肌缺血时，心室肌释放 BNP，通过调节冠状血管张力及降低心肌对缺血损伤的易感性而起到保护心肌作用。ANP 也参与恐惧引起的应激反应，临床前及临床试验表明，非肽类 ANP 受体配体可用于治疗焦虑。

九、铃蟾肽样肽家族

Anastasi 等首先从两种欧洲蛙，即铃蟾（bombina）和产婆蟾（alytes）的皮肤提取物中获得 14 肽。后来陆续发现体内存在许多与铃蟾肽相似、且具有类似的生物特征和生理作用的物质，如产婆蟾肽（alytesin）、蛙肽 R（ranatensin R）、蛙肽 C（ranatensin C）、促胃液素释放肽（gastrin-releasing peptide，GRP）、神经调节肽 B（neuromedin B，NMB）、神经调节肽 C（neuromedin C，NMC）等，现统称为铃蟾肽样肽家族，并分为 3 个亚家族：铃蟾肽、蛙肽和叶泡雨滨蛙肽（phyllolitorin）。本文仅以铃蟾肽为代表作一简介。

铃蟾肽（bombesin，Bn），又称铃蟾素或蛙皮素，是由 14 个氨基酸残基组成的多肽，其氨基酸序列为：p E Q R L G N Q W A V G H L M，其 N 端为焦谷氨酸残基，C 端的 10 个肽则具有完整铃蟾肽的全部功能。铃蟾肽来自由 119 个氨基酸组成的前体蛋白，前体蛋白的裂解部位在 C 端的碱性氨基酸之间，可产生多个具有生物活性的多肽。无论是在核酸水平，还是在氨基酸序列上，铃蟾肽与蛙肽的同源性都是最高的。

铃蟾肽样家族受体分为 3 种亚型，即 Bn_1R、Bn_2R 和 Bn_3R。Bn_1R 或 NMBR 优先与神经介素 B 相结合；Bn_2R 或 GRPR 优先与胃泌素释放肽相结合；Bn_3R 或孤儿（Orphan）受体优先与铃蟾肽结合。人、豚鼠和小鼠的 Bn_3R 都是由 399 个氨基酸残基组成。Bn_3R 介导的细胞内信号转导，似乎有多个信号传递系统。

铃蟾肽的生理作用包括：脑室注射可使血浆肾上腺素浓度升高，可引起不同迷走神经分支差异性激活或抑制，出现深度的心动过缓和强烈的胃排空抑制。脑室或核团内注射，可引起血糖升高。此作用可能通过升高血浆肾上腺素水平介导。将铃蟾肽注射入大鼠不同脑区，所引起的体温变化不同。注射到视前区可引起体温明显下降，而注射到此点稍后的部位或下丘脑腹内侧，则引起体温升高。铃蟾肽还能调节促甲状腺素的释放、调节昼夜节律、刺激各种胃肠肽的释放、刺激胰腺的分泌及平滑肌的收缩等。

十、其他神经肽

1. 缩胆囊素

缩胆囊素（cholecystokinin，CCK）是由十二指肠和空肠 I 细胞分泌的 33 个氨基酸残基组成的多肽激素，因能使胆囊收缩得名。现已在中枢和周围神经系统神经元中也发现 CCK，故属于脑肠肽。

CCK 是一种具有多种分子形式的多肽激素，最早发现的是 CCK_{33}，以后又陆续发现了 CCK_{58}、CCK_{39}、CCK_{12}、CCK_8 和 CCK_4。CCK_{39} 的氨基酸序列为：Y I G G A R K A P S G R V S M I K N L G S L D P S H R I S D R D Y M G W M D F。CCK 前体蛋白由 115 个氨基酸残基组成，经加工形成各种 CCK 片段，如 CCK_{39}、CCK_{33} 等。在肠道主要形成 CCK_{33}，而在脑内加工成 CCK_8。

CCK 受体首先在胰腺、胆囊和脑组织中被发现。在胰腺和胆囊，CCK 的结合力比非硫化的 CCK 或促胃液素高约 1000 倍，该型受体被称为 CCK－A 受体；在脑组织，CCK 和促胃液素具有相同的结合力，此受体称为 CCK－B 受体。因此，通常将 CCK－A 受体称为外周型受体，CCK－B 受体称为中枢型受体。CCK－A 受体由 444 个氨基酸残基组成，是一典型的具有 7 次跨膜段与 G－蛋白偶联的受体。CCK－B 受体和 CCK－A 受体具有 50%的同源性。

肠道 CCK 分泌细胞主要在近端小肠，黏膜中 CCK 的浓度以十二指肠最高，空肠的浓度虽低，但总含量大于十二指肠。肠道中的 CCK 约 98% 存在于黏膜层。中枢神经系统中，大脑皮质和下丘脑富含 CCK，其次为垂体、海马、中脑、小脑扁桃体、脑干和脊髓背角。

CCK 通过和靶细胞上特异性受体结合发挥生理功能。静脉注射 CCK，可引起胆囊收缩。胆囊收缩对 CCK 的分泌无反馈性抑制。CCK 收缩胆囊的功能可能是通过迷走神经实现的。CCK 刺激胃酸分泌与壁细胞的 CCK－B 受体有关，而抑制胃酸分泌与 D 细胞上的 CCK－A 受体有关。一般在体内 CCK 主要表现为抑制效应，该效应由迷走神经介导。CCK 可导致厌食。CCK 有拮抗阿片镇痛作用，因此也被认为是一种抗阿片肽，该效应可能通过 CCK－B 受体实现的。

CCK 的生物活性取决于 C 端的氨基酸片段。人工合成的 CCK_8 和 CCK_{12} 具有天然 CCK 的全部生理和药理特性。地伐西匹（devazepide）是高选择性的 CCK－A 受体拮抗剂，L－365、260 是高选择性的 CCK－B 受体拮抗剂。

蛋白质和脂肪是促使 CCK 分泌的因素。两价阳离子，如锌、钙也是 CCK 释放的刺激物。铃蟾肽也可刺激 CCK 的释放。CCK 可刺激胰酶分泌，同时胰酶的分泌又可反馈抑制 CCK 的释放。瘦素（leptin）通过与 CCK 的相互刺激作用，促进 CCK 的分泌，此环路受损可导致肥胖和糖尿病。

杏仁基底外侧核的 CCK－B 受体在介导对焦虑的快速和急性反应中起重要作用。由于 CCK 和 DA 共存于中脑边缘系统，CCK 在调节对精神活性物质的行为和神经化学反应中起重要作用，分别通过 CCK - A 和 CCK - B 受体调节慢性和急性效应，给予 CCK - B 受体拮抗剂可影响对精神活性物质敏感性。

2. 血管紧张素

血管紧张素（angiotensin 或 angiotonin，Ang）包括血管紧张素Ⅰ（AngⅠ）、血管紧张素Ⅱ（AngⅡ）和血管紧张素Ⅲ（AngⅢ），它们是分别由 10、8 和 7 个氨基酸残基组成的多肽，其氨基酸序列为：

AngⅠ：D R V Y I H P F H L；

AngⅡ：D R V Y I H P F；

AngⅢ：R V Y I H P F。

人前 Ang 原有 485 个氨基酸残基。Ang 原由肝脏生成后进入血液，经肾素作用形成 1 个 AngⅠ，AngⅠ再经血管紧张素转化酶作用形成 AngⅡ，后者再经血管紧张素酶 A 作用形成 AngⅢ。肾素、血管紧张素原、血管紧张素和转化酶等形成一个完整的肾素-血管紧张素系统。

血管紧张素Ⅰ对大多数器官无明显的生物活性作用，血管紧张素Ⅲ其含量是血管紧张素Ⅱ的 10%～20%，其升压作用很弱。因此，血管紧张素通常指血管紧张素Ⅱ。

Ang 受体分为 AT_1R 和 AT_2R。AT_1R 以往也称血管紧张素受体 B、血管紧张素Ⅱ受体 1 或血管紧张素Ⅱ受体 α；AT_2R 以往称为血管紧张素受体 A、血管紧张素Ⅱ受体 2 或血管紧张素Ⅱ受体 β。AT_1R 又可分为 2 个亚型，即 $AT_{1A}R$ 和 $AT_{1B}R$。AngⅡ和 AngⅢ主要与 AT_1R 和 AT_2R 结合。AT_1R 介导 ANG 的经典反应，如水平衡和维持血压，AT_2R 可能与血管生长有关。

$AT_{1A}R$ 占 AT_1R 的 90%，由 359 个氨基酸残基组成，属于 G 蛋白偶联受体家族。AT_1R 和 AT_2R 的同源性为 94%。AT_1R 和 AT_2R 的信号转导机制明显不同。AT_1R 至少与 Gi 和 Gq 相偶联。AT_2R 对配体的亲和力不受 GTPγS 的影响，表明其与 G 蛋白无偶联，不属于 G 蛋白偶联受体家族。

AngⅡ主要分布在中枢神经系统内。AngⅡ的生理作用包括：升压作用，中枢和外周给予 AngⅡ均可使动物血压升高，其作用一方面是 AngⅡ直接作用于心脏和血管，使心率加速、心输出量增加，使血管平滑肌收缩。另一方面 AngⅡ使交感神经末梢 NA 释放增加，重摄取减少，从而使血压升高。AngⅡ也促进肾上腺髓质释放肾上腺素和 NA，促进神经垂体释放 AVP，使血压升高。中枢给予 AngⅡ可引起动物急切地饮水，不仅使喝足水的大鼠再饮水，而且使饥饿大鼠为饮水而停止摄食，AngⅡ的致渴作用可能通过穹隆下器发挥作用。另外，由于 AngⅡ促进 AVP 释放，AVP 也可引起饮水行为。AngⅡ还可促进肾上腺髓质释放醛固酮，在某些动物 AngⅢ这一作用大于 AngⅡ。AngⅡ也可引起 ACTH 和 OT 的释放，抑制肾素的分泌。

鉴于 AngⅡ在心血管功能中的重要作用，AngⅡ受体拮抗剂已成为临床治疗高血压和心血管疾病的一线药物，包括心衰及急性心肌缺血。AngⅡ通过 AT_2R 在脑缺血后损伤中，参与调节神经细胞的某些功能，如细胞分化、神经组织再生及程序性死亡。某些肿瘤也有血管紧张素转换酶（ACE）和 AT_1R 表达，应用 ACE 抑制剂或 AT_1R 拮抗剂对肿瘤增长、血管生成及转移都有治疗作用。

血管紧张素原（angiotensinogen，AGT）是血管紧张素的前体。糖皮质激素通过调节 AGT 的基因表达，影响 AGT 的合成，从而影响 AngⅡ的浓度。雌激素、细胞因子和 AngⅡ均参与 AGT 的基因表达调控。对肾素-血管紧张素系统的调节，主要表现在对血管紧张素代谢酶的调节。肾素是一种蛋白水解酶，能催化血管紧张素原生成血管紧张素Ⅰ。在外周，循环血量减少是引起肾素释放的基本条件。AngⅡ可直接抑制肾素的释放（短反馈），也可通过升高血压抑制肾素的分泌（长反馈）。血管紧张素转化酶催化血管紧张素Ⅰ转化成 AngⅡ，因此，影响此酶的任何因素都影响 AngⅡ的生成。

3. 缓激肽

缓激肽（bradykinin，BK）是由 9 个氨基酸残基组成的多肽，其氨基酸序列为：R P P G F S P F R。BK 属于激肽（kinin）家族的成员之一。激肽是在激肽释放酶的作用下，从其前体激肽原断裂水解释放出来的。

Rocha 和 Silva 于 1949 年，分别利用胰蛋白酶和蛇毒作用于血浆获得一种相似的平滑肌痉挛剂，称之为 BK。激肽是一组直链多肽，其化学结构是以 BK 为基团的衍生物。人和哺乳动物体内至少有 3 种激肽，即 BK、胰激肽（kallidin）和蛋氨酰胰激肽（Me－Lys－BK）。

激肽是在激肽释放酶的作用下，从其前体激肽原（kininogen）断裂水解释放出来。激肽原是一种 α_2球蛋白，存在于腹水、初乳、淋巴液、关节囊、肾脏和肝脏。肝脏可能是激肽原产生、储存和调节释放的器官。激肽原可分为高分子激肽原（激肽原Ⅰ）和低分子激肽原（激肽原Ⅱ）。激肽原Ⅰ存在于血浆、白细胞、唾液酸、汗腺、消化道、肾脏和胰腺。

不同组织中的 BK 受体至少有 B_1 和 B_2 两种。比较特异的 B_1受体激动剂有 des－Arg^9－D－Phe^8－BK 和 Sar－des－Arg^9－D－Phe^8－BK。常用的 B_1受体拮抗剂是 des－Arg^9－Leu^8－BK 和 des－Arg^9－Leu^8－胰激肽。一般认为，B_1受体受激活后，导致 PGI_2的合成与释放，引起平滑肌舒张反应。B_2受体介导了 BK 的大部分反应。该作用可被 D－Arg － Hyp^3－$Thi^{5,8}$－D－Phe^7－BK 阻断。激动剂中，BK 对 B_2受体亲和力最高，其次是 Lys－BK 和 Me－Lys－BK。BK 引起血管扩张的机制与 BK 受体类型有关。B_1受体抑制剂 des－Arg^9－Leu^8－BK 对 BK 所致的冠状动脉舒张无影响，但明显抑制 BK 在肠系膜静脉所引起的舒张。故推测 B_2受体仅存在于内膜细胞，受刺激后，使冠状内膜合成并释放 EDRF，EDRF 可直接激活鸟苷酸环化酶，导致血管内 cAMP 水平升高，使血管松弛、通透性升高。

BK 生理作用包括：① 对心血管系统，激肽是体内强有力的舒血管物质。静脉注射 BK，可引起全身大部分动脉（包括冠状动脉）舒张，此效应除直接对血管作用外，还可通过释放前列腺素间接发生作用。激肽对心肌有正性变力作用。激肽对血压的影响是双向的，先使血压下降，随后又回升，且常高于正常血压。BK 还具有类似血管通透因子的特性，可增加毛细血管对液体和蛋白的通透性。② 对平滑肌，激肽能使豚鼠、大鼠、猫和狗的平滑肌产生缓慢的收缩。此效应是测定激肽生物学活性的指标。③ BK 有致炎、致痛作用，激肽是强烈的致痛物质，将 BK 注入动物腹腔、动脉和皮内等部位，均可引起剧烈疼痛。组织损伤时，局部组织蛋白酶被激活，所产生的激肽，除引起局部疼痛、毛细血管扩张、血管通透性增加外，还引起白细胞聚集，发生红、肿、热、痛和渗出等炎症反应。④ 血浆激肽系统与血浆其他蛋白水解系统，如补体系统、凝血系统和纤维蛋白溶解系统均以凝血因子$Ⅻ_a$为始动机制，它们之间互相促进、互相制约，达到相对平衡。⑤ BK 在较高浓度时能兴奋神经节及肾上腺髓质，对中枢神经系统有广泛作用。⑥ 在某些疾病中起重要作用，如气喘、变态反应、风湿关节炎、肿瘤、糖尿病、内毒素和胰岛性休克。在缺血损伤性血管疾病，BK 通过 B_1受体可促进组织修复。

4. 甘丙肽

Tatemoto 等于 1983 年从猪小肠中提取的一种 29 个氨基酸的生物活性多肽，根据其 N 端和 C 端分别为甘氨酸和丙氨酸残基结构特点而命名。所有种属成熟的甘丙肽（galanin，Gal）都是含 29 个氨基酸的 C 端酰胺化的多肽，只有人 Gal 含有 30 个氨基酸且 C 端没有酰胺化。人 Gal 氨基酸序列为：G W T L N S AG Y L L G P H A V G N H R S F S D K N G L T S。成熟的 Gal 是由含 123 个氨基酸残基的前甘丙肽原（preprogalanin）蛋白水解加工而成。前甘丙肽原基因为单拷贝基因。

Gal 广泛分布于各脑区。在脊髓，Gal 分布于脊髓背角表层的小型初级传入神经元的轴突，局部中间神经元和脊髓固有层。在周围神经系统及其他器官，胃肠道含有 Gal 免疫活性神经元，位于胃、十二指肠、回肠、结肠的肌层和黏膜下神经丛，其纤维投射到平滑肌直至黏膜下层。椎旁交感神经节 40％肾上腺素能神经元胞体内含 Gal 样免疫活性物质；82％迷走神经胞体内含有 Gal 免疫活性物质。Gal 还见于心脏、呼吸道、肾上腺髓质和泌尿生殖系统实质部分。

甘丙肽受体可分为 3 个亚型，即 $GALR_1$、$GALR_2$和 $GALR_3$。① 人 $GALR_1$含有 349 个氨基酸残基，属 G 蛋白偶联受体视紫质亚家族，它通过 Giα 抑制腺苷酸环化酶的活性，降低 cAMP 水平；通过 Giβγ 及其中间物激活促有丝分裂激活蛋白激酶（MAPK）。② 人 $GALR_2$由 387 个氨基酸残基组成，它主要通过 Gq/11 激活 PLC，PLC 分解 PIP_2 生成 IP_3 和 DAG，使细胞内 Ca^{2+} 升高。③ 人$GALR_3$由 368 个氨基酸残基组成，它为 G

蛋白偶联受体，通过 Gi/o 蛋白，作用于 K^+ 通道亚单位 $GIRK_1$ 和 $GIRK_4$，产生百日咳毒素敏感性反应。

Gal 的生理作用包括：对胃肠道平滑肌运动的影响随动物种类及作用部位不同而异。Gal 可引起猪小肠平滑肌收缩，对狗和豚鼠则抑制胃肠收缩反应。Gal 也可抑制人的胃肠运动，延迟胃排空时间。对胃肠分泌功能，Gal 能抑制餐后血糖、胰岛素、NT、肠高血糖素、胰高血糖素及 SS 的正常升高。在小鼠，Gal 能抑制胰岛素的基础分泌与刺激后的分泌。Gal 能抑制大鼠促胰液素与 SS 的释放。对神经内分泌，脑室或静脉给予大鼠 Gal 能引起血浆 TSH 明显升高和 PRL 水平明显降低。Gal 也可促进体外培养的垂体细胞释放 TSH 和 PRL。Gal 还可提高正中隆起内的神经末梢分泌 GnRH。大鼠室旁核内注射 Gal 能增加食欲。Gal 可促进动物对脂肪的摄入。鞘内给予 Gal 具有镇痛作用，此作用是通过内源性阿片肽发挥的。Gal 可抑制骨骼肌运动神经元释放 ACh 与 SP，对胃肠运动神经元 ACh 突触传递具有抑制作用。

神经肽是生物体内的一类生物活性多肽，大多分布于神经组织，也存在于其他组织。神经肽是由前体蛋白大分子经酶切、修饰等加工而形成有活性的神经肽，经酶切而失活。神经肽作用复杂，按其分布及作用对象不同分别起神经递质、神经调质或神经激素的作用。神经肽受体大都属于鸟核苷酸调节蛋白，即 G 蛋白偶联的受体，其细胞内第二信使因不同神经肽而异。虽然神经肽和经典神经递质神经元，在形态上无明显差别，但其性能尚有各自的特点。通常经典递质适宜于完成迅速而精确的神经调节；而神经肽似乎多适宜于调节缓慢而持久的功能变化。

除脑功能外，神经肽在机体其他系统中也具有重要意义，它不仅是认识脑和其他器官功能一个有力的入门工具，而且通过对其研究还会对脑与其他疾病的诊治提供有力的手段。目前神经肽的研究主要集中在新的神经肽的发现，特别是信号传导中小肽的发现、已知神经肽新受体的克隆、神经肽受体激动剂和拮抗剂的人工合成，以及神经肽新的生理或病理功能的发现。由于各种生物学新技术和方法的不断涌现，必将促进神经肽的深入研究，以便最终揭示神经肽的确切功能。

参考文献

综述

1. Gauna C, van der Lely AJ. Somatostatin, cortistatin, ghrelin and glucose metabolism. J Endocrinol Invest, 2005, 28 (Suppl 11): 127-31
2. Tichomirowa MA, Keck ME, Schneider HJ, et al. Endocrine disturbances in depression. J Endocrinol Invest, 2005, 28: 89-99
3. Winsky-Sommerer R, Boutrel B, de Lecea L. Stress and arousal: the corticotrophin-releasing factor/hypocretin circuitry. Mol Neurobiol, 2005, 32: 285-94
4. Bale TL, Vale WW. CRF and CRF receptors: role in stress responsetivity and other behaviors. Annu Rev Pharmacol Toxicol. 2004, 44: 525-57
5. Brain SD, Grant AD. Vascular actions of calcitonin gene-related peptide and adrenomedullin. Physiol Rev, 2004, 84: 903-34
6. Catania A, Gatti S, Colombo G, et al. Targeting melanocortin receptors as a novel strategy to control inflammation. Pharmacol Rev, 2004, 56: 1-29
7. Delgado M, Pozo D, Ganea D. The significance of vasoactive intestinal peptide in immunomodulation. Pharmacol Rev, 2004, 56: 249-90
8. Engelmann M, Landgraf R, Wotjak CT. The hypothalamic-neurohypophysial system regulates the hypothalamic-pituitary-adrenal axis under stress: An old concept revisited. Front Neuroendocrinol, 2004, 25: 132-49
9. Kastin AJ, ed. Handbook of biologically active peptides. Amsterdam: Academic Press, 2006: 621-828
10. 路长林主编. 神经肽基础与临床. 上海：第二军医大学出版社，2000

原始文献

1. Kosfeld M, Heinrichs M, Zak PJ, et al. Oxytocin increases trust in humans. Nature, 2005, 7042: 673-676
2. Cea LB. Natriuretic peptide family: new aspects. Curr Med Chem Cardiovasc Hematol Agents, 2005, 3: 87-98
3. Griebel G, Stemmelin J, Gal CS, et al. Non-peptide vasopressin V1b receptor antagonists as potential drugs for the treatment of stress-related disorders. Curr Pharm Des, 2005, 11: 1549-59
4. Herpfer I, Lieb K. Substance P receptor antagonists in psychiatry: rationale for development and therapeutic potential. CNS Drugs, 2005, 19: 275-93

5. Iqbal J, Sanghia R, Das SK. Endothelin receptor antagonists: An overview of their synthesis and structure-activity relationship. Mini Rev Med Chem, 2005, 5: 381-408
6. Solomon A, De Fanti BA, Martinez JA. Peripheral ghrelin participates in glucostatic feeding mechanisms and in the anorexigenic signalling mediated by CART and CRF neurons. Nutr Neurosci, 2005, 8: 287-95
7. Martinez V, Wang L, Million M, et al. Urocortins and the regulation of gastrointestinal motor function and visceral pain. Peptides, 2004, 10: 1733-44
8. Power DM. Developmental ontogeny of prolactin and its receptor in fish. Gen Comp Endocrinol, 2005, 15: 25-33
9. Schulz S. C-type natriuretic peptide and guanylyl cyclase B receptor. Peptides, 2005, 26: 1024-34
10. Timothy H. Moran, Kimberly P Kinzig. Gastrointestinal satiety signals II. Cholecystokinin. Am J Physiol Gastrointest Liver Physiol, 2004, 286: G183-G188
11. Zingg HH, Laporte SA. The oxytocin receptor. Trends Endocrinol Metab, 2003, 14: 222-7
12. Berglund MM, Hipskind PA, Gehlert DR. Recent developments in our understanding of the physiological role of PP-fold peptide receptor subtypes. Exp Biol Med (Maywood), 2003, 228: 217-44
13. Gressens P, Hill JM, Grozes I, et al. Growth factor function of vasoactive intestinal peptide in whole cultured mouse embryos. Nature, 1993, 362: 155-157
14. Birnbaumer M, Seibold A, Gilbert S, et al. Molecular cloning of the receptor for human antidiureyic hormone. Nature, 1992, 357: 333-335
15. Kimura T, Tanizawa O, Mori K, et al. Structure and expression of a human oxytocin receptor. Nature, 1992, 356: 526-529
16. Hokfelt T. Neuropeptides in perspective: the last ten years. Neuron, 1991, 7: 867-873
17. Koller HJ, Lowe DJ, Bennett GL, et al. Selective activation of the B natriuretic peptide receptor by C-type natriuretic peptide (CNP). Science, 1991, 252: 120-122
18. Koob GF, Sandman CA, Strand EL. A decade of neuropeptides: past, present and future. Ann NY Acad Sci, 1990, 579: 1-6
19. Morris HR, Panico M, Etienne T, et al. Isolation and characterization of human calcitonin gene-related peptide. Nature, 1984, 308: 746-748
20. Han JS. Acupuncture: Neuropeptide release produced by electrical stimulation of different frequencies. Trends in Neuroscience, 2003, 26: 17-22

第二十四章　神经肽Ⅱ：阿片肽及其受体

王　韵

第一节　阿片受体 …… 439
一、阿片受体的发现 …… 439
二、阿片受体的种类 …… 439
三、阿片受体激动剂和拮抗剂 …… 439
四、阿片受体的分子生物学 …… 441
五、阿片受体的分布 …… 444
六、孤儿阿片受体的结构特点 …… 444
七、阿片受体相关的信号途径 …… 445
八、阿片受体结构与功能的关系 …… 445
九、阿片受体的寡聚化及其对受体功能的影响 …… 446
十、阿片受体的生理学意义 …… 446
第二节　阿片肽 …… 447
一、阿片肽的发现 …… 447
二、阿片肽的分类和结构 …… 447
三、阿片肽的前体 …… 448
四、阿片肽的受体选择性 …… 450
第三节　阿片肽的生理和药理作用 …… 451
一、参与痛觉信息调制 …… 451
二、自主神经功能调节 …… 451
三、内分泌和免疫功能调节 …… 452
四、性行为与妊娠 …… 452
五、摄食的调节 …… 452
六、神经元发育的调控 …… 452
七、细胞保护 …… 452
八、学习与记忆 …… 452
九、精神异常和情绪的调节 …… 453
十、惊厥与卒中 …… 453
十一、阿片耐受和阿片成瘾 …… 453
第四节　阿片肽研究的展望 …… 453

阿片为罂粟科植物罂粟未成熟果实浆汁的干燥物，含有 20 多种阿片碱，吗啡为其主要成分。由于吗啡及其类似物主要的药理作用是产生镇痛及引起精神欣快感，因而在临床上，主要用于缓解重度疼痛，如术后痛及晚期癌症痛。在机体的其他系统如呼吸和消化系统中，阿片也有广泛的药理效应，因而也被用于治疗咳嗽和腹泻等疾病。然而，阿片的某些药理效应，限制了它们的临床应用。例如，它可以产生呼吸抑制、便秘、瘙痒等副作用，其中呼吸抑制是临床上过量应用致死的常见原因。另外，反复应用阿片样物质可导致耐受（tolerance）、依赖（dependence）和成瘾（addiction）。

为了找到既能保持强镇痛效应，又能减少成瘾倾向及其他副作用的阿片样物质，人们进行了大量研究工作。尽管这一目标始终未能达到，但有关的探索大大地促进了生理学、药理学和生物化学的发展。其中最重要的是两个至今仍在发展的历史性发现，那就是阿片受体和内源性阿片肽的发现，使神经肽的内源性配体和受体相结合的概念得到证实，因而具有深远的理论意义，有力地推动了神经肽化学及受体药理学的蓬勃发展。

第一节　阿片受体

一、阿片受体的发现

人们在长期为克服吗啡的成瘾性而对其进行大量化学结构改造的研究中认识到吗啡类药物可能通过体内受体发挥作用。Martin 在 1967 年最早提出脑内存在阿片受体（opioid receptors）。许多学者为确证此受体的存在进行了大量研究。阿片受体的研究由于不易区分特异性结合与非特异性结合而带来很大困难。Goldstein 在 1971 年首先应用^3H-左吗喃与脑匀浆的立体专一性结合来显示脑细胞膜上立体构型特异性的阿片结合位点，虽然他们的结果说明特异性结合只占 2%，没有完全解决存在的问题，但为阿片受体的研究开辟了前进的道路。在 Goldstein 工作基础上，Snyder，Simon 和 Terenius 三个实验室在 1973 年分别独立地用不同的放射配体结合分析法证实了大鼠脑内有阿片受体（或结合位点）存在。阿片受体定性和定量方法的解决，进一步推动了阿片受体研究的热潮。

二、阿片受体的种类

阿片受体的发现导致内源性阿片样多肽（脑啡肽与内啡肽等）的发现，而阿片样多肽的发现又大大推动了阿片受体分型的研究。人们在研究工作中认识到阿片受体是多样性的。最初 Martin 等在 1976 年基于吗啡及其合成类似物在慢性脊髓狗上作用的区别进行观察，并据此将阿片受体分为 μ、κ 及 σ 三种类型。Lord 及 Herz 等分别又提出在豚鼠回肠和小鼠输精管上存在着 δ 受体，兔输精管上存在着 κ 受体。现已证明在脑内至少存在着 μ、δ 和 κ 三种阿片受体。这些受体的命名有某些历史性原因。μ 受体当初是以其与吗啡的亲和力最高而得名的，尽管在这之后合成了许多 μ 选择性更高的配体。δ 受体的命名是因为它在小鼠输精管（mouse vas deferens）中含量丰富，它对内源性的脑啡肽有很高的选择性。κ 受体则是因它与乙基环唑酮的亲和力高而得名，尽管目前看来这种配体对 κ 受体的选择性并不很高。后来，人们利用扩增人基因组 DNA 筛选 cDNA 文库的方法，试图明确经典的阿片受体亚型，却发现了一种与阿片受体有高度同源性的新型受体 ORL1。目前在大鼠、小鼠和人中都发现此受体，而且三者同源性大于 90%以上。尽管已确认 ORL1 属阿片受体家族，但与阿片受体药理学特性并不相似，对经典的三种阿片受体有高亲和力的非选择性配基与 ORL1 受体的亲和力很低。此外，进一步通过药理学特性的研究，发现每一种受体都可能有不同的亚型，并发现了一些新型的阿片受体，分别命名为 ε、η、ι 和 ζ。原来认为是阿片受体的 σ 受体，由于其药理学特性与其他阿片受体明显不同，目前认为应不属于阿片受体的范畴。

三、阿片受体激动剂和拮抗剂

自发现阿片受体多种类型以来，为研究阿片受体亚型的功能，人们花了大量精力寻找或试图合成选择性很强的配体。迄今人们已合成或找到一些对不同类型阿片受体有较高选择性的配体。Goldstein 等在 1989 年采用了结合位点特征（binding site signature，BSS）及配体选择性特征（ligand selective profiles，LSP）即配体与亚型受体的平衡解离常数负对数图谱，比较了 47 种阿片受体亚型激动剂和拮抗剂的亲和力及选择性，提出迄今为止最好的，且最常用的阿片受体选择性激动剂和拮抗剂。此外，随着分子生物学和药理学研究的不断发展及新的内源性阿片肽的不断发现，涌现了越来越多的高选择性的阿片受体激动剂及拮抗剂。表 24－1 及表 24－2 中列出了一些最常用的阿片受体高选择性激动剂和拮抗剂。

表 24-1 不同类型阿片受体的高选择性激动剂

类型	激动剂	药理学特性
μ	D-Ala²-N-Met⁵-enkephalin-Gly-ol（DAMGO）	脑啡肽来源的肽类激动剂，与 μ 阿片受体亲和力为其他阿片受体类型的 100 倍
	endomorphin-1，2	内源性高亲和性的肽类激动剂
	JOM-5	高亲和性（7nM），中等程度选择性的肽类激动剂
	Tyr-D-Arg-Phe-Lys-NH2（DALDA）	高亲和力和高选择性 dermorphin 来源肽类激动剂
	Sufentanil	作用比吗啡强 600～800 倍，与 μ 阿片受体亲和力为其他阿片受体类型的 100 倍的生物碱类激动剂，呼吸抑制作用较小
	羟甲芬太尼（ohmefentanyl，OMF）	比吗啡作用强 6000 倍，μ 阿片受体特异性生物碱类激动剂
	Tyr-Pro-MePhe-D-Pro（PL017）	μ 阿片受体特异性肽类激动剂
δ	D-Ala²-D-Leu⁵-enkephalin（DADLE）	δ 阿片受体特异性肽类激动剂
	D-［Pen²,⁵］-enkephalin（DPDPE）	δ_1 阿片受体特异性肽类激动剂
	D-Ser²-Leu⁵-enkephalin-Thr⁶（DSLET）	δ_2 阿片受体特异性肽类激动剂
	SNC-80	δ 阿片受体特异性非肽类激动剂，动物试验证明可口服，且副作用很小
	BW373U86	δ 阿片受体特异性非肽类激动剂，可透过血脑屏障
κ	dynorphin A（1-13）	κ 阿片受体内源性激动剂
	Spiradoline（U-62066）	κ 阿片受体激动剂，无胃肠运动抑制效应，无便秘，但有烦躁不安等中枢效应
	U-69，593	κ_1 受体选择性激动剂
	Bremazocine	κ_2 受体选择性激动剂
	U-50，488H	κ 阿片受体非肽类激动剂
	ICI-204，448	只作用于外周
ORL_1	orphanin FQ	ORL_1 内源性激动剂

表 24-2 不同类型阿片受体的高选择性拮抗剂

类型	拮抗剂	药理学特性
μ	Naloxone（纳洛酮）	为广谱阿片受体拮抗剂，但与 μ 阿片受体的亲和力强于 δ 和 κ 受体的 5～10 倍，易通过血脑屏障，起效快，但作用持续时间短
	Naltrexone（纳曲酮）	为广谱阿片受体拮抗剂，但与 μ 阿片受体的亲和力强于 δ 和 κ 受体的 5～10 倍，其作用比 naloxone 强 2 倍，持续时间长可达 24 小时。
	Cyprodime	与 μ 阿片受体的亲和力比 κ 受体强 30 倍，比 δ 受体强 100 倍
	β-FNA	不可逆性 μ 阿片受体拮抗剂
	CTOP	μ 阿片受体肽类激动剂
	naloxonazine	μ_1 阿片受体拮抗剂
δ	naltrindole（NTI）	δ 阿片受体特异性拮抗剂
	SB-205，588	δ 阿片受体特异性拮抗剂，为 naltrindole 衍生物
	7-benzyldenenaltrexone（BNTX）	δ_1 阿片受体特异性拮抗剂
	naltrindole-5′-isothiocyanate（5′-NTⅡ）	δ_2 阿片受体特异性拮抗剂
	Naltriben（NTB）	δ_2 阿片受体特异性拮抗剂
κ	nor-binltorphimine（nor-BNI）	κ 阿片受体特异性拮抗剂

引自 Goldstein A，Naidu A. Multiple opioid receptors：ligand selectivity profiles and binding site signatures. *Molecular Pharmacol*，1983，36：265～272. 以及 Eguchi M. Recent advances in selective opioid receptor agonists and antagonists. *Medicinal Research Reviews*，2004，24：182～212

四、阿片受体的分子生物学

1. 阿片受体研究的历程

自 1973 年证实阿片受体的存在以后，纯化阿片受体成为许多科学家追逐的目标。但多年的研究表明，阿片受体的纯化极为困难，这一点与其他绝大多数细胞表面受体有所不同。虽然有几个实验室报道纯化了可与阿片样物质结合的蛋白质，但这些假定的阿片受体与阿片样物质的亲和力很低，立体选择性差或缺如。这主要是因为绝大部分能够功溶脱别种受体的溶脱剂都同时破坏阿片受体的结合能力。直到 1985 年，才首次报道从牛纹状体中分离出有活性的阿片受体，对 ^{3}H-bramazosin 的亲和力与膜蛋白制备相似。但用这种方法获得的受体蛋白的得率很低，50g 组织只能制得 0.03mg 受体蛋白。由此可见，要靠这种分离纯化的方法分析蛋白的一级结构几乎是不可能的。

1983 年，N-胆碱能受体 cDNA 克隆的成功，为采用基因工程技术研究受体开了先例。自此以后，许多受体的 cDNA 得到克隆，受体的一级结构及构效关系得到阐明。但阿片受体 cDNA 的克隆工作却步履艰难。原因主要是经典的克隆方法是：先分离提取受体，部分降解成片段（因为测序要求 NH_2 端游离，而大多数受体 NH_2 端是封闭的），纯化片段，用 Edman 逐步降解法测序，根据氨基酸的顺序，推测核苷酸顺序，合成相应的寡核苷酸探针，然后从可表达此受体的组织 cDNA 文库中将受体 cDNA 钓出。但由于此种方法的第一步还是依赖于受体蛋白的分离，而阿片受体分离迟迟不能成功，使 cDNA 克隆工作难以进行。

1988 年，罗浩等从脑细胞中克隆出一种阿片结合蛋白，其性质与免疫球蛋白大家族中的细胞粘连分子相似，因此命名为阿片结合的细胞粘连因子（opioid binding cell adhesion molecule，OBCAM），但这种蛋白没有跨膜区，不像阿片受体。直到 1991 年为止，还没有成功克隆阿片受体的报道。

2. 阿片受体 cDNA 的克隆

1992 年美国加州大学洛杉矶分校的 Evans 等首先报道了 δ 受体克隆成功。他以 NG108-15 杂交瘤细胞为材料，采用“功能表达克隆法（expression cloning）”将 δ 受体克隆成功，并阐明了 δ 受体蛋白的一级结构。将 δ 受体 cDNA 转染到 COS 细胞，以受体结合试验证明对 δ 受体选择性配体 DPDPE 结合有高亲和力，而对 μ 和 κ 受体的配体亲和力都很低。几乎在同时，法国的 Kieffer 等报道克隆 δ 受体成功，方法路线也完全相同。在这一成果的启发下，对 μ 和 κ 受体的克隆相继获得成功。1993 年我国留美学者于雷（Yu Lei）等采用“低严谨度（low stringency）杂交法”，从大鼠脑 cDNA 文库中克隆出 μ 受体 cDNA。同年，Yasuda 和 Meng 用同样方法，从大鼠和豚鼠脑 cDNA 文库中克隆出 κ 受体 cDNA。药理学实验表明阿片受体 μ，δ 和 κ 都有多种亚型。已克隆出的三种阿片受体的药理学特征分别符合 μ_1，δ_2 和 κ_1 受体亚型，其他亚型的 cDNA 一直未能得到克隆，却出人意料地克隆出一些新受体，这些受体的共同特征是目前找不到能与之结合的配体，但从核苷酸序列上看与阿片受体的同源性大于 50%，说明属阿片受体家族，这些受体也称为“孤儿受体（orphan receptor）”。表 24-3 为三种克隆阿片受体的特性比较。

表 24-3　三种克隆阿片受体的特性

	μ	δ	κ_1
基因家族	G-蛋白偶联的 7 个跨膜区	G-蛋白偶联的 7 个跨膜区	G-蛋白偶联的 7 个跨膜区
mRNA 大小	10～16kb	4.5kb	5.2kb
氨基酸残基数	398	372	380
选择性激动剂	DAMGO	DPDPE	U-69，593
	sufentanil	[Dala2] deltrophin Ⅰ 和Ⅱ	U-50，488
	PL017	DSBULET	C-1977
	morphine		DYN (1-17)
选择性拮抗剂	CTAP (6.4-7.9)	ICI-194，864	Nor-BNI
	CTOP	naltrindole	

续表

	μ	δ	$κ_1$
		TIPP (8.7)	
放射配体	[^{3}H] DAMGO [^{3}H] PL017	[^{3}H] DPDPE [^{3}H] TIPP [^{3}H] naltrindole	[^{3}H] U-69, 593 [^{3}H] C-1977
信号转导	与抑制性G蛋白偶联 抑制cAMP 激活K^+通道 抑制Ca^{2+}通道	与抑制性G蛋白偶联 抑制cAMP 激活K^+通道 抑制Ca^{2+}通道	与抑制性G蛋白偶联 抑制cAMP 激活K^+通道 抑制Ca^{2+}通道
糖基化位点数目	5	2	2

3. 阿片受体结构的比较

迄今为止，克隆出的阿片受体均为具有7个跨膜片段的G蛋白偶联受体。在细胞膜内、外各形成三个环，N端位于细胞外，C端位于细胞内。在第Ⅰ、Ⅱ细胞外环上各有一个半胱氨酸残基，之间可形成二硫键，图24-1显示的是μ阿片受体的拓扑结构图，其他两种阿片受体的结构图与此类似。从cDNA推测的氨基酸组成来看，阿片受体为一疏水性蛋白质，又含有二硫键，这就解释了为什么纯化的阿片受体极不稳定，对各种溶脱剂敏感，而加入磷脂则可使受体的构型稳定在活性状态。人与大鼠的μ受体均含有409个氨基酸，两者的结构之间有95%的同源性；而大鼠δ受体和κ受体则分别含有407和398个氨基酸，它们与μ受体分别有59%和62%的同源性。人类μ受体及大鼠三种阿片受体的氨基酸序列如图24-2。

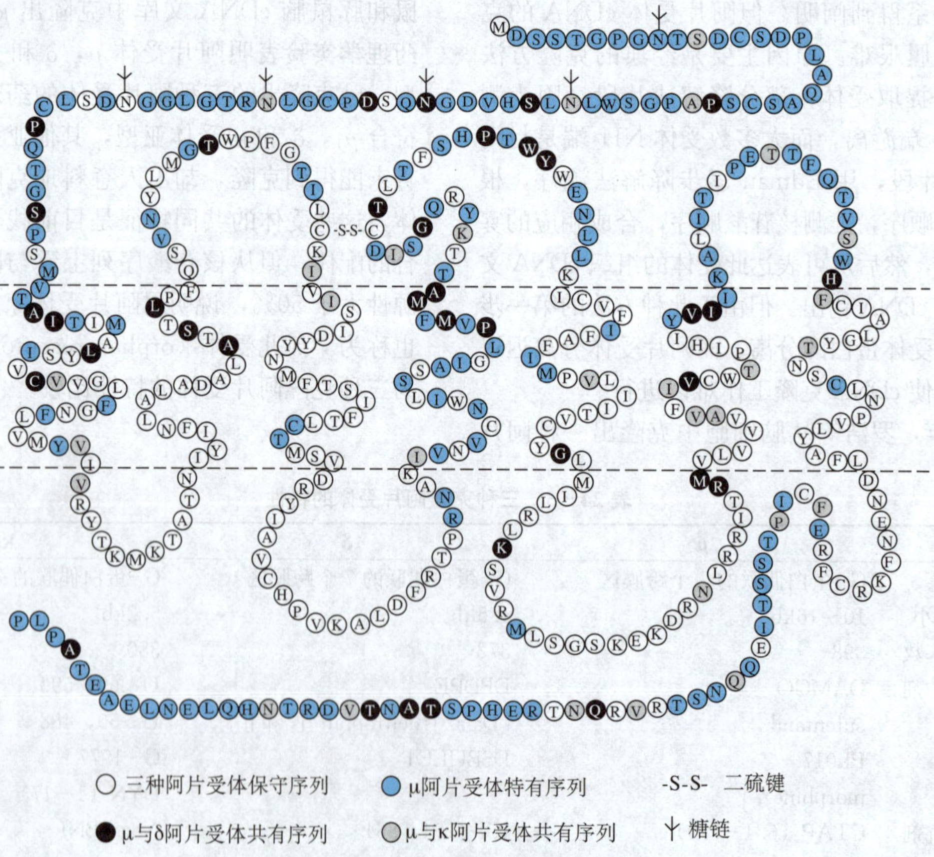

图24-1 μ阿片受体的拓扑结构图

	1				50
hMOR	MDSSAAPTNA	SNCTDALAYS	SCSPAPSPGS	WVNLSHLDGN	LSDPCGPNRT
rMOR	MDSSTGPGNT	SDCSDPLAQA	SCSPA. . PGS	WLNLSHVDGN	QSDPCGLNRT
rDOR	. . . .	. . . .	.MEPVPSARA	ELQFSLL.AN	VSDTFPSAFP
rKOR	. . . . .ME	SPIQIFRGEP	GPTCAPSACL	LPN.	.SSSWFPNWA
	51				100
hMOR	NLGGRDSLCP	P. . . .TGSP.	SM*ITAITIMA*	*LYSIVCVVGL*	*FG*NFLVMYVI
rMOR	GLGGNDSLCP	Q. . . .TGSP.	SMVTAITIMA	LYSIVCVVGL	FGNFLVMYVI
rDOR	SASANASGSP	G. . . .ARSAS	S*LALAIAITA*	*LYSAVCAVGL*	*LGNVLVMFGI*
rKOR	ESDSNGSVGS	EDQQLEPAHI	SPAIPVIITA	VYSVVFVVGL	VGNSLVMFVI
	101				150
hMOR	VRYTKMKTAT	N*IYIFNLALA*	*DALATSTLPF*	QSVNYLMGTW	PFGTILCK*IV*
rMOR	VRYTKMKTAT	NIYIFNLALA	DALATSTLPF	QSVNYLMGTW	PFGTILCKIV
rDOR	*V*RYTKLKTAT	N*IYIFNLALA*	*DALATSTLPF*	*QSA*KYLMETW	PFGELLCK*AV*
rKOR	IRYTKMKTAT	NIYIFNLALA	DALVTTTMPF	QSAVYLMNSW	PFGDVLCKIV
	151				200
hMOR	*ISIDYYNMFT*	*SIFTLCTMSV*	DRYIAVCHPV	KALDFRTPRN	AK*IINVCNWI*
rMOR	ISIDYYNMFT	SIFTLCTMSV	DRYIAVCHPV	KALDFRTPRN	AKIVNVCNWI
rDOR	*LSIDYYNMFT*	*SIFTLTMMSV*	DRYIAVCHPV	KALDFRTPAK	AKL*INICIWV*
rKOR	ISIDYYNMFT	SIFTLTMMSV	DRYIAVCHPV	KALDFRTPLK	AKIINICIWL
	201				250
hMOR	*LSSAIGLPVM*	*FMAT*TKYRQ.	.GSIDCTLTF	SHPTW.YWEN	LLK*ICVFIFA*
rMOR	LSSAIGLPVM	FMATTKYRQ.	.GSIDCTLTF	SHPTW.YWEN	LLKICVFIFA
rDOR	*LASGVGVPIM*	*VMAV*TQPRD.	.GAVVCTLQF	PSPSW.YWDT	VTKI*CVFLFA*
rKOR	LASSVGISAI	VLGGTKVRED	VDVIECSLQF	PDDEYSWWDL	FMKICVFVFA
	251				300
hMOR	*FIMPVLIITV*	*CYGL*MILRLK	SVRMLSGSKE	KDRNLRRITR	M*VLVVVAVFI*
rMOR	FIMPVLIITV	CYGLMILRLK	SVRMLSGSKE	KDRNLRRITR	MVLVVVAVFI
rDOR	*FVVPILIITV*	*CYGLMLL*RLR	SVRLLSGSKE	KDRSLRRITR	M*VLVVVGAFV*
rKOR	FVIPVLIITV	CYTLMILRLK	SVRLLSGSRE	KDRNLRRITK	LVLVVVAVFI
	301				350
hMOR	*VCWTPIHIYV*	*II*KALVTI.P	ETTFQTVSWH	*FCIALGYTNS*	*CLNPVLYAFL*
rMOR	VCWTPIHIYV	IIKALITI.P	ETTFQTVSWH	FCIALGYTNS	CLNPVLYAFL
rDOR	*VCWAPIHIFV*	*IVWTLV*DINR	RDPLVVA*ALH*	*LCIALGYANS*	*SLNPVLYAFL*
rKOR	ICWTPIHIFI	LVEALGSTSH	STAVLS.SYY	FCIALGYTNS	SLNPVLYAFL
	351				400
hMOR	DENFKRCFRE	FCIPTSSNIE	QQNSTRIRQN	TRDHPSTANT	VDRTNHQLEN
rMOR	DENFKRCFRE	FCIPTSSTIE	QQNSTRVRQN	TREHPSTANT	VDRTNHQLEN
rDOR	DENFKRCFRQ	LCRAPCGGQE	PGSLRRPRQA	TARERVTACT	PS. . . . . .DG
rKOR	DENFKRCFRD	FCFPIKMRME	RQSTNRVR.N	TVQDPASMRD	VGGMNKPV
	401				
hMOR	LEAETAPLP				
rMOR	LEAETAPLP				
rDOR	PGGGAAA				

图 24-2　人类μ阿片受体和大鼠三种阿片受体氨基酸序列比较

hMOR，人类μ受体；rMOR，大鼠μ受体；rDOR，大鼠δ受体；rKOR，大鼠κ受体。图中斜体代表可能的跨膜区（引自 Wang，et al，1994）

五、阿片受体的分布

人们很早就采用受体放射自显影的方法观察阿片受体的分布。例如，1977年，Atwen等发现在脊髓中，阿片受体主要分布在背角第Ⅰ层（边缘细胞层）和第Ⅱ层（胶状质）、三叉神经脊髓束核的胶状质部分、孤束核、联合核、插入核（nucleus intercalatus）、疑核、迷走神经背核和极后区（area postrema）。它们指出这些部位可以解释阿片的镇痛效应及某些胃肠道副作用。以后随着特异性配体的发展，受体结合实验的结果已十分丰富。但这一方法尽管定位和定量均比较准确，其组织学分辨率却有局限性，难以在细胞水平观察受体的分布。

自从阿片受体克隆成功，人们开始利用原位杂交技术观察阿片受体mRNA的分布，并应用免疫组化技术观察阿片受体蛋白的分布。这两种技术均提供了很好的细胞水平定位，从而有利于揭示阿片受体的合成和代谢动力学。

研究结果表明大鼠μ受体mRNA在中脑和下丘脑表达最多，海马和纹状体较少。在丘脑，μ受体mRNA和μ受体分布非常一致；而在皮质和背缝核，虽没有mRNA，但有μ受体，这可能是这部位的μ受体是位于突触前，或因mRNA量太少不能测出。大多数脑内μ受体mRNA的分布与脑啡肽神经元末梢分布一致。但在海马例外，在有脑啡肽能神经末梢的部位，无μ受体mRNA和μ受体结合位点，排除了这些受体参与脑啡肽能传递的可能性。μ受体mRNA分布于脑内与痛觉感受和镇痛有关的脑区，如脊髓的三叉神经核，楔状核，丘脑、延脑腹侧正中部，蓝斑和中脑导水管周围灰质。也分布于与呼吸有关的脑区，如孤束核、疑核和臂旁核。但不在后极区分布，这部位被认为与吗啡样物质引起的恶心和呕吐有关。在顶盖腹侧，下丘脑侧部和前庭耳蜗神经核也有μ受体mRNA分布，这些部位被认为与自身给药行为有关。

小鼠各脑区，δ受体表达不多，部位局限。表达最多的部位是垂体前叶和松果体，其次在嗅球内颗粒层，下丘脑的背内侧核、腹内侧核和弓状核，杏仁核和海马，脑桥核和下橄榄体。中度表达部位是皮质和小脑颗粒层。δ受体mRNA比较大量地在松果体和垂体表达，由于这两种组织不受血脑屏障保护，说明δ受体更像一个周围神经系统阿片受体。这也是一些不易进入血脑屏障的循环中的阿片肽得以发挥生理作用的原因，同时从其分布的部位来看，推测δ受体的生理功能可能与内分泌关系密切。

κ受体原位杂交结果表明，大、小鼠和豚鼠脑κ受体mRNA均广泛分布。大鼠脑中高分布区为：屏状核、前庭耳蜗神经核、嗅球、梨状核、顶部皮质、下丘脑、丘脑室旁核、未定带、黑质和被盖核腹侧。在下丘、导水管周围灰质、蓝斑和脊髓分布较少。小鼠脑中高表达区为新皮质（5，6层），梨状皮质、海马、杏仁核、缪核、下丘脑和蓝斑等。豚鼠脑中高表达区为皮质（前、顶、颖、枕部）以及扣带回、梨状皮质深层（5，6层）。κ受体的mRNA表达与放射自显影显示的κ受体分布基本相同，不同的在于：黑质、网状带、上丘灰质层等κ受体很多，而κ受体mRNA很少，表明受体由远隔脑区运输而来。

六、孤儿阿片受体的结构特点

1994年，国际上许多成功地克隆出阿片受体的实验室，不约而同地各自克隆出一种与阿片受体有较高（约50%）同源性的受体，其基本特征与阿片受体相同，即与G蛋白偶联，具有7个跨膜结构，并且介导对腺苷酸环化酶的抑制效应，被命名为阿片受体样（opioid receptor-like，ORL）受体。其中人的ORL_1受体含有370个氨基酸，而大鼠的ORL_1受体则含有367个氨基酸，两者之间有92%的同源性。然而在真核细胞中表达的该受体与目前已知阿片受体的众多特异性配体只有很低的亲和性，当时不知道谁是这种受体的真正配体，也无从确定其功能，故称为孤儿（orphan）ORL受体。此后不久，该受体在脑内的内源性配基被发现，从而成为阿片研究领域的热点。孤儿ORL_1受体mRNA的外周分布不如阿片受体广泛，只发现在肾上腺、肝脏、小肠、输精管和脾脏有所分布，在心脏、肾脏、肺脏、卵巢、胰腺、视网膜、睾丸及骨骼肌未检出有转录物存在。但是在中枢神经系统，它的分布十分广泛，主要分布在大脑新皮质、梨状皮质、丘脑、下丘脑、隔区、视前区、海马、杏仁核区、小脑、纹状体、嗅球、中脑中央灰质、中缝背核、蓝斑核以及脊髓背角，表明该受体可能参与多种生理功能，其中包括与痛的感觉和调制相关的功能，以及与情绪活动有关的功能。原位杂交表明小鼠 ORL_1 mRNA 高表达区在边缘系统、下丘脑和脊髓，提示其功能与神经内分泌调节、镇痛、本能行为、情感有关，还可能与学习、记忆有关。

七、阿片受体相关的信号途径

配体与细胞表面受体的结合只是整个作用过程的第一步。激活了的受体又会作用于细胞内的一种或数种生化过程。这些过程被称为第二信使系统，正是它们介导了各种生理效应。

已知阿片受体能与数种第二信使系统相偶联。其中了解得最多的是腺苷酸环化酶，它能把 ATP 转化为 cAMP。许多细胞表面受体都与此酶偶联，从而在与相应配体结合后升高或降低胞内 cAMP 的水平。在多种组织中，阿片样物质均可抑制腺苷酸环化酶的活性。

如同其他受体一样，阿片受体与腺苷酸环化酶的相互作用是通过一类能与三磷酸鸟苷（GTP）结合的蛋白质（GTP 结合蛋白，或称 G 蛋白）的介导而实现的。在许多脑区都已观察到阿片受体与 G 蛋白相耦联而存在，这种蛋白似乎参与介导许多种阿片效应。除了腺苷酸环化酶以外，G 蛋白还能介导受体与其他第二信使相作用，诸如磷脂酰肌醇（PI）的水解以及离子通道的调节。PI 的水解释放出两种第二信使，即能激活磷脂酶 C 的二酰甘油，以及可调节胞内 Ca^{2+} 分布的三磷酸肌醇。

最近马兰与裴钢等以 δ 受体及其配体为研究对象，发现了一条不依赖于 G 蛋白而直接通过 β 抑制因子（β-arrestin 1）传递信息到细胞核的新的受体信号传递通路。该信息通路能引起染色质重构并诱导药物对靶基因的激活，从而对细胞功能产生长期的调节作用。这一研究首次证明 β-arrestin 1 扮演了 G 蛋白偶联受体（G protein coupled receptor，GPCR）信号从细胞浆到达细胞核的浆-核信使（cytoplasm-nucleus messenger）的作用，同时阐明了 GPCR 信号从胞膜-胞浆-胞核的信号传递机制。

张旭等深入研究了 δ 阿片受体介导镇痛的分子机制。该研究涉及 P 物质和阿片类物质两大痛觉调控系统，发现在初级感觉神经元中新合成的 P 物质前体分子（protachykinin）与 κ-阿片受体发生直接的相互作用，并将该阿片受体带入可调控的分泌途径中，使 κ-阿片受体在它的激动剂刺激下，或在痛觉信号的刺激下，能够出现在这些感觉神经元的表面，与相应受体激动剂结合，产生镇痛作用。他们还观察到没有 P 物质基因的小鼠，δ-阿片受体无法正常运输到脊髓中痛觉传入纤维的终末，也无法有效地出现在细胞表面发挥作用，这种小鼠不产生吗啡耐受，说明 P 物质前体调控 δ-阿片受体转运的原理在形成吗啡耐受中发挥重要作用。该研究突破了痛研究中对 P 物质和阿片类物质两大痛觉调控系统的传统认识，揭示了 P 物质前体分子是调控阿片系统镇痛功能和吗啡耐受的关键分子，也为开发药效强、副作用小的新型镇痛药提供了理论基础。

在某些组织中，阿片受体也与各种离子通道相偶联。例如，在部分脑区及豚鼠黏膜下神经丛中，已发现阿片受体与离子通道相关联。总的说来，μ 和 δ 受体激活 K^+ 离子通道，κ 受体抑制 Ca^{2+} 通道。无论是哪种情况，其结果都是抑制了神经元的放电。

与内源性阿片受体相关的信号传导通路已在不同组织和细胞中被广泛研究过。结果表明不同细胞中抑制 AC 活性、降低电压门控的 Ca^{2+} 通道的通透性，或激活内向整流的 K^+ 通道，都将导致神经元活性被抑制。克隆受体的成功使我们可以用相同结构、相同数目的受体在可控条件下来研究信号转导机制。

八、阿片受体结构与功能的关系

许多 G 蛋白偶联受体与配体结合的部分都是由几个带电荷的基团组成的，这些基团位于由跨膜区形成的疏水性口袋中。小鼠 δ 受体的第 95 位天冬氨酸残基正是这样一个带电基团，将天冬氨酸突变为天冬酰胺，则受体对 δ 激动剂的亲和力减弱，而对 δ 受体拮抗剂和非选择性激动剂的亲和力没有改变。这种改变不像是因为与 G 蛋白脱偶联所致，因为 δ 受体激动剂作用于突变受体，仍可抑制腺苷酸环化酶活性。提示 δ 受体激动剂和拮抗剂，以及 δ 受体选择性激动剂和非选择性激动剂与受体不同部位结合，而95位的天冬氨酸对δ受体选择性激动剂的结合影响很大。鉴于Na^+对突变受体与激动剂的亲和力没有影响，表明95位天冬氨酸正是Na^+作用部位。

通过对κ和δ受体嵌合体（chimeras）的研究表明激动剂和拮抗剂分别与κ受体不同的结构域作用。而在对μ受体的研究则显示N端对受体与配体的亲和力及受体与G蛋白偶联功能关系不大。此外，阿片肽类化合物及生物碱类内在活性也依赖于阿片受体不同的结构域，如阿片生物碱的内在活性与C端结构无关，而阿片肽类的内在活性则需要C端的完整性。我们相信，随着阿片受体结构与功能关系的阐明，将使阿片类激动剂和拮抗剂的设计具有更强的预见性。

九、阿片受体的寡聚化及其对受体功能的影响

传统观点认为，阿片受体通过单体发挥作用。但近年来越来越多的证据表明，阿片受体不仅能以寡聚化（两个或多个受体分子聚合在一起）形式存在，而且这种寡聚体在细胞信号转导中发挥着重要作用。阿片受体的寡聚化包括同源寡聚化及异源寡聚化。关于阿片受体同源寡聚化有大量的报道，用不同抗原决定簇标记受体的研究显示，在未受刺激细胞中，δ阿片受体以单体或二聚体形式存在，其水平不依赖于受体的表达。二聚体水平是激动剂依赖的，增加激动剂浓度则降低二聚体水平，相应提高单体水平。激动剂介导的δ阿片受体的二聚体减少，其时程比内吞时程短，表明单聚体先于激动剂介导的内吞，提示激动剂激活的受体二聚体或寡聚体可能提供了一个便于与G蛋白结合的具有稳定构象的表面。近来，关于不同类型阿片受体之间形成异源二聚体的研究也逐渐增多，而且异源二聚体似乎具有更重要的作用。δ阿片受体可以与μ及κ受体形成异源二聚体，从而导致阿片受体的药理特性发生改变。κ与δ受体相互作用形成的异源二聚体，和κ或δ受体高选择性配体的亲和力均降低，但在其中一种受体选择性激动剂存在的情况下，另一受体的选择性激动剂则与该异源二聚体有高亲和力，即表现出激动剂的协同作用。异源二聚体也影响阿片受体的转运特性（trafficking properties），并表现出新的信号转导和调节特性。如在κ与δ受体选择性配体的作用下，对腺苷酸环化酶（adenylyl cyclase，AC）发挥协同抑制作用。埃托啡是一种非选择性阿片受体激动剂可引起δ受体内吞，但不引起κ内吞，也不能诱导δ-κ异源聚体内吞。因此δ-κ异源聚体是新颖的受体复合物，具有独特的配体结合、效应器偶联和信号调节特征。这些独特的结合位点和新颖的受体信号转导将使δ与κ及μ与δ寡聚体成为新的药物靶标，新的阿片类化合物将不是针对单个阿片受体而是针对其联合体。寡聚化增加了阿片受体功能的复杂性，有限的受体基因通过寡聚化作用产生多样的各具特性的信号单位，新的治疗药物设计和发现可直接来源于阿片受体寡聚化的鉴定。围绕阿片受体同源、异源寡聚化仍有一些问题，随着对这些问题的深入探讨，将会对阿片系统有更深的认识。

十、阿片受体的生理学意义

在阿片受体克隆之前，对不同亚型阿片受体生理功能知之甚少，它们几乎完全是依其对不同配体的选择性来分类的。而阿片受体的克隆，尤其是不同类型阿片受体基因敲除技术的成功，使得阿片受体生理学意义初露端倪。在正常情况下约有20%～30%的阿片受体与脑啡肽结合，起着对痛觉的调控作用，维持正常痛阈，发挥生理性止痛功能。μ受体敲除的小鼠对热痛的阈值降低，而压痛的阈值不变，说明μ受体与机体热痛的感受有关。令人费解的是μ受体敲除鼠的化学痛阈值上升了。另一例外是在由炎症诱导的慢性疼痛模型中，μ受体敲除鼠反较正常鼠恢复更快，并且这种恢复能够被δ受体拮抗剂naltrindole阻断，提示在慢性疼痛时小鼠δ受体的活性增加。μ受体基因敲除小鼠在应激反应时产生的镇痛作用减弱，提示μ受体参与应激镇痛。μ受体敲除小鼠的自发活动减少，不易产生焦虑和抑郁，提示μ受体也参与情绪的调控。此外，μ受体敲除小鼠的交配行为减少，精子数量减少，运动度减弱及体积减小，提示μ受体参与正常性行为及性功能的维持。

通过对μ、δ和κ受体基因敲除小鼠的行为学比较，发现δ受体敲除小鼠表现出持续的焦虑和抑郁症状，提示δ受体在生理情况下能够提高情绪。另外，对于δ受体激动剂的药效学研究亦证明其具

有抗抑郁的作用，因而，对δ受体激动剂的研究有望开发出治疗情感障碍性疾病的药物。

κ受体敲除小鼠对热痛、炎症痛和压痛与正常鼠无差别，而采用腹腔注射醋酸溶液引起腹部收缩扭体反应的扭体试验证明，κ受体敲除小鼠产生扭体阳性小鼠数比正常小鼠明显增加，提示正常鼠的κ受体对内脏化学刺激引起的疼痛有抑制作用。

第二节　阿　片　肽

内源性阿片肽是在哺乳动物脑中天然生成的具有阿片样活性的物质。它的发现比阿片受体晚了几年。内源性阿片受体配体的存在并非出人意料之事，因为脑不会专为只存在于植物中的阿片生物碱分子准备受体。某种特定受体的存在必然标志着能够激动它的配体的存在。但由于当时还没有关于神经肽的知识背景，发现这些配体居然是肽类物质的确令人惊讶。

一、阿片肽的发现

基于上述思想，在阿片受体的存在被证实之后，人们就开始着手在脑组织中分离内源性阿片配体。首先必须具备的是建立一套能有效地检测微量阿片活性的系统。幸运的是，有些离体的组织系统可以灵敏地检出阿片活性，例如小鼠输精管（mouse vas diferens）标本和豚鼠回肠标本。只要微量的阿片类物质就可以抑制它们的收缩。

1975 年，Hughes 从猪脑中提纯了两种具有很强阿片活性的物质，它们是由 5 个氨基酸构成的小肽，被命名为脑啡肽。次年，李卓浩以此为蓝本从下丘脑提取物中找到了含有 31 个氨基酸的β内啡肽。1979 年，Goldstein 又发现了长度为 17 个氨基酸的强啡肽。它们构成了阿片肽的三个大家族。

孤儿 ORL 受体被发现后，人们开始利用表达了该受体的真核细胞系，检测脑组织分离物对 forskolin 所致的 cAMP 升高的抑制作用，经过一系列的纯化和序列分析，终于发现了该受体的天然配体。它是一分子量为 1810 的 17 肽，其 N 末端氨基酸为 Phe（F），C 末端氨基酸为 Gln（Q），因而被命名为孤啡肽（orphanin FQ，OFQ）。因其具有致痛敏或抗镇痛的效应，也被称为 nociceptin。

人们很早就注意到，所有已发现的天然阿片肽都缺乏对μ受体的高选择性，这大大地限制了关于阿片镇痛和成瘾的研究。Zadina 等人在 1997 年终于发现了两种具有高度μ选择性的内源性配体，分别命名为内吗啡肽（endomorphin）- 1 和 2。

二、阿片肽的分类和结构

虽然阿片肽的大小相差悬殊，但它们中的大部分都有共同的 N 端氨基酸序列 Tyr-Gly-Gly-Phe，这一序列几乎成为阿片肽家族的标志。由于最早发现的所有阿片肽有着相同的 N 末端序列，因此人们猜测，它们的阿片活性可能取决于这些共同序列，而它们对不同类型阿片受体的选择性和作用的持久性则可能决定于 C 末端部分的长度及其氨基酸序列。

1. 经典的阿片肽家族

脑啡肽家族是由 5 个氨基酸组成的小肽，包括甲硫氨酸脑啡肽（methionine enkephalin，MEK）和亮氨酸脑啡肽（leuthine enkephalin，LEK）。内啡肽家族中最主要的是含有 31 个氨基酸的β内啡肽（β-EP）。其次有α内啡肽（α-EP，16 肽），还有γ内啡肽（γ-EP，17 肽）。强啡肽家族主要包括强啡肽 A（Dyn-A，17 肽）和强啡肽 B（Dyn-B，13 肽）。它们的氨基酸序列见表 24-4。

2. 其他阿片肽

当脑中存在的阿片肽已被认定为阿片受体的配体之后，人们又在南美蛙的皮肤中找到了一组具有阿片样活性的肽类。其中之一的蛙皮素（dermorphin，名称来自“dermis”和“morphine”）是一种七肽，其氨基酸序列为 Tyr-D-Ala-Phe-Gly-Tyr-Pro-Ser，另一种名为 deltorphin，氨基酸序列为 Tyr-D-Met-Phe-His-Leu-Met-Asp。它们在阿片样物质分析试验中都显示很强的活性，其中 deltorphin 则名副其实，对 δ 受体的活性特别强。除了阿片样活性外，这类物质还有一个特别有趣之处，就是它们的第二位氨基酸都是 D-型的，不同于通常的 L-型氨基酸。不过，由于未能在脑中找到它们，一般认为这些肽可能不作为神经递质起作用。

表 24-4 主要阿片肽的氨基酸序列

名称缩写	氨基酸序列
MEK	Tyr-Gly-Gly-Phe-Met
LEK	Tyr-Gly-Gly-Phe-Leu
β-EP	Tyr-Gly-Gly-Phe-Met-Thr-Ser-Glu-Lys-Ser-Gln-Thr-Pro-Leu-Val-Thr-Leu-Phe-Lys-Asn-Ala-Ile-Ile-Lys-Asn-Ala-His-Lys-Lys-Gly-Gln
α-EP	Tyr-Gly-Gly-Phe-Met-Thr-Ser-Glu-Lys-Ser-Gln-Thr-Pro-Leu-Val-Thr
γ-EP	Tyr-Gly-Gly-Phe-Met-Thr-Ser-Glu-Lys-Ser-Gln-Thr-Pro-Leu-Val-Thr-Leu
Dyn-A	Tyr-Gly-Gly-Phe-Leu-Arg-Arg-Ile-Arg-Pro-Lys-Leu-Lys-Trp-Asp-Asn-Gln
Dyn-B	Tyr-Gly-Gly-Phe-Leu-Arg-Arg-Gln-Phe-Lys-Val-Val-Thr
OFQ	Phe-Gly-Gly-Phe-Thr-Gly-Ala-Arg-Lys-Ser-Ala-Arg-Lys-Leu-Ala-Asn-Gln
nocistatin	Thr-Glu-Pro-Gly-Leu-Glu-Glu-Val-Gly-Glu-Ile-Glu-Gln-Lys-Gln-Leu-Gln
EM-1	Tyr-Pro-Trp-Phe-NH_2
EM-2	Tyr-Pro-Phe-Phe-NH_2

前面提到的孤啡肽是脑内第一个破坏了经典阿片肽序列规律的神经肽。尽管它的结构与强啡肽 A 相似，而且也具有 17 个氨基酸，其氨基端第 2～4 个氨基酸序列与其他经典阿片肽骨架结构相同。但它 N 末端的氨基酸不是经典的 Tyr 而是 Phe。其序列为 Phe-Gly-Gly-Phe-Thr-Gly-Ala-Arg-Lys-Ser-Ala-Arg-Lys-Leu-Ala-Asn-Gln。

阿片受体发现以来，只有 μ 受体一直没有专一性的内源性配体。1997 年 Zanida 利用黑色素细胞刺激素释放抑制因子（MSH inhibiting factor，MIF）的内源性衍生物 Tyr-MIF-1 的抗体从体内找到了称为 Tyr-W-FIF-1（Tyr-Pro-Trp-Gly-NH_2）的肽，并对其结构加以修改，发现四肽 Tyr-Pro-Trp-Phe-NH_2 存在于体内且有高度 μ 受体选择性，命名为内吗啡肽-1（endomorphin-1，EM-1）。然后利用其抗体从体内找到了另一种结构相似的肽 Tyr-Pro-Phe-Phe-NH_2，命名为内吗啡肽-2（endomorphin-2，EM-2）。有趣的是，这些内源性 μ 配体只含有 4 个氨基酸，而且其第 2 和第 3 位的氨基酸也与经典的序列非常不同。这一发现给阿片肽研究领域带来新的活力。

三、阿片肽的前体

经典的阿片肽可分为三大类，每一类都由一种特定的巨型前体分子衍化而来。前阿黑皮素（proopiomelanocortin，POMC）是 β 内啡肽的前体；前脑啡肽原（preproenkepahlin，PPE，或称前脑啡肽 A）是甲硫脑啡肽及亮脑啡肽的前体；而前强啡肽原（preprodynorphin，PPD，也称前脑啡肽 B）则是各种强啡肽的前体。这些前体分子都有自己特定的编码基因，在脑中也都有确定的区域分布，尽管不同前体的分布有很大的重叠。

阿片肽是由其相应前体经一系列步骤产生的。在此过程中，这些大型前体分子被特殊的酶降解成较小的肽。大多数降解酶都在毗连的两个碱性氨基酸（精氨酸和/或赖氨酸）之间打断肽键。因而，通过研究这些成对碱性氨基酸在前体序列中存在的部位，就可以推测经蛋白水解作用后可能生成哪些较小阿片肽及其序列。三种主要前体肽中的每一种都能产生出大量这样的小肽，其中的许多小肽都已被分离出来并得到了一定程度的研究。

1. 前阿黑皮素（POMC）

在三种阿片肽前体中，POMC可以说是最不像阿片样物质的一个。其原因有二：第一，它只含有一种单拷贝的阿片肽β内啡肽，这一点不同于其他两种前体，它们每个都含有几种具有阿片活性的肽类，有些还含有同样肽段的多个拷贝。第二，POMC同时还是几种生物活性已很明确的非阿片肽的前体，其中包括促肾上腺皮质激素（ACTH），及α、β和γ黑色素细胞刺激素。所有这些非阿片肽都在躯体应激反应中起重要作用，提示β内啡肽可能也有此作用。

前阿黑皮素在腺垂体及中间叶中它的浓度很高，在下丘脑、杏仁核、丘脑室周核、脑桥-延髓部及导水管周灰质中亦有很高的浓度。脊髓中也有中等浓度的POMC。在中枢神经系统以外，它还存在于肾上腺、睾丸以及其他几种组织中。关于POMC结构及其降解特性参见23章神经肽Ⅰ中内容，在此不赘述。

2. 前脑啡肽原（PPE）

PPE是许多种阿片肽的前体，其中最重要的两种是甲硫脑啡肽和亮脑啡肽。这是在1975年最先被分离出来的阿片肽，也是脑中含量最高的阿片肽。它广泛存在于所有脑区，但在纹状体、下丘脑、苍白球、杏仁核、延髓及脊髓中浓度特别高。在外周，已知它存在于属于雄性生殖系统的几个部分中。它的mRNA在被伴刀豆球蛋白A（ConA）活化的T细胞中有极高的浓度。

PPE是分子量约27 000的肽链，它包含7个脑啡肽序列，其中甲硫脑啡肽出现6次。但其中有两个序列，在其甲硫氨酸后面没有通常的酶切位点，因而这两个序列的水解产物之一是甲硫脑啡肽后接精-甘-亮（甲八肽），另一个后接精-苯丙（甲七肽）。关于脑啡肽前体降解的研究资料很多，主要用的是脉冲示踪法（pulse chase study），即先将放射活性掺入大分子前体中，再跟踪其逐渐出现在各种小肽中的时间。起初，这类工作都是在牛肾上腺中做的，因为这种组织中PPE及其相应产物含量极丰，且又缺乏POMC。以后的结果则主要来自脑的研究。显然，PPE的水解过程在肾上腺和脑中是有区别的，肾上腺中积累着一些含有两个脑啡肽序列的大肽，而脑内则没有。

脑中PPE的转录受到一系列不同机制的控制。在新纹状体，多巴胺抑制其合成；在下丘脑，雌激素增高PPE mRNA的水平。多次刺激杏仁核（点燃刺激法）据说也可提高海马及其他脑区的PPE mRNA水平。在脊髓，炎症刺激可增高PPE mRNA含量。上述绝大部分观察结果的生物学意义尚属未知；总的说来，似乎脑啡肽及其相关肽在脑中有广泛的作用，其中不仅包括应激反应，也可能包括对许多神经递质活动的调节。此外，长期使用吗啡也可以使纹状体PPE mRNA表达减少。

如同POMC一样，在PPE基因启动子的上游已找到了数个调节位点；事实上，这已成为基因调节研究中广泛使用的重要模型系统。这些位点包括PPE mRNA的基础合成及刺激诱导的合成所必需的ENKCRE-2，以及位于其上游紧邻的ENKCRE-1。后者本身作用很小，但却能与前者协同作用。与ENKCRE-2结合的有蛋白因子AP-1和AP-4，其中AP-1是两种调节蛋白Fos和Jun的复合体；但有资料表明，Fos蛋白与PPE mRNA共存的几率很小，用*fos*和*jun*的反义核苷酸序列也不能阻断PPE基因的表达，提示AP-1复合物在脑啡肽前体生成的调节中可能不起主要作用。另一蛋白因子ENKFT-1则与ENKCRE-1结合。除了这两个位点外，在ENKCRE-2的下游还有第三个调节位点，它专门与转录因子AP-2结合。

3. 前强啡肽原（PPD）

PPD中含有以亮脑啡肽而不是甲硫脑啡肽序列作为N末端的长链阿片肽序列。因而，它最初被认为是亮脑啡肽的前体。它在脑中的分布与脑啡肽相似。在纹状体、海马和下丘脑中有最高浓度。不过，强啡肽在这些脑区中的浓度远低于脑啡肽。在中枢神经系统之外，PPD存在于肾上腺及生殖器官中。

PPD的裂解过程可能比PPE更复杂。因为它不仅能产生多种阿片肽，而且能够以不同的方式生成不同组的产物（图24-3）。这些产物中，最重要的有强啡肽A（1-17）、强啡肽B（1-29）、强啡肽A（1-8）以及α新内啡肽。虽然这几个及其他强啡肽类产物总的来说与κ阿片受体有高亲和力，但它们中的大部分与μ和δ受体的亲和力也相当高。因而PPD的不同水解途径可以产生与这三类主要阿片受体有不同相对亲和力的产物。

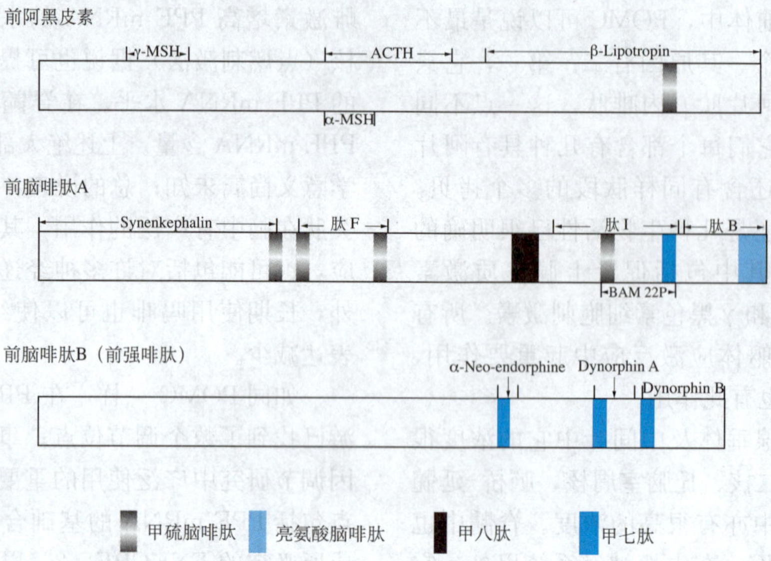

图 24-3 阿片肽及其前体

PPD在下丘脑和纹状体中的裂解程度要比在腺垂体中更为完全。脑内产生的是相对较小的肽类终产物，而垂体中则有较大量的大型中间产物。裂解过程可因不同的酶的存在而发生明显变化。强啡肽转化酶可以把强啡肽 A（1－17）转化成强啡肽 A（1－13），及把强啡肽 B（1－29）转化成强啡肽 B（1－13）。

和其他阿片肽一样，PPD mRNA 的生成在许多脑区内均受某些状况的影响。例如，在基底核中，多巴胺使 PPD mRNA 的含量增高；在新纹状体中，GABA 可使之降低。海马中的 PPD mRNA 则受点燃作用的下向调节。此外，长期脑室注射 μ 受体和 κ 受体激动剂均可使下丘脑、海马和纹状体的 PPD 表达下调。

有关 PPD 调节研究最深入的区域是脊髓。急、慢性炎症及脊髓创伤或横断时，脊髓中 PPD 的转录加速，提示强啡肽在脊髓水平的痛信息处理中起一定作用。

目前已有资料表明，PPD mRNA 的转录受 AP－1 复合体的调节。因为使用 *fos* 和 *jun* 的反义核苷酸序列可以阻断其表达。

4. 前孤啡肽原

正如其他神经肽，孤啡肽也是由一个较大的前体产生的。小鼠、大鼠及人的孤啡肽前体均已被克隆出来，并发现它定位于人的第 8 号染色体上（8p21）。在这三类种属中，孤啡肽同源性达 80%。根据氨基酸序列分析发现，在这个前体中还包含了其他几种肽类物质，其中痛稳素（nocistatin）是研究得最为广泛的一个肽。它从孤啡肽前体的上游水解出来，在体内天然存在，且能对抗孤啡肽及前列腺素造成的痛敏（Okuda－Ashitaka，1998），并翻转孤啡肽对抗吗啡镇痛的效应（本研究所资料），因而被称为 nocistatin。其序列长度及组成在不同种属中有所不同，但 C 末端的 6 个氨基酸残基（Glu-Gln-Lys-Gln-Leu-Gln）在不同种属中是高度保守的，它在 nocistatin 的生物学活性中可能具有重要作用。小鼠的孤啡肽前体最长含 41 个氨基酸，大鼠次之含 35 个氨基酸，人的最短只有 30 个氨基酸。在小鼠的序列中有一有趣的 DAEPGA 结构域，它重复了三次。大鼠中也有类似的重复两次的结构域，但人的则没有。三种不同种属前体物质长度的差异就是基于这一结构域的有无。

值得注意的是，内吗啡肽的前体和有关基因迄今尚未明确。

四、阿片肽的受体选择性

虽然内源性阿片肽对不同阿片受体有一定的选择性，但三类阿片肽与三型阿片受体之间却没有严格的对应关系。β 内啡肽与 μ 及 δ 受体均有很高的亲和力，脑啡肽则更倾向于选择 δ 受体。强啡肽曾被描绘成 κ 选择性的配体，但它与 μ 及

δ受体也有一定的亲和力。一般地说，较短的强啡肽对 μ、δ受体的亲和力相对较高。

如前所述，阿片肽的N端酪氨酸对其与阿片受体相互作用中的重要性已得到广泛承认。这方面的证据有：酪氨酸存在于所有经典阿片肽中；它可以产生类似阿片类生物碱的构象；去掉酪氨酸则消除了这些肽对阿片受体的亲和力，等等。不过，阿片肽的其他部分在与受体相互作用中也可能起重要作用。如前所述，从β-内啡肽的C端去掉几个氨基酸会显著降低其阿片受体亲和力。此外，如从强啡肽A（1-13）的C末端切除几个氨基酸，尽管不会影响其对阿片受体的总亲和力，但却改变了其受体选择性：随着肽逐渐变短，其δ受体亲和力也越来越大（更像亮脑啡肽）。因而很多内源性阿片肽的C末端部分可能也与膜上特殊位点相互作用，尽管这样的位点尚未能像与N末端酪氨酸相互作用的经典阿片受体那样得到清楚的认识。

第三节　阿片肽的生理和药理作用

一、参与痛觉信息调制

阿片肽作为内源性阿片样肽的简称，顾名思义，其功能与阿片的药理功能相似，首先表现为强有力的镇痛功能。从阿片肽的分类来看，脑啡肽、强啡肽、β-内啡肽、以及新发现的内吗啡肽均有明显的镇痛功能，但彼此又有所不同。

1. 首先要看作用部位。脑啡肽和β内啡肽在脑内和脊髓均有镇痛作用，其中β内啡肽脑内含量远大于脊髓，因此以脑内（特别是PAG）作用为主；强啡肽在脊髓发挥镇痛作用，而在脑内反而对抗吗啡镇痛；孤啡肽与强啡肽作用有某种相似之处，也是在脑内对抗吗啡镇痛而在脊髓有镇痛作用，表现出明显的作用部位差异性。

2. 其次要看针对哪类疼痛。例如脑内注射强啡肽，用热甩尾实验作为伤害感受的检测指标是无效的，而用冷水甩尾实验检测则有明显的抗伤害感受作用。

3. 药理实验时所用剂量不同可以得出不同结果。例如给大鼠脊髓蛛网膜下腔注射强啡肽，小剂量（5，10nmol）镇痛，而大剂量（20nmol）引起前角运动神经元损伤导致运动麻痹。因此用下肢或尾部肌肉运动反应作为检测终点的实验方法容易得出假象。为克服这一困难，有人改用在尾部用热或电刺激，用嘶叫作为伤害感受的指标，比较有说服力地证明，强啡肽在背角的镇痛作用和前角的致瘫作用是可以分离的，在脊髓背角，强啡肽确有抗伤害感受作用。

4. 外源性注射阿片肽引起的药理作用与内源性释放的阿片肽的生理作用不一定完全相同。后者的作用往往只能用受体阻断剂或特异性抗体微量注射的方法才能显示。例如100 Hz电针引起的镇痛作用可以被脊髓蛛网膜下腔注射强啡肽抗体或κ受体对抗剂所取消，表示脊髓中的强啡肽和κ受体在介导100 Hz电针镇痛中发挥重要作用。

5. 病理情况下发挥的作用与生理情况下不一定完全相同。例如在炎症或神经损伤引起的大鼠慢性痛模型中，脊髓脑啡肽和强啡肽的基因表达均有大幅度增加，这时阿片肽的作用变得复杂，既表现镇痛作用，又加强了痛敏作用，而后者往往超过了前者。这从脊髓蛛网膜下腔注射强啡肽抗体导致痛敏减轻的实验结果中可以表现出来。

6. 深入的研究表明从脑下行至脊髓的强啡肽通路中有抗镇痛成分，Fujimoto等称之为“强啡肽下行抗镇痛系统”。但在细胞和分子水平，强啡肽的这种双重作用是如何实现的，仍然有待研究。

这些发现提示，阿片肽的中枢效应可能取决于其作用部位及动物的功能状态。平时所观察到的药理效应只是各种效应叠加的结果。

二、自主神经功能调节

人们早就注意到阿片类药物具有呼吸抑制、便秘和嗜睡等副作用。机体的内源性阿片肽参与机体的一系列自主神经功能的调节，包括心血管活动、消化活动和体温调节等。应该指出，许多经典递质（包括交感神经及副交感神经的主要递质去甲肾上腺素、乙酰胆碱等）都是调节植物性神经功能的主要活性物质。阿片系统也是参与调节的一种因素。这种调节功能在正常生理状态下一般不很明显，但在异常状态下（如因创伤、缺氧和疼痛引起应激时）可能具有重要的病理生理意义。

三、内分泌和免疫功能调节

在高等动物及人类机体中，神经系统、内分泌系统及免疫系统是控制机体生理功能的三大调节系统。而阿片肽则是全面参与这三大系统调节功能的重要因素。除了上面已经提及的阿片肽作为神经递质或调质参与中枢神经功能的调节之外，阿片肽还对下丘脑-垂体-内分泌腺体的多条途径具有一定的影响，其中β-内啡肽的影响最为明显。此外，已经在外周免疫细胞上发现有阿片受体及阿片肽，这就为阿片肽参与神经免疫网络调节提供了物质基础。阿片肽作为神经系统与免疫系统相联系的一种中介物质这方面的研究已经开始引人注目。

四、性行为与妊娠

在啮齿类动物的研究中发现，参与交配行为的脑区有脑啡肽分布。药理研究表明，阿片激动剂可抑制雄性动物的交配行为。在雌性动物，阿片也同样抑制性功能。然而μ阿片受体基因敲除的研究却得到了不同的结果，如前文所述，μ阿片受体敲除动物表现为交配行为的减少，精子的数量降低及活动性减弱，精子的体积也减小，提示内源性μ阿片系统可能在维持正常性行为及其他性功能中发挥着重要作用。

在怀孕早期，脊髓中PPD和强啡肽的含量显著增加。后期尽管强啡肽前体含量减少，但强啡肽含量仍持续增高水平。在经产道分娩的妇女，血浆β内啡肽浓度在分娩时迅速升高，这可能与提高痛耐受能力有关。此外，在孕晚期，阿片对抗剂可增加子宫的自发收缩，提示阿片系统具有抑制宫缩的作用。

五、摄食的调节

阿片肽广泛分布于调节摄食行为的神经网络中，并与其他调节分子相互作用共同调节动物的摄食行为。外周或中枢给予阿片受体激动剂促进摄食，而拮抗剂则抑制摄食，阿片肽还介导了奖赏性摄食。有趣的是长期高糖饮食可以加强中枢内源性阿片肽的基础活性，增强中枢阿片肽网络之间的相互联系，使动物产生内源性阿片依赖而导致对糖的依赖行为，当给予纳络酮时，动物居然可产生类似阿片戒断的行为及神经化学改变。阿片肽及其他摄食因子的相互作用对摄食行为的影响值得进一步深入研究。

六、神经元发育的调控

内源性阿片系统对神经元发育的调控起一定的作用，这已成为神经生物学中的一个重要概念。阿片类物质对神经元的增殖有直接的抑制作用。而一定浓度的阿片类物质对某些神经元的存活与生长则表现出促进作用。阿片类物质对不同发育阶段的神经元和神经元的不同部位的影响有一定的差异性。正是这些复杂的调控机制使得神经系统的神经元按一定数量和一定时程分化、生长和成熟。此外，阿片类物质对中枢神经系统损伤后神经纤维侧支出芽和突触重建具有促进作用。目前对这种促进作用的内在机制尚不清楚，但进一步研究将为解决中枢神经系统尤其是脊髓初级传入通路损伤后修复的条件以及途径提供一些新思路。

七、细胞保护

内吗啡肽可以通过清除自由基而抑制低密度脂蛋白的氧化，其中内吗啡肽1的作用较内吗啡肽2的作用强，提示内吗啡肽可能对氧自由基所导致的神经系统退行性疾病具有保护作用。此外，阿片受体激动剂对缺血（包括脑缺血及心肌缺血）引起的细胞死亡具有保护作用，并可增强细胞对缺血的耐受力。而孤啡肽受体拮抗剂可以缓解帕金森病相关的症状及神经退行性病变，提示内源性孤啡肽可能参与帕金森病的形成。有关阿片细胞保护作用的机制正日益被揭示，阿片肽有望成为神经损伤保护作用药物的靶点之一。

八、学习与记忆

阿片系统在经典的条件反射中的作用越来越受到重视，尤其是在条件性位置偏爱（conditioned place preference，CPP）和条件性位置厌恶（conditioned place aversion，CPA）中。在大鼠腹侧被盖区及导水管周围灰质中注射吗啡可导致CPP，而纳络酮注入同一脑区可导致CPA；向其他脑区中注射则没有这一效应。在其他几种学习模型中，也均有阿片参与的证据。

不仅如此，阿片还影响记忆的保持过程。μ、δ和κ受体激动剂均可抑制已形成的条件反射，提示阿片机制不利于记忆的保持。但另一方面，阿片的依赖和渴求本身又是一种最强烈和持久的记忆过程。此外，阿片受体及阿片肽还介导了预期性恐惧学习，研究表明，在恐惧性学习过程中，μ阿片受体激动剂加强对条件性刺激的注意力，从而使恐惧性记忆增强，而κ阿片受体激动剂的作用则相反。因此阿片与学习记忆的关系有待深入研究。

九、精神异常和情绪的调节

在动物的抑郁模型中，甲硫氨酸脑啡肽、亮氨酸脑啡肽、吗啡及脑啡肽酶抑制剂均表现出治疗作用；纳络酮则加重抑郁症状。这表明抑郁症可能与阿片系统的功能降低有关。有证据表明，阿片系统功能降低可能导致孤独症。这些病人血浆和脑脊液中β-内啡肽含量减少。

正常情感和情绪的维持可能也与内源性阿片有关。研究表明，健康人血浆β内啡肽含量高代表着情绪稳定。正如我们所熟知的，吗啡可改善心境，这可能也是其导致成瘾的原因之一。一般认为，情感和情绪的异常，部分地可能是由于阿片系统的失衡所致。

十、惊厥与卒中

一般说来，μ激动剂有促惊厥作用，而κ激动剂则是抗惊厥的。硬膜外注射吗啡还可产生肌痉挛。但在电击所致的惊厥中，吗啡可抑制其肌紧张成分，胆囊收缩素（cholecystokinin，CCK）可增强此效应；吗啡的抗惊厥作用可被CCK_A和CCK_B受体对抗剂所阻断。在大鼠的听源性惊厥中，内源性CCK可促进惊厥的发生，而内源性阿片肽则具有抗惊厥作用。

在卒中模型动物，同侧杏仁中央核亮氨酸脑啡肽和强啡肽的免疫组化染色显著增强。缺血后6h给予κ激动剂U-50488可先降低而后加强神经功能，提示κ阿片机制可促进卒中的痊愈过程。这一效应可能是通过抑制血管活性肠肽，进而减少脑水肿产生的。

十一、阿片耐受和阿片成瘾

阿片类药物以具有明显的欣快感及严重的成瘾性而著称，因而形成重大的医学及社会问题。阿片肽研究的发展，也为探求阿片耐受及阿片成瘾机制开辟了重要的道路。阿片耐受及成瘾的产生，可能是外源性阿片类药物的反复使用，抑制或影响了内源性阿片样肽系统的功能，以致在停用药物时，引起机体生理功能的紊乱。阿片耐受成瘾，主要与μ受体的功能有关。有关阿片耐受及成瘾详细资料参见药物依赖性一章。

第四节　阿片肽研究的展望

从实验动物技术来看，随着转基因及基因敲除技术的成热，经过转基因（导入外源基因）或基因敲除（剔除内源性基因）的动物成了深入研究阿片肽及阿片受体功能的理想模型。由此既可观察导入或剔除的该类基因的功能，也可观察剔除了某一类别的基因后，其他相关基因功能的变化（例如剔除μ受体后，分析δ和κ受体的功能）。随着分子生物学技术的进一步发展，转基因及基因剔除技术可望在某一器官、组织上实现，这就使阿片肽及阿片受体功能的研究更加细致和精确。从构效关系研究来看，结构与功能相统一，一直是阿片肽研究的重点之一。阿片受体分子结构的特性，阿片受体与配体的结合及识别的分子基础等均在不断深化，而计算机模拟结构分析技术则为阿片肽构象研究打开了方便之门。从医疗及实用意义上看，寻找高效低毒不成瘾的镇痛药物一直是人们长期盼望的目标。而要做到这一点离不开对阿片镇痛、耐受及成瘾机制的深入研究。

禁毒、戒毒已成为新世纪的社会热点。而戒毒中克服阿片引起的精神依赖性（心理依赖性）要比克服身体依赖性（生理依赖性）困难得多，这也是造成许多吸毒者屡戒屡犯的重要原因之一。深入揭示这种精神依赖的神经生物机制包括记忆机制，必将有助于解决这一社会难题。

总之，30 多年来，阿片肽研究一直是神经科学领域研究热点之一，这期间高潮迭起，引人瞩目。20 世纪 70 年代阿片受体和阿片肽的发现，使神经肽的内源性配体和受体相结合的概念得到证实，因而具有深远的理论意义，有力地推动了神经肽化学及受体药理学的蓬勃发展。展望新世纪中的阿片肽研究，估计还会有新的阿片肽及受体（或受体亚型）基因克隆发现。人们期待着阿片肽的研究不断出现新的突破，从而为社会、为人类带来新的福音。

参考文献

综述

1. Bodnar RJ, Klein GE. Endogenous opiates and behavior. Peptides, 2005, 26: 2629-2711
2. Eguchi M. Recent advances in selective opioid receptor agonists and antagonists. Medicinal Research Reviews, 2004, 24: 182-212
3. Gupta A, Décaillot FM, Devi LA. Targeting opioid receptor heterodimers: strategies for screening and drug development. The AAPS Journal, 2006, 8: E153-E159
4. Mansour A, Fox CA, Akil H, et al. Opioid-receptor mRNA expression in the rat CNS: anatomical and functional implications. TINS, 1995, 18: 22-29
5. Mogil JS, Pasternak GW. The molecular and behavioral pharmacology of the orphanin FQ/nociceptin peptide and receptor family. Pharmacol Rev, 2001, 53: 381-415
6. Wang JQ, Fibush EE, Sakurada S, et al. Anti-opioid peptides. In: Kastin AJ, ed. Handbook of biologically active peptides. Amsterdam: Academic Press, 2006: 1345-1350
7. Yaksh TL. Pharmacology and mechanisms of opioid analgesic activity. Acta Anaesthesiol Scand, 1997, 41: 94-111
8. 韩济生. 阿片受体克隆成功——记 1993 年国际麻醉性药物研究大会. 生理科学进展, 1993, 24: 378-381
9. Kastin AJ, ed. Handbook of biologically active peptides. Amsterdam: Academic Press, 2006: 1313-1378

原始文献

1. Colantuoni C, Rada P, McCarthy J, et al. Evidence that intermittent, excessive sugar intake causes endogenous opioid dependence. Obesity Research, 2002, 10: 478-488
2. Evans CJ, Keith DE, Morrison H, et al. Cloning of a delta opioid receptor by functional expression. Science, 1992, 258: 1952-1955
3. Fan T, Varghese G, Nguyen T, et al. A role for the distal carboxyl tails in generating the novel pharmacology and G protein activation profile of mu and delta opioid receptor hetero-oligomers. J Biol Chem, 2005, 280: 38478-488
4. Filliol D, Ghozland S, Chluba J, et al. Mice deficient for delta- and mu-opioid receptors exhibit opposing alterations of emotional responses. Nat Genet, 2000, 25: 195-200
5. Goldstein A, Tachibana S, Lowney LI, et al. Dynorphin-(1-13), an extraordinarily potent opioid peptide. Proc Natl Acad Sci USA, 1979, 76: 6666-6670
6. Guan JS, Xu ZZ, Gao H, et al. Interaction with vesicle luminal protachykinin regulates surface expression of delta-opioid receptors and opioid analgesia. Cell, 2005, 122: 619-631
7. Hughes J, Smith TW, Kosterlitz HW, et al. Identification of two pentapeptides from the brain with potent opiate agonist activity. Nature, 1975, 258: 577-579
8. Iordanova MD, McNally GP, Westbrook RF. Opioid receptors in the nucleus accumbens regulate attentional learning in the blocking paradigm. J Neurosci, 2006, 26: 4036-4045
9. Kang JH, Shi YF, Xiang B, et al. A nuclear function of β-arrestin1 in GPCR signaling: regulation of histone acetylation and gene transcription. Cell, 2005, 123: 833-847
10. Kieffer BL, Befort K, Gaveriaux-Ruff C, et al. The δ-opioid receptor: Isolation of a cDNA by expression cloning and pharmacologicol characterization. Proc Natl Acad Sci USA, 1992, 89: 12048-12052
11. Lin X, Xue LY, Wang R, et al. Protective effects of endomorphins, endogenous opioid peptides in the brain, on human low density lipoprotein oxidation. FEBS J, 2006, 273: 1275-1284
12. Marti M, Mela F, Fantin M, et al. Blockade of nociceptin/orphanin FQ transmission attenuates symptoms

and neurodegeneration associated with Parkinson's disease. J Neurosci，2005，25：9591-9601
13. Meunier JC，Mollerean C，Toll L，et al. Isolation and structure of the endogenous agonist of opioid receptor like ORL1 receptor. Nature，1995，377：532-535
14. Okuda-Ashitaka E，Minami T，Tachibana S，et al. Nocistatin，a peptide that blocks nociceptin action in pain transmission. Nature，1998，392（6673）：286-289
15. Peart JN，Gross ER，Gross GJ. Opioid-induced preconditioning：Recent advances and future perspectives. Vascul Pharmacol，2005，42：211-218
16. Simonin F，Valverde O，Smadja C，et al. Disruption of the kappa-opioid receptor gene in mice enhances sensitivity to chemical visceral pain，impairs pharmacological actions of the selective kappa-agonist U-50，488H and attenuates morphine withdrawal. EMBO J，1998，17：886-897
17. Sora I，Li XF，Funada M，et al. Visceral chemical nociception in mice lacking mu-opioid receptors：effects of morphine，SNC80 and U-50，488. Eur J Pharmacol，1999，366：R3-5
18. Tian MT，Broxmeyer HE，Fan Y，et al. Altered hematopoiesis，behavior，and sexual function in μ opioid receptor-deficient mice. J Exp Med，1997，185：1517-1522
19. Wang JB，Johnson PS，Persico AM，et al. Human m opiate receptor：cDNA and genomic clones，pharmacologic characterization and chromosomal assignment. FEBS Letters，1994，338：217-222
20. Zadina JE，Hackler L，Ge LJ，et al. A potent and selective endogenous agonist for the m-opiate receptor. Nature，1997，386：499-501
21. Zhang J，Qian H，Zhao P，et al. Rapid hypoxia preconditioning protects cortical neurons from glutamate toxicity through delta-opioid receptor. Stroke，2006，37：1094-1099

Ⅳ 神经系统的发育与可塑性

饶 毅

第二十五章 神经系统的发生与分化 …………………………………………………… 钟伟民（459）

第二十六章 神经营养因子：神经元存活与凋亡的调节因子 ……………………… 叶玉如 鲁 白（474）

第二十七章 轴突导向 ………………………………………………………… 邹益民 饶 毅 郑 强（490）

第二十八章 突触的形成和发育 ………………………………………………… 罗振革 王玉田 梅 林（504）

第二十九章 突触可塑性及其分子机制 ………………………………………… 杨 锋 鲁 白（518）

第三十章 再生与移植 ……………………………………………………………… 何志刚 徐晓明（541）

对神经发育的研究，从传统的形态学描述，到细胞、分子机制的揭示，经过一百多年，是一个交叉了多个学科、应用了多个技术、充满活力的领域。

发育神经生物学研究两大类问题。第一类有关神经系统细胞的生与死。神经发育始于动物胚胎早期，新生期仍然活跃，在成年动物仍有部分区域有新的神经细胞形成。神经系统起源于外胚层。神经干细胞可以产生自己，并产生前体细胞。前体细胞迁移到起功能的位置，根据其来源、局部环境分化成多种神经细胞和神经胶质细胞。

神经发育的第二大类问题是神经细胞之间（或者神经细胞和靶细胞之间）联系的建立和修饰。神经细胞发出纤维，投射到其他细胞建立神经通路形成信息联络网。神经细胞间连接不仅在发育过程中被控制，而且在成年动物中还常调节神经细胞间的连接，调节和修饰联接是神经可塑性（如学习、记忆）的关键。

发育神经生物学与形态学有密切的关联。现代神经科学之父、西班牙科学家卡哈尔（Cajal）等通过观察不同时期的胚胎切片，描绘了神经发育的基本步骤，提出了动态的神经系统功能和发育的概念。在功能上卡哈尔认为神经细胞是神经信息传递的基本单元；在发育上发现了轴突末端的生长锥，提出了神经纤维导向的概念。

发育神经生物学与发育生物学紧密相关。德国的 Roux（1888）和 Driesch（1892）等用两栖类进行的研究，开启了实验胚胎学研究。德国的 Spemann 和学生 Mangold（1924）发现了中胚层诱导外胚层产生神经系统。诱导是发育生物学的中心概念之一。

发育神经生物学与遗传学密切相关。19 世纪末摩尔根（Morgan）研究了两栖类的发育。20 世纪初他和学生用果蝇做的研究，奠定了现代遗传学，使果蝇成为强有力的模式动物。英国的 Brenner 开创通过遗传学研究秀丽线虫，对神经发育有很大的促进。鼠的遗传学，特别是转基因技术和基因剔出技术，推动了神经发育的研究。

发育神经生物学与细胞生物学有双向影响。程序性细胞死亡最早在神经发育过程中发现。第一个生长因子是 Montacini 研究神经发育时发现的。Harrison 在体外培养神经细胞，从而发明了细胞培养的方法，成为细胞生物学的一个基本方法。

目前了解出生后神经发育要远少于胚胎期发育，了解行为的发育远少于形态发育，了解环境对神经发育的影响少于基因对神经发育的影响。发育神经生物学与进化生物学是一个薄弱的环节。所以发育神经生物学不是一个平衡发展、走进终结期的学科，还有重要的问题有待深刻的研究。本篇几章介绍目前所知较多的方面，而其他知之甚少的方面并非不重要。

第二十五章　神经系统的发生与分化

钟伟民

第一节　概述 …………………………………… 459
第二节　神经细胞类型 ………………………… 460
第三节　邻近的非神经细胞诱导神经系统产生并影响其型式发生 …………………… 461
一、神经诱导的概念 ……………………………… 461
二、神经诱导是因为对表皮命运的抑制 ………… 462
三、非神经细胞决定神经系统型式发生 ………… 462
第四节　诱导分子可以通过浓度梯度决定多种细胞命运 ……………………………… 463
第五节　神经细胞的多样性是外源性和内源性机制共同作用的结果 ………………… 465
一、环境因素可以影响神经细胞的命运 ………………………………… 465
二、细胞之间可以通过“对话”（直接相互作用）来选择不同的命运 …………… 466
三、前期细胞可通过不对称分裂产生多种神经细胞 ……………………………… 467
四、一个神经细胞的“生日”（出生时刻）可决定其命运 ……………………… 469
五、神经细胞的多样性是由不同的内源性和外源性机制共同作用的结果 ……………… 471

第一节　概　述

神经系统巨大的信息加工能力，从比较简单的感觉和运动协调到人类高度复杂的认知活动，都依赖于比其他系统有更多种多样的细胞类型。虽然神经发育的关键问题和原理与其他器官没有根本的不同，神经细胞的多样性使发育神经生物学成为一个特别有挑战性的领域。近三十年来，分子、细胞和遗传学的研究极大地促进了我们了解在神经发育过程中，从最初似乎无差别的前期细胞群，如何产生种类繁多、功能迥异的细胞类型。

神经系统由外胚层细胞分化形成。在脊椎动物发育过程中，外胚层中部分细胞先形成神经板，后者卷曲成神经管，最终成为中枢神经系统（图 25-1）。神经管有两个主要的轴线：背腹轴和前后（头尾）轴。前后轴将神经系统分成前脑、中脑、后脑和脊髓，还将这些区域细分为更加特殊的神经结构。在背腹轴上，不同的区域也有不同的神经细胞种类。在有些部位，还有左右轴，即左右两侧分布不同的神经细胞。周围神经系统来源于与神经板相邻的神经脊，后者是外胚层中一群特殊的细胞，从发源地迁移到胚胎多个部位，形成包括周围神经系统在内的多种组织。

在分子水平上，参与决定和影响细胞命运和分化的因子大体可以分为两类：一类是细胞外环境因子，另一类是细胞内部的因子。外源因子可以是“诱导因子”，它们是由其他细胞分泌的信号分子。有些诱导因子自由弥散，可以长程作用；另外一些因子被限制在细胞膜表面、或者因细胞外基质导致弥散性低，起局部或者短程作用。诱导因子在胚胎轴上呈特异的时间和空间分布模式，从而使神经管不同部位获得特异的区域信息，进一步激活或抑制细胞内因子。跨细胞膜的受体是感应细胞外因子首当其冲的内源因子，它们的活性受调节后，通过细胞浆中的信号转导通路，调节转录因子，最终在细胞核里决定细胞分化。

细胞分化需要多个步骤，每一步可以有多组

基因和表观遗传变化。神经发育早期确定区域和细胞种类差别，随后发生大量的细胞分裂，这样才能从起初少量的前期细胞产生成熟神经系统所需要的大量细胞，并将有共性的细胞进一步分化成特定类型的神经元和胶质细胞。未成熟神经元停止分裂，并离开增殖区，迁移到最终位置，有一部分细胞分化，并通过轴突、树突和其他细胞建立突触联系，也有一部分细胞死亡。

人们对神经发育的理解，得益于线虫和果蝇等无脊椎模式生物。由于用它们可以进行很好的遗传学分析和操作，这些低等动物提供了偏倚相对较少的途径来研究基因组不同部件对神经发育的贡献。虽然这些动物的神经系统比较简单，但是基本的分子和细胞机制在进化上是保守的。本章不对神经系统的形成做详细的描述，而是着重于阐述一些基本的分子和细胞机制，特别是决定脊椎动物神经细胞命运的机制。

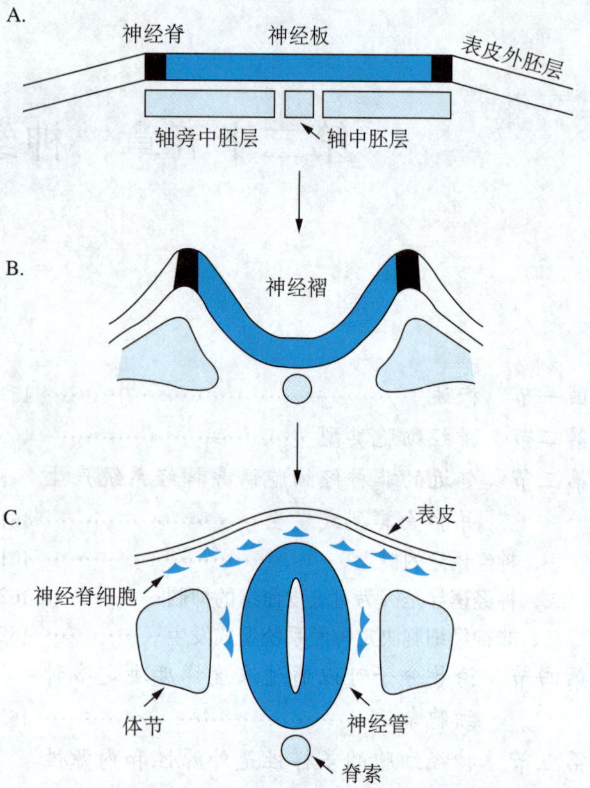

图 25-1　脊椎动物神经管的形成

（A）神经板期。（B）神经褶期。（C）神经管期。示意图显示的是脊髓平面的神经系统及其周围组织，背侧在上，腹侧在下

第二节　神经细胞类型

意大利科学家高尔基（Camillo Golgi）在19世纪就发明了观察神经系统的有效染色方法。西班牙科学家卡哈尔（Santiago Ramón y Cajal）用高尔基的方法对神经系统不同细胞进行了详细的观察和分类。神经细胞简单地可分为神经元和神经胶质细胞。从功能上，神经元可以分为四类：感觉神经元、运动神经元、中间神经元和神经内分泌细胞。还有很多方法可以将它们进一步分型，包括：形态、位置、表达的基因、神经递质和投射的靶物。比如，某段脊髓中的运动神经元有共性，与其他节段的运动神经元不同。但是，还可以根据其支配的肌肉再把同一节段中的运动神经元进一步区分开来。所以，运动神经元的分化不仅需要所有神经元共同的机制，也需要各段、各亚型运动神经元特异的机制。在哺乳动物大脑新皮质中，有两类基本的神经元：投射神经元和局部神经元；前者的细胞体呈锥体形状，以兴奋性的谷氨酸为神经递质；后者的细胞体非锥体状，以抑制性的γ-氨基丁酸为神经递质。它们的胚胎来源不同：投射神经元来自于新皮质本身，由其室管膜层（ventricular zone）的前体细胞产生，放射状局部迁移到其他层，而局部神经元来源于皮质外，通过长程迁移成为皮质的一部分。这两种神经元都可以进一步划分为多种亚型，由出生时间决定它们处于皮质的特定层，也发挥不同的感觉、运动和认知功能。神经系统其他部位同样有多种神经元。

神经胶质细胞的数量大大超过神经元，传统上认为它们主要起支持作用，但有越来越多的证据表明它们有更主动的调节神经信号的功能。在脊椎动物中，胶质细胞分小胶质细胞和大胶质细胞。小胶质细胞是吞噬细胞，来源于神经系统外的巨噬细胞，在生理和发育上，都不同于神经系统的其他细胞。主要的大胶质细胞有少突胶质细胞（oligodendrocytes）、雪旺（Schwann）细胞和星状胶质细胞（astrocytes）。少突胶质细胞分布于中枢神经系统，而雪旺细胞分布于周围神经系统，它们用髓鞘包裹神经元的轴突，起到绝缘作用。星状胶质细胞数量最多，细胞体呈星状，突起的终足较宽。它们参与多种神经系统的生理功能，如形成血脑屏障、维持细胞外钾离子浓度以及清除神经递质等；它们之间能以胶质细胞的递质和调质以及缝隙连接来交流信息。也有证据显示，有些胶质细胞能产生神经元。这些不同的细胞都由不同的分化程序来产生。

第三节　邻近的非神经细胞诱导神经系统产生并影响其型式发生

脊椎动物胚胎发育先形成三个胚层：内胚层（endoderm）主要产生消化系统和肺等内脏器官，中胚层（mesoderm）产生骨骼、肌肉、血液和肾脏等，外胚层（ectoderm）产生神经系统和表皮。德国发育生物学家斯佩曼（Hans Spemann）和他的研究生曼葛得（Hilde Mangold）通过两栖类动物的实验发现，神经发育的第一步是外胚层细胞选择两种命运中的一种：成为神经系统的细胞，还是成为皮肤的细胞。

一、神经诱导的概念

两栖类动物的成熟卵子已具有极性，卵黄浓度较高的一侧为植物极，对侧为动物极，而动物和植物两极所形成的轴线也是未来胚胎的前后（头尾）轴。胚胎的背腹轴在授精时决定：精子进入的一侧为腹侧，对侧为背侧。两栖类三个胚层的前期细胞产生于早期胚胎的不同部位：动物极一半的表层细胞成为外胚层，植物极一半的表层细胞成为内胚层，而中胚层主要来自赤道区域的深层细胞。神经系统来自背侧外胚层，而腹侧的外胚层形成表皮（图 25-2B）。在原肠胚期（gastrulation），三个胚层的细胞通过高度协调的移动被重新分布，并在胚胎的不同部位进一步分化。未来的中胚层细胞先向背侧移动，进入一个位于外胚层背侧、称作“背唇”（dorsal lip）的结构，随后离开背唇，并转而沿着外胚层细胞的内侧迁移到胚胎内部。

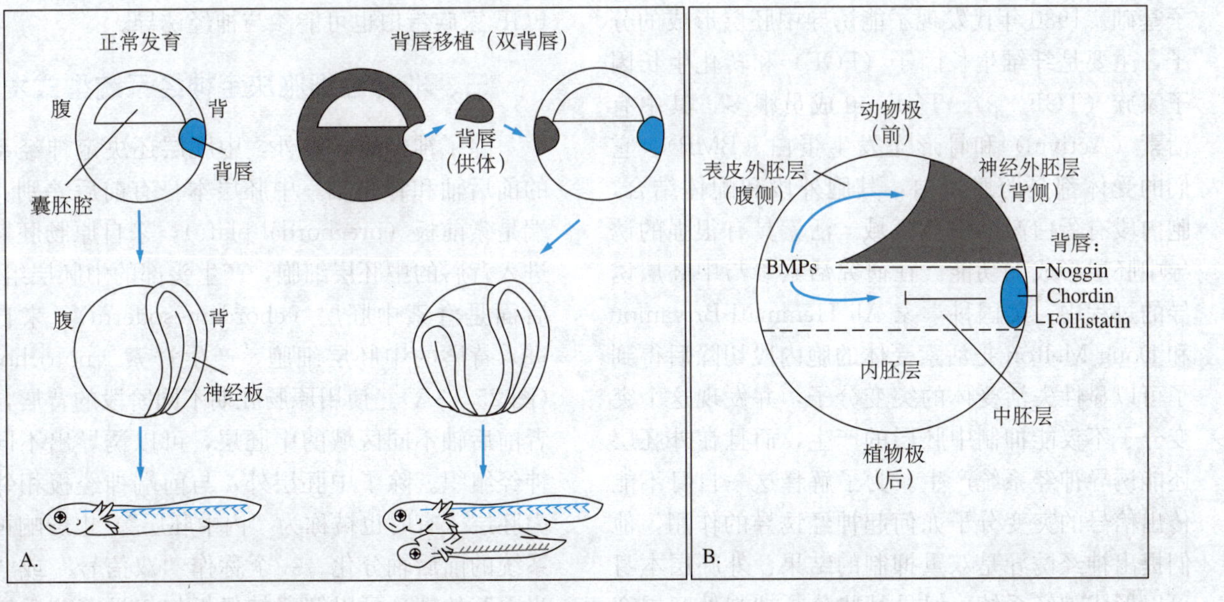

图 25-2　背唇可以诱导两栖类动物胚胎形成第二条神经轴

（A）斯佩曼和曼葛得的组织块移植实验。将供体原肠胚早期的背唇移植到宿主胚胎的腹侧以后，宿主会在应该形成腹部表皮的位置，产生包括神经板在内的第二个体轴。（B）神经诱导的分子模型。背唇中胚层细胞分泌的 Noggin、Chordin 和 Follistatin 能阻止外胚层中的 BMP 家族蛋白与其受体结合，从而抑制 BMP 诱导表皮的产生，使背侧外胚层形成神经板。示意图显示的是原肠胚期早期的两栖类动物胚胎，虚线显示的是将来变成中胚层的、赤道区域的深层细胞在20世纪初期，曼葛得和斯佩曼用不同肤色的蝾螈做了一系列实验，将胚胎某一部位的组织块移植到另一部位，并观察供体和宿主细胞的命运。他们在1924年报道，将供体原肠胚早期的背唇（主要含迁移中的中胚层细胞）移植到另外一个胚胎（宿主）的腹侧以后，宿主会形成两个神经板：一个是原来就应该发生，位于胚胎背侧；另外一个位于宿主胚胎的腹侧，它主要来源于宿主外胚层本来应该形成表皮的细胞，而这个神经板内侧紧邻的是供体来源的背唇中胚层细胞（图25-2A）。他们提出：背唇的中胚层细胞诱导外胚层产生神经系统，这也就是神经诱导的概念。以后的实验进一步证明了这个概念，而且还发现，正常胚胎发育过程中存在多个诱导作用。荷兰科学家纽库普（Pieter Nieuwkoop）发现，中胚层本身需要来自内胚层的信号诱导产生。除了胚层诱导以外，诱导是发育过程中具有普遍意义的一个原理。胚胎不同小区域中某些特定细胞也常常有诱导作用：细胞发出信号，决定性地改变周围其他细胞的命运。

二、神经诱导是因为对表皮命运的抑制

诱导现象发现后，许多科学家试图找到其分子基础。1980年代发现了能诱导中胚层形成的分子，主要是纤维生长因子（FGF）和转化生长因子家族（TGF-β）。TGF-β成员很多，其中有活素（Activin）和骨形态发生蛋白（BMP）。它们的受体都是跨膜蛋白，其胞外段和配体结合，胞内段有蛋白激酶活性区域。活素具有很强的诱导中胚层形成的功能。在研究活素参与中胚层诱导的过程中，美国科学家Ali Hemmati-Brivanlou和Doug Melton把活素受体的胞内段切除后得到了可以显性失活受体的突变分子，并发现这个突变分子不仅能抑制中胚层的产生，而且在外胚层还能诱导神经系统产生。为了解释这一自身不能传出信号的突变分子如何起神经诱导的作用，他们提出神经诱导是双重抑制的结果：外胚层本身可以形成神经系统，但是某些分子抑制外胚层产生神经板，而神经诱导是由于这些分子的活性被其他分子抑制所造成。因为活素受体的显性负性突变分子也能抑制同一家族的其他受体，所以这些抑制神经诱导的分子很可能是和活素相关的分子。其后发现，抑制BMP受体的活性也导致神经诱导。

在1990年代，首次发现了具有神经诱导作用的分子——头素（Noggin），这是一个产生于背唇的分泌型蛋白。后来发现，背唇产生的其他分泌型蛋白，如脊素（Chordin）和卵泡抑素（Follistatin），也可以诱导神经发生。生化研究表明，头素和脊素分别都可以与BMP结合，从而阻止BMP与其受体结合，而低浓度的BMP可以抑制外胚层神经发生，促进表皮发生。这一系列的研究从分子角度得出了对神经诱导的认识。也就是说，外胚层细胞具有形成神经板的潜力，而这种潜力被外胚层内存在的BMP所抑制，只有当背唇分泌的头素、脊素和卵泡抑素等弥散到外胚层，结合并抑制外胚层中的BMP，才能导致神经发生。在两栖类，因为这些抑制表皮诱导的因子来源于背侧的中胚层细胞，所以神经板发生于背侧外胚层。进一步研究结果表明，当四个BMP家族成员（BMP 2/4/7和ADMP）基因的功能同时被抑制后，非洲爪蟾的外胚层广泛形成神经组织，这为神经诱导的模型提供了强有力的支持。虽然这个模型起初依赖于爪蟾的研究结果，其他动物的实验也支持这一模型。但是，除了BMP信号以外，翅整素（Wnt）和FGF家族蛋白也可能参与神经诱导。

三、非神经细胞决定神经系统型式发生

除了神经诱导以外，中胚层还决定神经系统的前后轴和背腹轴。中胚层本身有前后差别：前端是索前板（prechordal plate），来自原肠胚期先进入背唇的中胚层细胞，产生头部的中胚层组织；后面是脊索中胚层（chordamesoderm），来自后进入背唇的中胚层细胞，产生脊索（notochord）（图25-3A）。使用原肠胚期不同阶段的背唇，或者前后轴不同区域的中胚层，可以诱导出不同的神经组织。除了中胚层外，与前端神经板相邻的内胚层（有时也被称为“内中胚层”）也影响神经系统的前后轴分化。一个称作“双信号”或“双步骤”的理论可以解释神经板如何沿着前后轴分化的。这一假说提出，中胚层送出两个信号，第一个信号（激活因子）诱导形成前端神经板（前脑和中脑），第二个信号（转化因子）将第一个信号诱导产生的神经板转化为后端的神经结构。由

于第二个信号以浓度梯度形式存在于中胚层（或外胚层本身），神经板前端和后端受第二信号的影响不同，这样神经板的前后也就确定下来了（图25－3B）。虽然双信号理论提出于1950年代，但是它能解释近年来分子研究的结果。前面提到的神经诱导分子，如头素和脊索，可以作为这一理论的第一信号。具有第二信号功能的因子有FGF、维甲酸（retinoic acid）和Wnt蛋白。与神经诱导一样，双重抑制也在决定神经系统前后轴的过程中起作用。例如，前端内胚层和索前中胚层分泌多头素（Cerberus）、Frzb－1和巨头蛋白（Dickkopf－1）等因子。这些分子都能影响神经板前后轴，但是，Cerberus既可以抑制Wnt，也可以抑制BMP，可以单独诱导产生头，而Frzb－1和Dickkopf－1只能抑制Wnt，不能抑制BMP，没有能力单独诱导产生头。

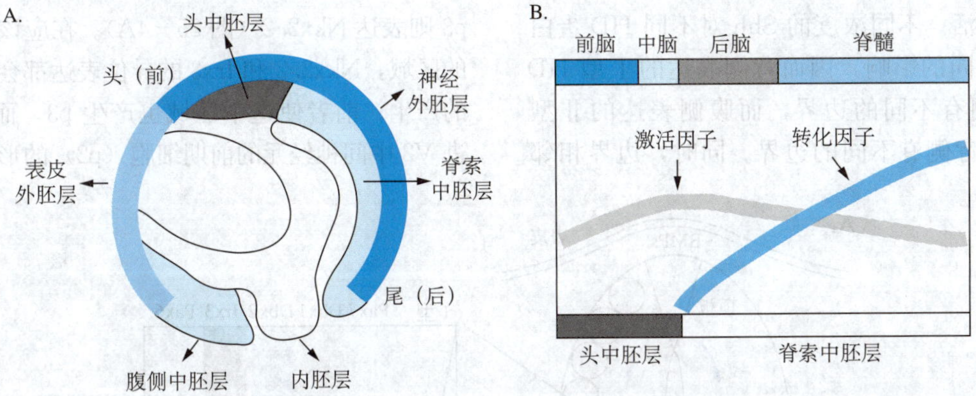

图25－3　中胚层细胞能决定神经系统的前后轴

（A）原肠胚期晚期的两栖类动物胚胎的组织结构（前后轴中线水平的切面）。（B）用于解释神经板如何沿着前后轴分化的“双信号”假说。示意图参照Doniach 1993绘制

第四节　诱导分子可以通过浓度梯度决定多种细胞命运

发育生物学中的一个重要概念是形态发生原（morphogen）的概念：局部产生的形态发生原可在一个组织中弥散形成浓度梯度，并以浓度依赖的方式决定组织中不同部位细胞的命运；不同浓度决定不同的细胞命运，多个浓度决定多个命运。这一概念同样适用于神经发育，神经管沿背腹轴的发育是一个好的例子。神经管背腹轴的不同部位有不同类型的细胞。在脊髓中（图25－4A），运动神经元（MN）位于腹侧，感觉神经元位于背侧，中间神经元位于其间，同类型的神经元还可以细分为各种亚型。神经管腹背两端还各有一个特殊的结构，即腹侧中线的底板（floor plate）和背侧中线的顶板（roof plate）。德国胚胎学家Johannes Holtfreter在1930年代开始的研究发现，与神经管腹侧相邻的脊索可以诱导神经管腹侧结构产生，包括底板、运动神经元和部分中间神经元。脊索只在胚胎发育阶段存在，把它去除后，神经管腹侧结构不能形成，而将脊索转移到靠近神经管背侧，可以抑制背侧结构的产生，并诱导出腹侧结构。1990年代英籍美国科学家Thomas Jessell等发现，脊索中表达分泌型蛋白刺猬素（sonic hedgehog，Shh），后者能进一步诱导神经管底板的形成，底板细胞也表达Shh。在神经管内，Shh不能完全地自由弥散，但是可以形成浓度梯度，在腹侧最高，并通过浓度梯度介导脊索确定神经管背腹轴的功能：高浓度的Shh诱导最腹侧的神经管结构形成，低浓度Shh诱导远离腹侧的神经管结构，一直作用到神经管的侧面结构。

Shh蛋白首先作为一个前体被合成，其后自身切割：其羧基端片段具有蛋白酶活性，将前体切割成为两段，并给氨基端片段加上固醇基团。氨基端片段含有所有发育信号。它的受体是由两个跨膜蛋白组成的复合体：一个是粗糙蛋白

(patched，Ptc)，另一个是平滑蛋白（smoothened，Smo)。在没有 Shh 时，这两个受体蛋白相互结合，Ptc 抑制 Smo 功能，但是当 Shh 结合于 Ptc 以后，Ptc 就不再与 Smo 结合，Smo 激活细胞内信号转导通路，最终影响两种同源异型类（Homeodomain，HD）蛋白家族转录因子的表达（图 25-4A)。Ⅰ型 HD 蛋白的表达最初由维甲酸等其他因子激活，但它们在脊髓腹侧的表达会被 Shh 抑制，而Ⅱ型 HD 蛋白的表达会被 Shh 信号转导通路激活。不同浓度的 Shh 对不同 HD 蛋白的表达有不同的影响，因而背侧表达的Ⅰ型 HD 蛋白在腹侧有不同的边界，而腹侧表达的Ⅱ型 HD 蛋白在背侧有不同的边界。同时，边界相邻的Ⅰ型和Ⅱ型 HD 蛋白抑制彼此的表达，进而使它们之间的边界变得非常清晰。更为重要的是，这些蛋白在背腹轴不同位置上的表达形成 HD 蛋白编码，导致不同的神经前期细胞在背腹轴不同位置上出现，这些神经前期细胞通过进一步的分裂与分化，产生出脊髓腹侧不同的神经元（图 25-4B)。例如，运动神经元的前期细胞（pMN）和 V3 中间神经元的的前期细胞（p3）都表达 Nkx6.1，但不表达 Irx3；pMN 还表达 Pax6，而 p3 则表达 Nkx2.2（图 25-4A)。在应该形成 pMN 的区域，Nkx2.2 和 Irx3 的异位表达都会抑制 pMN 的产生；前者使这个区域也产生 p3，而后者则促进 V2 中间神经元的前期细胞（p2）的形成。

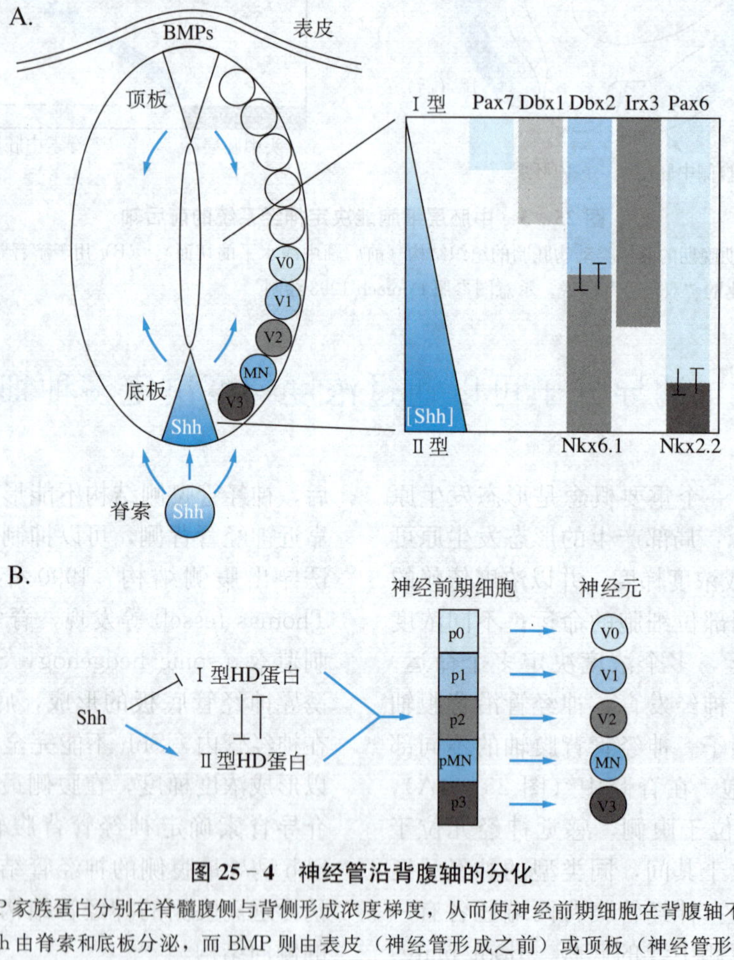

图 25-4 神经管沿背腹轴的分化

（A）Shh 和 BMP 家族蛋白分别在脊髓腹侧与背侧形成浓度梯度，从而使神经前期细胞在背腹轴不同的位置选择不同的命运。Shh 由脊索和底板分泌，而 BMP 则由表皮（神经管形成之前）或顶板（神经管形成之后）分泌。（B）神经管沿背腹轴分化的分子模型。Shh 抑制Ⅰ型 HD 蛋白的表达，但激活Ⅱ型 HD 蛋白的表达。Ⅰ型和Ⅱ型 HD 蛋白能抑制彼此的表达，但它们在腹侧的不同位置有不同的表达范围，形成 HD 蛋白编码，从而共同分化神经前期细胞，使后者只能产生某一种神经元。示意图参照 Jessell 2000 绘制

在脊髓背侧，顶板及其背侧的表皮细胞在功能上与腹侧的底板和脊索十分相似，它们通过分泌多种 BMP 家族蛋白来影响背侧不同神经前期细胞的产生。Shh 和 BMP 介导的信号传导通路几

乎在整个神经管起作用，它们通过影响不同转录因子的表达，使不同神经元产生于后脑、中脑以及大部分前脑的不同背腹轴部位。在神经系统沿前后轴分化的过程中，诱导因子的作用最终也体现在细胞内因子，尤其是转录因子，在不同区域的特异性的表达。值得一提的是编码同源异型盒（Homeobox，Hox）蛋白的基因簇。在果蝇等节肢动物的胚胎发育过程中，*Hox* 基因簇的不同成员按照在基因组中的排列顺序沿前后体轴按顺序表达，并通过这些转录因子的区域特异性的表达，使动物的体节各具特征。*Hox* 基因簇在进化上高度保守，它们的保守性既体现在所编码蛋白的氨基酸序列上，也体现在基因簇的各个成员在基因组中的排列顺序以及它们沿胚胎前后轴的表达顺序上。脊椎动物的后脑和脊髓呈节段性，而 *Hox* 基因也被用来决定这些神经组织前后各个节段的特征。

第五节　神经细胞的多样性是外源性和内源性机制共同作用的结果

神经系统通过中胚层诱导基本成型后，神经细胞的进一步分化涉及两个方面。一方面，神经系统的不同部位会被细分为更特殊的功能区域。例如，人和其他哺乳动物的大脑新皮质由胚胎前脑的背部分化形成，具有控制运动和人类思维的功能，也用于分析和整合躯体感觉、听觉和视觉等信息，这些功能由新皮质中不同的区域所控制。另一方面，神经管同一位置上产生的神经元会被分化为具有不同功能的亚型。前面提到过，脊髓同一节段的运动神经元可以根据其支配的肌肉分为不同的亚型。有意思的是，虽然不同亚型的运动神经元产生于脊髓的同一位置，但是它们出生时，已经表达不同的 LIM 蛋白家族转录因子，而此时，神经元与肌肉纤维还没有形成突触连接。也就是说，运动神经元亚型的形成很难单纯地用环境因素的差异来解释。在神经发育过程中，除了前面讲述的分泌诱导因子到环境中的机制外，其他分子和细胞机制也起极其重要的作用。在同一环境中，相邻的细胞可以通过彼此间的直接相互作用来选择不同的命运。细胞也可以变得完全不受环境影响，而是通过固定型式的分裂来产生不同的神经细胞。在更多的情况下，神经细胞的命运是由外源性和内源性机制共同决定的。

一、环境因素可以影响神经细胞的命运

除了诱导神经系统最初的分化和成型外，在将神经系统细分成更特异的功能区域过程中，诱导因子依然起重要的作用。前面已经提到，人类最复杂的感觉和知觉功能是由大脑新皮质的不同区域来处理。近年来的研究发现，成年哺乳动物新皮质中的功能区域在胚胎发育时期就可以观察到，也就是说，相应区域的神经前期细胞之间就已经有差异。胚胎前脑的不同区域有成型中心（patterning center），通过分泌不同因子来影响神经前期细胞的分化。

在神经发育早期，前脑背侧中线分泌的 BMP 和 Wnt 家族蛋白，以及来源于腹侧的 Shh，沿着背腹轴把前脑背部分成海马、新皮质和嗅觉皮质等不同结构。在新皮质的进一步分化中，背侧的成型中心继续分泌 BMP 和 Wnt 蛋白，从中线至两侧形成浓度梯度；其他的成型中心，如位于前脑头端的细胞，会分泌 FGF8 等因子，沿着前后轴形成浓度梯度（图 25 - 5A）。在皮质的不同位置，这些浓度梯度对神经前期细胞的分化有不同的影响，进而形成最初的皮质区域图谱。增强或减弱这些分泌因子的表达可以改变成熟皮质中功能区域的分布，这表明这些成型中心对于这些功能区域的形成起很大的作用。例如，在胚胎期降低前脑头端 FGF8 的表达量，可以显著地减少成年小鼠皮质前部的功能区。反之，在前脑后端异位表达 FGF8，可以产生第二个、在正常情况下只有在皮质前部形成的躯体感觉皮质（图 25 - 5B）。一个有意思的现象是，分泌因子的浓度梯度影响胚胎皮质细胞中多种转录因子的表达量，从而形成相对应的皮质前期细胞和它们产生的神经元中转录因子的表达量梯度，进而影响细胞分裂以及神经元产生、迁徙、突触连接和凋亡，最终决定神经网络的形成。需要指出的是，虽然在

皮质与皮质外神经元之间形成特异突触连接过程中，神经元自身的特性以及它们所在的环境在最初起很大作用，但是，神经网路的精细化和维持还取决于神经活动。也就是说，脑的发育和功能，既受先天（遗传）因素的影响，也受到后天（神经活动）因素的影响。

环境因素能决定细胞命运的另一个例子是神经脊细胞的分化。神经脊细胞起源于神经板两侧的外胚层（图 25－1），其中有些细胞成为神经板的一部分，直至神经管形成以后才迁移出来。神经脊细胞迁移的范围相当广，在胚胎的不同部位形成似乎没有什么共性的多种细胞类型，包括周围神经系统的神经元和胶质细胞、皮肤的色素细胞、内分泌和旁分泌组织、面部的软骨和骨骼以及多种器官中的结缔组织。虽然这些不同的细胞来源于胚胎前后轴不同位置上的神经脊细胞，但是移植实验表明，它们所产生的细胞类型并不是取决于它们的起始位置，而是取决于它们最后所迁移到的部位，这说明它们的命运在很大程度上是由环境因素所决定的。在体外，不同的生长因子可以把神经脊细胞分化成交感神经元（BMP2/4）、雪旺细胞（胶质细胞生长因子）和平滑肌（TGF－β）。

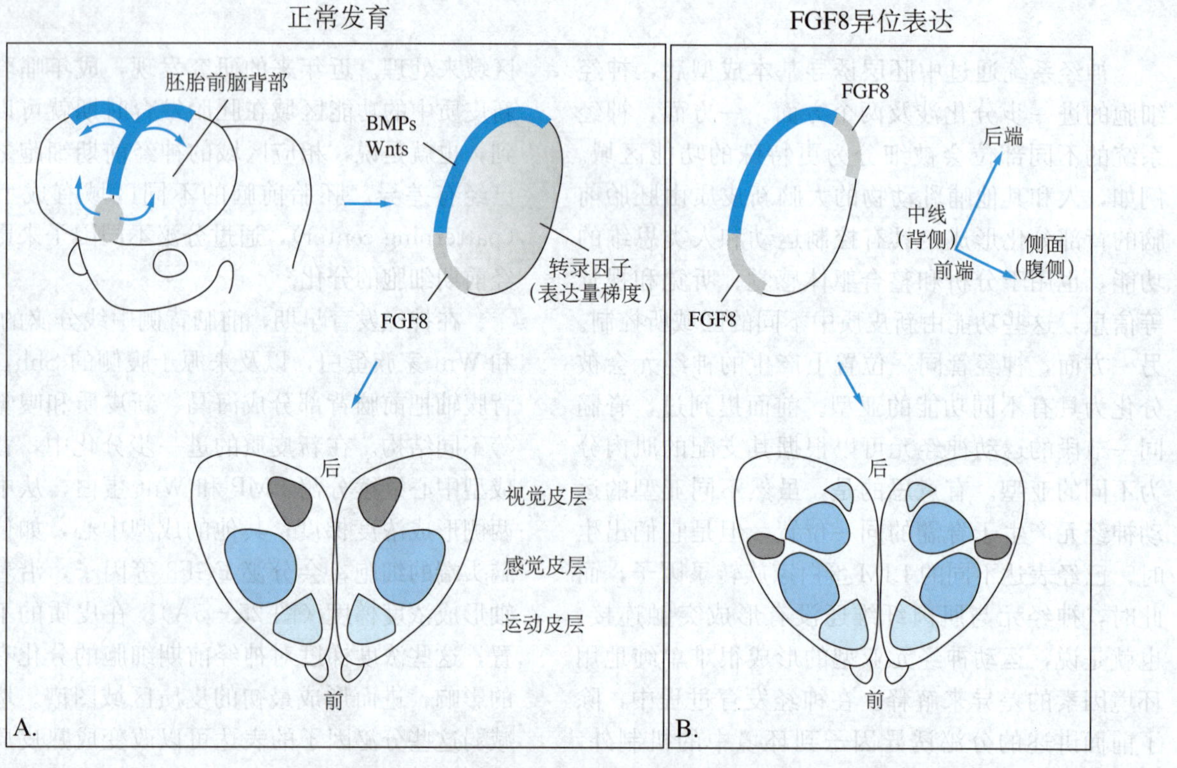

图 25－5 哺乳动物大脑新皮质功能区域的形成

（A）在正常发育过程中，胚胎前脑背部中线和头端的成型中心分泌 BMP、Wnt 和 FGF8 等因子，使这些蛋白分别沿背腹轴和前后轴形成浓度梯度，进而影响多种转录因子在神经前期细胞中的表达量，最终把大脑新皮质分化成不同的功能区域。（B）受在胚胎前脑后端异位表达的 FGF8 影响，大脑新皮质能在后端形成第二个运动和躯体感觉皮质。示意图参照 Sur 和 Rubenstein2005 绘制

二、细胞之间可以通过“对话”（直接相互作用）来选择不同的命运

在神经系统发育过程中，相邻的细胞经常会选择不同的命运，这种选择有时是通过细胞之间的对话来实现的。一个经典的例子是果蝇发育中神经前期细胞的决定。果蝇的神经外胚层细胞都有能力变成神经前期细胞，并表达能使它们成为神经前期细胞的因子［称为“促神经基因”（proneural gene）］。然而，一个形成中的神经前期细胞能阻止邻近的细胞也选择这一命运，因此，最终只有一小部分神经外胚层细胞会继续表达促神经基因而成为神经前期细胞，其余变成表皮或辅助细胞（图 25－6A）。

在这个被称为“侧位抑制”（lateral inhibition）的过程中，缺角蛋白（Notch）和三角蛋白（Delta）所介导的细胞之间的对话起关键作用（图 25－6B）。Notch 是一种跨膜受体，其氨基端在细胞膜外，能与配体结合，其羧基端在细胞内，有直接调控基因表达的能力。Delta 是 Notch 的配体，也是一种跨膜蛋白。在神经外胚层细胞中，Notch 的表达量是相似的，但 Delta 在形成中的神经前期细胞中的表达量较高，这使得 Delta 能激活邻近细胞的 Notch 受体。Notch 被激活后，其羧基端经酶切脱离细胞膜，并进入细胞核，通过与缺毛蛋白抑制因子［Suppressor of Hairless，Su（H）］的结合而激活分叉增强因子［*Enhancer of split*，*E*（*spl*）］类转录因子的表达。后者抑制包括无毛基因簇（*achaete-scute* complex，AS-C）在内的促神经基因的表达，从而使神经前期细胞周围的细胞变成其他细胞。由于 Delta 本身的表达也需要促神经基因，Notch 被激活后也会抑制 Delta 的表达，从而使邻近细胞不能通过激活 Notch 来抑制促神经基因在神经前期细胞中的表达。也就是说，通过 Notch 信号传导及其反馈机制，相邻的细胞可以对神经和表皮命运作出不同的选择。由于这种反馈机制可以放大细胞之间随机出现的 Notch 信号传导的差异，因此，即使把一个形成中的神经前期细胞杀死，邻近细胞中的一个也会替代它。在缺失 Notch 的情况下，几乎所有的神经外胚层细胞都变成神经前期细胞，而在神经外胚层细胞中把 Notch 持续地激活，它们都不能变成神经前期细胞（图 25－6C）。有意思的是，一个神经前期细胞有时可以抑制周围上百个细胞，其中大部分与它并不直接相邻，这是通过神经前期细胞伸展出的细长的突起实现的，而且 Delta 能促进这种突起的生长。

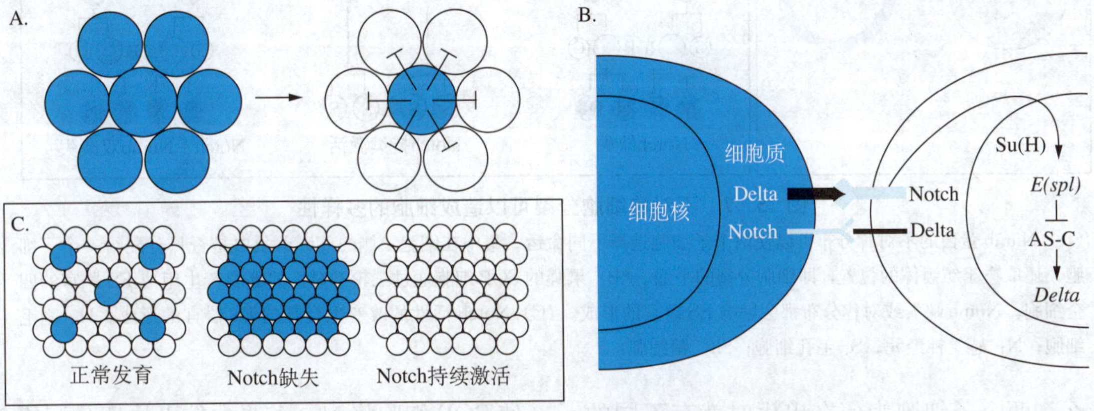

图 25－6　Notch 介导的信号传导通路能使细胞之间可以通过对话来选择不同的命运

（A）在果蝇的正常发育过程中，一个形成中的神经前期细胞能阻止邻近的神经外胚层细胞也选择这一命运，使后者变成表皮细胞。（B）形成中的神经前期细胞通过 Delta 来激活邻近的细胞中的 Notch 信号传导通路，从而抑制 AS－C 和 *Delta* 等基因的表达，使邻近的细胞不能成为神经前期细胞。（C）Notch 活性的改变能影响果蝇神经前期细胞的数量

Notch 介导的信号传导通路在进化上相当保守，所有被研究过的动物都用它来介导发育过程中细胞之间的相互作用。脊椎动物有多个编码 Notch 和 Delta 的基因。在小鼠胚胎发育过程中，上调和下调 Notch 信号传导通路中各个基因的活性，会影响神经系统内外多种组织的形成。虽然这些实验还不能精确地阐明 Notch 的作用，但是 Notch 信号传导的变化会导致细胞命运的改变，也能影响很多其他方面的细胞分化，这说明细胞之间的相互作用在脊椎动物的发育中也起关键的作用。

三、前期细胞可通过不对称分裂产生多种神经细胞

不对称细胞分裂能产生两个在出生时就不同的子细胞。果蝇等无脊椎动物的细胞多样性主要来自于这种内源性的不对称分裂。例如，在果蝇的周围神经系统中，各种感觉器官是一种叫作"感觉器官前体细胞"（SOP）的神经前期细胞分裂形成。用于感受机械或化学信息的外感觉（ES）器官由四个细胞组成：刚毛（hair）和毛孔细胞（socket）形成可以在体外看到的感受器，

感觉神经元将收集到的信息传送到中枢神经系统，还有一个起支持作用的鞘细胞（sheath cell）。这四个细胞由SOP细胞通过三轮不对称分裂产生（图25-7B）：SOP第一次分裂产生一个ⅡA和一个ⅡB，它们都是二级前体细胞；ⅡA进一步分裂产生刚毛和毛孔细胞，ⅡB分裂产生一个胶质细胞和一个三级前体细胞（ⅢB），其中胶质细胞凋亡或迁移到其他地方，不成为ES器官的一部分，而ⅢB细胞则再次分裂产生一个神经元和一个鞘细胞。果蝇中枢神经系统中的神经前期细胞叫作“神经母细胞”，也通过一系列的不对称分裂来产生不同的神经元和胶质细胞。

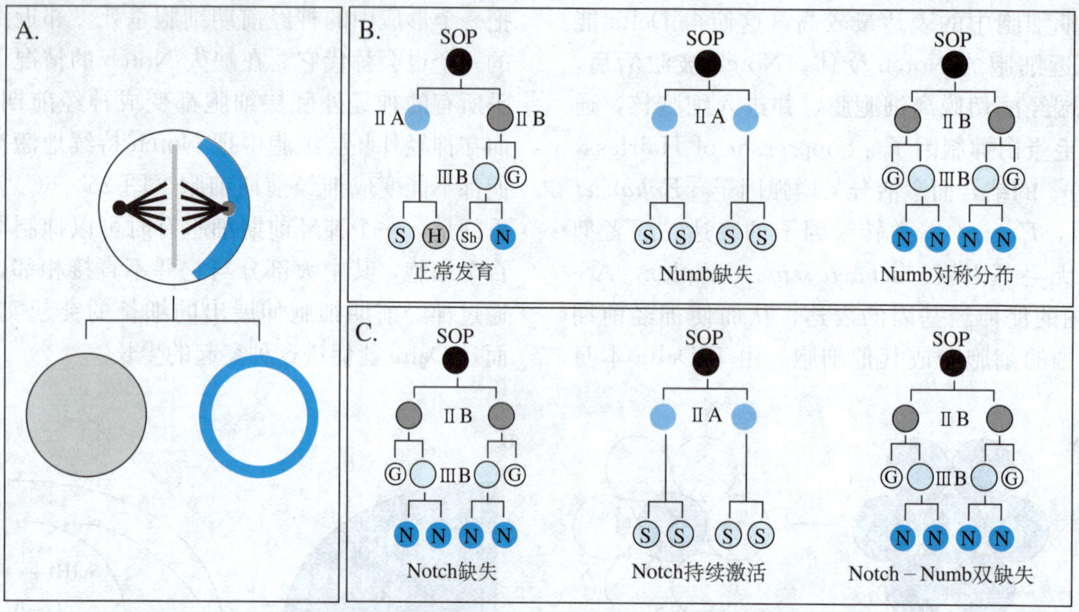

图25－7 不对称细胞分裂可以造成细胞的多样性

（A）Numb蛋白的不对称分布可以使两个子细胞选择不同命运。集中在细胞一侧的Numb蛋白是否只分配给一个子细胞，还取决于纺锤体的位置，即细胞分裂的平面。（B）果蝇的SOP细胞通过三轮不对称的分裂产生组成ES器官的四个细胞。Numb缺失或对称分布都会影响ES器官的形成。（C）Notch活性的改变也会影响ES器官的形成。H：刚毛细胞；N：感觉神经元；S：毛孔细胞；Sh，鞘细胞

那么，两个子细胞为何在出生时就有不同的命运呢？一个主要的机制是在细胞分裂时，将决定细胞命运的因子只定位在细胞的一侧，并通过这样不对称的分布把这些因子只分配给其中的一个子细胞。例如，华裔美国科学家詹裕农（Yuh Nung Jan）和叶公杼（Lily Yeh Jan）实验室的研究表明，果蝇的麻木蛋白（Numb）是一个决定不对称细胞命运的因子（图25-7A）。在SOP细胞分裂间期，Numb蛋白几乎是均匀地分布在SOP的细胞浆内（粘附在细胞膜内侧）。但是，当SOP细胞进入分裂期后，Numb会很快地集中到细胞的一侧，并在分裂后主要被分配给ⅡB细胞。Numb蛋白在两个SOP子细胞中的不对称分布使它们选择不同的命运：在Numb缺失的情况下，两个SOP子细胞都变成ⅡA；反之，如果迫使SOP细胞将Numb蛋白较平均地分配给两个子细胞，它们都变成ⅡB细胞。ⅡA和ⅢB细胞虽然在出生时没有从母细胞得到Numb，但它们能合成新的Numb蛋白，并通过Numb的不对称分布使两个子细胞选择不同的命运。也就是说，在Numb缺失的情况下，SOP细胞只能产生一个只有四个毛孔细胞的ES器官，而Numb蛋白的平均分配也会阻碍ES器官的形成，使它只含有四个感觉神经元（图25-7B）。进一步的研究表明，这一Numb介导的机制在果蝇发育过程中，使很多神经和非神经前期细胞分裂产生不同的细胞类型。

一个决定细胞命运的因子在细胞内的不对称分布是一个复杂的过程。细胞首先要极化，使其一端与另一端不同。线虫的研究首先发现，分割蛋白-3（Par-3）、分割蛋白-6（Par-6）和非

典型蛋白激酶C（aPKC）这三种蛋白组成在进化上非常保守的一个蛋白复合物。细胞根据胚胎轴提供的极化信号，把这一复合物定位在一端使细胞极化。随后，这一复合物通过其他的蛋白因子，把Numb以及其他决定细胞命运的因子定位到细胞的对侧，并固定纺锤体的位置，从而使这些因子能不均等地分配给两个子细胞。

在脊椎动物中，这些影响果蝇和线虫发育中不对称细胞分裂的各种因子也存在，它们的氨基酸序列高度保守，这提示内源性的不对称细胞分裂在脊椎动物发育中也起重要的作用。哺乳动物的神经系统有大量的神经元，它们是在胚胎发育的特定阶段，通过前期细胞的多轮分裂而产生。也就是说，在产生神经元期间，神经上皮中的一部分细胞分化成神经元，而另一些仍选择神经前期细胞的命运（自我更新），并继续分裂产生更多的神经元。通过实时成像技术直接观察发现，许多神经前期细胞能不对称地分裂，在自我更新的同时产生一个神经元。哺乳动物有两个高度保守的、编码Numb蛋白的基因。小鼠的神经前期细胞在分裂时，把Numb蛋白集中在细胞的一侧，并在分裂后只分配给继续成为前期细胞的子细胞。如果这些Numb蛋白缺失，神经前期细胞就不能进行自我更新；而迫使Numb蛋白较为平均地分配给两个子细胞，神经元的产生就会被抑制。这些研究表明，至少在神经前期细胞平衡自我更新与分化的过程中，Numb介导的不对称细胞分裂起关键作用。这一细胞分裂形式是否在脊椎动物的细胞多样性中也起作用，尚待进一步的研究。

四、一个神经细胞的“生日”（出生时刻）可决定其命运

前面已经提到，神经元是在较长的一段发育时期中，通过神经前期细胞多次分裂而产生。也就是说，不同的神经元有不同的生日。在这里，生日的定义是神经前期细胞刚刚分裂并产生不具有分裂能力的神经元的时刻。大脑新皮质神经发育的研究首先揭示，神经细胞命运的决定也受时间上调控机制的影响。虽然皮质的不同区域具有相当特殊的功能，但是神经元在各个部位的分布十分相似，形成与皮质表面平行的六层，只是每层的厚薄在不同的区域有所不同。在胚胎发育过程中，皮质的投射神经元来源于皮质神经上皮内侧生发层（室管膜层）中的神经前期细胞，后者一般在室管膜层内表面进行分裂，产生出来的神经元离开室管膜层，朝神经上皮的外表面迁移，在外侧的“皮质板”分化为成熟的神经元。标记神经元生日的实验显示，皮质神经元是在特定的发育时期内，“由里朝外”产生出来的：深层的神经元先产生，然后再产生浅层的神经元，后者必须穿过前者才能到达它们在皮质板的位置。由于不同层的神经元在形态、与其他神经元的连接和生理功能上不一样，所以这些标记实验也说明神经元的生日与它们的命运之间有对应的关系。进一步的研究揭示，一个皮质神经前期细胞可以多次分裂，它们所产生的神经元可以占据不同层，这也就是说，“层次命运”与生日的对应关系是因为皮质前期细胞能在不同的时间产生不同的神经元，而不是因为皮质中有只能产生某一层皮质神经元的神经前期细胞。把皮质神经前期细胞在体外单个地培养，即在没有类似于体内环境的条件下，它们仍然能按顺序产生不同层的皮质神经元。

细胞生日与命运之间的对应关系也体现在视网膜的形成过程中。脊椎动物的视网膜有六种神经元（神经节细胞、无长突细胞、双极细胞、水平细胞、视锥细胞和视杆细胞）以及一类胶质细胞（穆勒胶质细胞），这些细胞是在发育过程中按顺序产生出来的：首先是神经节细胞，最后才是视杆细胞、双极细胞和穆勒细胞。与大脑皮质的神经前期细胞一样，视网膜的前期细胞也有产生多种神经细胞的能力，即不同的视网膜细胞同样也不是来源于只能产生某一种细胞的前期细胞。然而，一个视网膜前期细胞在发育的某个阶段只能产生一种视网膜细胞，并且环境因素只能影响其所产生细胞的多少，但很难迫使它产生与其发育阶段不相符的细胞。比如说，把某一发育时期的视网膜前期细胞移植到发育较早或较晚的视网膜中，这些细胞仍然只能产生与它们自身发育时期相对应的视网膜细胞。

根据这些研究，科学家们提出：前期细胞在发育中经历一系列的“潜能状态”，每当进入一个状态后，它们只能产生某一种神经细胞，并且，这些潜能状态是由细胞内源性的因子决定的。那么，一个神经前期细胞是如何从一个潜能状态进入另一个

潜能状态，从而使一个神经元的生日决定其命运的呢？果蝇的研究揭示，神经前期细胞在一次次分裂时，会按顺序表达不同的转录因子，从而使它们能在不同发育时期产生不同的神经细胞。

果蝇的中枢神经系统是由神经母细胞经过多次分裂产生。在果蝇胚胎每一个腹部体节的两侧，各有 30 个这样的神经母细胞，每一次分裂以后，它们自我更新并同时产生一个较小的神经节母细胞（GMC），后者再通过不对称性分裂产生两个不同的神经细胞。神经母细胞各不相同，各自产生一系列独特的、不同类型的神经元和胶质细胞。由于一个体节中不同的神经母细胞会在胚胎发育不同时期产生，因此在出生时间上，一个神经母细胞后产生出的神经元有时会早于另一神经母细胞先产生出来的神经元。有意思的是，在最早几次分裂时，所有的神经母细胞，无论是产生于胚胎发育稍早或稍晚时期，都会按顺序表达四个转录因子（图 25-8A）。虽然这些转录因子只是短暂地在神经母细胞中表达，但是它们会在分裂后产生的 GMC 以及 GMC 产生的神经细胞中继续表达。美国科学家 Chris Doe 实验室的研究表明，这些转录因子的短暂表达对于特定神经细胞的产生起关键作用（图 25-8B）。例如，神经母细胞第一次分裂时会表达驼背蛋白（Hunchback，Hb），但在第二次分裂时转为表达畸形蛋白（Kruepple，Kr）。通过遗传学的方法将 Hb 在神经母细胞中去除，它们就不再产生第一次分裂后产生的“头生”神经细胞，但是第二次分裂时产生的“二生”神经细胞不受影响，而去除 Kr 会得到相反的结果。反之，如果迫使神经母细胞持续地表达 Hb 或 Kr，它们不能产生别的神经细胞，而是不断地产生头生或二生神经细胞。

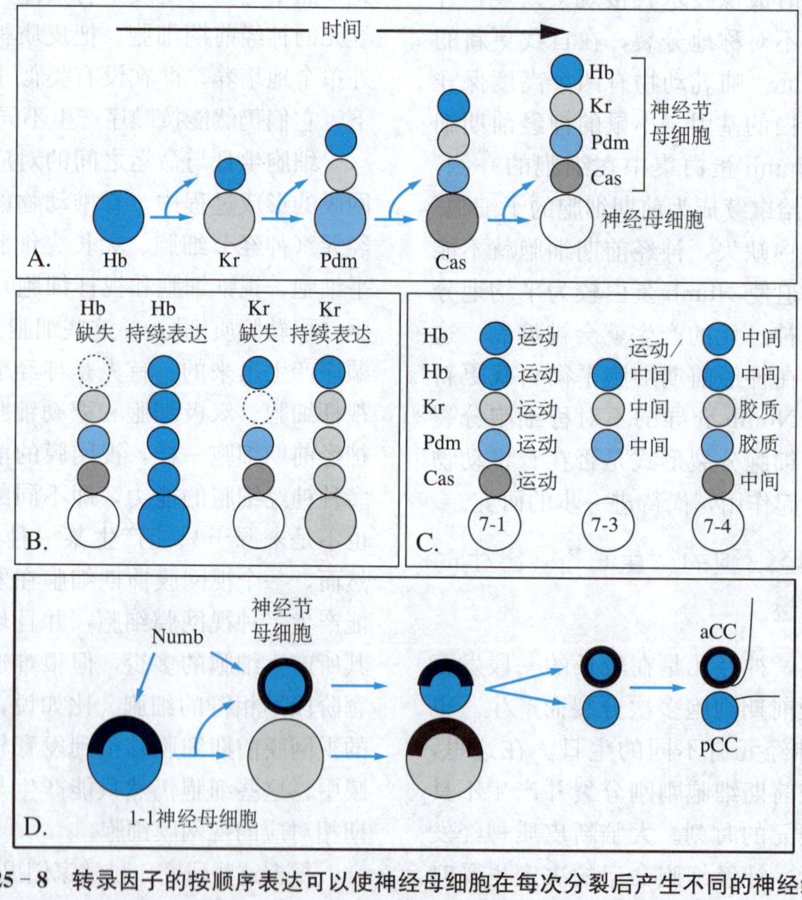

图 25-8　转录因子的按顺序表达可以使神经母细胞在每次分裂后产生不同的神经细胞

（A）在最早几次分裂时，果蝇所有的神经母细胞都会按顺序表达四个转录因子。（B）Hb 和 Kr 缺失或持续表达能影响神经母细胞产生不同 GMC 的能力。虚线显示 GMC 或者死亡，或者变成二生（Hb 缺失）或头生（Kr 缺失）GMC。（C）7-1、7-3 和 7-4 这三个神经母细胞每次分裂后产生的 GMC 各不相同，但用同样的转录因子来决定它们的命运。7-1 和 7-4 前两次分裂时都表达 Hb。7-3 只分裂三次。运动：运动神经元；中间：中间神经元；胶质：胶质细胞。（D）神经母细胞和 GMC 分裂时也将 Numb 蛋白不对称地分配给两个子细胞。GMC 只分裂一次，产生两个不同的神经细胞，并通过 Numb 的不对称分布使它们选择不同的命运在体外，果蝇的神经母细胞依然能按顺序表达这些转录因子，这进一步提示存在一个细胞内源性的时间调控机制，通过不同的转录因子，使神经母细胞从一个潜能状态转换为下一个。值得指出的是，在神经系统发育过程中，生日与细胞命运之间的关系可能是一个较为普遍的现象，而且这种时间上的调控也可以通过细胞之间的相互作用来实现。例如，脊髓中的一些运动神经元的亚型也是按先后顺序产生的。鸡胚实验显示，先产生的运动神经元亚型会释放维甲酸类的分子到细胞外，以此来影响后产生运动神经元亚型的命运。在神经发育过程中，一般是先产生神经元，然后再产生胶质细胞，这一转换也可能是由时间上的调控机制来决定。把皮质神经前期细胞在体外单个地培养，它们仍然能从产生神经元转换到产生胶质细胞。在脊髓发育中，有证据显示，运动神经元和少突胶质细胞来源于同一群神经前体细胞，但是按先后顺序产生。

五、神经细胞的多样性是由不同的内源性和外源性机制共同作用的结果

虽然一些神经前期细胞会利用上述机制中的某一种来决定细胞命运，但是在神经发育中，这些机制往往不是独立地运作，而是共同起作用。前面提到，果蝇中枢神经系统中的神经母细胞每次分裂后，都会通过时间上的调控机制，产生不同的GMC。但是，神经母细胞在分裂时，也会像周围神经系统中的SOP细胞一样，把Numb等蛋白不对称地分配给两个子细胞中的一个。虽然Numb在这一分裂中不起作用，但是GMC也会不对称地将Numb分配给两个子细胞，并通过Numb的不对称分布使它们选择不同的命运（图25－8D）。例如，1－1神经母细胞的头生GMC（GMC1－1a）分裂后，一个子细胞成为运动神经元（aCC），另一个成为中间神经元（pCC）。如果没有Numb，两个细胞都变成pCC；反之，把Numb较平均地分配给两个子细胞，它们都变成aCC。Numb在其他GMC不对称地分裂时，很可能起相似的作用。也就是说，不对称分裂与时间调控共同起作用，使一个神经母细胞产生一系列不同的神经细胞。

一个有意思的现象是，时间调控和不对称分裂这两个机制影响很多细胞的命运，而这些细胞命运之间几乎没有相似性。比如说，虽然1－1、7－1、7－3和7－4这四个神经母细胞每次分裂后产生的细胞完全不同，有运动神经元，有中间神经元，也有神经胶质细胞；但是，它们使用同样的转录因子来决定这些截然不同的细胞命运（图25－8C）。Numb同样也能影响很多的细胞命运。虽然在GMC1－1a的分裂过程中，Numb让细胞选择运动神经元的命运而不是成为中间神经元，但是在别的神经前期细胞分裂时，Numb也可以让细胞成为不同的中间神经元。MP2神经前期细胞只分裂一次，产生两个轴突伸展方向不同的中间神经元（vMP2和dMP2）；Numb使细胞选择dMP2的命运。在前面讲到的SOP细胞分裂中，Numb蛋白被用来决定三个毫不相关的命运（ⅡB，神经元和刚毛细胞）。非神经细胞也能通过Numb使子细胞选择不同的命运。

那么，这些蛋白为何能决定这么多的命运呢？在不对称细胞分裂中，两个子细胞命运的决定也受Notch介导的细胞之间相互对话的影响，并且，Notch和Numb功能的变化（缺失或增强）对细胞命运的影响完全相反。但是，在Notch和Numb都缺失的情况下，细胞命运的变化与Notch缺失所造成的一样（图25－7C）。这些实验提示，Numb蛋白很可能只是让细胞在两个命运中选择其中的一个，而不是决定某一特定的命运，并且这是通过抑制Notch的功能来实现的。也就是说，Numb的不对称分布影响两个细胞之间或细胞与环境之间的对话，从而使它们在两个命运中做不同的选择。脊椎动物的神经发育更加复杂，需要产生更多不同功能的神经细胞，因而神经细胞的产生更可能是内源性和外源性机制共同作用的结果。

※　※　※

本章阐述了决定神经细胞命运的一些基本的分子和细胞机制，这些机制在进化中是高度保守的。在决定神经细胞命运的过程中，细胞之间的相互作用起重要作用。这些相互作用既可以发生于神经细胞与非神经细胞之间，也可以发生于神经细胞之间；这些相互作用既可以通过弥散在环境中的诱导因子，也能通过细胞之间

的直接对话。但是，细胞外的因子最终会在细胞内激活一个特异的分裂和分化程序，使神经前期细胞可以在很大程度上不受环境的影响，产生不同的神经细胞。通过对这些机制的进一步的研究，发育神经生物学的最终目标是能够精确地描述：在发育过程中，不同的神经元和胶质细胞如何按准确的数量、在特定的时期、在不同的神经系统部位产生。

参考文献

综述

1. Anderson DJ. Cellular and molecular biology of neural crest cell lineage determination. Trends Genet，1997，13：276-280
2. Betschinger J，Knoblich JA. Dare to be different：asymmetric cell division in *Drosophila*，C. elegans and vertebrates. Curr Biol，2004，14：R674-685
3. Jan YN，Jan LY. Genetic control of cell fate specification in *Drosophila* peripheral nervous system. Annu Rev Genet，1994，28：373-393
4. Jessell TM. Neuronal specification in the spinal cord：inductive signals and transcriptional codes. Nat Rev Genet，2000，1：20-29
5. Louvi A，Artavanis-Tsakonas S. Notch signalling in vertebrate neural development. Nat Rev Neurosci，2006，7：93-102
6. Niehrs C. Regionally specific induction by the Spemann-Mangold organizer. Nat Rev Genet，2004，5：425-434
7. Pearson BJ，Doe CQ. Specification of temporal identity in the developing nervous system. Annu Rev Cell Dev Biol，2004，20：619-647
8. Sur M，Rubenstein JL. Patterning and plasticity of the cerebral cortex. Science，2005，310：805-810
9. Stern CD. Neural induction：old problem，new findings，yet more questions. Development，2005，132：2007-2021
10. Zhong W. Diversifying neural cells through order of birth and asymmetry of division. Neuron，2003，37：11-14

原始文献

1. Barolo S，Stone T，Bang AG，et al. Default repression and notch signaling：Hairless acts as an adaptor to recruit the corepressors Groucho and dCtBP to Suppressor of Hairless. Genes Dev，2002，16：1964-1976
2. Briscoe J，Pierani A，Jessell TM，et al. A homeodomain protein code specifies progenitor cell identity and neuronal fate in the ventral neural tube. Cell，2000，101：435-445
3. Cai Y，Yu F，Lin S，et al. Apical complex genes control mitotic spindle geometry and relative size of daughter cells in *Drosophila* neuroblast and pI asymmetric divisions. Cell，2003，112：51-62
4. De Joussineau C，Soule J，Martin M，et al. Delta-promoted filopodia mediate long-range lateral inhibition in *Drosophila*. Nature，2003，426：555-559
5. Fukuchi-Shimogori T，Grove EA. Neocortex patterning by the secreted signaling molecule FGF8. Science，2001，294：1071-1074

Glinka A，Wu W，Onichtchouk D，et al. Head induction by simultaneous repression of Bmp and Wnt signalling in Xenopus. Nature，1997，389：517-519

6. Guo M，Jan LY，Jan YN. Control of daughter cell fates during asymmetric division：interaction of Numb and Notch. Neuron，1996，17：27-41
7. Hemmati-Brivanlou A，Melton DA. A truncated activin receptor inhibits mesoderm induction and formation of axial structures in Xenopus embryos. Nature，1992，359：609-14
8. Isshiki T，Pearson B，Holbrook S，et al. *Drosophila* neuroblasts sequentially express transcription factors which specify the temporal identity of their neuronal progeny. Cell，2001，106：511-521
9. Lee KJ，Dietrich P，Jessell TM. Genetic ablation reveals that the roof plate is essential for dorsal interneuron specification. Nature，2000，403：734-740
10. Marshall H，Nonchev S，Sham MH，et al. Retinoic acid alters hindbrain Hox code and induces transformation of rhombomeres 2/3 into a 4/5 identitity. Nature，1992，360：737-741
11. Nieuwkoop PD. The formation of the mesoderm in urodelean amphibians. I. Induction by the endoderm. Wilhelm Rouxs Arch. Entwicklungsmech. Org，1969a，162：341-73
12. Noctor SC，Martinez-Cerdeno V，Ivic L，et al. Cortical neurons arise in symmetric and asymmetric division zones and migrate through specific phases. Nat Neurosci，2004，7：136-44
13. Novitch BG，Wichterle H，Jessell TM，et al. A requirement for retinoic acid-mediated transcriptional activation in ventral neural patterning and motor neuron specification. Neuron，2003，40：81-95

14. Petersen PH，Zou K，Hwang JK，et al. Progenitor cell maintenance requires numb and numblike during mouse neurogenesis. Nature，2002，419：929-934

15. Piccolo S，Agius E，Leyns L，et al. The head inducer Cerberus is a multifunctional antagonist of Nodal，BMP and Wnt signals. Nature，1999，397：707-710

第二十六章　神经营养因子：神经元存活与凋亡的调节因子

叶玉如　鲁　白

第一节　概述 …… 474
第二节　发育过程和神经系统退行性疾病中的神经元死亡 …… 475
一、发育过程中的神经元凋亡 …… 475
二、细胞凋亡程序 …… 475
三、病理条件下的神经元死亡 …… 475
四、神经营养因子是发育神经元中重要的存活信号 …… 477
第三节　神经营养因子 …… 477
一、神经营养因子：不同的作用位点和表达谱 …… 478
二、神经营养因子的蛋白质合成和加工 …… 478
第四节　神经营养因子受体 …… 478
一、Trk 家族受体的结构 …… 479
二、Trk 受体：同源体和表达谱 …… 479
三、p75 的结构 …… 480
四、p75：同源体和表达谱 …… 481
五、配体特异性 …… 481
第五节　神经营养因子受体的下游信号传导通路 …… 482
一、Trk 受体的激活 …… 482
二、Trk 受体下游信号通路的启动 …… 482
三、与其他信号通路的交叉对话 …… 483
四、逆向运输 …… 484
五、Trk 受体信号通路的负调控 …… 484
六、$p75^{NTR}$受体下游信号传导通路的启动 …… 484
七、$p75^{NTR}$受体衔接分子的招募 …… 484
八、与其他共受体的相互作用 …… 485
第六节　神经营养因子既调节细胞存活又调节细胞死亡 …… 486
一、Trk 受体：介导存活信号通路 …… 486
二、$p75^{NTR}$受体：介导促凋亡信号 …… 486
第七节　神经营养因子：促存活和促凋亡的两面者 …… 487

第一节　概　述

神经元是构成神经系统结构的基本单位。与其他种类细胞不同的是，神经元分化成熟后则无法继续分裂，因此，神经元被称为有丝分裂后细胞。在成熟的大脑中存在少量的神经干细胞，具有代偿受损神经元的功能，但是，与胎儿时期大脑相比，成年大脑中神经元再生的速率大大降低。由于神经元在神经系统中的重要作用，以及其自身的有丝分裂后特性，如何调节此类细胞的存活和功能，对整个生物学个体的生命过程，具有极为重要的作用。在发育成熟的过程中，某些类型的神经元的选择性存活或凋亡，对神经系统的功能以及神经联系的巩固协调至关重要。另外，在神经系统疾病导致的严重症状发生之前，即出现神经元凋亡。在本章中，我们将论述在生理和病理条件下的神经元死亡，以及神经营养因子家族对神经元存活和凋亡的调节作用。

第二节　发育过程和神经系统退行性疾病中的神经元死亡

一、发育过程中的神经元凋亡

在神经系统形成的最初阶段，神经元前体细胞定位于中枢神经系统的中心轴位置，在此处，前体细胞数目随着细胞有丝分裂而不断增加。一旦离开中心轴，此类细胞则停止分裂，开始发育成熟，并继续分化成神经元。新生的神经元迁移到其最终目的地，伸展轴突，与靶细胞建立适当的神经联系。早期研究工作已经发现，在这个建立神经联系的阶段，有大量的阶段性神经元死亡发生，有些区域甚至有高达50%的神经元死亡。长期以来人们无法了解在大脑发育过程中为何发生细胞死亡，其后这一谜团被逐步揭开。根据观察发现，发育过程中神经元死亡数量和程度与靶细胞的数目密切相关，因此提示了存活神经元的数目可能依赖于靶细胞群的大小。事实上，发育过程中的细胞死亡是由于中枢和周围神经系统均具有过量的神经元导致。由于靶细胞的数目有限，并不是所有的神经元都可以与靶细胞成功地建立功能性联系。为了能让已经建立功能性神经联系的神经元选择性地存活下来，未与靶细胞建立联系的神经元便会被诱导死亡。这类大量的神经元死亡即被称为发育中凋亡或者程序性细胞死亡。对发育过程中早期细胞死亡的研究表明，死亡过程是在一系列连续事件调控下完成的，并且有可预测的特征性形态学变化。这些变化直接导致了“程序性细胞死亡”这一概念的产生，意味着内在的死亡程序决定此类细胞最终进入死亡命运。在神经元大量消亡阶段，发生细胞死亡的形态学特征是，早期胞体和细胞核以及核边缘的皱缩和凝聚，而细胞膜和细胞内功能性的细胞器则没有明显损伤。最终，细胞膜成泡后导致圆形凋亡小体的形成，其中包含了胞内细胞器和核碎片。这些圆形凋亡小体会迅速地被邻近的巨噬细胞或者大胶质细胞吞噬。这种具有特征性的细胞死亡类型被命名为细胞凋亡（apoptosis），在希腊語中为“落下”的意思。这种大量的细胞死亡被认为是生物体正常发育过程的重要组成部分，因此这些细胞的死亡和清除是神经系统巩固已建立的功能性联系所必需的。

二、细胞凋亡程序

神经元死亡的特征性形态学改变明确后，随着生化技术的发展，死亡细胞中所发生的分子变化逐渐被阐明。目前的研究已经显示，在凋亡细胞中除了可观察到的核碎片外，还存在着核内DNA的降解。另外，研究表明凋亡过程的完成需要ATP和蛋白合成的参与，这与凋亡早期观察到的细胞器的完整是一致的。参与凋亡过程的信号传导通路的明确揭示了一个蛋白水解酶家族的存在，即caspase家族，该家族蛋白在凋亡程序中扮演了非常重要的角色。Caspase是天冬氨酸介导的蛋白水解酶，这些酶被合成的初期是以无活性前体的形式存在，前体被剪切后蛋白酶被激活。Caspase前体具有相似的剪切位点，因此一个水解酶的激活可能会导致其他很多Caspase前体的剪切和激活。

凋亡程序的激活和启动，通常起始于细胞色素C的释放。细胞色素C是一种位于线粒体内膜的小蛋白质。细胞色素C被释放到胞浆中，导致了凋亡体复合物的形成。凋亡体复合物包含着两个胞内蛋白，即凋亡蛋白酶激活因子-1（Apaf-1）和caspase-9前体。该复合物启动了其他下游蛋白水解酶的激活，如caspase-3和caspase-7，它们直接导致了凋亡过程中观察到的形态学变化（图26-1）。

三、病理条件下的神经元死亡

虽然最初认为神经元凋亡仅仅发生在发育早期，用以消除大量过剩的神经元，但是很快人们认识到凋亡是代表了一种贯穿终生的神经元死亡类型。事实上，在各种神经系统退行性疾病中，如老年痴呆症、帕金森症和肌萎缩性（脊髓）侧索硬化症，都存在着神经元凋亡的现象。同样，在外伤或者癫痫引起的脑损伤中，也普遍观察到神经元凋亡。虽然如此，凋亡仅仅是脑损伤区域的神经元死亡形式之一。坏死是另一种形式的神经元死亡，广泛存在于受病害影响的脑区。坏死与凋亡的不同之处在于，细胞胞体和细胞器膨胀肿大，这些变化意味着细胞遭受严重的新陈代谢损伤和破坏。细胞膜完整性遭到破坏后，胞内物质渗漏到周围基质并引起免疫反应。无论是凋亡还是坏死发生，均依赖于几个因素，如死亡刺激的种类，发生死亡的细胞的能量水平和细胞器的完整性等。它们决定着细胞是进入凋亡还是坏死程序。即使这样，确定神经元死亡的类型仍然较为困难，因为神经元的死亡可以同时具备坏死和凋亡的特性。这就说明了最终决定受损神经元命运的信号传导通路可能是凋亡和坏死程序相结合的结果。阐明由神经系统疾病启动的决定神经元死亡的信号传导通路，将为我们了解如何调控神经元死亡过程提供重要的线索。

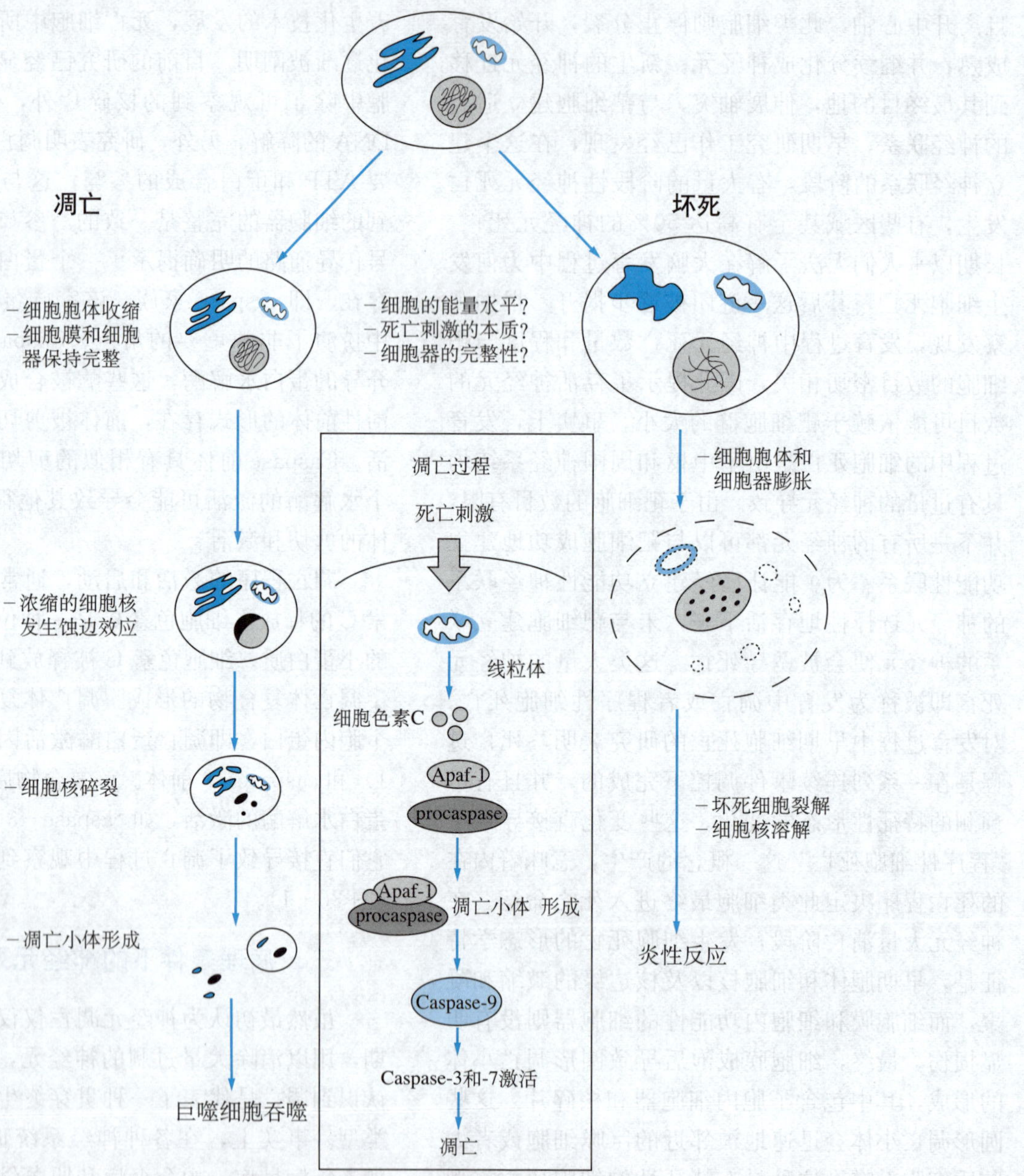

图 26-1 神经元死亡类型：凋亡和坏死

无论神经元处于发育的哪个阶段，决定神经元生死命运的是存活信号与死亡信号的最终平衡。存活信号消失或者死亡信号通路上调，都会导致平衡破坏并启动凋亡程序。有趣的是，发育过程中的神经元凋亡相对于病理性的神经元死亡，则更多依赖于存活信号的减弱；而在病理情况下，死亡信号的产生则是诱导神经元死亡的主要因素(图 26-2)。在神经系统退行性疾病中，发生死亡的神经元中可观察到一系列的有害刺激，包括错误折叠的蛋白质和异常的蛋白质聚集，或者活性氧的大量释放等伴随现象。

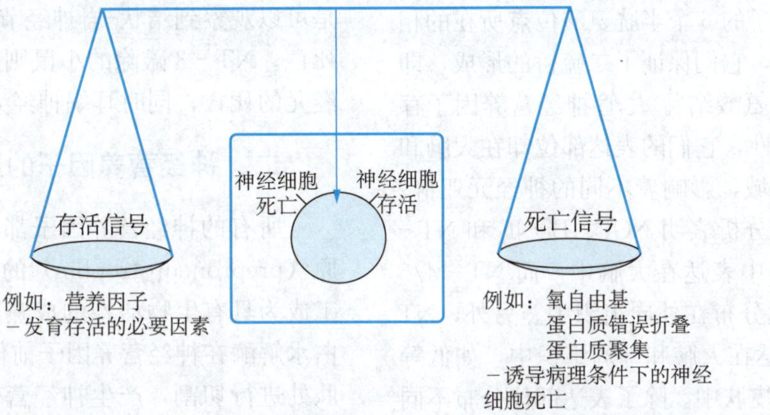

图 26-2　神经元的存活信号和死亡信号的平衡调节着神经元的命运

无论在生理还是病理条件下，如果存活信号强于死亡信号，则神经元的存活就可以保证。如果削弱存活信号或增强死亡信号，则使平衡往凋亡方向移动。在发育过程中缺少逆向营养作用，或病理条件下蛋白质错误折叠和蛋白质的异常聚集都会导致细胞凋亡。

四、神经营养因子是发育神经元中重要的存活信号

早在 20 世纪 40 年代末，Levi-Montalcini 和 Hamburger 就首次做出了发育神经元依赖于存活信号的假说。他们发现交感神经节的大小，与被它们支配的靶区域的大小密切相关，去除靶区域后就会增加神经元的死亡。基于这些研究结果，他们假设，在发育过程中的神经元死亡是由于来自靶细胞的生物活性因子的缺乏造成的。这一假设奠定了今天的神经营养因子学说的基础，即在发育过程中神经元投射靶区域的大小决定了神经元存活的数目。对于交感神经元存活必需的生物因子随后被分离并纯化，该因子被证明是由靶细胞释放并逆向作用于相应的交感神经元，以支持神经元的存活。这种可溶性的因子被命名为神经生长因子（NGF），是神经营养因子家族首个被确定的成员。当时人们还没有预料到，神经营养因子家族的鉴定将为后几十年关于神经元存活和死亡的研究带来巨大的变革。

第三节　神经营养因子

神经营养因子蛋白质家族最早的成员是五十多年前分离得到的 NGF。NGF 在雄性小鼠的唾液腺中大量存在，成为纯化和鉴定该因子的生物学活性和功能的重要来源。很长一段时间内 NGF 被认为是唯一能够逆向（即从神经末梢到其胞体）发挥作用的可溶性多肽，是支持几种交感神经节亚型神经元存活所必需的因子。在 20 世纪 90 年代末，即 NGF 发现约四十年后，第二个神经营养因子家族成员脑源性神经营养因子（BDNF）被发现和命名。克隆技术的快速发展，导致了哺乳动物中神经营养因子家族的另外两个成员的发现，即神经营养因子 3（NT-3）和神经营养因子 4/5（NT-4/5）。最近，在低等脊椎动物中也发现了属于该家族的神经营养因子 6/7（NT-6/7）。

一、神经营养因子：不同的作用位点和表达谱

神经营养因子家族成员均具有高度同源性，约50%的氨基酸序列完全相同。该家族独特之处是，所有的神经营养因子的6个半胱氨酸位点所在的相应位置均完全一致，它们保证了二硫桥的形成，即形成所谓的“半胱氨酸结”。尽管神经营养因子存在着结构上的相似性，它们的表达部位却在大脑和外周组织的不同区域，影响着不同的神经元亚群。Northern杂交试验分析表明NGF、BDNF和NT-3的mRNA大量集中表达在大脑中，而NT-4/5 mRNA则主要表达分布在外周组织中。另外，NT-6/7 mRNA则表达在大脑和外周组织中，如低等脊椎动物的心脏和皮肤中。除了表达部位分布不同外，神经营养因子的表达在发育过程中受到的调控也不同。在大脑的整个发育过程中，NGF的表达始终保持稳定。而BDNF的表达量在胚胎时期开始上升，到成年的大脑组织中达到最高的表达量。相反，NT-3则主要表达在胚胎发育的整个时期和出生后阶段，但是在成年后则逐渐减少甚至关闭表达。特别值得注意的是，BDNF的表达仅仅可以在新生大脑的海马、后脑、中脑和间脑中检测到，在成年大脑中，BDNF则表达在包括小脑和皮质的所有脑区。NT-3在新生大脑的多个脑区均有表达，成年大脑中NT-3的表达则仅仅集中在小脑和海马区域。虽然NGF在发育的神经元中广泛表达，但在成年大脑中仅海马区域能够检测到，并且其表达量远远低于BDNF。

除了利用Northern杂交的方法分析神经营养因子的表达部位外，通过观察神经营养因子基因敲除小鼠中神经元死亡的程度和区域，也可以分析被神经营养因子调控的神经元亚群。NGF敲除的小鼠表现出严重的颈和腰背根神经结的神经元丢失，BDNF敲除导致了严重的前庭神经元丢失，以及不同程度的背根神经节、结状-岩神经节和膝神经节的神经元死亡。在NT-4/5的基因敲除小鼠中，虽然背根神经节并没有受到严重影响，但是可以观察到结状-岩神经节和膝神经节的神经元死亡。NT-3敲除的小鼠则表现出严重的周围神经元的死亡，同时耳蜗神经元也严重受损。

二、神经营养因子的蛋白质合成和加工

所有的神经营养因子都以神经营养因子前体原（preproneurotrophin）的形式被合成，酶切加工成为具有生物活性的成熟的神经营养因子。蛋白水解酶在神经营养因子前体原N端的疏水信号肽处进行切割，产生神经营养因子前体。经典的观点认为，细胞内的水解酶furin在神经营养因子前体的保守位点进行酶切，形成成熟的神经营养因子。此后，成熟的神经营养因子形成非共价同型二聚体，并被分泌到细胞外，以旁分泌和自分泌的形式作为逆向存活信号。

过去人们一直认为只有成熟形式的神经营养因子才可以被分泌到细胞外。但是，近期研究表明神经元也可以分泌神经营养因子前体，并被细胞外的水解酶切割而形成成熟的神经营养因子。那些神经营养因子前体是如何逃脱胞内蛋白水解酶剪切的机制，我们还无从了解，但是目前发现，神经营养因子前体的前体区域，看来充当着比调控蛋白质折叠和分泌更为重要的角色。最近研究的结果提示，神经营养因子前体还可以作为具有生物学活性的配体而行使功能。事实上，人们观察到神经营养因子及其前体两种形式，在大脑中均大量存在。这一新的发现，可能对已有的神经营养因子信号功能和生物学活性的假说提出挑战。

第四节 神经营养因子受体

自从NGF被分离纯化以来，人们为了鉴定NGF的受体做出了不懈的努力，直到发现两个与NGF结合的受体，即低亲和力的神经营养因子受体p75和原肌球蛋白相关激酶（tropomyosin-related kinase，TrK，后来被命名为TrkA，以区别于其他的Trk家族成员）。p75是低亲和力NGF受体，最早在1986年被发现和鉴定。然而由于p75与NGF的低亲和力以及它缺乏内源激酶活性，导致了人们对于p75作为传递NGF生物信号的角色产生怀疑，直到1989年TrkA作为

NGF的受体被发现，此观念才发生改变。TrkA受体介导了NGF刺激引起的PLCγ磷酸化，强烈提示了TrkA是NGF的直接同源受体。另外两个神经营养因子受体家族成员，TrkB和TrkC的发现，进一步证明分别是BDNF和NT-3的直接受体，也印证了早先关于TrkA的研究结果。

一、Trk家族受体的结构

虽然TrkA、TrkB和TrkC分别由独立的不同基因编码，但是它们具有很高的序列同源性，结构非常相似。与其他酪氨酸激酶受体相似，Trk家族也是由胞外配体结合域、单跨膜域和具有酪氨酸激酶活性的胞内域构成。胞外域对于配体的识别、结合以及二聚化至关重要，该结构域的特征是有两个半胱氨酸富集域（结构域1和3），之间夹着三个亮氨酸富集域（结构域2），接着是两个C2型的免疫球蛋白样结构域（结构域4和5）。在这些结构域中，C2型的免疫球蛋白样结构域（结构域5）最接近于细胞膜，行使着配体结合的功能（图26-3）。另外，Trk胞外域包含着两个保守的糖基化位点。抑制糖基化形成将会阻止Trks在细胞膜表面的定位，并导致Trk酪氨酸激酶活性在没有配体结合的情况下，呈现持续激活状态，这一现象暗示着胞外域在调节受体功能方面充当着重要的角色。

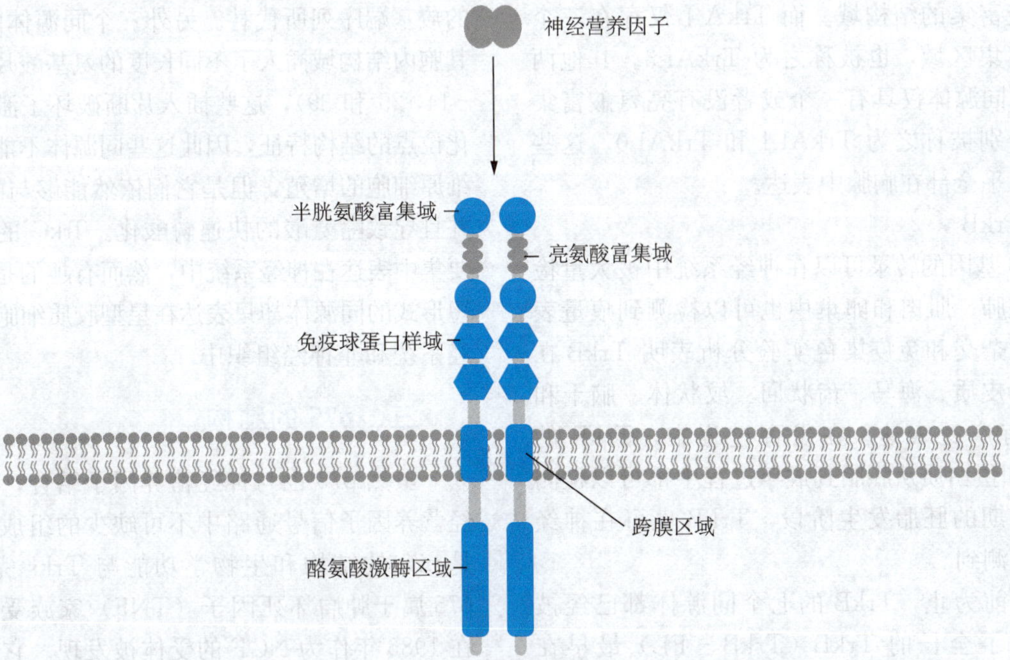

图26-3　Trk受体的结构

Trk受体由一个和配体结合的胞外端，一个单跨膜结构域和一个含酪氨酸激酶域的胞内端组成。Trk受体的胞外端有两个半胱氨酸富集域（区域1和区域3），而这两区域当中夹着亮氨酸富集域（区域2），区域3后紧接着两个C2型的免疫球蛋白样域（区域4和区域5）。邻近胞外端的是疏水性的跨膜区域，起着锚定受体在膜上的功能。另外，Trk受体的胞内端有一个近膜区域，酪氨酸激酶区域和相邻的短小羧基端。受体和配体结合之后，胞内端酪氨酸自身磷酸化是下游信号传导通路启动的必要条件。Trk受体和成熟的神经营养因子具有高亲和力

连接胞外结构域的是疏水的跨膜结构域，它将受体固定在细胞膜上。胞内结构域、由近膜端区域、酪氨酸激酶域和一个短小的羧基端结构组成。酪氨酸位点位于胞内结构域，当配体结合后可以被自动磷酸化，对下游信号级联反应的起始必不可少。

二、Trk受体：同源体和表达谱

1. TrkA

TrkA在周围神经系统中表达量较高，在交

感神经节和背根神经节中都有表达，在免疫系统中亦可检测到。在中枢神经系统中表达较为局限，主要在前脑基底的类胆碱能神经元。TrkA 的四种剪接体形式都已经被发现，其中两种在大鼠的嗜铬细胞瘤细胞系 PC12 中存在，另外两种则在胸腺中存在。在 PC12 细胞中发现的 TrkA 同源体包括了最早在 1989 年分离鉴定的 TrkA（也被称之为 TrkAⅠ），第二种同源体在第二个免疫球蛋白样结构域和跨膜结构域之间，包含着 6 个氨基酸插入片段（被称之为 TrkAⅡ）。TrkAⅠ和 TrkAⅡ 在体内的表达也是不同的，TrkAⅠ主要表达在非神经系统组织中，TrkAⅡ主要表达在神经系统中。另外两种在胸腺中鉴定的 TrkA 同源体与最早鉴定的 TrkAⅠ完全不同，它们具有多个亮氨酸富集的结构域。而 TrkAⅠ仅存在三个亮氨酸富集区域，也被称之为 TrkAL3。其他两种 TrkA 同源体仅具有一个或者没有亮氨酸富集区域，分别被称之为 TrkAL1 和 TrkAL0。这些同源体几乎全部在胸腺中表达。

2. TrkB

trkB 基因的转录可以在神经系统中被大量检测到，在肺、肌肉和卵巢中也可以检测到痕量表达。原位杂交和免疫染色实验分析表明 TrkB 在大脑包括皮质、海马、齿状回、纹状体、脑干和脊髓中有广泛表达。在发育过程中，TrkB 的 mRNA 和蛋白质从胚胎到成年过程中都可以检测到。在早期的胚胎发生阶段，TrkB 也可在神经上皮中检测到。

到目前为止，TrkB 的七个同源体都已经被鉴定。除了全长的 TrkB（TrkB - FL）最早在 1989 年被克隆外，两个缩短形式的 TrkB（TrkB - T1 和 TrkB - T2）从成年大鼠的小脑 cDNA 库中被分离得到。与 TrkB - FL 相比，缩短形式的 TrkB 的胞内结构域被两个独特而短小的羧基端序列所取代。无论是全长还是缩短形式的 TrkB 受体均在神经系统中广泛而且大量表达，但是表达区域有所不同。在神经系统中，TrkB - FL 和 TrkB - T2 主要表达在神经细胞中，而 TrkB - T1 则在神经和非神经系统中均有表达，如星型胶质细胞，少突胶质细胞和施旺细胞中。不同形式的 TrkB 的表达也随着发育过程而变化。TrkB - FL 蛋白最早在胚胎阶段可以被检测到，而缩短形式的 TrkB 主要在出生后晚期以及成年阶段被检测到。另外 4 个 TrkB 同源体的特征是，在 TrkB - FL 和 TrkB - T1 受体胞外结构域仅具有一个（L1）或者没有（L0）亮氨酸富集区域。L1 和 L0 变异体不与 BDNF，NT - 3 和 NT - 4 配体结合，也不具有促神经元存活和促纤维原细胞转化的功能。

3. TrkC

TrkC 主要表达在大脑中，特别是海马、皮质和小脑的颗粒细胞层、脊髓运动神经元和各种神经节中。除了最早在 1991 年鉴定的 TrkC 以外，另外 5 个 TrkC 同源体相继被发现，均发生了胞内结构域的剪切或者片段插入。与 TrkB 相似，TrkC 的两个同源体的特征是激酶结构域的缩短（TrkC - T1 和 TrkC - T2），它们的胞内结构域也被独特而短小的羧基端序列所代替。另外三个同源体的特征是，其胞内结构域插入了不同长度的氨基酸片断（TrkC - 14，25 和 39），这些插入片断破坏了激酶自磷酸化位点的结构特征，因此这些同源体不能够介导纤维原细胞的增殖，但是它们依然能够与配体结合，并且导致酪氨酸的快速磷酸化。TrkC 的同源体主要集中表达在神经系统中，然而有趣的是，不同缩短形式的同源体却只表达在星型胶质细胞、周围神经系统和非神经组织中。

三、p75 的结构

虽然 p75 也与神经营养因子结合，并且是神经营养因子信号通路中不可缺少的组成部分，但是 p75 的结构和生物学功能与 Trks 完全不同。p75 属于肿瘤坏死因子（TNF）家族受体，最早在 1986 年作为 NGF 的受体被发现。它编码了一个 75kDa 的糖蛋白，可以形成二聚体或者与 Trk 受体在体内形成异聚体。因实验证明 p75 与成熟的神经营养因子亲和力较低，它作为低亲和力的神经生长因子受体的命名用 NTR 作为角码，被校正为 $p75^{NTR}$。作为 TNF 受体家族的成员，它的结构与其他家族成员类似。胞外结构域包含着 4 个半胱氨酸富集的结构域，一个跨膜结构域和一个胞内死亡结构域，不含有任何激酶结构域。在胞内死亡结构域中，胞内近膜结构域也被称之为 Chopper 结构域，因为它能够启动在背根神经节细胞的死亡程序。胞外结构域中的半胱氨酸结构域，对于神经营养因子的结合非常重要，而胞内域则被认为能够激活 NF-κB 信号传导通路并启动凋亡程序。

四、p75：同源体和表达谱

$p75^{NTR}$的表达受发育调控。在发育过程中，它主要在胚胎期和出生后期有高表达量，成年后表达量下降。$p75^{NTR}$在各种神经元亚群中均有丰富表达，包括纹状体神经元和脊髓运动神经元以及交感和感觉神经元。有趣的是，$p75^{NTR}$的表达区域与 Trk 的表达区域部分重合，这与它和 Trks 形成异聚体的现象一致。例如，在 TrkA 高表达的前脑基底，也发现了 $p75^{NTR}$的高表达。

很长时间，人们认为 $p75^{NTR}$基因仅仅表达单一的全长 p75 受体蛋白，但是最近的研究表明存在着缩短形式的 $p75^{NTR}$，即 s-$p75^{NTR}$（short $p75^{NTR}$），该形式的特征是缺失了胞外段四个半胱氨酸富集重复区域中的三个。与 $p75^{NTR}$相似，s-$p75^{NTR}$表达在大脑和脊髓中，然而表达量却大大低于全长的 $p75^{NTR}$。半胱氨酸富集重复区域的缺失，导致了 s-$p75^{NTR}$无法与 NGF 结合。然而无论是全长的 $p75^{NTR}$还是 s-$p75^{NTR}$的基因敲除小鼠，均表现出感觉神经元和施旺细胞的丢失，暗示着两种形式的 $p75^{NTR}$都与神经元存活密切相关。

五、配体特异性

尽管 TrkA、TrkB 和 TrkC 结构具有相似性，它们对配体仍然存在着显著不同的选择性。TrkA 是 NGF 的同源受体，但是它与 NT-3 也存在着很低的亲和性。另外，NT-6/7 也显示出利用 TrkA 作为它的信号传导受体。TrkB 是 BDNF 和 NT-4/5 的同源受体，NT-3 与 TrkB 有微弱的结合，但是对 TrkC 则具有高度的亲和性。最后，所有的神经营养因子均可以较低的亲和力结合 p75 受体。需要强调的是，$p75^{NTR}$对于前体形式的神经营养因子具有很高的亲和力，提示神经营养因子前体可能是 $p75^{NTR}$受体的直接配体。然而，这些神经营养因子前体激活了 $p75^{NTR}$受体介导的交感神经元和少突胶质细胞的凋亡过程，而并非起到营养支持和促进存活的作用。神经营养因子及其前体介导 $p75^{NTR}$信号通路的重要性，仍将是人们努力探索的有趣研究领域（图 26-4）。

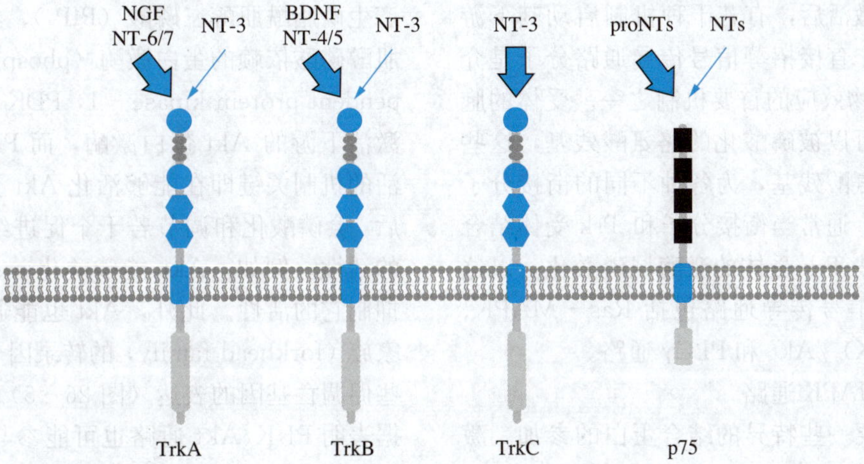

图 26-4　神经营养因子和其受体的特异性

神经营养因子对不同的受体现出不同的选择性。NGF 和 NT-6/7 主要和 TrkA 受体结合，BDNF 和 NT-4/5 主要结合 TrkB（大箭头）。NT-3 和 TrkC 有很强的亲和力（大箭头），但也微弱地结合 TrkA 和 TrkB（小箭头）。大多数神经营养因子（NTs）都能以弱亲和力结合 p75，而神经营养因子前体（proNTs）和 p75 则具有很强的亲和力

第五节 神经营养因子受体的下游信号传导通路

一、Trk 受体的激活

相应配体结合到 Trk 家族受体的胞外段后，Trk 受体发生了怎样的变化？与其他酪氨酸激酶受体类似，Trk 受体随着配体的结合发生二聚化，启动了胞内酪氨酸激酶结构域的激活，促进了受体胞内段其他酪氨酸的磷酸化。以 TrkA 为例，NGF 结合以后，诱导了 Y490、Y670、Y674、Y675 和 Y785 位点的磷酸化（图 26－5）。在 TrkB 和 TrkC 中相应的酪氨酸磷酸化位点，同样在与配体结合后发生磷酸化。在上述的五个酪氨酸位点中，Y670、Y674 和 Y675 位于激酶结构域的活性环结构中，Y490 和 Y785 则位于激酶结构域外。这些位点的磷酸化不仅仅是 Trk 受体完全激活所必需的，还作为了很多衔接蛋白分子的停泊位点，是启动 Trk 下游信号通路所必不可少的。

二、Trk 受体下游信号通路的启动

Trk 受体激活后，有若干种机制启动其下游信号传导通路。直接招募信号传导通路分子是介导 Trk 受体生物效应的首要机制之一。受体的胞内段有若干个可以被磷酸化的酪氨酸残基，这些被磷酸化的酪氨酸残基，为各种不同的衔接分子提供停泊位点。通常当衔接分子和 Trk 受体结合时，它们就会被 Trk 受体的激酶域磷酸化。以这种方式激活的信号传导通路包括 Ras－MAPK、PI3 激酶（PI3K）/Akt 和 PLCγ 通路。

1. Ras－MAPK 通路

该通路需要一些特异的结合蛋白的参加。激活的 Trk 受体将 Shc 和 Frs－2 招募到酪氨酸 490 位点，或将 rAPS 和 SH2B 招募到激酶部位的酪氨酸环位点，并且通过磷酸化活化它们，最后将招募并形成含有 Grb2 和 SOS（son of sevenless）的复合物。SOS 能激活 Ras，由 Ras－GDP 转化为 Ras－GTP 活化型。值得注意的是 Grb2 能直接结合到已激活的 Trk 受体的激酶部位酪氨酸环位点的酪氨酸残基上，从而激活 Ras 蛋白及 Ras 介导的有丝分裂素活化蛋白激酶（mitogen－activated protein kinase，MAPK）通路的磷酸化级联反应（图 26－5）。活化的结果将会激活 MAPK 超家族，包括 MAPK 激酶的激酶 Raf－1 和 B－Raf，MAPK 激酶 MEK1/2 和 MAPK ERK1/2。活化的 ERK1/2 会被转运到细胞核中激活若干个转录因子包括 Egr－1 和 Elk－1。此二者在 NGF 引起的神经元类细胞系 PC12 细胞的分化和神经突起生长过程起关键作用。

2. PI3K/Akt 通路

该通路是另一条由活化的 Trk 受体招募衔接分子激活的下游信号传导通路。Trk 受体下游至少有两条通路能够活化 PI3K。Grb2 被 Trk 受体招募后会和 Gab1 和 Gab2（Grb2 结合蛋白－1 和－2）形成复合物，此复合物会结合 PI_3K 调节亚基 p85，并且使它磷酸化，继而激活 PI_3K。或者，PI_3K 的催化亚基能直接和 Ras 相互作用继而活化 PI_3K。PI_3K 磷酸化磷脂酰肌醇二磷酸（PIP_2），产生磷脂酰肌醇三磷酸（PIP_3），继而活化磷脂酰肌醇磷酸依赖的蛋白激酶（phosphoinositide－dependent protein kinase－1，PDK－1），两者共同激活下游的 Akt 蛋白激酶，而 PI_3K 促进细胞存活的机制关键即在能够活化 Akt 蛋白。Akt 活化后，会磷酸化和调节若干个促进细胞生存的蛋白的活性。例如，Akt 能磷酸化 caspase－9，并且抑制它的活性。此外，Akt 也能通过磷酸化叉头家族（forkhead family）的转录因子，从而抑制一些促凋亡基因的表达（图 26－5）。越来越多的证据表明 PI_3K/Akt 通路也可能参与调节神经元细胞骨架的过程。PI_3K 已被证明能够透过激活小 GTP 酶 Cdc－42/Rac/Rho 家族，调节肌动蛋白聚合过程。而且局部的 Trk 受体诱导的 Ras 和 PI_3K 的激活，也能促进细胞的运动和生长圆锥导向过程。以上试验观察结果提示，PI_3K 通路除了有促进神经元存活以外，还可能具有更多的功能。

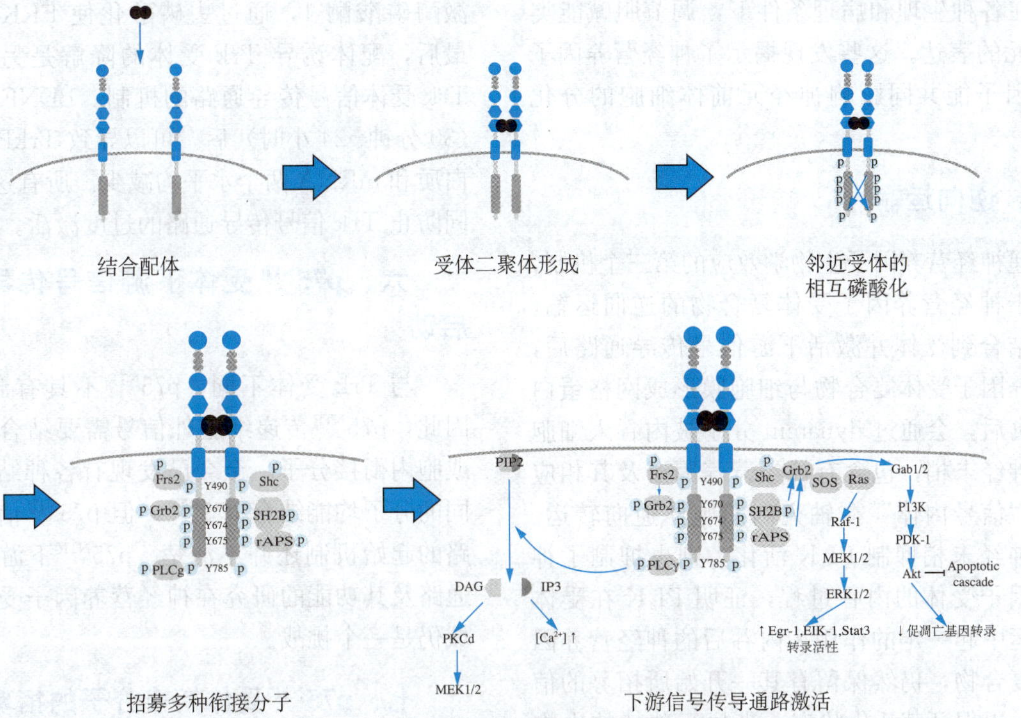

图 26－5　Trk 受体的激活即其下游信号通路

神经营养因子和 Trk 受体结合，促使两个受体形成二聚体。一旦形成二聚体，就会活化 Trk 受体的激酶区域，并且彼此磷酸化对方的酪氨酸残基。此图显示的是激活后 TrkA 受体上可被磷酸化的酪氨酸残基的位点信息。磷酸化酪氨酸残基为下游的衔接分子或信号分子如 Shc、PLCγ、Frs2、SH2B 和 rAPS 等提供了停泊位点，并且激活了 MAPK，PI_3K 和 PLCγ 三条信号传导通路，具体描述请参照正文

3. PLCγ 通路

PLCγ 一旦直接和 Trk 受体磷酸化后的酪氨酸 785 位点结合，则立即被活化（图 26－5）。活化后，PLCγ 水解 PIP_2，产生两个第二信使分子：肌醇三磷酸（IP_3）和二酰基甘油（DAG）。IP_3 促进细胞内钙离子的释放，进而激活由钙离子调节的酶如钙调素蛋白激酶（CaMK）和蛋白激酶 C（PKC）。另一方面，DAG 也活化受它调节的 PKC 的同类酶。最近的研究揭示了 Trk 受体引起的 PLCγ 活化，可能参与调节神经细胞的电活动，这暗示着 Trk 受体介导的 PLCγ 活化，在神经营养因子诱导的神经元电活动和神经元的可塑性中起到关键作用。

三、与其他信号通路的交叉对话

神经营养因子信号传导除了通过直接招募信号分子的方式以外，也可能通过与其他通路的交叉对话方式进行。例如，G 蛋白耦连的受体（GPCR）通路，可能在没有神经营养因子存在的情况下，通过 Trk 受体继而活化了其下游的 PLCγ 和 PI3K 信号通路。和神经营养因子相反，间接活化（Transactivation）Trk 受体的过程是缓慢的。以这种间接方式激活的 Trk 受体，可以持续激活 Akt，并促进神经元细胞存活。因此，神经营养因子和 GPCR 可能以平行方式来活化 Trk 受体信号通路。

神经多肽细胞因子（Neuropoietic cytokine）激活的通路，也被证明和神经营养因子受体信号传导通路有交叉对话。神经多肽细胞因子是营养因子中的另一家族，包括淋巴细胞抑制因子（LIF）、纤毛神经营养因子（CNTF）和白介素-6。神经营养因子和细胞因子的共同作用，能够调节神经元的分化和发育中的细胞凋亡。例如，淋巴抑制因子诱导的交感神经元的凋亡依赖于 p75 受体信号通路的协同作用。另外，感觉神经元的分化需要 LIF 和 NGF 的协同作用。除了促神经元分化以外，神经营养因子和细胞因子也能够调节神经元的细胞表型，如 NGF、LIF 和

CNTF在各种生理和病理条件下，调节胆碱能类型神经元的表达。这些发现揭示了神经营养因子和细胞因子能共同影响神经元前体细胞的分化程序。

四、逆向运输

传递神经营养因子生物学效应的第三个机制，是依赖于神经营养因子受体复合物的逆向运输。当配体结合到受体并激活下游信号传导通路后，神经营养因子受体复合物与细胞膜形成网格蛋白有被小窝后，会通过 dynamin 分子被内吞入细胞内。在神经末梢，包含有神经营养因子及其相应受体的“信号内体”在轴突内向胞体逆向转运。如果在神经末梢抑制 PI_3K 活化，则也抑制了神经营养因子受体的内吞过程，证明 PI_3K 在受体逆向转运中起一定的作用。内吞后的神经营养因子受体复合物，仍然保留有其一开始所招募的信号分子，以保证其活化状态，来执行独特的生物功能。例如，胞体部位的存活信号通路的启动，需要将内吞的神经营养因子受体转运到胞体。神经营养因子刺激感觉神经元和交感神经元的轴突远端，导致了神经营养因子受体被内吞，进而转运到达胞体，并活化胞体部位的 ERK5 和 PI_3K。活化的 ERK5 转运到细胞核中，磷酸化具有促存活作用的转录因子 CREB 和 MEF2，继而增强神经营养因子的存活作用。内吞入细胞内的 Trk 受体也可以被重新运回到细胞膜表面，进行第二轮激活作用。另外，在某些情况下，内吞的 Trk 亦可以被转运入溶酶体或蛋白体降解系统而被降解。

五、Trk 受体信号通路的负调控

Trk 受体活化后，除了激活下游信号联级分子以及信号传递以外，也能启动若干反馈机制来限制 Trk 受体的活化。这一点保证了在下一轮刺激时有足够的反应能力，并且防止了下游信号传导通路的过度增强。在若干种反馈机制中，依赖于受体活化的内吞过程是一种暂时缓解过多配体刺激的机制。其次，受体或下游通路分子的去磷酸化也可防止 Trk 受体的过度活化。例如，磷酸酶 SHP-1 和 PTEN 能限制 TrkA 受体的活化。另一方面，有报道显示 NGF 同时可以上调 MAP 激酶磷酸酶 1，通过去磷酸化使 ERK1/2 失活。最后，配体诱导 Trk 受体的降解是另一种抑制 Trk 受体信号传导通路的机制。BDNF 长期处理（30 分钟- 24 小时）后，可以导致 TrkB 受体在蛋白质和 mRNA 两个水平均减少。所有这些机制共同防止 Trk 信号传导通路的过度激活。

六、$p75^{NTR}$ 受体下游信号传导通路的启动

与 Trk 受体不同，$p75^{NTR}$ 不具有激酶活性。因此，$p75^{NTR}$ 传递细胞外信号需要结合其他受体或胞内衔接分子。至今已发现有各种结构特质不同的分子均能结合 $p75^{NTR}$，但 $p75^{NTR}$ 信号联级通路的起始机制还并不清楚。$p75^{NTR}$ 下游信号传导通路及其功能的研究在神经营养因子受体研究领域仍是一个挑战。

七、$p75^{NTR}$ 受体衔接分子的招募

因为 $p75^{NTR}$ 缺乏激酶活性区，其信号传导必须通过招募衔接分子进行。现有大多数和 p75 相互作用的蛋白质，是在过去六年中被发现的。对它们的认识，主要集中在蛋白质结构上，而对其功能的意义和信号联级成分则相知甚少。最近发现，神经营养因子受体相互作用因子（NRIF）、神经营养因子受体相互作用的 MAGE 同源物（NRAGE）和 $p75^{NTR}$ 关联的细胞死亡执行者（NADE）都和 $p75^{NTR}$ 有相互作用。$p75^{NTR}$ 通过近膜端区域与 NRIF 和 NRAGE 结合，通过死亡结构域和 NADE 结合。招募此三者都和 $p75^{NTR}$ 介导的促凋亡作用相关，特别是已发现 $p75^{NTR}$ 招募 NRAGE 和 NRIF 后，立即激活了 JNK 并启动凋亡联级反应。但 $p75^{NTR}$ 结合 NADE 后，其下游的信号联级通路仍不清楚。$p75^{NTR}$ 活化除了有促凋亡的作用外，也有通过活化 NF-κB 增强神经元存活的作用。$p75^{NTR}$ 招募 TNF 受体关联因子（TRAF6）和丝氨酸/苏氨酸激酶受体相互作用蛋白质-2（RIP-2），这两个衔接分子均能激活 NF-κB 传导通路。在 NGF 的刺激下，$p75^{NTR}$ 与 TRAF6 和 RIP-2 结合后，都能导致 NF-κB 的活化。最后，$p75^{NTR}$ 的胞内端也会和 GTP 酶 RhoA 相互作用，这在 $p75^{NTR}$ 介导的神经突起的生长过程中具有重要作用（图 26-6）。

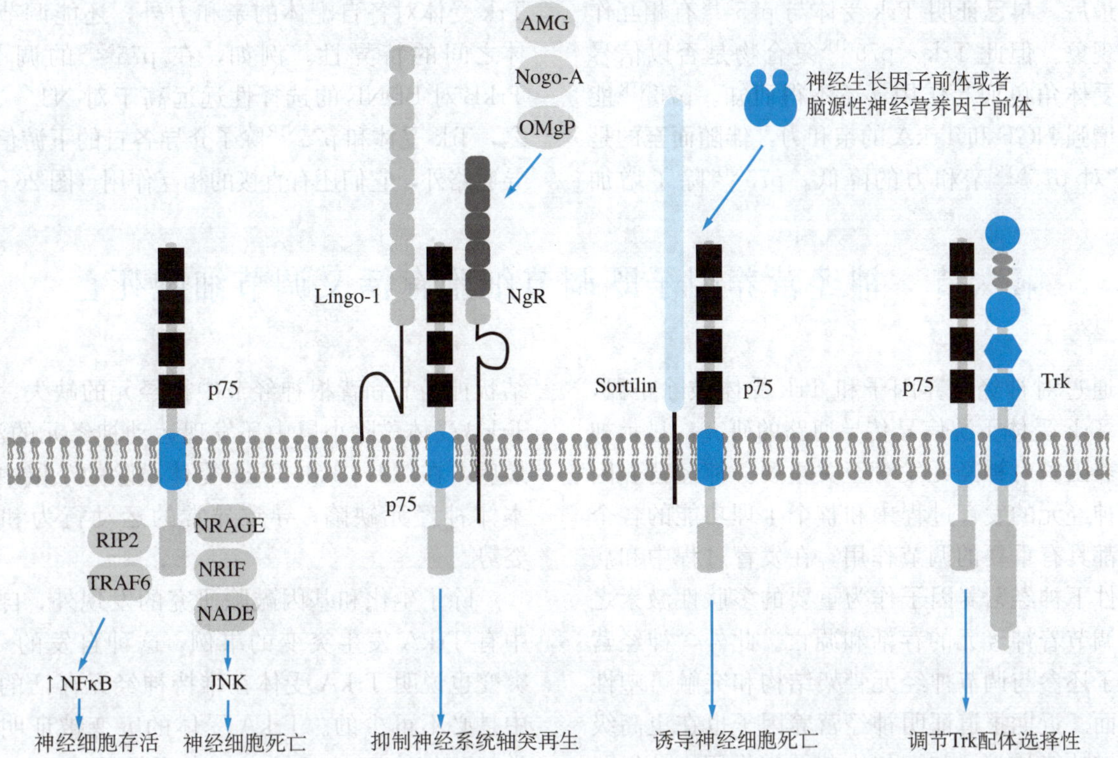

图 26-6　p75 受体下游衔接分子和共受体的招募

一般认为 p75 受体介导细胞存活还是细胞死亡，取决于它招募的下游衔接分子的种类。p75 结合 NRAGE、NRIF 和 NADE，则导致 JNK 的激活和神经元的凋亡，若结合 RIP2 和 TRAF6，则激活 NF-κB 并促进神经元存活。其次，p75 也通过结合共受体转导信号。p75 招募 Nogo 受体（NgR）和 Lingo-1，在其介导的抑制神经再生过程中起重要作用。MAG、Nogo-A 和 OMgP 都以 p75/Lingo-1/NgR 的配体形式起作用。另一方面，由神经营养因子前体激活的 p75 会诱导细胞凋亡，在此过程中，招募 sortilin 是非常重要的。最后，p75 和 Trk 受体的相互作用，能够调节成熟配体和受体之间的相互选择性

八、与其他共受体的相互作用

$p75^{NTR}$除了招募胞内的衔接分子以外，还能招募细胞膜上的其他受体进行下游信号的传导过程。例如，在调节神经突起的生长过程中，$p75^{NTR}$招募 Nogo 受体（Ngr）和 Lingo-1 起一定作用。中枢神经系统髓鞘中有若干个蛋白质，包括 Nogo-A、少突胶质细胞-髓鞘糖蛋白（OMgP）和髓鞘关联糖蛋白（MAG），都有抑制神经突起生长的作用，这特别不利于受损中枢神经系统轴突再生。Nogo-A、OMgP 和 MAG 都是 Nogo 受体（NgR）的配体，因此它们都能激活 $p75^{NTR}$/NgR/Lingo-1 三体复合物。OMgP、MAG 或 Nogo-A 和 $p75^{NTR}$/Ngr/Lingo-1 复合物结合，增加了 RhoA 的活性，这恰好体现了 $p75^{NTR}$/Ngr/Lingo-1 复合物抑制轴突延伸的机制。

最近有报道证明，Sortilin 是另一个与 p75 结合的跨膜受体。已知 Sortilin 是神经营养因子前体（NGF 前体和 BDNF 前体）促凋亡信号通路所必须的。由于已发现的所有成熟的神经营养因子与 $p75^{NTR}$只发生低亲和力结合，这一事实引起了科学家的兴趣，去寻找与 $p75^{NTR}$有高亲和力的配体。最近证明神经营养因子前体和 $p75^{NTR}$的亲和力远远高于成熟的神经营养因子。这暗示神经营养因子前体是 $p75^{NTR}$的原本配体。重要的是在神经营养因子前体-$p75^{NTR}$介导的促凋亡信号通路中，Sortilin 是非常关键的分子。所有这些研究集中表明，$p75^{NTR}$所行使的功能皆因与它所结合的共受体的身份而异。

最后，早已证明 Trk 受体与 $p75^{NTR}$ 有相互作用的现象。但此 Trk－$p75^{NTR}$ 复合物是否以信号传导受体角色而起作用，还不得而知。$p75^{NTR}$ 能显著增强 NGF 和 TrkA 的亲和力，伴随而至的是 NGF 对 $p75^{NTR}$ 亲和力的降低。$p75^{NTR}$ 除了增加 Trk 受体对各自配体的亲和力外，还能调节配受体之间的特异性。例如，在 $p75^{NTR}$ 的调节下，TrkB 对 BDNF 的选择性远远高于对 NT－3。总之，Trk 受体和 $p75^{NTR}$ 除了介导各自的下游信号传导通路外，它们还有直接的相互作用（图 26－6）。

第六节　神经营养因子既调节细胞存活又调节细胞死亡

通过对神经营养因子和 Trk 受体敲除小鼠，以及 Trk 受体下游信号传导通路的研究，显示神经营养因子对神经元发育至关重要。神经营养因子在神经元的发育过程中和整个生理功能的各个方面都具有重要的调节作用。在发育过程中和病理条件下神经营养因子作为重要的多肽性激素之一，调节着神经元的存活和凋亡。此外，神经营养因子还参与调节神经元骨架结构和突触可塑性等方面。近期报道证明神经营养因子也在更高级的认知功能如学习和记忆中起关键作用。神经营养因子的作用是多方面的，在本节中，我们将集中阐述神经营养因子在决定神经元生存与死亡过程中的作用。

一、Trk 受体：介导存活信号通路

长期以来神经营养因子被认为是在发育过程中调节神经元存活的关键分子。此外，神经营养因子在诱导神经脊起源的神经细胞前体分化和增殖过程中起着非常重要的作用。但是不同的神经营养因子诱导出不同种类的神经元。例如 NGF 对交感神经元和感觉神经元的分化至关重要，而 BDNF 和 NT－3 则主要起维持背根神经节（DRG）中部分感觉神经元和本体感受神经元存活的作用。检测神经营养因子敲除和 Trk 受体敲除小鼠中存活的神经元亚群，进一步证明了不同神经元种类依赖于不同的神经营养因子－Trk 受体信号传导通路。神经营养因子敲除和受体敲除小鼠在存活的神经元种类上有惊人的相似性，这又一次证明了 Trk 受体介导的信号传导通路在发育过程中起着维持神经元存活的重要作用。在 NGF 和 TrkA 受体的敲除小鼠中发现，缺失了交感神经元和感觉神经元。而在 BDNF 和 TrkB 受体敲除的小鼠中发现前庭系统障碍和三叉神经节、结状神经节和背根神经节中神经元的缺失。再者 TrkB 受体敲除小鼠中还发现运动神经元的消失。最后，在 NT－3 和 TrkC 受体敲除的小鼠中发现本体神经元缺陷，导致异常的运动行为和身体姿势。

除了生化和基因敲除研究的发现外，自然界中有 TrkA 发生突变的事例，这种自发的 TrkA 突变也说明 TrkA 受体在维持神经元存活的过程中是必不可少的。TrkA 受体的突变被证明是人类某些综合病的起因，如先天性无痛和无汗症（CIPA），又称四型遗传性感觉和自主神经系统坏死。由于缺乏交感神经元和小型无髓鞘痛觉神经元，CIPA 综合征病人有体温调节障碍，也不能感觉到疼痛，从而导致损伤、自残和致死性的高热体温。这些观察结果清晰地证明了神经营养因子在发育过程中维持神经元存活的重要性。

那么神经营养因子信号通路是否也在病理条件下起作用呢？例如，切断视网膜节细胞和运动神经元的轴突都导致了神经元的凋亡。经研究发现加入外源性 BDNF 可以延长细胞存活若干天，但这种神经保护作用很快会脱敏和失效。BDNF 神经元保护作用的消失归结于受损神经元在没有电活动时不会对 BDNF 有反应。因此，尽管外加神经营养因子能够暂时激活存活的信号传导通路来延缓凋亡的发生，但要使受损神经元能长期存活下来还依赖于其他因素比如细胞的反应性。

二、$p75^{NTR}$ 受体：介导促凋亡信号

和 Trk 受体相反，$p75^{NTR}$ 的功能尚未研究清楚。由于 $p75^{NTR}$ 缺乏胞内激酶区域，这使得求证 $p75^{NTR}$ 下游的信号传导通路非常困难。但是对 $p75^{NTR}$ 敲除小鼠的研究为揭示其潜在的功能（特别在发育过程中的功能）带来了重要的线索。现

在已经有两种 $p75^{NTR}$ 敲除小鼠，第一种是破坏 $p75^{NTR}$ 的外显子 3，即破坏了 $p75^{NTR}$ 的长链形式而其短链形式仍保持完整。第二种是删除了外显子 4，这样不管长链形式还是短链形式均不能表达。然而，这两种小鼠在表型上有明显的区别。$p75^{NTR}$ 外显子 4 敲除的小鼠身体体积明显比外显子 3 敲除的小鼠要小。此外在外显子 4 敲除的小鼠中有严重的周围感觉神经元和外周神经支配的缺失，而且与野生型鼠相比，光诱导的感光细胞凋亡明显减少，所以 $p75^{NTR}$ 可能参与启动感光细胞的凋亡，引起多种形式的视网膜炎色点病。这些研究结果暗示 $p75^{NTR}$ 在调节神经元存活和神经元死亡过程中都具有重要作用。

因为 $p75^{NTR}$ 是 TNF 受体家族的成员之一，并且含有死亡结构域，所以人们预测 $p75^{NTR}$ 以死亡受体形式起作用。$p75^{NTR}$ 外显子 3 敲除小鼠的视网膜中发现细胞凋亡减少。此外，在原代培养的皮质神经元、PC12 细胞或神经胶质瘤细胞中过度表达 $p75^{NTR}$ 可导致 JNK 和 caspase 的激活。但是是什么配体结合到 $p75^{NTR}$，是什么机制导致了凋亡联级通路的传递，还远远不清楚。最近的研究表明招募衔接分子是主要机制之一。例如，$p75^{NTR}$ 上的死亡结构域，可招募 NRIF 和 NADE，从而介导了 $p75^{NTR}$ 促凋亡的作用。在 NRIF 敲除小鼠中发现，敲除 NRIF 分子可以缓解由神经营养因子刺激所导致的交感神经元凋亡。此外，在 293T 细胞中共同过度表达 NADE 和 $p75^{NTR}$ 会启动凋亡信号和引起 caspases 活化。其次，在 PC12 细胞中，$p75^{NTR}$ 招募的另一个衔接分子 NRAGE 也会导致 JNK 的高度激活和 caspase 的活化。这些研究结果共同说明了 $p75^{NTR}$ 诱导细胞凋亡的机制之一是招募促凋亡相关分子。如能阐明 $p75^{NTR}$ 在何种条件下倾向于结合何种蛋白，将为如何调节 $p75^{NTR}$ 受体的功能提供重要信息。

值得注意的是 $p75^{NTR}$ 除了促进凋亡外，也被认为具有促进神经元存活的作用。这个假设和 $p75^{NTR}$ 外显子 4 敲除小鼠表现出缺失外周感觉神经元的现象是一致的，说明 $p75^{NTR}$ 对维持这群神经元的存活是至关重要的。$p75^{NTR}$ 之所以能增强神经元的存活是因为它的下游增强了 NF-κB 的活化。没有 TrkA 的条件下，在大鼠的施旺细胞上，NGF 会结合到 $p75^{NTR}$ 并且活化 NF-κB。在胚胎神经元和交感神经元里，神经营养因子都会引起 $p75^{NTR}$ 依赖性的 NF-κB 的活化。$p75^{NTR}$ 如何诱导 NF-κB 的活化，目前仍不清楚，但最近报道证明这个机制可能涉及到蛋白质的相互作用。例如，$p75^{NTR}$ 和 TRAF6 结合时介导了下游 NF-κB 的活化。另外 $p75^{NTR}$ 和 RIP-2 的结合也同样激活了 NF-κB。因此 $p75^{NTR}$ 是促进细胞存活还是细胞凋亡取决于细胞内的分子成分。

在发现神经营养因子前体以前，普遍认为，在发育过程中缺乏 Trk 受体介导的促存活信号时，成熟的神经营养因子和 $p75^{NTR}$ 的低亲和力结合是通过促进凋亡信号导致神经元凋亡的。但是，越来越多的报道证明在大脑受伤时和神经系统疾病中，$p75^{NTR}$ 信号的上调决定着神经元的死亡。受损后在各种类型细胞中的 $p75^{NTR}$，神经营养因子前体和成熟的神经营养因子含量都会提高。相一致的是，外伤引起的神经元死亡，在 $p75^{NTR}$ 外显子 3 敲除小鼠中和通过反义 RNA 降低 $p75^{NTR}$ 表达的小鼠中都得以明显的缓解。而且最近报道称，在中枢神经系统受损后，NGF 前体和 BDNF 前体都成为了诱导神经元死亡的病理性配体。这些研究结果显示，在病理条件下，$p75^{NTR}$ 信号传导通路的增强可以加剧神经元的死亡。

第七节　神经营养因子：促存活和促凋亡的两面者

长期以来，神经营养因子的功能被认为只能起抗凋亡的作用，但现在的实验结果越来越清楚地表明，当有合适的受体和刺激信号时，神经营养因子也会起促凋亡的作用。此外，神经营养因子调节神经元的存活和死亡不仅仅局限在发育过程中。在生理条件下，成熟的神经营养因子和 Trk 受体结合会产生存活信号，存活信号通路通过抑制凋亡程序和抑制促凋亡基因的转录保证了细胞的生存。然而，在缺乏 Trk 受体，或由靶细胞提供的首选神经营养因子缺失的情况下，其他的成熟神经营养因子以低亲和力结合到 $p75^{NTR}$，启动促凋亡信号，就足以引起发育中的细胞凋亡。神经营养因子前体也可能促进发育中的细胞凋亡，但其具体机制仍不清楚。在病理条件下，上调 $p75^{NTR}$ 和神经营养因子前体的表达都导致了凋亡信号的增强，因此，在大脑损伤后，神经元的死亡会加速。外源性加入成熟的神经营养因子，可以通过 Trk 受体介导的抗凋亡作用临时缓解细胞死亡，但其效率还依赖于其他的细胞因素。关于神经营养因子信号通路的新观点认为，神经营养因子不仅仅是一个被动的守护者以抵抗外来的伤害性刺激，当它们自己配合到适当的受体时，也能够作为促凋亡的主动因素（图 26－7）。

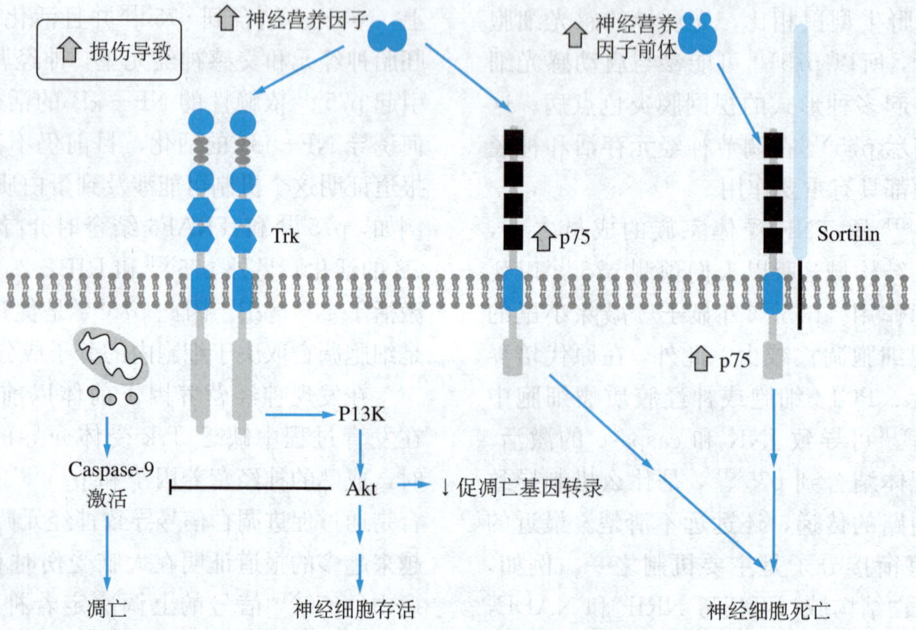

图 26－7　神经营养因子：既产生促存活信号又产生促凋亡信号

刚刚兴起的关于神经营养因子信号的观点指出，神经营养因子是促存活还是促凋亡，是依赖于 Trk 受体和 p75 受体的相对量，以及神经营养因子是成熟形式还是前体形式。此外，神经营养因子在生理和病理条件下，很可能是决定神经元的生死过程的重要的决策分子。在生理条件下，成熟的神经营养因子和 Trk 受体结合产生促存活信号，通过抑制凋亡程序和促凋亡基因的表达，以保证神经元的存活。然而，若没有 Trk 受体表达或没有由靶细胞提供的首选神经营养因子的情况下，其他成熟的神经营养因子会和 p75 结合，启动促凋亡信号，从而诱导发育中的细胞凋亡。在病理条件下，上调的 p75 和神经营养因子前体都能增强凋亡信号传导通路，因此在脑损伤后，会发生进一步的神经元死亡。

参考文献

综述

1. Budihardjo I. Biochemical pathways of caspase activation during apoptosis. Annu Rev Cell Dev Biol，1999，15：269-90
2. Levi-Montalcini R. The nerve growth factor：thirty-five years later. Biosci Rep，1987，7：681-699
3. Lewin GR，Barde YA. Physiology of the neurotrophins. Annu Rev Neurosci，1996，19：289-317
4. Ip NY，Yancopoulos GD. The neurotrophins and CNTF：Two families of collaborative neurotrophic factors. Annu Rev Neurosci，1996，19：491-515
5. Huang EJ，Reichardt LF. Trk receptors：roles in neuronal signal transduction. Annu Rev Biochem，2003，72：609-42
6. Segal R A，Greenberg M E. Intracellular signaling pathways activated by neurotrophic factors. Annu Rev Neurosci，1996，19：463-489

7. Kaplan DR, Miller FD. Signal transduction by the neurotrophin receptors. Curr Opin Cell Biol, 1997, 9: 213-221
8. Dechant G, Barde Y A. The neurotrophin receptor p75, NTR : Novel functions and implications for diseases of the nervous system. Nat Neurosci, 2002, 5: 1131-1136
9. Chao M V. Neurotrophins and their receptors: A convergence point for many signalling pathways. Nat Rev Neurosci, 2003, 4: 299-309
10. Lu B, Pang PT, Woo NH. The yin and yang of neurotrophin action. Nat Rev Neurosci, 2005, 6: 603-614

原始文献

1. Cohen S, Levi-Montalcini R. A nerve growth-stimulating factor isolated from snake venom. Proc Natl Acad Sci USA, 1956, 42: 571-574
2. Barde YA. Purification of a new neurotrophic factor from mammalian brain. Embo J, 1982, 1: 549-553
3. Chao MV. Gene transfer and molecular cloning of the human NGF receptor. Science, 1986, 232: 518-521
4. Leibrock J. Molecular cloning and expression of brain-derived neurotrophic factor. Nature, 1989, 341: 149-152
5. Maisonpierre PC. Neurotrophin-3: a neurotrophic factor related to NGF and BDNF. Science, 1990, 247: 1446-1451
6. Ip NY. Mammalian neurotrophin-4: Structure, chromosomal localization, tissue distribution, and receptor specificity. Proc Natl Acad Sci USA, 1992, 89: 3060-3064
7. Kaplan DR. The trk proto-oncogene product: A signal transducing receptor for nerve growth factor. Science, 1991, 252: 554-558
8. Klein R. Targeted disruption of the trkB neurotrophin receptor gene results in nervous system lesions and neonatal death. Cell, 1993, 75: 113-122
9. Rabizadeh S. Induction of apoptosis by the low-affinity NGF receptor. Science, 1993, 261: 345-348
10. Crowley C. Mice lacking nerve growth factor display perinatal loss of sensory and sympathetic neurons yet develop basal forebrain cholinergic neurons. Cell, 1994, 76: 1001-1012
11. Lee R. Regulation of cell survival by secreted proneurotrophins. Science, 2001, 294: 1945-1948

第二十七章 轴突导向

邹益民 饶 毅 郑 强

第一节 轴突导向研究回顾……………………… 490
第二节 轴突导向的研究模型 ………………… 491
一、中线模型………………………………………… 492
二、视神经顶盖图谱对应投射模型……………… 493
第三节 导向分子 ………………………………… 495
一、细胞粘接分子…………………………………… 497
二、导素……………………………………………… 497
三、缝素……………………………………………… 497
四、号志素…………………………………………… 498
五、爱芙素和爱芙…………………………………… 498
六、翅整素…………………………………………… 498
七、化动素…………………………………………… 498
八、转化生长因子…………………………………… 499
九、刺猬素…………………………………………… 499
第四节 轴突导向机制 …………………………… 499
一、信号转导和细胞骨架…………………………… 499
二、钙离子和环核苷酸……………………………… 500
第五节 轴突导向和神经细胞迁移 ……………… 501
第六节 轴突导向和神经可塑性 ………………… 502

形成功能健全的神经系统，其中关键的一步是在发育过程中建立神经细胞之间、神经细胞和靶细胞之间的准确联系。人的神经系统有数以千亿计的神经元，每个神经元与多个靶物连接。轴突导向是建立这种连接的主要方式：神经元长出轴突，在复杂的胚胎结构环境中找到合适的靶物。神经连接这个复杂的过程，受遗传程序的控制，也为胚胎个体中神经活动所调节。

一般认为轴突导向包括不受活动影响的寻路（pathfinding）和靶物选择（target selection）两步，而其后的细调（refinement）受神经活动的调节。因为神经元通常离靶物较远，轴突有时需要行走在漫长且弯曲的道路上，这称为寻路。当轴突抵达靶区以后，它们需要找到特定的靶细胞、建立突触（synapse）。

这个领域过去十年进展较快，研究活跃，我们还不能完全理解神经环路形成的机制。本章将以几个常用的研究模型，讨论轴突导向和细调的关键概念和机制，这些讨论可以成为理解其他具体环路形成的基础。同时，我们也讨论了和轴突导向相关的神经元迁移机制上，以及轴突导向和神经可塑性的关系。

第一节 轴突导向研究回顾

轴突导向的研究，历史上可以追溯到西班牙科学家卡哈尔（Santiago Ramon y Cajal）。他在19世纪观察了胚胎期间神经纤维的分布，推论了纤维生长的机制。1890年，他发现了发育中的神经纤维在最前端的锥状结构，命名为生长锥（growth cone）。虽然卡哈尔当时观察的是静态结构，依赖不同发育时期的切片，他仍进行了动态推论，认为生长锥可以在致密的环境中开辟通路，带领神经纤维航行。1892年，卡哈尔提出了神经趋向性假说（neurotropic theory），认为神经纤维受某种可能和化学趋向性相似的力量所指导，驶向既定目标。

美国耶鲁大学的哈理森（Ross G. Harrison）发明体外细胞培养方法，于1910年观察了神经纤维的生长的动态和生长锥的运动行为。哈理森还提出接触在导向中的作用。

芝加哥大学的外斯（Paul Weiss）1941 年提出共振原理（resonance principle），认为轴突投射没有特异性，是神经活动同步共振确定神经投射的特异性。

曾经是外斯研究生的斯贝瑞（Roger W. Sperry）从 1942 年到 1963 年，自己或和同事们用蛙视网膜节细胞（retinal ganglion cell，RGC）神经到顶盖（tectum）的投射系统做了一系列实验，否认了共振原理，明确提出化学亲和性假说（chemoaffinity hypothesis），认为导向是依赖神经纤维和靶物间的特异化学亲和力。

1970 和 1980 年代，曾有不同方式寻找化学亲和的分子基础。1980 年，德国马普研究所的邦侯佛（Frederich Bonhoeffer）开始探索用在体外建立视顶盖投射的研究模型，这个模型到 1987 年基本成熟。邦侯佛发现，RGC 轴突投射特异性是因为顶盖中分布有排斥性分子，而不同区域来源的 RGC 轴突对此排斥性分子反应不同，视神经和顶盖相匹配，决定投射的特异性。邦侯佛等进而用生物化学的方法提取排斥性分子，于 1995 年发现 RAGS，即统一命名后的 ephrin（爱芙素 A5）。同样的蛋白，于 1994 年为哈佛医学院的佛能纳根（John Flanagan）在寻找爱芙（Eph）类受体之配体时找到，到 1995 年佛能纳根实验室发现配体在顶盖呈现的梯度分布，受体在视网膜呈梯度分布，而且这两个梯度正好互补。邦侯佛和佛能纳根的结果能解释鼻颞侧视神经为什么可以特异投射前后端的顶盖。

遗传学研究对轴突导向分子机制有很大帮助。美国卡内基胚胎研究所的赫基科克（E. M. Hedgecock）1985 年用线虫（C. elegans）研究轴突导向，并发现影响轴突的突变种。1990 年，他们对三个基因 Unc5、Unc6、Unc40 的突变表型有仔细分析，提出线虫腹背轴有梯度导向系统，指导从特定背侧轴突向腹侧航行，以及特定腹侧轴突向背侧航行，而推论这三个基因的产物是导向分子或其受体。1992 年，他们克隆基因后知道，UNC6 是分泌型蛋白质，UNC5 是跨模型蛋白质。1993 年，伯克利加州大学的古得曼（C. S. Goodman）实验室发现果蝇中影响轴突导向的突变种，果蝇遗传学从此也有效地推动了导向研究。

在哺乳类，英国的 Lumsden 和 Davis 于 1983 年发明了三维胶培养方法，对轴突导向（和神经细胞迁移）的体外研究很有帮助。1988 年，还在美国哥伦比亚大学杰朔（Tom Jessell）实验室的加拿大科学家特歇乐温（Marc Tessier-Lavigne）用三维胶培养法证明，哺乳类神经管腹侧中线的底板有吸引性活性。其后也知道底板有促进神经生长的活性。1994 年，特歇乐温实验室用生物化学方法纯化到鸡脑中促进神经生长的蛋白质导素（netrin），并发现导素同时具有导向活性：吸引特定的轴突。导素的蛋白质序列和赫基科克发现的线虫 UNC6 有同源性，是同一家族。

迄今已发现了多个吸引和排斥轴突的导向的分子家族，都是蛋白质。他们分布在特定区域，通过分布在不同神经纤维上的受体，指导轴突（和树突）的航行。这些分子还起其他的作用。饶毅等提出包括神经在内的体细胞有共同的导向分子和导向机制。不仅他们发现所谓轴突导向的分子可以导向神经细胞迁移、白细胞迁移、血管内皮细胞迁移，而且其他实验室和他们都发现以前认为是白细胞趋化性因子的分子，也可以做神经系统的导向分子。目前，也许多数导向分子已被发现，而对其作用机制的理解还不足。

第二节　轴突导向的研究模型

神经元之间通过多个步骤连接起来。通路常被分成几段，化长程为短路，路途可以有中间路标细胞（guidepost cell），它们产生信号分段指导轴突航行。轴突在不同时候对外界反应可以改变，其中路途中细胞可以调节轴突对外界的反应。可以有不同轴突，有些领先探路，有些随后粘附于领先轴突而行。在一些模型里可以看到这些现象。

一、中线模型

脊椎动物神经管的横线轴突（commissural axons）向腹侧中线投射，是研究寻路的常用模型（图 27－1）。这些轴突来源于横线神经元（commissural neurons），其细胞体位于胚胎神经管的背侧。这些神经元送出的轴突先在神经管同侧由背侧向腹侧生长，逐渐到达最腹侧的结构底板（floor plate）。这些轴突穿过底板，抵达神经管的另一侧（左右而言）。然后它们还要转向前后（头尾）方向继续投射。在一些种属如大小鼠、斑马鱼，它们向前（头）端投射；在另一些种属如鸡和蛙，它们向头尾都有投射。这个中线（midline）模型，在果蝇的神经系统也存在。而在线虫，其中线虽然不是神经系统的腹侧中线，却是线虫虫体的腹侧中线。

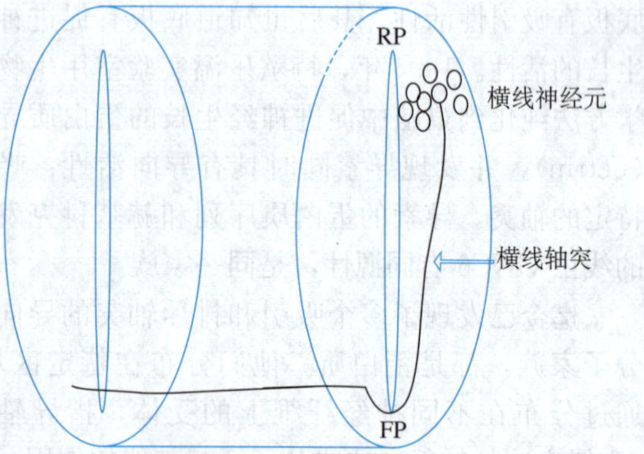

图 27－1 神经管中线模型

神经管有三个轴线：背腹，左右，和头尾。最背侧的机构是背侧中线——顶板（RF，roof plate）。最腹侧的结构是腹侧中线——底板（FP，floor plate）。
黑色圆圈代表横线（commissural）神经元，它们位于神经管的偏背侧。它们送出的横线轴突先在左右同侧向腹侧行进，到达底板后，穿过中线，左右异侧后再纵向头尾投射。不同种属头尾投射情况不同，图示的是鼠类，跨中线后，这些轴突向头端投射

通常认为，底板吸引横线轴突到达腹侧，粘接作用使横线轴突进入和穿过底板。底板还有一个有趣而重要的功能，它排斥穿过底板后的横线轴突，这样左侧来的轴突过底板到右侧后，就不能重新穿回原来的左侧。细胞水平的研究提示，底板可以吸引没有通过底板的横线轴突，但是不能吸引已经跨过中线的横线轴突。相反，跨过中线以后的轴突受底板的排斥。跨过中线后的轴突转向纵向投射也依赖于底板。没有底板的突变鼠横线轴突转向不正常。

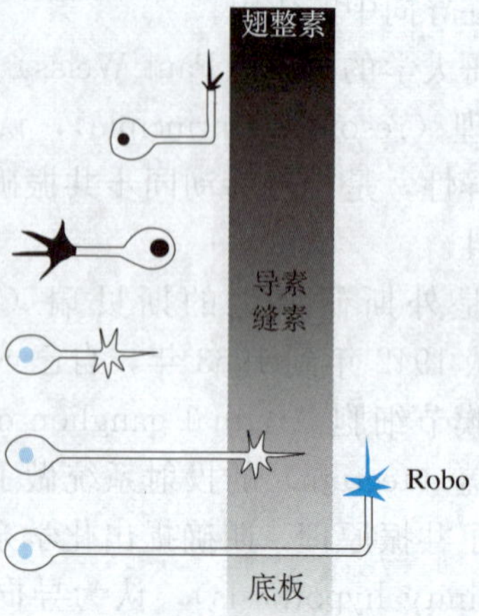

图 27－2 神经管中线轴突导向分子机制

为了便于观看，神经管从背侧中线切开，位于图两侧，腹侧中线底板位于图中央导素和缝素产生于底板
Wnt（翅整素）分布在底板，灰色代表其浓度梯度。
蓝色表示 Robo 受体表达高。
背侧产生 BMP，但是不知道是否有浓度梯度，图中没有显示

在中线模型中，多个分子参与轴突导向（图 27－2）。从背侧横向神经元发出的横向轴突向腹侧中线进发，是由于被导素吸引。在哺乳类，也许还有刺猬素 Shh（sonic hedgehog）起吸引作用使横向轴突转向底板，不过果蝇和线虫都无证据 Shh 能导向。到达底板后，横向轴突上有粘接分子结合于底板的粘接分子，依靠这些细胞粘接因子的相互作用使横向轴突进入底板。穿过底板后，这些轴突失去对导素的反应性，而获得对缝素（Slit）和号志素（如 Sema3B 和 3F）的反应性，而缝素和号志素的排斥性作用，使通过底板后的横向轴突不重返底板。过底板后，轴突失去对导素反应的原因不清楚。在果蝇，横向轴突获得对缝素的反应是因为受体 Robo 在细胞表面的分布变化：过中线后，轴突生长锥膜表面 Robo 浓度增加。有些神经元的轴突，Robo 从开始就高，它们不能通过底板，要么被缝素排斥到神经管外，要么在同侧神经管投射。在哺乳类，横向轴突在过底板前后对缝素的反应不同是因为 Robo 家族一个特殊成员 Rig1，Rig1 在横向轴突内表达，它不起信号转导的作用，而调节有信号转导作用的 Robo。

跨过底板后，横向轴突向纵向投射的转向由翅整素（Wnt）控制。邹益民实验室发现翅整素

家族有一个成员表达于神经管底板，而且呈现前端高尾端低的浓度梯度，吸引穿过底板后的横线轴突向头端转向。

二、视神经顶盖图谱对应投射模型

神经纤维投射有高度的组织化。其中一种组织形式是图谱对应连接（topographic mapping）。体区感觉和运动系统，其神经纤维投射的对应连接较为熟知。斯贝瑞将视神经投射发展成轴突导向的一个常用的模型。视网膜节细胞（retinal ganglion cells，RGC）长出视神经，投射到（两栖及鸟类的）顶盖、或者哺乳类相应的上丘（superior colliculus）。RGCs 位于视网膜的表层，其轴突到达视盘（optic disk）后，离开视网膜形成视神经。在蛙（和一些低等脊椎动物），视轴突到达位于中线的视交叉后，全部跨过视交叉，投射到对侧的顶盖。在哺乳类，腹颞侧的视轴突不跨视交叉，投向同侧上丘，而其他的视轴突，跨过视交叉，投向对侧上丘。

视顶盖（retinotectal）投射有精确的定位关系。视网膜中，每根视轴突有特定的位址来源，可以根据它在鼻颞（nasal-temporal）轴和背腹（dorsal-ventral）轴的方位来判定。颞侧的轴突投射到顶盖的前端（也是头端），鼻侧的轴突投射到顶盖的后端（尾端）。腹侧视轴突投射到顶盖的内侧，背侧的视轴突投射到顶盖的外侧（图 27－3）。

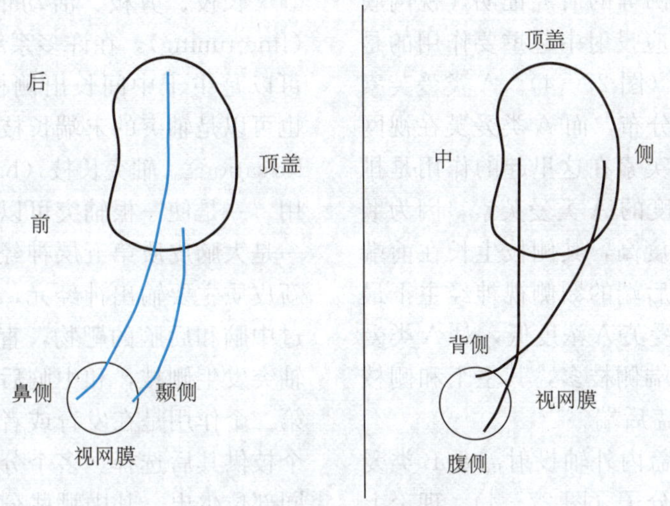

图 27－3　视顶盖投射模型

视顶盖投射对应有两轴线：视网膜里的鼻颞轴（nasal-temporal axis）和背腹轴（dorsal-ventral axis）。
左图显示鼻颞轴视神经投射到它们投射对应于顶盖的头尾轴（rostral-caudal axis）（也是前后轴 anterior-posterior axis）。
右图显示腹背侧视神经投射对应于顶盖的内外轴（medial-lateral axis）

斯贝瑞 1963 年提出化学亲和性假说，来解释视顶盖图谱对应投射的机制。他从 1940 年代到 1963 年用两栖类成年动物做了一系列实验。这些动物视神经被切断后可以再生，而且再生的视神经根据原来的来源投射到原来的顶盖部位：即使将眼睛转 180°，位置变了的视神经仍然投射到原来的顶盖部位。

斯贝瑞的化学亲和性假说认为不同区域的视神经和不同区域的顶盖间有特定化学亲和力，这个化学密码（chemical code）是由呈浓度分布的化学分子造成，视神经的梯度和顶盖的梯度相互匹配，形成图谱对应投射。

起初以为对应投射是生长锥根据自己的来源有特异标记，简单而直接地在顶盖中找到和自己匹配的位点。近年在细胞水平进行仔细观察以后发现，还需调节轴突上侧枝生长。在鸡和鼠的研究都观察到，视神经轴突最初投射的区域比最终的靶区要广，无论是从顶盖的头尾轴还是内外轴看，都过分广泛了。是通过调节侧枝的生长和裁剪，才形成最终的对应投射（图 27－3）。

鼻颞轴视神经向顶盖前后轴投射时，不管是鼻侧还是颞侧视神经轴突的主干都投射到了顶盖的后端。鼻侧视神经在顶盖后端生长的侧枝多，而颞侧视神经在顶盖前端生长侧枝多，侧枝多的位点，视神经主干可以维持，而侧枝少的部位，主干被修剪。这样，偏鼻侧的视神经可以在顶盖较后端维持主干（和侧枝），而偏颞侧的视神经靠顶盖后端的主干（和侧枝）不能被维持而被修剪，但是可以维持靠顶盖较前端的主干（和侧枝）。最终形成鼻侧视神经向后端顶盖、颞侧视神经偏向前端顶盖的投射关系。

视网膜腹背轴线视神经向顶盖内外轴线投射时，轴突主干抵达的位点比较接近最终位点，但是有差异。主干上长出偏顶盖内侧的侧枝，也长出偏顶盖外侧的侧枝。这两侧的侧枝被选择性调节：或者是通过促进生长，或者是通过特异修剪。侧枝修剪后，也可以调整主干的位址，使主干偏向侧枝稳定的方向。

分子机制上，邦侯佛等的研究证明，视网膜鼻颞轴向顶盖前后轴对应投射中起重要作用的是爱芙素和爱芙受体系统（图 27－4）。A 类爱芙素在顶盖呈前后浓度梯度分布，而 A 类爱芙在视网膜呈鼻颞梯度。A 类爱芙素在这里起的作用是排斥性。顶盖后端较高浓度的 A 类爱芙素，因为颞侧的视神经爱芙受体浓度高，其侧枝生长在前端较多而后端较少，进入后端的颞侧视神经主干最终被修剪。鼻侧视神经爱芙 A 浓度低，对 A 类爱芙素反应低，在顶盖后端侧枝多，其主干和侧枝都可以稳定地存在于顶盖后端。

腹背轴视神经向顶盖内外轴投射需要 B 类爱芙素和翅整素两套导向分子（图 27－4）。理论上分析的结果是，在一个轴线上的对应投射，需要两种力量，才能达到精确定位，如果只有一种力量，轴突会都投向图谱的一个极端。这两种力量，可以是不同类型。比如，可以有一种力量由一个呈浓度梯度分子提供，而另一种力量由轴突相互竞争来提供。腹背轴视神经向顶盖内外轴投射系统中，是两套分子梯度起平衡作用：B 类爱芙素，翅整素。

爱芙素 B1 在顶盖呈内高外低的梯度，爱芙 B2 和 B3 在视神经呈腹侧高背侧低梯度，将视神经吸引到内侧顶盖。邹益民等最近发现，Wnt3 在顶盖呈内高外低的梯度，介导 Wnt 排斥信号的 Ryk 受体在视神经呈腹侧高背侧低梯度，而介导 Wnt 吸引信号的 Fzl 受体在视神经没有浓度梯度。这样视神经对 Wnt 有双相反应并呈逐渐变化。因为腹侧视神经表达较高的 Ryk，它们被 Wnt3 强烈排斥。而背侧视神经表达 Ryk 较低，所以只被顶盖内侧高难度的 Wnt3 排斥，而被顶盖外侧低浓度的 Wnt3（通过视轴突上的 Fzl 受体）所吸引。所以，Wnt3 将所有视神经导向顶盖外侧，而平衡爱芙素 B1 将所有视神经导向顶盖内侧的力量。爱芙素 B 和 Wnt3 的作用是通过选择性地调节侧枝生长或者修剪来达到的。爱芙素 B 有利于视神经主干偏向内侧的侧枝，Wnt3 有利于主干偏向外侧的侧枝。这样，由两个分子形成拮抗性的梯度，互相平衡，导致对应投射。

顶盖的自发神经活动可能和图谱形成有关。顶盖前后轴视神经主干被修剪、顶盖内外轴上视神经侧枝的生长和修剪都可以被神经活动所调节。

长枝、剪枝、活动依赖性细调都属于细调（fine tuning），在许多系统起作用。轴突常长枝，可以是主干中间长出侧枝（interstitial branch），也可以是轴突的末端长枝，如生长锥的分叉（bifurcation）。轴突长枝（branching）已知有三个作用。一是使一根轴突可以支配多个靶物。例子之一是大脑皮质第五层神经元送出的轴突。它们是新皮质主要输出神经元，发育过程中其轴突先越过中脑和后脑的靶物，直接到达脊髓。其后，主轴突发生侧枝，和中脑后脑的靶物连接。长枝的第二个作用是在发育或者神经可塑性期间提供多个枝供其后选择。多个分枝，有时在轴突主干不同部位生出，其中哪些分枝被稳定下来，可以形成确定的连接，有时，主干达到最远的一枝可以收回而用原来的一个（可以是更短的）分枝。长枝的第三个作用是在神经细胞迁移时确定细胞体迁移方向。长枝是不依赖胶质细胞而迁移的神经细胞方向改变的一个主要方式。这些细胞的前导突起（leading process）常有几个枝，而且这些分枝是动态发生和收回，较稳定的分枝带领当时一步神经元胞体迁移，从而确定那一步神经元迁移的方向，而下一步又有不同分枝“竞争”。

神经连接不仅取决于连接的形成，也依赖于连接的修饰。剪枝是一个有效的修饰连接的方式。皮质第五层神经元到皮质下结构的连接，经过剪枝而精确。视神经投射到达顶盖初期，有越位的纤维，剪枝后才达到精确。在海马内部，投射到 CA3 区的纤维，也是在剪枝后才去掉越位纤维。剪枝过程中，局部蜕变也可能很重要。

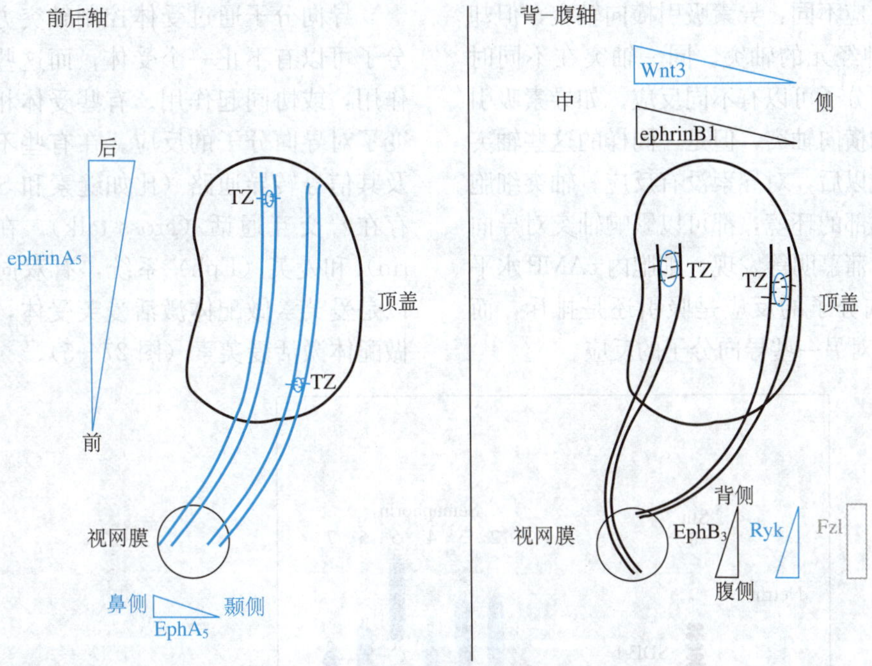

图 27-4 视顶盖对应投射机制

左图显示鼻颞视轴突依赖 EphA 介导的 ephrinA 排斥信号，EphA 以鼻侧高颞侧低的梯度存在于视网膜，而其配体 ephrinA 以梯度形式存在于顶盖。

右图显示背腹视轴突投射依赖两套信号：ephrinB 和 EphB，Wnt 和 Ryk，Fzl。

ephrinB1 在顶盖内呈内高外低的梯度，EphB2 和 B3 在视神经呈腹侧高背侧低梯度。

顶盖有内高外低的 Wnt3 梯度，其排斥性受体 Ryk 在视神经呈腹侧高背侧低的梯度，其吸引性受体 Fzl 均匀分布于视神经腹背轴线

神经活动对细调很重要。突触的活动可以增强或者减弱许多突触连接，也可以去除一些突触连接。最好的例子是神经肌接头。发育早期，一个肌细胞常被多个运动神经元发出的多个轴突所支配。活动依赖的突触竞争强化其中一个连接而弱化其他连接，最终造成一个运动神经元一个肌肉细胞的一对一连接。轴突剪枝常跟随突触去除（synapse elimination）。突触竞争不仅在发育过程中，也在成体发生。轴突的指状突起（filopodium）和树突的指状突起有多个而且动态生长，互相接触，但是只有少数形成突触。其中活动依赖的机制也起加强或者去除的作用。

第三节 导向分子

导向分子是指导轴突航行方向的分子。根据分子是否弥散，导向可以分为接触依赖（contact-dependent）的导向分子和弥散性（diffusible）导向分子。根据分子对轴突的作用，可以分为吸引分子和排斥分子。接触依赖性导向分子有跨细胞膜的跨膜蛋白，有通过其他分子和细胞膜连接的分子，或是分泌后紧密结合于细胞外基质的蛋白。弥散性导向分子在细胞外呈浓度梯度分布，有长程有短程。弥散性吸引分子又称化学吸引子（chemoattractant），弥散性排斥分子又称化学排斥子（chemorepellent）。

弥散性导向分子一般认为可以长程导向。在体外，一个固定地点来源的弥散性导向分子形成的梯度可以在几百微米到几厘米的距离内导向。在体内，特定弥散性导向分子的作用距离尚不清楚，有些可弥散性分子起短程甚至接触导向的作用。分子本身的物理特性和环境都可以影响弥散程度和梯度稳定性。有些细胞可以将其他细胞分泌的导向分子收集在自己旁边，在中途起导向作用。

有些分子既可以起吸引作用，也可以起排斥作用。这个差别通常是由反应轴突来决定。比如不

同的轴突可以反应不同：导素吸引横向轴突，但却排斥滑车运动神经元的轴突。同一轴突在不同时候，对同一导向分子可以有不同反应。如导素吸引尚未跨过中线的横向轴突，但是，同样的这些轴突在已经跨过中线以后，对导素没有反应。轴突细胞膜上的受体和内部的环境，都可以影响轴突对导向分子的反应性。蒲慕明等发现，细胞内 cAMP 水平确定对一些导向分子的反应是吸引还是排斥，而 cGMP 水平确定对另一些导向分子的反应。

导向分子通过受体控制轴突方向。一个导向分子可以有不止一个受体，而这些受体或独立起作用，或协同起作用。有些受体相互作用后，改变了对导向分子的反应。在有些不同的导向分子及其信号转导通路（比如缝素和 SDF）之间，还存在着交互通话（cross-talk）。在爱芙素（ephrin）和爱芙（Eph）系统，有双向信号传递，可以是爱芙素做配体激活爱芙受体，也可以是爱芙做配体激活爱芙素（图 27-5）。

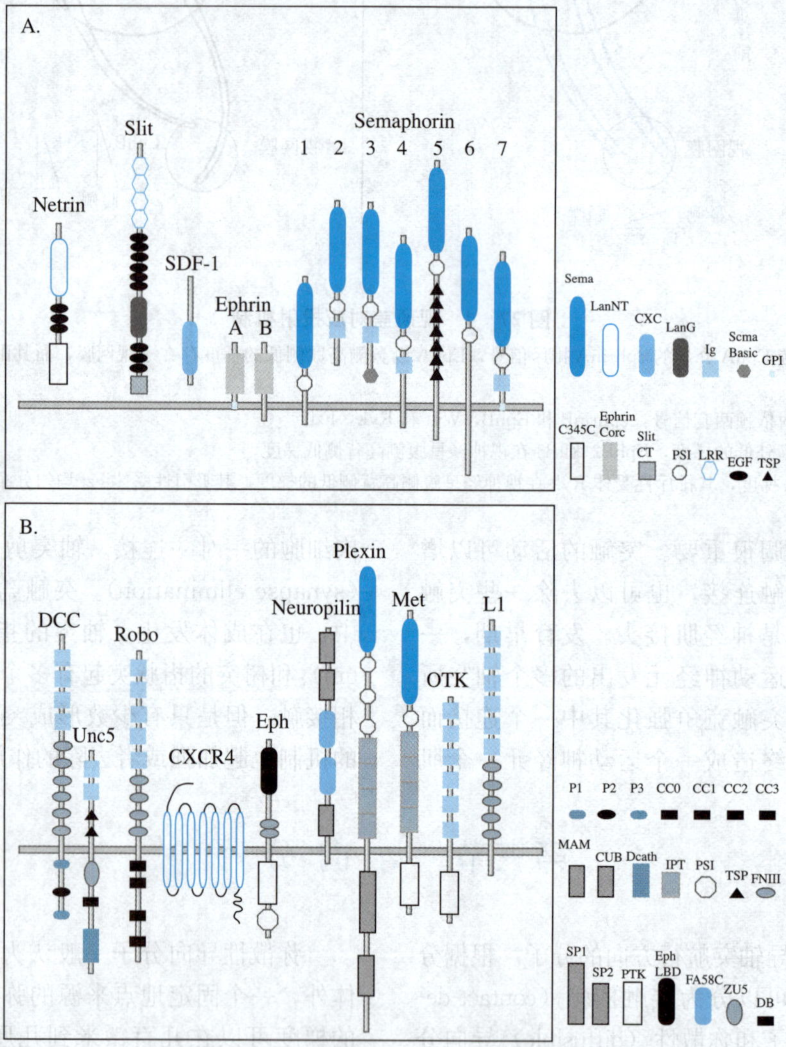

图 27-5 典型的导向分子及其受体

A：一般是配体；B：一般是受体，但是 ephrin 和 Eph 是双向作用，有些 Sema 也可以作受体。图仅示意，不同分子大小不成比例。Sema：sema domain；LamNT：laminin N-terminal domain (domain Ⅵ)；LamG：laminin-G domain；GPI：glycosyl phosphatidylinositol；C345C：netrin C-terminal domain (also found in complement factors C3，C4 and C5)；Ephrin Core：containing four invariant cysteines；PSI：Plexins/Semaphorin/Integrin domain；LRR：leucine-rich repeats；SAM：sterile alpha motif；TSP1：thrombospondin type 1 repeats；MAM：meprin/A5/mu-phosphatase homology domain；CUB：domain homologous to complement binding factors C1r and C1s，uEGF，and bone morphogenetic protein；Death：Unc5 death domain；IPT：immunoglobulin-like，plexins，transcription factors domain；SP1：Sex-Plexin domain 1；PTK：protein tyrosine kinase domain；Eph LBD：Eph ligand binding domain；FA58C：coagulation factor 5/8 C-terminal domain，discoidin domain；ZU5：Unc5 ZU5 domain (domain present in ZO-1 and Unc5-like netrin receptors)；DB：DCC-binding domain；FN Ⅲ：fibronectin type-Ⅲ repeats.

一、细胞粘接分子

轴突生长和寻路需要粘接于底物。但是细胞粘接分子（cell adhesion molecule）不是都能支持轴突生长和寻路。允许和促进轴突生长的粘接分子可以铺出轴突生长的“公路”，而不允许轴突生长的粘接分子或者底物分子可以形成“栏杆”。细胞外基质（extracellular matrix，ECM）中有多种粘接分子和其他底物分子。细胞和轴突上也有粘接分子。轴突可以和ECM的分子作用而行进，也可以和其他细胞或者轴突上的粘接分子作用。比如先驱轴突粘接于ECM，而后续轴突粘接到先驱轴突。在这样的情形下，调节束成（fasciculation）、束散（defasciculation）。

同样（homophilic）或者不同（heterophilic）的粘接分子结合，都可以介导粘接作用。细胞膜上的粘接分子也可以向细胞内转导信号。参与神经粘接的有三类主要粘接分子家族。第一是免疫球蛋白超家族（immunoglobulin，Ig superfamily），它们是不依赖细胞外钙离子的跨膜蛋白如NCAM、L1CAM、neuroglian、fasciclins等。其细胞外段有Ig重复片段和Ⅲ型纤接素重复片段（fibronectin type Ⅲ repeats，FNⅢ）。神经细胞粘接分子（NCAM）是一个代表，一个细胞上的NCAM可以和另一个细胞上的NCAM结合，而影响轴突生长。有时粘接分子可以参与其他信号通路或者被其他信号调节，如L1CAM可以作为一些Semaphorin受体的组分参与排斥反应。

第二类粘接分子家族是钙粘素（cadherin）。他们的相互结合依赖于细胞外的钙，能被钙浓度所调节。钙粘素细胞内段结合于catenins，而后者可以作用于细胞骨架（cytoskeleton）。除了粘接，也发现钙粘素（N-cadherin）可以作为缝素排斥反应的组成部分。

第三类和粘接有关的分子是整合素（integrin），它们介导细胞外基质ECM的粘接作用和信号作用。体内表达多个ECM分子如laminin、fibronectin、tenascin、collagen、thrombospondin、它们在体外可以促进或抑制神经生长。而在体内是否起作用，起允许性作用还是指导性作用，尚不完全清楚。有些分子如laminin可以调节轴突对导素的反应。而蛋白多糖（proteoglycan）可能影响细胞外导向分子分布梯度或者轴突的反应。

二、导素

导素（netrin）是非脊椎类和脊椎类动物中首先发现的导向分子。线虫的导素是UNC－6。哺乳类导素家族已知有五个成员，分布于不同的组织细胞。导素既可吸引也可排斥轴突。导素的受体有两种，一种是线虫的UNC－40及其哺乳类家族成员DCC（“缺失于直肠癌”）和neogenin。另一类受体是线虫的UNC－5及其哺乳类同源分子UNC－5H－1，－2，－3和－4等。DCC/UNC－40可以参与介导吸引和排斥，UNC－5只介导排斥。哺乳类实验提示DCC单独只介导吸引，在和UNC－5结合后，参与排斥。线虫有结果提示DCC单独也可能介导排斥。UNC－5单独可以介导排斥。果蝇实验提示UNC－5单独介导短程排斥，而和DCC一道可以介导长程排斥。

导素氨基酸序列上有一段和laminin相似，并有三个EGF域。UNC－5蛋白的氨基端在细胞外，含两个Ig重复区、两个TSP域，跨膜区后在细胞内有ZUS、DB、DD域各一个。DCC氨基端在细胞外，含四个Ig重复域、六个FN3（三型纤接素，fibronectin type Ⅲ）重复域，细胞内段含P1、P2、P3三个保守域。

三、缝素

1984年，缝素（slit）突变种发现于筛选和果蝇胚胎形式发生有关的基因时。缝的名称是突变种胚胎头端的表型，原意和中缝无关。1988年找到其基因并知道其编码的是一种分泌型蛋白质。1999年证明缝素的功能是排斥轴突。进一步研究发现它排斥迁移的神经元、白细胞，也影响血管内皮细胞运动。

果蝇和线虫各有一个缝素基因，脊椎类有三个。缝素蛋白含四个LRR重复域、七或九个EGF重复域、一个laminin G域、一个半胱氨酸密集域。LRR起信号功能、可以和受体结合。受体称回环子（Roundabout，Robo）：是一跨膜蛋白家族线虫有一个，果蝇有三个，脊椎类有三个典型的、一个不典型的。Robo细胞外段有五个Ig域、四个FNⅢ重复域，细胞内段有CC域。Ig

域和缝素结合，CC域转导信号。哺乳类的Robo和果蝇的Robo1更接近，有四个不同的CC域（0，1，2，3），而果蝇的Robo2和Robo3分别只有两个CC域（0和1）。

四、号志素

目前已知最大的导向分子家族是号志素（semaphorin，Sema），既有弥散型也有细胞膜表面型，一般都是排斥性。果蝇第一个号志素是克罗得金（Alex Kolodkin）和古得曼研究纤维束成（fasciculation）时发现的。脊椎类第一个号志素是罗玉林和瑞珀（Jonathan Raper）用生化方法提纯导致生长锥塌陷（growth cone collapse）的分子而发现的。其后知道，它有轴突排斥性导向作用，而且排斥性分子都能使生长锥塌陷。

号志素蛋白序列上有保守的号志域，它由420个氨基酸组成。已知八种号志素，3至7类存在于脊椎动物。2类和3类是分泌型蛋白质，其他是跨膜蛋白。虽然3类在体外研究系统是弥散性的，它们在体内弥散可能有限，做短程导向。

号志素有两种受体：neuropilin（NP）和plexin（Plx）。NP1和NP2可以结合号志素，但是这两个跨膜蛋白细胞内段很短，不像能转导信号，需要其他传信号的成分组成复合体。Plx胞外段含Sema域，胞内段有信号转导功能。Plx有四类（A到D）。PlxA1和NP1组成复合受体介导Sema3A的功能，其中NP1直接与Sema3A结合。PlxB1可以直接与Sema4D结合，无须NP。Sema复合受体可有其他组分，如蛋白激酶受体Met可以和PlxB1复合。无激酶活性的Otk和L1细胞粘接因子也参与Sema信号转导。

五、爱芙素和爱芙

爱芙素和爱芙（ephrin和eph）的配体和受体关系是双向的，既可以是爱芙素做配体通过爱芙做受体，也可以是爱芙做配体通过爱芙做受体。爱芙素是依赖接触的排斥性分子，其作用依赖于爱芙。爱芙素有A和B两类，A类通过糖磷酸肌醇和细胞膜连接，B类是跨膜蛋白，其胞内段有高度保守的含酪氨酸磷酸化位点区和羧基末端的PDZ域。哺乳类有五个A类爱芙素、三个B类爱芙素。A和B两类爱芙素都有做受体的能力。

爱芙是跨膜蛋白，膜外段有一个球形域、一个半胱氨酸密集域、两个FNⅢ域，胞内段含酪氨酸蛋白激酶域、一个SAM域、一个PDZ域。哺乳类有八个A类爱芙、六个B类爱芙。A类爱芙一般可以和所有A类爱芙素结合，B类爱芙一般与所有B类爱芙素结合，但有例外：EphA4可以和B类爱芙素结合，EphrinA5可以和EphB2结合。

六、翅整素

这个分泌型蛋白家族成员在哺乳类有19个。它们有许多功能，可以决定胚胎背腹轴、决定细胞命运、细胞分裂、细胞极性、突触形成等。最近几年发现它们参与轴突导向。对神经系统纵向轴方向行进的神经纤维，如皮质到脊髓的下行纤维、或者上行的感觉纤维，翅整素起重要的导向作用。它们可以是吸引性、也可以是排斥性。它们的导向作用从果蝇、线虫到哺乳类保守。

翅整素（wnt）蛋白富含半胱氨酸，又有脂质和糖基修饰，特别疏水、不易弥散、也不易纯化。糖基化发生在氨基端糖基化位点上。

翅整素导向用两种受体：Frizzled（Fzl）和Ryk。在已经检测的系统，Fzl3介导翅整素的排斥作用，Ryk介导吸引作用。Fzl是七重跨膜蛋白，是否耦联G蛋白不清楚。Ryk是跨膜受体，含蛋白激酶样序列，但是对酶活性关键的位点有突变。

七、化动素

化动素（chemokine）是一大类原来发现刺激白细胞运动的多肽，分子量约12kD。根据序列差别又分多个家族。它们的受体都是和G蛋白耦联的七重跨膜蛋白。有些化动素及其受体在神经系统中表达。在神经系统中功能了解最多的是SDF-1（stromal derived factor-1）及其受体CXCR4。SDF-1可以吸引一些轴突和神经元，它也可以调节神经细胞对其他导向蛋白质的反应（比如降低视神经对缝素的排斥反应），而其他蛋白质也可以调节神经元对SDF-1的反应。在小脑发育过程，它起作一个有趣的作用。小脑的颗粒细胞，来源于外生发层（EGL）的前体细胞，这些前体细胞在特定时期才由EGL向IGL迁移，而早期不迁移是因为紧靠EGL的脑膜上表达SDF-1，而它吸引前体细胞使它们不离开EGL，以后因为 Eph 通过 ephrin 来抑制 CXCR4 对 SDF-1 的反应，使前体细胞可以迁移离开 EGL，向内颗粒层迁移。

八、转化生长因子

转化生长因子（TGF-β）家族有三十多个哺乳类成员，起多个作用。哺乳类有两个成员骨形成蛋白 7（Bone morphogenetic protein-7，BMP-7）和生长/分化蛋白 7（growth/differentiation factor，GDF7）可能在神经管对横向轴突起排斥作用。线虫的 TGF-β 家族成员 UNC129 影响运动神经元轴突导向。TGF-β 受体有三类，其中两类是蛋白激酶。介导轴突导向的可能是蛋白激酶受体类。但是用的通路，大概不是经典的细胞生长有关通路。

九、刺猬素

有两篇论文认为刺猬素（sonic hedgehog，Shh）这个对形态发生重要的蛋白质可以起吸引轴突的作用。脊椎动物有三个 Hh，其中 Shh 被认为有轴突吸引作用。Shh 前体有氨基端的 19kD 一段和 26kD 的羧基端一段。羧基段有蛋白酶活性，自身切割前体，将氨基段和羧基段分开，氨基段本身起信号作用，与受体结合。通常 Shh 有两种膜受体：十四重跨膜蛋白 Patched（Ptc）和七重跨膜蛋白 Smothened（Smo）。在 Shh 指导横向轴突转向神经管底板的系统，实验证明 Smo 参与介导 Shh 的吸引作用。Shh 对视神经有排斥作用。

第四节　轴突导向机制

轴突导向和轴突生长常有关系，但是这个关系不是必定的。吸引性分子常促进轴突生长，排斥性分子可以抑制轴突生长，特别是使生长锥在一时内塌陷（collapse）。但是，吸引可以在没有轴突延长的情况下发生，有些可以使轴突延长的分子也不吸引轴突。排斥性导向分子并不靠缩短轴突来起到排斥的作用。在神经细胞迁移过程，研究结果严格区别了导向性分子对运动性和方向性作用。缝素对运动的神经细胞起排斥作用，但是不抑制细胞的运动速度。

轴突的生长锥对弥散性导向分子的浓度梯度进行比较，依据生长锥不同方面感受到的浓度差别，决定行进方向。也就是将细胞外导向分子的非对称分布造成生长锥非对称性运动。生长锥伸出多个指状突起（filopodium）和蹼状突起（lamellipodium）（彩图 27-6），它们呈动态长缩，不断探索环境，而稳定的指状突起/蹼状突起可以调节整个生长锥的生长方向。

一、信号转导和细胞骨架

导向分子结合于生长锥表面的受体，将信号转导到细胞内，最终通过调节细胞骨架来控制生长锥运动方向。动蛋白（actin）和管蛋白（tubulin）是和运动有关的细胞骨架成分（彩图 27-6），它们分别多聚化成为动蛋白丝（actin filament，也称微丝 microfilament）、微管（microtubule）。动蛋白丝主要在生长锥靠外层，特别是富含于指状突起中、蹼状突起边缘。动蛋白多聚化产生推动细胞膜的力量，是一般细胞运动的主要动力，也是生长锥运动的动力。微管在生长锥的作用了解较少，它主要分布于轴突主干，生长锥的中间部分浓度较高，而边缘较低，但是有时可以看到微管进入指状突起。简单的模型是，动蛋白多聚化决定领先沿（leading edge）运动方向，微管其后与动蛋白丝耦联稳定运动方向或有利生长锥、轴突主干跟上领先沿。

生长锥的运动认为和一般细胞运动在机制上相似，可以参考细胞生物学书籍。其中 Rho 家族小 GTP 酶对于调节动蛋白多聚化很重要。这个家族含 Rho、Rac 和 Cdc42 三种成员。Rho 促进应急纤维（stress fiber）的形成、其中含收缩性的动蛋白和肌球蛋白丝，Rac 促进富含动蛋白的蹼状突起形成，Cdc42 促进指状突起的形成。简单模型里，Rac 和 Cdc42 常常在运动细胞的领先沿被激活，它们进一步促进动蛋白多聚化、推动细胞运动，而 Rho 常在运动细胞的尾沿（trailing edge）被激活、它通过动球蛋白收缩将尾沿收缩跟上领先沿的运动。

吸引性导向因子通常促进靠近其浓度高侧的生长锥内动蛋白多聚化，排斥性导向因子降低近侧生长锥内动蛋白多聚化、促进远侧动蛋白多聚化。已知的导向蛋白都能调节 Rho GTP 酶活性、并能通过 Rho GTP 酶来调节细胞骨架。导向蛋白和受体作用后，信号转导到 Rho GTP 酶 的通路有部分了解。但是每个导向蛋白是通过一条简单通路还是几条通路，这些通路有何关系，尚不清楚。生长锥内蛋白质合成和降解对导向重要，导向蛋白能调节它们。

哺乳动物研究证明，导素通过其 DCC 受体起吸引作用时，可以激活两种胞浆内骆氨酸蛋白激酶：Src 家族和聚焦粘接激酶（focal adhesion kinase，FAK），其后可以激活 Rac 和 Cdc42。线虫遗传学研究发现，导素通路含 UNC34（似哺乳类的 Ena 蛋白）、CED10（线虫的 Rac）、UNC115（似哺乳类结合动蛋白的 Ablim）和机制不清楚的 Seu－1、Seu－2 、Seu－3。有一个胞浆内蛋白质 Max－1 只参与导素的排斥性受体 UNC5 下游，和吸引无关。

缝素结合 Robo 后，促进 Robo 和 srGAP 的结合，srGAP 是 GTP 酶激活蛋白，可以促进 Rho 家族 GTP 酶从结合 GTP 的、有活性的形式转变成结合 GDP 的、无活性的 GTP 酶。缝素通过 srGAP 降低神经元里 Cdc42 活性，从而使靠近缝素一端细胞内 Cdc42 活性低于细胞远离缝素一端，这样动蛋白多聚化不对称的结果可以达到排斥性作用。蛋白激酶 Abl 及其底物 Ena 也参与 Slit 排斥作用。爱芙素到爱芙的信号，已经发现可以通过 Rho 家族：比如 A 类爱芙可激活鸟苷酸交换因子（GEF），将非活性 Rho 上的 GDP 交换下来而 GTP 上去，激活 Rho，而起排斥作用。爱芙还有到爱芙素的反向信号作用。号志素和 Rho 家族 GTP 酶的关系较复杂。一方面号志素可以通过它们进行信号转导，另一方面 GTP 酶可以反馈作用于号志素。

从 Rho 家族到动蛋白多聚化、细胞骨架调整，中间步骤尚在研究中。已知它们可以通过 N－WASP 和 WAVE 等调节 Arp2/3 复合体的活性。这个复合体可以在已有动蛋白纤维上，促进新的侧枝形成。另一类直接促进动蛋白多聚化的分子是 formin，它们促进直的动蛋白纤维形成，这类蛋白也受 RhoGTP 酶调节。最近还发现一种促进直的动蛋白纤维形成的分子 spire，是否受 RhoGTP 酶调节还不清楚。

二、钙离子和环核苷酸

钙这一简单二价离子可以做细胞内第二信使，介导多个功能。静息时，通过自稳机制，细胞维持胞内钙浓度（$[Ca^{2+}]_i$）的基线在毫微摩尔（nanomolar）范围。低而稳定的静息 $[Ca^{2+}]_i$ 对细胞很重要，这样才能有效地对细胞外刺激造成的钙信号进行反应。在轴突生长和导向过程中钙起重要作用。只有当 $[Ca^{2+}]_i$ 在最佳范围内，生长锥才能生长，过高或过低浓度的 $[Ca^{2+}]_i$ 都抑制其运动和延伸。$[Ca^{2+}]_i$ 受两个渠道控制：胞外钙通过细胞膜内流，细胞内钙库释放到胞浆。细胞外因子可以调节这些途径来影响生长锥的运动和轴突导向。发育期的神经元有自发性的 $[Ca^{2+}]_i$ 振荡，表现出钙波或钙火花，也影响神经元和轴突。钙振荡的频率与轴突延长呈负相关：高频振荡减慢延长，低频振荡加快延长。体内观察到生长锥在决定是否改变方向的位点要暂停时也出现高频率钙振荡。

轴突导向时胞浆钙参与介导吸引和排斥性导向。钙信号的时空型式导致不同的转向反应。有至少三个控制吸引和排斥的局部钙浓度范围：小的局部钙增加（或者浅梯度增加）（小于 50 nM）导致排斥，稍大的 $[Ca^{2+}]_i$ 导致吸引，较大的局部钙增加（约 400 nM）引起排斥。对于整个生长锥的运动来说，生长锥内钙浓度影响其延伸与否。对于生长锥转向来说，局部钙浓度变化起导向作用。

钙的下游有多个分子。钙调素（calmodulin）是胞内钙的检测分子。它和钙结合后，可以和其他靶物结合，如蛋白激酶和蛋白磷酸酶。依赖钙-钙调素的蛋白激酶家族（CaMK）有五个成员，其中 CaMK Ⅳ参与钙对轴突延长的调节，CaMK Ⅱ参与轴突导向。CaMK Ⅱ有四个基因（α，β，γ 和 δ）编码 28 种，其表达不同，和钙-钙调素的亲和力也不同。α 和 β 亚基主要在脑中表达。β CaMK Ⅱ 在发育早期表达和动蛋白细胞骨架结合，能调节纤维延伸。β－CaMK Ⅱ 可以被较低的钙-钙调素浓度所激活，可以感受小的钙信号，

在爪蟾有迹象 β - CaMK Ⅱ参与介导生长锥对吸引性导向因子的反应。α - CaMK Ⅱ 参与介导高钙引起的轴突长枝。

虽然 CaMK Ⅱ 参与钙依赖的吸引反应，而钙依赖的排斥反应用的下游信号不同。钙-钙调素依赖的磷酸酶钙神素（calcineurin，CaN）介导钙依赖的排斥反应。钙神素是脑内唯一高度表达的钙依赖性磷酸酶。钙激活 CaN 后，它作用于磷酸酶- 1（Phosphatase - 1，PP1），使生长锥转向。CaN 对钙的敏感远高于 CaMK Ⅱ，它们形成一对激酶/磷酸酶，介导不同浓度钙信号所引起的生长锥转向。低浓度钙增加首先激活 CaN 导致排斥，稍高钙增加主要激活 CaMK Ⅱ 导致吸引。高钙引起的排斥是通过钙敏感的蛋白酶 calpain。钙激活此蛋白酶，与 Src 家族酪氨酸蛋白激酶相互作用后，调节整合素（integrin）介导的细胞粘接。

钙信号除了调节细胞粘接外，可以通过 GAP、GEF、CaMKⅡ 和 PKC 来调节 Rho 家族 GTP 酶，进而影响肌动蛋白细胞骨架。钙还可以和其他信号通路相互作用，比如 cAMP。一定时空分布的钙可能通过诱导信号网络从而协同调控轴突生长和导向。

环核苷酸 cAMP 和 cGMP 参与多个重要的细胞功能。细胞内 cAMP 和 cGMP 浓度影响轴突对细胞外导向分子的反应。抑制 cAMP 活性可以使轴突对导素的反应从吸引变成排斥。激活 cGMP 可以使轴突对号志素和髓鞘相关糖蛋白等分子的反应从排斥变成吸引。这些发现提示了修复神经损伤的新途径：神经损伤后，中枢神经系统的环境对轴突再生起抑制作用。提高环核苷酸的浓度后，可以克服脊索损伤后环境对轴突生长的抑制作用，有利于再生。

cAMP 和 cGMP 调节轴突反应的机制尚不明了。移植可能是通过调节电压依赖性钙通道而调节钙信号。cAMP 可以抑制 CaN - PP1 对轴突生长的作用，使排斥变成吸引。Ca^{2+}、cAMP 和 cGMP 等第二信使作为重要的胞浆信号调节轴突运动方向。

第五节　轴突导向和神经细胞迁移

轴突导向和神经细胞迁移是神经发育中两个不同的过程，在机制上它们有相同和不同之处。

神经细胞前体要从其诞生的部位迁移到最后工作部位。胚胎发育期可能所有神经细胞前体都要迁移，成年动物中那些新生的神经细胞也需要迁移。迁移对神经系统的发育和维持都很重要。神经细胞迁移是 19 世纪胚胎观察后提出，60 多年后才有令人信服的实验证据。神经细胞迁移异常可以导致多种人体疾病。在鸟类已知神经细胞迁移对可塑性也是必需的。哺乳类迁移和可塑性关系不如鸟类明确。

根据迁移方向和中枢神经系统表面的几何关系，一般将迁移分成辐射型和正切型。Pasko Rakic 提出辐射型迁移的神经细胞依赖于胶质细胞，胶质细胞的辐射状纤维给神经细胞提供道路。正切型迁移不依赖胶质细胞。两种迁移都需要细胞粘接，辐射型迁移时神经细胞需要和胶质细胞粘接，正切型迁移时神经细胞需要和其他神经细胞或者其他细胞、基质结合。

轴突导向分子也可以控制神经细胞迁移的方向。最初是用缝素的研究发现这两个过程的导向用同样分子，现在知道多个轴突导向分子可以导向迁移的神经细胞：如导素、号志素、爱芙素和化动素等。化动素 SDF - 1 对小脑前体细胞的作用很有趣，这个吸引因子起的作用是将细胞固定在原出生地，到一定阶段，SDF - 1 作用被抑制，细胞从而可以迁移。在这里，空间调控和时间调控发生了关系。

神经细胞迁移和轴突生长在细胞机制上有一个明显的差别：细胞体是否移动。轴突生长时，细胞体不动，而细胞迁移时细胞体跟在突起后面运动。

导向分子作用的部位在轴突寻路和神经细胞迁移可能不同（彩图 27 - 7）。在轴突寻路时，导向分子作用于轴突前端的生长锥。在神经细胞迁移时，神经细胞前面的领先突起有分枝，这些分枝和主枝没有明显差别，在没有外界调节的情况下，分枝和主枝动态长缩，细胞体运动是跟着其中一个，细胞体运动后，主枝又产生新分枝，两者再重复下一轮的竞争，细胞体再跟上其中一枝。在有导向分子的情况下，导向分子使其中一枝相对稳定，吸引性分子稳定靠其浓度高的一枝，排斥性分子使靠其浓度高的一枝最不稳定，最终调节细胞体的迁移方向。在少数情况下，一个迁移的神经细胞如果正在迁移的方向迎面遇到排斥性分子，细胞体可以在和原迁移方向相反的一端长出一个新的突起，细胞体跟随这个突起迁移，从而很快发生180°的方向变化。

第六节 轴突导向和神经可塑性

生长锥到达靶细胞，它将停止航行，转变成突触前末端。虽然突触前末端在形态和功能上不同于运动的生长锥，有些生长锥的机制被保守下来或有修饰地用于突触形成和突触功能，也可以影响神经可塑性。生长锥的指状突起对轴突寻路很重要，而新近的研究也发现指状突起也参与突触连接的动态修饰。轴突和树突都有指状突起，动态地伸缩、接触，可以稳定地形成突触。轴突的指状突起可以主动寻找树突的指状突起以形成连接。而树突的指状突起是树突脊（dendritic spines）的前体，树突脊是突触后端。调节指状突起运动的细胞内分子常常和轴突导向是相同的。钙信号和 Rho 家族 GTP 酶控制突触前后指状突起的形成和退缩。

局部蛋白质合成和降解对轴突导向和可塑性都重要。已经比较久知道神经系统可塑性依赖蛋白质合成，而最近才意识到导向依赖于蛋白质合成。生长锥局部可以合成和降解蛋白质，而一些导向分子需要局部合成的蛋白质，也可以调节局部的蛋白质合成和降解。其中导向分子的受体合成和插入细胞膜对导向很重要，但还有细胞骨架的成分蛋白和其他蛋白的合成和降解参与。

参考文献

综述

1. Sperry RW. Chemoaffinity in the orderly growth of nerve fiber patterns and connections. Proc Natl Acad Sci USA, 1963, 50: 703-710
2. Tessier-Lavigne M, Goodman CS. The molecular biology of axon guidance. Science, 1996, 274: 1123-1133
3. Guan KL, Rao Y. Signal transduction mechanisms mediating neuronal responses to guidance cues. Nature Rev Neurosci, 2003, 4: 941-956
4. Gomez TM, Zheng JQ. Molecular Basis for Calcium-Dependent Axon Pathfinding. Nature Rev Neurosci, 2006, 7: 115-125

原始文献

1. Cajal S Ramón y. A quelle epoque apparaissent les expansions des cellules nerveuses de la moëlle épinière du poulet? Anatomischer Anzeiger, 1890, 21: 606-11, 22: 631-9
2. Cajal S Ramón y. La rétine des vertébrés. La Cellule, 1892, 9: 121-133
3. Harrison RG. The outgrowth of the nerve fiber as a mode of protoplasmic movement. J Exp Zool, 1910, 9: 787-846
4. Weiss P. Nerve patterns: the mechanisms of nerve growth. Growth Suppl, 1941, 5: 163-203
5. Sperry RW. Effect of 180 degree rotation of the retinal field on visuomotor coordination. J Exp Zool, 1943, 92: 263-279
6. Attardi DG, Sperry RW. Preferential selection of central pathways by regenerating optic fibers. Exp Neurol, 1963, 7: 46-64
7. Bonhoeffer F, Huf J. Recognition of cell types by axonal growth cones in vitro. Nature, 1980, 288: 162-4
8. Walter J, Henke-Fahle S, Bonhoeffer F. Avoidance of posterior tectal membranes by temporal retinal axons. Development, 1987, 101: 909-913
9. Drescher U, Kremoser C, Handwerker C, et al. In vitro guidance of retinal ganglion cell axons by RAGS, a 25 kDa tectal protein related to ligands for Eph receptor tyrosine kinases. Cell, 1995, 82: 359-370
10. Cheng HJ, Nakamoto M, Bergemann AD, et al. Complementary gradients in expression and binding of ELF-1 and Mek4 in development of the topographic retinotectal projection map. Cell, 1995, 82: 371-381
11. Schmitt AM, Shi J, Wolf AM, et al. Wnt-Ryk signalling mediates medial-lateral retinotectal topographic mapping. Nature, 2006, 439: 31-37

12. Hedgecock EM, Culotti JG, Thomson JN, et al. Axonal guidance mutants of Caenorhabditis elegans identified by filling sensory neurons with fluorescein dyes. Dev Biol, 1985, 111: 158-170
13. Hedgecock EM, Culotti JG, Hall DH. The unc-5, unc-6, and unc-40 genes guide circumferential migrations of pioneer axons and mesodermal cells on the epidermis in C. elegans. Neuron, 1990, 4: 61-85
14. Leung-Hagesteijn C, Spence AM, Stern BD, et al. UNC-5, a transmembrane protein with immunoglobulin and thrombospondin type 1 domains, guides cell and pioneer axon migrations in C. elegans. Cell, 1992, 71: 289-99
15. Ishii N, Wadsworth WG, Stern BD, et al, UNC-6, a laminin-related protein, guides cell and pioneer axon migrations in C. elegans. Neuron, 1992, 9: 873-881
16. Seeger M, Tear G, Ferres-Marco D, et al. Mutations affecting growth cone guidance in Drosophila: genes necessary for guidance toward or away from the midline. Neuron, 1993, 10: 409-426
17. Kolodkin AL, Matthes DJ, O'Connor TP, et al. Fasciclin IV: sequence, expression, and function during growth cone guidance in the grasshopper embryo. Neuron, 1992, 9: 831-845
18. Luo Y, Raible D, Raper JA. Collapsin: A protein in brain that induces the collapse and paralysis of neuronal growth cones. Cell, 1993, 75: 217-227
19. Serafini T, Kennedy TE, Galko MJ, et al. The netrins define a family of axon outgrowth-promoting proteins homologous to C. elegans UNC-6. Cell, 1994, 78: 409-424
20. Kennedy TE, Serafini T, de la Torre JR, et al. Netrins are diffusible chemotropic factors for commissural axons in the embryonic spinal cord. Cell, 1994, 78: 425-435
21. Kidd T, Bland KS, Goodman CS. Slit is the Midline Repellent for the Robo Receptor in Drosophila. Cell, 1999, 96: 785-794
22. Brose K, Bland KS, Wang KH, et al. Evolutionary conservation of the repulsive axon guidance function of Slit proteins and of their interactions with Robo receptors. Cell, 1999, 96: 795-806
23. Li HS, Chen JH, Wu W, et al. Vertebrate slit, a secreted ligand for the transmembrane protein roundabout, is a repellent for olfactory bulb axons. Cell, 1999, 96: 807-818
24. Wu JY, Feng L, Park H-T, et al. The neuronal repellent Slit inhibits leukocyte chemotaxis induced by chemotactic factors. Nature, 2001, 410: 948-952
25. Song HJ, Ming GL, Poo MM. cAMP-induced switching in turning direction of nerve growth cones. Nature, 1997, 388: 275-279
26. Wong K, Ren X-R, Huang Y-Z, et al. Signal Transduction in Neuronal Migration: Roles of GTPase Activating Proteins and the Small GTPase Cdc42 in the Slit-Robo Pathway. Cell, 2001, 107: 209-221
27. Lee H, Engel U, Rusch J, et al. The microtubule plus end tracking protein Orbit/MAST/CLASP acts downstream of the tyrosine kinase Abl in mediating axon guidance. Neuron, 2004, 42: 913-926
28. Rakic P. Guidance of neurons migrating to the fetal monkey neocortex. Brain Res, 1971, 33: 471-476
29. Hatten ME, Liem RHK. Astroglia provide a template for the positioning of developing cerebellar neurons in vitro. J Cell Biol, 1981, 90: 622-630
30. Wu W, Wong K, Chen JH, et al. Directional guidance of neuronal Migration in the olfactory system by the secreted protein Slit. Nature, 1999, 400: 331-336
31. Zhu Y, Yu T, Zhang X-C, et al. Role of the chemokine SDF-1 as the meningeal attractant for embryonic cerebellar neurons. Nature Neurosci, 2002, 5: 719-720

第二十八章　突触的形成和发育

罗振革　王玉田　梅　林

第一节　神经肌肉接头 …………………………… 504
一、神经肌肉接头的结构 ……………………… 505
二、突触基底层的突触分化信号 ……………… 505
三、聚集素（agrin）假说 ……………………… 505
四、Rapsyn ……………………………………… 508
五、突触特异性转录 …………………………… 508
六、ARIA 和神调素 …………………………… 509
七、神经递质与突触形成 ……………………… 510
第二节　中枢神经系统突触形成 ……………… 511
一、Neurexin-neuroligin 复合物 ……………… 511
二、免疫球蛋白超家族成员 …………………… 513
三、其他细胞粘附分子 ………………………… 513
四、调节突触形成的胞外信号 ………………… 513
五、中枢突触的组装 …………………………… 514
第三节　突触的去除 …………………………… 515

突触是神经细胞与其靶细胞相互通讯的位点，是神经系统功能的基础，是学习和记忆的核心。人脑有 10^{11} 个神经元，每个神经元可以有数以千计的突触。突触是一种不对称的细胞间连接，由突触前、突触间隙、突触后三部分组成。从神经传递的类型来分类，有电突触和化学突触。狭义地说，突触在两个细胞之间形成：突触前神经细胞和突触后靶细胞，而后者既可以是神经细胞，也可以是肌肉细胞、腺体或其他接受神经支配的组织。广义地讲胶质细胞是突触的第三组分，胶质细胞不仅对突触进行包绕和隔离，而且对突触的形成和可塑性也具有重要的调制作用。

本章主要介绍突触前和突触后如何相互协调从而分化形成成熟的突触。神经轴突特异导向其靶细胞，生长锥碰到靶细胞后停止生长，分化而形成突触前膜，与突触前膜相对应的靶细胞膜发生分化形成突触后膜。突触形成需要发放神经递质的突触前部与接受信号的突触后细胞的协同作用。分泌性信号分子及其受体、细胞外基质成分、细胞间粘附分子以及神经活动等参与了这个过程。分化的突触前膜含有与神经递质释放有关的活性区（Active Zone），而突触后膜聚集各种受体，离子通道及相关蛋白，保证突触前的递质信号向下传递。神经细胞轴突和末梢通常形成突触前部，而胞体和树突既可是突触前又可是突触后，常见的是轴突-树突型、轴突-胞体型、轴突-轴突型，少见的是树突-树突型、胞体-胞体型。简而言之，神经细胞的轴突是信息传出端，而树突和胞体是信息传入端。突触形成后不是一成不变的，其结构和功能均受到各种因素的调节，称为可塑性，将在第 29 章详细介绍。

第一节　神经肌肉接头

在运动神经元和骨骼肌细胞间形成的突触称为神经肌肉接头（neuromuscular junction，NMJ）（彩图 28-1）。NMJ 是研究突触发育的极好模型。它的结构相对简单；远远大于神经细胞之间形成的突触，较容易研究其发育和再生；细胞培养条件下，可以形成运动神经元和肌肉之间的突触；突触蛋白极为丰富的电鱼电器官为突触成分的研究提供了方便。因此，我们对 NMJ 形成的机制已经有了相当的认识。迄今关于突触形成的大部分知识来源于 NMJ。

运动神经元的轴突与分化中的肌肉细胞接触后，神经和肌肉间相互进行信号交换，突触前膜和后膜逐渐高度分化。肌肉细胞分化和突触形成几乎是同时发生的。处于发育中的运动神经元和肌细胞接触半小时之内就可以形成功能性突触。此后的数周内，神经末梢会被包埋起来，经过突触接触面的退缩和剪辑，乙酰胆碱释放效率的增加和突触后膜的修饰等过程，神经肌接头逐渐成熟。

一、神经肌肉接头的结构

与运动神经元末梢对应的肌肉细胞膜向内凹陷，形成类似火山口样的结构，凹陷底部的肌细胞膜形成一些与膜表面垂直的皱折，称接头后皱折。成熟的骨骼肌细胞突触所占的面积不到肌纤维表面积的 0.1%。AChR 和其他参与或调节突触传递功能的蛋白质在突触部位的聚集是突触形成的标志。乙酰胆碱受体聚集在接头后皱褶的顶部（浓度大约为 10 000 受体/μm^2），有些蛋白（如钠离子通道）富集在皱褶的底部。突触后膜上产生这种细胞膜三维结构和蛋白三维分布的生理意义和机制尚不十分清楚。显然，AChR 在突触后膜上高密度的聚集对 NMJ 的信号传递功能有重要的作用，保证诱发足够大的突触电位，产生肌纤维的动作电位和肌肉收缩。与突触后膜对应的突触前膜在结构上也高度分化。突触囊泡在这里密度很高，聚集在活性区的附近。活性区并不联成一片，而是分成一些小块，与接头后皱褶的顶部相对应（彩图 28-1）。动作电位传导到神经末梢，钙离子内流，突触囊泡在活性区与细胞膜融合，释放 ACh。ACh 在突触间隙扩散，数微秒内就可以与聚集在皱褶脊上的 AChR 结合。

二、突触基底层的突触分化信号

突触间隙的基底层含突触分化的信号，促进突触前膜和突触后膜的分化。20 世纪 70 年代中期，McMahan 等发现，冷冻损伤蛙 NMJ 附近的肌肉受伤导致轴突的萎缩和肌纤维的坏死，基底层成了一个空壳，但是用乙酰胆碱酯酶染色的方法，仍可以找到原来的 NMJ 对应的基底层。肌肉损伤后，卫星细胞逐渐演变成成肌肉细胞，填充坏死肌肉留下的空隙。即使在没有神经轴突的条件下，再生肌肉细胞竟在原来的神经肌接头部位合成表达 AChR，形成后膜的皱褶。这说明，基底层含有促突触后膜形成以及分化的信号。如果阻止肌肉再生，再生的运动神经轴突可以延伸到原来的后膜皱褶处形成突触前膜活性区，说明基底层里同时又含有引导突触前分化的信号。McMahan 和 Fischbach 等用培养的肌细胞检测 AChR 的积聚（或数量增加）分别找到引起突触后膜分化的蛋白：聚集素和 ARIA。

三、聚集素（agrin）假说

电鱼电器官是一个类似骨骼肌肉的组织，神经支配极为丰富。电鱼电器官的细胞外基质里有刺激肌细胞 AChR 聚集的活性，它类似于基底层诱导 NMJ 发育的信号。McMahan 将之命名为聚集素（agrin）。纯化的聚集素使培养的肌细胞 AChR 聚集。用聚集素抗体在运动神经元和突触基底层能检测到免疫活性物质，而且在神经肌接头的细胞成份退变后数周仍然存在于突触基底层中，说明神经源性聚集素可能是突触基底层诱导突触后膜分化的信号。所以 McMahan 等提出了“聚集素假说”，即聚集素来自于运动神经元，可以与突触基底层结合而固定在突触间隙，聚集素与肌肉细胞的受体结合后诱导突触后膜的分化。

1. 聚集素结构和结合位点

聚集素的分子量约 225kD，有多个富有半胱氨酸的 follistatin 样结构域、一个 laminin B 样结构域、C 端的多个 EGF（表皮生长因子）样结构域及 laminin G 样结构域，还有几个糖基联接部位。聚集素与基底层的结合主要是因为它可以和 laminins 结合，特别是肌细胞基底层的 laminin-2 和 laminin-4。与 laminins 的结合以及突触前的局部释放使聚集素富集在 NMJ，可能是诱导肌细胞膜局部分化的主要原因。C 端四个 EGF 样结构域和三个 laminin G 样结构域是 AChR 聚集活性充分而必要的部位。聚集素 mRNA 在几个位点有可变剪切的现象，其中的两个位点剪切对 AChR 聚集活性影响很大。这两个部位位于 C 端，在鸡分别称为 A 和 B，在鼠称为 Y 和 Z；在两个部位有插入片段的聚集素的活性很高（在 pM 水平就有活性），缺失插入片段的聚集素则几乎没有 AChR 聚集活性。B/Z 部位的剪切对聚集素功能的影响比 A/Y 部位显得更重要。聚集素 C 端片段（约 40 kD）含有两个 EGF 样功能域，两个 laminin G 样功能域，B/Z 插入片段，AChR 聚集活性与全长相当。不同组织表达的聚集素的剪切特征不一样。只有神经元（包括运动神经元）表达 B/Z 部位含有插入片段的聚集素，外周组织（如肌肉）聚集素在 B/Z 部位不含有插入片段。所以骨骼肌等外周组织表达的聚集素在体外不能诱导 AChR 聚集，而只有神经源性聚集素有这样的作用。Sanes 和 Merlie 等将小鼠神经源性聚集素的基因敲除掉，发现 NMJ 发育异常：肌细胞表面仅有很少的 AChR 聚集，类似于无诱导的“自发性聚集”；同时突触前分化受阻。说明聚集素在 NMJ 形成过程中起十分重要的作用。

2. 聚集素受体和信号转导通路

聚集素引起 AChR 聚集的机制尚不清楚。聚集素刺激 15 分钟出现 AChR 的酪氨酸磷酸化，3 小时左右出现 AChR 聚集。两者之间有许多信号转导步骤。聚集素可以与 α - dystroglycan 结合。α - dytroglycan 是一个膜外周边蛋白，它可以与 β - dystroglycan 形成复合物，后者是一个跨膜蛋白，其细胞内部分与 dystrophin 或 utrophin 相作用。α - dystroglycan 虽然可以与聚集素结合，但不能激活细胞内信号，因此它不是聚集素的受体。它可以与细胞外基质的 laminin 结合，也许是 laminin 的受体，对聚集素引起的 AChR 聚集有稳定的作用。

Burden 等假设电鱼电器官里所富含的酪氨酸激酶参与突触的分化，找到一个受体酪氨酸激酶，其细胞外部分含四个免疫球蛋白的功能域，胞内部分含有激酶结构域。这个激酶在肌肉特异表达，因此称为 MuSK（muscle specific kinase）。MuSK 基因缺失小鼠的表型与聚集素基因缺失小鼠大致相同，即 NMJ 异常。这些基因缺失鼠的肌细胞分化虽然大体正常，但出生后不会动，无自主呼吸，不久便死亡。MuSK 基因缺失鼠的肌细胞丧失几乎所有突触后分化的特征，表现为 AChR、乙酰胆碱酯酶、rapsyn 和 ARIA 受体等蛋白不再聚集在神经肌肉接头，而是均匀地分布在肌细胞表面。正常小鼠 AChR 基因在突触细胞核的转录远远高于突触外细胞核，但在 MuSK 或聚集素基因缺失鼠中突触与突触外细胞核的乙酰胆碱受体基因转录几乎完全一样。以下证据提示 MuSK 是聚集素受体复合体的主要组成部分：聚集素不能使 MuSK 基因缺失的肌肉细胞的 AChR 聚集；表达显性负性（dominant-negative）MuSK 突变蛋白的肌肉细胞也不能在聚集素的诱导下形成 AChR 聚集；MuSK 细胞外功能域的重组蛋白片段对聚集素引起的 AChR 聚集有抑制作用；聚集素刺激后，MuSK 很快出现自身酪氨酸磷酸化。

用化学的方法，可以使聚集素与细胞膜上 MuSK 发生交联。但是，用配体结合和免疫沉淀等生化方法都无法证明聚集素与 MuSK 之间存在直接的作用，不能证明 MuSK 是聚集素的直接受体。表达在非肌细胞的 MuSK 不能被聚集素激活，说明产生聚集素信号转导所必需的其他活性成份（包括聚集素受体）是肌细胞所特有的。这些活性成份可能是一个共受体（co-receptor），共配体（co-ligand），或 MuSK 本身的蛋白质翻译后修饰。MuSK 的酪氨酸激酶活性虽然是聚集素诱导 AChR 聚集所必需的，但仅激活 MuSK 激酶并不足以使 AChR 聚集。MuSK 下游可能有另一个酪氨酸激酶在起作用。也许 Src 家族的酪氨酸激酶（如 Src 和 Fyn）是 MuSK 下游的激酶，但 Src 和 Fyn 剔除鼠的神经肌接头发育和 AChR 聚集完全正常。有报道表明这个酪氨酸激酶有可能是 Abl。MuSK 的底物尚不清楚。在 MuSK 胞内区的近膜端存在一个 NPXY 位点，该位点酪氨酸的磷酸化对 MuSK 的信号传导至关重要。含有该位点的近膜端的 13 个氨基酸肽片段与其他受体的激酶结构域形成的融合蛋白可以一定程度地挽救 MuSK 基因敲除导致的 NMJ 异常。最近发现磷酸化 NPXY 与胞浆蛋白 Dok7 结合，调节 MuSK 激酶活性。Dok7 基因被敲除后小鼠的突触后 AChR 聚集消失，伴随运动神经末梢突触前分化的异常。

另外，MuSK 与 dishevelled 以及 geranylgeranyltransferase Ⅰ（GGT）具有相互作用。Dishevelled 也是 Wnt 信号通路下游的关键分子，而 GGT 与包括小 G 蛋白在内的多种信号分子的脂化修饰以及膜定位有关，膜定位是这些蛋白活化必需的步骤。以 MuSK 为中心的信号复合物对 Rho 家族的小 G 蛋白和其下游分子 PAK 激酶的活化起调节作用，后者可能通过调节细胞骨架从而介导 AChR 在肌肉细胞的聚集。Wnt 信号通路下游的另外一个分子 APC（adenomatous polyposis coli）和 AChR 的 β 亚基具有直接的相互作用。

与 dishevelled 一样，APC 也定位在 NMJ。神经源性聚集素可以促进 APC 与 AChR 的结合。APC 的显性负性突变体可以抑制聚集素诱导的 AChR 聚集。所以 Wnt 信号和聚集素信号在脊椎动物 NMJ 发育过程中可能存在交互作用。在生理条件下和在体 NMJ 发育过程中，Wnt 及其信号分子如何起作用尚待研究。图 28-2 显示聚集素诱导 AChR 聚集的信号传导机制。

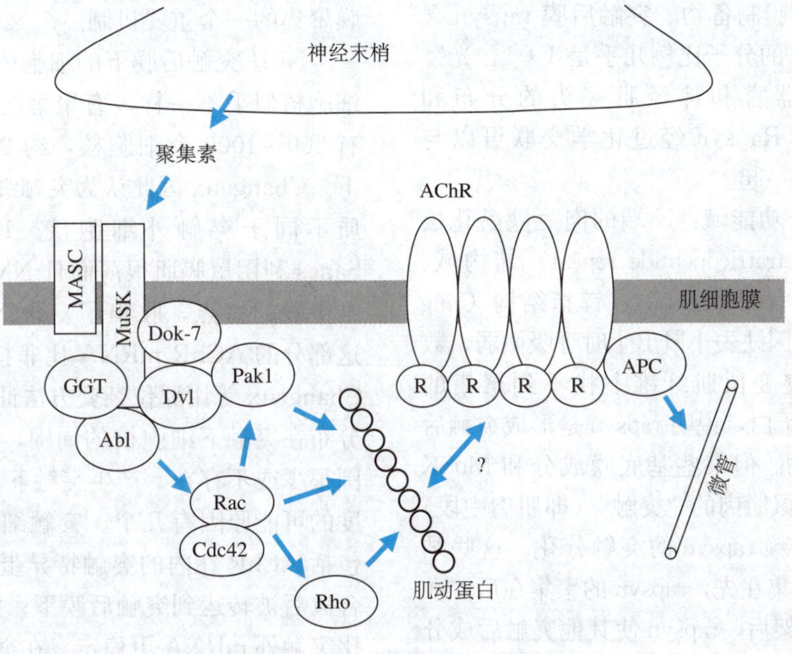

图 28-2　聚集素的信号传导通路

运动神经产生的聚集素激活肌肉细胞表面的 MuSK，激活下游信号使细胞骨架重排，最终造成 AChR 聚集。与 AChR 结合的 rapsyn（R）参与聚集素信号通路，但作用机制有待阐明

严格地说，聚集素和 MuSK 基因缺失鼠的表型有所不同。MuSK 基因缺失鼠的骨骼肌表面看不到 AChR 聚集，但在聚集素基因缺失鼠可以观察到 AChR 聚集，不仅如此，还可见一些运动轴突终止在这些 AChR 聚集部位。说明除聚集素外可能还有一个信号促进突触后膜分化，它与聚集素无关，因此在聚集素基因缺失鼠肌肉上仍可以见到 AChR 聚集，但这个信号的作用可能依赖于 MuSK，因此，在 MuSK 基因缺失鼠肌肉上就观察不到突触后膜分化的现象了。在胚胎期 E14.5 天左右的小鼠运动终板存在不依赖于运动神经的 AChR 聚集，称为前型式（prepattern），基因剔除神经源性聚集素甚至用基因操作手段完全去除运动神经，均不影响前型式 AChR 聚集，但是基因剔除 MuSK 或 rapsyn 却使小鼠完全失去前型式，说明肌肉细胞及其表达的 MuSK 在突触形成起始阶段起至关重要的作用，聚集素可能与后继的突触稳定有关。

3. 聚集素和 MuSK 对突触前分化的作用

虽然聚集素和 MuSK 基因缺失鼠的运动神经轴突向肌细胞的投射延伸是正常的，但神经末梢不正常，肌肉里的神经分支定位、分化异常，运动轴突在肌细胞表面无目标地生长伸沿。说明聚集素和 MuSK 基因缺乏鼠的运动轴突得不到生长分化的终止信号。因为 MuSK 只表达在肌细胞表面，在运动神经元不表达，所以 MuSK 基因缺失鼠的突触前分化异常可能是聚集素/MuSK 信号传导异常后间接造成的。聚集素由运动神经末梢释放后，通过激活 MuSK 酪氨酸激酶，可能使肌肉细胞释放一个反馈信号，运动神经末梢接到反馈信号之后就停止生长，开始突触前分化。也有可能肌细胞向运动神经元提供的反馈信号有赖于神经肌肉的电活性，MuSK 基因缺失鼠的 NMJ 没有突触活性，使肌细胞对运动神经元的反馈信号不能得以传递，使神经突触生长紊乱。这种信号的本质尚不清楚。

四、Rapsyn

NMJ 的一个重要蛋白是 rapsyn（receptor associated protein at synapses），由于其分子量为 43kD，曾称为 43K 蛋白。Rapsyn 最早发现于电鱼电器官的突触后膜制备物。突触后膜 rapsyn 含量很高，与 AChR 的分子比例几乎是 1∶1。光镜下，rapsyn 在电器官和神经肌接头的分布和 AChR 完全一样。Rapsyn 经过化学交联可以与 AChR 亚基结合在一起。

Rapsyn 含几个功能域：N 端的肉豆蔻酰化位点、八个 TPR（tetratricopeptide repeat）结构域、螺旋-螺旋结构域（coiled - coil）、锌指结构（ring finger）。Rapsyn 基因缺失小鼠出生时呼吸微弱，数小时后死亡。在突变鼠肌纤维上找不到聚集的 AChR 和细胞骨架蛋白，说明 rapsyn 是形成突触后细胞骨架所必需的。但某些基底膜成分和 MuSK 仍然聚集在突变小鼠肌肉的"突触"（即肌肉中段）部位，说明有不依赖 rapsyn 的突触分化。这些结果说明 MuSK 的聚集在先，rapsyn 的聚集在后，在 MuSK 形成基本框架后，rapsyn 使其他突触后成分聚集。突触部位特异性转录在 rapsyn 基因缺失小鼠仍然存在，但在 MuSK 基因缺失小鼠却观察不到。此外 Rapsyn 可能还参与信号转导，使其他的酪氨酸激酶（如 src）聚集，后者使 AChR 磷酸化。Rapsyn 的第三个功能是与 AChR 结合并使其聚集，这种结合可以在非肌肉细胞里发生，且不依赖于 MuSK，也许是突触形成的早期步骤之一。所以 rapsyn 不仅是一个结构蛋白，也是个"信号传导"蛋白，而 MuSK 的功能也不限于酪氨酸激酶所产生的信号传导，它形成的蛋白复合物框架在突触形成早期可能起重要作用。

前面已谈到基底膜成分有许多蛋白聚集（包括降解 ACh 的乙酰胆碱酯酶和 S - laminin），这种细胞外聚集不受 rapsyn 调节。肌细胞内、外两种聚集现象是否受相同的突触前信号（例如聚集素）调节尚不清楚。Rapsyn 基因缺失小鼠肌细胞仍然存在所谓的突触部位特异基因转录现象，提示诱导 AChR 基因转录的因子（如 ARIA）的作用不受 rapsyn 影响。

五、突触特异性转录

肌细胞分化时多个肌母细胞融合产生含多个细胞核的肌纤维。AChR 等突触特异蛋白的基因在分化的肌细胞核表达并不均匀，突触后膜下的细胞核的基因转录活性高，远离突触的细胞核转录活性低，即所谓的突触特异性的基因转录。突触特异性的基因转录是突触特异性蛋白在突触后膜聚集的一个重要机制。

NMJ 突触后膜下的细胞核形态与突触以外的细胞核似乎不一样，有聚集的现象。肌细胞一般有 500～1000 个细胞核，约 20 个位于突触后膜下。Changeux 因此认为突触细胞核所合成的蛋白质不同于突触外细胞核。1985 年，Merlie 和 Sanes 利用鼠膈肌很薄而且 NMJ 集中分布在肌纤维中段的特点，收集了富含 NMJ 的部分，发现这部分的 AChR mRNA 比非接头的部分高许多。Changeux 等用原位杂交方法证实，AChR mRNA 分布在突触下细胞核的周围，在突触外细胞核周围很少或不存在。产生突触下 AChR mRNA 高浓度的可能原因有几个。突触细胞核特异性地转录包括 AChR 在内的突触特异蛋白的基因；mRNA 合成后被转运到突触后膜下；突触后膜下 mRNA 比突触外 mRNA 更稳定。在突触下与突触外之间并不存在一个 AChR mRNA 的浓度递度，不支持 mRNA 转运到突触下的可能性。许多非突触特异蛋白（如肌动蛋白和钠钾 ATP 酶）mRNA 均匀地分布在肌纤维里，不存在突触下与突触外之间的差异，这又不支持突触后膜下 mRNA 更稳定的说法。Changeux、Merlie、Burden 等实验室分析 AChR 不同亚基基因的 5'UTR 证明突触下细胞核具有特异性地转录突触特异蛋白基因的能力。有人认为 AChR 亚基 mRNA 上携有限制其扩散的信号，协助维持其在突触下的高浓度聚集。因此，使 AChR 亚基 mRNA 在突触后膜下区域化的遗传信号不仅来自于转录的调节区，也可能来自于转录的 mRNA 本身。

AChR 表达受三种因素调节：肌细胞生成因子（myogenic factors）调节由成肌细胞至肌细胞的分化过程；突触形成之后，肌细胞的电活动抑制 AChR 合成；神经因子诱导并调节突触特异性的基因转录。三种调节机制相互影响，使 AChR 基因表达的调控很复杂。

肌细胞生成因子是 helix - loop - helix（HLH）家族成员，结合至增强子的共有序列

CANNTG（又称E－box）上促进基因表达。它们含有两个功能域：碱性区与DNA结合，HLH区与其他HLH家族蛋白形成二聚体。AChR亚基基因的5’UTR均含有E－box顺式结合位点，因此在肌肉分化过程中表达增加。

AChR在发育过程中不仅逐渐在突触后膜聚集，而且逐渐从突触外区域消失，后者主要由肌肉细胞的电活动介导。在发育早期用NMJ阻断剂抑制肌肉细胞电活动导致突触外AChR合成增加。成年肌肉去神经后失去电活动，突触外AChR重新出现，并覆盖至整个肌纤维表面（即超敏现象）。直接电刺激去神经的肌肉又会使突触外AChR的合成重新受到抑制。

离体成肌母细胞分化为肌肉细胞后，出现自发的电活动，体外培养时可以观察到肌细胞的收缩现象。用TTX阻断肌细胞的电活动，AChR蛋白的表达增加，电刺激这些细胞或用钠通道激动剂模拟电刺激使AChR合成降低。产生AChR蛋白变化的原因主要是由于基因表达变化所致，mRNA发生相应的变化。电活动使细胞内钙增加，激活PKC，后者引起肌细胞生成因子磷酸化从而降低其基因转录活性，导致AChR基因表达减少。

六、ARIA和神调素

ARIA（AChR inducing activity）是AChR诱导因子的简称，曾被认为是运动神经释放的调节肌细胞AChR合成的蛋白因子。Fischbach等在20世纪70年代早期把鸡脊髓组织块与肌细胞共培养，发现靠近组织块的肌细胞更敏感，^{125}I－标记的银环蛇毒素结合位点增多，他们认为产生这种现象的原因是脊髓释放一个可以扩散的因子作用于肌肉所致。几经波折后，终于在1993年从9公斤共3 000个鸡脑里提纯了约6微克的ARIA蛋白。

ARIA与几乎同时克隆的Neu分化因子（Neu differentiation factor，NDF），heregulin（HRG）和胶质细胞生长因子（glia growth factor，GGF）是由同一个基因所编码的。经过RNA的可变剪接，这个基因至少编码14个不同的蛋白质。虽然它们分子结构有所不同，但信号转导通路、甚至生物功能上几乎没有差别。由脑提纯的或重组的GGF可以刺激肌细胞AChR受体合成，而ARIA也可以促进雪旺细胞的增殖。为了方便，我们统称ARIA、GGF和HRG为神调素1（neuregulin 1）。神调素家族由四个成员组成，结构大体相同，均有一个胞外EGF样功能域，一个跨膜结构域和胞内区。除神调素1外，其他成员的功能尚不清楚。

神调素1的EGF样功能域具有生物活性，其重组蛋白几乎与全长神调素具有一样的活性。以EGF样功能域的六个半胱氨酸残基为标志，神调素可以分为两个亚型：α和β。β型神调素活性远远高于α型（相差一千倍以上）。

神调素1细胞内功能域较其他生长因子前体的胞内部分长得多，而且种属之间差异很小，提示它们的细胞内功能域可能有重要的功能，可能影响细胞外部分由跨膜前体上剪切下来的速率，或者影响前体在神经元亚细胞水平的分布。既然神调素1前体是个跨膜蛋白，就不能排除它本身作为受体的可能性。在这个假说里，erbB的细胞膜外功能域起配体的作用，而神调素前体是一个信号传导的受体，这种逆向信号的作用是否存在尚待研究。

1. 神调素的信号传导通路

ErbB蛋白家族（包括erbB2，3，4）是神调素的受体。ErbB3和erbB4可以与神调素结合，但erbB2没有与神调素结合的能力，其中erbB3的激酶活性较低。ErbB家族蛋白被激活后，其C端的多个酪氨酸残基被磷酸化，然后与各种衔接蛋白结合，激活Erk、JNK和Cdk5等激酶，最终将信号传入细胞核调节基因的转录。组化研究发现NMJ的突触后膜上存在的erbB2、erbB3和erbB4蛋白的免疫反应活性比突触外要高得多。ErbB蛋白在NMJ的聚集使其更有效地与浓聚在突触间基质的神调素结合，导致局部的信号传导增加，最终产生突触特异性基因表达。这个假说似乎符合逻辑，但在rapsyn剔除小鼠虽然erbB蛋白不集中在“突触部位”，AChR mRNA却有突触聚集的现象，说明AChR mRNA在突触的浓聚并不依赖于erbB蛋白的聚集。最近研究发现erbB3和erbB4双基因剔除小鼠的NMJ仍有突触特异转录现象，说明神调素及其信号通路对AChR的局部转录不是不可缺少的。除神调素外也许有其他信号。

2. γ－ε亚基置换

在神经肌接头发育过程中，AChR亚基组成由胚胎期的α2βγδ（即二个α亚基，β、γ和δ亚基各一）转变为成年后的 α2βεδ，即 γ－ε 亚基置换。神经支配在这个过程中起很重要的作用。神经释放 ACh 激活 AChR 产生肌肉细胞电活动，抑制 AChR 基因表达，同时又通过神调素等活性因子激活突触下的基因表达。神调素不仅作用于 ε 亚基，也使 γ 亚基表达增加，仅靠神调素不能产生 γ－ε 亚基置换。肌细胞电活动对 AChR 亚基表达的抑制作用不仅对 AChR 在突触细胞核的特异表达很重要，而且影响 γ－ε 亚基置换。也许 AChR 亚基对肌细胞电活动的敏感程度不同，α、β、δ 和 ε 亚基表达可以被电活动限制，但限制程度有限，因而可以被神调素等因子逆转，而 γ 亚基对电活动特别敏感，一旦被抑制则不易被神调素等因子逆转。因此在肌细胞出现电活动之后，γ 亚基不仅从突触外消失，而且在突触下细胞核也不表达，逐渐由 ε 亚基取代。这种假设似乎可以解释 γ－ε 亚基置换的机制，但有待证实。

七、神经递质与突触形成

运动神经元产生的 ACh 通过激活其受体兴奋肌肉细胞，似乎对 AChR 聚集有抑制作用。我们知道聚集素缺失小鼠没有 AChR 聚集，但在缺失运动神经元的小鼠，肌肉却有散在的 AChR 聚集，提示运动神经元可能发出正性（如聚集素）和负性两种信号。在正性信号缺失时，负性信号仍然存在，因此完全没有 AChR 聚集；当二者均缺失时，部分 AChR 聚集保留下来。ACh 合成酶（ChAT）的基因敲除小鼠的神经肌肉接头区域变大，提示 ACh 可能是抑制信号。如果将 ChAT 基因敲除小鼠（ChAT－/－）与聚集素基因敲除小鼠（agrin－/－）进行杂交，聚集素缺失引起的突触发育异常可以被部分地挽救。在培养的骨骼肌细胞，也观察到 ACh 可以引起其受体的解聚。ACh 通过兴奋肌肉细胞激活 Cdk5，后者抑制 AChR 聚集或降低其稳定性。以上这些研究支持下面假说：原始的 AChR 聚集在负性信号的作用下逐渐解体，正性信号使其在突触后膜稳定；正性信号和负性信号的协同作用，导致突触结构的重塑，包括非神经支配部位乙酰胆碱受体的解聚和突触部位受体聚集的巩固（图 28－3）。

图 28－3 神经肌肉接头 AChR 聚集的信号通路

运动神经末梢通过正性（positive）和负性（negative）信号调节 AChR 的聚集。ACh 通过其受体兴奋肌细胞，激活 Cdk5，导致非突触部位 AChR 的解聚并调节突触部位 AChR 的聚集。运动神经产生的聚集素（agrin）通过拮抗负性信号的作用来诱导和维持 AChR 的聚集

第二节　中枢神经系统突触形成

中枢神经系统的突触可以是兴奋性、抑制性或调节性的。大多数兴奋性突触用谷氨酸作为神经递质，而抑制性突触用甘氨酸或γ-氨基丁酸作为递质。调节性递质包括去甲肾上腺素、5-羟色胺、多巴胺、ACh和神经肽等。一般来说，一种神经元释放一种递质，但可同时接受多种递质的输入，比NMJ要复杂得多。中枢神经系统突触间隙大约为20 nm，小于NMJ的突触间隙（50 nm），这种相对狭窄的突触间隙使突触前膜和突触后膜上的跨膜蛋白的直接相互作用成为可能，从而调节突触形成、维持和可塑性。中枢神经系统突触也存在神经递质受体的突触后聚集现象，是保证有效信息传递的基础。中枢神经系统轴突末梢在发育过程中也存在突触消除现象。中枢神经系统神经元种类繁多，而且突触非常小，因此研究中枢突触的形成比较困难。

在大鼠的海马，突触在出生后一天即可形成。从出生后7到15天，突触数量发生倍增，从15天到成年，再次倍增。体外培养的神经元在初次相互接触的数十分钟内形成突触联系。在体外培养的海马神经元，突触的数量在培养的第二周倍增，一直增长至第三周，而后下降。轴突和树突的指状伪足（filopodia）的接触和动态变化以及相互协调在突触形成的起始阶段起作用。突触前神经细胞的轴突抵达突触后神经细胞的树突或胞体，二者的粘附作用对于突触的早期形成和随后的成熟和稳定起重要的调节作用。

中枢突触形成的分子机制不十分清楚。尽管一些分子与突触形成有关，但大部分只起调节作用。细胞粘附分子是一组细胞表面的受体分子，通过胞外部分的相互作用使两个细胞粘结在一起，同时通过胞内部分传递信号。细胞粘附分子在轴突生长和成束（fasciculation）中的作用，人们已经进行了广泛研究，它们在突触形成中的作用在最近几年才引起重视。粘附分子可以保证细胞之间连接的完整性，而且强化突触前后膜之间的连接，可以介导靶细胞的识别。神经轴突到达靶细胞区域，它必须选择合适的靶细胞形成突触连接。有些情况下，还要在同一细胞的不同部位做出选择，比如树突干（shaft）或树突棘（spine）之间，树突或神经细胞胞体之间等。突触性粘附可以促进突触前和突触后的特异分化，粘附分子可协同这个过程。细胞粘附分子对突触的结构和功能均起调节作用，可以调节树突棘的大小和突触可塑性，比如长时程易化（Long-Term Potentiation，LTP）等。Neuroligin-neurexin异源复合体和synCAM同源复合体进展较快，它们能诱导突触形成。图28-4显示了几种介导神经细胞粘接和突触发育的分子。

一、Neurexin-neuroligin复合物

Neurexin和神粘素（neuroligin，NLG）是一对粘附分子，与突触的特异性选择、粘附和突触形成过程中的信号传导有关。分子量较大的α-neurexin是黑寡妇蜘蛛毒素α-latrotoxin的受体，较小的β-neurexin可以和神粘素以及dystroglycan结合。Neurexin主要分布于突触前膜，神粘素主要分布于突触后膜，将过表达神粘素的非神经细胞与神经细胞共培养，可以诱导突触前的特异分化，这种作用可以被可溶性β-neurexin重组蛋白阻断。神粘素的胞浆区与突触后的脚手架蛋白PSD95结合，后者含有三个PDZ结构域，参与突触后蛋白在突触的锚定。在突触前，β-neurexin和另外一个含有PDZ结构域的蛋白CASK结合。CASK也是框架蛋白，与多个突触前蛋白相互作用。Neurexin-1β可以诱导突触后膜成分（无论是兴奋性还是抑制性的）的聚集。因此，neurexin-神粘素复合物可能介导突触前和突触后的分化。

与NMJ不同，中枢神经突触可以是兴奋性的也可以是抑制性的。近期研究发现海马神经元中过量表达神粘素1不仅诱导兴奋性突触，还增加了抑制性突触的数目和活性，表明神粘素可能也参与抑制性突触的发育。神粘素家族的其他成员，如NLG2、NLG3和NLG4，对两种类型的突触形成有类似的影响。表达在不同突触的不同神粘

素可能有特定功能。例如 NLG1 分布在兴奋性突触，而 NLG2 则存在于抑制性突触后部位，它们聚集不同的递质受体和特异的信号分子或框架蛋白从而决定突触后膜的特异性。NLG2 的聚集可以引起兴奋性突触后特异的 PSD95 和抑制性突触特异的框架蛋白 gephrin 的汇聚，但是，NLG1、NLG3 或 NLG4 的聚集只能引起 PSD95 的汇聚，而不能引起 gephrin 的汇聚。如果和神粘素一起汇聚的蛋白是 PSD95，那么可能引起以谷氨酸受体为核心的蛋白聚合，从而决定了兴奋性突触的特性。如果突触后位点汇聚了 gephrin 等抑制性突触的核心蛋白，新的突触可能为抑制性的。

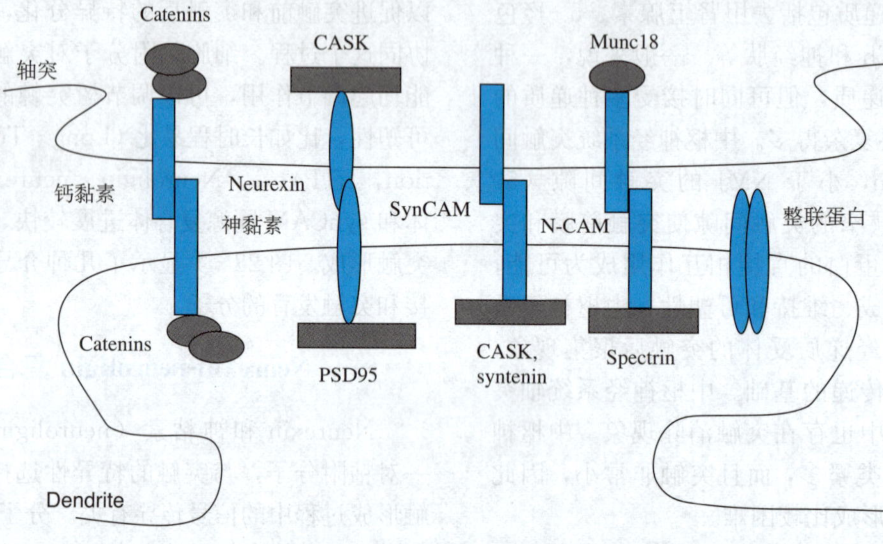

图 28-4 调节突触分化的跨突触蛋白相互作用

Neurexin、Neuroligin、SynCAM 等分子的胞浆区结构域分别与特定的含有 PDZ 结构域（PSD95，Dlg 和 ZO-1）的蛋白结合，导致大的蛋白复合体的组装以及随后的突触前和突触后分化

PSD95 等胞内蛋白可能对新形成的突触具有强化作用。过量表达的 PSD95 可以引起内源性 NLG2 从抑制性突触转移到兴奋性突触，而且显著抑制 NLG1 对抑制性突触的作用，增加兴奋性和抑制性突触电流的比值（兴奋/抑制比）。如果用 RNA 干扰技术降低 PSD95 的表达，则下调突触电流的兴奋/抑制比值。一旦 PSD95 的聚集被启动，更多的 NLG 被聚合从而诱导兴奋性突触的形成。突触的形成不仅受某些决定性蛋白的调节，而且这些调控成分之间相互的比例也是重要的，使突触形成的精确量化成为可能。粘附分子和特定脚手架蛋白之间的计量比值决定哪些蛋白在哪些部位聚集从而形成突触，最终决定兴奋性突触和抑制性突触的数目。在一些神经系统疾病，如某些自闭症患者，发现了 NLG3 和 NLG4 的基因突变。

Neurexin 基因经过转录后的不同剪切，可以产生约 1000 种 neurexins。以前认为调节突触形成的主要是 β-neurexins，而 α-neurexin 主要调节 N 和 P\Q 型的钙离子通道，从而影响兴奋性和抑制性突触递质的释放。神粘素在剪切位点 B 上缺失 8 氨基酸的插入片段后，可以结合 α-neurexin 又可以结合 β-neurexin。与全长的神粘素相比，剪切后的神粘素虽然对突触数目没有显著影响，但可以显著影响突触大小。

显然 neurexin-神粘素模型还有很多问题待解决。比如缺失第三个 PDZ 结构域的 PSD95 的突变体尽管不能与神粘素结合，但仍然能定位到突触部位，说明 PSD95 在突触的定位不需要 neurexins。Neurexin-神粘素模型没有遗传学的证据，PSD95 和神粘素基因敲除的小鼠照样形成正常突触。Neurexin 和神粘素之间到底是何种关系？是否是真的受体和配体的关系？可溶性 β-neurexin 重组蛋白能阻断神粘素诱导的突触前分化并不能排除神粘素与其他分子结合的可能性。可溶性 β-neurexin 重组蛋白对神粘素诱导形成的抑制性突触活动的抑制作用要高于对兴奋性突触活动的抑制作用。因此，neurexin 可能也与其他分子结合。这些分子在神经发育中的确切作用是什么？到底它们是决定突触形成，还是突触的稳定？突触前分化的机制是什么？是否特定组合的neurexin-神粘素分别吸引兴奋性或抑制性神经末梢？神粘素只能引起 NMDA 型受体的聚集，而非 AMPA 型受体，提示神粘素可能引起沉寂型突触（silent synapse）的形成。因此，神粘素-neurexin 复合体是否调节突触可塑性也值得探讨。

二、免疫球蛋白超家族成员

免疫球蛋白超家族的成员包括 N-CAM/Fascicin Ⅱ、L1、SYG1、Sidekicks、nectin 和 SynCAM 等，是与突触形成有关的另一类细胞粘附分子。其共同特点是胞外区具有数个免疫球蛋白（Ig）样结构域。SynCAM 是一个脑特异的 Ig 样蛋白，在突触间隙有高水平的表达。其胞外区具有三个 Ig 结构域，介导同种分子的相互作用和细胞粘附或同源亲合。其胞内区含有 PDZ 结构域结合位点，可与 CASK 和 syntenin 直接结合。SynCAM 过表达可促进突触形成，过表达 SynCAM 的非神经细胞与海马神经元共培养，可促进后者的轴突末梢产生突触前分化。SynCAM 的这种活性依赖于其胞外区的 Ig 结构域。在神经细胞中过表达 SynCAM 的胞内区对神经细胞的突触前分化具有抑制作用。因此 SynCAM 介导的细胞粘附可以介导神经细胞的突触前分化。

三、其他细胞粘附分子

1. 钙粘素（Cadherins）

钙粘素是钙依赖性的细胞粘附分子，可以通过胞外区形成同源二聚体介导细胞之间的粘附作用，基于分子结构的不同分为以下几类：经典型钙粘素、七次跨膜的钙粘素、前钙粘素（protocadherins）等几类。在突触前和突触后均存在钙粘素表达。神经型钙粘素（N-Cadherin）可以调节树突棘的形态。钙粘素通过胞内部分与 β-和 α-catenin 结合，后者与肌动蛋白细胞骨架相连从而强化钙粘素介导的细胞粘附。钙粘素家族成员的多样性决定其功能的重叠性，当一种分子（如 N-cadherin）基因被敲除后，突触形成没有明显影响。

2. 整合素（Integrins）

整合素由 α 亚基和 β 亚基组成双体，已知 16 个 α 亚基和 8 个 β 亚基，多在脑中表达。整合素主要通过与胞外基质蛋白的结合介导细胞之间或细胞与胞外基质的粘附。通过胞内结构域，整合素与 talin 及 α-actinin 等肌动蛋白细胞骨架相关蛋白结合，整合素激活 FAK（聚焦粘接激酶 focal-adhesion kinase）等调节细胞骨架和信号传导的蛋白激酶。整合素不仅调节神经系统的早期发育，如神经细胞迁移、轴突生长及导向，在突触成熟中也起作用。在脊椎动物 NMJ，整合素介导与突触间隙基质成分的结合，对突触具有稳定作用。尽管中枢神经系统的突触间隙不存在 fibronectin 和 laminin 等基质成分，整合素仍在突触部位富集。如果阻断整合素的功能，海马神经元的突触形成不受影响，但突触的功能性成熟显著变慢。

3. 受体酪氨酸激酶 EphB

由于 MuSK 在 NMJ 形成中不可缺少的作用，人们试图寻找在中枢神经系统起同样作用的受体酪氨酸激酶（RTKs）。EphB 家族的受体酪氨酸激酶及其配体 ephrinB 在轴突导向中起重要作用（见第 27 章）。ephrinB 通过 EphB 受体诱导非成熟神经细胞表面 NMDA 受体的聚集，导致 NMDA 受体复合物中含有 EphB、CaMKⅡ（钙调素依赖的蛋白激酶，Ca^{2+}-calmodulin-dependent protein kinase Ⅱ）等，但不含其他 PSD 成分，如 PSD95 和 AMPA 受体。尽管 EphB2 基因敲除小鼠呈现活动依赖的突触可塑性缺陷，但是总体的突触结构和密度不受影响，表明 EphB2-ephrinB 非突触形成所必需。

4. Syndecan

Syndecan 是一种硫酸软骨素化蛋白多糖，在成熟的树突棘有富集的分布，其过表达可以促进树突棘的成熟。Syndecan 可能是 EphB2 激酶的靶蛋白，其磷酸化为 Syndecan 的定位和树突棘的成熟所必需。受体酪氨酸激酶 EphB 的作用可能是通过对 Syndecan-2 的修饰来起作用。

四、调节突触形成的胞外信号

1. 中枢聚集素

中枢神经系统也表达聚集素，而且神经活动能增加聚集素表达，推测聚集素可能调节中枢神经系统的突触形成。阻断海马神经元聚集素的表达似乎抑制突触的形成，但在聚集素基因敲除的小鼠，海马和皮质神经元突触形成正常。因此，聚集素并非中枢神经系统的突触形成所必需。

2. Narp

Narp (neuronal activity-regulated pentraxin) 是一种集中于突触间隙的分泌蛋白，它能直接结合 AMPA 受体并引起后者的聚集，该作用是通过稳定突触部位的 AMPA 受体还是促进突触外部位 AMPA 向突触部位的聚集尚不知道。Narp 在体内的作用也没有得到验证。

3. 神经营养素

除了对神经生长和分化的调节作用，神经营养素（包括 NGF、BDNF、NT3、NT4/5）也能促进突触的形成。在培养的神经元，BDNF 能促进兴奋性和抑制性突触及其相应神经环路的发育和成熟，同时促进神经树突和轴突的分支并增加突触的数量。BDNF 等神经营养素对突触可塑性也具有调节作用（见其他章节）。

4. Wnts 和 TGFβ

分泌性的 wnt 蛋白调节多种发育过程，在突触形成中也作用。小脑颗粒细胞产生的 wnt7a 能诱导苔藓纤维（mossy fiber）的轴突生长锥的突触性分化，并促进神经末梢的囊泡相关蛋白 synapsin 发生聚集。在 wnt7a 的缺失小鼠，小脑突触的形成发生延迟，但随时间推移，突触最终也能正常形成。脊髓运动神经元树突产生的 wnt3a 可以反向调节感觉神经元的轴突末梢的分化。Wnt 在突触形成中作用的另外一个证据来自于对果蝇的 NMJ 的研究。果蝇 NMJ 的神经递质是谷氨酸。突触前谷氨酸能运动神经元会产生 Wingless（果蝇的 wnt）。Wingless 缺陷的果蝇，其突触前和突触后分化均受影响。尚不清楚 Wingless 作用于突触前还是突触后受体。

对果蝇的 NMJ 的形成起重要作用的另外一个蛋白是转化生长因子 TGFβ 和骨形成蛋白 BMP 的受体。其缺失会导致突触变小、突触传递缺陷、以及突触前部超级结构的异常。高等生物 TGFβ/BMP 对突触形成的调节作用尚不清楚。

五、中枢突触的组装

细胞接触后，突触前和突触后协同分化形成有功能的突触。由于大部分实验结果是从体外培养的神经元之间形成的突触获得的，培养时间的不同、细胞种类的不同往往导致不同的实验结果。培养 14 天的海马神经元，突触前的框架蛋白 Bassoon 和囊泡的膜蛋白 synapophysin 在突触前的积聚要早于突触后的 NMDA 受体和框架蛋白 PSD95，NMDA 受体的聚集需要 1～2 个小时才能完成，提示突触前组装要比突触后的组装要早。但在培养 3～4 天的皮质神经元，荧光标记的 NMDA 受体在神经树突和轴突接触后几分钟即发生聚集。尚不明确是突触前还是突触后成分启动分化过程。

在成熟的化学突触，成群的突触囊泡有规律地聚集排列形成电子致密的超级结构，即突触前活性区；它与细胞浆膜紧密相连，与突触后特化区域 PSD（postsynaptic density）相对应，介导神经递质的释放。突触前分化有关的蛋白从功能上可以分为三个复合体，SNARE 复合物，包括 syntaxin、synaptobrevin（VAMP）、SNAP25（synaptosomal-associated protein-25），其主要功能是介导囊泡的锚定（docking）和膜融合（fusion）。第二个蛋白复合物主要由 Munc18/UNC－18、Munc13/UNC－13 和 synaptotagmin 组成，该复合物与 SNARE 复合物相互作用，介导囊泡的胞吐。第三个复合物包括 Piccolo、Bassoon、RIMs/UNC－10、Liprin/SYD－2、CAST、CASK、Velis 和 Mints 等蛋白，它们可能使囊泡区域化并调节内吞和胞吐。三个复合物内和复合物之间的相互作用相当复杂，这个庞大的分子网络决定突触前分化。

同一个树突的兴奋性和抑制性突触的组成不同。在这一点上，中枢神经系统神经细胞之间的突触要比 NMJ 更为复杂。二者都存在神经递质受体的突触后聚集。在中枢的抑制型突触，比如甘氨酸能和一些 GABA 能突触中，gephrin 蛋白介导受体的聚集，类似 rapsyn 在 NMJ 的作用；gephrin 基因敲除小鼠没有甘氨酸受体的聚集。对于兴奋性的 NMDA 型谷氨酸受体，起聚集作用的框架蛋白可能是 PSD95，之外还有 α－actinin、CaMK Ⅱ、Cript、GKAP 以及 Shank、Homer 等。这些分子之间形成复杂的网状连接。分子网络的形成有一定顺序，PSD95 早于谷氨酸受体被募集到突触部位。与 NMDA 受体聚集的机制有所不同，AMPA 亚型谷氨酸受体和代谢型谷氨酸受体聚集的分子机制尚不完全清楚，但二者的聚集均受神经活动的调控。NMDA 受体早于 AMPA 受体被募集到突触部位；即使是同一受体的不同亚基，向突触部位转运和插入的动力学也不同。突触后复合物蛋白多含有特殊的结构域（如 PDZ 结构域），与递质受体、细胞骨架及脚手架蛋白结合，形成格子状（lattice-like）结构，不同分子之间可能有功能重叠性。神经元活动，特别是突触可塑性活动，对突触形成和发育有明显的影响。比如，在大鼠的海马区诱发长时程易化（LTP）可以增加树突棘（spine）的数目和稳定性。在离体的海马脑片发现诱发长时程抑制（Long-Term Depression - LTD）可以致使树突棘（spine）萎缩，提示 LTD 可能造成突触的解体，从而使突触数目减少。

第三节　突触的去除

神经系统的许多突触在新生早期出现去除现象，在视觉系统、听觉系统、小脑、自主神经节以及骨骼肌都观察到。其特征是支配突触后细胞的轴突的数目减少，因此靶细胞受越来越少的神经支配，最终被很少（在神经肌肉接头常常是一个）的轴突支配。虽然发育过程中神经元有一个死亡的过程，但新生期突触去除不是由于突触前神经元死亡而造成的。神经末梢只是退缩而不是降解。启始阶段，轴突分支与许多靶细胞形成突触，然后一些分支消失，剩下和靶细胞有联系的突触得以巩固。神经活动对突触分支的消失有重要的影响。这里主要以 NMJ 为例进行介绍。

胚胎期运动神经元与许多肌细胞形成突触，数量远远大于成熟后突触的数量。每个肌细胞常受两个以上轴突支配。新生早期，运动神经元轴突分支退缩，使一个 NMJ 只受一个轴突支配。因此，大鼠出生后的几周内，每个轴突所支配的肌细胞数量逐渐降低。突触去除的快慢因种属而异，即使同一动物，不同的肌肉间也有差别。究竟哪个肌细胞受哪个突触支配似无规律，但突触去除本身是必然的，最终每个肌细胞只接受来自一个轴突的支配。突触前、突触后、支持细胞以及扩散或与细胞外基质结合的因子在突触去除中都可能起作用。

突触去除是渐进的过程。Lichtman 等在活体动物上观察 NMJ 突触前神经末梢退缩的过程，发现在神经末梢退缩之前，突触后膜上 AChR 密度先降低。突触前、后部位有条不紊的去除，经多次重复后某一轴突相邻的突触部位完全消失，失去突触部位的神经末梢逐渐由母轴突吸收。出生时 AChR 均匀地分布在肌肉细胞的突触部位，两周后成分支状，这种现象可能与突触解体过程中 AChR 不均匀地消失有关。这些观察说明：突触解体消失是突触前、后协调而产生的；突触后先发生变化提示肌细胞在这个过程中的主动性；轴突分支的退缩不是突触去除的原因，而可能是其结果。突触前后的活性在突触去除过程中起十分重要的作用。两栖动物一些特殊的肌纤维没有动作电位，因此没有突触去除，其表面有许多 NMJ，每个接头都由多个神经轴突分支支配。在突触去除过程中，轴突间直接或间接的作用使神经肌接头逐渐失去其他的神经支配，最终只留下一个。虽然肌肉和神经活性水平影响突触去除，活性不一的突触位点被选择性保留下来的机制尚不清楚。研究表明，在发育突触解体过程中选择性刺激某些轴突，这些轴突的运动单位就会比没有刺激的大。有活性的再生轴突再支配的肌肉细胞数量多于活性受到（河豚毒素）抑制的再生轴突所支配的肌肉细胞数量。提示活性越高的轴突得以保留的可能性越大。但是也观察到，在由多个转向单个神经支配的过程中，用河豚毒素阻断一些轴突的活性，这些轴突支配的肌肉细胞数量增加，而且河豚毒素处理的轴突似乎可以取代活性轴突的分支延长。在这些实验中，整个神经束的活性完全被刺激或阻断，再者这些实验所调节的只是轴突的动作电位，而不是突触的效率（efficacy）。

Lichtman 在 20 世纪 80 年代初提出突触去除的“营养性”学说，认为神经末梢的存活有赖于靶细胞产生的“营养性因子”，这些因子的产生决定于突触后去极化，而它们在突触前的摄入则依赖于突触前的活性。因此更强或更多的输入信号使神经末梢更容易捕获营养性因子，不活动或弱活动的输入则不能或很难得到这些因子。因为突触竞争在时间上特异性很强，营养因子产生或发挥效能应该与突触后兴奋的时程一致。活性神经末梢使不活动或活动性弱的神经末梢失去稳定性的机制可能是由于突触前后的直接作用，也可能突触后细胞发出某种“抑制性”逆向信号。神经营养素可以对突触有两种作用：一种是慢性宏观的作用，促进突触前、后神经元的健康与存活，间接地影响一些突触的稳定性；另一种是局部的急性作用，即在不影响神经元存活时对突触结构与效能和末梢的退化等发挥调节作用。这些神经营养素包括 NT－3、NT－4、BDNF、CNTF 和 NGF 等。突触后去极化引起的钙内流可以使神经营养素的基因表达增加。

由于中枢神经系统的复杂性和研究手段的局限性，对其突触形成机制的研究远落后于对脊椎动物 NMJ 的了解。随着对突触组分的深入分析，遗传学和生理学方法对突触蛋白功能的阐明以及实时荧光分辨技术的发展，对中枢突触形成的认识将取得更大的进展。

参考文献

综述

1. Cohen-Cory S. The developing synapse：Construction and modulation of synaptic structures and circuits. Science，2002，298：770-776
2. Goda Y，Davis GW. Mechanisms of synapse assembly and disassembly. Neuron，2003，40：243-264
3. Kandel ER，Schwartz，Jessell TM. Principles of Neuroscience. 4th ed. New York：McGraw-Hill，2000：1087-1114
4. Kummer TT，Misgeld T，Sanes JR. Assembly of the postsynaptic membrane at the neuromuscular junction：paradigm lost. Curr Opin Neurobiol，2006，16：74-82
5. Li Z，Sheng M. Some assembly required：the development of neuronal synapses. Nature Rev Mol Cell Biology，2003，4：833-841
6. Sanes JR，Lichtman JW. Induction，assembly，maturation and maintenance of a postsynaptic apparatus. Nature Rev Neurosci，2001，2：791-805
7. Waites CL，Craig AM，Garner CC. Mechanisms of vertebrate synaptogenesis. Annu Rev Neurosci，2005，28：251-274
8. Yamagata M，Sanes JR，Werner JA. Synaptic adhesion molecules. Curr Opin Cell Biology，2003，15：621-632
9. Zhen M and Jin Y. Presynaptic terminal differentiation：transport and assembly. Curr Opin Neurobiology，2004，14：280-287

原始文献

1. Biederer T，Sara Y，Mozhayeva M，et al. SynCAM，a synaptic adhesion molecule that drives synapse assembly. Science，2002，297：1525-1531
2. DeChiara TM，Bowen DC，Valenzuela DM，et al. The receptor tyrosine kinase MuSK is required for neuromuscular junction formation in vivo. Cell，1996，85：501-512
3. Gautam M，Noakes PG，Mudd J，et al. Failure of postsynaptic specialization to develop at neuromuscular junctions of rapsyn-deficient mice. Nature，1995，377：232-236
4. Gautam M，Noakes PG，Moscoso L，et al. Defective neuromuscular synaptogenesis in agrin-deficient mutant mice. Cell，1996，85：525-535
5. Glass DJ，Bowen DC，Stitt TN，et al. Agrin acts via a MuSK receptor complex. Cell，1996，85：513-523
6. Godfrey EW，Nitkin RM，Wallace BG，et al. Components of Torpedo electric organ and muscle that cause aggregation of acetylcholine receptors on cultured muscle cells. J Cell Biol，1984，99：615-627
7. Graf ER，Zhang X，Jin SX，et al. Neurexins induce differentiation of GABA and glutamate postsynaptic specializations via neuroligins. Cell，2004，119：1013-1026
8. Hall AC，Lucas FR，Salinas PC. Axonal remodeling and synaptic differentiation in the cerebellum is regulated by WNT-7a signaling. Cell，2000，100：525-535
9. Lin W，Burgess RW，Dominguez B，et al. Distinct roles of nerve and muscle in postsynaptic differentiation of the neuromuscular synapse. Nature，2001，410：1057-1064
10. Lin W，Dominquez B，Yang J，et al. Neurotransmitter acetylcholine negatively regulates neuromuscular synapse formation by a Cdk5-dependent mechanism. Neuron，2005，46：569-579
11. Luo ZG，Wang Q，Zhou JZ，et al. Regulation of AChR clustering by Dishevelled interacting with MuSK and PAK1. Neuron，2002，35：489-505
12. Misgeld T，Kummer TT，Lichtman JW，et al. Agrin

promotes synaptic differentiation by counteracting an inhibitory effect of neurotransmitter. Proc Natl Acad Sci USA，2005，102：11088-11093

13. Nitkin RM，Smith MA，Magill C，et al. Identification of agrin，a synaptic organizing protein from Torpedo electric organ. J Cell Biol，1987，105：2471-2478
14. Okada K，Inoue A，Okada M，et al. The muscle protein Dok-7 is essential for neuromuscular synaptogenesis. Science，2006，312：1802-1805
15. Sanes JR，Marshall LM，McMahan UJ. Reinnervation of muscle fiber basal lamina after removal of myofibers. Differentiation of regenerating axons at original synaptic sites. J Cell Biol，1978，78：176-198
16. Scheiffele P，Fan J，Choih J，et al. Neuroligin expressed in nonneuronal cells triggers presynaptic development in contacting axons. Cell，2000，101：657-669
17. Yang X，Arber S，William C，et al. Patterning of muscle acetylcholine receptor gene expression in the absence of motor innervatio. Neuro，2001，30：399-410
18. Zhou Q，Homma KJ，Poo MM. Shrinkage of dendritic spines associated with long-term depression of hippocampal synapses. Neuro，2005，44：749-757

第二十九章　突触可塑性及其分子机制

杨　锋　鲁　白

一、突触可塑性种类 …………………………… 518
二、突触前可塑性机制 …………………………… 519
三、突触后可塑性机制 …………………………… 523
四、突触效能的长时程增强 …………………………… 525
五、突触效能的长时程抑制 …………………………… 531
六、神经营养因子与突触可塑性 …………………………… 535
七、LTP/LTD 相关的突触结构变化 …………………………… 536
八、电活动依赖性突触连接精细修饰 …………………………… 537
九、动作电位时间依赖性的突触可塑性 …………………………… 537
十、神经元兴奋性的可塑性 …………………………… 537
十一、树突兴奋性与整合的可塑性 …………………………… 538
十二、神经可塑性与脑的高级功能 …………………………… 539

神经可塑性是指神经细胞对神经活动所做出的神经结构和功能变化的应答反应，是神经系统最重要的特征之一。它是神经发育过程、学习和记忆、感知等各种脑高级功能的神经环路的、活动依赖性精巧修饰的细胞基础。在功能上，神经可塑性包括突触传递、树突整合和神经元兴奋性的改变，这些变化反映了神经细胞内成分和/或神经元空间分布的改变，也反映了神经元的基因转录和蛋白翻译调节的变化。从形态学角度，神经可塑性包含突触结构的修饰，神经轴突和树突分布和分枝型式的改变、突触连接数目和空间分布的变化，以及突触前神经末梢上的“活动带”(active zone) 形状与大小和突触后树突嵴的变化。在发育早期和成年动物的脑损伤后，神经系统中会出现大规模突触连接的变化。正常成年动物的神经系统中，也存在着有限的、局部的神经元形态和突触结构的变化。

从生理学角度，突触传递效能既可增强也可减弱，这种现象被称为突触可塑性，其变化可从几个毫秒、几天到几周，到更长时间。突触可塑性强弱主要是由突触前、后神经元间连接强度大小决定的。突触可塑性对神经系统发育和功能都有重要作用，其瞬时的变化与感觉传入的短时程适应以及短时程记忆相关联，突触可塑性长时程的变化是未成熟神经系统的发育和成年脑的学习记忆以及其他脑的高级功能的细胞基础，因此突触可塑性活动随内外环境变化而伴随动物终身。在本章中，将总结到目前为止我们所知道的神经可塑性的细胞和分子的机制，中枢突触是脑内最易受到神经活动调节的部位，故主要集中介绍中枢神经系统的突触可塑性，着重讨论两种不同形式的突触可塑性：海兔的突触前易化和哺乳类动物脑内海马的长时程增强，海马和小脑的长时程抑制。

一、突触可塑性种类

可根据三个标准来划分突触可塑性种类：诱导来源、表达部位和分子基础。

1. 诱导来源

突触可塑性的产生既可是突触内部、也可以是突触外部的机制引起。在同一突触的可塑性即同突触可塑性（homosynaptic plasticity），是由于该突触本身内在活动而改变了自身的功能状态，突触前或突触后的生物化学反应触发了这一类突触的功能变化。异突触可塑性（heterosynaptic plasticity），即两个神经元间的突触活动被第三个神经元所调制，通过直接的突触活动或释放神经递质、激素来改变第一个突触的功能。

2. 表达部位

无论同突触或异突触可塑性，可由突触前神经末梢或突触后膜功能的变化所致。突触前表现为神经递质释放增加或者减少，突触后表现为突触后神经元对神经递质反应增强或减弱（图29-1）。

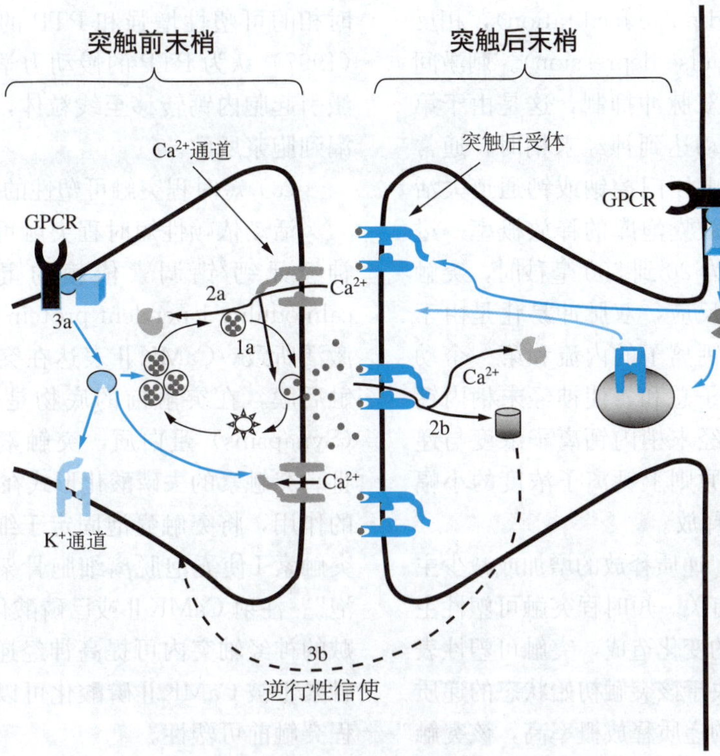

图 29-1　突触可塑性机制和表达部位

钙离子通过电压门控 Ca^{2+} 通道进入突触前末梢，直接触发神经递质释放（1a）并作为短时程同突触可塑性的第二信使（2a），激活 G 蛋白偶联受体（GPCR）通过调制 Ca^{2+} 通道和 K^+ 通道改变 Ca^{2+} 内流量、直接作用于释放机制以及囊泡再循环，从而对神经递质释放进行调节（3a）。激活突触后 GPCR（1b）或者其他受体引起钙内流（2b），触发突触后可塑性产生。突触后细胞也能够产生逆行性信使作用于突触前细胞改变神经递质释放（修改自 W. Maxwell Cowan 等 *Synapses* 2001）

3. 分子基础

尽管不同形式突触可塑性的诱导机制不同，所有可塑性有共同点：一些第二信使携带信息从细胞表面到细胞内。短时程同突触可塑性是由于突触前神经末梢内钙离子浓度升高的直接作用，钙不仅是直接触发神经递质释放的带正电荷离子，而且是作为一个第二信使参与短时程可塑性。较长时程同突触与异突触可塑性常通过激活 G 蛋白偶联受体（G protein-coupled receptors）或激活能调节突触前、后蛋白的蛋白激酶的结果。上述两类可塑性可持续几秒到几分钟。突触传递的持久变化是由于基因转录和新合成的突触蛋白所致，可持续几天、几周，甚至终身。

二、突触前可塑性机制

有两种相关机制影响突触前递质的释放。首先，动作电位触发突触前末梢内的钙离子浓度瞬时增加，这个过程是由于突触前膜上钙通道开放或者是突触前膜的兴奋性变化导致钙离子内流增加的结果。其次，突触末梢内钙的增加触发细胞内信号系统来调节突触囊泡的循环，这个过程涉及到递质释放过程的早时相变化（如调节可释放递质的囊泡库的大小）、后时相变化（如囊泡与突触前膜融合）。

1. 短时程突触前递质释放增加和减少

突触前神经末梢的活动可引发从数十毫秒到几分钟不等的短时程突触传递的变化，包括突触传递活动的增强（短时程增强）、突触传递活动的减弱（短时程压抑）。这两种可塑性原因是突触前神经末梢钙离子的内流或递质释放过程本身变化引起的递质释放的改变。

(1) 双脉冲易化和抑制

当两个间歇时间很短的电刺激作用于突触前

神经元，同时记录突触后神经元的电反应，如果第二个刺激比第一个刺激引起的突触后电反应强，称为双脉冲易化（paired pulse facilitation），相反为双脉冲抑制（paired pulse depression）。刺激间歇小于 2 毫秒通常引起双脉冲抑制，这是由于第二个刺激引发的神经冲动达到神经末梢时，通常处于第一个刺激引起的电压门控钠或钙通道失活过程中，从而导致可释放囊泡库的释放概率一过性地减少。当刺激间歇为 20 到 500 毫秒时，突触通常表现为双脉冲易化反应，双脉冲易化是由于第二个动作电位引发的钙离子的内流和第一个动作电位引发的残留钙离子总和，使神经末梢内钙离子浓度的升高，而神经末梢内钙离子浓度与递质释放是非线性关系，原则上钙离子浓度的小幅度上扬可明显增加递质释放。

对特定的突触而言，递质释放的增加或减少主要与该突触的初始状态有关。短时程突触可塑性主要是由于递质释放概率的变化造成，突触可塑性表现为易化或抑制主要取决于该突触初始状态的递质释放概率，如初始状态的递质释放概率高，该突触活动常表现为抑制，部分原因是由于初始状态高的递质释放概率，限制了递质释放进一步增加的潜力。另外，重复刺激时高的释放概率容易造成递质囊泡的耗竭。相反，开始为低释放概率的突触，重复刺激通常表现为较大程度的易化活动。递质释放的多样性与突触前神经末梢上的“活动带”（active zone）的形态有关。可塑性为易化的突触，其突触前囊泡的密度和“活动带”的面积常很小。

（2）强直刺激诱导的增强和抑制

强直刺激通常可诱导较长时程的突触可塑性。有几种不同的可塑性增强形式：其中快时相增强形式被称为易化，在串刺激过程中很快形成，一旦刺激停止易化很快衰减，衰减的时间常数为几十毫秒和几百毫秒；较慢时相的可塑性增强形式需几秒钟的强直刺激诱导产生，刺激停止后几秒钟内就会衰减；最后一种形式称为强直刺激后增强（posttetanic potentiation，PTP），最初由冯德培发现于神经肌接头，是一种慢的突触可塑性增强，需数十个刺激方能诱导，刺激停止后其增强状态可持续几分钟。

这几种可塑性形式是由于突触前神经末梢内残留钙浓度升高造成的。快成分的易化活动可能反映了钙离子在出胞位点相对快的饱和，而钙离子在神经末梢相对慢的大量集结可能导致了较慢时相的可塑性增强和 PTP 的形式。Zucker 等人（1997）认为 PTP 的慢动力学性质是由于强直刺激引起胞内钙转移至线粒体，而后又从线粒体泄漏到胞浆所致。

（3）短时程突触可塑性的分子机制

活动依赖性短时程突触可塑性是由于突触前神经元钙/钙调素依赖的蛋白激酶（calcium/calmodulin-dependent protein kinases）-CaMKⅡ激活所致。CaMKⅡ表达在突触前神经末梢和突触后膜，在突触前的底物是一组被称为突触素（Synapsins）蛋白质，突触素有三种：Ⅰ、Ⅱ和Ⅲ。突触素的去磷酸化形式在功能上相当于“锚”的作用，将突触囊泡固定于细胞骨架上。磷酸化突触素Ⅰ使囊泡脱离细胞骨架，成为“可释放囊泡”。注射 CaMKⅡ或已磷酸化的突触素Ⅰ到枪乌贼的神经轴突内可提高神经递质的释放，提示突触素Ⅰ被 CaMKⅡ磷酸化可以介导钙依赖性短时程突触前可塑性。

所有突触素 N-末端丝氨酸残基对突触可塑性有重要的作用，当该残基被环磷酸腺苷依赖的蛋白激酶（cAMP-dependent protein kinase，PKA）和 CaMKⅡ磷酸化后，导致突触囊泡从膜上分离、并控制突触素与囊泡的连接。突触素Ⅰ和Ⅱ在短时程可塑性中起重要的作用，但如只缺Ⅰ或Ⅱ对突触传递影响很小，而两者同时缺失可导致 PTP 大幅度减弱。

在小鼠中敲除 GTP 结合蛋白 rab3a 的基因，可以升高重复刺激过程中突触传递抑制率，这是由于神经末梢每一动作电位引起突触囊泡释放数目增加，进而导致突触囊泡的耗竭。单一敲出突触素Ⅱ或者同时敲出突触素Ⅰ和Ⅱ可明显引起突触囊泡库减少，从而引起短时程抑制。

2. 突触前受体调控递质的释放

外来因素如神经递质和激素作用于突触前受体也常影响突触前末梢的递质释放。突触前受体有离子型的，如烟碱样 ACh 受体和 $GABA_A$ 受体，也有代谢型 GPCR。这些突触前受体可以是自身受体，被神经末梢本身释放的递质激活；也可以是被其他神经末梢释放递质所激活的受体。1961 年 Dudel 和 Kuffler 用小龙虾（Crayfish）神经肌肉接头为样本，报道了短时程突触前抑制的机制，抑制性神经元释放的GABA作用于神经末梢的$GABA_A$产生突触前抑制，使神经末梢兴奋性下降，神经末梢释放兴奋性递质谷氨酸减少。突触前受体的激活也可引起突触前易化，如突触前烟碱样受体激活可以增加ACh和谷氨酸的释放，可能是烟碱样受体激活引起钙内流增加，提高了神经末梢内钙离子浓度。

（1）突触前抑制

最常见一种突触前抑制是突触前代谢型GPRC介导的短时程异突触可塑性，这种受体介导的G蛋白激活通过两种机制引起神经递质释放减少：或抑制突触前末梢钙离子浓度升高，或直接调控突触前释放。神经递质可通过抑制钙通道，使钙内流减少而引起突触前抑制。去甲肾上腺素（norepinephrine，NE）作用于突触前肾上腺素能α_2受体，抑制了神经末梢上的N型钙离子通道，使自身末梢释放减小。应用钙成像技术观察到在许多形式的突触前抑制过程中，突触前神经末梢钙离子内流减少。用膜片钳技术直接记录到了G蛋白激活后抑制了突触前神经末梢钙通道。GPRC激活后可以抑制突触前钙通道，也能激活突触前的钾通道，增大钾电流后加快动作电位复极化进而减少钙内流。

调节钙内流以后的下游环节也可以引起突触前抑制。激动海马神经元突触前腺苷受体、$GABA_B$受体和δ-阿片受体，也可以引起突触前抑制。尽管引起突触前抑制钙内流的下游环节仍然不是很清楚，但是已知钙离子内流与这些突触前抑制无关系，因为直接给予钙离子使突触前钙浓度升高时，上述三种受体激动后仍然引起突触自发释放活动频率减少。

（2）突触前易化

突触前代谢型受体激活也可引起递质释放的增加，例如5-羟色胺（5-hydroxytryptamine，5-HT）作用于海兔感觉-运动神经元突触前5-HT受体，引起突触前递质释放增加。与突触前抑制相似，5-HT通过两种机制引起神经递质释放增加：升高突触前末梢钙离子浓度，或直接调控突触前释放机制，或两者皆有。有三种途径增加突触前钙浓度：① 直接调控突触前钙通道；② 调控突触前钾通道使动作电位变宽，间接引起钙内流增加；③ 调节突触前神经元胞内钙库释放钙离子。用药理学的方法阻断钾通道或者直接注射电流到突触前末梢，变宽突触前动作电位，能显著性增加突触前神经末梢钙离子内流和神经递质的释放。神经末梢动作电位引起钙通道开放概率的增加和开放时间的延长，都能导致钙离子内流增加。突触前神经末梢钙离子浓度上升20%能引起大幅度提高神经递质的释放（约100%增多）。

3. 海兔感觉-运动神经突触前易化引起的行为致敏

Kandel等人长期用低等海洋生物海兔（Aplysia）研究学习和记忆，非伤害性刺激作用于虹吸管皮肤时，会引起海兔的鳃回缩即鳃缩反应，在反复同样的刺激后，鳃缩反应会减弱，这个过程是习惯化。当强的伤害性刺激作用于海兔尾部时，海兔鳃缩反应增强，引起致敏。致敏行为是海兔为了更好地适应环境而做出的保护性反射。其细胞机制是由于调制神经元释放5-HT增加感觉-运动神经突触传递，原因是感觉神经元末梢钙离子内流增加和钙内流以后的下游环节受到调制而引起神经递质释放增加（图29-2）。海兔的致敏行为被认为是突触可塑性增强为基础的一种学习记忆的过程，可以用来研究学习和记忆的神经基础。

在20世纪70年代的研究发现5-HT能加宽海兔突触前感觉神经元胞体动作电位的时程，电压钳显示5-HT的主要作用是减少细胞膜上慢激活外向钾电流，导出简单的假说：突触前易化是由于动作电位变宽的缘故。膜片钳工作显示神经元膜上有一种在静息电位下开放的背景钾电流（Ik，s），5-HT关闭该电流。伤害性刺激使中间神经元释放5-HT，与管理鳃缩反射的突触前感觉神经元上的5-HT受体结合，激活腺苷酸环化酶使胞内的cAMP浓度升高，cAMP激活PKA，后者对背景钾电流通道本身或与通道偶联的蛋白直接磷酸化而关闭该钾通道，其结果是增加感觉-运动神经突触传递导致鳃缩反射增强。尽管背景钾电流最初被认为介导了动作电位时程的变宽，后来的工作显示该电流更重要的作用是减少静息钾电导和增加感觉神经元的兴奋性。90年代以来的工作表明，动作电位时相变宽是由于细胞膜上的延迟整流钾电流（Ik，v）减少所致，5-HT激活PKA和PKC后减少延迟整流钾电流。PKC主要在动作电位变宽的晚时相起作用，而PKA的磷酸化主要贡献在动作电位变宽的早时相。电压钳实验的工作支持上述动作电位变宽引起突触前易化的假说，感觉神经元胞体去极化可引起末梢释放神经递质，5-HT引起突触前动作电位时程10%～20%的增加能够造成递质释放升高150%～200%。如果用电压钳固定去极化的时程，5-HT将不能增加神经递质的释放。用钙成像技术研究体外培养的感觉-运动神经元突触，发现5-HT确实能提高突触前末梢的钙离子内流，突触前易化与神经末梢钙内流相关联，钙内流越多，突触前易化程度越大。

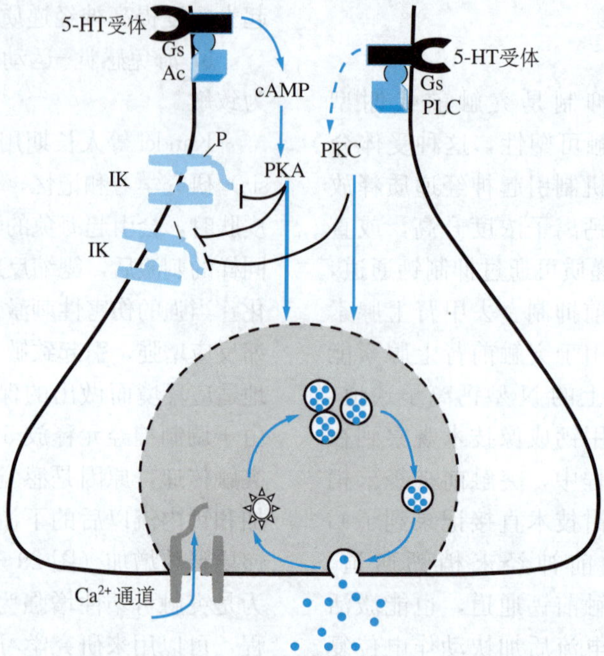

图29-2 海兔神经递质释放的短时程易化

5-HT作用于两种GPCR受体，通过Gs和Go蛋白，分别激活PKA和PKC信号通路。PKA磷酸化钾通道，对钾电流起降调作用，动作电位时程延长，使钙离子内流增加、递质——谷氨酸释放增多；PKA也能直接作用于递质释放机制，使含递质的囊泡移动至末梢活动带的可释放递质库，易化递质释放；并使末梢L-型钙通道开放。PKC直接作用于释放机制，促使递质囊泡移动至末梢的可释放递质库，同时也能使突触前末梢L-型钙通道开放，使末梢释放谷氨酸增加（修改自W. Maxwell Cowan等 *Synapses* 2001）

哪些第二信使参与5-HT引起的突触前易化作用？5-HT能激活PKA和PKC信号通路并通过它们引起突触前易化作用。PKA和PKC的易化作用又取决于突触的功能状态。突触活动强时，其易化作用在很大程度上被PKA特异性抑制剂所阻断，而PKC通路的抑制剂对易化作用几乎没有影响；在受压抑的突触，PKA抑制剂基本上不能阻断突触前易化作用，而PKC起重要作用。

电击海兔尾部的在体研究或者给予5分钟5-HT处理的培养感觉-运动神经突触标本，非伤害性刺激引起的鳃缩反射增强和突触传递的增加能够持续好几分钟，但最终会回到刺激前的水平。而反复电击尾部或者多次给予5-HT，能使鳃缩反射增强和递质释放增加至24小时以上，这种效应被称为长时程易化作用（Long-term facilitation，LTF），这是由于重复的强刺激或者多次给予5-HT使胞浆内PKA和MAP激酶转移到细胞核内，PKA通过MAP激酶使CREB-2蛋白对CREB-1蛋白去抑制，活化的CREB-1蛋白激活几种早时相基因转录，早时相基因的蛋白水解酶产物对PKA调节亚单位进行蛋白水解，引起长时间cAMP非依赖性的PKA激活。与短时程易化不同的是，LTF形成过程有形态学变化：持续地形成新的神经末梢，并增加突触前、后接触面积。这种新的蛋白合成所致的新突触结构形成，是由于活化的CREB蛋白C/EBP的转录因子，该因子与DNA反应因子CAAT结合，激活基因使蛋白合成依赖的新的突触形成。

三、突触后可塑性机制

突触后膜对突触前末梢神经递质反应的变化能引起突触传递效能的改变，包括功能性受体数目增减、递质与受体结合效能的变化。最常见突触后可塑性机制是通过丝氨酸/苏氨酸或蛋白酪氨酸激酶直接磷酸化离子型受体。

1. 烟碱样胆碱能受体的磷酸化及调制

烟碱样胆碱能受体（Nicotinic acetylcholine receptor，nAChR）是第一个被发现的能够被蛋白激酶磷酸化的受体通道，该受体是一个由四种亚基组成的五聚体：两个α、一个β、γ和δ，每个亚基包括一个细胞外的N末端、四个跨膜片段（M1-4）和一个细胞外的C末端，每个nAChR有两个由α亚基与γ亚基或者δ亚基所形成的ACh结合位点（图29-3）。

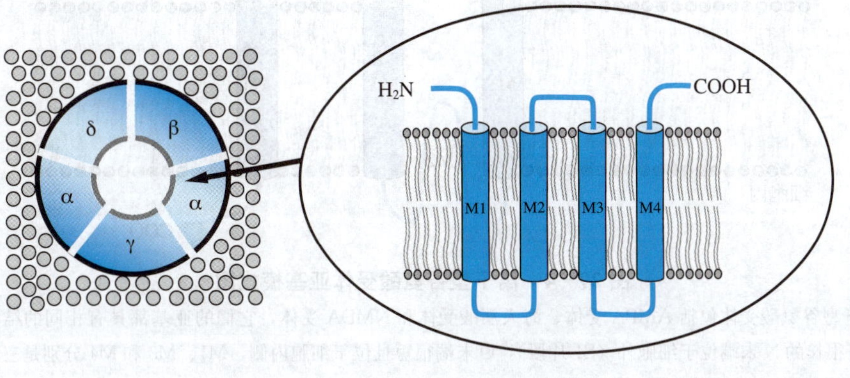

图29-3　烟碱样胆碱能受体模式图

nAChR是一个由四种亚基组成的五聚体：两个α亚基、一个β亚基和γ亚基以及一个δ亚基，每个亚基包括一个细胞外的N末端、四个跨膜片段（M1-4）和一个细胞外的C末端，每个nAChR有两个由α亚基与γ亚基或者δ亚基所形成的ACh结合位点

几种蛋白激酶如PKA、PKC和蛋白酪氨酸激酶（PTK）能磷酸化nAChR的亚基，所有的磷酸化位点位于细胞内第三与第四跨膜片段（M3和M4）连接环上，磷酸化的主要作用是提高受体的脱敏速率，减少受体功能活动。多数情况下nAChR功能的磷酸化研究主要是依靠蛋白激酶的激动剂用药理学方法进行的，也有实验描述了受体磷酸化的生理过程。在神经肌肉接头，降钙素基因相关肽（CGRP）能与ACh一起被运动神经末梢释放，CGRP与肌肉膜上的GPCR结合，升高肌肉内cAMP水平，激活PKA后磷酸化nAChR γ和δ亚基，增加nAChR受体的脱敏速率。ACh本身也可作为一种调质，ACh与nAChR结合造成大量钙离子通过nAChR内流，激活胞内PKC信号通路，磷酸化nAChR受体后使其活动下降。

2. $GABA_A$受体磷酸化及调制

离子型$GABA_A$受体也受几种蛋白激酶磷酸化，从而调制受体功能。$GABA_A$受体是一个由三种亚基组成的五聚体：α、β和γ，每个亚基包括一个细胞外的N末端、四个跨膜片段（M1-4）和一个细胞外的C末端，所有的磷酸化位点位于细胞内第三与第四跨膜片段（M3和M4）连接环上，PKA、PKC、CaMKⅡ以及cGMP依赖的蛋白激酶能磷酸化β亚基上的丝氨酸残基，PKC和CaMKⅡ也能够磷酸化γ亚基上的丝氨酸残基。此外，v-Src酪氨酸激酶也能磷酸化γ亚基上的酪氨酸残基。

磷酸化$GABA_A$受体后通常减弱GABA激活的电流，例如PKA磷酸化受体β亚基一个丝氨酸后，引起受体功能的降调作用并加快受体的脱敏过程。而PKA通过激活GPCR，增大视网膜神经元和小脑浦肯野神经元的GABA激活电流幅度，尚不清楚该效应是$GABA_A$受体直接磷酸化的结果、还是其他调节蛋白被磷酸化的间接作用。

3. 离子型谷氨酸受体磷酸化及调制

离子型谷氨酸受体是能被蛋白激酶磷酸化的突触受体通道，包括AMPA受体和海人藻酸（Kainate）受体和NMDA受体，AMPA受体和海人藻酸受体也统称为非NMDA受体，AMPA

受体由四个同源亚基 GluR1－4 组成，NMDA 受体则由 NR1 和一个或多个 NR2A－D 亚基组成，海人藻酸受体由 GluR5－7 和 KA1－2 亚基组成。

谷氨酸受体在结构上不同于五聚体的 nAChR 和 GABA 受体，它是由不同跨膜亚基形成的四聚体，所有的亚基都有很长的 N 末端并有三个跨膜片段 M1、M3 和 M4，M2 片段进入细胞膜又反折回细胞内形成一个内孔环，C 末端位于细胞内，受体的谷氨酸结合位点由 N 末端和 M3 与 M4 之间的连接环链组成（图 29－4）。

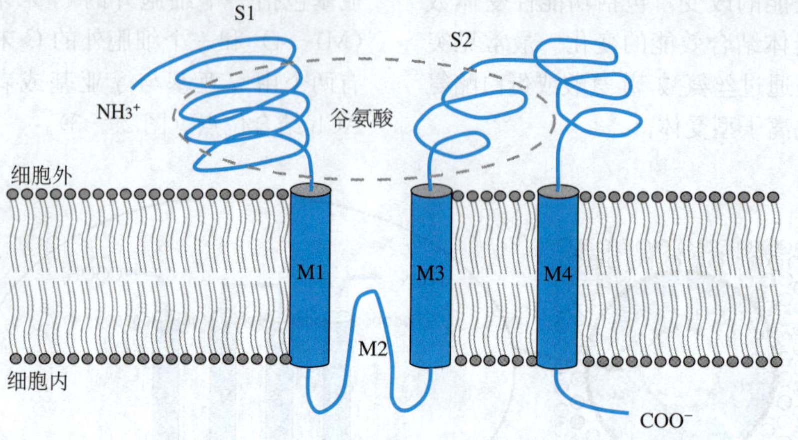

图 29－4 离子型谷氨酸受体亚基模式图

离子型谷氨酸受体包括 AMPA 受体、海人藻酸受体和 NMDA 受体，它们的亚基都具有相同的结构模式：很长的 N 末端位于细胞外（S1 片段），C 末端很短且位于细胞内侧，M1、M3 和 M4 分别是三个跨膜片段，M2 从细胞内侧进入细胞膜后又折返回细胞内，M3 通过 S2 片段在细胞外与 M4 相连，S1 和 S2 片段共同组成受体的配基结合位点

三种谷氨酸受体都能直接被丝氨酸/苏氨酸和酪氨酸激酶磷酸化，其磷酸化的位点位于受体的细胞内 C 末端，例如 PKA 和 PKC 能分别磷酸化 AMPA 受体 GluR1 亚基 C 末端上不同丝氨酸。

（1）非 NMDA 受体

有证据多巴胺激活 PKA 后磷酸化视网膜水平细胞的非 NMDA 受体，增大非 NMDA 受体的电流。直接激活 PKA 也能增大中枢神经元的非 NMDA 受体激动剂所诱导的电流。

PKA 对 AMPA 受体的基态磷酸化在维持正常水平的受体功能中起重要作用。在电生理实验的全细胞记录过程中，常能观察到非 NMDA 电流有明显的衰减，而 PKA 能阻止上述现象的发生，提示非 NMDA 受体的去磷酸化导致电流的衰减。PKA 主要的磷酸化位点在 AMPA 受体 GluR1 亚基 C 末端第 845 号丝氨酸。PKA 磷酸化 GluR6 亚基 C 末端第 686 号丝氨酸后能增大受体激动剂引起的非 NMDA 电流。

CaMKⅡ也调制 AMPA 受体，增大谷氨酸激动的电流，CaMKⅡ直接磷酸化 GluR1 亚基 C 末端上的第 831 号丝氨酸，从而提高 AMPA 受体的功能，这种 AMPA 电流的增大是由于磷酸化引起高电导的受体通道开放频率增高的结果。PKA 和 CaMKⅡ磷酸化 AMPA 受体在哺乳动物海马的长时程突触可塑性中有重要作用。

（2）NMDA 受体

多种蛋白激酶能够调制 NMDA 受体，与 AMPA 受体相似，PKA 依赖的磷酸化对海马神经元 NMDA 受体功能的维持有重要作用。在细胞膜上与 NMDA 受体相邻的磷酸酶也对 NMDA 受体基态磷酸化有调制作用，因为磷酸酶抑制剂增大 NMDA 电流。磷酸酶的活性受到神经活动的调节，突触传递过程中钙内流激活钙依赖性磷酸酶 Calcineurin，降低 NMDA 受体的活动，激活 β－肾上腺能受体能够阻止上述抑制效应。另外，钙调蛋白直接与 NR1 亚基 C 末端上抑制性位点结合，也能够降低 NMDA 受体的功能，此作用不依赖于受体磷酸化状态。

磷酸化 NMDA 受体上的酪氨酸，也可调节 NMDA 的功能活动。酪氨酸激酶的抑制剂能够降低海马神经元 NMDA 电流的幅度，而酪氨酸磷酸酶抑制剂则增大 NMDA 电流，说明内源性酪氨酸磷酸化和去磷酸化共同调节 NMDA 受体的功能。细胞内酪氨酸激酶 Src 和 Fyn 对 NMDA 受体有调制作用，Fyn 能与突触后蛋白 PSD-95 结合，PSD-95 又与 NR2 亚基 C 末端相联系，其结果是 Fyn 可与 NMDA 受体相互作用；Src 通过磷酸化 NR2A 亚基 C 末端上三个酪氨酸，增大 NMDA 电流幅度；上述磷酸化还可减少由细胞外 Zn^{2+} 与 NMDA 受体结合后对 NMDA 受体的紧张性抑制。

四、突触效能的长时程增强

1. NMDA 受体依赖性的长时程增强

研究最为广泛深入的突触可塑性是海马 CA1 区的 NMDA 受体依赖的长时程增强（long-term potentiation，LTP），这是由于以下原因：① 损毁啮齿类动物、高等灵长类动物和人的海马后发现，海马作为一个中枢神经系统关键的结构在学习记忆中发挥初始存储器的作用。② LTP 与记忆有很多共同特点，比如 LTP 能够很快地产生并伴随重复刺激其效应在强度上得到提高、在时间上更加持久。LTP 具有输入特异性的特性，即 LTP 主要产生于受刺激的传入神经纤维相应的突触，而不是产生于同一突触后神经元上的邻近突触，LTP 的输入特异性使得神经网络储存信息的容量得以大幅度提高。LTP 另一个特征是协同性，即一个弱刺激本身不能产生 LTP，但当一个强刺激在同一突触后神经元的邻近突触引发 LTP 后，弱刺激也能够产生 LTP，LTP 协同性可能是回忆的结构基础。③ LTP 在离体海马脑片标本上很容易诱导产生，有利于对 LTP 进行研究分析，已知 LTP 的细胞机制主要是从离体脑片中两类兴奋性突触的实验中得到的，包括 Schaffer 侧枝纤维与 CA1 区锥体神经元的顶树突之间形成的兴奋性突触和海马齿状回颗粒细胞的苔鲜纤维末梢与 CA3 区的锥体神经元树突形成的兴奋性突触。根据 LTP 产生的时程，可以将 LTP 分为诱导、表达和维持三个阶段。

除了在海马不同区域的兴奋性突触观察到 LTP 外，在哺乳类动物脑内的兴奋性突触都能够观察到 LTP 现象，如皮质所有区域包括视皮质、体感皮质、运动皮质和前额叶皮质，以及皮质外结构如杏仁复合体、丘脑、新纹状体、伏核、腹侧被盖区和小脑。LTP 除了与学习和记忆有关外，在不同的脑区 LTP 可能还发挥不同的功能（图 29-5，6）。

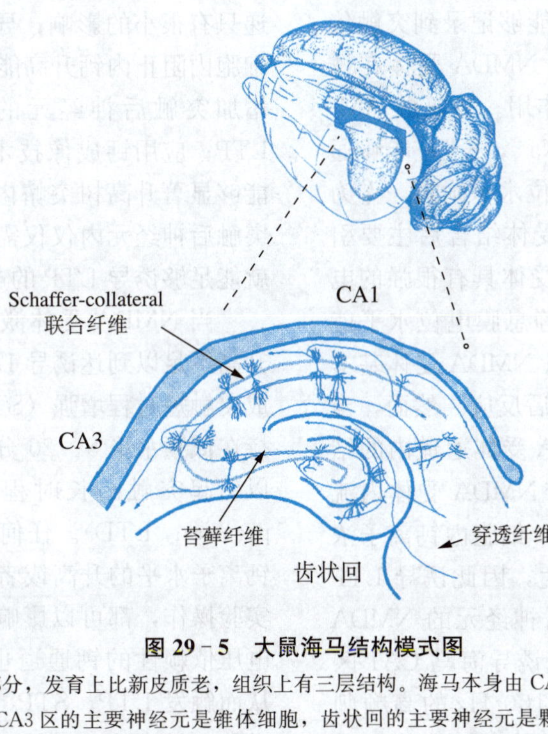

图 29-5　大鼠海马结构模式图

海马是皮质的一个组成部分，发育上比新皮质老，组织上有三层结构。海马本身由 CA1 区、CA3 区和齿状回三个部分组成，其中 CA1 区和 CA3 区的主要神经元是锥体细胞，齿状回的主要神经元是颗粒细胞。主要的兴奋性联系：Entorhinal 皮质→穿透纤维通路→齿状回→苔藓纤维→CA3→Schaffer-collateral 联合纤维→CA1→海马白质→Entorhinal 皮质

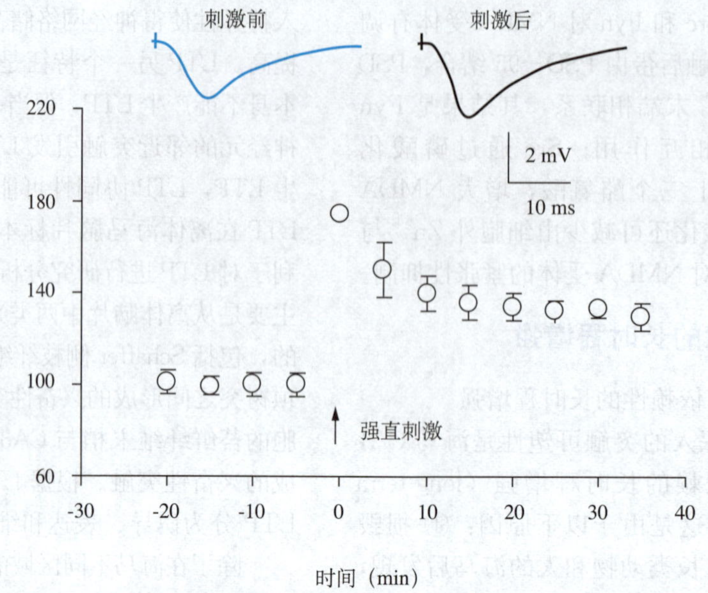

图 29-6　离体海马脑片中 CA3-CA1 突触的 LTP 表达示意图

短暂强直刺激 Schaffer-colateral 联合纤维（100 Hz，1s，两串脉冲），在 CA1 区能够记录到幅度和斜率增大的场电位，这种增强的突触反应被称为 LTP，通常在强直刺激引起 LTP 表达后 30 分钟，突触传递的增强仍然比刺激前高出 30%以上

(1) NMDA 受体和钙离子的作用

1973 年 Bliss 和 Lomo 首次报道，刺激清醒家兔穿透纤维后在海马齿状回能够记录到突触传递的长时程增强。此后，发现 NMDA 受体在诱导 LTP 产生过程中起着关键作用。谷氨酸 AMPA 受体是一个单价阳离子（Na^+，K^+）能够通过的通道，在细胞膜的静息电位水平附近，作为神经递质的谷氨酸与 AMPA 受体结合后主要引起 Na^+ 内向电流。而 NMDA 受体具有很强的电压依赖性，细胞外的 Mg^{2+} 在静息膜电位水平能够阻塞 NMDA 受体通道，所以 NMDA 受体基本上不参与低频突触活动中突触后反应。然而，当细胞去极化时，Mg^{2+} 与 NMDA 受体通道内的结合位点解离，Ca^{2+} 和 Na^+ 通过 NMDA 受体内流到神经元的树突峭（图 29-7），细胞内钙离子浓度的升高足够引发 LTP 的产生，因此诱导 LTP 产生的必要条件是激活突触后神经元的 NMDA 受体。通常用两种实验方法来诱导海马 CA1 区的 LTP 的产生，要么用 25～100 Hz 的高频刺激其传入纤维，要么用低频刺激突触前传入纤维并同步化地给突触后锥体细胞注射电流使其去极化。

大量的证据支持上述 LTP 产生的模型。例如 NMDA 受体特异性的拮抗剂对基础状态的突触传递只有很小的影响；导入钙离子螯合剂到突触后细胞内阻止内钙升高能够妨碍 LTP 的产生；相反增加突触后神经元的钙离子浓度可模拟诱导 LTP；应用钙成像技术发现 NMDA 受体激活后能够显著升高树突峭内的钙离子水平，钙离子在突触后神经元内仅仅需要持续一到三秒钟的升高就能足够诱导 LTP 的产生。

当 NMDA 受体激活造成突触后钙离子浓度升高不足以到达诱导 LTP 产生的阈值时，可以造成突触短时程增强（STP）。另外，在突触活动维持在低频水平 5～20 分钟后回到基础水平，也可以引起突触的长时程抑制现象（long-term depression，LTD）。任何能够造成突触后树突峭内钙离子水平的升高或者改变钙离子动力学性质的实验操作，都可以影响突触的可塑性，例如激活电压依赖性的钙通道也升高突触后钙离子水平，从而触发 LTP、STP 或者 LTD。也许是 Ca^{2+} 通道在突触后神经元空间分布的缘故，通过 Ca^{2+} 通道诱导 LTP 的机制不同于 NMDA 受体依赖性 LTP 的形成。

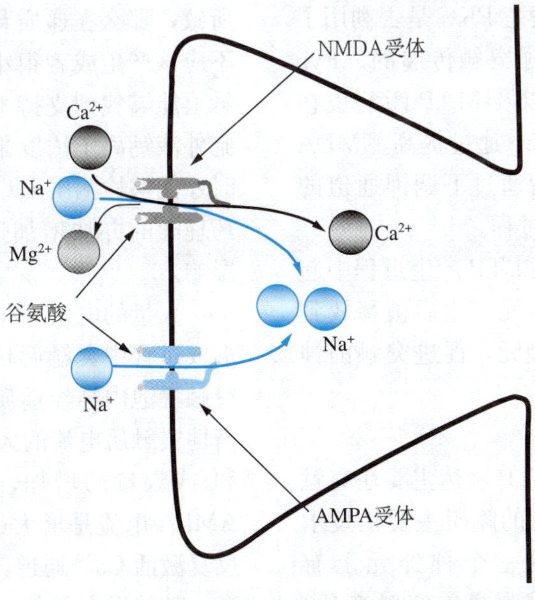

图 29-7 NMDA 受体依赖性 LTP 诱导模型

在正常突触传递过程中，突触前末梢释放的谷氨酸作用于突触后 AMPA 和 NMDA 受体，Na^+ 通过激活后 AMPA 受体入细胞内，而 Mg^{2+} 堵塞 NMDA 受体使 Na^+ 不能够通过该通道进入细胞内。突触后细胞去极化解除 Mg^{2+} 对 NMDA 受体堵塞，允许 Na^+ 和 Ca^{2+} 通过 NMDA 受体进入树突嵴，从而触发 LTP 形成（修改自 W. Maxwell Cowan 等 *Synapses* 2001）

(2) LTP 诱导机制

有许多信号分子参与了细胞内第二信使——钙离子的信号转导，但仅其中部分的信号分子在 LTP 过程中起作用。一些信号分子对 LTP 形成有直接的作用，另一些分子对 LTP 起调节作用。例如，能使 NMDA 受体活动升高或者降低的任何措施都能增加或者减小诱导 LTP 形成的能力，尽管这些措施可能在 LTP 形成过程中是不必要的。能够影响突触后去极化的因素，比如钾通道的开与关，也能影响 LTP 产生的能力。因此，判断信号分子是否与 LTP 形成有关，应该满足以下的条件：首先，诱导 LTP 产生的刺激能够产生或者激活该信号分子，不能诱导 LTP 产生的刺激不能够产生或者激活该信号分子；其次，阻断该信号分子参与的信号通路后，能够阻断 LTP 的产生；最后，激活该信号分子参与的信号通路，在没有 LTP 的诱导刺激时，也能够导致 LTP 的形成。

CaMKⅡ在 LTP 形成过程中起着一个关键分子的作用。在突触后致密带（postsynaptic density，PSD）中有高浓度的 CaMKⅡ，当第 286 位点上的苏氨酸自我磷酸化后，CaMKⅡ的活性不再依赖钙-钙调蛋白。用 CaMKⅡ抑制剂或者敲除 CaMKⅡ后，能够阻碍 LTP 的产生。敲除 CaMKⅡ后，小鼠的脑内仍然可以诱导出只有正常小鼠一半的 LTP，提示除了 CaMKⅡ外，其他激酶在 LTP 形成中可能有重要作用。CaMKⅡ除了在 LTP 诱导过程中起作用外还有其他的作用，不论是过量表达还是敲除 CaMKⅡ的小鼠，都是出生数周后才被用于实验研究，在相关突触中有可能出现生物化学方面的代偿变化。

触发 LTP 产生后存在 CaMKⅡ的自我磷酸化，使与 PSD 相连的 AMPA 受体 GluR1 亚基磷酸化。定点突变 CaMKⅡ第 286 位点上的苏氨酸后，CaMKⅡ不能够自我磷酸化，用这样突变的 CaMKⅡ取代正常内源性的 CaMKⅡ后，能够有效地阻断 LTP 的产生。

其他几种蛋白激酶在 LTP 诱导过程中也起着作用，但没有一个分子能有 CaMKⅡ那样强的实验证据。激活后的 PKA 通过降低蛋白磷酸酶的活性间接地增加 CaMKⅡ的作用，PKA 可能在蛋白合成晚时相的 LTP 中起重要作用。PKC 也可能起着与 CaMKⅡ类似的作用。PKC 的抑制剂能够阻断 LTP 的产生，导入 PKC 到 CA1 的锥体细胞内可增强突触传递。尚不清楚 PKC 是否利用了与 CaMKⅡ一样的机制来增强突触传递的。Fyn 和 Src 等细胞内酪氨酸激酶以及 MAP 激酶也在 LTP 的形成过程中起作用，Src 通过提高 NMDA 受体的功能活动而 MAP 激酶通过下调钾通道的作用，参与了突触 LTP 触发过程。

逆行性信号分子也可能在 LTP 产生过程中起作用，这类物质在突触后神经元产生后被释放到突触间隙，弥散到突触前神经元，促进突触前神经末梢释放递质。

(3) LTP 表达机制

人们争论的一个焦点是 LTP 表达主要在突触前还是突触后。回答这个问题的障碍主要是技术上的困难，在神经网络中的一个神经元上有 10000 个或以上的突触，很难观察单突触变化。人们普遍认为最简单的突触后机制是 AMPA 受体功能和/或数量的变化诱导了 LTP 的产生，与此相对的是突触前递质释放概率的变化为最简单的突触前机制。当然，神经元间新的突触形成是介导 LTP 产生的第三种可能性。

20 世纪 80 年代发现诱导产生 LTP 后，细胞外的谷氨酸水平升高。因为 LTP 的诱导是由突触后 NMDA 受体开放造成的，人们推测突触后释放的某些逆行性分子导致 LTP。后来的研究发现对实验结果的解释有误差，另外有关逆行性分子的实验结果难以重复。迄今人们仍然不确信已有的技术是否能够精确地测定出突触释放的谷氨酸水平。

研究 LTP 被表达在突触前还是突触后实验方法，绝大多数采用的是电生理分析，在这个领域一些主要电生理实验室对 LTP 产生机制有一定程度的认同性，尽管不同实验室结果仍存在不一致。AMPA 与 NMDA 受体通常共存于同一突触上，因此增加谷氨酸释放可能同等地增大由 AMPA 和 NMDA 受体介导的突触电流，然而，大多数研究人员发现在 LTP 诱导过程中，AMPA 受体介导的兴奋性突触后电流明显大于 NMDA 受体介导的兴奋性突触后电流，这个结果强烈提示 LTP 表达是由于 AMPA 受体的增加造成的。

在 LTP 形成过程中是否存在递质释放概率的变化，一些人认为有变化，另一些学者则认为没有。假设 LTP 的形成主要是由于递质释放的增加所致，那么在递质释放概率极高的突触上，LTP 不应该产生或者很小，事实上在非常年轻海马突触上能够找到支持上述假说的证据，通过降低细胞外液钙离子浓度来减少突触递质释放概率，此时才能够检测出 LTP，在年老的海马脑片上，用药理学的办法增加递质释放概率，对 LTP 没有影响。

大量的电生理和生物化学证据显示，在 LTP 形成过程中突触后功能是明显增强的。假定每一突触囊泡内神经递质的量是固定的，那么自发兴奋性突触后电流的大小就反映了 AMPA 受体功能和/或数量的增加，事实上在 LTP 形成过程中 AMPA 电流是增大的，短暂地给予 NMDA 或者反复激活 Ca^{2+} 通道，都使树突嵴内钙离子水平升高，其结果也是使 AMPA 电流增大。检测 AMPA 受体改变的更为直接的办法是测定直接给予 AMPA 受体激动剂所诱导的 AMPA 电流的大小，研究结果证实在 LTP 过程中 AMPA 受体激动剂引起的 AMPA 电流是增大的。

综上所述，AMPA 受体反应性的提高是形成 LTP 的主要机制之一。那么，AMPA 受体反应性是如何提高的呢？AMPA 受体 GluR1 亚基的磷酸化是原因之一。在 CA1 的锥体细胞 AMPA 受体主要由 GluR1 和 GluR2 亚单位组成，CaMKⅡ磷酸化 GluR1 亚基第 831 位点上的丝氨酸，PKA 则磷酸化第 845 位点上丝氨酸。LTP 的过程中伴随着 831 位点磷酸化的增强，CaMKⅡ抑制剂能够阻断上述效应，831 位点磷酸化能够增大 AMPA 受体单通道的电导，在 LTP 过程中 AMPA 受体单通道的电导值的确是增大的，提示 CaMKⅡ依赖的 AMPA 受体 GluR1 亚基磷酸化参与了 LTP 形成，敲除 GluR1 能够阻止小鼠 CA1 锥体细胞 LTP 的形成，这一发现支持 AMPA 受体 GluR1 在 LTP 形成过程中起重要作用。

(4) 静息突触

尽管已有的实验证据强烈提示突触后机制参与了 LTP，但也有数据显示 LTP 形成是递质释放概率的升高所致。当动作电位到达神经末梢时，就单一突触而言递质量子性释放概率仅为 10%～40%。因此，出现突触传递“丢失”。LTP 能够引起突触传递“丢失”比例下降，假定这种突触传递“丢失”是由于动作电位没能引起神经递质释放，那么LTP引起突触传递“丢失”比例的下降可以被解释为在LTP中神经递质释放概率是增加的。

支持递质释放概率增加是LTP形成的主要实验证据是来自于对单突触传递的研究。Stevens和Siegelbaum两个实验室发现，LTP诱导产生后，不仅单突触传递“丢失”比例下降，而且更为重要的是LTP形成前后，可记录的EPSC电流幅度没有变化，如果在LTP形成过程中存在突触后调节机制，那么这种EPSC电流幅度就应该增大，上述观察说明LTP是突触前递质释放增加所致。

然而，上述突触前的实验结果很难被重复。Malinow实验室曾发现，AMPA受体介导EPSC的变异系数是明显高于NMDA受体介导EPSC的变异系数，提示突触释放的谷氨酸激活含NMDA受体的突触数目多于含AMPA受体突触，最简单的解释是，一些突触只表达NMDA受体，而另一些突触表达AMPA和NMDA两种受体。只表达NMDA受体的突触在细胞膜超极化电位下，在功能上表现为“静息状态”即无电流通过NMDA通道，当突触前释放的谷氨酸作用于NMDA受体，不能够引起突触反应。如果在上述“静息”突触中存在着活动诱导性AMPA受体的表达，就可以在这类“静息”突触上引发LTP，理论上可以解释为什么在LTP过程中伴随着突触前递质释放的变化，LTP诱导“静息”突触向“功能”突触转变的假说，并不能解释单突触研究中LTP形成前后为什么EPSC电流幅度没有变化。

有证据支持上述“静息”突触的假说：① 电生理实验中，仅能记录到由NMDA受体介导的EPSC的突触，在给予能诱导LTP的措施后，在同一突触上能够记录到AMPA受体介导的EPSC。② 运用免疫金标记的电子显微镜方法，发现一定比例的发育中海马和海马培养神经元上，不能检测到AMPA受体，相反在所有海马突触上存在NMDA受体。在不表达NMDA受体依赖性LTP的突触上，总存在一定数量的AMPA受体。③ 在表达了GFP（绿色荧光蛋白）-GluR1融合蛋白神经元，激活NMDA受体后升高树突嵴上荧光度。相反，在培养海马神经元上NMDA受体依赖性的LTD引起AMPA受体从突触上“丢失”，提示突触活动的变化可以引起突触上AMPA受体的重新分布。④ 在突触上，AMPA和NMDA受体与不同的蛋白相互作用，显示它们可能受不同的机制调节。⑤ 突触后细胞膜融合的蛋白能够与AMPA受体相互作用，干扰突触后细胞膜融合能阻止LTP的产生，提示细胞膜融合是AMPA受体插入到细胞膜表面的重要机制。

图29-8的简单模型所示，即AMPA受体的磷酸化和在突触膜上转运表达与聚集导致LTP的形成。尽管不清楚在突触膜上活动依赖性AMPA受体是怎样转运表达的，但有结果显示，直接激活NMDA受体后引起Dynamin依赖的AMPA受体入胞活动，并且存在一个AMPA受体库，使得AMPA受体能够快速进、出PSD。培养海马CA1锥体细胞过量表达CaMKⅡ或者诱导LTP后，观察到由GluR1亚基组成的AMPA受体插入突触细胞膜。在LTP形成中补充到PSD的AMPA受体到底来自何方？可能的解释是来自树突嵴的细胞浆、邻近PSD细胞膜上的AMPA受体以及树突嵴基底的树突干，目前形态学的研究大多支持后一种假说。

基于NMDA受体对谷氨酸的亲和力远高于AMPA受体的事实，对上述简单的静息突触假说可作出不同的解读。根据“溢出”学说，在一个突触所释放的谷氨酸可以扩散到邻近的突触，由于扩散过程导致谷氨酸浓度下降，低浓度的谷氨酸仅仅选择性激活邻近突触上的NMDA受体，钱永佑实验室认为，由于囊泡与突触前膜不完全融合，引起囊泡中的谷氨酸以较低的速度流入突触间隙，使突触间隙中的谷氨酸浓度变低，选择性激活静息突触上的NMDA受体，LTP的产生是由于突触囊泡从不完全融合到完全融合造成高浓度的谷氨酸激活AMPA受体所致。

2. NMDA受体非依赖性的长时程增强

有一些突触上的LTP不依赖于NMDA受体的激活。对后者的研究主要集中于海马齿状回颗粒细胞的苔鲜纤维末梢与CA3区的锥体神经元近段树突间突触上，也见于小脑颗粒细胞与浦肯野细胞间突触和皮质与丘脑间突触。

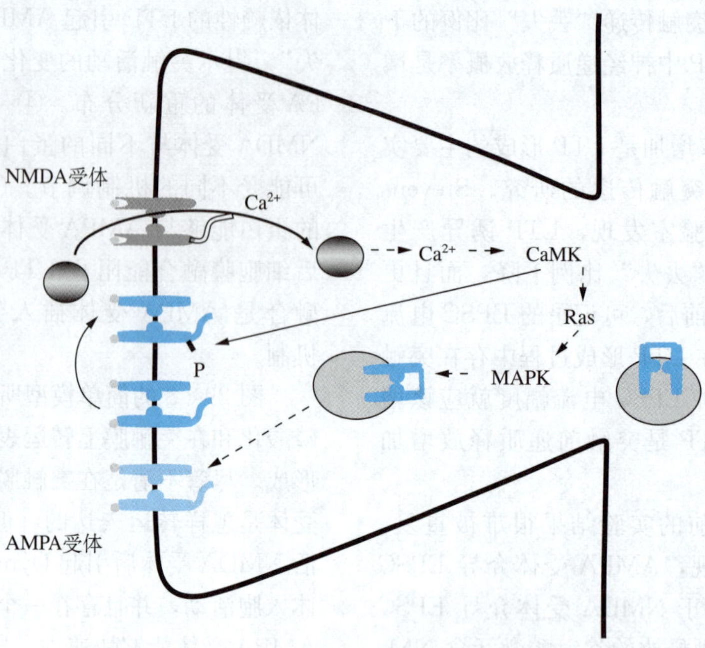

图 29-8 NMDA 受体依赖性 LTP 中突触后静息突触的激活

钙通过 NMDA 受体内流入树突嵴后与 CaM 结合，激活 CaMKⅡ磷酸化膜上 AMPA 受体，增加 AMPA 受体通道的电导，CaMKⅡ同时激活 Ras-MAPK 信号通路，使细胞内的"储备"AMPA 受体装备到树突嵴膜上，增加突触后细胞对递质谷氨酸反应，增强突触传递效能（修改自 W. Maxwell Cowan 等 *Synapses* 2001）

给予 NMDA 受体拮抗剂后仍然能够诱导出 LTP。有两种解释：一是苔鲜纤维的 LTP 可能由突触前机制介导，二是激活非 NMDA 受体造成突触后内钙升高。以 Nicoll 为代表的学者认为苔鲜纤维的 LTP 是不依赖于突触后钙离子和细胞膜电位变化的，而以 Johnston 为代表的学者不同意上述观点，他们的结果显示，突触后内钙增加能够触发 LTP 的产生，这种突触后内钙增加是因为突触后 Ca^{2+} 通道的激活导致钙离子内流或者代谢型谷氨酸受体激活引起细胞内钙库释放钙离子的缘故。

一些精细操作的实验结果支持苔鲜纤维的 LTP 是由突触前机制介导的观点，除了海马齿状回颗粒细胞的苔鲜纤维末梢与 CA3 区的锥体细胞近段树突形成突触外，侧枝纤维与 CA3 区的锥体细胞远段树突形成突触，在后者的突触能够诱导出典型的 NMDA 受体依赖性 LTP。记录单个 CA3 细胞上突触反应时，这种反应包括了苔鲜纤维和侧枝纤维两种不同输入的突触活动，Nicoll 等给 CA3 细胞内注射钙离子螯合剂，或者使得 CA3 细胞膜超极化，能阻断 CA3 锥体细胞远段树突上突触的 LTP 形成，但不影响近段树突与苔鲜纤维间突触的 LTP，进而给予 NMDA 受体拮抗剂不能够阻断苔鲜纤维的 LTP 形成，但如减少细胞外钙能够妨碍近段树突与苔鲜纤维间突触 LTP 的诱导，说明突触前钙离子浓度的升高对非 NMDA 受体依赖性 LTP 很重要。

另外，有两个主要的实验证据支持突触前机制：① 在苔鲜纤维 LTP 形成过程中，双脉冲易化程度减少；② 给予 NMDA 受体阻断剂 MK-801，仍然能够观察到突触前递质释放概率的明显增加。

突触前末梢钙离子浓度的瞬时升高是如何触发苔鲜纤维 LTP 产生？钙离子升高激活钙/钙调蛋白依赖性腺苷酸环化酶，提高 cAMP 水平进而激活 PKA，诱发苔鲜纤维 LTP 产生。PKA 抑制剂能够阻断苔鲜纤维 LTP，提高 cAMP 水平可引起苔鲜纤维末梢释放递质增加，但不能进一步增强苔鲜纤维已经形成的 LTP。在敲出 PKA 或钙/钙调蛋白依赖性腺苷酸环化酶的小鼠上，不能够诱导出苔鲜纤维 LTP。

PKA 的重要作用在于调节突触囊泡循环或者

囊泡释放机制。人们正在寻找参与苔鲜纤维 LTP 的 PKA 关键底物。一种可能是突触前 N 型和 P 型钙通道，但实验证据不够强，另一种可能是突触前蛋白。PKA 能磷酸化几种突触囊泡蛋白，包括 Synapsins，α-SNAP 和 Rabphilin 以及 Rim，其中 Rabphilin 和 Rim 能与一种被称为 Rab3a 的小分子 GTP 结合蛋白相互作用。在敲除小鼠 Synapsin Ⅰ和Ⅱ后，对苔鲜纤维的 LTP 没有影响，敲除突触囊泡蛋白 Rab3a 后 LTP 不能形成，用药理的办法激活腺苷酸环化酶仍然能够提高敲除了 Rab3a 小鼠的突触传递活动，可能是 PKA 通过电压依赖性 Ca^{2+} 通道调节和直接影响囊泡释放提高递质释放。敲除 Rabphilin 后仍可诱导出苔鲜纤维 LTP，提示 Rim 可能作为 PKA 的关键底物之一参与调节苔鲜纤维的 LTP。

3. 早时相 LTP 与晚时相 LTP

与记忆一样，LTP 也分时相。如图 28-6 所示，单一强直刺激可诱导持续时间为 1～3 小时的早时相 LTP（early-phase LTP，E-LTP），E-LTP 无需新蛋白合成，钙离子通过 NMDA 受体进入树突嵴，活化 CaMKⅡ从而触发 E-LTP 形成。四个或者以上的串脉冲强直刺激引起持续时间为 24 小时以上的晚时相 LTP（late-phase LTP，L-LTP），这个过程需新的 RNA 和蛋白质合成，以及 cAMP-PKA-MAPK-CREB 信号通路的参与。

cAMP/PKA 是 L-LTP 形成的关键信号通路。串脉冲强直刺激引起的钙内流激活腺苷酸环化酶，造成胞内 cAMP 浓度升高，进而活化 PKA。腺苷酸环化酶激动剂 forskolin 可诱导类似 L-LTP 的长时程突触增强，敲出腺苷酸环化酶后不能诱导 L-LTP。PKA 抑制剂能阻碍 L-LTP 形成，用抑制 PKA 活性的转基因小鼠实验，PKA 活性降低同时伴随 L-LTP 减损，而 E-LTP 正常。MAPK 活性在 L-LTP 形成中是必需的，在串脉冲强直刺激前或 L-LTP 诱导中给予 MAPK 抑制剂，能降低 L-LTP 幅度。PKA 和 MAPK 的靶分子是基因转录因子 CREB 蛋白。PKA 和 MAPK 能磷酸化和激活 CREB。CREB 在动物长时程记忆中起重要作用。抑制或干扰 CREB 的功能，能损坏动物的 L-LTP 和长时程记忆。过量表达 CREB，使 L-LTP 和长时程记忆都比较容易实现。但这些实验处理并不影响 E-LTP 和短时程记忆。

L-LTP 形成的另一关键信号通路是激活细胞核内的 CaMKIV。诱导 L-LTP 产生的强刺激能快速地使钙调素从胞浆转移至细胞核，激活 CaMKIV 后磷酸化 CREB。敲出 CaMKIV 后，明显地抑制活动依赖性 CREB 磷酸化。这种小鼠的 L-LTP 和长时程记忆有明显损坏，但对 E-LTP 和短时程记忆无影响。一些研究提示，在 CREB 磷酸化、L-LTP 和长时程记忆，CaMKIV 至少与 cAMP-PKA-MAPK 信号通路有同样的重要性。

L-LTP 形成中，除突触传递功能长时程增强外，有突触结构长时程改变，如树突嵴基底变大和新突触形成，这些变化需要基因转录和新蛋白合成。尚不清楚，新合成的蛋白是如何转运到受强直刺激的特定突触的。

五、突触效能的长时程抑制

突触效能的长时程抑制（long-term depression，LTD）最初是 Ito 于在体小脑上观察到的。而对 LTD 机制的研究，则多在海马脑片上进行。现在知道，几乎所有的突触既可表达传递效能增强的 LTP、也能够产生传递作用减弱的 LTD。通常，短暂的强刺激能诱导出 LTP，而持续的弱刺激可产生 LTD。

如果 LTP 是学习和记忆的基础，那什么是 LTD 的功能？有人认为 LTD 是“记忆过程中遗忘的神经基础”，尽管没有得到明确的实验证据支持或者反对，但显然同时存在突触传递效能增强和减弱的神经网络，比单一突触反应增加或者降低的神经网络有着更大的处理和储存信息的优势。脑发育过程中，LTP 和/或 LTD 对神经突触结构精细修饰有影响，强的相关活动能使突触连接加强，相反，弱的非相关活动造成突触连接减弱甚至消失。

1. 海马 CA3-CA1 突触 LTD

LTD 的现象是 Ito 等人 1982 年在小脑实验中发现的，而其机制研究和实质性进展，是在 Bear 等人成功地在海马脑片上记录到 LTD 后才取得的。Bear 实验室发现，用频率为 0.5～3 Hz 的长串电脉冲刺激 Schaffer 侧枝纤维，能有效地诱发

LTD。目前已知低频刺激能够在CA1区诱导出两种不同机制的LTD：NMDA受体依赖性LTD和mGluR5受体依赖性LTD。

（1）NMDA受体依赖性LTD

1）诱导机制

用1Hz的长串电脉冲刺激在体动物或者离体海马的Schaffer侧枝纤维诱导的CA1区LTD，能被NMDA受体拮抗剂阻断，提示突触后NMDA受体和钙离子内流参与了CA3-CA1突触的LTD形成。LTD的形成主要与突触后去极化和钙内流有关，低频刺激仅是外部表象。比如，注射电流使突触后膜超级化能够阻断低频刺激诱导LTD的产生。适当的突触后NMDA受体激活可足够地诱导LTD，并无需突触前活动，钙离子通过已激活的突触后NMDA受体就能触发LTD的产生。低频刺激引起突触后缓慢小量钙内流造成LTD，而高频刺激引起突触后快速而大量钙内流使得LTP产生。钙离子通过突触后的电压依赖性钙通道亦有助于LTD的形成，不过是辅助性作用，因为阻断NMDA受体后并不能诱导LTD的形成。

突触后蛋白磷酸酶1（protein phosphatase 1，PP1）和蛋白磷酸酶2B（protein phosphatase 2B，PP2B，也称为calcineurin）在低频长串刺激诱导的LTD过程中起着重要作用。一般认为低频长串刺激激活PP1，引起突触后蛋白区去磷酸化，从而诱导出LTD，PP1受蛋白抑制因子-1（protein inhibitor-1，I-1）的调节，PKA磷酸化I-1使PP1失活，而PP2B去磷酸化I-1使PP1激活，突触后钙/钙调素能够激活PP2B。因此，突触后PP2B在钙离子内流诱导LTD产生中起关键作用。

2）表达机制

突触后谷氨酸受体的降调是CA3-CA1突触NMDA受体依赖性LTD表达的主要机制。阻断突触传递后，直接给谷氨酸，引起谷氨酸诱发突触后电流减小的LTD。突触后AMPA受体GluR1亚基的去磷酸化后，AMPA电流减小，与LTD表达有关。此外，LTD形成过程中突触后膜谷氨酸受体数目是减少的。

PKA对AMPA受体的基态磷酸化在维持正常水平的受体功能中起重要作用。PKA主要的磷酸化位点在AMPA受体GluR1亚基C末端第845号丝氨酸，受体磷酸化后能够增大受体激动剂引起的AMPA电流。在基态状况下，PKA对AMPA受体GluR1亚基第845号丝氨酸有较强的磷酸化作用，而低频长串电刺激使该丝氨酸去磷酸化，从而引起LTD的表达。

低频刺激引起突触后膜AMPA受体内吞，减少膜上AMPA受体数目，是LTD表达的另一种重要机制。已知AMPA受体GluR2亚基的C末端与PSD中NSF蛋白相互作用，在AMPA受体突触后膜转运表达起重要作用，用特异性的多肽抑制剂阻断NSF-GluR2相互作用，几分钟后膜上AMPA受体减少和AMPA电流减小。Dynamin依赖的AMPA受体活动，亦在LTD表达过程中起作用。

（2）mGluR受体依赖性LTD

1）诱导机制

谷氨酸除了能激活离子型谷氨酸受体外，也能激活代谢型谷氨酸受体（mGluR）。mGluR分三大组，其中第一组包括mGluR1和mGluR5亚型，当这两亚型的mGluR激活后，通过磷酸肌醇激活PLC。用一种被称为MCPG的mGluR受体拮抗剂，能够阻断低频电刺激生后3～7天脑片所诱导的LTD，在这种LTD产生过程中也需要钙通道激活和胞内钙离子浓度的升高，但无需NMDA受体的激活。

在过去10多年里，mGluR是否参与CA1区LTD的诱导一直存在争议，一些结果不能重复，MCPG本身是一个非常弱的mGluR5受体亚型拮抗剂。1～5Hz的低频刺激常不能激活mGluR去诱导LTD的产生，可靠的方法是先用长串双脉冲作为条件刺激或者拮抗掉腺苷对谷氨酸释放的抑制，使谷氨酸释放增加，然后再用低频刺激就能够诱导出mGluR依赖性、幅度明显的LTD。给予NMDA受体阻断剂后，突触刺激能诱导出LTD，或者用DHPG激活mGluR5产生LTD，这种突触刺激诱导的mGluR-LTD需要电压门控钙通道（L型或T型）参与。突触刺激诱导的mGluR-LTD需要激活突触后PLC和PKC信号通路，与NMDA依赖性LTD不同，抑制突触后PP1并不影响mGluR-LTD的诱导。

mGluR-LTD诱导与蛋白合成有关，抑制突触后 mRNA 翻译、干扰蛋白质合成能阻断 mGluR－LTD 的诱导。由于 LTD 是同突触传递效能的下降，突触位点通常远离神经元胞体，提示 mGluR－LTD 的诱导过程中需特定突触上的蛋白合成。仍不清楚 mGluR－LTD 的诱导中翻译调节机制和新蛋白是如何改变突触功能，但现有结果提示 mGluR5 激活特定突触 mRNA 翻译，其结果是诱导 LTD 的形成。

2）表达机制

总体上讲，mGluR－LTD 的表达机制不清。参与 NMDA 受体依赖性 LTD 的表达机制，并没有参与 mGluR－LTD 的表达，因为这两种 LTD 可以相互累积叠加，一种 LTD 的表达不能够阻断另一种 LTD 的表达。LTP 诱导能够翻转 NMDA 受体依赖性 LTD 的表达，但不影响 mGluR－LTD 的诱导。与 NMDA 受体依赖性 LTD 不同，mGluR－LTD 的表达与膜上 AMPA 受体的去磷酸化无关。

Siegelbaum 和 Nicoll 的实验室分别报道，mGluR－LTD 产生后突触后膜对自发量子式谷氨酸释放的反应强度没有影响，但每次动作电位引起的突触反应明显减小，一种解释是 mGluR－LTD 表达是由于突触前谷氨酸释放概率下降的结果，另一种解释是突触后 AMPA 受体“全或无”丢失。

2. 小脑并行纤维-浦肯野细胞突触 LTD

小脑是中枢神经系统中最大的运动结构，主要作用是维持身体平衡、调节肌肉张力和协调随意运动。小脑并不直接发动运动和随意控制肌肉的运动，而是作为一个大脑皮质下的运动调节中枢配合皮质完成运动机能。

那么，为什么要用小脑来研究神经可塑性的变化？早在 19 世纪，有人切除鸡的小脑上半部后，发现鸡出现平衡障碍，2 周后功能恢复正常，提示小脑具有通过学习而重新组合其功能活动的能力，小脑的这种运动学习功能使机体的运动行为在情况发生变化时作出调整和适应，使一些复杂的运动在重复的过程中逐渐地熟练起来并富有技巧。到目前为止，小脑是在神经环路水平上对学习和记忆机制理解最为深入的脑结构。

根据估算，人的小脑重量占整个脑的 10%，但神经元数目为整个脑的 50%以上，这样庞大的神经元数目在接受身体的各种传入、完成感觉运动整合功能中，起着关键作用。与大脑皮质相比，小脑的结构和神经元环路的组成相对地简单，其中包括作为“中继站”的小脑深核和小脑皮质的神经元环路。如图 28－9 所示，小脑深核接受谷氨酸能的苔状纤维（mossy fiber）和爬行纤维（climbing fiber）的兴奋性输入，同时也接受小脑皮质中浦肯野神经元抑制性传出。苔状纤维是小脑的主要传入系统，它们起源于脊髓、前庭核和脑干中某些中继核团，它除了与深核神经元建立突触联系外，还与颗粒细胞形成突触位点；爬行纤维仅起源于下橄榄核。浦肯野神经元是末梢释放 GABA 的抑制性神经元，其轴突是小脑皮质的唯一传出途径，对深核神经元有强烈的抑制作用。浦肯野细胞接受两种主要的兴奋性输入，一个浦肯野细胞与单一爬行纤维形成约 1400 个突触位点，同时每个浦肯野细胞接受颗粒细胞轴突形成的并行纤维约 200000 个兴奋性突触联系。据估算，一根苔状纤维可以和 460 个颗粒细胞接触，每根并行纤维又可联系约 1000 个浦肯野细胞。苔状纤维对颗粒细胞兴奋作用比对小脑深核神经元兴奋作用大 10000 倍，结果一根苔状纤维的传入可以影响一片范围相当大的小脑皮质的活动，而要引起一个浦肯野细胞的兴奋则需要相当多的并行纤维传入造成足够大的 EPSP 的时间和空间总和。爬行纤维与浦肯野细胞间的突触是神经系统中最强有力的兴奋性突触之一，一次爬行纤维的传入即可引起浦肯野细胞一个足够大的 EPSP，从而使浦肯野细胞产生兴奋（图 29－9）。

Marr（1969）和 Albus（1971）先后建立了小脑神经网络的数学模型。他们根据计算提出小脑在运动技巧的学习中起关键作用，并推测小脑的学习机制可能是由于爬行纤维传入长时程地改变浦肯野细胞对并行纤维传入的反应的缘故。Marr 认为爬行纤维传入可能加强浦肯野细胞对并行纤维传入的反应，而 Albus 认为相反。尽管他们的看法不一致，重要的是他们都强调了并行纤维-浦肯野细胞突触具有可塑性，爬行纤维传入的异突触作用是导致其突触可塑性的原因，这个理论已经得到实验支持。Ito 等（1982）发现，爬行纤维传入可以长时程地减弱浦肯野细胞对并行纤维传入的反应，出现可持续 1 小时的长时程抑制作用。

这个 LTD 可以被理解成浦肯野细胞对并行纤维传入的长时程适应，对整个机体而言，适应就是对新信息相关反应的长时程变化，是学习的一种表现。

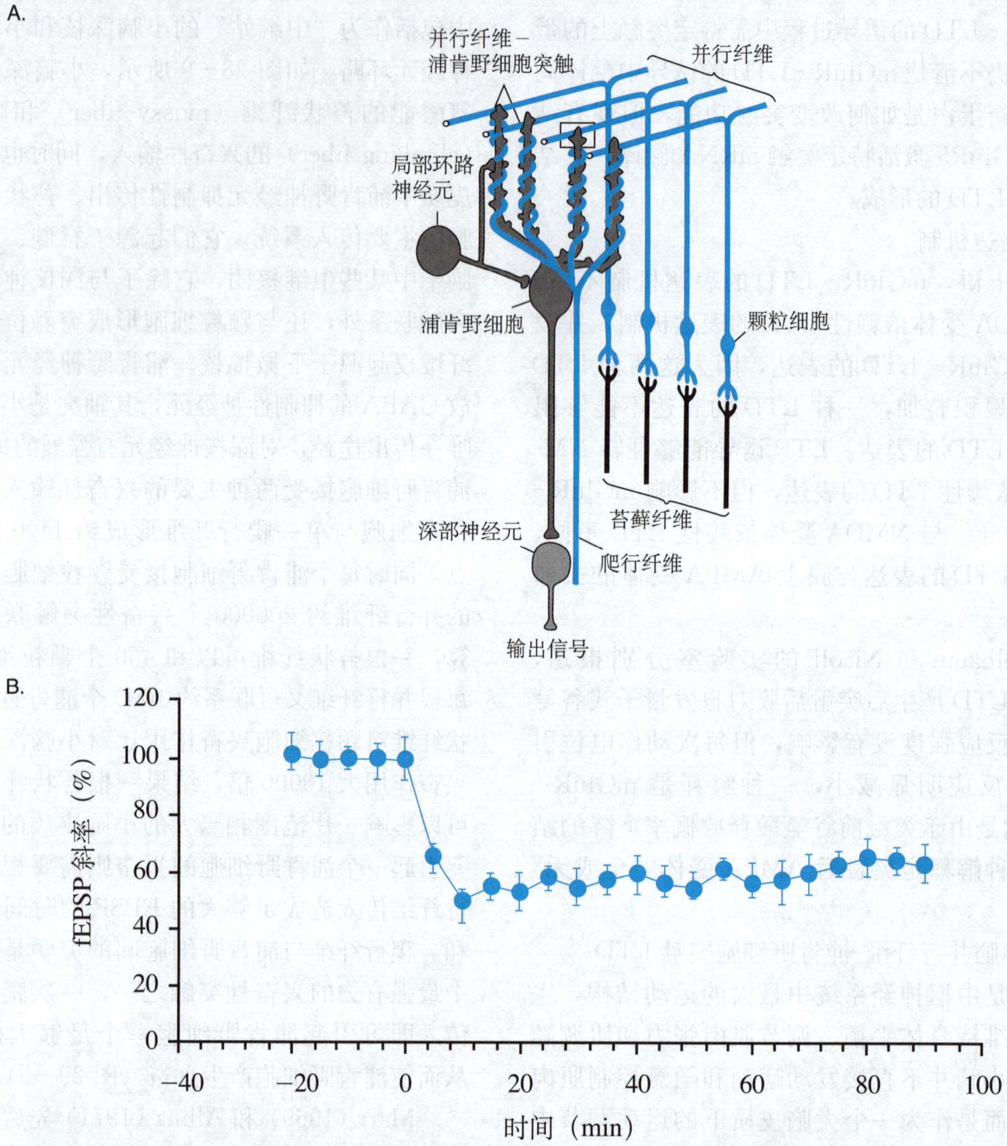

图 29－9　小脑基本功能结构模式图和并行纤维-浦肯野细胞突触 LTD

（A）小脑的神经元环路

小脑深核接受谷氨酸能的苔状纤维和爬行纤维的兴奋性输入，同时也接受小脑皮质中浦肯野神经元抑制性传出。浦肯野神经元是末梢释放 GABA 的抑制性神经元，其轴突是小脑皮质的唯一传出途径，对深核神经元有强烈的抑制作用。浦肯野细胞接受并行纤维和爬行纤维的兴奋性输入

（B）离体小脑脑片中并行纤维-浦肯野细胞突触的 LTD

长串低频电脉冲同时刺激并行纤维和爬行纤维（1Hz，5 分钟），在并行纤维-浦肯野细胞突触能够记录到幅度和斜率减小的场电位，这种减弱的突触反应被称为 LTD，突触传递效能通常下降 20%～50%，刺激停止约 10 分钟后突触强度下降达到最大值，其后抑制反应可持续 1～2 小时

（1）LTD 诱导机制

Ito 等在 1982 年首次描述了在体小脑的 LTD 现象，此后在急性小脑脑片、小脑原代培养细胞、急性分离浦肯野细胞和浦肯野细胞树突上也观察到 LTD 的现象。在体小脑和离体脑片上诱导 LTD 产生的标准方法是：用频率为 1～4 Hz、时

间 2～6 分钟的低频长串电脉冲同时刺激并行纤维和爬行纤维，其结果导致并行纤维-浦肯野细胞突触传递效能下降 20%～50%，刺激停止约 10 分钟后突触强度下降达到最大值，其后抑制反应可持续 1～2 小时。

爬行纤维对 LTD 诱导的贡献是引起突触后膜足够地去极化，强烈地激活浦肯野细胞树突上钙通道，结果造成大量的钙离子内流。事实上，在 LTD 诱导过程中使浦肯野细胞人为地去极化，可以模拟爬行纤维的作用。突触后给钙离子螯合剂能降低同时刺激并行纤维和爬行纤维的抑制反应，阻断 LTD 的产生。钙成像实验证实刺激爬行纤维后，浦肯野细胞树突中有大量钙离子聚集。

并行纤维兴奋后末梢释放谷氨酸，激活浦肯野细胞树突上的谷氨酸受体。胚胎和发育早期的浦肯野细胞存在 NMDA 受体，但成体的浦肯野细胞无 NMDA 受体表达，浦肯野细胞表达一种含 GluR2 亚基、对钙离子不通透的 AMPA 受体和一种高水平表达的 G 蛋白偶联代谢性谷氨酸受体——mGluR1。LTD 诱导必须激活 mGluR1，阻断浦肯野细胞的 mGluR1 不能产生 LTD。mGluR1 激动后激活 PLC 产生 IP_3 和 DG，IP_3 与其受体结合后释放细胞内钙库中的钙离子进入细胞浆，DG 则激活 PKC 信号通路，IP_3 受体激活参与并行纤维-浦肯野细胞突触的 LTD。AMPA 受体激活后导致钠离子内流，通过钠-钙交换机制使细胞内钙增加，钠离子也可能对 mGluR1-PLC 信号通路有直接激动作用。

(2) LTD 表达机制

一般认为突触后 AMPA 受体的降调是并行纤维-浦肯野细胞突触的主要表达机制。在体小脑、离体脑片和培养细胞以及缺乏突触前的急性分离浦肯野细胞为标本的实验证实上述观点是正确的。除了 PKC 对 AMPA 受体磷酸化是导致 AMPA 受体降调外，突触后 AMPA 受体的功能下降可能是几个因素作用的结果，改变突触后受体数目或者分布、受体电导值、动力学性质和受体亲和力。用药理的方法增加 AMPA 受体失敏，很容易诱导 LTD 的表达。Clathrin 介导的 AMPA 受体胞饮参与了受体数目和分布改变的过程，Linden 实验室发现干扰 Clathrin 介导的受体胞饮过程，能够阻断培养浦肯野细胞上 LTD 的表达。

六、神经营养因子与突触可塑性

传统上神经营养因子（neurotrophins）被认为是对神经元分化和成活起调节作用的一组分泌蛋白，近年来的研究显示，神经营养因子家族成员，尤其是脑源性神经营养因子（brain-derived neurotrophic factor，BDNF）在突触发育和可塑性中有非常重要的作用，BDNF 能够与两类受体结合——酪氨酸受体激酶 B（TrkB）和 p75 受体。各种神经营养因子的受体激活，信号传导通路，及其对细胞存活的调控，请参见第 26 章。本节着重讨论 BDNF 对突触可塑性的调节功能。BDNF 除了有基因依赖性的长时程作用外，许多实验室报导它对神经元有急性效应，比如影响神经元的兴奋性和调节突触传递。

1. 对突触传递的急性调制

蒲慕明实验室用培养爪蟾神经肌接头为研究标本，于 1993 年首次报道培养液中给予 BDNF 或 NT3，几分钟后神经末梢的自发性和电刺激诱发递质释放明显增强。1994 年，鲁白实验室报道在中枢突触 NT-3 能快速调控突触传递。以后很多实验证明，神经营养因子在多数情况下对突触传递的急性调节是通过突触前机制来实现的，尽管它们对突触后通道有调节作用。除了对兴奋性突触传递的增强作用以外，BDNF 和 NT3 对 GABA 介导的抑制性突触传递也有急性调控作用。抑制蛋白合成或者翻译，神经营养因子对突触传递的急性调控仍然存在。这是急性调控的一个显著特点。

在神经肌接头，神经营养因子增加递质释放可能是增加突触前内钙、导致突触囊泡胞吐过程加快所致。切掉突触前神经元胞体后，BDNF 仍能急性增加递质释放，提示 BDNF 可能直接作用在突触前末梢上起调制作用。NT3 增强突触传递是由于突触前内钙增加并激活细胞内 PI3 激酶系统、增加突触前末梢释放递质。与 BDNF 引起外钙内流增加突触前内钙不同的是，NT3 主要提高细胞内 IP_3 水平，造成细胞内钙库释放钙离子进入突触末梢，在 IP_3 和 PI3 激酶系统共同作用下，增强神经肌接头突触传递。在中枢的海马和大脑皮质，BDNF 对突触传递的急性调控，是通过对突触相关蛋白——synapsin、synaptophysin 和

synaptobrevin 等下游靶分子的分布和磷酸化的调节实现的。

2. 对突触可塑性的调节

神经电活动可以引起 BDNF 的快速分泌（几毫秒）。细胞生物学，人脑成像，行为学和遗传学等多学科的研究证明，BDNF 的快速分泌对海马依赖性的短时程记忆（一般为几十分钟）有重要作用。1996 年，鲁白实验室报道 BDNF 能促进海马 CA1 区 LTP 的诱导形成。Bonhoeffer 实验室和 Kandel 实验室发现敲除小鼠 BDNF 基因后，能够阻断海马 LTP 形成。而给予外源性 BDNF 或者转染表达 BDNF 的腺病毒到动物海马内，则能够重新诱导出 LTP。而后来的实验用 BDNF 或者其受体 TrkB 的抑制剂或抗体来干扰内源性 BDNF 作用，可降低 LTP。BDNF 的突触急性增强机制参与 LTP 形成？尽管有报道外源性 BDNF 能够直接增强海马 CA1 的基础突触传递，但这一发现没有被重复出来。大量实验证明，BDNF 通过对突触囊泡蛋白的磷酸化，增加了可分泌突触囊泡在突触前膜上的数量，从而促进了 LTP 诱导时突触对高频刺激的反应。其结果是 BDNF 促进 LTP 的形成。

神经电活动也可以在较慢的时程（几小时）上促进 BDNF 的基因表达。敲除 BDNF 基因后，小鼠海马依赖性的长时程记忆（几小时甚至几天）也受到严重影响。L-LTP 据信是长时程记忆的基础。与 E-LTP 最大不同之处在于，L-LTP 需要基因转录和新蛋白合成以及突触生长。最近发现 BDNF 对海马 L-LTP 维持有很重要的作用。海马的锥体细胞可能主要分泌 BDNF 前体分子 proBDNF，在海马中还存在一种分泌蛋白-组织纤维蛋白酶原激活物（tissue plasminogen activator，tPA），tPA 激活细胞外纤维蛋白酶，使 proBDNF 转换为成熟的 BDNF，这个过程在小鼠海马 L-LTP 的表达中起着关键性作用。另外，抑制蛋白合成能够阻断 L-LTP 的表达，而单独给予外源性 BDNF 可恢复蛋白合成抑制后的 L-LTP 产生，提示晚时相 LTP 形成过程中 BDNF 是一个关键的蛋白产物。

proBDNF 和成熟 BDNF 都能激活两种不同的受体- $p75^{NTR}$ 和 TrkB。近来的研究显示，幼年动物海马中的 $p75^{NTR}$ 主要分布在 CA1 锥体细胞的树突嵴上。敲出 $p75^{NTR}$ 后小鼠的 NMDA 依赖性 LTD 受到损坏，但不影响其他类型突触可塑性。加入外源性 proBDNF 能易化海马脑片 $p75^{NTR}$ 参与的 LTD 的形成，提示 proBDNF 激活 $p75^{NTR}$ 在 LTD 形成中起关键作用。基于神经营养因子的前体和成熟蛋白激活 $p75^{NTR}$ 和 TrkB 后表现出截然相反的生理效应，鲁白等人提出神经营养因子作用的“阴阳学说”。该学说认为，酶切后的神经营养因子与前体通过不同机制，发挥正好相反的效果，对细胞成活、树突生长和树突嵴形成起调节作用。

七、LTP/LTD 相关的突触结构变化

活动依赖性突触效能改变的 LTP/LTD 伴随着突触结构的变化，尤其是树突嵴的密度和形态的变化。发育过程中、学习和老年以及各种精神疾患，神经元树突嵴的密度和形态有不同程度的改变。哺乳动物出生第一周树突嵴密度开始增加，到第三周树突嵴密度到达最高，与突触形成的高峰大致一致，接下来的几个月内，树突嵴的密度不断地被修整，直到成熟状态的树突嵴密度，这个过程可能与发育中活动依赖性突触连接的精细修饰相关联。

运用双光子成像技术，观察到强直刺激诱导 LTP 后树突嵴密度和头部面积增加，而 LTD 产生后树突嵴头部缩小。刺激后几十分钟内常观察到树突嵴形态变化，可能与 LTP/LTD 的维持有关。用电子显微镜进行超微结构研究得到了一些矛盾结果，一些报道 LTP 产生后树突嵴头部增大、茎部缩短，树突嵴和突触后 PSD 密度增加。

生理情况下 LTP/LTD 的诱导和突触结构变化的因果关系仍然不清楚。树突嵴上的 AMPA 受体数目与树突嵴大小和突触后 PSD 的面积成正比关系，提示树突嵴形态和功能性的突触传递存在相互调节的关系，这种调节可能是来自同一上游环节，或者是树突嵴结构和突触传递两者长时程间接地相互影响所致。比如 LTP/LTD 诱导过程中，既能引起突触后 AMPA 受体数目增加/减少，也导致树突嵴增大/缩小。相反，电活动诱导的树突嵴增大或者回缩也可能引起突触传递效能的增加或减少，进而产生 LTP/LTD。在发育过程中，这种树突嵴增大/减少和 LTP/LTD 相互影响，导

致突触结构更加牢固/突触数目的减少。

八、电活动依赖性突触连接精细修饰

在突触连接形成后伊始，发育中的神经环路经历突触连接精细修饰的阶段，神经环路上的一些突触连接变得更加稳定，而另一些突触连接随着时间的推移消失掉了。这种依赖于神经环路上电活动的突触连接修饰，参与了会聚到同一突触后神经细胞的不同输入的突触前神经末梢相互竞争的过程。Hebb 提出突触前神经活动能够改变突触效能，发育中的视觉通路上活动依赖性连接的重新组合被认为遵循这个学说。Hebb 认为突触前、后神经活动同时发生，引起突触传递效能增强并使突触连接更加牢固，反之，当突触前、后神经活动不同步时，则导致突触传递减弱直至突触丢失。支持 Hebb 学说的主要实验证据来自于 LTP/LTD 研究相关的活动依赖性突触效能功能性变化，而不是突触结构性改变。那么，活动依赖性突触连接的修饰与 LTP 和 LTD 相关吗？NMDA 受体依赖性神经环路修饰的研究强烈地支持突触连接的变化与 LTP 和 LTD 相关，阻断 NMDA 受体使哺乳动物视觉通路上外侧膝状体开与关亚层的分离受阻、造成蛙视觉顶盖眼特异性的投射带形成障碍，发育中的视网膜-外膝体突触和视网膜-顶盖突触上 LTP 和 LTD 的诱导需要 NMDA 受体的激活，重复的视觉刺激能够诱导出视网膜-顶盖突触的 NMDA 受体依赖性 LTP 产生，提示自然刺激可以引起 LTP 样的突触修饰。发育关键时期突触对 NMDA 受体敏感性与 LTP/LTD 诱导有关、神经环路对 NMDA 受体敏感性与突触连接修饰相关联，因此 NMDA 受体在视觉系统发育中起重要作用。尽管存在上述的相关性，但是 LTP/LTD 是否与视觉神经环路中的突触连接修饰相关以及如何相关并不清楚。简而言之，突触连接的功能性和结构性可塑性的因果关系是发育神经生物学中尚未解决的主要问题之一。

九、动作电位时间依赖性的突触可塑性

脑内信息可能以神经动作电位时程长短，频率高低等不同型式储存于神经系统内。动作电位时间依赖性的突触可塑性（spike timing-dependent plasticity，STDP）可能在神经回路信息处理和储存中发挥重要作用。蒲慕明等工作显示，在体脑和离体脑片上所诱导的 LTP 还是 LTD，与突触前、后动作电位爆发的时间顺序有关。如图 29－10 所示，当突触前的动作电位在 20 毫秒内先于突触后动作电位爆发，将诱导出 LTP。相反，当突触前的动作电位在 20 毫秒内迟后于突触后动作电位爆发，则引导出 LTD。这种依赖突触前后动作电位爆发顺序的突触传递效能变化，能在许多类型的突触上观察到。另外，神经元兴奋性变化和树突整合也与突触前后动作电位爆发的时间顺序有关。STDP 在神经元感受野和人们感知的活动依赖性功能变化中起着重要作用。

与 LTP 和 LTD 的诱导机制相似，STDP 的诱导需要 NMDA 受体激活和随后引起的细胞内钙升高，只是 STDP 的突触后钙离子水平可能不一样。STDP 被认为在离体培养海马和中脑脑片神经元的长时程兴奋性突触可塑性中，发挥更加有效的作用。钙成像实验显示，突触前-后动作电位次序，通过膜上 NDMA 受体和电压依赖性钙通道，使内流钙量大增。相反，突触后-前动作电位次序，仅仅使细胞内钙量少许地增加，不过 STDP 的精细机制还有待进一步阐明（图 29－10）。

十、神经元兴奋性的可塑性

长久以来在学习和记忆研究中观察到这样一个现象，即重复的电活动能使神经元的兴奋性发生持久地改变。突触后神经元放电型式的变化，可能与兴奋性/抑制性传入力量对比或者是突触后神经元膜的电学性质改变有关。比如，短促高频刺激苔状纤维，引起小脑深核细胞的兴奋性发生快速而持久地增加。强直刺激苔状纤维除了引起小脑苔状纤维-颗粒细胞突触的 LTP 外，还能够易化小脑颗粒细胞的兴奋性。有趣的是，这种兴奋性的变化依赖于 NMDA 受体激活，但在没有 LTP 的情况下，颗粒细胞兴奋性的改变仍然存在。说明这种兴奋性的变化和 LTP 的产生是不同的机制介导。神经元兴奋性的快速变化是由于细胞内信号转导系统对细胞膜上通道调制的结果。培养海马脑片研究中发现一种动作电位时间依赖性的神经元兴奋性的可塑性：突触前、后动作电位时间顺序相关的 LTP/LTD，伴随着即刻的和持续时间很长的突触前神经元兴奋性的增强/减

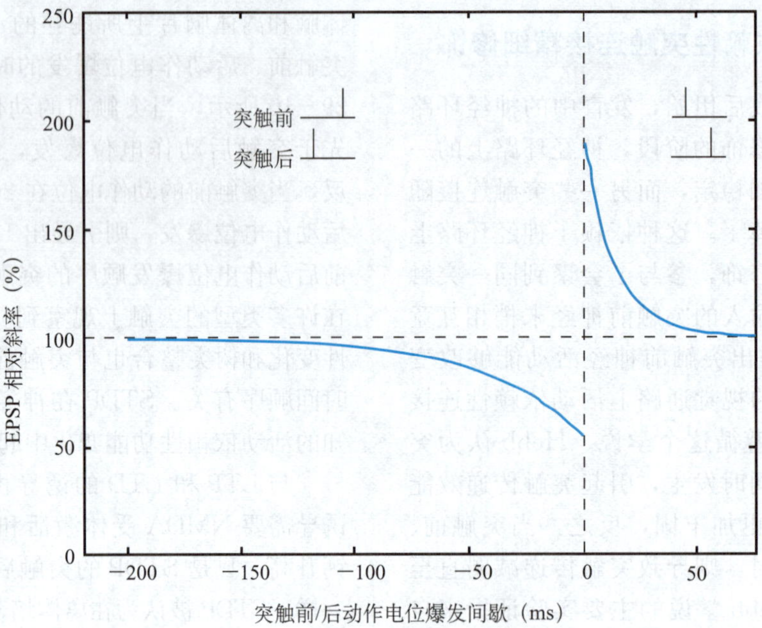

图 29-10 动作电位时间依赖性的突触可塑性

大鼠离体视觉皮质 2/3 层脑片上所诱导的 LTP 和 LTD 与突触前、后动作电位爆发的时间顺序有关，当突触前的动作电位在 20 毫秒内先于突触后动作电位爆发，诱导出 LTP，相反的时间顺序则引导出 LTD（引自 Dan 等 *Physiol Rev.* 2006，86：1033-1048）

弱，表现为细胞放电阈值的改变和放电频率增加/减少。上述神经元兴奋性的调制具有时间特异性，对突触前、后放电时间顺序的要求与 LTP/LTD 的产生相同。与 LTP/LTD 的诱导相似，突触前神经元兴奋性的改变需要突触后 NMDA 受体激活和钙离子内流，提示有跨突触的逆行性信使参与。采用电压钳技术直接测量突触前神经元胞体上的钠离子电流，发现和 LTP 关联的兴奋性增高与钠离子通道的激活和失活动力学性质的改变有关，使得细胞容易爆发动作电位，而在 LTD 的诱导过程中，激活了突触前神经细胞的慢失活钾通道，造成突触前神经元兴奋性下降，故钠通道和钾通道的修饰可能为上述现象的主要机制。由于兴奋性的测量是在细胞体进行的，因此，仍不清楚神经末梢的兴奋性有多大程度的改变，也不清楚神经末梢上什么部位钠、钾通道性质的改变就能够影响动作电位放电阈值和时程。后面两者能够调节神经末梢诱发性的递质释放和活动依赖性突触可塑性。在离体体感皮质脑片的 LTD 研究中，也能观察到神经元兴奋性的变化。

十一、树突兴奋性与整合的可塑性

除了突触前神经元兴奋性的变化外，相关的活动也可以导致局部突触后膜兴奋性的改变。1973 年 Bliss 和 Lomo 在突触可塑性的研究中发现：强直刺激所诱导的 LTP 伴随着突触后 EPSPs 增大和突触后放电频率的增加（所谓 E-S 增强效应），这种效应不同于突触传递的增强，它可能是 LTP 诱导过程中紧张性抑制作用减弱所致。最近，对树突直接的电活动记录显示，LTP 诱导的确伴随着突触后膜局部的瞬时激活钾电流的电学性质的改变，增加突触后兴奋性。除了与 LTP 关联的变化外，有人报道 LTD 的诱导也伴随着 NMDA 受体依赖性的 E-S 减弱效应，这种 E-S 减弱效应呈现输入特异性的特点。仅仅当 GABA 受体阻断后才能够表现出来，提示突触后树突内在兴奋性减弱。简而言之，树突局部膜电导的变化依赖于 NMDA 受体的激活，也许这种膜电导的变化是 LTP/LTD 诱导的直接的结果。局部突触后受体的调制被认为参与了 LTP/LTD 形成，这些调制作用包括突触后受体磷酸化和受体在局部膜上表达数量的多少。突触后局部的电压门控离子通道的调制可能也是依据相似的机制来实现的。

树突膜上局部电导的调制不仅影响树突动作电位的触发和扩散，而且影响神经信息处理起关键作用的突触电位的总和。海马 CA1 区与 LTP/LTD 诱导相关的突触前、后放电的时相也能引起锥体细胞的 EPSPs 持久的空间总和的线性增加/减弱。这些调制作用具有输入特异性，比如，这类调制作用发生在一些突触前输入对同一突触后树突上的另一些输入起增加或者减弱的效应。这种空间总和的线性增加主要归结于对局部 H 通道的调制，从而影响树突 EPSPs 的总和。这类伴随 LTP/LTD 产生相关的线性变化，通过增加/减少对突触后神经元放电的输入调制作用，能提高对突触效能的调控。

十二、神经可塑性与脑的高级功能

毫无疑问，神经可塑性像建设城市所需要的砖瓦一样，支撑着动物脑功能和行为的可塑性。已知的神经可塑性的细胞和分子机制有助于人们进一步理解动物高级脑功能，例如学习和记忆。然而，就目前对神经可塑性基本性质的解析，远不足以完全了解脑结构和功能的原理。尽管已知 LTP/LTD 是记忆形成和维持所必须的，记忆本身是脑内大量神经元和突触活动的结果，但是想要知道哪些特定的突触上诱导的 LTP/LTD 足够介导特定的记忆是非常困难的。除非我们有证据显示，特定的突触是必须的、而且足够介导特定的记忆，否则我们不能百分之百肯定地说 LTP/LTD 介导了记忆的过程，只能简单地说 LTP/LTD 是记忆过程所需的必要的条件之一。当我们试图去验证介导脑高级功能细胞和分子机制的假说时，也非常困难去确信多少神经元及其相互的组合才能介导某种脑高级功能。

就目前人们对神经系统的认识而言，尽管还很困难将细胞和分子事件与脑的高级功能的对应关系连接起来，但可以预期随着脑内示踪与神经环路定点激活技术的进步，假以时日我们能够了解单一神经元及其突触的性质和可塑性对局部小范围神经网络功能的贡献，进而理解神经可塑性在大范围神经网络所支撑的脑功能-动物自然行为中的作用。

在多数情况下，神经可塑性的生理上和行为上的意义仍然是个谜，突触传递活动的失调对遗传性和后天性的人体精神神经疾患如老年性痴呆、躁狂忧郁症、精神分裂症和药物成瘾的影响有待进一步研究，对哺乳动物脑内长时程可塑性机制和生理意义的研究还远未完成，人们对神经可塑性问题的认识还有很长的路要走。

参考文献

综述

1. Braun AP，Schulman H. The multifunctional calcium/calmodulin-dependent protein kinase：from form to function. Annu Rev Physiol，1995，57：417-445
2. Dan Y，Poo MM. Spike timing-dependent plasticity：from synapse to perception. Physiol Rev，2006，86：1033-1048
3. Hilfiker S，Pieribone VA，Czernik AJ，et al. Synapsins as regulators of neurotransmitter release. Philos Trans R Soc Lond B Biol Sci，1999，354：269-279
4. Kandel ER，Schwartz JH，Jessell TM. Principles of Neuroscience. 4th ed. New York：McGraw-Hill，2000：1227-1279
5. Lu B，Pang PT，Woo NH. The yin and yang of neurotrophin action. Nat Rev Neurosci，2005，6：603-614
6. Malenka RC，Bear MF. LTP and LTD：an embarrassment of riches. Neuron，2004，44：5-21
7. Schinder AF，Poo MM. The neurotrophin hypothesis for synaptic plasticity. Trends Neurosci，2000，23：639-645
8. Song I，Huganir RL. Regulation of AMPA receptors during synaptic plasticity. Trends Neurosci，2002，25：578-588
9. W Maxwell Cowan，Thomas C Sudhof，Charles F Stevens. Synapses. Baltimore：Johns Hopkins University，2001：393-453
10. Zucker RS，Regehr WG. Short-term synaptic plasticity. Annu Rev Physiol，2002，64：355-404

原始文献

1. Bliss TV，Lomo T. Long-lasting potentiation of synaptic transmission in the dentate area of the anaesthetized rabbit following stimulation of the perforant path. J Physiol，1973，232：331-356
2. Dale N，Kandel ER. Facilitatory and inhibitory trans-

mitters modulate spontaneous transmitter release at cultured Aplysia sensorimotor synapses. J Physiol，1990，421：203-222
3. Greengard P，Jen J，Nairn AC，et al. Enhancement of the glutamate response by cAMP-dependent protein kinase in hippocampal neurons. Science，1991，253：1135-1138
4. Kauer JA，Malenka RC，Nicoll RA. NMDA application potentiates synaptic transmission in the hippocampus. Nature，1988，334：250-252
5. Kirkwood A，Dudek SM，Gold JT，et al. Common forms of synaptic plasticity in the hippocampus and neocortex in vitro. Science，1993，260：1518-1521
6. Li CY，Lu JT，Wu CP，et al. Bi-directional modulation of presynaptic neuronal excitability induced by correlated pre- and postsynaptic activity. Neuron，2004，41：257-268
7. Liao D，Hessler NA，Malinow R. Activation of postsynaptically silent synapses during pairing-induced LTP in CA1 region of hippocampal slice. Nature，1995，375：400-404
8. Malinow R，Schulman H，Tsien RW. Inhibition of postsynaptic PKC or CaMKII blocks induction but not expression of LTP. Science，1989，245：862-866
9. Mayer ML，Westbrook GL，Guthrie PB. Voltage-dependent block by Mg^{2+} of NMDA responses in spinal cord neurones. Nature，1984，309：261-263
10. Pang PT，Teng HK，Zaitsev E，et al. Cleavage of proBDNF by tPA/plasmin is essential for long-term hippocampal plasticity. Science，2004，306：487-491
11. Silva AJ，Stevens CF，Tonegawa S，et al. Deficient hippocampal long-term potentiation in alpha-calcium-calmodulin kinase II mutant mice. Science，1992，257：201-206
12. Silva AJ，Paylor R，Wehner JM，et al. Impaired spatial learning in alpha-calcium-calmodulin kinase II mutant mice. Science，1992，257：206-211
13. Wang Z，Xu NL，Wu CP，et al. Bi-directional modification of dendritic spatial summation accompanying long-term synaptic modification. Neuron，2003，37：463-472
14. Yang F，He X，Feng L，et al. PI-3 kinase and IP3 are both necessary and sufficient to mediate NT3-induced synaptic potentiation. Nat Neurosci，2001，4：19-28

第三十章　再生与移植

何志刚　徐晓明

第一节　中枢神经系统与周围神经系统的区别……542
第二节　成年中枢神经不能再生的机制……543
一、成年中枢神经的抑制机制……543
二、神经营养因子的缺乏……547
三、成熟神经元本身的再生能力下降……547
第三节　促进轴突再生的可能途径……547
第四节　移植介导的 CNS 轴突再生……548
一、周围神经……548
二、胚胎组织……549
三、雪旺细胞……549
四、嗅鞘细胞……550
五、激活的巨噬细胞……551
六、神经干细胞和胚胎干细胞……552
七、少突胶质前体细胞……553
八、骨髓基质细胞……554
第五节　联合修复在 CNS 损伤中的应用……554

中枢神经系统（CNS）的损伤极具破坏性，因为受损的神经元不能再生及重建功能性联系。损伤的后果不仅仅是神经元之间联系的中断，还包括神经元进行性退化和死亡的级联反应。因此，成年中枢神经系统的再生需要多个环节：首先，受损的神经元必须存活；其次，受损的轴突必须延伸到它们原来所支配的靶细胞并形成功能性突触；最后，再生的轴突还需要新生的髓鞘以恢复其传导功能。为了达到这些目标，有多个策略可以考虑，例如：细胞移植，神经营养因子的应用，在损伤部位去除抑制性分子，把人造基质作为连接损伤断端的桥梁，以及对免疫反应的调节等方面（图 30－1）。本章将重点讨论和轴突再生，尤其是和中枢神经系统轴突再生以及用细胞或组织移植治疗 CNS 损伤相关的问题。如欲进一步了解该领域的进展、可参考本章引用的综述文献。

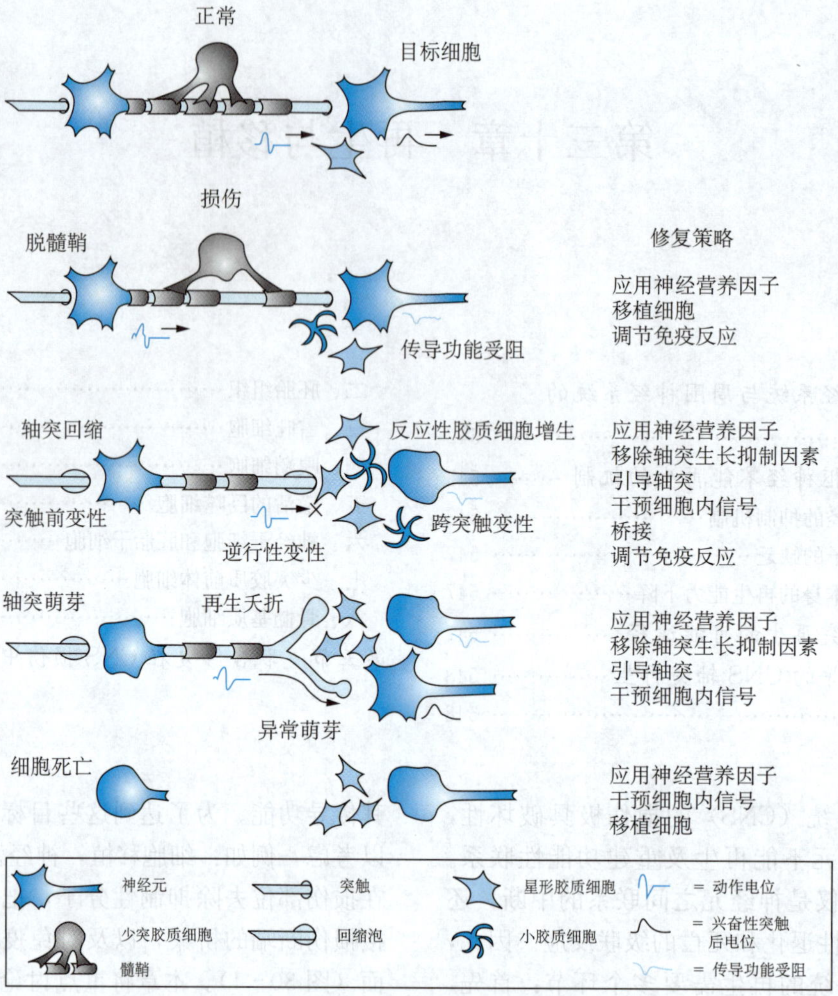

图 30-1 神经元损伤的后果及其修复策略

在遭受物理、化学毒性损伤或持续性神经退行性病变之后，成年中枢神经系统会产生长时间的结构和功能缺损。在一些严重的病例，这些缺损不能被机体所修复或代偿。从细胞水平上看，这些缺损包括脱髓鞘、变性、轴突萌芽夭折或异常、及细胞死亡。脱髓鞘：脱髓鞘的轴突可保持其传入和传出联接，但由于缺乏髓鞘，其传导功能很弱或完全丧失。轴突回缩：轴突本身或其支配神经元的损伤可导致其退行性变。这些变化可包括突触前、逆行性或跨突触的变性，导致突触传导路径丧失及激发胶质细胞（包括星形胶质细胞和小胶质细胞）的反应性。轴突萌芽：存活的神经元轴突能萌芽。但萌芽的轴突在遇到抑制性基质或瘢痕、缺少神经营养因子、持续性炎性或毒性的情况下会中断延伸。轴突与一个不合适的靶细胞形成联系被谓之异常萌芽，在这种情况下，突触传导可以恢复但这种传导往往不能导致功能恢复。细胞死亡：在完全缺乏神经生长因子的环境中或受到过量的毒性或炎性分子刺激后，神经元会死亡（摘自 Box 1 of Horner and Gage, Nature 407：963－970，2004）

第一节 中枢神经系统与周围神经系统的区别

在哺乳动物神经系统生长发育形成神经网络时，轴突逐渐停止生长。在中枢神经系统（CNS)，如果损伤发生在接近或围产期，能触发一定程度的轴突再生；然而，如果损伤发生在出生后，则绝大多数受损的轴突不仅不能被修复，而且会进行性退变，造成永久的功能缺陷。这些变化与周围神经系统（PNS）损伤后的变化截然不同，因为在PNS，甚至是成年的轴突都能够再生。因此，了解CNS与PNS内在的及外在的差异可为研究成年CNS轴突不能再生提供合理的线索。早在 1911 年，Tello 和 Cajal 研究显示，如果能够提供合适的生长环境，成年的 CNS 神经轴突可以再生到移植的坐骨神经内。70 年后，Aguayo 和他的同事用新的方法重复他们的结果，令人信服地证实了 CNS 的轴突确实具有再生能力（Richardson，et al. 1980）（图 30－2）。这些研究提示 CNS 与 PNS 环境的差异是受损轴突能否再生的重要因素。

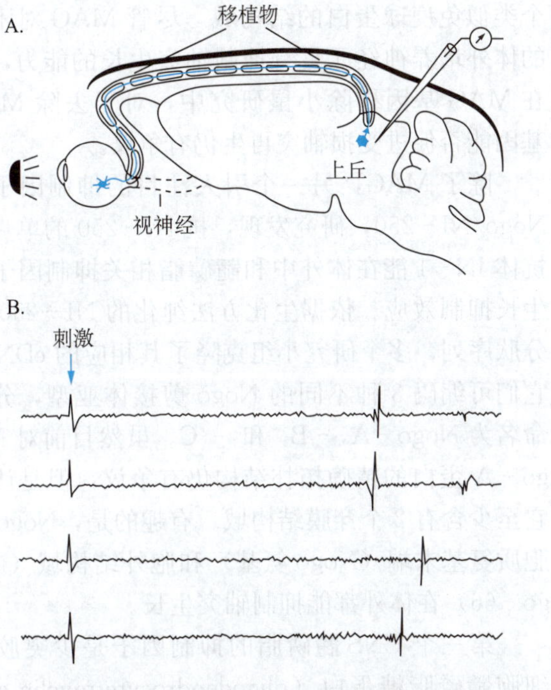

图 30－2 植入脑的周围神经为中枢轴突再生至其靶位并形成突触联系提供了适宜的环境

(A) 切除成年大鼠的一段视神经并植入一段坐骨神经，将坐骨神经的另一端连到上丘，能使一些视网膜神经节细胞的轴突再生并穿过坐骨神经到达上丘。相反，轴突不能再生并穿过视神经。(B) 一旦视网膜神经节细胞的轴突再生并到达上丘，从上丘可以记录到对眼睛的闪光刺激所诱发的靶神经元动作电位（摘自：Kandel et al.，Principles of Neural Science，New York，page 1112，Fig. 55－20，2000）

过去的二十年里，在探讨环境因素对轴突再生的影响方面，无论在细胞水平还是在分子水平，都取得了一些进展。在 PNS，主要的胶质细胞是有髓鞘生成能力的雪旺细胞。而在 CNS，固有的胶质细胞有三类，即星形胶质细胞、少突胶质细胞和小胶质细胞。因此，分析 CNS 与 PNS 不同的胶质细胞及其产物，为研究轴突再生的机制提供了重要的途径。此外，在 PNS，绝大多数组织碎片可以迅速地被活化的巨噬细胞和雪旺细胞清除。因此可以推测，即使在 PNS 存在一些抑制性分子，它们也不会长久滞留，以至于抑制轴突的再生。与此相反，受损后的 CNS 微环境不利于巨噬细胞的进入，这或许也是影响中枢轴突不能再生的一个重要原因。

尽管通常情况下受损的轴突在成年 PNS 能再生并超越损伤部位，但神经纤维的再生并不能代表完全的功能恢复。周围神经损伤后功能恢复的程度，在很大程度上取决于受损轴突到达并支配的原有靶细胞的数量。然而，关于调控外周轴突再生及选择性靶向作用的分子机制知之甚少。一种解释认为，再生的周围神经轴突并不能选择性地支配原来的靶器官。然而，有几个实例可以证实选择性的轴突再生是可能发生的，例如，生理学上两种截然不同的快速和慢速运动神经元会倾向于优先选择并支配其相应种类的肌纤维；同样，再生的运动神经元轴突在恢复其对膈肌支配时的神经走向与其正常发育时的走向一样精确。这些结果提示许多在胚胎发育期间表达的靶向引导分子可能在周围神经损伤和再生时会重新表达。在进一步研究神经选择性支配的分子机制时，一个简单的系统，即股运动神经损伤后的运动神经优先支配（preferential motor reinnervation，PMR）可以采用。显然，PNS 的轴突再生可为成年中枢神经系统的导向、靶向选择和突触联系研究提供一个有用的体系。

第二节 成年中枢神经不能再生的机制

一、成年中枢神经的抑制机制

为进一步分析 CNS 和 PNS 再生环境的差别是源于 CNS 缺乏营养因子支持还是其存在抑制性分子作用，Schwab 和 Thoenen 比较了在神经生长因子（NGF）存在下，从围产期哺乳动物 CNS 分离的神经元与成年 PNS（坐骨神经）或 CNS（视神经）组织接触时的轴突生长情况（Schwab and Thoenen，1985）。经过两周的培养，他们发现大量的神经纤维长入了坐骨神经，而仅有少量纤维长入视神经。这些发现进一步提示在成年CNS环境中存在抑制性因素。PNS和CNS最明显的差异是CNS存在其特异性的胶质细胞即星形胶质细胞、少突胶质细胞和小胶质细胞。以下我们简要介绍近年来有关CNS胶质细胞的抑制特性、轴突生长抑制相关分子以及CNS损伤和轴突再生的基本机制等方面的主要进展。

1. 硫酸软骨素蛋白多糖

在很多情况下，再生的神经纤维绕行或停止在由损伤引起的神经胶质瘢痕处。胶质瘢痕主要由胶质细胞和结缔组织成分构成，被认为是再生轴突难以穿越的机械屏障。进一步的研究证实胶质瘢痕含有能抑制轴突生长的成分包括糖蛋白韧粘素-C（Tenascin-C）和硫酸软骨素蛋白多糖（Chondroitin sulfate proteoglycans，CSPGs）。有趣的是，CNS受损后几种不同的CSPGs在损伤部位表达增高，应用硫酸软骨素酶ABC（chondroitinase ABC，ChABC）能去除这些抑制性分子并促进轴突生长和功能的恢复。除了CSPGs，其他瘢痕分子如Semaphorin 3A也被认为是轴突再生的抑制因子。最近的研究发现，在星形胶质细胞主要骨架蛋白，即胶质纤维酸性蛋白（glial fibrillary acidic protein，GFAP）及弹性蛋白（vimentin）双基因剔除小鼠和EphA4基因剔除小鼠CNS损伤后，星形胶质细胞的活化明显降低，并伴随着脊髓轴突萌芽可塑性的增加，为胶质瘢痕在体内能抑制轴突再生提供了重要证据。

2. 中枢神经来源的髓磷脂

少突胶质细胞来源的髓磷脂的抑制成分在限制轴突再生方面也起重要作用。在体外培养，分化成熟的少突胶质细胞和CNS的髓磷脂均可明显地抑制原代神经元、成神经细胞瘤细胞、甚至非神经细胞的生长和粘附。进一步的研究证实，分化成熟的少突胶质细胞能抑制轴突生长和引起生长锥塌陷。与此一致，Keirstead和他的同事观察到，短暂抑制发育过程中鸡胚脊髓的髓鞘形成，可延长受损轴突再生的时间（Keirstead，et al. 1992）。同样，在无髓鞘的脊髓，轴突再生的距离可大幅度延长，而纯化的CNS髓磷脂作为基质，能在体外有效抑制轴突生长。基于上述原因，抗髓磷脂的抗体已被用于中和髓磷脂的抑制效应，更为重要的是，其促进了动物皮质脊髓束的再生。显然，某些CNS髓磷脂特有的或含量高的成分在抑制轴突再生方面起到主要作用。

3. 中枢神经髓磷脂抑制活性的主要成分

在过去的几年里，三个髓磷脂成分被发现与再生抑制有关（图30-3）。第一个成分是髓鞘相关糖蛋白（myelin-associated glycoprotein，MAG），该蛋白是一种穿膜蛋白，其胞外区有5个类似免疫球蛋白的结构域。尽管MAG对不同的体外培养神经元具有抑制轴突生长的能力，但在MAG基因剔除小鼠研究中，对于去除MAG基因能否促进受损轴突再生仍有争议。

除了MAG，另一个引人注目的抑制因子是Nogo/NI-250，研究发现，抗NI-250的单克隆抗体IN-1能在体外中和髓磷脂相关抑制因子的生长抑制效应。依据生化方法纯化的NI-250部分肽序列，多个研究小组克隆了其相应的cDNA，它们可编码3种不同的Nogo剪接体亚型，分别命名为Nogo-A，-B，和 -C。虽然目前对Nogo-A蛋白的精确拓扑结构仍有争议，但是认为它至少含有2个穿膜结构域。有趣的是，Nogo的胞质氨基末端（Nogo氨基）和胞外结构域（Nogo-66）在体外都能抑制轴突生长。

第三个CNS髓磷脂的抑制因子是少突胶质细胞髓磷脂糖蛋白（oligodendrocyte myelin glycoprotein，OMgp），被证实在体外能有效抑制轴突生长。尽管很可能有其他的髓磷脂相关抑制因子的存在，我们的研究提示Nogo-A、OMgp和MAG是CNS髓磷脂相关抑制活性的主要因子。

4. 中枢神经髓磷脂抑制因子的共受体

在进一步探索Nogo-A抑制活性的信号转导机制时，它的功能受体——Nogo-66受体（NgR）随之被发现并被克隆表达（Fournier，et al. 2001）。NgR能与Nogo-66高亲和力结合。它在成年神经系统广泛表达，但在不同的神经元中的表达水平可不同。此外，对Nogo-66不敏感的早期鸡胚视网膜神经节细胞在表达NgR之后，变得对其敏感了，提示NgR可能介导了Nogo-66的活性。令人惊奇的是，近来的研究提示MAG和OMgp也是通过相同的NgR发挥它们的抑制效应的（Wang，et al. 2002b）。如果给予神经元磷脂酰肌醇特异性磷脂酶C处理，可将NgR和其他糖基磷脂酰肌醇（GPI）连接蛋白从轴突表面分开，神经元就丧失了对髓磷脂抑制因子的反应。尽管Nogo-A氨基端对应的受体仍不清楚，但是其绝大多数与CNS髓磷脂相关的抑制效应是由NgR介导的。与此观点一致的是，NgR的胞外可溶性片段可拮抗由CNS髓磷脂引起的轴突再生抑制效应。然而，NgR是否是介导这些抑制效应的唯一受体仍然未知。

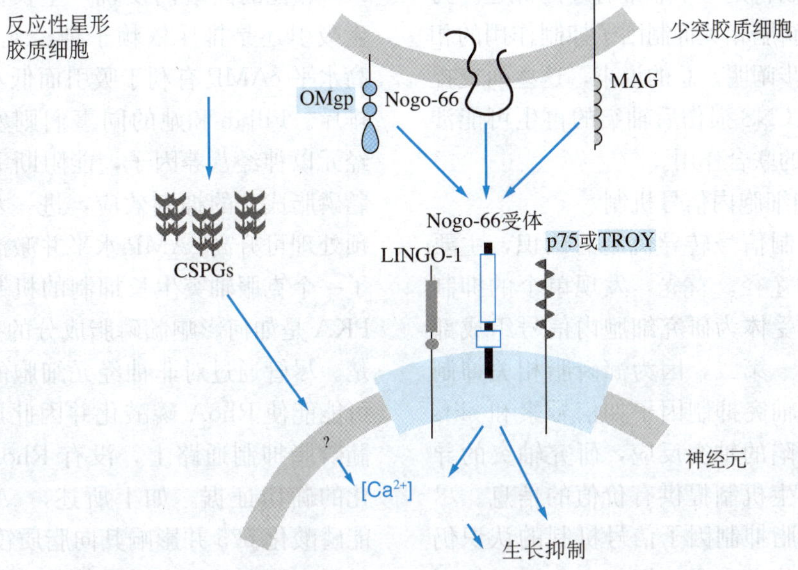

图30-3　主要轴突再生抑制因子及其信号机制模式图

三种主要的髓鞘来源的抑制因子，即Nogo-A的胞外结构域（Nogo-66）、MAG和Omgp，都能与NgR高亲和力结合。形成的复合体随后依次与p75/TROY和Lingo-1作用通过浆膜转导信号。该信号途径，以及反应性星形胶质细胞来源的CSPGs的信号途径皆以Ca^{2+}作为胞内的共同信号成分

5. Nogo-66受体的两个共受体

因为NgR是一个GPI锚定在轴突表面的分子，所以它不太可能穿过质膜并有效地转导抑制信号。已有实验提示，p75也是NgR信号转导的共受体（Wang，et al. 2002a；Wong，et al. 2002）。p75最初被鉴定为神经营养因子的低亲和力受体。来源于p75基因剔除小鼠的DRG感觉神经元和小脑颗粒神经元，对髓磷脂抑制作用的反应明显减轻。同样，在p75基因剔除并过表达NGF的小鼠体内，成年交感神经元轴突能在富含髓磷脂的小脑和视神经束内广泛生长。然而，p75基因剔除小鼠脊髓损伤后，其轴突再生并没有改善。由于p75仅表达在部分成熟的神经元，这就提示了存在着其他p75功能性同系物的可能性。的确，近来的结果显示TROY，一个TNF受体家族的成员，是p75的一个功能性同系物并能介导髓磷脂抑制因子的活性（Park，et al. 2005）。除p75/TROY之外，另一个穿膜蛋白Lingo-1也已被鉴定为复合物中的另一个信号共受体。更为重要的是，非神经元细胞转染NgR，Lingo-1和p75或TROY，可通过激活Rho对髓磷脂抑制因子产生反应，提示这些蛋白足以重新组成髓磷脂抑制因子的功能性受体复合物。

6. 其他可能的抑制因子

尽管Nogo-A、MAG和OMgp可解释大多数体外CNS髓磷脂的抑制活性，然而许多迹象显示，其他的髓磷脂成分同样可对再生抑制发挥作用。例如，具有生长抑制作用的CSPGs也是CNS髓磷脂的一个次要成分。有趣的是，最近一实验提示，跨膜的信号素Sema4D/CD100在少突胶质细胞中表达的同时，也可在髓鞘中检测到。含有Sema4D/CD100胞外结构域的重组蛋白则能导致生长锥塌陷

并阻止轴突的生长。此外，脊髓损伤后，Sema4D/CD100在损伤周围的少突胶质细胞表达显著上调。因此，尽管该分子在CNS髓磷脂成分中含量不多，但损伤所诱导的上调使它与轴突的再生抑制密切相关。同样，研究其他在少突胶质细胞表达的轴突生长抑制分子能否被损伤所诱导，以及它们是否参与了对轴突再生的抑制将是一个非常有趣的课题。另外，不同类型的髓磷脂相关抑制因子抑制作用的相对大小仍有待进一步阐明。总的说来，这些研究提示，完全阻断成年CNS损伤后轴突的再生可能涉及到多种抑制因子的联合作用。

7. 轴突再生的细胞内信号机制

我们对再生抑制信号转导机制的认识，主要来源于两个不同的途径。首先，发现单个的抑制因子和它们相应的受体为研究细胞内信号组成部分提供了分子工具。第二，因为髓磷脂相关抑制因子和其他类型的轴突抑制因子如信号素和slits均能引发生长锥塌陷的轴突反应，研究轴突的导向可为研究轴突再生机制提供有价值的信息。尽管我们对关于髓磷脂抑制因子信号机制的认识仍在早期阶段，但有几个重要的细胞内分子显然直接参与了髓磷脂引发的信号转导通路，这些分子包括小分子量GTP酶，环核苷酸和细胞内钙。一些分子如小分子量GTP酶可能是直接的信号传导分子，而另一些分子如环核苷酸则可能是通过调节抑制性的信号通路来间接发挥作用的。

(1) *小分子量GTP酶*：近来有证据显示，在髓磷脂相关抑制因子和CSPGs信号通路的下游有小分子量GTP酶RhoA的参与。需要RhoA的激活以达到MAG和其他髓磷脂成分的抑制效应源自于如下观察：通过C3转移酶或Rho显性负相来抑制RhoA的活性能使神经元轴突在抑制性基质上生长。后续的研究更为RhoA能被MAG和其他的髓磷脂成分激活提供了直接的生物化学证据。除了RhoA以外，它的一个主要的效应物RhoA相关激酶（ROCK），也已被证实参与髓磷脂介导的细胞骨架结构的重组。与C3类似，人工合成的ROCK抑制剂Y27632同样能阻断髓磷脂抑制因子的抑制活性，使得ROCK也成为NgR介导的抑制信号通路中的主要成员之一。大鼠和小鼠的体内实验表明，RhoA或ROCK的失活能促进脊髓损伤后轴突的再生和功能恢复。

(2) *环核苷酸（cAMP）*：为了更好地理解轴突生长的的信号机制，另一个重要的方面是必须考虑其他可能间接参与轴突导向反应的有关调节性途径（Song, et al. 1998）。一个非常好的例证是细胞内的cAMP水平对生长锥所产生的效应。应用非洲蟾蜍脊髓神经元生长锥转向实验，Poo和他的同事们发现，生长锥对许多诱导物产生吸引还是排斥依赖于神经元内cAMP的水平，高水平cAMP有利于吸引而低水平cAMP有利于排斥。Filbin和她的同事们则发现，事先给予神经元以神经营养因子，能阻断MAG或其他CNS髓磷脂成分的抑制效应，进一步的研究显示这种预处理可升高cAMP水平并激活PKA，由此提供了一个克服轴突生长抑制的机制。然而，cAMP/PKA是如何影响髓磷脂成分的抑制通路仍然不清楚。尽管通过对非神经元细胞的研究提示，PKA可能能使RhoA磷酸化并因此调节其活性，但在髓磷脂抑制通路上，没有RhoA可被PKA磷酸化的确切证据。如上所述，cAMP依赖的PKA能磷酸化p75并影响其向脂质筏易位。有趣的是，最近有研究显示，增高的cAMP水平还能上调精氨酸酶活性并因此促进多胺的合成。

(3) 钙：过去的几十年已经很好地证明了Ca^{2+}在介导轴突对环境信号作出反应过程中起着十分重要的作用。在培养的非洲蟾蜍脊髓神经元，各种导向信号分子如netrin-1和MAG，能诱导生长锥胞内Ca^{2+}浓度的升高。同样，阻止胞浆Ca^{2+}浓度的升高，可使梯度导向信号分子条件下的生长锥转向反应消失。而且，由光解释放的Ca^{2+}和利用细胞外肉桂咸浓度梯度从钙池中诱导释放的Ca^{2+}，均能有效地诱导生长锥的转向反应。有趣的是，富含NI-35的纯化的髓鞘提取物也能快速而强烈地增加大鼠背根神经节神经元反应性生长锥中Ca^{2+}的水平，而耗竭对咖啡因敏感的胞内钙池，将阻止由NI-35诱发的胞内Ca^{2+}浓度增高，表明在由NI-35诱导生长锥塌陷的信号通路中，涉及到Ca^{2+}从胞内钙池的释放。最近的研究提示，重组MAG也能触发钙内流。有趣的是，即使在表达NgR和p75的非神经元细胞，MAG-Fc也能触发强有力的钙流，提示p75可有效地启动由髓鞘抑制分子引发的钙流信号。然而，虽然有大量的证据表明了Ca^{2+}在髓鞘抑制信号中的作用，仍有许多疑问需要解答，如抑制信号如何从 p75 转化为钙流，钙流又是如何影响生长锥行为的。

二、神经营养因子的缺乏

近年来，很多研究者尝试通过给予外源性神经营养因子来促进损伤后脊髓神经元的再生。Schnell 等发现 NT-3 能促进皮质脊髓束的再生，但其延伸距离仅限在 1mm 左右，而如果联合使用 NT-3 和抗体 IN-1，其中有部分纤维能延伸至更远的距离（Schnell，et al. 1994）。另外，NT-3 也能促进受损的成年大鼠感觉神经纤维上行至脊髓背索，而 GDNF 和 BDNF 没有这种作用。因此，营养因子可作为促进轴突再生的一项辅助手段。不过目前也还存在一些问题，比如，轴突和胞体表面均存在营养因子的受体，那么营养因子应用在哪个部位效果更好呢？是轴突末端即损伤位点还是神经元胞体部位？弄清这些问题无疑对制订治疗策略或研究营养因子促进轴突再生的机制都至关重要。

三、成熟神经元本身的再生能力下降

众所周知，胚胎甚至围产期子代哺乳动物中枢神经系统的神经轴突在体内及体外都有自发性再生能力，但出生后的哺乳动物神经轴突却不能再生。即使将一段坐骨神经移植到 CNS 损伤部位，也仅有很少一些轴突能够再生，而且其延伸速度很慢。因此，成熟神经元的再生能力下降是 CNS 损伤后再生困难的另一主要原因。轴突生长能力随着机体发育而逐渐降低，可能与机体 cAMP 水平的下降有关。如背根神经节神经元在未成熟时，内源性的 cAMP 水平很高，但在出生后其含量急剧下降。另外，如果阻断体外培养胚胎神经元的 cAMP/PKA 通路，这些神经元就不再具有其原有的较强再生能力。又如在脊髓背索半横断模型中，在背根神经节中注射双环磷酸腺苷（db-cAMP）能够明显促进 DRG 神经元上行纤维的再生。同样，Goldberg 等发现，在体外培养模型中，出生前后阶段的视网膜神经节细胞轴突的生长能力明显下降（Goldberg，et al. 2002），20 天胚胎神经元轴突的生长速度大约是其出生后 8 天的十倍。有趣的是，他们还发现，来源于无足细胞（amacrine）上的一些接触依赖性的信号分子对神经元的生长能力起着重要的调节作用。因此，要知道轴突的生长能力是如何被调节的，首先必须鉴定出这些分子。

第三节 促进轴突再生的可能途径

随着对髓鞘来源的抑制分子及其他一些可能的抑制分子作用机制研究的不断深入，研究人员试图通过阻断这些髓鞘相关抑制分子的作用，从而促进轴突再生。如在损伤轴突的表面部位，注入抗 Nogo 分子的单抗 IN-1 和抗髓鞘的抗体等中和性抗体，以封闭相应抑制分子的活性，类似的研究已进行了多年。有趣的是，近年发现髓鞘中 3 种结构迥异的抑制分子却有一个共同的受体 NgR，它们通过一条共同的信号通路来发挥抑制作用。这一发现给研究者们提供了新的治疗思路，因为只要阻断其下游的一个靶点就可以同时阻断 3 种抑制分子的作用。循着这一思路，研究人员开展了一系列的研究，进而发现，重组的可溶性的 NgR 分子能够在体外阻断 CNS 髓鞘的抑制作用；重组的 p75 可溶性片断也能够干扰 NgR 与 p75 形成受体复合体；另外，过表达的截短 NgR 分子也可以与 3 种抑制分子结合，但不与共受体 p75 结合，因而也不会激活抑制性信号通路。

除了干扰配体与受体间的相互作用外，其下游的一些信号分子也是潜在的作用靶点。例如，在视神经损伤及脊髓损伤模型中，RhoA 的抑制剂 C3 转化酶及 ROCK 的抑制剂 Y27632 能够在一定程度上促进轴突的再生。有趣的是，另外一类抑制分子 CSPGs，也是通过激活 RhoA 和 ROCK 信号通路来发挥效应的。另外值得注意的是，在不同的 CNS 损伤中，RhoA 不仅仅介导抑制性信号，其他一些效应的发挥也可能需要 RhoA 信号通路的激活，如最近有研究表明，CNS 损伤后细胞的死亡也与 RhoA 的激活有关。随着对髓鞘源性抑制分子信号转导通路研究的不断深入，将来还可能会找到其他一些在介导抑制信号传递中起重要作用的分子并将其作为新的治疗靶点。

最近一些研究显示，单用药物或遗传学的手段阻断抑制分子的作用，并不足以促进功能性轴突的再生。例如，在局部应用 PKC 的抑制剂，可以同时阻断髓鞘抑制分子和 CSPGs 的抑制作用，促进脊髓背索上行的感觉神经纤维再生，但下行的皮质脊髓束的再生却不明显。这表明，即使损伤局部环境中抑制分子很少，成年后的皮质脊髓束纤维也难以有效再生，因为大脑皮质神经元成熟以后其本身的再生能力大大下降了。因此，在阻断抑制分子作用的同时提高轴突的生长能力将会更大程度地促进成年 CNS 的再生，类似的联合疗法也是今后研究的一个新方向。

第四节　移植介导的 CNS 轴突再生

过去 20 多年来，神经组织及细胞移植被广泛地用于 CNS 损伤的机制、可塑性、再生及功能恢复等方面的研究。目前已发现多种可用于移植的组织和细胞（表 30－1）以及它们的获取方法，对人类 CNS 损伤的治疗具有很重要的借鉴意义和应用潜能。首先，移植的组织或细胞可替代某些损伤后丢失的组织或神经元，释放一些神经递质、激素及营养因子，轴突的髓鞘化及局部的神经环路也会得到一定程度的恢复。其次，损伤部位移植的神经元可作为中转站，使来自损伤远端的一些感觉或运动神经元的信息得到传递。最后，移植物还可以作为一个桥梁，支撑并引导轴突长过损伤位点到达损伤远端的靶点（Cheng，et al. 1996；Xu，et al. 1997；Xu，et al. 1999）。下面我们将对目前用于 CNS 损伤特别是脊髓损伤后，进行修复治疗的各种移植手段及其研究进展进行综述，重点介绍各种组织及细胞移植治疗的优缺点。表 30－1 中总结了目前在 CNS 修复研究中比较热门的各项治疗策略。

表 30－1　目前已被用于 CNS 损伤后移植研究的组织或细胞

组织	胚胎脑或脊髓组织 周围神经
原代神经元	胚胎脑或脊髓神经元 周围神经元，如交感神经多巴胺能神经元
胶质细胞	CNS：星形胶质细胞、少突胶质细胞、小胶质细胞 PNS：雪旺细胞、嗅鞘细胞（OEG）
基因工程修饰的细胞	经修饰的神经元和胶质细胞 经修饰的非神经细胞，如成纤维细胞
干细胞	胚胎干细胞（ES） 神经干细胞（NSC） 少突胶质前体细胞（OPC）
其他细胞	骨髓基质细胞（MSC） 激活的巨噬细胞 脑膜成纤维细胞

许多中枢神经系统退行性疾病可归因于神经元或轴突的退变、胶质细胞的死亡及随后的功能丧失，因此神经组织或细胞移植是一种非常有潜力的治疗这些疾病的策略。多种组织或细胞可供移植治疗之用，在表 30－1 中已作了小结。本节主要讨论那些最有潜力在临床研究中进行移植的组织或细胞。

一、周围神经

人们很早就知道，与中枢神经系统相比，成年哺乳动物周围神经系统的轴突可以再生，并能导致机体功能恢复。早在 20 世纪初，就有西班牙研究人员将外周神经组织移植到中枢神经系统，并对其促进中枢神经系统轴突再生能力进行评价。当发现中枢神经系统的轴突能长入周围神经移植物中时，Ramón y Cajal 认为，如果环境适合（如有合适的“营养性”和“导向性”基质存在），中枢神经系统轴突具有再生能力。但直到 80 年代，在系统性的周围神经移植研究开始启动之前，这种观念并没得到广泛认可。1980 年，应用神经解剖示踪技术，Richardson 及其同事清楚地观察到，众多中枢神经系统轴突重新长入移植到成年大鼠脊髓间隙的周围神经组织（Richardson et al.，1980）。一些其他文献则描述了中枢神经系统其他部位的神经元轴突也能长入移植的周围神经组织。事实上，在许多情况下，这些神经移植物能使轴突重新生长到比它们原来所能达到的更远的地方。

周围神经组织移植领域的进展之一源自于 Cheng 和他的同事们的工作，即使用多条神经，将再生的轴突从抑制生长的白质区域引导到促进生长的灰质区域（Cheng，et al. 1996）。该研究中，在移植周围神经之前，成年大鼠胸8水平的一段5毫米长的脊髓段被移去。移植区用含有酸性成纤维细胞生长因子（aFGF）的纤维蛋白胶充填并将脊柱进行固定。应用行为学和开放场地行走观察相结合的方法，在术后的6个月，可以观测到动物的后肢功能逐步得到改善。WGA-HRP顺行与逆行示踪分析表明，皮质脊髓束以及多条延髓下行的传导束，能再生穿过移植区，到达脊髓腰膨大区。该研究表明，在大鼠脊髓全横断模型，周围神经移植能一定程度地促进脊髓结构与功能恢复，如促进皮质脊髓束再生，改善动物后肢运动功能和负重能力。

最近，Martin及其同事（Campos，et al. 2004）建立了一种新的方法促使再生的轴突穿过脊髓损伤区，他们将胸13神经的远端切断，绕过腰2～3的脊髓半横断损伤区，插入到损伤平面以下的正常脊髓。4～28周后，顺行示踪表明嵌入的胸13神经轴突再生并长入到损伤远端脊髓灰质区的前角、中间带和后角。应用胆碱能生物标记抗体显示，许多再生的轴突来源于胸13神经的运动神经元。对这些胸13神经的刺激可诱发其支配肌肉的收缩。与仅接受损伤的对照组相比，胸13神经尾端插入损伤远端区还可减少动物的肌肉痉挛状态与肌肉萎缩的程度，促进同侧后肢的多个关节运动功能的改善。由于胸13运动神经元仍保持与脑的联接，胸13神经移植后建立的新回路可能使脊髓损伤情况下瘫痪肌肉的随意控制得到部分恢复。

二、胚胎组织

先前的许多研究还通过移植胚胎神经组织为促进轴突再生创造条件。新生的大鼠和小猫脊髓完全横断后，投射到损伤区以下的脑和脊髓的下行传导束失去功能。然而，如果将胚胎脊髓组织移植到该损伤区，则可促使某些传导束的再生，导致动物运动功能的改善。反之，在成年动物脊髓半横断后植入胚胎脊髓组织，宿主轴突可再生并长入移植物，但再生的轴突往往停留在宿主-移植物的交界处而不能延伸到损伤区的远端。使用外源性神经营养因子能增强成熟神经元再生的内在潜力。如Bregman等证明，联合使用脑源性神经营养素（BDNF）和神经营养因子-3（NT-3），能加强成年动物脊髓以上的下行传导束长入移植的胚胎脊髓组织，阻止轴突受损神经元的萎缩，并促进这些神经元再生相关基因的表达。

最近，Bregman研究小组报道，当在脊髓横断2～4周后（而不是在损伤后即刻）联合应用组织移植和神经营养因子，可显著提高再生轴突的数量和功能恢复的程度（Coumans，et al. 2001）。在移植物和损伤区远端脊髓中，来源于脊髓及脊髓平面以上的下行传导束的轴突再生显著增加。接受延缓组织移植与神经营养因子联合治疗的动物表现出明显的运动功能改善，包括在体重支持下的跖面行走功能的恢复。因此，脊髓损伤后，延缓的组织移植与神经营养因子联合治疗，可为脊髓再生和功能恢复提供更有利的条件。这些发现提示，脊髓损伤后的干预时机要比原来设想的重要得多，还提示在中枢神经系统损伤后的慢性阶段，其神经元仍能再生，并能促进运动功能的改善。

三、雪旺细胞

中枢神经系统损伤后促进轴突再生的一种策略是移植雪旺细胞（Schwann cells）。雪旺细胞是周围神经的主要细胞成分，最初由德国解剖学家Theodore Schwann（1810—1882）发现并因此命名。现已清楚，雪旺细胞在周围神经的再生过程中起非常重要的作用。周围神经损伤后，损伤神经远端的轴突发生华勒（Wallerian）溃变，雪旺氏细胞失去原有形态，成为无髓鞘雪旺细胞，并大量增生、吞噬髓鞘碎片。增生的雪旺细胞位于基底膜管内，连成条索状的结构谓之Büngner带。雪旺细胞中各种生长因子的表达也开始增加并因此建立了一种利于轴突再生的环境。正是雪旺细胞在周围神经修复过程中这种重要作用的发现，使人们把它作为对损伤中枢神经系统进行修复时潜在的移植候选细胞（Oudega and Xu，2006）。

雪旺细胞许多独特的特征使之成为一种理想的移植细胞。首先，它们表达多种因子能辅助轴突的生长。这些因子包括许多神经营养因子家族成员如神经生长因子（NGF）、脑源性神经营养因子（BDNF）、神经营养素-3（NT-3），以及其他一些生长因子如睫状神经营养因子

(CNTF)、胶质细胞源性神经营养因子(GDNF)和成纤维细胞生长因子(FGF)。其次，雪旺细胞表达一些表面分子如神经胶质细胞粘附分子(Ng-CAM)和神经细胞粘附分子(N-CAM)，这两种分子都能通过接触导向支持轴突的生长。最后，雪旺细胞还表达一些能促进轴突生长的基质如层粘连蛋白(laminin)、纤维连接蛋白(fibronectin)和胶原质(collagen)。

雪旺细胞比其他细胞更适合于移植到损伤的中枢神经系统的另一主要原因在于它能够使再生过程中的中枢轴突髓鞘化。虽然许多其他移植细胞也能促进轴突再生，但不能环绕新生轴突形成髓鞘。雪旺细胞则因有髓鞘生成功能而能促进再生轴突的信号传导。可以预见的是，如果轴突再生和突触联系形成后，新生的轴突没有髓鞘，则与多发性硬化症的情况一样，由轴突再生所形成神经回路的功能将明显受损。

将雪旺细胞移植到中枢神经系统以填补损伤后形成的囊性空腔需获取大量的细胞。许多文献报道了获取纯化的雪旺细胞的方法。为了获得这些细胞，多种丝裂原(mitogen)被应用到实验中，包括牛垂体提取物、能提高胞内cAMP水平的分子如双丁酰环磷腺苷(db-cAMP)和霍乱毒素、神经胶质生长因子(GGF)和一种潜在的腺苷酸环化酶活化因子福斯高林(forskolin)。1991年，Morrissey及其同事发明了一种新的方法，能从成年大鼠周围神经分离和获取大量高纯度的雪旺细胞(Morrissey，et al. 1991)。与先前报道的方法不同，这种方法不是将神经组织切碎后立即进行酶法分离，而是使神经组织块中的轴突和髓鞘在体外经历一个逐步的自我降解过程。该方法结合体外联合应用GGF和forskolin十周，可以获得数百万纯度高达98%的雪旺细胞。使用相同的纯化技术，他们还从人周围神经组织中同样获得了大量的雪旺细胞。在Morrissey的方法基础上，Casella及其同事(1996)又进行了改进：在人神经组织分离前两周，预先联合应用丝裂原heregulin和forskolin，显著提高了雪旺细胞的纯度、产量和增殖率，为制备大量用于人类治疗目的的自体雪旺细胞移植提供了一条新的途径(Casella，et al. 1996)。人们可以想象到的前景是，从一个脊髓损伤病人身上，取一小块周围神经组织，分离并增殖得到大量的雪旺细胞，这些细胞再被移植到该病人损伤的脊髓组织中去，以达到很好的治疗目的。更为重要的是，体内与体外实验均表明，这些培养的雪旺细胞保留了它们能促进轴突再生并使之髓鞘化的潜能。

大量的研究已经证实，雪旺细胞可以促进受损的CNS和PNS的轴突再生。将雪旺细胞移植到受损的成年哺乳动物PNS和CNS如视神经、隔-海马系统、间脑和脊髓后，移植的细胞能够存活，并能促进宿主轴突再生和包裹再生的轴突形成髓鞘。如果受损脊髓内的轴突失去髓鞘但还没有完全断开，雪旺细胞移植则能使这些轴突重新形成髓鞘，并建立起正常的传导速率，从而导致动物的功能恢复。而在脊髓全横断或半横断大鼠模型中，将含有雪旺细胞的一种半通透性聚丙烯腈/聚氯乙烯(PAN/PVC)导管作为桥梁移植到脊髓的两断端之间，可以促进轴突的再生和髓鞘的形成(Chau，et al. 2004)。移植一个月后，损伤的脊髓两端可被含有雪旺细胞的再生组织连接起来。在再生组织内，雪旺细胞能够存活并且支持轴突再生，再生的轴突或被雪旺细胞髓鞘包裹或被其胞突环绕。而在缺乏雪旺细胞的移植对照组中很少有轴突生长，说明雪旺细胞在促进脊髓损伤后的轴突再生方面起着十分关键的作用。在脊髓半横断后移植含有雪旺细胞导管的实验中发现，再生的轴突来源于脊髓固有的、或脊髓平面以上的脑干神经元。

尽管已经证实，将雪旺细胞移植到损伤部位可以促进轴突再生和髓鞘形成，但由于损伤周围胶质瘢痕的抑制作用，再生的轴突并不能进一步穿过移植部位长回宿主的脊髓。为了进一步促进轴突穿过胶质瘢痕，应采取联合措施，例如把增强神经元自身的轴突再生潜能，减少反应性星形胶质细胞瘢痕，及去除中枢神经系统髓鞘相关抑制分子结合起来(Pearse et al.，2004)。显然，为了达到最大程度的轴突再生效应和生理功能恢复的目的，采用包括雪旺细胞移植和我们将要在下面讨论的其他有效修复策略的联合干预措施将是非常必要的。

四、嗅鞘细胞

在过去的十年里，来自多个实验室的令人注

目的证据表明，嗅鞘细胞（Olfactory Ensheathing Glia，OEG）是一种很有前途的、能促进CNS修复的细胞来源（Ramon-Cueto，et al. 2000）。OEG又称为嗅胶质细胞或嗅鞘包裹细胞，它能包裹离开嗅黏膜的嗅感觉神经元轴突，这些轴突进入嗅球后参与构成神经纤维层，最终与二级神经元即僧帽细胞形成突触联系。

传统观点认为，OEG是介于CNS胶质细胞和PNS胶质细胞之间的一种细胞，因为它和雪旺细胞以及星形胶质细胞有许多相似的地方。它和雪旺细胞尤其是不形成髓鞘的雪旺细胞的相似之处包括：都能表达许多共同的抗原标记物，都能包绕轴突和支持成年轴突再生。OEG和星形胶质细胞的相似之处则在于，它能表达星形胶质细胞的特殊标记物——GFAP（神经胶质酸性蛋白），能像星形胶质细胞形成胶质界膜一样形成嗅球的细胞边界。当把OEG移植到受损的脊髓内，它们可以很大程度地迁移到白质、灰质和胶质瘢痕中去。

许多研究已经证实，OEG移植可以促进轴突再生并使之穿越受损部位或胶质瘢痕区进入宿主组织。但OEG诱导生长反应的机制还存在争议。一种可能性是，随着轴突的生长OEG也随之迁移，从而避免了新生轴突对“抑制”环境的识别；另一种可能性是，OEG移植不会诱发周围环境对轴突延伸的抑制反应。OEG移植入成年大鼠白质后，可导致星形胶质细胞的反应下降，生长抑制分子如CSPG的表达下降，这有力地支持了后一种观点。事实上，OEG移植已被应用到各种脊髓损伤模型中，包括对损伤脊髓的再生与髓鞘再生成的研究。例如，在脊髓全横断模型中，通过把OEG移植到横断位点或其两端，可以诱发多条源于脑和脑干的长距离下行传导束的轴突再生，以及动物感觉与运动功能的恢复（Ramon-Cueto，et al. 2000）。另一研究中，把OEG移植到被横断的腰4背根神经和脊髓之间，发现OEG能促进脊髓中星形细胞突起的生长，也能促进背根神经节细胞轴突生长并穿过背根进入区延伸到脊髓背角灰质和损伤部位头端与尾端的背索。

应用OEG移植的一个不足之处在于，虽然这些细胞能包绕轴突，但却不形成髓鞘。尽管以前的实验显示移植的OEG对脱髓鞘的或再生的轴突有形成髓鞘的能力，但仍不能排除内源性或外源性雪旺细胞，而不是OEG，形成这些髓鞘的可能性。实验显示，移植纯化的OEG比移植未经纯化的OEG在形成髓鞘的能力上有所减弱。另一研究显示，纯化的OEG与背根神经节神经元共培养时，不能使这些感觉神经元的轴突形成髓鞘。

OEG和雪旺细胞有许多共同的促进生长的特性，但同时它们也显示各自不同的特点，将这两种细胞共同移植可能会达到互补的效果。例如，一种联合策略——将雪旺细胞移植到损伤空洞，而将OEG移植到移植物-宿主的界面附近，既利用了雪旺细胞促进轴突生长和形成髓鞘的特性，又利用了OEG界面修饰的特性，由此可促进持续性的轴突再生并使之穿过损伤位点到达损伤远端。这种策略已经被Ramon-Cueto（1998）成功地应用在他们的实验研究中：他们用种植有雪旺细胞的引导管在脊髓断端搭桥，并在相邻的断端注射OEG，这种联合移植能显著地诱导脊髓固有的和源自脑干的长距离下行轴突再生并穿过损伤间隙，而如果单独移植含有雪旺细胞的引导管，则不能达到这种效果（Ramon-Cueto，et al. 1998）。

五、激活的巨噬细胞

大多数组织损伤后的修复需要有巨噬细胞的有效参与。而在哺乳动物的CNS，由于其免疫豁免状态，这种参与可能受到了限制，而这恰恰可能是导致再生失败的原因。从这个观点出发，为增强CNS轴突的再生能力，可能需要激活的巨噬细胞（activated macrophages）。在对CNS和PNS损伤及再生过程中相关的炎症反应进行初步比较后，有人认为脊髓缺乏再生能力可能缘于损伤区内缺乏激活的巨噬细胞。在随后应用视神经损伤模型的实验中，先将巨噬细胞提前孵育在周围神经组织中使其激活，再将这些激活的巨噬细胞移植到受损视神经来增强内源性炎症反应，发现激活的巨噬细胞能诱发再生。而在大鼠脊髓损伤模型中，将激活的巨噬细胞移植到横断的脊髓，通过行为学和电生理学实验发现，这种移植可促进组织修复和部分运动功能恢复；组织学研究则发现，标记的再生轴突可穿过损伤区并向远侧端延伸，而如果在最初的损伤位点再次切断再生的轴突，则将导致已恢复的功能丧失。然而，这些再生反应所涉及的具体细节还有待于进一步探讨。

应用激活的巨噬细胞增加损伤后的炎症反应来促进损伤脊髓的轴突再生尽管已有阳性结果报道，而且已经用于临床研究，但对这一策略仍然存在争议。Popovich（2002）等发现，如显微注射酵母多糖（zymosan）到脊髓撞击伤部位来激活内源性的巨噬细胞，结果反而对动物后肢运动功能的恢复和组织存活产生了不利的影响（Popovich et al.，2002）。而且，如果在大鼠脊髓损伤后炎症反应最强烈时去除外周的巨噬细胞，可以观察到动物在做地上运动时能更好地应用后肢，且脊髓中白质损害减轻，组织空洞减小。因此，我们需要做更多的工作来研究激活巨噬细胞对中枢神经损伤后修复的利和弊，以及这些作用的内在机制，以便今后更好地用于临床治疗。

六、神经干细胞和胚胎干细胞

多潜能神经干细胞（Neural Stem Cell，NSC）是神经移植治疗中很有前途的候选细胞，移植NSC是很多神经系统疾病如多发性脊髓硬化症、阿尔茨海默病、帕金森病、亨廷顿病以及创伤性脑和脊髓损伤的潜在治疗手段。

NSC具有增殖、自我更新和分化成神经元和胶质细胞的能力。具有NSC这些特点的细胞首先是从成年和胚胎小鼠的前脑分离出来的。在表皮生长因子（EGF）、成纤维细胞生长因子-2（FGF-2）加硫酸乙酰肝素（heparan sulphate；HS）、或双因子联合的培养条件下，这些NSC在体外培养时以神经球的方式增殖。除了前脑，脊髓是CNS中另一个富含NSC的区域。NSC表达中间丝巢蛋白（nestin），而分化的神经元或胶质细胞不再表达这种标记蛋白。

用NSC进行移植较其他细胞移植有许多独特的优点。例如，NSC是可扩增的细胞，在体外可以重复传代并维系很长时间。而且，NSC具有多向分化的潜能，在体外给予特定的外源性干预可以诱导其定向分化成某种特定的胶质细胞或神经前体细胞。再者，这些细胞移植后可分化成具有适当表型的神经细胞，并在CNS的一个特殊区域内重新建立突触联系。NSC的这些特性可以用于细胞移植设计，以满足对损伤的CNS进行修复过程中的某些特殊需求。

最近，一些研究对应用NSC进行移植的策略进行了评估。例如，Liu（1999）等用体外基因转移的方法，将表达NT-3的NSC移植到胸8节段正常脊髓。这些被移植的NSC能够存活，并整合到宿主脊髓，分化为神经元、星形胶质细胞和少突胶质细胞。移植的NSC还可以迁移到距移植位点1厘米的地方，提示其对脊髓的修复范围可以扩展到距最初移植位点两侧的一定范围。另一研究将胚胎14天脊髓来源的NSC移植到半横断损伤形成的脊髓空洞中，并结合应用外源性BDNF，发现这些细胞部分分化成神经元、星形胶质细胞和少突胶质细胞，而大部分细胞呈未分化状态。

把NSC直接移植到完整的或受损的CNS区域还存在一个潜在的问题，就是这些细胞可能保持未分化状态或主要分化成胶质细胞。例如，Cao（2001）等发现，将从胚胎14天大鼠大脑皮质或成年大鼠室下区分离得来的NSC移植入正常或撞击伤后的成年大鼠脊髓，这些细胞或分化为胶质细胞，或仍然保持神经巢蛋白阳性的未分化状态。这一研究结果提示，被移植局部的特殊微环境可能在很大程度上影响着NSC的分化命运，因此，提前运用生长因子诱导NSC沿着神经元或某种胶质细胞路径分化对成功的移植修复也许是必要的。事实上，当把NSC来源的神经元限制性前体细胞（neuronal-restricted precursor，NRP）移植入正常大鼠脊髓时，它们均分化成神经元，部分神经元可表达γ-氨基丁酸（GABA）、谷氨酸、乙酰胆碱转移酶（ChAT）。

需要强调的是，宿主的环境对移植入的NSC命运起着很重要的作用。只有把NSC移植到正在发育的脑，或成年脑的某些神经细胞更新活跃的特定区域，这些NSC才可分化为和相应区域适应的神经元。例如，当把成年脊髓来源的NSC移植到成年大鼠脊髓（非神经细胞更新活跃区域）时，这些细胞只分化为胶质细胞；然而，当把这些NSC移植到海马颗粒层（神经细胞更新活跃区域）时，这些细胞能分化为具有这一区域细胞特征的神经细胞。而如果将这些细胞移植到海马的其他区域，这些细胞则只能分化为星形胶质细胞和少突胶质细胞。这些结果提示，即使是从非神经细胞更新活跃区域获得的NSC，例如脊髓，它们也能在移植区域微环境的影响下分化成特定的神经元。与此相类似，当把NRP移植到海马的齿状回，它们分化为具有突起的成熟神经元样细胞。而在海马的CA1区域，一些移植的细胞则显示出锥体神经元的形态特点。这些细胞表达成熟神经元的标记性蛋白NeuN和calbindin（钙结合蛋白），而这些蛋白在体外的NRP中并不表达。

NSC的另一来源是胚泡，从胚泡扩增而来的干细胞称为全能胚胎干细胞（Embryonic Stem cell；ES），ES经过诱导可分化为定向前体细胞，进而产生纯化的NSC、前体细胞、或分化的神经或胶质细胞。这种方式培养的干细胞以神经球的方式扩增，随之可用于细胞移植。例如，将小鼠ES细胞移植到大鼠胸段脊髓的撞击伤部位，它们可以存活、迁移长达8毫米，并可分化成星形胶质细胞、少突胶质细胞和神经元，还能促进局部运动功能的恢复。

NSC研究的又一项突破是对人类NSC分离和培养方法的改进，这一点具有重要的临床应用价值，因为NSC疗法可促使组织再生和替代丢失的神经细胞，在人类的许多神经病变中有广泛的应用前景。用含有生长因子FGF-2和EGF的特定培养液，已经能从胚胎前脑中分离培养并获得人神经干细胞。与啮齿类NSC增殖可依靠单一因子不同，人NSC的存活和增殖需要两种神经生长因子FGF-2和EGF的协同作用。另外，在双神经营养因子的基础上，加入白血病抑制因子（LIF）、睫状神经营养因子（CNTF）、和白细胞介素-6家族成员，能进一步促进人NSC的存活与增殖。据观察，从妊娠前三个月的胚胎前脑分离获得的人NSC，其多潜能特性在体外至少可以保持一年。

七、少突胶质前体细胞

少突胶质前体细胞（Oligodendrocyte progenitor cell，OPC）是CNS损伤后修复极具潜力的一类细胞。OPC是有髓鞘生成能力的成熟少突胶质细胞的前体细胞。OPC表达特殊的标记分子A2B5和PDGFRα，能在无血清培养条件下分化成少突胶质细胞，或在含血清培养条件下分化成Ⅱ型星形胶质细胞。现已发现许多生长因子或细胞因子能够调节少突胶质细胞系的存活、增殖、迁移、分化和髓鞘形成。例如，联合应用PDGF和bFGF可使OPC持续自我更新，并抑制它们向少突胶质细胞分化。OPC还可以由我们前面已讨论过的、通过诱导NSC分化的方法来获取。在体内，多潜能的神经上皮细胞分化为OPC，则可能是由来源于脊索或神经管底板的一些因子所诱导。

能使脱髓鞘的轴突重新形成中枢性髓鞘，是使用OPC作为细胞治疗手段的希望所在。许多CNS疾病所导致的生理学和行为学缺陷都源于脱髓鞘。因此，使脱髓鞘的或再生的轴突重新获得髓鞘，是促进机体功能恢复的重要治疗策略。研究发现，给新生的、髓鞘生成缺陷的“shiverer”小鼠移植处于$A2B5^{+}/O4^{-}$阶段的OPC要比移植处于更成熟阶段、$O4^{+}/GalC^{-}$和$GalC^{+}$的OPC形成量更多、范围更广的髓鞘。正是由于这个研究结果以及一些其他相关实验，使得OPC成为随之而来的移植研究的焦点。例如，将OPC移植到X线辐照加溴化乙锭（ethidium bromide；EB）所造成的损伤处21天后，发现约90%的轴突有中枢髓鞘包裹，提示移植的OPC能在损伤环境中分化为具有髓鞘生成能力的少突胶质细胞。用标记基因*LacZ*标记移植细胞，证实了形成髓鞘的细胞来源于移植的细胞。另外，将一种少突前体细胞系（CG4细胞系）移植到上述损伤模型中，可产生类似程度的髓鞘生成结果。

脱髓鞘是CNS损伤后的一个重要特征，可导致机体功能障碍。例如，在人和动物脊髓撞击伤模型中，可发现少突胶质细胞死亡引起的脱髓鞘现象。最近的研究表明：凋亡对少突胶质细胞的死亡，尤其是对位于损伤位点远端白质中的少突胶质细胞的死亡，起十分重要的作用。从功能上讲，脊髓损伤后腹外侧部白质的脱髓鞘，可导致机体局部运动和电生理功能障碍。因此，通过移植外源性OPC使脱髓鞘轴突重新髓鞘化这一针对性的治疗方法，可能是CNS损伤后为促进机体功能恢复而采取的一种很有希望的治疗策略。事实上就在最近，OPC已经成功地被应用到了这种修复过程。例如，用能表达多种神经营养因子D15A（兼有BDNF和NT-3的活性）的逆转录病毒转染OPC（亦称胶质限制性前体细胞；glial restricted precursor，GRP），并在损伤后第 9 天将这些细胞移植到撞伤的成年大鼠胸段脊髓内，移植 6 周后，这些细胞可分化成成熟的少突胶质细胞（Cao，et al. 2005）。在脊髓白质腹外侧索（VLF），这些移植的 GRP 包绕轴突形成典型的中枢髓鞘。更为重要的是，移植 D15A 过表达的 GRP 可导致跨颅的诱发动作电位恢复，提示 VLF 脱髓鞘区神经轴突的传导功能有所恢复。而且，D15A 和 GRP 的结合可以明显增强动物后肢运动功能的恢复。这些结果表明，该方法可能是一种有用的治疗损伤脊髓的手段。在最近的一项研究中，还使用了由人 ES 细胞诱导分化而来的 OPC（Keirstead，et al. 2005）。当把这些人源性的 OPC 移植到成年大鼠脊髓损伤部位后，这些细胞可以存活、在一定范围内重新分布、并分化成少突胶质细胞。另外，在损伤后 7 天接受 OPC 移植的动物，不仅损伤部位的再生髓鞘数量增加，其运动功能也大大增强了。这些研究表明，从人 ES 细胞分化来的 OPC 可包绕受损的 CNS 轴突形成髓鞘，进一步提示了人 OPC 在 CNS 损伤后修复过程中的治疗潜力。对于 OPC 移植是否能促进受损轴突的再生，还有待于进一步阐明。

八、骨髓基质细胞

骨髓基质细胞（Marrow stromal cell，MSC）是目前备受关注的、对 CNS 损伤后修复有很好应用前景的另一类细胞。因为 MSC 较易从病人体内分离和扩增，用于自体移植可避免伦理道德和技术方面的问题。骨髓基质细胞之所以受到重视是因其具有干细胞样的自我更新和多向分化增殖潜能。一些实验室的研究表明，这种细胞具有分化并生成神经元和胶质细胞的能力。但这些发现并没得到确证，甚至招致细胞的分化源自细胞融合或跨细胞分化之类的挑战。而且，尽管这些细胞表达了一些神经元的标志物，但缺乏典型的神经元形态特征。最近的一些观察发现，人类造血干细胞在长期培养环境中，无需融合，能转分化为神经元、星形胶质细胞和小胶质细胞。造血干细胞的这种特性是否能用来解释 MSC 的分化机制目前还不清楚（Reier，2004）。

用 MSC 作为自体移植细胞来源之所以具有吸引力，是因其易于从体内获取、并在体外培养扩增、再通过髓内或静脉回输入体内。当移植的 MSC 到达 CNS 损伤部位后，这些细胞能迁移到周围组织并进一步分化成神经元或星形胶质细胞，促进损伤部位的组织修复，刺激轴突的再生并跨越损伤部位，并促进机体的功能恢复。若进一步联合聚乙二醇化（pegylated）的 BDNF 或转基因的 BDNF，MSC 移植则能显著提高脊髓损伤后轴突的再生能力和功能恢复程度。Kocsis 和同事们通过相关的研究发现，无论是通过静脉输注还是直接将 MSC 移植到受 X-线辐射损伤的大鼠脊髓，髓鞘的再生都得到明显的增强。因此，发展高效和特异的、将大鼠和人 MSC 诱导为功能性的、有丝分裂后期的神经细胞，以及将这些细胞移植到神经退行性疾病，如帕金森病和缺血性脑损伤的动物模型，将为 MSC 移植应用到神经退行性疾病的临床实践提供坚实的基础（Dezawa，et al. 2005）。

虽然 MSC 是一类有前途的、可用来移植治疗的细胞，但以现有研究水平而言，它们可能扮演的角色和潜在机制尚不清楚，而且，对功能恢复方面的结果也应持谨慎态度，因为这些结果主要建立在单个评估基础之上，缺少其他相关的应用行为学和电生理学数据（Reier，2004）。

第五节　联合修复在 CNS 损伤中的应用

到目前为止，我们已清楚地认识到，CNS 损伤后的轴突再生的缺乏并不是由单一因素造成的。同样，大量的实验提示，CNS 损伤后病人功能的恢复也不能仅仅依赖于某个单一的治疗策略。未来也不太可能有解决这一问题的尚方宝剑。诚然，上述讨论的各个治疗策略都能在某种程度上促进 CNS 轴突的再生和功能改善，但是，这还不足以充分保证其达到生物学意义上的神经功能恢复标准。然而，这些单个的治疗策略可以联合应用，从而获得更大程度的再生和功能恢复。表 30－2 是依据我们现有知识归纳出的目前最有希望的组合性修复策略，这些策略主要针对与轴突再生和靶细胞支配有关的某个特殊问题或某个特殊阶段。

表 30－2 有望用来进行 CNS 损伤修复的策略组合

1. 保护神经元和轴突免于二次损伤
2. 提高损伤的 CNS 轴突内在再生能力
3. 移植入可行的细胞和粘附分子以桥接损伤形成的间隙
4. 减少胶质瘢痕的形成和硫酸软骨素蛋白聚糖的沉积
5. 克服 CNS 髓鞘相关抑制因子的抑制作用
6. 应用神经营养因子增强轴突的导向性生长
7. 干扰蛋白激酶 C（PKC）的活性
8. 促使再生的神经轴突支配相应的靶细胞
9. 使用康复治疗激发神经系统的可塑性及功能恢复

一个使用联合治疗方案取得很好效果的实例，是在进行雪旺细胞（或胚胎组织）移植的同时提高 cAMP 浓度以增强受损神经元自身的再生能力。磷酸二酯酶 IV 抑制剂罗利普兰（rolipram）能抑制 cAMP 的水解，从而可被用来阻止损伤后 cAMP 水平的下降。当它和雪旺细胞移植联合应用于脊髓损伤的治疗时，可促进脑干来源的五羟色胺能神经元轴突长入到移植物中、保护损伤部位的神经轴突、减少脱髓鞘现象并使动物的运动功能也得到明显的恢复（Pearse et al.，2004）。罗利普兰治疗同样也能显著提高脊髓水平以上的神经轴突再生并长入胚胎脊髓移植物的能力，减轻反应性神经胶质的增生，促进成年大鼠脊髓损伤后运动功能的恢复。这些发现提示，cAMP 水平的增高是促使脊髓损伤后上行和下行传导束再生的关键因素，同时，在雪旺细胞移植时联合使用 cAMP，可显著增强由雪旺细胞移植引发的神经修复反应。

※ ※ ※

中枢神经系统的损伤不可避免地破坏了轴突的连续性，进而又导致了机体功能的缺陷，而功能缺陷的程度又取决于神经损伤的严重程度、损伤部位以及二次损伤后形成的空洞的大小。不幸的是，成年哺乳动物中枢神经系统在损伤后不能再生。我们已知有许多因素影响受损轴突的再生，包括神经元自身缺乏再生能力、与胶质瘢痕有关的物理和化学性屏障的存在以及宿主髓鞘相关生长抑制因子的抑制作用等。为促进中枢神经系统轴突的再生，一个重要的修复策略就是激发神经元自身的再生能力。另一个有效的措施是克服中枢神经系统中髓鞘和/或胶质瘢痕相关的一些抑制因子的抑制作用。另外，中枢神经系统损伤后在损伤部位会形成很大的空洞，而受损轴突需要一个允许其通过的介质或桥梁才能使其穿越损伤区，使用组织和细胞移植方法，加上有益的营养因子和细胞粘附分子对建立这样一种介质或桥梁、让再生的轴突最大限度地穿越损伤区是必须的。目前得到广泛认可的观点是，采取某种单一治疗手段是不可能让中枢神经系统损伤病人得到有效恢复的，未来可行的修复措施很可能是如图 30－4 所总结的多个方法的联合。这些途径包括：① 增强受损神经元自身的再生能力；② 在损伤部位植入细胞或组织充当桥梁，并联合应用合适的营养因子和粘附分子；③ 去除移植物和宿主交界面形成的胶质瘢痕；④ 在脊髓中建立能促进轴突生长的通路；⑤ 促进再生轴突与其靶神经元间突触联系的形成。另外，为了使中枢神经损伤后神经的再生、神经系统的可塑性以及功能恢复得到最好的效果，采取这些策略的同时还可以联合其他方法，如加强对神经元的保护、进行物理性及康复性治疗等。

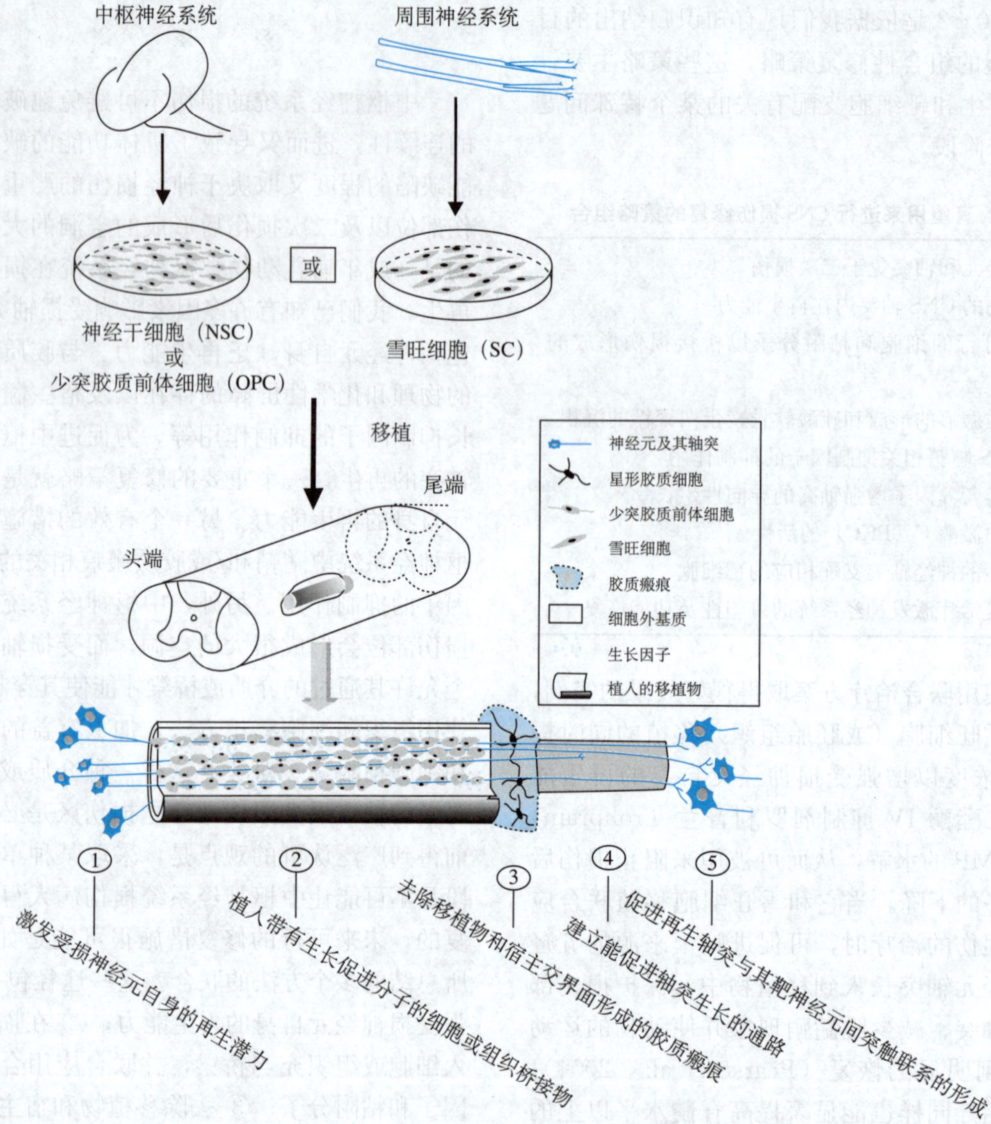

图 30-4 损伤中枢神经系统再生的联合修复策略

中枢来源的细胞（如神经干细胞和少突胶质前体细胞）和外周来源的细胞（如雪旺细胞）都可被用来移植到中枢神经系统。在各种中枢神经系统损伤发生后，为了取得更好的再生和功能恢复，这些细胞的移植可与其他的一些修复策略联合应用，这些策略包括增强了受损神经元自身的再生能力、去除移植物-宿主交界面的胶质瘢痕、在宿主脊髓中建立可促进轴突生长的通路以及促进再生轴突与其靶神经元间突触联系的再形成

参考文献

综述

1. Bunge MB，Pearse DD. Transplantation strategies to promote repair of the injured spinal cord. J Rehabil Res Dev，2003，40：55-62
2. Chau CH，Shum DKY，Xu X-M. Combinatorial strategies towards spinal cord repair：enhancement of the Schwann cell bridge and modification of the graft-host interface. Preclinica，2004，2：409-415
3. He Z，Koprivica V. The Nogo signaling pathway for regeneration block. Annu Rev Neurosci，2004，27：341-368
4. Horner PJ，Gage FH. Regenerating the damaged central nervous system. Nature，2000，407：963-970
5. Oudega M，Xu XM. Schwann cell transplantation for repair of the adult spinal cord. J Neurotrauma，2006，23：453-467

6. Reier PJ. Cellular transplantation strategies for spinal cord injury and translational neurobiology. Neuro, 2004, 1: 424-451
7. Schwab ME, Bartholdi D. Degeneration and regeneration of axons in the lesioned spinal cord. Physiol Rev, 1996, 76: 319-370
8. Silver J, Miller JH. Regeneration beyond the glial scar. Nat Rev Neurosci, 2004, 5: 146-156
9. Thuret S, Moon LD, Gage FH. Therapeutic interventions after spinal cord injury. Nat Rev Neurosci, 2006, 7: 628-643
10. Yiu G, He Z. Glial inhibition of CNS axon regeneration. Nat Rev Neurosci, 2006, 7: 617-627

原始文献

1. Campos L, Meng Z, Hu G, et al. Enginnering novel spinal circuits to promote recovery after spinal injury. J Neurosci, 2004, 24: 2090-2101
2. Cao Q, Xu XM, Devries WH, et al. Functional recovery in traumatic spinal cord injury after transplantation of multineurotrophin-expressing glial-restricted precursor cells. J Neurosci, 2005, 25: 6947-6957
3. Casella GT, Bunge RP, Wood PM. Improved method for harvesting human Schwann cells from mature peripheral nerve and expansion in vitro. Glia, 1996, 17: 327-338
4. Cheng H, Cao Y, Olson L. Spinal cord repair in adult paraplegic rats: partial restoration of hind limb function. Science, 1996, 273: 510-513
5. Coumans JV, Lin TT, Dai HN, et al. Axonal regeneration and functional recovery after complete spinal cord transection in rats by delayed treatment with transplants and neurotrophins. J Neurosci, 2001, 21: 9334-9344
6. Dezawa M, Ishikawa H, Itokazu Y, et al. Bone marrow stromal cells generate muscle cells and repair muscle degeneration. Science, 2005, 309: 314-317
7. Fournier AE, GrandPre T, Strittmatter SM. Identification of a receptor mediating Nogo-66 inhibition of axonal regeneration. Nature, 2001, 409: 341-346
8. Goldberg JL, Klassen MP, Hua Y, et al. Amacrine-signaled loss of intrinsic axon growth ability by retinal ganglion cells. Science, 2002, 296: 1860-1864
9. Keirstead H, Nistor G, Bernal G, et al. Human embryonic stem cell-derived oligodendrocyte progenitor cell transplants remyelinate and restore locomotion after spinal cord injury. J Neurosci, 2005, 25: 4694-4705
10. Keirstead HS, Hasan SJ, Muir GD. Suppression of the onset of myelination extends the permissive period for the functional repair of embryonic spinal cord. Proc Natl Acad Sci USA, 1992, 89: 11664-11668
11. Morrissey TK, Kleitman N, Bunge RP. Isolation and functional characterization of Schwann cells derived from adult peripheral nerve. J Neurosci, 1991, 11: 2433-2442
12. Park JB, Yiu G, Kaneko S, et al. A TNF receptor family member, TROY, is a coreceptor with Nogo receptor in mediating the inhibitory activity of myelin inhibitors. Neuron, 2005, 45: 345-351
13. Pearse DD, Pereira FC, Marcillo AE, et al. cAMP and Schwann cells promote axonal growth and functional recovery after spinal cord injury. Nat Med, 2004, 10: 610-616
14. Popovich PG, Guan Z, McGaughy V, et al. The neuropathological and behavioral consequences of intraspinal microglial/macrophage activation. J Neuropathol Exp Neurol, 2002, 61: 623-633
15. Ramon-Cueto A, Plant GW, Avila J, Bunge MB. Long-distance axonal regeneration in the transected adult rat spinal cord is promoted by olfactory ensheathing glia transplants. J Neurosci, 1998, 18: 3803-3815
16. Ramon-Cueto A, Cordero MI, Santos-Benito FF, et al. Functional recovery of paraplegic rats and motor axon regeneration in their spinal cords by olfactory ensheathing glia. Neuron, 2000, 25: 425-435
17. Richardson PM, McGuinness UM, Aguayo AJ. Axons from CNS neurones regenerate into PNS grafts. Nature, 1980, 284: 264-265
18. Schnell L, Schneider R, Kolbeck R, et al. Neurotrophin-3 enhances sprouting of corticospinal tract during development and after adult spinal cord lesion. Nature, 1994, 367: 170-173
19. Schwab ME, Thoenen H. Dissociated neurons regenerated into sciatic but not optic nerve explants in culture irrespective of neurotrophic factors. J Neurosci, 1985, 5: 2415-2423
20. Song H-J, Ming G-L, He Z, et al. Conversion of neuronal growth cone responses from repulsion to attraction by cyclic nucleotides. Science, 1998, 281: 1515-1518
21. Wang KC, Kim JA, Sivasankaran R, et al. p75 interacts with the Nogo receptor as a co-receptor for Nogo, MAG and OMgp. Nature, 2002a, 420: 74-78

22. Wang KC, Koprivica V, Kim JA, et al. Oligodendrocyte-myelin glycoprotein is a Nogo receptor ligand that inhibits neurite outgrowth. Nature, 2002b, 417: 941-944

23. Wong ST, Henley JR, Kanning KC, et al. A p75, NTR, and Nogo receptor complex mediates repulsive signaling by myelin-associated glycoprotein. Nat Neurosci, 2002, 5: 1302-1308

24. Xu XM, Chen A, Guenard V, et al. Bridging Schwann cell transplants promote axonal regeneration from both the rostral and caudal stumps of transected adult rat spinal cord. J Neurocytol, 1997, 26: 1-16

25. Xu XM, Zhang SX, Li H, et al. Regrowth of axons into the distal spinal cord through a Schwann-cell-seeded mini-channel implanted into hemisected adult rat spinal cord. Eur J of Neurosci, 1999, 11: 1723-1740.

V 感觉系统

赵志奇

第三十一章 感觉系统总论 ………………………………………………………… 赵志奇（561）
第三十二章 视网膜 ………………………………………………………………… 何士刚（568）
第三十三章 视觉中枢机制 ………………………………………………………… 杜久林（575）
第三十四章 听觉系统 ………………………………………… 李 量 陈 林 王小勤（594）
第三十五章 嗅觉与味觉 ………………………………………………… 罗敏敏 王佐仁（620）
第三十六章 痛觉及其调制 ……………………………………………… 赵志奇 卓 敏（636）
第三十七章 触压觉与温度觉 …………………………………………… 于英心 万 有（666）

感觉和运动是动物和人类赖以生存的神经系统的两大基本功能。感觉系统由不同的组织器官（特化和非特化的感受器）和多种感觉模式组成，包括：躯体（触、压、振动、痛和痒）、内脏和特殊感官（视觉、听觉、嗅觉、味觉）。我们熟知的日常现象，如踩钉后的单脚跳跃、拥挤的人群中一眼认出自己的熟人、熟睡的母亲最易被自己的婴儿的啼哭惊醒等，从最简单的脊髓反射，到高级的认知行为，无不包括感觉神经系统的活动。感觉系统能迅速和准确地对瞬时或持续的、有害的或有利的环境变化做出反应，通过不同感觉信号和感觉通路的相互作用，使机体很快地适应环境的变化，做出恰当的反应。

早期对于感觉机制的基本认识主要来自心理物理学研究，以及神经内、外科的临床观察，从中获得了各种感觉通路、基本神经回路和脑区域定位、刺激引起的特异感知和定量关系等基础知识。近 20 年来，伴随生命科学特别是神经科学的飞速发展以及多种新技术和方法的应用，对感觉系统的神经机制研究有了突破性进展。在分子、细胞、整合和认知等各个水平，揭示了神经系统的感觉机制。本部分除了在总论中概括了感觉系统的基本规律（感受器信号、感觉通路和感觉信息编码，以及感觉强度、空间和时程特征）外，通过各章节分别对各种感觉模式进行系统、深入的介绍，包括各种感觉的形态学和神经生理学、神经化学、细胞生物学和分子生物学，旨在揭示感受器的信号转导、感觉信息在中枢的传递、加工和整合，及其细胞和分子机制。

在各种感觉模式中，视觉研究最为深入，因此在将其分为两部分，分别在第 32 和第 33 章对视觉的外周和中枢机制进行介绍；第 34～37 章分别为听觉、嗅觉、味觉、痛觉及其调制，以及触压觉和温度觉。关于内脏感觉一般教科书较多地集中在内脏痛觉。但在本书第 38 章中，除了讨论内脏痛外，还介绍了其他内脏感觉，即所谓“内源性感觉”。所有章节在保持内容全面性的前提下，注意介绍了该领域的最新进展。

第三十一章　感觉系统总论*

赵志奇

第一节　感觉和感觉器官 ………………………… 561
第二节　感受器信号及感觉信息的编码 ……… 562
一、感受器换能和感受器电活动 ……………… 562
二、感受器的兴奋和感觉纤维的脉冲活动 …… 563
第三节　感觉通路及其信号编码和处理 ……… 564
一、中枢通路和感觉皮质 ……………………… 564
二、特异神经能量定律 ………………………… 564
三、感觉回路组织方式的共同特点 …………… 565
四、感受野 ……………………………………… 565
第四节　感知觉的一般规律 …………………… 566
一、刺激强度和感觉的关系 …………………… 566
二、感觉的空间辨别和对比 …………………… 566
三、感觉通路中的侧向抑制 …………………… 566
四、感觉的时间特性 …………………………… 567

第一节　感觉和感觉器官

人和动物体通过感觉器官感受内、外环境的变化，这种变化刺激相应感觉器官的感受器。感受器是一种换能装置，把各种形式的刺激能量（机械能、热能、光能和化学能）转换为电信号，并以神经冲动的形式经传入神经纤维到达中枢神经系统。

感受器的结构形式众多，可以是简单的感觉神经末梢（如痛觉感觉器），或包有结缔组织被囊的神经末梢（如环层小体及触觉小体），也可以是高度分化的感受细胞，如视网膜中的视杆（细胞）和视锥（细胞）、内耳的毛细胞、味蕾中的味觉细胞等。感受细胞和它们的附属结构（如眼的屈光系统、耳的集音与传音装置）构成感觉器官。附属结构的功能是将刺激有效地传送到感受器。内脏和其他内部器官中的感受器常称为内感受器（interoceptor）或内脏感受器（visceroceptor），以区别于嗅、听、视这样一些感受体外信号的外感受器（exteroceptor）。提供任一时刻身体在空间中位置的信息的感受器称为本体感受器（proprioceptor）。

每一种感受器都有相应的适宜刺激，即其最敏感的能量形式。大多数感受器包含特殊的细胞器，它们对特异刺激极为敏感，例如视杆外段中的光敏色素在受到一个光量子照射后就会发生立体构型的变化，使视杆兴奋。感受器并不只是对适宜刺激有反应，例如，所有感受器均能为电流所兴奋。大多数感受器也对突发的压力和化学环境的变化有反应。化学感受器则是一个总称，指的是对所处环境中的化学成分的变化起反应的所有感受器，其中包括嗅、味感受器以及随血浆中氧、pH 和渗透压等变化敏感的内脏感受器。

每个感觉器官传递一组性质上相似的感觉印象或模态（modality）。经典的五种感觉模态是视、听、触、嗅、味。此外，机体对温度、振动、痛等模态也是敏感的；平衡感觉则又是另一种模态。在每一种感觉模态中，通常可以进一步按其性质加以分类。视觉模态可以进一步区分为不同的质：亮度、红、绿、蓝等，味觉的质为甜、酸、咸、苦等。听觉的质为不同的音调等。一般来说，对于每一种模态都存在一种特殊的感觉器官，而对应于某一种质的刺激可以存在一种特化的感受

* 本章经杨雄里教授同意，在第二版原稿基础上修改而成，谨致谢忱。编者。

器，也可以由几种感受器介导。以视觉为例，其感觉器官是眼，而相应于不同的质存在着不同的光感受器（视杆及具有不同光谱敏感性的各种视锥）。感觉模态的主要类型归纳于表 31 - 1。

表 31 - 1 感觉模态的主要类型

感觉模态	能量形式	感觉器官	感受器
化学性			
一般化学性	分子	各种类型	游离神经末梢
动脉氧	氧分压	颈动脉体	细胞和神经末梢
渗透压	渗透压	下丘脑	渗透压感受器
葡萄糖	葡萄糖	下丘脑	葡萄糖感受器
pH（脑脊液）	离子	延髓	脑室细胞
味觉	离子和分子	舌和咽	味感受器
嗅觉	分子	鼻	嗅感受器
体感觉			
触觉	机械性	皮肤	神经末梢
压觉	机械性	皮肤和深部组织	神经末梢
温度觉	温度	皮肤、下丘脑	神经末梢和中枢神经元
痛觉	各种形式	皮肤和各种器官	神经末梢
肌肉感觉			
血管压力	机械能	血管	神经末梢
肌肉牵张	机械能	肌梭	神经末梢
肌肉张力	机械能	腱器官	神经末梢
关节位置	机械能	关节囊和韧带	神经末梢
平衡感觉			
线加速（重力）	机械能	前庭器官	毛细胞
角加速	机械能	前庭器官	毛细胞
听觉	机械能	内耳（耳蜗）	毛细胞
视觉	电磁能	眼	光感受器

（引自 Shepherd GM. Neurobiology，3rd ed. New York：Oxford University Press，1994）

第二节 感受器信号及感觉信息的编码

一、感受器换能和感受器电活动

各种刺激最初在感受器中转换为电信号（换能）。在某些化学感受器（如对血中氧分压敏感的感受器），整个细胞可以是一个换能器，但是在大多数情况下，换能发生在感受器的某一特化部位。特化部位呈现许多不同的形式，可能是微绒毛（如在味觉），也可以是纤毛（嗅觉）；在大多数皮肤、内脏和肌肉的感受器，换能部位是神经纤维的终端，这些终端可以是游离、裸露的神经末梢（如在皮肤中），或埋在特殊的结构中（如在肌梭中）。此外，特化部位也可以在特殊的细胞内膜或细胞器，如在光感受器中。

近 20 多年来感受器分子机制研究有了很大进展。现在知道，有两大类分子对于介导第一级感受起关键作用。一类是 G 蛋白耦联受体（GPCR），一类是瞬间受体蛋白（TRP）通道，对 TRP 通道的了解不过 10 年。视觉、嗅觉、味觉的第一级都是通过不同的 GPCR。听觉、痛觉、触觉、温度（冷、热分别感受）都是通过不同的 TRP 通道。而且它们在低等动物和高等动物中是保守的。图 30 - 1 显示了化学感受器和光感受器换能机制的模式图。在化学感受器（图 31 - 1A），嗅分子与位于嗅感受器纤毛中的受体蛋白（R）（一种 GPCR）相结合，从而激活 G 蛋白（G）。G 蛋白激活腺嘌呤环化酶（AC），促进环化 AMP（cAMP）的合成，cAMP 作为第二信使增加离子通道的电导，使感受器膜去极化，产生感受器电位。G蛋白也可激活磷酸二酯酶（PDE），从而激活三磷酸肌醇（IP_3）和二酰甘油酯（DG）。嗅分子也可以直接与离子通道蛋白相结合；脂溶性分子可以扩散的形式通过膜而作用于胞液中的感受器。在光感受器（图31-1B），光子作用于视紫红质（R）（也是一种GPCR），激活G蛋白，转而又激活PDE。PDE使cGMP水解，从而使Na^+通道关闭，产生超极化的感受器电位。对于光感受器换能机制，在以后的章节中还要详加讨论。很明显，这些机制的一个共同特点是，换能最终均影响离子的运动，从而改变跨膜的电荷分布，导致膜电位的变化，即感受器电位（receptor potential），其基本机制与突触电位的机制相似。

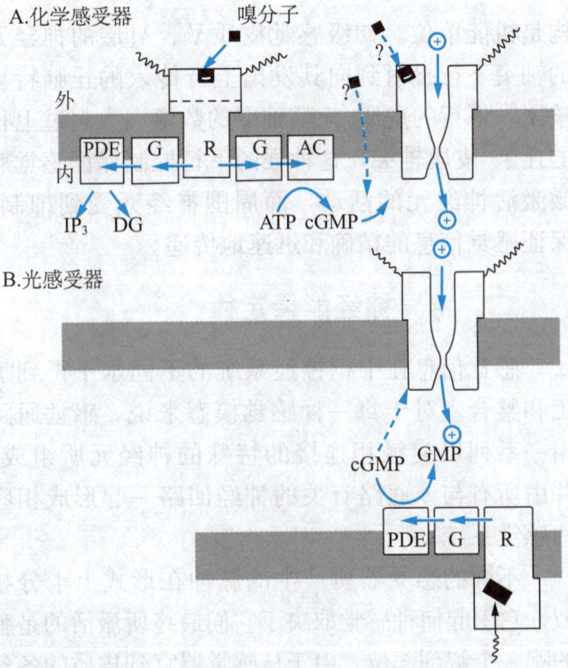

图31-1 两类感受器功能转换机制示意图

A. 化学感受器。R：受体蛋白，G：G蛋白，AC：腺嘌呤环化酶，IP_3：磷酸肌醇，DG：二酰甘油酯；B. 光感受器。详见正文。（引自Shepherd GM. Neurobiology，3rd ed. New York：Oxford University Press，1994，有修改）

二、感受器的兴奋和感觉纤维的脉冲活动

感受器电位最终转换为神经脉冲。感觉换能的部位和脉冲发生的部位通常是分开的；在某些情况下两者处于一个细胞或一条神经纤维之中，但也可有突触介于其中，在视网膜中，换能的部位——光感受器和脉冲发生的部位——神经节细胞之间甚至有两个突触。

在以神经末梢为感受器的情况下，感受器电位本身直接引起神经纤维产生动作电位；而在特化的感受器，感受器电位与突触电位一样以电紧张的方式进行扩布，然后引起动作电位。在牵张感受器，牵张使跨神经终端膜的内向正电流增加，在终端产生感受器电位。电位借助电紧张电流扩布，经过细胞到达轴突中脉冲发生的部位。在光感受器，光子对外段中膜盘的作用导致暗中自内段流入外段的电流的阻遏，所引起的膜电位的变化（感受器电位）经细胞扩布至感受器终端的突触输出处。无论在哪一种情况，引起动作电流发生的电位称为发生器电位（generator potential）。对于神经末梢感受器来说，发生器电位就是感受器电位；但对于特化的感受器来说，发生器电位只是感受器电位传递至神经末梢的那一部分。

以电紧张形式扩布的感受器电位在传入神经纤维中编码为神经脉冲，并由传入神经传至神经系统的其他部分。试以蛙牵张感受器为例加以说明。在肌肉的牵拉先逐渐增强（动态期）、而后保持恒定（静态期）的刺激情况下，若用河豚毒素阻遏脉冲的发生，可清楚地观察到感受器电位振幅在动态期内先随牵拉的增强而增大，在动态牵拉终了时达到峰值，然后缓慢下降；在静态牵拉期内降至一个更低的稳定水平。在自然的情况下，将同时记录到脉冲放电，脉冲频率与感受器电位的幅度有良好的平行关系：当感受器电位的幅度随刺激强度平稳地增大时，脉冲频率逐渐增高；感受器电位幅度降低时，脉冲频率随之减小。虽然刺激是连续变化的，但在感受器中转换为不同频率的全或无的神经脉冲，这类似于电子学上模拟信号转换为数字信号。

脉冲频率（*R*）与刺激强度（*S*）密切相关，两者的关系可以用幂函数描述，即

$$R=K\cdot(S-S_0)^n$$

其中S_0为阈值，K和n为常数。指数n可以有不同的数值，对有些细胞刺激和反应间成比例，即n=1，但对大多数细胞n小于1。

感觉适应是一种重要的生理现象：在感觉刺激长期作用下，感觉强度发生变化（通常是减

退），这可以发生在不同的水平上。在感受器水平，当一个恒定强度的刺激施加于感受器时，其感觉传入神经中的脉冲频率随时间延长逐渐下降。适应的程度因感受器的类型而异。触觉适应很快，如果对环层小体施加恒定的压力，感受器电位衰减得十分迅速。这种感受器显然不能用于传递持续性信号，但对刺激的变化却十分灵敏，且所产生的脉冲频率与变化发生的速率直接相关，因此常称为瞬变感受器，它适于传递快速变化的信息。另一方面，颈动脉窦、肌梭、关节囊感受器、伤害感受器的适应很慢，且不完全，即长时间刺激后感受器电位及脉冲频率仍然维持在相当高的水平。这种缓慢而不完全的适应过程对动物的生命活动有一定意义。例如，肌肉牵张在持续的姿势调节中起作用；引起痛和冷的感觉的往往可能是潜在的伤害性刺激，如果其感受器显示明显的适应，在一定程度上就会失去其报警的意义。颈动脉窦和主动脉弓感受器在血压的调节中连续地执行其功能，这些感受器出现适应显然会限制调节系统运转的精度。

第三节 感觉通路及其信号编码和处理

一、中枢通路和感觉皮质

躯体感觉、视觉和听觉等感觉系统的感觉通路由外周初级传入-脊髓，或脑干-丘脑-大脑皮质组成。各感觉系统的初级传入神经元的轴突在到达丘脑之前均从一侧交叉至对侧，最后投射到大脑皮质。躯体感觉的初级传入在脊髓和脑干几乎是完全交叉；视觉系统的初级传入是部分交叉，鼻侧神经纤维在视交叉投射至对侧；听觉系统的初级传入是多种交叉。丘脑是感觉信息加工的重要驿站，每个感觉系统有特异的丘脑核团，如腹后外侧核、外膝体和内膝体分别对躯体觉、视觉和听觉信息进行加工。核团内依胞体直径有大、小神经元之分，一般说来，大神经元以最快速度将外周信号传递到皮质。

如图 31-2 所示，各感觉系统的丘脑特异性中继核团的神经元轴突分别投射到大脑感觉皮质的相关区域，包括初级感觉区和邻近的联络区，构成了外周感觉的精确机能定位区，即皮肤感觉、视网膜和声调等外周感觉的皮质代表区。大脑皮质结构上分为 6 层，来自丘脑神经元的轴突主要终止在位于中间的Ⅲ和Ⅳ层。由于在中间层含有许多小神经元，在组织切片上像砂状颗粒，因此感觉区也称为皮质粒状区。Golgi 染色显示，在垂直方向有清晰的结构模式特征，从脑表面到脑的深层，有 0.5～1 毫米宽的圆柱状结构，每个柱大约由 2500 个神经元组成。柱状结构的Ⅱ～Ⅳ层接受传入，而Ⅴ和Ⅵ层为传出层。因此，柱状结构是机能单位。初级感觉皮质Ⅴ、Ⅵ层的神经元的轴突下行投射到向其发出上行传入的丘脑特异核团，下行的皮质-丘脑轴突的数量大大超过上行的丘脑-皮质轴突，这种强的下行控制保证感觉刺激激活神经元的活动，而周围神经元受到抑制，保证感觉信息的精确和迅速地传递。

二、特异神经能量定律

感觉信息在中枢神经系统的不同水平得到加工和整合。对于每一种感觉模态来说，感觉通路由一系列以突触相连接的特殊的神经元所组成，并由所有与该通路有关的神经回路一起形成相应的感觉系统。

不同的感受器所产生的脉冲在形式上十分相似，它引起何种感觉取决于它们最终所激活的是脑的哪一个解剖部位。由于从感觉器官到皮质的各条特异的感觉通路是互相独立的，因此当刺激发生在一个特定感觉的神经通路时，不管该通路的活动是如何引起的，或者是在由通路中的哪一部分所产生的，所引起的感觉总是该感受器在生理情况下兴奋时所引起的感觉。例如，无论是压迫刺激手上的环层小体，还是因臂丛的肿瘤刺激了神经，所引起的感觉都是触觉。同样，如果把一根纤细的电极插入脊髓背柱、丘脑或大脑皮质后中央回的相应的纤维之中，并施加刺激，所引起的感觉均是触觉。这一原理最初由德国生理学家 Müller 在 19 世纪 30 年代所提出，称为特异神经能量定律（doctrine of specific nerve energies），是感觉生理学的基础之一。

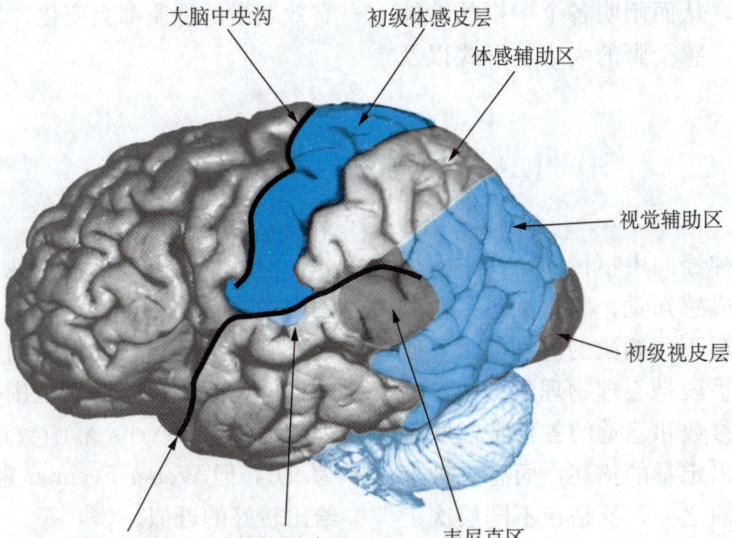

图 31－2　人大脑皮质初级感觉区和联络区定位分布

（引自 Squire et al，Fundamental neuroscience. 2nd edition，Academic Press，2003）

三、感觉回路组织方式的共同特点

不同感觉系统神经回路的组织方式有共同特性。在感觉通路中神经纤维分叉向几个神经元提供输入，称为辐散。一个神经元又可以接收来自几根轴突的输入，谓之聚合。这既可以发生在一个中枢之内，也可以发生在不同的中枢之间。从一条通路来说，连接是串联形式，在不同的水平神经过程按前后的次序发生。但是因为在相继的水平上神经元连接的辐散和聚合，因此也存在着信息传输的并联型通路，即对不同类型的信息同时进行传递和整合。

某些中枢通路主要传递一种感受器的输入，称为特异感觉通路。在感觉信息传递过程中，另一些通路因其纤维的辐散及与其他输入的聚合，其特异性变得越来越低，成为多模态通路。特异的感觉通路实现感觉信息的精细的传递，而非特异通路用于感觉的整合及整个机体行为的调节。对于机体的分析和综合功能来说，两者都是必不可少的。在不同的感觉通路中，除通常的信息向中性传递外，还有离中性的连接进行信息的反馈。

四、感受野

感受野是感觉生理中的一个重要概念。对于感觉通路中的任一神经元来说，感受野系指由所有能影响其活动的感受器所组成的空间范围，这种影响可以是兴奋性的，也可以是抑制性的；可以是直接来自感受器的，也可能通过中间神经元或来自不同的水平。以触觉为例，记录丘脑中某一个对触觉敏感的神经元的反应，并用细杆轻触皮肤的不同点，可发现只有当刺激点落在身体的某一区域内时该神经元的脉冲频率才发生变化，这个区域就是该神经元的感受野。

感觉神经元的感受野大小不一。某些神经元的感受野很小，例如，视皮质的某些神经元仅对照射 0.02 mm^2 视网膜区域的光有反应。但另一些神经元有极大的感受野，例如中枢神经系统中某些细胞对很大区域的皮肤刺激均有反应，而相邻的感受野往往互相重叠。

感受野通常是非均质的，可以进一步区分为兴奋区和抑制区。例如，视网膜神经节细胞具有中心-周围拮抗型的感受野，即在感受野中心的兴奋区的周围有一个环形的抑制区；或者感受野中心是抑制区，而周围是兴奋区。

原则上，感受野的特性——其位置、大小、兴奋区和抑制区的划分等，对于感觉系统中的每一个细胞都是能够确定的。在各中枢，相邻的细胞一般具有相似特性的感受野。通过对处于不同水平靠突触相联系的感觉神经元的研究，能够发现感受野变化的方式，从而阐明各个中枢的功能原理。在不同的水平，感受野的大小、形式以及有效刺激的性质都会变化。

第四节 感知觉的一般规律

感觉信号由传入神经向中枢传递，在中枢内经过信息的整合，形成感知觉。感知觉包括对刺激的检查、辨认以及对不同刺激的辨别能力。研究感知觉使用的主要手段是心理物理学方法，这种方法把刺激的物理参数和感觉的各种特性联系起来，对感觉现象做出定量的描述，而感觉神经生物学研究的主要目的之一，就是在不同层次上阐明这些定量关系的神经机制。尽管感觉的模态各不相同，但存在一些重要的共同规律。

一、刺激强度和感觉的关系

单个感受器的兴奋通常并不引起感知，即感知要比感受器的阈值更高。如一个光量子能使一个视杆兴奋，但必须要有5～7个视杆同时活动才能使人感知。当刺激高于感知阈值后，刺激强度（S）和感觉强度（I）之间的关系可以用 Stevens 幂函数来描述，即

$$I=K\cdot(S-S_0)^n$$

其中K为常数，S_0为刺激的阈强度。

若对上式两侧取对数，则

$$\lg I=n\log(S-S_0)+K'$$

其中$K'=\log K$，仍为常数，即两者的对数是线性关系。

与此有关的是感觉辨差阈，即能检测的刺激参量的最小变化（ΔS）。在一定范围的刺激强度内，辨差阈是刺激强度的一个恒定的分数，即$\Delta S/S=K$，对压力刺激为3%，对光刺激为1%～2%，对味觉刺激为10%。如果将此式在整个刺激范围（S）内加以积分，就可以推导出描述感觉强度和刺激强度关系的 Weber-Fechner 定律，即：

$$I=K'\cdot\lg S$$

此关系长期以来被奉为心理物理学的基本定律。但近年的研究已清楚地表明，虽然在一定范围内 Weber-Fechner 定律和前述的 Stevens 幂函数对刺激强度和感觉强度间关系的描述都有良好的近似，但前者的适用范围要比后者小得多。以视觉为例，Stevens 幂函数适用的亮度范围至少为10^4，但 Weber-Fechner 定律仅在10^2的范围内给出较好的近似。

辨差阈并不限于对刺激强度，也可相对于刺激的其他参数，如在视觉中颜色的辨别，在听觉中音调的辨别等。

二、感觉的空间辨别和对比

在若干感觉系统，对感受器的自然刺激通常呈现一定的空间模式。这些感觉系统具有空间上的辨别能力。体感觉系统和视觉系统的空间辨别是人们所熟知的。研究体感觉系统空间辨别特性常用的是两点辨别法，即测试皮肤上的两点接近到什么程度，在刺激时仍能感觉到是两点而不是一点。在视觉系统中相似的测试则采用两个光点（测定视锐度的一种方法）。一个普遍规律是：当刺激强度低时，空间辨别能力很差；随着刺激的增强，空间分辨能力提高。

对比是和空间辨别密切相关的一个特性。在视觉中对比是指所观察的图像相邻部分的亮度比。对于其他感觉，对比也可以用作相似的定义。在听觉，对比指某一声源的响度与其背景噪声之比。只有当对比足够大时，才能使刺激与其背景相区别。如果一个视觉图像的不同部分之间亮度比太小，图像就会变得模糊不清。

三、感觉通路中的侧向抑制

在感知觉中一个普遍的特征是存在着对比增强效应。当看一个亮背景上的暗区时，会发现暗区的边缘看起来要比中央更暗，而与暗区相毗邻的亮背景区域看起来比背景的其他部分更亮一些。这种对比增强的现象不限于视觉，在听觉、皮肤

感觉、味觉均有发现。这种现象的神经生理基础在于感觉器官和感觉通路中存在着侧向抑制。早在20世纪40年代，在对鲎（马蹄蟹）的复眼的研究中，Hartline和Ratliff发现，在各小眼之间存在侧向抑制现象——一个小眼的活动会由于近旁小眼的活动而抑制。之后的研究已证明，这在许多动物的感觉系统中是一种共同的机制。在脊椎动物感觉系统中，侧向抑制常常是通过抑制性的中间神经元实现的。

由于投射的辐散，一个局部的刺激可以激活一大群中枢神经元。如果这个过程不受限制，在通路的更高水平被激活的神经元群将越来越大，显然将导致分辨能力的降低。有抑制性中间神经元介导的侧向抑制的存在，不仅使这种信号的辐散受到限制，还将因抑制而提高了空间对比度，自然就增强了感觉系统的分辨能力。

四、感觉的时间特性

感觉反应的频率响应特性一般不高，刺激间的时间间隔太短，就会产生融合的感觉。当周期闪光的频率超过几十周时便融合起来，即无闪烁的感觉，这是人们熟知的现象。听觉的融合频率则要高得多。

刺激的时程对感觉强度有显著的影响。在阈值附近，在一定的时间范围内，刺激时程与感觉强度成正比，即存在着时间上的线性总和。例如在视觉中，当刺激时程小于0.1s时，阈值光强度（I）随刺激时程（t）按反比降低，即$I \cdot t$=常数。如果时程超过0.1s，总和即不再成线性。其他的感觉模态也存在类似的关系。

很短暂的刺激在感觉中能总和起来，相反，长时间的刺激却导致抑制，即适应。视觉系统的明适应和暗适应在视觉功能中起着重要的作用，研究得最深入。感觉适应实际上是感受器以及感觉的神经系统适应的主观表现。大多数感觉都有这种现象，但痛觉是例外，它几乎不存在适应，这和其感受器及传入纤维的生理特性也是一致的。

※　※　※

不同的感受器把各种不同类型的刺激转换成电信号（感受器电位），这种换能通过第二信使或者直接作用于感受器的离子通道而实现。感受器电位在感觉纤维中的编码为神经脉冲，其频率与刺激强度呈幂函数关系。感觉信息在沿感觉通路传递的过程中由不同水平的神经网络（神经元回路）进行处理和整合。在阐明感觉系统的工作原理中，感受野是一个重要概念。

尽管感觉的模态不一，但存在一些重要的共同规律：刺激强度和感觉强度间的关系可用Stevens幂函数描述；感觉的空间、时间辨别以及对比有相似的特性；存在着侧向抑制。

参考文献

1. Castro-Alamancos A. Dynamics of sensory thalamocortical synaptic networks during information processing states. Prog Neurobiol，2004，74：213-247
2. Finger TE，Silver WL，eds. Neurobiology of Taste and Smell. New York：Wiley，1987
3. Ganong WF. Review of Medical Physiology. 11th ed. Los Angele：Lange Medical Publication，1983：84-90
4. Kandel ER，Schwartz JH，Jessell TM，eds. Essentials of Neuroscience and Behavior. Norwalk：Appleton & Large，1995
5. Kandel ER，Schwartz JH，Jessell TM，eds. Principles of Neural Science. 4th ed. McGraw-Hill Companies，Inc. 2000：
6. Horng SH，Sur M. Visual activity and cortical rewiring：activity-dependent plasticity of cortical networks. Progress in Brain Research，2006，157：3-11
7. Lestienne R. Spike timing，synchronization and information processing on the sensory side of the central nervous system Prog Neurobiol，2001，65：545-591
8. Schmidt RF. Grundriss der Sinnerphysiologie. 4 Anflage. Berlin：Springer Verlag，1980：1-94
9. Shepherd GM. Neurobiology. 3rd ed. New York：Oxford University Press，1994
10. Squire LR. eds. Fundamental Neuroscience. 2nd ed. New York. Academic Press，2003
11. Werner G，Mountcastle VB. Neural activity in mechanoreceptive cutaneous afferents，stimulus response relations，Weber function，and information transmission. J Neurophysiol，1965，28：359-397

第三十二章　视网膜

何士刚

一、眼睛的演化 …………………………………… 568
二、视网膜的结构…………………………………… 570
三、视网膜细胞的反应特性……………………………… 571
四、视网膜中的神经环路及信号处理 ……………… 572

中国的古话说眼睛是心灵的窗户，这个描述在很大程度上是准确的，如果我们把心灵理解为“mind”，而不是解剖意义上的心脏的话。

一、眼睛的演化

光线给动物提供了发现食物和躲避危险的机会，自然选择的过程在动物中造就了形形色色的利用这个机会的器官。据统计，在动物界的33个门中，约1/3几乎没有感光能力，1/3没有特异的感光器官，而剩余的1/3有特化的感光器官（眼）。有成像能力的眼在33个门中的6个门中存在（如软体、环节、节肢和脊索动物等），而这6个门的动物占据了现存物种的96%，可见眼睛对动物的生存是何等重要。

早期演化是在水中进行的，而在水中传导的光波长有限，眼睛的演化很可能是按阶段进行的。在寒武纪早期［500～570百万年前（MYA）］出现了位于色素上皮内的少量光感受器形成的眼点。眼点可以区分明暗，但不能提供更复杂的信息。眼点凹陷产生杯状小窝，使眼睛能够区分光线的方向，在前方再增加一个透镜就使眼睛有了成像能力。复制这个结构就产生了昆虫的复眼，而在这个结构内增加光感受器的数量就形成了类似相机的室状眼，这种高级的眼除了能提供光线的强度和方向之外，还能提供波长、反差和极化的信息。

形态学的证据提示眼睛在历史上独立地出现了40多次，比如脊椎动物的视网膜来源于神经外胚层，并诱导头外胚层形成晶状体，而软体动物的视网膜来自头外胚层，最终产生了一个没有角膜的眼。一个有趣的模拟实验也支持多源演化，始于一片光敏表皮，选择改善视敏度的后代，照相机样的眼能在40万代内产生，如果一个动物的生命是一年，这只需要50万年的时间，这在物种演化的时间表上并不十分漫长。由于功能的限制，动物界中演化出的光学系统也比较有限，如针孔、透镜和反射镜等。在完全不相关的动物上可以出现几乎相同的眼睛构造，例如在鱼和软体动物都出现了相机状（或室状）的眼，图像落在了一个二维的光感受器阵列上，脊椎动物的光感受器位于视网膜后方，而无脊椎动物的光感受器则位于视网膜前方，这种差别提示它们有可能是独立起源的。

但最近的分子生物学研究结果对眼的多重起源提出了挑战。初步研究在果蝇上发现了501个和眼睛有关的基因，在小鼠上有约7500个基因与眼睛的发育和功能有关。其中一个与发育有关的基因pax6就能在多个物种诱导眼睛的构建。但pax6在构建眼睛的过程中也需要和其他一系列基因相互作用。比较章鱼和人眼组织中的ESTs，发现70%是相同的。

光线转换为细胞信号首先通过七次跨膜的色素蛋白（opsin）及与之结合的维生素A衍生物呈色基团。色素控制了对不同波长光的灵敏度，而这是由色素蛋白与呈色基团结合部位附近的少数氨基酸的侧链所调控，这些部位也正是自然选择的效果最明显的部位。色素蛋白在眼睛出现之前已经存在，并演化为至少七个家族，随着对不同物种的观察，每个色素蛋白的家族都在迅速增加。在脊椎动物演化早期，染色体数目由于复制而增加，出现了多个色素基因和其他光转导特异的家族，色素蛋白基因的复制导致在旧界灵长类（old world monkey）中三色视觉的产生。

目前了解最多的两种光感受器使用了完全不同家族的色素蛋白，装载在相当不同的细胞膜特化中。这两种色素蛋白的细胞内信号转导机制也是十分不同的。脊椎动物光感受器使用了纤毛色素蛋白（c-opsin）装载在特化的纤毛（cilia）中，而无脊椎动物使用了杆状色素蛋白（r-opsin）装载在小杆（rhabdoms）中。两种光感受器使用不同的G蛋白，脊椎动物用的是转导素（transducin），而无脊椎动物用的是Gq家族的G蛋白；脊椎动物光感受器通过将cGMP转化为GMP而使细胞超极化，而无脊椎动物使用磷脂酶C（phospholipase C）使细胞去极化。此外，信号的放大和终止过程对这两种光感受器也是不同的：无脊椎动物的色素蛋白是固定在膜上的，可以检测极化状态，而脊椎动物的色素蛋白则不是。

在用视觉捕捉环境信息时，所有的动物都利用了光线的强度来产生反差，利用波长来产生色调，但是不同物种演化出的处理强度和波长信息的机制却各不相同，这种差别反映了在自然选择过程中对同一问题产生的不同解决方案。例如哺乳动物和蜜蜂用长波长光感受器来编码光强和颜色，但苍蝇和鸟类则为这两个功能演化了不同的光感受器。

以上说到的色素蛋白都属于2型色素，以与微生物的1型色素区分。1型色素蛋白要更古老，在藻类及真核微生物中被用来从光子中收集能量和信息。由于基因测序技术的发展，从海水、盐沉积和海底火山周围样本中发现的1型色素数量在迅速增加，目前已超过了800种。1型和2型色素之间有惊人的相似性：它们都是七次跨膜的蛋白，都利用视黄酸衍生物捕捉光子；而两者都通过一个赖氨酸与视黄酸结合，但是1型色素通过在膜内运送离子或与其他蛋白相互作用而发挥功能，而2型色素则通过与G蛋白耦联起作用。两种视黄酸分子的变构也有所不同。虽然两者之间在分子机制上有惊人的相似，但却没有任何亲缘的关系。所以用和视黄酸联系的色素样蛋白检测光线的机制，在演化过程中被独立地发现和利用了两次。

眼睛发育过程中新产生的组织在多个基因时空部分重合的表达调节下产生形态的变化。至少15个转录因子和多个信号转导分子被发现在人和小鼠眼睛发育中有作用，它们中的大部分也在其他组织中有表达。我们已经知道对果蝇的光感受器阵列，有七个基因协同作用［eyeless（ey）、twin of eyeless（toy）、sine oculus（so）、eyes absent（eya）、dachshund（dac）、eye gone（eyg）和optix］。这些基因与Notch、酪氨酸激酶和其他信号系统组成了一个复杂的调控网络，敲除任何一个基因都会导致眼睛发育出现严重问题甚至眼睛缺失。在有其他基因合作的前提下，这七个基因中除了sine oculus外，都能诱导异位眼睛的生成，而Six1、Dach和Eya在肾、肌肉、内耳形成中也有重要作用，提示这一整套相互作用的基因产物在演化过程中被反复用于形成不同的结构。

光检测系统可能出现过许多次，选择了直到今天最为熟知的两个系统即纤毛和小棒，虽然这两个光感受器类型被认为严格地区分为脊椎动物（纤毛）和无脊椎动物（小棒）。但最近的研究发现它们中的一些成分在大多数生物中可能是共存的。扇贝的眼睛有特殊的两个视网膜的结构，近中心的视网膜中表现出无脊椎动物的去极化反应用来检测光强，而更外侧的视网膜表现出脊椎动物的超极化用以成像。在哺乳动物视网膜中，最近发现有一类神经节细胞中含有r-opsin家族的色素Melanopsin，而Melanopsin在神经节细胞中所起的作用也与其他杆状色素蛋白在无脊椎动物中的相似，即将细胞去极化。这个系统与已经非常熟悉的视网膜成像系统共存，为视觉系统提供光线存在与否的信号。有人提出小棒型光感受器可能是脊椎动物神经节细胞演化上的祖先，而其他细胞，包括水平细胞和无长突细胞，可能也来源于小棒型光感受器，只是在演化过程中失去了感光能力。总的来说，两种不同的感光系统在寒武纪时双侧对称动物出现三个分支前就已经存在，而在演化过程中，无脊椎动物选择了小棒系统而脊椎动物选择了纤毛系统作为它们眼睛的主要感光系统，而第二级感光系统则提供了一些额外的信息指导昼夜节律等光依赖行为。

二、视网膜的结构

脊椎动物的眼是类似照相机的室状眼。环境通过眼睛的光学系统聚焦到位于眼球背部的视网膜。但如果把眼睛比喻为一个照相机，到了视网膜就不再准确了，视网膜位于照相机胶卷的位置，但它除了感光外还有极为复杂的信号处理。下文中我们将讨论哺乳动物视网膜的结构和功能。

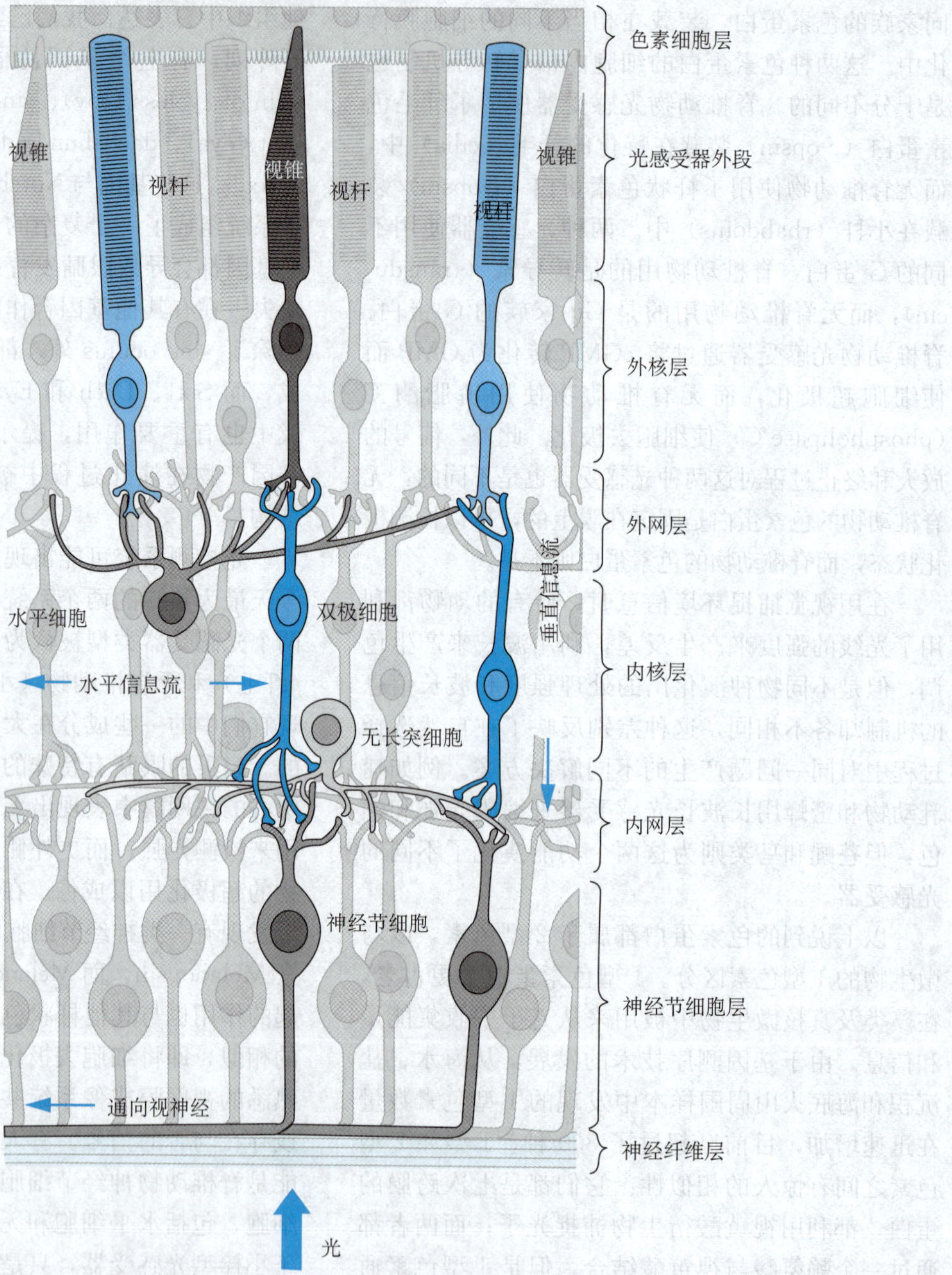

图 32-1 视网膜的基本结构和环路

对视觉工作者来说，所谓神经视网膜分成五个层次，从眼球壁向眼球中心，先后为外核层 (the outer nuclear layer)、外网层（the outer plexiform layer)、内核层（the inner nuclear layer)、内网层（the inner plexiform layer）和神经节细胞层（the ganglion cell layer）（图 32-1）。

外核层：由光感受器的细胞体构成。光感受器可分为两大类：视杆和视锥。视杆都是相同的，含有色素视紫红质，视锥根据其含有色素的不同又可进一步分为短波长敏感（S或蓝）视锥、中波长敏感（M或绿）视锥和长波长敏感（L或红）视锥。在绝大多数的哺乳动物视网膜内，没有红-绿视锥的区别，只存在一类蓝视锥和一类介于红绿之间的视锥。只有在极少数灵长类动物中才有红-绿视锥的区别，因此才有三色视觉。光感受器外段由细胞膜反复折叠形成碟状结构，色素位于这些细胞膜形成的碟中。光感受器的终末进入外网层，与双极细胞和水平细胞形成联系。

外网层：外网层由光感受器的终末与水平细胞和双极细胞组成的突触联系所形成。

内核层：由水平细胞、双极细胞和无长突细胞的胞体形成。水平细胞是视网膜中的中间神经元，介导光感受器和双极细胞之间的横向联系，在绝大多数哺乳动物中有两种，带轴突和不带轴突的。它们的胞体位于内核层最靠近外网层处，两种水平细胞的树突与视锥形成联系。带轴突水平细胞的轴突终末与视杆形成联系。水平细胞内侧由双极细胞胞体占据。哺乳动物含有10种双极细胞，其中一种只和视杆发生联系，被称为视杆双极细胞，其余9种与视锥联系，它们负责把光感受器的信号传递到视网膜神经节细胞。双极细胞内侧是无长足细胞，它们是视网膜的中间神经元，它们的突起进入内网层，介导双极细胞与神经节细胞之间的横向联系。

内网层：双极细胞的轴突终末、无长足细胞的突起和神经节细胞的树突在此形成联系。

神经节细胞层：由视网膜神经节细胞的胞体组成，它们的树突进入内网层接受双极细胞的输入并与无长足细胞的突起形成相互联系，其轴突组成视神经，从眼球后部进入颅内投射到更高级的视觉中枢（外侧膝状体和上丘等）。神经节细胞层内也含有大量的移位无长足细胞，它们的突起进入内网层介导双极细胞和神经节细胞之间的横向联系。

三、视网膜细胞的反应特性

1. 光感受器　尽管所含色素不同，所有光感受器对光反应是一样的。光线刺激使光感受器超极化。光感受器含有大量 cGMP 门控的 Na^+ 离子通道（非选择性阳离子通道），而在黑暗中，光感受器内的 cGMP 浓度较高，cGMP 门控通道开放，细胞处于去极化状态，当有光刺激时，光子被色素分子吸收，通过色素分子激活了 G 蛋白，从而激活了下游的 cGMP 水解酶并将 cGMP 转化成 GMP，因此 cGMP 浓度降低，cGMP 门控通道关闭，光感受器超极化。与此相对应的是，光感受器在黑暗中因去极化而持续释放神经递质谷氨酸，在受光刺激时超极化而导致谷氨酸释放减少。光感受器还能对不同光强度调节其反应的灵敏度，这种调节主要是通过 Ca^{2+} 在几个不同的环节起作用的。

2. 水平细胞　两类水平细胞及其轴突终末对光都产生去极化的反应，虽然其反应的动力学因为它们所含谷氨酸受体的不同以及与视杆、视锥联系的不同而有较大的差别。水平细胞被普遍认为在神经细胞拮抗性周边的形成及在视网膜明暗适应中起重要作用，但其作用机制依然是一个颇有争议的问题。以往认为水平细胞通过释放抑制性神经递质 GABA 而影响光感受器的活动，但近来的研究发现光感受器终末并不含有 GABA 受体。现在有两种理论，一种认为水平细胞上有一些半通道（hemichannels），即半个缝隙连接，它们在水平细胞活动时会改变通透性，从而通过细胞外电位的改变而影响光感受器的活动；另一种认为水平细胞突起上的电压敏感性离子转运蛋白的活动可改变微环境中的 pH，从而影响光感受器的活动。

至于两种水平细胞的功能有何不同，以及为何需要将与视杆联系的终末与一种水平细胞联系在一起（细胞体和轴突终末之间没有电联系，因为水平细胞并不产生动作电位，电紧张电位在细长的轴突上迅速衰减，不可能影响另一端的活动），都是尚不清楚的问题。

3. 双极细胞　双极细胞由于含有不同谷氨酸受体而对光产生两种截然不同的反应。含有离子型谷氨酸受体（AMPA/Kainate）的双极细胞在黑暗中或撤光时谷氨酸释放增加，使这些双极细胞去极化；给光时光感受器释放谷氨酸减少而超极化，反应极性与光感受器一致。含有所谓代谢型谷氨酸受体的双极细胞，谷氨酸激活了代谢型受体（一种G蛋白耦联受体），激活了cGMP水解酶，使细胞内cGMP浓度降低，cGMP门控非选择性阳离子通道关闭而极化。当给光时谷氨酸释放减少，cGMP水解酶活性减弱，cGMP浓度上升，cGMP门控通道开放，细胞去极化，因此反应极性与光感受器相反。这种双极细胞因给光时呈去极化反应而被称为给光型（ON）双极细胞；而反应极性与光感受器相同的双极细胞因撤光时呈去极化而被称为撤光型（OFF）双极细胞。所有的视杆双极细胞都是给光型双极细胞。

4. 无长足细胞　无长足细胞是视网膜中种类最繁多的细胞类型，有50种左右，它们的胞体位于内核层（常位的无长足细胞）和神经节细胞层（移位的无长足细胞），绝大多数的无长足细胞是抑制型的，含有抑制性神经递质GABA或甘氨酸，但少数也含有兴奋性递质ACh或谷氨酸，即使含有兴奋性递质的无长足细胞也都有抑制性递质的共存（如ACh、GABA、Glu和Gly）。从信号处理的作用上说，无长足细胞可以分成三种类型：直接参与视网膜信息传递；参与信息调控，只涉及大范围信息调控。大部分无长足细胞都不产生动作电位，但有少数无长足细胞能够产生动作电位。

5. 神经节细胞　视网膜神经节细胞是视网膜的输出单位，它们的轴突组成视神经，从眼球背后发出，进入大脑。视网膜神经节细胞根据其光反应类型可分为给光型（ON）、撤光型（OFF）、给光-撤光型（ON-OFF）。给光型神经节细胞接受给光型双极细胞的输入，它们的树突分布于内网层较靠近神经节细胞层的几个亚层；撤光型神经节细胞接受撤光型双极细胞的输入，树突分布于内网层较靠近内核层的几个亚层；给光-撤光型神经节细胞的树突大多是双层或弥散的，分布于内网层的给光和撤光亚层，或分布于给光-撤光亚层的边界。视杆双极细胞不直接与神经节细胞联系，详细的通路在以后的章节加以描述。

四、视网膜中的神经环路及信号处理

1. 中心-周边拮抗型感受野　中心-周边拮抗型感受野开始出现于双极细胞。给光双极细胞对感受野中心的光点给光呈去极化反应，如用光环刺激（不刺激感受野中心），则在光环撤光时去极化，因此形成了中心-周边拮抗型的同心圆式感受野。撤光双极细胞则对感受野中心光点撤光，周边光环给光呈去极化反应，这种中心-周边拮抗型感受野现在较公认是由水平细胞介导的（图32-2）。

在感受野周边受到刺激时，感受野中央的光感受器受到了来自周边水平细胞的横向抑制，在周边刺激撤除时，中央的光感受器会因去抑制而反应，因此产生与中心刺激极性相反的刺激反应（如给光双极细胞对周边撤光反应，而撤光双极细胞对周边给光反应）。

神经节细胞的中心-周边拮抗型感受野则延续了双极细胞的性质，而同时又加入了无长足细胞的作用。

少数灵长类在视网膜中央有高度特化的区域，称为中央凹，在此，视网膜中光感受器以内的细胞都被移至两侧而形成凹陷，这是视敏度最高处。在此只有视锥，并且每个神经节细胞只接受一个双极细胞的输入，而每个双极细胞只接受一个视锥的输入。三个特性使该部分的分辨率达到最高：此处不存在血管，光感受器以内的细胞都移至内侧，这两个特点保证了光线信号在到达该部分时的歧变最小，而从光感受器到神经节细胞的一对一的联系，使信号有了最明确的空间位置。

2. 视杆通路　在哺乳动物视网膜中，视杆信号并不直接到达神经节细胞，而是通过了一个特殊的联系，进入视锥双极细胞后，再到达神经节细胞。视杆信号首先到达视杆双极细胞，但视杆双极细胞并不直接和神经节细胞联系，而是激活了一类无长突细胞（AⅡ），AⅡ无长突细胞通过缝隙连接与给光型双极细胞联系，而通过甘氨酸的抑制性突触与撤光型视锥双极细胞联系，虽然所有视杆双极细胞都是给光型双极细胞，但是通过这样的两种不同极性的联系，可以同时传递给光和撤光的信息。在给光时，视杆双极细胞去极化，释放谷氨酸激活了AⅡ无长突细胞，通过其与给光视锥双极细胞的缝隙连接，直接激活了给光型视锥双极细胞，进而激活了给光型神经节细胞。与此同时，因为AⅡ无长突细胞的激活，其甘氨酸型突触也被激活，因此抑制了撤光型视锥双极细胞。而在撤光时，情况则相反。视杆双极细胞超极化，AⅡ无长突细胞也超极化，通过缝隙连接使给光型视锥双极细胞超极化。因为AⅡ无长突细胞的超极化，撤光型视锥双极细胞受到的甘氨酸能抑制被去除，而产生去抑制反应，可激活撤光型神经节细胞。

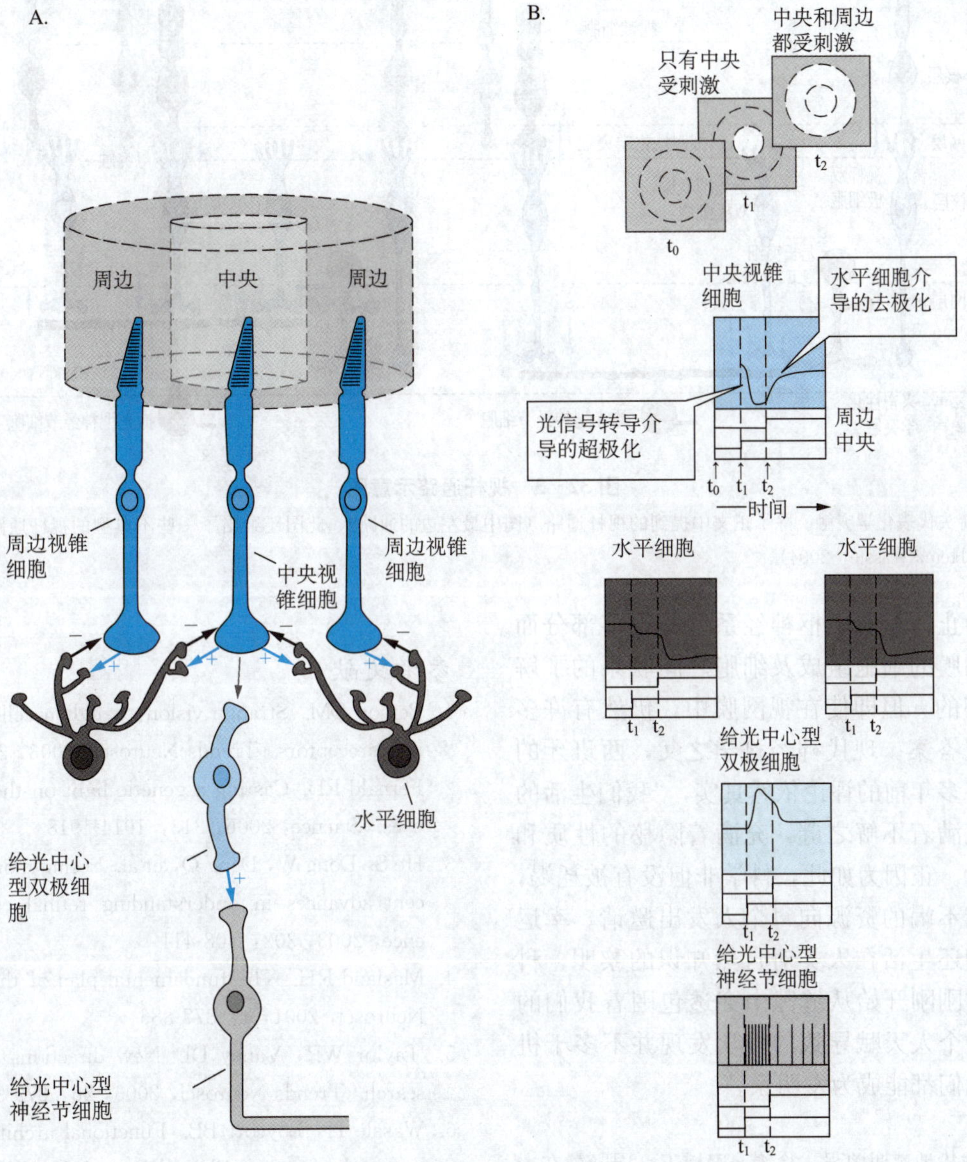

图 32－2 构成给光中心型细胞周边感受野的神经环路示意图

A. 水平细胞抑制性输入的功能解剖。加号代表符号保守性突触（突触前后细胞膜电位变化方向相同），减号代表符号反转性突触（突触前后细胞膜电位变化方向相反）。B. t_1 时刻在感受野中央给予光点刺激，t_2 时刻后同时在感受野周边给予弥散光刺激，在此种刺激方式下视网膜各类细胞的反应。感受野周边的光刺激导致水平细胞超极化。GABA 释放减少，净效应是使得中央的视锥细胞发生去极化，抵消了大部分由视锥细胞外段部分光信号转导产生的超极化效应。

在此通路中的AⅡ无长突细胞是直接参与视网膜信息传递的无长突细胞的典型。其输入、输出的空间分布都较局限。因此可以保证一定的空间分辨率，AⅡ无长突细胞可能也是视网膜中密度最高的无长突细胞。

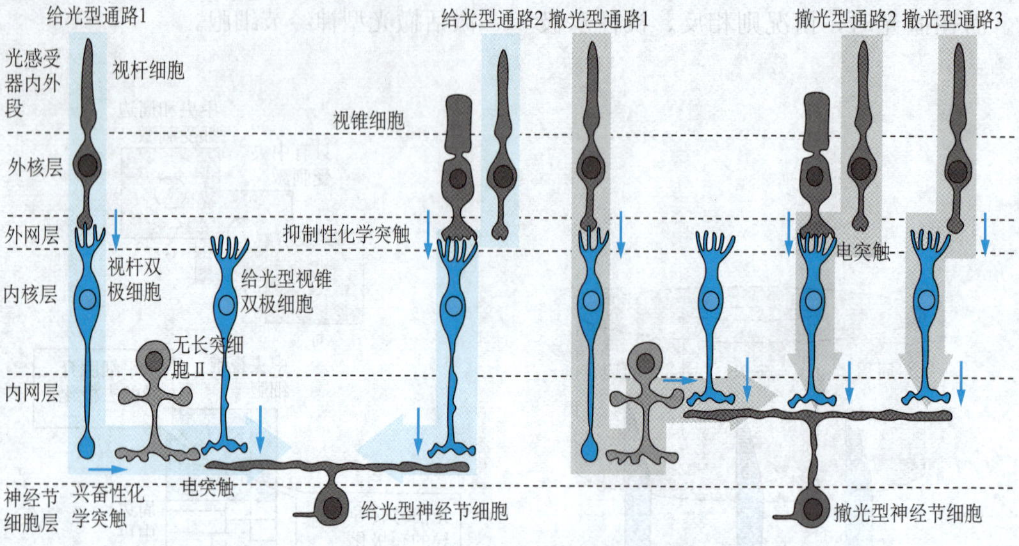

图 32-3 视杆通路示意图

箭头代表化学突触。除了正文中提到的视杆通路（图中最左边的通路），此图还给出了一些不典型的视杆通路（Heinz Wässle，2004）

迄今为止，相对中枢神经系统的很多部分而言，对视网膜的细胞组成及细胞之间联系的了解是相当透彻的。但即使在视网膜中，仍然有许多问题还没有答案。现代神经科学之父，西班牙的卡哈尔100多年前的评论依然真实，“我们生活的世界依然充满着不解之谜，充满着隐秘的性质和未知的力量。正因为如此，科学非但没有被耗竭，正用其取之不竭的资源向每个人发出邀请。幸运的是，我们还生活在人类对自然知识的黎明，科学的曙光才刚刚开始从缝隙中穿透包围着我们的未知乌云。个人天赋导致的科学发现并不多于机遇，所以我们都能成为发明家。”

致谢：

作者最诚挚地感谢曾强、徐臻、廖榕玉、周贤静在本章初稿形成和插图制作中做出的大量工作。

参考文献

1. Berson DM. Strange vision：ganglion cells as circadian photoreceptors. Trends Neurosci，2003，26：314-320
2. Fernald RD. Casting a genetic light on the evolution of eyes. Science，2006，313：1914-1918
3. He S，Dong W，Deng Q，et al. Seeing more clearly：recent advances in understanding retinal circuitry. Science，2003，302：408-411
4. Masland RH. The fundamental plan of the retina. Nat Neurosci，2001，4：877-886
5. Taylor WR，Vaney DI. New directions in retinal research. Trends Neurosci，2003，26：379-385
6. Wassle H，Boycott BB. Functional architecture of the mammalian retina. Physiol Rev，1991，71：447-480

第三十三章　视觉中枢机制

杜久林

第一节　视觉中枢通路 …………………………… 575
第二节　外膝体 …………………………………… 577
一、解剖学结构……………………………………… 577
二、神经回路………………………………………… 577
三、感受野特征……………………………………… 577
四、功能……………………………………………… 578
五、信号的平行处理………………………………… 578
第三节　初级视皮质 ……………………………… 578
一、解剖学结构……………………………………… 578
二、神经回路………………………………………… 580
三、感受野特征……………………………………… 581
四、双眼性…………………………………………… 581
五、功能柱…………………………………………… 581
六、视觉信息串、并型处理方式…………………… 585
第四节　外纹状皮质 ……………………………… 586
一、大、小细胞通路………………………………… 586
二、捆绑问题………………………………………… 586
第五节　色觉 ……………………………………… 588
一、色觉理论的发展………………………………… 588
二、视色素和视锥细胞……………………………… 588
三、色觉的神经机制………………………………… 588
第六节　视觉系统的发育和可塑性 ……………… 589
一、视觉系统的发育………………………………… 589
二、神经元自发活动影响视觉系统发育…………… 590
三、幼年视觉系统具有高度可塑性………………… 591
四、成年视觉系统的可塑性 ………………………… 592

视觉是人类最重要的感觉，80%以上的外界信息都是由视觉系统接受、处理和感知的。视觉系统也是最复杂的感觉系统，例如人的听神经有3万根神经纤维，而视神经则有100万根。本章将描述视觉通路的结构和功能，阐述外膝体和视皮质是如何既分级又平行地传递和处理视觉信息，介绍视觉系统的功能是如何随视觉经验而改变的。

第一节　视觉中枢通路

图33-1显示了中枢视觉通路的概貌。两侧视网膜神经节细胞的轴突所形成的视神经（optic nerve）在颅底形成视交叉（optic chiasm），部分地交换神经纤维后形成视束（optic tract）。视束中约90%的神经纤维投射到外侧膝状体（外膝体）（lateral geniculate nucleus，LGN）。外膝体中继神经元（relay neuron）的轴突再经视放射（optic radiation）到达同侧大脑枕叶的初级视皮质（primary visual cortex，V1），这一区域与高级视皮质V2、V3区以及位于枕叶、颞叶和顶叶中更高级的视皮质相联系。上述神经回路是视觉形成的主要通路。另外，视皮质有下行纤维投射到外膝体；同时，左、右两侧的视皮质又经胼胝体（corpus callosum）相互连接。视束中约10%的神经纤维投射至顶盖前区（pretectum）和上丘（superior colliculus），分别参与瞳孔反射（pupillary reflex）和跳跃式眼球运动（saccadic eye movement）的调节。另外，少量神经节细胞的轴突在视交叉水平离开视通路，投射到下丘脑（hypothalamus）的视交叉上核（视上核）（suprachiasmatic nucleus，SCN），参与调节昼夜节律。

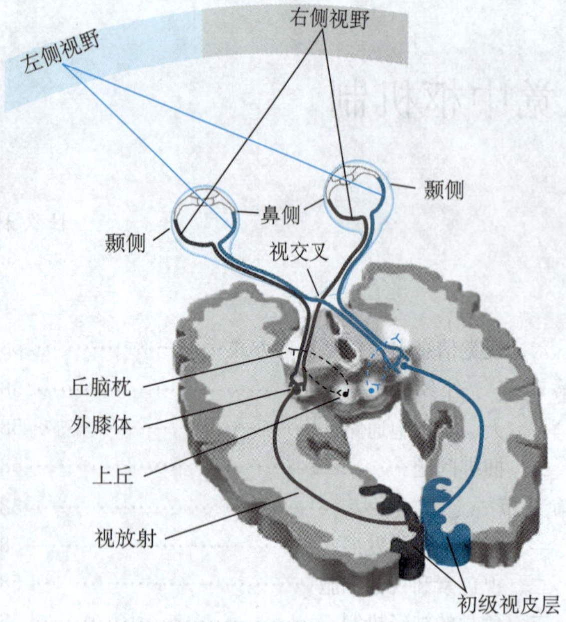

图 33-1　高等哺乳动物中枢视觉通路模式图

左、右两侧视野及其对应的神经回路分别由蓝色和灰色显示。

眼睛前置的哺乳动物，如食肉类和灵长类，其视神经纤维交叉遵循下列规则：右眼视网膜颞侧部分和左眼视网膜鼻侧部分的神经节细胞的轴突形成右视束，投射至右侧视皮质；而左视束则由相对的另外一部分轴突组成，投射至左侧视皮质。眼睛侧置的哺乳动物，如啮齿类，左、右眼主要司职同侧的视野，它们绝大部分的视神经纤维交叉到对侧。显而易见，左侧视野的视觉信息在右侧的外膝体和视皮质中传递和处理，而右侧视野的视觉信息则在左侧的外膝体和视皮质中传递和处理，见图 33-2。

视觉中枢通路中的神经纤维投射遵循严格的拓扑规则，即邻近神经元的轴突末梢终止在下一级脑区中相邻的区域。视觉刺激及其所引起的视网膜神经节细胞兴奋的空间模式则相应地被“绘制”在外膝体和视皮质上。由于神经节细胞在视网膜上分布不均，视网膜的这种拓扑投射是非线性的。例如尽管视网膜中央凹所占面积甚小，但由于其神经节细胞密度大，外膝体和视皮质中大约有一半的区域接受来自中央凹的投射。

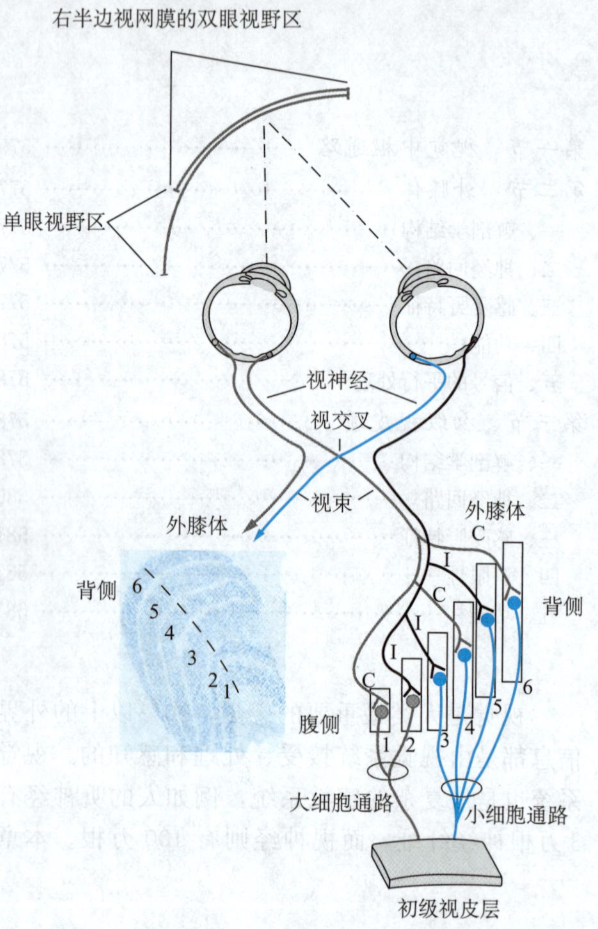

图 33-2　外膝体结构及其视网膜投射

左侧下图为猴的外膝体冠状切片图，蓝色斑点为 Nissl 染色法显示的外膝体细胞胞体。外膝体有 6 个细胞层，从腹部到背部依次为第 1～6 层，其中，第 1、2 层由大细胞组成，第 3～6 层由小细胞组成。外膝体各层仅接受来自一侧眼的输入。图中 C 和 I 分别代表来自对侧和同侧视网膜对应部位的神经节细胞的轴突末梢，其中 C 终止在第 1、4、6 层，I 则终止于第 2、3、5 层。（修改自 Kandel et al.，Principles of Neural Science. 2000，529）

第二节　外膝体

一、解剖学结构

外膝体通常指外膝体背核（dLGN），是丘脑（thalamus）的一部分，它是中枢视觉通路的第一个中继站。图 33-2 左下图为猴的外膝体冠状切片图，其外膝体由 6 个细胞层组成，各层之间主要由神经元突起组成。两个腹部层（第 1、2 层）的细胞大，称为大细胞层（magnocellular layer），主要接受来自神经节大细胞的输入；四个背部层（第 3～6 层）的细胞小，称为小细胞层（parvocellular layer），主要接受来自神经节小细胞的输入。图 33-2 显示外膝体各细胞层与两侧视网膜神经纤维投射的空间关系，其中每一层仅接受来自一侧眼的输入，因此外膝体细胞均为单眼驱动型。图中 C 和 I 分别代表来自对侧和同侧视网膜对应部位的神经节细胞轴突，其中 C 终止在 1、4、6 层，I 则终止于 2、3、5 层。由于 C 和 I 投射在外膝体的部位在视野的空间位置上是对应的（topographic register），当电极径向地从外膝体的一层穿至另一层时，细胞的感受野空间位置不变，只是输入从一只眼换至另一只眼（第 2、3 层除外）。人的外膝体的结构基本与猴相似，但分层上有明显的个体差异。猫是进行视觉实验常用的模式动物，其外膝体从背部到腹部共分为 A、A1 和 C 三层，其中 C 又可分为 C、C1 和 C2 三个亚层。同侧眼的神经节细胞投射至 A1（X 型和 Y 型神经节细胞）和 C1 层（W 型神经节细胞）；对侧眼的纤维则投射至 A（X 和 Y 型）、C（X、Y 和 W 型）和 C2 层（W 型）。外膝体这种来自两眼神经纤维分层投射的形成依赖于发育早期同侧视网膜神经节细胞高度同步化的自发活动（参见本章第六节）。

二、神经回路

外膝体的每一层通常包含两类细胞，即中继细胞（relay cell）和中间神经元（interneuron），它们分别占总数的 75%和 25%左右。中继细胞亦称投射细胞（projection cell），它们接受来自视网膜和视皮质（V1、V2 和 V3 区）的突触输入，其轴突则投射至视皮质，介导视觉信号的传递。中间神经元均为抑制性 γ-氨基丁酸（GABA）能神经元，接受来自视网膜、中继细胞和皮质下行纤维的突触输入；其轴突不离开外膝体，而在中继细胞的胞体和轴突的初始段与之形成突触联系，调节中继细胞对视觉信号的传递和处理。外膝体中只有 10%～20%的输入是来自视网膜兴奋性谷氨酸能的突触，而有 50%左右是来自视皮质兴奋性谷氨酸能的突触，30%左右来自中间神经元和膝周核（perigeniculate nucleus）中的中间神经元的 GABA 能突触，其余一小部分则来自脑干网状系统。每个外膝体神经元至少接受 10 根具有相同感受野空间位置的皮质下行纤维的输入，从而在外膝体神经元和视皮质神经元之间形成交互的兴奋性突触联系。

三、感受野特征

成年哺乳动物的每个外膝体神经元仅接受1～3 个神经节细胞的输入，并且以其中一个为主，因此外膝体中继神经元感受野特性与神经节细胞极为相似。首先，大部分外膝体中继神经元具有中心-周边拮抗式同心圆感受野，并可分为给光-中心和撤光-中心两类细胞。其次，其感受野中心面积与神经节细胞相仿，且亦随着感受野在视网膜的离心度的增加而变大。再次，外膝体也存在大量各种色拮抗型神经元。近年来的工作表明，外膝体神经元的感受野并非严格的同心圆，而是一定程度的椭圆形，这使得它们呈现出一定的方位选择性。这种椭圆形感受野也是源于神经节细胞的输入。目前对外膝体中间神经元的研究相对较少，其感受野与中继神经元不尽相同，这与它们具有不同的神经回路有密切的关系。

尽管具有上述的相似性，外膝体神经元与神经节细胞在功能特征上存在一定的差异。首先，其感受野周边对中心的拮抗作用更加有效，表现为外膝体神经元的对比敏感度（contrast sensitivity）高且对弥散光反应小，这可能源于相邻外膝体神经元的侧向抑制作用。其次，有证据表明外膝体神经元的反应受到另一视网膜相应部位输入的抑制，这种抑制是由外膝体各层之间存在的纵向抑制性突触联系所介导。

四、功能

目前，尽管我们比较详细地了解了外膝体的结构和神经回路，但对外膝体在视觉功能中的作用还不十分清楚，特别是对外膝体所接受的大量的非视网膜输入的功能的认识还很肤浅。外膝体神经元接受视网膜神经节细胞的突触输入，并由中继细胞将视觉信号传递给视皮质，这是视觉系统的主要通路。此外，外膝体还接受三种主要的非视网膜的输入：一是来自视皮质第6层、脑干网状系统和上丘的下行投射，形成这些投射的神经元和接受这些投射的外膝体细胞的感受野在空间位置上是相同的，从而局部地易化了外膝体细胞对视觉信号的处理能力，使外膝体成为视觉中枢调节和控制视觉信息流的关键部位；二是来自脑干的弥散性去甲肾上腺素能和5-羟色胺能的投射；三是来自脑干的局部性乙酰胆碱能的投射。对后两种投射的功能意义还处于猜测中。

五、信号的平行处理

外膝体在一定程度上沿袭了视网膜对视觉信号的平行处理方式。如上所述，在猴视觉系统中，视网膜大细胞和小细胞分别投射至外膝体的大细胞层（第1、2层）和小细胞层（第3～6层），进而投射到视皮质的不同细胞亚层（图33-3A和图33-9）。大细胞通路传递和处理快速的、高对比敏感度的、低空间分辨率的非颜色信息，因而与运动信息处理有关；而小细胞通路则传递和处理慢速的、低对比敏感度的、高空间分辨率的颜色信息，与形状和颜色信息处理有关。此外，由于外膝体每层只接受单眼输入，左、右眼的视觉信息在外膝体中保持分离。给光通路（on-pathway）和撤光通路（off-pathway）在外膝体中亦保持相对独立。

第三节 初级视皮质

一、解剖学结构

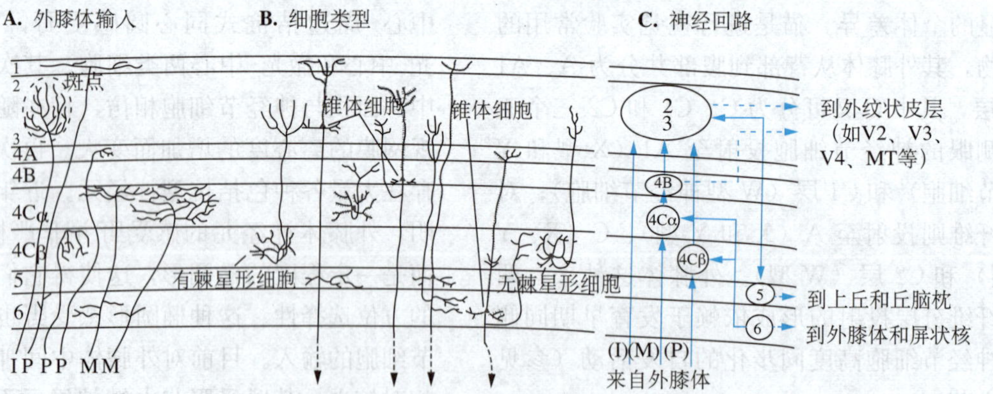

图33-3 初级视皮质的细胞组构及其突触连接

A. 外膝体大（M）、小（P）细胞层及层间区（I）向初级视皮质的投射；B. 初级视皮质中主要的两种神经元（锥体细胞和星形细胞）的形态和分布；C. 初级视皮质的输入、输出及其皮质内连接。（修改自Lund，Annu Rev Neurosci 11：1988，253）

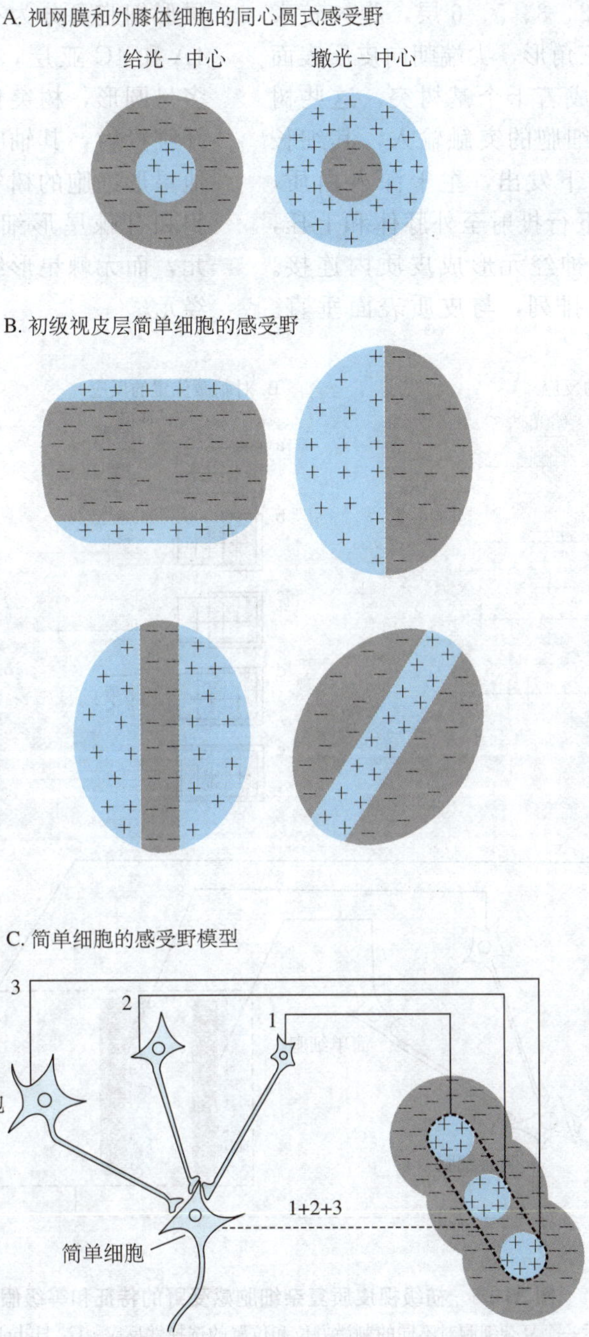

图 33－4　初级视皮质简单细胞感受野的类型和等级假说模型

A. 视网膜神经节细胞和外膝体细胞的感受野为中心-周边拮抗式，分为给光-中心和撤光-中心两类；B. 简单细胞几种代表性的感受野类型；C. Hubel 和 Wiesel 提出的简单细胞感受野形成的等级假说模型。

（Adapted from Kandel et al. Principles of Neural Science. 2000，535）

初级视皮质（primary visual cortex，V1）又称纹状皮质（striate cortex），即 Brodmann 17 区，位于大脑枕叶，接受来自外膝体中继细胞轴突组成的视放射的投射。初级视皮质处于软脑膜和白质之间，厚约 2 mm，由 6 层细胞组成，由表及里依次为第 1～6 层，其中，第 4 层又分为 4A、4B、$4C_{\alpha}$和$4C_{\beta}$四个亚层（图 33－3A）。和其他大脑皮质一样，初级视皮质主要有两种神经元（图 33－3B）：锥体细胞（pyramidal cell）和星形细胞（stellate cell）。锥体细胞是皮质内的投射神经元，主要分布在第 2、3、5、6 层，胞体较大（直径约 30 μm），呈三角形，尖端朝向皮质表面形成顶树突，底部形成若干个基树突，这些树突主要接受来自星形细胞的突触输入，其细长的轴突由胞体底部向下发出，主干深入白质，终止于外纹状皮质或下行投射至外膝体和上丘，轴突侧支则与皮质内神经元形成皮质内连接。所有的锥体细胞并行排列，与皮质表面垂直。星形细胞可分为有棘和无棘两类，主要分布于 4A 和 4C 亚层，胞体较小（直径约 20 μm），多呈圆形，树突伸向四方，接受来自外膝体的纤维投射，其轴突终止于邻近的锥体细胞和其他星形细胞的树突，形成皮质内连接。锥体细胞和有棘星形细胞属于兴奋性谷氨酸能神经元，而无棘星形细胞则多为抑制性 GABA 能神经元。

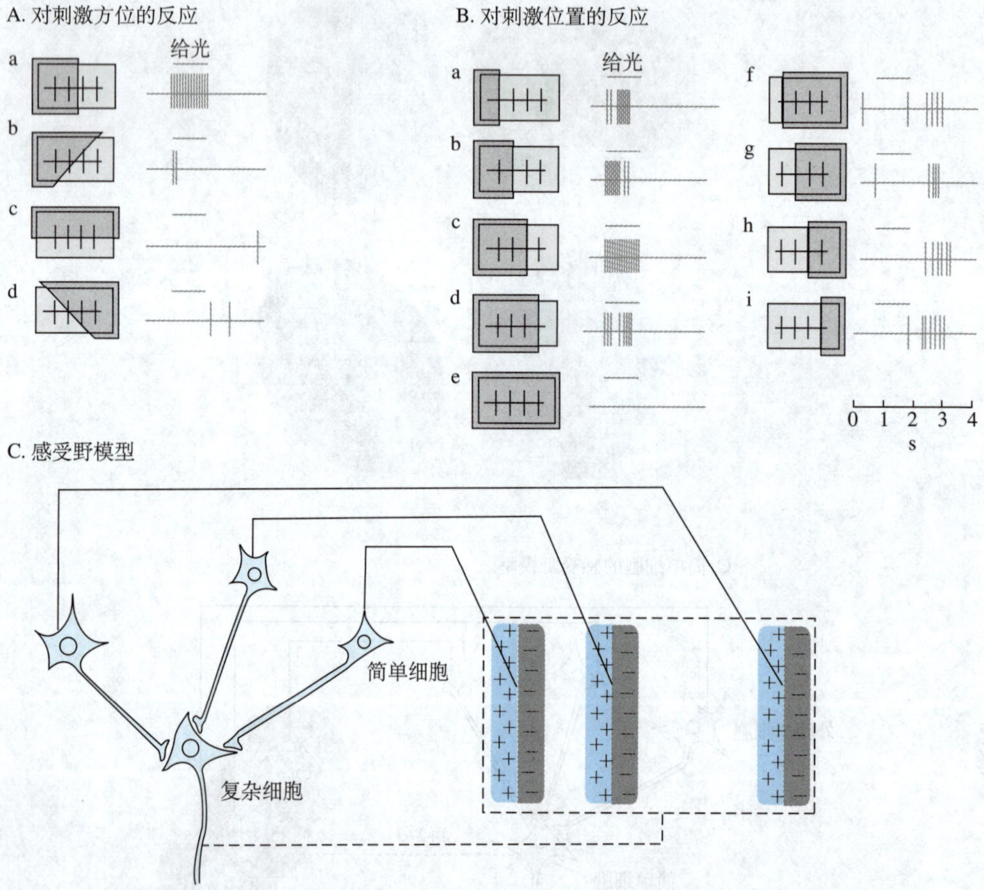

图 33－5　初级视皮质复杂细胞感受野的特征和等级假说模型

A 和 B 分别显示一个复杂细胞对不同的刺激方位和位置的选择性反应；C. Hubel 和 Wiesel 提出的复杂细胞感受野形成的等级假说模型。（修改自 Kandel et al.，Principles of Neural Science. Page 536，2000）

二、神经回路

图 33－3C 显示 V1 中的神经回路。外膝体神经纤维投射至 V1，其中小细胞（即第 3～6 层）的轴突主要终止于 V1 的 $4C_\beta$ 亚层中的有棘星形细胞的树突，而大细胞（即第 1～2 层）则终止于 $4C_\alpha$ 亚层中的有棘星形细胞的树突；同时两者有轴突侧支终止在第 6 层。另外有少量来自外膝体层间区的神经元轴突终止于第 2、3 层斑点区（blob）中的神经元。在皮质内，星形细胞和锥体细胞之间在局部范围内形成皮质内突触连接。星形细胞的轴突终止于第 2、3 和 4B 层中的锥体细胞的树突；而第 2、3 层锥体细胞的轴突侧支投射到第 5 层锥体细胞，进而这些细胞的轴突侧支或投射至第 6 层的锥体细胞，抑或反向投射至第 2、3 层锥体细胞，而第 6 层锥体细胞的轴突侧支则终

止于第4C亚层的无棘星形细胞上。最终，V1的信号输出由锥体细胞的轴突投射至其他脑区，其中，第2、3层和4B亚层的轴突终止在V2、V3、V4、MT（medial temporal area）等外纹状皮质，第5层的轴突终止在上丘和丘脑枕，第6层的轴突则下行投射到外膝体和屏状核（claustrum）。另外，除了上述垂直方向上的突触连接外，视皮质中还存在大量的由锥体细胞轴突侧支与锥体细胞或无棘星形细胞在2、3层形成的远距离水平连接。

三、感受野特征

视皮质中有一小部分细胞位于接受外膝体投射最多的4C亚层，它们与视网膜神经节细胞和外膝体细胞相似，对小光点敏感，具有中心-周边拮抗式同心圆感受野。但大多数皮质细胞具有复杂结构的感受野，其最佳刺激是具有特定朝向的光带或暗带。按感受野特征可分为简单细胞（simple cell）和复杂细胞（complex cell）。

1. 简单细胞　主要分布在V1的第4层，在猴的其他层亦有发现，其在形态上对应于星形细胞。与外膝体细胞相似，用小光点测定的简单细胞的感受野可分为给光区和撤光区，两者相互拮抗（图33-4）。但显著不同的是，其给光区和撤光区不是同心圆式的，而是呈平行的带状。简单细胞的感受野略小于外膝体细胞，通常有一条狭长的中央带，或为给光型或为撤光型，其一侧或两侧是平行的拮抗区。简单细胞对大面积的弥散光无反应，而对处于拮抗区边缘具有一定方位和宽度的条形刺激有强烈反应，这一方位称为偏好方位（preferred orientation）。偏好方位随细胞而异，通常限定严格，条形刺激离开偏好方位10°～20°即可使细胞反应显著减小或消失；与偏好方位垂直的条形刺激则几乎不引起任何反应。部分简单细胞对运动的有合适方向的条形刺激相当敏感，即对运动方向具有选择性。此外，不同的细胞对运动的速度亦具有不同的选择性。目前普遍认为，简单细胞的感受野是由许多具有同心圆感受野的外膝体细胞的有序汇聚所产生（图33-4）。

2. 复杂细胞　主要分布于视皮质第4层以外的其他层中，在形态上对应于锥体细胞，其感受野比简单细胞大。复杂细胞的许多性质与简单细胞相似，具有方位和运动方向选择性。但与简单细胞显著不同的是，其感受野没有清晰的给光区和撤光区，对落在感受野中任何位置的条形刺激都有相似的反应（图33-5A，5B）。因此，复杂细胞所处理的信息显然不同于简单细胞，前者是关于刺激的方位这一抽象的概念，而后者则是关于在某一位置中的刺激的方位这一具体的概念。近年来，有研究表明复杂细胞的感受野是由具有相同偏好方位感受野的简单细胞有序汇聚而成（图33-5C）。

此外，还有一类超复杂细胞，它们对条形刺激的反应类似于复杂细胞，但不同之处是超复杂细胞感受野的一端或两端具有很强的抑制区。因此，它们的最佳刺激是具有特定方位的端点、角隅和拐角。

四、双眼性

每侧外膝体和初级视皮质处理对侧视野的信息，并且司职同一侧视野的神经节细胞在外膝体中的投射是严格分离的，在到达初级视皮质水平，来自双眼的信息才逐层汇聚。在猴V1第4层，来自双眼的信息仍然保持分离状态，每个简单细胞仅为单眼驱动，双眼信息的汇聚是发生在随后的各层中。猫的V1则不同，在第4层中，来自双眼的信息在一定程度上即已汇聚，具体表现在该层中有80%的神经元为双眼驱动型；且第4层之外的各层细胞亦多为双眼驱动型。双眼驱动细胞具有如下特征：①在左、右眼各有一个感受野；②两侧感受野处于两侧视野相对应的空间位置上；③两侧感受野具有相似的时空特征；④同时照射两侧感受野，细胞对光反应双眼叠加或双眼抵消；⑤多数细胞对两侧感受野的空间视差（visual disparity）非常敏感，称为视差敏感细胞，是立体视觉或深度视觉的神经基础。但是，同一刺激在两眼所引起的反应通常是不等的，多数情况下一只眼的输入占优势，这称为眼优势（ocular dominance）。

五、功能柱

具有相似视觉功能的细胞在视皮质中以垂直于皮质表面呈有规律的柱状分布。同一柱内的神经元具有特征相似的感受野（方位选择性、颜色敏感性以及眼优势等）。

感受野复杂性相似的细胞倾向于分层群集。

例如，简单细胞多位于第4层，而复杂细胞则分布于其他层中，且第4～6层细胞的感受野相对较大。相邻细胞的感受野彼此靠近或有不同程度的重叠。如果将记录电极垂直插入皮质，对各层细胞逐个记录，会发现这些细胞的感受野相互重叠，每一个细胞的感受野落在所有其他细胞感受野之中。所有细胞感受野的范围通常是单个细胞的几倍，称为皮质该点的集合野。若电极以几乎平行于皮质表面倾斜插入，就会发现细胞感受野在视野中的空间位置连续迁移。电极移动1～2mm，就必定产生感受野的位移，其位移的距离与集合野的大小相当。对应于视网膜向外膝体和视皮质拓扑投射的非线性特征，皮质细胞感受野的大小与该细胞感受野在视野中的空间位置密切相关。在注视中心，相应皮质区域细胞的感受野和集合野均最小，表征注视中心的视皮质区域则相对最大；越偏离注视中心，感受野和集合野就越大，相应代表的视皮质区域则越小。

1. 方位柱　当电极垂直插入视皮质，逐层记录到的所有细胞均有几乎相同的偏好方位（第4层细胞除外，它们没有偏好方位）。如果电极倾斜插入皮质，沿途记录到的细胞的偏好方位大致以10°/50 μm的变化率连续改变（顺时针方向或逆时针方向）。这表明在视皮质，具有相同偏好方位的细胞以薄片状方式垂直于皮质表面排列。这样一套包含180°全方位的连续薄片的结构称为方位柱（orientation column）。

应用2-脱氧葡萄糖技术进一步从解剖学上证实了方位柱的存在。其工作原理是，如果给动物注射放射性同位素^{14}C标记的2-脱氧葡萄糖，其就像葡萄糖一样被神经元主动摄取。神经元活动越强，摄取量就越大，累积在该神经元中的放射性就越强。若把2-脱氧葡萄糖注入麻醉的猴，随后把一个有黑、白垂直线条的图案在动物前1.5m处来回晃动45分钟，然后立刻将脑制切片。结果放射自显影照片清楚地证实了生理学研究的发现：与皮质表面垂直的切片显示出放射性的窄带，间隔0.5mm，扩及视皮质的所有层次（第4层除外）。显然，窄带中的细胞对垂直的线条有强的反应。第4层的放射性是均匀的，因为这一层的细胞没有方位选择性。同V1相似，V2和V3亦存在方位柱。随着光学成像技术的发展，利用神经元活动所引起的细胞本身反射光或外加电压敏感性染料激发荧光的变化，在整体动物视皮质上可以清楚地观察到方位柱以及其他功能柱的精细结构和动态变化。

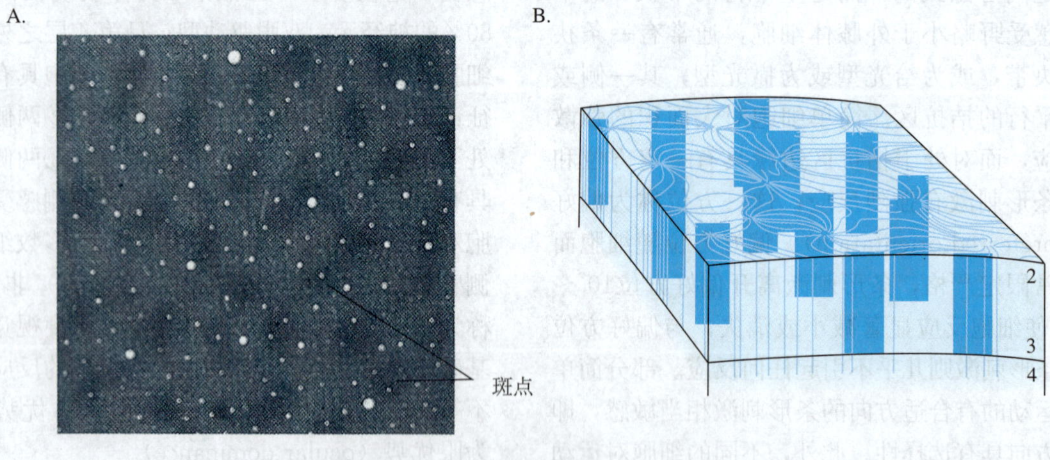

图 33-6　初级视皮质颜色柱的结构

A. 用细胞色素氧化酶方法显示的第2、3层中的斑点结构；B. 颜色柱的三维结构及其与方位柱的相对位置。（修改自Kandel et al.，Principles of Neural Science. 2000，539）

2. 颜色柱　在第2、3、5、6层中颜色敏感性细胞倾向于群集呈柱状，称为颜色柱。颜色柱在皮质表面呈250μm×150μm大小的椭圆形斑点，见图33-6。这些斑点排列成行，位于眼优势柱的正中线上，行距约为350μm，行内斑点间距约为550μm。斑点以椭圆柱体状不连续地纵贯视皮质。在第2、3层内斑点最清晰，在第6层中适度可见，在第1、4B和5层中模糊不清，在第

4C层中则连成一片。猴的V1区约有7000～9000个斑点。第2、3层斑点内的细胞接受来自外膝体大细胞经由第$4C_\alpha$和4B层的间接输入，同时也接受来自外膝体小细胞经由第$4C_\beta$层的间接输入。此外有少量来自外膝体层间区的神经元轴突投射到斑点区。斑点内的细胞之间以及它们与斑点间区细胞之间存在交互性投射。

斑点内的细胞对光波长具有选择性，即为颜色敏感性神经元。它们没有方位选择性，对低时空频率的光栅刺激敏感，多为单眼驱动型细胞。同一斑点或颜色柱内有多种对不同颜色光敏感的细胞，且它们在柱内倾向于成群聚集。

3. 眼优势柱　外膝体对初级视皮质第4C层细胞的单眼信息输入，在随后的其他层中与来自另一眼的信息逐渐汇聚。因而第4C层以外的细胞80%以上为双眼驱动，并总是有一侧眼占优势。当电极垂直插入皮质，可发现沿途所有细胞均为同一侧眼优势。但若是倾斜插入皮质，那么具有左、右眼优势的细胞就会交替出现，约0.4 mm便会突然交换一次。这表明V1在纵贯整个皮质厚度上被分隔成众多垂直薄片，相邻薄片内的细胞分别为左、右眼优势。这种左眼或右眼占优势的皮质薄片称为眼优势柱（ocular dominance column）。眼优势柱与方位柱是相互独立的功能结构，它们在V1中的分布和走向没有相关性，而是随机交叉的。但是有研究表明，与颜色柱类似，方位柱的中心往往处于眼优势柱的正中线上。

在解剖学上，眼优势柱的存在也得到了证实。将^3H标记的脯氨酸注射到猴的一侧眼中，标记物经神经节细胞轴突顺行转运并跨突触后到达外膝体神经元，随后沿中继神经元的轴突到达视皮质第4层，从而采用放射自显影方法显示出来自这一侧眼的外膝体在V1的投射。在皮质纵切片上，可以看到第4层中呈现周期性的亮斑，见图33-7；在皮质水平切片上，V1显示出黑白相间的条纹，分别代表两侧眼的优势柱。同生理学结果一致，一组黑白条纹的宽度是恒定的，约为0.8 mm。以前认为眼优势柱的形成与发育早期神经节细胞的自发同步化活动以及视觉经验有关，但新近的研究表明眼优势柱的产生在发育早期主要取决于外膝体和皮质细胞的内在信号分子。

4. 空间频率柱　具有相同空间频率的细胞在猫V1中呈柱状排列，即空间频率柱（spatial frequency column）。空间频率柱贯穿整个皮质厚度，柱间距约为1mm。从皮质表面看，空间频率柱呈带状连续分布，与方位柱和眼优势柱交叉，但其边界不如后两者分明。具有高空间频率的功能柱集中在V1的中央区，而低空间频率的功能柱则逐渐向V1周边区扩散。

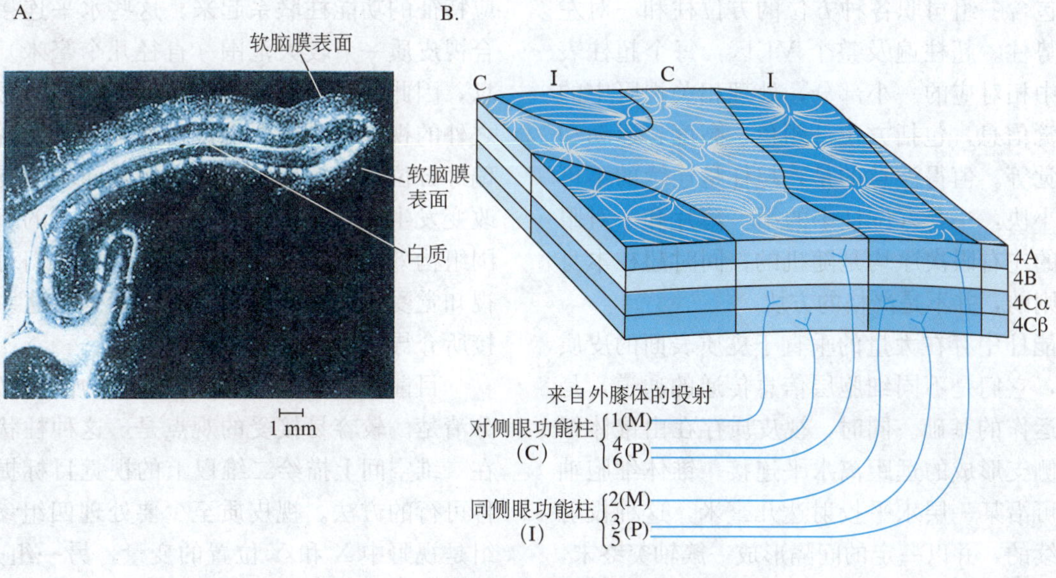

图33-7　猴初级视皮质眼优势柱的结构

A. 用放射自显影方法显示的第4层中的眼优势柱的分布；B. 眼优势柱的三维结构及其与方位柱的相对位置。图中C和I分别代表对侧眼和同侧眼功能柱。（修改自Kandel et al.，*Principles of Neural Science*. 2000，540）

5. 方向柱　V1的部分细胞对运动方向具有选择性。在一个方位柱内，细胞倾向于两种相反的运动方向，且多数细胞与其相邻的细胞具有相近的方向选择性，从而形成方向柱（directionality column）。当电极倾斜插入皮质，沿途细胞的最佳方向逐渐变化，但不时出现不规则的大的跳跃，即从一个方向变成相反的方向。

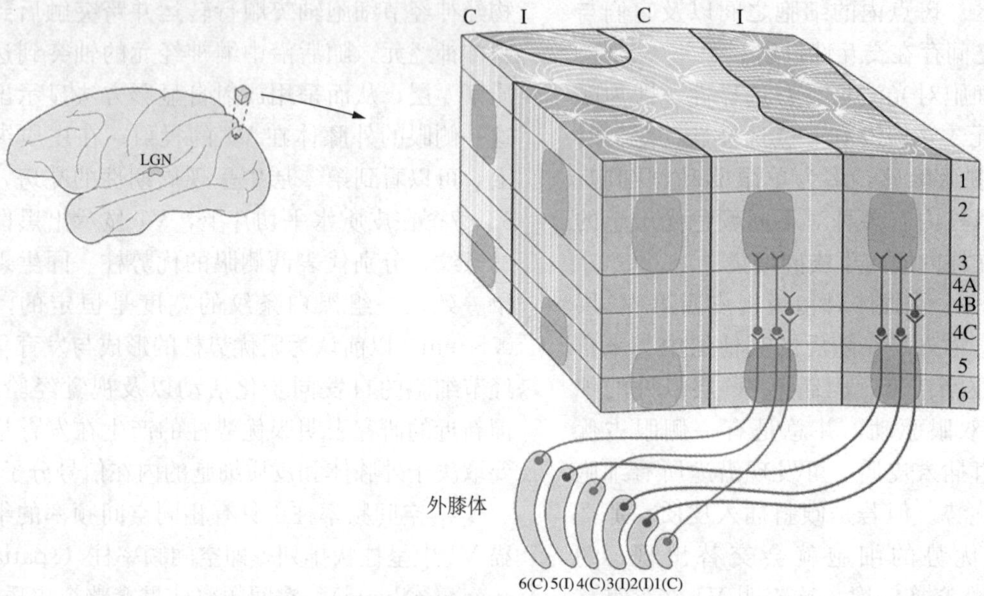

图 33-8　初级视皮质超柱结构

图中C和I分别代表对侧眼和同侧眼功能柱。（修改自 Kandel et al.，Principles of Neural Science. 2000，541）

6. 超柱　可以把初级视皮质的基本功能单位看做是约1mm（长）×1mm（宽）×2mm（深）的小块，即所谓的超柱（hypercolumn）（图33-8）。它包含一组司职各种方位的方位柱和一对左右眼优势柱。超柱遍及整个V1区，每个超柱表征视野中相对应的一小部分，处理相关视野中的各种视觉信息，包括方位、颜色、亮度、运动和双眼视觉等。值得注意的是，超柱是连续的不可分割的小块，一套方位柱中的第一薄片和一对眼优势柱的左右眼次序均是随机的；同时超柱本身是不规则的，并不是严格的方块。

功能柱中存在大量的垂直于皮质表面的皮质内连接，它们是不同细胞层信息传递的通道，是功能柱运作的基础。同时，视皮质存在由锥体细胞轴突侧支形成的远距离水平连接。锥体细胞轴突侧支可沿某一层水平投射达几毫米，这种投射是不连续的，并以一定的间隔形成一簇轴突终末，其间隔与超柱的宽度大致相当。生理学和解剖学方法证明，这些水平连接发生在具有相似功能的功能柱之间。因而视皮质有两组相互交错的连接，一组是纵向的，其横越皮质各亚层并连接具有不同功能的细胞；一组是横向的，其把具有相同反应特征的功能柱联系起来。这些水平连接可以整合视皮质一个较大范围（直径几个毫米）内的信息，因此，一个细胞的功能可能为其正常感受野之外的视觉刺激所影响。目前确实已发现细胞的偏好方位不是一成不变的，而是随着周围背景的改变发生动态变化。在心理物理学上的所谓的周围组构效应（contextual effect）（我们对物体的视知觉受其背景的影响）可能就是由这些水平连接所介导的。

目前视皮质这种组织方式的功能意义还不十分清楚。较容易接受的观点是，这种柱状结构为在二维空间上描绘二维以上的视觉目标提供了一种可行的方法。视皮质至少要处理四组参数，两组是视野中X和Y位置的变量，另一组是方位，最后一组是不同程度的眼优势。视皮质表面二维坐标用于标明视野中X和Y的位置，而方位柱和眼优势柱则分别处理另外两组变量，即方位和眼优势。

六、视觉信息串、并型处理方式

1. 感受野组构的等级假说　视网膜神经节细胞的感受野在一定程度上沿承了双极细胞的特征（见第 32 章），而外膝体细胞的感受野基本上取决于神经节细胞。对于初级视皮质神经元感受野的组构，Hubel 和 Wiesel 提出了等级假说（hierarchical hypothesis），即前一级神经元感受野的有序排列汇聚成后一级神经元相对复杂的感受野。如图 33－4 所示，简单细胞的感受野由许多具有同心圆感受野的外膝体细胞汇聚所产生，这些外膝体细胞的感受野在视野中空间位置略有不同且排列成一直线，这一直线的方位即为它们所汇聚的简单细胞的偏好方位。同样，复杂细胞的感受野由具有相同偏好方位感受野的简单细胞汇聚而成（图 33－5），这些简单细胞的感受野在视野中排成一直线。所以垂直的边缘不管落在感受野的何处总会引起其中一些简单细胞的兴奋，从而导致该复杂细胞的反应。类似地，超复杂细胞的感受野可由复杂细胞感受野的有序汇聚而成。

这个假说很好地解释了视觉系统信息处理的某些重要特征，近年来也得到了电生理工作的有力支持：①只有具有相同感受野空间位置的外膝体细胞和猫初级视皮质第 4 层简单细胞存在单突触的兴奋性连接；②第 2、3 层复杂细胞的兴奋性突触输入绝大部分来自第 4 层具有相同感受野位置的简单细胞；③简单细胞只分布在直接接受外膝体投射的第 4、6 层，而复杂细胞在所有层中均有分布，但它们的感受野结构和复杂性在每层中各不相同。这一假说也受到质疑，例如有研究显示，有少数位于第 2、3 层中的复杂细胞直接接受外膝体的单突触输入；皮质远距离水平连接和局部皮质反馈连接影响皮质细胞感受野的特性。因此，随着研究的逐步深入，这种等级假说需要修正。

这一假说本质上是将视觉系统对视觉信息的加工和处理看作是一个串行的过程，这在一定程度上是正确的。不仅是感受野的形成，在亮度、对比度、颜色以及运动信息的处理方面，各自的平行通路在一定程度上都存在串行处理，以逐步抽取对视觉有意义的信息。在下颞叶已发现对脸有特异反应的细胞（“祖母细胞”）即是一例。但总体而言，期待一个或较少的一群细胞具有十分复杂的抽象能力是不合理的。由于其具有很高的冗余度，并且外部环境的视觉目标及其特征是无穷而可变的，以串行方式处理信息显然是不经济的。

2. 信息的平行处理　与上述串行处理相对应，视觉系统中亦存在信息的平行处理（parallel processing）方式。视觉是一个从二维视网膜像所蕴含的信息演绎出外部世界时空结构的过程，其最终结果是视知觉（visual perception）。这表明视网膜像中含有多重物理参数以反映外部世界的多维结构，这些参数通常包括视网膜位置、光波长、时间和左右眼等。生理学和解剖学研究表明，视觉系统中确实存在相互分离的信号通路，它们分别对上述参数所对应的信息进行平行处理：①大细胞和小细胞通路：如前所述，视网膜大细胞和小细胞分别投射至外膝体大细胞层和小细胞层，进而再分别投射到 V1 第 $4C_\alpha$ 和 $4C_\beta$ 层，分别传递、处理与运动和颜色、形状相关的信息。这两个通路在外纹状皮质仍保持相互的独立（参见下文和图 33－9）。②颜色和形状通路：上述的小细胞通路在从第 $4C_\beta$ 向第 2、3 层的投射中发生分离，一部分细胞投射至斑点区，处理与颜色相关的信息；另一部分细胞则投射到斑点间区，处理与形状有关的信息。③给光通路和撤光通路：尽管给光通路和撤光通路在视网膜中即已存在交互影响，但它们在视网膜-外膝体-初级视皮质水平上仍然保持相对独立。④左、右眼通路：在外膝体，左、右眼的信息是分离的。视皮质细胞尽管多为双眼驱动，但总以一眼为主。因而左、右眼的信息在 V1 也是相对独立的。⑤空间频率通路：上述的保持平行分离的大、小细胞通路还分别选择性处理低、高空间频率的视觉信息。

第四节 外纹状皮质

初级视皮质以外的视皮质均称为外纹状皮质（extrastriate cortex）。猴大脑皮质有 35 个以上的区域与视觉有关，占据了整个大脑皮质的一半，其中 V1（17 区）和 V2（18 区）是皮质中最大的脑区。许多视皮质部分或全部地深埋在大脑表面的皱褶中。

V2 区紧邻 V1 区，接受来自后者的有序投射，是目前研究得最清楚的外纹状皮质。运用细胞色素氧化酶染色法发现 V2 区存在有规则的亮带和暗带相关的条纹，其中暗条又分为宽、窄两类（thin stripe 和 thick stripe）（图 33 - 9A）。V2 区细胞可分为简单细胞和复杂细胞，它们感受野特性与 V1 区的细胞没有本质区别。但这些细胞均为双眼性，且感受野一般较大。其中，窄带层中的细胞多为颜色敏感性而没有方位选择性。与之相反，宽带层细胞无颜色敏感性，但多为方位选择性；这些细胞大部分参与立体视觉信息的处理，称为双眼视差细胞（视差为物体在两眼视网膜上像的差异）。亮带层细胞具有方位选择性而无方向选择性和颜色敏感性。V4 区中的细胞均有颜色选择性，且为双眼驱动，无方位选择性。高级视皮质的功能专一性越来越强，它们分别处理视觉目标的不同特征信息；而这些皮质神经元的感受野越来越不符合视网膜拓扑投射关系，且变得越来越大。

在外纹状皮质，视觉通路十分复杂，30 多个皮质区域彼此互相投射。随着新的视区的不断发现，被证实的视区间的投射越来越复杂，例如 V1 主要投射至 V2、V3 和 V5；而 V5 则至少投射到 V1 ~ V4、VP（ventral posterior，腹后区）、MST（medial superior temporal，内上颞区）和 VIP（ventral inferioparietal，腹下顶区）。在这些复杂的投射网中，可以大体区分出两大投射通路（图 33 - 9B）。一条是经由 V1—V2—V4 投射向 IT（inferior temporal，下颞叶皮质），称为腹部通路（ventral pathway）或颞叶通路（temporal pathway），主要处理与形状、颜色和立体视觉相关的信息，关心目标是“什么（what）”的问题；另外一个是经由 V1—V2—V5（MT，中颞叶区）往后顶叶皮质（posterior parietal）投射，称为背部通路（dorsal pathway）或顶叶通路（parietal pathway），主要处理与运动和立体视觉相关的信息，关心目标在“何处（where）”的问题。

一、大、小细胞通路

在外纹状皮质，大、小细胞通路仍然保持相对的分离（图 33 - 9）。大细胞通路经由神经节大细胞 - 外膝体大细胞层—$4C_\alpha$（V1）—4B（V1）—V2 宽带层 - V5，处理与运动相关的信息。小细胞通路在 V1 水平可分为两条，一是经由神经节小细胞—外膝体小细胞层—$4C_\beta$（V1）—第 2、3 层中的斑点区（V1）—V2 窄带层—V4，处理与颜色相关的信息；另一条则是经由神经节小细胞—外膝体小细胞层—$4C_\beta$（V1）—第 2、3 层中的斑点间区（V1）—V2 亮带层 - V4，处理与形状相关的信息。此外还有一条与动态形状信息处理相关的大细胞通路，其经由神经节大细胞—外膝体大细胞层—$4C_\alpha$（V1）—4B（V1）后直接或间接地经由 V2 宽带层投射到 V3 区。需要注意的是，这种信号通路的分离只是相对的，在某些皮质区域，它们存在相互联系。例如在 V1 区，大、小细胞通路均具有轴突投射至第 2、3 层的斑点区，并且斑点区和斑点间区之间存在突触连接；在 V2 区，不同层之间亦存在横向的连接。

二、捆绑问题

迄今为止，我们知道大脑中存在几十个直接或间接的与视觉信息处理相关的皮质区，它们既平行又分级地处理各种不同的视觉信息。目前尚未发现一个更高级的视区，其特异接受所有其他视区的输入，整合各个视区的信息，进而形成视觉。那么，由不同的视区所处理的关于一个视觉目标的形状、颜色、亮度、运动等信息是如何有机结合而形成视觉呢？这就是知觉理论中的“捆绑问题”（binding problem）。目前主要有两种尚

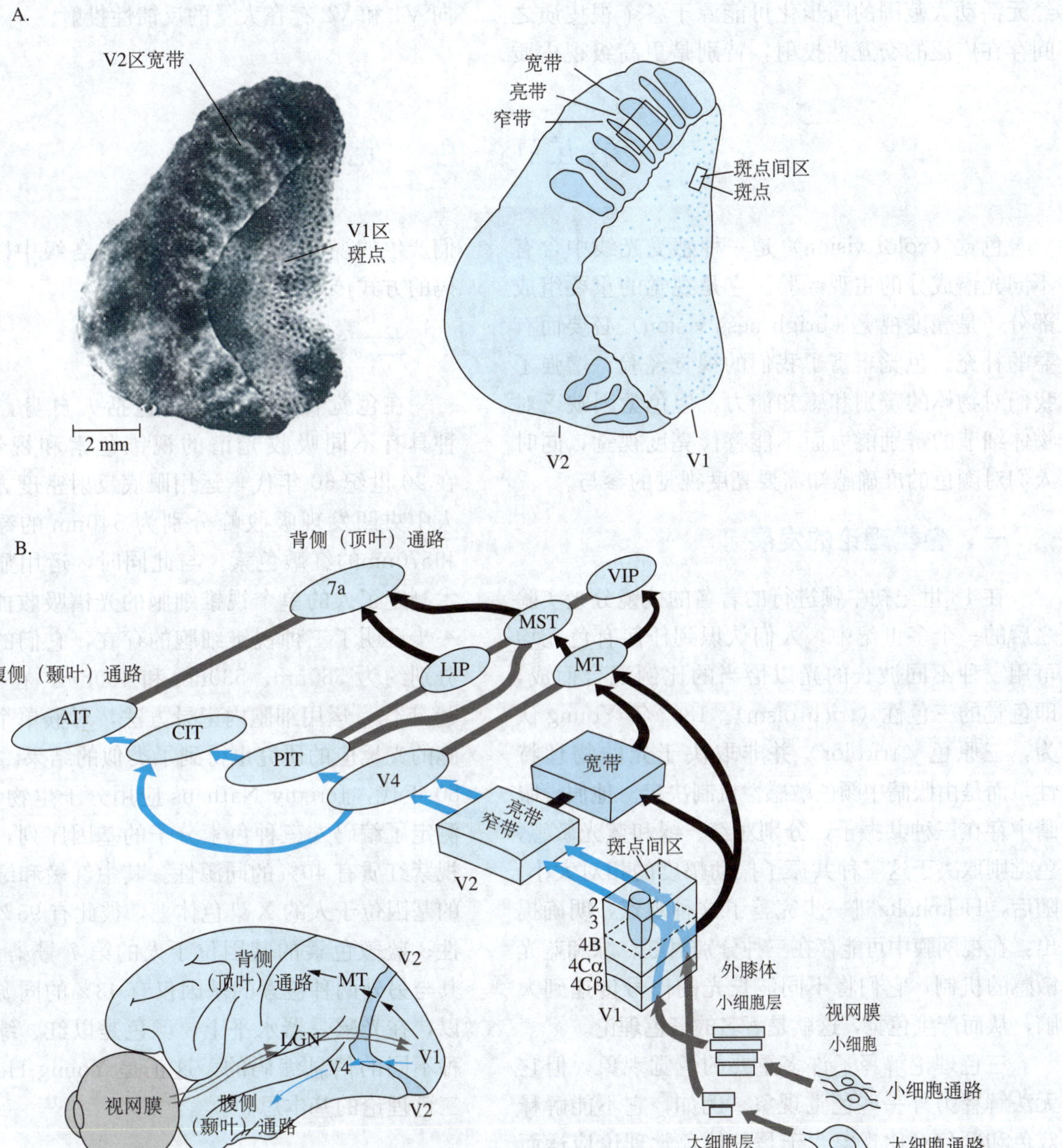

图 33-9　V1、V2 的结构和大、小细胞通路

A. 左图是用细胞色素氧化酶方法显示出的 V1 的斑点结构和 V2 的带状结构；右图则为左图的模式图。B. 大、小细胞通路。AIT：前下颞区；CIT：中下颞区；LIP：侧内顶区；MST：上内颞区；MT：即 V5；PIT：后下颞区；VIP：腹内顶区。（修改自 Kandel et al.，Principles of neural science. 2000，549）

无定论的解释。一种观点认为不同特征视觉信息的“捆绑”需要注意（attention）的参与，即具有不同视觉功能的视区编码某视觉目标的不同特征，通过选择性注意，这些区域所编码的视觉信息有机地综合起来，从而形成视觉。另一种流行的观点则认为，不同特征信息的“捆绑”是通过相关视区神经元之间的周期性同步化活动来实现的。电生理实验发现，不同功能类型的皮质神经元之间的活动存在时间上的同步性。这种同步性广泛存在于同一功能柱内或同一视区不同功能柱内的相同功能类型的细胞、处理不同信息的视区内的细胞以及大脑两半球对应视区内的细胞。在解剖学上，神经元活动大范围的同步化可能源于各个视皮质之间存在广泛的交互性投射，特别是更高级视皮质向V1和V2存在大量的反馈性投射。

第五节 色 觉

色觉（color vision）是一种感受光线中含有不同光谱成分的主观经验。它是视觉的重要组成部分，是亮度视觉（brightness vision）必要而有益的补充。色觉丰富了我们的视觉经验，增强了我们对物体的辨别和感知能力。但色觉因缺乏对物体细节的辨别能力而不能替代亮度视觉，同时人们对颜色的准确感知需要亮度视觉的参与。

一、色觉理论的发展

在18世纪初牛顿进行的著名的棱镜分光实验之后的一个多世纪中，人们认识到任何有色光均可用三种不同波长的光以恰当的比例混合而成，即色觉的三色性（trichroism）。1802年Young认为，三原色（tricolor）并非取决于光的物理特性，而是由眼睛中颜色敏感性机制决定。他假设眼睛中存在三种共振子，分别对红、绿和蓝光敏感，色觉则取决于这三种共振子振动幅度的相对大小。随后，Helmholtz进一步完善了这种观点，明确提出：在视网膜中可能存在三种分别对红、绿和蓝光敏感的机制，它们将不同波长光的信号传递到大脑，从而产生色觉，这就是著名的三色理论。

三色理论解释了许多重要的色觉现象，但它无法解释另外一些色觉现象。例如，它不能解释双色和颜色对比现象。于是其他色觉理论应运而生，其中最重要的是Hering于1878年提出的拮抗色理论。这种理论设想存在六种原色，即红、黄、绿、蓝、白、黑，它们形成三组拮抗颜色对（拮抗色），即红—绿、黄—蓝以及白—黑。正是这三组拮抗色形成了色觉的基础。拮抗色理论解释了三色理论所不能解释的某些色觉现象。在此后的一个多世纪中，这两种理论在长期反复的论争中不断完善，同时也推动了色觉研究的发展。近半个世纪来，随着视觉神经生物学的发展，这两种理论均不同程度地得到实验的论证，寻找到对应的神经基础。现在我们知道，在视网膜中确实存在对三种原色敏感的视色素和视锥细胞，它们产生的视觉信号在视觉通路的各级中以拮抗编码的方式传向大脑。

二、视色素和视锥细胞

在色觉良好的动物，包括人自身，存在三种具有不同吸收光谱的视锥色素和视锥细胞。在20世纪60年代，运用眼底反射密度方法，在人中央凹发现吸收峰分别为540nm的绿敏色素和570nm的红敏色素。与此同时，运用显微分光术测定了人的单个视锥细胞的光谱吸收曲线，进一步证明了三种视锥细胞的存在，它们的吸收峰分别约为560nm、530nm和460nm。在20世纪80年代，运用细胞内记录方法，对猴单个视锥细胞的光反应的研究也得到了类似的结果。20世纪80年代，Jeremy Nathans应用分子生物学方法，测定了编码人三种色素分子的基因序列，它们与视紫红质有40%的同源性。其中红敏和绿敏色素的基因位于人的X染色体上，彼此有95%的同源性；蓝敏色素的基因位于人的第7号染色体上，其与另外两种色素的基因仅有43%的同源性。所以，在光感受器水平上，颜色是以红、绿、蓝三种不同的信息编码的，这正是Young-Helmholtz三色理论的基本思想。

三、色觉的神经机制

三种视锥信号并非通过各自专门的通路传向大脑，而是以拮抗成对的编码方式进行传递。早在视网膜水平，就已存在编码拮抗颜色对的颜色拮抗型水平细胞、双极细胞、无长突细胞和神经节细胞，后者表现尤为明显。如前所述，神经节细胞的感受野呈中心-周边拮抗式。在色觉良好的动物，如硬骨鱼和猴，部分神经节细胞的感受野特性与颜色密切相关。在单拮抗型细胞，如感受野中心对红光呈给光反应，其周围则对绿光呈撤光反应；对于双拮抗型细胞，如感受野中心对红光呈给光反应，对绿光则呈撤光反应，其周围的反应形式则相反。值得注意的是，在低等动物，神经节细胞就存在颜色双拮抗型感受野；而在灵长类，这种感受野只有皮质细胞才具有，其神经节细胞和外膝体细胞仍是单拮抗型的。

在外膝体，颜色敏感型细胞只存在于小细胞层（第3～6层），而大细胞层无色觉功能。就其对颜色信息的处理而言，哺乳动物外膝体神经元的反应特性和神经节细胞无明显区别，存在大量各种类型的单拮抗型细胞。

在初级视皮质，颜色信息由斑点内的细胞进行处理，这些细胞为颜色敏感型神经元。在猴的斑点区，出现颜色双拮抗型细胞。在V2区，从V1斑点区接受输入的窄带中存在大量的颜色拮抗型细胞，其感受野大于V1区细胞的感受野。V4区中的颜色敏感型细胞比例很高，感受野更大，对波长选择性更强，并按波长吸收峰聚集成颜色柱。颜色拮抗型细胞的广泛存在，为Hering拮抗色理论提供了神经基础。

目前普遍接受的观点是，在光感受器水平，三原色是被独立接受和处理的，但在之后的视觉系统的各个阶段，三原色信息不是以孤立的方式，而是以编码成拮抗颜色对的形式进行传递和处理，最终形成色觉。值得注意的是，颜色信息的传递和处理不是完全孤立于其他视觉信息，而是在视觉通路的特定阶段，有机地与亮度、形状（如在V4区）、运动（如在V1第2、3层的斑点区）等有关信息结合起来，形成一个对外部世界完整的视知觉。

第六节 视觉系统的发育和可塑性

视觉系统具有复杂而有序的神经网络，特别是视通路各级存在精确的拓扑式视网膜投射和处理各种视觉信息的平行式神经回路，视觉系统已成为神经科学领域中研究神经发育、神经结构和功能的可塑性及其相互关系的重要模型。视觉系统的早期发育，包括视网膜—外膝体—初级视皮质神经元之间相对无序的初始突触连接的形成，主要取决于遗传性因素。发育后期，在神经元自发活动和视觉经验的影响下，早期粗略的神经连接按竞争性原则有选择性地被雕塑成有序的、具有拓扑投射关系的神经回路。幼年视觉系统具有很强的可塑性，在发育的关键期（critical period）内，人为改变视觉环境或神经元活动将不可逆地改变视觉系统的结构和功能。同传统的观点相反，新近的研究表明，成年动物的视觉系统也具有一定程度的可塑性。

一、视觉系统的发育

神经节细胞形成于眼中，外膝体细胞起源于胚胎的间脑，而初级视皮质第4层的细胞则在端脑中形成。从胚胎发育早期起，这三种结构就彼此相距甚远。目前的研究表明，神经节细胞和外膝体细胞的轴突生长锥在导向分子的引导下，通过化学亲和的原则识别靶区；进而通过位置信息的匹对到达其靶细胞，形成初始的突触连接。在胚胎发育期间，高级哺乳动物外膝体分层结构的出现早于光感受器细胞的形成；视网膜到外膝体和外膝体到初级视皮质的突触连接随即先后形成。而后，这些初始的突触连接经历了一个精细的修饰过程（refinement）。例如，在发育的早期，绝大多数外膝体神经元接受两眼输入，而发育后期和成年后的外膝体神经元只对一侧眼刺激有反应。解剖学示踪实验显示，来自左、右眼的神经节细胞轴突进入外膝体的初始阶段，两者投射区相互重叠；随着发育的进行，轴突侧支选择性地收缩和调整生长方向，导致两眼投射区逐渐分离。类似的现象也发生在外膝体细胞向视皮质的轴突投射。在这个突触连接修正过程中，视觉神经回路在自发的或由视觉经验引起的神经元活动的作用下不断地调整，逐渐在视觉通路各级产生拓扑式突触连接，最终形成成熟的视觉系统。

视觉系统的发育过程和速度因种而异。哺乳动物出生后，视觉系统特别是视皮质在相当长的一段时间内尚处于未成熟阶段。幼猫在出生时眼睑是闭合的，两周后眼睛打开，第3～5周则是猫视觉发育的关键期。出生后3周内的幼猫，其视皮质细胞的反应比较迟缓，有些完全没有反应，在整体上与成年猫的视皮质有相当大的差异。尽管如此，具有方位选择性和眼优势的细胞已经开始出现。随着发育的进行，皮质细胞的反应逐渐接近于成年猫的细胞。例如，眼优势柱在第 3 周开始出现，到第 13 周时与成年猫已基本相似（图 33-10）。与幼猫不同，猴在出生时视觉系统相对成熟，其关键期从出生开始一直扩展到第 6 个月，其中，第 6～8 周最敏感。猴一出生就具有视觉，视线能跟踪目标。与这种行为表现相一致，新生猴甚至晚期胚胎猴的皮质细胞的方位选择性能力与成年猴就已接近，方位柱已颇具雏形。眼优势柱的形成情况则有所不同。虽然新生猴初级视皮质的眼优势细胞分布与成年猴接近，在平行于皮质表面的水平切面上，可以隐约看到间隔约为 0.4 mm 的很浅的条纹，但在纵切面上没有完整柱形结构的痕迹，即纵贯视皮质厚度的眼优势柱还没有形成，这种状况一直延续到出生后的第 4 周。人视觉系统的关键期在 3～4 岁左右。需要注意的是，发育关键期在不同种动物间不一样，而且在同一动物的不同神经系统间也有差异，如与上述视觉系统相比，人类发展语言能力的关键期出现较晚，但持续时间很长，在 2～7 岁左右。

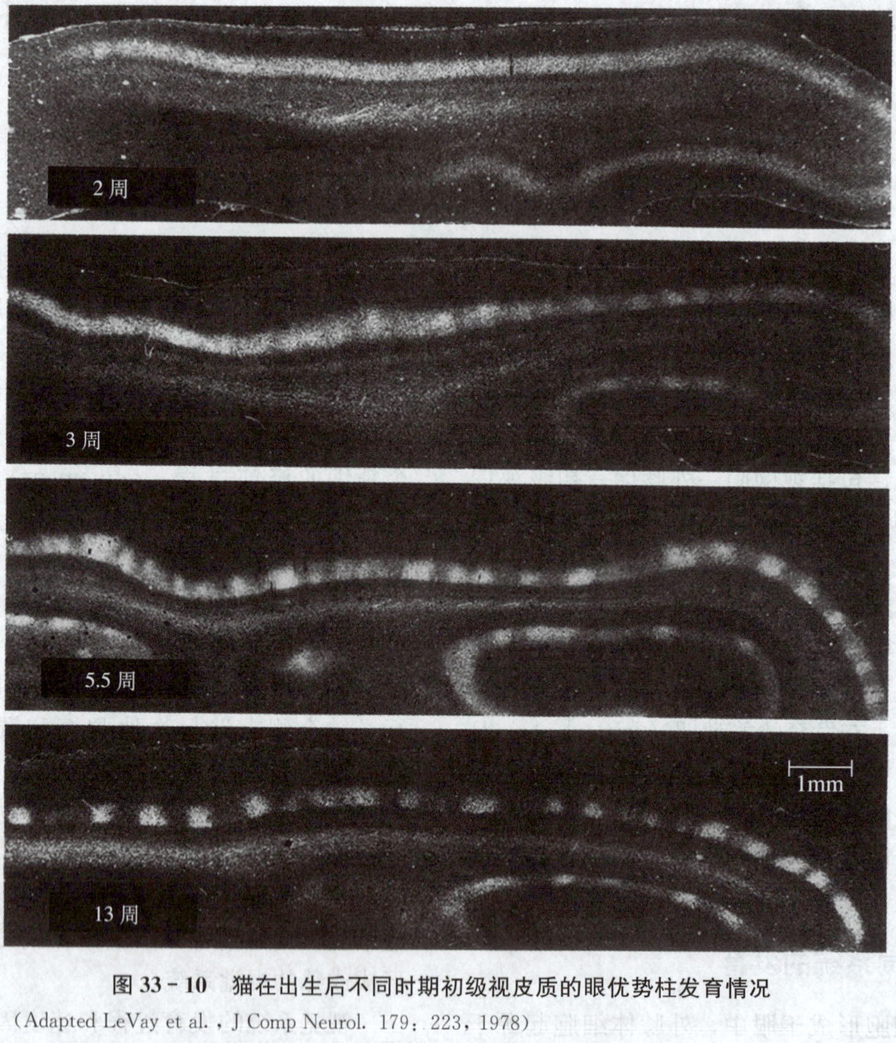

图 33-10　猫在出生后不同时期初级视皮质的眼优势柱发育情况

(Adapted LeVay et al., J Comp Neurol. 179: 223, 1978)

二、神经元自发活动影响视觉系统发育

在视觉通路突触连接的修饰过程中，神经元之间的同步化活动起关键性的作用。多电极记录和钙成像方法揭示，在视网膜拓扑投射形成之前和形成过程中，视网膜神经节细胞自发产生有规律的成串的动作电位，并募集邻近细胞，产生相对同步化的自发活动，这种活动逐渐向周围细胞

传播，形成所谓的视网膜波（retinal wave）。在外膝体细胞和视皮质神经元上也发现类似的现象。目前普遍认为，视网膜波对两眼神经节细胞轴突纤维在外膝体内的分层分布和拓扑投射起到了指导性的作用，甚至在外膝体向视皮质的拓扑投射形成中亦扮演了重要角色；而外膝体细胞的同步化活动则被推测与视皮质拓扑投射形成有关。因此，人为长期改变神经节细胞的活动将导致视觉系统结构和功能的异常。例如，在胚胎时期，将河豚毒素（TTX）注射到眼中以阻断神经节细胞的自发活动，包括视网膜波，结果外膝体双眼输入的分离和拓扑投射的形成受阻，视皮质眼优势柱的形成也受到遏制；运用电刺激视神经方法，同步几乎所有的神经节细胞的活动，结果皮质方位柱不能正常形成；动物出生后如长期给予高频闪光刺激，使两侧视网膜神经节细胞的活动趋于同步化，结果导致眼优势柱不能正常形成。

三、幼年视觉系统具有高度可塑性

哺乳动物在出生后相当长的一段时间内，其视觉系统结构和功能具有高度的可塑性，特别是在关键期内，视觉环境对视觉发育造成不可逆的影响。

1. 单眼视觉剥夺　在关键期内，如果将幼年动物的一只眼用手术缝合，剥夺视觉 1 周以上，即进行单眼视觉剥夺（monocular deprivation，MD），该眼将失去视觉功能。在幼猫出生后一周内缝合一侧眼睑，1～3 个月后把手术眼打开。结果发现手术眼没有视觉，尽管其瞳孔反射和视网膜电图都正常，神经节细胞对光反应没有明显的异常，甚至外膝体细胞的感受野也是正常的，但是绝大多数视皮质细胞（90%以上）对手术眼没有反应。解剖学结果与上述电生理结果完全一致。^{3}H 标记的脯氨酸示踪实验发现，视觉剥夺的动物其正常眼的优势柱异常地宽，而手术眼的则很窄。在新生猴上也取得了相似的结果。视觉剥夺猫的外膝体细胞尽管反应基本正常，但细胞形态变化显著：在接受手术眼输入的外膝体层次，细胞胞体只有正常的一半。目前，生理功能和形态变化不一致性的原因尚不清楚。

在关键期内，视觉剥夺对视觉系统发育造成的影响是不可逆的。在动物出生后将其一只眼缝合 3 个月，然后打开，同时把另一只眼缝合 1 年后再打开。5 年后在视皮质进行记录，发现几乎所有的细胞对最初的手术眼没有任何反应。在行为上，动物的手术的一只眼是失明的，而另一只眼则完全正常。相似的例子可见于临床病例，先天性的白内障患者成年后做摘除手术并不能使其视觉恢复；但后天性的白内障患者即使患病多年，一旦在摘除后即可复明。

2. 双眼视觉剥夺　使猫在黑暗中出生并生长或出生后双眼被缝合，即进行双眼视觉剥夺（binocular deprivation），其视皮质细胞的眼优势和优势柱发育基本正常，但大多数细胞不能为双眼驱动，而且它们的方位和方向选择性均明显下降，方位和方向选择性细胞的比例亦大大降低。此外，出现许多对两侧眼均无反应的细胞。显然，双眼视觉剥夺比单眼视觉剥夺所造成的影响要小得多。原因可能在于双眼视觉剥夺的动物，其两眼神经节细胞的自发活动本身或其相对强弱没有改变，皮质细胞接受的来自两眼的信息基本相当，故左、右眼优势柱发育正常。但由于其形状和运动信息完全被剥夺，故导致成年猫视皮质细胞的方位和方向选择性明显降低。

由上述可知，眼优势柱的形成是一个依赖于神经节细胞活动的双眼竞争性的过程。在动物发育的关键期内，双眼对视皮质的输入存在竞争性，竞争能力的大小取决于自发的或由视觉经验引起的神经元活动的相对强弱。在正常情况下，两眼视通路的神经元活动强度相当，竞争处于一种平衡状态，从而在视皮质上形成结构对等的左、右眼优势柱。如果人为或病理性地改变两侧通路中神经元活动的相对强度，平衡向强势一侧移动，导致眼优势柱发育异常。同样，利用这一竞争性原理，临床上采用单眼掩盖法对儿童屈光参差型弱视进行治疗，即通过正常眼的视觉剥夺，使得两侧视觉通路神经元活动达到相对平衡，在皮质上形成正常的眼优势柱，并最终使双眼视力逐渐恢复。运用光学成像方法和更精确的示踪技术，最近发现，眼优势柱的形成可分为两个阶段：在关键期之前，就已存在由遗传因素决定的边界粗糙而模糊的眼优势柱轮廓；在关键期内，这种粗糙的优势柱在视觉经验和神经元活动的细琢下逐渐成形。

3. 人工斜视和异常视觉经验的影响 在切断一侧眼外肌人工造成斜视时，两眼仍然接受正常的视觉输入，但两眼对物体的注视发生了改变。在这种情况下，幼猫和幼猴皮质细胞虽然具有正常的感受野，但细胞多为单眼驱动，双眼驱动的细胞很少。这可能是由于斜视造成双眼视野分离，两眼神经节细胞活动的同步性随之下降，根据Hebb的突触学习理论，这势必造成皮质细胞最终接受来自一眼的投射，导致双眼驱动型细胞数量减少。

将新生猫置于一种只有垂直条纹的圆筒中饲养，或戴上一副只画有垂直条纹的眼镜，长大后小猫的皮质细胞只对垂直刺激有反应。如果新生猫在水平条纹的环境中长大，则细胞只对水平刺激有反应。在临床上也有类似的报道。如果在儿童期有高度的散光且未做矫正，成年后即使矫正了散光，但某些方位上的视锐度仍然很低。这显然是因为在儿童期与这些方位相关的图形长期处于散焦状态，视网膜成像模糊，造成视皮质细胞在该方位上的反应受到不可逆的削弱。

4. 神经生长因子的作用 神经营养性因子是许多脑区突触可塑性发生的关键分子之一。在关键期内向大鼠脑室中注入神经生长因子（NGF），可以消除单眼视觉剥夺的效应，包括眼优势柱向正常眼的偏移和外膝体细胞形态的改变。向皮质内局部施加脑源性神经生长因子（BDNF），则可以阻止局部眼优势柱的形成。与此相一致，在关键期内，局部施加BDNF的抗体或其抑制物，以阻遏内源性BDNF所诱导的信号，可以导致正常动物不能形成左、右眼优势柱，并且单眼剥夺引起的眼优势改变的关键期大幅度延长。此外，BDNF在视皮质中的表达也受视觉经验和神经元活动的影响。

四、成年视觉系统的可塑性

传统上认为，随着视觉系统的成熟，视皮质结构变得高度稳定，可塑性也随即消失，具体可表现在成年动物视觉系统结构和功能不受视觉剥夺和异常视觉经验的影响。但目前大量的研究表明，成年哺乳动物的感觉皮质（包括视、听和躯体感觉皮质）以及运动皮质，在结构和功能上仍具有可塑性。最典型的例子是盲点（scotoma）实验：小面积损伤成年猫或猴双侧视网膜的一小块对应区或做单侧损伤并摘除另一眼，人为地在初级视皮质上造成一个双眼剥夺的盲区。2～6个月后，该皮质区内的细胞感受野明显地向盲区外迁移，表现为对盲区周边的视网膜区域产生反应。这个现象最快可发生在手术后1小时内。显然，在这个变化过程中，视网膜—外膝体—视皮质的拓扑投射发生了重组。但是最近用猴进行的功能核磁共振成像研究并不支持上述可塑性的观点。

心理物理学研究表明，人类终身具有认知学习（perceptual learning）的能力。尽管目前还不十分清楚认知学习的神经基础，但一种普遍接受的观点是这个过程实质上反映了大脑皮质功能甚至结构的动态改变。由于认知学习对视觉刺激的基本特征（例如方位、视网膜特定区域、源于左眼或右眼等）具有专一性，表明初级视皮质参与了这个过程。反复视觉刺激可以改变成年动物视皮质的拓扑投射以及皮质细胞的动态感受野。例如，成年猫在经过由方位刺激引起的适应性学习后，V1细胞的最佳方位发生偏移。与此相一致，临床上有很多成年弱视患者在经过特定的视觉图像反复刺激后，其视觉对比敏感度和视锐度均有不同程度的改善。

相对于发育早期，成年动物视觉系统的可塑性能力相对较弱。一种解释是关键期后皮质内抑制逐渐增强，从而降低了皮质细胞突触可塑性的能力。细胞外间质（extracellular matrix，ECM）也影响突触可塑性。人为降解ECM中一种抑制轴突生长的成分，可以部分恢复成年大鼠眼优势柱的可塑性能力。

对视觉系统可塑性的理解对于认识神经系统的发育和可塑性具有普遍意义。其他感觉系统的发育也存在类似的关键期。在这一时期，它们的结构和功能可以由于恰当地使用而变得敏锐，也可能由于不当地使用或废用而受到不可逆的损伤。这些问题的研究具有重要的实际意义，为提高人类的健康水平、儿童智力开发等提供了科学方法和理论依据。

※ ※ ※

视觉系统是人类和高等动物重要的感觉系统。外界环境的视觉信息，包括形状、颜色、亮度、运动、远近等，在视网膜初步加工后由不同的视觉通路经外膝体传递到大脑皮质；在大脑皮质，视觉信息依次由初级视皮质向更高级视皮质传递。在信息传递过程中，视觉系统以串、并行相结合的信号处理方式对表征视觉目标中不同特征的视觉信息进行逐级抽提，平行处理，并将它们储存在高级视皮质的不同区域。最终这些区域的视觉信息在某种目前未知机制的作用下有机地组织起来，形成视觉。视觉系统的结构和功能在发育过程中甚至在成年后仍具有可塑性，视觉经验在关键期内对视觉系统的发育具有不可逆的影响。

参考文献

1. Cang J，Renteria RC，Kaneko M，et al. Development of precise maps in visual cortex requires patterned spontaneous activity in the retina. Neuron，2005，48：797-809
2. Crowley JC，Katz LC. Development of ocular dominance columns in the absence of retinal input. Nat Neurosci，1999，2：1125-1130
3. Felleman DJ，Van Essen DC. Distributed hierarchical processing in the primate cerebral cortex. Cereb Cortex，1991，1：1-47
4. Gilbert CD，Wiesel TN. Columnar specificity of intrinsic horizontal and corticocortical connections in cat visual cortex. J Neurosci，1989，9：2432-2442
5. Hochstein S，Ahissar M. View from the top：hierarchies and reverse hierarchies in the visual system. Neuron，2002，36：791-804
6. Hubel DH，Wiesel TN，Stryker MP. Anatomical demonstration of orientation columns in macaque monkey. J Comp Neurol，1978，146：421-450
7. Livingstone MS，Hubel DH. Specificity of intrinsic connections in primate primary visual cortex. J Neurosci，1984，4：2830-2835
8. Martinez LM，Alonso JM. Construction of complex receptive fields in cat primary visual cortex. Neuron，2001，32：515-525
9. Pizzorusso T，Medini P，Berardi N，et al. Reactivation of ocular dominance plasticity in the adult visual cortex. Science，2002，298：1248-1251
10. Reid RC，Alonso. Specificity of monosynaptic connections from thalamus to visual cortex. Nature，1995，378：281-284
11. Smirnakis SM，Brewer AA，Schmid MC，et al. Lack of long-term cortical reorganization after macaque retinal lesions. Nature，2005，435：300-307
12. Weliky M，Katz LC. Disruption of orientation tuning in visual cortex by artificially correlated neuronal activity. Nature，1997，386：680-685
13. 寿天德，视觉信息处理的脑机制．上海科技出版社，上海．1997

第三十四章　听觉系统

李　量　陈　林　王小勤

第一节　听觉系统的外周部分 …………………… 595
一、耳的组成 …………………………………… 595
二、耳蜗 ………………………………………… 596
三、听觉神经的电生理 ………………………… 601
第二节　耳蜗核 ………………………………… 603
一、细胞类型和连接性 ………………………… 603
二、腹侧耳蜗核（VCN） ……………………… 605
三、背侧耳蜗核（DCN） ……………………… 605
四、各种细胞类型的基本电生理特性 ………… 605
第三节　听觉脑干 ……………………………… 606
一、上橄榄复合体 ……………………………… 606
二、外侧丘系 …………………………………… 609
三、下丘 ………………………………………… 610
四、内侧膝状体 ………………………………… 614
第四节　听皮质 ………………………………… 615
一、听皮质的解剖结构 ………………………… 615
二、听皮质的功能结构 ………………………… 617
三、听皮质对时域信号的处理 ………………… 617
四、听皮质对频域信号的处理 ………………… 617

听觉是一种非常重要的感觉功能，对人和动物在自然界中的生存具有重要的意义。来自声源的声波通过振动鼓膜和听骨链在内耳引起毛细胞顶端的纤毛发生弯曲运动，进而引发听觉中枢的兴奋和主观听觉感受，即实现对发声客体（声源）的神经和心理表达。听觉系统的主要功能并不仅仅是对声源的觉察，而是要实现对声源的特征和空间位置的整合性认知。听觉神经科学除了要揭示声音信号的基本特征（包括声音频率、强度、音质、时程、空间位置等）的神经表达机制外，还要研究对复杂通讯声音信号（如言语）的神经加工过程。此外，在自然环境中，往往会有多个声源同时出现。发自各个声源的声波会在外耳道内形成复杂的复合波，因而使得目标信号的声波受到掩蔽作用，其中包括能量掩蔽和信息掩蔽。听觉系统对复杂声场的加工不只是一个自动和被动的过程，还要有高级的神经认知活动的参与。

在听觉外周加工过程的早期阶段，需要将以空气振动为载体的声音信号转换成以内耳中的液体振动为载体的声音信号，再将声音信号的机械运动表达方式转化成以神经-化学活动为载体的表达方式。耳蜗核是上行中枢听觉系统的第一站，它接受听神经的投射，并向许多听觉脑干结构发出投射纤维。这些听觉脑干结构包括上橄榄复合体、外侧丘系核群以及听觉中脑下丘。下丘的中央核接受几乎所有的听觉低级脑干结构发来的纤维投射，并发出投射纤维到听觉丘脑-内侧膝状体，而内侧膝状体则投射到位于颞叶的听觉皮质。

听觉信号的上行传导不是简单的信号接力，而是信号加工的复杂程度逐级增加的过程。在听觉系统的低级部位，对声音信号各种特征的加工往往是采用分离式平行加工的策略；而听觉系统的高层结构则通过接受从低级结构发来的汇聚性输入来实现更高级的信号整合。

除上行通路外，中枢听觉系统还有下行通路。下行通路起源于听皮质以及听觉中枢神经系统的各个水平。

本章除介绍听觉上行系统的解剖特征外，主要系统性地介绍听觉系统的外周部分以及在中枢上行传导通路上各个层次的神经细胞对声音信号的基本反应。

第一节 听觉系统的外周部分

一、耳的组成

我们所能够听到的声音信号在大多数情况下是空气的纵向振动形式。为了能够感受到声音的振动，耳朵必须接收声音的能量，在重要的频率范围内进行放大，将空气振动转换为耳蜗的液体振动并进行阻抗匹配，最后将机械形式的信号转换为神经系统能够传输到大脑的神经冲动。在这个过程中，耳朵还必须感受声源的位置信息，并根据环境变化和大脑的意识在感受声音时对耳的工作状态进行主动反馈和调节。这一整个过程分别由耳的三个部分（图 34－1），即外耳（outer ear）、中耳（middle ear）和内耳（inner ear）来完成。

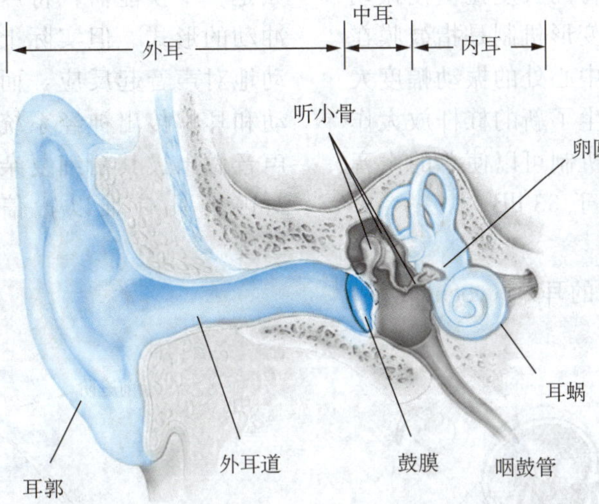

图 34－1 人耳的解剖结构（引自 Bear et al.，2001）

（一）外耳

人类外耳的最外侧为耳廓（pinna），由软骨支撑而起的皮肤层组成。耳廓的功能类似于天线，收集、反射声音并使之最有效地聚集到外耳道（ear canal）。人类的外耳道端口到鼓膜之间的长度为 2.5～3.5cm。外耳道可以被理想化为一端封闭另一端开口的管子，当声音波长为外耳道长度的 4 倍时将产生共振。其共振频率由下列公式导出

$$f_0 = c/4L$$

f_0 为共振频率；c 为声音速度；L 为外耳道长度。

当外耳道的长度为 2.5cm，声音的速度为 33100cm/s时，可以计算出外耳道的共振频率为 3310Hz。所以在该共振频率附近的声音将会得到加强。连同外耳的其他部分的作用，外耳可以获得最大近 15 dB 的增益（Shaw，1974）。

（二）中耳

中耳由鼓室（tympanic cavity）、咽鼓管（eustachian tube）、鼓窦（tympanic antrum）和乳突（mastoid）所组成。鼓室是由鼓膜（tympanic membrane）和侧壁形成的不规则密闭腔体，内有听骨链将鼓膜振动传递到内耳（inner ear）。听骨链（ossicular chain）由三块听小骨组成，即锤骨（malleus）、砧骨（incus）和镫骨（stapes），它们是人体内最小的骨骼，总重量不到 60 mg，其中镫骨的平均重量不到 3 mg。听骨链被人体内最小的两条肌肉，即镫骨肌（stapedius muscle）和鼓膜张肌（tensor tympani muscle）所支配。鼓室的气压平衡和气体交换由咽鼓管的瞬间开放来完成。

中耳的主要生理功能是实现声阻抗匹配（acoustic impedance match)。由于内耳液体的密度远远大于空气的密度，如果中耳没有声阻抗匹配功能，99.9%的声音能量将不能从空气介质传入到内耳的液体介质中。中耳通过三种阻抗匹配机制，即面积比机制（area ratio mechanism）、杠杆机制（lever mechanism）和弧形鼓膜变形机制（curved membrane buckling mechanism）来保证外界声音信号高效率地传入内耳。面积比机制是指声音振动的总能量必须从面积大的鼓膜上集中到面积小的卵圆窗上来，使得振动压强增加17倍。杠杆机制是指锤骨柄相当于杠杆的长臂，砧骨相当于杠杆的短臂，长短臂的长度比值使振动压强增加1.3倍。弧形鼓膜变形机制是指鼓膜在锤骨柄两侧形成的两个弧形中心处的振动幅度大于锤骨柄，这种振动模式产生了新的杠杆放大作用，使振动压强加大。三种机制可以使总的声音振动压强增加约44倍，相当于33 dB。

（三）内耳

内耳包括感受声音信息的耳蜗（cochlea）和感受位置信息的前庭器官（vestibular system）（图34－1）。其中耳蜗是本小节讨论的重点。耳蜗部分的骨迷路形成骨性螺旋管，该螺旋管的内部被膜迷路分成鼓阶（scala tympani）、前庭阶（scala vestibuli）和中阶（scala media）（图34－2）。鼓阶和前庭阶充满外淋巴液而中阶则充满内淋巴液。含有听觉毛细胞的柯蒂器位于中阶的基底膜上。受到声音振动刺激，听觉毛细胞的膜电位发生变化并释放神经递质，最后使得支配毛细胞的听觉神经产生兴奋和冲动，将声音信息传到听觉中枢。从表面上看，耳蜗只是一个换能器，将声音转换成电-化学-神经冲动的形式。但实际上，耳蜗不只是简单和被动地对声音起反应，而是在外毛细胞的主动运动和耳蜗传出神经系统的参与下积极地对外界声音做出极其精细复杂的响应，从而使得耳蜗对声音具有难以置信的频率分辨能力和灵敏度。

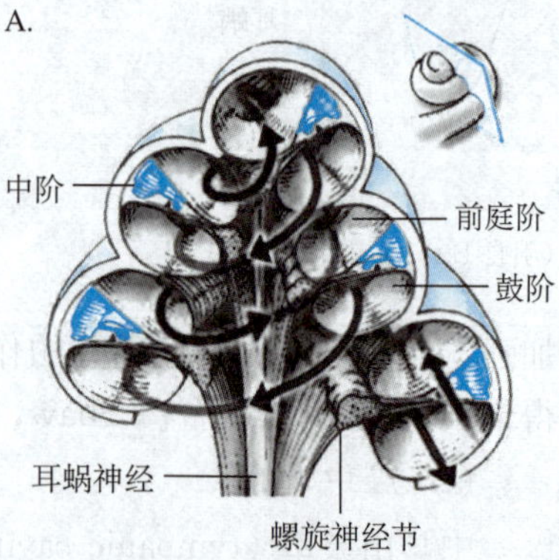

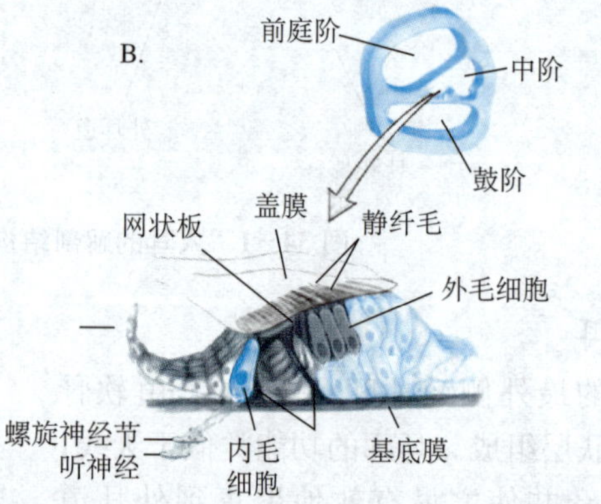

图34－2 哺乳类耳蜗的解剖结构示意图

A. 耳蜗的剖面结构图显示耳蜗由三个管腔（前庭阶、中阶和鼓阶）所组成。箭头线表示声音振动波在耳蜗内的传递路径；B. 柯蒂器的结构和在耳蜗迷路中的位置。（A图来自：http://www.iurc.montp.inserm.fr/cric51/audition/english/start2.htm；B图来自Bear et al.，2001）

二、耳蜗

耳蜗是将声音的振动信号转换为大脑可以感受和进行处理的神经脉冲信号的器官，是听觉外周最重要的组成部分。人的耳蜗形状如同蜗牛（图34－2），由螺旋形管道绕中间的蜗轴盘旋2.5～2.75周，全长约为35 mm。耳蜗毛细胞是听觉感受器细胞，位于基底膜上方的柯蒂器内。耳蜗毛细胞分为外毛细胞（outer hair cell）和内毛细胞（inner hair cell）。哺乳类动物的外毛细胞沿着蜗管方向排列成三排，而内毛细胞排列为一排。人类的外毛细胞数量约为12 000个，内毛细胞数量约为3 500个。外毛细胞的特点是其电运动性（electromotility），而内毛细胞不具备这样的特点。内毛细胞的数量虽少，但受95%的听觉传入神经纤维的支配，每个内毛细胞受16～20根传入纤维的支配。而外毛细胞主要受起源于听觉脑干的上橄榄核的传出神经纤维的支配。因此，解剖学上的特征提示内毛细胞主要完成听觉信息向中枢的传递，而外毛细胞主要参与听觉信号转换中的离心调节和主动过程，决定听觉灵敏度和精细辨别能力。

（一）耳蜗的机械学

含有听觉毛细胞的柯蒂器坐落在耳蜗基底膜上，因此，基底膜的机械振动模式很大程度上决定了听觉反应特性。声音振动首先由中耳的听骨链经卵圆窗（oval window）传入耳蜗，在前庭阶和鼓阶之间形成机械压力差，使得整个基底膜上下振动（图34-3）。由于声音在耳蜗液体中的传播速度达到1000m/s，而基底膜的长度仅有32mm（Bekesy，1960），因此，机械压力可以被认为在瞬间传递至基底膜的各个部分。对于爬行类和鸟类来说，基底膜的各个部分同时上下随声音做简单振动。而对哺乳类动物而言，由于其基底膜各个部分机械特性的不一致，基底膜各部分的振动在时间上不同步并且以复杂的形式呈现。

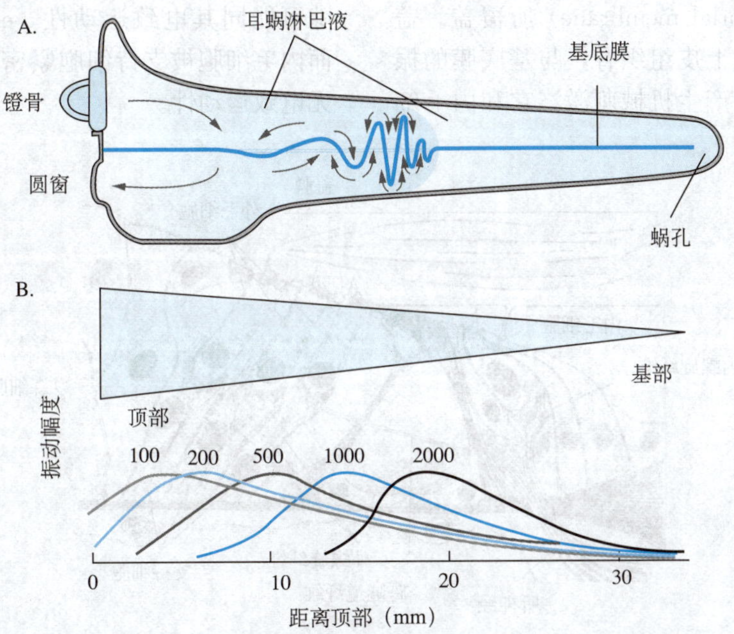

图34-3　基底膜上的行波

A. 当声音能量通过镫骨传递到耳蜗内时，引起淋巴液如箭头所示的流动，从而在基底膜上产生行波；B. 行波的包络根据频率的不同在基底膜上的不同位置达到最大峰值。低频振动在基底膜的顶部达到峰值，而高频振动在基部达到峰值。（图片来源：Bear et al.，2001）

人类的基底膜在耳蜗的基部（basal end）的宽度为0.08～0.16 mm，向耳蜗的顶部（apical end）逐渐变宽，最终达到0.423～0.651 mm。基底膜的劲度（stiffness）在耳蜗基部较大，在顶部较小；基底膜和柯蒂器的质量在耳蜗的基部较小而在顶部较大。不难理解，基底膜的这种物理特性在基部和顶部的差异，决定了耳蜗基部和顶部的最佳响应频率是不同的。实际上，基底膜如同一排调在不同音高的琴弦，从基部到顶部最佳响应频率逐步递减。而且由于顶部的劲度较小，质量较大，对声音刺激的响应时间也慢于基部。

因为基底膜的机械特性从耳蜗的基部到顶部均匀地变化，所以基底膜的振动也表现出复杂但有规律的模式。在纯音的刺激条件下，基底膜上的任何一个点都进行上下振动，但对特定的频率，基底膜的某一个点的振动幅度最大。当一个正弦声音完成一个振动周期，基底膜上的某个部位也完成一个振动周期，但基底膜的各个部分振动的相位却不同。基底膜的这种振动特征被称为行波

(traveling wave)(Bekesy，1960)。行波总是从基部向顶部方向移动，与刺激耳蜗基底膜的部位无关，甚至将镫骨安放在耳蜗顶部也是如此。纯音刺激引发的行波会在耳蜗基底膜的特定位置上出现峰值，该纯音信号所对应的频率就是耳蜗基底膜所对应部位的最佳响应频率。耳蜗基底膜的位置同最佳响应频率之间的关系我们称之为耳蜗的音调拓扑图(tonotopic map)。

耳蜗中的柯蒂器有听觉感受毛细胞。柯蒂器中的内毛细胞、外毛细胞以及支持细胞构成一层上皮组织脊(epithelial ridge)分布在基底膜上(图 34－2)。这个上皮组织脊的上方被含纤维和胶状质的盖膜(tectorial membrane)所覆盖。盖膜是柯蒂器内第二个上皮组织脊，与基底膜的振动相互作用对毛细胞产生机械刺激。它和内毛细胞以及外毛细胞相关的解剖形态有所不同(图 34－4)：①内毛细胞呈现鸭梨形，而外毛细胞呈现圆柱形；②内毛细胞紧密地埋在支持细胞中，四周没有空隙，而外毛细胞的胞体四周有空隙；③内毛细胞的纤毛束(stereocilia bundle)按“一”字形排列，而外毛细胞的纤毛束按“V”或“W”形排列；④内毛细胞主要由传入神经支配，而外毛细胞主要由传出神经支配；⑤内毛细胞的纤毛束同盖膜不紧密接触，而外毛细胞纤毛束的顶端则紧紧地埋入盖膜。内毛细胞和外毛细胞的这些差异同它们在机械-电转导的过程中所起的作用直接相关。例如，外毛细胞胞体四周的空隙可能同其电致运动性(electromotility)有关，而内毛细胞被支持细胞紧密围住则表明内毛细胞无电致运动性。

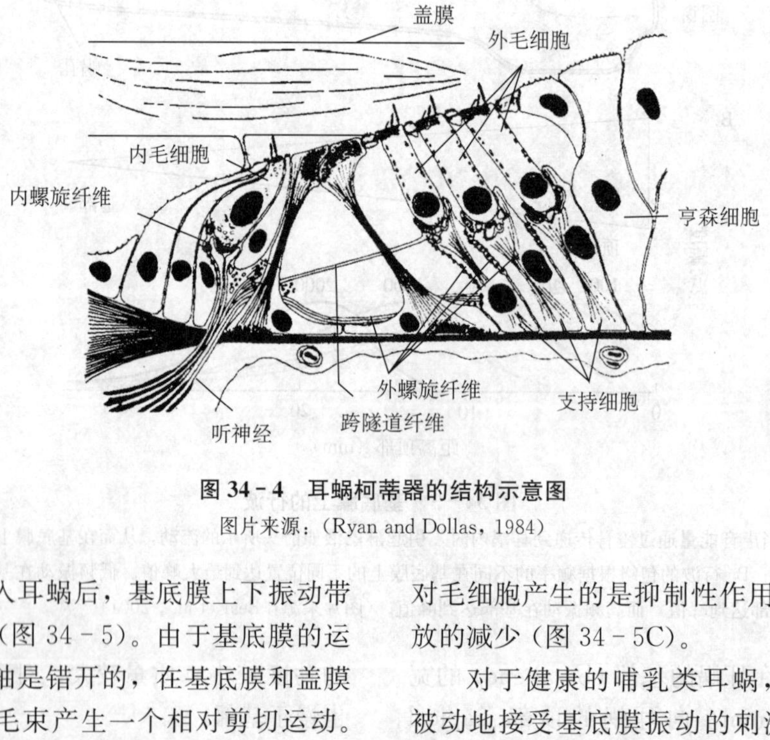

图 34－4　耳蜗柯蒂器的结构示意图

图片来源：(Ryan and Dollas，1984)

当声音振动传入耳蜗后，基底膜上下振动带动柯蒂器一起运动(图 34－5)。由于基底膜的运动轴和盖膜的运动轴是错开的，在基底膜和盖膜之间的毛细胞的纤毛束产生一个相对剪切运动。当基底膜向上(向前庭阶)振动时，毛细胞的纤毛束受到一个向外(向最长纤毛的方向)的剪切力，这个力对毛细胞是个兴奋性的刺激，将使得支配这个毛细胞的听神经的发放增加(图 34－5A)。当基底膜处在振动的中点时，毛细胞不受到剪切运动的刺激，不会产生兴奋(图 34－5B)。当基底膜向下(向鼓阶)振动时，毛细胞受到一个向内(向最短纤毛的方向)的剪切力。这个力对毛细胞产生的是抑制性作用，将引起听神经发放的减少(图 34－5C)。

对于健康的哺乳类耳蜗，毛细胞并非简单被动地接受基底膜振动的刺激，实际上毛细胞对振动刺激有着主动和积极的机械性反应。这个反应是通过外毛细胞的电致运动性来实现的。所谓电致运动是指当外毛细胞在去极化时缩短，超极化时伸长。外毛细胞的电致运动是由一个被称作 prestin 的细胞膜蛋白驱动的。该蛋白的运动不依赖钙离子和 ATP，也不需要跨膜电流，只需要跨膜电压，运动的频率可以达到人耳所感受到的上限频率。外毛细胞的电致运动性使得基底膜的振动得到放大和加强（图34-5D、E），并使得基底膜的振动产生非线性成分。另外，源自脑干上橄榄复合体的传出神经也通过外毛细胞的电致运动性对基底膜的振动进行控制。因此，柯蒂器的机械振动是一个极其复杂的主动过程，体现了耳蜗对声音频率的精细辨别能力和灵敏度。当耳蜗因为噪声、药物或其他因素使得这种主动过程受损或丧失时，耳蜗的灵敏度和频率选择性等就要下降（Liberman 等，2002）。

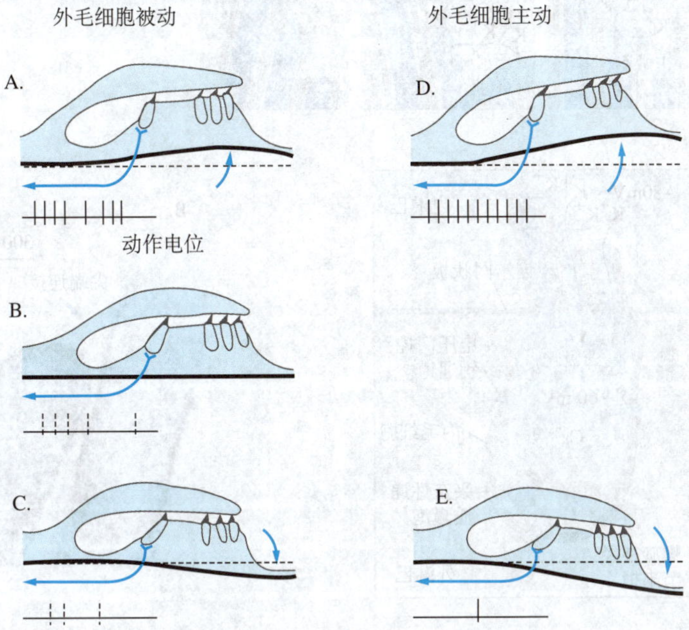

图 34-5 耳蜗的基底膜和柯蒂器在外毛细胞被动和主动情况下的振动

A. 在声音的稀疏相，基底膜和盖膜向上运动产生一个向最高静纤毛方向的剪切力，使毛细胞兴奋；B. 基底膜回到静息位置，没有剪切力产生，毛细胞不受到刺激；C. 在声音的压缩相，基底膜和盖膜向下运动产生一个相反方向的剪切力，使毛细胞抑制；D、E 外毛细胞的主动运动使基底膜的振动幅度得到加强。（图片来源：Bear 等，2001）

（二）耳蜗的信号转导

耳蜗的功能是将声音振动的机械能量转换为神经信号（cochlear transduction）。机械-电转换（mechanoelectrical transduction）发生的确切部位在毛细胞的纤毛上。毛细胞的纤毛束由许多排列高低不等的静纤毛组成，相邻高低不等的纤毛的顶端由一个特殊结构的微纤维尖连接（tip-link）。根据门控弹簧假说（gating spring hypothesis），机械-电转换通道处于尖端连接处，这些通道属于机械门控通道（mechanically gated channel），其开放或关闭由尖端连接控制。当纤毛没有受到盖膜和基底膜形成的剪切力的作用时，约有10%的通道处于开启状态。当纤毛束向最长纤毛的方向弯曲时，尖端连接的张力增加，使关闭的机械门控通道被拉开。由于毛细胞的纤毛束处在有约＋80 mV的高钾离子的内淋巴液中，而毛细胞内的静息电位为－60 mV左右，纤毛束周围的钾离子受140 mV电势差的驱动经被打开的机械门控通道流入毛细胞内（图34-6）。流入胞内的钾离子产生去极化效应，使得毛细胞胞体上的电压门控钙通道开放，钙离子流入胞内。胞内增加的钙离子触发内毛细胞中含有兴奋性神经递质（谷氨酸）的突触囊泡的释放，从而兴奋听觉神经末梢。当纤毛束向最短纤毛的方向弯曲时，尖端连接的张力减少，机械门控通道关闭，产生超极化效应。这些机械门控通道的电导约为17～100 pS，开放和关闭的速度非常快，通常为毫秒级水平。离子与机械刺激同步在毛细胞内外流进和流出，使得毛细胞的膜电位发生与机械刺激同步的改变，这个电位被称为毛细胞感受器电位（receptor potential）。感受器电位的波形与刺激信号波形很类似，但不完全一样。造成差异的原因之一是毛细胞在接受兴奋性刺激和抑制性刺激时所产生的膜电位变化是不对称的，兴奋性刺激时膜电位变化的幅度要大于抑制性刺激时膜电位的变化幅度。

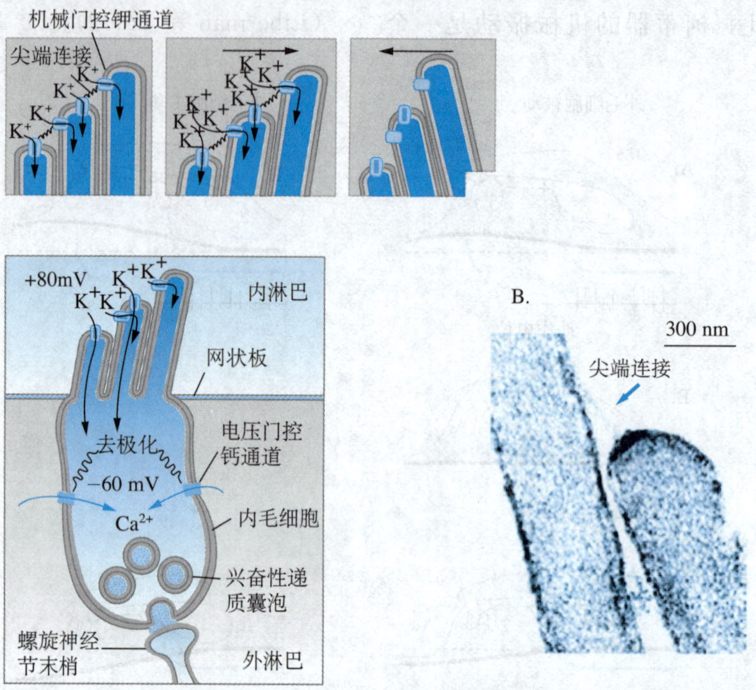

图 34-6 毛细胞的机械-电转导过程

A. 当静纤毛尖端受力伸展时，与尖端相连的钾离子通道打开，流入的钾离子使细胞去极化，从而又打开电压门控的钙离子通道。钙离子的流入使得神经递质从突触囊泡中释放并弥漫到突触后螺旋神经节细胞末梢；B. 电子显微镜图像显示静纤毛尖端连接的超微结构。（A 图来自：Bear et al.，2001；B 图来自：http://www.iurc.montp.inserm.fr/cric51/audition/english/start2.htm）

（三）耳蜗场电位和耳声发射

在耳蜗内或靠近耳蜗的部位能够记录到由声刺激诱发产生的综合电位，即耳蜗电位（cochlear potential）。这个电位是大量的听觉感受器细胞和听觉神经细胞的群体活动的综合结果，因此属于场电位，可以分解为三个成分：①耳蜗微音器电位（cochlear microphonic）：它是与声刺激波形基本一致的交流响应，主要起源于外毛细胞的感受器电位。②神经复合动作电位（compound action potential）：它主要出现在短纯音刺激的起始和结尾，一般由两个负相波组成，称为 N_1 和 N_2 神经动作电位。③总和电位（summating potential）：它是耳蜗场电位中的直流漂移成分。另外，在静息时，在哺乳动物耳蜗的中阶还可以记录到一个正常情况下＋80 mV 左右的直流电位，称之为蜗内直流电位（endocochlear potential）。

耳声发射（otoacoustic emission）是由内耳产生、可以在外耳道记录到的微弱声信号（Kemp，1978）。耳声发射主要是外毛细胞电致运动性的副产品。它可以自发产生，也可以被刺激声或刺激电流所诱发。使用短声作刺激，经过几个毫秒的潜伏期，从外耳道内可以记录到来自耳蜗的“回声”，即瞬态声诱发耳声发射（transient evoked otoacoustic emission）。当耳蜗同时受到两个不同频率纯音刺激时，从外耳道中记录到的信号中除刺激声频率外还有新的成分。由于这些新成分是刺激信号引发耳蜗共调畸变（intermodulation distortion）的结果，因此称为畸变产物耳声发射（distortion product otoacoustic emission）。有时耳蜗在没有受到任何外界刺激的情况下也可向外界主动发射声音信号，这称为自发耳声发射（spontaneous otoacoustic emission）。由于耳声发射受耳蜗的健康状况的影响，因此在临床上被用于快速评估听力，特别是评估新生儿的听力。

三、听觉神经的电生理

人类的听觉神经由大约 30 000 根纤维组成。由于耳蜗基底膜的频率位置关系，低频纤维来自耳蜗顶端，因而位于听觉神经干的中央，而高频纤维来自于耳蜗基部，因而走在神经干的周边。大多数的耳蜗螺旋神经节细胞只接受来自一个内毛细胞的输入（图 34 - 7A），它们只对某个特定的频率最为敏感，这个频率称为特征频率（characteristic frequency）。毛细胞的兴奋反映了基底膜的振动，所以单根听觉神经纤维（耳蜗螺旋神经节纤维）的响应特性也代表了基底膜的响应特性。听觉神经纤维的特征频率就是对应于基底膜特定部位的最佳响应频率。我们可以通过微电极记录单根听觉神经纤维发放的方法来了解其频率响应特性（图 34 - 7B）。听觉神经单纤维发放速率随声音刺激强度的增加而增加，两者之间的关系与声音的频率相关。根据在不同频率的纯音刺激条件下能够引起听觉神经纤维发放增加所需的最低声强画出一条关系曲线，这个曲线被称作为听觉神经的调谐曲线（tuning curve）（图 34 - 7C）。在单根听觉神经纤维的调谐曲线的尖端上可以找到一个对声音最为敏感的频率，即特征频率。

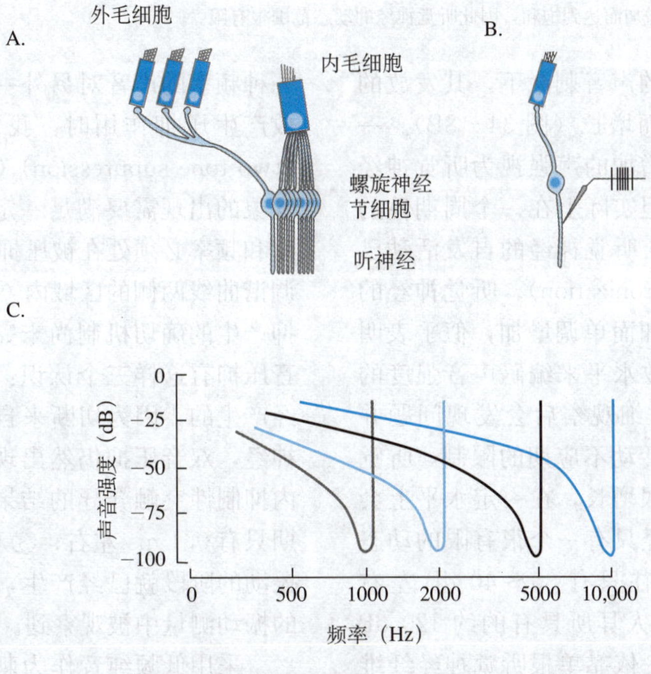

图 34 - 7　螺旋神经节细胞对毛细胞的支配方式和听觉神经的频率选择性

A. 一个内毛细胞可以被多达 20 根神经纤维所支配，但每根听觉神经纤维只支配一个毛细胞。一根听觉神经纤维可以支配多个外毛细胞；B. 单根听觉神经纤维上记录到的动作电位反映了单个内毛细胞的活动特性；C. 在具有不同特征频率的听觉神经纤维上记录到的调谐曲线。（图片来源：Bear et al.，2001）

听觉神经在没有外界声音刺激的情况下会自发地产生活动（spontaneous activity）（图 34 - 8A）。正常情况下，大脑不会将听觉神经的自发活动理解为声音刺激，因此不会产生虚幻的感觉。一般认为这种自发活动是由于内毛细胞随机释放神经递质的结果。至于为什么内毛细胞会随机释放神经递质至今仍没有完整的答案，但至少部分是由于背景噪声所引起的。因为生物体不可能处在绝对安静状态，心跳、呼吸、血液流动等都难免对耳蜗产生扰动。听觉神经自发活动的生理意义在于它建立了一个活动基础水平，能够接受毛细胞的兴奋和抑制的双向刺激。有意思的是，各个听觉神经纤维的自发放的水平高低不同，与听觉反应阈值呈负相关。高自发活动的神经纤维的反应阈值较低；而低自发活动水平的神经纤维的反应阈值较高。

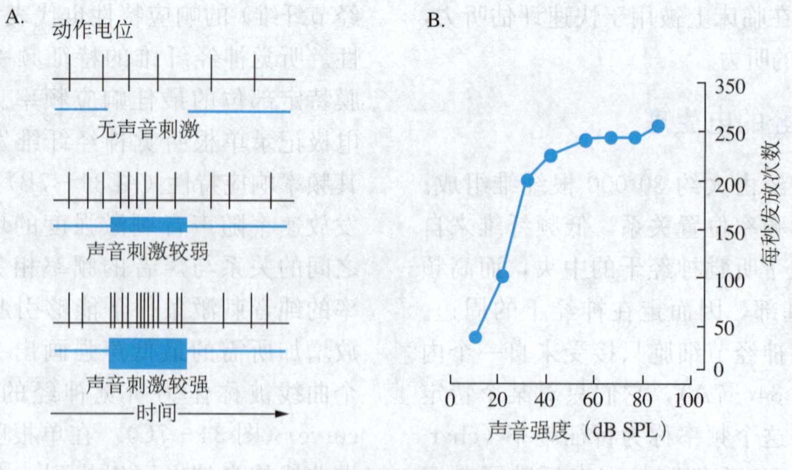

图 34-8 听觉神经的发放次数同刺激声音强度之间的关系

A. 当没有声音刺激时，听觉神经纤维保持一定的自发活动水平。当出现外界声音刺激时，发放的速率随声音的强度的增加而增加；B. 听觉神经发放速率很快随声音强度的增加而达到饱和，因此听觉神经的动态范围很有限。

听觉神经在足够强的声音刺激下，其发放的水平会随着声强的增长而增长（图 34-8B）。一般将刚刚引起发放水平增加的声强视为听觉神经在该刺激频率的阈值，但实际上在一个周期性的刺激引起发放增加之前，听觉神经的自发活动已经被刺激同步化（synchronization）。听觉神经的发放速率随着声强的增加而单调增加，似乎表明耳蜗是以听觉神经的发放水平来编码声音强度的（intensity coding），但仔细观察后会发现问题并非如此简单。受神经元活动不应期的限制，听觉神经的发放速率不能无限增长，在一定水平上会出现饱和，而使听觉神经只有一个很有限的动态范围。这个动态范围往往只有 30～40 dB 左右（图 34-8B），远远小于人耳所具有的约 120 dB 的动态感受范围。显然，依靠单根听觉神经纤维不能取得大的听觉动态感受范围。实际上，每个内毛细胞与 16～20 根听觉传入神经相连（图 34-7A），每根纤维的自发性放电频率不尽相同，阈值也不相同，其工作范围区间也不同，因此具有不同反应阈值的听觉神经纤维一起工作为听觉神经实现大动态范围强度编码提供了基础。另外，听觉神经还利用不同声强的纯音激励不同面积的耳蜗基底膜等机制来扩大听觉神经的动态范围。

通常情况下，一种频率的声音刺激可以引起听觉神经纤维发放的增加。但是在两种频率不相同的声音刺激下，这两种声音对听觉神经发放的影响可以是相互加强，也可以是相互减弱的。当一种频率的声音对另外一种频率的声音引起的发放产生压抑作用时，我们称之为双音压抑现象（two-tone suppression）（图 34-9A）。双音压抑现象的出现需要满足一定的条件，即压抑音的强度和频率必须处在被压抑音（探测音）的“V”形调谐曲线两侧的区域内（图 34-9B）。尽管双音压抑产生的确切机制尚未完全明了，目前人们对双音压抑有这样三个认识：①双音压抑不是传出神经产生的，因为切断来自上橄榄神经核团的传出神经，双音压抑仍然出现；②双音压抑不是耳蜗内抑制性突触介导的结果，因为双音压抑的潜伏期只有 0.1 ms 左右；③双音压抑可能在耳蜗机械振动的阶段就已经产生，因为压抑可以在基底膜的振动测量中被观察到。

采用低频纯音作为刺激声时，听觉神经纤维的发放会出现十分明显的锁相特征（phase locking），就是说在一个周期内，神经纤维的发放不是随机出现的，而是集中出现在某个特定的相位上。锁相发放可以发生在刺激声的每一个周期，也可以每隔若干个周期出现一次。比如，一个螺旋神经节细胞可能对 2 000 Hz 声音中 25% 的周期发放动作电位，但是这些发放总是出现在声波的特定相位上。因此，如果存在一组这样的神经元协同工作，总体上就有可能对每一个周期都有发放，从而听觉神经的锁相发放中便包含了声音的频率信息，称为排放原理（volley principle）。听觉神经利用锁相对声音频率进行编码，弥补了耳蜗单纯利用行波在基底膜上的位置来编码频率信息的不足。例如，基底膜的音调拓扑图在听觉中枢的投射区没有非常低特征频率的神经元，这要靠锁相发放来传送低频率信息。只有刺激声的频率低于 4 kHz 时，听觉神经纤维的锁相现象才出现。对于频率高于 4 kHz 的声音，听觉神经纤维的发放不能锁定在声音的某个相位（Rose 等，1967）。因此，对于不能利用锁相进行频率编码的高频声音，耳蜗是利用行波在基底膜上的位置来表达频率信息的，称为部位机理（place principle）。事实上，现在一般认为声音的频率信息在低频以锁相的形式表达；在中频，以锁相和行波在基底膜的位置来共同表达；在高频，只能以行波在基底膜的位置来表达。

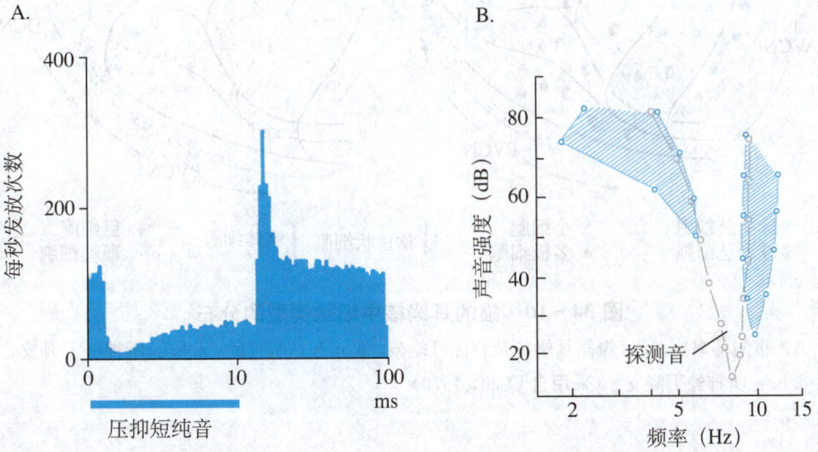

图 34-9　听觉神经的双音压抑现象

A. 以第一个纯音为背景（探测音）再给予第二个不同频率的压抑短纯音使得听觉神经的发放水平下降；B. 如果第二个纯音的频率和强度落在听觉神经调谐曲线两侧的一定区域（阴影区），双音压抑现象就可出现。（A 图来自：Kiang et al.，1965；B 图来自：Arthur et al.，1971）

第二节　耳　蜗　核

一、细胞类型和连接性

在耳蜗核中，神经元通过连接的听神经形成对听觉环境的多种平行的表达方式。这些平行的通路对听觉信号进行不同的分析。比如对一个声源的空间定位或辨别一个声音的内容这样的功能在耳蜗核中是由不同的神经元和线路来处理的。当代对耳蜗核中细胞类型的定义是基于结构学的分析（Osen，1969）。在一些情形下，细胞类型之间的关系最初不太清楚，所以文献中存在用多个名称来描述相同细胞的情况。图 34-10 为猫的耳蜗核中细胞类型的分布。

耳蜗核主要包含三个亚区：腹侧耳蜗核（ventral cochlear nucleus，VCN）和背侧耳蜗核（dorsal cochlear nucleus，DCN），前者又进一步分为前腹侧耳蜗核（anteroventral cochlear nucleus，AVCN）和后腹侧耳蜗核（posteroventral cochlear nucleus，PVCN）。每个亚区有多种不同形态的神经元，并有一定的空间分布特征和解剖联系。每个亚区还能根据其解剖形态和神经联系进一步分为更小的结构区域。所有的听神经在耳蜗核中都换元，其上升支（ascending branch）投射到前腹侧耳蜗核，而下降支（descending branch）穿过后腹侧耳蜗核再进入背侧耳蜗核。听神经进入耳蜗核后的突触联系的空间分布是有规律的，高频纤维投射区域分配在背尾侧，而低频纤维区域分配在腹前侧。这种频率的空间排列方式可以用微电极记录和 2-去氧葡萄糖的放射自显影［2－deoxyglucose（2－DG）autoradiographic］的方法来证实。在耳蜗中建立的由低到高的频率分布关系在耳蜗核的三个亚区中都分别地保留下来。

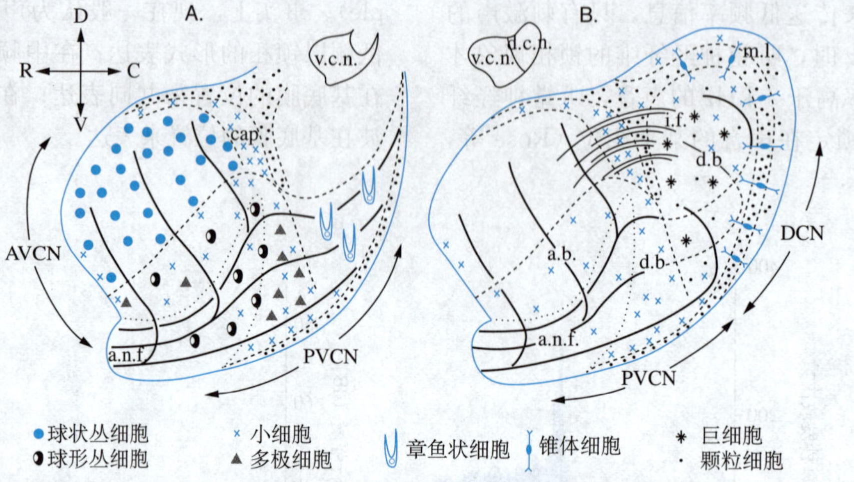

图 34－10 猫的耳蜗核中细胞类型的分布

A：腹侧耳蜗核；B：腹侧耳蜗核及背侧耳蜗核。a. n. f.：听神经，a. b.：听神经上升支，d. b.：听神经下降支。（采用自 Osen，1970）

图 34－10 中所显示的是根据结构来定义的八种主要细胞类型。除此之外还有一些小细胞类型。需要提到的是每一种主要的细胞类型都接受来自整个频率范围的听神经的输入。在这个意义上，每个主要的细胞类型都可以完全地表达通过这一侧耳朵进入耳蜗核的声音信号。图 34－11 显示图 34－10 中六种细胞类型与耳蜗核之后的听觉神经团的连接方式。

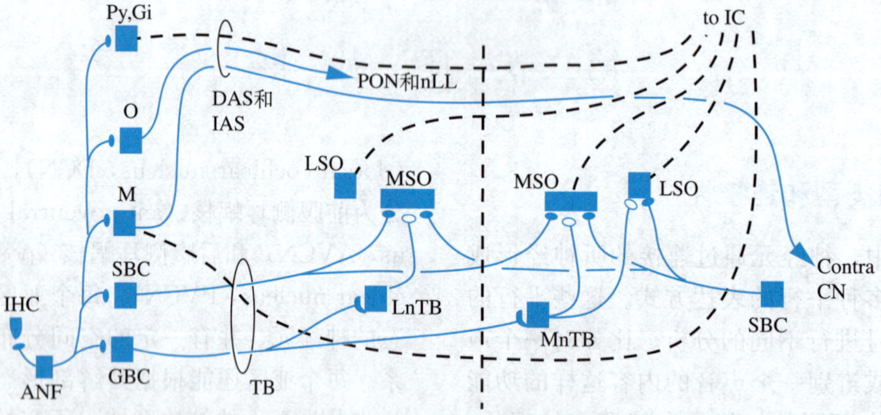

图 34－11 经过耳蜗核的听觉上行通路

TB－斜方体；*DAS* and *IAS*－背侧和中间听纹；*IC*－下丘；*IHC*－内毛细胞；*ANF*－听神经纤维；*SBC* and *GBC*－圆形和球形木薯样细胞；*MSO*－内上橄榄核；*LSO*－外上橄榄核；*MnTB*－斜方体内侧核；*LnTB*－斜方体外侧核；*O*－章鱼样细胞；*M*－T－多极细胞；*Py*－锥体细胞；*Gi*－巨细胞；*PON*－上橄榄旁核；*nLL*－外丘系腹侧核．（采用自 Young and Oertel，2004）．

二、腹侧耳蜗核（VCN）

用染色方法能够在腹侧耳蜗核区分几种主要的神经元：球状丛细胞（spherical bushy cells）、球形丛细胞（globular bushy cells）、星状细胞（star or stellate cells）以及章鱼细胞（octopus cells）。球状丛细胞主要分布在腹侧耳蜗核的前端，章鱼细胞分布在尾端，而星状细胞和球形丛细胞主要集中在中央位置。球状丛细胞和球形丛细胞是腹侧耳蜗核主要的投射到上橄榄核、外侧丘系核以及下丘的神经元。

球状丛细胞接受一个或两个大型的 Held 终极苞（end bulb of Held）或称 Held 萼状末梢，突触联结只在胞体上。因此，球状丛细胞对声音的反应和听神经的很相像，即对持续的声音有持续的动作电位，并与突触前的动作电位有一对一的关系。球状丛细胞的主要功能是准确地传递神经信号，很少对输入信号进行加工和修饰。

星状细胞与球状丛细胞有很大的差别。多个耳蜗神经元发来的小轴突末梢在其树突上形成突触。星状细胞对纯音的反应具有梳齿形反应（chopper type，即放电与放电暂停交替进行）的特征，并与纯音的频率以及锁相无关。当星状细胞对声音适应后，梳齿形反应消失。

连接到球形丛细胞的 Held 萼状末梢较到球状丛细胞的多而小，但突触联结也在胞体而不是在树突上。球形丛细胞对持续纯音的反应特征很像球状丛细胞，但在初反应之后要出现一个突然的反应消失，随后持续的反应又恢复。这种暂停型（pauser type）的反应可能表明球形丛细胞接受某种即时性的抑制性输入。

章鱼细胞对声音的反应与上述三种细胞的反应有很大的不同，它仅对声音的启动（onset）有单一的动作电位反应，表明章鱼细胞受到了较强的抑制性影响。

三、背侧耳蜗核（DCN）

背侧耳蜗核的结构较腹侧耳蜗核复杂，并有显著的层状结构特征。背侧耳蜗核主要的投射细胞是在核团表面呈规则排列的梭状细胞（fusiform cells）和深部的巨细胞（giant cells）。在背侧耳蜗核内还有其他形成复杂内部联系的多种类型的细胞，这些细胞显著地影响着梭状细胞和巨细胞对声音的反应，而巨细胞对梭状细胞也有延迟性兴奋的影响。

四、各种细胞类型的基本电生理特性

从耳蜗的双极细胞发出的听神经的电活动除了对声音的频率有显著的选择性外，还有如下的几个特点：①在没有声音刺激的条件下产生自发性发放；②对特征频率纯音（4 kHz 以下）的反应有锁相（phase-locking）特征；③对应于声强的变化，其反应的变化在很大的声强范围内呈单调性。然而，对中枢听觉系统的神经元来讲，对声音反应的类别就多种多样，与听神经的反应特点有很大的不同。许多听觉中枢神经元没有或者只有较弱的自发性放电和锁相反应的特征，而且对声强反应的动态范围也较听神经的小并在神经元之间有很大的差异。这些反应的多样性不仅反映在不同的听觉中枢结构之间，也反映在同一听觉核团中。由于耳蜗核是中枢听觉系统的第一站，同侧的听神经投射到耳蜗核并形成突触联系，其神经元的单耳反应特征对高层听觉结构中神经元的电生理性质有很重要的影响。

每个耳蜗核的细胞类型对声音的刺激都有它自己独特的响应方式。由此我们可以知道每个类型的细胞以不同的方式参与处理听觉神经所传递的信息。这些不同的响应方式源于下述三方面的因素：①耳蜗核细胞与听神经的连接方式；②耳蜗核细胞的生物物理特性；③耳蜗核细胞之间的连接方式。

耳蜗核两种主要的细胞类型为 T-multipolar 细胞和 Bushy 细胞（包括球状丛细胞和球形丛细胞）。T-multipolar 细胞对纯音的刺激产生一种称为“chopping”的有节奏的响应，并因此被称为“chopper 神经元”。这种 chopping 响应方式在电刺激下细胞内记录时也可以观察到。球状丛细胞对接收到的动作电位是以一对一的模式来处理（即每一个输入的动作电位都引发一个输出的动作电位）。因为球状丛细胞对纯音刺激的响应与听神经对纯音刺激的响应是非常相似的，因此球状丛细胞也被称为“primarylike 神经元”。球形丛细胞对纯音刺激的响应与球状丛细胞相似，不同之处在于它们的初始响应之后紧接着有一个短暂的间歇。这是因为每一个球形丛细胞聚合较多的听神经输入（大约 35 个）。球形丛细胞也被称为"primarylike-with-notch 神经元"。

对时域信号的处理：对于周期性的时域信号，耳蜗核中的 Bushy 细胞放电时具有与听神经相同的一个特性，即锁相。这个特性可以用于对两耳时间差的计算，从而在确定声音的空间位置的任务中发挥作用。图 34－12A 显示了锁相的三个例子。实验中通常用纯音（正弦波）作为刺激信号来定量地测量锁相。图 34－12B 定量地描述了听神经及耳蜗核两类主要细胞锁相的性质。从图中可以看到听神经锁相达到大约 5 kHz 的频率。Primarylike（Pri）和 Primarylike-with-notch（Pri-N）神经元锁相的能力与听神经类似。但是 chopper 神经元锁相的能力就弱一些，在 2 kHz 左右基本消失。相比之下，听神经的锁相能力最强，其次是耳蜗核中的 Pri 和 Pri-N 神经元，再其次是 chopper 神经元。

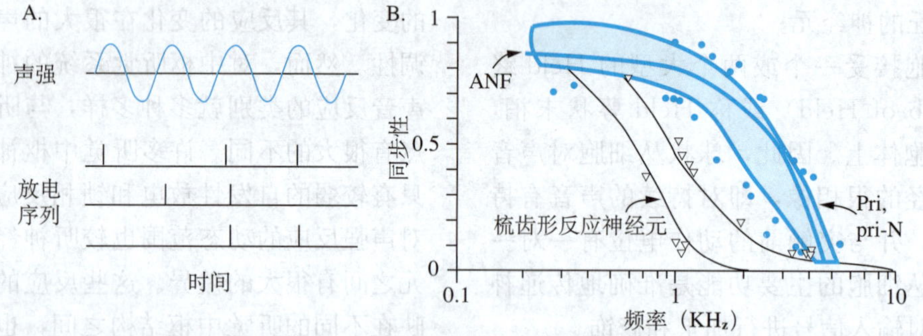

图 34－12　听神经及耳蜗核细胞的锁相特征

A. 上部为刺激信号的波形（纯音）。下部显示三个假设的神经元可能会产生的响应。锁相指神经元在放电时其动作电位出现在周期性刺激信号的一个特定的相位，但不一定在每个周期出现。上述三个神经元的动作电位出现在刺激信号波形的峰值附近；B. 此图比较了听神经及耳蜗核细胞的锁相在不同频率的强度。强度值从 0（没有锁相）到 1（完全锁相）变化。ANF：听神经；chopper：chopper 神经元；Pri：primarylike 神经元；pri-N：primarylike-with-notch 神经元。（采用 Johnson，1980；Blackburn and Sachs，1989）

耳蜗核中这两种神经元显著不同的锁相放电性质起源于它们细胞膜不同的生物物理特性。因为细胞膜的电容量，所有神经元对时变信号的处理一般来讲都是低通滤波，即快速变化的输入信号被过滤掉。因为 chopper 神经元的部分听神经输入在触突上，它们会进一步受到低通滤波的过滤，使得频率在数百赫兹以上的输入被严重地减弱。相反地，在 Pri 和 Pri－N 神经元中，听神经输入在细胞体而不在触突上，并且突触电流较强。这样低通滤波的效果被减少到最少。所以 Bushy 细胞具有跟随听神经输入快速变化的能力。Chopper 和 Pri 及 Pri－N 神经元这些截然不同的性质可以用计算机模型来定量地分析（Wang 和 Sachs，1995）。

第三节　听觉脑干

一、上橄榄复合体

哺乳动物的上橄榄复合体包括三个主要核团：外侧上橄榄核、内侧上橄榄核以及内侧斜方体核（图 34－13）。在主要核团的周围是许多较小且定义得不那么清楚的细胞集合体。

（一）内侧斜方体核

内侧斜方体核是以它在斜方体（trapzoid body）的位置命名的。其神经元包括主细胞（principal cell）、长形细胞（elongated cell）和星细胞（satellite cell）。

主细胞接受发自对侧的前腹侧耳蜗核的丛细

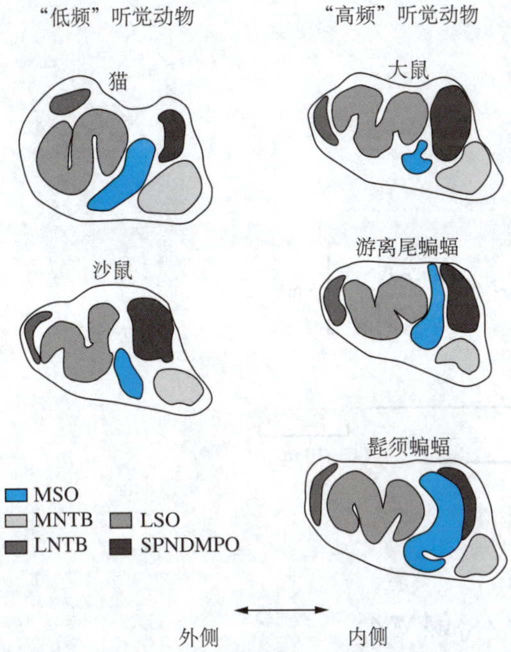

图 34-13　几种哺乳动物的上橄榄复合体的主要核团在冠状切面上的分布

LNTB：斜方体外侧核（lateral nucleus of the trapezoid body）；LSO：外侧上橄榄核（lateral superior olive）；MNTB：斜方体内侧核（medial nucleus of the trapezoid body）；MSO：内侧上橄榄核（medial superior olive）；SPN：（啮齿类）上旁橄榄核（superior paraolivary nucleus）；DMPO：（非啮齿类）背内侧周边橄榄核（dorsomedial periolivary nucleus）。（根据 B. Grothe，2000）。

胞（bushy cell）的兴奋性传入。此兴奋性传入有音频拓扑的结构组织形式，并通过一种特殊的包含球形囊泡和多重突触联系的大而牢固的轴突-胞体突触（calyces of Held）进行突触传递。由于大直径轴突的快速传播和萼状末梢的快速突触传递，主细胞对短暂声音刺激的反应潜伏期比其他上橄榄复合体核团中的神经元要短。

内侧斜方体核中主细胞的反应特性非常类似于前腹侧耳蜗核的丛形细胞，如对高频刺激的跟随性（600 Hz 以上）、严格的锁相反应模式、以及窄的 V 形调谐曲线。内侧斜方体核中主细胞的这些反应特性对精确地保持信号中的时间信息有重要的意义。

内侧斜方体核的主细胞具有以音频特征所组织的拓扑方式。其特征频率在腹内侧到背外侧的方向上从高至低排列。内侧斜方体核中大多数主细胞只能被对侧单耳声音刺激所兴奋，被称为"EO"型听觉神经元（对侧刺激引起兴奋，而同侧刺激无作用）。

从内侧斜方体核中最靠近腹内侧（高频）区发出的纤维投射到同侧的外侧上橄榄核的内侧（高频）分支以及周边上橄榄核和外侧斜方体核的内侧区域；而背外侧（低频）内侧斜方体核的神经元则投射到同侧的外侧上橄榄核的外侧部分。

（二）外侧上橄榄核

外侧上橄榄核所接受的直接传入主要来自同侧的前腹侧耳蜗核和内侧斜方体核。同侧的前腹侧耳蜗核球状丛细胞（spherical bushy cells）向外侧上橄榄核发出直接的传入神经纤维。对侧的前腹侧耳蜗核的投射通过内侧斜方体核中的主细胞间接地传入外侧上橄榄核。从内侧斜方体核发来的纤维末梢含有大量的抑制性神经介质甘氨酸。因此，外侧上橄榄核接受来自同侧耳的兴奋性输入以及来自对侧耳的抑制性输入。大多数神经元属于所谓的 IE 神经元（图 34-14）。外侧上橄榄核具有音频拓扑结构，高频代表区在腹内侧分支，而低频在背外侧分支。

声音到达双耳的时间差是一个很重要的听觉定向线索。当声音偏离听者的矢状面时，声音信号的起始部分会先到达一只耳朵再到达另一只耳朵。这种双耳到达时间的差异亦称瞬时时间差。而双耳间的相位差是由于声波波形的某一部分（比如正弦波的波峰）在到达双耳时所传播的距离不同所造成的。双耳相位差为波长大于头部直径的声波提供重要的空间定向线索。此外，头部和耳廓对那些波长小于头部直径的频率较高的声波有屏蔽作用。如果一个声音不是处于中矢面，头部和耳廓就会对声源产生一个屏蔽作用而使得声音在一只耳朵处的强度就会大于另一只耳朵处的强度，即产生了双耳强度差。

对外侧上橄榄核中的任何 IE 细胞而言，其对侧（抑制性）刺激和同侧（兴奋性）刺激的反应特征频率几乎是相同的，而且在特征频率处的反应阈限两边的刺激也很相似。此外，抑制性反应区（对侧刺激抑制对同侧刺激反应的频率和强度范围）和兴奋性反应区（细胞产生兴奋性反应的频率和强度范围）大致相等。频率特定的同侧和对侧信号传入的汇聚使得外侧上橄榄核的细胞能够更加精细地分析到达两耳的声音刺激的耳间强度差。

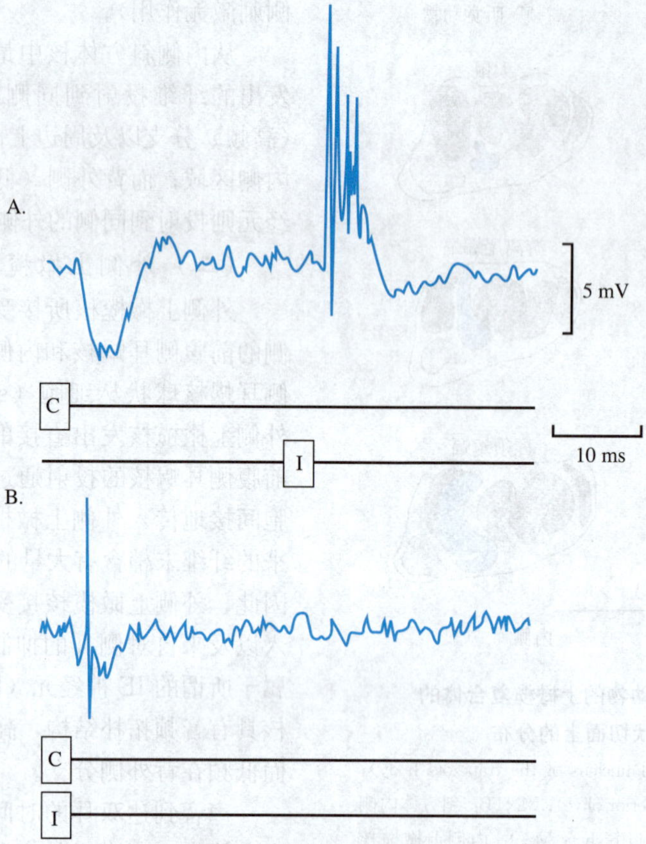

图 34-14 在一个外侧上橄榄核中的 IE 神经元所得到的细胞内记录

A. 对侧的纯音刺激（C）（55 dB，特征频率）产生一个抑制性突触后电位；而同侧的纯音刺激（I）（55 dB，特征频率）产生兴奋性突触后电位和动作电位；B. 当两侧的声音同时呈现时，该神经元对同侧的兴奋性反应被部分抑制。（根据 P. G. Finlayson 和 D. M. Caspary，1989）

尽管对侧通路有更长的传导路径和额外的突触连接，但同侧和对侧耳的总体传导时间仍大致相等。因此，外侧上橄榄核可能既有加工双耳强度差又有加工双耳时间差的功能。一些研究已经发现，使用双耳分听的短暂声音刺激，上橄榄复合体中的 IE 和 EI 细胞也对双耳时间差敏感。

大部分外侧上橄榄核的投射神经元只投射到一侧的下丘。向双侧下丘投射的外侧上橄榄核神经元只占很少的比例（不到 5%）。许多外侧上橄榄核的主神经元呈现甘氨酸免疫反应，并且向同侧的下丘有直接投射。从这些外侧上橄榄核神经元向同侧下丘的抑制性投射可能是下丘中双耳抑制反应的机制之一。而外侧上橄榄核向对侧下丘的投射主要是兴奋性的，以兴奋性氨基酸为神经介质。因此，外侧上橄榄核在整个听觉脑干双耳抑制性反应通路中占有重要的位置。

（三）内侧上橄榄核

内侧上橄榄核接受从嘴侧前腹侧耳蜗核的大球状丛细胞神经元发出的中等直径斜方体神经纤维的投射。从对侧和同侧前腹侧耳蜗核发出的神经纤维大体上分别终止于内侧上橄榄核主细胞的内侧和外侧树突。传入内侧上橄榄核的投射具有音频拓扑的形式，并和内侧上橄榄核主细胞的音频拓扑结构相对应。特征频率低的神经元位于背内侧，而特征频率高的神经元位于腹外侧。内侧上橄榄核中低频细胞的数量占大多数，其中绝大多数神经元的特征频率在 4 kHz 以下，只有极少数细胞具有高于 11 kHz 的特征频率。

在猫和狗中，约三分之二的神经元能被任一耳的刺激所兴奋，因而被称作“EE”细胞。其余的是双耳抑制神经元（EI）和单耳神经元（EO）。EE 神经元的发放受两耳间低频声音的时间差影响很大，并在两耳间的某个相位差（如0和0.2周期之间）上有最大的反应。加之投射到内侧上橄榄核的前腹侧耳蜗核的大球状丛细胞神经元的反应以及内侧上橄榄核的神经元本身的反应都有很强的锁相特点，内侧上橄榄核神经元被认为在加工双耳相位差中起了关键的作用。各个EE细胞有不同的双耳特征延迟（characteristic delay，CD）。

在猫和大鼠中均发现内侧上橄榄核向同侧下丘的投射，同时在猫中还发现向同侧外侧丘系背侧核的投射。此外，猫的内侧上橄榄核中有少量神经元也向对侧下丘发出投射。

（四）听觉的频率相关性和上橄榄复合体核团

在哺乳动物中所做的比较学研究已经揭示出上橄榄复合体核团的相对大小和听觉的频率有密切的联系。具有高频听觉的哺乳动物（例如海豚、刺猬、小鼠、大鼠）总有一个相对小（或缺乏的）内侧上橄榄核，和一个大的内侧斜方体核及外侧上橄榄核。与此相反，一些不能听到高频声音，但是具有良好的低频听觉的灵长类（例如人类），则有一个大的内侧上橄榄核和小的内侧斜方体核及外侧上橄榄核。对于同时具备高频和低频听觉的哺乳动物（例如猫、南美栗鼠和狗）来讲，这三个上橄榄复合体的主要核团都很发达。因而有人提出内侧上橄榄核和外侧上橄榄核/内侧斜方体核的相对大小反映了物种对低频线索和高频线索的相对依赖性。

二、外侧丘系

外侧丘系（lateral lemniscus）包含大量的上行和下行听觉通路的神经纤维。其中上行的纤维由耳蜗核、上橄榄复合体以及外侧丘系内部核团中神经元的轴突组成。这些轴突绝大部分终止于下丘。但也有相当数量的从外侧丘系核发出的神经纤维经过下丘而终止于上丘或内侧膝状体。

在外侧丘系的神经纤维当中，有一条细胞群带从外侧上橄榄核的嘴侧一直伸展到下丘腹侧，形成了三个明显的外侧丘系核团。根据在外侧丘系的位置、细胞结构及神经连接的差异，这三个外侧丘系核团分别被命名为外侧丘系腹侧核（ventral nucleus of the lateral lemniscus）、外侧丘系中间核（intermedial nucleus of the lateral lemniscus）以及外侧丘系背侧核（dorsal nucleus of the lateral lemniscus）。

（一）外侧丘系腹侧核

外侧丘系腹侧核的传入主要来自对侧耳蜗核的投射。外侧丘系腹侧核神经元有两种放电类型，即持续型（sustained）和启动型（onset）。绝大部分神经元有较高的频率选择性。绝大部分外侧丘系腹侧核的神经元是EO单耳型。

外侧丘系腹侧核神经元主要投射到同侧的下丘中央核。一部分神经纤维终止于同侧的外侧丘系背侧核，还有极少数穿过脑干中线投射到对侧的下丘中央核。

（二）外侧丘系中间核

外侧丘系中间核被认为是外侧丘系腹侧核和外侧丘系背侧核之间的一个过渡区。外侧丘系中间核的传入在很多方面介于外侧丘系背侧核和外侧丘系腹侧核之间。它主要接受发自对侧的腹侧耳蜗核的直接传入，并投射向同侧下丘的背侧皮质及中央核，也投射向双侧的内侧膝状体。

（三）外侧丘系背侧核

外侧丘系背侧核是外侧丘系中的一个非常显著的神经元群，位置靠近下丘腹侧。Kane和Barone (1980) 在猫的研究中将细胞按形态分为圆形、卵形和伸长形。每一类又按照胞体再次分大、中、小三类。外侧丘系背侧核中大部分都是中等或大型、形态为圆形或卵形的细胞。高尔基染色的研究发现，在猫的外侧丘系背侧核中大多数细胞的胞体和树突都是水平方向并与外侧丘系的神经纤维相垂直。

上行传入外侧丘系背侧核的神经纤维主要发自对侧的前腹侧耳蜗核和后腹侧耳蜗核、同侧的内侧上橄榄核以及双侧的外侧上橄榄核。同侧外侧丘系腹侧核和对侧的外侧丘系背侧核也有较少量的纤维传入外侧丘系背侧核。此外，还有少量的传入发自同侧外侧丘系腹侧核和中间核，以及同侧的腹侧耳蜗核。外侧丘系背侧核也向对侧的外侧丘系背侧核发出大量投射。一般而言，从上述核团的低频区域发出的纤维投射终止于外侧丘系背侧核的背侧，而从高频区域发出的投射发向外侧丘系背侧核的腹侧。

外侧丘系背侧核发出神经纤维投向对侧的外侧丘系背侧核、双侧下丘皮质、双侧下丘中央核、双侧上丘深层，此外还有较少量的纤维投向内侧膝状体的背侧和内侧部分。从外侧丘系背侧核向下丘中央核的投射具有严格的频率空间分布结构，而且这种投射与外侧丘系背侧核和下丘中央核神经元的频率特征空间分布有关。几个方面的神经解剖学的实验结果表明外侧丘系背核向下丘特别是对侧的下丘的投射是抑制性的（综述见 Li 和 Yue，2002）。

大多数外侧丘系背核中的神经元是双耳性的，而其中相当多的是 EI 类型的，即这些神经元被对侧耳的刺激所兴奋而被同侧耳的刺激所抑制。这类神经元对双耳刺激强度差和瞬时时间差都敏感。从反应的时程特性来看，外侧丘系背侧核内的听觉反应活动有两个重要的现象：一个是由同侧耳的刺激所造成的长时间持续的抑制过程；另一个是由对侧耳的短促的咔嗒声（click）刺激所造成的连串性的动作电位，即抑制性和兴奋性输入的影响都会有一个延长的效果。

离体动物电生理的实验表明，由电刺激外侧丘系背核下方的外侧丘系纤维所引起的外侧丘系背核内神经元的兴奋是依靠谷氨酸的 NMDA 和 non-NMDA 受体中介的。其中，non-NMDA 受体只中介短潜伏期的 EPSPs/动作电位，而 NMDA 受体只中介潜伏期长的 EPSPs/动作电位。这表明在外侧丘系背核内的兴奋过程有快（0～1 ms）、慢（1～30 ms）两种成分，并可发生在同一神经元上。外侧丘系背核兴奋过程的时间特性表明了该核团的输出应该也具有快、慢不同的成分。

三、下丘

（一）下丘的分区

下丘包括三个主要部分：中央核（the central nucleus）、中央旁核（pericentral nucleus）和外核（external nucleus）。也有人将三个主要区命名为中央核（central nucleus）、外皮质（external cortex）和背侧皮质（dorsal cortex）。中央核的结构特征非常明显，它是由碟形神经元和多极细胞所形成的层状结构。

（二）下丘的神经传入

几乎所有从低级听觉脑干核团发出的上行听觉投射都在下丘有突触连接。下丘不仅是一个神经传导核团，而且是一个负责将低级听觉系统传递的单耳和双耳信息进行整合和分类的关键结构。另外，从听觉皮质发来的对下丘的大量投射，也影响着听觉上行和下行通道的神经传导和下丘内部环路的信号处理。

双侧的外侧上橄榄核、外侧丘系中间核和外侧丘系背侧核、同侧的内侧上橄榄核和外侧丘系腹侧核，以及对侧的前腹侧耳蜗核、后腹侧耳蜗核和背侧耳蜗核对下丘的中央核有大量直接投射。而同侧的耳蜗核和内侧斜方体核、对侧的内侧上橄榄核以及双侧的周上橄榄核区域对下丘的中央核有较弱的神经投射。此外，下丘还接受两侧的听觉皮质、同侧的内侧膝状体、同侧的上丘发出的下行投射。

几乎所有脑干听觉核团对中央核的投射都具有音频拓扑结构（图 34 - 15）。这些投射纤维的末梢有规律地分布在中央核的层状结构中。这表明来自于多个听觉脑干结构的神经上行传入按照特征频率汇集在中央核内并被高度整合。

（三）下丘的神经生理特征

中央核多数神经元有很严格的声音频率选择性，其对纯音的动作电位的调谐曲线呈 V 形。在微电极从猫的中央核背侧逐步插到腹侧的过程中，可以记录到单细胞和单细胞团的特征频率由低变高的变化。这种背侧—腹侧取向的音频拓扑结构是许多哺乳动物中央核的共同特征。下丘其他部分神经元的调谐曲线是宽而且不规则的。

许多下丘中央核的神经元对调幅的纯音有显著的敏感性（图 34 - 16）。对正弦调幅（sinusoidally amplitude modulation，SAM）声音的听觉反应通常用等强反应率变换函数（isointensity rate transfer functions，RTFs）或发放率调制变换函数（rate modulation transfer functions，MTFs）来表示。横坐标表示调幅频率（modulation frequency，f_m），纵坐标表示反应率。反应分为带通（bandpass）和低通（lowpass）两种形式，反映了神经元对各个调幅频率的不同的敏感性。带通型的调幅反应在听神经上没有出现，而在耳蜗

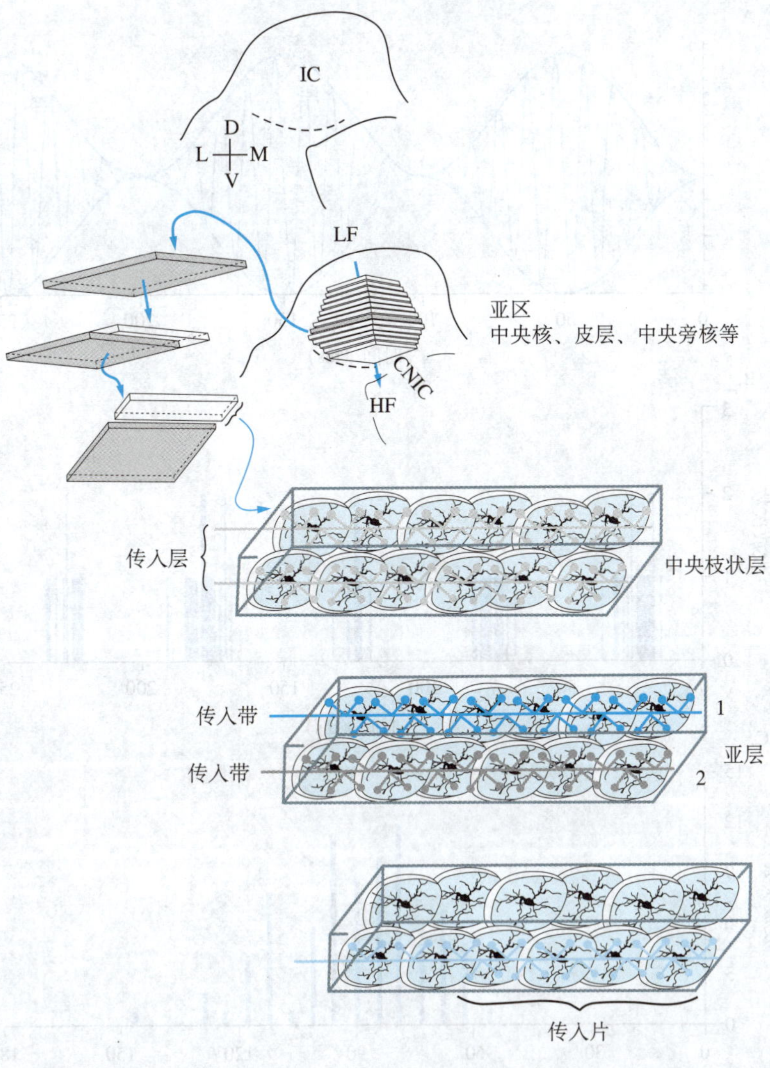

图 34-15 听觉中脑下丘中的按特征频率分布的层状结构

这种层状结构反映了输入神经纤维末梢在中央核中的音频拓扑结构。CNIC：下丘中央核（central nucleus of the IC）；LF：低频（low frequency）；HF：高频（high frequency）；D：背向；V：腹向；M：内向；L：外向。（根据 M. L. Gabriele 等人，2000）

核中也很少见。因此带通型反应表明了听觉中脑对调幅信号的深度加工。听觉神经元对调幅信号的反应类型可以随声强的改变而变化。如许多神经元在低声强下呈现低通反应形式，而在高声强下呈现带通反应形式。在猫的下丘中，神经元最佳调制频率（best modulation frequency，BMF）广泛地分布在 10～1000 Hz，但大多数神经元的最佳调制频率在 10～300 Hz 的范围内。

在下丘的中央核中，也有许多神经元对调频声音刺激敏感，主要呈现带通式的反应形式。这些神经元具有各自的最好调频频率，并在样本中有较宽的分布。频率变化的方向对大部分这些神经元发放的影响不显著。

中央核的很大一部分细胞接受 EI 传入并且对双耳强度差敏感。而有较多的细胞能对任何一个耳的刺激均有兴奋性反应，即 EE 型细胞。EI 和 EE 这两种双耳反应类型和神经元的特征频率有关。一般来说，对双耳强度差敏感的大多数神经元为 EI 神经元，表现出双耳抑制性反应。当呈现给对侧耳声音刺激的强度固定时，神经发放率随着同侧（抑制）耳刺激强度的升高而减弱（图 34-17）。不同 EI 神经元的双耳抑制反应曲线在双耳强度差维度上的位置和斜率等方面有所不同。而 EE 型神经元主要对双耳的时

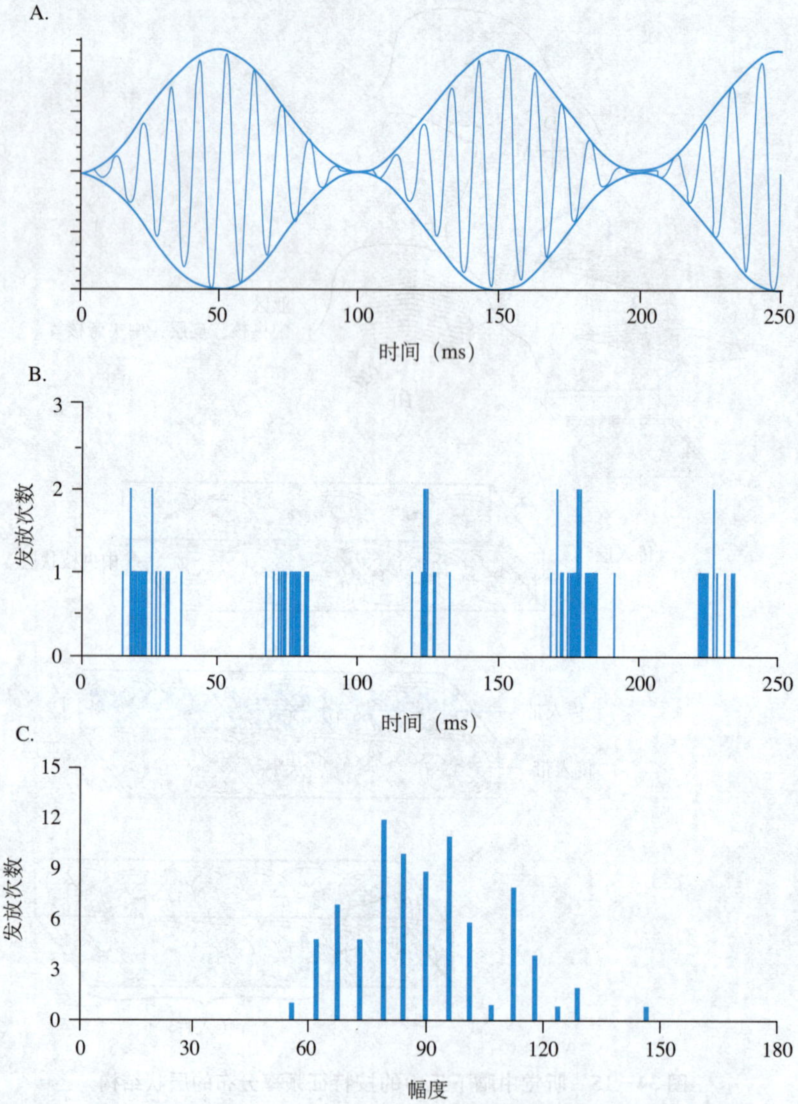

图 34-16

A. 一个正弦调幅的纯音刺激。载波频率为被记录的大鼠下丘中央核一个细胞的特征频率，23.48 kHz。调幅频率为 10 Hz；B. 在时间维度上的一个大鼠下丘神经元的动作电位发放的直方图；C. 在相位维度上该神经元的动作电位的直方图。（根据 P. S. Palombi 等人，2001）

间差敏感。因为这两种线索与水平方向的声音定向有关，EE 和 EI 神经元的动作电位的发放应当含有声音在水平方位上的信息。Aitkin 等人（1985）认为，对水平方位位置点敏感的猫的低频下丘神经元根据它们的最好方位，在下丘中呈现有规则的排列。对侧区大角度的位置在下丘的嘴侧表达，而对侧区小角度的位置和同侧区的位置在下丘的尾侧表达（图 34-18）。然而，高频神经元不表现出这种神经反应的空间拓扑特征。

值得指出的是，近年来对下丘中的抑制性突触传递在这些功能的实现过程中的作用给予了非常高的重视。用谷氨酸受体的内源性阻断剂 kynurenic acid 阻断了外侧丘系背核的兴奋性活动后，对侧的下丘中的双耳抑制程度显著地降低，而同侧的下丘中的双耳抑制反应不受影响（图 34-19）。这表明，下丘内的双耳抑制反应在很大的程度上由对侧的外侧丘系背核的兴奋性活动所决定，而其中相应的 GABA 神经纤维的抑制性投射起了重要的中介作用。

来自参与下丘内双耳抑制反应的外侧丘系背核的抑制性影响有快（0～1ms）、慢（1～30ms）两种成分。其中快成分由 non-NMDA 受体所中介，慢成分由 NMDA 受体所中介。快的抑制性输入被认为在声音定向中起作用，而慢的抑制性输入被认为在回音抑制中起作用。进一步的研究还发现，下丘中的双耳抑制反应的形成也是对侧的外侧丘系背核与同侧的上橄榄核群协同作用的结果。

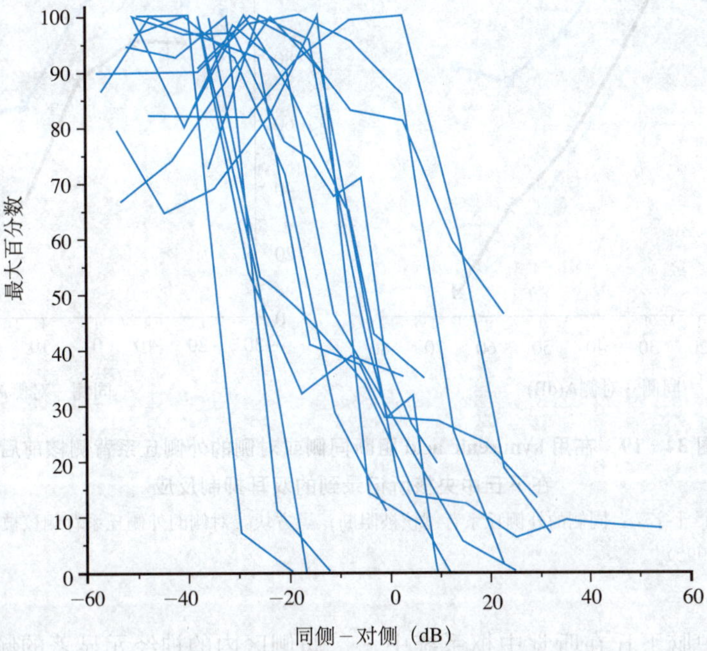

图 34－17 在大鼠下丘中央核所记录到的 EI 型神经元的对双耳纯音脉冲（在神经元的特征频率上）的相对反应率

横坐标表示同侧（IPSI）耳与对侧（CONTRA）耳之间的强度差。（根据 L. Li and J. B. Kelly，1992）。

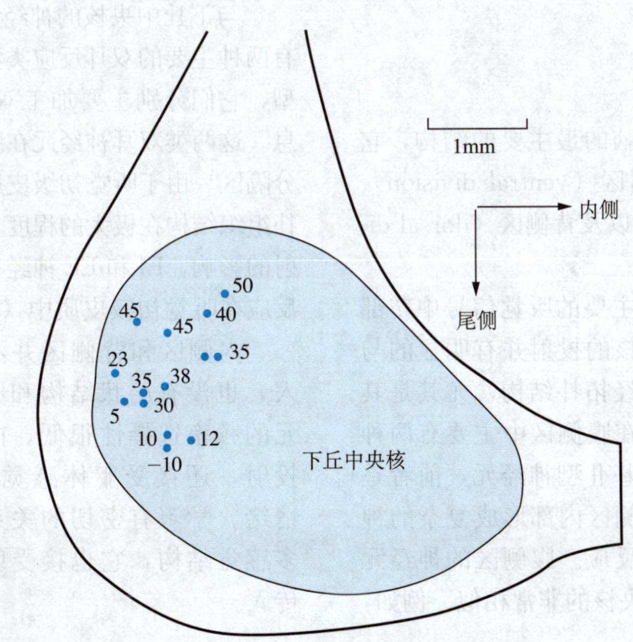

图 34－18 猫的下丘中央核的水平切面

具有不同最好水平位置反应的低频（1.1～1.4 kHz）神经元分布在不同前后位置。对侧区角度为正值，同侧区角度为负值。（根据 L. M. Aitkin 等人，1985）。

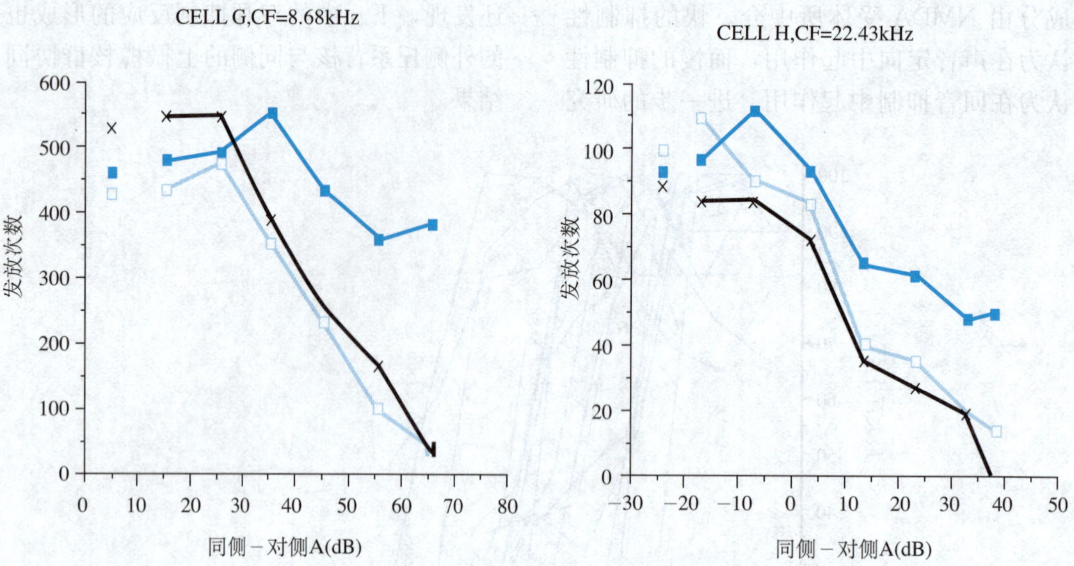

图 34-19 在用 kynurenic acid 阻断同侧或对侧的外侧丘系背侧核前后，在下丘中央核所记录到的双耳抑制反应

空白方块：阻断前；十字叉：同侧的外侧丘系背侧核被阻断；黑方块：对侧的外侧丘系背侧核被阻断。（根据 L. Li and J. B. Kelly，1992）。

综上所述，听觉中脑下丘在听觉中枢系统中是一个重要的上行中继站。它在音频、声强、复杂声音加工和空间定位等方面起了关键的作用。对这些功能的神经机制的研究是听觉神经科学中的重要课题。

四、内侧膝状体

内侧膝状体是听觉丘脑的最主要的结构，它包含三个解剖部分：腹侧区（ventral division）、内侧区（medial division）以及背侧区（dorsal division）。

腹侧区是内侧膝状体主要的听觉信号中转部位，它接受同侧下丘中央核的投射并有明显的与高度频率选择性相关的神经拓扑结构，尤其是其明显的层状组织学特征。在腹侧区中主要有两种神经元：主神经元和高尔基Ⅱ型神经元，前者是投射神经元，而后者在腹侧区内部形成复杂的神经联系以修饰主神经元的反应。腹侧区的神经元的听觉反应特征与下丘中央核的非常相似。例如，腹侧区内的神经元显著的频率选择性的反应特征与下丘中央核神经元的很相似（见下丘部分）。腹侧区内的神经元对调幅和调频的声音信号具有敏感性。

与下丘中央核的神经元相同，在腹侧区中也含有两种主要的双耳反应类型的神经元，即 EI 和 EE 型，它们分别主要加工双耳的强度差和时间差信息。这两类双耳神经元在腹侧区中形成较为严格的分隔区。由于听觉初级皮质双耳神经反应细胞的拓扑组织结构在极大的程度上受到了腹侧区的纤维投射的影响，EI 和 EE 神经元在腹侧区的分隔特征也反应在听觉初级皮质中（图 34-20）。

内侧区和背侧区并不接受特异性的听觉传入，也没有层状结构和频率的空间分布。神经元的频率选择性很低。内侧区除了接受下丘的投射，还接受躯体感觉系统的传入，与听觉、情绪、学习有密切的关系。背侧区则是显著的多感觉结构，它也接受躯体感觉、视觉的信息传入。

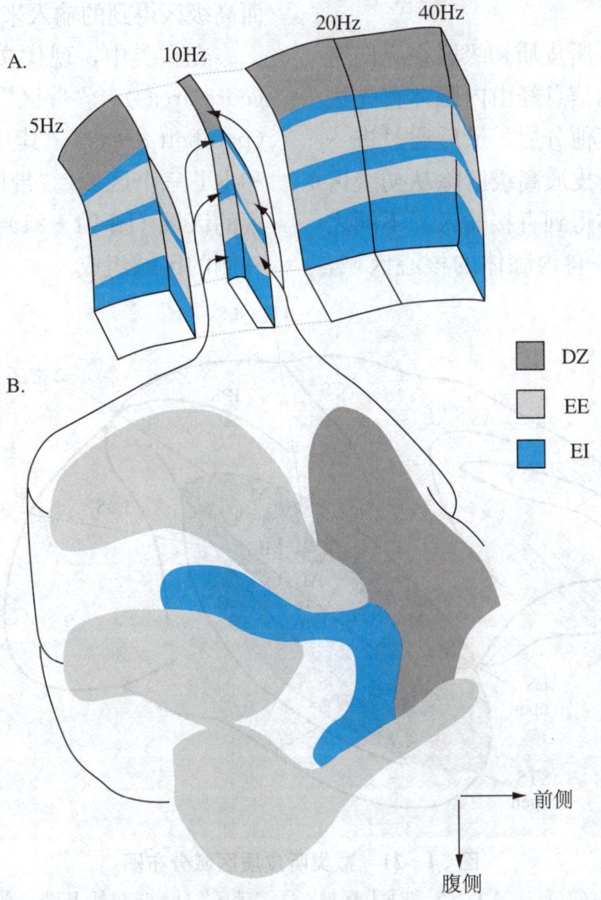

图 34-20 猫内侧膝状体腹侧区的一个频率段（10 kHz）的不同双耳反应区域向初级听觉皮质投射的模式

A. 初级听觉皮质的双耳反应神经元的分区与音频的拓扑结构的关系。B. 内侧膝状体腹侧区的 10kHz 频率段中双耳反应神经元的分布。EE. 对侧兴奋-同侧兴奋区；EI：对侧兴奋-同侧抑制区；DZ：双耳反应神经元混杂的背侧区。（根据 J. C. Middlebrooks and J. M. Zook，1983）

第四节 听 皮 层

听觉大脑皮质是听觉神经系统中最高的一级信息处理中心。这个特殊的大脑区域在语音和语言的理解和记忆上有着不可缺少的功能。多年来的研究指出，听皮质在处理复杂声音信号以及和行为有关的声音信号上有重要的作用（比如人类和动物的语音信号）。长期以来，对听皮质的研究一直落后于对大脑的其他皮质区域的研究。与其他的感觉系统相比（比如视觉系统），听觉系统有更长的外周和脑干通路。声音信号在到达听皮质之前已经通过若干的处理。所以听皮质对声音信号的选择性相对地更加复杂。因此对听皮质的研究需要应用比较复杂和定量的分析手段。近年来的研究发现听皮质神经元在麻醉状况下受到严重的抑制，以至于对多种声音信号缺乏正常的响应。在过去几十年中听觉研究上通常使用的在麻醉动物上记录的实验方法是导致听皮质研究进展缓慢的一个重要原因。

一、听皮质的解剖结构

听皮质进一步分为初级区（即 primary auditory cortex 或 AI）和若干高级区（secondary auditory cortical areas）。由于历史上的一些原因，听皮质高级区的命名方式在灵长类和其他哺乳动物之间完全不相同。在这一节里采用的素材主要基于猴类和猫的听皮质。其他哺乳动物听皮质的结构和命名与猫很相似。

与其他感觉皮质一样，听皮质初级区在纵向有六个分层。从皮质下传来的信息经由内膝体首先进入第四层，经处理后传到其他分层。最后通过进一步处理后再传到高级区。听皮质高级区除从初级区接受输入之外，亦从内膝体得到直接输入。不同之处在于初级区得到的输入来自内膝体的核心区域，而高级区得到的输入来自内膝体的边缘区域。

在猴类中，现代文献将听皮质分为“核心区”(core areas)、“带区”(belt areas) 和“外带区”(parabelt areas)。其中“核心区”包括AⅠ、R和RT三个区域。“带区”则包括若干个环绕核心区的区域（图34-21)。“外带区”由数个在带区外侧的区域组成。

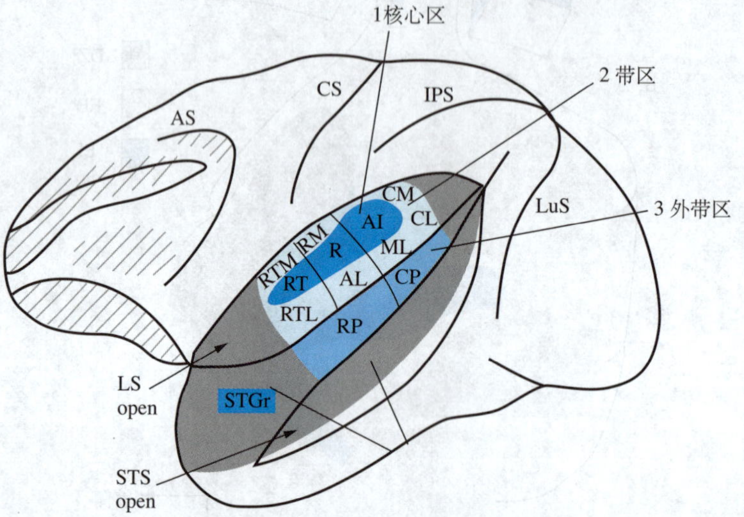

图34-21 猴类听皮质区域分布图

共分为三类区域：①“核心区”包括 AⅠ、R 和 RT 区域；②“带区”(belt) 包括 RTL、AL、ML、CL、CM、RM 和 RTM 区域；③“外带区”包括 RP 和 CP 区域。LS：侧沟；STS：上颞沟；AS：弓状沟；CS：中央沟；IPS：顶内沟；LuS：月形沟。(采用自 Kaas et al. 1999)

猫的听皮质在除猴类外的哺乳动物中有很大的代表性。在AⅠ的前侧是AAF区（曾称为A区)，后侧是P区，下侧是AⅡ区。除此之外，尚有数个其他高级区域（见图34-22)。

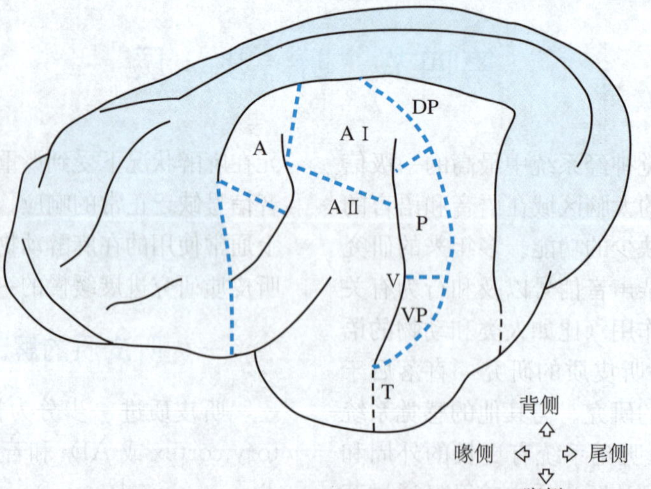

图34-22 猫听皮质区域分布图

AⅠ：第一；A：前；AⅡ：第二；P：后；VP：腹后；DP：背后；V：腹；T：颞．(采用自 Imig and Reale 1980)

二、听皮质的功能结构

听皮质初级区的一个重要的特征是其有规律的音频拓扑结构（tonotopic organization）。这是迄今为止AⅠ区所知的最有规律的一个功能性分布结构。AⅠ区频率响应为二维分布结构。其中一个方向为由低到高的频率分布（与耳蜗内的频率分布相似），另一个与频率轴垂直的方向称为“恒定频率带（iso-frequency band）”。沿着恒定频率带分布的神经元具有相似的特征频率（CF）。因此AⅠ区对一个特定的频率范围可以投入比皮质下更多的神经元来处理位于这个频率范围内的信号。目前恒定频率带的具体功能尚不完全清楚。已有的研究表明在恒定频率带上的神经元对调频信号的方向性有不同的选择性，位于恒定频率带中间的神经元对频率的选择性较位于恒定频率带边缘的神经元更窄一些。

三、听皮质对时域信号的处理

听皮质的神经元多年来被认为只能具有短暂而不是持续放电的能力。目前看来这个充斥在文献中的观念是基于由麻醉动物上得到的结果。近年来在清醒动物上观察到的实验数据表明听皮质的神经元是可以持续放电的（Wang 等，2005年）。更重要的是研究者发现当使用优化信号刺激一个神经元时，神经元更容易产生持续性放电。而非优化刺激信号通常导致短暂性放电。这个性质不光在AⅠ区观察到，在带区也同样可以看到。这说明此性质在听皮质具有广泛性。

与此相关的更重要的一个问题是听皮质神经元是如何用它们的放电来表达随时间变化的信号的？多年来在麻醉动物上的研究显示当时域信号变化的速度较慢时，听皮质神经元产生跟随响应。但是当时域信号变化的速度太快时，听皮质神经元则停止放电。然而这些观察与听觉系统应有的功能不相符。近年来一系列新的实验结果清楚地表明听皮质神经元在清醒的情况下有能力对快速时域信号产生响应（Lu 等，2001）。不过这种响应已不再是跟随刺激信号的同步响应，而是转换成以放电率来表达信号变化速度的非同步响应（图 34－23）。新的实验同时还发现听皮质神经元跟随时域信号变化的能力在清醒动物上也好于麻醉动物。这些实验结果更广泛的意义在于它告诉我们听皮质对声信号的编码不再是一对一的方式。

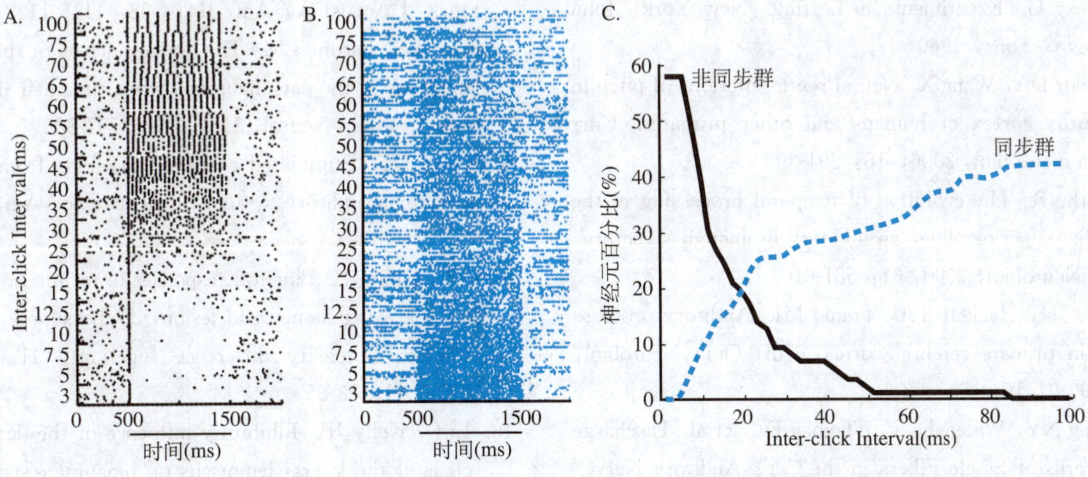

图 34－23 听皮质 AⅠ区神经元对随时间变化信号的响应可以分为两类

在时域上跟随刺激信号的同步响应（synchronized response，见 A 图）和不跟随刺激信号的非同步响应（non-synchronized response，见 B图）。A 和 B 为在清醒猴上观察到的典型个例。C 图定量地比较这两类神经元的性质。所用的刺激信号为不同间歇周期的脉冲串。（采用 Lu 等，2001）

四、听皮质对频域信号的处理

每个听皮质的神经元除了具有频率高低选择性外，同时对频域信号的特征亦有选择性。这些频域选择性可以用若干种实验方法来测试。通常使用单个纯音作为刺激信号来测量神经元的频率响应区（frequency response area）。与听神经不同的是听皮质的神经元可能具有一个以上兴奋频率和多个抑制频率。如果使用两个同时播放的纯音作为刺激信号（其中一个置于神经元的特征频率），则可较好地测量抑制频率。正是因为这些兴奋频率和抑制频率的相互作用，使得听皮质的神经元具有处理复杂频域信号的能力。前面提到的AⅠ区神经元对调频信号变化方向的选择性就可以用兴奋频率和抑制频率的关系来解释。

在AⅠ区以外的高级区中，神经元对频域信号的选择性显得更强。比如在猴类的带区中，很多神经元对窄带噪声信号或其他复杂频谱信号有较强的响应，但对纯音信号却不产生响应。又如AⅠ区和带区的神经元对频谱的对比度有特别的选择性。最近的实验还发现灵长类动物的听皮质中存在一个处理音阶（pitch）的特殊区域（Bendor和Wang，2006）。

参考文献

综述

1. Bear M，Connors B，Paradiso M. Neuroscience：exploring the brain，2nd ed. New York：Lippincott Williams & Wilkins Inc，2001
2. Bekesy G. Experiments in hearing. New York：John Wiley & Sons，1960
3. Bendor DA，Wang X. Neural representations of pitch in auditory cortex of humans and other primates. Curr Opin Neurobiol，2006，16：391-399
4. Grothe B. The evolution of temporal processing in the medial superior olive，an auditory brainstem structure. Pro Neurobiol，2000，61：581-610
5. Kaas JH，Hackett TA，Tramo MJ. Auditory processing in primate cerebral cortex. Curr Opin Neurobiol，1999，9：164-170
6. Kiang NY，Watanabe T，Thomas EC，et al. Discharge Patterns of Single Fibers in the Cat's Auditory Nerve. Cambridge：MIT Press，1965
7. Li L，Yue Q. Auditory gating processes and binaural inhibition in the inferior colliculus. Hear Res，2002，168：113-124
8. Ryan A，Dallos P. Physiology of the cochlea. //Hearing Disorders. Northern J，ed. Boston：Little Brown，1984：253-266
9. Shaw EA. The external ear. //Handbook of Sensory Physiology. Keidel WD，Neff WD，eds. New York：Springer-Verlag，1974：455-490
10. Young ED，Oertel D. Cochlear Nucleus. //The Synaptic Organization of the Brain. GM Shepherd，ed. New York：Oxford University Press，2004：125-164

原始文献

1. Aitkin LM，Pettigrew JD，Calford MB，et al. Representation of stimulus azimuth by low-frequency neurons in inferior colliculus of the cat. J Neurophysiol，1985，53：43-59
2. Arthur RM，Pfeiffer RR，Suga N. Properties of "two-tone inhibition" in primary auditory neurons. J Physiol，1971，212：593-609
3. Blackburn CC，Sachs MB. Classification of unit types in the anteroventral cochlear nucleus：PST histograms and regularity analysis. J Neurophysiol，1989，62：1303-1329
4. Finlayson PG，Caspary DM. Synaptic potentials of chinchilla lateral superior olivary neurons. Hear Res，1989，38：221-228
5. Imig TJ，Reale RA. Patterns of cortico-cortical connections related to tonotopic maps in cat auditory cortex. J Comp Neurol，1980，192：293-332
6. Johnson DH. The relationship between spike rate and synchrony in responses of auditory-nerve fibers to single tones. J Acoust Soc Am，1980，68：1115-1122
7. Kane ES，Barone LM. The dorsal nucleus of the lateral lemniscus in the cat：neuronal types and their distribution. J. Comp Neurol，1980，192：797-826
8. Kemp DT. Stimulated acoustic emissions from within the human auditory system. J Acoust Soc Am，1978，64：1386-1391
9. Li L，Kelly JB. Binaural responses in rat inferior colliculus following kainic acid lesions of the superior olive：interaural intensity difference functions. Hear Res，1992a，61：73-85
10. Li L，Kelly JB. Inhibitory influence of the dorsal nucleus of the lateral lemniscus on binaural responses in the rat's inferior colliculus. J Neurosci，1992b，12：4530-4539
11. Liberman MC，Gao J，He DZ，et al. Prestin is required for electromotility of the outer hair cell and for the cochlear amplifier. Nature，2002，419：300-304
12. Lu T，Liang L，Wang X. Temporal and rate representations of time-varying signals in the auditory cortex of awake primates. Nature Neuroscience，2001，4：1131-

1138

13. Middlebrooks JC, Zook JM. Intrinsic organization of the cat's medial geniculate body identified by projections to binaural response-specific bands in the primary auditory cortex. J Neurosci, 1983, 3: 203-224
14. Osen KK. Course and termination of the primary afferents in the cochlear nuclei of the cat. Arch Ital Biol, 1970, 108: 21-51
15. Palombi PS, Backoff PM, Caspary DM. Responses of young and aged rat inferior colliculus neurons to sinusoidally amplitude modulated stimuli. Hear Res, 2001, 153: 174-180
16. Rose JE, Brugge JF, Anderson DJ, et al. Phase-locked response to low-frequency tones in single auditory nerve fibers of the squirrel monkey. J Neurophysiol, 1967, 30: 769-793
17. Wang X, Sachs MB. Transformation of temporal discharge patterns in a ventral cochlear nucleus stellate cell model: implications for physiological mechanisms. J Neurophysiol, 1995, 73: 1600-1616

第三十五章　嗅觉与味觉

罗敏敏　王佐仁

第一节　嗅觉与味觉对动物行为极端重要…… 620
第二节　嗅觉…………………………………………… 620
一、气味首先由鼻腔内的嗅上皮细胞所检测……… 621
二、嗅球是嗅觉信号处理的第一级中枢…………… 624
三、嗅球的下级投射………………………………… 627
四、副嗅觉系统探测外激素信号…………………… 627
第三节　味觉…………………………………………… 629
一、味觉感受器的解剖结构………………………… 629
二、味觉识别的信号转导机制……………………… 631
三、味觉信息在神经系统中的传递和整合………… 632
四、味觉灵敏性的调节 …………………………… 633

第一节　嗅觉与味觉对动物行为极端重要

动物不仅能感受外界的物理信息，而且能感受环境中化学物质的刺激。空气中除了氧气及氮气外，还有许多挥发性的小分子，通过呼吸或主动的吸气进入鼻腔。食物中的化学物质和舌头上的味觉感受器相接触。一般而言，嗅觉（olfaction 或 smell）是指动物对空气中的脂溶性小分子的感觉功能，而味觉（gustation 或 taste）是对水溶性化学分子的感觉功能。

要体会嗅觉对动物的重要性，可以把自己想象成一只小鼠。昼伏夜出，生活在黑暗的地洞之中，常通过气味来寻找食物，并且判断食物是否无毒而且是否具有营养；通过气味来检测天敌，一旦闻到些微的狐狸或雪貂的气味，便赶紧藏到安全处；根据气味来找到家，也根据同伴发出的体味来判断它们的性别、年龄，并据此采取进一步的行动。比如，若对方是成年雄性则发动攻击以保护领地。显然，嗅觉系统对动物的生存及繁殖是至关重要的。20 世纪 70 年代，研究者便发现损毁嗅球导致动物进食的急剧减少和社会行为的剧烈改变。同样，最近用遗传学操作导致嗅觉系统失活的实验也发现，动物一旦失去嗅觉，即便是在实验室环境里，存活率也显著降低。

人和动物利用味觉来识别食物的性质，调节食欲、控制摄食量。从简单的水生生物到复杂的哺乳动物，各种动物都有它们特异的味觉系统。味觉是动物的最基本、最原始的、至关重要的感觉功能。在低等动物中，味觉系统与嗅觉系统没有区别。随着进化，味觉与嗅觉才得以分离，产生和发展出形态学和生理学上有着明显差异的味觉系统和嗅觉系统。动物利用它们的特殊的味觉感受器细胞高度敏感和高度专一地对外界环境中的水溶性化学物质进行识别，并且做出相应的趋向性或是规避性的行为应答。动物利用它们的味觉来寻找食物，调节食欲和逃避有害或恶劣的生存环境。因此，味觉对动物个体的发育以及动物种群的生存延续都是至关重要的。

第二节　嗅　觉

绝大多数动物，包括脊椎动物及昆虫等，都有很发达的嗅觉。动物能够探测具有各种各样化学结构的气味分子，而这些分子的功能族的细微改变就能够导致非常不同的嗅觉感受。嗅觉系统对很多气味探测的阈限非常低，有的低到百亿分之一。这自然引起多个问题：不同种的气味分子如何激活嗅觉感受细胞？外周感受细胞的活动如何导致不同的嗅觉感受？嗅觉感受如何为动物的状态所影响进而被修饰并产生学习和记忆？嗅觉信号又是如何改变动物的社会行为和繁殖行为？

在过去的二十多年，人们对嗅觉系统的理解有了显著的进步。已知嗅上皮感觉神经元中的信号转导机制和几乎全部的嗅觉受体及其在嗅上皮细胞中的分布模式。在功能性研究方面，对气味在嗅球中的模式激活取得了初步的共识，并开始进一步运用遗传学技术和生理学手段来研究嗅球及嗅皮质对气味的表征方式。对特殊嗅觉系统的研究，尤其是副嗅觉系统，取得了显著的进展。本章将简述嗅觉系统的基本组成及其各自特点，重点叙述过去二十年内取得的研究进展，并简要展望该领域前景。

一、气味首先由鼻腔内的嗅上皮细胞所检测

（一）鼻腔内的嗅上皮细胞是嗅觉的感觉神经元

在哺乳动物中，感觉气味的第一级结构是位于鼻腔后部的嗅上皮（olfactory epithelium）（图 35-1A），成年人的嗅上皮约为 $5cm^2$。嗅上皮含三种细胞类型：嗅觉感觉神经元（olfactory sensory neuron，以下简称 OSN）、基底细胞（basal cell）及支持细胞（sustentacular cell）（图 35-1B）。其中支持细胞如胶质细胞一般起支持作用，而基底细胞是 OSN 的前体细胞。OSN 非常独特的一点是它们的寿命较短，一般只能存活 30～60 天。OSN 持续地被基底细胞所替代，因而基底细胞向 OSN 的分化与再生也被一些研究人员作为研究神经再生的模型。

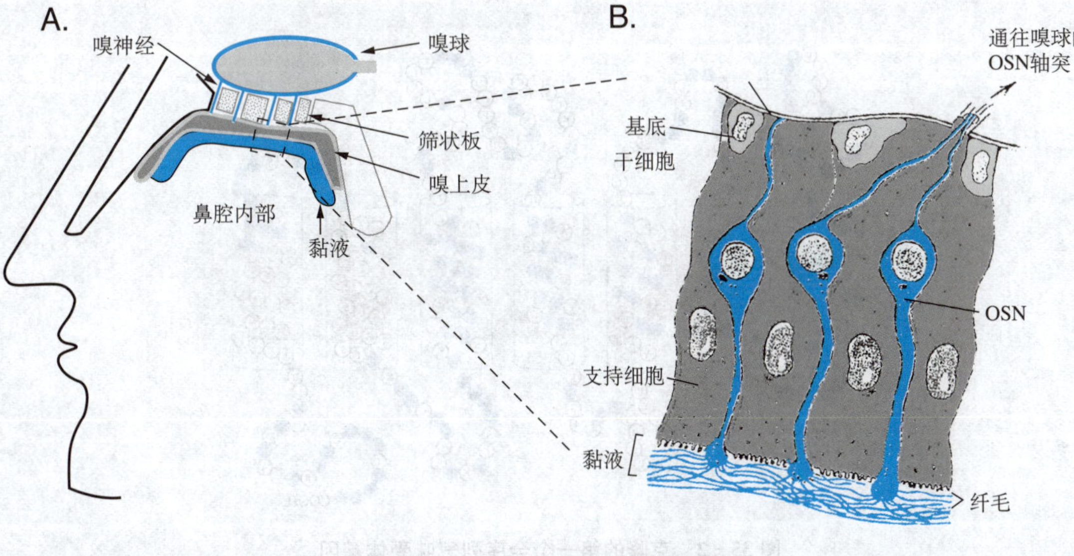

图 35-1　嗅上皮的位置及基本结构

A. 嗅上皮在人鼻腔中的大体位置。B. 嗅上皮所包含的细胞类型。

哺乳动物嗅上皮一般包含几百万个 OSN。OSN 的细胞形态非常一致，而且它们特殊分化的形态结构非常适合检测气味分子。OSN 具有双极细胞的特点，有一根细长的主树突垂直伸向嗅上皮表面，形成一个直径约 2～3μm 的球形突出物，每一个球形突出物分出几根逐渐变小的纤毛，可长达 200μm（图 34-1B）。气味和纤毛上的受体蛋白结合，触发一系列的胞内信号传导反应，最终激活受体细胞，产生高于静息发放频率的动作电位，并通过 OSN 的轴突传到嗅球。OSN 轴突直径约 0.2μm，由其胞体底部发出，穿越底部薄骨层，集结成束并由嗅鞘胶质细胞包围。OSN 轴突终点是嗅球的嗅小球层（glomerular layer）。

OSN 是气味的感觉神经元。它们是嗅上皮中

唯一属于神经元的细胞，而其他细胞都不具备神经元的功能，如发放动作电位。其次，嗅上皮或嗅球的损毁，包括早期的手术损毁、后来的化学损毁（如 $ZnSO_4$）及最近的遗传学操作，都将导致动物对气味检测能力的丢失。许多生理学记录及最近的光学记录都毫无置疑地直接证实气味能够强烈、迅速地激活 OSN，并且气味浓度与单细胞的激活水平呈现出典型的 S 状曲线。

（二）气味由许多不同的受体蛋白所检测

气味分子和位于嗅上皮表层的 OSN 纤毛上的受体蛋白相结合后激活 OSN。嗅上皮中的支持细胞及 Bowman 腺体分泌的黏液把纤毛浸润其中，提供合适的分子及离子环境使得 OSN 能够存活及被激活。黏液中同时存在着可溶的气味黏合蛋白（odorant binding proteins）。虽然它们并非嗅觉受体蛋白，但这些可溶性的气味黏合蛋白对气味分子的富集及在激活 OSN 后的清除起很大的作用。

对哺乳动物而言，不可胜数的挥发性化学分子都可被嗅觉系统所检测，因此受体蛋白必须可以和大量不同分子结构的气味相结合。动物能够通过嗅觉系统检测到化学分子间极为细微的差别，如同分异构体。因此，这些结构上稍有不同的气味分子应该可以激活不同的受体。嗅觉系统对以上两个问题的一种解决方案是依靠大量不同的气味受体。

编码这些气味受体的基因是依据先前已知 OSN 用 G 蛋白耦联信号转导通路、进而用多聚酶链式反应得到。1991 年 Buck 及 Axel 发现鼻黏膜中一个很大的一个编码 GPCR 的基因家族，推测它们可能是气味受体。从大鼠中分离气味受体的实验方案基于三个假设。首先，已知气味激活 OSN 导致 GTP 依赖的第二信使 cAMP 的大量增生，因此气味受体可能是 GPCR 并和其他 GPCR 一样有 7 个跨膜区。其次，因为嗅觉系统能够检测大量而且不同的气味，因此，气味受体可能是一个大规模多基因家族的成员。最后，气味受体在单个 OSN 中的表达可能具有选择性。

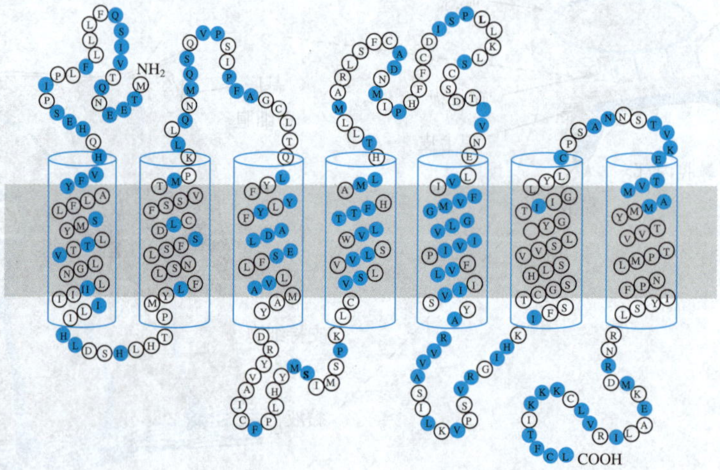

图 35-2 克隆的第一个全序列气味受体基因

这个基因编码一个有 7 个跨膜区的 G 蛋白耦联受体。

尽管这一工作最初只克隆了 10 个气味受体基因的全序列及 8 个气味受体基因的部分序列，后续工作证明所得到的关于气味受体的结论基本正确。已知嗅觉受体都是 GPCR 且有 7 个跨膜区（7TM）（图 35-2）。从 TM3 到 TM5 之间序列差异很大，可能是这个区域编码和气味的结合。通过基因克隆及基于基因组的数据分析，得到了几个物种（人，大、小鼠）全部气味受体的序列。小鼠及大鼠拥有大约 1000 个有效的气味受体基因，占基因总数的 3%并且只有少量的假基因。人类有大约 300 个有效气味受体基因（只占基因总数的 1%），但有约 800 个假基因。气味受体基因又从属于近 100 个亚家族，显示了进化导致的对自然界广泛而复杂的气味分子结构的检测而产生的受体多样性。

在单个 OSN 的水平上，气味受体是如何表达的？Buck、Axel 及其同事们发现一个 OSN 只表达一种气味受体。更有趣的是，只有父方或母方的等位基因上的受体才会表达，使得气味受体是少数几种只表达一个等位基因的基因。这种单一受体的表达取决于已表达的受体蛋白对其他气味受体基因表达的一种抑制机制。表达同一受体的 OSN 数目约在几千到几万之间，而且它们随机而且零散地分布于嗅上皮的四个区域（zone）中的一个。这种广泛的分布也许有助于受体细胞在大面积上对气味分子进行取样，但区域性分布的具体功能特点仍并不清楚。1999 年对气味受体的功能性检测才第一次完成。运用腺病毒把 17 基因转入到所有的 OSN 中，赵等证明 17 受体细胞受到辛醛及相似气味的激活。许多气味受体所对应的配体尚不清楚，主要的困难在于绝大多数气味受体在异体表达时不能上膜，因而不能运用常用的异体表达这一寻找配体的策略。迄今这方面的努力大都是运用遗传操作，把 GFP 转入到特定的受体细胞中，在分离 GFP 细胞后再通过钙成像的方法来确认激活此受体细胞的气味分子。由于工作量极大，至今只有几个受体的配体通过这种方式得到初步鉴定。最新由 Saito 等发现，当一些特定的 RTP 家族的伴护蛋白基因和气味受体同时表达到异体细胞中时，气味受体蛋白可上膜并有效地与受体结合并激活细胞。这一异体表达系统有可能最终提供一个确认每一受体所对应的气味分子的有效平台。

（三）气味—受体结合引起胞内信号转导的级联反应

气味受体的发现本身得益于稍早的有关在 OSN 内信号转导的级联反应的工作。通过在分离的青蛙嗅上皮的纤毛层进行生化实验，Pace 等于 1985 年首先发现气味刺激导致 cAMP 的大量增加，并且这一增加取决于 GTP 的存在，显示 GTP 依赖的腺苷酰环化酶可能参与了从嗅觉刺激到电信号的传换过程。随后的生化及遗传学操作鉴定了许多这一信号转导过程中的参与蛋白，包括在嗅觉系统中极丰富的 G 蛋白 G_{olf}、腺苷酰环化酶Ⅲ（ACⅢ）、cAMP 的门控离子通道（cyclic nucleotide-gated channel，CNGC）以及钙离子和钙调蛋白（calmodulin）激活的磷酸二酰酶（PDE）。这些结果支持 cAMP 作为第二信使在嗅觉信号传导中的重要性，并显示嗅觉信号转导和视网膜上视觉系统的信号转导有相似的途径。气味分子结合在 OSN 纤毛上的特定气味受体，形成气味-受体复合体。这种复合体通过 Golf 刺激 ACⅢ来合成 cAMP，进而打开 CNGC，导致细胞的去极化。Ca^{2+} 的涌入打开钙激活的 Cl^- 通道（ClC），导致 Cl^- 的外流而进一步使 OSN 去极化（图 35 - 3）。同时，钙的内流又导致 OSN 的去敏感化。

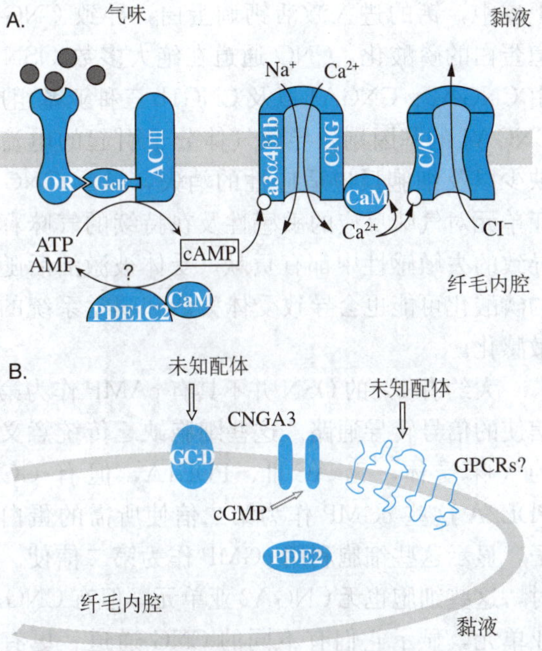

图 35 - 3 气味在嗅上皮感觉细胞纤毛上触发的胞内信号转导途径

A. 气味和受体结合通过 Golf 引发的 cAMP 增加及 CNG 通道的开放。大部分钙激活的 Cl^- 通道分布在胞体。B. 约 1%的细胞有 cGMP 而非 cAMP 的通路。这些细胞主要功能是检测空气中的二氧化碳。

嗅觉系统的敏感性很早就在行为实验中得到验证，不少气体分子在小于十亿分之一的浓度下仍可被探知。较早期 Firestein 等认为在生理条件下，一个嗅觉分子就可以触发 OSN 细胞的有效反应。这个灵敏度可以媲美于视网膜上的杆细胞对光的反应的灵敏度：一个光子便可以引起单个杆细胞的反应。在杆细胞中，一个 G 蛋白的激活可以产生大量的 cAMP，因此光感受的高敏感度是由于 G 蛋白的耦联导致的信号放大。早期有人推测，在嗅觉系统中 G 蛋白的放大级联反应对嗅觉系统的高敏感度也起关键作用。最新的电生理记录却显示，气味受体和气味分子的结合的亲和力很低，这种受体-气味复合体存在时间可能在 1ms 水平上，从而导致其激活嗅觉 G_{olf} 的低效率（Bhandawat，2005）。嗅觉系统的高敏感性也许是通过气体分子与受体的多次结合以及单个 OSN 表达大量的受体蛋白来达到的，同时从 OSN 到嗅球投射的高度汇聚也可能提高敏感性。

当气味持续地存在时，我们所感知的气味强度会变低。嗅觉中枢及嗅上皮都有适应性。在嗅上皮中，钙的进入激活钙调蛋白，导致 CNG 通道蛋白的磷酸化。CNG 通道在绝大多数 OSN 中由 CNGA2、CNGA4 以及 CNG1b 三种亚基组成。CNGA4 的基因剔除导致气体分子引起的电流的缺少以及细胞反应适应性的消失，显示 CNGA4 亚单元对气味反应的敏感性及在持续的气味释放导致的去敏感性中都有贡献。受体被激活后随即的磷酸化可能也会导致受体失活和嗅觉系统的去敏感化。

大约有 1% 的 OSN 并不具有 cAMP 作为第二信使的信号转导通路。这些细胞缺乏传统意义上的气味受体，无 AC Ⅲ、PDE1A，但有 GCD、PDE2A 这些 cGMP 作为第二信使所需的蛋白分子，显示这些细胞利用 cGMP 作为第二信使。同时，这些细胞也无 CNGA2 亚单元，但有 CNGA3 亚单元，显示它们有不同的 CNG 通道。更有意义的是这些 OSN 的轴突投射到嗅球后端的一类特定的项链嗅小球中（necklace glomeruli）。最近的一些研究表明，这些细胞同时表达磷酰脱脂酶Ⅱ，并且灵敏地检测空气中的二氧化碳，介导躲避行为（图 35－3B）。

二、嗅球是嗅觉信号处理的第一级中枢

（一）受体细胞的激活聚合到嗅球中的特定点

嗅上皮上的 OSN 被气味分子激活后将感觉信息传递到嗅球。嗅球左右各有一个，处于鼻腔后部、大脑前额叶之前。OSN 的轴突在嗅上皮中聚集成束后投射到嗅球中特定的嗅小球（glomerulus）后再分散开来。嗅小球是嗅球解剖结构上的一个最为明显的特征。小鼠每侧嗅球有大约 2000 个相互隔离开的嗅小球（直径约 50～200μm）。在这里 OSN 和嗅球中的三种细胞形成突触连接。其中两种是僧帽细胞（mitral cell）和簇状细胞（tufted cell），它们都投射出嗅球。另外一种是嗅小球旁（periglomerular）细胞。

嗅觉信息到达嗅球后的研究表明，嗅球中小面积的损毁导致在嗅上皮广泛范围内的 OSN 的退化，在嗅球的嗅小球层小面积的荧光追踪剂注射同样导致在嗅上皮广泛分布的逆行追踪。这些结果显示分布在嗅上皮上很大面积的 OSN 聚合到嗅小球层中的一点。电生理记录显示一个僧帽细胞可以对嗅上皮多个区域内的气味呈现反应，进一步支持这种聚合性。

这种聚合最直接的数据来自于通过遗传操作来示踪表达同一受体的 OSN 在嗅球中的投射。单一受体的原位杂交染色显示一种受体只表达在嗅球的一至两个嗅小球中。通过在特定受体后增加标记蛋白，发现一个 OSN 的轴突只投射到一个嗅小球上，表达相同受体的 OSN 的轴突会共聚到同侧嗅球中的一至两个嗅小球中，而且同一受体对应的嗅小球大体两侧对称（彩图 35－4）。这种一个 OSN，一种受体及 1～2 个嗅小球的连接方式，显现出一个巨大的聚合比例。小鼠在一侧鼻腔内有几百万的 OSN，约一千个嗅觉受体，大约两千个嗅小球。因此，平均而言，每个嗅小球有几千个 OSN 聚合。

更为精确的是对应每一种受体的嗅小球在嗅球中的空间位置在同一品系的不同动物上保持相对固定的位置。这对 OSN 的轴突投射是一个挑战。上千种受体细胞，每种表达特定受体的细胞又数以千计，它们是如何在嗅球上找到固定的位置呢？受体的替换导致其对应的嗅小球位置的改变，但不能彻底改换到被替换受体所对应的位置上，显示气味受体本身是一个重要的，但非唯一的决定因素。Axel 实验室发现 ephrin A 这种蛋白是另外一种决定因素。这种从 OSN 到嗅球的固定投射不仅受到受体及其他分子机制的影响，OSN 细胞本身的活动也对这种投射的建立及维持有重要作用。在 CNG 及 G_{olf} 等基因剔除老鼠中，OSN 的投射只表现出些微的改变，显示若整个嗅上皮的细胞活动都被抑制，对投射图谱的建立及维持影响有限。而对 OSN 细胞选择性的抑制，导致其在与其他 OSN 相竞争的环境中逐渐被替换及它们所对应的嗅小球的消失，显示受体细胞相对于其

他相邻细胞活动的强度的竞争对它们的生存及其投射图谱的维持有明显的影响。

（二）主嗅球内的投射细胞接受单一受体的输入

嗅球中的信号通过固定的投射聚合到嗅小球后，如何传递到嗅球中的投射细胞？哺乳动物嗅球中的投射细胞——僧帽/簇状细胞（mitral/tufted cells）有一根顶树突（apical dendrite），它在嗅小球中连续分支并与OSN轴突形成谷氨酸能的突触，接受嗅上皮的兴奋性输入（图35－5B）。僧帽/簇状细胞还有数根底树突，这些底树突处于僧帽细胞层及嗅小球层之间的外丛状层（external plexiform layer）。底树突可以长达1mm，近半个嗅球的长度。但是底树突并不接受兴奋性的输入。底树突上的突触受体是抑制性的GABA能。因此，嗅球中的投射细胞（僧帽/簇状细胞）主要的兴奋性输入来自于单一嗅小球。单一嗅小球只接受来自有同一气味受体的OSN的输入。每一个嗅小球有大约20～50个僧帽/簇状细胞，从数千个OSN到约20～50的僧帽/簇状细胞，这一聚合率接近100倍。显然，解剖学的证据强烈支持僧帽/簇状细胞作为受体的特征检测器（feature detector）的作用。

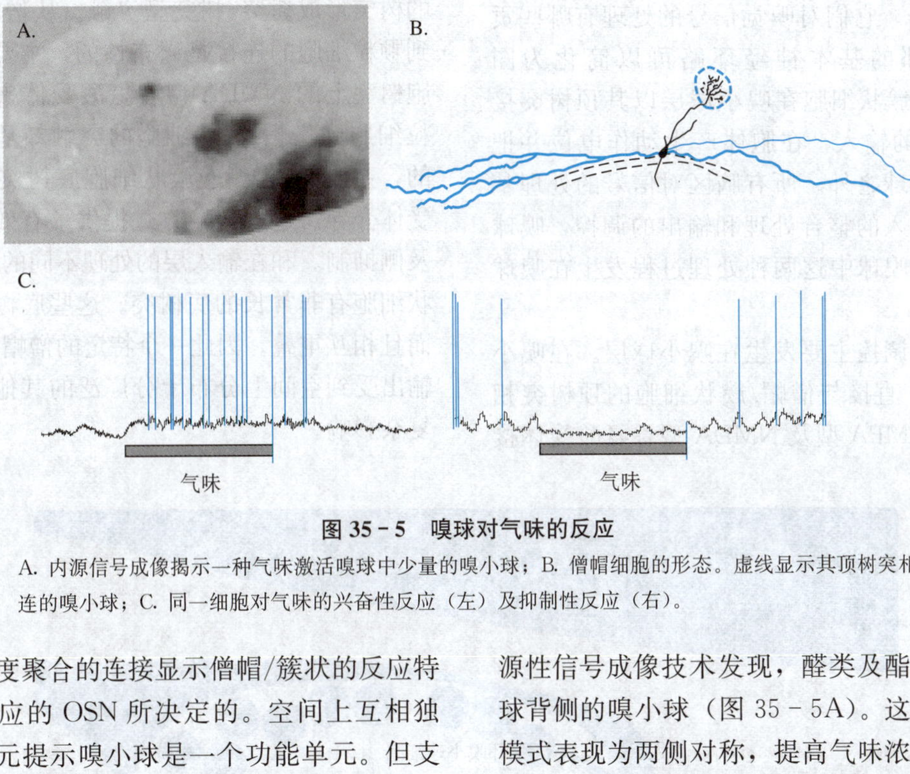

图35－5　嗅球对气味的反应

A. 内源信号成像揭示一种气味激活嗅球中少量的嗅小球；B. 僧帽细胞的形态。虚线显示其顶树突相连的嗅小球；C. 同一细胞对气味的兴奋性反应（左）及抑制性反应（右）。

这种高度聚合的连接显示僧帽/簇状的反应特征是由其对应的OSN所决定的。空间上互相独立的突触单元提示嗅小球是一个功能单元。但支持这一论点的生理数据迄今大都是间接的。单个僧帽细胞可以对多种气味起兴奋或抑制反应，而对应不同嗅小球的僧帽细胞又被另外一组气味所激活（图35－5C）。因此，不同嗅小球所对应的僧帽细胞检测各自特定的气味。相邻的僧帽细胞所能检测的气味相似，且发放同步化。对嗅小球活动水平进行的光学成像提供了嗅小球作为功能单元最强的证据。早期运用放射性的2-脱氧葡萄糖的成像研究发现，单一气味激活嗅球中少量的几个嗅小球及其对应的细胞。Katz实验室运用内源性信号成像技术发现，醛类及酯类气味激活嗅球背侧的嗅小球（图35－5A）。这一激活的空间模式表现为两侧对称，提高气味浓度可以增强已激活嗅小球的信号强度并可激活邻近的嗅小球。化学结构相似的气味通常激活重叠或相邻的嗅小球，使不同化学气味分子在嗅球中展现出空间上彼此迥异的激活模式组合。钙成像也证明这些结果，提供了有关气味在嗅球中的空间编码最强的证据。然而最关键的问题，即僧帽细胞的反映特性是否由其对应的OSN所决定，仍无直接证明。电生理及光成像技术都表明，虽然单个OSN只表达一种受体，OSN细胞可以对多种气味起反应，而且这种对气味反应的选择性随气味的浓度的提高所降低。相似的情况在嗅小球及僧帽细胞中都有体现，使得反应特异性的比较在很大程度上受到浓度变化的影响。还需要对 OSN 及它们所对应的僧帽细胞进行电生理记录，比较在相同的气味浓度下，僧帽细胞及其所对应的 OSN 细胞反应选择性是否相似。

（三）嗅球内的神经环路调控对气味的生理反应

嗅球中的投射细胞在数量上只占嗅球细胞总数很少的一部分。除了投射神经元以外，嗅球中还有至少三种中间神经元：颗粒细胞（granule cells）、嗅小球旁细胞及短轴突细胞（short axon cells）。这三类细胞的数目之和至少是僧帽/簇状细胞的 100 倍。它们对嗅觉信号的处理有哪些贡献？嗅球内部的基本神经环路可以简化为图 34-6。僧帽/簇状细胞在嗅小球层以其顶树突接收来自 OSN 的输入，在胞体产生动作电位并把信号传导到嗅球之外。所有脑区对信号的处理基本上包括对输入的整合处理和输出的调控，嗅球也不例外。在嗅球中这两种处理过程发生在嗅球中的不同层。

对输入的调控主要发生在嗅小球层。在嗅小球内部，OSN 直接与僧帽/簇状细胞的顶树突相连接，通过 AMPA 型及 NMDA 型谷氨酸受体接收兴奋性的嗅觉感受信息。在嗅小球层，大部分的嗅小球旁细胞都是 GABA 能的抑制性神经元，同时接收 OSN 和僧帽/簇状细胞的兴奋性输入。通过这一层中的短轴突细胞的介导，嗅小球旁细胞能对僧帽/簇状细胞产生较广范围的侧抑制。这种在输入层的抑制性连接，类似于视网膜上水平细胞对光感受细胞的抑制。也许它们对感觉信息的处理也基本相同，即通过提高自我抑制和侧抑制来降低背景噪声，从而提高信号的对比度。在嗅小球层还有一些多巴胺能的嗅小球旁细胞。这一类细胞对信号的处理作用还不是很清楚。

对僧帽/簇状细胞输出的调控主要发生在外丛状层。在这里僧帽/簇状细胞的底树突和颗粒细胞的树突形成树突-树突型突触。从僧帽/簇状细胞到颗粒细胞的连接是兴奋性的，主要通过颗粒细胞树突上的 NMDA 型谷氨酸受体来介导。从颗粒细胞到僧帽/簇状细胞的突触却是强烈抑制性的，主要通过僧帽/簇状细胞底树突上的 GABA 受体介导。这种连接方式提供了有效的自我抑制及侧抑制。和在输入层的处理不同的是，僧帽/簇状细胞有非常长的底树突。这些底树突延伸广泛而且相互重叠。因此一个特定的僧帽/簇状细胞的输出受到空间上分布十分广泛的其他投射细胞的复杂影响。

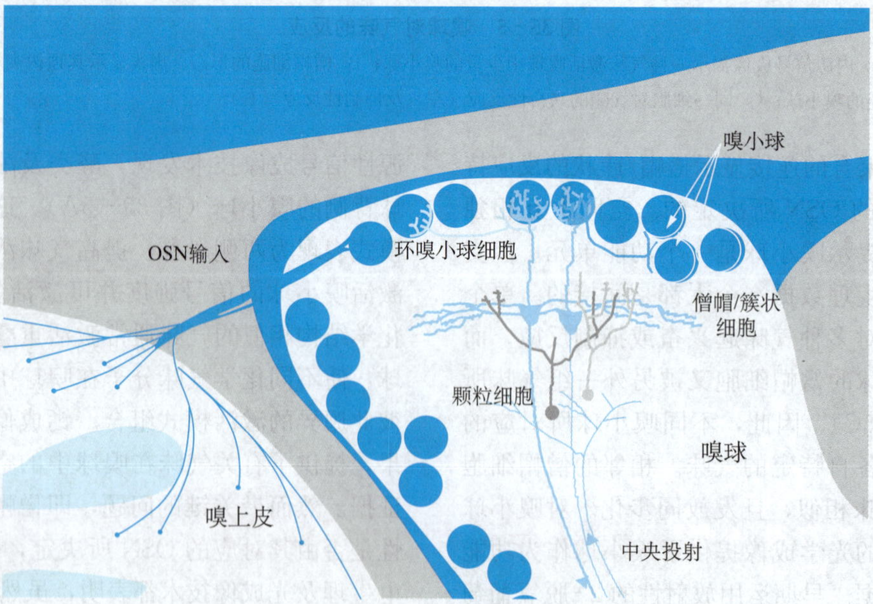

图 35-6　嗅球内部神经环路简图

其中僧帽/簇状细胞是兴奋性投射细胞，而嗅小球旁细胞和颗粒细胞是抑制性中间神经元。

平均每一个受体投射到两个嗅小球，一个处于嗅球内侧，另一个处于嗅球外侧。两侧的嗅小球之间有紧密的神经连接。与嗅小球相连的外层簇状细胞投射到另一侧嗅小球相连的颗粒细胞层，形成镜像对称的相互连接。这种在受体水平上的嗅球内精确联系可能促使与同一受体相关细胞间的发放同步化，但这种假设还缺乏直接的实验数据支持。

嗅球除了接收从嗅上皮来的感觉信息输入外，还接收从多个中枢来的输入。包括从蓝斑来的去甲肾上腺素能输入，它们主要位于嗅小球层及颗粒细胞层。这一通路能够抑制颗粒细胞释放γ-氨基丁酸（GABA），从而提高僧帽细胞的兴奋性反应。另外，从脑干中缝核来的5-羟色胺能输入终止在嗅小球层。从基底前脑来的乙酰胆碱能的输入终止于嗅球中的所有层，尤其是外丛状层。这两种神经递质可能赋予动物在清醒状态下调整嗅球内信息处理过程的能力。乙酰胆碱能输入集中于颗粒细胞的树突突起上，被认为可调控侧抑制的效率。除以上调制性神经递质外，嗅觉大脑皮质及前嗅觉核团也在颗粒细胞层有大量的反馈性输入。但是，正如所有脑区的反馈性投射一样，嗅觉皮质的反馈性投射对嗅球信号的处理所起的作用仍不为人所知。

三、嗅球的下级投射

僧帽/簇状细胞的轴突通过侧嗅束（lateral olfactory tract）投射到嗅皮质。嗅皮质可以划分为多个不同的区域，每个区域都接收嗅球来的直接投射。嗅皮质分为：①前嗅核（anterior olfactory nucleus）；②梨形皮质（piriform cortex）；③杏仁核（amygdala）一部；④嗅结节（olfactory tubercle）；⑤位于颞叶内部的内鼻区（entorhinal area）。这些区域都向额叶回的眶额皮质（orbitofrontal cortex）有直接投射，同时也通过丘脑间接投射到眶额皮质。此外，嗅觉信息还通过杏仁核投射到下丘脑，通过内鼻区投射到海马回。额叶皮质被认为对于嗅觉信息的主观感受和气味的区分很重要，而从杏仁核到下丘脑的投射被用来调控情绪及动机性的行为。

既然单个僧帽/簇状细胞只接收来自一个特定受体的输入，那么这种对受体的选择性在嗅皮质是否得到了保留？一个皮质细胞接受多少受体的输入？运用 *c*-*fos* 作为细胞活动的标记，发现一种气味也只激活皮质中几小片区域内的细胞。这些结果和早期单个僧帽/簇状细胞到嗅皮质的投射表现出片断的分支一致，显示单个受体在嗅皮质中有特定的补缀性的表征，但不同受体之间有重叠。

虽然嗅皮质不同区域有不少解剖学差别，但它们之间仍有许多相似之处。首先，这些区域都属于古皮质，因此只有三层，而非六层。第一层为表丝状层。在这里，嗅皮质上的锥体神经元接收来自嗅球及其他皮质的输入。第二层较薄，其中密集排布着锥体神经元和中间神经元的胞体。第三层较厚，含有此皮质的部分细胞的胞体，以及从联合皮质来的轴突末端。嗅皮质的一个主要特点是各区域之间广泛的相互连接。嗅皮质的主要输入来自嗅球中的僧帽/簇状细胞。这一输入是谷氨酸能而且是兴奋性的。嗅皮质也接受神经调制性输入，包含乙酰胆碱能、去甲肾上腺素能、5-羟色胺能及多巴胺能的输入。对嗅皮质的功能性研究仍然较少。嗅皮质对气味的反应规律及神经环路对嗅觉反映的制约还都处于未知状态。

四、副嗅觉系统探测外激素信号

动物通过进化发展出许多特别的交流方式来确定和吸引异性，以及运用这些社会信号来辨认同类个体的社会地位。在许多哺乳类中，这种信息的交换主要通过散发及接受外激素（pheromone）来实现的。虽然对哺乳类外激素的化学性质所知有限，但它们与物种、性别以及动物的激素状态有关。外激素信号最终达到下丘脑而引起动物行为及内分泌的明显变化。这些非常可靠而且易重复的行为变化，给行为神经生物研究者提供了研究哺乳动物本能性行为神经机制的良机。过去十年来一系列的进展使得我们对外激素处理有了基本的了解。

外激素的信号处理在多个水平上和嗅觉信号的处理相似，但也有其独特之处。以前以为外激素都是通过副嗅觉系统的独立神经通路来处理，而常规嗅觉是通过主嗅觉系统。现在已知没有这样简单的区分。副嗅觉通路起始于位于鼻腔前下端的犁鼻器（图 34－7）。犁鼻器中的感觉神经细胞称为犁鼻细胞，它投射到副嗅球。副嗅球位于主嗅球的背后侧，体积较小。副嗅球中的细胞再投射到内侧杏仁核。在此处外激素的信息被投射到几个与社会及繁殖行为有关的核团，包括前下丘脑核团（anterior hypothalamus）、内腹侧核团（ventromedial nucleus）及内侧视前区（medial preoptic area）等（图 35－7B）。这一神经通路因此有两个特点：其一，外激素的信息并不投射到皮质，因此对外激素的处理被认为是下意识的；其二，从感觉细胞到对行为的直接控制最短只有三级突触，因此外激素是非常直接的行为信号。

自从 Dulac 及 Axel 于 1995 年克隆出第一批犁鼻器受体的基因以来，小鼠中三百个犁鼻器的受体已被相继克隆。这些受体分属于两个大的亚家族——V1R 及 V2R。它们的分子结构和气味受体非常不同，却和味觉受体亚家族 T1R 接近。犁鼻器分为上下两层，V1R 受体细胞分布于顶层，V2R 受体细胞位于底层。V1R 及 V2R 都是 GPCR，其中 V1R 细胞中有 $G_{\alpha i2}$ 亚基，而 V2R 细胞中有 $G_{\alpha o}$ 亚基。犁鼻器受体细胞的这种分子结构的两分同时在解剖结构上得到保持：顶层表达 V1R 及 $G_{\alpha i2}$ 的细胞投射到副嗅球的前半端，而底层表达 V2R 及 $G_{\alpha o}$ 的细胞投射到副嗅球后半端。副嗅觉系统的这种内部区分在功能上的意义仍不清楚。

和嗅上皮细胞中的信号转导途径有所不同，犁鼻感受细胞采用和果蝇复眼细胞的光转导途径相似的信号转导途径。V1R 及 V2R 和信息素结合后激活 G 蛋白，随后激活磷脂酶，催化细胞质膜上磷脂酰肌醇的水解，产生二酰基甘油（DAG）和肌醇 1，4，5－三磷酸（IP_3），打开 TRPC2阳离子通道，最终触发细胞发放动作电位。人及猿类缺乏有功能的 TRPC2 基因而被普遍认为没有副嗅觉系统。

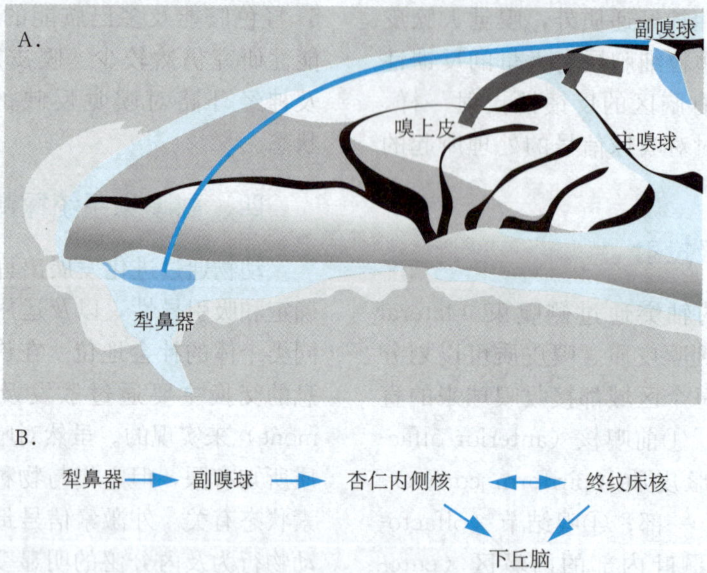

图 35－7　副嗅觉系统示意图

A. 犁鼻器处于鼻腔前下端并投射到副嗅球；B. 副嗅觉系统经杏仁内侧核投射到下丘脑，调控社会及繁殖行为。

犁鼻感受细胞是如何对外激素产生反应的呢？Leinders-Zufall 等运用光学成像及生理记录显示在离体状态下，犁鼻感受细胞对提纯的外激素化学成分有极为灵敏及高度特异性的反应。单个细胞几乎只对一种化学成分起反应，而且反应的阈限极低。运用小鼠尿液作为天然的外激素，发现单个细胞对雄性或雌性外激素的反应有选择性。

外激素又是如何在副嗅球中进一步处理的呢？副嗅球中也具有僧帽细胞。和主嗅球中的僧帽细胞不同的是，副嗅球中的僧帽细胞有多根顶树突到多个小型的嗅小球中，而且它们几乎没有底树突。表达同一受体的犁鼻受体细胞投射到副嗅球中的多个小型嗅小球。这种解剖结构被用来解释为副嗅球中的僧帽细胞接受多个受体的输入。但示踪工作表明每个僧帽细胞的多个顶树突都和同一受体的嗅小球相连，从而支持聚合连接的假设。除僧帽细胞外，副嗅球中也有抑制性的中间神经元：嗅小球旁细胞和颗粒细胞。副嗅球也接受中枢的反馈性投射，如从蓝斑来的去甲肾上腺素的投射及从终纹床核（bed nucleus of stria terminalis）来的可能为抑制性的投射。

副嗅球中的投射细胞对外激素的反应具有高度选择性。通过从清醒小鼠的副嗅球中记录僧帽细胞的反应，罗等发现这些细胞对其他个体表现为缓慢但较长时程的激活。即便在对复杂的整体动物水平上，反应具有较为高度的选择性。一个细胞选择性地对某一特定性别及种类的动物产生兴奋性反应。不仅如此，其抑制性的反应也具有高度的选择性，显示选择性兴奋和抑制都是对外激素编码的一部分。

外激素到达杏仁核及下丘脑之后的编码方式仍不清楚。剔除 TRPC2 基因使小鼠犁鼻器失活，发现 TRPC2 基因剔除小鼠不能正确辨认其他动物的性别，从而导致行为的混乱，如这种雄性小鼠试图和其他雄性小鼠交配。未来的生理记录将揭示外激素在下丘脑中的编码，并进一步解释外激素在单细胞水平上触发的感觉反应是如何和动物行为相关联的。

第三节　味　觉

动物的味觉感受细胞特异地识别各种味觉物质（tastant），并向高级神经中枢传输不同的信号。动物能识别的五种基本的味觉模式（taste modality）是甜、苦、酸、咸、鲜（umami）。甜味的代表性化合物是碳水化合物，如各种糖类。能引起苦味的化合物有很多种，但是它们之间并没有共同的分子特征。通常，引起苦味的物质对动物而言都是有毒的或是有害的。苦味识别可能是动物在生物进化过程中形成的一种自我保护机制。能作为氢离子供体的酸性物质都能引发酸味。各种盐类在合适的浓度时都呈咸味，在高浓度下都呈苦味。鲜味主要是指谷氨酸单钠引起的味觉。例如，蘑菇中的内源性谷氨酸单钠含量较高，所以蘑菇能给出很强的鲜味。只有纯净的化学物质才能引发单一的甜味、苦味、酸味、咸味或是鲜味。而天然的味觉是一种复杂的、混合的感觉，是由这五种基本的味觉模式组合形成的“复合味”。需要指出的是：辣味不是基本的味觉模式，因为辣味是咸味、热觉及痛觉的综合感觉。类如，舌头遇到烧碱刺激时亦会感到辣味。

一、味觉感受器的解剖结构

动物利用它们的特化的味觉器官来感受各种味觉刺激。特化的味觉器官中分布着识别各种味质的味觉感受器细胞。原生动物和海绵用整个身体感受味觉刺激。陆生无脊椎动物不仅在口腔中有味觉器官，而且它们的身体表面也广泛地分布着味觉感受器。以昆虫纲的果蝇为例，果蝇的口腔内部（internal mouthpart）分布有味觉神经元；此外，果蝇的味觉器官还包括口器（proboscis）、腿和翅膀（图 35-8）。在这些味觉器官上，果蝇的味觉感受器单元是分布于体表的味觉刚毛（taste bristle）。在每根味觉刚毛的根部嵌有一个感受机械压力的触觉神经元和 2～4 个感受不同味质的味觉神经元。这些味觉神经元的树突直接延升至味觉刚毛的顶端开口处，从而使得这些味觉神经元的味觉受体可以与水溶性的化学物质直接接触。口腔内部的和口器内的味觉神经元将感受到的化学信息通过它们的轴突传递至脑中的食管下神经节（subesophageal ganglion），而腿和翅膀上的味觉神经元将感受到的化学信息传递至胸神经节。

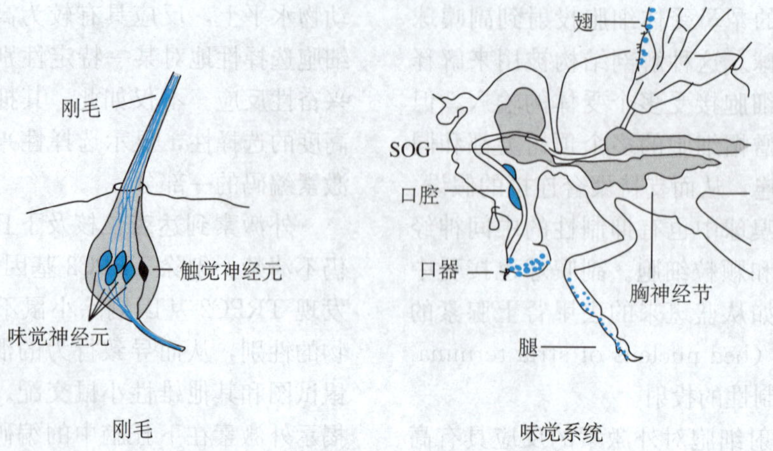

图 35-8 果蝇的味觉刚毛和味觉系统

陆生脊椎动物的味觉感受细胞分布在口腔、舌和咽。哺乳动物的主要味觉器官是舌。舌的不同部位对不同的味质有着不同的敏感性（图 35-9）。舌尖部对甜味比较敏感；舌两侧对酸味比较敏感。舌两侧前部对咸味比较敏感，而软腭和舌根部对苦味比较敏感。这种味区的分布模式有着合理性。识别甜味的区域在舌尖将有利于动物寻找到更多有益于健康的碳水化合物。因为大多数苦味物质是有害或有毒的，舌根感受到苦味后将使吞咽受阻，刺激咽喉的呕吐反应，从而避免有毒物质继续进入消化系统。所以，识别苦味的区域在舌根能够对动物形成一种安全保护机制。这种区域化的味觉敏感性并不是绝对的：对不同味质最敏感的区域之间有重叠；对某种味质最敏感区域并不是对其他几种味质没有任何应答，只是阈值较高而已。

舌的表面覆盖着一层黏膜。在黏膜中分布着许多有味觉识别功能的细小突起——乳头（papilla）。根据它们的形态学特征，舌上的乳头可分为三类：轮廓状（circumvallate）乳头、叶状（foliate）乳头和真菌状（fungiform）乳头（图 35-9）。这三类乳头的数量和在舌上的分布区域也不同。舌上只有十个左右的轮廓状乳头。它们主要分布在表面的后三分之一。叶状乳头分布在舌的后边缘。舌上有几百个真菌状乳头，它们主要分布在舌表面的前三分之二（图 35-9）。

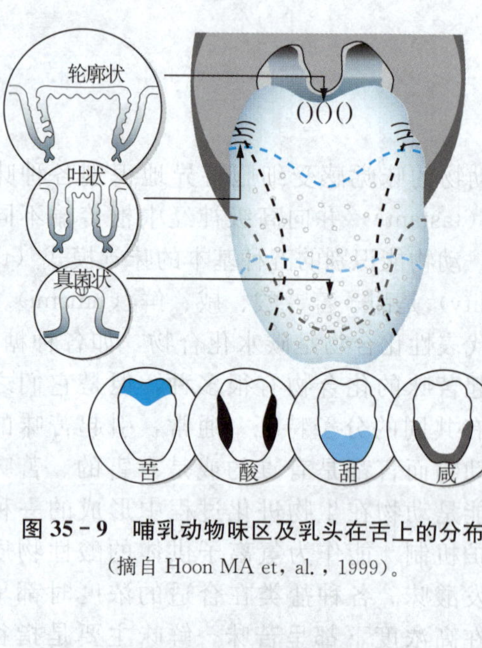

图 35-9 哺乳动物味区及乳头在舌上的分布

（摘自 Hoon MA et，al.，1999）。

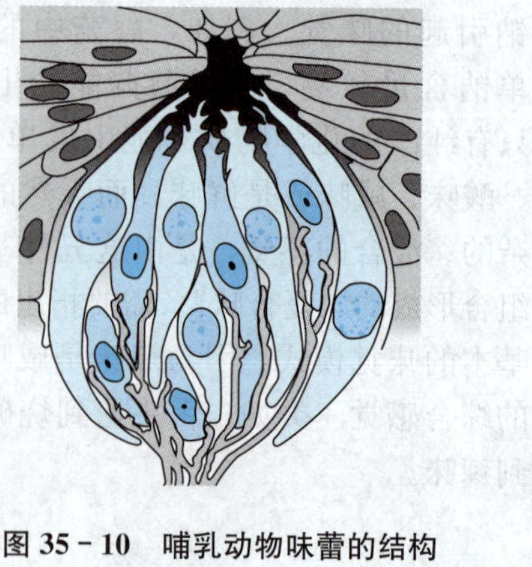

图 35-10 哺乳动物味蕾的结构

（摘自 Hoon MA et，al.，1999）

在这三类乳头的表面都镶嵌着味觉识别的功能单元——味蕾（taste bud）。舌上共含有几千个味蕾。真菌状乳头内嵌有的味蕾较少，为1～5个。而轮廓状乳头内则嵌有数百个味蕾。除了含有支持细胞和基底细胞外，每个味蕾中都包裹着50～150个味觉细胞（图35-10）。支持细胞排列在味觉细胞的外周，形成一个能允许味觉物质进入的腔。味觉细胞都从味蕾的下半部一直延升至味蕾顶部。在形态学特征上味觉细胞可分为三类：深色细胞、中间色细胞和浅色细胞。味觉物质通过味蕾上端的开口进入味蕾腔内，然后与味觉细胞顶端的微绒毛上受体结合，并且激活味觉细胞。味觉细胞是一种特化了的细胞，具有上皮细胞和神经细胞的双重特性：一方面，味觉细胞是上皮细胞，所以它们的更新速度快。味觉细胞的寿命大概只有十天左右。脱落的味觉细胞很快会被由基底细胞分化而来的新的味觉细胞所替代。另一方面，虽然它们没有轴突，但味觉细胞又具有神经细胞的特征。味觉细胞的细胞膜是可兴奋的。受到味觉刺激后，味觉细胞的细胞膜可以去极化，并且导致味觉细胞释放神经递质（如单胺类递质）。味觉细胞所释放的神经递质刺激味觉传入神经元。味觉传入神经元将味觉信号进一步传向味觉神经节。不同的味觉细胞分别表达识别不同味觉物质的受体。表达不同味觉受体的味觉细胞在舌上的分布也不均匀。

二、味觉识别的信号转导机制

味觉细胞顶端的细胞膜上有识别五类味觉物质的受体。味觉受体与味觉物质结合后，导致味觉细胞的细胞膜的去极化和神经递质的释放。通过这种方式，味觉细胞将感受到的化学信息转化成电信号并在神经系统中传递和加工。但是，五种味觉物质与膜上受体结合后引起的跨膜信号转导机制是各不相同的。采用电生理膜片钳技术、生物化学和分子生物学手段，人们对味觉识别的跨膜信号转导机制逐渐有了较深入的了解。味觉物质与相应的受体结合后将激活受体。有的味觉受体本身就是离子通道。受体激活后，离子通道打开，引起阳离子（钠离子或氢离子）内流。其他类型的味觉受体通过第二信使导致细胞膜上的代谢型离子通道开放以及阳离子内流。阳离子内流引起细胞膜去极化至一定的阈值后，导致细胞外的钙离子内流或者细胞内钙库的释放。细胞质内的钙离子浓度升高使囊泡与突触前膜融合，导致神经递质的释放（图35-11）。

咸味感觉的跨膜转导机制较简单。对氯化钠的转导是通过打开微绒毛膜上的钠离子通道实现的。钠离子顺着电化学梯度直接流入细胞内，引起味觉细胞膜的去极化。味觉细胞感受钾盐的机制也是类似的：钾离子直接流入细胞内并且引起去极化。味觉细胞对酸味的跨膜转导机制有两种：第一种机制是酸味物质释放的氢离子将pH敏感的钾离子通道阻断。钾离子通道在静息电位的情况下通常开放，由氢离子导致的钾离子通道阻断引起味觉细胞膜去极化。第二种机制是氢离子通过利尿剂（amiloride）敏感的钠离子通道直接进入味觉细胞。当唾液中钠离子溶度较高时，氢离子将阻碍钠离子从这些通道中通过。因此，酸性物质可以降低咸味的感觉。

味觉细胞感受甜味、苦味和鲜味则采用了另一种的跨膜信号传导机制——G蛋白介导的第二信使途径。甜味物质与味觉细胞膜上的受体结合后，可激活两条信号途径。一方面，甜味物质与GPCR结合后，激活腺苷酸环化酶，使细胞内的cAMP浓度上升。cAMP激活cAMP依赖的蛋白质激酶。蛋白质激酶磷酸化位于味觉细胞基侧面的钾离子通道，使之关闭。钾离子通道关闭将引起味觉细胞膜的去极化反应。另一方面，甜味物质（尤其是一些人工合成的甜味剂）的受体被激活后，通过G蛋白的作用，可以引起细胞内的IP_3浓度上升。IP_3浓度上升将导致细胞内钙库的释放，促进神经递质的释放。

苦味物质多种多样，而且它们的分子结构无共性。因此，苦味物质的信号转导机制也是多样化的。细胞膜不通透的苦味物质通常与味觉细胞膜上的GPCR结合后，可激活IP_3途径，也可能激活cAMP、cGMP介导的膜上离子通道。细胞膜通透的苦味物质（如奎宁）则不需要激活G蛋白，而是直接进入细胞，阻断味觉细胞顶端的钾离子通道。鲜味物质的信号传导机制也采用G蛋白途径。鲜味物质与GPCR结合后，激活下游信号途径，引起细胞膜去极化。另外一种可能是：作为神经递质的谷氨酸直接与某些神经元上的 AMPA 或 NMDA 受体结合，从而直接激活这些神经元。

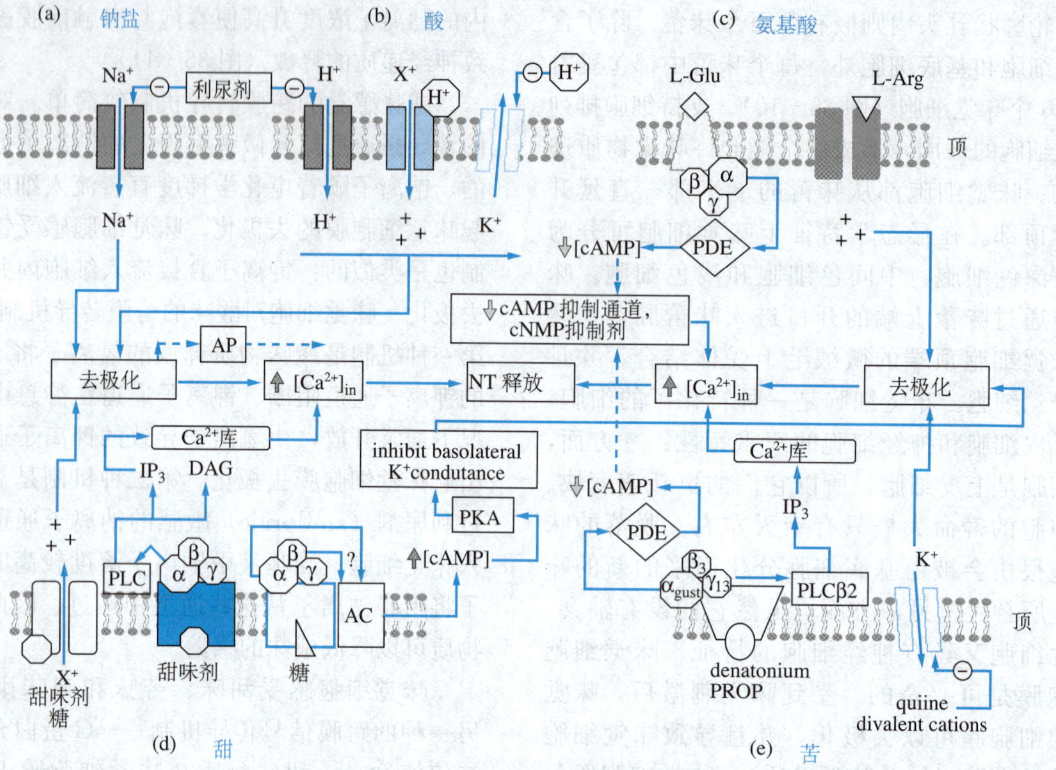

图 35-11 味觉感受器胞内信号转导途径

咸、酸、鲜、甜、苦各采用不同的途径。其中鲜、甜、苦味的受体是 G 蛋白耦联受体，并采用第二信使。

随着许多物种基因组被完全测序和生物信息学的发展，味觉受体的克隆工作取得了很大的成功。应用遗传学的手段，Buck 实验室找到了影响味觉识别的遗传突变在染色体上的位点。通过对该染色体位点的分析，发现了一些小鼠的味觉受体。人们很早就注意到甜味、苦味和鲜味可以激活味觉细胞内的 G 蛋白途径，导致 cAMP 或 cGMP 的上升。这提示有一部分味觉受体是味觉细胞特异的 GPCR。应用生物信息学和分子生物学手段，John Carlson 等人首先发现了一系列的果蝇味觉神经元所特有的 GPCR。Scott 实验室和 Amrein 实验室发现了更多的果蝇味觉神经元所特有的 GPCR，并且通过动物行为学的方法证明了它们有的是甜味受体，有的是苦味受体。Zuker 等人克隆了小鼠味觉细胞所特有的 GPCR。他们将这些受体分为两类：T1R（包括 T1R1、T1R2 和 T1R3）类受体和 T2R 类受体。T1R 类受体和 T2R 类受体各有几十个。电生理、功能性钙影像和动物行为实验证明：T2R 类受体是苦味受体，T1R1 和 T1R3 形成的二聚体是鲜味受体，T1R2 和 T1R3 形成的二聚体是甜味受体。

三、味觉信息在神经系统中的传递和整合

味觉细胞接受到味觉分子的刺激后释放神经递质，从而激活与之相连的味觉传入神经，将味觉信息传入更高级的神经中枢进行加工处理（图 35-12）。初级味觉神经纤维侵入每个味蕾，并与每个味觉细胞的底部相连。每根味觉神经纤维都可分支多次，侵入多个味蕾，和多个味觉细胞形成突触连接。这样的解剖结构决定了味觉神经纤维可以同时接收到来自不同的味觉细胞的信号输入，也决定了味觉的多样性。分布在舌的前三分之二的味蕾被第Ⅶ对脑神经（面神经）所侵入。分布在舌的后三分之一的味蕾被第Ⅸ对脑神经（舌神经）所侵入。而分布在软腭表面和食管的味

蕾则被第Ⅹ对脑神经（迷走神经）所侵入。面神经、舌神经和迷走神经将味觉信息投射至延髓的孤束核（nucleus of the solitary tract）及臂旁内侧核（parabrachial nucleus）。接着，味觉信息被投射到三个部位：下丘脑、杏仁核和丘脑的腹后内侧核。投射到丘脑的腹后内侧核味觉信息被进一步传递到大脑皮质的颞顶叶前岛（anterior insula）和额叶的盖区（speculum）。味觉信息在大脑皮质被深度加工处理，并与视觉和嗅觉信息进行整合。所以，人对食物的味觉评价已经脱离了本能的化学感受，而是一种复杂的大脑的意识行为，一种知觉。

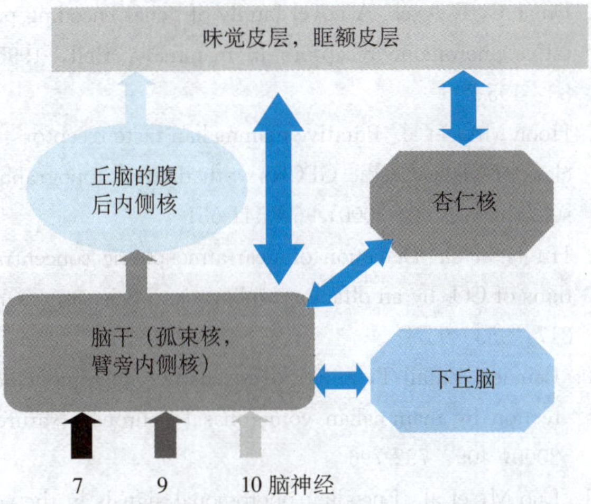

图 35－12　味觉系统的中央投射

单向箭头显示前馈连接，主要由Ⅶ、Ⅸ、Ⅹ对脑神经传到脑干，通过丘脑再投射到脑皮质。从脑干并直接到杏仁核及下丘脑，控制动物的自主神经反射与动机和情绪性行为。双向箭头显示前馈及反馈性连接。

四、味觉灵敏性的调节

动物味觉的灵敏性存在着个体性差异。例如：女性的味觉识别的灵敏性普遍要高于男性。这可能是女性较男性更喜欢清淡食物的一个原因。动物味觉的灵敏性也不是一成不变的。人的胎儿在4个月时，味蕾已发育完全，就已经能够品尝羊水中的味觉物质了。7～8个月的胎儿的味觉的神经束已髓鞘化。刚出生的婴儿味觉系统就已发育完善。婴儿能识别甜、酸、苦、咸等味觉物质，并且做出相应的行为应答。6个月到1岁的婴儿的味觉最灵敏。儿童和青少年的味觉识别的灵敏性也很高。随着年龄的增长，成年人的味觉的灵敏性会逐渐下降。

味觉细胞将感受到的味觉信息传递到大脑皮质，再经大脑皮质的味觉中枢处理并与其他类型的感觉信息进行整合。所以，除了受到发育的调节外，动物味觉的灵敏性还受到诸多的器质性、心因性因素的影响。动物味觉受到激素分泌水平、温度、情绪和健康状况等方面的调节。例如：将大鼠的肾上腺皮质切除后，大鼠没有肾上腺皮质激素，从而导致大鼠血液中的钠离子浓度偏低。这种肾上腺皮质被切除的大鼠对咸味的敏感性将大大升高。所以，肾上腺摘除的大鼠会主动寻饮盐水来补充血液中的钠离子，以免很快死亡。动物的味觉的敏感性常受食物或刺激物本身温度的影响。在20～30℃，味觉的敏感性最高。动物的情绪和精神状况对味觉敏感性也有影响，在愤怒、恐惧、焦虑、悲伤或疲劳时，动物味觉敏感性味觉会降低；而在耐受了较长时间的饥饿后，味觉功能可暂时丧失。

动物的健康状况对动物的味觉的敏感性有很大的影响。在疾病状况下，动物的味觉功能可能出现异常。例如，长期的发热性的消耗性疾病、营养不良、维生素及微量元素锌的缺乏、蛋白质及热量摄入不足都会使病人的味觉敏感性下降，从而产生口淡的感觉。由于血液循环障碍和唾液内成分改变等原因，有关癌症病人的味觉会减弱甚至消失。

※　※　※

在过去的20年中，对化学感受系统的理解取得了长足的进展。迄今为止，对嗅觉和味觉系统的化学感受的理解最为透彻，在过去的20年中进步最大的都是外周感受器对刺激的反应机制。在嗅觉系统，一个庞大的编码气味受体的基因家族已经被克隆；细胞内的信号转导机制已经大体明了，绝大多数OSN都采用G蛋白及cAMP作为第二信使的级联反应；从嗅上皮到嗅球的功能性连接也已清楚，表达相同受体的OSN聚合到嗅球中处于固定位置的嗅小球中。在嗅觉信号在嗅球中的编码方面，光学成像及生理学研究所取得的进展表明，气味激活不同的空间组合模式。在检测外激素的研究上也取得了进步：受体及信号转导机制已经大体清楚，而且细胞对外激素的反应的特异性被发现。在味觉系统，编码甜、苦、鲜味觉的受体基因已被克隆。五种味觉的胞内信号转导机制及细胞对味觉物质反应的特异性也比较明了。

过去二十年的进展大部分得益于分子生物学及遗传工程技术的进步。现在对这两个系统的功能性研究及在中枢的神经环路的理解还非常欠缺。未来的进展需要在功能性研究的手段如光学成像和电生理上有所进步，而且仍需结合遗传工程和分子生物学的技术。

参考文献

综述

1. Dulac C, AT Torello. Molecular detection of pheromone signals in mammals: from genes to behaviour. Nat Rev Neurosci, 2003, 4: 551-62
2. Gilbertson TA. The physiology of vertebrate taste reception. Curr Opin Neurobio, 1993, 3: 532-539
3. Margolskee RF. The biochemistry and molecular biology of taste transduction. Curr Opin Neurobiol, 1993, 3: 526-31
4. Mombaerts P. Seven-transmembrane proteins as odorant and chemosensory receptors. Science, 1999, 286: 707-11
5. Mombaerts P. Genes and ligands for odorant, vomeronasal and taste receptors. Nat Rev Neurosci, 2004, 5: 263-78
6. Mori K, et al. The olfactory bulb: coding and processing of odor molecule information. Science, 1999, 286: 711-5
7. Schild, D. and D. Restrepo Transduction mechanisms in vertebrate olfactory receptor cells. Physiol Rev, 1998, 78: 429-66
8. Stocker RF. The organization of the chemosensory system in Drosophila melanogaster: A review. Cell Tissue, 1994, 275: 3-26
9. 李文琪，范少光. 嗅觉研究进展—2004 年诺贝尔生理学或医学奖介绍. 生理科学进展，2006，37：83

原始文献

1. Belluscio L, et al. Odorant receptors instruct functional circuitry in the mouse olfactory bulb. Nature, 2002, 419: 296-300
2. Bhandawat V, et al. Elementary response of olfactory receptor neurons to odorants. Science, 2005, 308: 1931-1934
3. Buck L, R Axel. A novel multigene family may encode odorant receptors: A molecular basis for odor recognition. Cell, 1991, 65: 175-187
4. Chen WR, et al. Analysis of relations between NMDA receptors and GABA release at olfactory bulb reciprocal synapses. Neuron, 2002, 25: 625-633
5. Clyne PJ, et al. A novel family of divergent seven-transmembrane proteins: candidate odorant receptors in Drosophila. Neuron, 1999, 22: 327-338
6. Del Punta, et al. A divergent pattern of sensory axonal projections is rendered convergent by second-order neurons in the accessory olfactory bulb. Neuron, 2002, 35: 1057
7. Dulac C, R Axel. A novel family of genes encoding putative pheromone receptors in mammals. Cell, 1995, 83: 195-206
8. Hoon MA, et al. Putative mammalian taste receptors: a class of taste-specific GPCRs with distinct topographic selectivity. Cell, 2000, 96: 541-551
9. Hu J, et al. Detection of near-atmospheric concentrations of CO_2 by an olfactory subsystem. Science, 2007, 317: 953 - 957
10. Leinders-Zufall T, et al. Ultrasensitive pheromone detection by mammalian vomeronasal neurons. Nature, 2000, 405: 792-796
11. Luo M, et al. Encoding pheromonal signals in the accessory olfactory bulb of behaving mice. Science, 2003, 299: 1196-1201
12. Matsunami H, et al. A family of candidate taste receptors in human and mouse. Nature, 2000, 404: 601-604
13. Mombaerts P, et al. Visualizing an olfactory sensory map. Cell, 1996, 87: 675-686
14. Munger SD, et al. Central role of the CNGA4 channel subunit in Ca^{2+}-calmodulin-dependent odor adaptation. Science, 2001, 294: 2172-2175
15. Pace U, et al. Odorant-sensitive adenylate cyclase may mediate olfactory reception. Nature, 1985, 316: 255-258
16. Rubin BD, LC Katz. Optical imaging of odorant representations in the mammalian olfactory bulb. Neuron, 1999, 23: 499-511
17. Saito H, et al. RTP family members induce functional expression of mammalian odorant receptors. Cell, 2004, 119: 679-691

18. Schiffman SS. Taste and smell in disease. N Engl J Med，1983，308：1275-1279

19. Scott K，et al. A chemosensory gene family encoding candidate gustatory and olfactory receptors in Drosophila. Cell，2001，104：661-673

20. Stowers L，Loss of sex discrimination and male-male aggression in mice deficient for TRP2. Science，2002，95：1493-1500

21. Zhao H，et al. Functional expression of a mammalian odorant receptor. Science，1998，279：237-242

第三十六章　痛觉及其调制

赵志奇　卓　敏

第一节　痛觉 …………………………………………… 637
一、损伤性刺激引起伤害性感受器兴奋 …………… 637
二、脊髓背角：伤害性刺激进入中枢的第一站 …… 641
三、胶质细胞：控制疼痛的新靶点 ………………… 648
四、丘脑是最重要的痛觉整合中枢 ………………… 650
五、前扣带皮质和慢性痛 …………………………… 651
第二节　痛觉调制 ……………………………………… 655
一、脊髓伤害性信息传递的节段调制 ……………… 655
二、脑高级中枢对背角伤害性信息传递的下行调制 ……………………………………………… 657
三、外周刺激镇痛：针刺镇痛和跨皮电刺激神经镇痛 ……………………………………………… 660
四、中枢刺激镇痛和应激镇痛 ……………………… 662

疼痛是人类共有而个体差异很大的一种不愉快的感觉。它包括伤害性刺激作用于机体所引起的痛感觉以及机体对伤害性刺激的痛反应（躯体运动性反应和/或内脏自主性反应）。痛觉作为机体受到伤害的一种警告，可引起机体一系列防御性保护反应，因此是生命不可缺少的保护功能。但某些长期或者剧烈疼痛对机体已成为一种折磨，困扰着数以百万计的人们，是临床上最常见的症状之一。

伤害性感受（nociception）和痛觉（pain）密切相关但又是不尽相同的两个概念。前者是指中枢神经系统对伤害性感受器传入的加工和反应，提供机体受损的信息，发生在中枢的各个水平，为低等动物和人类所共有。痛觉是指一种不愉快或难以忍受的感觉，是脑高级中枢的功能，属于意识范围，为人类特有。

伤害性信息由外周传入脊髓，经脊髓传导束传递到脑的各个区域。不同脑区的协同反应产生复杂的痛觉感受。体感皮质感受痛觉刺激的定位和强度，而前脑区域（包括前扣带皮质、岛皮质、杏仁核和海马等）参与痛觉的情感反应、恐惧记忆和对伤害性刺激关联的空间记忆。

痛觉可分为生理性疼痛和病理性疼痛两大类。生理性疼痛也称为急性痛，是正常情况下机体对于伤害性热、机械和化学刺激的急性感觉和反应。病理性疼痛是机体在病理情况下产生的痛觉，它通常可持续存在数周或数月，因此又称为慢性痛。慢性痛包括炎症痛和神经病理痛两大类，其中炎症痛是由组织损伤引起炎症因子（如单胺类、神经肽、脂类、营养因子、酸、ATP 等）释放所导致的，而神经病理痛主要是由外周或中枢神经通路的损伤（如外周神经压迫、脊髓损伤、丘脑中风等）所引起的，它们均伴随显著的痛觉过敏。

生理性疼痛对于机体具有重要的生理（保护）意义。疼痛引起的不愉快感觉使机体对于环境中的伤害或潜在的伤害产生回避反应，因而保护了机体不受进一步损伤。虽然正常情况下机体可以调节对于伤害性感受的敏感性，但机体不会将痛觉和其他感觉如触觉相混淆。病理性疼痛是由组织损伤引起的。损伤导致外周和中枢的长时程的变化，从而使机体的痛觉敏感性极大提高（痛觉敏化），以及对于非痛刺激产生痛反应（触诱发痛）。病理性疼痛在痛觉研究中占有重要地位，它牵涉中枢神经系统的可塑性改变。

第一节 痛 觉

一、损伤性刺激引起伤害性感受器兴奋

背根节（DRG）细胞是感觉传入的第一级神经元，属于假单极初级感觉神经元，胞体发出的单个轴突分为两支：一支为周围神经轴突，接受外周组织感觉信息，另一支为将外周传入信息送至脊髓背角的中枢轴突。根据神经节内细胞直径的大小，一般将细胞分为大、中、小三类，小细胞发出无髓鞘的C类轴突纤维，中等细胞发出有髓鞘的A_δ轴突纤维，大细胞主要发出有髓鞘的A_β轴突纤维。按三类神经元轴突纤维直径的大小，目前对神经纤维有两种分类标准：Erlanger和Gasser的A_α、A_β、A_δ、和C纤维分类，Lloyd和张香桐的Ⅰ、Ⅱ、Ⅲ和Ⅳ类神经纤维分类。表36-1显示两种分类在纤维直径、传导速度和功能方面的对应关系。

表36-1 神经纤维分类及其与伤害性信息传递的关系

纤维类别	直径（μm）	传导速度（m/s）	神经支配	伤害性信息传递
Ⅰ（Aα）	13（12～20）	75（70～120）	肌梭、腱器官	?
Ⅱ（Aβ）	9（6～12）	55（25～70）	皮肤	病理痛
Ⅲ（Aδ）	3（2～5）	11（10～25）	皮肤，肌肉，关节，内脏	生理痛、病理痛
Ⅳ（C）	1（0.3～3）	1（0.5～2）	皮肤，肌肉，关节，内脏	生理痛、病理痛

（一）A_δ和C伤害性感受器分别传导快痛和慢痛

100多年前德国生理学家von Frey提出皮肤痛觉源于游离神经末梢。20世纪初英国生理学家Sherrington在刺激皮肤引起脊髓反射的实验中，首次提出了“伤害性感受器”的概念：“一种能特异感受伤害刺激的初级感觉神经”。遵循这个概念，他寻找和证明了背根神经节（DRG）和三叉神经节（TG）中支配皮肤、肌肉和关节的初级感觉神经元的A_δ和C纤维对超强的机械和热刺激产生反应，由此，将伤害性刺激转换成神经冲动的初级感觉神经元的外周部分，称为“伤害性感受器”或“痛觉感受器”。DRG小和中等细胞的传导慢的无髓鞘C纤维和传导较快的有髓鞘A_δ纤维是主要的疼痛感受纤维，即痛觉感受器（表36-2）。

普遍认为A_δ和C纤维分别介导快痛和慢痛，快痛即快速、定位明确、尖锐的刺痛；慢痛是被有害刺激引起的延迟的、定位模糊的灼痛。此外，在外周炎症和神经损伤的病理条件下，两类传入纤维，特别是C纤维，可以介导“痛觉过敏”（hyperalgesia）和自发痛。

表36-2 伤害性感受器的分类及特性

分布	伤害性感受器类型	有效刺激
皮肤	A_δ机械性	机械损伤
	A_δ多觉性	机械损伤和伤害性灼热
	C机械性	机械损伤
	C多觉性	伤害性机械、热、冷和化学刺激
肌肉	Ⅲ（A_δ）机械性	伤害性挤压
	Ⅳ（C）机械性	伤害性挤压
	Ⅳ（C）化学性	有害化学物质
	Ⅲ和Ⅳ多觉性	重压和伤害性热
关节	A_δ机械性	极度扭转
	C机械性	极度扭转
内脏	A_δ内脏伤害性	依器官不同，对强烈的机械扩张
	C内脏伤害性	牵拉、灼热和有害化学刺激起反应

神经化学的精细研究又将C纤维痛感受器分为两大类。第一类是含神经肽P物质（SP）的肽

能神经元，后者同时表达对神经生长因子（NGF）具有高亲和力的酪氨酸激酶受体 TrkA。第二类神经元并不表达 SP 或 TrkA，但是可以被 α-D-半乳糖-结合凝集素 IB_4 选择性识别，同时表达 ATP 门控离子通道的一个亚型 $P2X_3$，并且对胶质细胞源性神经营养因子（GDNF）敏感。这种分类对于痛感受器分子水平的研究无疑是有帮助的，但这些神经化学的分类是否反映疼痛感受器的不同功能类别仍不清楚。由于神经递质及其受体以及其他信号分子的表达在组织或神经损伤后会发生显著变化，使痛感受器的神经化学分类更加复杂。

除典型的伤害性感受器外，有相当数量的 C 纤维在生理状态下对伤害性刺激无反应，但在外周炎症的病理状态下，对伤害性刺激产生强烈的持续性反应。这类感受器被称之为“寂静伤害性感受器”，它们通常处于“休眠”状态。应用细胞内记录、荧光标记和免疫细胞化学等技术的结合，在单侧足部致炎的猫的同侧背根节，有 60%的含 P 物质的 C 类神经元和 67%的 $A_δ$ 神经元对伤害性刺激起反应，而非致炎侧的背根节中，仅分别为 36%和 18%。表明在炎症状态下许多“寂静伤害性感受器”被激活，向脊髓传递的神经冲动大大增加，参与痛觉过敏的形成。

（二）病理条件下 $A_β$ 纤维介导触冷诱发痛

在正常生理状态下，DRG 大细胞快速传导的有髓鞘 $A_β$ 纤维主要识别无害刺激（触、压等），它的激活不会产生痛。但在外周炎症和神经损伤的病理状态下，$A_β$ 纤维的化学解剖学和功能发生变化，并出现非正常的长芽，使非疼痛刺激（如触或冷）施加于炎症区域的皮肤也会引起强烈的疼痛。这种由 $A_β$ 纤维介导的疼痛称为“触冷诱发痛”（allodynia）。

（三）外周组织的致痛和调制因子

所有的感觉系统都必须将环境刺激转变为电化学信号，才能传向中枢。在视觉或嗅觉中感觉神经元只需要识别一种刺激（光或化学物质），而痛觉的初级感觉神经元能识别物理的（冷热、机械压力）和化学的（辣椒素或酸）等多种刺激形式。因此，和其他系统的感觉神经元相比较，疼痛感受器必须具有多种分子来感受不同的刺激，甚至是不同强度的同一刺激。

伤害性刺激诱导组织释放致痛的化学物质，激活伤害性感受器。这些化学物质包括：①感觉神经末梢释放钙降素基因相关肽、P 物质、兴奋性氨基酸、一氧化氮、甘丙肽、胆囊收缩素、生长抑素等；②交感神经释放神经肽 Y（NPY）、去甲肾上腺素、花生四烯酸代谢物等；③组织损伤后产生缓激肽、前列腺素、5-HT、组织胺、ACh、ATP、H^+、K^+ 等；④神经营养因子（NGF）；⑤免疫细胞产物包括白细胞介素、阿片肽、激肽类等。

DRG 神经元的三大类受体介导以下化学信使的信号传递：①配体-门控离子通道，包括 Glutamate（KA）、GABAa、5-HT_3、ATP（P_2）、H^+、辣椒素等，作用时间是毫秒级；②G 蛋白耦联的受体（GPCR），包括 BK_2、H_1、$α_2$、PGE_2、NK1、$GABA_b$、5-$HT_{1,2}$、SOM、阿片受体、腺苷、肾上腺素和 NPY 受体，作用时间从秒到分钟级；③酪氨酸-激酶受体（TrkA），调节基因表达，作用时间从小时到数日。

1. 辣椒素受体（TRPV1）介导伤害性热信号　最初在果蝇中发现的瞬时受体电压通道（TRP）基因也表达在哺乳动物神经元中。Julius 实验室揭示了 TRP 通道的功能，并带动多个实验室发现 TRP 通道家族不同成员在多种感觉系统的重要作用。其中，TRPV1 通道是表达在 C 和 $A_δ$ 传入纤维的与热反应相关的分子，可被辣椒素激活，是非选择性阳离子通道。它也可被 43℃的热激活，具有较强的温度依赖性，是感觉神经元表面的一种温度计。另一种介导热反应的TRPV2通道与 TRPV1 有约 50%序列相同，可以被更高的伤害性热激活，阈值为约 52℃。此外，TRPV 家族的另外两种与温度相关的通道TRPV3和 TRPV4 也被克隆，但不属于伤害性感受器，它们的激活的温度范围分别为 31～37℃和 27～34℃。

2. TRPM8 介导伤害性冷信号　伤害性热（47℃）和伤害性冷刺激（4℃）分别激活约 50%和 10%～15%的 C 纤维。然而，当温度刺激低于 0℃时，更多的 C 和部分 $A_δ$ 纤维被激活。另外，TRPV1 敲除小鼠对伤害性冷刺激的反应没有改变，提示伤害性高温和低温可能由感觉神经元的不同分子介导。

在三叉神经感觉神经元上，一个对伤害性冷刺激反应的受体（cold-and menthol-sensitive receptor，CMR）的基因被克隆，属于 TRP 家族，被命名为 TRPM8 受体。TRPM8 在低于 25℃时被激活，其激活温度范围从 8℃直到 25℃。当 TRPM8 被冷或挥发性冷感物质薄荷醇激活时，胞外 Ca^{2+} 进入神经元，引起神经元兴奋并诱发动作电位。此外，人们还发现了一个感受更低温度（阈值＜17℃）的 TRP 家族分子 ANKTM1（TRPN1）。

3. H^+ 离子和酸敏离子通道（ASIC）介导痛觉过敏　组织酸化在痛觉的产生中具有重要作用。注射酸性溶液至皮肤中可直接导致皮下组织酸化并伴随灼热痛的产生，疼痛的程度与酸性强度呈正相关。在缺血和炎症等病理条件下，细胞外 pH 下降，引起伤害性感受器神经元长时程去极化。H^+ 诱发的电流由两个成分组成：具有电流-电压线性依赖的快失活特性的 Na^+ 电流，以及持续性的有外向整流特性的非选择性阳离子电流，后者可能与外周组织酸性环境致痛有关。酸敏感离子通道（ASICs）在酸诱导痛觉中具有直接作用。ASICs 是一类由细胞外 H^+ 直接激活的阳离子通道，它是 NaC（Na^+ channel）/DEG（degenerin）超家族的一个分支。ASICs 在 DRG、脊髓和皮质都有着丰富的表达。基因敲除小鼠表明 DRG 中特异存在的 ASIC3 对于介导酸诱导的痛觉反应具有重要作用。另外，外周和中枢表达的 ASIC1 也可能参与了慢性痛。

ASIC 对机械压力的反应：伤害性感受器可以直接被机械压力激活，从而使机体感受触觉、组织肿胀等。在细胞水平，大多数机械门控的离子通道是在细菌、果蝇和线虫等无脊椎动物中被鉴定的。虽然我们对哺乳动物如何感受机械压力知之甚少，但无脊椎动物的研究结果提供了有益的提示。酸敏离子通道亚单位 ASIC2 和 ASIC3 参与了毛发或皮肤对触觉的反应，这是第一次在哺乳动物中找到的触觉相关的离子通道。但是，它们是否参与介导触刺激诱发炎性“触诱发痛”尚不清楚。

4. 缓激肽（BK）及其受体　BK 是由损伤部位的酶降解血浆蛋白而形成的九肽，是最强的一种内源性致痛物质，在损伤区特别是炎症部位其浓度可高达 8μmol/L 以上。BK 受体有两个亚型——B_1 和 B_2。与伤害性传入有关的主要是在初级 DRG 伤害性感受神经元上表达的 B_2 受体，它的激活依赖于对百日咳毒素不敏感的 G 蛋白。BK 可直接激活初级感觉神经元膜上的 G 蛋白连接的磷脂酶 C（PLC），生成三磷酸肌醇（IP_3）和甘油二酯（DAG），后者激活磷酸激酶 C（PKC），使受体和通道蛋白磷酸化，开放单价阳离子通道使伤害性感受器去极化。BK 激活 B_2 受体，开放电压敏感的钙通道（VSCCs），使外钙流入并激活 IP_3，刺激钙库释放钙。另外，BK 也可激活神经纤维周围的非神经细胞的 B_2 受体，从而引起其他介质的释放，间接地作用于感觉神经。B_1 受体与 B_2 受体不同，除了在有些血管外，在其他正常组织未发现 B_1 受体表达，但在炎症组织有 B_1 受体表达。因此，B_2 受体主要介导损伤引起的 BK 急性作用，而 B_1 受体主要介导炎症痛，它对 BK 的代谢产物（des-ARG^9）BK 更敏感。

5. 前列腺素（PGs）　在损伤部位酶促合成，随炎症发展而增加。PGs 有 5 种：PGD_2、PGE_2、PGF_2、PGI_2 和血栓素 A_2，其受体均系 GPCR，分别为 EP、DP、FP、IP 和 TP。在伤害性感受器神经元上至少存在 EP 和 IP 两种 PG 受体。PGs 的主要作用是增强伤害性感受器对伤害性刺激的反应，使伤害性感受器敏感。PGE_2 在这类化合物中致痛作用最强，PGF_2 刺激末梢释放 P 物质，加强伤害性感受器的活动，使伤害性感受器敏感，从而产生痛觉过敏。阿司匹林和其他非甾体抗炎药物的镇痛作用，就是抑制了环氧酶（cyclooxygenase）使前列腺素合成减少所致。

6. 腺苷三磷酸（ATP）　外周损伤引起 ATP 释放，其受体有配体门控的 7 个 P2X 受体亚型（P2X1～7）和 6 个 G 蛋白耦联的 P2Y 受体亚型。伤害性感受器有丰富的 ATP 门控的 P2X 受体通道表达，与其他 P2 受体不同，P2X3 受体高度表达在与植物凝集素 IB4 结合并对 GDNF 敏感的伤害性感受器上，很少在 CGRP 和 SP 能的 NGF 敏感的细胞上表达。因此，两类伤害性感受器可能对 ATP 的反应不同，从而介导不同性质的疼痛。在三叉神经中，绝大多数牙髓纤维属于伤害性传入，它们对 ATP 的反应是由 P2X3 受体介导，与大直径的机械敏感三叉传入的 ATP 反应不同。在脊髓背角神经元，突触前的 P2X3 受体可能调节谷氨酸从伤害性感受器的释放，影响痛觉的脊髓传递。ATP 受体除了化学敏感性外，它还可能作为一种重要的机械换能感受器发挥作用，P2X3 可能介导伤害性机械刺激，P2Y1 介导非伤害性刺激。

7. 一氧化氮（NO） 是一种细胞内不稳定的小气体分子，弥散到胞外，作为突触前末梢的逆行信使，激活鸟苷环化酶（GC），从而增加环化鸟苷酸 cGMP，调制细胞生理过程。炎症时，NO 从外周组织的内皮细胞、巨噬细胞和白细胞中释放，因此 NO 被认为是炎症环境的组成部分。在正常条件下，有些 DRG 神经元表达 NO 合成酶。外周局部施加 NOS 拮抗剂，可消除炎症引起的局部水肿，并明显减轻疼痛。相反的，关节腔内注射合成 NO 的前体精氨酸，则产生痛觉过敏。NO 供体可使支配大脑血管的感觉纤维释放 CGRP，引起大脑血管舒张，可能参与偏头痛和其他疼痛的形成。因此，初级感觉神经元末梢中的 NO 可能在调制递质释放中起重要作用。

cGMP 依赖蛋白激酶（cGK）是 NO 和 cGMP 的主要靶效应器，小和中等大小的 DRG 神经元有大量 cGKI 免疫阳性产物表达，其中部分神经元也呈 SP 免疫阳性。炎症和切断单侧坐骨神经引起同侧表达 cGKI 的 DRG 细胞的 NOS 明显增高。从而表明含 cGKI 的小 DRG 神经元在介导的伤害性信息整合中起重要作用。体外单纤维记录表明，皮肤感受野的灌流液中增加 NO 含量，引起伤害性感受器发放，诱导感受器对机械刺激的敏感性。另外，NO 通过 cGMP 调节 K^+ 通道的活动，增加内脏传入的发放频率，NOS 阻断剂 L-NAME可完全阻断钙依赖的缓慢后超极化电位。提示 NO 可能对伤害性感受器产生直接作用。

8. 去甲肾上腺素（NA） 由外周交感神经节后神经末梢释放。外周神经中约 20%无髓鞘纤维属于交感传出。在正常条件下伤害性感受器对 NA 不反应，但组织损伤时伤害性感受器敏感性增加，这种致敏作用可被 α_2 受体阻断剂减弱。在氯仿致痛的大鼠，皮内注射 NA 明显降低耐痛阈，提示交感节后纤维释放 NA 作用于交感末梢上的 α_2 受体，导致前列腺素的释放，加强了伤害性感受器的敏感性。但是，在神经结扎和炎症痛模型上，NA 诱发的感觉神经发放增加并不依赖于交感神经的存在，NA 可能直接作用于伤害性感受器。原位杂交结果显示在 DRG 神经元上有 α_2 受体 mRNA 的表达，为 NA 的直接作用提供了依据。

9. 5-羟色胺（5-HT） 损伤引起血小板和肥大细胞释放 5-HT，它可直接打开 DRG 初级感觉神经元的离子通道，并可激活腺苷环化酶（AC）连接的 G 蛋白耦联的 5-HT 受体。5-HT 受体家族的所有 4 个亚型在初级感觉神经元膜上均存在。$5-HT_1$ 受体的激活对 AC 呈负调节，减少胞内环腺苷酸（cAMP）的水平；$5-HT_2$ 和 $5-HT_3$ 受体的激活使 PLC 产生 DAG 和 IP_3，引起辣椒素敏感的 DRG 细胞去极化；$5-HT_4$ 受体激活增加 cAMP 水平，使迷走神经去极化。人为地增加 DRG 神经元的 cAMP 可明显抑制 K^+ 通道，提示 $5-HT_4$ 的激活引起 K^+ 通道的关闭。

10. 组织胺（HA） 由损伤部位的肥大细胞合成和释放。HA 受体有 H_1 和 H_2 两种亚型，HA 的作用主要由 H_1 介导。在一些感觉神经元上有 H_1 受体的表达，H_1 受体的激活引起 DRG 感觉神经元胞内的 IP_3 和 DAG 的增加，导致胞内钙的释放，在这个信号转导过程中与 BK 的信号转导发生相互作用。皮内注射 HA 引起痛和痒。HA 通过由初级感觉神经元的轴突分支产生的“轴突反射”触发神经源性炎症。

11. 细胞因子 细胞因子在外周炎症痛和损伤性神经病理痛的产生和持续中起重要作用。细胞因子包括四大家族：生长因子、白细胞介素、肿瘤坏死因子和干扰素。与痛觉感受有关的主要细胞因子是神经生长因子（NGF）、白细胞介素-1（IL-1）、IL-6、IL-8，以及肿瘤坏死因子 α（TNFα）。

（1）白细胞介素：IL-1β 由淋巴细胞和巨噬细胞分泌，在外周能产生镇痛和痛觉过敏的双重作用。在炎症时，IL-1β 释放增加，既诱导阿片受体轴浆运输的长时间增强，也增强 P 物质在背根节的合成。因此，外源性施加 IL-1β 的最终生理效应是镇痛还是痛觉过敏，可能依赖于阿片肽和 P 物质在炎症时的平衡状态。IL-6 是由单核吞噬细胞、血管内皮细胞、成纤维细胞、淋巴细胞和巨噬细胞等合成的。神经受挤压损伤后，损伤侧中枢端的星状细胞和小胶质细胞中生成 IL-6，而在远心端由雪旺细胞产生。内源性 IL-6 的产生是神经损伤后胶质细胞激活的最重要的早期信号。在神经病理痛的模型上，外周神经损伤引起脊髓背角和运动神经元的 IL-6 免疫阳性反应增强，这种增强效应与足部的触诱发痛（allodynia）

的发展平行。正常动物鞘内注射 IL－6 可模拟上述的反应。IL－10 是一种抗细胞因子（anticytokine），它可减弱巨噬细胞的功能，抑制 IL－1β、IL－6 和 TNFα 的合成。预先给予 IL－10 可抑制 BK、IL－1β、IL－6 和 TNFα 引起的痛觉过敏。

（2）肿瘤坏死因子（TNF）：在免疫反应中 TNF 可刺激其他细胞因子。组织炎症引起 TNFα 释放，增强脂多糖（LPS）引起的炎症痛觉过敏、伤害性感受器的热刺激和化学刺激的反应。外源性给予小剂量 TNFα 引起动物的痛觉过敏和受试者的注射部位的疼痛。内源性阻断其生物活性，可防止痛觉过敏的产生。

（3）神经生长因子（NGF）：NGF 是一个典型的靶性诱导因子，不仅对初级感觉 A_δ 神经元早期发育中的存活、分化和轴突表型的调节起重要作用，而且参与调节成年动物背根节神经元的递质、调质和通道基因表达和细胞蛋白的编码。外周组织的许多细胞释放神经营养因子（NGF），包括：上皮细胞、角质细胞、成纤维细胞、平滑肌细胞、雪旺细胞、肥大细胞和巨噬细胞。NGF 通过几个途径激活伤害性感受器末梢：①与伤害性传入纤维上的高亲和力的 TrkA 受体结合，直接兴奋伤害性感受器；②受体内吞后将 NGF 转运到 DRG 神经元的胞体，调制基因表达，如增加痛觉信息分子 BDNF、SP 和 CGRP 的合成；③NGF调制伤害性感受器的受体和通道的表达，如 TRPV1 和 TTX 不敏感钠通道 Nav 1.8 的上调。在神经病理状态下，受损伤的神经纤维的 DRG 神经元胞体由于失去了源于靶细胞的 NGF 供应，导致控制感觉神经功能的基因表达的变化，同时由于免疫细胞在损伤部位的增生和聚集，释放了大量炎症源性细胞因子，诱导和维持神经纤维的过度兴奋和发放；另一方面，在残留的未损伤的神经纤维的神经元胞体中，由于减少了竞争，NGF 明显增加，而且受 NGF 调控的 BDNF 也显著上调，从而易化伤害性感觉传入。

二、脊髓背角：伤害性刺激进入中枢的第一站

脊髓背角是痛觉的初级中枢。伤害性信号由 DRG 小细胞细纤维传入脊髓背角，经过初步整合后，一方面经腹角运动细胞引起脊髓反射如防御性屈肌反射等，另一方面，通过脊髓上行通路（如脊丘束、脊网束和脊颈束等）传递伤害性信息，经丘脑到达皮质引起痛觉。

背根有髓鞘大直径传入纤维在背柱分为上升支和下降支，由此再分支进入背角。小直径有髓鞘 A_δ 和无髓鞘 C 纤维由背根经李骚束进入背角，A_δ 传入纤维终止在脊髓背角的Ⅰ、Ⅴ、Ⅹ层，C 传入纤维终止在背角Ⅱ层的背部（$Ⅱ_o$），而有些仅对非伤害性刺激起反应的低阈值机械感受器的 C 纤维终止在Ⅱ层的腹部（$Ⅱ_i$）。传递非伤害性信息的 A_β 传入纤维终止在Ⅲ～Ⅴ层。内脏传入纤维主要投射到脊髓Ⅰ、Ⅱ、Ⅴ和Ⅹ层，肌肉传入主要在Ⅰ和Ⅴ层的外侧部（图 36－1）。

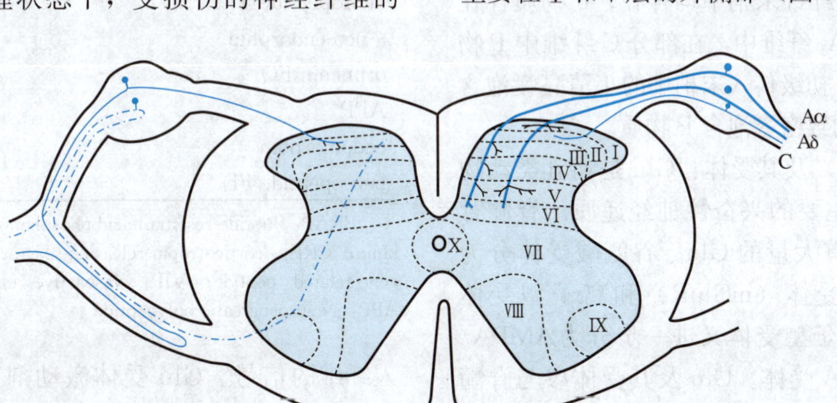

图 36－1　脊髓腰段背角 Rexed 分层、背根（右侧）和腹根（左侧）传入示意图

在腹根中有 30％是无髓鞘纤维，其中大多数是背根神经节细胞的传入轴突，功能尚不清楚。伤害性信息也可通过腹根 C 纤维传入，终止在背角的浅层。在切断背根的动物上，刺激坐骨神经

引起血压轻微升高，动脉注射缓激肽（BK）增加屈肌运动神经元和背角神经元的发放。切断腹根后刺激其向心端，不影响运动神经元和背角神经元的活动，但刺激远心端则引起这些神经元兴奋，说明腹根传入并非经腹根直接进入脊髓，可能在腹根中延伸一段又返回到背根。

脊髓背角中感受伤害性刺激的细胞可分为特异性伤害感受神经元和非特异性伤害感受神经元，它们集中在Ⅰ层和Ⅴ层。其中特异性伤害感受神经元主要分布在Ⅰ层，少量在Ⅴ层，选择性地被A_δ和C纤维激活。其特点是没有或很少有自发放电，感受野较小。非特异性伤害感受神经元主要在Ⅴ层，在Ⅰ、Ⅹ、Ⅶ和Ⅷ层中也有分布。它们对触、压、温度及伤害性刺激等各种刺激都能发生反应，而对伤害性刺激的反应具有高频率持续放电的特殊形式。研究表明特异性伤害感受神经元在痛觉的空间定位和感觉性质的分辨中起主导作用，而非特异性伤害感受神经元在痛觉强度分辨中起重要作用。值得注意的是，Ⅱ层细胞（胶状质细胞）多为中间神经元，它们对伤害性信号在脊髓水平的传导和整合中起重要的调节作用。

（一）谷氨酸和P物质介导伤害性初级传入向背角的传递

如表36-3所示，在初级感觉神经元中含有十几种生物活性物质，其中谷氨酸和P物质较多地符合作为传递信使的条件。小的背根节伤害性神经元中的20%和70%分别含有P物质和谷氨酸。谷氨酸在A_β、A_δ和C纤维末梢中均存在；P物质存在于C纤维和部分A_δ纤维中，在部分C纤维中P物质与谷氨酸共存。初级传入末梢中的小清亮囊泡含有谷氨酸，而大的致密囊泡含P物质。

谷氨酸（Glu）及其受体：Glu是哺乳类动物中枢神经系统中主要的兴奋性神经递质。脊髓背角中间神经元也有大量的Glu。谷氨酸受体分为两大类：代谢型受体（mGluR）和离子型受体（iGluR）。其中离子型受体又进一步分为AMPA/KA受体和NMDA受体。Glu及其受体参与脊髓水平伤害性信息的传递和整合。背根节中含有大量的Glu阳性神经神经元。背角，尤其浅层中，密集分布着大量的Glu能初级传入终末和Glu受体阳性神经元。这些Glu受体阳性神经细胞很可能直接或间接地接受传递外周伤害性信息初级传

表36-3　脊髓的神经递质和调质

递质/调质	初级感觉神经元	背角中间神经元	脑干下行纤维
glutamate	+	+	+
aspartate	+	-	-
GABA	-	-	-
glycine	-	+	-
NA	-	-	+
5-HT	-	+	+
FRAP	+	-	-
ACh	-	+	-
adenosine	-	+	-
dopamine	-	-	+
histamine	-	-	+
cytochrome oxidase	+	+	-
substance p	+	+	+
neurokinin A	+	-	-
neurokinin B	-	+	+
somatostatin	+	+	+
angiotensin II	+	+	+
galanin	+	?	+
CCK	+	+	+
CGRP	+	-	-
VIP	+	-	-
TRH	-	-	+
beurotension	-	+	-
enkephalin	+	+	+
dynorphin	+	+	-
vasopressin/oxytocin	+	-	+
bombesin/gastrin	+	+	-
CRF	+	-	-
neuropeptide Y	-	+	+
α-neo-endorphin	+	-	-
orphanin FQ	-	+	+
APP	-	+	-
endomorphin	?	+	+
neuropeptide FF	-	+	+

FRAP：fluoride-resistant acid phosphatase；CCK：cholecystokinin；CRF：corticotropin-releasing factor；CGRP：calcitonin gene-related peptide；VIP：vasoactive intestinal polypeptide；APP：avian pancreatic polypeptide

入纤维的信号。Glu受体激动剂（如Glu、NMDA）能激活脊髓背角伤害性反应神经元，并且明显易化外周伤害性刺激诱发的神经元反应，而Glu受体拮抗剂则能抑制外周伤害性传入诱发的背角神经元反应和痛过敏反应。而且，两类受体在介导脊髓痛觉信息传递中有功能分化。有一类

背角伤害性反应神经元以每秒1次的频率重复刺激外周C传入纤维时，神经元诱发放电逐渐增加，称为“上发条”现象（wind-up），可能与痛觉引起的中枢敏感有关。NMDA受体拮抗剂选择性抑制这种脊髓伤害性信息传递的特有效应，而非NMDA受体拮抗剂无明显作用。脊髓施加NMDA受体拮抗剂，对浅表皮肤痛有强的抑制，而非NMDA受体拮抗剂对关节和肌肉痛有更强的抑制，从而提示，在脊髓水平两类受体在介导浅表痛和深部痛的作用不同。

脊髓薄片全细胞记录的背角神经元两类受体的突触反应有明显的不同：①AMPA和KA受体介导的突触反应：初级传入神经纤维和脊髓背角神经元所形成的突触中，谷氨酸受体亚型AMPA受体介导了大部分兴奋性突触后电流（图36-2Aa）。但是，高强度的刺激（伤害性刺激）可以同时诱导另一种谷氨酸受体亚型——KA受体介导的突触后反应（图36-2Ab）。行为学的研究进一步表明，同时用AMPA受体和KA受体的拮抗剂所得到的镇痛效果要好于单独运用AMPA受体的拮抗剂。因此，在脊髓水平，不同的受体可能在编码痛觉信号中起到了不同的作用。②NMDA受体介导的突触反应：在脊髓背角中，存在着仅含NMDA受体的沉默突触。这些突触没有AMPA/KA受体，而在静息膜电位下NMDA受体被胞外的Mg^{2+}阻断又不能被谷氨酸所激活，因此尽管存在突触前的谷氨酸释放，这些突触并不能介导突触反应。而当把细胞钳制在正的膜电位时，可以记录到NMDA受体介导的突触反应（图36-2Ac）。值得一提的是，沉默突触只是相对的沉默，因为在生理或病理情况下，突触后神经元的自发电活动使得NMDA受体在高膜电位下可以被谷氨酸激活。

P物质是速激肽家族中的一员，由11肽组成。在哺乳类中枢神经系统中的速激肽主要有P物质（SP）、神经激肽A（neurokinin A，NKA）和神经激肽B（NKB），以及新近发现的神经肽K（neuropeptide K）和神经肽γ。与SP、NKA和NKB相应的受体分别为NK-1、NK-2和NK-3。P物质及其受体丰富地分布在脊髓Ⅰ和Ⅹ层。如果P物质作为神经递质参与脊髓痛觉信息传递的话，一个重要的条件是伤害性刺激应该可引起它在脊髓的释放。高浓度的钾引起培养的背根神经节细胞释放P物质，强电流刺激离体脊髓的背根也引起P物质在灌流液中的浓度明显增加。整体动物实验也证明：只有强电流兴奋外周神经C类纤维，或伤害性刺激皮肤，才能引起P物质在脊髓的释放，而兴奋A类纤维或非伤害性刺激均无效。吗啡和去甲肾上腺素可抑制P物质的释放。抗体微电极技术可用来精确测定P物质在脊髓释放的部位，伤害性刺激或选择性兴奋C纤维的神经毒——辣椒素作用于外周神经，可在C纤维终止的背角Ⅱ层诱发P物质的释放，为伤害性感受器传入末梢释放P物质提供了直接的证据。另一个证明P物质参与脊髓痛觉信息传递的重要标准是，P物质及其受体拮抗剂应该可影响脊髓伤害性信息的传递。脊髓薄片标本细胞内记录表明，P物质灌流和强电流刺激背根均引起背角神经元长时程去极化，P物质拮抗剂或抗体可消除或减少去极化。在整体动物上，P物质诱发背角神经元的持续发放，并易化痛敏神经元的伤害性反应。在外周急性施加辣椒素，先引起背角神经元伤害性反应增强，然后发放逐渐减少，这一过程与P物质的释放和排空相平行。动物行为实验的结果与上述电生理观察相似，在动物蛛网膜下腔微量注入P物质，可引起疼痛样反应，并诱导Fos蛋白在脊髓背角表达，而注入P物质受体拮抗剂使痛阈升高，减弱Fos蛋白的表达。给刚出生的大鼠注射辣椒素，动物成年后脊髓背角胶质区（Ⅱ层）中的P物质大量减少，痛阈也明显升高。对天生无痛病人的尸检表明，脊髓背角胶质区中P物质缺如。最近，应用激光共聚焦显微镜技术和P物质受体的抗体的免疫组织化学的研究证明，P物质受体主要分布在脊髓背角Ⅰ层神经元的树突和胞体。伤害性刺激引起与P物质结合的P物质受体从细胞膜表面内移（internalization）至胞浆，而且远端树突形态变为念珠状，伴随痛过敏的消失，P物质受体又重现在胞膜上。将一种与核糖体失活蛋白结合的P物质注入大鼠脊髓蛛网膜下腔，可选择性地使背角Ⅰ层神经元P物质受体内移，并引起这些神经元中毒。这些动物的正常痛阈没有变化，但明显减弱对强烈伤害性刺激的反应和痛觉过敏。将小鼠P物质受体基因敲除，也得到相似的痛觉行为变化。含P物质的初级传入末梢几乎均终止在Ⅱ层，而P物质受体主要分布在Ⅰ层，分布不匹配。电镜观察几乎看不到P物质末梢形成的真正的突触。因此，P物质作为一种神经肽，可能是通过"容积传递（volume-transmission）"方式参与突触传递。

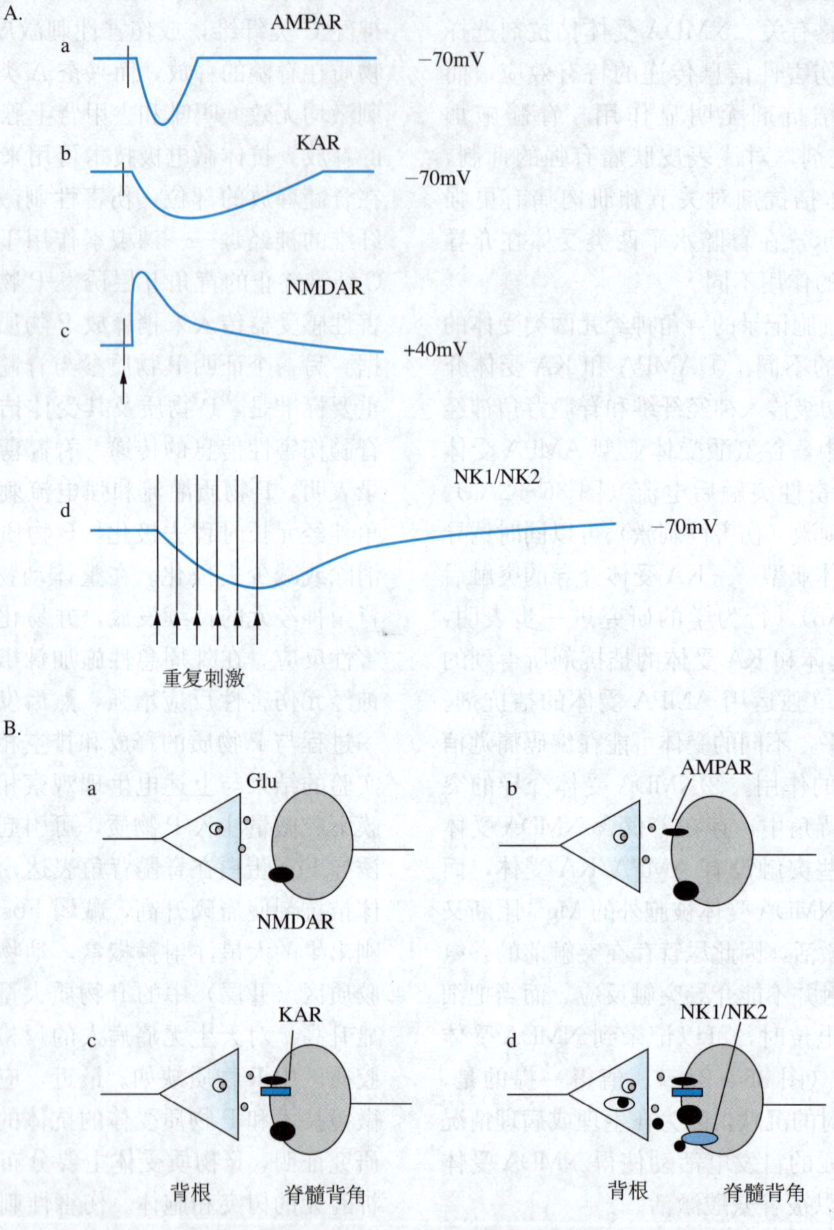

图 36－2 脊髓水平的感觉传递由谷氨酸受体和神经肽受体所介导

A. 刺激初级感觉传入纤维在脊髓背角神经元中所记录的突触反应。在细胞静息膜电位下，兴奋性突触后电流主要由AMPA受体所介导（a）；当给予高强度刺激时，KA受体也介导了部分突触电流。KA受体介导的电流具有慢失活的特性（b）；在一些突触中，突触后仅存在NMDA受体，当膜电位钳制在＋40mV时，可以记录到NMDA受体介导的突触后电流（c）；当给予串刺激时，可以记录到由NK1/NK2受体所介导的突触反应，该突触反应是由于突触前释放神经肽SP和NKA所引起的。B. 初级感觉传入纤维与脊髓背角神经元形成至少四种突触：（a）接受低阈值感觉输入，突触后仅有NMDA受体；（b）接受低阈值感觉输入，突触后具有AMPA受体和NMDA受体；（c）接受低阈值和高阈值的感觉输入，突触后具有AMPA受体、NMDA受体和KA受体；（d）接受低阈值和高阈值的感觉输入，突触后具有AMPA受体、NMDA受体、KA受体和肽能NK1/NK2受体。

（二）脊髓背角伤害性感觉神经元类型和突触调制模式

1. 特异性和非特异性伤害感受神经元　背角神经元依功能分为：①传递伤害性信息到高级中枢的投射神经元；②中继伤害性传入到其他神经元（投射神经元、中间神经元和运动神经元）的兴奋性中间神经元；③控制伤害性信息传递的抑制性中间神经元。根据对不同刺激的反应，又将投射神经元分为：①仅对非伤害性刺激反应的非伤害性神经元；②仅对伤害性刺激反应的特异性伤害感受神经元；③对伤害性和非伤害性刺激均反应的非特异性伤害感受神经元。文献中命名很混乱，根据反应的性质，这里将广动力范围（WDR）神经元、2类神经元（class 2）、会聚神经元、多型（polymodel，multimodel）和多觉（multireceptive）神经元归为非特异性伤害感受神经元，将高阈值、第3类（class 3）、第5类（class 5）和伤害性感受神经元均归为特异性伤害感受神经元。

（1）非特异性伤害感受神经元：广泛而大量分布在背角Ⅳ～Ⅵ层，其中大多数在第Ⅴ层，此外在Ⅰ、Ⅹ、Ⅶ和Ⅷ层也有分布。它们可被多种刺激激活，反应形式依赖于刺激强度。神经元的外周感受野变异很大，有躯体定位组构。感受野常呈同心圆式，中心区介导非伤害性和伤害性刺激，外围区仅介导伤害性刺激，环绕外围区的最外一层是抑制区，刺激该区引起神经元反应抑制。当刺激外周传入神经时，兴奋A类纤维引起短潜伏期、短时程的早反应，随后是C纤维兴奋引起的长潜伏期、长时程的迟反应，形成典型的两串反应。这类神经元占背角神经元总数的50%～70%。重复刺激C纤维引起的“wind-up”现象是背角神经元特有的反应形式，表明发放有明显的时间总和作用。人体实验也发现，以每秒1次的电脉冲刺激皮肤，随着刺激次数的增加，疼痛也逐渐增强，与背角神经元的“wind-up”效应颇为相似。除了刺激传入神经引起非特异性伤害感受神经元兴奋以外，皮肤（机械、热）、深部组织（肌肉、关节等）和内脏（膨胀、刺激性物质）的伤害性刺激均引起强烈的高频发放。伤害性热（44～55℃）刺激皮肤时，非特异性伤害感受神经元反应的发放频率高于伤害性热感受器的反应，持续时间也更长，说明在背角有时间-空间总和作用。这类神经元的另一个特征是有会聚现象，不同传入刺激可兴奋同一神经元。皮肤和内脏传入在这类神经元的会聚可能是产生牵涉性痛的脊髓机制之一。

（2）特异性伤害感受神经元：主要分布在背角Ⅰ层，少量在Ⅴ层，选择性地被A_δ和C传入激活，接受来自皮肤和内脏传入的会聚。根据对刺激的反应，神经元可分为两类，一类仅对伤害性机械刺激产生反应，另一类对伤害性机械和热刺激均产生反应。特异性伤害感受神经元有一个特点，即没有或很少有自发放电，感受野较小。重复刺激神经或伤害性热照射皮肤后，神经元反应阈值明显降低，出现敏感化。

在背角有两类传递伤害性信息的投射神经元。Ⅰ层神经元主要司特异性伤害感受，Ⅴ层神经元主要司非特异性伤害感受。一般以4个标准分析两类投射神经元是否具有传导痛觉信息的机能：①这些神经元是否对伤害性刺激反应？②刺激这些神经元是否产生痛觉？③它们是否投射到司伤害性信息加工的脊髓以上结构去？④这些神经元的伤害性反应的减弱是否伴随产生疼痛的缓解？大量的研究表明这两类神经元参与痛觉传递和分辨机制，对上述4个问题给予了肯定的回答。一般认为，特异性伤害感受神经元在痛觉的空间定位和感觉性质的分辨中起主导作用，而非特异性伤害感受神经元在痛强度分辨中起更重要的作用。

2. 参与脊髓痛觉信息传递的多种突触调节模式　脊髓是感觉信息传入中枢的中转站，但是脊髓水平的突触传递受复杂的、双向的和活动依赖性的调节。这些调节构成了脊髓复杂的神经网络，从而完成对感觉信息（包括痛觉）编码和向大脑的精确传递。图36-3显示了脊髓中可能参与脊髓痛觉信息传递的多种突触调节模式。

（1）突触后调节：一些神经递质和调质，如乙酰胆碱、5-羟色胺、阿片类物质、去甲肾上腺素和催产素等，它们在脊髓背角突触后神经元上有受体。这些受体的激活可以通过胞内的信号通路对AMPA/KA受体介导的突触反应进行调节（图36-3A）。

（2）突触前调节：DRG细胞是假单极神经元，轴突分为两支：外周支接收感觉信息，中枢支与背角神经元形成突触连接。一些神经递质和调质（如ATP、5-羟色胺、阿片类物质等）的受体在脊髓背角突触前初级传入末梢表达。因此，当这些受体被激活后，可以调节突触前神经递质的释放（图36-3B）。

（3）异源突触调节：脊髓背角中，含谷氨酸的感觉传入纤维与GABA能和甘氨酸能的中间神经元的突触终末形成突触小球。当谷氨酸释放时，可以作用于中间神经元突触前的KA受体，调节脊髓抑制性突触传递，提示外周传入纤维可以对局部的中间神经元进行异源突触调节。突触前的KA受体的激活可以抑制刺激诱导的抑制性突触传递，因此外周感觉传入通过脊髓向脑的传递被进一步强化（图36－3C）。

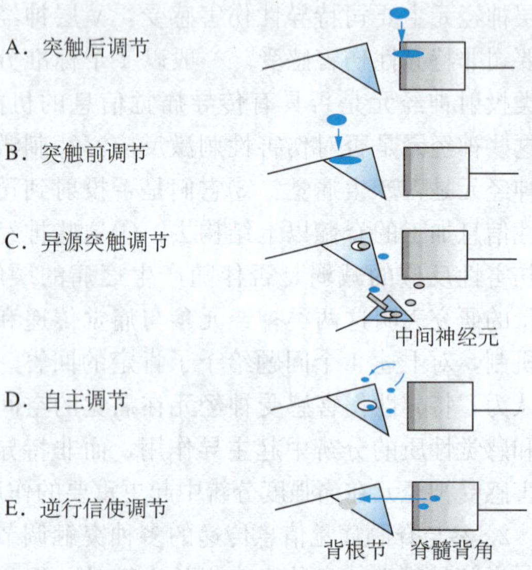

图36－3　脊髓水平的感觉传递受到多种方式的调节

突触后调节（A）、突触前调节（B）、异源突触调节（C）、自主调节（D）、逆行信使调节（E）

（4）自主调节：神经递质也可以作用于突触前的自身受体，来调节该神经递质的释放。如在谷氨酸能的突触中，谷氨酸可以作用于突触前的KA受体，调节谷氨酸的释放。同样的，GABA能神经元释放的GABA可以作用于突触前的$GABA_B$受体，抑制GABA的释放（图36－3D）。

（5）逆行信使：在中枢神经元的突触中，突触后受体的激活可以导致可扩散性信使的产生，如一氧化氮（NO）等。这些信使可以逆行到突触前发挥作用，所以又称为逆行信使。在脊髓背角神经元中存在产生这些逆行信使的酶，因此很有可能逆行信使在感觉突触传递如谷氨酸和神经肽的释放等中发挥着重要作用（图36－3E）。

（三）脊髓痛敏神经元的可塑性

在生理状态下，重复刺激可以诱导活性依赖的痛觉可塑性。如刺激C纤维可引起背角痛敏神经元兴奋性的逐渐增强，即所谓的wind-up现象，可能是重复刺激诱导突触后兴奋的时空累积效应，以及多种受体和离子通道间（如Glu受体、NK1受体、电压门控Ca通道等）的正反馈调节的介入，导致在脊髓水平放大了外周痛觉传入信号，从而有利于机体对伤害性刺激的回避反应。在病理情况下，痛觉可塑性表现地更为明显。在炎症和神经损伤条件下，伤害性刺激可以引起比正常情况下更为强烈的痛反应（痛觉过敏）或非痛刺激引起痛觉反应（触诱发痛）。提高脊髓背角痛觉传递神经元的兴奋性，一方面增强输出，另一方面也意味着外周阈值的降低。因此，这些神经元在痛觉敏化中具有重要作用。痛觉相关的中枢可塑性在脊髓水平表现在三个方面：长时程增强、长时程易化和长时程脱抑制。

1．长时程增强　脊髓背角神经元兴奋性突触后反应可以被长时程增强（LTP）。脊髓神经元LTP一度受到很多关注，因为人们认为感觉突触传递反应的增强可以解释慢性痛中的痛敏现象。因此，这种突触可塑性被认为是引起炎性痛和神经病理痛的主要分子机制。

强直刺激坐骨神经C纤维可引起脊髓C反应场电位和背角WDR神经元发放的LTP。与海马CA1区LTP类似，脊髓LTP也是NMDA受体依赖性的。但不同的是，脊髓LTP的诱导还需要P物质受体NK1的参与。

由于NMDA受体也是脊髓水平LTP的分子开关，所以对于背角神经元NMDA受体的调制直接影响痛觉的可塑性。背角神经元存在多种与痛相关的G蛋白耦联受体NK1、mGlu和TrkB等，它们的激活均可调节NMDA受体功能。值得一提的是，PKC在这些受体介导的信号通路中具有“集结点”的作用，它可以上调NMDA受体介导的电流。MAPK通路是另外一条参与调节NMDA受体和突触可塑性的通路。有研究表明，MAPK的磷酸化可以增强急性痛反应，但压抑福尔马林诱导的慢性痛。不依赖NMDA受体的突触可塑性在痛觉系统中也很重要。在部分脊髓背角神经元中，AMPA受体是没有GluR2亚基的，但对Ca^{2+}也有高通透性，在部分脊髓背角神经元中，AMPA受体没有GluR2亚基，但对Ca^{2+}仍具有高通透性，这些受体的激活也可引起突触传递的长时程增强。

2．长时程易化　脊髓背角神经元接受来自脑干的下行5－HT系统的支配。施加5－HT受体激动剂可以诱导脊髓水平突触反应的长时程易化。5-HT系统激活可以在脊髓神经元动员AMPA受体向突触后膜插入，使原先的某些“沉默”突触不再沉默。在脊髓背角浅层，AMPA受体GluR2和GluR3亚基有高表达。谷氨酸受体结合蛋白（GRIP）在背角神经元中与GluR2/3共存，并通过其PDZ结合域与GluR2/3的C末端相互作用。在海马中，GluR2/3和GRIP相互作用，对于AMPA受体在突触部位的定位和插入具有重要意义。利用合成的GluR2的C末端短肽（GluR2-SVKI）干扰GluR2/3与GRIP的相互作用后，5-HT诱导的突触反应的长时程易化被阻断。另外，通过PKC激动剂佛波酯诱导的脊髓神经元长时程易化也可以被GluR2-SVKI所阻断。因此，在脊髓背角，5-HT和PKC介导的长时程易化需要GluR2/3和GRIP相互作用和AMPA受体在突触后膜的插入。

胞内第二信使系统cAMP通路在脊髓背角神经元的可塑性中具有重要作用。激活谷氨酸受体和钙调素相关肽受体可以提高脊髓背角神经元中cAMP的含量。在成年小鼠脊髓中，腺苷酸环化酶（AC）的激动剂Forskolin本身不能增强刺激背根所诱导的脊髓突触反应。然而，当5-HT和Forskolin同时施加时，则能诱导突触反应的长时程易化。剔除Ca敏感的腺苷酸环化酶（AC1和AC8）基因的小鼠，该突触反应的长时程易化被完全阻断。表明在脊髓感觉神经元中cAMP信号通路决定了5-HT受体的激活是否能够诱导突触反应的增强，突触后cAMP水平的升高可以增强5-HT诱导的突触易化。因此，cAMP系统和5-HT系统的协同作用体现了外周传入和中枢下行传入的在脊髓水平的相互作用（图36-4）。

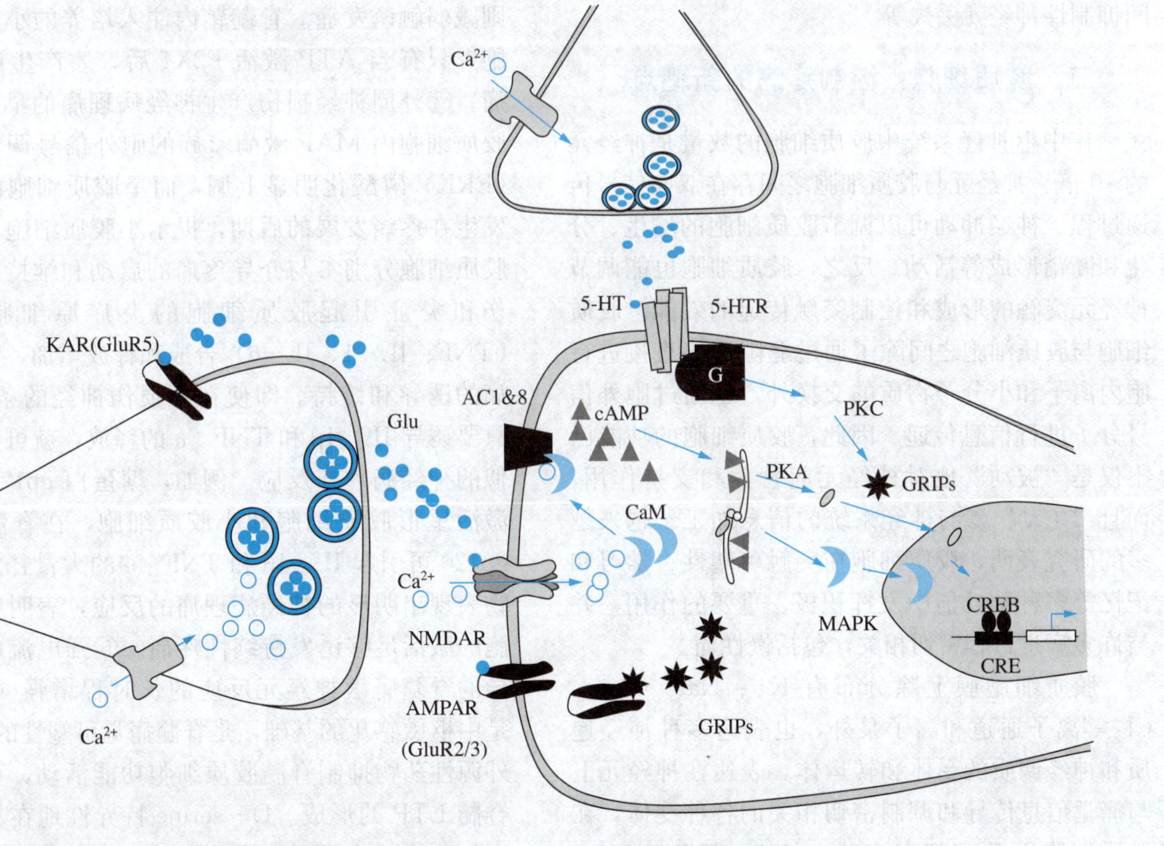

图35-4　脊髓背角神经元中，5-羟色胺诱导长时程易化的分子机制

突触后AMPA受体的激活是5-羟色胺诱导突触增强的主要机制。在下行易化系统中，5-羟色胺（5-HT）是主要的神经递质之一。5-羟色胺通过其G蛋白耦联的受体激活PKC，然后在cAMP信号通路的协同作用下，增强AMPA受体亚基与谷氨酸受体结合蛋白GRIP的相互作用，促进AMPA受体向突触后膜的插入，从而在长时程中提高脊髓背角神经元突触效能。

3. 长时程去抑制 与上面提到的增强兴奋性突触活动相反，去抑制是下调脊髓水平的抑制性系统的。然而，它的最终结果也是提高了痛觉传递神经元的兴奋性，因此，去抑制也参与了痛觉过敏的产生。去抑制的机制表现在三个方面：①刺激A类传入纤维，可以诱导脊髓背角局部中间神经元的长时程抑制（LTD）。其生理意义在于降低了中间神经元对于脊髓投射神经元的抑制作用，从而易化了感觉信息从脊髓向脑的传递。②神经损伤可以诱发K－Cl转运体（KCC2）表达的减少，破坏了神经元的氯离子稳态，导致脊髓神经元细胞内Cl^-浓度升高，使正常时GABA受体和甘氨酸受体介导的神经元超极化，变为去极化，并通过电压敏感的Ca^{2+}通道和NMDA受体增强神经元的兴奋性。因此，本该是抑制性的GABA和甘氨酸变成了兴奋性神经递质。③神经损伤后还可以使受体或神经递质的表达下降，中间抑制性神经元丢失等。

三、胶质细胞：控制疼痛的新靶点

在中枢神经系统中胶质细胞的数量是神经元的10倍。神经元与胶质细胞之间存在双向信号传递过程。神经冲动可以调节胶质细胞的增生、分化和髓鞘形成等活动。反之，胶质细胞也能调节神经元突触的形成和控制突触传递的效能。胶质细胞与胶质细胞之间除了通过缝隙连接直接进行胞内离子和小分子物质的交换外，也通过胞外信号分子进行信息传递。因此，胶质细胞的功能已不仅是“被动”地对神经元起营养和支持作用，而且“主动”参与神经系统的信息加工。越来越多的研究表明，胶质细胞在突触可塑性、学习和记忆等多种脑功能中发挥积极、重要的作用，并与许多病理过程密切相关，包括慢性痛。

胶质细胞膜上除分布有K^+、Na^+、Ca^{2+}、Cl^-等离子通道和离子泵外，也表达多种神经递质和神经调质的受体和转运体。表达在神经元上与痛觉信息传导和调制密切相关的各种受体，在胶质细胞上几乎都有表达，如5－羟色胺（$5-HT_{1A}$，$5-HT_2$）、多巴胺（D2）、肾上腺素（α_1、α_2、β_1、β_2）、乙酰胆碱（M_1、M_2）、组织胺（H_1、H_2）、γ－氨基丁酸（$GABA_A$、$GABA_B$）、谷氨酸（KA/AMPA、NMDA、mGluR）、嘌呤（P2X4、P2X7、P_2Y）、肽类（阿片肽、神经肽Y、P物质等）受体和部分激素受体（如雌二醇受体），以及多种细胞因子（如TNF、IL－1、IL－6等）和趋化因子（chemokine）受体（CX3CR1、CCR2等）。

目前的研究表明，脊髓胶质细胞表达的一些生物活性物质和受体的激活，参与慢性痛的产生和发展。如图36－5所示，胶质细胞通过几个可能的途径参与痛觉调制：①辣椒素受体TRPV1是外周传递痛觉的极其重要的信号分子，它不仅分布在脊髓背角的初级C传入末梢，也表达在脊髓星形胶质细胞上。TRPV1基因缺失小鼠的星形胶质细胞没有该受体表达，热痛敏反应也明显降低。②ATP是重要的致痛因子。小胶质细胞特异性表达ATP受体亚型P2X4，神经损伤引起触诱发痛时，脊髓背角小胶质细胞P2X4的表达显著增强。用P2X4的寡聚核苷酸探针抑制P2X4，则减弱触诱发痛。脊髓鞘内注入培养的小胶质细胞，只有当ATP激活P2X4后，才产生触诱发痛。③外周神经损伤产生神经病理痛的早期，小胶质细胞内MAP激酶家族的胞外信号调节激酶（ERK）磷酸化明显上调，而星胶质细胞的表达发生在疼痛发展的后期，提示小胶质细胞和星形胶质细胞分别参与介导疼痛的启动和维持。④损伤和炎症引起胶质细胞的炎症原细胞因子（TNF、IL－1、IL－6）合成和释放增加，参与慢痛的诱导和维持。即使在不损伤神经的条件下，只要诱导IL－1β和TNF－α的释放，就可引起类似的神经病理痛反应。例如，糖蛋白gp120直接激活星形胶质细胞和小胶质细胞，在脊髓施加gp120可引起IL－1β和TNF－α的大量释放，动物表现出明显的神经病理痛的反应，表明胶质细胞的激活足够诱发持续性疼痛。⑤强电流刺激诱导的脊髓痛敏神经元反应的长时程增强（LTP）是中枢敏感化的基础，是脊髓痛觉可塑性的表现。外源性药物抑制脊髓胶质细胞功能活动，可阻止脊髓LTP的形成。D－serine特异性地在星形胶质细胞合成和释放，是NMDA受体的甘氨酸调节位点的内源性配基。去除脊髓的D－serine，也可阻断LTP的效应。提示星形胶质细胞通过谷氨酸系统调制脊髓痛觉可塑性。⑥ 胶质细胞也参与了吗啡镇痛耐受的形成。慢性注射吗啡后数天，吗啡镇痛作用明显下降，形成耐受。这时扣带皮质、海马、脊髓等结构中的星形胶质细胞呈现肥大，GFAP 明显上调，表明星形胶质细胞活性增强。干扰脊髓星形胶质的功能后，可明显减弱吗啡镇痛耐受和星形胶质细胞特异标记物胶质纤维酸性蛋白 GFAP 的表达上调。此外，特别引人注目的是，癌症痛引起的信号分子表达变化与炎症痛和神经病理痛有明显差别，癌症痛时最突出的变化是脊髓星形胶质细胞 GFAP 表达非常显著地增强。肿瘤侵蚀和肿瘤细胞释放的因子激活初级感觉神经元，释放 P 物质、谷氨酸、NO 和趋化因子等，这些痛觉相关信号分子诱导胶质细胞活动并释放促炎性细胞因子如 TNF、IL－1β 和 IL－6 等，反馈性调制神经元的递质释放和受体活动，增强神经元的兴奋性，使疼痛加剧。

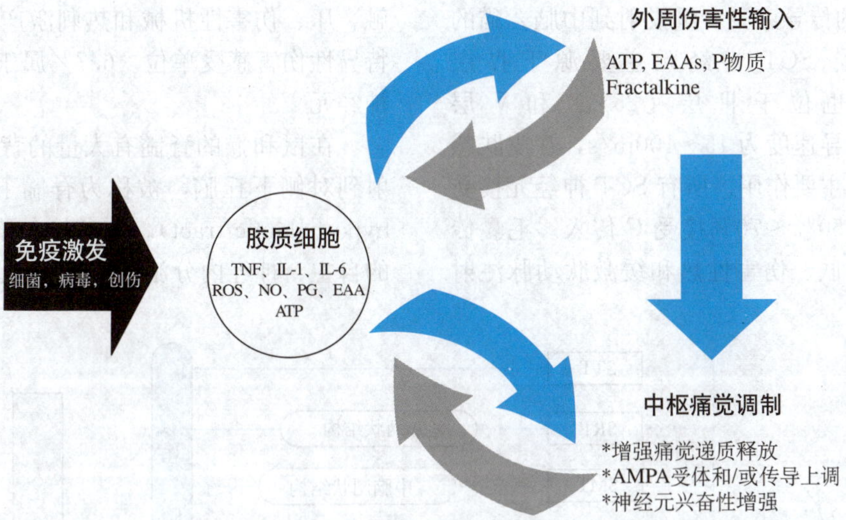

图 36－5　胶质细胞参与痛觉调制的一些途径

伤害性信息由几条上行传导束传达到脑

分布在背角多层的投射神经元接受外周伤害性传入冲动，经不同上行通路将信息传达到脑的高级中枢（图 36－6），主要通路如下：

1. 脊丘束（STT）　由背角非伤害性感受、特异性伤害感受和非特异性伤害感受三类投射神经元的轴突组成，主要经对侧腹外侧束投射到丘脑 VPL、丘脑腹后复合体（PO）、内髓板核群（如 CL、pf）和中线下核（submedian）。三类神经元的胞体分别位于Ⅰ层、Ⅳ～Ⅵ层、Ⅶ～Ⅹ层，但动物种系间的分布差异很大。如猴和鼠的脊丘束神经元大量分布在Ⅳ～Ⅵ层，而猫的脊丘束神经元在这些层几乎缺如，主要集中在第Ⅶ层。STT 神经元含多种化学物质，如 SP、ENK、VIP、CCK、CGRP、5－HT、强啡肽、甘丙肽和多巴胺 A 羟化酶等。膜片钳记录离体 STT 细胞的离子电流，包括快的钠电流、电压和钙依赖性的钾电流以及一种快的、两种慢的钙电流，证明有几种电压依赖的离子通道。55%猴的 STT 神经元属于非特异性伤害感受性神经元，32%是特异性伤害感受神经元。对深部组织有反应的神经元仅有 11%，极少数是非伤害性单位。在脊髓痛觉信息的上行传导中，STT 起主要作用。

2. 脊网束（SRT）　主要由Ⅴ、Ⅶ、Ⅷ、Ⅹ和少量Ⅰ层的神经元轴突组成，投射到延脑和脑桥网状结构（延脑中央核、延脑巨细胞核、网状大细胞核、外侧网状核、脑桥核的头端和尾部、旁巨细胞核和蓝斑下核等）。在Ⅶ和Ⅹ层的 SRT 细胞含有脑啡肽。脊网束神经元接受广泛的外周传入会聚，包括皮肤、肌肉、关节、骨膜和内脏传入。慢性微电极记录表明，当伤害性刺激引起动物逃避反应时，在 SRT 神经元有伤害性反应出现。通过对记录电极施加微弱电流刺激，动物也出现逃避行为，说明 SRT 与痛觉传递有密切关系。

3. 脊-中脑束（SMT）　SMT 神经元的分布

动物种系差异较大，在大鼠其胞体位于Ⅰ、Ⅴ、Ⅶ、Ⅹ层和背外侧束核，在猫位于Ⅰ、Ⅳ和Ⅴ层，猴的在Ⅰ和Ⅳ～Ⅷ层。SMT投射到中脑的楔状核、旁鳃核、导水管周围灰质、丘间核、Darkschewitz核、上丘深层、顶盖前核的前部和后部、红核、Edineger - Westphal核和Cajal间隙核等。SMT的细胞包括非伤害性、非特异性伤害和特异性伤害神经元三类。以往也将SMT归在SRT中。

4. 脊颈束（SCT） 是指背角-外侧颈-丘脑（VPL和PO）的传导束。少量投射到中脑。猫的SCT特别发达。SCT神经元主要源于Ⅳ层（60%），其次也位于Ⅲ层（25%）和Ⅴ层（10%），轴突传导速度为15～100m/s，在皮肤感觉快速传导中起主要作用。所有SCT神经元接受A_β和A_δ传入，50%～70%接受C传入。毛囊传入、强压和夹皮肤、伤害性热和缓激肽动脉注射均可兴奋SCT神经元。双侧切断猫的SCT导致动物痛觉的严重丧失。

5. 背柱突触后纤维束（PSDC） 发现较晚，是指在背柱内的突触后纤维，投射到延脑的薄束核、楔束核，换神经元后投射到丘脑。PSDC的胞体主要集中在Ⅲ和Ⅳ层，也见于Ⅰ、Ⅵ和Ⅶ层。第Ⅲ、Ⅵ层神经元的轴突延伸到第Ⅱ层，因此C传入末梢可能与其形成单突触联系。在猫的背柱中PSDC约占9.3%。77%的PSDC神经元对轻触、压、伤害性机械和热刺激产生反应，属于非特异性伤害感受单位。6.7%属于特异性伤害感受神经元。

在鼠和猴的脊髓有大量的背角神经元直接投射到对侧下丘脑，被称为脊髓下丘脑束（spinohypothalamic tract）。它参与介导伤害性刺激引起的自主、神经内分泌和情绪反应。

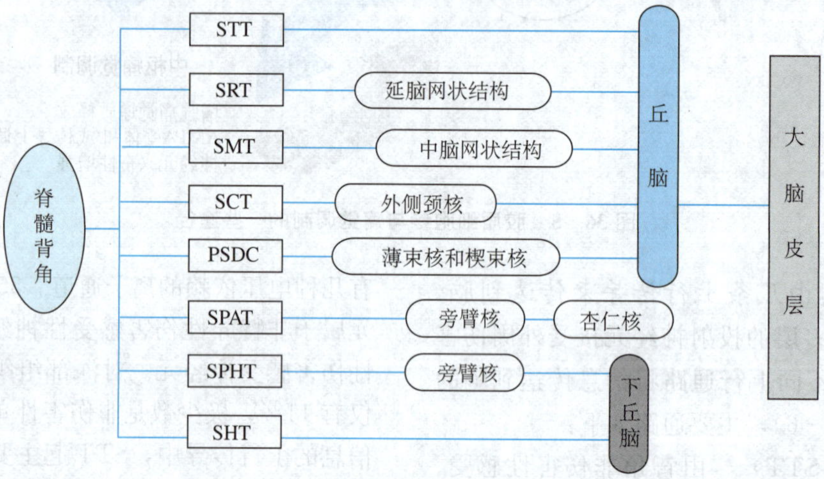

图36-6 脊髓传入通路示意图

四、丘脑是最重要的痛觉整合中枢

脊髓的伤害性传入冲动最终到达丘脑。脊丘束纤维终止在丘脑的不同核团，在丘脑的不同核团可记录到对伤害性刺激反应的神经元，这些核团中既有特异性也有非特异性伤害感受神经元。表36-4概括了接受痛觉传入的主要的丘脑核团。

痛觉可分为感觉分辨成分和情绪反应成分两部分。丘脑外侧核群神经元的反应具有躯体定位投射关系，神经元放电的频率和时程与刺激强度变化成正比，所以能定量反映外界刺激。这些神经元将外周刺激的部位、范围、强度和时间等属性进行编码，再传递到皮质，司痛觉分辨的功能。而丘脑髓板内核群神经元对外周刺激缺乏明确的躯体投射关系，感受野大，反应阈值也高。这些神经元的轴突广泛投射到大脑皮质，包括与情感有关的额皮质，它也接受与边缘系统、下丘脑有密切联系的网状结构的传入。因此，它们可能主要行使痛觉情绪反应功能。这个与痛情绪反应有关的通路统称作旁中央系统。

表 36-4　脊髓伤害性传入在丘脑和皮质的投射

痛敏细胞在背角的位置	细胞类型	脊髓传导束	丘脑核团	皮质投射	感受野
Ⅰ，Ⅳ，Ⅴ	NS	STT	VPL	SI	对侧
Ⅰ，Ⅳ～Ⅶ	non-NS	PSDC	VPM	SⅠ	部位局限
	NS	STT		SⅡ	双侧
	non-NS	PSDC	PO	SⅡ	大面积
Ⅴ，Ⅶ，Ⅷ	NS	STT	CL	SⅠ	全身
	non-NS	SRT	Pf	眶额皮质	大面积
				运动皮质	
Ⅰ	NS	STT	N 中央下核	额皮质	对侧
	non-NS		N 中央下核		局限部位

NS：特异性伤害感受；non-NS：非特异性伤害感受

SⅠ：体感Ⅰ区；SⅡ：体感Ⅱ区

知觉是大脑皮质独有的功能。接受痛觉传入的丘脑各核团投射到不同的皮质区域（表 36-4），表明大脑皮质无疑应该参加痛觉的产生过程。但至今对它的了解仍甚少。已发现人脑诱发电位的某些长潜伏期的晚成分与痛觉的产生平行。临床资料表明，刺激皮质有时会感到疼痛，损伤后中央区可减轻疼痛，癫痫先兆有时伴有疼痛，皮质损伤能产生类似丘脑痛的症状。

包括脑影像在内的许多人体实验表明，实验性急性痛和神经病理痛激活脑区不同，实验性急性痛（瞬时灼热痛和化学致痛）激活对侧的脑区，包括大脑体感区（SⅠ、SⅡ）、前扣带回（ACC）、丘脑、脑岛、前额皮质和小脑，提示这些脑区参与急性痛的中枢信息加工。而下肢神经损伤患者的持续性神经病理痛激活双侧的脑岛、后顶叶、前额叶外侧下部、后扣带皮质，以及右侧的 ACC，表现为 rCBF 增强。与急性痛的效应不同，神经病理痛引起对侧丘脑的 rCBF 减弱，对 SⅠ和 SⅡ区的 rCBF 没有明显的影响。这些结果说明实验性急性痛和慢性病理痛的中枢机制可能不同，这些新技术为研究痛觉开辟了新的途径。

五、前扣带皮质和慢性痛

前扣带皮质（ACC）对于痛感觉以及痛相关情绪具有重要作用。然而，对于 ACC 在慢性痛中的作用及其参与痛觉的分子机制的研究，直到近几年才受到关注。

（一）前扣带皮质参与痛情绪的产生和调制

感觉分辨和情绪体验是疼痛的两个基本成分。痛的情绪成分包括原发性不愉快（primary unpleasantness）和继发性痛情绪（secondary pain affect）两部分。近四十年来，对痛感觉成分的研究在整体、细胞、分子和基因等各个层次上有较大进展。然而，只考虑痛的感觉成分而忽视其情绪情感成分，只是看到问题的一部分，而且不是最重要的部分。越来越多的临床观察表明，慢性痛患者所遭受的恶性情绪，如焦虑、恐惧、孤独甚至厌世等给病人造成的心身伤害远比疼痛本身更为严重。随着动物行为学、认知心理学及功能脑成像技术的发展，在动物和人体上进行痛情绪和相关记忆的实验研究逐渐成为可能，并取得了长足进步。

从外周感受器到大脑皮质，有多条上行传入通路传递和处理痛信息。目前尚不知晓是否具有特化的外周感受器分别介导痛的感觉信息和情绪反应。从脊髓和延髓背角（三叉神经尾端亚核）经过外侧丘脑到达皮质体感区的上行投射被称为外侧痛系统，可能负责传递伤害性信息；而从脊髓和延髓背角经过内侧丘脑/髓板内核群到达前扣带皮质和岛叶皮质的上行投射称为内侧痛系统，可能主要传递痛的情绪反应和相关的记忆信息。

慢性痛也伴有长时程突触可塑性的改变，与记忆机制颇为相似，提示具有强烈情绪反应特征的慢性痛可能与学习和记忆过程分享着某些共同的神经机制。前扣带皮质（ACC）是参与痛情绪产生和调制的重要中枢。早期的临床发现，切除ACC及周围皮质组织能明显缓解慢性顽固性疼痛患者的焦虑、抑郁等不良情绪，但不影响病人对伤害性刺激的强度和位置等感觉特性的分辨。电生理学和人类功能脑成像研究发现，ACC神经元不仅可对伤害性刺激本身发生反应，也可被伤害性暗示（如看到尖锐的硬器、火等）所激活。在痛刺激强度不变的情况下，随着受试者被暗示刺激强度的升高，其不愉快程度也升高，与此同时，ACC的兴奋程度随之增强。动物行为学研究证明，损毁双侧ACC，以伤害性非条件刺激，如热板、福尔马林和激光等诱导的条件性回避反应显著降低，提示ACC可能主要参与编码痛的情绪特征。

当动物或人暴露于痛刺激时，会表现出回避或逃避行为，这些有关的痛信息会储存在它们的记忆中，当这种痛刺激的线索或暗示再次出现时，它们会通过痛的预测对伤害性刺激做出回避，该过程正是由于对痛的不良情绪体验和痛经验的记忆引起的。因此，一种联合痛刺激与环境的学习模型可以用来反映痛的不良情绪，如大鼠福尔马林条件性位置回避（Formalin-induced conditioned place avoidance，F-CPA）模型。以单侧足底注射福尔马林作为非条件刺激，将其与特定的环境背景相匹配，使大鼠对曾经经历过不愉快的环境产生记忆，从而厌恶该环境而主动回避之。F-CPA训练后的测试日，大鼠被放入福尔马林配对箱2h对痛经历进行唤醒（retrieval），大鼠双侧ACC内可见大量Fos阳性神经元，与非唤醒组大鼠相比具有显著差异，表明ACC涉及大鼠F-CPA的唤醒。兴奋毒素损毁大鼠双侧ACC可明显抑制F-CPA的形成，与假损毁动物相比，回避分数显著降低。在福尔马林配对训练前，ACC或侧脑室内预先给予NMDA受体拮抗剂AP5或甘氨酸位点拮抗剂7-CK能完全取消F-CPA的形成，抑制F-CPA唤醒所致的Fos在ACC内的表达。进一步采用D-Serine代谢酶DAAO耗竭ACC内NMDA受体甘氨酸位点的协同激动剂D-Serine，也可明显抑制F-CPA的形成。但ACC或侧脑室内预先给予AMPA/KA受体拮抗剂DNQX对F-CPA无明显影响。提示，ACC内NMDA受体可能优先涉及福尔马林诱导的痛厌恶情绪及相关记忆的产生。

（二）前扣带皮质中的突触可塑性

1. 长时程增强　谷氨酸是前扣带皮质（ACC）主要的兴奋性神经递质。在ACC中，不同的谷氨酸受体如AMPA受体、KA受体、NMDA受体和代谢型谷氨酸受体均有表达。在ACC局部刺激或者刺激丘脑皮质投射通路可以诱导由AMPA/KA受体介导的突触反应。在生理体温条件下，NMDA受体也参与了ACC的兴奋性突触后反应。

ACC中的谷氨酸突触反应具有可塑性。类似θ波的簇状刺激可以模拟ACC神经元的活动，利用该刺激可以诱导ACC神经元的谷氨酸能的长时程增强（LTP）（图36-7A）。另外，在全细胞膜片钳的记录方法中，给予突触后神经元去极化的同时给以突触前低频刺激，也可以诱导ACC神经元的LTP。该增强可以持续40～120分钟。第二信使系统cAMP通路对于ACC神经元LTP的诱导具有重要作用。在钙敏感的腺苷酸环化酶（AC1和AC8）基因突变的小鼠中，ACC的LTP被完全阻断。另外，钙调素依赖的蛋白激酶Ⅳ（CaMKⅣ）对于ACC中LTP的诱导也是必需的。NMDA受体亚基NR2A和NR2B均参与了ACC神经元LTP的诱导。

2. 长时程抑制　长时程抑制（LTD）被认为是与LTP相反的突触可塑性的一种形式。在ACC中，LTD可以被长时间的低频刺激所诱导（图36-7B）。ACC中的LTD具有输入的特异性，只有刺激的通路的突触反应才发生抑制。ACC与海马的LTD存在以下几点不同：5Hz（3分钟）的低频刺激可以在ACC诱导LTD，但不能在海马中诱导出LTD；ACC场电位记录中诱导的LTD需要代谢型谷氨酸受体和L-型钙通道的激活，而海马中需要NMDA受体的激活；全细胞记录中，ACC神经元LTD的诱导需要NMDA受体亚基NR2A和NR2B的共同参与，而海马中NR2B对于LTD的诱导更加重要；成年动物中，ACC的LTD比海马的LTD更容易诱导。

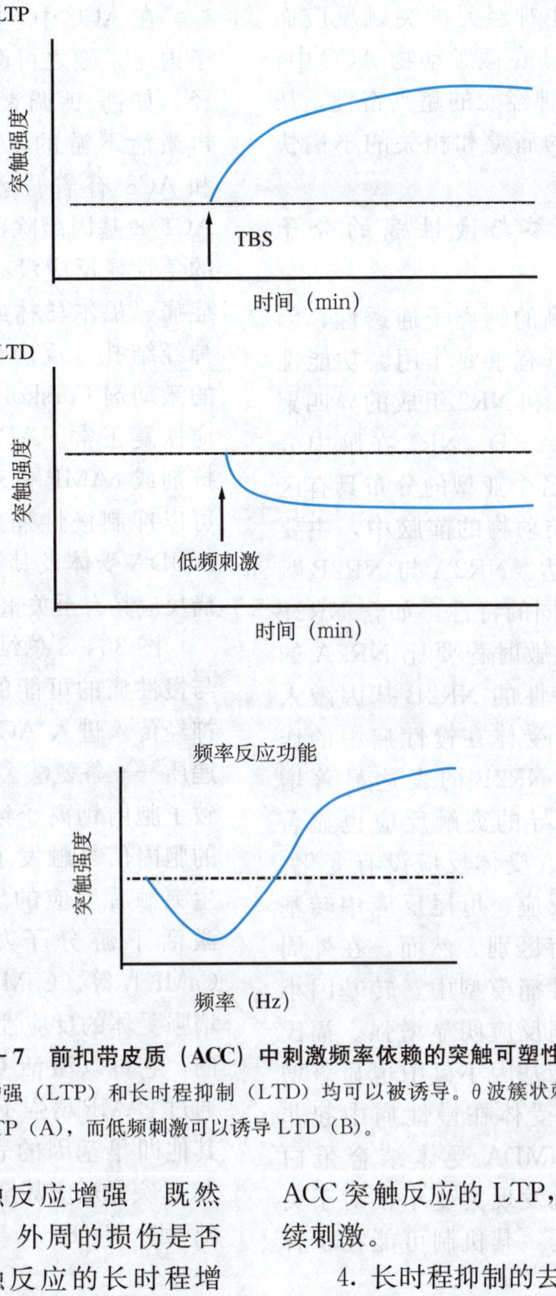

图 36-7　前扣带皮质（ACC）中刺激频率依赖的突触可塑性

在 ACC 中，长时程增强（LTP）和长时程抑制（LTD）均可以被诱导。θ 波簇状刺激（TBS）或外周损伤可以诱导 LTP（A），而低频刺激可以诱导 LTD（B）。

3. 外周损伤诱导的突触反应增强　既然 ACC 对伤害性刺激产生反应，外周的损伤是否可以诱导整体动物 ACC 突触反应的长时程增强？电刺激麻醉大鼠单侧后肢兴奋 A_{δ} 和 C 纤维时，在 ACC 产生长潜伏期、多突触的兴奋性突触后电位（fEPSPs），可能牵涉初级传入纤维、脊髓丘脑投射和丘脑皮质投射。进一步，将大鼠对侧后肢的中趾截断，ACC 的诱发 fEPSPs 的反应显著增强，持续达 120 分钟以上。当给予 ACC 局部刺激时，刺激诱导的反应也会因为截趾而导致长时程的增强。对截趾后肢给予注射局部麻醉药 QX-314，不能阻断截趾所诱导的 ACC 突触反应增强。表明外周损伤可以诱导 ACC 突触反应的 LTP，该 LTP 不需要外周的持续刺激。

4. 长时程抑制的去除　外周伤害性刺激（如炎症和截肢）可以诱导 ACC 区域即早基因，如 c-fos、Egr1 等，支持了 ACC 在伤害性感受中的作用。这些基因的表达可以持续几小时到几天的时间。利用 AC1 和 AC8 基因突变小鼠以及 NR2B 亚基基因敲入小鼠的实验表明，NMDA 受体、AC1 和 AC8 等均参与了伤害性刺激所诱导的 ACC 即早基因的激活。对应于 ACC 基因表达的显著变化，ACC 突触可塑性也发生了改变。如在截趾的大鼠 ACC 切片中，LTD 变得更小或者消失。LTD 的去除具有区域特异性，在截趾动物大脑的其他皮质，LTD仍然存在。ACC中LTD的生理作用在于通过减小神经元的突触反应而下调ACC区域的兴奋性。在截趾动物ACC中，LTD的去除导致了ACC神经元的超兴奋性，从而增强伤害性刺激诱导的痛觉和相关的不愉快感觉。

（三）前扣带皮质参与慢性痛的分子机制

NMDA受体具有很高的钙离子通透性，因而在中枢突触可塑性中具有重要作用。功能性的NMDA受体是由NR1和NR2组成的异四聚体。NR2亚基包括NR2A－D。NR1在脑中分布广泛，而NR2亚基的各个亚型的分布具有区域特异性。在人和啮齿类动物的前脑中，主要是NR2A和NR2B高表达。NR2A与NR2B赋予了NMDA受体电流不同的特性，如含NR2B的NMDA受体电流的脱敏时程要比NR2A的慢3～4倍。利用前脑特性的NR2B基因敲入小鼠来研究前脑NMDA受体在慢性痛中的作用。在该小鼠中，前脑NR2B的表达显著增高，同时NMDA受体介导的突触反应也显著增强。但脊髓中的NMDA受体反应没有变化。在急性痛实验，如热板反应、甩尾反应中转基因小鼠和野生型小鼠没有区别。然而，在外周注射福尔马林诱导的慢性痛模型中，转基因小鼠在皮质相关的慢时程痛反应明显增强。福氏佐剂诱导的触诱发痛在转基因小鼠中也显著增强。所以前脑的NMDA受体在慢性痛中起非常重要的作用。敲除NMDA受体结合蛋白PDZ－93基因的小鼠，也发现突变小鼠对于炎症痛和神经痛的反应减弱，其机制可能在于脊髓和皮质中NR2B表达水平的降低。

在ACC中，NMDA受体的激活导致钙离子内流，随之可激活胞内钙依赖的信号转导途径，如钙-钙调素依赖的AC1和AC8。AC1/8再激活下游的cAMP通路。在ACC中，AC1和AC8有着广泛的表达。对AC1、AC8和AC1/8基因敲除的小鼠的研究表明，突变小鼠的急性痛反应没有改变，然而对于慢性痛如炎症痛（福尔马林或福氏佐剂）和神经痛（坐骨神经结扎）反应却极大地降低。如果注射AC的激动剂Forskolin可以使突变小鼠的慢性痛反应恢复正常。ACC中局部注射NMDA受体拮抗剂或cAMP依赖的蛋白激酶PKA的抑制剂可以抑制慢性痛反应。这些结果表明ACC中NMDA受体及其下游cAMP信号通路对于慢性痛反应具有至关重要的作用。

图36－8总结了ACC的突触可塑性及其参与慢性痛的可能的分子机制。外周损伤引起的神经传入进入ACC，突触末梢释放兴奋性神经递质——谷氨酸。突触后NMDA受体的激活导致了胞内钙离子浓度的升高。钙离子作为重要的胞内信号触发了一系列的生化反应，从而产生突触后反应的LTP。钙离子与钙调素结合，激活下游分子如AC1/8、PKC、CaMKⅡ和CaMKⅣ等。CaMKⅡ可以磷酸化AMPA受体，增强受体的反应性。CaMKⅣ主要表达在细胞核内，它可以激活CREB的表达。AC1/8也可以通过cAMP增强PKA活性，从而诱导CREB和其他即早基因的表达。这些基因表达的变化为ACC突触反应甚至突触结构的变化提供了物质基础（图36－8）。

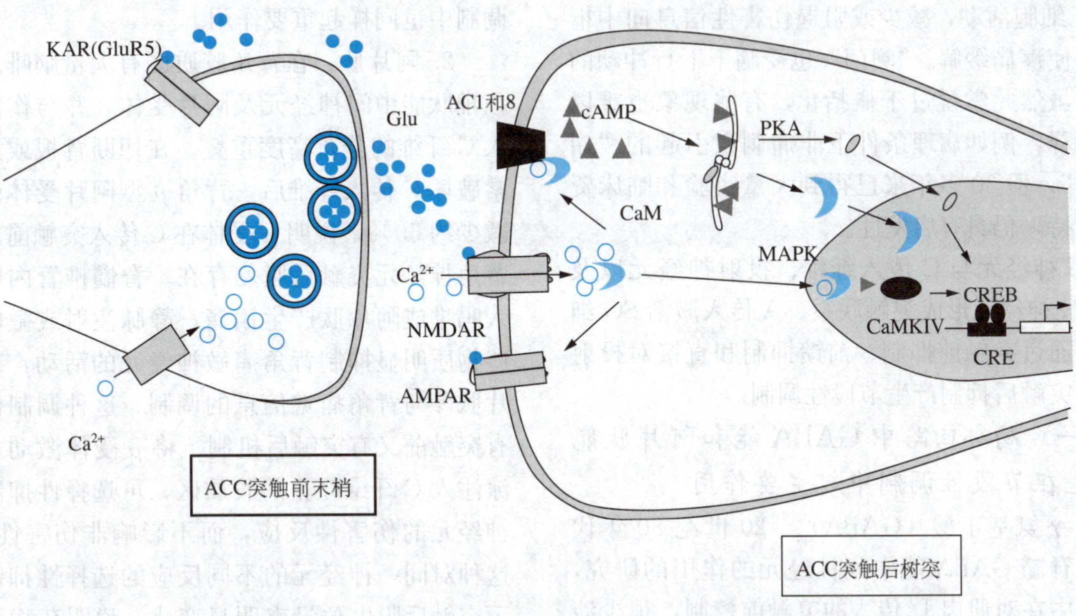

图 36-8 慢性痛诱导的 ACC 可塑性变化的信号通路

外周损伤诱发 ACC 中突触前兴奋性谷氨酸的释放。突触后 NMDA 受体的激活导致了胞内钙离子浓度的升高。NR2A 和 NR2B 钙离子作为重要的胞内信号触发了一系列的生化反应，如激活下游分子 AC1/8、PKC、CaMKⅡ和 CaMKⅣ等，从而产生了突触后反应的 LTP。CaMKⅣ主要表达在细胞核内，它可以激活 CREB 和其他即早基因如 Egr1 等的表达。基因表达的变化为 ACC 突触反应甚至突触结构的变化提供了物质基础。

第二节 痛觉调制

20 世纪初 Sherrington 提出的神经系统的整合概念也适用于痛觉功能。在神经系统中不仅有痛觉信息传递系统，而且有一个完善的调制痛觉传递的神经网络。由于临床治疗的迫切需要和阿片肽、刺激止痛和针刺止痛的发现和应用，近年来对痛觉调制的研究进展比对痛觉本身的研究还快。另一方面，对痛觉调制机制的深入认识又推动了对痛觉的研究。

一、脊髓伤害性信息传递的节段调制

脊髓背角胶质区（SG，即Ⅱ层）是痛觉调制的关键部位。自古以来，在民间已广泛流传用机械性、化学性、热和电鱼放电等手段止痛。人在日常生活中有轻揉皮肤可局部止痛的经验。直到 20 世纪 60 年代，电生理学的研究结果才为阐明这种外周传入止痛的神经机制提供了依据。刺激低阈值有髓鞘的初级传入纤维可减弱脊髓背角痛敏神经元的反应，而阻断有髓鞘纤维的传导则增强背角痛敏神经元的反应。这种粗纤维对背角伤害性信息传递的抑制主要发生在背角 SG。伤害性传入主要终止在 SG，它与 SG 中间神经元、投射神经元和脑干下行纤维形成局部神经网络。在 SG 有丰富的经典递质、神经肽和其受体，它是伤害性信息传入的第一站，是脊髓中神经结构和化学组成最复杂的区域。因此，在这一关键部位压抑痛觉信息显然是最经济有效的。解释痛觉传递和调制的“闸门控制学说”就是在上述基础上提出的。

闸门控制学说的核心就是脊髓的节段性调制，SG 神经元起着关键的闸门作用。按照这个学说，节段性调制的神经网络由初级传入 A 和 C 纤维、背角投射神经元（T 细胞）和胶质区抑制性中间神经元（SG 细胞）组成（图 36-9）。A 和 C 传入纤维均激活了 T 细胞活动，而对 SG 细胞的作用相反，A 传入纤维兴奋 SG 细胞，C 传入纤维抑制 SG 细胞的活动。因此，损伤引起 C 纤维紧张性活动使闸门打开。当诸如轻揉皮肤等刺激兴奋 A 传入纤维时，SG 细胞兴奋，从而关闭闸门，

抑制T细胞活动，减少或阻遏伤害性信息向中枢传递，使疼痛缓解。“闸门”也受脑干下行冲动的调制。虽然此学说过于概括化，有些现象也难以用其解释，例如病理条件下非痛刺激引起的“痛觉异常”，但30多年来已得到大量实验和临床资料的支持，仍具有启发性。

SG神经元与C传入纤维、投射神经元以及其他SG神经元形成突触联系。A传入激活SG细胞，可通过突触前抑制、前馈抑制和直接对投射细胞的突触后抑制产生节段性调制。

（一）局部回路中GABA能和阿片肽能神经元在节段性调制中起主要作用

1. γ-氨基丁酸（GABA） 20世纪80年代以前对脊髓GABA能中间神经元的作用的研究，主要集中在对肌肉$Ⅰ_a$传入的突触前控制，很少涉及对背角伤害性信息传递的调制。由于免疫细胞化学的发展，已经证明背角Ⅰ～Ⅲ层有大量GABA神经元，特别是$Ⅱ_i$层的大多数岛细胞是GABA能的，它们的轴突和含囊泡的树突与C纤维终末球复合体中的C末梢形成轴突-轴突型和树突-轴突型突触。这种突触前抑制的突触结构的存在，强烈提示GABA能神经元参与对伤害性信息传递的突触前调制。GABA受体的两种亚型在脊髓的分布是不一致的。$GABA_A$受体分布在整个脊髓，而$GABA_B$主要集中在背角Ⅰ、Ⅱ层。在突触前C传入末梢和突触后背角痛敏神经元均有它们的分布。电生理研究表明，GABA一般引起中枢神经元的超极化，但对背根节初级感觉神经元的作用有所不同，两种GABA受体亚型的激活都产生突触前抑制，但对初级传入末梢作用的离子机制不一样：①$GABA_A$受体的激活增加背根节神经元Cl^-电导产生去极化。因此，当GABA作用于脊髓时，使Ⅱ层C初级传入末梢去极化，由于分流作用导致传入冲动幅度降低，减少递质释放，产生突触前抑制，使背角痛敏神经元的活动减弱。②$GABA_B$受体激活对背角痛敏神经元产生长时程的抑制，是由于C传入纤维的电压依赖的Ca^{2+}通道关闭，Ca^{2+}电导降低，K^+通透性增强，减小传入脉冲的宽度，减少递质的释放，产生突触前抑制。由于背角神经元上也存在两种GABA受体，GABA的突触后作用在脊髓伤害性信息传递调制中也同样起重要作用。

2. 阿片肽：在背角胶质区有大量脑啡肽能和强啡肽能中间神经元及阿片受体，并与伤害性传入C纤维的分布高度重叠。在切断背根或用辣椒素破坏C传入纤维后，背角μ型阿片受体的结合减少约50%，说明μ受体在C传入突触前末梢和背角神经元突触后膜均存在。脊髓椎管内微量注入吗啡或阿片肽产生镇痛，静脉注射或微电泳这些物质明显抑制背角痛敏神经元的活动，表明阿片肽参与背角痛觉信息的调制。这种调制作用既有突触前又有突触后机制。将μ受体激动剂微电泳注入C纤维终止的胶质区，可选择性抑制背角神经元的伤害性反应，而不影响非伤害性反应。这种对同一神经元的不同反应的选择性抑制，提示突触后膜电位没有明显变化，说明药物可能主要作用在突触前水平。由于C传入末梢阿片肽受体的激活，可以直接降低Ca^{2+}电导，关闭C末梢上的Ca^{2+}通道，或间接地由于钾离子电导的增加，减少Ca^{2+}进入C传入末梢，阻止了P物质和谷氨酸的释放，从而抑制了背角痛敏神经元的活动。在培养的背根神经元上，阿片肽对小神经元具有抑制和兴奋的双重作用，小剂量阿片肽引起兴奋，大剂量引起抑制，提示在初级C传入末梢上有抑制型和兴奋型两种阿片受体存在，前者可能抑制了兴奋性递质的释放，后者可能增加了抑制性调质的释放，从而参与对伤害性信息传递的抑制性控制。但这种抑制性受体是否在成年背根节神经元表达，尚有待证实。由于至今在背角尚未发现阿片肽能轴突与初级传入C末梢有轴突-轴突型突触存在，因此，阿片肽参与的突触前抑制可能像发生在交感神经节的LHRH的作用一样，通过非突触相互作用影响靶细胞。即阿片肽能神经元在初级传入末梢附近释放阿片肽，经“容积传递”弥散到突触前末梢上与阿片受体结合发挥作用。

脑啡肽能神经元在胶质区内与Ⅰ和Ⅴ层的脊丘束神经元树突有大量轴突-树突型突触联结。脑啡肽增加背角伤害性神经元的K^+电导，使膜超极化从而抑制神经元的活动。因此，阿片肽对脊髓痛觉信息传递的节段调制也包括突触后机制。

二、脑高级中枢对背角伤害性信息传递的下行调制

20 世纪 60 年代研究吗啡镇痛作用的机制时，我国学者邹冈和张昌绍首先发现在兔第三脑室周围灰质内注入微量吗啡能够持久地镇痛作用。随后有许多工作证明从第三脑室尾端开始，沿中脑导水管到第四脑室头端为止的周围结构内注射微量吗啡均有镇痛作用，一般认为最有效区是在中脑导水管周围灰质（PAG）的腹外侧部。以后有人发现电流直接刺激 PAG 也有镇痛作用。应用 Goldstein 建立的方法，1973 年三个实验室发现吗啡的立体专一性膜受体。1975 年，英国的 Hughes 和 Kosterlitz 发现了脑内的内源性阿片肽，从而开始了阿片肽作为痛觉信息加工的神经递质研究，提出了内源性痛觉调制系统的概念。内源性痛觉调制系统通过下行抑制系统和下行易化系统对痛觉通路进行调节（图 36－9）。

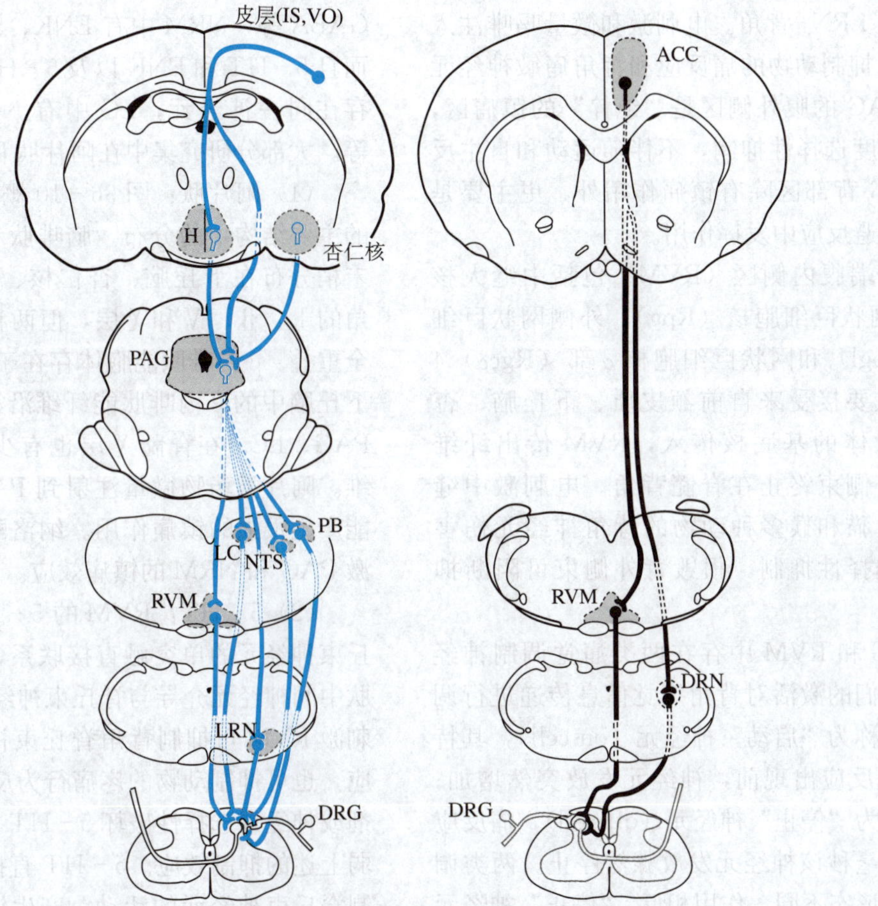

图 36－9　内源性痛觉调制系统

下行抑制通路：岛皮质（IS）、腹侧眶皮质（VO）、杏仁核（A）、下丘脑（H）、中央导水管周围灰质（PAG）、旁臂核区（PB）、蓝斑核（LC）、孤束核（NTS）、延脑头端腹内侧区（RVM）、外侧网状核（LRN）和脊髓背角（dorsal horn）；下行易化通路：前扣带皮质（ACC）、延脑头端腹内侧区（RVM）、延脑网状背核（DRN）、背根节（DRG）和脊髓（spinal cord）。

（一）内源性镇痛系统：下行抑制

在中枢神经系统内有一个以脑干中线结构为中心，由许多脑区组成的调制痛觉的神经网络系统。研究最多、了解较清楚的是脑干对脊髓背角神经元的下行抑制系统。它主要由中脑 PAG、延脑头端腹内侧核群（中缝大核及邻近的网状结构）和一部分脑桥背外侧网状结构（蓝斑核群和 KF 核）的神经元组成，它们的轴突经脊髓背外侧束下行，对脊髓背角痛觉信息传递产生抑制性调制，在脑干水平也抑制三叉神经脊核痛敏神经元的活

动（图 36-9）。

PAG 接受来自额叶皮质、岛叶、杏仁、下丘脑、楔状核、脑桥网状核和蓝斑核的传入，也接受直接来自脊髓的伤害性神经元传入。因此，大多数高级中枢激活产生的镇痛都可能通过 PAG 介导。来自脊髓的伤害性传入激活 PAG 中的抑制性调制神经元。PAG 的传出主要终止在延脑头端腹内侧区（RVM）和外侧网状核（LRN），少量直接到达背角。PAG 由两条通路对背角神经元产生下行调制，一条是 PAG-RVM-背角，另一条是 PAG-LRN-背角。电刺激和微量吗啡注入 PAG，明显抑制动物的痛反应和背角痛敏神经元的活动。PAG 的腹外侧区是“纯粹”的镇痛区，对痛觉有高度选择性抑制，不伴随运动和自主反应。而 PAG 背部区除有镇痛作用外，更主要是在情绪和逃避反应中发挥作用。

延脑头端腹内侧区（RVM）包括中缝大核（NRM）、网状巨细胞核（Rpg）、外侧网状巨细胞旁核（Rpgl）和网状巨细胞核 α 部（Rgcα）4 个核团，主要接受来自前额皮质、下丘脑、杏仁核和纹状体的基底核传入，RVM 传出纤维经脊髓背外侧束终止在脊髓背角。电刺激中缝大核对鼠、猫和猴多种动物的背角神经元伤害性反应有选择性抑制，损毁背外侧束可阻断抑制效应。

在 PAG 和 RVM 中存在两类痛觉调制神经元，由于它们的激活对背角痛觉信息传递进行调制。一类被称为“启动”神经元（on-cell），其特点是动物痛反应出现前，神经元发放突然增加；另一类被称为“停止”神经元（off-cell），痛反应停止前几百毫秒该神经元发放骤然停止。两类调制神经元的形态不同，作用相反。“停止”神经元阻抑伤害性信息传递，而“启动”神经元增强伤害性信息传递。“停止”神经元既兴奋其他的“停止”神经元，又抑制“启动”神经元的活动，通过它们之间复杂网络联系，完成抑制性调制。在身体任何一部分给予伤害性刺激均可引起调制神经元发放的变化，在功能上这些调制神经元的活动似与痛反应的变化更为密切，而痛敏神经元的发放与伤害性刺激的感受直接相关。

延脑尾部的 LRN 接受 PAG 传入，其传出终止在脊髓背角。电刺激 LRN 可选择性抑制背角神经元的伤害性反应，损毁 LRN 大大减弱刺激 PAG 引起的背角神经元的抑制。

蓝斑核（LC）是痛觉调制系统中的另一个主要结构，它的激活引起背角神经元伤害性反应的抑制，并减弱行为痛反应。LC 的下行抑制主要通过轴突与背角神经元的直接作用，也间接通过其终止在 PAG 的纤维激活调制神经元。

1. 下行调制系统的递质　在调制系统的主要结构中含有多种经典神经递质和神经肽。在 PAG 中有 5-HT、NT、SP、VIP、ENK、DYN 和 GABA 等，NRM 中有 ENK、SP、SOM、TRH，而且 5-HT 和 ENK 以及 5-HT、SP 和 TRH 共存在同一神经元，LC 中有 NA、NPY、galanin 等。大部分研究集中在阿片肽和单胺类。

（1）阿片肽：图 36-10 概括了阿片肽在有关的主要结构中的分布。脑啡肽和强啡肽能胞体和末梢分布在下丘脑、杏仁核、PAG、RVM 和背角的Ⅰ、Ⅱ、Ⅴ和Ⅹ层，但两种肽的分布并不完全重叠。β 内啡肽能胞体存在于弓状核和孤束核。下丘脑中的 β 内啡肽能纤维沿第三脑室壁终止在 PAG、LC。在脊髓Ⅹ层也有少量 β 内啡肽能纤维。阿片类药物微量注射到 PAG、RVM 和背角能产生很强的镇痛作用。纳洛酮可部分减弱电刺激 PAG 和 NRM 的镇痛效应。

（2）5-HT：RVM 的 5-HT 神经元既与脊丘束神经元的单突触直接联系，也通过背角脑啡肽中间神经元介导与脊丘束神经元的多突触联系。刺激 RVM 可抑制背角脊丘束神经元的伤害性反应，也可抑制动物的疼痛行为反应。5-HT 拮抗剂或神经毒选择性破坏 5-HT 神经元，可明显减弱上述的抑制效应。5-HT 直接作用于脊髓可抑制脊丘束神经元的活动，产生镇痛效应，单胺氧化酶抑制剂、5-HT 激动剂和 5-HT 前体可加强 5-HT 的效应。在脊髓存在多种5-HT受体亚型：5-HT_{1A}、5-HT_{1B}和一种新的亚型 5-HT_{1S} 以及 5-HT_3。RVM 神经元激活，在背角释放5-HT，通过这些受体介导背角神经元的抑制。在伤害性初级传入末梢上存在 5-HT_{1A}和 5-HT_3，提示 5-HT 对背角伤害性信息的传递有突触前抑制。此外，刺激 RVM 可在脊丘束神经元上诱发单突触的 IPSP，说明突触后抑制也参与对背角痛敏神经元的调制。

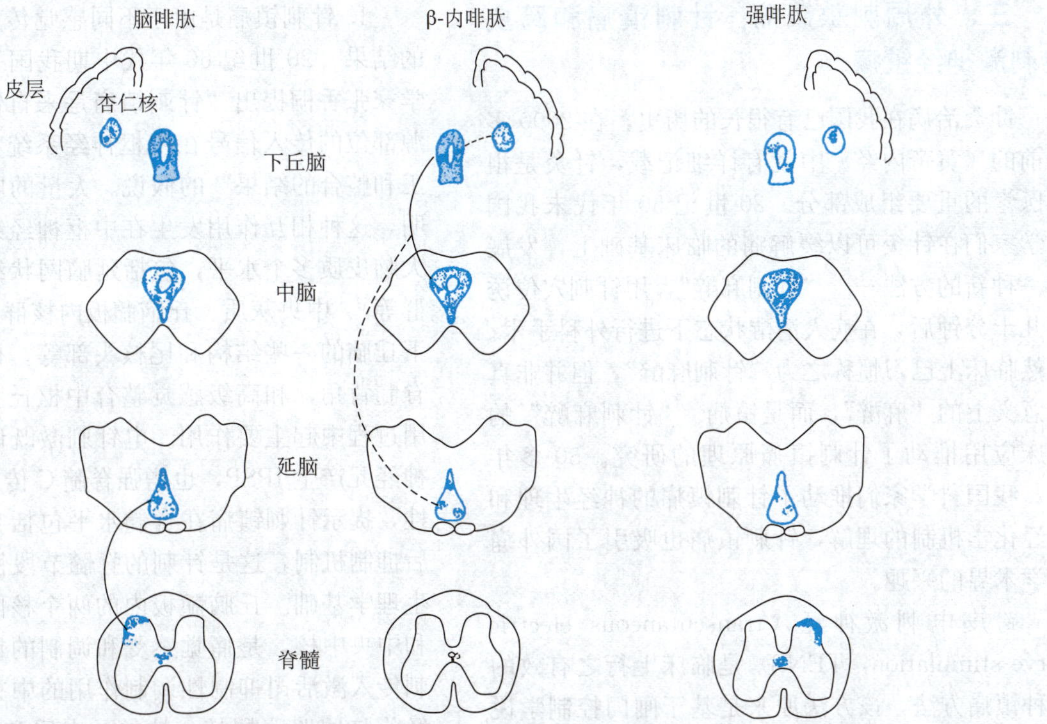

图 36-10　阿片肽在中枢神经系统的分布

(3) 去甲肾上腺素（NA）：背角Ⅰ、Ⅱ和Ⅴ层的 NA 末梢来自延脑外侧网状核和脑桥背外侧核群（LC、蓝斑下核、A5、外侧臂旁核和 KF 核）。NA 及其激动剂直接用于脊髓通过 α_2 受体选择性抑制背角伤害性反应，并抑制动物的痛行为反射。临床上在椎管内注射小剂量 NA 激动剂用以止痛。排空脊髓水平的 NA 可以减弱脑干的下行抑制性调制作用。PAG 和 RVM 接受 NA 能纤维的支配。NA 的排空或椎管内给予 NA 拮抗剂可以减弱 5-HT 激动剂引起的镇痛效应，椎管内注射 5-HT 也减弱 NA 引起的镇痛。因此，NA 和 5-HT 对脊髓伤害性传递的调制是相互依赖的，5-HT 介导的痛觉传递的抑制有赖于脊髓 NA 系统的完整。

（二）内源性致痛系统：下行易化

近三十年来，尽管疼痛下行调控的研究大都集中在以 PAG 和 RVM 为核心的内源性下行抑制系统对脊髓痛觉传递的影响，但有报道电刺激 PAG 和 RVM 部分区域也可增强甩尾反射，提示内源性下行易化系统的存在。

下行易化系统包括 ACC、RVM 和延脑网状背核（DRt）。激活 ACC、RVM 或 DRt 的部分区域可以降低动物的痛阈。激活 RVM 对痛觉具有双向调节作用（抑制和易化），其原因可能在于该区域具有多种类型的神经元，它们在痛觉的下行调制中具有不同甚至截然相反的作用，从而精细调节脊髓水平的痛阈。RVM 神经元不仅对于伤害性刺激产生反应，而且还对于多次的刺激具有记忆功能，如研究表明 RVM 神经元在组织损伤和炎症中发生可塑性的改变。

5-HT 对于下行易化系统具有重要作用。如激活 5-HT 受体可以在脊髓神经元动员 AMPA 受体向突触后膜插入，使原先的某些“沉默”突触不再沉默。对 RVM 的部分区域进行损毁或者阻断脊髓水平的 5-HT 受体具有镇痛作用。下行易化系统的生理意义在于提高机体对潜在的伤害性刺激的感受和反应能力。5-HT 对痛觉具有易化和抑制（参看上一节）双向调制作用，机体的最终反应取决于它们作用的平衡。抑制作用可能主要发生在生理状态，主要由脊髓的 $5-HT_{1A}$ 受体亚型介导；而易化作用可能在病理状态下产生，主要由 $5-HT_3$ 亚型介导。在病理情况下，下行易化系统激活可能参与了慢性痛中的痛觉过敏的产生。

三、外周刺激镇痛：针刺镇痛和跨皮电刺激神经镇痛

针灸治病在我国已有很长的历史，在2000多年前的《黄帝内经》中就有详细记载，针灸是祖国医学的重要组成部分。20世纪50年代末我国医学家们在针灸可以缓解痛的临床基础上，发展了一种新的方法——"针刺麻醉"，用针刺穴位诱导几十分钟后，在病人清醒状态下进行外科手术。虽然临床上已习惯称之为"针刺麻醉"，但并非真正意义上的"麻醉"，而是镇痛。"针刺麻醉"的临床应用推动了针刺镇痛原理的研究。30多年来，我国科学家们推动了针刺镇痛的神经生理和神经化学机制的理解，针刺镇痛也吸引了国外痛觉学术界的兴趣。

跨皮电刺激神经（transcutaneous electric nerve stimulation，TENS）是临床上行之有效的一种镇痛方法，该方法原来是基于闸门控制学说关于粗纤维对细纤维诱导的背角神经元活动的抑制机制发展而来的。经皮肤表面电极直接电刺激痛源部位或支配痛源部位的传入神经产生镇痛效应。但近年来在刺激条件上有进一步发展。

（一）针刺镇痛是不同感觉传入的相互作用的结果

针刺传入主要由Ⅱ和Ⅲ类传入纤维传导，针刺穴位时往往引起局部组织的酸、胀、重等复合的不愉快感觉，称为"针感"，中医将其叫做"得气"感，它与针刺镇痛的效果有密切关系。用局麻药封闭支配穴位的神经，随着针感的消失，针刺镇痛效应也中止。分析支配"足三里"穴的神经单纤维活动表明，针刺主要激活穴位下肌肉的压力感受器和部分牵张感受器，传入冲动由大和中等的有髓鞘纤维传导。但当模拟针灸师用强刺激手法时，Ⅳ类纤维也被激活，产生持续的发放。目前在临床和研究中已广泛采用"电针"刺激，通过插入组织中的不锈钢针施加脉冲电流诱导止痛。大量研究表明，电针镇痛主要兴奋Ⅱ和Ⅲ类传入纤维。虽然也有实验研究报告，C纤维（Ⅳ类）传入也参与电针镇痛效应，但C纤维兴奋引起疼痛。因此，在临床实践中，病人乐于接受的针刺激强度，一般主要兴奋Ⅱ和Ⅲ类传入，而非C类。

1. 针刺镇痛是由于不同感觉传入的相互作用的结果　20世纪60年代中期我国著名神经生理学家张香桐提出"针刺镇痛是来自针刺穴位和痛源部位的传入信号在中枢神经系统相互作用、加工和整合的结果"的假说。大量的电生理研究证明，这种相互作用发生在中枢神经系统从脊髓到大脑皮质多个水平，包括延脑网状结构（中缝核群等）、中央灰质、丘脑髓板内核群、边缘系统和下丘脑的一些结构和尾核头部等。初级传入中枢脊髓背角，和高级感觉整合中枢丘脑，在相互作用过程中起主要作用。电针刺激既诱发背角痛敏神经元产生IPSP，也增强脊髓C传入末梢的兴奋性，提示针刺镇痛在脊髓水平包括突触前和突触后抑制机制，这是针刺的脊髓节段性抑制的神经生理学基础。丘脑髓板内的两个核团——束旁核和中央中核，是痛觉感受和调制的重要中枢。针刺传入激活司抑制性调制作用的中央中核，可能经前脑回路（尾核、枕核、皮质和丘脑网状核）对束旁核痛敏神经元活动产生抑制。

针刺信号和痛信号的相互作用至少包括三个网络：发生在同一水平甚至同一核团的直接的相互作用，如脊髓背角；抑制性调制通过局部回路间接作用于痛敏神经元；针刺激活下行抑制系统，抑制背角痛敏神经元传递。

2. CNS内的许多结构都参与了针刺镇痛

如图36－11所示，针刺镇痛、脑刺激镇痛和阿片镇痛三者激活的神经结构有很大的相似性，包括背角、脑干网状结构（中缝核群、中央灰质等）、下丘脑（弓状核、室旁核、视前区等）、边缘系统（扣带回、杏仁核、伏核、隔区等）、尾核头部、顶盖前区前核、丘脑中央下核、丘脑中央中核和大脑皮质前额皮质及体感区等。实验证据来自三方面：针刺可以激活这些结构的神经元活动；损毁或阻滞其中之一的活动时，针刺镇痛效应出现不同程度的减弱；直接刺激或阿片类药物注射到这些核团产生镇痛。总之，针刺激活这些结构，一方面通过脑高级部位的神经通路抑制丘脑痛敏神经元的活动，同时也通过PAG、中缝核群—脊髓—背角的下行抑制系统阻滞背角的痛觉传入。

脑内有一些结构对抗针刺镇痛作用，如缰核—蓝斑系统。这是痛觉调制的一个重要方面。

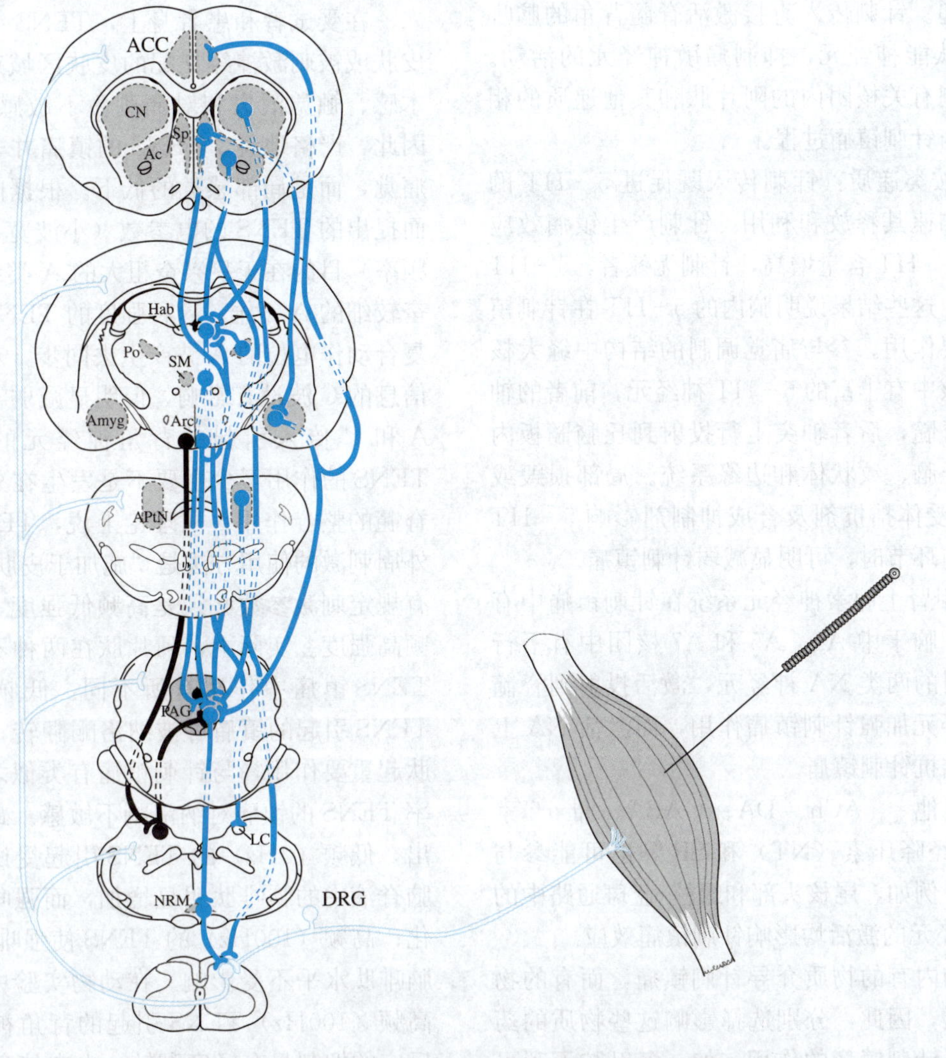

图 36-11 介导针刺镇痛的可能的神经结构和通路

许多脑区和核团参与针刺信号的调制，黑色和蓝色分别表示损毁这些结构减弱和增强针刺镇痛效应。前扣带皮质（ACC）、缰核（Hab）、隔区（Sp）、尾核（CN）、伏隔核（Ac）、杏仁核（Amyg）、视前区（Po）、丘脑中央下核（Sm）、弓状核（Arc）、顶盖前区前核（APtN）、中脑导水管周围灰质（PAG）、蓝斑（LC）、中缝大核（NRM）。黑线：抑制性信号；蓝线：兴奋性信号。

（二）针刺镇痛是由脑内许多神经递质/调质联合完成的

1. 阿片肽　内源性阿片肽的三个家族中的内啡肽、脑啡肽和强啡肽均参与介导动物和人的针刺镇痛效应。针刺可引起下丘脑、尾核、中脑导水管周围灰质和脊髓等部位阿片肽的释放。不同的阿片肽在低频（2Hz）和高频（100Hz）电针镇痛中作用不同，低频电针激活脑和脊髓中的脑啡肽能系统和脑内的内啡肽能系统，介导镇痛效应，损毁下丘脑弓状核减弱低频电针镇痛；高频电针镇痛由脊髓强啡肽能系统介导，损毁脑桥的臂旁核减弱高频电针镇痛。用阿片肽特异拮抗剂阻断阿片受体，或用阿片肽抗血清防止阿片肽与阿片受体结合，均可减弱针刺镇痛效应。用肽酶抑制剂防止阿片肽的降解可加强针刺镇痛效应；而给予蛋白合成抑制剂以减少阿片肽合成时针刺镇痛效应随之减弱；此外，内源性抗阿片物质（如 CCK）释放增多时可减弱针刺镇痛。

这些结果从不同的角度都说明阿片肽在介导针刺镇痛中起重要作用。阿片肽可能通过几种途径发挥作用：针刺传入激活下丘脑弓状核的β内啡肽系统，通过 PAG 下行冲动抑制脊髓背角痛觉信息传递。针刺传入直接激活脊髓背角的脑啡肽和强啡肽能神经元，抑制痛敏神经元的活动。与痛觉调制有关核团内的阿片肽和其他递质的相互作用参与针刺镇痛过程。

2. 单胺类递质：针刺传入既促进 5-HT 的合成，也加速其释放和利用。针刺产生镇痛效应时，脑内 5-HT 含量增高，针刺无效者，5-HT 水平不变。这些结果说明脑内的 5-HT 在针刺镇痛中起重要作用。参与痛觉调制的结构中缝大核和中缝背核中有丰富的 5-HT 神经元，前者的轴突下行到脊髓，后者轴突上行投射到丘脑髓板内核群、下丘脑、纹状体和边缘系统。局部损毁或用 5-HT 受体拮抗剂及合成抑制剂影响 5-HT 通路的任何环节时，可明显减弱针刺镇痛。

3. 去甲肾上腺素神经元系统在针刺镇痛中有双向作用。脑干中 A1、A5 和 A7 核团中有下行和上行投射的两类 NA 神经元，激活投射到脊髓的 NA 神经元加强针刺镇痛作用，而激活 NA 上行神经元拮抗针刺镇痛。

4. 其他　ACh、DA、GABA、催产素（OT）、神经降压素（NT）和 SP 等也可能参与针刺效应。例如，尾核头部和缰核-蓝斑通路中的 ACh 能神经元的激活均影响针刺镇痛效应。

基于脑内有的物质介导针刺镇痛，而有的物质作用相反，因此，分别选择影响这些物质的药物，可加强针刺镇痛的作用。如：多巴胺不利可针刺镇痛，若将 DA 受体拮抗剂氟哌啶与针刺同时使用，可大大增强针刺镇痛。

针刺镇痛的分子机制的研究已经起步，分子生物学的技术，如反义 RNA 探针、基因敲除和含递质 cDNA 的脂质体注射等基因干预技术，已用于针刺镇痛的研究，针刺对 c-fos 和 c-jun 以及阿片肽 mRNA 表达的影响，已取得可喜的结果。

针刺镇痛过程包括多种神经递质系统的复杂活动，虽然现在已勾画出一个大体轮廓，但由于同一神经结构中往往含有多种递质和调质，有些参与痛觉传递和调制的同一神经元中又有不同递质或调质共存，以及同一递质的不同受体亚型不断被发现，因此，要最终阐明针刺镇痛的递质机制，还有不少工作要进行。

（三）跨皮电刺激神经（TENS）

在受试者和患者身上，TENS 引起刺激部位皮肤或被刺激神经支配的皮肤区域产生触电样麻木感、触觉消失和对痛刺激不敏感或疼痛减弱。因此，严格地说，TENS 的镇痛并非选择性抑制痛觉，而是局部感觉的低下。根据闸门控制学说而提出的 TENS 的电参数（小波宽、低强度、高频率）目的在于只兴奋粗大的 A 类纤维，而不兴奋较细的 A 纤维。这种强度的 TENS 使外周神经复合动作电位的 A 波产生去同步，对传导伤害性信息的 C 波没有影响，但明显减弱甚至完全抑制 A 和 C 传入引起的背角神经元的反应。说明 TENS 的作用至少主要不是发生在外周，而是有脊髓的整合作用。从理论上说，TENS 只是界定外周刺激的使用方法是“施加于皮肤表面”，而没有规定刺激参数必须是高频低强度，而不能用低频高强度。实际上，阿片肽在两种不同刺激参数 TENS 镇痛中作用有所不同：低频率高强度的 TENS 引起的镇痛可被纳洛酮翻转，内源性阿片肽起重要作用，与针刺镇痛有类似之处；而高频率 TENS 的镇痛对纳洛酮不敏感。最近有报道指出，低频（2Hz）的 TENS 引起受试者脊髓腰段脑脊液中的脑啡肽明显增加，而强啡肽无明显变化；高频（100Hz）的 TENS 使强啡肽有所增加，脑啡肽水平不受影响。在动物实验中，纳洛酮对高频（100Hz）TENS 引起的背角神经元伤害性反应的抑制只有轻度翻转，也支持高频 TENS 镇痛由强啡肽介导的结果。由此可见，通过皮肤表面电极（TENS），抑或通过不锈钢针刺入皮肤（电针）来施加电刺激，并无本质区别。实质问题在于应用何种参数来兴奋不同种类神经纤维，产生不同编码，才是引发不同镇痛机制的关键。

四、中枢刺激镇痛和应激镇痛

（一）背柱刺激

鉴于脊髓背柱主要是背根传入的上行粗纤维组成，刺激背柱在性质上类似 TENS，前者是刺激背根节神经元的中枢段，后者是刺激背根节神经元的外周段。电刺激背柱诱发的冲动在脊髓呈双向传导：上行至背柱核，逆行传回背角。背柱刺激使大多数患者躯体下半部产生蚁走样触电感，在同一区域内痛觉减轻。刺激动物背柱可抑制背角神经元的伤害性反应。抑制作用可部分被 $GABA_A$ 受体拮抗剂荷包牡丹碱减弱，提示GABA能神经元参与背柱刺激的抑制过程。

（二）脑刺激

用立体定位仪将刺激电极插入脑内的一些结构，通以脉冲电流，可以产生明显的镇痛作用，被统称为“脑刺激镇痛”（stimulation produced analgesia，SPA）。SPA可成功地缓解人的慢性痛，但SPA的研究结果大多是由动物实验获得的。与SPA有关的结构包括：中缝大核、外侧网状核、中脑导水管周围灰质、蓝斑、中脑腹侧被盖、第三脑室周围灰质、中央中核、外侧下丘脑、尾核头部、中隔、杏仁核和额叶皮质等。脑刺激镇痛是有高度特异性的，表现在：①镇痛有严格的区域性，镇痛只发生在身体的某些部分，而身体的其他部分对痛刺激的反应是正常的。②在刺激期间，动物的运动、进食和探究反射均无明显变化。③脑刺激只引起对伤害性刺激强度的感受变化，使痛阈升高。④脑内的奖赏区（reward area）和镇痛区域有重叠，但刺激奖赏区并不经常伴有镇痛，损毁和药物阻断SPA区并不影响奖赏反应。⑤脑刺激可减弱或消除病人的痛觉，而对其他感觉，如：触、压和温度无明显影响。大量的研究表明，SPA的神经回路主要是由中脑导水管周围灰质到中缝核群，并经脊髓背外侧索终止在脊髓背角。内源性下行痛觉调制系统中的阿片肽和单胺类递质在SPA中起重要作用。

（三）应激镇痛

战场上的士兵和赛场上的运动员受伤时常不感到疼痛，应激能缓解疼痛是这种生理效应的重要原因之一。大量实验证明，应激刺激可使动物产生镇痛。各种应激环境，无论是身体的或精神的应激刺激（身体束缚、电击足部、冷水游泳、离心旋转、肢体骨折、食物剥夺、搏斗和性行为等）均产生镇痛效应。如用不可逃避的电击刺激动物脚爪时，动物对其他痛刺激的反应敏感性明显降低。这种应激镇痛的持续时间，依刺激类型、程度和测定痛阈的方法而异，可从几分钟到几小时。应激镇痛对动物适应环境有重要机能意义，在紧急的应激状态下，由于痛系统的抑制，其他系统可更快地使动物对威胁和危险产生反应，而有利于生存。应激是非常复杂的生理过程，应激镇痛的机制尚不完全清楚，多种递质或调质（如阿片肽、DA、AVP、5－HT、ACh、NA和GABA）参与介导不同应激刺激引起的镇痛效应。纳洛酮是否拮抗应激镇痛，以及吗啡耐受的动物的应激镇痛是否减弱，常被用来作为分析阿片肽在应激镇痛中的作用。一般认为，在动物实验中，长时程的应激刺激（间隔电击足爪或冷水游泳30分钟）引起的镇痛是由阿片肽介导，而短时程的应激刺激（电击足爪或冷水游泳3分钟）引起的镇痛并非由阿片肽介导。去大脑对应激镇痛无明显影响，双侧损毁脊髓背外侧束可明显减弱应激镇痛。由脊髓背外侧束传导的脑干延髓区起源的下行抑制系统，主要参与阿片肽介导的应激镇痛，对非阿片物质介导的应激镇痛也有一定的作用。最近的研究证明，敲除大麻受体CB1明显减弱应激镇痛，但不影响外源性阿片药物的镇痛效应。电击足爪的应激刺激引起PAG中内源性大麻受体配体anandamine和2－AG的水平增加，PAG中微量注射CB1受体拮抗剂抑制电击足爪诱导的镇痛，而CB2受体或阿片受体拮抗剂无效。提示内源性大麻系统在非阿片肽介导的应激镇痛中起重要作用。

※　※　※

痛觉是由伤害性刺激所引起的一种不愉快的感觉。生理痛作为机体受到伤害的一种警告，是不可缺少的保护机制。病理痛是对机体已成为一种的折磨，是临床的一大难题。外周初级感觉神经元作为痛觉感受器可感受伤害性刺激，其分子机制在于神经元上存在感受不同刺激的受体和离子通道。损伤激活了外周伤害性感受器，伤害性信息经外周传入神经的 A_δ 和C纤维传至脊髓背角Ⅰ、Ⅱ和Ⅴ层，释放化学物质（如谷氨酸和P物质），引起背角Ⅰ、Ⅳ～Ⅶ和Ⅹ层的投射神经元兴奋，它们的轴突组成STT、SRT、SCT和PSDC束，将伤害性冲动传递到脑干网状结构、丘脑的VPL、VPM、PO、CL和pf等核团，最终到达大脑皮质SI、SII和ACC等边缘皮质，产生痛觉及相关不愉快感觉。

脊髓水平神经网络和大脑下行通路可以对痛觉信息进行精细的调制，它对于痛觉系统的正常工作是必不可少的。以脑干中线结构为中心（如

PAG、蓝斑核、中缝核群等）的许多脑结构，组成调制脊髓痛觉信息传递的下行抑制系统，阿片肽、5-HT 和 NA 等多种化学物质在下行抑制调制系统中起重要作用。由于痛觉通路受到多层次的调节，痛觉具有可塑性。这种痛觉可塑性的分子机制表现在外周和中枢（包括脊髓和皮质）突触反应的长时程改变。

针刺穴位、跨皮刺激神经和刺激脑内某些结构均可产生镇痛作用，已成为临床治疗疼痛的重要手段。针刺镇痛、脑刺激镇痛和阿片镇痛三者激活的神经结构有很大相似性，但针刺镇痛的神经回路和递质机制更为复杂。脊髓节段性机制在跨皮刺激神经产生镇痛中可能起主要作用。

近年来，疼痛刺激引起原癌基因（*c-fos*、*c-jun* 等）在与痛觉传递和调制有关的中枢结构中表达和胞内信号通路的研究，是痛觉研究的一个重要进展。三种阿片受体亚型的克隆以及基因干扰技术在痛觉研究中的应用，有助于痛觉分子机制研究。

尽管在许多动物模型中的伤害性感受不能称之为痛觉，对于这些动物模型的研究为痛觉的分子机制提供非常有益的理论支持。痛觉是一种复杂的体验，它的机制不仅仅在于外周的 DRG 和中枢的脊髓背角，大脑皮质在痛觉和相关不愉快的感觉的产生中具有重要作用。痛觉相关的可塑性有着复杂的分子机制，它与记忆相关的海马 LTP 的分子机制并不完全一致。因此，需要利用多种方法的整合来研究痛觉的分子机制。

参考文献

综述

1. Braz JM, Nassar MA, Wood JN, et al. Report parallel "Pain" pathways arise from subpopulations of primary afferent nociceptor. Neuron, 2005, 47: 787-793
2. Craig AD. Pain mechanisms: labeled lines versus convergence in central processing. Annu Rev Neurosci, 2003, 26: 1-30
3. Fields HL. Pain. New York: McGraw-Hill, 1987
4. Han JS. Acupuncture: frequency dependent release of neurpeptides in CNS. Trends in Neuroscience, 2003, 26: 17-22
5. Millan MJ. Descending control of pain. Prog Neurobiol, 2002, 66: 355-474
6. Price DD. Psychological and neural mechanisms of the affective dimension of pain. Science, 2000, 288: 1769-1772
7. Scholz J, Woolf CJ. Can we conquer pain? Nat Neurosci, 2002, 5: 1062-1067
8. Watkins LR, Maier SF. Glia: a novel drug discovery target for clinal pain. Nature Reviews, 2003, 2: 973-985
9. Willis WD, Coggeshall RE. Sensory mechanisms of the spinal cord. 2nd ed. New York: Plenum Press, 1991
10. Zhuo M. Silent glutamatergic synapses and long-term facilitation in spinal dorsal horn neurons. Prog Brain Res, 2000, 129: 101-113

原始文献

1. Almeida A, Cobos A, Tavares, et al. Brain afferents to the medullary dorsal reticular nucleus: a retrograde and anterograde tracing study in the rat. Eur J Neurosci, 2002, 16: 81-95
2. Caterina MJ, Schumacher MA, Tominaga M, et al. The capsaicin receptor: a heat-activated ion channel in the pain pathway. Nature, 1997, 389: 816-824
3. De Biasi S, Rustioni A. Glutamate and substance P coexist in primary afferent terminals in the superficial laminae of spinal cord. Proc Natl Acad Sci USA, 1988, 85: 7820-7824
4. Duggan AW, Hendry IA, Morton CR, et al. Cutaneous stimuli releasing immunoreactive substance P in the dorsal horn of the cat. Brain Res, 1987, 451: 261-273
5. Gao YJ, Ren WH, Zhang YQ, et al. Contributions of the anterior cingulate cortex and amygdala to pain- and fear-conditioned place avoidance in rats. Pain, 2004, 110: 343-353
6. Johansen JP, Fields HL, Manning BH. The affective component of pain in rodents: direct evidence for a contribution of the anterior cingulate cortex. Proc Natl Acad Sci USA, 2001, 98: 8077-8082.
7. Liauw J, Wu LJ, Zhuo M. Calcium-stimulated adenylyl cyclases required for long-term potentiation in the anterior cingulate cortex. J Neurophysiol, 2005, 94: 878-88
8. Lu GW, Willis WD. Branching and collateral projection of spinal dorsal horn neurons. Brain Res Rev, 1999, 29: 50-82
9. McLachlan EM, Jang W, Devor M, et al. Peripheral nerve injury triggers noradrenergic sprouting within dorsal root ganglion. Nature, 1993, 363: 543-546

10. Mantyh P. et al. Inhibition of hyperalgesia by ablation of lamina I spinal neurons expressing the substance P receptor. Science，1997，278
11. Parada CA，Reichling DB，Levine JD. Chronic hyperalgesic priming in the rat involves a novel interaction between cAMP and PKCε second messenger pathways. Pain，2005，113：185-190
12. Song P，Zhao ZQ. The involvement of glia cells in the development of morphine tolerance. Neurosci Res，2001，39：281-286
13. Wei F，Wang GD，Kerchner GA，et al. Genetic enhancement of persistent pain by forebrain NR2B overexpression. Nat Neurosci，2001，4：164-169
14. Waxman S G. The molecular pathophysiology of pain：abnormal expression of sodium channel genes and its contributions to hyperexcitability of primary sensory neurons. Pain，Suppl 1999，6：S133-S140
15. Woolf CJ. Partial peripheral nerve injury promotes a selective loss of GABAergic inhibition in the superficial dorsal horn of the spinal cord. J Neurosci，2002，22：6724-6731
16. Zhang L，Zhang YQ，Zhao ZQ. Anterior cingulate cortex contributes to the descending facilitatory modulation of pain via dorsal reticular nucleus. Eur J Neuroscie，2005，22：141-1148
17. Zhuang ZY，Gernera P，Woolf CJ，et al. ERK is sequentially activated in neurons，microglia，and astrocytes by spinal nerve ligation and contributes to mechanical allodynia in this neuropathic pain model. Pain，2005，114：149-159
18. Zhuo M，Gebhart GF. Biphasic modulation of spinal nociceptive transmission from the medullary raphe nuclei in the rat. J Neurophysiol，1997，78：746-758
19. 张香桐. 针刺镇痛过程中丘脑的整合作用. 中国科学，1973，1：28-52
20. 邹冈，张昌绍. 脑内微量注射吗啡的镇痛作用. 生理学报，1962，25：119-128

第三十七章　触压觉与温度觉

于英心　万　有

第一节　触压觉 …… 666
一、皮肤触压觉机械感受器的分型及功能 …… 666
二、触压觉敏感性的指标：触觉阈和两点阈 …… 668
三、触压觉感受器换能的机制 …… 669
四、触压觉信息传递的途径 …… 671
五、丘脑与触压觉 …… 672
六、躯体感觉皮质与触压觉 …… 672
第二节　温度觉 …… 676
一、皮肤温度感受器 …… 676
二、皮肤温度感觉的传导通路和感觉中枢 …… 679

第一节　触　压　觉

躯体感觉可分为三大类，即机械刺激引起的感觉、温度刺激引起的温度觉和伤害性刺激引起的痛觉。在机械刺激引起的感觉中，又按刺激作用于身体表面或肌肉与关节分为触压觉和位置觉。触压觉习惯上是触、压和振动觉的总称，有时也简称为触觉。

通过触压觉可以感知物体的大小、形状和质地。由于人手在触压觉中的重要作用，因而外周机制的研究主要集中在手的皮肤区域。近年来，有关触压觉在中枢的传递、感受器的分子机制，以及躯体感觉皮质的结构和神经元活动特点的深入研究，为阐明触压觉的产生机制提供了一定的基础。

一、皮肤触压觉机械感受器的分型及功能

（一）无毛皮肤区

共分为四种类型（图 37-1）。

1. 环层小体（pacinian corpuscle）　属快适应感受器，感受野大。主要对触动、吹动，尤其是振动皮肤的刺激进行编码。环层小体是一个直径约 1 mm 的洋葱样多层囊样的结构，位于真皮深处，插入囊内的 A_β 纤维是真正的感受器结构。当机械刺激引起囊的外层变形时，将信息传到其中的神经末梢，使之也变形，并产生去极化的发生器电位，进而引起神经纤维产生动作电位。

如果一个刺激缓慢作用于或离开环层小体，小体的内层将发生适应变化，其中的神经末梢也不再继续变形，因而无论多么强的刺激，也只是在刺激开始时产生少数动作电位。如果刺激是波动性的，每一波动将引起环层小体快速变形并传递到小体中心，使神经末梢出现与刺激频率一致的动作电位。波动性刺激的频率在 50～500 Hz 范围均有效，最佳频率为 250 Hz。

从上面两种刺激的结果可以看出，环层小体主要是编码波动性刺激的频率，而不是强度。但刺激强度不同时，每一次波动变形产生的动作电位数量可以不同。此外，兴奋的环层小体数目不同，也可体现出不同的编码。

2. 触觉小体（Meissner's corpuscle）　属快适应感受器，感受野小。主要对刺激强度的变化速度（刺激强度的变化率）进行编码。触觉小体位于皮肤的表皮下，也是一种小囊，伸入其中的 A_β 纤维末梢是真正的感受器结构，当触觉小体上方皮肤的小区域变形时，就可受到刺激，故其感受野小而且边界清楚。由于刺激持续作用时，动作电位的频率明显变慢，故属于快适应感受器。

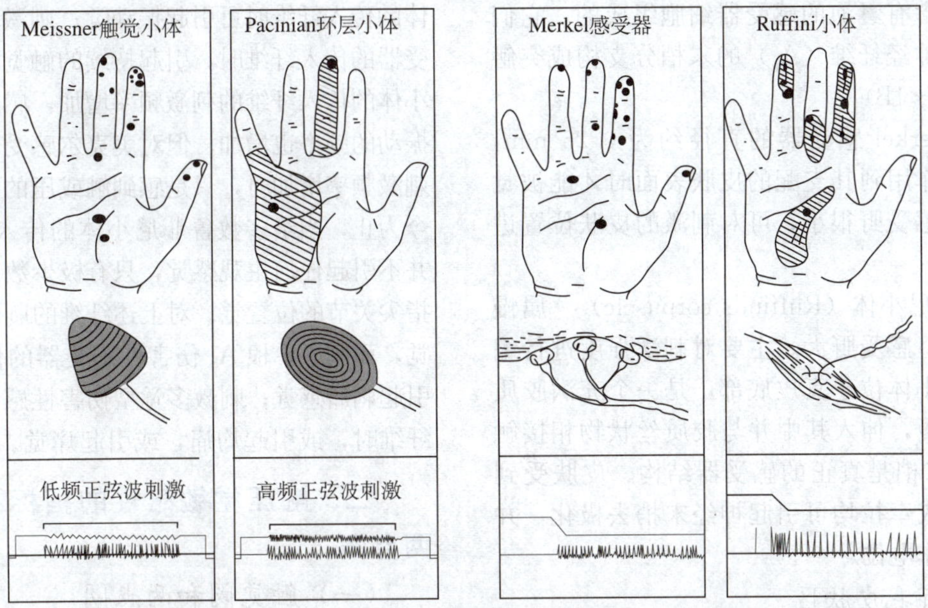

图 37-1　无毛皮肤区几种触压觉机械感受器的形态、放电类型及感受野特点

快适应机械感受器：触觉小体和环层小体；慢机械感受器：Merkel 感受器和 Ruffini 小体。中间一行是感受器的形态，下面一行是对波动性刺激的反应（A）和对皮肤压陷刺激的反应（B），上面一行是分布在手无毛区的感受野特点。

当两个最终强度相同但强度增加速度不同的刺激作用于这一感受器时，速度增加快的引起的动作电位频率高，增加慢的引起的动作电位频率低（图 37-2）。因而，这一感受器是对刺激强度的变化速度进行编码的。

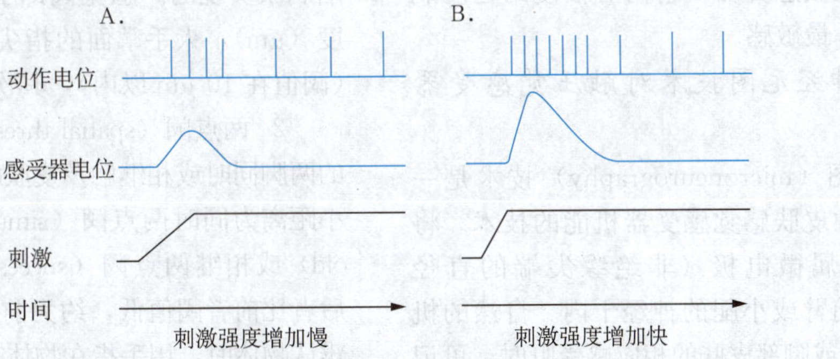

图 37-2　触觉小体对刺激强度变化速度的编码

A. 当刺激强度增加较慢时，发生器电位幅度低，刺激开始时动作电位频率低。B. 当刺激强度增加很快时，发生器电位幅度高，刺激开始时动作电位频率高。

当手被物体戳到时，或用手指抚摸粗糙物体时，皮肤发生变形很快，这时感受器可很好地发挥作用，这种感受皮肤变形速度的意义尤其是在识别盲文时可充分显现出来。Meissner 小体也可感受波动性刺激（最佳范围为 30～40 Hz），引起颤动感觉。

3. 美克尔感受器（Merkel's disk）　也称 Merkel 球，属慢适应感受器。主要对刺激的部位进行编码。Merkel 感受器位于表皮内，是皮肤中唯一的、不以神经末梢为感受器的机械感受器。

它是由一群含有囊泡的感受器细胞组成的，它们与一根感觉神经纤维（A_β）的末梢分支构成突触联系（图 37-1B）。

一个 Merkel 感受器的直径约为 0.25 mm，只有当刺激作用到其支配的皮肤表面时才能被觉察到，因而感受野很小，可对刺激的皮肤位置进行编码。

4. 鲁菲尼小体（Ruffini's corpuscle） 属慢适应感受器，感受野大。主要对刺激强度进行编码。鲁菲尼小体位于真皮底部，是一个充满胶质丝状物的小囊，伸入其中并与胶质丝状物相接触的 A_β 纤维末梢是真正的感受器结构。皮肤受到的任何变形或牵拉均可引起神经末梢去极化，并从而产生动作电位。

（二）有毛皮肤区

也有四种触压觉感受器。一种为毛囊感受器（hair follicle receptor），与无毛皮肤区的触觉小体的特点相似，另一种也是美克尔感受器，但其结构与无毛区稍有不同，其余两种（环层小体和鲁菲尼小体）与无毛区的相同。

过去认为皮肤触压觉感受器的传入纤维均为有髓鞘的 A_β 纤维，现发现有一种毛囊感受器（down hair receptor）的传入纤维是 A_δ 纤维；最近又观察到人也有与动物（例如猫）相同的无髓 C 纤维支配的机械感受器，它们对很慢的运动刺激（例如抚摩）最敏感。

（三）微神经元图技术对触压觉感受器的研究

微神经元图（microneurography）技术是一种检查人的各种皮肤感觉感受器机能的技术。将一个很细的金属微电极（非绝缘尖端的直径 $<1\ \mu m$）插入前臂或小腿的神经干内。自然的机械刺激作用于手或脚部皮肤的相应感受野时，可记录到单纤维放电，观察引起该传入纤维的放电的皮肤刺激性质及刺激区域的位置及大小，即可画出感受野图（图 37-1 中的感受野即用此法得出的）。

如果将插入神经干的金属微电极作为刺激电极，当给以电流刺激时，可引起电极尖端处的传入纤维兴奋，此时，要求受试者述说他（或她）主观感觉到的感觉性质和部位，可研究传入纤维的功能特点。例如刺激的是触觉小体的传入纤维时，受试者感到较小感受野的颤动感觉；刺激的是环层小体的传入纤维时可引起振动觉；刺激的是美克尔感受器的传入纤维时，引起持续的触觉。如果对触觉小体的传入纤维的刺激频率增加，感觉到的颤动或振动的频率也增加；但对美克尔感受器的传入纤维刺激频率增加时，只是感到触或压的强度增加。迄今为止，当给多数鲁菲尼小体的传入纤维刺激时，并不引起任何主观感觉，只有极少数可引起触觉或指尖关节的位置觉。对上述纤维的刺激从不引起痛觉，而刺激单根 A_δ 伤害性感受器的传入纤维时则引起刺痛感觉；刺激多觉型伤害性感受器的传入 C 纤维时，或引起灼痛，或引起痒觉。

二、触压觉敏感性的指标：触觉阈和两点阈

（一）触觉阈和两点阈

关于触压觉的敏感性，在实验心理学、感觉生理学和临床医学中均用触觉阈及两点阈表示。

1. 触觉阈（tactile sensation threshold） 当用纤细的尼龙毛（von Frey hair）触及皮肤时，1～5 mN（毫牛顿）的轻压刺激只在皮肤的某些点才能引起触压感觉，这些点称为触点（touch point），它们在指尖和口唇分布较密集，而在上肢、大腿和后背分布较稀少。现代研究触觉阈是用电子机械刺激器控制的刺激杆，对皮肤进行压陷刺激实现的。触觉阈即引起触觉的最小压陷深度（μm）。人手掌面的指尖是触觉最敏感的部位（阈值在 10 μm 以内），其次为手指的其余部分。

2. 两点阈（spatial threshold） 将钝头两脚规的两脚同时或相继触及皮肤时，能分辨出两点的最小距离为同时两点阈（simultaneous spatial threshold）或相继两点阈（successive spatial threshold）。后者比前者阈值低，约为前者的 1/4，因而以触觉辨认物体时，用手指在物体表面抚摩比仅仅放在物体上不动更能识别。体表不同部位的两点阈差别很大，例如指尖和口唇特别低（2～5 mm），而背部、肩部和大腿较高，可达10～20 倍以上。

（二）触觉敏感性的外周机制主要决定于两种感受野小的感受器的分布密度

触觉小体和美克尔感受器单位的感受野小，触觉阈低，决定了它们具有较高的分辨物体空间特性的能力。在手的无毛区指尖处皮肤中，它们

的分布密度最高，约 100 个/cm^2，而手掌处则明显减少，只是指尖的 1/4～1/3。触觉小体和美克尔感受器的分布密度在手的越远端越高，与触觉敏感度的变化一致；而环层小体和鲁菲尼小体的分布与触觉敏感度的变化无关。说明触觉小体和美克尔感受器的分布密度与触觉敏感性有重要的关系。

（三）侧抑制是降低两点阈的中枢机制

侧抑制是感觉通路中普遍存在的现象，是由某一感受野的传入神经轴突侧支，通过抑制性中间神经元实现的、对最接近的感受野传入的抑制。在两点阈的判断中，刺激的两个神经元的感受野之间，必须存在一个中间感受野，才能辨别出刺激是两点，像图 37－3A 则是分辨不出的。而如果有侧抑制（图 37－3B），由于出现了支配中间感受野的神经元的上一级神经元抑制，从而使中枢感到是两点而不是一点受到了刺激。

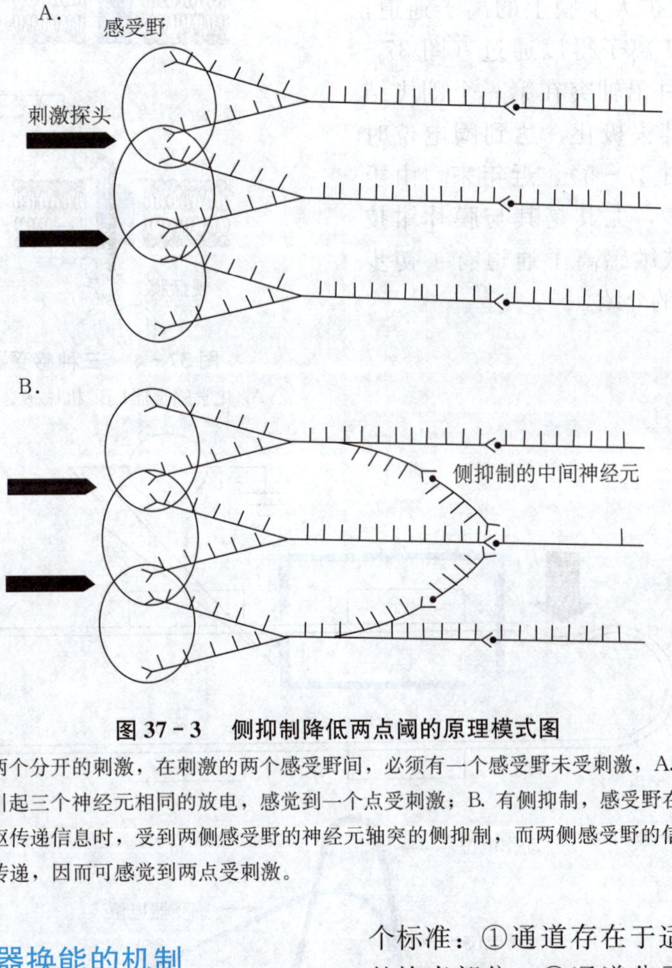

图 37－3　侧抑制降低两点阈的原理模式图

要感受到两个分开的刺激，在刺激的两个感受野间，必须有一个感受野未受刺激，A. 没有侧抑制，刺激引起三个神经元相同的放电，感觉到一个点受刺激；B. 有侧抑制，感受野在中间的神经元向中枢传递信息时，受到两侧感受野的神经元轴突的侧抑制，而两侧感受野的信息仍然可以不变地传递，因而可感觉到两点受刺激。

三、触压觉感受器换能的机制

人们对动物视觉和化学感觉的分子换能机制已有十分透彻的认识，但关于皮肤触压觉及其他机械换能的分子机制仍然很不清楚。从感受器的结构特点和反应速度来看，不像是通过膜蛋白第二信使通路实现的，而可能是由物理因素对感觉通道或通道复合体中介直接实现的。简单地说，即机械感受分子本身应该是离子通道，其开或关直接受机械力控制。因此有人提出，作为机械感觉的换能分子必须满足下列几个标准：①通道存在于适当的细胞并在该细胞的恰当部位；②通道分子是机械刺激引起感觉细胞电活动（而不是后续的活动）所必需的；③机械力必需能够门控表达在异源细胞或脂质双层上的那些通道；④门控过程具有其自然环境中观察到的机械门控电流的主要特点。符合后两点尤其困难。现在只有 Mscl 通道（表达在一种细菌——*Escherichia coli* 周边膜上感受渗透压的换能通道）的报道是完全符合上述标准的。至今在动物中尚未发现符合上述全部标准的任何候选机械感受分子。

触压觉感受器绝大部分都是游离神经末梢，起换能作用的离子通道只能存在于纤细的末梢膜上，用电压钳方法研究由于技术的限制不太可能，另一方面，几乎还没有阻断机械换能通道的毒素等工具药，因而不能用毒素将其提取出来进行生物化学分析。这些因素在过去大大限制了对触觉感受器的认识。人们通过对少数换能离子通道的初步研究，对其分子机制提出了一些粗浅的认识（图 37-4A、C），认为机械力使神经末梢变形，牵张扩大了膜上的离子通道，使原来不能通过的 Na^+ 离子得以通过（图 37-4B），引起内向电流，并沿轴突在第一个朗飞结处形成外向电流，使其去极化，达到阈电位时触发产生动作电位（图 37-5）。近年来，由于分子生物学技术的进步，尤其是其与膜片钳技术的结合，人们对机械敏感离子通道有了初步认识，这里做一些简要的介绍。

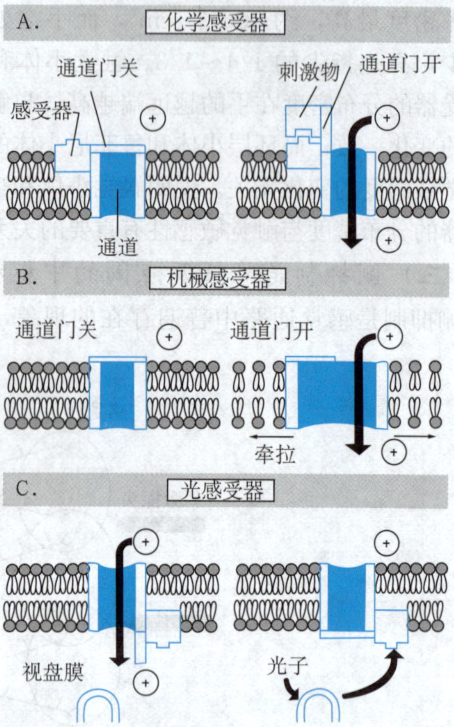

图 37-4　三种感受器的换能机制模式图

A. 化学感觉器；B. 机械感受器；C. 脊椎动物光感受器

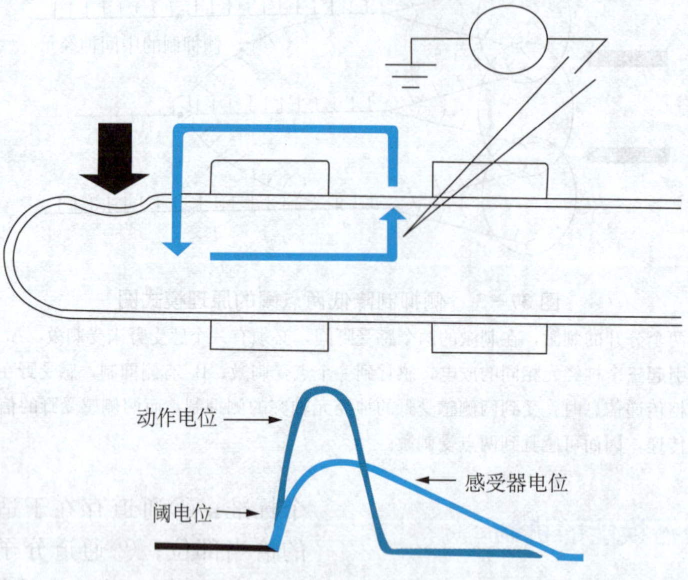

图 37-5　神经末梢机械感受器的换能作用

A. 粗箭头表示机械刺激，引起神经末梢变形；微电极插入朗飞结记录电活动。B. 微电极记录的感受器电位及动作电位。

机械敏感离子通道——机械传导分子

机械门控或机械敏感（mechanically gated or mechanosensitive，MS）离子通道作为一种机械—电分子开关，将细菌细胞肿胀或哺乳动物听、触等生理过程中作用到细胞膜上的机械力转化为电或生化信号。机械敏感通道只对沿着细胞膜平面的机械力（膜张力）起反应，而不对垂直于膜的流体静力起反应。除了机械敏感通道外，其他的电压或配体门控通道如电压依赖的内向整流 K^+ 通道、N 型 Ca^{2+} 通道、NMDA 受体通道和 Ca^{2+} 依赖的 BK 通道也表现出机械敏感性，尽管这种敏感性与生理功能无关。

机械敏感通道门控的两种电流模型为双层模型（bilayer model）和系链模型（tethered model）。双层模型中，脂质双层张力自身就足以直接打开机械敏感通道，比如纯化的 MscL、MscS 和其他的原核机械敏感通道重组到脂质体中依然对机械敏感。在系链模型中，机械敏感通道和细胞骨架或细胞外基质（extracellular matrix）直接相连，需要通道“门”的相对位移。

近年来，在机械感受器的基因研究中，发现 DEG/ENaC（degenerins / epithelial sodium channels）家族的通道蛋白质是皮肤触压觉所必需的，离子通透性 $Na^{+} > K^{+} > Ca^{2+}$，虽然证据还不很充分，但仍然认为这些蛋白质很可能是换能通道的成分。

小鼠的皮肤机械感受器神经末梢及有关结构与人的皮肤机械感受器有许多相似处，包括毛囊末梢、美克尔神经末梢和细胞、触觉小体样囊、环层小体样囊和皮内分支末梢等。小鼠皮肤机械感觉传入纤维中，慢适应（slow adapting，SA）或快适应（rapidl adapting，RA）的大直径快速传导有髓纤维，分别有慢适应和快适应的特点；还有对较小力量作用敏感和对向下弯毛敏感的 D 毛（传导速度较 RA 和 SA 稍慢）纤维，以及敏感性较低和需大力量诱发反应的中等传导速度纤维，这两种纤维的直径均较 SA 和 RA 细，但仍是有髓鞘的。

两个编码 DEG/ENaC 蛋白质的基因 BNC1（brain Na^{+} channel 1，也称为 BNaC1、ASIC2 和 MDEG1）和 DRASIC（dorsal root acid sensing ion channel，也称为 ASIC3）在许多背根神经节神经元中重叠表达。BNC1 表达在绝大多数的皮肤机械感受器末梢上，但不表达在伤害感受性细纤维上；DRASIC 也表达在大多数机械感觉神经末梢上。敲除这两个基因，可选择性地改变少数几种机械感受器的触摸敏感性。BNC1 基因敲除的小鼠，RA 和 SA 纤维的敏感性降低，D 毛和中等传导速度纤维不受影响，神经纤维膜的传导特性没有改变，但是换能受到了影响。DRASIC 基因敲除的小鼠，RA 纤维的敏感性增高，SA 和中等传导速度纤维的敏感性降低。由于 BNC1 和 DRASIC 基因敲除后触压觉没有消失，只是敏感性发生了改变，故虽然 BNC1 和 DRASIC 表达在皮肤触觉感受神经末梢上，是正常触压觉所必需的，但认为它们就是换能通道的证据尚不充分。

四、触压觉信息传递的途径

皮肤触压觉感受器的传入神经纤维在外周神经中的排列不是杂乱无序的，而是按支配的皮肤区域有一定的定位关系。已用微神经元图技术证明，手部相邻皮肤触压觉感受野的传入神经纤维，在正中神经和尺神经中的排列是有规律的，即在神经干中，与中枢传导通路一样，也是有定位分布的。

（一）背柱内侧丘系是触压觉的主要传导途径

在背柱内侧丘系中，触压觉的第一级神经元的中枢端轴突经背根进入脊髓后，其长的上行分支经脊髓背侧的薄束（下肢及 T7 以下躯干）和楔束（上肢和 T6 以上躯干）到达延髓的背柱核（薄束核和楔束核）换元。

背柱核的神经元是背柱内侧丘系的第二级神经元，从机能上看，可将它们分为三类：①与触压觉快适应感受器机能有关，对有毛皮肤的毛囊感受器传入、无毛皮肤的触觉小体的短暂机械刺激或对环层小体的振动刺激发生反应；②与触压觉的慢适应感受器传入有关，即对美克尔感受器细胞或鲁菲尼小体的刺激发生反应；③与皮肤触压觉无关，对肌肉的牵拉刺激发生反应。背柱核的神经元与第一级神经元不同，表现在以下三方面：①背柱核神经元的感受野较大，这是因为多个一级传入神经元的轴突末梢可会聚在一个背柱核神经元上；②有时一个背柱核神经元可对一种以上的触压觉感受器的刺激发生反应，这是因为不同型的感受器传入发生会聚；③背柱核神经元除兴奋性感受野外，常常有抑制性感受野，这与背柱核中的抑制性中间神经元的活动有关。

背柱核神经元的轴突经内侧丘系投射到对侧丘脑，第三级神经元由腹后外侧核（VPL）发出，其轴突投射到大脑皮质躯体感觉区。

头面部的皮肤触压觉传递通路与背柱内侧丘系的性质一致。第一级传入的神经末梢到达三叉神经感觉主核，在这里发出第二级神经元的轴突，经三叉丘系到达对侧丘脑腹后内侧（VPM）核的第三级神经元，然后再传递到躯体感觉皮质。

（二）其他的脊髓触压觉通路

1. 脊颈束 脊颈束起自脊髓背角神经元。主要接受毛囊的感觉输入，但也可被伤害性感受器的传入激活。脊颈束到达外侧颈核（在颈髓上部），再换元投射至对侧丘脑的腹后外侧（VPL）核，换元后投射到躯体感觉皮质。

2. 背柱突触后通路 起源于可以接受多种机械感受器（包括环层小体、皮肤慢适应触压觉感受器和伤害性感受器）传入的脊髓背角神经元，它们的轴突从脊髓背柱到达背柱核，换元后经内侧丘系到对侧丘脑 VPL 核，再换元后到躯体感觉皮质。

背柱内侧丘系和通过脊髓背部的两条通路是传递触压觉的主要通路，损伤脊髓背部将引起触觉鉴别能力、振动觉和本体感觉受损，特别是下列两种感觉受损：一是皮肤书写觉（graphesthesia），指辨认写于皮肤上的字或图画的能力。检查时用手指或笔等在病人皮肤上画简单的图案，如三角形、圆形或正方形，或数字，请病人说出所画的图形或数字。二是实体觉（stereognosis），指用手抚摸以识别物体的能力。检查时将病人熟悉的物体，如笔、钥匙、纽扣、硬币等放入病人手中，任其用单手抚摸，说出物体的名称和特性，例如大小、形状和质地。但触刺激和颤动感觉的定位能力仍然保留，痛觉与温度觉不受影响。

（三）脊髓丘脑束不是触压觉传递的重要途径

脊髓丘脑束对于痛觉和温度觉的传递是非常重要的，虽然也传递触压觉，但不是重要的。脊髓丘脑束可对颤动觉的形成提供足够的信息，但不能为振动觉提供所必需的信息。单靠脊髓丘脑束不能辨别触刺激的方向。与背柱内侧丘系比较时，所产生的鉴别能力是很不准确的。此束损伤时，并不出现皮肤书写觉障碍，但仔细检查时可以发现轻微的触觉缺失。

五、丘脑与触压觉

内侧丘系（包括三叉丘系）与脊髓丘脑束均与丘脑 VPL 核和 VPM 核构成突触联系，在 VPL 核和 VPM 核中的神经元，多数可对一种特殊感受器产生明显反应，虽然感受野一般比第一级神经元的大，但还是较小的，并与对侧身体的感受野间有严格的定位关系，与大脑皮质的躯体感受区的投射也有严格的定位关系。

丘脑 VPL 核和 VPM 核的神经元除了有兴奋性感受野外，常常还有抑制性感受野（其原因可来自脊髓背角、背柱核，也可由丘脑的抑制环路产生）。灵长类 VPL 核和 VPM 核中的抑制性中间神经元属于 GABA 能神经元。

VPL 核和 VPM 核中神经元的兴奋性受睡眠周期和麻醉药物的影响，这一点与低位的躯体感觉神经元不同。

破坏 VPL 核和 VPM 核后，可引起对侧身体和头面部的感觉障碍，主要受损的是背柱内侧丘系和三叉丘系通路传递的触压觉，痛感觉的分辨能力也丧失，但当内侧丘系完整时，痛的情感成分仍存在（可能由内侧脊髓丘脑束和脊髓网状束起作用）。在某些人，丘脑的躯体感觉区域损伤后可出现中枢痛（或称丘脑痛），这种无分辨能力的痛也可见于脑干或皮质损伤。

六、躯体感觉皮质与触压觉

（一）躯体感觉的皮质定位分布

与躯体感觉有关的SⅠ和SⅡ区在种系发生上早晚不同，SⅠ区出现晚。在高等哺乳动物，尤其是灵长类，SⅠ区有重要意义，具有精细的空间鉴别能力。

由身体外周的触压觉感受器、各级中继核及其间的传导通路至皮质，均为严格的点对点关系，而且保持着相邻部位间的互相邻近关系。

躯体感觉皮质与体表的部位相关关系，最早来自动物实验中粗电极的皮质诱发电位研究，即刺激外周某一区域时，皮质上出现最大诱发电位的部位即该外周区域的代表部位，以及临床神经外科，在手术中刺激中央后回的一些点，并同时询问病人产生触压感觉的部位，主要是 Penfield 等人的工作。由此得出了躯体感觉在皮质的定位分布图，即身体对侧的下肢在SⅠ区的最内侧，依次向外为躯干、上肢、面部，最外侧为牙、舌和食管。身体各部分在皮质的代表区的面积与体表面积并不相符，而是与其感觉敏感程度成比例。这是因为感觉敏感区的感受器分布密度高，单位面积中感觉单位数目多，传入纤维多，以至于皮质相应的神经元数目也多，因而占据较大面积的缘故。

用微电极代替粗电极记录，显示出在SⅠ区

中，实际上可分为3a、3b、1和2区共四个各自独立的、而且十分完全的体表代表区（图37-6）。在SⅡ区还有另一个图。SⅠ区的3a、3b、1和2区各有来自丘脑VPL和VPM核不同部分的独自的躯体感觉输入，但互相又有联系。图37-6中表示了3b区和1区的代表部位具有平行的分布，以及所代表的区域的内外相应关系。这可能就是过去粗电极记录出是一个区的原因。

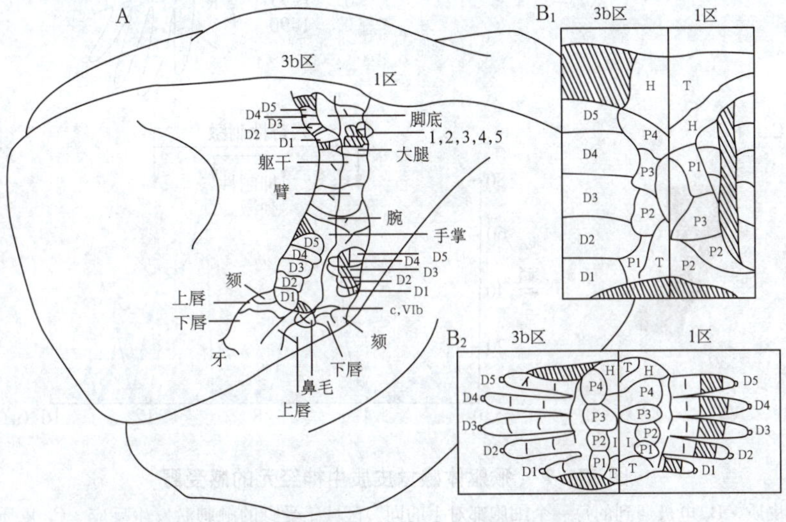

图37-6　皮质SI区中3b和1区的体表代表区

A. 猴脑的背面观，显示3b和1区的体表定位分布，画线区为脚和手的有毛区。手和脚趾以数字表示。B1. A中3b和1区中无毛手掌处的放大。B2. 从大量猴研究中得出的3b和1区手掌定位分布的设想图。P：手掌；T、H：大小鱼际垫；D：指。

（二）皮质神经元的柱状结构

在躯体感觉系统的丘脑及皮质中，单个神经元只对一种性质的感觉刺激发生反应。对触压刺激发生反应的神经元的特异性明显，例如，一些神经元对触毛发生反应，而另一些对恒定的压陷皮肤发生反应。对皮肤中较浅表的感受器（触觉小体和美克尔感受器）发生反应的神经元的感受野相当小，而对皮肤深层感受器（环层小体和鲁菲尼小体）发生反应的神经元的感受野则大得多。对同一种性质的刺激发生反应的神经元是群集在一起的，并与对不同性质刺激发生反应的神经元群分开。这种现象在皮质最为典型。

上述现象不是以皮质细胞构筑的Ⅵ层进行分界的，而是以皮质表面到白质的垂直构筑群集，是柱状结构。这是由Mountcastle和Powell等首先证明的，他们用一个微电极从皮质表面垂直插入，穿过皮质，像图37-7A所示，当记录时，在同一条穿越线上遇到的相邻上、下神经元均有共同的感受野。图37-7B表示了图37-7A微电极记录得出的手部皮肤浅触觉的感受野。而距离该穿越线1mm左右的垂直柱的细胞，感受野的部位变化，或感觉性质有变化（例如对指尖的压觉或指尖关节的位置发生变化）。再远一些的柱的感受野则可能在前臂或肘部，而且兴奋性感受野明显变大（图37-7C），这里还表示了相应皮质神经元的抑制性感受野，及刺激相应感受野皮肤时，皮质神经元的放电反应。因而在皮质柱状结构中，每一个柱内的神经元的特异性一致，表现为：①柱的感受器特异性（receptor-specificity）：应用选择性的适宜刺激兴奋三种不同的皮肤机械感受器（美克尔感受器、触觉小体和环层小体）时，已证明在一个柱内的神经元常常只能由一种感受器引起兴奋。②柱的感受野特异性（receptive field-specificity）：一个柱内的各神经元的外周感受野常常是完全相同的或基本是重叠的。因而位于一个垂直柱内的神经元既是一种感受性质特异的机能单位，又是一个定位单位。

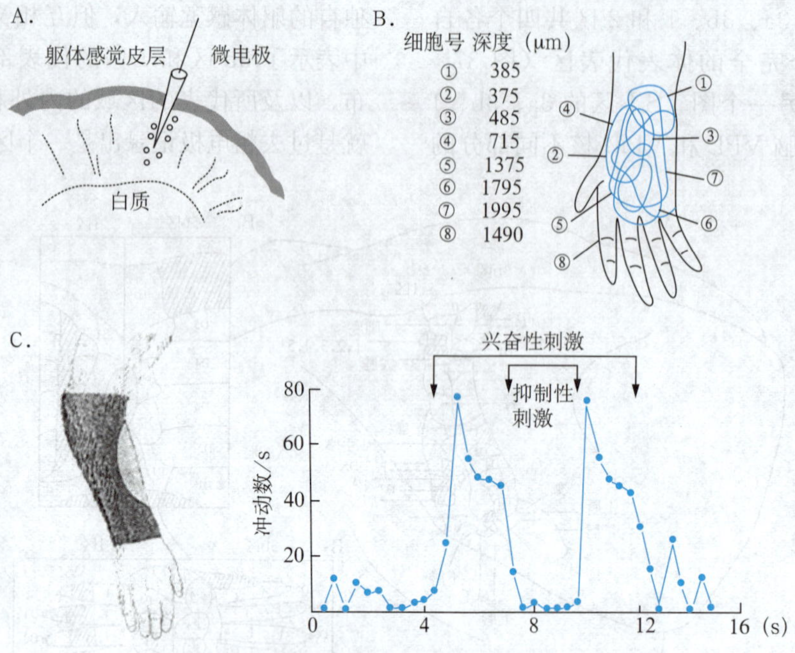

图 37-7　猴躯体感觉皮质中神经元的感受野

A. 电极垂直穿过皮质。B. 电极遇到的每一个细胞都对手的同一区域感受野的触刺激发生反应。C. 皮质另一个区域中的细胞感受野，前臂兴奋性感受野周围是抑制性感受野，刺激抑制性感受野时可引起兴奋性感受野的细胞放电反应抑制。

在 SⅠ区的 3a、3b、1 和 2 区四个独立的区域中，每一个区域主要对一种性质的刺激发生反应。例如 Brodmann 3a 区主要接受肌肉牵张感受器输入，3b 区主要对快和慢适应皮肤机械感受器反应，2 区主要对深压觉输入发生反应，而 1 区主要对快适应皮肤机械感受器传入发生反应。因此在 3b 区中，在每一个手指的部位均分为两个柱，其中一个柱的传入来自快适应感受器，柱宽 800 μm。另一个来自慢适应感受器，柱宽 200 μm（图 37-8）。

（三）皮质信息处理的复杂性

在皮质信息处理的早期阶段，皮质神经元的反应与外周感受器类似。这一点与背柱核和丘脑的神经元相同。例如，皮肤快适应感受器传入与丘脑快适应神经元相联系，再与皮质 3b 区的快适应神经元联系；而皮肤慢适应感受器输入与丘脑慢适应神经元相联系，再与皮质 3b 区慢适应神经元联系。Mountcastle 认为，触压信息由外周传入到皮质是完全忠实于皮肤感受器所接受的刺激特征的。

但是，皮质必须将各感受器接受的触压信息进行整合才能识别物体的大小、形状和运动，这种整合是在皮质处理信息的后期阶段实现的。最近观察到 Brodmann 1 区和 2 区的某些神经元反应是复杂的，例如有些神经元对感受野的点状刺激不发生反应，而对机械刺激在感受野内的运动反应活跃，有的有方向选择性，已观察到有三种不同的动态反应形式：①运动敏感神经元：对各方向的运动均反应；②方向敏感神经元：对某一方向的运动有较好的反应，而对相反方向的运动反应差（图 37-9）；③方位敏感神经元：对不同角度的轴的运动反应不同，但在同一轴上的两个相反方向的运动反应相同。还有些神经元对压在皮肤上的某一方向的边缘反应明显。这类细胞只存在于 1 区和 2 区，特别是在 2 区，至今未在丘脑传入的终止区 3a 和 3b 发现，提示这种复杂的特性不是来自感受器，而是进入皮质的信息经过处理后产生的。其机能尚不清楚，有人认为可能与三维空间的识别能力有关。

从 SI 区的 2 区最后投射到 Brodmann 5 和 7 区，这里的细胞具有更复杂的特性，接受多种不同性质输入的会聚，常常与运动有关。触觉、位置觉与视觉信息在这里整合，可对人的外环境进行综合判断。

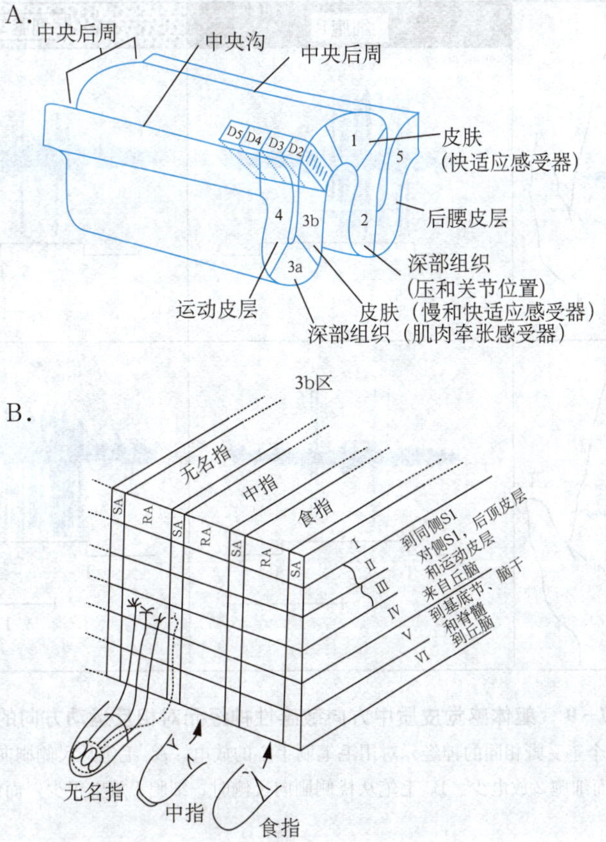

图 37-8　躯体感觉皮质的高度特异性柱状结构

A. 躯体感觉皮质的 Brodman 3a、3b、1 和 2 区，从皮肤的不同感受器接受投射，3b 区接受皮肤表面的慢和快适应感受器输入，1 区接受皮肤表面的快适应感受器输入，3a 区接受肌肉牵张感受器输入，2 区接受深部组织的压陷和关节位置感觉输入。B. 放大的 3b 区，示皮质垂直方向的柱状结构（从表面到白质）。参与形成快适应（RA）和慢适应（SA）触压觉。水平方向的层表示从脑的某些区域接受输入和到其他区域的投射。

（四）皮质对触压觉的离心控制

皮质不仅被动接受信息进行处理，在不同情况下，还对感觉刺激的传入作用进行不同的离心控制，导致注意重要的信息而忽略不重要的信息，以更好地适应环境。起源于大脑皮质 SⅠ区和运动区的下行通路可调节触觉和本体感觉，例如，皮质延髓束到背柱核调节控制背柱内侧丘系通路传递的感觉输入信息。

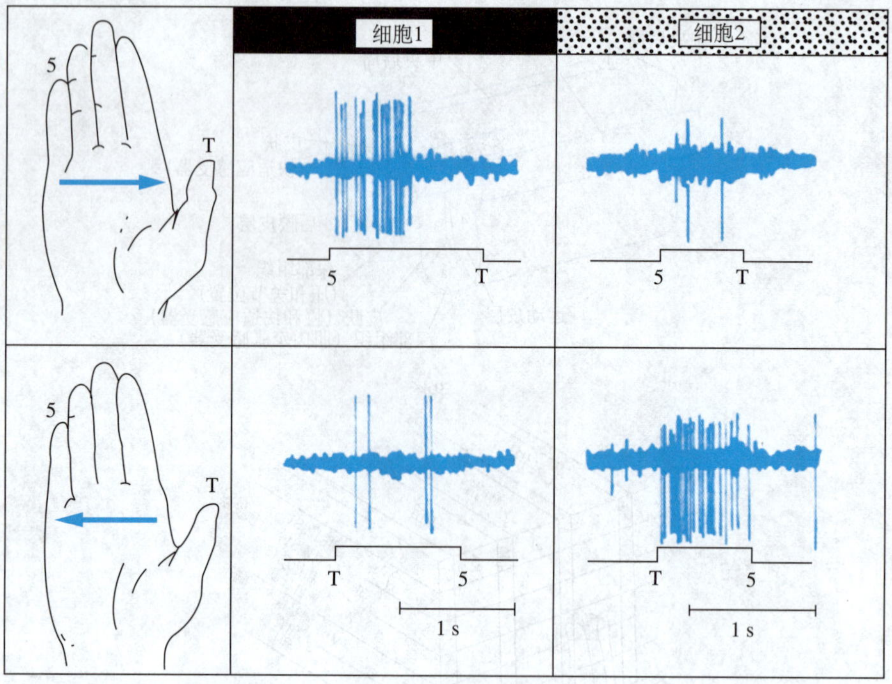

图 37-9 躯体感觉皮质中方向敏感性神经元对相反运动方向的反应

猴皮质手区两个感受野相同的神经元对用毛笔刷手心的放电。A. 毛笔从尺侧刷向桡侧时，细胞1放电很多，而细胞2放电少。B. 毛笔从桡侧刷向尺侧时，细胞1放电很少，而细胞2放电多。

第二节 温 度 觉

对环境温度的感受是从皮肤温度感受器开始的。感受的刺激包括冷（cold）和热（heat），主观意识上却能分辨出冷（cold）、凉（cool）、温（warm）和热（hot）四种类型的温度感觉。这些温度感觉起源于物体表面的温度和身体接触部位的皮肤温度之间的差异。人体能感知从冷到热很宽范围的温度变化，但43℃以上和15℃以下的温度引起的不仅是温度觉，还有痛觉，属于伤害性温度感觉。

一、皮肤温度感受器

感受躯干、四肢和头面部皮肤温度的温度感受器是脊神经节和三叉神经节细胞外周轴突的游离神经末梢，其单根传入纤维的感受野（即该神经纤维所支配的皮肤区域）为点状或扁圆形，直径一般约1 mm或更小。用心理物理方法测试观察，每一个感受野（也称为冷点或热点）要么对热敏感，要么对冷敏感，但不会同时对冷和热都敏感。皮肤温度感受器的密度以面部和耳最高，在全身的皮肤区域中冷点均较热点多。本节不涉及那些不参与皮肤温度感觉的身体其他部位的温度感受器，如下丘脑、脊髓和消化道等内脏温度感受器。

（一）温热感受器和冷感受器的特异性

在意识清醒人的微神经元图（microneurography）研究中证明，对皮肤温度敏感的神经元有特异性。将微电极插入桡神经中，记录到感受温度刺激的单纤维在正常温度（32℃）时有自发放电（与触压觉纤维不同，它们在没有受到刺激时是没有放电的），当其感受野温度迅速升高时放电频率出现短瞬间（时相性）明显升高并达到峰值（升高的幅度依赖于温度对时间的变化率即dT/dt等），然后下降，表现出适应现象；当感受野的温度迅速下降时，则自发放电频率短暂抑制。对作用于该感受野的触、牵拉、振动或针刺刺激，感受纤维均不出现放电反应。

许多研究者在猫、猴等多种动物中记录过温度敏感神经纤维有类似的电活动。图 37-10 中显示的是 Hensel 等在猫的实验中得出的结果：皮肤的温度感受器有两种，温热感受器和冷感受器，它们敏感的温度范围很宽。在中等温度时（如 35℃），温热感受器和冷感受器均处在较低的活动水平，表现为其传入纤维上只有较低频率的放电。当皮肤温度变暖时，冷感受器活动减弱甚至不活动，温热感受器活动增高；而皮肤温度变凉时，温热感受器不活动，冷感受器活动增加。当皮肤温度达到 45℃时温热感受器活动水平达高峰，高于 45℃（伤害性范围）后，温热感受器活动急剧下降并停止，说明温热感受器不是热痛的感受器。从图 37-10 冷感受器的温度-反应曲线看，CNS 若单以冷传入纤维的平均放电频率来感受凉的程度是很困难的，因为不是越凉放电越快。CNS 怎样从外周的感受器得到准确的信息？目前尚没有圆满的解释。温度进一步降至伤害性冷的温度时，还有另外的伤害性冷感受器发挥作用。

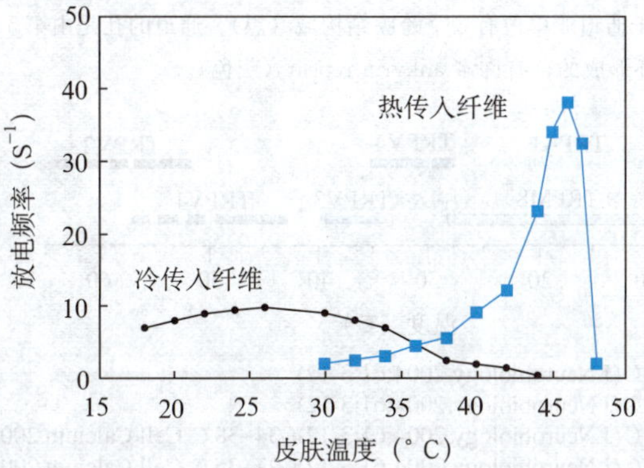

图 37-10　冷感受器群和温热感受器群的平均静态放电频率

温度感受器的传入纤维为有髓细纤维和无髓纤维。大多数冷感受器的传入纤维为 A_δ 纤维，而大多数温感受器的传入纤维为 C 纤维，这些传入纤维即它们的第一级感觉神经元的外周突起。感觉神经元的胞体位于脊髓背根神经节（来自躯体和四肢皮肤的）和三叉神经节（来自头面部皮肤的），与触压觉的感觉细胞比较，体积比较小，感觉神经元的中枢突起进入脊髓和脑干。

（二）可能的分子机制

1. 温度敏感的 TRPs 换能通道　近年来的研究发现感觉神经元上有能够传导温度的蛋白质，它们能被特定的温度变化激活，行使分子温度探测器的功能。与它们起始温度感知相一致，大多数温度敏感的瞬时受体电位（transient receptor potential，TRP）离子通道（图 37-11）都存在于 DRG 神经元的某些亚群。从 DRG 神经纤维的直接记录发现，这些神经元分别是热、温或凉反应的神经元。还有一些是多觉神经元（polymodal nociceptor），它们能够感知伤害性温度（冷与热）和机械刺激。研究也证实，某些神经元只表达 TRPV1、TRPM8，或同时表达 TRPV1 和 TRPA1。辛辣化合物 cinnamaldehyde 和芥末油（mustard oil）可以激活 TRPA1，说明表达 TRPA1 的神经元是伤害性刺激（包括伤害性冷）的多觉感受器。然而，温感受器 TRPV3 的表达模式不同，它只表达在小鼠皮肤的表皮细胞（keratinocyte），皮肤细胞似乎能够“感受”温度，继而将温度信息与 DRG 神经元交流。

在哺乳动物，已经报道有六种温度敏感的离子通道（图 37-12）。这些通道的敏感范围覆盖了哺乳动物能感受的温度范围。其中 4 种是热（heat）激活的（TRPV1～4），2 种是冷（cold）激活的（TRPM8 和 TRPA1）。将所有的 6 种通道表达到其他自然细胞（如人胚胎肾细胞、爪蟾卵母细胞等）时，细胞的温度敏感性完全可以复制。6 种细胞中，每一种均有独特的特性（表 37-1），如温度敏感范围、特异性非温度激动剂和阻断剂、在人体的分布部位等。下面以 TRPV3（感受温热）和 TRPM8（感受凉）为例，提出一些 TRPs 作为温度换能通道的证据。

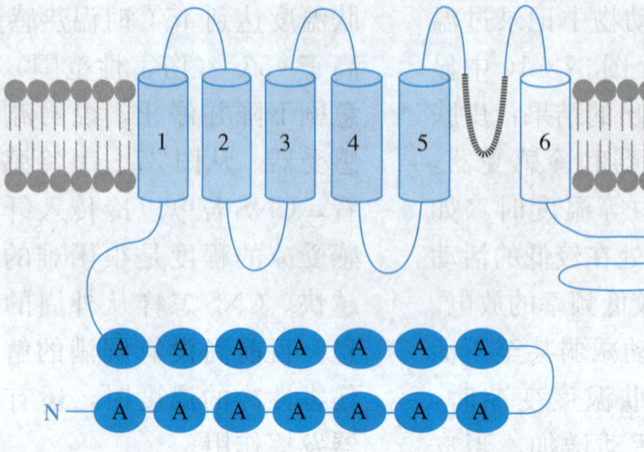

图 37-11 TRP 通道的结构

TRP 离子通道亚单位有 6 个跨膜结构域（黑）。通道的孔是由第 5 和第 6 之间的 P 环形成的，有许多 ankyrin repeat（灰色）。

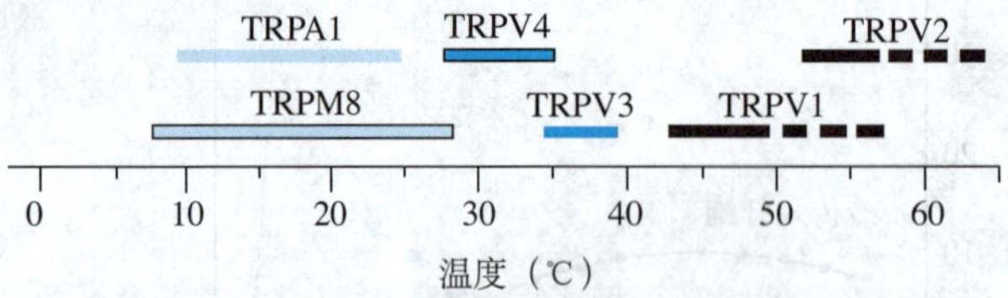

TRPV1:≥43℃(J Neurobiology,2004;61:3-12)
TRPV2:>53℃(J Neurobiology,2004;61:3-12)
TRPV3:>33℃(J Neurobiology,2004;61:3-12)(-34~38℃.Cell Calcium.2005;38:233-252)
TRPV4:>24℃(J Neurobiology,2004;61:3-12)(-27~35℃.Cell Calcium.2005;38:233-252)
TRPM8:8~28℃(-25~28℃.Cell Calcium,2005,38:233-252)
TRPA1: -17℃(-9~25℃.Neuron,2004,41:849-857)

图 37-12 温度敏感范围从伤害性冷到伤害性热的 6 种 TRPs

表 37-1 与温度换能有关的 TRP 通道的特性

通道	温度敏感性	非温度激动剂	阻断剂	组织分布
TRPV1	≥42℃	辣椒素，脂加氧酶，酸性 pH 等	ruthenium red，capsazepine	PNS，脑，脊髓，皮肤舌，膀胱
TRPV2	≥52℃	生长因子（小鼠）	ruthenium red	PNS，脑，脊髓，广泛表达
TRPV3	≥33℃	樟脑，2-APB	ruthenium red	PNS（人）？皮肤
TRPV4	约 27～42℃	低渗的，佛波醇硅酯	ruthenium red，钆	肾，PNS，皮肤、内耳、脑，肝，气管，心，下丘脑，脂肪
TRPM8	≤25℃	薄荷，icilin，桉油精	capsazepine	PNS，前列腺（人）
TRPA1	≤17℃	肉桂酰胺，芥末油，蒜素，icilin 等	ruthenium red	PNS，毛细胞

TRPV3 能够作为温感受器的换能。例如，有 TRPV3 表达的感觉神经元能被 33℃以上的热（heat）激活；TRPV3 基因敲除的小鼠对非伤害性和伤害性热（heat）刺激的反应明显减弱，而对非温度的其他刺激的反应没有影响。表明 TRPV3 在温度感觉中有特殊的作用。已有实验表明，一种可以引起人感到温暖的天然化合物樟脑（camphor）可能是其特异性激动剂。

有证据表明，TRPM8 能够作为冷感受器的换能。TRPM8 也是非选择性阳离子通道，选择性表达在小的初级感觉神经元群上，可被凉和薄荷兴奋，大多数冷敏感神经元也可被特异性配基薄荷所兴奋，许多冷敏感神经元表现出与转染 TRPM8 的细胞一致的非选择性阳离子电流特性。

2. 温度激活 TRPs 的机制　温度怎样激活 TRPs？这是一个基本的科学问题，但目前尚不能完全回答。温度对通道的激活很可能是间接的，有多种可能性，如：①需要细胞内的可溶性因子。在全细胞记录模式下，热可以激活 TRPV4，但在分离膜片上不可以，提示可溶性细胞内因子对于热激活 TRPV4 是需要的；②TRPM8（冷）和 TRPV1（热）的激活与膜电压有密切关系，均可被去极化激活，温度能使电压依赖的激活曲线右移，以致温度敏感的生理范围变大，然而是通道中的什么结构在起作用尚不清楚；③也有研究表明，TRP 通道受 PIP_2 调制，如冷或薄荷醇激活 TRPM8 需要 PIP_2 存在，而且重复温度刺激引起的 TRPM8 失敏机制中也有 PIP_2 参与。总之，温度激活 TRPs 的机制是复杂的，是有多种因素参与的。

（三）角质细胞的温度换能通道

一些研究指出，皮肤上皮细胞也可能是温度感受细胞，这些细胞可以直接感受温度，然后再将温度信息传递给温度感觉传入纤维。已证明角质细胞有 TRPV3 和 TRPV4 表达，TRPV3 和 TRPV4 敲除的小鼠有不正常的温度行为，故提出皮肤上皮细胞直接介导温热感觉。Denda 等报告在人的皮肤和人的角质细胞可有 TRPV1 的免疫反应活性。用辣椒素激活上皮细胞 TRPV1，可引起细胞内钙水平升高；这一作用可被 TRPV1 的拮抗剂 capsazepine 所阻断。这些发现提示哺乳动物角质细胞可能参与温度感觉。皮肤角质细胞怎样将感受到的信息传递到感觉神经元？已有研究表明，有突触和非突触两种形式，这里不再详述。

1. 非 TRP 蛋白质温度换能离子通道　除上述的 TRPs 通道外，还有一些其他的通道蛋白参与皮肤温度换能，如：①TREK-1，为一种由冷刺激强烈抑制的 K^+ 通道，高水平表达在 DRG 神经元和下丘脑。其活动水平随温度变化而变化。在生理温度时，通道是开的，神经元膜接近静息电位；在较低的温度时，通道关闭，神经元去极化；②$P2X_3$，为一种 ATP 门控的非选择性阳离子通道，在一组感觉神经元上有表达，可感受非伤害性温度（15～42℃）刺激，$P2X_3$ 基因敲除的小鼠，脊髓后角神经元对温热刺激的反应降低。③Na/K ATP 酶抑制的 K^+ 通道，在冷换能中有作用，低温可加强其活动；④ENaC（上皮钠通道），属于胺氯吡咪敏感上皮钠通道家族的一个成员，是冷温度兴奋作用的分子候选者，因关闭背景钾通道参与冷感受。

二、皮肤温度感觉的传导通路和感觉中枢

（一）皮肤温度觉的传导通路（脊髓和脑干）

皮肤温度觉的传导与痛觉的传导是同行的，它们的传导通路合在一起称为浅感觉传导通路。

1. 躯体和四肢的皮肤温度觉传导通路　皮肤温度感觉的第一级神经元是背根神经节中较触压觉小的神经元，它们的中枢突起从背根进入脊髓。这些神经元所在的背根神经节及进入脊髓的节段取决于外周突起神经支配的区域，与其他躯体感觉一样是按皮节分布的。中枢突起的纤维也比较细，在白质中广泛分支，形成李骚束（tract of Lissauer）并终止在背角的最表层，并在这里换神经元。第二级神经元（背角边缘区和胶状质Ⅰ和Ⅱ层）的轴突交叉到对侧脊髓前外侧后上行，参与脊髓丘脑束，直接或间接到达丘脑。在脊髓丘脑束中的排列与在背柱中触压觉一样，也是有定位分布的：由骶髓上行的在最外侧，腰部的在中间，颈部的在最外侧。外科行前外侧脊髓切断术是以前临床上用于治疗顽固性躯体疼痛的手术，除引起痛觉丧失外，对侧身体皮肤的冷和温热觉也丧失，就是因为温度觉与痛觉有共同的传导通路所致。

2. 头面部皮肤温度觉的传道通路　第一级感觉神经元的胞体在三叉神经节，中枢突起进入脑桥后下行组成三叉神经脊髓束，终止于三叉神经脊束核（也称为延髓的“背角”）。三叉神经脊束核的神经元（第二级神经元）发出的轴突交叉到对侧上行，成为三叉丘系的组成部分，到达丘脑。

（二）丘脑、大脑皮质与皮肤温度感觉

全身皮肤温度觉的传导通路经脊髓丘脑束和三叉丘系均到达丘脑。脊髓丘脑束到达腹后外侧（VPL）核、三叉丘系到达腹后内侧（VPM）核换神经元，再投射到大脑皮质。

临床上躯体感觉皮质 SⅠ区（常常是与躯体或头面部有关的部分皮质）损伤的病人，受影响的感觉是精细的触觉和位置觉，特别是绘画和实体辨别觉的紊乱，疼痛和温度感觉相对不受影响。

故大脑皮质在温度觉中的意义尚不十分清楚。

※ ※ ※

本章首先介绍了触压觉的外周机制、传递途径和皮质机制。在外周机制中着重介绍了人手部无毛区各种触压觉感受器的特点与机能，以及近年来机械换能通道分子生物学的研究进展。在传递途径中介绍了主要的和次要的途径及它们的作用。在皮质机制中重点介绍了SⅠ区的几个分区和皮质神经元柱状结构及其特点，以及皮质信息处理的复杂性。但意识性感觉最终是怎样产生的尚有待于进一步阐明。

皮肤温度感受器可以感受广泛的非伤害性和伤害性温度刺激，引起冷、凉、温和热的感觉。已经报道有6种TRPs通道，分别有各自的温度敏感范围和其他特点。温度觉的中枢传导通路与痛觉的传导通路走行一致。

自克隆了TRPs通道后，温度感觉离子通道的研究已经有了较大的进展，但温度怎样门控这些通道、化学激动剂怎样激动它们、通道激活后怎样编码并传递准确的温度信息、它们是否各自有特异的传导通路、在温度感觉换能中它们是否是最重要的以及怎样解释外界温度引起的中枢过程等许多问题，还有待于解决。

参考文献

综述

1. Garciaanoveros J, Corey DP. The molecules of mechanosensation. Annu Rev Neurosci, 1997, 20: 567-594
2. Hille B. Ionic channels of excitable membrane. 2nd ed. Sunderland: Sinauer Associates Inc, 1992: 201-208
3. Nicholis JG, Martin AR, Wallace BG. Transduction and processing of sensory signals, //From Neuron to Brain. 3rd ed. Sunderland: Sinauer Associatesm Inc, 1992: 467-497
4. Martinac B. Mechanosensitive ion channels: molecules of mechanotransduction. J Cell Sci, 2004, 117: 2449-2460
5. Ernstrom GG, Chalfie M. Genetics of sensory mechanotransduction. Annu Rev Genet, 2002, 36: 411-453
6. Kandel ER, Jessell TM. Touch, //Kandel ER, Schwart JH, Jessel TM, eds. Principles of Neural Seience. 5th ed. New York: Elsevier Press, 2005: 367-384
7. Niemeyer BA. Structure-function analysis of TRPV channels. Naunyn Schmiedebergs Arch Pharmacol, 2005, 3714: 285-294
8. Annette Lis, Ulrich Wissenbach, Stephan E Philipp. Transcriptional regulation and processing increase the functional variability of TRPM channels. Naunyn Schmiedebergs Arch Pharmacol, 2005, 3714: 315-324
9. Makoto Tominaga, Michael J Caterina. Thermosensation and pain. J Neurobiology, 2004, 61: 3-12
10. Berne RM, Levy MN, Koeppen BM, et al. eds. Physiology. 5th ed. 北京：北京大学医学出版社，2005：101-103
11. Dhaka A, Viswanath V, Patapoutian A. TRP ion channels and temperature sensation. Annu Rev Neurosci, 2006, 29: 135-161

原始文献

1. Price MP, Lewin GR, Mcllwrath SL, et al. The mammlian sodium channel BNC1 is required for normal touch sensation. Nature, 2000, 407: 1007-1011
2. Price MP, Mcllwrath SL, Xie J, et al. The DRASIC cation channel contributes to the detection of cutaneous touch and acid stimuli in mice. Neuron, 2001, 32: 1071-1083
3. Michael Bandell, Gina M. Story, Sun Wook Hwang, et al. Noxious cold ion channel TRPA1 is activated by pungent compounds and bradykinin. Neuron, 2004, 41: 849-857
4. Moqrich A, Hwang SW, Earley TJ, et al. Impaired thermosensation in mice lacking TRPV3: a heat and camphor sensor in skin. Science, 2005, 307: 1468-1472
5. Pena Edl, Malkia A, Cabedo H, et al. The contribution of TRPM8 channels to cold sensing in mammalian neurones. J Physiol, 2005, 567: 415-426
6. Konietzny F, Hensel H. The dynamic response of warm units in human skin nerves. Pflügers Arch, 1977, 370: 111-114
7. Vriens J, Watanabe H, Janssens A, et al. Cell swelling, heat, and chemical agonists use distinct pathways for the activation of the cation channel TRPV4. Proc Natl Acad Sci USA, 2004, 101: 396-401
8. Zhang L, Barritt GJ. Evidence that TRPM8 is an androgen-dependent Ca^{2+} channel required for the survival of prostate cancer cells. Cancer Res, 2004, 64: 8365-8373

第三十八章　内脏感觉：内源性感觉

魏仁榆　赵志奇

第一节　内脏传入 …………………………………… 682
一、内脏初级传入神经元……………………………… 682
二、内脏感受器的种类………………………………… 684
三、发生在初级传入神经元上的反射………………… 686
四、脊髓外反射回路…………………………………… 689
第二节　内脏传入的中枢投射 ……………………… 690
一、迷走内脏传入的外周分布和中枢投射………… 690
二、脊髓内脏传入的中枢投射……………………… 693
三、内脏痛和牵涉性痛……………………………… 697
第三节　内源性感觉 ………………………………… 700
一、实验技术………………………………………… 700
二、内脏感觉和内源性感觉 ……………………… 701

内脏的化学、温度和机械刺激，由内脏神经末梢感受器换能，转变成介导内脏传入信息的神经冲动，经内脏神经传至各级中枢神经网络解码。例如适度扩张膀胱、直肠和胃的传入信息被高级中枢解读成尿意、便意和胃饱满等内脏感觉，从而才能随意控制大小便和食欲。但是，由于大多数内脏活动（例如正常的胆囊排空、肠胃蠕动和心血管运转等）都不能随意控制，因此感觉成为"多余"，低级中枢即可对内脏传入进行常规性调节。从优化体内机能结构的意义来看，这是合理的布局。可是这种布局不是一成不变，当膀胱、直肠和胃受到过度的扩张刺激时，一般的尿意、便意和胃饱满等内脏感觉会发展成带有情绪成分的知觉。和知觉相比，内脏感觉很容易被其他感觉刺激掩盖和忽略。在一些文献和教科书里，人们把嗅觉和味觉称作特殊内脏感觉，把其余内脏感觉称为一般内脏感觉。本章只限于一般内脏感觉。

内脏和躯体面对不同环境，随意控制各自器官的要求程度不同，造成内脏感觉和躯体感觉不同的特点。由于内脏器官所处的体内环境比较稳定，各种外界刺激都预先被躯体和特殊感官的各类感受器所接应，因此内脏器官直接受到外界刺激的机会很少，这可能是被意识到的正常内脏感觉种类少且敏感性不强的主要原因之一。在现实生活里，缺少内脏感觉对生命似乎没有造成急迫的威胁，所以少为人们关注。然而，内脏和躯体一样也会受到伤害性刺激，引起强烈的、定位模糊的内脏痛。内脏器官的病变和炎症、手术和其他意外事故造成的创伤以及超越生理限度的牵拉和扩胀等，都会对内脏造成伤害，引发痛觉。具有强烈情绪成分、难以忍受和急迫感的内脏痛，一直是临床上棘手的难题和研究热点。

对内脏传入的研究开始于19世纪60年代。1868年Hering和Breuer发现赫-伯反射，即扩张肺能抑制吸气、兴奋呼气，萎缩肺反过来兴奋吸气、抑制呼气。切断迷走神经取消赫-伯反射，说明刺激肺的传入信息是由迷走神经向中枢传递。虽然这种信息无须解读成内脏感觉，但它是内脏传入信息的著名例证。20世纪二三十年代，电生理方法在生理和医学研究中得到广泛运用，使得Adrian有可能从迷走神经传入纤维记录肺牵张引起的神经冲动。随着动作电位记录技术不断的改进，以及显示和鉴别有髓鞘（A）和无髓鞘（C）神经动作电位方法的建立，到20世纪50和60年代才可能实现收集和分析内脏传入信息的发展阶段。这些研究进展没有像研究躯体感觉系统一样，能激发人们进一步研究内脏感觉。直到20世纪80年代，国际生理学会发起召开了"内脏感受机制及其感觉"专题国际讨论会，出版了"内脏感觉"专辑，总结了内脏感觉的研究成果，成为研究内脏感觉的新起点。

该专辑总结了内脏感觉神经机制的新进展：

①根据感受器最适宜的自然刺激对内脏感受器进行了分类。从而有助于评估内脏感受器是否能用改变强度的方式编码出内容不同的内脏传入信息，形成不同的内脏感觉，例如触觉和痛觉。②应用神经解剖跟踪技术，显示内脏传入纤维在中枢神经系统终止的不同形式，为解释内脏传入纤维不同的功能提供形态学依据。③对内脏和躯体感觉在脊髓和脑干会聚的功能结构做了深入研究，为特异的内脏感觉，诸如牵涉痛等的形成机制提供了中枢网络依据。④对内脏传入纤维的药理学、神经化学和对具有递质特性的生物活性物质进行的研究，为阐明多种脑肠肽在内脏活动的作用提供了新根据。

这 4 个进展只是反映了内脏感觉的生理机制，没有把各种内脏感觉经验中具有重要作用的心理学和知觉部分包括在内。在物质和文化生活不断提高的影响下，人类对精神生活的需求也随之提高。超越生理极限的精神生活引发的许多问题，例如过度兴奋和紧张、极度忧郁和焦虑都能引起食欲和内脏功能紊乱，导致情绪异常以及体质健康状况和精神生活的素质下降。由于计算机技术、PET 和 fMRI 成像技术的发展，使得有可能记录正常人和患者中枢神经机能活动，从而了解不同内脏和精神活动的显像变化规律。随着新知识的不断积累，内脏感觉研究有希望得到新的发展。

近年来资料证明体内脂肪组织和胃生产的瘦素（leptin）不但能通过迷走神经向中枢神经系统传递信息，它还能经过血液循环（内分泌途径）把反馈信号送到下丘脑。这些经体液传递的信号，在不知不觉中影响机体的能量代谢以及食欲和体重调节。它和经神经传递的内脏传入信息不全相同，是一类长时程的内脏传入信息，可能与体质状况的自我感觉机制有更密切关系。

从整体尤其是人体的角度看，避开大脑的学习、记忆、知觉和心理等高级功能来研究感觉机制，其结论总是不完善的。一切传入信息，无论是否可被感知到，都必需要在清醒人体（或动物）直接或间接地验证才能确认。由于技术上的便利，研究人体躯体感觉机制比内脏早先起步，但是，近年来在人体研究内脏感觉尤其是内脏痛的报道上呈明显上升的趋势。

一百年前，英国的生理学家谢灵顿（Sherrington）根据刺激的不同来源把传入感觉系统进一步分为内源性（interoceptive）感觉、本体（proprioceptive）感觉和外源性（exteroceptive）感觉系统三大类。虽然内源性感受器和“内源性感觉”（interoceptor，interoception）曾一度被“内脏感受器”和“内脏感觉”取代，近年来，随着内脏感觉领域的扩大，“内源性感觉”一词的使用已有增多的趋势。有人主张把“内脏感觉”和“内源性感觉”同等使用，但也有人认为“内源性感觉”的含义应当比“内脏感觉”的范围更大，甚至主张把本体感觉也包括到内源性感觉中。为了顾及传统和近年来的新进展，本章以“内脏传入”和“内脏感觉”为题，并以“内源性感觉”为副标题。

第一节 内脏传入

一、内脏初级传入神经元

（一）传入单位

凡是支配胸腔、腹腔和盆腔内脏器官（包括其血管和腺体），胞体分布在脊髓背根节或相应的迷走和舌咽神经节的神经细胞，都统称为内脏初级传入神经元。它们属于假单极细胞，在传入神经系统中起着换能器、编码器和传送器的作用。每个初级传入神经元包括其外周支和感觉末梢，以及中枢支和突触联系装置，组成一个传入单位（图 38-1）。

基于胚胎和系统发育学，以及生理条件下动作电位的传递方向，长期以来，人们都把初级传入神经元的外周支和中枢支分别当作典型神经细胞的树突和轴突。在高等脊椎动物胚胎的早期发育阶段，初级传入神经元是双极细胞型，后来才演变成假单极。虽然在超微结构上外周支和中枢支的微管分布密度不同，但目前倾向认为它们都是轴突，而且这种观点也适用于内脏初级传入神经元。卡哈尔（1909）和

Ranson 等（1933）在光镜下观察到，无论是在脊髓或在脑干，或是有否髓鞘，通常中枢支的纤维直径比外周支的细（图 38－1），后来被电镜观察和电生理实验证实。此外，有些细纤维其外周支有髓鞘，但中枢支无髓鞘。在中枢支中，只有一个雪旺细胞包围的无髓鞘纤维要比外周支多，提示初级传入神经纤维从外周进到中枢时，有可能进行重组。

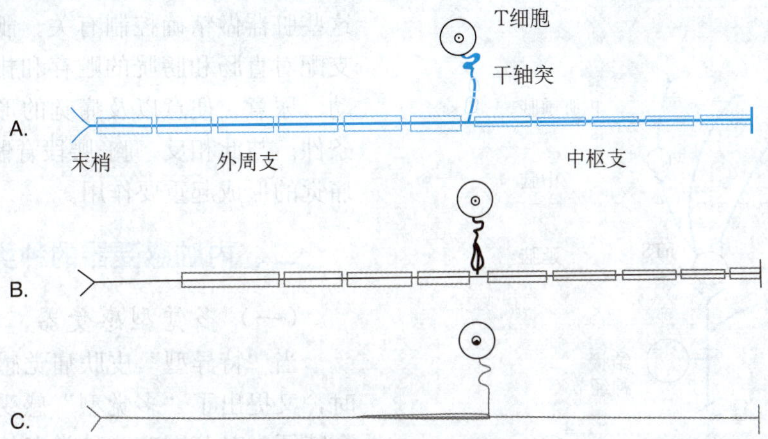

图 38－1　初级传入神经元

A 和 B 都是有髓鞘初级传入神经元，但 B 神经元近外周末端有一段是无髓鞘，C 是无髓鞘初级传入神经元。中枢支的突触前装置用短的垂直线表示，外周支的末梢用水平方向的 Y 字表示。A～C 的中枢支都比外周支细。

（二）肠壁神经系统的感觉神经元

消化道的肠壁神经系统也有感觉神经元，其胞体和轴突都在肠胃道的管壁中，与中枢神经系统没有直接联系。但其中有一些神经元会把轴突投射到椎前神经节与交感节后神经元建立突触联系（图 38－6）。因此，应将它们和上述经典的内脏初级传入神经元加以区别。

由于内脏传入神经元的解剖走向和功能与自主神经系统（属传出神经）很接近，至今仍有不少学者根据纤维走向，把内脏传入分类为交感传入和副交感传入。为了避免在解剖和功能意义上的误解，有学者根据胞体所在神经节的不同位置，把内脏传入分为迷走内脏传入和脊髓内脏传入。因为这种分类法比前一种清楚，不会和自主神经相互混淆，本章采用后一种分类方法。

（三）迷走内脏传入

在迷走神经中，80%～85%是传入纤维，而且绝大多数是无髓鞘传入神经，胞体分布在颈静脉神经节和结状神经节中（表 38－1）。除一些支配外耳的神经纤维是属于躯体感觉传入之外，其余的纤维都是内脏传入，支配着上自颈部的气管和食管、下至腹腔的大部分脏器。它们按其所支配脏器的顺序投射到延脑孤束核，第二级神经元从孤束核伸出轴突，投射到下部和上部脑干、下丘脑和杏仁核等，组成结构完善的多条神经通路，调控各脏器的机能活动（图 38－7 左上角）。用胞体注射逆向跟踪法，迷走传入末梢和传出终端在胃肠道壁内的分部，在壁内各层均能找到不同类型的传入末梢。但只能在肠壁神经丛和黏膜下神经丛才能找到节前迷走传出纤维及其终端装置（图 38－2）。

表 38－1　不同种系动物的迷走传入

动物	颈迷走神经			腹腔迷走神经		
	纤维数	无髓鞘	传入纤维	纤维数	无髓鞘	传入纤维
猫	30 000	84%	80%	31 000	>98%	>90%
兔	23 000	87%	75%～80%	26 000	>99%	>90%
大鼠	—	—	—	11 136	>99%	73%

一般认为，迷走内脏传入不传导伤害性信息。近年来，许多新的研究结果证明，支配心脏、气管和食管黏膜的迷走传入神经参与痛觉和不舒适

感的形成。大多数由迷走神经向中枢传递的信息似乎都不上达意识，然而有一些信息和饥饿、饱满和恶心等一般感受的形成有联系。动物实验结果提示，迷走内脏传入有可能介入中枢神经系统对伤害性感觉和痛觉的抑制性控制。

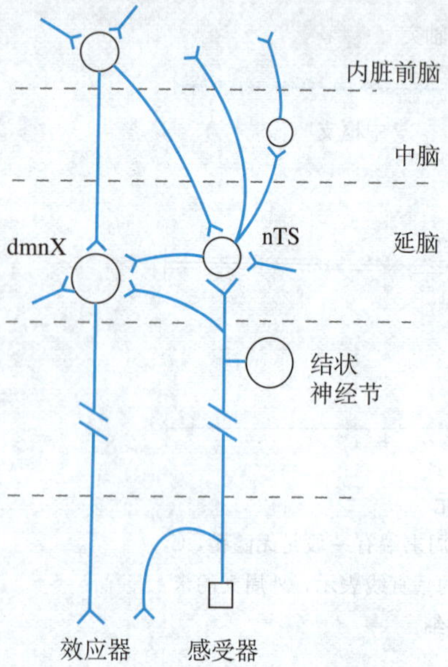

图 38-2 迷走传入及其中枢联系和传出

nTS：孤束核；DmnX：迷走神经背运动核

（四）脊髓内脏传入

在猫的内脏神经纤维中，约有 20%是内脏传入，其中有 90%以上是无髓鞘纤维。从整个脊髓初级传入神经元的总数（1 百万～1.5 百万）来看，胞体分布在胸、上腰和骶髓背根节，属于脊髓内脏传入的神经元只占 1.5%～2.0%。其余的都是脊髓躯体感觉传入，支配皮肤和躯体深层的组织结构。说明分布在内脏的传入神经密度远少于躯体。另外，内脏传入纤维从脏器按节段投射到脊髓背角第Ⅰ和第Ⅴ层，少数到第Ⅱ、Ⅲ和第Ⅳ层，偶尔投射到对侧背角第Ⅴ和Ⅹ层。更为重要的是，一个无髓鞘内脏传入纤维不但可投射到 4～5 个脊髓节段以上，而且分布到整个背角横向宽度，它所包含的空间要比相应的单个皮肤神经大得多。这两个分布特征似乎可以用来说明内脏感觉定位不明和感觉层次不清的神经解剖学依据。

从脊髓节段来看，胸-腰段的脊髓内脏传入的主要作用是把与形成痛觉和不舒适感有关系的内脏事件换能和编码，并把编成的信息传送到脊髓。此外，这些传入纤维也参与经过脊髓或脊髓外椎前神经节的“小肠-小肠”反射，以及对心脏和肾的反射性调节。盆腔脏器接受胸-腰段和骶段两类脊髓内脏传入的双重支配，因此其传入纤维密度高过其他的脏器，这可能和中枢神经系统需要对这些脏器做精确控制有关。骶段脊髓内脏传入的支配对直肠和膀胱的贮存和排放，生殖器官的活动、尿意、便意以及痛觉的形成等，都是必要的条件。与此相反，胸-腰段脊髓内脏传入可能只对痛觉的形成起重要作用。

二、内脏感受器的种类

（一）多觉型感受器

当“特异型”皮肤痛觉感受器的存在被证实时，又提出了“多觉型”感受器概念，它具有三个特征：对范围广、种类多的机械、化学和温度刺激都能反应；它们广泛地分布在全身各处；且具有广的动力反应范围。“三广”特性是多觉型感受器和其他感受器的主要区别。

多觉型感受器的传入纤维多数是 C 纤维，大鼠腹侧腹腔迷走神经的胃支有 78%的传入神经纤维的末梢是多觉型感受器。大鼠支配胃底的迷走单根传入纤维进入胃浆膜层后，可被追踪长达几毫米，其末梢纤维分成侧支，或伸向平滑肌形成肌内列阵式末梢，或伸向肠壁神经丛的多处神经节构成节内层状末梢。前者可能接受肌肉张力变化的刺激，起着牵张感受器的作用，后者可能起着化学感受器的作用，监测神经节周围化学环境变化（起多觉型感受器的作用），或向神经节分泌活性物质（起轴突反射传出支的作用）。

（二）机械感受器

内脏感受器传统的分类是根据它们对机械刺激的反应来确定。动物的电生理研究结果显示，存在三种与内脏感觉的感知过程有关的特异机械感受器。

1. 强度-编码型机械感受器　绝大多数是多觉型，具有广动力反应范围特性。虽然它们放电反应的阈值低，但它们能跟随刺激强度从非伤害到伤害性的变化，伴随产生放电频率升高和持续时间延长。因此，它们被认为具有编码强度改变的能力，把强度逐渐增加的信息传递到中枢，由中枢网络解译成自身感觉逐渐加强的内脏感觉。

2. 高阈值机械感受器　只能被强度高到接近人体痛阈的机械刺激所激活。因此，它们被视为只能编码和传递与伤害性机械事件有关的信息。

3. 无机械敏感性感受器　也可称为“沉默”的伤害性感受器（“silent” nociceptors），最初是在支配关节的传入神经发现的。当用化学因子、电和局部缺血等刺激寻找内脏感受器时，证明也存在于内脏组织。在正常情况下，这一类感受器无机械敏感性，只有超强机械刺激才能将其激活，但是对化学刺激和炎症很敏感。这类感受器在内脏可能尤为重要，因为化学刺激和炎症对内脏的致痛作用比机械刺激更有效。心脏是一个明显的示例，对正常心脏施于机械刺激不会引起任何感觉，但是化学刺激，尤其是使心肌缺血，会引起剧痛。

虽然形态学已证明，绝大多数内脏传入纤维的末端是游离神经末梢，但它们如何进行机械刺激换能和编码成生物信号仍不清楚。新近的实验资料显示，有25%的背根节神经元对机械刺激敏感。在支配胃或结肠的传入神经元中，约50%的神经元具有机械敏感性。对胃肠膜的机械刺激使胞内钙离子浓度升高，取消胞外的钙离子或预先用 gadolinium 灌流，都能达到取消机械刺激的效应。提示膜上有对机械刺激敏感的钙离子通道，也有可能存在对机械刺激敏感的钾离子通道。它们可能都和机械刺激信息的换能和编码有关。

（三）温度感受器

由于一直认为温血动物体内温度恒定，内脏有没有温度感受器对正常生活影响不大，因此忽视了对内脏温度感受器的研究。20 世纪 70 年代后期，兔的大内脏神经实验结果表明，对温热刺激起反应的传入纤维中，有一类对 40℃刺激的反应最强，另一类则要上升到 46℃。20 多年后，在大鼠大内脏神经-肠系膜体外孤立标本上的研究揭示，当在 1～2 秒钟内将局部温度从 10～15℃上升到 42～49℃，保持 10～30 秒时，在 41 个记录到的内脏神经 C 传入纤维中，80%呈慢适应反应，其余的呈快适应；50%的单纤维也对 9～90nM 缓激肽瞬间刺激起反应；27%的单纤维对＜10mN（约为 1 克）von Frey hairs 刺激起反应。这些都属于多觉型感受器的传入纤维。由于其感受野集中在大内脏-上肠系膜复合神经节、内脏动脉和上肠系膜动脉分叉处附近区，它们很有可能参与内脏血流尤其是肠系膜和胃肠道血流的调节。

最近，对热敏感 TRPV1 蛋白（瞬间感受器电位香草醛样Ⅰ型通道）的基因已被克隆，它是 TRP 家族兴奋性通道的成员。TRP 通道是由 6 次跨膜氨基酸链组成的离子通道，其 N 端和 C 端都在膜的内侧。TRPV1 主要分布在外周神经 C 纤维末梢，能被 43℃温度、pH＜6.0 和辣椒素等刺激所激活，因此具有在分子水平整合各种伤害性刺激的功能。当直肠发生炎症引起过敏时，表达 TRPV1 的支配直肠肌层、黏膜下层和黏膜层的神经数量增多。提示直肠过敏造成的便意紧急可能和表达 TRPV1 的多觉型感觉神经数量增多有关。

在人体膀胱存在冷感受器。薄荷醇能引起皮肤非痛的凉感觉，用薄荷醇刺激能引起膀胱的非伤害性冷反射，不影响痛阈和对机械刺激的阈值。它是一种不同于通常排尿反射的膀胱-膀胱反射，传入信号由盆腔神经 C 纤维传到中枢。在猫和大白鼠的实验也证明，薄荷醇作为非伤害性冷刺激，能激活支配膀胱的内脏传入纤维，并增加部分背根节神经元的内向电流。TRPM8（瞬间感受器电位抑制黑素样相关型通道）已被确认是一种对冷和薄荷醇刺激敏感的离子通道，是介导上述反应的受体，因此它也被称为 CMR1（冷和薄荷醇Ⅰ型感受器）。

（四）化学感受器

食物的不同化学成分、神经末梢释放、脏器细胞和微生物分泌的化学物质、局部缺血和酸碱度的改变等都是有效的适宜化学刺激，对内脏感觉的生理和病理生理尤为重要。由于支配不同脏器或同一脏器不同部分的内脏传入神经末梢所表达的受体或同一类受体的亚型的差异性，因此它们的特异化学敏感性也有不同。例如，支配消化道不同段落的内脏传入神经末梢大多数都对牵张刺激敏感，但其化学敏感性不尽相同，大多数支配胃和十二指肠的神经末梢对胆囊收缩素很敏感，而支配直肠的神经末梢则对缓激肽敏感。

一个神经末梢可以表达多种受体，因此它会对多种化学底物起反应。更为重要的是多种受体的组合和数量并不是固定不变，它们会因周围微环境的变化（例如炎症期间）而改变。因此，其化学敏感性随之而变，在一个神经末梢的两种受体可能起互补或抵消作用。

（五）内脏初级传入神经元的其他功能

除了换能、编码和传送传入信息外，内脏初级传入神经元还可通过其外周终末侧支组成的轴突反射回路对末梢周围的组织释放活性物质，影响该组织的营养和发育，或使该组织产生神经源性机能异常（例如神经源性炎症等）。这类逆行的"传出"性功能引起的效应反馈性改变传入神经末梢的兴奋性和其他的功能。鉴于绝大多数支配内脏的迷走神经纤维是传入纤维，其末梢的传出性功能显然有重要的生物学意义。内脏初级传入神经元也参与控制内脏运动和分泌活动，调节神经-内分泌和器官间的反射活动。内脏初级传入神经元还参与内脏感觉和内脏痛，以及情绪反应的形成。

小结：传入神经末梢感受器是由不同类型的离子通道和受体组成。感受器的特异性取决于组成该感受器的离子通道和受体。当组成的成分发生变化，感受器的特异性也随之而变。内脏传入信号除在中枢，亦可在传入神经末梢感受器甚至离子通道和受体水平上做初步整合。由其净结果来决定离子通道的开放或关闭时间以及膜的去极化程度，从而决定是否向中枢发放信号（动作电位）以及信号频率的高低。

三、发生在初级传入神经元上的反射

传入信息不仅可在传入神经末梢甚至可在受体水平上做初步整合，而且还可在外周初级传入神经元水平进行初步整合，组成几种脊髓外反射回路。从表面上看，脊髓外反射的研究都在与皮肤痛和深部组织痛有关的课题上进行，属于躯体感觉和运动系统。但从研究的实际对象来看，大多数都属于意识不能控制的炎症反应。例如：血管缩张、血浆外溢和血球聚集；内分泌、神经递质和神经肽释放；神经末梢致敏或失敏；躯体肌肉非随意收缩等，这些效应只需要由低级中枢，甚至脊髓外反射即可完成。由于它们具有内脏神经系统控制非随意活动调节的基本特征，可以给研究内脏类似的反射活动提供有益的线索。

（一）轴突反射

1874年，Stricker注意到刺激背根神经能使皮肤血管扩张，这是一种无法用意识来控制的非随意活动。Bayliss（1901）发现，在刺激皮肤神经停止数分钟后，神经支配区皮肤血管才发生扩张，这种长潜伏期的现象和自主传出神经无关，从而提示感觉神经可能参与局部免疫和炎症反应。Bruce（1913）首先得到直接证据说明感觉神经参与炎症反应，他发现将芥末油涂在皮肤能引起皮肤发炎，若把神经先切断，纤维完全退变后，再涂芥末油，皮肤的炎症反应消失。Lewis（1927）提出了轴突反射的概念，他用钝针在皮肤上画线，先后形成沿线变红反应、两侧泛红（flare）和鞭痕样隆起（wheal），这和抓痒引起的现象很接近，他认为这种"三重反应"是因为沿线神经末梢受到刺激所产生的神经冲动传向中枢，当冲动传到神经侧支的分叉口时，除从主支继续向中枢传递外，还能从支配血管的侧支向末梢逆向传递，使血管扩张，如图38-3A所示，他用了Langley（1900）提出的"假反射"（pseudo reflex），即"轴突反射"的概念，说明传入神经有传出功能的设想。虽然他的假设和传统的Bell-Magendie定律不一致，由于实验可在自己身上验证，容易为众人所接受。

Bell和Magendie在19世纪初提出了Bell-Magendie定律，即脊髓背根神经是传入神经、腹根是传出神经，这是神经生理学上的一个重要发现。传入神经的传出功能是在单个传入神经末梢水平上对Bell-Magendie定律的重要补充，它的发现已经对研究内脏传入产生了不小的影响。

在以后的60年间，轴突反射的设想又有了补充和修改。初级传入神经末梢能释放P物质和其他神经肽，能直接作用在血管上，或间接通过肥大细胞对血管施加影响而引起炎症。因此，图38-3B是在Lewis的设想图上（图38-3A）加上了一个肥大细胞（mast cell），并指明肥大细胞受P物质激活后，能释放组胺，后者对血管的作用强化末梢的舒血管效应。这一点补充和修改使传入神经有传出功能的设想以及与炎症形成的关系得到了充实和发展，推动了神经源性炎症反应概念的形成。

炎症反应通常只指在损伤区周围血管和细胞的反应，它有利于对付和排除侵入体内的细菌等异物，还能有效地处理体内坏死的组织，从而加速治愈的过程。实际上，体内经常发生的炎症并非完全由于异物入侵所致，而是体内存在的某些化学物质异常表达引起的“非细菌性炎症”。但对神经系统异常是否也能引起炎症，最初并不清楚。随着免疫系统和神经系统相互作用研究的深入，肥大细胞作为一类免疫细胞在轴突反射的关键作用被确认。神经源性炎症反应的概念也随之被广泛地用来说明许多疾病的起因，例如，慢性皮肤血管机能失常、风湿性关节炎、眼球炎症、支气管哮喘和炎症性肠机能失常等。这对神经源性炎症的深入了解有重要临床意义。

由于神经末梢太细，至今仍无直接证据说明传出支的存在，使轴突反射设想的现实性受到质疑，因此提出了以“轴突反应”来取代“轴突反射”的设想（图 38－3C）。离心冲动传到末端，引起 P 物质和其他神经肽释放，改变了血管通透性而产生神经源性炎症。由于只发生在一个末梢上，无需通过反射弧，因此被叫作轴突“反应”，而非“反射”。肥大细胞的介入，促进轴突“反应”向邻近的末梢传播，使炎症的范围随之而扩大（图 38－3C）。从“反射”到“反应”的转变，是一个概念的变化。但也有质疑：“反应”的概念忽视了神经末梢终端前段轴突产生的离心冲动和从终端产生的向心冲动会相互碰撞，从而阻拦递质从末端的释放。

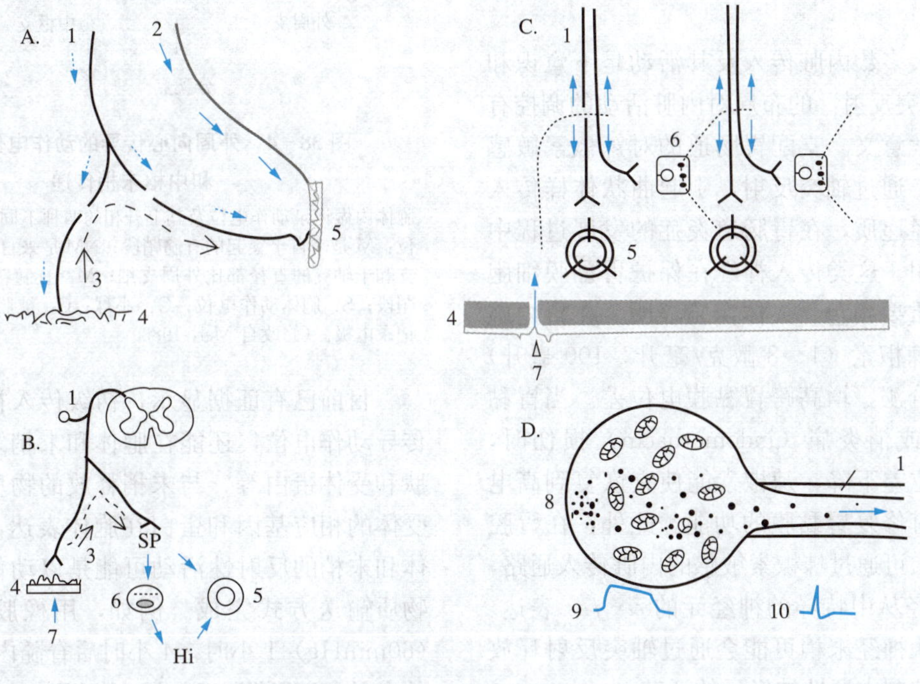

图 38－3

A. 轴突反射的设想图：感觉传入神经（1）的逆行神经冲动（点线箭头），像交感传出神经支配（2，实线箭头）一样，能激活血管（5）运动。皮肤（4）刺激引起的传入冲动，亦可通过轴突反射通路（3）影响血管运动。

B. 神经源性炎症设想图：图 4B 和 4A 的主要区别是，多加了肥大细胞（6），并指明组胺（Hi）是由肥大细胞释放，作用于血管上。同时指出，当皮肤受到刺激时（7），通过轴突反射通路（3）释放 P 物质（SP），作用于肥大细胞和血管上。

C. 轴突反应设想图：伤害性刺激（7）产生的离心冲动（向下箭头），使末梢释放 P 物质和其他神经肽，它们依次作用于肥大细胞和血管，引起局部血管反应和肥大细胞脱颗粒，后者产生的活性物质相继又激活邻近的神经末梢，并依次将此效应向外扩展，导致神经源性炎症。由于只发生在一个末梢上，不经过轴突反射通路，因此被称作“轴突反应”。

D. 感觉传入神经（1）末梢（8）受到刺激引起的递质释放，只和对河豚毒素不敏感、呈等级形式的感受器（局部）电位（9）有关，与对河豚毒素敏感、呈全或无形式的、传向中枢的动作电位（10）没有必然的联系。（修改自综述 9、11、12 以及原始文献 10）

近来的研究表明，局部麻醉剂或河豚毒素可以阻断神经冲动在轴突的传导，但不能抑制感觉神经释放神经递质和神经源性炎症的发生。只有感觉神经纤维退化变性之后，才能同时阻止释放和炎症的发生。提示无论是在“轴突反射”弧的任何一端，动作电位和神经递质的释放可在同一个对辣椒素敏感的神经末梢上发生。图 38-3D 描绘了递质的释放只和感觉神经末梢局部去极化产生的感受器电位有关，与传向中枢的动作电位没有必然的联系。由此提出了表达 TRPV1 的伤害性感受器可能具有感觉和传出双重功能的推测，这种递质释放和动作电位产生是通过不同但又相关的机制的观点，不仅为用“轴突反应”机制解释传入神经的传出功能的可能性提供了依据，而且还为深入研究神经源性炎症提供了重要的启示。虽然凡是由感觉传入神经末梢释放的物质引起的炎症统称为神经源性炎症。但在正常情况下，不能完全排除动作电位对释放递质的贡献。

由于绝大多数内脏传入及其活动是下意识和非随意，“轴突反射”的布局对内脏活动的调控有重要的生物学意义。支配胃肠道的对辣椒素敏感的传入神经，通过轴突反射，引起曲状体样传入末梢释放神经递质，在胃肠道炎症的发展过程中起着重要作用。这类传入神经在保护胃黏膜细胞中也扮演着重要角色。人体实验表明，在胃内施于低浓度的辣椒素（1～8 微克/毫升，100 毫升）能抑制胃酸分泌，增高跨胃黏膜电位差。当胃黏膜受到酒精或消炎痛（indomethacin）损伤时，跨胃黏膜电位差下降，辣椒素能使它恢复到高电位，说明它有修复胃黏膜的功能。此外，在胃腔施加酸刺激，可通过辣椒素敏感的内脏传入通路，激活肠壁神经丛中特异的神经元的 *c-fos* 表达。提示内脏传入神经末梢可能会通过轴突反射释放神经肽，去控制内源性神经元的活动。

除消化系统外，轴突反射和神经源性炎症反应还与呼吸系统疾病、与心血管有关的血-脑屏障失常、关节炎和损伤性脑水肿等疾病的病理有密切关系。

（二）胞体反射

大量的证据表明，从外周向脊髓传递的神经冲动，除了传到脊髓背角外，也要转向位于背根节的胞体。从电生理的角度考虑，要在一个没有树突的假单极细胞上，经过源于胞体的同一个主干，传递传入和传出信息是有很大的限制的（图 38-4）。要形成通过胞体的脊髓外反射回路似乎是不可能。因此，对这些传入信号，胞体将会做出什么样的反应，是一个重要而有趣的问题。

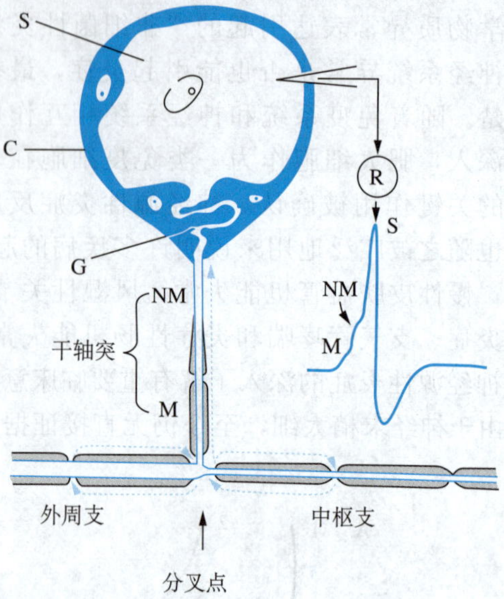

图 38-4 外周向心传导的动作电位向胞体和中枢末梢传递

胞体内做记录动作电位及其上升相的两种不同来源的电紧张电位：M 是来自干突起的有髓鞘段；NM 是来自无髓鞘段。中枢支和干轴突的直径都比外周支细；M：有髓鞘段；NM：无髓鞘段；S：胞体动作电位；G：小球；C：被膜；S：胞体；R：记录电极。（修改自 Mei，1983）

目前已有证据显示，初级传入神经元不仅能传导动作电位，还能在胞体和末梢之间输送神经肽和受体蛋白等，与末梢释放的物质或者存在的受体的相应基因和蛋白在胞体表达，从而提示胞体和末梢的反射性活动可能是以动作电位传递和物质输送方式完成。例如，用橡胶囊扩张直肠（60mmHg）1 小时，4 小时后脊髓内 SP 和 CGRP 的含量显著下降，24 小时恢复到正常水平。与此同时，胞体 SP 和 CGRP mRNA 的表达从刺激后 4～24 小时逐渐上升。腹外斜肌电反应，在 4 小时出现过敏，到 24 小时恢复到正常水平。在躯体和其他内脏感觉神经元也有类似的现象。说明这类反射的作用时程比较长。直接送往脊髓背角的初级传入信息可引起快速反射性反应，但传到胞体的初级传入信息可能导致作用时程长的反射性反应。

（三）背根反射

早在 1891 年 Gotch 和 Horsley 观察到，脊髓背根神经存在离心传导的神经冲动。但到 20 世纪 30

年代才开始有系统的研究。从隐神经切断面的近心端记录到电刺激邻近神经或同一根神经引起的传出放电，并证明这些离心传导的动作电位是在初级传入神经纤维上，从脊髓向外周传递，这种传出放电被称作背根反射（DRR）。从初级传入神经纤维向脊髓传导的冲动排放，经脊髓中间神经元触发的脊髓内的传入神经中枢末梢局部去极化电位，称为背根电位（DRP）。它是一种负向的慢电位，以电紧张的方式沿传入神经并向脊髓表层扩布。从一束背根切断面的中枢端或脊髓表面可记录到DRP，这种去极化的初级传入神经纤维后来又被称为初级传入去极化（PAD）。在PAD的作用下，当初级传入神经的中枢末梢去极化超过一定阈值，就会产生向外周传导的动作电位（图38-5），这就是背根反射的起因。

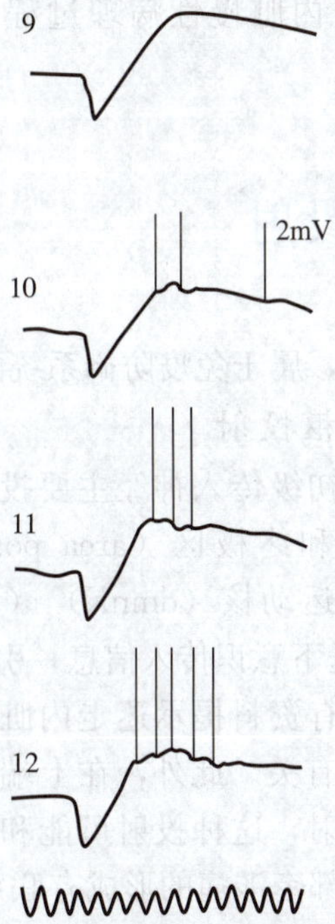

图38-5　胞内记录初级传入神经纤维的背根反射

随着外周神经电刺激强度的增加（9～12V），背根反射引起的动作电位数量也增多。时标：每周期5ms；标准电压：2mV。（修改自Willis，1999）。

脊髓中间神经元分泌的GABA和PAD的形成有关。初级传入神经的中枢末梢可能释放兴奋性氨基酸——谷氨酸，通过膜上非NMDA受体的介导激活了GABA中间神经元，释放GABA，经末梢上GABA-A受体激活氯离子通道。由于末梢 Na^+-K^+-Cl^- 共转运体的作用，使胞内的氯离子外溢，导致末梢去极化，形成PAD。

DRR产生的离心神经冲动和从感受器产生的向心冲动会在传入神经纤维上相互碰撞从而改变传入信息的性质。机体可能用此方法达到在脊髓外调节信息的方法之一。近几年来的研究进展说明，除了粗的有髓鞘传入神经外，A_δ 和无髓鞘（C）神经纤维都可由炎症诱发起DDR。但至今仍不知道在中枢支的末梢，由背根反射产生的离心动作电位是否也能传到胞体。虽然产生DDR的基本条件在内脏传入都具备，但至今缺乏内脏初级传入神经DRR的研究。

四、脊髓外反射回路

（一）胃迷走传入神经-食管侧支反射回路

在支配胃的迷走传出神经纤维中，有10%来自非颈部以上的迷走传出神经。为了进一步了解其来源，用腹腔食管腹侧迷走神经离体标本，在贲门水平迷走胃支断面的中枢端，记录迷走离心（向胃）放电。但是其中约有一半的被测纤维支配腹腔食管上段，对机械刺激敏感。在感受野上重复施加非伤害性机械刺激，能引起重复反应，说明它不是损伤放电。这结果提示，被测纤维可能是支配胃的迷走神经传入纤维，进入胃之前，沿途向食管发出侧支。当感受野受到吞咽刺激时，也可从远心处记录到离心的“感觉”冲动。在整体动物生理学实验中，扩张腹腔上段食管引起胃舒张反射。切断食管和十二指肠与胃之间肠壁神经系统的联系，同时阻断经典的迷走传入-中枢整合-迷走传出反射回路之后，仍能保留约40%胃舒张反应。其机制可能是离心的“感觉”冲动，通过轴突反射的方式传到胃，引起胃的舒张。

（二）内脏传入神经—交感椎前神经节反射回路

有证据提示（图38-6），有些支配肠管的胸腰段脊髓传入神经元能发出侧支到交感椎前神经节，和节内的节后传出神经元建立突触联系，形成一种脊髓外反射回路。说明内脏传入神经可通过外周交感神经节（例如，下肠系膜神经节），直接参与对效应器的常规性调节。

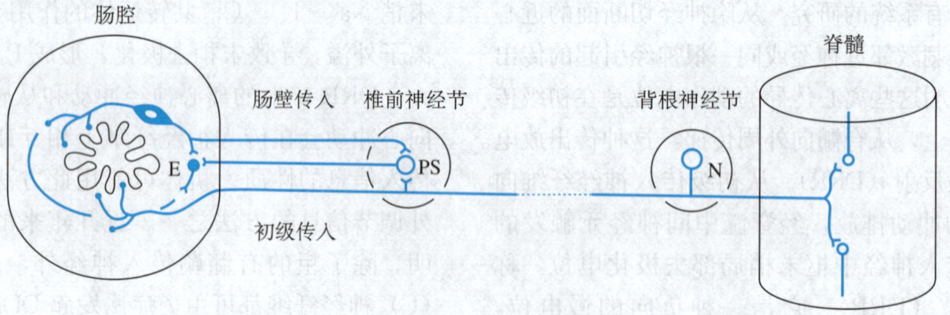

图 38-6 支配肠腔的初级传入和肠壁传入神经对交感椎前神经节的投射

E：肠壁神经丛；PS：交感节后神经元；N：初级传入神经元。

（三）肠壁神经—交感椎前神经节反射回路

在肠壁神经系统中，有些肠壁传入神经元的轴突投射到椎前交感神经节，和节后神经元建立突触联系，构成另一类脊髓外反射通路（图 38-6）。

小结：由于传入单位形态结构的特点，使初级传入神经元的各段之间有可能形成一种原始型反射回路。内脏刺激在神经末梢换能、编码和初步整合，因此内脏传入信号有可能通过这些原始型反射回路就地而及时地做出反射性下意识的反应，这种原始反应对维持体内环境的恒定和参与内脏慢性病理过程可能具有重要的生物学意义。

第二节　内脏传入的中枢投射

内脏传入神经有两项主要功能：①对内环境失衡的下意识反射性调节，以确保脏器正常运作；②脏器内发生的事件换能转变成传入信息，传送到高级中枢解译成内脏感觉（包括痛觉）。一般认为，前者主要通过迷走内脏传入来完成，后者主要由脊髓内脏传入来实现。

一、迷走内脏传入的外周分布和中枢投射

（一）外周分布

迷走神经是因其外周分布极广、走向蜿蜒曲折而得名。上自外耳道的皮肤、枕骨大孔的脑膜、咽喉和除脾和胆囊外的几乎所有胸、腹腔的脏器，包括食管、气管、心肺和主动脉弓、主动脉和门静脉、胃和小肠、肝和胰腺、胆管和肠系膜，直至大肠，都有迷走神经分支的支配（图 38-7）。这些神经干和其分支除含有轴突和胶质细胞外，在主要神经干和其分叉处，常可看到干旁神经节和树状细胞（dendritic cells）。前者是由多个球状细胞和若干神经细胞组成，有 90% 的干旁神经节受到迷走传入神经的支配。神经干的树状细胞是近来才发现的，属于免疫防御系统的细胞。

（二）中枢投射

迷走内脏初级传入神经主要投射到延脑的孤束核（nTS）和终极区（area postrema，AP），少数到迷走背运动核（dmnX）（图 38-7 右上角），主要传送下意识传入信息，引起非随意的反射性调节。但有资料提示迷走内脏传入也与内脏感觉包括痛觉有关。此外，在上端颈髓也有迷走传入神经的投射，这种投射可能和心肌缺血引起的颈部和下颌部牵涉痛的形成有联系。

大白鼠延脑的孤束核头尾全长约 8 毫米，尾端的 6 毫米是迷走内脏传入的投射区。根据细胞结构的不同，可将孤束核进一步分成 6 个区或次核（subnucleus）（图 38-8B）。延脑的终极区（AP）是一个围绕脑室的器官，其内部的神经元直接与血流和脑脊液接触，因此是血脑屏障最薄弱的环节。脑脊液和血源性因子能直接激活 AP 的神经元，再由它去影响 nTS 的神经元（图 38-8A）。AP 是化学感受中枢，能对多种毒素和化学致吐物质起反应，在延脑表达 5-HT 免疫反应的

迷走传入末梢主要分布在 AP 和 nTS 附近，有少量在 nTS 的腹侧次核。与此相反，表达 CGRP 的迷走传入末梢主要分布在 nTS 的内侧和联合区，表达 P 物质的迷走传入末梢数量出奇地少，也无显著的分布区。这个结果提示，各个脏器可能有各自的化学代码。

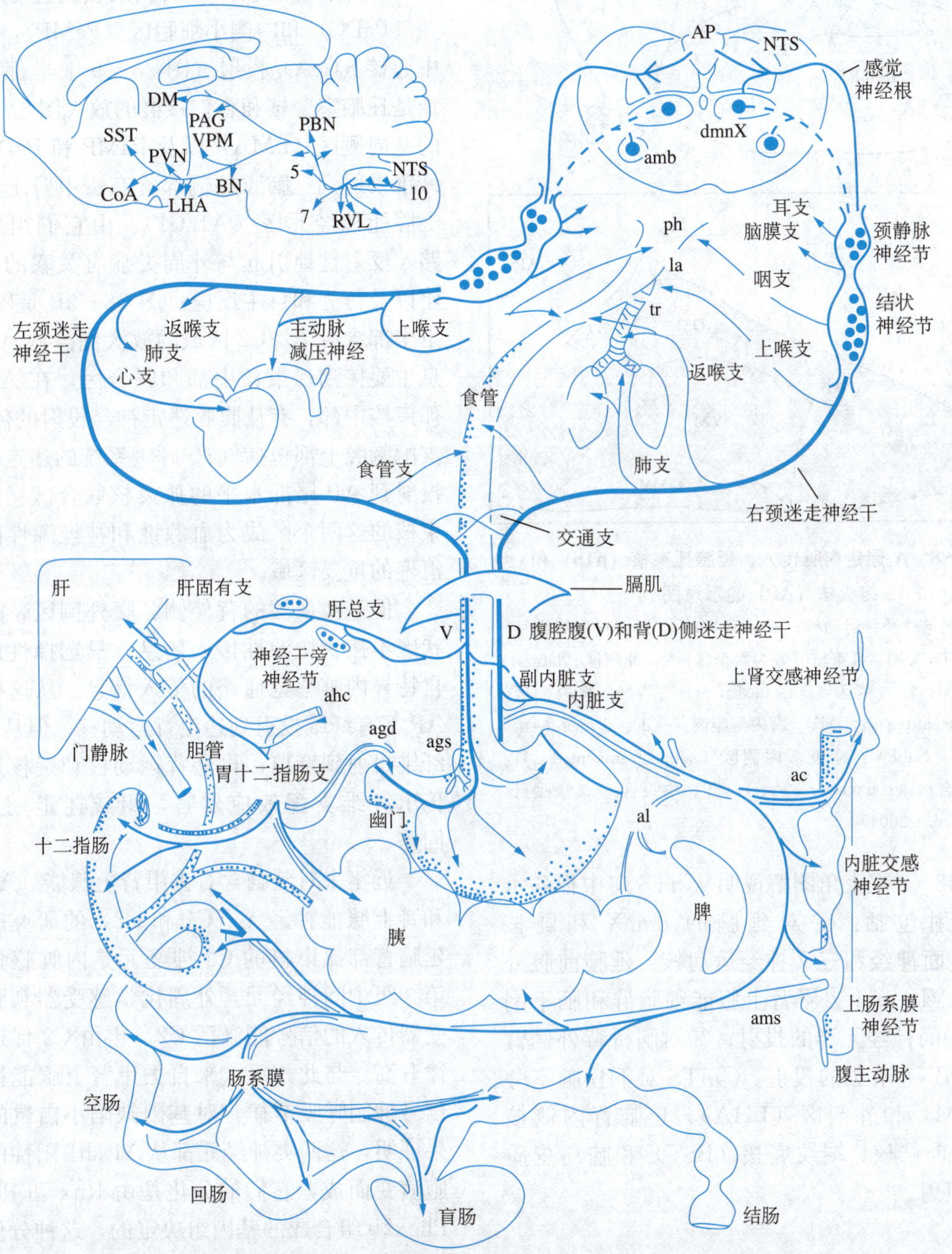

图 38-7　迷走内脏传入外周分布和中枢投射示意图

中枢简略字：amb：疑核；AP：终极区；BST：端纹底核；DM：丘脑背内侧核；CeA：杏仁中心核；LHA：下丘脑外侧区；NTS：孤束核；PAG：中央导水管周围灰质；PVN：丘脑室旁核；PBN：臂旁核；RVL：延脑前腹外侧区；SN：黑质；VPM：丘脑腹后内侧核；5：三叉神经核；7：面神经核；10（dmnX）：迷走神经背运动核。

外周简略字：ac：内脏动脉；agd：右胃动脉；ags：左胃动脉；ahc：肝总动脉；al：脾动脉；ams：上肠系膜动脉；la：喉；ph：咽；tr：气管。（修改自 Berthoud and Neuhuber，2000）

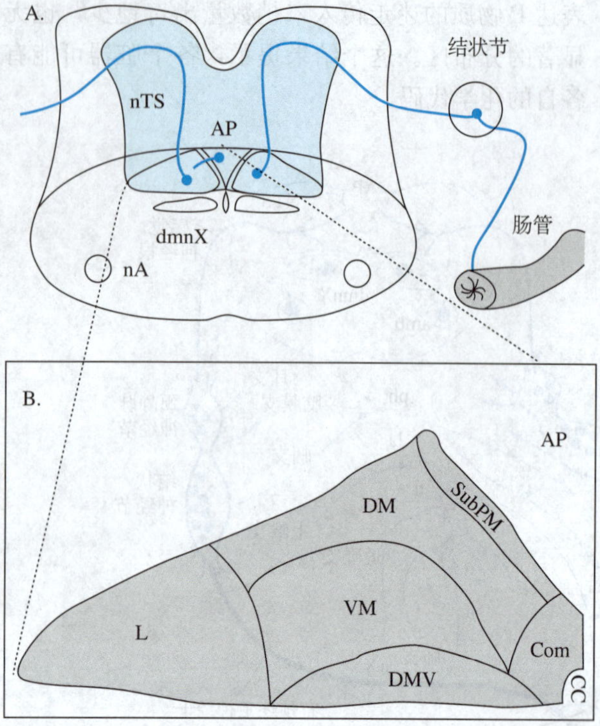

图 38-8　A 迷走内脏传入，延脑孤束核（nTS）和终极核（AP）的示意图

DmnX：迷走神经背运动核；nA：疑核；B：孤束核和终极核（虚线）的放大图，孤束核可分为六个区：L：外侧区（lateral part）；DM：背内侧区（dorsomedial part）；VM：腹内侧区（ventromedial part）；DMV：背内侧腹侧区（dorsal medioventral part）；SubPM：终极下内侧区（subpostrema medial）；Com：联合区（commissural Part）；CC：中央管。（修改自 Danzer et al.，2004）

图 38-7 左上角图解说明从 nTS 向中枢各水平的投射包括：①对延脑的 dmnX 和疑核（amb）、面神经和三叉神经运动核、延脑前腹外侧区（RVL）A1 去甲肾上腺能细胞群和脑干网状结构中间神经元群的投射；②对脑桥背外侧臂旁核（PBN）有强的投射。③nTS 对下丘脑室旁核（PVM）和外侧区（LHA）、丘脑背内侧核（DM）、杏仁核、端纹底核（BST）和脑岛皮质也都有投射。

图 38-9A 显示，小白鼠延脑背部孤束核尾段含有去甲肾上腺能和肾上腺能神经元（A2/C2）的一些核团，接收从迷走内脏传入和从体循环经过 AP 传来的信息，再从孤束核向丘脑室旁核背盖（PaDC）和内侧小细胞区（PaMP），以及杏仁中心核（CeA）投射（图 38-9 上半部两侧的虚线是丘脑室旁核和杏仁核群的放大图）。从杏仁核的基内侧区（BMA）以及 PaMP 和 PaDC 有下行纤维投射到延脑腹外侧部含有去甲肾上腺能和肾上腺能神经元区（A1/C1）。由它们组成反射回路，反射性地引起与外周炎症有关联的神经内分泌以及行为和自主反应。图 38-9B 是图 38-9A 下半部含有 A2/C2 区域的放大图。从 AP 来的信息主要传到孤束核中部和联合区，在 AP 水平的孤束核中部，有从腹腔迷走神经投射的传入纤维，支配胸腔上部包括气管-呼吸系统的迷走传入神经投射到 AP 尾部水平的孤束核联合区。因此，孤束核的这两个区成为血源性和神经源性两种信息汇聚的重要区域。

但是孤束核的背外侧、腹外侧区、间质和胶状区不接受血源性传入信息，只选择性地接受来自特异内脏感觉通路的传入信息。从这些区域和 AP 都有纤维投射到迷走背运动核，但从 AP 也有纤维投射到疑核，再从背运动核和疑核发出迷走传出纤维支配效应器官，组成迷走-迷走反射回路。

近年来对延脑含有去甲肾上腺能（A1 和 A2）和肾上腺能神经元（C1 和 C2）的研究表明，在延脑背部孤束核的 C2 神经元是内脏感觉传入的第一级中间神经元。外周化学感受器和肺牵张感受器传入的信号能激活 C2，再由 C2 促进呼吸节律升高。与此相反，来自去甲肾上腺能神经元的信号抑制呼吸节律。对基因缺陷小白鼠的研究结果证明，这两类神经元都从 Mash1 阳性的元初细胞演变而成，它们的分化是由 Rnx 和 Phox2a 或 Phox2b 组合成的基因组决定的，这种分化方式可能在神经系统发育过程中普遍存在。

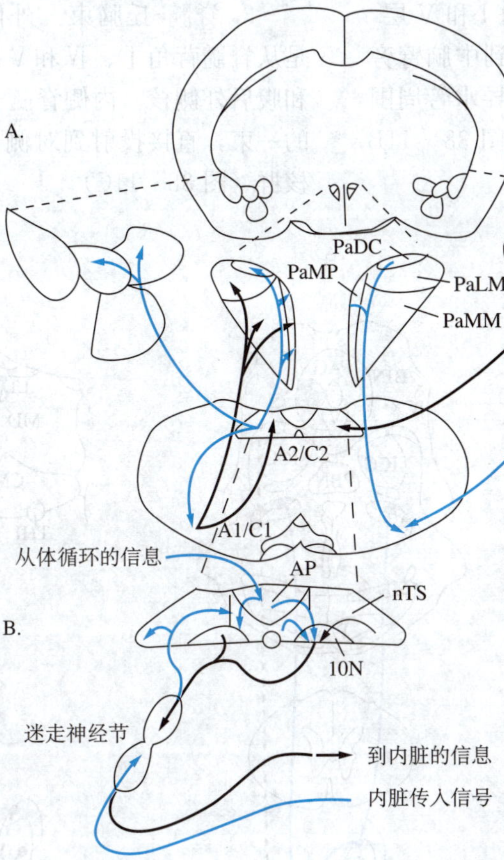

图 38-9　迷走内脏传入和体循环传入信息经孤束核向更高级的神经中枢投射，参与外周炎症引发的神经内分泌、行为以及自主反应

nTS：孤束核；10N：迷走背运动核；AP：终极区；CeA：杏仁中央核；BLA：杏仁基外侧核；BMA：杏仁基内侧核；PaDC：丘脑室旁核背盖；PaLM：丘脑室旁核外侧大细胞区域；PaMP：丘脑室旁核内侧小细胞区域；A1/C1：去甲肾上腺能和肾上腺能神经元在延脑腹外侧的重叠区；A2/C2：去甲肾上腺能和肾上腺能神经元在延脑孤束核的重叠区。[修改自 Hollis et al.，2004]

二、脊髓内脏传入的中枢投射

胸-腰和骶段脊髓内脏初级传入和躯体初级传入一样，都投射到脊髓背角第Ⅰ和Ⅴ层。这种内脏和躯体传入的汇聚是牵涉痛形成的解剖学基础。经过中间神经元，内脏传入经脊髓投射神经元，沿同侧或对侧的脊髓上行通路向高级中枢结构投射，其中包括臂旁核、中央导水管周围灰质和丘脑等（图 38-10）。

1. 脊髓-网状束　从脊髓背角Ⅴ、Ⅶ和Ⅷ层，经脊髓-网状束投射到同侧和对侧的脊髓腹外侧束，上行到延脑内侧区域，包括顶盖巨细胞区、顶盖大细胞区、旁内侧网状核、顶盖外侧区和绳状体（图 38-11A）。

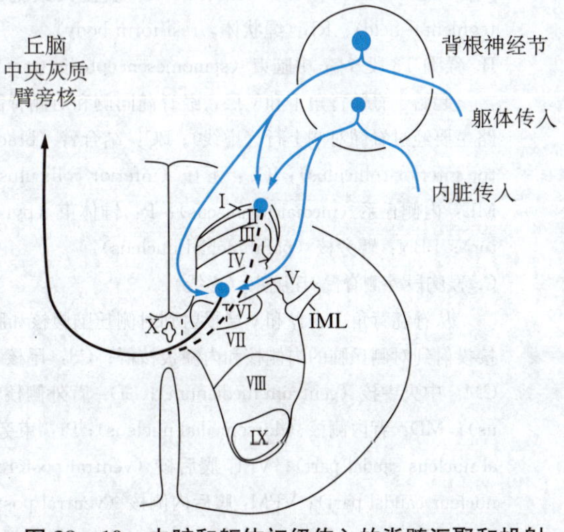

图 38-10　内脏和躯体初级传入的脊髓汇聚和投射

在脊髓背角第Ⅰ，Ⅴ，层转换神经元投射到丘脑、中央导水管周围灰质、臂旁核等各级中枢（修改自 Cervero & Foreman，1990）。

2. 脊髓-中脑束　起始于脊髓背角Ⅰ和Ⅴ层，经脊髓同侧和对侧脊髓臂旁束，投射到中脑臂旁核（图 38－11B，实线）。投射到中央导水管周围灰质的通路主要经过脊髓对侧上行（图 38－11B 虚线）。

3. 脊髓-丘脑束　外侧脊髓-丘脑束（虚线）是从脊髓背角Ⅰ、Ⅳ和Ⅴ层投射到对侧丘脑腹核和腹后外侧核。内侧脊髓-丘脑束（实线）是较小的一束，直接投射到对侧丘脑的内侧核和内髓板核群（图 38－11C）。

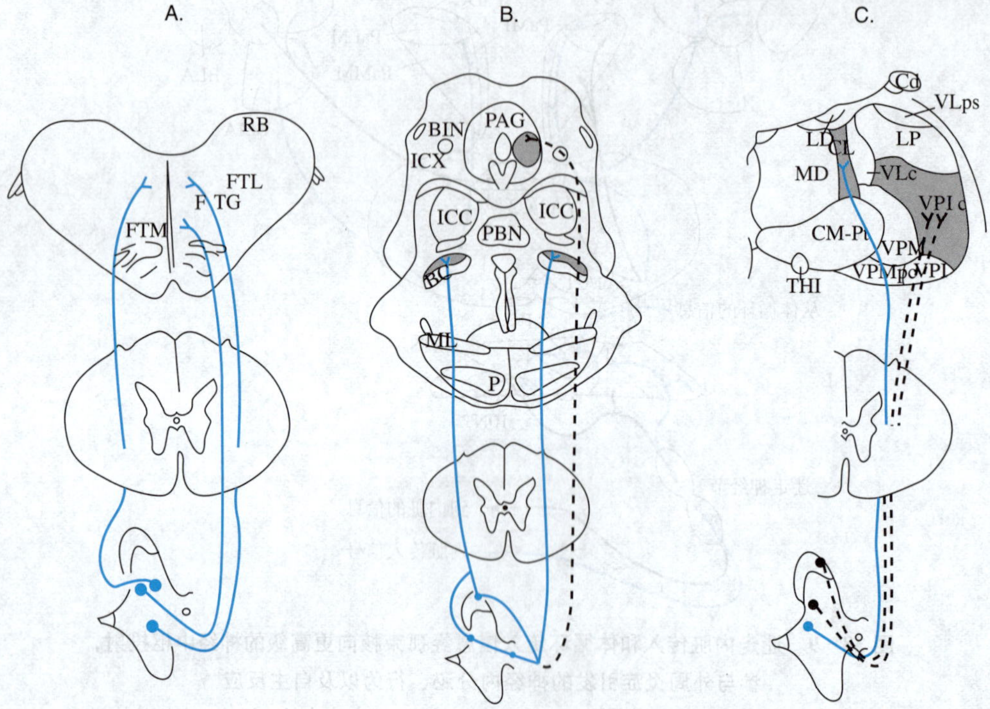

图 38－11

A. 猫脊髓-网状束。

从脊髓背角Ⅴ，Ⅶ和Ⅷ层投射到同侧和对侧脊髓腹外侧束，上行到延脑内侧区域，包括：FTG（顶盖巨细胞区，gigantocellular tegmental field）、FTM（顶盖大细胞区，magnocellular tegmental field）、FTL（顶盖外侧区，lateral tegmental field）、RB（绳状体，restiform body）。

B. 猴胸 T3 段脊髓-中脑束（spinomesencephalic tract）。

起始于脊髓背角Ⅰ和Ⅴ层，经脊髓同侧和对侧脊髓臂旁束，投射到中脑臂旁核（实线）。但投射到中央导水管的通路主要经过脊髓对侧上行（虚线）；BC：结合臂（brachium conjunctivum）；BIN：下丘臂核（nucleus of the brachium of the inferior colliculus）；ICC：下丘（inferior colliculus）；ICX：下丘外核（external nucleus of the inferior colliculus）；ML：内侧丘系（medial lemniscus）；P：锥体束（pyramidal tract）；PAG：导水管周围灰质（periaqueductal gray matter）；PBN：臂旁核（parabrachial nucleus）。

C. 猴胸段外侧脊髓-丘脑束（虚线）。

从脊髓背角Ⅰ、Ⅳ和Ⅴ层投射到对侧丘脑腹核和腹后外侧核，胸段内侧脊髓-丘脑束（实线）是较小的一束，它直接投射到对侧丘脑的内侧核和内髓板核群；Cd：尾核（caudate nucleus）；CL：中央外侧核（nucleus centralis laterlis）；CM：中央中核（centrum medianum）；LD：背外侧核（lateral dorsal nucleus）；LP：后外侧核（lateral posterior nucleus）；MD：背内侧核（dorsomedial nucleus）；Pf：束旁核（parafascicular nucleus）；VLc：腹外侧核尾部（ventral lateral nucleus caudal part）；VPI：腹后核（ventral posteroinferior nucleus）；VPLc：腹后外侧核尾部（ventral posterolateral nucleus caudal part）；VPM：腹后内侧核（ventral posteromedial nucleus）；VPMpc：腹后内侧核小细胞区（ventral posteromedial nucleus，parvocellular part）；THI：缰脚间束（habenulointerpeduncular tract）。（修改自 Cervero and Foreman，1990）

从猫得到资料显示，脊髓第Ⅰ层细胞投射到臂旁核和中央导水管的数量要比投射到丘脑分别多4倍和2倍。相反，从对侧投射到丘脑和中央导水管的第Ⅰ层细胞约占80%，从对侧投射到臂旁核的细胞相对地少，只有60%。大多数投射细胞是在颈1～2、颈膨大和腰膨大脊髓段。许多医学教科书还强调，对痛觉来说，投射到丘脑的脊髓第Ⅰ层细胞是主要的。但近年来的资料证明，臂旁核和中央导水管不仅对痛的知觉和情绪成分的形成起重要作用，它们与痛的下行抑制有关联。此外，它们也参与对内环境恒定的控制以及对非伤害性信息的处理。

臂旁核接受脊髓的大量投射，其传出纤维又投向中枢的哪些结构？从猴的资料显示，它通过以下三条通路投射前脑：①中央背盖束是分布最广而又最显著的一条通路；②内侧通路（medial pathway）；③腹侧上行儿茶酚胺通路（ventral ascending catacholaminergic pathway）；臂旁核有大量传出纤维投射至杏仁中央心核和纹端底核的外侧部分（the lateral division of the bed nucleus of the stria terminalis），中等数量纤维投射到背盖腹侧区和黑质，少量投射到下丘脑背内侧和腹内侧核、外侧核、上乳头和漏斗核，以及脑干的背中缝核（dorsal raphe）和环形核（annular nucli）。

杏仁核参与应激引起的心率、血压、呼吸和血浆皮质酮水平变化的调控。此外，还影响体液的恒定、身体对盐的需求、生殖系统的活动和产妇的行为。在灵长类，杏仁核参与主动性、记忆、知觉和情绪行为的形成的信息加工。来自臂旁核的内脏传入信息对上述行为的产生也发挥重要作用。此外，从臂旁核到丘脑非味觉部分的腹后内侧核小细胞区（parvicellular division of ventroposteromedial nucleus）的投射表明某些内脏传入可能通过穿越丘脑的通路，将信息传递到大脑皮质。

小结：从目前的资料看，迷走和脊髓内脏传入分别从延脑孤束核和脊髓背角向高级中枢投射，其具体区域虽然不尽相同，但在几个重要的驿站，诸如延脑网状结构核群、臂旁核群、中央导水管灰质核群、丘脑和下丘脑核群以及杏仁核群等，都有投射区。

表38－2总结了起源于各脏器的迷走和脊髓内脏传入所产生的生理效应。脊髓内脏传入（S）虽然也引起便欲和尿欲，但主要介导痛觉。相反，虽然迷走内脏传入（V）也能产生不适感和痛觉，但多数和咳欲、食欲以及口渴感等有关。应当指出，绝大多数由迷走和脊髓内脏传入引起的下意识生理效应没有包括在表38－2中。由此可见可意识到的生理效应有许多都伴有不适感和痛觉，此结果说明可意识到的内脏传入信息主要都和内脏痛有关。

表38－2 起源于各脏器的迷走和脊髓内脏传入所产生的生理效应

器官	传入神经	感觉	调节/反射
呼吸道：			
咽喉	V机械压力感受器	刺痛，刺激感	吸气反射，呼吸停止
	刺激感受器	咳欲	咳反射，吞咽
	冷/流动感受器	痛，恶心	支气管扩张等
气管，支气管	V刺激感受器	胸骨下刺痛	灼伤－咳反射，喉痉挛
肺	上皮C纤维感受器	刺激感，极想咳	支气管收缩，黏液分泌
		透不过气	呼吸过度
	V慢适应感受器	无/?	赫-伯反射
	VJ感受器	喉刺痛，不适感	呼吸保护性反射
		呼吸困难，痛	

续表

器官	传入神经	感觉	调节/反射
	S？	无/？	？
心血管系统			
大血管	V 管壁压力感受器	无	心血管调节
	化学感受器		多种反射
	S 机械感受器	不适感，痛	多种脊反射
心脏	V 机械感受器	无	心血管调节
	（心房、心室）		多种反射
	S 心房感受器	无	血管反射
	S 心室，冠状血管	不适感，痛	心脏－心脏反射
		其他感觉	其他心血管反射
胃肠道			
食管	V 张力感受器	充满感，胃灼热感	推进性蠕动，
	温度感受器	多种温度感觉？	呕吐
	S 机械感受器	不适感，胀痛	—
胃	V 张力感受器	充满感/排空感	胃储存，胃舒展
	V 黏膜的机械、化学	饱满感/饥饿感	分泌，蠕动
	温度感受器	多种温度感觉	呕吐
	S 浆膜机械感受器	不适感，痛	小肠－小肠反射
十二指肠	V 张力感受器	—	分泌，蠕动
空肠和回肠	V 黏膜的机械、化学		
	和温度感受器	—	—
肝	V 渗透压感受器	口渴感	渗透压调节
胆囊	S 机械感受器	不适感，痛	？
结肠和直肠	S 机械感受器	充满感，便欲，不适感，痛	排便，节制便欲
肛门	S 机械感受器	切割感	肛门－直肠和肛门－膀胱反射
	温度感受器？	温度感觉？	
	伤害性感受器？	痛觉	
泌尿系统			
肾脏	S 机械和化学感受器	痛觉	肾－肾和其他反射
输尿管	S 机械感受器	痛觉	—
膀胱和尿道	S 机械感受器	充满感，尿欲，不适感，痛觉	排尿和节制尿欲反射
胰	S 机械感受器	痛觉	？
脾	S 机械感受器	不适感，痛觉	？
总体			
所有器官包括	S 机械感受器，	？	多种防御性反应/反射
各种血管等	高阈值，化学敏感，机械不敏感感受器	病理痛	营养性功能？

"V"：迷走内脏传入；"S"：脊髓内脏传入；"?"：仍有疑问。"—"：无资料。

三、内脏痛和牵涉性痛

（一）内脏痛

根据临床经验总结出诱发内脏痛的主要因素有：①空腔脏器壁上肌肉的异常收缩和扩张；②迅速地牵张实心内脏器官（如肝、脾和胰腺）的包膜；③突然的内脏肌肉缺氧；④炎症引起的致痛物质的形成和聚集；⑤化学物质的直接刺激，尤其是对食管和胃的刺激；⑥对韧带和脉管的牵拉或挤压；⑦一些组织结构的坏死（如心肌、胰腺等)。在临床上这些因素会互相影响和相伴出现。由此产生的内脏痛有以下特点：①与皮肤感觉比较，内脏感受相对比较单一，在绝大多数情况下，内脏的感觉是疼痛或不舒服感觉，因此内脏感受器对“感觉”和“非感觉”信号的分辨过程只是区分引起疼痛的刺激与不引起感觉的刺激。②内脏痛定位模糊而弥散，有体表牵涉区、强烈的情绪和自主神经系统反应和运动反射等。③常常引起皮肤痛的刺激如刀割或挤压，施加在某些内脏（例如心脏）并不产生疼痛。

内脏痛的感受器、传入神经支配、脊髓分布和回路等比介导皮肤痛的神经结构更为复杂。有学者提出内脏感受器可能以三种方式编码内脏伤害性信息：①特异内脏伤害性感受器传递内脏伤害性信息，是痛觉特异学说的皮肤特异伤害性感受的概念的延伸。有些实验证明，在心脏、肺、胆囊、睾丸和尿道等存在两类感受器，一类对非伤害性刺激反应，另一类对伤害性刺激反应；②内脏感受器对刺激强度的识别是基于痛觉模式学说，低强度刺激引起低频率发放，不产生感觉，而高强度刺激引起高频发放，产生疼痛。③内脏感受器对外周信息有总和作用，由于绝大多数内脏的神经支配密度非常低，支配整个胸、腹部内脏的神经只占全部脊神经传入的5%～10%，因此传入信息的总和对内脏感受的识别不仅是必需的，而且是重要的因素。除了这3种方式外，在内脏还存在大量的“寂静伤害性感受器”，它们特异性地对化学刺激反应，在内脏发炎后，炎症介质激活这些感受器，并转而对机械刺激敏感，对扩张产生强烈反应。因此，这类感受器在内脏炎症痛形成中发挥重要作用。

但是，对内脏伤害性感受器和传入纤维的认识存在不同的观点。内脏感受器传入与特殊感官和躯体感觉传入不同，许多内脏传入纤维兴奋不能导致知觉，例如刺激支配肺叶的牵张感受器和小肠的化学感受器、动脉压力感受器和化学感受器等相联结的内脏神经纤维，并不引起感觉，它们虽属“传入”纤维，但其功能是与内环境恒定有关，而与“感觉”无关。与此相反，所有皮肤“传入”均传导“感觉”。由于内脏组织损伤并不都产生疼痛，因此，由皮肤痛提出的“伤害性感受器”概念并不完全适用于内脏器官。

传递躯体伤害性信息的无髓鞘初级传入分为所谓的肽类和非肽类两种。前者含P物质（SP）和钙降素基因相关肽的（CGRP)，并对神经生长因子NGF敏感；后者不含这两个肽，可被植物凝集素IB4特异性标记，表达$P2X^3$受体，对胶质细胞株衍生的神经营养因子GDNF敏感。但绝大多数内脏传入是含SP 和CGRP的肽类纤维。伤害性机械膨胀大鼠直肠，早期引起脊髓背角SP和CGRP减少，后期引起抑制性递质甘丙肽和VIP增加，而背根节中四种肽的mRNA明显上调。脊髓施加SP或CGRP受体拮抗剂抑制内脏炎症痛。敲除SP受体NK－1的小鼠防止或削弱了内脏炎症痛觉过敏的发展，但不影响躯体痛阈。这些结果表明神经肽SP和CGRP是参与内脏痛产生和发展的重要信号分子。此外，介导躯体感觉传入的谷氨酸受体也参与内脏痛。脊髓施加非NMDA受体拮抗剂对扩张直肠诱导的背角痛敏神经元的抑制作用强于NMDA受体拮抗剂，提示非NMDA受体可能在介导内脏痛中发挥重要作用。

内脏痛的信息是通过脊髓内脏传入向中枢传递，在多个水平对疼痛的感觉分辨和情绪成分进行整合和信息加工。各类伤害性内脏刺激引起的痛觉分辨主要由脊髓的经典的感觉通路介导，而迷走传入则主要影响其强烈的情绪和自主反应成分。基于传导通路的不同，用药物、手术和非药理学的方法对症治疗，可为慢性内脏痛提供不同的治疗方案。图38－12显示与痛觉的感觉分辨和情绪成分有关的中枢结构。

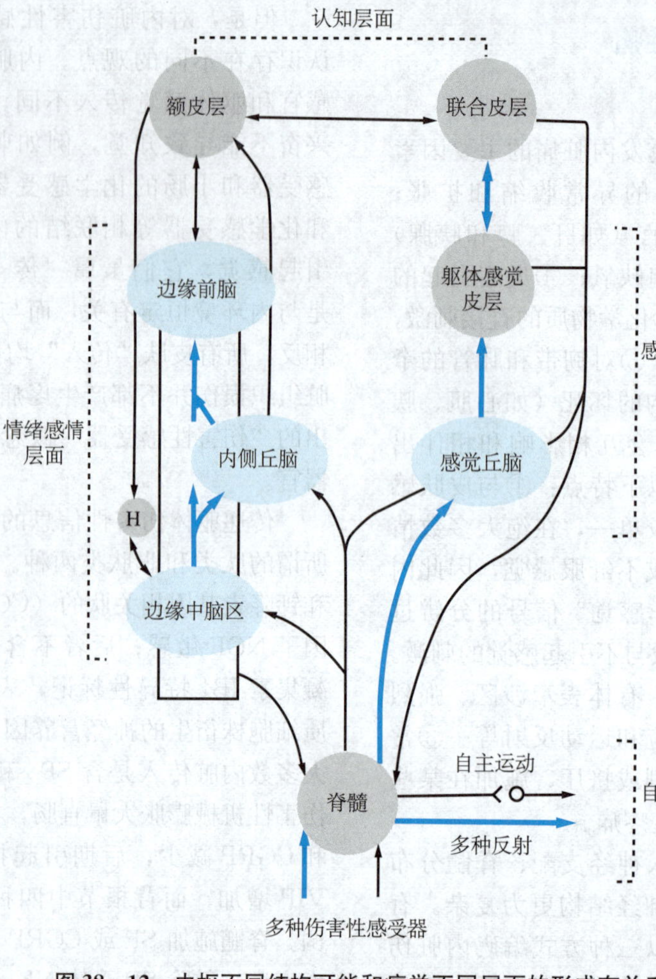

图 38-12 中枢不同结构可能和痛觉不同层面的形成有关系

蓝线箭头在中枢的流程表示痛感觉的辨别层面。在外周蓝线箭头表示有髓鞘神经纤维，黑线箭头表示细的有髓鞘和 C 神经纤维。点状是网状结构区，H 是下丘脑。（修改自 Janig，1987）。

（二）牵涉痛

与躯体皮肤痛定位局限的特性不同，内脏疾病引起疼痛的区域远远大于病理损伤的部位。临床上最典型的是阑尾炎早期的疼痛，常常涉及上腹部或脐周围部，这种实际感受疼痛的躯体部位远离深部组织病变部位的现象，称为“牵涉痛”。牵涉痛的分布区域有较大的个体差异，但一种组织或器官的牵涉区的分布有一定的特征。如心肌梗死引起的疼痛，四分之一的病人报告疼痛不仅发生在胸部中央的胸骨部位和上腹部，而且也发生在左臂的尺部。深部组织痛常引起部分肌肉的紧张和皮肤痛觉过敏。早在 19 世纪末，Head 详细地记录了不同内脏疾病引起的牵涉痛的特征并描述了皮肤过敏区图谱（又称 Head 区）。牵涉痛本身界限模糊，而 Head 区却有明确的边界，并与脊髓节段支配的皮节的边界一致，因此认为 Head 区是取决于那些支配器官的背根。膈区痛是说明牵涉痛与脊髓节段紧密关系的最突出的范例，膈的中央部位由脊髓颈段第 3 和第 4 脊神经分支（膈神经）支配，这两个脊神经也支配颈部和肩部的皮肤和肌肉。当中央膈区受到刺激时，在靠近胸腰段的膈肌实际所在部位并不感到疼痛，而在同一脊神经支配的远离膈的颈部和肩部有明显的痛感。相反的，当膈外侧边缘区受到刺激时，疼痛发生在局部，这可能因为其神经支配的是胸段 T6～T10 的肋间神经（图 38-13A）。

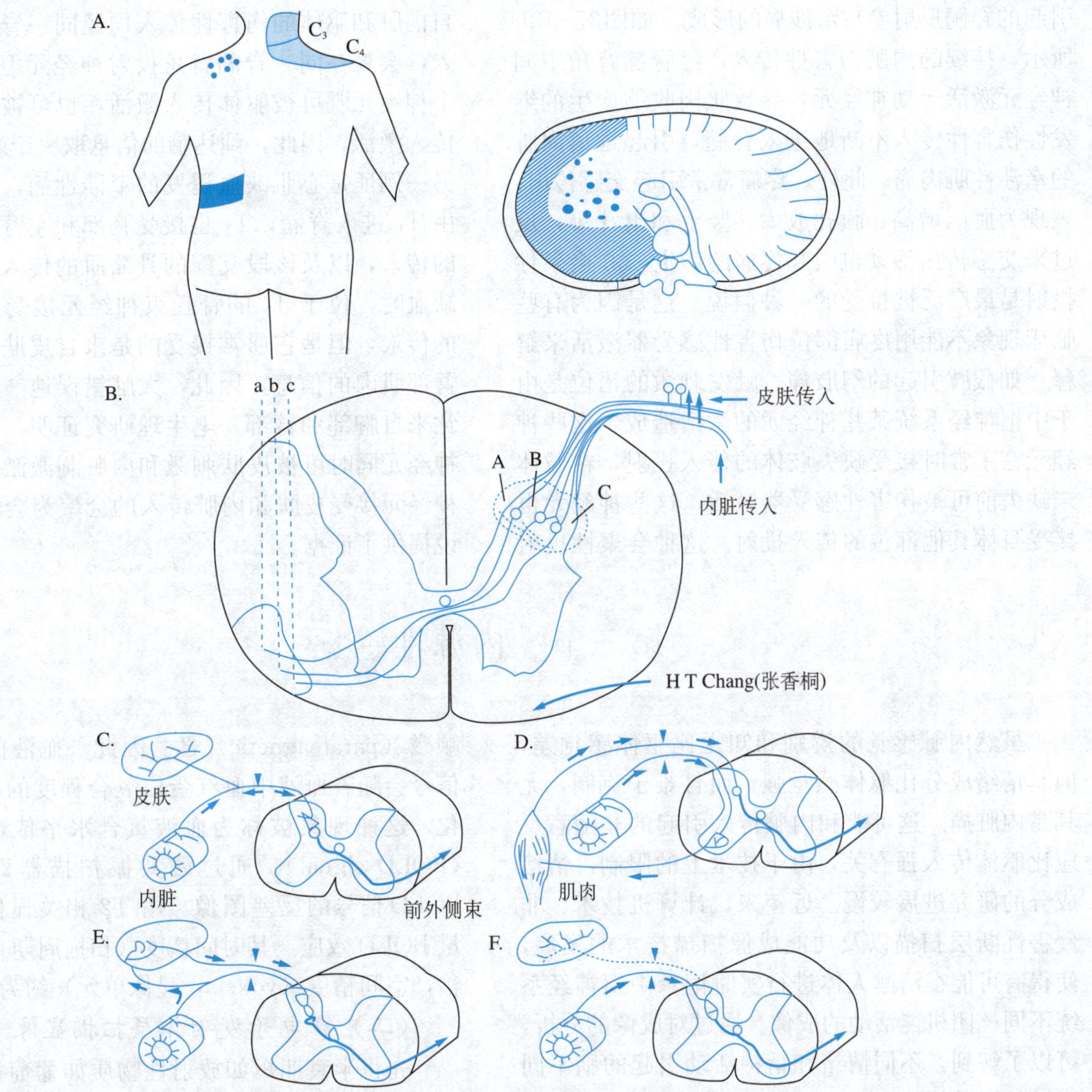

图 38-13　牵涉痛及其机制

A. 膈区疾患诱发的明牵涉性痛；B. 张香桐提出和绘制的牵涉痛设想图；C～F. 几种诱导牵涉痛的可能机制。

牵涉痛产生机制至今尚不完全清楚。早在 20 世纪 40 年代末，张香桐先生首先提出了对牵涉痛脊髓机制的解释，并精心绘制了图解（图 38-13B）。几十年来，生理学家根据大量的临床和实验性研究，对牵涉性痛机制的解释提出了几种假说：①牵涉痛是由传入纤维分支决定。不同组织的传入共同进入一个脊髓节段的背根，即传入纤维在同一脊髓节段会聚。如图 38-13C 所示，单个传入纤维的分支支配两个组织结构，一个到皮肤，另一到内脏。这种来自两个不同特性组织的传入冲动共用同一通道到达脊髓。脊髓神经元分辨其来源时，难免产生混淆，原来没有痛觉传入的部位会感到疼痛。图 37-13E 是传入分支的另一种形式，支配内脏的一个传入分支的传入冲动，经其另一支配皮肤的分支轴突逆行传导，引起生物活性物质（如 P 物质）在皮肤中的释放，从而激活支配皮肤的伤害性感受器。这些敏感化的伤害性感受器对非伤害性刺激反应，产生疼痛。解剖学研究表明，1%的背根节神经元的轴突有两个分支，分别支配远离的两个结构，即肩部和横膈，或臂部与心包。②内脏疾病时，内脏感受器激活引起的脊髓反射参与牵涉痛的形成。如图37-13D所示，持续的内脏伤害性传入，经脊髓背角中间神经元激活运动神经元，导致肌肉收缩产生的继发性伤害性传入不断地进入脊髓，引起远离内脏的牵涉性肌肉痛。此外，疼痛常常引起交感传出，表现为血压增高、瞳孔放大、竖毛和出汗等，反过来交感传出活动也引起疼痛的产生。③会聚性投射是最广泛被接受的一种假说。这是因为有些临床现象不能用疼痛部位伤害性感受器激活来解释，如截肢引起的幻肢痛。触发刺激的错位是由于中枢神经系统某些神经元的激活造成，这些神经元在正常时接受缺失肢体的传入投射，在肢体未缺失前可被伤害性感受器激活，这些神经元也接受身体其他部位的传入投射。这种会聚性投射是牵涉性感觉错位的基础。如图37-13F所示来自内脏和躯体的伤害性传入均经同一脊髓节段进入，会聚在同一脊髓背角投射神经元上，由于这个神经元既可被躯体传入激活，也可被内脏器官传入激活，因此，到达脑的信息取决于刺激部位。另一例证是心肌缺血诱发的牵涉性痛，心脏传入由 T_1 进入脊髓，T_1 也接受胸部和左臂尺侧皮节的传入，以及该段支配的骨骼肌的传入。在心肌缺血时，位于 T_1 的脊丘束神经元接受来自心肌的传入，但是它通常接受的是来自皮肤、关节和臂部肌肉的信息，因此，大脑错误地“认为”感觉来自胸部和臂部。电生理研究证明，脊髓痛敏神经元同时可被皮肤刺激和内脏刺激激活，同一神经元接受皮肤和内脏传入的会聚为会聚投射假说提供了证据。

第三节　内源性感觉

虽然内脏感觉的辨别和知觉比躯体感觉差，但其情绪成分比躯体感觉强，而且难于克制，尤其是内脏痛。这可能和内脏传入引起的非随意反应比躯体传入强有关，由于技术上的限制，情绪成分的研究进展较慢。近年来，计算机技术、非侵害性断层扫描以及功能成像扫描技术的发展，使得有可能在清醒人体进行实时记录中枢神经系统不同核团机能活动的成像。通过对成像的分析，可以了解到，不同情绪和精神活动引起的脑不同区域的活动规律。

一、实验技术

（一）功能性磁共振显像（fMRI）

是最近发展的脑显像技术中的一种，它是运用磁共振显像技术，在清醒动物和人的脑或脊髓测量与神经活动有关的血流动力信号。其实，早在100多年前，谢灵顿已发现，神经活动和血流动力活动有密切关系。被激活的神经元要消耗氧气，在发放一串神经冲动4～6秒后，邻近微血管的血流增多，向这些神经元供给大量氧气。这种血流动力反应使失去氧气的血红蛋白充氧而呈氧合状态，使血红蛋白产生抗磁（diamagnetic）性，而去氧（deoxygenated）状态的血红蛋白呈顺磁（paramagnetic）性。因此，血液的磁共振信号会随着血液中血红蛋白氧合程度的高低而变化，这种现象被称为血液氧合水平依赖的信号（BOLD signal）。通过磁共振扫描器即可显示BOLD信号的反差图像，用T2相关显像过程测量BOLD效应，其时间精度（扫描周期）为2～5秒，空间精度（voxels：显像单元）约为 $3cm^3$。

（二）正电子发射体层扫描显像（PET）

先将半衰期短如放射性物质如葡萄糖或水和氨经静脉注入体内。从体内不同层面的放射性物质散射到体外的正电子，由仪器扫描监测，经计算机处理显像。由于聚集在组织里葡萄糖的量随着组织功能状态的变化而异，其PET显像的亮度也随之不同。

（三）脑磁图（MEG）和脑电图（EEG）

当人感受外界目标时，在脑的一些区域诱发局部电流，该电流引发非常微弱的电磁场，其强度小于地磁的 10^{-8}。这种微弱的电磁场变化可用超导量子干扰仪技术来测定（superconducting quantum interference device），称为MEG。

此外，以脑电图（EEG）的优点加上与计算机技术和非侵害性MRI和PET技术的结合，脑电图的运用已得到新的发展。

上述技术有一个共同特点，它们都能以非侵害性方式使用，但它们和所有的技术一样，都有各自的优点和限度。例如 fMRI 和 PET 的空间精度较好，但采样频率低。相反，EEG 和 MEG 采样频率较高，但空间精度较差。因此，目前有倾向将上述 4 项技术综合使用，以便得到比分别使用更好的效果。如图 38－14 所示，综合使用 fMRI、PET、EEG 和 MEG 技术可将显像时间精度从若干毫秒延长到若干小时，空间精度从毫米级扩展到厘米水平。

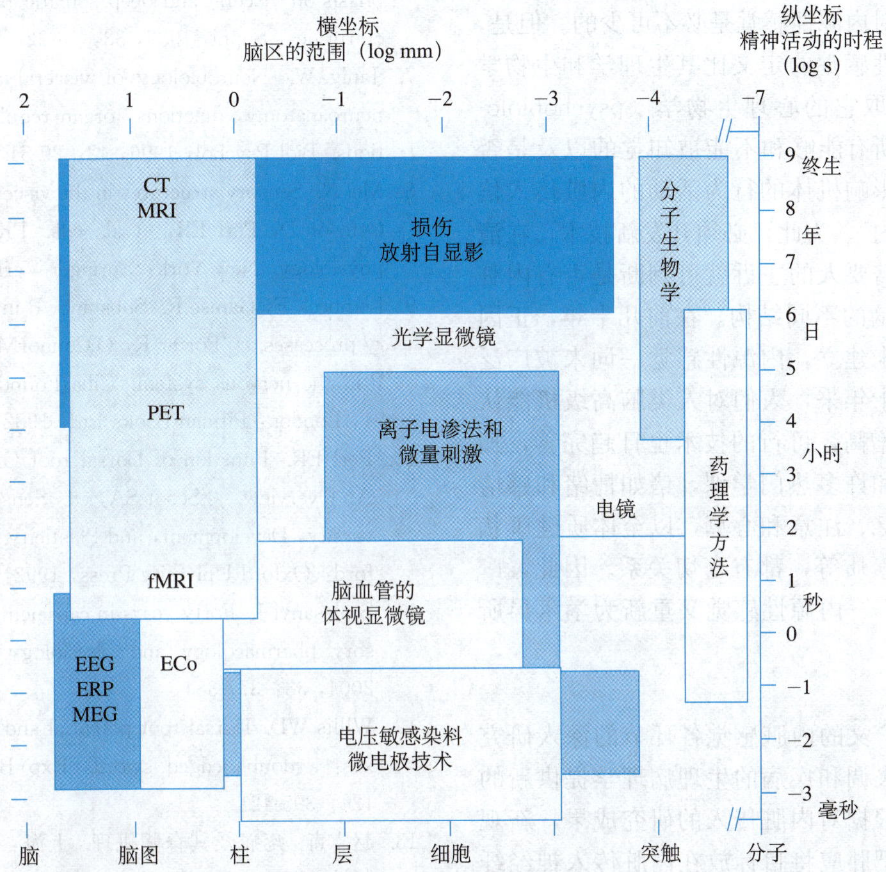

图 38－14　不同实验技术所能够提供的时间精度（纵坐标：精神活动的时程）和空间精度（横坐标：脑区的范围）

CT（computed tomography）：经计算机处理形成的体层图；MRI：磁共振显像；PET：正电子散射体层扫描显像；fMRI：功能性磁共振显像；EEG：脑电图；ERP（evoked response potential）：诱发反应电位；MEG：脑磁图；Eco（electrocorticography）：皮质电图描记法［修改自 Cameron，2002］。

近年来，功能性脑显像技术的广泛运用使人们对人类内脏感觉在脑内的形成过程有了长足的进展。上述 4 项技术的综合使用已使研究人员有可能获得足够的精度去比较躯体和内脏感觉在人脑形成过程的异同点。躯体感觉在初级躯体感觉皮质（SⅠ）有明显的对应躯体拓扑分布，而内脏感觉主要表现在 SⅡ 区。内脏感觉和躯体感觉相似，都能在边缘周围和边缘结构，例如脑岛皮质、前扣带和前额皮质找到反应区。这些区域和内脏感觉的情绪和知觉的形成有关。畏惧和注意能改变内脏感觉在脑岛皮质和前扣带皮质引起的反应，在功能性肠胃痛患者，内脏感觉引起皮质反应的形式会发生变化。总之，这类研究成果的不断积累会为了解功能性肠胃痛的病理生理提供新的知识。

二、内脏感觉和内源性感觉

为了与外源和本体感觉相区分，内源性感觉被用来泛指起源于体内的感觉。内源性感觉虽然起名很早，但在相当长的时间内未被广泛采用，甚至被内脏感觉所替代。因此，有不少学者认为内脏感觉是内源性感觉的同义词。

最近，Cameron 在《内脏感觉神经科学：内源性感觉》专著的序言中写道，"这是一本关于从体内内脏器官组织产生的传入感觉冲动，对高级神经系统活动程序和机体行为活动的作用的专著。这一整套机能被称为内源性感觉，即对在身体内部发生的多种生理活动和功能的知觉。这些传入过程的生理学对内源性感觉是必不可少的。但是，在这里用内源性感觉的定义比其生理学和生物学定义更广，是取它的心理生物学（psychobiology）定义，即所有能够和不能被知觉的以及是否直接或间接地影响机体的行为活动的内脏传入信息都应包括在内"。为此，必须开发新技术，在清醒人身上，不需要人的主诉就可判断是否有内脏传入冲动上达脑的不同结构。在前几十年，正因为这种技术尚未建立，内源性感觉一词未被广泛采用。近一二十年来，人们对人类脑高级机能认识的要求日渐增高，可行的技术也日趋完善，加之内源性感觉和许多热门学课，诸如情绪和感情活动、学习记忆、注意和心算，以至体质健康状况和精神生活素质等，都有密切关系。因此，广义的内脏感觉——内源性感觉又重新为学术界所采用。

总之，对广义的内脏感觉各环节的深入研究能为内脏机能失调和疾病的生理病理学提供新的线索。例如，根据对内脏传入的研究成果，新观点认为，治疗肥胖应将目标放在内脏传入神经纤维上。

参考文献

综述

1. Berthoud H，Neuhuber WL. Distribution and morphology of vagal afferents and efferents supplying the digestive system. //Tache Y，Wingate DL，Burks TF，eds. Innervation of the gut pathophysiological implications. Boca Raton，Florida：CRC Press，Inc. 1994：44-66
2. Cameron OG. Visceral sensory neuroscience：Interoception. New York：Oxford University Press，2002：pp ⅶ-ⅸ，pp3-220
3. Cervero F，Foreman RD. Sensory innervation of the viscera. //Loewy AD，Spyer MK，eds. Central regulation of autonomic functions. Oxford：Oxford University Press，1990：104-125.
4. Ganong WF. Review of medical physiology. 22nd ed. New York：McGraw-Hill，2005，ppⅺ，pp85-142
5. Handwerker HO. Sixty years of C-fiber recordings from animal and human skin nerves：historical notes. Prog in Brain Res，1996，113：39-51
6. Janig W. Neuronal mechanisms of pain with special emphasis on visceral and deep somatic pain. Acta Neurochirurgica，Suppl，1987，38：16-32
7. Janig W. Neurobiology of visceral afferent neurons：neuroanatomy，functions，organ regulations and sensations. Biol Psychol，1996，42：29-51
8. Mei N. Sensory structures in the viscera. //Autrum H，Ottoson D，Perl ER，et al. eds. Progress in sensory physiology. New York：Springer-Verlag，1983：1-42
9. Lembeck F，Gamse R. Substance P in peripheral sensory processes. //Porter R，O'ConnorM，eds. Substance P in the nervous system. Ciba Foundation Symposium 91，London：Pitman Books Ltd，1982：35-54
10. Perl ER. Function of Dorsal root Ganglion Neurons：An Overview. //Scoot SA，ed. Sensory Neurons：Diversity，Development，and Plasticity. New York，Oxford：Oxford Univrsity Press，1992：3-23
11. Szolcsanyi J. Forty years in capsaicin research for sensory pharmacology and physiology. Neuropeptides，2004，38：377-384
12. Willis WD. Dorsal root potential and dorsal root reflexes：a double-edged sword. Exp Brain Res，1999，124：395-421
13. 赵志奇. 疼痛及其脊髓机理. 上海：上海科技教育出版社，2000. 22-61，167-173

原始文献

1. Appendino G，De Petrocellis L，et al. Development of the first ultra-potent "capsaicinoid" agonist at transient receptor potential vanilloid type 1［TRPV1］channels and its therapeutic potential. J Pharm Exp Therap，2005，312：561-570
2. Aziz Q，Achnitzler A，Enck P. Functional Neuroimaging of visceral sensation. J Clin Neurophysiol，2000，17：604-612
3. Berthoud H，Neuhuber WL. Functional and chemical anatomy of the vagal system. Auton Neurosci：Basic Clinical，2000，85：1-17
4. Berthoud H，Powly TL. Vagal afferent innervation of the rat fundic stomach：morphological characterization of the gastric tension receptor. J Comp Neurol，1992，319：261-276

5. Cervero F, Laird JMA. Understanding the signaling and transmission of visceral nociceptive events. J Neurobiol, 2004, 61: 45-54
6. Cervero F, Morrison JFB. Preface: Visceral sensation. Prog in Brain Res, 1986, 67: vii
7. Clapham DE. Signal transduction: hot and cold TRP ion channels. Science, 2002, 295: 2228-2229
8. Danzer M, Samberger C, Schicho R, et al. Immunocytochemical characterization of rat brainstem neurons with vagal afferent input from the stomach challenged by acid and ammonia. Europ J Neurosci, 2004, 19: 85-92
9. Drewes AM, Rossel P, Le Pera D, et al. Dipolar source medelling of brain potentials evoked by painful electrical stimulation of human sigmoid colon. Neurosci Let, 2004, 358: 45-48
10. Foreman JC. Neuropeptides and the pathogenesis of allergy. Allergy, 1987, 42: 1-11
11. Hollis JH, Lightman SL, Lowry CA. Intergartion of systemic and visceral sensoty information by medullary catacholaminergic system during peripheral inflammation. Ann NY Acad Sci, 2004, 1018: 71-75
12. Klop EM, Mouton LJ, Hulsebosch R, et al. In cat four times as many lamina I neurons project to the parabrachial nuclei and twice as many to the periaqueductal gray as to the thalamus. Neuroscience, 2005, 134: 189-197
13. Prechtl JC, Powley TL. The fiber composition of the abdominal vagus of the rat. Anat Embryol, 1990, 181: 101-115
14. Smith AP. The concept of well-being: relevance to nutrition research. British J Nutrition, 2005, 93 (suppl1): s1-s5
15. Sykes RM, Spyer KM, Izzo PN. Central distribution of substance P, calcitonin gene-related peptide and 5-hydroxytryptamine in vagalsensory afferents in the rat dorsal medulla. Neuroscience, 1994, 59: 195-210
16. Wang YH, Tache Y, Sheibel AB, et al. Two types of leptin-responsive gastric vagal afferent terminals: an in vitro single-unit study in rats. Am J Physiol, 1997, 273: R833-R837
17. Wei, JY, Wang YH. Effect of cholecystokinin pretreatment on the CCK sensitivity of rat polymodal vagal afferent fibers in vitro. AJP: Endocrinilogy Metabolism, 2000, 280: E695-E706

Ⅵ 运动系统

陈道奋　吴建屏

第三十九章　运动系统总论 …………………………………………………… 吴建屏　陈道奋（707）
第四十章　肌肉、外周感受器和脊髓对运动的调节 …………………… 陈道奋　程建国　吴建屏（715）
第四十一章　脑干运动控制 …………………………………………………… 胡新天　陈道奋（744）
第四十二章　大脑皮质和随意运动的控制 ………………………………… 吴建屏　陈道奋（776）
第四十三章　小脑 ……………………………………………………………………… 王建军（796）
第四十四章　皮质基底节回路对运动的调节 …………………… 张旺明　张景渝　罗非（819）

具有运动能力是动物有别于植物的最根本特征之一，更是各类动物维系个体生存和种族繁衍的最基本的功能之一。低等原生动物的运动能力使其可获取食物和逃避敌害。随着动物的进化，运动功能不断得到发展和完善。高等动物和人的运动能力已经达到很复杂的水平。钢琴家和微雕艺人对手指运动的精确控制，舞蹈和杂技演员对肢体和躯干肌肉的完美操纵，都足以令人击节惊叹。

运动是动物行为的基础，是由受中枢神经系统控制的许多肌肉有严密组织和彼此协调的收缩，作用于骨胳系统和其他肌体软组织而完成的。成年人体有大约 206 块骨胳，形成许许多多活动关节，在约 650 块肌肉的作用下可产生无数简单或复杂、快速或精细的动作。因此，对这些肌肉活动进行神经控制有相当高的复杂性。

根据其复杂性和在控制上的随意程度，运动可大略分为三类：较简单且非随意性的反射活动，复杂且有目的性的随意运动，以及介于两者之间、随意和反射两特性皆有的节律性运动。

与控制运动关系最密切的神经结构组成脑的运动系统。如“感觉系统”各章所述，外部世界在脑内的内在映像是由感觉神经系统将光、声、味、嗅、触等物理或化学能量转变成神经信号后形成的。这些感觉信号和感觉映像被脑整合后用以产生和控制对环境做出的复杂行为反应。脑的运动系统将整合后产生的指令信息转换成一系列严格控制的肌肉收缩，最终实现运动行为。

随意运动是有目的的运动，复杂或精细的随意运动需要经过反复练习才能被熟练掌握和准确操作。复杂运动的计划、控制、学习、适应和掌握都需要依靠感觉信息的反馈，还常受到注意力、主观动机和情绪等方面的影响。这表明，运动的控制和脑的感觉系统及与动机、学习、记忆等高级认知功能相关的神经结构都有密切的关系。

第三十九章　运动系统总论

吴建屏　　陈道奋

第一节　反射运动、随意运动和节律性运动 …… 707
第二节　运动控制的方式、所需要的控制参数和反馈信息 …… 707
第三节　控制运动的主要神经结构 …… 710
一、分级组织和平行联系，以及功能性躯体定位分布 …… 710
二、脊髓 …… 711
三、脑干 …… 712
四、大脑皮质运动区 …… 712
五、小脑和基底节 …… 713
第四节　运动控制的主要研究方法 …… 713

第一节　反射运动、随意运动和节律性运动

在三大类运动中，反射运动最为简单和基本，通常由特异的感觉刺激引起，且有固定的运动轨迹。它的最大特点是一般不受意志的控制，一旦有特异的刺激，即“自动地”产生反射。而且，反射运动的强弱因刺激大小而异，也不能被随意改变。反射运动是神经系统的最基本功能之一，即使是意识丧失或神经系统高级中枢受损的病人都保留许多基本的反射运动。因此，在临床医学中反射运动的测试常作为神经科常规检查的一部分。在特殊情况下，许多反射可因意识活动的影响而被改变，或甚至不再发生。例如，经过努力，可以在一定程度上克制住打喷嚏反射。反射运动的另一特点是反射回路所牵涉的神经元数量较少，因而能在较短的时间内完成。

随意运动在三类运动中属最为复杂的运动，通常是为了达到某种目的或目标而进行的运动。它可以是对感觉刺激的反应，也可因主观意愿而产生。和反射运动不同，这类运动的方向、轨迹、速度、时程等都可随意被选择，并可在运动执行中随意被改变。和反射运动相比，随意运动一般需较长的时间完成。另外，参与随意运动的控制或对它有影响的神经结构广泛分布于中枢神经系统的各部位。绝大多数较复杂的随意运动都需要经过反复练习才能逐渐完善和熟练掌握。在做一项已熟练掌握的随意运动时，不再需要思考具体动作步骤如何进行，运动即可下意识地被顺利完成。一般认为这是因为运动的复杂细节已被编成“运动程序”（motor program）储存起来，就像电脑调用编好的程序一样，“运动程序”可以随时被调用来控制完成复杂的随意运动。

节律性运动包括呼吸、咀嚼、行走等，其特性介于以上两类运动之间。这类运动可随意开始或中止。一旦开始，就不再需要意识的参与而能自动重复进行。大多数这类运动在进行过程中能被感觉信息所调制。

第二节　运动控制的方式、所需要的控制参数和反馈信息

神经信号使肌肉收缩产生张力，作用于骨骼使其围绕关节发生运动。收缩时使关节向同一方

向转动（如关节屈曲）的肌肉群称为协同肌，向相反方向转动（如关节伸直）的肌肉群则称为前者的对抗肌。即使是简单的运动，也需要许多肌肉配合，进行协同的收缩或舒张才能完成。例如人体直立情况下做快速屈肘运动时，肱二头肌收缩和三头肌舒张要同步进行；为了使肩关节保持稳固，肩关节周围的肌肉需同时收缩；为了补偿屈肘运动引起的身体重心的改变以防止倾跌，屈肘前需要调整躯干和下肢肌肉的张力。在进行快速屈肘运动前，肢体的位置、与动作有关肌肉和骨骼的重量、有无外加负载等，都是中枢神经系统为运动正确地“编程（programming）”所需要的重要信息。此外，控制系统还需有因意外出现的负载改变或运动受阻而随时改变运动参数的能力，这样才能圆满地完成预定的运动。

因此，在运动时，中枢神经系统必须对许多肌肉发出时间上十分精确的指令，使它们按运动的需要同时或依次地收缩或舒张。神经系统还需发出适当的信号，控制运动的多种参数，如位移、速度、加速度、力度等，以适应完成各种类型的运动的需要。例如，有的运动要求精确控制力度，如用手指拿起单薄易碎的杯子；有的运动则要求身体部位准确地到达一定位置，如在打字机键盘上打字。

中枢神经系统对运动的控制需要感觉信息。在运动发起前需要感觉信息，在运动发起后仍需要不断地接受和整合处理所得到的感觉信息。和运动控制有关的感觉信息主要可分为外源的和内源的两大类，即：①视觉、听觉及皮肤感受器接受环境和体外的刺激而得到的感觉信息，提供关于运动目标的空间位置及运动目标与自身所在位置的相互关系的信息。②来自肌肉、关节、皮肤和前庭器官的传入冲动，提供关于肌肉长度、张力、关节位置、身体的空间位置等自身状态等信息。

从控制的工程学角度看，上述的快速屈肘运动属简单的运动，类似弹道运动。而弹道控制（ballistic control）是运动控制方式中最简单的一种（图 39－1）：当所预期的结果被输入控制器，并且将这一要求转化为相应的命令递送到效应器后，效应器根据命令产生实际结果。人体运动系统的主要效应器是肌肉和其他与其相连的结构如骨骼和结缔组织等。在这一控制系统里，由于不具备来自运动的反馈信息，控制的精度取决于控制器对效应器的了解程度：控制器越了解效应器对于每个命令做出反应的方式，其控制结果也越好。由于对每一个预期结果都需要一个相应的程序来把它转化为合适的命令，这种控制需要一个类似于数据库的机构来储存这些不同的程序以应对不同的需要。这种控制方式也称前馈控制，即神经系统事先根据上述各种已得到的感觉信息尽可能精确地计算出下行的运动指令，待运动开始后即不再依靠反馈信息。日常生活中的投掷运动便是这类控制的最好例子。篮球运动员根据篮筐的方向、距离和自己的姿势用一定的力量将篮球沿一定的方向投出后，就再也不能对球施加任何影响。乒乓球运动员接对方打来的球时也是如此，他必须依靠视觉信息（如对方击球的姿势）预测来球的轨迹和性质（上旋或下旋球等），再根据本体感受器和其他感受器提供的自身状态（姿势、肌张力）的信息和准备如何反击的战略（打直线、斜线、打回头等），快速计算出需发出的下行运动指令，然后迅速击球。一旦击球后就来不及再改变动作。足球守门员接罚点球的情况也很类似。因此，运动员通过苦练而达到熟练的过程，就是为不同的预期结果准备好一系列相应的运动程序的过程。

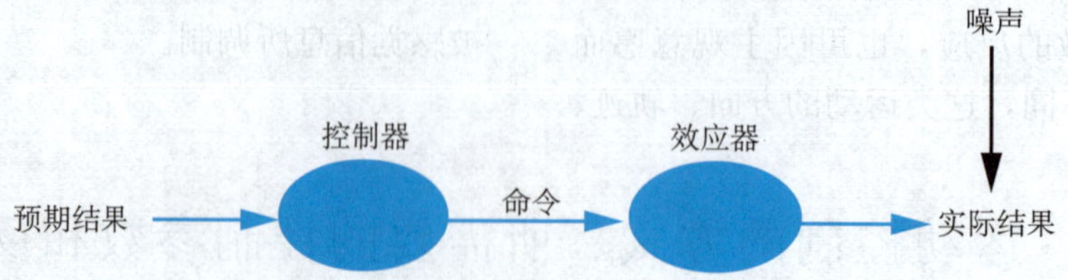

图 39－1　弹道前馈控制模式示意图

弹道控制虽然在概念上很简单，却极易受噪声的干扰。噪声是指任何能造成运动的实际结果与预期结果不同的不可预测的因素。对于投篮来说，噪声可以是外部的，如场地风速、风向的改变；也可以是内部的，如疲劳或注意力集中程度等。因为这些因素中很多是无法预测的，所以即使发出同样的命令，每次运动的结果也不会完全相同。影响运动控制的另一个重要因素是加在系统上的负荷。同样的运动，由于负荷的不同，控制器发出的命令也应不同。总之，弹道控制并不是最佳的控制方式。但在无法得到反馈信号的情况下，中枢运动控制系统只能选择弹道控制方式。

实际上，中枢神经系统对多数运动尤其是精确运动的控制，不仅在运动发起前需要各种感觉信息，如上述的弹道运动那样，而且在运动发起后仍需要不断地接受和整合处理所得到的感觉信息。感觉反馈信息可以到达控制运动的中枢的各个结构。在运动执行过程中，如果由于负载改变和遇到意外障碍等外界因素，或者由于所编的运动程序不尽正确，使运动偏离预定轨迹和预定目标时，神经系统又可根据不断反馈至中枢的感觉信息及时纠正偏差，使运动达到既定目标，这在工程学上被称为反馈控制。例如，当要搬抬物体时，中枢会根据视觉信息和经验，估计物体的重量，发出适当的肌肉收缩命令。如果估计错误，则或抬不起物体，或用力过大而失去身体平衡，此时肌肉的本体感觉等输入会很快向中枢提供负荷估计误差的信息，以便及时纠正。

图 39－2 所示为直接反馈控制的模式（direct feedback control）。与弹道控制模式不同，预期结果首先被送到一个称为比较器的地方，与从感觉系统送来的实际运动结果（也称为实时结果）反馈信号进行实时比较，两者之间的差异信号（即误差，error）被作为控制器的输入信号。控制器根据误差来产生修正后的命令，通过效应器产生新的结果，以缩小误差。这一新的结果又通过反馈回路送回比较器并与预期结果进行新一轮的比较，产生新的误差信号，如此反复，直到误差为零。如果还以篮球运动为例的话，这种控制方式相当于在眼睛的注视下，用手把球直接放进手臂能伸到的篮筐里。若无时间限制，几乎人人都可做到百投百中。

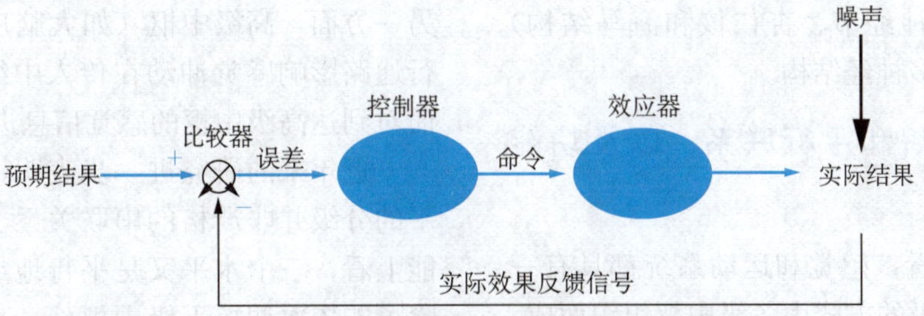

图 39－2 直接反馈控制模式示意图

直接反馈控制方式的最大优点是它几乎不受噪声的干扰。如果有预想不到的因素干扰了正常的命令与结果之间的关系，干扰因素马上会得到修正，因为控制器可根据干扰引起的新误差立即修改相应的命令。除了可靠（能修正噪声干扰）外，直接反馈控制还有另一个优点：简单。因为它的每一时刻的命令是根据每一时刻的误差信号而产生的，所以不需要凭经验进行预测，也不需要庞大的程序库存放针对不同的情况和运动的运动程序。直接反馈控制虽然看起来近乎完美，但也有弱点：它的控制精度取决于有关实时结果的反馈信息能否及时地送到比较器。由于信息的传入和加工需要相当长的时间，所以直接反馈控制只适用于缓慢的运动或维持姿势。例如，第 41 章中提到的平稳视跟踪运动所需的视觉反馈需要 300ms 左右的时间才开始起作用，但有时快速的运动如速度很高的快速扫视却在 150～200ms 内即可完成。因此，学者们提出了其他反馈控制模式。图 40－21 中所示的内部反馈控制模型（internal feedback control）便是在理论和实验上都得以探讨较深而全面的一例。

在感觉反馈信息中，视觉信息对运动的精确

控制最为重要。如果没有视觉参与，日常生活中的有目的运动很少可轻而易举地完成，尤其是精细运动，更需视觉输入的准确引导。当本体感觉传入因病变而丧失时，视觉反馈对运动控制更是必不可少。粗纤维感觉神经疾病（large-fiber sensory neuropathy）患者因传递本体感觉信息和触觉信息的粗传入纤维变性退化，腱反射（tendon reflex）消失，触觉也受损，但痛温觉仍然保留。在没有视觉帮助的情况下，病人不能感知自己肢体的位置或关节的移动。这些患者所具有的特殊病理改变，为研究本体感受性传入在运动和姿势的反馈控制及前馈控制中所起的作用提供了良好的机会。该类患者在闭眼时不能较长时间地将肢体维持于一定的姿势。如令其手臂前伸并维持此姿势时，数秒钟后手臂即偏离原来的位置，但患者睁眼时则能维持姿势的稳定。这显然是因为神经系统必须依靠来自肌肉、关节等处的本体感受性传入来维持姿势的稳定，而视觉可以补偿本体感觉的缺失。这类患者在看不见自己的手的条件下做指向靶标的快速运动时，运动的方向和大小都出现很大的偏差。如让患者在快速运动前看见自己的手，只在运动时挡住其视线，则误差仍大为减少，说明部分误差是因为前馈控制不正确所致。由于患者不能从本体感受性传入感知肢体的位置和肌肉情况，难以计算出切合实际的正确运动指令，所以不能实现正确的前馈控制。在运动开始前看见手的位置有助于为前馈控制进行正确编程，所以能减少误差的发生。

第三节　控制运动的主要神经结构

通常将与控制运动有直接关系的各个神经结构合在一起称为脑的运动系统（motor system），它涉及脊髓、脑干（延髓、脑桥和中脑）、间脑（丘脑和下丘脑）、小脑，以及含有皮质和三个主要深部结构（基底神经节、杏仁核和海马结构）的大脑半球中的许多神经结构。

一、分级组织和平行联系，以及功能性躯体定位分布

从形态组织上看，感觉和运动系统都具有一共同特点，即以分级的方式由各级中枢组织而成。19 世纪末，英国神经病学家 John Hughlings Jackson 根据对癫痫的研究，首先提出，脊椎动物的运动控制是分级进行的，即较低级的中枢控制较“原始”且“自动”的运动，而较高级的中枢控制有目的且复杂的运动。同时，高级中枢可控制较低级的中枢。这种早期的分级控制概念对后人进一步了解脑的功能有很大影响。从这个概念出发，脑的运动系统可看成主要由三个水平的神经结构组成，从低级到高级分别是脊髓、脑干的下行系统和大脑皮质的运动区（图 39－3）。三个水平之间的关系首先是高级和低级之间的关系，而且彼此各有分工。低级中枢能产生复杂的输出信号，使肌肉有组织地被兴奋而产生反射，而高级中枢则主要发出更为总体水平的运动指令，不需太顾及处理各肌肉活动如何协调的细节问题。这三个水平的结构都接受外周的传入信息，所以外周的传入不仅可以引起脊髓反射，而且能对下行的运动指令产生影响。另一方面，高级中枢（如大脑皮质）可以通过下行通路影响感觉冲动在传入中继核中的传递，从而对到达高级中枢的感觉信息进行控制。

近年来的研究进一步表明，运动中枢三个水平的分级并非严格的串联关系。从各自独特的功能上看，三个水平又是平行地组织在一起的。即除了能依次调控下级中枢外，高级中枢可以直接控制最低一级的运动神经元。例如，大脑皮质运动区既可通过脑干兴奋脊髓神经元，还可以通过皮质脊髓束直接兴奋脊髓的运动神经元和中间神经元。这种串行和平行联系、直接和间接途径的重复安排，除为运动控制的实现提供更为灵活多样的选择以外，还对神经系统受损后的恢复和代偿有重要临床意义。

运动系统的另一个特点是各水平的结构按躯体定位组织，并依此关系相互联系。换言之，控制相邻躯体部位的神经元在运动系统的神经结构中也是相邻的。而且，运动系统的各个神经结构中控制同一躯体部位的部分也相互联系。例如，控制手运动的大脑皮质主运动区的手区和辅助运

动区控制手运动的区域及脑干、骨髓中控制手运动的部分互相密切联系。

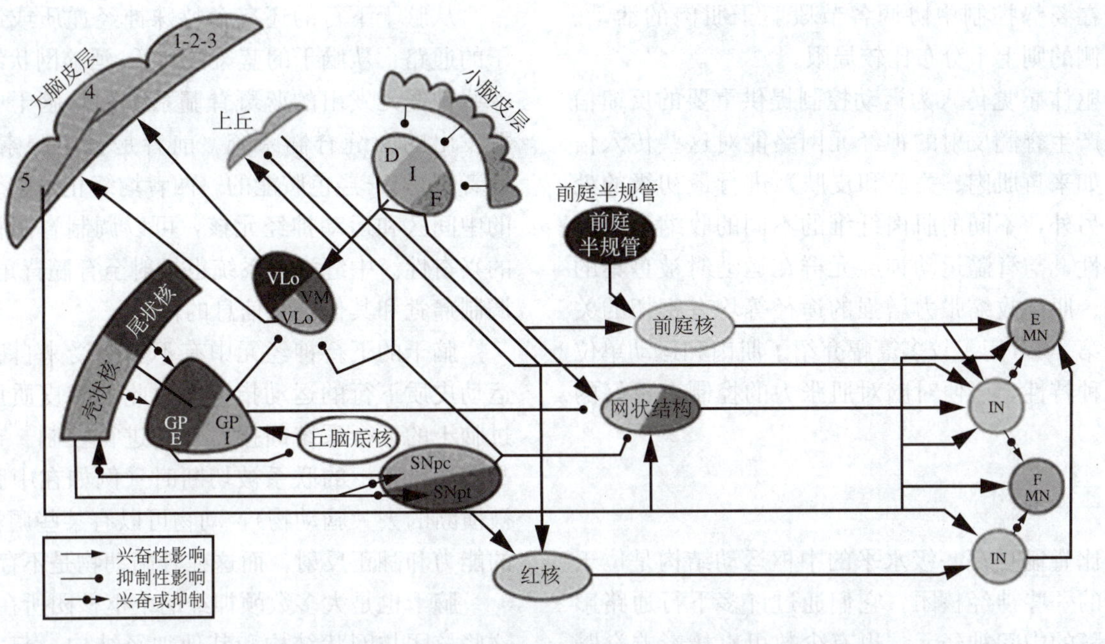

图 39-3　中枢神经系统与运动控制直接相关的神经结构之间互相连接的示意图

简示中枢运动神经系统大脑皮质、脑干和脊髓三个水平的主要神经结构以及到达脊髓的不同下行通路和它们在大脑、小脑和脑干的起源部位。大脑皮质下的阿拉伯数字代表不同皮质区域；小脑皮质下的英文字母分别代表深部神经核团：D：齿状核，I：间位核，F：顶核；VLc、VLo 和 VM 分别为丘脑的腹外侧核尾部、腹外侧核头部和腹内侧核；GP 为基底神经节的苍白球，E 和 I 分别指其外围部和中心部；SNpc 和 SNpr 指黑质的致密部和网状部；IN 为脊髓中间神经元核群；EMN 为脊髓伸肌运动神经元，FMN 为屈肌运动神经元。（引自 Thach and Montgomery，Neurobiology of Disease，New York：Oxford University Press，1990）

二、脊髓

以上所述的三个水平的中枢结构中，处于最低水平的是脊髓。脊髓中有中介各种反射的神经元网络，由感觉传入纤维、各类中间神经元和运动神经元组成。脊髓在它与高级中枢的联系被切断后（称为脊髓动物）仍能产生各种反射。脊髓本身也能产生多种四肢协调运动（如四足动物的三足着地、一足举起的动作等）所需的神经活动模式。简单的单突触反射如膝跳反射（即轻敲股四头肌肌腱引起股四头肌收缩而使膝关节伸展）由传入纤维直接兴奋运动神经元而产生，其他的反射则均需经过数目不等的中间神经元传递。

脊髓的中间神经元网络是各类传入冲动与高级中枢的下行冲动得以互相整合的所在。在同一类中间神经元上可以有多种下行的和传入的冲动的汇聚，同一类中间神经元可能中介多种不同的反射。各类中间神经元之间又有复杂的相互联系。中间神经元网络除中介反射活动外，也参与随意运动的组织和控制。

无论是反射的或是随意的，运动的实现都需通过兴奋脊髓运动神经元才能引起所支配的肌肉收缩，即 Sherrington 所指的最后共同通道。支配不同肌肉的运动神经元在脊髓中按一定规律排列分布。支配躯干和肢体近侧肌肉的运动神经元排列在支配肢体远侧（手和足）肌肉的运动神经元的内侧。而支配屈肌的运动神经元排列在支配伸肌的运动神经元的背侧。和运动神经元一样，各类中间神经元也有一定的排列分布规律，在脊髓中间区（intermediate zone）的最内侧的中间神经元投射至脊髓双侧控制躯干肌肉的运动神经元，稍外侧的中间神经元投射至同侧控制肢体近侧肌肉的运动神经元，而最外侧的则投射至同侧支配肢体远端肌肉的运动神经元。脊髓的固有神经元（propriospinal neurons，或译为本体神经元）的轴突在脊髓白质中上行和下行，终止于若干节段以外的运动神经元或中间神经元。在内侧的固有神经元的轴突较长，甚至可以伸展至整个脊髓，便于在姿势控制中协调各节段躯干肌肉的活动。在外侧的则上下分布比较局限。

躯体感觉传入为运动控制提供重要的反馈信息，产生脊髓反射的神经元网络能对这些传入信息（如来自肌肉、关节和皮肤）进行最初级的处理。另外，不同的肌肉纤维的不同的收缩和疲劳等特性，与脊髓运动神经元群在运动时被募集的方式、肌肉收缩张力增强的途径等均有密切的关系。第 40 章用了较多篇幅介绍了肌肉和运动单位的各种特性，以便对脑对肌张力的控制有更好的理解。

三、脑干

比脊髓更高一级水平的中枢运动结构是位于脑干的一些神经核团。它们通过许多下行通路影响脊髓的中间神经元，也有少数可直接影响脊髓的运动神经元。根据脑干下行通路在脊髓中走行的位置和它们的下行纤维末梢的分布，Henricus Kuypers 将它们分成两大类，即内侧下行系统和外侧下行系统。内侧下行系统包括内侧和外侧前庭脊髓束、内侧和外侧网状脊髓束和顶盖脊髓束，它们分别起源于前庭核、脑桥和延髓的网状结构及中脑的上丘。它们在同侧脊髓的腹索中下行，主要终止于脊髓中间区腹内侧的中间神经元和脊髓固有神经元。少数也终止在一些运动神经元上，特别是支配躯干肌肉的运动神经元。顶盖脊髓束终止于对侧脊髓的颈段。起源于脑干的外侧下行系统主要包括红核脊髓束，它起源于中脑红核的大细胞部，在脊髓的外侧索中下行，终止于中间区的外侧部分和支配肢体远侧肌肉的位于腹角背外侧部的运动神经元。内侧下行系统在种系发生上比较古老，主要支配躯干中线的肌肉和肢体近侧肌肉，是控制整体运动的基本系统，其功能包括维持机体的平衡和直立姿势、整合躯体和肢体的运动（如朝向运动）和单个肢体的协调运动等。外侧下行系统则主要控制肢体远侧的肌肉，它补充内侧下行系统的功能，主要与手及手指的精细运动有密切关系。猴的红核损伤后，对躯体和肢体运动的影响不大，但能造成猴使用手和手指的能力受损。在高等灵长类和人，红核脊髓系统较不发达，控制手运动的功能主要由皮质脊髓束承担。

从脑干下行的还有含特殊神经递质或调制因子的通路：从脑干的蓝斑核和桥-延脑网状结构的一些神经元发出的蓝斑脊髓系统和从脑干中缝核群发出的中缝脊髓系统。前者是肾上腺素能的，后者则是 5-羟色胺能的。两者均终止于整个脊髓的中间区和运动神经元核，可以调制脊髓神经元的兴奋性。中缝脊髓系统也投射至脊髓背角浅层，调制痛觉和其他感觉信息的传递。

脑干的下行神经元中有不少接受来自感觉和运动皮质下行的运动指令，因此大脑皮质可以通过脑干的下行系统间接对脊髓进行控制。在脑干与较高级中枢的联系被切断时（例如在中脑水平被横断的去大脑动物），动物可以有某些调整姿势的能力和翻正反射，而这在脊髓动物是不存在的。

脑干也是大多数颅神经的中枢核团所在部位。这些核团与网状结构和其他神经结构一起，还直接参与控制和协调眼动、发声、咀嚼、吞咽、呼吸以及面部表情和言语表达等不同类型的运动。脑干网状结构和前庭核与控制眼球运动尤其有密切的关系。近年来神经生理学家通过对实验猴的研究，在了解眼球运动控制和前庭眼动反射的神经机制方面获得明显的进展。第 41 章用较大的篇幅以眼动和前庭眼动反射为例深入讨论了脑干在中枢运动控制中的作用。

四、大脑皮质运动区

运动控制的最高水平是大脑皮质运动区。人的四个主要皮质运动区分别是：后顶叶（Brodmann 的 5 和 7 区）、背侧前额叶（45 和 46 区）、包括前运动区（6 区外侧部分）和辅助运动区（6 区内侧部分）的次级运动皮质区以及主运动皮质区（primary motor cortex，位于中央前回的 4 区，也常被译为初级运动皮质区）。这些皮质区都有神经元经皮质脊髓束直接投射至脊髓，或通过脑干的下行系统间接影响脊髓。6 区运动皮质接受来自后顶叶皮质和前额叶皮质的纤维，并投射至主运动皮质，在协调和计划复杂的运动中起重要作用。所有这些皮质运动区都有各自的躯体代表组织，其中对主运动皮质的躯体代表组织的研究最为深入。每个皮质运动区都有其独特的功能布局和输出、输入特征，参与不同方面的运动控制。第42章对运动皮质的结构和功能做了详细的讨论。

五、小脑和基底节

除上述的三个水平的结构——脊髓、脑干和大脑皮质运动区外，另有两个脑结构也对运动调控起重要作用，即小脑和基底神经节。小脑通过比较下行的运动指令与实际产生的运动的反馈信息，以提高运动的精确程度。基底节接受来自大脑皮质各个区域的传入后，主要投射至和运动的计划有关的额叶皮质。基底节的病变可以引起一系列运动功能的异常，包括自发运动的消失、出现异常的不自主运动以及姿势的异常。图39-3表示控制运动的主要神经结构之间的相互关系。第43章和44章将详细讨论小脑和基底神经节的功能。

运动系统的神经结构是分级组织的。反射运动的中枢脊髓接受较高级的中枢脑干和大脑皮质运动区的下行控制，高级中枢发出的运动指令又须通过低级中枢才能引起运动。另一方面，运动系统中又有平行的通路，如大脑皮质运动区可以直接地、也可以间接地（通过脑干）控制脊髓的运动神经元。平行通路的存在有利于损伤后功能的补偿。另外，运动系统的各个神经结构都按躯体定位方式组织，当某特定局部神经结构受损后会造成与特定躯体相关的功能丧失。

在运动系统中，脊髓和脑干中介反射运动和简单的“自动的”运动，大脑皮质的运动区则发起更为复杂的随意运动。在大脑皮质的运动区中，辅助运动区和前运动皮质以及基底节在运动的计划和准备方面起重要作用。小脑则主要协调运动以提高运动的精确性，且在运动的学习方面起作用。感觉信息对运动的控制十分重要，运动系统各水平的结构都接受感觉信息。在脊髓，感觉传入可以引起反射。运动的正确计划需要感觉信息。最后，获得充分的感觉信息是运动的反馈控制和前馈控制的前提。

第四节 运动控制的主要研究方法

研究中枢神经系统的运动控制功能既相对容易，又比较困难。运动的出现很容易被研究者观察，运动的轨迹也不难被跟踪记录和定量分析。相比之下，感觉就较难被研究者客观地观察和测量，比如对痛觉的定量只能主要依赖受试者的主观感觉。但除在行为上易被观察外，运动控制的神经机制研究有相当大的难度。主要在于很难确定脑中到底有哪些神经结构是运动控制所必需的结构，它们之间在功能上的相互关系，以及在运动的发起、编程、调控和执行等过程中各自所起的独特作用。早期对脑的运动功能的认识主要来自治疗脑创伤、脑卒中或癫痫病人的临床知识的积累。实际上，对临床特殊病例的观察和研究目前仍在运动控制的研究中占很重要的地位。

19世纪时，神经病学家用损毁或切除脑组织的手段，观察损毁后动物行为的变化，以研究和确定中枢神经结构和运动功能的关系。通过这类研究，进一步深入了解了脑的功能解剖及脑的运动功能。第二次世界大战后先进电子技术的应用，使研究者能运用电生理学研究方法刺激实验动物的神经结构，记录其放电活动，并观察其与运动的关系。电脑的应用又使科学家能在清醒动物研究运动时神经细胞的放电活动与运动的可能因果关系，以及应用峰电位触发平均技术确定神经元的峰电位发放与相关肌肉电活动（EMG）间的解剖功能联系。第40～44章中所阐述的实验结果，大都是通过上述这些研究手段获得的。

近十多年来，随着电脑运算能力和速度的快速提高，神经科学研究包括对运动的神经控制的研究手段不断得到更新。脑影像学技术的发展和应用为运动控制的研究打开了许多新局面。脑影像学技术不仅可帮助人们更好地了解正常人或病人在进行特定动作时神经系统各结构间复杂的功能关系，还可观察他们在想象或计划做特定动作时脑内神经结构的活动。另外，在已知的运动系统功能的基础上，计算神经科学根据实验数据构建与运动控制相关的模拟计算模型，并结合运动学分析（分析位移和轨迹，描述肢体运动的线性和角位移速度及加速度等特征）和动力学分析（体内和体外造成运动的力），及机器人人工智能控制等方法的应用，为人体运动控制的神经机制的深入研究提供了强有力的工具。

参考文献

综述

1. Kandel ER，Schwartz JH，Jessell TM. eds. Principles of Neural Science. 4th ed. New York：Appleton & Lange，2000：653 - 867
2. Porter R，Lemon R. Corticospinal Function and Voluntary Movement. Oxford：Clarendon，1993：1 - 421
3. Riehle A，Vaadia E. eds. Motor Cortex in Voluntary Movements：A Distributed System for Distributed Functions. London：CRC Press，2005：448
4. Rothwell J. Control of Human Voluntary movement，2nd ed. London：Chapman & Hill，1994：1 - 501
5. Shadmehr R，Wise SP，The Computational Neurobiology of Reaching and Pointing：A Foundation for Motor Learning. Cambridge：the MIT Press，2005：7 - 119
6. Squire LR，Bloom FE，Spitzer NC，eds. Fundamental Neuroscience，3rd ed. New York：Elsevier，2008：855 -1010

第四十章　肌肉、外周感受器和脊髓对运动的调节

陈道奋　程建国　吴建屏

第一节　肌小节是运动的动力之源 …………… 716
一、肌动蛋白和肌球蛋白间横桥连接的构型变化产生粗丝和细丝的相互滑动…………………… 716
二、肌肉长度和收缩速度，以及胞内钙浓度和ATP酶活动影响或调控横桥动态 ……………… 717
第二节　运动单位是运动输出的最小功能单位…………………………………………… 720
一、运动单位的神经元的活动决定肌纤维的类型…………………………………………… 720
二、运动神经元的募集和放电频率决定肌肉收缩的张力……………………………… 721
三、下行通路调控运动神经元池输入—输出关系……………………………………………… 722
第三节　肌肉和关节、皮肤感受器传入反映机体静息与运动状态，其与脊髓神经元的联系是反射活动的基础…… 725
一、肌梭感受肌长度，腱器官感受肌张力………… 725
二、感觉传入纤维在脊髓中的特征性投射及突触联系是反射多样化的基础…………………… 728
第四节　脊髓的神经网络是脊髓反射的整合和产生协调性肌收缩的结构基础…… 732
一、牵张反射阻止肌肉被伸长，由单突触的反射通路完成……………………………………… 732
二、脊髓反射通路中的各类中间神经元是反射活动协调和多样化的结构基础……………… 732
三、屈肌和对侧伸肌反射使机体躲避伤害，经多突触的反射通路完成………………………… 734
四、"汇聚"和"扩散"模式使脊髓反射具有多样性、广泛性和可变性…………………… 734
第五节　脊髓反射受外周传入和中枢运动指令的协调控制 …………………… 735
一、牵张反射受肌梭传入和中枢功能性活动的调节和影响…………………………………… 736
二、γ运动神经元对肌梭感受器灵敏度的调节可强化中枢运动指令…………………………… 736
三、长环路本体反射通过脊髓上结构……………… 738
四、高位中枢的下行调控发生在脊髓反射的各个环节…………………………………………… 739
第六节　脊髓损伤产生特征性的肌张力和脊髓反射改变 …………………………… 740
一、阻断脑至脊髓的下行通路产生肌张力异常增高（hypertonia） ……………………… 741
二、人脊髓横断导致脊休克和随后的反射亢进（hyperreflexia） ……………………… 742

人体运动是肌肉产生的张力和地球对肢体的引力在骨骼或软组织上相互作用的结果。中枢神经系统所处理的相当一部分错综复杂的信息与控制机体骨骼肌的收缩有关。神经系统对肌肉收缩进行严密的调控以产生合适的肌张力和肌长度变化，从而维持机体的基本姿势或完成各种精细动作。肌张力和肌长度的变化又取决于肌肉的起始长度、肌长度变化速度和外界对运动的阻力。中枢神经系统依靠本体感觉系统的肌梭和Golgi腱器官等获得肌肉的长度和张力的信息，同时又通过对肌梭的敏感性的调控来控制感觉信息的传入。本体感觉系统的信息传入到神经系统的各个水平，不论对于在脊髓和脑干水平控制反射运动行为，还是对在皮质水平对随意运动的控制，以及对肢体在空间位置的感知，都起着重要的作用。

第一节 肌小节是运动的动力之源

骨骼肌由无数个长圆柱状且多核的肌细胞（也称为肌纤维）组成。肌细胞内的可收缩成分是纵向排列的许多直径约 1μm 的肌原纤维。每一根肌原纤维则由许多长度为数微米的肌小节串接组成。肌小节内含有纵向的、相间的平行排列的粗丝和细丝，细丝的两端与肌小节间的带状结构 Z 带相连（图 40－1）。肌细胞内还有包绕在每一条肌原纤维周围的复杂的膜性囊管状的肌管系统（横管系统或肌浆网系），它是 Ca^{2+} 贮存释放和重摄取的重要结构。

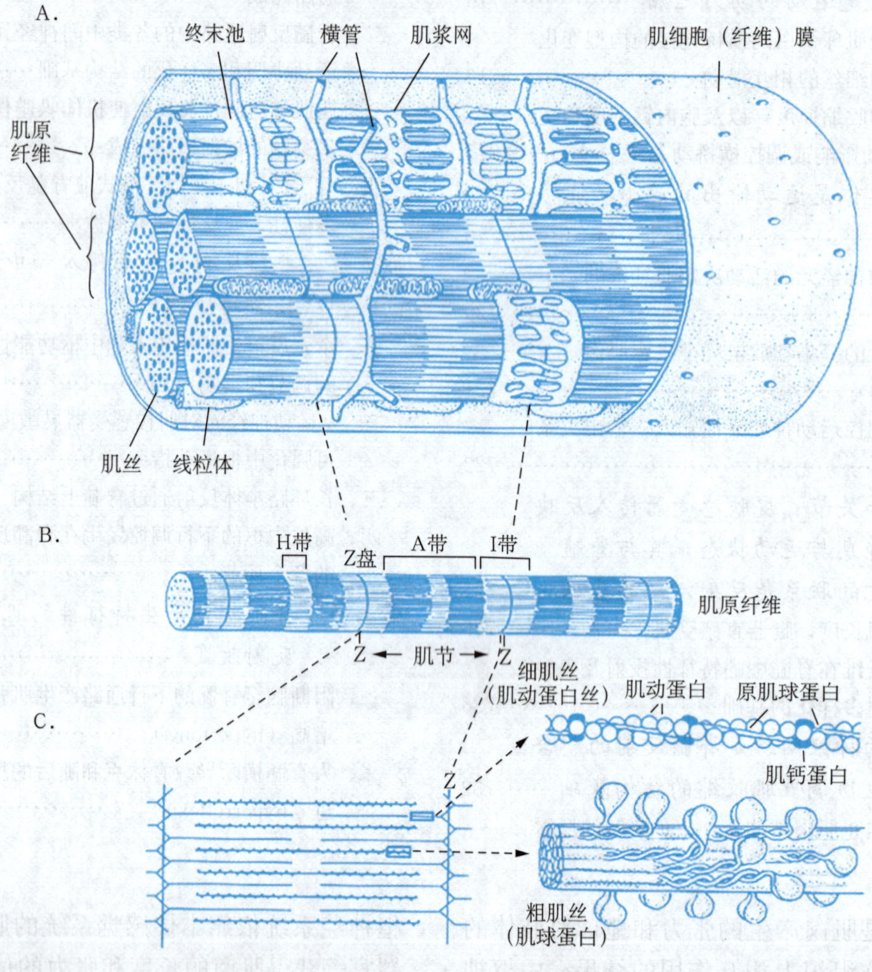

图 40－1 肌纤维（A）的肌细胞膜内含许多肌原纤维，每根肌原纤维由几千个肌小节（B）串接组成

肌小节是肌肉最基本的功能单位，它具备产生肌肉张力所需的所有的蛋白。（引自 Kandel and Schwartz，3rd ed.，1999）

一、肌动蛋白和肌球蛋白间横桥连接的构型变化产生粗丝和细丝的相互滑动

肌肉是一种分子发动机，肌纤维收缩张力大部分是靠肌动蛋白分子和肌球蛋白分子之间的相互作用而产生。肌球蛋白（myosin，又称肌凝蛋白）组成粗丝，而细丝则主要由肌动蛋白（actin，又称肌纤蛋白）、原肌球蛋白（tropomyosin）和肌钙蛋白（troponin）结合而成。肌球蛋白分子的球状头部与细丝的相应位点相互作用形成横桥（crossbridge）。球状头部有一个能与三磷腺苷（ATP）结合的位点，当与细丝连接形成横桥时

具有激活 ATP 酶活性的能力。球状头部可随蛋白分子的可逆性构型变化而形成约 60°的摆动，分别呈垂直翘起或倾斜下弯两种状态，通过横桥导致肌球蛋白头部与细丝间约 5～10nm 的相互移动，牵引细丝向粗丝的中段滑行。肌动蛋白是构成细丝的主体，它有与肌球蛋白球状头部进行可逆性结合的位点。肌动蛋白和肌球蛋白是收缩蛋白，而原肌球蛋白和肌钙蛋白则是对肌丝滑行起着调节作用的调节蛋白。

兴奋-收缩耦联（excitation-contraction coupling）是将以动作电位为特征的肌细胞兴奋与以胞内肌丝滑行为特征的肌纤维收缩联系起来的中介过程。它也是生物学中由化学能转化为机械能的最典型例子。钙离子是主要的耦联因子，而由横管及其两旁的终末池所形成的横管系统是耦联的关键结构。运动神经末梢在神经肌肉接头释放的乙酰胆碱与突触后肌纤维的胆碱能受体结合，引起肌细胞膜的去极化和使钠通道打开。以钠离子流入为主而产生的动作电位通过肌细胞的横管系统迅速向细胞深处扩散，使肌浆网系终末池膜上的钙通道打开，Ca^{2+} 顺浓度差释放到肌细胞内，使肌细胞浆中的 Ca^{2+} 浓度比静息时增高 100 倍之多。此时细丝上对 Ca^{2+} 有亲和力的肌钙蛋白与足够的 Ca^{2+} 结合，引起自身分子构型的变化。该变化又导致原肌球蛋白分子构型的变化，使它的双螺旋体与肌动蛋白双螺旋结构的结合位置错位，结果使肌动蛋白上能与肌球蛋白头部结合成横桥的位点暴露出来。横桥一形成便激活横桥上 ATP 酶的活性，在 Mg^{2+} 参与下，ATP 分解而释放能量，使横桥发生构型变化，向粗丝中央方向倾斜摆动，牵引两边细丝向粗丝中央滑行。一旦横桥构型角度发生变化，横桥上 ATP 的结合位点即被暴露，可让新的 ATP 与该位点结合，使肌球蛋白头部脱离肌动蛋白，并恢复到原来垂直翘起的状态。紧接着肌球蛋白头部又开始与下一个肌动蛋白的位点结合形成横桥，重复循环上述的结合、摆动、解离和再结合、再摆动的过程，进一步将细丝往粗丝中央方向牵拉，粗丝和细丝的重叠增加，从而使肌小节缩短。

当引起肌肉收缩的刺激终止后，肌细胞内 Ca^{2+} 浓度因被肌浆网系终末池膜上的钙泵重摄回池内而降低，肌钙蛋白不再与 Ca^{2+} 结合，使它与原肌球蛋白相继恢复到原来构型，肌动蛋白上可与肌球蛋白头部结合成横桥且相互作用的位点重新被掩盖，肌丝以各自内在的弹性或受外界牵张力而回到原来位置，使肌肉呈舒张状态。

二、肌肉长度和收缩速度，以及胞内钙浓度和 ATP 酶活动影响或调控横桥动态

肌动蛋白和肌球蛋白之间的互相移动是肌肉改变长度和产生张力的主要分子基础，而粗丝与细丝间形成的机械连接，即横桥，是决定肌肉紧张程度的主要因素。肌肉被牵拉时所表现出的长度和张力之间关系的特性体现了肌动蛋白与肌球蛋白间的相互作用的机制（图 40 - 2A）。当处于静息状态的肌肉被牵拉时，因粗、细丝间没有形成横桥，它们会较容易地随牵拉而作被动滑行。而且，过度拉长可使粗、细丝之间几乎没有重叠而不利于形成横桥。然而当肌肉主动收缩时，产生的张力则取决于粗细丝间重叠的程度，因为重叠部分的长短基本上决定了粗细丝间可形成的横桥的数量。实验结果表明，相互连接的横桥数量与肌肉收缩力成正比。图 40 - 2B 所示的呈钟形正态曲线的肌肉长度与主动收缩张力的关系，表明了肌小节在 1～4μm 的范围内被牵拉时粗细丝间相互重叠的程度。当肌小节很短或很长时，粗细丝间重叠部分都相对较短，所以形成的横桥也较少。重叠的最佳范围是当肌小节长度为 2.2～2.6μm 时，这时肌肉能产生的主动收缩张力也最大。当处在曲线左边上升部分时，肌肉就像一根弹簧，张力随长度增加而加大。这种收缩蛋白所具有的弹簧似特性，加上与其并联或串联的结缔组织的弹性成分，赋予肌肉在此操作范围内以相当明显的弹性。在曲线右边下降部分的肌肉长度与主动收缩张力的关系会给神经系统对肌肉张力的控制造成困难，但这时被拉长的结缔组织会使被动张力增加而产生较大的回弹以阻止肌肉被进一步牵拉（图 40 - 2B），而且脊髓牵张反射系统对此也会做出反应（见后）。以上关系表明，当肌肉被兴奋时，肌小节能因起始长度的不同而产生不同的张力，在神经输出信号相同的情况下，某块肌肉在运动过程中所产生的收缩力的变异往往是因为肌小节处于不同的工作长度所造成的。

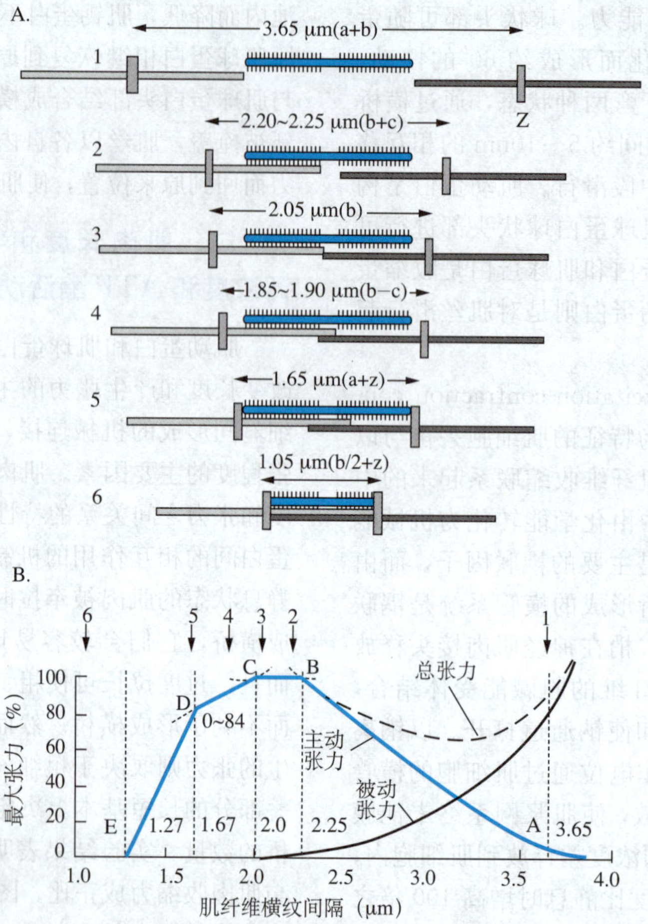

图 40－2 单根蛙肌纤维张力和肌小节横纹间隔长度的关系

A 表示在不同肌小节长度时粗细肌丝之间的相对位置关系，在不同肌小节长度（1～6）时收缩产生的张力由 B 中的各箭头（1～6）指示（引自 Gordon AM et al. J Physiol，1996；184：170－192）

如前所述，在肌肉收缩时横桥形成数量的主要生物化学决定因素是肌纤维细胞内的钙离子浓度。整块肌肉或单根肌纤维受到一个短促刺激后产生动作电位所引发的机械性收缩为单收缩。每个单收缩的最快速度很大程度上取决于 Ca^{2+} 从肌浆网系终末池中被释放到肌细胞内、再与肌钙蛋白结合的速度。如果肌肉受到一连串的刺激，且加快刺激的频率使每个刺激的间隔短于单收缩持续的时间，那么原来一连串的单收缩便随着频率的增加而出现融合现象（图 40－3 A～C），即肌肉不能完全舒张，称为强直收缩（tetanus）。人体运动时的肌肉收缩一般都属于强直收缩，由运动神经传出冲动的频率控制强直收缩的持续时间。

横桥连接的构型变化需要消耗 ATP，尤其是横桥从结合状态转向脱离状态时需要分解 ATP，所以肌球蛋白的 ATP 酶活动也与肌纤维的最大缩短速度有直接关系。在持续收缩时，肌纤维所耗 ATP 的 50%～80%用于收缩时的横桥循环，20%～30%消耗于将细胞内钙离子泵回肌浆网系终末池内。当缺乏足够的 ATP 时，肌肉被锁定于一种僵直（rigor）状态。肌细胞内和机体其他部位平时贮存的 ATP 仅够维持约数秒钟的肌肉收缩，但有许多各类基质通过多种途径可被转化成 ATP。在供氧充足时，ATP 可非常有效地从线粒体中脂肪酸和碳水化合物的氧化磷酸化过程中产生。在剧烈运动时供氧不足的情况下，对糖原或磷酸肌酸的厌氧分解便成了产生 ATP 的重要途径。糖原分解可为强烈的肌肉收缩提供约 30 秒钟的能量，且产生不少乳酸类的代谢产物。持久的强烈运动 1～2 小时后，糖原的储量会成为限制因素。一般在持续运动 20～40 分钟后，机体将加快从脂肪的转化产生 ATP。肌肉用以生产

ATP 的基质也取决于其生理状态，如在持久节食后，肌肉便会从氨基酸中产生 ATP。

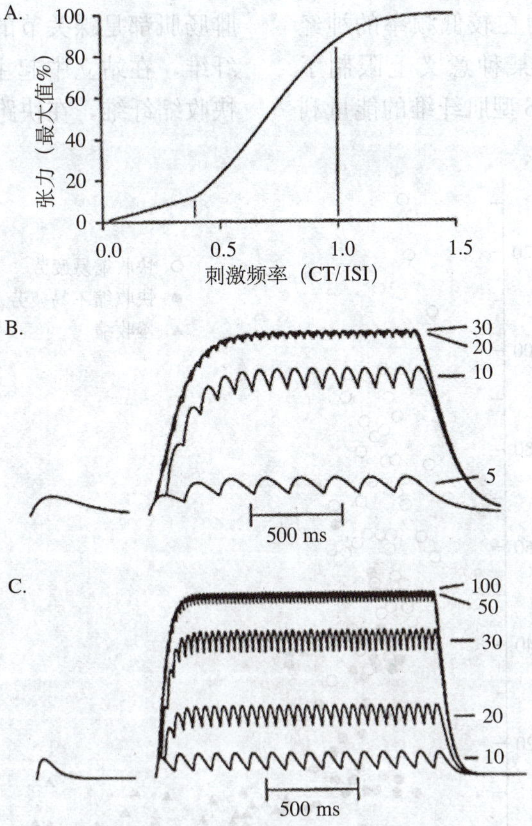

图 40－3　肌肉张力随刺激频率而变

(A) 刺激频率与张力的关系几乎呈 S 形。纵坐标为均一化后最大张力值的百分比，横坐标是以 CT/ISI 表示的将具不同收缩速度的运动单位均一化后的刺激频率（CT 为收缩时间，即单收缩时达到最大张力所需的时间；ISI 为刺激间隔，即刺激引起的动作电位之间的间隔）。因为 S、FR 和 FF 型运动单位的收缩时间不同（对比 B 和 C 的左下角的单收缩曲线），特定刺激频率所产生的张力也会不同。(B) S 型运动单位在四种不同频率（见图右方数字）刺激下产生的张力。如图所示，20Hz 时便达到其最大张力，刺激频率增加到 30Hz 并未使张力继续增加。(C) FF 型运动单位在五种不同频率刺激下产生的张力。因其单收缩时间较短，较高的刺激频率仍可产生更大的张力。图 B 和 C 中的张力都按最大值做均一化处理。(引自 Fuglevand et al.，1993)

不同的组织成分和生化性质赋予肌肉纤维三类不同的收缩和机械特性。

一块肌肉中含有的肌纤维可具有不同的机械性能，表现在产生张力的能力、收缩速度和耐疲劳的程度等。另外，尽管它们在前述的长度与张力关系的特性上相同，但可在张力与收缩频率以及张力与收缩速度的关系、对牵拉的反应、收缩时所需能量的提供方式等方面各异。这种差异并非是随机的。按这些特性的不同，骨骼肌纤维可以分为三类（图 40－4）：①慢肌纤维（S 型）；内含大量的肌红蛋白，有丰富的血液供应，但肌浆网系终末池数相对较少。由于它们的 ATP 分解速度也较低，限制了横桥脱离的速度，即影响收缩和舒张的速度。慢肌纤维被直接刺激后产生低张力的慢收缩，而且非常耐疲劳。主要分布于维持直立姿势的肌肉。②快肌纤维（FF 型）：含较少的毛细血管，因而呈白色。它们有较多的肌浆网系终末池，ATP 酶活力也很高，还含较多的糖原。FF 型肌纤维能产生张力较大的快收缩，但容易疲劳，这种纤维组成的肌肉主要用于产生强烈的但持续时间短的收缩，如奔跑或跳跃。③耐疲劳肌纤维（FR 型）：其特性则介于两者之间，即产生较大张力的快收缩，但不太容易疲劳。不同类型肌纤维的产力大小相差悬殊，最弱的 S 型肌纤维产生的收缩力只是最强的FF型的1%。由于S型肌纤维的供氧丰富，具有大量线粒体，而且因其收缩时间较长，收缩张力在较低频率的神经输出冲动时即已融合叠加，某种意义上限制了ATP的消耗量。这种特性使S型肌纤维的能量利用效率远比FF型的高。大多数哺乳动物的肌肉都包括一种以上的肌纤维类型，例如比目鱼肌和腓肠肌都是踝关节的伸肌，但前者含较多S型肌纤维，在站立中起主要作用；而后者则含较多的快收缩纤维，在快跑和起跳中起重要作用。

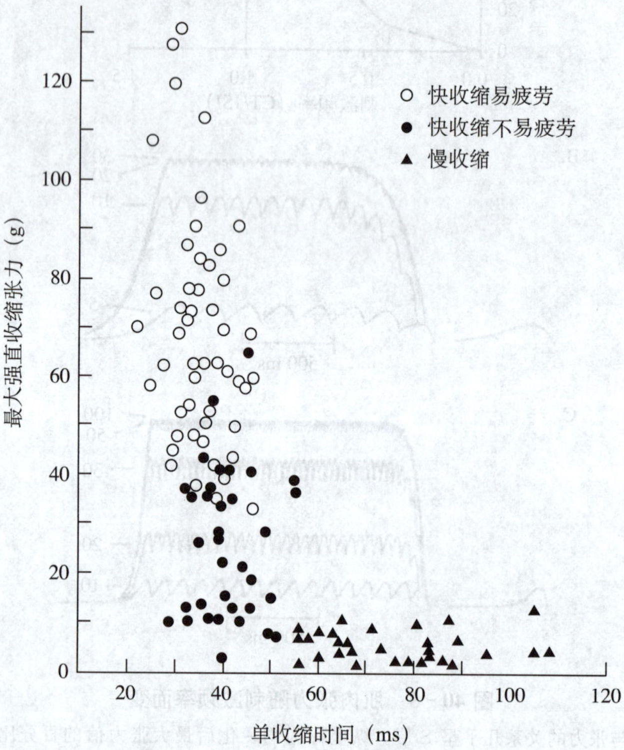

图 40-4　猫内侧腓肠肌运动单位的强直收缩张力与单收缩时间的关系

（引自 Burke et al.，1973）

第二节　运动单位是运动输出的最小功能单位

运动单位（motor unit）指一个运动神经元与其所支配的所有肌纤维。它可被视为一个将运动神经元所接收到的神经信号转换成肌肉机械输出的转换器。运动单位是运动最后输出通路的最小功能单位。每一个运动神经元所支配的肌纤维数目从数根至2000根不等。支配一块肌肉的所有运动神经元组成运动神经元池（motoneuron pool）或运动神经核（motor nucleus）。一般主要参与大幅度运动且具有强收缩力的肌肉的运动神经元所支配的肌纤维数量较多，而参与精细运动的肌肉的运动神经元所支配的肌纤维数目较少。

一、运动单位的神经元的活动决定肌纤维的类型

一个运动神经元所支配的肌肉纤维总是属于同一种类型的，即一个运动单位中的肌纤维都是同一类型的。运动单位的收缩张力、快慢和抗疲劳等特性，分别与其所含的肌纤维的特性一致，据此，运动单位总体也分成慢收缩型（S型）、快速收缩易疲劳型（FF型）和介于其间的快速收缩抗疲劳型（FR型）。Alpha运动神经元（α）的形态与其支配的肌纤维类型是相对应的：在三类运动单位中，FF型运动单位中的运动神经元是轴突

传导速度快的大运动神经元，S 型运动单位中是轴突传导速度慢的小运动神经元，而轴突传导速度中等的中等大小的运动神经元则与 FR 型肌纤维组成 FR 型运动单位。事实上，肌纤维的类型取决于支配它们的运动神经元及其放电活动模式。早期在观察外周运动神经受损后侧支发芽的实验中发现，当失去神经支配的肌纤维重新被与原先不同类型的运动单元的轴突再生侧支支配时，它们会改变自身生化和生理特性，其代谢和收缩特征将逐渐转变成与新支配的运动神经元所支配的肌纤维相一致。这个转变过程估计同时受生长因子和放电活动的影响（见第四篇）。长期受训的运动员的某些部位的肌肉纤维组成往往与运动专项有关。如马拉松长跑运动员的肌肉中含相当高的抗疲劳肌纤维类型，这可能既与训练有关，也与遗传因素有关。若让不常锻炼的受试者接受一段时期的耐力训练，他们的肌纤维中的氧化酶水平会明显地增高。最直接和有效改变肌纤维组成的方法可能是对外周运动神经的慢性电刺激。连续的低频率电刺激（2.5～10Hz）能使肌纤维逐渐转变为以 S 型为主，且常从增加氧化酶浓度等代谢能力开始，然后出现单收缩特性和钙离子贮存、释放和重新摄取等方面的变化，最后收缩蛋白的特性也发生变化。

二、运动神经元的募集和放电频率决定肌肉收缩的张力

运动神经元的放电行为由其膜上离子通道的相互作用决定。从理论上说，突触传入较易在小的运动神经元上达到动作电位的阈值而产生动作电位，因为细胞的总电导取决于漏流离子通道的相对密度，即与细胞膜的面积呈正相关，小运动神经元的传导率相对小一些，因而达到阈值电位所需的突触电流也相对小些。所以，如动作电位阈值和其他细胞膜特性相同，小神经细胞总会比大神经细胞先被激活。一旦超越动作电位阈值，运动神经元的放电频率即与其突触输入强度呈正相关。

实验表明，肌肉收缩张力的增加依赖于运动神经元池活动的两种方式：①募集众多的运动神经元使更多的肌纤维收缩而增加张力（空间或数量募集，spatial recruitment）；②增加所募集到的运动神经元的放电频率以维持甚至融合单收缩产生的张力（时间或频率募集，temporal recruitment）。神经元的内在特性和所接受到的突触信号输入量决定了募集顺序的大小原则，而被募集后的神经元是随兴奋性突触输入的增加而加快放电频率。肌张力改变时不同运动单位被先后募集的一般规律是 Elwood Henneman 等在去大脑猫的实验中观察到的。当牵拉股三头肌增加肌梭传入时，支配股三头肌的运动神经元池内不同运动神经元按大小顺序而被募集。小的运动神经元首先被兴奋，较大的运动神经元依次被募集，更大的运动神经元则最后才被募集（图 40－5）。当牵拉逐渐减小时，大神经元最先停止活动，而小的神经元最后停止放电。由此，Henneman 等提出了主导运动神经元池活动规律的“大小原则”（size principle），即运动神经元的大小与运动神经元的兴奋阈值相对应：小运动神经元的兴奋阈值低，大运动神经元兴奋阈值高。因此，当一个运动神经元池开始活动，产生从弱到强的肌肉收缩时，小运动神经元总是首先被募集，稍大的运动神经元再依次按大小被募集。如前所述，不同类型的运动单位由不同大小的运动神经元所支配，小运动神经元的活动所引起的肌肉收缩张力较小，收缩速度较慢，但不易疲劳（S 型运动单位）。而大运动神经元活动时引起的肌肉收缩张力大，速度快（FF 型运动单位）。当运动神经元池的兴奋性传入逐渐增强时，运动神经元按照其兴奋阈值的大小被募集，产生从弱到强、从慢到快的肌肉活动。这种募集方式还保证在肌肉收缩过程中，产生的肌张力将平稳地增加或减少。然而，运动神经元随突触传入的增加或减小按大小顺序活动的“大小原则”并不是绝对的。在人和猫，由刺激皮肤感觉神经而引起的一些突触传入会抑制小运动神经元而兴奋大运动神经元，从而改变了募集次序。因为运动神经元的内在特性一般相对较稳定，这种改变估计是由于突触传入的分布和其在募集过程中的变化不同。兴奋性和抑制性中间神经元都能被皮肤感觉传入激活，它们对运动神经元池中各类神经元的支配及其相对强度会各有不同。

运动神经元膜的性质和突触传入的大小决定运动神经元的放电频率。运动神经元的放电频率－

电流关系（f-I curve）的斜率一般为1～3次/nA。一个运动神经元刚被募集时，它的放电频率一般为6～12Hz，这种放电频率所产生的肌肉收缩张力只是强直收缩张力的10%～20%，因此运动神经元放电频率的改变对决定肌肉收缩张力有重要作用。例如，当人的伸指总肌收缩时，每个运动单位刚被募集时的放电频率都在8Hz左右，随后放电频率增加至刚募集时的2～3倍，产生的肌力也明显增加。另外，由于募集阈值较高的运动神经元产生的肌张力较大，肌肉主要靠增加已被募集的高阈值运动神经元的放电频率来产生所需的较大的张力。

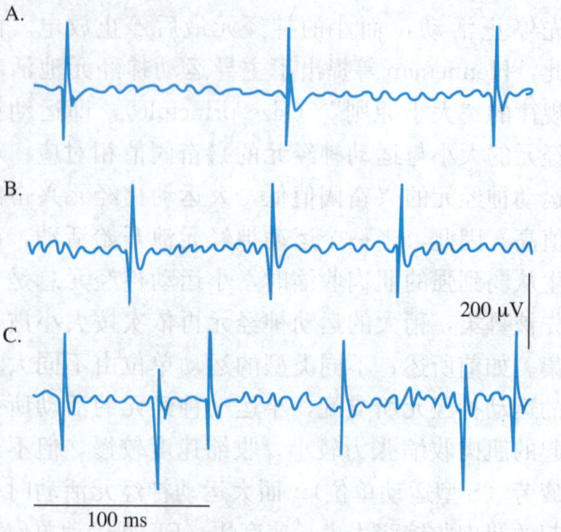

图 40-5　受试者手指伸肌随意收缩时运动单位放电频率增加和募集更多的运动单位

（A）低收缩张力时一个运动单位的放电；（B）收缩张力增加，运动单位放电频率增加；（C）收缩张力进一步增加时第二个运动单位被募集。（引自 Zigmond et al.，1999）

三、下行通路调控运动神经元池输入—输出关系

整个运动神经元池的输出与它所接受的突触输入的关系，即神经元池系统的增益，受池内众神经元兴奋阈值的范围和差异的影响，且通常是不固定的。突触输入一般有两种主要类型。通过各种离子型受体门控通道的突触输入基本上用来驱动运动神经元，而通过代谢型受体起作用的神经调节性输入则靠改变树突的兴奋性来决定运动神经元的增益和兴奋阈值。前者大都来自大脑皮质和脑干的下行投射，以及外周感觉传入，尽管并非对所有的运动神经元有均一而等同的效应，它们基本上对神经元被募集的规律没有明显影响。代谢型受体一般位于细胞体和树突上，其突触前末梢含五羟色胺或去甲肾上腺素，往往起源于脑干，下行后与运动神经元构成单突触联系。这些突触的作用基本上是通过胞内G蛋白耦联受体来促进持久性内向电流（persistent inward current）。这种电流往往由小部分不会失活的电压门控的钠或钙离子通道活动形成（例如3%的钠通道），但足以造成约10～20mV的胞内去极化，对运动神经元的兴奋性起重要的影响。近来的实验证明，这种持久去极化只有当代谢型受体被激活时才较明显。运动神经元池的单胺能纤维的活动通过G蛋白耦联受体促进主要分布在树突上的持久性内向电流活动。当单胺能纤维的活动较弱时，离子型受体门控通道短暂的开放可引起细胞膜同样短暂但低于阈值的去极化，稍强的单胺能纤维活动则不仅会使同样强度的通道开放而引发神经元的动作电位，而且放电活动常能在刺激停止后继续维持。这是因为细胞一旦被兴奋激活后，持久性内向电流会形成一种持续的平台电位（plateau potentials），使神经元在没有额外的兴奋性突触输入的情况下继续维持超越阈值的电位活动（图40-6）。“自我维持”的放电活动能维持数分钟，也可被短暂的抑制性输入所中断。神经元的这种在静息和持久放电两状态间转换的“开/关”行为被称为“双稳态”。动物实验表明，运动神经元几乎都有双稳态特性，但在小运动神经元中更明显。从功能上看，小运动神经元持久放电的能力与它们高度的抗疲劳特性是相符的。

单胺能纤维的输入不仅可通过影响持久性内向电流改变运动神经元的兴奋阈值，也可调节输出入关系的增益。对每个运动单位来说，其运动神经元的输入（突触电流）和输出（放电频率）的关系可与肌肉的输入（兴奋输入的放电频率）和输出（肌纤维收缩张力）的关系相合并而得到运动单位的输入（突触电流）和输出（肌纤维收缩张力）关系。如图40-7C中的三条曲线所示，运动单位的张力—电流关系随其大小（因而有不同的兴奋阈值）而变。

如将一个运动神经元池内所有的运动单位的作用总和相加，则可得到运动神经元池的总突触输入和其所控制的肌肉产生的总收缩张力间的转换关系（图 40－7D）。这种呈 S 型曲线的转换关系表明，在运动神经元池接受较低的有效突触电流时（即处在 S 型曲线的左下部），随电流增加的张力变化相对较小，因为此时主要在募集更多的运动单位，且先被募集的都是产生弱收缩张力的小运动单位。在运动神经元池所接受的有效突触电流接近最高时（即处在 S 型曲线的右上部），池中几乎所有的运动单位都已被募集，且都已以高频率进行放电。这时肌肉的收缩已经融合呈强直收缩状态，再进一步增加突触电流输入不会使神经元池的输出总张力继续增加，曲线呈平坦状。在此两极端之间的曲线的中间段，运动单位的募集和放电频率的改变对张力的产生都具重要的贡献，运动神经元池的总张力输出和总突触电流输入几乎呈线性关系。图 40－8 形象地解释了此输出输入曲线关系受代谢型受体介导的神经调节性输入的影响。以单胺能纤维的输入为例，脑干中含单胺类神经递质的神经核的放电活动很大程度上取决于机体的行为和觉醒状态。在一般情况下它们的活动水平较低，尤其在睡眠时脊髓中的单胺类神经递质的释放量较少。当下行投射纤维的单胺类神经递质的释放量较高，例如在“搏斗或惊逃”（fight or flight）等应急状态下，少量突触电流输入即可使运动神经元池产生机体应急所需的最大肌肉收缩张力。而且，FF 型运动单位可能只在单胺类神经递质释放量高时才能达到产生最大张力所需的高频率放电。总之，产生肌肉张力的输入—输出系统的增益可受自脑干下行的单胺能纤维活动水平的调节，但这种调节因运动类型不同而发生变异的程度目前并不清楚。

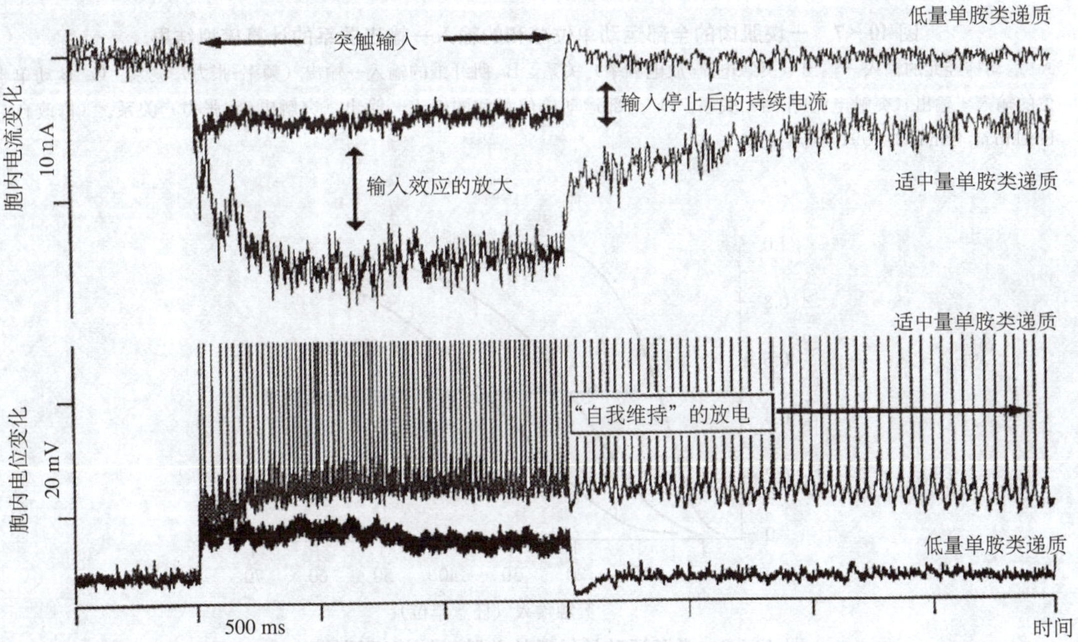

图 40－6　单胺类神经递质对运动神经元突触整合和运动神经元放电产生明显的效应

这些效应包括：在单胺类递质影响下，接受突触输入时内向电流被放大；突触输入终止后放电活动仍继续维持（见图下部分所示“自我维持”的放电）。“自我维持”的放电是由在突触输入终止后仍继续存在的内向尾部电流造成。（引自 Heckman，Enoka，2004）

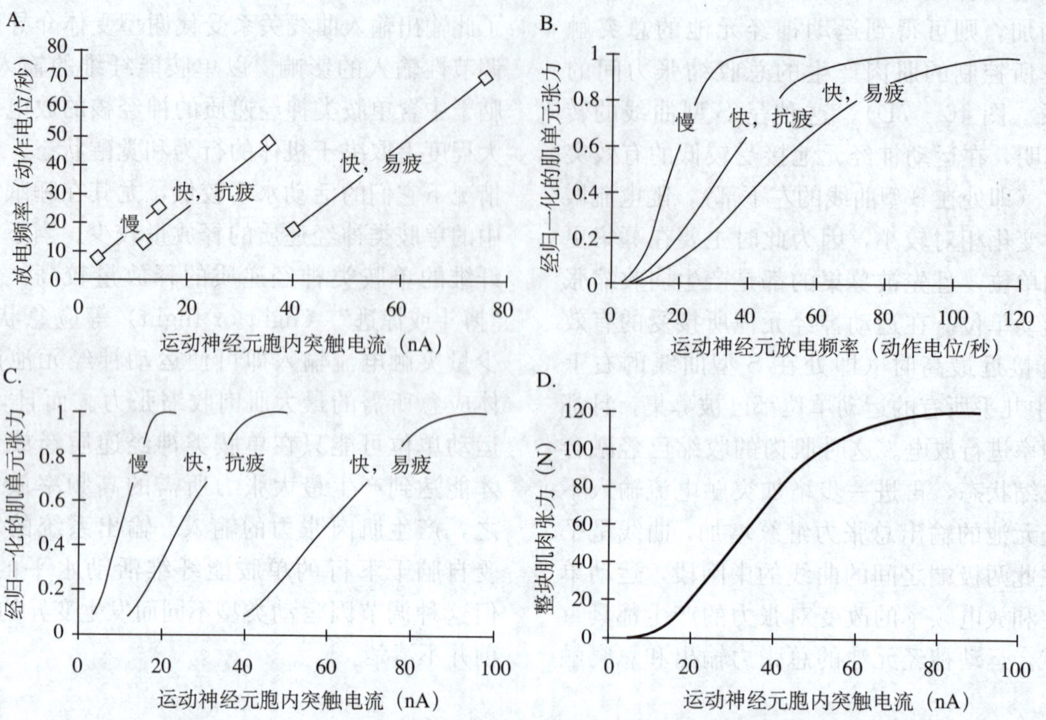

图 40－7 一块肌肉的全部运动单位总和的输入—输出关系的计算模拟结果

A. 运动神经元的输入—输出（突触电流-放电频率）关系。B. 肌纤维的输入—输出（频率-张力）关系。C. 运动单位的输入—输出（突触电流-张力）关系。D. 全部运动单位总和的输入—输出（突触电流-张力）关系。（修改自 Heckman，Binder，1991）

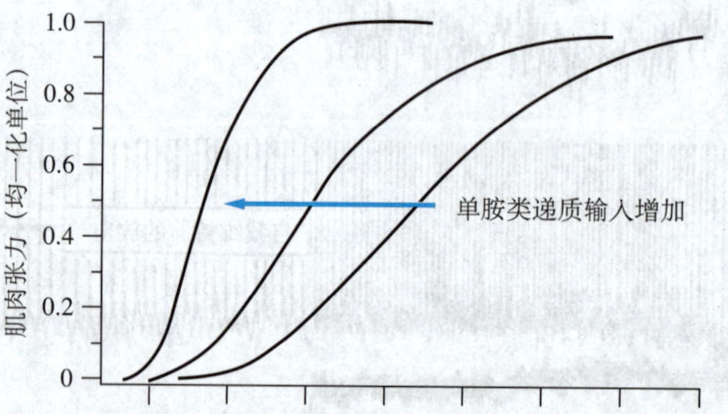

图 40－8 脊髓运动神经元的单胺类神经递质输入对运动神经元池或整块肌肉的输入—输出关系的假设效应

当单胺类递质输入增加时，输入—输出关系的增益（曲线斜率）也增加，意味着较少的突触输入即可达到所需的肌肉张力。（引自 Heck man et al.，2003）

第三节　肌肉和关节、皮肤感受器传入反映机体静息与运动状态，其与脊髓神经元的联系是反射活动的基础

在运动过程中，中枢神经系统利用众多感受器的传入信息保证肌肉活动的准确性。来自肌肉、关节和皮肤的传入信息对调节运动具有不可替代的作用。没有这些信息，运动的执行就不会精确，需要精细协调的动作便不能完成。感觉反馈信号的主要来源之一是肌肉牵张感受器所提供的关于肌肉长度、张力及其变化的信息。骨骼肌有两种牵张感受器，即肌梭和腱器官（表 40－1）。

表 40－1　肌肉感觉传入纤维的分类

类型	感受器	轴突	感受刺激
Ⅰa	肌梭初级末梢	12～20 mm，有髓鞘	肌长度及其变化速率
Ⅰb	Golgi 腱器官	12～20 mm，有髓鞘	肌张力
Ⅱ	肌梭次级末梢	6～12 mm，有髓鞘	肌长度（静息状态）
	非肌梭末梢	6～12 mm，有髓鞘	深压觉
Ⅲ	自由末梢	2～6 mm，有髓鞘	疼痛，化学刺激，温度（对体育锻炼的生理反应有重要作用）
Ⅳ	自由末梢	0.5～2 mm，无髓鞘	疼痛，化学刺激和温度觉

一、肌梭感受肌长度，腱器官感受肌张力

肌梭呈梭形，位于肌纤维之间，由多条细的梭内肌纤维（intrafusal fiber）集合而成（图 40－9A 和 B）。因此，普通的骨骼肌纤维又可称为梭外肌纤维，以与肌梭内的梭内肌纤维相区别。梭内肌纤维按照其细胞核在纤维内的分布可分成两类：一类称为核袋纤维（nuclear bag fiber），有许多细胞核集合在纤维的中央部。核袋纤维又可分为动态型和静态型核袋纤维。另一类较细而短的纤维称为核链纤维（nuclear chain fiber），它的许多细胞核呈链状排列。一个典型的肌梭内有 2 根核袋纤维，4～5 根核链纤维。肌梭内有两种感受器，即初级感受末梢和次级感受末梢，前者的传入纤维属Ⅰa 类纤维，后者的传入纤维则属Ⅱ类纤维。初级感受末梢同时支配两类核袋纤维及核链纤维，而次级感受末梢则只支配静态型核袋纤维及核链纤维（图 40－9D）。由于这两者在形态上的不同，初级感受末梢又被称为环状螺旋末梢（annulospinal terminal），次级感受末梢又被称为花样末梢（flower spray terminal）。梭内肌纤维接受 γ 运动神经元的轴突支配。

肌感受器有独特的传入放电特征。当肌肉被拉长并维持在新的长度时，肌肉长度的变化呈现两个时相：动态相和静态相。在动态相中肌肉长度随时间而变，在静态相中肌肉长度维持在被拉长的新的长度。初级感受末梢和次级感受末梢对牵拉的静态相的反应是相似的，对动态相的反应则不同（见图 40－10）。在动态相，肌肉的长度不断变化，初级感受末梢的放电频率也显著增加，这种动态反应（dynamic response）和牵拉的速度密切相关，速度越高，放电频率也越高。而当肌肉处于静态相时，初级感受末梢的放电明显减少，但仍维持于一定水平（静态反应）。肌肉恢复原来长度时，放电完全停止。这些现象说明初级感受末梢既能检测肌肉的长度，又能检测肌肉长度变化的速率。

次级感受末梢在牵拉的动态相放电逐渐增加，但并不明显。在牵拉的静态相放电仍维持于较高水平，当肌肉恢复至原来长度时，放电也逐渐地停止。因此次级感受末梢主要对肌肉的静态变化起反应，即主要检测肌肉的长度。这两类感受器对动态牵拉的反应不同，是由于它们所支配的两

类梭内肌的不同组织结构所赋予的机械特性不同所致。核袋纤维的中央部较富于弹性且黏性低，当肌肉被牵拉时，中央部分迅速被拉长，而两极的部分因有较大的黏性，只能被慢慢地被拉长，随后当两极部分也被拉长时，中央部分因有较大的弹性而开始回弹。因此，终止于核袋纤维的感受末梢当纤维的中央部分被迅速拉长时产生一阵高频放电，在中央部分因回弹而恢复原状时放电停止。而核链纤维各个部分的机械特性较为均一，因此支配核链纤维的感受末梢的放电是随纤维的长度而变化的。静态型核袋纤维的机械特性与核链纤维相似。由于初级感受末梢既终止于核袋纤维又终止于核链纤维，而次级感受末梢只支配核链纤维和静态型核袋纤维，所以，初级感受末梢对牵拉肌肉的反应包括动态和静态反应，次级感受末梢则只产生静态反应。

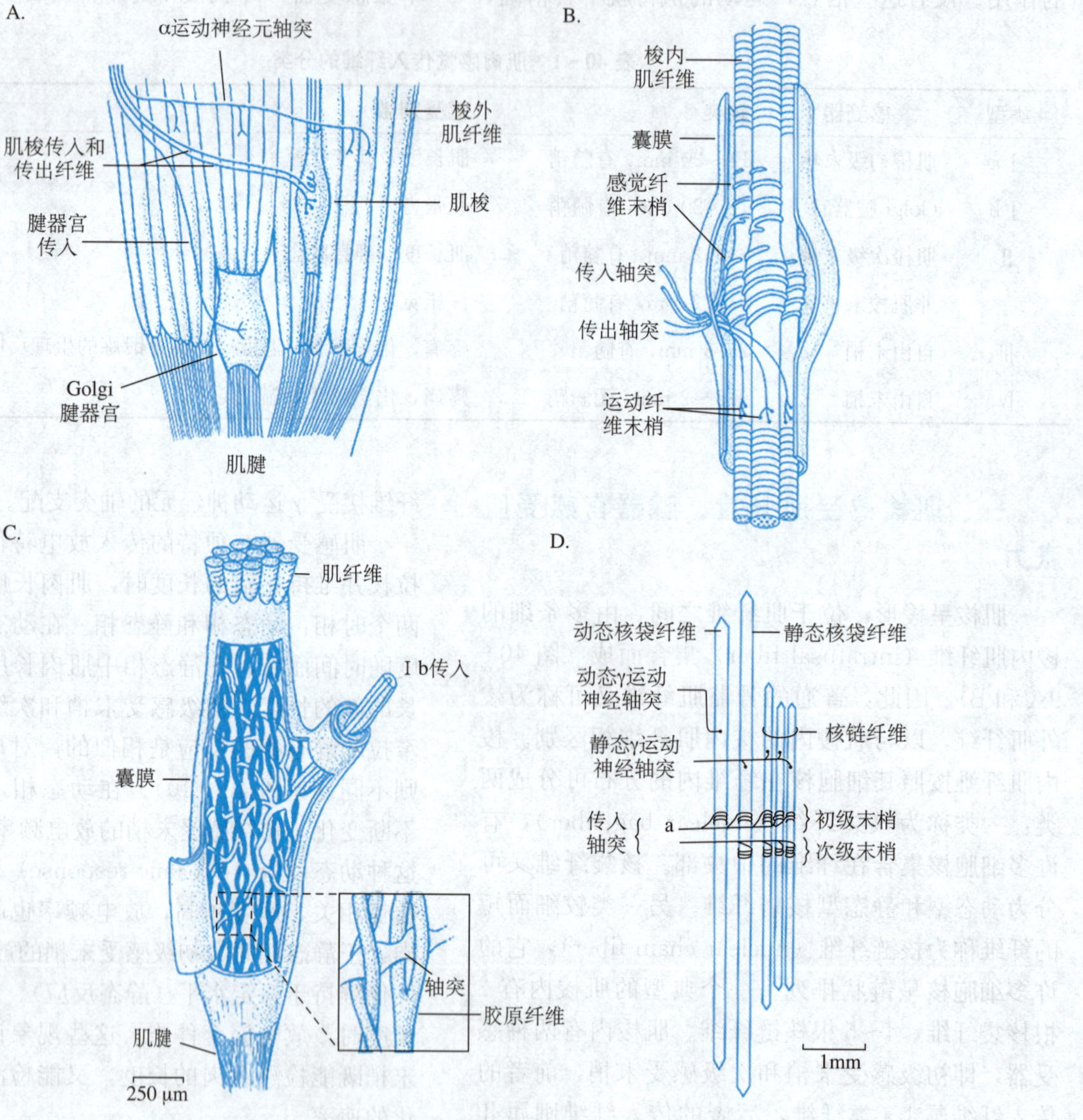

图 40－9 肌梭和 Golgi 腱器官都是骨骼肌中的包囊状结构（A）。骨骼肌的梭外肌纤维为主要收缩纤维，受直径较粗的 α 运动神经元轴突支配。肌梭形如纺锤体，中间大两端细，与梭外肌纤维平行（A），由多条细的梭内肌纤维（B）集合而成，它们同时受感觉传入和运动传出纤维的支配（B 和 D）。Golgi 腱器官位于肌肉与肌腱交接部（A 和 C），由 Ib 类传入纤维支配。在肌肉收缩腱器官被牵张时，传入轴突被胶原纤维压缩而使其放电频率增高。（A 引自 Houk et al，1980；C 引自 Swettfl Schoutz，1975）

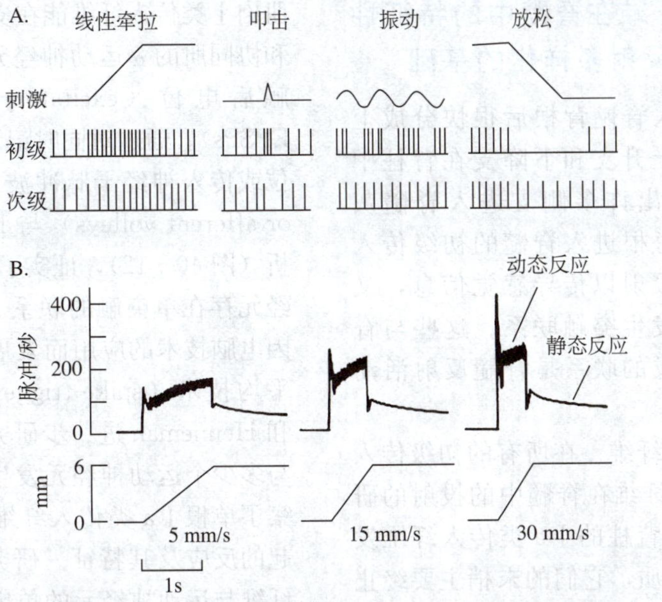

图 40-10　肌梭中初级和次级末梢具不同的放电特征

(A) 在一定范围内，当肌肉被牵拉或松弛时，初级和次级末梢的持续放电频率反映当时的肌肉长度。另外，初级末梢还在牵拉的动态相产生一短串高频率的放电，在松弛时有一短暂的放电静止状态，因而初级末梢对瞬时变化的刺激，如叩击或振动肌肉等非常敏感。(B) 初级末梢对牵拉的速度非常敏感，其动态相的放电随快速的牵拉达到较高的频率。初级末梢对非常小的牵拉也很敏感，在牵拉开始时其瞬间放电频率增加。(引自 Kandel & Schwartz，3rd Ed.，基于 Mathews PBC 工作)

Golgi 腱器官长约 0.5～1.0mm，直径约为 0.1mm，是一包囊状结构（图 40-9A 和C），多位于肌肉与肌腱交接部，由Ⅰb类传入纤维支配。在包囊中，来自肌腱的胶原纤维分成许多细丝组成辫状结构，Ⅰb类纤维进入腱器官包囊后脱去髓鞘并分成许多末梢，缠绕在胶原纤维细丝所形成的辫状结构上。牵拉肌腱使胶原纤维变直从而压迫Ⅰb纤维的末梢，引起末梢放电。腱器官与肌梭有明显不同的反应特性。小幅度的被动牵拉即可使肌梭的放电明显增多，而引起腱器官放电则需要幅度较大的牵拉。当肌肉主动收缩时，腱器官的放电增多，而肌梭的放电减少或停止。这种反应的区别是由于这两种感受器和梭外肌纤维的相互关系不同所致（图 40-9A）。肌梭与梭外肌纤维“并联”，所以梭外肌纤维收缩时梭内肌纤维变得松弛，肌梭的传入便减少放电，而腱器官与梭外肌“串联”，肌肉主动收缩时腱器官受到牵拉而放电增加。腱器官对肌肉主动收缩所产生的牵拉是异常敏感的，近来的实验表明，兴奋单根 α 运动纤维即足以使腱器官的放电增加。在被动牵拉肌肉时，因为腱器官内的胶原纤维比和它串联的梭外肌纤维的弹性差，大部分的长度改变发生在梭外肌纤维，腱器官的胶原纤维不会产生较大的机械变形，所以腱器官对被动牵拉不太敏感。而肌梭则和梭外肌纤维并联，被动牵拉时梭内肌被拉长，因此对被动牵拉十分敏感。肌梭与腱器官对肌肉被动牵拉和主动收缩产生不同的放电反应，说明它们所传递的信息是不同的。肌梭是一个检测肌肉“长度”和“长度变化的速度”的器官。而腱器官则主要检测肌肉的“张力”。

此外，外周感觉还包括关节和皮肤的感觉传入。目前对关节感受器的了解尚很局限，一般认为关节感受器反映极限的关节活动范围，只在关节极端伸屈状态下才被激活，对关节起保护作用。皮肤感受器可分为机械感受器、温度感受器和伤害性感受器三大类，分别感受触、压、两点分辨、冷、温、热和痛等信息。这些信息对运动均有直接或间接的调节作用，是机体与外界环境相互作用的主要媒介。对皮肤感受器及其传入纤维特征的详尽描述，请见“感觉系统”篇。

二、感觉传入纤维在脊髓中的特征性投射及突触联系是反射多样化的基础

初级传入纤维进入脊髓背根后很快分成上升支和下降支，这些上升支和下降支在背柱中上行或下行途中，发出许多侧支进入脊髓灰质。现已知道，几乎每根进入脊髓的初级传入纤维都既向高级中枢投射以传导感觉信息，又与脊髓灰质的神经元发生突触联系。这些与脊髓灰质的神经元所形成的联系是脊髓反射活动的传入结构基础。

1. 肌肉Ⅰa类传入纤维　在所有的初级传入纤维中，对Ⅰa类传入纤维在脊髓中的投射的研究最为详尽。进入脊髓背柱的Ⅰa类传入纤维发出许多侧支进入脊髓灰质，它们的末梢主要终止于灰质的第Ⅴ～Ⅵ层、第Ⅶ层和第Ⅸ层，与这三个部位的神经元形成兴奋性的突触联系（图40-11）。20世纪50年代初期，John Eccles首先用细胞内微电极记录技术研究了脊髓腹角内的各种神经元回路。与细胞外记录神经元放电活动的技术不同，细胞内记录技术不仅可记录到未超过放电阈值的兴奋性反应，还能观察到抑制性的反应。该技术的运用对详细分析中间神经元网络，尤其是发现和阐明抑制性中间神经元在脊髓中的功能起了关键性的作用。Eccles首次观察到，电刺激肌肉Ⅰ类传入纤维能在支配同一肌肉（即同名肌）和协同肌的α运动神经元引起单突触的兴奋性突触后电位（excitatory postsynptic potentials，EPSPs）。通过对同时记录到的刺激后脊髓背部电位或传入神经干脉冲波（cord dorsum potentials or afferent volleys）与EPSP的反应时间差的分析（图40-12），证实了Ⅰa类传入纤维与运动神经元存在单突触的联系。利用20世纪60年代末因电脑技术的应用而发展起来的锋电位触发叠加平均技术（spike-triggered averaging），Mendell和Henneman进一步研究了每根Ⅰa类传入纤维与多少个运动神经元发生单突触联系，并最先观察了单根Ⅰa类传入纤维在脊髓运动神经元所引起的反应及其特征。研究表明，单根Ⅰa类传入纤维与运动神经元的单突触联系相当广泛，例如来自猫内侧腓肠肌的单根Ⅰa类纤维可与支配该肌肉的所有的300个运动神经元发生直接联系。一般而言，来自某一肌肉的单根Ⅰa类传入纤维可与支配同名肌的80%～100%的运动神经元发生直接联系，与支配协同肌的运动神经元的直接联系的比例约为60%。单根Ⅰa类纤维的冲动在同名肌的运动神经元上引起的单突触EPSP的平均振幅为100μV，在协同肌运动神经元上引起的EPSP的平均振幅为70μV。

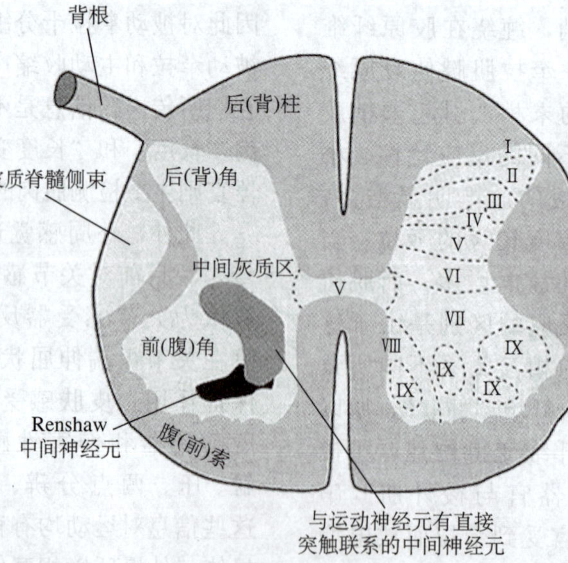

图40-11　脊髓横切面的示意图，其右侧显示灰质的Rexed分层（Rexed's laminac）
（引自Zigmond et al.，1999）

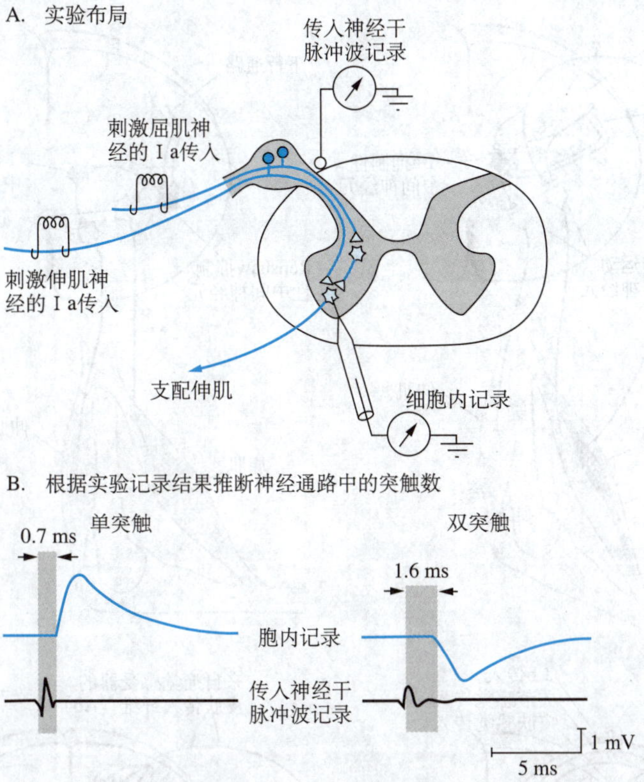

图 40－12　神经元的细胞内记录技术可用于推定反射通路中所包含的突触数

(A) 将玻璃微电极插入脊髓伸肌运动神经元细胞内，刺激屈肌或伸肌传入纤维引起的膜电位反应，同时记录刺激诱发的传入神经根的动作电位，以计算神经传导速度并推断所包含的突触延搁。(B) 反射通路中包含的突触数目的判定。左图：刺激伸肌Ⅰa 传入纤维所诱发的传入神经根电位与伸肌运动神经元 EPSP 之间的时间间隔为 0.7ms，大约相当于一个突触延搁所需的时间。因此，牵张反射被认为是单突触反射。右图：刺激屈肌Ⅰa 传入纤维所诱发的传入神经根电位与伸肌运动神经元 IPSP 间的时间间隔为 1.6ms，大约相当于两个突触延搁所需的时间，由此可推测屈肌Ⅰa 传入对伸肌运动神经元的抑制为双突触通路。(引自 Kandel & Schwartz，3rd ed，1999)

用 HRP 细胞内和轴突内染色技术，A. G. Brown等进一步研究了单根Ⅰa 类传入纤维与运动神经元形成的突触联系的形态学特征。他们的结果表明，单根Ⅰa 类纤维可与一个运动神经元形成 2～6 个突触，这些突触成群地终止在运动神经元的树突上和细胞体上，一般只有 10%～15%的Ⅰa 类纤维终止在运动神经元的细胞体和靠近细胞体的树突上，其余的则终止于离细胞体较远的树突上，但与细胞体的距离不超过 600μm，这些结果为解释单根Ⅰa 类纤维的冲动在运动神经元上引起的 EPSP 的时程的变化范围提供了形态学基础。

Ⅰa 类传入纤维除了投射至脊髓灰质的Ⅸ层，与运动神经元发生直接的突触联系外，还投射至灰质第Ⅶ层，与位于该层的中间神经元发生突触联系（图 40－13A）。Eccles 等观察到，刺激Ⅰa 类传入纤维，除在同名肌和协同肌运动神经元引起单突触的 EPSP 外，还同时在功能上与同名肌相对抗的拮抗肌的运动神经元上引起一个双突触的抑制性突触后电位（IPSP）。这种Ⅰa 类传入在兴奋同名肌和协同肌的同时又抑制拮抗肌的现象，称为交互抑制（reciprocal inhibition）。由于这种 IPSP 是双突触的，因此它是Ⅰa 类传入兴奋了某些抑制性中间神经元而引起的，这些中间神经元被称为Ⅰa 交互抑制中间神经元。现已知道，Ⅰa 交互抑制神经元位于灰质的第Ⅶ层，它们接受来自Ⅰa 类传入的单突触联系，其轴突投射至本节段或邻近节段的第Ⅸ层运动神经元。

Ⅰa 类纤维在脊髓灰质的第三个终止区域是灰质的第Ⅴ和Ⅵ层。在这一区域，Ⅰa 类传入纤维与不同类型的中间神经元发生联系，其中有的中间神经元也接受其他感觉传入的投射，有的接受来自高级中枢的下行投射。

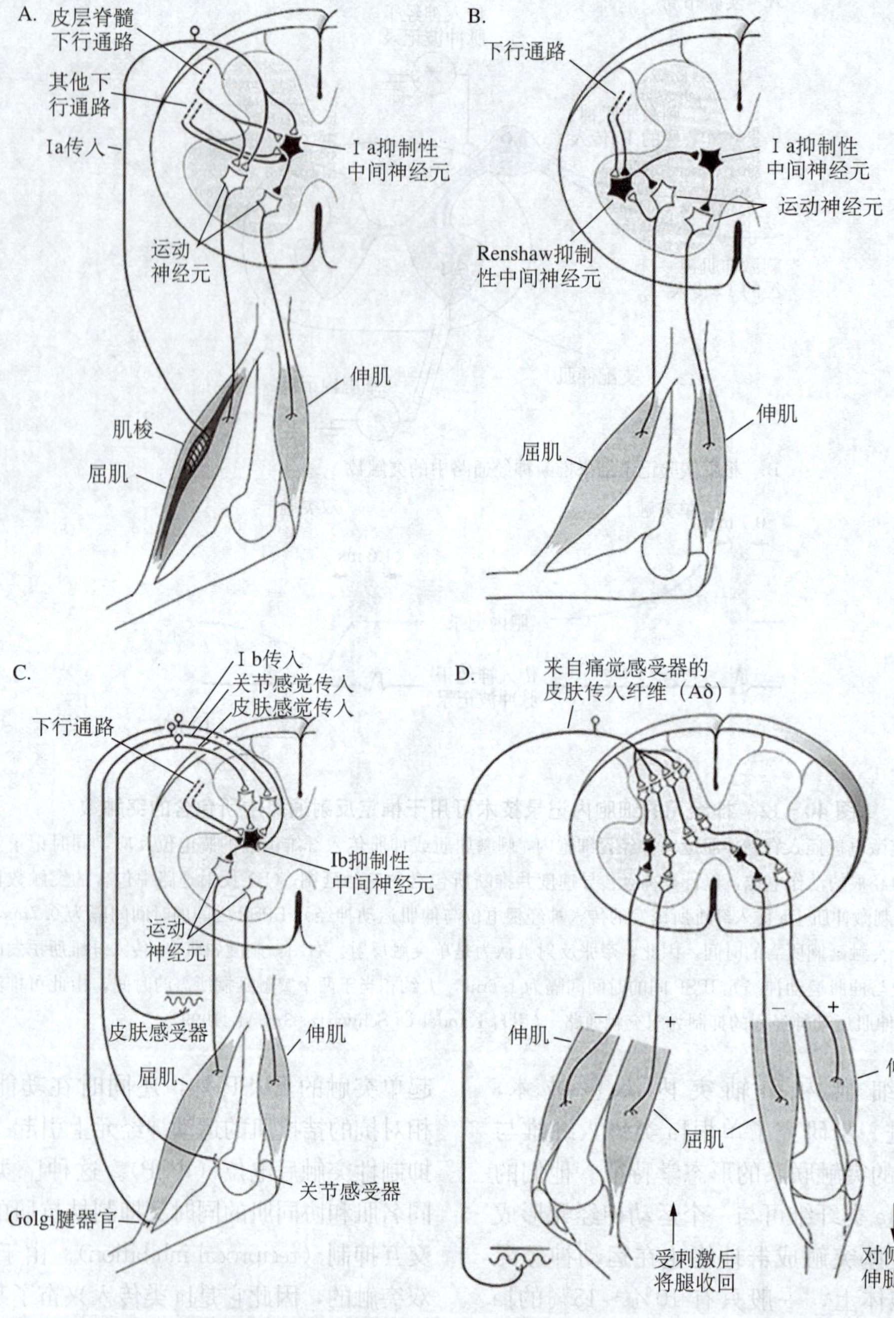

图 40－13　抑制性中间神经元在协调反射活动中起特殊作用

(A) Ⅰa 抑制性中间神经元介导牵张反射传入引起的交互抑制，它们接受皮质脊髓下行通路和其他下行通路的支配，使高位中枢的指令得以同时协调作用于同一关节的相互拮抗的肌肉的活动。当传入的平衡偏向于较多地抑制Ⅰa 抑制性中间神经元时，交互抑制将被减弱，使相互拮抗的两组肌肉同时收缩，以保持关节的稳固。(B) Renshaw 细胞介导运动神经元的返回性抑制。它们被运动神经元的轴突侧支激活，然后返回去抑制该运动神经元。这一负反馈系统调节运动神经元的兴奋性，并稳定其放电频率。Renshaw 细胞还发出侧支抑制支配协同肌的运动神经元（没有绘入此图中）和Ⅰa 抑制性中间神经元，因此下行通路可通过 Renshaw 细胞调节作用于同一关节的所有运动神经元的兴奋性。(C) Ⅰb 抑制性中间神经元和脊髓其他神经元所组成的调节肌张力的神经元回路。它接受从腱器官、肌梭（图中未示）、关节和皮肤感受器的传入，以及下行通路的影响。由Ⅰb 传入引发的反射活动能被到达Ⅰb 抑制性中间神经元的多种信息所调节，且受动物的行为状态的影响。(D) 屈曲反射使受到刺激的肢体屈曲，同时使对侧肢体伸展。刺激皮肤的传入，如来自痛觉感受器的 A_δ 纤维，会兴奋同侧屈肌而抑制同侧伸肌，同时在对侧产生相反的效应，即交叉伸肌反射。皮肤感觉传入分布于脊髓的多个节段，因而其反射涉及与两侧肢体所有关节相关肌肉的收缩。图示仅为单个脊髓节段的通路。(引自 Kandel & Schwartz，3rd ed，1999)

2. 肌肉Ⅰb类传入纤维　Ⅰb类传入纤维与Ⅰa类纤维在脊髓灰质的投射的最主要的不同，在于前者缺乏至第Ⅸ层的投射。这个形态学的观察与生理学的发现是一致的，即所有的Ⅰb传入在运动神经元上引起的反应都是通过一个或几个中间神经元的兴奋而产生的。Ⅰb类纤维在脊髓灰质的主要投射区为第Ⅴ、第Ⅵ层及第Ⅶ层。如上所述，位于第Ⅴ、第Ⅵ层的某些中间神经元也接受Ⅰa类纤维的传入，因此，在这些中间神经元上发生Ⅰa、Ⅰb类及其他传入的会聚。

由于Ⅰb类纤维兴奋所需的阈刺激强度与Ⅰa类的非常接近，因此用电刺激方法来研究纯Ⅰb类传入对运动神经元的作用较为困难。Eccles等采用逐渐增强电刺激强度的方法，观察在运动神经元所引起的突触后电位的变化，以推测Ⅰb类纤维与运动神经元的突触联系，他们认为至少有一个中间神经元位于从Ⅰb类传入纤维至运动神经元的通路中。近年来采用锋电位触发平均技术，或以高频振动肌腱提高Ⅰa类传入纤维的兴奋阈值，再用低强度电流刺激肌神经以选择性地兴奋Ⅰb类纤维的方法，已直接观察到了Ⅰb类传入纤维在运动神经元上所引起的双突触的IPSP。

Ⅰb类传入纤维在运动神经元上引起的反应具有交互支配特征：刺激伸肌的Ⅰb类传入在伸肌运动神经元引起双突触或多突触的IPSP，而在屈肌运动神经元上则引起一类似潜伏期的EPSP。刺激屈肌的Ⅰb类传入在屈肌运动神经元引起IPSP，在伸肌运动神经元产生EPSP（图40-13C）。但屈肌的Ⅰb类传入引起的反应较小。

与Ⅰa类传入和运动神经元的联系相比，Ⅰb类纤维与运动神经元的联系更为广泛，交互支配的形式也较为松散。例如，来自前肢某块肌肉的Ⅰb类传入纤维的冲动可以在支配前肢各肌肉的运动神经元上引起反应，而且与许多伸肌或屈肌运动神经元的突触联系不遵循交互支配的原则。

3. 肌肉Ⅱ类传入纤维　Ⅱ类传入纤维包含了肌梭感受器的次级传入纤维。此类传入纤维主要终止于脊髓灰质的第Ⅳ至第Ⅵ层以及第Ⅸ层。Ⅱ类传入纤维投射至灰质第Ⅸ层的事实提示：肌肉Ⅱ类传入纤维可与运动神经元发生单突触的联系。用锋电位触发平均技术，观察到单根肌肉Ⅱ类传入纤维可与50%左右的同名肌运动神经元发生单突触联系，但只能在20%的协同肌运动神经元产生单突触的EPSP，单根Ⅱ类传入在运动神经元上引起的单突触的EPSP振幅较小，平均为24μV。

虽然Ⅱ类传入纤维可以与运动神经元发生单突触联系，但大部分的Ⅱ类传入纤维仍终止在灰质的第Ⅳ层至第Ⅵ层，再通过中间神经元与运动神经元发生联系。Ⅱ类传入纤维在伸肌和屈肌运动神经元上引起的反应具有交互支配的特征，且因不同的实验动物制备而有不同。例如，在麻醉的猫刺激后肢Ⅱ类纤维，可在屈肌运动神经元引起双突触的EPSP，在伸肌运动神经元引起多突触的IPSP。在去大脑猫（decerebrate cat，在中脑上丘与下丘之间横断脑），通常不能观察到Ⅱ类传入纤维在屈肌运动神经元上引起的EPSP，当在脑桥处再次横断后，Ⅱ类纤维在屈肌运动神经元上所引起的反应又重新出现，但反应常常由EPSP转变成IPSP。在脊髓猫，Ⅱ类传入纤维在屈肌运动神经元产生的反应是IPSP，而在伸肌运动神经元则引起EPSP。这些结果较有说服力地证明，在脊髓，平行地存在着从Ⅱ类传入纤维至运动神经元的不同的通路，Ⅱ类传入纤维的冲动可以兴奋不同的中间神经元群，从而在屈肌和伸肌运动神经元产生不同形式的反应。损毁脑的不同区域后，屈肌和伸肌运动神经元对肌肉Ⅱ类纤维的反应发生改变，说明Ⅱ类传入纤维的反射通路接受来自高级中枢的下行控制。

4. Ⅲ类和Ⅳ类传入纤维　与关节传入纤维类似，至今仍还没有单根Ⅲ类传入纤维在脊髓的投射的研究报道，目前也不具备能选择性地兴奋Ⅲ类传入纤维的方法。因此，对这类传入纤维在脊髓的投射及其突触联系还了解甚少。已有的资料说明，Ⅲ类传入与肌肉Ⅱ类传入纤维在运动神经元所引起的反应特征相似。因此，这两类传入可能会聚在同类一类中间神经元上。兴奋Ⅳ类传入纤维在屈肌运动神经元引起多突触的EPSP，而在伸肌运动神经元上则引起多突触的IPSP，与Ⅱ、Ⅲ类传入纤维所组成的反射通路类似。

5. 皮肤传入纤维　电刺激后肢皮神经中的A类纤维，在运动神经元引起与Ⅱ类传入所产生的相似的反应，即在屈肌运动神经元引起多突触的

EPSP，而在伸肌运动神经元则引起多突触的IPSP，这与屈肌反射与对侧伸肌反射是一致的，也与神经形态学的结果相符，即皮肤A类传入纤维的末梢主要终止于灰质的第Ⅲ至第Ⅶ层。新的实验资料表明，来自猫前肢低阈值皮肤传入（Aα）纤维的冲动，在前肢运动神经元引起的反应的潜伏期很短，因此，最短的皮肤反射通路可能是一条双突触通路。此通路中的中间神经元位于颈髓第7、第8节段灰质的第Ⅴ、第Ⅵ层及第Ⅶ层的背侧部。它们接受来自皮肤传入纤维的单突触投射，其轴突经外侧索下行并终止于前肢运动神经元核，与前肢运动神经元发生兴奋性或抑制性的单突触联系。在猫的后肢，也观察到皮肤传入可以在后肢运动神经元引起双突触的反应。

由于皮肤传入和肌肉Ⅱ、Ⅲ及Ⅳ类传入纤维所引起的主要同侧反射作用是兴奋屈肌运动神经元和抑制伸肌运动神经元（图40-13D），Eccles和Lundberg认为这些传入可能组成共同的反射通路，并将这些传入纤维统称为屈反射传入（flexor reflex afferents，FRAs）。

第四节 脊髓的神经网络是脊髓反射的整合和产生协调性肌收缩的结构基础

脊髓反射是指在脊髓水平机体对刺激外周感受器所产生的反应，其反射通路由初级传入纤维、中间神经元和运动神经元组成。早期研究脊髓反射的经典实验基本上都是在脊髓和高级中枢被断离的动物上完成，以排除脑干及其以上的中枢部位对脊髓的复杂影响。根据切断部位的不同，这些动物可称为脊髓动物或去大脑动物等。

一、牵张反射阻止肌肉被伸长，由单突触的反射通路完成

Liddell和Sherrington在去大脑强直动物上发现，骨骼肌受到外力牵拉伸长时，会引起受牵拉肌肉的收缩，并证明这种收缩并非起源于肌肉本身，而是反射性的。他们将这种因牵拉而引起的肌肉收缩反应称为牵张反射（stretch reflex）。

牵张反射有两种形式，一种为位相性牵张反射，特点是时程较短和产生的肌力较大，例如叩击股四头肌肌腱引起的膝跳反射（knee Jerk reflex）就是一种典型的位相性牵张反射。另一种是紧张性牵张反射，在肌肉受到持续的牵拉时，受牵拉的肌肉产生持续而较平稳的收缩。紧张性牵张反射是产生肌紧张的基础，在维持姿势中起重要作用。

位相性牵张反射的感受器为肌梭，它的传入纤维是Ⅰa类纤维。反射的传出是α运动神经元及其支配的骨骼肌。Ⅰa类传入纤维与支配同名肌和协同肌的α运动神经元发生单突触联系。以膝跳反射为例，叩击股四头肌肌腱会在股四头肌的起点和止点之间引起很短促的肌肉的牵张，从而同步地兴奋肌梭的初级感受末梢。Ⅰa传入冲动同步地进入脊髓，单突触地兴奋支配股四头肌的α运动神经元，使这些神经元产生同步的放电，导致股四头肌反射性地短促收缩。

二、脊髓反射通路中的各类中间神经元是反射活动协调和多样化的结构基础

位于传入纤维和运动神经元之间的中间神经元是脊髓灰质中数量最多的神经元。来自初级传入和下行通路的纤维绝大部分都首先到达中间神经元，经过整合再影响运动神经元，只有很少部分直接终止于运动神经元。因此，各类兴奋性或抑制性中间神经元在脊髓反射的控制中起特别重要的作用。

如前所述，Ⅰa交互抑制中间神经元主要接受来自同名肌和协同肌的Ⅰa类传入纤维的单突触兴奋性传入，其轴突与支配拮抗肌的运动神经元形成抑制性突触，是交互抑制的神经基础。它的主要功能是防止拮抗肌同时收缩，以协调反射活动。交互抑制不但对反射活动有意义，而且对自主运动同样有重要意义。在运动过程中拮抗肌的舒张会增强运动功效和速度，因为主动肌的收缩不至于受拮抗肌的抵抗。Ⅰa抑制神经元不仅在节段性被动牵张反射中起调节作用，也同样参与

协调肌肉收缩以完成主动的意向运动。Elzbieta Jankowska 等的工作发现，来自猴大脑皮质的皮质脊髓束纤维，有侧支与Ⅰa 类交互抑制中间神经元形成单突触联系（图 40－13A）。这样，当高位中枢向特定的运动神经元群发出下行运动指令时，同时通过Ⅰa 交互抑制中间神经元抑制拮抗肌群的运动神经元，从而达到协调收缩的效果而使运动得以顺利进行。主动肌与拮抗肌同时收缩尤其具有稳定关节的作用，这对精确和稳定地控制关节活动具有重要意义。例如，肘关节屈肌与伸肌的共同收缩对用手接球前瞬间的肘关节稳定提供了保证。Ⅰa 抑制中间神经元同时受到来自主要下行通路的抑制性和兴奋性支配（见图 40－13A 中下行抑制性突触与Ⅰa 交互抑制中间神经元的联系），通过改变兴奋与抑制的平衡，脊髓以上中枢即可减少交互抑制，增强共同收缩，从而控制关节的强度以适应运动活动的需求。Ⅰa 交互抑制中间神经元还接受来自屈肌反射传入的兴奋性影响，接受来自 Renshaw 细胞和投射至同名肌和协同肌运动神经元的Ⅰa 交互抑制中间神经元轴突侧支的抑制性影响。

Ⅰb 抑制性中间神经元位于脊髓灰质的第Ⅵ、Ⅶ层的中间内侧核的区域，它们接受来自高尔基腱器官的Ⅰb 类传入纤维的冲动，发出轴突与同名肌和协同肌运动神经元形成抑制性突触联系，组成调节肌张力的负反馈系统（图 40－13C）。当肌肉张力超过一定值时，Ⅰb 的传入冲动兴奋Ⅰb 中间神经元，导致运动神经元抑制，使肌张力不会进一步升高。但当肌肉因疲劳等原因导致收缩减弱、张力降低时，Ⅰb 传入纤维的放电将减少，使Ⅰb 抑制性中间神经元的兴奋性下降，对运动神经元的抑制减弱，使肌张力增大，补偿因肌肉疲劳而产生的收缩不足。Lundberg 等发现，Ⅰb 中间神经元还接受肌肉Ⅰa 类传入、低阈值皮肤传入和关节传入的会聚，其作用可能是当一个运动的肢体碰到障碍时，来自皮肤和关节的传入可通过兴奋Ⅰb 中间神经元来抑制运动神经元，从而使肌张力降低而避开障碍。

Renshaw 细胞是一种特殊的脊髓抑制性中间神经元。20 世纪 40 年代初 Renshaw 发现，刺激脊髓腹根产生的沿运动神经元轴突逆行传导的冲动可以使运动神经元兴奋性降低，造成返回性抑制（recurrent inhibition）。以后的实验证明，返回性抑制是由于运动神经元轴突侧支的放电兴奋了抑制性中间神经元，并转而抑制运动神经元而引起的（图 40－13B）。

Renshaw 细胞位于脊髓灰质腹角的第Ⅶ层内，在腹角运动神经元核的腹内侧区。它主要接受来自同名肌和协同肌运动神经元轴突侧支的兴奋性传入。如图 40－14C 所示，电刺激运动神经元时所引起的 Renshaw 细胞的放电是一长串很具特征性的高频放电。Renshaw 细胞的轴突与运动神经元形成抑制性突触。用锋电位触发平均技术观察到了单个 Renshaw 细胞的放电在运动神经元引起的单突触 IPSP，提供了 Renshaw 细胞与运动神经元有单突触联系的直接证据（图 40－14A 和 B）。Renshaw 细胞往往与几个运动神经元池发生抑制突触联系，包括那些引起 Renshaw 细胞兴奋的运动神经元池。可见，它们与运动神经元间的突触联系组成了一个负反馈回路，其功能是稳定和调节运动神经元的放电频率。当运动神经元的放电增加时，通过 Renshaw 细胞的反馈使运动神经元的放电频率降低，反之则增加，因此可以使运动神经元的放电频率趋向稳定（图 40－14C 和 D）。

Renshaw 细胞还发出轴突侧支抑制Ⅰa 交互抑制中间神经元，因此当 Renshaw 细胞兴奋时，不仅抑制了同名肌、协同肌运动神经元，而且在拮抗肌运动神经元产生去抑制（disinhibition），以调节与拮抗肌交互抑制的强度。Renshaw 细胞还接受许多高级中枢（如红核、皮质脊髓束等）的下行控制（图 40－13B），并对与特定功能有关的运动神经元和Ⅰa 抑制性中间神经元实施选择性的抑制影响。因此，高位中枢通过控制 Renshaw 细胞的兴奋性，可以调节运动神经元的活动。

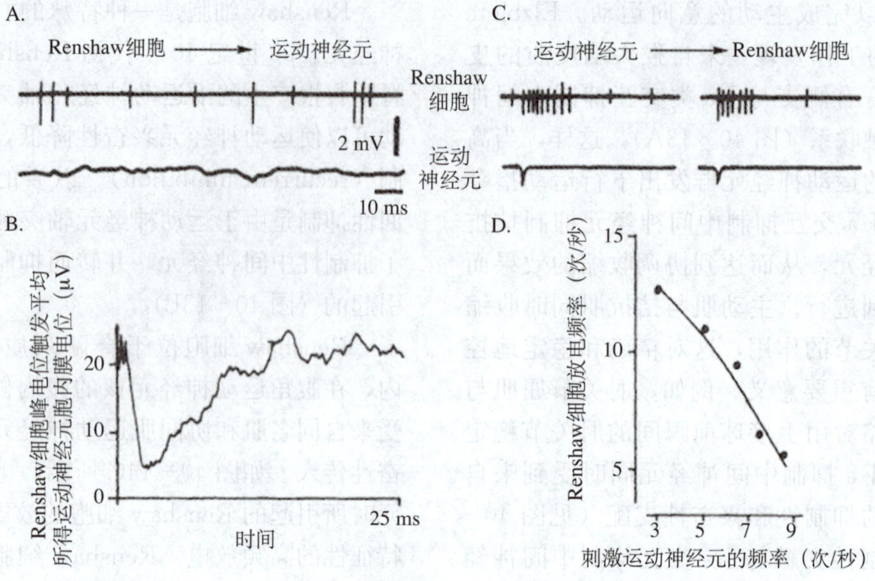

图 40-14 A. Renshaw 细胞的放电与运动神经元膜电位的关系

上线为 Renshaw 细胞的细胞外记录，下线为运动神经元的细胞内记录。B. 用 Renshaw 细胞的动作电位触发叠加运动神经元的膜电位后所显示的单个 Renshaw 细胞的放电在运动神经元所引起的单突触 IPSP。C. 细胞内刺激 α 运动神经元（下线）所引起的 Renshaw 细胞的放电（上线），刺激频率为 85Hz。D. 刺激运动神经元的刺激频率与 Renshaw 细胞放电频率之间的关系。（修改自 Baldissera，Hultborn，Illert，1981）

三、屈肌和对侧伸肌反射使机体躲避伤害，经多突触的反射通路完成

一个施加于肢体皮肤的刺激，可以引起局部的屈肌收缩，如果所施加的是伤害性的痛刺激，则会引起整个肢体屈肌的收缩而使肢体回缩（图 40-13D）。这种屈反射是一种保护性的反射，使机体能躲避外来的伤害。屈反射是由屈反射传入所引起的，这些纤维包括肌肉Ⅱ、Ⅲ及Ⅳ类传入纤维、皮肤传入纤维以及关节传入纤维。所有的屈反射传入纤维均通过一级或几级中间神经元影响运动神经元。屈反射传入所引起的最典型的反应是兴奋同侧屈肌运动神经元和抑制同侧伸肌运动神经元。有一些屈反射通路的中间神经元的轴突还通过前联合投射到脊髓对侧背角，通过对侧背角的中间神经元兴奋对侧伸肌运动神经元，并抑制对侧屈肌运动神经元。因此，来自一侧肢体的屈反射传入能引起同侧肢体回缩和对侧肢体伸直。这种对侧肢体的伸直反应称为交叉伸反射（cross extension reflex）。其意义在于支持动物的身体姿势以免跌倒。

四、“汇聚”和“扩散”模式使脊髓反射具有多样性、广泛性和可变性

反射通路看起来似乎专门传递从某一种感觉传入的信息，而事实上大量不同来源的感觉传入均“汇聚”到脊髓的中间神经元。以Ⅰb 抑制性中间神经元为例，此类神经元接受主要来自 Golgi 腱器官的肌张力的信息。刺激 Golgi 腱器官的传入纤维可在同名运动神经元上引起经双突触或三突触的抑制（自身抑制）。然而，Ⅰb 抑制性中间神经元的传入是复杂的，它另外接受来自肌梭Ⅰa 纤维、皮肤的低刺激阈传入纤维和各种下行传导系统的兴奋性和抑制性信息（图 40-13C）。此外，Ⅰb 抑制性中间神经元与作用于不同关节的肌肉运动神经元形成广泛的突触联系。因此，来自腱器官的传入经中间神经元在脊髓形成广泛联系，并成为调节整个肢体脊髓反射网络的一个组成部分。腱器官最初被认为只具有保护作用，防止过度收缩对肌肉的伤害，这是因为它们被误认为只有在肌张力极高的条件下才发放冲动。但现在已知，它们能够传递肌张力的微小变化的信号，从而对中枢神经系统提供关于肌收缩状态的精确信息。来自腱器官、皮肤感受器和关节感受器的传入信息在中间神经元整合汇聚后抑制运动神经元，使脊髓能对肌张力进行精确控制以完成复杂的动作。例如，当握持一轻薄易碎的物品时，来自感受器的综合信息激活Ⅰb 抑制性中间神经元，从而降低肌

肉收缩的强度，完成适宜强度的握持动作。

在所有脊髓反射通路中，传入神经元通过轴突侧支与大量神经元构成突触联系，这种情况称为“扩散”。例如屈肌反射产生的肢体回缩在脊髓涉及广泛的扩散投射。刺激局部皮肤的少量感觉传入足以引起广泛分布的肌肉收缩，从而产生协调的运动反应。又如前文所述，单根Ⅰa传入纤维与几乎所有的同名运动神经元构成直接的兴奋性突触。这种广泛的扩散有效地放大了单根Ⅰa纤维的传入信息，在其同名运动神经元池产生强烈的兴奋性影响。

第五节　脊髓反射受外周传入和中枢运动指令的协调控制

运动可激活肌肉、关节和皮肤的感受器，这些感觉传入由自身运动激发，因此被称之为本体感受传入。本体感受传入对完成运动是必不可少的。患感觉神经病变的病人的伸臂运动表现异常而且不能精确地控制肢体的位置，这是因为本体感觉缺失后不能对肢体复杂的物理性质进行正确的补偿所致。本体传入的基本作用是在主动运动中调节运动输出以适应躯体和肢体的生物力学状态，保证运动的协调进行，并提供一种补偿机制以纠正运动输出存在的偏差。

在主动运动过程中，本体传入之所以能调节运动输出，是因为它们通过反射构成了反馈通路（图 40－13A）。例如，肌牵张导致肌梭放电增加，肌肉收缩和肌长度缩短，而肌长度缩短则导致肌梭放电减少，肌收缩减弱和肌长度增加。所以紧张性牵张反射的作用是将肌长度维持在一个目标水平（图 40－15B）。牵张反射是负反馈，因为它最终导致目标状态的维持。

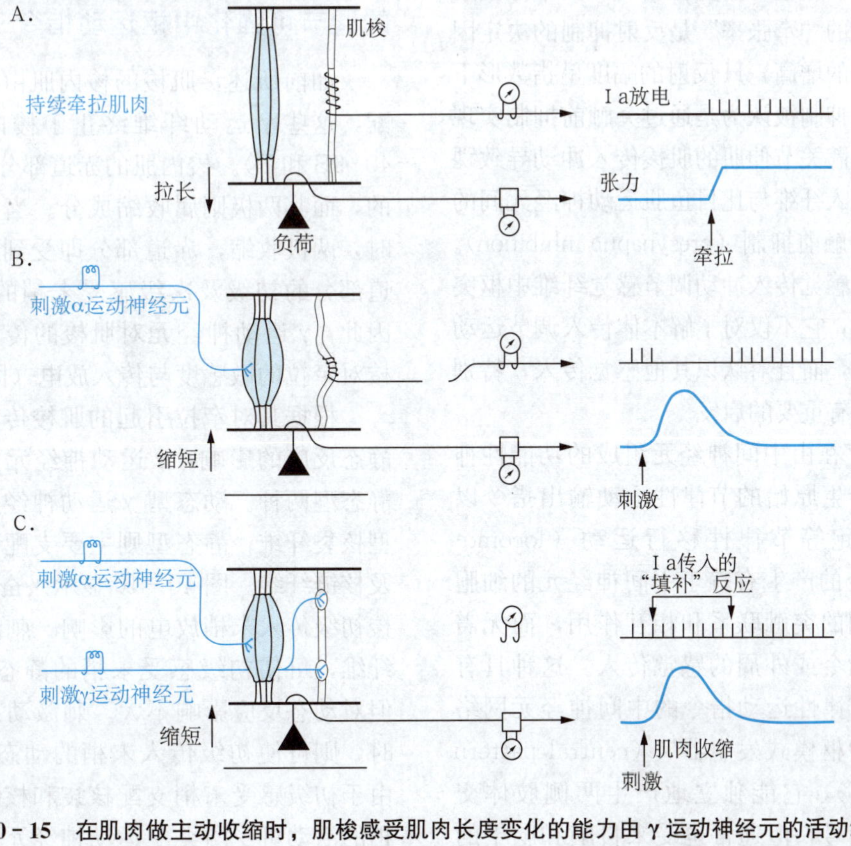

图 40－15　在肌肉做主动收缩时，肌梭感受肌肉长度变化的能力由γ运动神经元的活动维持

A. 肌肉被持续拉长时引发Ⅰa传入纤维稳定的放电。B. 刺激α运动神经元时，Ⅰa传入纤维的持续放电出现一特征性的暂停，这是由于肌梭因梭外肌收缩变短而过于松弛，使初级感受末梢失去敏感性。C. 如果γ运动神经元也同时被兴奋，则在梭外肌收缩时梭内肌纤维也同时收缩变短，初级末梢的兴奋性得以维持而继续向中枢发送肌肉长度的信息。（引自 Kandel & Schwartz，3rd ed. 1991；基于 Hunt & Kuffler，1951.）

一、牵张反射受肌梭传入和中枢功能性活动的调节和影响

肌肉感受器传入冲动对脊髓反射的调节是近年来神经科学的一个新领域。实验证明，无论是肌梭传入引起的牵张反射，还是皮肤传入引起的屈反射都受到一定程度的控制和调节，这种调节主要表现在包括行走在内的一些节律性运动中。例如，比目鱼肌（soleus）的牵张反射强度（在人体实验中可用 Hoffmann 反射测试，即电刺激外周神经直接兴奋Ⅰa 传入引起的单突触反射，其通路与牵张反射相同，参见图 40-20）在行走活动的腾空期（swing phase）被强烈抑制，甚至被完全抑制，而在着陆期（stance phase），其反射强度则有所增强。人以及狗的实验结果表明，源于伸肌肌梭感受器的传入冲动是腾空期反射受抑制的重要机制。被动牵拉膝关节和髋关节的伸肌可导致比目鱼肌 H 反射的强烈抑制，其抑制程度与被动牵拉的幅度和速度呈正比。进一步实验表明，由牵拉幅度和牵拉速度决定的"牵张率"是反射抑制的决定因素，随着牵张率的增高，H 反射的幅度呈指数形下降。这种反射的抑制被认为是通过突触前抑制实现的，即膝关节和髋关节伸肌的肌梭传入冲动导致踝关节伸肌肌梭传入纤维与比目鱼肌运动神经元间的突触传递发生突触前抑制（presynaptic inhibition）。这一发现是认识感觉传入冲动调节感觉纤维中枢突触传递的新起点，它不仅对了解本体传入调节运动输出有重要意义，而且对认识其他感觉传入，特别是痛觉的调节也有重要的启发。

在脊髓中存在由中间神经元组成的功能性神经网络，它能产生原始的节律性运动输出指令以控制行走、奔跑等节律性移行运动（locomotion）。这些指令的产生有赖于中间神经元的细胞膜特性和细胞间的突触联系和相互作用，而无需来自脑的下行指令或外周的感觉传入。这种具有独立产生中枢节律性运动指令的中间神经元网络通常被称为"中枢模式发生器"（central pattern generator，CPG），它能独立地产生两侧肢体交替运动的神经信号，但通常也受来自脑和脑干的中枢控制和感觉传入的调节，以适应不断变化的外界环境。另一方面，它又可以调节感觉刺激引起的脊髓反射，使之适合节律性运动功能的需要。Pearson 和 Collins 的实验显示，CPG 的功能活动可改变反射通路的传递特性。他们观察到伸肌的Ⅰb 传入对伸肌运动神经元的突触影响会发生从抑制性到兴奋性的转换。这种转换只发生于节律性的移行放电活动中。在脊髓猫的实验显示，在节律性移行放电活动时，电刺激后肢的足伸肌跖肌（plantaris）的Ⅰb 传入纤维使伸肌内侧腓肠肌（media gastrocnemius）运动神经元产生兴奋反应，而且移行放电活动的节律受Ⅰb 传入冲动的调节，即发生跟随Ⅰb 传入冲动的节律跟随现象（entrainment）。在没有节律性移行活动时，同样的Ⅰb 刺激将会抑制任何紧张性兴奋活动（tonic excitation）。这一观察结果的意义在于揭示出中枢突触传递通路可以产生抑制或兴奋反应，反应形式的表达取决于中枢神经网络当时的活动状态。换言之，中间神经元的活动可开放或关闭某些神经反射通路，这对节律性移行功能活动的调节有极为重要的意义。

二、γ 运动神经元对肌梭感受器灵敏度的调节可强化中枢运动指令

如前所述，肌梭的梭内肌由 γ 运动神经元支配，这些 γ 运动纤维终止于梭内肌的两极（图 40-9B 和 D）。梭内肌的赤道部分是缺少收缩成分的，而其两极则属收缩成分。当 γ 运动纤维兴奋时，两极收缩，赤道部分即受到牵拉，终止于赤道部分的初级及次级感受末梢的放电就会增加。因此，γ 运动神经元对肌梭的传出支配可调节肌梭对牵拉的敏感度与传入放电（图 40-15C）。

根据其对牵拉引起的肌梭传入纤维的动态和静态反应的影响，γ 运动神经元可分成动态型和静态型两种。动态型 γ 运动神经元主要支配动态型核袋纤维，静态型则主要支配静态型核袋纤维及核链纤维。图 40-16 显示兴奋 γ 运动纤维对肌梭初级传入末梢放电的影响。刺激静态型 γ 运动纤维，可使初级感受末梢的静态反应明显增加，但对动态反应影响不大。刺激动态型 γ 运动纤维时，则可使初级传入末梢的动态反应明显增加。由于初级感受末梢支配核袋和核链纤维，这些末梢的活动可受两类 γ 运动神经元的控制，而次级感受末梢只受静态型 γ 运动神经元的影响。

γ 运动神经元的一个重要功能是使肌梭感受器在肌肉收缩时仍有较高的敏感性。当梭外肌主动收

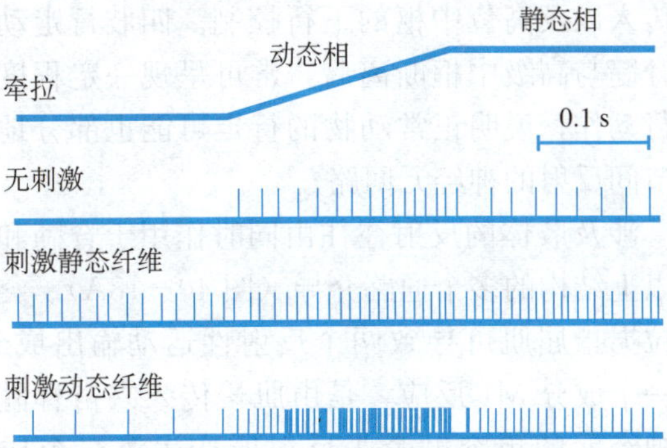

图 40-16　刺激动态和静态型 γ 运动神经元对初级感受末梢的放电有不同的影响

在 B 和 C 中，单根动态和静态型 γ 运动纤维分别受到频率为 70Hz 的电刺激。

缩时，梭内肌如不同时收缩，肌梭的传入放电就会减少甚至停止，肌梭就不能向中枢提供关于肌肉长度的信息（图 40-15B）。但实际上这种情况不会发生，因为动物实验资料已表明，当 α 运动神经元活动时，γ 运动神经元也被激活，这种 α 和 γ 运动神经元在运动时同时兴奋的现象，称为 α-γ 共同激活（Co-activation）。这样，即使在梭外肌收缩期间，由于 γ 运动神经元的活动引起梭内肌的收缩，仍可使肌梭的传入放电维持在一定水平（图 40-15C）。

在主动运动过程中，下行指令同时作用于 α 和 γ 运动神经元，从而可预先确定肌肉收缩的目标水平。α 运动神经元的放电频率决定肌肉的收缩长度，而 γ 运动神经元的放电则决定了肌梭内肌纤维的相应缩短程度。如果整块肌肉的缩短程度低于某一行为的要求，例如当缩短时所受阻力超过了预计的阻力时，此时相对偏高些的 γ 运动神经元的放电可使肌梭内肌纤维受到偏强些的牵拉，导致肌梭放电增加而使梭外肌纤维的收缩增强，从而得以克服阻力。相反，如果肌肉收缩比预计的要短，则肌梭放电减弱，从而使梭外肌收缩相应减弱。由此可见，脊髓反射并非是独立的而是对中枢指令具有重要的加强和辅助作用。Ake Vollbo 等从人体实验记录中得到了 α 和 γ 运动神经元共同激活的间接证据（图 40-17）。他在受试者做手指运动时，记录来自手指肌肌梭的单根Ⅰa 类传入纤维的传入放电。发现肌梭在肌肉静止时并不放电，但当肌肉收缩时肌梭也开始放电，肌梭的放电在时间上与肌电活动同时开始或比肌电稍晚。在肌肉持续收缩时，尽管肌肉在缩短，肌梭活动并不停止而仍维持在一定的水平（见图 40-17 上部两记录），说明梭内肌与梭外肌在同时缩短，唯一的解释是 γ 运动神经元与 α 运动神经元是被同步激活的。实验更进一步表明，如果令受试者努力以均一的速度做缓慢的手指运动时，运动轨迹不免会因为难以维持稳定的恒速而呈现微小的波动性，肌肉缩短有时快些，有时慢些。而所记录到的Ⅰa 传入纤维放电频率呈现与运动轨迹的微小波动相应的但方向相反的变化（图 40-17 下部放大的记录）：当肌肉缩短速度瞬时加快时，Ⅰa 放电便因由肌肉快速缩短造成的梭内肌相对松弛而减慢；相反，当肌肉缩短速度减慢时，Ⅰa 放电便因肌肉缩短较慢使肌梭受牵拉而增强。运动速度的不规则波动可因此通过神经系统利用肌梭放电的变化而得到补偿，使运动趋于平稳。这种反馈补偿的基础是 α 和 γ 的共同激活。如果没有 γ 运动神经元的同时激活，肌梭将因肌肉的缩短而松弛，肌梭Ⅰa 传入纤维的放电

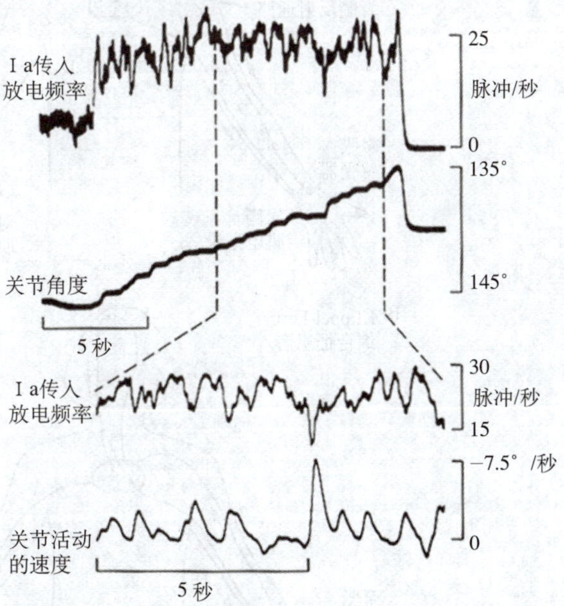

图 40-17　随意运动时 γ 运动神经元被同时激活

当受试者做较慢的屈指运动时，所记录的单根肌梭Ⅰa 传入纤维的放电不但不随肌肉缩短而减少，反而明显增加，提示 α 和 γ 运动神经元被同时激活。而且，肌梭Ⅰa 传入纤维的放电活动镜相对应地（即方向相反）反映了运动过程中速度的变化（见下部分放大的记录）。运动速度的不规则波动可被神经系统利用肌梭放电的变化来补偿，以使运动趋于平稳。这种反馈补偿的基础是 α 和 γ 的共同激活。如果没有 γ 运动神经元的同时激活，肌梭将因肌肉的缩短而松弛，肌梭Ⅰa 传入纤维的放电将减少或停止。（引自 Vallbo，1981）

将减少或停止。由此可见，α－γ共同激活通过牵张反射起着补偿作用，帮助克服中枢指令执行过程中发生的运动轨迹偏差，有重要的生理意义。

三、长环路本体反射通过脊髓上结构

脊髓动物，前后肢的活动可以表现出一定程度的协调，这种前后肢的协调性反射称为节间反射或长脊髓反射。这种反射有赖于脊髓固有神经元（propriospinal neurons）的参与。这些中间神经元的细胞体位于灰质的中间部，其轴突在外侧索上行或下行，终止于邻近或较远节段的中间神经元或运动神经元。脊髓固有神经元接受来自外周的感觉传入，如肌肉Ⅰb、Ⅱ、Ⅲ类传入和皮肤传入以及高位中枢的下行控制。四肢行走动物的脊髓与高级中枢断离后，常可呈现一定程度的爬行动作，说明正常动物的行走可能也部分地使用节间反射的神经元回路。

涉及肢体的反射往往由同时作用于脊髓和脊髓以上结构的多个通路介导（图 40－18A）。突然牵拉拇指屈肌可导致两个反射性运动输出成分。第一个成分 M1 反应，是由肌梭传入兴奋脊髓运动神经元的单突触牵张反射所产生第二个成分 M2 反应，也是反射的结果，因为它的潜伏期短于主动意向运动所需的反应时间（Reaction time）。几乎在所有的肢体肌肉都能观察到诱发的 M2 反应。在患有 Klippel-Feil 综合征的受试者上

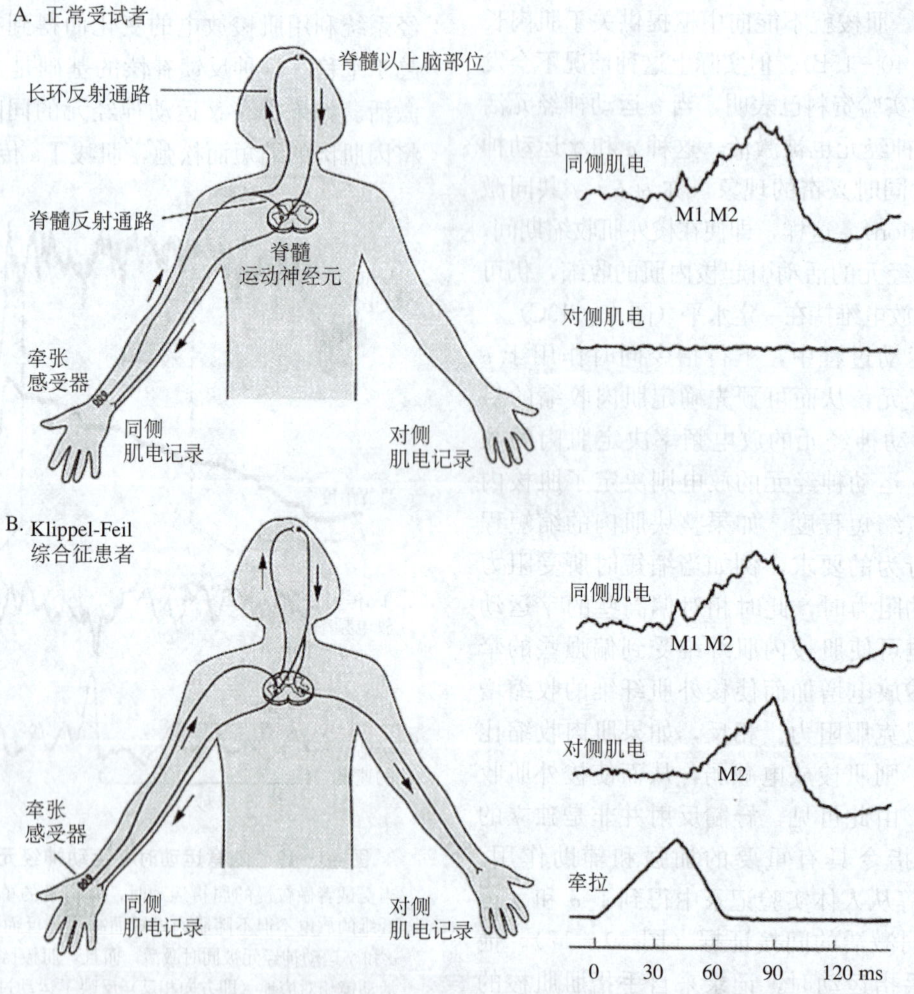

图 40－18　感觉传入通过脊髓反射通路和途径脊髓上结构的长环反射通路产生反射

A. 短暂而快速牵拉健康受试者的拇指肌诱发短潜伏期的 M1 反应和长潜伏期 M2 反应。M2 反应是感觉传入信号经运动皮质的传递而产生。B. 在 Klippel-Feil 综合征的患者中，M2 反应不但出现于同侧，而且也出现于对侧相应的拇指肌肉，这是由于长环反射通路通过运动皮质的下行纤维下行，至脊髓后经轴突分支投射到双侧的运动神经元而产生双侧的 M2 反应。（引自 Kandel & Schwartz，3rd ed，1999）

所做的实验表明，远端肢体肌肉中的 M2 反应的反射通路涉及运动皮质（图 40－18A 和 B）。这种病人的皮质下行神经元到达脊髓后发出分支与两侧肢体的同名运动神经元形成突触，当受试者做单侧手指的主动运动时，对侧手的手指也会同时做同样的动作。但是，牵拉一侧手的手指肌肉可在同侧诱发 M1 和 M2 反应，但在对侧的手只能引起同样潜伏期的 M2 反应，却无 M1 反应。对侧的 M2 反应的反射通路被认为是经过大脑皮质的，这种由运动皮质介导的反射称为长环路反射（long-loop reflex）。一般认为，长环路反射对调节远端肢体肌肉的活动具有特别重要的意义，因为远端肌肉的功能往往需要皮质的精确调节。

四、高位中枢的下行调控发生在脊髓反射的各个环节

脊髓反射通路，特别是多突触的反射通路，接受高位中枢的下行调节和控制。最明显的例子是脊休克现象。当动物的脊髓被横断后，断面以下的一切反射活动立即丧失，这种现象称为脊休克（spinal shock）。脊休克并不是由于横断刺激本身所造成的，因为在产生脊休克的动物恢复反射活动后，在断面下面再做一次横断，并不出现休克现象。因此，反射活动的丧失是由于横断脊髓突然撤去了来自高位中枢的下行易化作用。

从脊休克的例子可以充分说明，脊髓反射通路的正常活动有赖于高级中枢的下行调控。这些调控可以发生在反射通路的各个环节。首先，下行控制可以发生在初级传入纤维的末梢上。形态学业已证明，初级传入纤维末梢可以接受另一轴突末梢的支配，这种轴—轴突触已被证明为是突触前抑制的形态学基础。引起突触前抑制的纤维来自脊髓灰质背角内的中间神经元的轴突分支，这些分支的神经冲动使初级传入纤维末梢去极化（primary afferent depolarization，PAD），产生突触前抑制。高位中枢的下行纤维可以终止于这类中间神经元，从而在初级传入纤维上引起 PAD。例如，刺激感觉运动皮质或红核，可在肌肉Ⅰb 类和皮肤传入纤维的末梢引起 PAD；刺激前庭核和网状脊髓束可以在肌肉Ⅰa 类、Ⅰb 类及皮肤传入纤维末梢引起较大的 PAD，但刺激皮质脊髓束或红核只在Ⅰa 类纤维上产生较小的 PAD。通过突触前抑制的方式，高位中枢可以控制初级传入纤维的活动，影响反射的进行，这与上述的传入冲动对传入纤维兴奋性的调节相类似。

下行调控还可发在反射通路中的中间神经元水平。由于大多数反射通路是多突触通路，高位中枢对脊髓反射的最主要和最普遍的调控途径是通过影响中间神经元。Lundberg 和 Jankowska 及其同事们对高位中枢对中间神经元的下行控制进行了详尽的研究。图 40－19 概括了不同来源的传入在Ⅰa 交互抑制中间神经元的会聚。Ⅰa 交互抑制中间神经元接受来自同侧的外侧前庭脊髓束的兴奋性单突触投射，而来自同侧的皮质脊髓束、红核脊髓束及对侧的外侧前庭脊髓束纤维则与之发生双突触或多突触的联系。这些下行通路的活动控制Ⅰa 交互抑制中间神经元的兴奋性。最近的实验还表明，下行通路对接受不同肌肉传入的脊髓中间神经元具有特性不同的兴奋或抑制作用。另外，Ⅰa 交互抑制中间神经元还接受来自其他脊髓中间神经元的支配，例如 Renshaw 细胞、皮肤传入通路中的中间神经元、脊髓固有神经元等。因此，来自本节段和邻近节段其他中间神经元的传入和外周感觉传入与下行控制指令，在到达运动神经元之前在Ⅰa 交互抑制中间神经元进行复杂的整合。

最后，下行调控可以发生在运动神经元上。已有资料表明，猫网状脊髓束和前庭脊髓束纤维与运动神经元发生直接突触联系。在灵长类除上述下行通路外，皮质脊髓束、红核脊髓束也和运动神经元发生单突触联系。这些联系主要是兴奋性的，但某些前庭脊髓束和网状脊髓束纤维也单突触地抑制运动神经元。但是，这些下行纤维在运动神经元上产生的单突触 PSP 的振幅是较小的。例如，单根前庭脊髓束纤维在颈运动神经元所引起的单突触 EPSP 的平均振幅小于 40μV，IPSP 的最大振幅小于 80μV。因此，与运动神经元发生直接联系的下行纤维的冲动通常不足以引起运动神经元的放电，需要时间和空间整合才能使运动神经元达到放电阈值。另外，灵长类的皮质脊髓束和前庭脊髓束纤

维也可以和 α 运动神经元发生直接联系。因此，高位中枢的下行通路可以直接控制 α 和 γ 运动神经元的活动，在反射通路的最后环节上实行对脊髓反射的控制。

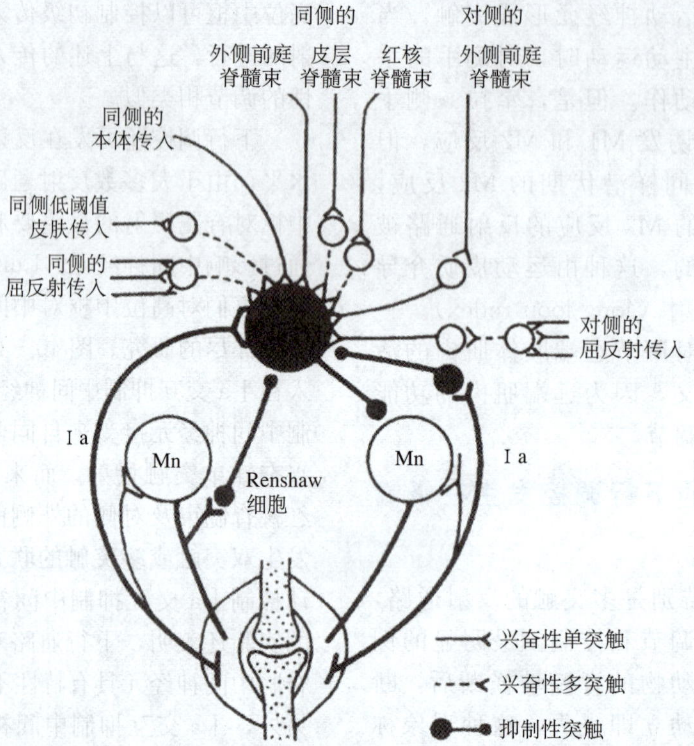

图 40-19 高位中枢的下行纤维与外周传入在Ⅰa 交互抑制中间神经元上的汇聚

（引自 Baldissera et al.，1981）

第六节 脊髓损伤产生特征性的肌张力和脊髓反射改变

牵张反射存在于遍及全身的多组肌肉，因此它被常规用于神经系统检查。由于通常用反射锤敲击肌腱诱发牵张反射，因此它也被称为腱反射，尽管其感受器肌梭实际存在于肌腹而不在肌腱。敲击肌腱引起快速的肌肉牵拉，选择性地刺激了肌梭感受器，通过Ⅰa 初级传入纤维传入中枢。由刺激混合神经诱发的 H 反射与牵张反射的反射弧相同，只是绕过了感受器而直接兴奋了Ⅰa 传入纤维（图 40-20A）。另外，由于电刺激施加于神经干，所以 H 反射可同时出现于该神经干支配的多块肌肉。

腱反射强度的变化可用于定位诊断神经系统的损伤或疾病。反射减弱或丧失往往提示反射弧中的一个或多个环节受损：包括感觉和运动纤维、运动神经元细胞体或肌肉本身。由于运动神经元的兴奋性受下行传导系统的兴奋和抑制性影响，腱反射的增强和减弱可反映中枢神经系统的损伤和病变。腱反射亢进往往提示脊髓运动神经元以上水平的损伤。

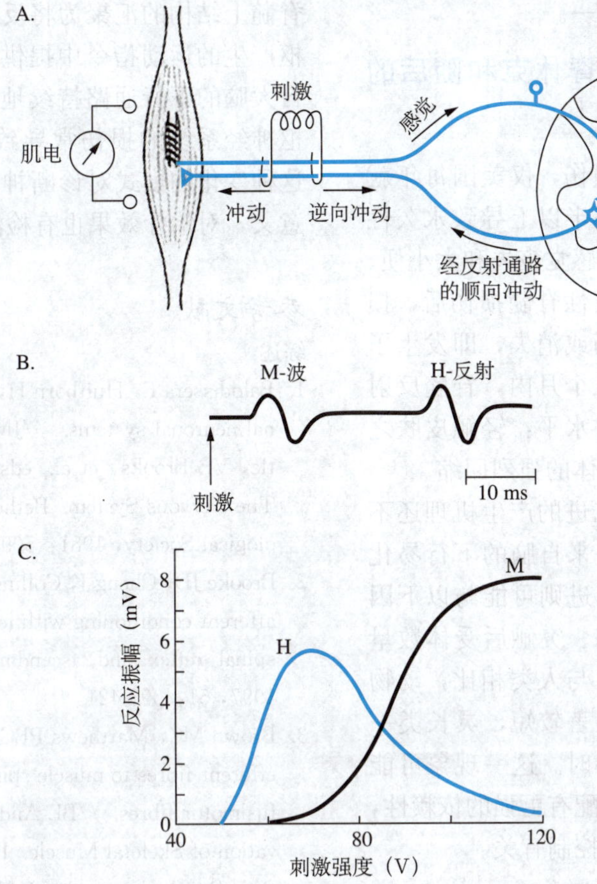

图 40－20　A. H反射由直接电刺激混合神经中来自肌梭初级末梢的传入纤维所引起，刺激引起的传入冲动单突触地兴奋 α 运动神经元而导致肌肉兴奋，可通过肌电图加以检测，在刺激强度较低时可诱发纯H反射，因为Ⅰa传入纤维的阈值低于任何其他神经纤维。B. 电刺激强度增加时，运动神经元的轴突也被激活，在肌电图上可见到比H反射更早出现的M波，这是运动神经元轴突直接兴奋的结果。C. H反射的幅度随刺激强度的进一步增加而逐渐减小，这是因为Ⅰa兴奋引起的反射性运动神经元轴突动作电位与直接电刺激引起的运动神经元逆行动作电位相互碰撞所致。在刺激强度很高时，只能见到M波，H反射被逆行动作电位完全阻断。（引自 Schieppati，1987）

一、阻断脑至脊髓的下行通路产生肌张力异常增高

肌张力是指肌肉对抗肌肉被拉伸长的力量，它取决于肌肉内在的黏滞性和运动神经元的支配强度，牵张反射的反馈环路也起抵制肌肉被动牵拉伸长的作用。肌张力异常是运动系统损伤的常见体征，表现为肌张力增强或减弱。肌痉挛（spasticity）是肌张力亢进的最常见形式，其特点为腱反射亢进和对抗迅速被动牵张的阻力增加。随牵拉速率增加，对抗牵拉的阻力也随之增加。当肌肉在被伸长的位置保持不变时，反射性收缩往往随之减弱，但在有些病人，反射性肌收缩可持续存在。由此可见，肌张力亢进有位相性和紧张性两种成分，它们可以同时存在，也可以单独存在。

肌痉挛的病理生理机制至今并不完全清楚。可能的因素包括 γ 运动神经元、α 运动神经元和中间神经元兴奋性的增加。不管具体机制如何，其结果是从Ⅰa感觉传入至 α 运动神经元的单突触反射通路的传递被显著地易化，这是治疗肌痉挛的重要靶点，常见的对策是加强突触前抑制来降低Ⅰa传入纤维至 α 运动神经元的传递。例如，在脊管内泵入 γ－氨基丁酸（GABA）的类似物 Baclofen 以激活 $GABA_b$ 受体，从而降低突触前Ⅰa纤维末梢的钙离子内流，导致神经递质释放减少，结果牵张反射降低。当然这只是 Baclofen 抗

肌痉挛药理作用的可能机理之一。

二、人脊髓横断导致脊休克和随后的反射亢进

脊髓损伤是常见的神经损伤，仅美国每年就有一万以上的新病例，其中一半以上导致永久性损伤和残废，包括运动损害、感觉丧失和大小便、性功能的失控。在完全性横贯性脊髓损伤后，损伤端以下所有脊髓反射均减弱或消失，即发生了脊休克。在此之后的几周或几个月内，脊髓反射逐渐恢复并常常远远超过正常水平：轻触皮肤之类的微小刺激即可引起整个肢体的强烈回缩。

脊休克和随后的脊反射亢进的产生机理还不清楚。脊休克可能与突然失去来自脑的下行易化作用有关。脊休克后的反射亢进则可能与以下因素有关：去支配后的超敏状态、突触后受体数量增加及传入末梢的侧支再生。与人类相比，动物脊休克的时间和恢复的时间显著较短，灵长类一般短于一周，狗和猫仅为数小时。这一现象可能反映了人类脊髓对脑的下行支配有更强的依赖性，可能与站立行走需要更复杂的控制有关。

※ ※ ※

肌肉骨骼系统是神经系统与人体外界相互作用的机械装置。肌肉的机械性能是在进化过程中与运动的神经机制相互影响和适应的结果。肌肉的感觉传入向中枢提供有关肌肉长度、张力及其变化等对运动控制十分重要的信息。同时，中枢神经系统通过对肌梭的支配调节传入的敏感性。反射是外周感受器刺激所引起的协调的非自主的运动反应。不论是单突触或多突触反射，都是传入冲动进入脊髓后最终兴奋运动神经元而引起，其中不少反射需经过兴奋性或抑制性中间神经元复杂的整合。脊髓运动神经元和中间神经元的电生理和形态学特性在脊髓反射的控制中起十分重要的作用。

一些反射帮助避开潜在的伤害，另一些则自动地适应运动模式以维持或促成达到行为的目标。反射通路中的多组中间神经元还参与产生复杂的运动，如行走，或参与传递来自大脑的运动指令。另外，某些反射活动成分，特别是涉及四肢的反射，是由脊髓上结构介导的。传入信号在脊髓或脊髓上结构的汇聚为将反射活动完美地整合于中枢产生的运动指令中提供了生理学基础。由于来自大脑的下行通路持续地调节脊髓反射通路，中枢神经系统的损伤常导致明显的反射强度变化，这种变化的模式对诊断神经系统疾病有一定临床意义，对治疗效果也有检测价值。

参考文献

综述

1. Balddissera F，Hultborn H，Illert M. Integration in spinal neuronal systems. //JM Brookhart，VB Mountcastle，VB Brooks，et al. eds. Handbook of Physiology：The Nervous System. Bethesda，MD：American Physiological Society，1981：509-595
2. Brooke JD，Cheng J，Collins DF，et al. Sensori-sensory afferent conditioning with leg movement：gain control in spinal reflex and ascending paths. Prog Neurobiol，1997，51：393-421
3. Brown MC，Matthews PBC. On the sub-division of the efferent fibres to muscle spindles into static and dynamic fusimotor fibres. //BL Andrew，ed. Control and Innervation of Skeletal Muscle. Dundee，Scotland：University of St. Andrews，1966：18-31
4. Heckman CJ，Enoka RM. Physiology of the Motor Neuron and the Motor Unit. Clinical Neurophysiology of Motor Neuron Diseases. //Eisen，ed. Handbook of Neurophysiology，2004：119
5. Heckman CJ，Lee RH，Brownstone RM. Hyperexcitability of motoneuron dendrites and their neuromodulatory control during motor behavior. Trends Neurosci，2003，26：688-695
6. Henneman E，Mendell LM. Functional organization of motoneuron pool and its inputs. In：Brook VB，ed. Handbook of Physiology，Section 1：The Nervous system，Vol Ⅱ. Motor Control，Part 1. Bethesda，MD：American Physiological Society，1981：423-507
7. Jankowska E. Interneuronal relay in spinal pathways from proprioceptors. Prog Neurobiol，1992，38：335-378
8. Matthews PBC. The human stretch reflexes and the motor cortex. Trends Neurosci，1991，14：87-90
9. Pearson KG，Gordon J. Spinal Reflexes. //ER Kandel，JH Schwartz，TM Jessell eds. Principles of Neural Science，New York：McGraw-Hill Medical，2000：713-736.

10. Schieppati M. The Hoffman reflex: a means of assessing spinal reflex excitability and its descending control in man. Prog Neurobiol, 1987, 28: 345-376

原始文献

1. Appenteng K, Prochazka A. Tendon organ firing during active muscle lengthening in normal cats. J Physiol Lond, 1984, 353: 81-92
2. Burke, RE, Levine, DN, Tsairis, et al. Physiological types and histochemical profiles in motor units of the cat gastrocnemius. J Physiol, 1973, 234: 723-748
3. Chen D, Theiss RD, Ebersole K, et al. Spinal interneurons that receive input from muscle afferents are differentially modulated by dorsolateral descending systems. J Neurophysiol, 2001, 85: 1005-1008
4. Cheng J, Brooke JD, Misiaszek JE, et al. The relationship between the kinematics of passive movement, the stretch of extensor muscles of the leg and the change induced in the gain of the soleus H reflex in humans. Brain Res, 1995, 672: 89-96
5. Crago A, Houk JC, Rymer WZ. Sampling of total muscle force by tendon organs. J Neurophysiol, 1982, 47: 1069-1083
6. Fuglevand AJ, Winter DA, Patla AE. Models of recruitment and rate coding organization in motor-unit pools. J Neurophysiol, 1993, 70: 2470-2488
7. Gordon A, Huxley A, Julian F. The variation in isometric tension with sarcomere length in vertebrate muscle fibres. J Physiol, 1966, 184: 170-192
8. Hagbarth KE, Kunesch EJ. Nordin M, et al. Gamma loop contributing to maximal voluntary contractions in man. J Physiol Lond, 1986, 380: 575-591
9. Heckman, CJ, Binder, MD. Computer simulation of the steady-state input-output function of the cat medial gastrocnemius motoneuron pool. J Neurophysiol, 1991, 65: 952-967
10. Henneman E, Somjen G, Carpenter DO. Functional significance of cell size in spinal motoneurons. J Neurophysiol, 1965, 28: 560-580
11. Hunt CC, Kuffler SW. Stretch receptor discharges during muscle contraction . J Physiol Lond, 1951, 113: 298-315
12. Liddell EGT, Sherrington C. Reflexes in response to stretch myotatic reflexes. Proc R Soc Lond B Biol Sci, 1924, 96: 212-242
13. Mendell LM, Henneman. Terminals of single I fibers: location, density, and distribution within a pool of 300 homonymous motoneurons. J Neurophysiol, 1971, 34: 171-181
14. Pearson KG, Collins DF. Reversal of the influence of group Ib afferents from plantaris on activity during locomotor activity. J Neurophysiol, 1993, 70: 1009-1017
15. Renshaw B. Influence of discharge of motoneurons upon excitation of neighboring motoneurons. J Neurophysiol, 1941, 4: 167-183
16. Swett JE, Schoultz TW. Mechanical transduction in the Golgi tendon organ: a hypothesis. Arch Italian Biol, 1975, 113: 374-382
17. Wilson JM. Hartley R. Maxwell DJ. et al. Brownstone RM. Conditional rhythmicity of ventral spinal interneurons defined by expression of the Hb9 homeodomain protein. J Neurosci, 2005, 25: 5710-5719

第四十一章 脑干运动控制

胡新天 陈道奋

第一节 网状结构是控制躯干运动和姿势的重要中枢 …… 745
一、脑干网状结构与上下周围神经结构的广泛联系是其整合功能的形态基础 …… 745
二、运动控制的下行系统可分成功能上不同的内侧和外侧两个系统 …… 745
三、脑干网状结构传递走步运动启动和调控的下行控制信息 …… 746
第二节 前庭系统为控制躯体运动和姿势提供重要的头部方向的感觉信息 …… 747
一、前庭器官感受头部的活动和转向 …… 747
二、前庭传入的独特性分布和突触联系赋予其功能性协调和双侧交互作用 …… 750
三、中枢前庭神经核与其他感觉和运动结构有复杂的传入和输出关系 …… 751
四、前庭脊髓束包括两组在结构和功能上有重要差异的下行投射 …… 752
五、多种外周感觉传入同时协调和影响维持站立和躯体姿势的运动控制 …… 752
第三节 脑干是控制眼肌及眼球运动的重要中枢 …… 753
一、眼球和眼肌的独特形态结构为眼动的神经控制提供了结构基础 …… 753
二、眼球运动有不同的形式和功能 …… 754
三、快速扫视是高度刻板的眼球运动 …… 757
四、快速眼动控制信号的产生有其神经形态和生理学基础 …… 759
五、快速扫视控制中多种感觉传入在上丘受到整合 …… 765
第四节 前庭眼反射使视网膜的视觉信息图像在头部转动时保持稳定 …… 769
一、前庭眼反射的控制回路包括两侧脑干神经核团协调双眼视线的维持运动 …… 769
二、小脑在调节 VOR 的适应性控制和增益变化中起关键作用 …… 771

人体之所以能在地球引力的影响下仍保持直立和平稳，且行走或运动，主要靠中枢神经系统对相应的骨骼、关节、肌肉和其他软组织的控制和协调。人体直立姿势的神经控制的最显著特点是其高度的自动性和自然性：我们平时对自己自然行走的运动控制基本上不用加以思考。对自然体姿的高度自动化的神经控制很大程度上由位于脑干的神经结构完成。在整个神经系统参与运动控制的结构中，脑干处在脊髓以上的中枢结构的最底部，起着“承上启下”的作用。除皮质脊髓束外，其他的对脊髓中间神经元和运动神经元有运动控制影响的下行通路都起源于脑干。在高等哺乳动物中，最重要的有起源于脑干网状结构和前庭核的下行投射。“运动总论”一章中提到，20世纪神经科学的重大进展之一是用脑结构切除和损伤的手段来确定和研究中枢神经功能。其中最早的应用便是对体姿控制的研究。用实验手段切除前脑包括部分脑干区后的脊髓动物只具备少数简单且固定模式的肢体伸屈或节律性双侧交互伸缩运动。但如果切除部位只包括大脑等高级中枢，则可使脑干动物仍具备诸如站立、行走和姿势控制等基本整合活动的能力（图 41-1）。网状结构和中枢前庭系统与控制感觉运动整合的其他中枢机构如脊髓、皮质、基底节和小脑等有密切的联系，在功能上对来自那些机构的信息进行处理，并起着一定的整合作用。本章重点介绍这两个脑干神经结构对躯体姿势和眼球运动的控制，以及它们与其他中枢运动控制神经结构间的关系。

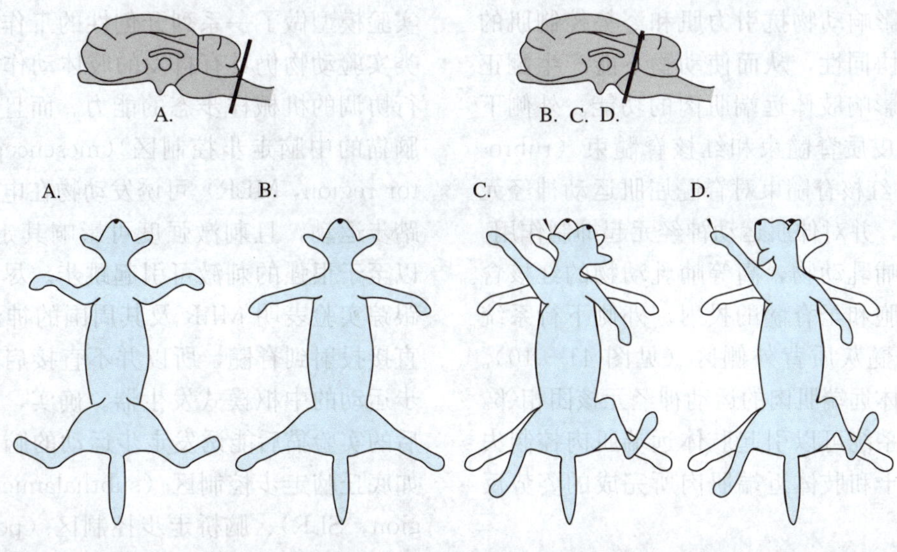

图 41-1　图示英国生理学家 Sherrington 早期做的观察猫脑切除手术后体姿变化的经典实验结果

切除部位由图中脑纵向切面上的直线所示。一旦将脊髓上部的脑结构与脊髓切断时，实验猫的卧姿即呈柔弱松弛状态（A）。当脑切除水平在脑桥部位时（见右侧的脑纵向切面图中直线），实验猫即呈现四肢伸展的“僵直”体姿（B）。如果继而在其耳朵（C）或前爪（D）给第一个碰触刺激，便会使“僵直”的实验猫做出相应的调整其头部和四肢姿势的反应。

第一节　网状结构是控制躯干运动和姿势的重要中枢

一、脑干网状结构与上下周围神经结构的广泛联系是其整合功能的形态基础

脑干网状结构（reticular formation，RF）指位于中脑、脑桥和延髓中央部的神经细胞和神经纤维相互混杂密集的区域。其中部分神经细胞相对更密集些而形成界线并不很明确的网状结构的各个核团，与运动控制有关的较重要的核团有位于延髓的巨细胞网状核（nucleus reticularis gigantocellularis，GC）和旁巨细胞核（nucleus paragigantocellularis），以及位于脑桥的尾端脑桥网状核（nucleus reticularis pontis caudalis，PoC）和嘴端脑桥网状核（nucleus reticularis pontis oralis，PoO）。另外，在结构上与网状结构有密切联系的核团有中缝核群，其纤维组成下行抑制通路，对脊髓交感神经节前神经元有抑制作用，一般也将其归入脑干网状结构。

网状结构的功能涉及躯干运动的下行控制、感觉中继、上行激活以及自主神经活动控制。它们是由快速传导的、有髓网状传出纤维或慢速传导的、无髓单胺能纤维介导的。其中躯干运动的下行控制是由至脊髓运动神经元核团的快速有髓网状脊髓纤维所组成的网状结构下行系统执行的。有些网状结构神经元有长的上行支和下行支，可分别投射至丘脑和脊髓。因此，一个网状结构细胞通过其在各个平面的侧支可以和中枢各平面内的大量的神经元发生联系。这是网状结构整合的结构基础。

二、运动控制的下行系统可分成功能上不同的内侧和外侧两个系统

荷兰神经科学家 Henricus Kuypers 等用神经解剖通路染色技术在去大脑动物上跟踪起源于脑干运动相关区域的下行投射纤维，并根据手术后所观察到的动物行为，提出了功能和解剖相对应的内侧和外侧运动控制下行系统的概念。内侧下行系统包括网状脊髓束、前庭脊髓束、顶盖脊髓束等。此类通路主要终止于脊髓腹角的腹内侧区，紧靠支配躯干肌和近端肢体肌的运动神经元核团。在实验动物损毁内侧延髓区、阻断内侧下行系统

的纤维后，可影响动物抗引力肌和姿势控制肌的功能和肌肉的协同性，从而使动物不能产生翻正反射，但并不影响肢体远端肌肉的功能。外侧下行系统则包括皮质脊髓束和红核脊髓束（rubrospinal tract）。红核脊髓束对脊髓屈肌运动神经元产生兴奋作用，并对伸肌运动神经元起抑制作用。相比某些低等哺乳动物，高等哺乳动物的红核含有较少的巨细胞和至脊髓的投射。外侧下行系统主要终止于脊髓灰质背外侧区（见图 41－10）。该区与支配肢体远端肌肉的运动神经元核团相邻。损毁外侧下行系统可以引起肢体远端肌肉控制失调，但对由躯干和肢体近端肌肉所完成的姿势反射影响很小。

起源于脑干的网状脊髓束和前庭脊髓束是内侧下行系统的重要组成部分，功能上既互相协同又各有差异，主要控制由躯体近端肌肉所协同完成的翻正反射（righting reflex）、迷路反射（labyrinthine reflex）等。另外，网状脊髓束接受高级中枢的控制。因此，不交叉的下行运动指令可经皮质、网状结构脊髓通路到达同侧脊髓的运动神经元。在高级中枢控制下，网状脊髓系统可能也参与对相对独立的单个肌肉运动的调控。电生理刺激和记录的实验观察均表明，网状结构接受来自感觉运动皮质、上丘、前庭核、脊髓、小脑核的直接传入。因此，脑干网状结构和其投射至脊髓的通路可能还直接参与和协调除了躯干肢体外包括诸如眼球、呼吸、发声或言语等不同类型运动的控制和整合作用。

三、脑干网状结构传递走步运动启动和调控的下行控制信息

猫去大脑实验动物为探索确定脊髓以上对走步功能有调控作用的脑结构起了很大的作用。20世纪六、七十年代，前苏联科学家 Mark Shik、Grigori Orlovsky 和 Fidor Severin 在莫斯科用此实验模型做了一系列开创性的工作。他们发现这类实验动物仍具有自发的肢体动作和支持身体进行协调的机械样步态的能力。而且，电刺激去大脑猫的中脑走步控制区（mesencephalic locomotor region，MLR）可诱发动物在电动走步机上做踏步运动，且刺激强度可影响其走步快慢节律，以至于很强的刺激可引起跳步。尽管如此，形态跟踪实验表明 MLR 及其周围的神经元轴突并不直接投射到脊髓，所以并不直接启动脊髓协调走步运动的中枢模式发生器。确实，电刺激去大脑后的实验猫后能诱发走步运动的脑干结构还有例如底丘脑走步控制区（subthalamic locomotor region，SLR）、脑桥走步控制区（pontine locomotor region）和贯穿于后脑桥和延脑、近中线的内侧网状结构（medial reticular formation，MRF）内的区域。尽管它们之间功能性的联系还不完全清楚，近期的工作表明内侧网状结构是个相当重要的走步运动启动结构，其神经元轴突经腹外侧直接下行至脊髓。这些神经元能被对 MLR 的电刺激所兴奋。而且，电刺激 MLR 所诱发的走步运动也会被切断脊髓腹外侧纤维索而阻断。总之，目前的实验证据表明，启动走步运动且调控其快慢节律的下行信号是通过网状脊髓束中的谷氨酸能神经元轴突下行传递到脊髓的。另外，如前章所述，脑内尤其是源于脑干神经核团的生物胺类（biogenic amines）如去甲肾上腺素能和 5－羟色胺能下行投射纤维对脊髓的走步神经网络中的神经元活动的幅度和节律也有相对的调控作用。当然，正常走步运动的神经控制少不了大脑皮质的参与。其中大量来自视觉系统的感觉信息对引导有目的、平稳且准确、有应变能力的走步运动非常关键。这些感觉信息被传送到大脑运动皮质，使其在感觉运动协调和准确的运动控制中发挥主要的作用（图 41－2）。

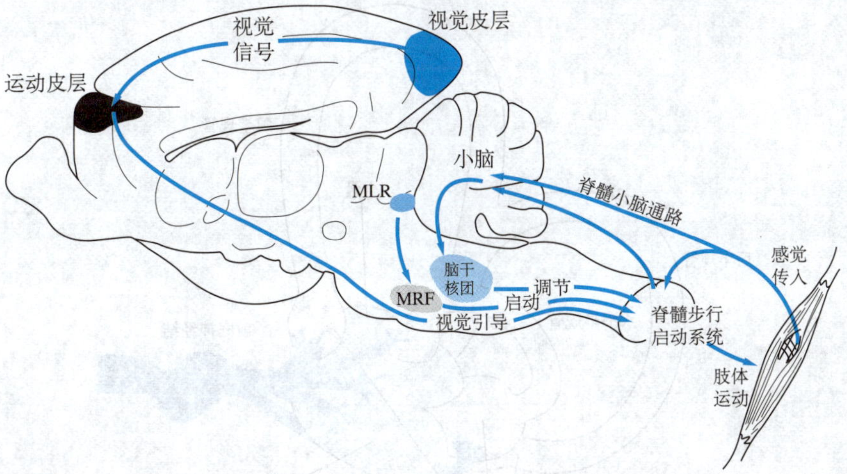

图 41－2　脑干和大脑运动皮质发出启动走步运动的下行神经信号，并随动物的应急需要而进一步调节走步运动。脊髓走步控制系统是由 MLR 的信号启动。该信号经过在内侧网状结构（MRF）内的神经元中转后下行。小脑通过脊髓小脑传入通路从外周感受器和脊髓中枢模式发生器（CPG）接受信号，并通过脑干神经核团的活动来调节走步运动的形式。走步运动还可受到由视觉皮质通过运动皮质的视觉信息的调节。

第二节　前庭系统为控制躯体运动和姿势提供重要的头部方向的感觉信息

一、前庭器官感受头部的活动和转向

前庭器官从功能上可分为两部分：半规管系统和耳石系统。半规管系统包括六条半圆形的封闭管道，左右内耳各三条。它们的功能是检测头部的转动速度。耳石系统由四个小空腔组成，左右内耳各两个，称为小囊（saccule）和小室（utricle），其功能为检测头部相对于地球引力方向的倾斜程度和头部的线性加速度（图 41－3）。所有这些前庭器官的感受器很相似，都是带纤毛的感觉细胞。所处的环境不同使它们能检测不同的物理刺激。这些带纤毛的感受器称为毛细胞（hair cell，图 41－4），其细胞膜感觉上皮（epithelium）表面有两种不同的纤毛：一根比较粗但柔软的动纤毛（kinocilium）和 60～100 根较细但坚韧的静纤毛（stereocilia）。动纤毛处于细胞感觉上皮表面的边缘部位。静纤毛有不同的长度，最长的分布在动纤毛的附近。静纤毛和动纤毛组成的这种不对称结构决定了毛细胞的极化方向：朝动纤毛方向的弯曲造成细胞兴奋。这是因为弯曲造成的形变改变了静纤毛的离子通透性，由此产生的电流又改变了细胞的膜电位，造成钙内流，引起兴奋性递质释放。向相反方向的弯曲则造成抑制（图 41－5）。耳石系统利用毛细胞的这一特性来检测头部相对于与大地垂直方向的倾斜程度和头部的线性加速度，而半规管系统利用同一特性来检测头部的转动速度。

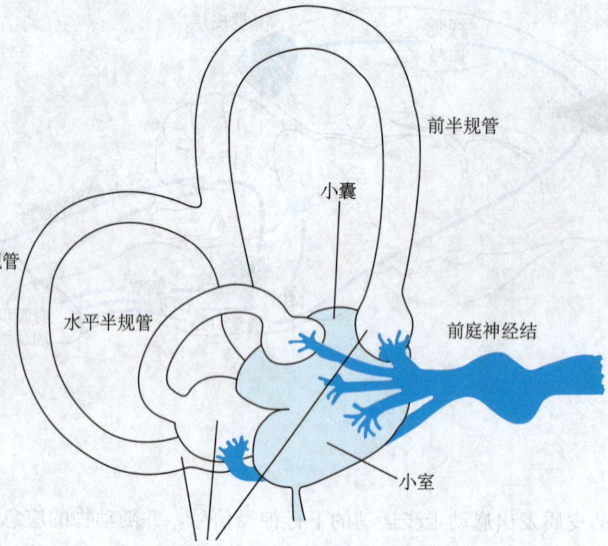

图 41－3 前庭系统的解剖结构模式图。
三条半规管所处的平面相互垂直，分别检测三个平面的转动速度

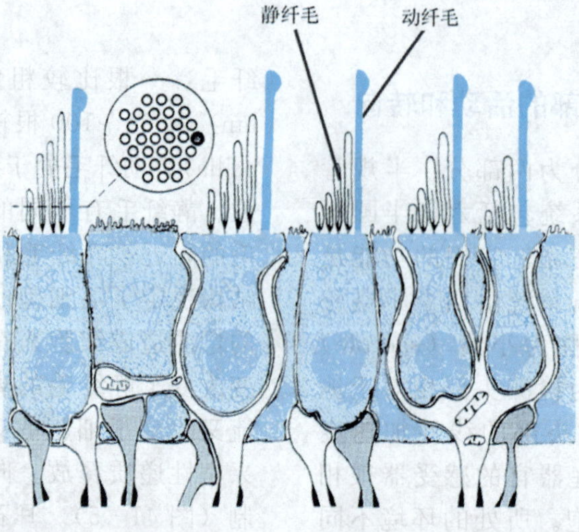

图 41－4 前庭系统感觉上皮横切面，显示两种毛细胞。
左上侧的嵌入水平切面显示一个典型的纤毛水平排列状态。每个细胞顶部有纤毛束，越靠近动纤毛的静纤毛则长度越长

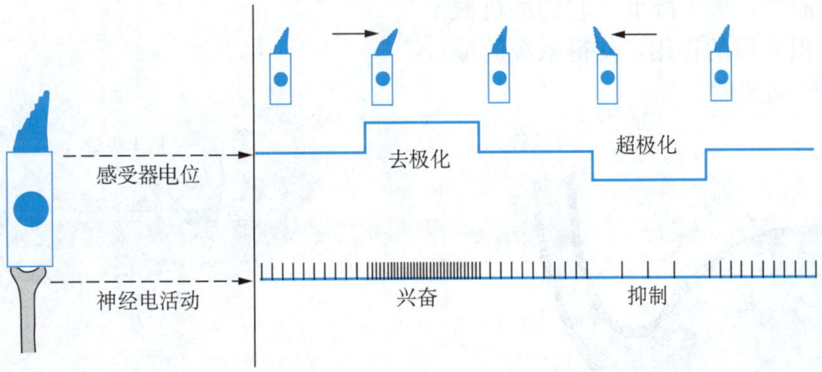

图 41－5　毛细胞把物理刺激转化为神经信号的换能作用。

感觉细胞膜电位取决于纤毛束弯曲的方向，偏向动纤毛引起去极化从而引起传入神经放电频率的增加；相反，偏离动纤毛引起细胞超极化，减少放电频率

耳石系统（otolith organ）的小囊和小室是两个中空的小腔，其感受器毛细胞分布在小腔内一个称为斑点的特殊区域内。从毛细胞伸出的纤毛嵌埋在称为耳石的胶质体物质里。这些胶质体由于含有大量方解石晶体而使其密度增加，具较大的惯性。当头部倾斜时，这些物质相对于斑点移动，牵拉嵌埋在其中的纤毛而使其弯曲，且改变前庭传入神经的发放频率。同样，当头部作线性加速运动时，由于胶质体物质的惯性，嵌在其中的纤毛也会受到弯折而造成传入神经活动的改变。这样就带来了一个问题：仅仅从传入神经活动的改变，大脑本身并无法区分出究竟是由这两种不同的运动状态的哪一种造成的。如果两者同时发生，传入的将是两者的矢量和（图 41－6）。但是，实际上大脑也没有必要做这种区分，因为耳石系统的主要功能是为中枢姿势控制系统提供信息，而从姿势控制的角度来说，两者的矢量和才是重要的。在有必要时，神经系统还可综合半规管的感觉传入来进一步区分以上的两种不同运动状态。

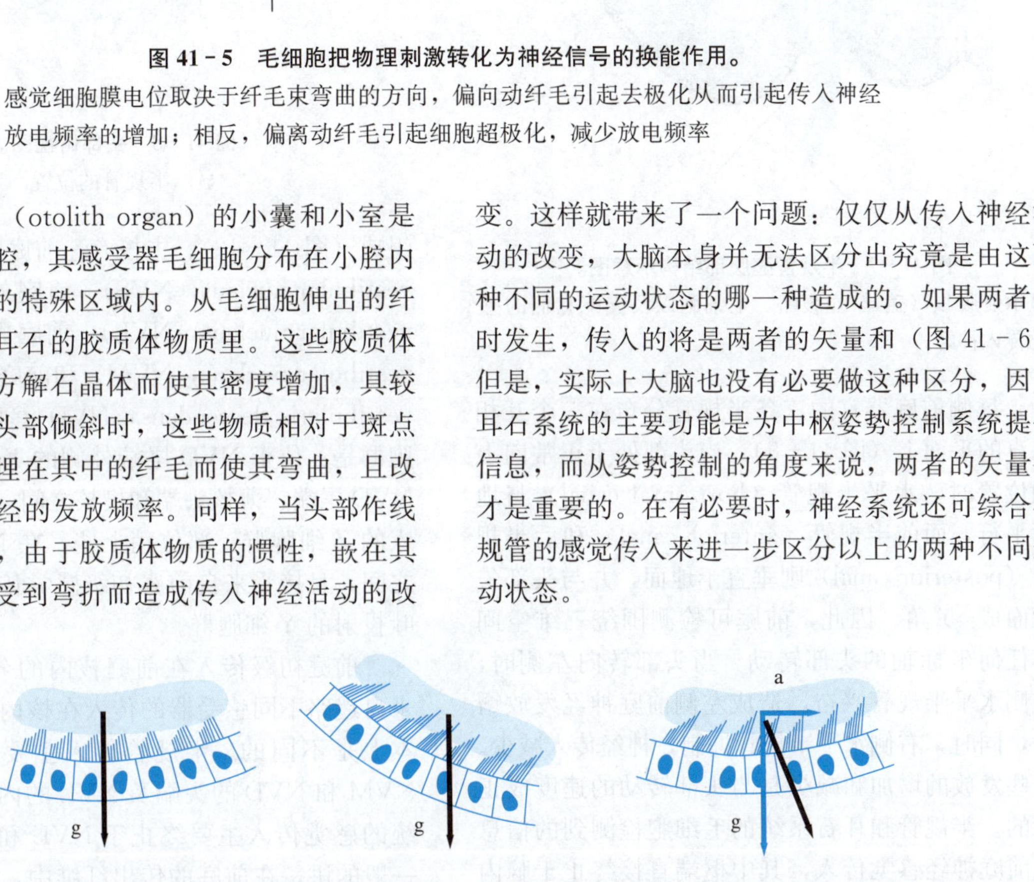

图 41－6　耳石感受器在静止状态（左边）、头部倾斜状态（中间）和水平直线加速状态（右边）的反应模式图。

仅从耳石感受器毛细胞所受到的刺激并不能区别出后两种不同的运动状态。（引自 Neurophysiology；Forth Edition，by RHS Carpenter，151，2003）

在半规管系统中，每个半规管由一条充有内淋巴液（endolymph）的封闭管道组成。沿管道有一膨大，称为壶腹（ampulla）。壶腹内部有一凸起称为嵴（crista）。嵴上覆盖着毛细胞。它们的纤毛也嵌埋在胶质体物质里，称为顶盖（cupula）（图 41－7）。顶盖形成一个瓣状结构，它能随着管内液体的流动而前后摆动，造成纤毛的弯曲而改变传入神经的活动。与高密度耳石不同的是，顶盖与周围的内淋巴有相同的密度，这样在头部处于倾斜状态时，它就不会像耳石一样弯曲纤毛了。当头部转动时，半规管内的内淋巴液由于惯性，会滞后于头部运动，从而推动顶盖，造成纤毛的弯曲。上面提到半规管检测的是头部的转动速度，而从物理学我们知道，造成内淋巴液推动顶盖的原因是头部转动的加速度。在这里，将加速度转换成速度的机制是什么呢？由于内淋巴液

和顶都有很高的黏滞性，大大降低了它们的机械反应速度，起到了积分器的作用，使得系统的输出信号变为头部的转动速度。

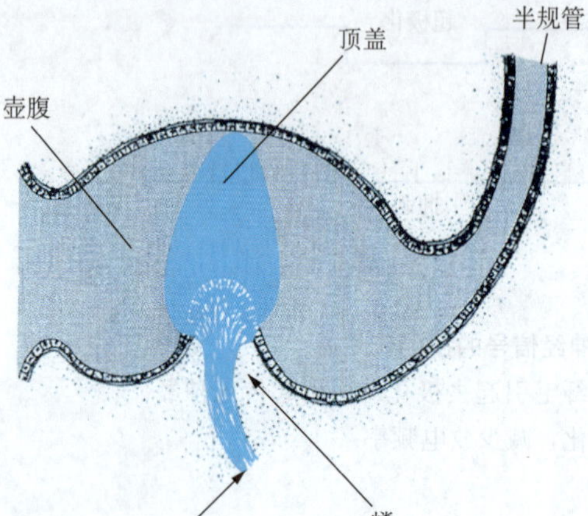

图 41－7 半规管壶腹部结构示意图。
显示壶腹顶（盖）、壶腹嵴、毛细胞以及支配它们的感觉传入神经。

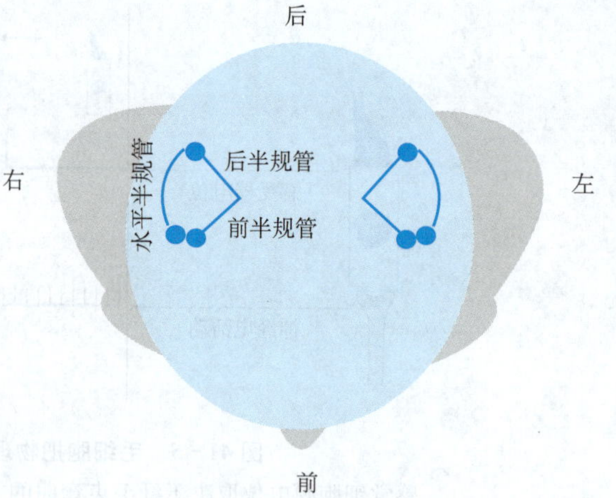

图 41－8 头部俯视图。
显示半规管的位置。

每侧前庭器官的三条半规管分布在三个互相垂直的平面上（图 41－8）。当头部处于正常向上的位置时，水平半规管（horizontal canal）与地面平行，而前半规管（anterior canal）和后半规管（posterior canal）则垂直于地面，并与头部矢状面成 45°角。因此，前庭可检测围绕三维空间内任何坐标轴的头部转动。当头部转向左侧时，左侧水平半规管兴奋，造成左侧前庭神经发放增加，同时，右侧水平半规管抑制，神经传入减少。这些发放的增加和减少是与头部转动的速度成正比的。半规管和耳石系统的毛细胞检测到的信息经前庭神经感觉传入，其中枢端直接终止于脑内两个区域：大部分终止于前庭复合核（vestibular nuclear complex，VNc），少部分终止于小脑的前庭区（前庭小脑）。大部分前庭神经纤维都有自发性放电活动，朝动纤毛方向的弯曲造成纤维发放增加，相反方向的弯曲造成纤维发放减少。这样，前庭初级神经元就以频率变化的方式来编码它所支配的毛细胞纤毛弯曲的方向和速度。

二、前庭传入的独特性分布和突触联系赋予其功能性协调和双侧交互作用

前庭复合核位于脑干第四脑室底部、延脑和脑桥交界部附近，由四个主核和一些小的细胞群组成（图 41－12）。主核有：前庭上核（superior vestibular nucleus，NVS）、前庭外侧核（lateral vestibular nucleus，NVL）、前庭内侧核（medial vestibular nucleus，NVM）和前庭降核（nucleus vestibularis descendens，NVD）。附近相关的细胞群是：位于 NVD 尾端外侧的 X 细胞群；位于 NVD 尾端、薄核头端和楔核之间，且接受脊髓传入的 Z 细胞群；部位稍上些，在 NVL 和绳状体之间，且接受来自前庭初级感觉传入和小脑绒球叶投射的 Y 细胞群。

前庭初级传入在前庭核内的分布并不均匀，来自迷路不同感受器的传入在核内的终止区域基本上是不同的。半规管传入主要终止于 NVS、NVM 和 NVD 的头端及 NVL 的内部，而耳石系统的感觉传入主要终止于 NVL 和 NVD。因此，一般的讲，在前庭的传出纤维中，外前庭脊髓束（lateral vestibular spinal tract，LVST）与传递耳石囊斑信号有关。内前庭脊髓束（medial vestibular spinal tract，MVST）与传递半规管信号有关。前庭核神经元通常只对单根半规管神经纤维的传入有单突触反应，具有一定的选择性。但部分神经元会同时接受不同半规管传入，甚至与通常是多突触通路的耳石系统的传入会聚。前庭核的核间联系以及与其他神经结构也形成分布广泛的多突触联系。前庭初级传入可直接兴奋 LVST 和 MVST 的神经元，但前庭核内投射至网状结构的神经元一般不能被前庭初级传入直接激活。

所有单突触的前庭初级传入均为兴奋性。半

规管传入所激活的二级前庭神经元的轴突可经过前庭联合纤维投射到对侧引起抑制（图 41－9），但耳石传入不形成对侧抑制。头的转动使从一侧半规管传入活动增加，并使从相对应的对侧半规管过来的传入活动下降，结果使二级前庭神经元放电增加，这是因同侧传入产生的兴奋被增强和对侧传入产生的抑制被减弱（去抑制）所共同作用的结果。这种双侧交互的神经连接网络赋予前庭感觉系统很好的适应功能。一侧迷路受损可引起感觉传入的不平衡而造成典型的躯体姿势异常，但此种异常几乎可以被完全补偿。补偿的关键在于健侧迷路的自发活动可以向双侧发出信号，受损侧的前庭核的自发活动能恢复到足够高的水平，使来自健侧的迷路信号能够被处理和中继传递。因此，迷路传入和前庭核之间的双侧交互作用是迷路功能补偿的基础。

三、中枢前庭神经核与其他感觉和运动结构有复杂的传入和输出关系

前庭核神经元接受中枢许多其他区域的传入。由脊髓上行的躯体感觉传入可直接至前庭核，也可经小脑和网状结构再传至前庭核；另外，来自皮质、视中枢、Cajal 中介核的下行冲动也可到达前庭核，而且可以和传入至前庭的其他神经结构联系，在前庭核神经元会聚。这些联系不少与此章下文要详述的眼动和前庭眼反射的调节有关，例如 NVS 和 NVM 神经元可以对头部角加速度起反应，也可以对某种眼球运动（如快速眼动）起反应。由于躯体传入和迷路传入在 NVL 的 VST 神经元的会聚，使躯体活动也能影响和改变前庭脊髓反射。

前庭核和小脑关系密切（参见本书第 43 章），尤其是古小脑，又称前庭小脑，包括绒球、小结、蚓垂诸结构。除前庭核之外，中枢结构中也只有前庭小脑和小脑顶核还接受初级前庭的传入。这些结构也接受来自前庭核的前庭二级传入，其输出可再返回投射至前庭核。此外，小脑前叶也有至 NVL 的投射。所以，由脊髓上行经小脑到达前庭核的躯体性传入能对 LVST 神经元起调控作用。实验表明，小脑完整的去大脑猫在电踏车上能被诱发类似正常的走步活动，但如果再将小脑切除，使小脑至 LVST 神经元的调控性抑制（经过浦肯野细胞）和兴奋（经过顶核）消失，实验动物便丧失了产生肢体活动正常模式的能力。

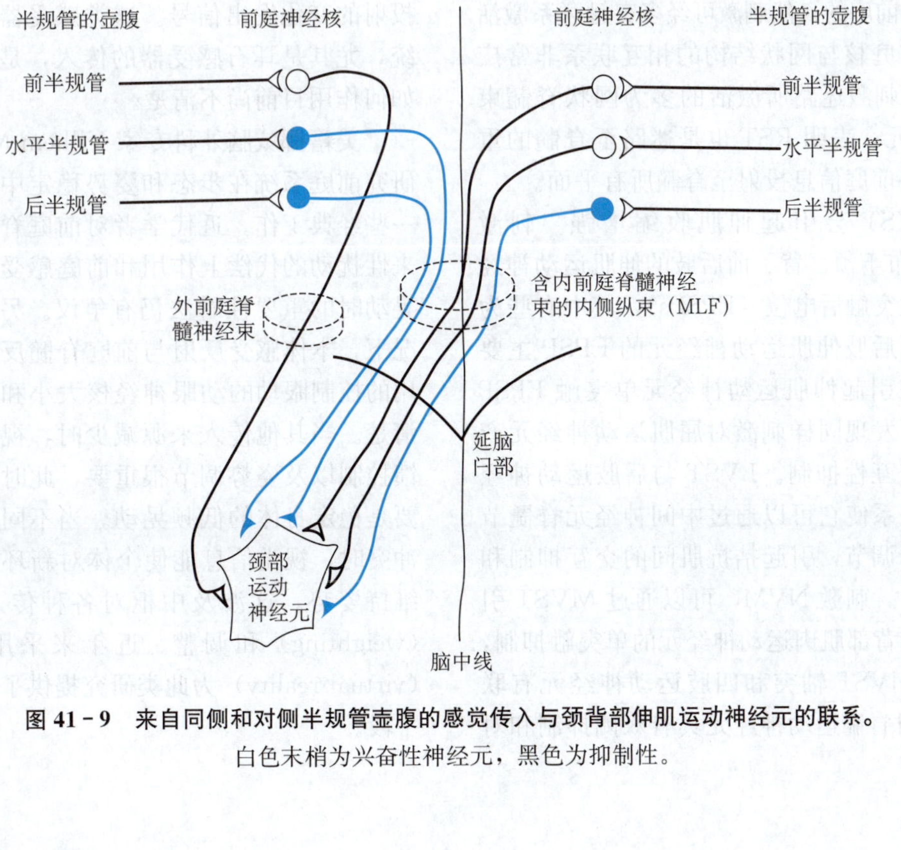

图 41－9　来自同侧和对侧半规管壶腹的感觉传入与颈背部伸肌运动神经元的联系。白色末梢为兴奋性神经元，黑色为抑制性。

四、前庭脊髓束包括两组在结构和功能上有重要差异的下行投射

前庭核与运动神经元核团的联系在结构和功能上有其特点：投射至眼外肌运动核的前庭纤维来自NVS和NVM，而投射至脊髓的则来自NVL、NVM和NVD。前庭核至脊髓的两组下行投射，即外侧前庭脊髓束（LVST）和内侧前庭脊髓束（MVST），在结构和功能上也各有特点（图41-10）。LVST起源于NVL，在脊髓内侧下行。有些纤维终止于颈脊髓，其余纤维至脊髓其他平面，可一直到骶部水平。某些终止于脊髓较尾端的纤维在脊髓较高平面也发出轴突侧支，因此LVST可以同时作用于脊髓不同平面。LVST在NVL内有某种程度的点对点对应投射关系。NVL背侧的神经元投射至脊髓尾端，腹侧的神经元投射至脊髓较高平面。LVST轴突终止于脊髓的腹角，对所有靶细胞均产生兴奋性作用。MVST起源于NVM、NVD和NVL，其纤维为双侧下行，在颈脊髓平面以下节段纤维数目减少，少数可达胸脊髓。部分MVST纤维为兴奋性，其余则为抑制性：它们均终止于脊髓腹角。除了VST外，前庭核还有至眼动相关神经核团、网状结构、小脑绒球叶和小脑前叶蚓部的传出投射。来自前庭的自然刺激可经多突触联系激活网状结构，前庭核与网状结构的相互联系非常广泛。而且，电刺激迷路所激活的多为网状脊髓束（RST）神经元，表明RST也是迷路至脊髓的重要中继站，将前庭信息投射至脊髓所有平面。

刺激LVST会引起伸肌收缩增强。刺激NVL可在分布于颈、背、前后肢的伸肌运动神经元引起兴奋性突触后电位（EPSPs），其中有些为单突触的，而后肢伸肌运动神经元的EPSP主要为多突触。在引起伸肌运动神经元单突触EPSP的同时，常可发现同样刺激对屈肌运动神经元产生双突触的交互性抑制。LVST与后肢运动神经元的多突触联系使它可以通过中间神经元脊髓节段性反射进行调节，引起拮抗肌间的交互抑制和对侧伸肌反射。刺激NVM，可以通过MVST引起颈部伸肌和背部肌肉运动神经元的单突触抑制，但尚未发现MVST轴突和四肢运动神经元有联系。MVST对脊髓运动神经元具有双侧抑制和对侧兴奋作用，而LVST则只有同侧兴奋作用（图41-9）。

五、多种外周感觉传入同时协调和影响维持站立和躯体姿势的运动控制

Sherrington早年提出本体感受反射在维持站立和运动中的生理作用的概念。Lewis Nashner和他的同事们对来自肌肉、腱器官、关节及有关组织的信息在躯体随意运动发生前后通过前馈调节和反馈调节对运动和姿势进行调整等做了一系列的工作。在下肢短潜伏期牵张反射中，走步和跑步主要由Ⅰa类传入的突触前抑制所调制，γ运动纤维的影响可能较小。用H反射办法测试表明，牵张反射的作用可能涉及在步态的特定时相对地面的不规则性进行补偿。而运用对受试者躯体的前、后移位性干扰并结合测试肌电图（EMG）的研究方法，得知肌肉Ⅱ类传入与自脊髓以上下行的不同类型的感觉传入在共同的脊髓中间神经元会聚，为站立和步态时的干扰性移位提供经多突触反射的双腿协同肌代偿性激活。参与稳定躯体姿势的本体感受反射功能也依靠对抗地引力的接触反应力、关节和肌肉的压力或负荷感受器在躯体摆动时对身体重心相对于足部垂直投射的变化发出信号。这类感受器传入与其他系统，尤其是耳石感受器的传入，是否相互作用或如何作用目前尚不清楚。

美籍挪威脑外科专家Vilhem Magnus早年在研究前庭系统在步态和姿势稳定中的作用开展了一些经典工作。近代学者对前庭脊髓反射在对外来性扰动的代偿上作用和前庭感受器在稳定躯体晃动时的重要性看法仍有争议。另外，在代偿情况下，本体感受反射与前庭脊髓反射之间相互作用的控制眼动的动眼神经核大小和动态关系也不清楚。当其他传入来源减少时，视觉对运动的前馈控制以及姿势调节很重要，此时视觉的作用主要是稳定身体的低频晃动。当不同的感觉传入有冲突时，视觉信息能使个体对新环境快速适应以维持姿势。这涉及中枢对各种传入信息的权衡（weighting）和调整。近年来采用的虚境技术（virtual reality）为此类研究提供了新的实验干涉手段。

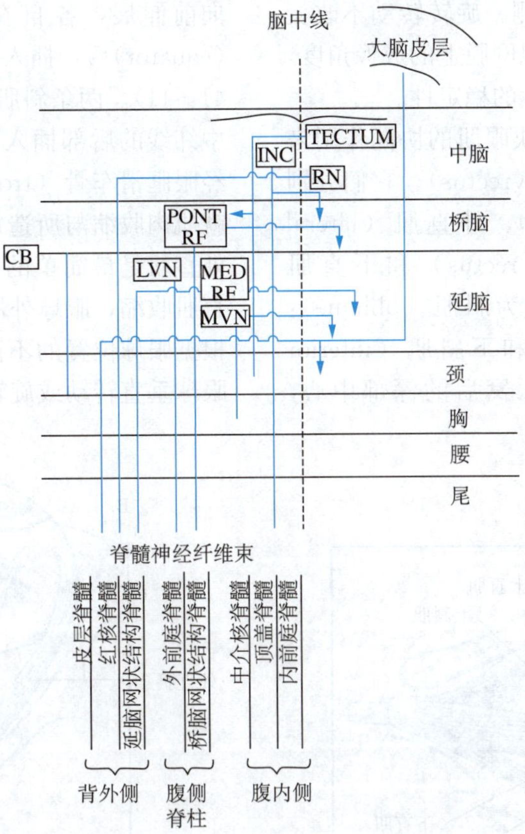

图 41-10　脑干和大脑皮质投射到单侧脊髓的下行通路总结示意图

主要通路（交叉的或不交叉的）由左侧直线所示；纤维较少的双侧“次要”通路由右侧带箭头的线所示。TECTUM：中脑顶盖部；INC：Cajal 中介核；RN：红核；PONT RF：脑桥网状结构；CB：小脑深部核团；MED RF：延脑网状结构；LVN：外前庭神经核（Deiter's）；MVN：内前庭神经核。大多数纤维束投射到脊髓的最尾部。（引自 Patton et al，Textbook of Physiology，Vol. 1，21st Ed.，1989）。

第三节　脑干是控制眼肌及眼球运动的重要中枢

脑干网状结构和前庭核有关结构与控制眼球运动有密切关系。经典的前庭眼动反射（vestibular ocular reflex，VOR）是由前庭神经节、前庭神经至前庭核再由内侧纵束至眼外肌运动核而完成的。很大程度上受益于实验猴的使用，近四十多年来神经科学家对脑的眼球运动控制和前庭眼动反射的神经机制的研究获得较大的进展，尤其对脑干的一些相关的神经结构所起的生理作用有了较深的了解。因此，本章用相对较大的篇幅详细地介绍这方面内容。

一、眼球和眼肌的独特形态结构为眼动的神经控制提供了结构基础

眼球的运动可以看做是它在眼眶内围绕一个固定点的转动。这些转动又可分为水平、垂直和旋转（torsional）三种。水平转动又有两个方向：向鼻侧方向的为内收（adduction），向颞侧方向的为外展（abduction）。垂直转动也分为提升（elevation，向上运动）和压低（depression，向下运动）两种。旋转转动指的是以视线方向为轴的转动，也分为两个方向：内旋（intorsion），指的是将角膜的上部旋向鼻侧；外旋（extorsion），

指的是将角膜的上部旋向颞侧。旋转转动不改变视线方向，但能改变视野在视网膜上的成像角度，它的功能可能是保持我们视觉的稳定性。

眼球的这些转动是由六块眼肌的协同作用来实现的，其中四块称为直肌（rectus）。它们分别是：内直肌（medial rectus）、外直肌（lateral rectus）、上直肌（superior rectus）和下直肌（inferior rectus）。余下两块为斜肌（oblique）：上斜肌（superior oblique）和下斜肌（inferior oblique）。所有直肌都始于眼窝后的深部中心，向前伸展，各自在上下左右绕过眼球中纬线（equator）后，插入巩膜（眼球外膜，sclera）（图41－11）。两条斜肌则从眼眶中前部接近眼球，在中纬线的后部插入巩膜（图41－11）。上斜肌是经眼眶滑车骨（trochlea）变向后才与眼球相连。就肌肉收缩与所造成的眼球运动来说，内直肌和外直肌是最简单的：内直肌收缩，眼球内收；外直肌收缩，眼球外展。其余四块肌肉要复杂一些，根据眼球位置的不同，它们中的每一块都可造成眼球垂直转动或旋转转动。

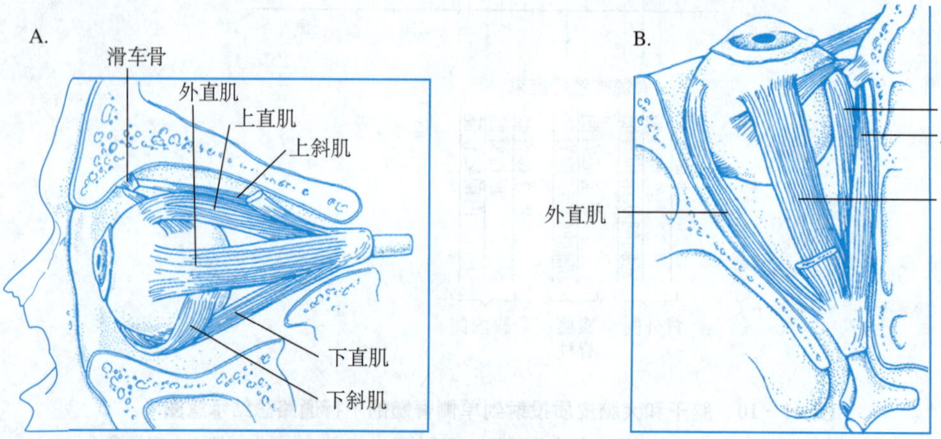

图 41－11 眼球外部肌肉的分布结构示意图

A. 去掉眼窝壁后的左眼侧面观。直肌插入到眼球中纬线的前面。斜肌插入到中纬线的后面。上斜肌在它插入之前穿过眼眶滑车骨。

B. 去除眼眶顶部的左眼上面观。上直肌跨过上斜肌，并在它的前面插入眼球。

（引自 ER Kandel Principles of Neural Science，4th ed. 2000，786）

十二对脑神经中的外展神经（Ⅵ）、滑车神经（Ⅳ）和动眼神经（Ⅲ）与眼肌支配密切相关，它们起源于脑干上的三个运动神经核。外直肌受同侧外展神经（Ⅵ）支配，其神经核——外展核（abducence nucleus）位于脑桥的第四脑室底部。上斜肌则受滑车神经（Ⅳ）支配，它的神经核——滑车核（trochlea nucleus）位于中脑下丘的腹侧部。余下的四块肌肉受起源于动眼神经核（oculomotor nucleus，位于中脑上丘的腹侧部）的动眼神经（Ⅲ）支配（图41－12）。在动眼神经核内，支配四块肌肉的运动神经元形成不同的亚核，它们的轴突共同组成动眼神经传向外周，到达外周后再分开进入相应的肌肉。

二、眼球运动有不同的形式和功能

视线转移运动：当观察周围世界时，我们不断将视线从视野中的一个点迅速地移到另一个点。视线的这种移动是靠眼球的高速转动来实现的。这种高速转动称为快速扫视（saccade），其频率正常情况下为每秒 3 次左右，即每小时可达 10000 多次。如果以一天清醒 17 小时计算，那么每天总的快速扫视次数近 19 万次。快速扫视不仅次数多而且速度高。正常人的眼球转动峰值速度可达 500～700 度/秒（度在这里代表眼球转动的角度）。而猴的更高，甚至可达 900 度/秒。为什么需要这么高的扫视频率和速度呢？

快速扫视的高频特性是由灵长类及双眼位于头前部的肉食性动物（如猫）的眼视网膜的特殊

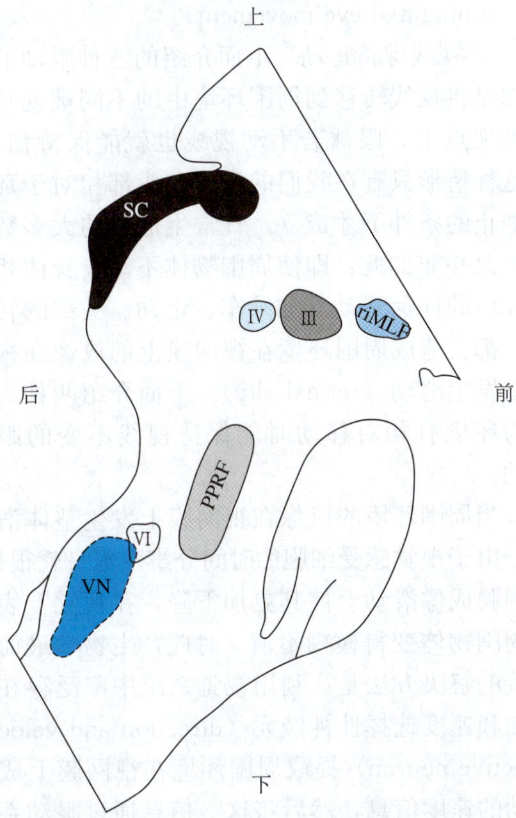

图 41－12　猴脑干的矢状切面图，显示与眼动相关的脑干结构的位置

Ⅲ，动眼神经核；Ⅳ，滑车神经核；Ⅵ，外展神经核；riMLF，内侧纵束头端间质核；SC，上丘；VN，前庭核。PPRF，旁中央脑桥网状结构。（引自 Vision and visual dysfunction，volume 8，pp200，1991 略有改动）

构造决定的。在此类动物的视网膜中央黄斑（fovea）区域内，视觉感受细胞密度在整个视网膜上最高，而且以对颜色敏感的视锥细胞为主。视锥细胞密度在黄斑的边缘区逐渐减少，同时光敏感度高的视杆细胞逐渐占据优势。与此相对应，视网膜的空间分辨率（即眼睛能分辨的最小细节），以黄斑区为最高。它随着离黄斑距离的增加而逐渐降低。据测算，在整个视网膜所感受的视觉信息中，我们只对其大约万分之一部分有真正清楚的分辨能力，而对出现在视野中其他部分的图像之所以没有感到模糊是因为我们的眼球在不停地转动，将视网膜中央有清晰分辨力的小小黄斑部移动到想看清楚的目标上。如果我们凝视（gaze）前方某一点，然后用周边视力（peripheral vision）注意位于周围的其他物体，便能即刻体验到周边视野分辨力低下这一缺陷。因此，视网膜中央的黄斑区在物体识别方面具有优势。虽然边缘区的空间分辨率大大低于黄斑区，但它在视觉上也起着重要的作用。因为在边缘区以光敏感度高的视杆细胞占优势，而且多个视杆细胞倾向于汇聚投射到一个神经节细胞，所以边缘区在物体探测察觉（detection）及定位（localization）方面的功能超过黄斑区。当一被视物体进入视野，边缘区首先探定它的方位，然后将信息送到大脑。如果有必要，眼动系统将以快速扫视的方式将黄斑区移到这一方位，对物体进行判断识别。这一巧妙的设计使我们的视觉系统在视觉敏感性和空间分辨率两方面得到了很好的统一。因为每天周围都有许多的物体需要去分辨、去识别，所以眼动系统需要不停地做快速扫视运动。

快速扫视的高速特性则是由视觉感受细胞的时间分辨率决定的。眼球静止时，物体在视网膜上的成像是不动的。视觉系统的空间分辨率取决于眼睛光学系统成像的质量、视网膜视觉感受细胞的密度以及中枢神经通路的连接方式。当眼球运动时，视网膜上的成像就不再静止了。因为物体在视网膜上的成像总是向眼球运动的相反方向运动。当图像滑过视网膜时，上面每个光感受细胞感受到的是光线不断的明暗变化。这时候视网膜的细胞活动模式（activity pattern）能否忠实地反映物体在视网膜上的成像就不仅取决于上面提到的几个因素了，它还取决于每个感受细胞能否忠实地随着光线的明暗变化而变化，也就是它的时间分辨率的高低。实验表明，视觉感受细胞在这方面的能力是相当弱的。当给被试者呈现频率高于 80Hz 的闪光刺激时，被试者就分辨不出单个的闪光了，看到的只是连续的一片白色。因此，为了让感受细胞有充分的时间提取信息，眼球与被视物体的相对移动就不能太快。但即使是很缓慢的移动，也会影响视觉系统的空间分辨率。如果眼球以每秒 1 度的速度缓慢转动，也就是花 1 分半钟从左看到右（如头部保持不动，眼球大约可转动 90 度），这时视觉系统的空间频率的分辨率就会下降到相当于 200 度近视眼的水平。实际上，快速扫视时，眼球的转动接近生理极限的速度（猴：900 度/秒）。这看似矛盾的现象其实具备生物学意义。第一，当一个对生存可能有价值的物体（如食物和被猎物）或可能有危害的情况（如敌人）出现时，动物就需要将其视网膜成像尽快移到黄斑区进行辨认，以便正确应对。如果反应太慢，会给生存造成威胁。第二，既然非常慢的眼动过程都不足以保证视觉系统看清物体，那就干脆尽量缩短运动时间，以最高的速度来完成从一个被凝视点"跳"到下一个被凝视点的视线转移运动。快速扫视正是采取了这一策略。常见的快速扫视从开始到结束一般只需 20～30 毫秒。

因此，眼动系统快速扫视所具备的高扫视频率特性是应对视网膜视觉感受细胞分布不均一的措施，而其高速特性则有效地克服了视网膜视觉感受细胞的时间分辨率低所造成的局限。

快速扫视运动是日常生活中我们转移视线的主要方式，它能满足视觉系统的大部分需要。在特殊情况下，我们还需要另外两种视线转移方式来保证视觉系统的正常工作：

1. 平稳跟踪（smooth pursuit） 如果感兴趣的物体在相对于周围环境进行运动（如一辆行驶的汽车），为了保证它的视网膜成像始终处在高分辨率的黄斑区，眼球就必须以同样的速度运动。这种运动称为平稳跟踪。其最大速度可达 100 度/秒。

2. 汇聚和发散眼动（vergence） 当双眼位于头前部的动物注视一个物体时，物体在视网膜上的成像就同时落在两眼的黄斑区。这样做有两个优点：一是通过综合从两眼获得的信息，可以提高觉察率（detection）。这一功能在暗环境下尤为重要。更重要的是，由于两眼处在面部的左右两边，它们相对被观察的同一物体的角度就有所不同，因此两眼视网膜成像就有一定的差异（retinal disparity）。这一差异是三维立体视觉的基础，中枢神经系统据此可获得有关被注视物体的深度或距离信息。为能使被观察物体的成像始终处于两眼黄斑区，当观察离我们近的物体时，双眼就要向鼻侧转动，称为双眼汇聚（convergence）；而观察离我们远的物体时，双眼就要向颞侧转动，称为双眼发散（divergence）。在汇聚和发散运动中，两只眼睛的运动方向是相反的，称为非联合眼动（disconjugated eyemovement）。而在其他的眼动中，如已提到的快速扫视、平稳跟踪，以及将要提到的前庭眼动反射、视动性眼动反射，双眼的运动方向是一致的，称为联合眼动（conjugated eye movement）。

3. 视线保持运动 上面介绍的三种眼动的目的都是将视线转移到周围环境中的不同被视物体或被视点上。眼球若不动视线也就能保持稳定，但这种情形只有在我们的身体和头部相对于环境都静止的条件下才成立。日常生活中的大多数实际情况并非如此：即使周围物体不动，身体相对于环境的任何运动（如乘车、走动、头部的转动等）都会造成周围环境在视网膜上的成像在视网膜上发生滑动（retinal slip）。下面介绍两种当身体与环境有相对移动时能保持视线不变的眼球运动。

当周围环境的成像在视网膜上发生整体滑动时，由于视觉感受细胞的时间分辨率本身就很低，视网膜成像滑动会使其更加下降，在视觉上表现为周围物体变得模糊不清。对此，生物学最简单直接的解决方法是：利用视觉系统中广泛存在的方向和速度选择性神经元（direction and velocity selective neuron）提取周围环境在视网膜上成像滑动的速度信息，然后将这一信息通过眼动系统转化为相应眼肌的活动，使得眼球跟着成像走，从而保证了成像与视网膜的相对静止。这种由于整个视野移动而引起的眼球跟随运动称为视动性眼动反射（optokinetic reflex，或 optokinesis 现象）。由于它在视线保持中具有良好的效果，所以广泛存在于从螃蟹到人类的各类生物体中。

由视野移动诱发的眼动虽然能有效地解决视网膜图像滑动问题，但是它有一个很大的缺陷：反应时间太长。从视网膜图像滑动发生到眼睛做出反应至少需 60 毫秒。这主要是由视觉系统信号处理缓慢造成的。在正常情况下，造成视网膜成像的整体滑动并不只是由于视野的移动，大部分还是因为视者本身头部的转动而引起的。眼动系统充分利用位于内耳的前庭半规管系统所能提供的头部转动速度的准确信号，使眼球向头部运动的相反方向等速转动，从而达到保持视网膜图像稳定的目的。这种视线保持运动称为前庭眼反射（VOR）。它的潜伏期只有 15 毫秒，比视动性眼动反射的 60 毫秒潜伏期要快许多倍，是很大的提高。它的有效性可用下面的简单测试来证实：左或右上臂前伸后将食指向上伸直并做快速但小幅度的左右晃动，观察食指。然后保持食指不动，以相近的速度转动头，再观察食指。比较这两种情况下手指的清晰程度，不难发现：后者由于VOR补偿了头部的运动，稳定了手指在视网膜上的成像，因此手指看起来要清晰得多。

总之，眼球运动可分为两大类：视线转移运动和视线保持运动。前者包括快速扫视、平稳跟踪和汇聚发散，后者包括视动性眼动反射和前庭眼动反射。在所有这些眼动中，以快速扫视和前庭眼动反射最为常见、最为重要，也研究得最为彻底。在本章的下面部分，我们将以它们作为视线转移运动和视线保持运动的代表来介绍眼动控制机制。

三、快速扫视是高度刻板的眼球运动

眼球运动测量方法有多种。目前被认为最精确的仍是Robinson在20世纪60年代发明的磁场线圈测量法。此方法的基本原理是：在一定角度范围内，一个处于均匀磁场中的线圈所产生的感应电流强度与通过它的磁通量的变化率成正比，即在一定范围内与线圈在磁场中角度的变化成正比。如果给眼球绕上一个金属线圈，并将被试者置于一个磁场内，根据线圈上的感应电流强度及变化就可推算出眼球在磁场中的转动速度及其空间朝向。另一种方法是：将一束视觉感受不到的红外光照射到眼球上，然后用红外摄像将眼球的运动过程拍摄下来，再对所记运动图像进行分析，从而获得眼球运动的参数。随着红外摄像技术的提高，近年来这种非侵入性方法得到了越来越广泛的应用。

无论用哪种测量方法，为了让被试者根据实验要求产生一定方向和幅度的眼动，快速扫视研究一般采取下述实验程式。首先，为了不让眼动测量受到头部运动的干扰，实验者一般通过某种方式将被试者的头部固定在一定位置上（对人而言，可让被试者将下巴放在一个支撑托上或者咬住一个被固定的牙杆）。然后，在被试者前面的均匀灰色背景上呈现一个亮点。这一亮点根据实验的不同要求，以不同的方向和步长在背景上跳动，被试者的任务是用视线跟踪这个不断移动的亮点（即目标）。图41-13显示的是一组以此方法得到的快速扫视运动。这里目标沿水平方向以步长为2°～50°方式跳动。上图表示的是在水平快速扫视过程中眼球位置随时间的变化，向上的偏斜表明所进行的是向右的快速扫视运动。下图显示的是上图中不同运动所对应的速度曲线。幅度小的眼动对应低速度曲线，幅度大的眼动对应高速度曲线。随着眼动幅度（amplitude）的增加，其运动时间（duration）和峰值速度（Peak velocity）也相应增加（表现为速度曲线的宽度越来越宽，高度越来越高），直到其峰值速度达到饱和值（该被试者大约为500度/秒）。在此之后，眼动幅度的增加只能由运动时间的延长来实现。

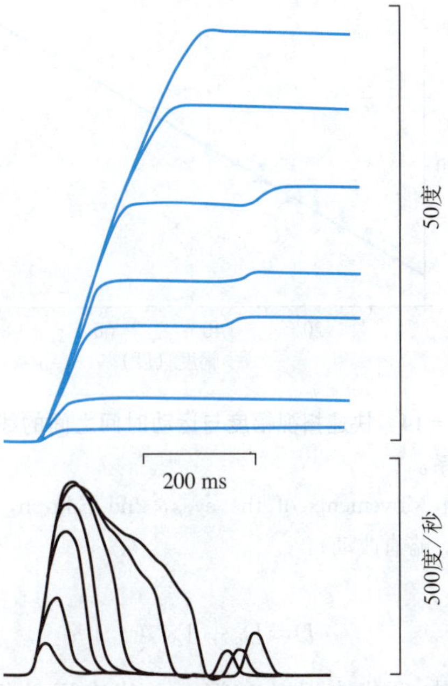

图41-13　采用磁场线圈记录到左眼向不同目标进行的一组快速扫视运动。
目标距离分别为2、5、15、20、30、40和50度。上图，在快速扫视过程中眼球位置随时间的变化。向上的偏斜表明所进行的是向右的快速扫视运动。下图，相应的眼动速度曲线。（引自Vision and visual dysfunction，vol 8，1991，p95）

正常情况下，大部分类型的眼动是不能随意产生的。例如我们不能平稳跟踪一个想象中的移动目标或根据口头命令发动一个平稳跟踪运动。也就是说，为了产生平稳跟踪运动，我们需要一个真实的被视移动目标。快速扫视是所有眼动中唯一可以不依赖外部环境而自主产生的眼球运动。例如，我们可以快速扫视一个记忆中或想象中的目标。但即便如此，这个运动一经启动，它的进程就不再受意志控制。换句话说，快速扫视的幅度和方向可受意志控制，而它运动的时间和速度是不能人为控制的。虽然不受意志控制，但它的运动时间和速度参数并不是杂乱无章的。相反，快速扫视是高度刻板的运动（stereotyped movement）。它的幅度、运动时间以及峰值速度之间存在着高度的相关性。图 41－14 显示，快速扫视的幅度与其运动时间存在很强的线性关系。这一关系可用下述公式来描述：

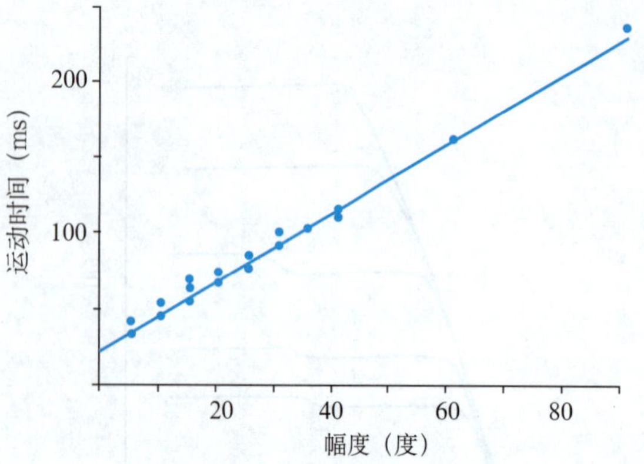

图 41－14　快速扫视幅度与运动时间之间的线性函数关系。

（引自 Movements of the eyes，2nd Edition，p71，1988，略有改动）

$$D=D_0+d\times A \quad (1)$$

其中 D 代表运动时间，A 代表运动幅度，d 为常数，D_0 是 y 截距。公式表明，快速扫视的幅度越大，其运动时间也越长，两者呈正相关线性关系。

根据幅度与运动时间的关系，便可导出平均速度（MV）与运动幅度（A）之间的关系：

$$\begin{aligned} MV &= A/D \\ &= A/(D_0+d\times A) \\ &= A\times MV_m/(A_{50}+A) \quad (2) \end{aligned}$$

其中，$A_{50}=D_0/d$ 是一常数，它对应于平均速度达到其最大值的一半时所对应的幅度。$MV_m=1/d$ 也是一常数，它是平均速度的渐进饱和值。此公式表明，在幅度很小时（即 A 远小于 A_{50}），平均速度随幅度 A 线性增加；在幅度很大时（即 A 远大于 A_{50}），平均速度趋近于饱和值 MV_m，不再随着幅度的增加而增加。图 41－15 曲线 MV 显示这一公式与实验数据非常相符。

与平均速度 MV 不同，峰值速度（PV）与运动幅度（A）之间没有数学上的相关性。不过实验数据表明，在很大的运动幅度范围内，PV 与 MV 有很高的相关性，即 pm＝PV/MV 是一常数。这一关系也可从图 41－15 中 PV 与 MV 曲线的相似性上观察到。将这一关系代入到等式（2），就得到：

$$PV=A\times PV_m/(A_{50}+A) \quad (3)$$

等式里的 $PV_m=\mathrm{pm}\times MV_m$，代表峰值速度的渐近饱和值，也是一个常数。从图 41－15 曲线 PV 可看出，与平均速度 MV 相似，公式（3）与实验数据也相当一致。从本质上来说，（3）只是一个经验性的公式，但它却对大范围内的峰值速度（PV）与运动幅度（A）之间的关系作出了非常精确的描述。

以上快速扫视的运动学研究表明：快速扫视是高度刻板的运动，仅用它的运动幅度、运动时间以及峰值速度这三个参数，我们就可对快速扫视这一行为作出很精确的定量描述。

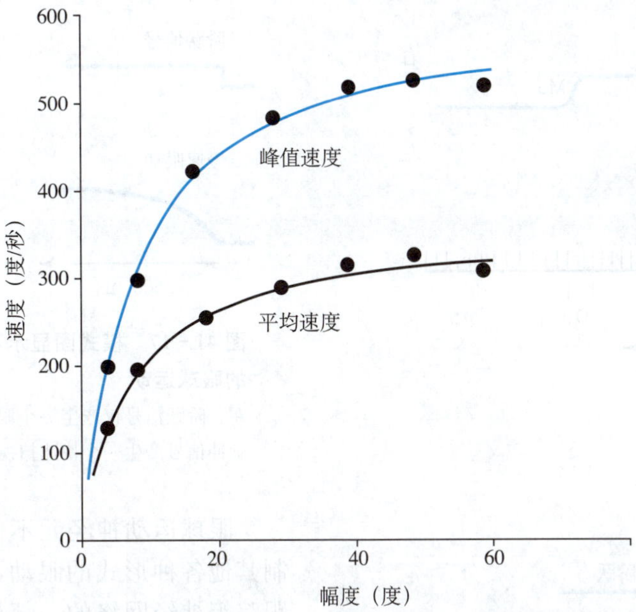

图 41－15　水平快速扫视的峰值速度、平均速度与运动幅度之间的函数关系

图中两条实线为根据实验数据按公式（2）和（3）计算出的理论值。（引自 Vision and visual dysfunction，vol 8，1991，p99，略有改动）

四、快速眼动控制信号的产生有其神经形态和生理学基础

通过微电极记录到的神经信号表明，在快速扫视时，支配眼肌的运动神经元的电活动由两部分组成：首先是一组很短暂的爆发性高频放电（burst），称之为眼动控制信号中的脉冲（pulse）成分，接着是一组频率稍低的稳定紧张性放电（tonic），我们称之为阶跃（step，图 41－16B）成分。图 41－16C 显示，眼球在眼眶里的位置与运动神经元的稳定紧张性放电频率（阶跃成分）之间有很高的相关性。换句话说，阶跃的“高度”决定了眼球在眼眶内的位置，也就决定了视线的位置。因此，理论上说，控制眼动阶跃信号就行了。但在眼球和眼眶之间，除了肌肉组织外，还有结缔和脂肪组织。它们一起形成了一个阻尼很强的系统。如果只向肌肉输入一个阶跃信号，那么，从运动开始到眼球达到新位置需要 500 多毫秒，而事实上常见的快速扫视从开始到结束一般只需 20～30 毫秒（图 41－17）。这是因为运动神经元发出的爆发性高频发放（控制信号中的脉冲成分）使眼肌在短时间内产生很大的收缩力，将眼球“踢”（kick）到新的位置，大大缩短了运动时间。一旦眼球运动到了新位置，稳定的紧张性放电（阶跃成分）将它“稳”住（hold）在这一位置。眼肌运动神经元的电活动与上面提到的眼球运动参数之间的关系如下：因为运动神经元的发放频率决定它所控制的运动单位（motor unit）产生的收缩力，而所有运动单位的收缩力总和决定了眼球运动的速度，所以脉冲的“高频成分幅度”（神经元的爆发性高频发放的频率大小）与快速扫视的峰值速度成正比。另外，脉冲的“宽度”（爆发性高频放电的持续时间）决定了眼动的时间（图 41－16A）。

上面描述的是某运动神经元在眼球向它所支配的肌肉收缩方向运动时的活动情况。当眼球向相反方向运动时，该运动神经元在运动期间停止发放。运动停止后，它的紧张性发放恢复到与新的眼球位置相适应的水平（图 41－16A 中 D3 的右部）。

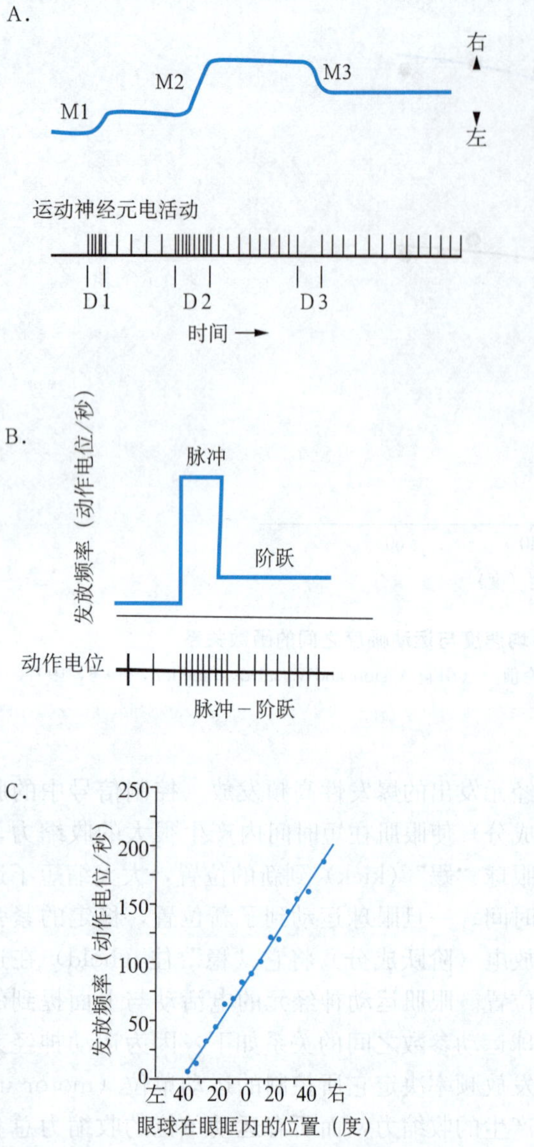

图 41－16　A 为模式图。上图显示水平快速扫视过程中眼球位置随时间的变化，M1、M2、M3 为三个不同的快速扫视。向上的偏斜表明所进行的是向右的快速扫视运动；向下的偏斜表明所进行的是向左的快速扫视运动。下图显示一个外展核运动神经元在快速扫视运动中发出的控制信号。从 A 可看出高频爆发性发放（脉冲）的持续时间和运动时间（D1、D2、D3）成正比。即长时间的运动对应于长时间的高频爆发性发放信号。反之亦然。B 为模式图，显示文中提到的脉冲——阶跃信号与运动神经元动作电位之间的关系。下图为一个运动神经元在快速扫视运动中发放的动作电位。上图是下图电活动的频率表现形式，简称为脉冲——阶跃信号。其中的爆发性高频放电部分为脉冲，而频率稍低的稳定紧张性放电部分为阶跃。C 为实验数据，显示一个外展神经元的阶跃信号的高度（发放频率）与眼球在眼眶内的位置之间呈高度相关性。（引自 Nature Reviews Neuroscience，Vol. 3，p954，2002，略有改动）

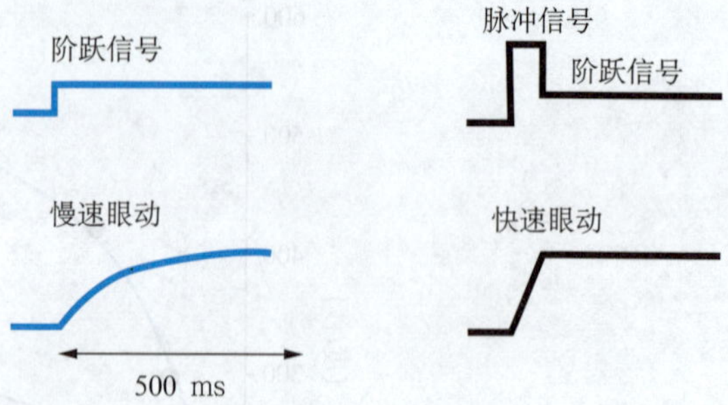

图 41－17　模式图显示不同的控制信号产生不同的眼球运动

左：阶跃信号仅产生一个眼球的缓慢运动。右：阶跃—脉冲信号产生一个快速扫视。

眼球运动神经元不仅参与快速扫视，还是控制其他各种形式的眼动，如前庭眼动反射、平稳跟踪等神经网络的一部分。因此，它们又被称为眼动系统的最后共同通路（final common pathway）。

总之，运动神经元的快速扫视运动控制信号由脉冲式发放和阶跃式发放两部分组成，因此又称为脉冲—阶跃信号。阶跃式发放的频率决定眼球在眼眶内的位置；脉冲式发放的频率决定快速扫视的峰值速度，其宽度决定了眼动的运动时间。这一机制使得眼球可以尽快地从一个目标移到下一个目标并稳定在那里。下面接着介绍这一精巧机制的输入来源和形成过程。

一个快速扫视有两个重要的基本参数：方向和幅度。例如，右上方 45 度、幅度 20 度就定义了一个斜向上、运动幅度大小为 20 度的快速扫视。快速扫视的高级控制中枢结构之一的上丘（superior colliculus，SC）（请参看下面内容），编码的就是这两个参数。处于上丘与运动神经元之间的脑干网状结构中间神经元必须把这一抽象的方向和幅度参数转化为各个运动神经元所需要的脉冲—阶跃信号。由于这是一个斜向运动，所以它包含了水平和垂直两个分量。中间神经元必须把它的水平分量转换并送到水平运动相关的直肌（外直肌和内直肌）。这一过程是由旁中央脑桥网状结构（paramedian pontine reticular formation，PPRF）和延髓前部的神经元完成的（图 41－12）。而它的垂直分量则是由位于中脑的内侧纵束头端间质核（rostral interstitial nucleus of the medial longitudinal fasciculus，riMLF）完成转换后送到相关眼动肌肉（图 41－12）。下面以水平分量为例来说明运动神经元脉冲—阶跃信号的形成机制。

快速扫视运动信号中的脉冲式发放部分是由一种称为短前导爆发性放电神经元（short lead burst neurons，SLBN）产生的。它有两簇，分别位于桥脑两侧的 PPRF 和延髓前部区域内。具体说，它们分布在控制外直肌的外展核的前部、后部和腹部。与运动神经元的长时性紧张性发放不同，平时这些 SLBN 相对静止，没有动作电位活动。当眼球做快速扫视（例如一个向右 10 度的水平快速扫视）之前的 10 毫秒左右，同侧（在此即右侧）SLBN 会产生一组脉冲式的发放（图 41－18A，图 41－19）。它和上面所述的运动神经元发放中的脉冲发放部分很相似：它的频率与眼动的峰值速度成正比（图 41－18C），发放时间与运动时间成正比；它们的曲线的外形也相似。所不同的是，SLBN 的发放比运动神经元要早一点。这些性质提示 SLBN 很可能向运动神经元提供了脉冲式信号。进一步的解剖学研究表明，SLBN 中的一部分确实与运动神经元形成单突触联系。

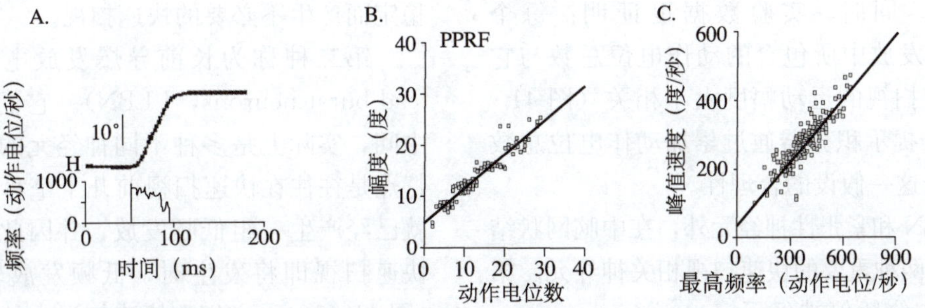

图 41－18　来自一个 EBN 的实验数据。A. 一个水平右向快速扫视过程中的眼球位置随时间的变化以及在右侧旁中央脑桥网状结构（PPRF）与此运动相关的一个兴奋性短前导爆发放电神经元（EBN）的放电频率。B：这一 EBN 在每次运动中发放的动作电位总数与相应的运动幅度呈高度的线性相关。C. 同一 EBN 每次发放的最高频率与相应的峰值速度的线性关系。（引自 Nature Reviews（Neuroscience），Vol. 3，p 958，2002，略有改动）

根据功能的不同，SLBN 可进一步分为两种：主要位于外展核前部和腹部的兴奋性 SLBN，简称为 EBN（excitatory burst neuron），以及主要位于外展核后部的抑制性 SLBN，即 IBN（inhibitory burst neuron）。尽管 EBN 和 IBN 的功能不同，但它们的神经电信号是很相似的。EBN 产生的兴奋性脉冲信号投射到脑干同侧外展核的运动神经元和核间神经元。在此影响下，运动神经元产生脉冲式发放，进一步引起同侧眼球的外直肌收缩，使受其直接控制的同侧眼球外展；而外展核的核间神经元接收兴奋性传入信号后，通过它们与对侧动眼神经核中运动神经元之间的兴奋性连接，将这一脉冲信号传递到对侧，引起对侧眼球的内直肌收缩，使对侧眼球内收。这样，通过外展核中的运动神经元和核间神经元的协同作用，引起了同侧眼外直肌和对侧眼内直肌的协同收缩，最终实现快速扫视的联合眼动。

而 IBN 的功能确保了快速扫视的联合眼动的双向性：一侧眼的外直肌收缩时，对侧眼的外直肌就要舒张；对侧眼的内直肌收缩时，同侧眼的内直肌就要舒张。IBN 通过向对侧外展核发出抑制性投射，抑制对侧外展核中的运动神经元活动，造成对侧眼的外直肌舒张；同时 IBN 也通过抑制对侧外展核中的核间神经元而抑制同侧动眼神经核中的运动神经元，造成同侧眼的内直肌舒张。

快速扫视运动信号中的第二部分，即阶跃部分，则可能来自舌下神经前置核（propositus hypoglossi）和前庭内侧核（medial vestibular nucleus）。在这两个核里能记录到一种紧张性发放神经元（tonic neuron）。它们的电活动呈均匀的紧张性发放，其频率与眼球的位置相关：当眼球愈多地向一侧“外展”时，它们的发放频率就愈高（图 41－19）。如用化学方法损毁这两个核，动物仍可进行快速扫视，但完成后，眼球却不能稳定在新的位置上，而会慢慢滑回眼眶中间位置。从理论上讲，这正是失去阶跃信号后应该观察到的现象。那么将眼球稳定在新位置上所需的紧张性神经元的阶跃信号从何而来？

有证据表明，阶跃信号可能是由一个被称为神经积分器（neural integrator，NI）的结构对SLBN脉冲信号进行积分的结果。上面提到，SLBN的脉冲发放频率编码的是快速扫视的速度信号。从物理学可知，速度的积分就是位移，也就是紧张性神经元所需的阶跃信号。而在一定频率范围内，每个SLBN脉冲式发放中所包含的动作电位总数与脉冲信号所包含的面积（即脉冲信号的积分）成正比。因此，如果神经积分器能累加SLBN信号中的动作电位总数，就可获得所需的阶跃信号。同时，实验数据也证明：每个SLBN脉冲式发放中所包含的动作电位总数与它所对应的快速扫视的运动幅度大小相关（图41-18B），进一步提示积分器通过累加动作电位总数获得阶跃信号这一假设的合理性。

除了SLBN和紧张性神经元外，在中脑网状结构还存在另外两种重要的快速扫视相关神经元。第一种称为全方位暂停神经元（omnipause neuron，OPN），主要分布在位于脑干中线的中缝背侧部核团（nucleus of the dorsal raphe）。当眼球处于注视状态时，OPN高频均匀发放。在任何快速扫视之前20毫秒左右，无论其方向和幅度如何，OPN的发放完全停止（图41-19）。它们也因此而得名。如图41-19所示，OPN的活动与SLBN的活动刚好形成时间上的互补。因为OPN停止发放的时间和快速扫视的运动时间高度相关，加上OPN可能发出直接抑制性投射到上面提到的SLBN，所以在眼睛处于注视状态时，均匀高频发放的OPN将SLBN在功能上从快速扫视神经回路里分离出去。这样，OPN实际上起到了脑干快速扫视神经回路总开关的作用，能防止由于内部噪声造成系统不稳定而产生不必要的快速扫视。

第二种称为长前导爆发放电神经元（long lead burst neurons，LLBN）。它们混杂在SLBN中间，实际上是多种不同神经元的集合。其共同特点是往往在快速扫视前几十毫秒甚至几百毫秒就已经产生一组低频发放，并因此而得名。而在快速扫视即将发生时，低频发放转为高频发放（图41-19）。它们在快速扫视中的功能将在下面讨论。

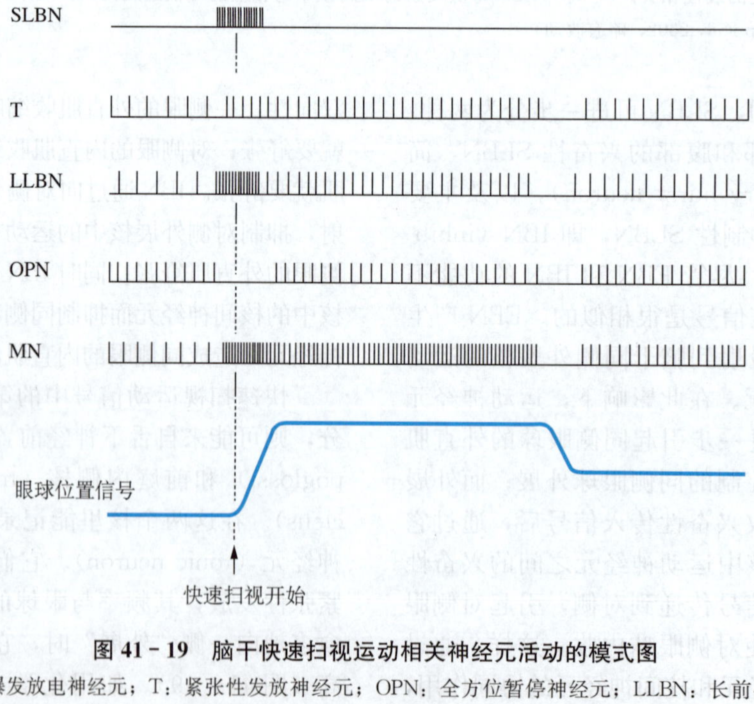

图41-19 脑干快速扫视运动相关神经元活动的模式图

SLBN：短前导爆发放电神经元；T：紧张性发放神经元；OPN：全方位暂停神经元；LLBN：长前导爆发放电神经元；MN：运动神经元。

从以上讨论可看出，SLBN的脉冲式发放活动在脑干快速扫视运动信号产生回路中起着关键性的作用。因为阶跃信号是通过对 SLBN 的脉冲式发放信号积分而得到的，所以有了脉冲信号也就有了阶跃信号。脉冲和阶跃信号在运动神经元直接相加就可得到运动神经元所需的脉冲-阶跃信号。那么，脉冲信号又是怎么产生的呢？很明显，OPN 停止发放是 SLBN 脉冲信号产生的必要条件。又是什么控制 OPN 停止发放的时间呢？Robinson 提出的著名的内部反馈控制（internal feedback controller）模型（图 41－20），对上述问题做出了精确定量的回答。事实上，这一思维精巧的模型是在中枢水平上对运动控制解释得最成功的模型之一。在本书“运动总论”一章，我们已简要介绍了两种常见的运动控制方式：弹道控制（图 39－2）和直接反馈控制（图 39－3）。为了更好地理解 Robinson 模型的生理意义，在此进一步介绍一下内部反馈控制模型的特征（图 41 -20）。

快速扫视运动的精细控制需要反馈信号，但如果用直接反馈方式来控制快速扫视，整个控制将按下述过程进行：根据视网膜误差，即视网膜上目标成像与黄斑的距离，系统形成预期结果输入控制器。控制器发出命令使眼球尽快转动（参见图 39－3），直到目标落在黄斑区，视网膜送出的反馈信号与预期结果的差异为零，控制器不再产生命令，运动停止。看起来简单易行，但实际上是行不通的。因为快速扫视的速度非常快，通常 20～40 毫秒就已经结束，而正常情况下的视觉延迟（目标的位置信息从视网膜传到中枢所需要的时间）为 40～60 毫秒，大大超过运动时间。也就是说，如果以外部的视觉反馈信号来控制快速扫视的话，在延迟这段时间内运动还在继续，从而使实际运动幅度大大超过所需的幅度（overshoot）。因此，快速扫视一定是采取了另外的控制方式。Robinson 提出的内部反馈控制模型（internal feedback control），既保留了直接反馈控制简单可靠的特点，同时又解决了感觉反馈信号延迟造成运动幅度过大的问题。其基本原理是：如果由于某些原因（如感觉延迟），控制系统不能及时准确地获得有关当前运动结果的信息，那么它就根据过去的经验来预测一个运动命令会产生什么样的结果（图 41－20），然后将这一结果反馈到比较器与预期结果进行比较而产生误差信号。为了能预测一个命令产生的结果，中枢首先根据经验建立一个效应器样本（model of the plant），然后将控制器发出命令的副本（efferent copy）输入效应器样本。样本根据命令副本产生一个预测（或估计）结果（predicted result）。比较器通过比较预期结果与预测结果来获得一个估计误差（estimate of error）信号。控制器利用这一估计值产生下一步的命令，直到两者之差为零。因为这一整个估计过程是在中枢“内部”进行的，估计的误差信号可在很短的时间内获得，不存在直接反馈控制中延时过长的问题。

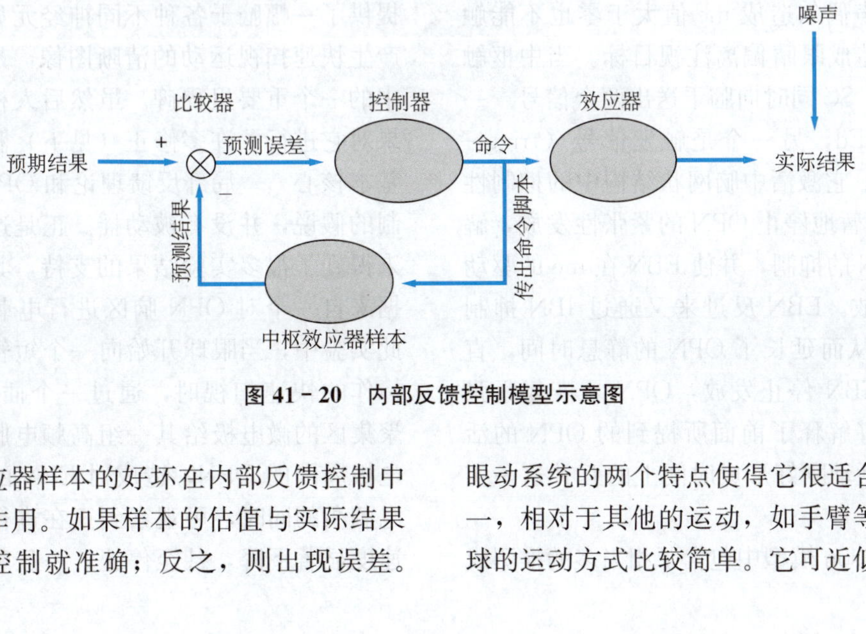

图 41－20　内部反馈控制模型示意图

显然，效应器样本的好坏在内部反馈控制中起着关键性的作用。如果样本的估值与实际结果很相近，那么控制就准确；反之，则出现误差。眼动系统的两个特点使得它很适合这种控制：第一，相对于其他的运动，如手臂等肢体运动，眼球的运动方式比较简单。它可近似为一个球体在六块肌肉牵引下的旋转运动。第二，眼球的重量基本保持不变，这意味着这一运动系统的负荷是稳定的，使得效应器模型的预测工作大大简化。这些特点使得中枢内效应器样本能很好地预测眼球对各个快速扫视命令的反应，从而保证内部反馈控制的准确性。有证据表明，快速扫视系统确实运用了这一机制（见下）。

图 41－21 所示的是实现上述内部反馈控制机制的可能神经回路。根据视网膜误差，上级神经结构（如 SC）发出兴奋性输入提供预期眼球在眼眶中的位置（desired eye position，Ed）信号。它中止于 LLBN，在这里与从神经积分器（NI）中抑制性的紧张性神经元传来的当前眼球位置估计（estimated current eye position，“－e”）信号进行相减（比较）。两者的差异就是运动误差（motor error，me）。运动误差使得 EBN 高频发放。因此，在这个回路里，LLBN 起到比较器的作用。当前眼球位置估计信号（“－e”）是积分器（NI）通过对 EBN 产生的脉冲信号积分而来，随着 EBN 的发放，“－e”逐渐增大，me 逐渐减小，最后为零，EBN 停止发放。同时，EBN 发出的脉冲式发放信号与 NI 中兴奋性的紧张性神经元发出的阶跃信号在运动神经元（MN）上直接相加，形成所需的脉冲—阶跃运动控制信号。

在这一回路中，另一个重要元素为全方位暂停神经元（OPN）。在注视情况下，它的紧张性发放抑制了 EBN 和 IBN 的活动，这样，即使由于系统内部噪声偶尔造成 me 值大于零也不能触发快速扫视，造成眼睛偏离注视目标。当中枢触发快速扫视时，SC 同时向脑干送出两个信号。一是上面提到的 Ed，另一个是触发信号（triggering signal，t）。它激活中脑网状结构中的抑制性 LLBN，进而短暂地停止 OPN 的紧张性发放，解除 OPN 对 EBN 的抑制，并使 EBN 在 me 的驱动下产生高频发放。EBN 反过来又通过 IBN 抑制 OPN 的发放，从而延长了 OPN 的静息时间，直到运动结束，EBN 停止发放，OPN 才恢复紧张性发放。这正好解释了前面所提到的 OPN 的活动与 SLBN 的活动刚好形成时间上的互补这一实验现象。

尽管 Robinson 模型中包含了相当多的推测成

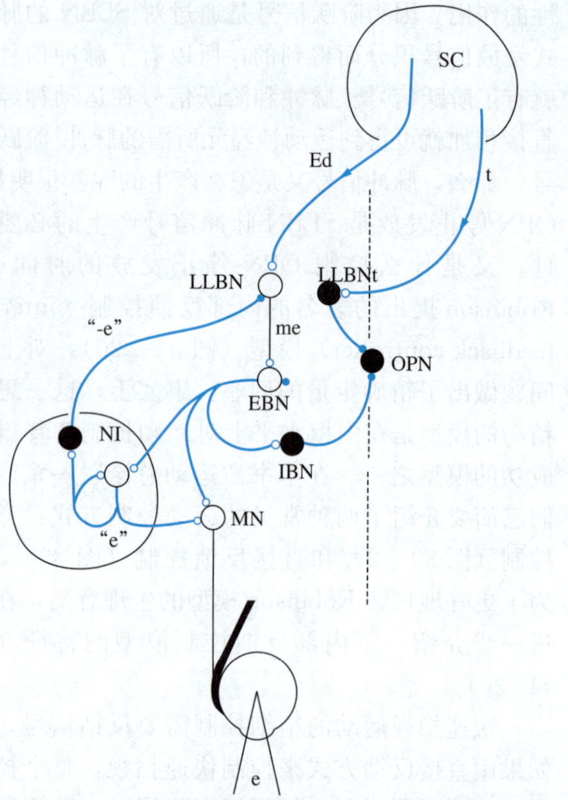

图 41－21　脑干内具体实现对快速扫视运动的内部反馈控制的可能神经回路

垂直虚线表示脑干中线。兴奋性神经元和它的轴突末梢用空白圆圈表示，抑制性神经元及其轴突末梢以实心圆圈表示。工作原理详解见正文。（引自 Vision and visual dysfunction，vol 210，p95，1991，略有改动）

分，而且它关于 SC 的输出指令为预期眼球在眼眶中的位置这一推测已被推翻，但它还是为我们提供了一幅脑干各种不同神经元如何协同作用而产生快速扫视运动的清晰图像，是眼动控制研究中的一个重要里程碑。虽然后人根据新的实验结果对它进行了许多修正（见下）和发展，但它的基本核心——局部反馈理论和 OPN 对 EBN 的抑制的假说，并没有被动摇。正是这一精华部分后来得到了很多实验结果的支持，其中最有力的证据来自一个对 OPN 脑区进行电刺激的实验。在此实验中，当眼球开始向一个短暂呈现的视觉目标作的快速扫视时，通过一个插入到脑干 OPN 聚集区的微电极给其一组高频电脉冲刺激，激活电极周围的 OPN，造成对 EBN 的抑制。几乎在电刺激的同时，可观察到正在进行中的快速扫视速度显著下降，甚至停止。一旦刺激停止，快速扫视即刻重新开始继续原来的运动，直到到达目标区（尽管这时目标呈现已结束，不再能被看见）。如果将刺激时间从 5 毫秒增加到 40 毫秒，快速扫视的运动时间也会作相应的增加，但它的幅度却没有变化。这正是 Robinson 模型中内部反馈控制神经环路所预测的结果。如果没有反馈控制，快速扫视的幅度应显著减小。同时，这些结果也证明 OPN 对 EBN 有很强的抑制作用。

五、快速扫视控制中多种感觉传入在上丘受到整合

Robinson 模型中的神经回路又称为脑干网状结构快速眼动产生回路。一般认为它受到两个上级结构的平行控制。除了上面已提到的 SC 外，前额叶眼动区（frontal eye field，FEF）也发出直接控制信号到这一回路。实验表明，单独损毁 SC 或 FEF，动物仍然能产生快速扫视运动；但如果同时损毁两者，动物将永久失去快速扫视的能力。这些结果清楚地显示了脑高级中枢对这一脑干回路的双重控制。但进一步测试表明这一双重控制并不完全等同。SC 可能在简单的、由感觉信号直接触发的反射性快速扫视中起着重要作用；而 FEF 则在复杂的、与高级认知功能相关的快速扫视中扮演重要角色。

解剖学研究表明，哺乳动物的 SC 由七个纤维或细胞层交替变换组成。根据生理学、行为学和解剖学的研究结果，这七层又可分为在功能和连接（connection）上都不同的浅层（superficial）和深层（deep）两个亚单位，其中浅层由表浅的三层组成，余下四层为深层（图 41 - 22）。

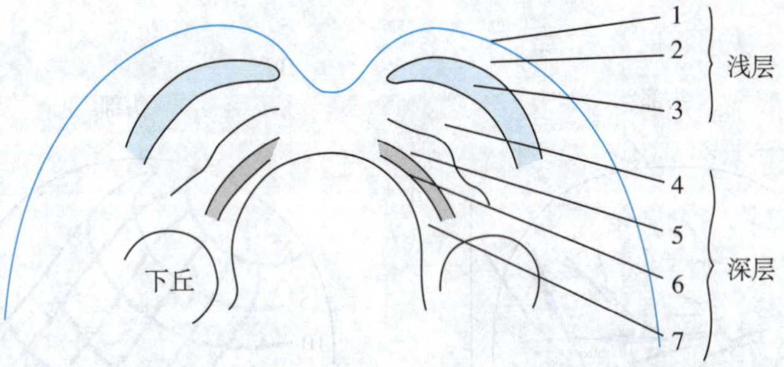

图 41 - 22 猴上丘交替的纤维层和细胞层

图中显示的是上丘冠状切面。图右边部分标明的七层被分成两部分，其中三层称为浅层，另外四层称为深层（引自 Ann. Rev. Neurosci，Vol. 3，p1980，189，略有改动）

浅层的神经元只对视觉刺激起反应。它们的感受野与视网膜有一一对应的关系，在 SC 上形成一个系统的视网膜代表区（retinotopic representation），对呈现在对侧视野中的视觉刺激起反应。这些神经元一般对刺激物的颜色、形状和方位（orientation）无选择性，只对它在视野中的位置有选择性。部分 SC 浅层神经元对物体运动的方向也有选择性。与其视觉反应相对应，浅层主要接受来自视网膜、初级视皮质和次级视皮质的传入投射。同时，它的传出纤维也主要投射到外膝体视觉相关核团，以及初、次级视觉皮质和一些高级联合皮质区。浅层神经元的性质和纤维连接情况似乎表明它可能参与空间信息的加工处理。

SC 深层的神经元主要参与运动控制。除了接受来自 FEF 的大量投射外，它们也接受来自中枢其他运动相关结构的投射，如大脑皮质前额叶辅助眼动区（frontal supplementary eye field）、前额叶运动区（frontal motor cortex）、小脑、基底神经节以及位于中脑的黑质等。除了运动信息，深层 SC 神经元还接受来自大脑皮质和皮质下结构的视觉、听觉和触觉信息。前额叶联合皮质、顶叶联合皮质也向其发出投射。SC 的眼动控制功能是通过下行投射到对侧的 PPRF（水平快速扫视）以及通过上行投射到对侧的 riMLF（垂直快速扫视）的通路来实现的。SC 的下行投射与 PPRF 区的 LLBN 形成单突触联系，但与附近的 SLBN 没有直接的联系。换言之，SC 很可能是通

过 LLBN 与脑干快速眼动产生回路联系的。深层 SC 的特征性输入、输出方式提示它可能是一个重要的感觉运动整合中枢，接受来自其他脑区的视觉、听觉、触觉、运动及其他信息，整合处理后发出运动命令到下级运动中枢，完成包括快速扫视在内的朝向反射运动（orienting response）。进一步的生理学研究为这一假设提供了大量有力的证据，下面对比进行介绍。

神经系统的指令是以动作电位的形式在神经回路里传导的。因此，可通过刺激方式对要研究的运动控制结构输入一组特定频率的电脉冲来模拟作为运动指令的动作电位，然后通过观察动物在这一人工指令下所表现的行为反应来研究这一系统的机理。电刺激猴的一侧 SC 造成双眼协同地向对侧快速扫视，而并不产生其他形式的眼球运动，如平稳跟踪、汇聚和发散眼动等。这一电刺激诱发的快速扫视与自然产生的快速扫视在行为上非常相似。阈上刺激时，快速扫视的潜伏期为 20～30 毫秒。电刺激的阈值随着电极的深度而改变：在浅层可高达 800μA，而在进入深层后可突然降低到小于 20μA。这进一步证明了这两层 SC 结构在功能上的差异。刺激产生的快速扫视的方向和幅度由电极在 SC 上的位置决定，而在一定范围内与电刺激的参数（强度和频率）无关（图 41－23A）。同时，在某一位点刺激产生的快速扫视的方向、幅度也基本不受眼球在眼眶内初始位置的影响。因此，如果将刺激一侧 SC 不同位点的结果综合起来，就可得到一幅向对侧快速扫视的矢量（即运动方向和幅度的结合）运动图（图 41－23B）。合并两侧 SC 的矢量运动图就可得到整个视野所有可能产生的快速扫视运动的矢量图。

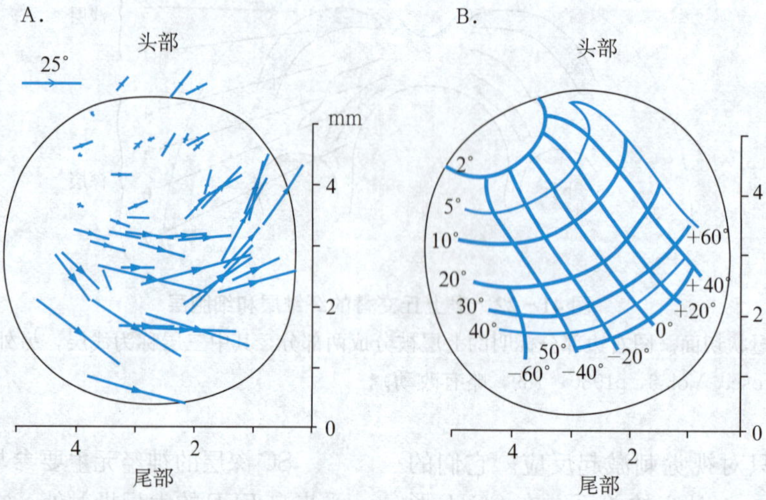

图 41－23　一侧 SC 编码所有向对侧快速扫视的矢量运动图

电刺激恒河猴一侧上丘诱发快速扫视的方向和幅度（即矢量）图。A. 为恒河猴左侧上丘的背面观。箭头显示刺激不同位点产生的快速扫视眼动的方向和幅度。B. 是 A 的平滑线。等幅线（2°～50°）是从中间到外侧，而等方向线（−60°～60°）是从前往后的。（引自 Vision Res.，Vol. 12，p 1795，1972）

考虑到电刺激诱发的 SC 神经元活动模式（pattern）与其在自然状态下的活动模式之间可能存在着较大差异（例如，两种情况下参与活动的神经元群体的大小和活动频率等都可能不同），为了进一步证明电刺激实验结果在自然状态下的有效性，就有必要观察 SC 深层神经元在自然状态下产生快速扫视过程中的活动情况。实验表明，在动物跟踪目标进行快速扫视时，许多深层 SC 神经元在运动发生前有高频脉冲式发放，有时可高达 1000Hz。它们的发放具有选择性：一定的神经元只对一定方向和幅度的快速扫视有发放活动；而且，和电刺激实验结果相似，发放的程度不受眼球在眼眶内初始位置的影响。这些快速扫视的终点在视野里形成一个连续的区域。借用视觉研究中感受野的概念，我们称之为这一运动神经元的运动野（motor field）（图 41－24）。

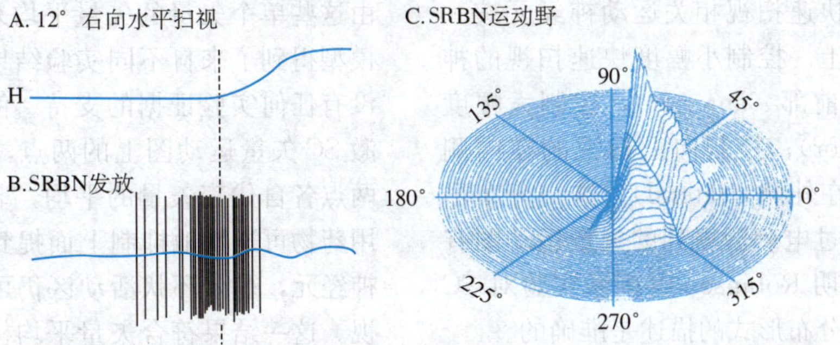

图 41-24　A. 一个右向水平快速扫视运动过程中眼球的位置信号；B. 一个上丘快速扫视相关爆发放电神经元（SRBN）在 A 运动中的发放；C：这一 SRBN 的运动野（引自 Progress in Brain Res.，Vol. 64，p235，1986，略有改动）

SC 中这些快速扫视相关神经元又可分为三类：

1. 快速扫视相关爆发放电神经元（saccade related burst neuron，SRBN）（图 41-24）。这类神经元的共同特点是：不对任何感觉刺激起反应，在快速扫视前 18～20 毫秒产生一组高频发放，其中一部分神经元在高频发放前还产生一组低频前导性发放。

2. 视觉运动神经元（visuomotor neuron，VMN）（图 41-25）。它们在对视觉目标做快速扫视时，除了在快速扫视前产生高频发放以外，也对作为扫视目标的视觉刺激物起视觉反应，其潜伏期一般为 40～50 毫秒。因此，它们有一个视觉感受野和一个运动野。两者在空间上重合，但常常并不一样大小。

3. 视觉触发性运动神经元（visually triggered movement neuron，VTMN）。这是一类比较奇特的神经元，它们只在视觉刺激引起的快速扫视前发放，而对自发性的（spontaneous）快速扫视无反应。它们当中的一部分对视觉刺激起反应，具有视觉感受野。

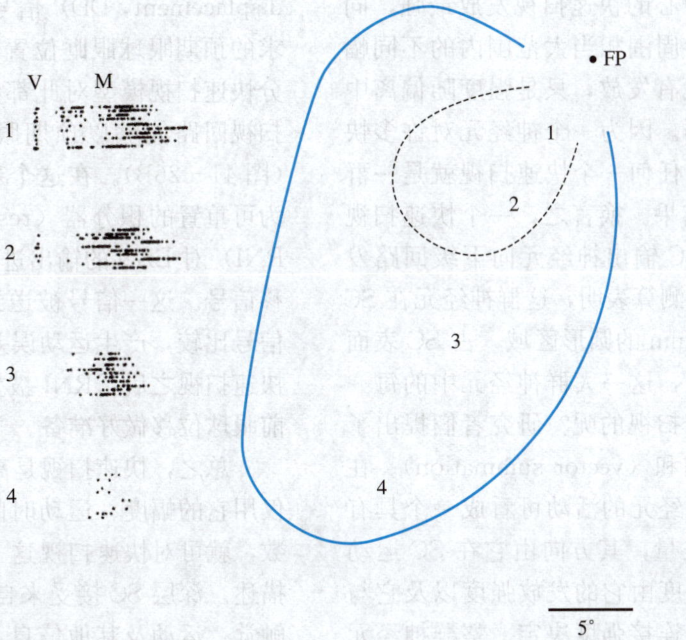

图 41-25　一个上丘视觉运动神经元的视觉感受野（虚线表示其边界）和运动野（实线表示其边界）

其视觉感受野比运动野小。图左边显示眼球由注视点向目标 1～4 运动之前该神经元的电活动。目标 1 和 2 同时处于视感受野和运动野之内，神经元首先产生一个视觉相关发放（V），然后才产生运动相关发放（M）。当目标 3 和 4 出了视感受野外，但仍在运动野之内时，神经元便只产生运动相关的发放（引自 J. Neurophysiol.，Vol. 35，1972，575，略有改动）。

这些深层 SC 快速扫视相关运动神经元按一定规律分布在 SC 上。控制小幅度快速扫视的神经元分布在 SC 的前部（anterior），控制大幅度的在后部（posterior）；控制向上扫视的在内侧（medial），向下的在外侧（lateral）。这一分布形式与上面提到的通过电刺激得到的矢量运动图有很好的一致性，说明 Robinson 电刺激实验对 SC 运动神经元的组织分布形式的描述是准确的。

除了编码快速扫视的方向和幅度外，有证据表明：深层 SC 神经元，特别是 SRBN，在快速扫视的触发中也有重要功能。首先，SRBN 发出纤维到对侧 PPRF 区，与那里的 LLBN 形成单突触联系，是 SC 下行通路的主要构成者。其次，在自然情况下，SRBN 的发放总是伴随着相应的快速扫视；有快速扫视，必定有前导的 SRBN 发放。如果我们调整视觉目标的持续时间，使得同一视觉刺激有时诱发、有时不诱发快速扫视，那么，在产生快速扫视时必定有 SRBN 的高频发放。在不产生快速扫视时，大多数情况下 SRBN 没有发放。即使偶尔有发放，也是频率很低的短暂活动。

从图 41－25 可看出，深层 SC 运动相关神经元对落在其运动野中心的快速扫视发放最强，同时，它也对这一中心周围相当大范围内的不同幅度和方向的快速扫视有发放，只是强度随偏离中心的距离增大而减弱。因为一个神经元对许多快速扫视有发放，那么任何一个快速扫视就是一群神经元同时活动的结果。换言之，一个快速扫视的产生是由一大群 SC 输出神经元向下级回路发出命令的综合结果。测算表明，这群神经元在 SC 上形成一个直径为 3mm 的圆形区域，占 SC 表面积的一半以上。那么，这一大群神经元中的每一个又是怎样影响快速扫视的呢？研究者们提出了两种模型：①矢量加和（vector summation）。在这一模型里，每个神经元的活动可看成一个具有一定方向和幅度的矢量，其方向由它在 SC 运动图上的位置决定，幅度由它的发放强度以及它与下级眼动回路的突触连接强度决定。整群神经元的总输出为这些小矢量的矢量和。②矢量平均（vector average）。在这里，每个神经元的活动仍可看成一个与 A 模型里相似的矢量，只是总输出由这些单个矢量的矢量平均来决定。目前，后一模型得到了来自不同实验结果的支持，而前者还没有任何实验证据的支持。例如，如果同时电刺激 SC 矢量运动图上的两点，诱发的快速扫视是两点各自代表矢量的平均，非两者的相加。如果用药物可逆性地抑制上面提到的活动区中心部的神经元，剩余环状活动区仍可产生准确的快速扫视。这一结果符合矢量平均模型的预测。而矢量加和模型则预测这一操作将产生短幅扫视（undershoot）（扫视的幅度比要求的要小），因为抑制使得许多重要的矢量不能参与加和，总输出相应减小。

最后一点，这些 SC 的研究结果也对上面提到的 Robinson 模型提出了挑战。图 41－26A 是 Robinson 原始模型的模式图。它要求的输入信号是预期（或期望）眼球在眼眶中的位置（desired eye position，Ed），这样就可以和从积分器反馈回来的当前眼球位置相比较而产生运动误差，造成 EBN 发放。因此，这一模型又称为位置模型（position model）。但电刺激和单细胞记录实验表明，SC 运动神经元编码的是快速扫视的方向和幅度，也即预期（或期望）眼球位移（desired eye displacement，DD）信号，而不是原始模型里要求的预期眼球眼眶位置的信号。因此，现在大部分快速扫视模型对此都作了修改，使得脑干快速扫视回路能够以预期眼球位移信号为输入信号（图 41－26B）。在这个新模型里，增加了一个称为可重置的积分器（resettable neural integrator，RNI）对 EBN 的输出进行积分，得到当前眼球位移信号。这一信号被送到比较器与预期眼球位移信号比较，产生运动误差，造成 EBN 发放。每次快速扫视之后，RNI 被置零，为积分下一次的当前眼球位移做好准备。

总之，快速扫视是高度刻板的运动。实际上，仅用它的幅度、运动时间以及峰值速度这三个参数，就可对快速扫视这一行为做出很精确的定量描述。深层 SC 接受来自其他脑区的视觉、听觉、触觉、运动及其他信息，整合处理后发出编码快速扫视方向和幅度的运动命令到位于脑干的脑干网状结构快速眼动产生回路。这一回路采用内部反馈控制的原理产生快速扫视运动的指令。

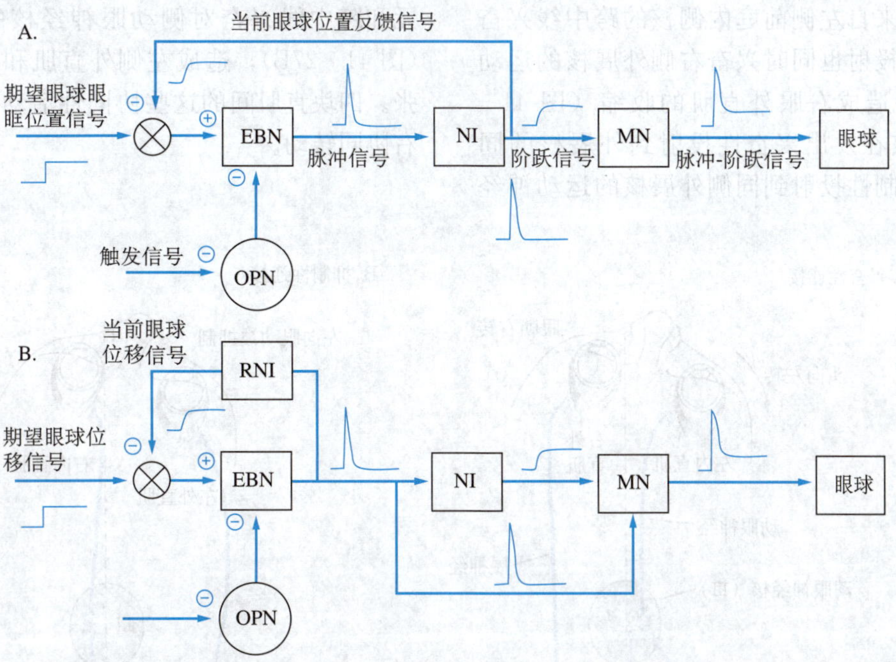

图 41-26 产生快速扫视的位置和位移模型

A. 为位置模型。EBN：兴奋性短前导爆发放电神经元；MN：运动神经元；NI：神经积分器；OPN：全方位暂停神经元。B. 为位移模型。其中，RNI：可重置的积分器。（引自 Nature Reviews，Neuroscience.，Vol. 3，2002，960）

第四节 前庭眼反射使视网膜的视觉信息图像在头部转动时保持稳定

根据功能上的不同，可将前庭眼反射（VOR）分为三类：①旋转性 VOR（rotational VOR）：对头部转动进行补偿，主要从半规管接受头部转动信息；②平移性 VOR（translational VOR）：对线性加速的头部运动造成的视网膜滑动进行补偿，主要从前庭的耳石器官接受头部加速运动信息；③眼睛逆向转动反射（ocular counter-rolling response）：补偿头部在垂直方向的倾斜造成的视网膜滑动，主要从耳石器官接受头部倾斜程度的信息。在日常生活中的视线稳定功能里，旋转性 VOR 起着主要作用，研究得也最详细。一般资料中提到的 VOR 指的都是它。下面，主要介绍它的神经控制回路。

一、前庭眼反射的控制回路包括两侧脑干神经核团协调双眼视线的维持运动

同侧的前庭复合体的外侧核和内侧核接受来自半规管的前庭神经传入投射后，将处理过的头部转动速度信息传送到位于脑干前部的相关神经核团，控制眼球运动。比如当头部转向左侧时，前庭器检测到变化后，经神经回路引起的眼动反射将造成右眼外直肌和左眼内直肌的收缩，同时造成左眼外直肌和右眼内直肌的舒张，结果是双眼以头部运动的速率向相反方向运动，保持视线不变（图 41-27）。一侧的前半规管和另一侧的后半规管之间也有类似的拮抗关系。

图 41-27 显示的是从左侧水平半规管到两眼各块直肌的最短通路。从初级传入神经元算起，一共包括三级神经元，所以又称为三神经元反射弧（three neuron arc）。在此回路中，左侧前庭神经节发出的初级纤维将半规管毛细胞检测到的头部向左转动的速度信号传入前庭外侧核和内侧核。左外侧核发出次级兴奋性信号到左眼内直肌。同时，支配左眼内直肌的左侧动眼神经核还接受来自右侧外展核核间神经元的兴奋性投射。这两束投射共同造成左眼内直肌收缩。右外展核核间神

经元的兴奋则来自左侧前庭内侧核的跨中线兴奋性投射。这一投射也同时兴奋右侧外展核的运动神经元，后者造成右眼外直肌的收缩（图 41－27A）。内侧核在发出兴奋性投射到外展核的同时，也发出抑制性投射到同侧外展核的运动神经元和跨中线兴奋对侧动眼神经核的核间神经元（图 41－27B），造成左侧外直肌和右侧内直肌舒张。四块直肌间的这些协同性活动使得两眼球向右协同转动。

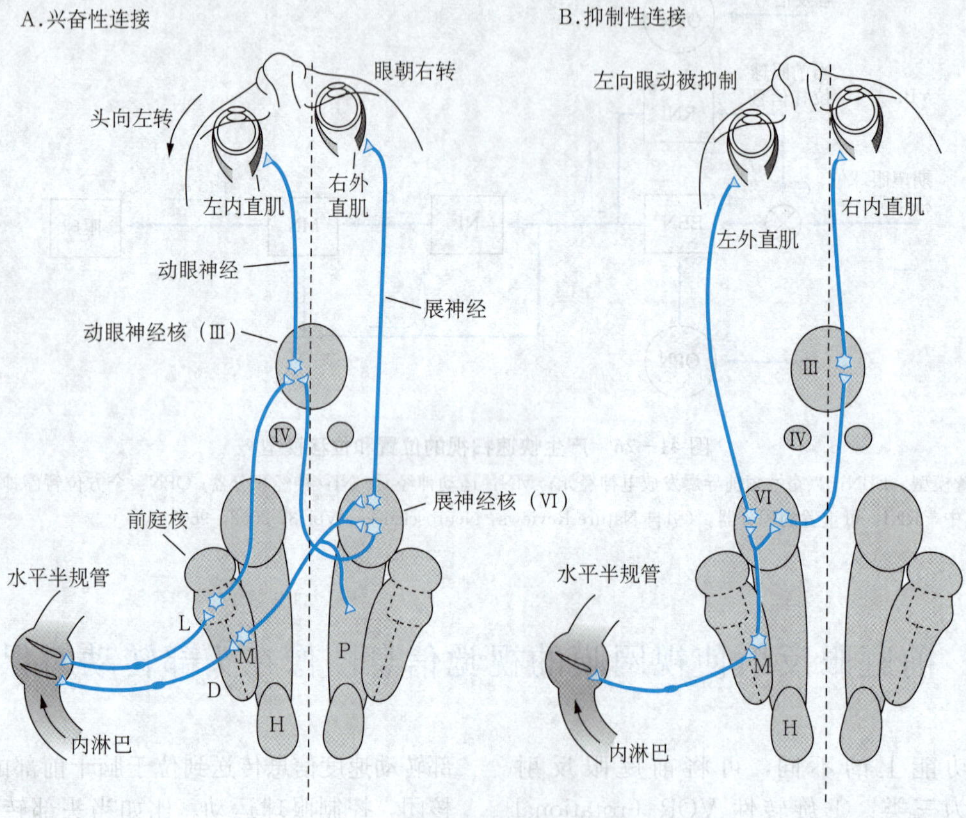

图 41－27　水平前庭眼反射神经回路

头部的左向转动兴奋了水平半规管，接着引起与右向眼动相关的神经元兴奋。A. 以来自左侧水平半规管的感觉传入及其神经回路为例：一部分第二级神经元位于前庭内侧核（M）；它的轴突跨越了中线，兴奋了右侧的外展神经核（Ⅵ）和舌下神经前置核（P）。在右侧外展神经核（Ⅵ）中有两种神经元：投射到右侧外直肌的运动神经元以及核间神经元。核间神经元的轴突跨越中线，上行到左侧动眼核去兴奋投射到左侧内直肌的运动神经元。另外一部分第二级神经元位于外侧前庭核（L）。它的轴突沿同侧上行并兴奋左侧动眼神经核（Ⅲ）的运动神经元。插图同时也显示了上前庭核（S）和下行前庭核、滑车神经（Ⅳ）以及舌下神经前置核（H）。

B. 在头部左向转动过程中，左向眼球运动被来自左侧水平半规管的感觉纤维抑制了。这些传入纤维兴奋了位于前庭内侧核内的神经元，而它们又抑制了左侧外展核运动神经元和核间神经元，从而降低了控制左外侧和右内侧直肌的运动神经元的兴奋性。（引自 ER Kandel et al. Principles of Neural Science，4th Ed. 2000，811）

上面提到的三神经元反射弧传导的是头部的运动速度信号。这一信号可以使得眼球以头部转动的速率向相反的方向运动。但是如果没有其他信号的话，一旦头部停止转动，眼球由于缺乏将它固定在新眼眶位置的信号（即上面提到的运动神经元的阶跃信号），会慢慢滑回起始位置。因此，三神经元反射弧只是整个VOR回路的一部分。像上面提到的快速扫视控制回路一样，VOR回路通过对速度信号积分而获得位移信号，而且这一加工过程也是在快速扫视回路中提到的舌下神经前置核和前庭内侧核完成的。

前庭眼反射在稳定视网膜图像上有重要功能。这一系统通过半规管系统获得头部转动的速度信号，经过前庭复合体及舌下神经前置核的处理，送到相应的动眼神经核团，使得眼球以头部转动的速率向相反的方向运动并稳定在新的位置，达到在头部运动过程中稳定视线的目的。这一系统的重要性和有效性也从一些特殊的损伤性疾病实例中得以体现：如链霉素中毒可导致前庭的感受器——毛细胞（hair cell）死亡，进而丧失前庭系统的感觉功能。这会给生活带来很大的不便：患者必须把头固定起来才能阅读；否则，头部在正常情况下的微小运动都会影响视网膜图像的稳定。即使得到一定恢复后，患者在走动中仍然不能辨认路标或朋友。

二、小脑在调节VOR的适应性控制和增益变化中起关键作用

日常生活中有不少突发但非病变性的情况会使前庭眼反射受到影响，如戴上刚新配的度数较深的近视或老花眼镜，外部世界在视网膜上的成像被镜片放大后，此视网膜图像与头部的相对速度也被放大，以至使VOR对头部转动造成的视网膜滑动的眼动补偿产生误差。但如果眼镜被戴了一个多星期后，因VOR反射环路增益适当地被增强，VOR又逐渐能有效地稳定视网膜图像。这种适应性变化是反射通路中突触传递效应，即神经传递增益值受到调整的结果，从而能使反射在不需反馈输入的条件下做出经调整后的适当反应。因此，VOR是一种具适应能力的反射，使我们在头部转动中有视觉光学变化时，仍能根据新行为的要求自动保持视网膜图像稳定。这种适应能力具有可塑性，能将所适应的状态保持下来。动物实验表明，如果将因视觉输入与前庭输入之间存在“偏差”而正处在VOR适应过程中的动物移至暗室（“去除”视觉输入），或者如果将在明亮室内动物的头部在空间上相对维持固定（“去除”半规管输入），适应所达到的新增益值会保持在该水平，因为这两种输入在维持视网膜图像稳定中的“偏差”是VOR反射通路适应性变化的驱动力，缺一不可。而且，一旦VOR适应达到新的增益值，就不会自动退回到原先的增益值，而只能通过一个再适应的行为过程返回到原来的水平。所以，如果新配的眼镜片与原有的镜片度数相差很大，每次在新旧眼镜间的换戴都会有一个VOR可塑性适应调整新增益值的过程。

与其他部位的骨骼肌不同，眼外肌缺乏本体感受器，因此不具备牵张反射；而且，迷路不能检测眼球位置。因此VOR是一种开环反射环路。VOR从何处得到它调控增益所需的误差信号，且使增益的改变能提供精确的补偿以稳定视网膜上的成像？如前所述，小脑是维持躯体姿势适应性控制的重要结构。动物实验证明，小脑也是完成前庭眼反射适应性变化的必不可少的结构。但学者们对小脑参与VOR适应性变化的神经机理的说法不一。Masao Ito根据David Marr早先发表的小脑平行纤维与浦肯野细胞的突触传递效率可随攀缘纤维的同步放电而增强的推论，通过在实验兔上的工作，提出了调节VOR增益的小脑假说（图41-28）。其要点是：前庭初级感觉输入除了直接兴奋脑干的前庭核神经元外，还有输入经苔藓纤维至小脑皮质颗粒细胞，再经平行纤维至绒球小结叶（flocculo-nodular lobe）中的浦肯野细胞。浦肯野细胞的抑制性轴突再返回至脑干的前庭核。这些直接兴奋和间接抑制神经传递的相对强度变化，使VOR能通过适应过程实现对增益的调节。而视网膜成像的误差信号通过攀缘纤维传入小脑，起对增益的调节施加影响的“训导”作用。其他学者的一系列实验也证明：不同动物小脑损毁的结果都使VOR适应性增益调节消失或减弱；视网膜视觉传入确实可经副视束（accessory optic tract，AOT），及其相应的中继视束核（nucleus of the optic tract，NOT）、上丘、

下橄榄核，再经攀缘纤维传入小脑绒球叶，尽管视网膜成像滑动的信息也经苔藓纤维和平行纤维传入小脑绒球叶（见图 41－28）；同时刺激相关的苔藓纤维和攀缘纤维能通过长时程抑制（long－term depression，LTD）的机制影响平行纤维与浦肯野细胞间的突触传递效率。LTD 在小脑参与 VOR 以及其他运动学习中的作用在本书第 43 章中有更详细的介绍。

然而，Frederick Miles 和 Stephen Lisberger 在清醒猴上却观察到用 Ito 的假说所不能解释的实验结果：浦肯野细胞的放电只在 VOR 适应的过程中有变化，且变化的方向与预计的相反；适应完后，放电活动又回到原来的水平，因而似乎在小脑没有保留下适应后被调节的结果。因此，他们认为 VOR 适应性增益变化的被调节部位不在小脑绒球，而在脑干前庭神经核。小脑绒球叶的作用只是报告 VOR 的误差信号。是浦肯野细胞的抑制性轴突，而不是攀缘纤维，起了对增益的调节施加影响的“训导”作用。按 Miles 和 Lisberger 的解释（M－L 假说），头相对于空间转动的前庭信号以及眼球相对于头转动的运动指令拷贝信号都通过苔藓纤维输入到小脑。在正常情况下，如果头部转动时凝视的方向被 VOR 正确合适地保持空间稳定的话，这两个信号的强度应该等同，但方向相反，在浦肯野细胞处汇聚整合中相互取消（参见图 41－28 中对视觉系统眼动和视网膜总和信息输入至小脑的注解）。因此，作为小脑的输出，浦肯野细胞就不必有“训导”指令的发放活动。但若刚戴上新配镜片头转动时 VOR 的增益不合适，使反射不足以稳住视网膜成像，前文所述的视觉平稳跟踪功能便会参与加强眼球的转动控制，结果不仅造成所需的更大幅度的眼动，同时也使输入到小脑绒球叶的运动指令拷贝信号比相对的前庭信号有所增强。这两种信号在浦肯野细胞上相互抵消后剩下的“差值”便是代表前庭眼反射表现欠佳的误差信号。浦肯野细胞正是用该误差信号来“训导”脑干中继的前庭神经元，调节其传递增益，使 VOR 功能恢复正常。

进一步实验表明，小脑绒球叶和接受绒球抑制性传入的脑干前庭核神经元在增益调节过程中都起重要作用，但 VOR 的适应性变化后的记忆部位可能主要在前庭核神经元。VOR 增益的视觉调制机制是小脑在运动学习中起特殊作用的一个典型例子。它不仅为研究中枢神经系统的学习、记忆的细胞机制提供了一种合适的模型，也为临床眼震电图中不能抑制视线固定（failure of fixation suppression，FFS）的机制提供了解释。利用视觉刺激来观察能否对前庭眼反射有抑制影响，可以诊断上述小脑通路的完整性。

小脑在运动控制，尤其是体姿控制和运动学习中的作用在本书第 43 章中有详述。在此简要提一下小脑与本章前文提到的实验猫脑切除后的体姿变化之间的关系。与 VOR 这个前庭控制眼动的开环反射系统相比，前庭参与引发头部反射性运动的前庭脊髓反射（vestibulo－spinal reflex，VSR）时，迷路能测感头部的运动。因此 VSR 是一个闭环反射系统，它不需要前庭小脑起检测偏差信号的作用。对 VSR 闭环系统的校正是由脊髓小脑束经小脑前叶完成的。电生理实验证明：绒球叶的浦肯野细胞只对投射至眼外肌运动核的前庭神经元起抑制作用，而前叶的浦肯野细胞则能对 VST 神经元起抑制作用。此种对前庭脊髓束（VST）神经元的抑制作用可以对迷路诱发的活动起调控作用。大脑和小脑都被去除的实验猫可以出现强烈的角弓反张，但单独去大脑的动物并无此反应（参见图 41－1）。此种角弓反张是一种紧张性前庭反射，可因迷路破坏而消失。小脑切除解除了对前庭核的抑制性影响，从而产生这种紧张性前庭反射。

总之，眼动系统和视觉系统的关系密不可分：一方面，眼动系统控制眼球的位置朝向，决定了视觉系统在什么时候能看到什么；另一方面，眼动系统只有一个目的——为视觉系统服务，即在恰当的时间将视线移到环境中重要的地方或物体上（视线转移），并保持在那里（视线保持）。这种视线转移和保持的要求起源于我们视觉系统的构造和性质。上面我们以快速扫视和前庭眼反射为代表对这两种不同的眼动控制系统进行了介绍。

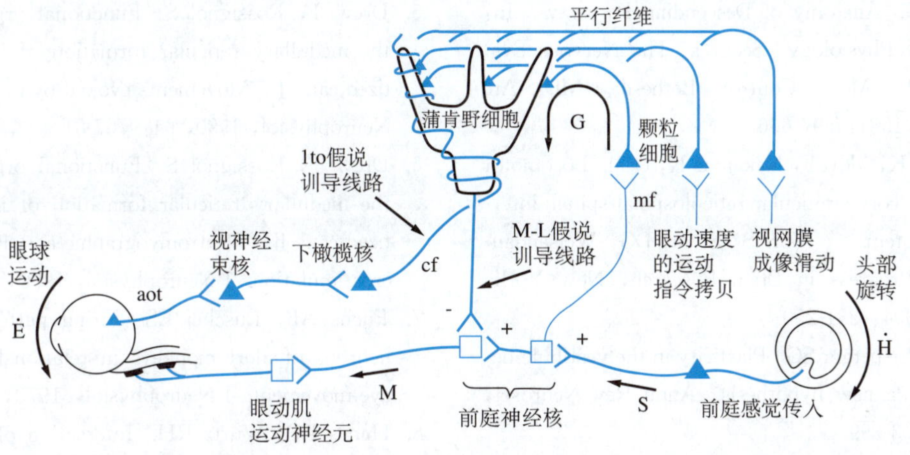

图 41-28　解释小脑绒球叶参与长时程可塑性调节 VOR 的神经通路

根据此模型的说法，视网膜视觉传入经副视束（aot）到视束核（NOT）中继，再由下橄榄核的攀缘纤维（cf）传入小脑绒球叶。另外，视网膜成像的视觉信号也能与眼动速度的运动指令拷贝和前庭二级传入一起经苔藓纤维（mf）和平行纤维传入小脑绒球叶。严格地讲，视觉系统对头部相对于空间的运动的总“估计”应是眼球相对头部的运动与空间图像相对于视网膜的运动两者之和。这两个相加值由图右侧两条平行分开的信息，即“眼动速度的运动指令拷贝”和“视网膜成像滑动”，象征视觉系统通过苔藓纤维给小脑绒球叶的输入。Ito 和 M-L 两假说的主要分歧在何处为 VOR 适应性调节的“训导线”以及哪个部位是主要的被适应神经结构。Ito 认为攀缘纤维可“训导”平行纤维与浦肯野细胞间的突触传递效率，进而影响浦肯野细胞的输出（G）来调节 VOR 的增益。M-L 假说则认为 VOR 适应性增益变化的被调节部位在脑干前庭神经核，小脑绒球叶的作用只是报告 VOR 的偏差信号；浦肯野细胞的抑制性轴突起了对增益调节施加影响的“训导”作用。正常情况下，[E/H]=1（注：字母上加点代表速度）；感觉输入（S）与运动输出（M）之间的前庭核是最终受增益变化调节的部位。（根据 Ito M. Brain Res，40：81-84，1972 和 Patton et al，Textbook of Physiology，Vol. 1，21st Ed. 1989 修改）。

从上述快速扫视的运动学和生理学研究中，我们可看出眼动系统具有以下特点：①眼球的行为简单：它的运动可看作一个球体围绕着眼眶内一个固定点的转动，并且这些转动是六块肌肉协同作用的结果。②有精确有效的方法对眼球的运动进行定量的测量。③系统的负荷——眼球的重量在相当长的时间内保持一定，使得系统的控制大大简化。④系统的基本控制回路位于脑干内，为利用神经电生理技术对不同的神经元电活动进行测量提供了方便。目前，这一控制系统的基本回路已经清楚，成为中枢神经系统中研究得最为深入的运动控制系统和脑研究中一个不可多得的模型。

参考文献

综述

1. Becker W. Saccades. In：Carpenter RHS，Cronly-Dillon JR，(eds). Eye Movements. London：Macmillan Press Lfd.，1991：95-137
2. Buford JA. Reticulospinal System. // Encyclopedia of Neuroscience. New York：Elsevier，2007：284-300
3. Carpenter RHS. Movements of the eyes. 2nd ed. Pion，London：Pion Ltd，1988：1：96
4. Drew T，Prentice S，Schepens B. Cortical and Brainstem Control of Locomotion. // Mori S，Stuart DG，Weisendanger，eds. In Progress in Brain Research. New York：Elsevier，2004：251-262
5. Fuchs AF，Kaneko CR，Scudder CA. Brainstem control of saccadic eye movements，Annual Review of Neuroscience，1985，8：307-37
6. Goldberg ME. The Control of gaze. // Kandel ER，Schwartz JH，Jessell TM，eds. Principles of Neural science. New York：McGraw-Hill，2000：782-798
7. Guitton D. Control of saccadic eye and gaze movements by the superior colliculus and basal ganglia. // Carpenter RHS，Cronly Dillon JR，Macmillan，eds. Eye movements. London：Macmillan Press Ltd.，1991：244-67
8. Ito M. Cerebellar control of the vestibule-ocular reflex-around the flocculus hypothesis. Annu Rev Neurosci，1982，5：275-296

9. Kuypers HG. Anatomy of Descending Pathways. In: Handbook of Physiology. Sect. I. The Nervous System. Vol. II. Motor Control. Bethesda, MD: Am Physiol Soc, 1981: 597-666
10. Matsuyama K, Mori F, Nakajima K, et al. Locomotor role of the corticoreticular-reticulospinal-spinal interneuronal system. // Mori S, Stuart DG, Weisendanger, eds. Progress in Brain Research, New York: Elsevier, 2004: 231-250
11. Miles FA, Lisberger SG. Plasticity in the vestibule-ocular reflex: a new hypothesis. Annu Rev Neurosci, 1981, 4: 273-299
12. Moschovakis AK, Scudder CA, Highstein SM. The microscopic anatomy and physiology of the mammalian saccadic system. Prog Neurobiol, 1996, 50: 133-254
13. Peterson BW. Reticulospinal projections to spinal motor nuclei. Ann Rev Physiol, 1979, 41: 127-40
14. Robinson DA, Control of eye movements. // Brookhart JM, Mountcastle VB, eds. Handbook of Physiology. Bethesda, MD: American Physiological Society, 1973: 1321-1336
15. Scudder CA, Kaneko CR, Fuchs AF. The brainstem burst generator for saccadic eye movements: a modern synthesis. Exp Brain Res, 2002, 1424: 439-62
16. Sparks DL, The brainstem control of saccadic eye movements. Nat Rev Neurosci, 2002, 312: 952-64
17. Sparks DL, Hartwich-Young R. The deeper layers of the superior colliculus. // Wurtz RH, Goldberg ME, eds. Reviews of oculomotor research, the neurobiology of saccadic eye movements. New York: Elsevier Science Publishers, 1989: 213-255

原始文献

1. Cannon SC, Robinson DA. Loss of the neural integrator of the oculomotor system from brain stem lesions in monkey. J Neurophysiol, 1987, 575: 1383-409
2. Cheron G, Godaux E. Disabling of the oculomotor neural integrator by kainic acid injections in the prepositus-vestibular complex of the cat. J Physiol Lond, 1987, 394: 267-290
3. Cohen B, Henn V. Unit activity in the pontine reticular formation associated with eye movements. Brain Res, 1972, 46: 403-410
4. Cohen B, Komatsuzaki A. Eye movements induced by stimulation of the pontine reticular formation: evidence for integration in oculomotor pathways. Exp Neurol, 1972, 36: 101-117
5. Drew T, Rossignol S. Functional organization within the medullary reticular formation of intact unanesthetized cat. Ⅰ. Movements evoked by microstimulation. J Neurophysiol, 1990, 64: 767-81
6. Drew T, Rossignol S. Functional organization within the medullary reticular formation of intact unanesthetized cat. Ⅱ. Electromyographic activity evoked by microstimulation. J Neurophysiol, 1990, 64: 782-95
7. Fuchs AF, Luschei ES. Firing patterns of abducens neurons of alert monkeys in relationship to horizontal eye movement. J Neurophysiol, 1970, 33: 382-392
8. Hanes DP, Wurtz RH. Interaction of the frontal eye field and superior colliculus for saccade generation. J Neurophysiol, 2001, 85: 804-815
9. Henn V, Cohen B. Coding of information about rapid eye movements in the pontine reticular formation of alert monkeys. Brain Res, 1976, 108: 307-325
10. Keller EL. Participation of medial pontine reticular formation in eye movement generation in monkey. J Neurophysiol, 1974, 37: 316-332
11. Keller EL, Gandhi NJ, Shieh JM. Endpoint accuracy in saccades interrupted by stimulation in the omnipause region in monkey. Vis Neurosci, 1996, 13: 1059-1067
12. Keller EL, McPeek RM, Salz T. Evidence against direct connections to PPRF EBNs from SC in the monkey, J Neurophysiol, 2000, 843: 1303-13
13. Lee C, Rohrer WH, Sparks D. Population coding of saccadic eye movements by neurons in the superior colliculus. Nature, 1988, 332: 357-360
14. Luschei ES, Fuchs AF. Activity of brain stem neurons during eye movements of alert monkeys. J Neurophysiol, 1972, 35: 445-461
15. Moschovakis AK, Karabelas AB, Highstein SM. Structure-function relationships in the primate superior colliculus. Ⅱ. Morphological identity of presaccadic neurons. J Neurophysiol, 1988, 601: 263-302
16. Robinson DA. A method of measuring eye movement using a scleras search coil in a magnetic field. IEEE Trans Biomed Eng, 1963, 10: 137-45
17. Robinson DA. Eye movements evoked by collicular stimulation in the alert monkey. Vision Res, 1972, 1211: 1795-808
18. Scudder CA, Moschovakis AK, Karabelas AK, et al. Anatomy and physiology of saccadic long-lead burst neurons recorded in the alert squirrel monkey. I. Descending projections from the mesencephalon. J Neuro-

physiol，1996，761：332-52
19. Sparks DL，Travis RP. Firing patterns of reticular neurons during horizontal eye movements. Brain Res，1971，33：477-481
20. Sparks DL，Holland R，Guthrie BL. Size and distribution of movement fields in the monkey superior colliculus. Brain Res，1976，113：21-34
21. Sparks DL. Functional properties of neurons in the monkey superior colliculus：coupling of neuronal activity and saccade onset. Brain Res，1978，1561：1-16
22. Sparks DL，Mays LE. Movement fields of saccade-related burst neurons in the monkey superior colliculus. Brain Res，1980，1901：39-50
23. Sparks DL，Rohrer WH，Zhang Y. The role of the superior colliculus in saccade initiation：a study of express saccades and the gap effect. Vision Res，2000，4020：2763-77
24. Takakusaki K，Kohyama J，Matsuyama K. Medullary reticulospinal tract mediating a generalized motor inhibition in cats：Ⅲ. Functional organization of spinal interneurons in the lower lumbar segments，Neuroscience，2003，121：731-746
25. Van Gisbergen JAM，Robinson DA，Gielen S. A quantitative analysis of generation of saccadic eye movements by burst neurons. J Neurophysiol，1981，45：417-442

第四十二章　大脑皮质和随意运动的控制

吴建屏　陈道奋

第一节　随意运动的策划、启动和组织控制的指令产生于大脑皮质运动区 ………… 777
一、大脑皮质主运动区是最早被研究的神经结构之一 ………… 777
二、大脑皮质的四个运动区参与不同方面的运动控制 ………… 777
第二节　运动皮质区有独特的神经网络结构、功能布局和输出、输入特征 ………… 778
一、主运动皮质内的功能布局按躯体部位排列组织 ………… 778
二、主运动皮质有具长轴突的大锥体神经元 ………… 780
三、皮质脊髓纤维通过直接和间接联系影响脊髓运动神经元 ………… 780
四、各皮质运动区接受来自皮质下结构的特殊传入并与其他皮质部位互相联系 ………… 785
五、主运动皮质和皮质脊髓束被损毁后会产生不同程度的运动障碍 ………… 785
第三节　主运动皮质发出运动控制指令和为运动参数编码 ………… 786
一、主运动皮质单个神经元的活动常与运动时产生的肌力有关 ………… 787
二、运动的方向是由神经元群体的活动来编码的 ………… 788
三、运动皮质神经元时刻接收和处理关于运动执行情况的反馈信息 ………… 789
第四节　其他皮质运动区具有多方面、复杂而高层次的运动控制功能 ………… 791
一、辅助运动区在运动的编程、学习掌握运动的顺序及运动控制的许多方面起重要作用 ………… 791
二、前运动区控制将手臂指向目标的肢体近侧肌肉的运动 ………… 792
三、前运动区对运动的选择和感觉运动转化起作用 ………… 792
四、后顶叶皮质汇总视觉和躯体感觉信息以参与随意运动空间控制的编程 ………… 793
五、背侧前额叶的部分神经元参与决定做哪一类随意运动 ………… 794

脊髓和脑干的一系列运动反射犹如复杂的计算机程序中的许多子程序一样，为大脑控制复杂的运动提供了多种多样的基本模式，使更高的神经中枢不必去管理实际运动中的所有细节。当然，如没有高级中枢按特殊需求而加以协调修饰的话，以脊髓和脑干的反射活动为基础的运动一般是死板且不具任何实用的适应能力。皮质高级中枢根据随意运动的目的提供运动策划，并按外界环境的特征而将运动的计划和实施过程具体化。感觉传入信息最终在大脑皮质被处理而上升为认知，这些有关外界环境的信息与大脑其他区域所产生的意愿和动机信息汇总后输入到大脑皮质的运动区，由这些皮质区域按照机体对环境反应的需要和意愿做随意运动的策划、启动和引导等繁杂而高层次的调控。

第一节　随意运动的策划、启动和组织控制的指令产生于大脑皮质运动区

一、大脑皮质主运动区是最早被研究的神经结构之一

大脑皮质被认为是神经系统最高、最复杂的中枢，而人类对皮质功能的最早认识则是刺激它可以“诱发”肢体运动。1870 年德国的 Gustav Fritsch 和 Edward Fitzig 首先发现电刺激狗大脑皮质的一些区域可以引起对侧身体部位的运动，而且刺激不同区域引起身体不同部位肌肉的收缩。不久，这一发现在刺激猴大脑皮质时得到证实。以后的实验证明，刺激猴大脑皮质的中央前回（precentral gyrus）时最容易引发运动。这个区域现在被称为主运动皮质（primary motor cortex）。可以说，主运动皮质是神经科学史上第一个从功能上被加以研究的皮质区域。除电刺激外，早期常用的实验方法还有手术切割或损毁皮质后观察动物运动行为的变化，以确定该皮质区是否有直接控制运动的功能。目前最常用的检测与运动相关神经活动的研究手段包括记录脑细胞群活动所产生电流的脑电图，记录单个神经细胞动作电位的微电极技术，以及各种脑功能成像技术等。实验发现，进行随意运动时相关的神经活动常在数处皮质区域中同时发生。

二、大脑皮质的四个运动区参与不同方面的运动控制

要顺利地进行一项随意运动，控制运动的中枢所需要做的大体上包括：确定是否需要运动，运动的目标是什么，选择如何完成运动和运动的时空参数，发出运动指令执行运动，以及随时对运动的执行进行修正。信息流向总的说是从感觉输入汇总上升到认知，到作决定和选用适当的运动，然后执行运动。在这过程的每一时刻，许多相互连接着的皮质区域（以及脑的其他部位）的神经元会同时有活动，而且它们的放电形式常具类似的特征。一般认为有四个皮质区域直接参与运动控制。按上述信息流向的顺序，这四个运动皮质区的主要作用分别是：大脑皮质后顶叶（Brodmann 的 5 和 7 区）根据视觉信息主导对手、眼协调指向目标的运动的编程和随意运动的空间控制；大脑皮质背侧前额叶（45 和 46 区）决定随意运动的种类；包括前运动区（6 区外侧部分）和辅助运动区（6 区内侧部分）的次级运动皮质区选择和准备合适的随意运动；主运动皮质区（位于中央前回的 4 区）执行被选定的随意运动（图 42 - 1）。

主运动皮质和肌肉之间有比较直接的关系，对运动的执行十分重要。与其他运动区相比，刺激主运动皮质引起更明确而相对简单的运动，刺激阈值也最低。尽管次级运动皮质区和肌肉之间相隔更多的突触，在功能上也比较复杂，对它们进行较强的电刺激仍可引起一些种类虽少、但较为复杂的运动。主运动皮质和次级运动区的不同还表现在：①损伤灵长类的主运动皮质引起肌肉瘫痪或轻瘫，而损伤次级运动区则只引起较不显著和较特殊的运动障碍。②主运动皮质神经元的活动和肌肉活动密切相关，而次级运动区的神经元则只在运动的一些特殊时相或场合下产生放电。

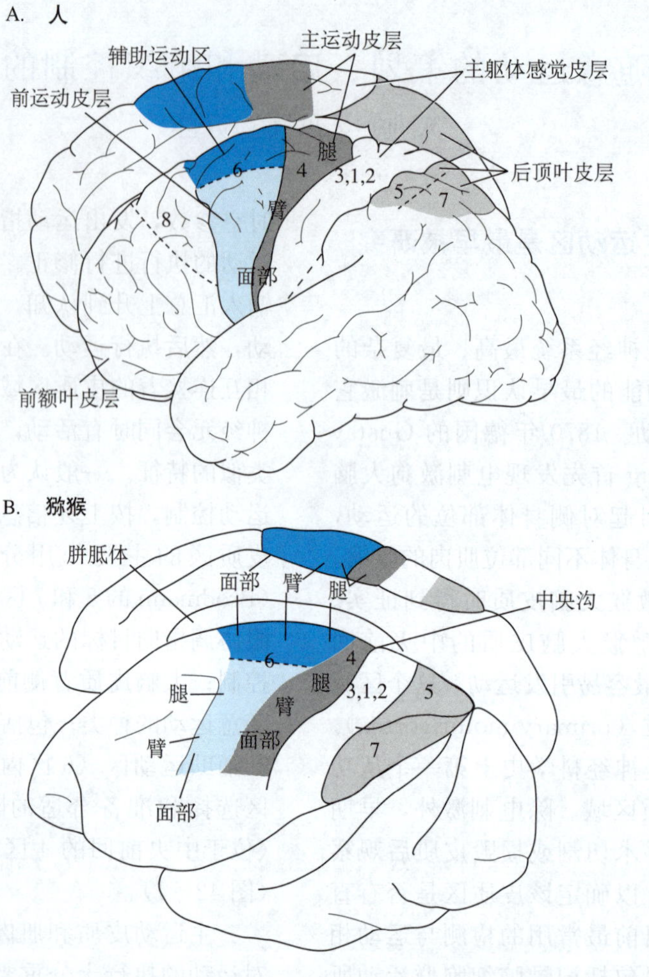

图 42-1 人和弥猴的主运动皮质，辅助运动区和前运动皮质在大脑皮质相对部位的示意图

（引自 Kandel ER，Schwartz JH，Jessell TM，ed. Principles of Neural Science，3rd ed. Elsevier，1991）

第二节 运动皮质区有独特的神经网络结构、功能布局和输出、输入特征

一、主运动皮质内的功能布局按躯体部位排列组织

采用观察电刺激皮质所引发运动的方法，Clinton Woolsey 早在 20 世纪 40 年代初步确定了皮质运动区的范围，并在多种动物上证明，主运动皮质区是按躯体部位排列组构的，即主运动皮质区的相邻各部位控制身体相邻各部位的运动。在接受脑外科手术的清醒病人的实验中也得到相同的结果。图 42-2 是猩猩和人的主运动皮质区内躯体各部位肌肉代表区分布的示意图。猴主运动皮质区内的肌肉代表区分布见图 42-1。在 4 区内侧近中线部位是下肢代表区，向外侧依次为躯干、前臂、手指，最靠近外侧沟处为面部和舌代表区。和感觉代表区一样，身体各部位的运动代表区大小是不一样的，参与精细或复杂运动的身体部位如手指和面部的代表区比其他部位的代表区要大得多（图 42-2）。

这种主运动皮质区内躯体部位代表区的分布，是临床上局灶性癫痫发作时所观察到的症状扩布规律的基础。Hughlings Jackson 早年描述这种病人抽搐发作的典型次序是从面部、拇指或食指开始，然后扩展到手、上臂及身体其余部分，最后扩布到腿和足部。他正确地推断这是由于癫痫灶引起的异常活动沿大脑皮质运动区相邻部位扩展的结果。1884 年，Jackson 和他的同事们根据一个病人在面、舌、手部的局部性抽搐发作症状，诊断在病人颅内有关的运动皮质区域存在病灶。又根据当时对猴大脑皮质运动代表区的实验结果，他们从颅外准确地判定了病灶的位置，在此位置打开颅骨后顺利地切除了病人如核桃大小的脑肿瘤。在没有脑电图和放射诊断相助的年代，这确实是非常了不起的成功。

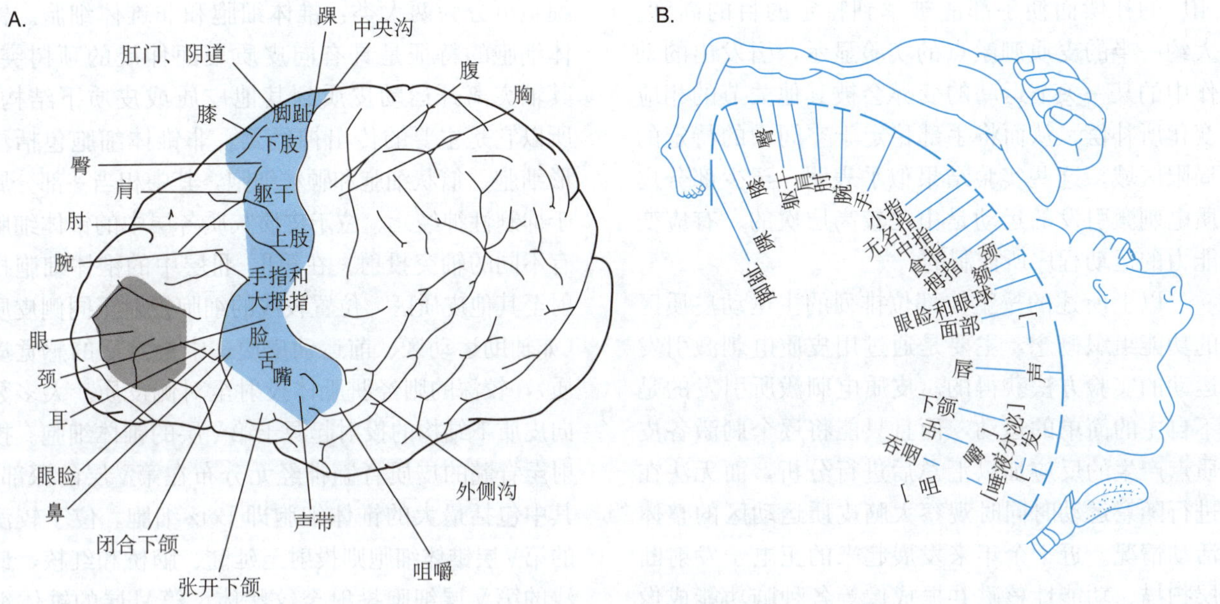

图 42-2 猩猩（A）和人（B）的大脑皮质主运动皮质内躯体各部位肌肉代表区分布的示意图

（引自 Kandel ER，Schwartz JH，Jessell TM，ed. Principles of Neural Science，3rd ed. Elsevier，1991）

早期的电刺激实验说明主运动皮质区是电刺激可引起运动的主要的皮质区。然而，以后在电刺激清醒病人的中央前回时发现，刺激所引起的是病人不能自主的简单而定型的运动，而且并不能引起运动的意念。在刺激另一些点时，正在进行的随意运动会因为刺激使肌肉舒张而中断。这些事实也说明主运动皮质比较接近运动系统的执行输出端（图 42-1）。

除非采用极其微弱的电流（如<10μA），电刺激主运动皮质引起的运动通常是许多肌肉配合收缩的结果。许多人因此认为在运动皮质内所代表的不是肌肉而是运动，即运动皮质区只需向下级中枢（脑干、脊髓）发出进行某种运动的指令，而并不直接控制肌肉的收缩。另一种意见则认为运动皮质神经元可以控制个别肌肉的活动。张香桐、Theodore Ruch 和 Arthur Ward 在麻醉猴的后肢肌肉上观察重复电刺激主运动皮质不同部位所产生的反应，发现刺激一个较广的皮质区域均可使同一块肌肉收缩，这个区域就是该肌肉的皮质代表区。但在此代表区中能以弱刺激引起该肌肉收缩的低刺激阈值点却相当局限。另外，各肌肉的代表区相互重叠，所以刺激一个部位通常可引起数块肌肉同时收缩。只有当以较弱的电流刺激肌肉皮质代表区的低阈值点时才可引起一块肌肉的单独收缩。显然，主运动皮质有影响单块肌肉的能力（图 42-5）。

20 世纪 50 年代后，更先进的电子仪器使 Hiroshi Asanuma 得以用钨丝微电极插入麻醉猫的运动皮质深部，并用很微弱的瞬间电流进行刺激（即“皮质内微刺激”），这样可减少在皮质表面刺激时因电流扩散到周围皮质而造成的误差。Asanuma 能用该方法兴奋少量的皮质神经元而引起估计是单块肌肉的收缩。他还发现，引起一块肌肉收缩的有效皮质刺激点集中在一个与皮质表面垂直的柱状区域内，与躯体感觉皮质及视觉皮质中的皮质柱相似。最近几年，Michael Graziano将此方法改良后用到清醒或半清醒猴的实验中，当把电刺激的波宽加长十几倍到500毫秒时，刺激运动皮质可使坐着的猴做出复杂的多关节的前臂和手部的运动。而且，如临时在猴的手腕增加一定的负载重量，74%刺激所引发的运动能做出相应的补偿而使手部能被举到特定的目的高度。大约一半的皮质刺激点的实验显示，引发出的动作中的某一关节运动的变异会被其他关节的相应变化所补偿，从而将手部稳定于空间中的特定的局限区域。这些实验结果似乎表明，至少部分皮质电刺激引发的运动是由比较高层次的、有应变能力的运动程序所控制的。

以上所述的按躯体部位排列的主运动皮质区的功能组织概念，主要是通过用皮质电刺激引发运动的实验方法获得的。皮质电刺激所引发的是不自主的简单的运动，而且只能将逐个刺激各皮质点产生的反应加以汇总后进行分析，而无法在进行随意运动时同时观察大脑皮质运动区的整体活动情况。近十余年来发展起来的正电子发射断层扫描、功能性核磁共振成像等各种脑功能成像技术却为这样的研究提供了可能。利用这些新技术所得到的研究结果已经对上述的传统概念提出了挑战。新的实验发现，拇指、食指运动和上臂肌肉收缩时在主运动皮质内各有两个激活区，分别位于4区皮质的前部和后部。面部、手、手臂和腿运动时，在主运动皮质中的激活区的中心位置虽然和传统的躯体定位组织的排列相符，但相邻身体部位运动时的激活区彼此却有高度的重叠，如拇指、食指、中指、无名指和腕部的代表区互相有40%～70%的重叠，而且一个手指运动时出现好几个激活区。

总之，各躯体部位的皮质代表区的分布似乎并非与躯体部位、肌肉或运动种类严格对应，而且各皮质代表区的布局是相对而动态地变化的，它们的位置和大小常随运动技能的学习和练习而改变，或因周围皮质或其他神经部位的损伤而发生可塑性变化（见下）。可见，身体各部位的运动在运动皮质的代表区在很大程度上是互相重叠交叉在一起的，分散在相当大区域内的许多皮质神经元群的协同活动是运动控制的基础。

二、主运动皮质有具长轴突的大锥体神经元

运动皮质灰质的结构分层与感觉皮质主要的不同在于它缺乏颗粒细胞层（即第Ⅳ层），所以运动皮质也称为无颗粒细胞皮质（agranular cortex，但位于扣带回的运动区例外）。运动皮质中的神经细胞可分为两大类：锥体细胞和非锥体细胞。锥体细胞的特征是具有向皮质表面伸展的顶树突，其轴突离开运动皮质到其他皮质或皮质下结构，所以它是主要的传出神经元。非锥体细胞包括星形细胞、篮状细胞和颗粒细胞，其中相当一部分属于抑制性神经元。位于皮质灰质各层中的锥体细胞有不同的轴突投射。在第Ⅱ、Ⅲ层中的锥体细胞投射至其他皮质区，位置较浅的细胞投射至同侧皮质（如辅助运动区、前运动皮质、中央沟后的感觉皮质），较深的则经胼胝体投射至对侧皮质。大多数向皮质下结构的投射起源于第Ⅴ层的锥体细胞。投射至脊髓的皮质脊髓神经元分布在第Ⅴ层的深部，其中包括最大的锥体细胞即Betz细胞。位于较浅的第Ⅴ层锥体细胞则投射至延髓、脑桥和红核，最浅的第Ⅴ层细胞投射至纹状体。第Ⅵ层的锥体细胞投射至丘脑，它们也有上行轴突侧支与皮质其他各层的细胞形成突触（图42-3）。

三、皮质脊髓纤维通过直接和间接联系影响脊髓运动神经元

大脑皮质在很大程度上通过皮质脊髓束和皮质延髓束下传信息来控制运动。皮质延髓束终止于延髓的颅神经运动核，控制面部肌肉的活动。皮质脊髓束则支配脊髓运动核，控制躯体肌肉的活动。

皮质脊髓束常被称为锥体束，因为它的大部分纤维经过延髓锥体。但事实上有一部分皮质脊髓束的纤维不经过延髓锥体而终止于脑干。过去还常把大脑皮质的下行运动通路分为锥体系统和锥体外系统。锥体系统指的是皮质脊髓束，而锥体外系统则是其余的运动系统的统称（包括脑干下行至脊髓的通路、基底节和小脑），锥体外系统这个名词意义不明确，现已很少使用（见第44章和46章）。

皮质脊髓束和皮质延髓束一起经内囊下行到

中脑腹侧，分散地穿过脑桥核，在延髓集合成锥体继续下行至延髓和脊髓交界处，约 3/4 的纤维交叉至对侧而在脊髓的背外侧束下行，称为外侧皮质脊髓束，另 1/4 纤维不交叉而在脊髓腹侧下行，称为腹侧皮质脊髓束。外侧皮质脊髓束主要终止于脊髓腹角外侧的运动神经元核和中间区内的中间神经元，腹侧皮质脊髓束则主要投射至双侧的支配躯干中线肌肉和肢体近侧肌肉的位于腹角腹内侧的运动神经元核和中间区内侧的中间神经元。皮质延髓束终止于脑干的颅神经感觉和运动核。

在种系发生上，皮质脊髓束在哺乳动物才开始出现，并且起初主要控制传入神经核。如刺猬的皮质脊髓束只终止于背角。在比较高等的动物，开始出现终止于脊髓中间区的皮质脊髓束的末梢。例如，大多数食肉类动物的皮质脊髓束只终止于背角和中间区，与运动神经元没有直接的突触联系。随着动物的进化，皮质脊髓束开始与控制肢体远端肌肉的运动神经元有直接联系，以后再扩展到与内侧运动神经元核也有直接联系。例如，猴的皮质脊髓束只与腹角外侧的运动神经元有直接联系，而到了高等猿类和人，腹角内侧运动神经元核也接受密集的皮质脊髓束的末梢。

在人类，皮质脊髓束约有一百万根纤维，其中约 60%起源于中央沟以前的皮质（约 30%起源于 4 区皮质，30%来自 6 区皮质，即来自前运动皮质和辅助运动区)，其余 40%则来自中央沟以后的大脑皮质（即皮质脊髓束中的相当一部分纤维并非起源于皮质运动区）。起源于中央沟以后皮质区的皮质脊髓神经元较多终止在脊髓的背侧部，可能主要与传入信息的调制有关。用辣根过氧化物酶逆行标记的实验表明，猴的皮质脊髓神经元广泛地起源于中央沟前的 8、6、4 区和中央沟后的 3、1、2、5 和 7 区。所有的皮质脊髓神经元均位于大脑皮质的第Ⅴ层，大多数皮质脊髓纤维是传导速度较慢的细纤维，约 90%的纤维的直径在 4μm 以下，约有一半纤维是无髓鞘纤维，起源于 Betz 细胞的粗纤维只占 3%左右。

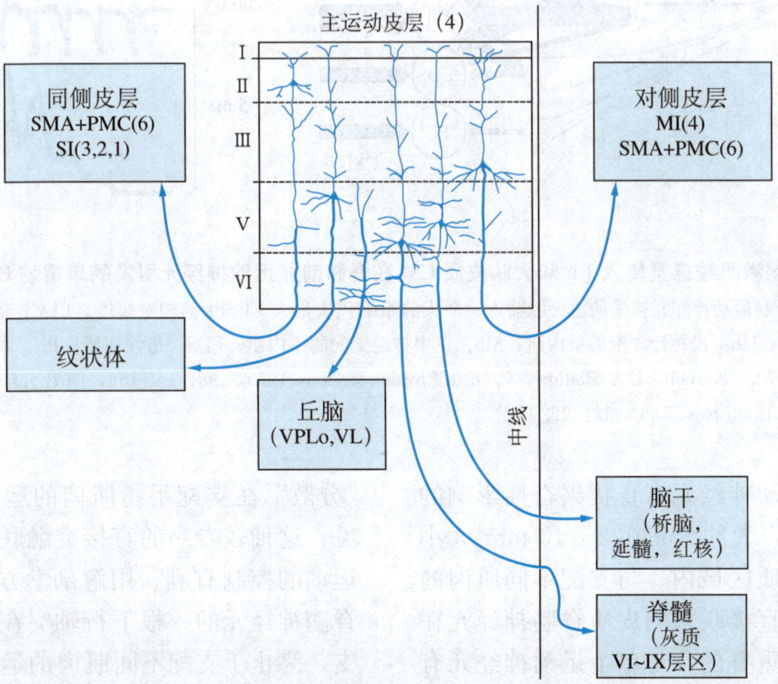

图 42－3　主运动皮质各层锥体神经元轴突投射目标

图示神经元轴突投射至同侧结构及越过中线投射至对侧结构，括号内数字代表按 Brodmann 皮质细胞构筑所定皮质区号。VPLo：腹后外侧核吻部；VL：腹外侧核；SMA：皮质辅助运动区；PMC 前运动皮质。（引自 Jones E. G. // Jones，E. G.，Peters，A，eds. Cerebral Cortex，vol. 5，New York：Plenum Press，1986. 113-184）

研究皮质脊髓束纤维对脊髓运动神经元的直接影响，可用电刺激主运动皮质，同时在脊髓运动神经元细胞内记录由刺激诱发的突触后电位。Charles Phillips 和他的同事们早期在猴脊髓运动神经元细胞内记录实验的一系列工作证明，皮质脊髓神经元对脊髓的运动神经元有强烈的直接兴奋性影响。而且在支配肢体远端肌肉的运动神经元上产生的 EPSPs 比在肢体近侧肌肉的运动神经元上所产生的大得多（图 42-4A）。另外，与肌梭感觉传入Ⅰa 纤维对 α 运动神经元直接兴奋性输入不同，皮质刺激引发的单突触 EPSPs 随刺激重复频率的增加而呈现易化效应。图 42-4B 所示的记录表明重复刺激（200 次/秒）Ⅰa 传入能使连续诱发的 EPSPs 产生简单的叠加效应，而用同样频率刺激运动皮质则可连续诱发出逐渐递增的 EPSPs（比较图中Ⅰa 和 CM 的记录）。这种随重复刺激的递增并非是简单的叠加，它们不可能是由于连续刺激诱发了更多投射至脊髓的皮质神经元的活动，因为在脊髓背表面同时记到的下行神经脉冲波幅度（记录方法参见图 40-12）并没有随重复刺激而有变化。也不会是由于重复刺激募集了更多的兴奋性脊髓中间神经元，因为 EPSPs 只有幅度的增加，而没有潜伏期和形状上的变化。这种皮质对脊髓运动神经元单突触 EPSPs 的特殊易化效应往往可增强运动起始时高频率神经放电活动的有效性。

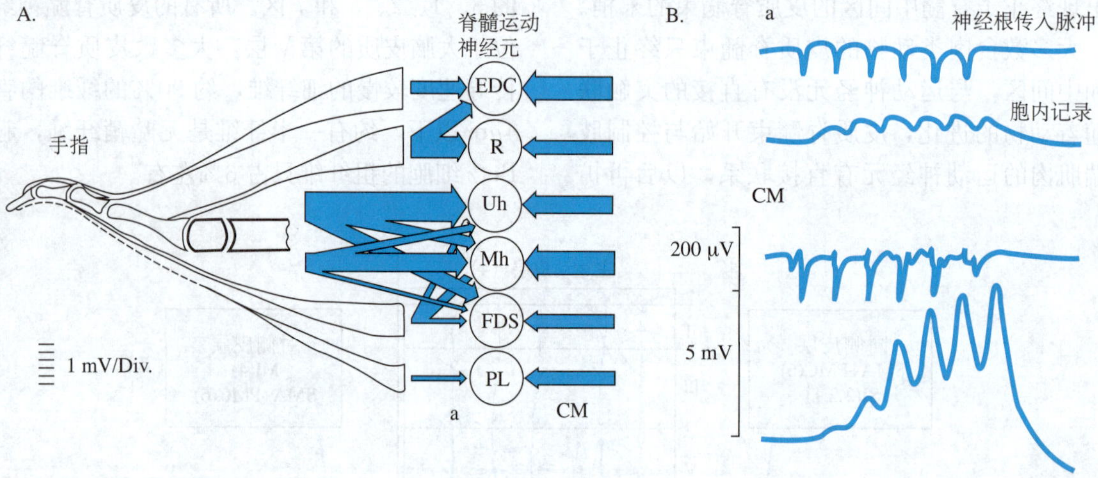

图 42-4 刺激肌梭感觉传入Ⅰa 和大脑皮质 CM 在脊髓前肢运动神经元引发的单突触 EPSPs 的比较

图 A 为不同类脊髓运动神经元接受的总突触输入。箭头的粗细代表最大 EPSPs 的相对幅度。EDC：指总伸肌；R：其余的腕部背屈肌；Uh：尺神经支配的手内肌；Mh：正中神经支配的手内肌；FDS：指浅屈肌；PL：掌长肌。（图 A 引自 Clough，J. F. M.，Kernell，D.；Phillips，C. G. J. Physiol. london，1969，198：145-166，图 B 引自 Phillips，C. G.，Porter，R. Prog. Brain Res，1964，12：222-242）

对一个脊髓运动神经元有直接兴奋性影响的皮质脊髓神经元群，大约分布在 2～10 mm^2 大小的形状不规则的皮质区域内。与支配不同肌肉的脊髓运动神经元有直接联系的皮质脊髓神经元在皮质的分布是互相重叠的，与单个运动神经元有联系的皮质脊髓神经元可以分布于互相分开的皮质区域中，但其下行轴突汇聚一起（图 42-5B）。另一方面，Eberhard Fetz 和 Paul Cheney 发现，一个皮质脊髓神经元的放电常同时单突触地影响好几个分别支配不同肌肉的运动神经元，但这种“分散”在支配手指肌肉的运动神经元中比较少见，这种较专一的直接突触联系也许对手指精细运动的控制有利。用解剖学方法已经证实，皮质脊髓神经元的一根下行轴突在脊髓中可有许多分支，终止于支配不同肌肉的运动神经元核中（图 42-6）。

皮质脊髓神经元除与运动神经元有直接突触联系外，还可以经过上颈段脊髓中的脊髓本体神经元（spinal proprioceptive neurons）间接地影响位于颈膨大中的支配前臂肌肉的运动神经元。

另一条间接通路是经过Ⅰa抑制性中间神经元施加对运动神经元的抑制性间接影响。

皮质运动区也可以通过位于脑干的神经核团间接地控制脊髓运动神经元。在主运动皮质、前运动皮质和辅助运动区，均有神经元投射至脑干的网状脊髓神经元及其他下行神经元而间接影响脊髓运动神经元（见第41章）。

由于相当一部分皮质脊髓束终止于脊髓腹角外侧的运动神经元，其主要功能便是控制肢体远端肌肉的活动，特别是手指精巧的活动。刺激皮质时在支配这些肌肉的运动神经元引起的EPSPs也最大。切断猴一侧皮质脊髓束后，再刺激主运动皮质时发现，和健侧对比，切断侧的皮质刺激虽然仍能引起运动，但所需刺激电流比健侧增加2～3倍。而且，所引起的运动种类大为减少，多为近躯干端关节如膝关节和肘关节的运动。这说明，皮质脊髓束对传递运动皮质至肢体远端肌肉的信号十分重要。损毁主运动皮质后，原来刺激辅助运动区和前运动皮质可引起的对肢体远端肌肉的影响也告消失，说明这两个次级运动区对远端肌肉的影响主要是通过它们至主运动区的投射而实现的。

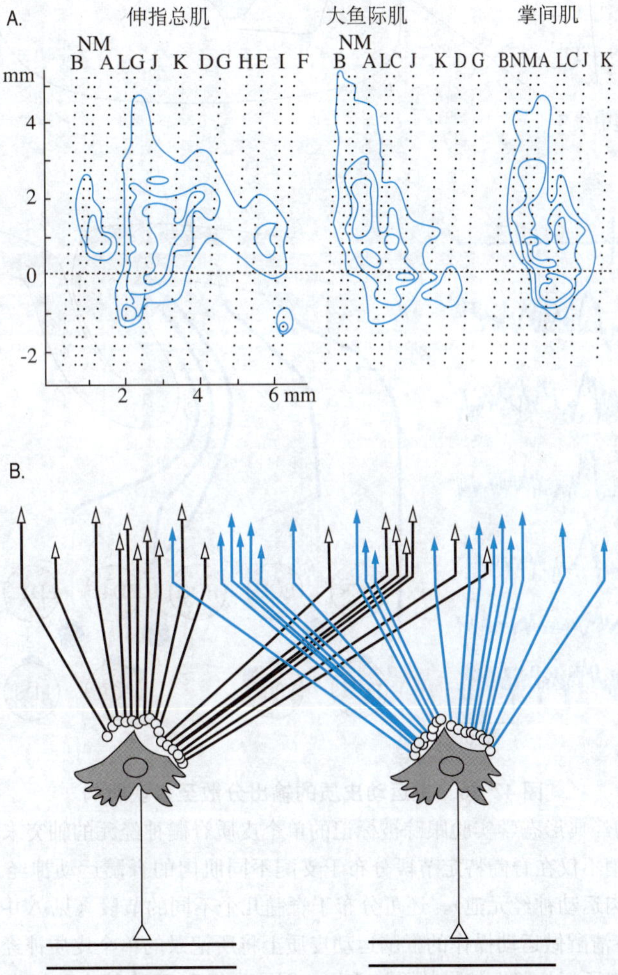

图 42－5　主运动皮质的输出汇聚至单块肌肉

（A）排列着的小点代表在运动皮质表面的电刺激点；曲线围绕的区域为在不同肌肉上能记录到刺激诱发肌电反应的等阈值区。（B）图A所示的实验结果表明，皮质给支配肌肉的脊髓运动神经元的输入来自主运动皮质较宽广的区域，且皮质给某肌肉提供输入的区域与给身体同一部位的另一块肌肉提供输入的区域有相当的重叠。（引自 Zigmond et. al. eds. Fundamental Neuroscience，Academic Press，1999.）

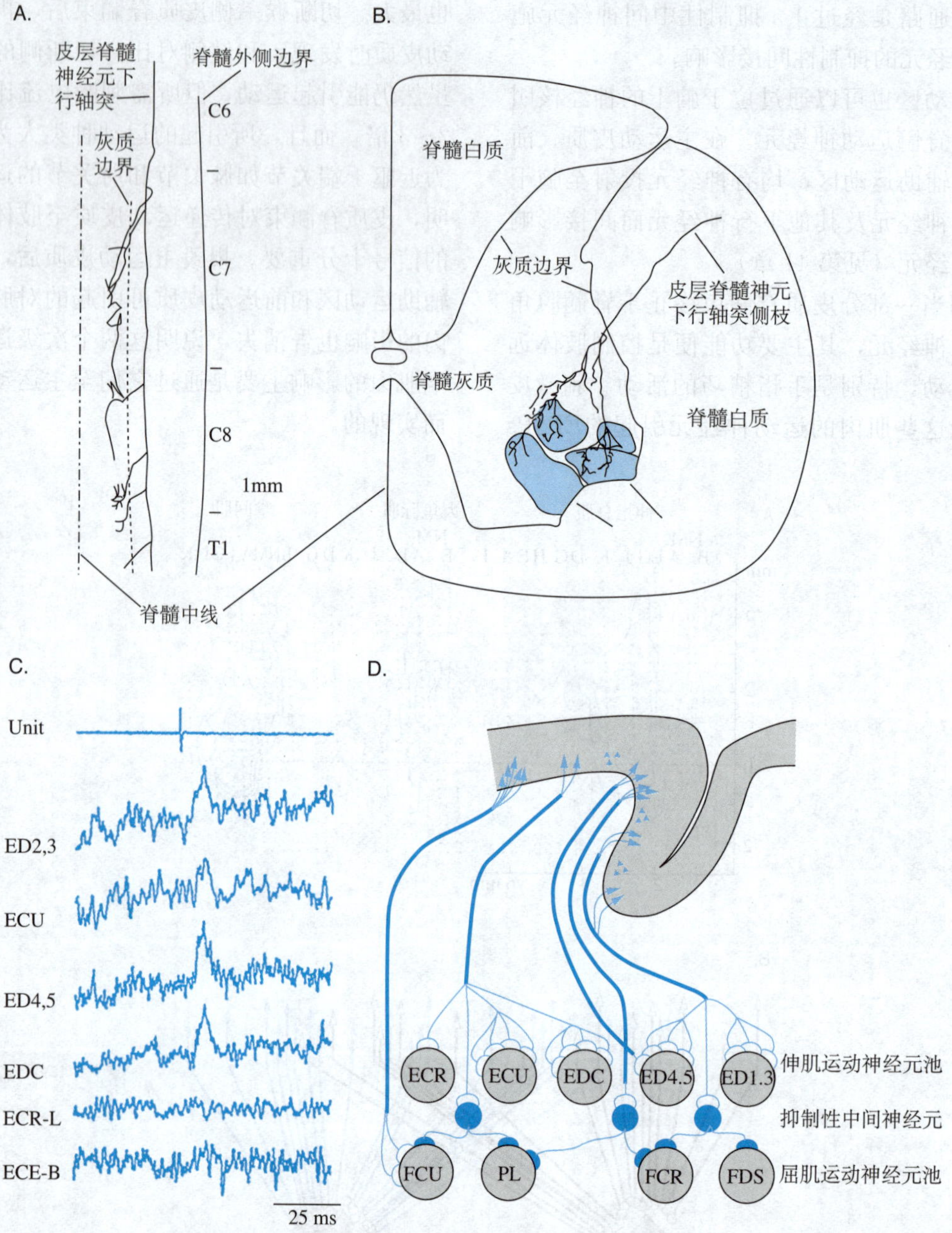

图 42-6　主运动皮质的输出分散至多块肌肉

(A) Shinoda 等的经典形态学实验跟踪被标记的单个皮质脊髓神经元的轴突末梢在脊髓灰质中的分布。这些末梢不仅在脊髓特定节段分布于支配不同肌肉的脊髓运动神经元池中（见 B 中所示四个前臂肌肉运动神经元池），还可分布于脊髓几个不同的节段（见 A 中 C6 至 T1）。(C) Fetz 和 Cheney 在清醒做运动操作的猴脑运动皮质上将所记录的单个皮质神经元的峰电位去触发从多块前臂肌肉所记的肌电信号的平均叠加。图示为经 7051 个峰电位触发后所叠加出的肌电记录。其中四道记录中显示具固定潜伏期的易化效应。表明该皮质神经元对相应的脊髓运动神经元有单突触兴奋作用。(D) 单个皮质脊髓神经元的输出常分散至多块肌肉，直接至脊髓运动神经元池或经过脊髓中间神经元。ED2，3：示指和中指伸指肌；ECU：尺侧腕伸肌；ED4，5：无名和小指伸指肌；EDC：指总伸肌；ECR-L：长桡侧腕伸肌；ECR-B：短桡侧腕伸肌；ECU：尺侧腕伸肌；FCU：尺侧腕屈肌；PL：掌长肌；FCR：桡侧腕屈肌；FDS：指浅屈肌。

四、各皮质运动区接受来自皮质下结构的特殊传入并与其他皮质部位互相联系

大脑皮质运动区接受多方面的传入，其中主要包括从皮质下投射上来的外周、小脑和基底节的苍白球的传入。投射至主运动皮质的外周传入经过脊髓到达丘脑的 VPLo 和 VLc，再到皮质运动区。丘脑中投射到运动皮质区的神经元与投射到感觉皮质区的神经元是互相分开的。从小脑的齿状核嘴端来的纤维经过丘脑 VPLo 和 VLc 也到达主运动皮质。从小脑齿状核尾端来的传入由Ⅹ核区中转投射至外侧前运动区，而从苍白球及黑质来的传入冲动，则经过丘脑的 VLo、VApc 和内髓板核（CM）投射至辅助运动区。换言之，主运动皮质以及次级运动皮质各自从不同的丘脑核接受传入，这些通路互不重叠，基底节和小脑齿状核的尾端部分只能通过辅助运动区和前运动皮质的中介，才能将信息传递至主运动皮质。此外，后顶叶运动皮质（5 区）接受从脑干前庭核团来的传入（图 42－7）。

运动皮质还接受同侧和对侧皮质的投射。从同侧大脑皮质至主运动皮质的投射，主要从主躯体感觉皮质（1.2 和 3a 区）发出。这种投射也按躯体定位的方式进行，它们提供皮肤和本体感觉的信息。从主运动皮质也有纤维投射至躯体感觉皮质，提供关于所发出的运动指令的信息。主运动皮质还与辅助运动区及前运动皮质有双向的联系，这两个次级运动皮质区又受后顶叶皮质和前额叶联络皮质的影响。有投射传入到后顶叶运动 5 区的除前庭系统外，还有躯体感觉皮质，从此得到肢体位置和头部在空间位置以及躯体与外界物体相互关系的信息。5 区还接受前运动皮质和边缘系统的投射，以获取关于运动的计划和动机状态的信息。5 区也投射至 7 区和前运动皮质。7 区接受大量从视觉皮质投射来的信息，与 5 区投射来的躯体感觉信息相整合，因而主要与关于物体在空间中的位置的视觉信息的加工有关。7 区也投射至前运动皮质和外侧小脑。

主运动皮质还经过胼胝体与对侧主运动皮质有纤维联系，主要是在双侧的控制躯干中线肌肉和肢体近侧肌肉的皮质区之间的联系，这可能有助于两侧肌肉群的协调。两侧运动皮质的手区和足区之间没有经过胼胝体的纤维联系。两侧的其他各运动区之间也有互相的联系。

五、主运动皮质和皮质脊髓束被损毁后会产生不同程度的运动障碍

人的主运动皮质被损毁后会产生短期和长期的运动障碍。短期内会引起它所控制的肌肉的软瘫。但 1～2 周后肌肉的张力会部分恢复，且常常可做些近侧关节的运动，但这时受累肢体会逐渐呈现过度增强的牵张反射，而表现出肌强直（spasticity）现象。以肢体远侧肌肉，特别是腕和手指的伸肌的强直最为严重和持久。主运动皮质受损后的一个突出症状是手指单独分别活动的能力丧失，屈曲手指时只能五指一起屈曲。这种手指的精巧运动功能的丧失基本上不能恢复。

当单侧锥体束损伤后，其对侧肢体的肌肉便不能被精确地控制。肢体远侧肌肉所受的影响也最严重。虽然尽很大努力可以做一些自主运动，如伸出肢体或握住物件，但用手进行精细运动的能力却几乎完全丧失。

近几年在猴的实验中发现，主运动皮质的手和腕部代表区受损毁后会在前运动皮质的手和腕部代表区产生相当明显的皮质神经结构的可塑性重组变化。在数月内，随着受累侧手和前臂运动功能的逐渐恢复，由电刺激所确定的前运动皮质手和腕部代表区不仅增大，由刺激引发出的肌肉反应的特征和分布形式也变得多样化。进一步的形态学实验发现，主运动皮质被损毁后，在损伤区周围会发生轴突侧芽再生而使它与前运动皮质区和更远的主躯体感觉皮质（1 和 2 区）之间增生出许多损伤所引起的、新的皮质与皮质间的联系。这说明成年中枢神经系统具备一种特殊的损伤后神经通路重新接线的能力，在运动功能的恢复中起作用。

第三节 主运动皮质发出运动控制指令和为运动参数编码

早期采用刺激和损毁方法的研究表明，主运动皮质在运动的控制中起重要作用。但这些实验结果只能证明它的存在和完整是行使运动控制功能的必要条件，却并不能解释主运动皮质是如何参与运动的发起和控制，或控制哪些运动参数的。Edward Evarts 率先使用记录经过操作式条件反射方法训练的猴的运动皮质单个神经元电活动的实验方法，为解答这些问题提供了新的手段。通过操作式条件反射方法的训练，猴子能学会根据一定的“条件”信号，“反射性”地做一定的“操作”动作。与此同时，观察所记录到的猴运动皮质单个神经元的放电活动和肌肉的电活动，实验者便能分析皮质神经元的活动与运动的功能关系。

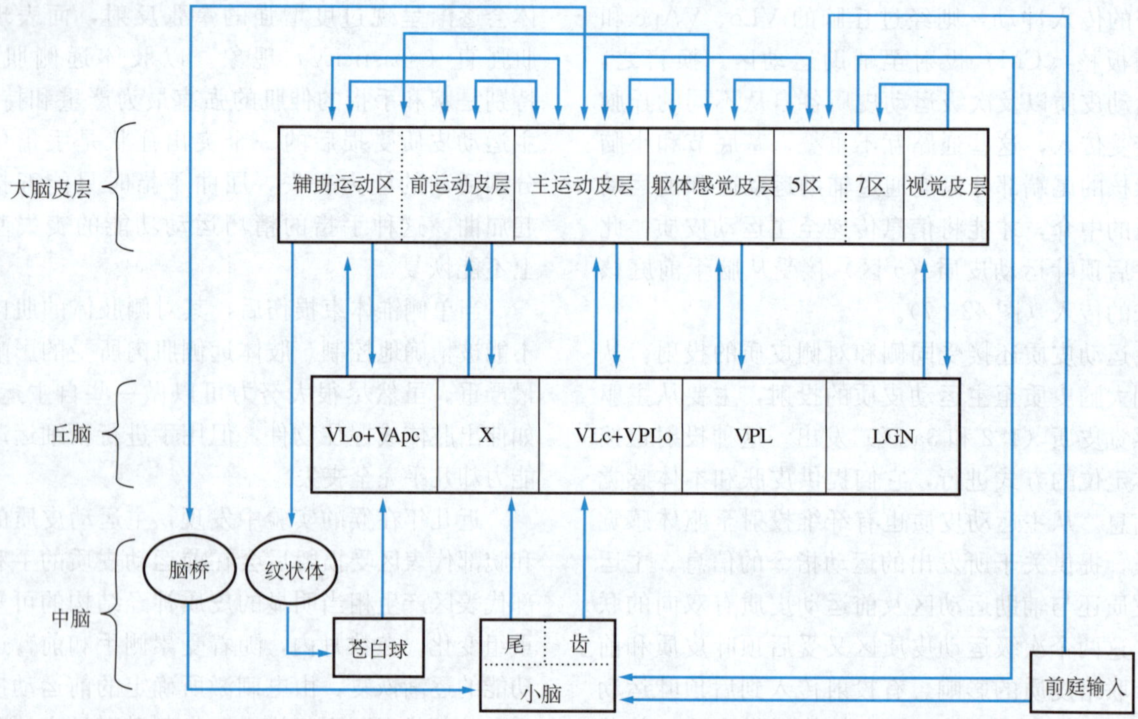

图 42-7 大脑皮质各运动区接受来自丘脑的皮质下结构或大脑其他主要皮质区投射的示意图

来自神经基底节和小脑核团的输入在抵达运动皮质前，都要经过丘脑核团。VLo：腹外侧核吻部；VApc：腹前核的小细胞部；X：丘脑Ⅹ区；VLc：腹外侧核尾部；VPLo：腹后外侧核吻部；LGN：外膝体。

与研究被麻醉的动物不同，对清醒动物和人的运动控制的研究使我们得以观察与自发的或操作式条件反射性的运动相关的一系列行为的时空参数，包括运动的始终和快慢、运动肌肉的收缩产力、多关节运动的协调以及各肢体部位在空间中移动的轨迹等，这方面的运动控制的神经生理学研究更注重运用肌电图分析（electromyography）、运动学分析（kinematic analysis）和动力学分析（kinetic analysis）等技术。

如让猴子做重复的屈腕和伸腕动作，从主运动皮质中便能记录到分别在屈腕和伸腕时活动的神经细胞放电。这些运动皮质神经元一般在有关肌肉出现肌电活动前 10～100ms 即开始活动。说明运动皮质的确是参与发起运动的。为了解运动系统各有关中枢在运动时先后被激活的时间次序，科学家们在类似的实验条件下，在运动系统的其他结构中记录单位放电，观察神经元开始活动的时间和肌肉开始收缩的时间之间的关系。图 42-8 所示的是在小脑和运动皮质得到的实验结果。运动皮质神经元群和小脑神经元群开始活动的时间分布于运动开始前的数百毫秒之内，两者的群体分布有很大的重叠。对一些其他运动中枢结构的实验观察也得到了类似的结果。从实验结果本身看，这些相关的中枢结构似乎不是被串联而是被平行地激活的。看来这种对各中枢结构的单个成员采样后做群体分析的实验手段并不能弄清运动时各中枢结构被激活的真正时间次序。原因可能是，在运动时每一特定中枢结构内的神经元都需要在相当一段时间内先后被激活，这段时间往往比各中枢间的传导时间长得多。而且，大多数运动本身的执行时程也比各中枢间的传导时间长得多，因此在运动期间各中枢完全可能会被重复地相互往返激活。近年来新的脑功能成像技术为对多个中枢结构进行同时同步的信号采样提供了可能性，但由于目前采样的速度和时空分辨率还不够高，对以上问题进行的研究尚未能得出明确的结论。

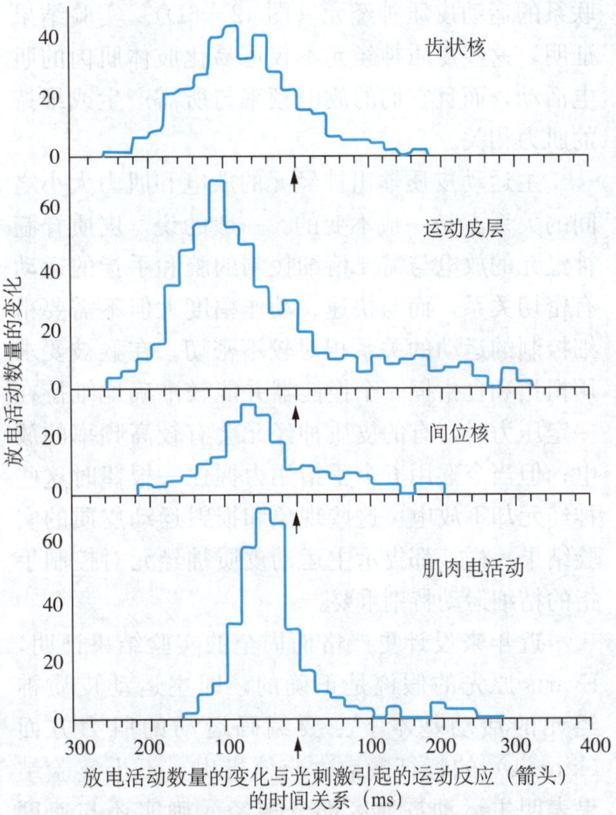

图 42-8　猴做腕部运动时所记录到的运动皮质神经元、小脑核团神经元和前肢肌肉放电活动。

它们在开始放电和最大放电活动相对运动起始点的时间差上各自不同，但在放电活动的时间分布上有相当大的重叠。（引自 Thach，W. J. Neurophysiol. 41：654-674，1978.）

一、主运动皮质单个神经元的活动常与运动时产生的肌力有关

主运动皮质神经元的活动到底编码了运动的哪些特征参数？是与较简单的产生运动所需的肌力有关（kinetic feature）？还是与较复杂的运动肢体的位置、速度和运动方向有关（kinematic feature）？为了回答这些问题，Evarts 训练猴子学会握住手柄做屈腕和伸腕动作后，在手柄加上可调节不同负载的装置，使猴子必须相应产生不同的肌力才能屈腕或伸腕而将手柄移动同样的距离。如果主运动皮质神经元的活动确实与肢体位置有关（即 kinematic），则其放电频率将不因肢体移动时所需克服的负载的大小而改变。反之，则放电频率将取决于负载的大小（即 kinetic）。实验结果证明，大多数主运动皮质神经元的放电频率和肌力的大小有关。例如，与屈腕有关的皮质神经元的放电频率随屈腕时负载的增加而增高。如果改变负载的方向，使负载有利于屈腕动作而对抗伸腕，从而使屈腕成为被动动作时，皮质屈腕神经元便停止放电。

主运动皮质神经元的放电频率随运动所需克服的负载大小而改变的实验结果，还不能证明运动皮质神经元的活动与运动时肌力的产生之间的直接因果关系。Eberhard Fetz 和 Paul Cheney 的实验为此提供了较直接的证据。他们同时记录了单个皮质神经元放电和许多块支配手腕运动的前臂肌肉的放电。因为神经肌肉接头是传递安全而牢靠的特殊“突触”结构，Fetz 和 Cheney 便推断，如果所记录的单个皮质神经元与支配前臂某肌肉的脊髓运动神经元确有直接突触联系，皮质神经元放电和该前臂肌肉放电之间的因果关系便应该能用“锋电位触发平均”方法检测出来。果然，当他们将猴做动作时记到的皮质神经元与同时记下的每块肌肉肌电分别作“触发平均”后，便检测出一些与脊髓运动神经元可能有直接突触

联系的运动皮质神经元（图 42－6D）。实验结果证明，这些皮质神经元不仅可易化肢体肌肉的肌电活动，而且它们的放电频率与所需产生或维持的肌力相关。

主运动皮质输出神经元的放电和肌力大小之间的关系不是一成不变的。一般的说，皮质脊髓神经元的放电与需要精细控制的腕和手指的运动有密切关系，而与快速、动作幅度大但不需要精细控制的运动的关系相对较不密切。在猴被要求用拇指和食指捏一个换能器并能较准确地维持在一定压力时，有的皮质神经元会有较高频率的放电；但当令猴用五个手指用力握住一根棒时这些神经元却不放电。这些现象和损毁运动皮质的实验结果一样，都提示主运动皮质神经元对控制手指的精细运动特别重要。

近年来设计更严格而周全的实验结果证明，Evarts 原先的假说是正确的，即主运动皮质神经元的活动基本上主要编码运动的肌力方面（kinetic）的特征参数。应该指出，不少实验结果表明主运动皮质区部分神经元确实还与速度或方向等其他运动参数有关（见下）。这说明运动皮质在功能上并非纯粹均一，若干种多层次的控制过程似乎并不互相排斥，且很可能彼此共存。

二、运动的方向是由神经元群体的活动来编码的

为了搞清楚运动皮质神经元活动是否编码运动的方向，Apostolos Georgopoulos 和同事们做了一系列重要的实验（图 42－9A）。他们将注意力放在实验猴做上肢伸屈运动的控制上。动物需学会握住位于胸前的操作杆，然后通过手臂的伸屈运动将握着的操作杆从同一个中心点向位于同一平面的外围八个目标移动（目标之间间隔 45°），同时记录皮质单个神经元的放电活动。他们发现不同神经元的放电与手臂伸屈运动的方向有关：每个与该特定运动相关的神经元似乎都有一个更“倾向”于放电的运动方向，手握操作杆沿该方向移动时神经元的放电频率最高。随着运动方向逐渐偏离该最佳角度，放电频率也逐渐降低。当操作杆向最佳角度的相反方向移动时神经元便停止放电。这样，当一个神经元在动物手握操作杆做移动运动时，只要移动所向的目标在包括最佳角度以及两侧的一个较大弧度的范围内，都会有程度不同的放电活动。因此，从单个神经元的放电往往不能准确地判定运动的方向。但在记录一群神经元在操作杆向八个方向移动时各自的放电活动的强度后，就可以计算出此群神经元中的各神经元在八个目标运动方向的每一个方向上的矢量贡献，从而再计算出群体的矢量总和。分析结果表明，从主运动皮质神经元群体在八个运动方向的每一方向所计算出的放电活动矢量的群体总和所得到的运动方向，基本上和实际运动的方向相吻合。这说明运动的方向不只是由个别神经元而是由一群神经元的活动决定的。

事实上，Donald Humphrey 更早的经典实验证据就已表明，若干随意运动的参数可由运动皮质内神经元群体的活动所决定。例如，当在主运动皮质记录数个在运动时同时放电的神经元活动时，如将每个神经元的放电值进行适当的加权处理后再相加，这数个神经元的放电的平均值变量往往比其中任何一个神经元的放电更接近肌力变化的时程、速度和肢体位置变化的轨迹与位置。所记录的神经元数越多，其加权总和所得的群体放电活动与实验动物所做运动的机械参数变化越相符合。

皮质神经元群体活动对运动方向和其他参数编码的实验证据，是近年来皮质损伤修复和脑机接口（或神经假肢，neural prosthesis）方面研究进展的主要神经生理学理论基础。日益更新的超微电子和精密机械加工技术、生物医学工程的新理论和方法、更为重要的是逐年成倍增长的电脑运算速度和内存，以及数据处理能力，为此领域的进展提供了前所未有的良好技术条件。近年的几个关键的概念验证性（proof of concept）工作，都是在与类似前文所描述的清醒猴的动物实验基础上完成的。三十多年前皮质生理科学家所奢望的、能同时采样并记录成百或上千个单个神经元放电和大量运动行为参数、而且可对数据做实时分析处理等一系列复杂的实验方法和分析手段，现在在技术上不仅成为可能，而且已日趋成熟。最新的无线遥测技术更为脑机接口在帮助神经瘫痪病人克服运动障碍的临床实际应用上提供了可观的前景。但这类进展在相当程度上仍依赖于寻

找一些最佳的计算法，以便能将所收集到的脑信号数据转化还原成原先实验时动物所做的那些简单的方向性动作。如何可靠、稳定、持久地从脑组织中记录与行为有关的电信号，以及如何深化对大脑控制机制的认识，提高对所记录到的皮质神经元放电特征的功能上解释的能力，是今后脑机接口领域进一步发展的瓶颈。神经生理学家们所面临的最大挑战，是如何继续用创新的思路和方法了解皮质在运动控制中的作用和机制。

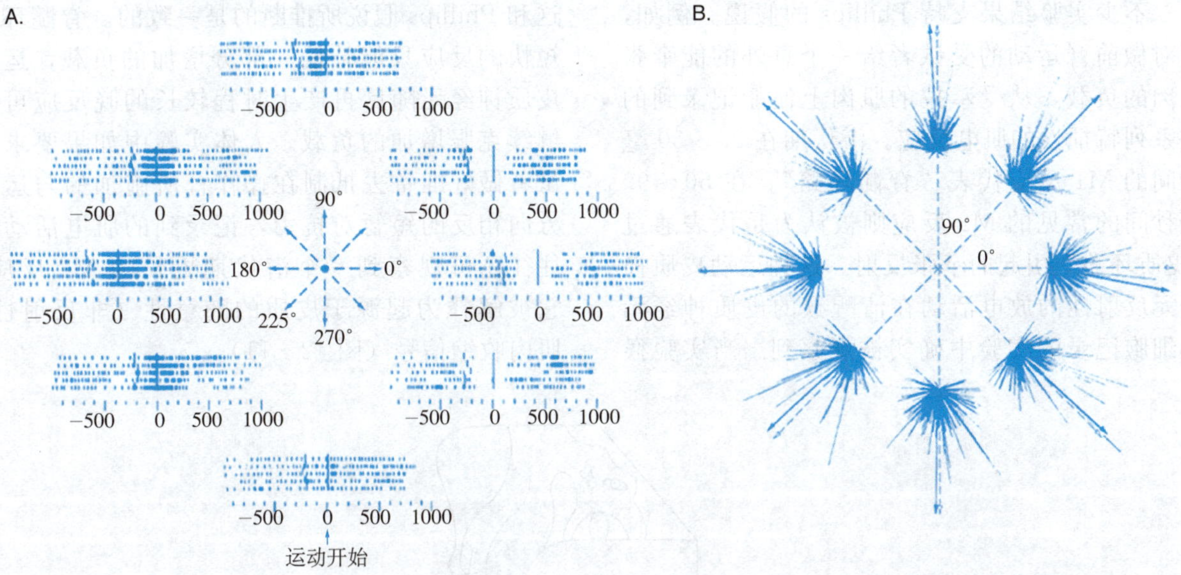

图 42-9　单个皮质神经元随不同运动方向而放电的范围较广泛，从神经元群体活动的总和所得到的运动方向，基本上和实际运动的方向相吻合。图 A 为已受训的实验猴在做前臂运动前和开始运动后从单个主运动皮质神经元记录的放电活动。每次手臂的伸屈运动从同一个中心点向位于同一平面的外围八个指令目标移动（见图中箭头）。所示的八组栅格状排列的单细胞神经元放电活动（每组有五次重复动作的记录，以观察与重复前臂运动相关的神经活动；每条记录中的各小点即单个神经元动作电位）都按运动开始的时间排齐。所示记录表明，该神经元当前臂在 90°～225°范围内运动时放电，是其“倾向”的运动方向。许多放电活动与运动相关的单个神经元都具这种特征“倾向”的方向性。而从神经元群体来看，在向任一指定方向运动时许多具不同方向倾向性放电的皮质神经元都有放电活动。图 B 所示为八个方向的群体活动。由每一方向各神经元放电活动矢量计算所得的群体总和矢量所代表的方向（直线箭头）基本上接近于实际运动的方向（断续线箭头）。（引自 Georgopoulos，AP. Neural integration of movement：role of motor cortex in reaching. FASEB J. 2：2849－2857，1988）

三、运动皮质神经元时刻接收和处理关于运动执行情况的反馈信息

随意运动的精确控制需要在中枢产生的指令信号与从外周传入的感觉反馈之间保持平衡，有关运动实际执行情况的信息可通过各种感觉传入途径到达运动皮质神经元。大多数运动皮质神经元也有外周感受野。在清醒猴运动皮质，有的神经元可被关节移动所兴奋，有的对皮肤的触觉刺激或摩擦体毛产生反应，有的则同时接受皮肤和深部感觉的传入。一些神经元还对视觉或听觉刺激起反应。但也有 1/3 左右的神经元对外周刺激无明显反应。

不少运动皮质神经元接受来自肌肉的传入信息。Asanuma 发现，它们一般接受来自该皮质神经元本身所控制的肌肉的传入信息，或者接受因这些肌肉收缩而被影响到的皮肤区的传入。换言之，运动皮质神经元的传入和传出有密切的关系。运动皮质神经元接受它所控制的肌肉内的感受器的传入，和脊髓运动神经元接受同名肌的肌梭的传入的情况十分相似，此现象使 Charles Phillips 提出可能存在一个经过运动皮质控制肌肉收缩的长反馈环的假说。这一反馈路径的作用将和相对较短的反馈环——脊髓牵张反射一样，但以不同的时程和机制，帮助运动中的肢体克服运动过程中发生的意外障碍。例如，当运动由于负载增加

而滞后时，肌梭的初级末梢的传入放电增加，这不仅将通过脊髓引起牵张反射（脊髓环路），而且同时将感觉信号传入皮质，使运动皮质神经元的放电增加，从而再下行经脊髓运动神经元反射性地增强肌肉收缩（皮质环路），以对付增加的负载（图 42-10）。

不少实验结果支持 Phillips 的假说。例如，当对做前臂运动的受试者给一个意外的能牵张肌肉的负载，从受牵拉的肌肉上便能记录到的一系列特征性的肌电反应。潜伏期在 25～30 毫秒间的 M1 反应代表“脊髓环路”。在 50～90 毫秒间的常见的 M2 反应则被认为是代表通过“皮质环路”引起的牵张反射。这种运动皮质神经元反射性的放电活动在清醒猴的皮质神经元单细胞记录的实验中确实被观察到。当实验猴手握操作杆在两个目标区之间移动时，如果突然意外地给操作杆施加一短暂的与运动方向相反的对抗力，过了一个潜伏期后运动皮质神经元会产生短促的高频放电。该放电活动的潜伏期虽不长，但出现在肌电 M1 反应之后。按推算，很可能是皮质神经元对肌梭传入的反应，这和 Phillips 假说所推断的是一致的。脊髓环路短快的反应只能补偿一部分增加的负载，运动皮质神经元随后再产生时程较长的晚反应可以继续克服增加的负载。人体实验中如果要求受试者做好准备去抵制在操作杆所施加的与运动方向相反的短暂对抗力，记录到的肌电活动中往往还可观察到一个潜伏期更长的 M3 反应，它被解释为起源于皮质的随意性（非反射性）肌肉收缩信号（图 42-11）。

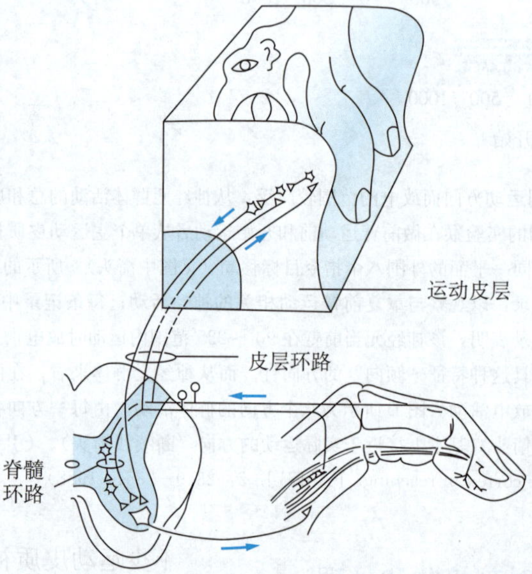

图 42-10　手指屈肌被牵张后经过运动皮质的长反馈环路和只经过脊髓的短反馈环路反射性地兴奋该屈肌的脊髓运动神经元而控制肌肉收缩。

（引自 Kandel ER，Schartz JH，Jessell TM，eds. Principles of Neural Science，3rd ed. Elsevier，1991.）

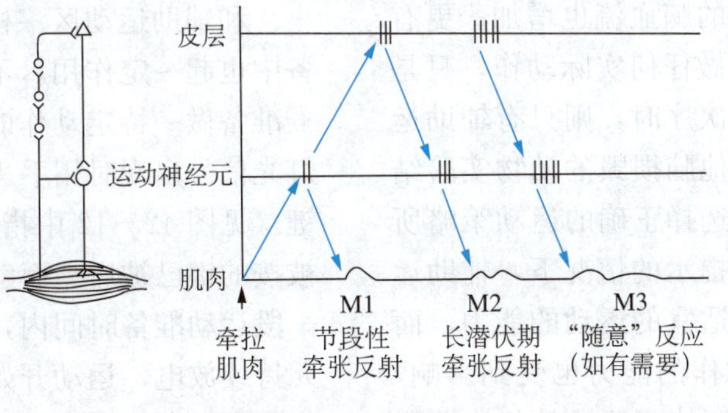

图 42-11 根据皮质环路的长反馈和只经过脊髓环路的短反馈神经通路和可能的机制解释牵拉肌肉后所诱发的肌电反应。

(引自 Fetz, EE, Motor functions of cerebral cortex. In Patton HD et. al. eds. Textbook of Physiology, vol. 1, 21st Edition, Saunders, 1989.)

第四节 其他皮质运动区具有多方面、复杂而高层次的运动控制功能

早期对大脑皮质运动区的确定和划分主要根据用形态学、损毁或电刺激方法所进行的研究，因而自然地将与控制肌肉收缩有比较直接关系、损毁后对运动的影响最明显的中央前回 4 区作为主运动皮质。以后在清醒猴上得到的大量的更复杂的实验结果，为大脑皮质对复杂运动的控制功能在皮质各区的分布和“分工”提供了新的认识。实验结果表明，其他皮质运动区有许多与主运动皮质类似的特征和功能。例如，辅助运动区和前运动皮质也是按躯体定位组织的，但刺激辅助运动区常引起复杂而较持久的运动，如肢体或躯干的朝向反应或打开手掌和握拳等，有时还可引起身体两侧的运动。刺激前运动皮质则较少引起运动，所引起的运动常牵涉肢体近侧肌肉的收缩。与主运动皮质区相比，一般需较强电流和较长时程的刺激才能在次级运动区产生运动效应。

损毁主运动皮质以外的其他运动区（前运动皮质、辅助运动区、后顶叶皮质区和背侧前额叶区）引起更为复杂的运动行为障碍，主要似乎是影响了为运动的顺利执行而制定正确策略的能力。例如，当猴的一侧辅助运动区和前运动皮质被损毁后，动物便不会用受累侧的前臂绕过挡在前面的透明塑料板，再通过侧面的洞去获取眼前的食物。相反，猴总是试图直接从正面去取食物，尽管其前臂一再因撞上透明塑料板而受阻。这种运动功能缺损与人的前额叶联络皮质或后顶叶皮质受损时引起的失用症（apraxia）相似。这种病人能正常进行简单的运动，但丧失了做那些需要有严格肌肉收缩顺序的较复杂动作的能力，例如刷牙和梳头等。

一、辅助运动区在运动的编程、学习掌握运动的顺序及运动控制的许多方面起重要作用

辅助运动区分布在大脑半球的内侧。根据解剖联系和生理特性的不同，辅助运动区可以分为三个部分，即前辅助运动区（pre-supplementary motor area）、新辅助运动区（newly-defined supplementary motor area）和辅助眼区（supplementary eye field）。新近的有意义的发现是，前辅助运动区和较高层次的运动控制有关，而新辅助运动区则和相对简单的运动任务有关。有实验证明，令受试者完成用四个手指按照不同的组合次序按一对键的任务时，在学习过程中只有受试者的前辅助运动区被激活，而在学会后的执行过程中则只有新辅助运动区被激活。

早期 Roland 等所做的实验就已经表明辅助运动区与部署运动的顺序有关。他们让受试者用手做复杂程度不同的各种运动，同时记录观察脑的局部血流。当受试者做简单的运动时，对侧主运动皮质和躯体感觉区血流量显著增加。当受试者做将拇指依次接触其余四指的复杂动作时，除上

述皮质区外，辅助运动区的脑血流也增加。更有意义的是，当令受试者不做任何实际动作，只是默想这套动作的手指运动次序时，则只有辅助运动区的血流是增加的。其他脑损毁的动物实验结果也表明，辅助运动区是选择正确的运动策略所必需的。在缺乏感觉线索提示的情况下，辅助运动区受损的猴会失去选择适宜的运动的能力，而且这些动物的双手协调动作的能力也受到影响，提示辅助运动区也参与对躯体双侧运动的协调和控制。

其他实验证明，辅助运动区也在简单的运动中起作用。而且，辅助运动区确实在多种操作动作的准备阶段就开始活动，即它和运动的准备有关。在人进行随意运动前 800～1000ms，在颅顶（vertex）处即出现一负相的持续电位，称为准备电位（readiness potential）。一般认为，准备电位反映了运动的准备过程。这一运动的准备时间的长短与即将进行的运动的复杂性及精确程度有关。在受试者需根据事先确定的刺激做出事先确定的反应的实验中，反应时间（潜伏期）较短。如果受试者需根据不同的刺激做出不同的反应，则反应时间就较长。在这种情况下，选择的可能性越多，反应时间就越长，即中枢需要更多的时间从各种可能性中做出正确的选择。

二、前运动区控制将手臂指向目标的肢体近侧肌肉的运动

在有轴突纤维投射至主运动皮质的各皮质区中，前运动皮质的功能被了解得相对较少。该区主要接受后顶叶皮质的投射，发出大量纤维至内侧下行系统（特别是网状脊髓系统）在脑干的起源部位，它也有纤维投射至控制躯干中轴及近侧肌肉的脊髓灰质部。因此前运动皮质可能主要参与控制躯体中轴肌肉及肢体近侧肌肉的活动，在将躯干和手臂伸向目标的运动中起作用。

和辅助运动区一样，前运动皮质在运动的准备中也起一定作用。不少前运动皮质神经元会在猴准备做一特定动作时放电。如训练猴在一触发灯光信号出现时用手去按一排键中一个被启亮的键（见图 42－12 中指令信号），在根据指令应该被按的键已被启亮而触发灯光信号尚未出现的这一段运动准备时间内，前运动皮质中有不少神经元持续放电，运动开始后放电即停止。这种放电往往有方向特异性，只有猴准备向某一方向运动时才出现放电，即它代表特定感觉信号与特定运动的联系（一种“联系学习”）。这种特殊的“预备相关的”（set－related）的神经元虽然在其他皮质运动区包括主运动皮质中也被观察到，但在前运动皮质中的数量相对更多，在运动准备阶段的放电所具有的意义也各有不同。

三、前运动区对运动的选择和感觉运动转化起作用

猴的前运动皮质区可分为腹侧和背侧两个部分。在执行将肢体靠近或接触到处于视觉范围内的某物体的运动时，腹侧前运动皮质的功能可能与选择和控制肢体的合适的运动方式有关。该部位从后顶叶皮质接受大量视觉和躯体感觉传入，因此其中不少神经元既有躯体感觉的感受野，又对视觉输入有反应，且在按视觉提示进行运动时有较多的放电活动。

背侧前运动区则更与按抽象性指令或条件性提示而选择运动有关。如让实验猴根据位于中间的位置指示灯的颜色分别按左或右键，绿灯亮时按右键，红灯亮时按左键，许多背侧前运动皮质的神经元不是在绿灯启亮后放电，便是随红灯启亮后放电，且放电都在动物开始动作之后停止。然而，倘若一个一直是在红灯启亮后放电的神经元突然错误地随绿灯启亮而放电的话，动物接下来所做的动作也往往是错误的。

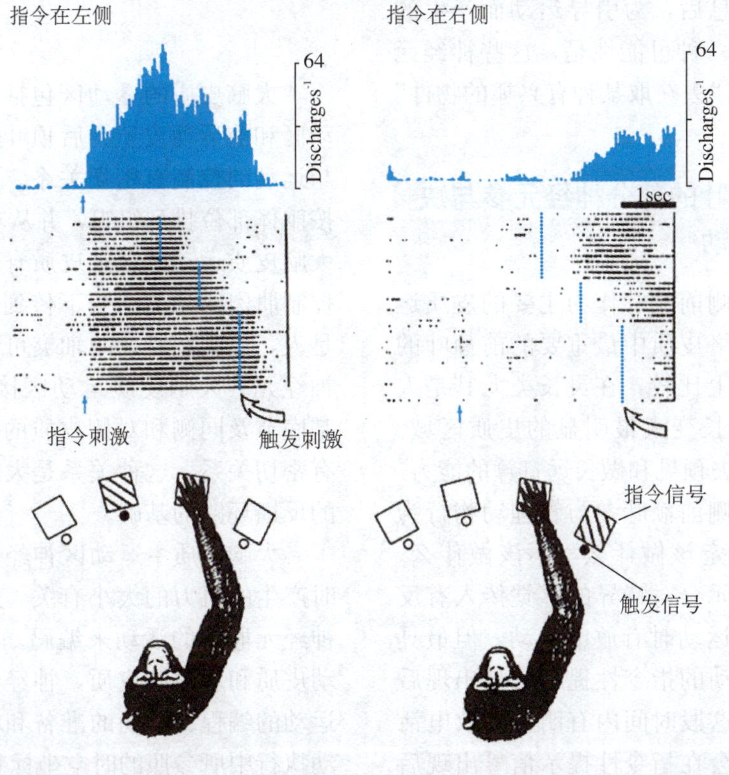

图 42-12　实验猴胸前四块方形指令键中的一块被启亮，指示运动的方向，但猴必须等到其边上的触发灯光信号出现时才能用手去按被启亮的指令键。神经元放电活动的记录都按指令信号被启亮的时间排齐。指令信号和触发信号间的延迟时间随机地取自三个预定值之一。相同延迟时间的放电活动记录被放在一起。结果表明，神经元放电活动在指令信号被启亮后即刻增强，一直维持到猴随触发信号而做出运动反应。（引自 Weinrich M，Wise SP. 1982. The premotor cortex of the monkey. J. Neurosci. 2：1329－1345.）

四、后顶叶皮质汇总视觉和躯体感觉信息以参与随意运动空间控制的编程

任何运动的顺利执行都需要通过感觉传入得到完整的空间信息，包括人体或动物本身在空间的相对位置及与所接触的外界物体（包括运动所向的目标）的相互空间关系的信息。后顶叶皮质在汇总这类信息而控制运动的过程中起着重要的作用。此皮质区接受大量来自视觉皮质和躯体感觉区的纤维投射。猴的后顶叶皮质包括 5 区和 7 区，在人则还包括 39 区和 40 区。通常左侧后顶叶皮质主要与语言文字信息的加工有关，而右侧后顶叶皮质则与空间位置信息的加工有关。后顶叶皮质受损后，病人不能获知关于自身一侧躯体的触觉或视觉信息，这种现象称为忽略（neglect）。他们会否认一侧的肢体是自己的，并对这侧肢体完全不加理会。同时，对于物体空间位置的判断也发生错误。虽然感觉是正常的，但病人不能依赖触摸来辨别放在手中的形状复杂的物体或画出物体的三维图形。由于不能利用对侧躯体的信息（包括视觉信息），他们不能得出正确的空间坐标，动作不能依照正确的坐标进行。例如在画一只钟时，他们会将所有数字都画在一边，而且并不意识到这是错的。

后顶叶皮质神经元的活动常受到动物是否集中注意力的影响。5 区中有两类神经元可能在运动的发起中起作用。其中一类神经元当猴将前臂伸向一个他想得到的物件（食物等）时才放电。这种神经元对感觉刺激不起反应。当猴的前臂伸向同一空间位置，但它感兴趣的物件已不存在时，神经元也不再放电。另一类神经元则只在猴用手探摸感兴趣的物件时才有放电活动。7 区内有的神经元只在猴眼移向感兴趣的物件时才放电，在无目的的眼球移动时无放电活动。这些神经元的放电，被推测为可能是在整合了关于运动目标（空间位置等）和动物本身状态（肢体位置、对目

标有无兴趣等）的信息后，为引导运动而产生的一个参考的框架。另一种可能性是，这些神经元的放电可能是在产生“去获取某种有兴趣的物件”的运动指令。

五、背侧前额叶的部分神经元参与决定做哪一类随意运动

一般教材不将背侧前额叶作为主要的皮质运动区，但它是大脑联络皮质中最重要的前额叶的一部分。从种系发生上比较，在灵长类尤其是人类，此背侧部分是增长变大最明显的皮质区域。该区受损的病人会失去预见和做长远打算的能力。目前的观点认为，背侧前额叶参与管理动物行为的高级执行功能，决定该做什么，不该做什么。这个皮质区中的神经元会对特异的感觉传入有反应，也会在动物执行运动时有放电活动，但最具特征的是它们会在运动的指令性提示信号出现后到执行被指令的运动这段时间内有明显的放电活动。还有一些神经元会在指令性提示信号出现后开始放电，而且在指令性提示消失后仍继续维持放电，一直等到“执行运动”的提示信号出现并开始执行运动时放电才停止。这种在指令性信号消失期间的前额叶神经元活动似乎起一种“工作记忆”的功能作用，在动物等候执行信号的那段时间内，保存着与先前指令性提示有关的或与运动有关的信息。确实，一旦当等待期间神经元的放电活动与指令性提示所产生的特征性放电活动不符时，动物则常会在执行信号出现后做出不符合预计要求的动作。背侧前额叶受损的病人也会失去准确地做延时反应操作的能力。如果没有延时，只要求受试者做出即刻的反应，他们似乎能正确地完成操作，但当在操作中加入延时后，受试者便逐渐忘记了执行信号一旦出现时什么是他该做的正确反应。

总之，上述各皮质运动区各有不同的解剖和生理特征，在随意运动的控制中起着不同的作用。应当指出，许多功能特征为各运动区所分享，只是各有偏重，各皮质运动区之间在功能上的分工只是相对的。例如前文已经提到，运动准备期间有放电活动的“预备相关”（set - related）神经元在几乎所有皮质运动区都能观察到。

※　※　※

大脑皮质的运动区包括主运动皮质、辅助运动区和前运动皮质。后顶叶皮质和背侧前额叶也与运动的控制有密切关系。大脑皮质各运动区都按躯体部位排列组织，并从功能上依此相互联系。大脑皮质运动区通过皮质脊髓束和皮质延髓束将控制肌肉活动的信号下传到脊髓。在灵长类尤其是人，皮质脊髓束的轴突可直接地影响脊髓运动神经元。大脑皮质运动区接受来自外周、小脑、基底节及同侧和对侧皮质的传入。其传入和传出有密切关系，这种关系是大脑皮质参与控制运动的反馈环路的基础。

大脑皮质主运动区神经元的活动主要与运动时产生的肌力的大小有关。运动的方向则可能由神经元群体的活动来编码。在辅助运动区、前运动皮质和后顶叶皮质，神经元的活动主要与复杂运动的编程、运动的准备和将感觉信息转译成运动执行中所参照的时空坐标有关。

参考文献

综述

1. Brooke JD，Cheng J，Collins DF，et al. Sensori-sensory afferent conditioning with leg movement：gain control in spinal reflex and ascending paths. Prog Neurobiol，1997，51：393-421
2. Bock G，M OConnor，J Marsh，eds. Motor area of the cerebral cortex，ciba foundation symposium 132. Chichester：John Wiley & Sons，1987：332
3. Dum R，Strick PL. The corticospinal system：a structural framework for the central control of movement. // LB Rowell，JT Sheperd，eds. Handbook of Physiology. Exercise：Regulation and Integration of Multiple Systems. Oxford：Oxford Univ Press，1996：Scet. 12，217-254
4. Fetz EE. Are movement parameters recognizably coded in the activity of single neurons? Beha Brian Sciences，1992，15：679-690
5. Monfils MH，Plautz EJ，Kleim JA. In search of the motor engram：motor map plasticity as a mechanism for encoding motor experience. Neuroscientist，2005，11：471-483
6. Phillips CG. The Ferrier Lecture，1968：Motor apparatus of the Baboon's hand. Proceedings of the Royal So-

ciety of London. Series B, Biological Sciences, 1969, 173 (1031) : 141-174
7. Porter R, Lemon R. Corticospinal Function and Voluntary Movement. Oxford: Clarendon, 1993: 428
8. Riehle A, Vaadia E, eds. Motor cotex in voluntary movements: a distributed system for distributed functions. London: CRC Press, 2005: 426
9. Rothwell J. Control of human voluntary movement, 2nd ed. London: Chapman, Hill, 1994: 501
10. Schieber MH, Fuglevand AJ. Motor areas of the cerebral cortex. // Encyclopedia of Cognitive Science. London: Nature Publishing Group, 2003: 111-121
11. Wise SP, Boussaoud D, Johnson PB, et al. Premotor and parietal cortex: corticocortical connectivity and combinatorial computations. Annu Rev Neurosci, 1997, 20: 25-42

原始文献

1. Chang HT, Ruch TC, Ward AA. Topographicall representation of muscles in motor cortex of monkeys. J Neurophysiol, 1947, 10: 39-56
2. Chen DF, Hyland B, Maier V, et al. Comparison of neural activity in the supplementary motor area and the primary motor cortex in monkeys. Somatosensory and Motor Research, 1991, 8: 27-44
3. Crutcher MD , Alexander GE. Movement-related neuronal activitiy selectively coding either direction or muscle patterns in three motor areas of the monkey. J Neurophyiol, 1990, 64: 164-178
4. Georgopoulos AP, Kalaska JF, Crutcher MD, et al. The representation of movement direction in the motor cortex: single cell and population studies. // GE Edelman, WE Gall, WM Cowan, eds. Dynamic aspects of neocortical function, New York: John Wiley & Sons, 1984: 501-524
5. Humphrey DR, Schmidt EM , Thompson WD. Predicting measures of motor performance from multiple spike trains. Science, 1970, 170: 758-762
6. Dancause N, Barbay S, Frost SB, et al. Extensive cortical rewiring after brain injury. J Neurosci, 2006, 25: 10167-10179
7. Fetz EE , Cheny PD. Post-spike facilitation of forelimb muscle activity by primate corticomotoneuronal cells. J Neurophysiol, 1980, 44: 751-772
8. Graziano MSA, Taylor CSR, Moor T. Complex movements evoked by microstimulation of precentral cortex. Neuron, 2002, 34: 841-851
9. Jackson A, Mavoori J, Fetz EE. Long-term motor cortex plasticity induced by an electronic neural implant. Nature, 2006, 444: 56-60
10. Kakei S, Hoffman DS, Strick PL. Muscle and movement representations in the primary motor cortex. Science, 1999, 285: 2136-39
11. Kernell D, Chien-Ping Wu. Post-synaptic effects of cortical stimulation on forelimb motoneurones in the baboon. J Physiol, 1967, 191 (3): 673-690
12. Mushiake H, Inase M, Tanji J. Neuronal activity in the primate premotor, supplementary, and precentral motor cortex during visually guided and internally determined sequential movements. J Neurophysiol, 1991, 66: 705-718
13. Penfield W, Boldrey EH. Somatic motor and sensory representation in the cerebral cortex of man as studied by electrical stimulation. Brain, 1937, 60: 389-443
14. Phillips CG, Porter R. The pyramidal projection to motoneurones of some muscle groups of the baboon's forearm. Prog Brain Res, 1964, 12: 222-245
15. Sergio LE, Hamel-Paquet C, Kalaska JF. Motor cortex neural correlates of output kinematics and kinetics during isometric-force and arm-reaching tasks. J Neurophysiol, 2005, 94: 2353-2378

第四十三章　小　脑

王建军

第一节　根据外形和结构特征可将小脑分成三个前后向的叶和三个内外侧的纵区 …… 797
一、根据表面形态学特征可将小脑划分为前后向的三个叶 …… 797
二、根据皮质-核团投射规律可将小脑划分为内外侧的三个纵区 …… 797
第二节　小脑神经元环路的组成及其活动具有高度的规律性 …… 798
一、浦肯野细胞是小脑皮质神经元环路的主神经元和小脑皮质的唯一传出途径 …… 798
二、苔状纤维和爬行纤维构成了小脑皮质两个结构和功能各不相同的传入系统 …… 800
三、小脑皮质中的抑制性局部中间神经元调制浦肯野细胞的活动 …… 804
四、小脑皮质和小脑核团共同完成了小脑的运动整合功能 …… 804
五、单胺能多层纤维传入系统广泛地调节小脑皮质和小脑核团神经元的活动 …… 805
六、微带是小脑皮质的基本功能单位 …… 805
第三节　小脑的三个功能部分具有不同的神经连接、进化起源和功能 …… 807
一、前庭小脑调节躯体的平衡和眼球的运动 …… 808
二、脊髓小脑利用感觉反馈信息控制肌肉的张力和适时地调节进行中的运动 …… 808
三、皮质小脑参与随意运动的发起和计划，并可能为运动定时 …… 810
第四节　小脑具有运动学习功能 …… 812
第五节　小脑也具有调节内脏活动的非躯体功能 …… 815

小脑（cerebellum）是中枢神经系统中最大的运动结构，其主要作用是维持躯体平衡、调节肌肉张力和协调随意运动。小脑并不直接发起运动和指挥肌肉的活动，而是作为一个皮质下的运动调节中枢配合皮质完成这些运动机能。因此，切除全部小脑并不妨碍动物运动的发起和执行，但运动是以缓慢、笨拙和不协调的方式进行的。对小脑损毁的病人而言，由于他们不能利用小脑来协调协同肌和对抗肌收缩的时间和幅度，病人不得不在运动的过程中思考下一步该怎么办。小脑的另一个与运动有关的重要功能是其在技巧性运动的获得和建立过程中所发挥的运动学习（motor learning）作用。

另一方面，越来越多的研究表明，小脑除了具有调节运动的躯体功能（somatic function）之外，还具有一些调节内脏活动的非躯体功能（non-somatic function）。

第一节　根据外形和结构特征可将小脑分成三个前后向的叶和三个内外侧的纵区

小脑由外层的灰质（皮质）、内部的白质和位于白质深部的三对小脑核团（cerebellar nuclei）组成。三对小脑核团分别是顶核（fastigial nucleus）、间位核（interposed nucleus）和齿状核（dentate nucleus）。在人类，间位核分化成球状核（globose nucleus）和栓状核（emboliform nucleus）。小脑的传入纤维主要来自于前庭、脊髓和大脑皮质等处，分别与小脑核团和小脑皮质的神经元形成突触联系；也有一些传入纤维来自于中缝核、蓝斑核和下丘脑。小脑皮质的传出纤维，即浦肯野细胞（Purkinje cell）的轴突，大多数投射到小脑核团，构成小脑皮质的传出（称为皮质-核团投射，corticonuclear projection）；而小脑核团神经元轴突组成的离核纤维（nucleofugal fibers）构成小脑的传出，直接或间接地投射到众多脑区，主要到达大脑皮质运动区、脑干的运动核团和间脑。另外，也有一部分浦肯野细胞不经小脑核团而直接投射到前庭核。所有的小脑传入和传出纤维均经过三对小脑脚——小脑上脚（结合臂）、小脑中脚（脑桥臂）和小脑下脚（绳状体）进出小脑。

一、根据表面形态学特征可将小脑划分为前后向的三个叶

小脑表面存在的大量横向窄沟，将小脑表面分成许多平行、狭长的叶片（folia）。少数沟较深，成为裂，将小脑横向地分成若干个小叶（lobule）。以这些小脑裂中两条最深的裂——原裂和后外侧裂为界线，又可将小脑由前至后分成三个主要的叶（lobe）——前叶（anterior lobe）、后叶（posterior lobe）和绒球小结叶（flocculonodular lobe）。小脑的每个小叶都有其解剖学的命名，甚为繁杂，故小脑神经生物学家多使用简便的Larsell命名法来区分这些小叶（图43-1）。Larsell命名法将小脑小叶在蚓部的各个部分从小舌到小结依次用罗马数字Ⅰ～Ⅹ来表示，对各小叶相应的半球部则以在罗马数字前加上一个大写的英文字母H来表示。例如，将与第Ⅵ小叶（蚓部山坡）对应的半球部简单小叶表示为HⅥ。Larsell命名法的优点是便于描述不同动物小脑的相应部位，以及表明小脑蚓部和半球部的相互对应关系。

二、根据皮质-核团投射规律可将小脑划分为内外侧的三个纵区

根据小脑皮质浦肯野细胞轴突投射到小脑核团（皮质-核团投射）的规律，可将小脑自内侧向外侧，纵向地分为三个纵区——内侧区（medial zone）、中间区（intermediate zone）和外侧区（lateral zone）（图43-1）。内侧区（蚓部）皮质的浦肯野细胞主要投射到顶核，部分投射到前庭外侧核；中间区（蚓旁部）和外侧区（小脑半球）的浦肯野细胞则分别投射到间位核和齿状核。小脑体之外绒球小结叶的浦肯野细胞，不经任何一个小脑核团直接投射到前庭核，故可将前庭核视为小脑的转移核团。虽然在小脑表面并无明显的区分这种纵区组构（longitudinal-zonal organization）或矢状区组构（sagittal-zonal organization）的解剖学标志，但由于小脑的三个纵区除了表现出各具规律的皮质-核团投射之外，它们在系统发生以及与其他脑区之间的神经连接上也有着各自特定的规律，故与前述的横向小叶组构相比，按纵区组构的原理更容易理解小脑不同部位之间的功能差异。因而，从功能的角度来说，这是一种更好的小脑分区方法。一般地说，小脑内侧区经顶核与内侧下行系统相连接，控制了躯体近端（体轴）肌肉装置的活动；中间区经间位核连接外侧下行系统，主要调节躯体远端（肢体）肌肉的活动；而外侧区通过齿状核与大脑皮质运动区和前运动区相联系，参与随意运动的计划和编程。

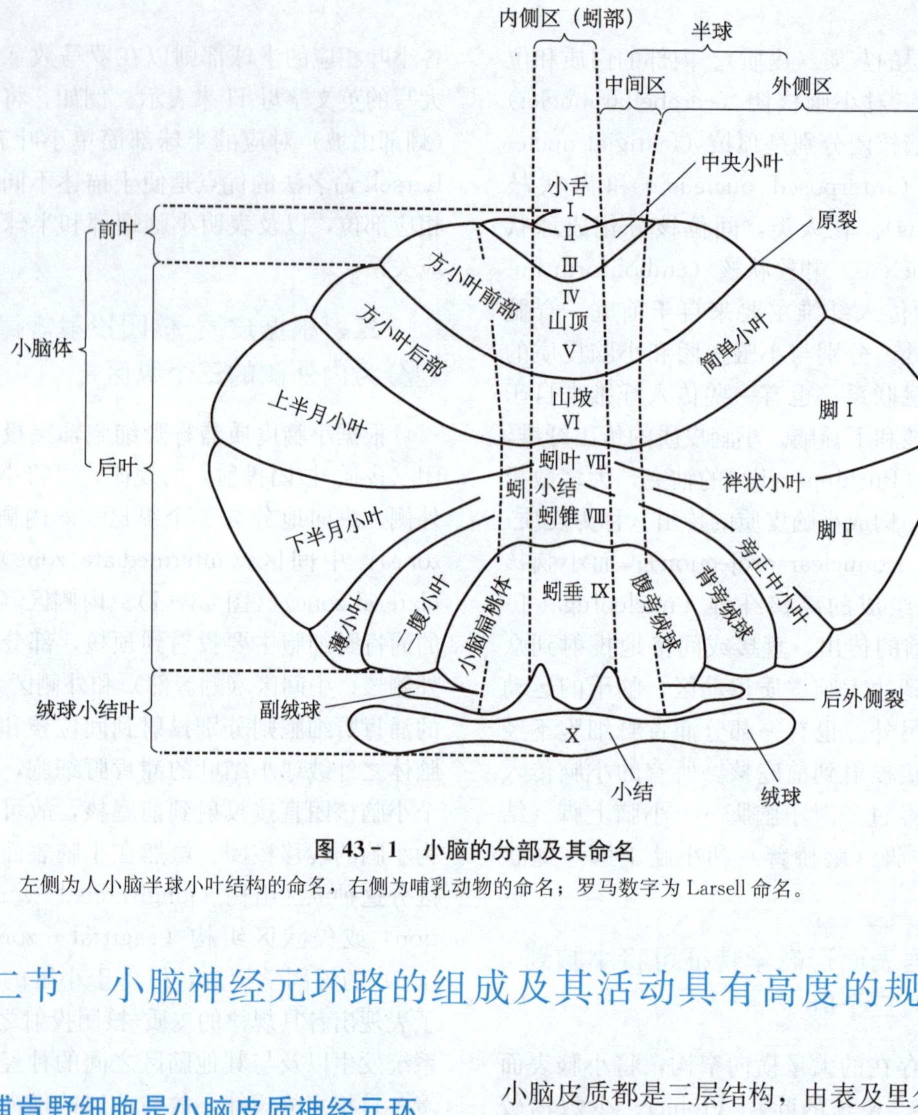

图 43-1　小脑的分部及其命名

左侧为人小脑半球小叶结构的命名，右侧为哺乳动物的命名；罗马数字为 Larsell 命名。

第二节　小脑神经元环路的组成及其活动具有高度的规律性

一、浦肯野细胞是小脑皮质神经元环路的主神经元和小脑皮质的唯一传出途径

与大脑皮质相比，小脑皮质的结构和神经元环路的组成相对地简单。在每个小脑叶片中，神经元的排列方式惊人的一致，使得整个小脑皮质神经元环路的组成都是一样的（图 43-2、43-3）。全部小脑皮质都是三层结构，由表及里分别为分子层、浦肯野细胞层和颗粒层，其中含有苔状纤维（mossy fiber）、爬行纤维（climbing fiber）和多层纤维（multilayered fiber）三类传入纤维，以及浦肯野细胞、颗粒细胞（granule cell）、篮状细胞（basket cell）、星状细胞（stellate cell）和高尔基细胞（Golgi cell）五种神经元。

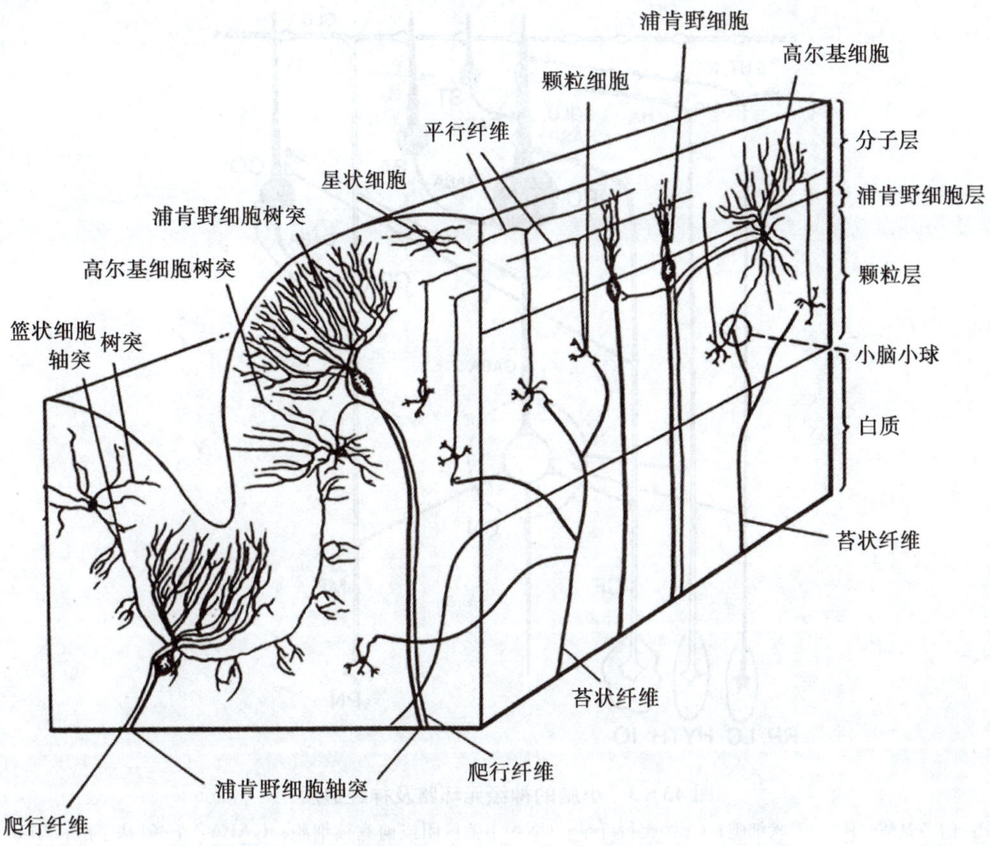

图 43-2　小脑皮质的组织结构及神经元间的相互关系

左侧为小脑的矢状切面，右侧为横切面（根据 Carpenter MB. Core Text of Neuroanatomy. 3rd ed. Baltimore，Williams & Wilkins，1985：200. 重绘，有改动）。

在五种小脑皮质神经元中，浦肯野细胞是小脑皮质的主神经元（principal neuron），它们的轴突构成了小脑皮质的唯一传出路径，投射到小脑核团和前庭核；其余的四种神经元都是小脑皮质神经元环路中的局部中间神经元（local interneuron）。目前，对于小脑皮质中各种神经元和传入纤维所使用的神经递质以及各种递质的突触后作用已有明确的了解。浦肯野细胞是一种抑制性神经元，通过其轴突末梢释放的递质 γ-氨基丁酸（γ-aminobutyric acid，GABA），对其所支配的小脑核团神经元和前庭核神经元发挥强烈的抑制作用。在四种局部中间神经元中，仅颗粒细胞是兴奋性神经元，其轴突末梢释放递质谷氨酸；而篮状细胞、星状细胞和高尔基细胞的轴突末梢均释放递质 GABA（虽然也有一些证据表明这些神经元还可能释放其他抑制性神经递质，如甘氨酸，但一般认为它们使用的递质是 GABA），为抑制性神经元。在小脑的传入纤维中，苔状纤维和爬行纤维均使用兴奋性氨基酸（谷氨酸，爬行纤维也可能使用门冬氨酸）为递质，对突触后神经元发挥兴奋作用；而多层纤维包括 5-羟色胺能纤维、去甲肾上腺素能纤维和组胺能纤维，它们分别通过释放 5-羟色胺（5-hydroxytryptamine，5-HT）、去甲肾上腺素（noradrenaline，NA）和组胺（histamine）对小脑皮质和小脑核团神经元发挥抑制性或兴奋性影响。从图 43-3 可见，小脑的传入纤维和局部中间神经元以浦肯野细胞为中心构成了完成小脑皮质感觉运动整合功能的神经元环路。由于整个小脑皮质都是由这种单一型式的神经元环路内外侧地纵向重复组装而成，因而虽然输入到小脑不同部位的神经信号不尽相同，但这些不同来源和不同性质的神经信号都受到类似的神经过程加工和处理。

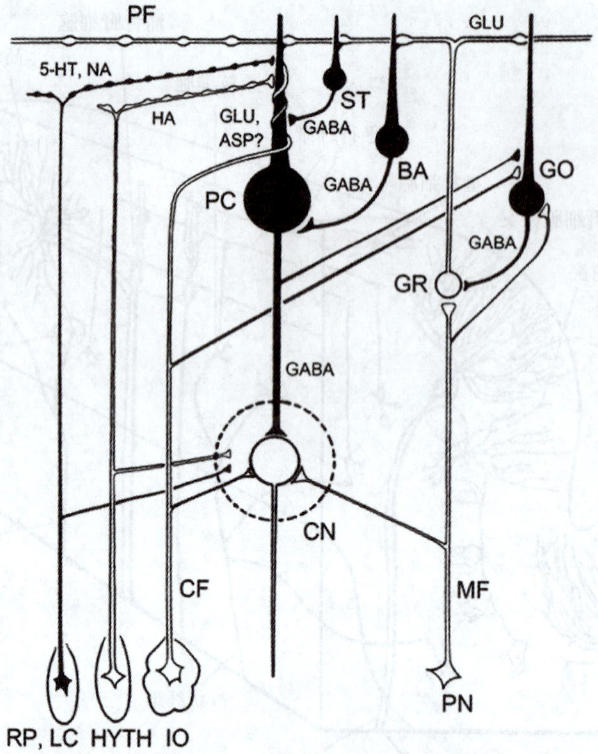

图 43-3 小脑的神经元环路及神经递质

ASP：门冬氨酸；BA：篮状细胞；CF：爬行纤维；CN：小脑核团或前庭核细胞；GABA：γ-氨基丁酸；GLu：谷氨酸；GO：高尔基细胞；GR：颗粒细胞；HA：组胺；5-HT：5-羟色胺；HYTH：下丘脑；IO：下橄榄核；LC：蓝斑核；MF：苔状纤维；NA：去甲肾上腺素；PC：浦肯野细胞；PF：平行纤维；PN：发出苔状纤维的小脑前核神经元；RP：中缝核；ST：星状细胞。抑制性神经元为黑色，兴奋性神经元为空心（根据 Ito M. The Cerebellum and Neural Control. New York，Raven Press，1984：12. 重绘，有改动）。

二、苔状纤维和爬行纤维构成了小脑皮质两个结构和功能各不相同的传入系统

大多数小脑传入纤维以苔状纤维和爬行纤维的形式进入小脑，支配小脑皮质和小脑核团的神经元，从而影响这些神经元（特别是小脑皮质主神经元浦肯野细胞）的活动。苔状纤维是小脑的主要传入系统，它们起源于中枢神经系统的许多部位，如脊髓、前庭核和脑干中的一些中继核团（桥核、外侧网状核、三叉神经核等），并以苔藓样末梢终止于颗粒层，与颗粒细胞形成兴奋性突触联系。颗粒细胞是小脑皮质中唯一的兴奋性神经元，它的轴突上行到分子层后分叉并沿小脑叶片的长轴方向向两侧伸展，形成 5～10 mm 长的平行纤维（parallel fiber）。平行纤维穿行于与其伸展方向成直角的一个个浦肯野细胞的扇状树突丛中，与浦肯野细胞树突远端的末梢分支形成兴奋性突触（图 43-2、图 43-3）。据估算，一根苔状纤维可以与 400～600 个颗粒细胞接触，每根平行纤维又可联系 250～750 个浦肯野细胞；而对每个浦肯野细胞来说，则可接受大约 200 000 根平行纤维的输入。这里既有发散，又有会聚，结果是一根苔状纤维的传入可以影响一片相当大范围的浦肯野细胞活动，而要引起一个浦肯野细胞的兴奋则需要相当多的平行纤维传入，通过时间总和和空间总和的共同作用造成一个足够大的兴奋性突触后电位才行。

与苔状纤维不同，爬行纤维仅起源于延髓的下橄榄核（inferior olivary nucleus），它们上升到分子层后脱去髓鞘，并形成数根纤细的扇样分支缠绕到浦肯野细胞的胞体和树突上。每一根爬行纤维可联系 1～10 个浦肯野细胞，而每个浦肯野细胞只接受一根爬行纤维的传入（图 43-2、43-3）。爬行纤维的分支在沿着浦

肯野细胞的树突“爬行”而上的过程中，与浦肯野细胞的树突形成多个突触，这种独特的多点式突触连接方式使得其与浦肯野细胞之间的突触成为中枢神经系统中最强有力的兴奋性突触。因此，一次爬行纤维的传入即可引起浦肯野细胞一个足够大的兴奋性突触后电位，使浦肯野细胞产生一次全或无的兴奋，这与苔状纤维-颗粒细胞-平行纤维传入系统对浦肯野细胞的兴奋作用是显著不同的。

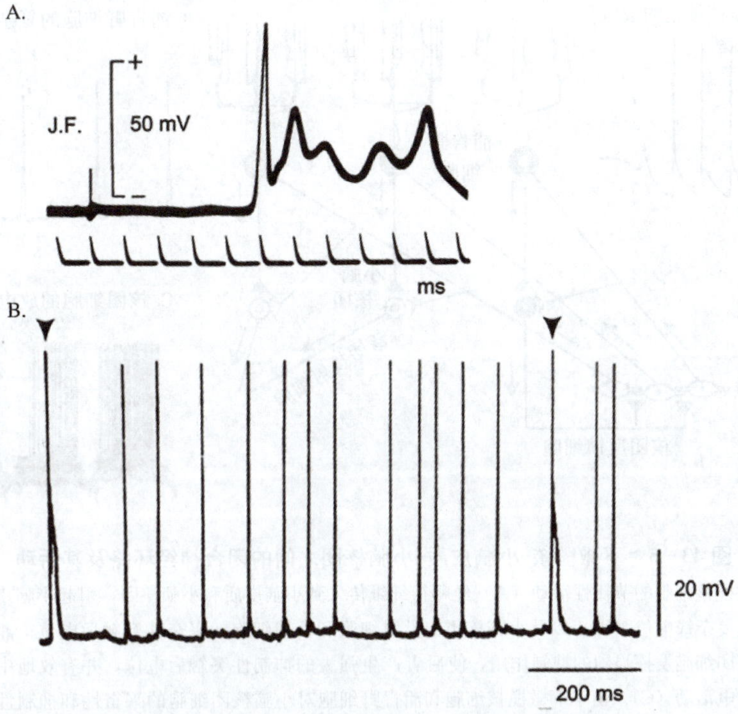

图 43-4 浦肯野细胞的复杂锋电位和简单锋电位

A. 顶核旁（J. F.）刺激下橄榄-小脑纤维引起的浦肯野细胞复杂锋电位反应（引自 Stein JF. An Introduction to Neurophysiology. Oxford：Blackwell Scientific Publications，1982：260.）。B. 浦肯野细胞的自发复杂锋电位和简单锋电位发放，复杂锋电位用倒三角形指出，其余的动作电位为简单锋电位（引自 Shepherd GM. The Synaptic Organization of the Brain. 4th ed. New York，Oxford University Press，1998：278.）。A 和 B 分别为快扫描和慢扫描的细胞内记录。

根据浦肯野细胞对苔状纤维和爬行纤维传入的不同放电反应，可以区别这两种传入纤维对浦肯野细胞活动的影响。苔状纤维的传入经平行纤维的接转激活浦肯野细胞，使浦肯野细胞产生简单锋电位（simple spike），这是一种与其他大多数中枢神经元的动作电位没有什么差别的钠依赖性动作电位；而爬行纤维的传入却使浦肯野细胞产生一种与众不同的动作电位，称为复杂锋电位（complex spike）。复杂锋电位因其波形复杂而得名，由一个大的初发去极化锋电位和一个随之出现的持续 25ms～1s 的去极化平台，以及叠加在去极化平台上的 2～6 个瞬间频率可高达 500Hz 的爆发性次发小波所组成（图 43-4）。与简单锋电位的发生机制不同，复杂锋电位是由于爬行纤维的兴奋性传入使细胞外的 Ca^{2+} 内流进入浦肯野细胞的树突所致；并且，复杂锋电位的次发小波不能被刺激浦肯野细胞轴突末段所引起的逆行动作电位所碰撞掉（关于逆行动作电位和碰撞实验，参阅第 4 章），说明它们也是起源于浦肯野细胞的树突。可见，浦肯野细胞同时存在产生钠动作电位和钙动作电位两种不同的兴奋机制，而钠动作电位产生在胞体上，钙动作电位却在树突上发生，这是浦肯野细胞所具有的一个独特而有趣的生理现象。已经证明，简单锋电位和复杂锋电位均可传导到浦肯野细胞轴突的末梢，触发轴突末梢释放递质 GABA，进而引起浦肯野细胞的靶细胞——小脑核团神经元或前庭核神经元的抑制性突触后电位和紧张性放电活动的抑制。图 43-5 以下橄榄核-小脑皮质-小脑核团环路为例，说明了浦肯野细胞对小脑核团神经元的这种强烈抑制作用；类似的情况也发生在苔状纤维-颗粒细胞（平行纤维）-浦肯野细胞-小脑核团环路中。

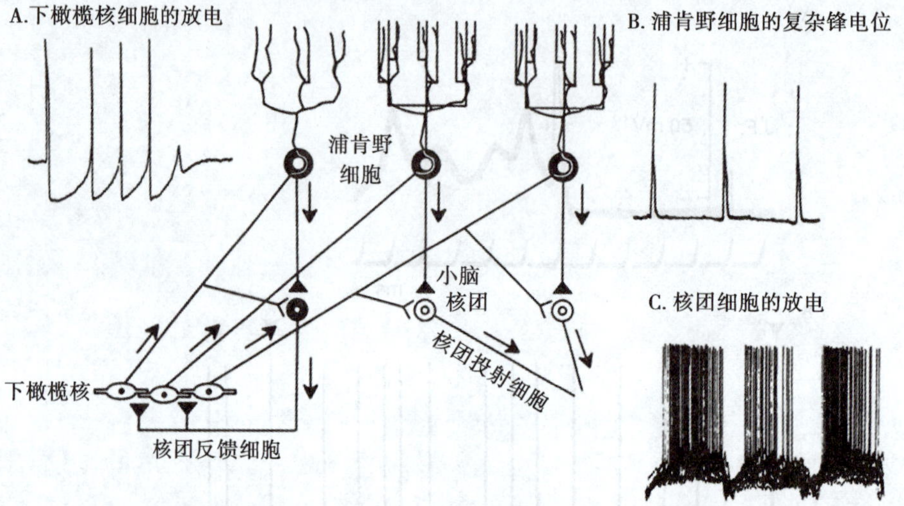

图 43-5　下橄榄核-小脑皮质-小脑核团之间的闭合神经环路及其活动

下橄榄核细胞的节律性活动（A）经爬行纤维传入到小脑皮质和小脑核团，引起小脑皮质浦肯野细胞的复杂锋电位（B），以及小脑核团中投射细胞和反馈细胞的兴奋性突触后电位；浦肯野细胞则对核团细胞发挥强烈的抑制作用，使后者产生强大的抑制性突触后电位，并有效地中止它的紧张性放电活动（C）。由于下橄榄核细胞和浦肯野细胞对小脑核团细胞的兴奋性和抑制性交替作用，使核团细胞也产生节律性放电活动，并经离核纤维传出小脑。图中下橄榄核细胞和小脑核团中的投射细胞是兴奋性的（空心），浦肯野细胞和核团中对下橄榄核的反馈细胞为抑制性的（黑色）（引自 Shepherd GM. The Synaptic Organization of the Brain. 4th ed. New York，Oxford University Press，1998：287.）。

苔状纤维和爬行纤维之间巨大的形态学差异和它们对浦肯野细胞的不同作用强烈地提示它们可能向小脑传递了不同的信息，因而在小脑的功能活动中起不同的作用。在自然行为状态下，苔状纤维的发放频率较高，使浦肯野细胞产生 20～150 次/秒的高频简单锋电位发放，这样的发放频率使得浦肯野细胞可以在较大的频率范围内对输入信号的变化做出相应的放电增加或减少反应。相反地，发出爬行纤维的下橄榄核神经元却呈低频而不规则的活动，仅使浦肯野细胞产生 0.1～2 次/秒的复杂锋电位发放。随意运动或感觉刺激可以提高或降低浦肯野细胞的简单锋电位发放频率，表明苔状纤维向小脑或浦肯野细胞适时地提供外周本体感觉和皮肤感觉的强度和时间编码信息，包括运动的方向、速度和力量，与机体的运动过程直接相关。但是，同样的感觉或运动刺激并不能显著地增加复杂锋电位的发放频率，提示爬行纤维传入的信息不大可能反映运动或感觉刺激的强度和时间特征，似乎不直接参与运动的适时调控过程（图 43-6）。

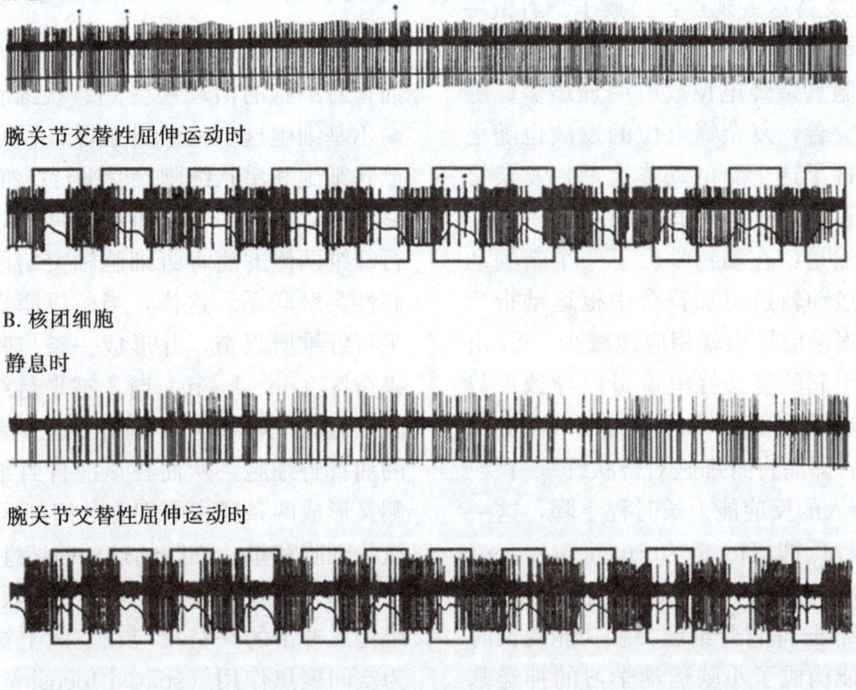

图 43-6 浦肯野细胞和小脑核团细胞在猴腕关节静止时和屈伸运动中的发放

A. 在没有腕关节屈伸运动的静止状态下，猴小脑皮质浦肯野细胞呈现高频的紧张性简单锋电位发放和低频的不规则性复杂锋电位（由神经元放电记录上方的小点指出）发放；当动物做交替性腕关节屈伸运动时，浦肯野细胞的简单锋电位发放随关节的屈伸交替运动出现周期性变化，而复杂锋电位依然保持低频的不规则发放。B. 小脑核团细胞在动物腕关节静止和屈伸运动时的放电。图中所示的四组曲线均由神经元放电记录（上线）和腕关节运动轨迹记录（下线）组成，A 和 B 第二组曲线中的方框指示腕关节每一次屈伸运动的周期（引自 Purves D，Augustine GJ，Fitzpatrick D et al. Neuroscience. 3rd ed. Sunderland，MA，Sinauer Associates，Inc. Publishers，2004：446.）。

但是，损毁爬行纤维的起源核团下橄榄核却可使动物产生与损毁小脑类似的共济失调（ataxia；来源于希腊语，意思为混乱和无次序）等症状，提示该传入系统在小脑调节运动的机能活动中也起重要的作用。关于爬行纤维的作用有多种假说，但对其在运动调控中的作用而言，目前比较流行的观点有如下三种：①爬行纤维对小脑皮质的传入并不编码运动方向和速度信息，而是向小脑提供运动执行过程中实际的躯体运动状态与中枢运动指令之间的误差信息（error signal），让小脑知道进行中的运动与运动指令有所偏差。一些实验有力地支持这种假说，例如：Ebner 和 Bloedel（1981）发现，爬行纤维的传入可以短时程地调节浦肯野细胞对苔状纤维传入的反应能力，表现为一次复杂锋电位发放之后的 200～300 ms 中，浦肯野细胞的简单锋电位发放显著地增多或减少。既然浦肯野细胞是小脑皮质的唯一传出，那么浦肯野细胞的这种简单锋电位发放变化必然会相应地改变其靶细胞小脑核团神经元的活动（图 43-5）。这就是说：爬行纤维向小脑传递的运动执行误差信息，必将由于其对浦肯野细胞的这种调节作用而改变小脑皮质的输出，并通过小脑核团对脑干下行系统和脊髓运动神经元的作用而改变进行中的运动。Kim 等（1988）在猫行走（locomotion）的同时记录小脑皮质浦肯野细胞的复杂锋电位和简单锋电位活动、前肢的肌电活动以及前肢的运动轨迹，证明当猫的行走步伐受到干扰时，浦肯野细胞的复杂锋电位发放显著地增多；并且，与此相应地，浦肯野细胞的简单锋电位发放频率、前肢的肌电活动和运动轨迹也发生了变化。类似地，在猴子做上肢多关节转向追踪动作时，复杂锋电位发放往往在上肢改变运动方向时增多（Wang 等，1987），因为在这个时刻是最容易发生运动误差的。另一种实验（Gilbert 和 Thach，1977）也支持这一观点：当猴子学着做一个新的上肢腕关节屈伸动作时，由爬行纤维传入引起的浦肯野细胞复杂锋电位放电明显增多；随着动作被逐渐地完善，复杂锋电位的发放也随之减少；在动物掌握了这个新的动作之后，复杂锋电位发放恢复到正常水平。对此实验结果一个顺理成章的解释显然是：在动物学会了一个新的动作之后，实际的运动轨迹更加符合中枢运动指令的要求，运动的误差信号也就相应地减少。② 由爬行纤维传入所引起的复杂锋电位可以导致平行纤维-浦肯野细胞突触传递效率的长时程（数分钟到数小时）降低，即浦肯野细胞对苔状纤维-颗粒细胞-平行纤维传入的反应能力长时程下降，这一现象被称为长时程压抑（long - term depression，LTD）。Ito（1991，1993）认为这种由爬行纤维传入引起的平行纤维-浦肯野细胞突触功能的长时程可塑性变化可能构成了小脑运动学习的神经基础（详见下述）。③ 由于下橄榄核神经元具有自我激活的内在膜特性，神经元的兴奋又可通过树突上的缝隙连接进行电耦合性传递，因而许多下橄榄核神经元可以作为一个整体产生同步的节律性放电活动。Llinás（1990）认为下橄榄核神经元这种同步的节律性放电活动可以通过爬行纤维传入小脑皮质，经浦肯野细胞对小脑核团神经元的突触传递作用使小脑核团神经元也发生同步的节律性放电活动，从而使得下橄榄-小脑系统可能作为一个中枢时钟样装置（central clock - like device）对肌肉的舒缩活动或运动起到定时（timing）作用（图 43 - 5）。然而，这一学说难以解释的现象是，下橄榄神经元的活动及其对小脑浦肯野细胞的传入无论在静息还是运动时都是随机的，并非像时钟的走时那样规则（图 43 - 4，图 43 - 6）。需要指出的是，新近的研究揭示，爬行纤维也可能向小脑传递肢体运动方向和速度的信息（Ebner，1998；Ebner 等，2002），因而其在小脑机能活动中的作用可能是多样化的，或者还没有被完全了解。

三、小脑皮质中的抑制性局部中间神经元调制浦肯野细胞的活动

除了苔状纤维和爬行纤维的兴奋性传入之外，浦肯野细胞的活动还受到篮状细胞、星状细胞和高尔基细胞这三种抑制性局部中间神经元的调制。篮状细胞和星状细胞接受平行纤维的兴奋性传入，它们的轴突向平行纤维两侧展开，分别与位于平行纤维两侧的浦肯野细胞轴突始段和树突形成抑制性突触联系。这样，当一排浦肯野细胞被一束平行纤维所兴奋，并形成一条与叶片长轴平行的兴奋区（on - beam）时，被平行纤维所兴奋的篮状细胞和星状细胞则抑制了这一束平行纤维两侧的浦肯野细胞，从而在该浦肯野细胞的兴奋区外侧又形成两条浦肯野细胞的抑制区（off - beam）。篮状细胞和星状细胞的这种前馈性周围抑制功能，使得浦肯野细胞对经苔状纤维-颗粒细胞-平行纤维传入冲击的兴奋反应在空间上被局限起来，称为空间聚焦作用（spatial focusing）。高尔基细胞也接受平行纤维的兴奋性传入，但它抑制的是颗粒细胞，这是一个类似于脊髓闰绍细胞（Renshaw cell）作用的简单负反馈环路。通过这个负反馈环路的活动，将减弱或去除颗粒细胞-平行纤维对浦肯野细胞的兴奋性传入，限制浦肯野细胞的进一步激活，起了时间聚焦作用（temporal focusing）。显然，这些抑制性的局部中间神经元对小脑皮质兴奋状态的空间和时间聚焦作用对于肌肉运动在空间和时间上的协调有重要意义。

四、小脑皮质和小脑核团共同完成了小脑的运动整合功能

由于浦肯野细胞是小脑皮质唯一的传出神经元，因而它的放电活动或在它轴突上传导的动作电位，就代表了小脑皮质神经元环路对于经苔状纤维和爬行纤维到达小脑皮质的各种传入信息整合处理后的结果，亦即代表了小脑皮质的输出。但是，苔状纤维和爬行纤维在进入小脑之后，首先发出侧支到达小脑核团，以它们的兴奋性作用激活小脑核团神经元，这构成了小脑感觉运动整合活动的初级环路。显然，该初级小脑环路（primary cerebellar circuit）的输出活动可因浦肯野细胞对小脑核团神经元的强烈抑制作用而被调

制（图 43 - 5）。另一方面，由于浦肯野细胞本身也接受苔状纤维和爬行纤维的兴奋性传入，它的活动还受到小脑皮质中抑制性局部中间神经元篮状细胞和星状细胞的调制，因而就整个小脑而言，其信息整合活动的过程和最终结果是：到达小脑皮质的全部传入信息被小脑皮质神经元环路整合成浦肯野细胞的抑制性输出，由其对小脑核团神经元的紧张性放电活动进行“抑制性的雕刻作用（inhibitory sculpturing)”，将小脑核团神经元的紧张性放电活动调制成特定型式的动作电位序列（图 43 - 5），再由小脑核团神经元轴突将此小脑的最终整合信息传出到中枢其他运动结构（大脑皮质和脑干的运动核团），改变这些中枢运动结构神经元的活动，从而间接地调节骨骼肌的收缩活动，实现小脑的运动调节功能。需要指出的是，由于小脑核团既接受来自小脑外的苔状纤维和爬行纤维兴奋性传入，也接受来自小脑皮质浦肯野细胞的抑制性传入，而且浦肯野细胞的数量大大地多于核团细胞（一个核团细胞要接受约 200 个浦肯野细胞的传入），这种不同来源和不同性质的传入在核团细胞会聚的现象，说明在小脑核团中必然有复杂的突触整合活动发生。因而，我们不能简单地把小脑核团视为小脑皮质输出信号的中转站，它们实际上与小脑皮质一道，共同完成了小脑所承担的机能任务。

五、单胺能多层纤维传入系统广泛地调节小脑皮质和小脑核团神经元的活动

除了用经典的 Golgi 染色法揭示的苔状纤维和爬行纤维之外，荧光组织化学研究揭示小脑还接受来自于脑干中缝核群的 5 - HT 能纤维和蓝斑核的 NA 能纤维，以及来自于下丘脑结节乳头核的组胺能纤维的直接传入投射（图 46 - 3）。这三种单胺能传入纤维通过小脑脚进入小脑，到达小脑皮质和小脑核团。由于它们有着与苔状纤维和爬行纤维不同的形态学特征，即在进入小脑皮质之后不断地分支，弥散性地终止在小脑皮质的分子层、浦肯野细胞层和颗粒层三个亚层，因而被称为多层纤维。这些多层纤维轴突末梢上有曲张体结构存在，也可能与小脑皮质神经元形成突触联系，表明它们与小脑神经元之间的信号传递可能包括突触性化学传递和非突触性化学传递两种机制。刺激中缝核和蓝斑核，或向小脑皮质微电泳注入 5 - HT 和 NA，均可调制浦肯野细胞的自发放电活动；刺激蓝斑核可以加强浦肯野细胞对苔状纤维和爬行纤维传入的反应，而刺激中缝核则压抑浦肯野细胞对苔状纤维和爬行纤维传入的反应（Schweighofer 等，2004）。另外，向小脑脑片灌流组胺可以引起小脑浦肯野细胞和小脑核团细胞的兴奋（Tian 等，2000；Shen 等，2002），向小脑核团间位核微量注射组胺可以提高动物的运动协调和平衡能力（Song 等，2006）。一些临床神经学研究揭示，小脑 5 - HT 代谢紊乱的患者出现共济失调症状，用 5 - HT 前体治疗可以成功地改善患者的病症（Trouillas 和 Fuxe，1993），提示单胺能传入纤维在小脑正常机能活动中有重要作用。根据单胺能多层纤维与苔状纤维和爬行纤维显著不同的起源、形态学和化学特征，以及小脑中单胺类神经递质的受体多是促代谢受体的特点，一般认为多层纤维可能不承担向小脑传递某种特异性运动相关信息的任务，它们的作用可能在于通过纤维末梢所释放的 5 - HT、NA 或组胺，对小脑皮质和小脑核团神经元的膜电位起调节作用，改变这些神经元的兴奋性水平以及它们对苔状纤维和爬行纤维传入的反应敏感性，从而增强或减弱小脑对其靶核团的兴奋性输出。

六、微带是小脑皮质的基本功能单位

精细的解剖学和生理学研究证明，在纵区组构的基础上，可以更微细地将小脑划分成若干个纵带或矢状带（sagittal band）。例如，猫的小脑被分成六个纵带，每条纵带宽约 1 mm，其中的 A 和 B 两个纵带相当于纵区组构的内侧区，C1～C3 带和 D 带分别相当于中间区和外侧区。刺激或损毁不同的纵带，对运动行为产生不同的影响。值得注意的是，不仅纵带的皮质-核团投射有一定的定位投射关系，而且每条纵带是由来自下橄榄核一定部位的爬行纤维所支配的（图 43 - 7A）。此外，苔状纤维的传入支配也有类似于爬行纤维的定位投射规律。

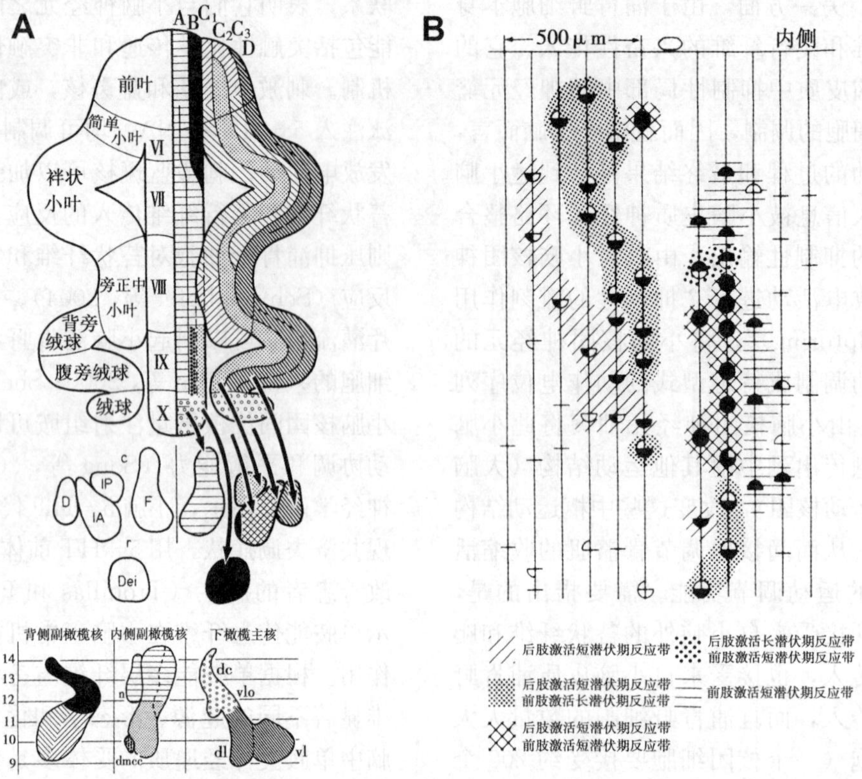

图 43-7 小脑皮质的矢状纵带和微带结构

A. 猫小脑的纵带结构，也显示皮质-核团投射和下橄榄-小脑投射的规律。ANSI：祥状小叶；ANTER10R LOBE：前叶；D：齿状核；DAO：背侧副橄榄核；Dei：前庭外侧核；F：顶核；FLOC：绒球；IA：前间位核；IP：后间位核；MAO：内侧副橄榄核；PFLD：背旁绒球；PFLV：腹旁绒球；PMD：旁正中小叶；PO：下橄榄主核；SI：简单小叶；c：尾侧；r：嘴侧；dc：下橄榄背帽；di：下橄榄主核背侧板；dmcc：下橄榄背内侧细胞柱；vl：下橄榄主核腹侧板；vlo：下橄榄腹外侧突起；β：下橄榄β核（引自 Courville J，Montigny C，Lamarre Y. The inferior olivary nucleus. New York，Raven Press，1980：213.）。B. 猫小脑内侧区（蚓部）第Ⅴ小叶皮质B纵带中的微带结构，显示对刺激前肢尺神经和后肢坐骨神经有反应的浦肯野细胞在B纵带中的分布情况。图中的纵线表示微电极在B纵带中由内侧（med.）向外侧11次穿刺的轨迹。线上的圆圈、半圆或线条表示对刺激有反应的细胞所处的位置，注意对特定的外周传入有反应的细胞彼此相邻并形成宽约100～200μm的微带，其中的大多数细胞接受前肢和后肢的会聚性输入。F和f：被前肢神经刺激激活的短潜伏期和长潜伏期反应带；H和h：被后肢神经刺激激活的短潜伏期和长潜伏期反应带（引自 Brooks VB. The Neural Basis of motor control. New York，Oxford University Press，1986：281.）。

进一步地，每条纵带又由若干个宽 0.1～0.2 mm、长数毫米的微带（microzone）所组成（图 43-7B）。在每一个微带中大约有 500 个浦肯野细胞，它们接受来自特定起源部位的爬行纤维和苔状纤维传入，它们的轴突也以相互不重叠的严格定位关系投射到小脑核团中特定的神经元上去。由于小脑皮质没有像大脑皮质那样的联合纤维和联络纤维，小脑左右两半球之间以及同一半球中的不同部位之间并不能彼此“交谈”或交换信息，因而这些微带显然是各自独立地完成其特定的功能活动的。目前认为这些微带相当于大脑皮质中的柱状结构，是小脑皮质的基本功能单位。如前所述，既然各个微带中的基本神经元环路具有一样的细胞构筑特征和环路活动规律，那么小脑的不同部位是怎样利用这些构筑方式上高度一致的神经元环路去实现各自不同的功能呢？根据 Bloedel（1992）提出的动态选择假说（dynamic selection hypothesis），不同微带之间或不同小脑部位之间功能差异的实现，关键就取决于各自特定的爬行纤维和苔状纤维传入。

第三节 小脑的三个功能部分具有不同的神经连接、进化起源和功能

从进化和功能的角度可以将小脑划分成前庭小脑（vestibulocerebellum）、脊髓小脑（spinocerebellum）和皮质小脑（cerebrocerebellum）三个主要的功能部分。之所以这样称呼小脑的这三个功能部分，是因为它们分别主要接受前庭系统（前庭神经节的初级前庭纤维和前庭核的次级前庭纤维）、脊髓和大脑皮质的传入，而它们的传出也相应地主要作用于前庭核、脊髓和大脑皮质（图43-8）。另外，由于在脊椎动物的进化过程中，这三个功能部分分别随前庭系统、脊髓和大脑皮质的发展而先后出现，故又分别被称为古小脑（archicerebellum）、旧小脑（paleocerebellum）和新小脑（neocerebellum）。表43-1归纳了它们的主要传入、传出联系和功能。

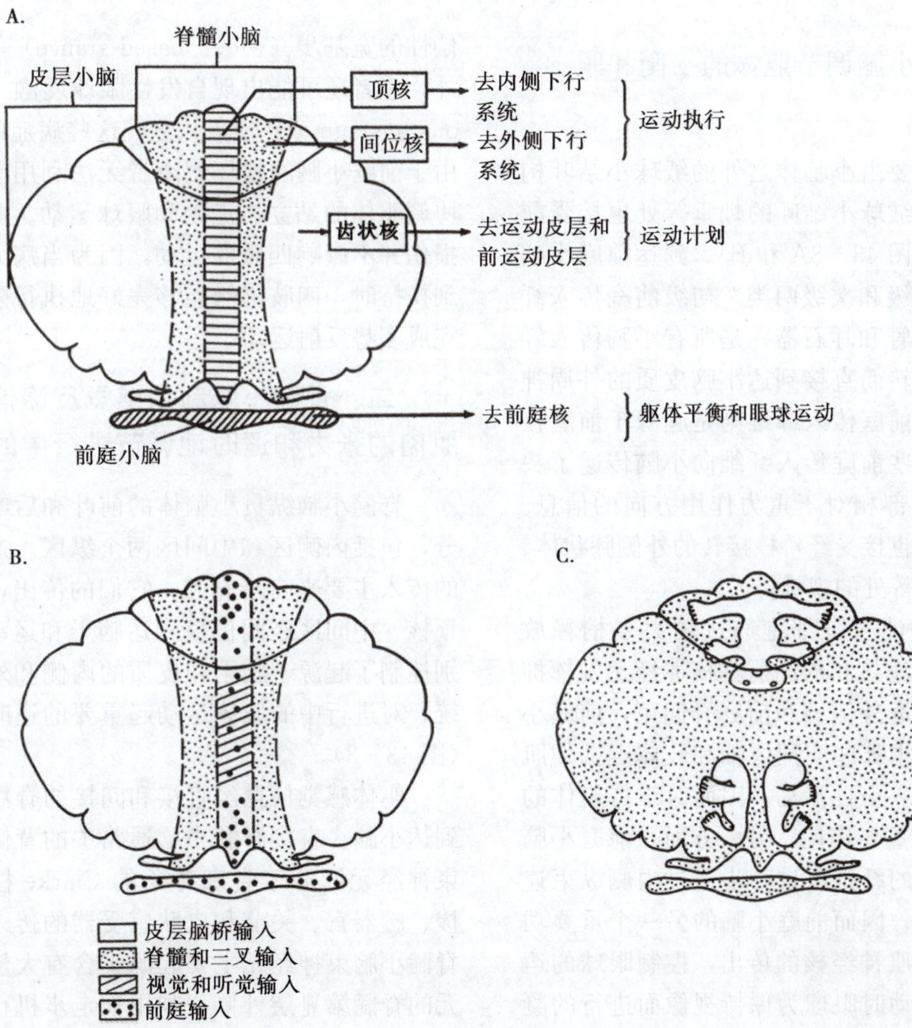

图43-8 小脑的传出和传入联系、进化和功能分部以及小脑皮质的躯体感觉定位

A. 小脑的传出、进化和功能分部；B. 小脑的传入；C. 小脑皮质的躯体感觉定位图（根据 Kandel ER，Schwartz JH，Jessell TM. Principles of Neural Science. 3rd ed. New York，Elsevier，1991：633，634. 重绘，有改动）。

表 43-1 小脑各功能区的传入、传出联系及功能

功能区	解剖学分区	传入起源	小脑核团	传出终点	功能
前庭小脑	绒球小结叶	前庭	外侧前庭核	内侧下行系统：躯干肌运动神经元	姿势，前庭反射
脊髓小脑	内侧区（蚓部）	前庭、脊髓（躯体近端、头面部）、视觉、听觉	顶核	内侧下行系统：前庭核、网状结构、运动皮质的躯干代表区	躯干和躯体近端的运动控制，运动的适时管理
脊髓小脑	半球的中间区	脊髓（躯体远端部位）	间位核	外侧下行系统：红核大细胞部、运动皮质远端躯体代表区	躯体远端的运动控制，运动的适时管理
皮质小脑	半球的外侧区	大脑皮质	齿状核	整合区：运动皮质远端肢体代表区、前运动皮质；红核小细胞部	运动的发起、计划和定时

一、前庭小脑调节躯体的平衡和眼球的运动

前庭小脑主要由小脑体之外的绒球小结叶构成。此外，靠近绒球小结叶的蚓垂等处也接受前庭系统的传入（图 43-8A 和 B）。到达前庭小脑的传入纤维分初级和次级两类。初级前庭传入纤维起自两侧半规管和耳石器，是所有小脑传入纤维中唯一不经中转而直接到达小脑皮质的外周神经节纤维；次级前庭传入纤维则是起源于前庭核的间接投射。这些前庭传入纤维向小脑传递了头部位置变化和头部相对于重力作用方向的信息。同时，前庭小脑也接受经桥核接转的外侧膝状体、上丘和纹状皮质等处的视觉传入。

前庭小脑的浦肯野细胞通过轴突末梢释放 GABA 对外侧前庭核和内侧前庭核神经元发挥抑制作用。通过前庭外侧核和前庭脊髓束，前庭小脑可以调节脊髓中那些支配体轴和肢体近端伸肌的运动神经元的兴奋性活动，因而对维持躯体的姿势和平衡发挥重要作用。另一方面，前庭小脑到达内侧前庭核的纤维可进一步通过内侧纵束连接眼外肌运动核，因而前庭小脑的另一个重要功能是通过对眼外肌神经核的传出，控制眼球的运动和协调头部运动时眼球为保持视像而进行的凝视运动（gaze），这在第 41 章已有介绍。我们以下将从小脑运动学习模型的角度来讨论导致凝视运动的基础前庭-眼反射。

绒球小结叶的病变将导致明显的平衡紊乱，患者出现倾倒、共济失调步态（ataxic gait）和代偿性的宽基步（wide-based stance）等症状。另外，患者还可能出现自发性眼球震颤（spontaneous nystagmus）现象。造成这些病症的原因，是由于前庭小脑的损坏使患者无法利用前庭信息来协调躯体的站立、走动和眼球运动。前庭小脑的损伤并不影响四肢的运动，因为当病人躺下或得到扶持时，四肢仍然能够完好地执行随意运动和完成姿势反射运动。

二、脊髓小脑利用感觉反馈信息控制肌肉的张力和适时地调节进行中的运动

脊髓小脑纵贯小脑体的前叶和后叶的正中部分，包括内侧区和中间区两个纵区。这两个纵区的传入主要来自于脊髓；它们的传出，内侧区经顶核、中间区经间位核到达脑干和运动皮质，分别控制了起源于脑干和皮质的内侧和外侧下行系统，对进行中的肢体运动起重要的适时调节作用（图 43-8）。

躯体感觉信息经直接和间接的脊髓小脑通路到达小脑。直接脊髓小脑通路中的背侧脊髓小脑束神经元起源于脊髓背角的 Clarke 柱，接受肌梭、腱器官、关节和皮肤感受器的传入，而腹侧脊髓小脑束神经元主要起源于含有大量中间神经元的脊髓第Ⅶ层外侧。利用猫走步机行走模型的实验揭示，切断动物脊髓背根，脊髓中背侧脊髓小脑束神经元的放电停止，而腹侧脊髓小脑束神经元依然可被猫的行走运动所调制，这一结果表明前者向小脑提供与运动相关的肢体位置、肌肉活动状态和皮肤感觉信息，而后者向小脑提供脊

髓中间神经元活动的信息，而这些中间神经元参与了低位中枢行走节律的生成。在间接通路中最重要的是脊髓-橄榄-小脑通路，该通路最终以爬行纤维的形式进入小脑，为小脑提供了与直接脊髓小脑通路不同的信息，如上所述，爬行纤维可能向小脑提供运动执行的误差信息。此外，脊髓小脑还接受视觉、听觉和前庭信息的传入。所有这些传入均具有躯体-小脑皮质定位特征，图43-8C是这种躯体定位关系的描述，其中第一幅躯体感觉定位图主要位于小脑前叶，呈倒置状，即前叶可被躯体四肢的皮肤、关节和肌肉感受器的传入激活，前叶下方的简单小叶则接受头面部的躯体感觉传入；第二幅图主要位于小脑后叶的旁正中小叶，不倒置。另外，听觉和视觉传入主要定位于后叶的蚓部（图43-8B）。与大脑皮质相比，小脑的躯体感觉定位是相当粗糙的，这与传递躯体感觉信息的主要通道苔状纤维的发散和众多平行纤维对同一个浦肯野细胞的会聚有关，这种发散和会聚使得高度精细的定位变得不可能。事实上，由于小脑仅仅是一个皮质下的运动调节中枢，也不参与意识性感觉的形成，所以它并不需要像大脑皮质那样十分精确的感觉定位。除外周传入之外，脊髓小脑还接受经脑桥接转的大脑皮质感觉区和运动区的传入信息。刺激大脑皮质并在小脑皮质做记录，也可以获得大脑皮质-小脑皮质联系的定位图，这幅图的定位关系与上述的躯体感觉定位图是重合的。这一重要的现象说明在运动执行的过程中，脊髓小脑一方面接受来自于发起随意运动的皮质运动区的传入信息，另一方面也可获得执行这些运动所牵涉的头、颈、躯干和四肢等部位的感觉反馈信息，是中枢内反馈（internal feedback）信息和外周外反馈（external feedback）信息的会聚部位。类似地，后叶蚓部的视觉和听觉代表区也接受来自于皮质视区和听区的传入信息；整个蚓部还接受初级和次级前庭纤维的输入。

脊髓小脑是小脑三个功能部分中唯一与下行运动系统有众多联系的功能部分。但是，刺激脊髓小脑部皮质不能引起肌肉的收缩活动，因而不能在小脑皮质上描绘出像大脑皮质运动区那样的反映躯体运动的代表区。这固然与浦肯野细胞是一种抑制性神经元有关，但更重要的原因是小脑并不直接与脊髓运动神经元连接，而是通过对脊髓下行系统的起始部位——脑干和大脑皮质运动区神经元的调节作用而影响肌肉的运动。脊髓小脑中的顶核投射到外侧前庭核和延髓网状结构，也经丘脑腹外侧核上行投射到大脑皮质运动区（初级运动皮质）。这样，小脑内侧区通过顶核的下行和上行投射，控制了发出腹内侧下行系统（前庭脊髓束、网状脊髓束和腹侧皮质脊髓束）的中枢部位，经腹内侧下行系统控制体轴、头颈部和躯体近侧的肌肉。间位核的离核纤维主要到达对侧红核大细胞部，另一些纤维经红核投射到丘脑腹外侧核，终止于大脑皮质运动区（初级运动皮质）四肢代表区中的神经元上。因而，小脑皮质的中间区和间位核通过对红核和运动皮质活动的调节，经红核脊髓束和外侧皮质脊髓束构成的背外侧下行系统控制躯体远端和肢体的肌肉装置。应当注意的是，小脑-前庭-脊髓系统主要影响脊髓伸肌运动神经元的活动，而小脑-红核-脊髓系统则影响屈肌运动神经元的活动。

脊髓小脑的主要功能在于利用外周感觉反馈信息控制肌肉的张力和调节进行中的运动，配合大脑皮质对随意运动进行适时的管理。要做到这一点，脊髓小脑必须及时地获取、并适时地利用来自大脑皮质的内反馈信息和来自外周的肢体运动外反馈信息。事实上，脊髓小脑的中间区是大脑皮质和脊髓传入投射发生重叠的部位，例如，在该区的小脑前叶部上肢代表区中的神经元接受来自初级运动皮质和上肢的会聚性输入（图43-8），这就为脊髓小脑对来自于大脑皮质的传入信号和来自于上肢的运动相关信号进行比较提供了可能。现在认为，在大脑皮质运动区向脊髓发出运动指令（motor command）的同时，也通过锥体束的侧支向脊髓小脑送去了有关运动执行具体内容的运动指令副本——传出拷贝（efference copy），这一内反馈过程的完成涉及皮质-脑桥-小脑、皮质-网状-小脑和皮质-橄榄-小脑等通路。另一方面，由运动指令所发动的随意运动也激活了外周皮肤、肌肉和关节感受器，它们的传入冲动经脊髓-小脑通路到达脊髓小脑，使脊髓小脑获得了大量有关运动执行情况的躯体和本体感觉的外反馈信息。小脑的作用在于将这些内、外反馈信息进行比较和整合，察觉运动执行情况与运动指令之间的误差，发出校正信号向上经丘脑外侧核到达大脑皮质运动区，修正皮质运动区的活动，使其符合当时运动的实际情况；向下经红核脊髓束和网状脊髓束等通路间接地调节外周肌肉装置的活动，纠正运动的偏差，使运动按中枢运动指令预定的目标和轨道正确地执行（图 43－9）。一些实验支持上述学说，例如，Thach（1978）的经典实验揭示，虽然猴小脑间位核神经元与大脑运动皮质神经元在动物执行腕关节屈伸运动的过程中都发生放电活动变化，但间位核神经元的放电变化是在运动皮质神经元的放电变化之后才开始发生，这一延迟表明小脑中间区并不介入运动的发起，而是参与运动的适时管理。需要强调的是，感觉信息的反馈对于脊髓小脑的运动调节功能有至关重要的作用。早已知道，切断脊髓背根传入纤维，动物的一些反射性运动不能很好地进行；脊髓背根受损的病人出现动作笨拙和感觉性共济失调，这些动物实验结果和人类病理现象说明外周感觉信息的传入在运动的协调中有重要作用。对脊髓小脑受损的病人来说，由于他们不能通过脊髓小脑有效地利用外反馈信息来协调运动，运动会变得笨拙而不准确，出现共济失调、辨距不良（dysmetria）和震颤（tremor）等现象。例如，有小脑性震颤的病人将其食指指向一个预定的目标（如自己的鼻子）时，会一次又一次地超出目标，而后又过度地补偿，以至于在预定目标周围出现所谓“寻的行为（hunting behavior）”。这种出现在动作末了的终末性震颤（terminal tremor）现象就是负反馈控制系统失灵的一个典型表现。临床上还观察到，慢性酒精中毒常引起小脑前叶的局限性皮质退化，其主要病变区域在躯体感觉定位图中的躯干区和腿区（图 43－8C），故这一病变所引起的症状常涉及腿的运动，使患者出现宽基步和共济失调。与前述的前庭小脑受损时的结果不同，脊髓小脑受损所致的共济失调，在病人得到扶持时，其下肢的运动并不能得到改善，是一种更为严重的运动功能紊乱。

脊髓小脑的受损也造成肌张力减退（hypotonia），表明在正常情况下脊髓小脑也有调节肌张力的功能。这种调节作用是通过前庭-脊髓、红核-脊髓和网状-脊髓等下行系统对脊髓 α 和/或 γ 运动神经元的兴奋性作用实现的。虽然可以将肌张力减退一般地定义为肌肉对牵拉所造成的被动性运动的阻力下降，但重要的是，适宜的肌紧张是一切反射性运动和随意性运动的基础，因而造成肌紧张改变的小脑损伤必将影响到各种类型的肌肉活动。

三、皮质小脑参与随意运动的发起和计划，并可能为运动定时

皮质小脑即小脑的外侧区。与前庭小脑和脊髓小脑不同，皮质小脑不接受外周感觉的输入，它的输入来自于大脑皮质的广大区域，包括感觉区、运动区、运动前区和感觉联络区（图 43－8）。从这些脑区传入皮质小脑的纤维均经桥核接转到达对侧齿状核并以苔状纤维的形式发散到对侧小脑半球的皮质。皮质小脑的传出纤维从齿状核发出，经对侧丘脑腹外侧核回到大脑皮质运动区和运动前区。另外，也有部分齿状核纤维投射到红核小细胞部，但这些红核小细胞神经元并不参与形成红核脊髓束，而是发出纤维形成红核橄榄束到达下橄榄核，下橄榄神经元进一步以爬行纤维的形式进入对侧小脑，形成一个反馈环路。由于红核小细胞部也接受大脑皮质前运动区的传入，因此有人根据脑成像研究结果提出前运动皮质-小脑-红核-小脑环路在运动的内心演练（mental rehearsal）和运动学习中发挥作用。

皮质小脑被认为与大脑皮质感觉联络区、运动前区以及基底神经节一道参与了随意运动的计划和运动程序的编制过程。图 43－9 是关于小脑在随意运动发生过程中可能作用的一种假说（Allen 和 Tsukahara，1974），也表示了与随意运动有关的主要中枢结构以及它们之间的相互关系。现在认为，一个随意运动的产生包括运动的计划和程序的编制，以及运动程序的执行两个不同阶段。小脑和基底神经节均作为从大脑皮质到脊髓的运动信息流主要通道上的两个侧环参与了随意运动的发起和管理。就小脑而言，皮质小脑和脊髓小脑是以两个相对独立的功能部分，在运动的不同阶段发挥它们各自的作用的。皮质小脑参与运动的计划和程序的编制，它与基底神经节一道接受并处理来自感觉联络皮质的运动意念信息，编制运动指令并将生成的运动指令交给前运动皮质和

运动皮质去执行；脊髓小脑则如前所述的那样，利用外周感觉反馈信息对运动进行适时的管理。这一学说得到一些实验的支持。Thach（1978）发现猴小脑齿状核和间位核的细胞在动物进行腕关节屈伸运动时均有相应的放电变化，但齿状核细胞的放电变化不仅发生在间位核之前，而且也发生在运动起始之前，而当动物执行较为复杂的连续性动作时，齿状核细胞则往往显示出比间位核细胞更为复杂的放电形式。Hore 等（1984，1986）利用制冷探针（cooling probe）冷冻猴的齿状核而可逆性地阻滞该核团的功能后，发现齿状核的失活虽然不能阻止动物上肢运动的发生，也不能改变动物大脑皮质运动区中运动相关神经元的发放模式，但却可使运动皮质中那些运动相关神经元的放电活动和动物上肢运动的发起都延迟 100 毫秒至数百毫秒。同时，猴经训练后已经形成的快速而熟练的动作丧失，代之以缓慢而不精确的运动。这些实验结果说明，齿状核所提供的信息对于触发运动皮质的活动并发起运动是重要的。临床的资料与上述的实验结果是一致的，小脑外侧区的损伤除了引起患者远侧肢体的肌张力下降和共济失调之外，一个重要的症状就是运动起始的延缓。

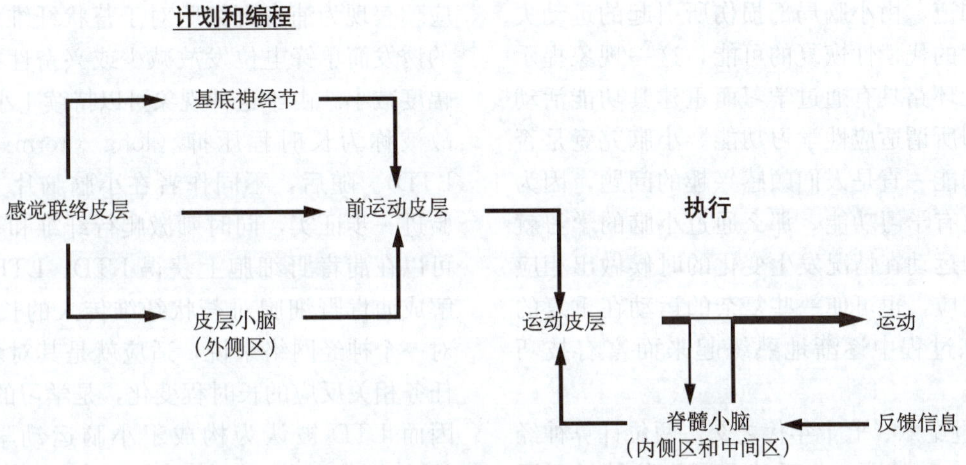

图 43－9　小脑在随意运动的发起和执行中的作用

（根据 Kandel ER，Schwartz JH，Jessell TM. Principles of Neural Science. 3rd ed. New York，Elsevier，1991：642. 重绘，有改动）。

关于运动调节的另一个重要问题是，在运动的过程中中枢神经系统必须对肌肉发出时间上十分精确的运动指令，使肌肉按照运动的需要依次有序地发生舒缩活动，这样才能使运动协调地进行。目前一种学说认为，小脑外侧部可能作为一个中枢时钟样机构为运动定时（Ivry 和 Spencer，2004）。Villis 和 Hore（1980）曾经发现，冷冻失活猴小脑齿状核后，动物在进行肘关节快速运动时主动肌（二头肌）的收缩时间显著地延长，对抗肌（三头肌）的收缩起始时间却大大地推迟，这种肌肉舒缩活动时间安排上的混乱使动物表现出运动过度（hypermetria）和为纠正运动过度而随之出现的终末性震颤现象。在以人为对象的实验中，Ivry 和 Keele（1989）要求受试者跟随频率为 2 次/秒的节奏性音响做简单的手指叩击动作，在受试者形成与音响同步的叩击节律后，中止音响并要求受试者依然以按照音响频率所建立起来的节奏继续进行手指叩击动作。结果发现，虽然小脑外侧区受损的病人在有音响提示的时候，可以像正常受试者一样建立与音响频率一致的节奏性手指叩击动作，但他们在音响停止以后却不能像正常受试者那样，以按照音响频率建立起来的节奏继续做好手指叩击动作，他们手指叩击动作的速度和节奏出现紊乱。由于这些小脑病人可以在有音响提示的情况下建立与音响频率一致的手指叩击动作，说明他们并无听觉上的障碍。

Ivry 和 Keele 进一步证明，小脑内侧部的损毁仅影响到患者手指叩击运动的精确性，而小脑外侧部的损毁则影响到患者对时间间隔和移动物体速度的判断。更一般地说，小脑外侧部损毁的小脑病人所表现出来的运动定时障碍可能与他们小脑受损后出现的时间知觉障碍有关，因为这些小脑受损病人不能发现荧光屏上一个移动目标的速度变化，也不能判断两个长短不一声响的孰长孰短。需要指出的是，对于小脑外侧部是否具有运动定时功能还有一些不同看法。关键的问题在于：小脑核团（包括皮质小脑部的齿状核）神经元的放电并不表现出时钟样周期性发放的特征；而且，皮质小脑的运动定时作用学说与前面所述下橄榄核-小脑环路活动的运动定时作用学说（Llinás，1990）之间是否有某种内在的联系也不清楚。

第四节 小脑具有运动学习功能

简单地说，运动学习就是学做一种新的动作。早就知道，由小脑局部损伤所引起的运动失调具有高度的代偿性恢复的可能，这一现象提示小脑神经元环路具有通过学习而重建其功能活动的能力，即所谓适应性学习功能。小脑究竟是否具有学习功能一直是人们颇感兴趣的问题，因为如果小脑具有学习功能，那么通过小脑的学习就可使机体的运动在情况发生变化的时候做出相应的调整和适应，也可使一些复杂的运动在重复的操作或训练过程中逐渐地熟练起来而富有技巧性。

在 20 世纪六、七十年代之交，两位计算神经科学家 Marr 和 Albus 先后建立了小脑神经元网络的数学模型。根据对该网络模型计算的结果，他们提出小脑可能在运动技巧的学习中起关键作用，并推测小脑学习的机制可能是由于爬行纤维传入长时程地改变浦肯野细胞对苔状纤维传入的反应的缘故。Marr（1969）认为爬行纤维传入可能加强浦肯野细胞对苔状纤维传入的反应，而 Albus（1971）则推测爬行纤维传入减弱浦肯野细胞对苔状纤维传入的反应。虽然他们的看法不尽一致，但重要的一点是两者都强调了平行纤维-浦肯野细胞突触的功能具有可塑性，而爬行纤维传入的异突触作用（heterosynaptic interaction，图 43－3）是导致平行纤维-浦肯野细胞突触功能改变，从而赋予小脑神经元环路以学习能力的原因。在 Marr 和 Albus 提出小脑学习理论 10 年以后，Ito 等（1982）在小脑浦肯野细胞上获得了突触可塑性变化的生理学证据。他们发现，用 4 次/秒的连续电脉冲同时刺激爬行纤维和苔状纤维可以长时程地减弱浦肯野细胞对苔状纤维传入的反应，表现为浦肯野细胞对于苔状纤维刺激所产生的诱发简单锋电位发放减少或兴奋性突触后电位幅度减小。由于这种现象可以持续 1 小时或更久，故被称为长时程压抑（long－term depression，LTD）。随后，不同作者在小脑脑片上的大量实验进一步证实，同时刺激爬行纤维和平行纤维也可以在浦肯野细胞上获得 LTD。LTD 可以被理解成浦肯野细胞对苔状纤维传入的长时程适应。对一个神经网络来说，适应就是其对新异情况的任务相关反应的长时程变化，是学习的一种表现，因而 LTD 被认为构成了小脑运动学习的神经基础。

目前对小脑 LTD 产生机制比较一致的看法是：LTD 的产生是由于爬行纤维和平行纤维的同时激活，分别引起浦肯野细胞内两条不同信号转导途径的激活和共同作用，导致浦肯野细胞上的促离子型谷氨酸 AMPA 受体数量因内吞作用（internalization）而减少，从而长时程地弱化了细胞对平行纤维兴奋性输入的反应（图 43－10）。在这一机制中：①平行纤维末梢释放的谷氨酸可以同时激活浦肯野细胞上的 AMPA 型和促代谢型谷氨酸受体，AMPA 受体的激活引起细胞膜去极化，而促代谢型谷氨酸受体的激活引起胞内信号转导链中的第二信使物质三磷酸肌醇（inositol trisphosphate，IP_3）和二酰甘油（diacylglycerol，DAG）的生成；②爬行纤维的传入引起浦肯野细胞复杂锋电位发放，在复杂锋电位发放期间有大量的 Ca^{2+} 经电压敏感性 Ca^{2+} 通道进入浦肯野细胞的树突。Ca^{2+} 和 IP_3 可进一步引起胞内钙库释

放 Ca^{2+}，进而 Ca^{2+} 与 DAG 一道激活蛋白激酶 C (protein kinases C，PKC)，后者通过磷酸化某种目前尚不清楚的底物蛋白引起 AMPA 受体的内吞，导致浦肯野细胞膜上的 AMPA 受体数量减少，最终使得细胞对平行纤维兴奋性传入的反应减小，发生 LTD。

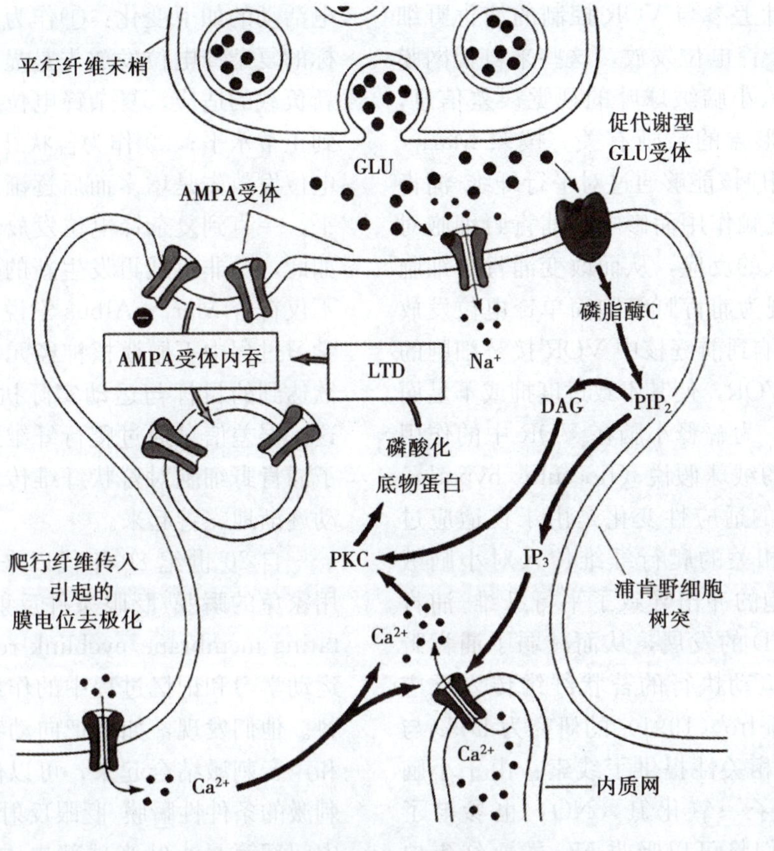

图 43-10　小脑 LTD 的发生机制

(根据 Purves D，Augustine GJ，Fitzpatrick D et al. Neuroscience. 3rd ed. Sunderland，MA，Sinauer Associates，Inc. Publishers，2004：596. 重绘，有改动)。

在行为水平上给予 Marr - Albus 理论以支持并说明小脑具有运动学习功能的典型例子，是 Ito 等对于小脑在前庭-眼反射 (vestibulo - ocular reflex，VOR) 中作用的研究。VOR 是当头向一侧转动时，因前庭受到刺激而引起眼球向另一侧等速运动的一种补偿性反射，该反射可以使眼睛在头转动的过程中注视到一个固定的视觉目标上 (参阅第 41 章)。前庭小脑的绒球叶参与了 VOR 的控制，而且有意义的是，VOR 具有可塑性。如果给受试的人或猴戴上一副特殊的眼镜以人为地减小受试者/动物的视场，开始时，如果受试者/动物的头向一侧 (左或右) 转动，两个眼球虽然可以像没戴眼镜时那样朝头运动方向的另一侧运动，但由于正常的 VOR 增益与减小了的视场不匹配，两个眼球会过度地运动而分别撞击到同侧眼窝的鼻侧和另侧眼窝的颞侧边际；经过一段时间的训练，受试者/动物两个眼球的运动幅度会逐渐地减小，并且在头终止运动时眼球的运动停止在眼窝中适当的位置上。这种眼球运动的变化显然有助于受试者/动物将其所注视目标的视像在头运动过程当中始终稳定地保持在视网膜中央部，从而获得清晰的视觉。这一实验结果说明，受试者的 VOR 对变化了的视场发生了适应，即反射的增益因视场的减小而相应地减小。切除小脑绒球叶或连接绒球叶的爬行纤维通路，VOR 的这种可塑性变化就不再发生，可见 VOR 的这种适应是习得性的，而且与小脑有关。Ito 等进一步发现，当眼球运动过度或不足，即眼球运动与头运动的速度或幅度不匹配，使视觉目标不能固定于视网膜中央而视觉模糊时（称视滑脱，retinal slip），小脑绒球叶上参与 VOR 控制的浦肯野细胞出现大量的复杂锋电位发放。这些来自视网膜并经爬行纤维传入小脑绒球叶的视觉误差信息，显然与保持视觉形象的清晰有关。按照 Marr - Albus 理论，它们应该能够通过对平行纤维-浦肯野细胞突触的异突触作用而影响到浦肯野细胞对前庭苔状纤维传入的反应，从而改变浦肯野细胞的输出状态（表现为浦肯野细胞简单锋电位发放的变化），进而影响到前庭核中 VOR 接替细胞的活动，最终改变 VOR，使其不致过度抑或不足而维持清晰的视觉。为解释小脑在 VOR 中的作用 Ito（1982）提出的绒球假说（flocculus hypothesis）认为，VOR 的适应性变化是由于在适应过程中大量与视觉相关的爬行纤维传入对小脑绒球叶上浦肯野细胞的冲击导致了平行纤维-浦肯野细胞突触上 LTD 的发展，从而减弱了浦肯野细胞对参与错误运动执行的苔状纤维传入反应的缘故。Nagao 和 Ito（1991）的研究为 LTD 与 VOR 适应之间的相关性提供了线索：由于小脑中的气体信息分子一氧化氮（NO）也参与了 LTD 的形成，他们将可以吸收 NO 的血红蛋白注射到猴和兔小脑绒球叶皮质与硬脑膜之间的空隙中，结果阻断了 VOR 的适应现象，却不影响眼球的运动；而当脑脊液的流动逐渐将血红蛋白洗去之后，VOR 的适应现象又可恢复。虽然目前尚未有直接的证据说明 LTD 是否可以在生理状态下的运动学习过程中发生，但这一实验结果提示 LTD 可能与 VOR 适应的习得密切相关。

Gilbert 和 Thach（1977）的经典实验对小脑，特别是爬行纤维传入在技巧性运动学习中的作用提供了很好的证据。他们训练猴子学会用腕关节克服一定的负载，将一只手柄拉回到原来的起始位置上以获得食物奖赏，并在动物进行这一操作的同时记录小脑前叶前肢代表区中浦肯野细胞的放电活动。结果发现，在动物完成每次手柄复位的动作过程中，只要负载没有变化，浦肯野细胞均呈现出一定频率的简单锋电位发放和间或的复杂锋电位发放；如果加大负载，猴子一开始不能把手柄复位，但经过几十次操作后，猴子就逐渐适应了负载的变化而能够将手柄复位。在这一行为活动的适应过程中，伴随着浦肯野细胞放电活动的如下变化：①作为爬行纤维传入活动指标的复杂锋电位发放先是显著地增多，但随着对新负载的适应，复杂锋电位发放逐渐减少并恢复到正常水平；② 作为苔状纤维活动指标的简单锋电位发放先是增多而后逐渐减少，并维持于低水平，一直到复杂锋电位发放恢复到正常以后依然如此，除非负载再发生新的变化。这一实验结果不仅符合 Marr - Albus 学说，也说明在新任务的学习过程中下橄榄核神经元可以检测到运动程序欲达到的目标与运动实际执行情况之间的差距，这一误差信息通过爬行纤维通道进入小脑，压抑了浦肯野细胞对苔状纤维传入的反应，从而使运动逐渐地完善起来。

自 20 世纪 80 年代以来，Thompson 等人利用家兔的瞬膜/眨眼条件反射（conditioned nictitating membrane/eyeblink reflex）模型为小脑在运动学习和记忆过程中的作用提供了一些新的资料。他们发现，如果把向动物的眼角膜吹气刺激和声音刺激结合起来，可以使动物建立起对声音刺激的条件性瞬膜/眨眼反射；但是，如果把小脑中间部第Ⅵ小叶半球部皮质（HⅥ，小脑皮质躯体感觉定位的“头面区”，图 43 - 8C）或间位核损毁，就不能使动物建立和保持这一条件反射，提示小脑不仅是习得，也是保存这一条件反射记忆痕迹的基本中枢部位。他们认为，非条件性刺激信号（向眼角膜吹气）和条件性刺激信号（声音）分别是经爬行纤维和苔状纤维通道进入小脑的，而爬行纤维在这一条件反射的建立过程中充当了“教师（teacher）”的作用，是它教会了浦肯野细胞如何对苔状纤维传入的条件性刺激信号做出相应的眨眼反应。这一发现的意义在于，如果条件性眨眼反射这个简单的运动学习过程确实在小脑中发生，那么就有理由相信当人类学习一些复杂的随意性技巧运动（如弹钢琴或做某种体操动作）时，类似的学习过程也应当在小脑中发生。目前对 Thompson 的学说还有一些很强烈的质疑和不同意见，但争论的焦点不是小脑是否具有学习功能，而是小脑或小脑的某些特定部位，如第Ⅵ小叶半球部皮质（HⅥ）和间位核，是否作为脑内唯一的结构参与了条件性瞬膜/眨眼反射的建立和保持。有实验表明：在切除兔的全部小脑以后，条件性瞬膜/眨眼反射依然可以建立和保持（Kelly 等，1990）；而在另外一种称为目标定向性前肢运动（goal - directed forelimb movement）的操作式条件反射实验中，当实验者用 $GABA_A$受体激动剂毒蝇蕈醇（muscimol）失活猫的小脑核团（间位核和齿状核）之后，动物依然能够建立这一条件反射，并且习得了的反射操作也不会因小脑核团的失活而丧失（Wang 等，1998）。显然，小脑并非是简单条件性瞬膜/眨眼反射和复杂随意性运动习得和记忆痕迹保持的唯一部位。需要强调的是，虽然目前对发生在细胞（微观）水平上的 LTD 与发生在小脑系统（宏观）水平上的运动学习之间的关系还不是十分清楚，而且对小脑运动学习和记忆的机制依然存在争论，但共同看法是，小脑除了具有调节躯体运动的功能之外，无疑还参与了机体的运动学习过程。建立这一概念是重要的，因为哪怕是正常的运动行为也需要在外界情况发生变化时，通过学习而做出适当的调整并加以适应。

第五节 小脑也具有调节内脏活动的非躯体功能

以往对小脑功能的传统观念是囿于其作为一个皮质下的运动调节中枢配合皮质完善躯体运动。然而，近十余年来的神经解剖学、神经生理学、行为学和脑功能成像研究，以及对小脑占位性病变患者的临床研究极大地拓展了我们对小脑功能的认识。事实上，小脑不仅作为一个皮质下运动调节中枢参与机体的感觉-运动整合活动，而且通过与脑干和下丘脑等自主性功能调节中枢之间的纤维联系参与机体某些内脏活动的调节，是导致机体对内外环境变化产生协调的躯体-内脏反应的一个重要中枢结构。与其调节机体运动的躯体功能相对应，小脑对机体内脏活动的调节被称为它的非躯体功能。

近十余年来神经解剖学研究的一个重大进展，是揭示了小脑与下丘脑之间存在着双向、直接的纤维联系——小脑-下丘脑投射（cerebellohypothalamic projections）和下丘脑-小脑投射（hypothalamocerebellar projections），这两个投射构成了小脑与下丘脑之间的神经环路（Haines 等，1997）。由于下丘脑是调节内脏活动的高级中枢，并与某些行为反应和情绪活动密切相关，因而小脑与下丘脑之间的神经环路很可能为小脑参与内脏活动的调节提供了结构基础。除了小脑-下丘脑神经环路外，小脑还与其他一些参与自主性活动调节的脑区/核团之间存在直接或间接的单/双向纤维联系，这些脑区/核团包括大脑皮质的一些区域、网状核、孤束核、迷走神经背核、中缝核、臂旁核、杏仁核、导水管周围灰质以及边缘系统等（Haines 等，1997；Schmahmann，2000）。这些小脑传出投射的靶结构或与胃肠、心血管、呼吸、排便和排尿等内脏活动密切相关，或与睡眠觉醒、情绪、学习、记忆和认知等脑的高级整合功能相关联，因而小脑与它们之间的纤维联系也可能或多或少地在小脑的一些非躯体性功能调节过程中发挥作用。

一些电生理学研究证明，小脑和下丘脑可以通过它们之间的交互直接纤维联系影响对方神经元的活动。电刺激猫或大鼠的小脑顶核和间位核可影响下丘脑外侧区和腹内侧核神经元的电活动，并且这些小脑顶核和间位核的传入可与胃迷走神经的传入在下丘脑外侧区和腹内侧核同一个血糖敏感神经元（glycemia - sensitive neuron）上会聚（Pu 等，1995；Zhang 等，2003；Zhu 等，2004；Zhu 和 Wang，2008）。由于胃迷走神经是肠神经-脑轴的主要神经成分，可将摄食相关的多种胃肠道信息传入下丘脑（Schwartz，2000），而下丘脑外侧区和腹内侧核中的血糖敏感神经元和下丘脑外侧区中的非血糖敏感神经元又分别与动物摄食活动的短时程调节和觅食动机的形成密切相关，因而这些实验结果提示小脑可以通过小脑-下丘脑投射参与动物摄食行为的调节和摄食动机的形成，从而在机体的躯体-内脏反应整合中发挥重要作用。随着神经影像学和脑功能成像技术的发展，小脑参与摄食活动调节的推测在人受试者上得到了进一步的证实：摄入葡萄糖、静脉注射高张生理盐水和饥饿除引起下丘脑等脑区的激活外，还伴随有小脑某些部位的激活（Liu 等，2000；Parsons 等，2000；Schmahmann，2000），由于这些激活均不含吞咽动作所诱发的成分，因而提示小脑与摄食和摄水有关。

顶核升压反应（fastigial pressor response）是小脑参与内脏活动调节的另一个重要证据。电刺激小脑顶核可有效地升高动脉血压，表现为对顶核施以一持续的串脉冲刺激之后 1～2 秒内，动物的动脉血压旋即升高；这一反应随刺激的持续而延续，刺激终止，动脉血压即逐步回落（Reis 和 Golanov，1997）。研究表明，顶核升压反应是一个神经环路的募集性反应，顶核的持续性串脉冲刺激是引起动脉血压升高的基本条件，而短暂的双脉冲刺激则不能诱发该反应的发生（Zhang 等，2003）。现在认为：引起升压反应的神经元集中在顶核的喙端腹外侧部，而动脉血压的升高是交感节前神经元的选择性激活导致外周阻力增高的结果。新近的研究揭示，电刺激小脑间位核可引起下丘脑室旁核中压力感受性反射敏感神经元（baroreflex - sensitive neuron）和渗透压敏感神经元（osmoresponsive neuron）放电活动的变化，提示除了小脑-脑干通路之外，小脑对心血管活动的调节还含有小脑-下丘脑通路介导的成分，并且小脑也参与了机体渗透压平衡的调节（Wen 等，2004）。

小脑损毁造成躯体功能的紊乱早已为人共知，但小脑损毁引起内脏功能的紊乱还没有被人们很好地注意。这可能有两个原因：①小脑损毁之后出现的躯体运动障碍表现得非常突出，而内脏功能的改变却不是那么明显，因而被研究者和临床医生所忽视；②即便小脑患者出现了内脏功能的紊乱，也往往被解释为由颅内压升高而引起延髓或脑干继发性损伤的后果。然而，Haines 等（1997）报告了两个小脑占位性病变患者出现躯体-内脏并发性功能失调（simultaneous somatic and visceral dysfunction）的病例。除了血肿压迫小脑前叶皮质、顶核、栓核或齿状核之外，这两个小脑患者都没有中枢神经系统其他部位的病变，也没有颅内压增高或小脑和脑干位移等现象。但是，这两个患者在出现躯体运动症状的同时，均表现出明显的自主性功能紊乱现象，如心搏减慢、面部皮肤潮红和发热。值得注意的是，面部潮红和发热仅仅发生在患者进行随意运动而出现意向性震颤时，在震颤发生之前和之后却无表现；而且，当患者的运动症状因治疗得到改善时，他们的自主性功能紊乱也随之消失。这两个临床例证很好地说明，小脑功能的紊乱在引起躯体运动功能失调的同时，也可能伴随有自主性功能的紊乱，提示小脑病变引起的躯体-内脏并发性功能失调很可能与小脑-下丘脑神经环路的功能障碍有关。

实际上，小脑对摄食和心血管等内脏功能的调节，是脑的躯体-内脏反应整合活动的一些组成部分。这是容易理解的，因为在机体的运动过程当中，必然伴随着内脏系统的活动变化和功能状态的调整，以配合躯体运动功能的完成；反之，内脏系统的功能状态也会制约躯体运动功能的实施，而小脑参与的内脏功能调节，以及它在躯体运动调节中所发挥的感觉-运动整合作用，有利于机体产生一个协调的躯体-内脏反应，以适应内外环境的变化。因此，目前获得的小脑非躯体功能资料，不仅有助于我们全面地认识小脑的功能，而且有助于深入地了解机体的躯体-内脏反应整合机制，并对某些因小脑病变所引起的躯体-内脏并发性功能失调的发病机制做出更为合理的解释。

※ ※ ※

1. 小脑是皮质下一个重要的运动调节中枢，它不直接发起运动，但通过对其他中枢运动结构的调节作用配合皮质完善躯体运动。

2. 虽然可以按照表面的解剖学标志将小脑横向地划分成三个主要的叶和若干个小叶，但从功能的角度来看，小脑是以纵区组构来工作的。纵区、纵带乃至微带的传入（爬行纤维和苔状纤维）和传出（皮质-核团投射）均具有特定的定位投射关系。微带被认为是小脑皮质的基本功能单位。不同小脑部位之间的功能差异取决于各自特定的爬行纤维和苔状纤维传入。

3. 小脑皮质神经元环路的组成及其活动具有高度的规律性。到达小脑皮质的苔状纤维、爬行纤维以及小脑皮质中的局部中间神经元以浦肯野细胞为核心构成小脑皮质的神经元环路。浦肯野细胞是小脑皮质中的主神经元和小脑皮质的唯一传出神经元，而小脑离核纤维所传出的神经信息是初级小脑环路和小脑皮质神经元环路共同活动的结果。

4. 小脑的三个功能部分具有不同的神经连接、进化起源和功能。前庭小脑控制躯体的平衡和眼球的运动；脊髓小脑利用感觉反馈信息控制肌肉的张力和适时地调节运动的执行；皮质小脑参与随意运动的发起、计划和编程，并且可能为运动定时。

5. 小脑具有运动学习功能。

6. 除了具有调节机体运动的躯体功能之外，小脑还具有调节内脏活动的非躯体功能，在机体的躯体-内脏反应整合中发挥重要作用。

参考文献

综述和专著

1. Bloedel JR. Functional heterogeneity with structural homogeneity: how does the cerebellum operate? Behav Brain Sci, 1992, 15: 666-678
2. Ebner TJ, Johnson MTV, Roitman A, et al. What do complex spikes signal about limb movement? In: Highstein SM, Thach WT, eds. The Cerebellum: Recent Developments in Cerebellar Research. Ann NY Acad Sci, 2002, 978: 205-218
3. Ghez C, Thach WT. The cerebellum. In: Kandel ER, Schwartz JH, Jessell TM, eds. Principles of Neural Science. 4th ed. New York: McGraw-Hill, 2000: 832-852
4. Houk JC, Gibson AR. Sensorimotor processing through the cerebellum. In: King JS, ed. New Concepts in Cerebllar Neurobiology. New York: Alan R Liss, Inc, 1987: 387-416
5. Ito M, ed. The Cerebellum and Neural Control. New York: Raven Press, 1984
6. Ito M. Cerebellar long-term depression: characterization, signal transduction, and functional roles. Physiol Rev, 2001, 81: 1143-1195
7. Ivry RB, Spencer RMC. The neural representation of time. Curr Opin Neurobiol, 2004, 14: 225-232
8. Kim JJ, Thompson RF. Cerebellar circuits and synaptic mechanisms involved in classical eyeblink conditioning. TINS, 1997, 20: 177-181
9. Llinás RR, Walton KD. Cerebellum. In: Shepherd GM, ed. The Synaptic Organization of the Brain. 4th ed, New York: Oxford University Press, 1998: 255-288
10. Thach WT, Goodkin HP, Keating JG. The cerebellum and the adaptive coordination of movement. Annu Rev Neurosci, 1992, 15: 403-442
11. Zhu JN, Yung WH, Chan YS, et al. The cerebellar-hypothalamic circuits: potential pathways underlying cerebellar involvement in somatic-visceral integration. Brain Res Rev, 2006, 52: 93-106
12. Zhu JN, Wang JJ. The cerebellum in feeding control: Possible function and mechanism. Cell Mol Neurobiol, 2008, 28: 469-478

原始文献

1. Albus JS. A theory of cerebellar function. Math Biosci, 1971, 10: 25-61
2. Colombel C, Lalonde R, Caston J. The effects of unilateral removal of the cerebellar hemispheres on motor functions and weight gain in rats. Brain Res, 2002, 950: 231-238
3. Ebner TJ, Bloedel JR. Role of climbing fiber afferent input in determining responsiveness of Purkinje cells to mossy fiber inputs. J Neurophysiol, 1981, 45: 962-971
4. Flament D, Hore J. Movement and electromyographic disorders associated with cerebellar dysmetria. J Neurophysiol, 1986, 55: 1121-1233
5. Gao JH, Parsons LM, Bower JM, et al. Cerebellum implicated in sensory acquisition and discrimination rather than motor control. Science, 1996, 272: 545-547
6. Horak FB, Diener HC. Cerebellar control of postural scaling and central set. J Neurophysiol, 1993, 72: 479-493
7. Ivry RB, Keele SW, Diener HC. Dissociation of the lateral and medial cerebellum in movement timing and movement execution. Exp Brain Res, 1988, 73: 167-180
8. Kelly TM, Zuo CC, Bloedel JR. Classical conditioning of the eyeblink reflex in the decerebrate-decerebellate rabbit. Behav Brain Res, 1990, 38: 7-18
9. Kim JH, Wang JJ, Ebner TJ. Alterations in simple spike activity and locomotor behavior associated with climbing fiber input to Purkinje cells in a decerebrate walking cat. Neuroscience, 1988, 25: 475-489
10. Krupa DJ, Thompson RF. Reversible inactivation of the cerebellar interpositus nucleus completely prevents acquisition of the classically conditioned eye-blink response. Learn Mem, 1997, 3: 545-556
11. Lisberger SG. Neural basis for motor learning in ves-

tibuloocular reflex of primates. J Neurophysiol, 1994, 72: 974-998

12. Llinás RR, Yarom Y. Oscillatory properties of guinea-pig inferior olivary neurones and their pharmacological modulation: An in vitro study. J Physiol (London), 1986, 376: 163-182
13. Marr D. A theory of cerebellar cortex. J Physiol, 1969, 202: 437-470
14. Martin JH, Cooper SE, Hacking A, et al. Differential effects of deep cerebellar nuclei inactivation on reaching and adaptive control. J Neurophysiol, 2000, 83: 1886-1899
15. Nagao S, Ito M. Subdural application of hemoglobin to the cerebellum blocks vestibuloocular reflex adaptation. NeuroReport, 1991, 2: 193-196
16. Ojakangas CL, Ebner TJ. Purkinje cell complex and simple spike changes during a voluntary arm movement learning test in the monkey. J Neurophysiol, 1992, 68: 2222-2236
17. Soechting JF, Burton JE, Onoda N. Relationships between sensory input, motor output and unit activity in interpositus and red nuclei during intentional movement. Brain Res, 1978, 152: 65-79
18. Song YN, Li HZ, Zhu JN, et al. Histamine improves rat rota-rod and balance beam performances through H_2 receptors in the cerebellar interpositus nucleus. Neuroscience, 2006, 140: 33-43
19. Thach WT. Correlation of neural discharge with pattern and force of muscular activity, joint position, and direction of intended next movement in motor cortex and cerebellum. J Neurophysiol, 1978, 41: 654-676
20. Wang JJ, Shimansky Y, Bracha V, et al. Effects of cerebellar nuclear inactivation on the learning of a complex forelimb movement in cats. J Neurophysiol, 1998, 79: 2447-2459

第四十四章　皮质基底节回路对运动的调节

张旺明　张景渝　罗非

第一节　基底神经节的概念与组成 …………… 819
一、纹状体的解剖结构与细胞构筑 ………………… 820
二、苍白球 ……………………………………………… 823
三、黑质 ………………………………………………… 823
四、丘脑底核 …………………………………………… 823
五、脚桥核 ……………………………………………… 824
六、伏核 ………………………………………………… 824
七、纹状体边缘区 ……………………………………… 824
第二节　基底神经节与锥体外系统是两个不同的概念 …………………………………………… 825
第三节　基底神经节的纤维联系 ……………… 825
一、主要传入纤维 ……………………………………… 825
二、主要传出纤维 ……………………………………… 826
三、基底节核团内部的纤维联系 ……………………… 826
第四节　皮质基底节回路与运动调节 ………… 827
一、与运动功能相关的主要基底节回路 ……………… 829
二、皮质基底节回路对运动的调节机制 ……………… 830
第五节　基底节回路紊乱与运动功能失调 …… 832
一、基底节核团损害部位与运动失调表现 ………… 833
二、基底节回路紊乱与运动障碍性疾病 …………… 834

基底神经节（basal ganglion）又称基底核，是从端脑衍生的一些相互联系的皮质下神经核团的总称。从进化论上，基底神经节是大脑的最古老区域之一，在低等动物（如两栖类、爬行类及鸟类）中，基底神经节占据了大脑的主要部分，提示至少在这些动物中，基底神经节对大多数行为及运动控制功能是不可缺少的。早期的理论认为运动调节作用是基底神经节的唯一功能，现代研究揭示除了运动调节功能外，基底神经节还有许多其他方面的重要功能，如学习、认知、情感等。在高等哺乳动物中，基底神经节退居次要地位，大脑皮质替代它成为运动控制的最高级中枢。基底神经节作为运动系统的皮质下调节机构之一，并不直接发起或执行运动功能，而是起着整合、优化、精确调节作用，通过调节肌张力、调节联合运动、维持姿势，与小脑一起配合皮质完成运动功能的执行。它们都从皮质接受大量投射，将信息加工处理后，经丘脑返回皮质。基底神经节的功能失调将产生一系列伴有运动障碍的神经系统疾病。

第一节　基底神经节的概念与组成

迄今为止，基底神经节（basal ganglia）仍没有一个精确并得到广泛承认的定义，通常泛指从端脑腹侧壁发育衍生而来的一些相互联系的皮质下神经核团。随着认识的深入，基底神经节包含的范围也在不断变化。大致包括以下一些成对的灰质团块：尾状核（caudate nucleus，CN）、豆状核（包含壳核和苍白球）、丘脑底核（subthalamic nucleus，STN）、黑质（substantia nigra，SN）、脚桥核（pedunculopontine nucleus，PPN）、屏状核、杏仁核簇（amygdaloid nuclear complex，Amy）及伏核（nucleus accumbens，NAc）（图 44-1）。尾状核和豆状核（lenticular nucleus）合称纹状体（corpus striatum，或 striatum）。豆状核在额切面上呈楔形，宽隆的基部朝外，尖端朝内。它借外侧髓板分成内侧的苍白球（globus pallidus）和外侧的壳核（putamen）。苍白球在种系发生上出现较早，称为旧纹状体。尾状核和壳核出现较晚，结构上相近，故名新纹状体。尾状核是呈弓状的细胞团，膨大的前部为头，位于背侧丘脑的前端，尾状核体贴靠背侧丘脑的背外侧缘，尾部细长，弯行向前伸入颞叶，末端接连杏仁核簇。屏状核为一灰质板片，周围环绕白质。它与豆状核之间的白质称为外囊，与岛叶皮质之间的白质称为最外囊。杏仁核簇在种系发生上是基底核最古老的部分，故称古纹状体，位于颞叶的钩内，与内脏、内分泌及情绪活动有关。

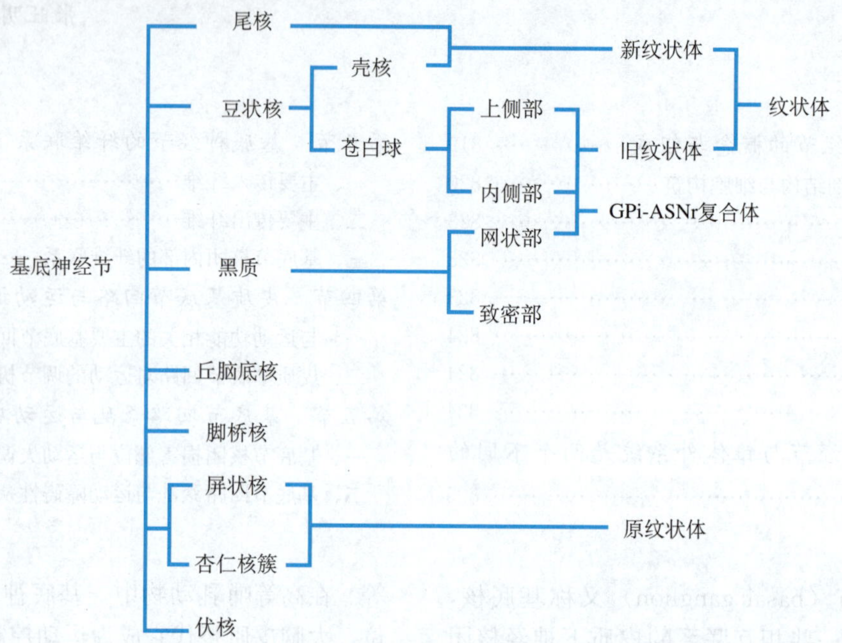

图 44-1　基底神经节的构成

基底节各核团相互间纤维联系与生理功能很复杂，其中直接参与运动功能调节的主要是前面五个核团，尽管后面几个核团也在不同场合被提到与运动调节相关联，主要局限于认知、动机、情感等角度，仍有一定争议。纹状体是基底神经节结构中最大的神经核团，在个体发育过程中纹状体原是一个灰质核团，后来被内囊纤维分隔成两部分。其中豆状核又被外髓板（external medullary lamina）分隔成为内、外两部分，外部为壳核，内部为苍白球。尾状核和壳核相对苍白球在种系发生上起源较晚，两者具有相同的细胞构筑、化学和生理特性，被称为新纹状体（neostriatum），现简称纹状体。苍白球内侧部（internal globus pallidus，GPi）和黑质网状部（pars reticulate substantia nigra，SNr）虽然也被内囊隔开，但研究证实它们也属于同一个功能结构，被称为GPi-SNr复合体。所以目前从功能上，多数学者更乐意把基底神经节分成以下五部分：纹状体（包括尾状核和壳核）、苍白球外侧部、GPi-SNr复合体、黑质致密部及丘脑底核（彩图 44-2）。

一、纹状体的解剖结构与细胞构筑

纹状体在人类特别发达，包括尾状核和壳核。胚胎发育中，尾状核和壳核原是位于侧脑室底部的一团灰质块。在皮质发育过程中有锥体束纤维穿过，将此灰质块不完全地分割成背内侧和腹外侧两块。背内侧灰质随着侧脑室向前、向下发育形成尾状核，腹外侧灰质块演变为壳核。尾状核形似彗星弯向侧脑室外侧壁，它的前面是较大的头部，背侧是窄形的体部，尾部较细，沿侧脑室侧壁延伸至侧脑室颞角，与位于钩内的杏仁核簇相连。壳核是位于岛叶皮质内侧部的灰质结构，环绕于外囊的外侧部，内侧部经外侧髓板与苍白球分隔。尾状核头部的下方与壳核分界清楚，除了通过薄的灰质桥相互连结外，两者前端的腹侧部在伏核水平仍保持联结，在组织断面上可见有灰、白质相嵌的条纹，故称纹状体。伏核连同尾壳核的腹内侧部及嗅结节统称为腹侧纹状体。

纹状体是主要的基底节输出结构，从细胞学上来看，尾核与壳核的细胞类型和构筑相同，形态学上纹状体神经元由棘神经元和无棘神经元组成，根据其轴突的分布可进一步分为投射神经元和局部的中间神经元。多达 95%的纹状体神经元为中等大小的棘神经元，在树突结构、轴突及细胞体积上有相同的形态学特征，其余的由大型神经元（包括大型无棘中间神经元及少数大型投射神经元）构成。棘神经元直径约 12～20 μm，胞体呈圆形或椭圆形，胞核相对较大，胞质较少，环形排列在胞核周围，外观呈窄环状。从胞体发出 4～5 个初级树突，初级树突表面光滑，次级树突从初级树突上发出，其表面存在着密集的小棘状突起。每个神经元相互贴近，其树突野基本上都重叠，据估计棘神经元的树突从胞体放射状发出后占据直径约为 300μm 的球形空间。棘神经元的形态学已通过高尔基（Golgi）及细胞内标记技术广泛研究，有人根据轴突从胞体或近端树突干上发出之后的行径将棘神经元分为两类。Ⅰ型棘神经元的轴突分支从主轴突上几乎垂直地发出并行走约 400μm，轴突分支局限于其所起源或相邻神经元的树突野，并与自身或相邻神经元的树突或棘形成对称性突触，这种结构使投射神经元能参与纹状体局部回路间的相互作用，这是最常见的轴突分支类型（Park，1980）。Ⅱ型棘神经元的轴突发出粗大的分支并向苍白球方向直行，它的轴突范围一般都大于树突野，与起源神经元的树突野不重叠，故被认为是纹状体内部回路的结构基础（Kawakuchi 等，1990；Bishop 等，1982）。辣根过氧化物酶（HRP）追踪研究的结果，证实Ⅱ型棘神经元的轴突构成新纹状体的传出投射系统。

棘神经元是纹状体的主要信息整合成分和主要传出神经元，所有这类神经元均属 γ-氨基丁酸（γ - aminobutyric acid，GABA）能神经元，以 GABA 和多种神经肽作为神经递质，如 P 物质（substance P，SP）、脑啡肽（enkephalin，ENK）、强啡肽（dynorphin，DYN）以及神经紧张素（neurotensin，NT）。钙结合蛋白，如钙结合素（calbindin）D - 28K 也存在于这些神经元中。并非所有这些神经肽都存在于每一个棘神经元内，但它们与 GABA 的共存情况却与投射神经元的终止部位有关。包含 ENK 且能表达多巴胺受体 D2 亚型的棘神经元投射至苍白球外侧部（external segment of globus pallidus，GPe），而那些含有 SP 及 DYN，表达多巴胺受体 D2 亚型的棘神经元则投射至黑质网状带及苍白球内侧部。此外，纹状体的棘神经元也同时接受大量外源性和内源性的传入投射，这些传入投射末梢含不同的神经递质，但不同来源的传入末梢在中型棘神经元上的终止部位不同，来自大脑皮质、丘脑和黑质网状部含谷氨酸和多巴胺的外源性传入末梢主要终止于其树突远端的树突树上，分别形成非对称性和对称性突触；来自含 GABA 和乙酰胆碱的中型和大型中间神经元的末梢主要终止于胞体和树突的起始段，形成以对称性为主的突触连接。其他类型投射神经元，以分散性树突为特征，不同于Ⅰ型棘神经元存在密集型树突棘，树突分布局限于纹状体内腔隙状结构，局部轴突丘包含 GABA、SP 或 ENK，主要与棘神经元棘的颈部或中间棘神经元的树突形成对称性突触连接。

作为纹状体中间神经元的无棘神经元，约占纹状体神经元总数的 4%。无棘中间神经元的共同特点是有数个表面光滑或仅有少许树突棘的树突，这与棘神经元形成鲜明的对比。纹状体中间神经元根据其所含的神经递质可分为四种主要类型：大型胆碱能神经元；含小清蛋白（parvalbumin，PV）的 GABA 能中间神经元；含钙结合素的 GABA 能中间神经元；最后一类为含有生长抑素（somatostatin，SOM）的中间神经元。大型无棘神经元的胞体细长［（50～60）μm×（15～25）μm］，树突从胞体放射状发出，最远处距胞体 750μm；轴突起自树突干，然后发出大量轴突分支，在树突野的范围内形成由细轴突分支构成的丛，有时此丛超出树突野。这种大型无棘神经元含乙酰胆碱，约占纹状体神经元总数的 2%。含小清蛋白的中间神经元，胞体呈圆形（14～15μm），有 5～8 个弯曲的树突，次级树突围绕在胞体周围；串珠状的轴突短，轴突分支形成密集的丛，此类神经元含 GABA 和小清蛋白。含生长抑素的神经元胞体呈球形，平均直径 12μm，有 3～4个直长（150μm）树突，其表面有棘样结构，远端呈细丛状终止；轴突短，但有大量的局部分支。这类中型无棘神经元含 SOM、神经肽 Y（neuropeptide Y，NPY）和一氧化氮合成酶（NOS），但不含 GABA。现在的细胞学研究资料还不能彻底地阐明纹状体的神经元构筑，但有许多证据表明来自大脑皮质、丘脑和中脑的传入投射都终止于棘神经元，共同参与构成纹状体的微回路（图 44-3）。来自皮质的纹状体传入纤维主要与棘神经元的树突头部形成非对称性突触。棘神经元也接受来自纹状体含有乙酰胆碱（ACh）、血清素及小清蛋白的中间神经元的传入纤维。棘神经元存在局部轴突，终止于邻近的棘神经元。直接回路中的神经元与间接回路中的神经元存在着突触间相互联系。棘神经元之间反馈抑制作用似乎较弱。通过 GABA 能中间神经元对棘神经元抑制的前反馈途径作用似乎较强。

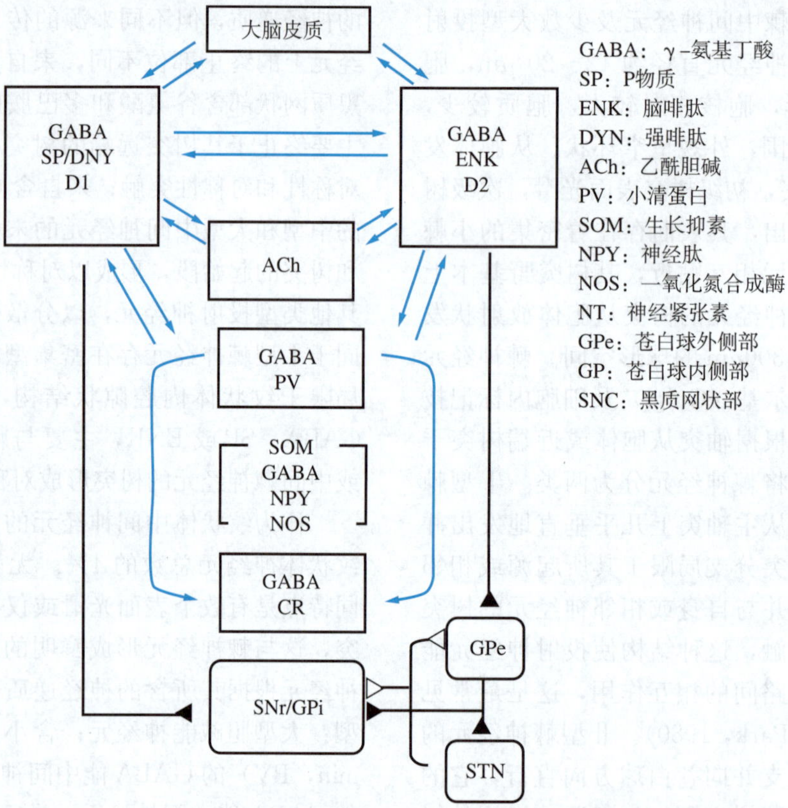

图 44-3 纹状体的微环路示意图

尽管纹状体没有层和区域性的特征，但其神经元在细胞构筑上存在一些特点，如果用特殊的免疫组织化学标识物，就能在纹状体内染出一些明确的、特定的腔隙状结构。用儿茶酚胺组织诱发荧光、阿片 μ 受体结合（binding）及免疫组化和胆碱酯酶组化染色等方法，均可染出斑片结构，其内胆碱转移酶的活性很低，但却有密集的阿片 μ 受体（Kaneko 等，1996）。在冠状切面上，斑片呈不规则的岛状，而在水平切面上，则呈具有三维结构的分支迷宫状，包埋于基质之中，基质可以用钙结合蛋白（calbindin D-28）和生长抑素的免疫组化技术染出。斑片-基质结构（patch-matrix organization）的功能意义现在还不清楚，大多数人都认为纹状体内的这些腔隙结构与纹状体内神经传出和传入束路的分隔有关。有人观察到前额叶投射至斑片，躯体感觉皮质投射至基质（Gerfen，1984），后来又证明大脑皮质Ⅴ层深部和Ⅵ层神经元支配斑片，Ⅴ层浅部和颗粒层浅部支配基质。需要指出的是，斑片-基质结构在尾-壳核内最明显并延伸入纹状体腹内侧和背外侧部，在腹侧的其余部位中则没有这种结构。

二、苍白球

苍白球位于豆状核的内侧部，借外侧髓板与外侧的壳核分隔。苍白球与尾状核和壳核的血管构筑相比，苍白球的血管稀少，行程较直，不存在任何卷曲，血管数是尾状核和壳核的一半。因此新鲜标本上颜色苍白，故此得名。苍白球通过内侧髓板可进一步分为内侧部和外侧部，外侧部体积大、细胞稀疏，内侧部体积小、细胞密集，其内的细胞总数多于外侧部。Golgi 染色观察到苍白球神经元胞体呈大椭圆形或多角形，树突长而粗，树突棘较少。沿长树突的长轴有丰富的传入末梢以通过型末梢的形式包绕在周围。轴突除起始段外很难染出，但这些轴突在苍白球范围内不发出轴突分支。用 Golgi 染色无法找出苍白球不同部位神经元的差异。苍白球的传出纤维可分为四部，即豆状襻、豆状束、苍白被盖纤维和苍白底核纤维。前三个发自内侧苍白球，后一束发自外侧苍白球。豆状襻绕过内囊的后脚，向背侧进入红核前区（Forel H 区）。豆状束穿过内囊的腹侧部，在未定带的腹侧构成一个明确的纤维束（Forel H2 区）。

三、黑质

黑质是中脑最大的神经核团，位于中脑腹侧部，贯穿中脑的全长，向上延伸到间脑的尾侧部，吻侧端向丘脑腹侧延伸，紧邻丘脑底核的尾侧和大脑脚的背内侧。从中脑的横切面上看，黑质呈半月形，组织学上把它分为两部分，即背侧的致密带（SNc）和腹侧的网状带（SNr）。致密带主要由多极大细胞或锥形细胞组成，这些细胞内富含黑色素颗粒，使致密带在切面上呈一暗弧形条带，位于两侧大脑脚内。致密带在中脑最尾端的腹侧被脑桥核所覆盖。网状带紧靠大脑脚底，此带较宽，由分散的不规则形的细胞组成。网状带细胞富含铁元素而不含黑色素，在新鲜标本上呈浅红棕色。网状带本身向上延伸到间脑，位于底丘脑核的腹侧面。而 SNr 接收来自纹状体的纤维，其细胞形态、纤维联系和功能与端脑的苍白球内侧相似，发出 GABA 能神经元投射到背侧丘脑。SNc 含多巴胺能神经元，发出纤维至端脑的新纹状体。

黑质致密带的细胞能合成多巴胺，与躯体运动功能密切相关。致密部除接受来自大脑皮质 4、6 区（经大脑脚）的纤维外，还发出广泛的短纤维与中脑网状结构中的被盖核、红核发生联系，并发出反馈纤维到新、旧纹状体（如黑质纹状体 DA 能纤维）及丘脑的腹内侧核等。因此，黑质被认为是大脑皮质直接或间接地通过纹状体与网状结构发生联系的中间站。帕金森病（Parkinson's disease，PD）是由于某种原因造成 SNc 多巴胺能神经元变性，患者的中脑黑质颜色变淡，色素减少或消失。镜下可见黑质色素细胞明显减少，残存的细胞变性，色素显著减少，有胶质细胞增生，有些细胞浆内含有 Lewy 小体。导致新纹状体多巴胺水平下降，丘脑向运动皮质发放的兴奋性冲动减少。此外，黑质致密部还参与中脑对边缘系统的多巴胺能投射。

四、丘脑底核

丘脑底核（STN）为丘脑腹侧四个核团之一，位于大脑脚和内囊连接的背内侧，下丘脑的外侧，未定带和背侧丘脑的腹侧，呈杏仁状。STN 作为基底神经节的一个重要结构，是苍白球传出和黑质网状部传入之间的中继站。经 STN 中继的间接投射与苍白球向脚桥核和黑质网状部的直接投射是平等的，所以 STN 是基底神经节传出投射间接回路的一部分，对基底神经节的主要传出具有调控作用。最近的研究证明 STN 不仅仅是苍白球外侧部传出的一个中继站，它与基底神经节的主要结构，如苍白球、脚桥核、黑质、脚桥被盖核、尾-壳核和外侧缰核之间均有往返纤维联系。此外 STN 还向丘脑腹侧核、背内侧丘脑和脑干网状结构投射。Takada 等（1987）曾报道丘脑底核向对侧颈髓发出投射。丘脑底核的传入投射纤维主要来自大脑皮质的谷氨酸能纤维、脚桥被盖核的胆碱能纤维、苍白球外侧部（GPe）的 γ-氨基丁酸能纤维和黑质致密部（SNc）的多巴胺（dopamine，DA）能纤维。过去曾认为 DA 对 STN 的影响只是通过 GPe 中继实现的。近年的研究发现，STN 本身也接受来自黑质的 DA 能的直接输入，并在 STN 发现含有 DA 递质或 DA 能的曲张末梢。按照基底神经节回路模式，黑质 DA 能神经元功能的缺失可通过 D2 受体使间接通路的作用增强，GPe受抑制后导致STN的活动增强，进一步增加了对丘脑-皮质的抑制，引起PD的某些症状。

五、脚桥核

脚桥核（pedunculopontine nucleus，PPN），全称脚桥被盖网状核（pedunculopontine tegmental reticular nucleus），位于中脑脑桥被盖区。PPN由形态和功能上异质性的多类神经元组成，包括胆碱乙酰转移酶（ChAT）、谷氨酸、GABA、钙结合蛋白D-28K以及各种神经肽等免疫反应阳性的神经元，占数量最多的胆碱能神经元与其他非胆碱能神经元混杂分布。PPN以细胞的分布密度不同分为致密部和弥散部两个部分。PPN神经元上表达有M2、M3和M4等胆碱能受体亚型，其中以M2受体亚型居多。在脑内没有其他任何脑区比基底神经节与PPN联系更加紧密。PPN发出的上行纤维可分布于丘脑、下丘脑、未定带、中缝核、基底前脑、杏仁核、腹侧苍白球、纹状体、大脑皮质、上丘、导水管周围灰质及红核前区的多个区域。PPN与纹状体、黑质网状部、黑质致密部、苍白球间这种复杂的相互联系，其重要性可以通过PPN与基底节的输出核团GPi、SNr及STN得到说明。黑质网状部发出GABA能投射纤维至PPN，支配PPN的胆碱能和谷氨酸能神经元。这种黑质输出纤维抑制PPN的胆碱能与非胆碱能神经元。反过来，PPN发出胆碱能与谷氨酸能混合投射至SNr、GPi、SNc及GPe，这些纤维在生理和行为学实验中证实存在功能相关，直接参与运动行为的控制。PPN传入神经纤维除了SN、STN和GP外，还来自边缘系统有关结构（即腹侧苍白球、杏仁中间核、下丘脑外侧部及未定带）、小脑核、内侧前脑皮质与运动皮质。但PPN中GABA能神经元缺乏上行投射，其下行纤维主要投射至延髓网状结构及脊髓。Winn等将PPN的下行投射纤维归纳为以下三类：①胆碱或非胆碱能纤维至脑桥其他部位；②投射至延髓网状结构，如前腹外侧延髓控制血压，腹内侧延髓与运动控制有关；③非胆碱能投射至脊髓。研究表明PD病人和动物模型的典型步态和姿势等变化可能与PD病理状态下PPN的功能异常有关，PD大鼠PPN中神经元的放电频率增高和不规则放电增多，这可能在PD的病理生理变化中具有重要作用。

六、伏核

伏核连同尾壳核的腹内侧部及嗅结节，统称为腹侧纹状体，伏核是中脑多巴胺系统的主要靶区及前额叶边缘回路的主要纹状体通路的中继站。它参与了脑内的奖赏及动机包括药物成瘾方面的作用。伏核接受来自岛叶皮质或旁岛叶皮质（海马结构、眶额皮质及嗅皮质），以及内侧（前扣带、边缘前及边缘下皮质）和外侧直回皮质区的投射。同时，它还接受来自边缘相关结构，如杏仁核簇、被盖腹侧区、中线丘脑核团以及髓板间旁束核的纤维。

七、纹状体边缘区

1988年舒斯云在研究中注意到大鼠脑内与苍白球相邻的纹状体区域在细胞构筑、纤维联系和所含神经递质方面均有其特殊性，并将此区命名为边缘区（marginal division）。进一步在猫、猴及人脑中的研究证实了这一结构的存在，此区内含梭形神经元，其细胞结构、递质特征及功能等方面均不同于纹状体的其余部位，它富含多种神经递质如P物质、脑啡肽、神经降压肽、生长抑素等，其神经元轴突具有大量的分支，分支在此区内的背腹侧延伸，部分末梢与苍白球尾端内侧的胆碱能神经元形成突触联系；P物质能末梢与此区内的神经元形成突触；此区具有较广泛的直接和间接纤维联系，可能与听觉、运动调控、边缘系统和学习记忆有关。

第二节　基底神经节与锥体外系统是两个不同的概念

目前已证实基底神经节的功能并不仅限于运动行为，基底节中参与运动行为调节的主要是纹状体，它的功能主要在于对皮质下行的信息进行加工处理，然后返回大脑皮质。然而提到基底节的运动功能，人们仍往往容易与“锥体外系统”概念联系起来，甚至有人把锥体外系统与基底神经节理解为同一个功能概念。

锥体外系统的概念是怎样产生的呢？在神经生物学的发展早期，因为发现主管运动功能的皮质脊髓束起源于大脑皮质 4 区，它的下行纤维在延髓构成锥体，因此称皮质脊髓束为锥体束，称此下行系统为锥体系统。由于后来发现 4 区以外的皮质对运动也有影响，1898 年 Prus 提出用 extrapyramidal（锥体外）这个词，来称呼那些皮质脊髓束以外的下行纤维束，但究竟包括哪些纤维呢？一开始就是不明确的。后来发现：即使皮质脊髓束中的纤维，也不全是从 4 区来的。至于从皮质下行经过皮质下核的间接纤维束，情况更为复杂，其中有些下行通路最终又返回到大脑皮质。有人主张把锥体外系统又分为几个系统，但意见不一。目前锥体外系统这个词仍没有明确统一的概念，不能对它进行精确的描述或定义，通常泛指锥体系以外的所有运动神经核和运动神经传导束。

19 世纪末以来，基底节就被认为是复杂锥体外运动系统的主要中枢，它的运动活动通过锥体束介导。但除了从黑质网状部平行投射至顶盖及网状结构的纤维（顶盖脊髓束和网状脊髓束）可以下行至脊髓外，基底节与脊髓无其他直接输出联系。可见锥体外系统与基底神经节是两个不同的概念，前者与运动有关，后者是皮质下一些核团的总称，两者不能互相混淆。广义的锥体外系统理应包括前庭、小脑系统等锥体系以外的运动平衡系统，但习惯上，解剖学中把这两个系统独立分述。因此，许多学者提出锥体外系统有可能成为历史性的术语，事实上，锥体外系统这一术语已越来越少被使用。

第三节　基底神经节的纤维联系

在基底节核团中，纹状体是基底节与丘脑和大脑皮质纤维联系的中心。它们之间的纤维联系广泛而复杂，有的联系路径及有关的神经递质目前尚不清楚。其中纹状体是基底节接受大脑皮质、丘脑等处来的输入纤维的接受中心，此外还接受来自丘脑底核、黑质、背侧中缝核、蓝斑、苍白球、桥脚核及其他皮质下结构如海马与杏仁体的传入纤维。GPi/SNr 复合体则是基底节传出纤维的输出中心。

一、主要传入纤维

1. 皮质纹状体纤维（corticostriate fibers）纹状体接受来自不同功能与解剖结构的皮质区的纤维，不同皮质区投射到纹状体的纤维排列具有一定的空间定位关系：额叶皮质发出纤维至尾状核头的前部和壳核的联合前部，顶叶皮质发出纤维至尾状核体和壳核的联合后部，枕叶皮质投射至纹状体的最后部，部分投射存在重叠。所以大体来说，纹状体可相应分为感觉运动、辅助运动及边缘纹状体。感觉运动纹状体包括壳核联合后部的背外侧区，壳核联合前的背外侧边缘以及尾状核的外侧部分主要接收来自运动、前运动、辅助运动、扣带运动皮质区及躯体感觉皮质的传入纤维。联合纹状体主要位于尾状核的头部（除了外侧部、背内侧及腹侧）、尾状核体部的中份及尾状核的尾部，以及壳核联合前和壳核联合后部的腹内侧部。这部分纹状体免疫组化证实含有钙结合蛋白，它接受来自辅助皮质区，如前额叶、颞叶、顶后和枕前皮质以及视区前、辅助视区的传入纤维。边缘（或腹侧）纹状体主要占尾状核的背内侧边缘至腹侧部分，包括隔核，以及前联合壳核的腹内侧，这部分纹状体接受来自扣带回或扣带旁回皮质区的传入纤维，包括海马、边缘前及边缘下皮质，以及皮质下杏仁核复合体。其神经纤维末梢释放兴奋性神经递质谷氨酸。

2. 丘脑纹状体纤维（thalamostriate fibers） 该部分纤维主要来自丘脑板内核群（中央中核、中央内侧核、中央旁核和中央外侧核），尤其是中央中核发出大量纤维投射到纹状体。此通路还间接传递由网状上行激动系统传来的非特异性冲动，以调节纹状体的活动。纤维末梢释放的递质可能是有兴奋作用的Glu或乙酰胆碱。

3. 其他还有脑干中缝核的5-羟色胺能神经元和蓝斑肾上腺素能神经元也发出纤维投射至纹状体。突触末梢释放抑制性神经递质。

4. 另外，大脑皮质也发出纤维直接投射至黑质和丘脑底核。

二、主要传出纤维

GPi/SNr复合体是基底节的主要传出核团，其传出纤维主要至丘脑，尚有部分纤维至红核、上丘和中脑。传出纤维突触末梢所释放的神经递质是GABA。

1. 苍白球丘脑纤维（pallidothalamic fibers） 包括两束纤维——豆状襻和豆状束。抑制性的γ-氨基丁酸是其递质。豆状襻起自苍白球内侧部的外侧，纤维在豆状核的腹侧成束，绕过内囊后肢的前内侧缘，再折向背侧到达红核前区（Forel-H区）。豆状核起自苍白球内侧部的内侧，有一部分（所占区域称Forel-H2区）横过内囊，在丘脑底核的背内侧与未定带之间集中成束，此束再向内侧和尾侧，在底丘脑的红核前区与豆状襻汇合。汇合后的纤维折向背侧到达未定带的背侧形成丘脑束。丘脑束是一个复合束，除包含苍白球丘脑纤维（豆状襻、豆状束）外，还含有红核丘脑纤维和齿状核丘脑纤维。

这些纤维一起投射到丘脑腹外侧核，小部分投射到丘脑腹前核和丘脑板内核群。板内核群中的中央中核又投射回壳核，并通过束旁核返回尾状核。苍白球与中央中核的联系接通了纹状体—苍白球—中央中核—纹状体的回路，此回路的活动受中央前回至中央中核的投射调节。丘脑腹外侧核和腹前核接受纤维投射后，又发出兴奋性的投射到大脑皮质的前运动区和辅助运动区。这样，基底神经节就可调节锥体束和皮质网状脊髓束的大部分运动纤维的活动。

2. 苍白球被盖纤维　始自苍白球内侧部，部分纤维止于红核前区；另有部分纤维沿红核的腹外侧下降，再转回背外侧进入中脑被盖，在下丘平面终止于脚桥核。由此苍白球可影响脑干网状结构，再通过网状脊髓束调节脊髓水平的运动。苍白球亦发出纤维到上丘及中脑被盖，与眼球运动调节有关。

3. 黑质网状部-丘脑纤维　起自SNr，主要投射至丘脑腹外侧核内侧部。

三、基底节核团内部的纤维联系

基底节核团之间有广泛的、互相联系的神经纤维，其主要纤维联系包括：

1. 纹状体苍白球纤维（striopallidal fibers） 纹状体有两类神经元：一类是局部回路神经元，其轴突投射不超过该核团的范围，其中存在许多递质。如ACh存在于大的局部回路神经元中，有拮抗多巴胺的作用；其他递质如生长抑素，其在基底神经节中的作用尚不清楚。另一类是投射神经元，其轴突较长，可投射至苍白球和黑质，且投射有局部定位；其中投射到苍白球外侧部的神经元含GABA和脑啡肽，投射到GPi-SNr复合体和黑质致密部的神经元含GABA和P物质，亦有人发现还含有强啡肽；投射神经元均为抑制性神经元。

2. 纹状体黑质纤维（strionigral fibers） 黑质是纹状体传出纤维的一个主要终止区，黑质网状部接受新纹状体（经大脑脚）和旧纹状体（经豆状襻或豆状束）来的纤维，这一纤维向内侧穿经内囊和大脑脚，终止于黑质的网状部。

3. 黑质纹状体纤维（nigrostriate fibers） 黑质纹状体纤维起自黑质致密部，向前和背外侧进入红核前区，跨越丘脑底核上方，然后贯穿内囊和苍白球至尾状核和壳核，某些纤维也可止于苍白球。黑质致密部的神经元可合成多巴胺（dopamine，DA），通过D2型DA受体引起ACh能局部回路神经元的抑制和GABA/ENK/CR投射神经元的抑制，通过D1型DA受体引起GABA/

SP/ DYN 能投射神经元产生兴奋。黑质纹状体纤维末梢除可释放 DA 外，还可释放胆囊收缩素。

黑质-纹状体 DA 神经通路是基底神经节回路中的一个旁路，有着极其重要的作用。黑质纹状体纤维与纹状体黑质纤维间形成往返性定位组构，组成封闭环路。DA 作用于壳核的 D1 和 D2 受体后，能调节基底节输出水平的直接和间接回路。概括言之，DA 对参与直接通路的纹状体传出神经元（主要含 D1 受体）具有兴奋作用，对参与间接通路的纹状体传出神经元（主要含 D2 受体）具有抑制作用，两者最终结果都是易化运动，使兴奋运动和抑制运动两方面功能都不过强，易化功能而不亢进，达到相当协调的程度，巧妙地平衡锥体外系运动功能。

4. 底丘脑束（subthalamic fasciculus）　丘脑底核发出兴奋性的 Glu 能纤维投射至 GPi - SNr 复合体，主要至 GPi；苍白球外侧部则发出抑制性的 GABA 或甘氨酸能纤维投射至丘脑底核，这些往返纤维总称丘脑束。通过丘脑束，丘脑底核可调节由基底神经节到丘脑的投射。此外，丘脑底核还发出纤维到黑质，或经黑质到达中脑被盖，再下行到脊髓。

5. 苍白球黑质纤维（pallidonigral fibers）　底核苍白球纤维通过内囊进入苍白球。黑质苍白球纤维始自黑质致密部，也止于内侧苍白球。苍白球的传出纤维可分为四部，即豆状襻、豆状束、苍白球被盖纤维和苍白球底核纤维。前三个发自内侧苍白球，后一束发自外侧苍白球。豆状襻绕过内囊的后脚，向背侧进入红核前区（Forel H 区）。豆状束穿过内囊的腹侧部，在未定带的腹侧构成一个明确的纤维束（Forel H2 区）。以后豆状束、豆状襻与红核前区合并，进入未定带背侧的丘脑束。丘脑束（Forel H1 区）是一复合束，包括苍白球丘脑纤维和齿核丘脑纤维，它们大部分投射到丘脑的腹外侧核和腹前核，小部分投射到板内核的前端。腹外侧核综合来自苍白球和小脑的冲动，然后投射到皮质躯体运动区。苍白球被盖纤维下行终于中脑被盖尾端的脚桥核。苍白球底核纤维起自外侧苍白球，全部投射到底丘脑核的细胞。

第四节　皮质基底节回路与运动调节

对底节核团的解剖及神经纤维分布的深入认识，使得人们了解了正常或病变后的脑是如何控制运动与认知功能的。直到 20 世纪 60 年代，起源于整个新皮质的主要基底节传递回路——纹状体-苍白球-黑质网络的重要性才被认识到。尾壳核接受来自新皮质联合区及感觉运动皮质的纤维，称背侧纹状体回路或运动回路；而伏核接受来自眶额皮质及其他边缘皮质区，如海马和杏仁核的纤维，称为腹侧纹状体回路或边缘运动回路。背侧与腹侧纹状体回路根据其小清蛋白中间神经元的丰富程度及一氧化氮合成酶的 RNA 表达程度而不同。两条回路均起始于大脑皮质，通过新纹状体、旧纹状体和腹侧丘脑核，不仅终止于运动区，而且终止于额叶的前运动区、额叶联合及边缘皮质区。

基于猴的研究数据，运动回路可进一步分为感觉运动、背侧与腹侧前运动区、前躯体感觉区、前辅助运动和扣带运动等亚回路，感觉运动亚回路起自初级运动区及初级感觉区，投射至壳核的后联合部（运动壳核），然后投射至 GPi 尾侧 2/3 的腹外侧部，最后通过丘脑 VLo 投射回运动皮质。前运动亚回路起自前运动皮质，投射至尾状核的外侧部及壳核的腹内侧边缘，然后到 GPi 的背内侧部，最后通过丘脑 VApc 返回前运动区。感觉运动亚回路的感觉运动区投射至背内侧壳核及尾状核的最外侧中部，然后到 GPi 的前运动区与初级运动区之间的区域，最后通过 VApc - VLo 投射回 SMA，目前数据表明 SMA 回路可进一步分为前 SMA 及旁 SMA 亚回路，前者位于苍白球背内侧部，而后者位于苍白球腹外侧部。中继前 SMA 信息的丘脑区域为外侧 VApc，而旁 SMA 投射至丘脑前内侧 VLo 或 VA - VLo 的交界区。前运动亚回路进一步可分为腹侧及背侧亚回路。H^3 - leucine 注射至腹侧前运动区，被标记的神经末梢局限于壳核的腹内侧区、腹侧至表面边界以及丘脑（VApc）的腹部。

边缘运动回路因扣带皮质起源不同，具有不同功能，来自扣带皮质不同亚区的不同投射至纹状体及脊髓扣带运动区的24d区，下方至F3，埋藏在下扣带沟内，刺激后可产生躯体运动。24d区前面存在另一个扣带运动区。扣带运动区不仅投射至运动纹状体，也有边缘腹侧纹状体，可分为4个亚区，分别为腹层的内、外侧区，沟底的腹、背侧区。扣带运动区似乎在运动调控的不同层面上提供了边缘作用，这部分皮质与MI及SMA相互联系，扣带运动区接受来自多方位的联合皮质（前额叶区及边缘区）的输入，以及连接几种边缘结构的扣带皮质本身的输入。扣带回在调节基底节的功能上发挥着重要作用。进行自主运动的学习动机成分在扣带皮质编码和记忆，因此，扣带皮质在学习与记忆起重要作用。不同的回路起源于扣带运动区不同亚区，及不同的回路中继站，但是目前仍不非常清楚。

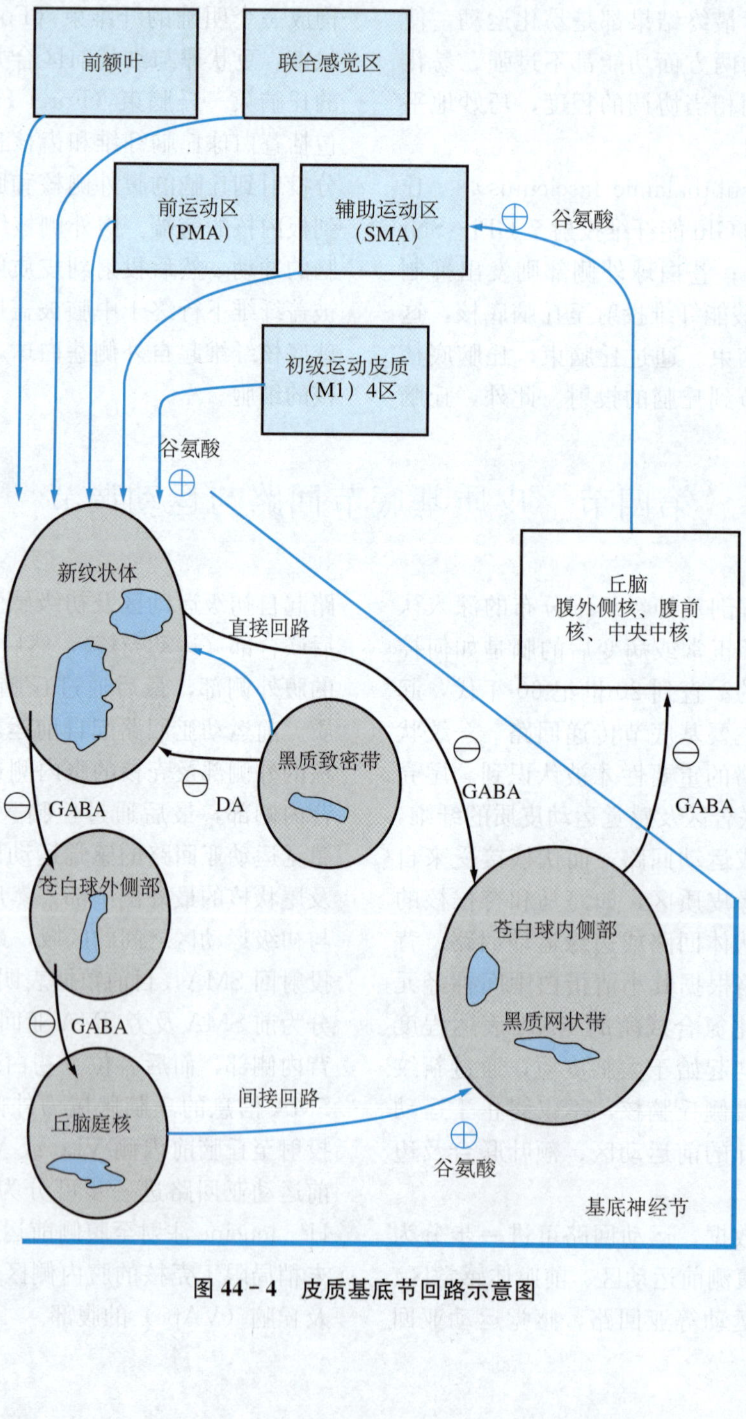

图44-4 皮质基底节回路示意图

基底神经节既然包括许多核团，它的生理功能当然不可能是一致的，有的神经核可能与运动无关，即使与运动有关的神经核，除运动功能以外，还可能有其他功能，例如植物性神经功能、感觉功能、心理行为功能和学习记忆，这可能是因为基底神经节与边缘系统的密切联系有关。本节将主要叙述皮质基底节回路在参与运动调节中的作用。

一、与运动功能相关的主要基底节回路

基底神经节的运动功能是通过大脑皮质中与运动控制有关的区域而间接实现的。Alexander等提出了五条基底节-丘脑-皮质亚回路，它们分别起自运动区、动眼运动区、背外侧额前区、外侧眶额区及扣带前区，或同时起源于几个不同但功能相关的皮质区（图44-4）。这些回路中有些形成封闭回路，或合并存在开放回路与封闭回路。例如，运动回路起源于初级运动区、躯体感觉皮质、前运动区，大部分经壳核于运动丘脑核中继，最后投射回单一皮质区域（辅助运动区，SMA）。按照上述研究者的说法，运动回路主要终止在SMA，但是，目前研究提示每一与运动相关的皮质区存在一条相应的回路，在不同基底节核团层面投射纤维有着各自明显分开的分布区域，当然也存在部分重叠。其中纹状体与大脑皮质及其他脑区的纤维联系非常复杂，这也许与它的功能多样性有关，在此通路中，纹状体是神经冲动的输入门户，它接受从大脑运动皮质发出的兴奋性冲动和SNc多巴胺神经元发出的抑制性冲动。而丘脑是此通路的输出门户，它将经整合后的神经冲动传回大脑运动皮质。基底节回路与运动有关的神经联系，主要是与大脑皮质之间的联系，可概括为三个方面的回路。这三条皮质基底节回路共同构成了基底节的基本结构，并形成了目前用来解释其对运动功能调节基本原理的直接和间接回路。

（一）皮质-新纹状体-苍白球（内）-丘脑-皮质回路

从大脑皮质相当广泛的区域（包括运动区、躯体感觉区、联合区、边缘区甚至顶叶）发出的皮质-纹状体纤维，按一定的定位排列投射到同侧的新纹状体（包括尾核和壳核，即纹状体的输入核），从新纹状体发出的纤维也按一定的定位排列终止于苍白球内侧部，从苍白球内侧部发出的纤维终止于丘脑［包括腹前核（ventral anterior nucleus）、腹外侧核（ventral lateral nucleus）、内侧背核（mediodorsal nucleus）和中央中核（centromedian nucleus）］。投射至丘脑腹前核内侧部的GPi神经元主要位于GPi的前内侧部。投射至丘脑腹外侧吻核的神经元主要位于GPi后三分之二的腹外侧部。投射至VApc的外侧部的主要定位于GPi的中间，介于内侧VApc和VLo边缘之间。采用生物素标记的右旋糖苷胺（biotinylated dextran amine，BDA）顺行性轴突示踪法，当BDA注射在GPi后部的腹外侧区时，可见标记的区域主要在腹外侧丘脑的内侧部分（VLm），当BDA注射位置局限于GPi前部的内侧时，则标记区域在丘脑腹外侧核的背内侧以及背侧丘脑。BDA注射于GPi的中间部，主要标记区在VAp的背外侧部分，部分在VApc-VLo的移行带。VApc是GPi背侧三分之一的主要靶区，当BDA注射在GPi的背侧三分之一部位时，逆行示踪标记的神经元被证实存在于尾状核头部及体部，以及壳核的背内侧部分。研究还证实吻侧GPi的背内侧部是前运动区的传导通路的中继站，尾侧GPi的腹外侧部主要负责感觉运动回路。中间GPi是辅助运动区的中继核团，VLo主要投射至初级运动皮质及辅助运动区。可见，运动区主要位于尾侧GPi的腹外侧部分及VLo。前运动区主要在GPi的前内侧部分，以及VApc的内侧区，辅助运动区在前运动区的中间带。从丘脑（腹前核和腹外侧核）发出的纤维也按一定的定位排列投射到大脑皮质，主要是辅助运动区（supplementary motor area）和前运动皮质（premotor cortex），这两区又和运动皮质有密切的往返联系。这个回路中的各核团还有其他的纤维联系，除下行纤维之外，丘脑的中央中核也有纤维返回到新纹状体（壳核）。

（二）皮质-新纹状体-苍白球（外）-丘脑底核-苍白球（内）-丘脑-皮质回路

从大脑皮质投射到新纹状体后，新纹状体也有纤维投射到苍白球的外侧部，再由外侧部按一定的定位排列投射到丘脑底核，再由丘脑底核投射到苍白球的内侧部，再经丘脑返回皮质。投射

到苍白球外侧部的纤维起自新纹状体，从纹状体有棘神经元间接经 GPe 和丘脑底核多突触地投射至 GPi/SNr 复合体，传出神经元是 GABA/ENK 能的，它与来自 SNc 的多巴胺神经元发出的黑质纹状体抑制性传入神经纤维形成突触联系，接受 D2 型 DA 受体介导的抑制性冲动。它发出的纹状体苍白球抑制性传出神经纤维直接与 GPe 神经元形成突触，对后者起抑制性调节作用。通过底丘脑束，GPe 发出抑制性 GABA 或甘氨酸能纤维投射至丘脑底核，后者发出兴奋性 Glu 能神经纤维投射至 GPi/SNr 复合体，对后者的含 D2 多巴胺受体与脑啡肽的神经元起兴奋性调节作用。丘脑底核与苍白球外侧部的往返通路都以谷氨酸为递质。也有绕过丘脑底核的从苍白球外侧部到达苍白球内侧部的通路。

（三）皮质-新纹状体-黑质-丘脑-皮质回路

黑质网状部是基底节的主要输出单位之一。从大脑皮质投射到新纹状体后，从新纹状体按一定的定位排列投射到黑质网状部，再从黑质的网状部投射到丘脑的腹前核和腹外侧核，再返回大脑皮质的运动区和前运动区。尾壳核-黑质间存在具有局部定位特征的往返纤维联系。直接通路活动使黑质网状部传出神经元受到抑制；间接通路则兴奋黑质网状部传出神经元。因此，直接通路活动可减少基底节的输出，而间接通路活动可增加基底节的输出。基底节输出投射至丘脑，对丘脑至皮质辅助运动区的反馈活动可能具有抑制作用。直接通路与间接通路之间的活动平衡对正常运动的顺利实现起着非常重要的作用。基底节输出水平取决于直接通路和间接通路两者活动的相对强弱。由黑质至纹状体的 DA 能通过影响这两条通路的活动而调节着基底节的输出。

另外，从黑质的致密部有纤维返回新纹状体，它组成多巴胺能神经元系统（dopamine neuronal system）；但黑质除有纤维至上丘和脚桥被盖核（pedunculopontine tegmental nucleus，PPN）外，没有其他向下投射的纤维。

二、皮质基底节回路对运动的调节机制

一般认为，纹状体的功能主要与运动有关，但随着研究的深入，发现其功能是多方面的，包括运动整合、调整躯体和内脏的传入信息、参与痛反应及学习、记忆功能等。尽管近年的研究在有关基底节对运动的调节功能机制方面有较多进展，但仍存在较多的争论。下面介绍一些比较得到认可的假说。

（一）基底节参与运动动作的选择和启动

基底节参加了许多神经通路，大脑皮质-纹状体-内侧苍白球-丘脑-大脑皮质回路是基底节实现其运动调节功能的主要结构基础。基底节回路的功能并不仅限于运动行为，它们也参与了情感、动机、联想与认知功能。而且，基底节还充当纠错机能的角色，其中纹状体是一个中枢选择装置，全部大脑皮质（感觉区、运动区和联络皮质）都投射到纹状体，这种投射有一定的规律。一般来讲皮质额区投射至纹状体前部，较后面的顶、枕、颞区投射至纹状体后部。不同的皮质区投射至纹状体的不同部位，但其末梢分布相互间有重叠，这提示纹状体能整合有关的皮质传入，且纹状体除运动功能外尚涉及其他功能。在此回路中，基底节过滤掉高级运动中枢下达的不适当运动，因此其功能是对随意运动进行一定的选择和启动。

在基底节-丘脑-皮质联系中多条运动调节回路被证实。近期研究在这些不同基底节-丘脑-皮质回路中观察到分离与集中的方式，进一步明确了运动调节的复杂性。但是，对于基底节固有的纤维联系的信息仍然有限，特别是基底节如何将不同传入来源的信息进行整合，这些信息如何经过同一通路最终到达其主要输出核团，仍然不很明确。基底神经节的纤维联系广泛而复杂，有的联系路径及有关的神经递质目前尚不清楚。基底神经节的纤维不直接支配脊髓前角的运动神经元，其下行通路均主要经脑干的网状结构与红核，再由此发出网状脊髓束、红核脊髓束、前庭脊髓束、被盖脊髓束等下行到脊髓。黑质为大脑皮质与网状结构联系的中间站。因此，基底节并不直接参与运动的执行。

（二）基底节的直接和间接回路共同调节动作的执行

基底节结构和功能的一个重要特点，是各部分的非均等性。不同区域和不同类型的细胞接受

和执行功能不同。起自纹状体的投射纤维可存在双重输出，有些神经元投射至苍白球内侧和黑质网状带及纹状体直接输出通路，而另一些则投射至外侧苍白球（纹状体间接输出通路）。直接通路起始于含D1多巴胺受体、P物质及内啡肽的神经元。间接通路则起自含D2多巴胺受体与脑啡肽的神经元。首先投射到苍白球外侧部（GPe），经丘脑底核（STN）至苍白球内侧部，也可由丘脑底核返回至苍白球外侧部。丘脑底核与苍白球外侧部的往返通路都以谷氨酸为递质。也有绕过丘脑底核的苍白球外侧部到达苍白球内侧部的通路。外侧苍白球的输出神经元是GABA能神经元，继续向丘脑底核的谷氨酸能神经元发出抑制性作用，而后者进一步向基底节的两个输出核团（即苍白球内侧和黑质网状带，两者同苍白球外侧部神经元一样，均为GABA能神经元构成）发出兴奋性投射纤维。两条回路向基底节的输出结构提供相互拮抗的效应：直接回路向两个核团提供抑制性输入，而间接回路则提供兴奋性输入。起自基底节输出核团的双重投射纤维进一步按相应结构排列投射至不同丘脑核团。而不同丘脑核团神经元发出的纤维最后集中投射至相同皮质区，只是投射到皮质的不同层次。可见，基底节的功能受纹状体以及纹状体外多巴胺能神经元两者调控。但是，接受多巴胺突触的纹状体棘神经元的树突同样也受到来自皮质的兴奋性输入调控。在这种情况下，纹状体棘神经元通过多巴胺介导的强化信号训练，得以识别和登记对行为指导可能有用的提示内容和状态。

黑质纹状体多巴胺能投射对这两条通路的活动起着重要调节作用，DA对直接通路是兴奋效应，对间接通路是去抑制效应。直接和间接回路对GPi/SNr复合体起相反的作用：兴奋直接回路达到抑制的作用，而兴奋间接回路，通过丘脑底核兴奋性神经元的转换对GPi起兴奋作用，最终达到易化皮质的功能的目的。这样，大脑皮质通过皮质纹状体纤维将运动信息传送到纹状体，经过直接和间接回路整合后的信息则通过丘脑核团传回大脑皮质，以实现基底节对运动功能的调节作用。与皮质联系的传入和传出信息均是通过Glu神经递质实现的。

从皮质到新纹状体（输入核）的递质是谷氨酸，是兴奋性的；从新纹状体到苍白球内侧部及黑质网状部（输出核）的递质是GABA和P物质，是抑制性的，从这些输出核到丘脑的递质也是GABA，也是抑制性的，再由丘脑返回到皮质的辅助运动区，则是兴奋性的。在黑质网状部，由于缺乏P物质受体，所以纹状体-黑质投射神经元可能借其轴突分支作用于纹状体内的P物质受体阳性、含乙酰胆碱或生长抑素的中间神经元发挥作用。

当皮质有兴奋冲动下行到纹状体的输入核使它兴奋时，就会使输出核中的抑制细胞抑制，从而激活（去抑制）了丘脑的神经元，再通过辅助运动区和前运动区激活运动皮质和向脑干及脊髓的投射神经元，从而起易化运动的效果。

从纹状体输入核到苍白球外侧部的递质是GABA和脑啡肽，是抑制性的；从苍白球外侧部到丘脑底核的递质是GABA，也是抑制性的；从丘脑底核到纹状体输出核的递质是谷氨酸，是兴奋性的。当皮质与纹状体输入核兴奋而使苍白球外侧部抑制时，转而使丘脑底核产生兴奋（去抑制），也就兴奋了纹状体的输出核，抑制了丘脑，从而降低了辅助运动区的兴奋性，产生抑制运动的效果。

由此可见，激活纹状体的输入核，经过直接或间接通路，可使纹状体的输出核产生相反的作用，从而对丘脑与皮质运动区也起相反的作用。但在正常情况下，这两种作用是相互制约、相互弥补的，因而保持着平衡状态。一旦当这两条通路中的某一环节发生紊乱或某种递质代谢出现不正常时，就会失去平衡。根据不正常的部位不同或递质种类不同，就会产生各种不同的异常运动。

（三）基底节功能的“制动器”（**brake**）假说

Denny-Brown和Yanagisawa指出基底神经节在某种运动过程中，可易化一类活动而抑制其他不必要的活动。另有人认为基底神经节的功能像一个制动器或开关。基底神经节的抑制活动可防止产生不需要的运动，开关功能则指基底神经节可选择何时启动何种运动程序。另外还有“运动程序”理论等，它强调了基底神经节对运动的启动、次序安排和调节作用。在清醒的、自由活动的灵长类动物的苍白球、黑质神经元的活动记录中，已证实基底神经节的运动调节功能。这些区域的神经元明显参与运动启动，因为在临床或肌电图上观察到运动之前，其冲动的发放速率已增加；并且有些神经元在慢速运动时冲动发放速率增加，有些在快速运动时发放频率增加。另外，基底神经节的冲动发放主要与对侧肢体运动有关。在GPi/SNr复合体有腿、臂和面部的局部投射定位，所以可能发生局限性的运动障碍，例如发生Meige综合征（颊-舌-咀嚼运动障碍），可能是面部代表区损害的缘故。

基底神经节与随意运动的控制、肌张力的维持、本体感觉传入冲动信息的处理都有关系。在清醒猴，记录苍白球单个神经元的放电活动时观察到，当肢体进行随意运动时神经元活动发生明显的变化；有的神经元在肢体屈曲时放电增多，说明基底神经节与随意运动有关。电刺激纹状体的动物实验中观察到，单纯刺激纹状体并不能引起运动效应；但如在刺激大脑皮质运动区的同时，再刺激尾核或苍白球，则皮质运动区引发的运动反应即迅速抑制，并在刺激停止后抑制效应还可继续存留一定时间。在猴，单侧损毁苍白球后，则对侧上肢的运用就不如同侧上肢的运用那样灵便。以上均说明基底神经节的功能与躯体运动有密切关系，但这些实验事实仍不能说清楚基底神经节是如何调节身体运动的。为进一步阐明基底神经节的功能，有必要简述基底神经节功能紊乱的疾病。

第五节　基底节回路紊乱与运动功能失调

皮质基底节神经回路通过参与运动计划和启动，掌握新的动作、运动的排序，对新刺激信号的运动反应等方面对躯体运动进行调节。因此，基底节回路功能紊乱有可能产生严重的运动行为缺陷。从病理生理角度，前述的基底神经节的回路模型可解释目前一些常见的运动障碍性疾病。临床上基底节神经回路紊乱导致的运动障碍性疾病主要可分为两大类：一类是具有运动过多而肌张力不全的综合征，主要表现为各种不自主动作的增多，这些过度运动具有不自主性、无目的性、难启动和难停止等特点，常伴有肌张力降低，或游走性的肌张力增高及降低，可见于舞蹈病、手足徐动征、偏侧投掷症等，病变主要位于纹状体；另一类是具有运动过少而肌张力过高的综合征。表现为以运动启动困难为特征的运动不能（akinesia）和以动作幅度和速度减低为特征的运动迟缓（bradykinesia），可伴有震颤，系黑质、苍白球病变所致，常见于帕金森病。

图44-5A可看作基底神经节的运动回路模型。正常情况下，直接通路和间接通路之间相互制约，保持平衡。若两个通路中某个环节或某种递质代谢出现异常，平衡被打破，根据通路中异常部位或异常递质之不同，可导致不同的运动障碍表现，如运动减少或增多。回路模型中通向脚桥核的通路担负有对体位和反射的影响。一般认为脚桥核能抑制运动。而基底神经节对随意运动和脊髓反射的影响则相反。当随意运动被易化时，反射被抑制；当随意运动被抑制时，反射被易化。间接通路的过度激活会使GPi/SNr复合体的活动增强，抑制丘脑及丘脑皮质投射活动，造成运动不能。同时，由于对脚桥核的抑制，反射活动增强，引起强直。间接通路的过度抑制则降低GPi/SNr复合体的活动，增强丘脑及丘脑皮质投射的活动，故可有不自主运动的增多。偏侧投掷症就是由于对侧丘脑底核病损引起。同样道理，直接通路的过度激活可致不自主运动过多及动作过度。直接通路的过度抑制可使随意运动困难及动作缓慢。

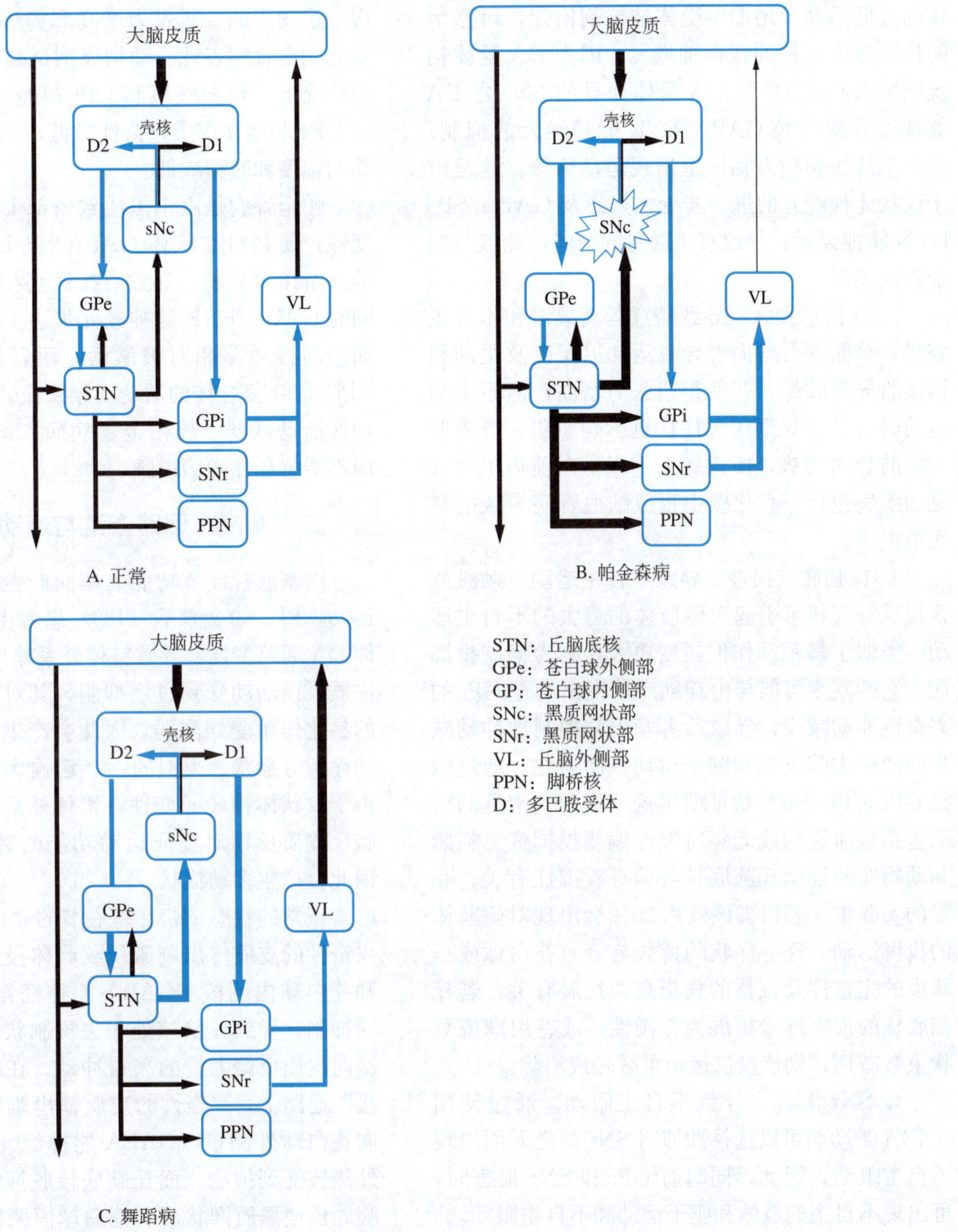

图 44-5　基底神经节的运动回路模型

一、基底节核团损害部位与运动失调表现

1. 纹状体损害　导致随意运动减慢、异常姿势和不自主运动，纹状体损害所致不自主运动可以是多种多样的，往往与损害的部位和方式有关。单侧壳核损害可致对侧肢体的运动缓慢，伴有拮抗肌活动增强，但反应时间正常，提示无运动启动障碍。常见疾病包括舞蹈病。在亨廷顿病的早期，部分原因可能是纹状体 GABA/ENK 能神经元的变性，使间接通路活动减弱，对丘脑的抑制减弱，产生不自主运动。在舞蹈病的动物模型中，已观察到存在苍白球外侧部的过度活动和丘脑底

核的过低活动。用DA受体拮抗剂治疗，可激活间接通路中壳核的残存神经元。因为DA受体拮抗剂可阻断由D2型DA受体介导的SNc之DA能神经元对壳核GABA/ENK能神经元的抑制。少数亨廷顿病病人临床上出现运动徐缓，这是由于纹状体神经元的进一步变性，累及GABA/SP/DYN能神经元，导致直接通路的削弱，此点与帕金森病类似。

2. 苍白球损害　导致随意运动减慢和不自主姿势，单侧苍白球损害导致运动迟缓以及主动和拮抗肌异常收缩，并使得肌张力增高，但不影响运动的启动。双侧损害往往更影响屈肌，造成典型的前趋的姿势，使得病人不容易向前迈出。常见的疾病包括一氧化碳中毒或脑血管病导致的基底节损害。

3. 丘脑底核损害　导致不自主运动，刺激或毁损丘脑底核可引起对侧肢体的粗大的不自主运动，类似于舞蹈动作但幅度更大，称为偏侧投掷症。它的发生可能与由丘脑底核发出的至GPi的兴奋性冲动减少，导致后者发出的抑制性冲动减少而使得大脑皮质和脑干运动核团易化。通过毁损GPi可以缓解症状证明了这一机制。常见的疾病包括脑血管病或老年特发性偏侧投掷症。临床和动物实验证明丘脑底核与偏身投掷症有关。在猴的实验中，若损害该核达20%会出现对侧肢体的投掷运动，这一症状的持久与否与苍白球或豆状束的完整性及该核的病损是否扩展有关。若丘脑底核的损害逐步扩展为弥漫性，或苍白球或豆状束被破坏，则该投掷运动可减轻或消除。

4. SNr损害　导致不自主眼动，通过使用GABA激动剂可以选择性抑制SNr神经元而出现不自主眼动。因此，同时有GPi和SNr损害时，可出现不自主的肢体和躯干运动和不自主眼动。

5. SNc损害　黑质致密部是DA能神经元胞体所在地，由于DA通过不同的DA受体兴奋纹状体的GABA/SP/DYN能神经元，而抑制GABA/ENK能神经元，所以其对直接通路与间接通路的作用也是相反的，即促进前者而抑制后者，最终对运动都起易化作用。给灵长类动物注射哌替啶类衍生物——1-甲基-4-苯基-1，2，3，6-四氢吡啶（MPTP），可选择性破坏SNc的多巴胺神经元，导致出现以静止性震颤、运动迟缓、运动不能、肌张力增高和姿势平衡障碍为特点的帕金森病表现。动物模型试验证实在SNc毁损情况下，丘脑底核和GPi神经元兴奋性增高，而GPe和运动皮质兴奋性降低，从而引起肌肉运动的幅度和时程减低。

帕金森病是由于黑质致密部DA能神经元的变性，使其对纹状体GABA/SP/DYN能神经元的兴奋作用减弱，导致直接通路相对被抑制，而同时GABA/ENK能神经元失去DA的抑制作用而使间接通路相对被激活，两者最终都可加强GPi-SNr复合体的活动，导致丘脑抑制，皮质运动区活动减弱。故帕金森病病人运动能力减弱，但不能解释伴随的震颤。

二、基底节回路紊乱与运动障碍性疾病

因基底神经节功能失调而产生的疾病都伴有运动障碍。帕金森病（PD）患者由于黑质-纹状体DA通路变性，导致锥体外系输出过多，丘脑-皮质反馈活动受到过度抑制，其对皮质运动功能的易化作用受到削弱，因此会产生动作减少、运动徐缓等症状。类似的，亨廷顿病舞蹈病（HD）由于纹状体神经元变性，锥体外系输出减少，丘脑一皮质反馈对皮质运动功能的易化作用过强，因此会产生多动症状。

正常的状态下，在基底节的“直接”通路上，兴奋性的皮质传出刺激从纹状体投向黑质网状部和苍白球内侧核（GABA能神经元），使后两者受抑制，导致丘脑核处于去抑制状态，结果，丘脑向皮质反馈大量的兴奋冲动；在基底节的“间接”通路上，兴奋性的皮质输出刺激经纹状体投向苍白球外侧核（GABA能神经元），使苍白球外侧核受到抑制，而丘脑底核脱抑制。兴奋的丘脑底核使黑质网状部和苍白球内侧核（GABA能神经元）兴奋而抑制丘脑活性。丘脑底核也可被皮质直接兴奋。这一通路主要用于抑制不适当的运动行为。在帕金森病患者，由于黑质多巴胺神经元的坏死，导致纹状体的多巴胺传入冲动降低，使得纹状体的GABA能传出到黑质网状部和苍白球内侧核的冲动减少，并且纹状体GABA能传出到苍白球外侧核的抑制活性降低。总的结果为维持运动的直接通路变为低兴奋状态，而抑制运动的间接通路变得过度兴奋。因此，造成运动减少

和僵直。并且难以维持进行的动作，而引起运动徐缓等改变。静止性震颤的发生可能与丘脑外侧腹核等结构的异常活动有关。用微电极记录帕金森病患者丘脑外侧腹核的神经元放电，可以观察到某些神经元具有周期性短串放电，其周期节律与震颤肢体的节律相同步，破坏丘脑这些区域后则静止性震颤消失。有人认为，这种异常活动是神经回路活动的结构结果，其通路可能为：丘脑外侧腹核→大脑皮质运动区→纹状体→丘脑外侧腹核。因为，切断苍白球至丘脑外侧腹核的纤维联系后，也可使静止性震颤消失。

近年来，随着在非人灵长类 MPTP 帕金森病动物模型的应用，基底节疾病的病理生理改变已得以明确。MPTP 是一种神经毒素，可致广泛的多巴胺能神经元变性，从而出现帕金森病表现。在基底节这种结构模式下，黑质纹状体失神经元支配，导致内侧苍白球与黑质网状带过度激活。帕金森病患者能用 M 型胆碱能受体阻断剂（如安坦）治疗，说明帕金森病的产生与乙酰胆碱递质功能的改变也有关系。在帕金森病患者进行苍白球破坏手术治疗过程中，如将乙酰胆碱直接注入苍白球，则导致对侧肢体症状加剧，而注入 M 受体阻断剂则症状减退。由此说明，纹状体内存在乙酰胆碱递质系统，其功能的加强将导致帕金森病症状的出现。总结多巴胺递质系统和乙酰胆碱递质系统的不同作用，目前认为黑质上行抵达纹状体的多巴胺递质系统的功能在于抑制纹状体内乙酰胆碱递质系统的功能；帕金森病患者由于多巴胺递质系统功能受损，导致乙酰胆碱递质系统功能的亢进，才出现一系列症状。如果应用左旋多巴以增强多巴胺的合成，或应用 M 受体阻断剂以阻断乙酰胆碱的作用，均对帕金森病有一定的治疗作用。

舞蹈病是一种以不自主舞蹈样动作为主要运动障碍表现的进行性神经变性病，舞蹈样不自主运动是本病最突出的不随意运动障碍表现，其他不随意运动障碍包括肌张力不全和手足徐动。该病的病理损害主要集中在基底节和大脑皮质，以尾状核、壳核病变最明显，苍白球的损害相对较轻。黑质、视丘、视丘下核、齿状核可轻度受累。尾状核头部的实质结构缩小成 2～3mm 厚的薄带状，以致侧脑室的额角外侧壁呈突起状。纹状体神经元的变性和死亡以及基底节中神经递质 GABA及其合成酶——谷氨酸脱羧酶含量显著减少，同时胆碱乙酰化酶活性降低，乙酰胆碱减少是舞蹈病的病理和生化特征。由于抑制性氨基酸 GABA 和乙酰胆碱减少，兴奋性氨基酸多巴胺相对增加，而可导致多动。

其发生机制可能是间接环路上纹状体神经元的兴奋性减弱，导致 GPe 发出的抑制性神经冲动增高和丘脑底核兴奋性降低，进而使得 GPi 兴奋性降低，而对丘脑核团的抑制减弱。因此，从丘脑传出到大脑运动皮质的兴奋性冲动增加，对运动皮质产生易化作用而致运动过多和肌张力减低等症状。

参考文献

综述

1. Anderson JC, Costantino MM, Stratford T. Basal ganglia: anatomy, pathology, and imaging characteristics. Curr Probl Diagn Radiol, 2004, 33 (1): 28-41
2. Brown P, Williams D. Basal ganglia local field potential activity: character and functional significance in the human. Clin Neurophysiol, 2005, 116 (11): 2510-2519
3. Conn PJ, Battaglia G, Marino MJ, et al. Metabotropic glutamate receptors in the basal ganglia motor circuit. Nat Rev Neurosci, 2005, 6 (10): 787-798
4. Grillner S, Hellgren J, Menard A, et al. Mechanisms for selection of basic motor programs--roles for the striatum and pallidum. Trends Neurosci, 2005, 28 (7): 364-370
5. Hamani C, Saint-Cyr JA, Fraser J, et al. The subthalamic nucleus in the context of movement disorders. Brain, 2004, 127 (Pt1): 4-20
6. McHaffie JG, Stanford TR, Stein BE, et al. Subcortical loops through the basal ganglia. Trends Neurosci, 2005, 28 (8): 401-7
7. Nambu A. A new dynamic model of the cortico-basal ganglia loop. Prog Brain Res, 2004, 143: 461-466
8. Saint-Cyr JA. Basal ganglia: functional perspectives and behavioral domains. Adv Neurol, 2005, 96: 1-16
9. Suvorov NF, Shuvaev VT. The role of the basal ganglia in organizing behavior. Neurosci Behav Physiol, 2004, 34 (3): 229-234
10. Temel Y, Blokland A, Steinbusch HW, et al. The functional role of the subthalamic nucleus in cognitive

and limbic circuits. Prog Neurobiol，2005，76（6）：393-413

原始文献

1. Graybiel AM，Chesselet MF. Compartment distribution of striatal cell bodies expressing［Met］enkephalin-like immunoreactivity. Proc Natl Acad Sci USA，1984，81（21）：7980-7984

2. Holt DJ，Graybiel AM，Saper CB. Neurochemical architecture of the human striatum. J Comp Neurol，1997，384（1）：1-25

3. Lavoie B，Parent A. Pedunculopontine nucleus in the Squirrel monkey：projections to the basal ganglia as revealed by anterograde tract-tracing methods. J Comp Neurol，1994，344（2）：210-231

4. Prensa L，Gimenez-Amaya JM，Parent A. Chemical heterogeneity of the strisomal compartment in the human striatum. J Comp Neurol，1999，413（4）：603-618

5. 包新民，舒斯云，牛东滨，等. 猫纹状体边缘区中P物质、脑啡肽、神经肽Y和NADPH-d阳性物质的分布. 中国神经科学杂志，1998，14（4）：213-7

6. 李云庆，王智明，施际武. 大鼠大脑皮质-尾壳核和尾壳核-黑质间的往返定位投射. 解剖学报，1996，27：243-246

Ⅶ 自主神经和神经内分泌调节

陈宜张

第四十五章 自主神经系统 …………………………………………………… 袁文俊 任安经 陈宜张（839）
第四十六章 神经内分泌与内环境恒定 ………………………………………………… 陈宜张 倪鑫（861）

维持内环境恒定是机体在不断变动着的环境下得以生存和适应的根本需要，这一过程是通过神经及体液调节来实现的。

中枢神经系统通过两条主要的渠道来控制全身的代谢及功能活动。一条是自主性神经的渠道。在中枢神经系统内部，从下丘脑开始到脑干，有一系列专门化程度不同的中枢管理自主神经活动，从脑干直到骶部脊髓发出的交感和副交感神经支配全身的有关器官，这是一条快速反应的通道。另一条是神经内分泌的渠道，下丘脑控制垂体前、后叶，通过它们转而影响各内分泌腺及相关器官，控制全身的内分泌活动及代谢活动，这是一条慢而持久的渠道。另外，免疫系统本身是一个调节系统，但它又接受整体神经内分泌的调节。

反馈调节是生命系统活动中一个普遍现象，在神经体液调节系统中也不例外。在中枢神经内不同层次之间，在激素与下丘脑、垂体之间，激素和递质的释放与抑制释放之间，都存在着反馈调节。所谓内环境恒定绝非一成不变的恒定，而是在一定节律性波动基础上的相对恒定，在本编所讨论的调节系统中，节律性波动也是经常出现的：昼夜节律、小时节律乃至交感神经放电的节律性波动，等等。

机体可以在接受各种刺激之后发动、调整它的自主性神经或神经内分泌反应。刺激可以大致划分为两类：一类是机体的感觉器官所能够感受的，如光、声、电、机械、化学刺激，这一类刺激所引起的神经内分泌反应是人们能意识到的。第二类刺激是机体的器官及神经末梢所不敏感的，如病毒的侵入，异己细胞包括肿瘤的浸润，它们可以被免疫细胞所感受。然后再由免疫细胞产生诸种细胞因子，而许多细胞因子是可以被神经系统所辨认，因为神经细胞上有细胞因子受体。这样，免疫系统就有效地把第二类刺激与机体的整体活动联系了起来。因此，自主性神经、神经内分泌及免疫调节系统是机体内部一个完整的体系。

本编着重讨论自主性神经和神经内分泌调节。

第四十五章　自主神经系统

袁文俊　任安经　陈宜张

第一节　外周自主神经系统…………………… 840
一、交感神经系统………………………………… 840
二、交感肾上腺轴和肾上腺……………………… 841
三、副交感神经系统……………………………… 841
四、内脏传入神经………………………………… 842
五、肠神经系统…………………………………… 843
六、自主神经节…………………………………… 843
第二节　自主神经系统的中枢结构与功能…… 843
一、中枢自主神经系统的解剖…………………… 843
二、中枢自主神经控制的整合水平……………… 845
第三节　自主神经效应器传递 ………………… 846
一、自主神经效应器接头………………………… 846
二、自主神经平滑肌传递………………………… 847
三、曲张体、囊泡相关蛋白和钙内流…………… 847
第四节　自主神经系统的递质 ………………… 848
一、乙酰胆碱（ACh） …………………………… 848
二、去甲肾上腺素（NA） ……………………… 848
三、三磷酸腺苷（ATP） ………………………… 848
四、一氧化氮（NO） …………………………… 849
五、肽能递质……………………………………… 850
六、多巴胺（DA） ……………………………… 850
第五节　自主神经系统的受体 ………………… 850
一、胆碱能受体…………………………………… 850
二、肾上腺素能受体……………………………… 851
三、多巴胺能受体………………………………… 853
四、腺苷受体……………………………………… 854
第六节　自主神经系统的发育 ………………… 855
一、神经嵴细胞的迁移通路和演化……………… 855
二、神经嵴迁移期间起作用的因子……………… 856
三、神经轴突长出和目标接触…………………… 856
四、神经元存活和轴突、树突生长的因素……… 856
五、突触形成和神经元分化……………………… 857
第七节　中枢自主神经功能失调 ……………… 857
一、疾病时的自主神经功能失调………………… 857
二、脊髓损伤和病变引起的自主神经功能失调…… 858

自主神经系统（autonomic nervous system）包括：交感（sympathetic nervous system，SNS）、副交感（parasympathetic nervous system，PNS）(Langley，1898）和肠神经系统（enteric nervous system）三个独立成分。由于自主神经系统可以控制内脏活动，所以有时又被称为内脏运动神经。自主神经系统受中枢神经系统的调控，包括下丘脑和边缘系统较高级水平的调控，它们与情感和内脏活动如饮水、摄食、温度调节、生殖、防御、攻击等有关。Cannon 提到的“身体智慧”即指自主神经系统的功能。这些功能需要中枢和外周协调一致对行为和生理反应做出适当的整合。

交感和副交感神经系统的基本结构模式是由节前神经元和节后神经元组成的运动通路，前者胞体位于中枢神经系统内，后者胞体位于自主神经节内。肠神经系统包括位于消化道壁内的肠肌丛和黏膜下层神经丛的神经元及其神经纤维。

自主神经系统的效应器是平滑肌、心肌和腺体，而非骨骼肌。交感和副交感神经系统协同调节内脏活动，作用有时相反，有时相同。而且，并非所有内脏结构都接受两种神经支配。如平滑肌和皮肤的腺体以及机体大多数血管只接受交感神经支配，仅小部分血管接受副交感神经支配，副交感神经支配头部和胸腔、腹腔、盆腔脏器，不支配体壁。

第一节　外周自主神经系统

外周自主神经系统包括交感神经系统、副交感神经系统和肠神经系统。100 多年前 Langley 提出自主神经系统存在自主神经传入纤维。

一、交感神经系统

交感节前神经元集中在胸髓和上位腰髓的中间外侧细胞柱，某些可能在 C8 段。此外，交感节前神经元还分布到侧索、中间内侧区、中央管背侧的第Ⅹ层。

节前神经元轴突多数为有髓的细 B 类纤维，也有无髓鞘的 C 类纤维。交感节前纤维出脊髓前根经白交通支进入相同节段的椎旁神经节，在此有部分节前纤维与节后神经元形成突触，另一部分则穿过神经节加入交感链或内脏神经（图 45 - 1 B）。

椎旁神经节交感链的节前神经元轴突可上行或下行并在邻近或远处椎旁神经节内形成突触。如果突触位于椎旁神经节内，则节后神经元轴突常经灰交通支进入脊神经。31 对脊神经都有灰交通支，节后神经元轴突绝大多数为无髓鞘的 C 类纤维，通过外周神经支配效应器，如竖毛肌、血管、汗腺、肌肉和关节。

内脏神经中的交感节前神经元轴突或在椎前神经节形成突触，或越过神经节和自主神经丛到达以远的神经节，还有经内脏神经直接终止于肾上腺髓质细胞。

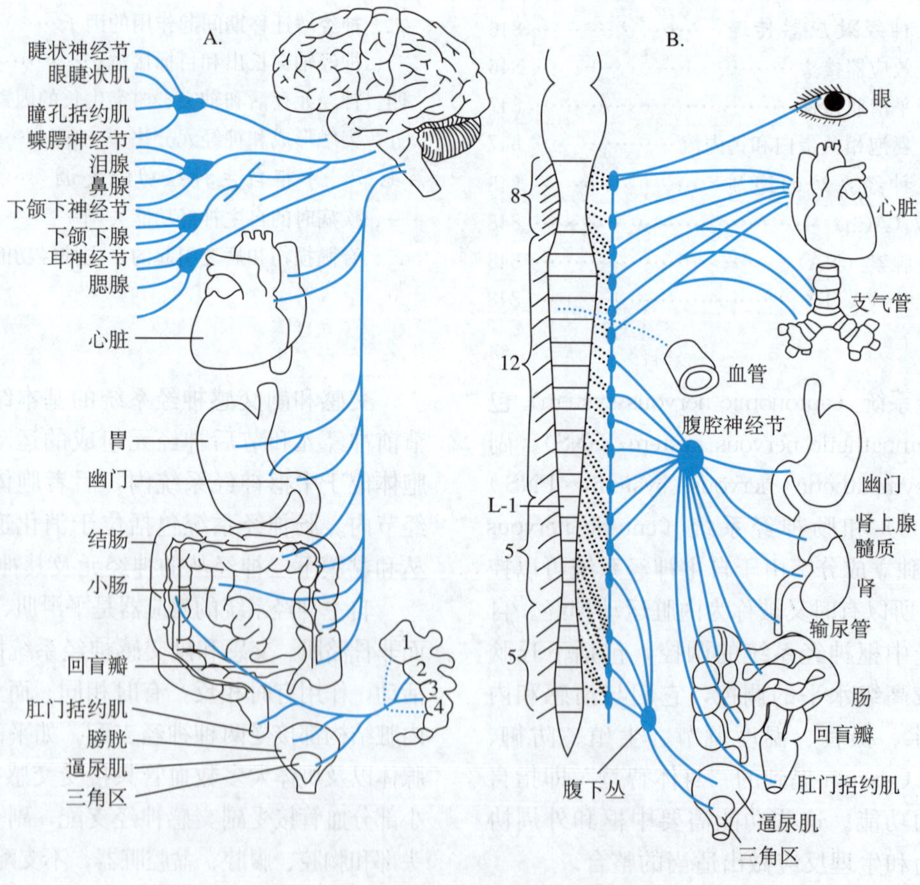

图 45 - 1　外周自主神经系统的组成和分布

A. 副交感神经系统　B. 交感神经系统（Modified from Guyton AC. et al.）

交感神经链从颈髓延伸到尾髓，交感节前神经元仅位于胸髓和上位腰髓，但其节后神经元则支配全身各段。由于某些节段的神经节在发育过程中已经融合，因此椎旁神经节数比脊髓节段数少。例如，颈上交感神经节是C1～C4神经节的融合；颈中交感神经节是C5和C6神经节的融合；颈下交感神经节是C7和C8神经节的融合；星状神经节是颈下神经节和T1神经节的融合。颈上神经节发出节后纤维支配头颈部；颈中和星状神经节支配心脏、肺和支气管。

交感节前神经元一般控制同侧机体的自主功能。但交感神经对肠道和盆腔脏器的支配是双侧的。控制特定器官的交感节前神经元延伸达几个节段，如支配头颈部的交感节前神经元分布在C8～T5，而支配肾上腺的位于T4～T12。

外周交感神经节主要的神经元表型是去甲肾上腺素（noradrenaline，NA）能神经元。研究表明80%～95%的神经节细胞能被儿茶酚胺生物合成的限速酶——酪氨酸羟化酶阳性染色，或呈儿茶酚胺荧光阳性，其余为节后胆碱能细胞。在交感神经节内存在一类小强荧光神经元，此类细胞有多巴胺（dopamine，DA）、肾上腺素或5-羟色胺等递质。原先的概念认为交感节前神经元为胆碱能而节后神经元为NA能，而新的观点认为多种分子在神经传递过程中其本身既可作为递质，也可作为神经调质，其中包括胆碱能、儿茶酚胺能、单胺能、肽能、非胆碱能、非肾上腺素能和气体等。

二、交感肾上腺轴和肾上腺

肾上腺皮质主要受下丘脑-垂体-肾上腺皮质轴调节，而肾上腺髓质主要受神经元调控。肾上腺皮质和髓质都能对应激和代谢失常做出应答。在应激过程中血浆皮质激素和儿茶酚胺水平增高，这种协调反应表明边缘系统和下丘脑联合发挥作用，以完成神经体液调节。肾上腺两部分的相互依赖的特性在发育早期便已形成：向肾上腺髓质迁移的成交感神经细胞需要皮质组织来支持它们从神经元向嗜铬细胞的转变。这些细胞因"铬盐"染色呈棕色而得名，它们并不发育为神经元，没有突起，而是发挥内分泌功能，释放神经介质肾上腺素、NA和神经肽到血液。在成年期，肾上腺皮质对于维持肾上腺素的水平是非常关键的，因为苯乙醇胺-N-甲基转移酶的诱导作用依赖于局部皮质激素的水平。传统观点强调肾上腺髓质仅接受节前胆碱能内脏神经支配，但现已有证据表明它还接受节后交感纤维、迷走传入神经和其他感觉传入神经支配。

肾上腺髓质的功能主要受节前胆碱能支配，如外科切断胆碱能神经或应用胆碱能拮抗剂可以阻断不同应激后诱导酪氨酸羟化酶的作用及儿茶酚胺正常释放。目前认为，肾上腺髓质的神经支配远较传统所述的胸腰段节前胆碱能信息输出复杂得多。示踪研究表明肾上腺髓质的染料可被逆行运输到T2～L1脊髓节前交感神经元，呈现钟形分布，主要在T7～T10。这些神经元胞体主要位于ILP核（中间主部外侧核），而索部和插入部较少。神经根穿出交感链加入内脏神经，支配肾上腺被膜下组织和肾上腺髓质。交感链神经节内也有少量神经细胞被标记，表明也有节后交感纤维支配肾上腺。但这些末梢是否沿肾上腺血管走行或支配皮质或髓质尚未确定。在肾上腺髓质注射标记物后，迷走神经背侧运动核观察到标记神经元，表明豚鼠也可能有少量副交感传出纤维支配肾上腺。同时，背根神经节和迷走感觉神经节胞体也有被标记，表明肾上腺髓质也存在传入支配。此外，肾上腺被膜下、皮质和髓质可能也有少量神经节支配。

形态学研究显示肾上腺髓质嗜铬细胞有两类基本颗粒。散在的球形颗粒主要含有髓质细胞分泌的单胺类递质肾上腺素，而偏心致密中心颗粒含有NA。肾上腺髓质嗜铬细胞也含有其他共存分子，如阿片样物质：脑啡肽与单胺类物质共存于囊泡。调节这些神经激素合成和释放的信号级联反应非常复杂，包括节前支配、甾体激素（糖皮质激素）和生长因子等。

三、副交感神经系统

中枢至外周副交感神经节的传出支配来自脑骶部，包括第Ⅲ、Ⅶ、Ⅸ和第Ⅹ对脑神经和2、3、4骶髓（图47-2 A）。副交感节前纤维主要是胆碱能纤维，其末梢在神经节释放ACh。节后神经元释放的神经递质也主要是ACh。这些节前神经元的共递质有脑啡肽，节后胆碱能神经元常含有血管活性肠肽（vasoactive intestinal peptide，VIP）或神经肽 Y（neuropeptide Y，NPY）或两者均有。中脑的 Edinger - Westphal 核发出副交感纤维加入第Ⅲ对脑神经，沿该神经的外周部到下斜肌，支配睫状神经节。节后纤维加入睫状短神经支配虹膜瞳孔括约肌和睫状肌，两者联合负责眼的近反射和眼的调节。泌涎核位于脑桥延髓交界附近，发出的节前副交感纤维加入第Ⅶ和第Ⅸ对脑神经。上泌涎核发出的纤维在膝神经节水平（非副交感感觉神经节）离开面神经，形成岩大神经到达翼腭神经节，节后纤维系节后促分泌神经和舒血管纤维经上颌神经支配泪腺等组织。面神经中另一部分节前副交感纤维经鼓索加入舌神经，至下颌下神经节换神经元，突触后胆碱能纤维支配舌下腺和下颌下腺。发自翼腭神经节和下颌下神经节的节后纤维也支配鼻窦、腭和鼻咽部黏膜的腺体和血管。下泌涎核发出的节前纤维经舌咽神经（第Ⅸ对脑神经）到达耳神经节，后者发出节后纤维经耳颞神经到达腮腺。舌咽脑神经的节前纤维在颈静脉孔处发出分支，加入鼓室丛，形成岩小浅神经，再沿三叉神经的第三分支经卵圆孔出颅到达耳神经节。

迷走神经是组成节前副交感系统的最尾端的脑神经。迷走神经背侧运动核位于延髓，发出节前纤维支配几乎所有胸、腹腔器官，包括胃肠道，远至左结肠脾曲。疑核发出节前纤维加入迷走神经参与内脏平滑肌调节，而迷走神经背侧运动核可能是促分泌型神经元。舌咽神经和迷走神经也含有大量传入纤维，在迷走神经，传入纤维与传出纤维之比约为 9∶1。因此在第Ⅸ和第Ⅹ对脑神经存在与自主神经调节有关的感觉成分。这些传入纤维是构成压力感受性反射弧的关键成分，能把血压信息传递至孤束核（nucleus tractus solitarii，NTS）、中枢心血管区和其他调节血压和心率的延髓中枢。

脊髓副交感神经元胞体位于第二、三、四骶髓节段的中间外侧柱。这些神经元发出节前神经纤维通过盆神经到达盆腔脏器或近旁的神经节。节后纤维相对较短，这点与交感神经系统相反。节后胆碱能末梢参与支配排泄和生殖功能的调节。有趣的是，在啮齿类动物参与这些功能的盆腔神经节可能是混合神经节，同时含有交感和副交感神经元。它们可能接收经典的节前传入，但目前研究还不能完全揭示它们之间的相互连接。已有研究证明啮齿类动物盆腔神经节的胆碱能节后神经元还含有 VIP 和一氧化氮（nitric oxide，NO）等递质分子。这些神经元被认为参与男性性功能整合调节，如调节性行为的发生和维持。

四、内脏传入神经

自主神经的内脏运动纤维与内脏传入纤维相伴行，大部分内脏传入纤维传递内脏感受器的信息，但达不到引起感觉的水平。这些传入纤维形成反射弧的传入支。内脏-内脏反射和内脏-躯体反射都可由这些传入纤维引发。内脏反射可以在亚感觉水平发生，这对维持内环境稳定和适应外部刺激具有重要意义。

内脏传入纤维含有多种神经肽或化合物，如血管紧张素Ⅱ、精氨酸血管升压素、蛙皮素、降钙素基因相关肽（calcitonin gene - related peptide，CGRP）、促胆囊素、galanin、P 物质、脑啡肽、催产素、生长抑素和 VIP。许多内脏传入神经元释放兴奋性氨基酸递质，如谷氨酸，但是尚未证实内脏传入纤维释放什么快速作用的神经递质。

内脏传入纤维介导内脏感觉，包括传导痛觉的交感神经（如内脏神经）。内脏痛可由空腔脏器的过分膨胀、梗阻性收缩或缺血引起。由于内脏痛的弥散性质并牵涉体壁结构，其痛源很难辨别。交感神经的内脏痛觉传入经交感干、白交通支、脊髓后角进入脊髓。痛觉传入神经末梢广泛分布于脊髓后角浅层、Ⅴ和Ⅹ层。它们不仅能激活局部中间神经元参与反射，而且能激活投射神经元，包括传导疼痛到脑的脊髓丘脑束神经元。

其他内脏传入纤维与副交感神经伴行。一般认为，这些纤维参与反射而非传导感觉（除味觉传入纤维外）。例如，支配颈动脉窦的压力感受性传入纤维走行于舌咽神经。它们进入脑干并通过孤束核终止于 NTS。NTS 神经元与脑干网状结构的中间神经元相联系，这些中间神经元再投射到调节心率和血压的自主神经节前神经元。

NTS 接受来自除盆腔脏器以外的所有内脏的传入信息。NTS 又分为多个亚区，分别接受特定内脏器官的信息。

五、肠神经系统

肠神经系统位于消化道壁内，大约包含 1 亿个神经元。肠神经系统分为：肠肌丛，位于消化道纵行肌和环行肌之间；黏膜下神经丛，位于消化道黏膜下层。肠肌丛神经元调节胃肠道运动，黏膜下神经丛神经元调节体液稳态。

肠肌丛神经元不仅包括兴奋性神经元和抑制性神经元（副交感节后神经元），还包括中间神经元和初级传入神经元。传入神经元支配消化道壁内机械性感受器。这些机械性感受器构成肠神经丛反射弧的传入支。局部兴奋性和抑制性中间神经元参与这些反射，经运动神经元传出到平滑肌细胞。兴奋性运动神经元释放 ACh 和 P 物质；抑制性运动神经元释放强啡肽和 VIP。虽然肠神经丛环路的正常功能依赖于自主节前神经元的支配和中枢的调节，但在离体条件下，仍能协调离体肠管的运动。

肠神经系统的活动受交感神经系统的调制。含 NA 的交感节后神经元抑制肠管运动，含 NA 和 NPY 的神经元调节血流量，含有 NA 和生长抑素的神经元调节消化道分泌。离小肠（intestinofugal）神经元从肠肌丛投射到交感神经节参与反馈调节。

黏膜下神经丛调节离子和水的跨肠上皮转运和腺体分泌，同时与肠肌丛联系以确保肠神经系统两部分功能协调。

六、自主神经节

自主神经节内主要是节后神经元。这些神经元接受节前神经元的突触联系，并发出投射到自主性效应器细胞。许多自主神经节，如肠神经丛也含有中间神经元，这些中间神经元参与神经节内的信息加工。在某些自主神经节内发现一类含有高浓度儿茶酚胺的中间神经元，称为小强荧光（small intensely fluorescent，SIF）细胞，SIF 细胞是抑制性的。

第二节　自主神经系统的中枢结构与功能

自主神经系统的中枢部分沿神经轴分布，从高级到低级包括岛叶皮质、前扣带回、杏仁核和终纹床核、下丘脑、中脑导水管周围灰质（periaqueductal gray，PAG）、臂旁核（parabrachial nuclei，PBN）、NTS、延髓腹外侧区（ventrolateral mudulla，VLM）和尾端中缝核。这些脑区之间有相互连接，接受内脏和痛觉信息，并能直接或间接发出信息调节节前交感和副交感神经元产生自主性反应。

一、中枢自主神经系统的解剖

1. 前脑　在前脑中岛叶皮质是主要的内脏感觉皮质，包括内脏感觉区。前岛叶为主要味觉区，后岛叶为一般内脏感觉传入区。岛叶皮质在功能与解剖结构上与 NTS 和 PBN 有特定的相互连接，NTS 和 PBN 投射至丘脑腹后内侧核的小细胞亚群，传递来自迷走神经及其他脑神经的内脏传入信息。后背侧岛叶是接受痛觉、温度觉及来自脊髓第Ⅰ层内脏感觉信息的主要皮质，这些信息经脊髓丘脑束上传至丘脑腹内侧核再到岛叶。

前扣带回主要参与情绪和意识行为的发动、动机及执行过程。前扣带回与自主神经中枢有广泛的神经联系，参与自主神经和内分泌功能的较高级水平调节。腹内侧前额皮质与杏仁核的交互连接共同调节情绪反应。腹内侧前额皮质双侧损毁能选择性减弱情绪刺激的自主性“预备”反应。

杏仁核在情绪反应中具有关键作用，包括条件性恐惧。它与大脑皮质、基底前脑及边缘纹状体交互连接。杏仁中央核投射到下丘脑、PAG 和脑干自主神经区，并整合与情绪有关的自主反应、内分泌活动及运动反应。

2. 下丘脑　下丘脑室旁核（PVN）是下丘脑中产生和传出自主神经信息种类最多的核团。外侧下丘脑能传递来自岛叶和杏仁核对自主神经核团的影响。PVN、下丘脑外侧区、弓状核和视交叉后区有神经元支配副交感和交感节前神经元。室旁核的背侧、腹侧和后外侧部小细胞亚核有神经元投射到脊髓，其神经递质主要为催产素和血管升压素（vasopressin，VP），其中许多细胞可能以此为兴奋性神经递质，有些神经元含有强啡肽或脑啡肽。下丘脑外侧区投射到脊髓的神经元也有部分来自腹内侧核。这些神经元在穹隆周围区分布较密集，沿内侧也分布至背内侧核的外侧缘，沿背侧到达不定带，沿外侧到达大脑脚。外侧下丘脑交感前神经元包括含有 hypocretin/orexin 和黑色素的细胞，以及一些神经递质不明确的神经元。位于腹内侧核水平的弓状核神经元向外侧分布至腹内侧核的腹侧区域视交叉后区（retrochiasmatic area），其中有表达阿片黑皮质素前体基因的神经元。视交叉上核参与昼夜节律及神经核团控制的内分泌功能。内侧视前核、室旁核和弓状核可产生调节垂体前叶功能的调节激素。视上核和室旁核的大细胞神经元合成 VP 和催产素。内侧视前核有温度敏感和渗透压敏感性神经元，弓状核和腹内侧核参与食欲和生殖功能调节。外侧下丘脑控制摄食、睡眠觉醒周期和动机行为。后外侧下丘脑神经元分泌 hypocretin/orexin，并投射到脑干单胺能和胆碱能核团调节睡眠和觉醒转换。

3. 下丘脑瘦素通路　瘦素（leptin）是一种由脂肪细胞分泌的 167 个氨基酸组成的蛋白质，循环中的瘦素量与脂肪组织成比例。瘦素进入脑后通过特异饱感机制将饱感信号传递至下丘脑。摄食过多、高脂饮食、胰岛素和糖皮质激素均能增加瘦素基因表达和分泌，禁食和交感神经兴奋可降低其表达与分泌。瘦素缺乏可出现过度肥胖和食欲亢进症状。瘦素通过抑制食欲及刺激交感神经活动增加能量消耗来减轻体重。瘦素还参与调节葡萄糖代谢、下丘脑-垂体-肾上腺系统、甲状腺及生长激素轴、免疫或炎症等反应。瘦素的许多功能是通过下丘脑实现的。瘦素受体是一类单次跨膜蛋白质，目前已鉴定了 6 种瘦素受体异构体，命名为 Ob－Ra 至 Ob－Rf，其中 Ob－Re 缺乏跨膜区，是可溶性形式。Ob－Rb 编码完整受体，包括长的细胞内区域，可以介导瘦素信号通路。下丘脑弓状核、腹内侧下丘脑、室旁核和背内侧下丘脑都能表达 Ob－Rb。胞内区域较短的瘦素受体亚型在脉络丛高表达，其作用可能是运送瘦素通过血脑屏障。

弓状核注射瘦素后动物摄食减少，而弓状核损毁后，再向中枢注射瘦素则不影响摄食和交感神经活动，因此认为弓状核是循环血中瘦素传入信号转换为神经反应的主要部位。而接受弓状核神经元投射的室旁核和外侧下丘脑神经元是瘦素调节神经元通路中的二级下游神经元。

脑内有两类神经元对瘦素敏感：一类可被瘦素激活，以阿黑皮素原（proopiomelanocortin）神经元为代表，即分解代谢通路；另一类可被瘦素抑制，以 NPY 神经元为主要代表，称合成代谢通路。弓状核有 NPY 的神经元，其末梢分布至室旁核和外侧下丘脑，并能分泌 NPY。对脑室或下丘脑给予 NPY 可以增加食欲、促进肥胖。缺乏瘦素的小鼠其下丘脑 NPY 水平显著增高。此外，瘦素抑制 NPY 基因表达，敲除 NPY 基因可以使瘦素缺乏小鼠的肥胖和慢性瘦素缺乏导致的其他内分泌异常的发生率降低 50%左右。

瘦素的许多作用是通过刺激黑皮素系统介导的。黑皮素由阿黑皮素原加工而来，后者在下丘脑弓状核和 NTS 神经元合成。阿黑皮素原神经元可以表达瘦素受体，瘦素与其结合后可引起 α 黑素细胞刺激激素的释放，后者与大量的黑皮素受体结合。已经有 5 种黑皮素受体（MC－1R 到 MC－5R）被鉴定，其中 MC－3R 和 MC－4R 在中枢神经系统高表达。MC－4R 在能量平衡中起关键作用。此外，禁食或瘦素缺乏可以上调刺鼠相关蛋白（agouti－related protein，AGRP）的表达水平，而 AGRP 仅由下丘脑弓状核的 NPY 神经元表达。瘦素在新生小鼠下丘脑发育中起神经营养作用。Komori 等报道，瘦素可增加下丘脑腹内侧核背内侧部脑源性神经营养因子的表达，后者可能通过激活下丘脑腹内侧核和下丘脑背内侧核内酪氨酸受体 B 产生厌食效应。

尽管 NPY 对摄食及体重有强的刺激效应，但是 NPY 敲除小鼠表型基本正常，提示机体可能还有互补或重叠的效应系统来弥补 NPY 的缺失。

4. 脑干　PAG 整合应激引起的自主、运动和抗伤害性反应，并接受杏仁核、视前区和脊髓后角的多种传入信息。它分为数个纵向柱，各有特定的传入、传出及功能。外侧 PAG 投射到 VLM 参与非阿片依赖的镇痛和交感兴奋性反应。腹外侧 PAG 投射到延髓中缝核参与阿片依赖的镇痛和交感抑制性反应。

5. PBN　接受来自脊髓后角第Ⅰ层的脊髓臂旁束所传导的伤害性感受器、温度和肌肉感受器的传入信息和 NTS 传递的内脏传入信息。PBN 投射到下丘脑、杏仁核和丘脑，参与味觉、唾液分泌、消化道活动、心血管活动、呼吸、渗透压和温度调节。此区域包括 Kölliker - Fuse 核团即脑桥呼吸神经元群，调节延髓呼吸性神经元和心血管神经元的活动。背侧脑桥也包含 Barrington 核，与“脑桥排尿中枢”相对应。它支配控制膀胱、肠道和性器官的骶髓节前神经元，以及支配盆底和外括约肌的 Onuf 核运动神经元。排尿时，此核对协调膀胱逼尿肌收缩和外括约肌舒张起关键作用。

6. 孤束核（NTS）是一般内脏感觉和味觉传入的第一级接替站。它主要参与延髓反射和传递内脏感觉信息至各自主神经中枢部位。NTS 由几个具有特定传入和传出信息的亚核组成，还有亲内脏组构。味觉传入信息在 NTS 头端换元，消化道信息在 NTS 的中间内侧部分传递，心血管和呼吸系统传入信息在尾部传递。NTS 下行投射到脊髓呼吸性神经元及节前交感和副交感神经元；在延髓内投射到延髓网状结构神经元介导压力感受性反射、化学感受性反射及心肺和胃肠反射；上行投射到所有其他的中枢自主神经网络结构的头侧，有 PBN、PAG、杏仁核、内侧视前核、室旁核、背内侧核和下丘脑外侧核、穹隆下器官和内侧眶额皮质。后缘区是化学感受区，与其他自主神经中枢区有广泛联系。此区长期被认为是呕吐的“化学感受器触发区”，并含有许多与心血管体液调节有关的受体，如血管紧张素Ⅱ、VP、钠尿肽等受体。

7. VLM　头端延髓腹外侧区（rostral ventrolateral medulla，RVLM）神经元传递兴奋性传入信息到脊髓中间外侧柱的交感节前血管运动神经元，尾端延髓腹外侧区（caudal ventrolateral medulla，CVLM）神经元是几种延髓反射的组成部分。VLM 含有与头端 C1（肾上腺素能）和尾端 A1（去甲肾上腺素能）神经元相对应的儿茶酚胺能神经元。C1 神经元投射到 IML，A1 神经元投射到下丘脑。VLM 还含有腹侧呼吸性神经元群（ventral respiratory group，VRG），VRG 中的 pre - Bötzinger 复合体在呼吸节律产生中起关键作用。头端 VRG 吸气性神经元和尾端 VRG 呼气性神经元投射到支配膈、肋间肌和腹肌的脊髓运动神经元。位于延髓腹侧面的中枢化学感受区含有对脑脊液中 PCO_2 增加和 pH 降低做出反应的神经元。包含尾端中缝核的头端延髓腹内侧区神经元也向交感节前神经元直接传递信息，可能也参与动脉血压的调控。中缝-脊髓通路的功能很复杂，包括交感兴奋和抑制效应。

目前认为 VLM 网状结构的神经元在自主反应和内分泌反应发生中具有重要作用。这些反应是维持机体组织足够的动脉灌注所必需的。监控血管壁受牵张的主动脉弓和颈动脉窦压力感受器的信息在 NTS 汇聚后再传递到 VLM。动脉血压降低可以使 NTS 向疑核、心迷走运动神经元兴奋性传出放电减少，因而迷走神经放电减弱，心率增快；向 RVLM 神经元群投射的 CVLM 的抑制性中间神经元的兴奋性也降低，这些 RVLM 神经元的功能是调节交感缩血管纤维张力。RVLM 神经元的抑制被解除后可以增加交感缩血管节前神经元的兴奋性，从而升高动脉血压。CVLM 的另一部分神经元投射到前脑，调节 VP 的释放。压力感受器传入冲动减少可引起 VP 释放增多，致体液潴留和血管收缩。压力感受器的效应在短期是增加心输出量、加快心率和升高血压，长期则增加血容量。这种反应模式是 VLM 的压力感受性神经元的神经连接特性决定的。

8. 头端延髓中缝区　位于面神经核尾部水平的锥体束之间的锥体旁区神经元有 Fos 表达，冷刺激能增加其放电频率。在锥体旁区注射 γ-氨基丁酸（γ - aminobutyric acid，GABA）激动剂可以抑制寒冷刺激诱导的至棕色脂肪组织的交感传出，而这一部位注射兴奋性氨基酸可以增加到大鼠尾动脉的交感传出。因为棕色脂肪组织的交感刺激可以产热，尾动脉收缩限制了热量的丢失，因此头端延髓中缝区可以看作产热反应的发生器。这些反应不仅有助于动物在恶劣的环境中生存，而且参与能量和代谢平衡。

二、中枢自主神经控制的整合水平

1. 延髓脊髓水平　压力感受器、心脏感受器、化学感受器和肺部机械感受器传入信息可优先激活位于NTS相关亚核的神经元，这些神经元投射到尾端VLM的交感抑制性神经元、头端VLM交感兴奋性神经元、疑核和背侧迷走神经核的心迷走运动神经元、VRG和DRG呼吸性神经元以及下丘脑（室旁核、视上核中的神经内分泌）大细胞，参与多种延髓反射。

2. 脑桥中脑水平 PBN是内脏躯体信息整合部位。外侧PAG启动整合的交感兴奋性“战斗—防御”反应，而腹外侧PAG引起低反应的静止和交感抑制（“装死”反应）。

3. 前脑水平 皮质自主反应区、杏仁核、下丘脑和PAG形成一个功能单元，参与刺激情感的评定以及情感自主反应、内分泌与运动反应的启动与调节。PVN分泌促皮质激素释放因子（corticotropin releasing factor，CRF）和VP，并投射到头端VLM和节前交感神经元和交感肾上腺神经元。PVN在对刺激的整合反应中具有重要作用。低血糖症、低血容量症、细胞因子或其他内部刺激可以激活PVN，PVN的CRF神经元参与蓝斑（蓝斑可以选择性地对新的潜在外部威胁性刺激做出反应）去甲肾上腺素神经元的交互兴奋效应。CeNA、外侧下丘脑和PAG参与防御反应的心血管、内脏、躯体运动以及抗伤害性刺激部分。

第三节 自主神经效应器传递

一、自主神经效应器接头

自主神经平滑肌接头与神经—骨骼肌接头不同，它不是突触。根据电生理、组织化学和电镜研究提出的自主神经效应器接头模型的基本特征为：自主神经纤维末端部分为曲张体，在传递冲动时曲张体释放递质，兴奋性和抑制性接头电位可能只在接头近旁产生，效应器是肌纤维束而不是单个肌纤维，单个肌纤维之间由低电阻通路缝隙连接相沟通，缝隙连接可使兴奋在效应器内肌纤维之间传递。在血管，神经只分布于中膜平滑肌层的外侧，这种分布特征有利于支配血管的神经和体液因子如内皮舒张因子、收缩因子对血管平滑肌发挥双重调节。曲张体是不断移动的，它们与肌细胞膜的特殊关系可随时间而变化，包括受体簇的分散和重组。例如，曲张体运动可见于大脑动脉血管，这个部位的交感神经分布的密度在发育、衰老、高血压或体内受到慢性刺激的情况下可成倍增加。

1. 轴突末梢与曲张体 在效应器组织的附近，轴突变得“肿胀”，每隔5～10μm就有一个曲张体，分支与其他轴突共同形成自主神经丛。自主神经轴突集合成束并被雪旺细胞包围，到达效应器组织后，部分失去雪旺细胞包围，只剩少量曲张体环绕。轴突末梢分布密度在输精管、虹膜、胃肠道括约肌是非常高的，而在尿道、子宫是低的。在大部分血管，曲张体神经丛分布于外膜边缘，纤维很少穿入中膜平滑肌层。不同的器官接头间隙的宽度不同，在输精管、虹膜、心脏窦房结，最小的神经肌肉间隙从10nm到30nm不等。直径大的血管，神经和肌肉间隙越大，在细动脉、小动脉和静脉的神经肌肉间隙最小的距离大约是50～100nm，在中等到大的动脉间隙是200～500nm，在大的弹性动脉，神经分布稀疏，神经肌肉最小的间隙是1000～2000nm。连续切片显示在内脏血管邻近的接头处有接头前和接头后基膜的融合。很多曲张体接头前膜增厚，并有突触小泡积聚，表明该部位可释放递质，但接头后膜尚缺乏膜增厚、折叠或吞饮小泡等证据。

2. 平滑肌效应器和缝隙连接 平滑肌效应器是肌束而不是单个肌细胞。电耦联的位点为相邻肌细胞胞膜间的邻近部位。电镜显示这些位点的膜由“缝隙连接”组成。在不同器官不同部位的平滑肌效应器束的缝隙连接的数量和排列与它们和自主神经分布密度的关系尚未深入分析。但已有实验表明部分去神经支配导致缝隙连接增加的现象是令人感兴趣的。

3. 平滑肌细胞上受体的定位 人们已经用免疫组化和激光共聚焦的方法检测了与曲张体有关的膀胱、血管可见平滑肌细胞上P2X嘌呤受体的分布。P2X1受体（平滑肌上占优势的受体亚型）的抗体和突触小泡蛋白多糖SV2的抗体显示受体簇（大小约 0.9μm×0.2μm）位于曲张体的下面。更多小的簇（大约 0.4μm×0.4μm）位于与曲张体无关的平滑肌细胞表面；它们可朝曲张体方向迁移形成更大簇的受体池。在血管，小的 P2X 受体簇出现于整个中层肌的外表，较大的簇则限于平滑肌细胞外膜表面。α 受体似只位于接头外区域，因此 NE 从更远的曲张体释放的可能性受到重视。使用受体结合绿色荧光蛋白研究提示受体簇是易发生变化的，当一个曲张体向新位点移动时受体簇是分散的，受体簇重新形成约需 20～30 分钟。

自主神经效应器接头的结构既适合于神经传递，也适合于神经调制。

二、自主神经平滑肌传递

Furchgott 和 Zawadzki 观察到内皮细胞在 ACh 引起的动脉平滑肌舒张中是必需的，提示内皮细胞释放某种物质并作用于血管平滑肌细胞使平滑肌舒张，这种物质随后被鉴定为 NO。NO 在一些自主神经肌肉接头是主要的神经递质，NO 与经典递质 NA 和 ACh 在内脏和血管调控中的关系随之成为人们关心的问题。Burnstock 提出神经末梢可能释放一种以上的递质，在很多情况下末梢释放某种经典递质的同时伴有另一种新递质的释放，称共递质。这在当时显得激进的概念现已被公认。神经调质是能调节神经传递过程的物质，它可以在接头前增加或减少递质释放或在接头后改变递质作用的时程或范围，或两者皆有。

三、曲张体、囊泡相关蛋白和钙内流

直到 1972 年，人们才知道曲张体是自主神经末梢释放递质的部位，释放的递质可以反馈作用于曲张体而改变它们进一步释放的能力，曲张体也能通过主动摄取的过程清除儿茶酚胺类递质。近来已经证明曲张体的突触囊泡具有胞吐作用所需的蛋白 synaptobrevin 和 SNAP25，它们在曲张体膜上的 syntaxin 高浓度限定区域内积聚。应用检测神经末梢钙内流的方法揭示所有曲张体在末梢动作电位的传播中都有钙内流。交感神经末梢侧支的每个曲张体在神经冲动到达时都能够分泌递质。

刺激内脏和血管自主神经可以在平滑肌细胞记录到兴奋性和抑制性接头电位，这些电位是对 ATP 的反应。ATP 与交感神经释放的 NE、膀胱副交感神经释放的 ACh 和肠神经释放的 NO 的关系为共递质。进一步分析显示距平滑肌细胞超过 500～1000nm 远的曲张体释放的递质（特别是大血管）可能会产生一些肌反应，而与平滑肌细胞紧挨（50～100nm）的曲张体释放的递质会产生接头电位；一个冲动只引起 1%～3%的曲张体释放递质，重复刺激释放概率可增加到 25%。

1. 促离子型受体位于肌膜上　虽然在自主神经系统的平滑肌效应器上有许多不同的受体类型，但目前只有嘌呤能亚型 P2X1 促离子型受体的空间分布较为明确。在平滑肌，P2X1 受体有直径为 1μm 和直径为 0.4μm 两种，只有前者与曲张体结合。有人认为曲张体上没有促代谢型受体，但尚未证实。

2. 促代谢型和促离子型受体结合递质之后的内化和再循环　肌细胞膜上受体的稳定性取决于它们是促代谢型还是促离子型。β 肾上腺素能受体（β-adrenergic receptor，β-AR）的脱敏现象与受体内化进入溶酶体有关，这种内化受体可以重新循环到膜上，β-AR 激活后的脱敏现象与磷酸化有关。这些关于 β-AR 的工作是研究自主神经效应器上所有其他促代谢型受体脱敏和内化的基础。位于平滑肌的 P2X1 促离子型受体在结合递质后也发生内化。

3. 平滑肌细胞内引发收缩的钙的来源　细胞内钙离子浓度的增加对引发平滑肌收缩是必需的。钙离子是引发平滑肌动作电位所必需的离子，第二信使通路参与触发胞内钙库释放钙离子，此外，某些递质作用于受体后胞内钙浓度升高，如 ATP 作用于平滑肌上 P2X1 嘌呤受体，钙通道通透性增加。Fay 及其同事应用钙指示剂直接观察到不同来源的钙使单个平滑肌细胞内钙浓度升高。

第四节 自主神经系统的递质

神经递质的分类：所有交感、副交感神经的节前和副交感神经节后神经纤维，以及极少数交感神经的节后神经纤维释放的递质是ACh，交感神经的节后神经纤维释放的递质为NA。在中枢神经系统和肾有的神经释放递质为DA，某些肠道神经释放的递质是嘌呤，结肠的肠道神经和中枢神经系统某些神经元释放的递质是神经肽。通常将释放ACh的神经称为胆碱能神经，释放NA的神经称为肾上腺素能神经。

一、乙酰胆碱（ACh）

ACh由一种胞浆可溶性酶——胆碱乙酰基转移酶合成，它催化乙酰基从乙酰辅酶A转移至胆碱。胆碱必须经转运体转运到乙酰能神经元内，因此其转运体的作用是ACh合成的限速步骤。当动作电位到达胆碱能神经末梢时，电压敏感性钙通道开放，储存的ACh出胞释放，触发突触后生理过程。释放到突触间隙的ACh多数瞬时与ACh受体结合，随后ACh被乙酰胆碱酯酶快速水解为胆碱和乙酸，作用终止。ACh作用短暂、不连续且局限，部分是由于其水解速度快。在乙酰胆碱酯酶作用下生成的胆碱被对胆碱有高亲和力的胆碱摄取系统CHT1摄取，用以再合成ACh。胆碱能神经递质可在以下几个环节被修饰：①阻断前体转运——密胆碱；②抑制胆碱乙酰基转移酶；③促进递质释放——胆碱、黑寡妇蜘蛛毒（latrotoxin）；④阻断递质释放——肉毒毒素；⑤储存——vesamicol抑制ACh储存；⑥抑制胆碱酯酶——毒扁豆碱、新斯的明；⑦受体—激动剂和拮抗剂。

二、去甲肾上腺素（NA）

NA的合成以酪氨酸作为底物，酪氨酸在神经元胞体和轴突内经酪氨酸羟化酶作用转化成多巴，在多巴脱羧酶催化下形成DA，DA被转运到神经末梢的囊泡内，经多巴胺-β-羟化酶作用生成NA。所生成的NA进入交感神经的囊泡中，囊泡内还含有钙离子、ATP、多巴胺-β-羟化酶和多种生物肽，NA在囊泡内与ATP、嗜铬颗粒蛋白结合，形成比较稳定的储存型NA并通过Ca^{2+}依赖的胞裂外排方式释放。释放的NA经交感神经末梢胺泵主动摄取机制迅速逆浓度梯度将释放量的75%～95%NA回摄入交感神经末梢，继之进入囊泡，这是NA主要失活方式。少量未能进入囊泡的NA被线粒体外侧面所含的单胺氧化酶代谢。进入循环的NA可被非神经组织摄取。

三、三磷酸腺苷（ATP）

ATP是一种基本的细胞外信号分子，也是外周和中枢大多数神经类型中存在的共递质。嘌呤能共传递可见于交感神经（与NA和NPY一起）、副交感神经（与ACh一起）、感觉-运动神经（与CGRP和P物质一起）、肠神经（与NO和VIP一起）以及存在于含有谷氨酸、DA、NA、GABA和5-羟色胺的中枢神经元亚群中。从神经元释放的ATP可能也作为共递质释放的一种接头前调质（经常通过腺苷）或作为共递质活动的接头后调质。高血压等病理条件下ATP的共递质作用加强。ATP既有神经传递时的快速信号传递作用，在神经发育和再生过程中ATP还显示长时程（营养性）信号分子的作用，有时与生长因子协同作用。此外α，β-meATP能促进胶质细胞增殖，而腺苷能抑制增殖。

1. 交感神经的共递质 1962年Burnstock等发现刺激腹下神经可记录到输精管平滑肌细胞的兴奋性接头电位（excitatory junction potentials，EJPs），该接头电位可被能阻止交感神经递质释放的胍乙啶阻断，但肾上腺素能受体拮抗剂没有作用。应用α，β-亚甲基ATP使ATP受体选择性脱敏能够阻断EJPs，表明观察到的EJPs是交感神经内ATP作为共递质的效应。河豚毒素、胍乙啶可阻断ATP的释放，但利血平只能阻断反应的第二相——较慢的去甲肾上腺素能相，而不能阻断起始的快速相。输精管单个的平滑肌细胞给予ATP能够模拟产生EJP，而给予NA则不能。

交感嘌呤能共传递还存在于多种血管。在支配不同血管的交感神经内，NA同ATP的比例差别很大。嘌呤能组分在兔耳和大鼠尾动脉内相对较少，在兔的股动脉则很多。在支配肠系膜和肠黏膜下丛处动脉的交感神经内，嘌呤能组分是唯一的递质，而这些神经元释放的NA则作为ATP释放的调质。

2. 副交感神经的共递质　支配膀胱的副交感神经以ACh和ATP作为共递质，在不同的物种两者的比例不同；与交感神经类似，ATP也是通过P2X促离子型受体起作用，而该反应的慢作用组分是通过促代谢型受体起作用的。副交感、嘌呤能的共传递也存在于心脏和气管的阻力血管。

此外，在感觉-运动神经，ATP可作为CGRP和P物质的共递质。肠神经可能释放ATP、NO、VIP三种主要的共递质，ATP产生快速抑制性接头电位，NO也产生抑制性电位但时程较慢，而VIP产生慢的舒张作用。在肠的不同区域以及在不同物种，这三种递质的比例差别很大，如在一些括约肌，非肾上腺素能、非胆碱能神经主要释放VIP，也有主要是释放NO，而在肠的非括约肌区域，主要释放ATP。在支配骨骼肌的运动神经内，ATP与ACh共存并一起释放。在成人，释放的ATP既作为ACh烟碱受体作用的接头后增强剂，也在它降解为腺苷后作为ACh释放的接头前调质，作用于接头前P1受体，但未见ATP作为共递质作用。

3. 嘌呤能共递质表达的可塑性　在激素的影响下以及在各种疾病条件下，以及外伤和手术后存留神经的发育和衰老过程中自主神经系统内共递质和受体的表达表现出明显的可塑性。某些疾病时，ATP的作用显著增强，如间质性膀胱炎和尿潴留时，副交感共传递的嘌呤能组分增加高达40%。在自发性高血压大鼠的血管，ATP的作用明显比NA大。

四、一氧化氮（NO）

NO也是自主神经系统内的一种神经递质，它是一种自由基并具有潜在毒性。NO由一氧化氮合酶（nitric oxide synthase，NOS）合成，可以自由穿过细胞膜，因此不能储存在囊泡内于动作电位期间释放。NO进入接头后平滑肌细胞可引起平滑肌松弛。氮能神经传递在胃肠道、泌尿生殖器及心血管系统已被证实，在阴茎勃起和消化道括约肌的调控中特别重要。

1. 氮能神经传递机制　氮能神经传递的过程：动作电位期间，细胞内Ca^{2+}浓度增加，进而引起钙调蛋白与nNOS结合并激活nNOS，nNOS激活后将L精氨酸转化为瓜氨酸和NO。因此，与传统的神经递质相比，与动作电位耦联的是递质合成而非递质释放。氮能神经传递可以被Ca^{2+}螯合剂和钙调蛋白拮抗剂所抑制。NO不能被储存，而是通过弥散到达接头后靶点。NO半衰期短，不需要特异机制使之失活。神经元是否产生游离NO，还是先产生巯基衍生物然后降解为NO在靶点产生反应，这一点仍然存在争议。一旦NO进入接头后平滑肌细胞，与可溶性鸟苷酸环化酶（soluble guanylyl cyclase，sGC）的亚铁血红素区结合后可以激活此酶，从而增加环磷酸鸟苷（cGMP）的水平，引起平滑肌松弛。因此，抑制sGC的药物可以抑制刺激氮能神经传递及NO供体的反应，并且cGMP类似物可以模拟这种反应。应用磷酸二酯酶抑制cGMP降解的药物能增强氮能神经传递（如临床上用伟哥治疗阳痿）。一旦动作电位的生理刺激结束后，神经内Ca^{2+}恢复到较低的静息时水平，NO合成终止。因此，自主神经内合成的NO不会达到毒性水平。

2. 自主神经系统内氮能神经传递及其病理意义　NO本身很难检测或测量，然而，自主神经系统合成NO的能力很容易应用nNOS的免疫组化定位或NADPH硫辛酰胺脱氢酶组织化学方法来证实，nNOS的C端可将NADPH的电子传递至四唑氮蓝，并将其还原为肉眼可见的深蓝色产物。nNOS位于交感及副交感节前神经元内，但是在节后神经元，主要限于PNS，通常与VIP或ACh共存。此外，nNOS在肠神经系统特别丰富，位于肌间神经丛和黏膜下神经丛。功能研究经证明氮能神经传递遍及心血管、呼吸及消化系统，在人体，NO增强迷走神经对心脏的调节。NO的作用是引起平滑肌的直接抑制或作为神经调质抑制兴奋传导。NO很可能也调节分泌，但是其确切机制尚不清楚。

NO首先在牛阴茎牵拉肌内作为一种自主性神经递质被发现，近来被认为是介导阴茎勃起的主要的副交感神经递质。糖尿病人的勃起组织内氮能神经传递减弱，提示与阳痿的发生有关。在下尿道，NO可能与其他抑制性神经递质一起促进尿道松弛。氮能神经传递引起血管舒张的证据已在脑血管中发现。在脑血管NO和ACh可能通过调节进入神经内的Ca^{2+}来调节NO的合成。因此，共传递和神经调节也构成氮能神经传递机制的一部分。肠神经系统内合成的NO可引起整个消化道松弛，该作用在括约肌特别显著。在弛缓不能、严重的先天性便秘、胃食管功能及肛门括约肌紊乱中均有报道其nNOS活性降低或氮能神经传递受损。

五、肽能递质

目前认为肽能递质（peptide transmitter）是一类数量最大、品种最多的“非肾上腺素能、非胆碱能”（non - adrenergic non - cholinergic，NANC）递质，包括VIP、垂体腺苷酸环化酶激活肽（pituitary adenylate cyclase activating polypeptide，PACAP）、NPY和肽YY家族。常与经典递质和其他NANC递质共同起作用。

在神经元胞体的内质网内合成神经肽的大分子前体，经NH_2末端信号肽的快速切割形成所谓肽原，后者穿过高尔基复合体并定位于高尔基网络的致密中心分泌囊泡内。穿过高尔基复合体及定位于囊泡内期间，肽原常常被修饰，例如割及激素原转化酶家族、羧肽酶E切割，COOH-末端氨基化、糖基化、硫酸化。自主神经系统内肽类递质的分布具有明显的多样性。当然，也有基因表达及功能保守的例子。许多支配内脏的节后副交感神经元表达VIP和PACAP，这些肽可以促进神经介导的分泌（如在胰腺）和血管舒张。支配血管的节后交感神经元常表达NPY，也可作用于接头前抑制NA释放。在哺乳类，缓激肽、P物质常位于刺激平滑肌收缩的肠胆碱能神经元内。肠神经元也能通过NO（可能还有ATP）抑制平滑肌的收缩。肽类递质，特别是传入神经元产生的P物质和CGRP，可介导这些神经元刺激所引起的某些外周反应。

六、多巴胺（DA）

DA是一种儿茶酚胺，在调节运动、感情、认知和激素分泌等方面具有重要生理作用，也参与了多种神经失调的发生。

第五节　自主神经系统的受体

一、胆碱能受体

ACh主要作用于两类受体，根据选择性激活受体的天然底物命名，分别称之为烟碱型胆碱能受体（nicotinic acetylcholine receptors，nAChRs，N受体）和毒蕈碱型胆碱能受体（muscarinic acetylcholine receptors，mAChRs，M受体），前者是配体门控离子通道超家族成员，后者是G蛋白耦联受体（G protein - coupled receptors，GPCRs）超家族成员。

1. M受体　M受体分布于节后副交感神经元支配的组织、突触前去甲肾上腺素能和胆碱能神经末梢、血管内皮无神经支配区和中枢神经系统。M受体至少有五种亚型：M_1、M_2、M_3、M_4、M_5，这些受体通过G蛋白与磷脂酶C耦联（$M_{1,3,5}$）或与钾通道（$M_{2,4}$）耦联。M_1受体调节皮质与海马的神经递质信号；M_3受体参与外分泌腺分泌、平滑肌收缩、瞳孔扩大、摄食和体重增加；M_5受体参与中枢DA功能与脑血管张力的调节；M_2受体介导毒蕈碱样激动剂诱导的心率过缓、震颤及低温；M_4受体调节运动神经DA活性，并且是新纹状体的自主抑制性受体。

ACh本身几乎不能用于临床，因为口服后被快速水解，静脉给药后被迅速代谢。但可应用抗水解的多种同源化合物，如乙酰甲胆碱、氨甲酰甲胆碱等。也有天然的毒蕈碱样激动剂，如毒蕈碱、槟榔碱和毛果芸香碱。氨甲酰甲胆碱刺激胃肠道蠕动和分泌，也可用于治疗非生理性障碍（如前列腺增生）造成的尿潴留。极少数有遗传性冠状动脉痉挛的病人，大剂量使用氨甲酰甲胆碱可引起心肌缺血。毛果芸香碱较氨甲酰甲胆碱更普遍用于刺激唾液分泌，也用于各种眼科治疗，例如青光眼，但有增加汗腺分泌、哮喘、恶心、低血压和心动过缓等副作用。

临床上，毒蕈碱型受体拮抗剂阿托品可用于对抗迷走神经活性过强（血管迷走神经性晕厥），也可用来散瞳。

2. N受体　N受体分布于交感与副交感神经节、肾上腺髓质、神经骨骼肌接头和中枢神经系统。外周N受体分为神经元型N受体（N_1受体，位于自主神经节突触后膜）和肌肉型N受体（N_2受体，位于神经骨骼肌接头的终板膜上）两种亚型。中枢N受体也有两类：一类是α-银环蛇毒（α-bungarotoxin，α-BGT）不敏感N受体，与α-BGT只有低亲和力结合，而与烟碱等N受体激动剂有高亲和力结合；另一类是α-BGT敏感受体，与α-BGT有高亲和力结合。

N-AChR是由多个（一般是五个）亚单位围成的离子孔道。目前已克隆16种N-AChR亚单位基因，即$\alpha_1 \sim \alpha_9$、$\beta_1 \sim \beta_4$、γ、δ、ε，编码相应的16种亚单位（或亚基）蛋白。骨骼肌N-AChR由5个亚单位组成，在电鳐电器官和脊椎动物胎儿型为$(\alpha_1)_2\beta_1\gamma\delta$，在成人型由ε亚单位代替γ亚单位，成为$(\alpha_1)_2\beta_1\varepsilon\delta$。神经元N-AChR只有α和β两种亚单位，既可以由某一种α亚单位（或β亚单位）与多种类型的β亚单位（或α亚单位）组合，如α和β_2、β_4组合，也可以由单种α亚单位组合，如α_7、α_8和α_9。由不同种类（异源型）或同一种类（同源型）的亚单位聚合成具有功能的N-AChR。N-AChR有两个重要的特点：①不仅对单价阳离子Na^+、K^+有通透性，对二价阳离子Ca^{2+}也有通透性。②功能上主要受胞外钙离子而不受胞内钙离子变化的调节。

N-AChR参与了哺乳类自主神经节的神经信号传递。体内体外应用N-AChR亚型特异阻断剂研究表明含有$\alpha_3\beta_2$和$\alpha_3\beta_4$亚单位的N-AChR参与了心脏神经节的信号传递。在膀胱，副交感神经元兴奋引起逼尿肌的收缩，烟碱不能，而M受体激动剂和电刺激能引起α_3和β_4敲除小鼠膀胱肌条的收缩，提示含有α_3和β_4亚单位的N-AChR参与了膀胱交感神经节的传递。虽然神经节表达N-AChR的多种亚单位，但是如果阻断或去除α_3、β_2、β_4亚单位足以抑制神经节传递，提示α_3、β_2、β_4亚单位可能是参与神经节传递的主要亚单位，其他亚单位可能起调节作用。

N-AChR与多种疾病有关，肌肉N-AChR抗体引起自身免疫性重症肌无力，N-AChR突变（α、β、δ或ε）可以引起某些先天性重症肌无力。近来研究发现自主神经功能障碍的病人体内有针对N-AChR或其亚单位的抗体。巨膀胱-小结肠-肠蠕动不良综合征伴有N-AChR α_3亚单位表达缺失，染色体显性遗传性夜间额叶癫痫伴有α_4或β_2亚单位的突变，神经退行性病变如帕金森病、Alzheimer病则伴有神经元N-AChR的减少。此外，N-AChR也参与尼古丁、酒精的成瘾。

二、肾上腺素能受体

节后交感肾上腺素能纤维释放NE作用于肾上腺素能受体（adrenergic receptors，ARs）发挥作用，ARs分为α-ARs和β-ARs两种。α-ARs又可分为α_1-AR和α_2-AR两种亚型，α_1-AR有α_{1A}、α_{1B}和α_{1D}三种亚型，而α_2-AR有α_{2A}、α_{2B}和α_{2C}三种亚型；β-ARs可分为β_1-AR、β_2-AR和β_3-AR三种亚型。所有的ARs均为GPCRs，每种主型都显示出其对特定G蛋白的选择性，例如α_1-AR与G_q耦联，α_2-AR与G_i耦联，而β_2-AR与G_s耦联。

1. α_1-AR　α_1-AR是一种膜糖蛋白，它是生物源性胺或GPCRs的A家族（还包括α_2-和β-ARs，以及诸如视紫红质这样的光激活的光感受器）的成员。目前已经鉴定了三种α_1-AR亚型，分别是α_{1A}-（原名$\alpha_{1A/C}$）、α_{1B}-和α_{1D}-AR（原名α_{1a}和$\alpha_{1a/d}$）。

α_1-AR有一条是7次跨膜的蛋白，含有三个胞内环和三个胞外环。此外，C-末端靠近膜的部分可能会形成与膜相平行的第八个α-螺旋，这对受体信号转导具有重要意义。α_1-AR亚型的N-末端位于细胞外，C-末端位于细胞内。配体结合区的形成是通过七个跨膜α-螺旋域集合成簇，形成亲水性区域，该区域是与激动剂结合的部位，位于跨膜结构域的外三分之一。胞内段的残基，特别是第三段胞内环，参与和同种G蛋白的特异性相互作用的调节以及在信号转导和调节途径中的受体接合。所有上述三种亚型均可与磷脂酶C耦联，从而通过G蛋白家族成员$G\alpha_{q/11}$激活

Ca^{2+}。α_{1B}和α_{1D}还可与磷脂酶δ_1耦联，通过G_h激活Ca^{2+}。此外，α_1-AR还可以通过增加电压依赖性和非电压依赖性Ca^{2+}通道的Ca^{2+}内流来升高胞内Ca^{2+}水平，增加花生四烯酸的释放和增强磷脂酶D、丝裂原激活蛋白激酶和Rho激酶的激活。

α-ARs在介导小动脉血管收缩方面起关键作用，但是具体是哪一种亚型起作用目前尚不清楚，临床试验提示α_{1A}-AR是血压的重要调节子，而对交感性直立性低血压患者的研究表明α_{1B}-AR可能是人类血管阻力的主要调节子。此外，α_{1B}-AR的表达在高血压症状明显的中老年人是增加的。因此，α_{1A}-AR和α_{1B}-AR参与了人类的血压的调控。在大鼠和基因敲除小鼠研究表明α_{1D}亚型在血压调节中也有作用。基因工程动物模型的研究表明通过不同的α_1亚型对血管张力的交感调节很复杂，可能涉及它们的收缩作用、蛋白表达或者两者兼有的交互调节。例如，α_{1A}-AR的失活可引起基础血压小幅下降，还可减弱α_1-激动剂、去氧肾上腺素引起的升压反应。α_{1D}-AR的失活也可部分减弱血管收缩应答，但对基础血压却没有影响。鉴于在转基因小鼠体内α_{1B}-AR的过度表达并未引起全身动脉压升高，加之该亚型受体的失活仅仅轻度减弱去氧肾上腺素的升压反应，而对基础血压没有明显影响，提示α_{1A}-AR和α_{1D}-AR是血管收缩的介导者，而不是α_{1B}-AR。然而，去氧肾上腺素对缺乏α_{1A}和α_{1B}，或α_{1B}和α_{1D}受体的小鼠的升压反应均显著减弱，因此在特定的条件下，α_{1B}-亚型对小动脉张力的交感调节具有重要作用。α_{1B}-AR对外周血管阻力的作用和这些在动物模型上的发现是否与人类的血管阻力和血压的调节相一致还需要进一步地研究。

2. α_2-AR　α_2-AR可与其内源性配体肾上腺素和NA结合，也可被阻断剂育亨宾所阻断。α_2-AR有α_{2A}-（人类第10号染色体）、α_{2B}-（人类第2号染色体）和α_{2C}-（人类第4号染色体）三种亚型，为三种独立的无内含子的基因所编码。

α_{2A}-AR在激动剂介导的升压效应、痛觉抑制和记忆等方面起重要作用，还能对内源性儿茶酚胺产生应答，从而抑制癫痫发作和减轻症状。α_{2B}-AR参与α_2-AR激动剂的血管升压作用。在小鼠和人类，α_{2A}-AR和α_{2B}-AR在防止心衰发展中起着重要作用。α_{2C}-AR表现与α_{2A}-AR亚型相反的功能，可引发抑郁行为。α_{2A}-AR和α_{2C}-AR均参与抑制中枢和外周神经元释放儿茶酚胺，α_{2C}-AR还在抑制肾上腺髓质释放肾上腺素中起关键作用。

α_2-AR的三种亚型在天然细胞中共享相同的信号转导通路：降低腺苷酸环化酶的活性、抑制电压门控Ca^{2+}通道电流和激活受体调控的K^+通道电流。在一些靶细胞，α_2-AR也调节丝裂原激活蛋白激酶活性。在异种细胞，α_2-AR还可以激活磷脂酶A_2和磷脂酶D。尽管α_2-AR亚型具有相似的信号转导途径，但这些受体的运输路线还是有些差异。在极化的上皮细胞，α_{2A}-AR和α_{2C}-AR被直接运送到基底外侧面，而α_{2B}-AR则被随意运送。这三种α_2-AR亚型稳定状态下位于基底外侧面，而α_{2B}-AR可以迅速地翻转到顶面（数分钟），它在基底外侧面的$t_{1/2}$则是10～12小时，而位于基底面的α_{2A}-AR和α_{2C}-AR的半衰期也接近10～12小时。MDCKⅡ细胞表面富含α_{2A}-和α_{2B}-AR亚型，而α_{2C}-AR则分布在MDCK和其他异种细胞的表面和胞内对应部位。激动剂引起的受体重分布在不同的α_2-AR亚型中也不同。激动剂与α_{2B}-AR结合后可引起快速的隔离、内吞和受体再循环，但不加速α_{2A}-AR在细胞表面的翻转。

3. β-AR　β-AR有β_1-AR、β_2-AR和β_3-AR三种亚型，β_2-AR在体内表达最为广泛，所有的细胞/组织都有一定水平的β_2-AR表达，β_1-AR主要分布于心脏、脂肪组织和肾，而β_3-AR主要分布于在脂肪组织。所有β-AR都通过与兴奋性鸟苷酸结合蛋白G_S相互作用而激活腺苷酸环化酶。

很多GPCRs在持续暴露于激动剂之后功能会减弱，这称为脱敏作用。脱敏作用作为一种适应性反应是细胞整合多种信号传入所必需的，而且对维持内稳态具有十分重要的作用。受体在重复暴露于激动剂后的失效在临床上称为快速脱敏，β_2-AR就是这种受体的代表。快速脱敏发生在暴露于激动剂后几秒到几分钟内，是由β-AR激酶和环磷酸腺苷（cyclic adenosine monophosphate，cAMP）依赖蛋白激酶A引起的β_2-AR磷酸化所致。只有那些被激活的受体会被β-AR激酶磷酸化，磷酸化的受体随后与β-arrestin结合，受体与G_S部分解耦联。蛋白激酶A介导的脱敏作用不需受体处于活化状态，而是通过一种异源性脱敏（heterologous desensitization）的机制。激动剂可以引起β_1-AR的功能性脱敏，这可能是通过β-AR激酶和蛋白激酶A介导的。激动剂引起的β_3-AR短期脱敏作用于高度依赖细胞类型，但比其他两种亚型的程度要小。

长期暴露在激动剂下，很多GPCRs（包括3种β-AR亚型）会表现出更为广泛的功能性脱敏作用，这是由于受体表达减少所致。受体表达下调的机制包括受体转录减少、mRNA降解增加以及受体蛋白降解增加。

实际上自主神经系统涉及儿茶酚胺的任何异常都存在表型表达的个体变异。病人对激动剂和拮抗剂的临床反应也存在个体差异，这些现象表明受体的基因变异可能在疾病的发生、对治疗的反应等方面起作用。变异出现频率高于1%常见变异，称为多态性。每一个β-AR亚型在它们的编码区域都具有单核苷酸多态性（single nucleotide polymorphisms，SNPs）。因为β-AR SNPs频率相对较高，所以认为一个受体的SNPs不可能是发生疾病的主要原因。但是，几种AR的SNPs的结合可表现出明显的危险性，如α_{2C}-AR与β_1-AR多态性结合与心衰相关，β-AR多态性已成为治疗某些疾病的遗传药理学靶点。

三、多巴胺能受体

在20世纪70年代，人们认为至少存在两类DA受体（D_1和D_2），这样才能解释DA的生理学作用和阻断剂的药理学特征。当时受体的分类主要基于D_1受体能激活信号转导酶（腺苷酸环化酶），而D_2受体对其既不能激活也不能抑制。随后分子克隆技术的发展使得所有5种DA受体都被鉴定出来，但D_1样（D_1和D_5）和D_2样（D_2、D_3和D_4）受体的分类方法至今仍然有实际意义。因为在同一亚类受体的结构，信号转导和药理学特性很多是共有的。D_1样受体基因的编码区缺乏内含子，而D_2样受体基因含有几个内含子。D_1样受体具有相对较短的第3胞质环和较长的C-末端，而D_2样受体具有相当长的第3胞质环和较短的C-末端，这些结构特点分别在激活和抑制腺苷环化酶的GPCRs中很普遍。D_1和D_5受体具有2个潜在的连接天冬酰胺的糖基化位点，一个在N-末端，另1个在第2胞外环。而D_2受体在N-末端具有3个糖基化位点，在第2胞外环还有1个。D_3受体具有3个糖基化位点，D_4只有1个糖基化位点。所有DA受体在第1和第2胞外环具有半胱氨酸残基，它们形成二硫键以稳定受体结构。D_1样受体较长的C-末端以最后一个跨膜区附近的棕榈酰基半胱氨酸残基锚定在膜上，而D_2样受体的较短尾部则以棕榈酰基半胱氨酸结尾。疏水性跨膜区可能是决定配体识别和受体药理学特性的部位，受体亚型之间的序列同源性在这些区域最大，在D_1和D_5受体之间是78%，在D_2和D_3之间是75%，但在D_2和D_4之间则仅有53%。最后，插入第3胞内环的29个氨基酸残基区分了D_2受体的长短异构体，并且会影响受体与不同G蛋白的耦联，所以D2S和D2L在不同的神经元类型中具有不同生理功能是不足为奇的。

20世纪70年代初以来，人们就知道DA在脑内激活腺苷酸环化酶，引起第二信使cAMP的积聚。这一效应主要通过D_1受体与$G_S\alpha$亚单位耦联介导。D_1受体也能调节Na^+/K^+-ATP酶活性，影响神经元的去极化状态和肾对水的吸收。在肾细胞中，D_1激活也抑制Na^+/H^+离子泵的活性。D_1受体也能通过激活磷脂酰肌醇水解及激活蛋白激酶A调节钙通道等多种机制升高细胞内钙水平。D_2受体能够抑制腺苷酸环化酶，这条信号通路对于催乳素释放的调节十分重要。后来发现D_3和D_4受体也能抑制腺苷酸环化酶。在脑内，这种作用很可能通过D_2受体与$G_0\alpha$亚单位耦联而不是各种$G_i\alpha$蛋白耦联介导。另外，D_2样受体也能够降低细胞内钙水平，并通过增加外向钾电流导致细胞超极化。这些效应对于D_2受体介导抑制垂体前叶催乳细胞释放催乳素以及它作为调控DA释放的自身受体的功能十分重要。

最近人们认识到包括DA受体在内的GPCRs信号传导是通过形成受体寡聚体而调节的。寡聚体或者二聚体可能含有相同的受体（同二聚体）或者含有不同受体（异二聚体）。已经发现D_1受体至少能与腺苷A_1受体形成二聚体，D_2受体与

生长抑素 $SSTR_5$ 受体形成二聚体，而 D_5 同 $GABA_A$受体（实际上是一种多聚的离子通道受体）的 γ_2亚型形成二聚体。与单独表达或激活的相互作用的受体相比，寡聚体通常只有微小的药理学特性差别而信号传导特性差异很大。

在中枢神经系统之外，DA 受体最主要的功能可能是通过 D_2，可能还有 D_4 受体抑制泌乳素从垂体前叶分泌。肾也表达所有的 DA 受体亚型，它们参与水和钠重吸收的调节以及肾素的释放。肾上腺的皮质和髓质中的 D_1 和 D_2 样受体分别参与调节醛固酮和儿茶酚胺的释放。交感神经节和神经末梢的 D_2 样受体抑制 NA 释放，血管的 D_1 和 D_2 样受体调节血管舒张。心脏中 D_4 受体的水平相对较高，比脑内高十倍，但其作用还不清楚。

四、腺苷受体

腺苷是在能量消耗过程中由 ATP 降解形成的内源性核苷。当能量需求超过氧气供应量时（缺血），腺苷的细胞外浓度增加。腺苷受体（adenosinereceptor）有 A_1、A_{2A}、A_{2B}和 A_3四种亚型的 G 蛋白耦联膜受体。ATP 的生理作用依赖于这些受体的亲和力和细胞外 ATP 的浓度。腺苷通常只在缺血条件下发挥作用，但在生理条件下，腺苷可能通过激活高亲和力的 A_{2A}受体（可能还有 A_1受体）发挥紧张性作用。

在所有内分泌物中，腺苷的半衰期可能是最短的（在人类尤其短），它快速地被腺苷脱氨酶代谢为无活性的次黄苷。腺苷也能被能量依赖性吸收机制快速地运回细胞内，这是用来维持细胞内 ATP 水平的嘌呤回收途径的一部分。腺苷运输系统在人类特别活跃，这是腺苷在人血液中的半衰期特别短暂（小于一秒）的主要原因。双嘧哌胺醇，如潘生丁通过阻断腺苷重吸收而增强腺苷的作用。相反，咖啡因和茶碱是腺苷受体的拮抗剂。腺苷受体普遍存在并且可能因其位置介导相反的作用，这种现象在腺苷和自主神经系统的相互作用中特别明显，如能引起自主神经元的抑制或者兴奋。

交感神经支配的靶器官中存在腺苷 A_1受体，A_1受体的激活引起腺苷酸环化酶的抑制，这种作用与 β－AR 激动剂相反。例如，腺苷可对抗 β－AR激动剂介导的心动过速和脂肪分解，这种现象称为“抗肾上腺素能”作用，其生理学机制尚不清楚。研究表明，腺苷在异丙肾上腺素诱导的心动过速期间比基础状态或者阿托品诱导的心动过速期间降低心率更为有效。

在中枢和外周，腺苷能通过突触前 A_1受体抑制神经递质释放。在臂部注射茶碱以阻断前臂腺苷受体，可以增强交感介导的前臂血管收缩，表明内源性腺苷可以抑制人体内去甲肾上腺素能神经传递。大部分关于腺苷对神经节传递作用的研究表明，腺苷是起抑制作用的。腺苷抑制突触前 ACh 的释放并且阻断神经节内突触后的钙内流。

腺苷作为中枢神经系统内的一种神经调质主要通过 A_1和 A_2受体起作用。腺苷的中枢作用是通过复杂机制抑制交感张力。通过微注射将腺苷注入 NTS 可以产生剂量相关的降低血压、心率和肾交感神经活动。这些作用可能是通过，至少是部分通过 A_{2A}受体介导的。NTS 是压力感受性传入第一级突触部位。NTS 产生的兴奋性传入进入 CVLM 后产生抑制性传入进入 RVLM，RVLM 被认为是交感活动的起始区域。因此，压力感受性传入（如血压升高）激活 NTS，引起 RVLM 的抑制和交感紧张程度的降低。腺苷在 NTS 的作用与兴奋性神经递质谷氨酸的作用相似，腺苷对 NTS 具有兴奋性神经调节作用，其机制尚不清楚。有学者提出在 NTS 腺苷促进谷氨酸释放，或者减少抑制性神经调质 GABA 的释放。腺苷在 NTS 内的兴奋作用能被 NTS 微注射一氧化氮合酶抑制剂 N_G－硝基－L－精氨酸甲基酯（L－NAME）抑制，表明在 NTS 腺苷和 NO 存在相互作用。NTS 微注射腺苷受体拮抗剂可阻断压力感受反射，说明内源性腺苷在中枢心血管调节中也起作用。RVLM 中存在 A_1 和 A_2受体，可能直接或者通过抑制 GABA 释放间接地调节神经元活动。

第六节　自主神经系统的发育

交感、副交感和肠神经系统神经元以及肾上腺嗜铬细胞均由神经嵴细胞经特异轴向迁移发育而来。神经嵴细胞开始迁移后，在邻近组织分泌的生长因子作用下，形成特定的细胞谱系。神经节形成后，成神经细胞的轴突以固定方式向靶器官延伸。靶组织内神经丛的生长和延伸也依赖于特定的生长因子，这些生长因子调节神经元进一步的分化和存活。这些过程使得自主神经系统内的突触整合特异化。

神经嵴细胞在胚胎发育早期神经嵴融合成神经管之后从神经褶的背外侧边缘迁移而出。迁移之后，神经元聚集在神经节内并且朝它们的靶目标生长轴突，调节各器官系统功能，维持内环境平衡。中枢神经系统对自主神经系统的调控是通过节前神经元起作用的，节前神经元接受来自不同脑区的传入。

一、神经嵴细胞的迁移通路和演化

神经嵴细胞从体节的背外侧和腹内侧通过体节的头侧两条途径迁移。后者形成自主神经系统的神经元和非神经元细胞，而前者生成色素细胞或者黑色素细胞（图 45－2）。在不同的轴水平，神经嵴细胞的演化不同。交感神经节和肾上腺髓质起源于躯体神经嵴细胞，而副交感神经节源于颅和骶的水平，肠神经系统主要起源于从迷走神经区迁移出来的嵴细胞，这些嵴细胞在肠道从前往后单向克隆，骶神经嵴对后肠管神经系统发育仅有较小贡献。

神经嵴可生成大量不同类型的细胞，包括自主神经元和胶质细胞。但值得探讨这些细胞在迁移开始时是否已经决定了成为特定的表型，或者是多能的，即它们的最终命运是否取决于其迁移途径中和目的地所遇到的特定分子的相互作用。有一些神经嵴的衍化物，如黑色素细胞，在迁移前就已经决定了。最近的资料表明成交感神经细胞、嗜铬细胞和肠神经元可能起源于多能细胞，这些多能细胞的演化在迁移过程中完成。

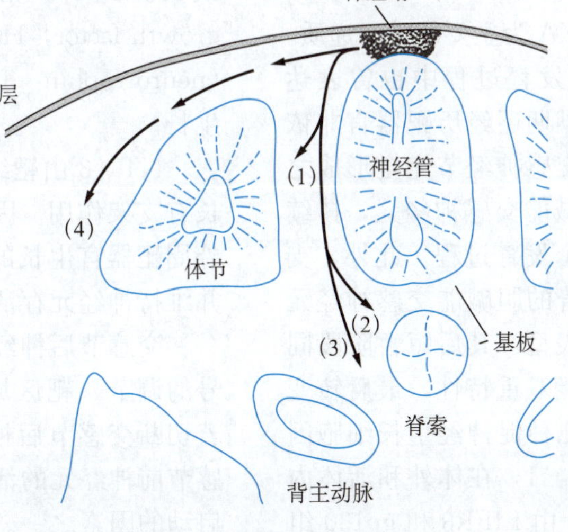

图 45－2　神经嵴细胞的迁移

鸡胚胎体区横切面图示。神经嵴细胞迁移主要依两条路走行，一条是外胚层下的浅表路径，另一条是较深的腹侧线路。腹侧迁移形成：①背根神经节，②交感神经节，③肾上腺髓质；③背侧迁移进入真皮成为黑色素细胞。（摘自 Sanes，1983）

二、神经嵴迁移期间起作用的因子

大部分交感神经元、肾上腺嗜铬细胞和肠神经元亚群能够合成并且分泌儿茶酚胺如 NA，其中肠神经元的这一功能维持时间很短暂。这种特性是神经嵴在迁移过程中因与一些诱导结构靠近以后才建立起来的。如脊索和背主动脉，后者能够释放骨形态生成蛋白，它能诱导一些转录因子的表达，这些转录因子对肾上腺素能神经元分化十分重要。神经嵴细胞腹侧迁移依赖 neuregulin-1和 semaphorin 3A 因子，后者还参与调节交感神经节的形成。GDNF 家族成员 artemin 在成神经细胞迁移和近端轴突生长中起重要作用。

肠神经元和嗜铬细胞迁移离开这些诱导结构后，可接受其他环境因素的影响。如糖皮质激素在肾上腺嗜铬细胞神经内分泌发育过程中发挥重要作用。最近在糖皮质激素受体缺乏小鼠的研究表明，还有更多因子参与上述作用。对既缺乏生长因子及其受体，又缺乏调节发育转归的特定转录因子的小鼠的研究证明肠神经元有不同亚群。这些小鼠的大部分肠道缺乏肠神经元。这些区域对应于来自不同头-尾水平克隆肠管的神经嵴细胞，表明在早期发育过程中不同的神经嵴群体需要不同的生长因子。

大部分交感神经元以 NA 为主要的神经递质，许多交感 NA 能神经元在发育过程中也曾表达 ACh。某些交感神经元在早期还经历靶器官非依赖性胆碱能转换。甚至在交感神经节完全形成之前，在原生链中可见到胆碱能交感神经元，持续到神经节形成后，贯穿整个发育过程。此外，支配汗腺、骨膜和骨骼肌血管的胆碱能交感神经元早期先发育为肾上腺素能表型，其后短暂阶段同时具有肾上腺素能和胆碱能双重特性，最后转变为完全的胆碱能神经元。几种促神经生长细胞因子，如 LIF、CNTF 和 CT-1，在体外和活体内都能促使胆碱能神经分化。由 LIFRβ 和 gp130 组成的异二聚体，即 neurokine 家族受体介导的信号通路是培养期间胆碱能转换所必需的。

三、神经轴突长出和目标接触

未成熟的交感神经链沿主动脉背侧形成统一的细胞索，随后延长进入各神经节。肠神经节在特定肠段发育后形成。前期神经元脱离细胞周期后，开始生长轴突。节前神经元轴突向其自主神经节内目标延伸的同时，节后神经元轴突向其外周目标延伸。虽然靶器官对轴突的发育有一定的影响，但轴突的发育生长主要受环境中多种因素的精确引导。因此，节前与节后两个系统都不需要靶目标来引导神经生长，因为即使切除靶目标，轴突也能找到通向外周的正确道路。在靶器官中，轴突的分支形成一个网络。沿轴突的膨起或曲张体内含有神经递质囊泡，与靶细胞形成紧密接触，以形成功能性自主神经突触。

四、神经元存活和轴突、树突生长的因素

如果去除节前和节后自主神经元的靶组织可导致神经元死亡，提示靶器官能合成和释放支配神经元存活所必需的特定的因子。缺乏神经生长因子（nerve growth factor，NGF）或其受体的突变小鼠实验证实 NGF 在交感神经元的存活和分化中有不可缺少的作用。神经营养因子-4（neurotrophin-4，NT-4）对节前神经元具有相似的作用，在缺乏 NT-4 的小鼠中出现明显的神经元缺失。此外，肝细胞生长因子（hepatocyte growth factor，HGF）、GDNF、神经营养因子-3（neurotrophin-3，NT-3）等也能促使交感轴突生长。

NT-3 由靶组织和血管产生，对神经轴突生长有支架作用。因此，NT-3 可能在神经轴突向外周靶器官生长的过程中，能刺激神经分支形成并维持神经元存活。

交感节后神经元树突的发育受来自靶器官信号的调节。靶区域范围大小可影响树突的发育，若切断交感节后神经元轴突，其树突将回缩。交感节前神经元的活动是控制节后神经元树突生长启动的因素之一。节前神经元活动触发启动树突生长，而靶器官分泌的 NGF、BMPs 等因子可刺激新生和成年小鼠树突生长。节前和节后神经元活动和 BMPs 在诱导树突生长过程中具有协同作用。

五、突触形成和神经元分化

在靶器官内检测出节前和节后轴突后不久，刺激发育早期神经元能引起功能性反应。大部分儿茶酚胺能神经元，其轴突的存在对靶器官神经递质表达和发育没有明显的影响。相反，胆碱能交感神经元能够在交感神经节内形成神经元小亚群，并与其靶点有明显的交互作用。那些在发育早期不表达胆碱能特性的类群，其胆碱能分化有赖于同靶接触后较晚发生。这些神经元释放出来的神经递质在神经元分化中起重要作用，可促进细胞因子的释放，细胞因子随后诱导支配神经元由儿茶酚胺能表型向胆碱能表型转变。曲张体上的神经递质释放位点与靶细胞膜之间的紧密联系又促进这类短距离诱导机制。

自主神经系统的发育，从特定神经嵴细胞的迁移，到轴突向其外周目标生长，均以一种固定的方式进行。这种发育的特异性源于细胞对环境中生长因子的反应，反应的结果是神经嵴细胞迁移或者轴突生长。自主神经元的最终分化和存活还依赖于其预期靶点释放的生长因子，这些因子的释放可能是对轴突发育生长期间所释放递质的响应。

第七节　中枢自主神经功能失调

自主神经系统对健康的重要性常被忽视。当自主神经系统功能正常时，身体内部能自主性协调，个体不易察觉到这种调整。然而，自主神经紊乱可出现虚弱等症状。自主神经明显退化的疾病称多系统萎缩和自主神经衰竭，或称 Shy－Drager 综合征，这种病人可能发生体位性低血压、尿失禁和大便失禁、性无能、脑神经麻痹、失汗以及与帕金森病类似的运动障碍。在神经紊乱疾病中，如多种硬化症和外伤性脊髓损伤，高位自主神经可能与脊髓失去联系，导致肠道和膀胱失去控制，自主性生殖反射功能丧失。帕金森病早期会发生心血管系统自主神经调控的轻微损伤，L－多巴的副作用则可加重这种损伤。但有些自主神经紊乱不易觉察。例如，在环境温度可控条件下，即使人的温度调节反应有损伤也能忍受。但是，自主神经功能紊乱则可引起严重甚至危及生命的疾病，如溃疡、结肠炎、高血压和心脏病发作、体位性低血压等。

中枢自主神经网络任一脑区或与其相连接的交感或副交感节前神经元功能紊乱可出现自主神经功能衰竭或亢进综合征，前者主要表现为站立性低血压、无汗症、胃肠运动减少、神经性膀胱功能障碍以及霍纳综合征等；后者可致心律失常、高血压、体温过高或过低、多汗症、心肌受损、神经性肺水肿等。

一、疾病时的自主神经功能失调

1. 中风　脑岛、前扣带回等部位中风可产生心律失常，严重者可猝死。右大脑半球中风更多地引起室上性心动过速，左大脑半球中风则出现室性心动过速。一侧脑岛梗死可致对侧脸部和手臂出汗增多。单侧或双侧扣带回梗死可出现大小便失禁、心动过速，甚至猝死。脑水肿或肿瘤压迫额叶内侧面时常发生神经性非抑制性膀胱。

2. 癫痫　始于杏仁核，前扣带回或其他边缘-旁边缘区的癫痫可引起某些自主神经症状，易误诊为靶器官的原发性功能障碍。这些症状可出现在皮质电图出现典型的癫痫样放电之前的临床先兆期。最常见的症状是心律失常，尤其是发作性窦性心动过速，也可能发生房颤、房性或室性期前收缩、室上性或室性心动过速以及室颤。发作性心动过缓较少见，主要由左侧颞叶或颞叶前部癫痫引起，还可能发生窦性停搏或窦房传导阻滞。晕厥可为癫痫的首发症状，同时心电图/脑电图记录有助于其鉴别诊断。颞叶边缘系统癫痫可有散瞳症、面部潮红、苍白、出汗、颤抖和立毛等症状。单侧立毛性癫痫提示为同侧颞叶癫痫。

3. 下丘脑功能失调　下丘脑或其邻接部位病变可产生复杂的自主神经功能失调症状，通常与内分泌、渴觉、热量平衡或性功能的紊乱有关。

温度调节失常是下丘脑病变的重要床表现。Wernicke 脑病可出现体温过低，原因可有脑部损伤、间脑中部血肿、多系统硬化或甲苯中毒等。脑胼胝体发育不全（Shapiroz 综合征）或第三脑室损伤，并累及下丘脑视前区的体温调节中枢可出现偶发性多汗并伴低体温。支配下丘脑及上位脑干的后大脑动脉区域梗死可引起躯体同侧霍纳综合征和对侧多汗，称植物神经性半身不遂。

4. 阵发性交感神经大发作（“间脑癫痫”） 急性间脑损伤可破坏下丘脑对交感神经功能的调控，产生高血压、心动过速、体温升高或降低、出汗、皮肤血管舒张、瞳孔散大、过度换气、颤抖及肌张力增加等症状。1929 年 Penfield 首次描述了这种间脑自主神经机能亢进综合征，常见于闭合性颅脑伤伴有广泛轴突损伤和去皮质病变等并发症。其他常见病因有急性脑水肿，常由蛛网膜下腔出血或邻近第三脑室的大块损伤。

颅内较大病变时，可产生急性交感-肾上腺兴奋，心电图出现心肌缺血性改变，以及严重的心律失常和神经性肺水肿。

5. 致死性家族性失眠症 致死性家族性失眠症是一种常染色体显性朊病毒病，与朊病毒蛋白基因的一个点突变有关，其特征性脑病理改变是丘脑前腹核和背内侧核的萎缩，主要症状有渐进性顽固失眠，交感神经机能亢进（表现为发热、多汗、心动过速和高血压）以及昼夜内分泌功能失调。

6. 脑干自主神经功失调

（1）下位脑桥和延髓 NTS：迷走神经背核、疑核、中间内侧网状结构和延髓腹外侧部等参与调控紧张性和反射性心血管舒缩及呼吸功能。这些核团缺血、炎症、肿瘤或退行性病变可产生严重的心血管和呼吸功能紊乱，包括交感神经过度兴奋、压力反射减退、站立性低血压、晕厥以及睡眠性呼吸暂停。交感神经兴奋反映低氧敏感的 RVLM 神经元受到刺激，这些神经元能兴奋交感节前神经元。压力感受性反射功能丧失反映压力感受器传入第一级接替站 NTS 的双侧损害，症状类似于偶发性急性高血压或嗜铬细胞瘤病人血压很不稳定。站立性低血压和晕厥可能涉及延髓腹外侧下行交感兴奋性投射有肿瘤或血管损伤。中枢性肺换气不足和睡眠性呼吸暂停可能涉及延髓腹侧和背侧的呼吸性神经元群及其向高位颈髓下行投射的病变。

（2）椎动脉和基底动脉：暂时性缺血发作可能伴随阵发性高血压。双侧性脑桥延髓中风可能产生持续的心动过速、阵发性心动过缓、站立性低血压、呼吸心跳停止、Ondine 呼吸困扰、发热、全身性多汗、呕吐、打嗝、吞咽困难、食管蠕动停止、胃排空障碍以及尿潴留。延髓外侧梗死（Wallenberg 综合征）可产生霍纳综合征，有时还会产生严重的心动过缓、仰卧性低血压、急性高血压或中枢性肺换气不足。

7. 颅后窝肿瘤 颅后窝肿瘤，如小脑星型细胞瘤、成血管细胞瘤、小脑脑桥角肿瘤以及脑干神经胶质瘤，早期可有站立性低血压、突发性高血压或难治性呕吐。

延髓空洞症可能影响 NTS 或它与延髓腹外侧部心迷走和血管运动神经元的连接，并引起站立性低血压、心迷走功能失调、血压波动加剧和中枢性肺换气不足，增加猝死的风险。

8. 炎症、中毒和代谢紊乱 脊髓灰质炎、脑干脑炎或多发性硬化症累及延髓腹外侧部或 NTS 时可引起高血压、呼吸停止或神经性肺水肿。双侧 NTS 病变可引发严重的高血压称 Leigh 综合征。

二、脊髓损伤和病变引起的自主神经功能失调

T5 水平以上的脊髓损伤可产生严重的心血管、体温调节、膀胱和性功能调节失常。

多发性硬化症病人可能并发神经性膀胱，伴有逼尿肌—括约肌协同失调。神经性肠道功能和性功能发生障碍。异常发汗和亚临床型心血管检测指标异常，如深呼吸的心率反应减小。交感缩血管效应减退。

脊髓空洞症形成的颈髓瘘管或 Chiari Ⅰ 型畸形可使自主神经到脊髓中间内、外侧柱的下行传导通路中断，出现霍纳综合征，晚期也可能影响排尿和通便。

脊髓肌萎缩性侧索硬化可能损伤足部泌汗运动神经轴突反射及深呼吸的心率反应受损。

破伤风可使交感和副交感节前神经元的去抑制及脑干自主神经核团受损，引起严重的交感和

副交感功能亢进症状。副交感功能亢进可产生窦性停搏、流涎及支气管分泌物增多；交感功能亢进引起心动过速等心律失常、不稳定性高血压、发热及大量出汗。

参考文献

综述

1. Saper CB. The central autonomic nervous system: conscious visceral perception and autonomic pattern generation. Annu Rev Neurosci, 2002, 25: 433-469
2. Glebova NO, Ginty DD. Growth and survival signals controlling sympathetic nervous system development. Annu Rev Neurosic, 2005, 28: 191-222
3. Grundy D, Schemann M. Enteric nervous system. Curr Opin Gastroenterol, 2005, 21: 176-182
4. Kirstein SL, Insel PA. Autonomic nervous system pharmacogenomics: a progress report. Pharmacol Rev, 2004: 56: 31-52
5. Alkadhi KA, Alzoubi KH, Aleisa AM. Plasticity of synaptic transmission in autonomic ganglia. Prog Neurobiol, 2005, 75: 83-108
6. Gotti C, Clementi F. Neuronal nicotinic receptors: from structure to pathology. Prog Neurobiol, 2004, 74: 363-396
7. Hogg RC, Raggenbass M, Bertrand D. Nicotinic acetylcholine receptors: from structure to brain function. Rev Physiol Biochem Pharmacol, 2003, 147: 1-46
8. Pazo JH, Belforte JE. Basal ganglia and functions of the autonomic nervous system. Cell Mol Neurobio, 2002, 22: 645-654
9. Guyton AC, Hall JE. Textbook of Medical Physiology. 11th ed. Pennsylvania: Elsevier, 2006
10. Berne RM, Levy MN, Koeppen BM, et al. Physiology. 5th ed. Missouri: Elsevier, 2004

原始文献

1. Romagnano MA, Hamill RW. Spinal sympathetic pathway: an enkephalin ladder. Science, 1984, 225 (4663): 737-739
2. Bouret SG, Draper SJ, Simerly RB. Trophic action of leptin on hypothalamic neurons that regulate feeding. Science, 2004, 304 (5667): 108-110
3. Komori T, Morikawa Y, Nanjo K, et al. Induction of brain-derived neurotrophic factor by leptin in the ventromedial hypothalamus. Neuroscience, 2006, 139 (3): 1107-1115
4. Strack AM, Sawyer WB, Hughes JH, et al. A general pattern of CNS innervation of the sympathetic outflow demonstrated by transneuronal pseudorabies viral infections. Brain Res, 1989, 491 (1): 156-162
5. Brain KL, Jackson VM, Trout SJ, et al. Intermittent ATP release from nerve terminals elicits focal smooth muscle Ca^{2+} transients in mouse vas deferens. J Physiol, 2002, 541 (Pt 3): 849-862
6. Dutton JL, Poronnik P, Li GH, et al. P2X (1) receptor membrane redistribution and down-regulation visualized by using receptor-coupled green fluorescent protein chimeras. Neuropharmacology, 2000, 39 (11): 2054-2066
7. Hansen MA, Balcar VJ, Barden JA, et al. The distribution of single P2x1-receptor clusters on smooth muscle cells in relation to nerve varicosities in the rat urinary bladder. J Neurocytol, 1998, 27 (7): 529-539
8. Burnstock G. Autonomic innervation and transmission. Br Med Bull, 1979, 35 (3): 255-562
9. Burnstock G, Straub RW. A method for studying the effects of ions and drugs on the resting and action potentials in smooth muscle with external electrodes. J Physiol, 1958, 140 (1): 156-167
10. Unwin N, Miyazawa A, Li J, et al. Activation of the nicotinic acetylcholine receptor involves a switch in conformation of the alpha subunits. J Mol Biol, 2002, 319 (5): 1165-1176
11. Brejc K, van Dijk WJ, Klaassen RV, et al. Crystal structure of an ACh-binding protein reveals the ligand-binding domain of nicotinic receptors. Nature, 2001, 411 (6835): 269-276
12. Blumhardt LD, Smith PE, Owen L. Electrocardiographic accompaniments of temporal lobe epileptic seizures. Lancet, 1986, 1 (8489): 1051-1056
13. Nogues MA, Newman PK, Male VJ, et al. Cardiovascular reflexes in syringomyelia. Brain, 1982, 105 (Pt 4): 835-849
14. Brede M, Wiesmann F, Jahns R, et al. Feedback inhibition of catecholamine release by two different alpha2-adrenoceptor subtypes prevents progression of heart failure. Circulation, 2002, 106 (19): 2491-2496
15. Chowdhary S, Vaile JC, Fletcher J, et al. Hypertension, 2000, 36 (2): 264-269
16. Bouhaddi M, Vuillier F, Fortrat JO, et al. Impaired cardiovascular autonomic control in newly and long-term-treated patients with Parkinson's disease: in-

volvement of L-dopa therapy. Auton Neurosci，2004，116（1-2）：30-38

17. Kuruvilla R，Zweifel LS，Glebova NO，et al. A neurotrophin signaling cascade coordinates sympathetic neuron development through differential control of TrkA trafficking and retrograde signaling. Cell，2004，118（2）：243-255

18. Thompson J，Dolcet X，Hilton M，et al. HGF promotes survival and growth of maturing sympathetic neurons by PI-3 kinase-and MAP kinase-dependent mechanisms. Mol Cell Neurosci，2004，27（4）：441-452

19. Schwyzer L，Mateos JM，Abegg M，et al. Physiological and morphological plasticity induced by chronic treatment with NT-3 or NT-4/5 in hippocampal slice cultures. Eur J Neurosci，2002，16（10）：1939-1948

第四十六章　神经内分泌与内环境恒定

陈宜张　倪鑫

第一节　神经-体液整合作用是高等动物实现内环境恒定所必需 …… 861
一、下丘脑是神经内分泌的高级整合中枢，对内环境恒定十分重要 …… 862
二、下丘脑-垂体门脉系统是一个独特的神经-血液接触面 …… 864
第二节　从神经分泌到肽能神经元 …… 865
一、下丘脑神经分泌大细胞分泌神经垂体激素 …… 865
二、下丘脑通过垂体门脉管理腺垂体的功能 …… 869
第三节　脑是激素作用的靶器官 …… 873
一、脑的性别特征是由性激素所决定的 …… 873
二、甾体激素可通过其核受体——基因组机制广泛地影响神经系统功能 …… 874
三、甾体激素对神经元的快速作用可能是经过膜受体的 …… 876
第四节　神经内分泌反应与其他神经反应及行为的整合 …… 876
一、应激反应与战斗逃跑反应 …… 876
二、脂肪细胞产生的激素作用到下丘脑调节摄食行为和能量自稳态 …… 877
三、室周器官使血液活性物质作用到神经系统的窗口 …… 878
四、血管紧张素经过穹窿下器官引起协调的神经内分泌反应及饮水行为 …… 879
第五节　内环境恒定的维持需要一定形式的节律性活动 …… 880
一、视交叉上核、松果腺与神经内分泌 …… 880
二、下丘脑弓状核的节律发生器与 LHRH 的近小时节律性释放 …… 881

第一节　神经-体液整合作用是高等动物实现内环境恒定所必需

法国生理学家 Claud Bernard 提出了内环境恒定的学说。他认为“内环境恒定是有机体得以自由和独立存在的前提”。Sherrington（1906）随后提出了神经整合的概念，他认为在具有神经系统的动物，神经系统的显著而独特的作用就是整合（integration）。而 Bernard 指的内环境，其最高的表达和管理形式，就是神经系统，从而把神经调节与保持内环境恒定联系起来。应当指出，即使在 1906 年，Sherrington 也认为整合作用不仅限于神经，化学因素也是重要的。当时，胃泌素刚被发现，Sherrington 认为胃泌素就起化学整合作用。尔后的大量科学事实确认，内分泌系统确实是内环境恒定的极端重要的一支，这也就是体液调节。

神经内分泌研究进展丰富和深化了神经—体液调节的含义。神经递质的发现及确定使人们认识到，神经的作用脱离不了它末梢所分泌的化学信使。有些神经细胞同时具有分泌功能，其突出的例子是神经分泌大细胞能分泌血管升压素（vasopressin，VP）及催产素（oxytocin，OT）。“神经内分泌学”一词最先就是 Scharrer 等根据神经分泌现象提出来的。

一、下丘脑是神经内分泌的高级整合中枢，对内环境恒定十分重要

Bernard 曾指出：“一切活力机制，不管它有多少种式样，仅仅有一个目的，即保持内环境中生命条件的稳定”。Bernard 所指的活力机制，在高等动物及人类，主要集中于下丘脑及边缘系统。下丘脑的重要性就在于它负责机体的稳定机制，因而为机体提供自由和独立存在的条件。

下丘脑在脑内的位置、它的结构及联系保证了它对全身内分泌器官的直接和间接控制。下丘脑位于丘脑的下方，第Ⅲ脑室的两侧，属于间脑的基底部分。下丘脑的喙侧界为终板（lamina terminalis），尾侧界为假想的通过乳头体后缘到后联合的平面。下丘脑中部有一灰质隆起，称灰结节，它向垂体伸出部称为漏斗。这个漏斗部与腺垂体漏斗部合称为正中隆起，或垂体柄。下丘脑内含许多灰质团块，可大致分为前、中、后三组核群（图 46－1）。从内、外侧看，下丘脑的灰质团块可分为纵行的三条带：外侧区、内侧区和靠近脑室的室周区。下丘脑后区习惯上把它单独列出（表 46－1）。室周区的神经元直接与神经内分泌调节有关，其他各区则仅有间接关系。

下丘脑与其他脑区有着广泛的联系。内侧前脑束（medial forebrain bundle）—中央被盖束以及室周（纤维）系统—背侧纵束把下丘脑与脑干核群联系起来；穹窿、终纹/髓纹等把下丘脑与海马、隔、杏仁等联系起来。这些联系多属双向的（图 46－2）。下丘脑的传入联系保证了各种外界、内部刺激以及其他神经结构的信息到达下丘脑，影响垂体的分泌活动；下丘脑的传出联系控制内脏活动及某些躯体运动，有的还参与行为反应。

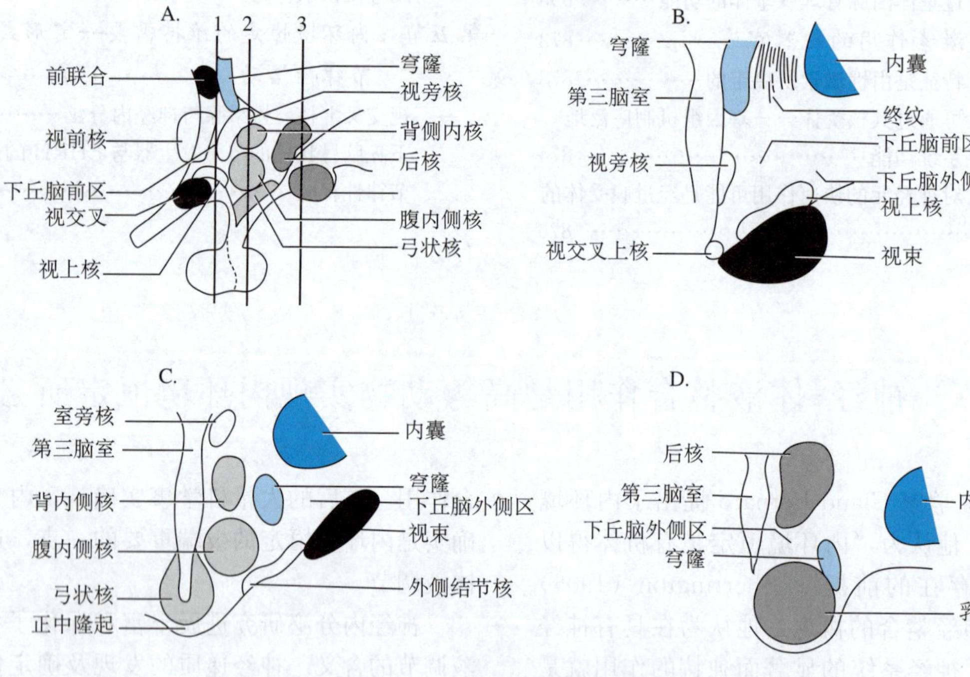

图 46－1　下丘脑核团位置的图解

矢状切面；B、C、D：分别按 A 的 1、2、3 处的冠状切面。［引自 Everitt BJ，Hokfelt T. Acta Neurochirurgica，1990（Suppl），47：5］

表 46-1　下丘脑的分区及功能

脑　区	功　能
外侧区	动机（自我刺激）
外侧视前区	情绪（怒）
下丘脑外侧核	摄食及饮水调节
室周区、室周核、弓状核	垂体前叶及后叶的调节
视交叉上核、部分腹内侧核、乳头前核、视上核、室旁核、下丘脑前核	昼夜节律
内侧区	体温调节
内侧视前核	性别分化
背内侧核	性行为的控制
下丘脑前核及腹内侧核的一部分	摄食调节，体内营养素的平衡
后区	心血管调节
下丘脑后核	呼吸调节
乳头体上核	体温调节
乳头体	

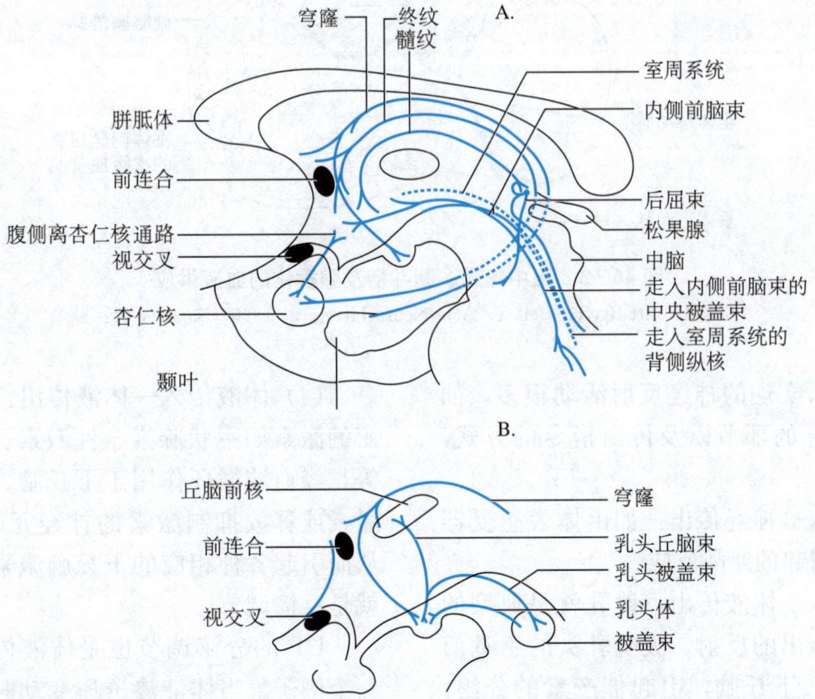

图 46-2　与下丘脑（A）及乳头体（B）相联系的主要纤维通路

［引自 Everitt BJ，Hökfelt T. Acta Neurochirurgica，1990（Suppl），47：8］

二、下丘脑-垂体门脉系统是一个独特的神经-血液接触面

由垂体上动脉来的血液，在正中隆起—垂体柄处组成第一级毛细血管网，然后再收集到短的门脉；血液在垂体前叶内进入第二级毛细血管，与前叶的垂体细胞接触，最后回流入静脉（图 46 - 3）。垂体门脉系统的这一循环特点，保证了到达正中隆起的下丘脑神经元的轴突末梢与血液有紧密接触，被称为神经—血液接触。在此处下丘脑神经元所释放的神经激素和递质可进入血液，从而影响垂体前叶细胞的内分泌功能。这是神经影响垂体，从而影响全身其他内分泌器官的一条非常重要而独特的血液循环。我国学者还发现，垂体前叶细胞也可能接受来自下丘脑的肽能神经的支配。

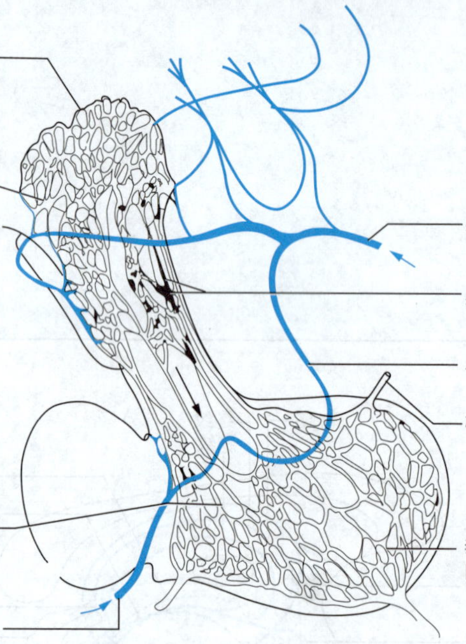

图 46 - 3　正中隆起、漏斗柄及腺垂体的血液供应

[引自 Everitt BJ，Hökfelt T. Acta Neurochirurgica，1990（Suppl），47：3]

丘脑为中枢所实现的神经反射活动很多，如就其接受传入信息的环节以及传出指令的方式，则可以分为四类：

（1）神经传入—神经传出：如由体表感受器接受温热刺激后引起的寒战反应。

（2）神经传入—体液传出：射乳就是典型的神经传入—体液传出的反射。吸吮乳头的感觉信息沿传入神经传入下丘脑，引起催产素的分泌，催产素沿着体液的路径，引起乳腺的肌上皮细胞收缩，进而射乳。

（3）体液传入—神经传出：许多激素可以作用于下丘脑神经元，然后经过它影响不少边缘系统及大脑皮质的功能，从而影响个体的行为。

（4）体液传入—体液传出：各内分泌器官分泌的激素如甲状腺素、性激素、肾上腺皮质激素等，经血液循环作用于下丘脑，影响其分泌释放激素或释放抑制激素的神经元或其突触前环节，从而引起各种相应的下丘脑激素分泌的改变。这就是反馈调节。

UP 的分泌调节也是体液传入—体液传出的一个例子。当体液渗透压变动时，可通过渗透压感受器作用于神经内分泌大细胞，而导致 VP 分泌增加或者减少，后者作用于肾的远曲小管及集合管，影响水的重吸收，调节尿量的多少，以维持体液的渗透压的相对恒定。

第二节　从神经分泌到肽能神经元

早在20世纪20年代末，德国学者Ernst和Scharrer观察到鱼类下丘脑体积较大的神经元（直径＞20μm）内含有分泌颗粒。1932年我国著名神经生理学家朱鹤年在哺乳类动物美洲袋鼠的下丘脑上，也观察到了神经大细胞内的内分泌颗粒，并在他的博士学位论文里进行了描述。根据这些现象，Scharrer夫妇提出这些神经元可释放化学物质，而这些物质还可能直接进入垂体后叶的毛细血管内，他们把这种现象称为神经分泌（neurosecretion）。但在当时由于方法学不够完善，这种观点是相当激进的，未被接受和重视。因为当时公认的是，称为激素的化学信使物质是由腺体释放入血液。1949年Bargmann发现，可以用一种染胰岛内分泌细胞的Gomori方法来显示下丘脑神经分泌大细胞，方使神经分泌现象得到肯定。

神经分泌最早是指下丘脑视上核和室旁核神经大细胞专有的分泌现象，随着组织化学、电镜、药理、生物化学等多种技术的应用，发现神经分泌现象不仅限于神经分泌大细胞，在室旁核、室周核和弓状核等核团中的一些体积较小的神经元也具有分泌功能，至此，这些小细胞也被列入神经分泌细胞的行列。20世纪70年代，下丘脑控制垂体释放的激素相继被分离、纯化和鉴定，还建立了特异性较强的放射免疫测定和免疫细胞化学技术，使得神经分泌物的定位、分布及功能的研究取得了重要的进展。发现这些物质都属肽类，由于分布的不同，它们可起着递质、调质或激素的作用。例如视交叉上核是一个小细胞核团，它与内分泌腺包括垂体并无直接关系，但它的某些细胞也能分泌VP，这样看来不能把神经分泌与神经激素等同起来；即使是室旁核，它除了大细胞外，还有小细胞，现在已发现其小细胞也能分泌VP，其轴突可以在脑内投射，直到脑干甚至脊髓，参与了自主神经功能的调节，这些部位的VP可能与神经传递或突触功能调制有关。近年来以肽能神经元表示能分泌神经肽的神经细胞，从而避免在经典神经元与神经分泌神经元之间划明显而生硬的界限。回顾历史，神经分泌这个概念似乎经过了几个发展阶段：开始时被指为异端邪说，往后经历了它的黄金时代，现在似乎又在走向它的隐姓埋名的阶段了。

调控内分泌功能的下丘脑肽能神经元可以分为两类：一类是发出投射到神经垂体的下丘脑肽能神经元，即经典的神经分泌大细胞；二是其轴突投射到正中隆起，其末梢在那里与垂体门脉血液接触的肽能神经元，多数属于小细胞，它们调控垂体前叶的功能。这两类下丘脑肽能神经元可以视为神经对内分泌功能调节的“最后公路”。

一、下丘脑神经分泌大细胞分泌神经垂体激素

人们早在19世纪末就已知道垂体后叶提取物有促进子宫收缩和升高血压两项活性，分别称为催产素（OT）和血管升压素（VP）。以后发现VP同时具有抗利尿活性，故又称为抗利尿激素（antidiuretic hormone，ADH）。1954年Du Vigneaud确定了VP和OT的化学结构，均为九肽（图46-4），因VP含精氨酸，因此称为精氨酸血管升压素（AVP）。猪的VP为赖氨酸加压素（LVP），所有其他哺乳类动物均为AVP。

AVP和OT是由下丘脑神经细胞分泌，分泌物沿下丘脑—垂体束，经轴浆运动的帮助，运送到垂体后叶，然后在那里释放入血液循环，到达其靶器官发挥生理效应。

（一）垂体激素的生物合成

AVP和OT都属神经肽，神经肽的生物合成不同于经典神经递质，神经递质的合成过程一般在神经末梢完成；但神经肽的合成部位在核周部，它们首先由其基因转录成mRNA，在胞体的粗面内质网被翻译成大分子的前体蛋白，然后在高尔基器内包装为分泌颗粒，通过轴浆运输到神经末梢，在运输的过程中经酶切、修饰等加工成有活性的神经肽。

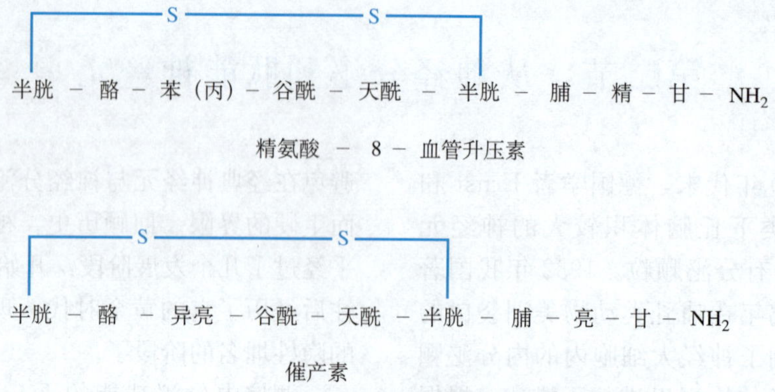

图 46－4　精氨酸血管升压素、催产素的结构

在未阐明 AVP 和 OT 的前体分子之前，已知道在分泌颗粒内除 AVP（或 OT）外，还含有分子量在 10 000 左右的神经垂体素。AVP 与神经垂体素Ⅱ以非共价键的形式结合，OT 与神经垂体素Ⅰ结合。对 AVP 和 OT 基因的研究表明，AVP 与神经垂体素Ⅱ来源于同一基因（图 46－5），OT 与神经垂体素Ⅰ也是如此。AVP 和 OT 的基因十分相似，均含有 3 个外显子，AVP 基因的第 3 个外显子含有编码 39 个氨基酸的糖肽（glycopeptide）的序列，但 OT 的第 3 个外显子缺少该序列。AVP 和 OT 基因的 3 个外显子转录为 mRNA 后，翻译产生了分子量 80 000 的前体蛋白，前体蛋白的 N 端有一个信号肽序列，紧接着为 AVP 或 OT 序列和神经垂体素序列。AVP 前体的 C 端还有一个糖肽。在胞体内形成的前体大分子包装成分泌颗粒，在转运的过程中，裂解为 AVP（OT）和神经垂体素Ⅱ（神经垂体素Ⅰ）。

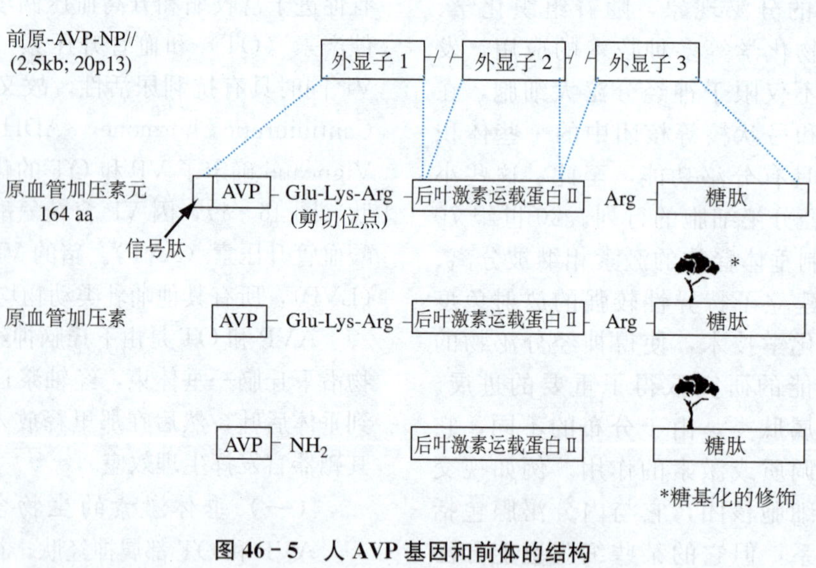

图 46－5　人 AVP 基因和前体的结构

（引自 Bichet DG. Endocrinology：basic and clinical principles. PM Conn and S Melmed eds. p225）

一个神经元约含 2×10^{10} 个分泌颗粒，其中位于轴突分泌末梢附近的大约仅占 30%，其余存在于非分泌末梢的膨大部，这就是在光学显微镜下也可被观察到的 Hering 体。神经末梢优先分泌新合成的肽，而“陈旧”的激素可能在 Hering 体内与贮存池之间来回转运。如刺激持久则“陈旧”的激素也被分泌出来。

（二）神经分泌小体及“全末梢”实验

神经垂体或垂体后叶含有细胞体位于下丘脑的大细胞神经元的神经末梢，因此可以很方便地制成含有高纯度的游离神经末梢，因为垂体后叶不含有神经元胞体。如用氯化钾作用于这种制备，则可使其分泌肽类神经激素：AVP 和 OT。这些激素位于末梢的 LDCV（大致密中心突触囊泡）之中。大多数神经分泌小体的直径为 1μm 左右，但也有比这更大的，甚至可以用来做膜片钳实验。现在可以在单个神经分泌小体中监视 Ca^{2+} 的内流和肽的胞裂外排。

垂体后叶的末梢也可以做膜片钳实验或“全末梢”（相当于全细胞）实验，末梢直径 6～8μm。利用这种标本可以研究离子通道与分泌的关系。末梢是否分泌 AVP 或 OT，可在实验结束后把末梢吸入微滴管内，然后进行放射免疫测定。实验表明，垂体后叶的神经末梢上有两型 Ca^{2+} 通道，均与分泌有关。一是 L 型，与通常的 L 型无异，二是 Nt 型，属于通常的 N 型，但稍有不同。

（三）血管升压素的生理活性和释放调节

AVP 的主要作用是促进肾小管对水的重吸收，减少尿液的排出（抗利尿），从而调节体液容量和渗透压的平衡。只要极微量的 AVP 就可使体内保持充足的水分。在生理状态下，血液中的 AVP 的含量很低，几乎没有使血管收缩而致血压升高的作用，在大量失血后，垂体分泌大量的 AVP 作用于血管平滑肌上的 V_{1A} 受体，而使动脉血管收缩。AVP 还可与垂体前叶 V_{1B} 受体结合，从而增强促肾上腺皮质激素的作用。AVP 促进肾小管水重吸收主要是与 V_2 受体结合，调节水通道实现的。

水是细胞维持正常功能不可缺少的组成部分。在水通道被发现以前，人们一直以为水的跨膜转运只是通过简单的扩散完成的。美国 John Hopkins 大学 Agre 等于 1991 年克隆了水通道的分子并证实了它的功能，从而阐明了水是如何进出细胞以及肾如何重吸收水分等。为此，他本人与 MacKinnon 共享了 2003 年度的诺贝尔化学奖。现在，水通道蛋白均统称为水孔蛋白（aquaporins，AQPs）。在哺乳类动物已经发现了 14 种水通道蛋白，分别命名为 AQP0～AQP13。按其功能可以分为两类。第一类主要包括 APQ0、APQ1、APQ2、APQ4、APQ5 和 APQ6，它们只能通透水，属于经典的选择性水通道（water-selective channels，或称为 orthodox aquaporins）。第二类包括 APQ3、APQ7、APQ9，被称为 aquaglyceroporins，对水有高通透性，但同时也能通透甘油、尿素和其他的小分子。水通道在细胞中以四聚体的形式存在，每一亚单位在功能上都可作为一个单水通道。水通道单体的一级结构为跨膜 6 次的单肽链，含有 2 个胞内袢（B、D）和 3 个胞外袢（A、C、E）。不同水通道蛋白单体的 B 袢和 E 袢具有高度的同源性，都存在天冬酰胺-脯氨酸-丙氨酸（Asn-Pro-Ala，NPA）的重复串联序列。含有 NPA 的 B 袢和 E 袢向脂质双分子层中折叠，形成单水分子的孔道。NPA 是水通道家族成员共有的特征性结构（图 46-6）。

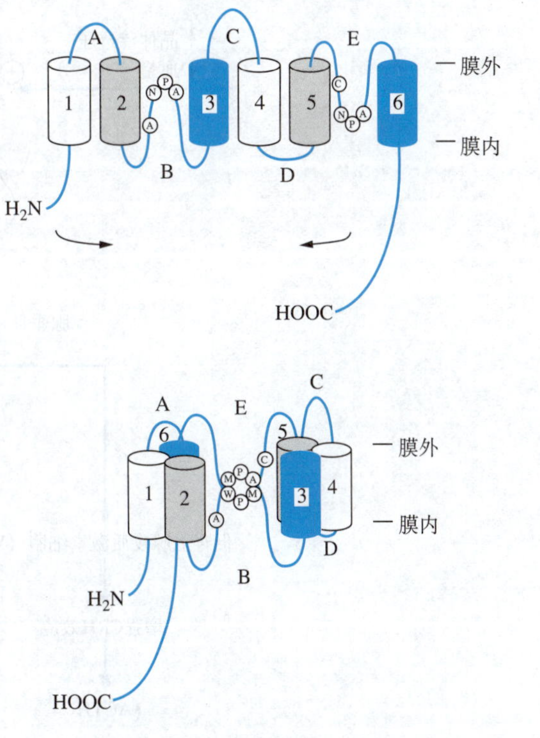

图 46-6　AQP1 结构示意图

AQP1 有 6 个跨膜区，B 袢和 E 袢向脂质双分子层中折叠，形成单个水分子的孔道（引自 L. N. Nejsum. Cell Mol Life Sci，2005，62：2）

肾是水通道的亚型分布最多的器官。APQ1 在肾单位的近曲小管和降支细段中很丰富，它组成将近 4% 的顶质膜刷状缘蛋白。APQ2 位于集合管的主细胞中，静息条件下，APQ2 主要存在于顶质膜下的细胞内囊泡中。在 AVP 的作用下，APQ2 重新分布到顶质膜，并产生对水的通透性。

APQ3 存在于集合管基侧质膜；APQ4 分布于髓质内小血管机构中，为集合管重吸收水分提供出路。APQ6 存在于集合管泌酸细胞和近曲小管上皮细胞的囊泡中。

AVP 主要调节 APQ2 的功能。AVP 与肾小管细胞管周侧质膜上的 V_2 受体结合，激活腺苷酸环化酶，使细胞内 cAMP 生成增多，通过 cAMP－PKA 通路，磷酸化 APQ2 细胞内 C 末端 256 位的丝氨酸，激发 APQ2 向管腔膜迁移。APQ2 不仅受到 AVP 的急性调节，长期的 AVP 的作用还可使 APQ2 蛋白的合成增加。APQ2 基因的增强子包含有 cAMP 反应元件。

血浆渗透压变化是影响 AVP 释放的主要因素。人血浆正常渗透压约为 280 mosm/L。当渗透压升高 5～10mosm/L 时，即可引起血浆 AVP 的升高。渗透压感受器最早被认为分布于下丘脑，目前认为还分布于室周器官和内脏器官。这些部位的细胞是如何感受细胞外液渗透压变化的目前尚不十分清楚。一些研究提示，当细胞外液的渗透压发生变化时，水分子可顺着渗透压梯度进入或出细胞，而使细胞体积发生变化，由此而影响到细胞膜一些离子通道的开放或激活一些膜上蛋白，而导致一些细胞内信号通路的激活，最终使细胞功能发生变化。

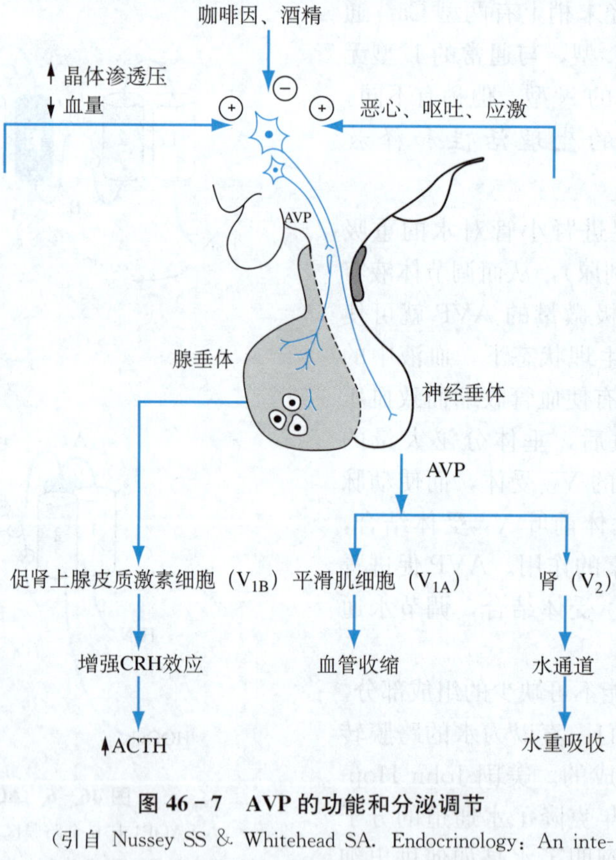

图 46－7　AVP 的功能和分泌调节

（引自 Nussey SS & Whitehead SA. Endocrinology: An integrated approach. BIOS Scientific Publishers Ltd，1999）

当血容量发生剧烈变化，如失血达 10%以上时，可明显促进 AVP 的释放，这时位于血压比较低的心房、腔静脉、肺血管处的容量感受器起重要作用，而颈动脉窦和主动脉弓的高压感受器不起主要作用。

此外，心理性应激、疼痛和一些药物也可引起 AVP 的释放，但酒精抑制 AVP 的分泌。

（四）OT 的生理作用及分泌调节

长期以来，人们仅仅认识到 OT 对子宫平滑肌和乳腺管肌上皮细胞的作用，即它的“缩宫”和“射乳”作用。从 20 世纪 70 年代开始对 OT 的作用进行了广泛和深入的研究，发现 OT 可调节垂体前叶激素的释放、促进脐动静脉收缩、参与痛觉和行为活动的调制、影响其本身的释放等多种功能。

OT参与一些种属雌雄动物间的配偶关系、母子之间的社会关系，这些关系和子宫收缩完全无关，这是很有趣的动物社会性行为。有报道在人类，OT可能影响人际信任。

吸吮—射乳反射是调节OT释放最重要的反射。视上核的一些神经元平时放电并不活跃，当乳头被幼仔吸吮时，放电会急剧增加，如果检测乳腺导管内压，发现管内压也随之而升高，引起射乳。吸吮—射乳反射的中枢途径尚未明了，躯体的感觉冲动沿脊髓丘脑束传入中枢，激活了脑内与OT神经元有联系的肾上腺素能和多巴胺能神经元，使它们释放增加，导致OT神经元兴奋。中枢内OT对OT神经元的正反馈机制在吸吮—射乳反射中也起重要作用。OT的释放还受到许多神经递质、神经肽等的调节。

（五）催产素神经元及血管升压素神经元

免疫细胞化学研究表明，在室旁核和视上核以外，有些核团的小细胞呈AVP或OT阳性。如视交叉上核、下丘脑室周区、下丘脑外侧区和后区、隔区、杏仁核、蓝斑、终板血管器等都有AVP的阳性细胞。OT的阳性细胞则见于视前区、下丘脑前区和外侧区、室周核及其侧壁室管膜下群等核团。即使在室旁核，一些小细胞也表达AVP和OT。AVP和OT的神经末梢不仅限于垂体后叶，在正中隆起部也有它们的末梢，这里的AVP或者OT可能通过垂体门脉血液到达垂体前叶，这可以解释为什么AVP具有促肾上腺皮质激素释放激素(Corticotropin - releasing hormone，CRF)样的作用。AVP和OT的纤维还可投射到边缘系统、孤束核、迷走背核等脑干核群，甚至到达脊髓。这些部位神经末梢释放的AVP和OT可能是以神经递质或者神经调质的方式起作用，从而发挥它们多样化的作用（图46-8）。

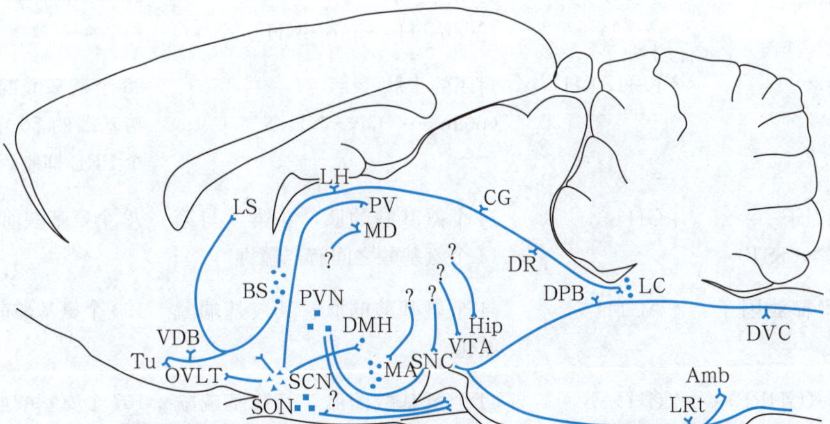

图46-8 血管升压素及催产素神经元在中枢神经系统内的投射

SON：视上核；PVN：室旁核；SCN：视交叉上核；BST：终纹床核；CG：中央灰质；VDB：Broca斜带；LS：外侧隔核；LRt：外侧网状核；MA：杏仁内侧核；Hip：腹侧海马；VTA：腹侧被盖核；Pe：室周核；SNC：黑质；DPB：背侧臂旁核；Amb：疑核；LC：蓝斑；DVC：迷走背核复合体；Tu：嗅结节。■、▲、●均为AVP神经元胞体，线条表示投射。（引自De Vries，et al. J Comp Neurol，1985，233：236.）

二、下丘脑通过垂体门脉管理腺垂体的功能

垂体门脉血管系统的发现解决了下丘脑控制垂体前叶的途径问题，但至少还有两个极为重要的问题需要回答：一是下丘脑分泌了哪些能够促进或抑制垂体前叶分泌各种激素的物质？二是下丘脑内的哪些区域（核）是参与控制前

叶的？

（一）下丘脑神经分泌小细胞分泌释放激素及释放抑制激素

早在20世纪50年代，英国的Harris就提出，下丘脑产生激素或者“释放因子”通过垂体门脉系统，影响到垂体前叶的分泌功能。搜寻促垂体激素的工作，早在50年代即已开始，经历了近20年的痛苦历程，到1969年Guillemin和Schally阐明促甲状腺激素释放激素（thyrotropic - releasing hormone，TRH）的结构，它是一个三肽。1969～1984年Guillemin实验室和Schally实验室又先后确定了黄体生成素释放激素（leteinizing hormone releasing hormone，LH-RH）、生长抑素（somatostation，SST）、生长激素释放激素（Growth hormone releasing hormone，GRH）。1981年Vale等确定了促肾上腺皮质激素释放激素（CRH）的化学结构。这些激素都是肽类物质。Guillemin和Schally因此而获得了1979年诺贝尔生理学和医学奖。

目前已知的下丘脑释放激素和释放抑制激素如表46-2所示。LHRH既能促进LH分泌，又能促进卵泡刺激素（follicle - stimulating hormone，FSH）的分泌，所以也可称之为促性腺激素释放激素（gonadotripin releasing hormone，GnRH）。但也有一些学者认为，另有一个特异的促进FSH分泌的FSHRH，但这个物质至今尚未被鉴定。泌乳素的分泌受到下丘脑分泌的多巴胺的抑制，所以多巴胺是泌乳素释放抑制因子（prolactin releasing inhibiting factor，PIF）。目前尚不清楚除多巴胺外，是否还另有一个肽类的PIF。

表46-2　下丘脑释放（抑制）激素及其产生部位

激　素	作　用	结　构	前　体
促甲状腺激素释放激素（TRH）	↑TSH，PRL	封闭的三肽（pGlu - His - pro - NH_2）	29 000前体，含有5拷贝TRH
促性腺激素释放激素（GnRH，LHRH）	↑FSH，LH	封闭的十肽（pGlu -…- Gly - NH_2）	90个氨基酸的前体中的氨基端；羧基端的56个氨基酸可能是一个PRL抑制因子
生长激素释放抑制因子（SRIF）或生长抑素（SST）	↓GH	14个氨基酸的肽，在第3与第14个氨基酸之间有二硫键	92个氨基酸前体中的羧基端
促肾上腺皮质激素释放因子（CRF）	↑ACTH	41个氨基酸的肽，其羧基端酰氨化	190个氨基酸前体中的羧基端
生长激素释放因子（GHRF）	↑GH	44个氨基酸的肽，其羧基端酰氨化	107个氨基酸前体中的第32～75个氨基酸
多巴肽	↑PRL	儿茶酚	

（二）下丘脑的促垂体区

20世纪60年代初Halasz提出下丘脑促垂体区（hypophysio - trophic area，HTA）的概念。他在实验中发现，如果把切下的垂体移植到同体的另一部位，则垂体前叶将逐渐萎缩而消失，但如把切下的垂体移植到下丘脑的某些部位（但不是任何部位）时，则垂体可以保持长期存活。这些下丘脑区被称为HTA，其解剖位置在下丘脑的腹内侧部，有时也称为内侧基底下丘脑（medial basal hypothalamus，MBH），主要包括弓状核、腹内侧核、正中隆起等部位。

自从释放激素和释放抑制激素的化学结构被鉴定后，人们对下丘脑促垂体区的认识也深刻了。利用TRH、LHRH、SST、GRH、CRH等的特异性抗血清，应用免疫细胞化学结果证实了下丘脑促垂体区确是分泌释放激素和释放抑制激素的主要和集中的场所，但也有些新的补充，如分泌 CRH 神经元主要集中在室旁核，有部分分泌 LHRH 的神经元在内侧视前区等（图 46－9）。

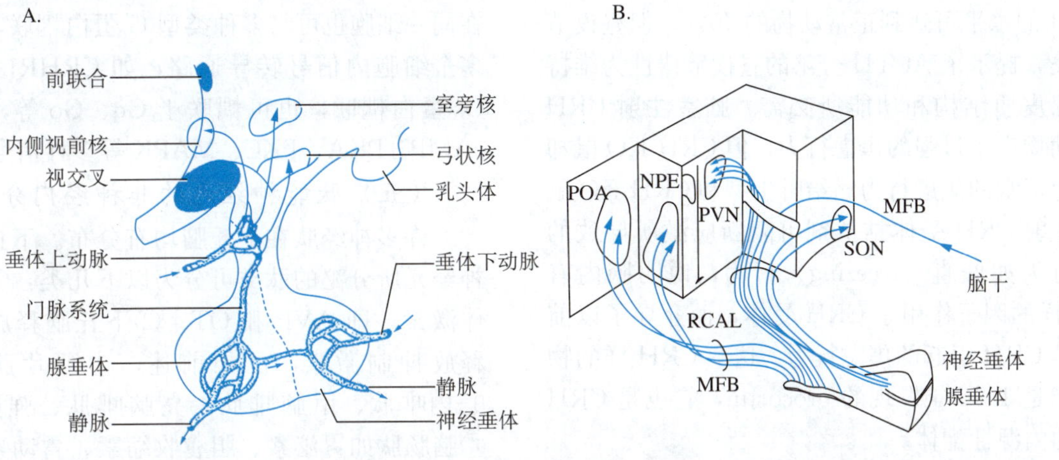

图 46－9　小细胞神经分泌系统（A）及神经分泌轴突所走的途径（B）

A. 内侧视前区（含 LHRH）、室周核（含 SST）、室旁核（含 CRH、TRH）及弓状核（含 GRH、DA、GABA）的神经元送其轴突至正中隆起部位的门脉血管，神经分泌即在此发生。

B. 大细胞及小细胞神经分泌轴突往往绕过穹窿，会聚于视交叉上后区，最后到达正上隆起及漏斗柄。NRE：室周核；RCAL：视交叉上后区；MFB：内侧前脑束；PVN：室旁核；SON：视上核；POA：视前区。

（引自 Everit BJ，Hokfelt T. Acta Neurochirurgica，1990（Suppl），47：11）

（三）从 CRF 到 CRH

20 世纪的 50 年代 Harris 实验室就致力于寻找促肾上腺皮质激素释放因子（CRF）。1955 年加拿大学者 Saffran 就开始使用 CRF 这个名字，但未能鉴定出它的结构。26 年后，美国神经内分泌学家 Vale 等从绵羊下丘脑分离、提纯 CRF，并鉴定出 CRF 的结构为 41 个氨基酸的多肽。至此把 CRF 又称为促肾上腺皮质激素释放激素（CRH）。Guillemin 和 Schally 在追索 CRF 的过程中，鉴定了 TRH、LHRH、SST 等下丘脑激素。在追索 CRF 的过程中还发现了另外两个重要的肽：神经降压素和 P 物质。可以说，CRF 的研究贯穿了下丘脑释放激素研究的全过程。

下丘脑的 CRH 神经元主要集中在室旁核的小细胞，这些细胞的纤维主要投射到正中隆起，通过垂体门脉系统调节 ACTH 的释放。在 CRH 未鉴定之前，损毁切割等实验认为管理 ACTH 的神经元在内侧基底下丘脑（MBH），但后来发现 MBH 损毁如果没有彻底切割达到颅底，下丘脑管理 ACTH 的功能不会完全丧失，而损坏室旁核（PVN）则应激反应完全消失。后来由于应用 CRF1－41 抗血清作免疫细胞化学定位研究才知道 CRH 免疫阳性神经元胞体集中在室旁核，而它们的轴突在走向正中隆起时却有一个绕弯（图 46－9）。所以当 MBH 损毁不彻底时，ACTH 的反应还会发生。

除室旁核外，CRH 神经元的胞体还分布于室周核、视交叉上核、弓状核、视前核等下丘脑核团。在中枢神经系统的其他部位如新皮质、杏仁核、终纹床核、海马及脑干与自主神经系统调节有关的核团也有 CRH 神经元的分布。CRH 还可分布于外周组织如胃肠道、肾上腺、免疫器官和妊娠时的胎盘等。因此，CRH 的作用非常广泛，已远远地超出了促进垂体前叶 ACTH 分泌的功能，它还可参与应激行为（如焦虑）、心血管活动、免疫反应和人类妊娠等过程。

近年来应用基因敲除技术来研究某种分子的功能。Majzoub 实验室于 1995 年成功建立了 CRH 基因敲除（CRH KO）的小鼠。发现 CRH KO 鼠特别是雄性鼠，给予应激刺激不能诱导糖皮质激素的大量产生，说明 CRH 是下丘脑-垂体-肾上腺轴对应激产生反应的最关键因素。而 AVP 虽然也有促进 ACTH 释放的作用，但与

CRH相比，它的作用要弱得多。CRH KO鼠糖皮质激素分泌的日节律性波动也消失，令人惊讶的是这类动物肾上腺皮质明显萎缩，但血中ACTH的水平可达到正常动物的70%，但昼夜节律消失。提示了ACTH分泌的昼夜节律性为维持肾上腺皮质结构和功能所必需。脑室注射CRH可使动物产生过强的焦虑行为，但CRH KO鼠却表现为正常的焦虑行为。给野生型和CRH KO鼠脑室注射CRH受体拮抗剂可阻断应激所导致的焦虑行为如僵直（freezing）行为，说明脑内有CRH样的因子作用于CRH受体，而介导了以前认为是CRH引起的焦虑行为。这个CRH样的物质可能是1996年发现的urocortin，它也是CRH受体的内源性配体。

（四）下丘脑释放激素和释放抑制激素的受体

随着重组DNA技术在神经科学中的应用，下丘脑释放激素和释放抑制激素乃至多数神经肽的受体都已克隆成功。TRH、GnRH、SST、CRH、GRH等受体都是G蛋白耦联的受体。除了心房肽以外，多数神经肽的受体也是G蛋白耦联受体。这与一些蛋白类激素如胰岛素、生长激素和泌乳素受体有所不同，它们属于酪氨酸激酶或者间接具有酪氨酸激酶活性的受体，它们激活后具有酪氨酸激酶的活性，通过磷酸化其下游的底物而引起细胞内各种反应。而心房肽受体本身具有鸟苷酸环化酶的活性，其被激活后，使细胞内cGMP水平的升高。G蛋白耦联受体的共同特征是受体蛋白的肽链形成7个跨膜区，N端在细胞外，C端在细胞内。N端常有糖基化的修饰。C端和第5和第6个跨膜区段的胞内环是受体与G蛋白结合部位。不同类型的G蛋白的效应器可能不同，所以可产生不同的第二信使或跨膜信号转导。由于与不同类型的G蛋白耦联，这些受体激活后，可导致不同的细胞内信号转导通路的激活。

同一下丘脑释放激素或释放抑制激素的受体可有不同的亚型，这些亚型可能是不同的基因产物。如SST受体至少有5种：sstr1～sstr5，它们由不同的基因所编码。而同一亚型的受体可能有不同变异体（variant）。如两种CRH受体亚型都有各自的变异体，CRHR1有CRHR1α、CRHR1β、CRHR1γ、CRHR1c、CRHR1d、CHR1e和CRHR1f；CRHR2有CRHR2α、CRHR2β。同一受体在不同的细胞可与不同的G蛋白耦联，即使在同一细胞也可与多种类型G蛋白耦联，而激活多个细胞内信号转导通路，如CRHR1α既可与Gs蛋白耦联，也可耦联于Gq、Go等，可激活cAMP-PKA、PKC、MAPK等多种信号通路。

（五）肽能神经元的非神经内分泌作用

许多神经肽在下丘脑均有分布。下丘脑肽能神经元所分泌的肽类可分为以下几类：①神经垂体激素，即AVP和OT；②下丘脑释放激素和释放抑制激素，已如前述；③阿片肽，包括β-内啡肽、甲脑啡肽、亮脑啡肽、强啡肽等；④脑肠肽如胃泌素、胆囊收缩素、胃动素、胰高血糖素等；⑤其他，如P物质、神经降压素、神经肽Y等。

AVP、OT及CRH在脑内有着较广泛的分布和投射。现尚知TRH在中枢神经系统内有广泛的分布，其功能意义显然不仅是促进促甲状腺素的分泌；LHRH有从视前区到中脑腹侧被盖区的投射；SST有从下丘脑到黑质、蓝斑的投射。其他几类的神经肽的分布和投射更为广泛与复杂。有的下丘脑小细胞的肽能神经元发出向脊髓的投射，据研究认为它们可以直接影响脊髓交感神经节前神经元的活动。现在已有证据表明，由血量变化所引起的心血管活动的变化中，下丘脑小细胞肽能神经元—脊髓投射起着重要的作用。这些神经肽的作用都属于神经递质或神经调质的作用。研究表明，神经肽还常常和经典递质共存，如蓝斑神经元内去甲肾上腺素与神经肽Y的共存；5-HT神经元内还存在着P物质、TRH等神经肽，这些与递质共存的神经肽往往在突触前、突触后等水平调节递质的作用。

神经肽还具有神经营养作用。在各类肽中，ACTH/MSH作用是最明显的，其他还有：CRH、TRH、SP、SST、PACAP等。神经肽的营养作用往往与其他生长因子如NGF、甾体激素的作用相融合；与胶质细胞及N-CAM所提供的机械性支撑性暗示相融合；与靶细胞所释放的营养因子的作用相融合。

神经递质对神经内分泌活动的调节：当下丘脑有关脑区的神经递质含量发生变化时，可以改变神经分泌大细胞及神经分泌小细胞的活动，从而改变垂体内分泌活动。但在生理或实验情况下，这些递质变化因何而变化，则情况甚为复杂，从已知的实例中归纳有四种方式：

（1）间接经过与下丘脑神经内分泌神经元发生突触联系的神经元而起作用。

（2）直接通过神经内分泌神经元上的轴-体突触或轴-树突触而起作用。

（3）作用于神经内分泌神经元上的轴-轴突触而起作用。

（4）递质直接进入垂体门脉血液而作用于垂体内分泌细胞。

第三节　脑是激素作用的靶器官

神经内分泌的调节包括两个主要方面：①神经对内分泌的控制；②激素对脑的作用。对于许多激素来讲，神经系统是一个十分重要的靶器官。

甲状腺素在幼年动物可以促进脑的发育与成熟，甲状腺素功能低下引起克汀病是医学家熟知的事例。到了成年动物，甲状腺素对神经系统的主要作用在于易化儿茶酚胺的效应，表现为交感神经系统效应的亢进。

甾体激素对脑的发育、分化以及对个体的行为有很大、甚至决定性影响。这种作用一般比较缓慢和持久，它通过基因组机制而起作用，即甾体激素透过细胞膜，结合位于胞浆或核内受体，作用于 DNA 分子上，影响一些蛋白分子基因的转录，而使蛋白合成发生变化。甾体激素也可作用到细胞膜上而改变神经元的活动。

如前所述，肽能神经元所分泌的神经肽可作为神经递质或者神经调质参与自主神经、行为等活动的调节。

一、脑的性别特征是由性激素所决定的

众所周知，在生殖的个体和社会行为如求偶、相互吸引和配偶的维系、交配、生子和养育后代等的各个情形，雌性和雄性的行为通常完全不同。由于行为依赖神经系统的结构和功能，因此，可以认为脑是有性别特征的。典型的例子是一些鸣禽类，只有雄性会发出有节奏的鸣叫，而雌性则不会。这是因为只有雄性鸟的脑内才具备与鸣叫相关的大型核团。另外，我们推测雌雄脑不同的一个简单理由就是雌雄性的身体不同。每种性别特异性的身体部分需要特异性的神经系统去控制它们，例如雄鼠有一种支持阴茎的特殊肌肉，在它们的脊髓中有一小群神经元支配这些肌肉，而雌性鼠缺乏这些肌肉和相关的神经元。不同性别的身体结构不同，因此感觉和运动神经元的分布也有不同。

（一）中枢神经系统的性别二态性

不同性别脑结构和功能的不同被称为性别二态性（sexual dimorphism）。鸣禽类动物如金丝雀，雄性和雌性发音中枢的结构有着显著不同。鸣叫的器官受舌下神经运动核的支配，脑内还有管理鸣叫的核，包括纹体、古纹体大核、迭间核、旁嗅核等，这些核在雄性均大于雌性的相应核。哺乳类动物脑最明显的性二态性集中在第三脑室的周围，在下丘脑前部的视前区，此区被称为视前区性二态核（sexually dimorphic nucleus of preoptic area，SDN－POA）。在啮齿类动物，雄鼠该核的体积比雌性大 5～8 倍（图 46－10），神经元的数目也多数倍。新生的雄鼠如果受到阉割，则 SDN－POA 的体积可减小 50%。

人类的视前区也有二态性，有 4 个被称为下丘脑前部间质核（interstitial nuclei of the anterior hypothalamus，INAH）的神经元群。有人观察到男性的 INAH－2 和 INAH－3 是女性的 2 倍，INAH－1 似乎类似于大鼠的 SDN，但其是否具有二态性还有较大的争议。1991 年美国 Salk 研究所的 LeVay 发现同性恋男性的 INAH－3 的大小与女性相似，只有一般男性的一半，提示了这个核团可能与性取向有关（图 46－11）。在下丘脑之外，还发现了一些结构可能具有二态性。一些研究报道男性的胼胝体的横切面积可能比女性大；还有些研究发现女性胼胝体的压部比男性大；胼胝体的形态在男性和女性也可能有差别，

成年女性胼胝体的压部比男性更接近球形。

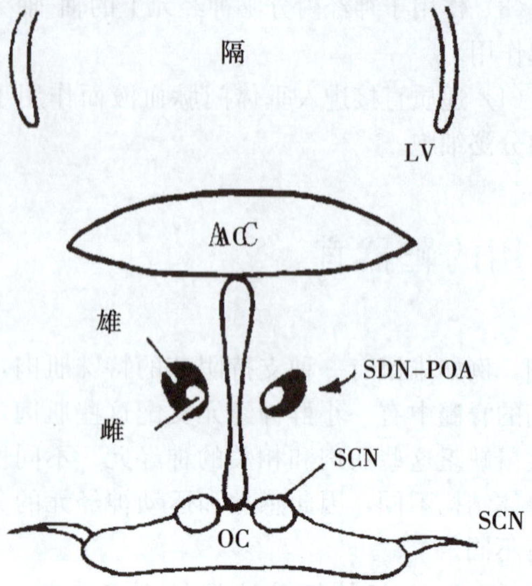

图 46-10 大鼠内侧视前区，示此区雄的比雌的大

AC：前联合；LV：侧脑室；OC：视交叉；SCN：视交叉上核；SON：视上核。（引自 Shepher GM. Neurobiology. New York：Oxford University Press，1983：519.）

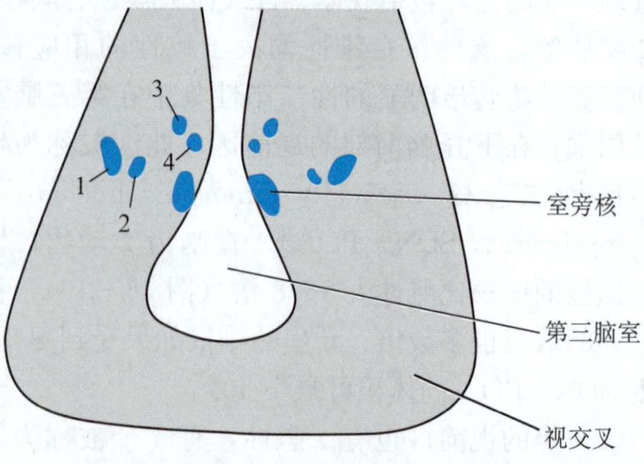

图 46-11 人类的视前区的二态性核

1，2，3，4：下丘脑前部间质核

（引自 Bear M，Connors BW，Paradiso MA. Neuroscience：Exploring the brain. 2ed ed，中译本，2004，547）

虽然已经发现动物和人类一些脑的结构有着二态性，但其意义尚不清楚。究其原因也许是我们对更可信结论的二态性结构还知之甚少。

（二）认知的性别二态性

在认知方面男女也是有差异的，对这个问题的认识可追溯到几千年前。现代研究表明，女性在完成词语任务方面优于男性。大约从 11 岁开始，女孩在理解和写作测试中的表现比男性稍好。这也许反映了两性脑发育的速率不同。在查阅地图、迷宫训练、数学推理等测试上男性表现优势，在空间测试中男性的优势更加明显。这里需要指出的是，不是所有的实验都表现有差异，同性别个体间的差异远远大于男女间的平均差异。

（三）性激素通过组构和激活效应而影响神经系统的性别特性

在个体早期的发育中，性激素可以改变神经系统的结构，影响脑内神经环路，使脑具备本性别的特征。Phoenix 等把这种作用称为组构（organization）。鸣禽类发音中枢的性分化是性激素组构作用的一个例子。用睾酮、二氢睾酮处理新生的雌禽，则可使发音中枢的纹体、古纹体大核明显增大。如果在孕 16 天到出生后 10 天雌鼠一直接受大剂量的雄激素，可使 SDN-POA 的体积明显增大，与雄鼠相似。而成年去性腺鼠接受大剂量的性激素而恢复雄或雌的性行为，但不能影响 SDN-POA 的体积。

性激素通过组构效应使胚胎或新生儿脑组织产生不可逆转的变化，并使其在性成熟时产生性别固有的行为。但是为了使成熟的动物完整地体现性功能，在性活动时期又需要性激素对神经系统提供激活效应（activational effect）。例如一些雄性鸣禽的睾酮在春天达到峰值，它可使发音中枢的相关核团继续长大，并鸣叫。

二、甾体激素可通过其核受体——基因组机制广泛地影响神经系统功能

早在 20 世纪 70 年代，用放射性同位素标记的雌激素、孕激素、睾酮等甾体激素作放射性自显影的研究，发现脑内有特定的区域可浓集上述激素，在下丘脑内均发现有浓集点的分布。20 世纪 80 年代末以来，随着甾体激素受体的化学结构陆续被阐明，人们制备了相应的抗体，因此可用免疫细胞化学的方法确证甾体激素受体在脑内的分布。甾体激素受体在脑内分布的阐明可足以说明脑是激素作用的靶器官。

甾体激素的作用常常需要数小时乃至更长的潜伏期，作用持续时间也长。这类作用是通过经典的胞浆（或细胞核）受体的，蛋白合成的抑制剂、RNA 转录抑制剂常能阻断这类作用。如前述

及的性激素对神经系统的组构效应往往是通过基因组机制实现的。而性激素对性行为的激活作用也往往通过基因组机制。蛙类的性行为表现为搂抱行为。去势蛙接受二氢睾酮可以易化其搂抱反应，其作用点在下丘脑和脊髓两个部位。雄激素的这种易化作用的潜伏期较长，蛋白抑制剂放线菌酮可以阻断之，说明是通过基因组机制起作用的。

激素对下丘脑—垂体的反馈作用中，有许多是通过各种神经结构，如海马、杏仁，特别是下丘脑，然后再影响到各种释放激素的分泌，这是脑作为激素靶器官的一些实例。以糖皮质激素为例，它对 CRH 分泌的反馈抑制作用有三个时间域。延迟反应及中间反应的潜伏期均需要数小时以上。提示这些作用都是经过糖皮质激素基因组机制的。体外实验也证实糖皮质激素可通过其经典的胞浆受体抑制 CRH 基因转录。

除性激素外，其他甾体激素如糖皮质激素也能影响和改变胚胎期神经系统的结构、脑内神经环路，从而影响其成年后的行为，甚至导致疾病。过去的十余年流行病学研究表明，孕期过多地接触糖皮质激素是导致小于胎龄儿（SGA）发生的重要原因，而SGA在成年后高血压、糖尿病、神经精神疾患的发病率远远高于出生体重正常的胎儿。基于上述研究结果的动物实验发现，给孕鼠在孕末期一次性注射大量的地塞米松，其子代在出生后 16 周血压开始升高；如果在妊娠末期给孕鼠连续 4 次注射地塞米松还可导致其子代成年后下丘脑—垂体—肾上腺（HPA）轴对应激产生过强反应、学习记忆能力下降、焦虑等。妊娠期间，如母体处于应激状态，也可导致类似的效应。由此看来胚胎期过早或过多地接触糖皮质激素对脑以及其他组织产生永久的影响，并留下了“烙印”，重新编排成年期 HPA 轴反应、神经系统的高级功能，甚至疾病等。糖皮质激素的这种作用被称为印记（imprinting）和编程（programming）作用。糖皮质激素对神经系统的印记和编程作用可能是因为改变了脑的结构，其中受影响最显著的是海马。在恒河猴上的实验发现，在孕期 132 天起连续 2 天注射地塞米松，在孕 135 天以及出生后，子代海马内锥体细胞和苔藓纤维数目显著地减少，在 20 个月大的成年期，MRI 也显示海马结构比正常者减小约 10%。糖皮质激素对行为和 HPA 轴进行编程作用，除了可能是通过对海马结构的影响外，也可能是通过影响脑内神经递质的浓度、各种受体、离子通道的密度等。如已发现糖皮质激素可使海马内糖皮质激素受体（GR）和盐皮质激素受体（MR）表达水平下降；对雌性子代海马内 NMDA 受体不同亚基可能有不同的作用：降低 NR1，但升高 NR2A 的水平。

甾体激素可影响成年期神经系统的认知、情绪等高级功能。海马树突棘在记忆的行程中起重要作用。研究表明，海马树突棘的诱导和形成与雌激素密切相关。在动情周期的 5 天中，雌鼠海马树突棘的数目有明显波动，当雌激素的水平达到高峰时，树突棘的数目也达到高峰，注射雌二醇也可增加树突棘的数目，新的树突棘似乎含有更多的 NMDA 受体。雌二醇能增加海马 LTP 可能与此有关。

一直以来对糖皮质激素与认知的关系有争议：糖皮质激素是认知过程必需的因子，还是对认知功能造成损害？近年来的研究似乎对此有了一些认识。糖皮质激素既可与 GR 结合，也可与 MR 结合。糖皮质激素与 MR 的亲和力甚至高于 GR，是 GR 的 10 倍。因此低浓度的糖皮质激素首先与 MR 结合，高浓度糖皮质激素再与 GR 结合。在一些脑区如海马，这两种受体均有分布。用 Morris 水迷宫测试大鼠学习、记忆功能时发现，MR 似乎是与获取新信息或任务有关，而 GR 似乎与学习的巩固过程有关。但 MR 与 GR 在学习、记忆中的作用与测试的任务内容密切相关。在一些测试任务中，糖皮质激素是加强学习记忆，而在另一个测试实验则表现为对学习、记忆有损害作用，这可能是因为 MR 和 GR 在不同学习任务所作用的阶段不同。糖皮质激素对认知的作用还可能与 MR 和 GR 这两种受体水平和与配体结合率有关。在无糖皮质激素作用时（肾上腺摘除）以及高浓度的糖皮质激素将 GR 和 MR 均占有时，均可损害认知功能。因此，de Kloet 等提出了 GR、MR 介导作用的平衡学说，如果这两种受体平衡作用被打破，可能导致功能紊乱和疾病发生。

三、甾体激素对神经元的快速作用可能是经过膜受体的

糖皮质激素对神经细胞的作用，有的很快速，难以用传统的基因组机制加以解释。例如：①微电泳给予糖皮质激素，可以迅速导致下丘脑、中脑神经元放电频率的改变；②糖皮质激素对下丘脑—垂体 CRH 和 ACTH 释放的快速反馈作用发生在糖皮质激素血浆水平升高的 5min 以内；③当垂体后叶被切下，它所含的神经末梢摄取抗坏血酸的能力可以被糖皮质激素所抑制，神经末梢已与胞体分离，基因组机制当然难以解释这一现象。近年来的研究结果支持糖皮质激素的快速作用是通过膜受体的假说。如：①在离体灌流的豚鼠交感神经节神经元，皮质醇或者皮质酮均能使膜电位超极化；而且，与牛血清白蛋白作共价键结合的糖皮质激素—白蛋白仍能引起超极化的反应，因为这样的大分子不可能在如此短暂的灌流期内透过细胞膜，故提示糖皮质激素作用在细胞膜的外侧面上。②皮质酮可在 15min 内激发大鼠皮质突触体对谷氨酸的摄取，皮质酮—白蛋白可产生类似的效应，此效应不能被蛋白合成抑制剂所阻断，但可被 G 蛋白抑制剂所阻断。

其他甾体激素如雌激素和孕激素也有快速的非基因组效应。如：雌二醇可快速地激活下丘脑 GnRH 神经元 G 蛋白耦联的内向整流钾通道，而引起该细胞的超极化；孕酮-牛血清白蛋白可以在 30min 内影响黑质多巴胺神经元末梢释放多巴胺的量等。

自从发现甾体激素快速非基因组作用以来，对膜受体的鉴定和克隆的工作就没有停止过。在未克隆获得膜受体之前，研究与膜受体相关信号转导的通路，以确定膜受体可能的类型是有意义的。研究表明，糖皮质激素膜受体可能是一类 G 蛋白耦联的受体，可激发多种细胞内信号通路如 PKC、MAPK 等；雌激素也可激活多种 G 蛋白耦联受体的细胞内信号通路，且这种作用可被雌激素核受体的阻断剂 ICI182，780 所阻断；因此有人认为 ERα 和 ERβ 可能在膜上表达并与 G 蛋白耦联，但雌激素的膜受体也可能是一种未知 G 蛋白耦联的受体。在进行细胞内信号转导的研究中还发现了甾体激素可通过细胞膜受体而最终影响一些基因的转录。如雌二醇-牛血清白蛋白可激活脂肪细胞内 P42/p44 MAPK 而最终激活转录因子 AP-1 和 CREB，而促使靶基因转录。

2003 年，美国 Texas 大学的 Thomas 实验室在海鳟（sea trouts）卵细胞上克隆获得了孕激素的膜受体，并初步证实该受体是 G 蛋白耦联受体。但哺乳类动物的甾体激素膜受体的鉴定和克隆的工作还未突破。

第四节　神经内分泌反应与其他神经反应及行为的整合

机体任何一个有意义的反应不可能是孤立进行的，神经内分泌反应也不例外。通常神经内分泌反应与机体的自主神经反应是伴随的，它往往是整个机体行为反应的一部分。早在 20 世纪 20 年代，Bard 发现，切去前脑及丘脑但保留下丘脑的猫会表现“假怒”，轻轻地触动它，会露齿，发嘶嘶声，伸爪，竖毛；同时伴有心率加快，血压升高，肾上腺分泌增多。如果把下丘脑切去，则“假怒”现象消失，但刺激中脑中央灰质等部位，还是可以引起一些零星的“假怒”的表现，不过不像下丘脑“假怒”那样完整。“假怒”现象被看成是情绪反应的一个原型。根据许多临床病理资料以及神经解剖学的知识，Papez 提出了情绪环路学说，他认为，属于这一环路的任何一处的损害，在人均可能出现情绪障碍。这个环路包括以下结构：海马—穹隆—乳头体—丘脑—扣带回—海马。后来其他作者又增补了环路中的新成员，但所有结构都属于下丘脑与边缘系统的范围内，而这些脑结构正是与自主神经功能和神经内分泌调节有关的。

一、应激反应与战斗逃跑反应

Bernard 认为：外环境变化时，机体通过适应（adaptation）以求稳定其内环境（milieu interieur）。Selye 的应激学说认为：应激原（stressor）作用于机体，引起应激反应（stress response)。这是机体受到各种过强或有害刺激后产生的、可使其增强抵抗力的非特异性反应。以垂体—肾上腺活动的增强为其主要特征。Cannon 发展了 Bernard 的理论，提出稳态（homeostasis）的概念。他和 dela Paz 发现：让猫受到惊吓，处于“紧急”（emergency）状态时，肾上腺就把大量的肾上腺素释放入血。Cannon 称此为“战斗”或“逃跑”反应，认为交感神经—肾上腺髓质系统在维持稳态中起重要作用。不难看出，Selye 的应激反应与 Cannon 的战斗或逃跑反应事实上是一个事物的两个方面。因此应激反应是机体受到强烈刺激后发生的，是以交感—肾上腺髓质及垂体—肾上腺皮质的功能增强为主要特征的非特异性适应反应。

应激原可以大致分为两类。一类是系统性或者生理应激原如注射细胞因子、盐负荷、失血、肾上腺切除、饥饿等；另一类是神经源性、情绪性或心理性应激。在人类，特别重要的是社会—心理因素引起的心理应激（psychic stress）。对个体生存的认识上（实际上并未出现）的威胁、个人的需要得不到满足以及客观要求和本人能力之间的不平衡等均可成为心理应激的原因。20 世纪 60 年代以前，应激的研究对象主要是躯体应激，如运动、创伤等；而 20 世纪 70 年代以来，研究的重点越来越转向心理应激。

不同的应激原传入中枢的路径不同。系统性或生理性应激原中从内脏而来的传入要经过孤束核或脑干其他核团，然后再传入下丘脑；血液中的化学物质变化的应激原则先通过室周器官，再传入脑干、下丘脑。而神经源性、心理性应激原的传入通路除上述外，还要增加躯体感觉的传入，还有来自认知、情感等中枢的传入。

应激反应是一个十分复杂的反应。在激素方面，几乎牵动了体内多数的重要激素，因此，虽然应激激素最早是指肾上腺素和肾上腺皮质激素，但很快 CRH 和 ACTH 就被增列进去，随着研究进展，应激激素的名单也不断扩充：生长激素、泌乳素、阿片肽、血管升压素、催产素、胰高血糖素等。在中枢调节方面，CRH 的释放受到多因素的调节。反馈抑制 ACTH 的过程是对时间域、多环节的。在交感—肾上腺髓质与垂体—肾上腺皮质两个系统之间，又是相互影响、相互协调的。

应激的感受（perception）不同，所引起的神经内分泌反应也不同，如果外来的挑战是易于处理的，则去甲肾上腺素分泌增多，随后应付挑战成功。如果增加了焦虑，则主动应付变得不可能，机体处于被动的状态，则肾上腺素、泌乳素、肾素等增加。如果痛苦性的应激（distress）成分增加，则皮质醇分泌增多。

二、脂肪细胞产生的激素作用到下丘脑调节摄食行为和能量自稳态

能量代谢稳定对于机体维持内环境的稳定非常重要。正常能量平衡可维持正常体脂，而长期正能量平衡导致肥胖，长期负能量平衡导致消瘦。对于维持机体的能量代谢平衡来说，体内应有一些基于能量储备的量和能量补充的速率来调节摄食行为的机制。下丘脑是摄食行为的调节中枢，近年来的研究发现，能量储备组织——脂肪可与下丘脑的摄食中枢之间通过一些神经内分泌反应发生交叉对话，以调节摄食行为和能量代谢的稳定。

（一）瘦素的发现

研究发现在一个调定值附近体重可稳定地维持。如果强迫动物进食，动物体脂将会增加，然而一旦让动物恢复自由进食，体重就会减轻，体脂减少到原有的水平。同样，动物限食期间所丢失的体重，在恢复进食后，将迅速补回，恢复到原来的体脂水平。这种能量自稳态的机制，被英国科学家称为恒脂假说（lipostatic hypothesis）。体脂与摄食行为之间的相互联系提示了在脂肪组织和脑之间一定存在某种信息交流。20 世纪 50 年代 Ingalls 的研究发现一品系的遗传性肥胖小鼠是因为一个基因发生了突变而引起的，遂将此基因命名为肥胖基因（obese gene，*ob* gene）。后来 Coleman 等推测，由 *ob* 基因编码的蛋白质是一种激素，该激素告知脑脂肪的储备状态。随后的研究集中在由 *ob* 基因编码的蛋白质上。1994 年 Rockefeller 大学 Friedman 领导的实验小组最终分离出这种蛋白，并将其命名为瘦素（leptin）。这种由脂肪组织产生的激素通过对下丘脑神经元的直接作用而调节体重。

（二）瘦素作用到下丘脑而调节摄食和体重

瘦素主要由白色脂肪组织产生，当然还有一些组织如小肠、骨骼肌、胎盘等组织也可产生少量的瘦素。血液中瘦素水平与脂肪的储备密切相关，肥胖时增多，消瘦时减少。瘦素可由“瘦素转运体”的作用而通过血脑屏障进入脑内。瘦素受体分布最多的脑区是下丘脑，其中下丘脑的弓状核、背内侧、腹内侧、内侧乳头前核含量最高。

与瘦素有直接和间接关系的下丘脑有二级神经元。一级神经元为弓状核，可接受瘦素的直接刺激。该核团可合成和分泌：α-黑色素细胞刺激素（α－melanocyte－stimulating hormone，α－MSH。α－MSH 是 POMC 基因的产物）、可卡因-苯丙胺-调节的转录本（cocaine－and amphetamine－regulated transcript，CART）、神经肽 Y（neuropeptide Y，NPY）和刺鼠相关肽（agouti－related peptide，AgRP）。二级神经元为室旁核和下丘脑外侧核。它们接受弓状核来的传入，与瘦素发生间接联系。下丘脑外侧核含有黑色素浓集素（melanin－concentrating hormone，MCH）和促食素（orexin）的神经元。

瘦素可兴奋 POMC（α－MSH 的前体）和 CART 神经元，但抑制 NPY 和 AgRP 神经元的活动。POMC 和 CART 神经元激活室旁核 CRH、TRH 和催产素神经元，后者再引起一系列神经内分泌的整合反应，如提高代谢率、升高体温、增强交感神经活动等。POMC 和 CART 神经元与下丘脑外侧区 MCH 和促食素神经元有直接联系，抑制这些神经元的活动而抑制摄食行为。NPY 和 AgRP 神经元与室旁核和下丘脑外侧核也有直接的纤维联系，但它们对上述核团的作用与 POMC 和 CART 神经元的作用相反（图 46－12）。

AgRP 和 α－MSH 的作用是相互拮抗的。两者都与 MC4R 结合，但 α－MSH 是该受体的激动剂，而 AgRP 却是 MC4R 的天然拮抗剂，能阻断 α－MSH 的作用。

下丘脑外侧核的 MCH 和促食素神经元与其他脑区有着广泛的联系。MCH 神经元与大脑皮质有着直接的单突触联系。而大脑皮质参与组织和发起目标定向性行为，如觅食。因此，MCH

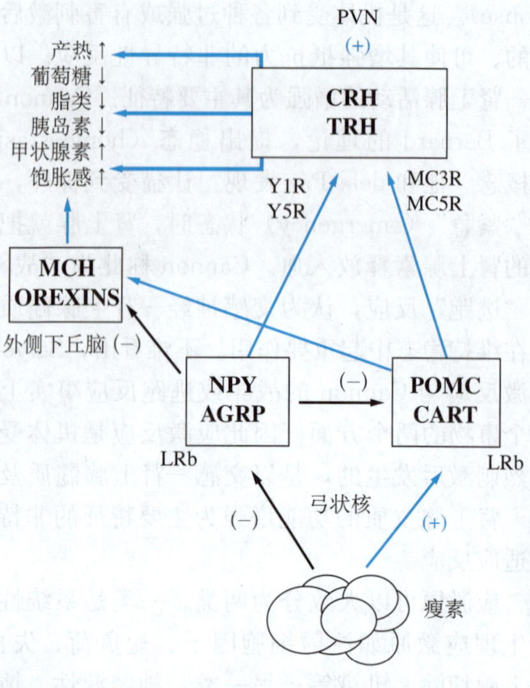

图 46－12 瘦素在下丘脑作用的神经通路

LRb：瘦素受体 b 亚型；Y1R，Y5R：NPY 受体；MC3R，MC4R：α－MSH 受体（引自 Ahima RS. Trends Endocrinol Metab，2005，16：309）

可能在发起觅食行为中起重要作用。促食素神经元与蓝斑、中缝核群、中脑腹侧被盖区等单胺类神经元有着突触联系。促食素能够刺激摄食行为。近年来发现，下丘脑与睡眠、进食等周期性的日常行为的机制之间存在交叉作用。促食素可能参与这些作用。脑内促食素缺乏或促食素受体功能的缺失可能导致发作性睡病（narcolepsy）。Mignot 等发现狗的发作性睡病是由促食素受体 2 基因突变所引起的。

脂肪组织产生的其他激素对摄食和能量平衡的调节：脂联素（adiponectin）是单独由白色脂肪细胞产生的激素。它可促进脂肪酸的氧化、抑制肝糖原的生成、抑制炎症反应。研究表明脂联素也可转运到脑内增加能量的消耗，但不影响摄食行为。目前对于脂联素中枢作用的部位和机制尚不十分清楚。

三、室周器官使血液活性物质作用到神经系统的窗口

脑与血液之间存在血脑屏障，与脑脊液之间存在着脑—脑脊液屏障。一些大分子物质、非脂

溶性物质、带电荷的分子是很难进入并作用到脑实质的。这为保护脑免受外来化学因素的侵袭提供了条件，但是对于需要引起神经反应的有用信息转入到脑却带来了不便。室周器官（circumventricular organ，CVO）是位于第三、第四脑室周围的一些特殊的结构（图 46－13）。这些结构缺乏血脑屏障，是血中化学物质作用的窗口。它们是：神经垂体、正中隆起、极后区（area postrema，AP）、终板血管器（organum vasculosum lamina terminalis，OVLT）、穹隆下器官（subfornical organ，SFO）。脑脊液中的多肽类物质一般仅能在围脑室器官（CVO）才能作用于脑细胞。但也有些肽或者蛋白可通过转运体越过血脑屏障（BBB）转运至脑内。有些肽与 BBB 内皮细胞的相应受体起作用，可能影响越内皮细胞的转运过程：如氨基酸转运、离子通道开闭的效率、引起不同种类的内吞过程、使紧密接头变宽、释放一些介质如内皮细胞舒张因子从而调节微循环等。

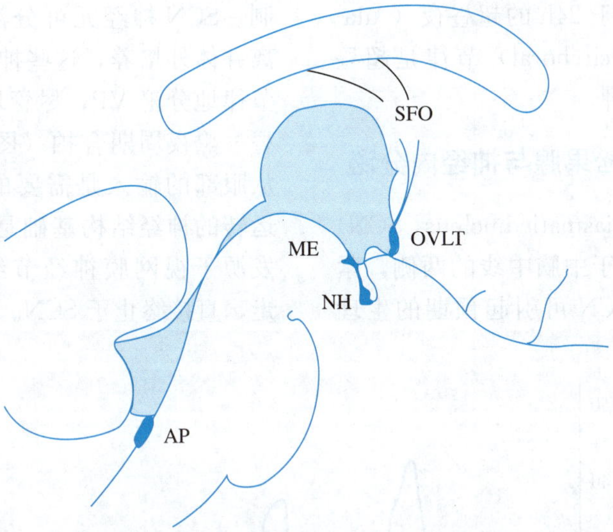

图 46－13　围脑室分布的室周器官

SFO：穹窿下器官；OVLT：终板血管器；ME：正中隆起；NH：神经垂体；AP：极后区。（引自 Patton MD, et al, eds. Textbook of Physiology. 21st ed. Philadelphia：Saunders, 1989：1218.）

四、血管紧张素经过穹隆下器官引起协调的神经内分泌反应及饮水行为

血管紧张素Ⅱ（angiotensin Ⅱ，AngⅡ）是引起小动脉平滑肌收缩因而升高血压的强效物质。它的产生是由肾素作用于血管紧张素原生成血管紧张素Ⅰ，然后由血管紧张素Ⅰ转变成 AngⅡ。血管紧张素可以引起血管收缩，又能促使醛固酮分泌。这一系统被称为肾素—血管紧张素—醛固酮系统。这是一组外周激素系统，其基本作用是保持体液的恒定，但是完善的体液恒定还包括 AngⅡ通过室周器官所引起的神经内分泌、自主神经及行为反应。

中枢给予血管紧张素可引起动物急切的饮水。不仅可使已饮足水的大鼠再饮水，还使饥饿大鼠为饮水而停止进食。AngⅡ主要作用于 SFO 而促进动物饮水行为。SFO 的神经元直接与下丘脑神经内分泌大细胞发生联系，刺激它们分泌血管升压素的量增加。可见 AngⅡ的中枢效应与外周效应是密切配合的。

脑内可能存在着不依赖于外周的肾素—血管紧张素系统。

第五节 内环境恒定的维持需要一定形式的节律性活动

内环境恒定是指机体的功能波动不超出一定的范围，但并非完全一成不变。事实上机体内部的神经活动时刻在波动着，下丘脑—垂体—靶腺轴内的反馈调节就最好地说明一点。

按时程长短来分，机体内的活动节律有：近年（circannual）节律、近月（circalunar）节律、昼夜或近日节律及周期短于24h的超昼夜（ula-tradian）节律。近小时（circhoral）节律是超昼夜（ultradian）节律的一种。

一、视交叉上核、松果腺与神经内分泌

视交叉上核（suprachiasmatic nucleus，SCN）是一个小细胞神经核，位于中脑中线的两侧，紧挨着第三脑室。电刺激SCN可引起预期的生理性昼夜节律的改变。双侧切除仓鼠SCN可以消除饮水、运动、进食和血液肾上腺皮质激素水平等的昼夜节律性变动。给仓鼠移植一个新的SCN可以在2～4周内恢复节律。即使完全去除光照的影响，SCN控制的昼夜节律也完全消失。说明SCN是一个本身就具有起步功能的振荡机制。SCN神经元可分泌VP，将SCN神经元分离并体外培养，这些神经元仍然像体内一样可有节律地分泌VP，尽管培养的SCN细胞不能与白昼—黑夜周期合拍（图46-14）。要做到合拍，从眼部的输入是需要的。SCN能够与光照同步运转的神经结构基础是视网膜-下丘脑束。此束发源于视网膜神经节细胞，其轴突在视束中行走，直接终止于SCN。

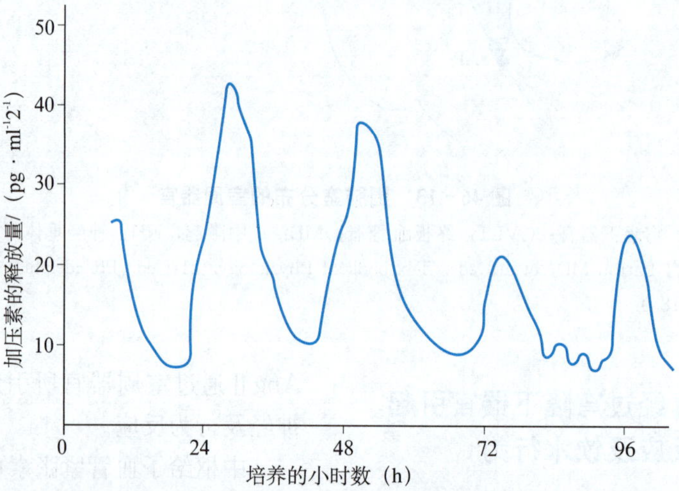

图46-14 体外培养的SCN可节律性分泌VP

（引自Earnest DJ，Sladek CD. Brain Res 1986，382：131）

在多种物种上发现，昼夜节律实际上是一些基于基因表达的分子循环。最早是20世纪70年代Benzer等在果蝇发现的period（per），以后包括timeless（tim）等。它们本身的表达有昼夜节律，而它们对昼夜节律起关键的条件作用。这些基因在高等动物也起作用。1997年Takahashi等克隆了小鼠的Clock基因，发现Clock基因的蛋白产物反馈抑制其基因转录，而转录减少又使蛋白生成减少，这样又反过来增加了基因的表达并开始了一个新的循环。整个循环大约需要24h。这是一个生理性昼夜节律。

松果腺靠近第三脑室顶，它与僵、后联合一起构成上丘脑。松果腺受来自颈上交感神经节后纤维的支配，交感神经末梢分泌的去甲肾上腺素作用于松果腺细胞上的β受体。松果体产生的物质主要是褪黑素（melatonin）。褪黑素分泌在黑夜时增多，

而光照下减少，切断支配松果腺的交感神经或用药物阻断β受体后，光照就不再引起褪黑素的降低。

褪黑素可对抗性腺激素的作用。仓鼠在长日照时有生殖能力，在短日光照（光照周期少于12h）时由于褪黑素的变化，可引起雄性动物睾丸退化，雌性动物动情周期中止。去除松果腺或颈上交感神经节能阻止这种退化。褪黑素的这一功能在成年鼠有部分至少是通过中枢的，因为向垂体门脉血液中灌注褪黑素没有效应。除影响生殖外，褪黑素还作用于下丘脑SCN，可能调节SCN的节律。实验证明，SCN神经元上有褪黑素的受体。褪黑素还能抑制肾上腺皮质、甲状腺、胰岛等内分泌腺的分泌。

光照影响下丘脑及松果腺的内分泌功能，主要与视网膜通路有关。SCN接受视网膜的传入影响后，它的传出可投射到下丘脑的室周区、结节区和前区，这些都是下丘脑控制垂体活动的重要脑区。由下丘脑发出的下行投射可能从室旁核出发到达脊髓侧柱的交感节前神经元，颈交感神经节的节后纤维支配松果腺细胞，对之进行调控。

二、下丘脑弓状核的节律发生器与LHRH的近小时节律性释放

以短的间隔多次抽取血液样品测定羊或猴的血液中的LH以及垂体门脉血中的LHRH，发现两者呈时间一致、近小时地节律性波动。还有，同时记录猴弓状核的单位放电并测定LHRH的浓度，发现弓状核多单位活动与LHRH的脉动有呈时间一致的波动（图46-15）。弓状核的这些神经元被称为“脉动发生器”。这个发生器有其自己的固有节律，因为即使沿着内侧基底下丘脑做一个360°的旋转切割，使MBH与脑的其他部分完全脱离神经联系之后，这种脉冲仍能发生。

近年来，由于永生分泌GnRH的GT1神经元的获得，促进了对GnRH脉冲式分泌机制的新解释。GT1细胞表达一个杂合基因，该基因由小鼠的GnRH基因的5′端区域与编码SV40 T抗原的cDNA相连而成。这种细胞携带神经元的标记而不是胶质细胞的标记，它含有一个大型的内质网、高尔基体和神经分泌颗粒。GT1细胞表达多种受体和配体门控通道，且合成GnRH和相关的GAP多肽。此外，它在灌流和静态培养物中能够自发地分泌GnRH。胎儿下丘脑原始培养物也用来对GnRH脉冲式释放机制做体外研究。这些组织以间歇的方式释放GnRH，它们的分泌行为受到影响下丘脑组织GnRH释放的一些因子的调节。观察结果表明节律性活动是GnRH神经元的内在特性，似乎GnRH神经元自身就构成了GnRH的脉冲发生器。

LH及LHRH的这种脉动性分泌很有意义。因为激素都须经过相应的受体才能发挥作用。如果激素的血浆浓度不是脉动而始终恒定的，则受体被配体占领后，将有可能失敏。在LHRH的作用方面，事实确是如此。同样量的LHRH，以脉冲方式给予，则可促使垂体细胞分泌大量的LH及FSH；如以平稳的方式给予，则垂体仅分泌少量的LH及FSH。

※　※　※

本章首先叙述了神经内分泌在整合过程中的重要性及下丘脑的结构特点，然后分别叙述了下丘脑垂体对前叶及后叶的调节活动。在激素对神经活动的影响方面，介绍了组构作用和激活作用以及可能存在的甾体激素膜机制。本章以血管紧张素的中枢作用、脂肪产生的激素通过下丘脑的作用调节体重以及应激刺激所引起的全身反应，说明神经内分泌反应与其他神经反应的整合是机体维持内环境恒定的通常方式；以视交叉上核与昼夜节律、弓状核与黄体生成素释放激素节律，说明恒定中包含节律性波动。

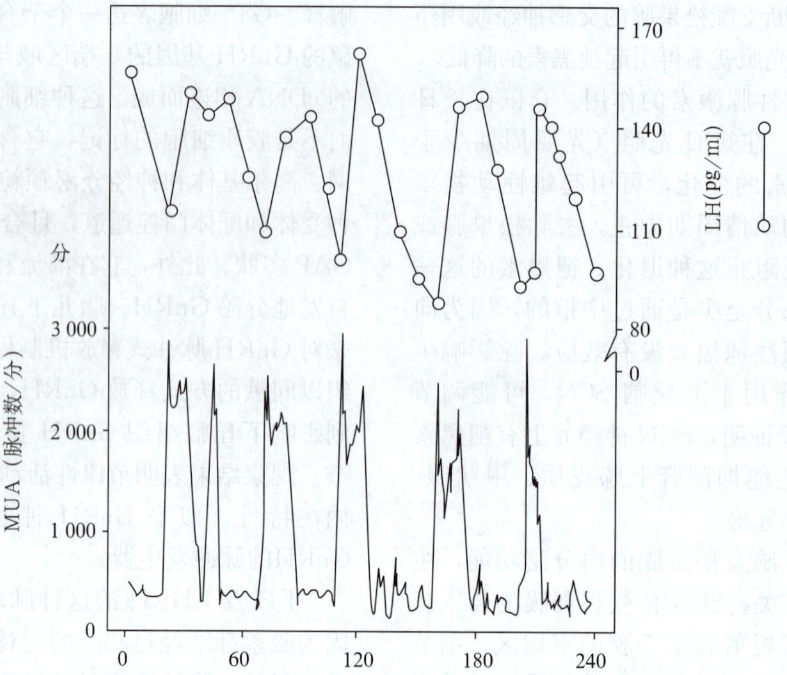

图 46-15 清醒恒河猴血液黄体生成素（LH）浓度的脉冲性变化与弓状核附近神经元的多单位活动（MUA）的放电频率变化的相互关系

注意 MUA 的突发性放电总是早于 LH 的脉冲性升高的出现。

（引自 Patton MD，et al，eds. Textbook of Physiology. 21st ed. Philadelphia：Saunders 1989：1297.）

维持内环境恒定是机体在不断变动着的环境下得以生存的根本需要，机体通过神经体液调节来维持内环境的恒定。下丘脑通过它对神经内分泌功能的控制参与全身神经体液调节，并且起十分重要的作用。下丘脑通过神经垂体，直接控制血管升压素与催产素的分泌；通过释放激素再影响垂体前叶的各种激素，从而调节全身的代谢。神经对内分泌功能的控制与影响仅是神经内分泌活动的一个方面；另一方面是激素对神经系统的反作用，作用可以是影响神经系统的结构，影响神经元的代谢，也可以是快速地改变神经元的兴奋活动；可以是基因组作用，也可以是非基因组机制。内环境恒定并非一成不变，而是在一定形式的节律活动基础上的恒定，可以表现出昼夜的、近小时的节律，也可以是有季节的节律。从血管紧张素的中枢效应以及应激反应时的全身反应可以看出，神经内分泌活动不是孤立进行的，它往往与自主神经活动行为变化相伴随。

参考文献

综述

1. Ahima RS. Central actions of adipocyte hormone. Trends Endocrinol Metab，2005，16：307-313
2. Bichet DG. Posterior pituitary hormones. // Endocrinology：basic and clinical principle. Conn PM，Melmed S，eds. New York：Human press，1997：223-245
3. De Kloet ER，Vreugdenhil E，Oitzl MS，et al. Brain corticosteroid receptor balance in health and disease. Endocrine Rev，1998，19：269-301
4. Falkenstein E，Tillmann H，Christ M，et al. Multiple actions of steroid hormones- A focus on rapid，nongenomic effects. Pharmacol Rev，2000，52：513-555
5. Muglia LJ，Jacobson L，Weninger SC，et al. The physiology of corticotrophin-releasing hormone deficiency in mice. Peptides，2001，22：725-731
6. Nejsum LN. The renal plumbing system：aquaporin water channels. Cell Mol Life Sci，2005，62：1-15
7. Okada Y. Ion channels and transporters involved in cell volume regulation and sensor mechanisms. Cell Biochem Biophys，2004，41：233-58
8. Krsmanovic LZ，Stojilkovic SS，Catt KL. Pulsatile gon-

adotropin-releasing hormone release and its regulation. Trends Endocrinol Metab，1996，7：56-59

9. Taheri S，Zeitzer JM，Mignot E. The role of hypocretins（orexins）in sleep regulation and narcolepsy. Annu Rev Neurosci，2002，25：283-313

原始文献

1. Earnest DJ，Sladek CD. Circadian rhythms of vasopressin release from individual rat suprachiasmatic explants in vitro. Brain Res，1986，382：129-33
2. Everitt BJ Hökfelt T. Neuroendocrine anatomy of hypothalamus. Acta Neurochiurgica，1990，suppl 47：1-15
3. Gekakis N，Staknis D，Nguyen HB，et al. Role of the CLOCK protein in the mammalian circadian mechanism. Science，1998，280：1564-1568
4. Hua SY，Chen YZ. Membrane receptor-mediated eletrophysiological effects of glucocorticoid on mammalian neurons. Endocrinology，1989，124：687-691
5. Ito K，Jiang Y，Iwasaki Y，et al. Regulatory mechanisms of corticotrophin-releasing hormone and vasopressin gene expression in the hypothalamus. J Neuroendocrinol，2004，16：348-355
6. Kapoor A，Matthews SG. Short periods of prenatal stress affect growth，behaviour and hypothalamo-pituitary-adrenal axis activity in male guinea pig offspring. J Physiol，2005，566（Pt 3）：967-77
7. Le Vay S. A difference in hypothalamus structure between heterosexual and homosexual men. Science，1991，253：1034-1037
8. McEwen BS. Permanence of brain sex differences and structural plasticity of the adult brain. Proc Natl Acad Sci USA，1999，96：7128-7130
9. Qiu J，Bosch MA，Tobias SC，et al. Rapid signaling of estrogen in hypothalamic neurons involves a novel G-protein-coupled estrogen receptor that activates protein kinase C. J Neurosci，2003，23：9529-40
10. Qiu J，Lou LG，Huang XY，et al. Nongenomic mechanisms of glucocorticoid inhibition of nicotine-induced calcium influx in PC12 cells：involvement of protein kinase C. Endocrinology，1998，139：5103-8
11. Shepard JD，Liu Y，Sassone-Corsi P，Aguilera G. Role of glucocorticoid and cAMP-mediated repression in limiting corticotrophin-releasing hormone transcription during stress. J Neurosci，2005，25：4073-4081
12. Zhu Y，Bond J，Thomas P. Identification，classification，and partial characterization of genes in humans and other vertebrates homologous to a fish membrane progestin receptor. Proc Natl Acad Sci USA，2003，100：2237-2242

Ⅷ 高级神经功能

蒲慕明

第四十七章　情绪的认知理论与神经基础 ………………………………… 罗跃嘉　罗敏敏（887）
第四十八章　睡眠和觉醒 ……………………………………………………… 房季冬　冯平福（904）
第四十九章　学习与记忆 ……………………………………………………… 钱卓　林龙年（920）
第五十章　语　言 …………………………………………………… 薛贵　曾凡钢　陈传升（939）
第五十一章　注意与决策 ……………………………………………………………… 李武（965）
第五十二章　动机与奖赏 …………………………………………… 刘青松　翟海峰　陆林（984）
第五十三章　理论神经科学 ………………………………………………………… 汪小京（1004）

理解认知与行为过程中的高级脑功能，特别是人类的高级脑功能，是神经科学的终极目标之一。历史上对高级脑功能的探索源于为了解损伤、疾病或神经紊乱所导致的人脑功能失调的需要。通过把这些功能失调定位到相关脑区，人们发现了主管各种认知与行为的大脑部位。如今我们采用各种非侵入性技术也能对正常的脑功能与结构进行探索。

过去二十年里，神经科学有两项重要进展，分别代表了从“从下而上”和“从上而下”这两种方向对脑功能的研究。一方面，由于遗传学和分子生物学手段的进展，我们对神经系统在分子与细胞水平的了解大大提高。另一方面，脑成像技术，特别是功能脑成像技术，为认知活动的神经关联提供了大量新的信息。虽然如此，对参与各种脑功能的神经回路的理解，这两种方向的进展都还很缓慢。比如，在“从下而上”方向，四十多年前 Hubel 和 Wiesel 就发现了初级视皮质中的简单与复杂细胞，可是到现在我们还不能确定这些细胞的感受野性质是由哪些皮质回路产生的。在“从上而下”方向，我们知道许多认知功能的相关脑区，但这些脑区如何相互影响进行认知功能仍不清楚，更不用提深层的回路机制了。基因组学与蛋白质组学技术的进展，加快了对脑功能的遗传学和分子生物学基础的了解。然而，知道某个重要基因的突变导致高级脑功能的某种缺失，只是揭开了谜底的一小部分。因为任何一种高级脑功能都包括了若干神经回路的运作，而这些回路的正常运作需要许多基因产物正常发挥功能。

目前我们对高级脑功能的了解，有相当一部分是利用动物模型，尤其猴子与啮齿类的研究得到的。哺乳类的单个神经元（甚至一个局部回路），不论从形态、生理，还是功能上，都很难挑出种间的区别来。然而，小鼠和人类的认知与行为却存在着巨大的差异。神经元数目随着物种演化而增加会提高神经回路的复杂度，这种提高能否说明灵长类高级功能的出现？演化又是如何利用基因组中的随机突变来创造特定回路连接，从而产生了各个物种独有的脑功能（如人类语言）？从其他哺乳类得到的回路功能的规律，是否能直接应用到人脑？许多这样的问题都还有待解决。

神经科学在过去一百年取得了许多进展，然而我们对高级脑功能的了解都还是极不成熟的，我们的假说都还是尝试性的，支持这些假说的证据都还相当匮乏。神经科学之所以激动人心，正是因为我们刚刚开始对一个望不见边际的新疆域进行探索。有兴趣从事神经科学研究的读者，将会发现他有无尽的机会去做出重大的发现。人类了解自然界的终极挑战在于了解我们自身，而了解人脑的高级功能则是所有这些挑战当中最为艰巨、也最有意义的。

第四十七章　情绪的认知理论与神经基础

罗跃嘉　罗敏敏

第一节　情绪与情感的基本概念 ………………… 887
一、定义 …………………………………………… 887
二、情绪评定的标准 ……………………………… 888
第二节　情绪的心理学理论 ……………………… 889
一、情绪的生理理论 ……………………………… 889
二、情绪的中枢神经系统理论 …………………… 889
三、情绪的认知理论 ……………………………… 889
四、情绪的多水平理论 …………………………… 890
第三节　情绪的神经生物学基础 ………………… 891
一、边缘系统和情绪紧密相关 …………………… 891
二、具有先天的情绪价值的刺激及其生理基础 …… 892
三、扣带前回对情绪认知起关键作用 …………… 892
四、杏仁核在情绪体验方面起着重要作用 ……… 894
五、杏仁核对情绪学习的重要性 ………………… 895
第四节　情绪与认知 ……………………………… 897
一、情绪与注意 …………………………………… 897
二、情绪与记忆 …………………………………… 898
三、情绪与执行功能 ……………………………… 899
第五节　心境障碍 ………………………………… 900
一、焦虑症 ………………………………………… 900
二、抑郁症 ………………………………………… 901
三、焦虑和抑郁的遗传学研究 …………………… 902

第一节　情绪与情感的基本概念

一、定义

难以想象如果缺少了情绪（emotion）与情感（feeling），人类生活将是多么可怕，但要从心理学、神经科学的不同角度给情绪下一个科学的定义还是一件困难的事情。从19世纪的心理学家到今天的认知神经科学家，经过不懈的努力与探索，总结出以下为大多数人承认的概念：

情绪是瞬息万变的心理与生理现象，反映了机体对不断变化的环境所采取的适应模式（Levenson，1994）。从心理学的层面来说，情绪是对客观事物的态度体验和行为反应，为人和动物所共有。这个概念主要包括三个方面的内容：生理唤醒、主观体验（如喜悦、悲伤和愤怒等）以及外在表现（面部表情、身体姿态、动作等）。相关文献中还常常出现情感、感情、心境等与情绪相近的名词，有时未做严格区分，但它们的意义还是存在一定的差别。

“情感”（feeling）一词常被用来表示不同的内心体验（experience），其中的“感”字有感觉、感受之意，因此经常用来描述那些具有稳定的、深刻社会意义的体验和感受，具有稳定性、深刻性和持久性，是构成个性心理品质的稳定成分。较高级的社会性情感包括道德感、理智感和美感。

“情绪”（emotion）一词主要指个体与情景的交互作用过程，特别是脑内的神经活动过程，具有较大的激动性、情景性和暂时性。因此，情绪和情感是相互依存、不可分离而又有所区别的，情感是对感情性过程的内在体验和感受，情绪表现为具有明显的冲动性和外部特征。

“感情”（affection）是一个更为宽泛的词汇，是对情绪和情感的总称，综合反映了人的情绪、情感状态以及愿望、需要等感受倾向。它既可以指情绪的表达、表现，也可表示主观情绪体验，有时还意味着与生理需求相关的内驱力。

不同的情绪状态可以用心境、激情、应激等字眼来描述：

“心境”（mood）指的是某种持续的、微弱的情绪状态，它像背景一样给人的各种心理活动渲染上一层情绪色彩，对心理活动的过程产生影响。

“激情”（intense emotion）是一种强烈的、爆发性的、瞬时的情绪状态，常伴有明显的身体和生理反应。激情可以是正性的或负性的，所谓“大喜大悲”就是对激情的一种描述。

“应激”（stress）指人体在应对环境刺激时自身所发生的身体的、生理的和心理的变化。那么，能引起个体应激状态的生活事件和环境条件就是应激源。应激过程通常分为三阶段：①警告：人体内肾上腺素分泌增加；②抵御：随着肾上腺素的增加，出现瞳孔缩小、心跳加快、血压升高、血糖浓度增高；③衰竭：可能有两种状况，要么应激过程结束，要么保持持续应激状态，产生身体不适以至疾病，例如：精神萎靡、浑身无力、食欲不振、失眠惊梦、消瘦，或心脏病、溃疡病、高血压等。对应激的应对干预主要针对第三阶段，如果应对不当，可以导致疾病。适当的应激对于提供人体的抵抗力和免疫力具有积极的意义。

二、情绪评定的标准

无论对于诱发情绪的刺激材料类型，还是被试实际的情绪体验，都涉及情绪评定的标准。目前主要存在两种标准，它们基于两种对立的情绪理论：基本情绪论和情绪维度论。

（一）基本情绪论

基本情绪（basic emotion）论认为情绪在发生上有原型形式，即存在着数种泛人类的基本情绪类型，每种类型各有其独特的体验特性、生理唤醒模式和外显模式，其不同形式的组合形成了所有的人类情绪（Ekman，1999）。从个体发展角度来看，基本情绪的产生是有机体自然成熟的结果，而不是习得的。Ekman 描述了 6 种基本表情：高兴、愤怒、惊讶、厌恶、悲伤、害怕。也可以将人类情绪分为兴奋、惊奇、痛苦、厌恶、愉快、愤怒、恐惧、悲伤、害羞、轻蔑和自罪感等 11 种（彩图 47－1，Izard，1977 年）。

Ekman 的开创性研究为基本情绪理论奠定了基础。Israel 等（2004）进一步研究不同情绪下的自主神经系统活动模式。他们用电影片段诱发被试快乐、愤怒、恐惧、满足、厌恶、悲伤的情绪，同时记录皮肤导电率、血压和心电图，以及被试的主观报告；模式分类分析（pattern classification analysis）显示除了厌恶以外，不同情绪类型都显示了特定的自主神经活动模式。

（二）情绪的维度（dimension）论

维度论认为几个维度组成的空间包括了人类所有的情绪。维度论把不同情绪看做逐渐的、平稳的转变，不同情绪之间的相似性和差异性是根据彼此在维度空间中的距离来显示的。比较公认的维度模式是如下两个维度组成的二维空间：①效价（valence）或者愉悦度（pleasure），其理论基础是正负情绪的分离激活，即正、负情绪各自具有特定的大脑加工系统；②唤醒度（arousal）或者激活度（activation），指与情感状态相联系的机体能量激活的程度，唤醒的作用是调动机体的机能，为行动做准备。

关于效价或正负情绪的分离，有中枢神经系统的脑成像和外周神经系统的证据。

脑成像研究对于正负情绪是否具有特定的大脑加工系统，是否具有各自的左、右半球优势的差异，证据不一致。Lee 等（2004）在被试观看正性和负性图片的同时进行 fMRI 扫描，结果发现，情绪图片激活了双侧额叶、扣带前回、杏仁核、前颞叶以及小脑。负性情绪图片的激活区主要在右半球，而正性图片则表现出左半球优势。但 Phan 等（2002）综合分析了 10 年间 65 项不同脑成像研究结果，发现没有充分的和一致的实验证据支持正负情绪加工的半球差异，因此他们认为情绪活动半球差异是很复杂的，具有很强的区域特殊性。

（三）情绪刺激数据库

美国国立心理健康研究所（NIMH）情绪与注意研究中心与佛罗里达大学 Lang 等（2001）编制了 3 套情绪材料系统，分别为国际情感图片系统（International Affective Picture System，IAPS）、国际情绪数码声音系统（International Affective Digital Sound System，IADS）和英语情绪词系统（affective ANEW）。三套系统的每一个材料都被赋予了愉悦度、唤醒度和优势度

(dominance)值，自问世以来，被广泛地运用于情绪研究中。其中，优势度是指在场景中，被试感觉自己居于支配或被支配的地位，支配的感觉越多，优势度的分值越高。

罗跃嘉课题组参照以上体例，编制出中国情感图片系统（Chinese Affective Picture System）、中国人面孔表情数据库（Chinese Affective Face System）、中国情感数码声音系统（Chinese Affective Digital Sound System，CADS）和汉语情感词系统（Chinese Affective Words System，CAWS）。

CAPS包括852幅图片，采用了具有中国国情的图片，特别在面孔、环境等方面（彩图47-2）。

CADS在大量收集各种声音刺激的基础上精选出453个声音，并取得了愉悦度、唤醒度和优势度数据。例如，国歌和中国民乐的愉悦度非常接近（分别为7.94与7.98），但两者的唤醒度却有明显的不同（分别为7.86与4.46）。

CAWS以现代汉语常用词词典中31 187条双字词作为原始母体选材量，结合国家语言文字委员会提供的中文词库，抽样出双字词6000（名词、动词、形容词各3000），采用随机和有规律相结合的抽样方法，形成统计样本；结合现代汉语词典选取2000个现代汉语双字词，再从中随机分层抽取名词、动词、形容词各500个作为评定用词。最后将这1500个双字词进行了愉悦度、唤醒度、优势度和熟悉度等4个维度的评定。

不管是图片、声音还是文字，由于每个材料具有愉悦度、唤醒度、优势度的定量分值，就给情绪研究带来了很大的方便。例如，可以很方便地从数据库取出愉悦度＞6的正性材料或愉悦度＜3的负性材料。

第二节　情绪的心理学理论

一、情绪的生理理论

当我们突然遭遇危险，例如看见一只熊，一般认为人是先害怕后逃跑。但早在19世纪80年代，美国心理学家William James和丹麦心理学家Carl Lange就不约而同地推翻这种情绪先于生理反应的传统认识，提出生理反应引起情绪的经典理论，又被称为James-Lange理论。该理论认为，情绪刺激引起生理反应，而生理反应进一步导致情绪体验的产生。“情绪刺激”是指能引起情绪反应的物理刺激，如“熊”的视觉刺激，而不是情绪本身；而“情绪体验”是指人主观感受到的情绪状态，如“怕”。当人看见熊的时候，首先的反应是跑，然后当人开始意识到自己的肌体反应时，才感到了害怕。换句话说，这一连串反应的顺序是“越跑越怕”，而不是“越怕越跑”。

二、情绪的中枢神经系统理论

美国心理学家Walter Cannon和他的学生Philip Bard对James-Lange理论提出了质疑(1927)。Cannon-Bard理论认为，情绪体验和生理变化是同时发生的，两者都受丘脑的控制。当人看见熊时，首先是丘脑被激活，然后再由丘脑发出神经冲动，同时激活大脑皮质和下丘脑。大脑皮质产生情绪的主观体验，下丘脑引起肌体唤醒，并产生逃跑的行为。生理反应与情绪体验之间的关系是“又跑又怕”。

三、情绪的认知理论

20世纪50年代，美国心理学家M. B. Arnold提出情绪的评定—兴奋理论。Arnold理论认为情绪产生的基本过程是刺激情景—评估—情绪，刺激情景并不直接决定情绪的性质，从刺激出现到情绪的产生，中间要经过对刺激的估量和评价。同一刺激情景，对它的评估不同，引起的情绪反应也不同。情绪刺激经过丘脑被送到大脑皮质，在大脑皮质上得到评估，形成一种特殊的态度。这种态度通过将冲动传到丘脑的交感神经，将兴奋发放到血管或内脏，所产生的变化使其获得特定的情绪感受。该理论首先把认知因素引入情绪理论中。

美国心理学家Stanley Schachter和J. Singer

(1971) 也强调认知因素对情绪的重要性，认为生理唤醒和对生理唤醒的认知解释是特定情绪产生的两个必要因素。他们进行了一系列的经典实验来证实 Schachter - Singer 理论。其中一个实验是将被试分成三组，给第一组被试注射肾上腺素，它一种会引起心悸、手抖、脸发烧等现象的激素，给第二组被试注射生理盐水（安慰剂），给第三组被试注射镇静剂。然后让三组被试观看闹剧电影。结果第一组被试认为电影非常有趣，表现出愉快的情绪；第二组被试没有感到愉快；第三组被试的情绪反应介于前两组之间。根据 Schachter 的理论，电影中的笑料使第一组和第三组被试将自己的生理唤醒解释为愉快的生理反应，于是产生了愉快的情绪体验。

另一个实验是给三组被试都注射肾上腺素，然后对第一组被试真实地说明注射肾上腺素后将会出现的反应；对第二组被试说明注射后身体会发抖，手脚有点发麻，没有别的反应；对第三组被试不做任何说明。再让注射后的被试分别进入两种实验情景休息，一种是愉快的情景（观看滑稽表演），另一种是愤怒的情景（回答冗长并涉及隐私的问卷）。结果发现第二组和第三组被试在愉快的情景中体验和表现出愉快的情绪，在愤怒的情景中体验和表现出愤怒的情绪，而第一组被试则在两种情景中都没有愉快或愤怒的情绪体验和表现。这说明情绪体验不是由生理唤醒单独决定的，因为三组被试的生理唤醒状态相同；情绪体验也不是由环境因素单独决定的，第一组被试并没有在不同的环境中体验到相应的情绪，因为他们把自身的生理反应解释为药物的作用。

这些实验结果一致证明了认知在情绪产生过程中的重要作用。以熊为例：当人在野外看见熊时，如果人们认为熊对人的安全构成了威胁，就会将自身的生理唤醒解释为害怕；当人在动物园看见熊时，如果人们认为没有安全问题，会将同样的生理唤醒解释为高兴或惊讶。

R. Lazarus 认为认知评价对情绪体验起关键作用（1982）。刺激的最初加工是进行情感或“感觉”估计——好的或坏的、安全或危险等，然后是更复杂的认知解释和评价。认知评价总是发生在情感反应之前，为具体的评价形式：①初级评价（primary appraisal），把周围情境看成是积极的、有压力的或与幸福无关的；②次级评价（secondary appraisal），根据个体可以利用的情境资源来进行评价；③重新评价（re - appraisal），刺激情境及相应的应付策略得到监控，必要时修改初级评价和次级评价。

四、情绪的多水平理论

20 世纪 90 年代起，出现了新的多水平情绪理论（Johnsn 和 Multhaup，1992；Power 和 Dalgleish，1997；Teasdal 和 Barnard，1993）。提出，认知系统中意义的表征有不同水平，因此同一刺激可以在不同水平上具有不同的情绪意义。这里简单介绍多水平模型的一种——Power 和 Dalgleish 的 SPAARS 系统，它被广泛用于解释不同的情绪体验。

SPAARS 系统（Schematic，Propositional，Associative，& Analogical Representational System）是图式、命题、联想和类比表征系统的缩写。模型中不同的名字代表不同的水平，产生不同的情绪体验，如图 47 - 3 所示。

类比表征系统涉及对环境刺激进行基本的感觉信息加工。命题系统不涉及情绪因素，只包含对外界和自我的信息。在图式系统中，来自命题系统的事实与来自个体近期目标的有关信息结合在一起，生成一个针对情境的内部模型，从而引起情绪反应。联想系统主要反应情绪系统的功效。同一事件在图式水平上被重复加工，会形成一些联想表征，将来再遇到同一事件，系统就不需要根据目标信息和命题信息的加工来建立模型以产生相应的情绪，此时相应的情绪会被自动引发出来。例如，蜘蛛恐惧症者看到蜘蛛就会立即感到害怕，即便他们知道通常情况下蜘蛛是无害的。根据 SPAARS 的观点，幼时形成的对蜘蛛恐惧的图式分析，为以后的联想水平表征奠定了基础，使得将来再遇到蜘蛛时自发地产生恐惧，而不需再消耗资源进行命题水平和图式水平的分析加工。

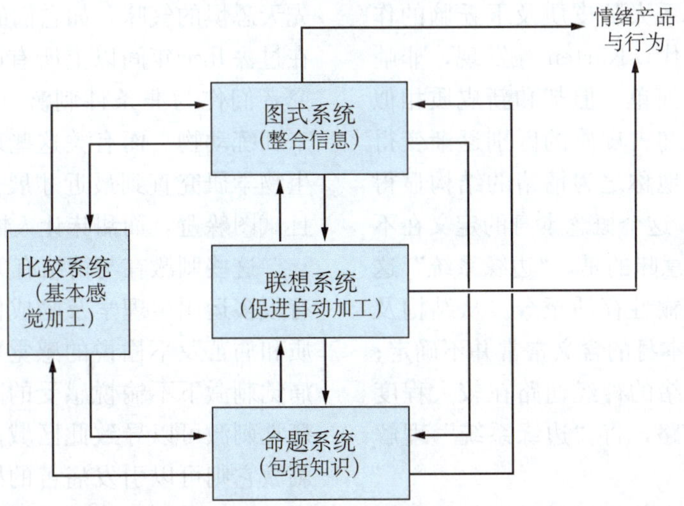

图 47-3　Power 与 Dalgleish 提出的 SPAARS 系统

第三节　情绪的神经生物学基础

关于情绪的心理学理论的争论要点是在情绪的产生中意识及无意识过程的相互关系，以及周边器官的状态（如心跳加快）对意识过程的反馈作用。要解决这些争论最终需要研究并了解情绪的神经生物学基础。过去的二十年间对周边自主神经系统及中枢内部与情绪有关的脑区有了更加深刻的认识。现在知道，正如 Cannon 所提出的那样，下丘脑在整合与协调周边神经系统的反射方面起着重要作用。大脑皮质，尤其是眶额皮质（orbitofrontal cortex）及扣带脑皮质（cingulate cortex），是情绪的主观感受的处理中枢。而杏仁核则是联系这两者的关键中枢。

一、边缘系统和情绪紧密相关

20 世纪早期，已经确认下丘脑在调控自主神经系统方面起着至关重要的作用。Cannon 及 Bard 首先提出了情绪是由下丘脑控制的理论。它主要包括三点：①下丘脑持续评价环境中各种与情绪相关的刺激。②下丘脑通过控制脑干从而表达情绪。③情绪的主观感觉，即情感，是由下丘脑投射到大脑皮质来完成的。这一理论的部分论点在 20 世纪 30 年代为 Ranson 和 Hess 对下丘脑的电刺激试验所证实。他们发现通过刺激下丘脑的不同核团，可以引发各种各样的自主反射。例如，心跳速度的改变、血压的改变、肠胃的蠕动、膀胱的收缩、毛发的竖起、弓背、竖尾及瞳孔的收缩等。部分反应明显类似于情绪的表达，如愤怒或恐惧。Papez 于 1937 年把前脑中的一些脑区，包括扣带脑皮质、旁海马区、海马及下丘脑中的乳头体（mamillary body），加入到与情绪有关的神经环路中。Papez 理论强调海马对情绪的重要性，支持这一理论的临床证据主要有狂犬病毒感染的病人由于海马回被破坏而显出情绪的极端不稳定。

McLean 深化了 Papez 的理论。他进一步把隔区（septal area）、伏核（nucleus accumben，基底神经节的一部分）、眶额皮质和杏仁核加入到 Papez 提出的神经环路中，称之为“边缘系统”。早期的比较解剖研究者认为新皮质是哺乳动物所特有的，在人类和灵长类中尤其发达。推理、思维、记忆以及问题解决被认为是新皮质的功能，而由古皮质及皮下神经核团组成的边缘系统被认为是用来完成进化上较低级的行为——情绪。

“边缘系统”这个概念在提出不久就被人质疑。Milner 等在 20 世纪 50 年代中期发现损毁海马导致认知功能，特别是长期记忆的缺失，这与 McLean 等提出的古皮质和高级认知功能无关的说法显然是矛盾的。Weiskrantz 及后继者发现，杏仁核而非海马起着联系大脑皮质及下丘脑的作用。到了20世纪70年代，Karten等发现，非哺乳类动物也存在着较为简单，但却和新皮质相似的脑结构，使得新皮质和古皮质的区别逐渐变得模糊。把边缘系统笼统地称之为情绪的结构显得过于简单。“边缘系统”这个概念本身的定义在不断发生变化。具有讽刺意味的是，“边缘系统”这一概念正是由于这种模糊性存活至今。从结构及解剖学而言，边缘系统本身的含义常常并不确定；但从功能角度上说，情绪的神经通路在较大程度上独立于认知的神经通路，将“边缘系统”理解为情绪通路也未尝不可。

当代对情绪的神经生物学基础的理解和早期Cannon和Papez提出的理论在很多方面是一致的。比如说，下丘脑对于情绪的表达是极为重要的。而许多皮质下的结构对于外界刺激进行着无意识的情绪相关性的评估。扣带脑皮质及眶额皮质和情绪的主观认知相关。但是，杏仁核而非海马或下丘脑在情绪表达及主观认知之间起着桥梁作用。

二、具有先天的情绪价值的刺激及其生理基础

关于情绪我们倾向于去探讨起初中性的刺激如何引起情绪的产生。我们一生中大多数的令人忘怀的具有情绪色彩的刺激与事件起初并无任何情绪价值，例如自己支持的球队赢了球。这类事件的情绪色彩显然是我们后天所习得。然而，一些外部刺激具有天生的情绪价值，而且它们在其他刺激的情绪获得方面起着重要作用。

所有的感觉系统都可以感知具有特定的先天情绪值的感觉刺激。从各个感觉通道来的可以产生痛感的刺激，例如强光、强烈的噪音、过热、过冷以及对皮肤的电刺激都能引起负性的情绪。一些刺激并不产生痛觉却同样产生负性的情绪，例如苦味的化学分子、恶臭的气味以及饥饿等。还有一些刺激可以产生正性的情绪，例如甜味分子、一些特定的气味、温暖柔和的触觉和性行为的完成。一些刺激本身较为复杂，但依然具有较强的先天性的情绪意义。这些刺激包括在人类社会中的成人影片与图像，及灵长目动物所普遍恐惧的蛇及蜘蛛的视觉刺激，以及在鼠类中能引起先天恐惧的气味，如它们的天敌猫和雪貂的体味。在过去几十年间以上所有的刺激都被行为神经研究者们作为非条件刺激（unconditioned stimuli）来训练动物。而有关这些刺激的情绪价值的神经生物学研究直到最近才展开。为何苦味让人痛苦且试图躲避，而甜味让人愉悦而想获得呢？

这些刺激在与情绪有关的脑区有不同的表征。有很多运用生理学及脑成像的研究发现前扣带皮质和痛苦及不愉悦的感觉紧密相关。损毁它导致痛觉刺激下不愉悦感受的降低，而生理记录显示痛觉刺激可以导致此区域内细胞活动的提高。电刺激它则可以引发痛苦的感受。而眶额皮质则和视觉、嗅觉以及味觉的奖赏性及愉悦感相关。跨突触神经示踪的研究表明，甜味受体细胞及苦味受体细胞在味觉系统的各个阶段都可能有大致分离的投射，显示这些刺激的情绪价值是通过从受体到皮质的先天的神经连接所实现。

具有先天情绪价值的刺激通过杏仁核及下丘脑实现情绪的生理表达。杏仁侧核（lateral amygdala）接受所有感觉系统的输入，而生理记录发现很多杏仁侧核的细胞对疼痛及苦味刺激有反应。杏仁中央核（central amygdala）除接受从杏仁侧核的信号外，也接受臂旁核（parabrachial nucleus）有关疼痛与味觉的输入。而杏仁中央核则投射到下丘脑及脑干的不同区域，进而控制自主神经系统，产生情绪的生理反应。损毁杏仁核可以消除因恐惧引起的生理反应，比如损毁猴的杏仁核可以消除它们对蛇的先天性恐惧反应。损毁杏仁核不同的下游区域导致特定的行为缺失。损毁外侧下丘脑可影响在惊恐反应中血压的变化，但对战栗反应（freezing）没有影响。损毁中脑导水管周围灰质影响战栗反应，却对血压变化无影响。损毁终纹床核对血压及战栗反应都无影响，却破坏垂体-肾上腺应激激素的条件性释放。

三、扣带前回对情绪认知起关键作用

扣带前回（anterior cingulate cortex，ACC）位于大脑内侧面。

（一）认知功能和情绪功能的分离

关于ACC功能的一个重要观点是认知信息和情绪信息的加工是分离的。如图47-5所示，其

背侧认知部分（dorsal cognitive division）位于Brodman分区（BA）24b－c区和32区，嘴腹侧情感部分（rostral－ventral affective division）分布于嘴侧24a－c区和32区，以及腹侧25区和33区）（见彩图47－4）。根据来自于细胞构筑、脑损伤和电生理研究整合的数据，与不同的连接模式知识以及脑成像研究结合起来，观察到这两个部分是可以区分的（Vogt 等，1992；Devinsky 等，1995）。

认知亚区是分布式注意网络的一部分，它与外侧前额叶皮质（BA 46/9 区）、顶叶皮质（BA 7区）以及前运动区和辅助运动区（supplementary motor area，SMA）相互连接（Devinsky 等，1995）。背侧认知亚区通过影响感觉或反应选择（或两者）调节注意或执行功能，包括监测竞争、复杂运动控制、动机、新奇、错误监测、工作记忆和认知任务的预期均与之有关（Bush 等，2000）（图47－5）。而情感亚区连接到杏仁核、水管周围灰质、伏核、下丘脑、前部脑岛、海马和核眶额皮质，并有输出到自主系统、内脏运动系统和内分泌系统。ACC的情绪亚区主要参与情绪和动机信息的评价以及情绪反应的调节（Vogt 等，1992；Devinsky 等，1995；Drevets and Raichle，1998；Whalen 等，1998）。

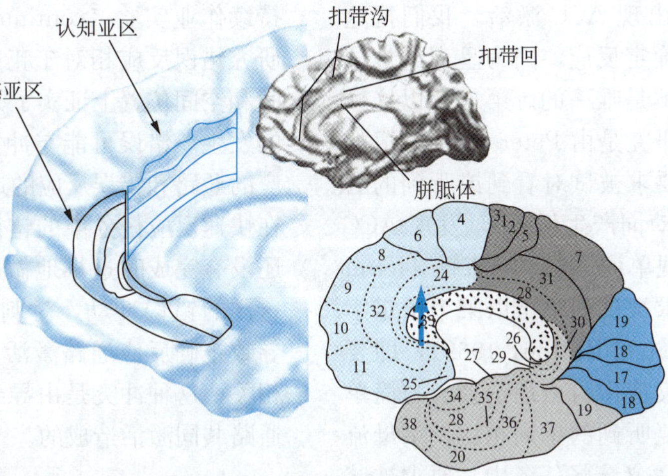

图 47－5　背侧认知亚区：冲突监测；调节注意或执行功能、复杂运动控制、动机、新奇、错误监测和工作记忆。嘴腹侧情感亚区：参与情绪和动机信息的评价以及情绪反应的调节。（引自 Bush et al，2000）

（二）扣带前回参与的主要认知活动

对于ACC在认知中的作用已经采用各种方法进行了实验研究，包括神经心理学技术、单细胞记录以及脑成像技术（fMRI＋ERP）。主要有以下三类研究：

1. 在要求被试者克服优势反应的任务（例如经典 Stroop 冲突实验范式）中，ACC被激活。在Stroop实验中，要求被试命名呈现的单词的颜色。如果单词所指的颜色与单词呈现的颜色不一致时（如“红色”这个单词用绿颜色呈现），反应时延长；如果单词所指的颜色与单词呈现的颜色一致（“红色”这个单词用红颜色呈现），或刺激由一个无色的单词，或一系列有颜色的“X”字母构成时，反应时相对较短。通常的解释认为不一致条件下的困难是由于单词阅读是一个强的自动加工，干扰了颜色命名。克服读单词的反应对于被试是一个挑战。Pardo 等（1990）首先观察到在Stroop任务中ACC激活。他们通过PET研究发现不一致条件下的作业与一致条件下相比，ACC活动增加。在各种Stroop任务中也都发现不一致的刺激引起ACC活动增加（Bench 等，1993；Cater 等，1995；Bush 等，1998）。另一个ACC激活与克服优势反应相关的例子是由 go/no－go 任务研究提供的。Casey 等（1997）要求被试看一连串的单个呈现的字母，对于每个呈现的字母都按一个键，但是当呈现的字母是一个“X”时，不用按键。多数刺激是非"X"字母，导致按键反应成为优势。在对照条件，呈现的字母系列不包含"X"。在 go/no-go 条件下观察到更大的 ACC 激活。在克服优势反应任务中有 ACC 参与，这个发现对于该脑区与冲突发生有关的观点提供了证据。在以上研究中，在被试必须克服来自优势反应的干扰的条件下，观察到最强的 ACC 激活。可以将这些条件理解为涉及导致正确（但是弱的）和错误（但是优势的）反应的加工通道之间的冲突。

2. ACC 的激活与不确定反应的选择任务有关，例如字词命名、字母流畅（letter fluency）等。在这类研究中，要求被试从一组反应中做出选择，而这些反应中任何一个都不比其他的更明显，在这种条件下会出现 ACC 激活。我们把这些任务描述为涉及不确定反应，因为呈现给被试的刺激所对应的反应不是唯一的。第一个以这样的任务检查脑活动的研究是由 Petersen 等报道的（1988，1989）。他们要求被试对看到或听到的名词产生一个动词（即动词产生任务），发现 ACC 激活高于简单重复呈现单词。在字母流畅（letter fluency）任务中，要求被试列举出以某个给定字母开头的单词（Spreen 和 Benton，1969），即要求被试在许多潜在的反应中自由地选择。与简单地重复字母名字或重复听到的单词相比，字母流畅任务激活 ACC。在语义流畅任务中，要求被试命名一个给定类别的成员，ACC 也被激活。在不确定反应条件下的 ACC 激活不只限于语言作业。当要求被试抬起两个手指中的一个时（随机选择，其中的一个手指被轻敲），与要求被试抬起被敲的手指这个条件相比，ACC 激活。当要求被试随机在四个方向中的任何一个方向移动操纵杆，与只在一个特定方向重复移动操纵杆的条件相比，发现在自由选择条件下 ACC 相对激活。正如在克服优势反应任务中，在不确定反应中的 ACC 激活与 ACC 参与冲突发生的观点一致。因为不确定反应任务中的每一个刺激与许多规定的反应相关，所以刺激呈现可能导致多个不相容反应通路的平行激活，结果在刺激呈现和做出反应之间的这段时间产生干扰。

3. ACC 的激活与导致错误发生的任务有关，通常采用 ERP 技术观察错误相关性负波（error-related negativity，ERN）。ERN 是一个与错误反应有关的 ERP 成分，在许多快速反应任务中错误的发生都伴随着 ERN 的出现。ERN 是由两个实验室分别发现的（Gehring 等，1990；Hohnsbein 等，1989），将反应相关的错误项目平均可以清楚地看到这个成分，通常随着反应相关的肌电（EMG）活动的发生而出现，峰潜伏期为 100～150ms。

ERN 的发生源被定位于内侧额叶区。通过偶极子定位技术发现 ERN 的源位于 ACC。在一个持续作业实验（continuous performance test）中研究错误反应相对于正确反应的活动脑区，在时间和空间位置上证实了 ACC 激活伴随着错误反应的发生。错误可能与冲突相关，因为导致正确反应的通路和错误反应的通路之间的干扰造成冲突。在快速反应任务中的错误常常表明对刺激的分析还没有完成时过早地做出反应。即使已经做出了这样的错误冲动，对刺激的评判还在继续进行，导致正确反应通路激活。所以，错误常常与冲突相关，这种冲突是由导致正确反应和错误反应的通路共同激活造成的。

四、杏仁核在情绪体验方面起着重要作用

过去几十年的研究成果显示，杏仁核（图 47-6）与情绪行为有极为紧密的关联。杏仁核是 McLean 边缘系统理论的一部分，但最初并不被认为对情绪起突出作用。1956 年 Weiskrantz 发现，早期发现的颞叶损毁导致情绪的变化事实上是由于杏仁核的损毁所引起的。在人类及其他灵长类动物中，杏仁核的损毁经常引起情绪低落及性行为异常活跃且无目的性。一系列研究揭示杏仁核与情绪有以下三方面的关系：对情绪状态的表达极为重要；对于认知其他动物表达的情绪很重要；对于情绪的学习不可或缺。

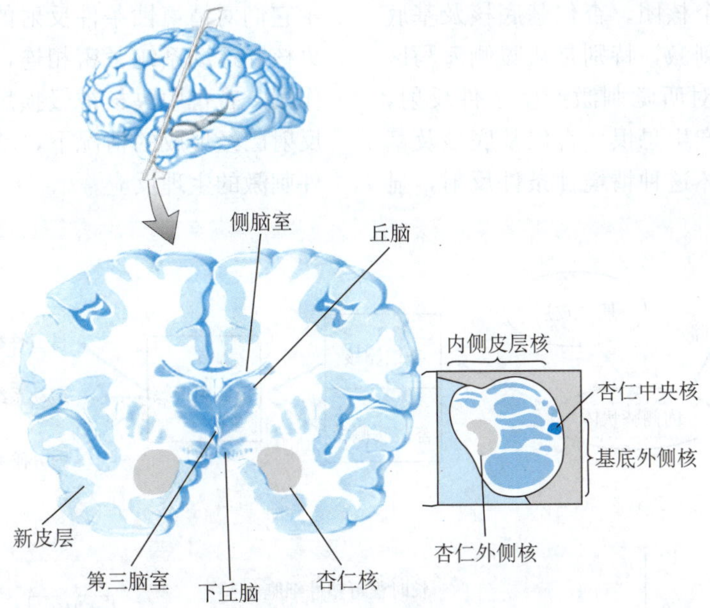

图 47-6　杏仁核在人脑中的位置及主要分区

实验及临床证据都表明杏仁核对情绪的表达很重要。对人的杏仁核进行电刺激可以导致恐惧感；杏仁核的癫痫性电活动可以在病人中引发强烈的恐惧和愤怒，以及强迫性的抓咬。而损毁杏仁核导致动物从“凶猛”的状态变得驯服。一类患有 Urbach - Wiethe 病的病人由于在杏仁核有钙的沉积导致部分损毁而常发生情绪反常。

杏仁核对情绪性刺激的认知也极端重要。恐惧及快乐的面孔刺激在人类杏仁核中产生不同的激活水平。让被试观察一系列具有不同情绪强度（极度恐惧、一般恐惧、中性、一般愉悦、极度愉悦）的面孔，同时测量被试脑区域性血流量的变化。发现被试的左侧杏仁核与刺激面孔的恐惧度成正相关。杏仁核的两侧区域都受到忧伤面孔刺激的激活。让被试观看短暂呈现的面孔图像，其中瞬间呈现的有情绪表达的面孔被随后的中型面孔所覆盖，因而被试汇报没有观察到任何有情绪表达的面孔。但是相对于中性刺激，有短暂情绪表达的面孔刺激（包括有快乐或悲伤表情的面孔）都激活了双侧的杏仁核。电生理记录也支持杏仁核对情绪认知的重要性，杏仁核中的细胞可以选择性地被某些有特定情绪表达的面孔所激活。

杏仁核区域有毁损的病人，可以从一系列照片中指认出特定的人，但不能判断出甚至是他们最熟悉的人的情绪表达，例如面孔是否有快乐或悲伤的表情。因此，杏仁核在社会认知方面，尤其是认知其他人的情绪表达方面是不可或缺的。

五、杏仁核对情绪学习的重要性

在细胞与分子的层次对于情绪研究最大的进展是关于杏仁核的神经环路与惊恐条件反射方面的工作。形成惊恐条件反射的实验基本范式是将动物置于笼中，然后释放一个起初在情绪上处于中性的刺激（如一个短的音调），随之呈现一个负性的刺激（如足底电刺激）。在这里，音调是条件刺激，而电刺激是非条件刺激。经过重复几次刺激，起初中性的音调也能导致动物产生防御性的行为（如逃跑或战栗）及自主神经系统的反应（如血压及心跳频率的变化）。由于惊恐条件反射容易建立而且记忆能长久保持，因此在生理学实验室得以广泛运用。LeDoux、Davis 及 Fanslow 等人多年的工作确定了这一反射形成的神经通路，并在细胞及分子层次取得进展。

杏仁侧核接受来自所有感觉系统的刺激。对于听觉刺激而言，LeDoux 等人的工作证明，杏仁侧核接受从丘脑内膝状体来的一个直接输入，同时接受一个从听觉大脑皮质来的一个间接输入。杏仁侧核及杏仁中央核的损毁延迟甚至阻断惊恐条件反射的形成，因此一般声音所引起的惊恐条件反应必须需要这两个核团。杏仁基底核及基底副核也接受外部感觉刺激，特别是从腹侧海马区来的输入。动物不仅对听觉刺激产生条件反射，也对学习发生的场所产生恐惧。杏仁基底核及基底副核的毁损可以破坏这种情境性条件反射，显示它们对情境性条件反射的形成很重要。杏仁中央核和运动系统紧密相连，对惊恐反射的表达起作用。杏仁中央核被毁损后，即使是在惊恐条件反射已经形成的情况下，动物也不再表现出对条件刺激的生理反应。

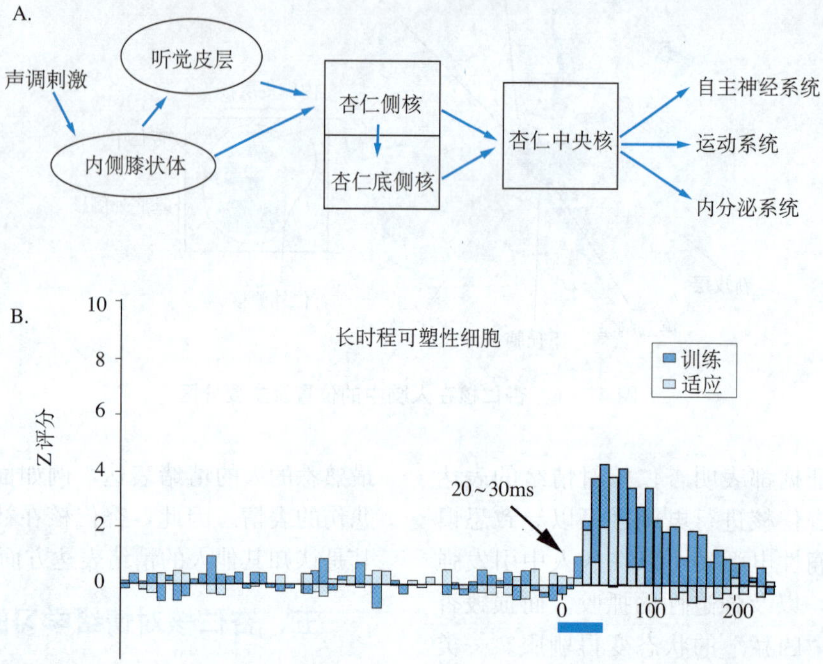

图 47－7 惊恐条件反射形成的基本通路

A. 听觉信号由内侧膝状体投射到杏仁侧核，在此和痛觉刺激聚合，导致听觉刺激产生更大的反应。杏仁侧核的信号传到杏仁中央核，引发惊恐反应。B. 听觉刺激和痛觉刺激的同时呈放导致杏仁侧核细胞对听觉刺激反应的增大。Habituation（灰色）显示为一杏仁侧核细胞在条件反射学习之前对音调（下部黑色长条）的反应，Conditioning 显示为同一细胞在条件反射形成过程中对相同音调的反应。（B 图引自 Repa et al. 2001）。

杏仁侧核中的细胞对疼痛刺激有反应，而且其中部分细胞也会被听觉刺激激活。这种条件刺激与非条件刺激在杏仁侧核中的聚合为条件反射的形成提供了一个很好的条件。在条件反射形成的过程之中，杏仁侧核的细胞对条件刺激的反应发生变化（增强或变弱），而且这种变化稍早于条件反射的形成。由于杏仁侧核中的细胞反应潜伏期短（小于 20ms）而且对条件刺激反应获得所需要的试验次数少（小于 10 次），因此条件刺激被认为直接来自内侧膝状体，而这种反应的可塑性被认为形成于杏仁侧核，而非听觉皮质或杏仁核的其他区域。与此一致的是，动物的杏仁侧核对于声音刺激表现出长时程增强效应（long term potentiation，LTP），因而这一区域的 LTP 现象提供了 LTP 与自然学习相关的直接证据。

和海马脑切片中所表现出的 LTP 一样，在杏仁侧核中的 LTP 同样需要 NMDA 受体及电压敏感的钙通道。而在杏仁侧核中阻断这两者则可以阻碍惊恐条件反射的形成。和海马细胞的 LTP 形成的细胞分子机制相似，在杏仁侧核中的 LTP 形成过程中，突触后细胞钙离子浓度升高触发多种激酶及转录因子表达水平的提高。这些蛋白包括钙调蛋白激酶、MAP 激酶、蛋白激酶 A、CREB 转录因子等。惊恐条件反射也需要在杏仁侧核的细胞中有 AMPA 受体上膜运输（图 47－8）。

杏仁核在情绪方面的作用并不限于恐惧的产生与惊恐条件反射。它在情境性条件反射方面也有重要作用，其中杏仁底核及基底副核尤为关键。杏仁核在正性的愉悦情绪反应中也很可能起作用。当把中性的条件刺激（音调）和奖赏型的非条件刺激（事物）结合在一起呈现时，动物也能够形成音调和食物味觉刺激的条件反射，而损毁杏仁底侧核也能破坏这种联想学习。

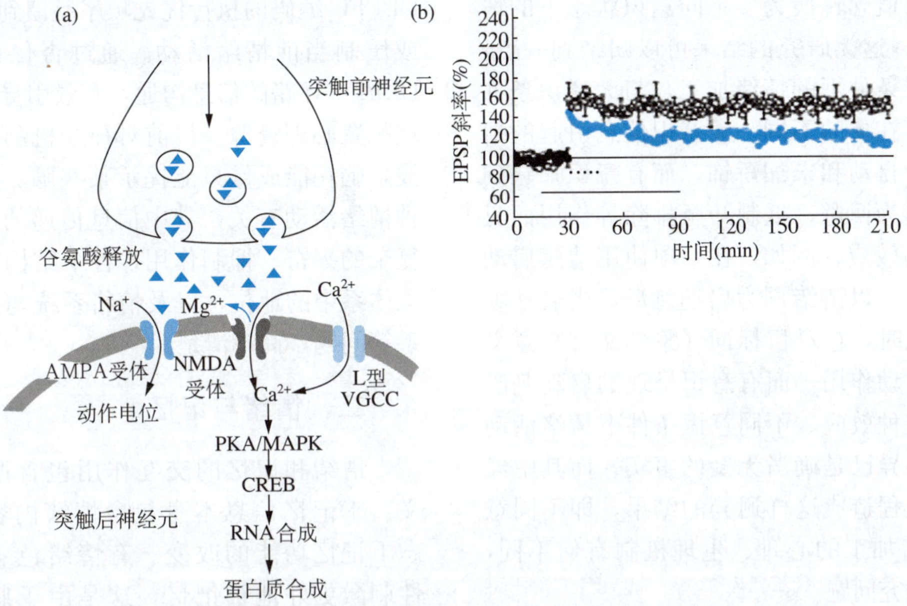

图 47－8　惊恐条件反射形成的分子细胞机制。

（a）突触增强所依赖的突触后细胞胞内信号转导途径。（b）LTP 能够在离体的杏仁侧核细胞中形成，而且能够被特定的药物所阻断。

第四节　情绪与认知

一、情绪与注意

情绪与注意的关系可以从两个相反的思路来分析：一个是情绪对注意施加的影响，另一个是不同注意状态对情绪活动的作用。

情绪刺激可以吸引更多注意投入，从而占据信息知觉上的优先地位。在经典的视觉搜索任务中，随着分心物数目的增加，搜索到目标物所需的时间也会延长，这是一种序列注意加工过程。但如果以情绪性刺激为目标物，搜索成绩又体现出一定的并行加工特点。在空间定位任务中，当靶刺激呈现在情绪线索同侧时，反应时间比呈现在对侧时要短。可见，情绪信息无论作为目标还是线索，都能增强注意，促进认知加工。情绪对认知活动的影响也可以通过“前注意”这一途径来实现。例如，在注意瞬脱范式中，情绪信息能够突破瞬脱规律的限制为被试所察觉。注意瞬脱（attentional blink）是指，视觉刺激成串呈现，对于前一靶刺激的知觉将削弱对随后的第二个靶刺激的知觉。但是当第二靶刺激为情绪项目时，这种注意瞬脱现象大大减轻。这一现象也意味着情绪加工似乎可以“自动”进行的。它不受注意资源多寡的限制，可以独立于有意识觉知而存在。这一假说在得到众多实验支持的同时也面临着挑战和质疑。首先，关于加工活动中没有意识参与，一直存在理论和方法学上的争议，使得大批实验结果可疑。其次，从逻辑上讲，情绪信息的功能在于吸引注意以便得到更充分的加工，如果这种加工可以完全“自动”进行，那么有什么必要去进行注意资源的竞争？如果通过竞争实现了注意增强乃至有意识觉知，这一过程还能称作自动加工吗？第三，有实验发现，“只有在资源充足的情况下，对情绪面孔发生响应的脑区（包括杏仁核）才能正常工作”。因此，情绪活动究竟是一个自动过程还是控制性过程，仍有较多争论。

关于注意状态对情绪活动的影响，许多研究实际上已经将概念转换为“不同意识状态下的情绪加工特点”。这类研究的结果可以归结到一点，那就是有意识条件下的情绪加工，与无意识条件下的加工，存在质的不同。无意识信息引起的情绪活动更多为自动和未加矫饰，而有意识知觉到的信息往往因为回避、抵制乃至排除等作用而只能引起较小的效应。例如，在一项使用情感启动范式的研究中，以情绪词为启动刺激，当启动项为无意识呈现时，它对目标词（象形文字）意义的判断具有启动作用，而有意识呈现的启动刺激则未观察到这种效应。不同意识条件下情绪活动的结果存在差异已是确凿无疑的事实，而其中经过了怎样的过程造成这样迥异的结果，即不同意识条件下情绪加工的心理、生理机制有何不同，是很有趣的研究问题。

在情绪与注意交互作用的心理、生理机制方面，一般认为，注意对输入信息进行选择，重要内容优先得到加工，而对干扰刺激的加工被抑制，这样保证了最有效地配置心理资源。有关刺激重要性的信号从何而来？刺激的情绪内容正是一种重要的指示信号。它在很大程度上调节着注意指向的方向和集中的程度。对心理机制的研究需要依据实验结果进行较多的理论推导和分析，而神经成像技术的发展对生理机制的研究则较为直观和客观，也为心理机制的分析提供了有力的证据。在情绪与注意交互作用的神经机制研究中，报道最多的是杏仁核这一结构。在信息加工过程中，呈递到各级加工场所的情绪价值能够被迅速地甚至是前注意地登记在案，杏仁核在其中起到了关键作用。它通过对感觉和联合皮质的直接神经投射，增强对情绪内容的表征，从而吸引更多注意。杏仁核也可以通过较为复杂的腹内侧前额叶（VMPFC）-背外侧前额叶（DLPFC）交互作用过程调节认知目标，从而将注意资源引向情绪信息的表征，使其得到更充分的认知加工。DLPFC是重要的注意控制系统，它能够维持刺激的任务相关表征，有效地引导注意以保证任务完成。这里注意选择的内容并不直接取决于刺激的情绪分值，而是依据它们对实现行为目标的重要性大小。而VMPFC（包括眶额皮质和扣带回在内）与杏仁核及DLPFC之间都存在密切的信息联结，它可以接收来自杏仁核的情绪信息，也可以将由DLPFC编码的执行优先顺序反馈到杏仁核，增强或压制当前情绪活动。通过杏仁核-VMPFC-DLPFC环路的信息沟通，有效引导注意方向，合理配置心理资源。目前对神经机制的研究还较肤浅，脑功能成像只能提示某些脑、神经结构与某种情绪活动有关，其中信息传递的过程，相互间复杂的兴奋、抑制作用，各个结构在整个信息加工体系中的地位，以及情绪系统与认知系统的关系等问题，尚不清楚。

二、情绪与记忆

情绪和记忆的交互作用包含两个层面的含义：①记忆信息本身包含情绪内容；②情绪状态下记忆功能的改变。有情绪色彩的刺激比中性刺激更好地被记忆，这是由于刺激对情绪的唤醒而非情绪刺激本身的重要性促进了记忆。愉快的情绪通常会比不愉快的情绪记得更好，因为它们包含了更多的背景细节，进而帮助了记忆。但是过于强烈的情绪会损伤同时发生的其他事件的记忆。

内侧颞叶结构在情绪和记忆的交互作用中占有重要地位。杏仁核是进行情绪记忆最重要的脑结构，在这里一个中性刺激会根据与其成对出现的负性刺激获得负性特征。海马联合对情境记忆（episodic memory）是必不可少的，它控制了被人类称作“回忆”的东西，即按意愿想起曾发生过的事件。杏仁核和海马联合不是两个独立的记忆系统，当处于某种情绪状态时，两个系统进行着精细且重要的交互作用。杏仁核能够调节海马依存性记忆的编码和保存。当情绪刺激发生时海马联合又能通过把刺激的情绪意义变成情境表征而影响杏仁核的反应。大脑皮质特别是前额叶（prefrontal cortex，PFC）在情绪对记忆的调节中发挥着作用。例如，在对不同表情面孔编码的研究中，右侧PFC的激活预示了对面孔的记忆，与表情无关；而左侧PFC的激活却与有表情面孔的成功编码有关。可见，右背外侧前额叶（DLPFC）在非语言材料的成功编码中发挥作用，左DLPFC是记忆与情绪加工发挥整合的地方。正性情绪背景下，记忆编码激活了内颞叶结构(medial temporal lobe structures)，当再认此背景下记忆的项目时，海马和内侧前额区（medial prefrontal regions）被激活；负性情绪背景下，记忆编码激活了前颞叶向杏仁核的神经传导，再认时，尾状核（caudate nucleus）被激活。不同情绪背景（emotion context）下的记忆是由不同的大脑回路来完成的。

情绪如何影响记忆？神经心理学发现带有情绪色彩的刺激确实能影响记忆的编码。Eysenck和Calvo提出的加工效能理论（processing efficiency theory）就是建立在工作记忆系统存在的假设基础上的，是焦虑等负性情绪对认知过程影响的重要理论。大量实验证明焦虑对认知的影响是工作记忆受损引起的。焦虑者会过多关注自己的强制思想、担忧和负面认知等焦虑反应。这种与当前任务无关的反应会分散个体的注意力，从而消耗有限的工作记忆资源，导致要么降低正确率，要么增加反应时间——低认知效率。进一步研究发现不同类型情绪（负性、中性）对工作记忆的影响可能不同，特定情绪对不同类型工作记忆（词语、空间）的影响也可能存在差异。但导致这种选择性影响的机制还不清楚，这可能与情绪和认知加工所卷入的脑区有关，如负性情绪和空间工作记忆都存在右半球优势，故而产生相互影响。也可能并非脑区的重叠，而是对某种认知资源的竞争，如注意资源，负性情绪占用了大量的注意资源，而这种注意资源在空间工作记忆中发挥着重要作用，因此造成空间工作记忆功能受损。可见情绪与工作记忆间的交互作用也十分复杂，了解它们之间的关系有助于了解情绪和认知的关系。

三、情绪与执行功能

大脑额叶（特别是前额叶）是执行功能重要的物质基础。特定的情绪状态可能对执行控制过程（如注意转换、工作记忆刷新、抑制和计划）有特异性的影响，这是由于执行功能和情绪都是一种调节认知和行为的控制系统。与控制有关并同时涉及执行功能和情绪的子系统可能是两者发生交互作用的关键所在。执行功能（executive function）负责对各种具体的认知加工过程进行控制和协调，是大脑最高级的认知活动。情绪活动是大脑皮质和皮质下中枢共同作用的结果。其中，皮质下中枢（如丘脑、下丘脑、边缘系统和网状结构等）占有重要地位，这方面已有大量证据；而大脑皮质特别是前额叶则起着一种主导性的作用，相关的研究较少，且存在较多的争议。前额叶损伤患者有时出现抑郁情绪，可能是由于相关前额叶皮质受损而导致的原发性情绪障碍，也可能是患者在意识到自己心理功能的退化后，继发了抑郁情绪。

情绪状态对执行控制过程的影响存在一致性。一些研究者从注意或认知资源模型出发，认为无论何种情绪状态都会占用一定的资源，而对执行认知过程产生不利的影响；另一些研究者从情绪的动机层面出发，认为一种特定的情绪往往是通过简单地增加或减少介入某一复杂认知任务的意愿来实现，因而对执行控制过程的影响相同；神经计算模型从神经生物学的机制出发，认为积极的情绪可以提高大脑，特别是前额叶的多巴胺水平，从而提高个体在复杂认知活动中的成绩，这种影响同样具有一致性。

新近发现，情绪状态对执行控制过程存在不一致的影响。这可以是影响强度上的不同，也可能是影响方向上的不同。Davidson（1995）认为，在左侧和右侧前部脑区分别存在进取（approach）和退缩（withdrawal）两个相对独立的神经系统，正性的情绪将相对增加左侧前额叶进取系统的激活，而负性的情绪将相对增加右侧前额叶退缩系统的激活。Heller和Nitschke（1997）指出，愉快的情绪更有利于完成依赖左侧前额叶的任务，而不愉快的情绪则更有利于完成依赖右侧前额叶的任务。这一观点得到了部分实证研究的支持，如空间2-back任务的表现在退缩情绪下得以提高，而在进取情绪下受到干扰；言语2-back任务的表现正好与此相反，出现了双分离的现象。情绪对不同执行功能的影响也不尽相同，正性情绪对言语流畅性任务起促进作用，而对注意转换任务起干扰作用。目前这方面的实证研究还不多，特别是脑机制的研究更为缺乏。

第五节 心境障碍

心境障碍（mood disorder），又称情感性精神障碍，主要包括抑郁症、躁狂症、躁狂-抑郁症、焦虑症以及由此导致的自杀，以及各种疾病引起的心境障碍。其中抑郁症是危害全人类心身健康的常见病，其患病率在我国为10%～15%；既会影响患者工作能力与效率，又可危及生命，严重的抑郁症患者中有10%～15%因自杀而结束生命。我国的自杀人数约为25万/年，自杀未遂是该数目的8～10倍，农村人口自杀率是城市人口的3～4倍，我国农村妇女的自杀成功率高居世界首位（事实上中国农村妇女自杀企图率并不高于西方，但是自杀成功率高，很可能与农村妇女容易得到剧毒的农药有关）。我国3.2亿17岁以下的青少年中，约有3000万人受到各种心境障碍和心理行为问题的困扰。

神经系统缺陷是导致情绪障碍的主要原因。脑内单胺能神经元活动水平低下可能是抑郁症的重要原因。也许抑郁症是杏仁核和眶额皮质活动增强、前额叶皮质活动降低的结果。焦虑症则主要涉及扣带回、前额叶以及杏仁核等脑区的异常（Carlson，2002）。

一、焦虑症

焦虑是最常见的心理疾病，包括广泛性焦虑（generalized anxiety disorder，GAD）、恐惧症、惊恐发作、创伤后应激综合征（posttraumatic stress disorder，PTSD）以及强迫症（obsessive-compulsive disorder，OCD）等。惊恐发作的终生患病率为3%，GAD为5%，对特定事物的恐惧症为11%，社交恐惧为13%，OCD为3%。焦虑的症状常不如抑郁、精神分裂症等疾病那样剧烈，但却可以导致其他的异常，如酗酒和抑郁等。

人类在知觉注意加工过程中对情绪性刺激有负性偏向：在各种环境刺激中，人们特别注意负性情绪刺激，负性刺激具有更高的注意优先级。这在焦虑症患者身上表现最为明显。在情绪Stroop颜色命名实验中，焦虑病人命名有威胁含义的情绪词颜色的时间比中性词长；在点探测实验中，患有GAD的个体对出现在威胁性词位置处的探测点的反应快于中性词；在双听实验中，焦虑症患者在非注意耳呈现威胁词时对探测点的反应要慢于呈现中性词时。针对高焦虑者的一项ERP实验发现，威胁性视觉提示对其后的视觉加工具有调节作用。这种调节作用表现在ERP上，是对顶枕部P1波幅的调节。威胁相关注意偏向引发的偏差行为，可能源于感觉加工的偏差（Li，等，2005）。

正如抑郁会损伤大脑一样，焦虑也会造成大脑神经元的萎缩。在慢性焦虑的大鼠，海马神经元的树突发生萎缩，幸好这种损伤是可逆的。海马萎缩也见于患创伤后焦虑综合征的越战老兵以及童年期曾遭受虐待的成人中。尚不清楚这些病例中的海马萎缩是由于皮质醇过度分泌还是由创伤后焦虑症所引起的，已知过量的皮质醇可以破坏海马神经元。

大脑中加工“恐惧”情绪的神经通路发生异常是焦虑症的神经基础。恐惧是目前唯一了解得比较多的情绪。纽约大学的LeDoux为弄清楚恐惧发生时大脑的情况，在实验动物的大脑信息加工环路上制造了一系列的病灶，最终确立了杏仁核在恐惧加工中的关键地位。脑成像技术证明杏仁核在人类大脑恐惧系统中至关重要。高焦虑个体在看到恐惧表情的面孔后，其杏仁核外侧基底部的活动有别于对照组，而且这种区别性的变化发生在意识下水平（Etkin等，2004）。面孔表情使创伤后应激综合征患者杏仁核的活动增强（Rauch等，2000），支持杏仁核在焦虑症发病中的作用。虽然在DSMIV中，强迫症属于焦虑症范围，但是，对强迫症患者的研究没有得到类似于其他类型焦虑症患者的结果，说明强迫症可能在发病机制上有别于其他类型的焦虑症（Cannistraro等，2004）。

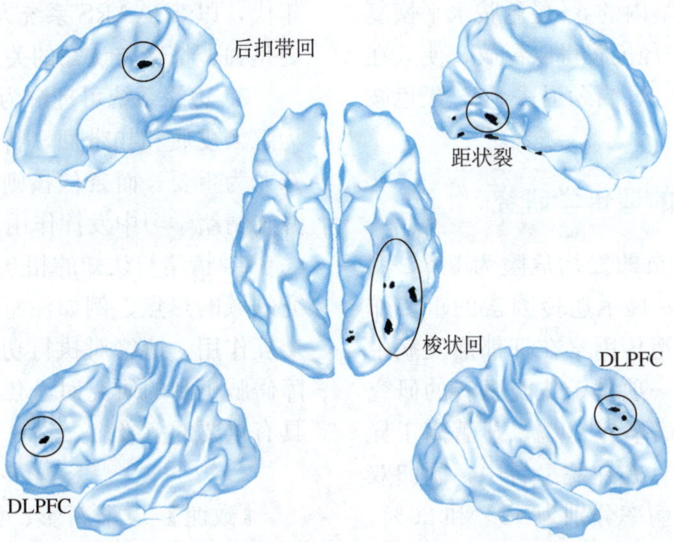

图 47-9 与焦虑水平有关的脑区，包括前额叶（PFC）、扣带回（cingulate）、距状裂（calcarine）、梭状回（fusiform）等
（引自 Etkin et al, 2004）

除杏仁核外，还有一些脑结构被发现与焦虑症有关（见图 47-9）。高焦虑大鼠在应激时，其背内侧前额叶的活动较低焦虑大鼠低（Kalisch 等，2004）。

越来越多的证据显示，焦虑因素与心脏病、感染、皮肤病、胃肠道症状，甚至癌症之间有联系。焦虑与上述疾病之间的因果关系尚不清楚。

二、抑郁症

重症抑郁（major depression）比双相心境障碍（bipolar mood disorder）发病更普遍，前者的发病率相当于后者的 10 倍。重症抑郁患者女性多于男性，而双相心境障碍的患者中男女比例大致相仿。双相心境障碍更可能在同一家族中出现，患者的年龄更小。双相心境障碍中的遗传因素影响更大，而重症抑郁则更多受到环境因素的影响。双相心境障碍往往复发，而且持续时间长，而重症抑郁在相当一部分患者身上只发作一次。双相心境障碍的自杀率更高。这两种疾病所涉及的基因、脑内化学物质和脑环路都不尽相同。

（一）抑郁症的遗传因素

重症抑郁和双相情感障碍的发病都有基因的介入。同卵双生子共患重症抑郁的比率是 46%，而异卵双生子的共患比率则为 20%。导致抑郁症的因素中约一半受到基因控制。而双相情感障碍在同卵双生子中共病率为 63%，在异卵双生子中的共病率为 20%。

抑郁症的罹患基因尚未确定。双相情感障碍与第 18 号、21 号和 X 号染色体似乎有关，但未得到验证。多巴胺转运子（DAT）基因可能与双相情感障碍有关。药理学研究认为，罹患抑郁症时 5-羟色胺的代谢发生紊乱。

（二）抑郁症患者的大脑

抑郁症患者的大脑中海马状突起比正常人要小。他们的杏仁核也可能体积缩小。其他脑组织也受到一定影响。在老年发病的抑郁症中，额叶的体积变小。抑郁症患者大脑不同区域的血流和葡萄糖吸收与正常人有差异。PET 检查结果发现抑郁症患者的左半球前额叶的脑活动增强。

（三）抑郁与物质滥用

抑郁与物质滥用有复杂而密切的关系。物质滥用可能是抑郁引起的症状表现，也可能抑郁是由物质滥用引起。亦有人认为物质滥用是抑郁症的一种变形。对两者间关系的一种解释是：抑郁症患者的脑内 5-羟色胺水平比正常人为低。常用的治疗抑郁的药物百忧解可以使患者脑内的 5-羟色胺水平恢复正常。同样偏低的 5-羟色胺水平也发现在酗酒者脑中。某些人使用酒精作为一种自我治疗的方法，使自己脑内的5-羟色胺水平恢复正常。酒精似乎能使5-羟色胺得以释放，使人在短时间内感到舒适，但一旦酒劲退去，5-羟色胺的水平又会再度跌落。

三、焦虑和抑郁的遗传学研究

抑郁症患者家庭成员的发病危险为9%，明显高于3%的基线水平，提示遗传因素的重要作用。双生子研究也证实遗传因素在抑郁症发病中起到不可忽视的作用。一项基于住院患者的研究显示，同卵双生子的共病率为40%，显著高于异卵双生子的共病率11%。在住院患者中，同卵双生和异卵双生的平均共病率分别为42%和20%。对于轻、中度抑郁症，比较各研究的结果，很难得到确定的结论。

Capsi等人（2003）考查基因-环境交互作用的问题，发现面对同样的压力，有些人会出现抑郁症状，而另外一些人则不会。他们发现，5-羟色胺转运蛋白（5-HTT）基因在压力诱发抑郁的环节上具有调制作用。5-HTT基因在启动子区有短和长两种等位基因，短等位基因更容易出现抑郁症状、患上抑郁症甚至自杀。另一个与5-羟色胺代谢有关的基因THP基因被认为是与自杀行为和抑郁有关。

基于临床样本的双生子研究显示，遗传因素对焦虑发病具有影响，而基于人群的双生子研究则得到了相反的结论。对于每种焦虑障碍，尚无统一的结论。目前被认为与遗传有关的焦虑障碍包括惊恐发作、GAD、OCD和PTSD。

焦虑障碍的分子行为遗传学研究目前也比较少。有报道指出，5-HTT基因多形性与焦虑相关人格特质有关，大约可以解释总变异性的3%～4%，可以解释遗传差异的7%～9%，可能与焦虑有关的基因还有5-HTT等。

※　※　※

1. 情绪是瞬变的心理与生理现象，包括生理唤醒、主观体验和外在表现。基于维度论的情绪评定标准本章提供了情绪实验需要的实验材料。

2. 经典的情绪理论，例如James-Lange理论、Cannon-Bard理论和Arnold理论，已经开始将情绪与生理学、生物学相结合。20世纪90年代，以SPAARS系统为代表的多水平情绪理论更是强调情绪与认知的关系。

3. 边缘系统可理解为情绪的神经通路，主要为眶额皮质和扣带回，特别是扣带前回对情绪认知尤为重要，而杏仁核则是联系它们的关键结构并在情绪学习中发挥作用。

4. 情绪与认知的相互关系近年来已成为本研究领域的热点，例如注意负偏向、情绪和记忆的交互作用、情绪对执行功能的影响等。而对心境障碍脑机制的研究对于焦虑、抑郁等疾病的防治具有重要的意义。

【致谢】　李新影、杨小冬、陈祉妍、黄宇霞、买晓琴、陈天勇、王一牛、李雪冰、吴健辉、王乃弋协助整理部分资料。

参考文献

综述

1. Adolphs R. Social cognition and the human brain. Trends Cogn Sci，1999，3（12）：469-479
2. Aggleton JP. The amygdala：A functional analysis. New York：Oxford University Press，2000
3. Botvinick MM，Braver TS，Barch DM，et al. Conflict Monitoring and cognitive control. Psychological Review，2001，108（3）：624-652
4. Bush G，Luu P，Posner MI. Cognitive and emotional influences in anterior cingulate cortex. Trends Cognitive Sciences，2000，4（6）：215-222
5. Ekman P. Handbook of Cognition and Emotion. Sussex，ed. UK：John Wiley，Sons，1999：45-60
6. Hamann S. Cognitive and neural mechanisms of emotional memory. Trends Cogn Sci，2001，5（9）：394-400
7. Killgore WD，Yurgelun-Todd DA. Activation of the amygdala and anterior cingulate during nonconscious processing of sad versus happy faces. Neuroimage，2004，21（4）：1215-1223
8. Schafe GE，K Nader，et al. Memory consolidation of Pavlovian fear conditioning：A cellular and molecular perspective. Trends Neurosci，2001，24（9）：540-546
9. Rogers MA，Kasai K，et al. Executive and prefrontal dysfunction in unipolar depression：A review of neuropsychological and imaging evidence. Neurosci Res，2004，50（1）：1-11

原始文献

1. Bellivier F, Chaste P, Malafosse A. Association between the TPH gene A218C polymorphism and suicidal behavior: A meta-analysis . Am Med Genetics, B. Neuropsychiat Genetics, 2004, 124: 87
2. Cannistraro PA, Wright CI, Wedig MM, et al. Amygdala responses to human faces in obsessive-compulsive disorder. Biological Psychiatry, 2004, 56: 916-920
3. Carlson NR. Foundations of Physiological Psychology. 5th ed. Boston: Allyn & Bacon, 2002
4. Carretie L, Hinojosa JA, Mercado F. Cerebral patterns of attentional habituation to emotional visual stimuli. Psychophysiology, 2003, 40: 381-388
5. Caspi A, Sugden K, et al. Influence of life stress on depression: Moderation by a polymorphism in the 5-HTT gene. Science, 2003, 301: 386-389
6. Dolan RJ. Emotion, cognition, and behavior. Science, 2002, 298: 1191-1194
7. Erk S, et al. Emotional context during encoding of neutral items modulates brain activation not only during encoding but also during recognition. NeuroImage, 2005, 26: 829-838
8. Etkin A, Klemenhagen KC, Dudman JT, et al. Individual differences in trait anxiety predict the response of the basolateral amygdala to unconsciously processed fearful faces. Neuron, 2004, 44: 1043-1055
9. Kalisch R, Salome N, Platzer S, et al. High trait anxiety and hyporeactivity to stress of the dorsomedial prefrontal cortex: a combined phMRI and Fos study in rats. NeuroImage, 2004, 23: 382-391
10. Lang PJ, Bradley M, Cuthbert BN. International affective picture system (IAPS): Instruction manual and affective ratings. Technical Report A-5, The Center for Research in Psychophysiology, University of Florida, 2001
11. Lee GP, Meador KJ, Loring DW, et al. Neural substrates of emotion as revealed by functional magnetic resonance imaging. Cogn Behav Neurol, 2004, 17 (1): 9-17
12. Li XY, Li XB, Luo YJ. Anxiety and attentional bias for threat: An event-related potential study. Neuro Report, 2005, 16: 1501-1505
13. Markou A, Kosten TR, Koob GF. Neurobiological similarities in depression and drug dependence: a self-medication hypothesis. Neuropsychopharmacology, 1998, 18 (3): 135-174
14. Phan KL, Wager T, Taylor SF, et al. Functional neuroanatomy of emotion: a meta-analysis of emotion activation studies in PET and fMRI. NeuroImage, 2002, 16 (2): 331-348
15. Phelps EA. Human emotion and memory: interactions of the amygdala and hippocampal complex. Current Opinion Neurobiol, 2004, 14: 198-202
16. Power M, Dalgleish T. Cognition and Emotion: From order to disorder. Hove, UK: Psychology Press, 1997
17. Repa JC, Muller J, Apergis J, et al. Two different lateral amygdala cell populations contribute to the initiation and storage of memory. Nature Neuroscience, 2003, 4: 724-731
18. Rauch SL, Whalen PJ, Shin LM, et al. Exaggerated amygdala response to masked facial stimuli in posttraumatic stress disorder: a functional MRI study. Biological Psychiatry, 2000, 47: 769-776
19. Sergerie K, Lepage M, Armony JL. A face to remember: emotional expression modulates prefrontal activity during memory formation. NeuroImage, 2005, 24: 580-585

第四十八章　睡眠和觉醒

房季冬　冯平福

第一节　睡眠的周期和表现 ………………………… 904
一、睡眠的两种状态：快眼动睡眠和非快眼动睡眠 ……………………………………… 904
二、伴随睡眠和觉醒的生理和心理变化 ………… 905
三、睡眠的昼夜分布 ……………………………… 906
四、睡眠的个体发育 ……………………………… 907
五、睡眠的种属差异 ……………………………… 907
第二节　产生睡眠和觉醒状态的神经机制 …… 908
一、觉醒的神经机制 ……………………………… 908
二、非快眼动睡眠的神经机制 …………………… 910
三、快眼动睡眠的神经机制 ……………………… 910
第三节　睡眠的调节 ……………………………… 912
一、调节正常睡眠的三个主要因素：睡眠稳态、近日节律和超日节律 ……………………… 912
二、睡眠的稳态调节 ……………………………… 912
三、睡眠的近日节律 ……………………………… 914
四、睡眠的超日节律 ……………………………… 915
第四节　睡眠的功能 ……………………………… 916
一、睡眠对生长和发育的作用 …………………… 916
二、睡眠对保存机体的能量的作用 ……………… 916
三、睡眠对脑糖原储备的作用 …………………… 917
四、睡眠对记忆巩固的作用 ……………………… 917
第五节　总　结 …………………………………… 918
第六节　展　望 …………………………………… 918

睡眠是一种非常重要的生命现象。睡眠占去我们一生中大约三分之一的时间。在睡眠过程中，我们的脑组织和机体发生了什么变化？正常的睡眠和与之相对应的觉醒是如何发生的？睡眠的时间和深度受哪些因素的调节？为什么会做梦？睡眠的功能是什么？这一系列问题正是睡眠神经生物学所要回答的。本章将首先描述睡眠现象，然后进一步阐述觉醒状态和睡眠状态是由哪些神经机制控制的。在此基础之上，将更深入地说明调节正常睡眠与觉醒过程的主要因素。最后，对于睡眠的功能，将简要介绍一些重要的研究进展。

第一节　睡眠的周期和表现

研究任何一门科学都要从某些现象入手。充分了解睡眠的各种现象对于深入认识睡眠的机制、调节和功能显然是非常重要的。

一、睡眠的两种状态：快眼动睡眠和非快眼动睡眠

睡眠是一种持续性的、可逆的，并伴随着反应能力减弱和主动行为消失的行为状态。睡眠状态可以迅速转变到觉醒状态。这是睡眠不同于昏迷、麻醉和冬眠等丧失感觉和行为能力状态的一个显著标志。按照以上的定义，睡眠不但广泛地存在于哺乳类和鸟类，而且也存在于包括昆虫在内的一些低等动物。目前我们关于睡眠的知识主要是从对哺乳类的研究中得到的。

睡眠的科学研究依赖于对睡眠状态的准确判断和定量分析。这种定量分析研究得以实现首先要归功于脑电图（electroencephalogram）的发现。1875 年，苏格兰生理学家 Richard Caton 首先记录到了动物脑组织产生的节律性电活动。1928 年德国精神病学家 Hans Berger 首次记录到

人的脑电波，并显示出在睡眠和觉醒时脑电波呈现不同的节律。在随后的十几年里，不同研究机构的实验室通过各自的实验进一步确定，脑电在睡眠时呈现高波幅慢波而在觉醒时呈现低波幅快波。这两种脑电波也被分别称之为同步化脑电波和去同步化脑电波。

1953 年，在 Kleitman 实验室工作的 Aserinski 发现，人在睡眠时会出现周期性的快速眼球运动（rapid eye movement，REM）。快速眼球运动期间的脑电波和觉醒期的脑电波类似，表现为低波幅快波。这种睡眠状态被称之为快眼动睡眠（REM sleep）或快波睡眠（fast wave sleep）。而与此相对应的高波幅慢波睡眠状态则被称之为非快眼动睡眠（non-REM sleep，NREM sleep）或慢波睡眠（slow wave sleep，SWS）。不久以后，Dement（1957 年）发现在快眼动睡眠期间做梦的频率要远高于在非快眼动睡眠期间做梦的频率。法国生理学家 Jouvet 进一步发现，猫在睡眠时同样具有类似的快速眼球运动和周期性的脑电变化，同时还表现出肌张力消失（muscle atonia）现象。由于快眼动睡眠时脑组织处于一种活跃状态，快眼动睡眠又经常被称之为异相睡眠（paradoxical sleep，PS）或主动睡眠（active sleep），以强调其与在此以前人们所认识的睡眠不同。而非快眼动睡眠又常被称为安静睡眠（quiet sleep）。通过这些研究，眼动电图（electroocculogram）和肌电图（electromyography）也成为确定睡眠状态的重要客观指标。

以上这些经典的研究确立了关于睡眠的两个基本认识：其一，睡眠是由快眼动睡眠和非快眼动睡眠组成的；其二，睡眠不仅仅是被动的休息过程。快眼动睡眠的发现是睡眠研究史上的重要里程碑。这一发现突破了长久以来人们把睡眠看作是单一的和被动的休息过程的观念。随后的大量研究表明，人类的非快眼动睡眠还可以划分为不同的阶段。而且，快眼动睡眠和非快眼动睡眠还伴随着很多其他的生理变化。

二、伴随睡眠和觉醒的生理和心理变化

脑电波由不同频率的周期性活动所组成。通常，脑电波被划分为不同的频率波段，包括 delta（0.5～4.0Hz）、theta（4.0～7.5Hz）、alpha（8～13Hz）、beta（14～40Hz）和 gamma（40～60Hz）。在觉醒时，脑电波主要表现为振幅低于 50 微伏的 beta 节律。在安静闭目的清醒状态下，alpha 波可出现在大脑的枕叶。非快眼动睡眠可区分为一至四期。正常的入睡通常起始于一期，在脑电上表现为低波幅快波，频率比觉醒时稍低。这一阶段很快过渡到二期。二期睡眠的特征是脑电中出现持续约 0.5～1 秒的睡眠梭（sleep spindles，12～15 Hz）。随着睡眠的深入，脑电波中出现高波幅的 delta 波。这就是三期睡眠。当 delta 波在脑电波中的时间超过 50%时，睡眠就进入第四期。三期和四期睡眠统称为 delta 睡眠或慢波睡眠（slow wave sleep）。快眼动睡眠通常起始于入睡一小时以后。这时的脑电波与觉醒时类似。以上睡眠周期中脑电图的表现如图 48-1 所示。快眼动睡眠持续约 30 分钟之后，睡眠会再回到二期（非快眼动睡眠），从而开始第二个非快眼动睡眠和快眼动睡眠周期。类似的过程在睡眠过程中会反复出现。通常，一整夜的睡眠中会有 4～5 个非快眼动睡眠和快眼动睡眠周期。如彩图 48-2 所示，慢波睡眠主要出现在前半夜的睡眠中，在随后的周期中逐渐减少甚至消失。与此相反，快眼动睡眠在睡眠中的比例则逐渐增加。在正常成年人的睡眠中，快眼动睡眠占 20%～25%，二期睡眠占 30%～40%，三期和四期分别占15%～20%。

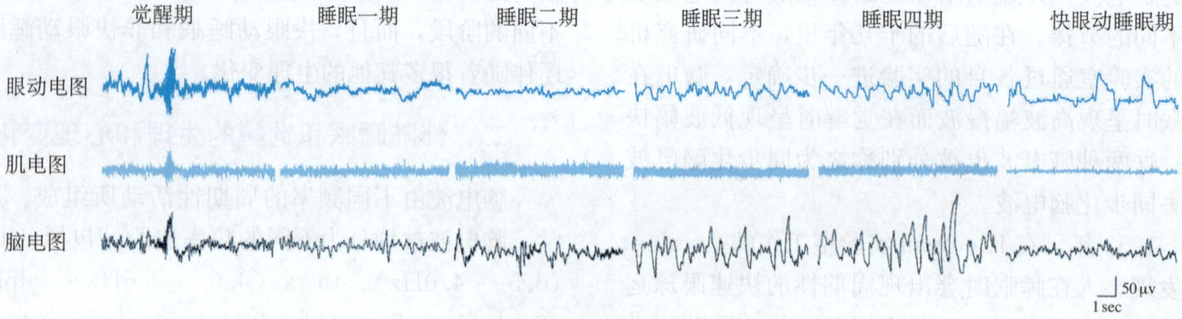

图 48-1 觉醒和睡眠各期的眼动电图，肌电图和脑电图记录。

觉醒时眼动电图呈现快速而大幅度的波动，肌电图的波幅较高，同时脑电表现出低波幅快波。非快眼动睡眠的一期至四期中，快速的眼球运动消失（请注意，睡眠三期和四期眼动电图中显示出的高波幅活动是前额叶脑电活动的反映，而不是由眼球运动引起的），肌肉活动降低，而脑电中高波幅慢波活动则逐步增加。快眼动睡眠的特征是：眼球快速运动，紧张性的肌电活动消失但同时伴有短促而微小的肌电波动，脑电活动呈现低波幅快波。

与觉醒相比，睡眠不但伴随有脑电、肌张力和眼球运动的改变，也表现出很多其他生理和心理活动的改变。在非快眼动睡眠期，心率规则，血压平稳。呼吸频率慢而规则，呼吸道阻力增加，血液中二氧化碳分压增高。同时，机体和脑组织代谢水平下降，表现为体温和脑温下降，脑组织的血流量耗氧量及葡萄糖消耗量减少。生长激素的分泌主要出现在慢波睡眠阶段。如果睡眠推迟，生长激素的分泌也随之推迟。性激素分泌的高峰也出现在睡眠期间。

在快眼动睡眠期，肢体远端的肌肉和面部表情肌会出现短促的抽动。脑桥、外侧膝状体和枕叶皮质出现短促的电位波动，称之为 PGO 波（pontogeniculooccipital waves）。这些现象及快速眼球运动统称为时相性活动（phasic activities）。与此相对应，持续性的脑电去同步化和肌张力消失等现象则称之为紧张性活动（tonic activities）。快眼动睡眠期还有其他的生理改变：心率和呼吸频率不规则；主动的体温调节功能消失，体温随着环境温度而改变；脑组织的血流量、耗氧量及葡萄糖消耗量增高（与觉醒时类似），脑温也因此而升高。但脑组织的血流量和耗氧量在不同脑区的分布与觉醒时不同。在快眼动睡眠时背外侧前额叶的血流量和耗氧量明显降低。

心理活动在睡眠过程中并未消失，但与觉醒时相比有明显的区别。睡眠过程中的心理活动主要表现为做梦。如果在快眼动睡眠中被唤醒，约 80%的人会报告正在做梦。在非快眼动睡眠过程中做梦的比例约为 40%。而在正常睡眠情况下，绝大多数的梦会被忘掉。觉醒时心理活动的过程是由自我意愿、感觉信息和个体与环境的相互作用所支配。而在做梦时，这些因素基本上是不起作用的。睡眠伴随着对外界刺激反应能力的下降。睡眠的听觉唤醒阈值在快眼动睡眠时最高，慢波睡眠时其次，二期睡眠时更低。由于大脑接受不到外界的信息，做梦的内容主要来自于长时记忆。由于缺乏主动思维的控制和外界信息的反馈调节，做梦的内容也大多不符合常识。

三、睡眠的昼夜分布

从单细胞生物到人类，从细胞内的生化代谢到复杂的行为，昼夜节律是存在于生物界的普遍现象。地球的自转造成了昼夜日照的差别，并由此产生了昼夜温度及营养食物供应的差别。在漫长的进化过程中，各种生物为了适应代谢、营养、食物及安全等方面的生存需要，逐渐形成了内在的昼夜节律。这种内在的生物节律的周期通常接近 24 小时，因而被称之为近日节律（circadian rhythm）。近日节律是自动运行的，它不依赖于任何外界的时间信号。在不存在任何外界时间信号的条件下，这种内在的生物节律就将表现出来。然而以日光为主的各种时间信号在调节近日节律的时相方面起着关键的作用。这些信号可使惯常的生物活动提早或推迟出现，称之为位相提前（phase advance）或位相推迟（phase delay）。

睡眠也同样受到近日节律的调节。日出而作、日落而息，这是人类觉醒和睡眠活动的明显特点。人类觉醒和睡眠的周期略长于24小时。有些家族的睡眠障碍，就是由于遗传性的改变使病人的内在生物节律明显短于24小时，而导致其睡眠觉醒周期不能适应外界24小时的光照周期。在现代社会生活中，睡眠经常受到干扰的一个重要原因就是夜间活动的增加和东西向的旅行扰乱了正常的睡眠节律。当人们乘飞机由西向东或由东向西做长途旅行时，睡眠要分别产生位相提前或位相推迟反应才能逐步适应新的明暗周期。

四、睡眠的个体发育

目前仍然无法确定睡眠最早是何时发生的。根据对早产儿的研究，最早的脑电信号起始于胎儿发育的26～27周。这时的脑电活动是间歇性的，以delta波为主，并夹杂以theta波。此时的脑电活动和肢体、呼吸肌及眼球的运动是相对独立的，尚未表现出有组织的、协调一致的状态。睡眠和觉醒的状态是无法辨认的。在28～30周，持续性的脑电活动出现于睡眠状态。快眼动睡眠在总睡眠时间中所占的比例可高达90%。非快眼动睡眠约占10%。同时并存的还有不确定的睡眠状态（指无法区分快眼动睡眠和非快眼动睡眠的睡眠状态）以及脑电活动的间歇状态。觉醒在此阶段所占时间很少，并可直接进入快眼动睡眠。在此阶段，快眼动睡眠已伴随有不规则呼吸和皱眉等现象，而非快眼动睡眠则伴随以规则呼吸及肌张力降低等现象。在此后胎儿发育的过程中，快眼动睡眠逐渐减少，非快眼动睡眠和觉醒逐渐增加。

足月新生儿每日的睡眠约占总时间的2/3（16～18小时）。其中大约50%为快眼动睡眠。此后三个月中睡眠的表现及结构都有很大改变。快眼动睡眠的总量及其在总睡眠中的比例迅速下降。不确定的睡眠状态逐渐消失，非快眼动睡眠的总量则保持恒定。睡眠开始出现昼夜差别。白天的持续性觉醒时间和夜间的持续性睡眠时间都延长。由觉醒直接进入快眼动睡眠的现象逐渐消失。快眼动睡眠周期较短，约为50分钟。快速眼球运动也逐渐减少。非快眼动睡眠中开始出现睡眠梭。其持续时间很长，可达10秒。随后的几个月中，快眼动睡眠继续渐少。至半岁时，快眼动睡眠在总睡眠中的比例约为30%。快眼动睡眠周期仍较短，约为60分钟。同时，睡眠的近日节律也基本形成。此后睡眠的发育较为缓慢，主要表现为睡眠总量的逐渐减少及快眼动睡眠周期延长。新生儿没有高波幅的慢波睡眠。出生后慢波睡眠逐渐增加，在3～11岁达到高峰。此后，三期和四期睡眠逐渐减少。很多人在50岁以后几乎没有高波幅的慢波活动。

人类睡眠发育过程中的一些改变实际上是睡眠发育过程中的普遍现象。现有的研究表明，各种动物的总睡眠量和快眼动睡眠量都是在发育期明显高于成年期。至少在大鼠，睡眠的昼夜节律也是在出生以后逐渐形成的。从另一方面看这些在发育成熟过程中的睡眠演变实质上也是觉醒状态不断增加或者成熟的一个过程。从某个角度上讲，觉醒的成熟是与生存能力的成熟直接相关的。

综上所述，睡眠是随着个体发育和年龄增长而改变的。睡眠的组成成分、结构及调节是随着发育过程，尤其是脑发育过程，而逐渐完善的。

五、睡眠的种属差异

自然界的动物种类千差万别。睡眠在不同门类种属的动物表现出很大差别。首先，快眼动睡眠仅见于哺乳类和鸟类，在低等动物中是不存在的。即便在哺乳类中也存在例外。原始的哺乳动物针鼹（echidna）和高等的哺乳动物海豚都没有快眼动睡眠。另一种原始的哺乳动物鸭嘴兽（platypus）的快眼动睡眠多于任何一种其他动物。其次，不同动物的睡眠量有很大差别。大体上说，睡眠在小动物中要多于大动物，快眼动睡眠在哺乳类远多于鸟类。快眼动睡眠的周期和脑重成正比。快眼动睡眠多少也和不同动物发育的早晚有很大关系。与晚熟的动物（如豚鼠）相比，早熟的动物（如大鼠和猫）不仅在出生时的快眼动睡眠的比例非常高，而且在成年后，其快眼动睡眠的比例也一直较高。再次，不同的动物有不同的昼夜节律。与人类不同，很多种动物（如鼠类）主要在白日睡眠，夜间活动，以适应其摄食的需要。如果将食物供应限于白日，大鼠昼夜睡眠的比例也会发生倒转。最后，睡眠的表现形式是不同的。

这不仅表现在不同的动物往往具有其种属特异性的睡眠姿态，而且表现在睡眠过程中表现出的生理变化上。尽管脑电图是鉴定睡眠状态的重要指标，它却不适用于哺乳类和鸟类之外的动物。这是因为从其他动物脑组织记录到的电信号不能反映出其行为状态。在发现可靠的生理指标之前，判断低等动物的睡眠和觉醒状态只能依据其外在的行为表现。即使在哺乳类，睡眠脑电图的表现也不相同。例如，大鼠和小鼠的非快眼动睡眠并不存在明显的分期。因此，在动物睡眠研究中慢波睡眠就是指非快眼动睡眠。又如，鸭嘴兽的快眼动睡眠具备肌张力消失、肌肉抽动和心率不稳等典型的快眼动睡眠特征，但却伴随着高波幅的脑电活动。再如，海豚的睡眠经常发生在半侧的脑组织，而且深度的非快眼动睡眠从不同时出现在双侧的皮质。然而，无论睡眠的表现有何差别，各种动物都在睡眠时显示出对外界刺激反应能力减弱和主动行为消失的现象，也都在剥夺睡眠后出现睡眠的反跳现象。

第二节　产生睡眠和觉醒状态的神经机制

早在1930年，von Economo就观察到不同的病毒性脑炎患者会表现出截然相反的睡眠改变：当脑损伤位于下丘脑前部时，睡眠量明显减少；而当脑损伤位于下丘脑后部时，觉醒时间则大为减少。由此，他提出下丘脑前部是调节睡眠的中枢。随后Hess发现，用电刺激狗的下丘脑可以引起狗的睡眠，这为睡眠是一个主动过程提供了证据。1946年，Nauta观察到横切下丘脑的后部产生持续性的睡眠，并认为这种现象的产生是因为下丘脑后部的横切割断了觉醒中枢和前脑的联系。反之，横切大鼠下丘脑的前部则导致持久的失眠状态。他进一步提出，位于下丘脑前部的睡眠中枢周期性地增强其活动，从而周期性地抑制觉醒中枢并由此引起睡眠。此后大量的研究一方面确认了下丘脑前部和后部各自在睡眠和觉醒中的促进作用，另一方面则进一步揭示出睡眠和觉醒都不是由单一的中枢所调控的，而是由复杂的系统共同控制的。

一、觉醒的神经机制

正常的觉醒得以维持依赖于脑干网状结构的谷氨酸能神经元、基底前脑和脑干的胆碱能系统、脑干的去甲肾上腺素能系统、5-羟色胺系统和多巴胺能系统，以及下丘脑的组胺能系统和增食素（orexin）系统。这些系统的共同特点就是都在脑内形成广泛的弥散的投射（彩图48-3A、B）。这种特点显然使少量的神经元易于控制全脑的功能状态。然而这几类神经元在觉醒中的作用是不同的。其中网状结构的谷氨酸能神经元、基底前脑胆碱能神经元和脑干的一部分胆碱能神经元的放电活动在觉醒和快眼动睡眠时明显高于非快眼动睡眠时。而去甲肾上腺素能、5-羟色胺能、组胺能和增食素能（orexinergic）神经元的放电活动都是在觉醒时频率最高，在非快眼动睡眠时频率降低，在快眼动睡眠时几乎停止。

1949年，Magoun、Morruzzi和Lindsley等人发现，损毁脑干的特异性上行感觉通路并不影响动物的觉醒状态。反之，损毁中脑网状结构之后动物就处于持续昏迷状态。与此同时，他们还发现电刺激脑干网状结构可以导致觉醒。这些经典的研究确认了脑干网状结构对于维持觉醒状态起到的关键作用。脑干网状结构也因此被称之为网状结构上行激活系统。这个系统的一个重要成分是由谷氨酸能神经元组成弥散的多突触通路。这一系统在中脑以上形成一条腹侧通路和一条背侧通路。前者经由下丘脑进而影响前脑的功能活动，后者投射到丘脑并通过丘脑的谷氨酸能非特异性投射系统进而影响大脑皮质的激活。

参与觉醒的脑干胆碱能神经元位于中脑和脑桥之间的背外侧被盖核和脚桥被盖核。这些神经元是网状结构上行激活系统的另一重要成分。其中很多神经元的放电频率在觉醒和快眼动睡眠时增高。这些神经元除直接兴奋脑干网状结构和丘脑网状核的神经元之外，还可以增强基底前脑胆碱能神经元的活动。后者位于隔区、斜角带和基底大细胞核。这些核团投射到大脑皮质和海马及杏仁核等区域。在觉醒和快眼动睡眠时，来自于脑干网状结构和胆碱能神经元的上行冲动使丘脑神经元处于去极化状态。位于丘脑感觉接替核、网状核以及大脑皮质的神经元都呈现紧张性放电。由于处于较高的兴奋状态，这些神经元的低阈值钙离子通道处于失活状态。这种状态使上行的感觉冲动易于通过丘脑感觉接替核到达大脑皮质。与非快眼动睡眠时相比，基底前脑胆碱能神经元的活动和乙酰胆碱在皮质的释放也在觉醒和快眼动睡眠时增高。刺激基底大细胞核可以引其脑电去同步化。如果用阿托品阻断胆碱能 M 受体，动物仍能维持觉醒时的行为，但同时其脑电却表现出持续性的高波幅慢波活动。由此可见，胆碱能神经元对于维持脑电的激活状态起到非常重要的作用。

多巴胺能神经元主要位于中脑的黑质和腹侧被盖区及下丘脑。与其他参与觉醒的神经元不同，这些多巴胺能神经元并未表现出与睡眠和觉醒周期相关的变化活动，最新的研究表明，位于中脑导水管灰质腹侧的多巴胺能神经元在觉醒时增强活动，选择性地损毁这些多巴胺能神经元可以减少觉醒。相反，增强多巴胺功能则增加觉醒。多巴胺在尾状核的释放在觉醒时明显高于睡眠时，在运动时最高。在觉醒和快眼动睡眠时，多巴胺在伏隔核和内侧前额叶的释放也高于在非快眼动睡眠时。刺激多巴胺 D1、D2 或 D3 型受体都可以增加觉醒。多巴胺对睡眠和觉醒的作用可能主要是由中脑导水管灰质腹侧的多巴胺能神经元介导的。而黑质和腹侧被盖区的多巴胺能神经元则有可能与维持觉醒时的行为有关。黑质的多巴胺神经元通过投射到纹状体而参与运动调节。由多巴胺减少导致的帕金森病除表现出震颤麻痹和肌肉强直外，还表现出运动减少。反之，多巴胺增多则引起舞蹈症。腹侧被盖区的多巴胺能神经元通过投射到伏隔核而参与自我奖赏行为（请参阅本书第 53 和第 61 章）。

脑内的去甲肾上腺素能神经元主要位于蓝斑和延髓。这些神经元在中枢神经系统有着广泛的投射。刺激或抑制蓝斑可以分别抑制或增强脑电的慢波活动。去甲肾上腺素的释放随蓝斑神经元放电频率的增加而增加。阻断 α 和 β 受体可增加脑电的慢波活动并同时减少运动行为。缺乏去甲肾上腺素的小鼠睡眠量并不改变，但其唤醒阈值却大为增高，其睡眠潜伏期也不因外界刺激而延长。去甲肾上腺素能神经元可以被很多种应激性刺激和时相性刺激所激活，并通过其对前脑的投射影响觉醒时的认知过程和情绪反应。去甲肾上腺素对皮质神经元的作用是抑制性的。一般认为，这种作用会提高感觉信号对背景噪音的相对强度（即提高信噪比），从而有助于增强选择性注意。蓝斑的去甲肾上腺素能神经元也投射到杏仁核，并通过后者参与情绪反应。而延髓的去甲肾上腺素能神经元则可通过其对下丘脑的投射影响应激反应。除了这些即时性的作用之外，去甲肾上腺素能神经元还直接调节觉醒依赖性的基因表达。脑内很多基因的表达都是在觉醒时高于睡眠时。如果损毁蓝斑，这种差别也随之消失。

5-羟色胺能神经元位于脑干的中缝核群如中缝背核和中缝大核等核团。这些神经元也广泛地投射到不同的脑区。由于 5-羟色胺受体种类繁多、分布广泛、作用复杂，这些神经元在睡眠和觉醒中的作用一直难以准确描述。早期应用局部损毁和 5-羟色胺合成抑制剂的研究提示它们参与睡眠的控制。然而最近的研究则显示，应用 5-羟色胺 1A、1B、2 或 3 型受体激动剂可以增加觉醒。而增加 5-羟色胺合成或抑制 5-羟色胺的回收都增加觉醒和抑制快眼动睡眠。与去甲肾上腺素能神经元不同，5-羟色胺能神经元并不调节觉醒依赖性的基因表达。

组胺能神经元位于下丘脑后部的结节乳头体区。这个区域大体相当于前文提及的觉醒中枢。组胺能神经元在脑内有广泛的投射。组胺的产生依赖于组氨酸脱羧酶。敲除（knockout）组氨酸脱羧酶可使小鼠的觉醒大为减少。组胺受体包括 H_1、H_2 和 H_3 三种类型。在视前区和脑干网状结构，组胺都可以通过 H_1 受体促进觉醒。H_2 受体激动剂和拮抗剂在视前区也可分别增加觉醒和睡眠。H_3 为抑制性突触前自身受体。H_3 受体激动剂可通过抑制组胺能神经元自身的活动而抑制觉醒。很多种抗过敏的药物能抑制觉醒也是由于其抗组胺作用。这些都说明组胺能神经元对维持正常的觉醒十分重要。

增食素（orexin，也称为 hypocretin）属于肽

类神经递质，包括增食素A和增食素B。两者为同一基因的产物，由同一mRNA前体经过不同的删除而来。增食素能神经元位于下丘脑外侧的穹窿周区。此区大致相当于传统上所说的摄食中枢。而增食素也因其促进摄食的作用而得名。自从1998年以来，多方面的研究证明增食素也参与睡眠和觉醒的控制，并在其中起到重要作用。增食素能神经元投射到大脑皮质和几乎所有上述参与觉醒控制的系统。增食素促进觉醒的作用至少部分地是由组胺能神经元介导的。增食素能神经元在觉醒时的高频放电对抑制快眼动睡眠十分重要。发作性睡病（narcolepsy）的患者可由觉醒状态直接进入快眼动睡眠。在90%以上的发作性睡病患者中，脑脊液中的增食素水平都降低或检测不到。而敲除增食素的小鼠也表现出发作性睡眠。增食素对快眼动睡眠的抑制作用至少部分地是由于其对去甲肾上腺素能和5-羟色胺能神经元的兴奋性的影响。

二、非快眼动睡眠的神经机制

下丘脑前部对睡眠的控制十分重要。损毁或抑制下丘脑前部都可以减少睡眠。但参与睡眠控制的脑区和神经元并不局限于下丘脑前部。在下丘脑前部，视前区以及周边的基底前脑区都存在大量的睡眠活跃神经元（sleep-active neuron）。这些睡眠特异性神经元在睡眠起始前的20～23秒时即开始增加放电频率，并在非快眼动睡眠过程中保持高放电频率。同时，c-fos在这些神经元的表达由于非快眼动睡眠而增加。在睡眠特异性神经元分布的区域存在着大量的γ-氨基丁酸能神经元。其中，位于腹外侧视前区（ventralateral preoptic area，VLPO）的γ-氨基丁酸（GABA）能神经元尤为引人注目。这些GABA能神经元在脑内的投射程非常广泛，几乎所有上述的参与觉醒的系统都受GABA能神经元的抑制（图48-3C）。用GABA受体激动剂去抑制下丘脑后部可以减少觉醒。这种作用显然与GABA能神经元对下丘脑后部组胺能神经元的支配是一致的。

以上这些研究都说明位于下丘脑前部、视前区以及附近基底前脑区的GABA能神经元的主动活动抑制了脑内的觉醒系统，从而启动了睡眠过程。因此，很多人也经常说控制睡眠和觉醒的开关位于下丘脑和视前区。借用这种形象而又不太准确的描述，我们需要问，如果存在这种开关，又由谁来控制这个开关？这个问题将在论述睡眠的调节时做较为深入的说明。在此仅指出，很多促进睡眠的刺激都是通过下丘脑前部和视前区实现的。

除下丘脑前部和视前区之外，丘脑也在睡眠的控制上起到重要作用。这种作用主要表现在对皮质活动的调节上面。丘脑网状核在产生脑电的睡眠梭过程中起着关键作用。丘脑网状核的神经元以GABA为递质，并形成抑制性的网络。在非快眼动睡眠时，脑干网状结构和胆碱能神经元的上行冲动大为减弱。这使丘脑网状核的神经元处于超极化状态。这时，低阈值钙离子通道就被激活（参阅本书第12章）。钙离子的内流使丘脑网状核神经元去极化并触发阵发式的（burst）动作电位。这种动作电位过后，细胞膜又回归超极化状态，并由此重新激活低阈值钙离子通道。这种周期性活动循环不已。由于丘脑感觉接替核接受网状核的抑制，感觉接替核的神经元也继而表现出周期性的超极化变化，并通过同样的机制产生钙离子的内流和阵发式的动作电位。感觉接替核神经元将这种周期性的阵发式活动传导到大脑皮质，就在皮质引起睡眠梭。这种周期性的阵发式活动和超极化状态使上行的感觉冲动不易引起动作电位，从而阻断了感觉冲动到达皮质的通路。

脑电慢波活动的产生并不依赖于皮质下的输入。在非快眼动睡眠时，由于维持觉醒的皮质下冲动进行性地减弱，皮质内在的脑电慢波活动就得以表现出来。此外，丘脑和皮质之间的相互作用还可以产生一种频率在0.1～1 Hz之间的慢波活动。

三、快眼动睡眠的神经机制

Jouvet在20世纪60年代用猫做了一系列的脑干横切实验。他发现如果切断延髓和脊髓之间的连接，动物仍然表现出正常的非快眼动睡眠和快眼动睡眠周期，然而快眼动睡眠时肌张力消失的现象不复存在。如果在前脑和中脑之间或在中脑中部进行横切，脑电的去同步化活动消失，但快眼动睡眠在中脑以下的表现如快速眼球运动、PGO波的脑桥成分和肌张力消失等现象仍然不受影响。但是如果在中脑和脑桥之间横切，快眼动睡眠就会消失。这说明产生快眼动睡眠的机制位于脑干，而其关键部位就在中脑和脑桥交界之处。

随后大量的微电极记录研究表明，脑干中几种不同类型的神经元在控制快眼动睡眠过程中起到关键的作用。根据放电模式，这些神经元可分为 REM/Wake－On、REM－On、PGO－On 和 REM－Off 神经元。中脑和脑桥网状结构中的大量神经元和部分外背侧被盖核及桥脚被盖核的胆碱能神经元都属于 REM/Wake－On 神经元。REM－On 神经元通常在快眼动睡眠发生之前 15～30 秒就开始增加放电，并在快眼动睡眠时持续放电。PGO－On 神经元是指在 PGO 波时才放电的神经元。PGO－On 神经元也在快眼动睡眠发生之前就开始增加放电。这两类神经元主要位于上述的胆碱能核团内。损毁桥脚被盖核则使快眼动睡眠大为减少。向桥脚被盖核或脑桥网状结构微量注射胆碱能受体激动剂和阻断剂，可以分别增加和减少快眼动睡眠。以上这些研究表明胆碱能的 REM－On 神经元直接参与了快眼动睡眠的启动。

REM－Off 神经元就是前文所说的去甲肾上腺素能和 5－羟色胺能神经元。在觉醒时这些神经元对 REM－On 和 PGO－On 神经元起到抑制作用。其中以 5－羟色胺能神经元对 PGO－On 神经元的抑制作用更为显著。这些抑制作用在非快眼动睡眠过程中逐步减弱，而在快眼动睡眠过程中几乎消失。这一过程对于快眼动睡眠的发生极为重要。如果通过局部冷却来抑制蓝斑或中缝背核的神经元，就会诱发快眼动睡眠。而如果用 GABA受体激动剂去抑制蓝斑或中缝背核的神经元，也会诱发快眼动睡眠。

在蓝斑或中缝背核，GABA 的释放随睡眠觉醒周期而改变，在快眼动睡眠期间最高。这种改变应当是由 GABA 能神经元的活动所引起的。而在中脑和脑桥，也确有一部分 GABA 能神经元是 REM－On 神经元。这一类 GABA 能神经元分布于中脑导水管灰质的腹侧（中缝核）、外背侧被盖核、桥脚被盖核和舌下神经前置核等部位。这些 GABA 能的 REM－On 神经元的活动抑制了去甲肾上腺素能和 5－羟色氨能神经元，从而使胆碱能的 REM－On 神经元得以摆脱去甲肾上腺素能和 5－羟色胺能神经元对它们的抑制。这一过程最终导致了胆碱能 REM－On 神经元的激活及快眼动睡眠的产生。

接下来的问题是，伴随快眼动睡眠的各种生理现象是如何发生的？这些现象的发生可简述如下（彩图 48－3D）。关于快眼动睡眠时的脑电活动，前文已有介绍，此处不再赘述。胆碱能的 PGO－On 神经元投射到外侧膝状体，后者又投射到枕叶皮质。胆碱能神经元的阵发式放电导致了 PGO 波的不同成分相继出现在脑桥、外侧膝状体和枕叶皮质。而类似的机制也存在于其他感觉通路。脑桥嘴侧网状核是在快眼动睡眠时控制运动输出的一个中转站。在快眼动睡眠时，运动皮质的活动水平与觉醒时是类似的，说明此时肌张力消失不是由于皮质受到抑制。脑干横切实验也说明肌张力消失是由脑桥及其尾侧的结构实现的。在快眼动睡眠时，一部分胆碱能神经元兴奋脑桥嘴侧网状核的谷氨酸能神经元，后者再进一步激活延髓网状结构抑制区的甘氨酸能神经元。甘氨酸能神经元纤维通过下行通路到达脊髓前角，并通过抑制脊髓前角的运动神经元而引起肌张力消失。如果在猫的脑桥网状结构背侧加以局部损毁，可以产生有肌张力存在的快眼动睡眠，其表现因损毁的部位和大小而异，如抬头、肢体活动和走动。而有些动物的行为则仿佛是在演示出梦中的情景，例如目视、跟踪和追捕实际上不存在的目标。人类也存在着一种快眼动睡眠行为紊乱（REM sleep behavior disorder），其表现是患者在快眼动睡眠时会演示出梦中的行为。其中一部分患者存在着脑干的损伤。

关于快眼动睡眠的研究对梦的产生机制提供了重要线索。1977 年，Hobson 和 McCarley 提出激活合成（activation－synthesis）假说。根据这一假说，在快眼动睡眠时由脑干产生的上行冲动随机地激活皮质，使储存在皮质的不同记忆片段重新拼凑组合从而形成梦中的情景。由于各种记忆片段的激活和拼凑都是随机的，梦境也就与日常生活经验大为不同。近年来，脑功能成像方面和多巴胺功能方面的研究对激活拼凑假说提出一些重要的修改和补充。脑功能成像的研究显示，在快眼动睡眠时，前额叶背外侧区和顶叶皮质后部的活动明显降低，杏仁核的活动水平则增高。

前额叶背外侧区直接控制人的执行功能（executive function），包括选择性注意和有计划行为。前额叶功能的减弱可以说明为何梦中的思维活动不受自我意识的主动控制。顶叶皮质后部与空间识别能力有关。此区活动的降低可以说明为何做梦时心理活动的空间认知能力下降。杏仁核在情绪反应中起关键作用。杏仁核活动水平的增高可以说明为何大多数的梦都带有情绪色彩。还有一些研究表明梦的产生和前脑的多巴胺活动有关。涉及前脑多巴胺系统的有些损伤使患者不能做梦，但并不影响快眼动睡眠。用 L-多巴增加脑内多巴胺可以增加做梦的频率。而在快眼动睡眠时，前脑多巴胺的释放增加，与觉醒时类似。

第三节　睡眠的调节

以上关于睡眠机制的描述大体上可以回答脑组织为何能够产生不同的睡眠和觉醒状态，但尚不能说明睡眠和觉醒为何会表现出周期性的活动，也不足以解释睡眠的多少和深度是怎样调节的。

一、调节正常睡眠的三个主要因素：睡眠稳态、近日节律和超日节律

睡眠的调节主要涉及三个方面：睡眠的稳态（sleep homeostasis）、睡眠的近日节律和睡眠的超日节律（ultradian rhythm）。睡眠的稳态调节是指通过各种机制使睡眠的总量和深度维持在一个相对稳定水平的过程。其基本过程是睡眠的压力（sleep pressure）随觉醒时间的延长而逐渐增加，并随睡眠时间的延长而降低。这一过程也称之为睡眠过程［sleep（S）process］。近日节律则是通过睡眠和觉醒阈值的波动来调节睡眠和觉醒在昼夜之间的分布。这一过程也称为近日节律过程［circadian（C）process］。而睡眠的超日节律则是指非快眼动睡眠和快眼动睡眠的周期性转变。在正常情况下，某一时刻的睡眠倾向（sleep propensity）是由这三种过程共同决定的。这三者对睡眠的调节如彩图 48-4 所示。

二、睡眠的稳态调节

睡眠剥夺后，不但睡眠的时间会延长，睡眠的深度也会增加。脑电的慢波活动是睡眠深度或强度的一个客观指标。根据脑电在慢波频率的功率，这种慢波活动的幅度可以非常准确地计算出来。如前所述，睡眠时的慢波活动在入睡后的第一个周期最多，以后逐次减少。在非快眼动睡眠过程中，脑电中慢波活动的幅度从第一周期到最后周期递减。反之，觉醒时间越长，随后的非快眼动睡眠中慢波活动的幅度也越高。由此可见，非快眼动睡眠过程中慢波活动的幅度反映了睡眠的压力。也可以说，睡眠的压力随觉醒的延长而逐渐增加，随睡眠的延长而逐渐释放。

两千多年前，希腊名医希波克拉底就曾经猜测觉醒时在体内积累起来的某种物质会引起睡眠。将近 100 年前，日本的 Ishimori（1909）和法国的 Pieron（1913）分别在实验中观察到，剥夺狗的睡眠后，将其脑脊液注射到其他狗的脑室中可以引起睡眠。这说明在脑脊液中存在着某种促进睡眠的物质。最近几十年来经过许多实验室的不懈努力，现在已知的促进睡眠的物质至少有几十种。实验的结果一再证明，无论哪一种促进睡眠的物质都同时具有其他作用，而且无论哪一种促进睡眠的物质对于睡眠都不是必不可少的。这一方面说明睡眠的调节极为复杂，另一方面也说明关于睡眠调节物质的研究已远远超出睡眠稳态调节的范围。由于参与睡眠调节的物质很多，在此只能择要予以介绍。其中包括腺苷（adenosine）、前列腺素 D_2（prostaglandin D_2，PGD_2）、生长激素释放激素（growth hormone-releasing hormone，GHRH）、白细胞介素-1（interleukin-1，IL-1）、肿瘤坏死因子（tumor necrosis factor，TNF）。由于大多数睡眠调节物质的释放和作用方式是经过内分泌、旁分泌和/或自分泌，它们也被称为体液因子（humoral factor）。

腺苷是 ATP 的代谢产物。在基底前脑，腺苷在细胞外液中的浓度随觉醒时间的延长而升高，随睡眠时间的延长而降低。这些变化反映了脑组

织能量代谢在睡眠和觉醒过程中的改变。剥夺睡眠可以增高基底前脑 A_1 型腺苷受体 mRNA 的水平。这种改变选择性地发生在胆碱能神经元。腺苷对非快眼动睡眠的促进作用已被大量的药理学实验证实。而咖啡因之所以能增强觉醒和抑制睡眠就是因为咖啡因能够阻断腺苷的受体。腺苷对睡眠的影响主要通过两种机制。一种机制是通过 A_1 型腺苷受体作用于基底前脑的胆碱能神经元。腺苷通过抑制这些胆碱能神经元而抑制觉醒。将腺苷微透析到基底前脑的胆碱能神经核团可以增加睡眠。反之，将 A_1 型腺苷受体 mRNA 的反义（antisense）核苷酸透析到同一脑区则可抑制自发睡眠，并抑制剥夺睡眠引起的睡眠及慢波活动的反跳。另一种机制是作用于腹外侧视前区的 A_2A 型腺苷受体，从而直接或间接促进腹外侧视前区内 γ-氨基丁酸能神经元的活动。将 A_2A 型腺苷受体激动剂微量透析到视前区腹侧的蛛网膜下腔，可使下丘脑后部增加 γ-氨基丁酸的释放和减少组胺的释放，并增加睡眠。

前列腺素 D_2 是脑组织中的一种主要前列腺素。前列腺素 D_2 在脑脊液中的浓度随剥夺睡眠时间的增加而增高。各种前列腺素都由花生四烯酸经过多步骤的酶促反应而形成。环氧化酶（cyclooxygenase，COX）的作用是其中的一个必要步骤。前列腺素 D_2 由前列腺素 H_2 经过前列腺素 D 合成酶的作用而形成。前列腺素 D 合成酶主要来自于蛛网膜和脉络丛，并释放到脑脊液中。抑制前列腺素 D 合成酶导致睡眠减少。相反，携带人类前列腺素 D 合成酶基因的转基因小鼠则表现出睡眠增加。前列腺素 D_2 对睡眠的影响主要通过视前区。前列腺素 D_2 的受体主要集中在视前区。将前列腺素 D_2 微量透析到视前区腹侧的蛛网膜下腔，可以增加 c-fos 在腹外侧视前区的表达，减少其在下丘脑后部的表达，并同时增加睡眠。除前列腺素 D_2 之外，脑组织中还存在着前列腺素 E_2。前列腺素 E_2 可以通过作用于下丘脑后部抑制睡眠。

生长激素主要是在慢波睡眠时释放。而生长激素的释放主要接受生长激素释放激素的刺激作用和生长抑素（somatostatin）的反馈调节。生长激素释放激素及其 mRNA 随昼夜节律而变化，并且在睡眠剥夺后增加。脑室内注射生长激素释放激素可以增加非快眼动睡眠并增强脑电的慢波活动，同时也可以增加快眼动睡眠。如果在脑室内注射生长激素释放激素的抗体去中和其作用，则会得到相反的结果。快眼动睡眠的改变是由生长激素和生长抑素介导的。这两种激素都可以促进快眼动睡眠。如果切除脑垂体从而去除生长激素和生长抑素的作用，生长激素释放激素仍能增加非快眼动睡眠，但并不影响快眼动睡眠。生长激素释放激素是在下丘脑由两组神经元合成的：一组神经元位于弓状核，投射到正中隆起，并在那里释放生长激素释放激素，从而控制生长激素在垂体的分泌。另一组神经元位于腹内侧核及其附近，投射到视前区和正中隆起。这一组神经元既参与睡眠的调节，也参与生长激素的调节。生长激素释放激素对睡眠的调节是通过视前区及其附近的结构实现的。在视前区及其附近微量注射生长激素释放激素选择性地增加非快眼动睡眠。反之，在同一区域微量注射生长激素释放激素受体阻断剂则选择性地抑制非快眼动睡眠。生长激素释放激素对睡眠和生长激素的双重作用说明了为何在正常情况下非快眼睡眠和生长激素的分泌是联系在一起的。

大量的研究表明，各种各样的细胞因子（cytokine）都可以影响睡眠。大体上说，促炎症反应的（pro-inflammatory）细胞激素可以增加或增强非快眼动睡眠，而抗炎症反应的（anti-inflammatory）细胞因子可以减少或减弱非快眼睡眠。其中研究的最为深入的是白细胞介素-1β 和肿瘤坏死因子 α。两者都属于促炎症反应的细胞因子。在脑内，白细胞介素-1β 和肿瘤坏死因子 α 主要由胶质细胞产生。剥夺睡眠数小时即可增加两者 mRNA 在脑内的水平。如果将外源性的白细胞介素-1β 或肿瘤坏死因子 α 注射到脑室内，可以增加非快眼动睡眠，增强脑电的慢波活动，减少快眼动睡眠。反之，如果用各种方法减弱或阻断脑内白细胞介素-1β 或肿瘤坏死因子 α 的作用，则可以减少非快眼动睡眠并降低脑电的慢波活动。敲除白细胞介素-1 的 1 型受体，可减少小鼠的睡眠，并消除白细胞介素-1β 对睡眠的作用。与此类似，敲除肿瘤坏死因子-55kD 型受体，也可减少小鼠的睡眠，并消除肿瘤坏死因子 α对睡眠的作用。目前，我们对于白细胞介素-

1β和肿瘤坏死因子α如何影响睡眠仍不十分明了。在视前区腹侧的蛛网膜下腔灌流白细胞介素-1β和肿瘤坏死因子α都可以增加非快眼动睡眠。如果用环氧化酶抑制剂阻断前列腺素的合成，则可阻断两者对非快眼动睡眠的促进作用。在内侧视前区微量注射肿瘤坏死因子α也可以促进睡眠。白细胞介素-1β对非快眼动睡眠和脑电慢波活动的影响部分地是由生长激素释放激素介导的。如果预先抑制脑内的生长激素释放激素，白细胞介素-1β对睡眠的影响就大为减弱。白细胞介素-1β也可以直接作用于皮质而影响脑电的慢波活动。

综上所述，多种睡眠调节物质都参与睡眠的稳态调节过程。其中腺苷、前列腺素 D_2、生长激素释放激素、白细胞介素-1和肿瘤坏死因子起到了重要的作用。这些物质对睡眠的作用不仅限于睡眠的稳态调节，其功能也不仅限于睡眠的调节。不同的睡眠调节物质之间存在着复杂的相互作用。这些物质可通过作用于视前区和基底前脑对睡眠进行调节（彩图48-5）。

三、睡眠的近日节律

睡眠在昼夜间的分布受近日节律调节。对于人类，近日节律还有助于维持持续性的睡眠状态和觉醒状态。如果睡眠仅仅是由稳态过程调节，夜间的睡眠倾向就会随着睡眠时间的增长而越来越弱，白天的觉醒也会随着觉醒时间的延长而越来越难以维持。然而实际情况并非如此。正常情况下，人在后半夜被唤醒反而比在前半夜被唤醒后更容易入睡。这是由于近日节律提高了夜间睡眠倾向和降低白天睡眠倾向，这就对抗了稳态过程调节对睡眠的影响，从而有助于维持夜间的睡眠和白天的觉醒。

近日节律对睡眠调节的关键机制在于脑内存在着生物钟。哺乳类的这种生物钟位于视交叉上核。视交叉上核位于下丘脑前端、视交叉之上。视交叉上核对于哺乳类生物节律的必要性主要是由三方面的研究予以确定的。其一，视交叉上核在体外培养的环境下，表现出各种各样的近日节律活动，如神经元放电和葡萄糖代谢等方面的变化。其二，损毁视交叉上核可以取消各种活动的生物节律，如睡眠、运动、摄食和内分泌等活动的近日节律。其三，视交叉上核被损毁的动物在接受视交叉上核移植后可以表现出视交叉上核供给者特有的生物周期。损毁了视交叉上核的动物，睡眠均匀地分布于昼夜之间，但睡眠的总量并不改变。剥夺这些动物的睡眠仍然可以引起睡眠的反跳，说明睡眠的稳态调节并不依赖于近日节律。

单个的视交叉上核神经元可以产生节律性活动。这是由其内部的分子钟（molecular clock）驱动的。分子钟关键部件是时钟基因（clock genes）和时钟蛋白（clock proteins）。目前已知有多种时钟基因，包括CLOCK、BMAL1、Per1、Per2、Per3、Cry1、Cry2和Rev-Erba等基因。除CLOCK之外，这些基因的表达都呈现出节律性的变化。这些基因及其产物之间通过复杂的正负反馈作用产生节律性的变化。然而，这些作用的确切关系仍不完全明了。目前，存在着不同的模型。例如，根据Morse等人（2002）的模型，CLOCK和BMAL1蛋白形成的二聚体可以抑制BMAL1自身的表达。Per1、2、3和Cry1、2蛋白形成的杂二聚体可以抑制Per1、2、3和Cry1、2自身的表达。两套系统各自形成负反馈环路。而在这两者之间又存在着正反馈的调节。无论何种模型，这些时钟基因的表达、时钟蛋白的合成和修饰以及时钟蛋白对时钟基因表达的反馈调节是生物钟运行过程中的几个关键步骤。其中每一步骤都需要一定的时间。如果其中某个关键步骤受到干扰，近日节律就发生紊乱。例如，敲除CLOCK后小鼠的近日节律周期延长。敲除BMAL1后小鼠运动的昼夜分布完全丧失节律性。

敲除Per1或Per2的小鼠，运动的近日节律几乎消失。在正常明暗周期条件下，这些小鼠的睡眠和觉醒及运动仍保持正常的昼夜分布。同时敲除小鼠的Per1和Per2，睡眠在正常明暗周期条件下仍然表现出节律性的变化，但在自由运行条件下这种变化就完全消失。与损毁视交叉上核的动物相似，以上几种基因被敲除掉的小鼠在剥夺睡眠后都能产生睡眠的反跳。这说明Per1和Per2并不参与睡眠的稳态调节。

视交叉上核可分为腹侧的内核和背侧的外壳（下简称内核和外壳）。两者在神经元构成及输入输出关系上都有显著区别。内核和外壳的神经元都以γ-氨基丁酸为递质。内核的神经元同时还表达血管活性肠肽、胃泌素释放肽或生长抑素。外壳的神经元则同时还表达血管加压素（vasopressin，VP）或calretinin。Per1和Per2自发的节律性变化只限于外壳。不同外壳神经元的节律性活动是不同步的，彼此之间保持一定的时相差异。内核的神经元虽不表现出自发的节律性变化，但其中一小部分神经元却能通过某种信号使外壳神经元的节律性活动趋于同步。仓鼠的这部分神经元表达钙结合蛋白（calbindin）。

内核的神经输入来自视网膜神经节中含嗜黑视蛋白（melanopsin）的神经元。光线的输入通过嗜黑视蛋白神经元首先在内核引起Per1和Per2的表达，经过一定的延迟再引起Per1和Per2在外壳的表达。由内核传导至外壳的信号是通过血管活性肠肽、胃泌素释放肽和P物质共同完成的。Per1和Per2对位相提前和位相延迟的信号有不同的反应。在黑暗期的前段给予光线刺激可引起位相延迟，并首先引起Per1和Per2在内核的表达以及随后Per2在外壳的表达。在黑暗期的后段给予光线刺激可引起位相提前，并相继在内核和外壳引起Per1的表达。敲除Per2后，小鼠每日的觉醒期提前出现。这些观察表明，Per2参与了位相延迟反应。

视交叉上核可能通过多种途径调节睡眠。视交叉上核投射到腹侧下室旁区（ventral subparaventricular zone）。损毁腹侧下室旁区之后，大鼠的睡眠在持续黑暗的情况下失去了节律性的改变。视交叉上核的输出还终止于视前区及下丘脑的背内侧核、室旁核和增食素能神经元。因此，视交叉上核有可能通过这些投射区直接或间接地影响睡眠和觉醒。此外，视交叉上核还可能释放某种调节物质，通过弥漫性扩散的方式去影响一些控制睡眠和觉醒的结构。将包裹在半透膜内的视交叉上核植入被损毁视交叉上核的动物后，植入的视交叉上核并不能与周围的神经组织形成解剖上的联系，但却可以恢复动物在运动方面的近日节律。根据运动和觉醒的密切联系来推测，视交叉上核也可能通过类似的方式影响睡眠和觉醒。

四、睡眠的超日节律

睡眠过程中为何会出现非快眼动睡眠和快眼动睡眠的周期性转变？1975年McCarley和Hobson提出的相互作用理论（reciprocal interaction theory）认为，REM-On和REM-Off神经元的相互作用造成了这两类神经元放电频率的周期性改变，从而导致了睡眠过程中的一系列生理和心理活动的周期性改变。根据这一理论，REM-On神经元群体的放电活动可以刺激自身和REM-Off神经元群体的放电活动，同时REM-Off神经元群体的放电活动可以抑制自身和REM-On神经元群体的放电活动。由于REM-Off神经元在睡眠时进行性地降低其放电频率，REM-On神经元因为所受到的抑制逐步减弱而增加其放电频率。当REM-On神经元放电频率达到一定程度时，就引起快眼动睡眠。REM-On神经元放电活动的增加又会刺激REM-Off神经元的放电活动，而后者的活动增加又会抑制REM-On神经元放电，这就终止了快眼动睡眠。由于REM-Off神经元群体对其自身活动的负反馈抑制，REM-Off神经元的放电活动又逐渐降低并由此再次引起REM-On神经元活动增加。根据以上理论所建立的数学模型可以较好地模拟REM-On和REM-Off神经元在睡眠过程中的周期性变化。

在上述理论的最初表述中，REM-On神经元仅包括脑桥网状结构中的巨细胞神经元，而REM-Off神经元也仅包括蓝斑的去甲肾上腺素能神经元。此后，根据快眼动睡眠研究的进展，McCarley等人又将胆碱能和5-羟色胺能神经元也分别纳入REM-On和REM-Off神经元当中（彩图48-6）。如前所述，快眼动睡眠得以启动的主要原因是由于一部分GABA能神经元主动地抑制了去甲肾上腺素能和5-羟色胺能神经元，而不是这些REM-Off神经元自身抑制的结果。因此，这些GABA能神经元也被纳入REM-On神经元当中。

相互作用理论对睡眠周期性改变的解释仅仅是基于脑干REM-On和REM-Off神经元的活动，而没有考虑到前脑非快眼动睡眠的作用。脑干横切实验表明，脑干能够产生觉醒和快眼动睡眠，却并不能产生非快眼动睡眠。因此，非快眼动睡眠和快眼动睡眠之间的周期性转换必然要依赖于前脑和脑干之间的相互作用。脑干 REM－On 和 REM－Off 神经元周期性的活动必须在非快眼动睡眠的持续压力下才能表现出来。而且，这种转变还受到睡眠稳态调节的影响。非快眼动睡眠的压力在睡眠过程中是逐渐降低的。这是人的非快眼动睡眠在前半夜中较多而在后半夜中较少的原因之一。快眼动睡眠的潜伏期缩短是抑郁症的一个重要表现，其原因之一就是由于慢波睡眠减少。

非快眼动睡眠和快眼动睡眠之间的周期性转换也受到近日节律的调节。这种调节不仅表现在人的睡眠主要限于夜间，而且表现在快眼动睡眠主要出现在后半夜的睡眠过程中。前半夜剥夺睡眠之后，快眼动睡眠在后半夜的睡眠过程中并没有因为睡眠稳态调节的作用而让位于慢波睡眠。而睡眠研究者也经常利用睡眠调节的这一特点分别在前半夜和后半夜剥夺睡眠，从而推测慢波睡眠和快眼动睡眠对各种生理功能和行为活动的影响。

第四节 睡眠的功能

睡眠的功能是什么？这是神经科学必须回答的根本问题之一。睡眠占据了动物生命中大量的时间。睡眠过程中动物无法从事许多对生存至关重要的活动，如感知、运动、觅食、摄食、筑巢、迁移、求偶、猎取和逃避等。人类和各种动物一样，每天都要在大量的时间里放弃众多的生命活动以换取睡眠。这个事实说明，睡眠对于维系生存是必不可少的。睡眠对生存的重要性至少要等同于上述生命活动的重要性。如此，睡眠才有存在的必要。而大量的动物实验也充分证明，长期剥夺睡眠无一例外地都导致动物的死亡。

几十年来，许多人试图用不同的方法从不同的方面去回答我们为什么需要睡眠。迄今为止，在这个领域中对睡眠的功能尚未形成一致的看法。在此扼要介绍一些重要的研究发现和代表性的观点。

一、睡眠对生长和发育的作用

睡眠，尤其快眼动睡眠，在发育期间占据支配地位。这一现象令大多数人相信睡眠促进生长和发育。快眼动睡眠的时间与脑组织发育程度的关系十分密切，而与整个机体的发育程度关系不大。快眼动睡眠能够促进脑的发育是一个广为接受的观点。一些实验研究也证实，在发育期间剥夺快眼动睡眠可以妨碍脑的发育。例如，剥夺新生大鼠的睡眠可以永久性地妨碍单胺神经元的发育，并导致类似抑郁症的行为改变。又如，在发育期间剥夺单侧视觉输入会影响外侧膝状体神经元的发育：被剥夺视觉输入的神经元的体积减小，仍接受视觉输入的神经元的体积增加。剥夺快眼动睡眠会进一步增加这种区别。而损毁脑干的 PGO－On 神经元通路也会产生类似快眼动睡眠剥夺的作用。这说明快眼动睡眠的对视觉神经元发育的影响依赖于睡眠过程中的自发性电活动。

非快眼动睡眠也与生长发育有关。慢波睡眠在儿童发育期最多。而生长激素主要在慢波睡眠时分泌。这提示慢波睡眠对机体的发育起重要作用。另一方面，脑电的慢波活动本身与脑的发育有密切关系。在发育期，前额叶的慢波活动与前额叶皮质突触密度相关。而枕叶的慢波活动则依赖于视觉输入。如果在视觉皮质发育的敏感期剥夺视觉输入，视觉皮质皮质的慢波活动就大为减弱。

二、睡眠对保存机体的能量的作用

机体的能量消耗睡眠时明显低于清醒运动时。一方面，睡眠可以降低机体的代谢率。另一方面，睡眠时体温的降低和体表面积的缩小（由于蜷曲身体）可以减少能量的释放。这种区别对小动物较为明显，可减少 40%～50%。然而人类安静清醒时消耗的能量仅比在睡眠时略为增加。这种额外消耗的能量只需少量的食物即可补充。每天睡眠花费的大量时间和少量节约下来的能量相比似乎有些浪费。在长期剥夺睡眠的情况下，动物的摄食量可以加倍，同时体重却日益降低，体温也日益下降。这似乎提示睡眠的功能是保存机体的能量，然而大量补充能量却并不能扭转这种趋势。因此，尽管无人能否认睡眠有助于保存机体的能量，却很少有人相信保存能量是睡眠的基本功能。

三、睡眠对脑糖原储备的作用

脑组织几乎以葡萄糖为唯一的能量来源。而脑内的主要能量储备是脑糖原。Bannington 和 Heller（1995）提出，觉醒时脑的高代谢水平使脑糖原的储备逐渐降低，进而导致细胞内 ATP 水平的下降和细胞外腺苷水平的升高，细胞外腺苷水平的升高则引起非快眼动睡眠，而非快眼动睡眠的基本功能就在于恢复脑糖原的水平。这个理论的诱人之处就在于将睡眠的功能和睡眠的稳态调节之间通过脑糖原和腺苷的代谢巧妙地联系起来。有不少实验证明脑糖原水平随睡眠剥夺而降低，随睡眠恢复而增高。然而，最近的研究表明，睡眠剥夺对脑糖原水平的影响存在很大的种属差异。例如，C57BL/6 小鼠在睡眠剥夺后，脑糖原水平不但未降低反而增高。这说明脑糖原水平既不是脑能量代谢的可靠指标也不是睡眠和觉醒时间的可靠指标。此外，脑糖原储备水平很低，仅能维持 4～5 分钟的脑功能活动。因此，通过睡眠来提高脑糖原储备从而满足觉醒时的能量需求是非常低效的，不足以说明睡眠的基本功能。

四、睡眠对记忆巩固的作用

睡眠在记忆巩固（memory consolidation）过程中的作用一直是睡眠功能研究中最活跃的领域。记忆可分为陈述性记忆和非陈述性记忆（参见本书第 49 章）。近来的研究反复证实，一些非陈述性记忆如视觉质感分辨（visual texture discrimination）和手指敲击运动序列工作（motor sequence task）在学习活动后会随时间的推移而增强。这种增强依赖于学习后的睡眠。如果在学习后剥夺睡眠，这种记忆增强现象就完全消失。剥夺睡眠也可以影响陈述性记忆的巩固。例如，学习后剥夺睡眠可以妨碍词配对联想（paired associate）和空间记忆（spatial memory）。根据对人的研究，剥夺非快眼动睡眠主要影响陈述性记忆，而剥夺快眼动睡眠主要影响非陈述性记忆。然而这种区别只是相对的，实验表明有些种类的记忆如视觉质感分辨和空间记忆都受到非快眼动睡眠和快眼动睡眠的影响。大量的动物实验也证明，剥夺全部睡眠或选择性地剥夺快眼动睡眠都可以妨碍空间记忆。同时也应指出，睡眠并非对各种记忆都具备促进作用。

睡眠促进记忆巩固的机制尚不明了，然而一些重要的发现极具提示意义。在空间学习过程中，海马的神经元之间形成新的相关性放电，一些神经元由不同步放电改为同步放电。在随后的睡眠过程中，这种新的相关性放电会回放（replay）出来。类似的回放在大脑皮质也可以见到，而且会随回放时间的增加而增强。这些回放现象主要见于非快眼动睡眠时，可能参与了将海马的不稳定记忆转化为皮质的稳定记忆的过程。但这还不足以说明记忆的巩固化过程。长时记忆的形成和巩固需要通过细胞内信号传导、基因表达、蛋白质合成以及突触形态改变等过程，将最初的突触电活动转化为突触连接上的稳定改变（参见第 50 章）。在快眼动睡眠时诱发海马突触的长时程强化（long-term potentiation，LTP），可以导致与突触可塑性改变有关的基因表达。这种基因表达最初见于海马，然后逐渐扩展到皮质。Ribeiro 等人（2004）提出，睡眠通过两个阶段促进记忆的巩固：非快眼动睡眠时记忆痕迹的反复激活导致记忆回放的逐渐增强，而快眼动睡眠时基因表达则进一步导致记忆的巩固。

小结　以上的研究从不同的侧面揭示了睡眠的功能。值得一提的是，所有的上述功能都与脑和肌体的自我建造有关，都离不开合成代谢。保存能量和储存脑糖原都有利于合成代谢，而生长发育和记忆的巩固也都依赖于合成代谢。尽管我们至今仍不了解睡眠是否有一种基本的或主要的功能，然而睡眠对维持生命的重要意义是毋庸置疑的。

第五节 总 结

大多数哺乳类和鸟类的睡眠包括非快眼动睡眠和快眼动睡眠两种状态。在睡眠过程中这两种状态交替出现。睡眠和觉醒的分布存在明显的昼夜差别。快眼动睡眠是胎儿在晚期发育过程中的主要生存状态，并随着发育而逐渐减少。

睡眠和觉醒状态的控制是由不同种类的神经元共同完成的。觉醒状态的产生和维持依赖于脑干网状结构谷氨酸能神经元、基底前脑和脑干的胆碱能神经元、脑干的去甲肾上腺素能神经元、5-羟色胺能神经元和多巴胺能神经元，以及下丘脑的组胺能神经元和增食素能神经元。位于视前区、下丘脑前部和附近的GABA能神经元通过抑制上述参与觉醒的神经元而促进非快眼动睡眠。脑干网状结构谷氨酸能神经元和胆碱能神经元活动的降低使皮质和丘脑网状核分别产生自发的节律性振荡。皮质的自发振荡产生慢波活动。丘脑网状核的节律性振荡则相继传导至感觉传递核和皮质，由此在皮质引起睡眠梭。快眼动睡眠的产生是脑干REM/Wake-On、REM-On、PGO-On和REM-Off神经元相互作用的结果。一部分GABA能REM-On神经元的活动抑制了去甲肾上腺素能和5-羟色胺能REM-Off神经元，进而解除了这两类神经元对胆碱能REM-On和PGO-On神经元的抑制，并由此启动快眼动睡眠。REM-On神经元与REM/Wake-On神经元相互作用，进一步产生快眼动睡眠时的各种现象。

正常的睡眠主要有稳态过程、近日节律和超日节律调节。稳态过程通过调节睡眠量和睡眠深度来满足脑和机体对睡眠的需要。这一过程需要腺苷、前列腺素D_2、生长激素释放激素、白细胞介素-1和肿瘤坏死因子等睡眠调节物质的共同作用。这些睡眠调节物质在脑内的水平随觉醒时间延长而增高，并通过作用于基底前脑尤其是视前区而增加和增强睡眠。视交叉上核产生的近日节律调节睡眠昼夜分布的差异。这种近日节律是由视交叉上核神经元内的时钟基因和时钟蛋白相互作用而产生的。视交叉上核的节律信号通过神经传导和弥漫扩散的方式影响那些控制睡眠和觉醒状态的神经元。睡眠的超日节律表现为非快眼动睡眠和快眼动睡眠之间的周期性转换。这种转换本身是由脑干REM-On和REM-Off神经元的相互作用产生的，只有在觉醒受到抑制的情况下才能表现出来。

第六节 展 望

本章对睡眠的现象、控制和调节做了较为深入的叙述。通过阅读本章，读者对于睡眠研究的历史、现状和趋势会有一个粗略的了解。目前，我们对睡眠中的一些重要问题仍然所知甚少。睡眠剥夺通过何种机制影响各种睡眠调节物质的合成、释放和代谢？什么样的细胞内信号传导和基因表达过程参与了各种细胞对睡眠剥夺的反应？睡眠通过何种机制影响脑的发育？睡眠通过何种机制影响记忆的巩固？梦是通过什么机制产生的？慢性的睡眠不足对精神和机体的健康有何影响？这些都是需要我们深入研究的问题。可以预见，对这些重要问题的认识将会随着各种新方法的发现和新技术的应用而不断深入。随着对这些问题的深入研究，我们对睡眠的功能和脑的其他功能如学习、记忆、思维和意识等必将有更深刻的理解。

参考文献

综述

1. Achermann P, Borbely AA. Mathematical models of sleep regulation. Front Biosci, 2003, 8: s683-693
2. Antle MC, Silver R. Orchestrating time: arrangements of the brain circadian clock. Trends Neurosci, 2005, 28: 145-151
3. De Weerd AW, van den Bossche RAS. The develop-

ment of sleep during the first months of life. Sleep Medicine Reviews 7. 2003：179-191

4. Hayaishi O，Urade Y. Prostaglandin D2 in sleep-wake regulation：recent progress and perspectives. Neuroscientist，2002，8：12-15

5. Krueger JM，Fang J. Cytokines and Sleep Regulation. In：Lydic R，Baghdoyan HA，eds. Handbook of Behavioral State Control. New York：CRC Press，1999：609-622

6. Morse D，Sassone-Corsi P. Time after time：inputs to and outputs from the mammalian circadian oscillators. Trends Neurosci，2002，25：632-637

原始文献

1. Cirelli C，Tononi G. Locus ceruleus control of state-dependent gene expression. J Neurosci，2004，24：5410-5419

2. Fang J，Wang Y，Krueger. Mice lacking the TNF 55 kDa receptor fail to sleep more after TNFalpha treatment. J Neurosci，1997，17：5949-5955

3. Hobson JA，McCarley RW. The brain as a dream state generator：an activation-synthesis hypothesis of the dream process. Am J Psychiatry，1977，134：1335-1348

4. Huang ZL，Qu WN，Li WD，et al. Arousal effect of orexin A depends on activation of the histaminergic system. Proc Natl Acad Sci USA，2002，99：1098

5. Lin JS，Hou Y，Sakai K，et al. Histaminergic descending inputs to the mesopontine tegmentum and their role in the control of cortical activation and wakefulness in the cat. J Neurosci，1996，16：1523-1537

6. Lu J，Greco MA，Shiromani P，et al. Effect of lesions of the ventrolateral preoptic nucleus on NREM and REM sleep. J Neurosci，2000，20：3830-3842

7. McCarley RW，Hobson JA. Neuronal excitability modulation over the sleep cycle：a structural and mathematical model. Science，1975，189：58-60

8. Parmentier R，Ohtsu H，Djebbara-Hannas Z，et al. Anatomical，physiological，and pharmacological characteristics of histidine decarboxylase knock-out mice：evidence for the role of brain histamine in behavioral and sleep-wake control. J Neurosci，2002，22：7695-7711

9. Peyron C，Tighe DK，van den Pol AN，de Lecea L，et al，Sutcliffe JG，Kilduff TS. Neurons containing hypocretin (orexin) project to multiple neuronal systems. J Neurosci，1998，18：9996-10015

10. Ribeiro S，Gervasoni D，Soares ES，et al. Long-lasting novelty-induced neuronal reverberation during slow-wave sleep in multiple forebrain areas. PLoS Biol，2004，2：E24

11. Skaggs WE，McNaughton BL. Replay of neuronal firing sequences in rat hippocampus during sleep following spatial experience. Science，1996，271：1870-1873

12. Villablanca JR. Counterpointing the functional role of the forebrain and of the brainstem in the control of the sleep-waking system. J Sleep Res，2004，13：179-208

13. Vogel GW，Feng P，Kinney GG. Ontogeny of REM sleep in rats：possible implications for endogenous depression. Physiol Behav，2000，68：453-461

第四十九章　学习与记忆

钱卓　林龙年

第一节　人类记忆研究简史 …… 920
一、潘菲尔德（Penfield）的研究 …… 921
二、颞叶与失忆症 …… 921
第二节　记忆的分类 …… 922
一、陈述性记忆与程序性记忆 …… 922
二、短时记忆和长时记忆 …… 922
第三节　学习和记忆的分子机制 …… 923
一、Hebb 规则与突触可塑性 …… 923
二、NMDA 受体和突触可塑性的诱导 …… 924
三、突触可塑性维持的分子机制 …… 926
四、其他形式的突触可塑性：长时程压抑和非 NMDA 依赖的 LTP …… 926
五、Hebb 规则与学习、记忆关联的实验证据 …… 927
六、人工诱导的 LTP 与记忆功能的分离 …… 928
第四节　记忆巩固的分子机制 …… 929
一、海马在记忆巩固中的作用 …… 929
二、突触再激活强化（synaptic reentry reinforcement，SRR）——记忆痕迹巩固的可能细胞过程 …… 929
三、海马无用记忆的清除——成熟大脑新生神经元的作用 …… 930
第五节　学习和记忆的神经编码机制 …… 930
一、神经编码学说 …… 931
二、海马位置细胞与空间记忆编码 …… 932
三、海马神经元网络与情景记忆编码 …… 933

第一节　人类记忆研究简史

学习和记忆是大脑最重要的功能之一。它之所以如此重要，是因为在某种程度上，我们每个人的自我意识和对外界环境的认知都取决于我们大脑的所学和所记。人类大脑的记忆不仅仅是一个单纯的信息贮存系统，它把我们每个人丰富而又繁杂的经历完整地组织在一起，使我们在芸芸众生中成为一个独一无二的个体；而一旦像老年痴呆症患者那样丧失记忆，我们也将失去自我，从而丧失与这个缤纷世界联系的纽带。另一方面，学习和记忆的作用还不仅仅体现在个体身上，对整个人类社会而言，正是依靠每个人类成员的学习记忆能力，人类社会才能以代代相传的方式积累我们的文化和知识，从而推动社会的进步。

从简单的科学定义来说，学习是指个体对新知识的获得过程，而记忆是指对这种获得知识的保持和再现。对大脑学习和记忆奥妙的探索，始终激励着一代又一代的神经科学家。在过去的100多年里，不论是在突触的分子水平上，还是在神经编码的系统水平上，人类对学习和记忆的认识都经历了一次又一次的飞跃，取得了很多重要成果。虽说学习和记忆的有关概念最早可以追溯到亚里士多德的时代，而对学习和记忆功能原理的研究也始终一直在进行，但只是到了最近50年，科学家才开始真正揭示这一大脑复杂功能的一些具体的神经解剖基础、细胞水平机制和神经编码原理。

对大多数神经科学家而言，19世纪末西班牙科学家雷蒙·卡哈尔（Santiago Ramon Y Cajal）对神经系统的开创性研究工作，是记忆研究进入细胞水平的一个开端。在卡哈尔的经典研究中，基于对神经元间突触连接的仔细观察，他提出：神经元间突触连接点的修饰可能是大脑记忆的解剖学基础。那么，我们又应当怎样去寻找和研究这种突触连接的改变呢？这一看似简单的问题，正是现代神经科学记忆研究的核心所在。

一、潘菲尔德（Penfield）的研究

20 世纪 50 年代中期，加拿大神经外科医生潘菲尔德由于在神经外科手术中需移除癫痫病人的脑组织病灶，而又要尽可能地不损伤关键脑组织，因此采用电刺激病人大脑皮质表面的方法，来判断该脑区的功能，以确保一旦该脑区被切除，不会对病人的感觉、运动和语言等重要脑功能产生不良影响，结果却获得了一些出人意料的发现。由于大脑皮质没有痛觉感受器的分布，因此手术时只需要在患者头皮实施一些局部麻醉，而病人在整个手术过程中则始终保持清醒状态。他的一些病人在手术过程中报告，当电刺激他们颞叶的某些区域时，他们能听到某种声音和音乐，或者看到某个图像，以及一些其他的精神感知（图 49－1），而刺激其他脑区时则从来没有这种现象。这种由电刺激引起的精神性感觉体验往往带有梦的色彩，暗示了这种由电刺激皮质而体验到的精神感知很可能是大脑对过去经验记忆的一种再现。

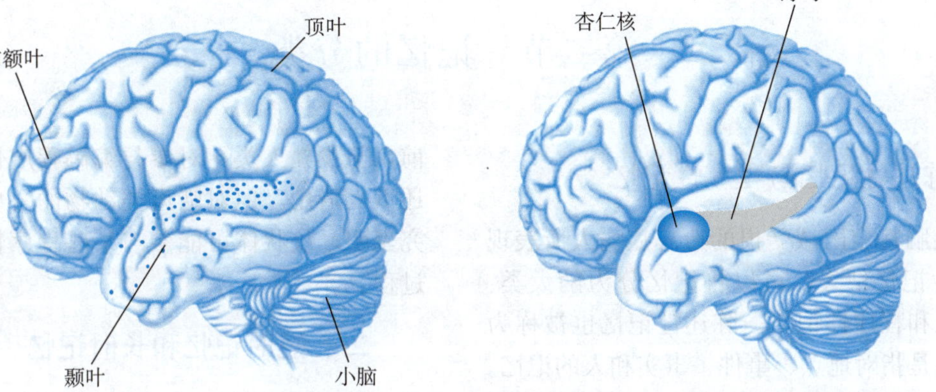

图 49－1　人类大脑颞叶示意图

A. 黑点标记的解剖位点代表在潘菲尔德病人的大脑颞叶区域内电刺激引起反应的位点。B. 颞叶内侧海马和杏仁核的位置。

进一步的研究揭示，电刺激大脑边缘系统的特定区域，例如颞叶内侧的海马和杏仁核，也能够引起一些经验性的反应。这一系列引人注目的报道首次暗示颞叶系统可能在学习、记忆中起着非常重要的作用。现在我们知道，记忆在脑内的处理过程发生在大脑的多个区域，远远超出了单纯颞叶系统的范畴。众多的深入研究也进一步揭示，记忆在脑内的存储既是分散的，又有一定的定位区域。换言之，脑内不存在单一区域的记忆中心，但脑内不同区域的一些特定的神经环路构成了几种记忆编码的通路。

二、颞叶与失忆症

几乎在潘菲尔德研究颞叶功能的同时，加拿大蒙特利尔神经科学研究院的 Brenda Milner 遇到了一个叫 H. M. 的病人，H. M. 因严重的癫痫接受了双侧颞叶（内侧颞叶皮质，杏仁核和三分之二的海马）切除手术，手术明显地减轻了他的癫痫症状，但却使他丧失了某些记忆的能力。例如，他虽然能认识他自己幼年时的照片，而且也记得他幼年时期发生过的一些事件，但他却无法回忆起手术前一段时间发生的一些重要社会事件和人物。这种无法记起手术前一段时间所发生事件的失忆症称为逆行性遗忘症。

但在 H. M. 的病例中，更为显著的特点是手术也同时造成了更严重的顺行性遗忘，即 H. M. 再也无法对手术后发生的事件、地点以及遇到的人形成新的记忆。例如，虽然 Milner 医生在 H. M. 手术后的四十年里经常为他做检查，但 H. M 始终无法认出她。H. M. 的顺行性遗忘非常严重，以至于他虽然手术后仍天天照镜子，但后来却不能认出镜子中的自己，因为他不能对自己随岁月变化的面容形成新的记忆，脑子里只有自己手术前的容貌。这一系列现象

暗示颞叶在把新的记忆转变成长时记忆的过程中有着非常重要的作用，而这一过程通常被称为记忆的巩固。

有意思的是 H. M. 短时记忆的能力并没有受到影响。例如，只要他在测试时不被干扰，就可以记住一串六位数的数字并保持几分钟。此外，H. M. 的感知-运动学习记忆能力也表现正常，例如，他虽然对每天重复的学习过程毫无记忆，但仍可以学会镜像画画（看着镜中他自己的手来画画），并随着练习次数的增加而越来越熟练。由此可以推断，H. M. 学习和保持新的运动技巧及程序性操作的能力并没有受到影响。

H. M. 是人类第一个将特定形式的记忆障碍与大脑的某个特定区域联系起来的病例。此后，许多接受选择性颞叶损毁的病人，特别是海马损毁的病人，都表现出了与 H. M. 类似的失忆症。例如，失忆症病人 R. B.，他同样也是由于海马 CA1 区域被毁，从而丧失了对人、地点和事件形成新记忆的能力。同时 R. B. 也丧失了手术前一段时间他所经历的公共和私人事件的记忆。对这些临床病例的研究表明，海马系统在新记忆的形成过程中有着举足轻重的作用。

第二节 记忆的分类

一、陈述性记忆与程序性记忆

根据大脑特定区域受损的遗忘症病人所表现出的选择性记忆缺失，可以将记忆分为两大类：陈述性记忆和程序性记忆。陈述性记忆也被称为外显记忆，是指对地点、事件、事实和人的记忆。这类记忆依赖于颞叶系统，回想时要求有清醒的回忆，这类记忆的形成和遗忘都较容易。陈述性记忆又可进一步分为情景记忆和语义记忆。情景记忆指对事件的内容及发生的时间、地点等信息的记忆，它是日常生活中一种主要的记忆类型。语义记忆是指对生活中无法归于特定场景的事实和知识的记忆，当人们在学习这些事实和知识的时候不必记住发生的时间和地点。语义记忆一般可通过单次或重复的经验而形成，它是一种对经验的抽象概括，而且可以导致概念和分类的产生。损毁海马可严重地损伤病人学习新的事实、概念、词汇和知识的能力。

程序性记忆也叫非陈述性记忆或内隐记忆，它有多种形式，主要包括感知觉、运动技巧、程序和规则的学习等，这种记忆不依赖于颞叶系统的整合。例如，H. M. 虽然永远不能记住触觉迷宫中转角的正确顺序，但在 80 次训练之后，他可以减少完成这一作业所需要的时间。事实上，这些颞叶损毁的病人还保留一些其他的学习记忆能力，诸如经典的条件反射（如瞬膜条件反射）、习惯化、敏感化、启动效应和认知活动能力等。目前，至少在人类，对参与编码程序性记忆的脑区还不太清楚，但对啮齿类动物的一些损毁实验研究表明，纹状体可能参与某些程序性记忆的形成过程。

二、短时记忆和长时记忆

将记忆分成陈述性记忆和非陈述性记忆是基于颞叶记忆功能的解剖学基础，记忆通常还可以按时间来划分。短时记忆是指保持时间几秒到几小时的记忆，而长时记忆则是指保持时间在数周、数月以至数年以上的记忆。对记忆以时间分类的基础主要是基于对各种脑外伤造成的失忆症的研究。这些研究发现，新近形成的记忆（短时记忆）易受干扰，例如，假如一个人遇到了车祸，他往往容易由于头部创伤而昏迷，在他恢复知觉之后，很可能不记得导致车祸的原因，甚至车祸本身。同样，一个接受电惊厥治疗的病人往往无法记住惊厥之前发生的事情。然而这种治疗不会对以前形成的记忆（长时记忆）造成影响。这些现象导致这样一种观点的产生，即认为记忆最初形成的时候是处于一种不稳定的状态，之后通过记忆巩固的方式，逐渐转化为一种稳定的状态。因此，脑内可能存在两个相互作用的记忆系统，即短时记忆系统和长时记忆系统，在短时记忆中信息保存的时间较短，记忆的容量有限；而在长时记忆中则信息保存的时间较长，记忆的容量几乎无限。新的信息首先进入短时记忆系统，然后再通过某种方式转移到长时记忆系统中去。在 H. M. 和 R. B. 这两个病例中，他们表现出新的长时记忆的形成受到了严重的损害，而以往建立的长时记忆和短时记忆的功能则未受到影响。这些临床的研究与动物的损毁实验均表明，海马对短时记忆转化为长时记忆有着重要的作用。

第三节　学习和记忆的分子机制

一、Hebb 规则与突触可塑性

通过了解记忆的分类及确定特定脑区在记忆处理过程中的重要作用，可能会产生如下疑问：记忆是如何形成并贮存在这些脑区的？正如前面所述，关于突触传递效率可以改变的观点最早可以追溯到 100 多年前的卡哈尔时代，他的研究显示神经元网络通过特定的节点彼此相互联系，谢灵顿（Sherrington）将这种节点称为突触。也是卡哈尔最先提出：脑内突触的物理结构的修饰，可能是大脑记忆存储的细胞机制。

1949 年，加拿大心理学家 Donald O. Hebb 在进一步思考学习、记忆可能的分子和细胞机制后，提出了一个简单而又意义深远的观点来解释记忆具体在脑内是如何存储的，根据 Hebb 的假设："神经细胞 A 的轴突重复或持续地兴奋细胞 B，在这两个细胞或其中一个细胞上就会发生某种生长和代谢过程的变化，使得细胞 A 对细胞 B 激活的效率有所增加。"

这段话就是众所周知的 Hebb 学习定律。它的精髓是：记忆形成依赖于神经元活动的协同性，当两个彼此有联系的神经元同时兴奋的时候，它们之间的突触连接将得到加强，这就是大脑记忆的神经基础。

为了了解大脑是不是通过这种"协同探测"的方式来修饰突触的传递效率以达到存储信息的目的，我们需要知道真实的脑中是否存在这种现象，以及通过什么方式，在大脑什么部位去检测出这种突触的改变。由于 Milner 的先驱性工作，已知海马及其邻近结构对事实、人物及事件的记忆形成有重要作用，因此，海马成为了学习、记忆神经机制研究的重点脑区。1973 年 Bliss 和 Lomo 在实验中发现，家兔海马的前穿质—齿状回通路在一串高频刺激之后表现出突触反应的增强，当时，他们通过测量该突触连接的兴奋性突触后电位（EPSP）的幅度和斜率来观察突触传递效率的改变。他们同时注意到，这种突触传递的增强在离体实验中可维持数小时，而在在体实验中可维持几天到数周。他们把这一现象称为突触传递的长时程增强（long - term potentiation，LTP）。其后的大量研究表明，高频刺激海马结构内的任意通路，包括 CA3 - CA1 的谢弗尔侧支通路（Schaffer - collateral）都可以引起 LTP（图 49 - 2）。事实上 LTP 现象存在于许多脑区，包括新皮质、杏仁核和纹状体等，此外，LTP 的发生也有几种不同的形式。

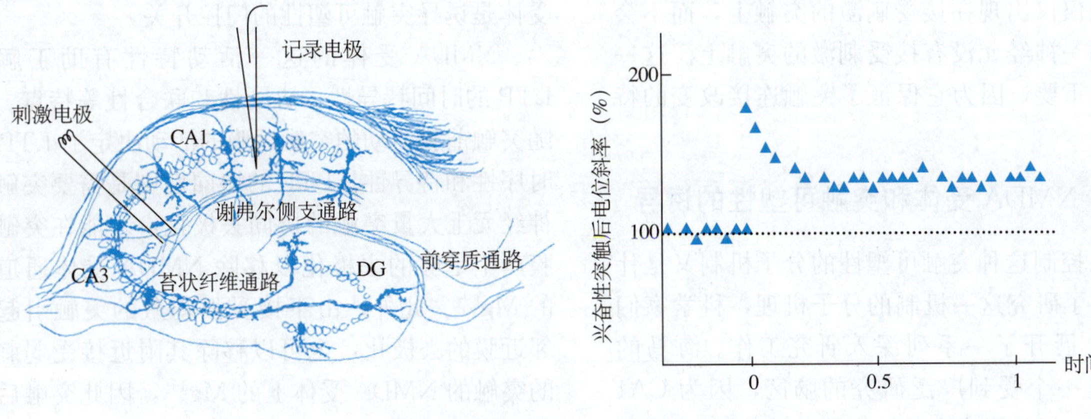

图 49 - 2　海马的主要通路和突触可塑性

显示海马内三条主要的突触连接通路中（图49－2左），第一条被称为前穿质通路（perforant－path），负责将内嗅皮质的信息传递到齿状回（DG）的颗粒细胞。第二条为苔状纤维通路（Mossy－fiber），从齿状回颗粒细胞投射到CA3的锥体细胞。第三条是从CA3锥体细胞到CA1锥体细胞的谢弗尔侧支通路，这条通路也是离体研究的主要对象，在刺激CA3轴突束的同时，测量CA1锥体细胞的兴奋性突触后电位（EPSP），发现高频刺激谢弗尔侧支通路，能够诱导CA3－CA1突触传递效率的长时程增强（long－term potentiation，LTP）。这种长时程增强在离体状态下能维持几小时（图49－2右），而在体状态下则能维持几天到数周。

进一步的研究表明，在海马CA1区所诱导的LTP通常有以下四个特征：①时间特异性，②协同性，③联合性，④输入特异性。时间特异性是指突触效率的加强需要突触前神经元的兴奋在突触后神经元兴奋之前。这种时序上的要求类似于联合型巴甫洛夫条件反射的时序特征，即如果条件反射要成功建立的话，条件刺激（如铃声）必须先于非条件刺激（如食物）给予。协同性是指需要大量突触的同时兴奋，以引起突触后神经元的去极化来诱导LTP，仅仅激活一个突触一般无法在脑内引起突触后神经元的兴奋。由于突触在脑内的状态存在很大的变异，因此诱导LTP的阈值也不是固定不变的，通常需要不同强度和模式组合的强直刺激。联合性是指用强刺激激活突触的同时，可以在同一个突触后细胞上邻近该突触、且又新近接受过弱刺激的突触上易化LTP的诱导。最后，LTP的输入特异性是指这种增强仅仅出现在接受刺激的突触上，而不会出现在同一神经元没有接受刺激的突触上。这一特性非常重要，因为它保证了突触连接改变的特异性。

二、NMDA受体和突触可塑性的诱导

那么控制这种突触可塑性的分子机制又是什么呢？为了研究这一机制的分子机理，科学家们在海马上展开了一系列深入研究工作。海马的CA1区是一个受到广泛研究的脑区，因为CA1区不但对记忆的形成有关键作用，而且CA1区在结构上的规则分层也为电生理的记录提供了良好的实验素材。研究发现谢弗尔侧支的CA3到CA1突触处形成的LTP诱导过程需要突触后NMDA受体的激活。随后一系列的研究显示，NMDA受体可能是探测神经元突触前、后活动协同性的主要开关。

那么NMDA受体是通过何种机制来完成这种协同性探测的？NMDA受体是位于突触后膜上的一个蛋白质通道（图49－3），电刺激突触前神经元可导致谷氨酸递质的释放，谷氨酸可与突触后膜上的两类谷氨酸受体：AMPA受体和NMDA受体相结合。其中的NMDA受体同时也是一种Ca^{2+}通道，但在正常膜电位水平时，由于Mg^{2+}结合在通道上，从而阻断了NMDA受体的Ca^{2+}通道作用，所以当谷氨酸单独与NMDA受体结合时不足以激活这一蛋白质通道。而突触后膜上的AMPA受体则可直接结合谷氨酸而激活，引起Na^{+}内流，从而使突触后膜上的兴奋性突触后电位（EPSP）持续升高。由于Mg^{2+}与NMDA受体的结合具有电压依赖性，当AMPA受体激活引起的膜电位去极化达到一定水平时，可移除Mg^{2+}对NMDA受体的阻断作用，此时NMDA受体再与谷氨酸相结合就会激活NMDA受体通道。因此，NMDA受体通道的开放不但具有配体依赖性（谷氨酸的释放与结合），而且具有电压依赖性（突触后神经元的去极化）。NMDA受体通道开放后，不仅可以允许Na^{+}和K^{+}通过，而且可以允许Ca^{2+}通过。树突棘内Ca^{2+}内流可以激活某些蛋白激酶，从而引发下游的一系列生化反应（图49－3）。现在认为，这一系列的生化反应最终可对突触的连接强度加以修饰，因此NMDA受体是诱导突触可塑性的门控开关。

NMDA受体的这一活动特性有助于解释LTP的时间特异性、协同性和联合性等特点。伴随突触前膜活动的突触后膜的活动决定了LTP的时序性和特异性。LTP的协同性则是需要突触后神经元上大量突触的协同去极化，才能在突触后膜产生足够的去极化以移除NMDA受体通道中的Mg^{2+}。此外，由于接受强刺激的突触引起的邻近膜的去极化，也可以移除其附近接受弱刺激的突触的NMDA受体上的Mg^{2+}，因此突触后膜的去极化也是LTP联合性的基础。

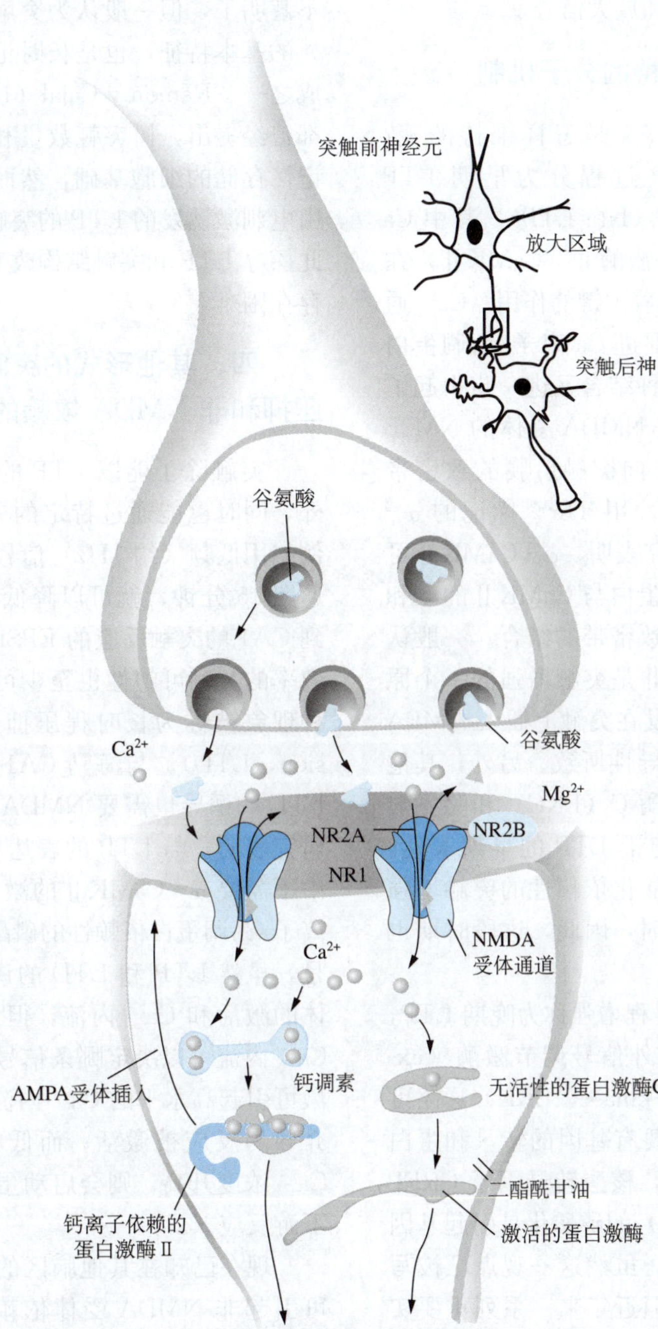

图 49－3　突触前、后神经元的突触连接示意图

突触前神经元释放的谷氨酸能够激活突触后膜上的 AMPA 受体和 NMDA 受体。AMPA 受体维持基础的突触传递，NMDA 受体则调控突触传递的有效性。如果 NMDA 受体监测到突触前神经元（谷氨酸的释放和结合）和突触后神经元（突触后膜足量的去极化引起镁离子离开 NMDA 受体通道的结合位点）的共激活，则诱导产生突触传递的增强。当这样的共激活发生的时候，NMDA 受体被激活，通道打开，钠离子和钙离子内流，钾离子外流。钙离子内流可激活一系列生化反应通路，最终使突触的连接得到增强。一般认为，一些能直接结合在 NMDA 受体 2B 亚单位上的激酶负责有效地检测和放大信号。

三、突触可塑性维持的分子机制

LTP被诱导出来后，又是怎样维持的呢？LTP的现代模型把LTP过程分为早期LTP（early LTP）和晚期LTP（late LTP）。其中Ca离子/钙调蛋白依赖的蛋白激酶Ⅱ（CaMKⅡ）在调节LTP的早期表达中起着关键的作用。Ca^{2+}通过NMDA受体的进入可促进Ca离子/钙调蛋白与CaMKⅡ的结合，而这种结合又进一步引起了α-CaMKⅡ通过与突触上NMDA受体的NM2B亚单位的C末端结合，并向突触后膜的致密带（PSD）迁移（图49-3）。用Thr^{286}标记的α-CaMKⅡ的自主磷酸化研究表明，α-CaMKⅡ可进一步加强Ca离子/钙调蛋白与CaMKⅡ的亲和力，并可延长CaMKⅡ与致密带的结合。一般认为致密带上激活的CaMKⅡ是突触增强的一个原因，这可能是由于它能触发在突触上插入AMPA受体和提高单个通道的传导性所致。另外，其他几种蛋白激酶，如蛋白激酶C（PKC）和酪氨酸激酶（MAP）也可能参与了LTP的早期表达。通常认为这种蛋白激酶磷酸化依赖性的突触增强可使LTP维持1～3个小时，因此，这段时期也被称为早期LTP。

3小时之后的突触长时程增强称为晚期LTP，蛋白激酶A（PKA）和胞外信号调节激酶（extracellular signal regulated kinase，ERK）通路可能参与它的维持，并且需要有基因的转录和蛋白质的合成。有种观点认为，核酸转录因子CREB（cAMP反应单元结合蛋白）的磷酸化是引起基因表达的一个关键调控因子。虽然这一观点已被写入了几本主要的教科书，但近年来一系列重要实验对这一观点提出了挑战。首先，最初的“转录需求实验”无法在一些独立的研究中被重复；其次，采用精细的区域特异性敲除技术，对海马CREB基因进行特异性敲除后，这种小鼠仍然具有正常的海马晚期LTP的表达，并能够正常完成海马依赖性的学习任务。这一系列实验结果对CREB作为调控哺乳动物脑内LTP的关键分子的作用提出了质疑，因此这一被广泛接受的观点还有待进一步研究的修改与完善。

虽然对突触长时程可塑性的分子基础目前还不甚明了，但一般认为突触结构的可塑性是神经元的基本特征，也是长时记忆储存机制的重要组成之一。Ramon y Cajal（1893）和Taniz（1893）都曾经提出，树突棘数量和形态上的改变可能是记忆存储的细胞基础，然而由于直接鉴定和追踪由电刺激诱发的LTP的突触具有很大的难度，因此探寻LTP和突触结构改变之间的直接关系仍然存在困难。

四、其他形式的突触可塑性：长时程压抑和非NMDA依赖的LTP

突触除了能以LTP的方式增强其传递效率外，同时也能通过特定的方式降低其传递效率。例如用低频（约1Hz）信号刺激海马谢弗尔侧支通路15分钟，就可以降低由该侧支介导的CA3到CA1的突触反应的EPSP，这种压抑突触传递效率的突触可塑性也至少可持续1小时以上，这种现象被称为长时程压抑（long-term depression，LTD）。与海马CA1区典型的LTP类似，LTD的诱导也需要NMDA受体的激活。药理学研究表明，与LTP的表达相反，在LTD的表达中不需要α-CaMKⅡ的激活，而需要另一种Ca离子/钙调蛋白依赖性的磷酸化酶。非常有意思的是，虽然LTP和LTD的诱导都需要NMDA受体的激活和Ca^{2+}内流，但实验表明不同水平的Ca^{2+}内流可以决定哪条信号通路被激活。强直刺激可引起高水平的Ca^{2+}内流，从而导致CaMKⅡ介导的反应被激活；而低频刺激引起低水平的Ca^{2+}浓度升高，则会启动蛋白质磷酸化酶引起的下游反应。

现在已知在其他脑区的突触上，低频刺激也可引起非NMDA受体依赖性的LTD。事实上，在Masao Ito及其同事对LTD的首次报道中已经观察到了小脑神经元在刺激之后突触传递减弱的现象。在小脑皮质的浦肯野细胞主要接受两条通路的传入——来自下橄榄核和脑干的攀缘纤维和来自小脑颗粒细胞的平行纤维，有趣的是单个的攀缘纤维可以在浦肯野细胞上形成数以百计的兴奋性突触，而单个平行纤维只形成一个突触（但单个浦肯野细胞可接受至少100 000个平行纤维的传入）。Ito及其同事发现低频刺激攀缘纤维和平行纤维可导致平行纤维和浦肯野细胞的突触的传导性减弱，现在已经知道这种小脑 LTD 的诱导需要激活代谢型谷氨酸受体（mGluR），这种谷氨酸受体与 G 蛋白耦连，激活磷酸化酶 C 来诱导产生第二信使——二酯酰甘油（DAG）。

与非 NMDA 受体依赖性的 LTD 类似，至少有两种 LTP 是不依赖于 NMDA 受体的。一种存在于海马 CA1 区的谢弗尔侧支通路和视皮质的一些通路上，用极高频刺激（200～250 Hz）可缓慢诱导出这种突触长时程增强，通常在高频刺激后 20～30 分钟后才能产生。这种长时程增强依赖于电压门控 Ca^{2+} 通道的激活（VGCC），因此这种可塑性也称为电压门控 Ca^{2+} 通道依赖性 LTP（VGCC-LTP）。

另一种非 NMDA 受体依赖性的 LTP 存在于齿状回的颗粒细胞到 CA3 锥体细胞的苔状纤维通路上，这种 LTP 被称为苔状纤维-CA3 LTP，引起突触前细胞神经递质释放的 PKA 参与了这种 LTP，但对这种 LTP 的诱导机制仍不太明了。

除了以上叙述的几种例外情况外，NMDA 受体依赖性的突触可塑性（LTP 和 LTD）在中枢神经系统突触可塑性中占主导地位。大多数研究 LTP 的实验室都认同，阻断 NMDA 受体可对 LTP 和 LTD 的诱导产生影响，从而确立了 NMDA 受体在突触可塑性中的重要作用，这与对 LTP 下游分子的阻断研究得出的下游通路多样性的研究结果形成了鲜明的对比。从某种意义上来说这并不难理解，因为实验程序的一个轻微的改变（如短时强直、长时强直、重复性强直、theta-簇状刺激及脑片的孵育温度等）经常能导致不同波形、幅度和衰退时间的 LTP，这反映出不同的刺激模式激活了不同的下游分子通路。

五、Hebb 规则与学习、记忆关联的实验证据

NMDA 受体是脑内具有协同探测功能的独特受体，在突触水平它是记忆形成关键分子的理想候选者。早期的观察表明，向侧脑室注射 NMDA 受体阻断剂，会导致动物在水迷宫测试中学习、记忆能力的下降。一开始这个发现似乎为海马 LTP 在记忆形成中的作用提供了证据，但是经过仔细分析发现，水迷宫实验中动物行为能力的下降不能完全排除药物副作用的影响，比如感觉运动功能的紊乱等。

20 世纪 90 年代中期钱卓等人开创了条件性基因敲除技术，对于 Hebb 规则在学习和记忆中的作用进行了重要的实验论证。这个实验选择性地敲除小鼠海马 CA1 区兴奋性锥体细胞的 NMDA 受体的核心亚单位 NR1 的基因，从而使这些神经元的 NMDA 受体丧失其功能。这种条件性基因敲除技术也称为第二代敲除技术，它可以避免发育过程中的异常反应以及全身组织基因敲除造成的组织非特异性。使用这种脑区特异性敲除技术得到的小鼠，其海马 CA1 区 NMDA 受体功能在发育后才发生选择性缺失。这些敲除小鼠在 CA3-CA1 突触上缺少 NMDA 受体依赖的 LTP 和 LTD，并且在各种海马依赖的空间与非空间任务中，动物的学习与记忆能力均明显下降。这一系列实验强有力地说明了 CA1 区 NMDA 受体在控制海马依赖性学习和记忆形成过程中的重要作用。有趣的是，若将这些特异性敲除的小鼠每天放在丰富的生活环境中，则可以部分弥补它们学习、记忆的缺陷。稍后的研究表明，丰富的生活环境使 CA1 区特异性敲除小鼠脑内上百个基因的表达发生显著变化，小鼠脑内的树突棘数量也明显增加。不过，值得注意的是整个前脑 NMDA 受体敲除引起的记忆障碍并不能被丰富环境刺激所补偿，表明丰富生活环境的补偿作用是通过皮质的 NMDA 受体调节机制而实现的。

尽管 CA1 区特异性基因敲除的实验显示了 NMDA 受体在记忆中所起的重要角色，但仍没有直接证明 NMDA 受体的突触同步探测性在记忆形成中的作用。就像所有的功能损伤研究一样，CA1 区特异性基因敲除的实验，由于整个 NMDA 受体在突触上的缺失，可能引起突触结构的某种变化，从而导致并非由 NMDA 受体同步探测功能丧失而引起的记忆损伤。

为了进一步证明 Hebb“协同探测特性”规则对学习、记忆的直接作用，科学家们分析研究了 NMDA 受体的分子构成。在分子水平，NMDA受体是一个四聚体复合物，由一个 NR 亚单位和几个 NR2 或 NR3 等亚单位构成（见图 49-3）。其中 NR1 是核心成分，它的缺失会导致 NMDA 受体功能的完全丧失，比如 CA1 区特异性 NR1 敲除小鼠，其 CA1 区域神经元的 NMDA

受体就不能正常工作，动物表现出记忆损伤。但是，正常NMDA受体还需要NR1与其他亚单位的结合，因为其他亚单位决定并调节了NMDA受体的协同探测特征，比如通道门控和Mg^{2+}依赖性等特性。

在NR2亚单位中，NR2A和NR2B特别重要，它们是与NR1结合并在皮质和海马这两个与学习、记忆息息相关的区域形成离子通道的主要亚单位，同时，两者都具有很强的Mg^{2+}依赖性，从而使得NMDA受体具备了同步探测功能。而NR2C和NR2D的Mg^{2+}依赖性很低，因此其同步探测功能相当有限，它们主要在小脑的颗粒细胞和中脑的中间神经元中表达。除此之外，NMDA受体复合物还包含一些其他能精确调节其离子通道属性的调制位点，比如说某些神经类固醇可以选择性地加强含NR2A和NR2B的NMDA受体，而抑制含NR2C和NR2D的NMDA受体。

有关研究表明：从鸟类、啮齿类到灵长类，年轻动物NMDA受体的开放时间均大于老年动物NMDA受体的开放时间。这是由于在幼年到成年的转变过程中，皮质和海马中的NMDA受体的分子组成发生了变化：与NR1组合的NR2亚单位逐渐由NR2B变为NR2A，因为NR2B可以延长NMDA受体通道开放时间，而NR2A则会缩短其开放时间，使得成年大脑内的NMDA受体的同步探测时间窗口变得相对狭窄，这也就解释了为什么成年动物的学习和记忆能力通常比幼年动物差一些。因此，科学家们提出如果把NR2B基因通过遗传工程技术在成年前脑内实现高表达（彩图49-4 A），可望弥补NR2B在成年个体表达量的自然衰减，从而增强成年动物的学习、记忆能力（Tsien，2000）。

钱卓和他的同事们在1999年通过基因遗传工程技术增强了小鼠前脑内NMDA受体的协同探测特性，研制出了学习、记忆能力超强的“聪明鼠”。这种转基因动物与普通的成年动物大脑相比，其皮质和海马的NMDA受体通道的开放时间变长，保持了幼年受体的属性，使得它们能更好地探测突触激活的同步性，形成更紧密的突触联系。在六种不同的行为学测试中，这些NR2B转基因小鼠较同窝出生的野生型小鼠表现出更好的学习、记忆能力（彩图49-4B）。

通过基因遗传工程技术研制的聪明鼠·杜奇在进行新颖物体识别任务测试。这个实验使研究者能够测量动物对于旧玩具（左边蓝色）和新玩具（右边黑色）的注意时间量，以此作为衡量动物记忆的一个指标。如果小鼠记得旧玩具曾被玩过，它将会用更多的时间来探索新玩具。图中显示转基因的NR2B小鼠对玩具的记忆能够维持至少3天，而野生型只能维持一天。在另外的实验中，转基因小鼠也显示出更好的学习、记忆能力。（引自Tsien，2000）

最近，其他的研究小组也独立地通过KIF-17的过量表达来增加NR2B在突触上的表达量，KIF-17是NR2B的上游调控因子，是一种将NR2B蛋白从胞体转运到树突的驱动蛋白，这种突变小鼠也同样表现出了学习、记忆能力的增强。这类“聪明鼠”实验阐明了NMDA受体的协同性探测功能是大脑学习、记忆的关键所在，也证明了Hebb学习定律的正确性。同时也显示了性成熟起始阶段NR2A与NR2B的比例变化是成年动物记忆能力衰减的基因基础之一。

六、人工诱导的LTP与记忆功能的分离

目前人工诱导的LTP与学习、记忆功能之间的关系仍然存在争议。很多的基因敲除研究都发现，基因模式动物在海马LTP上表现出相关降低，其学习、记忆能力也会有相关下降，但是这种单纯的相关性常有例外。比如，在缺失PSD-95基因的突变小鼠中，海马LTP表现为增强，而在水迷宫实验中，突变小鼠的行为能力却表现为下降。对A型谷氨酸受体（GluR-A或GluR1）敲除的小鼠，其LTP表现为削弱，但是在寻找隐藏平台的水迷宫实验中，动物的行为却正常。所以，目前对于LTP和记忆形成关系的分析，尚不能给研究者提供一个非常明确的唯一答案。这是因为对于LTP现象的研究主要依赖于脑片上的人工诱导，这样的度量方法不仅难于控制实验规则和条件的变化，而且也不大可能反映由自然学习条件下引起的真实的突触机制的特征。

第四节　记忆巩固的分子机制

一、海马在记忆巩固中的作用

自记忆研究开展以来，研究人员的一个主要目标就是要了解隐藏在长时记忆背后的神经生物学机制。一系列的研究结果支持这样一种较为普遍的观点：记忆过程不是一个瞬时的单一过程，而是可以被分为四个独立阶段的、逐渐的连续过程，即获得（即学习）、巩固、存贮与提取。但是因为缺乏对分子功能的精确时间调控，所以目前还缺乏对每个记忆阶段分子机制的完整研究分析。对遗忘症患者和实验动物的研究表明，海马损伤可导致两种类型的长时记忆缺失：顺行性遗忘（anterograde amnesia）和逆行性遗忘（retrograde amnesia）。海马损伤导致的逆行性遗忘说明了即使在学习过程发生一段时间以后，海马仍然参与了长时记忆的巩固过程。损伤型研究显示，在最初学习过程完成以后的一段时间内，记忆信息的巩固仍需要海马的参与，据估计这个巩固时间段在啮齿类动物约需两个星期，而在人类则可能更长。

现在的观点认为，大脑长时记忆的基础是突触结构的变化，而突触结构的最终变化是由学习引发的脑内一系列分子级联反应造成的，包括相关受体的激活、蛋白质磷酸化水平的瞬时改变、新基因的表达以及新蛋白质的合成。这种“单一分子反应链假说（single molecular cascade hypothesis）”在过去的几十年里指导着记忆研究的实验设计和概念思维。然而，随着研究的深入，有证据表明单一分子反应链假说并不能说明哺乳动物脑内长时记忆的巩固机理。首先，单一分子链反应的时间与记忆巩固的时间不匹配，单一分子链反应一般仅持续几至十几小时，而海马参与的长时记忆巩固在啮齿类动物则需持续数个星期。其次，尽管蛋白质合成抑制剂似乎可以阻碍长时记忆的形成，但有报道，在过后的几个星期内，动物却出现了自发的记忆恢复，因此说明蛋白质合成抑制剂会影响脑组织的整体状态。而且，生物体内的任何蛋白分子都会随着新陈代谢而被取代，如在小鼠脑中，突触上的 NMDA 受体在 5 天内就会被代谢掉，这种由新陈代谢所引起的突触受体更新将不可避免地给突触的生理功效带来影响，使得已经建立的记忆突触痕迹变得不稳定。综上所述，突触蛋白新陈代谢的更新给记忆巩固提出了一个关键问题：由于突触结构分子动态变化的存在，学习引起的突触结构变化又是如何在长时间内保持稳定从而实现记忆的巩固与储存呢?

二、突触再激活强化——记忆痕迹巩固的可能细胞过程

运用第三代基因敲除技术，研究者对这一问题进行了考察。第三代基因敲除技术主要通过可诱导的、可逆的，并且具有大脑区域特异性的方式来操控特定的基因功能。通过这一技术，研究人员能够在自由活动的小鼠 CA1 区选择性地控制 NMDA 受体的开放和关闭（Shimizu 等，Science，2001）。对这种基因小鼠的研究发现，不仅最初的学习过程需要 NMDA 受体的活动，训练后的几个星期也需要 NMDA 受体的重复参与。这一结果揭示了记忆的巩固是个连续的过程，并且需要 NMDA 受体一轮一轮的重复激活（彩图 49 - 5A）。NMDA 受体在学习后的这种重复激活，可能使那些由初学过程引起的突触变化得以被重复加强，因此这种突触再激活强化（synaptic reentry reinforcement，SRR）的分子重激活过程有可能是新记忆巩固的一个重要机制。

通过进一步的计算机模拟分析显示，海马作为一个可稳定地重复加强记忆痕迹的结构，在记忆巩固阶段可以作为“协同性的再生源”来向皮质提供联合输入，以驱动不同模块相关皮质神经元的同步再激活（彩图 49 - 5B）。事实上，动物实验数据也显示，海马的活动可引起大脑皮质的再激活。而大脑皮质的重复活动又可再激活皮质的 NMDA 受体，这样贮存于皮质的记忆痕迹将得到加强。一旦皮质的记忆痕迹通过皮质的 SRR 得到充分巩固和稳定就会进入永久记忆状态，这时海马就失去了其作用。当 SRR 缺失时，海马的

记忆痕迹由于突触分子的更新而不能稳定，因此也不能驱动相关皮质神经元的同时再激活，从而也阻断了来自不同感觉皮质的记忆巩固和整合。

研究发现，记忆的巩固除了需要 NMDA 受体的再激活，也依赖于 CaMKⅡ的再激活。CaMKⅡ是 NMDA 受体的细胞内信号传导分子。利用可诱导的蛋白质敲除技术，科学家们发现，CaMKⅡ在学习后第一个星期内若其活力在高、低两种不同水平间的转换，会严重破坏长时记忆的巩固。换句话说，记忆的巩固需要 CaMKⅡ的活力维持在与学习过程中同一水平上。有趣的是，学习后的第二、第三、第四个星期 CaMKⅡ表达水平的相似改变则不再影响记忆的巩固。这说明了记忆的巩固有一个重要的时间窗，这个时期需要 NMDA 受体和 CaMKⅡ的再激活。最近的实验表明，SRR 过程并不仅只限于海马依赖性记忆的巩固，海马非依赖性记忆的巩固也需要 SRR。因此，SRR 能同时在突触水平和系统水平上对记忆的巩固作出满意的解释。

尽管最初提出 SRR 是用来描述长时记忆痕迹的巩固，但是最近有证据表明脑内长期记忆的存贮也需要相似的过程[5]。这提示了大脑很可能利用 SRR 来克服蛋白质代谢更新所引起的突触漂移，从而动态地维持脑内神经网络的长期稳定。

三、海马无用记忆的清除——成熟大脑新生神经元的作用

当长时记忆在皮质稳定储存后，留在海马里的记忆痕迹又发生了什么变化？据估计海马的信息存储能力是有限的，比如，对啮齿类动物来说，其海马 CA3 区域大约有 200 000～300 000 个锥体细胞，CA1 区域大约有 300 000～400 000 个锥体细胞，DG 区域大约有 700 000～1 000 000 个颗粒细胞。可以想象，随着时间的推移，海马里的记忆痕迹将不断累积，使得整个海马系统的信息负荷不断增加，最终会使得海马的信息存储达到饱和而丧失其功能。那么，海马是如何解决信息负荷超载这一问题的呢？

可能的答案意外地来自于对老年性痴呆基因 presenilin－1 的实验研究。presenilin－1 基因的突变可以导致家族性早老性痴呆症，这种早老性痴呆症病人在 30 岁时就表现出严重的记忆缺失和痴呆。最近的研究显示，前脑特异性敲除 presenilin－1 基因，可以导致海马齿状回神经元新生出现缺陷。成年动物的神经元新生是指在嗅球和海马齿状回的一些前体细胞不断增殖，发育成新神经元的现象。大脑的这种能力也是当代神经科学所要探索的奥秘之一，因为脑内几乎所有的神经元在出生后都停止了分化，但是在大脑这两个区域的一些细胞即使在成年后也保持有神经元新生的能力。尽管从啮齿类到猴子以至人类，很多哺乳类动物都保留有这种现象，但目前仍然不清楚成年大脑神经元新生的真正功能。

对前脑特异性敲除 presenilin－1 基因小鼠的深入研究显示，海马齿状回神经元新生能力的下降与海马过时记忆痕迹清除能力的降低有明显相关（Feng 等，2001）。这个发现说明，当长时记忆在皮质被巩固后，海马里相关过时记忆痕迹的清除需要成年海马齿状回新生神经元的参与，因为在局部神经元网络结构中，新生神经元的增加和移除可以逐渐破坏神经网络的稳定性，而海马齿状回的这种成年神经元新生正好可以促使记忆痕迹的逐渐清除，因此，这一“神经元新生—记忆清除假说”非常合理。有意思的是，这些新生神经元的寿命并不长，在啮齿类动物中一般为 3 周左右，这正好与海马依赖性记忆的巩固所需时间相吻合。正因为如此，海马结构的神经元数量虽然有限，但却可以不断地腾出空间来容纳新的记忆。

第五节 学习和记忆的神经编码机制

要理解大脑学习、记忆的功能原理，很重要的一点就是要了解外在事物信息在脑内的表征方式，以及这些表征信息在脑内的编码、加工和解码过程。自从发现神经动作电位以来，围绕神经动作电位以何种方式编码信息展开了大量研究，也提出了多种神经编码学说。尤其是最近几年，

随着多通道在体记录技术的突破，科学家可以在自由活动的动物脑内同时观察和分析几十、上百乃至上千个神经元的活动状况，这就给在神经元网络水平分析大脑的信息编码机制提供了全新的方法和手段。

一、神经编码学说

对当今神经科学研究来说，揭示神经元编码原理仍是一项巨大的挑战。在以往的研究中，关于神经信息编码已提出了多种学说，其中比较有代表性的有：频率编码学说（rate coding）、时间编码学说（temporal coding）和群体编码学说（population coding）。其实从某些方面来说，这些学说的编码机制并不是完全互相排斥的，它们之间具有一定的互补性。

频率编码学说最先是由谢灵顿（Sherrington）在1906年提出的，这也是最早提出的有关神经编码的理论假设。谢灵顿认为神经元就像是一种“整合-发放”（integrate－and－fire）的装置，每个神经元整合树突和胞体的各种输入，然后产生脉冲式的动作电位，而动作电位的产生频率则与神经元所接受的输入信息有关。这一观点在1926年被Edgar Adrian的实验所进一步证实，他们分离出了蛙皮肤感觉传入的单根神经纤维，并记录其动作电位，发现每一根神经纤维只对一种特殊类型的刺激有反应（比如：压力、温度或者损伤等），而且其动作电位脉冲的发放频率与刺激强度呈相关性。Eccles等1957年对脊髓的工作为这一理论提供了进一步的证据，他们发现所有终止于脊髓的感觉传入纤维的放电频率都依赖于所施加刺激的强度。1996年，Seidermann等在猴子的躯体感觉皮质也同样记录到了频率编码的神经元。类似的频率编码规律现象也发现在大脑运动皮质的运动神经元。这些实验结果显示，从简单的外周神经到高等动物大脑的高级皮质都存在着这种类似的神经元频率编码机制。

按照频率编码模型，每个神经元通过改变自身产生动作电位的频率来编码信息，动作电位频率的变化对应着输入刺激的某种变化。这不可避免地引起了人们的疑问，因为基于逻辑推论，仅仅依靠单个神经元的放电频率变化似乎不足以携带足够多的信息量。另外，频率编码学说是否能适用于所有神经结构，也存在着较大的疑问。从这一学说的发展史来看，它的最主要的实验证据来源于对外周神经的观察，而外周神经系统与脊髓、海马和皮质等中枢神经系统在结构上存在着巨大的差异。在外周神经系统中，感觉信息的传递基本上是以一种平行的方式进行的。相反，在中枢神经系统内，神经元之间存在着大量的汇聚、扩散和循环连接，形成了一个多层次的神经网络，同时，在这种多层次的网络中还包含有更复杂的前馈和反馈的连接，因此，它比外周神经系统的单一并行系统要复杂得多，这也使得其信息编码和处理的方式也更趋复杂。这样，单纯的单神经元频率编码理论在解释中枢的复杂神经编码机制方面就碰到了一系列的问题。

当频率编码学说在解释中枢神经编码机制上遇到障碍的时候，von der Malsburg和Singer提出了时间编码学说。von der Malsburg认为，一个具有不同特性的刺激可由不同神经元的同时兴奋来编码。这些神经元的同步发放不仅与刺激有关，还与脑内区域脑电的gamma振荡（gamma oscillation）相位有关，在不同相位的放电可以编码不同的信息。1995年，Vaadia等通过实验进一步提出，在时间编码的过程中可以不需要频率编码，他们在猕猴的前额叶同时记录了两个神经元的放电活动，并对猴子进行行为训练，结果发现随着猴子对训练行为的日益熟练，这两个神经元的放电相关性有明显增加，但放电频率则基本没变。同样的现象也被Buzsaki在海马神经元观察到。一般认为，时间编码比频率编码能携带更复杂的信息。

另一种比较有影响的编码学说是群体编码理论，这一学说认为，中枢神经系统中的信息编码与处理在很大程度上是通过大量神经细胞构成的神经元群体的协同活动完成的。在功能相关的神经元群体中，神经元兴奋活动的相关性非常重要，虽然单个神经元的活动各有其特点，但当给予相关刺激时，群体中的每个神经元通过某种相关性活动，与群体中的其他神经元相互协调，以群体神经元的动态活动和相互关系来实现对信息的编码和处理。而且，这种神经元群体活动的相互关系并不是一成不变的，它会随着刺激输入的不同而随时发生改变和调整。群体中的一个神经元并不仅仅参与单一功能的编码，而是可以随着刺激输入的不同，与不同的神经元群体组合，以实现对不同信息的加工编码。已有一些研究为群体编码学说提供了实验证据，如 Georgopoulos 及其同事运用场向量技术（population vector technique）对运动皮质的群体神经元编码进行了分析，他们计算了运动皮质中一组神经元的方向矢量，然后由这些单个矢量再计算得到这组神经元的群体矢量，结果显示这样计算得到的群体矢量与实验对象的运动轨迹能很好地吻合。运用这一方法也能很好地解读猴颞叶脸细胞的群体编码。

群体编码最重要的特性在于它对信息的编码分布于群体中的多个神经元上，因此其中单个神经元的损伤不会对整体编码过程产生太大的影响。由于日益认识到群体编码在神经信息处理过程中的重要性，神经科学家正由早期专注对单个神经元活动的研究，而逐步转向对神经元群体活动的研究。但在早期的研究中，由于技术的限制，一般只能通过对多个神经元的逐个记录，然后再进行离线神经元群体活动的重建。随着多通道在体记录技术的完善，现在可以在动物清醒、自由活动的状态下，同时记录脑内局部区域上百个神经元的活动状况，因此在群体神经元的一些编码规律上获得了一些有意义的进展。

二、海马位置细胞与空间记忆编码

海马作为参与学习、记忆过程的重要脑区，在空间记忆（spatial memory）和情景记忆（episodic memory）中有着重要的作用，因此对海马神经元在学习、记忆活动中的编码过程也展开了众多研究。1971 年，O'Keefe 发现在大鼠海马中的某些神经元，其活动具有位置选择性。把动物置于某一熟悉的限定大小的区域内，当动物经过该区域的某些地方时，这些神经元的放电频率会明显增加，可达 20Hz 以上，而在该区域的其他地方，这些神经元则很少甚至没有放电，O'Keefe把这类神经元命名为位置细胞（place cell）。进一步的研究表明，这些神经元是海马中的锥体细胞，其放电呈现复杂的簇状放电（complex brust）特征。一般当大鼠进入一新环境几分钟后，海马位置细胞的位置野就可形成，一个海马位置细胞的位置野只覆盖环境中的部分区域，推测所有位置细胞的位置野可以覆盖环境中的所有区域，其中不同位置细胞的位置野有重叠现象。而且当动物所处的熟悉环境发生部分改变，或让动物在同一环境执行不同任务时，位置细胞的位置野会发生重构现象（remap），这种位置野的重构作用有利于动物形成对环境敏感的情景式记忆，海马位置细胞的发现，引发了对空间记忆神经编码机制研究的极大兴趣。

海马的位置细胞主要分布在海马的 CA1 和 CA3 区域，但同为位置细胞，CA1 和 CA3 的位置细胞的特性有所不同。有证据显示，在同一环境中 CA1 区位置细胞的位置野小于 CA3 区域的位置细胞。Lee 等还报道，在熟悉的环境中，当部分环境因素发生改变时，CA1 区位置细胞的位置野会发生重构，其位置野中央区会发生移动，而 CA3 区的位置细胞的位置野中央区在相同条件下并不发生移动；而在新奇的环境中，CA3 区的位置细胞的位置野中央区才会发生移动，这提示海马的不同亚区在空间信息的处理过程中可能具有不同的作用。有观点认为，CA1 区的神经元可对内嗅皮质来的当前信息和 CA3 网络中的已保存信息进行比较，其作用是探测环境中的新异事物；而 CA3 区的神经元在当前信息与以往信息不同时才能被激活，去编码新的环境信息。

对海马位置细胞的研究还表明，海马位置细胞的冲动发放不仅与位置有关，还与海马局部脑电振荡信号的周期相位有关，这提示位置细胞的活动具有复杂的时间动态特性。当大鼠沿线性轨迹跑动经过某一位置野时，位置细胞的放电与脑电的 θ 波振荡相位有关，而且还有一相对的相位移动现象，这种相位移动可以反映大鼠在位置野中的相对位置（见彩图 49－6）。Huxter 等还发现，大鼠在线性轨道环境中运动时，位置细胞的放电时相和瞬时放电频率分别编码大鼠经过位置野的距离和速度。最近还有研究显示海马的位置细胞与海马 LTP 有相关性，海马内在通路 LTP 的变化可以导致海马位置细胞原有位置野的改变、新位置野的形成以及重新排列位置细胞放电的先后顺序。

对海马位置细胞的研究目前已积累了大量的研究资料，它帮助我们了解了海马在空间记忆信息处理过程中的一些神经元编码机制，但由于位置细胞位置野的形成有一过程，测量神经元的位置野时需要动物在环境中多次重复运动，使运动轨迹能覆盖到整个环境，然后再离线对神经元在整个环境中的放电状况加以统计，因此不便于开展对海马神经元的实时编码机制研究。

三、海马神经元网络与情景记忆编码

记忆编码研究的核心问题之一，就是要了解记忆信息在大脑神经网络水平的实时编码原理。大量研究显示，大脑中的海马结构尤其是海马的CA1 亚区，是形成情景记忆的关键区域，并在实验中观察到单个的海马神经元就能对空间信息、嗅觉信息等外部刺激做出反应。但研究发现，单个神经元水平上的反应具有很大的随机可变性，因此人们推测，为了获得信息编码的稳定性，脑内记忆信息的编码可能需要大量单个神经元的协同活动。运用最新的在体多通道记录技术和巧妙的实验设计，科学家对情景记忆在海马 CA1 区神经元网络的实时编码模式，以及这种编码模式的组织原理和内在机制展开了深入研究。

根据人自身的经验，即便只经历一次，大脑也能对一些惊吓事件（如剧烈地震、坐过山车、鲨鱼攻击等）产生强烈的情景记忆。当给予小鼠一系列惊吓刺激（如背后冷风、地震摇晃、自由跌落等）时，也能使小鼠产生强烈的情景记忆。林龙年和钱卓等人记录了海马 CA1 区群体神经元在小鼠遭受惊吓刺激时的放电变化，发现惊吓刺激能够改变海马 CA1 区神经元的放电模式，且这种改变与惊吓事件的特性及发生环境密切相关。比如，当分别给予小鼠背部凉风、自由跌落、地震摇晃等单次惊吓刺激后，尽管在同时记录到的260 个 CA1 神经元中有相当一部分不对任何一种惊吓起反应，但仍有相当部分神经元的放电频率发生了动态变化（图 49－7）。基于神经元反应持续时间的长短，可以把惊吓刺激引起的神经元放电频率的动态变化分成四种主要模式：短时增加、短时降低、长时增加和长时降低，其中短时变化持续的时间一般不超过 250 毫秒，而长时变化最多可持续 40 秒以上。

进一步对神经元反应的选择性研究显示，有的 CA1 神经元对所有三种惊吓刺激都有反应，而另外一些神经元只对某一种惊吓刺激有反应。更重要的是，还有一些 CA1 神经元对两种不同类型的刺激都有反应，有的反应相同，有的反应则不同，这反映了海马具有对不同皮质输入的信息进行整合的功能（图 49－8）。这种神经元反应的选择特异性提示海马 CA1 区可能在神经网络水平上以神经元集群的不同活动模式来编码惊吓事件的。那么，这些神经元集群的网络编码模式究竟是什么？怎样才能用数学方法对这些编码模式加以描述，甚至可视化呢？

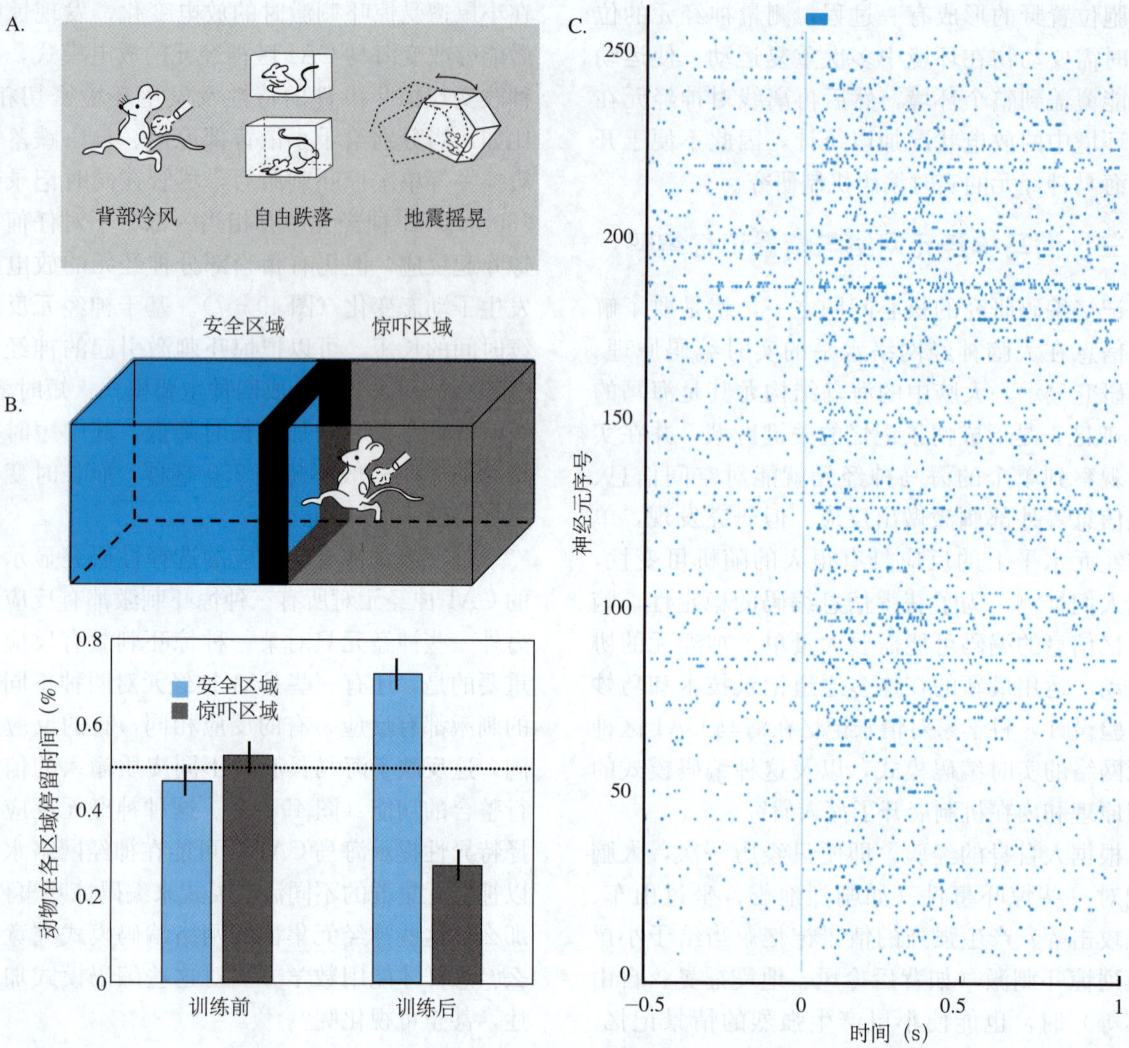

图 49-7 惊吓刺激引起的海马 CA1 区神经元集群放电模式

小鼠海马 CA1 区域记录到的 260 个神经元在小鼠遭遇惊吓刺激过程中的放电变化。A. 三种惊吓刺激行为模式，分别是背部冷风、自由跌落和地震摇晃。B. 小鼠对惊吓刺激事件的记忆可以用位置条件反射行为模式进行检测。在进行惊吓刺激训练前，小鼠停留在安全区域和惊吓刺激区域的时间基本相等，但在训练 3 小时后的记忆保持测试中，小鼠停留在安全区域的时间明显多于在刺激区域的时间（图中训练后蓝柱对应的时间值为 130.1±5.8 秒，整段时间总共为 180 秒，$P<0.0005$，数据为 14 只小鼠的平均值）。C. 小鼠海马 CA1 区域 260 个神经元在小鼠遭遇自由跌落惊吓刺激前后的放电序列图，时间为刺激前 1 秒及刺激后 2 秒。X 轴为时间（单位：秒）；Y 轴为同时记录到的神经元数（260 个）。放电序列图中红线上方的黑棒标记为惊吓刺激持续的时间。从图中可见虽然有许多神经元对惊吓刺激没有反应，但仍有相当部分神经元的放电频率发生了动态变化。[引自 Trends in Neurosciences. 2006，29（1）：46-57]

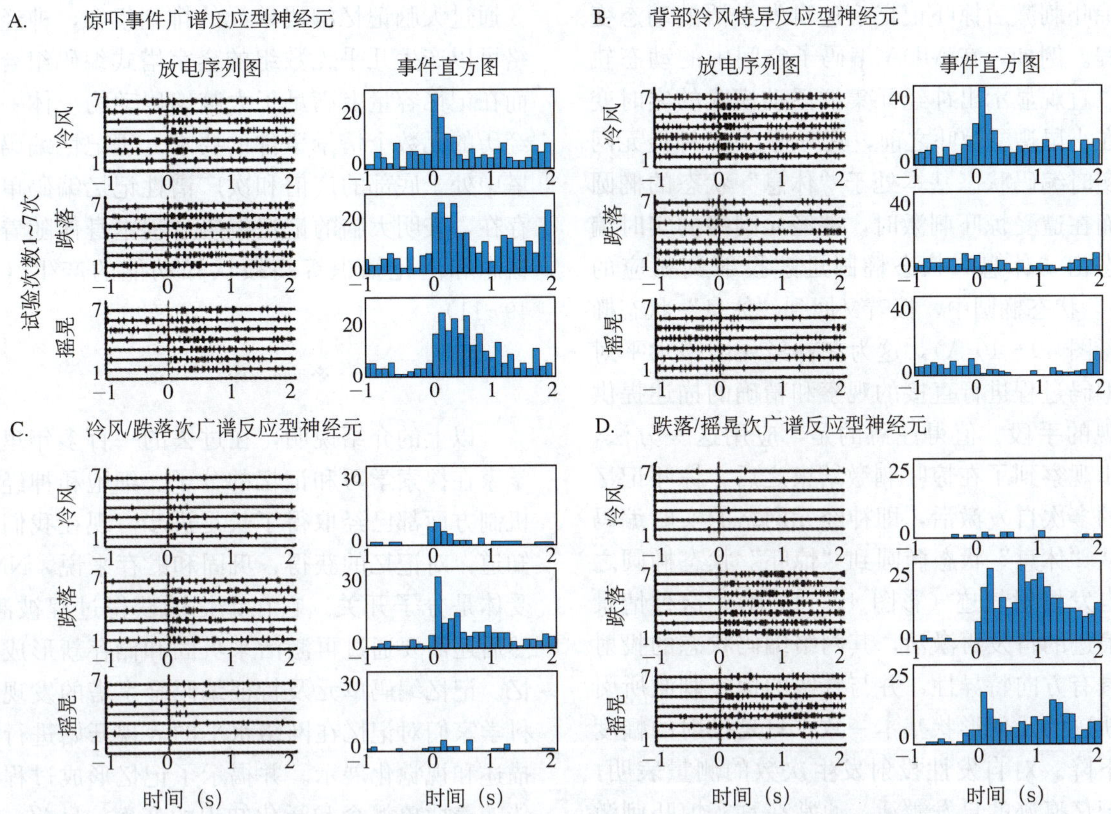

图 49-8　海马 CA1 神经元对不同惊吓刺激反应的多样性与选择性

图示为小鼠海马对惊吓刺激有反应神经元的放电序列图（窗口时间为 100 毫秒）和事件相关叠加直方图（窗口时间为 200 毫秒），显示海马 CA1 神经元对不同惊吓刺激反应的多样性与选择性。A. 对三种惊吓刺激都有反应的神经元（广谱反应型神经元）。B. 选择性对背部冷风刺激有反应的神经元（特异反应型神经元）。C. 背部冷风/自由跌落单元（次广谱反应型神经元）。D. 自由跌落/地震摇晃单元（次广谱反应型神经元）。其中可见每个神经元对 7 次重复刺激的反应变化（Y 轴）。X 轴为时间（单位：秒）。[引自 Proc Natl Acad Sci U S A. 2005，102（17）：6125-30]

为了直观地研究隐藏在同时记录到的数百个神经元活动背后的相关的神经网络编码模式，研究小组运用统计学中的模式识别法（multiple-discriminant analysis，MDA）对这些神经元放电活动进行处理，发现这些神经元的放电活动在低维空间形成了明显的集群式编码模式。进一步运用分级聚类算法发现，在海马 CA1 区存在具有相似反应特性的各种神经元组，称之为神经元簇（彩图 49-9A）。这些神经元簇针对不同的刺激显示出放电频率的变化，有的神经元簇对所有三种类型的惊吓刺激都有反应，有的神经元簇对单一类型的惊吓刺激有反应，有的是对其中两种惊吓刺激有反应。那么这些神经元簇在海马 CA1 区的编码分类中具有怎样的重要性呢？运用统计和模式识别处理方法，依次将神经元簇中的神经元加入最初的无反应的神经元集合中，从而评估神经元簇对于编码惊吓刺激的作用。人们发现随机选择 40 个没有反应的神经元作为最初的集合，只能产生重叠的表征，不具有区分功能。相反，从普通惊吓神经元簇种选择反应最强的 10 个神经元加入计算，就能很好地分离休息子集和惊吓子集，但是不能区分各种不同刺激的惊吓子集。从自由跌落神经元簇中选择反应最为强烈的 10 个神经元加入分析就可以区分出自由跌落惊吓子集。同样，再依次加入 10 个对背部冷风刺激反应的神经元和 10 个对地震摇晃刺激反应的神经元，就能够很好地区分出所有类型的惊吓刺激（彩图 49-9B）。这些结果表明，神经元簇构成了编码不同惊吓特征的基本功能编码单元。

运用 MDA 方法对 CA1 群体神经元的放电模式进行动态检测，不但能够直接观察到海马 CA1 神经元集群的实时编码模式，还能进一步观察到实时惊吓刺激后惊吓记忆痕迹自发激活的动态变化过程。例如，在MDA编码子空间中的动态轨迹可以直观显示出神经元集群活动模式的实时变化，在小鼠遭受惊吓之前，其海马CA1神经元网络的实时编码状态基本处于“休息”状态的椭圆中；而在遭受惊吓刺激时，神经元网络的实时编码状态由“休息”状态椭圆迅速投射到相应的“惊吓”状态椭圆中，接着又回到“休息”状态椭圆（彩图49-10 A），这为在神经元网络水平对记忆编码过程进行直接的观察和精确的描述提供了直观的手段。值得注意的是，应用这一方法，进一步观察到了在惊吓刺激结束之后，惊吓记忆痕迹的多次自发激活，即神经元网络的实时编码状态从“休息”状态椭圆到“惊吓”状态椭圆之间的自发投射轨迹（彩图49-10 B）。这种情景记忆痕迹的自发再激活，其网络编码状态的投射轨迹具有方向特异性，并与真实的惊吓刺激所引起的轨迹的几何形状基本一致，只是投射的幅度有所下降。对自发性投射发生次数的测量表明，这种记忆痕迹的自发激活，通常在真实惊吓刺激后的几秒至几分钟之内随机发生，激活的次数为1至5次不等。

通过对海马情景记忆神经元群体编码的研究，研究者发现了大脑记忆编码的一个基本原理，即海马神经元网络在编码任一情景记忆时，总是通过对其记忆编码单元进行“金字塔”式的排列组合来完成的。在神经元网络编码“金字塔”式的结构中，广谱和次广谱性记忆编码单元一般位于金字塔结构的底部，负责对各类记忆事件的共同特征进行抽象提取（如：背部冷风和地震摇晃等惊吓刺激都很可怕等）；而用于编码每个记忆事件特异性的特异性记忆编码单元则位于金字塔结构的顶部（如：某次地震摇晃刺激的时间、地点等）。

通过对海马情景记忆的一系列研究工作，科学家初步提出了神经元网络水平大脑记忆编码的一些基本特征：①大脑记忆系统通过分类、分级的方式来组织记忆编码单元；②记忆编码单元通过排列组合所形成的编码金字塔结构，表明大脑在对外部事件的记忆编码过程中，对事件进行了选择性的特征抽提和记录，这种信息编码方式有别于照相机和摄像机的被动的全盘记录方式。③通过大脑记忆编码单元的排列组合，神经元网络可以产生几乎无数组的金字塔式编码组合，从而在记忆容量上满足了大脑编码动物个体一生所经历的无数个情景事件的要求。④记忆编码金字塔中处于底部的广谱和次广谱性记忆编码单元的存在，表明大脑的记忆编码过程本身伴随着抽象概念和泛化知识等高级认知功能的产生（彩图49-11）。

※　※　※

以上的介绍说明，在过去的一百多年里，科学家在探索学习和记忆的分子、细胞和神经编码机制方面都已经取得了长足进步。现在我们已经知道，对记忆的获得、巩固和贮存来说，NMDA受体是分子开关。它在记忆的获得过程被激活，然后还需要通过再激活来巩固和储存新形成的记忆。记忆编码单元及特征编码金字塔的发现使得科学家们对记忆在网络水平的表现开始进行数学描述和视觉化展示。并揭示了记忆形成过程本身伴随着抽象概念和泛化知识的产生。目前，有关记忆的许多问题仍有待进一步研究。如记忆信息是怎样提取的？已有的记忆是否可以通过某种实验方法被选择性地抹掉？随着新技术的不断涌现，学习、记忆研究领域一定会有更多的激动人心的新发现。

参考文献

综述

1. Bear M, Abraham WC. Long-term depression in hippocampus. Annu Rev Neurosci, 1996, 19: 437-462
2. Bliss TV, Collingridge, GL. A synaptic model of memory: long-term potentiation in the hippocampus. Nature, 1993, 361: 31-39
3. Cohen NJ, Eichenbaum H. Memory, Amnesia, and the Hippocampal system. Cambridge: The MIT Press, 1993: 21-55
4. Hebb DO. The organization of behavior. New York: Wiley, 1949: 62-70
5. Kandel ER. The molecular biology of memory storage: a dialogue between genes and synapses. Science, 2001, 294: 1030-1038
6. Lin L, Osan R, Tsien JZ. Organizing principles of real-time memory encoding: neural clique assemblies and u-

niversal neural codes. Trends in Neurosciences, 2006, 29: 46-57

7. Miller RR, Springer AD. Implications of recovery from experimental amnesia. Psychol Review, 1974, 81: 470-473

8. Nicoll RA, Malenka RC. Expression mechanisms underlying NMDA receptor-dependent long-term potentiation. Ann N Y Acad Sci, 1999, 868: 515-525

9. Tsien JZ. Building a brainer mouse. Scientific American, 2000, 282: 62-68

10. Tsien JZ. Learning and Memory. In: George J Siegel, eds. Basic Neuochemistry. 7th ed. Elsevier Academic Press, 2006: 859-875

11. Wittenberg GM, Tsien JZ. An emerging molecular and cellular framework for memory processing by the hippocampus. Trends in Neurosciences, 2002, 25: 501-505

原始文献

1. Adrian EG. The impulses produced by sensory nerve endings: Part 1. J Physiol, 1926, 61: 49-72

2. Cameron HA, Woolley CS, McEwen BS, et al. Differentiation of newly born neurons and glia in the dentate gyrus of the adult rat. Neuroscience, 1993, 56: 337-344

3. Cui ZZ, Wang H, Tan Y, et al. Inducible and reversible NR1 knockout reveals crucial role of the NMDA receptor in preserving remote memories in the brain. Neuron, 2004, 41: 781-793

4. Dragoi G, Harris KD, Buzsaki G. Place representation within hippocampal networks is modified by longterm potentiation. Neuron, 2003, 39: 843-853

5. Feng R, et al. Deficient neurogenesis in forebrain-specific presenilin-1 knockout mice is associated with reduced clearance of hippocampal memory traces. Neuron, 2001, 32: 911-926

6. Huxter J, Burgess N, O'Keefe J. Independent rate and temporal coding in the hippocampal pyramidal cells. Nature, 2003, 425: 828-832

7. Lee I, Rao G, Knierim JJ. A double dissociation between hippocampal subfields: Differential time course of CA3 and CA1 place cells for processing changed environment. Neuron, 2004, 42: 803-815

8. Lin L, Osan R, Shoham S, et al. Identification of network-level coding units for real-time representation of episodic experiences in the hippocampus. Proc Natl Acad Sci USA, 2005, 102: 6125-6130

9. Malayev A, Gibbs TT, Farb DH. Inhibition of the NMDA responses by pregnenolone sulphate reveals subtype selective modulation of NMDA receptors by sulphated steroids. British J Pharmacol 2002, 135: 901-909

10. Mehta MR, Barnes CA, et al. Experience-dependent, asymmetric expansion of hippocampal place fields. Proc Natl Acad Sci USA, 1997, 94: 8918-8921

11. Migaud M, Charlesworth P, Dempster M, et al. Enhanced long-term potentiation and impaired learning in mice with mutant postsynaptic density-95 protein. Nature, 1998, 396: 433-439

12. Nguyen PV, Abel T , Kandel ER. Requirement of a critical period of transcription for induction of a late phase of LTP. Science 1994, 265: 1104-1107

13. O'Keefe J, Dostrovsky J. The hippocampus as a spatial map. Preliminary evidence from unit activity in the freely moving rat. Brain Res, 1971, 34: 171-175

14. O'Keefe J, Recce ML. Phase relationship between hippocampal place units and the EEG theta rhythm. Hippocampus, 1993, 3: 317-330

15. Rampon C, Tang Y, Goodhouse J, et al. Enrichment induces structural changes and recovery from nonspatial memory deficits in CA1 NMDAR1-knockout mice. Nature Neurosci 2000, 3: 238-244

16. Scoville WB, Milner B. Loss of recent memory after bilateral hippocampal lesions. Neurol Neurosurg Psychiatry, 1957, 20: 11-21

17. Suzuki WA. Episodic memory signals in the rat hippocampus. Neuron, 2003, 40: 1055-1056

18. Tang Y, Shimizu E, Dube GR, et al. Genetic enhancement of learning and memory in mice. Nature, 1999, 401: 63-69

19. Tsien JZ, Herta PT, Tonegawa S. The essential role of hippocampal CA1 NMDA receptor-dependent synaptic plasticity in spatial memory. Cell, 1996, 87: 1327-1338

20. Young M P, Syamane. Sparse population coding of faces in the inferotemporal cortex. Science, 1992, 256: 1327-1331

21. Wang H, Shimizu E, Tang YP, et al. Inducible protein knockout reveals temporal requirement of CaMKII reactivation for memory consolidation in the brain. Proc Natl Acad Sci USA, 2003, 100 : 4287-4292

22. Wilson M A, McNaughton BL. Reactivation of hippocampal ensemble memories during sleep. Science, 1994, 265: 676-679

23. Wilson MA, McNaughton BL. Dynamics of the hippocampal ensemble code for space. Science, 1993, 261: 1055-1058

24. Wong RW, Setou M, Teng J, et al. Overexpression of motor protein KIF17 enhances spatial and working memory in transgenic mice. Proc Natl Acad Sci USA, 2002, 99: 14500-14505

25. Zamanillo D, Sprengel R, Hvalby O, et al. Importance of AMPA receptor for hippocampal synaptic plasticity but not for spatial learning. Science, 1999, 284: 1805-1811

第五十章　语　言

薛贵　曾凡钢　陈传升

第一节　人类语言是一个复杂系统 …………… 939
一、语言是人类交流的特殊手段 ………………… 940
二、语言是人类进化的产物 ……………………… 941
三、婴儿具有不可思议的语言学习能力 ………… 942
四、语言学习和使用影响大脑的结构和功能 …… 943
五、揭示脑与语言的关系面临重要的挑战 ……… 944
第二节　语音解码和听觉语言加工 …………… 945
一、大脑左右听觉皮质加工不同的声音信息 …… 945
二、语音辨别能力受到早期语言经验影响 ……… 947
三、言语刺激加工包含语音-语义和听觉-运动两种表征 ……………………………………… 949
四、耳蜗植入改变听觉神经系统的可塑性 ……… 950
第三节　运动控制和言语产出 ………………… 952
一、言语产出需要精细的运动控制 ……………… 952
二、言语产出是一个增量过程 …………………… 953
第四节　视觉解码和阅读加工 ………………… 954
一、阅读加工可以经由词汇和亚词汇通路 ……… 954
二、梭状回负责整体字形识别 …………………… 955
三、颞顶联合区负责亚词汇水平的阅读加工 …… 956
四、额下回激活反映了阅读加工的自动化程度 … 956
第五节　语义与句法加工 ……………………… 957
一、语义是分布式表征的系统 …………………… 957
二、句法加工包含了复杂的认知神经机制 ……… 958
第六节　中文和中英双语 ……………………… 960
一、汉字加工具有独特性和跨语言的一致性 …… 960
二、学习起始时间、熟练程度、母语经验影响双语皮质表征 ……………………………………… 961

语言是人类交流的重要手段，反映了人脑的高级功能。无论在形式的多样性、内容的丰富性和结构的复杂性等方面，人类语言都大大地超越了动物所使用的交流符号。那人脑是如何支持语言这一复杂的高级认知功能的呢？这个问题对于揭示人脑智能之谜有着特殊而重要的意义。脑与语言的关系因此也成了21世纪科学研究的核心问题之一。本章将首先对语言做一个概要的介绍，包括不同的语言系统、语言的进化、个体语言发展、语言与认知的关系，以及脑与语言关系研究的演化。接下来将重点讨论三种主要的语言加工形式（听、说、读）的认知及其神经机制。在此基础上，将探讨人脑的语义表征和句法加工。由于中文和英文的显著差异以及中文对全面理解脑与语言关系的重要作用，我们将在最后介绍有关中文以及中英双语的研究。

第一节　人类语言是一个复杂系统

根据“民族语”(http://www.ethnologue.com）的数据，目前世界上仍在使用的语言有6912种，其中最大的是非洲的尼日尔-刚果（Niger-Congo）语系，共包括1514种语言。包含汉语在内的汉-藏语系有403种语言，是第五大语系。在这些语言中，汉语和英文是世界上使用最多的两种语言，同时也分别是图形文字和拼音文字的代表。另一方面，语言也经历着巨大的变迁，一些语言正在逐渐消失，但新的语言（包括世界语、国际语等人工语言）又在不断诞生。同一个语言中也存在着显著的历史演变，词汇不断更新，书写形式逐渐变化（图50-1）。除了语言系统的差异以外，语言还存在不同的变体，如方言、行话等。同时语言包括口语、文字、手语以及盲文等多种形式（图 50－1）。手语可能是最初的语言形式。但是随着人类发音系统的进化，口头语言开始产生和发展。而文字的出现则解决了声音稍纵即逝的弱点，使语言和语言所表达的文明成果得以保存。现在，各种语言形式共同存在，满足不同条件下的需要。特别是手语和盲文，对于聋哑人和盲人具有重要的意义。值得注意的是，虽然存在不同的语言形式，但它们都表达同样的意义，这是人们进行交流的根本保证。从这个意义上讲，语言形式只是语言的外壳，而语义则是语言的内核。

一、语言是人类交流的特殊手段

语言产生的目的是为了交流。除了语言以外，人和动物广泛使用多种不同途径进行交流。除了大家熟悉的蜜蜂跳舞、大猩猩使用手势以外，研究者还不断揭示出动物之间很多有趣的交流手段。比如，动物专家最新发现，变色龙变换体色不仅仅是为了伪装，另一个重要作用是能够实现变色龙之间的信息传递，便于和同伴沟通；鲱鱼则用放屁的方式来沟通；松鼠发出唧唧的声音来传递敌人到达的信息。而且，其他动物如鸟类也能听懂一些松鼠的语言，因此也能从中受益。

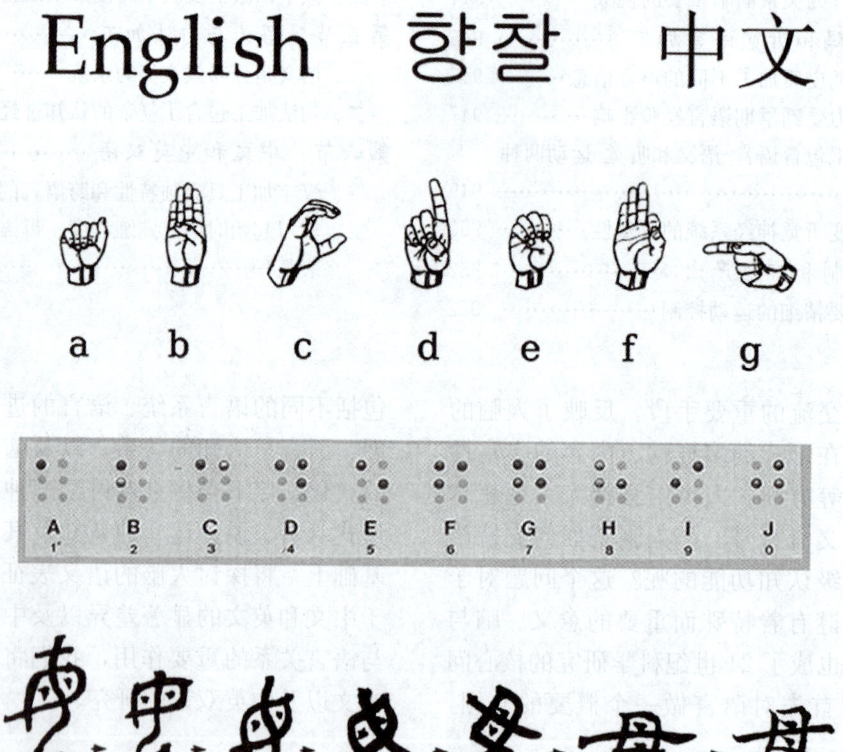

图 50－1 语言系统。

第一行从左到右显示了英文、韩文和中文三种文字。其中英文是典型的拼音文字，中文是典型的图形文字。而韩文介于两者之间：从空间构造上，韩文和中文相似；而从构成规则上，韩文和英文相似，因为它的不同部件代表不同的字母（分成元音和辅音），而整字的读音由这些字母拼读而来。第二行是一种手语（美国手语，ASL）；第三行显示的是布莱尔盲文；第四行显示了汉字的演变。最初“母”是母亲的象形字，字形像一位跪坐的女子，双手柔顺地叠放于腿膝之间（这是“女”字）。在胸前加上生子后哺乳的特征（双乳），则成“母”字。头上加一横画是女子喜用的发髻，在此为饰笔。

但是，人的语言和动物的交流手段之间存在明显的区别。首先，动物使用的符号基本上是遗传的，而人类语言在很大程度上是后天习得的；其次，人类语言具有产生性，即可以通过一定的规则（如语法）产生无穷尽的内容，而动物使用的交流符号却是非常有限的；再次，人类的语言交流可以超越时间和空间的限制，即可以交流非此时此刻的情形，而动物的交流则不具有这个特点；最后，动物使用的符号系统更新非常缓慢，主要受基因决定，而人类语言符号的变迁则相对很快。但值得注意的是，虽然以前研究者认为上述差异体现了人类语言和动物交流间的本质差别，但随着对动物交流认识的不断深入，相关的观点也在不断更新。比如，早期研究者认为动物的交流手段都是先天遗传的，只有人是通过学习来掌握具体的语言符号，如词汇。但后来发现，小鸟唱歌同人的语言获得一样，也是后天习得的，并且存在关键期效应。

二、语言是人类进化的产物

语言是如何起源的呢？这一直是人类学家、语言学家、心理学家所关心的核心问题。早期从考古学的角度，研究者对语言的产生机制做出了一些推测。有研究者认为语言能力就是使用工具的能力，因此语言和工具应该同时在240万年前出现。还有人认为语言产生是在200万年前左右，这个时候原始人类的大脑经历了迅速的扩展，特别是与语言有关的区域，包括所谓的布洛卡（Broca）和威尔尼克（Wernicke）区（如图50－2所示，这两个区域一直被认为是人脑的语言中枢，后面我们会继续讨论这个问题）。也有研究者从人类的发音系统进化的角度提出，语言起源于30万年前。这个时候人类的喉结经历了一个退化的过程，即位置变得比其他动物更低。这似乎不符合一般自然选择的规律（喉结位置变低大大增加了食物进入气管导致噎塞的机会），研究者认为这种进化的目的就是为了语言的产生。但由于不存在所谓的语言化石，这个问题长期以来一直被当成是一个科学之谜。直到最近，经过上述学科以及生物遗传学、认知神经科学等领域专家的共同努力，对这一问题的探讨出现了一丝曙光。

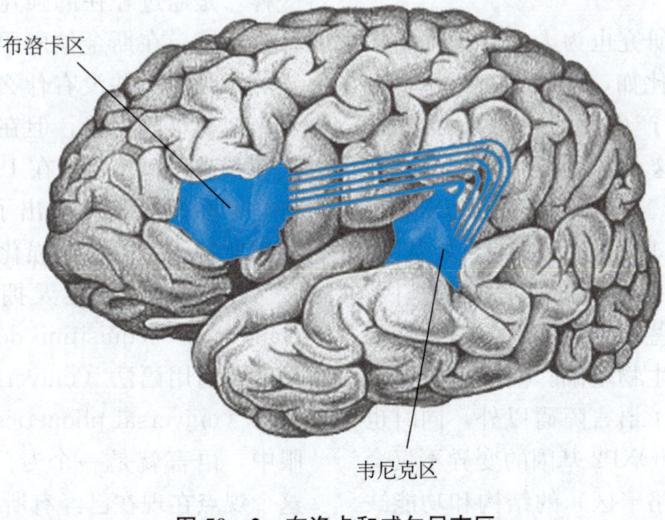

图50－2　布洛卡和威尔尼克区

（改编自：http://darwin41.bio.uniroma1.it/~Psychobiology/Psicobiologia/didattica/materiale/psicobio/introduz/introduz.htm）

首先，认知神经科学对语言加工的神经机制的研究表明：可能并不存在专门负责语言加工的中枢。所谓的布洛卡区和威尔尼克区，都不只是负责语言的加工。相反，它们参与了很多的认知过程。特别是布洛卡区，除语言加工外，注意控制、工作记忆和执行功能等很多高级的认知功能都需要这个区域的参与。另外，虽然这两个区域在体积上存在显著的左侧优势（这被一些研究者认为是其专门负责语言加工的另一个证据），但这种解剖特征并不是人脑所独有的，它在一些高等动物如猩猩的大脑中也存在。这些对语言加工存在专门的语言器官的观点提出了挑战。

第二，虽然人类语言和动物交流之间存在显著的差异，但在很多地方也存在连续性。很多以前认为是体现了人和动物本质区别的差异，在现在看来界限并不是非常明显。比如，上面提到的人类发音器官的进化（即低的喉结）并不是人类所特有的，并且某些动物也具有使用工具的能力。基于这些发现，包括乔姆斯基（Noam Chomsky）在内的研究者对语言能力的界定进行了大大地简缩，提出最核心的语言能力是递归（recursion），而并不包括以前人们认为的“感知-运动”（sensor-motor）和“概念-意图”（concept-intentional）等成分（Hauser 等，2002）。但最新的研究揭示布谷鸟也能掌握复杂的递归结构。与此同时，另有一些研究者坚持认为有很多认知加工都是人类语言所特有的（Pinker 和 Jackendoff，2005）。有兴趣的读者可以阅读上述这些文章以获得更为详细的信息。

第三，语言基因的研究也为人们认识语言的起源提供了很多启示。比如，研究者对一个存在语言障碍（主要是语言产生障碍）的家族（KE 家族）的研究发现，这个家族的部分成员在 FOXP2 基因上出现变异。这似乎表明 FOXP2 基因是控制语言，特别是口头语言产出的重要基因。这是人类发现的第一个与语言加工有关的基因。这个结果刚发表时，一些研究者非常兴奋，认为人类找到了语言进化的生物基础。但随后进一步研究发现，这些病人除了语言障碍以外，同时也存在运动控制的障碍。FOXP2 基因的变异不仅会导致额下回（传统的布洛卡区）的结构和功能缺陷，还同时导致皮质下的尾状核（属于基底节的一个部分）和小脑的异常。我们后面会提到，额下回、基底节和小脑是运动控制的主要中枢。一方面，这个发现可以很好地解释患者在言语产出和其他方面的困难。另一方面，这也说明 FOXP2 基因并不是语言基因。与这个观点一致，比较心理学的研究发现动物和人在这个基因的构成和表达上非常相似，动物 FOXP2 基因也会影响感觉信息加工、感知-运动整合以及负载运动的控制等功能（见 Fisher 和 Marcus，2006 年的综述）。

这些突破性的发现不断更新着人们对语言本质和语言产生的认识。研究者开始考虑，语言的产生是否得益于一些一般认知能力的发展，而并不是由于语言专用器官（包括特殊脑区）的发展？下一小节我们会进一步看到，婴儿拥有很多重要的学习能力来保持语言的快速获得。但这些能力也并不限于语言加工本身，甚至也不限于人类。

三、婴儿具有不可思议的语言学习能力

虽然语言非常复杂，但婴儿却似乎很“轻松”就能掌握一门语言。婴儿获得语言的能力甚至比成人更为强大（想象一下成人学习英语有多困难）。很多心理学家一直关心的问题是，婴儿是怎么习得语言的呢？

对于儿童语言的学习和发展，早期存在两个完全不同的观点。著名的行为主义心理学家斯金纳（B. F. Skinner）1957 年在他的著作《言语行为》（Verbal Behavior）中提出：语言和动物行为一样，是通过外在的强化和塑造而发展起来的操作性反应。在斯金纳的眼中，人学习语言和老鼠学习操纵杠杆并没有什么不同。这个观点在现在看来似乎难以想象，但在行为主义盛行的那个年代却不难理解。也是在 1957 年，另一位著名的语言学家乔姆斯基却提出了一个完全相反的观点。乔姆斯基认为传统的强化学习与语言发展没有关系。他认为婴儿先天拥有一个语言学习装置（language-acquisition device，LAD）。这个装置是学习通用语法（universal grammar）和通用发音学（universal phonetics）的基础。在乔姆斯基眼中，语言就是一个专门化的模块（前面提到，这个观点在现在已经有所更新）。很显然，考虑到语言的复杂性和产生性，以及婴儿语言学习的高效率，语言习得不可能通过强化每一个单词和句子来实现。但是，语言在多大程度上是先天和专门化的呢？一般的学习机制能否解释语言的学习和发展？近二三十年的研究为这个问题提供了很多崭新的见解（见 Kuhl，2000 年的综述）。

任何语言发展的理论都必须回答儿童为什么

能够从被动的语言输入中获得语言。婴儿听到的往往都是复杂的句子，但是他们却能够掌握每一个音位（phoneme）、每一个单词，也能够学会语法。最新的研究不断揭示出婴儿具有多种强大的学习能力。首先，婴儿具有很强的抽象能力（abstraction）。语言学习和加工的一个重要方面就是能够觉察输入的模式（pattern）或相似性（similarity）。大量的研究表明，婴儿在这个方面表现出非凡的能力。比如，6个月的婴儿能够抽象出单独的音位/a/和/i/，无论它们出现在什么单词中。同时，他们也能够认识不同成人发的同一个音。这个能力保证婴儿能够很快掌握语言中的基本元素。

婴儿还能够迅速为语言中的每个音位建立类别表征，并通过神经系统的变化将其长期保存下来。这大大提高了语言知觉的效率和准确性，但同时也牺牲了非母语知觉的准确性。婴儿在6个月时几乎能够区分世界上每种语言的音位间的细微差异。但到12个月时，他们区分非母语音位的能力就大大减弱，而区分母语的音位的能力则进一步增强。比如，英语中存在/r/和/l/的区分，但在日语中不存在。6个月时，日本和美国的婴儿都能区分/r/和/l/。但在12个月的时候，日本婴儿就无法区分这两个音位，而美国婴儿的辨别能力则进一步提高。我们将在第三节的听觉语言加工部分进一步探讨这个问题。

婴儿拥有的另一个能力是统计学习（statistical learning）。他们能够自动察觉语言输入中的统计分布，并根据这些统计信息将连续的语言输入分割成单个的词汇。这个能力是儿童词汇学习的重要先决条件之一。研究统计学习的常用方法是考察婴儿依据音节之间的转换概率（transitional probabilities）来分割语音的能力（Saffran 等，1996）。为了避免婴儿先前语言经验的影响，研究者在这类研究中常常使用假词。每个假词包含相同的音节，如 pabiku、gulato、daropi、tibudo 等。他们将这些假词按照伪随机的顺序（一个词出现在另一个词后面的概率均等）合成一个长的、连续的语音，如：

pabikugulatodaropitibudogulatopabikutibudodaropi . . .
tibudodaropipabikugulatodaropitibudogulatopabiku . . .

由于这种语音中间没有间隔或者其他提示单词边界的线索，因此界定单词边界的唯一线索就是转换概率：一个单词中两个音节（如 biku、gula）的转换概率为1，而一个单词的末音节和另一个单词的首音节（如 kugu、toda）的转换概率为1/3，一个单词的其他音节和另外一个单词的其他音节之间的转换概率为0。在测试阶段，婴儿会听到两个单词，一个为原来的单词，另一个为两个词的部分音节组合在一起形成的新词。结果婴儿听新词的时间更长，这表明他们能够通过统计概率（一个音节出现在另一个后面的概率）来检测句子中的词汇。更有意思的是，婴儿这种统计学习的概率并不局限于语言，也适用于音乐和视觉模式。比如，如果将上面的音节换成不同的音调（tone），婴儿也能够分割这些声音模式。

婴儿还具有快速匹配（fast mapping）的学习能力。这个概念最早由 Carey 和 Bartlett 在1978年提出，它指的是个体通过一次呈现就能获得一个概念的能力。这反映了个体很强的形成和验证假设的能力，即个体能够很快在一个新词和一个新的概念之间建立联系。婴儿的这个能力是快速掌握大量词汇的基础。但快速匹配学习的机制目前还不是很清楚，有研究者认为这反映了儿童对新异事物的敏感性，而另外一些研究者认为这可能反映了特定的词汇学习机制。有趣的是，目前发现了一条叫 Rico 的边境牧羊犬也具备通过快速匹配学习词汇的能力。虽然 Rico 的词汇学习与人类的语言学习存在本质的区别，但它提示这种快速匹配的能力可能并不是一个特定的词汇学习机制。

总之，最新的研究揭示，婴儿表现出很强的语言学习能力，并且这些能力可能反映了一般的学习机制。这与以前强化学习或者语言学习装置的观点都存在本质的区别。

四、语言学习和使用影响大脑的结构和功能

语言不仅是人脑的重要功能，语言的使用也极大地影响了人脑功能的发展甚至结构的变化。在20世纪，沃尔夫（Whorf）和他的导师沙皮尔（Sapir）提出了著名的沙皮尔-沃尔夫假说，也称

为沃尔夫假说或者语言相对论（the linguistic relativity hypothesis）。这个观点认为，语言塑造思维。Whorf用来支持这个观点的一个著名例子是：因纽特人（Inuit）使用很多词汇描述雪，这改变了他们知觉雪的方式。另外还有一些发现似乎与这个观点相符合。比如，世界上很多地方的人（包括荷兰人）使用绝对空间表征（东、南、西、北）和相对空间表征（上、下、左、右），而墨西哥恰帕斯州的Tzeltal人只用绝对空间表征。如果把四个物体按照从左到右（也是从北到南）的顺序随机排列在桌子上（如：牛、猪、马、羊），让被试记住这个顺序，然后到桌子对面（人的绝对空间旋转了180度）重新按照上面的顺序排列这些物体。你会发现，荷兰人会根据相对空间从左到右（从南到北）排列这些物品，而Tzeltal人则会按照绝对的空间关系（从北到南）排列这些物品，这样从左到右则变为：羊、马、猪、牛。另外，在巴西有一个叫Piraha的部落，他们的文字中只有三个表示数量的词，一、二和很多。这个部落的人就很难识别三以上的数量。这些都揭示语言和思维之间存在着非常紧密的关系，但并没有直接证明沃尔夫假说，因为无法确定究竟是语言决定了思维或者知觉，还是反过来思维或知觉决定了语言。最近，Gilbert等人（2006）用实验的办法考察了语言对颜色知觉的影响，结果清楚地表明语言的使用能够促进或者干扰颜色的判别。必须指出的是，沙皮尔-沃尔夫假说涉及的范围很广，几十年的研究结果不完全一致，研究者们还需要进一步探讨语言在什么条件下影响思维。

阅读能力的发展也会影响大脑功能以及结构的发展。阅读是个体经由大量学习和练习而掌握的一项技能。同文盲（illiterate）相比，识字者（literate）在视觉空间任务（视觉物体追踪，2D物体识别）中的表现更好。他们在加工听觉词汇中的大脑激活模式和功能联结也不相同。同时，两组个体在大脑结构上也存在差异：识字者在扣带回后部连接双侧顶叶的部分显著比文盲宽。还有研究发现，使用中文能够延缓空间工作记忆的衰退。另外，不同母语经验的个体在认知加工方式上存在着不同的特点，这在他们学习和加工第二语言的时候会很清楚地体现出来。对最后一个问题我们将在第六节进一步讨论。

总的说来，语言和认知之间存在着复杂的关系：一方面，从语言进化和个体语言发展的角度讲，认知能力的发展促进了语言的产生和发展；但另一方面，语言的使用也影响人类和个体的认知加工能力。

五、揭示脑与语言的关系面临重要的挑战

语言的复杂性和动物模型的缺乏（语言研究只能以人为对象）大大限制了研究者所能使用的技术手段，并加大了揭示脑与语言关系的挑战性。最早对语言的脑功能定位的实证研究来自对失语症病人的尸体解剖。在19世纪60年代，Paul Broca对8个失语症病人进行了尸体解剖，发现这些病人都是左半球损伤。基于解剖的发现，他得出了语言功能主要集中在左半球，以及语言产生与左额下回有关的结论。这个区域（BA44/45）以后被称为布洛卡区（Broca's area）（图50-2）。1874年，Carl Wernicke报告了两例“感觉性失语症”，患者的口语理解能力受损，但口语产生能力不受影响。他发现这种失语症类型与左侧颞上回的损伤有关。由于这部分脑区和听觉皮质有关，他推测该区域可能是词汇听觉形式的表征区域。这一区域以后被称为威尔尼克区（Wernicke's area）（图50-2）。威尔尼克还假设了一个反射弧，它连接着存储单词声音表象的左侧颞上回和支持单词发音的额下回。虽然现在人们对这两个区域的认识已经大大加深，但这两项经典的研究对语言神经机制的影响持续至今。

20世纪70年代以来，语言的神经机制研究得到了极大的发展。这存在几个方面的原因。首先，神经结构成像的方法，如X射线、CT及磁共振成像（MRI）等方法的出现，可以将大脑损伤与语言功能的损伤对应起来；其次，开颅手术过程中能够对大脑进行直接的刺激，并记录在相应语言任务中的表现；再次，电生理学的研究（如EEG）可以对正常人的脑电活动进行考察；最后，语言学和认知科学的一些实验设计方法逐渐应用到神经心理学的临床研究中。

近十几年来，研究大脑语言功能的新技术不断涌现，如事件相关电位（event-related potentials，ERPs）、脑磁图（megnatoencephalography，MEG）、正电子发射断层扫描（positron emission tomography，PET）、功能磁共振成像（functional magnetic resonance image，fMRI）、单光子发射计算机断层扫描（single photon emission computed tomography，SPECT）、近红外光谱成像技术（near - infrared spectroscopy，NIRS）等。其中PET和fMRI具有无损伤和高空间分辨率等特点，而ERPs和MEG则具有高的时间分辨率，它们对于揭示正常人语言加工的神经机制起着重要的作用，并逐渐成为语言研究的重要工具。

fMRI的很多优势使其成为认知神经科学研究的主要手段，但是其存在的一些局限也对语言研究有重要的影响。比如fMRI对头动非常敏感，这大大限制了其对言语产出的研究；同时，fMRI的噪音也限制了其对听觉语言加工的研究；最后，fMRI对大脑内部的磁化系数非常敏感，导致很难获取颞叶区域的信号，这对语义加工的研究也存在一些影响。近几年，研究者在方法上进行了很多创新，比如采用事件相关的实验设计，并利用BOLD信号延迟的特点采用稀疏（sparse）的扫描方式（即在听觉刺激呈现或者言语产出期间停止扫描以避免噪音和头动的影响，而只是记录这以后的BOLD信号变化），这些技术的发展必将进一步促进语言神经机制的研究。

第二节 语音解码和听觉语言加工

听觉语言加工是将语音信息转换成语义的过程。这个过程首先需要对语音信息进行解码、转换成抽象的词汇表征，然后再提取语义。句子的加工还涉及句法分析。另一方面，人脑的听觉系统在语言获得过程中也表现出很明显的可塑性，这对理解听觉语言加工中很多现象具有重要的意义。

一、大脑左右听觉皮质加工不同的声音信息

从语音学的角度，声音可以从时间（time）或者频率（frequency）两个维度来分析，结果可以分别用波形图（waveform）和声谱图（spectrogram）来显示。其中波形图是显示声音能量随着时间的波动，因此也叫整体波形（temporal envelope）。声谱图是一个伪三维（时间、频率和强度）的图，它显示频率随时间的变化，同时用不同的颜色（或者灰度）表示不同的强度。图50-3给出了一个例子。这是普通话发音的“神经科学”（shen2-jing1-ke1-xue2）四个字的波形图（上图）和声谱图（下图）。一般来说，辅音的能量低于元音（但这里的x和ue是一个例外）。同时，清辅音（如sh）和元音（如eng）在波形上也明显不同：前者更像噪声，而后者有规则的波峰（spikes）。从频率上看，辅音比元音的频率高。

元音（如a、e、i、o、u）和浊辅音（如b、d、g、m、n、l、ch、zh、r）统称浊音（voiced sound）。浊音一般由一个基频（fundamental frequency）和多个谐音（harmonic）构成。基频（fundamental frequency）决定于声带震动的次数，而谐音是基频的倍数。如果基频是100Hz，则谐音就是200 Hz、300 Hz、400 Hz或500 Hz等。在声谱图的底部，可以清楚地看到一些均匀分布的水平线，其中最下面一根就表示基频，上面几根则代表谐音。同时，基频和谐音会随着声调（pitch）变化而变化。如“神”是二声，可以清楚地看到基频和它的谐音的上升。基频决定了声音的音调，频率快则音调高，频率慢则音调低。一般来说，女性的音调高于男性。谐音不仅增加了声音的丰富性，而且能在基频不存在的情况下准确地恢复音调（missing fundamental）。

不同的语音（如a或o）由声音的共振频率（resonance frequencies），也即共振峰（formants）决定。共振峰主要由口腔和鼻腔的形状控制。从声谱图上可以看到，一个音在不同的频率上存在不同的能量分布。亮的地方，也就是能量集中的地方，代表了这个音的共振频率。不同的音的基础频率和共振峰，以及它们随着时间的变化都很容易在声谱图上区分，因此声谱图的专家即使不用听也能根据声谱图准确（约90%）地说出它是什么音。

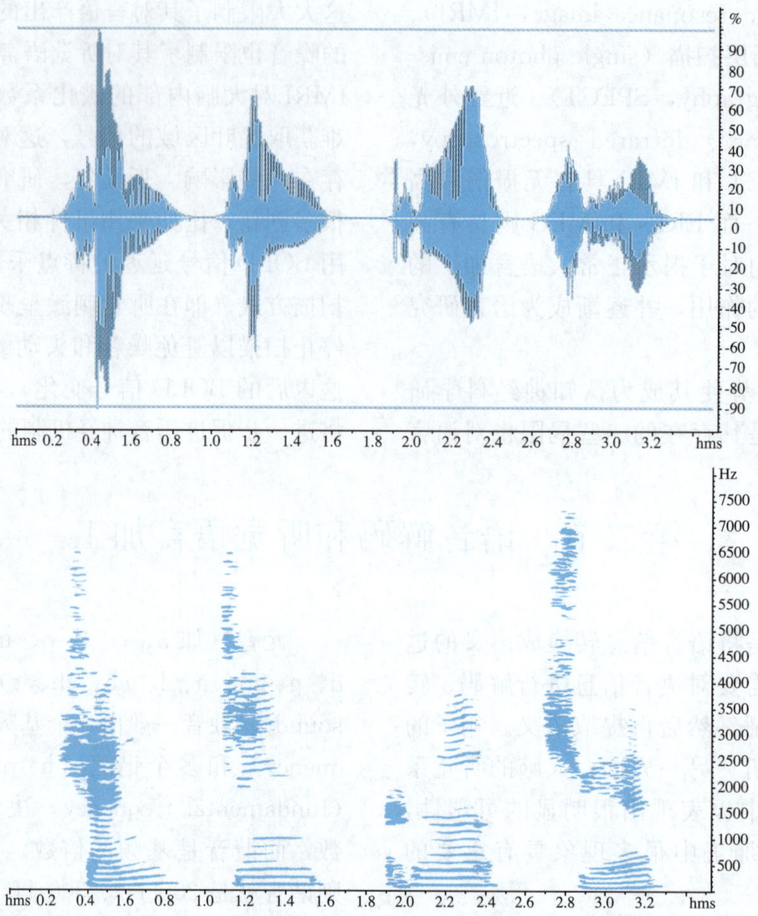

图 50-3 "神经科学"四个字语音的声谱图（上）和波形图（下）分析

人脑对声音的解码主要在初级听觉皮质（primary auditory cortex，PAC）。它位于颞上回，也称为 Heschl 回（HG）。早在 20 世纪 30 年代，von Economo 和 Horn 就发现，大脑左侧的初级听觉皮质比右侧大。与这种整体结构的不对称相吻合的是，双侧初级听觉皮质在细胞特征上也存在差异。比如，在初级听觉皮质的第三层（layer Ⅲ），左侧区域的锥体细胞（pyramidal cells）比右侧大，从而容易形成更大的细胞柱（columns），并且能够和周围细胞形成更强的连接（见 Zatorre 等，2002 年的综述）。

左右半球的这种结构差异使得它们具有不同的功能：左半球主要负责监测声音的时间变化（temporal change），而右半球主要负责准确觉察声谱（spectra）特征（见 Zatorre 等，2002 年的综述）。这是由于左半球更强的细胞连接使得信息传导的速度更快，从而保证了对声音变化的知觉。这个模型得到了很多证据的支持。比如，对脑损伤病人的研究发现，左颞叶损伤的病人不能觉察快速的声音变化（如判断两个声音之间是否有间隔），但他们加工频率信息（如音调匹配、频率分辨）的能力没有受到损害。但右侧颞叶受损的病人却表现出相反的模式。研究者还使用 PET 考察了双侧半球在加工时间和频率信息中的分工。在一部分扫描中，刺激的频率信息保持恒定，但时间转换速度逐步加快；在另一部分扫描中，变化速度保持恒定，但组成声音的音调逐渐增多。结果表明，虽然双侧颞上回的活动受到频率和时间变化的调节，但左侧颞上回更容易受到时间变化的影响，而右侧颞上回更容易受到频率变化的影响（见 Zatorre 等，2002 年的综述）（图 50-4）。

左右半球在时间和频率信息解码上的差异有助于我们理解语言加工的一侧化。言语信息具有快速的时间转换，而音乐的时间转换相对较慢。

与上述模型一致，言语的知觉具有左侧优势，而音乐加工具有右侧优势。但是，因为语言中通常包含了语义信息，为了排除这个效应，研究者让法国被试听一门不熟悉的泰米尔语言（Tamil）。实验任务包含声音分析（acoustic analysis）以及语音加工（因为泰米尔和法语有部分音位相同），但是却没有包括词汇—语义加工。结果表明，颞上回后部的激活表现出左侧优势。另外，由于超音段（supra-segmental）信息（如汉语的声调）的时间转换较慢，因此声调的加工存在右侧优势。

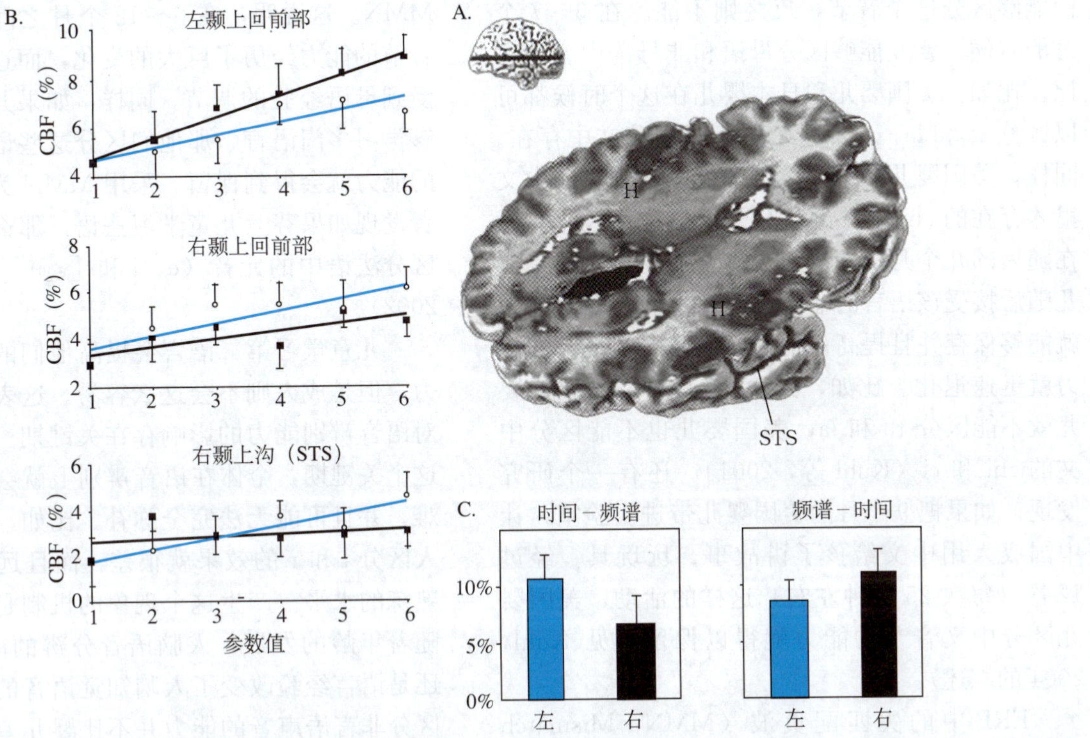

图 50-4 A. 听觉任务中大脑激活的区域（上为大脑左侧，下为右侧）

图左上角的大脑上的水平线显示了激活区所在的水平位置。图上浅灰色的区域（H 附近）为 Heschl' s Gyrus（HG），对应于与刺激的时间变化相关的脑区；图上深灰色区域（箭头所指区域）为双侧颞上回和右侧颞上沟，对应于刺激的频率信息变化有关的脑区；B. 三个区域的平均血流（CBF%）随着刺激的时间（实心圆）和频率（空心圆）而变化。每一个符号表示一个条件下的平均血流水平和标准误。线条表示这些点的线性拟合；C. 各条件平均结果的直接对比。左图为 HG 的结果，对应于图 A 的浅灰色的区域。相对于频率变化，这个区域对时间变化更为敏感，这个差异在左侧比在右侧更显著。右图为颞上回的结果，对应于图 A 深灰色区域。这个区域对频率变化更为敏感，频率和时间的差异在右侧比在左侧更显著。［改编自 Zatorre，Belin，& Penhune，2002；Trends in cognitive science：6（1）37-46］

二、语音辨别能力受到早期语言经验影响

正确地知觉语音对于理解言语非常重要。日常经验告诉我们，人们可以很容易觉察母语语音中两个音素的差异，但在知觉非母语语音时却总是出现语音辨别困难。例如，四川人不能区分普通话中的 n 和 l。大多数南方人也不能区分平舌和卷舌、前鼻音和后鼻音等。这在第二语言学习中也很普遍，一个非常明显的例子就是日本被试在学习英语时不能区分辅音 r 和 l。后面会提到，由于语音知觉和语言的运动表征存在显著的关系，语音知觉能力也影响发音。因此，很多成年的外语学习者都会带有明显的口音。但与此相反，如果在很早（如 6 岁以前）就开始学习第二语言，这种现象往往不会出现。什么原因导致了如此巨大的差异呢？过去几十年里的研究表明，早期的语言经验决定了个体语音知觉的能力。

大量研究表明，在刚出生之后，婴儿能够区分出所有语言中的语音之间的差异，这个时候的婴儿因此也可以称作世界公民。研究者通常采用

头部转动反射（head - turning conditioning）来研究婴儿的语音识别。这是婴儿研究中最典型的研究范式之一。在测试开始之前，研究者首先训练婴儿在听到一个不同于先前的声音时转动头部。之后，他们会用头动指标来考察婴儿是否能够区分两个音节：如果婴儿产生头动，则表示他们能够区分这个音节，反之则不能。在6～7个月的时候，婴儿能够区分母语和非母语中音节对比。比如，美国婴儿和日本婴儿在这个时候都可以区分ra和la，虽然这个区别只在英文中存在。同样，美国婴儿和中国婴儿都可以分辨只有中文里才存在的chi和ci的区分。但是这种区分能力在随后的几个月里却发生了显著的变化。如果婴儿随后接受该语言的输入，那么他们的区分能力就能够保存并且提高；否则，他们区分音节的能力就迅速退化。比如，到11个月时，日本的婴儿就不能区分ra和la，美国婴儿也不能区分中文的chi和ci（Kuhl等，2001）。还有一个研究发现，如果把9个月的美国婴儿带进实验室，让中国成人用中文给孩子讲故事、玩玩具。经过12次（每次25分钟左右）这样的活动，美国婴儿区分中文音节的能力就得以保留（见Kuhl，2004的综述）。

ERP中的失匹配负波（MMN：Mismatch Negativity）也常被用来考察婴儿的语音分辨能力（图50 - 5A）。MMN通常由经典的Oddball范式诱发，即重复出现标准刺激，然后偶尔用偏差刺激替换标准刺激。个体对偏差刺激的反应强于标准刺激，用偏差刺激诱发的ERP减去标准刺激引起的ERP就得到MMN（图50 - 5B）。一般说来，任何可觉察到的差异都能够诱发MMN。

比如，我们可以用元音［e］为标准刺激，用［ö］、［ō］或［o］作为偏差刺激。三个偏差刺激与标准刺激的听觉差异（物理差异）逐渐增大，因此它们所诱发的MMN也就逐渐增大。但由于语音区分能力受到语言经验的影响，因此我们可以预期这个结果只会在爱沙尼亚人身上发现，因为爱沙尼亚语中这四个元音都存在；但不会出现在芬兰人身上，因为芬兰语里并没有元音［ō］。我们还可以预期，在他们6个月大时，两个国家的婴儿不会存在差异。这个假设得到实验的证实：与爱沙尼亚婴儿一样，偏差刺激［ō］在6个月大的芬兰婴儿身上引起的MMN比［ö］引起的大；然而，当这些芬兰婴儿长到12个月时，［ō］引起的MMN则小于［ö］引起的MMN，而12个月大的爱沙尼亚婴儿所表现出来的模式则与以前一样，即［ō］引起的MMN大于［ö］引起的MMN。这说明，在6～12个月之间，婴儿区分音节的能力经历了巨大的变化，而这种改变主要受到母语经验的调节。同样，如果儿童在早期能够学习多门语言，那他们区分这些语言中的音素的能力就会得到保留。采用MMN为指标，研究者发现如果芬兰儿童学习法语，那么他们就能够区分法语中的元音（e、i和［ɛ］）（Cheour等，2002）。

儿童学习第二语言会提高他们的语音分辨能力，但是成人则不会这么容易。这表明语言经验对语音辨别能力的影响存在关键期。如果超出了这个关键期，个体在语音辨别上就会存在很大困难，并且可能无法完全弥补。比如，训练日本成人区分l和r的效果就很差，而且远远未能达到熟练的水平。产生这个现象的机制是什么呢？是随着年龄的发展，人脑语音分辨的能力降低了？还是语言经验改变了人脑知觉语音的方式？成人区分非言语声音的能力并不比婴儿差，说明他们基本的声音区分能力并没有减弱。因此，很可能是语言经验改变了人脑知觉语音的方式。在具体的机制上，目前存在两种有代表性的解释，包括知觉同化模型（perceptual assimilation model）（Best等，2001）和自然语言磁力模型（natural language magnet model）（Iverson和Kuhl，1996）。它们都假设语言的经验会建立音节的类别表征，也就是知觉的原型（prototype）。知觉同化模型假设个体会自动将这些音素与母语音素原型进行匹配，如果两个非母语音素都匹配到同一个母语原型中（如r和l都匹配到日语的r），则会造成分辨的困难。自然语言磁力模型假设人脑建立的母语音素原型会产生磁力效应（magnet - like effect），使得母语音素原型附近的知觉空间被压缩。这样相对于非原型而言，人们更难辨别原型附近的语音变化。根据这个假设，l在日文的原型音r附近，结果导致分辨的困难。

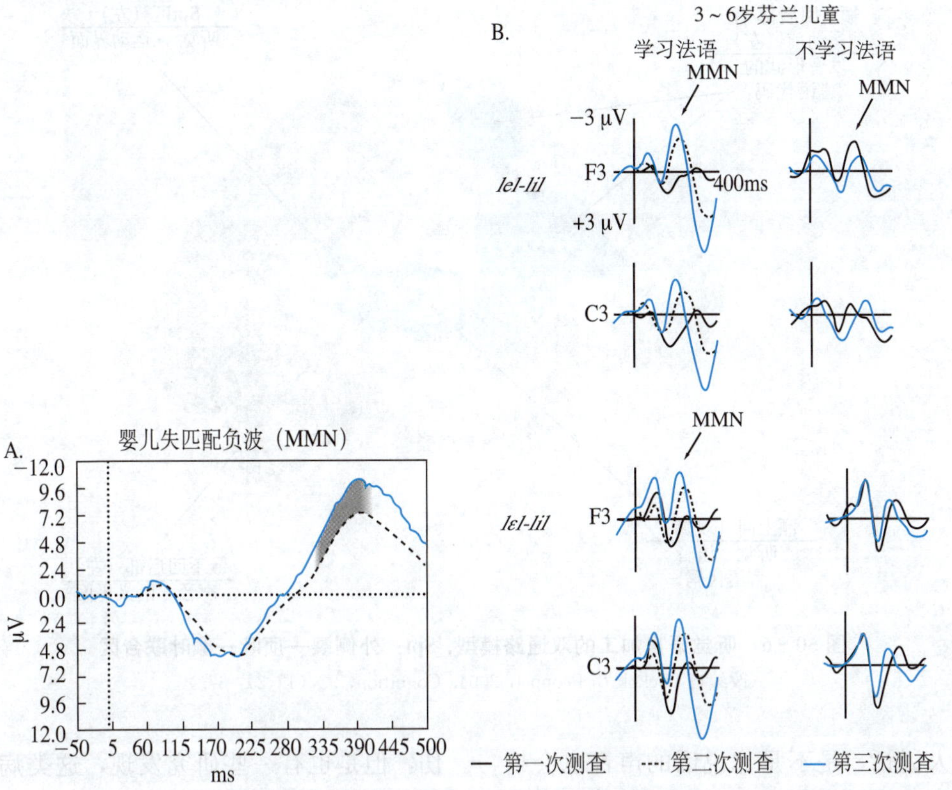

图 50－5　失匹配负波（MMN）与语音分辨

A. 婴儿产生的 MMN。其中虚线表示标准刺激的 ERP 波形，实线表示偏差刺激产生的波形。两者的差异（灰色区域）代表 MMN；B. 语音分辨 MMN 与早期语言经验。上图表示辨别法语中 e 和 i 中的 MMN，下图表示法语中 e 和［ε］的 MMN。在第一次测查时（学习前，灰线），两组芬兰儿童都没有出现 MMN。在第二次和第三次测查时，学习法语的芬兰儿童（左图）产生了 MMN，但没有学习法语的芬兰儿童（右图）则没有产生了 MMN。A 改编自 Kuhl et al. Annals of the New York Academy of Sciences 935：136（2001）；B 改编自 Cheour et al.，2002，Neuroscience Letters，325（3）：187。

三、言语刺激加工包含语音-语义和听觉-运动两种表征

在双侧听觉皮质完成声音解码后，信息就进入左侧语言加工系统。这个系统分成两部分：腹侧（ventral）通路和背侧（dorsal）通路（Hickok 和 Poeppel，2004）（图 50－6）。前者负责语义加工，而后者将语音转换成言语-运动表征。腹侧通路经由颞上沟（superior temporal sulcus，STS）并最终到达颞下回后部（posterior inferior temporal lobe，pITL），包括部分颞中回（MTG）和颞下回（ITG）区域。这个区域担当语音和语义系统的中介。背侧通路从背后方投射到顶叶，并最终到达额叶言语产出中枢。背侧系统位于外侧裂（也称为西尔维亚沟）—顶叶—颞叶三个部分的交界处，也称为 Spt（sylvian-parietal-temporal）。

该模型指出了听觉语言加工中两个非常重要的方面：语义通达和运动表征。听觉语言加工是为了理解和交流，为什么它还需要一个运动表征系统呢？想象一下我们是如何获得语言的：婴儿并没有经过什么言语运动的训练，而是仅仅通过接受外界语音的输入就学会了发音。因此，必然存在一个听觉输入塑造言语运动输出的机制。除了婴儿，成人也需要知觉自己的言语来对言语运动作出反馈，这对我们准确发音非常重要。比如耳聋的患者在患病之前发音可能并没有问题，但是耳聋之后发音就会逐渐恶化。另外，想象你带

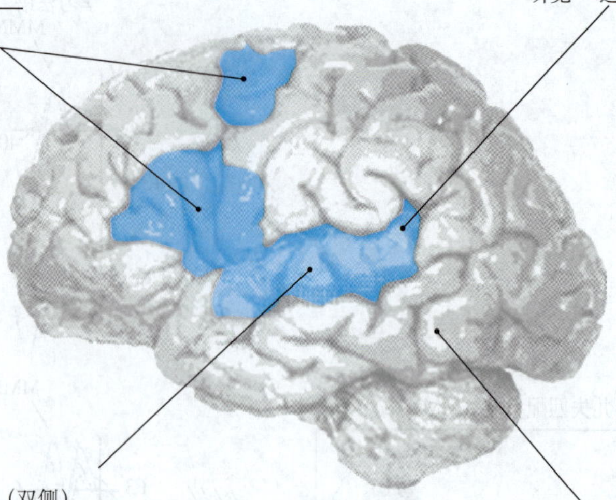

图 50－6 听觉语言加工的双通路模型；Spt：外侧裂—顶叶—颞叶联合区

（改编自 Hickok & Peoppel，2004. Cognition，92（1－2）：67.）

着耳机和别人说话，是不是你说话的声音也会越来越大？为了证明听觉输入对言语产生的重要性，研究者使用实时处理装置改变被试所听到的自己的声音。结果表明，被试会因听到声音被延迟而导致口吃，或逐渐改变自己的发音方式来弥补所听到的声音的差异。近来脑成像研究也支持听觉输入和言语产生之间的互动：在被动听语音的时候，位于额叶运动前区的神经元也会激活。

我们会在第三节和第五节分别讨论言语产生和语义加工，这里我们进一步讨论听觉语言加工中的另外一个问题：即是否存在听觉词形（phonological lexical word－form）加工的皮质区域。根据传统的心理语言学模型，听觉词形加工是在音节识别之后、语义加工之前的一个阶段。要探讨这个过程的神经机制，必须找到一个区域只对听觉词汇（可能还包含假词）反应，但是与语义加工无关，不会在非词或者单个音节加工中激活，也不会在亚词汇水平的语音任务（如押韵判断、音位检测）中激活。目前脑功能成像的研究还没有检测到这个区域。上面提到，双通路模型假设这个区域在 pITL。但这是一个很大的区域，这个区域的损伤也会导致语义加工的障碍。另一些研究者推测可能是威尔尼克区。虽然很多研究发现威尔尼克区损伤的病人语音和语义加工都受到损伤，但是也有一些研究发现，这类病人身上存在语义启动，说明语义加工得以保存。显然，这个问题还值得进一步研究。

四、耳蜗植入改变听觉神经系统的可塑性

作为一种非常成功的技术，耳蜗植入（cochlear implants）已经成功地为世界上 100 000 例耳聋患者恢复了听觉（Zeng 等，2004）。人工耳蜗主要是通过直接的电刺激作用于听觉神经，从而替代毁损的内耳。通过使用人工耳蜗，大多数人能够打电话，但是在其他条件下听觉能力却差异很大，特别在噪音条件下听力恢复最差。同时，人工耳蜗使用者很难欣赏音乐和知觉声调语言，如中文。另外，耳聋发生的年龄和持续时间对耳蜗植入的效果也会产生很大的影响。一般说来，学会说话后才耳聋的患者使用效果好于语言获得前就耳聋的患者，并且耳聋时间越长，使用效果越差。这些现象为我们理解人脑语音加工的神经机制和大脑可塑性提供了重要的启示。

对不同年龄阶段植入人工耳蜗的儿童的语言能力进行考察，有助于探讨语言学习的关键期假说及其神经机制。正常儿童的大脑一般需要 12 年发育成熟。由于语音刺激的缺乏，耳聋患者的大脑成熟过程大大减慢。耳蜗植入能够恢复大脑的

发育。对耳蜗植入儿童的语言发展的测量显示，他们的语言发展速度大大超过没有耳蜗植入的耳聋儿童，个别最好的儿童甚至达到和正常儿童一样的发展速度。但听觉系统的最终成熟程度决定于耳蜗植入年龄和耳聋持续时间。一般说来，在缺乏正常声音刺激的情况下，人脑的听觉神经系统最大可塑性会保持3.5岁左右，部分儿童会保持到7岁。7岁以后，可塑性就大大降低了。目前在说声调语言的聋童中还没有出现类似的报告，但是这些聋童声调知觉和产生的能力都非常差。

在动物（如猫）身上可以直接观察到耳蜗植入如何引起大脑发育的恢复。采用神经解剖和神经生理的研究方式，研究者发现通过耳蜗产生的长期电刺激能够增加听觉神经系统的场电位（field potentials），扩展听觉皮质区域，增加突触传递效率。对人工耳蜗使用者进行脑功能成像扫描进一步揭示了脑的可塑性在语言加工中的作用。图50-7显示了4个人工耳蜗使用者的大脑代谢模式（PET扫描）。根据研究结果发现他们的听力恢复和皮质活动存在显著的关系（Lee等，2001）。更有意思的是，研究者发现即使在闭眼的情况下，人工耳蜗使用者在加工听觉刺激时会激活初级视觉皮质（V1/V2）。由于耳蜗植入只能提供有限的自下而上（bottom-up）的感觉信息，特别是缺乏自然声音所具备的精确的时间和声谱变化，这个结果提示耳蜗植入者可能采用更多自上而下的策略，包括使用额叶的认知和神经资源。但目前还不清楚这种可塑性会带来什么认知后果。比如，耳蜗植入是否会产生更强的听-视整合（audio-visual integration）？最近的一个研究的确发现耳蜗植入者产生更强的McGurk效应（曾凡钢，个人交流），也就是更多的听-视整合（比如，听觉呈现ba的同时在视觉通道呈现ga的唇动，这时候被试会知觉到一个新的音da）。

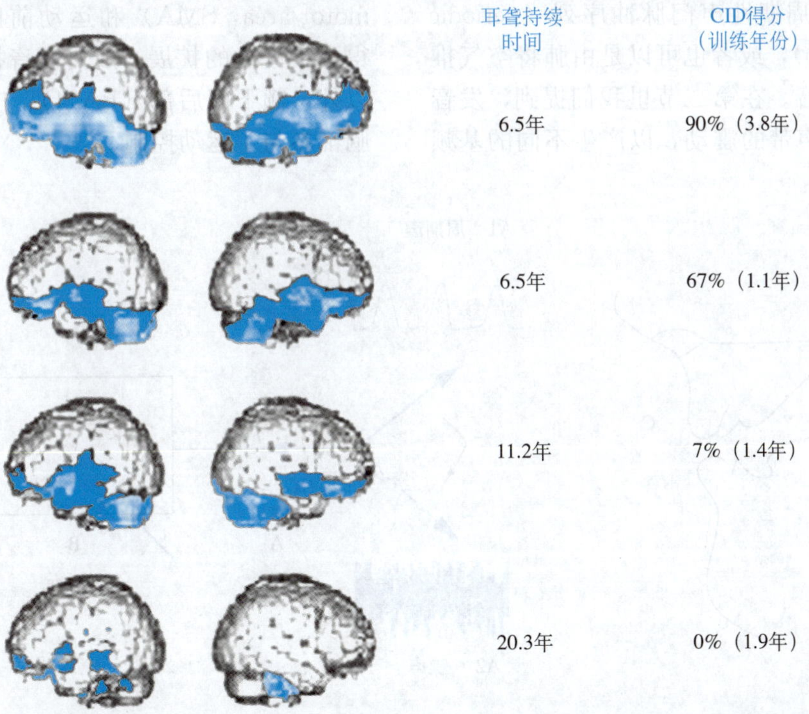

图50-7　4个代表性的先天耳聋患者的大脑代谢（蓝色表示代谢过低）、耳聋持续时间（年龄）、听觉训练时间以及CID（central institute for deafness）句子识别得分。最下面一行显示的是一个20岁的病人，她的听觉皮质和相关区域的皮质代谢已经恢复。但是虽然经过了1.9年的训练，她还是没有任何听力（CID得分为0）。（改编自Lee et al（2001）. Nature 409，149.）

第三节 运动控制和言语产出

与听觉语音加工相反，言语产出（speech production）是根据头脑中所要表达的意思，提取相关词汇并通过发声器官表达出来的过程。前面提到，口语是人类交流的重要手段，也是进化的产物。这也提示言语产出是一个非常复杂和高级的过程。除了人类发音器官的进化以外，神经系统对发音系统控制的增强，以及发音系统与语言系统的结合都是言语产生的重要前提条件。

一、言语产出需要精细的运动控制

人通过两个独立的系统产生声音：一个声源（sound source）系统和一个过滤系统（filter system）。图 50-8 显示了语音产生的声源-过滤模型（source-filter model）（Fant，1970）。声源可以是由声带产生的周期性声门脉冲序列（periodic glottal pulse train），或者也可以是由肺将空气推入声道产生的噪音。在第二节里我们提到，发音一方面需要控制声带的震动，以产生不同的基频和它的谐音成分；另一方面，声音还主要取决于它的共振峰，这主要需要控制口腔和鼻腔的形状，以及舌头的运动。由于这两个系统的独立性，我们可以保持同样的声调，但是通过改变声道的形状来产生不同的声音，如 a、e、i、o、u。我们也可以用不同的声调发同一个音。

比较心理学研究发现，哺乳动物的发音系统主要由中脑前部区域控制，因此它更多是直接表达动物本能的情绪，包括恐惧、攻击、警觉等。唯一控制发声的皮质系统是前部扣带回，这使得动物的发声具有条件反射的特征。但与此相反，人类言语则是完全受到大脑皮质的控制，人的喉、咽、舌、唇都完全由左右半球的初级运动皮质控制。同时，人类的辅助运动区（supplementary motor area，SMA）和运动前区（premotor）都得到了极大的扩展，成为发音控制的中枢。除此以外，额下回后部（BA44）、皮质下组织以及小脑都参与了运动控制。

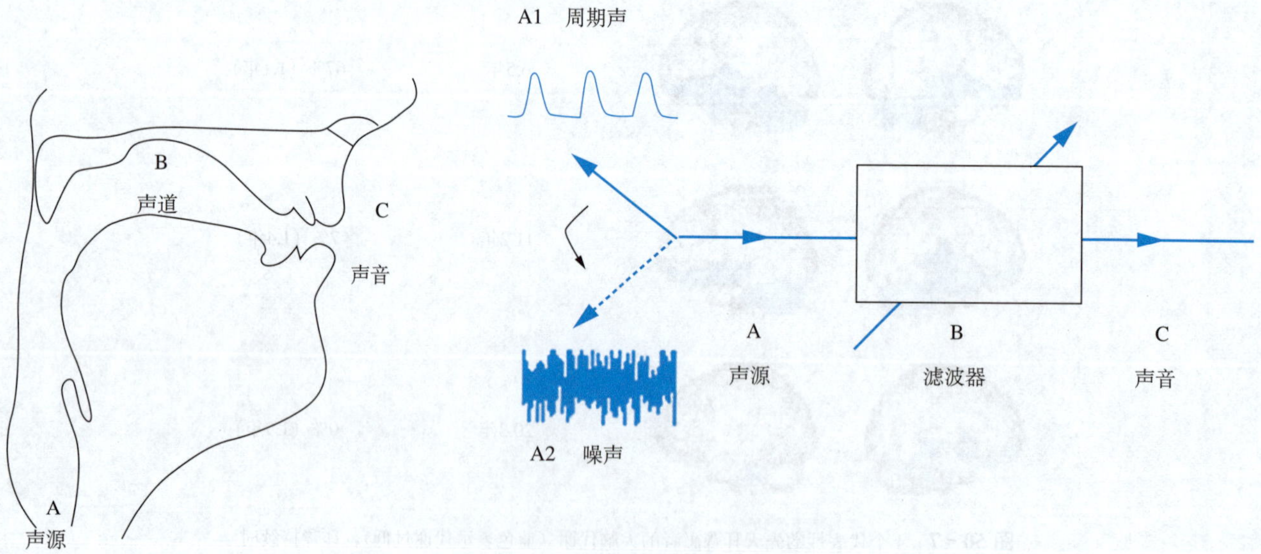

图 50-8 语音产出的声源-滤波模型

有关人类言语运动控制中枢的知识最早来自于对言语障碍病人的研究。比如，单侧中央前区(precentral)神经的损伤会降低面部肌肉强度以及持续明显的发音困难(dysarthria)，双侧的损伤则会导致痉挛性发音困难。脑岛(insula)的损伤则会导致语音产生的困难，即不能将已形成的语音表征转换成言语运动。另外，辅助运动区(SMA)的损伤会导致言语交流的减少，虽然在言语理解、词汇重复和言语产生上并不存在困难。该结果表明辅助运动区可能参与了言语的启动机制(starting mechanism of speech)。除了皮质区域外，研究者还发现小脑的损伤会导致言语产生的问题，如速度的降低。这表明小脑可能负责运动执行。另外，基底节(basal ganglia)的受损也会导致自动化言语产生的困难。

除了脑损伤病人外，脑功能成像也证实上述脑区确实参与了言语运动控制。比如，单词重复比听单词更多激活了左侧的额下回后部(BA6/44)。但这个区域并不专门负责语言加工，它在复杂的手指运动准备和运动想象中都有激活。这说明这个区域可能负责一般性的运动控制功能。除了左侧的额下回后部外，双侧感知运动区、脑岛前部、辅助运动区、基底节、丘脑核和小脑都有激活。

对口吃(stutter)的研究也有助于揭示言语控制神经机制的研究。口吃是一种明显的言语运动控制障碍。口吃患者在词汇提取和单词产出上没有显著的问题，但是在言语产出的时间控制上存在困难。表现为说话犹豫、不流畅、不自主的重复等。在言语产生任务中，口吃患者比正常人更多激活了言语运动控制区，包括初级运动皮质、辅助运动区、扣带回运动区(cingulate motor area)和小脑，并在额叶腮部和脑岛前区出现异常的双侧激活(Brown 等，2005)。

二、言语产出是一个增量过程

根据经典的言语产生模型，言语产生主要包括如下过程：第一是概念准备(conceptual preparation)，即讲话者要明确用言语来表达什么概念。在概念化的过程中，讲话者选择相应的信息，传达特定的目的。同时在这个阶段，个体要选择能够言语化的信息(preverbal message)，因为有的信息没有语言可以表达；第二是词汇选择(lexical selection)，是从心理词典中选择一个词(word)，或者更准确地说，词条(lemma)。这个时候还没有涉及词的具体形态(morphology)；第三是形态编码(morphological encoding)，这是言语产出的核心过程，即根据语法规则，将概念转换成适当的表层结构(surface structure)，并为词选择适当的形态；第四是语音编码和音节划分(phonological encoding syllabification)，在这个阶段讲话者获取单词的语音信息；第五是发音编码阶段(phonetic encoding)，在这个阶段将单词的读音转换为发音器官的运动程序(articulatory gesture)；最后一个阶段是发音(articulation)，即咽、喉等发音器官执行发音程序的过程。值得注意的是，这些基本过程的连接并不是一个接着一个，而是像屋顶的瓦片一样是一个压着一个的。也就是说，言语产生是一个增量过程(incremental production)。在整个过程流中，后面的过程并不需要等到前面的过程完成后才开始。只要前一过程输入了部分片段，就足以引发后面的过程，从而保证言语的及时监控。

在对大量实验结果进行分析的基础上，研究者概括了言语产生(主要是简单的言语产生，如图片命名)中各过程的大致时间进程和所涉及的大脑区域(Indefrey 和 Levelt，2004)。根据这个模型(图 50-9)，概念驱动的单词选择大约出现在150～225 毫秒，在颞中回的中部完成；单词的语音提取发生在颞中回和颞上回的后部，其中颞中回后部的时间大致在 200～400 毫秒，而颞上回后部的时间大致为 275～400 毫秒；音节划分(syllabification)主要在额下回后部，时间在400～600 毫秒左右；双侧的颞上回可能负责言语产出的自我监控。研究者在左侧颞上回主要发现了潜伏期在 275～400 毫秒的脑电成分。该模型反映了当前人们对言语产生过程的最新认识。但值得注意的是，言语产生是一个非常复杂的过程，同时由于方法学的限制，高空间分辨率的 fMRI 还没有广泛用于言语产生的研究，因此这个模型的一些观点还没有得到完全证实。相信随着研究的深入，这个模型会被不断改进和完善。

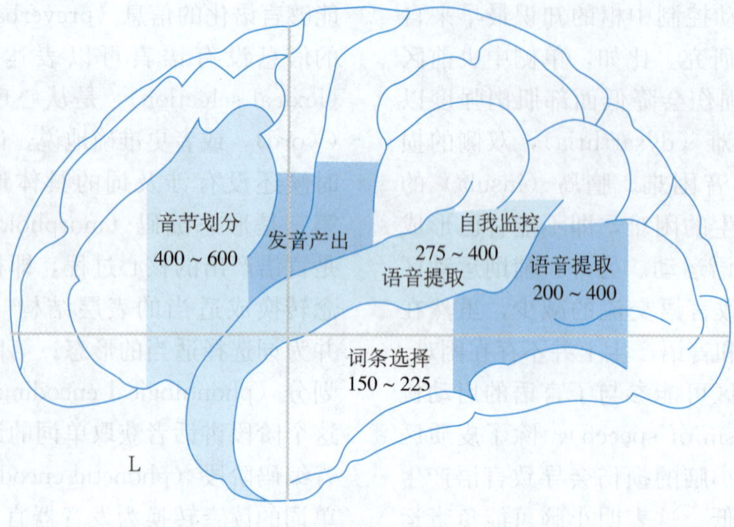

图 50-9　言语产出的时间进程和神经定位

数字表示大脑激活时间进程（毫秒）。除了图上显示的区域外，在发音编码阶段还包括右侧的感知运动区、辅助运动区以及双侧小脑、双侧丘脑和右侧中脑。自我监控的区域还包括右侧颞上回。（改编自 Indefrey & Levelt，2004；Cognition，92：101.）

第四节　视觉解码和阅读加工

从心理语言学的角度来看，阅读是语言加工的次级过程，是听觉语言加工的发展。首先，文字是人类历史上相对较近的发明，距今大约有6000年的历史；其次，虽然随着社会的发展，阅读能力也逐渐成为个体生存和发展的重要能力之一，但是阅读并不是人类所必需的能力；最后，阅读能力的发展带有很强的教育痕迹，目前还没有发现阅读能力获得存在关键期的证据。前面提到，世界上存在很多种不同的文字体系，这使得阅读加工带有很强的文化特征。这大大影响了阅读加工的认知神经机制。在本节，我们将主要考察在英语阅读加工中的认知和神经机制。在第六节，我们将比较中文与英文加工的差异和共同点。

一、阅读加工可以经由词汇和亚词汇通路

根据经典的双通路模型（Coltheart，1993），阅读可以经由两条不同通路实现：一条是词汇通路（lexical route），也称提取通路（addressing route），另一条是亚词汇通路（sublexical route），也称聚合通路（assembling route）。阅读首先从词汇的视觉特征分析开始，通过视觉分析来识别单词中每个字母及其大小、位置、颜色等。经过视觉分析，视觉词汇就转换成一个抽象的字母形式，这种抽象的字母形式独立于字母的形状、字体和大小等属性。比如，经过这个阶段的加工后，wind、*wind* 和 WIND 将被认为是相同的抽象字母形式。

在视觉输入词典（visual input lexicon）中包含了所有熟悉的词汇的抽象视觉表征，熟悉的词的抽象字母形式将在这里得到进一步加工。如果输入的抽象字母串与其中存储的某个表征吻合，那么该词就被识别了。但到这个阶段，词汇还没有被理解。词汇的理解以及和其他词汇的联系需要在信息通过了语义系统（semantic system）后才能实现。对于不熟悉的词汇或者假词，它们并没有存储在视觉输入词典、语义系统以及言语输入词典当中，那我们怎么读出这个词的语音呢？英语存在形音转化规则（grapheme-phoneme correspondence，GPC）。由于这个过程发生在亚词汇水平，因此这条通路也称为亚词汇通路。

在英文的阅读过程中，形音转换并不都是规则的，如 int 在 pint 中的读音就不同于它在 hint 和 mint 中的发音。这就造成不规则词阅读的困难，也就是规则性效应（regularity effect）。除了

规则性效应以外，还存在频率效应（frequency effect），即高频字的阅读速度快于低频字。频率和规则性之间存在交互作用，即规则性效应只在低频字身上出现，高频字不存在规则性效应。为了解释这个现象，研究者假设阅读发展过程经历了一个从亚词汇通路到词汇通路转换的过程（Coltheart，1993）。最近，Coltheart 等人对传统的双通路模型进行了改进，提出了双通路级联模型（dual-route cascade model，DRC）（Coltheart 等，2001）。这个模型认为这两条通路并不是互相独立，非此即彼的。相反，阅读中这两条通路都共同激活，并且相互竞争，速度快的那一条通路赢得竞争。根据这个模型，规则性效应是由于两条通路的竞争造成的。随着阅读经验的增加，高频字加工的词汇通路就越来越快，而亚词汇通路产生的干扰则越来越小，甚至消失。

上面我们提到的阅读模型是一种功能模块的模型，即将每个认知过程模块化，并通过特定的模块联结来实现复杂的语言加工过程。联结主义（connectionism）或者分布式并行加工（parallel distributed process，PDP）的模型却强调用功能联结的观点来解释字词加工的过程。联结主义的观点认为复杂的字词加工过程可以通过有限几个认知成分（形、音、义）的广泛联系得以实现。同时，在联结主义的模型中，并不存在词汇和亚词汇水平加工的区别。有兴趣的读者可以进一步阅读 Seidenberg 和 McClelland 的著作：A distributed developmental model of word recognition and naming（词汇识别和命名的分布式发展模型）（Seidenberg 和 McClelland，1989）。

近年来，对阅读加工的神经机制的探讨逐渐升温，其核心就是探讨阅读是否存在两条神经通路。研究者主要采用如下的比较：①真词阅读和假词阅读；②词汇/语义判断和语音判断；③不规则词汇阅读和规则词汇阅读。在每组比较中，前者更多依赖词汇通路，而后者更多利用形音转换通路。这些研究揭示，词汇通路的阅读可能更多依赖梭状回，而亚词汇通路更多依赖颞顶联合区，包括颞上回（STG）、角回（angular gyrus）和缘上回（supramarginal gyrus）。同时，额下回在两条通路中均显著激活，并存在进一步的功能细分。下面我们将详细探讨这三个区域在阅读加工中的作用。

二、梭状回负责整体字形识别

脑功能成像对语言加工的一个重要贡献就是发现了梭状回以及相邻的颞下回区域参与了阅读。这个区域有丰富的血管分布，不容易因为梗死而造成损伤。因此，脑损伤研究中很少报道这个区域，经典的语言加工神经模型中也没有包括它。从解剖上，这个区域不仅同视觉皮质联系紧密，同时也与海马和旁海马等记忆脑区相邻，因而其在视觉字词加工中的作用引起了研究者的广泛兴趣。

前面提到，词汇阅读的一个重要阶段是形成与视觉特征无关的抽象字形表征。很多研究发现字形的识别与左侧梭状回有关。Petersen 等人（1990）最早采用脑成像的方法研究字形加工的脑机制。他们发现，在被动注视任务中，真字激活了左侧外侧纹状体的中部区域，而加工辅音字母串和假字时这个区域不激活。由于区块设计的方法容易造成被试在加工字母串和真词时注意水平的差异，有研究者同时使用区块设计和事件相关设计来研究这一问题（Cohen 等，2002 年）。结果同样发现真词比辅音字母串更多激活了左侧梭状回中部，同时与呈现的视野无关。也有研究者发现这个区域负责抽象字形的表征，而与字母的形状、大小、颜色甚至大小写无关。同时，这个区域的激活随着年龄的增加而增加，阅读障碍儿童在该区域的激活强度显著低于正常儿童，说明这个区域的激活与阅读能力相关（见 Xue 等，2006 年的综述）。由于词汇通路的阅读比亚词汇水平的阅读更有效率，所以梭状回对于快速、自动化的阅读加工非常重要。基于这些结果，Cohen 等人（2002）提出梭状回为视觉词汇识别区（visual word form area，VWFA）的概念。他们进一步提出，这个区域的形成与长期的阅读经验有关。

虽然梭状回与字形加工有关，但是目前还不清楚导致真词比辅音串激活更多梭状回的原因。真词和辅音串不仅在字形上存在差异，前者还包括了语音和语义。虽然研究者只采用了被动看的任务，但是语音和语义可能自动激活并影响梭状回的激活。由于在自然语言中几乎无法将形、音、义完全区分开来，Xue 等人（2006）训练中国被试学习一门图形人工语言。被试按照先字形、再读音、后语义的顺序分开学习这三个成分。结果发现，在学习之前，人工语言的字形也激活了梭状回区域，说明这个区域并非只限于字形的加工（学习之前，人工语言只能看成是一个视觉符号）。学习形以后，这个区域的激活水平降低，说明视觉经验的增加并不是导致这个区域激活增强的原因。有意思的是，学习完音和义以后，这个区域的激活上升，表明语音和语义能够调节梭状回的激活。总的说来，这个研究提示梭状回可能负责一般的视觉加工，但受到视觉符号的语音和语义的成分的调节。从这个意义上讲，阅读障碍儿童在该区域激活减弱可能并不仅仅反映了视觉加工的障碍，而是同时也反映了语音和语义加工的障碍，特别是形音、形义联结的障碍。除了负责字形加工外，另有一些研究者还提出梭状回有可能负责字形和语音的联系，但这个观点还有待进一步证实。

三、颞顶联合区负责亚词汇水平的阅读加工

很多研究表明，颞上回及其周围脑区参与了亚词汇阅读。根据传统的阅读双通道模型，假词的阅读只能通过亚词汇通路，不规则的真词只能通过词汇通路，而规则的真词可以通过任何一个通路。因此，考察亚词汇阅读的神经机制最好是比较假词和不规则真词的加工。一些研究发现，假词的阅读更多激活了左侧缘上回（supramarginal gyrus）。还有研究发现，假词比真词激活更多左侧的颞上回后部。手术过程中用电极刺激这个区域导致假词阅读的困难，但对真词阅读没有影响。

对阅读障碍患者的研究也支持了颞顶联合区参与亚词汇水平阅读的观点。早在1892年，Dejerine发现角回（angular gyrus）受损会导致阅读障碍。这种由于脑损伤造成的阅读障碍通常称为获得性阅读障碍（acquired dyslexia）；同时还存在另外一种阅读障碍，称为发展性阅读障碍（developmental dyslexia）。发展性阅读障碍形成的一个重要认知机制是语音加工障碍，特别是字形解码和形音转换能力的障碍。阅读障碍儿童在颞顶联合区的激活显著低于正常儿童。正常儿童在阅读真词和假词时，角回和颞下回、枕叶以及小脑存在显著的功能联结，在假词阅读任务中，角回还与额下回存在显著功能联结。但是在阅读障碍儿童大脑中却观察不到这些功能联结。采用弥散张量成像技术（diffusion-tension imaging，DTI），研究者发现阅读障碍儿童颞顶区与周围区域的结构联结强度也低于正常儿童。另外，对阅读障碍儿童进行矫正后显著提高了这个区域的激活。这些结果与颞顶区负责亚词汇加工的观点非常吻合（见Shaywitz和Shaywitz，2005年的综述）。

值得注意的是，在正常人的阅读加工中，真词和假词激活的区域非常相似，它们之间的差异仅仅反映在相对的激活量上。另外，除了颞上回，很多研究都发现假词比真词更多激活了梭状回，其中一个解释是被试试图为假词寻找一个语义。这些结果与Coltheart等（2001）的双通道级联模型非常吻合，说明真词和假词可能都同时激活了词汇和亚词汇的通路（虽然有时亚词汇通路只会带来干扰，如不规则的词）。

四、额下回激活反映了阅读加工的自动化程度

很多阅读的研究都观察到左侧额下回（布洛卡区）的激活。最新的研究发现，这个区域存在功能上的进一步分工，即额下回的前部（BA45/47）更多负责语义加工，而后部更多负责语音加工（BA44/6）（Poldrack等，1999）。采用经颅磁刺激（transcranial magnetic stimulation，TMS）的方法，研究发现TMS作用于额下回前部会导致语义加工的障碍，而作用于后部则会导致语音加工的困难。但这里的语音加工并不限于特定的感觉通道，很多听觉呈现的语音任务，包括音位检测、语音分割、音节计算、押韵判断等也激活了这个区域。

在阅读加工中，有研究者认为额下回后部参与了亚词汇水平的形音转换，而额下回前部参与了词汇水平的阅读加工。由于很多研究采用了非常复杂的阅读任务，如押韵判断等，因此难以确定这个区域的激活是否由形音转换过程引起。命名是一个较好的研究形音转换的任务（虽然它也受到言语产出的干扰）。采用这个任务，研究者发

现额下回后部区域在激活模式上同梭状回存在显著差异：虽然所有的词都会激活梭状回，但只有假词和低频词会显著激活额下回，而高频词在这个区域产生的激活不明显。另外，额下回损伤的病人一般不存在单个词汇命名的障碍。这些结果表明，额下回并非必然参与阅读加工，它的参与程度取决于阅读的自动化程度。

研究者采用人工语言训练的方式直接检验了这个假设。他们训练被试读一种人工语言。经过两个星期的训练，被试掌握了这门语言的读音，但远远没有达到和母语一样的自动化程度。被试在被动看或者轻声阅读母语高频词时，额下回后部都没有激活；相反，在加工新语言时，两个任务都显著激活了这个区域。在被动看任务条件下，额下回后部的激活强度与个体掌握这门语言的熟练程度存在显著的正相关。由于被动看的任务并不涉及言语产出，这个结果支持了额下回负责形音转换的观点，但其是否参与决定于阅读自动化程度。另外，还有一些研究发现额下回的激活存在规则性效应：不规则词的激活强度显著高于规则词；同时，也存在规则性和词频的交互作用，即高频词并不存在显著的规则性效应。这些结果表明，词汇和亚词汇水平的冲突是导致额下回激活的一个重要机制。

总之，对额下回与阅读间关系的研究表明，很多因素，包括单词的规则性、任务的复杂性等都会影响额下回的激活。对这些问题的进一步研究有助于揭示额下回在阅读中的功能。

第五节　语义与句法加工

前面介绍了听觉、口头和视觉语言的加工。在言语理解中，经过视觉和听觉的感知觉解码后，语言加工的最终目的是为了获取语义；而口头言语产生则是从语义提取开始的。当前研究者几乎一致认为不同的语言形式都连接于一个共同的语义系统。对于短语和句子，意义的获得还需要进一步的句法分析（在言语产生中则是语义通过句法分析转换成表层结构）。在本节，我们将讨论语义及句法加工涉及的认知和神经机制。

一、语义是分布式表征的系统

从认知心理学的角度，研究者提出了很多语义系统的表征和组织模型。如有研究者认为语义系统是以命题形式表征的；也有研究从进化的角度提出，语义是根据感知觉的形式表征的。更多研究者认为语义的表征存在以上两种形式，每种形式适用于不同的信息。在语义之间的组织上，也存在着很多不同的理论，包括层次网络模型（Hierarchical - Network Model）、扩散激活模型（spreading activation）、命题网络模型（propositional network models），后来发展为 ACT 模型，以及特征比较模型（feature comparison model）等。这里不拟进一步讨论这些认知模型，有兴趣的读者可以参阅原文或者相关综述（Komatsu，1992）。

我们知道，一个物体的知识或者一个概念涉及很多方面。如对于“马”这个概念，相关的知识包括了它的视觉信息（如形状、大小、颜色）、动作（如跑、走）、声音（如马嘶、马蹄声）、抽象知识（如类别、习性、功能、地理分布）以及情景记忆（如何时何地骑过马）等。另外，有关“马”的知识不是一次习得的，而是随着经验而逐渐累积的。因此，很难想象这么多的知识是按照单一的形式组织起来的，也很难想象单个神经元能表征着所有这些信息。事实上，从 Warrington（1975）以来，神经心理学和脑功能成像的研究都表明语义是分布式表征的。

人脑的不同的区域负责不同特征的表征（Martin 和 Chao，2001）。其中，腹侧的颞枕联合区（ventral occipitotemporal cortex）负责表征物体的形状，颞叶外侧（lateral temporal cortex）表征物体的运动，而腹侧前运动皮质（ventral premotor）表征与使用工具有关的运动。在颞叶区域，语义表征也存在前后差异。其中前部（包括颞极）表征物体的个体属性，而后部则表征物体的类别属性。这里，我们举几个例子就此问题进行讨论。

当前研究较多的一个问题是人造物（man-made）和生命类（living）概念的大脑皮质表征的差异。“工具”和“动物”分别为这两类概念的代表。从功能—特征的区分来看，“工具”更主要是根据它们的功能进行区分，而“动物”更多依据它们的视觉特征进行区分。研究发现，工具概念的加工（词汇命名、产生动词、看图片）更多激活了腹侧前运动区。并且，想象如何使用工具也会激活这个区域。同时，在腹侧视觉表征区，两类概念也存在不同的表征区域。

另一个主要问题是动词和名词的表征差异。脑损伤病人的研究发现，布洛卡区受损的病人会出现提取和加工动词的困难，而颞叶损伤的病人更多出现加工名词的障碍。脑成像的研究也发现了动词和名词加工的差异。如加工动词比加工名词更多激活前额叶；同时，产生动词更多激活左侧颞中回、额下回和右侧小脑，而产生颜色词更多激活颞下回。

不同的动作概念在大脑中也存在不同的表征。动作由身体不同部分产生，包括嘴、手、脚等。在中文里面，与不同器官相联系的动词有不同的偏旁，“⻊”对应脚，如踢（kick）；“扌”对应手，如摘（pick）；“舌”对应舌头，如舔（lick）。这些不同动作概念的表征与大脑运动皮质控制这些动作的皮质代表区之间存在相当的重叠。命名和手有关的动词会激活控制手运动的大脑皮质区域，而命名和脚有关的区域会激活负责控制脚运动的区域。这提示人们对各种动作的理解很可能依赖于相关皮质区域的激活。

二、句法加工包含了复杂的认知神经机制

句法（syntax）是连接单个词汇组成句子的规则，它是语法（grammar）的一部分。后者一般还包括词法（morphology），即词形变化（inflection）和造字（word-formation）的规则，如复数、过去式、名词形式、复合词等。句法加工是一个非常复杂的过程。它存在不同的心理成分，并对应着不同的大脑区域。

在探讨句法加工的认知神经机制之前，有必要区分言语产出和言语理解（视觉和听觉）过程中的句法加工。从表面上看，言语产出的句法加工是一个编码（encoding）的过程，根据言语产生模型，个体根据所要表达的意思选择适当的语法形式；相反，在言语理解中，语法结构已经存在，个体需要分析（parsing）句法结构。目前还不清楚编码和分析这两种句法加工是否存在不同的认知和神经机制。从经济性原则（parsimony）出发，如果一个系统就能够完成这两个任务，就不需要存在两个系统。同时，句法复杂的句子不仅理解困难，产生也困难，也表明可能存在一个句法加工系统。目前脑损伤的证据还比较模糊，很多脑损伤的病人都同时存在产生和理解句法的障碍，但也有的病人只存在句法产生的困难，而没有句法理解的障碍。因此，这个问题还有待进一步研究。由于目前绝大多数的研究集中在句法理解，我们下面也只限于介绍该方面的研究发现。

句法研究中的一种常用范式是比较开放类（open-class）词，即内容词（content words）和封闭类（closed-class）词，即功能词（function words）之间的加工差异。开放类词包括动词、名词和形容词，而封闭类词包括冠词、连词和介词等。前者提供了语义信息，而后者没有直接的语义，它只是用于句法分析。因此，开放类词和封闭类词的差异也反映了语义加工和句法加工的差异。很多ERPs的研究表明，两类词的差异主要出现在额部电极（F7）：封闭词比开放词诱发更强、更快的潜伏期在280ms左右的负波（N280）。

另一种更常见的范式是比较句法违反（syntactic violation）与语义违反（semantic violation）的差异。图50-10给出了这样的例子：

（1）The shirt was “ironed”.

（2）The thunderstorm was ironed.

（3）The blouse was on ironed.

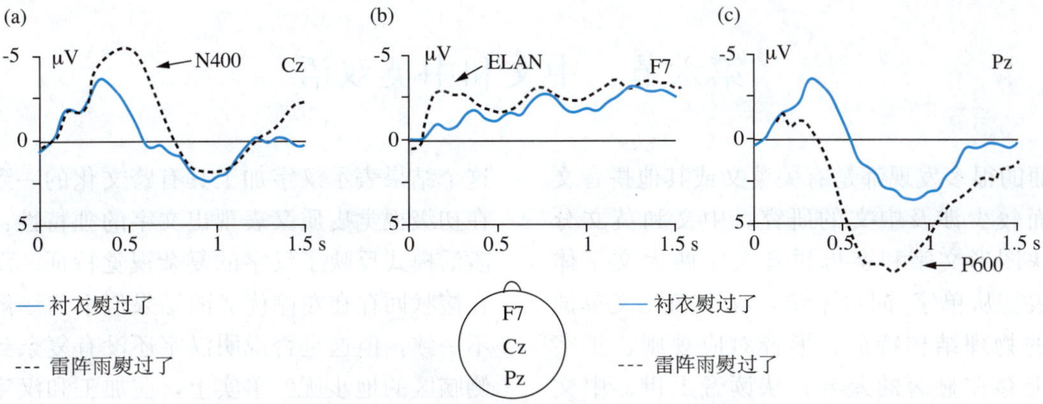

图 50-10　语义和句法加工的不同成分。详细说明见正文。

（改编自 Friederici，2002；Trends in Cognitive science，6：78）

句子（1）完全正确；句子（2）存在语义问题，但句法合理；句子（3）虽然语义可以理解，但是句法是错误的。语义违反通常诱发潜伏期在250～400ms的负波（也叫N400），而句法违反会诱发两个成分。第一个成分是出现在左侧前部电极的负波，潜伏期在100～500ms左右。这个波有两个版本，其中潜伏期早的命名为ELAN（early left-anterior negativity），潜伏期晚的则称为LAN（left-anterior negativity）。早期成分（ELAN）反映了句法的自动化加工，包括检测词类的错误，而LAN则反映了词法-句法（morphosyntactic）的加工。另外一个成分是出现在顶叶中部的正波，潜伏期在600～1000ms，称为p600，有时也叫SPS（syntactic positive shift）。p600与加工复杂的句子以及句法纠正有关。

脑损伤和脑功能成像的研究则揭示了句法加工的空间定位。这些研究发现，左侧额下回（BA44/45，也即是布洛卡区）和颞叶前部参与了句法加工（见Friederici，2002年综述）。目前还不清楚额下回参与句法加工的机制。句法加工必然包含工作记忆（working memory）的成分，而BA44/45是工作记忆的一个重要神经结构。虽然复杂的句子会导致额下回更多的激活，但复杂的句子同时也需要更多的工作记忆。有研究者认为，有一个共同的工作记忆支持所有的言语加工。但也研究者发现一些病人工作记忆能力很差，但是还保留着理解复杂句子的能力。因此，至少在言语理解中存在一个独立的句法工作记忆成分。

除了布洛卡区，另外一个导致句法加工障碍的损伤部位在颞上回前部（BA22）、颞极之后和威尔尼克区之前。正常人加工句法时，这个区域也会激活（Friederici，2002）。但同样，目前对这个区域的功能还是不了解。这个区域并不是传统的语言加工区域。由于这个区域是负责记忆的区域（如海马、旁海马），因此这个区域可能与语言结构的记忆有关。

另外，句法加工和语义加工之间存在很强的交互作用。由于篇幅的关系，我们这里就不详细介绍。总的说来，由于句法的复杂性和研究方法的限制，揭示句法加工的认知和神经机制的工作才刚刚起步。当前研究发现，句法加工包括一个早期的自动化成分和一个晚期的句法纠正成分。同时，从脑功能定位来看，左侧额下回和颞上回中部是句法加工的重要位置。相信随着研究的不断发展，人们可能会逐渐揭开句法加工的神经机制的奥秘。

第六节　中文和中英双语

前面的很多发现都是有关英文或其他拼音文字的，而较少涉及中文的研究。中文和英文分别是方块图形文字和字母拼音文字两大文字体系的代表。从单字/词水平讲，汉字和英文单词在字形的物理结构特征、形音对应规则、正字法规则上存在显著的差异；从读音上讲，中文是声调语言而英文不是；并且两种语言在语法上也存在显著差异；从句子、段落和篇章的书写方式上讲，两者也有所区别。这些都有可能导致中文和英文加工在认知和神经机制上的差异。研究这个问题对于建立完整的脑与语言关系的理论具有重要意义。另一方面，随着国际交流的深入，越来越多的中国人开始学习英语。两种语言在同一个大脑是如何表征的呢？其相互关系如何？两种语言的差异如何影响到第二语言的获得和发展？这些问题不仅有趣，而且具有很强的教育运用价值。

一、汉字加工具有独特性和跨语言的一致性

汉字和英文最明显的区别是字形。中文起源于图形文字，虽然现在已经大大简化，但仍保留了复杂的结构特征。因此，早期研究者认为中文的加工应该具有右侧优势。由于以前的研究主要采用半视野呈现，难以直接考察大脑的语言加工过程。这一方面造成了研究结果的不一致，同时也不清楚一侧化发生的具体区域。Tan 等人（2000）最早使用脑功能成像考察了中文加工的一侧化，发现在额叶和颞叶区域，中文加工具有左侧优势，但是在顶叶和枕叶出现右侧优势。研究者后来采用了更严格的统计方法考察左右半球语言加工的一侧化（Xue 等，2005）。他们通过将左右半球对应体元（voxel）的激活水平进行直接相减，从而保证了统计检验的严格性，并且充分利用了 fMRI 高空间分辨率的优势。结果发现，额叶和梭状回区域在阅读汉字中存在显著左侧优势，但在初级视觉皮质却存在双侧均势。前面提到，额下回和梭状回是阅读加工的重要区域；因此，这个结果表示汉字加工具有跨文化的一致性。但在初级视觉皮质又表现出文字的独特性：双侧的激活模式反映了汉字的复杂视觉特征。汉字加工在梭状回存在左侧优势的结果似乎与一般的想象不一致，但这是否说明汉字还没有复杂到需要右侧脑区的地步呢？事实上，在加工和汉字复杂性相匹配的非语言符号时，梭状回表现为双侧均势（Xue 等，2006）。这说明视觉的复杂性确实能够影响梭状回的激活，但是语言经验会导致视觉符号的加工出现一侧化模式。

汉字和英文的另一个差异在形音对应规则上。前面提到，英文存在字母和读音的对应规则，因此阅读英文存在两条通路：词汇通路和亚词汇通路。亚词汇的阅读激活颞顶联合区。与英文不同，汉字并不存在这种亚词汇通路。虽然 85%的汉字是形声字，包含一个声旁和一个形旁，声旁可以部分预测汉字的读音，但是这种预测并不一定准确（这就造成了中文阅读中规则性效应）。更重要的是，汉字并不像英文那样，依靠各个部分（如声旁和形旁）的读音拼起来形成整字的读音。由此可以预测，中文的阅读不会激活颞顶区。这个预测得到了很多研究的证实（Tan 等，2005）。除了颞顶区不激活这一结果外，一些汉字加工的研究还发现了 BA9 的显著激活。这个模式在英文的加工中很少报告。采用元分析技术，研究者直接比较了中文阅读和英文阅读的差异，进一步验证了中文加工激活 BA9 这一结果（Tan 等，2005）。由于这个区域在空间工作记忆以及执行功能中具有重要的作用，这个脑区可能负责汉字的字形-声音的转换。

有关汉字和英文阅读的差异和共通性可以用 Bolger 等人（2005）的元分析来进行小结（彩图 50-11）。总的说来，所有语言均激活了左侧的梭状回和额下回。汉字和拼音文字的差异主要体现在：①汉字激活了更多的右侧视觉皮质；②汉字激活了额中回；③汉字不激活颞顶联合区。这些发现说明汉字加工具有文字的独特性和跨文化的一致性。

二、学习起始时间、熟练程度、母语经验影响双语皮质表征

人脑可以同时掌握两门或者更多的语言，那么双语者（bilingual）又是如何在头脑里表征两种语言的呢？跨语言比较研究揭示出不同语言的独特性，这使得双语皮质表征的问题变得更加有趣。大量的研究表明，第二语言熟练程度、学习起始时间，以及母语经验都会影响到双语的皮质表征。需要提醒读者的是，这里我们使用了一个广义的双语者概念，它指任何学习和加工两种语言的个体，而不仅仅限于能够熟练掌握两门语言的个体。

早先，研究者发现大脑损伤会导致双语者的一门语言损伤，而另外一门语言保存完好。同时，在脑功能和语言恢复期间，其中一门语言恢复更好、更快。这使得人们推断：人脑中可能存在两个语言中枢，一个负责母语，另一个负责第二语言。其中母语在左半球，而第二语言可能更多在右脑。很多神经心理学家不同意两个独立系统的观点。因为脑部受损伤的病人可以很快恢复某种语言，这说明患者的语言系统并没有完全丧失，而仅仅是由于脑损伤导致其暂时无法使用。这个问题的争论一直持续到 20 世纪 90 年代。采用脑功能成像的研究手段可以观察两门语言的皮质表征，这些研究一方面逐渐平息了上述争论，同时也产生了大量新的研究问题。

许多功能成像的研究结果都发现双语者存在一个共同的语义加工系统。即使刚刚学习英语的中国儿童，他们在加工中文和英文的语义时也表现出相似的额叶激活。双语加工所诱发的激活强度受到各门语言相对熟练程度的影响，不熟练的语言激活强度更高，因此很可能体现了任务难度的调节机制。另外，语义加工并不受到第二语言学习关键期的影响 。虽然很多双语语义加工的研究都关心左侧额下回区域，也有一些研究考察了颞叶语义区的激活。它们发现，虽然不同被试所激活的区域存在差异，但对于同一个被试来说，两门语言激活了几乎重叠的颞叶区域。这些结果与之前的一些认知模型相当吻合。如有研究者提出，第二语言学习者依据头脑中已有的概念系统建立第二语言和概念的联系（Kroll 和 Stewart，1994）。同时，这个模型也提出，最初第二语言和语义的连接是以母语为中介的。为了获取外语单词的意义，学习者需要首先将外语翻译成母语。随着熟练程度的提高，他们可以建立第二语言和概念系统的直接联系。对这个假设，还有待脑成像的直接证据。

虽然双语者存在一个共同的语义加工系统，这个系统受第二语言学习起始年龄的影响较小，但在句法加工中，情况则有所不同。一般说来，随着学习起始年龄的增加，学习者所达到的第二语言熟练程度（特别是句法加工）也越低，同时在句法加工的神经机制上第二语言也和母语存在差异（Weber - Fox 和 Neville，1996）。

还有一些研究发现了第二语言经验对其皮质表征的塑造。如果让不熟练的晚期（12 岁以后开始学习）双语被试听故事并回答问题，母语比外语更多激活了颞叶和颞顶联合区域。与此类似，初学英语的中国儿童加工英语的语音时，额下回的激活强度显著低于中文。相反，熟练的晚期双语者加工两种语言所激活的区域并没有显著差异。这些研究结果表明，随着第二语言经验的增加，相应的皮质表征可能会逐渐建立起来。

第二语言学习者在学习和加工外语时，会自动/无意识地将母语的加工经验迁移过来。比如，中国人在加工英文的时候，更多依赖视觉特征分析，而忽略单词的语音信息；而韩国人在加工英文的时候则不会出现这个现象。这个结果得到了脑功能成像的证实。如中国人在读英文时，显著激活了负责加工中文的 BA9，但是并没有激活负责英文亚词汇阅读的颞上回区域。这表明第二语言的加工的认知和神经策略会受到母语的影响，从而使得两者的加工具有共同的机制。

目前主要的双语研究都集中在双语语言加工本身。但双语者除了要能够阅读和理解第二语言外，还需要使用第二语言进行思考和解决问题，并且在两个语言之间来回切换（如翻译）。人脑是如何运用第二语言进行心理操作呢？使用2 - back 工作记忆的范式，研究者考察了中英双语者在短暂保存和操作中英文的语音、语义信息时的大脑激活。结果发现，所有任务都共同激活了额叶-顶叶回路，包括额下回、运动前区、背外侧额叶以

及顶叶等区域，但是英文任务在这些区域激活的强度更大。这说明存在一个共同的言语思维系统，只是英语的心理操作更加困难。这种困难主要来自于英语发音的困难以及缺乏长时记忆的支持。而在双语切换过程中，背外侧前额叶等负责执行功能的区域起着重要作用。

※ ※ ※

脑与语言的关系是人脑奥秘的核心问题之一。早在一百多年前，人们就发现了语言加工的重要脑区：布洛卡区和威尔尼克区。采用脑功能成像，人们对语言加工所涉及的神经中枢有了更全面和深入的认识。这些对人们揭示语言区的真正意义、语言的本质以及语言的进化和起源等问题具有重要的启示。

语言的加工包括听、说、读等多种形式，经由不同的感觉-运动通道和认知过程，同时也涉及不同的神经机制。听觉词汇的加工首先需要进行语音解码，大脑的左右初级听觉皮质分别负责时间和声谱信息的加工。经过这个阶段，语音信息得以识别，并经由腹侧和背侧两条通路实现语义的通达和言语-运动的表征。相反，言语产生需要根据概念选择适当的词条，经过句法编码转换成表层结构，并通过发音系统表达出来。言语产生是一个增量的过程，前后阶段在时间上存在重叠，保证了及时的监控。言语产生需要复杂的运动控制，在人脑中由大脑皮质、基底节和小脑等脑区共同实现。阅读加工是将视觉文字转换成语言表征的过程。拼音文字的加工可以通过词汇和亚词汇通道完成，前者涉及梭状回和额下回，而后者涉及额下回和颞顶联合区。阅读的熟练程度决定了额下回的参与程度。

语言加工的核心是语义。对于短语和句子，句法加工是获得意义的保证。不同的语言形式（视觉、听觉和头口语言）连接到一个共同的语义系统。这个系统在大脑中具有分布式的表征。句法加工是一个复杂的过程，它至少包括一个早期的自动化成分和一个晚期的句法纠正成分。从脑功能定位来看，左侧额下回和颞上回中部是句法加工的重要位置，但目前相应的认知机制还不清楚。

语言加工的神经机制受到语言特征的影响。与英文不同，汉字的加工更多激活了右侧视觉皮质和额中回（BA9）。汉字阅读由于不存在亚词汇通路，负责这个过程的颞顶联合区并不参与。但汉字和英文都激活了左侧额下回和梭状回，表现出跨语言的一致性。中英双语者的两门语言存在共同的语义系统，并较少受到学习起始年龄的限制。相反，句法学习和加工则存在明显的关键期效应。语言经验的积累会塑造第二语言的皮质表征。

最后，认知神经科学家的研究还加深了人们对许多与语言有关的重大临床问题的认识。比如，口吃和发展性阅读障碍分别是由于言语运动控制系统和亚词汇阅读神经通路的障碍造成。同时，研究特殊残障人群，比如聋人是如何感知手语、盲人是如何读布莱尔文，也有助于进一步理解语言识别和处理的神经机制 。总之，当前在脑与语言关系的研究方面出现了很大的突破，为人们最终揭示语言之谜和治疗语言障碍打下了坚实的基础。但同时，也有很多颇具挑战的问题还有待探索。

参考文献

综述

1. Coltheart M, Curtis B, Atkins P, et al. Models of reading aloud: Dual-route and parallel-distributed-processing approaches. Psychological Review, 1993, 100 (4): 589-560
2. Fisher SE, Marcus GF. The eloquent ape: genes, brains and the evolution of language. Nat Rev Genet, 2006, 7 (1): 9-20
3. Friederici AD. Towards a neural basis of auditory sentence processing. Trends Cogn Sci, 2002, 6 (2): 78-84
4. Hickok G, Poeppel D. Dorsal and ventral streams: a framework for understanding aspects of the functional anatomy of language. Cognition. Special issue: towards a new functions anatomy of language, 2004, 92 (1-2): 67-99
5. Indefrey P, Levelt WJ. The spatial and temporal signatures of word production components. Cognition, 2004, 92 (1-2): 101-144
6. Kuhl PK. Early language acquisition: cracking the speech code. Nature Reviews Neuroscience, 2004, 5 (11): 831-841

7. Martin A, Chao LL. Semantic memory and the brain: structure and processes. Current Opinion in Neurobiology, Special Issue: Cognitive neuroscience, 2001, 11 (2): 194-201
8. Seidenberg MS, McClelland JL. A distributed, developmental model of word recognition and naming. Psychological Review, 1989, 96 (4): 523-568
9. Shaywitz SE, Shaywitz BA. Dyslexia (specific reading disability). Biol Psychiatry, 2005, 57 (11): 1301-1309
10. Zatorre RJ, Belin P, Penhune VB. Structure and function of auditory cortex: music and speech. Trends Cogn Sci, 2002, 6 (1): 37-46

原始文献

1. Best CT, McRoberts GW, Goodell E. Discrimination of non-native consonant contrasts varying in perceptual assimilation to the listener's native phonological system. J Acoustical Society America, 2001, 109 (2): 775-794
2. Bolger DJ, Perfetti CA, Schneider W. Cross-cultural effect on the brain revisited: universal structures plus writing system variation. Hum Brain Mapp, 2005, 25 (1): 92-104
3. Brown S, Ingham RJ, Ingham JC, et al. Stuttered and fluent speech production: an ALE meta-analysis of functional neuroimaging studies. Hum Brain Mapp, 2005, 25 (1): 105-117
4. Cheour M, Shestakova A, Alku P, et al. Mismatch negativity shows that 3-6-year-old children can learn to discriminate non-native speech sounds within two months. Neurosci Lett, 2002, 325 (3): 187-190
5. Cohen L, Lehericy S, Chochon F, et al. Language-specific tuning of visual cortex? Functional properties of the Visual Word Form Area. Brain, 2002, 125 (Pt 5): 1054-1069
6. Coltheart M, Rastle K, Perry C, et al. DRC: A dual route cascaded model of visual word recognition and reading aloud. Psychological Review, 2001, 108 (1): 204-256
7. Fant G. Acoustic theory of speech production. The Hague: Mouton, 1970: 15-311
8. Gilbert AL, Regier T, Kay P, et al. Whorf hypothesis is supported in the right visual field but not the left. Proc Natl Acad Sci USA, 2006, 103 (2): 489-494
9. Iverson P, Kuhl PK. Influences of phonetic identification and category goodness on American listeners' perception of/r/ and/l. J Acoust Soc Am, 1996, 99 (2): 1130-1140
10. Komatsu LK. Recent views of conceptual structure. Psychological Bulletin, 1992, 112 (3): 500-526
11. Kroll JF, Stewart, E. Category interference in translation and picture naming: Evidence for asymmetric connection between bilingual memory representations. J Memory, Language, 1994, 33 (2): 149-174
12. Kuhl PK. A new view of language acquisition. Proc Natl Acad Sci USA, 2000, 97 (22): 11850-11857
13. Kuhl PK, Tsao FM, Liu HM, et al. Language/culture/mind/brain: Progress at the margins between disciplines. // A. R Damasio, A Harrington, J. Kagan BS, et al. eds. Unity of knowledge: The convergence of natural and human science. Annals of the New York Academy of Sciences, New York: New York Academy of Sciences, 2001: 136-174
14. Lee DS, Lee JS, Oh SH, et al. Cross-modal plasticity and cochlear implants. Nature, 2001, 409 (6817): 149-150
15. Petersen SE, Fox PT, Snyder AZ, et al. Activation of extrastriate and frontal cortical areas by visual words and word-like stimuli. Science, 1990, 249 (4972): 1041-1044
16. Poldrack RA, Wagner AD, Prull MW, et al. Functional specialization for semantic and phonological processing in the left inferior prefrontal cortex. Neuroimage, 1999, 10 (1): 15-35
17. Saffran JR, Aslin RN, Newport EL. Statistical learning by 8-month-old infants. Science, 1996, 274 (5294): 1926-1928
18. Tan LH, Laird AR, Li K, et al. Neuroanatomical correlates of phonological processing of Chinese characters and alphabetic words: a meta-analysis. Hum Brain Mapp, 2005, 25 (1): 83-91
19. Tan LH, Spinks JA, Gao JH, et al. Brain activation in the processing of Chinese characters and words: a functional MRI study. Hum Brain Mapp, 2000, 10 (1): 16-27
20. Warrington EK. The selective impairment of semantic memory. Quarterly J Experimental Psychology, 1975, 27 (4): 635-657
21. Weber-Fox C, Neville HJ. Maturational constraints on functional specializations for language processing: ERP and behavioral evidence in bilingual speakers. J Cognitive Neuroscience, 1996, 8 (3): 231-256
22. Xue G, Chen C, Jin Z, et al. Cerebral Asymmetry in the Fusiform Areas Predicted the Efficiency of Learn-

ing a New Writing System. J Cognitive Neuroscience, 2006a, 18: 923-931

23. Xue G, Chen C, Jin Z, et al. Language experience shapes fusiform activation in processing a logographic artificial language: an fMRI Training Study. Neuroimage, 2006b, 31 (3): 1325-1336

24. Xue G, Dong Q, Chen K, et al. Cerebral asymmetry in children when reading Chinese characters. Brain Res Cogn Brain Res, 2005, 24 (2): 206-214

25. Zeng FG, Popper AN, Fay RR. Cochlear implants: Auditory prostheses and electric hearing. New York: Springer, 2004: 1-426

第五十一章　注意与决策

李武

第一节　注意调节着信息在大脑中的加工过程 ………… 966
一、注意根据其方式、对象和起因可以划分为不同的类型 ………… 966
二、知觉的形成需要选择性注意的控制 ………… 967
三、注意对感觉信息加工进行调节的机制 ………… 968
四、注意与其他认知功能之间存在着复杂的相互影响 ………… 974
第二节　注意是由大脑的注意系统产生和控制的 ………… 974
一、定向网络负责选择注意的对象 ………… 974
二、警惕网络负责产生和维持大脑的警惕状态 ………… 975
三、执行网络负责指挥和协调大脑的各种自主控制活动 ………… 975
四、注意系统与工作记忆和眼动控制系统有相当的重叠 ………… 976
第三节　决策的神经机制 ………… 977
一、决策过程中对感觉证据进行整合的神经基础：知觉决定的神经机制 ………… 977
二、决策过程中对结果进行权衡和监测的神经基础 ………… 980
三、情绪与决策有密切的关系 ………… 980
四、对决策的神经机制的定量考虑：神经经济学 ………… 981

在我们的日常活动中，每时每刻都有大量的信息需要大脑来分析和处理。除了加工由各种感觉器官输入的感觉信息以外，大脑还要控制躯体的各种运动。此外，大脑本身复杂的思维活动也要产生大量的内部信息。生活的经验和常识告诉我们，一心不能二用。这说明在任何时候，大脑对信息处理的能力是有限的。巨大的信息量与有限的信息处理能力之间的矛盾决定了大脑需要集中资源去处理眼前重要的信息。那么，大脑是如何根据行为的需要来选择性地加工有关信息的？此外，根据当前对外界刺激的感知和以往获得的经验，我们往往需要根据行为目的做出分析、判断和选择，并且采取一定的行动。每个人每天都要做出各种大大小小的选择和决定。大脑是如何根据各种外部输入和内部存储的信息做出比较和决定的？以上这些问题属于注意（attention）与决策（decision making）的范畴，是大脑的高级认知功能。可以说，注意影响着所有信息在大脑中的加工过程，而决策过程所产生的决定影响着我们的各种行为。

由于视觉系统是感觉系统中最为复杂、接收信息量最大、而且了解比较透彻的，因而，本章将主要以猴和人的视觉为模型，在第一节中介绍大脑是如何运用选择性注意这一机制来有效地处理与行为有关的感觉信息。在第二节中，我们将介绍产生和控制注意的神经网络。最后，在第三节中，我们将介绍参与选择决定的皮质区域及其在决策中的重要作用。

第一节 注意调节着信息在大脑中的加工过程

美国心理学家 William James 在《心理学原理》(1890) 一书中是这样描述注意的:“每个人都知道注意是什么。那是若干可能同时存在的目标或思路之中的一个以清晰的形式占据了思想。意识的集中和专注是其本质。这意味着放弃对某些事情的处理从而有效地处理其他的事情”。更明白地说,注意就是以牺牲对与行为无关的信息的处理为代价,使得当前与行为直接相关的重要信息占有大脑的主要处理资源,从而获得最为有效的加工和表征。在本章的这一节中,我们通过介绍注意的不同类型、注意对知觉的影响以及注意对神经元反应的调节作用,来阐明注意这一认知功能的作用和机制。

一、注意根据其方式、对象和起因可以划分为不同的类型

当需要把注意转向某一目标时,我们可以通过转动身体、头部或是眼睛去注视并且注意该目标。这种注意通常被称为明显的注意(overt attention)。然而,我们也可以有意识地把注意转向某一目标,而不用移动身体或是眼睛。这称为隐蔽的注意(covert attention)。由于不需要其他额外的反应动作,隐蔽的注意是一种快速而且隐蔽地把注意力转向重要目标的反应机制,同时也提供了可以同时注意不止一个目标的能力。比如,篮球运动员在准备传球时,其视线可以停留在某个队员的身上,但是,其注意力却可以隐蔽地分布于周围的其他队员,然后出其不意地把球传给其中的某个人。隐蔽的注意是研究注意的神经机制的通用模型,因为在该情况下,影响神经元活动的因素可以缩小到注意的对象或者是注意的状态。

根据不同的行为目的,注意的对象可以有不同的类型。例如,注意可以转移和集中到某一特定的空间位置,称为基于空间的注意(space-based attention)。此外,注意还可以集中在某一特定的物体目标,称为基于物体的注意(object-based attention);也可以集中于物体的某一特征,比如衣服的颜色、质地或者是款式,这称为基于特征的注意(feature-based attention)。在研究中,通过精心设计的实验,可以把各种不同类型的注意区分开来。然而,在自然的情况下,多种类型的注意往往是结合在一起的。

除了注意的表现形式多种多样以外,注意的起因也可以不同。我们能够根据自己的目的,自觉地转移注意去处理某些信息,这称为内源的注意(endogenous attention),或者是自主的注意(voluntary attention)。此外,意外的、新奇的、有潜在危险的,或者是特别突出的刺激,也可以转移我们的注意,称为外源的注意(exogenous attention)或是非自主的注意(involuntary attention)。比如说,正在聚精会神地阅读时,突然听到有人叫自己的名字,我们的注意会被不自主地吸引过去。利用下面一个例子,我们可以比较自主和不自主的注意。图 51-1 中所示的由方位各异的小线段所组成的图形中,左右各有一条由一系列共轴的线段组成的虚线条,我们且称之为视觉轮廓线(visual contour)。左边的轮廓线自动地从杂乱无章的背景中突出出来,引起我们不自主的视觉注意;而右边的一条轮廓线则需要我们自主地注意去搜索才能发现。然而,一旦把注意力集中于其上,原来隐藏的轮廓线也就能从背景中显现出来。

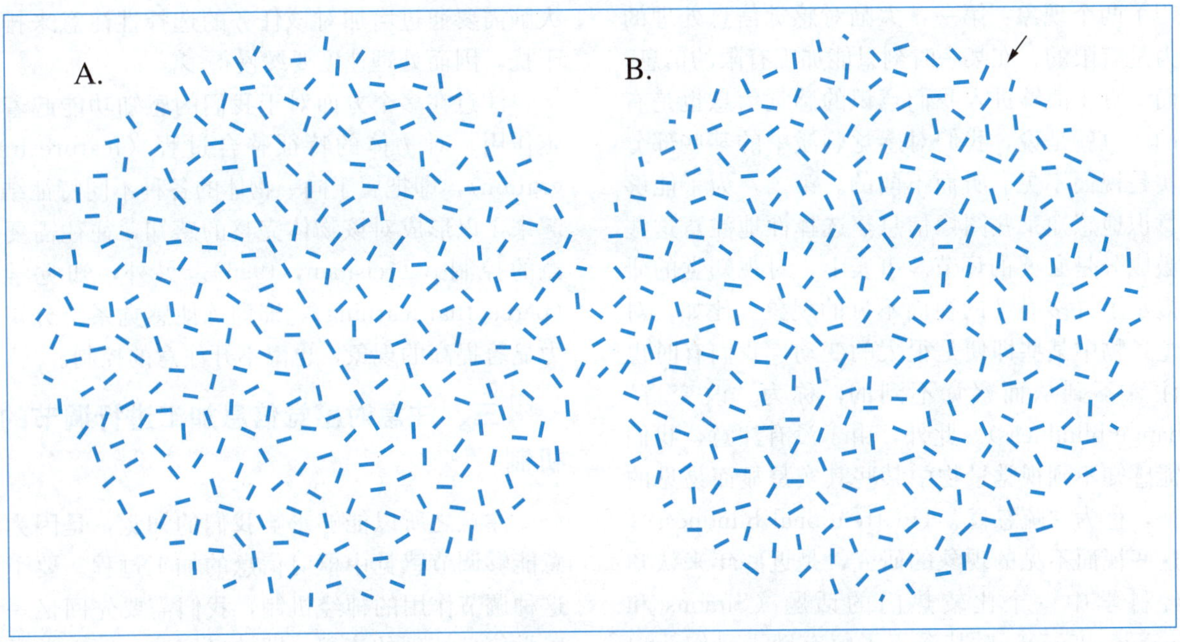

图 51－1　刺激的知觉显著性（perceptual saliency）与注意。

图形 A 中由共轴的线段所组成的虚线条（称为轮廓线），显而易见，吸引我们不自主的注意；而图形 B 中的轮廓线隐藏于背景图形中，需要自主的注意搜索才能从背景中显现出来（右上角的小箭头提示轮廓线所在的轴线）。

以上所列举的注意形式都是把注意集中于某一特定的对象，统称为选择性注意（selective attention），也是通常所指的注意。然而，在某些情况下，大脑会处于一种持续的警惕状态，不一定有具体的注意对象。这也可以认为是一种注意的形式，称为警惕性注意（vigilant attention），或者是持续的注意（sustained attention）。例如，去机场接一个朋友，当大量的旅客出来的时候，我们除了会把视觉注意快速地在人群中转移以外，还会处于一种高度的警惕状态，以防错过要接的客人。再例如，在交通繁忙的公路上，汽车司机需要随时保持警惕状态（但不一定有特定的注意对象），这样才能有效地避免交通事故的发生。有的学者认为，选择性地转移注意和持续地维持警惕状态是大脑注意系统中不同子系统的功能（详见第二节）。

二、知觉的形成需要选择性注意的控制

在一定程度上可以认为，对感觉信息的加工是由相应的感觉系统通过“硬件”来完成的，不同的感觉神经元负责处理不同的刺激属性。例如，本书中有关视觉系统的章节中介绍过，不同视皮质区域内的神经元对不同的图形特征具有选择性，从而可以编码不同的图像信息，比如图形的边界、物体的颜色、运动的方向和速度等。感觉神经元的这种基本反应特性不依赖于大脑的内部状态，或者说，不受高级认知功能的影响。在清醒和被麻醉的动物中，感觉神经元的一些基本反应特性通常没有明显的差别。然而，大脑对感觉信息加工的目的是为了使外界的刺激能够进入我们的知觉，并且把某些重要的信息暂时地或者是长期地保存在记忆中。那么，是什么因素决定着感觉刺激能够最终进入我们的知觉？为了从感性上有所认识，我们再来看看前面提到的轮廓线例子（图 51－1）。在该例子中，我们的注意集中在寻找轮廓线上，知道左边的轮廓线比右边的要明显。而且，很多的读者可能也注意到了，左右两条轮廓线的朝向不同。此外，它们是处于两个环形的、由朝向各异的线段所组成的背景中。如果我们现在来问：不要去查看原图，那两个环形的背景图形是否相同？大部分的人可能会觉得，两个背景图形好像没有什么差别，但是不太确定。只有带着目的重新去注意观察以后，我们才会发现，两个背景图形中的组成线段不是等同的。这个例子

说明了两个现象：第一，大脑对感觉信息处理的能力是有限的，在某一时刻只能加工有限的信息，因而，真正能够进入我们意识的感觉信息也是有限的。也就是说，我们对感觉刺激中的某些部分其实是视而不见、听而不闻的。第二，为了能够有意识地感知某些图像信息，选择性地注意这些刺激成分是必要的环节。事实上，对视知觉的研究揭示了许多有趣的视而不见的现象。比如，对视觉景物中某些即便是很大的变动，我们有时也是注意不到从而察觉不到的，称为“改变盲”(change blindness)。此外，由于没有注意，我们可能感知不到视觉景物中某些其实是显而易见的特征，称为“疏忽盲”（inattentional blindness）。对这些视而不见的现象的研究，是近些年来认知神经科学中一个比较热门的话题（Simons 和 Rensink，2005），对其深入了解有助于我们认识注意与知觉和意识的关系。

下面我们再来看一个例子（彩图 51 - 2）。对于用不同颜色印刷的字，我们的注意可以集中于处理汉字本身，也可以选择性地集中于字的颜色。然而，处理不同属性所需要的注意和加工的负荷明显不同。如果任务是快速地读出每一行汉字，对于一个熟识汉字的人来说，两行字之间没有太大的难易差别。但是，如果任务是快速地顺序说出每一个汉字的印刷颜色，处理上面一行字要明显吃力得多，而且容易出错。这种现象是由美国心理学家 John Ridley Stroop（1935）发现的，称为 Stroop 效应。该效应和其变形被广泛地用来研究许多认知功能和认知障碍的脑机制。在后面，我们会多次提到 Stroop 效应在研究大脑的执行功能（executive function）中的应用。Stroop 效应可以从注意的角度做如下解释：多年对汉字的学习和接触使得我们对汉字的识别趋于自动化，能够不自觉地把汉字与其发音联系起来。因而，汉字本身在这里是显著的刺激。一方面对其加工处理不需要太多自主的注意控制；另外一方面，字本身会吸引我们不自主的注意。于是，在读出汉字的任务中，因为是处理显著的刺激，大脑处理的速度可以很快。反过来，在说出汉字颜色的任务中，当字的印刷颜色与字本身所代表的颜色名字相互冲突时，后者因为在一定程度上获得大脑自动的加工，从而干扰说出字的印刷颜色的任务。大脑需要通过增加对该任务的选择性注意来排除干扰，因而处理速度要缓慢得多。

注意在多个方面对于我们的感知功能起着决定作用。对物体的特征整合过程（feature integration），即把属于同一物体的各种不同特征结合起来，以形成对该物体完整的感知，往往需要注意的控制（Treisman，1996）。另外，知觉学习（perceptual learning），即训练使感觉系统分辨能力显著提高的现象，也离不开注意的控制。

三、注意对感觉信息加工进行调节的机制

注意之所以能够影响我们的知觉，是因为注意能够调节感觉中枢对信息的加工过程。要了解这种调节作用的神经机制，我们需要先回忆一下感觉信息处理的流程，即神经回路。以视觉通路为例，图像信息由视神经中超过百万的轴突纤维携带着，离开视网膜，投射到丘脑的外膝体，然后中转传递到位于大脑枕叶的初级视觉皮质（也称为 V1 区）。V1 是大脑皮质对视觉信息进行加工的第一站。之后，视觉信号进一步沿着两条主要的通路，分级传递到其他高级视觉皮质进行加工。其中的一条通路，即背侧通路（dorsal pathway），经由 V1、V2、V3 和 MT 等视觉区域，最后投射到顶叶皮质（parietal cortex）。该通路主要负责编码物体的空间位置关系和运动信息。另外一条视觉通路，即腹侧通路（ventral pathway），经由 V1、V2 和 V4 区，然后投射到下颞叶皮质（inferior temporal cortex，IT 区）。该通路与物体的识别加工有关。沿着视觉通路自下而上（bottom - up）的加工过程是由外部视觉刺激所驱动的。然而，视觉信息的加工流程不是单向的，任何从低级向高级的投射通路都伴随着从高级到低级的反馈回路。因而，高级皮质区域的活动可以干预和控制视觉信息在低级皮质的加工过程。逆着视觉通路自上而下（top - down）的调节可以由行为目的所驱动。选择性注意就是一个重要的自上而下的调控机制。

注意调节感觉信息加工的机制曾经一直是认知心理学研究的范畴，有过不少理论，比如，注意对感觉信息的选择是在信息加工的早期还是后期，即早期选择（early selection）理论和后期选

择（late selection）理论。英国心理学家 Donald Broadbent（1958）通过研究人对左右耳道同时传入的不同声音的感知，提出了“过滤器理论”（filter theory）。该理论认为，注意对听觉的影响发生在信息加工的早期阶段，因为选择性地注意一侧耳道可以有效地滤除从另外一侧耳道传入的信息。然而，随后的研究发现，听觉注意没有如此简单。比如，从未被注意的一侧耳道所传入的声音信息中如果包含了受试者的名字（非常显著的刺激），受试者则能够明确地感知。最为广泛接受的理论是 Anne Treisman（1960）提出的“衰减器理论”（attenuator theory）。该理论认为，注意的选择包含早期和后期两个阶段。早期选择仅仅是减弱而不是完全阻断没有被注意的信息，而后期选择则与信息的最后识别有关。关于空间注意还有一种广为接受的“聚光灯比喻”（spotlight metaphor），它把空间注意比作大脑内部的一盏聚光灯。位于注意聚光范围之内的刺激可以被有效地处理，并且注意的“聚光灯”可以在视野范围内任意移动。

现代实验技术的发展使得直接研究注意的神经机制成为可能。我们不仅可以从完成各种任务的猴子身上记录任何大脑区域中单个神经细胞的放电，而且可以通过功能磁共振成像（functional magnetic resonance imaging，fMRI）和其他脑成像技术来测定大脑各个区域在处理各种任务时的活动。从 20 世纪 80 年代开始，有关注意可以调节视觉神经元反应的现象不断在两条视觉通路的高级皮质区域被揭示。然而，对于注意是否也能调节初级视皮质神经元的反应，一直存在着争议。一种观点认为，初级视皮质和皮质以下的视觉中枢是纯感觉性的，其活动仅仅是由视觉刺激所驱动，几乎不受选择性注意等高级认知功能的调控。但是，过去十多年的研究进展表明，注意影响着各级视觉中枢对图像信息的处理，其中包括初级视皮质甚至是皮质以下的外膝体在内（见综述，Treue，2003；Kastner 和 Ungerleider，2000）。

正如注意的对象可以不同，通过精心的实验设计，也可以把注意对神经元反应的调节作用区分为不同的成分，比如基于空间位置（Moran 和 Desimone，1985；Luck 等，1997；Treue and Martinez，1999）、基于物体目标（O'Craven 等，1999）或者是基于物体的某一特征（Treue 和 Martinez，1999）。

概括地说，注意通过调节各级神经元的活动来影响我们的认知功能。对于注意是如何具体调节视觉神经元的活动，根据目前的实验资料，大致可以归纳为三种机制，分述如下。

（一）注意可以提高神经元的敏感性从而增加刺激的强度

根据视觉刺激的对比度，视觉系统可以动态地调节神经元的兴奋性，这称为对比增益控制机制（contrast gain control）。在一定的对比度范围以内，如果提高视觉刺激的对比度，刺激的强度会明显增加，这表现在神经元对刺激的反应会增强。选择性注意对神经元反应的调节作用与对比增益控制非常相似（见综述，Reynolds 和 Chelazzi，2004）。如果把注意集中于某一刺激，和没有注意时相比，神经元对同一刺激的反应也能够明显增强。这种相似性提示，注意的一种作用机制是增加被注意的刺激的有效对比度（effective contrast）。通过直接比较在注意和非注意条件下细胞反应与刺激对比度的关系，这一推测在视觉腹侧通路中的 V4 区和背侧通路中的 MT 区都得到了证实。在注意的条件下，细胞反应与刺激对比度的关系曲线向低对比度方向平移。因而，在注意条件下的低对比度可以相当于非注意条件下的高对比度。由此引出的一个问题是，对于同样的视觉刺激，主观感觉上的对比度在注意的情况下是否要高于没有被注意的情况？这是一个曾经悬而未决、而且有争议的问题。最近的一项心理物理学研究通过巧妙的实验证明，与不被注意时相比，注意确实可以使低对比度刺激的表观对比度提高近一倍（Carrasco 等，2004）。这些结果提示，注意对视觉信息加工的调控机制与视觉系统本身的对比增益控制机制有密切的联系。

注意的调节机制与对比增益控制机制的相似之处还表现在，这两种调节作用都仅仅是改变细胞的兴奋性，不影响细胞对简单刺激特征的选择性。以 MT 区为例，该区神经元对运动刺激的方向敏感。把神经元的放电频率与刺激的运动方向为变量作图，可以得到一条高斯分布形状的曲线，称为运动方向调谐曲线（tuning curve）。引起细胞反应最大的运动方向称为最佳方向（optimal direction 或 preferred direction）；而与最佳方向相反的运动方向则称为零方向（null direction）。细胞对沿着零方向运动的刺激不敏感，基本没有反应。有研究表明，猴子 MT 神经元的方向调谐曲线受空间注意和特征注意的双重调制（Treue 和 Martinez，1999）。但是，在不同的注意条件下，细胞反应的差别仅仅是局限于反应的幅度，而细胞对运动方向的选择性本身则不受注意的影响（图 51-3）。具体地说，如果把在不同注意状态下测定的方向调谐曲线规格化，使不同曲线的峰值处于同一水平，那么，这些曲线几乎可以完全重叠在一起。这表明，细胞对运动方向调谐的最佳参数（最佳运动方向）以及调谐的带宽（调谐曲线的宽度）不受注意的影响。所以说，注意对神经元反应的影响纯粹是倍乘式（multiplicative）的增益控制。通过比较图 51-3 中的三条调谐曲线，细心的读者可能已经注意到，选择性注意的影响不仅可以使单个细胞的反应倍乘式地增加，而且也可以使细胞的反应倍乘式地减弱，这取决于注意是集中于两个不同刺激中的哪一个。对于这一现象，在下面介绍注意的另外一种作用机制时，我们会做详细的解释。

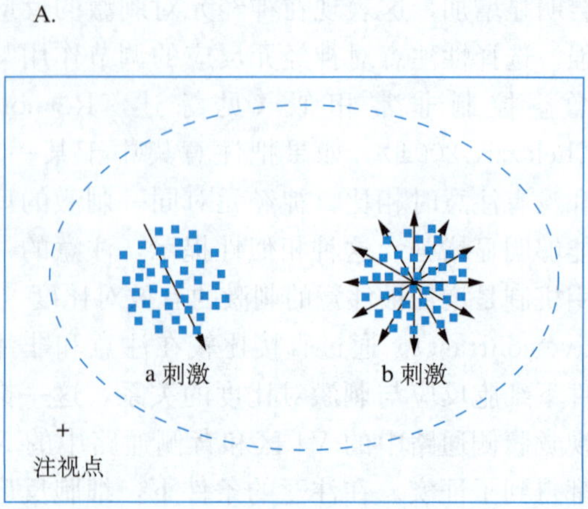

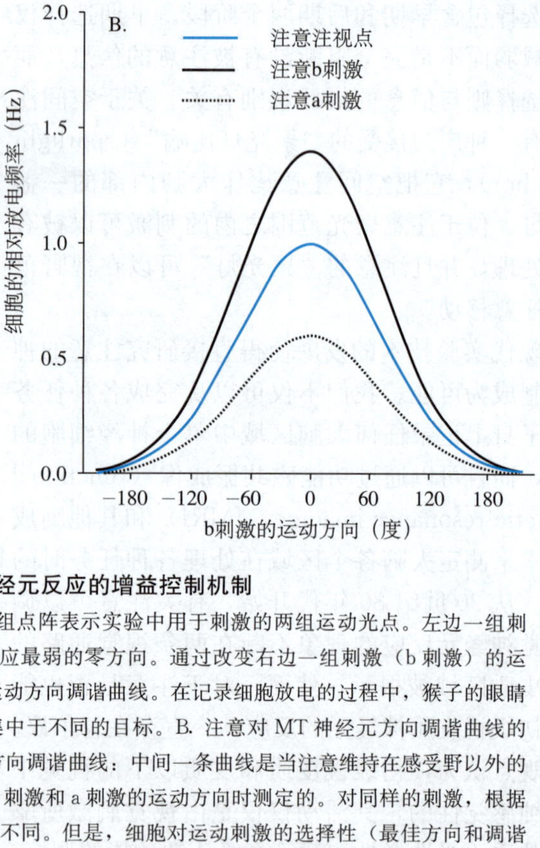

图 51-3 注意调节视觉神经元反应的增益控制机制

A. 刺激示意图。虚线椭圆代表一个 MT 神经元的感受野。两组点阵表示实验中用于刺激的两组运动光点。左边一组刺激光点（a 刺激）的运动方向（箭头所指）始终是沿着细胞反应最弱的零方向。通过改变右边一组刺激（b 刺激）的运动方向，可以获得细胞反应与刺激运动方向的关系曲线，即运动方向调谐曲线。在记录细胞放电的过程中，猴子的眼睛始终注视着左下角的注视点，而注意则根据事先的提示可以集中于不同的目标。B. 注意对 MT 神经元方向调谐曲线的影响。从同一个 MT 神经元用同样的刺激记录到的三条运动方向调谐曲线：中间一条曲线是当注意维持在感受野以外的注视点时测定的；上下两条曲线分别是当猴子的注意集中在 b 刺激和 a 刺激的运动方向时测定的。对同样的刺激，根据动物所注意的位置和刺激的不同，MT 细胞反应的幅度也明显不同。但是，细胞对运动刺激的选择性（最佳方向和调谐带宽）不受注意状态的影响。（改编自 Treue and Martinez，1999）。

注意通过倍乘式的增益控制机制来调节神经元反应的现象，在腹侧通路中的 V4 区也有报道。V4 神经元对视觉刺激的方位朝向具有一定的选择性。该区神经元的方位调谐曲线的幅度受注意的倍乘调节，而调谐的最佳方位和带宽则不受注意的影响，即细胞的方位选择性在不同的注意条件下没有变化。

有实验表明（Fries 等，2001），注意某个视觉刺激除了可以使细胞对该刺激的反应增强以外，还可以使邻近细胞的放电更加同步。细胞放电同步性的加强也起到了增加被注意的刺激信号的作用。此外，注意不仅可以增强神经元对刺激的反应，在没有刺激存在的情况下，如果注意视野中的某个位置，视觉神经元的自发放电水平会明显增加（Luck 等，1997），fMRI 所揭示的视皮质的活动也会增强（见综述 Kastner 和 Ungerleider，2000）。在没有外部刺激驱动时，这种空间注意引起神经元基线活动上移的现象，可能直接反映了自上而下的注意调控信号。其可能的生理学意义在于，对于那些感受野位于被注意位置处的神经元，空间注意可以使它们的敏感性增加。如果随后有刺激出现在该位置处，这些神经元的反应性会增强。

（二）在多个刺激存在的情况下注意可以改变它们竞争皮质表征的能力

自然的视觉景物中往往同时存在着很多的视觉刺激。在这种情况下，选择性地注意和加工与行为有关的刺激更具有生理学意义。为了理解在多个刺激同时存在的情况下，选择性注意是如何进行调节的，我们需要先来了解一下视觉刺激本身之间是如何相互作用的。我们对一个视觉目标的识别往往会受该目标周围其他刺激上下文（stimulus context）的影响。早在 20 世纪初，以 Max Wertheimer 为代表的格式塔（Gestalt）心理学者通过研究图形上下文之间的相互作用，总结出了一套知觉组织（perceptual organization）的规律。概括地说，在许多图形元素存在的情况下，对于那些满足邻近性（proximity）、相似性（similarity）和连续性（continuity）等规律的图形元素，它们在知觉上很容易被结合在一起，成为一个完整的视觉目标。例如图 51－1 中，左边那些共轴的线段由于满足知觉组织的连续性和邻近性，于是，这些离散的线段在知觉上被整合在一起，成为一条完整的轮廓线从背景中突出出来。知觉组织的规律反映了图形上下文之间复杂的相互作用：大脑对局部图形的识别受全局图形构成的影响。

从自下而上的加工角度来说，我们之所以能够感知某个外界的刺激，是因为该刺激能够引起感觉皮质的兴奋活动，即获得了皮质的表征（cortical representation）。然而，当有多个刺激同时存在时，它们彼此之间会竞争皮质的表征，其结果往往是相互抑制神经元的反应。这种图形上下文之间相互竞争的机制普遍存在于各级视觉中枢。在竞争皮质表征的过程中，某些视觉刺激由于具有特殊性（比如图 51－1 A 中的轮廓线），能够获得比其他刺激多的皮质表征，因而具有比其他刺激高的显著性，比较容易被感知。但是，如前所述，视觉的加工和形成不仅取决于自下而上的刺激过程（包括不同刺激之间的相互作用），而且受自上而下的注意的调节。选择性地注意某个不显著的目标（例如图 51－1 B 中隐藏的轮廓线），或者是选择性地注意多个目标中的某一个，可以增加该目标在皮质的表征，使其获得相当的显著性，从而在与其他刺激的竞争中获得足够的皮质表征，而进入知觉。所以，某一视觉刺激在知觉上的显著性除了受图形元素之间相互作用的影响以外，还取决于选择性注意的调节作用。注意调节神经元反应的这种竞争机制得到了电生理实验证据的支持。

初级视皮质（V1）神经元的感受野是所有视觉皮质中最小的。细胞对位于其感受野以内、并且处于最佳方位的小线段能产生强烈的反应。然而，如果在感受野周围加上图 51－1 中所示的杂乱线段组成的背景，神经元的放电会被抑制，平均下降可达 60%左右（Li 等，2006）。这反映了许多刺激线段之间在竞争 V1 的表征，从而相互抑制细胞的反应。但是，如果位于感受野以外的一些线段与感受野中的线段是共轴的，形成知觉上的轮廓线（图 51－1A），那么该轮廓线对细胞的反应能产生强烈的易化作用，抵消杂乱背景的抑制影响，并且细胞的放电频率与心理物理测定的轮廓线的显著性是密切相关的。这表明，在竞争皮质表征的过程中，满足知觉组织规律的轮廓线可以赢得比其他刺激成分多的皮质表征。特别是如果实验动物（猴子）的注意是集中在轮廓线上，那么轮廓线对细胞反应的易化作用比注意其他的刺激时要强得多，也即注意可以使轮廓线在 V1 获得更多的表征（Li 等，2006）。这些结果提示，通过引入刺激之间的竞争抑制机制，可以更为有效地揭示注意的调节作用。

在高级视觉皮质，神经元的感受野比 V1 的要大得多，若干个视觉刺激可以同时落在同一个细胞的感受野以内，因而刺激之间的竞争以及注意的调节作用比在 V1 容易被观察到（Luck 等，1997）。再回到前面提到的注意调节 MT 神经元反应的例子（Treue 和 Martinez，1999，图 51－3）。当猴子的注意集中于感受野以外的注视点时，细胞的反应主要是由感受野内的两组刺激所决定，可以认为是纯感觉性的反应（中间一条调谐曲线）。由于一组刺激（a 刺激）的运动方向始终是沿着细胞最不敏感的方向（零方向），因而，细胞的纯感觉反应主要是受另外一组刺激（b 刺激）的运动方向所调制：当 b 刺激的运动方向也沿零方向时，细胞没有反应；而当 b 刺激的运动方向沿着细胞的最佳方向时，细胞反应最强。然而，在视觉刺激的过程中，如果注意不是集中在感受野以外的注视点，而是集中于感受野内的 b 刺激，调谐曲线的幅度明显增强（最上面一条调谐曲线）；如果注意是集中于沿零方向运动的 a 刺激，调谐曲线的幅度则大大下降，甚至明显低于在没有注意时的纯感觉反应。也就是说，和没有注意时相比，注意不仅可以增强，而且也可以抑制细胞的反应，这取决于被注意的刺激特征（在这里为运动方向）与细胞对该刺激特征的选择性的关系：注意细胞本身就敏感的刺激特征导致细胞反应倍乘式地增加，而注意细胞不敏感的刺激特征则导致细胞反应倍乘式地减弱。事实上，该研究还发现，即便注意是集中于位于感受野以外的运动刺激的方向，注意也能够以类似的机制调节 MT 细胞对感受野内的运动刺激的反应。这表明，注意的这种调节作用有基于刺激特征的成分：无论被注意的刺激是在感受野以内还是以外，被注意的刺激特征（运动方向）对细胞的反应都起着调节作用。然而，如果被注意的刺激是位于某个细胞的感受野内，那么由于加上了空间注意的影响，该细胞的反应受注意的调节作用就更加明显。考虑到 MT 中有很多的视觉细胞，而且不同的细胞有不同的方向选择性，因而，一个细胞的零方向可以是其他细胞的最佳方向，反之亦然。于是，根据以上的结果可以推理：对某一组运动刺激的注意可以导致所有对该刺激运动方向敏感的细胞的反应增强，同时也可以导致所有对该刺激运动方向不敏感的细胞的反应减弱。其结果是，在不同的刺激之间，某个刺激由于受到了注意的“偏袒”，在竞争中获得了比其他刺激多的皮质表征；而其他的刺激则在一定程度上被抑制。

除了 MT 区以外，类似的这种有倾向性的竞争（biased competition）机制在其他高级的视皮质区域也同样存在（Luck 等，1997），并且进一步得到了 fMRI 研究的支持：多幅相邻的图片刺激相互抑制腹侧通路中各个视觉皮质区域的活动；而选择性地注意其中的一幅图片可以抵消这种多组刺激之间的相互抑制。

（三）注意可以根据任务的需要动态地调节神经元对刺激特征的选择性

前面介绍的注意调节神经元活动的两种机制，即增益控制机制和有倾向性的竞争机制，都是表现在细胞兴奋性的改变。这可以解释为什么注意某个视觉目标时，视觉系统对该目标的检测（detection）能力会增强。但是，单纯细胞放电的增加不能解释为什么注意可以使我们能够有效地处理各种视觉分辨（discrimination）任务，即把特征上有细微差别的图形区分开来。最近的一项研究表明，初级视皮质神经元可以动态地改变对复杂图形特征的选择性，以适应具体分辨任务的需要（Li 等，2004）。这可以认为是注意对信息加工进行调节的另外一种机制。对于位于同一视野位置处的同样一组刺激图形，猴子经过训练以后，可以根据不同的提示，注意刺激图形中不同的特征，从而完成不同的视觉分辨任务。实验发现，尽管注意的空间位置相同，刺激的图形也相同，但是，在不同的视觉分辨任务中，同一个 V1 细胞对同样刺激特征的调谐特性却明显地不同。当该刺激特征与分辨任务毫无关系时，细胞的反应通常不会明显地被该刺激特征所调制，即细胞对与分辨任务无关的刺激特征不敏感。与此相反，当该刺激特征与分辨任务直接相关时，细胞的反应会被该刺激特征强烈地调制。这种调制作用不是简单地改变细胞的放电频率，而是使细胞的反应中更多地携带了与视觉分辨任务有关的刺激特征的信息，从而有利于分辨任务的执行。这一研究表明，自上而下的注意信号可以根据知觉任务的需要，动态地改变视觉神经元对刺激特征的选择性。这种调节作用不同于前面所提到的倍乘式的增益控制机制，因为如果仅仅是增益调节，细胞对刺激特征的选择性不会发生改变（图 51-3）。

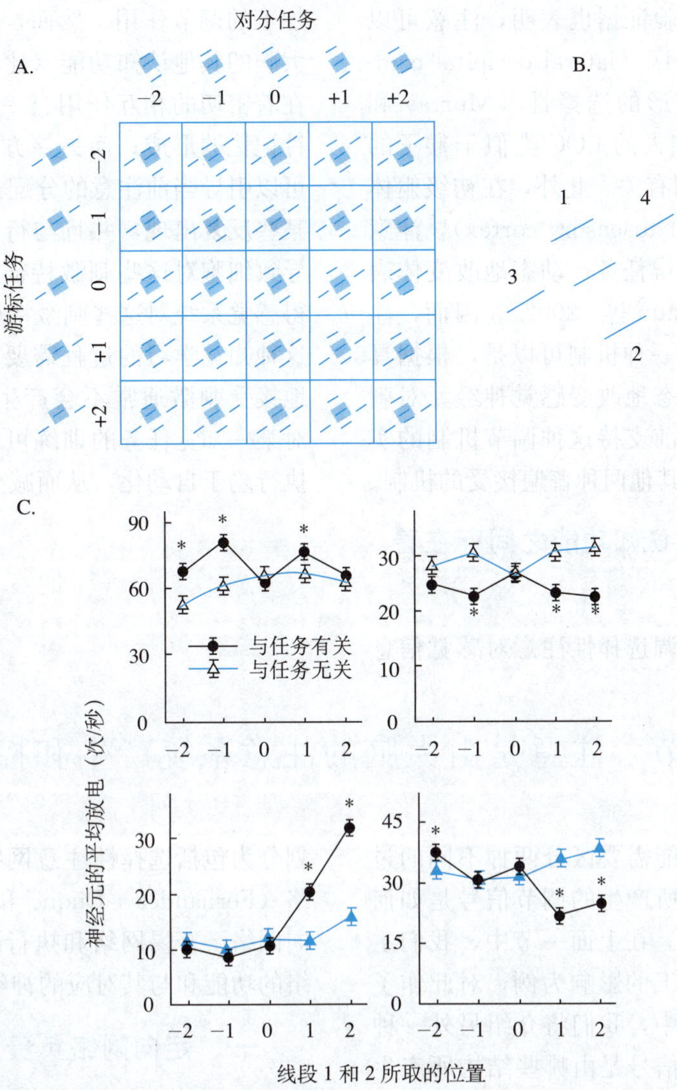

图 51－4　视觉分辨任务对 V1 细胞反应特性的影响

A. 一组由 5 条线段按照不同位置关系所组成的图形（小方格内）。为了显示实验中某一刺激图形与细胞感受野的相对位置和大小关系，我们用浅色方块来表示感受野。B. 将图 A 中位于第二行、第二列的图形单独取出来作为例子。中央线段的位置始终固定在感受野的中心，并且处于被记录的细胞的最佳方位。该中央线段的两侧和两端各有两条平行线段（图中用 1～4 标记）。两侧线段 1 和 2 的位置可以任意取 5 个固定位置中的一个（见图 A 顶部的插图），从而改变两侧线段与中央线段之间的距离关系。两端的两条线段 3 和 4 是共轴的，并且它们的位置也可以任意取 5 个固定位置中的一个（见图 A 左边的插图），从而改变两端线段与中央线段之间的位置关系。由于两侧和两端的线段各有 5 种可能的位置，因而一共可以组合产生 5×5 个不同的刺激图形（图 A）。在实验过程中，每次尝试都随机地从这 25 个刺激图形中任意抽取一个。对于任何一个刺激图形（例如图 B 所示的图形），猴子根据提示，可以完成两种不同的分辨任务中的一种。其中的一种任务是，判断中央线段是更靠近线段 1 还是线段 2，称为对分任务（bisection task）。另外一种任务是，判断中央线段是偏离线段 3 和 4 的哪一侧，称为游标任务（vernier task）。值得注意是，在对分任务中，线段 1、2 是与任务有关的，而线段 3、4 则是与任务无关的。相反，在游标任务中，线段 1、2 与任务无关，而线段 3、4 与任务有关。因而，我们可以在与分辨任务有关（被注意）和无关（不被注意）的条件下，来比较细胞对某一刺激特征（线段 1、2 与中央线段的距离关系，或者是线段 3、4 与中央线段的位置关系）的调谐特性，从而揭示分辨任务本身对细胞反应特性的影响。C. 细胞反应与线段 1、2 位置的关系曲线。四幅图分别显示四个 V1 细胞的例子。横坐标代表图 A 顶部插图所示的线段 1、2 的五种位置关系。可以看出，细胞的反应曲线在对分任务中（黑线）和在游标任务中（浅线）明显不同。在游标任务中，线段 1、2 与任务无关，其位置的变化对细胞的反应影响很小，曲线比较扁平。相反，在对分任务中，线段 1、2 与任务相关，其位置的变化显著地调制着细胞的反应。这种调制作用可以是兴奋性或是抑制性的，并且可以是单侧或是双侧的。细胞反应与线段 3、4 的位置关系也表现出类似的任务依赖性（详见 Li et al.，2004）。运用信息理论的定量分析表明，和与分辨任务无关时相比，当刺激特征与分辨任务相关时，细胞反应中携带有更多的与分辨任务有关的信息量。（改编自 Li et al.，2004）

来自于fMRI的实验证据也表明，注意可以增加人的外侧枕叶复合区（lateral occipital complex，LOC）对复杂图形的选择性（Murray和Wojciulik，2004）。已知人的LOC类似于猴子的IT区，与对物体的识别有关。此外，在初级躯体感觉皮质（primary somatosensory cortex），注意可以根据不同的触觉分辨任务，动态地改变体表感觉在该区的表征（Braun等，2002）。因而，注意调节感觉信息加工的一种机制可以是，根据具体知觉任务的需要，动态地改变感觉神经元对刺激特征的反应特性。目前支持这种调节机制的实验证据还很少，远不如其他两种普遍接受的机制。

四、注意与其他认知功能之间存在着复杂的相互影响

前面我们仅仅是强调选择性注意对感觉信息加工的调节作用。然而，值得一提的是，注意与大脑的其他认知功能（比如学习和记忆）之间存在着密切的相互作用。一方面，注意可以促进各种记忆的形成；而另一方面，过去的记忆或经验可以引导当前注意的分配。具体以知觉学习为例，某些反复出现，并且与行为相关的刺激特征可以导致细胞对这些刺激特征的选择性增加，从而使得感觉系统对这些刺激特征的分辨能力显著提高。这种知觉学习的过程需要注意的控制，单纯被动地接受刺激通常不会产生学习的效果。反过来，对某一知觉任务的训练可以导致大脑对该任务的执行趋于自动化，从而减少所需的注意负荷。

第二节 注意是由大脑的注意系统产生和控制的

研究大脑的注意功能需要区分两种不同的过程。一种过程是，注意所产生的调节信号是如何对信息加工进行调控的。在上面一节中，我们主要以注意对视觉信息加工的影响为例，对此作了详细的介绍。在这一节中，我们将介绍另外一种过程，即大脑中的注意信号是由哪些结构所产生和控制的。

从本书前面的章节中我们知道，对各种感觉信息的原始加工过程依赖于解剖上相互独立的、不同的感觉系统和皮质区域。然而，对不同感觉皮质的活动进行调节的注意信号却有着共同的起源，即大脑的注意系统（attentional system），也称为注意网络（attentional networks）。已有的证据表明，注意系统在解剖上是独立于任何感觉信息处理系统的。它由功能上有区别、但是又相互联系的网络或者是子系统组成。一般所说的注意系统主要是指与感觉信息选择有关的网络，它本身由在功能和解剖上部分分离的网络所组成。然而广义地说，注意系统的功能除了负责对感觉信息进行选择以外，还包括维持大脑的警惕状态，也包括与注意控制有关的一些执行功能（executive function）。因此，有的学者将整个注意系统划分为包括选择性注意网络在内的三个主要的网络（Fernandez－Duque和Posner，2001），即定向网络、警惕网络和执行网络。下面介绍这些网络的功能和与其对应的神经解剖结构。

一、定向网络负责选择注意的对象

定向网络（orienting network）的功能是对感觉信息进行选择，可以说，是狭义概念上的注意系统，或者说是选择性注意网络。它与各种类型的选择性注意都有关系，包括隐蔽和明显的注意、外源和内源的注意、基于空间和基于特征的注意等。目前认为，对感觉信息加工进行调节的注意信号就是由该网络产生的。大量对脑损伤病人的行为观察的资料以及脑成像和电生理的实验资料表明，对感觉信息进行选择的大脑结构包括顶叶皮质（parietal cortex）和额叶皮质（frontal cortex）中的某些区域，以及皮质以下的某些结构，如上丘（superior colliculus）和丘脑（thalamus）等。定向网络的功能受基底神经节（basal ganglia）释放的乙酰胆碱（acetylcholine）的调节。

心理物理研究表明，定向网络对某一刺激的

选择过程可以划分为三个步骤：注意与先前目标的脱离（disengagement），注意的移动（movement）以及注意与新刺激目标的结合（engagement）。这三个步骤是由不同的大脑结构来控制的。顶叶皮质负责将注意与先前的目标脱离开；上丘的作用是将注意移动到新的目标；而丘脑枕（pulvinar）则与注意和新目标的结合有关。至于注意转移的始发信号则认为是由前额叶皮质产生的。

定向网络的功能障碍在临床症状上有不同的表现形式，这与定向网络（特别是顶叶皮质）受损的程度有关。其中的一种症状是对视觉空间的忽视（neglect）。对于单侧（特别是右侧）顶叶皮质严重受损的病人，虽然他们的视觉系统本身是正常的，但是，他们会完全忽略位于损伤大脑半球对侧的视野中的物体。例如，让右侧大脑受损的病人临摹一个物体时，他们只画物体的右半部分。由于对侧忽视（contralateral neglect）的症状主要出现在右侧脑损伤的病人中，因而一种观点认为，右侧的定向网络可以支配双侧的视野，而左侧的定向网络仅仅支配对侧（也即右侧）的视野。如果是双侧顶叶皮质严重受损，病人会出现所谓的 Balint 综合征（Balint syndrome），其主要的症状包括不能把视线从一个物体移开，以及只能感知正在被注视的物体而看不到周围存在的其他物体。对侧忽视和 Balint 综合征是定向网络受损的极端表现。如果只是单侧大脑受损，而且损伤的程度不是十分严重，病人对单独出现在任何一侧视野中的物体的感知能力可以是正常的。但是，如果有两个物体同时各自出现在左右视野中，病人的注意力由于完全被与损伤大脑半球同侧的物体吸引，因而只能感知该侧的物体而不能感知对侧的物体。这一现象被称为视觉消失（visual extinction）。如果单侧大脑的定向网络只是轻微受损，病人的表现症状仅仅是有困难把注意从同侧视野中的目标脱离开来，因而需要明显较长的时间把注意转移到对侧的视野。

根据最近几年的研究结果，有的学者进一步把对感觉刺激进行选择的网络划分为两个部分分离的网络（Corbetta 和 Shulman，2002）。其中的一个网络，即背侧顶叶额叶网络，包括内顶叶皮质（intraparietal cortex）和上额叶皮质（superior frontal cortex）的区域。该网络与自主（内源）的选择性注意有关。另外一个网络，即腹侧顶叶额叶网络，包括颞侧顶叶皮质（temporoparietal cortex）和下额叶皮质（inferior frontal cortex）。该网络主要位于右侧大脑半球，专门负责外源（非自主）的注意，与自上而下的注意选择无关。

二、警惕网络负责产生和维持大脑的警惕状态

警惕网络（vigilance network）的功能是产生和维持大脑的警惕状态。大脑进入警惕性的注意状态可以是内源的，即由某种行为动机支配；也可以是外源的，即受到某种外界示警信号的刺激。警惕网络主要包括位于右侧大脑半球的背外侧前额叶皮质（dorsolateral prefrontal cortex）和下顶叶皮质（inferior parietal cortex）（Robertson 和 Garavan，2004）。除了乙酰胆碱以外，该网络的活动还受脑干蓝斑核中去甲肾上腺素能神经元的调节。这提示，警惕注意与由脑干网状结构（reticular formation）所控制的大脑的激动（arousal）状态有一定联系。目前认为，大脑右半球的背外侧前额叶区主要参与产生和维持内源的警惕状态，而下顶叶皮质则与内源和外源的警惕注意均有关。

警惕网络和前面介绍的定向网络都主要位于右侧的大脑半球，在解剖上有一定的重叠。因而，右侧顶叶受损的病人不只是在注意转移方面有障碍，而且在较长时间内维持警惕状态也有困难。但是，从认知的角度来说，这两个网络的功能是不同的，而且有不同的神经递质介入（Fernandez-Duque 和 Posner，2001）。

三、执行网络负责指挥和协调大脑的各种自主控制活动

执行网络（executive network）所负责的一类控制功能统称为大脑的执行功能（executive function），其中包括抑制不适宜的习惯性反应、解决冲突、检测错误、分配注意资源、切换任务、筹划行动方案、处理陌生的刺激等。与执行功能有关的区域包括：①前额叶中的某些区域，如背外侧前额叶皮质和眶额叶皮质（orbitofrontal cortex）；②位于大脑半球内侧的前扣带皮质

(ACC)；③位于额叶的辅助运动区(supplementary motor area)；④皮质下的部分结构，如基底神经节和丘脑等。其中，前额叶被认为在执行控制(executive control)中起着特别重要的作用。多巴胺在执行控制中具有一定的作用(见综述，Fernandez-Duque和Posner，2001；Miller和Cohen，2001)。各种导致额叶功能障碍的情形，比如衰老、创伤、中风、痴呆、精神分裂、注意缺乏症(attention deficit disorder)等都会导致执行功能的缺陷。

执行功能的范围非常广泛，它们协同控制着大脑的各种认知过程(cognitive process)。在此我们只提及和注意有密切关系的几个功能，比如对冲突的处理、对错误的检测和对习惯反应的抑制等。再用前面提到的Stroop效应为例(彩图51-2)。当汉字的印刷颜色与字本身所代表的颜色名字相冲突时，为了要快速而正确地说出字的颜色，我们需要选择性地注意字的颜色。但是，由于把汉字和其发音联系起来是我们的习惯反应，所以我们需要有意识地保持警惕，努力去抑制这种习惯反应。此外，为了既保证任务处理的速度又兼顾正确性，大脑还需要随时监测任务执行的结果。如果连续正确，我们会加快速度；然而如果一旦发现出错，我们就会放慢处理速度。在监测任务执行结果的过程中，大脑也需要保持警惕状态。由此可见，处理一个简单的Stroop任务既需要选择性注意的控制，也需要一系列执行功能的配合，此外还需要维持警惕状态。这表明，执行网络和其他两个注意网络，即定向网络和警惕网络之间存在着密切的联系。大量的研究表明，前扣带皮质的背侧区域参与了冲突的处理和错误的监测，因而该区与处理Stroop一类的任务有密切的关系。此外，对额叶损伤病人的研究表明，执行网络或是警惕网络受损都会导致对Stroop任务执行的困难。

目前，对于自上而下的注意信号的产生过程还不是很了解。根据现有的证据，一种推测的理论模型是：前额叶皮质负责产生反映着当前行为目标的执行控制信号。该信号到达上顶叶皮质，引起上顶叶皮质瞬时的兴奋活动。这种瞬时的兴奋起到了开关信号的作用，引起包括内顶叶皮质在内的区域的持续兴奋，从而产生带有倾向性的注意信号。这种选择性的注意信号逆着感觉信息传入的通路，调节感觉信息在感觉皮质的加工过程。

四、注意系统与工作记忆和眼动控制系统有相当的重叠

大脑的许多认知功能之间往往存在着相互联系，而且与这些功能对应的解剖结构也有一定程度的重叠。本章所介绍的注意系统与工作记忆(working memory)和眼动控制系统三者之间就有明显的重叠性(Corbetta和Shulman，2002；综述，Kastner和Ungerleider，2000；Reynolds和Chelazzi，2004)。

工作记忆是指大脑能够以在线(online)的方式暂时存储和使用某些与当前任务处理有关的临时信息。就选择性地注意和处理某一空间位置或刺激特征而言，有关空间位置或刺激特征的信息需要暂时存储在大脑中。fMRI、电生理以及损毁实验的证据表明，大脑的前额叶与工作记忆有关。具体地说，腹侧的前额叶皮质与物体特征的工作记忆有关，而背侧的前额叶皮质则与空间位置的工作记忆有关，二者被认为是前面提到的视觉腹侧通路和背侧通路在额叶的延伸(Wilson等，1993)。除了与工作记忆有关以外，前面已经介绍过，前额叶也是大脑注意系统的一个组成部分。

转移注意既可以用隐蔽的方式，也可以通过移动眼睛。在日常生活中，我们更多的是通过快速眼动(saccadic eye movement)，把重要目标成像于视网膜上分辨率最高的中央凹，以便仔细地观察。大脑皮质中与眼动控制有关的区域包括外侧内顶叶皮质(lateral intraparietal cortex，LIP)和额叶眼动区(frontal eye field，FEF)等。如前所述，这些区域与选择性注意有密切的关系。上丘是皮质以下的眼动控制中枢，而上丘的一些神经元也与隐蔽的注意转移有关。目前关于注意转移有一种普遍接受的理论，即“运动前理论”(premotor theory)。该理论认为，注意的转移是由控制快速眼动的神经网络所介导的，隐蔽的注意转移只是快速眼动执行之前的一个步骤。除了与注意转移和眼动控制有关以外，外侧内顶叶皮质和额叶眼动区的神经元也具有工作记忆的功能。这些结果表明，注意、工作记忆和眼动控制网络

三者在选择性地加工视觉刺激方面都起着重要的作用，有部分重叠的神经基础。

除了参与注意的产生和控制以外，在下面一节中我们将看到，额叶和顶叶的皮质区域在决策过程中也有重要的作用。

第三节　决策的神经机制

简单地说，决策（decision making）是指对各种可能性进行思考，直到做出决定或者得出结论的过程。通过对感觉信息的选择性注意，大脑可以有效地感知与行为相关的外界信息，并且把一些信息转化为记忆存储。此外，根据对外界输入信息的感知，我们有时需要采取一定的行动。例如，开车接近一个十字路口时，如果发现交通灯已经变黄，我们需要决定是加速冲过去，还是减速停下来。决策可以认为是介于感觉信息加工和行为反应之间的一个过程。如果有多种选择的可能性，大脑需要根据行为目的、所掌握的信息或证据以及过去的经验进行综合分析和判断，并且往往需要对各种选择可能付出的代价以及可能得到的利益进行推测和比较，然后选择其中的一种方案。这是对大脑决策过程的简单概括。

有的决定相对比较简单，比如在交通灯变黄时是加速还是减速；而有的决策过程则显然没有那么容易，比如给有疑难杂症的垂危病人制订治疗方案，或者是面对与命运和前途有关的抉择时。然而，不管是什么样的决策过程，大脑都是以类似的方式作出最后选择的。对各种信息的整合以及对得失的判断共同决定着大脑有可能作出什么样的决定。以开车接近变黄的交通灯为例，我们需要根据对车速和距离的感觉估计，同时结合记忆中交通信号由黄变红所需要的时间，来判断能否在信号变红之前穿过马路，从而决定需要加速还是减速。假如情况稍微复杂一点：此时旁边有一辆巡逻的警车已经减速停下来。那么，除了对感觉信息的综合判断以外，如果考虑到有可能会被警察盯上罚款，我们可能会自觉减速，把车停下来。假如情况再稍微复杂一些：此时车上有一位生命垂危的病人需要立即送医院。那么我们很可能会把被罚款的可能性抛到一边，加速冲过去。从这个例子可以看出，决策的过程具有很大的动态特性，在不同的背景情况下，我们对同一事件处理的决定可能会完全不同。最终会产生什么样的决定取决于对外部和内部信息的整合。外部的信息包括各种感觉刺激的输入；而内部的信息可以是过去的经验、对各种选择主观价值的估计以及决策者的情绪因素等。

在实验研究中，通过对人和动物的行为反应观察，我们可以推知决策过程中产生了什么样的决定。最简单的决策过程可以说是根据某种感觉信息而对刺激的特征作出判断和选择的过程，称为知觉决定（perceptual decision）。比如从两个苹果中挑选出比较大的一个。知觉决定虽然相对比较简单，但是对其神经机理的探索有助于我们对一般决策机制的了解。在本节中，我们先介绍目前对知觉决定的神经机制的研究进展。然后介绍，如果决策的后果与得失或奖惩有密切联系时，大脑中的哪些区域在这类决策过程中起着重要的作用。我们还将介绍决策过程中的情绪（emotion）因素。最后，我们将提及目前将经济学、心理学和神经科学融合在一起来研究大脑决策机制所取得的进展，以及由此而诞生的一个新的交叉学科领域——神经经济学（neuroeconomics）。

一、决策过程中对感觉证据进行整合的神经基础：知觉决定的神经机制

在感觉系统对刺激编码的过程中，不同感觉神经元的反应携带了感觉信息的不同成分。由于知觉决定主要是取决于对感觉神经元所携带的信息的整合，因而，某些感觉神经元的反应在一定程度上可能反映了人或动物的最后行为反应，即决定。但是，这种简单的相关性并非表明感觉皮质本身直接参与了大脑的决策过程。决策信号与感觉信号之间的重要区别在于，感觉信号因感觉刺激的出现而产生，并随感觉刺激的消失而终止；而决策信号不完全取决于感觉刺激，而是代表着最终的选择决定。此外，决策过程中需要对各种

感觉信息进行整合，并且对各种可能的选择性进行比较，在此过程中逐渐形成一个最后的决定。因而，真正代表最后决定的决策信号应该在时程上反映出这种决定逐渐形成的过程，即有一个随时间累积的过程。

前面我们介绍了大脑的注意功能，还有与注意控制有密切关系的执行功能。事实上，大脑的这些功能以及负责这些功能的区域在决策过程中也起着重要的作用。例如，外侧内顶叶皮质（lateral intraparietal cortex，LIP）与注意转移、工作记忆和眼动有关，而近几年的研究表明，LIP也参与了感觉信息的整合以及知觉决定信号的形成过程（Shadlen 和 Newsome，2001；图 51-5）。

猴子单细胞记录的实验表明，在将感觉信号转换为知觉决定信号，进而转换为眼动执行信号的过程中（类似于图 51-5 A 中所示的一类知觉决定的过程），与快速眼动控制有关的区域，包括 LIP、额叶眼动区和上丘，以及背外侧前额叶皮质（dorsolateral prefrontal cortex，DLPFC），都具有与 LIP 类似的信息整合功能。这些结果提示，这些区域一道参与了把感觉信号转换为决定信号的过程，并控制最后的行为反应（快速眼动）。

最近的一项 fMRI 研究也表明，人大脑左半球的背外侧前额叶皮质（DLPFC）可以整合用于知觉决定的不同感觉信息（Heekeren 等，2004）。实验中所用的视觉刺激是房子或者面孔的图片。有的图片清晰容易辨认，而有的经过加入噪声处理后不容易辨认。受试者的任务是指出刺激图片中的内容是房子还是面孔。已有的证据表明（例如 O'Craven 等，1999），人脑的腹侧颞叶皮质中有两个不同的视觉区域，它们分别对房子（parahippocampal place area，PPA 区）和面孔（fusiform face area，FFA 区）敏感。当刺激图片是清晰的房子时，PPA 区的活动很强，而 FFA 区的活动很弱。反之，当刺激图片是清晰的面孔时，FFA 的活动很强，而 PPA 的活动很弱。在这两种图片清晰的情况下，这两个皮质区域的活动差别非常明显。然而，如果图片是模糊的房子或面孔，那么这两个区域的活动都较弱，而且差别很小。该研究的新发现是，在受试者辨认图片时，DLPFC 的活动与 PPA 和 FFA 的活动强度之差是相关的。也就是说，当感觉信息所指示的证据很明显时（清晰的面孔或房子），DLPFC 的活动比证据不足时（模糊的面孔或房子）要强得多。此外，DLPFC 的活动与受试者的正确判断率也是相关的。这些证据表明，DLPFC 可以同时比较从不同视觉皮质区域输出的、携带着不同图像特征的信息，在知觉决定中起着重要作用。在该研究中，只有左边的 DLPFC 具有这种信息整合功能。而前面提到，猴子单细胞记录的研究表明，具有类似信息整合功能的区域还包括 LIP、额叶眼动区和上丘。这种差异可能有几种解释。其中的一种解释是，由于猴子需要通过眼动来执行知觉决定的结果，因而除了 DLPFC 以外，在控制眼动的区域也观察到了与决定有关的信号。而在该 fMRI 实验中，人受试者是通过手指按键来表明知觉决定的。如果做类比推测，与手指运动控制有关的前运动区（premotor area）也应该包含与决定有关的信号，但是实验却没有观察到。对此也有一种可能的解释：猴子的决策系统相对比较简单，从知觉到决定实质上只是准备一个特定的运动反应；而人的决策系统可能更为抽象和复杂，它与运动的准备和控制系统在功能上可能是分开的，从而在把感觉、决定和行动联系起来的过程中具有很大的灵活性。但是，真正解释这种差异还需要进一步的实验证据。

事实上，从信息整合的角度来说，当决策过程需要考虑包括各种感觉信息在内的多种信息来源时，DLPFC 被认为起着关键的作用（见综述，Krawczyk，2002）。此外，DLPFC 也是与执行控制和工作记忆有关的主要皮质区域之一，而工作记忆在大脑的决策过程中是不可缺少的，比如暂时维持有关各种选择的信息以及它们之间的关系等。

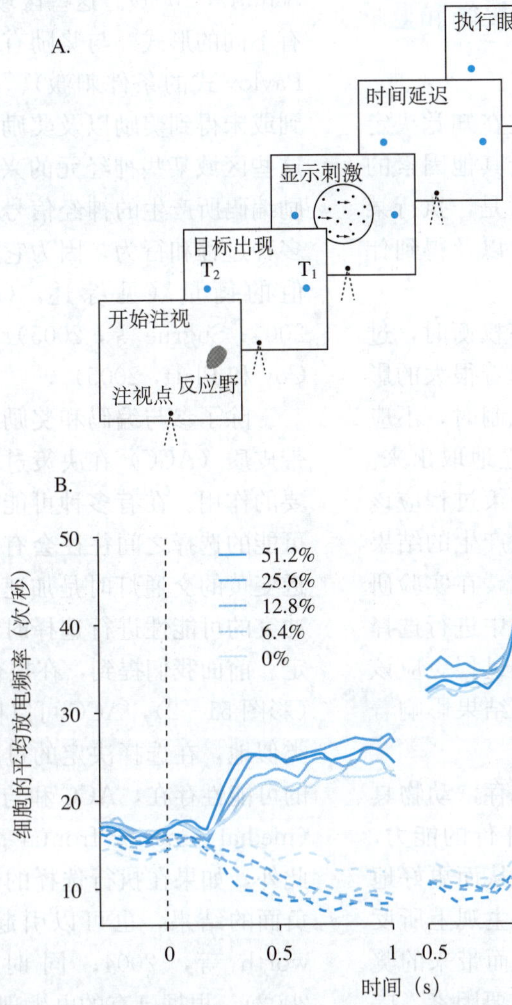

图 51-5 外侧内顶叶皮质（LIP）神经元的活动携带了知觉决定的信号

A. 知觉任务的示意图。图中显示一次尝试（trial）的完整时间过程。在猴子开始注视一个注视点之后，两个供猴子选择的目标（T1，T2）呈现在屏幕上。随后刺激图形出现（圆圈内）。该刺激由很多动态的随机光点组成。其中一定比例的光点（比如 25.6%）沿着两个可能方向中的一个运动（比如向左或向右），该比例称为“运动相干性”（motion coherence）；而其他剩余的光点则随机地改变位置。该刺激引起的知觉是，有一部分光点在杂乱无章的移动光点中沿着一个固定的方向移动，称为“相干运动”（coherent motion）。在刺激图形显示之后，猴子需要继续保持注视并且记住相干运动的方向。当注视点消失之后，猴子通过快速眼动把视线从原来的注视点移向与相干运动方向一致的选择目标（向右的相干运动对应于右边的选择目标 T1，而向左的相干运动对应于左边的目标 T2）。正确的选择使动物获得一滴果汁作为奖励。通过增加或减少运动的相干性，该任务的难度可以相应降低或提高。当运动相干性为 0 时，所有的光点都沿随机方向移动，没有任何相干的运动方向。此时，猴子只能随机地猜测两个选择目标中的一个。B. 在猴子执行相干运动方向选择的整个过程中记录到的 LIP 神经元的放电频率随时间变化的关系。每条曲线均为很多神经元反应的平均叠加结果。左边图中的时刻 0 代表相干运动刺激图形呈现的时刻。右边图中的时刻 0 代表猴子快速眼动开始的时刻。LIP 神经元具有这样的反应特性：当动物准备执行快速眼动把注视转向某一空间位置之前，某些 LIP 神经元会一直保持兴奋；不同的 LIP 神经元负责编码不同的视野位置，即有特定的空间代表区域，称为反应野（response field）。在实验中，两个供选择的目标之一（比如 T1）位于被记录的 LIP 神经元的反应野中（图 A 中的阴影区），而另外一个目标（T2）则位于对侧视野中。根据猴子最后选择两个目标中的哪一个，可以将细胞的反应分成两组，分别用实线和虚线表示。实线代表猴子选择位于反应野中的目标 T1，而虚线为选择位于反应野以外的目标 T2。不同灰度的曲线代表不同的运动相干性。可以看出：①LIP 神经元的反应明确地代表了猴子的最终决定。在刺激呈现以后和快速眼动开始之前，如果猴子是决定选择位于神经元反应野中的目标，细胞的反应逐渐增加（实线）；如果是决定选择另外一个目标，细胞的反应则逐渐减弱（虚线）。②当运动相干性很强（比如 51.2%）从而运动方向非常明显时，选择决定可以很快产生。在该情况下，LIP 细胞反应的变化率很快。相反，当运动相干性很弱（比如 6.4%）因而运动方向不明显时，或者是根本没有相干运动时（相干性为 0），产生决定比较困难，需要较长的时间。在该情况下，细胞反应的变化率明显相对缓慢。（改编自 Shadlen and Newsome，2001）

二、决策过程中对结果进行权衡和监测的神经基础

决策过程受感觉信息的影响，这在知觉决定中尤其突出。但是，决策的过程也受其他因素的影响。其中一个非感觉性的重要因素是，执行某一选择决定有可能付出什么样的代价以及得到什么样的回报。

在对若干种可能的选择进行利弊权衡时，过去决策和尝试中所获得的得失经验起着很大的影响作用。因而，在研究决策的神经机制时，不应该也不可能把某一次决定的过程孤立地取出来。从另外一个角度来说，一个完整的决策过程应该包括在执行决定的过程中或是以后对产生的结果进行监测和自我评价的过程。特别地，在实验研究中，受试者在反复的尝试（trials）中进行选择决定。在这种实验的情况下，决策的过程更应该认为是一个反复的过程，前面尝试的结果影响着后面尝试中的决定过程。

为了能够在不断变化的环境中生存，动物具备了对自己的行为结果进行估计和评价的能力，以便相应地改变自己的策略和行为，从而更好地适应周围的环境。因而，各种选择在主观上所反映出来的价值，或者是执行某种决定而带来的奖励（reward），无疑是决策过程中的重要因素。广义地说，奖励可以指各种利益的获得，是决定动物各种行为动机的重要正面因素。大脑中多巴胺神经元的活动与奖励有密切的联系。从解剖上看，顶叶和前额叶联合皮质中的一些区域所处的位置很适合于把奖励与行为联系起来，因为这些区域接受感觉皮质的输入，同时向运动控制中枢投射，并且直接或间接地通过基底神经节中的纹状体（striatum）与中脑多巴胺系统相互连接。大量的实验证据表明，这些皮质中的很多区域都与对奖励的编码有关，其中包括眶额叶皮质（obitofrontal cortex，OFC，位于眼眶顶部，覆盖了前额叶的腹侧表面）、背外侧前额叶皮质（dorsolateral prefrontal cortex，DLPFC）、内侧前额叶皮质（medial prefrontal cortex，MPFC）、前扣带皮质（anterior cingulate cortex，ACC）、后扣带皮质（posterior cingulate cortex，PCC）和外侧内顶叶皮质（lateral intraparietal cortex）等（见综述，Schultz，2004）。这些区域的神经元对奖励的编码有不同的形式。与奖励有联系的感觉刺激（比如 Pavlov 式的条件刺激）、对奖励的期待、最终得到或未得到奖励以及奖励的幅度等都可以反映在这些区域某些神经元的兴奋活动之中。这些对奖励编码所产生的神经信号影响着包括决策在内的多种过程和行为，因为它们决定了大脑对主观价值的衡量（见综述，Glimcher 和 Rustichini，2004；Sugrue 等，2005）和对风险的估计（McCoy 和 Platt，2005）。

除了参与编码和奖励有关的信息以外，前扣带皮质（ACC）在决策过程中还具有其他非常重要的作用。在有多种可能性供选择的时候，这些可能的选择之间往往会有矛盾冲突，比如开车接近变黄的交通灯时是加速还是减速。此外，对有冲突的可能性进行选择时，可能会导致错误的决定。前面我们提到，在执行 Stroop 一类的任务时（彩图 51-2），ACC 可以检测有冲突的行为反应。类似地，在选择决定的过程中，如果有相互冲突的可能性存在，ACC 和与其相邻的内侧上额叶回（medial superior frontal gyrus）的活动会增加。此外，如果在执行选择的行为反应中出错，造成负面的结果，也可以引起 ACC 的活动（Rushworth 等，2004；同时见综述，Krawczyk，2002）。根据已有的电生理、脑成像和脑损伤的研究资料，目前认为，在决策过程中，ACC 还可以编码某一行动会有什么预期的结果以及该行动是否会导致错误；而且，根据对某一行动预期的收获和采取该行动需要付出的代价，ACC 也可能参与了编码某一个行动是否值得去执行（Rushworth 等，2004）。

除了 ACC 以外，眶额叶皮质（OFC）也是在决策过程中对结果进行利弊权衡的另外一个重要区域（见综述，Krawczyk，2002；最新研究见 Padoa-Schioppa 和 Assad，2006）。此外，在对某一选择的结果进行衡量时，ACC 和 OFC 的活动之间存在着密切的联系（Walton 等，2004）。

三、情绪与决策有密切的关系

情绪（emotion）与决策过程之间存在着相互影响。在决策过程中对各种选择进行考虑时、在最后做出决定时、还有在执行决定的过程中，常

常会伴随有各种程度不同的情绪反应，比如担忧、焦虑、期待、失望、沮丧或兴奋等。反过来，情绪因素也会对决策过程产生影响。正面的情绪因素可能会导致过高估计有利的因素和过低估计不利因素。另外，在正面情绪因素的影响下，决策者也倾向于愿意花较长的时间进行思考比较，以及运用比较复杂和周密的策略等。相反，负面的情绪因素可能会导致草率地做出决定。

大脑边缘系统（limbic system）中的一些结构，包括前扣带皮质（ACC）、眶额叶皮质（OFC）、杏仁体（amygdala）和岛叶（insula）等，与情绪有直接关系。而前面提到，这些区域中的ACC和OFC在决策中也起着重要的作用。情绪和决策功能之间的密切关系突出地表现在腹内侧前额叶区域（包括OFC）的功能中（见综述，Bechara等，2000）。对于该区受损的病人，其智力以及一般的认知功能（比如学习、语言、工作记忆和注意等）都正常，但是他们在日常生活中的决策和策划能力却严重受损。比如花了几个小时考虑去哪一家餐馆吃饭，但最后还是无法确定。此外，病人在决策中的选择也不再是根据哪种选择对自己有利。伴随着这些决策功能的障碍，病人对情绪的表达和对情感的体验也异常。例如，让正常人觉得非常尴尬难堪的局面，病人则体会不到。这些观察提示，情绪因素对于决策选择具有重要的作用。

根据长期对病人的观察和实验研究，神经学家Antonio Damasio提出了“躯体标记理论”（somatic marker hypothesis），强调情绪因素在决策中的重要作用（见综述Bechara等，2000）。根据该理论，在决策过程中，每一种可能的选择都有意识或无意识地与一定的情绪因素联系在一起（基于过去的经历和体验），而各种情绪的变化会使机体处于特定的状态，也即形成特定的躯体标记（somatic marker）。躯体标记可以使决策的过程产生偏向性，从而影响和加速选择的过程。比如，与奖励等正面结果相联系的选择得到重视，而与负面结果相联系的选择则被快速淘汰，从而缩小考虑的范围，减少思考的时间。从解剖上来看，腹内侧前额叶区域（包括OFC）处于将机体的状态（包括情绪状态）和复杂刺激因素联系起来的最佳位置：该区通过与杏仁体和下丘脑（hypothalamus）等结构的双向联系负责对情绪的处理；此外，该区也直接或间接地接受所有感觉系统的输入，并且向自主神经控制中枢投射。躯体标记理论可以解释OFC病人的决策功能障碍：由于OFC受损，病人不能激活各种选择所对应的、与利弊有直接联系的躯体标记，因而在多种选择存在时，病人会陷入永无止境的利弊分析中。换言之，如果与各种选择所对应的正常情绪反应被破坏，那么可以说，做出正常的决定是几乎不可能的。目前，躯体标记理论获得了一些实验证据的支持，但是还存在着争议。比如，根据躯体标记理论，即便决策者在意识上不清楚各种选择的利弊，无意识的躯体标记也可以引导决策者做出比较有利的选择决定（见综述，Bechara等，2000）。然而，新近的研究对此观点提出了质疑（Maia和McClelland，2004）。因而，躯体标记理论还有待进一步的实验来验证。

四、对决策的神经机制的定量考虑：神经经济学

要彻底揭示决策的神经机制，我们需要了解决策的过程与哪些大脑区域有关，以及这些区域在决策中起着什么样的作用。此外，我们还需要了解大脑是遵循什么样的规律来权衡利弊从而做出某一选择决定的。近年来，经济学、心理学和神经科学正在汇聚产生一个新的、跨学科的研究领域，称为神经经济学（neuroeconomics）。其宗旨在于提出一套通用的理论来完整地解释决策的过程以及人类和动物的各种行为，也即最终回答这样的问题：一个决定或行为是如何产生的？为什么会产生这样的决定或行为？经济学和心理学提供了丰富的理论工具和数学模型来描述选择决定的规律，而神经生物学则提供了认识这些规律的神经机制的手段。这种跨学科的理论和实验的结合已经取得了令人鼓舞的成果。比如，根据经济学中主观效用的概念（subjective utility，即主观感觉上的价值）以及博弈理论（game theory）所提出的规律，人们可以预测或定量描述人和动物在某些选择过程中的行为。结合这些概念和理论，最近的一些研究发现，大脑某些区域中神经元的反应也服从这些理论所描述的规律（见综述，Glimcher和Rustichini，2004；Sugrue等，2005）。

这些具有开创性的研究表明，对于经济学和心理学中一些用于定量描述选择行为的概念和理论，在大脑中可以找到对应的神经反应信号。因而，随着神经经济学的发展，这些不同学科从不同角度对决策过程的解释将最终被统一，形成一套完整的关于决策机制的理论。

※　※　※

大脑依赖于注意这一认知功能来解决有限的信息处理能力和巨大的信息量之间的矛盾。早在一个多世纪以前，心理学者就已经认识到注意在信息加工中的这种重要作用，但是，对其神经机制的了解则经历了漫长的历程。归功于现代实验技术的发展，目前，我们对注意调节感觉信息加工的神经机制已经有了相当的了解。自上而下的注意调节信号通过选择性地增强和抑制神经元的反应，以及动态地改变它们的反应特性，保证了与行为相关的重要信息在大脑中得到有效的加工和表征。

对感觉信息加工进行调节的注意信号是由感觉系统之外的高级联合皮质区域产生的，包括额叶和顶叶的一些区域以及皮质以下的一些结构。不同区域在注意的产生和控制中起着不同的作用；同时，它们彼此之间又有着密切的相互联系，形成一个注意控制的网络。除了与注意控制有关以外，这些大脑区域中的某些区域还参与了其他的功能，比如工作记忆和眼动控制。此外，这些区域中的一些也参与了决策选择。决策是介于知觉和行为之间的一个过程。一个决定的产生依赖于一系列的子过程，其中包括对感觉信息的整合、对各种选择的主观价值的权衡以及情绪因素的影响等。这些子过程涉及额叶和顶叶的某些区域，而这些区域也是大脑对奖励编码和对情绪处理的系统的一部分，同时，有的区域还参与了大脑的执行控制功能，对各种认知过程进行全局调控。在研究决策的神经机制的过程中，一些学者尝试着结合运用经济学和心理学中有关决策选择的概念和数学理论，取得了突破，促成了神经经济学的出现。

注意和决策等认知功能的神经机制是认知神经科学的热点和难点。目前的研究主要是分别着眼于某一认知功能的某一方面或子过程，而且一种研究的趋势是将某一认知功能越分越细，比如注意到底有多少种形式，以及它们是否各自有其对应的神经活动和控制区域。虽然这种思路有其意义，但是，相反的思路也很重要。在本章中我们看到，额叶和顶叶的某一区域可以参与多种认知和执行功能；反过来，某一功能往往有多个区域同时参加。这表明，这些区域及功能之间有密切的联系。要最终了解大脑认知功能的完整机制，需要综合考虑不同区域、不同子过程以及不同认知功能之间的相互作用。躯体标记理论可以说是一个大胆的尝试，它把感觉、情绪、奖励与决策选择统一起来。有的学者也提出了一套整合理论来综合解释前额叶的控制功能（Miller 和 Cohen，2001）。

形成完整的理论来解释注意、决策乃至整个大脑的认知功能是一项无比艰巨的任务。但是，按照近些年来神经科学发展的速度，对脑与认知的彻底了解不再是可望而不可及的梦想。

参考文献

综述

1. Desimone R，Duncan J. Neural mechanisms of selective visual attention. Annu Rev Neurosci，1995，18：193-222
2. Fernandez-Duque D，Posner MI. Brain imaging of attentional networks in normal and pathological states. J Clin Exp Neuropsychol，2001，23：74-93
3. Kastner S，Ungerleider LG. Mechanisms of visual attention in the human cortex. Annu Rev Neurosci，2000，23：315-341
4. Reynolds JH，Chelazzi L. Attentional modulation of visual processing. Annu Rev Neurosci，2004，27：611-647
5. Treue S. Visual attention：the where，what，how and why of saliency. Curr Opin Neurobiol，2003，13：428-432
6. Bechara A，Damasio H，Damasio AR. Emotion，decision making and the orbitofrontal cortex. Cereb Cortex，2000，10：295-307
7. Glimcher PW，Rustichini A. Neuroeconomics：the consilience of brain and decision. Science，2004，306：447-452
8. Krawczyk DC. Contributions of the prefrontal cortex to the neural basis of human decision making. Neurosci Biobehav Rev，2002，26：631-664

9. Sugrue LP, Corrado GS, Newsome WT. Choosing the greater of two goods: neural currencies for valuation and decision making. Nat Rev Neurosci, 2005, 6: 363-375

原始文献

1. Braun C, Haug M, Wiech K, et al. Functional organization of primary somatosensory cortex depends on the focus of attention. Neuroimage, 2002, 17: 1451-1458
2. Carrasco M, Ling S, Read S. Attention alters appearance. Nat Neurosci, 2004, 7: 308-313
3. Corbetta M, Shulman GL. Control of goal-directed and stimulus-driven attention in the brain. Nat Rev Neurosci, 2002, 3: 201-215
4. Fries P, Reynolds JH, Rorie AE, et al. Modulation of oscillatory neuronal synchronization by selective visual attention. Science, 2001, 291: 1560-1563
5. Heekeren HR, Marrett S, Bandettini PA, et al. A general mechanism for perceptual decision-making in the human brain. Nature, 2004, 431: 859-862
6. Li W, Piech V, Gilbert CD. Perceptual learning and top-down influences in primary visual cortex. Nat Neurosci, 2004, 7: 651-657
7. Li W, Piech V, Gilbert CD. Contour saliency in primary visual cortex. Neuron, 2006, 50: 951-962
8. Luck SJ, Chelazzi L, Hillyard SA, et al. Neural mechanisms of spatial selective attention in areas V1, V2, and V4 of macaque visual cortex. J Neurophysiol, 1997, 77: 24-42
9. Maia TV, McClelland JL. A reexamination of the evidence for the somatic marker hypothesis: What participants really know in the Iowa gambling task. Proc. Natl. Acad. Sci. USA, 2004, 101: 16075-16080
10. McAdams CJ, Maunsell JH. Effects of attention on orientation-tuning functions of single neurons in macaque cortical area V4. J Neurosci, 1999, 19: 431-441
11. McCoy AN, Platt ML. Risk-sensitive neurons in macaque posterior cingulate cortex. Nat Neurosci, 2005, 8: 1220-1229
12. Miller EK, Cohen JD. An integrative theory of prefrontal cortex function. Annu Rev Neurosci, 2001, 24: 167-202
13. Murray SO, Wojciulik E. Attention increases neural selectivity in the human lateral occipital complex. Nat Neurosci, 2004, 7: 70-74
14. Moran J, Desimone R. Selective attention gates visual processing in the extrastriate cortex. Science, 1985, 229: 782-784
15. O'Craven KM, Downing PE, Kanwisher N. fMRI evidence for objects as the units of attentional selection. Nature, 1999, 401: 584-587
16. Padoa-Schioppa C, Assad JA. Neurons in the orbitofrontal cortex encode economic value. Nature, 2006, 441: 223-226
17. Robertson IH, Garavan H. Vigilant attention. // MS Gazzaniga, ed. The Cognitive Neurosciences Ⅲ. Cambridge, Massachusetts: The MIT Press, 2004: 631-640
18. Rushworth MFS, Walton ME, Kennerley SW, et al. Action sets and decisions in the medial frontal cortex. Trends Cogn Sci, 2004, 8: 410-417
19. Schultz W. Neural coding of basic reward terms of animal learning theory, game theory, microeconomics and behavioural ecology. Curr Opin. Neurobiol, 2004, 14: 139-147
20. Shadlen MN, Newsome WT. Neural basis of a perceptual decision in the parietal cortex (area LIP) of the rhesus monkey. J Neurophysiol, 2001, 86: 1916-1936
21. Simons DJ, Rensink RA. Change blindness: past, present, and future. Trends Cogn Sci, 2005, 9: 16-20
22. Treisman A. The binding problem. Curr Opin Neurobiol, 1996, 6: 171-178
23. Treue S, Martinez TJ. Feature-based attention influences motion processing gain in macaque visual cortex. Nature, 1999, 399: 575-579
24. Walton ME, Devlin JT, Rushworth MFS. Interactions between decision making and performance monitoring within prefrontal cortex. Nat Neurosci, 2004, 7: 1259-1265
25. Wilson FAW, Scalaidhe SPO, Goldmanrakic PS. Dissociation of object and spatial processing domains in primate prefrontal cortex. Science, 1993, 260: 1955-1958

第五十二章　动机与奖赏

刘青松　翟海峰　陆林

第一节　摄食、能量平衡与肥胖 ………………… 986
一、能量代谢的平衡 ………………… 986
二、下丘脑与摄食行为 ………………… 987
三、脂源性激素对摄食行为的控制 ………………… 987
四、瘦素与摄食行为调节 ………………… 988
五、肥胖 ………………… 989
六、摄食行为的短期调节 ………………… 990
七、奖赏机制对摄食行为的影响 ………………… 991
第二节　饮　水 ………………… 991
第三节　性活动 ………………… 992
一、性活动的神经调节 ………………… 992
二、性活动的激素调节 ………………… 992
三、性奖赏 ………………… 993
第四节　体温恒定 ………………… 994
第五节　药物成瘾与动机奖赏 ………………… 995
一、脑内奖赏系统 ………………… 995
二、中脑皮质边缘多巴胺系统 ………………… 995
三、多巴胺神经元对奖赏信号的反应 ………………… 996
四、成瘾药物的作用位点 ………………… 998
五、药物成瘾的心理生理学机制 ………………… 999

动机（motivation）是行为的驱动力（drive）。动机大体可分为三种：社会动机、刺激动机与生物动机。社会（social）动机包括对名利、权力及成就感等的追求；刺激（stimulus）动机包括好奇心、探求欲等；生物（biological）动机包括饥、渴及其他生理需要。外在与内在因素均可通过影响机体的内在感受来驱动并完成某种行为，这种受内在驱动力支配的行为称为动机行为（motivated behavior）。目前了解比较深入的是一些基本的生物动机行为，如摄食（feeding）、饮水（drinking）与保持体温恒定等。这类动机行为的目的是为了纠正某种偏差来满足机体的需求，如摄食是为了补充能量。在需求尚未得到满足时机体会处于驱动状态（drive states），如饥饿、口渴等；在需求得到满足时驱动力便会随之降低、消失。

动机行为的总体功能是帮助动物适应环境、趋利避害，以保证个体生存或种系生存。它在种系发生的过程中有悠久的历史。动机行为的萌芽可在地球最早期的生物形态——细菌中观察到。大肠杆菌已有复杂的基因调控机制，促使它们趋近营养物（如葡萄糖）并远离刺激物与毒素。环境的各种变化与刺激均可通过影响机体的内在感受从而驱动行为。饥饿、口渴、不安全感、性冲动等正面感受会促使个体趋利，去获取食物、饮水、领地、异性；恐惧感等负面感受则会促使个体避害，做出防卫性反应。

虽然某些动机行为的目的是为了补充缺乏或纠正偏差，但是另有一些动机行为如性活动则是为了获得奖赏。广义上讲，上述正面感受的满足与负面感受的消除均可视为奖赏（reward）。奖赏通常表现为快感（pleasure），获得奖赏是多种动机行为最直接的驱动力。人与动物常常面临众多的行为选择，能否带来奖赏及奖赏的大小决定了行为的方向性和次序性，使行为成为有目标导向的行为（goal-directed behavior）。例如，将秀丽线虫（*C. elegans*）体内与奖赏有关的 4～8 个关键多巴胺神经元失活后，虽然它们摄食的能力未受影响，但对平日喜好的食物如细菌不再感兴趣，甚至会饿死，因此奖赏对动物的个体生存至关重要。进食、性行为和母性行为等对个体生存和种族延续具有重要的生物学意义。为确保这类行为的完成，大自然赋予它们以很高的奖赏效应。

奖赏通过三种方式来驱动动机行为：①降低

行为的唤醒水平，产生兴奋情绪，启动趋向奖赏物的运动；②建立奖赏物与环境因素之间的关联，使个体学会适应环境并培养获得奖赏物的能力；③巩固奖赏物与环境因素之间的关联，强化已经减弱或消失的刺激特性，使获得奖赏物的效率提高。这里以动物获取食物为例来说明上述过程。动物因饥饿而产生寻找食物的冲动。在某一环境（如森林中）找到美味食物后，就会试图再次回到原来环境中寻找该类食物。动物首先认识食物本身的气味和形态，重复几次找到食物后便认识到食物与提供该食物的植物的气味、形态以及周围的景观如瀑布、林地等之间的联系。食物的气味以及与食物相关的环境等都清楚地预示食物的存在。随着找到食物的次数增加，动物对与食物相关的各种情境认识得越来越清楚详细，找到食物的效率也就会越来越高。

自然奖赏物（natural rewards）应具备两种属性。一是刺激属性（incentive properties），指的是感觉系统所能感受的物理属性，如味道、颜色、形状、温度等；另一个是成就属性（achievement properties），指的是该奖赏物能满足机体内在的生理需要。两方面在维持奖赏效应上相互协同，产生快感或积极情绪（positive emotion）。例如缺乏热量的食物（如糖精）不如富含热量的食品（如蔗糖）的奖赏作用强；但如果食物的热量相同，而甜味不同也产生不同的奖赏效应，甜味高的食物奖赏效应强。

不同种类动物对同一奖赏有类似的反应。在人类、灵长类及啮齿类动物中，甜味（如蔗糖水）可产生“喜爱（liking）”的面部表情（如伸舌头、舔嘴唇、微笑等），而苦味（如奎宁）则引出不喜欢“（disliking）”的面部表情（图 52-1）。比较人类婴儿与十一种猿和猴子的面部表情发现灵长类动物有类似的喜爱与不喜爱的表达方式，说明情感和快感在不同种动物间有共同的神经生物学基础。动物和人的这些客观反应为研究奖赏的机制提供了重要的切入点。但喜欢或快感等都是主观感觉，在动物实验中不易或不能测量。如果某种刺激诱导动物某种行为的反复出现，即对动物的行为有正性强化作用（reinforcement），就可以认为该种刺激具有奖赏效应。在实验中可以训练动物自主操作如压杆（lever press）来获得食物或药物，通过观察动物的努力程度可以探知该食物或药物是否具有奖赏效应。

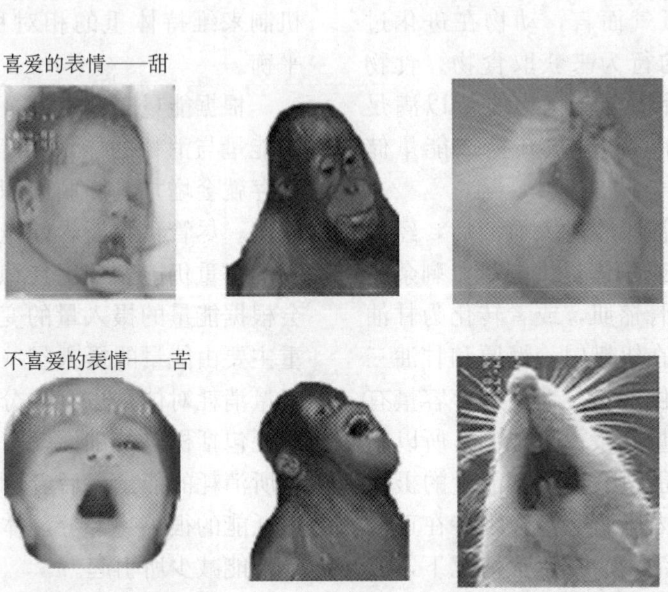

图 52-1　在相同刺激下，人与猩猩、大鼠会产生相似的表情

上，甜味的蔗糖引起喜欢（liking）的表情；下，苦味的奎宁引起不喜欢（disliking）的表情。（引自 Berridge KC. Neurosci Biobehav Rev 2001；24：173-198）

各种天然具有奖赏效应的行为如进食、性活动等，均能通过感觉传入来激活脑内的多巴胺系统，导致脑内多巴胺浓度升高；该系统的激活会产生强烈的快感。某些化学药物如可卡因、苯丙胺、吗啡、烟碱可直接作用于该奖赏系统，产生比自然奖赏更强的快感或称欣快感（euphoria，两者有程度差异，无本质区别），因而被脑误以为是更有价值的奖赏。长期使用这些药物会使脑内奖赏系统做出适应性改变，导致对药物的极度渴求（craving）和强迫性用药（compulsive drug - taking），成瘾行为（addictive behavior）便由此产生了。本章将首先讨论与个体生存有关的摄食、性活动、饮水、保持体温恒定等动机行为的神经生物学机制，然后讨论脑内的奖赏系统以及自然奖赏物和成瘾药物是怎样作用于该系统的。

第一节 摄食、能量平衡与肥胖

一、能量代谢的平衡

众所周知，短期缺氧即导致脑细胞的损伤或死亡。其实脑细胞对血液中葡萄糖的浓度也很敏感。血液中葡萄糖浓度过低的状态持续几分钟，意识便会丧失；如果葡萄糖浓度仍不能恢复，脑细胞将会受到不可逆性损伤。由于葡萄糖是由食物供给，所以摄食行为（feeding behavior）的调节对机体的生存至关重要。氧气的来源通常不受限制，但食物的来源却有不确定性，所以相对于获取氧气而言，动物在进化过程中发展出更为复杂的行为来获取食物。食物中的营养成分被吸收后将会转化为能量以满足机体的即时需要，还有一部分被转换成能量储备以备将来需要。

食物中的营养成分被吸收进入血液后，经肝转化为葡萄糖、脂肪酸或酮体提供能量，剩余的转化为糖原贮存于肝与骨骼肌，或者转化为甘油三酯贮存于脂肪组织。在饥饿时，糖原和甘油三酯可转化为葡萄糖以提供能量。糖原贮存容量有限，而甘油三酯贮存容量几乎没有限制，所以脂肪组织是体内最重要的能量仓库。当能量的摄入等于消耗时，体重和体内脂肪含量会维持在正常水平；否则便会肥胖或消瘦。在正常情况下，成年人与动物的体重与体内脂肪含量会长期保持在一个相对稳定的数值，其波动通常不超过其基础值5%。当大鼠的摄食量受到限制时，它们的体重将会降低；当限制解除后，大鼠的摄食量将会增加，体重也逐渐增加并超过限食前的水平，并且随后又恢复到如正常进食生长发育所应达到的水平。当大鼠被迫多吃高脂食物时它们变得肥胖，但恢复正常饮食后它们摄食便会减少，直到体重恢复到正常发育应达到的水平（图 52 - 2）。这说明体内存在着完善的自稳态（homeostasis）调节机制来维持体重的相对稳定与能量代谢的动态平衡。

根据能量守恒定理，体重的稳定意味着摄入的能量与消耗的能量相等。摄入大于消耗，能量贮存就会增加，脂肪组织及体重也就增加；反之亦然。尽管食物所含能量差别很大，成年人与动物的体重仍能长期保持稳定，这提示着能量消耗会根据能量的摄入量的变化而变化。一般认为体重主要由能量的摄入量（摄食）决定，但事实上能量消耗对体重也有十分重要的影响。总的能量消耗包括机体基础活动（维持体温等）与体育锻炼所消耗的能量。后者所消耗的能量通常只占总体耗能的很小一部分，体重的增加主要由基础活动耗能减少所引起。

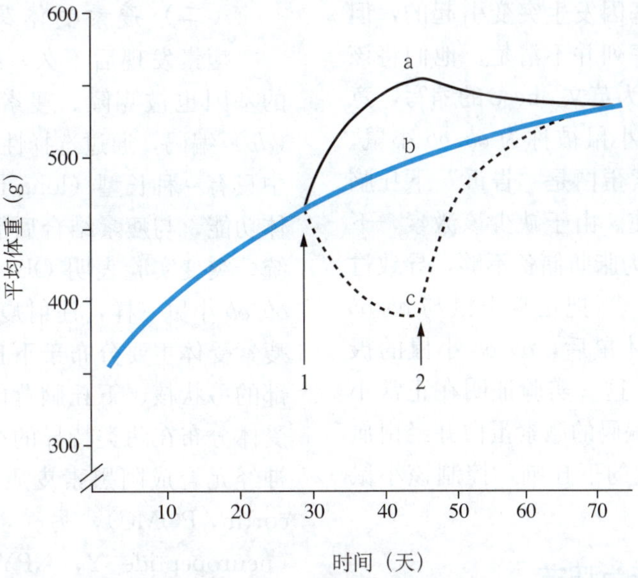

图 52-2　动物通常会调整摄食量来维持体重的相对稳定。

上图代表一组大鼠体重随时间的增长的曲线。在箭头 1 所示的地方有三分之一的动物给予正常饮食（曲线 b），另三分之一的动物被迫过度摄食（曲线 a），剩下三分之一的动物被限食（曲线 c）。在箭头 2 所示的地方所有大鼠都恢复正常饮食。此后过度摄食的动物体重逐渐下降，而被限食的动物体重逐渐上升，直到它们的体重接近正常的生长曲线。（引自 Kandel ER，Schwartz JH，Jessell TM. *Principles of neural science*. *4th ed*. New York：McGraw-Hill Health Professions Division，2000：1002）。

二、下丘脑与摄食行为

上述实验表明动物可以根据体重来调节摄食行为（图 52-2）。早在 19 世纪，根据脑干对呼吸运动调节的观察，Sherrington 便提出外周信号可能通过血液循环作用于脑来调节摄食行为。有人进一步认为肠源性激素可能是脑对摄食行为调控的信使。20 世纪四五十年代，通过局部损毁及电刺激实验，人们认识到下丘脑是摄食行为与能量代谢平衡的调节中心。1942 年，Hetherington 和 Ranson 发现，损毁下丘脑腹内侧核会导致暴食和肥胖，而损毁下丘脑外侧核则导致厌食、消瘦甚至死亡。电刺激这些脑区则产生相反的效果：刺激下丘脑腹内侧区会抑制摄食，刺激下丘脑外侧区促进摄食。据此他们认为下丘脑外侧区为摄食（或饥饿）中枢，而下丘脑腹内侧区则为饱感中枢。随后和近年来的研究证明，摄食及能量代谢平衡的调节中枢的确在下丘脑，但上述双中枢学说的有关定位并不准确。目前认为下丘脑感受饥饿与饱信号并控制摄食行为并没有清晰的解剖学分区。损毁上述脑区对摄食行为的调节可能与损伤传入以及相关的多巴胺纤维有关。

三、脂源性激素对摄食行为的控制

实验表明，当脂肪储备增多、体重增加时小鼠摄食会随之减少，而当手术去除大块皮下脂肪后，小鼠摄食会增加，余下脂肪组织的脂肪贮备也增加。这提示脂肪组织与脑之间存在沟通和联系，脂肪组织可能分泌激素随血液循环到达脑组织来控制摄食行为。这一设想被连体鼠实验所证实。两只小鼠可通过手术连在一起，有部分血液循环相通。当其中一只小鼠被迫过度摄食或损毁其下丘脑腹内侧核导致过度摄食时，另一只小鼠则摄食减少，体重减轻。说明超重小鼠可能产生导致摄食减少的某种激素，经由血液循环来调节正常小鼠的摄食行为。

Coleman 等（1960）发现有一种品系的小鼠摄食过度，并伴有病态性的肥胖（体重是正常小鼠的 3 倍，脂肪含量则是其 5 倍）。经研究认为，肥胖是由该鼠种某一个基因发生突变引起的，但当时对该基因的定位及序列并不清楚。他们将该基因命名为*ob*基因（ob为英文obese的缩写，意思是肥胖），这个品系的小鼠被称为*ob/ob*小鼠。推测该基因所编码的激素蛋白是“告诉”下丘脑体内脂肪储备正常的信使。由于缺少该激素，下丘脑便受“蒙蔽”，误认为脂肪储备不够，导致过度摄食来增加脂肪储备。当把正常小鼠与*ob/ob*小鼠通过手术连接成连体鼠后，*ob/ob*小鼠的摄食减少，肥胖明显减轻。这一实验证明在正常小鼠确实存在一种*ob*基因编码的激素蛋白并经由血液循环作用于*ob/ob*小鼠的下丘脑，控制该小鼠的摄食行为和体重。

四、瘦素与摄食行为调节

（一）瘦素的发现

1994年，有关*ob*基因及其编码的蛋白的研究取得了突破性进展。Friedman及其同事成功地克隆了*ob*基因并鉴定出*ob*基因所编码的蛋白为瘦素（leptin，从拉丁文leptos而来，意思是“瘦”）。小鼠瘦素是含145个氨基酸的蛋白，具有分泌蛋白的特性，是一种激素。瘦素的氨基酸序列在不同种动物有很高的同源性，如人与小鼠瘦素有84%的氨基酸序列同源。瘦素主要由脂肪细胞合成并分泌到血液循环，其他组织如胃肠黏膜、骨骼肌、胎盘、骨髓、垂体也分泌少量瘦素。瘦素的分泌量与脂肪组织的体积成正比。当脂肪组织增多时，瘦素分泌便随之增多，血液循环中瘦素的浓度增加，动物摄食被抑制，导致能量消耗增加，体重减轻；反之亦然。瘦素基因突变的表现型与自然突变的*ob/ob*小鼠一致，摄食过度并有病态性的肥胖。当给正常及*ob/ob*小鼠注射瘦素后，它们的体重均会下降。当连续给*ob/ob*小鼠注射瘦素，有的小鼠的体重竟减轻近一倍之多。

瘦素的功能不只限于调节脂肪代谢与体重平衡，它还促进生殖系统的发育与性成熟，对心、肾功能及骨形成也有影响。因此瘦素是一种功能复杂的激素。

（二）瘦素受体及瘦素的作用机制

瘦素发现后不久，编码瘦素受体（OB-R）的基因也被克隆。瘦素受体直接由糖尿病基因（*db*）编码，通过选择性拼接产生六种异构体。其中只有一种长型（long form）异构体有完全的受体功能，与瘦素结合后能激活细胞内信号转导系统。突变实验表明OB-R基因突变的表现型与*ob/ob*小鼠一样，注射瘦素不能减轻它们的体重。瘦素受体主要分布于下丘脑腹内侧、第三脑室底部的弓状核、下丘脑背内侧核及腹内侧核。瘦素受体分布在两类特异的弓状核神经元表面。一类神经元合成阿黑素皮质素原（pro-opiomelanocortin，POMC），另一类神经元合成神经肽Y（neuropeptide Y，NPY）以及促豚鼠相关肽（agouti-related peptide，AGRP）。瘦素激活POMC神经元表面的瘦素受体，刺激POMC神经元的轴突末梢分泌促黑素细胞素（α-melanocyte-stimulating hormone，αMSH）。αMSH进而激活下丘脑外侧区神经元表面黑素皮质素第四受体（melanocortin receptor 4，MC4R）并抑制摄食。MC4R在脑内分布十分广泛，在大脑皮质、脑干、下丘脑、脊髓均有分布。αMSH是MC4R内源性的激动剂。αMSH还可随血液循环到达垂体，促使垂体分泌促甲状腺素（thyroid-stimulating hormone，TSH），进而作用于甲状腺促进甲状腺素的分泌，从而提高整个机体细胞的代谢率，使能量消耗增多。弓状核黑素皮质素系统（melanocortin system）在能量平衡的调节中起着至关重要的作用。

瘦素也同时激活弓状核NPY及AGRP神经元表面的瘦素受体，抑制NPY与AGRP的合成与释放。NPY神经元投射到下丘脑其他控制摄食的脑区，NPY的释放能促进摄食；AGRP是MC4R的内源性拮抗剂，可以拮抗αMSH的效应。NPY及AGRP对弓状核黑色皮质素系统有持续性、紧张性的抑制作用。因此瘦素可通过直接激活黑素皮质素系统或降低NPY/AGRP对该系统的抑制来减少能量的摄入和增加能量的消耗，从而将脂肪在体重中的比例控制在正常范围。

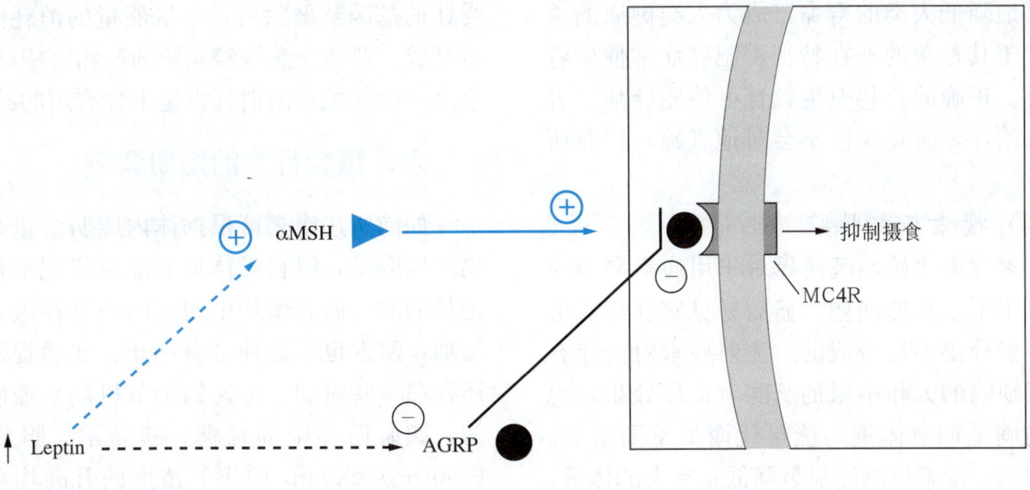

图 52-3　血液中瘦素浓度升高刺激 αMSH 的分泌，同时抑制 AGRP 的分泌。αMSH 与 AGRP 竞争性结合 MC4R。αMSH 是 MC4R 的激动剂，两者结合后抑制摄食；而 AGRP 是 MC4R 的拮抗剂，两者结合后促进摄食。（引自 Bear MF，Connors BW，Paradiso MA. Neuroscience：exploring the brain. Baltimore：Williams & Wilkins，1996：533）。

需要指出的是，尽管弓状核神经元表面的瘦素受体对能量平衡的调节十分重要，但它并不是瘦素作用的唯一途径。当用基因敲除的办法去除 POMC 神经元表面的瘦素受体后，小鼠只有轻度肥胖，恢复弓状核瘦素受体的表达也只能部分地减轻过度摄食。

五、肥胖

（一）肥胖是一种中枢神经系统疾病

当体重指数［body-mass index＝体重（公斤）/身高（米）^{2}］超过 25 时便为超重，超过 30 便为肥胖（obesity）。一个很流行的观念是如果肥胖者能少吃多锻炼便不会肥胖。早在两千年前，古希腊医学家希波克拉底（Hippocrates）便给肥胖者开出了一张“药方”：“一日一餐不洗澡，睡硬板床裸身跑”（“Eat only once a day and take no baths and sleep on a hard bed and walk naked as long as possible”）。两千年来人们对肥胖的观念并没有多少改变，肥胖似乎是缺乏意志力、不能克制食欲造成的。近年来的研究表明，这种观点完全不正确。肥胖不是个人的选择，更不是由于个人性格的缺陷而造成的，肥胖是一种疾病。肥胖症的根源在于脑，是一种中枢神经系统疾病。

人类体重可长时间保持在恒定水平，成年人体重的变化通常在 5～10 公斤之内。当通过节食或者手术去除大块皮下脂肪使体重降低后，人的饥饿感会增强，余下的脂肪组织的脂肪贮备会增加，体重最终会恢复到原来水平。主观意志虽可通过大脑皮质来抑制摄食冲动，但摄食减少只能暂时降低体重。给先天肥胖的小鼠与正常小鼠同样的食物，并不能使前者肥胖明显减轻，提示肥胖小鼠的能量消耗低于正常小鼠。肥胖症患者的能量消耗有可能低于常人，这也部分地解释了为什么节食并不能很有效地减肥。尽管如此，通过适当节食和锻炼大多数人仍可将体重减少 3～5 公斤并能长时间维持，这对健康是十分有益的。但节食和锻炼不能长时间、大幅度地减轻体重，特别是对肥胖程度较重者。

体重虽受遗传与环境因素的双重影响，但决定性的因素是遗传因素。遗传因素对体重与身高的影响大体相当。那些有利于贮存脂肪、保存能量的基因能够帮助人与动物度过食物缺乏的难关，因而具有遗传学上的优势而得以保存下来。当食物供应不受限制时，环境因素的变化便将遗传因素的作用表现出来，例如肥胖者在已脱贫地区人群中的比例比一般人群要高。脂肪贮存可能有多种并行的冗余机制，目的是使个体的生存不会因为其中某一机制受阻而产致命影响，因此机体有增加脂肪贮存的倾向。这也说明肥胖症为什么会成为 21 世纪的流行病。另外，肥胖症还常常伴随着其他疾病如糖尿病、高血压和心血管疾病，从而会显著地降低人类的寿命，成为人类健康的杀手。还由于其显著的外在特征，肥胖症常使患者倍感羞辱。正确的公共卫生教育可使肥胖症患者愿意寻求治疗，而公众也不会对他（她）们有所歧视。

（二）瘦素与肥胖症

在瘦素发现之始，医药界对于用瘦素来治疗肥胖症寄予了很高的期望。显而易见肥胖症有可能是由瘦素分泌不足造成的。注射瘦素对治疗有瘦素基因缺陷的人和小鼠的肥胖有良好效果，说明瘦素的确是调节体重与能量代谢的重要激素。但遗憾的是，瘦素虽然能显著降低正常人的体重，但却对大多数肥胖症患者没有明显疗效。和肥胖的 *ob/ob* 小鼠不同，肥胖症患者通常并不缺乏瘦素。相反，由于体内脂肪的蓄积，他（她）们血液中瘦素的水平常常偏高，但瘦素水平的增高并未能减少摄食与减轻体重。对瘦素不敏感或者说对之产生抗药性（resistance）是大多数肥胖症的主要原因。这与Ⅱ型糖尿病患者对胰岛素产生抗药性有相似之处。肥胖病人对瘦素产生抗药性的原因尚不清楚，推测可能与瘦素不能抵达脑内瘦素受体分布区或瘦素受体激活后的信号转导系统被抑制有关。瘦素需通过血脑屏障才能到达下丘脑的弓状核，转运通过血脑屏障不畅可表现为对瘦素的抗药性。瘦素受体激活后信号转导系统被抑制，例如黑素皮质素第四受体（MC4R）缺乏或异常，也会导致对瘦素产生抗药性。MC4R 的编码基因突变是人类先天性肥胖最常见的原因之一，约有 4%的儿童肥胖症是由 MC4R 异常造成的。另外，机体对瘦素的敏感度还受环境因素影响。虽然给小鼠吃正常食物时小鼠对瘦素很敏感，但给小鼠吃美味的高脂饮食后，有的小鼠对瘦素产生抗药性。脂肪贮存增加可降低下丘脑对瘦素的敏感性。目前，肥胖症还缺乏理想的治疗方法，对瘦素抗药性机理的进一步研究可望能带来治疗学上的突破。

能量消耗对体重的重要影响意味着还可以通过增加能耗来降低体重。临床上曾用增加能量消耗的药物如甲状腺素、二硝基苯酚来减肥，减肥效果显著但毒副作用太大，现已不用。交感神经系统对能量消耗也有重要影响，瘦素也可提高交感神经系统的兴奋性。当小鼠的三个 β 肾上腺素受体的基因被敲除后，小鼠能量的消耗降低并严重肥胖。激活交感神经系统的药物可望减轻体重。总之，增加能量的消耗也是十分有用的减肥策略。

六、摄食行为的短期调节

如前所述瘦素可根据体内脂肪含量来调节食物的摄取量，但它对体重和能量代谢平衡的调节是长期的。血液循环中瘦素的浓度在进食后并不增加，瘦素也不能使进食终止。实验提示，体内还存在一些短期、迅速的调节机制来控制摄食行为，如血循环中葡萄糖、胰岛素、胆囊收缩素（cholecystokinin，CCK）浓度的升高均可产生饱感使摄食停止。饱感主要由以下几个因素决定：

1. 胃舒张　当食物进入胃之后，胃壁的舒张是引起饱感的十分强烈的传入信号。胃壁分布着能感受牵张刺激的传入神经纤维，这些神经纤维汇聚之后经迷走神经上传到延髓的孤束核。孤束核可能是调节摄食和能量代谢的初级整合中心。

2. 胆囊收缩素　CCK 是存在于脑和肠道的小分子多肽。食物特别是蛋白质和脂肪的分解产物可刺激小肠 CCK 的分泌。动物实验表明，CCK 可能主要作用于延髓的孤束核的 POMC 神经元并激活黑素皮质素第四受体产生饱感并抑制摄食。POMC 神经元主要分布于下丘脑弓状核，但在脑干也有分布。黑素皮质素系统不仅可感受、整合由脂肪组织分泌的信使如瘦素来长期调控脂肪代谢，还可接受并充当饱感信号，调节即时摄食行为。

3. 胰岛素　胰岛素由胰岛 β 细胞分泌。虽然葡萄糖可被神经元直接利用，但体内其他细胞均需胰岛素的参与才能将葡萄糖转移入细胞。血液中葡萄糖浓度的升高可直接刺激胰岛素的分泌。胰岛素也是一种饱信号，但它不是通过刺激迷走神经，而是直接作用于下丘脑的弓状核及腹内侧核，通过刺激 POMC 神经元并激活黑素皮质素第四受体来抑制摄食。体内脂肪储备的增加可降低下丘脑对胰岛素的敏感度，而瘦素又可通过降低体内脂肪的储备来提高对胰岛素的敏感度。在小鼠，编码瘦素受体（OB－R）的基因与糖尿病基因（*db*）相邻地位于同一染色体上。目前有证据表明，糖尿病基因（*db*）直接编码瘦素受体蛋白。在糖尿病 *db/db* 小鼠，瘦素受体的一部分氨基酸序列被剪切，因而失去活性并导致肥胖。这也许可以解释为什么Ⅱ型糖尿病患者（对胰岛素不敏感）通常比较肥胖，而在肥胖人群中糖尿病的发病率较高。

七、奖赏机制对摄食行为的影响

摄食是生存的需要，能带来快感。这种快感几乎包含了所有感觉——味觉、嗅觉、视觉、触觉，它们均能带来快感。摄食同时还能消除饥饿带来的紧张与不舒服。摄食可刺激脑内与动机奖赏有关的环路，对食物色、香、味和进食快感的记忆可对现时的进食快感产生强烈的强化作用。有充分证据表明，中脑皮质边缘多巴胺系统（mesocorticolimbic dopamine system）在多种奖赏效应包括引起摄食快感中起重要作用（详见后面“药物成瘾与动机奖赏”一节）。当进食美味食物时，该系统会释放多巴胺，引起快感并进一步刺激摄食。当多巴胺神经元被损毁或用药物阻断多巴胺受体后，动物自由摄食及通过压杆来获取食物的动作均减少，电刺激外侧下丘脑促进摄食的效能也大大降低。但多巴胺系统通过增加快感刺激摄食的说法近年来受到挑战。例如，当体内多巴胺被药物耗竭后，大鼠仍愿意吃以前喜欢的食物，但没有了去寻找食物的动机行为。刺激大鼠外侧下丘脑多巴胺纤维，大鼠对食物的渴求增加，但食物带来的快感（表现为舔嘴唇）并没有增加。这说明多巴胺可能并不引起快感，而更可能代表动机本身。

脑内与奖赏有关的环路也会因过度摄食而做出适应性改变，使摄食行为失去自主控制，这和药物成瘾的机制有类似之处。脑成像显示，过度肥胖与药物成瘾病人纹状体内 D2 多巴胺受体的密度有类似的降低。肥胖病人 D2 多巴胺受体的密度与体重指数成反比，说明内源性多巴胺系统的功能降低与过度摄食有关。

综上所述，有两种主要因素调控摄食行为。一种是急性、短期因素来调节每次的摄食量；一种是慢性、长期因素来调节体重。前者包括食物进入消化系统刺激胃肠激素及胰岛素的分泌，并通过内脏传入神经，上达脑干与下丘脑，引起饱感并抑制摄食，快感及饥饿感则可促进摄食；后者包括由脂肪细胞分泌瘦素来调节体内的能量储备以保持体重的稳定。

第二节 饮 水

血容量的降低与血液渗透压的升高均可以引发饮水行为，但这两种刺激引起渴感的生理机制不同。当血容量降低时，肾血流量减少，血管紧张素Ⅱ（angiotensin Ⅱ）在血液中的浓度升高。血管紧张素Ⅱ作用于位于间脑（telencephalon）的穹隆下器官（subfornical organ），刺激位于下丘脑的大细胞内分泌神经元释放加压素（vasopressin）。另外，位于心脏及大血管的压力感受器会通过迷走神经发出血压降低的信号传到孤束核，继而上传至下丘脑刺激加压素的分泌。加压素经由下丘脑分泌到垂体后叶进入血液循环。血液循环中的加压素（又称抗利尿素，antidiuretic hormone，ADH）进而作用于肾减少尿量，促进水的保存。血容量的降低也会刺激交感神经系统，导致血管收缩来维持血压，同时也强烈地刺激动物使之饮水。

另外一种引起渴感的刺激是血液渗透压升高。间脑内有一特殊区域称终板血管器（vascular organ of the lamina terminalis，OVLT），该区缺乏血脑屏障，因而可直接感受血液渗透压的升高。OVLT 神经元表面有渗透压感受器，渗透压的升高可导致它们的放电频率增加。OVLT 神经元可直接刺激下丘脑大细胞内分泌神经元分泌加压素，同时也刺激渴感，促使动物饮水。损毁终板血管器后，脱水引起的渴感及饮水行为完全消失，但血容量降低产生的渴感及饮水行为则不受影响。

第三节 性活动

性活动是与生殖紧密联系在一起的动机行为，与摄食、饮水等动机行为不同之处在于：摄食、饮水等动机行为的结果是满足动物个体自身平衡的需要，而性活动满足的是种族延续的需要。性活动包括性动机（性欲望）与交配两种成分，受三种因素调节：激素、外部的刺激和经验。早期发育阶段的经验对于人及灵长类动物的正常性活动来说是必须的。经验影响外部刺激的动机性质，动物根据不同经验选择性地回应各种性刺激，产生不同的生理过程。这里主要讨论性活动的神经控制与激素控制以及性的奖赏效应。

一、性活动的神经调节

感觉器官接受的外部刺激影响着性动机和交配行为。对于大多数动物种属来说，异性气味可以传达性行为对象进行性活动的准备程度，充当唤醒性动机的信使。与异性的接触可以诱发处于发情期雌性动物的脊柱前凸反射（lordosis），并在交配行为中提供必要的信息反馈。无论人和动物，异性的存在或与性活动有关的场景所产生的视觉刺激可以有效地起到性唤起的作用。这些感官刺激所带来的信息需要通过中枢神经系统来加工处理。

性行为所涉及的脑神经解剖基础包括三个层面。第一层面，脑干-脊髓交配反射系统，包括交配反射产生的神经网络和相关的运动单元，管理的内容包括脊柱前凸反射等基本的性行为。第二个层面为前脑交配模式产生系统，包括犁鼻器、副嗅球、终纹床核、内侧杏仁核、前下丘脑的内侧视前区以及腹内侧核。这一系统负责管理两性的交配行为反应。内侧视前区控制雄性的交配模式，腹内侧核控制雌性动物的脊柱前凸反射。下丘脑前区与哺乳动物的发情周期相关，已经证明破坏下丘脑前区细胞可以导致雌性发情期缺失。同样地，破坏雄性大鼠下丘脑前区可以减少或者除去性行为。第三层面为边缘-纹状体-皮质唤醒系统，主要包括伏隔核、基底外侧杏仁核。破坏这两个神经核团后，性欲望显著降低，但对交配反射没有影响。调节性活动的神经通路在雄性和雌性动物中是相同的。通过调整一些生理过程，如改变激素水平，雄性动物可以产生雌性动物的性反射，雌性动物也可以产生雄性动物特有的抓爬或乘骑（mounting）行为。

二、性活动的激素调节

对于大多数种类的动物，脑还可通过神经内分泌来控制并且管理性活动。性活动受三种激素控制：促性腺激素释放激素（GnRH）、促性腺激素和性激素。三种激素通过生物反馈机制相互调节（图 52－4）。GnRH 由下丘脑神经内分泌细胞合成，其基础水平的释放由下丘脑内侧基底部控制，波动性变化由下丘脑视前区控制。GnRH 通过垂体门脉系统（pituitary portal system）输送到脑垂体，促进垂体分泌两种促性腺激素-促卵泡激素（FSH）和黄体生成激素（LH）。LH 和 FSH 由垂体直接释放到血液中，作用于性腺并调节性激素生成。在雌性动物，LH 的作用靶点是卵巢，LH 的波动性变化控制排卵周期及雌激素和黄体酮分泌。在雄性动物 LH 血液水平较为恒定，LH 与 FSH 的协同作用于睾丸，控制睾酮的释放及精子的生成。无论雌性还是雄性动物，GnRH的分泌受血液循环中性腺激素水平的负反馈调节。性行为受下丘脑、垂体和性腺功能的影响，损毁这些组织后上述激素水平下降，性欲望也显著降低或消失。

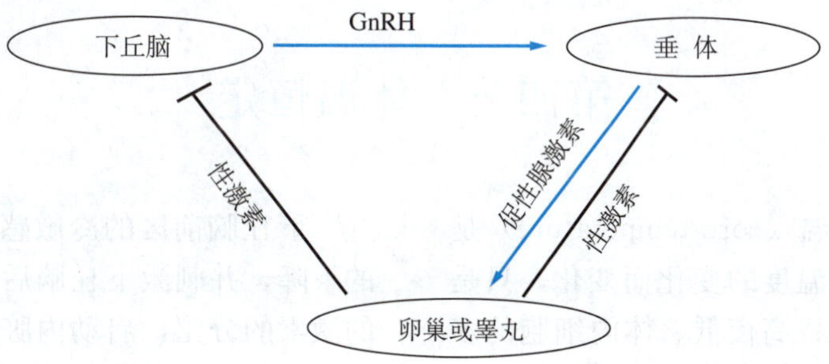

图 52-4　下丘脑-垂体-性腺间的性激素调节

在大多数种属的动物中，性激素通过改变性刺激阈值来影响性动机。对于非灵长类动物来说，血液循环中的激素水平对性动机和性接受度来说是必要条件，性行为只在一定水平的性激素作用下才能在环境刺激下发生。雌性动物的性激素水平有着周期性变化，伴随产生的是一定的性感受周期。大多数种属的雌性动物只有在发情期才对性行为感兴趣。虽然灵长类动物性行为不限于月经周期的某一段时间，但在排卵期对激素高度敏感。雄性性行为依赖于血液循环中的睾酮的水平，一般来说雄性动物的性激素水平较为恒定，相应地持续维持恒定的性欲望。性活动是性激素和脑相互作用的结果。在损害下丘脑后，可以阻断动物的动情周期。此时，即使人为地提高性激素水平，对雄性和雌性的性行为恢复也没有效果。说明这一区域存在对血液性激素水平敏感的受体。然而破坏下丘脑腹内侧核（VMH）也可以阻断雌性动物的动情期和雄性动物的交配行为，但是性激素替代治疗可以成功地恢复失去的功能，提示在一定性激素水平下，VMH 参与性行为的表达。

催乳素（prolactin）、催产素（oxytocin）和加压素（vasospressin）参与了性活动的调节。催乳素由垂体前部的 lactoroph 细胞分泌，其重要调节功能在雌性动物上表现为控制乳汁的分泌，在雄性动物上表现为控制射精。催产素由脑垂体的后叶释放，参与性行为的诱导和调节性行为满足感（satiety）。在雌性动物，催产素在受精后的生殖中起着重要作用。催产素作用于分娩中子宫内膜的平滑肌，也参与母性行为和乳汁分泌。加压素参与一些典型的雄性行为，如攻击、气味标记（scent marking）和求偶等。研究表明，催产素和加压素是伴侣关系（pair bond）形成的重要调节因素。

三、性奖赏

性奖赏依赖于中脑边缘皮质多巴胺系统，包括腹侧背盖区（VTA）内的多巴胺神经元以及从腹侧被盖区到伏隔核、前额皮质和其他的脑区的多巴胺能神经投射。在啮齿类动物中，交配可以产生奖赏效应。如雄性和雌性田鼠都喜欢在他们交配过的小盒子中停留更长时间（条件性位置偏爱）。一系列的研究表明，交配行为及性接触（如接吻）能够刺激腹侧被盖区，导致前额皮质和伏隔核内多巴胺增加。交配诱导的条件性位置偏爱依赖于伏隔核多巴胺受体的激活。伏隔核局部注射多巴胺受体拮抗剂氟哌啶醇（haloperidol）可以阻断交配诱导的偏爱行为。人类的脑成像研究也为性活动的奖赏效应提供了有力的证据。当人看到爱恋对象的相片时，功能性磁共振图像（fMRI）显示出的脑活动方式与给予有强烈奖赏效应的可卡因时显示的活动方式非常相似，如腹侧被盖区和纹状体的活动增强。正电子发射断层扫描技术（PET）显示，在男人射精期间腹侧被盖区和纹状体表现出强烈的活动，与阿片类药物成瘾者中海洛因冲击（heroin rush）唤起的活动模式高度相似。这些研究表明，性活动是具有奖赏效应的动机行为。

第四节 体温恒定

哺乳动物的深部体温（core temperature）是基本恒定的，不随环境温度的变化而变化，只是随昼夜节律略有升降，昼高夜低。体内细胞的多种功能均需要适宜的温度，因此保持体温恒定至关重要。这一恒定的体温值又称调定点（set point）温度。对人类而言，这一体温值是37℃。体温调节是体内环境自稳态调节的良好例证。在体温调节过程中，下丘脑将实际体温与调定点温度比较，如高于调定点温度，则散热机制被启动，体温降低；如低于调定点温度，则产热与减少热量散失的机制被启动，体温升高。通过负反馈调节使体温保持稳定。

外周与脑均存在有温度的感受器。外周的感受器分布于皮肤、内脏，而中枢的感受器则存在于下丘脑。下丘脑能够整合自主神经系统（交感与副交感）以及内分泌神经系统的活动，是调节体温的关键脑区。虽然脑和脊髓内多种神经元的放电频率均会随温度的改变而改变，但特异性的温度敏感神经元则分布于下丘脑前区。该区对血液温度变化比其他脑区的神经元更敏感，很小的温差便引起其放电频率的改变。调节体温的脑区是分开的，下丘脑前区负责降低体温，而下丘脑后区则负责升高体温。电刺激下丘脑前区会导致皮肤血管扩张、喘气、促进散热；损毁下丘脑前区导致持续性体温升高，散热反应减弱。电刺激下丘脑后区则产生与电刺激下丘脑前区相反的反应，促进产热和减少热量散失。损毁下丘脑后区对体温的影响取决于环境温度，在正常室温时（约22℃）对体温无明显影响；当环境温度较低时，动物的体温出现明显下降。

下丘脑前区的冷敏感神经元可感知血液温度的下降，并刺激下丘脑后区，引起促进能量代谢的激素的分泌，启动内脏和躯体运动反应：包括促甲状腺素从垂体前叶释放，从而刺激甲状腺分泌甲状腺素以促进整个机体的能量代谢和产热；内脏运动反应（visceromotor responses）表现为皮肤血管收缩及竖毛反应（起鸡皮疙瘩）以减少散热；而躯体运动反应（somatic motor response）则出现寒战以增加产热。下丘脑前区热敏感神经元可感知血液温度的升高，并刺激该区导致皮肤血液循环增加，促进散热。某些动物会气喘，人类则会出汗。同时促甲状腺素分泌减少，代谢水平降低，产热减少。

除了自主神经系统、内分泌神经系统及躯体运动（非随意运动）的反应之外，下丘脑感知温差的调控系统还会驱动动机行为来调节体温。例如，大鼠可被训练学会当环境热时按按钮来吹冷风。当笼子温度降低时，大鼠则会停止按按钮；但此时若在下丘脑前区注入温盐水，大鼠会寻找按钮并不停地按按钮来吹冷风。当环境较热并给下丘脑前区注入温盐水时，大鼠按按钮来吹冷风的速度会加快。当环境温度较高但给下丘脑前区注入冷盐水时，动物不再按按钮。在通常情况下，动物会主动寻找温度适宜的地方，人类更是能够改变环境温度来保持体温的恒定。

总之，下丘脑在调节能量代谢平衡、水平衡、性活动及体温恒定等生命基本活动中起重要作用。功能特殊分化的下丘脑神经元能感知机体多种参数的变化，并通过分泌激素来调控与之相关的动机行为如摄食、饮水、维持体温恒定等。

第五节　药物成瘾与动机奖赏

前面几节提到的动机行为如摄食、饮水、性活动及保持体温和代谢平衡等，均是为了维持机体的良好状态或种系延续。有些化学物质或药物虽然没有内在的生理功能，但却可以直接作用于脑内奖赏系统，使人或动物产生快感。持续用药可导致对药物的极度渴求（craving）与强迫性用药（compulsive drug taking），产生药物成瘾。

一、脑内奖赏系统

Olds 和 Milner（1954）发现电刺激某些脑区可产生强烈的奖赏效应。他们将刺激电极埋藏在大鼠特定脑区并训练动物压杆来电刺激该区。他们发现，当将电极埋在下丘脑侧区或伏隔核时，大鼠可以连续以每小时几千次压杆来电刺激这些脑区，且可延续数天，甚至不吃不喝直至耗竭而亡，说明电刺激这些脑区能产生快感并导致强迫行为与成瘾。当将电极埋在另外一些脑区大鼠则不会自我电刺激。Olds 和 Milner 的实验表明脑内存在功能高度分化、与奖赏直接相关的奖赏系统。自我电刺激特定脑区成为鉴定脑内奖赏通路的重要手段。随后的实验表明多个脑区与奖赏有关（详见后）。自然奖赏如进食及性活动均可通过声音、气味或触觉来刺激感觉器官并激活脑内奖赏系统而引起快感。但电刺激脑内奖赏系统则可不经过感觉器官而直接引起快感，因此自我电刺激是非感觉性刺激（unsensed incentive）。另一种非感觉性刺激是在 20 世纪八十年代初发展起来的颅内自身给药技术。该技术通过将微管埋藏在特定脑区并训练动物自我注射来确定某一药物有无奖赏效应。与电刺激相比，颅内自身给药具有神经化学特异性。这两种技术相互补充，被广泛用来鉴定脑内奖赏通路的解剖学和神经化学性质。电刺激和脑内给药可以直接激活奖赏通路，无需通过感觉通路中的突触传递，是研究脑内奖赏通路的重要手段。能导致成瘾的药物本身也是一种非感觉性刺激，能直接激活脑内奖赏通路。多种动物如大鼠、猴及人类也会自我注射成瘾性药物，导致成瘾。虽然成瘾药物与自然奖赏均通过作用于脑内奖赏系统引起快感，但两者至少有两点重要区别：第一，成瘾药物对该系统的刺激作用更强烈、直接，因而有竞争优势；第二，自然奖赏如进食及性活动为个体存活及种族繁衍所必需，而成瘾药物的奖赏效应和生物学需求完全脱节。

二、中脑皮质边缘多巴胺系统

中脑皮质边缘多巴胺系统（mesocorticolimbic dopamine system）与奖赏及药物成瘾有十分密切的关系。该系统包括腹侧被盖区（ventral tegmental area，VTA）多巴胺神经元的两条主要投射通路：一条由腹侧被盖区投射到伏隔核（nucleus accumbens，NAc）及纹状体，称为中脑边缘多巴胺系统（mesolimbic dopamine system）；另外一条由腹侧被盖区投射到前额叶皮质（prefrontal cortex），称为中脑皮质多巴胺系统（mesocortical dopamine system）。两条投射通路合称中脑皮质边缘多巴胺系统。当把电极埋藏在大鼠脑内 VTA 或 NAc 并训练大鼠学会自身电刺激，大鼠通常选择电刺激该区而不选择食物或性行为，说明电刺激该区具有很强的奖赏效应。多巴胺受体阻断剂可抑制大鼠的自身电刺激，说明电刺激该区引起的奖赏效应与多巴胺释放有关。

如图 52－5 所示，由 VTA 投射的多巴胺能神经纤维经内侧前脑束（MFB）支配 NAc、杏仁核、海马、扣带回和前额叶皮质、嗅结节和终纹间隙（interstitials striae terminalis）背侧部分。还有一些多巴胺纤维向前延伸至嗅前核和嗅球。VTA 神经元接受来自 NAc、纹状体腹侧部、下丘脑和视前区的 γ-氨基丁酸（GABA）能神经元支配。VTA 内除多巴胺神经元外，还含有GABA及乙酰胆碱（ACh）能神经元。VTA 接受来自被盖核脑桥脚部（pedunculo－pontine tegmental nucleus，PPTN）和脑桥被盖核背外侧部（latero－dorsal pontine tegmental nucleus，LPTN）的 ACh 神经传入。电刺激侧下丘脑产生的奖赏效应就是激活由 VTA 传向 PPTN 的神经投射的结果。此外，内侧前额皮质（mPFC）的谷氨酸（glutamate，Glu）神经元投射到VTA和PPTN。电刺激mPFC导致Glu在VTA中释放增加，进而导致NAc中的多巴胺释放增加，产生奖赏效应。

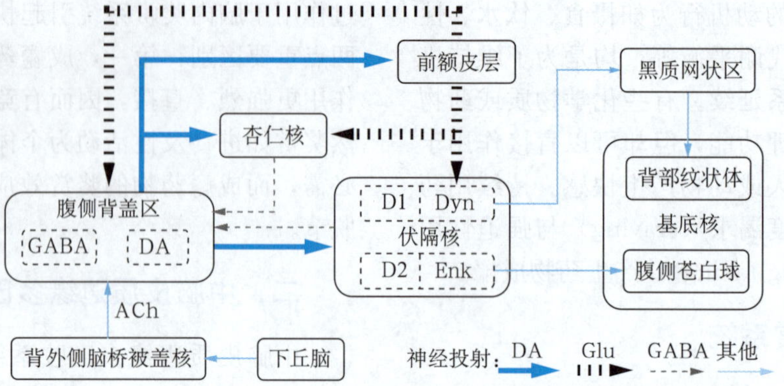

图 52-5　奖赏神经回路中的信号调节

GABA，γ-氨基丁酸能神经元；DA，多巴胺能神经元；D1，表达多巴胺D1受体的神经元；D2，表达多巴胺D2受体的神经元；Dyn，表达强啡肽的神经元；Enk，表达脑啡肽的神经元。

NAc内的神经元主要是GABA和胆碱能神经元，可划分为核心区和外壳区。外壳区（shell）与奖赏效应的产生有关，而核心区（core）与奖赏效应的保存记忆有关。VTA的多巴胺传出神经与NAc中GABA能中等多脊神经元（medium spiny neuron）树突脊柄（Shaft）部形成突触。中等多脊神经元表达D1和D2型多巴胺受体。D1受体多分布于VTA的多巴胺能神经终末与NAc胞体或树突形成的突触后膜，并与强啡肽、P物质共表达，相应神经元投射至黑质网状区（zona reticulata of the substantia nigra，SNR）。D2受体主要存在于NAc神经元或位于皮质、海马和杏仁核的传入神经末梢，并与脑啡肽共表达，相应神经元投射到腹侧苍白球（vental pallidum，VP）。NAc还接受前额皮质、海马、杏仁核和背内侧丘脑来的Glu能神经传入。NAc中的多巴胺抑制NAc的输出神经元。

三、多巴胺神经元对奖赏信号的反应

Schultz等人系统地研究了中脑多巴胺神经元对奖赏信号的反应。他们用细胞外微电极记录清醒猴子的单个多巴胺神经元放电，并观察奖赏刺激和厌恶性刺激（aversive stimuli）对放电频率的影响。VTA（A10）及内侧黑质（A9）的多巴胺神经元对奖赏刺激均有较强的反应。大约75%的多巴胺神经元在发现隐藏的食物或接受果汁时出现位相型（phasic）放电频率增加。放电频率的增加通常出现在刺激后50～110 ms，持续常短于200 ms（图52-6）。多巴胺神经元能区分奖赏和非奖赏刺激，但不能区分奖赏物的性质；无论是食物还是果汁，放电反应都很类似。只有很小一部分多巴胺神经元对厌恶性刺激（将高渗盐水滴到嘴里，用气流吹手等）有反应。奖赏刺激与厌恶性刺激均能够吸引注意力，但多巴胺神经元对它们的反应不同，说明多巴胺神经元对奖赏本身而不是对显著性刺激起反应。

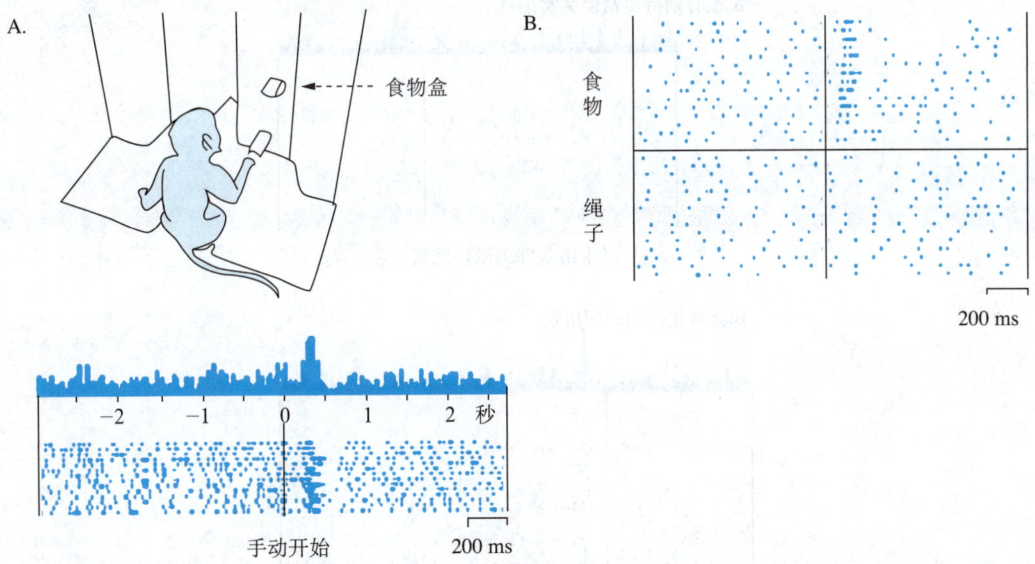

图 52－6　多巴胺神经元对食物奖赏的反应

A. 上图显示猴子手经通道伸进食物盒可摸到小块苹果或绳子，同时触动“手动开始”的时标。猴子看不到食物盒的内容物。下图显示多巴胺神经元放电的平均直方图与实时图，每一小点代表一次放电。多巴胺神经元在手摸到食物时出现位相型放电频率增加。B. 多巴胺神经元在手摸到食物时放电频率增加，但在摸到绳子时放电频率无明显变化。（引自 Schultz W. Reward signaling by dopamine neurons. Neuroscientist. 2001，7：295）

多巴胺神经元还参与对奖赏的学习，表现为它们对奖赏刺激的反应可建立起巴甫洛夫式的条件反射。当把声音或灯光信号与原始奖赏刺激（果汁）反复配对（pairing）之后，单独的条件刺激（视觉或听觉信号）亦可引起多巴胺神经元的位相型放电频率增加。所以多巴胺不仅对奖赏本身，而且也对奖赏出现的预期产生反应。这种对原始奖赏及与奖赏配对的条件刺激的反应，随配对训练的次数而逐渐改变。在训练之初，多巴胺神经元只对原始奖赏有反应；在训练中期，多巴胺神经元对奖赏及条件刺激均有反应；在训练完成后（条件刺激与原始奖赏的联系已牢固建立），多巴胺神经元只对条件刺激有反应（图 52－7）。这似乎表明多巴胺神经元对奖赏的反应可转移到与奖赏有关的条件刺激身上。

当猴子通过学习获知某种任务与奖赏之间的必然联系后，即可以预测（predict）奖赏的出现之后，多巴胺神经元对该奖赏不再反应。当奖赏比预期更好或在预期时间之外出现时，多巴胺神经元放电频率增加；当期待的奖赏没能在预知的时间出现时，多巴胺神经元放电减少或停止（图 52－7）。这说明机体内有内在的时钟来精确预测奖赏出现的时间。以上观察说明，多巴胺神经元并不是不加区分地对所有奖赏起反应，而是对实际奖赏与期待奖赏之间的差别起反应。当奖赏比期望更好或在预期时间之外出现时多巴胺神经元对奖赏有正反应；当奖赏与期望相符时多巴胺神经元对奖赏无反应；当奖赏比期望更差或在预期时间不出现时多巴胺神经元出现负反应。多巴胺神经元的这一反应特征可归纳为一个简单的公式：多巴胺神经元的反应 ＝发生的奖赏－预期的奖赏。据此，Schultz（2002）认为，多巴胺神经元是预测奖赏误差检测器（prediction error detector）。

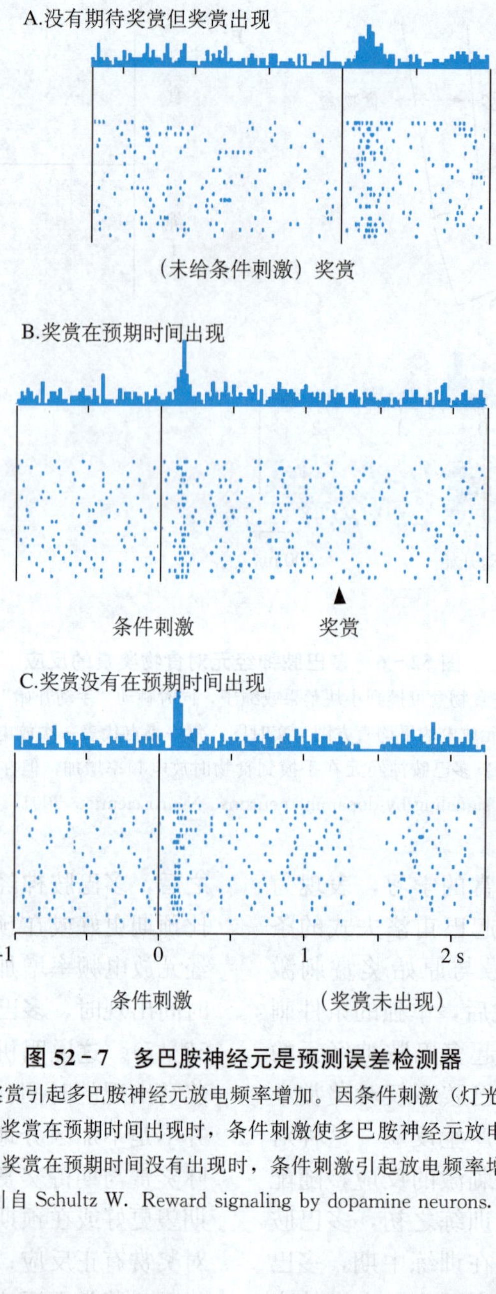

图 52-7 多巴胺神经元是预测误差检测器

A. 一滴果汁作为原始奖赏引起多巴胺神经元放电频率增加。因条件刺激（灯光或声音信号）未给出，该奖赏未被预测。B. 当奖赏在预期时间出现时，条件刺激使多巴胺神经元放电频率增加，奖赏本身不改变放电频率。C. 当奖赏在预期时间没有出现时，条件刺激引起放电频率增加，未出现的奖赏则导致放电频率减少。（引自 Schultz W. Reward signaling by dopamine neurons. Neuroscientist. 2001, 7：295）

单个多巴胺神经元对奖赏的反应是人类追求奖赏的缩影。以目标为导向的动机行为的驱动力是获得奖赏。当奖赏变得习以为常或达不到预期时，动机行为的驱动需要超过预期的奖赏。药物成瘾者觅药及用药的驱动力便是追求“超过预期”的奖赏。

四、成瘾药物的作用位点

虽然成瘾药物最初的作用位点不同，但大多数成瘾药物均可刺激中脑皮质边缘多巴胺系统。可卡因及苯丙胺抑制多巴胺转运体（transporter），造成多巴胺再摄取受阻（苯丙胺还能促进多巴胺能神经末梢的释放）；烟碱兴奋腹侧被盖区多巴胺神经元，促进多巴胺的释放；吗啡则选择性抑制腹侧被盖区 GABA 能中间神经元，通过去抑制（disinhibition）来间接兴奋多巴胺神经元（图 52-8）。因此这些药物均可通过抑制多巴胺重摄取或增加多巴胺释放来提高伏隔核中多巴胺的浓度。自然奖赏如食物、性行为等也是由于作用于中脑边缘多巴胺系统来获得奖赏，但成瘾药物对该系统的刺激作用通常比自然行为奖赏更强，更持久。

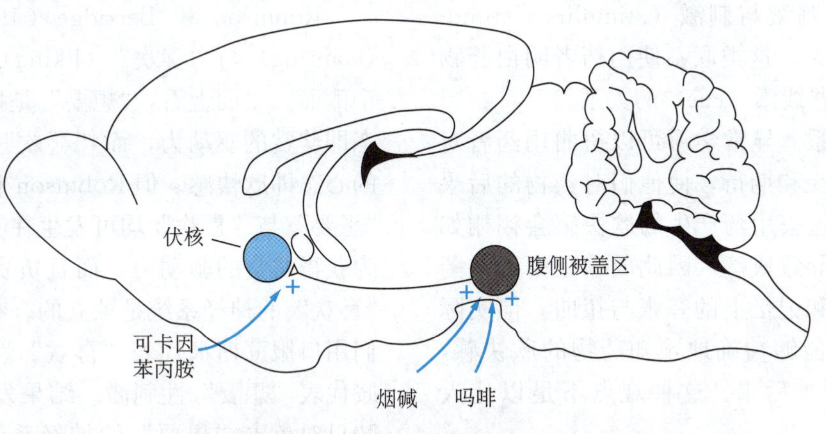

图 52-8　成瘾药物的主要作用位点是腹侧被盖区→伏隔核的多巴胺通路

可卡因及苯丙胺抑制多巴胺转运体，使多巴胺再摄取受阻。吗啡与烟碱兴奋腹侧被盖区多巴胺神经元，促进多巴胺的释放。（引自 Bear MF，Connors BW，Paradiso MA. *Neuroscience：exploring the brain*. Baltimore：Williams & Wilkins，1996：541）

随着持续使用药物，中脑皮质边缘多巴胺系统会做出适应性的改变。目前认为，多巴胺系统的适应性改变以及与奖赏有关的心理功能的改变，是成瘾的原因。有关成瘾形成的分子与细胞生物学机制请参见药物成瘾专章。本节讨论的是有关成瘾起因的心理生理学机制。

五、药物成瘾的心理生理学机制

药物成瘾有三个主要特征：第一个特征是对药物的极度渴求（craving）与强迫性用药（compulsive drug taking）。成瘾者不惜一切代价去寻找并使用成瘾药物。大鼠、小鼠及灵长类动物也对人类使用的药物表现出成瘾行为。成瘾第二个主要特征是容易复发（relapse）。即使在药物停掉很长时间后，对药物的渴求也没有忘记。当遇到应激或与过去类似的用药环境时，成瘾者对药物的渴望又死灰复燃。成瘾的第三个特征是虽然从药物中获得的欣快感越来越弱，但对药物的渴求却越来越强。任何成瘾成因理论都需要能够同时解释这三个现象。目前认为，多巴胺系统的适应性改变以及与奖赏有关的心理功能的改变是成瘾的原因。目前有以下几个主要学说来解释成瘾的起因：

（一）欣快感和戒断学说

提及成瘾的起因，很容易想到最初用药是为了得到欣快感，但随着持续用药，体内会产生适应性的改变并导致耐受及依赖，当停止用药后会出现非常痛苦的戒断症状。这些现象可能的解释是，成瘾药物激活中脑边缘多巴胺系统引起欣快感；持续用药可使该系统的功能下调（down regulation）产生耐受；突然停药使得该系统功能进一步下调，引起戒断症状。欣快感和戒断学说认为成瘾是为了获取用药的欣快感与避免戒断的痛苦。

然而，上述理论不能够很好地解释成瘾的根本原因，即何以会出现对药物的强烈渴求及强迫觅药行为。长期用药后欣快感减少甚至消失，而成瘾者对药物的渴求却越来越强。戒断症状会在戒断成功后完全消失，但病人的“心瘾”仍在，仍有复发的倾向。另外，有一些医疗用药如三环类抗抑郁药（丙咪嗪）在停药后也会出现戒断症状，但病人却不会因非医疗目的而自己服用（不成瘾）。

（二）异常学习学说

该学说认为成瘾是由异常学习（aberrant learning）所建立的一种顽固的刺激—反应习惯。中脑皮质边缘多巴胺系统不仅与奖赏本身有密切关系，而且还积极参与奖赏的学习。在反复用药的过程中，药物与欣快感之间的因果联系通过学习而牢固建立。这种联系大体分为以下三类：第一是行动与结果（act-outcome，A-O）的联系，第二是刺激与反应（stimulus-response，S-R）

的联系，这两类联系使得用药者明白药物与奖赏的关系；第三是刺激与刺激（stimulus - stimulus，S - S）的联系，这类联系使用药者明白药物与周围环境中某些线索（cue）的关系。

1. A - O联系　异常学习可以扭曲用药者对药物的记忆、感受和期待，使他们对药物的后果变得极其乐观。过去用药产生的欣快感会栩栩如生，无法忘记并导致成瘾。因此成瘾是由于对药物欣快感在认知和记忆上的夸张与扭曲。但实际情况是，成瘾者能够精确地预知药物的欣快感，也知道用药的严重后果。这种观点不足以让人信服。

2. S - R联系　随着反复用药，用药变成习惯，就像系鞋带和刷牙，通过反复用药而成为习惯。习惯成自然，用药行为无法自行停止，导致成瘾。这一学说在概念上非常简单直观，也与部分动物实验的结果相符。例如在大鼠通过压杆来获取药物的过程中，同一杆被压来压去，久而久之形成顽固的习惯。但该学说不能够很好地解释为什么成瘾者总是强迫用药。然而习惯无论多顽固，通常不会变成为强迫行为。

3. S - S联系　前面提到的猴子的实验表明，当一个不具有奖赏作用的中性刺激（灯光或声音刺激）与原始奖赏建立联系后，该中性刺激也变成具有奖赏价值的条件刺激。香蕉对从未吃过的人是中性刺激，对吃过的人则变为奖赏刺激。成瘾药物可促进与奖赏有关的刺激与刺激之间联系的学习。成瘾者把与用药有关联的环境因素或线索（contextual cues）与药物效应联系起来，如见到注射器和针头就会联想到用药的欣快感。通过这类联系性学习，与用药有关的各种因素均会刺激用药，这是停药后复发的重要原因。但这仍很难说明为什么药物才会有这种联系出现。

（三）动机奖赏敏感化学说

Robinson 和 Berridge（1993）提出动机奖赏系统敏感化（incentive - motivational sensitization）学说来解释成瘾的形成机制。他们认为，成瘾药物能持续性地改变中脑皮质边缘多巴胺系统，使得该系统对药物及药物有关的刺激变得高度敏感，这一过程称为神经敏感化（neural sensitization）；神经敏感化的结果是所有与药物有关的因素在心理上被赋予突出的奖赏价值（incentive salience），使得药物变得越来越具有吸引力。

Robinson 和 Berridge（1993）用“想要”（wanting）与“喜欢”（liking）来区分奖赏的两个侧面。表面上看，“想要”是接受奖赏之前的心态即奖赏的驱动力，而“喜欢”是接受奖赏之后的心态即欣快感。但Robinson和Berridge也认为“想要”与“喜欢”均可发生在奖赏之前并均可成为获得奖赏的驱动力，而且负责“想要”与负责“喜欢”的神经系统是独立的。在动物实验中，他们用口服蔗糖水代表“喜欢”性刺激，注射苯丙胺代表“想要”性刺激。结果发现重复使用苯丙胺只对负责“想要”的神经系统有敏感化作用。前面提到的欣快感及戒断学说认为成瘾是由于对欣快感的不懈追求。按照这一学说，“想要”是因为“喜欢”，越“喜欢”便越“想要”。与此形成鲜明对照的是，Robinson 和 Berridge 认为“想要”不等于“喜欢”，成瘾并不能使与“喜欢”或欣快感有关的神经系统敏感化，而只是使与“想要”有关的神经系统敏感化，导致越来越“想要”，进而渴求（craving），在行为上表现为强迫性的觅药和用药。渴求是成瘾的根本原因。该学说似乎能够解释为什么成瘾者对药物产生耐受与依赖后，用药产生的欣快感越来越少，而他（她）们对药物的渴求却越来越强烈。重复用药会长久甚至终生保持与“想要”有关的神经系统的敏感化。这可以解释为什么“心瘾”难除，即在长期戒断药物后患者仍有复发的倾向。虽然该学说影响甚广，但敏感化确切的生理机制，即什么细胞或分子变化导致神经敏感化尚不清楚。另外，人们对“喜欢”与“想要”是否能够严格地区分仍有疑问。我们最近的实验表明，给大鼠重复注射可卡因可易化 VTA 多巴胺神经元的长时程增强（long - term potentiation，LTP），使得与可卡因有关的刺激更容易改变 VTA 多巴胺神经元的兴奋性突触传递。这一易化作用有可能是动机奖赏系统敏感化的机制之一。

（四）额叶功能异常学说

成瘾者不仅对药物有病理性的渴求，而且在寻找药物过程中表现出非理性行为。成瘾者不惜一切代价，牺牲家庭、工作、健康，甚至冒着生命危险去寻找并使用成瘾药物。虽然成瘾者知道药物的严重后果并在主观上想戒断，但“想要”

的冲动仍会克服理性行为，导致用药。大脑额叶皮质负责决定的形成以及对行为后果的判断，额叶纹状体投射对控制情感与行为十分重要。有报道表明，可卡因及苯丙胺成瘾者额叶皮质血流及葡萄糖代谢有明显改变。对多种药物成瘾的病人前额叶皮质的体积减小。额叶皮质功能异常削弱了判断力，使成瘾者更加不能有效地抑制强迫觅药及用药等非理性行为。

上述有关成瘾形成机制的四种主要学说并非互相排斥，例如刺激-刺激联系的学习能够帮助动机奖赏系统敏感化的形成。每种学说只是部分地解释了成瘾的起因，每种起因确切的细胞与分子生物学机制目前尚不十分清楚。例如，仍然不知道何种变化能让“心瘾”的记忆如此长久。目前对药物成瘾的治疗尚无十分有效的手段。有的治疗着眼于避免药物到达药物作用位点，这种治疗并不能减少病人对药物的极度渴求。另有替代治疗也只是缓解症状，让对一种药物的成瘾转变为对另一种“不易成瘾”药物的成瘾。还有一些非药物性的治疗康复手段，但病人仍有复用药物的倾向。随着人们对成瘾机制的日益深入，有望发现更为有效的治疗方法。

※　※　※

本章讨论了几种简单的动机行为包括摄食、性活动、饮水、体温稳态的神经生物学机制。动机行为受整个中枢神经系统的控制，但下丘脑在其中起十分重要的作用。下丘脑内有一些功能特殊分化的神经元，能感受到机体的内在需求如饥饿、饥渴等，然后通过调节激素分泌以及自主神经系统来启动动机行为，满足机体的需求。

但是动机行为并非都是为了满足机体的需求，影响动机行为的另一个重要因素是奖赏。对人类来说奖赏表现为欣快感，对动物来说表现为强化效应，即动物主动反复地重复该行为。体内与欣快感有关的奖赏系统涉及多个脑区，但主要是中脑皮质边缘多巴胺系统。自然奖赏如食物、性行为等均作用于该系统，促使多巴胺释放。但该奖赏系统能被成瘾药物更直接、更有效地激活，这也是多种药物成瘾的原因之一。

致谢：感谢山西医科大学乔健天教授、北京大学中国药物依赖性研究所刘艳丽博士及美国 The Oregon Health & Science University 范伟博士提出宝贵意见。

参考文献

综述

1. Bear MF, Connors BW, Paradiso MA. Neuroscience: exploring the brain. Baltimore: Williams & Wilkins, 1996: 522-546
2. Friedman JM. Modern science versus the stigma of obesity. Nat Med, 2004, 10: 563-569
3. Kandel ER, Schwartz JH, Jessell TM. Principles of neural science. 4th ed. New York: McGraw-Hill Health Professions Division, 2000: 998-1012
4. Kelley AE, Berridge KC. The neuroscience of natural rewards: relevance to addictive drugs. J Neurosci, 2002, 22: 3306-3311
5. Lu L, Shepard JD, Scott Hall F, Shaham Y. Effect of environmental stressors on opiate and psychostimulant reinforcement, reinstatement and discrimination in rats: a review. Neurosci Biobehav Rev, 2003, 27: 457-491
6. Munzberg H, Myers MG, Jr. Molecular and anatomical determinants of central leptin resistance. Nat Neurosci, 2005, 8: 566-570
7. Pfaus JG, Kippin TE, Coria-Avila G. What can animal models tell us about human sexual response? Annu Rev Sex Res, 2003, 14: 1-63
8. Robinson TE, Berridge KC. Addiction. Annu Rev Psychol, 2003, 54: 25-53
9. Schultz W. Reward signaling by dopamine neurons. Neuroscientist, 2001, 7: 293-302
10. Young LJ, Wang Z. The neurobiology of pair bonding. Nat Neurosci, 2004, 7: 1048-1054

原始文献

1. Corbit JD. Voluntary control of hypothalamic temperature. J Comp Physiol Psychol, 1973, 83: 394-411
2. Erickson JC, Hollopeter G, Palmiter RD. Attenuation of the obesity syndrome of ob/ob mice by the loss of neuropeptide Y. Science, 1996, 274: 1704-1707
3. Fan W, Boston BA, Kesterson RA et al. Role of melanocortinergic neurons in feeding and the agouti obesity syndrome. Nature, 1997, 385: 165-168
4. Fan W, Ellacott KL, Halatchev IG et al. Cholecystokinin-mediated suppression of feeding involves the brain-

stem melanocortin system. Nat Neurosci, 2004, 7: 335-336

5. Giros B, Jaber M, Jones SR et al. Hyperlocomotion and indifference to cocaine and amphetamine in mice lacking the dopamine transporter. Nature, 1996, 379: 606-612
6. Halaas JL, Boozer C, Blair-West J et al. Physiological response to long-term peripheral and central leptin infusion in lean and obese mice. Proc Natl Acad Sci U A, 1997, 94: 8878-8883
7. Hetherington AW, Ranson SW. The spontaneous activity and food intake of rats with hypothalamic lesions. Am J Physiol, 1942, 136: 609-617
8. Hollerman JR, Schultz W. Dopamine neurons report an error in the temporal prediction of reward during learning. Nat Neurosci, 1998, 1: 304-309
9. Hori T, Yamasaki M, Asami T et al. Responses of anterior hypothalamic-preoptic thermosensitive neurons to thyrotropin releasing hormone and cyclo (His-Pro). Neuropharmacology, 1988, 27: 895-901
10. Kippin TE, Cain SW, Pfaus JG. Estrous odors and sexually conditioned neutral odors activate separate neural pathways in the male rat. Neuroscience, 2003, 117: 971-979
11. Li Y, Acerbo MJ, Robinson TE. The induction of behavioural sensitization is associated with cocaine-induced structural plasticity in the core (but not shell) of the nucleus accumbens. Eur J Neurosci, 2004, 20: 1647-1654
12. Liu QS, Pu L, Poo MM. Repeated cocaine exposure in vivo facilitates LTP induction in midbrain dopamine neurons. Nature, 2005, 437: 1027-1031
13. Lu L, Dempsey J, Liu SY et al. A single infusion of brain-derived neurotrophic factor into the ventral tegmental area induces long-lasting potentiation of cocaine seeking after withdrawal. J Neurosci, 2004, 24: 1604-1611
14. Lu L, Hope BT, Dempsey J et al. Central amygdala ERK signaling pathway is critical to incubation of cocaine craving. Nat Neurosci, 2005, 8: 212-219
15. Mirenowicz J, Schultz W. Importance of unpredictability for reward responses in primate dopamine neurons. J Neurophysiol, 1994, 72: 1024-1027
16. Mirenowicz J, Schultz W. Preferential activation of midbrain dopamine neurons by appetitive rather than aversive stimuli. Nature, 1996, 379: 449-451
17. Olds J, Milner P. Positive reinforcement produced by electrical stimulation of septal area and other regions of rat brain. J Comp Physiol Psychol, 1954, 47: 419-427
18. Parkinson JA, Olmstead MC, Burns LH et al. Dissociation in effects of lesions of the nucleus accumbens core and shell on appetitive pavlovian approach behavior and the potentiation of conditioned reinforcement and locomotor activity by D-amphetamine. J Neurosci, 1999, 19: 2401-2411
19. Ravussin E, Lillioja S, Knowler WC et al. Reduced rate of energy expenditure as a risk factor for body-weight gain. N Engl J Med, 1988, 318: 467-472
20. Satinoff E. Behavioral Thermoregulation In Response To Local Cooling Of The Rat Brain. Am J Physiol, 1964, 206: 1389-1394
21. Tartaglia LA, Dembski M, Weng X et al. Identification and expression cloning of a leptin receptor, OB-R. Cell, 1995, 83: 1263-1271
22. Volkow ND, Wang GJ, Fischman MW et al. Relationship between subjective effects of cocaine and dopamine transporter occupancy. Nature, 1997, 386: 827-830
23. Wadden TA. Treatment of obesity by moderate and severe caloric restriction. Results of clinical research trials. Ann Intern Med, 1993, 119: 688-693
24. Wang Z, Yu G, Cascio C et al. Dopamine D2 receptor-mediated regulation of partner preferences in female prairie voles (Microtus ochrogaster): a mechanism for pair bonding? Behav Neurosci, 1999, 113: 602-611
25. Zhang Y, Proenca R, Maffei M et al. Positional cloning of the mouse obese gene and its human homologue. Nature, 1994, 372: 425-432

第五十三章　理论神经科学

汪小京

第一节　单个突触和神经元的适应性计算 …… 1004
一、短时程突触可塑性 …… 1004
二、神经元的适应性 …… 1006
三、去关联 …… 1006
第二节　耦合神经元与脑的节律 …… 1007
一、细胞节律发生器 …… 1008
二、同步化的机制 …… 1010
第三节　交互连接性神经网络 …… 1012
一、工作记忆和持续放电活动 …… 1012
二、知觉决策 …… 1013
三、时间整合 …… 1015

计算神经科学（computational neuroscience），又称作理论神经科学，用理论、模型和分析的方法研究脑的工作原理（Sejnowski 等，1998，Koch 和 Segev，1998）。它是一门多学科高度交叉的科学，强调采用定量化的研究方法。近年来，物理学家、应用数学家、工程师纷纷进入这一研究领域，和神经科学家一起，促进了这门学科的发展和壮大。神经生理学是生物学中最注重定量化研究的分支学科之一，有精确测量和对实验结果进行数学分析的悠久传统。现在，随着实验数据的累积，我们对脑神经系统不同层次上的"组成模块"（building blocks）（指基因、离子通道、神经元和突触）有了越来越深入的了解。在此基础上，我们就可以着手把各部分细节知识整合起来，从而由基本的突触回路和神经生理学的角度来阐明脑的功能。在这方面，理论与计算模型提供了十分有用的工具来综合知识、检验假设并发现脑科学的基本原理。

理论与计算模型有三种类型：第一，描述性模型（descriptive models），用于定量地刻画实验数据。信号处理算法、动作电位序列的随机过程模型、感觉神经元的线性滤波器模型、群体编码和解码算法就属于这一类（Rieke 等，1999）。第二，计算理论（computational theories）试图在功能水平上解释脑的工作过程。比如 Horace Barlow 提出去关联（de－correlation），即通过减少输入刺激中的冗余度（redundancy）使得对感觉信息的编码更有效，作为理解初级感觉系统适应性的一个基本原则。更普遍的Bayesian统计推断（statistical inference）理论提出脑对外界刺激的编码和处理在很大程度上取决于我们对外界环境的了解，因此可在对环境的先验概率（prior probability）的认识之上而达到编码和处理的优化（Rao 等，2002）。再比如，强化学习（reinforcement learning）理论，最初是在计算机科学中发展起来的，现在被用来研究与奖赏有关的抉择行为。第三，脑的生物物理仿真模型（biophysically－realistic models），通过构建等效电路来描述神经细胞膜，突触和网络的功能。著名的例子包括20世纪50年代 Hodgkin 和 Huxley 的关于动作电位的离子电流模型，和 Rall 提出的神经树突树系的电缆模型（Koch，1999）。近年来，随着细胞神经生物学的发展，这种牢固地建立在已知大脑"硬件"基础上的模型已不局限于单个神经元，而发展到大规模神经元网络。这种网络的行为需要由统计物理和动力学系统理论来表述。这种分类当然不是绝对的。事实上，计算理论与仿真生物学模型正逐步成为一个统一的框架。

物理学家 Kadanoff 喜欢把世界比作洋葱。他的意思是说，我们了解世界的进程，就像层层剥洋葱皮，从在某个层次上观察的现象，到在下一层次上发现其机制。神经科学有众多的研究层次，包括从分子、神经元、神经回路、脑系统，到心理学。本章主要讨论局部神经回路（neuronal micro-circuitry）。这一层次的研究非常适合填补在网络水平上的功能研究与分子水平上的生物物理机制研究之间的空白，也促进了模型与严谨的实验研究之间的相互作用。本章讨论的例子主要反映了这一方面的观点。对于想要更加全面地了解计算神经科学的读者，建议阅读 Dayan 和 Abbott（2001）的教科书，及近年来的论文集（Feng, 2004；Chow 等，2005）。

从结构上讲，神经回路是网络图，由一群被线连接的结点组成。在神经回路中，结点是神经细胞，线是突触连接。因为神经元和突触可被描述为电子器件，网络就等效于复杂的电路，可以在数学上用耦合非线性微分方程组（动力系统）来描述。要了解神经回路是如何工作的，我们需要知道两类信息：一是神经元与突触的内在特性，另一方面是回路结构和网络连接的统计特征。下面，我们先谈单个结点和单独的连线，举例说明即使单个神经元或单个突触也可能有能力完成复杂计算。然后以同步振荡（synchronous oscillations）的研究作例子，讨论如何研究耦合神经元网络。最后介绍强交互连接（recurrent）网络模型。对单个神经元和突触进行讨论时，举的例子集中在感觉适应性（sensory adaptation），概念上相当于计算外界输入信号的时间导数。而对交互连接性网络的讨论则涉及工作记忆（working memory）和抉择（decision making）等认知功能，概念上可表述为对输入信号的时间整合。在现实中，一般不可能把某一脑功能完全归结为单个突触或神经元的动态活动，或纯粹的网络现象。网络行为是细胞过程与突触动态活动相互作用的结果。

第一节 单个突触和神经元的适应性计算

为了有效地对外界进入大脑的刺激编码，感觉神经元需要适应机体生活的自然环境。一种简单而重要的适应形式就是减少信息冗余度，即减少输入信号在时间和空间的关联。当输入保持相对恒定，我们的感官的敏感度会随时间减弱。这个现象是由感觉神经元的“疲劳”所导致的，即它们的放电频率在减小。处于脑信息处理不同阶段的神经元可能表现出对输入信号不同特征的适应性。比如在哺乳动物视觉系统中，视网膜具有对光强度的适应的能力，而对对比度（物体相对于背景的光强度）和刺激图像的适应主要发生在初级视皮质。

一、短时程突触可塑性

神经元活动的适应性有两种可能来源：传入突触的短时程可塑性（short-term synaptic plasticity），或细胞膜的内秉性质。短时程突触可塑性指两个神经元间突触传递效能不是固定的，而与突触前神经元的放电历史有关，可随时间减弱（图 53-1A 左）或增强（图 53-1A 右）。假设从一个神经元到另一个神经元的突触有 N 个神经递质囊泡（$N \leqslant N_0$）。当动作电位到达突触前终末，每个递质囊泡以概率 P_{rel} 被释放，平均 $P_{rel}N$ 个囊泡被释放，因此，一个动作电位后立即可用的囊泡数由 N 减为 $(N - P_{rel}N) = f_D N$（$f_D = 1 - P_{rel}$）。在相邻两个动作电位期之间，新的递质囊泡有机会“锚定”（dock），但需要一定的时间，N 以指数函数的形式（时间常数 τ_D）恢复趋向到 N_0。所以，当突触前神经元发出一个脉冲序列，平均突触后电位正比于 $P_{rel}N$，最初是 $P_{rel}N_0$，但后来可能因 N 减少而变小，引起突触后电位短时程（通常为数百毫秒）抑制（图 53-1A 左）。另外，P_{rel} 与递质释放装置的状态有关，会在一串动作电位作用下随着时间而增加，导致平均突触后电位呈现短时程增强（图 53-1A 右）。有趣的是，实验和理论研究都发现，具有短时程抑制的突触对动态的输入的信号敏感，而对处于稳定状态的输入不敏感。这可以用一个简单的唯象模型来说明（Dayan 和 Abbott, 2001）。假设 $D = N/N_0$，则平均突触后电位正比于 $P_{rel}N = P_{rel}N_0 D$，每次释放后 D 减小为 $f_D D$（$f_D \leqslant 1$）。对可以用 Poisson 过程描述的脉冲序列（放电频率为 r），D 变化的动力学方程近似地写成

$$\frac{dD}{dt}=-(1-f_D)rD+\frac{1-D}{\tau_D}$$

这个方程的稳定态由 $dD/dt=0$ 给出，即

$$D_{SS}=\frac{1}{1+(1-f_D)r\tau_D}$$

因此，当 r 大于 $1/[(1-f_D)\tau_D]$，$D\approx 1/[(1-f_D)r\tau_D]$，$D$ 反比于 r。比如，$f_D=0.4$，$\tau_D=500$ ms，则 $1/[(1-f_D)\tau_D]=1/0.3\approx 3$Hz。突触的传递率是 rD，即单位时间的递质释放量。当 r 大于 $1/[(1-f_D)\tau_D]$ 时，突触传递率的稳态变得与 r 无关。在新皮质神经元间突触进行的实验证实了模型预言（Abbott 等，1997；Tsodyks 和 Markram，1997）。功能上，这意味着突触后细胞的活动不敏感于稳态的突触前神经元活动。另外，对输入的突然变化，因为抑制的时间过程相对缓慢，突触仍可瞬态反应。图 53－1B 显示了突触传递率（rD）如何响应突触前神经元发放频率的阶梯样变化。正如模型所预言的，不管突触前的放电频率如何（分别是 25、100、10 和 40 Hz），rD 的稳态很相似。另一方面，当突触前的放电频率有一跃变（Δr）时，r 瞬态增加或减小到（$r+\Delta r$），而 D 仍是～$1/r$（r 为跃变前的放电频率）。因此，突触传递率 rD 变化约为 $\Delta r/r$，反映的是输入的相对变化，而不是变化的绝对值。这一特征在图 53－1B 中表示得很明显：从 25Hz 变到 100Hz 或从 10Hz 变到 40Hz，输入放电频率相对跃变为 $\Delta r/r=3$，突触传递率 rD 的瞬时变化都是相似的。此外，趋向稳态的衰减过程的时间常数为 $\tau_D/[1+(1-f_D)r\tau_D]$；$r$ 越大，它的值就越小。因此，从 10Hz 变到 40Hz 引起的变化比从 25Hz 到 100Hz 所引起的变化在时间上要长一些。所以，短时程抑制提供了一个产生适应的突触机制，即突触后神经元对输入变化起反应，而对恒定输入不敏感。

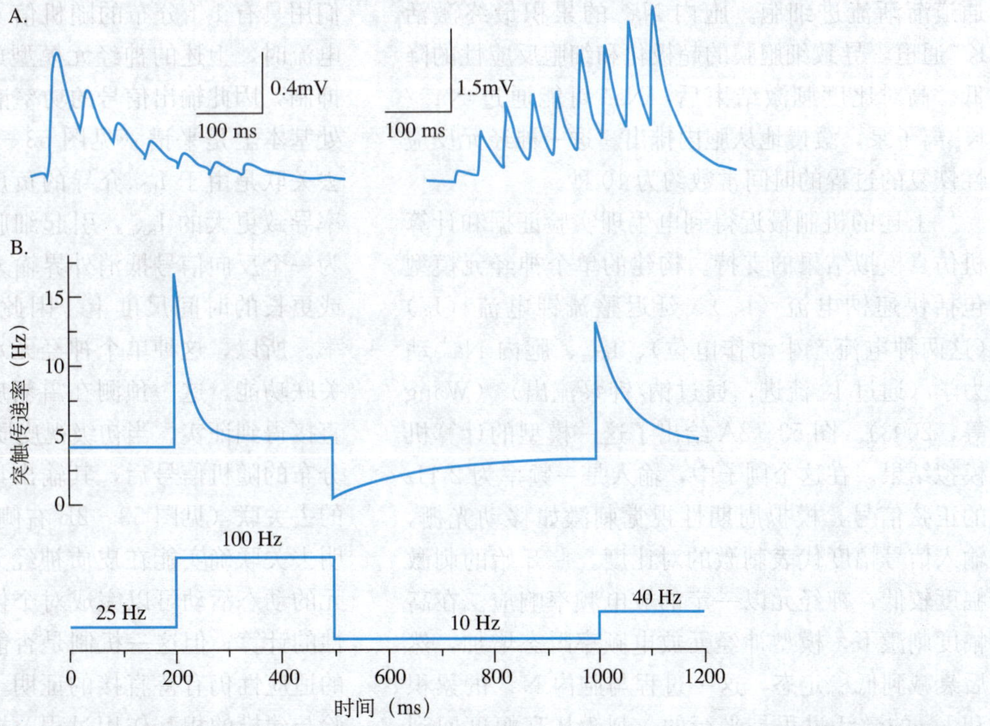

图 53－1　A. 皮质兴奋性突触的短时程可塑性。左图：大鼠躯体感觉皮质脑片第Ⅴ层两个锥体细胞间兴奋性突触的短时程抑制现象。这个实验中，突触前细胞被注入电流而诱发放电；图中显示的是用微电极记录到的突触后电位反应（引自 Markram H 和 Tsodyks M, Nature，1996，382：807－810）。右图：大鼠躯体感觉皮质第Ⅱ～Ⅲ层中锥体细胞对抑制性中间神经元的兴奋性突触的易化现象（引自 Markram H 等，Proc. Natl. Acad. Sci，1998，95：5323－5328）。B. 具有短时程抑制的模拟突触的平均传递速率。突触前放电频率以一连串阶梯方式变化。模型的参数为 $f_D=0.4$，$\tau_D=500$ ms。(改自 Dayan 和 Abbott，2001)

二、神经元的适应性

另外一种产生适应性的机制涉及单个神经元膜特性的动态变化。视觉神经系统对对比度的适应就是一个例子。当一个物体出现在我们眼前时，只有当它的对比度高于某一阈值时，我们的视觉系统才能从背景中检测到。这一阈值能动态地适应自然环境。比如，长时间接受一高对比度刺激后，这阈值增大，视觉系统就对在低对比度的同样刺激物变得较不敏感。电生理物理学研究使我们开始对这一现象的细胞机理有所了解。人们发现，初级视皮质的神经元在高对比度视觉刺激下会产生延长了的膜电位超极化，而这在细胞层次上导致兴奋性降低，与在行为层次上适应后的视觉敏感性持续降低同时发生。长时间（数秒）超极化很大程度上是由视皮质神经元中 Na^+ 激活的 K^+ 电流（I_{KNa}）所介导的。在高对比度刺激下，持续的动作电位发放，使得 Na^+ 通过开放的 Na^+ 通道渐渐流进细胞。胞内 Na^+ 的累积最终激活 K^+ 通道，导致细胞膜的超极化和细胞反应性的降低。高对比度刺激结束后，Na^+ 可能通过 Na^+/K^+ 离子泵，缓慢地从胞内排出。这一神经元反应性恢复的过程的时间常数约为 10 秒。

上述的机制最近得到电生理实验证据和计算机仿真模拟结果的支持。构建的单个神经元模型包括快速钠电流（I_{Na}）、延迟整流钾电流（I_K）（这两种电流产生动作电位）、I_{KNa}、胞内 Na^+ 动力学（通过 I_{Na} 流进，通过钠/钾泵流出）（Wang 等，2003）。图 53－2A 给出了这一模型的计算机模拟结果。在这个例子中，输入是一频率为 2 Hz 的正弦信号，模拟周期性视觉刺激如移动光栅。输入信号幅度代表刺激的对比度。一开始的刺激幅度较低，神经元以一定的放电频率响应。在高幅度刺激下，模型神经元放电频率瞬态增加，然后衰减到低稳定态，这一过程与胞内 Na^+ 的累积和 I_{KNa} 的激活过程是平行的。刺激从高幅度回到最初的低幅度后，膜电位超极化，因此神经元数秒内不能放电。不过，随着胞内的 Na^+ 浓度缓慢衰减回到基态，神经元渐渐重新回到初始的电活动水平。此例子说明，此模型重现了在初级视皮质神经元所观察到的基本现象。

三、去关联

长期以来，人们假设神经元的适应性可以是去关联的机制，用来减少输入信号在时间上的冗余。如果 I_{KNa} 有助于适应，它是否也能参与输入去关联？具体来讲，人们发现，自然环境中，狭窄视野内的视场强度信号确实显示在所有时间尺度上的关联。这可用标度无关（scale－free）的功率谱来定量化，即随着频率 f 的降低，视场强度以 1/f 方式增加（见图 53－2B 中的黑色曲线）。这反映了在不断增加时间尺度上的关联。相反地，完全无关联信号的功率谱是平谱，即功率在所有频率上是相同的（这是白噪声名称的由来）。一个具有适应性的神经元将对有 1/f 特性的输入如何响应？这个问题可通过计算机模拟来研究。当我们用具有 1/f 分布的随机信号作为驱动神经元的电流时，上述的神经元模型放电的长时程关联被抑制，因此输出信号的功率谱在低于 1Hz 的频率处基本上是平谱（见图 53－2B 左侧蓝色曲线）。去关联是由于 I_{KNa} 介导的负反馈：更高的放电频率导致更大的 I_{KNa}，引起细胞膜电位超极化，作为一个反向信号抵消外界输入。去关联发生在 1s 或更长的时间尺度上，因此白化 1Hz 以下的功率。所以，这种单个神经元水平的机制能促进去关联功能。这一预测在雪貂皮质离体脑片实验中直接得到证实。当初级视皮质神经元接受满足1/f 分布的随机信号后，其输出显示与上述模型相同的去关联（见图 53－2B 右侧曲线）。这一实验表明去关联确实能在皮质神经元中发生，单个神经元的动态活动可以完成对个体行为可能具有重要性的计算；但这一机制是否能解释心理学层次上的适应性仍有待直接的证明。这个例子说明了实验与建模的相互作用过程：模型是建立在实验发现的基础上的，而给出的预言要经过新实验的检验和证实。

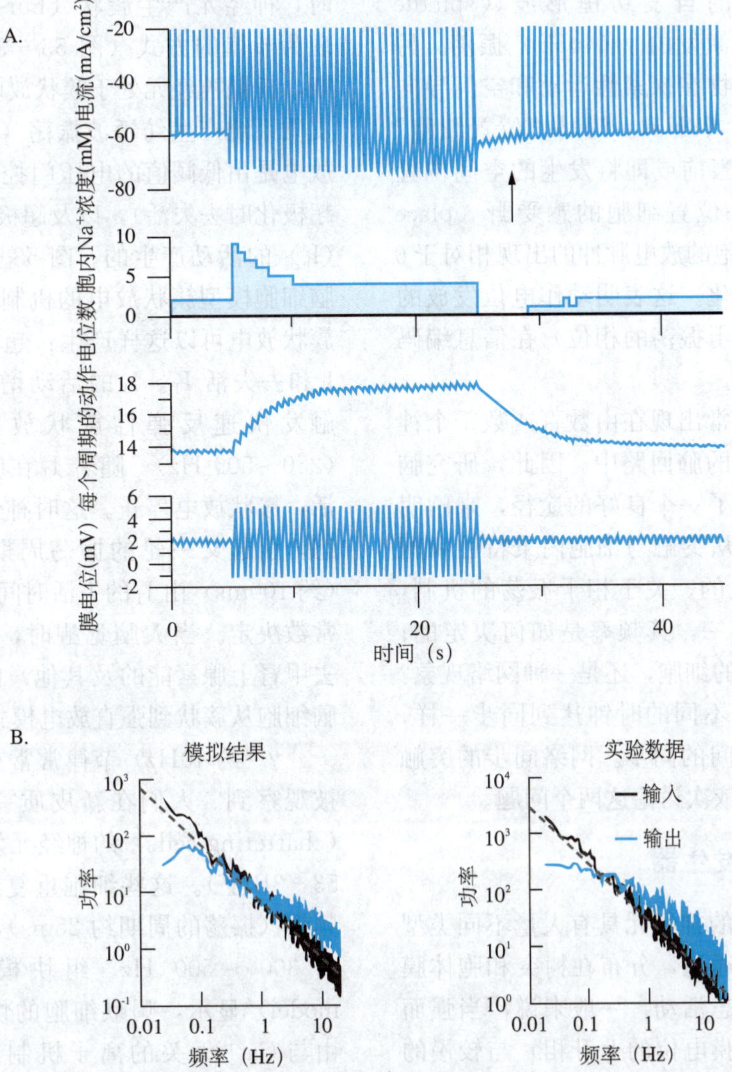

图 53-2　单个神经元的适应性和去关联

A. 模型神经元对正弦电流输入（其强度按低-高-低顺序变化）的响应。从上到下依次为膜电位、每个周期的动作电位数、细胞内 Na^+ 浓度和 2Hz 的正弦信号（其幅度按从低到高再到低变化）。注入高幅度正弦电流之后，神经元模型有长达 10s 的缓慢超极化（用箭头表示）。细胞内 Na^+ 累积反映了在高对比度输入下，瞬时放电频率的适应过程，而 Na^+ 浓度的衰减是和第二个低对比度期的细胞缓慢超极化和恢复过程相关联的。B. 模型神经元（左图）和雪貂皮质脑片中视皮质神经元（右图）对满足 1/f 分布的随机输入信号的去关联。（改自 Wang 等，2003）。

第二节　耦合神经元与脑的节律

我们已经讨论了如何模拟单个突触和神经元，现在要研究神经元通过突触耦合而实现的网络。这是一个很大的课题，因为大规模神经网络中，协同放电模式几乎有无穷多的类型。为具体起见，我们将集中讨论神经元的同步振荡：这种类型的群体神经元的动态活动模式已广泛地被理论和实验所研究。节律对某些神经功能显然是必须的，比如中枢模式发生器（central pattern generator）产生的运动（Marder 和 Calabrese，1996）。在哺乳动物脑皮质内，人们观察到多种类型的同步节律，如安静睡眠中的自发纺锤形波（spindle rhythm）和外界刺激激发的γ（40Hz）振荡。另一个显著的例子是动物在探索性运动和空间导向时，海马中的θ节律（8Hz）。海马“位置细胞”（place cells）对动物当前或即将发生的空间位置编码。当动物在某一位置细胞的感受野（place field）内移动时，细胞的放电脉冲的出现相对于θ周期有系统的相位变化。这表明动作电位发放的精确定时（相对于相干振荡的相位）在信息编码和处理中起着作用。

神经网络节律通常出现在由数百或数千个神经元组成的相对局限的脑回路中。因此，研究脑节律的神经机制提供了一个良好的途径，来阐明回路动态活动是如何从突触与细胞内秉特性和网络的相互作用中产生的。关于相干振荡的机制，通常有两类问题：第一，其频率是如何决定的；是否基于节律发生器的细胞，还是一种网络现象？第二，就像定时需要不同的时钟达到同步一样，脑节律需要神经元之间的同步。网络同步的突触机制是什么？我们将依次讨论这两个问题。

一、细胞节律发生器

中枢神经系统中的神经元具有大量不同类型的电压和钙门控离子通道，分布在树突和胞体膜上，能产生复杂的动态活动。一般来说，当强而快速的正反馈（产生膜电位的上升相）与较慢的负反馈（产生衰减相）相作用，单个神经元就能产生振荡。正反馈可通过激活电压门控Na^+或/和Ca^{2+}内向电流，而负反馈由内向电流的失活或外向K^+电流的激活而产生。这两者的特别组合可使神经元具有节律发生器（pacemaker）的特征：在一个有限的频率范围内显示振荡。下面我们举3个这样的例子（图53-3）。

安静睡眠中的纺锤波振荡起源于丘脑。Jahnsen和Llinas发现丘脑-皮质投射细胞有两种放电模式：当静息膜电位去极化时，神经元强直地发放单个动作电位的序列；静息膜电位超极化时，神经元产生簇状（bursting）放电，可能表现为节律的方式（图53-3A上）。在安静睡眠期，丘脑神经元处于簇状放电模式，在整个丘脑-皮质系统产生纺锤波振荡（spindle wave）。簇状放电是由低阈值的电压门控Ca^{2+}通道（I_T）（在超极化时去失活），以及超极化激活的阳离子通道（I_h）的活动产生的。图53-3A（下）解释了丘脑细胞模型簇状放电的机制。直观上讲，节律性簇状放电可以这样产生：超极化输入缓慢地激活I_h和去失活I_T。I_T的活动增加使膜电位去极化，触发快速反弹性簇状放电（rebound burst）（250～500 Hz）。随着I_T在膜电位去极化态的失活，簇状放电停止。这时神经元回归于超极化状态，引起又一轮的振荡周期开始。振荡的周期（约100ms）由I_T的失活时间常数与I_h的激活时间常数决定。当大脑觉醒时，神经调质（胆碱能、去甲肾上腺素能的及其他）的输入增加，引起丘脑细胞从簇状到强直放电模式的转变。

γ（约40Hz）节律常常在动物醒着和活动时被观察到。人们在新皮质一群被称为啁啾细胞（chattering cells）的神经元发现内秉γ振荡（图53-3B上）。这些细胞重复簇状放电，频率在γ频带（振荡的周期约25ms），而簇内的放电频率为300～500 Hz。组块模型（compartmental model）显示，啁啾细胞的快速节律簇状放电是由与Ca^{2+}无关的离子机制产生的（图53-3B下）。相反，它依赖于树突上的电压门控Na^+电流。在这一机制中，近胞体的动作电位逆向传播到树突，产生依赖于Na^+的慢去极化，这反过来又在胞体诱发更多的动作电位。这种胞体与树突之间的来回“乒乓”作用是产生簇状放电的原因。去极化使一种较慢的K^+电流激活，终于使簇状放电终止；而在超极化期这种K^+电流的去激活，导致了Na^+电流的恢复及新一轮簇状放电的开始。人们在皮质脑片实验中发现了支持这一机制的实验证据。不过，在实活体中是否啁啾细胞确实起着γ振荡起搏器的作用仍不清楚。

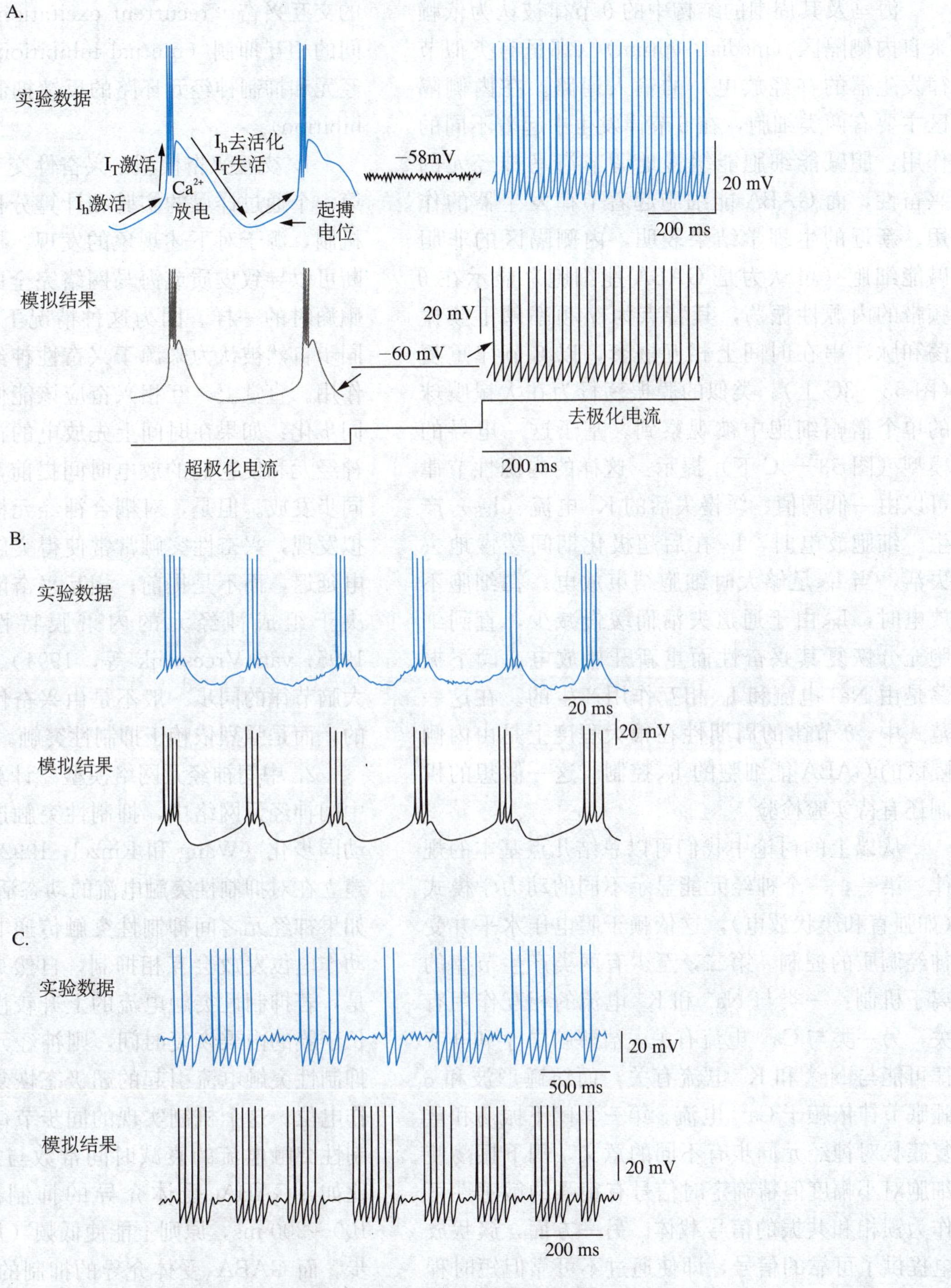

图 53-3 单个节律发生器型神经元的内秉膜振荡

每张图给出实验数据和计算机模拟结果。A. 丘脑中传递（relay）神经元显示两种不同的放电模式：去极化时的强直放电和超极化时的簇状放电（从上到下分别改自 McCormick DA 和 Pape HC，J. Physiol，1990，431：319-342 和 Wang X-J，Neurosci，1996，59：21-31）。B. 猫视皮质的啁啾细胞在γ频带簇状的放电（从上到下分别改自 Gray CM 和 McCormick DA，Science，1996，274：109-113 和 Wang X-J，Neurosci，1999，89：347-362）。C. 猫内侧隔区的非胆碱能细胞（可认为是 GABA 能细胞）显示在θ频带，连串放电与阈下膜电位振荡交替节律（从上到下分别改自 Serafin M 等，Neurosci，1996，75：671-675 和 Wang X-J，J. Neurophysiol，2002，87：889-900）。计算机模拟中的振荡比实验数据快（见不同的时间标度），因为前者是在 32℃下记录的，而后者模拟的是体温（37℃）。（本图改自 Wang XJ. Encyclopedia of Cognitive Science，MacMillan Reference Ltd. 2003. 272-280）。

海马及其周围的结构中的θ节律被认为依赖来自内侧隔区（medial septum）（那里有类似节律发生器的神经放电）的输入通路。在内侧隔区主要有两类细胞，在θ节律发生中起着不同的作用：胆碱能细胞能缓慢地调节海马神经元的兴奋性，而GABA能细胞起着节律发生器的作用。新近的生理学结果表明，内侧隔区的非胆碱能细胞（可认为是GABA能细胞）显示在θ频带的内源性振荡，其特点为γ频率阈下膜振荡和脉冲串在时间上相互嵌套，以θ节律重复（图53－3C上）。类似的膜振荡行为在大鼠嗅球的单个僧帽细胞中被观察到。基于这一电导的模型（图53－3C下）提示：这样的内源性节律可以由一低阈值、缓慢失活的K^+电流（I_{KS}）产生。细胞放电时，I_{KS}在后超极化期间缓慢地去失活，当I_{KS}足够大时细胞结束放电。在细胞不放电时，I_{KS}由于通道失活而缓慢减少，直到细胞充分恢复其兴奋性而重新开始放电。阈下振荡是由Na^+电流和I_{KS}相互作用产生的。在这一范式中，θ节律的周期性在很大程度上是由内侧隔区的GABA能细胞的I_{KS}控制。这一假想的机制还有待实验检验。

从以上的讨论中我们可以总结几点基本的规律。第一，一个神经元能显示不同的动力学模式（如强直和簇状放电），这依赖于膜电压水平并受神经调质的控制。第二，至少有两类产生节律的离子机制：一类与Na^+和K^+电流的相互作用有关，另一类与Ca^{2+}电流有关。清醒脑中γ和θ节律可能与Na^+和K^+电流有关，而纺锤形波和δ睡眠节律依赖于Ca^{2+}电流。第三，阈下振荡和重复簇状对神经元同步有不同的意义。阈下振荡使细胞对小幅度但精确定时信号有很强的敏感性可作为锁相和共振的信号载体。另一方面，簇状放电提供了可靠的信号，即使通过不可靠但短时程易化的突触，节律也可从一个细胞传到另一个细胞。

二、同步化的机制

任一神经回路，不管是丘脑、新皮质，还是海马，主要由两类细胞组成：兴奋性的投射神经元和抑制性的中间神经元。因此，通过化学突触，同步机制有三种可能的类型：兴奋性神经元之间的交互兴奋（recurrent excitation）、中间神经元间的相互抑制（mutual inhibition）、通过兴奋神经元和抑制神经元环路的反馈抑制（feedback inhibition）。

1. 交互兴奋模型　兴奋性交互连接是历史上第一个通过详尽的实验和计算分析得到的同步化机制，源于对下述现象的发现：抑制性突触的阻断可以导致皮质或海马网络完全的同步放电，像癫痫时的一样。因为这种情况下抑制系统失效，同步自然被认为来源于兴奋性神经元之间的相互作用。直觉上，互相兴奋应该能使耦合的神经元同步化：如果在时间上先放电的神经元兴奋别的神经元和使它们的放电时间提前，一个网络就会同步发放。但是，对耦合神经元模型的计算机模拟发现，兴奋性突触常常使得突触后神经元的放电延迟，而不是提前；相互兴奋能否产生同步取决于组成神经元的内秉膜特性（Hansel 等，1995；van Vreeswijk 等，1994）。正常情况下，大脑节律的同步一般不是由兴奋性突触单独产生的，而是强烈依赖于抑制性突触。

2. 中间神经元网络模型　计算研究发现，在中间神经元网络中，抑制性突触连接能使节律活动同步化（Wang 和 Rinzel，1992）。这一机制是建立在对抑制性突触电流的动态活动的认识之上。如果神经元之间抑制性突触传递非常快，它们的动作电位发放会互相抑制，自然是非同步的。可是，若抑制性突触电流的上升较慢，衰减时间又长于膜的内秉恢复时间，则神经元有可能一起从抑制性突触电流引起的超极态恢复，同步发放动作电位。这个机制实现的同步节律的特点是，抑制性突触电流的衰减时间常数与震荡周期相当。比如，$GABA_B$受体介导的抑制的时间常数为100～200 ms，原则上能使低频（几赫兹）振荡同步。而$GABA_A$受体介导的抑制的时间常数为10 ms，相对于几个赫兹的同步振荡是太快了，但对40Hz振荡（周期约为25ms）则足够慢（见彩图53－4）。这一最初由理论上提出的同步机制，后来得到了实验的支持。比如，离体脑片的生理学研究表明，在海马中间神经元网络中（当AMPA和NMDA受体介导的兴奋性突触传递被阻断时），$GABA_A$受体介导的抑制能导致相干的40Hz振荡（Whittington 等，1995）。

3. 反馈抑制模型　能有效产生相干的γ振荡的又一网络机制是基于兴奋性和抑制性神经元群间的反馈作用。Freeman 首先提出这一范式来解释在嗅球和皮质中观察到的 40Hz 振荡。根据这样一个机制，自发的 40Hz 振荡依赖于 AMPA 受体介导的兴奋性和 $GABA_A$ 受体介导的抑制性突触传递。其原理不依赖于单细胞的周期行为，而是锥体神经元和中间神经元的群体动态活动：像任何一个非线性动力系统，振荡很容易由强而快的正反馈（AMPA 受体介导的兴奋性反馈）和较慢一点的负反馈（$GABA_A$ 受体介导的抑制性反馈）相互作用而出现。模型研究证明，这个引起节律的机制甚至在具有大量突触噪声的随机连接的网络（random network）中也可实现。正如在图 53-5 中看到的，尽管神经元群作为一个整体，在 40Hz 频带范围内振荡，单个神经元的放电十分随机，在时间上具有间隙性（intermittency）（中间神经元的放电率约为 10Hz，而投射神经元约为 2Hz）。这些特征与活体脑中神经元在γ节律时的放电活动相似。

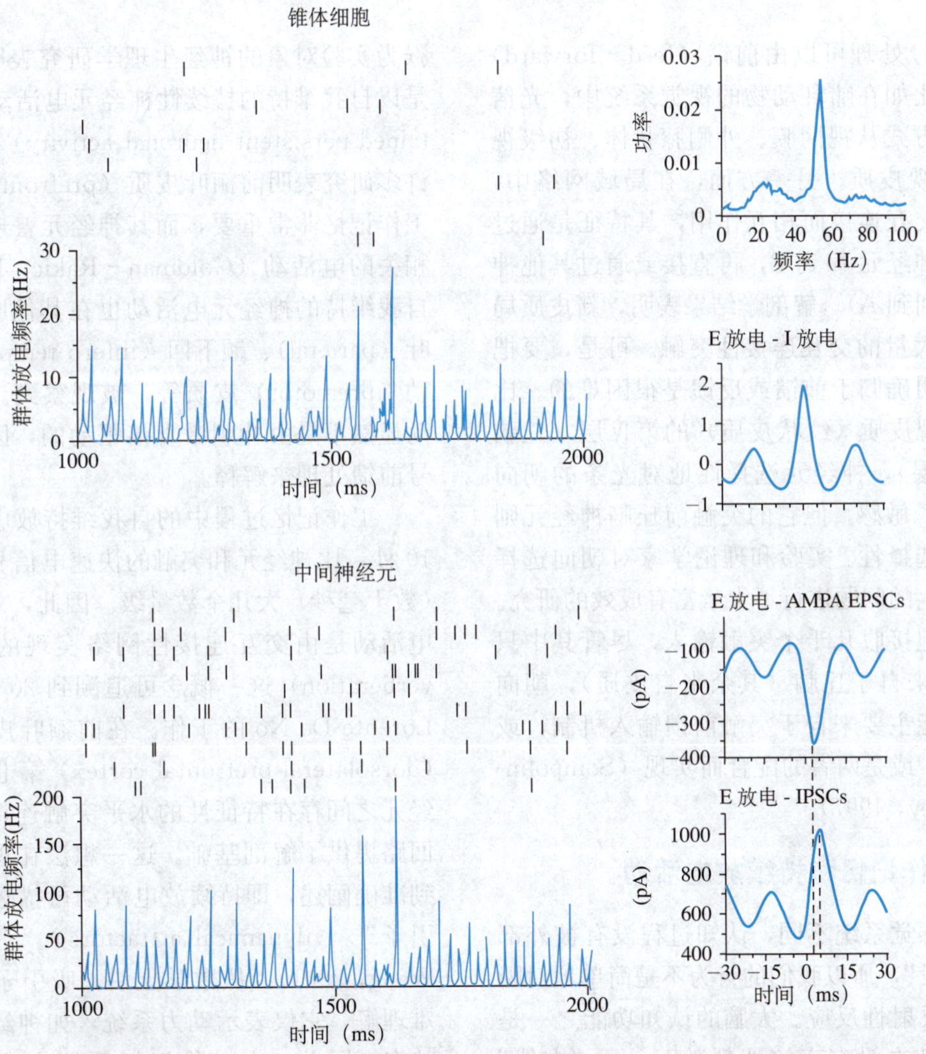

图 53-5　不规则放电神经元同步振荡的反馈抑制模型

在该模型中，由锥体细胞和中间神经元稀疏随机连接的网络（sparsely connected network）呈现 55Hz 的集体振荡［见群体放电频率（左图）和功率谱（右图自上第一迹线）］，而单个神经元则低频间隙性放电（锥体细胞和中间神经元的放电频率分别是 2Hz 和 10 Hz）。两个神经元群的发放同步（零位相）（见右边图第二条迹线）；而抑制性突触电流相对兴奋性突触电流有 2 ms 的滞后（见右边图第三、四迹线）。（引自 Brunel N 和 Wang X-J，J. Neurophysiol，2003，94：4344-4361）。

由此可见，相干的振荡通过中间神经元网络或/和通过兴奋性和抑制性神经元间的反馈，主要依赖抑制性突触。这种概念上从兴奋到抑制的转移，尽管有悖于直觉，却是基于生物物理建模工作的直接结果。此外，两个不同的理论框架也已出现：用耦合振子实现同步，其中单个神经元的放电如时钟般规则。这种观点可应用于由节律发生器细胞驱动的节律。相反的，即使网络中单个神经元受噪声驱动，显示非常无规律的放电，相干振荡也可作为群体动态活动在网络的层次上出现。

同步节律只是神经元网络的动态活动的一种形式，别的例子包括电活动以波的形式传播、非同步的随机行为、群发链（synfire chain，电活动在若干群神经元之间递次传播，每一群内的神经元同时发放，并使下一群完全激活）等。下面将介绍由这些网络实现的计算功能。

第三节　交互连接性神经网络

神经信号处理可以由前馈（feed - forward）方式进行，比如在哺乳动物的视觉系统中，光信号以串行的方式从视网膜、外侧膝状体、初级视皮质到高级视皮质。另一方面，在局域网络中，神经元通过交互连接而相互作用，其特征是通过反馈环（从神经元 A 到 B，再直接或通过其他神经元间接地回到 A）。解剖学结果表明，新皮质局部回路具有大量的交互连接性突触。可是，要把网络的功能明确归于前馈或反馈是很困难的。比如，在初级视皮质（纹状皮质）的第Ⅳ层（丘脑传入的输入层），神经元选择性地对光条的朝向（orientation）敏感，但它的突触前丘脑神经元则不具有这种选择性。实验和理论学家对朝向选择性是如何产生的问题进行了大量富有成效的研究。一个皮质细胞接收几千个突触输入，尽管其中只有不到 10％来自于丘脑（其余来自皮质），朝向选择性仍可能主要来自于突触前馈输入机制，或是反馈机制，或是两者的配合而实现（Sompolinsky 和 Shapley，1997）。

一、工作记忆和持续放电活动

与初级感觉系统不同，认知过程没有被外部世界所“奴役”，所以我们的行为不是简单地对瞬态信息流的反射性反应。大脑的认知功能之一是工作记忆，即在没有直接外刺激下，可“在线”维持、整合及处理信息。储存的信息可以是关于感觉刺激，用来指导未来动作、延迟的知觉决策或行为反应；也可以是从长期记忆中提取的信息（比如，当你在人群中找一朋友时，大脑可激活关于你朋友脸的记忆并用它来帮助视觉的寻找）。以猴为实验对象的神经生理学研究表明，工作记忆是以自我维持的持续性神经元电活动（self - sustained persistent neuronal activity）形式储存的。许多研究表明前额叶皮质（prefrontal cortex）对工作记忆非常重要，而其神经元普遍表现有记忆相关的电活动（Goldman - Rakic，1995）。不过，自我维持的神经元电活动也在其他脑区，包括顶叶（parietal）、颞下回（infero temporal）和前运动（premotor）皮质等，被观察到。持续放电活动显然不是由外刺激直接驱动的，因此不能用信号前馈处理来解释。

工作记忆过程中的自我维持放电活动可长达 10 秒，比神经元和突触的快速电信号的时间常数（数十毫秒）大几个数量级。因此，人们认为持续电活动是由交互连接性网络实现的。回荡（reverberation）这一概念可追溯到 20 世纪 30 年代 Lorente De Nó 的工作。在前额叶皮质背外侧区（dorsolateral prefrontal cortex）第Ⅱ～Ⅲ层，神经元之间存在特征性的水平突触连接，为回返性回路提供了解剖基础。这一想法在理论模型中得到准确阐述，即持续放电活动可描述为“动态吸引子”（dynamical attractors）（Amit，1995；Wang，2001）。从数学上讲，吸引子的概念并不难理解，它仅表示动力系统，如神经网络的稳定状态。因此，在工作记忆系统中，自发放电态（spontaneous state）和具有刺激选择性的记忆态（stimulus - selective memory states）被认为代表不同的吸引子，但同时存在，因此记忆状态可由短暂的输入触发和关闭。

图 53 - 6 解释了一吸引子网络模型的生物物

理机制。在对象工作记忆（object working memory）模型中，不同的神经元群对不同的刺激对象起反应。当一个神经元群内的兴奋性突触连接强度大于某一阈值时，持续放电活动以全或无的方式出现（图 53-6A～B）。低于阈值时，只有自发放电态；高于阈值时，自发放电对微扰仍是动力学稳定的，因为在低放电频率态，兴奋性被反馈性抑制有效地抵消了（图 53-6C）。但是，如果刺激在某一神经元群内激发起强烈放电一瞬时的活动，那么回荡于这些神经元间的突触兴奋就会足够强，以至于驱动这群神经元离开自发放电态。更强的放电活动导致更强的交互性突触兴奋，因而能在刺激消失后维持其持续放电态。因此，这一网络能实现具有较高放电频率的持续放电活动（图 53-6C）。控制工作记忆网络放电频率可通过负反馈控制而达到稳定，但其生物物理机制仍有待确认。可能参与的机制包括单个神经元的外向离子流、反馈抑制、短时程突触抑制和突触在高频率下的饱和。

仿真的生物物理模型揭示了下列回路的特性，即能产生具有刺激选择性的持续放电活动。从非线性动力系统理论可知，如果负反馈比正反馈慢，具有强交互连接性环路的网络容易不稳定。如果兴奋是由 AMPA 受体介导（通常比由 $GABA_A$受体介导的抑制快 2～3 倍），该网络确实不稳定。正如我们在讨论同步节律时已经看到的，在兴奋-抑制环路中 AMPA 与 $GABA_A$受体的相互作用自然导致快速的网络振荡。在工作记忆模型中，为产生持续放电活动需要大量的交互连接，这常常会导致过度振荡，对网络的稳定性有害。但如果兴奋性回荡是慢过程，例如由 NMDA 受体介导（其时间常数为 50～100 ms），那么工作记忆功能就是十分稳定的。因此，此模型预言 NMDA 受体在工作记忆中应该起重要的作用（Wang，2001）。

另一方面，大量的兴奋必须被抑制平衡和控制（Brunel 和 Wang，2001）。持续放电活动对刺激信号的选择性的形成就十分依赖于抑制性突触网络。模型定量地预言了 GABA 抑制性神经元的一些特征；生理学家用猴子在延迟眼动任务（delayed oculomotor task）的实验中，对前额叶皮质抑制性神经元的测量结果，以及发现 $GABA_A$受体拮抗剂导致在前额叶神经元对输入的空间选择性的损失，都支持模型的结论。另外，记忆维持的一个关键方面是抗干扰：当与行为相关的信息在大脑内保持时，无关的感觉刺激不应进入工作记忆系统。我们发现，抑制性突触能使我们的模型系统抵制干扰信息。并且，多巴胺对交互性兴奋和抑制突触的调节也能增强系统忽视干扰信息的能力（Brunel 和 Wang，2001）。

二、知觉决策

参与工作记忆的皮质区域，如前额叶和后顶叶，在其他认知功能，如决策、选择性注意、行为控制中，也起着重要的作用。这意味着这些区域的回路组织具有一些必要的特性，能实现对信息的内部表征，以及对认知过程的动态计算。研究表明，最初用来描述工作记忆的网络模型也可用来描述抉择过程（Wang，2002）。图 53-7 给出了对视觉运动图像识别实验（Shadlen 和 Newsome，2001，Schall，2001）的计算机模拟结果。在二选一的强制选择任务（two-alternative forced choice task）中，猴子必须判断在图案中随机杂乱光点运动的方向（比如左或右），并通过监视眼动（saccade）来报告被感知的方向。刺激图案中仅一定百分比的光点沿相同的方向运动（这一比例称为运动强度），其他光点的运动方向是随机的。因此可通过改变运动强度（0～100%），来控制任务的难易程度。当猴执行任务时，单细胞记录显示，在后顶叶和前额叶的神经元的放电活动，与猴的感觉选择而不是与刺激本身的运动方向相关联。比如，当运动强度很低（3.2%），光点运动方向为左，而猴的感觉判断是右，选择性为右方向的细胞放电活动较选择性为左方向的细胞要强。这一实验可用工作记忆模型来模拟。用同一模型描述工作记忆或决策实验的唯一区别是，在延迟反应任务中只有一个刺激对象存在，而在知觉识别任务中，有冲突的感觉刺激输入到网络中相互竞争的不同的神经元群。图 53-7A 示意地说明两个神经元群组成的抉择网络（A=左，B=右）；输入的相对差别 $(I_A-I_B)/(I_A+I_B)$ 可模拟视觉运动识别实验中的运动强度。图 53-7B 给出了运动强度为 0（$I_A=I_B$）时的模型模拟结果。刺激加上后，两个竞争的神经

元群的放电频率 r_A 和 r_B 先在数百毫秒内一起增加，然后开始分离：一个增加，另一个减少（在图中是 r_A 增加，r_B 减少）。知觉判断是基于哪一个神经元群赢得竞争而做出的。因此，与猴生理学实验结果相一致，抉择过程分两步进行：首先在时间上以分级的方式对感觉数据整合（在模型中这是依赖 NMDA 受体介导的缓慢回荡过程）；然后，通过“赢者为王”（winner - take - all）的竞争机制（由抑制性突触实现），完成分类选择。

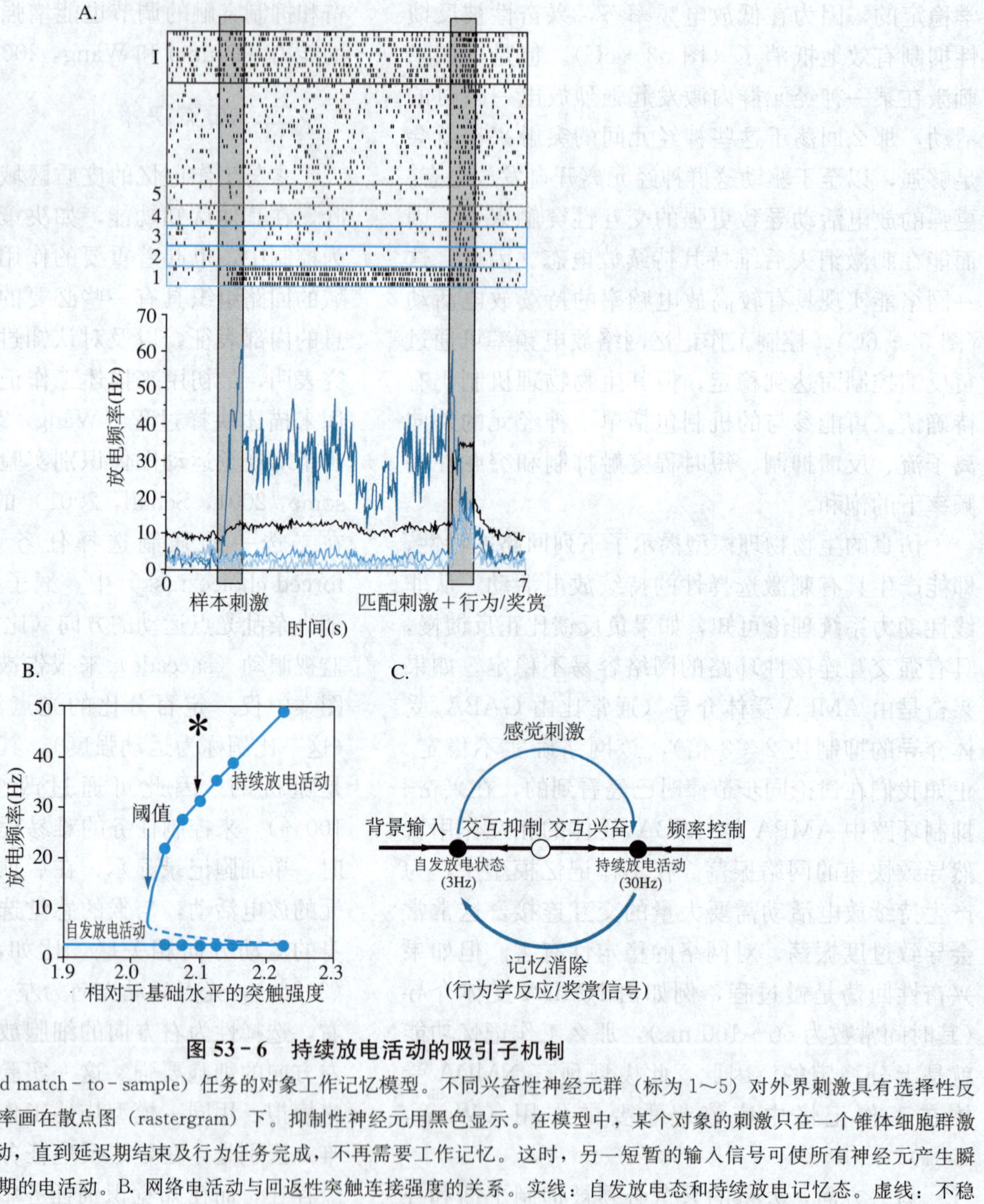

图 53-6 持续放电活动的吸引子机制

A. 延迟样本匹配（delayed match - to - sample）任务的对象工作记忆模型。不同兴奋性神经元群（标为 1～5）对外界刺激具有选择性反应。每一群的平均放电频率画在散点图（rastergram）下。抑制性神经元用黑色显示。在模型中，某个对象的刺激只在一个锥体细胞群激发起 30Hz 的持续放电活动，直到延迟期结束及行为任务完成，不再需要工作记忆。这时，另一短暂的输入信号可使所有神经元产生瞬变性发放，从而停止延迟期的电活动。B. 网络电活动与回返性突触连接强度的关系。实线：自发放电态和持续放电记忆态。虚线：不稳定态。持续放电活动以全无或有的方式出现，有一临界突触强度。“*”标记相应于图（A）所用参数。C. 示意吸引子动力学的生物物理机制。吸引子对微扰有稳定性：当微扰使网络达到一较低或较高放电状态时，网络有某种恢复力回到吸引子态。本例中，自发放电态自下由背景输入，自上由抑制性突触反馈，而达到稳定。足够强的感觉刺激驱动神经元群离开自发放电态，刺激消失后，网络在记忆态，具有较高的持续放电频率。持续放电活动自下由兴奋性回荡，自上由各种负反馈机制，而达到稳定。最后，行为反应或奖赏信号使网络放电停止，消除记忆痕迹。（改自 Brunel 和 Wang，2001 及 Wang，2001）。

在零运动强度情形下，两个神经元群的输入是相同的，因此哪一群获胜是由噪声（即抉择回路中神经元的非规则放电）决定的。不同的试验中网络的选择是概率性的（50%）（图 53－7C）。当运动强度非零（$I_A > I_B$）时，神经元的放电活动上升更快，变化的速度随着运动强度的增加而增加（Wang，2002）。换句话说，当关于刺激的证据更强时，网络以更快的速度对感觉信号整合，从而更快地形成抉择。从网络模型得到的抉择正确率和运动强度的关系，与猴的行为实验结果（Shadlen 和 Newsome，2001）相似（彩图 53－7D）。因此，模型能同时解释神经生理学和心理物理实验的结果。而对网络的基本要求仍是缓慢回荡（用于时间整合），并被抑制性突触平衡（用于“赢者为王”的竞争）。在模型中，缓慢兴奋依赖于 NMDA 受体。不过，单个神经元的缓慢电压门控或/和钙门控的内向离子通道也可能有助于这样的回荡网络的动态活动。

三、时间整合

定性地讲，工作记忆需要神经元将一瞬变输入脉冲转化为持续的放电活动，就像对刺激的时间积分。类似地，在知觉决策中，放电率随时间近似线性地持续上升，这一过程在概念上即为时间整合。但值得注意的是，一个真正的积分器（integrator）意味着，瞬变率信号后，持续放电活动的强度以分级方式随信号幅度增加。图 53－7 所示则非如此：尽管刺激时神经元活动正比于输入强度，刺激消失后放电频率是二进制的（代表两个分类选择中的一个），与输入运动强度无关。这类神经信号正是为完成抉择行为所需要的，也的确是在后顶叶神经元中观察到的情形（Shadlen 和 Newsome，2001）。运用别的任务范式，分级（graded）（或参数型，parametric）持续放电活动在许多神经系统中被观察到，用来储存模拟量的短期记忆，如刺激对象的空间位置（Goldman－Rakic，1995）、振动触觉的（Vibrotactile）刺激频率（Romo 等，1999）、动物头朝向（Taube 和 Bassett，2003），或眼睛凝视过程中的注视位置（Seung 等，2000）。

从近年来的研究中，我们已知有两种神经积分器的编码方案。在“频率编码”（rate code）中，每个神经元的持续放电频率随着被编码的特征发生线性变化。因此在“放电频率空间”里，不同神经元的发放频率将落在一条直线上。这导致了“线状吸引子”（line attractor）的理论概念（Seung 等，2000）。另一方面，在“部位编码”（location code）中，神经元对被编码特征的选择性显示于高斯调谐曲线（Gaussian tuning curve），因此不同的神经元群参与储存某模拟量不同的值。换句话说，在频率编码中，刺激特征是由“神经元兴奋程度”来确定，而在部位编码中由“哪些神经元兴奋”来确定。数学上，理想的积分器可描述为 $dX/dt = I(t)$，其中 $I(t)$ 是输入信号，X 为神经元放电活动程度（频率编码），或网络活动的峰位置（部位编码）。

图 53－8 给出了神经积分器模型的一个例子，其中被编码的特征是由网络活动曲线的峰位置决定的。这一模型用来描述“头朝向”（head direction，HD）细胞（Song 和 Wang，2005）。HD 神经元是空间导向系统的一部分，编码动物头朝向的信息。当动物转头时，HD 细胞对由前庭输入的角速度信号进行时间积分，转变为角度位置信号；而当头方向固定时，位置信号在内部被维持。HD 细胞对头朝向的敏感性服从高斯调谐曲线。有趣的是，已有的证据表明 HD 细胞所在的神经线路中，缺少局部的兴奋性细胞之间的反馈性突触连接。与此一致，图 53－8 中的模型表明，没有交互兴奋，交互抑制（cross－inhibition）也可产生有方向选择性的“尖峰状的持续放电活动”（hill of persistent activity）。此外，该模型假设由两个抑制性“旋转细胞”（rotation cell）群可形成转移机制（图 53－8A）。当头的方向固定时，来自两个抑制性神经元群的输入互相平衡，因此兴奋性神经元群活动的峰位置被维持不变（见图53－8B中输入脉冲间的时间段）。当转头时，角速度信号增加一个抑制性神经元群的放电，而减少另一个抑制性神经元群的放电。结果，这种不对称的抑制性输入导致兴奋性神经元群电活动以正比于输入幅度（角速度）的速度变化（见图 53－8B 输入脉冲的时间段）。模型实现的计算非常接近积分运算。比如，第二个输入脉冲强度相对于第一个输入脉冲的两倍，电活动峰位置移动速度也加倍。此外，网络能对正向（第一和第二个脉冲）和负向（第三个脉冲）输

入整合。第三个脉冲相对于第二个输入脉冲幅度减半而时间延长一倍，使电活动峰返回到第二个脉冲加之前的位置。这正符合一个理想积分器所要做的。

该模型假设了两个抑制性“旋转细胞”群之间的对称性，但其生物学基础仍不清楚。一般地讲，理想线状吸引子模型需要对网络参数的精细调节（Seung 等，2000，Wang，2001）。为解释明白这一点，考虑如下简单的放电频率方程：

$$\frac{dr}{dt}=\frac{-r+rWrec}{\tau}+I\ (t)$$

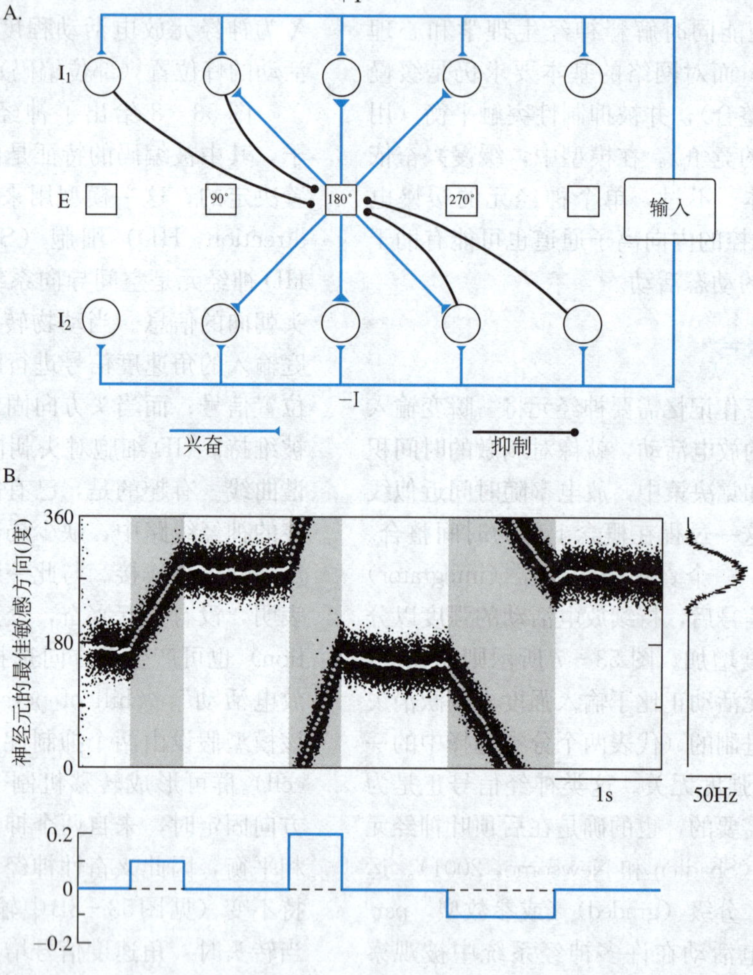

图 53-8 通过尖峰状持续放电活动实现的时间整合

A. 模型示意图。兴奋性神经网络对方向（0°～360°）编码，其抑制性神经元的输入在没有速度信号时达到平衡。速度信号增加对一组抑制性神经元的输入（+I），减小对另一组抑制性神经元的输入（-I），导致对兴奋性网络的抑制性输入的不对称。

B. 网络对一连串阶梯输入（下图）反应的放电模式（上图）。网络中的神经元按其最佳敏感方向沿 Y 轴排列，X 轴代表时间。每个点代表一次放电。网络放电模式呈现尖峰状（上图右边曲线），峰位置对方向的角度编码（散点图中的白线）。没有外界输入时，头朝向信息由持续放电活动维持。输入诱导的放电活动峰位置以正比于刺激强度的速度移动，从而实现对输入的时间积分。结果由宋鹏程提供（基于 Song 和 Wang，2005 提出的模型）。

在此方程中，r 是放电频率，τ 是一典型的生物物理（膜或突触）时间常数，w_{rec} 是回返性连接强度。此系统真正的时间常数为 $\tau_{eff}=\tau/(1-w_{rec})$，比 τ 大（如果 $w_{rec}\neq 0$）。比如，若 $\tau=100$ ms，$1-w_{rec}=0.05$，则 $\tau_{eff}=2$s。当 $w_{rec}=1$（此条件需要精细地调节参数 w_{rec}），$\tau_{eff}=\infty$，系统就是一个理想的积分器。神经元积分器如何通过可行的生物物理机制来实现，仍是当前研究的一个热点。该方向今后建模工作的进展有待新的实验给予更多的数据，提出更多的限制条件，建立更牢固的机制性基础。

总的来说，初级感觉处理看起来需要“时间导数”型的神经计算，而认知功能的实现需要包括“时间积分”型的神经回路。

※ ※ ※

在 Hodgkin 和 Huxley 开创定量描述神经细胞膜电活动 50 年后的今天，计算神经科学已发展成为一个成熟的学科。正如本章各种例子所显示的，理论模型与实验密切联系，可用来研究不同类型（感觉处理与认知功能）和不同的层次上（单个突触和细胞与网络）的问题。本章主要讨论了从细胞机制到网络行为的局部回路建模。在这个领域内，一个尚未解决的问题是，描绘详尽的单个神经元动态活动（如可兴奋的树突特性）对网络功能的影响。另一个有趣的问题是，更定量化地刻画局部神经线路的统计性质。另外，在不同的时空尺度上研究脑的适应性功能。比如，学习和记忆涉及从毫秒到很多年的时间尺度，从分子（细胞内的蛋白信号网络）到神经元（协同放电模式）到系统层次。最后，脑的生物物理仿真模型研究需要扩充到包含多个脑区的大系统，但这一方面仍然缺乏坚实的理论基础。

致谢：作者十分感谢南京大学物理系刘锋博士和上海生命科学研究院神经科学所尚春峰对本文的帮助。感谢南京大学生物系王建军教授阅读书稿并提出的建议。

参考文献

综述

1. Chow CC, Gutkin B, Hansel D, et al. Methods and models in neurophysics. Amsterdam: Elsevier, 2005: 869
2. Dayan P, Abbott LF. Theoretical neuroscience. CA: MIT Press Cambridge, 2001: 576
3. Feng J. Computational neuroscience: a comprehensive approach. Boca Raton: Chapman and Hall, 2004: 656
4. Koch C. Biophysics of computation: information processing in single neurons. New York: Oxford University Press, 1999: 588
5. Koch C, Segev I. Methods in neuronal modeling: from ions to networks, 2nd edition. Cambridge, MA: MIT Press, 1998: 844
6. Rao RPN, Olshausen BA, Lewicki MS. Probabilistic models of the brain. Cambridge, MA : MIT Press, 2002: 340
7. Rieke F, Warland D, de Ruyter van Steveninick R, et al. Spikes: exploring the neural code. Cambridge, MA: MIT Press, 1999: 416
8. Sejnowski TJ, Koch C, Churchland PS. Computational neuroscience. Science, 1998, 241: 1299-1306

原始文献

1. Abbott LF, Varela JA, Sen K, Nelson SB. Synaptic depression and cortical gain control. Science, 1997, 275: 220-224
2. Amit DJ. The hebbian paradigm reintegrated: local reverberations as internal representation. Behav Brain Sci, 1995, 18: 617-626
3. Brunel N, Wang XJ. Effects of neuromodulation in a cortical network model of object working memory dominated by recurrent inhibition. J Comput Neurosci, 2001, 11: 63-85
4. Goldman-Rakic PS. Cellular basis of working memory. Neuron, 1995, 14: 477-485
5. Hansel D, Mato G, Meunier C. Synchrony in excitatory neural networks. Neural Comput, 1995, 7: 307-337
6. Marder E, Calabrese RL. Principles of rhythmic motor pattern generation. Physiol Rev, 1996, 76: 687-717
7. Romo R, Brody CD, Hernandez A, Lemus L. Neuronal correlates of parametric working memory in the prefrontal cortex. Nature, 1999, 399: 470-473
8. Schall JD. Neural basis of deciding, choosing and acting. Nature Neurosci, 2001, 2: 33-42
9. Seung HS, Lee DD, Reis BY, et al. Stability of the memory of eye position in a recurrent network of conductance-based model neurons. Neuron, 2000, 26: 259-271
10. Shadlen MN, Newsome WT. Neural basis of a percep-

tual decision in the parietal cortex (area LIP) of the rhesus monkey. J Neurophysiol 2001, 86: 1916-1936
11. Sompolinsky H and Shapley R. New perspectives on the mechanisms for orientation selectivity. Curr Opin Neurobiol, 1997, 7: 514-522
12. Song P, Wang XJ. Angular path integration by moving 'hill of activity': a spiking neuron model without recurrent excitation of the head-direction system. J Neurosci, 2005, 25: 1002-1014
13. Taube JS, Bassett JP. Persistent neural activity in head direction cells. Cereb Cortex, 2003, 13: 1162-1172
14. Tsodyks MV, Markram H. The neural code between neocortical pyramidal neurons depend on neurotransmitter release probability. Proc Natl Acad Sci USA, 1997, 94: 719-723
15. van Vreeswijk C, Abbott LF, Ermentrout GB. When inhibition, not excitation synchronizes neural firing. J Comput Neurosci, 1994, 1: 313-322
16. Wang XJ. Synaptic reverberation underlying mnemonic persistent activity. Trends in Neurosci, 2001, 24: 455-463
17. Wang XJ. Probabilistic decision making by slow reverberation in neocortical circuits. Neuron, 2002, 36: 955-968
18. Wang XJ and Rinzel J. Alternating and synchronous rhythms in reciprocally inhibitory model neurons. Neural Comput 1992, 4: 84-97
19. Wang XJ, Liu YH, Sanchez-Vives MV, Mc Cormick DA. Adaptation and temporal decorrelation by single neurons in the primary visual cortex. J Neurophysiol, 2003, 89: 2707-2725
20. Whittington MA, Traub RD, Jefferys JG. Synchronized oscillations in interneuron networks driven by metabotropic glutamate receptor activation. Nature, 1995, 373: 612-615

Ⅸ 神经系统疾病的基础研究

贺林

第五十四章　中枢神经系统脱髓鞘疾病…………………………………… 秦新月　余刚　董为伟（1023）
第五十五章　脑卒中　…………………………………………………………… 徐造成　孙凤艳（1040）
第五十六章　癫　痫…………………………………………………………… 姜玉武　吴希如（1067）
第五十七章　帕金森病………………………………………………………… 王晓民　鹿炳伟（1079）
第五十八章　阿尔茨海默病……………………………………………… 王建枝　崔德华　晏日强（1096）
第五十九章　神经遗传病…………………………………………………………… 李晓江　钟南（1118）
第六十章　精神分裂症和双相情感障碍………………………………… 贺林　陈舞燕　李胜（1139）
第六十一章　药物依赖性与成瘾……………………………………………… 崔彩莲　韩济生（1167）

神经系统疾病严重地困扰着人类的健康，该类疾病种类繁多，具有代表性的病种包括：脱髓鞘性疾病、卒中、癫痫、帕金森病、阿尔兹海默病、神经系统遗传性疾病、精神分裂症和情感性精神病、药物成瘾依赖性等。这些疾病的共同特点是涉及面广，危害性大。因此，对于这类疾病的研究一直受到医学界和神经科学界极大的关注。由于神经系统疾病均会导致神经系统功能障碍，所以也常伴随着行动异样和精神紊乱的表型。又由于发生的机制各有不同，因此表型又各有区别。

认识神经系统生理功能，揭示神经系统疾病的发病机制，是世代神经生物学家和病理学家长期追求的目标。然而，由于研究手段的限制，研究结果一直不够理想，对发病机制的认识也远远不够。自从进入20世纪90年代，由于人类基因组计划的完成所带来的“组学”研究思路的形成，以及研究技术突飞猛进的更新，使得对于各类神经系统疾病发病机制的研究以及对诊断与治疗新方法的发明都有了骄人的进展。科学家们目前正着手用转化医学（translational medicine）的新观念把在实验室得到的数据快速转化为临床应用。由此可以预测，今后几十年里对于神经系统疾病的研究进展会大大提速。

本篇用了8个章节对以上所列举的神经系统疾病的研究进展和动态进行较详细的阐述，期望给读者送上一份该领域研究的全貌。

第五十四章 中枢神经系统脱髓鞘疾病

秦新月 余刚 董为伟

第一节 多发性硬化 …………………………………… 1022
一、流行病学 …………………………………… 1022
二、病因及发病机制 …………………………………… 1022
三、病理 …………………………………… 1024
四、临床症状和体征 …………………………………… 1024
五、预后 …………………………………… 1025
六、实验室检查 …………………………………… 1025
七、诊断 …………………………………… 1026
八、治疗 …………………………………… 1028
第二节 急性播散性脑脊髓炎 …………………………………… 1030
一、发病机制 …………………………………… 1031
二、临床表现 …………………………………… 1031
三、诊断 …………………………………… 1031
四、多相病程的 ADEM 和 MS …………………………………… 1032
五、治疗 …………………………………… 1032
六、预后 …………………………………… 1032
第三节 脑桥中央髓鞘溶解症 …………………………………… 1033
一、病因和发病机制 …………………………………… 1033
二、临床特点 …………………………………… 1034
三、CPM 诊断 …………………………………… 1035
四、CPM 干预和低钠血症的治疗 …………………………………… 1035
五、预后 …………………………………… 1036

中枢神经系统脱髓鞘疾病是以神经髓鞘的缺失为主要特征的一大类疾病，分为遗传性和获得性两大类。遗传性脱髓鞘疾病是由于髓鞘形成障碍、髓鞘发育异常所致。包括：肾上腺白质营养不良症、异染性白质营养不良症、球状细胞白质营养不良症、类纤维蛋白白质营养不良症等。获得性脱髓鞘疾病的病因包括：炎症性脱髓鞘、缺血性病变、慢性酒精中毒性脱髓鞘、渗透压性脱髓鞘、放射性髓鞘损伤等，主要疾病有：多发性硬化、视神经脊髓炎、急性播散性脑脊髓炎、急性坏死性出血性白质脑炎、弥漫性硬化、脑桥中央髓质溶解症、同心圆硬化、Marchiafava - Bignami（马-比二氏）病、放射性脑病等。其中以多发性硬化最为常见（表 54 - 1）。

表 54 - 1 常见脱髓鞘疾病的分类

Ⅰ. 多发性硬化
- A. 慢性复发性脑脊髓病型
- B. 急性多发性硬化
- C. 弥漫性硬化（Schilder 病）和同心圆硬化（Balo 病）

Ⅱ. 视神经脊髓炎（Devic）

Ⅲ. 急性播散性脑脊髓炎
- A. 麻疹、风疹、水痘、猩红热、流感、腮腺炎、天花或其他病毒及部分细菌感染后
- B. 狂犬病、天花、乙脑等疫苗接种后

Ⅳ. 急性或亚急性坏死性出血性脑炎
- A. 急性脑病型（Hurst 出血性白质脑炎）
- B. 亚急性坏死性脊髓病

第一节 多发性硬化

多发性硬化（multiple sclerosis，MS）是一种获得性、免疫介导的中枢神经系统慢性脱髓鞘疾病。以散在性的脱髓鞘、轴突损伤和慢性中枢神经系统炎症活动为特征。大多数患者表现为反复缓解复发的神经功能障碍，病变最常累及脑室周围白质、视神经、脊髓、脑干和小脑。

一、流行病学

发病年龄多累及20～40岁，10岁以下和60岁以上少见。女性多见，男女发病率比例是1.4∶3.1。但起病越晚男女比例越趋于平衡。MS的发病率和患病率存在地域差异，热带地区少见，温带地区患病率高。高患病率（大于30/10万）地区，包括北欧、美国和加拿大北部、澳大利亚南部、新西兰；中等程度患病率（5/10万～30/10万）地区包括南欧、美国南部和澳大利亚北部；低患病率（小于5/10万）地区包括亚洲和南美洲。上述患病率的分布特征有被扩大的可能，患病率的地区差异也可能与不同的诊断标准和方法有关。

二、病因及发病机制

MS的病因和发病机制至今未明。目前认为MS是遗传易感个体在多种环境因素的作用下诱发的中枢神经系统自身免疫反应。外源性（包括感染等）、环境、行为的因素共同促进疾病的发生，独立、自身的基因或单独的外界因素都不足以导致MS发生。其发生可能与遗传个体在三种分子的复杂组合（MHC分子、T细胞受体、外界或自身的抗原）之间的平衡被完全打乱后诱发的慢性的自身免疫性损伤有关。迄今尚没有一种确切的传染源是诱发MS的病因。

（一）自身免疫反应

免疫致病假说认为MS系自身反应性T细胞在进入CNS内增殖，诱导炎性级联反应，导致正常的神经组织损伤。实验性自身免疫性脑脊髓炎（experimental autoimmune encephalomyelitis，EAE）是MS的动物模型，它可由神经抗原免疫接种或神经性自身抗原致敏T细胞的被动转移建立。一种或多种特异自身抗原激活的 $CD4^+$ T细胞，粘附到CNS小静脉内皮细胞表面，在BBB不完善或被破坏的脑区迁徙进入CNS，与抗原呈递细胞（antigen presenting cell，APC）呈递的靶抗原结合产生炎症反应，这些抗原包括髓鞘自身或非髓鞘的MS抗原，如：髓鞘碱性蛋白（myelin basic protein，MBP）、髓鞘相关糖蛋白、髓鞘少突胶质细胞糖蛋白、蛋白脂蛋白、αβ-晶状体球蛋白、S-100蛋白等。此外，髓鞘和少突胶质细胞表面的自身抗体也可直接导致脱髓鞘，可能通过活化补体介导细胞溶解或大量B细胞进入CNS，使B细胞转换为浆细胞，发挥体液免疫的致病作用。其他活化的巨噬细胞、小胶质细胞产生炎性细胞因子如：TNF-α、IFN-γ、NO、兴奋性氨基酸等也参与免疫病理过程。

分子拟态机制在MS发病过程中起重要作用，外源性因子的氨基酸序列与髓鞘蛋白或少突胶质细胞的氨基酸序列相似，这些外源性多肽经APC呈递，使之与人类白细胞抗原（HLA）结合，激活T细胞，产生抗自身髓鞘的免疫细胞克隆，与神经髓鞘多肽片段发生交叉反应而导致脱髓鞘。

（二）遗传因素

多发性硬化具有家族聚集性：同卵双生多发性硬化发病危险性大于异卵双生；许多研究都证明多发性硬化与遗传因素相关，其遗传形式为多基因遗传。

目前MS的致病基因尚难确定，MS有复杂的遗传特性，HLA复合体被广泛接受为易感基因位点。HLA-DR15、DQ6单倍体的关联和连锁都已经被证实。尽管研究证明在DQA2与TNF-α之间的易感基因位点，但是强烈的连锁不平衡阻止了更精确的定位。DR15、DQ6单倍体还不足以导致MS发生，其他可能的易感基因包括TCR V-B和IgH链基因，主要集中于以下几方面：

1. 人类白细胞相关抗原（HLA）有关基因

MS易感性与HLA-DR15、HLA DR3，DR4、DR2、DRB1 * 1501、HLA - DR12、DQA1，

DQB1 基因型频率增高有关。研究指出，HLA－DQA1＊0101－DRB1＊1501 和/或 DQA1＊0102－DQB1＊0602 基因可能编码结合髓鞘抗原肽的 MHCⅡ类识别分子和导致脑炎的 T 细胞。HLA－DRA1－0101－DRB1＊1501 异二聚体可能与髓鞘碱性蛋白 89－98 抗原肽高亲和性结合。

2. 髓鞘碱性蛋白基因（MBP 基因）　髓鞘蛋白包括髓鞘碱性蛋白（MBP）、蛋白脂蛋白（PLP）、髓鞘相关蛋白（MAG）等。MBP 占髓鞘蛋白成分最多，具有高度免疫原性，针对 MBP 的自身免疫反应是 MS 可靠的发病机制之一。可能机制为易感个体在血脑屏障免疫赦免区 MBP 的释放，以及针对 MBP 的分子拟态诱发的自身免疫。人类 MBP 基因位于 18 号染色体长臂，共 7 个外显子，在距 1 号外显子 1.5kb 处存在的长度多态性与 MS 有关联。

3. T 细胞受体（TCR）基因　由于 TCR 在免疫识别中起主要作用，故推测 MS 遗传易感性 TCR 基因发生突变的可能，TCR 是一种异源二聚体，由 14 号染色体编码的 α 链和 7 号染色体编码的 β 链组成。部分 MS 患者与 TCRβ V6、V7 及 TCRβV6S1 基因多态性关联。

4. 免疫球蛋白重链基因（IgGm）　IgGm 位于 14 号染色体，是一组与免疫有关的复合基因。在 MS 病人的血浆、CSF 及脑组织中发现高水平的免疫球蛋白，提示免疫球蛋白与 MS 发病机制有关。

5. 黏附分子基因（adhesion molecule, ICAm－1 genes）　黏附分子及其受体在 MS 的发病中起重要作用，它在介导淋巴细胞等炎症分子在脑血管的粘附和血脑屏障的聚集及透过血脑屏障中具有关键作用，是 MS 发病的早期病理过程，从而导致中枢神经系统脱髓鞘。ICAM－1 位于 19 号染色体 19P（13.3－13.2），是一种单拷贝基因。ICAM－1 Lys（469）纯合子有高 MS 危险率。

6. 肿瘤坏死因子基因　TNF－α 是一种致炎细胞因子，可以选择性损害少突胶质细胞，诱导星形胶质细胞的增生。TNF－α 及 TNF－β 基因位于第 6 号染色体的 LHA－Ⅲ区域附近。TNF 的基因性变型与 MS 易感性及病程关联尚缺乏有说服力的证据。其他易感基因包括线粒体基因、细胞因子基因、转运抗原处理基因等，目前认为 MS 易感基因复杂，单一基因不能解释 MS 的家族危险性。

（三）环境因素

1. 感染　尤其是儿童时期的病毒感染。风疹、麻疹、水痘和流行性腮腺炎病毒是儿童时期常见的病毒感染，都被认为是 MS 潜在的危险因素。EB 病毒（Epstein－Barr virus, EBV）的急性感染可导致 90%的成年人终身的潜在的 B 淋巴细胞感染。多数的血清流行病学发现 MS 病人 EBV 抗体血清阳性率或血清滴定度较对照组增高，感染性单核细胞增多症个体 MS 患病风险增高。最近提出人类疱疹病毒－6（HHV－6）和肺炎衣原体感染与 MS 有关。HHV－6 是体内多处存在并且与多种疾病有关的病毒，现在已经知道它主要感染 CD_4^+ T 细胞，在试管和体外感染神经胶质细胞上也得到证实。最近认为潜伏在脑组织中的 HHV－6 的激活在神经系统疾病发病中起重要作用。HHV－6 通过选择性复制机制逃避免疫监视，导致神经胶质细胞的持续感染。MS 与肺炎衣原体关联的证据不足。目前还不能确定哪一种单独的感染因素导致 MS 发生。有可能几种感染中的任意一种在适当环境（遗传易感个体、暴露的关键时间）下产生相同的结果。

2. 疫苗接种　有报道乙肝疫苗接种后发生脱髓鞘事件。童年期的疫苗接种（风疹、麻疹、流行性腮腺炎病毒疫苗）与 MS 无关。接触有机溶剂、过度日照可能与 MS 发生有关，增加 Vit D 的摄入可能降低 MS 风险。

3. 压力和生活习惯　精神压力作为 MS 发病因素的证据还不充分，但不能完全排除精神因素作为 MS 病因的可能。有报道吸烟与 MS 有着重要的联系，这种联系呈剂量依赖，其机制尚不清楚。焦油和烟碱是香烟中重要的免疫毒素，尼古丁也损伤 T 细胞的抗原介导的信号传递。

饮食也可以是 MS 发病的危险因素。早期有两项研究发现吃鱼过多以及以动物脂肪为基础的高热卡饮食摄入可能诱发 MS。已经发病的 MS 患者应该戒烟，并摄入低动物脂肪酸、高不饱和脂肪酸和富含 Vit D 的饮食。

影响 MS 预后的环境因素主要是病毒感染和外伤，呼吸道感染症状之后的 MS 复发危险性加倍，抗病毒抗体滴度增高的 MS 病人恶化的危险性增加 3～4 倍。

三、病理

MS 的病理改变包括：①脱髓鞘：髓鞘染色显示白质完全或部分髓鞘脱失，与周围正常白质界限清晰。若炎症明显或在急性期则边界不清楚。②轴突丧失：MS 几乎总是表现轴突丧失，尤其是急性期。轴突缺失在 MS 最早期就可发现。可以表现为完全破坏，但常常是部分受损。慢性或渐进性病例可见更广泛的轴突丧失。长传导束的继发降解可以发生在轴突的严重明显破坏时。常见 Wallerian 变性样改变。③少突胶质细胞增生：增生的胶质细胞是来源于原位的少突胶质细胞，还是少突胶质细胞原始细胞池尚不清楚。④血管改变：小静脉周围炎性细胞浸润，炎细胞的数量和组成随 MS 病灶的时间和部位、类型等而变化。其中 T 淋巴细胞常在活动性或慢性病灶中见到。此外，在急性病灶中心和慢性病灶周围，常见到血脑屏障的破坏，有不同程度的髓鞘再生。

四、临床症状和体征

MS 的临床分型包括：复发－缓解型 MS（RR－MS）、继发进展型 MS（SP－MS）、原发进展型 MS（PP－MS）、进展复发型 MS（PR－MS）等。另有少数病人病情持续迅速进展，短时间内导致神经系统的多处严重的功能障碍或发病后很短时间内就死亡，称为恶性 MS。少数无症状病人或一两次短暂发作后可永久缓解，临床发病后的相当一段时间（15 年）后没有残疾（残疾量表评分小于 3.5），为良性 MS。

1. 颅神经　视神经的症状（发生率 27%～55%）包括复视、视物模糊、视觉灵敏度降低、色觉障碍和视野缩小等，累及单侧或双侧。这些症状在几小时或几天出现。视神经的病变以球后神经炎常见，绝大多数患者出现患侧眼球眶内或眶后的疼痛。突发的视神经炎而没有其他 CNS 症状和体征，常常提示 MS 的首次发作。最常见的瞳孔异常为瞳孔不规则，部分或完全对光反射消失。复视出现在内侧纵束病变导致的核间性眼肌麻痹。年轻人中这种症状在其他情况下极为少见，所以出现该症状高度提示 MS。第五对颅神经病变可致面部痛觉减退、角膜反射减退或消失。一侧面肌下部的无力很常见，但完全周围性的面肌麻痹少见。一侧面肌痉挛是 MS 特征性的、少见的发作性症状。真性眩晕可持续几天或很严重，常见于四脑室底的新病灶。构音障碍和吞咽困难常在进展的 MS 中出现。

2. 运动障碍　肢体无力是最常见的症状（65%～100%），多在 MS 进展期出现单肢轻瘫、偏侧轻瘫或四肢轻瘫。单独的肌力测定常与行走困难程度不一致。常伴随痉挛和共济失调造成的步态异常。有些病人，尤其是病程后期出现慢性进行性单侧或双侧肢体痉挛，除皮质脊髓束症状（痉挛状态、反射亢进和双侧巴宾斯基征）和轻度的本体感觉障碍，没有其他异常。

3. 感觉障碍　感觉异常和感觉受损很常见，可有针刺感、麻木、束带感等。可有痛、温、触觉的减退。深感觉障碍以运动觉、振动觉和位置觉常见。少数病人出现屈颈时从背部放射到足底的触电样感觉异常或疼痛，称为 Lhermitte 征，系脊髓颈段后束受激惹所致，较具特征性。

4. 疼痛　为中到重度疼痛，女性更常见。发作性疼痛如三叉神经痛、慢性神经性疼痛、肌肉骨骼疼痛，还有偏头痛等。慢性疼痛常发生在四肢，下肢多于上肢，呈持续性，主观感觉为烧灼感、麻刺感、紧束感和不适感觉等。

5. 疲劳　发生率高达 59%～85%。患者主观感觉疲倦，通常从病初持续到整个病程，常常与疾病的病残程度一致，病因学还不明确。可能与脑干和中脑的网状激活系统有关。

6. 小脑症状　可出现在疾病的任何时期，常导致进展的残疾症状包括共济失调、意向性震颤、步态蹒跚等。

7. 自主神经障碍　尿路症状很常见，包括尿频、尿急、尿失禁、尿潴留等，常由于逼尿肌和括约肌之间协调障碍所致，发生率为 49%～93%。直肠功能障碍也常见，包括便秘和大便失禁、排便急迫等。性功能障碍在男性常表现为勃起功能障碍、射精功能障碍、性欲降低等，在女性表现为性高潮缺乏和性欲低下等。原因系 MS 病变本身还是疾病造成的心理因素还很难确定。

8. 认知功能障碍　早期发生率不到 5%，程度也轻，后期发生率增加，达 50%以上。可出现逻辑思维异常，记忆力、定向力、计算力、注意力障碍等。

9. 精神行为异常 有人认为在所有 MS 病人都可出现。抑郁和双向情感障碍最常见。还有识别困难、焦虑、欣快、痴呆等。精神异常和惊恐发作也能见到。

10. 其他症状包括癫痫、睡眠障碍、舞蹈症、失认症、寒战、嗅觉丧失、急性肺水肿、发作性睡病、心律失常、呃逆、下运动神经元征、发作性瘙痒等。

五、预后

迄今没有十分可靠的判断预后指标可供参考。下列情况预后相对较好：发病 5 年后只有轻微的残疾遗留；小于 35 岁前发病；发病第一年仅有一个症状出现；第一次症状出现时呈急性发作；以感觉障碍或轻微视神经炎起病。多症状起病者相对预后较差。尽管 MS 对寿命长短影响甚微，但是功能障碍是其主要问题。据报道，发病 10 年后约 70%的病人不能承担全职工作。主要致残原因包括认知障碍、记忆障碍、痉挛性瘫痪、括约肌功能失调等。MS 本身致死很少见，并发呼吸道感染是 MS 病人死亡的主要原因。其他死因包括各个系统严重的并发症及自杀等。

六、实验室检查

（一）CSF 特征

MS 病人 CSF 异常率达 90%。多发性硬化国际专家组在 2005 年推荐了 12 项有关的 CSF 检测的新标准：

1. CSF IgG 是诊断 MS 最有价值的单项检测；应该采用等电聚焦（IEF）和其他有效的检测方法（如免疫印记或免疫固定）来测定。

2. 采用非浓缩 CSF 标本做 CSF IgG 定性分析，还需与邻近泳道同时测定血清学标本进行直接比较。

3. 为获得最佳结果，测定成对血清和 CSF 标本中的 IgG 量需相似。

4. 测定 CSF 和血清应同时做阳性和阴性对照。

5. 应该用 5 个公认的寡克隆带染色型中的一个报告 CSF 定性测定结果。

6. 检测结果应该由对所有技术经验丰富的专家解释。

7. 神经科医师不能只考虑 IgG 检测结果，还应考虑其他 CSF 检测参数结果，包括白细胞计数、蛋白、葡萄糖和乳酸浓度。如白细胞计数和蛋白浓度非常高，而葡萄糖浓度降低，还应该考虑 MS 外的其他诊断。

8. 轻链染色并非所有 MS 诊断的关键因素，但是 κ 链或 λ 链染色对临床高度怀疑的病人可能有帮助。

9. 临床高度怀疑 MS，但是 CSF 结果模棱两可或阴性时，应重复 CSF 检测，对 IEF 显示一条带的病人特别有帮助。

10. IgG 定量分析是有价值的补充检测，但是不能代替 IgG 定性分析，后者的敏感性和特异性高于前者。

11. 与 CSF 白蛋白浓度/血清白蛋白浓度比值有关的非线性公式有助于衡量血脑屏障的完整性。BBB 渗漏可增加 CSF 检测的假阳性率，尤其是在没有同时做血清 IgG 测定时。

12. 严格质控。

（二）电生理检查

1. 视觉诱发电位（VEP） 对于发现视神经、视交叉和视束的病变十分敏感。

2. 听觉诱发电位 对于怀疑脑桥病变的病人有用，在 67%的确诊病人和 41%的疑诊病人出现异常。

3. 体感诱发电位 在 77%的确诊病人和 67%的疑诊病人出现异常。

（三）磁共振成像（MRI）

先进的 MRI 包括磁化传递率（MTR）和磁共振波谱（MRS），补充了对传统 MRI 的理解，也为认识 MS 的发病机制提供了新的见解。研究发现三倍剂量的造影剂发现病灶比标准剂量更敏感，延迟注射后的扫描时间也可更好地发现炎症。对监测药物疗效很有帮助。

尽管 MRI 对于诊断特别有效，但是大多数 MRI 病灶类型和分布无特异性，需要结合临床与许多疾病鉴别。最常见的是大于 50 岁病人脑白质血管性改变。胼胝体的垂直位或火焰状病灶以及近皮质的脑干病灶是 MS 比其他疾病更典型的表现。病灶的不均一性也是 MS 的特征。

目前国际上通用 MRI 诊断标准：空间多发标准满足以下四条中的至少三条：①≥1 个钆增强 T1 加权像病灶或≥9 个脑部 T2 加权像病灶，每个病灶直径至少大于 3mm；②≥3 个脑室周围病灶；③≥1 个近皮质病灶；④≥1 个幕下病灶。1 个单独的脊髓病灶可以取代 1 个脑部病灶。

时间多发标准：①上一次临床发作 3 个月后 MRI 上≥1 个新增强病灶，且与上次发作无关；②3 个月后无增强病灶，但是随访 3 个月后发现新增强病灶或 T2 加权像病灶。

七、诊断

MS 作为一种多灶的 CNS 疾病，存在很多无症状的病变，其诊断标准一直在不断完善和改进。应用较为广泛的是 Poser 等人 1983 年提出的诊断标准，该标准没有包括 MRI 表现（表 54 - 2）。Poser 标准是运用临床和亚临床（神经成像，EP）和 CSF 特征来建立不同可信度的 MS 诊断。要满足 Poser 标准的实验室标准，需要 CSF 的寡克隆带异常或 IgG 指数增高（大于或等于 0.7），Poser 标准具有特异性高的优点，不容易将其他疾病误诊为 MS。但是随着临床诊疗手段和辅助检查的日新月异，Poser 标准已经显露出其局限性。比如 Poser 标准要求 CDMS 必须具备 2 次以上的发作，而实际上在 MS 的分型中慢性进展型和良性型 MS 均缺乏 2 次发作，因此都不能被诊断。而即使是缓解复发型和继发进展型 MS 第一次发作的病人也不能确诊为 MS，对 MS 诊断有很大帮助的 MRI 表现也没包括在内。目前较为推崇的是 McDondald（2001）诊断标准（表 54 - 3）。这个标准掺入了 MRI 表现，能够更早地确定诊断。

表 54 - 2　Poser 诊断标准

临床分类	诊断标准
临床确诊	1. 病程中 2 次发作，2 个分离性病灶的临床证据
	2. 病程中 2 次发作，1 个病灶的临床证据和 1 个亚临床证据
实验室支持确诊	
	1. 病程中 2 次发作，1 个临床或亚临床病灶证据，CSF OB/IgG 异常
	2. 病程中 1 次发作，2 个分离性病灶临床证据，CSF OB/IgG 异常
	3. 病程中 1 次发作，1 个临床和 1 个亚临床病灶证据，CSF OB/IgG 异常
临床可能	
	1. 病程中 2 次发作，1 个病灶的临床证据
	2. 病程中 1 次发作，2 个分离性病灶的临床证据
	3. 病程中 1 次发作，1 个临床和 1 个亚临床病灶的证据
实验室支持的可能	病程中 2 次发作，CSF OB/IgG 异常

注：两次发作累及 CNS 的不同部位，时间间隔 1 个月以上，每次发作持续时间超过 24 小时。亚临床证据是指 CT 扫描和诱发电位中发现的异常。CSF 异常指检测的寡克隆带（＋）或 IgG 指数增高。

表 54－3　McDondald 诊断标准

临床表现	附加证据
1. 病程中 2 次或 2 次以上发作 2. 2 个以上分离性病灶临床证据	不需附加证据
1. 病程中 2 次或 2 次以上发作 2. 一个病灶的临床证据	空间多发性的附加证据（具备下列三项之一以上）： ①MRI 证明病灶空间上多发 ②MRI 示与 MS 一致的病灶≥2 个且 CSFOB/IgG 异常 ③临床复发的同时伴有客观的神经系统的改变
1. 病程中 1 次发作 2. 2 个以上分离性病灶临床证据	空间多发性的附加证据（具备下列两项之一以上）： ①MRI 证明病灶多发 ②MRI 示与 MS 一致的病灶≥2 个且 CSF OB/IgG 异常。时间多发性附加证据：（具备两项之一以上） 1）MRI 证明病灶时间上病灶多发 2）第二次临床发作
原发进展型 MS	同时具备以下三项： ①阳性 CSF 改变 ②MRI 证明空间多发病灶（具备以下其中一项）：A. 头部 T2W1 病灶≥9 个；B. 脊髓 T2W1 病灶≥2 个；C. 头部 4～8 个病灶同时脊髓 T2W1 个病灶；D. MRI显示 4～8 个病灶加上 VEP 异常；E. 4 个以下的脑部病灶加一个脊髓病灶和 VEP 异常 ③时间多发性附加证据（具备以下一项）： 1）MRI 证明时间上病灶多发 2）病程持续进展超过一年

注：CSF 异常改变指寡克隆带（+）或 IgG 指数增高。

近年来，将临床上只有 1 次发作和 1 个部位受累的脱髓鞘病变称为“临床孤立综合征”（clinical isolated syndrome，CIS）（表 54－4）。研究发现在脱髓鞘第一次发作时，很多患者已经有 MS 样改变，随访超过半数的患者在未来 5～10 年后发展成临床确诊的 MS（clinical definite MS，CDMS），而当患者有两次发作符合诊断标准时已经出现部分不可逆的病理新损害。很多研究都发现 CIS 的早期治疗有助于延缓 CDMS 的发生，故此，MS 的早期诊断和 CIS 越来越受重视。但是并非所有的 CIS 都发展成 MS，所以对 CIS 的早期治疗的预后尚存争议。因此，运用辅助检测手段预测 CIS 发展成 MS 的可能性显得尤为重要。有研究发现发病时病灶的数量对预测 CIS 发展成 MS 的可能性有益。另外，脑脊液的寡克隆带和 IgG 鞘内合成率也是预测方法之一。磁共振波谱（MRS）及 MRT 能对早期脑萎缩和轴突损害做出更早的判断，有利于预测 CIS 发展成 CDMS 的可能性。

表 54－4 临床孤立综合征（CIS）

综合征	特征
视神经炎	1. 典型的单侧
	2. 球后
	3. 典型的疼痛
	4. 可恢复性
	5. 无视网膜渗出
	6. 无斑点
	7. 视乳头出血少见
脊髓炎	1. 部分感觉或运动受累，以感觉更常见
	2. Lhermitte 征
	3. 大小便障碍
	4. 束带感
	5. 急性肌张力障碍
小脑	1. 眼球运动综合征（如：核间眼肌麻痹、眼震）
	2. 偏侧或交叉感觉综合征
	3. 偏瘫
	4. 三叉神经痛
	5. 偏侧面肌麻痹
小脑	1. 小脑性震颤
	2. 急性共济失调综合征
发作性症状	1. 强直性痉挛
	2. 发作性构音障碍
	3. 共济失调

八、治疗

多发性硬化的治疗主要包括免疫调节治疗和对症治疗。免疫调节治疗主要应用激素和免疫抑制剂。目前美国 FDA 批准用于治疗复发缓解型 MS 的药物有：干扰素 IFN－β1a（Avonex and Rebif）、INF－β1b（Betaseron）、格拉默 Glatiramer acetate，GA（Copaxone）、米托蒽醌（Mitoxanthrone，Novantrone）。对于继发进展型 MS，建议使用环磷酰胺 Cyclophamide（Cytoxan）和米托蒽醌 Mitoxanthrone（Novantrone）。原发进展型 MS 目前尚没有可供选择的治疗。

（一）急性期治疗

MS 急性期应用最广泛的是激素治疗，包括甲基强的松龙、泼尼松等。激素在 MS 病人中发挥作用的机制还没完全阐明，临床前的研究推测：减少 BBB 的破坏；抑制 Th1 免疫反应；缓冲 T 细胞的迁移和对抗原的反应；抑制黏附分子的表达；保护小胶质细胞免受细胞因子介导的细胞死亡。经甲基强的松龙治疗症状改善后，应进一步行免疫治疗。若没有改善，应采用其他治疗措施，如血浆交换等。循证医学研究表明甲基强的松龙冲击疗法能够改善 MS 复发期的临床症状，但不能改变病程发展，也不能改善预后。

（二）平台期治疗

1. INF－β 用法：① INF－β1a（Rebif）皮下注射，② INF－β1b（Avonex）肌注，③ INF－β1b（Betaseron）皮下注射。其作用机制认为与抗病毒和抗增殖期作用有关。包括：减缓INF－γ、TNFα、IL－12 以及淋巴细胞毒素的刺激；预防

BBB的破坏及由此减少淋巴细胞进入中枢；减少对T细胞的抗原提呈；上调抗炎性细胞因子如TGF-β和IL-10等。随机、双盲试验证明INF-β能有效降低疾病的活动性和严重性，增加INF-β剂量或与其他药物如格拉默或免疫抑制剂联合应用，可以取得更好的疗效。副作用：流感样症状、头痛、贫血、转氨酶轻度增高和注射部位局部反应等，还可造成流产，故孕妇禁用。Betaseron还有产生中和抗体的作用，后者的产生与疗效丧失有关，但抗体的存在是暂时的。

2. 格拉默（Glatiramer acetate，GA，Copaxone） GA是人工合成的髓鞘碱性蛋白，由L-丙氨酸、L-亮氨酸、L-赖氨酸、L-酪氨酸组成的寡肽混合物。GA能降低RRMS病人76%的复发率。治疗超过5年的随访，显示了GA在减缓残疾进程中的持续疗效，在MRI上可见病灶的改善。但GA对SPMS没有显著改善。GA在RRMS中可能的作用机制：诱导抗原特异性抑制性T细胞，竞争性抑制由MBP或相关肽抗原提呈细胞。副作用：最常见的是注射部位的局部反应，约15%的病人出现一过性心悸、面红等。还有潜在的致畸作用，故孕妇禁用。

3. 米托蒽醌（Mitoxanthrone，Novantrone） 米托蒽醌是一种抗肿瘤药，它通过氢键嵌入到DNA，引起DNA交链及解链，还可抑制分裂期和非分裂期的拓扑异构酶的活性从而影响DNA复制。米托蒽醌在MS的临床作用是抑制自身反应性致脑炎T细胞、B细胞及巨噬细胞的复制，还可以影响抗原提呈和细胞因子分泌。米托蒽醌推荐用于免疫调节治疗后症状仍恶化的、进展性RRMS和SPMS的治疗。大剂量的米托蒽醌（$12mg/m^2$）可使疾病的持续进展下降64%，复发次数减少69%。副作用：米托蒽醌累积剂量超过$140mg/m^2$时可致中到重度充血性心力衰竭。孕期致畸。还可见血尿、血小板减少、痛风等。其他少见的严重副作用包括可逆性脱发、静脉窦血栓、恶心、呕吐、头痛腹泻等。由于其副作用多所以限制了它的应用。

4. 其他治疗

（1）免疫抑制剂治疗：甲氨蝶呤（MTX）对慢性进展型的MS有效。不良反应包括肝功损害、脱发、贫血、白细胞减少、腹泻等。环磷酰胺（CTX）主要用于MS严重恶化或免疫调节剂疗效差的病人。硫唑嘌呤作用缓慢，可能在治疗3个月后或更长才能达到疗效。副作用和其他抗肿瘤药相似。环孢素A（CSA）影响早期的免疫应答。副作用有肝肾功损害、恶心、心慌等。

（2）粘附分子治疗：那他珠单抗（natalizumab，Tysabri）是一种合成的选择性粘附因子抑制剂，能够抑制α4β1整合素（VLA-4）与其受体VCAM-1结合，抑制活化的淋巴细胞和单核细胞进入CNS。临床研究显示可以使病灶减少、体积缩小、复发率降低。副作用有头痛、疲劳等。

（3）他汀类药物：他汀类药通过抑制羟甲戊二酰辅酶（HMG-COA）还原酶阻断某些炎症分子的表达和分泌。如通过诱导羟甲戊酸途径抑制INFγ诱导的MHCⅡ分子的反式因子的表达，抑制MHCⅡ表达，影响APC对脊髓交叉反应性抗原提呈。还可以抑制单核细胞趋化因子的产生，抑制单核细胞分泌MMP-9，从而抑制T细胞向CNS迁移。另外，还可以抑制诱导性NO合成酶（iNOS）、INF-α、TNF-γ的表达及炎性递质NO的释放，从而具有神经保护作用。

（4）免疫球蛋白：改变TH1和TH2亚型的平衡，能下调炎性细胞因子的释放，还可以结合B细胞表面的抗体，从而抑制抗体产生。对于复发缓解型MS能减少复发和病灶数，但是对继发进展型MS效果不明显。其具体剂量和用法还需进一步阐明。

（5）雌激素：妊娠期的MS病人很少复发，而分娩后的初期常易恶化，推测雌激素有免疫调节作用，促使Th1向Th2转化。还可能通过抑制T细胞等机制发挥作用。已经有临床试验表明雌激素能显著减少炎症因子的产生。

（6）造血干细胞移植治疗：可能的机制为健康的干细胞代替自身免疫反应细胞，诱导受者自身反应性淋巴细胞的凋亡。目前该方法还不成熟，许多机制还需阐明，因此不是MS的常规治疗方法。

（7）钠离子通道阻滞剂：轴突变性是多发性硬化中造成永久性神经损伤的一个重要原因。其变性的机制复杂，目前尚不完全明确，不能维持轴突钠离子内环境稳定有可能是造成变性的关键，至少也是造成众多变性的基础。钠离子可以通过一系列反应导致在轴突内蓄积，包括在炎性因子如NO下的暴露和神经冲动活动。研究表明部分封闭钠通道可以防止由NO介导的轴突变性，在活体可以防止神经免疫性疾病的发生。两种广谱钠离子通道阻滞剂——氟卡尼和苯妥英钠在慢性复发型和进展型EAE中能有效地防止钠突变性。从理论上而言，在多发性硬化中应用钠通道阻滞剂有可能通过阻断脆弱的轴突传导而加重临床缺损症状，但是持续性钠电流对钠通道阻滞剂非常敏感，极低药物浓度就能达到保护轴突的作用。目前临床试验正在酝酿之中。

(8) T细胞疫苗：去除或抑制髓鞘攻击性T细胞能延缓和治疗MS的动物模型EAE。T细胞疫苗就是从血液中分离出T细胞，经过射线照射灭活后，作为疫苗注射到患者体内，产生的免疫反应识别针对MBP的T细胞，通过T细胞间的TCR去除针对MBP的T细胞。T细胞疫苗导致的调节机制还很不清楚，但是作为一种有前景的治疗方法之一，已经受到关注，有待进一步完善。

（三）对症治疗

迄今，MS还是一种无法预防和治愈的疾病，通过对症治疗改善病人症状和生活质量是必不可少的。

1. 痉挛　痉挛是造成病人致残的主要原因，治疗痉挛的主要方法是功能锻炼，单纯锻炼无效时，可以运用药物辅助治疗。中枢性肌松药巴氯芬最为常用，还可用替扎尼定以及二线药物地西泮、丹曲林等。

2. 疼痛　疼痛是MS病人较常见症状，若疼痛是由于肌肉痉挛或姿势引起，可以使用改善痉挛和姿势予以缓解。与多发性硬化直接相关的疼痛：像三叉神经痛或者痛性强直性痉挛之类的阵发性疼痛，首选卡马西平，或二线药拉莫三嗪、加巴喷丁、奥卡西平和其他抗肌痉挛药物。烧灼样疼痛是最常见的慢性疼痛综合征，可以用三环类抗抑郁药或者是卡马西平治疗，也可选加巴喷丁或拉莫三嗪。增加治疗可用类罂粟碱，大麻素类药物在疼痛治疗中的作用还有待确定。

3. 疲劳　疲劳是MS病人较常见的症状，约80%～97%的病人有疲劳症状，鉴于疲劳的非特异性，首先要识别MS疲劳呈周期性，随机体的生理温度的增高而加重。治疗包括非药物治疗和药物治疗，非药物治疗包括适度的体育锻炼和改善睡眠。治疗其他症状如贫血、疼痛和痉挛等有助于改善疲劳。药物治疗：首选金刚烷胺，其他药物包括莫达菲尼（modafinil）和匹莫林（pemoline）。

4. 膀胱功能障碍　尿失禁、尿潴溜或两者并存。尿失禁常常是逼尿肌的过度兴奋导致的痉挛性膀胱所致，奥昔布宁（oxybutynin）是缓解症状最有效的药物。但易出现矫枉过正，导致尿潴溜。尿潴溜如果是膀胱肌功能障碍，交感神经α受体阻滞剂可能有效；如果是逼尿肌无力，可用氨甲酰胆碱（urechiolone）。上述治疗无效时仍需导尿，运用内置导管病人自控的间歇导尿最理想。

5. 小脑症状　如震颤和共济失调，不易治疗，心得安、奥坦西隆（ondansetron）可能有效。氯硝西泮对意向性震颤可能有效。有报道重复丘脑电刺激有良效，手术治疗也报道有效，但实施困难。

6. 抑郁　抑郁在MS病人中发病率达30%～50%，严重者病人有自杀倾向，治疗应该得到重视。三环类抗抑郁药可以选用，如多虑平等，氟西汀也可选用。

7. 性功能障碍　大约70%病人会出现，原因可能是疾病所致植物神经功能紊乱，也可能是继发的心理障碍。处理时首先进行心理治疗，时间长者可以选用治疗性功能药物。

第二节　急性播散性脑脊髓炎

急性播散性脑脊髓炎（acute disseminated encephalomyelitis，ADEM）是一单相病程的中枢神经系统自身免疫性脱髓鞘疾病，其典型特点是在发热性感染或疫苗接种后（免疫反应后脑脊髓炎）发病。多见于儿童，ADEM的发生与多种病毒和细菌以及多种疫苗有关。

一、发病机制

大量实验表明，原发的自身免疫反应和继发于感染后的免疫应答都促成CNS炎症以及随后的脱髓鞘改变。Theiler小鼠脑脊髓炎动物模型在1930年首先被建立，用于研究感染和感染后所导致的ADEM的发病机制。用Theiler小鼠脑炎病毒直接接种敏感大鼠大脑半球，导致大鼠发生亚急性脑炎和广泛脱髓鞘。这一疾病似乎可被抑制病毒抗原决定簇的限制性$CD8^+$ T细胞应答的主要组织相容性复合物Ⅰ所促发。而持续的炎症反应则是被抑制髓磷脂决定簇的限制性CD4 T细胞应答的主要组织相容性复合物Ⅱ所诱导。

动物模型的研究概括为两个可能的致病机制：

1. 炎症瀑布学说提示亲神经病原体直接引起CNS的感染，导致CNS组织损害，局限于CNS的自身抗原进入全身血液循环，从而破坏血脑屏障。这些自身抗原一旦在全身淋巴器官处理，将导致免疫耐受崩溃，致脑炎的T细胞应答和自身反应。从而使激活的T细胞进入CNS，进一步引起持久的CNS炎症反应。

2. 分子拟态概念则提出接种病原体与宿主髓磷脂蛋白之间存在结构上或部分氨基酸序列同源性，这种结构同源性并不足以让病原体识别自身，从而导致免疫耐受。抗原呈递细胞如B细胞或树突状细胞处理接种位点的病原体，活化的T细胞可以交叉激活抗原特异性B细胞，活化的T细胞和B细胞完全有能力进入CNS进行常规的免疫监视。因而，即使病原体被清除后，这些抗原特异细胞在CNS生理监视下可能会遭遇到同源髓磷脂蛋白，他们可能被邻近的抗原呈递细胞如小胶质细胞重新激活，造成炎症免疫反应，对抗假设的外部抗原，所以，最初的生理学反应导致有害的自身免疫反应。

对中枢神经系统有特殊亲和力的疫苗最终直接导致了疫苗相关ADEM的发生。部分疫苗相关ADEM由与CNS有特殊亲和力的疫苗污染物直接导致，用羊或兔的CNS培养而制成的疫苗，灭活的狂犬病疫苗免疫后实际发生ADEM的发病率为0.15%，狂犬病相关ADEM患者血清中可检出抗髓磷脂抗体。目前用人二倍体细胞培养的新的狂犬病疫苗不会造成特别的副作用。同样，日本乙型脑炎相关的ADEM，其疫苗是用鼠脑组织培养制备的。

二、临床表现

儿童和青少年最容易受累及，发病率为大约每年0.8/10万；也有报道成人和老人发病，但其发病率相对更低。约50%～75%患者发病前有发热性病毒或细菌感染史，大多数为非特异的上呼吸道感染；ADEM也可能发生在疫苗接种后，多数患者发病前4周有上呼吸道感染病史，接种前发病者罕见报道。通常情况下为亚急性起病，在疫苗接种或感染后数天或数周出现神经系统症状和体征，平均潜伏期为4～13天，1周内入院。头痛、发热、昏睡、共济失调、意识水平的改变和脑干综合征常常出现在儿童和成人病例中。某些症状和体征与年龄相关，在儿童ADEM，持续发热和头痛更常见，成人患者则运动和感觉障碍居多。值得注意的是，过去认为单一症状表现，如横贯性脊髓炎、单纯小脑功能障碍、没有影像学异常的单侧（非双侧）视神经炎不是ADEM。然而，新近认为典型的Bickestaff脑炎和感染后横贯性脊髓炎是ADEM的亚型，这两种疾病的炎性脱髓鞘分别局限于脑干和脊髓。双侧的视神经炎似乎与水痘病毒有关，此病很少有其他症状。播散性坏死性脑白质病（Weston-Hurst综合征，急性坏死性出血性脑脊髓炎，ANHEM）被认为是ADEM的最大的变异型（表54-5）。

三、诊断

若感染或疫苗接种与亚急性、多中枢神经系统症状之间有短暂的密切联系，在这种前提下，诊断相对比较容易。MRI表现为广泛的、大片的、多灶的深部白质病变（病灶大于整个白质区的50%），29%～60%的病灶位于脑室周围，双侧皮质及深部的灰质包括丘脑或基底节区易受累。ADEM病灶还常常位于双侧的白质与灰质交界区。ADEM脊髓病灶的MRI表现为大病灶、脊髓肿胀、多位于脊髓胸段。而MS的脊髓病灶小、散在、颈段常见。

两种较为特异的ADEM的MRI诊断模式：其一，胼胝体长轴垂直病灶（Dawson指征）和脑室周围病灶以MS最常见，且具有MS复发的高危因素。其二，随访 MRI 有助于证实 ADEM 的诊断，这一点得到广泛的认同，间歇期不超过 6 个月，而 ADEM 病灶应该消失或保持不变；如果有新的病灶，强烈提示 MS 的可能。

大多数患者病初出现非特异症状，如头痛、发热、昏睡，腰穿可除外病毒、细菌、寄生虫、脑膜脑炎。CSF 可能表现为非特异性的淋巴细胞增多和蛋白升高。儿童 CSF 寡克隆带的出现率平均为 12.5%，成人更高（37.5%～58%），寡克隆带的出现可能是暂时的。

怀疑 CNS 恶性肿瘤需要行脑活检进一步明确，如起病隐袭的患者，MRI 显示大片的异常信号或不同寻常的病灶部位。CNS 脑白质和脊髓的任何部位的 ADEM 病灶均具有典型组织病理学表现：具有巨噬细胞和 T 细胞血管周围浸润的特点，在超早期，多型核粒细胞可以被观察到；在疾病的高峰期，星形（胶质）细胞异常增生和神经胶质增生都可能出现；在缺乏详细的组织病理学分类指南前提下，可行诊断性活检。

四、多相病程的 ADEM 和 MS

原则上，ADEM 为单相病程疾病，然而，25%～33%的 ADEM 患者在将来可能恶化，目前尚不能预测患者是否会复发。多相病程的 ADEM 需要和 MS 鉴别（表 54－5），如果在抗炎治疗时症状恶化，应该被视作最初的单相病程加重，通常这种典型的情况出现在逐渐减量或断续停药时出现，这种情况下，应考虑多相病程的播散性脑脊髓炎（MDEM）可能；另一方面，临床复发如果有明确的播散时间和空间发作，应考虑有 MS 的可能，最初的 ADEM 诊断可能是临床孤立的综合征，复发应该视为第二次发作。ADEM 复发可能的解释：①激素介导的 ADEM；②MS 的不常见的表现形式；③真正意义上的 ADEM 复发。

两次发作间隔的期限没有明确定义，首次的临床症状和第一次复发的时间间隔大约是 2 个月，首次的临床症状结束应该被确定为临床症状不再进展、治疗停止。复发的 ADEM 有两种情形：第一种为复发在停止治疗后的 4～8 周，而且症状与第一次发作时症状相同，称为 relapsed ADEM；另一种则为复发发生在停止治疗后的4～8周以后，有不同于第一次发作时的新的症状出现，MRI 上可见新的病灶，而这些病灶不符合 MS 病灶的影像学改变，称为 recurrences ADEM，即 MEDM）。

五、治疗

静脉给予大剂量的皮质激素，是目前广泛应用的第一线治疗。目的在于尽可能快地缩短 CNS 炎症反应，获得快速的临床症状缓解。血浆置换也有一定的治疗效果。如果皮质激素治疗无效或存在皮质激素的相对或绝对禁忌证，免疫抑制剂如盐酸米托蒽醌、环磷酰胺可以作为治疗的选择之一。

六、预后

早期使用大剂量类固醇使得 ADEM 的长期预后良好。ADEM 的平均恢复期为 1～6 个月，超急性发作的患者病程可能延长，70%～90%的患者预后良好，仅遗留很少的后遗症。然而应该强调的是，感染后 ADEM 的病死率仍高达 5%，文献报道，突然发病和具有不同寻常的严重神经症状、体征的患者预后不佳，如果患者出现临床再发，需重新考虑 ADEM 的诊断，更多地支持缓解复发型 MS 的可能，其预后欠佳。

表 54-5　ADEM 和儿童 MS 之间的临床鉴别要点

特点	ADEM	儿童 MS
发病率或患病率	(0.4～0.8) /10 (万)	发病率为 (1.5～4) /10 万
发病平均年龄 (y)	6.5	14.25
性别分布	可能男性占优势	1.7∶1 到 2∶1 (F/M)
临床表现	发病前有感染和预防接种 发热、头痛、昏睡 多种临床症状 共济失调 脑干症状 精神状态	单症状表现 锥体束征 单视神经炎 横贯性脊髓炎
CSF	淋巴细胞增多 CSF 白蛋白或蛋白升高 12.5%有寡克隆带	淋巴细胞增多 膜内免疫球蛋白合成 40%～67%有寡克隆带
MRI	病灶广泛、融合 双侧深部灰质病灶（丘脑、基底节） 病灶周围水肿和占位效应 先前脱髓鞘活动病灶的缺如	多个单独的病灶 胼胝体长轴垂直病灶（Dawson 指） 室周病灶 T1 相低密度“黑洞”
MRI 随访	病灶维持原状或消失，新病灶与 ADEM 不一致	时间和空间播散 临床上静止病灶可能进展
预后	1～6 个月恢复 60%～80%完全恢复 单相病程	常常数周后复发或缓解 复发率比成人低 平均 20 年 EDSS 评分达到 4.0

第三节　脑桥中央髓鞘溶解症

脑桥中央髓鞘溶解症（central pontine myelinolysis，CPM）1959 年由 Adams 及同仁首次报道，病变基于酒精中毒和营养不良而引起的脑桥脱髓鞘改变，这一概念后来被拓展至脑桥外，称 EPM（extrapontine myelinolysis，EPM）。1962 年首次发现可能与低钠血症纠正过快有关，1982 年被进一步证实。

一、病因和发病机制

迄今，具体病因尚不十分清楚，大多数情况下，CPM 发生在严重疾病的基础上。截至 1985 年，文献报道的 315 例 CPM 均伴有严重的基础疾病（表 54-6）。

急性低钠血症引起的 CPM 约占 30%～60%，常为医源性或肝源性，慢性低钠血症常由抗利尿激素分泌异常综合征（syndrome of inappropriate antidiuretic hormone，SIADH）、营养不良、肾上腺皮质发育不良等引起。慢性低钠血症在酗酒患者中非常普遍，其机制是由于酒精阻断抗利尿激素分泌，戒酒时，抗利尿剂素分泌过度恢复所致。然而，血钠水平的过度变化比低钠血症本身更容易发展成为 CPM。低钠血症的常见原因见表 54-7。

表 54-6 CPM 常见原因

酒精中毒（常见）
营养不良（常见）
长期使用利尿剂后（常见）
精神性烦渴（若是急性的少见）
烧伤（罕见，常常引起高钠血症）
肝移植后
垂体手术术后
泌尿外科手术或妇产科手术后，特别是用甘氨酸灌洗后容易出现

表 54-7 低钠血症的常见原因

SIADH
常发生在：恶性肿瘤（肺癌、胃肠道肿瘤）、中枢神经系统疾病（肿瘤、脑炎、脑外伤、脑出血）、肺部疾病（肺炎、结核）、内分泌疾病（垂体功能减退、黏液性水肿）、肝硬化、心功能不全
医源性
常发生在：灌注治疗、药物（利尿剂、细胞抑制剂、抗利尿剂、抗抑郁剂、巴比妥类药物、安妥明以及其他）
肝病
肝硬化（肝后性、酒精诱导的）、Wilson 病
营养不良、恶病质、肾上腺皮质功能减退

生理状态下，机体一方面从细胞内运输钾离子或其他有机物，另一方面增加 CSF 流动，通过这两方面来调整各种 CSF 失衡，从而阻止脑水肿。而在急性低钠血症患者，这一平衡机制来不及发挥有效作用，最终导致脑水肿。在慢性低钠血症如纠正血钠过快，造成钾离子及有机物不能尽快导入细胞内，从而引起脑组织明显脱水，其结果是轴突和少突胶质细胞髓鞘破坏。另一方面，已经存在的疾病或并发其他疾病或低钠血症可能造成胶质细胞损害，以至于渗透压的变化发生在细胞间隙。例如，当慢性低钠血症纠正过快时，这些细胞间隙渗透压的变化引起血管内皮损害，最终导致血管源性水肿和致髓鞘毒性物质产生，并漏出血管外，两种机制均导致脱髓鞘。

动物实验表明，在慢性低钠血症纠正过程中，血脑屏障破坏具有发展成为 CPM 和 EPM 的高风险性，可能是因为胶质细胞暴露在致脱髓鞘物质中。正常状态下，这些物质应该被排除到脑外。

脑桥特别容易受脱髓鞘影响，这可能是由于灰质附近的少突胶质细胞与血管分布丰富，使得脑桥特别容易受血管源性水肿和从血管内漏出的致脱髓鞘物质的毒性影响。脑桥外的发生率为10%～50%，在基底节区特别明显，其他区域包括小脑叶白质、大脑皮质深层和邻近白质区。

然而，许多 CPM 患者并没有低钠血症。自从 1986 年文献报道 77 例肝移植患者并发 CPM 以来，肝移植成为第三个引起 CPM 的病因之一。多中心研究表明，肝移植患者发生 CPM 的发病率约 0.29%，这与肝移植患者并发中枢神经系统疾病 8% 的发病率相符合，儿童肝移植后发生 CPM 的发病率更高。CPM 常常发生在肝移植后 30 天内，肝移植患者在移植后特别容易受败血症、代谢性疾病、肝性脑病和低氧等因素影响，导致 CPM 发生。另有文献报道，免疫抑制剂可能诱导 CPM 发生，但肝移植后免疫抑制剂的使用仅有少量报道 CPM 的发生，两者的关系尚有待进一步证实。术前、术中、术后密切监测电解质可防止 CPM 的发生。大面积烧伤也常常与 CPM 有关，在一个随访 17 年的回顾性研究中，烧伤患者发生 CPM 约 7%。与肝移植患者不同的是，在这些病例中电解质失衡和快速纠正低钠血症起到“触发点”作用。

二、临床特点

CPM 临床表现多种多样（见表 54-8）。其主要表现包括精神症状、意识障碍、后组颅神经功能障碍，如假性球麻痹、构音障碍、吞咽困难；程度不等的痉挛性轻瘫、四肢瘫、癫痫、共济失调、反射降低或消失、昏睡、低血压，严重者可出现闭锁综合征。早期的临床征象如构音障碍和吞咽困难是由于皮质延髓束脱髓鞘所致。1/4 的患者仅表现为精神障碍。在 CPM 初期，神经影像检查正常，此时患者仅仅表现为精神症状，包括躁动不安、谵妄、伴有强哭或强笑的假性球麻痹状态、无动性缄默和紧张症。其他的神经心理学症状有注意力不集中、短期记忆力减退、视觉运动、细微运动和学习能力减退。尽管这些症状可能持续很长一段时间，但是与神经影像和临床发现的严重程度并不一致。

表 54-8　CPM 临床特点

潜伏期
在基础疾病治疗后临床恢复期（数小时至数天）
临床症状期
意识障碍（大约 70%）
吞咽困难、构音障碍、颅神经障碍（约 40%）
偏瘫或四肢轻瘫，闭锁综合征（约 33%）
癫痫（约 25%）
膀胱、直肠功能障碍
植物神经功能紊乱：低血压，呼吸抑制
精神病性症状：如躁动、谵妄、假性球麻痹伴有病理性强哭或强笑、无动性缄默、紧张等
神经心理学：注意力不集中，短期记忆力减退，视觉运动、细微运动和学习能力减退

三、CPM 诊断

急性期 MRI 表现为对称性 T1 低信号的新病灶，而亚急性期为 T2 高信号；MRI 发现与临床表现不平行，而倾向于滞后，一些患者甚至滞后几周。在疾病的早期阶段，脱髓鞘斑并不明显，常常在发病 1～2 周后才出现，头颅 CT 和 MRI 在早期表现因而不显著，甚至造成临床诊断更困难，因此，临床怀疑 CPM 的患者应在 10～14 天复查影像学检查，有助于明确诊断。同样地，临床症状消失和影像学异常也表现出相似的时间滞后。有时，MRI 变化可能持续数月，或者临床恢复后的更长时间。头颅 CT 和 MRI 的早期异常表现常会消失，一些证据表明，这些异常是由于脑桥脱髓鞘前的水肿表现，具有潜在恢复的可能；而此后的异常影像学改变是由于脱髓鞘本身所致，不可逆转。

18F-氟脱氧葡萄糖 PET 显示脱髓鞘区域早期的代谢亢进或晚期的代谢减退。

总之，CPM 患者多伴有慢性酒精中毒、电解质紊乱或其他慢性疾病，如经历严重精神打击的肝移植患者，若 CT 或 MRI 阴性，需除外其他脑干综合征。值得强调的是电生理和 MRI、CT 等神经影像学发现都与预后无关。

四、CPM 干预和低钠血症的治疗

1. 低钠血症的纠正　CPM 常常在低钠血症纠正后几天发生，因此，合理纠正低钠血症对于阻止 CPM 发生尤为关键。纠正慢性低钠血症常常比急性低钠血症更容易引起 CPM 发生，因而首先需鉴别急性低钠血症和慢性低钠血症。脑细胞能适应慢性低钠血症，这种低钠血症与治疗有关。血钠低于 120mmol/L 时均应该立即治疗。

文献报道关于严重低钠血症的治疗观点并不一致。特别是在低钠血症的纠正速度方面。支持快速纠正的学者认为，若治疗延迟会引起脑水肿和脑疝形成，从而引起不可逆的脑损害，称之为尿钠减少后脑病，严重者可能导致患者死亡。然而，如果低钠血症纠正过快，更容易引起 CPM。1990 年，提出了第一个临时的纠正低钠血症指南，但没有区分急性和慢性低钠血症：①最初纠正宜快，②为了阻止CPM，最大速率不超过0.5mmol/（L·h）。

为了达到电解质平衡状态，推荐严格限水和使用利尿剂。

然而，急性和慢性低钠血症的治疗策略有所不同，应区别对待。急性低钠血症指血钠降低的速度超过5mmol/h，如果血钠减少的速度不能确定，若患者在超过2～3天以上经过口腔或胃肠外大量摄入液体且与其排泄不相符合时，应怀疑急性低钠血症可能，否则应考虑慢性低钠血症。急性低钠血症若在前述的高危患者中发生，需要紧急处理。急性低钠血症纠正的最小速率应该不低于1mmol/（L·h），治疗目的应该达到血钠水平125～130mmol/L。轻度的低钠血症唯一的治疗是限水。在治疗低钠血症之前，应明确低钠血症的病因，并排除低渗性水中毒，以避免因给予高渗盐水而进一步加重钠和水的过剩。

慢性低钠血症的患者，纠正低钠血症的速度应小于0.5 mmol/（L·h），快速纠正低钠血症几乎和神经系统并发症相伴随，尤其是当呋塞米或其他利尿剂同时使用的时候，这有助于减弱血钠增加过快。

有些患者要鉴别是急性或慢性低钠血症比较困难，最初用低张液体和利尿剂快速纠正低钠直到低钠血症缓解，这对于避免脑水肿是必要的。然而，第一天的治疗应该不超过基线的10%或者6～8mmol/（L·h），通常状态下，极限速度不超过12mmol/（L·h）。低钠血症的治疗应该依个体差异而定，应考虑到严重程度、病因和低钠血症持续的时间。此外，低钾血症是另外一种CPM的危险因素之一，纠正低钠之前要先纠正低钾血症，纠正低钾血症的同时也增加了血钠的水平。

2. CPM的治疗　动物实验表明，脱髓鞘斑块的产生与血钠水平的突然变化一致，考的松有一定的保护作用。治疗可采取甲状腺激素释放激素、血浆置换（PE）、皮质激素（甲基强的松龙）联合血浆置换或静脉给予免疫球蛋白治疗。

五、预后

CPM的预后既不依赖于急性期神经缺失的严重程度，也不依赖于伴随的内科情况或者神经影像结果。如今，CPM患者如果不并发肺炎、尿路感染、败血症和深静脉血栓合并肺栓塞，一般能成功救治。成功救治的患者多遗留永久的神经功能缺损。但如果治疗措施选择得当，其神经功能缺失症状可以减少到最低，有些病例临床几乎痊愈。

参考文献

综述

1. Vivtor M, Ropper AH. Principles of Neurology. 7th ed., USA: McGraw-Hill medical publishing division, 2001: 954-982
2. Rowland LP. Merritt's Neurology. 11th ed. Lippincott Willams & Wilkins, 2005
3. Cohen JA, Rudick RA et al. Multiple sclerosis therapeutics, 2nd ed. Martin Duniz Taylor & Francis Group, 2003: 325-329
4. Ziemssen T, Ziemssen F. The role of the humoral immune system in multiple sclerosis (MS) and its animal model experimental autoimmune encephalomyelitis (EAE). Autoimmun Rev, 2005, 4: 460-467
5. Rosche B, Kieseier B, Hartung HP, et al. New understanding of the immunopathogenesis of multiple sclerosis Nervenarzt, 2003, 74: 654-663
6. Bechtold DA, Smith KJ. Sodium-mediated axonal degeneration in inflammatory demyelinating disease. J Neurol Sci, 2005, 233: 27-35
7. David J. Virley Developing Therapeutics for the Treatment of Multiple Sclerosis NeuroRx, 2005, 2: 638-649
8. Menge T, Hemmer B, Nessler S, et al. Acute disseminated encephalomyelitis: an update. Arch Neurol, 2005, 62: 1673-1680
9. Wingerchuk DM. Acute disseminated encephalomyelitis: distinction from multiple sclerosis and treatment issues. Adv Neurol, 2006, 98: 303-318
10. Kleinschmidt-Demasters BK, Rojiani AM, Filley CM. Central and extrapontine myelinolysis: then and now. J Neuropathol Exp Neurol, 2006, 65: 1-11

原始文献

1. Corcione A, Aloisi F, Serafini B, et al. B-cell differentiation in the CNS of patients with multiple sclerosis. Autoimmun Rev, 2005, 4: 549-54
2. Fernald GH, Yeh RF, Hauser SL, et al. Mapping gene activity in complex disorders: Integration of expression and genomic scans for multiple sclerosis. J Neuroimmu-

nol，2005，167：157-69

3. Shamim A，Siddiqui BK，Josephs KA. The corticobasal syndrome triggered by central pontine myelinolysis. Eur J Neurol，2006，13：82-84

4. Abbott R，Silber E，Felber J，et al. Osmotic demyelination syndrome. BMJ，2005，331：829-830

第五十五章　脑卒中

徐造成　孙凤艳

第一节　脑缺血研究的常用动物模型………… 1039
一、全脑缺血模型 ………………………………… 1039
二、局部缺血模型 ………………………………… 1039
三、离体缺血模型 ………………………………… 1040
第二节　离子通道与缺血性细胞死亡 ……… 1040
一、钙离子和缺血性神经损伤 ………………… 1040
二、钾离子和缺血性神经元损伤 ……………… 1041
三、其他离子 ……………………………………… 1043
第三节　谷氨酸诱导的兴奋性毒……………… 1044
一、谷氨酸浓度在缺血过程中升高 …………… 1044
二、谷氨酸受体活动和缺血性神经元死亡 ……… 1044
三、谷氨酸受体拮抗剂的临床实验 …………… 1045
第四节　氧化损伤 ……………………………… 1046
一、自由基的正常代谢 ………………………… 1046
二、自由基参与缺血性神经细胞损伤的病理过程 …………………………………………… 1046
第五节　凋亡及其调节机制 …………………… 1048
一、缺血性神经元的凋亡现象 ………………… 1048
二、Caspases 家族蛋白与缺血性神经元凋亡 …… 1049
三、Bcl-2 家族凋亡蛋白与缺血性神经元凋亡 … 1050
四、线粒体在缺血性神经细胞凋亡中的作用及其机制 …………………………………………… 1052
五、丝裂原活化的蛋白激酶 …………………… 1054
第六节　免疫炎症 ……………………………… 1055
一、IL-1β 和 TNF-α 的神经元损伤作用 ……… 1055
二、IL-1 和 TNF-α 对神经调节作用的调节信号转导机制 ……………………………………… 1056
第七节　神经细胞的内源性保护反应………… 1058
一、内源性保护因子 …………………………… 1058
二、内源性修复机制 …………………………… 1062
第八节　外源性神经保护药物的研究与展望 …………………………………………… 1063

脑卒中是人类三大致死性疾病之一，也是最常见的致残原因。脑卒中亦称脑血管意外，是由脑血流的循环障碍所引起的急性缺血或出血性脑病。无论是缺血或出血，对神经元而言，引起神经元直接损伤的起因是缺血性损伤。脑卒中患者起病急，伴局灶性神经功能缺失，严重时甚至伴发意识障碍。神经细胞缺血程度影响脑内神经细胞病理表现。局灶性脑卒中引起缺血中心部位脑梗死。梗死区（core）的细胞表现为水肿和坏死，而梗死边缘区又称为半影区（penumbra）。随着缺血程度加重或缺血时间延长，半影区的神经元损伤也随之加重，可导致继发性细胞死亡，梗死区扩大。脑缺血发生后，半影区损伤神经元的病理变化十分复杂，一方面启动细胞损伤诱导的死亡机制，另一方面，又激活脑内的自身保护代偿机制。脑内细胞死亡与保护功能之间的平衡点决定神经细胞的存亡。脑卒中发生后，若能得到及时和合理的治疗，可有效地减少或阻止半影区神经元的继发性死亡。在脑卒中治疗中，通常讲的脑保护主要是指对梗死边缘区的神经元保护。若能达到有效的脑保护作用，则可以减少该区神经元的续发性死亡，缩小脑梗死的范围，使脑功能受损减到最小的程度。为了达到这一作用，首先必须了解缺血神经细胞损伤的病理生理过程及其修复机制，为此，科学家在不同的实验模型上展开了大量的研究。本章总结了常用的研究模型，在此基础上，介绍了缺血损伤神经元死亡的机制，以及缺血损伤脑的内源性保护机制，最后介绍脑保护的可能途径与展望。

第一节 脑缺血研究的常用动物模型

由脑卒中导致的脑损伤，其发病机制受到多种因素的影响，每一种因素的变化都很大。为了研究脑缺血的发病机制，寻找有效的治疗方法，需要使用生理上容易控制并且重复性好的动物模型。与较大的动物（如猫、狗和灵长类动物）相比，啮齿类动物的费用较低，同一种系内的个体差异相对较小，且脑血管的解剖结构和生理特征又与高等动物极其相似。因此，在脑缺血的实验研究中，啮齿类动物实验比较大动物实验的应用更为广泛。随着基因工程技术的飞速发展，又拓展了啮齿类动物（转基因鼠）在脑卒中研究中的应用。因此，本节将集中讨论常用的啮齿类动物脑缺血实验模型。

一、全脑缺血模型

四血管结扎法：四血管结扎法是指永久性封闭两条椎动脉和暂时结扎两条颈总动脉。该模型导致暂时的前脑缺血，而后脑的血液供应完整。最初由 Pulsinelli 创立的脑缺血模型手术分两天完成。第一天，在麻醉状况下，大鼠的两条椎动脉被电烙烧断，同时放置塑料套管以便第二天结扎颈总动脉。第二天，当大鼠处于清醒的状况下，可逆性地结扎两条颈总动脉。两条颈总动脉被结扎 10～15 分钟再灌注 1 周，导致大部分海马 CA1 区锥体神经元死亡；结扎两条颈总动脉 25～30 分钟再灌注 24 小时，则导致纹状体细胞死亡。由于动物是在清醒状态中被诱发脑缺血，因此，这与临床上人的脑卒中发作非常类似。正是这一优点，该模型被广泛用于脑缺血的实验研究中。然而，在脑缺血过程中，因为每个个体的脑血管侧支循环和大脑温度存在差异，每个动物缺血的结果有着较大的差异。笔者以缺血性去极化作为完全性缺血的一个指标，在缺血过程中控制大脑温度在 37℃左右，脑缺血动物若有惊厥则被弃用。因此，该改进后的模型使实验结果更为一致。

两血管结扎和低血压法：该模型是通过结合结扎两条颈总动脉加上全身性低血压来实现的。造成全身性低血压的方法是抽出体内的血液，使动脉血压达到 50mmHg 左右。这种模型导致急促而且严重的前脑缺血。其组织病理结果与四血管结扎模型相似，但缺血所需时间比四血管结扎法要短。例如，5 分钟缺血即会引起海马损伤，10 分钟缺血可导致纹状体神经元死亡。该模型有如下优点：手术过程一步完成，手术失败率较低，缺血程度高。其缺点是脑缺血过程中使用麻醉，以及全身性低血压引发的并发症。

心搏骤停法：在人类，全脑缺血发生的主要原因是心搏骤停。心搏骤停的动物模型可由以下方法造成：心肌电休克，静脉内注射 KCl，或者机械性地阻断心脏输出导致骤停。心搏骤停动物模型最适用于研究全身器官缺血对脑缺血发病机制的影响。尽管该模型操作简单而且与临床卒中的发病过程相似，以下缺点限制了它在脑缺血研究中的应用：首先，有效的复苏方法需要一定的技巧，复苏时间的不同会导致不同程度的脑损伤；其次，心搏骤停对心、肺、肾或者其他器官都会造成缺血损伤，这使我们对脑缺血后神经元损伤的理解和阐释变得复杂化。

二、局部缺血模型

1. 大脑中动脉结扎法（MCAO） 在众多的局部缺血模型中，MCAO 是与人类中风最为相似的一种模型。MCAO 的操作方法可以是通过开颅术结扎大脑中动脉，或者从颈内动脉用尼龙丝线阻塞大脑中动脉。动脉夹闭可以是永久性的或者暂时性的，暂时性缺血的时间可以不同，缺血后灌注的时间也可以不同。MCAO 模型会形成缺血中心区和缺血半影区。缺血中心区的血流供应减少到正常情况的 15%以下并伴有严重的梗死，缺血半影区因为有侧支循环，其细胞死亡程度没有缺血中心区那么严重。缺血后损伤的范围受到大脑中动脉结扎部位的影响。结扎大脑中动脉-豆状核纹状体枝的近侧端导致大脑皮质和纹状体损伤，而结扎其远端则仅仅影响大脑皮质区。因为侧支循环的不同，结扎大脑中动脉导致的缺血部位、严重程度以及神经损伤是不一致的。使用自发性高血压大鼠（SHR）制作 MCAO 模型能够提高实验的可重复性。

2. 单侧颈总动脉结扎法 因为沙鼠的 Willis 环没有后交通动脉，所以单侧颈总动脉结扎主要应用于沙鼠。单侧颈总动脉结扎后，30%～60%的沙鼠会有大脑半球缺血。结扎单侧颈总动脉 5 分钟即可导致 CA1 神经元损伤。由于手术过程简单，该模型常用于大规模的药物筛选。然而，50%的动物在缺血后有惊厥发作，而且沙鼠的体积小很难维持其体温恒定，缺血的结果有着较大的差异。如果使用大鼠制作局部脑缺血模型，夹闭单侧颈总动脉需要结合缺氧或者低血压才能取得理想结果。

3. 光化学法诱导局部血栓形成 Rose Bengal（3，4，5，6 - tetratroro - 2′，4′，5′，7′ - tetraiodo - fluorescein sodium salt）与光之间的光化学反应导致微血管内血小板聚集。静脉内注射 Rose Bengal 后，用 560nm 波长的光照射颅部就可以诱导形成局部血栓。该模型的优点是可以控制脑梗死在任何想要的皮质区，脑损伤的大小取决于光束的强度、照射的持续时间和 Rose Bengal 的剂量。该模型的可重复性高。其局限性是，永久性动脉末端阻闭不能代表人类栓塞性卒中，而且其造成的损伤难以治疗，其治疗必须基于侧支灌注的恢复。

三、离体缺血模型

缺血后神经损伤的发病机制极其复杂，涉及到多种变量。离体缺血模型可严格控制实验环境以减少变量，从而使实验结果相对稳定。离体缺血模型可用脑片或者培养细胞，通过去除培养基内的氧气和葡萄糖（oxygen - glucose deprivation，OGD）或者仅去除氧气（hypoxia）来模仿缺血，也可以通过使用电子传递链抑制剂如氰化物抑制 ATP 的生成来达到离体缺氧的目的（chemical hypoxia）。脑片可用急性分离的脑片或者经过培养的脑片，培养细胞可是单纯的神经元培养或者是神经元-胶质细胞混合培养。离体缺血模型最适用于研究缺血期间以及再灌注后早期的变化机制。该模型的局限性在于所有的实验都是在人工控制的环境下进行；而离体的温度、微环境以及离子稳态与在体的大为不同。所以需要谨慎小心地解释离体实验数据，而且要进一步通过在体实验得到证实。

小结：每种缺血模型都有其优势和弊端。对于在体模型而言，除了要准确地估计缺血的持续时间外，其他的影响实验结果可重复性的重要因素有：大脑温度（不是体温）、大脑血糖水平、灌注（动脉）压、动脉二氧化碳和氧气分压以及麻醉。对于离体模型而言，其与在体模型的相关性以及对实验数据的合理解释尤其重要。转基因鼠已经成为生物医学研究的有力工具。尽管已有转基因鼠应用于中风研究的报道，但是小鼠的缺血模型还不够成熟，需要进一步的研究。

第二节 离子通道与缺血性细胞死亡

脑缺血后的早期即发生细胞内外离子平衡紊乱。缺血后不久（2～3 分钟），细胞外的 Na^+、Ca^{2+}、Cl^- 浓度显著降低，而 K^+ 浓度提高。与此同时，细胞内的 Na^+、Ca^{2+}、Cl^- 浓度升高，K^+ 浓度降低。离子平衡紊乱诱发一系列的反应最终导致神经元损伤。缺血后脑组织内的 ATP 浓度迅速下降，导致 Na^+/K^+ ATP 酶功能失调，这对缺血早期的离子浓度变化有重要影响。而离子通道的激活以及阻断在缺血后神经损伤的发病机制中也有着举足轻重的作用。

一、钙离子和缺血性神经损伤

在生理情况下，维系钙离子浓度的稳态平衡取决于对钙离子的进入、排出、螯合以及细胞内储存的精细调节。钙离子进入神经元主要由电压依赖性钙离子通道（VDCCs）和配体门控受体耦联通道来控制。在各种不同的 VDCCs 中，N 型和 P 型主要位于突触前，调节神经递质的释放；而 L 型和 T 型主要位于突触后，控制膜的兴奋性。配体门控通道主要与 NMDA 谷氨酸受体耦

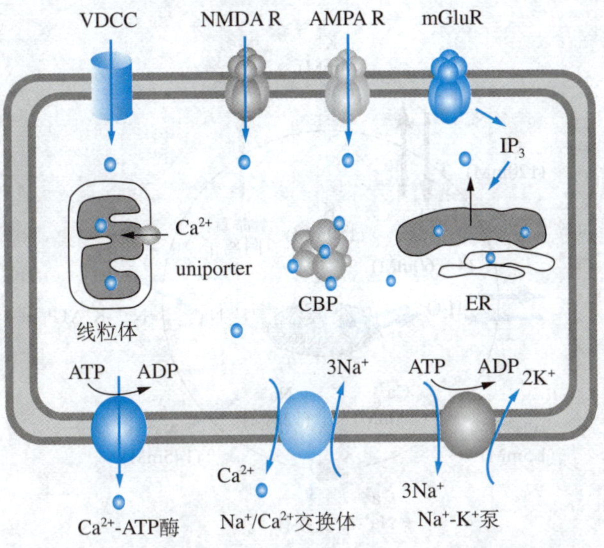

图 55-1 在生理情况下维持神经元 Ca^{2+} 平衡的主要通路和细胞器。

钙离子主要通过电压依赖性 Ca^{2+} 通道（VDCC）、NMDA（NMDA R）和 AMPA（AMPA R）型谷氨酸受体进入胞内。细胞内的 Ca^{2+} 通过 Ca^{2+}-ATP 酶和 Na^+-Ca^{2+} 交换体进入细胞外间隙。Na^+-Ca^{2+} 交换体的活性依赖于 Na^+ 浓度梯度，而 Na^+ 浓度梯度要靠 Na^+/K^+ 泵来维持。细胞内的 Ca^{2+} 通过结合到钙离子结合蛋白（CBP）和转移到线粒体及内质网（ER）来缓冲其胞内的浓度。激活Ⅰ型代谢性谷氨酸受体通过 IP_3 通路使 Ca^{2+} 从 ER 中释放出来。

联。AMPA 谷氨酸受体通常介导 Na^+ 内流，即使 AMPA 受体没有 gluR2 亚单位，仍能介导 Ca^{2+} 内流。Ⅰ型代谢性谷氨酸受体被激活后，IP_3 水平升高，最后导致细胞内储存的钙离子释放出来而使细胞内的钙离子升高。游离的钙离子从细胞内排出依赖于两种钙离子泵，一种是 ATP 依赖性钙泵（Ca^{2+}-ATP 酶），另外一种是 Na^+-Ca^{2+} 交换体。Ca^{2+}-ATP 酶需要代谢能量将钙离子排出细胞外。而 Na^+-Ca^{2+} 交换体则利用 Na^+ 的电化学梯度将一个 Ca^{2+} 排出胞外，同时将三个 Na^+ 转运到细胞内。因此，该过程依赖于 Na^+/K^+ ATP 酶来维持 Na^+ 梯度。在静息情况下，细胞内游离钙离子浓度（约 0.1μM）比细胞外的（约 1000μM）低 10 000 倍。几乎细胞内所有的钙离子都结合到细胞膜和细胞内的钙离子结合蛋白，如 calmodulin、calbindin、parvalbumin 和 calretinin 等。其他的钙离子储存在内质网和线粒体。Ca^{2+}-ATP 酶负责将钙离子移入到内质网，而激活 IP_3 和 ryanodine 受体则使钙离子从内质网释放出来。线粒体是钙离子储存器，在缺血性神经元损伤中发挥着重要的作用。Ca^{2+} 通过单极转运体进入线粒体，并通过 Na^+ 依赖性和 Na^+ 非依赖性机制从线粒体转运到细胞内。

暂时性全脑缺血后海马 CA1 神经元在缺血灌注后 2～3 天死亡。CA1 区细胞外 Ca^{2+} 浓度在缺血后几分钟显著降低，与此同时细胞内 Ca^{2+} 浓度升高。缺血灌注后 60 分钟，细胞外钙离子浓度即回复到正常水平。在之后的 2 天内，钙离子浓度维持在正常水平。直到缺血灌注后 48～72 小时，细胞内 Ca^{2+} 浓度显著升高。细胞内钙离子浓度第二次升高的时间与 CA1 锥体神经元的迟发性死亡的时间相同。离体和在体实验都证实了在缺血后，细胞内 Ca^{2+} 浓度有两次升高。尽管每一次细胞内 Ca^{2+} 浓度升高的功能意义及其与缺血性细胞死亡的关系需要进一步阐明，大量依据显示细胞内 Ca^{2+} 浓度的升高在缺血性神经元损伤的发病机制中有着重要的作用。钙离子参与调节许多重要的细胞功能，包括酶的活性、细胞生长和分化、膜兴奋性、神经递质释放和突触可塑性。细胞内 Ca^{2+} 浓度快速升高，超过细胞的自我缓冲能力会导致一系列的 Ca^{2+} 依赖性细胞毒性反应：①游离 Ca^{2+} 激活一氧化氮合成酶和磷脂代谢酶如 PLA2，导致 ROS 和 NO 的生成，引起神经元损伤。②游离 Ca^{2+} 激活核酸内切酶和蛋白酶，如 caspases，诱发凋亡和 DNA 降解。③细胞内 Ca^{2+} 超载激活线粒体通透转运体（MPT），导致渗透性水肿，线粒体基质代谢产物的释放，氧化磷酸化失耦联，最终引起坏死性和凋亡性细胞死亡。④游离 Ca^{2+} 还激活半胱氨酸蛋白酶 calpain。Calpain 的功能之一就是降解细胞骨架蛋白如 MAP2，破坏微管，引起细胞死亡。应用药物阻断细胞内 Ca^{2+} 浓度升高的研究直接证明了钙离子参与缺血性细胞死亡过程。L 型和 N 型钙离子通道阻滞剂对全脑缺血和局部脑缺血都有保护作用，可明显减轻神经元损伤。应用 NMDA 受体通道阻滞剂 MK801 也能减轻缺血后的神经元损伤。细胞内 Ca^{2+} 螯合剂 BAPTA、阻断 Ca^{2+} 从内质网释放的 dantrolene，都能减轻缺血后的神经元损伤。

二、钾离子和缺血性神经元损伤

与细胞内的 Na^+（约 10 mM）、Ca^{2+}（约

100 nM）和 Cl^-（约 20mM）相比较而言，钾离子（K^+）是细胞内浓度最高的阳离子（150 mM）。而细胞外 K^+ 浓度却很低（约 3 mM）。维持细胞内外 K^+ 浓度的平衡对于细胞正常功能的发挥有着重要的作用。打乱 K^+ 的稳态平衡可引起神经元损伤，导致许多神经系统疾病。细胞内外 K^+ 梯度的维持主要依靠 K^+ 通道和 Na^+/K^+ ATP 酶。胶质细胞也参与维护细胞内外 K^+ 浓度的平衡。K^+ 通道是一种分布广泛，种类繁多的膜蛋白家族。它们在许多神经元功能中，如神经递质的释放、膜兴奋性和细胞容积的调节，发挥着重要的作用。K^+ 通道可以分为两种：电压依赖性 K^+ 通道（Kv）和配体门控 K^+ 通道。此外，还可以根据编码基因的不同对 K^+ 通道进行分类，如 Kv1～Kv9（已发现有 200 多种基因）。Kv 通道可以通过细胞膜去极化来激活，如瞬间钾通道（I_A）和延迟整流钾通道（I_{kd}），也可以由细胞膜超级化来激活，如内向整流钾通道（K_{ir}）。对于配体门控钾通道而言，有的可以由细胞内 Ca^{2+} 浓度的升高而激活，如钙离子激活的钾通道（I_{kca}），有的可以由 ATP 浓度来调节（K_{ATP}）。

缺血发生后的几分钟内，大脑内的细胞外 K^+ 浓度显著升高而细胞内 K^+ 浓度降低，这主要是由于 Na^+/K^+ ATP 酶功能丧失以及 K^+ 通道的过度激活。越来越多的依据显示过多的细胞内 K^+ 外流和细胞内 K^+ 丢失是细胞凋亡早期的关键步骤。K^+ 浓度失衡诱发凋亡的一系列反应，如 caspases 的酶切、细胞色素 C 的释放和核酸内切酶的激活。离体研究显示在皮质神经元由剥夺血清诱发的凋亡与早期的 Ikd 电流增大和细胞内 K^+ 丢失相关。在体脑缺血后，在不同的时间间隔获得海马区脑切片并做电生理记录，实验结果显示对缺血敏感的 CA1 神经元的 I_{kd} 逐渐增大，而对缺血有耐受性的 CA3 神经元和齿状回颗粒细胞的 I_{kd} 不变。离体研究显示，用 I_{kd} 通道阻滞剂 TEA 减小 K^+ 外向电流或者提高细胞外 K^+，能够减轻凋亡。在全脑或局部脑缺血后，在体使用 TEA 对神经元也有保护作用。离子型谷氨酸受体通道除了对 Na^+ 和 Ca^{2+} 有通透性外，对 K^+ 也有高度的通透性。离体缺血后，由激活的 NMDA 受体介导的 K^+ 外流也参与了细胞凋亡（图 55-2）。

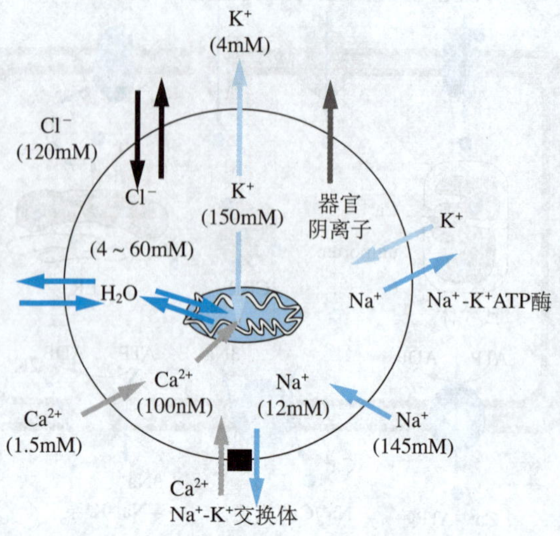

图 55-2　细胞膜两侧的离子分布以及 K^+ 进出细胞的通路。

K^+、Cl^- 和有机阴离子在离子梯度以及电势的驱动下，通过离子通道和交换体从细胞内流入到细胞外间隙。离子的主动运动是通过相应的转运体/泵。激活线粒体 K^+ 通道如 mKATP 通道可以使 K^+ 进入线粒体内。水分子随着渗透压的改变而进出线粒体和胞浆。K^+、Cl^- 和水分子外流是最有可能引起凋亡性细胞容积降低的原因。在凋亡的细胞中，由于 K^+ 和 Cl^- 的细胞外流远远超过了水分子的外流，细胞内 K^+ 和 Cl^- 浓度大大降低。K^+ 和水分子进入线粒体基质和线粒体间质引起线粒体水肿、线粒体电势的丢失、外膜的破坏以及凋亡因子如细胞色素 C 进入胞浆。激活 Na^+ 和 Ca^{2+} 通道导致的 Na^+ 和 Ca^{2+} 内流被认为是坏死的诱发因素。Ca^{2+} 内流入线粒体也可以引起与凋亡有关的损伤。K^+、Ca^{2+} 和 Na^+ 的平衡是由其进出细胞来调节的。能量依赖性的 Na^+/K^+ ATP 酶在 K^+ 和 Na^+ 的平衡中发挥重要的作用，因此也影响着 Ca^{2+} 的平衡。细胞骨架和其他的膜通道/转运体对细胞容积的控制以及凋亡反应也有一定的作用。（该图取自 Yu SP 2003，经作者同意）

另一方面，K^+ 电流在调节神经元兴奋性、维持基础膜电位中发挥着重要的作用。K^+ 通道活性极大地影响神经元的整体反应和对缺氧的适应性。K^+ 通道激活可以引发超极化，降低膜的兴奋性，并且减少氧耗。研究显示，缺氧/缺血后的广泛性神经元去极化是由 K^+ 通道电导改变导致的。大电导 Ca^{2+} 激活的钾（BK）通道由动作电位和/或细胞内钙离子激活。激活这些通道可以加速动作电位复极化，限制动作电位的频率，从而调节细胞的兴奋性和神经递质的释放。有研究显示，在暂时性的脑缺血后，在海马的 CA1 神经元，由 BK 介导的快速后超极化（fAHP）显著提高，BK 通道的活性也大大提高。OGD 后在培养的海马脑片应用 BK 通道阻滞剂——paxilline 或者 iberiotoxin，可以加重细胞死亡。在大鼠的永久性局部脑缺血模型，即使在血管夹闭后 2 小时应用 BK 通道开放剂 BMS－204352，对皮质神经元仍有相当大的保护作用。

在生理情况下 K_{ATP}通道被 ATP 抑制。而在缺氧/缺血过程中，ATP 水平降低能够激活 K_{ATP}通道而导致膜的超极化。已经有研究显示，在缺氧/缺血后不久，细胞膜的超极化是由 K_{ATP}通道的激活引起的，这被认为是缺血早期的一种保护性反应。在全脑或局部脑缺血后，K_{ATP}通道开放剂如 cromakalim 和 pinacidil 对神经元有保护作用。I_A可能由于其迅速激活和迅速失活的特性，一直不为缺血研究所重视，其在缺血性神经损伤中的作用也不为人知。最近的研究发现，在缺血后，缺血耐受神经元的 I_A有所升高，而对缺血敏感的神经元 I_A降低。由于 I_A的激活提高动作电位的阈值，降低膜的兴奋性，其幅度的增加可能是缺血后神经元存活的一种保护机制。

胶质细胞主动地参与缺血后维系 K^+浓度的平衡。在缺血后的早期，胶质细胞与低能量需求的 Na^+/ K^+泵、间隙连接耦联和终足虹吸一起缓冲多余的间质 K^+。但是，如果缺血继续，细胞外 K^+水平的升高会导致胶质细胞内的 pH 升高。这种碱化作用是由于 Na^+/H^+交换体被激活，H^+被排出细胞外，或者是由于 Na^+/HCO_3^-同向转运体的逆向转运，HCO_3^-被转入到细胞内。碱化作用能够帮助防止酸中毒，但是同时也提高了细胞内的 Na^+浓度。较高的细胞内 Na^+对胶质细胞不利，因为 Na^+升高的同时 Ca^{2+}浓度也升高。Ca^{2+}浓度的升高是由于 Na^+/Ca^{2+}交换体的逆向作用以及电压门控 Ca^{2+}通道的激活。另外，较高的细胞内 Na^+还能导致 Na^+/谷氨酸转运体的逆向转运，使得细胞外谷氨酸浓度升高，反过来加重兴奋毒性神经元损伤。

三、其他离子

1. 钠离子（Na^+） Na^+是胞外最多的阳离子。细胞内外的高 Na^+浓度差（胞外约 145 mM 而胞内约 10 mM）形成细胞膜两侧的巨大电势能。Na^+浓度的维持主要由 Na^+通道介导 Na^+进入细胞，由 Na^+/ K^+泵将 Na^+排出细胞外。Na^+通道是电压依赖性的，可以分为 TTX 敏感性的快 Na^+通道和 TTX 非敏感性的慢 Na^+通道。缺血后早期的 Na^+内流是由于 Na^+通道的开放以及 Na^+/ K^+泵功能失常所导致的。Na^+内流是缺血期间膜电位去极化（缺血性去极化，ID）的主要原因。Na^+内流激活 NMDA 受体，增加细胞内 Ca^{2+}，最终导致兴奋毒性细胞死亡。Na^+与 Cl^-进入细胞引起细胞水肿被认为是导致永久性局部脑缺血中心区的细胞肿胀和坏死的原因。有意思的是，在暂时性全脑缺血结束后 2 小时给予 Na^+通道阻滞剂如 TTX 和 lidocaine，对神经元仍有保护作用。这一结果提示 Na^+内流也能够在缺血后期引起神经元损伤。由于毒性副作用，Na^+通道阻滞剂并没有成为卒中药物开发的重点。

2. 氯离子（Cl^-） Cl^-是最丰富的阴离子。在成年的哺乳动物脑内，细胞外 Cl^-（约 120 mM）浓度大大高于细胞内的 Cl^-浓度（约 20 mM）。细胞内外 Cl^-梯度的维系需要以下几种成分：电压依赖性和配体门控性 Cl^-通道，Na^+依赖性 Cl^-/HCO_3^-交换体，Cl^- ATP 酶和 Na^+－K^+－Cl^-同向转运体。在中枢神经系统，Cl^-主要由 $GABA_A$受体介导。Cl^-的平衡电位非常靠近静息膜电位。激活 Cl^-通道使细胞超极化/复极化，降低了兴奋性。尽管在缺血的早期大量 Cl^-内流引发细胞水肿，激活 $GABA_A$受体介导的 Cl^-通道对脑缺血有保护作用。在全脑和局部脑缺血模型，不论是缺血前或是在缺血灌注后应用 $GABA_A$受体激动剂如 Muscimol，或者是 $GABA_A$受体的调质如 Benzodiazepines，都能减轻缺血性损伤。已报道 $GABA_A$ 再摄取抑制剂如 tiagabine 有类似的保护作用。

小结：在缺血以及缺血灌注过程中发生的离子运动是缺血性细胞死亡发病机制中的关键因素。K^+通道被激活是神经元对缺血的第一反应。随着缺血的继续，大量的 Na^+和 Ca^{2+}内流引起缺血性去极化，诱发一系列的反应，最后导致坏死或者凋亡。细胞内游离 Ca^{2+}水平的升高对引发细胞死亡的系列反应尤其重要。激活不同的 K^+通道对缺血性神经元损伤有不同的影响。激活某些 K^+通道，如 I_{kd}和/或 NMDA 介导的 K^+电导，导致凋亡。而激活其他的 K^+通道，如 I_{kca}、BK 或

K_{ATP}通道则可以保护神经元免于缺血性神经元死亡。Cl^-通过$GABA_A$受体耦联的Cl^-通道内流使细胞超极化，对缺血后神经元损伤有保护作用。因此，各种针对这些离子通道的药物已经被研究开发。尽管这些药物在动物实验中已经有成功的报道，由于通道阻滞剂或开放剂对人体往往有严重的副作用，这些药物在临床试验中的结果并不乐观。

第三节 谷氨酸诱导的兴奋性毒

一、谷氨酸浓度在缺血过程中升高

谷氨酸是哺乳动物中枢神经系统中重要的兴奋性神经递质。当谷氨酸能神经末梢去极化后，谷氨酸通过Ca^{2+}依赖方式从囊泡释放到突触间隙。在突触间隙，谷氨酸与主要位于突触后膜上的数种受体家族结合，之后被位于神经元和神经胶质细胞膜上的Na^+依赖性谷氨酸转运体清除出突触间隙和细胞外间隙。谷氨酸介导正常脑组织的信息传递。在病理状态下，释放和摄取失衡引起的谷氨酸堆积可以导致神经元死亡（兴奋性毒）。谷氨酸诱导的兴奋性毒被认为可导致急性神经系统疾病如卒中、癫痫和脑损伤，以及慢性神经退行性疾病如阿尔兹海默病和帕金森病等。

正常脑组织细胞外谷氨酸浓度经微透析技术测量为1～5μM。脑缺血过程中谷氨酸浓度可以升高到16～30μM，再灌注30分钟内降到正常范围。谷氨酸释放机制如下：①一般是通过Ca^{2+}依赖性囊泡释放从神经末端或神经元胞体释放谷氨酸。但是，在体和离体缺血、缺氧或缺糖（oxygen-glucose deprivation，OGD）实验表明，去除细胞外Ca^{2+}并不能显著减少谷氨酸的释放。这提示在缺血过程中，囊泡释放并不是谷氨酸浓度升高的主要因素。②星形胶质细胞的Ca^{2+}依赖性释放。星形胶质细胞内Ca^{2+}浓度升高引起谷氨酸释放可以被利尿磺胺（furosemide）或消炎痛（indomethacin）阻断。在缺氧、缺糖中，消炎痛对海马脑片中谷氨酸释放并无作用，这表明星形胶质细胞的Ca^{2+}依赖性释放与缺血中谷氨酸释放无关。③通过星形胶质细胞肿胀激活的阴离子通道释放。缺血过程中细胞外K^+浓度升高引起星形胶质细胞肿胀，从而导致谷氨酸从肿胀激活的阴离子通道释放。此过程可以被阴离子通道阻断剂L-644、711阻断。有研究表明L-644、711不能显著降低缺氧、缺糖中的谷氨酸浓度，从而排除了肿胀激活的阴离子通道在缺血诱导的谷氨酸释放机制的作用。④谷氨酸转运体的释放。细胞外谷氨酸的清除主要通过神经元和胶质细胞膜上的谷氨酸转运体完成。目前发现有5种谷氨酸转运体（GLT-1～GLT-5）。谷氨酸转运体的正常功能依赖于细胞膜两侧Na^+和K^+浓度梯度（细胞外高浓度Na^+和低浓度K^+）。在缺血过程中，Na^+和K^+浓度梯度降低甚至逆转，这会导致转运体转运谷氨酸能力降低或转运方向翻转。研究表明，缺血过程中，海马脑片谷氨酸主要通过转运体的逆向转运释放。但阻断胶质细胞的主要转运体GLT-1并不影响海马谷氨酸的释放。以上结果显示，缺血过程中谷氨酸浓度增高主要通过位于神经元上的谷氨酸转运体逆向转运完成。

二、谷氨酸受体活动和缺血性神经元死亡

大量证据表明，过量谷氨酸释放是导致缺血性神经元损伤的主要机制。脑内给予外源性谷氨酸激动剂会引起神经元损伤。去除缺血敏感区谷氨酸能投射神经纤维则降低了缺血性细胞死亡。此在体实验显示表明，谷氨酸通过激活其受体是缺血性损伤的关键因素。根据其药理特性可以将谷氨酸受体分为两种：离子型谷氨酸受体（GluR）和代谢性谷氨酸受体（mGluR）（详见第17章）。

按照激动剂不同，GluRs可分为三种：NMDA受体、AMPA受体和KA受体。同其他GluRs相比，NMDA受体通道具有显著的特性：①配体和电压门控；②对Ca^{2+}高通透性；③对谷氨酸高亲和性；④长开放时间。这些特性与NMDA受体的生理特性相关，但也同时使其成为缺血后细胞兴奋性毒性死亡的主要机制。缺

血期间神经元膜电位因缺血性去极化可去除 Mg^{2+} 对 NMDA 受体的阻断。与其同时，缺血过程中过量谷氨酸激活 NMDA 受体。这两种机制共同导致大量 Ca^{2+} 内流。细胞内 Ca^{2+} 浓度升高触发细胞死亡过程。正常情况下，AMPA 受体激活介导 Na^{+} 内流。但是，缺血敏感的海马 CA1 区在全脑缺血后出现 GluR2 亚单位下调现象。而缺乏 GluR2 亚单位的 AMPA 受体主要介导 Ca^{2+} 内流。因此，缺血后 AMPA 受体激活同样会引起细胞内 Ca^{2+} 浓度升高，并导致细胞死亡。在缺血过程中，过度刺激谷氨酸受体引起的效应同样对再灌注后神经元起作用。有报道指出，缺氧后 CA1 神经元出现长时程增强（ischemia－LTP）。在体缺血实验后，在海马和纹状体的缺血敏感神经元会出现兴奋性突触传递的易化现象。与此相反，缺血后，纹状体缺血耐受中间神经元兴奋性突触传递过程出现抑制（彩图 55－3）。谷氨酸受体介导的兴奋性突触传递的抑制可能是缺血后神经元存活的机制之一。给予 NMDA 受体拮抗剂如 MK801 和 AMPA 受体拮抗剂如 NBQX，可以显著减小大脑中动脉闭塞（MCAO）后的梗死区。以上药品即使在动脉闭塞 2 小时后给予仍然有效。在全脑缺血中，NMDA 受体拮抗剂的保护效应不太确定，但是 AMPA 受体拮抗剂仍然具有明显的保护效应。

mGluRs 通过 GTP 耦联蛋白（G－蛋白）可以调控细胞内信号传递通路。根据其蛋白质序列、信号传递机制和药理特性，mGluRs 可以分为三组：第一组（mGluR1，5）与磷脂酶 C（PLC）正性耦联。它们通过促进细胞内 Ca^{2+} 库释放，升高细胞内 Ca^{2+} 浓度，进而激活 PKC 并增强 L－型电压依赖性钙通道（VDCCs）的活动。与之相反，第二组（mGluR2，3）和第三组（mGluR 4，6，7，8）与腺苷酸环化酶负性耦联。此类受体激活能够抑制 L、N 和 P/Q 型 VDCCs 的活动，并且抑制神经递质从突触前膜释放。有证据表明，第一组 mGluRs 参与了纹状体 LTP 的形成。缺血/缺氧诱导的 LTP 同样需要选择性激活 mGluR1。第一组 mGluRs 也参与了 NMDA 受体介导的反应。这样，第一组 mGluRs 通过参与 i－LTP 形成和增强 NMDA 反应，致使缺血后细胞 Ca^{2+} 内流增加。此效应同第一组 mGluRs 激活的细胞内 Ca^{2+} 释放协同作用，结果是细胞内游离 Ca^{2+} 浓度升高并进一步触发缺血性细胞死亡。应用 mGluRs 拮抗剂 AP－3 可以显著抑制短暂性全脑缺血后海马 CA1 神经元出现迟发性细胞死亡。

三、谷氨酸受体拮抗剂的临床实验

由于谷氨酸诱导的兴奋性毒这一观点的广泛接受，以及谷氨酸受体拮抗剂在动物缺血模型中的成功表现，导致其进入临床实验。但是，大量的 NMDA 受体拮抗剂如 Dizocilpine（MK801）具有严重的副作用如：精神性效应（幻觉、妄想症和精神错乱）；镇静效应和严重的神经毒性。这迫使其临床实验终止于一期和二期。只有 Selfotel（NMDA 结合位点的竞争性拮抗剂）和非竞争性拮抗剂 Aptignel（其作用为通道开放阻断剂）进入三期临床实验。在脑卒中 6 小时内给予患者 Selfotel 和 Aptignel（分别为 567 例和 628 例）。但由于实验组死亡率上升，实验被迫停止。Gavestinel 拮抗甘氨酸在 NMDA 受体上的结合位点。国际上进行了大量（总数为 3450 例患者）脑卒中 6 小时内给予 Gavestine 的临床实验，结果表明给药组与安慰剂组并无显著差别。因为细胞内 Ca^{2+} 上升是细胞兴奋性毒性死亡的关键因素，Ca^{2+} 通道阻断剂便成为治疗脑卒中的替代手段。Nimodipine 是 L－型 Ca^{2+} 通道阻断剂，Flunarizine 是 T－型 Ca^{2+} 通道阻断剂，在急性脑缺血实验中两者都为阴性结果。

NMDA 受体拮抗剂和 Ca^{2+} 通道阻断剂在临床实验中令人失望的结果延缓了脑中风的临床研究。详细的分析显示，多种因素影响到实验结果：①患者的异质性。与动物实验中各种变异的可控性相比，临床实验患者具有不同的病因、脑缺血部位和程度。年龄同样是影响预后的重要因素。②系统条件不同。血压、血糖水平、体温和脑动脉侧支是影响脑缺血结果的重要因素。上述因素在患者中各不相同，从而影响实验结果。③治疗时间窗口。动物实验结果表明，药物的治疗效果与给药时间密切相关。一些药物只有在卒中早期给予才发挥保护效应。然而，多数临床实验将缺血后 6 小时作为时间窗口。如果分析早期治疗结果，而不是包括 6 小时内全部患者，治疗效果有可能明显。

小结：谷氨酸是大脑信息处理的基本神经递质。然而，谷氨酸受体过度激活会导致神经元损伤。在脑缺血中，谷氨酸浓度升高引起的 NMDA 受体和 AMPA 受体活动延长致使细胞内游离 Ca^{2+} 浓度升高。在体和离体缺血模型中，谷氨酸受体拮抗剂或者 Ca^{2+} 通道阻断剂均可保护神经元免受损伤。这证实了谷氨酸诱导的兴奋性毒性在缺血性神经元损伤中的作用。然而，成功的动物实验并未能转化成为成功的人体实验。应用谷氨酸受体拮抗剂和 Ca^{2+} 通道阻断剂的临床实验没有得到预期结果。发展选择性更强、毒性更小的药物，以及周密设计的实验方案，将是脑卒中治疗研究的目标。

第四节 氧化损伤

大脑是人体所有脏器中代谢速率最高的器官，其代谢所需的能量是靠氧化代谢产生所提供的。但是，在氧化代谢过程中会产生各种活性氧自由基（reactive oxygen species，ROS），后者将攻击细胞内的蛋白、脂质及核苷酸等成分，造成细胞的氧化应激损伤（oxidative stress damage）。在正常脑代谢的过程中，单个神经细胞每天发生数万次的氧化损伤，由于脑内具有完善的抗氧化系统，因此氧化损伤又很快被修复。在脑缺氧或脑卒中后，损伤脑内氧化应激反应剧增，造成氧化损伤和细胞自身修复能力之间失去平衡，神经细胞内氧化损伤产物大量堆积，从而改变细胞的结构和功能，严重时导致细胞死亡。

一、自由基的正常代谢

（一）概念

自由基（free radicals）是指能够独立存在的具有不配对电子的原子、原子团或分子。在体内具有重要的生物学意义的自由基是 ROS，包括超氧阴离子（O_2^-）、羟自由基（$OH^\cdot$）、过氧化氢（H_2O_2）、单线态氧（$^1O_2$）、脂自由基（$R^\cdot$）、脂氧自由基（$RO^\cdot$）、脂过氧自由基（$ROO^\cdot$）、过氧亚硝酸阴离子（$ONOO^-$）等。自由基的化学性质活泼，极不稳定，在正常生物体内的含量很低。但是，自由基的反应一旦被启动，即形成“连锁反应”。

（二）ROS 的生成

ROS 主要来源于 O_2 的代谢过程。氧分子进行单电子还原反应生成活性氧自由基，包括 O_2^-、$OH^\cdot$ 和 H_2O_2。在线粒体的氧化磷酸化反应过程中，有 1%～5%的氧会“逃离”正常的细胞色素氧化酶的催化过程，经非共价还原过程形成自由基，主要为 O_2^- 和 H_2O_2。在线粒体的呼吸链中，还原性 CoQ、黄素蛋白、细胞色素 C 均可代谢生成 O_2^-。虽然 H_2O_2 不是自由基，但由于其活性强，又可生成毒性最强、最活泼的羟自由基 $OH^\cdot$，故被归类为 ROS。O_2^- 与 H_2O_2 通过单纯性 Haber－Weiss 反应形成 $OH^\cdot$。O_2^- 也可以在 SOD 和 Fe^{2+} 的参与下，通过 Fenton－Haber－Weiss 反应，由 H_2O_2 而产生 $OH^\cdot$。

（三）ROS 的代谢

自由基的清除有两种方式，一种是通过酶的代谢方式，另一种是通过抗氧化剂的化学反应方式。内源性的抗氧化物包括维生素 C、维生素 E、维生素 A、褪黑素（melatonin）和 GSH 等。酶类主要包括超氧化物歧化酶（superoxidative dismutase，SOD）、过氧化氢酶（catalase，CAT）和谷胱甘肽氧化酶（glutathione peroxidase，GSH－Px）。

维生素 E 可以使高活性的脂质过氧化物 $ROO^\cdot$ 形成不活泼的 ROOH，从而阻断脂质过氧化的链式反应。维生素 C 可清除 O_2^-、$OH^\cdot$ 和 $R^\cdot$。褪黑素主要清除 $OH^\cdot$。维生素 E 和 C 在抗氧化过程，自身被氧化形成自由基，而褪黑素却无此现象。SOD 催化 O_2^- 代谢为 H_2O_2。后者在 CAT 或 GSH－Px 的催化下，形成无毒的 H_2O 和 O_2。GSH－Px 还可以清除脂质过氧化物（LPO）。

二、自由基参与缺血性神经细胞损伤的病理过程

大量的研究证据表明，脑卒中引起损伤脑区尤其是缺血的半影区内有自由基堆积。引起自由

基生成增加的原因很多，包括线粒体代谢异常、谷氨酸过量释放、内源性抗氧化系统功能减退、细胞内钙离子超载等所引发的自由基生成增加。

缺血损伤脑内自由基的生成途径有几下几种：

1. NO介导的自由基生成 如前所述，在脑缺血、缺氧的情况下，突触前神经末梢大量释放谷氨酸，后者兴奋突触后NMDA受体，促进细胞外Ca^{2+}内流，导致细胞内Ca^{2+}超载。细胞内的游离钙激活NOS，促进NO形成。在正常情况下，NO没有毒性。但是在缺血再灌脑内，由于大量超氧化物的生成，NO可以与之反应形成过氧亚硝酸阴离子$ONOO^-$和羟自由基$OH^·$。

2. 线粒体功能障碍 线粒体是细胞生物氧化和供能的场所。脑卒中后，神经细胞在缺氧、缺血的状态下，线粒体内的生物氧化功能下降，处于还原状态，使小部分的O_2还原为O_2^-。同时分布在线粒体的抗氧化酶SOD、CAT和GSH－PX的活性下降，使O_2^-得不到及时的清除，后来，形成毒性更大的$OH^·$。

3. 黄嘌呤氧化酶过度活化 黄嘌呤氧化酶系统的过度活化是缺血再灌注后产生自由基的主要机制之一。脑缺血时ATP降解产生次黄嘌呤，同时细胞内Ca^{2+}超载，从而激活蛋白水解酶，将黄嘌呤脱氢酶转化为黄嘌呤氧化酶（XOD），在有O_2情况下（如缺血再灌注时），XOD可以使次黄嘌呤转变为黄嘌呤和尿酸，同时产生O_2^-。

4. 花生四烯酸代谢增加 脑缺血后细胞内Ca^{2+}增加，激活磷脂酶A_2和磷脂酶C，使膜磷脂降解，游离脂肪酸特别是花生四烯酸（arachidonic acid，AA）大量释放。在环氧化酶和脂氧化酶作用下，AA形成前列腺素和白三烯，同时产生O_2^-。

如前所述，线粒体功能减退，黄嘌呤氧化酶系统的过度活化和花生四烯酸的代谢增加均可诱导自由基O_2^-大量生成。在正常情况下，脑内O_2^-很快被SOD及CAT代谢生成无毒的H_2O和O_2。但是，由于缺血损伤脑内的抗氧化酶含量和活性下降，自由基O_2^-得不到及时的清除，而是通过Fenton－Haber－Weiss反应，生成毒性更大的$OH^·$。另外，又由于NO大量生成，导致O_2^-与之反应形成$ONOO^-$和$OH^·$（图55－4）。

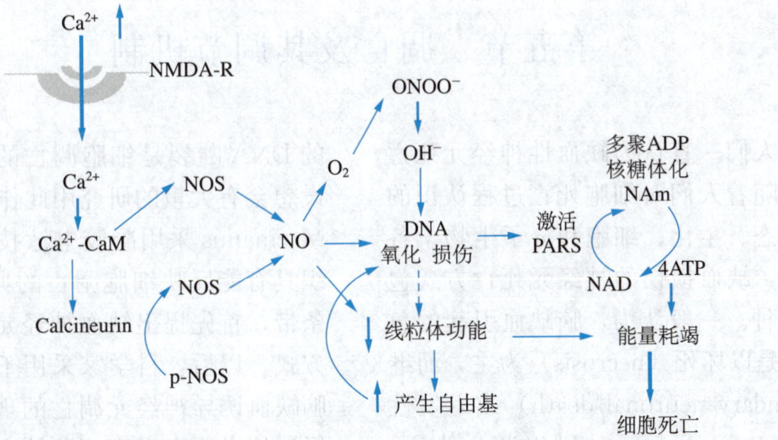

图55－4 脑缺血诱导自由基生成的主要途径

由此可见，脑缺血再灌注后可以激活多条途径产生大量自由基，其中以$OH^·$的毒性最大，对细胞的攻击性最强。如前所述，脑内形成的ROS若得不到及时的清除，ROS可以直接攻击细胞，脂质、蛋白、DNA、核苷酸或碱基，导致相应的氧化损伤。

此外，ROS也可以直接或间接地激活细胞内的多条信号转导通路来调节基因的表达，从而影响细胞的存亡。图55－5总结了ROS对细胞内信号分子的调节，初步了解到ROS形成后，细胞内具有保护的信号通路和死亡的通路均被激活。其中热休克因子（heat shock factor－1，HSF－1）、

MAPK/ERK1/2通路和PI3-K/AKT通路的激活能促进细胞存活作用，而JAK/START通路、ATM/P53通路和MAPK/JNK/P38通路的激活则诱导细胞凋亡。另外，氧化损伤DNA作为caspases活性诱导因子促进细胞凋亡，而抗氧化酶SOD对caspase-8有抑制性调节，阻止凋亡发生。然而，关于ROS激活神经细胞内信号转导通路的机制尚有待阐明。

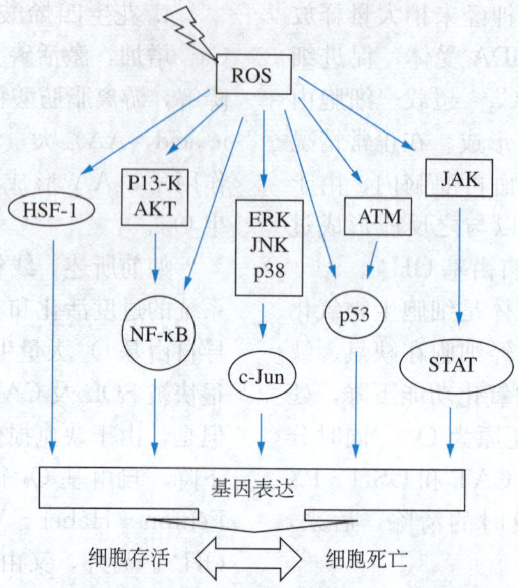

图55-5 介导活性氧自由基诱导细胞死亡的细胞内信号转导通路。

（参考Taylor等，2004，绘图改制）

第五节 凋亡及其调节机制

长期以来，人们一直认为缺血性神经元死亡是坏死。然而，随着人们对细胞死亡过程认识的逐步深入，从形态、生化、细胞和分子生物学各方面的研究证明，缺血损伤的神经元死亡方式包括坏死和凋亡两种。一般认为，脑缺血引起的急性期神经元死亡是以坏死（necrosis）为主，而继发性死亡（secondary neuronal death）或迟发性死亡（delayed neuronal death）则以凋亡为主。前者发生在缺血后较早的中心区，后者多发生在缺血几天以后的半暗区。近年来的研究提示，细胞自噬（autophagic cell death）可能作为缺血性神经元死亡方式之一。

一、缺血性神经元的凋亡现象

凋亡细胞具有其自身的病理特征，根据其特征可采用相应的研究手段加以观察。已知有规则的DNA断裂是细胞凋亡的特征之一，因此不难设想会有大量的研究用此作为观察指标。1993年Macmanus采用凝胶电泳技术观察到，缺血脑组织具有能反映细胞凋亡的典型的DNA片段梯形条带，首先提出缺血神经元死亡可能存在凋亡的方式。以后，科学家采用不同技术研究也观察到脑缺血诱导神经元凋亡的现象。用TUNEL原位标记技术研究观察到脑缺血、脑缺氧或给予谷氨酸均可导致大量细胞双链DNA断裂。此外，干扰凋亡基因的表达可改变缺血性神经元上DNA断裂的情况。用蛋白合成酶抑制剂也可抑制缺血性神经元死亡。由此，从形态、生化和功能各个不同角度阐述了缺血性损伤脑内确实存在神经元的凋亡。

细胞凋亡是一个主动过程，是通过合成新的蛋白质而实现的。在中枢神经系统，参与缺血性神经细胞凋亡因子很多，主要有 caspases 家族酶蛋白、Bcl-2 家族蛋白、丝裂原激活的蛋白激酶 MAPK 家族酶蛋白。其他还有多种线粒体释放蛋白、细胞溶酶体释放多种酶蛋白、细胞核因子 NF-κB、细胞因子以及抑癌基因 p53 等。为了便于理解，首先介绍 caspases、Bcl-2 和 MAPK 家族蛋白的组成及凋亡作用。然后介绍这些家族蛋白对脑卒中诱导神经细胞凋亡的作用及其机制。

二、Caspases 家族蛋白与缺血性神经元凋亡

（一）Caspases 家族蛋白

Caspases 的全名为cysteine aspartate-specific proteinases，取其画底线部分的字母而得名 caspases。从功能上讲，该类酶具有特异性识别和水解半胱氨酸和天冬氨酸残基的作用。caspases 家族蛋白在神经细胞内合成，并以酶原的形式储存细胞浆内。至今发现 caspases 家族蛋白成员至少有 14 个。从结构上来看，所有的 caspases 酶原均含有四个区域，即 N-末端多肽结合区、大分子亚单位、小分子亚单位以及联结蛋白区。当 caspases 酶被激活时，这四个区域被酶水解分离，分离后的大分子亚单位和小分子亚单位聚合形成二聚体或四聚体，从而行使凋亡诱导作用。在酶原的 N-末端的多肽结合区含有前结构域，而 C-末端则含有能被酶催化的区域。酶原的 N-末端的前结构域长短不一，长型 N-末端前结构域（long N-terminal prodomain）内含有两个结合区域，分别为死亡效应域（death-effector domain，DED）和 caspases 激活或募集域（caspases activation and recruitment domain，CARD）。短型 N-末端前结构域内则不含 CARD/DED。根据功能，将 caspases 分为启动因子（initiators）和效应因子（effectors）两大类。启动因子包括 caspase-1、2、4、5、9、10、11、12、13；效应因子有 caspase-3、6、7、14。启动因子的 caspases 酶原的 N-末端的前结构域内含有 DED/CARD 结合区。而效应因子 caspases 的 N-端前结构域较短，不含 DED/CARD 结合区。DED/CARD 结合区是决定启动因子 caspases 活性的重要结构。酶原上的 DED/CARD 区与死亡信号分子结合后被激活。例如，TNF-α 与 TNFR1 结合，TNFR1 上的 DED 与 caspase-8 酶原上的 DED 区结合，此时，caspase-8 被催化，水解形成的大分子亚单位和小分子亚单位聚合成二聚体。后者具有活性，启动下游效应因子 caspase-3。caspase-8 激活 caspase-3 酶活性方式有两种：一种是线粒体依赖（间接调节）信号转导方式，另一种是线粒体非依赖（直接调节）激活 caspase-3 酶活性的方式。在间接调节中，活化的 caspase-8 水解激活细胞浆内的凋亡诱导蛋白 Bid，后者通过 Bax 改变线粒体膜的通透性，促进释放细胞色素 C（cytochrome C，Cyt C）。释放到细胞浆内的 Cyt C 与 Apaf-1 和 dATP 形成复合体，催化 caspase-9 酶原，形成有活性的caspase-9，后者又激活 caspase-3 酶。激活的 caspase-3 将进一步执行凋亡的指令，最终引起细胞死亡（图 55-6）。

根据 caspase 被激活的途径不同，caspases 介导的细胞凋亡通路又被分为两条，即细胞内源性激活通路（intrinsic pathway）和细胞外激活通路（extrinsic pathway）。内源性激活通路是指由于细胞内 ROS、钙超载或其他毒性因子直接引起线粒体异常释放 Cyt C 而激活的 caspase 凋亡通路。细胞外激活通路是指通过细胞膜上死亡受体上的 DED 与 caspase-8 酶原上 DED 结合而激活的 caspase 凋亡通路（图 55-6）。

（二）Caspases 家族蛋白参与缺血性神经元凋亡

脑缺血后神经细胞内 caspases 活性变化与神经元存亡的相关分析表明，局部脑缺血或全脑缺血的情况下，脑内 caspase-3 表达量和酶活性同时增加，并伴有 caspase-3 底物增加。功能分析证明 caspase-3 引起缺血神经元的凋亡，因为预先敲除 caspase-3，采用酶抑制剂或脑内高表达 caspase-3 抑制剂（XIAP），则可以减少缺血脑内的凋亡神经元。机制分析观察到，缺血、缺氧损伤早期的神经细胞内 BAX 表达增加，并转位分布到线粒体，同时线粒体膜电位降低，Cyt C 释放入细胞浆内，继之激活 caspase-9 和 caspase-3，细胞出现凋亡。如果脑内高表达 Bcl-2 或抑制 caspase-9 活性的话，则缺血性损伤脑内 caspase-3 活性不再增加，并且减轻缺血脑的损伤程度。

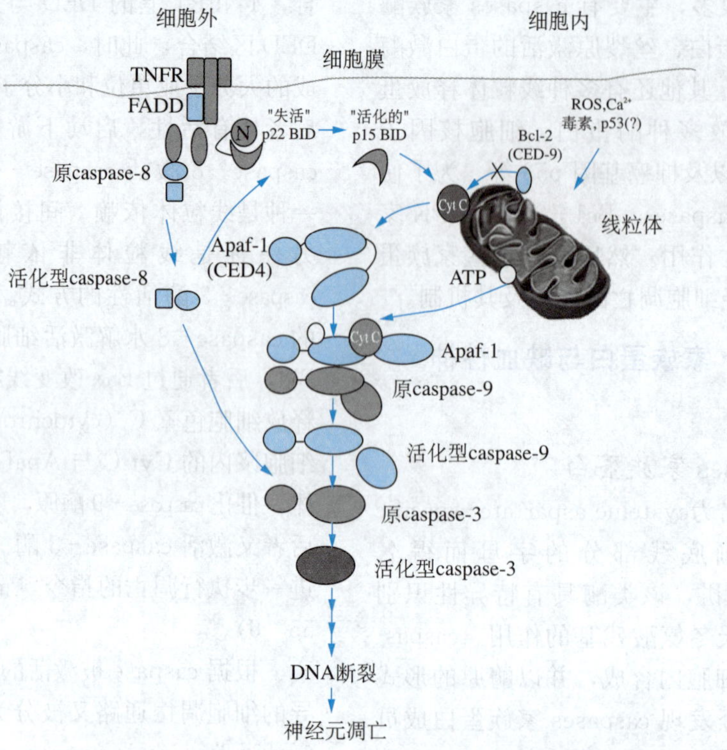

图 55-6 Caspases 诱导缺血性神经元凋亡的机制示意图

图中介绍了四种不同的凋亡途径，分别为细胞内和细胞外激活机制，以及线粒体依赖和非依赖 caspases 凋亡机制。详细解释见文中。本图参自 Takahashi 等（2004）图改绘

为了探讨 TNF-α/TNFR1 以及 Fas/FasL 介导的细胞凋亡通路是否参与缺血性损伤脑内神经细胞的凋亡过程，人们采用 Bid 缺陷转基因小鼠进行研究。已知，在 TNF-α/TNFR1 以及 Fas/FasL 介导的细胞凋亡过程中，死亡受体信号首先激活细胞浆内的 caspase-8，后者可以通过活化 Bid，引起 Bax 聚合，使线粒体膜通透性增加，促进线粒体释放 Cyt C，从而激活 caspase 介导的凋亡通路。作者设想若此通路参与缺血性神经元凋亡的话，在 Bid 敲除的情况下，必然会影响 Bid 介导凋亡通路中的下游分子活性及其功能变化。研究结果表明，Bid 缺陷转基因小鼠神经元对缺血、缺氧耐受力提高，线粒体释放 Cyt C 减少，caspase-3 的活性降低，而 Bid 的上游调节分子 caspase-8 活性继续升高。由于 caspase-8 能被 TNF-α/TNFR1 以及 Fas/FasL 介导死亡受体信号所激活，因此，当 Bid 敲除后 caspase-8 活性不受影响。这一现象说明缺血可以激活细胞膜上 TNF-α/TNFR1 以及 Fas/FasL 死亡受体，通过激活细胞外 caspase 介导通路（caspase-induced extrinsic pathway）参与缺血性神经元凋亡病理过程。

三、Bcl-2 家族凋亡蛋白与缺血性神经元凋亡

（一）Bcl-2 家族凋亡蛋白

Bcl-2 在神经细胞凋亡和抗凋亡过程中起重要的调节作用。Bcl-2 家族蛋白已经被发现至少有 20 种，包括哺乳类的 Bcl-2、Bcl-XL、Bak、Bcl-W、Bax、Bok、Bcl-XS、Mcl-1、Bad 和 Bid，线虫的 ced-9 及病毒的 LMW5-H1 和 BHRF1 等。根据各自的功能不同，Bcl-2 家族蛋白分成凋亡诱导因子（apoptosis inducers）和凋亡抑制因子（apoptosis inhibitors）。Bax、Bcl-XS、Bad、Bak、Bid 等为凋亡诱导因子，Bcl-2、Bcl-XL、McL-1 和 Bcl-W 为凋亡抑制因子。

Bcl-2 通常以二聚体的形式发挥作用。Bcl-2

与 Bcl－2 形成二聚体能抑制细胞凋亡；而 Bcl－2 与 Bax，或 Bad 形成二聚体时，则诱导凋亡。Bcl－2 家族蛋白的结构上均含两个以上保守功能结合区，即 BH1－4。其中 BH1 和 BH2 能参与 Bcl－2 二聚体形成，而 BH3 参与 Bax、Bak 及 Bip 二聚体的形成，因此，认为 BH3 是促凋亡的结合区。Bcl－2 蛋白的磷酸化可以影响其功能和在细胞内的分布，如磷酸化的 Bcl－2 抑制凋亡作用减弱，相反，若去除丝氨酸磷酸化基团，则 Bcl－2 的抗凋亡作用增强。

研究证明 Bcl－2 抑制细胞凋亡。Garcia 首先报道在神经细胞培养液中去除 NGF 后引起神经元凋亡，若应用 Bcl－2 则预防神经细胞的死亡。以后，在整体实验研究中也证明 Bcl－2 能抑制脑缺血引起的神经细胞凋亡。Bcl－2 的抗凋亡作用是通过以下几个环节实现的：①Bcl－2 抑制神经细胞内脂质过氧化物的形成，从而阻止氧化应激损伤诱导的细胞凋亡；②Bcl－2 参与调节线粒体膜通透性。Bcl－2 分布在线粒体外膜层上，参与线粒体转运孔道（mitochondrial transition pore，MTP）的形成，因此，在维持线粒体膜的极化（mitochondrial membrane depolarization）状态和稳定线粒体膜通透性上起关键作用。Bcl－2 调节线粒体膜的通透性，从而控制线粒体释放凋亡调节蛋白，包括 CytC。我们已经了解到，CytC 具有激活 caspase 凋亡通路的作用。这样就不难理解 Bcl－2 通过控制线粒体蛋白释放，减少对 caspases 凋亡通路的激活刺激，从而阻止凋亡发生。

Bcl－2 可以作为 caspases 的上游调控因子调节 caspases 的致凋亡作用。同时，Bcl－2 也受到 caspase 的调控。例如，当 caspase－8 被激活时，可以催化 Bcl－2 家族蛋白 Bid，后者被激活时促进线粒体释放 Cyt C，从而拮抗了 Bcl－2 的抗凋亡作用，诱导细胞凋亡。另外，Bcl－2 的序列上含有 LFRD－G 的结构区，该区能被 caspases 酶类识别，一旦被 caspases 酶类所识别，并与之结合，则 Bcl－2 的抗凋亡作用就被减弱甚至取消。由此可见，在凋亡发生过程中，Bcl－2 和 caspases 两者各司其职，发挥两种完全相反的调节作用，但是两者又互相制约。脑内的 caspases 和 Bcl－2 的凋亡和抗凋亡作用的平衡调节方式，可能是大脑维持神经细胞的数量和功能所必需的。这也反映了机体在调节细胞存亡过程中的精密性和复杂性。

（二）Bcl－2 家族凋亡蛋白与缺血性神经元凋亡

Bcl－2 有很明显的神经细胞保护作用。Simon研究室首先观察到，全脑缺血一周后脑内海马 CA1 区神经元死亡，海马 CA3 区和齿状回的神经元仍然存活。有趣的是，在该模型中，凋亡抑制基因 Bcl－2 及 Bcl－xL 仅仅在海马 CA3 区和齿状回的神经元上表达，而凋亡诱导基因 Bax 则在海马 CA1 区的神经元上表达。即凋亡抑制基因 Bcl－2 仅表达在存活的神经元上，而促凋亡基因 Bax 则表达在注定将死亡的神经元上。转基因动物实验研究证明，Bcl－2 过量表达可以预防或减少脑中风引起的细胞凋亡。在培养的神经元上也表明，高表达 Bcl－2 的神经元能减少自由基、高钙或谷氨酸引起的神经细胞死亡。相反，若用基因敲除技术抑制内源性 Bcl－2 表达，则加剧缺血性脑梗死。由此提示，若提高脑内 Bcl－2 的水平，能提高神经细胞对缺氧的耐受能力，从而提高大脑对缺血损伤的抵御能力。

Bcl－2 抑制缺血性神经元凋亡的机制研究表明，高表达 Bcl－2 能预防缺氧诱导的线粒体膜转运孔开放和 Cyt C 释放，从而抑制 caspase 凋亡通路的活性，最终减少缺血缺氧引起的神经细胞凋亡。

（三）PI3－K/Akt 对 Bcl 和 caspases 功能的调节

在缺血性损伤脑的研究观察到，在缺血损伤早期（约缺血后 4 小时），检测到脑内有大量磷酸化 Akt，而在缺血损伤后 24 小时，则磷酸化 Akt 含量下降，甚至消失。分析磷酸化 Akt 的分布于缺血损伤部位的关系表明，磷酸化 Akt 主要分布在缺血的周边区，而不分布在缺血的中心区；此外，有磷酸化 Akt 表达的细胞能与神经元标记蛋白（NSE）双标记，但不能与 DNA 损伤标记（TUNEL）或者凋亡蛋白（活化型 caspase－3）共标记，由此提示了 PI3－K/Akt 通路激活抑制细胞凋亡发生的可能。进一步研究表明 Akt 使凋亡蛋白 Bad 磷酸化，促进 Bax 和 Bcl－X_L 的同源二聚体形成，抑制 Bax 与 Bcl-X_L 的异源二聚体形成，从而抑制 Cyt C 释放，阻止形成 caspase-9/Apaf-1/Cyt C 复合体，最终抑制 caspase 介导凋亡通路激活，使损伤细胞得以存活。

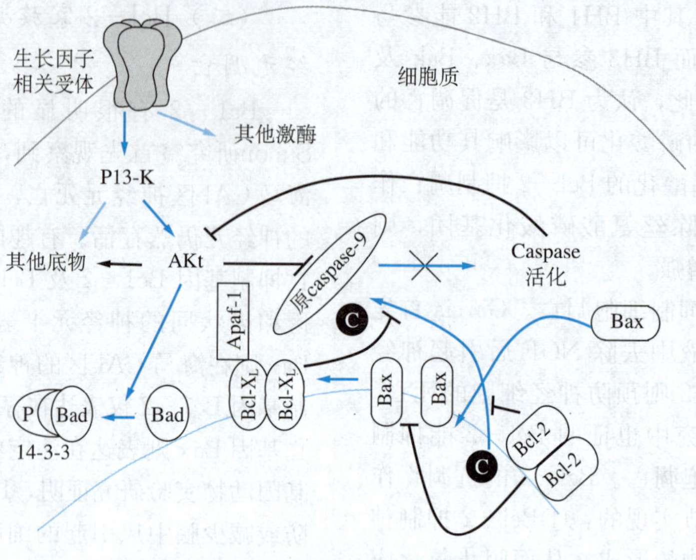

图 55-7 PI3-K/Akt 信号分子抑制 Caspases 活化的机制。

（参考 Taylor 等，2004 图改绘）

四、线粒体在缺血性神经细胞凋亡中的作用及其机制

（一）线粒体对细胞凋亡的调节机制

线粒体在维持神经细胞存亡过程中起十分重要的作用，包括能量代谢、氧化和抗氧化、自由基的生成和清除 Cyt C 释放、各种凋亡和抗凋亡蛋白的释放和转运等重要环节。现在了解到，线粒体膜的通透化形成（mitochondrial membrane permeabilization，MMP）直接影响线粒体的功能。调节 MMP 发生的因素主要归纳为三个方面：①非蛋白类因子，如脂质信号转导分子神经酰胺（ceramide）和神经节苷脂（ganglioside，GD3）、活性氧自由基、花生四烯酸等具有启动 MMP 形成的作用；②Bcl-2 家族蛋白，如 Bcl-2 家族凋亡诱导蛋白 Bax、Bak、Bim、Bid/Bik、tBid，这些蛋白可增加 MMP 发生，而 Bcl-2 凋亡抑制蛋白则能抑制 MMP 形成；③凋亡信号转导蛋白，如 JAK/SPAK，caspases 均促进 MMP 形成。线粒体膜上某些蛋白寡聚体组成和构象改变影响线粒体膜通透孔的形成，后者直接参与 MMP 的形成。这些蛋白包括位于线粒体膜内的腺核苷酸转位酶（adenine-nucleotide translocase，ANT）和线粒体膜外的电压依赖的阴离子通道蛋白（voltage-dependent anion channels，VDAC），它们共同形成通透转运孔复合体（permeability transition pore complex，PTPC）。除此之外，线粒体膜内还具有钾通道蛋白和非耦联蛋白（uncoupling proteins，UCPs），它们参与 ROS 和 ATP 的产生，以及控制线粒体膜内外离子浓度梯度差。当信号分子分别作用于相应的线粒体膜蛋白，引起线粒体膜 PTPC 的构象改变，使 PTP 开放，线粒体膜电位去极化，线粒体膜的通透性增加，形成 MMP。

当凋亡信号刺激线粒体膜，导致其通透性增加时，位于线粒体内膜的蛋白释放到细胞浆内，从而促进凋亡的发生和发展。MMP 介导的线粒体膜内蛋白释放和功能改变包括以下几个方面：①caspases 激活依赖的凋亡信号分子：例如，线粒体释放 Cyt C，在细胞浆里的 Cyt C 与凋亡蛋白酶激活因子 1（apoptosis-protease-activating factor-1，Apaf-1）和 dATP 结合，诱导 caspase-9 酶原变构并活化，形成有活性的 caspase-9，后者激活 caspase-3，启动不可逆的细胞凋亡信号通路。另外，线粒体内 Smac/Diablo

被释放入细胞浆后，减弱凋亡抑制蛋白（apoptotic inhibiting protein，AIP）对 caspase-3 和 caspase-9 酶活性的抑制作用，从而促进细胞凋亡；② caspases 非依赖凋亡信号分子：Omi/HtrA2 和 DNA 破坏酶。后者为凋亡诱导因子（apoptotic inducing factor，AIF）和核苷酸内切酶 G（endonuclease G），这两种酶进入细胞浆后，被很快转运到细胞核内，参与染色质的水解；③抗氧化能力的衰竭及自由基过量生成；④产生能量的功能丧失。当线粒体的 MMP 完全形成时，再用 caspases 抑制剂，此时，由于细胞能量供给已经障碍，细胞只能往死亡方向发展，导致细胞坏死或自噬。由此可见，线粒体的 MMP 形成与否决定了细胞命运。关于线粒体 MMP 形成及其对凋亡调节机制总结如图 55-8。

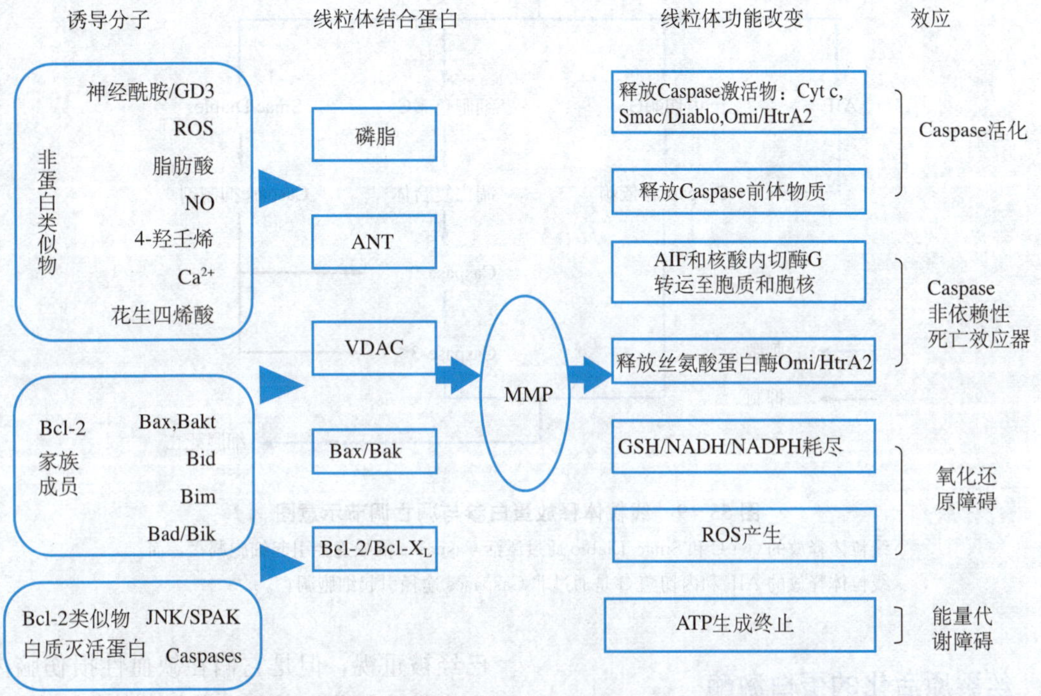

图 55-8 线粒体膜的通透化形成的诱导因素和细胞致死机制

当这些不同的凋亡诱导因子与线粒体膜上相应的蛋白体结合后引起线粒体膜的通透性发生改变，使线粒体膜电位去极化，从而引起线粒体功能发生改变，包括产能功能障碍，能量供应受阻；线粒体参与的抗氧化系统功能降低，产生大量自由基；此外，线粒体释放凋亡蛋白，激活线粒体下游的 caspases 依赖和非依赖的凋亡通路，最终引起神经元死亡。

（二）缺血性神经元凋亡的线粒体机制

线粒体在缺血性神经元凋亡过程中起十分关键的作用，许多参与凋亡调节的因子分布在线粒体或是由线粒体释放产生的。例如，缺血损伤时，神经细胞由于缺氧直接造成线粒体电子传递链功能障碍，氧化还原反应发生异常，导致自由基堆积，产生 DNA 氧化损伤。DNA 的损伤可以作为凋亡的诱导因素之一，损伤的 DNA 激活细胞内 Bcl-2 家族凋亡诱导因子，使线粒体膜上 Bcl-2 二聚体解聚，导致线粒体膜电位超常去极化，促使线粒体释放蛋白，如 Cyt C、AIF 和 Smac/Diablo 蛋白。线粒体蛋白释放后，分别以不同的作用方式发挥其促凋亡的作用。

当 Cyt C 释放后，以 2∶1 的形式与 Apaf 蛋白形成复合体，继而形成 Cyt C-Apaf-caspase-9 复合体，形成活化的 caspase-9，后者激活 caspase-3；当活化的 Smac/Diablo 蛋白从线粒体释放后，其 N-末端与凋亡抑制蛋白 AIP 结合，取消 AIP 对 caspase-9 和 caspase-3 的抑制效应，促进细胞的凋亡；AIF 和核苷酸内切酶 G 是线粒体释放的 caspases 非依赖凋亡诱导相关蛋白。目前，还没有证据说明 AIF 参与缺血性神经元凋亡的过程。这四种线粒体蛋白诱导凋亡的途径总结如图 55－9。

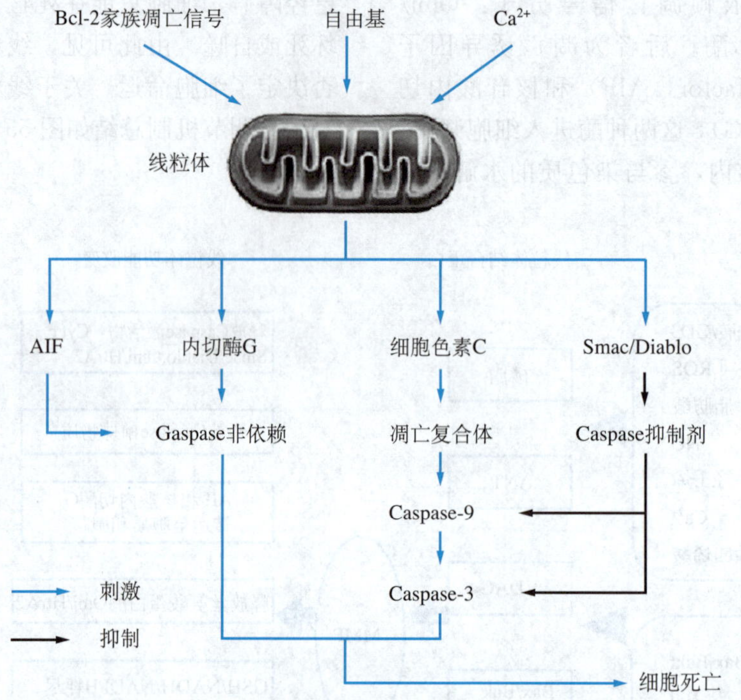

图 55－9　线粒体释放蛋白参与凋亡调节示意图

线粒体释放的 Cyt C 和 Smac/Diablo 通过激活 Caspases 依赖途径引起细胞凋亡，而线粒体释放的 AIF 和内切酶 G 是通过非 Caspases 途径引起细胞凋亡。

五、丝裂原活化的蛋白激酶

丝裂原活化的蛋白激酶（mitogen－activated protein kinase，MAPK）MAPK 是细胞内信号转导通路，能被多种信号刺激而激活，如 ROS、生长因子、细胞因子等因子均可激活 MAPK。MAPK 包括 JNK/SAPK、p38、ERK 三条途径。它们的级联反应类似，都是 MAPKKK→MAPKK→MAPK 级联反应，激活后都能激活转录因子，诱导保护性蛋白或凋亡蛋白的合成。由此，为这类蛋白激酶功能的多元化提供了基础。在离体培养的细胞实验研究中了解到，ERK 具有抑制 p75 诱导的离体培养神经细胞的凋亡。相反，p38 和 JNK 活性增加均引起细胞凋亡。JNK 通过增加 Bim 磷酸化，抑制 Bcl－2 稳定线粒体膜电位的作用，通过 caspase 激活依赖途径，参与细胞凋亡反应。尽管 MAPK 通路在神经元凋亡中的作用已经被重视，但是它们在缺血性损伤脑内神经凋亡中的确切作用及其调节机制均知之甚少。

目前初步了解到，在缺血性损伤脑内，ERK1/ERK2 磷酸化增加，随后，磷酸化的 ERK 被转运到细胞核，促进核内某些参与细胞死亡调节的基因表达。采用 ERK 抑制剂（PD098059 或 U0126）能降低脑缺血、缺氧引起的 ERK1/ERK2 磷酸化水平，同时减少细胞死亡。尽管目前尚无法解释为何该作用的方向与离体实验结果相反，但是至少提示，脑内 ERK1/ERK2 磷酸化参与了缺血性神经元的死亡过程。在全脑缺血损伤脑内，JNK 也被激活，若在缺血 15 分钟后给予 JNK 选择性抑制剂（SP600125 或 SP9766）可以缩小脑梗死灶，促进认知功能恢复，减少脑内神经元凋亡。同样，还观察到缺血脑内 p38 也被激活，细胞内多种酶蛋白磷酸化，包括转录因子和胞浆蛋白，导致 TNF－α 和 IL－1β 表达增加，细胞发生炎症反应。此外，分泌的 TNF-α 与细胞膜 TNFR1 结合，促使 TNFR1 受体上 TRADD、TRAF 和 FADD 与 caspases 酶原上 DED/ CARD 结合，从而启动 caspase 介导的细胞凋亡通路。用 p38 抑制剂能降低缺血脑内 TNF-α 和 IL-1β 生成量，并减少 NOS、COX2、IL-8 等炎症因子的生成。同时，p38 抑制剂缩小脑梗死灶和减轻神经功能障碍。根据 JNK 和 p38 在神经细胞凋亡中的结果，人们已经提出以抑制 JNK 和 p38 功能为靶点发展新型的细胞保护药物。

除以上三大家族蛋白外，参与细胞凋亡调节的因子还包括抑癌基因 p53、线粒体释放 AIF 和神经元凋亡抑制蛋白（NAIP）、细胞核转录因子 NF-κB、细胞周期蛋白 cyclin，细胞因子、溶酶体释放的组蛋白酶 A 和组蛋白酶 B（cathepsin A，cathepsin B）和钙蛋白酶（calpains）等，近年来的研究表明，溶酶体释放的这些酶参与缺血性神经元的自噬死亡过程。

第六节 免疫炎症

参与缺血性损伤脑内免疫炎症反应的细胞因子（cytokines）主要包括白介素（interleukins，IL）和肿瘤坏死因子（tumor necrosis factor，TNF）等。它们分别参与损伤脑的病理生理过程中的炎症反应、细胞增殖反应、凋亡和抗凋亡作用。尤其是，不同的细胞因子对损伤脑细胞的存亡具有完全相反的作用。因此，了解这些细胞因子在缺血性损伤脑内的不同作用，有助于我们真正理解和发现脑保护的有效途径。

一、IL-1β 和 TNF-α 的神经元损伤作用

（一）概述

脑内的 IL 主要有 IL-1、IL-6、IL-10 和 IL-1ra。IL-1 分为 IL-1α 和 IL-1β 两种，它们均作用于Ⅰ型 IL-1 受体（IL-1R1）产生激活效应，而 IL-1ra（endogenous interleukin-1 receptor antagonist，IL-1ra）是 IL-1R1 的内源性拮抗剂。IL-1ra 无内在受体生物活性，但是，它与 IL-1α 和 IL-1β 竞争 IL-1R1，与之结合后能阻断 IL-1α 和 IL-1β 的受体激动效应，从而发挥其受体拮抗效应。IL-1 前体蛋白本身无活性（31 kD），在 IL-1 转换酶（IL-1 converting enzymes，ICE）或 caspase-1 的酶解下，形成有活性的 IL-1α 和 IL-1β（17.5kD）。

TNF 又分为 TNF-α 和 TNF-β 两种，两种 TNF 分别通过作用于两种分子量大小不等的受体 TNFR，包括 55kD（p55）和 75kD（p75）TNFR 两种受体。从功能上讲，p55 受体主要参与细胞损伤、前列腺素释放和基因表达，而 p75 受体主要参与某些细胞的增殖反应过程。

（二）IL-1β 和 TNF-α 参与缺血性损伤脑内的炎症反应

在缺血性损伤脑内的病理过程中，IL-1、IL-6 和 TNF-α 参与脑内的炎症反应和促细胞凋亡的反应。在全脑缺血动物脑内观察到，双侧颈总动脉结扎或短暂心搏骤停后，数分钟内，海马脑区 IL-1β mRNA 及其蛋白含量升高，14 天达高峰，28 天时继续维持高水平。在局部脑缺血（如大脑中动脉阻塞）模型上研究观察到，短暂性缺血在灌注后数分钟内，脑内的 IL-1β 含量升高，数小时内达高峰。IL-1β 高表达脑区主要是大脑中动脉的供血区，如皮质、纹状体、丘脑和海马。相关分析提示，IL-1β 含量升高的水平与脑损伤程度和缺血累及脑区密切相关。另外，在全脑缺血和局部脑缺血实验模型上均观察到，TNF 和 TNFmRNA 在脑内的表达量也同时增加。

缺血损伤脑内 IL-1 和 TNF-α 的表达量增加。于是，人们研究了它们在脑内表达的生物学意义。在整体和离体实验研究均观察到，IL-1 和 TNF-α 分别具可诱导星形神经胶质细胞、小胶质细胞和血管内皮细胞的分化和增殖，并促进炎症细胞吸附到脑内的血管上。两者合用具有相加作用。

IL-1 和 TNF-α 对神经元的作用比较复杂。现有的实验资料表明，IL-1 和 TNF-α 参与损伤脑内神经元的丢失和凋亡反应。将 IL-1 注入

侧脑室，增加脑梗死灶，而注射 IL－1 抗体或者 IL－1 受体拮抗剂 IL－1ra 则降低缺血周边脑区神经元死亡，缩小脑梗死灶。此外，外源性应用 TNF 引起神经元死亡，而拮抗内源性 TNF－α（TNF－α 抗体或 TNF－α 结合蛋白）的作用，则减轻缺血性神经元的损伤和死亡。由此反映，在脑缺血损伤病理过程中，IL－1 和 TNF 本身具有加重脑内细胞死亡的作用，相反，减弱两者的功能则具有减轻细胞损伤的作用。

研究表明，IL－1β 具有诱导神经细胞凋亡作用，该作用与启动 caspase 凋亡通路有关。IL－1β 是由 Pro－IL－1 水解形成的，参与的水解酶是白介素－1β 转换酶（interleukin－1β converting enzym，ICE），又称 caspase－1。Pro－IL－1 是 caspase－1/ICE 的底物，经水解形成 IL－1β。缺血后脑内的 IL－1β 增加，尤其是小胶质细胞浸润伴有 IL－1β 表达增加。这种表达增加可能导致缺血后神经细胞的凋亡。如脑缺血后，脑内 ICE 及 IL－1β mRNA 和 caspase－1 及 caspase－3 的表达均增加。进一步观察到 caspase－3 mRNA 在脑缺血后 8～16 小时内增高，而 caspase－1 mRNA 则在脑缺血后 2 天增高，且主要在小胶质细胞表达。为了了解这些表达增高是否与 caspases 的凋亡调节有关，根据其代谢途径进行了下列研究：①脑缺血后引起脑内 ICE 生成增加，IL－1β 水平升高，电泳有 DNA 片段的梯形条带出现。在此模型上，用 caspases 酶活性抑制剂 z－VAD 可明显地抑制脑缺血所引起的 ICE 和 IL－1β 变化，以及 DNA 的降解作用；②Friedlander 用转基因动物观察到抑制神经元内 caspase－1 表达或 ICE 基因突变后，可缩小脑缺血引起的脑梗死灶，减轻脑缺血引起的神经功能障碍。由此提示 IL－1 参与缺血性脑内神经元凋亡过程。

然而值得注意的是，在某些细胞培养的实验研究中发现，IL－1 和 TNF－α 具有类神经生长因子的作用，外源性应用后能促进多种培养神经元的增殖和分化，包括神经突起生长，轴突的再生等作用。IL－1 和 TNF－α 的神经生长作用可能与它们促进星形神经胶质细胞的增殖，继而促进 NGF 分泌有关（图 55－13）。但是，从总体上来讲，IL－1 和 TNF－α 的促免疫炎症反应和神经细胞的凋亡作用对缺血性损伤脑的修复是不利因素。

二、IL－1 和 TNF－α 对神经调节作用的调节信号转导机制

大量的研究提示，IL－1 和 TNF－α 发挥作用需要有新基因的合成才能实现。现在了解到，IL－1 和 TNF－α 与相应的受体结合后，激活胞内多条信号转导通路，是通过对细胞核内基因转录调控才发挥其作用的（图 55－10）。IL－1 和 TNF－α 激活细胞膜上的受体，使细胞膜内腺苷酸环化酶和磷脂酶 C 活性升高，促进 cAMP 与 DAG 的合成，又分别激活 PKA 与 PKC。同时，DAG 又可被 DAG 脂酶水解，形成 AA，进一步形成前列腺素 E_2。该通路与炎症反应有关。IL－1 和 TNF－α 还通过激活细胞膜上神经鞘磷脂（sphingomyeline）特异的磷脂酶生成神经酰胺（ceramide），后者促使无活性的 NF－κB/IκB 复合体解离，形成有活性的 NF－κB 并向细胞核内转移；另外，神经酰胺通过神经酰胺-激活蛋白（ceramide－activated protein，CAP）激活 MAPK 通路，刺激 NF－IL－6 促进 NF－κB 的作用。IL－1和 TNF－α 促进核因子转录还受到 AP－1（activator protein－1 family，AP－1）家族蛋白和 cAMP 反应原件家族蛋白（cAMP responsive element family，CRE）的直接激活。IL－1 和 TNF－α又通过 caspase 及 iNOS－NO 介导通路参与缺血性脑内神经细胞凋亡。在图 55－10 中注意到，NF－κB 可以被多种因子所调节，包括 IL－1 和 TNF－α、caspase－3、ROS 和 MAPK/JAK/P38 的激活。那么，这些因子又是如何激活 NF－κB、激活的 NF－κB 又有何功能是下一个需要回答的问题。

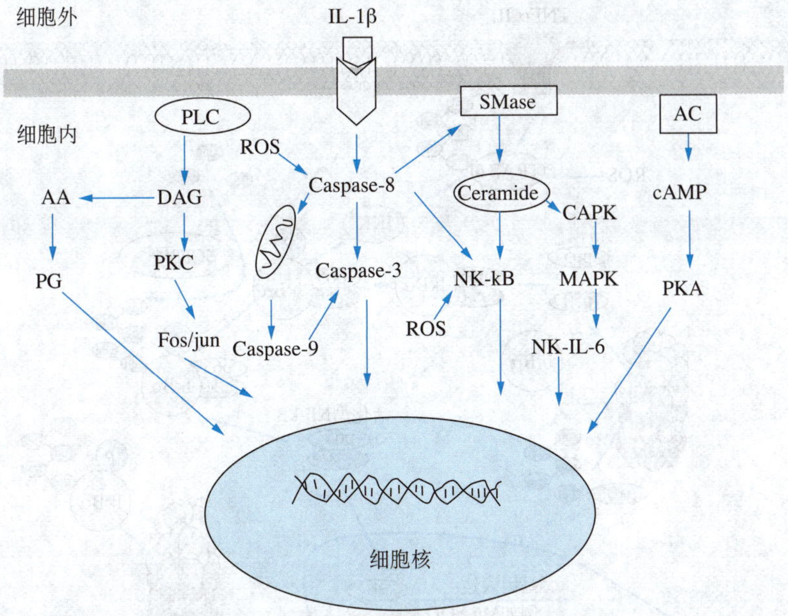

图 55－10　IL－1 作用的信号转导机制

NF－κB 由多个亚基组成，脑内主要为 P65 和 P50，以二聚体的形式存在。正常情况下，位于细胞浆内的 NF－κB 二聚体与非磷酸化 IκB 结合呈静息状态。因此，NF－κB 的活性被非磷酸化 IκB 所抑制。而当 IκBα 被 IKK 磷酸化后，细胞浆内 NF－κB/IκBα 解聚，游离的 NF－κB 呈活化状态，从细胞浆转移到细胞核内，从而促进 NF－κB 依赖的基因表达，例如 Mn－SOD 和多种细胞因子等。

近年来的研究还表明，IL－1 和 TNFα 激活 NF－κB 的作用包括泛素化（ubiquitination）机制的参与。如图 55－11 所示，当 IL－1 和 TNF 作用于细胞膜上 TNF 受体后，使该受体相应的分子 TRAF6 形成 TRAF－lys63 泛素化链接，后者促进 IKK 活性，促使 IKK 磷酸化 IκBα/NF－κB，后者又依次经泛素化酶 E_3 复合体和 26S 蛋白体酶的水解，使解离的磷酸化 IκBα 水解成为小肽，而解离的 NF－κB 形成有活性 NF－κB 并转移进入细胞核，与 NF－κB 依赖基因的启动子结合，促进相关基因的表达。尤其是 NF－κB 促进 IL 和 TNF 的合成，从而加剧细胞因子在脑内的炎性反应。

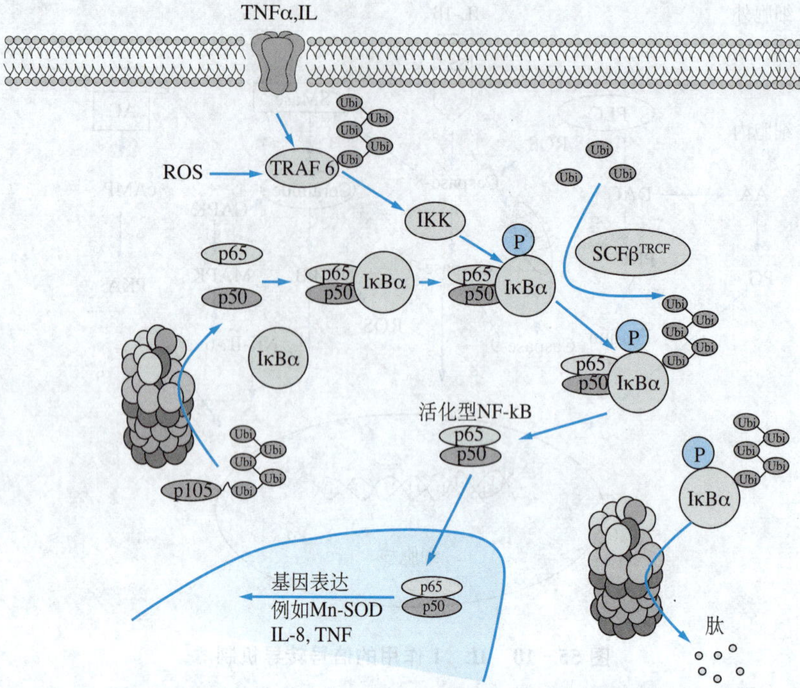

图 55-11 细胞因子激活 NF-κB 的泛素化机制

（参考 Wojcik 等图改绘，2004）

第七节 神经细胞的内源性保护反应

脑缺血后引起脑内谷氨酸生物转换功能加强，细胞内 Ca^{2+} 超载，自由基大量生成，造成 DNA 损伤，最终导致缺血神经元的死亡。当机体受到各种有害侵袭时，往往会有一些内源性保护反应，以实现机体的自身保护。目前已经了解到脑内存在一些自身保护机制。概括地讲，这些机制主要包括内源性保护因子的分泌和内源性修复两大方面。

一、内源性保护因子

（一）概述

当大脑受到各种损伤时，脑内除激活诱导细胞死亡的因子外，同时激活脑内的保护机制。这里讲的脑保护主要是通过某些具有细胞保护因子的释放来实现的。这些保护因子主要包括：促神经生长相关因子（BDNF、FGF、VEGF、NGF、EPO、IGF 等）、抗氧化防御系统中的超氧化物歧化酶 SOD 和谷胱甘肽过氧化物酶 GSH-PX、神经递质 GABA 和腺苷、内源性细胞因子拮抗剂 IL-1ra 和 IL-10、热休克蛋白（heat shock protein，HSP）、雌激素、谷氨酸受体亚型 GluR2 和谷氨酸转运体以及抑制凋亡因子（Bcl-2 和 AIP）等。当它们的功能加强时，提高脑对各种伤害性刺激的耐受性，产生神经细胞保护效应。

人们注意到，两位脑卒中程度相似的患者，其中一位曾经患过轻度脑卒中，而另一位为首次发病。然而，再次发作者对脑缺血、缺氧的耐受力往往比首次发作者要高。以后，在动物实验证明，预先给予轻度脑缺血、缺氧能诱导脑内多种细胞保护因子表达，并减少缺血、缺氧引起脑损伤和神经细胞死亡。预缺血、缺氧动物模型为开展对脑内内源性保护机制研究提供了有用的分析工具，也推进了人们对脑自身保护的认识。

（二）预缺氧激活内源性脑保护

机体受到不利刺激或小剂量毒物的侵袭时会产生一系列的应激反应，启动相应的器官或细胞的内源性保护机制，使机体能达到最大限度的适应或抵御外来的伤害。此后，当机体再次受到类似的损伤性刺激时，会有足够的能力抵御再次侵袭。这一现象被称为“耐受”（tolerance）或“预条件”（preconditioning）。同样的现象也发生在缺血性损伤脑的病理生理变化过程中。当大脑受到低氧或缺血时，脑内产生神经保护性反应，从而保证大脑在再次受到同样的伤害时，可以减轻或免遭神经元的死亡。大脑的这些反应过程被称为“缺血性耐受”（ischemic tolerance，IT）或“缺血性预条件”（ischemic preconditioning，IP）。IT/IP 的形成与激活脑内的内源性保护机制有关。初步了解到以下三个方面参与了 IT/IP 的形成：①提高神经细胞的抗兴奋性神经毒的作用。这些反应主要发生在脑缺血、缺氧发生的早期数十分钟内，参与这一时期的脑保护反应有 GABA、腺苷释放增加、K_{ATP} 通道激活。它们从功能上减弱由谷氨酸过量释放、细胞内钙超载和氧自由基生成增加所带来的神经元毒性作用；②提高神经细胞的抗炎症和抗凋亡反应。该反应主要发生在缺血损伤的数小时之内。参与这一过程的因子包括 IL-10、Bcl-2、促红细胞生成素（erythropoietin，EPO）、促血管内皮生长因子（vascular endothelial growth factor，VEGF）等。这些因子大量表达，拮抗由 IL-1、环氧化酶（cyclooxygenase2，COX-2）、基质金属蛋白酶（matrix metallo-proteinase）以及 caspases 介导的神经元的炎症和凋亡反应；③提高脑的自身修复和再生能力。该过程发生在缺血损伤后的数天乃至数周内。此时，脑内促神经生长因子的生成大量增加，各类神经细胞出现增殖反应，包括神经胶质细胞的大量活化和增殖，神经前体细胞的分化形成新的神经元并促进新生神经元的进一步成熟，以修复缺血损伤的脑区（图 55-12）。

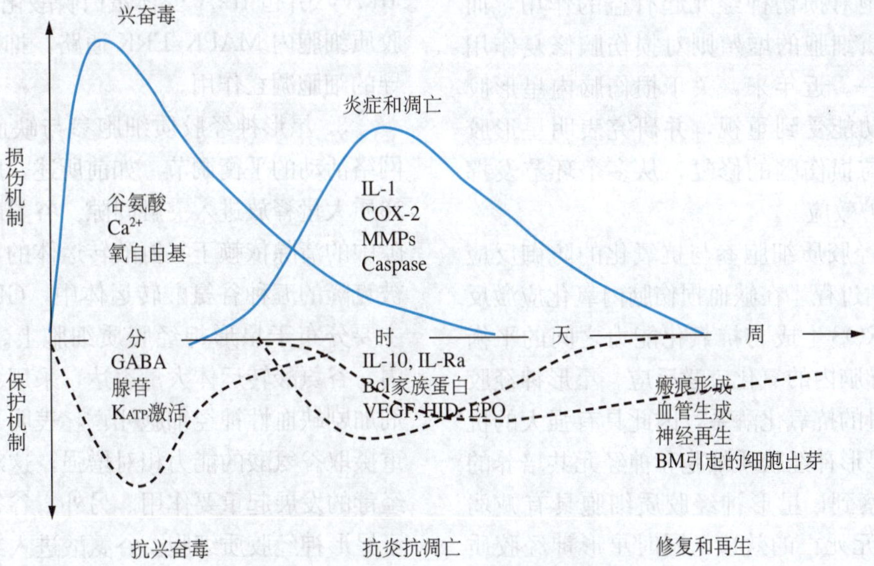

图 55-12 预缺氧的脑保护机制示意图

确切地讲，目前人们对 IT/IP 的神经保护机制并不十分清楚，但是其意义受到高度重视。亦有提议将 IT/IP 用于某些疾病的发生及治疗前的预处理，作为细胞的保护性措施之一。例如，对于将接受脑或心脏手术的患者来讲，他们将面临接受一次不可避免的手术性短暂脑缺血、缺氧过程。为了提高手术的有效性和减轻手术带来的缺血、缺氧性脑损害的程度，建议这类患者在术前接受一段时间的预缺氧处理，使机体对脑缺氧有一个预先的适应过程，从而有足够的时间来激活脑内的内源性保护系统的功能，以提高手术患者对脑缺氧的耐受力。同样的原理，也有学者建议那些脑卒中发病高危人群提前进行预缺氧适应，以提高大脑自身保护的能力，延长脑中风患者的治疗窗时间，为进一步有效治疗赢得时间。然而，IT/IP 对人的潜在危害是存在的，每个个体能接受预缺血的程度是有差异的，同样的缺血条件，在某些个体具有诱导保护效应，然而对另外一些个体则引起脑内神经元的死亡。可见，准确确定每个个体应获得的预缺血程度和标准对安全和疗效特别重要。开展对 IT/IP 形成的研究，为我们深入了解大脑的内源性保护机制提供了较好的研究模型。

（三）星形神经胶质细胞增殖促进脑保护

无论是在幼年还是成年脑，神经胶质细胞对维持正常脑的生理功能起十分重要的作用。脑内的星形神经胶质细胞也参与脑损伤的病理生理反应过程，包括急性脑损伤性疾病（缺血性脑中风和脑创伤）和神经退行性脑病（早老痴呆、帕金森病、多发性硬化症等）。在急性缺血性损伤脑内，星形神经胶质细胞大量活化，表现为细胞体及其突起水肿，细胞大量分化和增殖。长期以来，人们对于缺血性损伤脑内星形神经胶质细胞这些反应的功能意义认识不清。现在初步认为，在缺血损伤脑内不同时期，星形胶质细胞的活化对损伤神经的作用及其机制并不相同。在早期，活化的神经胶质细胞对损伤神经元起有益的作用，而持续的神经胶质细胞的增殖则对损伤脑修复作用的利弊报道不一。近年来，关于损伤脑内星形胶质细胞增殖的功能受到重视，并研究表明星形胶质细胞增殖参与损伤脑的修复，从多个环节发挥脑内的细胞保护效应。

1. 星形神经胶质细胞参与抗氧化的防御反应及脑内能量代谢过程　在缺血损伤脑内氧化应激反应增强，导致 ROS 生成与抗氧化能力之间的平衡失调，从而诱导脑内的氧化应激反应。星形神经胶质细胞内含大量的抗氧化酶系，因此具有强大的抗氧化功能。在星形神经胶质细胞和神经元共培养的实验模型上观察到，星形神经胶质细胞具有减弱 H_2O_2 诱导神经元死亡的效应，同时星形神经胶质细胞为神经元提供 GSH 前体，表明星形神经胶质细胞在抵御氧化应激介导的神经元死亡中起重要作用。由此推测，在缺血、缺氧损伤脑内，星形神经胶质细胞的增殖可能是大脑提高抗氧化能力的需求的反应，以减少神经元氧化应激损伤。

星形神经胶质细胞调节脑内的能量代谢和储备能量。星形神经胶质细胞通过葡萄糖转运蛋白体-1（glucose transporter protein－1，GLUT1）摄取葡萄糖，并将摄入的葡萄糖转化形成糖原储存起来。当递质激活神经细胞时，或在培养神经液内去除葡萄糖时，神经胶质细胞内储存的糖原便作为神经元主要能量供给来源。在缺血、缺氧脑内，增殖活化的星形神经胶质细胞可能是对大脑能量供给不足的一种代偿反应。

2. 星形胶质细胞释放多种神经递质和神经营养因子　研究观察到，星形神经胶质细胞可以释放多种促神经元存活的因子，这些因子包括 NGF、BDNF、GDNF、FGF－2、IL－6、TGF－β、EPO、化学趋化因子（chemokines）、活化依赖的神经保护蛋白（activity－dependent neuroprotective protein）和纤溶酶原活化抑制因子（plasminogen activator inhibitor－1，PAI－1）。大量的研究证据表明，脑内单独表达或直接注射 EPO、FGF－2、BDNF、PAI－1 或 NGF，可促进星形神经胶质细胞的生长，减少缺血、缺氧诱导的神经细胞死亡、缩小脑梗死，促进脑功能的恢复。在星形神经胶质细胞培养实验模型研究中发现，NGF 从星形神经胶质细胞释放，又作用于星形神经胶质细胞膜上 NGF 受体 TrkA，引起 TrkA 受体蛋白磷酸化，激活星形神经胶质细胞内 MAPK/ERK 通路，抑制 caspase－3 介导的细胞凋亡作用。

3. 星形神经胶质细胞参与缺血损伤脑内神经网络活动的平衡调节　如前所述，脑缺血时谷氨酸递质大量释放进入突触间隙。谷氨酸递质在突触间隙中的清除依赖于谷氨酸转运体的再摄取。在已经被克隆的五种谷氨酸转运体中，GLT1 和 GLAST1 主要分布于星形神经胶质细胞上。在缺血损伤脑内，谷氨酸转运体大量表达，采用谷氨酸摄取抑制剂加剧缺血性神经细胞死亡，表明了缺血损伤脑内重摄取谷氨酸的能力相对增强，这对限制谷氨酸神经毒的发展起重要作用。另外，谷氨酰胺合成酶位于星形神经胶质细胞。谷氨酸进入细胞间隙具有神经递质传递活性或神经毒性，而谷氨酰胺则无此作用。当谷氨酸被星形神经胶质细胞再摄取后，在谷氨酰胺合成酶的作用下生成谷氨酰胺。谷氨酰胺又被释放并安全地转运到神经元，经脱氨形成谷氨酸神经递质。由此可见，星形神经胶质细胞的这种特殊分布和特有功能对维持谷氨酸能递质的信息传递和去除谷氨酸的神经毒起关键作用。

近来研究还提示，星形神经胶质细胞与神经元之间具有缝隙连接通道蛋白，这类通道蛋白参与正常脑内细胞间的信息传递。在脊椎动物，已经分离到 12 种缝隙连接通道蛋白，统称为缝隙连接素（connexins）。其中缝隙连接素 43（connexin43，Cx43）在成年脑内的星形神经胶质细胞内大量表达，在杂合子 Cx43 转基因小鼠，缺血性脑梗死明显大于野生型转基因动物。此外，在离体缺血、缺氧神经细胞实验研究中也表明，缝隙连接素发挥着细胞保护和神经营养作用。

4. 缺血损伤脑内星形神经胶质细胞的凋亡与抗凋亡　缺血损伤脑内有神经细胞凋亡的事实已经不容置疑。在整体和离体的实验研究已经表明，缺血、缺氧可诱导星形神经胶质细胞凋亡。目前了解到，以下几方面的因素可能参与星形神经胶质细胞凋亡过程。①细胞浆内钙离子浓度升高诱导星形神经胶质细胞凋亡。研究发现缺氧使神经胶质细胞膜上 $Na^{+}-Ca^{2+}$ 交换泵的逆向转运功能加强，导致钙离子大量内流，游离钙刺激胞内 ROS 形成和激活核因子 NF－κB 向细胞核内转移，促使星形神经胶质细胞发生凋亡。②线粒体功能异常激活 caspase 依赖的凋亡信号通路。与神经元发生凋亡相似，缺血的星形神经胶质细胞发生内生成大量 ROS，后者同样攻击线粒体，改变通透转运孔复合体的功能，诱导线粒体膜电位去极化，导致 Cyt C 释放，从而激活 caspases 依赖的细胞凋亡信号通路。③钙依赖的非溶酶体硫醇蛋白水解酶系（calcium－dependent non－lysosomal neutral thiol proteases）和木瓜蛋白样溶酶体半胱氨酸蛋白水解酶系激活参与星形神经胶质细胞的凋亡。钙蛋白酶（calpains）和组蛋白酶（cathepsin）分别是这两类酶的主要代表。采用钙蛋白酶抑制剂能减少钙离子剥夺－再灌注诱导的星形神经胶质细胞内 ROS 生成量及细胞凋亡。H_2O_2生成后，星形神经胶质细胞内组蛋白酶 D 活性提高，继之发生细胞凋亡。组蛋白酶 D 抑制剂抑肽素 A（pepstatin A）可以降低 H_2O_2 诱导胞内 caspase－3 活性增加作用，并减少细胞的凋亡数。由此提示，组蛋白酶 D 可能作为 caspase－3 激活的上游调质，促使星形神经胶质细胞的凋亡。

星形神经胶质细胞内具有自身的抗凋亡机制（图 55－13）。如前所述，NGF 的合成和释放可以通过激活 MAPK 通路来抑制 caspase－3 依赖的凋亡信号分子的作用。人工合成 MAPK 通路激活剂 T588 或促 NGF 释放剂 CV－2619 可以预防星形神经胶质细胞免遭凋亡。近年来的研究还表明，提高 cGMP/蛋白激酶 G（protein kinase G，PKG）通路的活性具有抑制线粒体膜孔 PTP 开放、间接抑制 Cyt C 的释放、阻断 Cyt C 介导的 caspases 凋亡通路启动作用。

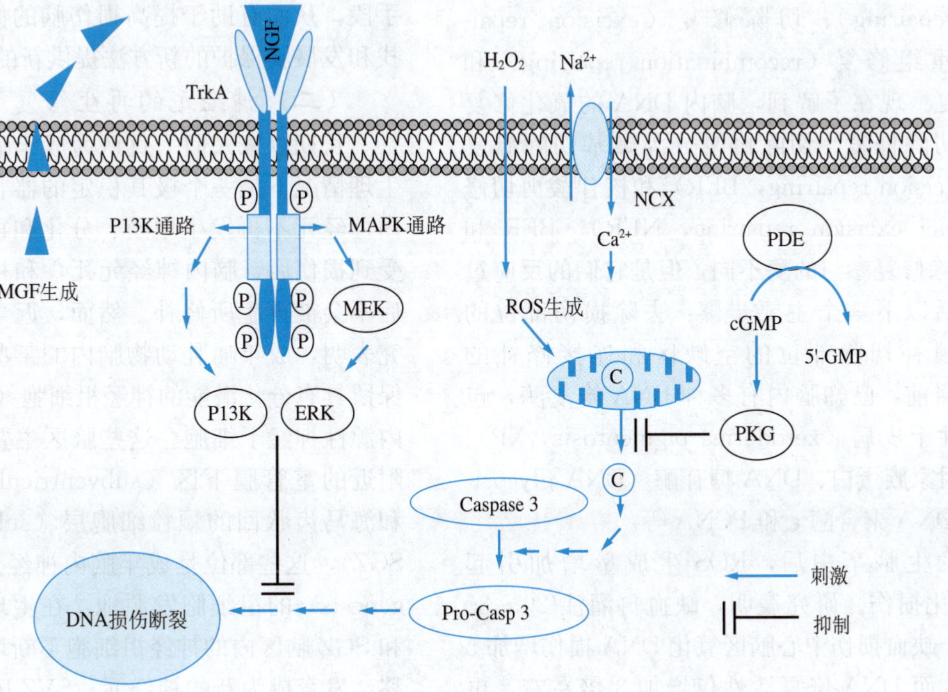

图 55－13　神经胶质细胞对缺氧损伤的保护机制。
［参考 Takuma 等，2004 年，绘图改制］

二、内源性修复机制

（一）缺血损伤脑内氧化损伤DNA的修复

脑代谢产生大量ROS，在正常情况下绝大部分ROS可以被代谢清除，少部分通过对DNA链间或DNA与蛋白质之间的交链反应，改变蛋白质的结构、构象，从而改变蛋白质的生物功能；通过对核苷酸碱基的化学修饰或切割，引起DNA断裂等氧化损伤。较为常见的DNA氧化损伤有：鸟嘌呤C-8上的氢被羟基取代形成8-羟基鸟嘌呤；鸟嘌呤C-8与C9之间碳键断裂形成的开环结构FapyGua；腺嘌呤C-8位氢被羟基取代形成8-羟基腺苷；胞嘧啶C-5位氢被羟基取代形成5-羟基胞嘧啶；形成DNA的AP位点等。据估计，生理条件下重1g的脑组织，平均每天消耗约10^{12}分子氧，这样每小时约生成3×10^9分子H_2O_2，导致正常脑内每个基因约含10^5个8-羟基-2-脱氧鸟苷酸。由于脑内具有强大的DNA修复功能，因此，氧化损伤的DNA很快被修复清除。

脑内DNA修复的机制并不十分清楚。初步了解到，真核细胞的DNA修复包括光修复（light repairing）、切除修复（excision repairing）、重组修复（recombination repairing）和SOS修复。现在了解到，脑内DNA的氧化修复主要为切除修复。切除修复分为碱基切除修复（base excision repairing，BER）和核苷酸剪切修复（nuclei excision repairing，NER）。BER和NER切除修复参与的酶不同，但是它们的反应过程均包括以下三个主要步骤：去除损伤部位的DNA，填补切除部位的空缺区和连接修补的DNA。目前，已知脑内有多种DNA修复酶，包括着色性干皮病（xeroderma pigmentosis，XP）、相关基因家族蛋白、DNA糖苷酶（DNA glycosidase）、DNA聚合酶ε和PCNA等。

在发生脑卒中后，ROS生成量增加引起DNA氧化损伤。研究表明，缺血再灌注20～30分钟时，缺血损伤中心脑区氧化DNA损伤增加5倍以上，而DNA修复活性仅增加3倍左右，再灌3小时后约85%的氧化损伤DNA被消除，即DNA的氧化损伤形成量超过了脑对损伤DNA的修复能力，导致脑内损伤DNA大量堆积，成为脑缺血性神经元死亡的病理原因之一。然而，值得重视的是，缺血损伤脑内有DNA修复功能的加强。进一步的研究发现，在缺血损伤脑的中心区，出现DNA损伤伴有DNA修复酶含量和活性下降，该区的神经细胞往往发生死亡。在缺血周边区，或者轻度缺血损伤脑区内大部分神经细胞通常存活下来，而该区在出现DNA氧化损伤（如8-oxodG、8-ohdG、AP位点或DNA单链损伤等）的同时，脑内DNA切除修复活性也增高，如BER剪切酶APE、XRCC1、OGG1和DNA-pol的酶活性增加，以及NER剪切酶ERCC和ERCC的表达增加。如果采用抑制剂或基因敲除来降低DNA糖苷酶的功能，则加剧脑缺血引起的神经元死亡。由此提示脑内DNA修复系统的功能变化参与脑缺血损伤病理的发生、发展过程。

目前我们对脑内DNA的修复了解是粗浅的。尤其是脑内的神经细胞中的DNA修复途径、修复因子的组成与非神经细胞有何差别、它们是通过何种机制来调节或促进神经细胞的DNA修复等问题还有待阐明。随着人们对DNA修复机制的认识，有可能发现促进脑内DNA修复功能的手段，从而有助于提高损伤脑的修复能力，为寻找和发展脑保护的新方法提供新的理论依据。

（二）神经元的再生修复

长期以来人们一直认为成年哺乳动物的脑在生理情况下是一个极其稳定的器官。出生以后脑内神经元不再发生增殖、分化和再生。当成年脑受到损伤后，脑内神经元死亡和神经元数目减少后不会被再生所修补。然而，近半个世纪来的研究表明，成年哺乳动物脑内的某些区域内，终身保留具有分化潜能的神经祖细胞（progenitor）或内源性神经干细胞。这些脑区主要包括侧脑室壁附近的室管膜下区（subventricular zone，SVZ）和海马齿状回的颗粒细胞层（subgranular zone，SGZ），这些部位是成年脑内神经元再生（neurogenesis）的祖细胞发源地。在生理情况下，SVZ和SGZ脑区内的神经祖细胞不断增殖、分化、迁移、发育成为新的神经元。SVZ区来源的新生神经元向嗅球迁移，在迁移的过程中它们不断成熟又不断地死亡。

成年脑内新生神经元的数量很少。尽管如此，这些新生神经元对促进损伤脑的修复可能起到极其重要的作用。已经有不少的研究表明，在脑缺血的情况下，成年动物脑内出现新生神经元。在被认为有神经分化潜能细胞的SVZ、SGZ和内嗅皮质脑区，神经前体细胞活化，新生神经元的数量增加。来源于SVZ和SGZ的增殖和分化中的神经祖细胞能向缺血损伤脑区迁移，并在迁移中发育成为成熟的神经元。在纹状体内新生成熟神经元能表达乙酰胆碱合成酶和GABA合成酶。这些新生神经元能发放动作电位和产生自发性突触后电位，该电位可被受体拮抗剂所阻断。这提示新生神经元能发放神经冲动，并接受突触前发放的神经信号，形成具有神经突触联系功能的局部神经元。目前已经了解到，大脑中动脉阻塞性缺血可以引起纹状体、大脑皮质和海马等脑区损伤，在此条件下，可以诱导这些脑区发生神经元再生。由此可见，成年脑内神经元可以再生，缺血损伤可以诱导再生。但是，必须指出的是，成年脑内神经元再生的数量很有限，而且，新生的神经元在脑内存活的时间很短，其中绝大部分新生后很快死亡。于是，人们开始寻找促进神经元再生和延长新生细胞寿命的调节因子。在这些研究中已经发现VEGF、FGF、BDNF等生长因子具有促进缺血损伤脑内神经再生、缩小缺血性脑梗死灶和促进神经功能恢复。Bcl-2具有抗新生幼稚神经元凋亡的作用。近来的研究还表明，新生神经元可以与原局部神经元形成突触联系和功能整合。目前，人们正期待通过对成年脑内神经元再生机制的研究，早日发现有效促进神经元再生的新手段，以达到提高正常脑保护和促进损伤脑修复的目的。

第八节　外源性神经保护药物的研究与展望

如前所述，神经细胞一旦受到伤害性刺激时，细胞内损伤和保护机制同时被激活。当损伤因子的激活状态大于保护因子时，细胞进一步向损伤或死亡方向发展；反之，细胞免遭进一步的损伤，得以健康地存活下来。可以设想，任何抑制细胞进一步损伤的手段均可以达到一定的细胞保护效应。根据现有的科学依据，我们可以通过外援性干预的手段，来有效提高内源性保护能力，或降低诱导细胞死亡因子的活性，均能达到一定程度的脑保护效应。降低损伤因子活性的手段主要包括：①降低谷氨酸神经递质传递的兴奋性；②抑制凋亡诱导通路的活性；③降低脑内氧化损伤；④抑制脑内炎症反应。提高脑保护的途径主要有：①提高细胞抗氧化作用和氧化损伤修复能力；②提高抗凋亡因子的含量和抗凋亡的作用；③提高抑制性神经递质的功能；④提高脑内神经元再生能力；⑤提高脑内神经营养因子的含量等。

从理论上讲，采取以上任何手段之一均能产生细胞保护效应。在过去的研究中，神经科学工作者正是根据上述原理，发展了一些药物以达到抗缺血性脑损伤的作用。然而，所有药物对实验动物治疗有效，但是没有一个具有临床治疗效果。针对这样的结果不得不使我们来重新分析。如前所述，在缺血性损伤脑内引起神经细胞死亡的原因是复杂的，并非仅仅是由单一因素所致，而往往是一个多因素介导的过程。采用单一因素干扰往往很难奏效。因此，采用联合用药的方针，有可能通过同时干扰多条途径的方法达到有效的脑保护的目的。

参考文献

综述

1. Budd SL. Mechanisms of neuronal damage in brain hypoxia/ischemia：focus on the role of mitochondrial calcium accumulation. Pharmacol Ther，1998，80：203-229
2. De Keyser J，Sulter G，Luiten PG. Clinical trials with neuroprotective drugs in acute ischaemic stroke：are we doing the right thing? Trends Neurosci，1999，22：535-540
3. Ginsberg MD，Busto R. Rodent models of cerebral ischemia. Stroke，1989，20：1627-1642
4. Gubellini P，Pisani A，Centonze D，et al. Metabotropic glutamate receptors and striatal synaptic plasticity：implications for neurological diseases. Prog Neurobiol，2004，74：271-300

5. Obrenovitch TP, Urenjak J. Altered glutamatergic transmission in neurological disorders: from high extracellular glutamate to excessive synaptic efficacy. Prog Neurobiol, 1997, 51: 39-87
6. Pulsinelli WA, Jacewicz M. Animal models of brain ischemia. // Barnett HJM, Stein BM, Mohr JP, et al. eds. Stroke: Pathophysiology, Diagnosis, and Management. New York: Churchill Livingstone, 1992: 49-64
7. Yu SP. Regulation and critical role of potassium homeostasis in apoptosis. Prog Neurobiol, 2003, 70: 363-386
8. Lipton P. Ischemic cell death in brain neurons. Physiol Rev, 1999, 79: 1431-1568
9. Wang CX, Shuaib A. Involvement of inflammatory cytokines in central nervous system injury. Prog Neurobiol, 2002, 67: 161-172
10. Dirnag U, Simon RP, Hallenbeck JM. Ischemic tolerance and endogenous neuroprotection. TINS, 2003, 26: 248-254
11. Mattson MP, Kroemer G. Mitochondria in cell death: novel targets for neuroprotection and cardioprotection. TIMM, 2003, 9: 196-205
12. Takuma K, Babab A, Matsuda T. Astrocyte apoptosis: implications for neuroprotection. Prog Neurobiol, 2004, 72: 111-127
13. Hoyte L, Barber PA, Buchan AM, et al. The rise and fall of NMDA antagonists for ischemic stroke. Curr Mol Med, 2004, 4: 131-136

原始文献

1. Takahashil A, Masuda A, Sun M, et al. Oxidative stress-induced apoptosis is associated with alterations in mitochondrial caspase activity and Bcl-2-dependent alterations in mitochondrial pH (pHm). Brain Res Bull, 2004, 62: 497-504
2. Alvarez Buylla A, Garcfa Verdugo JM. Neurogenesis in adult subventricular zone. J Neurosci, 2002, 22: 629-634
3. Gould E, Gross CG. Neurogenesis in adult mammals: Some progress and problems. J Neurosci, 2002, 22: 619-623
4. Lin L, Cao S, Yu L, et al. Up-Regulation of Excision Repair Activity for 8-Hydroxy-2'-Deoxyguanosine in the Mouse Brain After Forebrain Ischemia-Reperfusin. J Neurochem, 2000, 74: 1098-1105
5. Iwai MI, Sato K, Kamada H, et al. Temporal profile of stem cell division, migration, and differentiation from subventricular zone to olfactory bulb after transient forebrain ischemia in gerbils. J Cereb Blood Flow and Metab, 2003, 23: 231-241
6. Graham SH, Chen J. Programmed cell death in cerebral ischemia. J Cereb Blood Flow Metab, 2001, 21: 99-109
7. Wojcik C, Napoli MD. Ubiquitin-proteasome system and proteasome inhibition: new strategies in stroke therapy. Stroke, 2004, 35: 1506-1518
8. How SW, Wang Y Q, Shen DH, et at. Functional integration of newborn neurons into striatum following cerebral ischemia in adult rat brain. Stroke, 2008, 39: Epub ahead of print, DOI: 10. 1161/STROKEAHA. 107. 510982

第五十六章 癫 痫

姜玉武 吴希如

第一节 癫痫的病因及临床表现 …………………… 1065
一、病因 …………………………………………… 1065
二、临床特点及分类 ……………………………… 1067
三、脑电图的基本原理 …………………………… 1068
第二节 癫痫的发生机制 …………………………… 1069
一、部分性发作 …………………………………… 1069
二、全身性发作 …………………………………… 1070
第三节 癫痫性脑损伤 ……………………………… 1072
一、发生机制 ……………………………………… 1072
二、发育中脑癫痫性脑损伤 ……………………… 1073
第四节 癫痫研究展望 ……………………………… 1073

第一节 癫痫的病因及临床表现

癫痫是世界上最常见的神经系统疾病之一，也是最常见的临床难治性疾病之一。发达国家的癫痫发病率据报道为（24～53）/10万/年，患病率为4‰～8‰。我国的发病率为35/10万/年，患病率为4.4‰。儿童期癫痫的发病率更高，我国0～14岁儿童癫痫（不含热性惊厥）的发病率为151/10万/年，患病率为3.45‰。

癫痫具有明显的年龄依赖性，大多数癫痫综合征起病及转归与年龄密切相关。婴幼儿期是癫痫发病的第一个高峰期，1岁以内起病者占小儿癫痫的29.0%，7岁以内起病占总数的82.2%，说明小儿癫痫大多数于学龄前期发生。成人癫痫的起病年龄在15岁以下者也近50%。60岁以上是癫痫发生的另一个高峰。

癫痫是由先天或后天不同的病因所引起的慢性脑功能障碍，特征是部分脑区或整个脑的神经元反复突然同步放电导致的反复性发作。虽然癫痫临床诊断、治疗的研究有很多重要进展，但仍存在很多问题，如癫痫治疗尚处于控制症状阶段，还不能控制癫痫发生（epileptogenesis），仍有20%～30%癫痫病发作无法控制。也不清楚癫痫导致的认知功能改变、癫痫对儿童智力发育的长期影响、抗癫痫药的潜在认知行为学毒副作用等。癫痫是一种相当复杂的疾病，严格地说它是具有相似表现的一组疾病，癫痫发生、发展的机制仍未阐明，有碍癫痫治疗取得突破性进展。癫痫发作的脑内起源区决定了发作的行为学特点，不同脑功能区神经元的异常放电可导致不同的行为学表现，因此对于癫痫及癫痫发作的机制研究不仅对于癫痫病的诊断和治疗，而且对于了解不同脑区的功能都具有重要意义。

一、病因

癫痫存在明显的异质性，不仅包括发作的表现，也包括其病理基础以及病因学。了解异质性对于更深入理解癫痫以及癫痫发作的病理生理学机制具有重要意义，也是癫痫研究的难点之一。

癫痫按照病因分为：①特发性（idiopathic），即未能找到任何获得性致病因素的癫痫，遗传因素可能起主要作用；②继发性或症状性（symptomatic），即具有明确的导致脑功能受累的病因者；③隐源性（cryptogenic），指尚未找到确切病因，但推测有病因存在者。它们可归为两大类：遗传性及继发性。

遗传因素在特发性癫痫的病因中起重要作用。对双胎及家系中癫痫发病情况的遗传连锁分析研究提示，特发性癫痫具有显著的遗传倾向。在单基因遗传性疾病和各种染色体畸变中，有不少伴有癫痫。在小鼠上进行的分子遗传学研究发现有至少25种单个基因突变与癫痫表现关联。受累的蛋白质主要是离子通道亚单位、突触传递相关蛋白、突触受体以及钙信号传导的相关分子。对人类遗传性癫痫综合征的研究也取得了进展。原发性癫痫大多为复杂性而非简单性（孟德尔）遗传方式，可能涉及多个基因。也有癫痫综合征是单基因突变所导致的，遵循孟德尔遗传方式（表56－1）。例如神经元烟碱型乙酰胆碱受体 α_4 亚单位的一种突变可导致常染色体显性遗传夜间额叶癫痫，它是第一个已知的常染色体显性基因突变的人类癫痫。

已经明确的癫痫罹患基因多数都编码电压门控（钠、钾、钙通道）或神经递质门控（GABA受体、氯离子通道）的离子通道蛋白的亚单位，提示这些突变导致的癫痫可能是"通道病"(channelopathy)。LGI1属于例外，其突变导致常染色体显性遗传部分性癫痫伴听觉特征，编码的蛋白与离子转运无关，但也不能完全排除其在维持离子内稳态中有作用（图56－1）。

表56－1 家族性原发性癫痫的致病基因

癫痫综合征	染色体定位	基因	基因产物
良性家族性新生儿惊厥Ⅰ(BFNC 1)	20q13.3	KCNQ2	钾通道，电压门控型，Q亚家族，成员2
良性家族性新生儿惊厥Ⅱ	8q24	KCNQ3	钾通道，电压门控型，Q亚家族，成员3
全身性癫痫伴高热惊厥附加征Ⅰ(GEFS＋1)	19q13.1	SCN1B	钠通道，神经元型Ⅰ，β亚单位
全身性癫痫伴高热惊厥附加征Ⅱ	2q24	SCN1A	钠通道，神经元型Ⅰ，α亚单位
全身性癫痫伴高热惊厥附加征Ⅲ	5q31	GABRG2	GABAA受体，γ2亚单位
良性家族性新生儿婴儿惊厥(BFNIS)	2q23－24.3	SCN2A1	钠通道，神经元型Ⅱ，α1亚单位
婴儿期严重肌阵挛癫痫(SMEI)	2q24	SCN1A	钠通道，神经元型Ⅰ，α亚单位
常染色体显性遗传夜间额叶癫痫Ⅰ(ADNFLE 1)	20q13.2－13.3	CHRNA4	乙酰胆碱受体，神经元烟碱型，α4亚单位
常染色体显性遗传夜间额叶癫痫Ⅲ	1p21	CHRNB2	乙酰胆碱受体，神经元烟碱型，β2亚单位
常染色体显性遗传部分性癫痫伴听觉特征	10q24	LGI1	富亮氨酸跨膜蛋白- Epitempin
常染色体显性遗传少年肌阵挛(ADJME)	5q34	GABRA1	GABAA受体，α1亚单位
儿童失神癫痫	16p13.3	CACNA1H	T型钙离子通道，α1H亚单位
良性家族性新生儿一婴儿惊厥	1q23	ATP1A2	Na^+－K^+ ATP酶
少年肌阵挛	6p12－p11	EFHC1	有EF手结构(EF－hand motif)的蛋白
少年肌阵挛	6p21	BRD2 (RING3)	核转录调节因子
常染色体显性遗传原发性全面性癫痫(ADIGE)	3q26	CLCN2	氯离子通道2

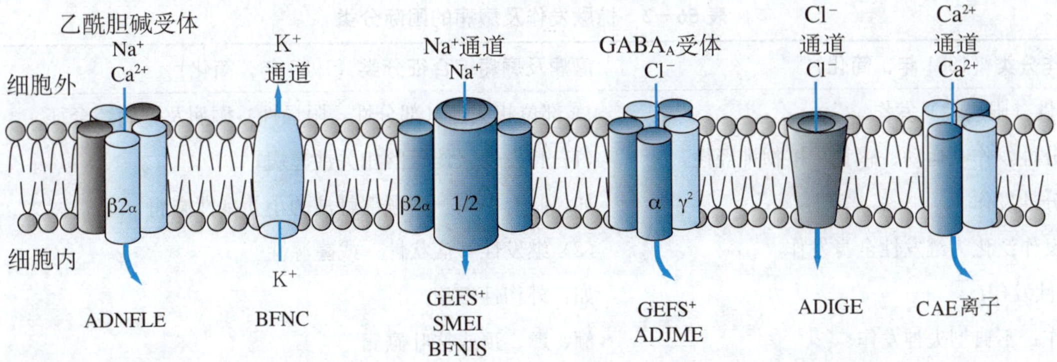

图 56-1 已知的单基因遗传性癫痫累及的电压门控或配体门控的离子通道

其中已发现突变的亚基做了标注。癫痫综合征缩写参见表 56-1。

已知的所有癫痫发作类型都能在明确罹患基因的家族性癫痫中找到，因此对这些基因的突变进行功能研究将有助于理解发病机制。从抗癫痫药研究的角度来看，人类癫痫遗传学的研究进展将有助于理解一些癫痫综合征的药物敏感性、抵抗性以及抗癫痫药毒副作用的发生机制。

虽然已经发现了一些癫痫相关基因，但目前发现的这些基因缺陷还不能完整解释最常见的癫痫现象，比如良性家族性新生儿惊厥为什么会在长大后停止，为什么全身性癫痫伴高热惊厥附加征在具有同样突变的同一家系中临床表型差异如此之大，提示基因组水平的变化可能需要与其他因素一起决定癫痫的临床表型。

神经元迁移障碍也是导致癫痫，尤其是难治性癫痫的主要病因之一。随着 MRI 分辨率的提高，人们越来越多地发现癫痫病人中大脑皮质有局部畸形，尤其在既往认为是隐源性癫痫的患者中，提示脑皮质发育的异常可能是癫痫发生的常见原因。脑皮质畸形是一类脑皮质正常发育过程异常所致的疾病，包括从显微镜下可见的异常到整个皮质异常的很多种畸形，例如微小脑回畸形、无脑回症（滑脑畸形）以及皮质下灰质异位带（双皮质）。近期确定了两个 X 连锁与癫痫表型有关的皮质畸形——家族性脑室旁灰质异位及家族性皮质下灰质异位带，后者的罹患基因已确定是参与神经元迁移的双皮素（doublecortin，dcx）。

继发性癫痫的病因较多，主要是一些导致皮质损伤的疾病，如脑外伤、感染、脑血管病等。它们导致癫痫形成的原因尚不清楚。脑内的某些区域似乎更容易形成癫痫，如海马。早期脑损伤（如长时间热性惊厥、脑炎等）与远期颞叶癫痫的形成有关，说明早期脑损伤可能触发了脑内一系列进展性潜在生理或病理学改变，最终导致了远期的慢性癫痫发作。这种假说目前已经在颞叶癫痫病人的颞叶切除标本以及相关的癫痫动物模型研究中找到了很多支持。

二、临床特点及分类

国际抗癫痫协会于 1981 年制定的是"惊厥发作（seizure）分类"，主要基于临床发作形式及 EEG 改变，不涉及解剖学及病因。1985 年又制定了"癫痫（epilepsy）及癫痫综合征（epileptic syndrome）分类"，该分类法除基于临床发作类型及 EEG 改变外，还简单涉及病因及解剖部位（表 56-2）。2001 年国际抗癫痫联盟组织的一些学者又制定了一个新的"癫痫综合征和相关情况"（epilepsy syndrome and related conditions）的分类方案草案，其中包含了多个新定义的癫痫综合征，并提出、澄清和修改了一些概念。但该分类尚未普遍应用于临床。

表 56-2 惊厥发作及癫痫的国际分类

惊厥发作分类（1981 年，简化）	癫痫及癫痫综合征分类（1985 年，简化）
1. 部分性（限局性）发作	1. 部位相关性（部分性，限局性）癫痫及癫痫综合征
简单部分性发作（运动、感觉、植物神经性）	（1）特发性（伴年龄相关性起病）
复杂部分性发作	如：具有中央-中颞部棘波的小儿良性癫痫
部分性发作泛化为继发性全身发作	（2）继发性（症状性）或隐源性
2. 全身性发作	如：外伤性癫痫
失神发作；不典型失神发作	额、颞、顶或枕叶癫痫
肌阵挛发作	2. 全身性癫痫及癫痫综合征
强直-阵挛性发作（大发作）	（1）特发性（伴年龄相关性起病）
失张力发作	如：良性家族性新生儿惊厥
强直性发作	儿童失神癫痫
阵挛性发作	少年肌阵挛癫痫
	（2）隐源性或继发性（症状性）
	如：婴儿痉挛（West 综合征）
	肌阵挛起立不能性癫痫
	3. 不能确定是部分性或全身性发作的癫痫及癫痫综合征
	（1）兼有部分性和全身性发作
	如：新生儿惊厥
	（2）没有明确可分辨的全身性或部分性发作特征
	4. 特殊综合征
	如：热性惊厥

目前癫痫及癫痫综合征的分类还很不完善，尚主要依据临床特点，而不是基于精确的癫痫病发生的病理生理、分子或遗传机制。从现在的诊断水平来说，应该尽可能地做出癫痫综合征的诊断，因为这对于判断预后、准确地选择癫痫治疗方案都具有重要意义。对于癫痫发病机制以及分子遗传学的研究来说，明确的临床表型是研究的基础。

三、脑电图的基本原理

在临床癫痫病的诊断中脑电图具有关键作用。在动物实验研究中脑电活动的记录可以采用细胞内或细胞外电极。细胞内电极可记录单个神经元的电活动；细胞外电极记录法可记录电极附近神经元（群）的动作电位。该法还可以探测一大群细胞的同步电活动——场电位（field potentials）。以较慢速度（几百毫秒到几秒）进行细胞外记录时，场电位表现为单个瞬时电现象-棘波（spike）。脑电图代表的是由多个头皮（表面）电极所记录的一组场电位。电极在头颅上的安置方式称为电极组合（montage）。脑电图（EEG）记录很多神经元电活动的集合所形成的细胞外电流。由于电极和神经元存在的一定距离使得 EEG 记录到的是一种衰减后的电流，而头皮 EEG 主要反映离电极较近的皮质神经元的电活动。深部结构，如海马、丘脑或脑干的电流则很难从头皮 EEG 上反映出来。即便如此，脑电图所提供的信息对于我们诊断癫痫、进行临床分类、观察治疗效果都有重要的意义，因而在临床上广泛应用。脑电图技术也取得了长足进展，包括 24 小时长程脑电图、实时录像脑电图等，提高了临床疑难癫痫的诊断水平，也有利于更准确地进行癫痫病的表现型分类。

第二节 癫痫的发生机制

由于癫痫的发生机制存在明显差异，区分全身性发作和部分性发作对于原发性癫痫机制的研究具有重要意义。全身性发作主要是由于脑内神经元网络的功能异常（如失神发作）或者神经元本身内在的异常（如离子通道病），而部分性发作主要是脑内局灶性异常所致。

一、部分性发作

部分性发作起源于脑内的一小组神经元（癫痫灶），它在脑内的位置决定了临床发作的症状特点，发作时不伴意识丧失，可表现为限局性抽搐或感觉异常等。部分性发作可以是简单部分性的（不伴意识障碍）或复杂部分性（伴有部分意识障碍）发作，也可以泛化为全身性发作。要出现临床的癫痫发作症状，从发生机制上来讲应包括癫痫灶内神经元出现异常放电、异常放电在一组神经元的同步化形成、足够强的同步化放电向周围脑区扩散累及足够多的神经元。如果这种异常电活动局限于构成癫痫灶的大约1000个神经元以内就没有临床发作，但一小群神经元的同步化电活动仍可能在头皮脑电图记录到，表现为发作间期的棘波和或尖波。

癫痫灶内神经元内在的兴奋性改变是癫痫发生的关键因素。癫痫灶内的每一个神经元都有一种刻板的、同步化的电反应，称为阵发性去极化漂移（paroxysmal depolarizing shift，PDS）。PDS包括一个突然出现的高幅、长时程去极化，它可以触发一连串动作电位。PDS后伴随一种后超极化（after-hyperpolarization）。PDS以及这种后超极化与神经元膜的内在特性（如 Na^+、K^+ 及 Ca^{2+} 通道）以及兴奋性（谷氨酸能）和抑制性神经元（GABA能）的突触传入有关，去极化相主要由兴奋性的谷氨酸介导的通道（如NMDA、AMPA受体通道）以及电压门控的 Ca^{2+} 通道活化导致的，其中NMDA通道尤其重要，因为它的作用随着膜去极化而增强，而且它允许 Ca^{2+} 流入神经元。后超极化限制着PDS持续的时间，它的逐渐消失是临床发作开始的最重要因素。后超极化的产生主要是由钙依赖及电压依赖的 K^+ 通道以及GABA介导的 Cl^-（$GABA_A$）及 K^+（$GABA_B$）电导产生的。然而，许多神经元以外的其他因素也能影响癫痫灶内神经元的兴奋性。例如胶质细胞维持神经元细胞外钾稳态的功能、细胞膜离子泵对由于过度电活动而聚集的离子的移除作用等。这些因素发生改变时可以导致神经元兴奋性的改变。

一群神经元同步化的形成是由于突破了周围的抑制所致。在发作间期，癫痫灶内少数神经元的异常同步化电活动被后超极化限制在一定范围内而不导致临床发作。后超极化主要依赖由GABA能抑制性中间神经元的完整的正向及负向反馈抑制，这种回路提供了一种强有力的“抑制性包围”（inhibitory surrounding）。如果这种周围性抑制被克服，即后超极化的逐渐消失，则发作开始从原发灶向外扩散，而在单个神经元则表现为膜复极化失败，形成近乎持续的高频动作电位，引起临床上出现相应脑区支配的功能的异常，即临床发作。导致这种包围抑制突破的最重要的原因可能是GABA能传导的不稳定性，但是这种不稳定行为是由于GABA释放（突触前机制）还是GABA能受体（突触后机制）的改变所导致的，目前还不清楚。其他因素还有树突结构的受体或通道密度、细胞外离子浓度的慢性改变等。长时程的动作电位还可以传递到脑的远隔区域，可以触发与癫痫灶内神经元有反向投射的神经元的成串的动作电位（反向扩散，back-propagation），皮质和丘脑之间的相互联系在其中可能起重要作用。是什么使得同步化放电在什么时候突破抑制形成发作，我们还知之甚少。临床上可以观察到应激、剥夺睡眠等在有些病人可以诱发发作，提示在某些情况下广泛的皮质胆碱能、去甲肾上腺素能或5-羟色胺能投射系统的调节作用的异常可能有重要意义。一些感觉刺激，如特殊频率的闪光、声音刺激可以诱发部分病人的发作，提示某些环路的反复兴奋可能导致一种频率依赖的兴奋性改变，而NMDA受体活性或GABA能抑制的频率依赖性方式的改变，可能是这种神经网络兴奋性异常产生的分子机制。

神经元同步化放电形成后，如果癫痫灶内的电活性足够强，可以向周围脑区扩散，而癫痫活性的扩散并无特殊通道，是通过正常皮质活动相同的途径进行的，如丘脑皮质、皮质下（通过连接相邻脑回的 U 型纤维）以及跨胼胝体通道等。癫痫活动可以通过不同的纤维通道波及相同半球的其他脑区，或者通过胼胝体传到对侧半球。一旦两半球均受累，临床上就表现为发作的继发性泛化，此时病人的意识逐渐完全丧失，这种扩散（泛化）通常很快，在数秒内发生，但是也可以在较长时间内（数十分钟或更长）逐渐发展。如果这种放电扩散沿着运动皮质逐渐扩散，临床上表现为 Jacksonian 发作，即受累运动区支配的骨骼肌按受累顺序依次收缩。

在一个典型的继发泛化的强直阵挛性发作的开始 30 秒左右，受累区域的神经元处于持续去极化以及连续点燃动作电位状态，伴有本应在 PDS 后出现的后超极化的丧失。当电活性通过下行通道激活脑干及脊髓的动作神经元时，临床上表现为肌肉收缩的强直相。随后脑电图上癫痫放电频率逐渐下降，而慢波逐渐增多，继而癫痫波消失，代之以大量的慢波，即进入电活动减低期，临床上通常表现为发作后状态，出现意识模糊、嗜睡，有时出现皮质局灶性神经活动障碍的表现，如偏瘫（Todd 麻痹）、失语等，这种局灶表现常可以帮助定位癫痫灶。但是癫痫发作究竟为什么会自行终止，其机制尚不清楚。但至少不是由于能量耗竭而终止发作。

二、全身性发作

全身性发作是指发作一开始就表现为双侧大脑半球的功能障碍，临床出现完全意识丧失，脑电图上表现为双侧半球同步的弥漫性癫痫波发放。虽然在临床上如果部分性发作很快泛化，有时很难与全身性发作鉴别，而且全身性发作及相关的癫痫综合征本身在临床表现及潜在病因上也有很大异质性，但是从发作的细胞机制来看，全身性发作与部分性发作及部分性发作全身泛化均有很大不同。

目前研究比较清楚的原发性全身性发作是儿童失神发作。此发作具有特征性的脑电图表现，突然出现的全导同步 3Hz 棘慢波，其前后脑电波均正常，无发作后抑制期。典型临床表现与脑电图放电密切相关，突然出现的一过性意识丧失、动作停止，双目凝视，可伴有微小的运动表现如眨眼、咂嘴等，通常每次发作的时间很短，数秒到数十秒，可以频繁发作，甚至出现持续状态（持续发作 30 分钟以上），恢复后无发作后状态。

大量研究表明丘脑皮质回路异常可能是失神发作产生的原因。正常生理条件下，丘脑皮质回路控制着皮质兴奋性的节律而且决定正常的生理模式如觉醒和睡眠状态等。此回路包括 3 种神经细胞群：丘脑中继核、丘脑网状核以及皮质锥体细胞。正常生理情况下，非快速眼动睡眠期（non-REM）时，丘脑中继核处于爆发模式，以一种节律性、双侧同步的方式激活皮质，形成脑电图上见到的纺锤波，这相当于丘脑皮质回路的“睡眠状态”；相反，当此回路处于正常“清醒状态”时，丘脑中继核呈现一种强直性点燃状态，此时丘脑皮质投射将感觉信息以一种非节律模式传送到大脑皮质（随到随传）。而在失神癫痫时，在觉醒期丘脑回路的异常使皮质节律性激活（正常时见于非快速眼动睡眠期），导致失神发作的特征性脑电图及临床表现。因此失神癫痫实际上是由于一种控制正常睡眠状态时的节律性皮质活化的生理回路的异常所导致的异常阵发性节律性皮质活化。

这些发作可能代表了一种弥漫性皮质活性增强。单皮质神经元纪录显示在去极化爆发时动作电位的数目明显增加，这反过来强烈刺激反馈性 GABA 能抑制产生，从而使神经元在每次爆发后出现大约 200ms 的超极化。这种细胞电活动与部分性发作时的 PDS 有很大的不同，即前者 GABA 能抑制仍然存在。这种爆发电活动的集合形成脑电图上见到的棘波，而其后的抑制性电活动的集合形成慢波，共同构成了失神发作的典型棘慢波脑电模式（图 56-2）。

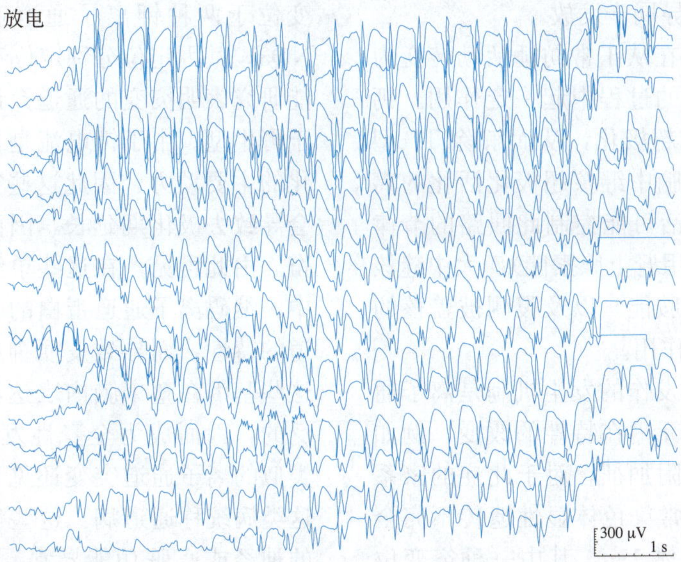

图 56-2 失神发作时的 EEG（全导同步的每秒 3 次棘慢综合波）

关于此回路异常的准确机制尚不很清楚，部分研究表明 T 型钙离子通道、GABA 受体可能是关键相关因素。阻断 T 型钙离子通道的药物——乙琥胺（ethosuximide）、丙戊酸都能很好地控制失神发作，苯二氮䓬类药物中能够激活丘脑网状神经元的抑制性 $GABA_A$ 受体的药物也能有效控制失神发作，提示此通道可能在失神发作中起重要作用。而 $GABA_B$ 受体激动剂能使丘脑中继核超极化，使其更容易出现爆发模式，在动物实验中明显加重脑电图棘慢波放电。

虽然比较肯定丘脑皮质回路在此发作形成中的作用，但是对于皮质电活动异常是否发生在丘脑同步电活动之前，目前仍无定论。在发作时及其前后在躯体感觉皮质的口周区有一种一致性的皮质灶，在其他皮质区的棘慢波放电均落后于此区，其延迟的时间与该电极距口周区皮质的距离呈正相关。虽然功能上相互连接的丘脑位点和皮质位点有相互影响，在一次发作过程中这种双向耦联的双方可以相互驱动，而且方向可变。但在发作过程的前 500 毫秒，皮质灶总是领先于丘脑灶，随后，皮质和丘脑以一种不可预测的方式交替领先及落后。在广泛性棘慢波放电的形成中躯体感觉皮质的口周区起着领导角色，其依据是：①此位点是每一次棘波循环的起点，随后惊厥活性通过皮质间网络（corticocortical network）从此皮质灶向周围皮质快速扩展形成大规模同步化放电；②它启动皮质丘脑回路的阵发性振荡（paroxysmal oscillation）。然而一旦振荡开始，皮质和丘脑即形成一个统一的相互驱动的振荡回路网络。因而丘脑在这个回路中的作用很可能是作为一个共振回路的一部分，放大和维持放电。要导致双侧的广泛性棘慢波放电只有在丘脑皮质回路的解剖学及功能学均完整的情况下才有可能。由于皮质兴奋性细胞之间存在的广泛相互联系，如果抑制性控制不足，则皮质网络极易产生失控性（runaway）兴奋，就像在 WAG/Rij 大鼠中观察到的那样。在失控条件下，一小群锥体细胞的同步化放电可以导致快速的神经元募集，积累至产生癫痫性棘波。因此目前的推论是体感皮质的口周区存在 GABA 能抑制的局部缺陷，使其棘波产生的阈值降低，从而成为一个皮质的弱点或棘波产生的热点，成为惊厥放电的首要原动力。这使开始的棘波总是首先出现在体感皮质的口周区的一块限定的区域内。棘波很快播散到整个皮质，使放电呈现出广泛性特征。这个初始事件在完整的丘脑皮质网络内启动一种级联反应，使棘波变为棘慢波活动。在最初的几个循环，皮质驱动丘脑，使其加入这种振荡，从而形成一种共振回路。然后，丘脑和皮质开始互相驱动，因此放电可以放大和维持。而棘慢波活动在整个脑内的快速扩散是一个局部（短程皮质间纤维）和远程（一个神经细胞亚群发出的长关联纤维）传播的结合，这使得棘波最终变成全导同步发放。

一些其他调节因素在从正常纺锤活动转变为原发性全身性癫痫发作的过程中起一定作用。钙依赖钾电导可使神经元超极化，从而解除 T-型钙通道的失活状态。丘脑中继核超极化活化的离子电流（I_h）的继发激活可能控制此回路的节律性放电。来自蓝斑（去甲肾上腺素能）、大中缝核（raphe magus，5-羟色胺能）以及腹侧被盖核的广泛投射可能也起一定作用。

另一种全身性癫痫发作的发生机制是离子通道蛋白的异常导致神经元内在特性的改变。例如全身性癫痫伴高热惊厥附加征，对于此症的家系研究提示其遗传方式是常染色体显性遗传不完全外显，基因定位于染色体 19q，其中一种突变位于编码电压门控钠离子通道 β1 亚单位的基因，这种突变改变了通道的门控和失活特性，使其通过的钠电流增加，促进了神经元去极化及过度兴奋性形成。在有类似表型的家系中又相继发现另外两种钠离子通道亚单位 SCN1A、SCN2A 以及 $GABA_A$受体亚单位的突变。良性家族性新生儿惊厥的家系研究，证实属于常染色体显性遗传，突变位于两种钾离子通道亚单位- KCNQ2、KCNQ3，基因定位分别定位于染色体 20q 和 8q。功能研究表明突变的通道允许通过的钾电流明显低于野生型。由于钾电流是神经元膜去极化后复极化的主要动力，因此这些突变影响钾电流，可能会导致去极化期延长，因而导致神经元的过度兴奋。由此可见，在这些单纯的原发性癫痫综合征中，编码离子通道蛋白的基因的突变通过改变通道的特性，而导致皮质神经元的过度兴奋。由于这些基因在整个脑内表达，这些突变的影响是广泛的，因而成为全身性发作性疾病的病理基础。类似的离子通道突变还见于其他很多疾病，目前这类病统称通道病。这些病的基本特征是发作性的神经或心脏功能异常，包括阵发性共济失调、周期性麻痹、家族性偏瘫性偏头痛以及长 QT 综合征等。有报道钙通道突变的病人同时有阵发性共济失调及多种形式的癫痫发作，国内研究也发现钙离子通道亚单位突变与儿童失神癫痫发生有关，这提示钙通道突变可能也与癫痫发病有关。阵发性神经系统疾病可能具有共同的病理生理机制。

第三节 癫痫性脑损伤

一、发生机制

脑组织可以代偿单次部分性发作导致的代谢应激以及单次全身性强直阵挛发作所致的一过性氧供下降。在全身性发作开始时，下丘脑受到刺激导致交感神经系统应激反应的明显活化，使血压和血糖增加，从而代偿了增加的代谢需要，但如果发作持续时间过长，这些内稳定机制将会失代偿，结果出现全身性代谢失调，包括低氧、低血压、低血糖以及酸中毒，可以造成脑内高能磷酸（ATP 及磷酸肌苷）的减少，导致脑损伤。当全身性发作持续时间超过 30 分钟或者反复发作期间意识不能完全恢复时，临床上称为癫痫持续状态。这是一种急重症，需要立即处理，因为连续的惊厥性发作常常导致脑损伤，甚至造成死亡。广义的癫痫持续状态还包括非惊厥性发作，如复杂部分性发作持续状态、失神持续状态等，但这种持续状态造成的全身性代谢紊乱轻得多。

实验研究表明反复癫痫发作导致的脑损伤可以独立于心、肺或全身性代谢改变而出现，提示脑内局部因素可导致神经元死亡。海马区的损伤尤其突出，主要是海马 CA1 区及 CA3 区锥体细胞的丢失。癫痫性脑损伤的主要是兴奋毒性损伤，虽然具体的细胞和分子机制尚未完全澄清，但有一些特征已清楚。这种细胞损伤的触发机制主要是谷氨酸受体的过度受刺激，而不是细胞外谷氨酸的强直性增加。急性损伤时的组织学表现主要包括神经元胞体和树突的明显肿胀，而与此相一致的是，谷氨酸受体及兴奋性突触主要位于胞体和树突。兴奋性氨基酸递质的释放的过分刺激导致谷氨酸受体的过分活化，进一步引起细胞内钙的过分增加，继而激活细胞内的自我毁灭的级联反应，该反应涉及多种钙依赖的酶，如磷酸酶（calcineurin 等）、蛋白酶（calpains）及脂酶。脂质过氧化导致自由基产生，造成神经元内一些关键蛋白功能破坏及细胞死亡。具有凋亡特征的“死亡”基因的激活可能参与了兴奋毒性损伤。

在某些脑内特定区域惊厥相关的兴奋毒性损伤可集中在某些类型的神经元，可能是由于不同细胞群的一些保护性因素，例如钙结合蛋白，或者一些致损伤因子（钙可通过谷氨酸受体等）的表达不同所致。比如，通过激活AMPA受体在体外诱导的兴奋毒性损伤主要见于中间神经元，而这些细胞有高钙通透性的AMPA受体亚型的表达，这可能导致了其选择性易损性。

临床以及流行病学研究证明，存在一组癫痫病人其癫痫呈进展性，表现为尽管给予了恰当的治疗，惊厥频率仍增加，而且惊厥性脑损害表现加重。这一组患进展性癫痫的病人随着癫痫发作的持续存在，逐渐出现进行性脑萎缩以及脑功能下降。慢性实验性癫痫模型以及点燃现象的研究均表明，反复发作惊厥可以导致神经网络发生长程进展性结构和功能改变，这种长程惊厥诱导的神经网络的可塑性很可能是“双向的”，即在导致进行性损失的同时，也诱导对进一步损伤的抵抗性。这种惊厥诱导的可塑性有显著的年龄依赖性，生后早期的惊厥主要导致长程的认知功能障碍，而在成年期则主要导致获得性癫痫易感性增加。对惊厥诱导以及活动依赖（activity dependent）的可塑性的研究给我们提供了新的视角研究癫痫综合征的进展特性以及不同病人的进展性的模式，从而有利于深入了解长程惊厥导致的这种系统性神经生物学变化过程。

二、发育中脑癫痫性脑损伤

癫痫性脑损伤的一个特殊情况是发育期癫痫。从很多癫痫具有年龄依赖性提示癫痫的发生可能与脑发育有关。发育过程中如果出现癫痫，对脑的发育也有影响。发育期脑在很多方面与成熟脑存在不同，例如兴奋性高是发育期脑的特性。发育过程中脑的兴奋性系统的成熟先于抑制性系统成熟，这是脑发育中形成学习和记忆及神经系统可塑性所必需的；但另一方面，也使婴幼儿处于惊厥性疾病的易感状态。发育期癫痫发作虽然不一定导致神经细胞死亡，却仍然可引起严重后果，因为惊厥发作在发育中的脑引起的损伤，可能是通过对一系列早期脑发育中活动依赖的细胞增殖移行、受体的程序性表达、突触的形成以及突触的稳定性等方面产生影响所致。近期的国内外动物模型研究均表明发育期惊厥虽然不一定造成脑组织明显的病理改变，但是可能增加了成年期大脑对再次惊厥引起脑损伤的敏感性。

临床上常可见患儿在癫痫发生前没有其他神经系统异常表现，癫痫发生以后除了一些智力或行为异常以外并没有发现其他器质性脑病变的临床表现、实验室检查异常以及影像学改变。提示癫痫发作本身可能直接导致认知功能障碍。诸多的实验证据表明癫痫的发生和突触（至少兴奋性谷氨酸能突触）的形成在时间上具有同样的发育关键期（developmental critical period），而且目前看来海马神经元丢失并不能解释这种癫痫后认知功能障碍，因此生后早期反复惊厥可能通过影响未成熟脑的活动依赖性发育而导致惊厥后远期学习和记忆功能缺陷。损伤的病理形态学基础及其细胞及分子机制尚不清。有一些线索，例如，生后早期经历破伤风毒素诱发惊厥的大鼠成年后海马CA3区锥体神经元的树突分支比对照组细，而且在顶树突以及基底树突的树突棘密度都显著降低。突触后膜NR1、NR2A、NR2B表达均降低，推论早期惊厥后可能谷氨酸能突触传降低。提示惊厥后海马的结构可塑性可能发生了改变，提示生后早期惊厥可能改变相关脑区（大脑皮质、海马）突触的功能可塑性以及结构可塑性。

第四节　癫痫研究展望

癫痫研究尚存在很多关键问题没有解决。例如，为什么很多癫痫具有年龄依赖性起病（例如高热惊厥多在婴幼儿发病）？为什么很多癫痫综合征可以自行缓解（如伴中央颞区棘波的小儿良性癫痫）？这些问题提示脑发育过程的变化在癫痫的发生中可能起重要作用。为什么神经元网络或神经元本身兴奋性的持续性改变可导致阵发性疾病如癫痫？为什么继发性癫痫通常在脑损伤发生很长一段时间才出现？大多数遗传决定的癫痫综合征并不在刚出生时就发生，而是常常在多年以后才出现？在脑内，神经网络异常或神经元内在兴奋性的改变可能只是一种癫痫素质（或易感性）的基础，其他一些因素，如环境、脑发育的变化可能是其触发因素，而癫痫的真正形成出现则可能是上述诸因素相互作用的产物。进一步弄清这种发生机制之间的相互关系可能会帮助发展新的治疗方法，在癫痫还没有发生时即阻断其出现。目前的治疗本质上还都是在癫痫出现以后才加以控制，而且为了防止反复发作不得不长期服药以控制可能出现的阵发性发作。

最近研究表明，惊厥活动可能存在一种胶质细胞机制。虽然很早以前人们就发现星型胶质细胞增生是癫痫脑的主要特征之一，尸解结果以及外科手术切除标本的研究提示外伤后惊厥以及慢性颞叶癫痫可能来源于脑内的胶质瘢痕，但对于胶质细胞能否直接导致惊厥活性的发生、维持及扩散并无直接证据。已知星型胶质细胞可以通过释放谷氨酸调控神经元突触传递，例如自发的星型胶质细胞振荡可以通过激活突触外 NMDA 受体导致神经元的同步化兴奋活动。同步化群放电是惊厥发作的特征，非动作电位依赖的谷氨酸释放可以触发局部神经元去极化事件以及同步化爆发活动，而突触外谷氨酸的释放主要来自星型胶质细胞。其实验依据包括：星型胶质细胞存在一种钙依赖的谷氨酸释放机制；星型胶质细胞内局部提高 Ca^{2+} 浓度足以触发神经元阵发性去极化偏移（paroxysmal depolarization shifts，PDSs）；在多种癫痫模型中星型胶质细胞内 Ca^{2+} 的信号传递被触发；伴随谷氨酸释放的还有星型胶质细胞胞浆中的几种氨基酸，包括天门冬氨酸、牛磺酸；多数传统抗癫痫药均抑制胶质细胞内 Ca^{2+} 信号传递。由于 TTX 只能使 PDS 降低至 70%～90%，因此非突触机制在惊厥活动的产生中可能占主要地位；联合应用 APV、CNQX 和 MCPG 可以进一步使 PDS 频率减少至 5%～20%，证实谷氨酸是 TTX 非敏感性 PDS 的主要介质；而 TTX 以及 APV－CNQX－MCPG 都不敏感的 PDS 可能是由其他非动作电位依赖的机制，包括缝隙连接及嘌呤能受体活化（很可能是由胶质细胞释放 ATP 所激活）所导致的。

星型胶质细胞可能参与神经元起源的癫痫活动。其机制可能是：①过度的神经元放电导致细胞外离子组成的改变，最引人注目的是 K^+ 的增加及 Ca^{2+} 的减少。而细胞外低 Ca^{2+} 可以强烈触发细胞内 Ca^{2+} 信号传递，从而导致谷氨酸释放。这种胶质细胞的继发加入可能将强烈的神经元放电活动，这种本来是自限性的事件转换成癫痫发作。②兴奋性突触溢出的谷氨酸可能通过与星型胶质细胞膜上的代谢型谷氨酸受体结合激活其胞内的 Ca^{2+} 信号传递，从而使得星型胶质细胞被神经元活动所激活。一旦被激活后，星型胶质细胞的持续活动不再需要神经元活动的存在即可维持和扩散异常的电活动。在癫痫性电活动的局部扩散中，这种机制同样存在，细胞外低 Ca^{2+} 触发星型胶质细胞 Ca^{2+} 活动波向周围组织扩散。长距离的星型胶质细胞 Ca^{2+} 活动波通过释放谷氨酸兴奋其沿途的神经元，这些激活的神经元又可以降低它们周围的细胞外 Ca^{2+}，从而激活距癫痫灶更远距离的胶质细胞。因此，这种以胶质细胞内 Ca^{2+} 信号传递为核心的级联反应可以将远离癫痫活动起源中心的正常脑组织转变为癫痫灶。综上所述，星型胶质细胞的活化可以直接触发癫痫活动的产生，目前至少可以说癫痫部分是起源于星型胶质细胞，同时，和神经元一样，星型胶质细胞也参与了癫痫活动的维持和扩散。

一些抗癫痫药，如丙戊酸、加巴喷丁（gabapentin）以及苯妥英钠均可以降低癫痫模型以及正常脑组织中胶质细胞内 Ca^{2+} 信号传递，提示它们可以直接作用于胶质细胞调控其细胞内 Ca^{2+} 稳态及其细胞间的 Ca^{2+} 信号传递。因此这几种药物的抗痫机制可能部分是由抑制胶质细胞活动所介导的。目前的抗癫痫药主要分为三大类：Na^+ 拮抗剂——通过降低动作电位产生的波幅和率减少高频放电；GABA 受体兴奋剂，模拟内源性 GABA 活性从而增加抑制性突触传递；谷氨酸受体拮抗剂阻断离子型谷氨酸受体，从而降低兴奋性突触传递。从其作用机制不难看出，这些抗痫药可能干扰正常神经元突触活动，从而可能影响脑的正常功能，尤其是对于发育中的脑可能影响其学习和记忆能力的形成。对它们抗痫机制中胶质细胞作用的发现无疑为将来新药的开发提供了新思路，因为如果能够找到新的药物直接抑制胶质细胞 Ca^{2+} 信号传递或降低非 TTX 敏感性谷氨酸释放，将可能降低其对正常神经元突触活动的影响，从而在发挥其抗痫作用的同时减少其对中枢神经系统正常功能的影响。

一些明显由遗传因素决定的癫痫综合征，如常染色体显性遗传夜间额叶癫痫就是一种由神经元烟碱型乙酰胆碱受体亚单位蛋白的单基因突变导致的癫痫综合征，这种受体是一种配体门控的钠通道，因此此症目前也归入通道病。为什么这种在脑内广泛存在的受体的突变却导致额叶的部分性发作癫痫？对神经胶质细胞在癫痫发病机制的研究提示脑内微环境在癫痫病发生中的作用。过去传统观点认为神经胶质细胞在神经系统中只是起支持作用，近来的很多研究表明胶质细胞在脑内起着其他很重要的功能，其中之一就是对神经元外基质的变化起关键的缓冲作用，如细胞外钾和谷氨酸的再摄取。细胞外钾的增加将会降低神经元点燃的阈值，而细胞外谷氨酸的增加将增强神经元的活化。虽然脑内所有的受体功能同样发生了改变，但是只有在某种特定的周围环境下才会导致大群神经元同步放电。另外一种可能是表观遗传学因素在突变表型表达中的作用。

皮质结构畸形对于研究癫痫形成的细胞及网络改变很有帮助。虽然目前关于此方面的研究还很少，但是已经取得了一些有希望的结果。例如，在一种海马神经元异位的动物模型中发现异位的神经元缺乏正常海马神经元特有的一种促进电压活化快速钾电流的钾通道，这种缺陷推测可能导致神经元兴奋性的增高。另外，在一种大鼠的癫痫模型中皮质发育异常区域的神经元 GABA 介导的抑制性突触传递有缺陷，这可能导致一种癫痫易感状态。

参考文献

综述

1. Kandel ER, Schwartz JH, and Jessell TM. Principles of Neural Science, 4th ed. New York: McGraw-Hill, 2000: 910-935
2. Rosenberg RN, Barchi RL, Dimauro Salvatore, et al. The Molecular and Genetic Basis of Neurologic and Psychiatric Disease, 3rd ed. Philadelphia, PA: Butterworth-Heinemann, 2003: 399-419
3. Avanzini G, Franceschetti S. Cellular biology of epileptogenesis. Lancet Neurol, 2003, 2 (1): 33-42
4. Swann JW. The effects of seizures on the connectivity and circuitry of the developing brain. Ment Retard Dev Disabil Res Rev, 2004, 10: 96-100
5. Sutula TP. Mechanisms of epilepsy progression: current theories and perspectives from neuroplasticity in adulthood and development. Epilepsy Research, 2004, 60: 161-171
6. Steinlein OK. Genetic mechanisms that underlie epilepsy. Nat Rev Neurosci, 2004, 5: 400-408
7. Meeren H, van Luijtelaar Gilles, da Silva FL, et al. Evolving concepts on the pathophysiology of absence Seizures. Arch Neurol, 2005, 62: 371-376
8. Tian GF, Azmi H, Takano T, et al. An astrocytic basis of epilepsy. Nature Med, 2005, 11 (9): 973-81
9. Guerrini R. Epilepsy in children. Lancet, 2006; 367: 499-524

原始文献

1. Buckmaster PS, Zhang GF, Yamawaki R. Axon sprouting in a model of temporal lobe epilepsy creates a predominantly excitatory feedback circuit. J Neurosci, 2002, 22 (15): 6650-6658
2. Calcagnotto ME, Paredes MF, Baraban SC. Heterotopic neurons with altered inhibitory synaptic function in an animal model of malformation-associated epilepsy. J Neurosci, 2002, 22 (17): 7596-605
3. Cohen I, Navarro V, Clemenceau S, et al. On the origin of interictal activity in human temporal lobe epilepsy in vitro. Science, 2002, 298 (5597): 1418-1421
4. Chen Y, Lu J, Pan H, et al. Association between genetic variation of CACNA1H and childhood absence epilepsy. Ann Neurol, 2003, 54 (2): 239-243
5. Dzhala VI, Staley KJ. Transition from interictal to ictal activity in limbic networks in vitro. J Neurosci, 2003, 23 (21): 7873-7880
6. Khalilov I, Holmes GL, Ben-Ari Y. In vitro formation of a secondary epileptogenic mirror focus by interhippocampal propagation of seizures. Nat Neurosci. 2003; 6 (10): 1079-85
7. Schaar BT, Kinoshita K, McConnell SK. Doublecortin microtubule affinity is regulated by a balance of kinase and phosphatase activity at the leading edge of migrating neurons. Neuron, 2004, 41 (2): 203-213

8. Misonou H, Mohapatra DP, Park EW, et al. Regulation of ion channel localization and phosphorylation by neuronal activity. Nat Neurosci, 2004, 7 (7): 711-8
9. Seifert G, Huttmann K, Schramm J, et al. Enhanced relative expression of glutamate receptor 1 flip AMPA receptor subunits in hippocampal astrocytes of epilepsy patients with Ammon's horn sclerosis. J Neurosci, 2004, 24 (8): 1996-2003
10. Demarque M, Villeneuve N, Manent JB, et al. Glutamate transporters prevent the generation of seizures in the developing rat neocortex. J Neurosci, 2004, 24 (13): 3289-3294
11. Vitko I, Chen Y, Arias JM, et al. Functional characterization and neuronal modeling of the effects of childhood absence epilepsy variants of CACNA1H, a T-type calcium channel. J Neurosci, 2005, 25 (19): 4844-4855
12. Garcia Dominguez L, Wennberg RA, Gaetz W, et al. Enhanced synchrony in epileptiform activity? Local versus distant phase synchronization in generalized seizures. J Neurosci, 2005, 25 (35): 8077-8084
13. Pinto DJ, Patrick SL, Huang WC, et al. Initiation, propagation, and termination of epileptiform activity in rodent neocortex in vitro involve distinct mechanisms. J Neurosci, 2005, 25 (36): 8131-8140
14. Calcagnotto ME, Paredes MF, et al. Dysfunction of synaptic inhibition in epilepsy associated with focal cortical dysplasia. J Neurosci, 2005, 25 (42): 9649-9657
15. Scimemi A, Semyanov A, Sperk G, et al. Multiple and plastic receptors mediate tonic GABAA receptor currents in the hippocampus. J Neurosci, 2005, 25 (43): 10016-10024
16. Khalilov I, Le Van, Quyen M, et al. Epileptogenic actions of GABA and fast oscillations in the developing hippocampus. Neuron, 2005, 48 (5): 787-796

第五十七章　帕金森病

王晓民　鹿炳伟

第一节　帕金森病的病因学 …………………… 1078
一、遗传学因素 …………………… 1078
二、环境毒素学说 …………………… 1079
三、遗传易感性 …………………… 1080
第二节　帕金森病的病理学 …………………… 1080
第三节　帕金森病的症状学 …………………… 1081
一、基底神经节结构与功能 …………………… 1081
二、帕金森病症状的病理生理 …………………… 1082
第四节　帕金森病的发病机制 …………………… 1083
一、氧化应激 …………………… 1083
二、兴奋性神经毒性 …………………… 1083
三、线粒体的损伤 …………………… 1083
四、多巴胺转运体和囊泡转运体 …………………… 1083
五、神经营养因子缺乏 …………………… 1083
六、免疫功能异常 …………………… 1084
七、神经肽异常 …………………… 1084
八、蛋白质异常修饰和错误折叠 …………………… 1084
第五节　帕金森病的早期诊断学 …………………… 1085
一、用单光子发射计算机断层扫描研究 DAT 在纹状体内的分布 …………………… 1085
二、用正电子发射断层扫描技术研究^{18}F－DOPA 在纹状体内的分布变化 …………………… 1085
三、家族性帕金森病早期诊断的遗传学检测 …… 1086
第六节　帕金森病的实验性动物模型的制备 …………………… 1086
第七节　帕金森病的治疗 …………………… 1087
一、药物治疗 …………………… 1088
二、外科治疗 …………………… 1088
三、细胞治疗 …………………… 1088
四、基因治疗 …………………… 1090
五、其他治疗手段 …………………… 1091
第八节　帕金森病研究的展望 …………………… 1091

帕金森病（Parkinson's disease，PD）的概念是 1817 年英国医生 James Parkinson（1755－1824）提出的。他在“关于震颤麻痹”（An Essay on the Shaking Palsy）一文中描述了它的典型症状：在最初阶段，病人很可能手和足表现节律性震颤，特别在肢体处于静止状态时。随着时间的延长，患者可能变得越来越迟钝和僵硬，也可有启动方面（特别是从坐着的位置站起来）的困难，失去平衡和协调能力，肌肉会变得呆板起来，也可出现非运动症状，如多汗和其他神经系统紊乱以及抑郁、痴呆等。患病后 5～15 年，渐渐丧失活动能力。一般在 60 岁以后发病表现出症状（见彩图 57－1）。长期以来人们也一直沿用“震颤麻痹”这一命名，但“震颤麻痹”的提法并不确切，因为病人并无麻痹或类似于中风后的瘫痪，有些患者甚至没有震颤的表现，因此现改称之为“帕金森病”。

PD 是一种多发生于中老年期的、缓慢进展的神经系统退行性疾病。其主要病理改变为中脑黑质多巴胺（dopamine，DA）能神经元变性死亡造成纹状体 DA 含量下降，从而导致震颤、肌肉僵直、运动迟缓与体位不稳等一系列综合征。

PD 是继阿尔茨海默病（Alzheimer's disease，AD）之后第二大常见的神经系统退行性疾病，随着人口平均寿命延长和老龄化出现，PD 的发病率呈明显上升势头。据国外统计，大约每 200 人中就有 1 人患病，一个人一生中的患病危险是 1/45，美国目前约有 100 万 PD 患者。我国目前的患病人数约为 200 万，随人口的老龄化，数字将会在未来十年中大幅度升高。

尽管人类认识 PD 已有 180 余年，但至今 PD 的病因和发病机制不完全明了，缺乏简单易行、明确的早期诊断方法，尚无理想的防治措施。了解目前对PD病理生理及诊断治疗学研究的进展，继续深入进行探讨，对揭示PD的发病机制，最后攻克PD这一顽疾至关重要。

第一节 帕金森病的病因学

PD的病因有三种学说：遗传基因突变，外界环境毒素暴露，或遗传易感性与环境危险因素相互作用而引起。

一、遗传学因素

近年来已确立了多个与家族性PD有关的致病基因。

1996年Duvoisin等在PD患者家系（意大利和希腊）中发现引发PD的第一个罹患基因，定位于第4号染色体q21－23的位置，突变基因称为α－Synuclein。此基因第209位的核苷酸发生了G－A错义突变，使其蛋白质第53位的丙氨酸（Ala）变成了苏氨酸（Thr）。免疫组织化学研究发现α－Synuclein分布在PD患者脑内大量存在的Lewy小体（Lewy body，LB）内，表明它可能在PD发生中起着重要作用。这些病人的临床特点为：①起病早，平均发病年龄为46±13岁；②病情发展快，平均病程不到9年；③伴有非典型症状和体征，如共济失调、锥体外系损害体征和精神症状；④许多病人有不同程度的痴呆；⑤病理发现典型的中脑黑质DA神经元丧失和胶质细胞增生，黑质和蓝斑核团存在大量LB。α－Synuclein不仅存在于PD病人脑中的LB内，它也是患者老年斑和多系统萎缩硬化症病人胶质细胞胞浆包涵体的重要组成部分。α－Synuclein蛋白在神经元变性死亡中起重要作用，其异常聚集可能与神经细胞变性死亡有密切关系，位于α－Synuclein基因启动子区域内的基因多态性可能也与散发性PD有关，α－Synuclein蛋白表达水平的变化也能使个体易罹患此病。α－Synuclein蛋白的功能尚不清楚，它可能参与调节突触囊泡的大小和循环、神经元的发育、可塑性以及轴突小泡的转运，特别与DA神经递质的转运相关。

1998年第二个与PD有关的基因在日本一个常染色体隐性遗传性早发型PD（autosomal recessive juvenile parkinsonism，ARJP）家族中发现，大约占家族性早发病例的50%，占所有早发病例的10%。该致病基因在第6号染色体q25.2－q27，由2960个核苷酸构成，编码一个465个氨基酸的蛋白质，定名为Parkin。它在人体许多组织内存在。Parkin蛋白在泛素降解系统中发挥E3泛素蛋白连接酶的作用，并参与依赖泛素的蛋白降解过程；突变后导致蛋白酶介导的底物蛋白降解过程缺失，从而导致蛋白毒性聚集。已知的蛋白底物有CDCrel－1、synphilin－1、O－glycosylated、α－Synuclein、Pael－R（Parkin相关的内皮素受体样受体）、synaptotagmin XI、氨酰tRNA合成酶p38亚基及微管蛋白。其中Pael－R被认为是DA降解中重要的Parkin底物。Parkin可能转入细胞核内，在核内发挥调控细胞生长、分化和发育，维持线粒体正常形态，调节氧化应激反应等作用。已发现有30多种不同Parkin基因缺失和点突变与早发性PD有关。少部分显性遗传性家族性PD病人也携带Parkin突变或缺失复合性杂合子。大部分Parkin相关的疾病是常染色体隐性遗传，但基因的多态性也使个体易罹患PD。

1998年对6个欧洲白人PD家庭进行遗传分析后，发现第三个与PD相关的致病基因在第2号染色体2P13上，命名为Park3。对Park3的研究尚不多，也未能找到突变的基因。其作用可能与转化生长因子（transfer growth factor，TGF）－α基因相关。

2003年在一个意大利和一个荷兰早发的PD家族中发现了DJ－1基因的突变。DJ－1编码一种ThiJ/PfpI/DJ－1超家族的蛋白。DJ－1确切的分子功能还不清楚。DJ－1最初是作为癌蛋白被发现的，能与激活的ras相互作用引起细胞改变；之后发现它是RNA结合蛋白复合体的组成成分之一，与男性不育症有关。DJ－1结构提示它也许有分子伴侣或蛋白水解酶功能，尚需要进一步验证。脑中DJ－1蛋白高度表达于神经元和胶质细胞中。在散发病例的 LB 以及与 α - Synuclein 聚集相关的其他病理包涵体中未发现有 DJ - 1蛋白的分布，说明 DJ - 1 和 α - Synuclein 的致病机制不同。DJ - 1 还参与氧化应激反应。在氧化应激条件下，DJ - 1 受氧化反应而改变，修饰后的 DJ - 1 与线粒体功能密切相关。当 DJ - 1 表达受限时，细胞对于氧化应激和内质网系统应激反应敏感度增加，并抑制蛋白水解系统。DJ - 1 缺陷小鼠的黑质-纹状体系统的 DA 功能障碍、运动缺陷、对于神经毒性物质 MPTP（1 - methyl - 4 - phenyl - 1，2，3，6 - tetrahydropyrindine）和氧化应激刺激的过高敏感度，导致 DA 能神经元变性死亡。DJ - 1 缺失导致 PI3K/Akt 信号传导缺陷，而后者启动细胞存活的通路，PI3K/Akt 信号通路障碍可能是 DJ - 1 致 PD 发病的重要机制。

PINK - 1 是在一个西西里岛大家族患者中发现的一个与早发 PD 相关的基因。PINK1 编码 581 氨基酸的蛋白，含一个线粒体功能序列和一个高度保守的蛋白激酶结构域，因此认为是线粒体蛋白激酶。PINK - 1 的生理功能尚不清，可能磷酸化一些未知的线粒体蛋白，从而调节正常的线粒体功能。在氧化应激条件下，PINK - 1 还能够发挥阻止线粒体功能出现异常的特殊作用。PI3K/Akt 信号通路的功能障碍可能和 PINK - 1 导致 PD 发病有关。

PARK8 最初是在一个迟发性 PD 的日本大家族中发现的，呈常染色体显性遗传特征。高加索地区的家族性迟发 PD 病例也呈常染色体显性遗传，与 PARK8 相关。这些证据说明 PARK8 突变可能是迟发 PD 的共同原因。PARK8 突变可在 PD 患者脑中引起多种神经病理改变，包括：①没有 LB 的单纯的黑质系统退变，②与脑干 LB 相关的黑质系统退变，③与区域性 LB 相一致的广泛分布的 LB，或者是④与 tau 蛋白病变相关的神经纤维缠结的出现。

与 PARK8 相关的一个 PD 致病基因最近被命名为 LRRK2/dardarin。LRRK2/dardarin 基因编码一个含有 2527 个氨基酸的蛋白质，包含富含亮氨酸的重复序列，与 Ras 相似的 GTP 酶小结构域、激酶结构域以及 WD40 结构域。目前还不知道 LRRK2/dardarin 突变如何导致 PD 的发生。与 PINK - 1 类似，对于基因编码底物或相关蛋白的研究将有助于对 LRRK2/dardarin 相关的 PD 发病机制的认识。

其他致病基因还包括泛素羧基端水解酶（ubiquitin carboxy terminal hydrolase L1, UCHL1），目前仅在一个 PD 家族发病中被证实；PARK - 4、- 6、- 9、- 10 也被认为是家族性 PD 的致病基因，有共同的致病通路如泛素-蛋白水解系统。

上述与 PD 相关的罹患基因的确认给 PD 的遗传致病学说提供了具体内容。在大多数散发病例也发现了变异的 α - Synuclein 蛋白，提示 α - Synuclein 的堆积对 PD 的发生发展起重要的作用。已有报道凋亡的黑质 DA 神经元伴有 α - Synuclein mRNA 和蛋白的表达上调。不过，还有许多病人没有已知罹患基因的突变。因此在大范围内确定原发性 PD 的遗传致病基因尚有许多工作要做。

二、环境毒素学说

迄今最大的一个利用双胞胎来研究遗传因素在 PD 发病中作用的流行病学调查用了近 2 万名双胞胎。该研究发现，50 岁以后发病的 PD 病人中，同卵双生和异卵双生 PD 发病率基本相同。这表明，对绝大多数 50 岁以后发病的典型散发性 PD 而言，环境因素可能起主要作用。

环境毒素诱发 PD 一直是人们感兴趣的课题。流行病学研究提示多种环境因素参与了 PD 的发生与发展。风险因素包括杀虫剂、除草剂、化工产品、造纸制浆、神经毒素、锰尘和一氧化碳等。

1983 年斯坦福大学的神经病理学家 Langston 发现，一群吸食了不纯海洛因的青年人相继出现 PD 症状，经分析后确定这种海洛因中含有的一种名为 1 -甲基- 4 苯基- 1，2，3，6 -四羟吡啶（1 - methyl - 4 - phenyl - 1，2，3 ，6 - tetrahydropyridine，MPTP）的物质是致病的元凶。强烈支持了外界环境因素诱发 PD 的假说。PD 也许是由于自然界中存在的类似于 MPTP 的物质所引起。MPTP 本身不是有活性的神经毒素，它极易进入脑内，在脑胶质细胞单胺氧化酶 B（monoamine oxidase B，MAO - B）的催化下形成有活性的 MPP^+，后者被黑质 DA 神经元的特异性 DA 转运体摄入胞内，堆积于线粒体，与复合物Ⅰ结合，抑制了氧化呼吸链，引起能量代谢障碍，最终导致 DA 神经元的死亡。MPTP 已普遍用于建立 PD 动物模型。

体内代谢过程中也可产生结构类似于 MPTP 的内源性毒性物质，如异奎啉（isoquinoline，IQs）及其衍生物。已有证据表明 IQs 类化合物可能是内源性致病因子。IQs 存在于体内，它经过 N－甲基化和氧化可产生类似于 MPP^+ 结构的化合物。并且 IQs 类物质 Salsolino 的 N－甲基产物可引起动物产生类似 PD 的行为和生化的改变，由此提出了内源性毒素学说，从而补充和发展了环境毒素学说。

许多植物、食物、农药和杀虫剂中含有与 MPTP 类似的、可以造成 DA 能神经元死亡的物质。但这些发现只能解释部分病例，不能解释多数同样接触这些毒性物质的人却未出现 PD 的事实。病人对 PD 的遗传易感性与 PD 发生也许与他们对毒素的敏感性有关。

三、遗传易感性

PD 可能是由于个体遗传易感性和环境毒素暴露相互作用的结果。大量的工作正在进行，期望发现决定个体是否有易患 PD 的遗传基因。筛选了与代谢外源性毒素有关的解毒酶、与 DA 代谢相关的酶、蛋白受体基因的多态性、参与细胞变性相关过程和环节的基因。对 PD 的遗传易感性基因的研究主要集中于细胞色素 P450 酶族的 2D6 异构酶（CYP2D6）和谷胱甘肽硫基转移酶（glutathione S－trasferase，GSTM1）基因突变方面。有报道认为这两种酶中任何一种的基因发生变异，都会引起 PD 发病率的上升。而当两者皆有突变时，PD 患病的危险性高出常人患病率的 10～14 倍。

总之，任何单一的因素尚难以解释 PD 的发病。遗传因素在少数早发的 PD 患者中可能起一定作用。散发的、尤其在 50 岁以后发病的 PD 与环境因素有关。病人体内与生俱来的线粒体和一些酶的缺陷使其对内外环境毒素具有高度的易感性，与 PD 的发生有直接的关系。年龄也是 PD 发生的重要因素之一。散发性 PD 与头部外伤或肿瘤导致的中脑损伤也有关。

第二节　帕金森病的病理学

PD 的明确病理学改变表现在黑质致密带投射至纹状体的 DA 能神经元大量死亡（彩图 57－1）。中脑其他 DA 能神经元也死亡，但范围不同。蓝斑的去甲肾上腺素能细胞和基底前脑区的胆（6－hydroxydopamine，6－OHDA）碱能神经元亦可见死亡。用神经毒素 6－羟多巴胺破坏猴的双侧黑质致密带，可引起肌僵直和运动迟缓，但无震颤。PD 的神经元死亡在神经元胞质中伴随有 LB 出现，特别是在黑质致密带。LB 呈球形，直径约 5 到 25 微米，电镜下可见在其周围有放射状排列的疏松的 7～25 nm 直径的纤维丝。用免疫组化分析 LB 的主要结构，发现了三种主要成分：α－Synuclein 蛋白、神经纤维丝蛋白和泛素蛋白。分析 LB 内细胞骨架和非细胞骨架蛋白发现了 4 种成分，分别为：LB 纤维丝，与 LB 形成相关的细胞应答蛋白，可调节 LB 纤维丝的酶如激酶和磷酸酶，以及参与包涵体形成的细胞溶性蛋白。由于无法从死后的 PD 病人中获得足够的纯 LB，尚难精确分析对 LB 的生化组成。

第三节　帕金森病的症状学

一、基底神经节结构与功能

基底神经节（基底节）是深藏在大脑皮质下围绕丘脑和下丘脑的一组神经细胞团，有4个主要的核团：（新）纹状体（striatum）、苍白球（globus pallidus，or pallidum）（俗称旧纹状体）、黑质（substantia nigra，SN）、丘脑底核（subthalamic nucleus，STN）。经由皮质-基底节-丘脑-皮质的神经回路参与运动的计划、启动和执行，掌握新的动作，运动的排序，对新刺激信号的运动反应等。基底节病损后，运动严重的缺陷。

纹状体由尾核（caudate nucleus）和壳术（putamen）构成，主要接受两个部位的神经纤维传入：①皮质锥体神经元发出的皮质-纹状体谷氨酸能神经纤维；②黑质致密部（substantia nigra pars compacta，SNc）的DA能神经元的投射纤维。纹状体主要由3类神经元组成。90%～95%为中等大小的γ-氨基丁酸（GABA）能棘状神经元（spiny neuron）。它们是纹状体唯一的传出神经元，除运动和外周的刺激信号到来时，它们大部分处于静止状态。在哺乳类，中等大小的棘状神经元可分为两群，一类是投射到苍白球外侧部（external globus pallidus segment，GPe）表达脑啡肽（ENK）和神经降压素（neurotensin）的神经元；另一类是投射到苍白球内侧部（internal globus pallidus segment，GPi）和/或黑质网状部（substantia nigra pars reticulata，SNr）表达P物质（SP）和强啡肽（DYN）。纹状体也含有两种局部抑制性中间神经元：大的胆碱能神经元（蜘蛛样神经元，spidery neurons），和含有生长激素抑制素（SS）、神经肽Y（neuropeptide Y，NPY）或一氧化氮合酶的小神经元。两种抑制性中间神经元具有广泛的轴突侧支联系，作用在于降低纹状体传出神经元的活性。尽管数量很少，但在调节大多数纹状体神经元的紧张性活动中发挥作用。

纹状体通过两个途径控制苍白球内侧部和（或）黑质网状部的传出活动（见图57-3）。包括：①GABA/SP能棘状神经元发出的单突触直接通路，②GABA/ENK能棘状神经元发出的多突触间接通路。直接通路从纹状体到苍白球内侧部（GPi）和/或黑质网状部（SNr）；间接通路首先投射到苍白球外侧部（GPe），经丘脑底核（STN）至苍白球内侧部，也可由丘脑底核返回至苍白球外侧部。丘脑底核与苍白球外侧部的往返通路都以谷氨酸为递质。也有绕过丘脑底核的苍白球外侧部到达苍白球内侧部的通路。两种抑制性的蜘蛛样神经元可能主要投射至GABA/ENK能棘状神经元。丘脑-皮质通路则似乎主要调控直接通路中的纹状体GABA/SP能棘状神经元。

黑质致密部的DA能神经元发出黑质-纹状体投射纤维调控纹状体的两个主要传出通路：①作用于纹状体GABA/SP能神经元上的D1受体促进直接通路的传递；②作用于纹状体GABA/ENK能神经元上的D2受体抑制间接通路的传递。因此，纹状体内DA释放的总效应是减少基底节对丘脑的抑制而促进丘脑-皮质投射神经元的活动。

苍白球内侧部或黑质网状部的高频自发放电，对丘脑内靶核具有紧张性抑制效应。当正常呈静息状态的直接通路接受皮质或丘脑的传入兴奋时，可导致丘脑神经元的脱抑制而促进运动。多数苍白球外侧部神经元呈高频自发放电，而对丘脑底核具有紧张性抑制效应。当GABA/ENK能纹状体神经元激活时，抑制苍白球外侧部而解除对丘脑底核的抑制，导致苍白球内侧部/黑质网状部的兴奋，增强基底节的抑制性传出，对运动起抑制作用。猴开始眼球扫视运动前，尾核的一组神经元发生棘状放电，一组黑质网状部神经元发生紧张性棘状放电，解除了对上丘内扫视神经元的抑制。在丘脑底核腹侧部分的一组视-眼动神经元，在动物试图抑制或中止扫视时被激活。因此，可将丘脑底核看作是一个抑制运动的结构。皮质可通过直接与丘脑底核的联系，或间接经由纹状体和苍白球外侧部而主动抑制运动。

二、帕金森病症状的病理生理

基底节病变可产生功能障碍。它包括运动减少（hypokinesia）和运动过度（hyperkinesia）。如PD主要是造成运动减少的综合征，其特点是启动运动迟缓、随意运动的速度变慢（运动徐缓，bradykinesia）、肌僵直（ragidity），每秒出现4～5次静止性震颤（tremor）和姿势反射的障碍。与此相反，亨廷顿病（Huntington's disease，HD）是典型的运动过多性疾病，表现为舞蹈样动作、眼球运动异常、缓慢以及产生不规则的细的协调动作。

PD是被发现由单一神经递质缺乏而导致脑疾病的第一个例子。在20世纪50年代中期Carlsson就发现，脑内的DA 80%存在于基底节。继之Hornekiewicz发现，PD患者脑DA缺乏，其部位在纹状体，最严重的是壳核。在20世纪60年代早期，认识到PD在很大程度上是由黑质致密部DA能神经元变性引起的，1970年口服DA的前体——左旋多巴（levodopa，L-dopa）使人类首次可有效地改善PD症状。其作用原理是，左旋多巴在体内通过酪胺酸羟化酶脱羧转化为DA，以补充DA缺乏。

Langston发现MPTP可导致出现PD，为建立灵长类PD模型开辟了道路。MPTP可造成黑质致密部DA能神经元大量死亡，引起基底节间接通路中纹状体GABA/ENK能神经元活动增强而抑制苍白球外侧部的活动，丘脑底核脱抑制而促进苍白球内侧部和黑质网状部的活动，从而导致丘脑-皮质通路的更大抑制。运动皮质易化减弱，出现运动不能和运动徐缓。破坏丘脑底核可完全逆转动物的主要症状。离体定向手术破坏苍白球内侧部的运动部分可缓解PD的所有症状（图57-2）。

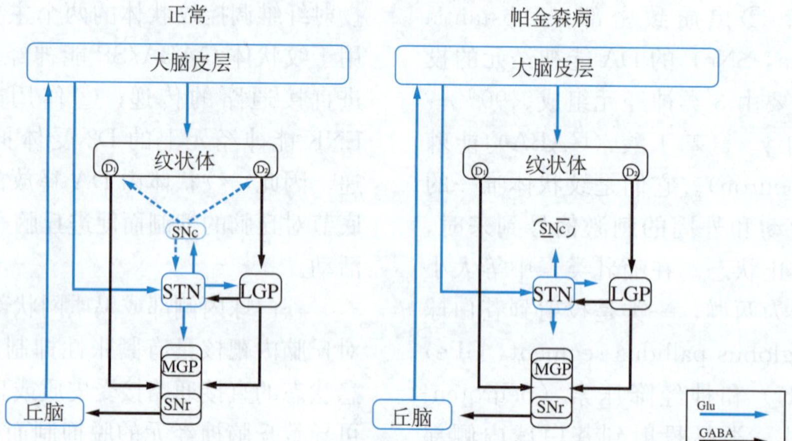

图57-2 基底神经节的运动系统调控通路

注：正常的状态下，在基底节的"直接"通路上，兴奋性的皮质传出刺激从纹状体投向黑质网状部和苍白球内侧核（GABA能神经元），使后两者受抑制，导致丘脑核处于去抑制状态，结果，丘脑向皮质反馈大量的兴奋冲动；在基底节的"间接"通路上，兴奋性的皮质输出刺激经纹状体投向苍白球外侧核（GABA能神经元），使苍白球外侧核受到抑制，而丘脑底核脱抑制。兴奋的丘脑底核使黑质网状部和苍白球内侧核（GABA能神经元）兴奋，抑制丘脑活性。丘脑底核也可被皮质直接兴奋。这一通路主要用于抑制不适当的运动行为。在帕金森病患者，由于黑质多巴胺神经元的坏死，导致纹状体的多巴胺传入降低，使得纹状体的GABA能传入到黑质网状部和苍白球内侧核减少，并且纹状体GABA能传入苍白球外侧核的抑制活性降低。总的结果是维持运动的直接通路变为低兴奋状态，而抑制运动的间接通路变得过度兴奋。造成运动减少、僵直，并且难以维持进行的动作，而引起运动徐缓等改变（MGP：苍白球内侧核；LGP：苍白球外侧核；SNc：黑质致密部；SNr：黑质网状部；STN：丘脑底核）。（引自Blandini F，2000）

第四节　帕金森病的发病机制

一、氧化应激

氧化应激被认为是PD患者黑质神经元死亡的主要因素。DA在氧和水的存在下，受MAOB作用生成过氧化氢、醛和氨。过氧化氢可导致毒性自由基增加，诱发氧化应激反应。自由基对神经元的损害主要表现在：细胞膜发生脂质过氧化反应，膜磷脂被破坏降解；细胞膜对钠、钙及大分子物质通透性增加，神经元发生细胞毒性水肿；线粒体破坏，功能丧失。

氧化应激在下列情况下会进一步加剧：①DA更新率升高，引起过氧化物的过量产生；②谷胱苷肽（GSH）缺乏，使脑内清除 H_2O_2 的能力降低；③活性铁离子增加，加速氢氧根离子的形成。尸检研究表明，PD患者黑质部脂质过氧化和铁离子浓度明显增高，线粒体复合物Ⅰ活性降低，自由基水平增高，而某些抗氧化剂的水平降低对蛋白质和DNA等产生氧化损伤，导致细胞能量ATP缺乏而变性死亡。

二、兴奋性神经毒性

作为兴奋性氨基酸，谷氨酸主要通过其离子型的NMDA和AMPA受体对DA能神经元产生影响。NMDA受体多数存在于由皮质到纹状体的投射神经元中。而AMPA受体多存在于底丘脑核、苍白球内、外侧部等核团中。兴奋性神经毒性发生的机制是由于NMDA受体被活化后，引起了广泛的 Ca^{2+} 内流以及 Ca^{2+} 在线粒体内快速的堆积，导致线粒体功能丧失。NMDA受体的兴奋还可增加一氧化氮合成酶的活性，增加一氧化氮导致神经细胞的毒性作用。谷氨酸的毒性与引发PD的其他机制，如线粒体DNA缺陷、过多的自由基形成和GSH（还原型谷胱甘肽）耗竭等都有关连，其中任一环节的失常都可引起神经元的损伤和死亡。

三、线粒体的损伤

线粒体是细胞能量产生的初级场所。毒性物质可以通过抑制线粒体复合物Ⅰ来影响线粒体呼吸链，引起ATP产生减少，最终导致细胞因能量耗竭而死亡。MPP^+ 也可以导致复合物Ⅰ失电子，使其产生过氧化物。另外，对位于第18号染色体P11.3上编码复合酶Ⅰ黄素蛋白区亚单位（它是与NADH发生作用的最主要的亚单位之一）的基因多态性分析发现，在PD病人这一基因的信号肽上发生了C－T置换，使得第29位上的丙氨酸变成了缬氨酸。据统计，带有这种突变基因的人发生PD的危险系数大大上升。

四、多巴胺转运体和囊泡转运体

多巴胺转运体（dopamine transporter，DAT）和囊泡转运体（vesicular monoamine transporter，$VMAT_2$）可能影响PD发病。DA在代谢过程中可以产生自由基等一系列毒性物质，通过DAT的介导造成了对DA能神经元的损伤。DAT位于神经元的细胞膜上，它可以将毒性物质转运到胞浆中从而对神经元构成损害，而VMAT2可以将位于胞浆中的这些毒性物质转运入囊泡中进而减少这些物质的毒性作用。两者相互配合来调节位于胞浆和囊泡中毒性物质的浓度。在DAT过表达的转基因小鼠，对MPTP毒性的易感性增高。而在通过基因敲除技术建立的只能表达半数的DAT的小鼠中，相同剂量的MPTP对其体内DA能神经元的毒性作用却下降了一半。将 $VMAT_2$ 的两个拷贝基因完全敲除，小鼠在出生后数天便死亡。只敲除单拷贝的基因并表达正常水平半数的VMAT2蛋白的小鼠能够存活，但用MPTP诱导的DA能神经元死亡的数量却增加了一倍。说明DAT和VMAT2的表达水平与DA神经元的死亡有直接的关系。

五、神经营养因子缺乏

神经元和胶质细胞能够合成、分泌大量的神经营养素，诸如神经生长因子（nerve growth factor，NGF）、睫状神经营养因子（ciliary neurotrophic factor，CNTF）、脑源性神经营养因子

（brain－derived neurotrophic factor，BDNF）和胶质细胞源性神经营养因子（glial cell line－derived neurotrophic factor，GDNF）。它们对于神经元的存活和神经突起的生长具有重要作用。在损伤的情况下，神经营养素可出现上调。BDNF、GDNF和CNTF对MPTP造成的DA能神经元损伤有很强的保护作用，而在PD病人，黑质部位的NGF、BDNF和GDNF的含量均明显降低。

六、免疫功能异常

Abramsky等于1978年首先提出免疫系统异常可能参与PD的发病。PD病人的确有免疫系统功能异常，而免疫反应异常可能在PD的发病和发展过程中又起着重要的作用。

PD患者伴有细胞免疫和体液免疫功能异常。PD病人的CD4^{+} T细胞减少，IL－1水平降低，血清IgM和IgA水平下降。辅助T细胞和B细胞大量减少。单侧纹状体和中脑DA能神经元损伤可诱发免疫反应。其他如神经毒物、代谢紊乱、抗PD药物等也会影响免疫系统功能。

小胶质细胞和细胞因子参与了中枢神经系统损伤后的细胞反应。PD病人的黑质致密部存在大量HLA－DR阳性小胶质细胞，远高于对照组，特别是在DA神经元退变最为严重的区域，如SNc的腹部和侧部变化尤为明显。用PD患者的血清纯化得到IgG后，注入成年大鼠的黑质，4周后发现注射侧酪氨酸羟化酶（tyrosine hydroxylase，TH）阳性细胞数较对照组降低50%，黑质损伤部位的小胶质细胞浸润明显。在前脑内侧束切断的PD大鼠模型，也发现了异常激活的小胶质细胞。

PD患者的脑脊液有DA能神经元的抗体，PD患者的脑脊液能抑制培养的DA能神经元的生长。PD病人的血清也对大鼠中脑DA能神经元具有补体依赖的细胞毒作用。在PD病人的纹状体区域β_2微球蛋白含量与对照组相比明显升高，MHC－Ⅰ在此部位表达上调，皮质则无此变化。将DA能神经元的杂交株产生的抗体注入大鼠脑内，可建立PD的免疫模型。模型鼠表现为少动症状和大量的SNc神经元缺失，提示免疫成分异常可直接导致DA神经元的死亡。

PD患者脑内最为明显的变化是细胞因子的大量增加。PD病人的纹状体和脑脊液中IL－1β、IL－2、IL－6和TNF－α的含量较正常组增加760%～1570%；同时TGF－α、TGF－β1、TGF－β和bcl－2的表达上调。肿瘤坏死因子（TNF）－α受体R1也出现上调。给予动物DA能神经毒素6－羟基多巴胺（6－OHDA）和MPTP，可升高黑质—纹状体的细胞因子水平。TNF－α以及诱导TNF－α产生的因素，如脂多糖（LPS）等可直接引起DA神经元的死亡。过量的细胞因子可能参与了DA神经元的变性坏死过程。

目前尚无证据说明免疫异常和PD发病孰因孰果，其变化的机制也不完全明了，可能与神经—免疫—内分泌调节障碍（如雌激素水平降低与甲状腺功能减退等）和胶质细胞异常活化、增生，以及多种细胞因子和自由基生成过多等因素有关。此外，免疫炎症反应和细胞凋亡在PD的发病中也起着一定的作用。

七、神经肽异常

锥体外系统的神经传递功能除了与DA和胆碱能两大系统有关外，还存在多种肽能神经元的活性。PD患者脑苍白球和黑质中P物质水平下降30%～40%。在壳核和黑质中两种脑啡肽（甲硫氨酸脑啡肽和亮氨酸脑啡肽）含量减少50%～70%。胆囊收缩素（CCK－8）在黑质中下降30%。神经降压肽（neurotensin）在下丘脑和海马区含量也下降。纹状体MEK受体数量减少。多肽水平的变化与PD发病机制可能有一定的联系，但也可能是继发于锥体外系统广泛神经元变性的后果。

八、蛋白质异常修饰和错误折叠

近年来，蛋白质的异常修饰和错误折叠在神经系统退行性疾病的发病中的作用越来越受到关注，被认为可能是神经细胞变性死亡的关键环节。在PD发病中，某些关键蛋白质发生的异常修饰扮演着重要角色，如TH发生异常磷酸化，α－Synuclein异常硝基化、磷酸化。蛋白质的硝基化可能是PD等引起的神经元损伤的病理机制之一。在PD患者脑内LB中，存在大量酪氨酸硝基化的α－Synuclein；硝基化的α－Synuclein易形成聚合体；毒性物质 6－OHDA 处理的 α－Synuclein 易产生硝基化；神经毒素 MPTP 可导致 PD 小鼠的纹状体和中脑腹侧的 α－Synuclein 发生硝基化。6－OHDA 和 MPTP 还能够引起 DA 合成的关键酶 TH 硝基化，从而导致酶活性丧失。

除了异常修饰，蛋白质的错误折叠在神经元变性死亡过程中的作用也同样受到关注，成为神经系统退行性疾病发病机制新的研究方向。PD 患者脑中出现 LB 等可能与蛋白质错误折叠形成的产物密切相关。特别是 α－Synuclein 等是 PD 病变常见错误折叠和积聚的重要蛋白质分子。PD 中 TH 或 α－Synuclein 等关键蛋白如何发生了错误折叠，从而导致疾病还不清楚。

目前的各种学说均难以圆满解释所有 PD 病例的病因及发病机制，实际上对于同一患者可能有多种机制参与，而各种因素之间又可以相互联系、相互影响，因此 PD 的发病可能是多个致病因素共同作用的结果。

第五节　帕金森病的早期诊断学

PD 的诊断往往依靠医生的经验和病人的症状来做出。即使建立了最严格的诊断标准，其准确率也只有 75%，因此建立明确的客观诊断标准对于确立诊断、评价疗效和疾病的进展有重要意义。当病人出现明显的症状时，绝大多数 DA 能神经元已经死亡，后续的治疗便相当棘手。因此建立早期诊断对于预防和控制本病尤为重要。DA 能神经元末梢受刺激时，储存于突触前的囊泡释放 DA 到突触间隙并作用于突触后膜相应的受体。位于突触前膜的 DAT 也变活跃，并将 DA 重新摄取到突触前膜内。当 DA 能神经元丢失后，DAT 和 DA 受体均会出现一系列的改变。借助脑成像技术显示纹状体内 DAT 和 DA 受体（主要是 D2 受体）的改变，可以反映 PD 病人 DA 能系统损伤程度，为 PD 的早期诊断提供参考。

一、用单光子发射计算机断层扫描研究 DAT 在纹状体内的分布

DA 释放至突触间隙后，可引起突触后膜的 DA 受体发生改变，同时也向位于突触前膜的 DAT 发出指令回收释放到突触间隙的 DA。因此，DAT 的变化可以敏感、直接地反映这一事件。将放射性标记的配体注入体内，配体可与 DAT 结合并在 SPECT 上显示出 PD 病人纹状体内 DAT 的功能和密度的变化，成为反映 DA 递质系统功能的重要指标。目前，比较成功的 DAT 放射性标记的配体示踪剂是 β－CIT（2－β－carbomethoxy－3－β－4－iodophenyl－tropane）和其衍生物 FP－CIT 等。它们在脑内代谢稳定且具有较低的非特异性结合。比较 β－CIT 与 FP－CIT 与 DAT 的亲和速度发现，前者在注射 24 小时后出现特异性的结合而后者仅需 3 小时。用 ^{123}I－SPECT 技术研究早期和晚期 PD 病人脑内 DAT 的变化，发现在早期 PD 患者的尾核区 DAT 变化与对照组无差别，但晚期 PD 患者在尾核区差别显著；在早期与晚期 PD 病人的壳核 DAT 均有所下降。这一发现与病理解剖证实的 PD 病人壳核内 80%的 DA 下降而在尾核内仅仅有 40%的 DA 下降相一致。据此可区分早、晚期 PD 病人或用于 PD 病的早期诊断。单光子发射计算机断层扫描（single photon emission computed tomography，SPECT）由于费用低廉、普及率高，已经得到较为广泛的应用。其缺点是图像空间分辨率差，难以建立定量参数。

二、用正电子发射断层扫描技术研究 ^{18}F－DOPA 在纹状体内的分布变化

正电子发射断层扫描（positron emission tomography，PET）是目前活体研究黑质纹状体系统最好的方法。其突出优点是空间分辨率和探测效率高，能准确显示受检区域示踪剂的浓度并提供各种定量参数。^{18}F－DOPA 是经典的突触前示踪剂，它可选择性地聚积在纹状体区的 DA 能末梢，可用它来反映黑质纹状体神经末梢密度和芳香族氨基酸脱羧酶的活性。但在早期的 PD 病人中，用 PET 检测到的 ^{18}F－DOPA 积聚下降的程度较 SPECT 检测到的 DAT 降低的程度低。因此用于 PD 早期诊断不如 SPECT 敏感。在

中、晚期 PD 病人中，PET 可以检测到病人壳核内^{18}F-DOPA 摄取明显降低，这是 SPECT 所检测不到的。

上述检查只能作为辅助诊断手段。由于黑质-纹状体 DA 能系统具有复杂的生理和病理特征，影响影像形成的因素众多。因此，对于异常图像的认定必须结合临床病人的具体情况进行综合分析，才能做出正确的诊断。

三、家族性 PD 早期诊断的遗传学检测

已经证实有多种基因与 PD 的发病相关。迄今有 5 个基因突变已经确证与 PD 发病相关。商品化的 parkin 和 α-synuclein 基因诊断试剂已经上市。在有家族遗传历史的 PD 家族中，预先对已知的 PD 致病基因进行检测可以帮助家族成员对未来发病有一定的认识，对于 PD 的早期诊断和疾病预后也有一定帮助。值得关注的是，这种基因早期诊断方法将会带来一些复杂的社会和经济问题，如对于患者及其家庭成员的社会认可，以及可能的保险和就业方面的社会歧视等。因此，这种诊断方法还需得到更广泛的认同。

第六节　帕金森病的实验性动物模型的制备

建立与人类疾病特征相似的动物模型是研究人类疾病的重要手段和方法。迄今已有小鼠、大鼠、猴等动物的 PD 模型。其中大鼠模型由于可直接观察行为学改变、经济和易于操作等原因，成为应用最为广泛的实验研究模型。建立 PD 动物模型采用的方法主要有：

（一）6-OHDA 模型

6-OHDA 由于结构与 DA 类似，被误作为递质重新摄入到神经元内，通过形成羟自由基和抑制线粒体氧化呼吸链复合物Ⅰ和Ⅳ等机制选择性地造成 DA 神经元损伤。将不同剂量的 6-OHDA定向注射于黑质周围和黑质-纹状体通路上，能够选择性地损毁黑质内的 DA 神经元，从而造成类似 PD 的动物模型。这一模型又可根据损伤程度不同分为完全损伤和部分损伤模型。完全损伤模型需将大剂量 6-OHDA 注射入黑质或黑质-纹状体投射通路即内侧前脑束（medial forebrain bundles，MFB）内，具有两个明显的特点：①神经元急性死亡，6-OHDA 注入后 15 分钟即可检测到 DA 含量的下降，3～5 天内绝大多数神经元死亡；②损伤严重，行为学测试表现为动物出现显著的旋转行为异常时，黑质内 DA 神经元的死亡已经超过 90%。这种模型主要模拟临床晚期 PD 病人的特征，适用于进行细胞移植替代治疗的各种研究，而对于观察神经元的可塑性或再生作用，以及神经营养修复等方面不甚理想。部分损伤模型是将小剂量 6-OHDA 注射入黑质或纹状体中，减少 6-OHDA 的用量可相对保留较多的 DA 能神经元从而模拟中、早期 PD 病人的症状。主要适用于经各种措施治疗后神经功能修复程度的观察。

（二）MPTP 模型

MPTP 产生神经毒的原因是它在单胺氧化酶 B（MAO-B）的作用下代谢成 MPP^+，后者被 DA 能神经元所摄取后形成自由基，从而造成神经细胞死亡。从静脉或腹腔应用 MPTP 后，猴表现出两侧肢体姿势性震颤、肌僵直、运动减少等；经一侧颈内动脉注入 MPTP 后，猴表现对侧肢体的相同症状，同时产生可以定量的旋转运动，黑质神经细胞脱失、纹状体 D2 受体发生超敏，局部脑血流量减少等。用 MPTP 制造的猴 PD 动物模型与原发性 PD 的临床、病理、神经生化等特征十分相似，为现今公认的最佳 PD 动物模型。

（三）机械损伤模型

机械损伤 MFB 可以造成黑质内的 DA 能神经元渐进性死亡，已经建立 MFB 轴突切断术（medial forebrain bundle axotomy）和中脑半切术（hemitransection of midbrain），尤以前者应用较多。MFB 切断术损伤模型的建立需要在脑立体定位仪上精确定位后，用特制的 Scouten 电线刀深入到 MFB 所在的部位将其切断。此方法造模的优点是，黑质 DA 能神经元呈渐进性死亡，可以模拟 PD 病理变化的全过程，对于研究神经元的

再生和PD的预防有意义。缺点是切断术后短时间内损伤程度不稳定，并且动物易死亡。

（四）利血平模型

利血平抑制去甲肾上腺素能神经元末梢的再摄取功能，使囊泡内贮存的DA及其他儿茶酚胺类递质耗竭。这类模型在一定程度上模拟了PD的临床表现和神经化学变化。但它存在明显的不足：①运动障碍在不同时间和不同个体之间变异性较大；②利血平同时引起了多种递质释放并且无法造成类似PD的病理改变。因此该模型的应用只限于探索药物影响肌僵状态的实验中，对其他的运动症状的研究现已很少应用。

（五）病毒感染模型

应用日本脑炎病毒感染出生后13天的Fischer大鼠，12周后病理检查发现，大鼠脑区的某些病理改变类似PD的情况，受感染后动物表现出明显的运动减少，用左旋多巴（L-DOPA）后症状明显改善。这是第一个用病毒感染来建立的PD模型，尚待进一步验证。

（六）电解损毁模型

电解损毁猴一侧脑桥上部及中脑腹侧被盖区，以中断黑质纹状体DA能通路，产生对侧肢体姿势性震颤、运动减少，以及旋转运动。

（七）免疫炎症模型

将能够引起炎症反应的代表性物质——脂多糖LPS注射入黑质致密部，可引起黑质致密部DA能神经元的退变，并引起CD11b阳性的小胶质细胞数量增多，呈明显激活状态。黑质致密部DA能神经元数量减少，纹状体DA及其代谢物含量降低，同时黑质致密部小胶质细胞明显激活，这些改变至少可以持续21天。说明以LPS为工具药首先激活小胶质细胞，可以导致DA能神经元的继发性退变，并且一定剂量的LPS注射可造成明显的动物旋转行为异常。此模型适用于研究炎症反应在PD发病过程中的作用，以及干预炎症反应对DA能神经元的保护作用。

（八）鱼藤酮模型

鱼藤酮是一种杀虫剂，它是线粒体复合物Ⅰ的抑制剂，能够导致慢性、系统性的类似PD临床病理的黑质纹状体系统退行性病变，特异性地损伤DA能神经元。由于其造成的疾病过程与临床PD极为相似，因此鱼藤酮模型在近年的研究中多受到关注。鱼藤酮可抑制线粒体复合物Ⅰ，从而导致细胞内的氧化损伤，在鱼藤酮制备的PD模型的黑质中已经发现受氧化反应损伤的脂类、DNA和蛋白。鱼藤酮模型已经在猴的PD模型中成功运用，其最大的缺陷是不易操作、费用昂贵和较大的个体差异性。

（九）基因干预模型

应用基因干预方法已经可以在小鼠、果蝇、线虫，甚至酵母中建立疾病模型，分析致病机制。应用基因制备模型的方法有两种：①转基因，即将疾病相关的基因表达于模型中，这些基因均在人类疾病发病过程中起主要作用，具有毒性功能。目前已在小鼠、果蝇、线虫和酵母中建立了α-Synuclein突变模型，来模拟家族性PD的发病。②基因敲除：即去除与人类疾病基因同源的内源性基因的功能。例如：Parkin基因敲除小鼠、Parkin突变果蝇、Parkin RNA干涉果蝇，DJ-1基因敲除小鼠DJ-1 RNA干涉果蝇等基因干预模型。这些动物模型的建立可以帮助研究PD致病基因的正常功能、它们的基因联系，更为重要的是，可以指导基因修饰物的筛选，以发现其他参与疾病过程的新基因。另外，基因干预动物模型的建立还为检测体内治疗药物的疗效提供了很好的研究系统。

第七节 帕金森病的治疗

一、药物治疗

（一）神经保护

神经营养素：除BDNF外，GDNF由于体内外均能较特异地营养DA神经元，抵抗神经毒素的损伤，从而备受瞩目。由于GDNF不能通过血脑屏障，需要靠纹状体内、黑质内和脑室内离体定位注射GDNF。但这种应用操作复杂、费用昂贵、难以推广，因此小分子的GDNF受体的激动剂将得到更好地应用。

Selegiline：它是MAO-B的选择性抑制剂，可特异升高乙胺和DA的含量。它可防止DA脱氨产生自由基，防止MPTP转化为有毒的MPP^+。在临床实践中Selegiline可延缓黑质神经元的死亡，具有神经营养的作用，并可减少左旋多巴的用量。

（二）症状治疗

左旋多巴：自1960年被应用以来，由于可明显改善症状几年，而无特效药可取代，故沿用至今仍为治疗PD的主要药物，但长期应用后可出现较严重的副作用，甚至可发生“开-关”现象。因此如何减少左旋多巴的剂量，如何推迟左旋多巴的应用是PD研究的热点之一。

DA激动剂：有D1、D2混合受体激动剂Pergolide，D2受体激动剂Caborgoline和Bromocriptione，D3受体激动剂Ropinirole和Parmipexole。这些药物可在PD早期单独应用或在PD晚期与左旋多巴联合应用。

NMDA受体非竞争性阻断剂Amentadine：它可间接刺激DA释放，抑制乙酰胆碱（ACh）的释放，使DA与ACh维持一个新的平衡。可在PD早期应用。

儿茶酚胺氧位甲基移位酶（catechol-O-methyl transferase，COMT）抑制剂：Entacapone和Lolcapone，它们通过抑制COMT减少左旋多巴在外周的和脑内的降解，从而提高DA含量。可与左旋多巴配伍使用。

阿扑吗啡：它多用于PD患者症状出现波动（“开-关”）时。给药方式有两种，一种为间接注射，一种为持续滴注。

总之，PD药物治疗的策略主要为：降低左旋多巴的剂量以及左旋多巴+DA激动剂和/或COMT抑制剂合用，以延缓左旋多巴耐受的形成。

二、外科治疗

传统的手术疗法如苍白球切除术等仍在PD外科治疗中扮演一定角色。进入20世纪90年代以来，以微电极定位、计算机控制为特点的新的立体定向损毁疗法在治疗晚期PD患者中取得了成功。这种建立在现代电生理学技术上，在细胞水平精确定位、定向手术治疗PD的技术，可以识别PD病人脑内核团细胞的特异性放电，故在细胞水平确定靶点，克服了个体在解剖和功能上的变异，使手术更加安全有效。苍白球不同的部位具有明显不同的放电特征如在苍白球外侧部具有相对不规律的或短暂爆发式放电，而苍白球内侧部具有相对持续的高频放电。丘脑的VIM和及其周围结构也有明显不同的电生理特征。通过这些不同结构的辨认，可以来指导定位。其定位的精确性明显优于CT（计算机断层扫描）和MRI（核磁共振成像系统），并且克服了由于个体差异带来的偏差，为安全地实施这种手术提供了保证。但这种手术并非适用于所有的PD病人，一般对于原发性PD或经L-DOPA治疗数年后疗效下降或出现并发症者适用；而不适用于PD伴有心脑血管疾病、痴呆或糖尿病者。

三、细胞治疗

PD主要是由于黑质DA能神经元变性死亡而致黑质-纹状体系统合成DA能力减退引起的，若能将合成和分泌DA的细胞移植入黑质-纹状体系统，替代已死亡的DA细胞，应该是最理想的治疗策略。

（一）DA能神经细胞移植

同种移植：1979年，第一例胚胎中脑移植治疗PD模型大鼠获得成功，这种治疗方法可纠正动物的异常旋转行为。瑞典Lund大学的Björklund和美国South Florida大学的Freed等科学家在PD的细胞治疗上进行了大量、具有重要意义的研究，并逐渐在临床上推广应用。1989年以来，全世界大约有300多例PD患者接受了自然流产人胚胎的中脑细胞悬液移植治疗。1995年开始在临床上采用双盲实验，对40例PD患者进行了人胚胎中脑细胞悬液脑移植治疗。移植后的一年随访结果为：细胞移植可明显改善60岁以下患者的临床症状，在60岁以上患者中的治疗作用尚待确定。这一定程度上提示特异的靶细胞移植对于CNS退行性疾病的治疗具有重大的研究价值和临床应用前景。人胚胎中脑细胞悬液移植治疗PD虽然取得了突破性进展，并且第一个应用于临床治疗，研究地相当深入和普及，但仍存在着许多难以解决的问题，最突出的问题是供体细胞来源不足，如治疗1例PD患者需要6个胚胎组织，由于难以获得足够量的移植细胞，阻碍了细胞疗法在临床上的应用。这一缺陷促使人们去寻找新的细胞来源。移植细胞成活率低也是一个棘手问题。加入神经营养因子或自由基清除剂可以将移植的DA神经元成活率提高2～3倍，有助于减少应用人胎脑细胞的量。但同种移植由于来源有限且涉及诸多伦理问题，难以广泛实施。

异种移植：研究发现，猪脑中具有DA能神经元并可发育成为类似于人的相应细胞群。胎龄28天的猪中脑便可分化出能够合成DA的TH阳性神经元，猪的神经母细胞可在PD大鼠脑内成功地存活，并介导其纹状体内广泛的神经支配。然而由于异种移植存在免疫反应，且对于猪神经细胞能否最终替代人神经细胞尚存在争论。短期内无法用于临床。

（二）可分泌DA的非神经元细胞移植

肾上腺嗜铬细胞：肾上腺嗜铬细胞虽然可分泌DA，但其在脑内存活的时间很短，无法满足临床要求。研究发现在移植区注入NGF或将肾上腺嗜铬细胞与神经胶质细胞或成纤维细胞共同移植能够提高肾上腺嗜铬细胞的存活率和生存时间。

微囊包裹的PC12细胞：即用一种生物相容性的半透膜包裹能分泌DA的大鼠肾上腺嗜铬细胞瘤细胞。这种微囊化的细胞在激活DA受体并在失神经支配的纹状体内发挥功能的同时，又能有效地避免免疫排斥反应和成瘤性。1991年首次将微囊化的PC12细胞用于PD的研究中，发现能够明显改善阿朴吗啡诱导的PD动物模型的旋转行为。

颈动脉球细胞：由于此细胞可分泌少量的DA，它也可作为治疗PD的替代细胞，但研究尚属起步阶段。

（三）神经元前体细胞或神经干细胞的移植

替代DA能神经元的细胞中，神经干细胞最具潜力。如果能将干细胞分化成为用于移植的DA能神经元，或者能将体内的神经干细胞进行原位诱导，使其定点分化成为DA能神经元，也许是真正实现PD细胞治疗的突破，甚至取代目前所有的细胞移植疗法成为PD治疗的主要手段之一。

神经前体细胞和神经干细胞的概念尚无严格的界定。一般认为前体细胞是由于细胞衍生而来，两者皆具备定向分化和增殖的潜能。

神经干细胞的概念和分布：经典的神经系统理论认为，在哺乳动物中，只有外周神经系统损伤后可以再生，CNS则缺乏可塑性，因此一旦由于外伤、缺氧、变性、营养代谢障碍等原因所致的神经功能缺失也被认为是不可逆的，损伤后丢失的神经元只能由胶质细胞增殖来填充。随着研究的深入，逐渐证明哺乳动物CNS仍具有较大的可塑性，基于对造血发生和神经发育的研究，参照造血系统干细胞的性质，提出了神经干细胞（neural stem cells，NSCs）的概念——它是一类多能干细胞，能够长期自我复制，并具有分化形成神经元、星形胶质细胞和少突胶质细胞的多潜能特性。神经干细胞在哺乳动物胚胎期神经系统中的分布具有较大的普遍性，存在于大脑皮质、海马、纹状体、嗅球、脑室沿线包括侧脑室、第三脑室和第四脑室、间脑、中脑、小脑、脊髓、视网膜等部位。随着胚胎期神经干细胞研究的逐渐成熟，人们开始思考成体哺乳动物CNS中是否也存在相似的细胞群体。现已证实，成体哺乳动物CNS中存在两个神经干细胞聚集区：位于侧脑室壁的脑室下层（subventricular zone，SVZ）和海马齿状回的颗粒细胞下层（subgranular zone，SGZ）。在黑质和纹状体以及一些非神经发生的部位如脊髓也发现成体神经干细胞的存在。在整个生命过程中，人脑的某些部位始终保持生成神经元和建立神经突触联系的能力。老年人脑内也存在神经前体细胞，并且仍具有分化成神经元的潜能。神经干细胞的这些特性使其能够为临床移植提供丰富的细胞来源奠定了基础。而对于神经系统退行性疾病来说，PD很可能成为干细胞研究的第一个受益者，因为PD的病理学基础和黑质-纹状体通路研究地较为透彻，而且其结构较其他神经部位简单，突触联系易于建立，将成为神经干细胞能够治愈的最佳靶疾病。因此，神经干细胞作为替代胚胎中脑细胞悬液进行细胞移植的方案，近年来在治疗PD的研究中备受关注。

神经干细胞移植治疗PD的实验研究：应用

高浓度的表皮生长因子（epidermal growth factor，EGF）和碱性成纤维细胞生长因子（basic fibroblast growth factor，bFGF）刺激，在体外扩增中脑DA能神经元的前体细胞，并进而将其诱导分化为成熟的DA能神经元。目前对于啮齿类NSCs在治疗PD模型动物中的疗效已经进行了大量的实验研究，但却得出不同的结果，争论的焦点是：①神经干细胞在移植入成体脑内之前是否需要一定程度的体外诱导分化，是移植已经分化出神经元的细胞，还是原始的神经干细胞。一项研究发现未经体外诱导的神经干细胞移植后可以改善PD动物的异常行为，更多的结果则表明移植后的神经干细胞即使在宿主脑内很好地存活并分化形成DA能功能细胞，但却不能改善PD动物的异常行为。另有实验发现移植后的神经干细胞在成体动物脑内根本不能分化形成DA能神经元，甚至也不能完全进行神经元和胶质细胞的分化，大部分移植的细胞仍然保持原始的神经干细胞特性；只有那些经过体外向DA能神经元定向诱导的神经干细胞，进行移植后才能发挥治疗作用。这些截然相反的结论使人思考，神经干细胞移植并不是想象中的那样容易操作，许多因素导致了这种结论的不一致性，如移植后细胞在脑内的存活以及分化形成功能细胞-DA能神经元的比例等原因，均可影响移植疗效。②不同脑区来源的神经干细胞对PD治疗的不同疗效。将来源于中脑和纹状体的神经干细胞移植到PD模型大鼠的纹状体中，发现前者可以很好地分化出DA能神经元，而后者则不能。③脑内微环境参与移植细胞的存活和终末分化：损伤后的微环境更有利于神经干细胞的存活和成熟分化。④人源神经干细胞研究相对困难：对于人组织来源的，尤其是人中脑组织来源的神经干细胞在治疗PD模型动物中的研究，目前不仅观察了细胞移植后在脑内的存活和定向分化，并对PD动物的行为学改善也就是治疗效果进行观察研究，但是这方面的报道还是较少，这与人源神经干细胞培养和传代困难有关。

神经干细胞移植治疗PD的临床研究：自1999年开始，来自于洛杉矶Cedars－Sinai医学中心的外科医生将准备进行神经干细胞自体移植治疗PD患者的一期临床实验。具体的方案是：在给PD患者进行基底节深部脑刺激电极埋入手术的同时，取患者此处的细胞进行体外培养，2个月后细胞大量增殖，此时应用定向诱导神经干细胞分化形成DA能神经元，然后移植入纹状体尾核和壳核的6～8个不同位点，应用PET检测细胞存活情况。自体移植可以完全解决免疫排斥反应以及传染性疾病的感染，因此对于神经干细胞移植治疗神经系统疾病真正应用于临床很有意义。

采用此类患者自体细胞治疗PD有广阔的应用前景。成体黑质和纹状体中发现神经干细胞的存在，为应用某些辅助方法原位诱导在体的神经干细胞增殖和分化提供了理论依据。

四、基因治疗

PD基因治疗目前的策略主要有两个：①植入促进DA合成的酶基因来促进纹状体内DA的生成。如TH、GTP环氢酶1基因（可促进辅助因子四氢蝶啶的活性）和芳香族氨基酸脱羧酶（AADC）等。由于TH是DA合成的限速酶，因此TH基因为PD基因治疗的首选。②应用神经保护性营养因子基因阻止DA能神经元死亡或刺激受损的黑质纹状体系统的再生和功能恢复，其中GDNF为首选。虽然GDNF基因治疗在动物体内得到明确的治疗效果，但在临床研究和应用中，多年来的报道则比较矛盾，因此，GDNF的临床应用需要进一步实践。此外，将上述两种策略相结合，以期达到防治兼备的目的。用腺相关病毒（adeno－associated viru，AAV）携带BDNF，用逆转录病毒载体（retrovirus vector，RV）携带TH基因共感染正常新生大鼠的星型胶质细胞，然后将TH－BDNF双阳性的星型胶质细胞移植到PD模型大鼠的纹状体中，大鼠的旋转行为得到改善，与单独使用TH或BDNF相比，疗效显著增强。将人TH基因和GDNF分别装到腺病毒（Ad）或AAV载体上，包装成携带单基因的重组Ad或AAV病毒，注射到PD模型大鼠脑纹状体，收到良好治疗PD的效果。而将携带TH或GDNF的两种重组Ad病毒同时感染神经源性细胞系或注射到PD模型大鼠纹状体，效果均优于单一重组病毒。2001年，基因治疗首次应用于临床PD病人的治疗中。应用腺病毒相关病毒（AVV）携带谷氨酸脱羧酶（GAD）基因 GAD65 和 GAD67，后两者在脑内催化合成抑制性神经递质 GABA，从而与 DA 系统恢复平衡状态。这一突破使人们对 PD 的基因治疗前景充满信心。

其他神经保护因子：在果蝇 PD 模型中发现了多种具有神经保护功能的基因，其中一些在哺乳动物体系中得到验证。它们都是 PD 治疗的候选基因。如：在果蝇 PD 模型中，热休克蛋白（HSP）70 能够显著对抗致病基因α-Synuclein 异常的神经保护功能；在 MPTP 小鼠 PD 模型中，由重组腺相关病毒转到 DA 能神经元中的 HSP70 可明显保护小鼠的 DA 能神经系统，对抗 MPTP 导致的 DA 能神经元丢失以及相关的纹状体 DA 含量的下降。Parkin 基因也具有对抗 α-Synuclein 毒性的神经保护功能，并且能够对抗免疫应激反应或毒性刺激，因此，Parkin 被认为是一种多功能的神经保护基因。在过表达 Parkin 的动物中，α-Synuclein 诱发的神经病理的出现频率明显降低，包括保护位于黑质的 TH 阳性细胞的胞体以及位于纹状体中 TH 阳性的神经末梢。

五、其他治疗手段

对于 PD 患者的药物疗法仅能够对症治疗，而且伴随严重的并发症。其他神经保护策略如基因治疗和细胞移植等还有局限性和缺陷。因此，急需寻找有效的替代治疗手段。由于 α-Synuclein的异常折叠既是家族性 PD 又是散发性 PD 发病的中心环节，所以，那些能够减少毒性 α-Synuclein 聚集的方法也许能治疗 PD。在 AD 研究中，抗 Aβ 42 肽的抗体在动物实验和疾病患者中能够有效地从脑中清除淀粉样病变，同时能够改善受试的认知功能。这种免疫学方法在表达人 α-Synuclein的转基因小鼠体内也适用。利用人 α-Synuclein制备的转基因小鼠的疫苗可以产生抗 α-Synuclein 的高亲和力抗体，后者能够帮助清除细胞胞体和突触内的 α-Synuclein，从而减低神经退变的发生。这一治疗手段可能为 PD 和其他 α-Synuclein 相关疾病提供新的治疗策略。

第八节　帕金森病研究的展望

在 PD 发现后的一个多世纪的时间内，其神秘面纱被逐步揭开。近年涉及本病的致病基因的发现是 PD 遗传学研究的重大突破。还有多个罹患基因尚待确定。对于散发性的 PD，环境致病的因素不可忽视。环境因素如何与遗传因素相互作用仍待研究。

α-Synuclein 是 PD 病理特征 LB 的主要成分，关于 LB 内其他的成分在家族性或散发的 PD 中是否也发生了突变并参与了 PD 的发生，尚需进一步明确。有关 α-Synuclein 的代谢途径、致突变的原因以及它是如何引发 PD 等问题仍少为人知。需进一步的生物化学和细胞生物学研究以阐明 PD 的机理。

PD 的动物模型对研究发病机制和发展治疗方法都很重要。用果蝇建立的 PD 模型显示 DA 能神经元明显减少，而且出现了类似于人类 LB 的 α-Synuclein 包涵体，将有助于 PD 的遗传学研究。

早期诊断技术的普及是防治 PD 的重要环节，发展更为完善的示踪剂、降低检查的费用将会使更多的 PD 患者受益。探明在 PD 病人中损伤的 DA 能神经元中特异表达的基因，确定控制 PD 易感神经元分化的方法和研究细胞死亡的途径等，将为了解 PD 的发病机制提供重要线索。

药物化学、基因治疗、细胞移植等多途径研究为治疗带来前景。现代科技的发展使对 PD 的研究和认识带来新的希望。对本病病因、诊断和治疗的研究进展使人们看到了控制 PD 的曙光。

参考文献

综述

1. Farrer MJ. Genetics of Parkinson disease：paradigm shifts and future prospects. Nat Rev Genet，2006，7（4）：306-318
2. de Lau LM，Breteler MM. Epidemiology of Parkinson's disease. Lancet Neurol，2006，5（6）：525-535

3. Siniscalchi A, Gallelli L, Mercuri NB, et al. Role of lifestyle factors on plasma homocysteine levels in Parkison's disease patients treated with levodopa. Nutr Neurosci, 2006, 9 (1-2): 11-16
4. Savitt JM, Dawson VL, Dawson TM. Diagnosis and treatment of Parkinson disease: molecules to medicine. J Clin Invest, 2006, 116 (7): 1744-1754
5. Lindvall O, Kokaia Z. Stem cells for the treatment of neurological disorders. Nature, 2006, 441 (7097): 1094-1096
6. Schapira AHV, Olanow CW. Neuroprotection in Parkinson Disease-Mysteries, myths, and misconceptions. JAMA, 2004, 291 (3): 358-364
7. Selkoe DJ. Folding proteins in fatal ways. Nature, 2003, 426 (6968): 900-904
8. Kruger R, Eberhardt O, Riess O, et al. Parkinson's disease: one biochemical pathway to fit all genes? Trends in Mol Med, 2002, 8 (5): 236-240
9. Beal MF. Experimental models of Parkinson's Disease. Nat Rev Neurosci, 2001, 2 (5): 325-332
10. Kandel ER, Schwartz JH, Jessell TM. Principles of Neural Science. 4th ed. New York: McGraw-Hill Companies, 2000: 853-872

原始文献

1. Zhang ZX, Roman GC, Hong Z, et al. Parkinson's disease in China: prevalence in Beijing, Xian, and Shanghai. Lancet, 2005, 365 (9459): 595-597
2. Lo Bianco C, Schneider BL, Bauer M, et al. Lentiviral vector delivery of parkin prevents dopaminergic degeneration in an alpha-synuclein rat model of Parkinson's disease. Proc Natl Acad Sci USA, 2004, 101 (50): 17510-17515
3. Paisan-Ruiz C, Jain S, Evans EW, et al. Cloning of the gene containing mutations that cause PARK8-linked Parkinson's disease. Neuron, 2004, 44 (4): 595-600
4. Bonifati V, Rizzu P, van Baren MJ, et al. Mutations in the DJ-1 gene associated with autosomal recessive early-onset parkinsonism. Science, 2003, 299 (5604): 256-259
5. Auluck PK, Chan HY, Trojanowski JQ, et al. Chaperone suppression of alpha-synuclein toxicity in a Drosophila model for Parkinson's disease. Science, 2002, 295 (5556): 865-868
6. Imai Y, Soda M, Inoue H, et al. An unfolded putative transmembrane polypeptide, which can lead to endoplasmic reticulum stress, is a substrate of Parkin. Cell, 2001, 105 (7): 891-902
7. During MJ, Kaplitt MG, Stern MB, et al. Subthalamic GAD gene transfer in Parkinson disease patients who are candidates for deep brain stimulation. Hum Gene Ther, 2001, 12 (12): 1589-1591
8. Freed CR, Greene PE, Breeze RE, et al. Transplantation of embryonic dopamine neurons for severe Parkinson's disease. N Engl J Med, 2001, 334 (10): 710-719
9. Conway KA, Lee SJ, Rochet JC, et al. Acceleration of oligomerization, not fibrillization, is a shared property of both alpha-synuclein mutations linked to early-onset Parkinson's disease: implications for pathogenesis and therapy. Proc Natl Acad Sci USA, 2000, 97 (2): 571-576
10. Giasson BI, Duda JE, Murray IV, et al. Oxidative damage linked to neurodegeneration by selective alpha-synuclein nitration in synucleinopathy lesions. Science, 2000, 290 (5493): 985-989
11. Fricker J. Human neural stem cells on trial for Parkinson's disease. Mol Med Today, 1999, 5 (4): 144
12. Polymeropoulos MH, Lavedan C, Leroy E, et al. Mutation in the alpha-synuclein gene identified in families with Parkinson's disease. Science, 1997, 276 (5321): 2045-2047
13. Varastet M, Riche D, Maziere M, et al. Chronic MPTP treatment reproduces in baboons the differential vulnerability of mesencephalic dopaminergic neurons observed in Parkinson's disease. Neuroscience, 1994, 63 (1): 47-56
14. Chiueh CC, Murphy DL, Miyake H, et al. Hydroxyl free radical (. OH) formation reflected by salicylate hydroxylation and neuromelanin. In vivo markers for oxidant injury of nigral neurons. Ann N Y Acad Sci, 1993, 679: 370-375
15. Damier P, Hirsch EC, Zhang P, et al. Glutathione peroxidase, glial cells and Parkinson's disease. Neuroscience, 1993, 52 (1): 1-6
16. Langston JW, Ballard P, Tetrud JW, et al. Chronic Parkinsonism in humans due to a product of meperidine-analog synthesis. Science, 1983, 219 (4587): 979-980
17. Perlow MJ, Freed WJ, Hoffer BJ, et al. Brain grafts reduce motor abnormalities produced by destruction of nigrostriatal dopamine system. Science, 1979, 204

(4393)：643-647
18. Abramsky O，Litvin Y. Automimmune response to dopamine-receptor as a possible mechanism in the pathogenesis of Parkinson's disease and schizophrenia. Perspect Biol Med，1978，22 (1)：104-114
19. Cotzias GC，Van woert MH，Schiffer LM. Aromatic amino acids and modification of parkinsonism. N Engl J Med，1967，276 (7)：374-379
20. Parkinson J. An essay on shaking palsy. London：Sherwood，Neeley & Jones，1817：1-67

第五十八章　阿尔茨海默病

王建枝　崔德华　晏日强

第一节　Aβ与阿尔茨海默病 …… 1095
一、Aβ的生成途径及其生物学特性 …… 1095
二、Aβ假说的依据 …… 1096
三、Aβ的神经毒性作用 …… 1096
四、Aβ发挥毒性作用的机制 …… 1098
第二节　Tau蛋白与阿尔茨海默病 …… 1099
一、Tau蛋白异常磷酸化机制及其对细胞的毒性作用 …… 1100
二、Tau蛋白异常糖基化机制及其细胞毒性 …… 1103
三、Tau蛋白基因异常及构象改变 …… 1104
四、Tau蛋白其他修饰及其对细胞的影响 …… 1104
第三节　早老素与阿尔茨海默病 …… 1106
第四节　ApoE与阿尔茨海默病 …… 1108
一、ApoE基因多态性与阿尔茨海默病 …… 1108
二、ApoE在AD神经变性中的作用 …… 1109
第五节　阿尔茨海默病的实验模型 …… 1110
一、老年斑 …… 1111
二、神经原纤维缠结 …… 1111
三、其他病理改变 …… 1111
第六节　阿尔茨海默病的研究趋势与未来治疗的策略 …… 1113
一、针对Aβ的药物 …… 1113
二、针对tau异常磷酸化的药物 …… 1114
三、针对轴突转运功能的药物 …… 1114
四、针对胆固醇的药物 …… 1114
五、其他治疗策略 …… 1114

阿尔茨海默病（Alzheimer disease，AD）是一种最常见的神经退行性疾病，目前，全球大约有2500万AD患者，人口老龄化使AD的患病率呈急剧增高趋势。

AD患者的主要临床表现是进行性记忆障碍，其主要病理学特征则是在脑中形成大量的老年斑（senile plaques，SP）和神经原纤维缠结（neurofibrillary tangles，NFT）以及出现弥漫性脑萎缩。

AD的病理特征最早在1906年便由Alois Alzheimer描述了，但其真正的病因发病机制的研究在此后的八十年内都无进展。随着蛋白化学、分子生物学以及遗传学研究技术的迅速提高，从20世纪80年代中叶开始，AD的基础研究才开始有了显著的进展。由于老年斑的主要成分是β-淀粉样多肽（β-amyloid peptide，Aβ），而神经原纤维缠结的主要成分是异常过度磷酸化的微管结合蛋白tau（abnormally hyperphosphorylated tau），因此，对AD研究的主流方向主要集中在Aβ和tau两个方面。1984年，Glenner和Wong从老年斑内纯化和分离得到了Aβ并解读得到其蛋白序列。这一成果很快引发了竞相克隆转译Aβ的基因。1986年，四个研究组几乎同时发表了APP的基因序列，揭示了Aβ实际上只是APP中的一小片段。在20世纪90年代初，John Hardy研究组最先从遗传性AD患者的标本中找到了APP的基因突变。这些成果很快构成了目前比较流行的Aβ假说。此外，由于早老蛋白（presenilin，PS）基因突变和载脂蛋白E（ApoE）基因型通过影响Aβ和tau代谢而在AD的发病中起重要作用，因而也受到研究者的重视。本章将从Aβ过量生成、tau异常修饰、PS基因突变和ApoE基因型等方面，重点讨论AD的发病机制、实验模型和治疗策略。

第一节　Aβ与阿尔茨海默病

一、Aβ的生成途径及其生物学特性

Aβ泛指一组由39～43个氨基酸残基组成的多肽，其中以40个氨基酸的Aβ（Aβ1-40）为主，其次是Aβ1-42。这些多肽是构成老年斑核心和血管壁沉积物的主要成分。Aβ来自于淀粉样前体蛋白（amyloid precursor protein，APP）。APP基因（190kbp）位于21号染色体长臂，至少由18个外显子组成。由于APP基因转录后的不同剪接，可产生至少10种不同的mRNA和含365～770个氨基酸残基的蛋白质异构体。在众多的APP异构体中，人脑主要表达APP695（695个氨基酸）和APP770（770个氨基酸）。其中，APP770含一段由57个氨基酸残基组成的插入区——kunitz型蛋白酶抑制剂（KPI）的同源域。APP在细胞中以跨膜受体的结构形式存在，包括一条较长的细胞外N端和一条较短的细胞内C端节段，KPI和某些糖基存在于长节段上。APP一般可通过轴浆转运方式向突触端转运并可与细胞外间质相互作用，提示可能对与神经元的可塑性有关。此外，APP还可能促进损伤组织的修复。

Aβ由APP分子的跨膜区N-端28个氨基酸及其相邻的跨膜区11～15个氨基酸残基组成，其序列为Asp-Ala-Glu-Phe-Arg-His-Asp-Ser-Gly-Tyr-Glu-Val-His-His-Gln-Lys-Leu-Val-Phe-Phe-Ala-Glu-Asp-Val-Gly-Ser-Asn-Lys-Gly-Ala-Ile-Ile-Gly-Leu-Met-Val-Gly-Gly-Val-Val-Ile-Ala-Thr。APP主要通过分泌酶（secretase）途径裂解（图58-1）。α分泌酶裂解途径由α分泌酶水解Aβ的Lys16-Leu17间的肽键，产生一个较大的N-末端可溶性片断，分泌到细胞介质，而C段小片段则留在膜上。由于α分泌酶的切割位点在Aβ的分子中间，不产生完整的Aβ分子，故又称为非Aβ源性途径。β和γ分泌酶降解途径由β分泌酶先水解APP695中的Met-596和Asp-597间的肽键，而γ分泌酶水解Aβ的39-43位的任意肽键而产生分子长短不等的完整Aβ分子。由于Aβ的C-端最后几个氨基酸残基具有很强的疏水性，所以，C-端越长越易聚合及沉积。

Aβ在水溶液中以α螺旋、随机螺旋和β片层结构三种形式混合存在。β片层结构是形成Aβ聚合物必需的结构状态。β片层结构的生成数量具有温度、时间和浓度依赖性。温度升高、放置时间延长和Aβ浓度增加均可促进β片层结构形成。在溶液的pH为4～7时，β片层结构最易生成。在Aβ聚合过程中，β片层结构的Aβ易形成双聚体，逐步形成寡聚体及中间态的初原纤维（protofibrils），初原纤维仍具有相对可溶性。在此基础上，初原纤维会快速聚合形成不可溶的纤维状（fibrils）沉积。另外，溶液中的α螺旋在一定条件下也可转成β片层结构。某些金属离子，如Zn^{2+}，可加速Aβ聚集和沉积。沉积在SP核心和血管壁上的两种Aβ的成分不同，前者是42～43个氨基酸的长肽，后者是39～40个氨基酸的酸性多肽。

Aβ是神经系统所有细胞APP代谢的正常产物。在正常情况下，Aβ的产生和降解保持平衡，且体内有一些因素保持Aβ的可溶性。在家族性AD患者，APP和PS基因多个位点的突变以及ApoEε4纯和合基因表型均可导致Aβ的过量产生与沉积，从而造成神经性毒性作用。用突变APP Val642Phe基因转染神经瘤细胞可使该细胞Aβ1-42产量增高，更易形成不溶性Aβ纤丝，并逐渐产生SP等病理变化。在两个早发瑞典型AD家族中发现APP770的Lys670Asn和Met671Leu基因双突变，此串联双突变正好位于β分泌酶的切割位点。将人工构建的此瑞典型突变的APP770基因转染人胚肾293细胞或M17神经瘤细胞，发现Aβ的生成比用原型APP770基因转染的细胞增加5～8倍，释放到介质中的Aβ增加6倍。说明该突变为β分泌酶提供了更合适的底物，因而产生更多的Aβ沉积。

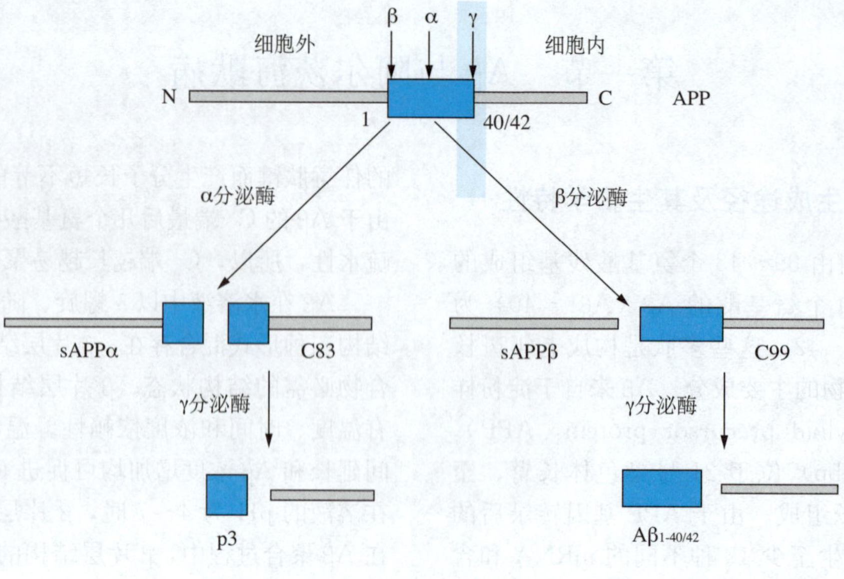

图 58-1　Aβ 生成途径

二、Aβ 假说的依据

多数研究者认为，Aβ 在 AD 发病中起决定性作用，此即"Aβ 假说"。现将支持这一假说的依据归纳如下：①所有 AD 病人脑中存在的神经斑块主要是由 Aβ 构成的。②在体外培养和体内实验中，合成的 Aβ 多肽对海马和皮质的神经元都有毒性。③APP 基因位于人类 21 号染色体的长臂上，在中年 21 三体（唐氏综合征）患者可见典型的 AD 样神经病理学改变和临床表征，但在一种罕见的唐氏综合征患者（21 号染色体 APP 基因为二倍体而不是三倍体）则不出现痴呆，且这类患者直到高龄死亡时脑内仍未发现 AD 样神经病理学改变。④在 APP 基因中，位于 Aβ 区域或与 Aβ 相邻区域的基因突变可升高 Aβ 水平并改变其聚积特性，从而引起早发性 AD。⑤PS1 和 PS2 基因的遗传性突变可提高 Aβ42/Aβ40 比值，导致早发性 AD 且病程进展快。⑥Apo E 的 ε4 等位基因是 AD 的遗传危险因子之一，ε4 纯合子增加人脑的 Aβ 负荷。⑦含人类突变 APP 基因的转基因小鼠表现为胞外 Aβ 量随时间延长而增高，发生特定的类似于 AD 的神经病理和行为的改变。

尽管如此，对 Aβ 假说仍存在争议。回顾相关研究结果，其主要问题是 Aβ 水平或脑内淀粉斑的负荷与记忆和认知损伤的严重程度之间关联性不明确。然而，最近有研究表明，降低患者脑皮质 Aβ 水平可延缓记忆和认知能力下降的进程，提示 Aβ 在记忆和认知中起作用。

三、Aβ 的神经毒性作用

（一）导致过氧化损伤

Aβ 可导致神经细胞的过氧化损伤，许多抗氧化剂有保护培养的中枢神经细胞及克隆的细胞系免受 Aβ 的毒性作用。AD 患者超氧化物歧化酶（SOD）、脑葡萄糖-6-磷酸脱氢酶（G6PD）活性增高、谷氨酰胺合成酶（GS）活性降低、脂质过氧化物增多，表明自由基和过氧化损伤与 AD 关系密切。Aβ 介导神经细胞过氧化损伤可能涉及多个途径。如：①损伤生物膜：Aβ 可诱导产生自由基，从而引起广泛和严重的生物膜损害。Aβ 主要攻击生物膜脂质双层结构的磷脂多不饱和脂肪酸，使其>C=C<双键与自由基反应，生成有细胞毒性的脂质自由基和脂质过氧化物。后者又可自动分解形成更多的自由基，作用于其他双键，产生新的脂质自由基，并一次传递成为自由基链式反应。铁、铜等金属离子及其复合物可加速生物膜的破坏，使膜的流动性、通透性增加，组织水肿、坏死。②破坏细胞内钙离子稳态：Aβ 可在细胞膜双层脂质中形成允许 Ca^{2+} 进出的通道，导致细胞内钙平衡失调，细胞内钙离子增加导致氧化应激的进一步增强。例如，钙离子介导的磷脂酶活性增加可引起花生四烯酸水平增加，而这一反应的

结果产生氧自由基。线粒体内过量钙离子则导致异常电位传递以及超氧化物阴离子浓度增加。钙离子阻滞剂可以减轻 Aβ 的细胞毒性。③抑制星形胶质细胞：围绕在老年斑周围的反应性星形胶质细胞是 AD 病理改变的标志之一，星形胶质细胞对细胞外谷氨酸的摄入起重要作用。在培养的星形胶质细胞中，由 Aβ 诱导产生的自由基可抑制星形胶质细胞对谷氨酸的摄入。这种抑制作用将导致细胞外谷氨酸水平增高，而谷氨酸对神经元具有兴奋性毒性作用。星形胶质细胞摄取谷氨酸的过程依赖 ATP，故当葡萄糖摄入或分解障碍时，谷氨酸的摄入即被阻断。④失活某些关键酶：蛋白质的氧化损害可使羰基含量增多，可能与组氨酸、脯氨酸、精氨酸、赖氨酸氧化作用有关。蛋白质中这些氨基酸的氧化改变将导致 GS、肌酸激酶（CK）等关键代谢反应酶的失活。

（二）引起神经细胞凋亡

将 Aβ 和胎鼠海马或皮质神经元一起培养，发现培养的神经元形态改变、DNA 断裂、核染色质固缩、细胞膜起泡和梯形 DNA 电泳条带等典型细胞凋亡形态学和生化学改变。Aβ 也引起 SY5Y 细胞凋亡，且可被凋亡抑制剂金精三羧酸（ATA）阻断。若把 ATA 加入到已出现明显形态学退变的培养神经元中，可阻断 DNA 裂解，提示在细胞凋亡过程中，形态学改变早于 DNA 断裂。Aβ 引起细胞凋亡具有氨基酸顺序和构型依赖性，反向序列或序列被重编的 Aβ 都不能导致细胞凋亡。

（三）引起炎症反应

头部损伤、感染等是 AD 发病潜在的危险因素，用非类固醇抗炎药可延缓或防止 AD；在 AD 患者的老年斑内含有各种补体成分（包括 C1q、C4d、C3b、C3C、C3d 和 C5b－9）、急性期蛋白、激活的小胶质细胞等炎性标记物。这些资料均提示 AD 病变涉及炎性反应过程。Aβ 参与这一炎性反应的部分证据为：Aβ 刺激小胶质细胞产生过量 C3；Aβ 能和 C1q 结合激活非抗体依赖性经典补体通路。

（四）损伤突触功能

神经病理学家早就试图在认知损害程度与老年斑和缠结数量之间建立定量的关联。总结大量的研究资料，发现 NFT 数量与痴呆严重程度的关联优于淀粉样斑块。然而，统计学上最佳的关联性则是突触密度与痴呆的程度。应用电子显微镜或免疫组织化学对突触标记物染色进行的定量检测结果证明，AD 脑中相关皮质和海马的突触密度显著降低。此外，突触数量的减少与神经细胞胞体的减少似乎不成比例，说明在疾病进程中突触末梢的改变可能是神经元变性死亡的早期事件。

大量研究资料显示：突触功能损伤早于 Aβ 沉积或淀粉样斑块的形成。人脑皮质可溶性 Aβ 水平升高与突触和认知损伤的严重程度之间呈正相关；APP V717F 转基因小鼠的学习能力缺损也常常出现于淀粉斑形成之前，并伴有海马 CA1 区突触传递和突触素（synaptophysin）以及MAP－2 免疫染色的减少。这些均提示是可溶性 Aβ 而不是纤维斑块损害神经元的突触功能。“可溶性 Aβ”是指脑组织提取物经高速离心后依然存在于水溶液中的所有 Aβ 形式，常用 ELISA 技术进行检测。由于 ELISA 不能显示 Aβ 的聚积状态，因此，“可溶性 Aβ” 实际上只是一个操作性术语。有人用 Western blot 检测 AD 患者大脑皮质的可溶性成分时，发现 Aβ 以单体（4kD）和十二烷基硫酸钠（sodium dodecylsulfate，SDS）稳定的寡聚体（约 8kD 和约 12 kD）形式存在。类似的寡聚体也见于人类海马的 CA1 和内嗅皮质区，而在这些脑区没有观察到淀粉样斑块，提示 Aβ 寡聚体的积聚可能发生在疾病的早期。Aβ 寡聚体也包括特定合成的可溶性、非纤维状 Aβ 源性可扩散配体（ADDLs）。ADDLs 是将合成的 Aβ1－42 置于冰冷的 Ham’s F12 环境中培养而产生的直径约为 5nm 的球状结构，这类 Aβ 在 SDS－PAGE 中的表观分子量分别为约 4、8、16 和 18kD。进一步用分子筛色谱技术的研究结果证明，低分子量的 ADDLs 阻断 LTP，具有神经毒性，破坏突触可塑性和学习记忆。

更大的 Aβ 聚合体，即 Aβ 初原纤维（protofibrils，PF）聚合体也可快速改变神经元的功能。与 ADDLs 不同的是，PF 可在体外多种生化条件下产生，而且它们的形成速率与 Aβ 的浓度、pH 以及离子力有关。PF 表现为真正的纤维中间产物，因为它们既可形成纤维，又可分解为不同类型的低分子量的 Aβ。在一个全细胞电流钳记录模式中，加入 PF 会引起动作电位的立即增高以及大量的膜去极化，这说明 PF 可改变细胞膜的兴奋性。这种兴奋性改变是可逆的，而且有浓度依赖性，极低微摩尔浓度的 PF 就可引发电活动。此外，实验显示 PF 有着与纤维截然不同的电生理活性，因为加入特定 NMDA 拮抗剂 D-APV 可将 PF 激发的神经元电活动减弱 72%，而同样剂量的 D-APV 只能将纤维激发的电活动减弱 38%。与之相反，应用非 NMDA 拮抗剂 NBQX 对于 PF 诱导的电活动只能产生减弱 23%的效果，但可减弱大约 50%的由纤维诱导的电活动。这些数据说明谷氨酸受体通道参与了 PF 诱导的神经元兴奋性，而合成的 PF 和纤维可能至少有一部分是通过不同的神经生物学机制起作用的。在培养的人类胎儿神经元和人类脑脊液中检测到可溶性 Aβ 寡聚体，说明可溶性聚合体（如 ADDLs 和 PF）在人类的神经元中产生和释放，并在细胞外发挥神经毒性作用。上述实验结果主要来自于对胞外 Aβ 寡聚体的研究。最近的研究表明，神经元细胞内的 Aβ 寡聚体也影响突触功能，对这一级分的 Aβ 的研究已引起广泛关注。

四、Aβ 发挥毒性作用的机制

1. Aβ 纤维聚合假说　Aβ 的神经毒性作用与其 β 折叠结构有关。尽管 β 折叠本身并无神经毒性，但是 β 折叠导致 Aβ 形成丝状聚合物，使 Aβ 由可溶性变为不溶性沉淀而发挥神经毒性作用。将 Aβ 分别溶解在 100%二甲基亚砜、0.1%三氟乙酸或者 35%乙腈/0.1%三氟乙酸中，测定不同媒介中 β 折叠的含量和纤丝生成速度的关系，发现媒介中高 β 折叠含量对 Aβ 纤丝聚合起关键作用。尽管 Aβ 是许多细胞的正常代谢产物，但 Aβ 水平的升高会促发聚合。促使可溶性 Aβ 转变成具有神经毒性作用的因素仍未明了，下列因素都可造成 Aβ 水平的提高：①APP 基因突变：如含有 670-671 双突变 APP 基因的肾 293 细胞和人 M17 神经纤维细胞 Aβ 片断表达比正常 APP 基因高 6 倍。②Aβ 清除减弱：在 AD 患者老年斑中存在 α1ACT、nexin-Ⅰ等数种蛋白酶抑制剂，使 Aβ 不能被蛋白酶及时清除而形成不可逆沉淀。③异常翻译后修饰：如氧化、糖化、异构化和异常磷酸化均可影响纤维形成和抑制 Aβ 的正常降解作用。④理化因素：铝、铁、锌以及经 37℃老化处理均可促进 Aβ 纤丝聚合。值得强调的是：Aβ 在短时间内超量表达是其毒性作用的基础。

2. 受体中介假说　目前已知有两种受体参与中介 Aβ 的神经毒作用，即晚期糖化终产物受体（receptor for advanced glycation end products，RAGE）和清道夫受体（scavenger receptor，SR）。前者存在于神经元、小胶质细胞和血管内皮细胞，后者仅存在于小胶质细胞。Aβ 与两种受体相互作用，最终导致神经元退变和死亡。

3. 小胶质细胞中介假说　关于 Aβ 神经毒作用的途径有两种说法：一种认为 Aβ 能直接杀死神经细胞，另一种则认为 Aβ 神经毒作用由上述受体或小胶质细胞中介。其中，小胶质细胞中介假说的主要依据是：①海马纯神经元培养液中含 100μM Aβ（约为正常生理量的 1000 倍）不引起神经元的损伤，即使从老年斑提取的 Aβ 也不对神经元起杀伤作用。而加入 100 nM Aβ 至含小胶质细胞的神经元培养体系时，则对海马神经元起明显杀伤作用。②外周血单核细胞与 Aβ 保温 3 天后洗除 Aβ，再与大鼠脑组织共培养可引起神经元死亡，而未受 Aβ 激活的单核细胞则无此作用。③Aβ 脑室或脑实质直接灌流，不对神经元起杀伤作用。④有些正常老人的 Aβ 沉积斑块数目可与 AD 患者相似，但无神经元损害的表现。这些事实说明 Aβ 对神经元的神经毒作用与炎症或小胶质细胞激活密切有关。

4. 神经细胞轴浆转运障碍假说　APP 在神经细胞的内质网合成后，首先通过轴突被转运到突触末端，然后通过“细胞内转运作用（transcytosis）”运回到神经元胞体和树突。这一转运过程对维持 APP 的正常代谢起重要作用，并影响 Aβ 的生成。这一转运过程依赖 APP 和 PS 的相互作用。在家族性 AD 患者，无论是 APP 还是 PS 基因突变，都可影响 APP 和 PS 的相互作用，使 APP 转运障碍而产生过量 Aβ，后者又进一步妨碍 APP 的正常转运。在散发性 AD 患者，Aβ 总体水平不增高，下列因素可能造成局部 Aβ 聚积而影响 APP 的转运：①自由基共价结合到 Aβ 分子形成局部的核或“种子结晶”，使之在胞内聚积并抑制其转运。②阳电荷蛋白如肝素硫酸蛋白聚糖可加快 Aβ 聚积。③血浆淀粉样蛋白成分P由相同的两个5聚体组成，每个分子具有10个Aβ结合位点，如果这种分子存在于胞内特定部位，则可导致胞内局部聚积高浓度Aβ。

5. 内质网相关蛋白- Aβ复合物毒性假说　内质网相关结合蛋白（ERAB）由262个氨基酸组成，主要存在于肝和心脏，在正常脑神经元呈低水平表达。在AD脑中，特别是Aβ沉积的邻近部位，ERAB含量增加。ERAB缺少信号肽和转膜序列，当与Aβ1 - 42结合后可引起ERAB的再分布，使之从内质网向浆膜转位，这一过程中形成的ERAB - Aβ复合物对神经元有毒性作用。Aβ1 - 42和ERAB结合还可明显影响APP的转运，导致APP以及tau、α - synuclin等在内质网滞留而影响神经元突触的功能，使神经元氧化功能减退并发生凋亡。抗ERAB抗体对上述损伤有拮抗作用。图58 - 2总结了Aβ毒性学说及其机制。

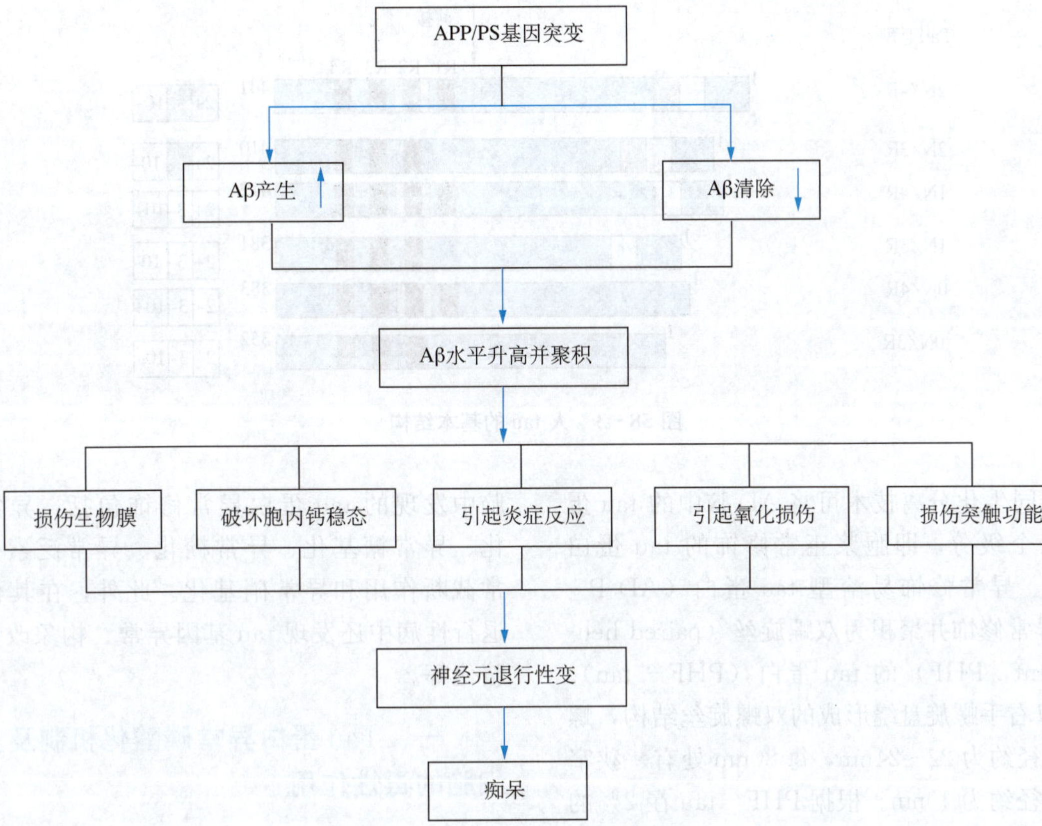

图58 - 2　Aβ毒性学说及其机制

第二节　Tau蛋白与阿尔茨海默病

Tau蛋白是神经细胞主要的微管结合蛋白。从正常成人脑中分离的tau在变性聚丙烯酰胺凝胶电泳中至少有5～6种异构体（isoform），表观分子量约在48～60kD。这些异构体是位于17号染色体的单一基因转录物mRNA的不同剪接产物，包括C -末端含3个或4个重复序列（31～32个氨基酸）、可结合微管的3R - tau和4R - tau，以及N -末端含0个、1个或2个插入序列（29或58个氨基酸）的0N - tau、1N - tau和2N - tau（图58 - 3），其中4R - tau更易聚积。胎脑中tau蛋白不含N -末端的插入序列，因而在上述变性胶电泳中于48kD处出现一条较宽的区带。此外，牛脑微管蛋白的双向电泳显示 30 余种 tau 的异构体，等电点在 6.5～8.5。分子量越大，酸性越强。tau 分子的等电点差异与其磷酸化修饰状态相关。正常 tau 蛋白是一种含磷蛋白质，每克分子 tau 蛋白中磷酸含量为 2～3 克分子。

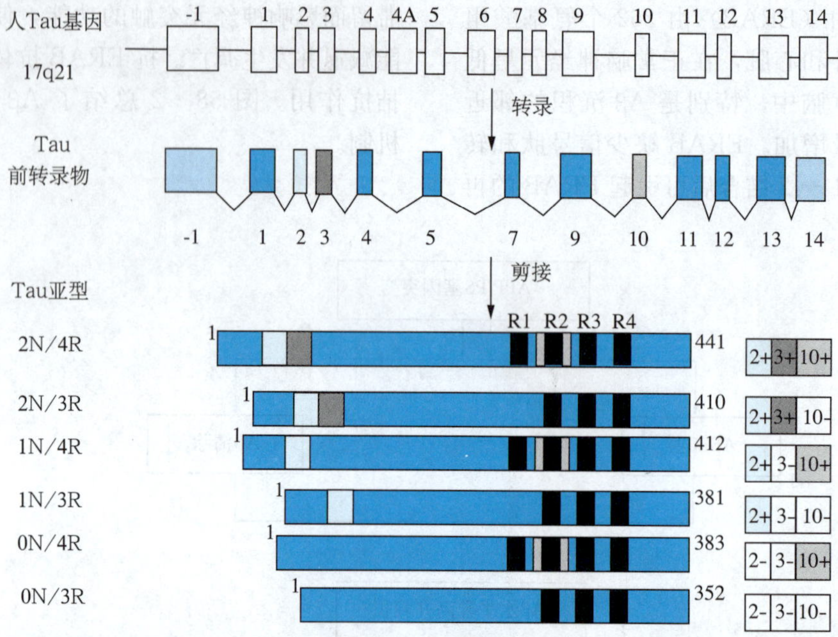

图 58-3 人 tau 的基本结构

用不同生化分离技术可将 AD 脑中的 tau 蛋白分成三个级分，即胞浆正常修饰的 tau 蛋白（C-tau）、异常修饰易溶型 tau 蛋白（AD P-tau）和异常修饰并聚积为双螺旋丝（paired helical filament，PHF）的 tau 蛋白（PHF-tau）。PHF 是以右手螺旋盘绕形成的双螺旋丝结构，螺旋丝的直径约为 22～24nm，每 80nm 处有一狭窄区，其直径约为 10nm。根据 PHF-tau 在 2%的 SDS 中的溶解性差异，又可将其分为 PHFI-tau 和 PHFⅡ-tau 蛋白。PHFⅠ在电镜下常见的是单个的短双螺旋丝，在室温下即可溶于 2% SDS，而 PHF-Ⅱ在电镜下常以缠结形式存在，且需在上述 SDS 和 β-巯基乙醇溶液中用反复加热或超声破碎法抽提。AD 患者脑中分离的 tau 在变性聚丙烯酰胺凝胶电泳中显 3 条带，表观分子量在 62～72kD。

最近的研究发现：tau 蛋白异常不仅在 AD 的发病中起重要作用，还参与其他 20 余种神经退行性疾病的病理过程。因此，对 tau 的研究正在引起更多科学工作者的重视。目前在 AD 患者脑中发现的 tau 蛋白异常修饰包括：异常磷酸化、异常糖基化、异常糖化、异常泛素化、异常截断作用和异常硝基化。此外，在其他神经退行性病中还发现 tau 基因异常、构象改变和多胺化等。

一、Tau 蛋白异常磷酸化机制及其对细胞的毒性作用

AD 脑中 C-tau 水平明显低于对照组，而 tau 蛋白总量却显著高于对照者，其增高的部分为异常过度磷酸化的 tau 蛋白。生化分析结果显示：AD 患者每克分子 tau 蛋白的磷酸含量为 5～9克分子，比正常水平增高约 2～5 倍。自从 Iqbal 小组在 1986 年首次报道异常磷酸化的 tau 蛋白是 AD 患者脑神经元中 PHF/NFT 的主要成分以来，迄今已发现 PHF-tau 的 40 多个位点发生了异常过度磷酸化。与其他含磷蛋白质一样，tau 蛋白的磷酸化受蛋白激酶和磷酸酯酶的双重调节，前者的功能是使蛋白质磷酸化，而后者则是去磷酸化。因此，蛋白激酶和磷酸酯酶系

统调节失衡是导致 tau 蛋白异常磷酸化的直接原因。

（一）蛋白激酶在 AD 样 tau 蛋白异常磷酸化中的作用

蛋白激酶的作用是催化蛋白质发生磷酸化。因此，蛋白激酶活性增高将导致 tau 蛋白异常过度磷酸化。由于至今尚未能在 AD 患者脑中检测到任何蛋白激酶的生化活性增高，因此，对蛋白激酶在 AD 中的作用及其调节机制尚不确定。然而，大量体外和动物整体水平的研究证明，多种蛋白激酶可催化 tau 蛋白的 AD 样过度磷酸化和聚积。

蛋白激酶的催化性质及其与 tau 蛋白磷酸化的关系：根据蛋白激酶催化靶底物磷酸化反应的序列特点，可将丝氨酰/苏氨酰蛋白激酶分为两大类型：①脯氨酸指导的蛋白激酶（proline - directed protein kinase，PDPK），这类酶催化底物磷酸化反应的序列特点是- X（S/T）P -（X：任一氨基酸，S：丝氨酸，T：苏氨酸，P：脯氨酸）。②非脯氨酸指导的蛋白激酶（non - proline - directed protein kinase，non - PDPK）。在已知的 AD tau 蛋白异常磷酸化位点中，约有半数为 PDPK 位点，另一半为 non - PDPK 位点。能使 tau 蛋白发生磷酸化的 PDPK 主要有：细胞外信号相关的蛋白激酶（extracellular signal related protein kinase，ERKs）、细胞分裂周期（cell division cycle，cdc）蛋白激酶- 2、周期蛋白依赖性激酶- 2（cyclin - dependent kinase - 2，cdk - 2）、周期蛋白依赖性激酶- 5（cyclin - dependent kinase - 5，cdk - 5）和 GSK - 3。能使 tau 蛋白发生磷酸化的 non - PDPK 有：环磷酸腺苷依赖性蛋白激酶（cyclic - AMP - dependent protein kinase，PKA）、蛋白激酶 C（protein kinase C，PKC）、钙/钙调素-依赖性蛋白激酶Ⅱ（calcium/calmodulin - dependent protein kinase Ⅱ，CaM KII）、大鼠小脑源性钙/钙调素-依赖性蛋白激酶（Gr kinase）、酪蛋白激酶- 1（casein kinase - 1，CK - 1）和酪蛋白激酶- 2（CK - 2）。由此可见，可能有多种蛋白激酶参与了 AD 患者 tau 蛋白的异常磷酸化过程。不同蛋白激酶催化 tau 蛋白磷酸化效率各异，且磷酸化后抑制 tau 蛋白生物学功能的程度也不同。研究还发现：上述激酶单独使用时对 tau 蛋白的磷酸化作用非常缓慢，若将 tau 蛋白先分别用 PKA、CK - 1、PKC 等 non - PDPK 预保温，则可显著提高后续的 PDPK（如 GSK - 3）催化 tau 蛋白发生磷酸化的速率，从而显著增高 tau 的磷酸化水平。说明 tau 蛋白由 PDPK催化的磷酸化反应，可能受 non - PDPK 的正性调节作用。

（二）蛋白磷酸酯酶在 AD 样 tau 蛋白异常磷酸化中的作用

根据结构、组成、所催化底物的特异性、激活剂与抑制剂的不同，可将哺乳动物体内的蛋白磷酸酯酶（protein phosphatases，PP）分为五类，即 PP - 1、PP - 2A、PP - 2B、PP - 2C 和 PP - 5，它们均存在于人脑神经元中。用从 AD 脑中分离的异常磷酸化的 tau（简称 AD P - tau）作底物，PP - 1、PP - 2A、PP - 2B 和 PP - 5 均可使 AD P - tau 多个位点去磷酸化并不同程度地恢复其促微管组装活性，而 PP - 2C 则无上述功能。用蛋白磷酸酯酶抑制剂处理培养的细胞可导致 tau 蛋白异常磷酸化、中间丝结构改变以及微管、神经元突触和树突丢失；在整体水平抑制 PP - 2A和 PP - 1 也可引起 tau 蛋白发生 AD 样磷酸化。上述资料从不同水平和角度表明：PP - 2A、PP - 2B、PP - 1 和 PP - 5 参与 tau 蛋白的异常磷酸化。此外，研究还发现：PP - 2A 和 PP - 2B 催化 PHF Ⅱ - tau 去磷酸化所需要的酶量远高于使易溶型 AD P - tau 和胎脑 tau 去磷酸化所需的酶量，且去磷酸化的位点比 AD P - tau 少，说明 PHF/NFT 结构的空间位阻效应可能不利于蛋白磷酸酶对 tau 蛋白的去磷酸化作用。PP - 2A 和 PP - 2B 使 AD 异常磷酸化 tau 蛋白的去磷酸化活性可被二价金属阳离子 Mn^{2+} 和 Mg^{2+} 激活，其中 Mn^{2+} 的激活作用最强；Ca^{2+}/钙调素（Ca^{2+}/calmodulin）也可增高 PP - 2B 使异常 tau 蛋白的去磷酸化活性。这些资料对 AD 药物研究有一定参考价值。下面介绍几种磷酸酯酶催化 tau 去磷酸化的相关调节。

1. PP - 1　PP - 1 在锥体神经元胞膜、胞浆、及亚细胞器均有表达，它是由催化亚基 C 和不同的调节亚基构成的寡聚体。PP - 1 在神经细胞的功能尚不清楚，它可能通过调节长时程抑制（long - term depression，LTD）而参与学习记忆过程。PP-1的主要抑制剂有抑制因子-1（inhibitor-1，I-1）、抑制因子-2（inhibitor-2，I-2）、冈田酸（Okaidaic acid，OA，Ki 100nM）和花萼海绵诱癌素（calyculin A，CA，Ki 50nM），其中，I-1和I-2为PP-1的生理性抑制剂。PKA激活使受多巴胺和cAMP调节的32kD磷蛋白（dopamine and cAMP regulated phosphorylation，DARPP32）和I-1磷酸化，进而抑制PP-1；PP-2B等磷酸酯酶则使DARPP32和I-1脱磷酸化而激活PP-1，活性型PP-1参与LTD。I-2是PP-1的分子伴侣，有助于PP-1蛋白的正确折叠及空间构象的维持。Tau作为锚锭蛋白，将PP-1和微管联系起来，三者发生协同作用，PP-1借此调节tau的磷酸化状态。PP-1在体外对AD异常磷酸化的tau有微弱的脱磷酸化作用，它在AD脑中的活性降低。虽然细胞水平的研究支持PP-1参与tau的磷酸化，但关于整体情况下PP-1对tau的调节仍知之甚少，PP-1在体内还可能通过抑制GSK-3、cdc-2、cdk-5等激酶而调节tau蛋白的磷酸化水平。因为在有代谢活性的脑片研究中，共同使用OA和CA引起PP-1活性100%抑制时，上述激酶活性也明显下降，且未发现tau在所检测位点（Ser198/Ser199/Ser202，Ser262/Ser356等）的异常磷酸化。

2. PP-2A　PP-2A是由调节亚基A、B和催化亚基C构成的异三聚体。脑中PP-2A的主要形式是ABaC，集中分布于锥体细胞的胞浆，线粒体、微粒体等细胞器亦有少量分布。PP-2A分别与tau和微管的不同位点结合，其中任一成分的改变都将改变三者之间的相互关系，从而影响PP-2A对tau磷酸化状态的调节和微管的结构与功能。

PP-2A在tau蛋白的AD样异常磷酸化中可能起关键性作用，其依据如下：①PP-2A催化AD P-tau去磷酸化的Km值为8.0±2.8μM，而PP-2B为9.7±1.8μM。②在体外将AD P-tau分别与不同蛋白磷酸酶保温再定量检测其磷酸释放量，若以硝化后再灰化的AD P-tau所释放的磷酸量为100%，发现PP-2A使AD P-tau水解释放的磷酸量为57%，而PP-2B和PP-1则分别为36%和30%。③PP-2A、PP-2B和PP-1使AD P-tau和PHFⅡ-tau去磷酸化后可不同程度恢复其促微管组装的生物学活性，以微管形成的初速度及最后形成量为参数，PP-2A对AD P-tau的生物学活性恢复能力比PP-2B和PP-1强。④PP-2A催化AD P-tau去磷酸化以及使PHFⅡ/NFT的缠结松解，释放游离tau蛋白所需要的酶量比PP-2B和PP-1低。⑤若在细胞或组织水平抑制PP-2A可引起tau蛋白发生AD样磷酸化和细胞骨架的破坏，而抑制PP-2B则不引起相同的效果。⑥用PP-2A的抑制剂OA侧脑室慢性投递在引起tau蛋白AD样磷酸化的同时，伴有大鼠空间学习记忆障碍。⑦最新研究报道，在AD患者脑内，PP-2A的两种抑制剂（I1PP2A和I2PP2A）与PP-2A以及神经元内异常磷酸化的tau共定位，而且这些神经元已具有早期至中期的神经原纤维变性的改变。

3. PP-2B　PP-2B（calcineurin）是一种Ca^{2+}结合蛋白，为脑中含量最高的磷酸酯酶，主要分布于神经细胞的核周质和树突，是由一个可与钙调素（CaM）结合的61kD的催化亚基C_A和一个能与Ca^{2+}结合的17kD的调节亚基R_B构成的异二聚体；它有A_a和A_b两种异构体，在脑中主要以A_a形式存在。PP-2B的酶活性需C_A和R_B紧密结合，并依赖于Ca^{2+}-CaM的激活，Mn^{2+}和Ni^{2+}可增强该酶活性。PP-2B在神经细胞的功能仍不清楚，有资料显示它参与海马神经元的LTP和长时程抑制（LTD）。PP-2B在体外可使AD P-tau多个位点脱磷酸化，其脱磷酸化活性仅次于PP-2A。AD脑内PP-2B活性明显下降，由于PP-2B与细胞骨架密切相关，它在AD某些脑区的分布与NFT的分布重叠，而其活性下降程度则与NFT数量呈负相关，而且，最新研究发现，从人脑纯化出的PP-2B可选择性地使AD P-tau某些位点去磷酸化，特别是Ser-262和Ser-396位点，而Ser-262是唯一位于AD tau蛋白微管结合域的磷酸化位点，该位点发生磷酸化可降低tau蛋白与微管结合的能力。因此，PP-2B可能是参与tau体内调节的另一个关键酶。基因敲除的小鼠海马苔藓神经元出现tau蛋白的过度磷酸化，电镜显示其细胞骨架异常，同时伴有学习记忆障碍，推测PP-2B活性下降可能通过 tau 异常磷酸化导致微管等细胞骨架结构和功能异常，进而引起小鼠学习记忆障碍。

4. PP-5 是最近发现的一种磷酸酯酶，在脑神经元内高表达，体外实验及细胞培养证实 PP-5可使 tau 的多个位点去磷酸化。PP-5 对 tau 磷酸化的调节机制及其在 AD 发病中的作用尚待进一步研究阐明。

（三）Tau 蛋白酪氨酸位点的磷酸化

过去的研究表明，AD 样 tau 蛋白异常磷酸化只发生在丝氨酸和苏氨酸位点。最近的研究显示，酪氨酸磷酸化位点特异性的抗体只结合纯化的 PHF-tau 而非正常 tau，提示酪氨酸位点磷酸化可能也参与 AD 样 tau 病理学。在转染细胞内，非受体酪氨酸激酶 *fyn* 可结合并使 tau 蛋白的 Tyr18 位点磷酸化；在小鼠的早期发育阶段也可见 tau 蛋白 Tyr18 的磷酸化，但这一位点的磷酸化在成年期消失；用 Aβ 处理人和大鼠的原代脑皮质培养神经元，可见 tau 的 Tyr29 位点发生迅速而短暂的磷酸化；用磷酸酯酶的抑制剂（pervanadate）处理转染人 tau 的 COS-7 细胞，发现 tau 的 Tyr394 位点磷酸化，且该位点的磷酸化见于 AD 脑内而在正常人脑几乎没有。有关PHF-tau 的酪氨酸位点磷酸化的生理病理意义尚待进一步探讨。

（四）Tau 蛋白异常磷酸化对细胞的毒性作用

tau 蛋白的生物学活性是维持其功能的基础。正常 tau 的生物学功能主要体现在：①与管蛋白结合组装成微管，②与已经组装形成的微管结合以维持其稳定性。这两种活性可分别通过测定 tau 蛋白与管蛋白（tubulin）的混合液在 350nm 处光吸收值的改变、负染电子显微镜技术观察微管的组装（microtubule assembly assay）以及 tau 蛋白与紫杉酚催化生成的微管的结合（microtubule binding assay）能力而检测。异常磷酸化的毒性作用是：使 tau 蛋白上述生物学活性降低或丧失；AD P-tau 除其本身丧失生物学活性外，还可与管蛋白竞争与正常 tau 结合或从已经形成的微管上夺取 tau 蛋白；AD P-tau 还可结合高分子量的微管相关蛋白（high molecular weight-MAP，HMW-MAP）-1 和-2，并从已形成的微管上夺取 HMW-MAP，从而使微管解聚并最终崩溃。有趣的是：PHF-tau 中的大部分异常磷酸化位点都存在于大鼠及人类胎脑 tau 蛋白分子中。然而，在胎脑中的 tau 虽然以过度磷酸化形式存在，但仍保持其完好的生物学活性和功能，这一特性与 AD P-tau 和 PHF-tau 迥异，其机制尚不清楚。

二、Tau 蛋白异常糖基化机制及其细胞毒性

糖基化（glycosylation）作用是指在特定糖基转移酶的作用下，将糖基以共价键（N-糖苷键或 O-糖苷键）形式连接到蛋白质分子形成糖蛋白（glycoprotein）的过程。AD 异常磷酸化的 tau 蛋白被异常糖基化修饰。异常修饰的糖基为：末端连接的甘露糖、唾液酸 α-（2-3）糖苷键末端连接的半乳糖、β-半乳糖（1-3）-N-乙酰半乳糖胺和 β-半乳糖（1-4）-N-乙酰半乳糖胺。这种修饰以 N-糖苷键连接为主。

1. 异常糖基化的可能机制　正常组织中蛋白质的糖基化作用是发生于内质网和高尔基体内的蛋白质合成过程的翻译中（如 N-糖苷键）或翻译后（N-糖苷键和 O-糖苷键）的修饰事件，而该过程中所涉及的糖基转移酶常以膜结合形式存在。tau 蛋白存在于胞浆中，其糖基化修饰可能意味着某种类型的膜结构异常，从而使 tau 蛋白与糖基转移酶有相互接触的机会。在 AD 患者发现有膜脂和膜流动性异常支持了上述假设。此外，已发现的三种与早老有关的蛋白质，PS-1 和 PS-2以及 APP 均为膜蛋白，前两者被认为只特异性地存在于家族性 AD 患者的粗面内质网和高尔基体。所以，探索 tau 蛋白的异常糖基化和膜蛋白（PS 和 APP）异常之间的关系，对阐明 AD 发病机制有重要意义。

2. 异常糖基化的细胞毒性　将 PHF-tau/NFT 与糖苷酶在 37℃保温 30 分钟，再进行负染电子显微镜检查，发现经糖苷酶处理的样品其螺旋结构消失，形成更加紧密、伸展束状的纤维丝结构，束状纤维丝中单个纤维丝的直径约为 2.5±0.5nm。单纯去糖基化作用不能恢复 tau 蛋白的生物学活性，也不显著增加 tau 蛋白从 PHF/NFT 结构中的释放。然而，去糖基化后再用 PP-2A 处理可使 PHF/NFT 释放的游离 tau

蛋白量比单纯用 PP-2A 去磷酸化所释放的 tau 量显著增高。可见：①AD 患者的脑损伤至少在体外是可以逆转的；②tau 蛋白的异常磷酸化在 PHF/NFT 的形成及稳定性维持中均起作用，而 tau 蛋白的糖基化作用则主要与 PHF 结构的稳定性，尤其是 PHF 结构中螺旋的周期性维持有关。糖基化作用可引起分子间的广泛交联（cross-linking），还可能引起“氧应激”，“氧应激”状态产生的氧自由基（oxygen free radicals）影响细胞的信息传递，并产生细胞毒性。

3. 异常糖基化与磷酸化的关系　关于 tau 蛋白异常糖基化与异常磷酸化的相互关系尚未阐明。根据异常磷酸化的 tau 蛋白存在于缠结形成前期（pretangle）神经元，以及从 AD 患者脑中可分离出易溶型 AD P-tau 的事实，推测 tau 蛋白的异常磷酸化是 PHF 形成的早期事件。异常磷酸化 tau 蛋白的易自聚性（self aggregation）可能使其在受累神经元中形成一个“发源点”，加上过度磷酸化引起的细胞内醛糖磷酸基浓度增高，因而使 tau 蛋白容易发生糖基化。可见，tau 蛋白的异常磷酸化可能促进其异常糖基化。进一步研究发现，tau 的糖基化可促进其磷酸化，其机制是通过在底物水平加速 tau 的磷酸化或抑制 tau 的去磷酸化。

最近的研究显示：从尸检人脑中纯化的 tau 可见 N-乙酰-O-糖基化（O-GlcNAcylation，O-GlcNAc）修饰的 tau 蛋白，提示 O-GlcNAc 可能参与调控 tau 的磷酸化。然而，在培养的成神经瘤 kelly 细胞中 O-GlcNAc 作用主要见于低度磷酸化的 tau，而体外异常过度磷酸化的 tau 却无 O-GlcNAc，提示 tau 的 O-GlcNAc 可能通过基团竞争机制抑制 tau 的磷酸化，即当 tau 的 O-GlcNAc 降低时，更易发生磷酸化。据此，AD 脑内葡萄糖的吸收及代谢障碍可能通过下调 tau 的 O-GlcNAc 导致 tau 的异常磷酸化和神经变性，这方面的研究部分解释了脑糖代谢障碍与 AD 的关系。

三、Tau 蛋白基因异常及构象改变

tau 蛋白基因突变包括 tau 基因编码区突变（如 12 外显子点突变）以及编码区错义突变（分别位于 9、10、13 外显子）。某些微管结合区保守残基的突变可影响 tau 蛋白与微管结合功能并使其更容易聚积，使患者脑中出现典型的 AD 样 PHF/NFT 病理改变。此外，在非编码区（如外显子 10 剪切位点）的突变可引起外显子 10 异常剪切，使患者脑内 3R-tau 和 4R-tau 组成比率改变。至今，尚未在 AD 患者发现 tau 基因的突变。对 tau 基因突变的研究主要来自于一种家族性神经退行性疾病，即 17 号染色体连锁遗传性额颞叶痴呆帕金森病（inherited frontotemporal dementia with Parkinsonism linked to chromosome-17，FTDP-17）。已从 100 多个 FTDP-17 家庭中鉴定出 32 种 tau 突变基因，包括编码区的错义突变、缺失突变、沉寂突变以及外显子 10 下游内含子剪切位点附近的内含子突变。其中约半数已知的突变在蛋白水平发挥主要作用，它们降低 tau 蛋白与微管的结合能力并促进 tau 聚积成异常细丝。其他突变在 RNA 水平发挥首要作用，并干扰 4R-tau 和 3R-tau 比率，从而导致脑内 4R-tau相对增加。Iqbal 小组最近发现 4R-tau 比 3R-tau 更易被脑内的蛋白激酶磷酸化并聚积成细丝。在转基因小鼠，过度表达 FTDP-17 突变的 tau 可促进异常磷酸化 PHF/SF（straight filaments）tau 及 NFT 的形成。因此，FTDP-17 家族 tau 突变一方面可能通过改变 tau 蛋白的构象使其成为脑内蛋白激酶的更好底物，而使 tau 蛋白更易发生异常磷酸化，且在较低的磷酸化水平更易迅速地自我聚积。另一方面，由于 PP-2A 依赖结合于 tau 基因的串联重复序列发挥作用，而几种基因突变的 tau 蛋白则降低了与 PP-2A 结合的能力。因此，tau 基因突变可能在神经变性及痴呆的发生发展中起重要作用。

四、Tau 蛋白其他修饰及其对细胞的影响

1. Tau 蛋白异常糖化　AD 脑中 tau 蛋白被异常糖化（glycation）。糖化是指蛋白质分子自身的 ε-NH3 与细胞内糖类物质的醛基经氧化形成 Shiff 碱，再经分子内重排而形成不溶性、抗酶解且不可逆的交联体-晚期糖化终产物（advanced glycation end products，AGE）的过程。tau 蛋白分子中含的赖氨酰残基约占其氨基酸总量的 10%，所以富含 ε-NH3，亦极易形成 AGE。

AGE的形成可能促进了PHF转变成NFT，导致神经细胞不可逆性损害。在体外将重组tau蛋白与葡萄糖一起保温，已经成功获得糖化的tau蛋白。

2. Tau蛋白异常泛素化　PHFII-tau被泛素化（ubiquitination），这种修饰不存在于C-tau及AD P-tau和PHFI-tau样品中。泛素是一个由76个氨基酸组成的多肽，通过其C-端甘氨酸与靶蛋白的α-或ε-氨基结合。正常情况下，靶蛋白与泛素结合后通过泛素蛋白酶小体（proteasome）途径被降解。若泛素降解途径功能异常或被降解的蛋白质结构改变，与泛素结合的靶蛋白不能被降解清除，则在细胞中积聚形成包涵体（inclusion），导致细胞退变死亡。AD患者脑中泛素含量明显增高，并主要存在于PHFⅡ/NFT中。PHFⅡ-tau的泛素化修饰可能是机体试图对其进行水解清除的一种代偿反应。

3. Tau蛋白异常截断作用　tau蛋白的截断作用（truncation）是指tau蛋白N-端或C-端被酶切除而使其分子变短的过程。体外实验显示：截断后的tau蛋白容易形成二聚体，并失去其生物学活性，tau蛋白的截断作用还参与小脑颗粒细胞的凋亡过程。最近对AD病人尸检发现，tau的截断现象参与了AD脑内NFT的形成过程。而在体外实验中，tau蛋白的截断片段可促进神经细胞凋亡。

4. Tau蛋白异常硝基化　最近，在AD患者NFT和tau包涵体中发现异常的硝基的tau蛋白，提示tau的硝基化可能参与AD的病理过程。体外用强的氧化剂过氧亚硝酸盐（peroxynitrite，ONOO-）处理tau可导致3-硝基酪氨酸（3-nitrotyrosine，3-NT）免疫反应性，并形成SDS和热稳定的寡聚体，此高规则聚集物以双酪氨酸键稳定，而且这种3-NT修饰的tau在AD脑内及脑脊液中异常增高。Tau含有5个酪氨酸位点，分别是Tyr18、Tyr29、Tyr197、Tyr310和Tyr394，体外使用过氧亚硝酸盐硝基化tau时，发生硝基化的酪氨酸位点主要是Tyr18和Tyr29，这些位点硝基化可抑制tau蛋白聚积，但在AD脑内tau的硝基化位点及性质尚不清楚。

5. Tau蛋白的多胺化　多胺化（polyamination）指在组织谷氨酰胺转移酶的作用下，蛋白酪氨酸位点的主胺和谷氨酰胺位点结合，从而导致不溶性和蛋白水解抗性的高分子量复合物形成的反应。已有报道，体外及原位的组织谷氨酰胺转移酶均可使多胺与tau结合。多胺化不影响tau与微管结合的能力，但可降低tau被钙活化的中性蛋白水解酶——Calpain降解的敏感性。从AD脑内分离的PHF对组织谷氨酰胺转移酶免疫反应阳性，表明该酶可能在PHF形成中起重要作用。体外实验证明，组织谷氨酰胺转移酶处理的重组人tau可形成丝状结构。

可见，tau蛋白以多种异常修饰参与AD的发病过程（图58-4）。因此积极干预tau的这些异常改变对AD以及其他神经原纤维变性疾病有重要的指导意义。

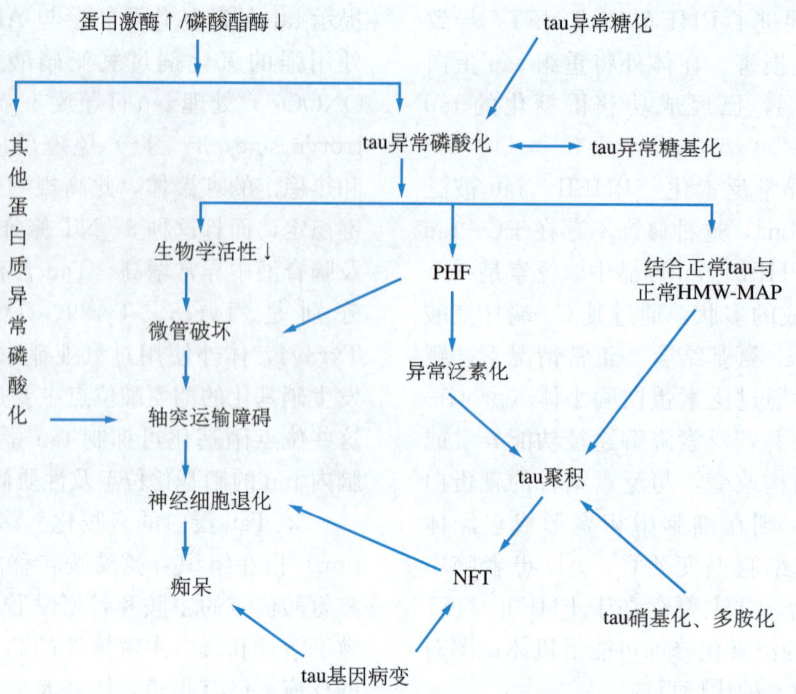

图 58-4 痴呆发生的 tau 蛋白异常学说

PHF 双螺旋丝，NFT 神经原纤维缠结，HMW-MAP 高分子量微管相关蛋白

第三节 早老素与阿尔茨海默病

早老素（presenilin，PS）包括 PS-1（467 个氨基酸）和PS-2（488 个氨基酸），两者高度同源，均为含有 10 个疏水区的 8 次跨膜蛋白质，亲水的氨基端和羧基端位于细胞质中。PS 参与细胞内钙信号途径的调节，如调节 β-连环素（β-catenin）的稳定性、膜蛋白的运输和钙依赖性凋亡等。约 50%～80% 家族性 AD 与 PS-1 和 PS-2基因突变有关，PS 可能通过调节 γ-分泌酶对 APP 切割以及通过 Notch、Wnt 信号转导途径影响 tau 的磷酸化而在 AD 样病理过程中起作用。

（一）PS 与 APP 的代谢

含 PS 基因突变的家族性 AD 患者血浆 Aβ 浓度升高，并在脑中出现 Aβ 沉积，动物水平和细胞水平的实验也证实 PS 突变能促进 Aβ 的生成，并以 Aβ1-42 增高为主。APP 与 PS-1 和 PS-2 共沉淀，与 PS-1 共沉淀的 APPC99/C83 片段恰好是 γ 分泌酶的作用底物。这些都提示 PS 可影响 APP 的代谢。其可能机制如下：

1. PS 作为 γ 分泌酶直接切割 APP

在 PS 的第 6 和第 7 跨膜区上有两个保守的天冬氨酸位点，突变任一位点或者使用天冬氨酸蛋白酶抑制剂都会改变 PS 在两者间的环状结构而活性丧失，提示 PS 本身可能就是天冬氨酸依赖型的蛋白水解酶。当 γ 分泌酶的抑制剂 L-486 或 CBAP 被用作特异的光和亲合标记时，细胞内 PS 可与其结合，表明 PS 是 γ 分泌酶的主要成分。使用 γ 分泌酶的抑制剂可降低细胞内 Aβ 水平；Aβ 的类似物可通过竞争 γ 分泌酶而减少 Aβ 的分泌，并提高 C99、C8 水平。

除 APP 外，PS 还能对其他蛋白质进行膜内 γ 分泌酶样切割。Notch 信息途径是后生动物门一条进化保守的信息途径，在个体生长发育过程中影响细胞分化、增殖及凋亡，决定细胞分化结局。目前认为 Notch 信息途径的基本过程是：Notch-1 向细胞膜运输过程中，在高尔基体内被一种蛋白酶切割，产生两条裂解片段。裂解片段结合后在胞膜表面形成功能性受体。当配体与该受体结合时，Notch－1 在其跨膜区域被含 PS 的 γ 分泌酶进一步裂解，释放出胞内域（notch intracellular domain，NICD），并转位至胞核，调节靶基因的转录，参与胚胎的体节和骨骼的发育过程。Notch 的结构与 APP 类似，也是一个大分子跨膜蛋白；并且，Notch 受体被 γ 分泌酶裂解后释放 NICD 的过程类似于 APP 被 γ 分泌酶酶切产生 Aβ 的过程；在 PS－1 缺乏的细胞中，APP、Notch 的裂解均显著减少；几种抑制 APP 分泌酶的抑制剂也同时抑制 Notch 的裂解，这些资料均显示 PS－1 在参与 APP 和 Notch 的酶切裂解过程中发挥重要作用，而突变可能通过改变这些重要膜蛋白的裂解过程在 AD 神经元退行性变中起作用。最近的研究表明，除 APP 和 Nortch 外，Nectin－1－α、CD44、Nortch 的配体 Deltal 和 Jagged2 也依赖于 PS 的 γ 分泌样切割，在使用 γ 分泌酶抑制剂或敲除 PS 基因时，这种 γ 分泌样切割作用被抑制。

2. PS 通过影响转运过程而促进 APP 的代谢

关于 PS 另一个备受重视的研究是其可能的细胞内转运功能。PS 与已知的蛋白酶没有明显的序列同源性，但与囊泡转运蛋白 Spe－4 相似，并且 PS 可以到达细胞膜并将 APP 由细胞膜转运到内质网和囊泡丰富区。在 PS－1 基因敲除或含丧失功能的 PS－1 突变体的细胞表面，可见大量 APP 和 N－乙酰胆碱受体聚集，提示 PS 除转运 APP 外，还参与其他蛋白质的转运。

最新研究发现，γ 分泌酶是一个由 PS、Nicastrin、APH－1 和 PEN－2 组成的复合物，各蛋白质组分在复合物的形成中发挥不同的作用。PS 是 γ-分泌酶的活性中心，它首先被一种未知的 PS 酶切割成分子量为 20kD 和 30kD 左右的小片段，然后和其他蛋白质一起形成多聚体。Nicastrin 是分子量约为 130kD 的完整膜蛋白，一方面其成熟依赖于 PS 介导的由内质网到细胞膜的运输和糖基化，另一方面，它也增加了 PS 的稳定性，并作为结合底物的受体，参与酶切反应。APH－1 是一种分子量为 30kD 的多次跨膜蛋白质，它增加 PS 在复合物中的稳定性并抑制 γ-分泌酶活性。PEN－2 则是一种分子量为 12kD 的发夹样跨膜蛋白质，被认为是 PS 酶而参与 PS 的切割和调节 γ-分泌酶的活性。在功能方面，γ 分泌酶复合物同时具有切割和转运双重作用，复合物先沿着分泌途径由内质网到达细胞表面，再将 APP 转运至内质网，在 APP 到 Aβ 的成熟及分泌的途径中，发挥 γ-分泌酶样作用，从而促使 Aβ 生成增加。

（二）PS 对 Tau 异常磷酸化的影响

GSK－3β 是 Wnt 信号途径中的一种蛋白激酶，同时也是一种重要的 tau 蛋白激酶。若 Wnt 表达减少参与 AD 的发病，则由此导致的 GSK－3β 活性增高可能是 AD 患者 tau 蛋白异常磷酸化的重要原因。研究表明：①PS－1 可直接与 GSK－3β 相结合，与 AD 相关的 PS－1 突变可增加 PS－1 与 GSK－3β 的结合，并增加 GSK－3β 的活性。②PS－1 与 β-连环素（β－catenin）形成复合物可增加后者的稳定性，含 PS－1 突变的 AD 患者，β-连环素稳定性和含量均显著降低。由于 β-连环素与 tau 都是 GSK－3β 的底物，β-连环素含量降低则可能导致更多的 GSK－3β 作用于 tau 蛋白，从而导致 tau 的异常过度磷酸化。③PS－1 突变可改变胞内 β-连环素的转运，从而影响 tau 的磷酸化。

（三）PS 与细胞凋亡

突变的 PS 通过破坏钙离子内稳态，使氧自由基增加，影响包括 Akt/PKB 和 JAK 激酶在内的信号转导途径而诱导细胞凋亡，使用抗氧化剂、钙离子抑制剂以及基因敲除技术都能在一定程度上对抗 PS 的促凋亡作用。突变 PS 还可以通过影响未折叠蛋白质反应来促使细胞凋亡。PS 突变后不能和增殖相关基因产物（PAG）结合而无法阻止 PAG 引起的细胞凋亡。

第四节 ApoE与阿尔茨海默病

载脂蛋白E（apolipopotein E，ApoE）是迄今所知的唯一与神经系统关系密切的载脂蛋白，由299个氨基酸残基组成，分子量为34kD。ApoE有3种亚型（ApoE2、ApoE3和ApoE4），分别由3种等位基因变异体（ε2、ε3和ε4）编码，不同亚型间的区别仅仅是一或两个氨基酸的不同，ApoE2的112和158位点的氨基酸分别为Cys和Cys，ApoE3为Cys和Arg，而ApoE4则为Arg和Arg。ApoE的二级结构由α螺旋、β片层、β转角和不规则结构组成，不规则结构将ApoE分子分成2个相对独立的区域：与脂质结合的氨基端及与LDL受体结合的羧基端。在中枢神经系统ApoE主要由星形胶质细胞产生，是最重要的脂质转运体，然而ApoE神经支持作用的认识几乎仍局限在脂质转运和利用方面。以周围神经损伤一再生过程为例，当神经元轴突被切断或严重压迫时，远端纤维呈现一系列典型的结构和功能变化，带有髓鞘的残余纤维崩解，鞘脂形成卵圆体，后成为富含胆固醇和磷脂的嗜苏丹小体。神经再生之初，损伤局部大量脂质聚集，间质中的巨噬细胞游走于损伤部位，合成和分泌ApoE，以捕捉脂质小体并储存于巨噬细胞中，其携带的脂质将用于轴索和髓鞘的再生。

成熟的中枢神经元作为高度特化的细胞不再具备分裂增殖能力，但是，一些特殊脑区神经纤维受损后，未受损神经元轴突可被诱导长出侧支并分化为突触。如内嗅区皮质的损害使海马颗粒细胞层失去约60%的突触传入，但是这种突触丧失是暂时的，几天后，随着存活轴突长出分支，新的突触开始形成，大约几个月后会完成替代过程。上述代偿性改变发生的时程与ApoE表达的增加及LDL受体结合力的增高同步。进一步研究得知，海马合成ApoE的不是巨噬细胞而是星形胶质细胞，并且损伤区的游离胆固醇是借助胆固醇-ApoE-LDL受体复合物的形式完成其转运和再利用的。ApoE除了通过脂质代谢与神经系统发生联系外，还直接影响神经元突起的生长，但不同ApoE亚型的作用差别很大，如ApoE3促使神经突起延伸，同时分支减少，ApoE4则使突起延伸和分支均减少，ApoE的这种作用类似神经营养因子。有人报道，随着鼠龄增加，纯合ApoE基因敲除小鼠的中枢神经元呈现明显的树突内细胞骨架崩解和突触丧失。可见，ApoE对于中枢神经元结构的维持和重建起着无可替代的作用。

一、ApoE基因多态性与阿尔茨海默病

ApoE大量存在于AD患者的老年斑和NFT中，AD患者星形细胞ApoE表达量明显高于对照组，家族性AD与ApoE定位的第19q13号染色体连锁。从30个迟发性AD家族任选的83名AD病人中，ApoEε4等位基因频率明显高于91名年龄匹配对照者。ApoEε4在迟发家族性AD和散发性AD患者频率偏高。此外，下述几点进一步支持ApoEε4为AD的易患因子：①Apo Eε4与AD之间存在剂量依赖效应：无ε4等位基因个体发生AD的风险为20%，有一个或两个ε4拷贝个体患病风险分别上升至40%和95%，同时发病年龄则由84岁提前至75岁和65岁。②ApoE基因多态性分布的种族差异与其相应的AD发病率高低相吻合：有人曾对八个国家和地区的ApoE三种常见等位基因的频率分布与这些区域AD发病情况进行比较，发现随着ε4频率增高，年龄调整后的AD发病率相应升高，而ε2和ε3则缺乏这种关系。说明ApoEε4与AD之间的关系为AD遗传学上的共性。③ApoEε4频率的升高对AD相对特异：已发现在中枢神经退行性病路易体病患者ε4频率增高，提示它与AD在发生机制上存在某种联系；对血管性痴呆患者的ε4频率各家报道不一，可能与ε4也是动脉粥样硬化的易感因素，且AD和血管性痴呆常合并发生有关。迄今，在海绵状脑病（Creulzfeldt - Jakob disease，CJD）、Down氏综合征、肌萎缩性侧索硬化症（amyotrophic lateral sclerosis，ALS）、亨廷顿病（Huntington disease，HD）、帕金森病等中枢神经退行性疾病均未见ε4高频率。

在欧美长寿老人中 ApoEε2 的比例很高，几乎是成年人的两倍。结合 AD 患者 ε2 频率极低，提示 ε2 是一种保护因子，有人称它为长寿基因，这一发现从另一角度说明 ApoE 在 AD 发病中可能担任重要角色。

二、ApoE 在 AD 神经变性中的作用

（一）ApoE 与老年斑

老年斑的核心成分是 Aβ。尽管 ApoE 在老年斑形成过程中的具体作用尚不清楚，但 ApoE 在病灶区大量存在，携带 ε4 等位基因的 AD 患者脑中有较高的 Aβ 负荷等现象均表明 ApoE 与老年斑之间关系密切。ApoEε4 可与 Aβ 结合形成一种新的抗水解、抗变性的稳定复合物，这一点可见于转基因鼠，如转 APP 基因鼠在敲除 ApoE4 后，刚果红显色的 Aβ 片层结构消失，而重新转入人 ApoE4 基因后则使该鼠产生明显的类似老年斑的结构。在 ApoE4 降解过程中，其氨基端 187 位发生断裂，羧基端 13kD 的小片段与 Aβ 结合，抑制 Aβ 纤维形成，使 Aβ 形成毒性更强的低聚物。ApoE 与 Aβ 结合并沉积的潜在病理作用有不同解释：一是认为 Aβ 有神经元毒性，ApoE 与其结合对神经元起保护作用，但大量 ApoEε4 与 Aβ 结合则使该部位 ApoE 的总储备大大降低，造成上述保护作用的相对不足；二是 ApoE 的受体介导途径异常，有人认为 ApoE 可与 Aβ 结合并使其以脂蛋白相似的受体介导方式进行代谢，因为 ApoE 结合 Aβ 的位点即为其结合脂蛋白的部位，因此，无论是 ApoEε4 与 Aβ 结合异常或是 ApoE 总储备下降，均可影响 Aβ 的有效清除。有报道在 AD 患者活化的星形细胞或老年斑部位存在大量 LDL 受体相关蛋白（LRP），可能与 ApoE 和 Aβ 代谢异常有关；还有一种推测是，ApoE 与 Aβ 结合促进后者的沉积，多数老年斑的淀粉样核心可被抗 Aβ1－42 和抗 Aβ1－40 的抗体识别，Aβ1－40 比 Aβ1－42 易溶，ApoEε4 与 Aβ 的高亲和性促进了 Aβ1－40 的沉积。此外，不同 ApoE 亚型可能还对促使 Aβ1－42 向 Aβ1－40 转化的羧肽酶有不同影响。

（二）ApoE 与 NFT

ApoE 与 NFT 也有一定关联。有人认为：促进 NFT 形成的因素是 ApoEε3 或 ApoEε2 的缺失而不是 ApoEε4 的存在。其可能机制为：ApoEε3 或 ε2 与 tau 结合，将防止后者被过度磷酸化，相反，ApoEε4 不与 tau 结合，裸露的 tau 易被过度磷酸化。ApoE 与 tau 的结合位点是半胱氨酸残基。ApoEε3 和 ε2 的半胱氨酸含量均高于 ApoEε4，而 tau 分子的微管结合区至少有一个半胱氨酸残基，它的存在使 tau 易于自发形成类似 PHF 的反向平行的双体结构，ApoEε3 或 ε2 借助其自身的半胱氨酸残基与 tau 结合，从而阻止 tau 的自身聚积。也有研究发现，ApoE 与 tau 蛋白的过度磷酸化有关，且促进了 NFT 的形成。在表达 C 末端切除的 ApoE4（Δ272～299）的转基因小鼠脑内，过度磷酸化 tau 蛋白的单体和多聚体在脑内聚积，其水平是同龄同窝正常小鼠的6～11倍，表明 C 末端切除的 ApoE4 片段在体内能促进 Tau 的异常修饰和聚积；同时，用 Gallyas 银染法和 AT8 抗体标记法在大脑皮质和海马神经元内还观察到了 PHFs 的聚积和胞浆细丝（直径为 15～20nm）的形成。在大鼠神经组织中特异转染 ApoE 后，在海马等部位发现 ApoE4（而非 ApoE3）的水解片段并以年龄依赖性方式促进 tau 蛋白的过度磷酸化，也发现了包含磷酸化 tau 蛋白的纤维丝状胞内小体的形成。细胞水平的实验还观察到，ApoE4（Δ272 ～ 299）比 ApoE3（Δ272～299）更容易促进 NFT 包涵体类似物的形成。更为重要的是，在 AD 病人脑中也发现了这种 C 末端切除的 ApoE4 片段的聚积，并且与 NFT 共定位，说明 C 末端切除的 ApoE4 片段不仅可引起 tau 蛋白的过度磷酸化，还促使蛋白质的聚积并最终形成 NFT。

（三）ApoE、炎症与 AD

AD 患者脑内大量存在的炎症细胞因子和蛋白质表明 AD 与炎症密切相关。研究表明，外源性 ApoE3 和 ApoE4 可借受体途径阻止 Aβ 诱导的胶质细胞介导的炎症反应（ApoE 与 Aβ 的克分子比为 1：30）。已在人神经母细胞瘤细胞核的提取物中确定了 ApoE 启动子区内的 NF κB 位点，而 Aβ 介导的 ApoE 启动子活性也受这一 NF κB 位点调节。此外，在小鼠和人 ApoE 启动子序列内还存在炎症反应转录因子 IL－6、REBP、MED1、STAT2 以及 STAT1 的位点。位于 ApoE 启动子区内的转录因子位点，尤其是 NF κB 位点可能是

潜在的治疗靶点，即通过调节增高的 ApoE 启动子活性有可能改善 AD 的炎症反应。

围绕 ApoE 中枢神经作用的突破性研究得益于 ApoE 基因敲除动物的应用。据报道，纯合子 ApoE 基因敲除小鼠的突触减少在早期并不明显，而超过 12 月龄时则呈进行性加剧。小鼠 4～8 月龄时，电镜下便可见树突膜结构的空泡样变和微管的损伤，说明 ApoE 是保持微管结构完整和稳定的必要因素。进一步的研究发现，ApoE 敲除小鼠的 tau 蛋白与磷酸化依赖性抗体 AT8、Alz50 的反应性明显强于对照小鼠，而与非磷酸化依赖性抗体的反应结果则相反。若体外经磷酸酶处理后，上述两种 tau 对两类抗体的反应性趋于一致，提示 ApoE 的确与 tau 的异常磷酸化有关，而后者是 PHF 形成的关键环节。

ApoE 在维持正常微管结构和功能中起重要作用，但迄今尚无确切证据证明神经元能自身合成 ApoE。无论从 AD 患者还是认知功能正常的其他疾病患者活检所得到的脑神经元内，均有 ApoE 免疫活性物质的存在。一般认为星形细胞和小胶质细胞为中枢神经系统 ApoE 的主要来源，位于神经元中免疫反应阳性的 ApoE 很可能是与其膜受体结合的，以及由此途径进入神经细胞内的 ApoE。

（四）ApoE 受体与 AD

迄今发现的脑内 ApoE 受体至少有三种，即极低密度脂蛋白受体（VLDL－R）、低密度脂蛋白受体（LDL－R）及低密度脂蛋白受体相关蛋白（LRP）。VLDL－R 和 LDL－R 位于星形细胞膜上，而 LRP 则分布于神经元和活化的星形细胞，介导 ApoE 依赖性神经突起的生长。随着 ApoE 在 AD 发病中作用研究的深入，ApoE 受体基因成为 AD 新的候选基因。现有资料显示：LDL－R 等位基因与 AD 无关；VLDL－R 等位基因与 AD 是否相关尚有争议；对 LRP 基因多态性与散发性 AD 之间关系的初步研究发现：位于 LRP 基因上游的一段四核苷酸重复序列（TTTC）n 在 AD 和正常人之间存在着明显差异，并且这种差异呈剂量依赖效应，LRP 是存在于老年斑部位的主要蛋白质成分之一，APP770 可通过与 LRP 结合进入细胞内，因此，ApoE 和 APP 同为 LRP 的配体，换言之，LRP 是与 AD 发病相关的两条代谢途径的交汇点，其分子结构的某种改变有可能通过影响含 ApoE 脂蛋白颗粒的细胞转运，使 APP 的摄取和分解代谢出现异常，导致大量 Aβ 的产生。

因此，ApoE 是散发性 AD 目前明确的第一个遗传性易感因子。虽然现有的研究结果从不同侧面提示 ApoE 在 AD 发病中的重要作用，但是，ApoEε4 本身并不是 AD 发病的必要因素，不是所有具有 ε4 等位基因的人都发病，同时 AD 病人并非均是 ε4 携带者，其他尚未明确的遗传和/或环境因素对 ApoE 与 AD 之间的关系起修饰作用，这些未知因素的逐一发现将有助于完整地揭示 ApoE 对中枢神经系统的正常作用及其在 AD 病理过程中的参与机制。

第五节　阿尔茨海默病的实验模型

一个完善的 AD 动物模型应同时表现 AD 样脑病理学改变和记忆障碍，然而，目前已建立的鼠模型均未达到这一要求。早期建立的 AD 模型鼠主要表达 APP 突变基因：如 APP/V717F（PDAPP 鼠）和 APP/K670NM671L（Tg2576 鼠）。现已建立双重转基因鼠（如同时表达突变的 APP 和 PS1 或突变的 APP 和 tau）和三重转基因鼠（突变的 APP、PS1 和 tau）模型。单纯敲除 APP 的小鼠不产生 AD 的神经病理改变，但同时敲除 PS1 和 PS2 的小鼠显示一些 AD 样病理改变。此外，通过调节蛋白激酶和磷酸酯酶也可模拟 AD 样 tau 蛋白异常磷酸化、聚积和记忆障碍。下面简述 AD 动物模型的某些神经病理特征。

一、老年斑

Games 等于 1995 建立的 PDAPP 鼠是最早的 AD 模型之一。这一模型所表达的 APP/V717F 是由血小板源性生长因子启动子驱动的，并主要在神经细胞内表达。杂合 PDAPP 鼠于 6～9 个月出现 thioflavin－S 阳性的 Aβ 沉积和神经炎性斑。其他转基因鼠运用不同的启动子驱动 APP 的表达，这些启动子的共同特点是驱动 APP 在神经元的表达。所有建立的 APP 转基因鼠都会在大脑皮质和海马区出现弥散斑和神经炎斑，但其产生的早晚有明显差别。Aβ 在转基因鼠脑内的大量产生和积累，是逐渐形成老年斑的基础。越来越多的实验表明，Ab 低聚体的大量积累可抑制海马的 LTP，并损害小鼠的记忆。腹膜内注入抗－Aβ 抗体可逆转 APP 转基因小鼠记忆功能的缺失，此时，小鼠脑内的淀粉样斑块并没有减少，而对可溶性 Aβ 中间产物的螯合清除可在短时间内使动物恢复物体识别能力。

二、神经原纤维缠结

尽管有些已建立的转基因鼠会产生神经原纤维缠结（NFT），但其形态并不完全类似于 AD 患者的 NFT，主要差别是不形成 PHF。在一些老龄的 APP 转基因鼠脑内，可检测到过度磷酸化的 tau 蛋白。其发生是在 Aβ 老年斑形成之后，提示 tau 蛋白过度磷酸化可能是 Aβ 沉积后的下游反应。尽管 tau 蛋白会被过度磷酸化，超微结构检查未发现这些过度磷酸化的 tau 蛋白在神经细胞内形成 PHF，杂合 PDAPP 鼠甚至成长到 20 月龄还检测不到 PHF 结构。因此，APP 转基因鼠脑内不会形成 AD 样 NFT。有趣的是，表达突变的 tau 蛋白或同时表达 tau，APP 和/或 PS1 的转基因鼠，可在新皮质和海马神经元内检测到过磷酸化 tau 的蛋白和 NFT，但未能检测到典型的 PHF。这些研究表明含突变 APP，PS 和/或 tau 的小鼠随年龄不断增加而出现 tau 的异常磷酸化，但是否随年龄进一步发展成 PHF，尚待进一步研究。近期研究发现，在 PS2 敲除基础上再敲除中枢的 PS1，小鼠在 9 个月后在大脑皮质可见 tau 异常磷酸化和明显的皮质萎缩。完全敲除 PS 为何引起 tau 异常磷酸化的机理尚不清楚。

三、其他病理改变

（一）胶质激活

老年斑周围常可见到胶质增生和营养不良性神经突，提示老年斑可能通过诱导免疫反应造成神经退行性变。APP 转基因鼠皮质和海马的神经炎性斑也可激活小胶质细胞和星型胶质细胞。但是，在表达正常 APP 的模型鼠脑内，尽管老年斑并不形成，但也发现了星型胶质细胞被激活，提示胶质激活和炎症反应也许与神经炎性斑并不是直接相关。

（二）胆碱能神经细胞损失

AD 患者脑内可见大量的胆碱能神经细胞损失。这一现象在 APP 模型鼠的海马和皮质区得到重现。且胆碱能退变特异性地发生于神经炎性斑沉积的区域。例如，2 岁龄的纯合 PDAPP 鼠扣带皮质出现大量 Aβ 神经炎性斑，而扣带回胆碱酯酶的活性相应地明显降低。若纹状体沉积神经炎性斑较少，则纹状体酶的活性和胆碱能细胞的密度无显著降低。新皮质胆碱能神经末梢的退变看来先于 Aβ 老年斑沉积。因为年轻的纯合 PDAPP 鼠胆碱能神经末稍较同年龄的对照组显著降低，而此时的老年斑很少出现。这一结论也被其他研究所证实，例如：PDAPP 鼠行为学异常，突触传递缺失和皮质神经末梢标记物的丢失。这些发现提示，细胞外可溶性 Aβ，或许就是 Aβ 低聚体，可造成胆碱能神经细胞的毒性。

病理检查发现，在成熟 Aβ 老年斑附近含 ChAT 的胆碱能神经末梢明显曲张，其形态与 PDAPP 鼠和人 AD 组织的 APP 阳性神经炎性斑相似，这表明与 Aβ 沉积相关的营养不良性神经突影响皮质胆碱能神经末梢。2 岁龄纯合 PDAPP 鼠肿胀的胆碱能神经末梢是正常的 2 倍，且广泛分布于皮质和海马。胆碱能突触的形态异常也发现于 APP 突变鼠和 APP 和 PS1 双重突变鼠。同样地，肿胀的胆碱能神经末梢可以用抗 ChAT、p75 NGF 受体、乙酰胆碱传输小体和乙酰胆碱酯酶抗体来识别，这一肿胀可能与老年斑相关的胶质细胞脑源性神经生长因子的诱导有关。因为胆碱能突触传递与学习记忆关系密切，APP 转基因鼠和 PDAPP 鼠胆碱能神经末梢的降低可能是其学习缺失的部分原因。PDAPP 鼠严重的胆碱能病理与 AD 脑内胆碱能神经末梢密度和 ChAT 酶活性显著降低相似。

此外，基底前脑胆碱能神经元的退变也是 AD 的重要特征之一。但是，AD 模型鼠这些神经元并不退变。即便在衰老的纯合 PDAPP 鼠基底前脑的胆碱能神经元数目也无减少。2 岁龄的纯合 PDAPP 鼠基底前脑的胆碱能神经元数目与 2 月龄的同类鼠近似。基底前脑胆碱能神经元胞体主要集中在内侧隔核、Broca 斜带的垂直支和水平支，其纤维投射至扣带皮质和海马。这两个区域是 AD 模型鼠 Aβ 老年斑主要集中区域。杂合 APP 转基因鼠和 APP/PS1 转基因鼠的基底前脑胆碱能神经元数目不丢失。APP 鼠基底前脑胆碱能神经元与 AD 病人的这一差异可能因为 AD 鼠的这一病理过程持续时间较 AD 病人显著缩短，也有可能是 APP 鼠的某些基因表达和蛋白活性可抵抗 Aβ 神经毒性。另外，NFT 对神经性退变的发生可能亦很重要。因此，观察表达神经原纤维缠结鼠的基底前脑胆碱能神经元数目有无改变将很有意义。

AD 鼠胆碱能神经末梢的丢失而基底前脑的胆碱能神经元胞体无改变提示其神经病理首先发生于皮质和海马，继而扩散至皮质下区域。与年龄匹配的非转基因对照组比较，2 岁龄的 PDAPP 鼠皮质胆碱能神经末梢的密度降低约 65%，但是，投射至该区域的基底前脑胆碱能神经元胞体无改变。同样地，2 岁龄的 APP23 突变鼠，其 Aβ 水平较纯合 PDAPP 鼠低，其大脑皮质总的胆碱能神经纤维的长度降低约 29%，但基底前脑的胆碱能神经元无丢失。

（三）去甲肾上腺素能细胞丢失

AD 患者蓝斑核的神经元显著减少。通常，蓝斑核的神经元选择性地投射至出现 Aβ 病理的前脑区域。但是，到目前为止，同样的表型在 APP 转基因鼠尚无发现。比较 2 岁龄和 2 月龄的纯合 PDAPP 鼠，蓝斑核神经元嘴-尾分布相似。在一些出现 NFT 的转基因鼠，是否存在蓝斑核神经元的丢失还有待进一步研究。应指出的是，在 AD 转基因鼠出现的 NFT，似乎并非对所有神经退变负责。因为，无 NFT 的 APP 转基因鼠，海马神经元同样出现丢失。另外，在 Neimann-Pick C 型病有神经退变和 NFT 的形成，但在此类模型鼠中，发生神经退变的同时未见缠结形成。AD 的这一病变尚未显示在动物模型中。

（四）神经发生减低

研究发现一些 AD 转基因鼠成年神经发生（neurogenesis）降低。APP 鼠室管膜下区域神经发生降低，这一区域是嗅球神经元的来源，值得注意的是另外三种 AD 模型鼠海马颗粒下区域的神经发生也降低。这一区域是齿状回神经元的来源。Tg2576 鼠颗粒下区域的神经发生显示年龄相关性降低，1 岁龄的 PDAPP 鼠海马的神经发生显著降低，颗粒细胞明显减少，海马体积减小，胆碱能纤维的传入减少，从而导致海马功能降低。恢复学习记忆的处理和降低 Aβ 老年斑的神经病理是否可以改善海马的神经发生是一个有趣的问题。

（五）海马和皮质萎缩

AD 的一个重要指标之一就是海马的显著萎缩，这种萎缩是退行性变的结果。在 AD 模型鼠中，可见海马和皮质神经元出现中度凋亡。Calhoun 等报道老龄 APP23 鼠出现中度皮质神经元凋亡，且神经元的减少与老年斑的密度有关。PS 功能受损的模型鼠神经退变十分明显。在 APP 和 PS1 双突变鼠，海马 CA1 区呈显著退变，这一变化与年龄相关，且退变的神经元加速胞体内 Aβ 聚积。这些资料提示神经病理的发生自细胞内 Aβ 聚积至细胞外 Aβ 沉积。但杂合 18 月龄 PDAPP 鼠，在无稠密的老年斑区域周围，皮质区神经元减少也可发生。这一现象可能与 Aβ 低聚体在未形成老年斑前已可造成神经元凋亡有关。总之，所有这些动物模型鼠表明，神经元凋亡与 Aβ 聚积相关。可是在 PS 条件性敲除鼠的脑内，尽管 Aβ 不再产生，也出现与年龄相关的皮质萎缩和变薄。因此，Aβ 过多或过少可能都不利于海马和皮质神经元的存活。

总之，AD 模型鼠在未来的研究和药物试验中的重要性不言而喻。不同的 AD 模型鼠还在建立中，找到能真正模拟 AD 的动物模型将是重大突破。

第六节　阿尔茨海默病的研究趋势与未来治疗的策略

目前在临床上已有四种治疗AD的药物，其中Aricept、Exolon和Reminyl都是乙酰胆碱酯酶的抑制剂，可以提高患者脑内乙酰胆碱的水平。另一种FDA批准的药物Memantine，则是NMDA受体的调控剂。所有这些药物主要是用来改善早期AD患者的症状，并不是用于针对病因的根治。进一步阐明导致该病的机理，将是未来研究的主要趋势。未来的治疗也应基于针对病因的根治或预防。

找到能阻断老年斑的形成与积累或增加清除脑内老年斑的药物，是未来主要的治疗途径之一。这些药物也是在临床上进一步证明Aβ假说所必不可少的。此外，针对tau异常聚积的药物也是未来研究的主要方向之一。

一、针对Aβ的药物

Aβ假说认为：老年斑的形成与积累很可能是AD的主要病因。基于这一假说的药物研究主要集中在降低Aβ的生成、增加Aβ的清除或阻断Aβ的聚合。

为有效降低Aβ的生成，抑制β-分泌酶和γ-分泌酶是关键，其抑制剂可减少Aβ形成。1999年，四个制药公司的研究组同时发表了β-分泌酶的分子序列。筛选高效并能透过血脑屏障的β-分泌酶小分子抑制剂是目前许多制药公司的主攻方向，但鉴于β-分泌酶分子结构的特殊性，目前仍未找到此类能用于临床的药物。克隆γ-分泌酶远比期待的复杂。PS基因敲除鼠的鉴定实验和PS基因定点突变的研究分别表明PS本身可能就是γ-分泌酶。但这一推测尚未得到酶切实验的直接证明。另有许多实验提示，PS可能在细胞内发挥转运作用。当PS突变引起转运改变，Aβ的生成也会受到影响。最近，利用免疫共沉淀分离手段和线虫的突变筛选实验，两个研究组分别报导γ-分泌酶的分子构成至少包括PS的四种跨膜蛋白。但究竟哪一个蛋白发挥酶切作用仍有待进一步阐明。筛选高效并能透过血脑屏障的γ-分泌酶的抑制剂虽有一定的突破，但在临床试验中呈现明显的副作用。

用免疫方法来增加Aβ的清除，在动物和临床试验中展现了很好的效果。Dale Schenk领导的研究组用Aβ1-42来免疫PDAPP转基因鼠，他们发现转基因鼠的老年斑的形成明显降低。另外，年轻PDAPP转基因鼠用Aβ1-42免疫后，老年斑的发生被阻断。Aβ免疫也可以降低Tg2576鼠淀粉样蛋白沉积。相似的结果也发现于用Aβ1-42抗体免疫的动物。更重要的是，Aβ抗体免疫AD鼠后，可降低其因老年斑引起的记忆缺失。可能的机理是从突触环境中去除了细胞外Aβ低聚体的结果。直接使用Aβ1-42的主动免疫方法被用于临床试验时，因造成6%受试者无菌性脑膜炎而被中止。尽管主动免疫方法有自身免疫性脑炎的缺陷，但该方法在动物实验中已经表明，增加Aβ的清除可同时降低tau蛋白聚合引起的神经元细胞内的缠结。如果能去除自身免疫性脑病变的缺陷，应用主动免疫来治疗AD仍有希望。另外，直接应用抗Aβ抗体的被动免疫的试验也有大量的成功报道，该方法的临床试验还在进行中。

Aβ倾向于自身聚合，而聚合物的长期累积是造成脑内的老年斑的主要因素。运用小分子来阻断Aβ的聚合，也可能会是有效的治疗途径。因此，筛选能阻断Aβ聚合的药物，也是许多生物制药公司的一个研究方向。目前已有一些小分子化合物能在体外实验中抑制Aβ的聚合，因而已进入临床试验。另外，Aβ聚合部分依赖于金属离子Cu^{2+}和Zn^{2+}。降低脑内金属离子Cu^{2+}和Zn^{2+}的浓度，有可能减少Aβ聚合。抗生素clioquinol被发现可螯合脑内金属离子Cu^{2+}和Zn^{2+}并因此降低游离金属离子的浓度。动物实验显示，APP转基因鼠经使用clioquinol后，Aβ沉积明显减少。clioquinol的临床试验正在进行之中。

此外，增加Aβ降解也是行之有效的一个途径。胰岛素分解酶和neprilysin都已在动物实验中证明能降解Aβ，并减少老年斑的形成。增强这两种酶在脑内的活性，应当会延缓老年痴呆症的病程。最近，在APP转基因鼠实验中发现，动物有宽敞的居住环境并有充分的活动，neprilysin 酶活性显著增加，因而减少脑内的老年斑的生成。

二、针对 tau 异常磷酸化的药物

存在于神经元内的 NFT 是由异常磷酸化的 tau 蛋白组成。神经细胞内的递质和突触蛋白质需要通过微管运送到突触部位，正常的 tau 蛋白参与微管组装和稳定突触传递机制。当 tau 蛋白被过度磷酸化并在细胞内聚积时，可抑制微管组装，破坏微管的稳定性，从而损伤轴突转运系统，结果导致突触丢失及逆行性退行性变性的发生。因此，抑制 tau 蛋白过度磷酸化和聚积的化合物有可能成为防治老年神经退行性病变的药物，而特定蛋白激酶的抑制剂可能成为这类药物的靶点。

1. GSK－3β 抑制剂　GSK－3β 在 tau 蛋白的异常磷酸化过程中起至关重要的作用。活化后的 GSK－3β 抗体染色 NFT 周围异常强，在细胞和整体水平过度激活或表达 GSK－3β 可诱导 tau 蛋白的过度磷酸化和聚积。一些公司在专利中已经公开了 GSK－3β 抑制剂的化学结构，但将其用于 AD 的治疗还处于基础科研阶段。

2. CDK5 抑制剂　另一种防止 tau 蛋白异常过度磷酸化的药物靶点是 CDK5。CDK5 与 P35 结合后被活化，该复合物可以使 tau 蛋白迅速过度磷酸化而导致细胞出现不可逆性微管损坏，直至神经元死亡。由于 CDK5 在神经细胞中的功能尚不清楚，因此抑制 CDK5 可能产生的不良反应尚有待研究。

目前，医药工业对 tau 蛋白的重视程度远不如 Aβ，其原因之一是对 tau 蛋白及 NFT 的生化病理学的研究尚不够透彻。此外，有些科学家认为，在 AD 病程中 tau 蛋白的病变可能发生在 Aβ 下游。

总之，AD 的病因研究在过去 20 年里有了显著的进步，尚不能证明 Aβ 假说是 AD 的唯一病因。因此，进一步揭示 AD 的真正病因以及针对病因的药物治疗将是未来研究的主要趋势。

三、针对轴突转运功能的药物

神经轴突内的慢传输通路是运输神经递质等一系列神经细胞组分的主要途径。kinesin 是蛋白转运的主要的运载体。最近，在 kinesin 轻链敲除小鼠的实验中，Goldstein 等发现，神经轴突内的慢轴突转运功能受损。当将 kinesin 轻链敲除小鼠与 APP 转基因鼠杂交后，杂交鼠老年斑的形成明显降低，其机理之一可能涉及慢轴突转运通路受阻引起的 Aβ 生成减少。关于这方面的研究将会受到瞻目。

四、针对胆固醇的药物

神经细胞内胆固醇水平的平衡会影响 Aβ 生成、tau 蛋白的过度磷酸化、胆碱能突触的形态和功能以及其他受体的代谢与表达。比如，乙酰辅酶 A/胆固醇乙酰转移酶的抑制剂可同时降低胆固醇和 Aβ 的生成。在长期使用降低胆固醇药物 statins 的人群中，AD 发病率明显降低。用高胆固醇饮食喂养 APP 转基因鼠，发现 Aβ 神经病理显著增加，而降低胆固醇的药物可减轻其神经病理。但是，最近的研究对 statins 用于雌性鼠提出疑问，因为 lovastatin 在降低雌性 Tg2576 鼠胆固醇水平的同时，可增加雌性鼠海马和皮质老年斑的数目。使用 statins 的临床试验，也未能降低 AD 发病率。

五、其他治疗策略

非激素抗炎药物的应用是治疗 AD 的另一途径。流行病学资料表明：长期应用非激素抗炎药可显著降低 AD 的发病率，减少患病风险达 60%～80%。通过非抗炎机制和降低小胶质的活性，布洛芬可显著降低 Tg2576 鼠 Aβ 老年斑和脑内 Aβ 水平。不同的非激素抗炎药物应用于 APP 鼠获得类似的有益效果。酶切反应表明，该类药物可改变 γ-分泌酶的酶切点，并通过提高 Aβ1－38 和 Aβ1－39 的生成而降低 Ab1－42 的水平。

随着人口的老年化，AD 的发病率有增无减。该病不仅危害病人的生活品质，也造成极大的社会负担。因此，有效预防和治疗 AD 是提高老年人生活质量的保证，并可同时减轻该病对老人化社会的压力。因此，对 AD 的研究已引起国人的重视。

参考文献

综述

1. Stokin GB, Lillo C, Falzone TL. Axonopathy and

transport deficits early in the pathogenesis of Alzheimer's disease. Science，2005，307：1282-1285

2. Tanzi RE，Bertram L. Twenty years of the Alzheimer's disease amyloid hypothesis：a genetic perspective. Cell，2005，120：545-549
3. Avila J，Lucas JJ，Perez M. Role of tau protein in both physiological and pathological conditions. Physiol Rev，2004，84：361-384
4. Hardy J，Selkoe DJ. The amyloid hypothesis of Alzheimer's disease：progress and problems on the road to therapeutics. Science，2002，297：353-356
5. Selkoe DJ，Podlisny MB. Alzheimer's disease：genes，proteins，and therapy. Physiol Rev，2001，81：741-66
6. Sisodia SS，George-Hyslop PH. Gamma-Secretase，Notch，Abeta and Alzheimer's disease：where do the presenilins fit in? Nat Rev Neurosci，2002，3：281
7. Citron M. Beta-secretase inhibition for the treatment of Alzheimer's disease--promise and challenge. Trends Pharmacol Sci，2004，25：92

原始文献

1. Lazarov O，Robinson J，Tang YP. Environmental enrichment reduces Abeta levels and amyloid deposition in transgenic mice. Cell，2005，120：701-707
2. Oddo S，Caccamo A，Shepherd JD. Triple-transgenic model of Alzheimer's disease with plaques and tangles：intracellular Abeta and synaptic dysfunction. Neuron，2003，39：409-421
3. Morgan D，Diamond DM，Gottschall PE. A beta peptide vaccination prevents memory loss in an animal model of Alzheimer's disease. Nature，2000，408：982-985
4. Chui DH，Tanahashi H，Ozawa K. Transgenic mice with Alzheimer presenilin 1 mutations show accelerated neurodegeneration without amyloid plaque formation. Nat Med，1999，5：560-564
5. Yan R，Bienkowski MJ，Shuck ME. Membrane-anchored aspartyl protease with Alzheimer's disease beta-secretase activity. Nature，1999，402：533-537
6. Wang JZ，Grundke-Iqbal I，Iqbal K. Glycosylation of microtubule-associated protein tau：an abnormal posttranslational modification in Alzheimer's disease. Nat Med，1996，2：871-875
7. Wang JZ，Liu F. Microtubule-associated protein tau in development，degeneration and protection of neurons. Prog Neurobiol，2008，85：148-75
8. Goate A，Chartier-Harlin MC，Mullan M. Segregation of a missense mutation in the amyloid precursor protein gene with familial Alzheimer's disease. Nature，1991，349：704-706
9. Grundke-Iqbal I，Iqbal K，Tung YC. Abnormal phosphorylation of the microtubule-associated protein tau（tau）in Alzheimer cytoskeletal pathology. Proc Natl Acad Sci USA，1986，83：4913-4917
10. Glenner GG，Wong CW. Alzheimer's disease and Down's syndrome：sharing of a unique cerebrovascular amyloid fibril protein. Biochem Biophys Res Commun，1984，120：885-890

第五十九章　神经遗传病

李晓江　钟南

第一节　概　述 …… 1116
一、Canavan 病 …… 1116
二、腓骨肌萎缩症 …… 1117
三、遗传性压迫易感神经病 …… 1117
四、共济失调伴单纯维生素 E 缺乏症 …… 1117
五、先天性低髓鞘化神经病 …… 1117
六、Angelman 综合征 …… 1117
七、朊病毒病 …… 1118
第二节　肌萎缩性脊髓侧索硬化 …… 1119
一、ALS 的遗传学基础 …… 1119
二、散发型 ALS 的遗传基础 …… 1123
三、基因与环境相互作用 …… 1124
四、ALS 治疗的进展 …… 1124
五、未来工作方向 …… 1125
第三节　脆性 X 染色体综合征 …… 1125
一、临床症状和神经学表型 …… 1125
二、致病机制 …… 1125
三、分子遗传学诊断 …… 1127
四、遗传咨询 …… 1127
第四节　Duchenne 假肥大肌营养不良 …… 1128
一、DMD 的致病基因 …… 1128
二、DMD 的基因检测 …… 1129
第五节　弗雷德里希共济失调 …… 1129
一、FRDA 的基因型 …… 1129
二、致病机制 …… 1130
第六节　多聚谷氨酰胺神经退行疾病 …… 1130
一、PolyQ 疾病的遗传基础 …… 1131
二、PolyQ 疾病的神经病理机制 …… 1132
三、PolyQ 依赖性的异常折叠和聚集 …… 1132
四、PolyQ 疾病的发病机制 …… 1133

第一节　概　述

本章将讨论神经系统常见的遗传性疾病。造成这些疾病的大部分基因缺陷已明确查明，为临床检测提供了明确的依据。这些基因缺陷导致某个特定蛋白功能的丧失或造成异常蛋白结构及毒性。在这些疾病中，有不少变异基因的表达广泛存在于各种组织中，从而引起特异性神经系统病变。多数遗传性神经疾病是由单个基因缺陷导致的，具有典型的病理特征及持续渐进的病理发展过程。尽管这类疾病的大多数仍无有效的治疗手段，但已经有了重要的模型从基因遗传的角度来研究疾病的发病机制及有效的治疗途径。鉴于篇幅，本章节将简单介绍 7 种神经遗传病的病因及病理，然后重点讨论 5 种病理较为明确的遗传性疾病。

一、Canavan 病

Canavan 病（Canavan disease，CD）是一种严重的、进行性脑白质海绵样变性，属于常染色体隐性遗传。直到 1988 年，Matalon 等证实此病是由于天冬氨酸酰基转移酶（aspartoacylase，ASPA）缺陷所致，才使该病的诊断方法有了突破性的进展。此后，天冬氨酸酰基转移酶的基因被克隆，导致 CD 的基因突变被确定，基因治疗进入探索阶段。该病的动物模型——ASPA 基因敲除小鼠为人们进一步研究 CD 的致病机理以及试验基因治疗奠定了基础。

二、腓骨肌萎缩症

也称为 Charcot - Marie - Tooth 病（CMT），是遗传性感觉运动神经疾病，也是最为常见的遗传性神经肌肉疾病。其发病率为 1/10000 至 1/2500。遗传方式主要为常染色体显性遗传（AD），也可见常染色体隐性遗传（AR）及 X 连锁显性或隐性遗传（XD 或 XR）。最近的研究表明，相关基因突变导致的微管运动功能减退与遗传性的 CMT2A 的发生有很大关系。在 CMT2A 家系中，所有患病者均是激蛋白超家族（KIFs）KIFB 基因 A - T 突变的异合子（其 98 位谷氨酰胺突变为亮氨酸）。周围神经髓鞘蛋白 22（peripheral myelin protein 22，PMP22）基因的错义、移码或者无义突变会导致很多的遗传性脱髓鞘性外周神经病变，其中包括 CMT1A。连接蛋白 32 主要表达在外周 Schwann 细胞和中枢神经中的少突胶状细胞，功能是形成细胞间的缝隙连接，介导细胞间低分子量物质的运输。其突变是 X 连锁 CMT 的主要致病原因，导致外周神经元的脱髓鞘反应以及轴突病变。

三、遗传性压迫易感神经病

遗传性压迫易感神经病（hereditary neuropathy with liability to pressure palsies，HNPP）是一种少见的常染色体遗传的周围神经病，发病率估计为 2/10 万～5/10 万或者稍高。临床主要表现为青少年起病，轻微外伤或受压后反复出现肢体麻木、无力。周围神经病理学特征为节段性脱髓鞘伴腊肠样结构形成，故又称为腊肠样神经病。遗传性压迫易感神经病（HNPP）主要特征是单神经病变引起的非痛觉的焦点性感觉和运动神经病——单一神经病变。疾病的发生由外周神经的异常所导致。这些神经连接着大脑及脊神经与肌肉及感觉细胞之间的联系。HNPP 病人的外周神经对压力敏感，从而导致肌肉的麻痹或者是力度的丧失，即压迫性麻痹。目前已知的致病基因只有一个，即存在于 17 号染色体的 PMP22 基因。这一基因有 5 个外显子。其正常的基因产物是包含一个跨膜结构域的大小为 22kD 的糖蛋白——周围髓鞘蛋白 22。它占外周髓鞘蛋白的 2%～5%，在身体其他器官中也有低表达，包括中枢神经系统的神经元细胞。PMP22 蛋白是一种上皮膜蛋白家族（EMP1～3）的成员，这个家族的功能是调节细胞的生长和分化。这个家族的成员，包括 PMP22 蛋白，与 OSP（特异小胶质细胞蛋白）相似，这表明它们可能有共同的祖先。实验表明，PMP22 基因的表达丧失会导致 Schwann 细胞增殖。

四、共济失调伴单纯维生素 E 缺乏症

共济失调伴单纯维生素 E 缺乏症（ataxia with isolated vitamin E deficiency，AVED，MIM277460）是一种神经退行性疾病，属常染色体隐性遗传。由 Burck 等在 1981 年首先描述。在地中海地区有较多的病例发现。它由 α - TTP（α -tocopherol transfer protein）基因突变引起。该基因主要在肝和小脑中表达。突变破坏了维生素 E 掺入初生极低密度脂蛋白（VLDL）的过程。而维生素 E 是人类血浆中重要的亲脂类抗氧化剂。

五、先天性低髓鞘化神经病

先天性低髓鞘化神经病（congenital hypomyelinating neuropathy，CHN）是一种罕见的新生儿神经病。其临床特征主要表现为，分娩及新生儿阶段的张力衰退，反射消失，末梢肌肉萎缩，神经传导速度严重减慢。大部分的患儿在婴儿期或童年早期即死于呼吸肌萎缩及肺炎。在病例报道中，患儿都是来自非近亲婚配家庭，经历正常的怀孕周期，生产过程正常。CHN 为常染色体显性或隐性遗传，其发生与一些特定基因的突变有关，包括：髓鞘附着疏水糖蛋白 PMP22、外周神经系统髓鞘蛋白 MPZ、髓鞘膜蛋白 EGR2。

六、Angelman 综合征

Angelman 综合征（Angelman Syndrome，AS），是一种罕见的神经行为遗传病，发生率在 1/15000 左右。AS 病人有严重的学习障碍、癫痫发作、共济失调、言语表达障碍和特殊的面容特征（下颚突出、眼睛凹陷、嘴宽伸舌、小头且头后部平坦等）。其行为特征包括频繁且不适当地发笑、过度兴奋、睡眠障碍、喜欢玩水、喜欢与他人交往等。交流障碍是 AS 病人的一项突出特征，

表现为言语稀少，只能理解日常生活中的一些简单语句。少数人能用正规的手语与人交流。不同AS病人的自理能力有所不同。所有AS病人都有重度的精神和运动发育迟缓。80%的病人会发生癫痫。初次发作年龄从一岁到五岁不等。

现在已知的引起Angelman综合征的遗传学机制主要有四种。AS病人中约有70%～75%是因为染色体15q11-13区段的缺失引起的，此类病人被划分为Ⅰ型。这是由15q11-13区域内低拷贝重复序列（复制子）间不等交换引起的。这些复制子包含高度保守的HERC2基因的转录本。Ⅱ型AS病人是因为有15号染色体父源单亲二体性，未能继承母源的UBE3A基因所引起的，约占AS病人的2%～3%。单亲二体性（UPD）是指来自父母一方的染色体片段被另一方的同源部分取代，或者是一个个体的两条同源染色体都来自同一亲体的现象，通常后者出现的几率更大些。Ⅲ型AS的病因叫印记缺陷（imprinting defect），占总数的3%～5%。这类病人没有突变或UPD现象，但有15号染色体异常甲基化的现象。Ⅳ型AS是因为编码泛素蛋白连接酶的UBE3A基因突变引起的。有正常甲基化的散发病例中约20%有此突变，而家族性病人中约75%有此突变。UBE3A仅在脑的特殊区域（主要在海马和小脑的浦肯野细胞）发生特异性印记，即仅母源基因得以表达，而父源基因呈钝化状态。这可能是因为存在启动子或增强子使母源染色体具有活性，或是由于通过表达反义转录子（antisense transcript）而抑制父源性UBE3A基因在脑中表达的结果。然而在其他部位均呈双等位基因表达。所以如果脑中的母源性UBE3A基因发生突变，那么将出现AS。

七、朊病毒病

朊病毒蛋白（prion protein）简称为PrP。正常PrP（PrPc）转变为致病PrP（PrPSc），从而引发了一系列神经系统退行性疾病，又叫做传染性海绵状脑病（transmissible spongiform encephalopathies，TSEs）。King和Diaz-Avalos及Tanaka等人提供了第一个直接的证据，即在（PSI+）菌株（酵母菌模型）中，以可感染差别为基础的Sup35p蛋白的构象差别和淀粉样形式。Sup35p是蛋白质合成多肽链终止的重要因子，在关键的终止阶段，可转变为朊粒的形式。这为朊病毒的蛋白质假说提供了最有说服力的证据。Prion概念的提出不仅提供了一个疾病既能传染又能遗传的假设，而且还解释了至今未明的神经系统疾病的部分原因。

朊病毒病潜伏期长，达数月至数年，甚至数十年。临床上以进行性共济失调、震颤、姿势不稳、痴呆或知觉过敏、行为反常等中枢神经系统症状为特征，100%死亡。组织病变局限于中枢神经系统，以神经元空泡化、脑灰质的海绵状病变、神经胶质和星状细胞增生、PrPSc蓄积和淀粉样蛋白斑块为特征。病变通常两侧对称。

目前已知人类和动物都能感染朊病毒性疾病。人类疾病有4种，包括：①库鲁（Kuru）病；②克雅（CJD）病；③吉斯综合征（GSS）；④致死性家族失眠病（FFI）。动物疾病有6种以上，包括：①牛海绵脑病（BSE疯牛病）；②绵羊瘙痒病（scrapie of sheep）；③山羊瘙痒病（scrapie of goats）；④大耳鹿慢性消耗病（CWD）；⑤猫海绵脑病（BSE）；⑥传染性雪貂白质脑病（TME）等。

PrP可分为正常型和疾病型两种。正常人和动物细胞中朊蛋白称为PrPc，其相对分子量（Mr）为33 000～35 000。致病性朊病毒蛋白M r只有27 000～30 000，称PrPSc。由于它具有很强的抗蛋白水解酶的特性，又称PrPRES（protease-resistance）。PrP 27～30是PrPSc部分酶解后除去N端66个氨基酸形成的。朊病毒疾病起始于正常的PrPC发生错误折叠，形成富含β片层的、抗蛋白酶水解的PrPSc。错误折叠的PrPSc有很强的聚合倾向。它首先形成淀粉样的小纤维，成为形成淀粉样斑块的前体，进一步聚合形成淀粉样斑块，最后发展为可被临床诊断的大脑海绵状退化变性病症。PrPSc的出现是病变的开始，并具有“自我复制”的能力。至今已提出3种假说来描述PrPc转化为PrPSc的机制：

a. 再折叠模型（refoldingmodel）：假设PrPc发生去折叠达到一定程度，然后在PrPSc的直接或间接影响下发生再折叠，形成折叠异常的致病结构—PrPSc。

b. 成核-多聚化模型（nucleation-polymerization model）。假设 PrPc 和 PrPSc 处于热力学平衡，而 PrPSc 单体不稳定，聚集在一起后变得稳定。PrPSc 聚集体通过结合 PrPSc 单体促进 PrPc 的转化，使平衡向生成致病型构象的方向移动。在成核-多聚化模型中具有传染性的物质是 PrPSc 的多聚体。

c. 模板辅助转化模型（template-assisted conversion model）。假设 PrPSc 在热力学上比 PrPC 更稳定，但 PrPc 转变为 PrPSc 时要克服能障。在没有 PrPSc 存在时，PrPc 转变成 PrPSc 的速度很慢；在 PrPSc 存在时，它与 PrPc 的结合降低了转变所需的活化能，使 PrPSc 迅速增长。

检测 PrPsc 的方法包括免疫组化、免疫印迹（Western blot）及蛋白错误折叠的循环扩增等。最近免疫学和药物学研究的新成果为治疗朊病毒蛋白疾病带来了曙光。在细胞水平和转基因鼠中都已证实，几种多克隆抗体可以有效地阻止朊病毒蛋白增殖，从而延迟朊病毒疾病的发展。

第二节　肌萎缩性脊髓侧索硬化

肌萎缩性脊髓侧索硬化（amyotrophic lateral sclerosis，ALS）是常见的成年发病的神经退行性疾病，通常在诊断后 2～5 年内导致患者瘫痪及死亡。大约 10％的 ALS 病例是遗传的，余者为散发病例。ALS 每年的发病率为 1/100 000～2/100 000，终生具有发病风险的为 1/800。除了不典型的变异之外，在临床上无法区分家族性 ALS 病例与散发病例。

ALS 的病理学特征包括脊髓腹角运动神经元、大部分脑干运动神经元和运动皮质病变。但控制尿道和括约肌功能的 Onuf 核以及脑神经中的动眼神经、滑车神经和外展神经均不受累。组织病理学特征包括下运动神经元中的泛素化内含物，以及由于包含混乱的神经丝而肿胀的轴突。

现在认为，ALS 的病程多由某一事件触发，之后向脊髓上下部的运动神经元传播。对于 ALS 中选择性的运动神经元退行性变的内在机制还不清楚，但实验结果提示了许多因素，包括氧化损伤、兴奋毒性、凋亡、异常神经纤维功能、轴突传导异常、蛋白质加工和降解异常、恶化的炎症、线粒体功能紊乱等。一般来说，ALS 没有认知障碍或感觉神经功能的丧失，但有些变异型会出现这些症状。上运动神经元的表现包括阵挛和反射亢进，而下运动神经元表现则包括萎缩、无力和肌束震颤。ALS 的诊断可以在主要临床表现出现的数目和部位的基础上分为“临床确诊”、“临床高度怀疑”和“临床怀疑”三个水平。诊断 ALS 时通常是排除其他疾病，并等待疾病进展到符合所有的诊断标准。

一、ALS 的遗传学基础

在约 10％的 ALS 病例中有突出的遗传学因素，这些病例表现出明显的表型及遗传异质性。至少有 12 个按照显性、隐性和 X 连锁形式遗传的遗传位点与家族性 ALS 及 ALS 相关综合征相关（表 59-1）。虽然散发 ALS 病例没有表现出特异的遗传学改变，但是已经有许多潜在的易感及修饰位点被确定（表 59-2）。

（一）成年发病型 ALS 基因

显性遗传的成年发病型 ALS 致病基因至少有六个（表 59-1），然而只有位于 21q22.1 的 ALS1（MIM 105400）——铜锌超氧化物歧化酶[SOD1（MIM 147450）]基因已被确定。这一基因的突变占家族性 ALS 的 20％。进一步确定其余 80％家族性 ALS 病例的基因将是一个挑战，因为其余的许多位点都不相联关地出现在各个家系中。

胞质铜锌超氧化物歧化酶基因：第一个被确定的 ALS 相关基因为位于人类 21 号染色体的铜锌超氧化物歧化酶基因 SOD1。SOD1 蛋白是一个 153 个氨基酸残基组成的蛋白质，含有一分子铜和一分子锌，主要以同型二聚体的形式存在于胞质中。SOD1 蛋白可以解除超氧化物的毒性，产生可以被过氧化氢酶和谷胱甘肽过氧化物酶清除的氧和过氧化氢。SOD1 蛋白的活性需要铜，而锌则可以稳定蛋白质的结构。到目前为止，已经

表 59-1 家族性 ALS 位点

疾病	遗传方式	MIM 编号 疾病	MIM 编号 基因	基因	发病	染色体	间距	大小
ALS1	AD，AR (D90A)	105400	147450	SOD1	成人	21q22.1		
ALS2	AR	205100	606352	Alsin (ALS2)	青少年	2q33		
ALS3	AD	606640			成人	18q21	D18S846-D18S1109	8
ALS4	AD	602433	608465	SETX	青少年	9q34		
ALS5	AR	602099			青少年	15q15.1-q21.1		
ALS6	AD	608030			成人	16q12	D16S339-D16S3032	4.2
ALS7	AD	608031			成人	20pter-p13	Telomere-D20S199	1
ALS8	AD	608627	605704	VAPB	成人	20q13.33		
ALS-FTD	AD	105550			成人	9q21-22	D9S301-D9S167	17
ALS X	XD				成人	Xp11-q12		
ALS 伴发智力衰退、帕金森病	AD	600274	157140	MAPT	成人	17q21		
进行性 LMN 病	AD	601143	607641	DCTN1	成人	2p13		

表 59-2 人类易感性及修饰位点

基因	MIM 编号	染色体	变异	相关疾病	参考文献
NEFH	162230	22q12.1-q13.1	KSP 缺失	散发型	Al-Chalabi 等，1999
VEGF	192240	6p12	启动子 SNPs	散发型	Lambrechts 等，2003
SMN1	600354	5q12.2-q13.3	拷贝数	散发型	Corcia 等，2002
SMN2	601627	5q12.2-q13.3	拷贝数	散发型	Veldink 等，2001
CNTF	118945	11q12.2	零基因	家族性	Giess 等，2002
ApoE ε4	107741	19q13.2	ε4 基因型	散发型	Drory 等，2001
EAAT2	600300	11p13-p12	表达降低	家族性，散发型	Rothstein 等，1995
GluR2	138247	4q32-q33	RNA 编辑改变	散发型	Kawahara 等，2004

有 100 多种 SOD1 基因的单一突变被确定。SOD1 基因的主要突变为错义突变，少部分为导致 SOD1 蛋白多肽链合成提前终止的缺失和插入突变。无活性或活性降低的 SOD1 蛋白多肽链的表达是引起 ALS 表型所必需的，这提示显性负效应（dominant negative）可以比单倍不足（haploinsufficiency）更好地解释 ALS 的发病机制。在经过十余年的研究之后，SOD1 介导的明确的发病机制依然不清。SOD1 介导的 ALS 有大量的表型的变异，包括发病年龄、严重程度和病情发展的速度。然而这一点只能用突变谱部分地加以解释。由于临床表现的差异可以发生在相同 SOD1 基因

型的个体以及同一家庭的不同成员之间，因此ALS的表型是经过其他遗传和/或环境因素修饰的。其中一个例子就是SOD1基因D90A的突变。这一突变在某些遗传背景下是显性的，而在其他的遗传背景下则是隐性的。隐性D90A SOD1突变与显性突变有着共同的单体型，提示有一连锁的顺式作用保护因子（cis-acting protective factor）致使这一突变在这一特异的遗传背景下表现为隐性。遗传背景还可以导致SOD1-介导的其他形式的ALS。SOD1基因A4V突变可以引起这一疾病中最严重的一型，患者通常在诊断后18个月内死亡，但这一突变的外显率只有91%。同样，SOD1基因A89V突变也表现出不完全外显以及发病年龄的差异。

由SOD1基因突变所导致的外显率与发病年龄的差异可以在ALS转基因鼠模型中模拟出来。可以利用至少9种人类SOD1基因突变形式构建出有ALS样表型的转基因鼠。这9种突变形式为：A4V、G93A、G85R、G37R、D90A、L126Z、H46R/H48Q、H46R/H48Q/H63G/H120G和G127insTGGG。另一ALS鼠模型是用带有G86R突变的鼠基因构建的。这一突变与人类基因的G85R突变等同。带有G93A或H46R SOD1基因突变的转基因大鼠也表现出ALS样表型。虽然每一个带有指定突变的ALS模式都具有表型上的一致，但它们在发病年龄、病情进程以及特定的组织病理学特征上却存在差异，正与在人类ALS病例中所观察到的表型多样性相一致。在ALS的小鼠和大鼠模型中，突变的SOD1等位基因与两个拷贝的内源性野生型SOD1基因同时表达，因此，根据突变SOD1基因产物的活性，这些小鼠和大鼠会分别具有正常或增加的SOD1蛋白质活性。然而SOD1基因过量表达并非ALS的致病因素，因为当野生型人类SOD1基因在小鼠中过量表达时并不能引发ALS样表型。在G93A SOD1基因突变鼠中，野生型SOD1基因过量表达可以使发病年龄提前并加速疾病的进程。但是在G85R SOD1基因突变鼠中却没有这样的表现。缺乏SOD1基因也不足以在小鼠中引起ALS。带有SOD1零效等位基因（null alleles）的小鼠具有很多有趣的表型，但却不会表现出ALS的症状。综合以上研究成果可知，SOD1基因上的突变致使基因获得了一个新的功能，而这一功能对运动神经元具有致死性的毒性。

虽然ALS主要是由于运动神经元缺失所引起的疾病，但突变的SOD1基因在神经元的表达尚不足以导致ALS的发生。突变SOD1基因单纯在神经元或星型胶质细胞中过量表达都不能在转基因小鼠中引发ALS或运动神经元死亡。研究正常及突变SOD1基因表达细胞构建的嵌合鼠时发现，突变SOD1蛋白只有在非神经元细胞中造成损害后，才对运动神经元有毒性。在嵌合鼠中，当邻近非神经元细胞中表达突变SOD1基因时，运动神经元中仅表达野生型SOD1基因也会发生ALS。而反之，当这些嵌合鼠中非神经元细胞表达野生型SOD1基因时，邻近表达突变SOD1基因的运动神经元细胞的退行性变会延迟发生，而生存期得到延长。由于在嵌合鼠中看到了ALS的病理性改变，而小鼠中单纯神经元或星型胶质细胞中过量表达突变SOD1基因时却没有ALS的病理改变，因此可以得出这样的结论，即突变SOD1基因在两种细胞中表达是病程开始所必需的。由此可见，非神经元细胞SOD1基因的表达对疾病进程起调节作用，其效果依赖于所表达的SOD1基因的类型。

虽然对于突变SOD1蛋白的毒性获得功能还不清楚，但有大量的假说涉及SOD1蛋白介导的毒性。除此之外主要的几个假说，包括氧化压力、线粒体功能减退、兴奋性毒性、感染和聚合等，这些假说彼此不是互相排斥的，复杂的ALS发病过程可能包括它们所有的特征。由于其具有在超氧状态防止细胞损伤的作用，所以SOD1介导毒性最初的假说之一就是由一个混合突变SOD1酶所导致的铜介导氧化和过氧化物损伤。在病人和转基因模型中均见到脂质过氧化反应和硝化酪氨酸形成便支持了这一学说。SOD1的一些突变使得蛋白质更容易形成一种锌缺乏的变异型。锌缺乏型SOD1中的铜变得更容易接近，并允许SOD1参与许多毒性反应。所参与的毒性反应包括氧化内源性抗氧化剂，如抗坏血酸盐；向氧转移电子以产生超氧化物；以及由一氧化氮产生过亚硝酸根。还有其他的实验提出了有关SOD1介导毒性的铜依赖假说的问题。突变铜结合所必需的组氨酸残基（H46R/H48Q/H63G/H120G）改造 SOD1，使这一 SOD1 蛋白不能与铜结合。这一 SOD1 可在转基因鼠中导致 ALS 的发生。一些有力的证据将 SOD1 基因的突变与线粒体功能减退联系在一起。大约 1%～2%的 SOD1 位于线粒体的膜间隙。一些研究人员假定正是突变 SOD1 的这一线粒体库触发了疾病。G93A 和 G37R SOD1 转基因鼠最初的病理学改变之一就是由运动神经元中退化的线粒体发展而来的大量膜结合空泡。

在家族性和散发性 ALS 中均观察到的一个现象，就是某些病人及动物模型中选择性地丢失胶质细胞谷氨酸运载蛋白 EAAT2（MIM 600300）。EAAT2（啮齿类动物中为 GLT1）负责清除运动神经元附近 90%的谷氨酸。谷氨酸介导的兴奋性毒性来自重复放电或钙离子通透性谷氨酸受体所致细胞内钙离子浓度的升高。利鲁唑（riluzole）的治疗功效支持谷氨酸兴奋性毒性在家族性及散发性疾病中作用的假说。利鲁唑是一种可以对抗谷氨酸兴奋性毒性的化学物质，它可以有效地减缓人及鼠的病程。越来越多的证据显示炎症及小胶质细胞的激活在 ALS 的发病过程中发挥了作用。反应性小胶质及星形胶质细胞堆积在退行性变的运动神经元周围。有些数据提示 SOD1 基因中的突变直接或间接地导致了各种可能在运动神经元选择性死亡中发挥作用的炎性反应。

SOD1 介导毒性的一个最终的潜在机制是突变的 SOD1 聚合。异常折叠的突变 SOD1 蛋白在受损的运动区聚合是 ALS 突变 SOD1 鼠模型中的一个常见的病理学特征。SOD1 蛋白聚合的结果可能与其他神经退行性变，如阿尔兹海默尔病、亨廷顿病、帕金森病中突变蛋白聚合的结果相似。在这些疾病中，突变蛋白的聚合会导致氧化压力、重要细胞蛋白质耗竭以及蛋白酶体（proteasome）和伴侣蛋白功能的紊乱。体外试验显示 SOD1 蛋白聚合与细胞凋亡相关。Watanabe 等在 2001 年发现了 SOD1 蛋白聚合的附加蛋白，包括 CCS、泛素、神经丝、胶质纤维酸性蛋白［glial fibrillaryacidic protein，GFAP（MIM 137780）］、两个神经元谷氨酸运输体 GLAST（MIM 600111）和 EAAC1（MIM 133550），以及在伴侣蛋白和蛋白酶体功能中起作用的蛋白质。伴侣蛋白过量表达可以抑制突变 SOD1 蛋白的聚合，保护神经元的功能，改善培养的运动神经元的生存。能促使热休克蛋白表达的药物 arimoclomol 可以使 G93A SOD1 鼠的寿命延长 22%。这一点进一步支持了聚合 SOD1 是运动神经元毒性物质的假说。SOD1 是一种广泛表达的蛋白质。然而，尽管在突变 SOD1 转基因鼠的各器官中都有高浓度的突变 SOD1 蛋白，肝或肾中的浓度还高于脊髓中的浓度，但突变 SOD1 的聚合却只出现在神经系统。Puttaparthi 等人在 2003 年应用 G93A SOD1 鼠脊髓切片培养系统，显示蛋白酶体介导的蛋白质降解是清除脊髓中 SOD1 聚合的主要机制。有趣的是脊髓中蛋白酶体的活性在衰老的过程中明显降低。在体外，这一活性的降低与突变 SOD1 的积累和聚合有关。这些观察结果可能有助于解释为什么随着年龄的增加，突变 SOD1 蛋白会选择性地攻击运动神经元。

（二）青少年期发病的 ALS 基因

青少年期发病的 ALS 有三个基因位点（表 59-1）：第一个是 ALS4（MIM 602433），位于 9q34，遗传方式为常染色体显性；第二个是 ALS2（MIM205100），位于 2q33，遗传方式为常染色体隐性遗传；第三个是 ALS5（MIM 602099），位于 15q15.1-q21.1，遗传方式为常染色体隐性遗传。一般而言，青少年期发病的病例诊断后生存期较长，疾病的进程也较慢。2 号和 9 号染色体上的基因已经确定，但 15 号染色体上的位点还没有被确定。

1. Alsin/ALS2　Alsin/ALS2 不同的剪接形式可以产生一个长的或短的转录产物。Alsin/ALS2 是一个带有三个公认的鸟苷酸交换因子区的 184kD 的蛋白质，其功能尚不清楚。至少有两个研究小组创建了 Alsin/ALS2 敲除鼠，但是却没有表现出与 ALS 相一致的主要表型或其他运动神经元疾病。值得注意的是，2004 年 Kanekura 等人发现长的 Alsin/ALS2 异型可以通过 RhoGEF 区与突变的 SOD1 特异结合，但是不能与野生型的 SOD1 结合。Alsin/ALS2 长异型的表达可以在体内保护运动神经元免受突变 SOD1 介导毒性的侵害。突变 SOD1 和 Alsin/ALS2 之间的物理作用可能将这两型家族性 ALS 发病机制中的运动神经元特异性通道连接起来。

2. ALS4：Senataxin　Chen 等人于 2004 年

在三个青少年起病的常染色体显性 ALS 家系中确定了 senataxin 基因（SETX [MIM 608465]）上的错义突变。每一个家系都带有 SETX 基因上的明显的突变——L389S、R2136H 和 T3I。Senataxin 是一个带有超家族 IDNA/RNA 解螺旋酶区的大蛋白质。对于它的功能现在还不完全了解，但 DNA/RNA 解螺旋酶在 DNA 修复、复制、重组、转录、RNA 加工、转录稳定性以及翻译过程的起始中发挥作用。SETX 基因中隐性的丧失功能突变与眼共济失调失用症（ataxia - oculomotor apraxia）Ⅱ型相关。这些异常及它们特有的遗传模式之间的差异，提示显性 ALS4 突变会引起一种毒性获得功能，导致运动神经元特异的表现型；而隐性丧失功能型突变则引起多种的表现型。

（三）非典型性 ALS

ALS 的症状偶尔会与帕金森病和智力衰退一起发生，或与额颞性痴呆 [FTD（MIM 600274）] 一起发生。FTD 是伴有额、颞叶退化及智力衰退的一种神经退行性变。Hosler 等人在 2000 年确定了五个显性遗传的 ALS - FTD（MIM105550）家系。致病基因定位于 9q21 的 D9S301 和 D9S167 之间 17 - cM 间隔处。一般来说，散发型 ALS 具有比普通人群更高的染色体重排率，但这些研究还没有被较大的患病人群体所验证。ALS 的症状偶尔可以与帕金森病和智力衰退一起发生。发生在微管相关蛋白 tau 基因 [microtubule - associated protein，MAPT（MIM 157140）] 的突变与 FTD 和帕金森病相关，有时与 ALS 的症状相关。

二、散发型 ALS 的遗传基础

（一）谷氨酸运输体及受体

如前所述，胶质谷氨酸运输体 EAAT2 表达受抑发生于约 60%的散发型 ALS 患者中，提示谷氨酸兴奋性毒性在散发型 ALS 发病机制中的作用。受损脊髓区域选择性丧失 EAAT2 的机制可能是 EAAT2 转录产物的异常加工，但所有的研究者还都没有发现 ALS 特异的异常剪接。Kawahara 等人 2004 年的工作为谷氨酸兴奋性毒性的作用提供了进一步的证据。他们在散发型 ALS 患者和对照中观察谷氨酸 AMPA 受体的 GluR2 亚基（MIM138247）的 RNA 编辑。在正常情况下，RNA 编辑将 100%的转录产物中的谷氨酸改变为精氨酸，使离子通道不允许钙离子通过。在无 RNA 特异腺苷脱氨酶（ADAR2 [MIM 601218]）鼠中，GluR2 编辑过程中的缺陷会导致神经元过早死亡，而恢复正常 RNA 编辑功能可以纠正神经元的过早死亡。采用显微激光捕捉技术分离出散发型 ALS 病人的脊髓运动神经元和浦肯野细胞。在脊髓运动神经元中可以观察到 GluR2 编辑存在缺陷，但在浦肯野细胞中却观察不到。对照样本所有被分析的细胞中都显示 100%的编辑，提示在 GluR2 RNA 编辑中存在一种 ALS 特异的运动神经元缺陷，其可能在运动神经元死亡的过程中起作用。

（二）神经丝

神经丝在细胞体内和运动神经元轴突近端的异常堆积是 ALS 发病机制的特点。有证据证明神经丝重链基因（NF - H，或 NEFH [MIM 162230]）的突变与一小部分 ALS 相关，且可能使病情有发展的倾向。这些突变并非与家族性 ALS 无关，只是它们或者是非直接的致病原因，或者是外显率较低而已。无论如何，在转基因鼠中对神经丝亚基表达所进行的遗传操作证实了神经丝在运动神经元完整性中的重要性。首先，神经丝重链、轻链和外周蛋白的过量表达，以及微管动力蛋白活性降低，都会导致与运动神经元退行性变及肌肉去神经支配相关的瘫痪表型的发生。其他的神经丝基因表达的改变在突变 SOD1 ALS 鼠模型中是有利的。例如，在 G85R SOD1 鼠中，若没有 NF - L 基因，则疾病的发展将延迟。NF - L 是神经丝装配所需的主要亚基，因此在无 NF - L 基因鼠中，NF - M 和 NF - H 不能正确组装和运输。这将导致轴突水平下降及运动神经元细胞体水平上升。这也许可以解释为什么人类 NFH 过量表达会使得 G37R SOD1 鼠的平均寿命增加 65%。

（三）血管内皮生长因子

Lambrechts 等人在 2003 年报告血管内皮生长因子（VEGF [MIM 192240]）是人及鼠 ALS 的一个调节物。当从 VEGF 启动子去除缺氧感应元素（hypoxia - responsive element，HRE）时，小鼠表现出使人联想到 ALS 的晚发运动神经元病。VEGF 鼠与 G93A SOD1 鼠杂交后，将加快

ALS的发病，平均死亡年龄从124天降低到107天（$P=0.001$）。进一步的研究显示人类VEGF基因的某些SNPs与降低VEGF的表达和增加ALS的风险有关。这提示VEGF表达水平与ALS易感性相关。

（四）运动神经元存活

5号染色体上运动神经元存活基因（SMN1 [MIM 600354]）纯合缺失会导致脊肌萎缩症（SMA [MIM 253300]）。这是一种儿童期发病的致死性神经肌肉病，其临床特征为脊髓运动神经元死亡伴发肌肉麻痹。一个二级高度保守基因SMN2（MIM 601627）与SMN1之间只在内含子6和外显子8之间有5个不同核苷。这些多态性之一会导致经常性地遗漏第7外显子，以至于完整的SMN2蛋白水平很低。SMN2基因缺失很可能是运动神经元病发展的一个风险因子。

（五）睫状神经营养因子

虽然在突变SOD1介导的ALS家庭中存在大量的表型异质性，但Giess等人2002年在一个ALS家系中进行了寻找修饰位点的工作。一个25岁的男性带有V148G SOD1基因突变，发病11个月后死于ALS。他的母亲和其他三个家庭成员也分别在43岁和62岁之间发生了ALS。他35岁的姐姐是携带者，尚无症状。由于该个体发病早，且病情进展迅速，所以对数个候选修饰位点都进行了分析。睫状神经营养因子是运动神经元的有效生存因子。在这一个体的睫状神经营养因子基因（CNTF [MIM 118945]）上确定了一个纯合型零效突变（null mutation）。其他的ALS患者和无症状的姐姐，他们的CNTF位点野生型或者是杂合子。由于有了这样的结果，Giess等人在2002年用无CNTF基因鼠和G93A SOD1转基因鼠杂交，创建了CNTF-/-/G93A SOD1鼠。在这些鼠中，ALS的发生明显地提前（$P<0.001$），但病程未受影响。同样，将8个CNTF -/-基因型的个体与30个CNTF +/+基因型的对照相比较，ALS的发病提前约10年（-/-基因型48.6±15年，+/+基因型58.4±9年）。与鼠模型一致，疾病病程不受影响，提示CNTF基因型影响的是疾病的易感性而非病程。

（六）载脂蛋白E

已知载脂蛋白E（ApoE [MIM 107741] ε4的基因型与阿尔茨海默病发病年轻化相关，因此2001年Drory等人在100名连续的ALS患者和133名对照中针对ApoEε4等位基因进行了分子分型。虽然ApoEε4等位基因的频率在ALS患者中略高（患者15.1%，对照10.9%），但ApoE基因型与ALS的发病年龄之间没有关系。然而Kaplan Meier生存分析显示，与其他ApoE基因型相比，ApoEε4基因型与诊断后生存期缩短有关（32个月，$P=0.03$）。这一点提示ApoEε4会影响病程而与发病年龄无关。由于并非所有的研究小组都观察到了这样的结果，因此目前对于这个结论尚有争议。

三、基因与环境相互作用

由于ALS大部分是散发的，环境触发因素在疾病的起病阶段有非常明显的作用。然而只有极少的ALS环境风险被确定，这也许是因为触发事件只能在遗传易感的个体身上发挥作用。在关岛和西太平洋的其他地区有一种不寻常的ALS变异，称为"ALS-PDC"（复合型帕金森智力衰退，Parkinsonism-dementia complex）。它的触发事件为摄入浓缩在狐蝠体内的苏铁类坚果的毒素。这一诱发的疾病可以通过喂食洗过的苏铁粉而在小鼠体内重复。小鼠模型表现出许多经典ALS的特征，包括胶质谷氨酸运输体EAAT2/GLT-1表达降低。鉴定其他的ALS环境风险因子非常困难，但已经有一系列潜在的疾病触发事件被确定，包括吸烟、高谷氨酸饮食、接触重金属和服兵役（包括第一次海湾战争）等。

四、ALS治疗的进展

唯一通过美国FDA认证的ALS治疗药物Riluzole对散发型ALS患者和SOD1鼠模型均有效。因此突变SOD1模型被广泛地应用于药物筛选。然而这些模型有着明显的局限。因为在这些小鼠中，疾病的进程相当迅速，所以治疗通常在症状出现之前就开始了，而有些措施在散发型ALS患者身上是无法实现的。此外，症状前治疗更多地指向由突变SOD1所致的疾病起始阶段，而不是疾病的发展过程。尽管有这些缺点，SOD1突变小鼠和大鼠依然是最好的ALS动物模型。ALS药物有效性检测的对象是与发病机制有关的许多因素，包括蛋白聚集、凋亡、细胞周期调控、兴奋性毒性、免疫系统调节、感染、线粒体功能和氧化压力。治疗包括维生素、抗生素、止痛药、自由基清除剂和骨髓移植，干细胞也被尝试应用于小鼠治疗中。但是并非所有对鼠有效的化合物都对人类 ALS 患者有效。例如，Groeneveld 等人在 2003 年证明，虽然肌氨酸在 G93A SOD1 ALS 鼠模型中有效，但是在最近的临床实验中发现它对于 ALS 病人的生存期和疾病进程都没有影响。各种神经营养因子，如 CNTF、神经胶质衍生神经营养因子（GDNF [MIM600837]）、大脑衍生神经营养因子（BDNF [MIM 113505]）和胰岛素样生长因子（IGF-1 [MIM 113505]）被广泛用于人类 ALS 治疗的临床实验，均未成功。只有 IGF-1 在两个临床实验中的一个表现出一些成功的迹象。虽然这些物质在体外有很强的神经保护作用，但是它们在活体的效果却很有限。这可能是由于它们通过血脑屏障的能力有限。最近的两项研究在 ALS 鼠模型中发现了一些重组病毒运载体逆向运输 IGF-1、GDNF 和 VEGF 到运动神经元及周围细胞的能力。从支配肌肉的运动神经元逆向运输，需要病毒与轴突末端的受体结合，随后运至运动神经元核，并使基因持续表达。这些研究具有较好的应用前景。

五、未来工作方向

虽然很难预测未来的工作，但是有一点是肯定的。那就是鉴定其他的 ALS 基因和 ALS 修饰基因可以为未来的研究创建新的模型。这些模型对阐明 ALS 发病机制的意义在突变 SOD1 鼠中得到了展现。新的 ALS 相关基因和鼠模型将揭示治疗的新靶点。针对多重发病机制疗法的组合效应的检验已经开始，这样的研究工作很可能会继续展开。如果基因治疗运载体的安全问题能得以改善，那么利用 IGF-1 或 VEGF 进行的临床实验就非常值得进行了，因为它们在出现症状的模型动物中是有效的。治疗 ALS 的一个潜在途径是利用干细胞。人类自体间充质干细胞脊髓移植安全性的研究工作已经在 ALS 病人中开展，利用干细胞进行的临床试验也有可能在不久的将来进行。在这些临床实验中，干细胞也许被当作神经营养因子的运载体。

第三节　脆性 X 染色体综合征

一、临床症状和神经学表型

脆性 X 染色体综合征是遗传性智力发育迟缓中很广泛的一类疾病，男性患病率约为四千分之一。临床分型非常多，但在典型的病例中，基本有身材高、相对头大、细长脸、大耳朵、大睾丸这些典型体征。大部分肌肉张力低，关节松弛。智力通常是中度障碍（IQ<50），有一些孩子可能 IQ<70，在略低于正常区内。受累女性中有 1/3 表现出携带完全突变的基因，通常无明显体格表型特征。她们有轻度智力障碍或者仅仅表现为学习功能丧失、害羞和自闭倾向。患者往往行为内向，男性中也有同样表现，视觉功能弱，回避新的、意料之外的情况。虽然报告患有脆性 X 染色体综合征的儿童存在孤僻特征，但如果成人给予他们足够的支持和帮助，绝大多数可以健康发展，具有愉悦良好的性格。过度活跃和注意力不集中的现象在小孩身上非常常见，并随年龄增长而减轻。小孩有可能突发癫痫，脑电图上反映为一串高中波电压峰，在睡眠的短暂期放出该电波。癫痫突发大多会在青春期前慢慢消退，并且治疗后效果良好。脑核磁共振分析图像表明脑容量恒定，但白质灰质比值降低。相关特征包括尾状核和海马增大，脑脊液增多，特别是侧脑室。第四脑室也扩增并影响到小脑蚓部，使其后面变小。

二、致病机制

脆 X 染色体综合征是一种由于动态突变导致的遗传性疾病。X 染色体的脆性部位基因不稳定，三联密码子 CGG 大量重复扩增，并伴有异常甲基化，是主要的影响原因。

正常FMR1基因的CGG重复范围是5～45。当CGG重复范围在55～200时，被称为前突变；高于200时称作全突变。45～54次的重复范围被称作“灰区”。具有全突变的个体通常为患者；而具有前突变的个体，其基因不稳定，具有扩增为全突变的倾向。处于“灰区”的基因可以是稳定的，也可以是不稳定的。

患者CGG重复拷贝的扩增数目多于200个，伴有脱氧胞嘧啶的高度甲基化，存留在FMR1启动子区域内，抑制或减少FMR1的转录，导致蛋白产物（FMRP）的缺失，并引起细胞生成中易碎位点FRAXA的扩增。FMRP是一种结合有若干mRNA的跨核膜蛋白，包括其自身的mRNA，形成的信使蛋白复合体，与翻译核糖体有关。尽管FMRP在许多组织中都有所表达，但它在神经元中最为丰富，并在突触的结构与功能成熟的过程中起到很大作用。有报告显示，只有极少数人群体内FMR1部分或全部缺失，或FMR1中有点突变，但这只占不到脆性X染色体综合征患者的1%。因缺失而导致患病的存在，证明了综合征是由FMR1未被表达而引起的。偶尔出现多于200个CGG拷贝的人，其体内却并未发现含有异常密码子的细胞。这样的人通常被认为是带有未甲基化的全突变。同时还存在全突变中有部分甲基化（甲基化镶嵌）的个体。还有些个体，具有细胞镶嵌性，其体内出现前突变或全突变细胞。

距脆性X染色体综合征相关的FRAXA 600kb处有叶酸敏感部位FRAXE，位于X染色体Xq28。脆性是由于GCC三核苷酸重复扩增所致，与一种罕见的、称作脆性XE智力低下综合征的轻度智力障碍相关。正常的X染色体在FRAXE位点有6～35个GCC重复。重复序列扩增到200次以上时就会导致脆性部位的出现，及相邻CpG岛的甲基化。在脆性X染色体综合征中，绝大部分事件是由女性传递；而在脆性XE综合征中，重复序列可以扩增或传递，全突变的男性可以生育全突变的女性患者。FRAXE没有一定的畸形表型，但是具有学习能力差的特征，尤其是语言发育迟缓、书写及阅读困难。FRAXE的个体还表现出越来越多的行为障碍，包括注意困难、高兴奋性，一些病例还表现出自闭症样行为。

FRAXE突变扩增相对较为罕见，仅有少量带有FRAXE突变的家系被报道。通过有限数量的研究，影响FRAXE等位基因稳定性的因子已经被确定。1995年Gedeon等人报道了两个发育障碍的男孩，他们具有FRAXE上200kb内的缺失。这为FRAXE区有一个基因提供了进一步的依据。随后明确CGG重复序列位于一个称作FMR2基因的5′端。因此与重复扩增相关的FRAXE位点甲基化能够导致基因失活就成为可能。随后，Gecz等人在1996年和1997年分别指出与正常重复次数的对照相比，来自FRAXE病人的成纤维细胞中FMR2基因不表达。Northern分析人类样本显示在成年胎盘和脑中有一个9.5kb转录扩增。以northern blot对脑进行一个更详细的分析显示，FMR2基因在成年脑不同区域广泛表达，且在海马回和杏仁核组织中有较高水平的9.5kb转录产物，这些区域高水平的这一转录产物与学习和记忆障碍等表型是一致的。

（一）等位基因前突变的男性

对于前突变的男性，脆性X相关震颤/共济失调综合征（FXTAS）为晚期发作的特征，进行性小脑共济失调并有意识性震颤。其他神经系统所见包括短期的记忆丧失、执行功能障碍、感知能力下降、帕金森、外周神经病、下肢近端肌无力、自律功能障碍。外显率与年龄相关；男性中，年龄在50～59岁的症状外显率为17%，60～69岁为38%，70～79为47%，80以上为75%。

（二）等位基因全突变的杂合体女性

脆性X染色体综合征男性患者的身体和行为特征在相关等位基因全突变的杂合体女性中有同样报告，但是频度要低，累及度较轻。

（三）等位基因前突变的杂合体女性

等位基因前突变携带者中发现了卵巢早衰（POF）现象。Sherman（2000）的一篇综述中推断出前突变携带者中，POF的风险为21%（评估的范围占各种研究15%～27%）。卵巢早衰可以早在11岁的时候就发生。相反，等位基因全突变的携带者在POF的患病风险上并无增加。一些前突变的女性携带者也可以发展出震颤和共济失调。

（四）前突变

脆X染色体前突变的男性和女性都有正常的智力和表现。有的前突变个体会有略低的智力或者行为症状，诸如学习困难或者社会焦虑。这些困难通常并不会使他们在社会生活中成为弱者，而且这些人仍然可以结婚生子。Hagerman 和 Hagerman（2002）的综述中提出等位基因前突变的人可能出现临床上的继发疾病，包括女性携带者的卵巢早衰和老年男性的脆X相关震颤/共济失调综合征（FXTAS）。这些作者同样提出了一些前突变区FMR1基因失调的证据，可以解释很多临床的观察。

（五）全突变

脆性X染色体全突变的男性通常会有中度到重度的精神智力损伤，有与众不同的外貌。脆性X染色体全突变的女性中大约有50%精神发育迟缓；但通常没有全突变的男性严重。相反，杂合全突变女性约有50%在智力上是正常的。女性中存在的可变性被认为是有突变FMR1基因的活性X染色体与正常FMR1基因的失活染色体等位基因的比率。

（六）镶嵌体

镶嵌体在FMR1突变个体中约有15%～20%表现出来。这些镶嵌体可能是重复序列镶嵌体或甲基化镶嵌体。"重复序列镶嵌体"，即全突变和前突变都出现；"甲基化镶嵌"，即全突变有不同程度的甲基化。

尽管一些数据表明，重复序列或者甲基化镶嵌体表现出比全突变全甲基化个体较高些的智力水平，但通常精神发育仍是迟缓的。有极罕见的报告称甲基化镶嵌个体或者完全未甲基化的全突变个体有正常智力［Hagerman 等，1994，Rousseau 等，1994，Smeets 等，1995］。温和的显型表现与未甲基化等位基因转录使FMR1蛋白（FMRP）的表达增加有关。由于FMR1基因未甲基化，所以这些个体至少能产生一些FMR1蛋白。这些例外个体的存在表明基因的重复扩增和甲基化并不是绝对关联的。

三、分子遗传学诊断

1. 靶突变分析　聚合酶链反应（PCR）：对FMR1基因三核苷重复区域具有特异性的PCR对于正常范围和较低重复的前突变区的FMR1敏感性很高。在单独使用PCR的方法对众多等位基因位点进行评估时，可能无法检测出前突变范围内较高重复值的FMR1等位基因以及全突变的FMR1等位基因。当FMR1重复片段的PCR产物显示为一男性体内的正常或前突变等位基因时，无需做进一步的测试。当PCR产物显示为两个不同大小的在正常区的等位基因，或者在女性的前突变区的等位基因时，也不需要进一步的测试。但极少数个体具有FMR1重复的细胞镶嵌体，使事实上更加复杂的一个FMR1突变表现出正常或前突变范围的信号，致使出现潜在的假阴性误诊。Southern印迹分析能够检测大多数这类的复杂改变。

Southern印迹分析：能够检测所有重复扩增突变，包括全突变和较大的前突变，可以对三核苷酸密码子重复数值进行较低分辨率的评估。之后PCR分析则可用来获得更精确的重复值估计。

2. 甲基化状态　Southern印迹分析可以用来确定FMR1的甲基化状态。在一些临床试验室里，开发出了较新的确定甲基化状态的PCR方法，可以提供一种更快速的检测方法。

四、遗传咨询

家庭成员的患病风险

1. 先证者的父母　FMR1全突变个体（例如：>200个密码子重复扩增）的母亲是前突变或全突变的携带者，也可能就是患者。

未受累女性前突变携带者的父亲或母亲可能是一个前突变携带者。

前突变男性的母亲带有前突变等位基因。

2. 先证者的同胞　同胞患病的风险依赖于他们的性别、携带者双亲的性别，以及携带者双亲体内扩增的等位基因的大小。

3. 全突变个体的后代　全突变的男性精神发育迟缓并且通常无法生育。

遗传有全突变的女性出现智力低下的风险接近50%。无论她们是否有此表现型，她们均有50%的几率将全突变传给后代。

4. 前突变个体的后代　前突变男性携带者被认为是传递者。前突变基因将遗传给他所有的女儿，并不会传给儿子。当前突变由父亲传递下来时，密码子重复值增加有限，但不足以导致全突变（事实上，前突变从父亲遗传到女儿时常常会有轻微的重复数目减少）。所有传递者的女儿都是不发病的前突变携带者。

前突变女性携带者每次怀孕都会有50%的风险传递异常（前突变或全突变）等位基因。一位前突变女性携带者的后代患病的风险取决于前突变的大小，这已被 Warren 和 Nelson（1994）和 Nolin 等人（1996）总结出来了。CGG 密码子重复数目的增加伴随着重复不稳定性增加的可能，表 59-3 中的风险百分比应该被看做近似值，因为这些都是从一小部分相关个体获得的数据，并且仅仅依赖于密码子的重复值，曾有报道一位母亲具有 110 次重复的前突变，而传递给女儿的仅有 44 次重复。

表 59-3 **FMR1 基因重复扩增突变的类型**

突变类型	CGG 核苷酸密码子的重复值	FMR1 的甲基化状态	临床状况	
			男性	女性
前突变	约 55 到约 200	未甲基化	通常不受累	通常不受累
全突变	>200	完全甲基化	100% 受累	约 50% 受累 约 50% 不受累
镶嵌性重复排列	在不同细胞的前突变与全突变间有很多不同	局部：前突变细胞列中未甲基化；全突变细胞列中甲基化	100%受累但机能要比全突变男性强	高度易变：范围从正常智力到受累
甲基化镶嵌性	>200	局部：甲基化与未甲基化混合的细胞列	100%受累但机能要比全突变男性强	高度易变：范围从正常智力到受累
未甲基化的全突变	>200	未甲基化	几乎全部受累但通常在有较高机能的智力低下范畴与具有偏低的正常智力之间	高度易变：范围从正常智力到受累

第四节 Duchenne 假肥大肌营养不良

一、DMD 的致病基因

Duchenne 假肥大肌营养不良（Duchenne muscular dystrophy，DMD）为一种 X 连锁隐性遗传的致死性疾病，是神经系统三大遗传病之一。其发病率约为活产男婴的 1/3500。患者一般在 3 岁左右开始发病，随着年龄的增长，发生肌肉进行性萎缩。9～14 岁期间不能行走，多于 20 岁左右死于心、肺衰竭。目前没有较为有效的治疗方法，其防治的基本措施是对 DMD 高危孕妇进行胎儿的产前基因诊断。

DMD 是由抗肌萎缩蛋白（dystrophin，dys）基因突变所致。该基因——DMD 基因定位于人类 X 染色体短臂 Xp21 上，于 1986 年被克隆，全长约 2.5Mb，是目前已知的人类最大的基因。它含 79 个外显子，编码 427kD 的细胞骨架蛋白。cDNA 全长 14kD，含 4 个结构域，即 N 端结构域、中央杆状结构域、半胱氨酸富集区结构域和 C 端结构域。中央杆状结构域由 24 个血影蛋白样重复序列区和 4 个铰链区构成，占整个蛋白链长度的 80%。该基因突变导致骨骼肌无力和小腿腓肠肌假性肥大。DMD 基因具有突变频率高且突变形式多样之特点。有研究报道，约有 1/3 患者系新突变引起。基因突变中缺失最常见，占 55%～65%；点突变占 25% 左右；重复占 5%～10%；其他微小缺失和微小重复占 8% 左右。DMD 基因突变长度大小不一，突变位置也无固定规律。由于该基因较长和结构复杂，给疾病的突变检测增加了难度。

二、DMD的基因检测

DMD基因缺失型突变的缺失热点多分布于启动子和外显子3、4、6、8、12、13、17、19、42、43、44、45、47、48、50、51、52、60，其中以外显子44、45、47、48、50、51、52缺失最多见。基因缺失热点主要集中在基因中心区3′端外显子44～52和5′端外显子1～19。

以往非缺失家系携带者的检测多用限制性片段长度多态性连锁分析的方法。但此方法步骤繁琐，周期长，需要的DNA样品量大，所用的位点信息量不高，因而很难使用于基因诊断。故现多采用短串联重复序列多态单体型连锁分析、单链构型多态性分析、异源双链分析，反转录PCR、截短蛋白试验、基因芯片、心脏组织异常及P2X受体检测。

抗肌萎缩蛋白基因庞大，有1/3突变为新生突变。目前我国独生子女占大多数，大部分病例无家族史。对只生过一个患儿的母亲，排除携带者可能要考虑到生殖细胞镶嵌的问题。有些检测技术尚不能在国内一般实验室普及，更难应用于临床，这些都给携带者的诊断带来了困难。基因芯片技术相当前沿，具有快速、简便、高效之特点。一块理想的芯片能够检测出DMD各种类型的突变，但研制复杂，而且没有应用于临床。其安全性和准确性没有很好的保障。但令人高兴的是，许多新的检测方法虽不成熟，但一直在探寻中。

第五节 弗雷德里希共济失调

弗雷德里希共济失调（Friedreich ataxia，FRDA）为常染色体隐性遗传病，是一种最常见的共济失调遗传病。临床上主要以四肢共济失调、感觉丧失、构音障碍、肌肉腱反射消失、肌萎缩为特征。该病最早在1863年由德国汉堡大学医学教授Nicholaus Friedreich报道。经过多年争论，1970年Harding建立了FRDA的诊断标准。

FRDA主要致病部位是脊髓后角神经元、脊髓后柱、皮质脊髓束。在脊髓后柱，特别是从后角神经元发出的粗大的神经纤维处发现了纤维脱髓鞘现象；在皮质脊髓束中，这种脱髓鞘的现象更加严重，可以解释脚底感觉的定位不准的现象；在小脑皮质，只有轻微的神经元丢失，但小脑出现了磷脂水平的降低。

一、FRDA的基因型

FRDA基因（X25）是在FRDA中突变的基因，定位于第9号染色体9q13-21。该基因包含7个外显子：1-5a、5b、6。外显子1-5a编码一个210氨基酸残基的蛋白质，名为Frataxin，是FRDA基因编码的主要产物。在成年人组织中，FRDA基因的mRNA在心脏中表达最多，其次为肝、骨骼肌、胰腺。在中枢神经系统中，FRDA基因在脊髓高度表达，其次为小脑，而在大脑皮质则表达很少。

大约98%FRDA患者的FRDA基因存在动态突变。其第一个内含子的三核苷酸（GAA）n重复序列的拷贝数在正常人中一般在6～34，而患者的重复数为67～1700，有些甚至超过1700次。前突变的重复数在34～67。发生前突变的基因不稳定，在DNA复制时可能由于形成不正常的三维DNA结构而使复制过程发生暂时停止。在这个停止的过程中，（GAA）n重复序列的拷贝数倾向于发生扩增，即产生全突变。但由于个体另一条染色体上的等位基因通常为正常，个体通常不表现疾病，为致病基因的携带者。

FRDA基因发生动态突变后，（GAA）n重复数过多导致其在传代过程中不稳定。在遗传上有以下特征：

（1）母亲为患者或携带者时，后代（GAA）n的重复数可增大也可减少，各自的机会相等。

（2）父亲为患者或携带者时，后代（GAA）n的重复数一般都减少，减少的程度在杂合子（携带者）中较大。研究发现在男性携带者的精子中，（GAA）n的重复数比携带者体细胞中的重复数少。一个发生前突变男性的精子中（GAA）n的重复数大于其所生男孩的重复数，同时也小于其体细胞（白细胞）中的重复数。这些现象表明扩增存在两个时期：有丝分裂期和减数分裂期。两个时期的扩增均表现出不稳定性。在完成减数分裂并受精形成合子后，由于对含重复数较多的细胞的负向选择使后代中重复数减少。

（3）正常人的（GAA）n重复数为6～34。这可分为两部分：大多数正常人（约83%）的重复数为6～12；其他正常人（约17%）为14～34。前突变和全突变的扩增主要来自正常人中重复数较多的组。

一些FRDA患者（大约2%）的基因型较为特殊：同源染色体中一条的FRDA基因发生动态突变，而另一条的FRDA基因发生点突变。这些点突变包括错义突变、无义突变等。这种杂合型点突变基因可致病，且至今没有发现纯合型突变基因致病的病例。

无义突变发生在一些局部区域。在外显子1起始ATG密码子的每个位置均观察到了突变，外显子1结尾处（CCCC）序列的重复也观察到了插入或缺失。错义突变只在frataxin的C末端被观察到，而frataxin的N末端相对保守。

二、致病机制

FRDA基因编码产物frataxin蛋白广泛表达在线粒体中。FRDA基因内含子1的突变导致frataxin的mRNA数量减少，继之frataxin蛋白减少，而这些与GAA序列在一个小位点上的扩增程度有关。大规模的GAA扩增可导致携带者在很小的年龄就发病且伴之以更加严重的临床表现，包括糖尿病、心肌炎等。

虽然frataxin蛋白已被定位于线粒体上，但其确切功能还不清楚。对酵母frataxin同源序列1（YFH1）的基因敲除研究以及从FRDA病人心脏活检或尸检得到的一些组织学和生化的数据显示frataxin可能在调节线粒体内铁的水平、铁硫蛋白的合成或组装以及调节线粒体DNA或线粒体抗氧化防御方面发挥作用。

目前认为frataxin的基本作用是与铁硫簇的生物合成相关的。frataxin生物合成的减少导致铁硫簇中所含蛋白的减少。这其中有一些在呼吸链中有重要作用的蛋白，包括复合体Ⅰ、Ⅱ、Ⅲ中的一些亚基。铁硫簇蛋白的减少导致细胞能量制造的降低，并且可以引起自由基的产量增加。其机制可能是由于从呼吸链中泄漏的活性氧通过Fenton化学反应的途径合成自由基而引发的。这些自由基似乎会进一步减少铁硫簇蛋白的含量，因为这些蛋白对氧分压是极其敏感的。继之，有可能导致线粒体中铁的积累。在过量铁存在的情况下，通过Fenton反应途径合成的OH自由基可以与DNA、蛋白质、糖和脂类反应。这些互相反应除了破坏细胞能量生产以外，最终导致神经元的坏死。

有报道FRDA患者胞浆丙二醛水平升高，且升高的程度与年龄的增加和疾病持续的时间有关，表明脂类预氧化程度随着疾病的发展而增加。此外，FRDA患者可能会出现细胞内磷脂代谢的改变。曾有报道，有些FRDA患者小脑中的磷脂水平降低。Frataxin在胚胎形成的早期起着极为重要的作用。有报道说，Frataxin蛋白的完全缺失会导致小鼠在胚胎时期死亡。但到目前为止，FRDA的准确的致病机制仍不清楚。

第六节 多聚谷氨酰胺神经退行疾病

人类基因中的动态突变可起因于基因组内扩增的和不稳定的三核苷酸串联重复。这些三核苷酸串联重复的扩增能导致多种神经精神疾病和其他遗传紊乱症。此重复序列的突变可发生于内含子、非编码的外显子以及疾病基因的编码区，导致在转录水平、翻译水平以及/或者蛋白质水平上的缺陷。各种长度的CAG重复序列存在于多种基因当中，并且常常被翻译为蛋白质中的多聚谷氨酰胺（PolyQ）重复序列。CAG重复序列的扩增已被发现可以造成九种遗传性神经变性疾病。这些疾病包括脊髓延髓肌肉萎缩症（SBMA）、齿状核红核苍白球丘脑下部核萎缩（DRPLA）、亨廷顿舞蹈症（HD）以及脊髓小脑性共济失调（SCA）1、2、3、6、7和17。此类疾病在十多年里受到了医学界相当多的关注（Zoghbi 和 Orr，2000；Li 和 Li，2004）。彻底阐明多聚谷氨酰胺序列扩增造成神经退行性病变的分子机制将有助于发展针对由 PolyQ 介导的神经疾病的治疗策略。

遗传性神经精神疾病一直是医学界关注的一件事情。遗传性神经退行性疾病的基因组分析对揭示不同疾病在 DNA 碱基水平上的复杂性与相似性起了很大帮助。特定的 DNA 核苷酸序列排列以及重复序列存在的数目和大小可作为某些神经、精神疾病的标志。这些病人的基因组中拥有可变而又不同的三核苷酸串联重复。到目前为止，相应的分析工作已经预测并鉴定了在不同疾病中这些序列有所差异。三核苷酸串联重复如果被加剧了，则导致某些神经退行性疾病。在这些病人中，通常被观察到的以及实验预测的三核苷酸串联重复是 CAG、CCG、CGG、GAA 与 CTG。在本章，我们将讨论由 CAG/谷氨酰胺（PolyQ）扩增所造成的相关疾病。

一、PolyQ 疾病的遗传基础

CAG/PolyQ 增长至少导致九种不同神经退行性疾病（表 59-4）。除 Kennedy 病或脊髓延髓肌肉萎缩症外，所有的 PolyQ 疾病都表现为常染色体显性遗传特征。Kennedy 病中的致病突变是雄激素受体的 PolyQ 扩增，这是由位于 X 染色体长臂上的一个基因所编码的，而且这种疾病被观察到呈现 X 连锁遗传表型。只有三种 PolyQ 致病蛋白［雄激素受体，TATA-βOX binding protein（TBP），以及脊髓小脑性共济失调 6 蛋白］的正常功能被研究清楚了（表 59-4）。其他 PolyQ 致病蛋白的正常功能仍有待于研究。

受 PolyQ 疾病侵袭的家族的临床资料显示此类疾病主要由 CAG 重复序列的长度决定，但是多种遗传因素和环境因素也有一定的影响。总体而言，CAG 重复长度与疾病的严重度成正相关，而与发病年龄成负相关。通常可预测性的遗传，即隔代之间发病年龄提前与疾病严重程度加剧，是这些三核苷酸串联重复疾病的特征。在 PolyQ 疾病中，致病的等位基因在父系中更不稳定，更易于扩增。对少数患有不同 PolyQ 疾病的男性个体精液的检查提示重复序列大小的变化与遗传预测存在一种直接的联系。

表 59-4　多聚谷氨酰胺致病蛋白

疾病	正常重复数	扩增重复数	蛋白质	分子量(kD)	正常蛋白在脑的亚细胞定位[a]	设想或已确定的功能
HD	6～35	36～150	Huntingtin	348	细胞质	与运输有关的支架蛋白
DRPLA	3～36	49～88	Atrophin-1	124	细胞核	转录辅抑制物
SCA1	6～39	40～83	Ataxin-1	87	细胞核[c]	RNA 结合蛋白
SCA2	14～32	33～77	Ataxin-2	90	细胞质	RNA 代谢
SCA3/MJD	12～40	55～86	Ataxin-3	42	细胞质	多聚泛素结合蛋白
SCA6	4～18	21～30	$\propto_{1A}$ P/Q Calcium Channel	160～250	细胞膜	电压门控型 Ca^{2+} 通道的基本亚单位
SCA7	7～17	38～200	Ataxin-7	95	细胞核	转录共激活剂
SBMA[b]	9～36	38～62	Androgen Receptor	99	细胞核	核内激素受体
SCA17	25～42	47～55	TBP	41	细胞核	通用转录因子

a. 所确定的主要定位，但有一些蛋白可穿梭于细胞核与细胞质之间。

b. 也适用于 Kennedy 病。

c. 在周缘组织中主要位于细胞质。

缩略语：MW，分子量；HD，亨廷顿舞蹈症；DRPLA，齿状核红核苍白球丘脑下部核萎缩；SCA，脊髓小脑性共济失调；SBMA，脊髓延髓肌肉萎缩症；MJD，马一约病；TBP，TATA 结合蛋白。

二、PolyQ 疾病的神经病理机制

大多数 PloyQ 致病蛋白广泛表达于人体的各个部位。然而，PolyQ 的扩增造成了患者出现本质上的脑部神经特异性病变。总之，每种 PolyQ 疾病可以通过一种特定的选择性神经变性表型得以鉴别（图 59-1）。PolyQ 疾病的典型病理特征是脑内存在 PolyQ 聚集体。这些结构的亚细胞定位依赖于 PolyQ 致病蛋白，并且通常没有或很少在中枢神经系统（CNS）以外的部位观察到。PolyQ 在神经组织细胞核中的聚集是除脊髓小脑性共济失调症 2 与脊髓小脑性共济失调症 6 外的所有 PolyQ 疾病的重要特征。其在细胞质的聚集也见于一些 PolyQ 疾病，包括脊髓小脑性共济失调症 2、脊髓小脑性共济失调症 6、亨廷顿舞蹈症、齿状核红核苍白球丘脑下部核萎缩，以及脊髓延髓肌肉萎缩症。在亨廷顿舞蹈症，细胞质内的 PolyQ 聚集物已得到了大量的研究，它们主要定位于神经元的突起如轴突和树突（DiFiglia 等，1997；Gutekunst 等，1999）。

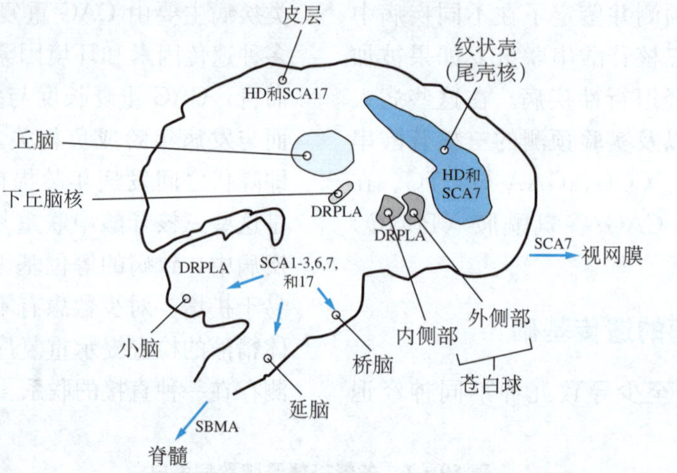

图 59-1 一幅脑矢状面的示意图，以标明主要受各种 PolyQ 疾病侵袭的脑区。 尽管在所有的脊髓小脑性共济失调（SCAs）中均可观察到小脑和脑干发生退化，各个亚型的疾病却能通过这些脑区的典型神经病理变化而得以区分。值得注意的是，视网膜变性只发生于 SCA7。

PolyQ 疾病的小鼠模型为研究突变型 PolyQ 蛋白在神经组织细胞核内的累积提供了有用的信息。在基因敲入以及转基因的小鼠模型，人们经常可以用免疫组织化学方法显示这些被标记了的结构。尽管突变型 PolyQ 蛋白在核内的累积作为 PolyQ 疾病的神经病理性特征得到了广泛关注，这种现象与神经退行性变的关系却并未完全了解。在某一特定的 PolyQ 疾病中，核内含有聚集物的神经元并不必然在选择性退化的脑区占优势。例如在亨廷顿舞蹈症，神经元死亡最主要发生于纹状体的尾状核与壳核，但是核内包涵体在病人的纹状体分布却较少。在大多数转基因小鼠模型中，尽管某一特定的 PolyQ 致病蛋白或某一相关片段大量表达可使小鼠脑内 PolyQ 聚集物快速积累，神经元死亡却不明显甚至不存在。小鼠的相对短生存期可能限制了神经退行性变发生的程度。可是，这个病变程度与 PolyQ 疾病患者的症状表现密切相关。然而，神经元死亡通常在病症晚期才非常显著。此外，神经纤维网和轴突的 PolyQ 聚集物主要见于亨廷顿舞蹈症，这一现象被发现与轴索变性有关。越来越多的证据显示轴突的聚集物能够损伤细胞内的运输，并可能导致疾病早期阶段神经元发生机能障碍（Li 和 Li 等，2004）。

三、PolyQ 依赖性的异常折叠和聚集

扩增的 PolyQ 常常造成该蛋白质的异常折叠。Max Perutz 最早提供了一些关于 PolyQ 相互作用的精辟理论和经验数据。通过建立分子模型，他认为 PolyQ 结构域可以自身连接，正如反向平行的 β 链一样，PolyQ 聚集物可由在主链与侧链

酰胺基之间的氢键的一种精巧的分布而连接。因此，通过与接合 α 螺旋的亮氨酸拉链结构进行类比，Perutz 设想 PolyQ 聚集物是一种极性拉链结构（Perutz 等，1994）。

在体外，PolyQ 聚集物与淀粉状蛋白的电镜照片相似，同时两者表现出一些相同的组织化学和动力学性质。细胞核与细胞质的 PolyQ 聚集物在本质上有一些差异。后者通常更小一些，至少在神经元突起中是这样。此外，虽然所有 PolyQ 疾病的核内包涵体与泛素都是共存的，神经纤维网的亨廷顿蛋白聚集物却缺少泛素化修饰（Gutekunst 等，1999）。在核内包涵体中同时存在着泛素与蛋白酶体亚单位，这很可能表明聚集物的清除过程涉及了泛素-蛋白酶体系统（UPS）。然而，在缺乏 E6 相关蛋白泛素连接酶的脊髓小脑性共济失调症 1 的转基因小鼠中，人们观察到核聚集物显著减少了（Cummings 等，1999）。这一矛盾性的发现提示泛素化作用可能在某些情况下实际上稳定了 PolyQ 聚集物。

除泛素-蛋白酶体系统的各种成员外，PolyQ 聚集物也可以和许多分子伴侣并存。其中最值得关注的是热休克蛋白 40 和热休克蛋白 70 的家族成员。前者被认为是共伴侣蛋白，能识别并修复错误折叠的蛋白质。热休克蛋白 70 有一种内在的促进重折叠的三磷腺苷酶活性。未修复的蛋白质将通过泛素化作用传送至蛋白酶体而被降解。因此，错误折叠的 PolyQ 蛋白可以分别通过分子伴侣和泛素-蛋白酶体系统进行重折叠与清除，这可能也影响了突变型多聚谷氨酰胺的亚细胞分布。对 HD 重复序列基因敲入的小鼠（其内源性 Huntingtin 基因可以表达 150 个 CAG 重复序列）的生化学检查揭示大量 N 末端的亨廷顿蛋白（htt）片段在神经元核内累积，并与蛋白酶体功能出现年龄依赖性的减退有关（Zhou 等，2003）。大多数这些 N 末端 htt 片段可能被动扩散进入细胞核内，这能够解释突变型 htt 片段在核内的累积以及伴随发生的聚集。

四、PolyQ 疾病的发病机制

多种机制已被提出用以解释 PolyQ 疾病的分子病理机制，最著名的当属转录失调与细胞内运输被破坏。线粒体功能障碍、蛋白酶体受损以及兴奋性中毒很可能在亨廷顿舞蹈症的发病机制中也有重要作用。

（一）作为“转录中止的”PolyQ 疾病

当存在于胞核时，PolyQ 扩增的蛋白质异常地与多种转录因子相互作用。很多转录因子包含一个多聚谷氨酰胺片段和富含谷氨酰胺结构域。特定的转录途径，即那些包括 cAMP 反应元件（CRE）结合蛋白（CREB）与 Sp1 的途径，已被发现与多种 PolyQ 疾病的发病机制有关。这两种转录因子有关的功能均可能受到影响（图 59 - 2）。在任何一种情况下，当转录因子结合 PolyQ 蛋白时，它们都有可能从与其同源的启动子结合位点上分离下来。多种 PolyQ 疾病小鼠模型的脑 mRNA 所做的微点阵（基因芯片）实验已经揭示不同 PolyQ 致病蛋白引起的脑 mRNA 表达水平的变化存在一些同源性。人们对来源于 DRPLA（齿状核红核苍白球丘脑下部核萎缩，At - 65Q）与 HD（亨廷顿舞蹈症，N171 - 82Q）小鼠模型的小脑的 mRNA 进行了比较，证明扩增了的多聚谷氨酰胺对不同疾病时 mRNA 转录的影响有所不同。

尽管有很多证据表明 PolyQ 变性蛋白引起转录功能的改变，我们仍然不是很清楚转录失调究竟如何导致神经元死亡。PolyQ 蛋白转基因小鼠在病症早期即被检测出在转录水平上发生了变化，甚至在症状发生前，即在任何神经变性症状出现很早以前就有了变化。因此，在很多情况下，转录失调可能导致神经元功能异常而不是神经元死亡。

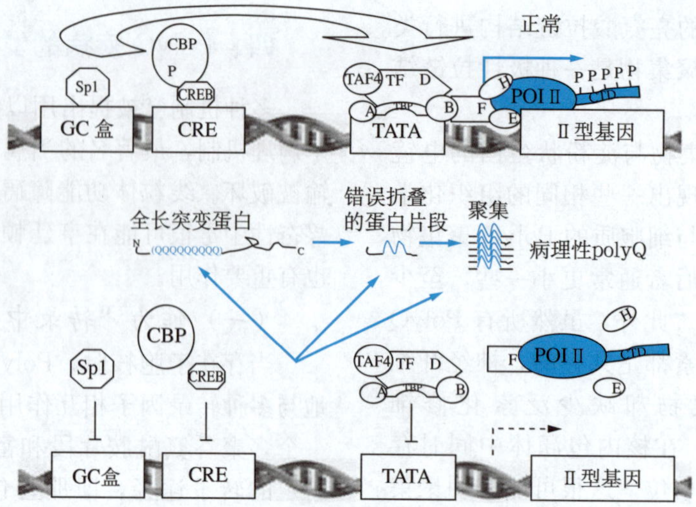

图 59-2 PolyQ 扩增蛋白时发生的转录失调

在正常情况下（上图），转录激活因子结合上游启动子元件并与 RNA 聚合酶Ⅱ（Pol Ⅱ）起始前复合物（PIC）发生相互作用（如曲线箭头所示）。这些相互作用通常能被位于多种激活蛋白及一些通用转录因子的 PolyQ 结构域或富含谷氨酰胺结构域所增强。然而，在 PolyQ 疾病中（下图），可溶型与聚集型的突变 PolyQ 蛋白可抑制转录激活因子及有效地阻止后者与 DNA 结合（如箭头所示）。这些变化可能也包括 mRNA 与转录阻抑物的异常作用或改变染色质 DNA 的乙酰化作用。扩增的 PolyQ 蛋白以核心启动子为靶点起作用只发生于 SCA17 而非其他 PolyQ 疾病中。ⅡA、ⅡB、ⅡE、ⅡF 以及ⅡH 分别代表 TFⅡA、TFⅡB、TFⅡE、TFⅡF 以及 TFⅡH。CTD RNA 聚合酶Ⅱ的羧末端区：-P，磷酸化。其他缩略语详见正文。

（二）在 PolyQ 疾病中细胞质活动的破坏

与在核内的情形相似，可溶型和聚集型 PolyQ 蛋白可能都对细胞质的功能有影响。神经纤维网聚集物在亨廷顿舞蹈症已得到了最为仔细的研究。这些细胞质结构可聚集于轴突、树突或者树突棘，从而将其与胞核的聚集物区分开来。神经纤维网聚集物可能是亨廷顿舞蹈症病状的一种早期标记。在 HD 重复序列基因敲入的小鼠，神经纤维网聚集物在外侧苍白球（LGP）与黑质下网状部分（SNr）逐渐形成。这些聚集物与更大的富含于纹状体神经元核内的核内包涵体（NII）不同，它们存在于投射到这些区域（即 LGP 与 SNr）的中间棘状神经元的轴突内。从电镜照片上可以看出神经纤维网聚集物的存在与轴索变性有关。与轴突运输受阻出现的可能性相一致，包含了聚集物的轴突终末内的突触囊泡要比正常的少。由于病人在发生症状前投射于外侧苍白球（LGP）与黑质下网状部分（SNr）的纹状体神经元的减少就已非常明显，故此 HD 小鼠的神经病理变化非常类似于 HD 病人早期所发生的选择性神经变性情况。此外，在转染了突变型蛋白的动物的纹状体神经元也观察到了神经炎性退化，并且这一现象早于细胞凋亡。

目前人们已提出了好几种理论以解释突变型 PolyQ 蛋白阻碍轴突内依赖于微管的动力蛋白运动的机制。由神经纤维网聚集物所引起的空间位阻是一种引人注目的可能，因为这些聚集物会随着疾病进程而逐渐增大。另一种说法是聚集型或可溶型突变的 PolyQ 蛋白使动力蛋白从微管上分离，从而破坏了轴突运输（Gunawardena 等，2003 年，图 59-3）。

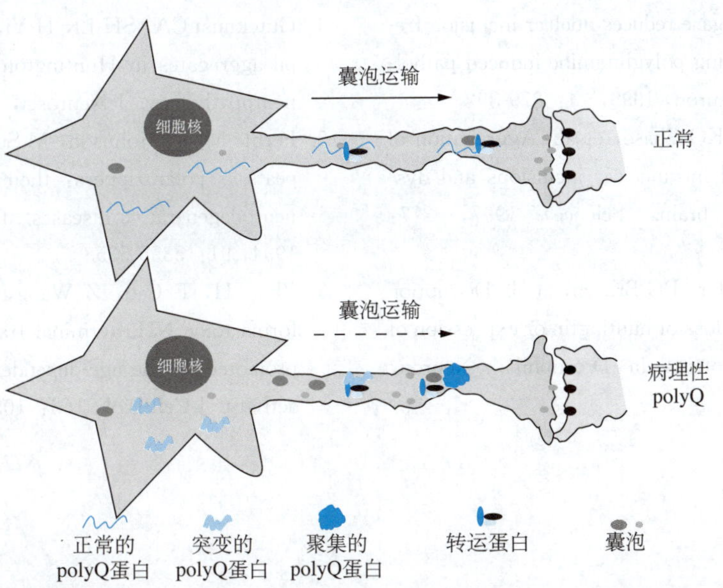

图 59-3　胞质中的 PolyQ 扩增蛋白干扰依赖于微管的胞内运输。可溶型与聚集型的突变 PolyQ 蛋白均可阻碍运输蛋白运动。此外，聚集型 PolyQ 可以在空间上妨碍在狭窄的轴突内的物质运输。

正常的 htt 在轴突运输中也起作用。与这一观点相符，亨廷顿蛋白结合蛋白 1（HAP1）涉及胞内运输（Li 和 Li，2004）。不同于广泛表达的 htt，HAP1 富含于神经细胞并与突变型 htt 结合得更紧密。这使人们更有可能相信突变型 htt 可通过其与 HAP1 或其他运输蛋白的异常作用而影响神经元内的运输。

※　※　※

尽管上述讨论的遗传性神经退行性疾病的遗传基础及神经病理学上有明确的定义，各种疾病的发病机制仍有待彻底阐明。多数遗传性神经退行性疾病都显现出神经学症状和神经病理变化的迟发性。然而，大多数致病蛋白广泛表达于脑内外，但每种疾病都以特定的选择性神经变性为特征。在 ALS、PolyQ 及朊病毒疾病中，蛋白变性与聚集物形成为一种典型病理学特征。尽管对聚集物的角色存在争议，研究这些聚集物将为由变性蛋白介导的病理学通路提供有用的信息。现已清楚 PolyQ 致病蛋白的亚细胞定位以及扩增 PolyQ 前后相邻的氨基酸序列与神经病理机制密切相关。在核内的突变型 PolyQ 蛋白能通过与特定的转录因子不正常的结合而影响基因转录或使转录因子从 DNA 序列分离而加重多聚谷氨酰胺的毒性。另一种说法是蛋白聚集物结合可溶型的变性蛋白，从而减少变性蛋白的浓度与毒性。但这些聚集物存在于轴突终末和神经末梢时，它们可干扰胞内运输与突触传递。

由于不同的致病蛋白的亚细胞定位和功能存在差异，遗传性神经退行性疾病的病理机制可能牵涉多种途径。这就解释了为什么目前治疗方法对这些疾病疗效有限。然而，人们已在遗传性神经退行性疾病的分子病理学方面获得了不少成就。重要的是，这些遗传性神经退行性疾病让我们建立了重要的疾病动物模型，从而从新的角度对这些疾病进行深入研究，尤其是寻找有效的治疗手段。

参考文献

综述

1. Kathryn BG，Teannie V. Fragile X sydrome. Eur J Hum Genet，2008，16：666-672
2. Li SH，XJ Li. Huntingtin-protein interactions and the pathogenesis of Huntington's disease. Trends Genet，2004，20：146-154
3. Zoghbi HY，HT Orr. Glutamine repeats and neurodegeneration. Annu Rev Neurosci，2000，23：217-247

原始文献

1. Cummings CJ，E Reinstein，Y Sun，et al. Mutation of

the E6-AP ubiquitin ligase reduces nuclear inclusion frequency while accelerating polyglutamine-induced pathology in SCA1 mice. Neuron，1999，24：879-892

2. DiFiglia M，E Sapp，KO Chase，et al. Aggregation of huntingtin in neuronal intranuclear inclusions and dystrophic neurites in brain. Science，1997，277：1990-1993

3. Gunawardena S，LS Her，RG Brusch，et al. Disruption of axonal transport by loss of huntingtin or expression of pathogenic polyQ proteins in Drosophila. Neuron，2003，40：25-40

4. Gutekunst CA，SH Li，H Yi，et al. Nuclear and neuropil aggregates in Huntington's disease：relationship to neuropathology. J Neurosci，1999，19：2522-2534

5. Perutz MF，T Johnson，M Suzuki，et al. Glutamine repeats as polar zippers：their possible role in inherited neurodegenerative diseases. Proc Natl Acad Sci U A，1994，91：5355-5358

6. Zhou H，F Cao，Z Wang，et al. 2003. Huntingtin forms toxic NH2-terminal fragment complexes that are promoted by the age-dependent decrease in proteasome activity. J Cell Biol，163：109-118

第六十章　精神分裂症和双相情感障碍

贺林　陈舜燕　李胜

第一节　精神分裂症 …… 1138
第二节　精神分裂症的神经发育性疾病假说 …… 1138
第三节　精神分裂症的生化病理假说 …… 1142
一、多巴胺假说 …… 1142
二、5-羟色胺假说 …… 1142
三、γ-氨基丁酸假说 …… 1142
四、谷氨酸假说 …… 1143
五、其他假说 …… 1143
第四节　精神分裂症的分子遗传学 …… 1143
一、从连锁分析到连锁不平衡（关联）分析 …… 1144
二、精神分裂症的候选基因 …… 1144
三、基因表达调控与精神分裂症 …… 1146
四、精神分裂症的动物模型 …… 1147
第五节　双相情感障碍 …… 1148
第六节　双相情感障碍的神经病理机制 …… 1148
第七节　双相情感障碍的生化病理假说 …… 1149
一、儿茶酚胺类递质假说 …… 1149
二、5-羟色胺假说 …… 1149
三、共同作用假说 …… 1149
第八节　双相情感障碍的分子遗传学 …… 1149
一、从连锁分析到连锁不平衡（关联）分析 …… 1150
二、双相情感障碍的候选基因 …… 1153
三、基因表达调控与双相情感障碍 …… 1154
四、双相情感障碍的动物模型 …… 1154
第九节　全基因组关联分析 …… 1155
第十节　精神分裂症与双相情感障碍 …… 1155

精神疾病种类有多种，其中精神分裂症和双相情感障碍对人类的影响面和危害性最大。一般性讲，人体可被有效地分割为实体和虚体两大块。实体构成了人的框架，具有边界性，发生疾病时主要体现在物理损伤。而精神、心理、认知、梦幻、视觉、嗅觉、情欲和食欲等则构成了人类的虚体部分。这些部分似乎看不见也摸不着，但它们和实体之间存在着潜在的和内在的联系，一般认为其物质基础是由于神经系统的生理或病理活动所致。

精神分裂症和双相情感障碍的发生是由于在环境因素影响下，多个“中至微效”基因协同作用的结果。应用遗传学方法对发病机制的研究，最主要采用连锁分析和连锁不平衡（关联）分析法。连锁分析在过去的研究中帮助人们成功定位了许多单基因（典型的孟德尔式）遗传疾病的致病位点。连锁分析也适用于复杂疾病的定位克隆。复杂疾病“显效基因很少或者不存在”的特点使这种分析方法的效力显著降低。然而，由于最近国际 HapMap 计划的完成和高通量 SNP 分型技术的突破已使得全基因组连锁分析成为现实，将有助于认识多个与精神分裂症和双相情感障碍相关的染色体区域和实质性的致病机制。

精神分裂症和双相情感障碍也可以被视为神经发育性疾病，患者的神经系统在突触可塑性以及皮质微循环（cortical microcircuit）的发育与稳定性上存在异常或者损伤。因此，在遗传学水平通过系统的全基因组定位克隆策略寻找精神分裂症和双相情感障碍候选基因，以及详尽地探究与该类疾病相关的信号传递通路，并建立两方面证据之间的联系，将进一步帮助人们理解精神分裂症和双相情感障碍的发病机制，为临床治疗提供依据。

第一节 精神分裂症

精神分裂症（schizophrenia）是以思维、情感、行为之间不协调，精神活动和现实脱离为主要特征的一类精神疾病。该病多发生于青春期晚期和成年早期，病程多迁延，进展缓慢，有发展为衰退的可能。根据流行病学调查资料，该疾病的患病率在世界上不同群体均为1%左右。精神分裂症的常见类型有妄想型、单纯型、青春型和紧张型等。

19世纪末，德国精神病学家Kraepelin提出“早发痴呆”的概念。1911年瑞士精神病学家Bleuler将这类疾病称为精神分裂症。至20世纪中叶，随着抗精神病药物的使用和普及，多巴胺理论的提出，以及现代药理学、生物化学、遗传学、影像学等领域不断发展，医学人员和生物学家致力于该疾病的病因学、发病机制、临床诊断及治疗等方面的研究，取得了长足的进展。国际精神病学界采用标准化的精神状况检查和操作性的诊断标准，提高了临床诊断水平和不同国家精神病学界的诊断标准的一致性。这对精神分裂症的生物学基础理论研究，并评估环境因素对疾病发生的影响，均十分重要。

精神分裂症是一种典型的多因子参与的复杂疾病，其发生是遗传、环境共同导致的结果。国内外大量的流行病学证据也表明，遗传因素是精神分裂症发生的重要原因，对疾病风险的贡献可高达80%左右。社会生活环境中的应激因素以及社会心理因素等对该疾病的发生亦起到了一定的作用。作为最常见的精神疾病，精神分裂症已经给整个社会的医疗保健带来极为沉重的负担。因此，确定与其发病相关的因子及其协同调控的机制，是精神病学、流行病学、遗传学以及神经生物学等领域共同的挑战。

第二节 精神分裂症的神经发育性疾病假说

精神分裂症的神经发育性疾病假说认为，该疾病是在临床症状全面形成之前发生的脑部损伤经历了正常的神经发育过程后而产生的，是遗传因素和环境因素联合作用的结果。当前，虽然对于参与其中的具体因子及其发生作用的时空性尚未取得定论，但神经发育性疾病假说的基本概念已经被广泛接受。患者在产前或者围产期经历了某些损伤脑部功能的有害事件，随后正常发育进程中的突触形成、髓鞘形成以及生化通路的成熟等可能成为生命早期形成的脑部异常的靶标，最终患者的神经发育轨道偏离正常，形成疾病。

该假说的提出可以追溯到一个世纪以前。在这个框架内，不同观点从20世纪80年代起陆续被提出。Weinberger认为，精神分裂症是个体生命早期的特定脑部损伤在经历了随后正常的神经发育过程后而形成的疾病。生命早期的脑部损伤保持一种“沉默”状态，在经历正常神经发育进程中的一系列事件过程中，逐渐出现并积累脑部结构的变化，延续直到青春期末期和成年早期，最终形成精神分裂症。Feinberg和Rapoport等认为，该疾病是个体在青春期末期脑部成熟时神经发育的紊乱造成的结果。这个学说实际上拓展了该疾病在神经发育过程中发生脑部损伤的时间宽度，而不仅局限于生命的最早期。纵向的脑成像研究显示，精神分裂症患者的脑部结构随时间的变化是一个动态化的过程。精神分裂症的候选基因和神经发育相关基因在神经发育过程中的表达具有不同的空间特异性，也支持以上的观点。

精神分裂症的神经发育性疾病假说基于三个方面的研究证据：①产前及围产期的有害事件大量发生；②孩童及青少年时期的认知和行为缺陷；③绝大部分患者并不存在“神经退行”的证据。携带遗传易感因子的个体，如果环境因素对其神经发育造成损伤，随发育进程，个体将逐渐积累分子和组织水平上的反应，最后形成精神分裂症。

遗传因素参与了疾病的发生，已被普遍接受。但流行病学研究显示，60%的患者并没有一级和二级的患病亲属。遗传物质完全一样的同卵双生子共患精神分裂症的几率也仅接近50%，这提示环境因素在疾病发生过程中的重要性。遗传因素和环境因素的联合作用是精神分裂症的神经发育性疾病假说的重要组成部分。遗传易感因子与环境因素对疾病发生可能具有叠加或者相互作用的效应，也可兼而有之。与精神分裂症相关的环境因素，绝大部分是指发生在个体生命早期即产前或者围产期的有害事件。有害环境事件的发生与疾病最终形成的时间差是神经发育性疾病假说的关键所在。大多数尸检研究发现，精神分裂症患者的大脑并没有神经胶质过多（gliosis）的现象，而且神经胶质膜的流通量并没有增加。表明了该疾病并不存在典型的神经退行现象。这也是神经发育性疾病假说的重要支持证据。

在精神分裂症发生之前的发育过程中，个体可能经历某些环境有害事件以及出现一系列的行为异常。大量的文献报道了以上现象，但是这些还不能成为预测个体患病的明确指标。这些因素可能代表了与疾病直接相关的风险因子，也可能提示了疾病相关的其他尚未发现的风险因子。有害环境因素包括产前的母亲营养不良、怀孕期间的病毒感染、出生季节及地点、出生时脑体积偏小、轻微生理缺陷（minor physical anomalies，MPAs）；以及围产期的产科并发症（obstetrical complications，OCs）等。分析1959—1961年受三年灾害沉重打击的安徽芜湖地区人口出生和死亡等官方人口统计和当地十五万份大样本的病历资料，发现在1960和1961年出生人口成年患精神分裂症的发病风险是非饥荒年出生人口的两倍左右，支持产前母亲营养不良或婴儿期营养不良是精神分裂症的风险因子。产科并发症与疾病的关系一直备受关注，一项Meta分析显示，受产科并发症影响的个体患有精神分裂症的可能性是正常情况的两倍。然而其中各个研究在产科并发症的定义、事件发生的时间等方面存在较大的不一致性，使此分析的实际价值大打折扣。曾有学者研究早发性精神分裂症（18岁之前发病）与产科并发症的关系，但没有发现显著性的差别。97%经历过分娩并发症（产科并发症的一种）的个体没有患精神分裂症。产科并发症与精神分裂症之间的联系尚无足够证据，不能成为预测该疾病发生的独立性指标。也许具备某种易感遗传背景的个体在经历产科并发症后更容易发生精神分裂症。图60－1展示了环境和遗传因素与精神分裂症发病的一些阳性相关结果，其中环境因素主要包括了出生地/季节、感染、产前因素和产科并发症，而遗传因素主要与家族史相关。

在疾病的临床症状最终形成之前，个体从孩童时期已经开始逐渐显露行为上的异常，包括注意力、执行能力以及记忆功能衰退；姿势失调、协调性缺陷等。这些现象被认为是行使以上功能的各脑部区域在早期发育过程中出现异常的结果，可能是个体将发病的征兆。发育滞后现象在发病前儿童中普遍存在。其中，2岁前的运动发育和2～15岁之间的语言发育滞后尤为明显。而运动发育滞后已被认为是精神分裂症患病前的标记之一。发病年龄越小，出现语言发育滞后的可能性更高，程度也更严重。社交及认知能力的发展异常也是精神分裂症形成过程中的普遍现象。虽然以上行为缺陷不能成为准确判断疾病发生的预测标记，但是这些症状可以作为“内表型标记（endophenotypic markers）”用于分子遗传学的研究，帮助寻找相关的遗传易感因子。

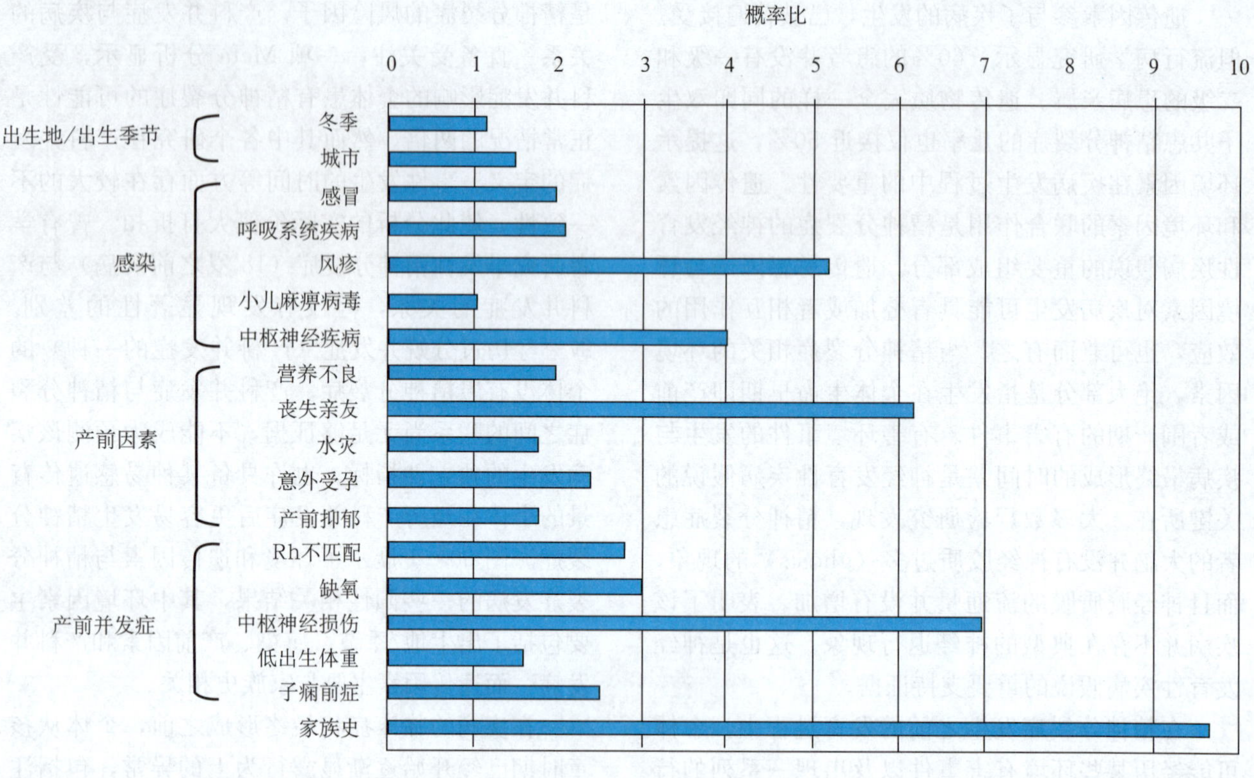

图 60-1 精神分裂症的风险因子

核磁共振技术（MRI）为主要手段进行的脑部结构形态学研究取得了长足的进展，给精神分裂症的神经发育性疾病假说提供了许多相关证据，但仍存在着一些方法学上的局限性。MRI 研究中最为一致的发现是，侧脑室（lateral ventricles）体积增大，而整个脑体积变小，白质及灰质减少（2%～3%）。海马、丘脑以及前额叶等脑区的体积减小。纵向的跟踪研究显示，晚发性患者脑部灰质数量呈进行性的变化过程。Thompson 等跟踪研究了 12 个孩童患者发病后 5 年内的脑部结构变化，并与同样数目的健康人进行了比较。最早被观察到患者的缺陷是顶叶灰质（parietal grey matter）显著减少，随后这种情况出现在颞叶、感觉运动和背外侧的前额皮质以及前额叶眼区（frontal eye fields）。这些变化在临床诊断上是精神分裂症特异性的，在非典型和情感性的孩童精神病患者中并没有这些现象。精神分裂症患者的脑室容量（ventricular volume）增加，海马体积变小，均表现出一种进行性的变化。这些研究发现提示了两点：①精神分裂症是贯穿于患者生命各个阶段的疾病；②患者脑部物质的进行性变化是随神经系统发育而累积起来。无论是早发性还是晚发性患者，灰质减少可以作为一种内表型（彩图 60-2），对于它的遗传学研究、病前风险以及治疗都有很高的应用价值。

近年来发现的绝大多数重要候选基因在功能上都与神经突触相关，它们从不同的角度对突触的功能施加影响（图 60-3）。精神分裂症的发生体现在突触传递出现了障碍或者异常。

对精神分裂症的候选基因有所了解之后，理解该疾病相关的信号传递通路很重要。越来越多的证据支持谷氨酸能突触传递的异常与精神分裂症密切相关。特别是 N-甲基-D-天（门）冬氨酸（NMDA）受体介导的信号通路，几乎包括了 2002 年以来发现的主要候选基因，包括 DTNBP1、NRG1、G72、DAAO、RGS4、PRODH 以及 GRM3 等。

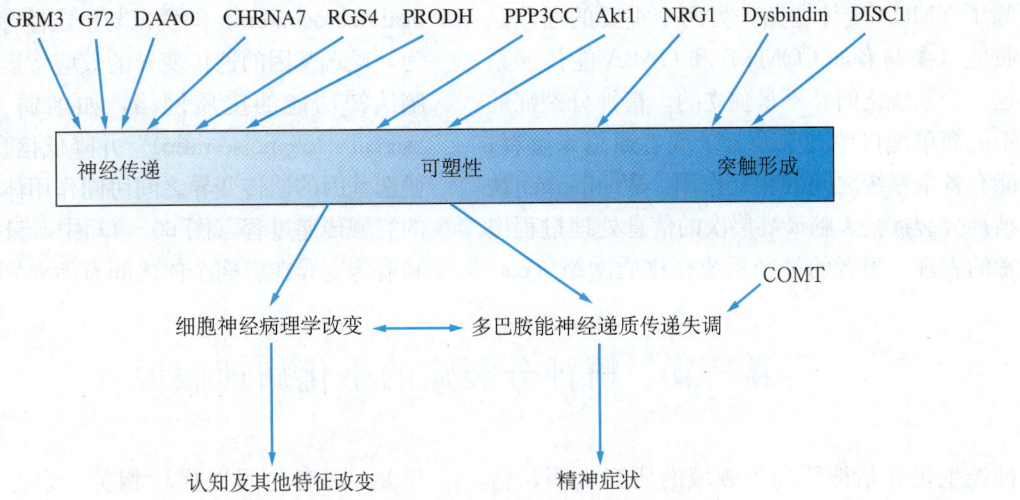

图 60-3　精神分裂症的候选基因与神经突触密切相关

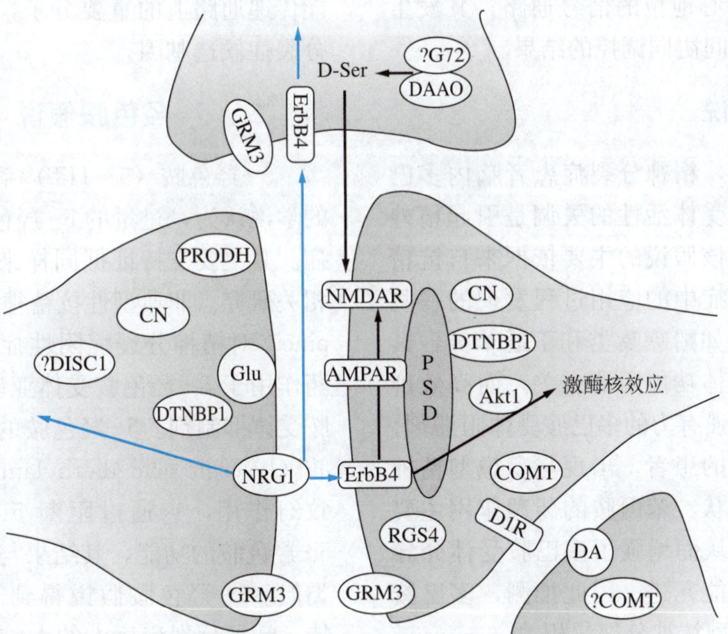

图 60-4　精神分裂症的候选基因参与皮质网络的突触传递

[图中 NRG1，神经调节素 1；ErbB4，二乙基溴乙酰胺受体；AMPAR，α-氨基羟甲基噁唑丙酸受体/兴奋性氨基酸特异受体；NMDAR，N-甲基-D-天（门）冬氨酸受体；PSD，突触后致密物；GRM3，谷氨酸受体 3；D1R，多巴胺 1 受体；DAAO，D-氨基酸氧化酶；PRODH2，脯氨酸脱氢酶；ZDHHC8，棕榈酰转移酶；COMT，儿茶酚氧位甲基转移酶]

除了NMDA受体通路，另两个重要的通路是多巴胺能（参与者如COMT）和GABA能传递系统。这三个系统之间并不是独立的。精神分裂症的发生不能简单地以单独某个分子或者通路来解释，而可能有各个系统之间的相互作用。Weinberger认为，精神分裂症是大脑最高层次的信息处理过程出现异常的表现，患者的神经系统在皮质网络（cortical microcircuits）的发育与稳定性存在异常。他认为，候选基因的遗传变异的效应将集中影响支撑大脑认知功能的皮质网络，如削弱“信号噪音比（signal－to－noise ratio）”并降低信息处理的效率。候选基因的遗传变异之间协同作用体现在皮质网络的突触传递过程（图60－4）中，只是涉及的基因和遗传变异在患病个体之间有所差别。

第三节 精神分裂症的生化病理假说

神经生化和精神药理等领域的研究表明，精神分裂症的发生可能与病人体内代谢异常密切相关，主要有以下几个重要假说。精神分裂症可能并不存在单独具有中心地位的信号通路，其发生是若干个核心通路之间协同调控的结果。

一、多巴胺假说

多巴胺假说认为，精神分裂症患者脑内多巴胺量的失衡及多巴胺受体活性的失调是引起精神分裂症的原因之一。该假说的主要依据来自抗精神病药物在精神分裂症中的应用过程发现的一些现象。抗精神病药物如酚噻嗪类和丁酰苯类，其药理作用与多巴胺受体功能阻滞有关。而高效价的抗精神病药物均是强有力的多巴胺受体阻滞剂。长期服用大量苯丙胺的患者，出现与妄想型精神分裂症十分相似的症状。苯丙胺的药理作用主要是增加多巴胺释放，从而增强了多巴胺受体介导的信号传导，导致功能亢进。因此推测，多巴胺功能亢进至少与妄想型精神分裂症相关。

Crow等提出精神分裂症在临床上可分为“阳性症状”和“阴性症状”两种类型。β型：以幻想和妄想等阳性症状为主，其病理过程是可逆的，对神经阻滞剂治疗反应好，无智力障碍，推测以D2受体增多为病理基础。α型：以情感淡漠和主动性缺乏等阴性症状为主，对神经阻滞剂反应不良，病理过程相对不可逆，有时存在智力障碍，可能与脑细胞缺失和结构性变化（侧脑室和第三脑室扩大、不对称、额叶变小）有关。为了解释患者中阳性症状与阴性症状的并存，多巴胺学说认为，精神分裂症病人中同时有多巴胺功能亢进与多巴胺功能不足的脑区，前者与阳性症状相关，后者与阴性症状相关。多巴胺D2受体和D3受体的编码基因与精神分裂症均有正相关的证据。儿茶酚氧位甲基转移酶（COMT）是多巴胺能传递通路上的重要分子，其编码的基因是精神分裂症候选基因。

二、5－羟色胺假说

5－羟色胺（5－HT）系统与精神分裂症相关的学说认为，过量的5－羟色胺可能导致精神分裂症。其主要支持证据同样来自于抗精神病药物的相关研究。非典型性抗精神病药物氯氮平（clozapine）对精神分裂症阴性症状有良好的疗效。该药作用于5－羟色胺受体亚基，是很强的5－羟色胺受体抑制剂。5－羟色胺的类似物麦角酸二乙酰胺（lysergic acid diethylamide，LSD）有明显的致幻作用，它通过阻断5－羟色胺受体而抑制5－羟色胺的功能，其结果与精神分裂症阳性症状类似。5－羟色胺假说得到了尸检研究证据的支持，精神分裂症病人的大脑皮质尤其是前额叶皮质区5－HT2A受体的密度减低。5－HT2A受体基因与疾病之间的关联也有报道。对精神分裂症患者的脑组织、血液和脑脊液内5－羟色胺及其代谢产物的含量进行了研究，发现了与正常人的区别，然而结果并不一致。因此，5－羟色胺系统与精神分裂症的关系还不明确，有待更多的研究。

三、γ－氨基丁酸假说

γ－氨基丁酸（GABA）是一类具有抑制作用的中枢神经递质。在精神分裂症的多巴胺能神经元通路上，也许GABA的抑制作用减弱，而造成抑制性神经冲动不足，使多巴胺功能亢进，引起行为异常。因此推测GABA系统与精神分裂症间接相关。

四、谷氨酸假说

多年以来，精神分裂症的神经生化理论主要集中在多巴胺、5-羟色胺以及γ-氨基丁酸系统。最近，兴奋性神经递质谷氨酸（glutamate，GLu）与精神分裂症的关系日益受到关注。尤其是2002年以来的一系列最新研究证据支持了这个系统与疾病之间的密切关联。谷氨酸对神经元兴奋性的控制是通过不同的谷氨酸受体来实现的。由N-甲基-D-天（门）冬氨酸（NMDA）受体介导的钙离子信号传导通路对神经元的细胞程序启动、细胞生理特性的维持与改变均具有重要作用。研究表明，NMDA受体介导的谷氨酸能神经突触传递参与了精神分裂症的发生过程，分子遗传学定位的多个候选基因的表达产物均参与了这个信号通路。

药物学研究发现，环己哌（phencyclidine，PCP，俗称"天使尘"）是作用于NMDA受体通道上的非竞争性拮抗剂。PCP及其类似物MK-801能在正常人诱发精神分裂症的阳性症状和阴性症状，也能加剧精神分裂症患者的症状，和苯丙胺相比，能引发更典型的拟精神分裂症特征。剔除NMDA受体基因的小鼠，其行为特征与PCP诱发后的精神症状有相似之处，并能被氯氮平缓解。最近的研究还发现，精神分裂症病人在丘脑核、海马和前额叶皮质背后侧的谷氨酸受体亚基的表达以及结合能力下降。

谷氨酸系统和多巴胺系统之间的协同调控作用是精神分裂症病理过程的重要特征。Carlsson认为，精神分裂症是由于皮质下多巴胺系统和谷氨酸系统之间的不平衡所致。他通过对纹状体、丘脑和皮质等不同部位的神经通路的研究提出，大脑皮质控制感觉输入和警觉水平的功能是通过包括纹状体、丘脑以及中脑网状结构在内的反馈系统来完成的，在这个反馈系统中，间脑纹状体多巴胺通路起重要的调节作用。刺激多巴胺可增加感觉输入和警觉水平，而皮质-纹状体谷氨酸系统则相反，起抑制作用。

五、其他假说

去甲肾上腺素（nonepinephrine，NE）假说认为，动物有目的性的指向行为、探索活动及情绪即犒赏行为，与中枢去甲肾上腺素通路有关。精神分裂症的两种基本症状，即目的性思维与情感性体验的缺陷，都是长期不可逆的去甲肾上腺素奖赏系统受损所引起。

乙酰胆碱（acetylcholine，ACh）假说认为，乙酰胆碱通过作用于大脑皮质的整个神经网络，与烟碱受体（nicotinic receptor）和毒蝇碱性受体（muscarinic receptor）结合，从而在精神分裂症的致病机制中发挥作用。

神经肽假说认为，神经肽平衡的改变是精神分裂症的病因。神经肽可作为神经激素通过循环系统运输到靶器官，结合相应的受体，激发生理效应；也可作为神经递质由突触前膜释放，作用于突触后膜，传递瞬间的电信号。神经肽往往作为神经调质（neuromodulator）起作用。不同于神经递质半衰期极短、作用部位局限于突触后膜的特点，神经调质的半衰期长，引起的反应缓慢而长效，不仅能作用于突触后膜，还可通过扩散作用于周围神经细胞，加强或减弱后者本身合成和分泌递质的能力，对神经递质传递的信号起重要的调制作用。另外，神经肽可与其他的神经递质共存于同一神经末梢，一同释放到突触间隙，直接调节信号传导。

精神分裂症的其他病理假说还包括：病理甲基转移假说、突触前分泌异常假说、免疫缺陷假说、大脑两半球功能不平衡假说以及额叶-纹状体功能缺陷假说等。

第四节　精神分裂症的分子遗传学

精神分裂症患者的亲属患病风险度提示精神分裂症是一种遗传疾病。如果没有患病家属，终生患病风险只有1%～2%，只有父或母患病，患病风险为10%～15%，父母均患病时，子女患病风险为50%左右，同卵双生子中一人患病时，另一人的患病风险同样高达50%，而异卵双生子中一人患病时，另一人患病风险为10%。在分子遗传学水平上对其发病机制的研究首先是通过连锁分析和连锁不平衡（关联）分析定位疾病的候选基因。复杂疾病可能并不存在主效基因，因此连锁分析对于复杂疾病的定位克隆效力显著降低。然而，全基因组连锁分析仍然提示了多个与精神分裂症相关的染色体区域。目前在连锁分析结果的提示下进行系统的连锁不平衡分析寻找候选基因，是精神分裂症分子遗传学的主要研究策略。

一、从连锁分析到连锁不平衡（关联）分析

精神分裂症在亲代间的传递不遵循简单的孟德尔遗传模式。家系研究显示可能没有主效基因，而更可能是多基因的叠加或者相乘效应。每个基因仅仅贡献中等至微弱的疾病风险，且各个基因相互之间存在协同和/或修饰作用。遗传异质性（genetic heterogeneity）的普遍存在使疾病的遗传结构显得更加复杂。没有发现哪个（些）基因（等位基因）对于疾病的发生是必然的风险因子。

多年来，人们借助连锁分析在一些规模较大的患病家系中寻找疾病的遗传基础。目前已发现17个染色体区域上的遗传标记与精神分裂症的传递有关。但阳性结果在不同研究中有很低的可重复性，一度使研究者陷入极大的困惑之中。经多年努力，逐渐认为在几个染色体区域很有希望能找到罹患疾病的遗传因子。其中，6p22－24、1q21－22以及13q32－34是获得最多证据支持的区域；其他几个支持证据多的区域是8p12－21、6q21－25、22q11－12、5q21－33、10p11－15以及1q42。而8p和22q是最近发表的两个独立的Meta分析中被一致确定的区域。自2002年以来，若干个重要的候选基因与精神分裂症的关联被陆续发现。更重要的是，这些结果在世界上不同人群的研究中成功地得到了重现。

随着人类基因组信息的不断增长，对复杂疾病进行大规模的连锁不平衡分析成为可能。单核苷酸多态性（single nucleotide polymorphism，SNP）数据库不断充实，基于这种基因组中数量庞大的遗传标记开展某个染色体区域的连锁不平衡定位（linkage disequilibrium mapping）或者某个候选基因的关联分析（association study），已经成为复杂疾病遗传学研究的常规手段。目前的技术已使全基因组关联分析的研究全面展开。最近多个基因的定位克隆以及后来陆续得到确认的结果，使精神分裂症被视为少数几个通过定位（正向）遗传学策略成功发现“中至微效”基因的复杂疾病之一。

二、精神分裂症的候选基因

复杂疾病的连锁不平衡分析结果具有相当的复杂性。对于同一个染色体区域或者基因，连锁不平衡分析的结果在不同（人群的）研究之间存在不同程度的差异，甚至出现完全相反的结论。这种复杂性在精神分裂症的研究中已经得到充分的体现。尤为突出的例子是基因DTNBP1与该疾病之间的关系。以下介绍精神分裂症的重要连锁区域发现的重要候选基因。

（一）1q21－22：RGS4

RGS4基因编码G蛋白调节蛋白。Mirnics等发现RGS4 mRNA转录在精神分裂症病人中明显下降。Chowdari等在三组独立的“三口之家”样本中检测了覆盖该基因的300kb片断上的13个SNP，发现该基因与疾病的较弱关联。Owen实验室在较大样品量的病例对照分析中报道了中等程度的显著性。

（二）6p22－24：Dysbindin（DTNBP1）

1995年，Straub等在爱尔兰人群中发现6p22是精神分裂症的连锁区域。2002年，他们发现其中DTNBP1基因与精神分裂症关联。在传递不平衡分析（transmission disequilibrium test，TDT）中一共检测了17个SNP，整个区域横跨约670kb，覆盖了1995年发现的其中一个连锁峰（linkage peak）。

阳性关联陆续得到众多实验室的重复。但各个结果之间有很大区别。此基因与精神分裂症的关联被视为复杂疾病的关联分析在不同人群和不同实验室之间有不一致性的典型例子。基于德国、匈牙利和以色列人群的重复实验中，Schwab等在家系样本中重现了几个SNP与疾病的关联。虽然这两个独立小组发现的与疾病关联的位点是一致的，但对于同一个位点而言，增加疾病风险的

等位基因却相反。威尔士的 M. J. Owen 实验室用英格兰与爱尔兰的病例对照样本，在上述两个小组报道的阳性 SNP 都显示阴性结果，而经过对该基因的重新测序，发现新检测到的 SNP 构建的单倍型与疾病关联。他们认为此基因内可能有不同的功能性位点。在汉族人群中，贺林实验室的传递不平衡分析显示，在单个位点以及原先报道的 3 个位点构建的单倍型都没有关联，而是 5 个位点构建的单倍型与疾病存在关联。

（三）8p12－21：NRG1 和 PPP3CC

在被称为精神分裂症遗传学研究分水岭的 2002 年，率先被报道的重要基因是位于 8p 的 Neuregulin－1（NRG1，神经调节素 1）。来自冰岛的研究中，Stefansson 等从连锁分析到关联分析，直至动物模型，提供了多个角度的实验证据，发现 NRG1 是精神分裂症的一个重要候选基因。他们先在基于微卫星标记的全基因组连锁分析中找到阳性区域 8p12－21，然后进一步锁定连锁峰所在的 5cM 的范围。在随后的病例对照关联分析中，他们在 NRG1 基因 5′端上游长约 600kb 的区域内发现一个由 7 个遗传标记构建的“核心”单倍型与精神分裂症紧密相关。此“核心”单倍型从 NRG1 的第一个内含子往上一直到基因上游的转录起始位置，跨度约为 290kb。由于直接的功能性位点没有被发现，而阳性的单倍型处于基因上游，远离编码区，研究者为排除周围其他基因与疾病关联的可能性，做了转基因动物实验。$NRG1^{+/-}$ 杂合子小鼠表达的 NRG1 量为正常水平的 50%。这种小鼠虽然发育正常，但是在正常环境中表现出“过度兴奋”，并且在前脉冲抑制（PPI）实验中表现异常。NMDAR 结合位点减少，而 NRG1 在突触传递通路上的受体之一 ErbB4（调节突触后效应），其杂合子敲除小鼠中同样表现出与 $NRG1^{+/-}$ 杂合子小鼠类似但相对轻微的症状。

此基因与精神分裂症的关联在各个人群中得到广泛的重现，包括贺林实验室在中国人群中所做的两项分析。但各个结果之间也存在不一致性，不同单倍型提示不同人群有等位基因遗传异质性。

NRG1 是一个约 1.4Mb 的大基因，主要有 3 种转录异构体，可表达至少 15 种多肽。不同的转录异构体均表达一段类似于表皮生长因子（EGF）的肽段，它对细胞间的信号传递至关重要。成熟的 NRG1 蛋白被水解，释放出包含有 EGF 结构域的 N 端，后者与接受信号的细胞（比如突触后神经元或者胶质细胞）上由膜介导的 ErbB 型赖氨酸激酶受体结合，引发受体的双体化和酪氨酸磷酸化，进而导致下游信号的级联反应。

在 8p21 上发现的另一个候选基因是 PPP3CC，编码 calcineurin 催化亚单位。Calcineurin 是一种多功能的钙依赖性的丝氨酸/苏氨酸磷酸酶，可以调控谷氨酸能信号传递和 NMDA 依赖性的突触可塑性。因为 PPP3CC 与 NRG1 在染色体上相距很近，较强的连锁信号可能由这两个基因共同体现。NRG1 作为候选基因的实验证据更加充分，也可能仅 NRG1 就足以解释 8p 的连锁信号。

（四）13q32－34：G72

G72 位于连锁分析的强阳性区域 13q32。G72 激活 DAAO（D－氨基酸氧化酶），后者参与D－丝氨酸代谢。D－丝氨酸作用于 NMDAR 的氨基乙酸修饰位点，是 NMDAR 的内源性调节分子。G72 也就可以调节谷氨酸能传递。但对 G72 更具体的功能还知之甚少。在法国和俄罗斯的样品所做的病例对照分析中，Chumakov 等发现 G72 位置 SNP 和单倍型与精神分裂症有关联。他们在同组样品中发现 DAAO（12q24.11）的 SNP 也与精神分裂症相关。提示 G72 和 DAAO 的遗传变异有协同作用，共同增加了疾病的发生风险。

（五）22q11：COMT、PRODH2 和 ZDHHC8

人 22q11 上有一个长度约为 1.5Mb 的微缺失（microdeletion）多态性。携带该微缺失的个体患有精神分裂症的风险约为普通人群的 25～30 倍。加上连锁分析，人们认为这个区域几乎肯定含有精神分裂症候选基因。

COMT 是多年来颇受瞩目的精神分裂症候选基因之一。儿茶酚氧位甲基转移酶在多巴胺能通路上起重要作用。该基因最受关注的遗传变异是 rs165688，即 val158met（G→A）。val－COMT 的活性明显低于 met－COMT。该位点与精神分裂症的关联分析在各个实验室出现各种不同的结果。尽管 val158met 只显示出较弱的疾病风险效应，但鉴于其功能上的重要性以及多个独立研究的一致结果，人们还是认为该变异很可能是精神分裂症的风险因子之一。除了 val158met，COMT 其他位点也有报道。在以色列人群中，Shifman 等发现分别位于 5′上游和 3′UTR 的两个位点及其相关单倍型与精神分裂症关联。这个关联具有性别差异，女性群体中显著性更强。结合基因表达水平的发现，Shifman 等的结果提示，val158met 位点对精神分裂症的发生可能不是单独的作用，而需与其他位点的风险等位基因的联合作用。其他位点的风险等位基因可以放大 val158met 对酶活性的影响，或者位于多巴胺通路上其他基因的位点对 val158met 的功能起修饰作用。COMT 对精神分裂症的风险度在性别上的差异，可能与位于启动子区域的雌激素反应元件介导的基因表达调控相关。

美国洛克菲勒大学的 Karayiorgou 实验室陆续对 22q11 做了详细的报道。因为携带这个 1.5Mb 微缺失片断的精神分裂症患者至多只占患者总数的 2%，所以在染色体正常的个体中，该区段内的遗传多态性对整个人群的精神分裂症患病风险的贡献也许更大。他们运用连锁不平衡定位（LD mapping）的策略，用高密度的 SNP 图谱在传递不平衡检测中详细研究了这个区域的遗传多态性与精神分裂症的关系。发现了 PRODH2（脯氨酸脱氢酶）基因和 ZDHHC8（棕榈酰转移酶）基因与疾病关联。这个结果也支持了“22q11 可能含有多个精神分裂症候选基因”的假说。到目前为止，PRODH2 与疾病的关联几乎尚未被其他实验室重现。Karayiorgou 实验室的研究发现，位于 4 号内含子的 SNP rs175174 是一个影响 ZDHHC8 基因剪切从而导致基因表达改变的功能性位点。它很可能也参与了谷氨酸能传递。在中国汉族人群中，贺林实验室发现该 SNP 的风险等位基因与原始报告相反。提示 rs175174 的真实功能还有待进一步的研究，且有遗传异质性。

（六）其他基因

其他的候选基因有 DISC1（1q42）、GRM3（7q21－23）、CHRNA7（15q13－14）、Akt1（14q32）以及最新报道的 CAPON（1q22）和 TRAR4（6q23.2）等。贺林实验室先后在病例对照分析与传递不平衡检测中报道了 SynapsinⅡ（3p25）基因与精神分裂症的关联。该基因编码一种磷蛋白，它选择性地结合突触前神经末梢上的囊泡，调控成熟神经末梢的递质释放，并与新的神经末梢形成有关。此结果还有待其他实验的进一步确认。

三、基因表达调控与精神分裂症

多个候选基因（尤其是 DTNBP1 和 NRG1）与疾病之间具有很强的关联。然而，迄今为止分子遗传学分析并未发现精神分裂症直接相关的确切的功能性遗传变异或单倍型。显示阳性关联的遗传变异多处于基因的非蛋白质编码区域，如内含子或两端非翻译区域。而这些区域对基因的表达调控具有极其重要的功能。因此，基因表达调控可能是精神分裂症发生的重要机制。

对于遗传变异，人们首先关心的是处于蛋白质编码区域内的那部分。一方面是因为其编码功能，人们期望找到非同义突变与蛋白质功能乃至疾病的简单对应关系，就像简单疾病那样的孟德尔遗传模式；另一方面，对编码区域的了解更透彻使人们更容易在此基础上理解这些变异与疾病的关系。人类基因组纵然庞大，其编码基因不过 3 万个左右，而转录形成的 RNA 仅 2%～3% 翻译成蛋白质。那些没有翻译成蛋白质的 RNA 被称为“非蛋白质编码 RNA”，实际上可能具有调控蛋白质合成效率和数量的重要功能。比较基因组学表明，非编码区域的基因组序列在进化保守程度上与编码序列是相当的。复杂疾病的风险等位基因可能均匀分布在基因组的非编码区域和编码区域。我们挖掘位于非编码区域的功能性遗传变异的研究才刚刚起步。

复杂疾病的表型往往具有连续性，相近类型的疾病之间有不同程度的重叠表型，这些现象可能是调控机制对基因表达产生剂量效应的结果。mRNA 水平的基因转录和翻译调控可能是精神分裂症发生的重要原因，其中涉及几个方面：①小 RNA（micro－RNA）：成熟的小 RNA 分子能够部分互补于蛋白质编码基因的 3′端非翻译区域（3′UTR），影响 mRNA 的降解、稳定及翻译。除了干扰 mRNA 的翻译，小 RNA 分子通过结合其他具有调控功能的 RNA 分子，也能上调某些基因的表达。BDNF 是调控中枢（包括 GABA 和谷氨酸系统）神经元发育、存活及突触维持的神经营养因子。生物信息学研究发现，两种新的小RNA分子（has-mir-1和has-mir-206）可能以BDNF基因的3′UTR为靶点，在神经发育的过程中干扰该基因的正常翻译，与精神分裂症相关。②功能性假基因（functional pseudogenes）：比如，22q11基因PRODH与附近的功能性假基因发生基因转换而导致基因功能改变，可能参与精神分裂症的病理过程。③mRNA的稳定性：mRNA在细胞质中的浓度及持续时间的长短受精确的调控。DRD2是多巴胺系统中重要的精神分裂症候选基因。但关联分析只得到很弱的信号。此基因的SNP C957T是一个同义遗传多态性，虽未改变氨基酸编码，但可能影响转录后mRNA的三维折叠。mRNA三级结构的改变将影响mRNA的降解和翻译，从而改变蛋白质合成的效率。T等位基因生成的蛋白质产物对于多巴胺引发的上调控的反应减低。还有一个同义遗传多态性C1101A也影响mRNA的翻译效率。同时携带C957T和C1101A的mRNA并未受到影响。这种现象是否意味着同义遗传多态性对mRNA稳定性的影响导致了多巴胺能传递的改变，从而与精神分裂症相关，还需进一步的研究。④表观遗传因子（epigenetic factor）：精神分裂症在同卵双生子中的共患病率只有50%左右，提示DNA序列之外的因素（如DNA甲基化和染色质的改变等）对发病的重要性。在环境因素的诱导下，表观遗传机制可以改变基因表达的正常模式，并在个体中维持异常的表达模式，最后导致疾病。在精神分裂症发生的过程中，早期的环境有害事件修饰了染色质的结构，并在神经发育的过程中稳定地改变基因表达。Reelin（RELN）被认为是其中一个负责调控神经细胞迁移的重要分子。尽管RELN的编码基因并非处于一个连锁分析提示的阳性区域，但尸检表明，该基因在精神分裂症患者中的mRNA以及蛋白质表达水平明显低于正常。在RELN表达下调的大脑中，一种能通过甲基化途径减低基因表达的重要分子DNMT1却表达上调，提示RELN的表达下调很可能通过表观遗传机制而实现。

与精神分裂症相关的基因可以有时空特性。同一基因的表达水平在神经发育的不同阶段存在差别，而基因在脑部表达的具体区域也有时间上的特异性。已经发现的候选基因，人们对其功能和表达状况还了解甚少。很多基因具有多个生物学功能，但是它们在什么时间、什么地点的表达，与哪种疾病有关，目前尚未清楚。基因在不同时间的表达，对神经发育的效应是不一样的。而不同脑区在神经发育的不同时间对外部环境的反应能力具有多样化的特点。比如，基因表达对患者认知功能发育的影响主要发生在青少年晚期。

目前的研究认为，精神分裂症患者的脑部神经发育异常是一个随着年龄增长呈动态变化的过程。这可能是基因表达时空性的真实体现。在疾病症状形成之前，患者的脑部功能已经存在异常。患者可能在产前有外胚层发育异常，也可能在围产期发生过损伤或者受过有害的压力。孩童性精神分裂症（childhood onset schizophrenia，COS），即13岁以前发病的患者，存在更显著的神经发育缺陷（比如携带染色体缺陷），他们发病早，而且症状更严重。对此类患者的研究将有助于我们了解患者的脑部发育异常的进程，并在遗传学上理解基因的时空特异性表达对疾病的效应。

四、精神分裂症的动物模型

建立精神分裂症的小鼠模型有助于理解基因与疾病之间的关系，且有可能提供关于基因相互作用的证据。像精神分裂症这样的人类复杂疾病，由于涉及精神和心理因素，小鼠模型不可能展示幻听、幻觉、偏执以及错觉等外在性症状。然而，诸如感觉门控缺陷（sensory gating deficits）和认知功能损伤（cognitive impairments）等与精神分裂症相关的“内表型”（endophenotype），如果挑选合适的小鼠品系进行合理的遗传学实验设计，则可能建立该疾病的小鼠模型。

很多证据表明，明显的感觉门控缺陷和认知功能损伤，尤其是注意力和执行功能的缺陷，预示着精神分裂症发病风险的增高。这些所谓的内表型，如感觉运动门控、工作记忆以及注意力等，是精神分裂症发病风险的晴雨表，反映了病理学上的各种参与成分，把疾病基因与临床诊断联系起来。这些指标在孩童时期（疾病形成之前）即可进行评估。因此，在小鼠模型上较为准确地模拟研究这些表型是可行的。

小鼠模型有助于在细胞和分子水平开展全面

系统的研究。在可靠的小鼠模型上研究灰质的减少；评估神经元的数目、神经元的凋亡、树突和突触的形态与生理；分析髓鞘化白质的状态以及度量感兴趣的神经递质在大脑中的情况。结合微矩阵技术，小鼠模型可以分析大脑内的mRNA转录水平。这个方法能够确定由于某个基因的破坏造成的表达变化，将帮助寻找与被破坏的通路发生直接或间接作用的基因、信号通路以及细胞变化等。

22q11缺失与精神分裂症的显著关联证据，加上人类与小鼠在这个基因组区域准确的序列同源比对分析，给建立小鼠模型研究精神分裂症与该基因组缺陷的生物学联系提供了很好的条件。22q11缺失对精神分裂症的风险是普通人群的30倍，提示着该区域有多个基因参与了发病。构建缺失整个1.5Mb片断的小鼠模型，将有助于了解多个基因之间的相互作用。

第五节 双相情感障碍

双相情感障碍（bipolar disorder，PD），又称躁狂抑郁症（manic - depressive disorder），是一种常见和严重的精神紊乱疾病。双相情感障碍患者占世界人口的1%左右。一般会持续一生，男女患病率接近，复发率高达90%，这也是其导致严重残疾的主要原因。由于这是一种躁狂和抑郁并发的疾病，患者情绪会出现高涨或低落的交替变化。

情感障碍在临床上存在很多种类型，包括轻度的躁狂或抑郁，和严重的躁狂或抑郁。由于这类疾病的异质性，相关的临床定义和分类尚不明确。广义上，情感障碍有两种主要的亚型：单相型（以抑郁为主）和双相型（躁狂和抑郁）。双相情感障碍还可以进一步分为Ⅰ型双相情感障碍（其特征是有一次或多次躁狂发作或混合发作，BPDⅠ）和Ⅱ型双相情感障碍（特征是重度抑郁和轻度躁狂交替发作，BPDⅡ），根据发病特征还可以细分。这种疾病可以发生在任何年龄，但一般发生在18～24岁。双相情感障碍，除包含抑郁外，还涉及其他一些症状，如出现自杀的欲望或行为、精神不集中、嗜睡或失眠、滥用酒精和麻醉药物、出现高危险性的行为以及缺乏判断力等。许多发病年龄低的患者还会表现出错觉或幻觉等症状，而这些症状又与自杀有很强的相关性。在儿童患者中，最常见的症状是极度亢奋，而且比成年时期发病的相应症状要严重得多，部分患儿还伴有儿童注意缺陷多动障碍（attention - deficit hyperactivity disorder，ADHD）。抑郁也会导致心脏疾病的增加。有观点认为双相情感障碍与创造力有关，一些著名的音乐家、作家、艺术家、科学家和政治家曾患有这种疾病。

第六节 双相情感障碍的神经病理机制

严重抑郁相患者存在杏仁核（amygdala）、海马（hippocampus）、基底神经节（basal ganglia）以及大脑前额叶皮质亚属区域（subgenual prefrontal cortex，PFC）的结构异常。MRI表明，重度抑郁患者大脑左侧前额叶皮质和海马体积减小。Drevets等利用正电子发射型计算机断层扫描（positron emission computed tomography，PET）发现，单双相情感障碍的抑郁症状中都出现前额叶皮质亚属区域活动降低（彩图60 - 5）。提示中枢神经系统的细微变化可能会导致临床症状，但这些形态学特征尚不能用于诊断双相情感障碍。

主要有两条神经元回路系统与情感障碍直接相关：一条是基底神经节-丘脑皮质回路（basal ganglia - thalamocortical circuitry）；另一条是下丘脑-垂体-肾上腺皮质（hypothalamic - pituitary - adrenocortical，HPA）系统。严重抑郁症患者往往存在HPA系统的活动异常增加，抗抑郁药物治疗后趋于正常。病人脑脊髓液中的促肾上腺皮质激素释放因子（CRF）的水平也有所上升。大量的动物模型上已经能重复出相应的病理特征，如在小鼠体内过量表达CRF同样也能导致HPA系统的异常。但尚无动物模型可以完全模拟类似双相情感障碍的情绪波动特征。

第七节　双相情感障碍的生化病理假说

双相情感障碍的生物化学异常主要在于5-羟色胺、去甲肾上腺素和多巴胺系统，细胞膜钠钾-ATP酶及甲状腺激素代谢紊乱。不同的神经生化系统可能通过一个共同的脑神经回路来影响抑郁的发生。双相情感障碍的生化病理假说主要以儿茶酚胺和5-羟色胺假说为主。

一、儿茶酚胺类递质假说

该假说认为抑郁是由于脑内儿茶酚胺类递质的不足引起，而儿茶酚胺类递质的增多导致了躁狂。依据有：去甲肾上腺素的代谢产物3-甲氧基-4-羟苯乙二醇（MHPG）在躁狂相时尿液排出量增多；多巴胺（DA）的代谢产物高香草酸（α-MPT）可用于控制躁狂；单胺氧化酶抑制剂（MAOI）引起了儿茶酚胺类递质的增加，进而产生了抗抑郁效应；阻断NA重摄取的药物，如三环抗抑郁药，同样有抗抑郁作用；利血平使脑内突触间隙去甲肾上腺素耗竭，进而导致抑郁。去甲肾上腺素摄取抑制剂（norepinephrine re-uptake inhibitors，NRI）对病人有很明显的疗效。酪氨酸羟化酶是合成儿茶酚胺类递质的关键酶，而AMPT（α-methylparatyrosine）是酪氨酸羟化酶的一种竞争性抑制剂，给病人使用AMPT，会诱发抑郁症。Ⅰ型双相情感障碍患者脑内含有更多的释放单胺的细胞。

二、5-羟色胺假说

假说认为，5-羟色胺的增多与躁狂有关，5-羟色胺的减少与抑郁有关。利血平既能耗竭脑内去甲肾上腺素，也同样耗竭5-羟色胺，其结果导致抑郁；单胺氧化酶抑制剂对脑内5-羟色胺的影响大于对儿茶酚胺类递质的影响，因此其抗抑郁作用可能与5-羟色胺的增高相关；电抽搐引起儿茶酚胺类递质和5-羟色胺的增高，临床上表现为抗抑郁效应。选择性5-羟色胺的摄取抑制剂（selective serotonin reuptake inhibitor，SSRI）可以改善双相情感障碍的症状。用SSRI治疗过的病人，如果减少其饮食中的5-羟色胺的前体色氨酸，病人将再次出现明显的抑郁症状。不论是躁狂和抑郁，脑内5-羟色胺的代谢产物5-羟吲哚醋酸（5-HIAA）都会减少，提示躁狂和抑郁既有临床特征的差异性，又有生化机制的相同性。

三、共同作用假说

该假说融合了上两种假说，认为躁狂和抑郁都有脑内5-羟色胺功能的不足，但只有当其他神经递质系统（如儿茶酚胺类递质等）也出现功能失调，才能导致发病。

受体敏感性也与双相情感障碍相关。上述神经递质减少以及相应受体敏感性的降低共同导致了抑郁，相反则导致躁狂。还有“胆碱能—肾上腺素能神经递质系统平衡”假说，其依据是抑郁相患者常有胆碱能占优势的临床症状，拟胆碱能药物可加重抑郁，抗胆碱能药物可使症状改善；躁狂相患者肾上腺素能占优势，拟胆碱药毒扁豆碱有时可使躁狂症状缓解。胆碱能—肾上腺素能神经递质系统平衡失调也可能是双相情感障碍的生化病理学机制，目前还有γ-氨基丁酸系统的假说等。

第八节　双相情感障碍的分子遗传学

对家系、双生子和寄养子的研究表明双相情感障碍是一种遗传性疾病，除一些环境因素外，遗传因素在双相情感障碍发病中起关键作用。具体表现为家族聚集性、复杂的遗传模式以及多基因和多表现型的特点。临床上情感障碍分为狭义和广义两种，狭义型包括双相情感障碍和分裂情感样障碍，广义型包括狭义型和单相情感障碍。狭义型可细分为非常狭义型和狭义型，非常狭义型包括双相情感障碍Ⅰ型和分裂情感样障碍，在三种分型时，中间一种又称中间型。双生子研究结果表明，同卵双生子（MZ）同时患病率为50%～79%，远远高出异卵双生子（DZ）的同时患病率（19%）。如按Rifkin和Gurling的广义型定义，即增加自杀症状，则同卵双生患病一致率可达到100%，结合其他流行病学研究结果，双相情感障碍患者的亲属患病风险度如图60-6。

与精神分裂症相同，双相情感障碍在遗传上也不遵循简单的孟德尔遗传模式。该病的遗传模式是多个中效或微效基因的叠加效应，且各个基因相互之间有协同和修饰作用。对双相情感障碍的遗传学研究主要包括家系的连锁分析和人群的关联分析。连锁分析得到了大量的位点（1q、2p、4p、4q、5p、5q、6p、6q、7q、8q、9p、10p、10q、11p、11q、12q、13q、16p、17p、17q、18p、18q、20p、21q、22q、Xp和Xq）。因此寻找双相情感障碍易感位点和基因时，更需要注意位点和人群的异质性。对家系进行连锁分析计算时，需要设定遗传模式（显性和隐性等），包括对疾病表现型进行分类。运用不同遗传和疾病表现型模式，连锁分析的结果会不同。

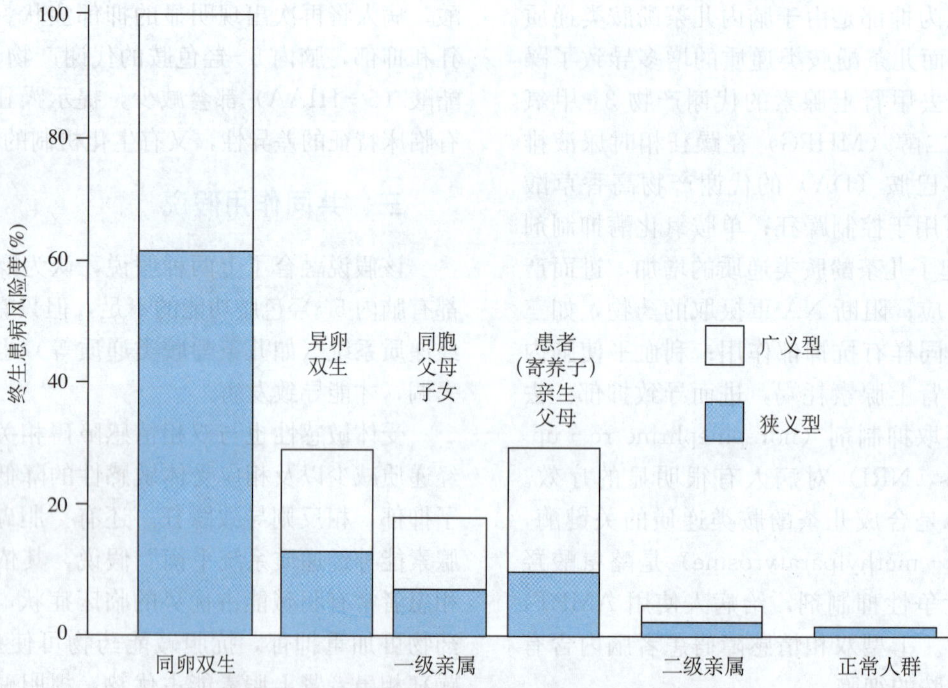

图60-6 双相情感障碍患者亲属的终生患病风险度

［参考Taylor L，Faraone SV and Tsuang MT. Family，twin，and adoption studies of bipolar disease. Curr Psychiatry Rep，2002，4（2）：130-133］

一、从连锁分析到连锁不平衡（关联）分析

（1）1q31 - 32，1q42：disrupted - in - schizophrenia 1（DISC1）：对22个家系的基因组进行扫描，Detera - Wadleigh等发现了1q31-32的连锁区域。Millar等在对含有多种精神疾病的家系（包括双相情感障碍）进行连锁分析时，发现其中一个家系出现了1q42处的易位现象，并在苏格兰人群中验证了位于该区域的DISC1基因（一种神经元结构蛋白基因）与双相情感障碍相关。

(2) 2p13－16：Liu 等对以色列和美国的 57 个患有双相情感障碍的大家庭进行连锁分析，在显性和中间型疾病定义的遗传模式下，2p13－16 区域的两点参数 LOD 值为 3.20。

(3) 4p14－16，4q31，4q35：Blackwood 等在一个苏格兰大家系中最早报道了 4p 区域存在显著性的连锁。Detera－Wadleigh 等也在 4p14－16 区域发现了连锁。另一连锁区域 4q35 最早由 Adams 等人报道，Badenhop 等用 55 个家系验证了该区域，位于该区域的几个遗传微卫星标记在广义型疾病模式下都具有较高的 LOD 值，如 D4S3051、D4S426 和 D4S1652（LOD 值分别为 2.32、2.49 和 3.19）。在 Liu 等的家系研究中，在显性和广义型疾病遗传模式下位于 4q31 区域上 D4S1625 的两点 LOD 值为 3.16。

(4) 5p15，5q32：DAT 和 HTR4：Dick 等在美国国家精神卫生研究所（NIMH）提供的 56 个双相情感障碍家系中，用非参数多点连锁分析法对 5、15、16、17 和 22 号染色体进行验证。遗传微卫星标记 D5S207 在同胞对（sibling－pair）分析中 LOD 值为 2.8，但结合原始数据进行同胞对分析时 LOD 值降为 2.0。

多巴胺转运蛋白（DAT）位于 5p15.3，参与多巴胺的重摄取，Greenwood 等发现该基因 5 个 SNP 构成的一种单倍型在双相情感障碍家系中出现了传递不平衡。5－羟色胺受体 4 基因位于 5q32，该受体的功能与多巴胺的分泌有关。Ohtsuki 等对含有 48 例情感障碍患者的病例—对照分析中，发现了四个位于外显子或其附近的 SNP 与双相情感障碍存在关联（OR 为 1.5～2）。

(5) 6p11、6q16、6q21：Ginns 等在美国 Amish 家系中发现遗传标记 D6S7 可能具有连锁。Dick 等在 NIMH 提供的 250 个双相情感障碍家系中，6 号染色体的 D6S1021 位点附近得到了多位点最大 LOD 值为 2.2。另外一项对 NIMH 提供的 399 个家系（包括 Dick 等所使用家系）研究中，6q 区域中发现显著性位点，其 LOD 值为 3.8。

(6) 7q22－35：Liu 等用患者同胞对（affected sib－pair，ASP）分析方法在染色体 7q34 处得到了一个多位点 LOD 值 2.78；Detera－Wadleigh 等在染色体 7q 也发现过连锁区域。

(7) 8q24－qter：Segurado 等在 18 个双相情感障碍家系验证了 8q（8q24.21－qter）区域在狭义和广义型疾病模式下都有连锁效应，提示微效应位点的存在。Dick 等在相同区域也发现了阳性连锁，在狭义型疾病模式下 D8S256 附近的 LOD 值为 2.46。在此遗传标记附近，McInnis 等在疾病中间型定义模式下报道了非参数 LOD 值为 2.1。

(8) 9p21－22：GRIN1：Segurado 等也发现了 9 号染色体近着丝粒的阳性连锁区域。用于双相情感障碍治疗的锂盐和丙戊酸钠，其治疗作用都与 N－甲基－D－天门冬胺酸受体（NMDAR）相关。GRIN1 基因位于染色体 9q34.3，编码 NMDA 受体的 zeta－1 亚基。Mundo 等对 288 例狭义型情感障碍患者的“三口之家”研究中报道了该基因的三个 SNP 与双相情感障碍和相关疾病存在连锁不平衡，其中 1001G/C 和 6608G/C 的 G 等位基因在患者中具有优势传递现象。

(9) 10p12、10q11－22、10q24：McInnis 等在 NIMH 提供的 153 个家系中，运用中间型疾病模式发现位于 10p12 区域遗传标记 D10S1423 的非参数 LOD 值为 2.2。Foroud 等也报道了相同的连锁区域，而该区域也是精神分裂症的连锁区域。早期由 Ewald 和 Cichon 等报道了另一连锁区域为 10q，近期 Liu 等用显性和狭义型疾病模式在 10q24 区域得到 LOD 值为 2.33。在狭义型疾病模式下，Segurado 等报道了双相情感障碍的相关区域为 10q11.21－q22.1。

(10) 11p13－15、11q22－23：DRD4、BDNF、DRD2 和 NCAM1：Egeland 等在美国 Amish 人群中首先报道了 11 号染色体存在连锁区域。Zandi 等在 NIMH 提供的 56 个双相情感障碍家系中扫描了 2、11、13、14 和 X 染色体，在显性和中间型疾病模式下遗传标记 D11S1923 的参数分析法得到了异质性 LOD 值为 2.0。

该连锁区域的候选基因有多巴胺受体 4（DRD4）和酪氨酸羟化酶（TH）基因，DRD4 编码多巴胺一种受体亚型，TH 则是合成儿茶酚胺的限速酶。Muglia 等对 145 个加拿大的“三口之家”样本进行传递不平衡检测，TH 基因的等位基因未观察到传递不平衡。DRD4 基因的四个重复等位基因在患者中传递增加（传递与患病率相比的 OR 为 1.7），而两个重复等位基因在患者中传递减少（未传递和患病率相比的 OR 为 6.88）。因此，DRD4 基因的两个重复等位基因可能是双相情感障碍患病的保护因子。Sklar 等在 136 个“三口之家”样本中发现位于 11p13－15 区域的脑源性神经营养因子（BDNF）基因 SNP 与双相情感障碍关联，并在另外两批样本中重复出相同结果。Neves－Pereira 等也报道了 BDNF 与双相情感障碍的相关性。此外，BDNF 基因也与单相抑郁症状有关，且其转录水平极易受到抗抑郁药的调节。

多巴胺受体 2（DRD2）基因位于 11q22.2－22.3。在一个包括 469 例双相情感障碍患者和 524 例正常对照的关联分析中，Massat 等报道该基因的等位基因 5（尤其是 5/5 基因型）与疾病的正相关。另一个包括 151 例日本双相情感障碍患者和 357 例正常对照的关联分析中，神经细胞黏附分子 1（NCAM1）基因的 SNP 被报道与疾病关联。NCAM1 基因位于 11q23.1 附近，参与神经元生长和信号传导途径。

（11）12q24：P2RX7：在一个与 Darier 病共分离的严重情感障碍家系中，Craddock 等得到了 12 号染色体的连锁区域。其他一些研究也提示 Darier 病致病基因附近区域可能与双相情感障碍有关，但与 Darier 病致病基因无直接关系。Morissette 等在一个法裔加拿大的大家系中发现 12q24 为连锁区域。在此区域，Barden 等用连锁和关联分析确定了嘌呤能受体 P2X 的配体门离子通道 7（P2RX7）基因与双相情感障碍和重度抑郁的相关性。

（12）13q14－21、13q31－33：G72/G30 和 HTR2A：Stine 等在 NIMH 提供家系中报道了中度连锁区域为 13q32，这一结果为 Detera－Wadleigh 等重复，另外两篇文章中也报道了染色体 13q。Potash 等用含有 65 个双相情感障碍患者及其 237 个患有重度情感障碍的亲属样本，验证了与精神分裂症和双相情感障碍可能相关的四个染色体区域。具有较多情感障碍患者的家系中在染色体 13q31 区域得到了非参数 LOD 值为 2.52，而用所有家系一起分析时则未发现任何连锁区域。Badner 和 Gershon 发现 13q 是精神分裂症和双相情感障碍的显著性连锁区域。Liu 等也在中间型疾病模式下，得到了位于 13q32 的遗传标记 D13S779 多位点患者同胞对 LOD 值为 2.2。鉴于关联分析前期结果，Hattori 等在两个 NIMH 提供的家系中检验了位于 13q33 的 G72/G30（D-氨基酸氧化酶/G30 复合物）基因位点和双相情感障碍的关系，支持与疾病相关的多态性位点在此区域。由于几个独立的研究组都得到了相类似的结果，G72/G30 基因是第一个被肯定的双相情感障碍相关基因。G72 基因能影响 NMDA 受体的活性，而 G30 基因的功能尚不清楚。

Ranade 等在 93 个“三口之家”样本中对 5-羟色胺受体 2A（HTR2A）进行了连锁和关联分析检验。患者与 92 对正常对照染色体相比，外显子 2 和 3 的 SNP 与疾病相关联，单倍型分析结果相似。其中 1354C/T 及含有该 SNP 的单倍型都与疾病存在显著性的连锁和关联效应。HTR2A 基因位于 13q14－q21，参与多种抗抑郁药的治疗机制。

（13）16p12－13：GRIN2A 和 ADCY9：Dick 等在 NIMH 提供的原始和重复样本中都发现了存在连锁的遗传标记 D16S2619，随后又合并两批样本进行连锁分析。运用非参数患者亲属对的方法，得到了一个含有四个 LOD 值大于 2.0 的遗传标记的连锁区域，最高值出现在 D16S749（LOD 值为 2.8）。

Itokawa 等用 NIMH 的样本对位于 16p13.3 的 GRIN2A 基因（该基因编码 NMDA 受体的另一个亚基）启动子区域的一个功能性 SNP 进行检验。对 96 个双相情感障碍家系的关联分析结果显示该区域的长片段等位基因出现显著性的频率差异，提示与平均长度等位基因相比，长片段等位基因能降低谷氨酸能神经递质传递，从而增加双相情感障碍的易感性。位于 16p13 的另外一个基因，腺苷酸环化酶 9（ADCY9）也是候选关联基因。腺苷酸环化酶参与神经元信号传导，同时也是抗抑郁药的靶点。

（14）17p12、17q11－12、17q25：5－HTT

用患者亲属对（affected relative pairs）法，Dick 等在中间型疾病模式下发现染色体 17q 区域的多位点非参数 LOD 值为 2.4。Liu 等在显性和狭义型疾病模式下报道遗传标记 D17S921 的两点参数 LOD 值为 2.68。

5-羟色胺转运蛋白（5-HTT）基因位于17q11.1-12，Collier等发现该基因的短片段等位基因与双相情感障碍和重度抑郁相关联。Rotondo等对5-HTT基因检验时，选择了127例意大利正常人作对照，同时对意大利双相情感障碍患者进行了分类，同时患有恐慌症的49例（A组），没有恐慌症的62例（B组）。B组患者的5-HTT基因短片段等位基因频率显著性增高（B组频率为58%，而正常对照组为43%）。最近对5-HTT基因的Meta分析也肯定了其与双相情感障碍的关联。位于5-HTT基因启动子区域的这一多态性位点，其重复片段的长度与5-羟色胺的重吸收效率相关。

（15）18pter-12、18q22-23：CHMP1.5和G-olfa：两项研究证明18号染色体近着丝粒区域存在连锁。哥斯达黎加家系中得到了18p近着丝粒和18q22-23的连锁区域。Segurado等验证了18pter-11和18p11-q12.3两个区域。位于这些区域的候选基因有染色质修饰蛋白1B（CHMP1.5或C18-ORF2，功能未知）基因和G-olfa（或GNAL，鸟嘌呤核酸结合蛋白，嗅觉型）基因。

（16）20p12：在56个NIMH提供的原始和重复家系中对4、7、9、18、19、20和21号染色体进行验证。重复家系中连锁效应较弱，结合所有家系在广义型疾病模式下遗传标记D20S162的非参数LOD值为2.38。

（17）21q22：Straub等报道过显著性连锁区域21q22，Detera-Wadleigh等在两个独立样本上重复了该区域。Liu等在56个新家系中再次验证了该连锁区域。

（18）22q11-12：COMT和GRK3：在包括NIMH提供的家系和其他家系中，几个研究小组都发现了22号染色体的连锁区域。Badner和Gershon也肯定了22q区域存在精神分裂症和双相情感障碍共有的一个易感位点。Potash等在情感障碍家系中观察到22q12区域的非参数LOD值为3.06。Lachman等发现COMT的一个多态性等位基因与双相情感障碍的双相快速循环有关。Rotondo等对患者和正常人的COMT基因Met158Val等位基因频率分析时，发现在未同时患有恐慌症的患者中Met158等位基因频率比正常人显著性增高（56% *vs* 39%）。Barrett等在两个独立家系样本中对G蛋白受体激酶3（GRK3）基因进行了分析，其中一个SNP在北欧家系中与双相情感障碍关联。GRK3参与调节脑对多巴胺的反应。

（19）Xp11、Xp22、Xq24-28：GABRA3和MAOA：McInnis等在NIMH提供的153个家系中报道Xp22.1区域的异质性LOD值为2.3。Ekholm等在41个芬兰家系中对X染色体进行了验证，在显性和狭义型疾病模式下遗传标记DXS1047的最大LOD值为2.78。该研究组前期也报道过Xq24-q27.1区域的其他连锁遗传标记。Zandi等在隐性和狭义型疾病模式下发现位于Xp11.3的遗传标记GATA144D04的参数异质性LOD值为2.25。

有假说认为γ-氨基丁酸（GABA）系统和双相情感障碍的易感性相关。利用匹配的185例欧洲双相情感障碍患者和370例正常对照，Massat等检测了GABA受体3（GABRA3，位于Xq28）基因的一个二核苷酸多态性位点。结果显示患者比正常人更可能携带1-1基因型，该基因型与患病风险增加的OR为2.5。单胺氧化酶基因（MAOA，定位于X染色体的短臂上）与双相情感障碍有显著性关联。

二、双相情感障碍的候选基因

在上述众多候选基因中得到较肯定阳性结果的包括：BDNF、COMT、DAT、DISC1、DRD2、DRD4、G72/G30、HTR2A、HTR4、5-HTT、MAOA和P2RX7。迄今G72/G30重复结果相当好。

其他候选基因还有：ADCY9、CHMP1.5、CRH、GABRA3、GRIN1、GRIN2A、GRK3、G-olfa、HTR3A、NCAM1、NRG1、PENK、PI3K（磷脂酰肌醇激酶）、PLC-γ1（磷脂酶C-γ1）和mtDNA（线粒体DNA）。功能性启动子区域的多态性也可能涉及发病。还有研究排除了一些基因，如ADARB1（RNA特异性腺苷脱氨酶B1）、HTR1Dbeta和TH。

双相情感障碍和精神分裂症都有在下一代早发的现象，可能与三核苷酸重复序列有关。这种序列具有稳定性，在下一代中长度增加并导致疾病症状更严重，在同卵双生子研究中的患病差异度可能与这种突变的机制相关。因此对早发现象，除研究环境因素外，对三核苷酸重复片段的研究也有报道，如 18q21.1 区域的 CTG/GAC 重复序列，和 17q21.3 区域的 ERDA1 基因三核苷酸重复等位基因频率在双相情感障碍患者中增高。

三、基因表达调控与双相情感障碍

表观遗传因子在精神分裂症中起一定作用，其机制是与疾病相关等位基因的不同父母来源决定了表现型的传递与否，其遗传模式为非孟德尔遗传。双相情感障碍患者往往母亲患病率比父亲高，同时以往祖先家族史中也有同样现象。由于线粒体系母系遗传模式，可能与双相情感障碍的发病有联系。以往的连锁分析观察到位于 18p11 区域的连锁位点存在父母传递的差异。与双相情感障碍相关并出现父母传递差异的有多巴胺脱羧酶（DOPA decarboxylase，DDC）基因的等位基因，以及 1q41、13q12 和 18q22 区域的连锁位点。

对双相情感障碍及其他精神疾病患者尸检脑组织的基因表达分析可能揭示基因在疾病的发生机制。双相情感障碍患者脑前额叶皮质中转化生长因子 β_1（$TGF\beta_1$）基因表达降低，同时天冬氨酸特异性酶切半胱氨酸蛋白酶 8（Caspase-8）前体和表皮生长因子受体 2（ErbB-2）基因表达增加。尸检研究还发现了几种细胞间信号因子的变化，如蛋白激酶 A/K（PKA/PKC）和胞外调节蛋白激酶/分裂素活化蛋白激酶（ERK/MAPK）。Iwamoto 等在双相情感障碍患者脑中观察到细胞膜受体、离子通道和转运蛋白存在下调趋势，热休克应激反应蛋白（heat-shock protein）和分子伴侣（molecular chaperon）等也出现下调趋势。其他分子水平的改变还有神经肽 Y，其基因表达水平在双相情感障碍患者脑前额叶皮质中降低。G 蛋白受体激酶 3（GRK3）在患者中表达也出现降低。一般认为，双相情感障碍的相关基因可能存在于重要的细胞间信号传导途径、转录过程及调节细胞凋亡或保护的途径上。

对双相情感障碍相关基因研究的另外一个途径是药物基因组学（pharmacogenomics）。通过鉴定与药物治疗反应相关的基因表达分析，有助于对疾病进行遗传学分型。药理学治疗结果的差异往往与疾病相应的病理生理学机制相关。对双相情感障碍来讲，锂盐或异喹啉羧甲基胺治疗后的基因表达结果将可以用于鉴定药物治疗的有效性，并依据情绪稳定药物的治疗有效性对双相情感障碍患者进行遗传分型。

四、双相情感障碍的动物模型

建立动物模型，可以在实验室模仿导致人类患上抑郁症的环境（如早期幼仔与母亲隔离或长期应激状态），检测动物的遗传学特征和行为学的关系。常用的“习得无助（learned helplessness）”动物模型，是对动物施加一种无法躲避的惩罚刺激，通常是电刺激。正常动物在受惩罚后会回避惩罚。而用无法躲避的惩罚处理动物达到一定程度以后，动物出现“绝望”，逃避减少，并出现其他一系列症状，认为是“习得无助”的抑郁型反应。如果抗抑郁药的剂量增加而减轻习得无助反应，则支持该抑郁模型的有效性。另一种常用的动物抑郁模型是 Porsolt 游泳测试（Porsolt swim test），即将动物限制在封闭空间的水池中。动物在积极寻找逃脱机会无效后，转为静止漂浮，后者的持续时间可作为测定抑郁行为的指数。使用该模型在实验中确实观察到了抗抑郁药引起了动物的行为学变化。Lira 等使用该模型对 5-羟色胺转运蛋白（5-HTT）基因敲除小鼠验证时，发现小鼠逃脱的时间延长，在其他模型下也观察到了相似现象。Kohen 等在一种先天“无助”大鼠中报道了在信号传导途径及细胞凋亡调控上出现异常，大鼠海马区的 cAMP 应答元件结合蛋白（cAMP-response element-binding protein，CREB）基因 mRNA 的表达减少，而前额叶皮质中的抗凋亡蛋白 bcl-2 基因 mRNA 的表达增加。Sheehan 等使用“无助状态”模型，发现细胞内酪氨酸激酶（Pyk2）与行为相关，大脑的隔核侧部（lateral septum）中 Pyk2 水平的增加与逃避行为的增加相对应。用改进的 Porsolt 游泳测试检测突触结合蛋白Ⅳ（synaptotagmin Ⅳ）敲除小鼠时，发现小鼠对抗抑郁药丙咪嗪具有更高的敏感性。突触结合蛋白Ⅳ属于神经元囊泡运输的调节蛋白家族，在一些精神疾病中出现下调。另外一项研究表明，多巴胺受体 $5^{-/-}$ 纯合子雄鼠在 Porsolt 游泳测试中静止漂浮时间减少。

相对于躁狂和双相情感障碍样循环特征，抑郁特征相关的动物模型更多一些。其原因是抑郁相关指标较多，如对锂盐的反应、动物的活动水平可以作为抑郁模型的有效指标。BDNF 基因$^{-/+}$杂合子小鼠的活动水平发生异常，而细胞外信号相关激酶可能参与了对小鼠运动行为的影响。

第九节 全基因组关联分析

全基因组关联分析（genome-wide association study，GWAS）是利用基因组上一定密度的遗传标记（通常是基因组序列上较多数量的常见突变/多态性）研究其与特定疾病性状之间的相关性。为了确保结果的标准性和可靠性，美国国立健康研究院（NIH）的国立人类基因组研究所（National Human Genome Research Institute，NHGRI）为全基因组关联分析设定了一定的标准。该标准包括：起始阶段至少需要 100 000 个 SNP 位点，与性状相关 SNP 的标准为 P 值＜9.5×10^{-6}并第一次被报道等。

对精神分裂症和双相情感障碍的全基因组关联分析到 2008 年底基本告一段落。按照 NHGRI 标准的精神分裂症研究有五篇报道，其中三个有阳性结果。O'Donovan 等报道了三个阳性 SNP 位点：rs1344706（染色体位置为 2q32.1，基因为 ZNF804A）、rs1602565（染色体位置为 11p14.1）、rs7192086（染色体位置为 16p13.12）。其中贺林实验室和日本藤田健康大学提供的中国人和日本人研究数据，显示与该研究的欧洲人群结果不存在遗传异质性；Kirov 等报道了一个阳性 SNP 位点：rs11064768（染色体位置为 12q24.23，基因为 CCDC60）；Lencz 等报道了一个阳性 SNP 位点：rs4129148（染色体位置为 Xp22.33/Yp11.32，基因为 CSF2RA）。

按照 NHGRI 标准的双相情感障碍研究有三篇报道，其中两个有阳性结果。Wellcome Trust Case Control Consortium 报道了多个阳性 SNP 位点：rs420259（染色体位置为 16p12.1，基因为 PALB2、NDUFAB1、DCTN5）、rs6458307（染色体位置为 6p21）、rs683395（染色体位置为 3q27）、rs3761218（染色体位置为 20p13）、rs2953145（染色体位置为 2q37）；Baum 等报道了一个阳性 SNP 位点：rs1012053（染色体位置为 13q14.11，基因为 DGKH）。

对精神疾病的全基因组关联分析中，除了自闭症研究中的 CNTNAP2 基因外，新的研究都无法重复以往报道的位点。与糖尿病等研究的＞38 000 例病例对照的规模相比，还需扩大精神疾病的样品数量。

第十节 精神分裂症与双相情感障碍

历史上对精神分裂症和双相情感障碍的定义主要是根据不同临床特征及长期病程进行区分。与双相情感障碍患者相比，精神分裂症患者具有更明显的脑结构和神经生理学异常。精神心理研究发现，发病前的 IQ（智商）指数仅与精神分裂症相关。精神分裂症患者在未发病儿童期存在认知和神经运动缺陷，双相情感障碍患者儿童期则没有相关症状。产科并发症（如缺氧）会造成脑杏仁核和海马体积变小，同样的病变在精神分裂症患者中，尤其在家族聚集性精神分裂症患者中经常被报道。

近年来精神分裂症与双向情感障碍的相似性越来越受到重视。它们在流行病学多个方面上具有类似特点，包括发病年龄、终身危险性、患病进程、世界分布、自杀风险、性别影响以及遗传易感性。其中躁狂与精神分裂症在临床症状和流行病学特征上有更多相似之处，如对多巴胺拮抗剂的反应。在脑神经发育和功能方面，两者也有很多相似之处。两种疾病患者脑扣带回区域中都可能出现谷氨酸介导的兴奋性毒性作用，尸检研究中也有相近的基因表达模式，如脑海马区GABA能递质系统相关基因和 BDNF 等的表达下降，提示少突胶质细胞的功能异常是两种疾病的共同病理机制，丘脑中细胞间介导神经递质系统相互作用的信号分子（如PSD95）功能异常也在两种疾病中均有发现。越来越多的证据证明，两者之间的相关性远比人们以前想象的要多得多，很可能共享一些遗传因素和环境因素。

共同疾病共同变异（common－disease/common－variant，CD/CV）假说是复杂疾病连锁不平衡分析的理论基础。在此基础上，Becker于2004年提出了关于复杂疾病的“共同变异/多个疾病（common－variants/multiple－disease，CV/MD）”模型，延展了CD/CV假说。它认为，一些复杂疾病，比如精神分裂症与双向情感障碍、Ⅱ型糖尿病与肥胖症以及一些自主免疫性疾病，分别在遗传学上共享一些风险等位基因。其意在强调，很多疾病相关基因并非某种疾病所特异的，人群中频率较高的常见有害变异在不同的遗传和环境因素背景下导致不同但相关的临床表型。精神分裂症与双向情感障碍的分子遗传学研究支持此假说。4个染色体区域是两种疾病共享的：10p14、13q32、18p11.2和22q11－13。位于13q33的G72/30基因位点与精神分裂症和双向情感障碍均有关联，它与精神疾病的关联已在多个独立研究中被重复。类似基因还有NRG1、DISC1、COMT和BDNF，图60－7展示了这些基因与精神分裂症、双相情感障碍及介于两者中间的混合型（分裂样情感障碍）的关联程度。CV/MD假说强调基因特异性表达。一个共同的等位基因（或者单倍型）在不同的遗传背景（其他基因或者变异的影响）和不同的外部环境作用下，表现出来的效应可能是相似但是又不完全一样的。这可能是同类疾病之间的流行病学特征和表型在一定程度上存在重叠的背后机制。

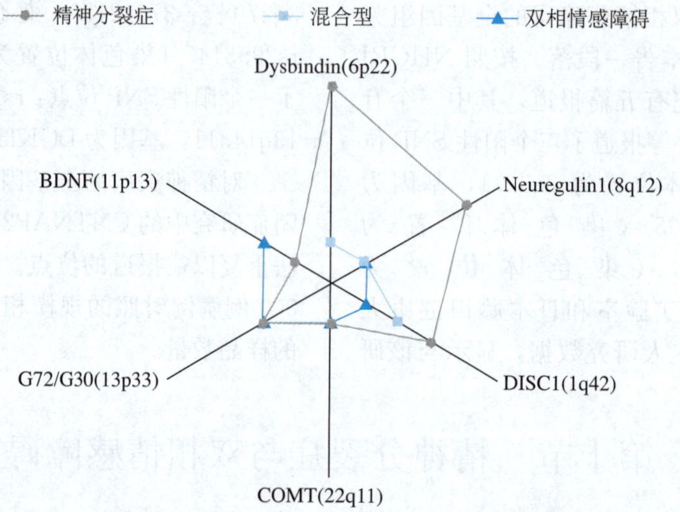

图60－7 候选基因与精神分裂症，混合型和双相情感障碍的关联程度

※ ※ ※

精神分裂症和双相情感障碍都属于常见精神疾病，男女发病率在各年龄段相似，患者都有较高的自杀率。发病机制都与中枢神经系统的发育、脑内信号传导系统的改变有关。遗传模式上都有多个基因及其相互作用，对多个候选基因效应及基因间相互作用进行研究将是以后疾病关联分析的重点。基因-环境相互作用和应激生活事件（离婚、失业、健康下降、失去亲属、溺爱儿童、药物、激素和饮食等）会诱发或增加患病风险，其中环境因素可以影响基因表达。

对疾病的分型有助于疾病的遗传学研究，一般可分早发型、临床基本分型和药物治疗反应的差异分型等，精神分裂症还可分为缺陷型和非缺陷型，双相情感障碍按有无焦虑症等进行分型。介于两种疾病中间的混合型，如分裂样情感障碍等临床分型，对研究两种疾病共有的遗传背景将有帮助。内表现型逐步受到重视，其概念为可遗传的、出现在发病前并存在与非发病亲属中的与疾病关联性状。内表现型也可在动物模型中进行遗传学研究，如昼夜节律紊乱在动物实验中被证明是可遗传的性状。

在遗传学水平理解精神分裂症和双相情感障碍的机制已有进展，许多实验室均具备了足够的条件进行大规模的候选基因定位克隆，尤其是大样本量，使得新的候选基因可以在不同人群中被重复研究。随着人类基因组信息的日益完备，连锁不平衡分析正从基于小部分遗传变异和单倍型水平的分析，已经走向基于整个基因组所有遗传变异的策略，其目的正是试图解决不同人群存在遗传异质性的困惑，找到不同人群中真正的疾病风险因子。基因之间、蛋白质之间、基因与蛋白之间以及遗传与环境之间的复杂关系，将成为人们下一步清晰地理解精神分裂症和双相情感障碍等疾病机制更大的挑战。

参考文献

综述论文

1. 季建林主编，精神医学. 上海：复旦大学出版社，2003
2. Becker KG. The common variants/multiple disease hypothesis of common complex genetic disorders. Med Hypotheses，2004，62 (2)：309-317
3. Berrettini WH. Susceptibility loci for bipolar disorder：overlap with inherited vulnerability to schizophrenia. Biol Psychiatry，2000，47 (3)：245-251
4. Carlson CS，Eberle MA，Kruglyak L，et al. Mapping complex disease loci in whole-genome association studies. Nature，2004，429 (6990)：446-452
5. Harrison PJ，Weinberger DR. Schizophrenia genes，gene expression，and neuropathology：on the matter of their convergence. Mol Psychiatry，2005，10 (1)：40-68
6. Innocenti GM，Ansermet F，Parnas J. Schizophrenia，neurodevelopment and corpus callosum. Mol Psychiatry，2003，8 (3)：261-274
7. Lenox RH，Gould TD，Manji HK. Endophenotypes in bipolar disorder. Am J Med Genet，2002，114 (4)：391-406
8. Lewis DA，Levitt P. Schizophrenia as a disorder of neurodevelopment. Annu Rev Neurosci，2002，25：409-432
9. Mackinnon DF，Jamison KR，DePaulo JR. Genetics of manic depressive illness. Annu Rew Neurosci，1997，20：355-73
10. Perkins DO，Jeffries C，Sullivan P. Expanding the central dogma：the regulatory role of nonprotein coding genes and implications for the genetic liability to schizophrenia. Mol Psychiatry，2005，10 (1)：69-78

原始文献

1. Badner JA，Gershon ES. Meta-analysis of whole genome linkage scans of bipolar disorder and schizophrenia. Mol Psychiatry，2002，7 (4)，405-411
2. Blackwood DH，He L，Morris SW，et al. A locus for bipolar disorder on chromosome 4p. Nat Genet，1996，12 (4)，427-430
3. Caspi A，Sugden K，Moffitt TE，et al. Influence of life stress on depression：moderation by a polymorphism in the 5-HTT gene. Science，2003，301 (5631)，386-389
4. Chen YS，Akula N，Detera-Wadleigh SD，et al. Findings in an independent sample support an association between bipolar affective disorder and the G72/G30 locus on chromosome 13q33. Mol Psychiatry，2004，9 (1)，87-92
5. Crow T，Ball J. Bloom SR，et al. Schizophrenia as an anomaly of development of cerebral asymmetry. A postmortem study and a proposed concerning the genetic bases of the disease. Arch Gen Psychiatry，1989，46 (12)：1145-1150
6. Dick DM，Foroud T，Flury L，et al. Genome-wide scan analysis of bipolar disorder：a new sample of 250 pedigrees from the National Institute of Mental Health genetic initiative，Am J Hum Genet，2003，73 (1)：107-114
7. Drevets WC，Price JL，Simpson JR Jr.，et al. Subgenual prefrontal cortex abnormalities in mood disorders. Nature，1997，386 (6627)：824-827
8. Ferguson GD，Herschman HR，Storm DR. Reduced anxiety and depression-like behavior in synaptotagmin IV (-/-) mice. Neuropharmacology，2004，47 (4)：604-611
9. Ginns EI，Ott J，Egeland JA，et al. A genome-wide search for chromosomal loci linked to bipolar affective disorder in the Old Order Amish. Nat Genet，1996，12 (4)：431-435
10. Kelsoe JR，Spence MA，Loetscher E，et al. A genome survey indicates a possible susceptibility locus for bipolar disorder on chromosome 22. Proc Natl Acad Sci USA，2001，98 (2)：585-590

11. Kohen R, Neumaier JF, Hamblin MW, Edwards E. Congenitally learned helpless rats show abnormalities in intracellular signaling. Biol Psychiatry, 2003, 53 (6): 520-529
12. Levinson DF, Levinson MD, Segurado R, Lewis CM. Genome scan meta-analysis of schizophrenia and bipolar disorder, part I. Methods and power analysis. Am J Hum Genet, 2003, 73 (1): 17-33
13. Liu J, Juo SH, Dewan A, et al. Evidence for a putative bipolar disorder locus on 2p13-16 and other potential loci on 4q31, 7q34, 8q13, 9q31, 10q21-24, 13q32, 14q21 and 17q11-12. Mol Psychiatry, 2003, 8 (3): 333-342
14. Lewis CM, Levinson DF, Wise LH, et al. Genome scan meta-analysis of schizophrenia and bipolar disorder, part II: Schizophrenia. Am J Hum Genet, 2003, 73 (1): 34-48
15. Lyons WE, Mamounas LA, Ricaurte GA, et al. Brain derived neurotrophic factor-deficient mice develop aggressiveness and hyperphagia in conjunction with brain serotonergic abnormalities. Proc Natl Acad Sci USA, 1999, 96 (26): 15239-15244
16. McDonald C, Bullmore ED, Sham P, et al. Regional volume deviations of brain structure in schizophrenia and psychotic bipolar disorder. Br J Psychiatry, 2005, 186: 369-377
17. McInnis M, Lan TH, Willour VL et al. Genome-wide scan of bipolar disorder in 65 pedigrees: supportive evidence for linkage at 8q24, 18q22, 4q32, 2p12, and 13q12. Mol Psychiatry, 2003, 8 (3): 288-298
18. Mendelwicz J and Rainer JD. Adoption study supporting genetic transmission in manic-depressive illness. Nature, 1977, 368 (5618): 327-329
19. Neale BM, Sham PC. The future of association studies: gene-based analysis and replication. Am J Hum Genet, 2004, 75 (3): 353-362
20. Palmer AA, Breen LL, Flodman P, et al. Identification of quantitative trait loci for prepulse inhibition in rats. Psychopharmacology, 2003, 165 (3): 270-279
21. Porsolt RD, LePichon M and Jalfre M. Depression: a new animal model sensitive to anti-depressant treatment. Nature, 1977, 266 (5604): 730-732
22. Segurado R, Detera-Wadleigh SD, Levinson DF, et al. Genome scan meta-analysis of schizophrenia and bipolardisorder, part III: bipolar disorder. Am J Hum Genet, 2003, 73 (1): 49-62
23. St Clair D, Xu MQ, Wang P, et al. Rates of adult schizophrenia following prenatal exposure to the Chinese famine of 1959-1961. JAMA, 2005, 294 (5): 557-562
24. Stefansson H, Sigurdsson E, Steinthorsdottir V, et al. Neuregulin 1 and susceptibility to schizophrenia. Am J Hum Genet, 2002, 71 (4): 877-892
25. Williams NM, Preece A, Morris DW, et al. Identification in 2 independent samples of a novel schizophrenia risk haplotype of the dystrobrevin binding protein gene (DTNBP1). Arch Gen Psychiatry, 2004, 61 (4): 336-344

第六十一章　药物依赖性与成瘾

崔彩莲　韩济生

第一节　药物依赖性的概念、分类及依赖性表现特征 …… 1159
一、药物依赖性的有关概念 …… 1159
二、依赖性药物的分类 …… 1161
三、几类代表性药物的依赖性表现特征 …… 1161
第二节　影响药物滥用和药物依赖的因素 … 1162
一、依赖性药物的物理、化学性质 …… 1162
二、个性特质与精神因素 …… 1162
三、遗传因素 …… 1162
第三节　依赖性药物的作用机制及其与成瘾的关系 …… 1163
一、拟神经递质作用 …… 1163
二、依赖性药物作用机制与成瘾的关系 …… 1164
第四节　药物成瘾的神经生物学机制研究进展 …… 1166
一、药物成瘾与脑内奖赏相关神经环路的适应性改变 …… 1166
二、药物成瘾与敏化 …… 1168
三、药物成瘾引起的主要神经递质改变 …… 1168
四、药物成瘾的细胞和分子机制 …… 1172
五、小结 …… 1175
第五节　药物成瘾的治疗 …… 1176
一、药物疗法 …… 1176
二、非药物疗法 …… 1177

药物依赖性（drug dependence）指作用于中枢神经系统的部分药物（包括中枢抑制药和中枢兴奋药）所具有的一种特性。它表现为药物在镇痛和缓解不适的同时，用药者可感受到一种强烈的愉快感（即用药初期的欣快感）。因而使这类药物具有滥用潜力。随着反复使用依赖性药物，引起用药者中枢神经系统发生适应性改变，表现为对药物的耐受、依赖，以及停药后的复发或复吸。此时，即使采取各种治疗或干预手段试图控制和摆脱对该药物的依赖，但其中大部分药物滥用者仍然趋向于发展为一种强迫性的用药状态——即成瘾（addiction）。因此，药物成瘾的本质是一种主要以中枢神经系统适应性或可塑性（adaptability or plasticity）改变为基础的慢性、复发性脑病。

第一节　药物依赖性的概念、分类及依赖性表现特征

一、药物依赖性的有关概念

药物依赖性可表现为身体依赖性（physical dependence）和精神依赖性（psychic dependence）两个方面（表 61-1）。身体依赖性亦称生理依赖性（physiological dependence），是指反复使用依赖性药物后，机体产生的一种适应状态。身体依赖表现的特点是：一旦停药，用药者出现一系列难以忍受的症状和体征，称为戒断症状或戒断综合征（withdrawal syndrome，abstinence syndrome）。精神依赖性（psychic dependence）又称心理依赖性（psychological dependence），指用药者对药物的欣快效应所产生的一种不能自制的心理渴求（desire 或 craving），驱使用药者周期性地或连续地使用该类药物以缓解这种心理需求。由于大多数依赖性药物都具有该精神活性，

所以一个人可以对一种以上的依赖性药物产生依赖。大多数依赖性药物兼有身体依赖性和精神依赖性，例如阿片类药物（吗啡、海洛因等）。一般规律是先产生精神依赖性，后产生身体依赖性，而身体依赖一旦产生，就会加重精神依赖。少数依赖性药物（如致幻剂）仅有精神依赖性，而无身体依赖性，即停药后不出现明显的戒断症状。药物成瘾性（drug addiction）一词主要指精神依赖性，强调依赖者的强迫性觅药和用药行为是导致药物成瘾的关键因素。然而在很多研究报道和综述性文章中，常可见到将“药物依赖”与“药物成瘾”这两个名词交替使用。

药物滥用（drug abuse）是指与医疗目的无关的反复大量使用有依赖性特性（dependence-producing properties）或依赖性潜力（dependence potential）的药物，导致依赖发生，其后果除损害滥用者身体和心理健康、带来公共卫生问题外，并产生严重的社会问题。可见，依赖性药物具有两重性：一方面，它们具有独特的中枢作用，例如镇痛、镇静、催眠、抗焦虑等，临床使用得当，确能发挥重要的医疗价值；另一方面，它们又具有依赖性这种特殊的不良作用，使用和管理不当就会被滥用，导致依赖或成瘾。

关于药物依赖的诊断，目前国内常用的诊断标准主要有：①中华医学会精神科学会制定的“中国精神疾病分类方案与诊断标准”第2版修订版（CCMD-2-R）；②美国精神病学协会制定的“精神障碍诊断和统计手册”第4版（DSM-Ⅳ）或第3版修订版（DSM-Ⅲ-R）；③世界卫生组织制定的“国际疾病分类”第10版（ICD-10）中的精神与行为障碍分类法。归纳以上诊断标准，认为诊断“药物依赖”至少具备下列七条中的三条：①药物耐受；②身体依赖；③有加大用药剂量和延长用药时间的趋势；④总是试图减少或控制用药，却总以失败而告终；⑤花大量的时间和精力去获得药物；⑥由于用药，对社会、工作和娱乐活动的参与大大减少；⑦持久性用药，而不顾由此带来的健康、社会和经济上的问题。

表 61-1 药物依赖性有关的名词和概念

奖赏（reward）：是指被大脑认为具有正性强化（positive reinforcement）作用或应该获取的刺激。人或动物对某种刺激的行为反应次数增加的效应称为强化效应（reinforcement），分为正性强化和负性强化：正性强化指能满足渴求（趋利）的行为，负性强化指能逃避厌恶（避害）的行为。
药物滥用（drug abuse）：是指与医疗目的无关的反复使用有依赖性特性或依赖性潜力的药物，导致明显的恶性后果，例如不履行自身义务、为了使用该物质不顾其对身体的危害，甚至不惜触犯法律而持续用药等。
精神依赖（psychic dependence）或心理渴求（psychological craving）：是用药者对再次体验药物作用的强烈欲望。渴求是导致强迫性用药和脱毒后复吸的主要原因，可长期甚至终生存在。
身体依赖（physical dependence）：是指机体对依赖性药物的生理耐受和停用后出现的戒断症状症候群，亦称戒断综合征（withdrawal syndrome）。表现为突然停药或减量，或使用拮抗剂（如：海洛因成瘾时用纳洛酮）阻断药物的作用时所产生的一系列症状。戒断综合征也可由用药相关的线索所诱发（条件性戒断）。戒断综合征也是导致复吸的原因之一。
敏化（sensitization）：是指反复用药之后，机体对药效期待的增加；同时也指具有药物滥用史的个体对药物及药物相关线索或应激刺激反应的敏感化（如：使用精神兴奋剂后的运动活性增强）。敏化是导致渴求和复吸的神经生物学机制之一。
复发/复吸（relapse）：指在经过一段戒断期后又恢复以前的觅药和用药行为。如再次使用依赖性药物（点燃）、与先前用药相关的线索（如与以往用药相关的人、地点或物品）、身体或心理应激或压力（stress）都可能触发强烈的渴求而导致复吸。
点燃（priming）：指停用药物一段时间后再次使用小剂量依赖性药物，促使依赖者又回到以前的滥用状态。

二、依赖性药物的分类

依赖性药物有多种分类方法。现以国际禁毒公约为依据，将依赖性药物分为三大类：

1. 麻醉药品（narcotic drugs）　包括以下三类：

（1）阿片类（opioids）：包括天然来源的阿片（opium）及从中提取的有效成分如吗啡（morphine）、可待因（codeine）以及将有效成分加工所得的产品如海洛因（heroin），也包括类似阿片作用的人工合成品如哌替啶（pethidine）、美沙酮（methadone）等。

（2）可卡因类（cocaines）：包括可卡因碱（cocaine base）、盐酸可卡因（cocaine hydrochloride）、古柯叶（coca leaf）、古柯糊（coca paste）等。

（3）大麻类（cannabis）：其有效成分是大麻酚。

2. 精神药物（psychotropic substances）　包括以下三类：

（1）镇静催眠药及抗焦虑药（sedative，hypnotics and anxiolytics）：如巴比妥类（barbiturates）、苯二氮䓬类（benzodiazepines）等。

（2）中枢兴奋剂（central stimulants）：如苯丙胺类（amphetamines）、哌醋甲酯（methylphenidate）、咖啡因（caffeine）等。

（3）致幻剂（hallucinogens）：如麦角二乙胺（LSD）、麦司卡林（mescaline）、西洛西宾（psilocybine）等。

3. 其他　如酒精（alcohol）、烟草（tobacco），也包括挥发性有机溶剂（volatile organic solvents）。因此世界卫生组织和美国精神病学学会已用“物质依赖（substance abuse）”来取代“药物依赖”这一术语。

三、几类代表性药物的依赖性表现特征

（一）阿片类　阿片类药物具有很强的精神依赖性与身体依赖性潜力，几次用药就会形成精神依赖，表现出强化效应（reinforcing effect），即产生对用药的渴求（craving）；反复用药后，需加大用量方可满足（即产生了耐受性），随之进入身体依赖性状态。此时，用药者对药物的渴求进一步加重，表现出各种觅药行为（drug seeking behavior）和用药行为（drug taking behavior）。如果中断用药，就会出现戒断症状。一般在停药6～8h后，患者开始出现最初的症状（虚弱感及不安），断药18～24h后出现明显的戒断症状，包括：①精神及行为表现：忧虑、不安、好争吵、由困倦转为失眠；②躯体症状：呼吸困难、关节与肌肉疼痛、肌强直或无力，常伴有意向性震颤、斜视、脱水、体重减轻、发冷、体温升高等；③自主神经系统症状：频频呵欠、大汗淋漓、苍白、汗毛竖立；流涕、流泪、流涎；食欲不振、恶心、呕吐、腹泻、胃肠绞痛；心动过速、血压和血糖异常。

因戒断症状中毫毛竖起这一特征类似遇冷时火鸡的皮肤，故临床上习惯将停药后对戒断症状未做任何治疗的处理办法称为“冷火鸡”（cold turkey）疗法。整个过程一般持续7～10d。如给予同类有效的成瘾性药物制剂（如海洛因戒断者用吗啡或美沙酮），上述戒断症状可很快缓解或者消失。由于用药者常常难以忍受戒断症状所带来的极端痛苦，不得不继续用药。所以戒断症状是不断滥用毒品的重要原因之一。

（二）可卡因类　可卡因对中枢神经系统产生兴奋作用，按其精神效应出现的先后可分为四期：①欣快期：表现为心情愉快，思维敏捷，情绪波动，失眠，性欲亢进，无食欲，可伴有阵发性暴力行为；②心情不佳期：情绪压抑伴有焦虑，性欲淡漠，具有攻击性倾向；③幻觉期：可产生多种幻觉（如视、触或听幻觉），但用药者尚能保持自我判断能力，知道所出现的幻觉不是真实情况；④精神病期：幻觉持续存在，用药者失去自我判断能力，将幻觉误以为真，产生与幻觉相关的异常行为。可卡因有很强的精神依赖性潜力，用药者渴求感强烈，因而在人群中的滥用倾向（abuse liability）非常明显。曾经认为可卡因只有精神依赖性而无身体依赖性，但近来已证实，在长期大剂量滥用可卡因之后，亦能产生身体依赖性，表现为断药后的疲乏、压抑、睡眠延长、饥饿感增加等。

（三）大麻　大麻类植物中最广泛被滥用的品种是印度大麻（cannabis sativa）。它的制品有许多名称，一般称大麻（marijuana）。大麻的有效成

分是大麻酚，它有多种异构体，最主要的是 Δ^9-四氢大麻酚（Δ^9-tetrahydrocannabinol，Δ^9-THC）。大麻作用于中枢神经系统产生下列精神效应：一般剂量产生欣快感，短程记忆受损，视、听、触及味觉变得更加敏锐，对时间的感受发生异常（觉得时间过得很慢，实际几分钟却觉得已过了几小时），嗜眠和肌肉松弛，自发发笑；加大剂量可引起幻觉与妄想、思维混乱、焦虑与惊慌感。长期应用大剂量大麻使人表现出淡漠、呆滞、判断力与记忆损害，精神不集中，对生活和工作丧失兴趣。

（四）镇静催眠药和抗焦虑药　这些药物都具有精神依赖性和身体依赖性，用药者可产生欣快感和用药渴求，断药后出现戒断症状。表现为不安、焦虑、失眠、震颤、深反射亢进，出现阵发性异常脑电图（高幅放电），以及恶心、呕吐、食欲不振及体位性低血压。严重者出现高热、惊厥、谵妄。

（五）中枢兴奋剂　此类药物中被滥用最多的是苯丙胺类，如甲基苯丙胺（methamphetamine）。其精神依赖性潜力极强，欣快感明显，精神兴奋，体力与脑力增强，性欲亢进，对食物和睡眠的需求减低；大剂量用药引起暴力行为和中毒性精神病，表现为视、听幻觉，有时出现触幻觉，产生妄想、类偏执狂想象和刻板行为，往往很难将这些症状和精神分裂症区别开。长期应用苯丙胺类可产生身体依赖性，断药后的戒断症状表现为持久的睡眠、全身疲乏无力、精神萎靡、忧郁、过量饮食。

（六）致幻剂　这类药物只有精神依赖性而无身体依赖性特性。具有欣快效应，产生幻觉和反常的感觉如“听见”颜色或“看见”声音，或感觉时间过得很慢（与实际情况不符）；知觉异常（如视物显小或视物显大）；心境易变（忧郁变快乐，安全感变恐惧感）。

（七）其他　如醉酒，在早期或小剂量的服用时，使中枢抑制功能减弱，表现出精神兴奋、多语等；随着血浆中酒精浓度的升高，出现记忆力和对环境意识下降，语言开始变得含糊不清；最后由兴奋转为镇静，导致运动障碍和共济失调。撤药综合征表现为癫痫突发样症状以及谵妄状态，是目前临床上亟待解决的问题。

第二节　影响药物滥用和药物依赖的因素

一、依赖性药物的物理、化学性质

一种药物如何在体内发挥作用除取决于它的药理学性质外，还与药物的物理、化学性质有关。水溶性药物可很方便通过注射进入体内；脂溶性药物很容易通过血脑屏障进入脑组织；挥发性药物可以气态形式被吸入体内；耐热性药物能伴随吸烟而进入体内。滥用者更喜欢那些能快速在脑内达到较高浓度的药物（如他们更偏爱以烟吸方式摄入高纯度可卡因而不是鼻吸，更倾向使用氟硝安定而不是三唑苯二氮䓬）。具有较短半衰期的海洛因与半衰期较长的美沙酮相比，可引起更强的欣快“冲动”，停药时也会引起更突然和剧烈的撤药综合征。

二、个性特质与精神因素

个性特质和精神或心理因素对药物成瘾的形成有重要调节作用。易成瘾者性格多为不稳定型，表现为意志薄弱、优柔寡断、多愁善感、好依赖他人；情绪易冲动，自制力差，易于焦虑或紧张。据调查显示，药物滥用者多有精神或心理失调，具有追求刺激、寻求解脱和猎奇等特点。根据对我国云南省 615 例药物滥用者的调查表明，首次吸毒好奇模仿者占 62.3%，追求时尚和享受者占 11.5%，而因疾病痛苦或心理创伤各占约 10% 左右。

三、遗传因素

遗传因素影响机体的新陈代谢及其对药物的反应性，故不同个体成瘾的风险也不同。已有研究报道，μ 阿片受体基因 118 位（A118G）的多态性改变影响其与配体（特别是 β 内啡肽）结合的能力，提示该单核苷酸的多态性表型与阿片成瘾的易感性有关。海洛因滥用易感性可能与用药

者 μ 阿片受体对药物的亲和力较高有关。细胞色素 P450 2D6 基因缺失能阻止可待因转化为吗啡，从而降低了可待因的滥用。Comings 等曾报道，多巴胺 D3 受体基因在可卡因依赖易感性中起一定作用。最近一项研究报道，编码 ΔFosB 的基因与可卡因和吗啡成瘾密切相关，如果一个人有高表达 ΔFosB 的基因，可能会更容易成瘾。成瘾人群（尤其是女性）双胞胎成瘾倾向的研究证明，可卡因滥用受遗传和家庭环境的双重影响。

大麻是全球范围滥用最普遍的一种依赖性药物，尤其在美国。大麻滥用与依赖的遗传学研究中最值得提出的是 Lynskey 和 Kendler 两个研究组的发现。Lynskey 等对双胞胎大麻滥用和依赖者的研究显示，男性双胞胎对大麻依赖的危险性主要取决于遗传因素，但女性双胞胎则不然。与此相反，Kendler 等证明，在大量滥用大麻的女性双胞胎中，62%～79%对大麻的易感性来自于遗传因素。有关大麻依赖与大麻受体（CB1）基因变异之间的相关性研究也显示出相互矛盾的结果。因此这一命题仍有待进一步研究。

有研究证明，父母都酗酒，则子女酗酒的可能性比其他人大很多，即使他们在出生时就被不嗜酒的父母收养并将其养育成人，他们仍出现酗酒的恶习，提示遗传因素对酒依赖影响的重要性。另一方面，乙醛脱氢酶突变基因编码一种活性较低的同工酶，该酶功能不足则造成酒精代谢产物乙醛的水平上升，乙醛增多会使人产生厌恶的感觉，因此该基因的携带者滥用酒精的可能性极小。

细胞色素 P450 2A6 可促进尼古丁代谢，该基因发生功能缺失性突变可使尼古丁代谢减慢，因此吸烟量减少，不易发生依赖。氨基脂肪酸水解酶是体内主要的一种内源性大麻素灭活酶，近来有报道该基因单核苷酸多态性导致该酶功能降低，使内源性大麻功能活跃，则酒精和某些成瘾药物的滥用机会增加。也有报道认为，酒精和多种依赖性物质的滥用或依赖与多巴胺 D2 受体基因的突变有关。

总之，尽管遗传因素在药物依赖的形成和维持中有重要作用，但对其所涉及的某些或某一候选基因的探索仍处在早期阶段。由于基因表型改变可以被环境因素抑制或促进，所以个体对药物成瘾的易感性不仅与基因差异和环境因素相关，而且与两者之间的相互作用有关。

第三节　依赖性药物的作用机制及其与成瘾的关系

一、拟神经递质作用

导致依赖性药物滥用与成瘾的根本原因是其直接或间接的拟神经递质作用（表 61 - 2）。

表 61 - 2　几种常见的依赖性药物的拟神经递质作用

药物	拟神经递质	药物的作用方式
阿片（吗啡、海洛因等）	β 内啡肽	激活 μ 和 δ 阿片受体
精神兴奋剂（可卡因、苯丙胺等）	多巴胺	可卡因阻断 DA 转运体，使 DA 重摄取减少；苯丙胺与 DA 转运体结合进入细胞内，与胞内囊泡单胺转运体作用，促进 DA 释放
大麻	内源性大麻素	激活 CB1 受体
乙醇	γ - 氨基丁酸和谷氨酸	分别激活 $GABA_A$ 和 NMDA 受体
尼古丁	乙酰胆碱	激活 $\alpha_2\beta_4$ nACh 受体

二、依赖性药物作用机制与成瘾的关系

依赖性药物一般可作用于两类膜受体：G-蛋白耦联受体和离子通道型受体。G-蛋白耦联受体（图 61-1）介导慢速突触转运。

G-蛋白是由三个亚单位（α、β、γ）组成的三聚体。α 亚基是具有 GPT 酶活性的一个功能单位，可使 GTP 转变成 GDP；β、γ 亚基形成一个功能性二聚体，可与无活性的 α-GDP 结合。神经递质或药物与受体结合后，激活受体附近的一个 G-蛋白，GTP 随即取代 α 亚基上的 GDP，使 G-蛋白进入活化状态，并使 α 亚基从三聚体蛋白上解离下来。α 亚基、β-γ 二聚体都可激活或抑制腺苷酸环化酶、磷脂酶 C 的活性，从而形成第二信使，如 cAMP、cGMP、三磷酸肌醇和甘油二酯。此外，β-γ 二聚体可直接调控钙、钠、钾等离子通道。第二信使通过激活蛋白激酶，后者可磷酸化离子通道而使之活化。蛋白激酶可产生药理学效应，使转录因子如 cAMP 反应元件结合蛋白（CREB）和 ΔFosB 发生改变。阿片类药物结合阿片受体可引起 cAMP 水平下调；苯丙胺和可卡因可通过促进多巴胺（DA）、去甲肾上腺素和 5-羟色胺的释放或阻断其重摄取，升高突触间隙的多巴胺、去甲肾上腺素和 5-羟色胺水平，这些神经递质可分别作用于不同亚型的多巴胺、去甲肾上腺素和 5-羟色胺受体。大麻类药物结合大麻受体。典型的迷幻剂是 5-HT_3受体的部分激动剂。

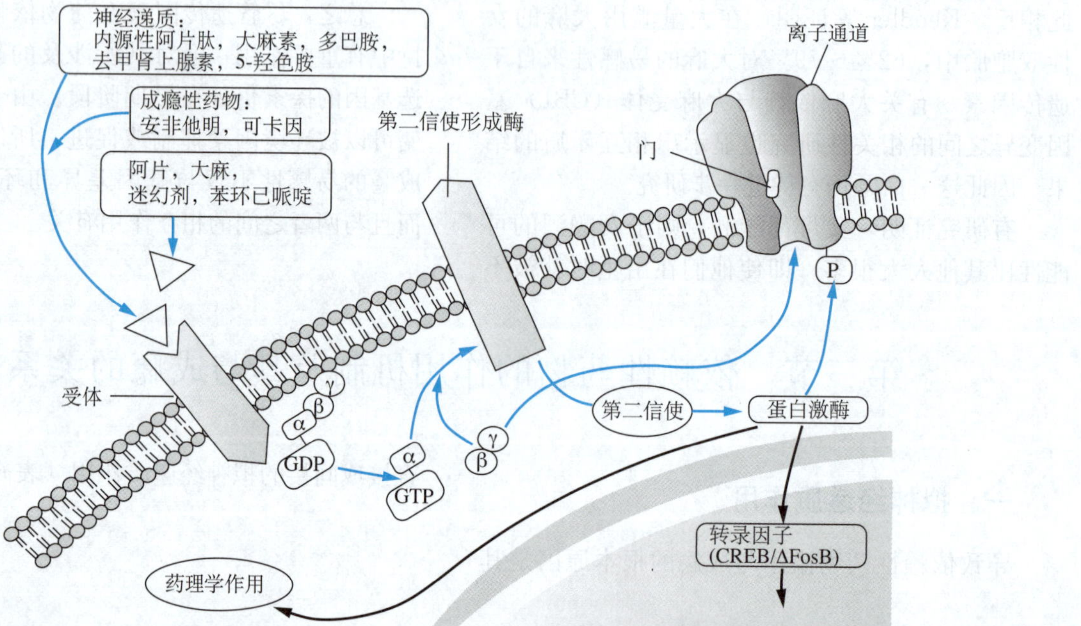

图 61-1 可滥用药对 G-蛋白耦联受体的激活

离子通道型受体（图 61-2）介导快速的突触转递。神经递质或药物与受体结合，使受体构型发生变化并打开离子通道，允许离子进入，于是引起膜的去极化或极化，同时还可激活多种蛋白质。如胆碱能受体含有一个钠离子通道，尼古丁可与之结合并激活该受体。苯二氮䓬、巴比妥盐和乙醇能激活 γ-氨基丁酸 A 型（$GABA_A$）受体，使钠离子进入胞内；乙醇和苯环已哌啶也可抑制 N-甲基-D-天冬氨酸（NMDA）敏感的谷氨酸受体，该受体含有一个钙、钠离子通道。

（一）阿片类物质　吗啡、海洛因（二乙酰吗啡）等可迅速通过血脑屏障进入脑组织，激活特定的 G-蛋白耦联受体（μ、κ 和 δ）。其中 μ 受体主要介导阿片的欣快感效应。生理状态下，中脑

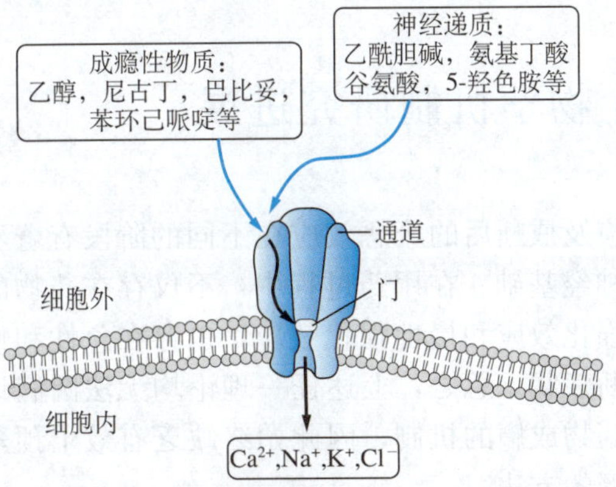

图 61-2　成瘾性药物对离子通道受体的激活

腹侧背盖区（VTA）的 DA 能神经元的活动受到 γ-氨基丁酸（GABA）能神经元的紧张性抑制，当 μ 受体激动剂（吗啡等）使 GABA 能神经元上的 μ 受体激活，便去除了 GABA 神经元对 DA 能神经元的紧张性抑制，引起 DA 在 NAc 的释放增加，作用于 D1 受体介导阿片的奖赏效应。有实验证明，μ 受体基因敲除小鼠对阿片类药物不表现出奖赏行为反应，也不产生身体依赖。

应该指出，阿片类药物短期使用具有欣快感，长时间的用药会很快导致耐受（需要增加药物剂量才能维持稳定的药物效应）和强烈的身体依赖，这时即使加大剂量，也难以体会到那种欣快感，留给患者的只能是对阿片欣快感的心理渴求、戒断症状、强迫性觅药用药行为，以及用药过量导致致命的呼吸抑制。

（二）可卡因和苯丙胺　作用机制主要是使 NAc 突触间隙的多巴胺水平升高（表 61-2）。可卡因是多巴胺、去甲肾上腺素和 5-TH 重摄取转运蛋白的高效阻断剂。苯丙胺类药物的作用机制更复杂，可抑制转运蛋白对多巴胺、去甲肾上腺素和 5-TH 的摄取，同时又促进神经元胞质中的囊泡向突触释放单胺类神经递质。苯丙胺和甲基苯丙胺似乎对多巴胺和去甲肾上腺素转运蛋白的选择性更高，而 MDMA 和新型苯丙胺衍生物则对 5-TH 转运蛋白的结合力更强。

短期使用中枢兴奋药能产生欣快感、提高警觉性，使人更长久地处于觉醒状态，增强注意力和运动活性。长期用药会使人变得易怒，攻击性增强，类似偏执狂的精神病症状。这些药物导致的撤药反应比较温和，出现沮丧、萎靡不振等，但对药物的心理渴求却非常强烈。苯丙胺有多种衍生物，其中亚甲二氧甲基苯丙胺（3，4-methylenedioxymethamphetamine，MDMA，俗称“迷魂药”）产生欣快感，增强移情作用（怜悯、同情、理解他人），还有一些衍生物具有致幻作用。突然大量使用精神兴奋药会导致脑出血、体温过高和热休克，以及 5-TH 综合征、恐慌和精神症状。5-TH 综合征的特点是心智改变、自律障碍和过高热引起的神经、肌肉紊乱。

（三）大麻类药物　G-蛋白耦联的大麻素受体 CB1（图 61-1）大量分布在基底神经节和大脑皮质，它与大麻类药物的滥用和成瘾相关。与其他神经递质不同，内源性大麻素在不少中枢神经突触作为逆行信号而发挥作用。它从突触后神经元释放出来，激活突触前神经元上的 CB1 受体而抑制其神经递质的释放。体内 CB1 受体的配体（anandamide，2-arachidonylglycerol and noladin ether）明显比人工合成或从植物提取的大麻类药物的作用时间短。

大麻叶和印度大麻都可以使人产生轻松和愉悦的感觉，但过量使用可损伤认知功能和神经-运动能力，导致恐慌发作和精神错乱。有报道，大麻滥用者是精神分裂症的高发人群。大麻撤药症状比较轻微，包括坐立不安、易怒和失眠等。关于高剂量使用大麻类药物所造成的长期影响是非常复杂的问题，存在很多争议。已有证据表明长期使用大麻类药物会损害记忆，并导致大麻动机缺乏综合征（表现为没有精力和动力去从事工作），其机制尚不清楚。

（四）其他成瘾性物质　酒精可以影响 5-羟色胺（5-HT3）受体、尼古丁受体、γ-氨基丁酸 A 型受体（$GABA_A$）和谷氨酸受体的 N-甲基-D-天冬氨酸（NMDA）等受体的活性。由于饮酒的欣快作用可被纳洛酮阻断，表明阿片受体也参与介导酒精依赖过程。有研究证明，急性酒精可阻断 δ-阿片受体，长期接触酒精可使 δ 和 μ 受体的密度升高。因酒精可直接与受体蛋白发生相互作用，因此它几乎可以作用于所有的受体。尼古丁可与神经元上的乙酰胆碱受体结合。巴比妥酸盐和苯并二氮可与 $GABA_A$ 受体结合，并调节离子门控的 $GABA_A$ 受体（表 61-2）。苯环己哌啶和克他命作为 NMDA 受体（配体门控离子通道）的非竞争性拮抗剂可产生拟精神病作用。

第四节　药物成瘾的神经生物学机制研究进展

近三十多年来，人们对药物成瘾机制的认识经历了一个从身体依赖向精神依赖的转变过程。过去曾以身体依赖作为判断药物成瘾的标准，因此大部分研究集中于身体依赖和戒断症状。后来发现，在成瘾者戒断症状消失很长时间后，复吸率仍然很高。临床上用阿片类药物缓解病人的疼痛，虽然可以产生身体依赖，但很少发展为成瘾。相反，具有高成瘾潜力的可卡因并不产生明显的身体依赖。可见，身体依赖并非是成瘾者持续用药的主要原因。

关于药物成瘾机制的研究先后出现过几个有代表性的理论。1987 年 Wise 和 Bozarth 首先提出了同向过程理论，认为药物成瘾是由于药物带来欣快感的正性强化作用所致，但该理论无法解释不能引起主观快感的小剂量药物的致复吸作用。于是 Koob 和 Bloom 在 1988 年提出了反向过程理论，认为奖赏是药物直接作用导致的短暂过程，易于消失；而厌恶是随着多次药物作用逐渐增强的过程，其消亡是缓慢的。在药物存在的条件下厌恶过程的作用相对较弱，停药后为缓解戒断症状不适感的负性强化效应成为觅药行为的主要动机。实际上经脱毒治疗后，虽厌恶效应已解除，但仍会发生复吸。这使反向过程理论受到质疑。随后，Robinson 等（1993）提出动机-敏化（incentive - sensitization）理论，认为随着反复用药，脑奖赏系统发生适应性改变，用药者对药物的行为反应一方面表现为耐受，另一方面又表现为增强，即敏化。敏化促进了停药后强迫性觅药及复吸行为。此理论较好地解释了前两种理论所无法诠释的问题。到 20 世纪末（1998），Bechara 等提出所谓的双动机系统（two - separate - motivational - systems）理论，认为药物的奖赏效应在成瘾状态和非成瘾状态存在两种不同的作用机制。未产生身体依赖时，奖赏效应及厌恶效应主要由伏核（NAc）-腹侧苍白球（VP）-中脑脚桥被盖核（TPP）的 GABA 系统所介导；而出现身体依赖时，持续用药的奖赏效应及厌恶动机则主要由 VTA - NAc 的 DA 系统所介导。说明药物的强化效应及戒断后的厌恶效应在不同的阶段有着不同的神经基础。在用药过程中，不仅存在药物的急性强化效应和慢性强化效应，也存在急性和慢性戒断症状。总之，上述任一理论均无法圆满地解释药物成瘾的机制，因此始终缺乏有效干预药物成瘾的方法。

21 世纪以来，在上述研究进展的基础上，有关药物成瘾的神经生物学机制研究主要集中在成瘾性药物引起的脑内神经环路以及细胞与分子水平的适应性改变，与成瘾者反复发作的强迫性觅药和用药行为相关性的探讨。

一、药物成瘾与脑内奖赏相关神经环路的适应性改变

（一）药物成瘾与脑奖赏相关神经环路的适应性改变　脑内奖赏相关神经环路是由多个脑区及多种递质能神经元及其投射而构成（图 61 - 3）。主要由中脑边缘 DA 系统及其投射构成，主要包括中脑腹侧被盖区（ventral tegmental area，VTA）、伏核（nucleus accumbens，NAc）、杏仁核（amygdala，Amy）、海马（hippocampus，Hip）及前额叶皮质（prefrontal cortex，PFC）等结构。其中 VTA - NAc 的 DA 投射是目前认为编码依赖性药物奖赏效应的主要神经通路。该通路的生理学功能主要是维持人类或动物的基本生物性目的（如生存和繁衍）。例如，当人或动物满足饥饿感或获得性高潮（即自然奖赏或生物奖赏）时，VTA 的多巴胺能神经元被活化，将多巴胺释放到 NAc，NAc 编码个体获得欣快感（奖赏），并产生再次体验这种快感的愿望。大多数依赖性药物能直接（如可卡因、苯丙胺）或间接（如阿片类）升高 NAc 内突触间隙的 DA 水平，发挥奖赏效应。由此可见，中脑边缘 DA 通路是脑内编码自然奖赏和依赖性药物奖赏信息的共同神经环路。两者的差异在于：①依赖性药物不仅能模拟自然奖赏刺激信号，而且能导致超量的多巴胺释放，与伏核神经元上的受体相结合，产生一种比满足饥饿感或性快感等自然奖赏更为强烈的愉

悦感。②与自然奖赏不同，药物奖赏对机体内环境的稳态或繁殖后代不仅没有作用，反而损害机体健康。有实验表明，在用药初期，依赖性药物可模拟或伴装自然奖赏，但随着反复用药导致依赖形成后，便最终取代并使自然奖赏贬值。如果让那些依赖可卡因的实验动物来选择，它们会一直选择可卡因而将食物弃之不顾，宁愿饿死。

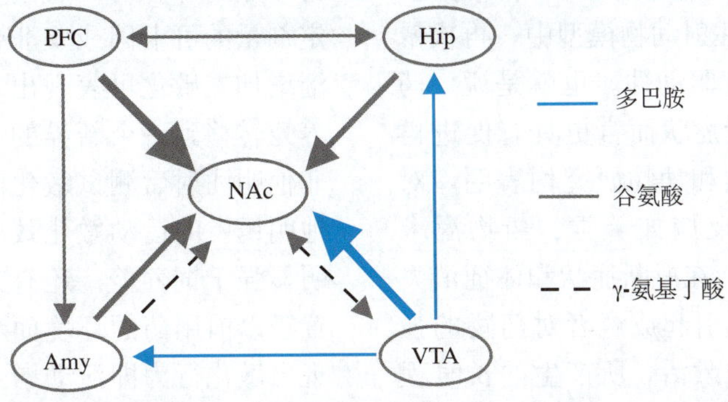

图 61-3　脑内奖赏相关神经环路（箭头粗细表示递质的相对量）

（二）药物成瘾是对奖赏相关学习、记忆环路的病理性占用　生理状态下，个体依赖于脑内奖赏环路编码自然奖赏效应的同时，能学习（learning）和记忆（memory）与奖赏相关的刺激以及伴随获得该刺激的信息：包括伴随的特定线索（cues）和环境（contexts），以及机体的相应反应，如对该奖赏的渴望（wanting），并采取行动以便再次获得该奖赏。学习某个线索和环境信息及其预期的效应，需要将它们以特定的信息模式储存于脑内，即记忆。被储存的信息包含奖赏相关刺激的含义：即它的价值，以及该线索能够成功触发机体行为反应的一系列动作过程。奖赏相关的学习、记忆环路包含于奖赏环路中，Hip 和 Amy 是其中重要的记忆中枢。就像一个人曾经在某处被一个异性强烈吸引或口渴难忍时得到了水一样会永远记住。对药物滥用者来讲，当体验到药物带来的极度快感时，记忆中枢会把这种强烈快感连同与之相关的事件（人、地点、物体或情绪）相连合，储存于他们的记忆中枢。大量研究提示，成瘾者强迫性用药的神经基础涉及长时程联合记忆神经环路的适应性改变，这些神经环路都接受来自中脑 DA 能神经元的输入（图 61-4）。

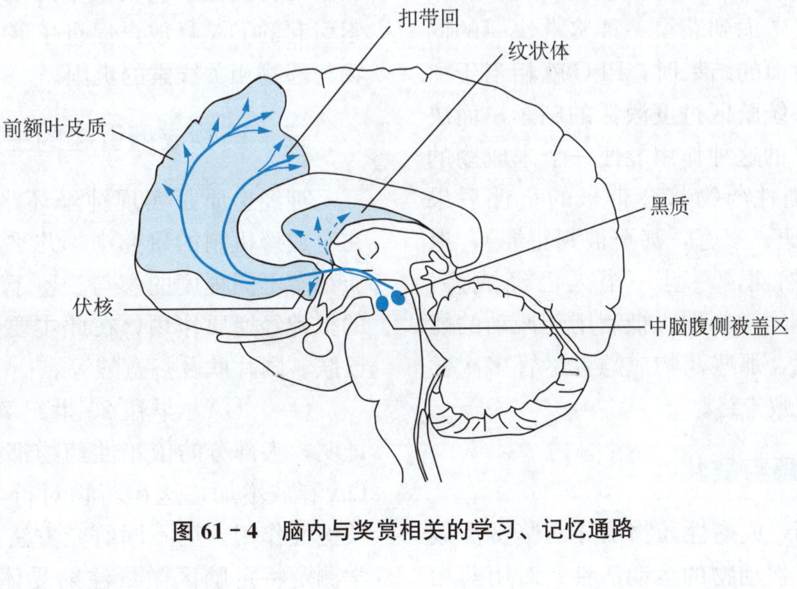

图 61-4　脑内与奖赏相关的学习、记忆通路

联合学习机制在人类成瘾过程中的重要性主要基于这一现象：摄药行为（包括戒药之后的复吸）都发生在暴露于与以往用药相关的线索，包括外源性的感觉刺激（如人、用药的器具、用药物的地点等）和内源性的感觉刺激（如身体感觉，包括戒断症状）。在自我注射动物模型中，再次暴露于小剂量的药物更具有驱动性。也就是说，药物的正性作用相对于戒断症状而言更具有促进再次用药的动机意义。人类和动物研究均表明，对药物相关线索的条件性反应如警觉、药物渴求（人类），或觅药（大鼠），在戒断症状和体征消失后仍可出现，这些线索可引起成瘾者对药物的强烈欲望和交感神经系统的激活，所产生的长时程记忆可以持续很多年，甚至终身。因此，药物成瘾是对正常奖赏相关的学习、记忆通路的病理性盗用。

（三）药物成瘾使个体对奖赏相关的冲动行为控制失调　所谓冲动控制是指个体对于做某件事的愿望的调控能力。参与冲动控制的主要脑区位于PFC，它就像一个指令中心，告诉我们什么应该做，什么不应该做。PFC能根据传入脑内的感觉信息、储存的相关信息以及机体当时的动机状态等做出抉择，并能在不同的条件下激活不同的神经环路，使机体采取相应的行为。从VTA到PFC的、眶额叶皮质（orbitofrontal cortex，OFC）及前扣带回（anterior cingulated cortex，ACC）的DA能投射，与药物作用的主观体验、药物渴求和强制性用药行为等关系密切。在正常情况下，当一个人考虑到获得一种奖赏快感的同时必将带来某些负面的结果时，PFC就相当于一个制止其他边缘系统脑区过度激活的刹车，而决定予以放弃。PFC的这种作用能使一个未成瘾的人认识到使用成瘾性药物将会带来的负性后果（如失去工作、健康、家庭，甚至被判犯罪），遏制住用药冲动。然而，一旦一个人已经成瘾，PFC对冲动的控制力被削弱，抵制用药冲动的能力大大降低。所以，那些药物成瘾者尽管多次尝试戒毒，却多以失败告终。

二、药物成瘾与敏化

随着反复用药，成瘾性药物诱导的奖赏性效应会表现出耐受。但动物的运动活性、对用药相关线索刺激反应的敏感性反而增加，这种现象称为敏化。敏化最易出现在可卡因和安非他明等中枢兴奋性药物，也可见于阿片类及其他成瘾性药物。间断用药（如每天一次）更易引起敏化，而持续用药却容易形成耐受。例如每天给予大鼠固定剂量的可卡因或安非他明，能引起运动活性逐渐增加。敏化可表现出环境依赖性，如大鼠从饲养笼转移到一个新异的“测试箱”接受间断的安非他明注射后测试敏化时，对于同一剂量的安非他明诱发的运动敏化效应，在测试箱所得的结果明显强于饲养笼。还有人发现，甚至将大鼠仅仅置于以前用药的环境而不给予药物，大鼠就会表现出敏化行为即活动增强。成瘾性药物所致的行为敏化能持续很长时间，如在安非他明注射后一年，仍能观察到大鼠运动敏化现象。目前，敏化已作为研究成瘾机制的一种重要的实验模型。

鉴于敏化的环境依赖性和存在的长时性，敏化已经被认为是药物成瘾的重要中枢机制。正如Robinson和Berridge的研究显示，与随着反复用药引起动物的运动敏化反应一样，此时成瘾者的用药渴求会变得更为强烈。实际上动机-敏化理论与联合学习理论是一致的。动机-敏化依赖于联合学习、记忆的神经机制，两者均强调药物相关线索诱发药物渴求和觅药行为的联系。联合学习理论认为，PFC主要编码和评价药物相关的特定线索，而该线索诱发的个体觅药行为主要由背侧纹状体介导。值得注意的是，敏化不具有药物及其线索的特异性，它仅仅增加了药物和药物相关线索引起的DA释放，促进了联合学习基础上的药物与药物相关线索的巩固。

三、药物成瘾引起的主要神经递质改变

神经递质是实现神经环路功能的物质基础，在对成瘾机制的研究中，几乎所有的中枢神经递质都有不同程度的参与。鉴于常见的依赖性药物的拟神经递质作用，在此主要论述研究较多的多巴胺、阿片肽及谷氨酸等。

（一）DA　早在20世纪70年代科学家们就证明，大部分的依赖性药物都会使基底神经节的DA释放增加，这在药物对行为的强化作用中起关键性作用。用不同研究方法，包括在体神经化学测定特定脑区微量注射受体激动剂或拮抗剂，

以及核团定位损毁等大量研究显示，几乎所有的成瘾性药物像天然奖赏一样，都可直接或间接增加VTA投射至NAc的DA能末梢释放DA来影响行为。根据组织学结构和纤维联系特点，NAc可分为壳部和核部两部分。NAc壳部与其他调节情绪的相关脑区联系密切，其内的DA对新异性奖赏刺激产生反应。除NAc外，还有Amy及PFC等区域的DA在奖赏的评价、奖赏相关记忆的建立有重要作用。个体获得奖赏的行为能力依赖于从黑质（SN）到背侧纹状体的DA能传递。

尽管以往的大量研究都集中于DA，但是NAc内的DA精确编码的信息目前仍未完全确定。最初，DA被认为是个体愉快（pleasure）的内在物质基础，但事实证明并非完全如此。因为DA对于阿片引起愉快反应，或对预期获得阿片的相关线索的反应并不是必须的。有人用DA拮抗剂或损毁VTA的DA能神经元，不能阻止动物自我静脉注射海洛因，同时动物还能学会自我注射阿片类药物进入NAc，激活NAc神经元上的μ阿片受体，此过程绕开了来自VTA的DA投射。大麻、酒精和尼古丁也可以部分通过非DA能机制产生奖赏效应。另外，TH基因失活的小鼠不仅保持对食物奖赏的喜悦反应，而且可以学习与该奖赏相关的线索。但是，在缺乏DA的情况下，动物仅能表示出对某样东西的喜爱（liking），却不能利用该信息驱动其行为以获得之。如TH基因敲除而缺乏DA的小鼠，需要补充DA（给予L-DOPA暂时恢复DA）以维持生存；给予咖啡因可激活行为，保持学习能力。也有很多证据表明，DA系统在灵长类动物奖赏相关的学习中起着主导作用。

强化学习模型建立于动物总是对未来奖赏抱有最大希望这一假设上。据此理论，大脑可以评价和储存以往经历过的有关奖赏及其行为的信息，并利用这些记忆信息预期可能出现的奖赏或惩罚。动物会对实际获得的奖赏与预期奖赏进行比较，两者之间的差异就是“奖赏预期误差”。DA可以编码这种奖赏预期误差，从而调整未来的行为使之达到获得更大奖赏的结果。

Schultz及其同事记录了经典条件反射训练的猴子VTA区DA能神经元的放电活动。实验中，给猴子一个感官信号刺激后一定时间，得到一定量的甜味剂作为奖赏。此时猴子VTA的DA神经元呈现一种相对持续的紧张性放电（tonic firing），随之出现叠加于其上的相位性的放电（phasic firing），这种相位性放电的时程是由猴子先前获得奖赏的经验所决定的。如不给猴子任何预期的信号就给予奖赏（果汁），也会诱发其VTA区DA能神经元短暂的相位性放电。当猴子经过训练学会了感官信号与奖赏之间的关系后（感觉信号出现后固定延迟内出现该奖赏），再给予果汁时，DA神经元的放电并没有明显增加。可能的原因是没有奖赏预期错误，即奖赏的出现与预期一致。当猴子掌握了相关线索与预期奖赏的关系，并能够正确地预期奖赏时，DA神经元的紧张性放电时间会出现在奖赏来临之前；如果某次出现这个线索时，而奖赏并未出现，那么在奖赏本该出现的时候，DA神经元的紧张性放电被抑制。用强化-学习的术语来讲，DA神经元的紧张性放电标志着奖赏像预期一样出现，相位性放电提示一个正性奖赏预期错误（比预期的好），而放电信号的中断则标志着一个负性预期错误（比预期的差）。最近Bayer和Glimcher发现，DA神经元的平均放电率变化与正性奖赏-预期错误（结果比预期更好）相关；而当负性奖赏-预期错误时（结果比预期的差），DA神经元的平均放电率是0Hz。这些研究结果可用于解释成瘾药物引起的奖赏之所以超过自然奖赏的原因：由于成瘾药物可以增加突触间隙DA，不管什么时候摄入成瘾药物，它都会给大脑留下一个印象——药物奖赏比预期的好。即使药物的主观效应跟不上药物相关线索预期的效应，药物的药理学作用引起的DA释放也会让大脑认为这是一种正性奖赏预期错误的信号。因此，成瘾者会认为药物的奖赏作用总是高于其他一切天然奖赏刺激，从而诱发觅药或用药行为，增加药物使用，而使其他天然奖赏目标贬值。

简言之，药物成瘾是药物滥用者对药物相关线索和药物的体验，是反复、病态、过度学习的过程。之所以是病态的，是因为不管实际体验如何，DA都会释放。由于自然奖赏和它们的预期刺激只能诱发DA神经元短暂的相位性放电或中断放电，而成瘾药物（如苯丙胺）却可以长时间（几个小时）地增加突触间隙的DA水平，以至于破坏DA神经元所具有的正常的紧张性和相位性放电，并放大和延长DA的信号传递。然而，持续增高的DA水平影响个体奖赏相关行为的机制仍不清楚。科学家认为，对人类的DA作用进行研究有必要采用PET和fMRI等技术，但由于PET和fMRI技术用于人类奖赏相关行为的研究会出现时间精确性不高的缺点。如果将其与非人灵长类动物的侵入性的电生理研究相结合，可望提高时间分辨率。

（二）阿片肽　从20世纪70年代初以来，随着阿片受体及其内源性配体的结构和功能被揭示，对阿片系统在镇痛、学习和记忆、情绪控制及维持脑奖赏环路的紧张性等方面的研究得到极大的关注。这种紧张性是通过μ阿片受体介导的，因为高选择性的μ受体拮抗剂能阻断阿片的强化效应。μ阿片受体基因敲除的小鼠不能诱导出吗啡条件位置偏爱（CPP）和撤药症状（表61-3）。

表61-3　阿片受体基因敲除小鼠的行为学测定

敲除基因	戒断综合征	自我给药	条件位置偏爱	镇痛作用
μ	－	－	－	－
δ	＋	±	±	＋
κ	－	±	＋	＋

内源性阿片系统在药物成瘾过程中的变化是在20世纪90年代初，μ、δ、κ这三类阿片受体的分子结构被展示后才有了较明确的进展。在VTA和NAc，脑啡肽和内啡肽及其受体激动剂都可诱导自身给药（SA）和CPP行为。内源性阿片肽可以通过增加伏核的DA水平而介导奖赏效应。受体共定位技术发现，伏核的壳部同时存在μ、κ和D1受体，向伏核壳部定位注射μ受体激动剂可导致该区DA能神经末梢DA释放增多，并诱发CPP效应；局部注射κ受体激动剂则造成DA释放减少，并导致条件性位置厌恶（CPA）。上述效应均能被定位注射D1受体拮抗剂所翻转，提示内源性阿片在药物成瘾中的作用也是通过激活DA系统而实现的。

阿片肽能神经元在脑内分布广泛，端脑（包括伏核、腹侧苍白球、海马、杏仁核等）、间脑（包括弓状核、外侧下丘脑、丘脑等）和中脑（包括VTA、黑质、蓝斑等）都有大量的内源性阿片肽能神经元及其轴突分布。阿片类物质通过作用于μ、κ、δ等阿片受体，产生抗伤害反应和药物强化效应（Hermanson等，1995；Nestler，1996）。已有大量的研究证明，应用阿片类药物可以引起内源性阿片肽的功能改变。以脑啡肽为例，大多数研究表明，应用阿片类药物可引起脑内脑啡肽及其mRNA水平降低。关于内源性阿片肽在阿片急性强化效应中的作用，Nieto等用微透析技术检测到，置于伴药侧的CPP大鼠伏隔核内的脑啡肽水平明显高于置于盐水侧的CPP大鼠。提示脑内阿片肽水平的增加与个体处于期待得到奖赏的状态有关。换言之，伏核内脑啡肽水平升高的意义可能与DA的作用相同，可能介导期待得到奖赏的神经信号。

强啡肽在慢性阿片依赖中的变化研究较多，而在急性强化效应中的变化尚缺乏报道。有资料显示，向脊髓蛛网膜下腔注射κ受体激动剂U-50，488H能够显著缓解大鼠吗啡戒断症状；系统给予强啡肽类似物E-2078能够削弱小鼠的吗啡CPP效应，提示上述抑制效应通过激活κ受体起作用。

给予系统或脑室选择性μ受体拮抗剂CTAP可诱导动物的位置厌恶，作用部位可能在下丘脑弓状核，而选择性δ受体拮抗剂ICI174，864或naltrindole则无此效应。κ受体拮抗剂Nor-BNI既不引起CPA也无CPP效应。

伏核内一定水平的DA是维持其介导奖赏效应的基础。有研究表明，伏核内DA的基础释放受μ和κ受体作用控制。微量注射及微透析检测发现，VTA内DA神经元上的μ受体激活增加伏核内DA释放；而伏核内DA能神经元轴突末梢的κ受体激活则抑制DA的释放。因此，内源性阿片肽对生理状态下DA基础水平的维持具有重要作用。

（三）谷氨酸　谷氨酸是近年来药物成瘾机制研究中除DA以外涉及最多的神经递质。研究内容主要集中在谷氨酸与DA之间的相互作用，及其与成瘾的维持和复发的相关性。大量证据表明，药物引起的欣快感及成瘾的启动需要伏核内DA的释放，而随着反复用药则引起PFC及其投射到NAc等区的谷氨酸能神经元参与。提示从VTA到NAc及背侧纹状体、Amy、PFC、Hip等脑区的DA能奖赏及其相关的学习、记忆通路，对成瘾形成的习得性联合过程（成瘾启动）的形成和维持是必须的；而从PFC到NAc、腹侧苍白球（VP）、Amy等核团的谷氨酸能投射（图61-5），是药物相关线索、应激或药物本身诱发觅药行为重建（复吸）不可缺少的。

在药物成瘾过程中，谷氨酸直接或间接地调节DA系统的功能。位于VTA的DA神经元和位于NAc的DA能神经末梢均接受来自PFC、杏仁核和海马等皮质边缘结构的谷氨酸能投射纤维支配。谷氨酸和DA在VTA和NAc内的相互作用非常复杂，总体表现为传入VTA的谷氨酸提高了DA能神经元胞体的兴奋性，促进NAc内DA的释放；传入NAc的谷氨酸通过突触前机制也促进了DA的释放。NAc微量注射AMPA受体激动剂可以促进可卡因觅药行为的重建，而微量注射AMPA受体拮抗剂则抑制了这种重建。故推测谷氨酸在NAc促DA释放效应可能是由AMPA受体介导的。

Chiamulera等证明，mGluR5基因突变小鼠不表现出可卡因的运动敏化和奖赏效应，不能建立可卡因的SA模型。然而，该小鼠可以建立觅食的压杆行为，上述实验结果可用mGluR5拮抗剂MPEP所重复。故推测DA系统功能正常的mGluR5基因突变小鼠不表现出可卡因的奖赏效应，可能是非DA系统依赖的谷氨酸系统功能障碍所致。另外，NAc核部微量注射NMDA受体拮抗剂AP-5，能抑制通过压杆获得食物奖赏这一种操作式条件反射，而不影响进食行为和压杆行为本身；如大鼠NAc核部同时注射低剂量D1受体拮抗剂SCH23390，以及NMDA受体拮抗剂AP-5，对上述操作式条件反射的建立比单独给予任何一种拮抗剂时更为困难。提示NAc核部的谷氨酸与DA的相互作用（NMDA受体与D1受体的共激活）是建立主动操作式条件反射的基础。

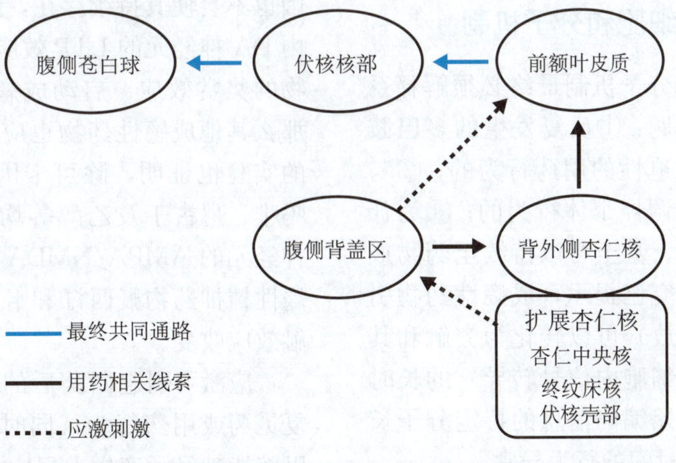

图61-5　前额叶皮质→伏核→腹侧苍白球是应激、药物相关联线索或药物本身诱发觅药行为的最终通路

动物实验还表明，Amy、PFC、前扣带回（ACC）等脑区的神经元参与形成刺激-奖赏联合学习。以谷氨酸作为主要传出递质成分的脑区Amy和PFC参与了药物渴求与重建。例如，抑制Amy谷氨酸功能，可阻断线索诱发的可卡因SA重建；PFC的谷氨酸介导小剂量可卡因诱发SA重建的点燃（priming）。可见，可卡因觅药行为的重建涉及的主要神经递质是谷氨酸而非DA。

NAc 内注入可卡因、AMPA 均可重建可卡因 SA 模型。表明谷氨酸在可卡因的重建效应中发挥重要作用。需要指出的是，NAc 内微量注射NMDA受体拮抗剂 AP-5 可以重建部分动物的可卡因的觅药行为，而 NAc 内微量注射 AMPA 受体拮抗剂可以抑制觅药行为的重建。提示 NAc 内AMPA受体与 NMDA 受体在觅药行为重建过程中可能发挥相反的作用，这一现象进一步肯定了 NAc 神经元功能的多样性。有学者认为，NAc 内注射 AMPA 对觅药行为的重建作用可能与局部 DA 释放量有关，但 NAc 内微量注射 DA 拮抗剂并不能阻断 AMPA 的重建效应。化学损毁 NAc 或内侧 PFC 可以选择性阻断可卡因相关环境线索引起的运动敏化。这种条件性的行为敏化现象不伴随 NAc 细胞外 DA 水平的升高。然而，值得注意的是，药物相关线索可立即诱发条件性行为敏化现象（即刻重建觅药行为），但之后至少 1 小时才会出现 NAc 谷氨酸水平的升高，提示谷氨酸升高与行为反应之间缺乏很好的时程关系。当然，也不能排除微透析技术的时间分辨率对结果的影响。因微透析主要反应的是非突触间隙的神经递质释放量，所以测得的谷氨酸水平并不能准确反应突触间隙谷氨酸的释放量。

四、药物成瘾的细胞和分子机制

药物成瘾的细胞和分子机制最终必须解释系统和行为水平出现的问题：①反复发生的多巴胺释放事件是如何介导强迫性的用药行为的；②与用药相关的线索是怎样调控个体行为的；③为什么复吸的概率如此之大，甚至可以持续至药物戒除后数年之久。目前研究已提示，成瘾性药物引发的信号（如多巴胺释放）可以转化为突触和其他形式神经元功能（如细胞内信号转导）的长时程变化，从而引起神经元编码信息的特定分子长时程改变，随之产生长时间的行为异常。

（一）细胞可塑性机制

突触可塑性是突触对所接受信息所做出的功能和结构适应性变化的应答反应。我们可以将其粗略地分成突触效能（strength 或 weight）和突触结构重建的机制来讨论。

用药相关线索诱发觅药行为是与特定突触效能改变相关的。目前已知成瘾性药物影响突触的（LTP）长时程增强和（LTD）长时程增强，LTP 和 LTD 在经验依赖性的突触可塑性变化（包括不同形式的学习和记忆）中起关键作用。神经元接收到一个增强或减弱的信号，可引起突触发生 LTP 或 LTD，改变神经元某些基因和蛋白表达，引起神经环路的重组。有证据表明，依赖性药物使用后，这两种机制可发生在 VTA 的 DA 神经元及其投射靶区，如 NAc、Amy 及 PFC 等。因此 LTP 和 LTD 是成瘾过程中药物引发神经环路功能改变的重要基础。

1. VTA 的突触可塑性　VTA 多巴胺能神经元在药物成瘾相关行为启动和形成中有重要作用。此处的 LTP 的形成依赖于 NMDARs，LTD 则由电压依赖性钙离子通道的激活而诱导。用可卡因处理动物，可在 VTA LTP 易化诱发，并引起动物运动敏化。如 VTA 内注射 NMDAR 拮抗剂可预防可卡因所致的运动敏化产生：在注射可卡因后 24 小时的动物脑片上，记录 DA 能细胞的突触反应，用 AMPA 受体（AMPARs）与 NMDARs 介导的突触电流比率来表示可卡因和盐水处理的动物的突触强度差异。结果显示，可卡因能显著增高 AMPA/NMDA 比率。可卡因诱导的这种突触效能改变可持续 5～10 天，即使反复给予可卡因也不会使其持续存在，提示可卡因诱发的 VTA 内 DA 神经元的 LTP 效应可能与其介导成瘾性药物的奖赏效应、启动成瘾相关。如果确实如此，那么其他成瘾性药物也应该有类似反应。进一步的实验也证明，除可卡因外，在体给予苯丙胺、吗啡、尼古丁及乙醇等均可使 VTA 区多巴胺能神经元的 AMPA/NMDA 比率增高。相反，非成瘾性精神药物氟西汀和卡马西平则不出现这种突触效应改变。

应激可引起断药后的成瘾者或 SA 的动物恢复觅药或用药行为，同时应激也可诱发 VTA 多巴胺能神经元产生 LTP。糖皮质激素受体拮抗剂米非司酮（mifepristone）能阻断此行为反应，而 D1 受体拮抗剂不能阻断；反之，可卡因诱导的 LTP 则能被 D1 受体拮抗剂阻断，米非司酮却不能。另外，在 AMPAR 的 GluR1 亚基基因敲除的小鼠，可卡因或应激均不会诱导 VTA 多巴胺神经元产生 LTP，可卡因也不能诱导该小鼠产生条件位置偏爱；如 GluR1 在 VTA 过表达，则能增强药物的奖赏和动机效应。由此可见，成瘾性药物或应激事件诱导 VTA 多巴胺能神经元产生 LTP，主要是由谷氨酸受体介导的，对于药物的奖赏效应及成瘾启动均有重要的作用。

成瘾性药物或应激事件是如何引发 VTA 的 LTP，答案仍不清楚。有研究提示，安非他明可阻断 VTA 突触的 LTD 和代谢性谷氨酸受体介导的抑制性突触后电位；相反，阿片类药物可使 VTA 内抑制多巴胺神经元的 GABA 能中间神经元超极化，从而使 DA 神经元去抑制。应激时促肾上腺皮质激素释放因子（CRF）水平增高，可增强 NMDAR 介导的突触反应。这些细胞功能的改变最终促使 VTA 多巴胺神经元活化，从而使 LTP 发生易化。成瘾性药物可诱导 VTA 多巴胺神经元 LTP 的另一个可能机制是转录因子 CREB（cAMP 反应元件结合蛋白）的磷酸化，引起 AMPAR GluR1 亚基表达增高而触发 LTP。

成瘾性药物除诱导 VTA 多巴胺神经元产生 LTP 外，也影响抑制性突触传递。生理状态下动物 VTA 区的 D1 受体激活可增强突触前 GABA 释放，增强 $GABA_B$受体介导的多巴胺神经元抑制性突触后电位（IPSP）。在慢性可卡因或吗啡处理的动物，D1 受体兴奋使 IPSP 减弱，使 VTA 中腺苷水平增加，减弱由代谢性谷氨酸受体介导的 IPSP，但不减弱兴奋性突触后电流。这些变化都使得 VTA 多巴胺神经元更容易响应兴奋性传入而放电。也有人发现，药物诱导的这种多巴胺神经元的基础放电活性的改变，事实上与个体对新异环境和可卡因 SA 行为反应相关。

2. NAc 的突触可塑性　成瘾性药物对 NAc 细胞可塑性的研究远远少于 VTA。NAc 内的主要细胞为中等棘神经元，LTP 和 LTD 主要发生在这类神经元的兴奋性突触上。Thomas 等发现，慢性给予动物可卡因 5 天，接着停药 10～14 天，引起 NAc 壳部的 AMPA/NMDA 比值下降。这种突触效能的降低可以出现在经可卡因处理的动物的 NAc，电生理检测可见 LTD 幅度下降。这与在其他脑区中观察到的 LTD 相似，也伴有 AMPARs 的下调。关于它产生的精确机制以及是否其他成瘾性药物也可导致相似的变化并不清楚。有实验显示，如 NAc 内 GluR1 过表达，突触效能增加，对可卡因产生厌恶，促进可卡因觅药行为的消退；而减弱 AMPA 电流则发生相反的效应。这说明可卡因诱导的 LTD 会增强可卡因和其他滥用药物的动机和行为反应。事实上 Brebner 等（2005）已证明，阻断 NAc 的 LTD 发生，能预防苯丙（安非他明）诱导的敏化。

据目前文献报道，在药物成瘾状态下，NAc 内的兴奋性传递可发生两种类型的适应性改变：一是促进突触前谷氨酸的释放；二是改变了突触后对谷氨酸的反应性：①突触前谷氨酸释放的增加，主要是由于突触前 mGluR2/3 的抑制性降低。突触间隙以外的细胞外液的谷氨酸水平对维持 mGluR2/3 抑制性自身受体的紧张性、抑制突触谷氨酸的释放起重要作用。②突触后对谷氨酸的反应性改变，与突触后受体相关蛋白（突触后致密体）如 PSD－95 和骨架蛋白的含量降低相关。已知缺乏 PSD－95 的小鼠对可卡因的运动反应增强；Homer 可帮助谷氨酸受体及与之关联的信号蛋白在突触处簇集；F－actin（丝状肌动蛋白）对树突棘提供重要的支持。已有实验表明，Homer2 基因敲除的动物与慢性可卡因处理戒断后的动物有着相似的分子和行为表现，如胱氨酸-谷氨酸盐交换降低，谷氨酸释放增加，以及对可卡因的行为反应增强；用病毒转染技术恢复 NAc 的 Homer2 基因水平可降低上述反应。同样，敲除 PSD－95 基因也增强可卡因诱导的运动行为反应。

3. 其他脑区　如上所述，NAc 并不是涉及药物成瘾的唯一多巴胺能投射靶区，PFC、背侧纹状体和杏仁核在此过程也具有重要作用。反复使用精神兴奋剂或阿片类药物撤药后，可引起前额叶皮质锥体细胞树突棘密度增加，分支增多。可卡因成瘾大鼠 PFC 的 AGS3 蛋白水平增高，从而增加了 PFC 到 NAc 的谷氨酸能传递。同时，可卡因 SA 大鼠 PFC 内 AGS3 的水平增加，使 Gi 蛋白（一种 G 蛋白亚型）耦联受体的神经递质信号转导减弱。如 PFC 内 AGS3 的水平恢复正常，则防止可卡因成瘾大鼠觅药行为的重建。近来有人认为，AGS3 可通过抑制 D2 受体升高 D1 受体的信号转导，从而影响 PFC 内锥体神经元兴奋性，这可能与 DA 介导的 PFC 的突触效能（LTP 和 LTD）改变有关。如阻断 PFC 的 D1 受体，可以防止安非他明撤药后的觅药行为重建，以及D1受体激活介导的锥体细胞兴奋性增高。

也有报道，多巴胺可调节包括Amy、Hip及其他脑区的突触可塑性，尽管可卡因可增强Hip的LTP，但其他药物没有此作用，甚至可削弱Hip的LTP。在自身给予可卡因或美味食物的动物，终纹床核（BNST）的AMPA/NMDA比率增加，与VTA多巴胺神经元产生LTP的基础相似，推测BNST可能参与促进奖赏寻求行为。

（二）分子可塑性机制

尽管我们了解到成瘾性药物在NAc可诱导LTP和LTD，并使神经元树突形态发生相应的改变，但是这种记忆信息是如何被编码或储存的仍然知之甚少。目前研究认为，药物成瘾引发的病理性记忆最终可能涉及基因及蛋白合成的改变。一是基因表达的长时程上调或下调，引起染色质的重排；二是基因表达或蛋白翻译水平的变化，可导致突触与神经环路的重建。

1. CREB 是目前研究最多的涉及学习记忆的转录因子之一。CREB结合于某些基因启动区的CRE（cAMP response element，cAMP反应元件）位点上，可在蛋白激酶A、CaM激酶或生长因子相关激酶等作用下被磷酸化而激活。不同种属动物的长时程记忆均需CREB的活化。急、慢性给予中枢兴奋剂或阿片类药物，可刺激奖赏相关脑区（VTA、Amy、PFC等）的CREB活化，并随着反复的药物处理，CREB的活性逐渐增强，并会持续更长时间。提示CREB在成瘾相关的学习记忆中具有重要作用。

已知中枢兴奋剂（苯丙胺、可卡因等）可使NAc突触间隙的多巴胺含量增加，激活多巴胺D1受体使CREB磷酸化；阿片类药物对NAc内的CREB的诱导也依赖于多巴胺，但具体机制尚不清楚。然而，不是所有成瘾性药物都能诱导NAc中的CREB活化，如尼古丁、乙醇可降低NAc区CREB的活性。也有实验表明，如果CREB在NAc中过表达，动物对可卡因或吗啡奖赏效应的敏感性反而降低；如转入mCREB（a dominant negative mutant）使CREB活性降低，则产生相反的效应。利用CREB双转基因（bitransgenic mice）或局部基因敲除（partial genetic knockdown）小鼠的研究也得到了类似的结果。Cole RL等报道，个体对成瘾性药物奖赏效应的降低与CREB介导的NAc内前强啡肽基因（prodynorphin mRNA，PPD mRNA）表达相关。PPD mRNA编码强啡肽的生物合成，后者可作用于VTA神经元上的κ阿片受体以减少NAc的多巴胺释放（图61-6）。

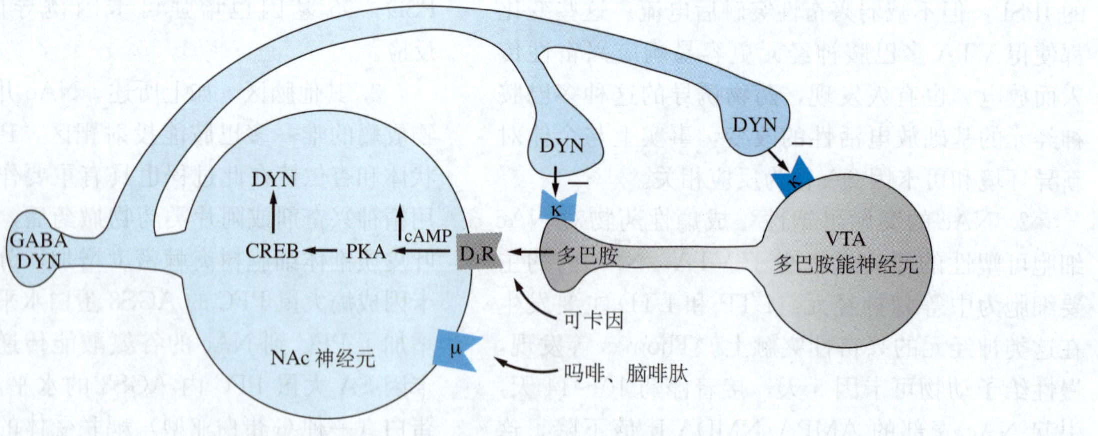

图61-6 在成瘾性药物（可卡因、阿片类）作用下，多巴胺诱导伏核内CREB表达

VTA区给予可卡因和吗啡可诱导该区CREB上调，但这种上调对药物敏感性的影响是复杂的。如CREB在VTA的喙侧激活，可促进个体对可卡因和阿片的行为反应的敏感性；如诱导尾侧亚区的CREB活化，则削弱该敏感性。另外，有关CREB在药物成瘾中的作用，蓝斑（LC）是研究地较清楚的一个脑区。LC是脑内主要的去甲肾上腺素能核团，通常调节动物的注意和警觉。反复给予阿片处理，通过上调 cAMP 通路，诱导 CREB 活化是其生理依赖和戒断的机制之一。CREB 在 Amy、PFC、BNST 及其他已知的与药物成瘾相关脑区的活性变化，目前报道很少。

2. ΔFosB 是已知的成瘾性药物诱导的 Fos 家族转录因子的主要成员。Fos 家族蛋白与 Jun 家族蛋白构成异构二聚体，与位于某些基因启动区的活化因子蛋白 1（activator protein - 1，AP - 1）位点相结合。Fos 蛋白由即刻早期基因编码，后者可被多种刺激迅速激活，但维持时间短暂。多种成瘾性药物的急性给药都可增加在 NAc 和背侧纹状体内某些 Fos 和 Jun 家族成员的表达，并增加 AP - 1 位点的结合活性。Fos 蛋白表达峰值发生在给药后 1～2 小时，8～12 小时恢复到正常水平。故推测 Fos 蛋白被短时、迅速诱导，可能与急性药物暴露对突触功能的改变有关。反复给药后 NAc 和背侧纹状体中 Fos 家族蛋白表达减弱，但 AP - 1 位点的结合活性则会持续到停药后数周。AP - 1 这种持续的结合活性由 ΔFosB 的长期表达所介导，而 ΔFosB 的这种高度稳定性增长主要通过酪蛋白激酶Ⅱ（casein kinase Ⅱ）将其磷酸化来介导。长时间暴露于可卡因、苯丙鞍、吗啡、尼古丁、乙醇、大麻素和苯环己哌啶等成瘾性药物均可诱导 ΔFosB 持续表达，所以 ΔFosB 被认为是药物成瘾长时程作用的一个分子开关。转基因小鼠的研究证明，选择性地诱导成年动物 NAc 和背侧纹状体中 ΔFosB 表达，可增加其对可卡因和吗啡奖赏效应和运动活性的敏感化，也可增加动物的觅药行为。ΔFosB 导致的这种行为表型是通过调节众多靶基因而实现的，而对这些靶基因的确认或鉴别目前仅刚刚开始。

至今没有发现一种分子的改变，能像成瘾药物所诱导的行为反应那样持久存在。ΔFosB 是已知持续时间最长的分子，但在撤药后 6～8 周也会恢复正常。可见，我们对于参与长期记忆的高度稳定的分子和细胞事件所知甚少。有人认为，之所以如此，一种可能性是突触重建现象比最初启动它们的分子事件（如 CREB 磷酸化，ΔFosB 的诱导）更持久、更稳定；另一种可能是初始的分子事件可能触发了染色体结构的更长期的变化，引起基因表达和突触结构发生更为持久的改变，或者发生在转录后水平的蛋白的修饰（如乙酰化、磷酸化、甲基化）以及 DNA 的甲基化，可能长期地被激活或抑制。有研究显示，被药物调控的一些启动子的组蛋白修饰是被 ΔFosB 介导的。成瘾性药物诱导的 NAc 神经元细胞信号通路的紊乱是由多巴胺等其他奖赏相关的神经递质信号介导，导致基因表达异常。由此可以推测，最初的药物暴露使转录因子（CREB，急性 Fos - Jun 蛋白）迅速活化，随着反复给药使某些转录因子逐渐表达（CREB，ΔFosB），然后依次引发那些特定靶基因的染色质重排，最终驱动稳定的细胞和行为可塑性改变，即成瘾状态。当然，要证实这个假设，必须寻找编码药物成瘾的特定转录因子、染色质重组机制和涉及的靶基因。

五、小结

概括上述对药物成瘾涉及的脑内相关神经环路、递质及细胞和分子机制的研究进展，我们可初步做出如下小结：伏核内多巴胺的释放对于成瘾性药物奖赏效应的发挥和成瘾的启动是必须的。随着反复用药，前额叶皮质及其投射到伏核的谷氨酸能传递被激活。这种基于多巴胺到谷氨酸的转换，揭示了成瘾形成过程的不同时段脑内神经回路的不同部分先后发挥主导作用。同样，成瘾引起的细胞可塑性改变也按照这一时序发生。由此可将药物成瘾分成三个阶段：①药物急性作用期：用药者感受到药物奖赏效应。②从偶然或娱乐性用药到成瘾特征性的用药的转换期：机体逐渐对药物奖赏作用产生耐受，控制用药的能力减弱，出现强迫性用药行为。③成瘾期：渴求用药成为成瘾者生命的第一需求。

药物急性作用期——成瘾启动：药物的急性奖赏作用主要与药物引起的脑内动机环路中超生理剂量的多巴胺释放相关。同时，由此引起的一个典型的细胞信号通路改变是通过 D1 受体使 cAMP 依赖的蛋白激酶（PKA）的激活，PKA 诱导 cAMP 反应元件结合蛋白（CREB）磷酸化，以及即刻早期基因如 cFos 表达。Fos 和其他即刻早期基因的表达促进了急性用药所致的短期神经可塑性变化，可持续到给药后的几小时到几天。急性用药所引起的这些分子改变可发生在整个动机环路，并可触发成瘾先导的细胞事件，但是不介导持久的用药行为。

用药方式转化期——成瘾维持：随着反复用药引起神经元功能发生累积性改变，并在停药数天或数周后这种改变才能被减弱。如 ΔFosB 就是一个很好的例子，它可以调控 AMPA 受体和细胞信号传导过程相关的酶合成。最近的研究发现，慢性使用可卡因（或吗啡）可诱导 ΔFosB 在伏隔核表达并长期存在，这与药物引起的神经元可塑性改变及行为反应相关。提示从偶尔或娱乐性用药到成瘾性用药的转化中，ΔFosB 起着重要作用。也有人报道，可卡因撤药后可引起 VTA 的 GluR1 水平升高并持续数天，这可能促进了成瘾的形成。另外，在撤药后有多种与多巴胺传递相关的蛋白含量和功能发生改变，包括酪氨酸羟化酶、多巴胺转运体、RGS9－2、D2 自身受体等，这些改变也可持续数天。

成瘾期——药物滥用的最终结果：此时，成瘾者即使设法停止用药，但复发（复吸）的易感性仍可持续数年以上。复发易感性的基础与其伴随的细胞和分子的可塑性持久的改变相关。有趣的是，像运动敏化和觅药行为一样，随着戒断时间的延长，相关蛋白的含量和功能变化也越来越显著。

总之，药物成瘾的机制研究尽管有了明显进展，但由于成瘾动物模型的局限性，仍需要将活体清醒动物与人类脑影像技术及相关中枢分子放射性标记示踪技术相结合，方可对药物成瘾机制做进一步阐明。

第五节　药物成瘾的治疗

药物成瘾的治疗亦称戒毒。包括脱毒（消除戒断综合征）、康复（消除脱毒后的稽延症状）和回归社会（预防复吸）等多个环节，是一项从生物-心理-社会多方面对诱发复吸进行干预的系统工程。目前，国内外大多数戒毒机构仅能够做到成功脱毒，而对于消除患者脱毒后的稽延症状，尤其是对缓解成瘾药物的心理渴求（心瘾）和防止复吸，仍缺乏有效的措施。从医学生物学的角度来讲，当前国内外主要采用的治疗药物成瘾的方法有药物和非药物两类。

一、药物疗法

脱毒的目标药物可分为麻醉药物（美沙酮、阿片）和非麻醉药物（可乐宁、莨菪类、阿片受体拮抗剂、中草药等）两大类。

（一）模拟成瘾药物作用的药物

该药物的作用必须缓慢而持久，使其脑内药物浓度保持平台式，波动幅度小。就阿片类药物成瘾而言，目前国际上推崇的是下列两种药物。

1. 美沙酮（methadone）　这是一种人工合成的 μ 阿片受体激动剂，一次服用药效可维持 24 小时。应用时又分为美沙酮替代递减法和美沙酮维持疗法。所谓替代递减法是美沙酮单一用药，逐日递减，从初期每天 60～100mg 逐天减量，两周内降至零。这种方法对部分人行之有效，但到最后阶段往往很难完全停药，因为随着美沙酮药量降低，渴求欲逐渐升高，患者对按计划停药的依从性很差，勉强停药后也极易复发。美沙酮维持疗法是指每天给予足量美沙酮（60～100mg），根据每一患者的个体需要，确定一个维持量，不要求中途停药，而是按计划长期甚至终身服用。这种方法使体内吗啡受体全部饱和，因此患者不再产生渴求欲，可以正常工作，也减少了由于互用不清洁针具而感染艾滋病的机会。这是该法的成功之处。但由于美沙酮血药浓度保持恒定，患者得不到吸毒时的高潮和欣快感（后者必须在药物浓度急速上升时才出现）。因此有的美沙酮维持者会出现以下情况：无钱时喝免费供应或低价供应的美沙酮，有钱时又去吸海洛因。

2. 丁丙诺啡（buprenorphine）脱毒法　丁丙诺啡是阿片受体的“激动-拮抗剂”，小剂量使用时产生激动剂作用，用量过大时转为拮抗剂作用。因此自动限制了本药的无节制使用。具体剂量根据患者吸毒历史和吸毒量进行调整，使初始剂量和递减剂量个体化。用药方法分舌下含片和肌内注射两种。舌下含片的优点是可以避免肝肠循环的损失。肌内注射法目前已不推荐用于脱毒。脱毒治疗周期为 10～14 天，若症状严重可延长治疗时间或静脉给药。不良反应有头晕、乏力、恶心、呕吐等，个别有直立性晕厥，严重时有呼吸抑制现象。

（二）阻断成瘾性药物奖赏效应的药物

如应用阿片受体阻断剂纳曲酮，使海洛因或吗啡等阿片类药物不能引起欣快感，因而停止了吸毒的念头。但由于服用纳曲酮期间会加重某些戒断症状或稽延症状（包括疼痛、抑郁、失眠等），影响了患者接受治疗的依从性。为此有人研制长效纳曲酮制剂，一次注射药效维持一个月。还有一种制剂通过特殊器具将一串药片推入皮下，作用可以保持一年。这些药物制品尚在研制之中。

（三）其他药物

我国宁波戒毒研究中心杨国栋教授实验室发现 ACh M 受体拮抗剂东莨菪碱能减少猴的吗啡自身给药行为。他们应用东莨菪碱和氯丙嗪复合静脉麻醉方法对海洛因吸毒者施行脱毒，期间病人处于麻醉状态，可以免除脱毒期可能出现的痛苦。据报告用该法脱毒后病人的心理渴求评分明显减少。北京安定医院姜佐宁教授应用 α_2 受体激动剂可乐宁（苯胺咪唑啉）可以减少应激诱发的海洛因复吸行为。国外有人报道多巴胺受体拮抗剂或 GABA 受体激动剂在实验动物中能减轻海洛因心理渴求和复吸行为。需要指出的是，这些方法用于脱毒都有一定效果是无可质疑的，至于能否产生防复吸的效果，尚需进行较长期（至少 6～12 个月）的系统观察加以验证。

二、非药物疗法

包括针刺和经皮穴位电刺激、颅脑手术进行神经核团损毁、心理矫正等疗法。

（一）针刺疗法

温祥来等（Wen 和 Cheung）1973 年首先报道针刺疗法可以治疗药物成瘾。他们在给一位准备接受神经外科手术的阿片成瘾者施行电针镇痛的过程中，发现电针刺激在镇痛的同时，能够消除该患者的戒断症状，随后在 40 位海洛因及阿片成瘾者中证实了这一结果。此后，西方国家逐渐接受针刺疗法治疗、可卡因、阿片尼古丁等药物成瘾，但主要使用耳针治疗。调查表明，在美国及一些欧洲国家，每天约有 5000 名药物成瘾者接受耳针治疗（Smith，1994）。但对耳针治疗可卡因成瘾疗效的系统评价不多。早期工作大部分肯定其疗效（Konefal 等，1994；Avants 等，2000），但近期一项大型调查得出阴性结果（Margolin 等，2002）。这些工作都有一个同样的设计思路，即用美国针刺脱毒协会（National Acupuncture Detoxincation Association，NADA）指定的耳穴作为有效穴位，将非 NADA 指定的穴位作为无效部位，而且只是进针后留针，而不加捻针，也不加电刺激。应该指出，不同耳穴之间相距很近，真穴与“假穴”的确定是否有足够的科学根据？如果进针后加以捻转或加以电刺激是否能增强疗效？这些都还有很大的改进空间。

北京大学医学部韩济生教授实验室根据针刺或电针（EA）以及经皮穴位电刺激能够促进中枢释放内源性阿片肽的发现，用电针或经皮穴位电刺激治疗药物成瘾。①从 1965 年开始研究针刺的镇痛作用，发现无论针刺（手针）、电针（先将不朽钢针刺入穴位，然后在针柄上施加脉冲电刺激）或在穴位皮肤上施加电刺激（韩氏穴位神经刺激仪，HANS）均可引起镇痛作用。其机制主要是引起中枢神经系统释放类似吗啡的物质（统称内源性阿片肽），低频（2Hz）刺激加速脑啡肽、内啡肽、内吗啡肽的释放，作用于 μ 型阿片受体，高频（100 Hz）刺激主要促进强啡肽释放，作用于 κ 型阿片受体，发挥镇痛效应。②由此进一步推测，阿片肽既然能镇痛，是否也能作用于吗啡受体，减轻药物依赖者停用毒品时出现的戒断症状？这一推测经电针吗啡依赖大鼠及 HANS 治疗海洛因吸毒者得到证实。研究发现电针或 HANS 确能减轻戒断症状，而且高频（100Hz）的效果高于低频（2Hz）。③进而考虑 HANS 是否能够减轻患者对药物的心理渴求？应用条件性位置偏爱（CPP）大鼠实验证实，低频电针可以显著减低吗啡引起的 CPP，高频电针效果较差。还发现 HANS 可以降低海洛因吸毒者在完成脱毒后仍然存在的渴求欲，也是低频优于高频。④虽然治疗身体依赖（高频刺激为优）与精神依赖（低频刺激为佳）各有最佳频率选择，但应用低频与高频交替出现的疏密波，则对两种情况均有效。这可能是由于疏密波可引起 4 种阿片肽同时释放，并产生协同作用之故。⑤在临床实践中，对海洛因成瘾者完成脱毒治疗后，用 HANS 疏密波治疗稽延戒断症状和防复吸，经过每月一次的尿检连续 12 次（一年）保持阴性，并用纳洛酮催瘾试验证明其是否确未复吸。经海南、上海、北京等地多中心试验，对 500 余例海洛因成瘾脱毒者进行一年以上追踪观察，一年未复吸的成功率为 20%以上，而未加韩氏仪干预者一年内 95%以上回复吸毒。

（二）颅脑手术神经核团损毁疗法

近年来有学者用颅脑手术损毁奖赏回路中的某些神经核团，企图达到戒毒的目的。这似乎是一种最"彻底"的解决方案，使患者彻底消除药物引起的奖赏作用。但人们提出的最大顾虑是，该手术在破坏药物奖赏的同时，是否同时损及天然奖赏，影响了正常人应有的基本生理要求。根据目前的研究结果，尚无证据证明成瘾药物具有独特的奖赏系统。换言之，天然奖赏与药物奖赏利用了共同的奖赏通路。因此选择性破坏药物奖赏通路而不影响天然奖赏的可能性比较小。可以预期，手术后短期内可能会降低对毒品的渴求欲。但这种效果是否能长期维持难以确定。因为虽然被手术破坏的神经元极难再生，但神经网络遭到休克性振荡暂时失效，这是有可能逐渐修复的。除上述原因外，颅脑手术带来的风险和人道主义考虑值得高度重视。因此首先就此问题进行系统的动物实验研究无疑是十分必要的。

（三）心理矫正疗法

由于药物成瘾者的心理状态已被极度扭曲，所以不管采用上述何种戒毒疗法，配合心理矫正疗法都是十分必要的。由于吸毒而继发的一系列后果，包括失去与亲属和友人的正常交往，失业甚至家破人亡的现状，毒友和贩毒者的勾引，都是朝着复吸的方向驱动。因此不论应用何种化学的或物理的方法，如果没有心理学的帮助，都会功亏一篑或前功尽弃。而要真正做到有效的心理治疗，不深入了解吸毒者复杂的内心世界是无法奏效的。这方面，同伴教育、"毒品成瘾者康复匿名团体（Narcotics Anonymous）"起着十分重要的作用，甚至不亚于一般的心理工作所能达到的效果。归根到底，政府投入和系统规划起决定作用。有人曾经加以计算，政府在戒毒方面每投入一元，可以得到 7.5 元的回报。为达到和谐社会的总目标，只有在政府组织下，科学工作者和社会工作者通力合作，才有可能迎来有效解决物质依赖问题的曙光。

参考文献

综述

1. American Psychiatric Association. Diagnostic and statistical manual for mental disorders. 4th ed. Washington DC：American Psychiatric Association，1994：108-109
2. American Psychiatric Association. Quick reference to the diagnostic criteria from DSM－Ⅲ－R. Washington DC：American Psychiatric Association，1987：107-108
3. Badre D，Wagner AD. Selection，integration，and conflict monitoring：assessing the nature and generality of prefrontal cognitive control mechanisms. Neuron，2004，41：473-487
4. Baunez C，Dias C，Cador M，Amalric M. The subthalamic nucleus exerts opposite control on cocaine and 'natural' rewards. Nat Neurosci，2005，8（4）：484-489
5. Bechara A，Nader K，van der Kooy D. A two－separate－motivational－systems hypothesis of opioid addiction. Pharmacol Biochem Behav，1998，59（1）：1-17
6. Han JS，Trachtenberg AI，Lowinson JH. Acupuncture. //《Substance Abuse——A comprehensive textbook》，4th Ed. JH Lowinson，et al. 2005：743-782
7. Hyman SE，Malenka RC，Nestler EJ. Neural mechanisms of addiction：the role of reward－related learning and memory. Annu Rev Neurosci，2006，29：565-598
8. Camí J，Farré M. Drug Addiction，N Engl J Med. 2003，349（10）：975-986
9. Kalivas PW，Volkow ND. The neural basis of addiction：a pathology of motivation and choice. Am J Psychiatry，2005，162（8）：1403-1413
10. Koob GF，Bloom FE. Cellular and molecular mechanisms of drug dependence，Science，1988，242（4879）：715-723
11. Koob GF，Le Moal M. Drug addiction，dysregulation of reward and allostasis . Neuropsychopharmacology，2001，24（2）：97-129
12. Koob GF，Sanna PP，Bloom FE. Neuroscience of addiction. Neuron，1998，21（3）：467-476
13. Miller EK. The prefrontal cortex and cognitive control. Nat Rev Neurosci，2000，1：59-65
14. Robinson TE，Berridge KC. Incentive－sensitization

and addiction. Addiction, 2001, 96 (1): 103-114
15. Schultz W. 2006. Behavioral theories and the neurophysiology of reward. Annu Rev Psychol, 57: 87-91
16. The Neurobiology of Cocaine Addiction. Science and practice perspectives. 2005, 3 (1): 4-10
17. Wise RA, Bozarth MA. A psychomotor stimulant theory of addiction. Psychol Rev, 1987, 94 (4): 469-492
18. 中华医学会精神科学会. CCMD-2-R 中国精神疾病分类方案与诊断标准. 南京: 东南大学出版社, 1995, 43: 54-55

原始文献

1. Badre D, Wagner AD: Selection, integration, and conflict monitoring: assessing the nature and generality of prefrontal cognitive control mechanisms. Neuron, 2004, 41: 473-487
2. Berns GS, McClure SM, Pagnoni G, Montague PR. Predictability modulates human brain response to reward. J Neurosci, 2001, 21: 2793-2798
3. Brebner K, Wong TP, Liu L, et al. Nucleus accumbens long-term depression and the expression of behavioral sensitization. Science, 2005, 310: 1340-1343
4. Capriles N, Rodaros D, Sorge RE, Stewart J: A role for the prefrontal cortex in stress- and cocaine-induced reinstatement of cocaine seeking in rats. Psychopharmacology (Berl), 2003, 168: 66-74
5. Cheng JJ, de Bruin JP, Feenstra MG: Dopamine efflux in nucleus accumbens shell and core in response to appetitive classical conditioning. Eur J Neurosci, 2003, 18: 1306-1314
6. Di Ciano P, Cardinal RN, Cowell RA, et al. Differential involvement of NMDA, AMPA/kainate and dopamine receptors in the nucleus accumbens core in the acquisition and performance of Pavlovian approach behavior. J Neurosci, 2001, 21: 9471-9477
7. Dong Y, Green T, Saal D, et al. CREB modulates excitability of nucleus accumbens neurons. Nat Neurosci, 2006, 9 (4): 475-477
8. Kelley AE, Schiltz CA: Accessories to addiction: G protein regulators play a key role in cocaine seeking and neuroplasticity. Neuron, 2004, 42: 181-187
9. Liang J, Li YJ, Ping XJ, et al. The possible involvement of endogenous ligands for mu-, delta- and kappa-opioid receptors in modulating morphine-induced CPP expression in rats. Peptides, 2006, 27: 3307-3314
10. Ma YY, Chu NN, Guo CY, et al. NR2B containing NMDA receptor is Required for morphine- but not stress-induced reinstatement. Exp Neurol, 2007, 203: 309-319
11. Montague PR, Hyman SE, Cohen JD. Computational roles for dopamine in behavioural control. Nature, 2004, 431: 760-67
12. Shi XD, Wang GB, Ma YY, et al. Repeated peripheral electrical stimulations suppress both morphine-induced CPP and reinstatement of extinguished CPP in rats: accelerated expression of PPE and PPD mRNA in nucleus accumbens implicated. Mol Brain Res, 2004, 130: 124-133
13. Zachariou V, Bolanos CA, Selley DE, et al. An essential role for Delta FosB in the nucleus accumbens in morphine action. Nat Neurosci, 2006, 9 (2): 205-211

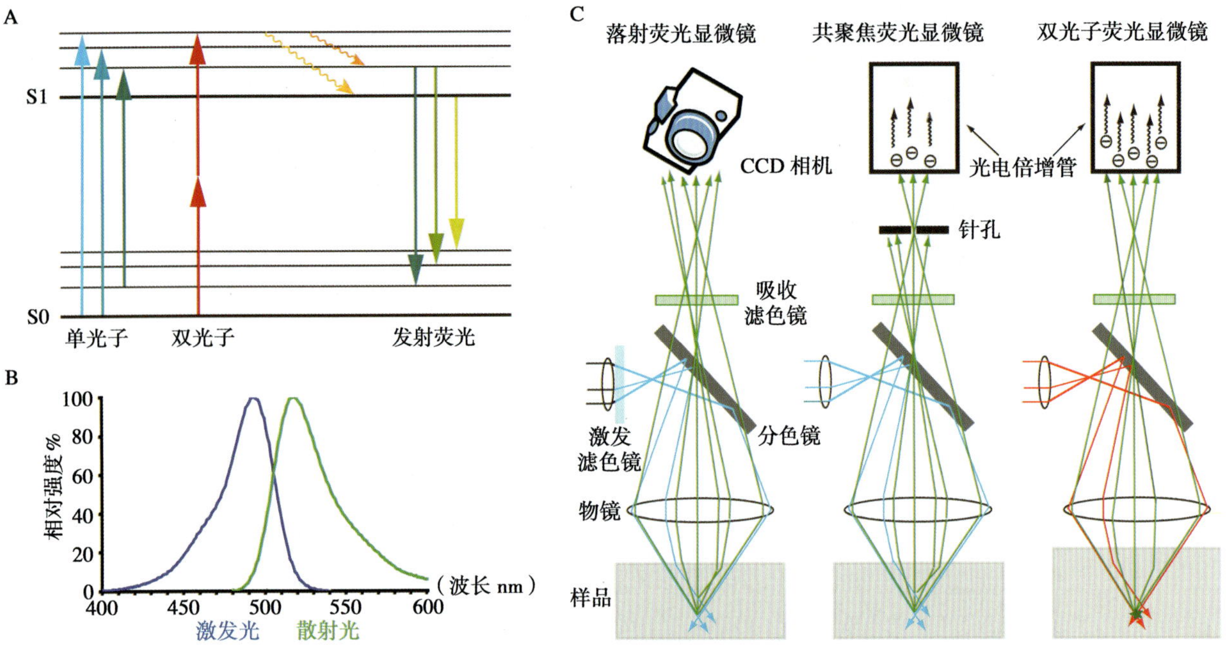

图 5-1　荧光激发和探测原理

A. 雅布隆斯基（Jablonski）图表显示了荧光分子激发和发射的过程。在吸收激发光子能量后，位于基态（S0）振动亚能级的分子被激发到激发单重态（S1）的振动亚能级之一。通过非辐射弛豫，被激发荧光分子先跃迁到 S1 的低振动亚能级，再返回基态 S0 的振动亚能级并发射荧光。荧光分子可吸收一个高能光子（单光子激发）或同时吸收两个低能光子而跃迁到激发态。B. 典型荧光分子的激发与发射光谱。由于激发态和基态振动能级分布，荧光分子的激发及发射谱呈镜象对称关系并有一部分重叠。 C. 落射荧光显微镜，激光共聚焦扫描显微镜及双光子显微镜的基本原理示意图。

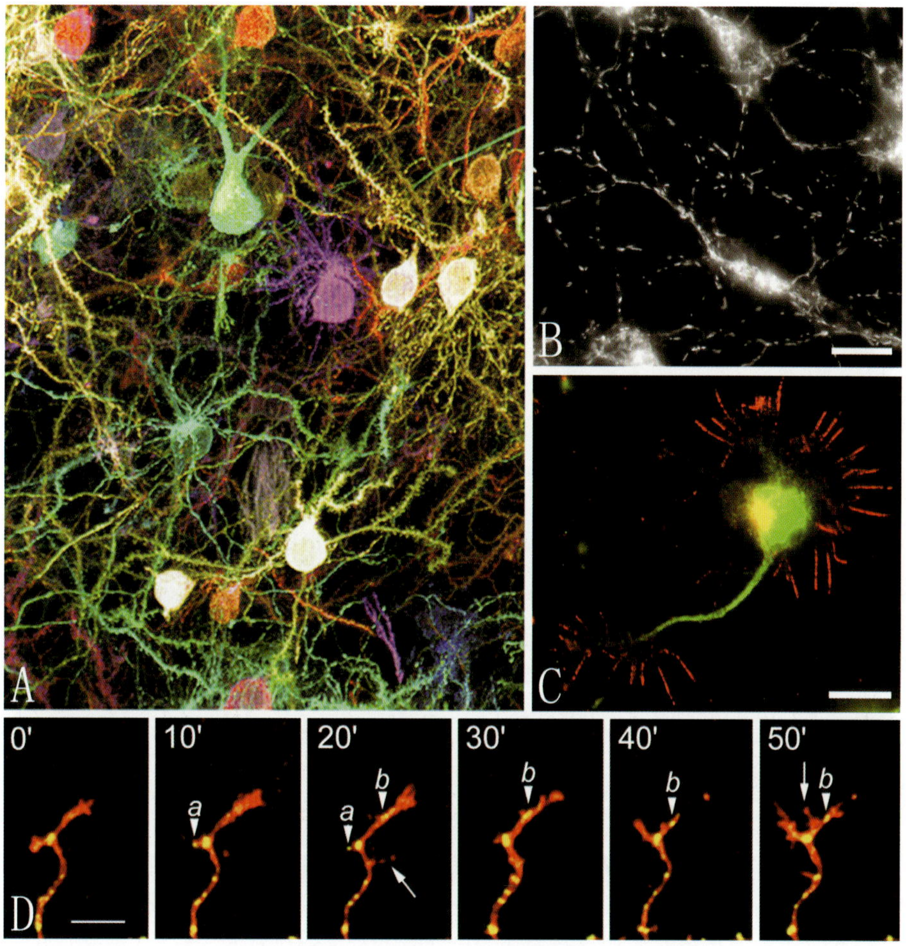

图 5-2　荧光显微成像观测神经细胞的结构与发育

A. 使用激光共聚焦扫描显微镜和不同羰花青荧光染料可观察脑片神经元的复杂形态（Gan et al.，2000）。多个神经元因被不同荧光染料标记而呈不同颜色。 B. 用荧光染料（MitoTracker）可标记并动态观察培养神经细胞的线粒体。C. 使用荧光标记抗体可探测培养神经细胞内不同蛋白激酶的分布。（B-C）成像使用 CCD 相机，图片由郑强博士提供。D. 使用双光子显微镜和二种不同荧光蛋白可观测活斑马鱼视网膜视神经节轴突（红色）和突触前膨体（黄色）生长发育。用间隔拍摄成像可观察到轴突分支和突触前膨体在体内的发育期间快速形成或消失。坐上角为时间标尺。细胞每次成像的时间间隔为 10 分钟。箭头头和箭头分别举例标出新形成的膨体和轴突分支。箭头头标出的膨体 a 只存在于第二和第三张图片，而膨体 b 至少在 4 个图片中存在。由文献（Meyer and Smith，2006）改画。 标尺：10 微米（B-D）。

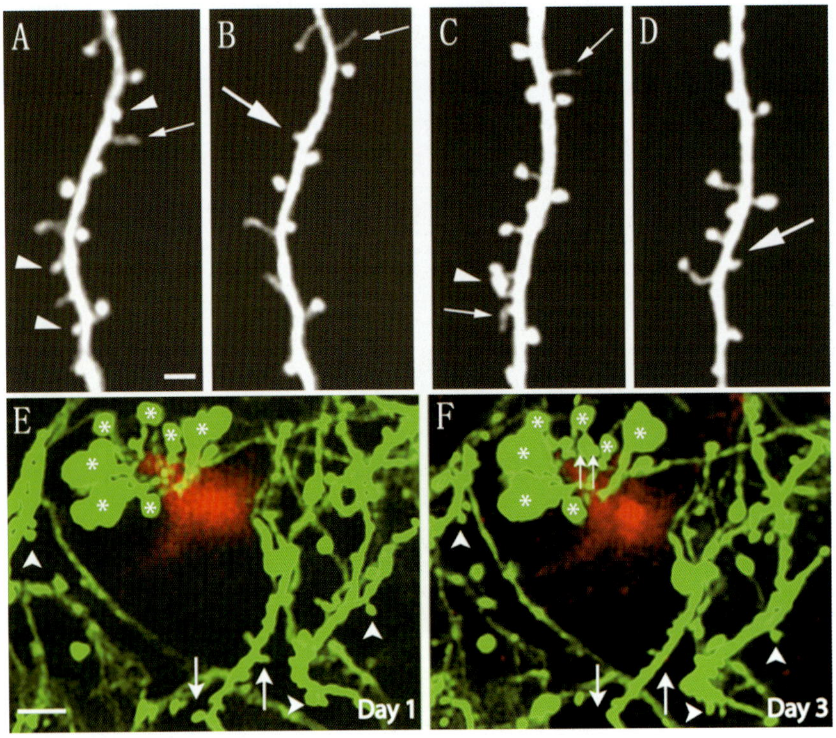

图 5-3 用活体成像研究鼠脑突触可塑性与病理

A-D，利用双光子显微成像技术和表达黄色荧光蛋白的转基因小鼠研究感觉体验对小鼠体感皮层树突棘的影响（Zuo et al.，2005）。A 和 B 为对照组的 4-6 周龄小鼠体感皮层同一树突分支的反复成像。C 和 D 为感觉剥夺（修剪胡须）组。箭头头、大箭头和小箭头分别标出树突棘的流失和形成以及树突棘前体（filopodium）的变化。观测标明感觉剥夺在此年龄段主要减少树突棘流失的速度，对数突棘的形成速度没有明显影响。E-F，用双光子显微技术间隔拍摄成像研究 AD 小鼠模型中淀粉样物质沉淀（红色）对树突及轴突的损伤程度。尽管大部分的树突棘（箭头头）和膨体（星形）在 2 天内保持稳定，但有一些结构明显发生变化，如树突棘流失（箭头）和膨体形成（双箭头）。标尺：2 微米（A-D）；5 微米（E-F）。

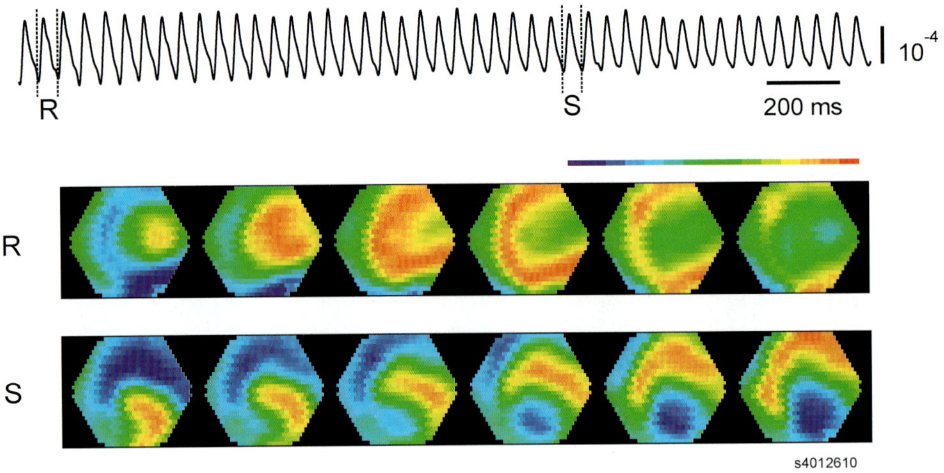

图 5-7 脑片中的兴奋波

由电压敏感染料和二极管阵列记录。图上方的波形是由一个光电二极管记录到的一串振荡。下方的假彩色图像是由所有 464 个光电二极管上的波形合成，以暖色（红 - 黄）代表波峰，冷色（绿 - 蓝）代表波谷。图中的图像为振荡中的两周（R 和 S）。周波 R 的空间分布为平面波，从一点开始扩布到四周。周波 S 为螺旋波，绕着一个中心旋转。每两图像间的时间间隔为 5 毫秒，六角形的记录区直径约 3 毫米。由文献（Huang et al., 2004）改画，乔治城大学黄小英提供。

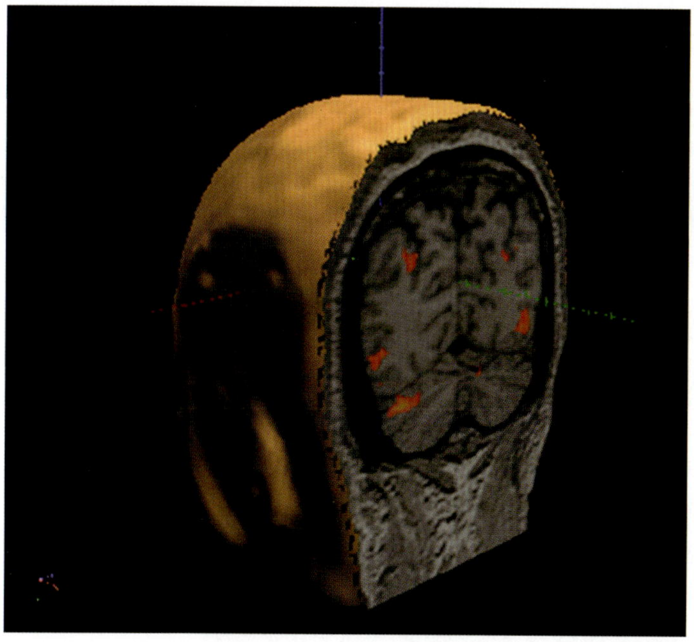

图 6-3　一项关于注意转移的 fMRI 研究。大脑顶叶皮层，梭状区以及外侧小脑在注意转移时激活（大脑中标有颜色的区域）

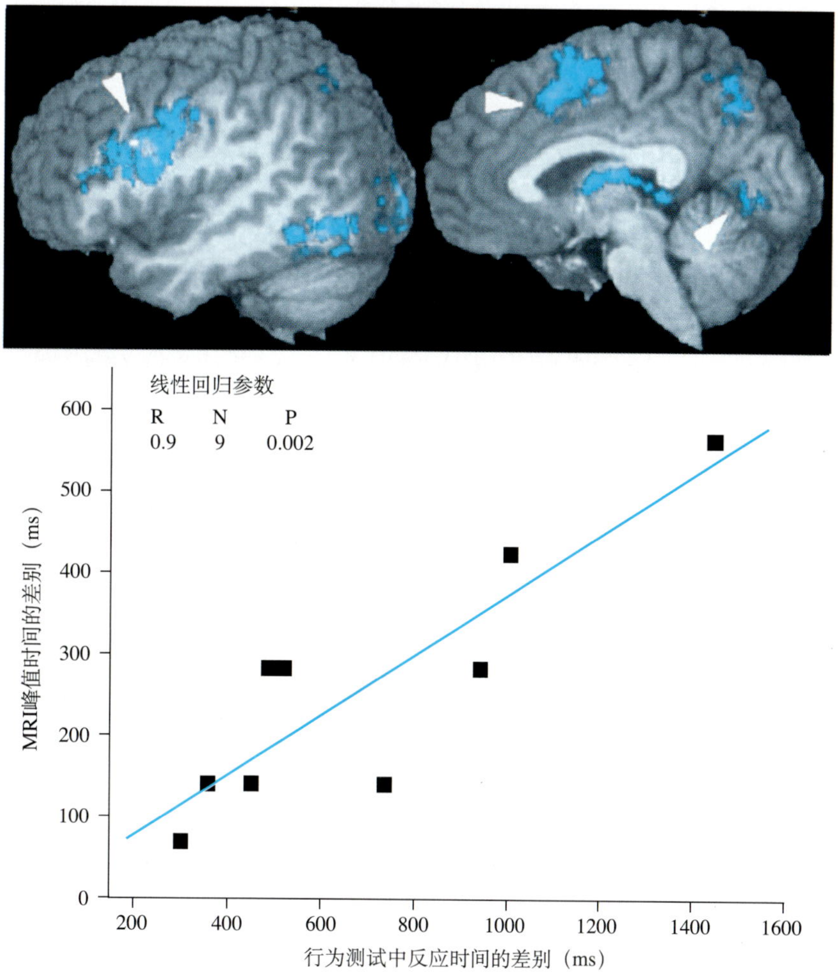

图 6-8　事件相关 fMRI 实验举例

上半图中绿色箭头标示了与工作记忆中注意转移密切相关的三个脑区：左侧背外前额叶，扣带回以及内侧枕叶区。下半图显示了左侧背外前额叶 fMRI 信号达到峰值的时间与行为学反应时之间的正相关。（Adapted from NeuroImage，Vol. 21，Li et al.，'Behavioral and…'，p.181-191，Copyright（2004），with permission from Elsevier.）

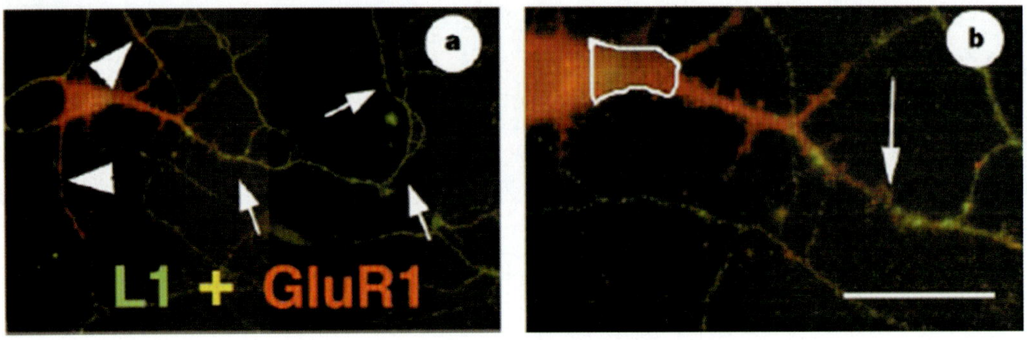

图 9-7　海马神经元中的轴突起始部和轴丘

（a）培养的海马神经元，用 L1（绿色）和 GluR1（红色）抗体进行双标记，GluR1 分布在胞体和树突上，L1 主要分布在轴突上；（b）白色框内为轴丘，轴丘远离胞体端与箭头处为轴突起始部。标尺为 20 μm（引自 Winckler B., Forscher P. and Mellman I., Nature 1999, 397：368-701）。

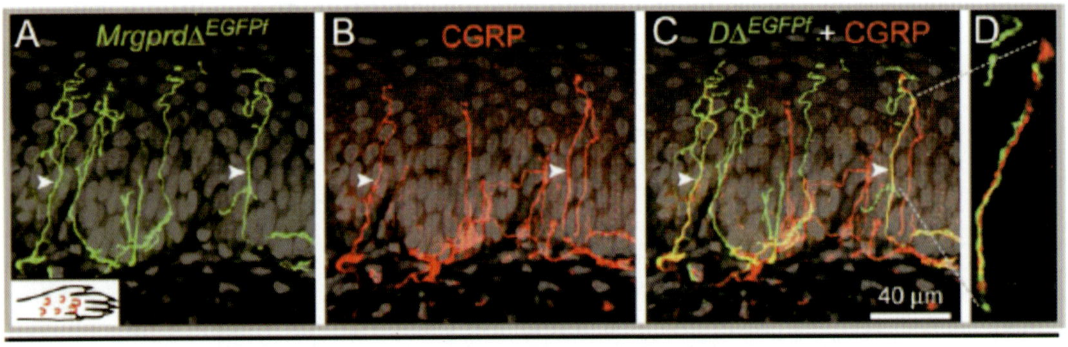

图 9-29　皮下组织中的游离神经末梢

（A）Mas 相关的 G 蛋白偶连受体（Mrgprd）启动子表达的荧光蛋白（EGFP）显示一组感受伤害性传入的游离神经末梢；（B）用降钙素基因相关肽（CGRP）标记的肽能传入游离神经末梢；（C，D）皮下组织存在有不同类型的游离神经末梢。（引自 Zylka MJ，et al. Neuron 2005，45: 17-25）

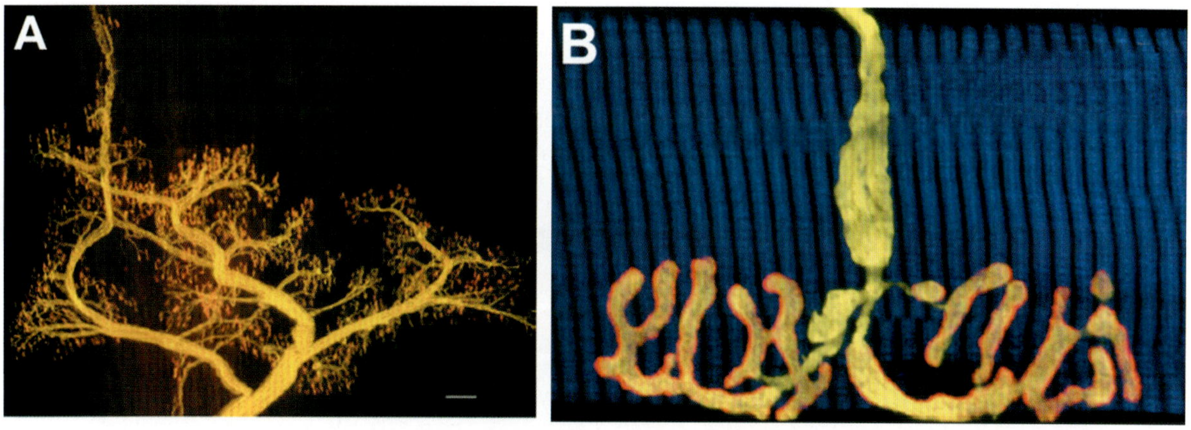

图 9-31 运动神经元支配肌肉的终末纤维

（A）运动神经元分叉成许多无髓分支；（B）终末纤维沿着一条肌纤维的表面行走形成许多神经肌接头。（引自 Lichtman JW and Sanes JR. Journal of Neurocytology 2003 32：767-775）

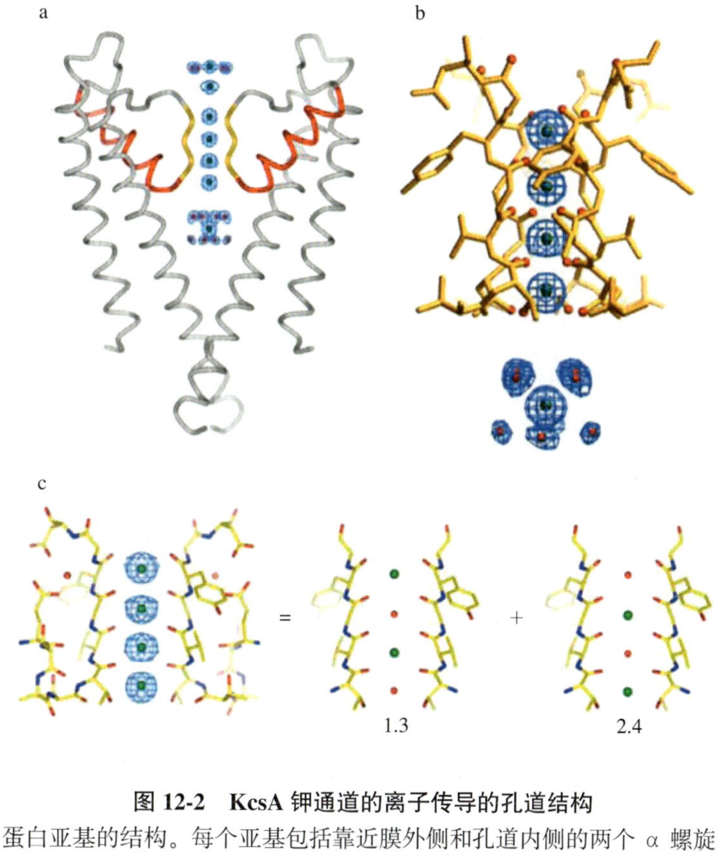

图 12-2 KcsA 钾通道的离子传导的孔道结构

图 a 显示两个 KcsA 蛋白亚基的结构。每个亚基包括靠近膜外侧和孔道内侧的两个 α 螺旋。图中四个钾离子蓝色电子密度网位于选择性过滤器内。游离的钾离子在进入通道前被一层水膜所包裹，以水合分子的形式存在。为了穿过选择性通道区，钾离子就必须摆脱水分子的束缚。进入通道后，K^+ 在中锥底部被八个水分子（带小红点的电子密度兰球）所包围。图 b，放大的四个脱水离子占据选择性过滤器的四个结合位点，以及中心腔内的一个水化离子。氨基酸侧链的氧原子（红色）形成的孔道内衬朝向通道中心。八个氧原子包围一个钾离子。运出通道的钾离子重新被水分子包裹。图 c，选择性过滤器的电子密度显示两个钾离子和两个水分子交替在过滤器内，即 1-3 和 2-4 的形式。引自 Doyle 等 1998 <科学>。

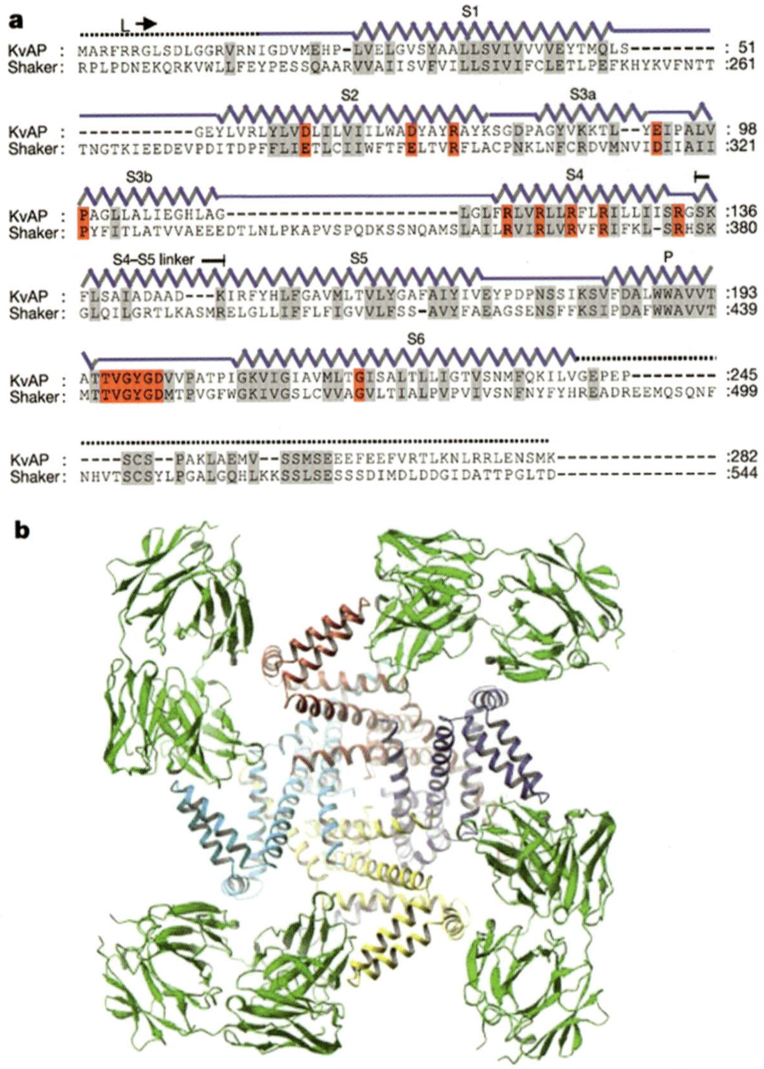

图 12-4　KvAP 钾通道结构

图 a 比较了 KvAP 和 Shaker 通道的氨基酸序列。高度同源区域以灰色标记。红色标记代表着与钾离子选择性和依赖电压的门控有重要关系的氨基酸。图 b，细胞内侧观察的 KvAP 晶体的四聚体结构（红，黄，浅蓝和深蓝）。单克隆抗体的 Fab 段（绿色）连接在膜电位感受器上。该图取自 Jiang 等 2003 < 自然 >。

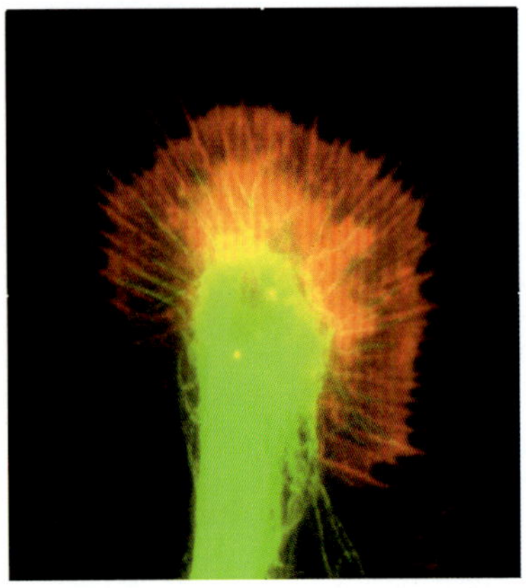

图 27-6　生长锥及其中动蛋白丝和微管分布

生长锥有指状突起、蹼状突起。

动蛋白丝（红色）分布在边缘多。

微管（绿色）分布在中心多，但是有向指状突起延伸的微管。

这是一个爪蟾发育过程神经管中一个神经经过固定后的染色结果：rhodamine-phalloidin 染动蛋白丝，抗管蛋白抗体染微管。

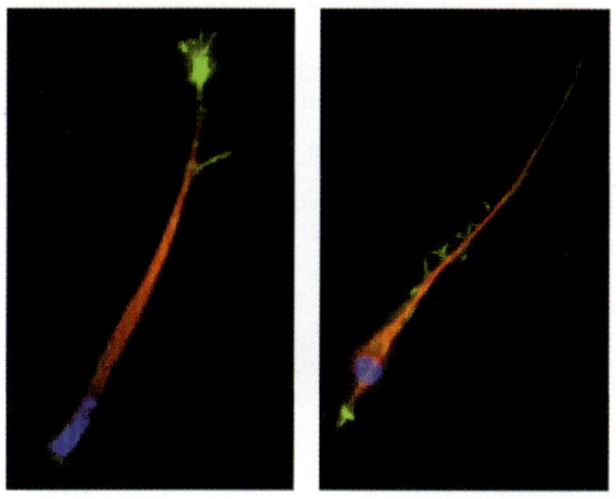

图 27-7 迁移的神经细胞

左：神经细胞迁移过程中，有领先突起。领先突起有分枝，动态竞争，其中一枝成为主干，带领细胞体的移动，其后，又不断重复分枝竞争，决定细胞移动方向。

右：迁移的神经细胞也可以原来领先突起的生长锥消失，在细胞体完全相反的一边长处出新的突起，导致细胞 180 度转向。

图显示鼠脑 SVZ 细胞，动蛋白丝染绿色 、微管红色。

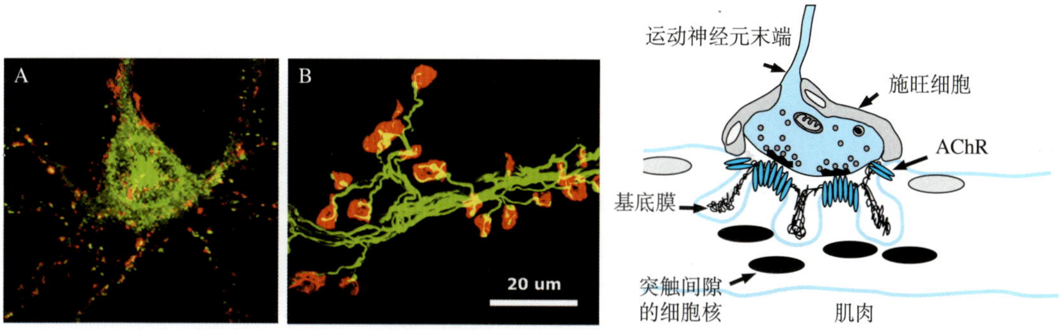

图 28-1 突触的结构

A．海马神经元形成上千个突触，红色荧光为 PSD95，绿色荧光为 Synaptophysin。B．神经肌肉接头（NMJ），红色荧光为罗丹明标记 α 银环蛇毒素显示的 AChR，绿色荧光为 neurofilament 和 Synaptophysin。A 和 B 的比例尺相同，NMJ 的面积约为海马神经元突触的 100 倍以上。C．NMJ 的结构，神经肌肉接头由突触前部，突触间隙和突触后部组成。神经末梢和神经干被雪旺细胞包绕，后者对突触具有稳定作用。突触基底层含有突触分化信号，包括聚集素（agrin）等。接头后皱折（junctional fold）聚集高密度的 AChR 和钠通道等。突触前活性带（active zone）与接头后皱褶紧密对应。（图片由 Ezekiel Carpenter-Hyland 和 Xian-Ping Dong 提供）。

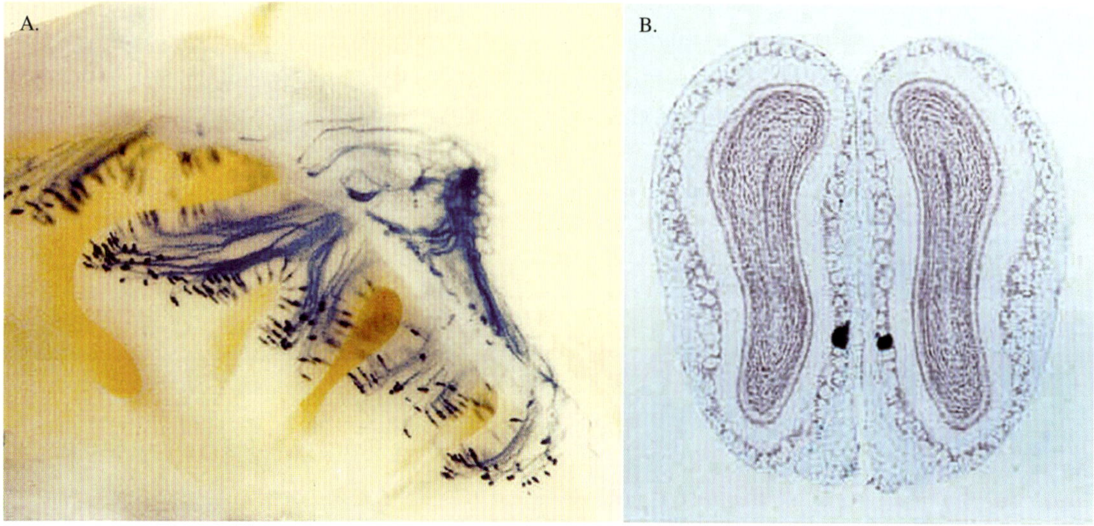

图 35-4 表达同一受体的 OSN 聚合到嗅球中特定的嗅小球

A．表达 P_2 受体的 OSN 在嗅上皮中弥散分布在其中的一个区。B．P_2 受体细胞的轴突聚合到嗅球上两侧对称的嗅小球。（基于 Mombaerts et al.1996）

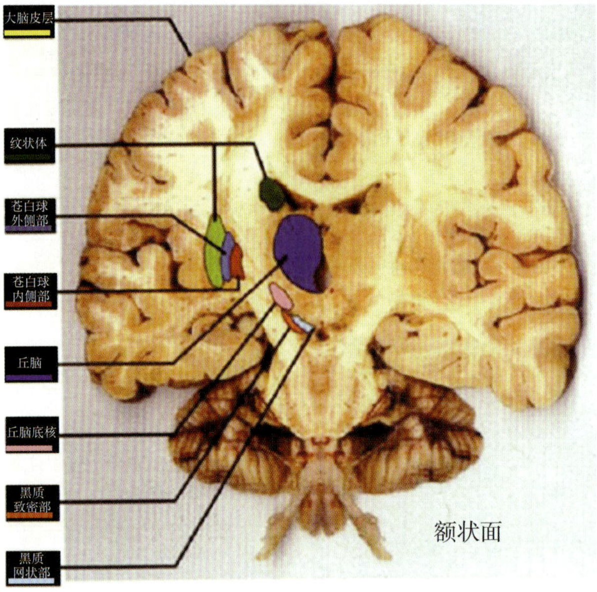

图 44-2　基底神经节的解剖位置

STN：丘脑底核；GPe：苍白球外侧部；GPi：苍白球内侧部；SNc：黑质致密部；SNr：黑质网状部；Th：丘脑；STR：纹状体；C：大脑皮层。

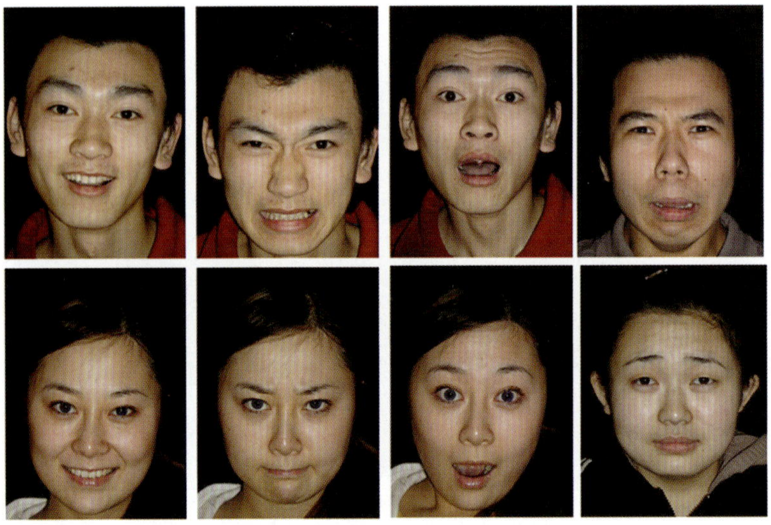

图 47-1　中国人的几种基本表情

Ekman的开创性研究为基本情绪理论奠定了基础。Israel等(2004)进一步研究了不同情绪下的自主神经系统活动模式。他们用电影片段诱发被试快乐、愤怒、恐惧、满足、厌恶、悲伤的情绪，同时记录皮肤导电率、血压和心电图，以及被试的主观报告；模式分类分析（pattern classification analysis）显示除了厌恶以外，不同情绪类型都显示了特定的自主神经活动模式。

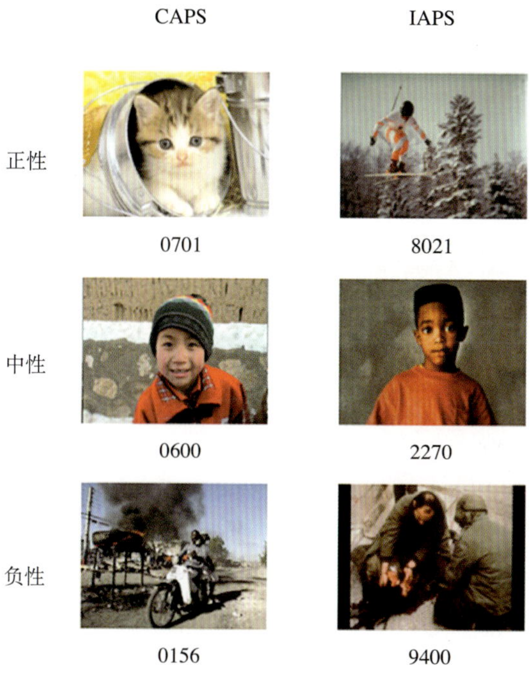

编号	愉悦度	唤醒度	优势度
8021	6.75	6.67	5.79
2270	5.21	4.23	5.98
9400	2.42	6.63	3.29
0701	7.72	5.70	7.74
0600	5.00	4.13	6.22
0156	2.50	5.78	2.38

图 47-2　中国情感图片系统（CAPS）与国际情感图片系统（IAPS）的比较（引自白露等，2005）

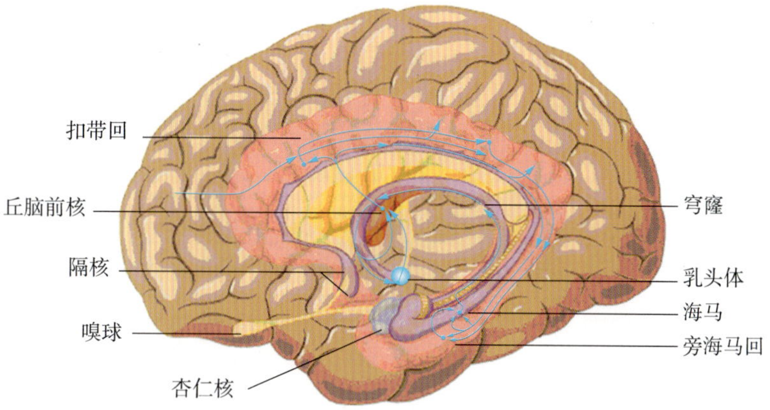

图 47-4　边缘系统所包含的主要脑结构

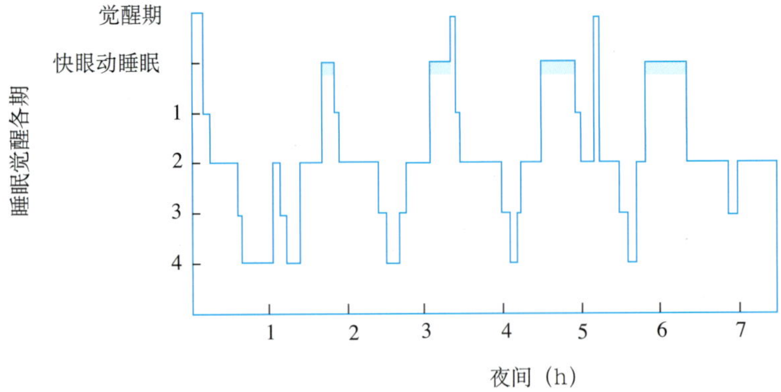

图 48-2　人类睡眠过程中的周期性变化

正常睡眠通常由一期开始，随后相继过渡到二、三、四期睡眠和快眼动睡眠。第一次快眼动睡眠大多在入睡 90100 分钟后开始。快眼动睡眠后，又会出现类似的周期性改变。夜间睡眠通常包括 4 ~ 5 个睡眠周期。三、四期睡眠主要出现在前半夜的睡眠过程中，而快眼动睡眠则主要出现在后半夜的睡眠过程中。

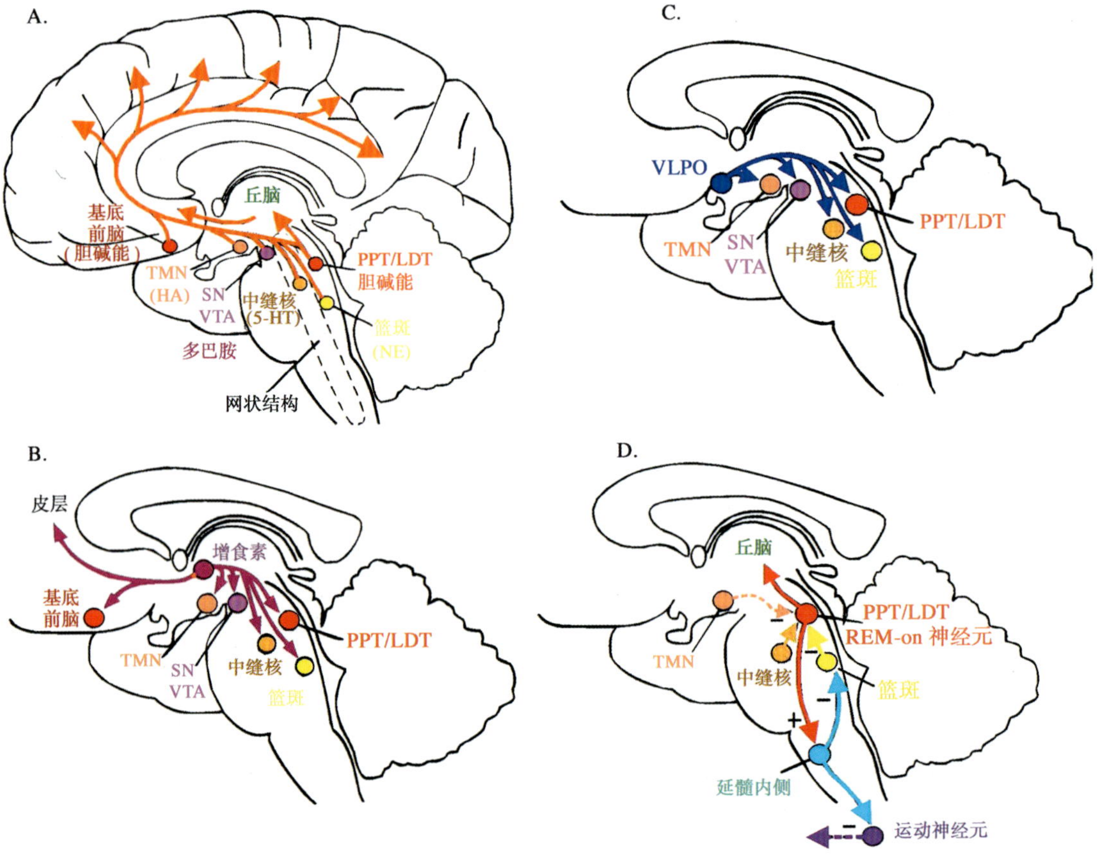

图 48-3　参与控制觉醒（A 和 B）、非快眼动睡眠（C）和快眼动睡眠（D）的系统

A. 参与维持觉醒的神经元系统。结节乳头体核的组胺能神经元，中脑的多巴氨能神经元，基底前脑、脚桥被盖核和外背侧被盖核的胆碱能神经元，中缝核的 5- 羟色胺能神经元，和蓝斑的去甲肾上腺素构成广泛的投射系统。B. 位于下丘脑外侧的增食素能神经元进一步增强上述神经元的活动。C. 腹外侧视前区的 GABA 能神经元通过抑制上述各种维持觉醒的神经元而促进睡眠。D. 快眼动睡眠是由脑干产生的。脚桥被盖核和外背侧被盖核的胆碱能神经元促进快眼动睡眠的产生。这些神经元通过前脑的投射引起脑电的去同步化活动和 PGO 波。这些神经元还间接地通过脑桥网状结构促进延髓的甘氨酸能神经元的活动，而后者则通过抑制脊髓前角的运动神经元而引起肌张力消失。在觉醒时，5- 羟色胺能神经元和蓝斑的去甲肾上腺素能神经元通过抑制胆碱能神经元而抑制快眼动睡眠。5- 羟色胺能神经元和蓝斑的去甲肾上腺素能神经元的活动在快眼动睡眠起始前和快眼动睡眠过程中受到一部分脑干 GABA 能神经元的抑制(由于空间篇幅所限，未在图中显示)，由此导致胆碱能神经元活动增强并引起快眼动睡眠。

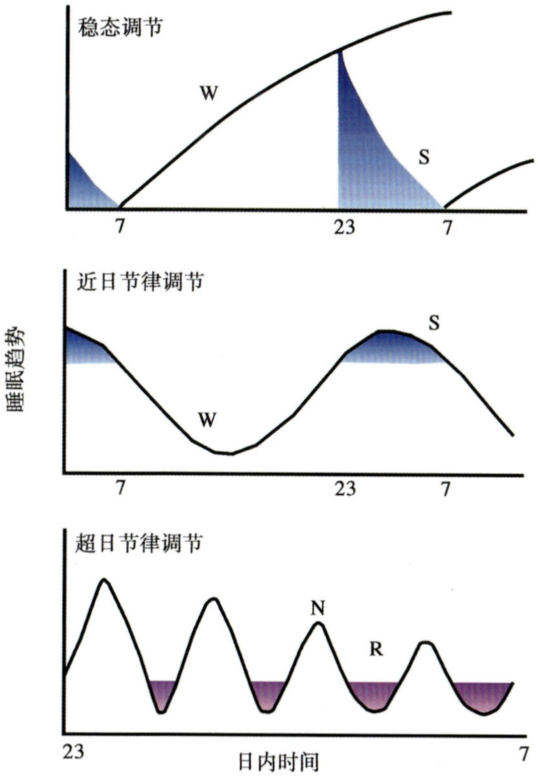

图 48-4　调节正常睡眠过程的三个主要因素。

图中的横坐标为昼夜 24 小时内的时间。其中 7-23 小时为觉醒期，23-7 小时为睡眠期。在正常的睡眠觉醒周期过程中，睡眠的倾向主要由睡眠的稳态、睡眠的近日节律和睡眠的超日节律这三种因素调节。睡眠的多少和深度由稳态过程调节。睡眠的压力随觉醒时间的延长而增加，随睡眠时间的延长而降低。近日节律主要调节睡眠何时发生。超日节律调节非快眼动睡眠和快眼动睡眠之间的相互转换。这种转换受到稳态过程的影响。由于非快眼动睡眠的压力在睡眠过程中逐渐降低，所以非快眼动睡眠和快眼动睡眠在睡眠过程中呈现不同的分布。（根据以下来源重绘：Achermann P and Borbely AA. Front Biosci. 8:s683-93, 2003）.

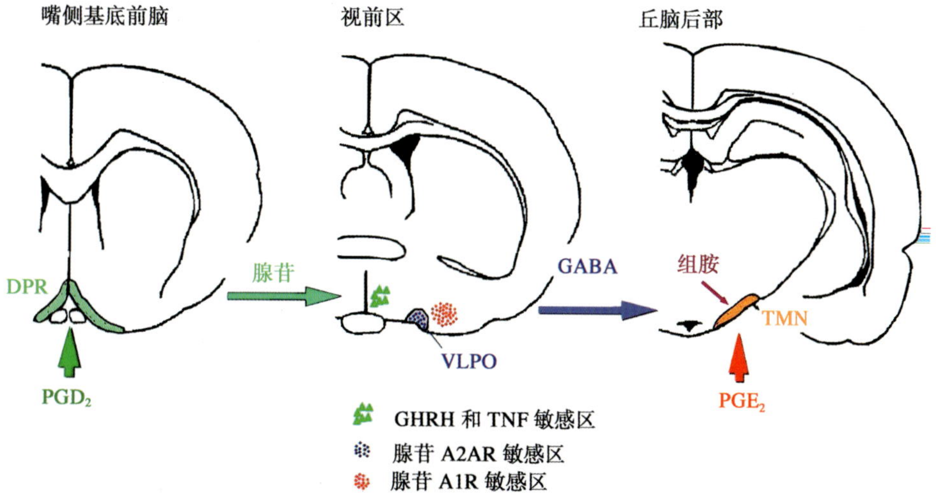

图 48-5　各种睡眠调节物质的作用部位

前列腺素 D2 作用于基底前脑的表面，并通过刺激腺苷的释放而引起睡眠。腺苷则通过 A2A 型受体刺激腹外侧视前区的 GABA 能神经元和通过 A1 受体抑制基底前脑的胆碱能神经元，并由此促进睡眠。生长激素释放激素和肿瘤坏死因子都可以作用于视前区而增加睡眠。前列腺素 E_2 则可通过刺激结节乳头体核的组胺能神经元而促进觉醒。（根据以下来源改绘：Hayaishi O and Urade Y. Neuroscientist, 8:12-5, 2002）

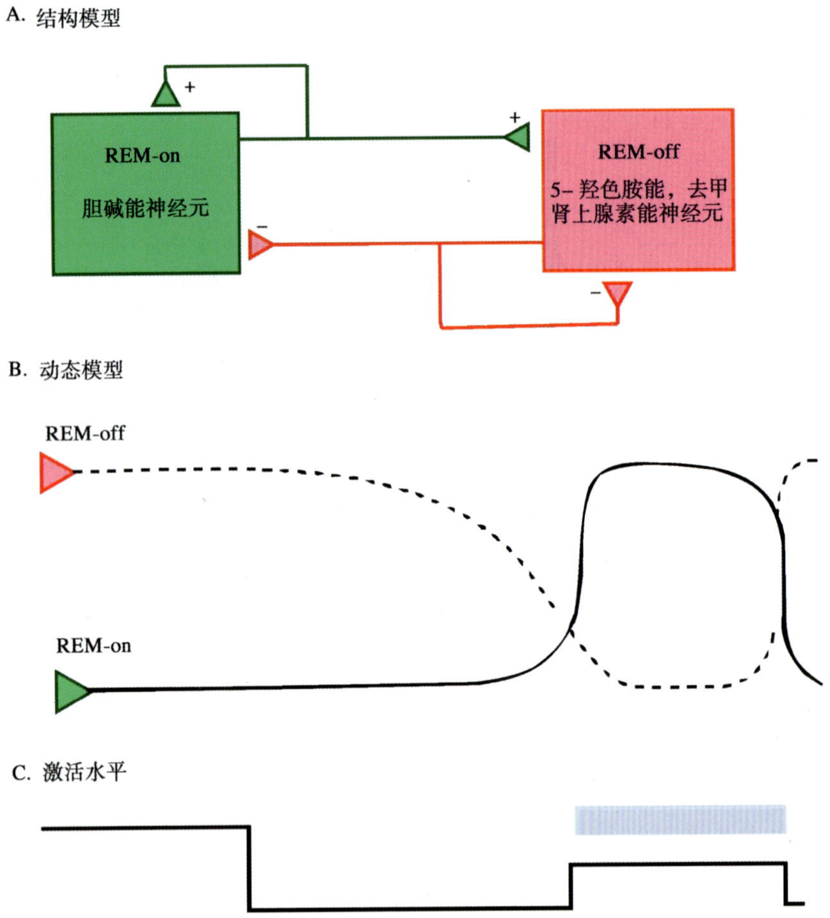

图 48-6　相互作用模型

A. 结构模型表示脑干 PEM-On 和 PEM-Off 神经元之间的相互作用关系。B. 动态模型表示 PEM-On 和 PEM-Off 神经元放电活动的周期性动态变化。觉醒时 PEM-Off 神经元放电活动很高而 PEM-On 神经元放电活动很低（图左侧）。相反，快眼动睡眠时，PEM-Off 神经元放电活动很低而 PEM-On 神经元放电活动很高 (图右侧)。而非快眼动睡眠则处于两者之间的过渡状态。C. 激活水平表示由 PEM-On 和 PEM-Off 神经元放电活动所决定的脑组织激活程度。在觉醒和快眼动睡眠状态下脑的激活水平都很高。淡紫色的带表示快眼动睡眠时脑的激活状态不同于觉醒时脑的激活状态。（根据以下来源重绘 : Hobson JA. // Zigmond MJ, et. al., eds. Fundamental Neuroscience. San Diego: Academic Press, 1999）

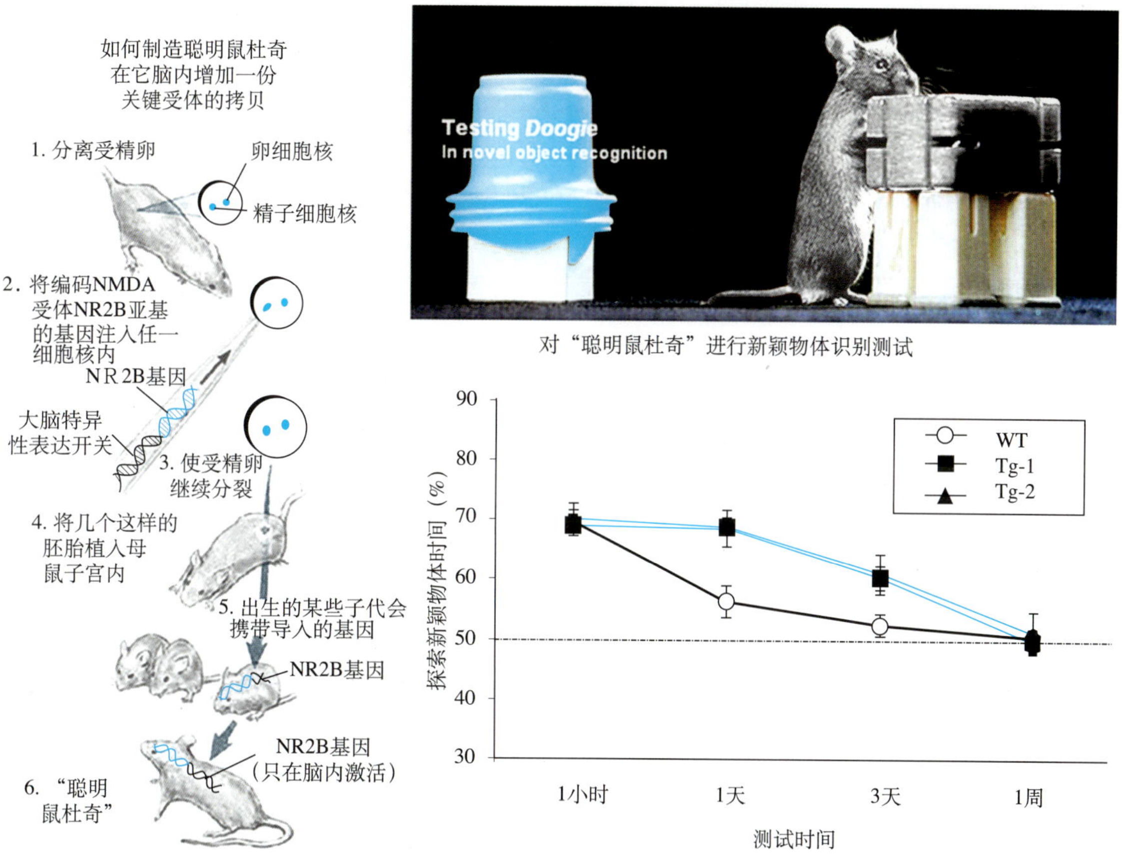

图 49-4　通过转基因技术研制的“聪明鼠”

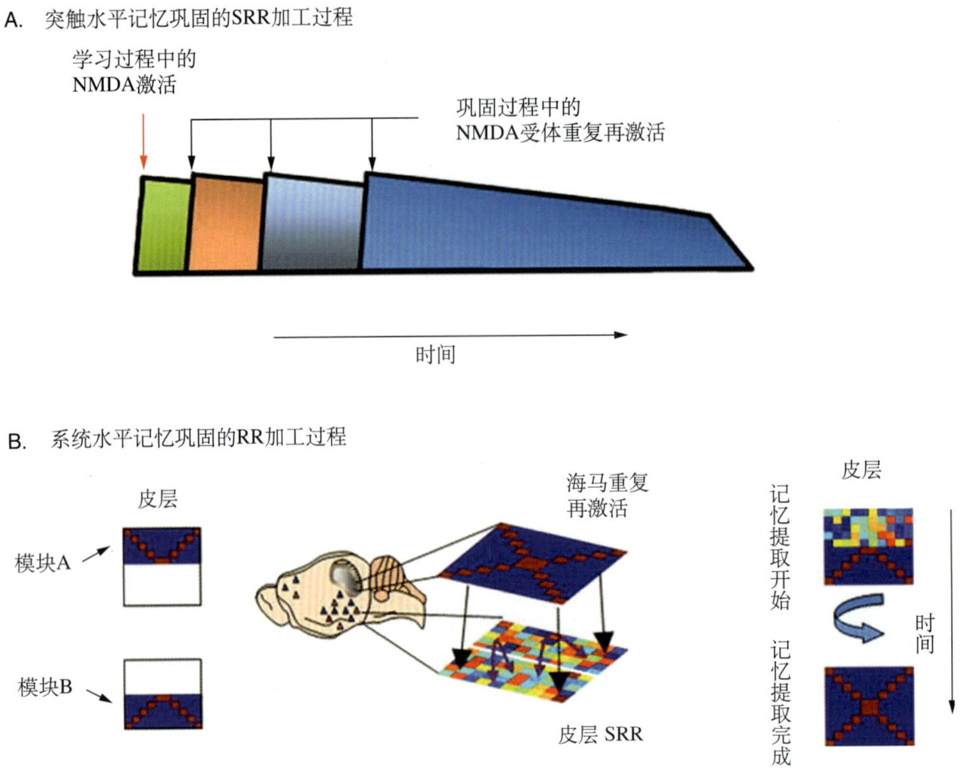

图 49-5 长时记忆巩固的突触再激活强化模型

A．在记忆巩固阶段，海马 NMDA 受体的重复再激活使得原先在学习阶段被改变的突触联接得以重新强化，分子的重激活强化了在学习过程中涉及的神经元之间的突触链接。B．海马的重复再激活也可能触发分属不同感觉模块的皮层神经元共激活，从而强化皮层神经元突触之间的联接，这种联接主要存在于皮层模块 A 和 B 之间或单个模块内部。一旦记忆被巩固，适当的线索就能够直接提取出储存在皮层各模块之间的记忆。

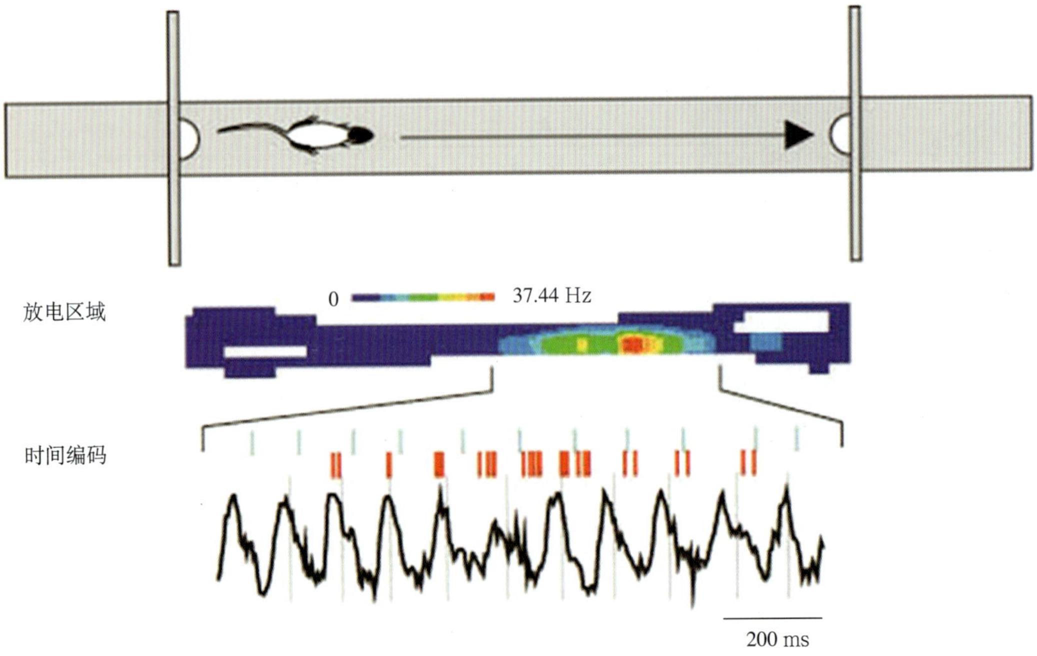

图 49-6 海马位置细胞放电与 θ 波相位关系

上图显示大鼠在两端交替放有食物的线性轨道中来回运动。中图为大鼠在线性轨道中多次来回运动后得到的一个海马位置细胞的位置野图，颜色表示放电频率。下图显示在大鼠一次线性运动过程中，该位置细胞的放电序列与脑电 θ 节律。上短线标记 θ 节律的周期（0° ~ 360°），中线为位置细胞的簇状放电，穿过 θ 脑电波的长线标记每个 θ 波的 270° 处，可见随着大鼠经过位置野的不同部位，位置细胞的簇状放电相对于 θ 波的相位有个相对移动。

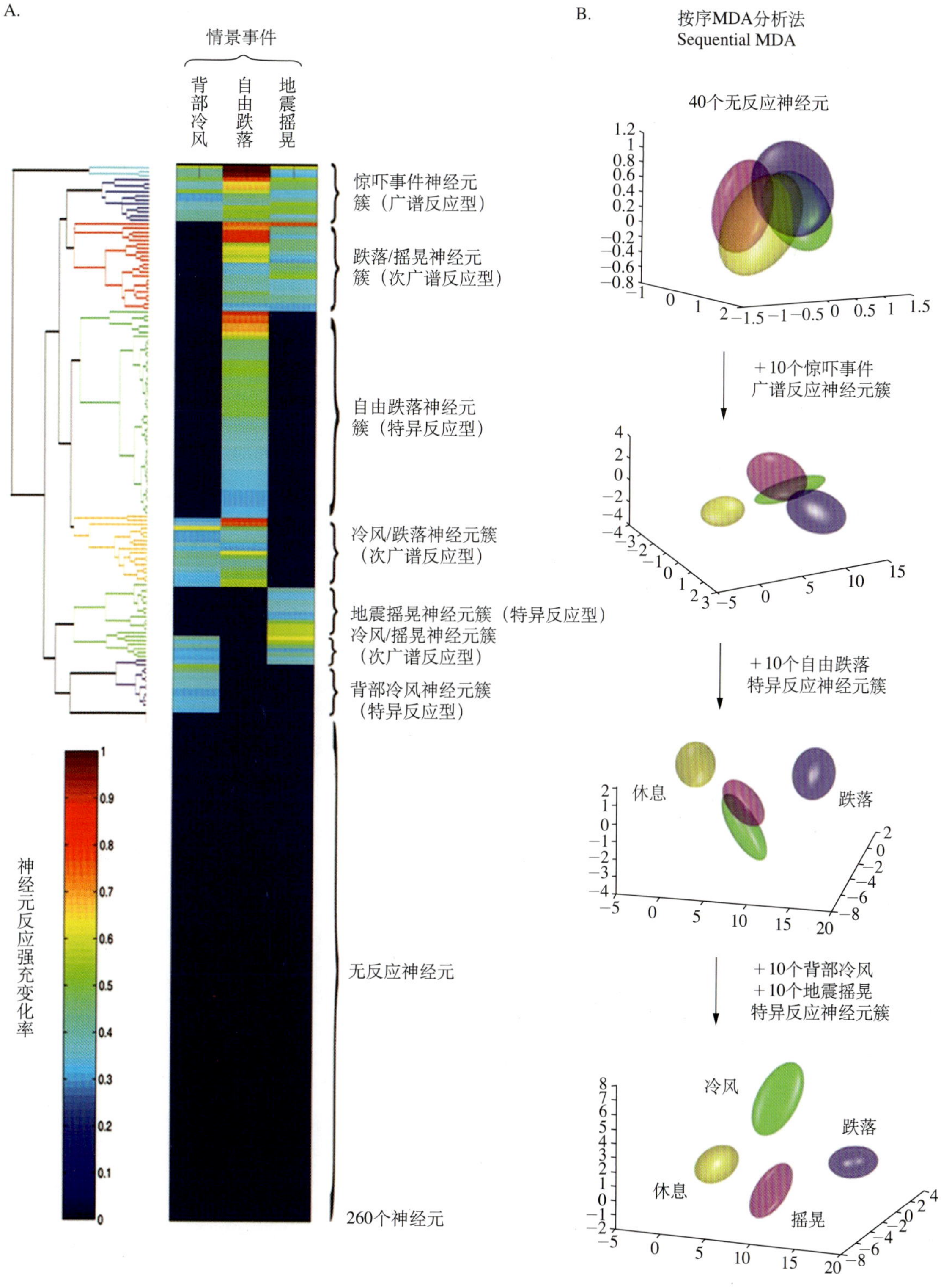

图 49-9　CA1 神经元集群功能编码单位的鉴别

A．在小鼠海马 CA1 区记录到的 260 个神经元对惊吓刺激的反应分类，显示有 7 个主要的神经元簇：惊吓事件簇、自由跌落－地震摇晃簇、自由跌落簇、地震摇晃簇、地震摇晃 - 背部冷风簇、背部冷风簇、背部冷风 - 自由跌落簇（在图左边的系统结构树上由不同颜色显示）。对惊吓刺激没有反应的神经元分组显示在图的下半部分。左边的色彩条为反应的大小。B．特殊的神经元簇表现出很强的区分能力，初始的 40 个没反应的神经元组不能对任何事件进行区分（顶部小图），当加入 10 个最强反应的惊吓事件广谱反应神经元时，休息组（黄色）从惊吓刺激团中区分出来。进一步地加入 10 个自由跌落神经元簇，自由跌落组（蓝色）被从仍是混成一团的背部冷风和地震摇晃团中分离出来。然后再加入 10 个背部冷风神经元簇和 10 个地震摇晃神经元簇，所有惊吓事件组都得到完全区分（底部小图），显示神经元簇在神经事件编码的判别分类中扮演了重要的角色。[引自 Proc Natl Acad Sci U S A．2005，102(17):6125-30]

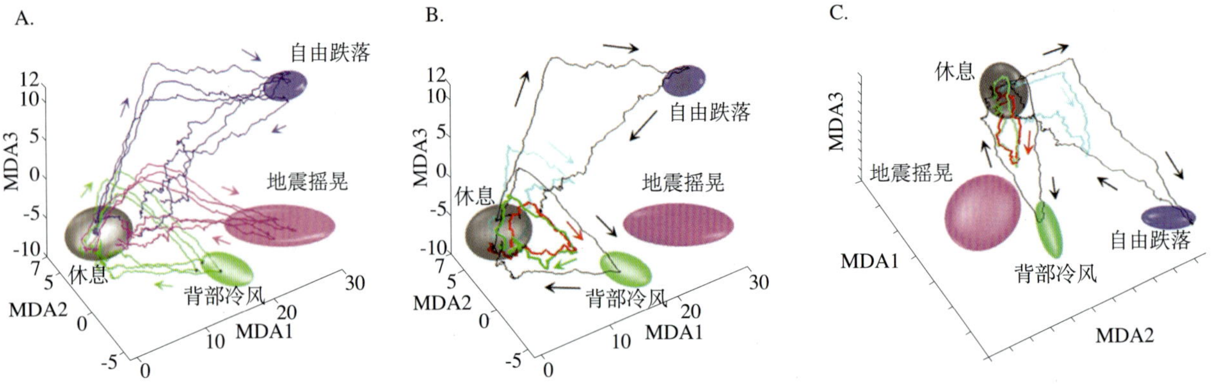

图 49-10　惊吓刺激后海马 CA1 神经元网络惊吓记忆编码痕迹的实时监测

CA1 神经元网络对惊吓事件的编码可通过 MDA 方法进行分类、可视化与动态解码。A. 运用 MDA 方法，可把小鼠在休息（灰色椭圆）、背部冷风（绿色椭圆）、自由跌落（蓝色椭圆）和地震摇晃（紫色椭圆）等不同时段的神经元集群放电模式投射到一三维空间中；MDA1-3 表示判别轴。在受到惊吓刺激时，可观察到神经元网络的实时活动状态（投射轨迹）从“休息”状态椭圆迅速投射到相应的“惊吓”状态椭圆中，接着又回到“休息”状态椭圆中。图中分别显示了每种惊吓刺激三次刺激过程中的 CA1 神经元网络的实时活动轨迹。B. 对小鼠给予真实惊吓刺激后的几分钟内，CA1 神经元网络在三维空间中的活动轨迹。可见在真实的背部冷风和自由跌落刺激后（黑线），有惊吓记忆痕迹的的自发激活［两次在背部冷风刺激后（绿线和红线），一次在自由跌落刺激后（蓝线）］，其投射运动轨迹的形状与真实惊吓刺激引起的相似，只是幅度略小（箭头指示运动方向）。C. 进行一角度旋转后，在不同三维角度观察 B 图中的同一运动轨迹。可见惊吓记忆痕迹的的自发激活，其活动轨迹投射具有方向特异性，并与真实的惊吓刺激所引起活动轨迹的几何形状非常相似，只是投射的幅度有所下降。［引自 Trends in Neurosciences.2006, 29（1）：46-57］

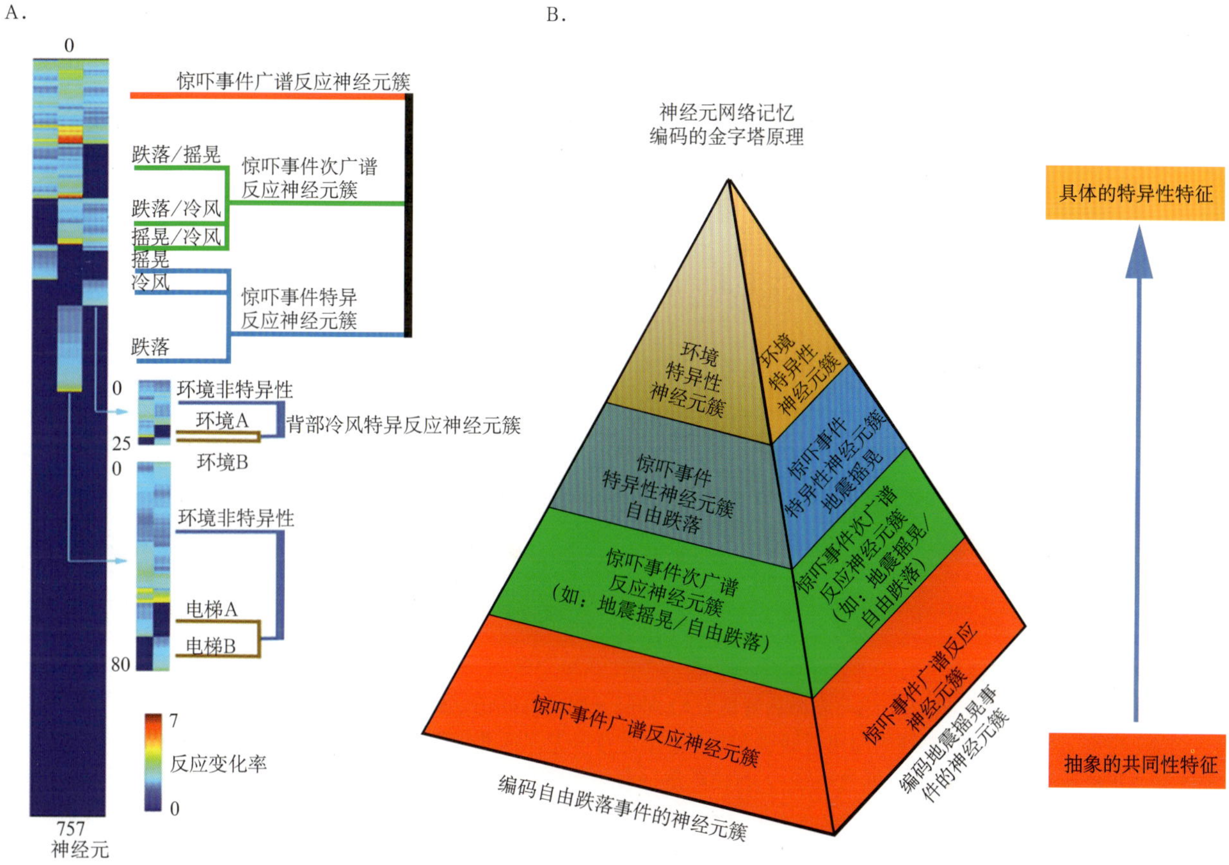

图 49-11　神经元群体编码记忆的分类和分级组织

从 4 只小鼠 757 个 CA1 区神经元对于不同类型的惊吓刺激反应的多重聚类分析得到 7 个主要的神经元簇（图 A）。记忆的编码单元以分类分级的方式来组织（图 B），通过一系列神经元簇的不同组合可以编码任一特定的惊吓事件，这些神经元簇包括惊吓刺激广谱反应神经元簇、惊吓刺激次广谱反应神经元簇、特异惊吓刺激神经元簇和特定环境中发生的特异惊吓刺激神经元簇。在这个特征金字塔的编码结构中，代表最一般、最抽象（对所有类）的特征的神经元簇在金字塔的底部，它形成惊吓事件编码的基石。金字塔的第二层由对次级一般特征反应的神经元簇（包含多个但不是所有的类）组成，这些次级一般特征反应的神经元簇是神经元簇集合的子集。沿着这一编码特征金字塔结构向上移，神经元簇变得更加特异性，金字塔顶部的神经元簇编码最特异、最高度分离的特征。在这里，神经元簇中神经元的数目不一定相对于在特征金字塔所处的位置。换句话说，编码一般特征的神经元簇中包含的神经元不一定多于编码更加特定特征的神经元簇［引自 Trends in Neurosciences．2006，29（1）：46-57］

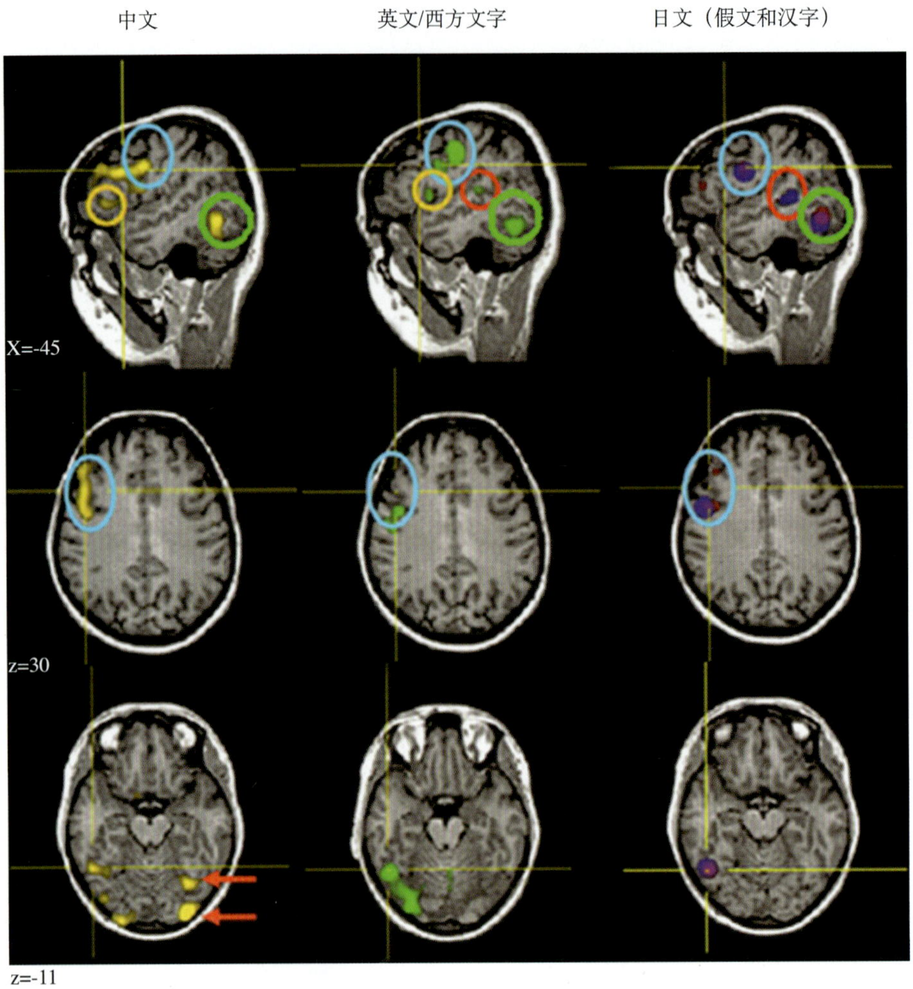

图 50-11　不同语言系统加工的元分析结果

左、中、右三列分别显示了英文和其他西方拼音文字（绿）、中文（黄）和日文的假名 Kana(蓝) 和汉字 Kanji(红)。第一排为矢状面（sagittal ）呈现，显示了颞枕联合区（绿圈）、颞上回和顶下回（红圈）、额下回腹侧（黄圈）和额下回背侧（蓝圈）。第二排为水平面呈现，显示了背外侧额叶的激活；第三排为水平面呈现，显示了颞枕联合区的结果，红色箭头表示中文在右侧梭状回和枕下回有很强激活。（改编自 Bolger et al. 2005. Human Brain Mapping, 25: 92.）

蓝　绿　红　黄　蓝　红　绿　蓝　黄　红

黄　蓝　绿　红　黄　绿　蓝　黄　红　绿

图 51-2　Stroop 效应

两行汉字中，上边一行字的印刷颜色和字本身所代表的颜色名字不一致，而下面一行则相符。我们可以快速地读出每一行汉字，而且感觉上两行之间没有太大的难易差别。但是，如果任务是快速地按顺序说出每一行汉字的印刷颜色，上边一行要明显困难得多。

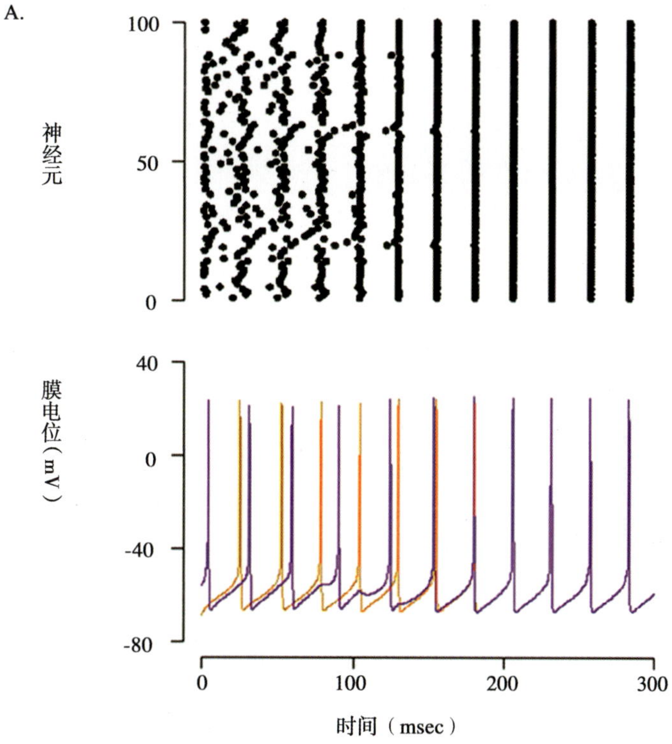

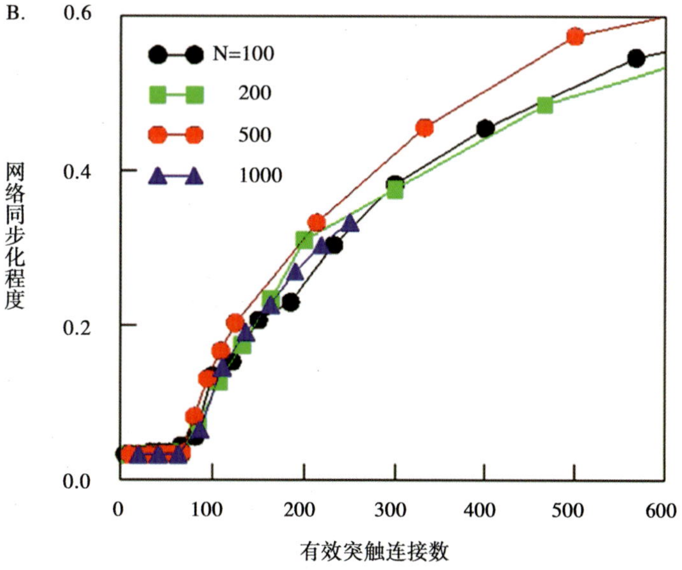

图 53-4 耦合振子同步化的中间神经元网络模型

A. 全连接规则网络中的同步。上图：散点图中的每一行代表网络中单个神经元的放电；下图：两个神经元的膜电位。神经元起初放电并不同步，但由于相互抑制而迅速同步化。B. 随机网络的同步程度与每个细胞的平均突触连接数 Msyn 之间的关系。不同曲线对应不同网络大小（N=100、200、500、1000）。当连接度高于一临界度时，同步化才发生；此连接度的阈值与网络大小无关。（改自 Wang X-J，Buzsáki G, J. Neurosci. 1996, 16: 6402-6413；Buzsáki G, Geisler C, Hinze D, Wang X-J, Trends in Neurosci. 2003, 27: 186-193）

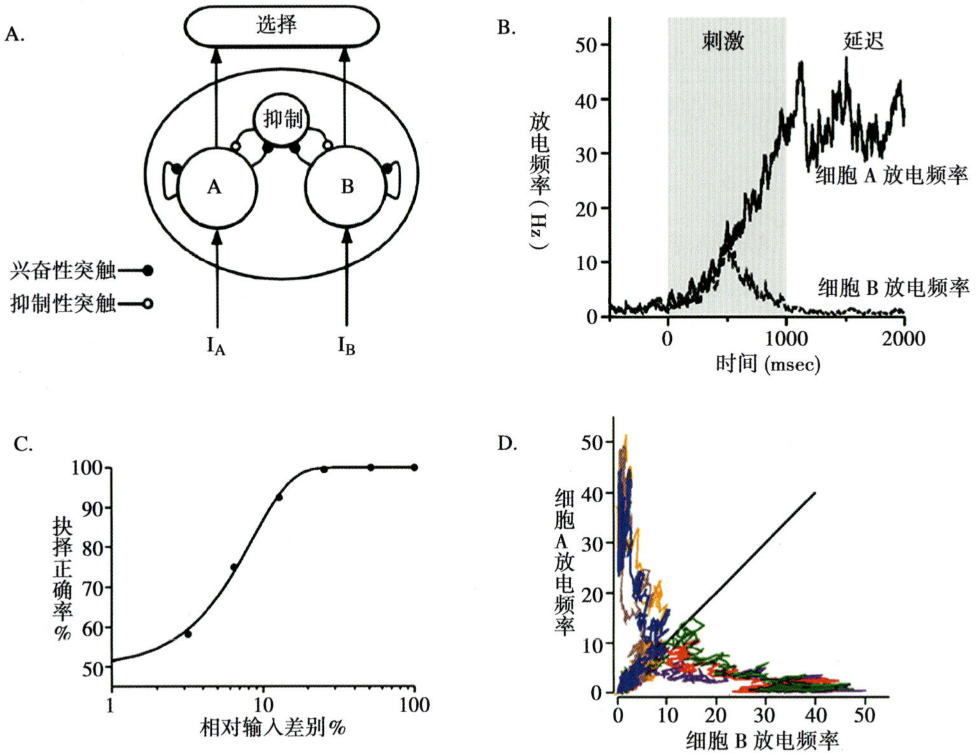

图 53-7 二选一的强制选择任务的简单模型

A. 模型示意图。两个锥体细胞群，每一群对随机光点移动的方向（A= 左，B= 右）起反应。每个群内的兴奋性交互连接维持其自激放电，两个群之间通过来自中间神经元的抑制反馈而实现竞争。B. 零运动强度的计算机模拟结果。群体放电频率 rA 和 rB 先一起增加，然后分离。C.“放电频率平面”上，rA 与 rB 在抉择过程中的关系。不同颜色的曲线表示不同的试验，显示抉择行为的概率特征。D. 抉择正确率和相对输入差的关系。刺激时间固定为 1 秒。（改自 Wang, 2002）

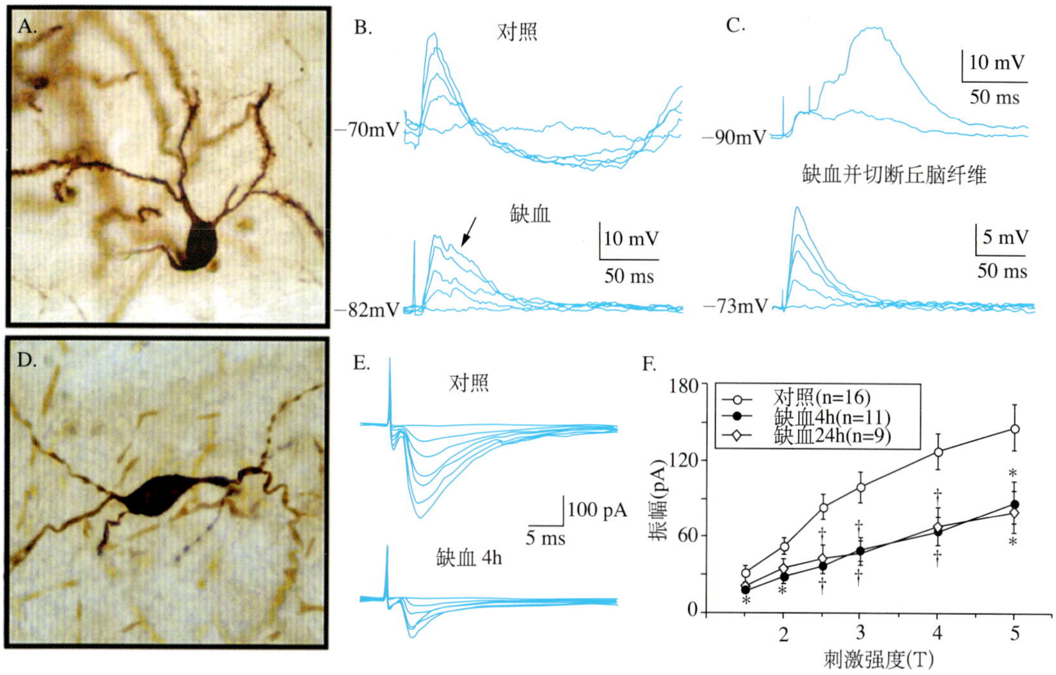

图 55-3　短暂性全脑缺血后纹状体神经元突触传递的不同变化

A 和 D：记录后经细胞内标记的纹状体中等多棘神经元（A）和大无棘神经元（D）。中等多棘神经元在短暂性全脑缺血后 24 小时以内死亡而大无棘神经元仍然存活。 B．缺血后，缺血敏感的多棘神经元突触传递增强。上图：在正常神经元记录到的经皮质刺激激发的 EPSP 以及其后的超极化。下图：缺血后多棘神经元出现的多突触介导的 EPSP 成分(箭头)。C．上图：叠加的曲线表明，50ms 间隔的双脉冲刺激显著增强多突触的 EPSP。下图：纹状体和丘脑之间纤维切断使多突触成分消失，表明皮质 - 丘脑 - 纹状体回路参与其活动。E．在脑片上大无棘神经元的全细胞电压钳记录。脑片制备于在体缺血后不同时间段。缺血 4 小时后缺血耐受大无棘神经元的局部诱发的兴奋性突触后电流（EPSCs）降低。F．直到缺血后 24 小时，不同刺激强度（1 ～ 5T）在大无棘神经元激发的 EPSCs 仍出现抑制。(经原作者同意，采用于自 M Gajeniran，2001 和 ZP Pang，2002)

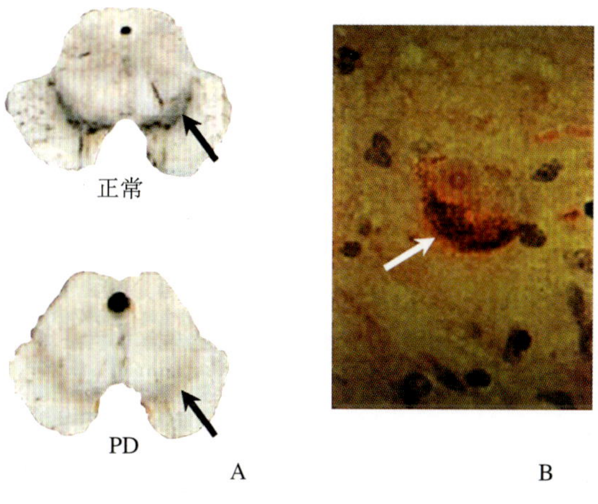

图 57-1　帕金森病患者的病理改变

A.“正常”表示正常人中脑黑质致密部呈黑色多巴胺神经元；“PD”表示帕金森病患者中脑黑质致密部黑色多巴胺神经元，由于其已坏死，黑色消失。B. 帕金森病患者脑内的 Lewy 小体（LB)。(A 引自 Youdim MB，1997；B 引自 Shashidharan P，2000)

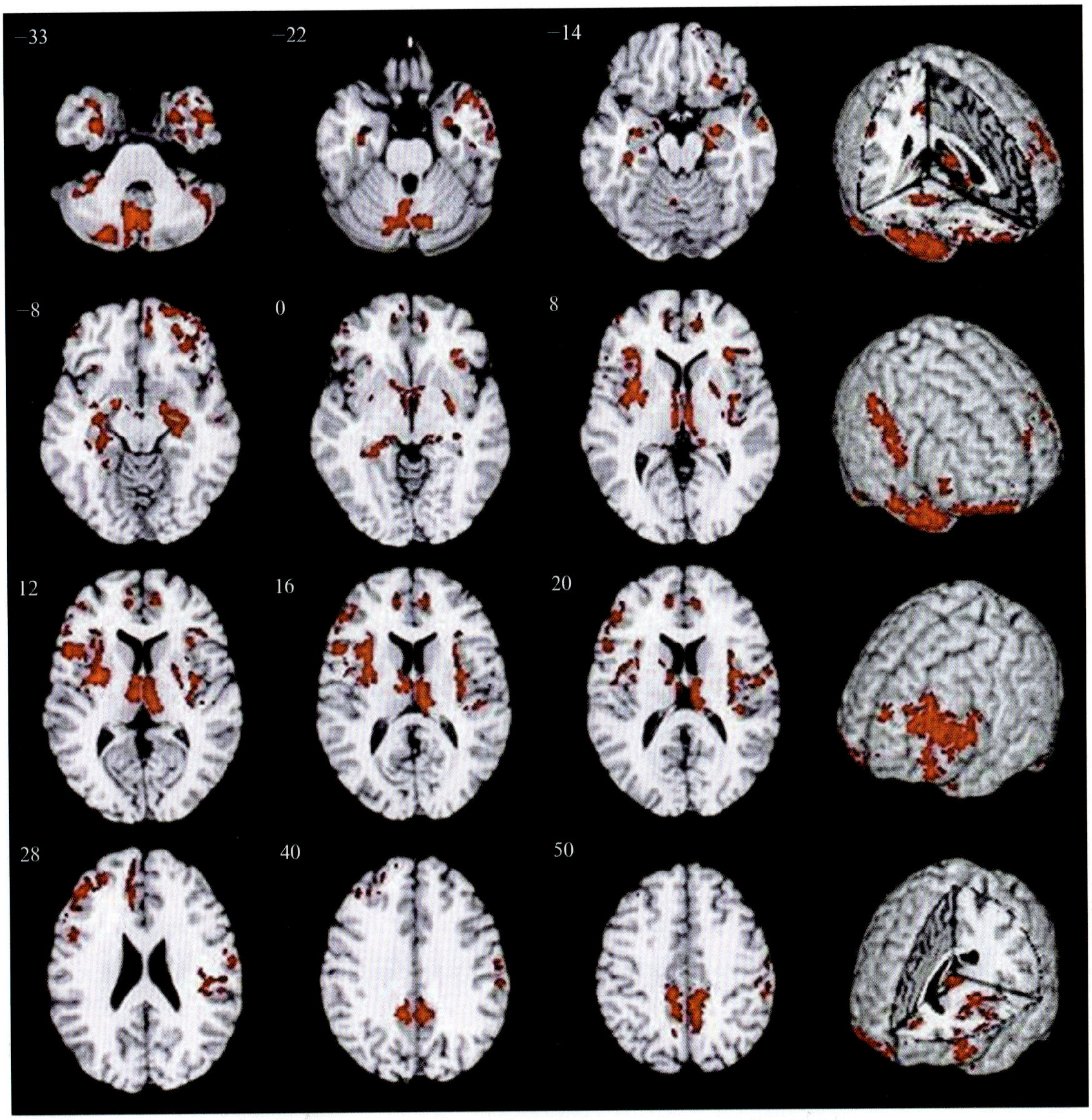

图 60-2 单个精神分裂症患者相对于正常对照的灰质减少区域

（12 张脑片按 Talairach 标准图集显示，左上角为距离脑联合间线的毫米数）

（McDonald C，Bullmore E，Sham P，Chitnis X，Suckling J，MacCabe J，Walshe M and Murray RM. Regional volume deviations of brain structure in schizophrenia and psychotic bipolar disorder: computational Morphometry study. Br J Psychiatry，2005;186:369-377）

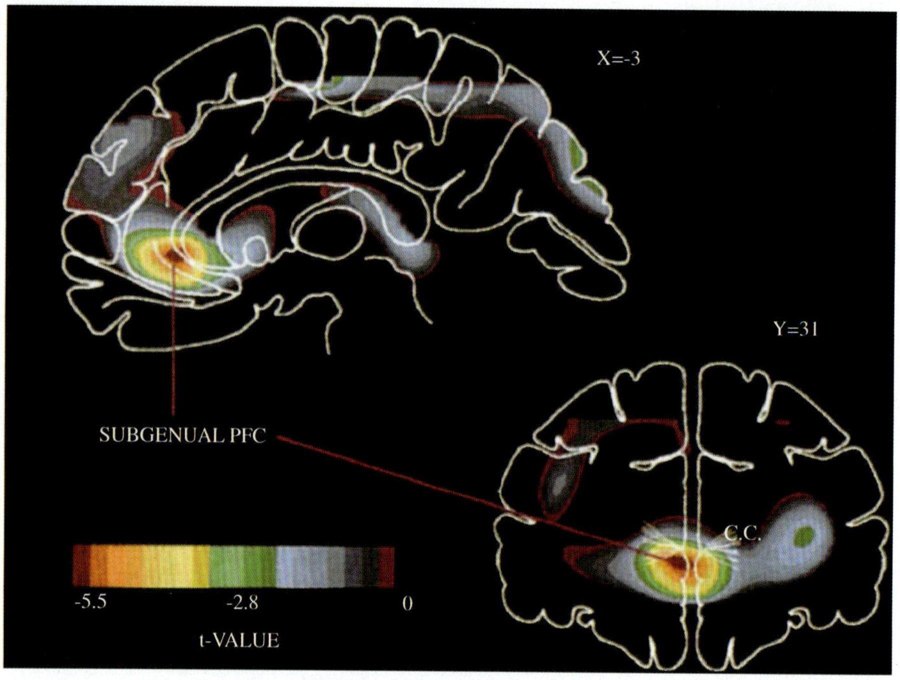

图 60-5　抑郁性情感障碍出现前额叶皮层膝下区域活动降低

（X 为矢状面毫米值，Y 为冠状面毫米值）

（Drevets WC，Price JL，Simpson JR Jr，Todd RD，Reich T，Vannier M and Raichle ME. Subgenual prefrontal cortex abnormalities in mood disorders. Nature，1997;386:824-827.）